Thieme

Allgemeine und spezielle Pathologie

Herausgegeben von
Ursus-Nikolaus Riede und Hans-Eckart Schaefer

Mit Beiträgen von

C. P. Adler
A. Böcking
B. Christ
U. Costabel
H. Denk
H. Drexler
N. Freudenberg
L. Füzesi
E. W. Herbst
A. von Herbay
W.-W. Höpker
F. Kaiserling
G. Klöppel
G. R. Krekeler
A. Marx
Hj. Müller
K. Müller-Hermelink
H. Müntefering
M. Oberholzer
A. J. Olah
H. J. Radzun
R. Rohrbach
W. Saeger
W. Schlote
W. Sterry
M. Stolte
J. Torhorst
H. Wehner
O. D. Wiestler
Ch. Wittekind

4. Auflage – Aktualisierter Nachdruck mit didaktischem Raster
Limitierte Sonderausgabe

1007 Abbildungen in 1576 meist mehrfarbigen Einzeldarstellungen
156 Tabellen

1999/2001
Georg Thieme Verlag
Stuttgart · New York

Zeichnungen
von Adrian Cornford, Reinheim-Zeilhard
und Wolfgang Hanns, Freiburg i. Br.

Titelbild:
Spondylarthrotischer Wirbel, von G. W. Herget,
Freiburg

Portraitfoto auf dem Einband von R. Mächler,
Zuzgen (Schweiz)

1. Auflage 1986
1. chinesische Auflage 1989
2. Auflage 1989
3. Auflage 1993

Die Deutsche Bibliothek – CIP-Einheitsaufnahme

Allgemeine und spezielle Pathologie : 156 Tabellen / hrsg. von Ursus-Nikolaus Riede und Hans-Eckart Schaefer. Mit Beitr. von C. P. Adler ... – 4., aktualisierte Aufl. mit didaktischem Raster. – Stuttgart ; New York : Thieme, 1999

NE: Riede, Urs-N. [Hrsg.]; Adler, Claus-Peter

Satz: Druckhaus Götz GmbH, 71636 Ludwigsburg
Gesetzt auf Linotype System 5 (202)
Druck: Druckerei Appl OHG, 86650 Wemding

ISBN 3-13-129684-4

Wichtiger Hinweis:

Wie jede Wissenschaft ist die Medizin ständigen Entwicklungen unterworfen. Forschung und klinische Erfahrung erweitern unsere Erkenntnisse, insbesondere was Behandlung und medikamentöse Therapie anbelangt. Soweit in diesem Werk eine Dosierung oder eine Applikation erwähnt wird, darf der Leser zwar darauf vertrauen, daß Autoren, Herausgeber und Verlag große Sorgfalt darauf verwandt haben, daß diese Angabe **dem Wissensstand bei Fertigstellung des Werkes** entspricht.

Für Angaben über Dosierungsanweisungen und Applikationsformen kann vom Verlag jedoch keine Gewähr übernommen werden. **Jeder Benutzer ist angehalten,** durch sorgfältige Prüfung der Beipackzettel der verwendeten Präparate und gegebenenfalls nach Konsultation eines Spezialisten festzustellen, ob die dort gegebene Empfehlung für Dosierungen oder die Beachtung von Kontraindikationen gegenüber der Angabe in diesem Buch abweicht. Eine solche Prüfung ist besonders wichtig bei selten verwendeten Präparaten oder solchen, die neu auf den Markt gebracht worden sind. **Jede Dosierung oder Applikation erfolgt auf eigene Gefahr des Benutzers.** Autoren und Verlag appellieren an jeden Benutzer, ihm etwa auffallende Ungenauigkeiten dem Verlag mitzuteilen.

Das, was man sieht,
sagt einem nichts,
wenn man nicht schon vorher weiß
wonach man Ausschau halten soll.

Peter B. Medawar
Nobelpreisträger für Medizin 1960
in: Die Kunst des Lösbaren, VR-Göttingen 1972 S. 117

*

Was ist das Schwerste von allem?
Was dir das Leichteste dünket,
Mit den Augen zu sehen,
Was vor den Augen dir liegt.

Johann W. von Goethe
in: Xenien. Aus dem Nachlaß. Weimarer Ausgabe Bd. 5, 1. Abt., S. 275, Nr. 45 1893

Vorwort

Pathologie ist wörtlich übersetzt die *„Lehre des Leidens und Erduldens“* und somit auf den *„Patienten“* (lat.: Erdulder) ausgerichtet. Dieses Lehrbuch will deshalb das Wesen des Leidens ergründen und die Ursachen und Äußerungen einer zum Leiden führenden Krankheit verständlich machen. Dabei wird Krankheit als besondere Äußerung des Lebens (S. 4) verstanden. Diesem Konzept wird dadurch Rechnung getragen, daß die allgemeine Pathologie (Kapitel 1–8) nach Störungen derjenigen biologischen Vorgänge gegliedert ist, die in ihrer Summe Ausdruck des *„Lebendigen“* (S. 4) sind.
Auf ihren Boden ist die spezielle Pathologie gestellt, die in den Kapiteln 9–20 die verschiedenen Organsysteme behandelt. Jedes dieser Kapitel ist nach einem als „Läsionen“ bezeichneten didaktischen Raster gegliedert. Dieses umspannt als **ontogenetische Läsionen** genetisch oder entwicklungsgeschichtlich bedingte Störungen sowie **metabolische Läsionen.** Letztere fassen Störungen des Struktur- und Intermediärstoffwechsels, aber auch – im Sinne von Herwig Hamperl – degenerative und dystrophische Gewebsveränderungen zusammen, die schon von den frühen Pathologen darauf zurückgeführt worden sind, daß die Zellen mit ihren Nährstoffen nicht richtig umgehen und sich falsch ernähren (Dys-trophie = falsche Ernährung), bis sie gestaltlich vom gesunden Gewebe abweichen (De-generation = Abartigkeit). Als **toxische Läsionen** werden in diesem didaktischen Raster Reaktionsmuster auf Einwirkungen exogener Gifte und als **entzündliche Läsionen** Reaktionen im Rahmen der „Selbst“-Verteidigung bezeichnet, wohingegen **neoplastische Läsionen** aus einem überbordenden und nach Unsterblichkeit (Immortalisierung) strebenden Zellnachwuchs resultieren. Einzeln oder gemeinsam stören diese Läsionen die Funktion des Organismus oder bestimmter Organe in Form **funktioneller Läsionen;** wenn darunter die Blutversorgung leidet, schließen diese **zirkulatorische Läsionen** ein (Abb. 1).

Die Zuordnung einer Gewebsveränderung zu einem dieser Läsionstypen ist, wie jede Einteilung, nicht immer unproblematisch. Dies spiegelt sich zum einen in den bereits gebräuchlichen Begriffen wie **tumorartige** und **präkanzeröse Läsionen** wider, die beide nichts über die Ursache der jeweiligen Gewebsveränderung aussagen, und zum anderen in der Tatsache, daß einige Krankheiten durch Überlappung von mehreren Läsionstypen zustande kommen können. So führt beispielsweise eine ontogenetische Läsion wie das Beckwith-Wiedemann-Syndrom (S. 290, 351) zu einer neoplastischen Läsion (S. 832), eine neoplastische Läsion wie das Leberzellkarzinom (S. 774) geht auf eine entzündliche Läsion (S. 361) zurück, und eine entzündliche Läsion wie der Morbus Gerstmann-Sträussler beruht auf einer metabolischen und überdies auch noch angeborenen Läsion (S. 1070).

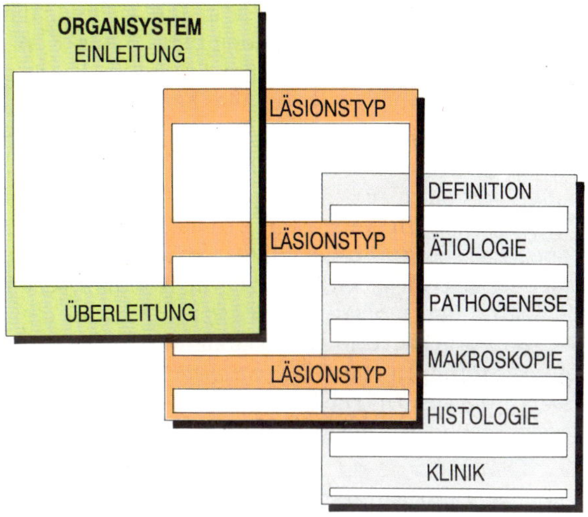

Abb. 1 Schematische Darstellung des in der 4. Auflage verwendeten didaktischen Rasters

Zur Verwirklichung einer einheitlichen *Lehrtechnik* ist jeder Krankheitsprozeß in Definition, Ätiologie, Pathogenese, Morphologie und Klinik gegliedert.

- *Definition* in Form einer kursiv hervorgehobenen Kurzbeschreibung des jeweiligen Krankheitsprozesses mit zusätzlichen Informationen über Morbidität, Epidemiologie und Geschlechtsverteilung. Bei Tumoren wurde zur Vereinheitlichung der Nomenklatur der vierstellige Code der allgemein anerkannten „International classification of disease for oncology“ der deutschen Ausgabe – Morphologie – (ICD-O-DA-M) verwendet.
- *Ätiologie* und *Pathogenese* mit Angaben zur Ursache und Entstehung einer Krankheit und ihres pathologisch-anatomischen Substrates.
- *Morphologie* mit makroskopischer und mikroskopischer Beschreibung der entsprechenden Krankheitsbilder, durch elektronenmikroskopische und immunhistochemische Befunde ergänzt.
- *Klinik* mit steckbriefartigen Anmerkungen zu Symptomatik, Krankheitsverlauf, Therapieprinzip und Prognose.

Aber auch die Stoffgliederung in eine allgemeine und spezielle Pathologie setzt im funktionellen Zusammenspiel der Organsysteme eine willkürliche Zäsur. Diese soll durch Querverweise überbrückt werden. Im gleichen kapitelverbindenden Sinne sind der grün unterlegte Auftakt und Abschluß eines jeden Kapitels gedacht. Im ersteren werden plakativ die didaktische Absicht des jeweiligen Kapitels und die für die einzelnen Gewebsstrukturen typischen Reaktionsmuster im Zusammenhang mit embryologischen und histologischen Gegebenheiten umrissen, während die abschließende Zusammenfassung eines jeden Kapitels zum folgenden überleitet und die aus biologischer Sicht logische Abfolge des Inhaltes hervorhebt.

Die „Lehre des Leidens", die Pathologie, ist eng mit der „Lehre des Lebens", der Biologie, verknüpft. Folglich ist die Pathologie richtiger als Pathobiologie zu verstehen. Aus diesem Grunde haben sich die Autoren bemüht, wo immer möglich, einen Krankheitsprozeß bis zur mikrobiologischen (S. 248ff) und molekularbiologischen Wurzel (vgl. S. 346) zurückzuverfolgen. Damit werden zwangsläufig Störungen der *Signaltransduktion* berührt (S. 39), die sich zu einem heimlichen Generalthema des vorliegenden Lehrbuches entwickelt haben.

Damit der Leser trotz aller Informationsfülle auch im Eilschritt durch den Lehrstoff schreiten kann, ist das *Hintergrundswissen* in Form von Hypothesen, Angaben zur Epidemiologie und Klinik, in Kleindruck wiedergegeben, wohingegen die begrifflichen Eckpfeiler des jeweiligen Krankheitsgebäudes in Kursivschrift hervorgehoben sind.

Der gesamte Lehrbuchtext wurde von den Herausgebern nach intensiver Kontaktnahme mit den einzelnen Autoren in einer einheitlichen Diktion abgefaßt. Dadurch wurde erreicht, daß sich das gesamte Lehrbuch dem Leser trotz der Zusammenarbeit mit vielen Autoren wie „aus einem Guß" präsentiert.

Wir haben uns in der vorliegenden 4. Auflage bemüht, den zahlreichen Zuschriften und Korrekturvorschlägen von Studenten, Kollegen, vor allem Frau Dr. K. Horn (Institut für medizinische und pharmazeutische Prüfungsfragen, Mainz), gerecht zu werden. Ihnen allen sei an dieser Stelle herzlich gedankt. Darüber hinaus haben wir folgende Themen entweder neu hinzugenommen oder tiefgreifend aktualisiert und erneuert:

- *Kollagenopathien* bei den Bindegewebskrankheiten,
- *Pathologie des Alterns* bei den Adaptationsprozessen,
- *Zellabsterbeprogramm in Form der Apoptose* bei der Nekrose,
- *MALT-System* als eigenständiges peripheres Immunorgan,
- *fetale Entzündung* und Zytokinrolle bei der akuten exsudativen Entzündungsreaktion,
- *Tumorsuppressorgene* bei der allgemeinen Karzinogenese,
- *Pathogenese der Atherosklerose, Lymphgefäß- und Herztumoren* bei den kardiovaskulären Krankheiten,
- *REAL-Klassifikation (1995) der malignen Lymphome* bei den hämatologischen Erkrankungen,
- *Klassifikation nach dem TNM-System* (4. Aufl., 2. Rev. 1992) aller maligner Tumoren,
- *Kausalpathogenese aller malignen Tumoren* unter Berücksichtigung der Molekularbiologie,
- *Immunhistochemie* aller malignen Tumoren,
- *Klassifizierung der Virushepatitiden,*
- *Pathogenese des Diabetes mellitus* bei den Endokrinopathien,
- *Prionen-Krankheiten* bei den entzündlichen Hirnerkrankungen,
- *Wachstumsfaktoren* bei den metabolischen und neoplastischen Knochenerkrankungen,
- *Pathogenese und Klassifikation der Gelenkerkrankungen,*
- *Pathogenese und Klassifikation der tendosynovialen Erkrankungen,*
- benutzerfreundliche Gestaltung des *Sachverzeichnisses* nach EDV-gesteuerter Erfassung der Sachinhalte durch die Herausgeber selbst.

Schließlich ist es uns ein besonderes Anliegen, von einer Krankheit nicht nur die morphologisch-objektive, sondern wo immer möglich auch die symptomatisch-subjektive Seite darzustellen und mindestens im Bilde auch das Unbeschreibliche eines Leidens zum Ausdruck zu bringen (Abb. 4.**19**, 5.**72**, 11.**4**). Vielleicht kann dieses Lehrbuch zur Erkenntnis beitragen, daß krankheitsbedingtes Leiden kultur- und persönlichkeitsprägend ist (Abb. 3.**11**, 9.**32**, 20.**20**), wenn behindertes Leben angenommen (Abb. 6.**30 a–c**) und gesellschaftlich integriert wird (Abb. 6.**3a** u. **b**; Abb. 19.**27**). Denn das Schicksal eines Kranken und Behinderten ist potentielles Schicksal eines jeden. Somit erwächst aus der Reflexion der Krankheit Sinn für Rücksicht und Mitgefühl. Kranken und Behinderten schulden wir Dank, weil ihr Leiden Nächstenliebe provoziert, die uns vor einer Abwertung des Lebens bewahrt.

Zum Schluß möchten wir im Namen aller Mitautoren allen danken, die uns geholfen haben, dem Buch seine jetzige Form zu geben:

- Dem Georg Thieme Verlag, Stuttgart, mit den Herren Dr. med. h. c. G. Hauff und A. Hauff für ihr umsichtiges Management und
- Herrn Dr. med. J. Lüthje und Frau S. Bartl für ihr didaktisch-gestalterisches Know-how,
- Frau R. Goschin für die präzise redaktionelle Bearbeitung des Manuskripts,
- Herrn R. Zeller und Frau S. Siegle für Können und Umsicht bei der Buchherstellung,

- Herrn W. Hanns, Freiburg, für die meisterhaften Zeichnungen,
- der Firma Porupsky, Stuttgart, für die originalgetreue Bildreproduktion,
- dem Druckhaus Götz GmbH, Ludwigsburg, für den Satz,
- der Firma Appl, Wemding, für den Druck,
- der Firma Monheim für das Buchbinden und
- Herrn R. Mächler, Zuzgen (Schweiz), für die Porträtaufnahmen.

Freiburg, Sommer 1999
U.-N. Riede und H.-E. Schaefer

Bildnachweis

Folgenden Kollegen danken wir herzlich für die Überlassung von Originalabbildungen oder Präparaten:

Anatomisches Museum der Universität Basel,

Prof. Dr. A. Bohle,
Pathologisches Institut der Universität Tübingen,

Prof. Dr. F. Borchard,
Pathologisches Institut der Universität Düsseldorf,

Dr. W. Brühl,
Institut für Proktologie, Bad Salzuflen,

CIBA-GEIGY, Basel,

Prof. Dr. Th. Gheorghiu,
Medizinische Universitätsklinik Köln,

Prof. Dr. F. Gudat,
Institut für Pathologie der Universität Basel,

Prof. Dr. J. Guzman-Costabel,
Pathologisches Institut der Universität Bochum,

Prof. Dr. M. Hagedorn,
Hautklinik der Städtischen Kliniken Darmstadt,

Dr. U. Hellerich,
Pathologisches Institut der Universität Freiburg,

Dr. H. J. Jacob,
Anatomisches Institut der Universität Bochum,

Prof. Dr. E. Jacobs,
Hygiene-Institut der Universität Freiburg,
Abteilung Bakteriologie,

Prof. Dr. E. Jung,
Hautklinik, Klinikum Mannheim,

Prof. Dr. H. U. Keller,
Pathologisches Institut der Universität Bern,

Prof. Dr. G. Kiefer,
Pathologisches Institut der Universität Freiburg,

Dr. B. Kirn,
Freiburg,

Prof. Dr. P. J. Klein,
Pathologisches Institut, Städtisches Krankenhaus Frankfurt-Höchst,

Dr. B. Klosa,
Pathologisches Institut der Universität Freiburg,

Prof. Dr. H. K. Koch,
Freiburg,

Dr. G. Köhler,
Pathologisches Institut der Universität Freiburg,

Prof. Dr. W. Krücke †
Max-Planck-Institut für Hirnforschung, Frankfurt a. M.,

Dr. Ch. Kühnl-Petzold, Freiburg,

Prof. Dr. F. Majewski,
Institut für Humangenetik, Düsseldorf,

Prof. Dr. G. Mall,
Pathologisches Institut, Städtische Krankenanstalten, Darmstadt,

Prof. Dr. P. Meister,
Pathologisches Institut, Städtisches Krankenhaus Harlaching, München,

Prof. Dr. M. Mihatsch,
Institut für Pathologie der Universität Basel,

Prof. Dr. G. Nöldge,
Zentrum Radiologie, Universitätsklinikum Freiburg,

Prof. Dr. H. H. Peter,
Abteilung Rheumatologie, klinische Immunologie, Universitätsklinikum Freiburg,

Prof. Dr. E. Petersen,
Universitätsfrauenklinik Freiburg,

Dr. K. H. Riese,
Abteilung Herzchirurgie, Universitätsklinikum Freiburg,

PD Dr. H. Rudin,
Tropeninstitut der Universität Basel,

PD Dr. J. Schneider,
Abt. Virologie, Hygiene-Institut der Universität Freiburg,

Prof. Dr. S. Schröder,
Pathologisches Institut der Universität Hamburg,

Prof. Dr. R. Schuppli,
Dermatologische Klinik der Universität Basel,

Dr. J. Schwarzkopf,
Pathologisches Institut der Universität Freiburg,

PD Dr. M. Spycher,
Pathologisches Institut der Universität Zürich,

Prof. Dr. J. Staubesand,
Anatomisches Institut, Universität Freiburg,

Prof. Dr. H. J. Strutz,
Abteilung: Hals-, Nasen-, Ohrenheilkunde, Universitätsklinikum Freiburg,

Prof. Dr. W. Thoenes †
Pathologisches Institut der Universität Mainz,

Prof. Dr. G. Töndury †
Anatomisches Institut der Universität Zürich,

Prof. Dr. E. Uehlinger †
Pathologisches Institut der Universität Zürich,

W. Villiger,
Biozentrum Basel,

Prof. Dr. A. Vogt,
Institut für Immunologie,
Hygiene-Institut der Universität Freiburg,

Prof. Dr. B. Volk,
Pathologisches Institut der Universität Freiburg,

Prof. Dr. D. Wagner,
Diakonie-Krankenhaus Freiburg,

Prof. Dr. U. Wetterauer,
Abteilung Urologie, Universitätsklinikum Freiburg,

Dr. J. Wilting,
Anatomisches Institut der Universität Freiburg,

Prof. Dr. Z. Wu,
Institut für Pathologie, Tongji-Universität,
Wuhan/VR China,

Prof. Dr. F. Zak, Basel,

Dr. G. Zeck-Kapp,
Pathologisches Institut der Universität Freiburg,

Städelsches Kunstinstitut Frankfurt a. M.

Prof. Dr. H. U. Zollinger,
Institut für Pathologie der Universität Basel

Anschriften

Adler, C. P., Prof. Dr., Pathologisches Institut der Universität, Ludwig-Aschoff-Haus, Albertstr. 19, D-79104 Freiburg

Böcking, A., Prof. Dr., Institut für Cytopathologie der Universität, Moorenstr. 5, D-40225 Düsseldorf

Böhm, N., Prof. Dr., Sektion: Paidopathologie, Pathologisches Institut der Universität, Ludwig-Aschoff-Haus, Albertstr. 19, D-79104 Freiburg

Christ, B., Prof. Dr., Anatomisches Institut der Universität, Albertstr. 17, D-79104 Freiburg

Costabel, U., Prof. Dr., Abteilung Pneumologie/Allergologie, Ruhrlandklinik, Tüschenerweg 40, D-45239 Essen

Denk, H., Prof. Dr., Institut für Pathologie der Universität, Auenbruggerplatz 25, A-8036 Graz

Drexler, H., Prof. Dr., Abteilung Kardiologie, Angiologie der Medizinischen Hochschule Hannover, Carl-Neuberg-Str. 1, D-30625 Hannover

Freudenberg, N., Prof. Dr., Pathologisches Institut der Universität, Ludwig-Aschoff-Haus, Albertstr. 19, D-79104 Freiburg

Füzesi, L., Prof. Dr., Zentrum Pathologie der Universität, Robert-Koch-Str. 40, D-37075 Göttingen

von Herbay, A., PD Dr., Pathologisches Institut der Universität, Im Neuenheimer Feld 220/221, D-69120 Heidelberg

Herbst, E. F., Prof. Dr., Institut für Pathologie des Klinikums Neubrandenburg, Lehrkrankenhaus der Universität Greifswald, Salvador-Allende-Straße 30, D-17036 Neubrandenburg

Höpker, W.-W., Prof. Dr., Institut für Pathologie, Allgemeines Krankenhaus Barmbek, Akademisches Lehrkrankenhaus der Universität Hamburg, Rübenkamp 148, D-22307 Hamburg

Ihling, Ch., PD Dr., Pathologisches Institut der Universität, Ludwig-Aschoff-Haus, Albertstr. 19, D-79104 Freiburg

Kaiserling, E., Prof. Dr., Institut für Pathologie der Universität, Liebermeisterstr. 8, D-72076 Tübingen

Klöppel, G., Prof. Dr., Institut für Pathologie der Universität, Michaelisstr. 11, D-24105 Kiel

Krekeler, G. R., Prof. Dr., Sektion: Parodontalchirurgie, Zentrum für Zahn-, Mund- und Kieferheilkunde, Universitätsklinikum, Hugstetterstr. 55, D-79106 Freiburg

Marx, A., PD Dr., Pathologisches Institut der Universität, Josef-Schneider-Str. 2, D-97080 Würzburg

Mittermayer, Ch., Prof. Dr., Abteilung Pathologie, RWTH Aachen, Pauwelsstr. 30, D-52074 Aachen

Mohr, W., Prof. Dr., Abteilung Pathologie, Universitätsklinikum, Albert-Einstein-Allee 11, D-89081 Ulm

Müller, Hj., Priv.-Doz. Dr., Abteilung Humangenetik, Universitätskinderkliniken, Römergasse 8, CH-4005 Basel

Müller-Hermelink, K., Prof. Dr., Pathologisches Institut der Universität, Josef-Schneider-Str. 2, D-97080 Würzburg

Müntefering, H., Prof. Dr., Abteilung für Kinderpathologie, Institut für Pathologie der Universität, Langenbeckstr. 1, D-55101 Mainz

Oberholzer, M., Prof. Dr., Institut für Pathologie, Schönbeinstr. 40, CH-4003 Basel

Olah, A. J., Prof. Dr., Anatomisches Institut der Universität, Bühlstr. 26, CH-3012 Bern

Radzun, H. J., Prof. Dr., Zentrum Pathologie der Universität, Robert-Koch-Str. 40, D-37075 Göttingen

Riede, U.-N., Prof. Dr., Pathologisches Institut der Universität, Ludwig-Aschoff-Haus, Albertstr. 19, D-79104 Freiburg

Rohrbach, R., Prof. Dr., Pathologisches Institut der Universität, Ludwig-Aschoff-Haus, Albertstr. 19, D-79104 Freiburg

Saeger, W., Prof. Dr., Abteilung Pathologie, Marienkrankenhaus, Akademisches Lehrkrankenhaus der Universität Hamburg, Alfredstr. 9, D-22087 Hamburg

Schaefer, H.-E., Prof. Dr., Pathologisches Institut der Universität, Ludwig-Aschoff-Haus, Albertstr. 19, D-79104 Freiburg

Schlote, W., Prof. Dr., Neurologisches Institut (Edinger Institut) des Universitätsklinikums, Deutschordenstr. 46, D-60528 Frankfurt

Sterry, W., Prof. Dr., Universitätshautklinik der Charité, Humboldt-Universität, Schumannstr. 20/21, D-10117 Berlin

Stolte, M., Prof. Dr., Institut für Pathologie, Klinikum Bayreuth, Akademisches Lehrkrankenhaus der Universität Erlangen–Nürnberg, Preuschwitzerstr. 101, D-95445 Bayreuth

Torhorst, J., Prof. Dr., Institut für Pathologie der Universität, Schönbeinstr. 40, CH-4003 Basel

Wehner, H., Prof. Dr., Pathologisches Institut, Kreiskrankenhaus, Akademisches Lehrkrankenhaus der Universität Freiburg, Klostenstr. 19, D-77933 Lahr

Wiestler, O. D., Prof. Dr., Institut für Neuropathologie der Universitätskliniken, Sigmund-Freud-Str. 25, D-53127 Bonn

Wittekind, Ch., Prof. Dr., Institut für Pathologie der Universität, Liebigstr. 26, D-04103 Leipzig

Erweiterung zum Inhaltsverzeichnis*

Der Inhalt des vorliegenden Pathologielehrbuches ist in eine **allgemeine Pathologie** (Kapitel 1–8) und **spezielle Pathologie** (Kapitel 9–20) gegliedert. Dabei befaßt sich die allgemeine Pathologie mit Störungen all derjenigen Lebensleistungen, die in ihrer Gesamtheit das Lebendige ausmachen. Dies sind a) *zelluläre Organisation,* b) *Stoffwechsel und -transport,* c) *Wachstum,* d) *Reizbeantwortung,* e) *Individualitätswahrung* sowie f) *Fortpflanzung und Vererbung.* Diese Störungen tauchen in der speziellen Organpathologie wieder auf, wo sie als *ontogenetische, metabolische, entzündliche, zirkulatorische* und *neoplastische Läsionen* apostrophiert werden. Daraus ergibt sich eine enge Verzahnung von allgemeiner und spezieller Pathologie.

Die **Sinnesorgane** nehmen in diesem Lehrgebäude eine Sonderstellung ein. Sie erlauben dem Organismus einerseits, auf physikalische Reize aus der Umwelt gezielt und sinnvoll zu antworten, und dienen damit der Reizbeantwortung. Andererseits sind sie histologisch aus Anteilen aller Keimblätter aufgebaut, so daß man bei ihnen pathologisch-anatomische Reaktionsmuster des epidermodermalen Systems, des Pigment- und Gefäßsystems sowie auch des Nervensystems beobachten kann. Aus diesem Grund ist die Pathologie der Sinnesorgane auf deren histologische Ursprungsgewebe sowie auf die Läsionen der allgemeinen Pathologie aufgeteilt, die inhaltlich zusammengefaßt folgendes Bild ergeben:

Photosensorisches System

Statoakustisches System

---

* **halbfette Ziffern** → ausführliche Textseite, *kursive Ziffern* → Seite mit Abbildung

Inhaltsverzeichnis

4 Störungen der Reizbeantwortung 127

U.-N. Riede, L. Füzesi und H. J. Radzun

5 Störungen der Individualitätswahrung 169

U.-N. Riede, E. W. Herbst, N. Böhm und H.-E. Schaefer

6 Störungen der Vererbung und Entwicklung 283

Hj. Müller, U.-N. Riede, H. Müntefering und B. Christ

7 Störungen des Zellwachstums 329

U.-N. Riede, O. D. Wiestler und Hj. Müller

8 Störungen des Stofftransports 393

U.-N. Riede, H.-E. Schaefer, E. Kaiserling und Ch. Mittermayer

9 Kardiovaskuläres System 435

U.-N. Riede, H. Müntefering, H. Drexler, Ch. Ihling und H.-E. Schaefer

10 Hämatopoetisches und lymphatisches System 525

U.-N. Riede, E. W. Herbst, K. Müller-Hermelink, A. Marx und H.-E. Schaefer

11 Respiratorisches System 589

U.-N. Riede und U. Costabel

12 Digestorisches System 659

U.-N. Riede, H.-E. Schaefer, A. von Herbay und G. R. Krekeler

U.-N. Riede, H. Denk, M. Stolte und H.-E. Schaefer

14 Uropoetisches System 797

U.-N. Riede, H. Wehner und N. Freudenberg

15 Weibliches Genitalsystem – Plazenta 845

J. Torhorst, U.-N. Riede und N. Freudenberg

16 Männliches Genitalsystem 897

U.-N. Riede, A. Böcking und H. Wehner

17 Epidermodermales System 925

U.-N. Riede, Ch. Wittekind und W. Sterry

18 Endokrines System 963

U.-N. Riede, W. Saeger, G. Klöppel und M. Oberholzer

19 Nervensystem 1021

W. Schlote, U.-N. Riede und O. D. Wiestler

20 Lokomotorisches System 1095

U.-N. Riede, C. P. Adler, A. J. Olah, W. Schlote, W. Mohr, H.-E. Schaefer und W.-W. Höpker

1 Leben – Krankheit – Tod

U.-N. Riede

Die Pathologie (= Lehre des Leidens) ist in der Medizin dasjenige Fach, welches Ursache, Entstehung und Morphologie einer Krankheit auf eine wissenschaftliche Basis stellt. Das Aufgabenfeld eines Pathologen umspannt folglich die Feststellung und Klassifikation eines Leidens an Gewebe und/oder Zellen des Lebenden, aber auch die Ermittlung des zum Tode des Patienten führenden Krankheitskomplexes. Dazu stehen ihm Gewebe aus Untersuchungen an Lebenden *(Biopsie)* und Verstorbenen *(Autopsie)* zur Verfügung.

Pathologie

Definition: Die Pathologie ist dasjenige Fach in der Medizin, welches die Ursachen, Entstehungsmechanismen und morphologischen Manifestationen einer Krankheit auf eine naturwissenschaftliche Basis stellt. Da beinahe jede Krankheit mit einer Funktionsstörung einhergeht, die sich auf Organ-, Zell- oder Organellenebene auswirkt, kann der Pathologe an der krankhaft veränderten Struktur den entsprechenden Funktionsschaden und damit die entsprechende Krankheit ablesen. Damit wird die Pathologie auch zu einer diagnostischen Disziplin und steht letztlich im Dienste des behandelnden Arztes. Denn „vor die Therapie setzten die Götter die Diagnose".

Methodik: Anhand von intravital entnommenem Gewebe, sei es durch eine Hohlnadel in Form einer Nadelbiopsie oder durch das Endoskop in Form einer Probeexzision, ist der Pathologe imstande, z. B. die verschiedenen Entzündungsformen eines Organs oder die Gutartigkeit eines Tumors zu beurteilen. Voraussetzung ist, daß das Biopsiematerial in ausreichender Menge adäquat (meist in 4%igem Formaldehyd) fixiert dem Pathologen zugesandt wird. Oft wird Gewebe bereits während der Operation entnommen und dem Pathologen unfixiert zugesandt, der davon Gefrierschnitte herstellt und innerhalb von 5–10 Minuten dem Operateur den klinischen Verdacht eines bösartigen Tumors abklärt (Schnellschnittdiagnostik). Die Treffsicherheit ist allerdings durch das schnelle Fixierverfahren und die dicken Gefrierschnitte etwas geringer, so daß nachträglich dennoch Paraffinschnitte zur Befundsicherung und zur Dokumentation herangezogen werden müssen. Eine rasche morphologische Tumordiagnostik wird durch die Punktionszytologie ermöglicht. Dabei werden die Organe mit einer dünnen Nadel angestochen und die mit einer Spritze angesaugten Zellen auf einen Objektträger ausgestrichen (Feinnadelaspirationspunktion). Die Treffsicherheit ist recht hoch. Bei der Exfoliativzytologie werden Zellen von Körperoberflächen abgestrichen und auf einen Objektträger aufgebracht. Diese Methode hat in der routinemäßigen Durchführung der Krebsfrüherkennung vor allem des Portiokarzinoms der Frau einen festen Platz. Die histologische und/oder zytologische Tumordiagnostik ist bis heute die sicherste, billigste und rascheste Tumorerkennungsmethode. Sie erlaubt nicht nur eine Entscheidung über Gut- oder Bösartigkeit des Tumors, sondern auch eine Einordnung in die Tumorkategorien nach den internationalen und standardisierten Kriterien der Weltgesundheitsorganisation (WHO). Da ferner in über 5% des operativen Einsendegutes die histologische Beurteilung eine vorher nicht bekannte Krankheit zutage bringt, sollte jedes bei der Operation entnommene Material von einem Pathologen untersucht werden.

Allgemeine Pathologie: In ihr sind die allgemeinen Gesetzmäßigkeiten von Ursachen (= Ätiologie), Entstehungsmechanismen (= Pathogenese) und Abläufe der Krankheiten aus dem Erfahrungsgut der speziellen Pathologie zusammengetragen. Sie ist heute als Pathobiologie und nicht mehr als reine Phänomenologie zu verstehen.

Spezielle Pathologie: Sie handelt die Krankheitsbilder der einzelnen Organe nach den Prinzipien der allgemeinen Pathologie systematisch ab.

Krankheit

Definition: Sie ist eine Störung der Lebensvorgänge, welche den Gesamtorganismus oder seine Teile so verändern, daß das betroffene Individuum subjektiv, klinisch oder sozial hilfsbedürftig wird. Diese Definition der Krankheit stützt sich bewußt auf die WHO-Definition der Gesundheit:

Gesundheit

Definition: Ihre Definition als „Zustand vollkommenen körperlichen, geistigen und sozialen Wohlbefindens" bringt zum Ausdruck, daß der Mensch als soziales Wesen auf die Gesellschaft seiner Mitmenschen angewiesen ist. Umgekehrt verhält sich auch die menschliche Gesellschaft gegenüber einem Kranken anders, man gewährt ihm das „Krankenrecht", da er nicht mehr über ein ausreichendes Maß an Genuß-, Leistungs- und Leidensfähigkeit verfügt.

Aus biologischer Sicht sind Krankheiten nur als Antwort des Organismus auf eine Schädigung (= Noxe) zu verstehen, die nicht durch Überlagerung neuer Strukturen und Funktionen, sondern durch quantitative Veränderungen bereits bestehender Reaktionswege zustande kommen. Sowie der Organismus mit der schädigenden Noxe zusammentrifft, antworten die betroffenen Zellen, Gewebe oder Organe mit einer begrenzten Anzahl von Reaktionen, die erst in dem für die betreffende Krankheit typischen Zusammenspiel zur charakteristischen

Struktur- und Funktionsveränderung führen. Diese Noxenbeantwortung kann isoliert, gegliedert und klassifiziert werden und ist je nach Reaktionsfähigkeit des Individuums verschieden.

Ätiologie

Definition: Sie befaßt sich als Ursachenlehre mit den Ursachen von Krankheiten und Fehlbildungen, mit den krankheitsauslösenden Noxen und Erregern. Von der Ätiologie abzutrennen ist der Entstehungsmechanismus einer Krankheit, die Pathogenese:

Kausale Pathogenese

Definition: Sie beantwortet die Frage, weshalb eine bestimmte Noxe (z. B. Erreger) bei einem bestimmten Individuum „krankmachend" wirkt. Sie beschreibt die Entstehungsbedingungen von Krankheiten, also das Zusammenspiel von Krankheitsursachen und Krankheitsbereitschaft des Organismus. Dazu gehören:

Peristatische Faktoren: Geeignete physikalisch-chemische Bedingungen für Noxenwirkung; z. B. anaerobe Erreger wachsen nur im sauerstoffarmen Milieu; nur Quarzstäube mit bestimmter Größe bewirken eine Staublunge.

Disposition: Darunter versteht man die Krankheitsbereitschaft eines Organismus. Sie hängt vom Ausmaß der Anpassungsfähigkeit (= Adaptationspotential), von der Konstitution und vom Körperbau des betreffenden Individuums ab. So leiden Pykniker häufiger an kardiovaskulären Erkrankungen als andere Körperbautypen. Die Disposition zu einer Krankheit kann ferner auch durch genetische Störfaktoren verursacht werden oder begünstigt sein. Bei der vererbten Agammaglobulinämie z. B. erkranken und sterben die betroffenen Kinder aufgrund ihres genetisch bedingten Unvermögens, Immunglobuline zu bilden, früh an Infekten. Da der kindliche Organismus noch nicht und der alternde Organismus nicht mehr in der Lage ist, ausreichende Abwehrstoffe gegen Erreger zu bilden, weisen Kleinkinder und Greise eine altersbedingte Disposition für Infektionskrankheiten auf. Die Disposition für eine Krankheit kann aber auch vom Geschlecht und von der Rasse abhängen. Die Krankheitsbereitschaft verhält sich umgekehrt proportional zur Resistenz eines Organismus:

Resistenz: Darunter versteht man die Widerstandskraft eines Organismus gegenüber krankheitsauslösenden Faktoren. Sie setzt sich aus der Summe aller angeborenen und erworbenen Körperfunktionen zusammen, die das Gleichgewicht zwischen Aufbau und Abbau, zwischen Leistungssteigerung und Leistungsabfall aufrechterhalten.

- Die *unspezifische Resistenz* kann angeboren oder erworben sein und ist nicht gegen einen bestimmten Erreger gerichtet.
- Die *spezifische Resistenz* wird auch als Immunität bezeichnet und vermittelt im Gegensatz zur unspezifischen Resistenz einen gezielten Schutz in Form von Antikörpern gegenüber den als Antigenen bezeichneten spezifisch determinierten Schadstoffen. Sie kann in einzelnen (bis heute bekannten) Fällen auch genetisch bedingt sein. So sind Patienten mit Sichelzellanämie, einer angeborenen Hämoglobinopathie (S. 533), gegenüber dem Malariaerreger Plasmodium falciparum resistent. Gesunde nordamerikanische Neger mit der Blutgruppe Duffy-negativ (= 70% aller Neger) haben eine natürliche angeborene Resistenz gegenüber dem Plasmodium vivax (S. 278).

Formale Pathogenese

Definition: Sie beschreibt den im Verlauf der Krankheit beobachteten Strukturwandel, der schließlich zur krankheitsspezifischen Strukturschädigung oder Funktionsstörung führt. Dementsprechend umfaßt die *formale strukturelle Pathogenese* die „Entstehungsgeschichte" des pathologisch-anatomischen Befundes, während die *formale funktionelle Pathogenese* die „Entstehungsgeschichte" des pathophysiologischen Befundes schildert.

Krankheitsverlauf

Definitionen: Er kann kurzfristig oder langdauernd sein. Kurzfristige (meist heftige) sich über wenige Tage oder Wochen erstreckende Krankheiten werden als *akute Krankheiten* bezeichnet. Langdauernde (meist milde und stadienartig) sich über Monate und Jahre erstreckende Krankheiten werden *chronische Krankheiten* genannt. Der Ausgang einer Krankheit führt entweder zur *völligen Wiederherstellung* (= Restitutio ad integrum) und heilt damit endgültig und vollständig aus oder führt zu einer *Defektheilung* oder schließlich zum *Tod* (= Exitus letalis) des betroffenen Individuums.

Im Rahmen der Defektheilung ist zwar der ursprüngliche Krankheitsprozeß abgeklungen, er hat aber zu bleibenden Strukturschäden und Funktionsausfällen geführt. Dies schränkt die funktionelle und/oder soziale Anpassungsfähigkeit des betroffenen Organismus ein und wird als *„Leiden"* bezeichnet.

Bestimmte Krankheiten können nach einer gewissen Zeit wieder aufflammen. Man nennt dies ein *Rezidiv*. Verschwinden lediglich die Krankheitserscheinungen vorübergehend, spricht man von einer *Remission*. Sie kann spontan auftreten oder therapiebedingt sein.

Klinik: Jede Krankheit hat einen psychosozialen und biologischen Sinn: Durch das Bewußtsein, krank werden zu können, verhalten wir uns dem sozialen Umfeld gegenüber mitfühlend. Folglich trägt jeder Kranke dazu bei, unsere Gesellschaft „menschlich" zu gestalten. Eine Krankheit ist auch eine Herausforderung und löst soziale, psychische und biologische Anpassungsmechanismen aus, mit Hilfe derer ein Leiden emotional und biologisch bewältigt wird. Die musische (Ent-)Äußerung eines Leidens ist dabei wohl am bemerkenswertesten, denn: „... erst in der Krankheit bewähret sich der Gesunde“ (J. W. Goethe, Tagebücher).

Die Erkenntnis, an einem unheilbaren Leiden erkrankt zu sein, und die Angst, in absehbarer Zeit sterben zu müssen, wird von einem Patienten in folgenden Phasen durchlebt:

- *Phase des Nicht-wahrhaben-Wollens* der Diagnose und Isolation von der Gesellschaft.
- *Phase des Zorns* (= Heteroaggression): „Warum gerade ich?“
- *Phase des Verhandelns* mit Erbetteln einer Fristverlängerung durch Wohlverhalten vor Gott und Klinikpersonal.
- *Phase der Depression* (= Autoaggression) mit Trauern um den Verlust von Körperteilen (z. B. Brustamputation) und/oder Gesellschaftsanteilen (Ersetzbarkeit).
- *Phase der Zustimmung* mit Bedürfnis nach Ruhe, Schlaf und Erwartung der Erlösung.

Tod

Definition: Wenn man über den Tod spricht, so setzt dies voraus, daß man weiß, was das Leben ist. Zur Definition des Todes ist somit die Begriffsbestimmung des Lebens vorauszusetzen. Gehen wir von unseren erkenntnistheoretischen Möglichkeiten aus, so müssen wir aber feststellen, daß wir mit naturwissenschaftlichen Methoden das Leben nicht definieren können, sondern nur Eigenschaften beschreiben können, auf deren Gesamtheit die Lebensleistung beruht. Diese bestehen in

- *zellulärer Organisation,*
- *Stoffwechsel und Stofftransport,*
- *Wachstum,*
- *Reizbeantwortung,*
- *Wahrung der Individualität,*
- *Fortpflanzung und Vererbung und*
- *Evolution.*

Diese aufgeführten Eigenschaften des Lebens sind auch die Grundlagen für die in der nachfolgenden Darstellung behandelten Gebiete der allgemeinen Pathologie.

Das Unvermögen, Leben zu definieren, läßt sich darauf zurückführen, daß sich unsere Urteilskraft durch unsere Sinne täuschen läßt und sich der Naturwissenschaftler nur auf Daten von Instrumenten verlassen kann, die physikalische oder chemische Veränderungen messen. Das Geistige des Lebens wird damit nicht erfaßt. Folglich ist mit der Synthese der DNS oder sogar eines Virus im Laboratorium nie das Geheimnis des Lebens gelüftet, denn die DNS ist lediglich die Schrift des Lebens, nie der Text und schon gar nicht der im Text enthaltene Sinn. Bereits Rudolf Virchow (1821–1902) stellte fest, „... daß die Zellen, die eigentlichen Herde des Lebens und demnach auch der Krankheit, die wahren Träger der lebendigen Funktion sind, an deren Existenz das Leben gebunden ist“. Daraus geht hervor, daß die Zelle nicht den kleinsten Teil eines Lebewesens und folglich auch nicht das Differential des Lebens darstellt.

Der kleinste Teil eines Individuums ist immer sein Ganzes. Ein Integral des Lebens gibt es nicht. Genausowenig können wir den Tod eines Individuums definieren, sondern lediglich seine Äußerungen in Form eines irreversiblen Stillstandes aller lebenserhaltenden Funktionsabläufe feststellen. Wie bei der Definition des Lebens entzieht sich auch bei der Definition des Todes das Geistige unseren erkenntnistheoretischen Möglichkeiten. Folglich haben Leben und Tod im Geistigen einen gemeinsamen Bereich, den wir zwar kennen, aber von dem wir nichts wissen. Diese Wissenslücke mag der Materialist mit dem Begriff „Materie“, der Gläubige mit dem Begriff „Seele-Gott“ ausfüllen. Je nachdem wird damit das Bild des Humanen und folglich die Wertigkeit der Medizin in die eine oder andere Richtung gezogen. Denn das Leben ist aus der Sicht des Materialismus ein Produkt der Selbstorganisation der Materie und damit zunächst eine Gegebenheit ohne positiven oder negativen Sinn.

Todeszeichen

Der Tod eines Patienten bedeutet das Erlöschen aller lebenswichtigen Funktionsabläufe. Die entsprechenden Funktionsausfälle lassen sich klinisch erfassen und gelten als unsichere Zeichen des Todes:

Unsichere Todeszeichen

Die unsicheren Zeichen des Todes (= klinischer Tod) bestehen in Herzstillstand, Pulslosigkeit, Atemstillstand, Areflexie und Abfall der Körpertemperatur. Diese Zeichen sind deshalb unsicher, weil im Falle einer Vita reducta, wie sie durch Schlafmittelvergiftung, Schädel-Hirn-Traumata und Herzinfarkt hervorgerufen wird, ein scheintodartiger Zustand besteht, der durch rechtzeitige Wiederbelebungsmaßnahmen beseitigt werden kann. Der Erfolg der Reanimation hängt davon ab, wieviel Zeit zwischen Herzstillstand und dem Wiederbeginn der Herzaktionen und damit der Wiederdurchblutung der Organe liegt. Die Zeit, die ein Organ im Kreislaufstillstand ohne bleibende Funktionsstörung überstehen kann, nennt man *Wiederbelebungszeit.* Sie hängt wesentlich von der Außen- und Körpertemperatur und der Organalterung ab. Von allen Organen ist die Wiederbelebungszeit des Gehirns am kürzesten (bei Normothermie: 10 Minuten). Aus diesem Grunde ist nach Wiederherstellung der Atmung und des Kreislaufs die Gehirnfunktion maßgebend.

Hirntod

Wird bei einem Patienten aufgrund folgender Befunde der Hirntod festgestellt, gilt er als biologisch tot:

- *isoelektrisches Elektroenzephalogramm* (= EEG-Nullinie) über 24 Stunden lang,
- *zweimaliger angiographischer Nachweis* (im Abstand von 30 Minuten) *des stillstehenden Hirnkreislaufes,*

- irreversibles Fehlen der Spontanatmung (= *Apnoe*),
- *irreversible Areflexie* (vor allem Kornea-, Pupillenreflex).

Sichere Todeszeichen

Totenflecken (= Livores): Diese rosaroten bis rotvioletten Flecken werden dadurch gebildet, daß sich das Blut nach dem Herzstillstand im venösen Gefäßsystem der Schwere nach senkt und sich folglich in den zutiefst gelegenen Körperpartien ansammelt. Die Totenflecken sind während der ersten 10 Stunden nach dem Tod noch wegdrückbar. Später ist das, sobald das Blut hämolysiert und ins Gewebe diffundiert ist, nicht mehr möglich.

Totenstarre (= Rigor mortis): Sie beginnt sich 3–6 Stunden nach dem Tod nach der *Nysten-Regel* kranial auszubilden und schreitet kaudal fort. Sie wird durch eine Vernetzung der Aktin- und Myosinfilamente der Muskulatur infolge ATP-Mangel verursacht und löst sich je nach Todesart und Temperatur nach 2–3 Tagen wieder in der gleichen Reihenfolge, wie sie begonnen hat.

Autolyse: Durch den Ausfall der Zellatmung gewinnen die körpereigenen (Lysosomen) – unterstützt durch körperfremde (Darmbakterien) – katabolen Enzyme Oberhand und lösen das eigene Organgewebe auf.

Statistische Krankheitskriterien

Alles ärztliche Handeln zielt letztlich darauf ab, durch Verbesserung der Diagnose die Therapie und damit die Prognose der betreffenden Krankheit zu verbessern. Oft wird vom Pathologen mit der Diagnose auch gleichzeitig eine prognostische Aussage verlangt. Sie kann nur mit einer gewissen Wahrscheinlichkeit gestellt werden, denn die Prognose einer Erkrankung beruht auf statistischen Angaben, die *nie* auf den Einzelfall, sondern immer nur auf ein Kollektiv anwendbar sind.

Inzidenz: Dies ist die Anzahl der Neuerkrankungen an einer bestimmten Krankheit in einem Jahr pro 100 000 Einwohner.

Mittlere Lebenserwartung: In ihr spiegelt sich der meßbare Erfolg der Ärzteschaft wider. Sie ist definiert als die Zeitspanne, nach der 50% aller Menschen einer bestimmten Bevölkerungsgruppe (z. B. Frauen) verstorben sind. Sie betrug 1989 für Männer in der BRD 72,7 Jahre und für Frauen 79,2 Jahre. Diese höhere Lebenserwartung bei den Frauen ist multifaktoriell begründet. Dabei fallen a) X-gebundene Gene für die DNS-Replikation und -Reparatur sowie B-Lymphozytenfunktion, b) Geschlechtshormone mit protektivem Effekt auf die Herzinfarktrisikofaktoren, c) Gewaltfaktoren durch Beruf und Verkehr sowie d) persönliche Einstellung zum Selbstschutz ins Gewicht.

Morbidität: Darunter versteht man die Verhältniszahl aus Anzahl derjenigen Personen, die an einer bestimmten Krankheit pro 100 000 Einwohnern leiden. Sie gibt Auskunft über die Häufigkeit, mit der eine Bevölkerungsgruppe an einer bestimmten Krankheit in einem bestimmten Zeitraum erkrankt.

Mortalität (= Sterblichkeit): Sie gibt an, wie viele Menschen einer bestimmten Bevölkerungsgruppe (z. B. 100 000 Einwohner) in einem bestimmten Zeitraum an einer bestimmten Krankheit gestorben sind. Die *perinatale Mortalität* ist die Verhältniszahl aus der Summe aller vor, während und bis zu einer Woche nach der Geburt verstorbenen Kinder mit einem Mindestgeburtsgewicht von 1000 g pro 1000 Lebend- und Totgeborenen.

Letalität: Dies ist die Verhältniszahl (in Prozent) aus der Anzahl der an einer bestimmten Krankheit Gestorbenen pro Anzahl der an der betreffenden Krankheit erkrankten Patienten.

Autopsie

Die innere Leichenschau nach pathologisch-anatomischen Gesichtspunkten nennt man Autopsie oder Obduktion. Sie ist in denjenigen Fällen gesetzlich vorgeschrieben, bei denen ein plötzlicher Tod aus unklarer und/oder nichtnatürlicher Ursache (z. B. Vergiftung) oder bei denen ein Tod infolge Fremdverschuldens (z. B. Verkehrsunfall) oder Selbstverschuldens (Selbstmord) vorliegt *(Verwaltungssektion)*. Ferner ist bei den Fällen eine Autopsie vorzunehmen, bei denen zu Lebzeiten die Verdachtsdiagnose einer ansteckenden Infektionskrankheit (z. B. Tuberkulose) erhoben, aber nicht abgeklärt werden konnte (Meldepflicht – *Seuchensektion*). Als *klinische Obduktion* wird die innere Leichenschau der in Krankenhäusern verstorbenen Patienten bezeichnet. Sie dient der Abklärung folgender Fragen:

Grundkrankheit und Todesursache: Die Irrtumswahrscheinlichkeit der klinischen Diagnosen beträgt, wie große Sammelstatistiken aus führenden Klinikzentren in Deutschland, Schweiz und den USA neuerdings zeigten, etwa 40%. Dabei werden Lungenembolien und Herzinfarkte in über 50% fälschlicherweise diagnostiziert. Ein Drittel der Leberzirrhosen wird erst bei der Autopsie gefunden. Primäre maligne Tumoren der Leber, Gallenwege und Nieren werden in über 50% der Fälle klinisch nicht erkannt. In vielen der sog. „klaren Fälle" in der Klinik ergibt die Obduktion überraschende oder übersehene Diagnosen. Somit dient die klinische Obduktion der Qualitätssicherung der klinischen Diagnosen und Therapie, damit aber auch der Lehre und Forschung.

Erbleiden oder familiäres Leiden: Die klinische Obduktion trägt wesentlich dazu bei, Erbleiden aufzuklären. Bei Verdachtsfällen mit Slow-virus-Infektion (s. Neuropathologie), die eine erdrückende Ungewißheit für Familie und Bekanntenkreis bedeuten, schafft die Autopsie Klarheit oder warnt vor.

Versicherungsrechtliche Zusammenhänge: In den meisten Fällen sind die Zusammenhangsfragen zwischen Unfallfolgen, Berufskrankheit, Kriegsdienstleiden und Tod und daraus abgeleitete Rentenansprüche nur durch eine Obduktion zu klären. Bemerkenswerterweise bestehen bei den Angehörigen in solchen Fällen kaum Einwände gegen eine Obduktion des Verstorbenen. Hierher gehören auch gerichtliche Sektionen zur Abklärung von ärztlichen Behandlungsfehlern, die zweckdienlich durch zwei Ärzte vorgenommen werden. Einer davon muß rechtsmedizinische Fachkenntnisse haben (§ 87 StPO).

Umweltbedingte Krankheitshäufungen: Derartige Untersuchungen lassen Rückschlüsse über die Rolle von Umweltverschmutzung, Ernährung, Erbfaktoren und Klima bei der Entstehung von Krankheiten zu (Epidemiologie).

Literatur

Blohmke, M.: Morbidität bei berufstätigen Frauen in gewerblichen Berufen. Lebensversicherungsmed. 2 (1981) 32
Böckle, F.: Pietät oder Nächstenliebe? Zur sittlichen Bewertung der medizinischen Obduktion. Pathologe 4 (1983) 1
Brandis, C., O. Pribilla: Arzt und Kunstfehlervorwurf. Goldmann, München 1973
Breitfellner, G., et al.: Der Stellenwert der Autopsie in der heutigen Medizin. Pathologe 3 (1982) 61
Bresch, C.: Zwischenstufe Leben. Evolution ohne Ziel? Piper, München 1978
Britton, M.: Diagnostic errors discovered at autopsy. Acta Mal. Scand. 196 (1974) 203
Büchner, F.: Grundphänomene des Lebendigen (p. 1), Gesundheit und Krankheit (p. 6). In Büchner, F.: Allgemeine Pathologie und Ätiologie. Urban & Schwarzenberg, München 1975
Büchner, F.: Der Mensch in der Sicht moderner Medizin. Herder, Freiburg 1985
Carbot, R. C.: Diagnostic pitfalls identified during a study of 3000 autopsies. J. Amer. med. Ass. 59 (1912) 2295
Cornelius, I., W. Lengsfeld: Auswirkungen ausgewählter Todesursachen auf die Lebenserwartung in der Bundesrepublik Deutschland. Lebensversicherungsmed. 33 (1981) 42
Cottier, H.: Pathogenese. Springer, Berlin 1980
Dhom, G.: Aufgabe und Bedeutung der Autopsie in der modernen Medizin. Dtsch. Ärztebl. 77 (1980) 669
Gross, R.: Die Lebensverlängerung und ihre Grenzen. Dtsch. Ärztebl. 88 (1991) 839
Gross, R., R. Fischer: Fehldiagnosen: Bedeutung – Umfang – Ursachen. Diagnostik 13 (1980) 117
Hart, G. D.: Disease in Ancient Man. Trichmond Hill, Ontario 1983
Höpker, W. W.: Obduktionsgut. Springer, Berlin 1976
Höpker, W. W.: Unsinn und Sinn? – der Todesursachenstatistik. Dtsch. med. Wschr. 109 (1984) 1269
Höpker, W. W.: Chancen und Nutzen eines bundesweiten Obduktionsregisters. Pathologe 6 (1985) 165
Illhardt, F. J.: Medizinische Ethik. Springer, Berlin 1985
Junge, B., H. Hoffmeister: Das mittlere Sterbealter für ausgewählte Todesursachen und die Mortalitätsstruktur in der BRD 1958 und 1978. Lebensversicherungsmed. 2 (1987) 50
Kübler-Ross, E.: Interviews mit Sterbenden. Kreuz-Verlag, Stuttgart 1969
Kübler-Ross, E.: Verstehen was Sterbende sagen wollen. Kreuz-Verlag, Stuttgart 1983
Kühn, H., C. M. Brugger-Baur: Die Sektionsregelung in Europa. Pathologe 3 (1981) 7
Loy, V.: Integrated decentralized flexible data processing in pathology. Med. et Inform. 7 (1982) 307
Marmot, M. G.: Mortality decline and widening social inequalities. Lancet 1986/II, 274
Menn, S.: Sterblichkeit, Übersterblichkeit, Letalität ist Überlebenswahrscheinlichkeit. Lebensversicherungsmed. 2 (1987) 45
Metter, D., et al.: Sektionsergebnis und Kunstfehler-Gutachten. Lebensversicherungsmed. 42 (1990) 117
Pauli, H. G.: Problemorientiertes Lernen in der ärztlichen Ausbildung. Schweiz. Ärztebl. 70 (1989) 1489
Platt, D.: Warum leben Frauen länger als Männer? Dtsch. Ärztebl. 88 (1991) 1194
Sandritter, W., et al.: Autopsy and clinical diagnosis. Path. Res. Pract. 168 (1980) 107
Schär, M.: Der vorzeitige Tod. Schweiz. Ärztez. 56 (1976) 69
Seidelmann, W. E.: Animal experiments in nazi-germany. Lancet 1986/II, 1214
Spann, W.: Arztrechtliche Probleme des Pathologen. Pathologe 3 (1981) 1
Spinkler, I., T. Abelin: Medizinische Morbidität in der Schweiz – Hauptdiagnose von Konsultationen und Hospitalisation. Schweiz. Ärzteztg. 67 (1986) 1819
Zinniker, O., et al.: Todesfälle und Todesursachen in der „Basler Studie". Schweiz. med. Wschr. 108 (1978) 869

An bioptisch oder autoptisch gewonnenem Gewebe fahndet der Pathologe nach den Fehlern der verschiedenen Lebensabläufe, die in ihrer Gesamtheit das „Lebendige" in uns ausmachen. Dies sind im einzelnen:

- zelluläre Organisation,
- Stoffwechsel und -transport,
- Reizbeantwortung,
- Wahrung der Individualität,
- Fortpflanzung und Vererbung sowie
- Wachstum und Differenzierung.

Das globale Erlöschen dieser „Eigenschaften des Lebens" bezeichnen wir als *„Tod"*. Die einzelnen Störungen dieser Eigenschaften lassen sich zu einem Krankheitsverständnis zusammenfügen, das die Pathologie als Pathobiologie begreift. Sie bilden das didaktische Gerüst, der nachfolgend dargestellten *„Allgemeinen Pathologie"*, die letztlich immer auf Veränderungen einer Zelle zurückgeht. Diese werden im nächsten Kapitel besprochen: *„Störungen der zellulären und extrazellulären Organisation"*.

2 Störungen der zellulären und extrazellulären Organisation

U.-N. Riede, H.-E. Schaefer, R. Rohrbach und Hj. Müller

Zelluläre und strukturelle metabolische Läsionen

Zellpathologie

Zellkern
Zellorganellen
Zellmembran, Rezeptoren
Zytoskelett
Desmosomen
Mikrovilli
Zilien

Bindegewebspathologie

Kollagene
Fibronektin
Basalmembran
Mikrofibrillen
Elastin
Proteoglykane

Zellpathologie

U.-N. Riede, H.-E. Schaefer, R. Rohrbach und Hj. Müller

Leben ist erst dann möglich, wenn die chemischen Elemente eines Organismus in eine gesetzmäßige Beziehung zueinander treten. Diese Beziehung kommt nur durch eine räumliche Gliederung und somit auch Strukturierung zustande. Die proportionalen Relationen zwischen den chemischen Elementen werden vom Organismus genau den jeweiligen Anforderungen angepaßt. So entsteht ein in sich geschlossenes System, in dem jeder Teil funktionell auf den anderen abgestimmt ist. Das System läßt sich weder verkleinern noch vergrößern, ohne daß sich gleichzeitig seine Funktion ändert. Folglich bedingt die Struktur des Systems seine Funktion. Die Zelle ist also kein einfacher Enzymbehälter, sondern in verschiedene, morphologisch abtrennbare Kompartimente, die Zellorganellen, unterteilt, denen heute genau definierte Funktionen zugeordnet werden können. Demzufolge läßt sich das pathogenetische Verständnis bei einigen Krankheiten durch eine Organellenpathologie erweitern. Unter solchen Organellenerkrankungen sind folgende besonders hervorzuheben:

Mitochondriopathien in Form von
- Hypoxidosen (Atmungskettenenzyme),
- Enzephalomyopathien (mt-DNS-Schäden),
- Autoaggressionskrankheiten (mt-DNS-Autoantikörper).

Peroxysomale Krankheiten mit Fehlen einzelner Enzyme oder peroxysomaler „Assembly"-Faktoren.

Lysosomale Krankheiten: Sie ergeben sich aus den verschiedenen Funktionsformen der Lysosomen, wobei der angeborene Mangel einzelner lysosomaler Enzyme für die klassischen „lysosomalen Speicherkrankheiten" typisch ist.

Zytoskelettstörungen lassen sich vorwiegend zur Identifikation von Tumoren nutzen und verursachen angeborene oder erworbene Formanomalien bestimmter Zellen (Kugelzellanämie).

Desmosomale Läsionen als Schädigungen der Haftorganellen, sind das morphologische Korrelat einer gestörten Zell-Zell-Kommunikation und charakterisieren wesentliche Schritte im Ablauf einer „Tumorkrankheit" oder Fehlbildung.

Ziliäre Läsionen äußern sich in einer Störung der mukoziliären „Clearance" und ziehen chronische Atemwegsinfekte nach sich. Paradebeispiel eines angeborenen Ziliendefektes ist das Kartagener-Syndrom.

Zellkern-Läsionen

U.-N. Riede und Hj. Müller

Orthologie: Der Zellkern (= Nukleus) ist der „Direktor" des Zytoplasmas und der darin enthaltenen Organellen. Er ist Träger und Bewahrer der Erbanlagen, er induziert die Ausbildung aller während der Zelldifferenzierung entstehenden Zytoplasmastrukturen und kontrolliert ständig direkt oder indirekt die Gesamtfunktion der Zelle.

Der Zellkern wird von einer porenhaltigen Doppelmembran umhüllt, die einen Teil des rauhen endoplasmatischen Retikulums darstellt. Diese Poren in der Kernmembran stellen kompliziert gebaute Pfortenstrukturen dar, welche aktiv den Kern-Zytoplasma-Austausch steuern.

Der Zellkern liegt in allen teilungsfähigen Zellen in zwei Erscheinungsformen vor: Interphasenkern oder Mitosekern. Für den Mitosekern ist das Sichtbarwerden der Chromosomen typisch. Der Interphasenkern weist neben einem Kernkörperchen (= Nukleolus), das vorwiegend aus RNS besteht, Chromatin in lockerer *(= Euchromatin)* und kompakter Anordnung *(= Heterochromatin)* auf. Das Euchromatin enthält vorwiegend genetisch aktives, das Heterochromatin genetisch inaktives Material. Bei der Zellaktivierung geht ein Teil des Heterochromatins in Euchromatin über. Folglich bestehen zwischen diesen beiden Chromatinformen fließende Übergänge, wobei bestimmte Chromosomenabschnitte konstant dem Heterochromatin zugehören (= konstitutives Heterochromatin).

Die im Zellkern enthaltene Erbinformation ist in hierarchisch gegliederte Einheiten aufgeteilt. Die Chromosomen stellen die Verpackungs- und Transporteinheiten des Erbgutes dar, mittels derer dieses während den Zellteilungen (Meiose/Mitose) auf die Keimzellen/Tochterzellen aufgeteilt wird. Sie ermöglichen den Vorgang des Crossing-over während der Meiose, also die Rekombination zwischen Chromatiden homologer Chromosomen, sowie die funktionelle Gliederung des Erbgutes im Interphasenkern (Lokalisation der Chromosomen/Lyon-Hypothese).

Die Grundeinheiten der Vererbung stellen die Gene dar, welche die Information für ein bestimmtes Merkmal oder eine bestimmte Funktion enthalten. Gene mit einer gleichen oder verwandten Aufgabe sind häufig in enger Nachbarschaft auf einem Chromosom lokalisiert und repräsentieren eine Genfamilie (z. B. Gene des HLA-Systems, S. 188).

Chromosomen

Jede normale menschliche Zelle ist diploid und besitzt zwei haploide Chromosomensätze, in denen sich die beiden homologen Chromosomen im Hinblick auf ihr Aussehen und ihren genetischen Inhalt entsprechen. Einzig die beiden Geschlechtschromosomen *(= Gonosomen)* sind beim männlichen Geschlecht verschieden: Während die Zellen einer Frau zwei X-Gonosomen aufweisen, hat der Mann in seinen Zellen ein X-Gonosom und ein kleineres, genarmes Y-Gonosom.

Die einzelnen Chromosomen haben eine unterschiedliche Größe und im Hinblick auf die Lage des Zentromers ein unterschiedliches Aussehen (metazentrische, akrozentrische, submetazentrische Chromosomen).

Während der Metaphase bestehen sie aus zwei Chromatiden, welche am Zentromer (Spindelansatzstelle) noch zusammengehalten werden. Den *kurzen Arm* bezeichnet man mit dem Buchstaben p (petit), den *langen Arm* mit dem Buchstaben q. Die Mitosechromosomen einer Zelle werden nach weltweit anerkannten Richtlinien (ISCN = International System for Human Cytogenetic Nomenclature) zu einem Karyogramm zusammengestellt und mit einer Kurzformel nach folgenden Kriterien beschrieben:

1. Gesamtzahl der Chromosomen,
2. Geschlechtschromosomenstatus,
3. allfällige Aberrationen.
   (Beispiel: 47,XY,+21 = Knabe mit Trisomie 21)

Für die klinische Routineuntersuchung zum Nachweis von Chromosomenaberrationen stehen heute Färbetechniken zur Verfügung, die entlang der Chromosomen spezifische reproduzierbare Bandenmuster zur Darstellung bringen. Den verschiedenen lichtmikroskopisch beschreibbaren Banden kommt eine unterschiedliche genetische Bedeutung zu. Mit der C-Bandentechnik färben sich zentromernahe Chromatinsegmente an, die das konstitutive Heterochromatin repräsentieren, das im Interphasenkern wegen seiner kompakten Anordnung als Chromatinschollen imponiert. Das Heterochromatin ist reich an DNS-Sequenzen, die aus relativ kurzen, häufig tandemartig aneinandergereihten Nukleotidsequenzen (Satelliten-DNS) bestehen. Die eigentlichen Strukturgene befinden sich vorzugsweise in den sog. R-(reverse-)Banden, die sich mit den häufiger angewendeten G-(Giemsa-) oder Q-(Quinacrine-)Bandentechniken nicht anfärben lassen, sondern blaß bleiben. Mit Methoden der molekularen Zytogenetik können einzelne Chromosomen und Chromosomensegmente während Mitose und Interphase selektiv sichtbar gemacht werden. Dazu läßt man entsprechend markierte DNS- oder RNS-Proben direkt auf dem Präparat mit den in der Nukleotidfolge komplementären DNS-Strängen hybridisieren (In-situ-Hybridisierung). Metaphasenpräparate für die zytogenetische Diagnostik können aus allen sich teilenden Zellen hergestellt werden. Am besten eignen sich dafür Lymphozyten aus einer heparinisierten Blutprobe, die in Kultur mit Phytohämagglutinin zur Zellteilung stimuliert werden.

Die Architektur der Chromosomen während der Mitose resp. der Interphase ist immer noch schlecht erforscht. Eine Grundstruktur stellt der etwa 110 Å dicke Nukleoproteinfaden dar, der aus perlenkettenartigen Aufreihungen von Nukleosomen besteht, um die sich der DNS-Faden eindreiviertelmal schleifenförmig windet und die ihrerseits durch den DNS-Strang („linker“ DNS) verbunden werden. Bei den Nukleosomen handelt es sich um abgeflachte Histonkugeln (Histonoktamere). Der Nukleo-

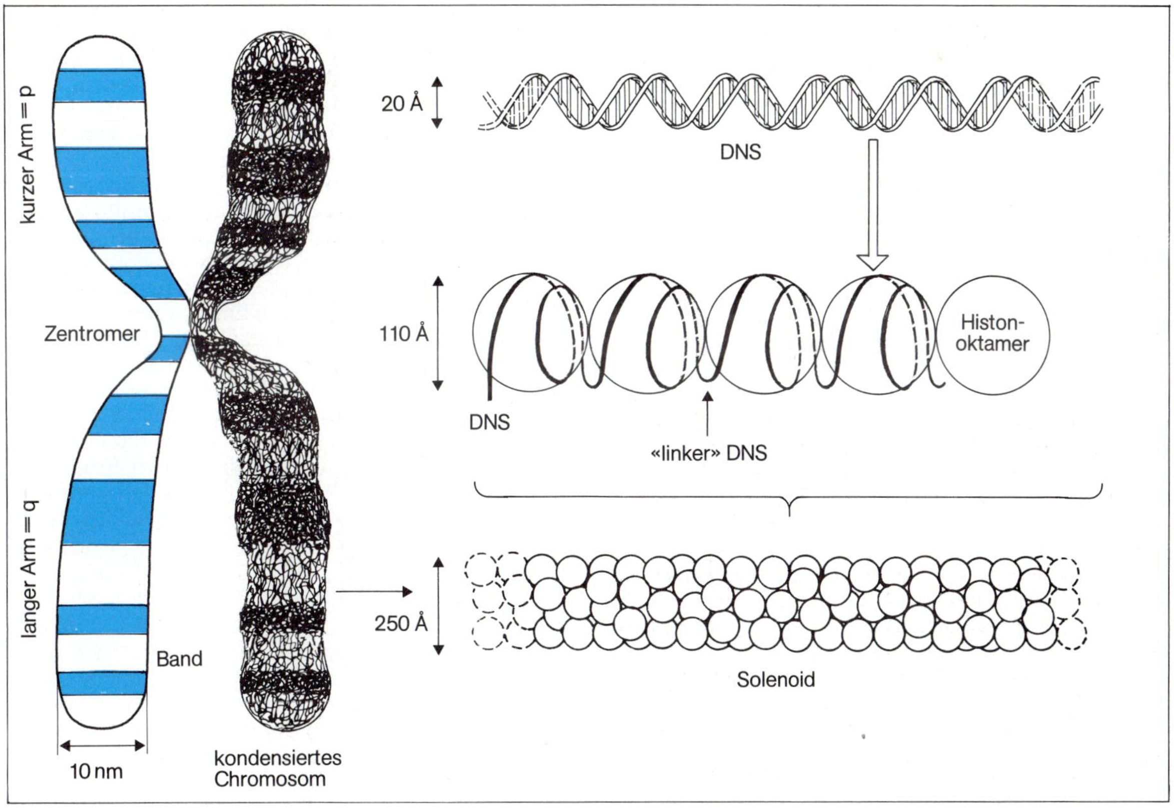

Abb. 2.1 Lichtmikroskopischer, ultrastruktureller und molekularer Aufbau eines menschlichen Chromosoms (Schema)

somenfaden seinerseits wird wiederum schraubenartig zum sog. Solenoid aufgedreht, der im Elektronenmikroskop als etwa 300 Å dicke Chromatinfibrille, als sog. Elementarfibrille, erkannt wird. Auch Nicht-Histonproteine sind am Aufbau der Chromosomen resp. des Chromatins beteiligt und formen ein Baugerüst, indem sich Chromatinfibrillen schleifenförmig anheften (Abb. 2.**1**).

Die Chromosomen sind nicht wahllos im Interphasenkern verteilt. Dieser weist diesbezüglich wahrscheinlich einen funktionsorientierten Bauplan auf. Die Zentromere sind mit den Kernmembranporen verbunden. Genetisch inaktive Chromosomensegmente werden häufig gruppenweise an die Kernmembran gedrängt oder sogar aus dem eigentlichen Kernleib ausgestülpt (vgl. polymorphkernige Leukozyten).

In somatischen Zellen ist nur ein X-Chromosom genetisch voll aktiv. Das beim weiblichen Geschlecht noch zusätzlich vorhandene X-Chromosom befindet sich in einem kondensierten Zustand und ist als oft randständiges, dunkel anfärbbares Chromatinkörperchen erkennbar (X-Chromatine). Da dieses im Interphasenkern dem vorher beschriebenen Heterochromatin gleicht, bezeichnet man das X-Chromatin als fakultatives Heterochromatin.

Desoxyribonukleinsäure

Der menschliche Chromosomensatz enthält 6×10^9 Nukleotidpaare, die zusammengenommen ein DNS-Molekül von knapp 2 m Länge bilden. Voraussetzung zur Zellneubildung ist die identische Replikation (Synthese) der DNS. Dabei dient jeder der beiden bestehenden DNS-Stränge der Doppelhelix als Matrize zur Synthese eines neuen Stranges (semikonservative Replikation). Um die exakte Weitergabe der genetischen Information zu garantieren, muß die Reproduktionsgenauigkeit sehr groß sein. Der Beginn der DNS-Synthese erfolgt gleichzeitig in verschiedenen Bereichen eines Chromosoms (multireplikativer Ablauf der DNS-Replikation). Auffällig spät beginnt und endet die DNS-Synthese in den heterochromatischen Chromosomenabschnitten.

Zuverlässige Schätzungen lassen annehmen, daß das menschliche Erbgut etwa 50 000–100 000 funktionstüchtige Gene enthält. Es bleiben somit noch beachtlich lange DNS-Abschnitte übrig, die keine solchen Gene repräsentieren. Sie enthalten Kontrollsequenzen (Enhancer, Silencer), Replikationsstartpunkte, Strukturelemente für Zentromer und Telomer, Relikte der Evolution (Pseudogene), Elemente von Transposons und Retroviren sowie auch Sequenzen unbekannter Herkunft und Funktion. Zu den letzten gehören die sog. Minisatelliten, die in bestimmten Regionen in variabler Zahl aneinandergereiht sein können (VNTR = Variable Number of Tandem Repeat) und sich wegen ihres Polymorphismus zur Identifizierung von Blut-, Haar- oder Samenspuren resp. zum Vaterschaftsnachweis sowie zum Erkennen von Spenderzellen nach einer Knochenmarkstransplantation eignen. Weil sich beim gentechnologischen Nachweis der Minisatelliten ein reproduzierbares Bandenmuster der sich präsentierenden DNS-Fragmente ergibt, spricht man von einem DNS-Fingerabdruck (DNA-Fingerprint). Schon lange bekannt sind die repetitiven DNS-Sequenzen, die als sog. Satelliten-DNS in den heterochromatischen Chromosomenabschnitten lokalisiert sind und dort vor allem auf den Chromosomen 1, 9, 16 und dem langen Arm des Y-Chromosoms vorkommen. Andere repetitive DNS-Sequenzen, wie diejenigen der sog. Alu-Familie, sind über das ganze Genom verteilt. Im menschlichen Erbgut liegen etwa 10^6 Vertreter dieser Alu-Familie vor, die mit der Restriktionsendonuklease Alu-I spezifisch zerschnitten werden können. Sie machen zusammengenommen etwa 6% der gesamten DNS aus.

Repetitive Gensequenzfamilien, die z. B. ribosomale Transfer-RNS oder Histone kodieren, bilden nur einen kleinen Anteil der repetitiven Sequenzen.

Menschliches Gen

Dank der Gentechnologie, d. h. der Anwendung von Restriktionsendonukleasen, die von Bakterien stammen und die Übertragung eines einzelnen menschlichen Gens aus dem komplexen Genom in einen Mikroorganismus ermöglichen, wurde eine detaillierte Analyse von Strukturgenen möglich. Diese sind in der Regel viel komplexer aufgebaut, als es aufgrund von Analogieschlüssen aus der mikrobiellen Genetik erwartet wurde. Die Strukturgene enthalten eine kontinuierliche Serie von Nukleotiden, wobei je drei zusammen als sog. Kodogen (= Kodon) den Einbau einer bestimmten Aminosäure in die biologische Ordnung der Eiweiße bestimmen. Das Säugergen ist aus verschieden langen DNS-Abschnitten von nichtkodierenden (= Introns) und kodierenden (= Exons) Nukleotidsequenzen aufgebaut. Zudem verfügt jedes Säugergen über flankierende DNS-Sequenzen (Abb. 2.**2**). Nahezu allen Genen ist eine AT-reiche Region vorgeschaltet (TATA- oder Hogness-Box), die der RNS-Polymerase als Signal für den Beginn der Transkription der RNS-Synthese dient. Am Ende des Gens findet man eine AATAA-Sequenz, die dafür verantwortlich ist, daß die transkribierte RNS zusätzlich einen Schwanz mit einer Serie von Adenosin-Nukleotiden enthält.

Die an der DNS-Matrize neu entstehende Boten-(m-)RNS erfährt nicht nur an ihrem Ende, sondern auch im Innern Veränderungen, bevor sie im Zytoplasma erscheint. Durch den Vorgang des Spleißens (splicing) werden die von den Introns bestimmten RNS-Sequenzen herausgeschnitten. Das Wissen um diese Vorgänge ist die Voraussetzung, um die Vielgestaltigkeit der klinisch beobachteten Thalassämien (S. 532) zu verstehen, indem Mutationen in verschiedenen Abschnitten eines Gens die Produktion bestimmter Hämoglobineiweiße hemmen.

Beim Vorgang der Translation wird die Botschaft der m-RNS, welche die biologische Information für die Reihenfolge der Aminosäuren in der zu synthetisierenden Proteinkette enthält, an den Ribosomen in Form der Proteinsynthese verwirklicht. Drei Nukleotidsequenzen (Kodons) der m-RNS bestimmen den Einbau einer bestimmten Aminosäure in das Eiweißmolekül. Die Bausteine der Eiweiße, die 20 verschiedenen Aminosäuren, werden durch die sog. Transfer-RNS (t-RNS) aus dem Zytoplasma an die Ribosomen herangetragen und erkennen mit ihrem Antikodon ein bestimmtes Triplettcodon der m-RNS. Die Verbindung der Aminosäuren findet an den Ribosomen statt, die reich an r-RNS sind. Diese r-RNS wird an umschriebenen Chromosomenabschnitten (Nukleus-Organisatoren) gebildet und vorerst im Nukleolus gespeichert.

Hüpfende Gene

Hüpfende Gene (= Transposons), wechseln im Genom den Ort und können durch eine Einfügung in das Innere eines Gens Mutationen hervorrufen. Sie sind bei Bakterien gut untersucht und dort auch für einen horizontalen Genfluß (z. B. Übertragung eines Antibiotikaresistenzgens von einem Bakterium auf ein anderes) verantwortlich. Man hat sie auch bei Pflanzen und bei der Fruchtfliege nachgewiesen, und es wäre erstaunlich, lägen sie nicht auch beim

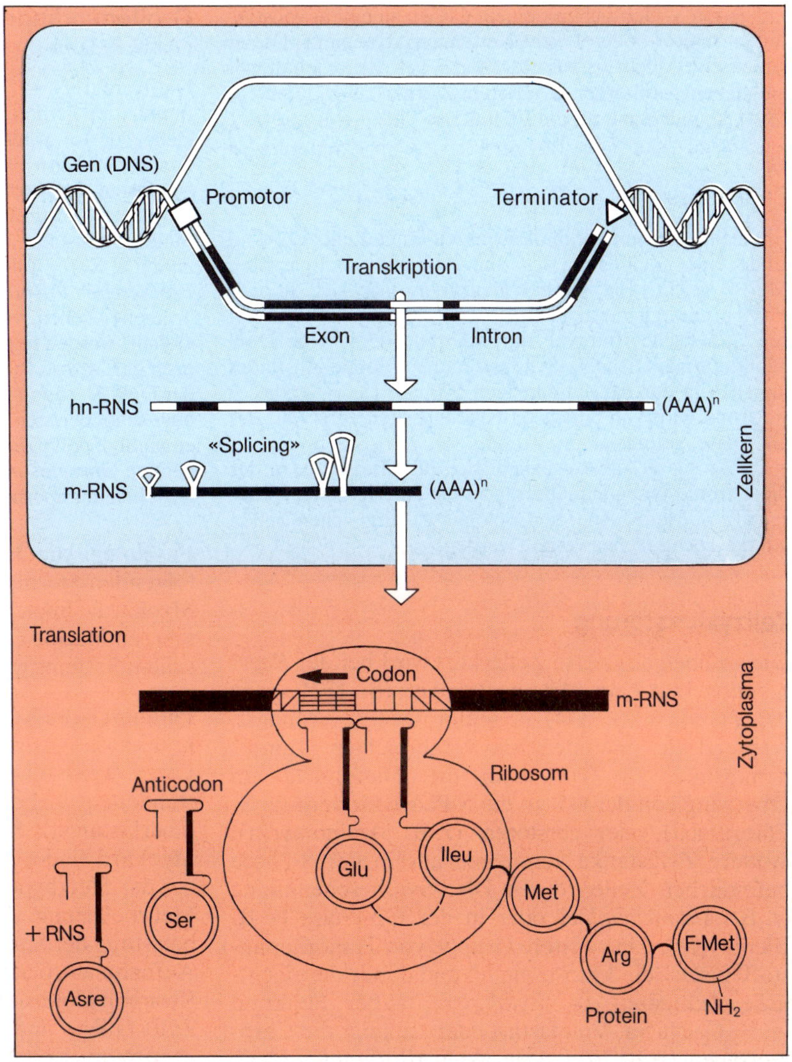

Abb. 2.2 Schema des Ablaufs der Transkription und Translation. Promotor (□); Exon, Intron, Terminator (△). Die Transkripte der RNS-Polymerase II sind hr-RNS (= heterogene Kern-RNS) von unterschiedlicher Länge. Während der Transkription erhält das freie 5'-Ende der hn-RNS ein als „Hütchen" (cap) bezeichnetes methyliertes Guanosin, nach deren Abschluß das 3'-Ende einen Schwanz aus vielen Adenylsäureresten (= Poly-A-Schwanz = $[AAA]^n$). (Blau: Zellkern, rot: Zytoplasma. Asre = Aminosäure)

Menschen vor. Interessanterweise verhalten sich gewisse Viren (Retroviren) ganz ähnlich wie bakterielle Transposons. Auch sie können sich innerhalb eines Zellkerns an verschiedenen Stellen einbauen und unter gewissen Umständen Gene des Wirtes übernehmen und auf andere Zellen übertragen.

DNS-Reparatur

Die Funktion der informationstragenden DNS und der informationsumsetzenden RNS ist mit einer modernen Datenverarbeitungsanlage vergleichbar. In der sog. „software" (= Programm) sind die Weisungen für die Programmabschrift (= DNS-Replikation), für die Reparatur von Programmdefekten (= DNS-Reparationsvorgänge) sowie die Weisungen, um mit Unterprogrammen Struktur- und Funktionsproteine herzustellen, enthalten. Die Replikation, Transkription und Translation entspräche demnach der „hard-ware" (= Computer). Die DNS ist während des ganzen Lebens den Organismus schädigenden Einflüssen, wie natürlichen ionisierenden Strahlen, Metaboliten und Toxinen, ausgesetzt. Dadurch entstehen fehlerhafte DNS-Reduplikate, die aber durch DNS-Reparaturmechanismen wieder „geflickt" werden. Dabei wird das defekte DNS-Stück z. B. enzymatisch aus dem DNS-Strang herausgeschnitten und die ursprüngliche Basensequenz mit Hilfe des entsprechenden noch intakten DNS-Strangs neu zusammengestellt. Angeborene Defekte dieses DNS-Reparatursystems wirken sich verheerend aus. Beim Xeroderma pigmentosum z. B. führt dies zu einer UV-Überempfindlichkeit mit Hautatrophie und Überpigmentierung sowie Hauttumoren (S. 124).

Somatische Rekombination

Das Genom einer jeden Zelle eines höheren Organismus ist komplett. Somit besitzt, von wenigen Ausnahmen abgesehen (z. B. Erythrozyten), jede Körperzelle den gleichen ganzen Satz von Chromosomen und damit auch Genen, wie die aus der Vereinigung einer Eizelle mit einem Spermium entstandene Zygote. Eine Ausnahme von dieser Regel bilden die B- und T-Lymphozyten: In der Keimzelle liegen zahlreiche Gene, die für den konstanten Teil (C-Gene) und eine große Zahl von Genen, die für den variablen Teil (V-Gene) der Antikörper kodieren, vor. Diese C- und V-Gene liegen gruppenweise auf den Chromosomen beieinander. Bei der Differenzierung der B-Lymphozyten kommt es zu einer Neuorganisation (Rekombination), indem ein V-Gen sich mit einem C-Gen zu einem vollständigen Schwer- oder Leicht-Kettengen arrangiert. Dieser genetische Mechanismus trägt dazu bei, die Vielfalt der möglichen Antikörper in unserem Körper zu erklären (S. 180). Ähnliches gilt für die Vielfalt des T-Zell-Rezeptors.

Zellzyklus

Ein Zellzyklus umfaßt die Lebenszeit einer Zelle, die vom Ende einer Zellteilung bis zum Abschluß der nächsten Mitose reicht. Ein solcher Zellzyklus läßt sich in vier Phasen untergliedern: Die G1-Phase (G = gap) stellt ein präsynthetisches Intervall dar, während dem keine DNS gebildet wird. Die DNS-Synthese und Verdoppelung findet lediglich in der danachfolgenden S-Phase (S = Synthese) statt und wird von einem postsynthetischen Intervall, der G2-Phase, gefolgt.

An die G2-Phase schließt sich die Mitose an, in der die Chromosomen in mehreren aufeinanderfolgenden Phasen (Pro-, Meta-, Ana- und Telophase) zu gleichen Teilen auf die Tochterzellen verteilt werden.

Zellzyklusstörung

Dieser oben skizzierte Zellzyklus wird bei der *Regeneration* und beim *Alterungsprozeß* (S. 132) sowie bei *Tumoren* (S. 344) in seiner Dauer verändert, während die therapeutisch verabreichten Tumorhemmstoffe *(= Zytostatika)* die Tumorzelle am Übergang von der G1- in die S-Phase hindern (z. B. Fluoruracil) oder zerstören (z. B. Actinomycin). Andere Zytostatika vernichten alle in der S-Phase befindlichen Zellen durch DNS-Synthesehemmung (z. B. *Antimetabolite*) oder in der G2-Phase (z. B. Bleomycin). Eine weitere Gruppe von Tumorhemmstoffen setzt die Mitosespindel und damit die eigentliche Zellteilung *(= Zytokinese)* außer Funktion (z. B. Colchicin, Vinblastin) oder schädigt die Chromosomen (z. B. Röntgenstrahlen, Radiomimetika). Durch die Störung der Mitosespindel bleiben die Chromosomen oft in der Metaphase liegen *(= Stathmokinese)*, was gelegentlich von Chromosomenverklumpungen begleitet wird.

Wird der Spindelapparat nicht ausgebildet, so kann es zur Endomitose kommen, bei der auf die DNS-Verdoppelung keine Kernteilung folgt. Die Folge davon ist ein tetraploider Zellkern. Höherploide Kerne können aber auch dadurch entstehen, daß auf eine G2-Phase unmittelbar eine S-Phase folgt oder daß die Zellen samt zugehörigem Zellkern miteinander verschmelzen. *Mehrkernige Riesenzellen* entstehen entweder durch mitotische Kernteilung ohne anschließende Zellteilung oder durch Zellverschmelzung ohne gleichzeitige Kernfusion.

Chromosomenstörung

Die spontanen oder durch physikalisch-chemische Umweltfaktoren hervorgerufenen Chromosomenstörungen sind mannigfaltig und spielen in der Humangenetik und den Erbleiden eine zentrale Rolle. Sie werden im Kapitel 6 besprochen.

Größenveränderung
(Abb. 2.**3**)

Die Kerngröße ist, wenn auch nicht immer streng proportional, der gesamten Zellgröße angepaßt. Je größer die Zelle, desto größer der Kern. Diese Gesetzmäßigkeit nennt man Kern-Plasma-Relation. Sie ist bei Tumorzellen zugunsten des Kerns verschoben. Die Kerngröße hängt im wesentlichen vom DNS-Gehalt (der sog. Ploidie) und dem Funktionszustand ab. Die meisten Körperzellen enthalten diploide Kerne mit einem doppelten Chromosomensatz. *Proliferierende* (proles ferre, lat.: Nachkommen hervorbringen) Zellen verdoppeln in der S-Phase den DNS-Gehalt, werden folglich vorübergehend tetraploid und sind nach der Mitose wieder diploid. Findet in der S-Phase nach der DNS-Verdoppelung keine regelrechte Mitose statt und/oder schließen sich ein oder mehrere S-Phasen daran an, so entstehen polyploide Zellkerne. Haploide Zellkerne mit halbem Chromosomensatz finden sich beim Menschen nur in Zellen der Spermiogenese und Oogenese.

Physiologische Kernpolyploidie: Sie findet man in folgenden normalen Erwachsenenorganen: Leber, Myokard, Speicheldrüsen, Megakaryozyten, Urothel, endokrine Organe und Erfolgsorgane des endokrinen Systems wie Samenblase und Brustdrüse.

Pathologische Kernpolyploidie: Sie ist für eine Reihe krankhafter Gewebeveränderungen typisch. In der Leber weist eine Kernpolyploidie auf einen überstandenen Leberschaden oder eine funktionelle Überlastung (z. B. Barbituratverabreichung) hin. Im Myokard findet man höherploide Zellkerne immer bei der Herzhypertrophie infolge hämodynamischer Mehrbelastung. Als Folge einer funktionellen Mehrbelastung der Speicheldrüsen (z. B. durch chronische Aufnahme trockener Nahrung) tritt ebenfalls eine Kernpolyploidisierung ein. Schließlich führen auch Zytostatika und ionisierende Strahlen zu einer abnormen Kernpolyploidie infolge einer Kernteilungsstörung.

Kernaneuploidie: Kerne, die außerhalb der S-Phase nicht einen genau haploiden Chromosomensatz oder ein ganzzahliges Vielfaches des normalen haploiden Chromsomensatzes enthalten, sind aneuploid. Die Aneuploidie beruht, wenn es sich um eine ganze Zellinie handelt, auf Chromsomenmutationen und ist ein Malignitätskriterium. Während der DNS-Gehalt eines Zellkerns vorwiegend durch den Teilungsstoffwechsel bestimmt wird, steuert der Funktionsstoffwechsel des Zellkerns die spezifische Zellleistung durch Realisation oder Unterdrückung der genetischen Information.

Funktionelle Kernschwellung: Darunter versteht man die durch Funktionssteigerung hervorgerufene Kernvergrößerung. Sie geht mit einer Auflockerung des Chromatins einher, wobei inaktives heteropyknotisch kondensiertes Chromatin (= Heterochromatin) zu aktivem Euchromatin aufgelockert wird.

Degenerative Kernschwellung: Sie tritt bei schweren Zellschädigungen jeder Art auf und ist Folge einer

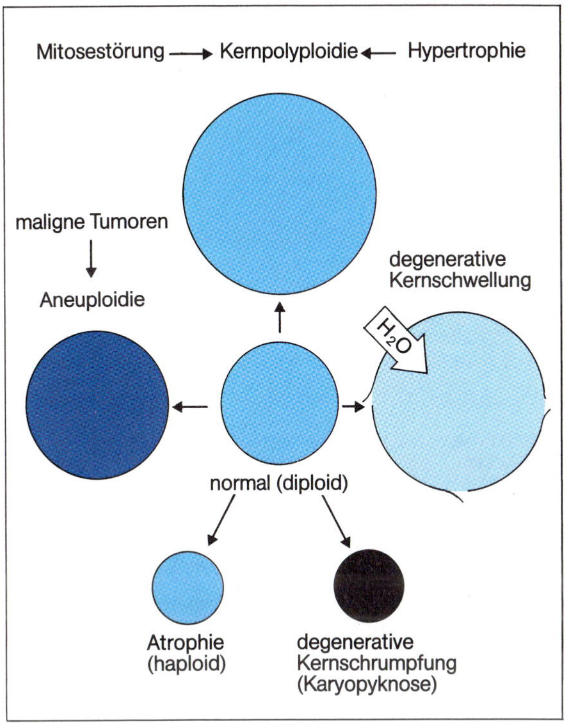

Abb. 2.**3** Veränderungen der Kerngröße und Chromatinmenge (Schema)

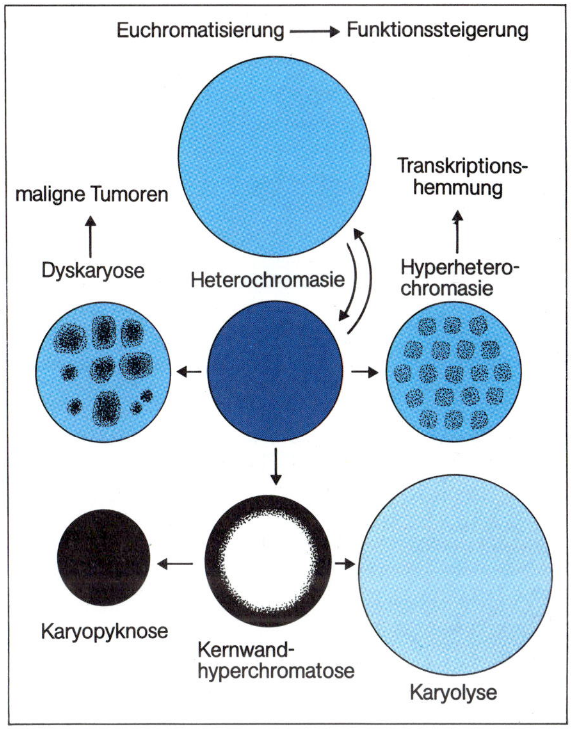

Abb. 2.**4** Veränderungen der Chromatinanordnung im Zellkern (Schema)

kolloid-osmotischen Schwellung nach Hemmung des aktiven Transportes.

Kernverkleinerung: Sie ist mit vermehrtem Heterochromatingehalt Ausdruck einer Zellatrophie und eines verminderten Funktionsstoffwechsels. Die degenerative Kernschwellung kann bei starker Zellschädigung in eine Auflösung des Zellkerns (= Karyolyse, Karyorrhexis), die Kernverkleinerung mit Chromatinverklumpung in eine Karyopyknose übergehen (Abb. 4.**14**). Dies sind aber bereits Zeichen des Zelltodes und der Apoptose (S. 142).

Chromatinveränderung
(Abb. 2.**4**)

Hyperheterochromasie: Substanzen, welche die Transkription beeinträchtigen (z. B. Actinomycin) rufen eine feinfleckige Chromatinkondensierung in Form eines *Schachbrettmusters* hervor. Dabei werden die zuvor transkriptiv aktiven Chromosomenanteile inaktiviert.

Dyskaryosen: Mit diesem in der Zytologie gebräuchlichen Begriff bezeichnet man eine ungleichmäßig verteilte, grob- und feinschollige Heterochromasie der Zellkerne *(„Pfeffer- und Salz-Aspekt")*. Sie ist für prämaligne und maligne Zellen typisch und beruht auf einer Heterochromatisierung sonst euchromatischen Materials im Sinne einer Entdifferenzierung.

Kernwandhyperchromatose: Damit bezeichnet man eine für hypoxämische Zustände typische Chromatinkondensation im Bereich der inneren Kernmembran. Dies ist ein Zeichen des beginnenden Zelltodes (Abb. 4.**8a** u. **b**, S. 139).

Formveränderung
(Abb. 2.**5**)

Die Kerne der verschiedenen Gewebe haben lichtmikroskopisch eine meist markante Form (Kerngesicht). Diese nach histologischer Fixation und Färbung zur Darstellung gelangende Kernform stellt einen (konstanten!) Artefakt dar und beruht auf einer teilweisen Chromatinverklumpung im Bereich der inneren Kernhülle.

Rundlich-ovaloide Zellkerne kommen physiologischerweise in unreifen (z. B. Myeloblast) oder regenerierenden Zellen (z. B. Fibroblast) oder in Zellen mit funktionell verschiedenen Zellpolen (z. B. basale, zylindrische Epithelien, Leberepithelien, Ganglienzellen, Astrozyten) oder in Lymphozyten und Plasmazellen (= sog. „Rundzellen") vor und finden sich auch in den davon abgeleiteten Tumoren.

Spindelförmige Zellkerne findet man in Fibrozyten, Chondrozyten und Osteozyten, in den davon histogenetisch sich herleitenden Tumoren sowie in kleinzelligen Bronchialkarzinomen.

Stäbchenförmige Zellkerne sind für mesenchymale Zellen mit funktioneller Ausrichtung typisch (glatte Muskelzellen → Kontraktion, Schwann-Zellen → Reizleitungssystem).

Kernform		Vorkommen
rundlich	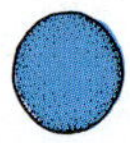	unreife, regenerierende Zellen Epithelien mit funktioneller Polarisierung Zellen der chronischen Entzündung (= Rundzellen)
spindelig	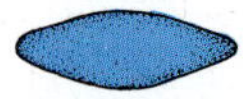	Zellen des reifen Binde- u. Stützgewebes kleinzellig-anaplast. Bronchialkarzinom
stäbchen- förmig	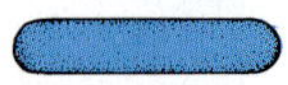	mesenchymale Zellen mit funktioneller Ausrichtung
einseitig eingedellt	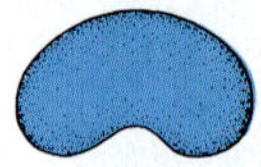	Monozyten, Histiozyten, Makrophagen
beidseitig eingedellt	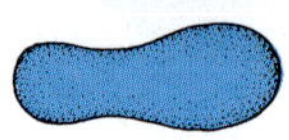	Epitheloidzellen → granulomatöse Entzündungen
gefurcht	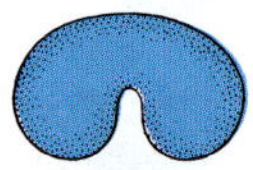	Brenner-, Granulosazelltumor, papilläres Schilddrüsenkarzinom
einfach gekerbt	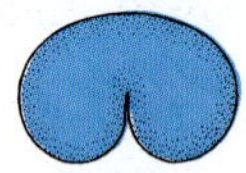	Zentrozyten → B-Zell-Lymphome
mehrfach gekerbt	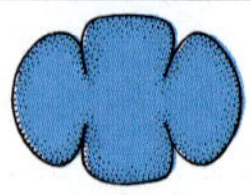	convoluted cells → T-Zell-Lymphome Mycosis-fungoides-Zellen
segmentiert	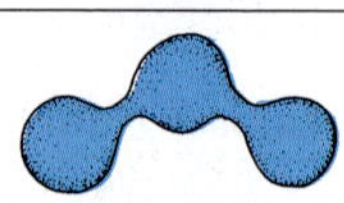	Granulozyten Megakaryozyten
siegelring- förmig	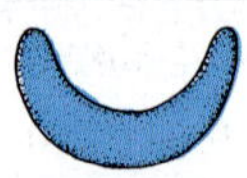	Siegelringzellen → Karzinome
Lochkerne	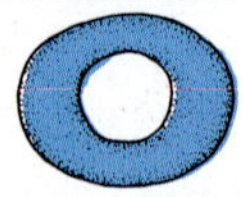	Unna-Lochkern → Adipozyt, Liposarkom Glykogenkerne → Diabetes mellitus

Abb. 2.**5** Formvarianten und Formveränderungen des Zellkerns und ihr beispielhaftes Vorkommen (Schema)

Ovaloid-eingedellte Kernformen haben die Monozyten und Makrophagen. Die einseitige Eindellung entspricht den nierenförmigen Monozyten und findet sich bei Vorstufen der weißen Blutzellen. Die beidseitige Eindellung findet man bei den schuhsohlenförmigen Epitheloidzellen.

Ovaloid-gekerbte Kerne sind für lymphozytäre Zellelemente (Zentrozyten) typisch.

Gefurchte Kerne mit kaffeebohnenartigem Aussehen sind für die Brenner-Tumoren und Granulosazelltumoren des Ovars sowie für papilläre Schilddrüsenkarzinome typisch.

Segmentierte Kerne weisen physiologischerweise die Granulozyten und Megakaryozyten auf. Bei den Reifungsstörungen der Granulozyten mit Überalterung der Zellen nimmt die Segmentierung der Granulozytenkerne zu.

Siegelringartig eingedellte Zellkerne kommen durch eine hochgradige intrazytoplasmatische Speicherung zustande und sind für die reifen Fettzellen (= Adipozyten) und die sich histogenetisch davon herleitenden Tumoren (Lipom, hochdifferenziertes Liposarkom) typisch. Aber auch die intrazelluläre Speicherung von Mukosubstanzen führt zu einer siegelringartigen Kernform (= Siegelringzellen-Karzinom).

Kerneinschlüsse

Sie kommen als Zytoplasma-, Paraplasmaeinschlüsse und Viruseinschlußkörperchen vor:

Zytoplasmaeinschlüsse beruhen meist auf einer Störung der telophasischen Trennung und Anordnung des Chromatins und Zytoplasmas in Form von zwei Tochterzellen, so daß Zytoplasmabestandteile samt Zellorganellen innerhalb des Kernes angetroffen werden. Derartige Zellkerneinschlüsse imponieren histologisch und zytologisch als sog. *Milchglaskerne* und sind für manche Schilddrüsenkarzinome pathognomonisch.

Paraplasmaeinschlüsse können direkt durch die Kernmembran oder durch eine Telophasenstörung in den Kern gelangen. Sie imponieren nach der histologischen Aufarbeitung (z. B. Entfettung, Alkoholdehydrierung) meist als sog. *Lochkerne.* Solche glykogenhaltigen Lochkerne weisen in Leberbiopsien auf eine diabetische Stoffwechsellage hin. Beim lymphoplasmozytischen Immunozytom (= Makroglobulinämie Waldenström) sind PAS-positive globuläre Kerneinschlüsse aus Immunglobulinen (= sog. Fahey-Dutcher-Körperchen) typisch. Die gleichen Korpuskel treten auch im Zytoplasma dieser lymphoiden Tumorzellen auf.

Viruseinschlußkörperchen bestehen meist aus parakristallin angeordnetem oder amorphem Eiweißmaterial. Solche Kerneinschlußkörper sind für Masern-, Adeno-, Herpes- und Papillomviren typisch.

Zahlveränderung

Mehrkernigkeit mit dem Vorhandensein zweier und mehrerer Kerne in einer Zelle findet man unter physiologischen und pathologischen Bedingungen. Für das Zustandekommen der Mehrkernigkeit kommen folgende Mechanismen in Betracht:

- *Zellfusion,* wobei zwei oder mehrere Zellen zu einer großen oder riesigen Zelle verschmelzen. Dieser Mechanismus führt zu den mehrkernigen Zellen vom Osteoklastentyp oder zu mehrkernigen Riesenzellen der granulomatösen (S. 235) oder der Virusentzündung (S. 570; Abb. 5.**70**).
- *Mitosestörung,* wobei auf eine normale mitotische Kernteilung die Zytoplasmadurchtrennung ausbleibt. Dementsprechend findet man solche mehrkernigen Riesenzellen nach therapeutischer Beeinflussung der Zellteilung und in verschiedenen (oft verwilderten) Tumoren.

Kernlosigkeit findet man physiologischerweise nur bei Erythrozyten und Thrombozyten. Solche Zellen sind zwar lebensfähig, aber nur für eine befristete Zeit.

Antinukleäre Autoantikörper

Bei einigen Autoaggressionskrankheiten entstehen Kernantikörper. Sie können gegen nukleäre und nukleoläre Bestandteile wie doppel- oder einzelsträngige DNS, Histone und Non-Histon-Proteine, Zentromere, DNS-Topoisomerase und RNS-Polymerase gerichtet sein.

Nukleoläre Läsionen

Orthologie: Die Nukleolen (= Kernkörperchen) sind die Orte der Transkription und Translation ribosomaler RNS. Sie sind im wesentlichen aus folgenden drei morphologisch und biochemisch verschiedenen Komponenten aufgebaut:

- Die *fibrilläre Komponente* enthält das an Protein gebundene primäre Produkt der Proteinsynthese (= 45 S-r-RNS).
- Die *granuläre Komponente* besteht vornehmlich aus einer sekundär umgewandelten r-RNS (= 12 S-r-RNS) und ist für die histologische Basophilie der Nukleolen verantwortlich.
- Die *feinfibrilläre Komponente* besteht nur aus Proteinen, durchsetzt den ganzen Nukleolus und entstammt der zytoplasmatischen Proteinsynthese.

Für die histologische und zytologische Beurteilung von Zellen spielt die Nukleolenstruktur eine oft mitentscheidende Rolle, da sie ein Gradmesser der zellulären Proteinsynthese darstellt. Entsprechend der räumlichen Anordnung der bereits erwähnten drei Nukleolenkomponenten lassen sich folgende Nukleolenformen unterscheiden:

Schalennukleolen: In diesem Fall liegt die fibrilläre Komponente im Nukleolenzentrum und wird von der granulären Komponente umhüllt. Die synthetische Aktivität der betreffenden Zelle ist gering.

Ringnukleolen: Dabei wird die feinfibrilläre Komponente im Zentrum von einer Schale mit fibrillärer und granulärer Komponente umgeben. Die synthetische Zellaktivität ist ebenfalls gering.

Schwammnukleolen: In diesen Nukleolen ist die fibrilläre und granuläre Komponente schwammförmig angeordnet. Die zelluläre Syntheseaktivität ist gesteigert. Die meisten sog. Arbeitskerne haben solche Nukleolen.

Hypergranulierte Nukleolen: Sie sind eine Abwandlung der Schwammnukleolen, indem die fibrilläre Komponente in der granulären beinahe verschwindet. Histologisch sind solche Nukleolen stark basophil. Ihre Syntheseleistung ist angefacht. Ist auch das Zytoplasma vermehrt basophil, so sind sie als Hyperfunktionsnukleolen zu werten. Sie kommen bei Entzündungen und Tumoren vor (Abb. 2.**6**):

- *Entzündungsnukleolen:* In aktivierten Zellen eines entzündlich veränderten Gewebes sind die Nukleolen zytologisch prominent und rundlich.
- *Tumornukleolen:* Für die meisten Tumorzellen sind zytologisch vergrößerte, plumpe und kantige Nukleolen typisch, die oft exzentrisch liegen, es sei denn, die Kerne sind dyskaryotisch (vgl. Abb. 2.**6**; Abb. 7.**20 d**).

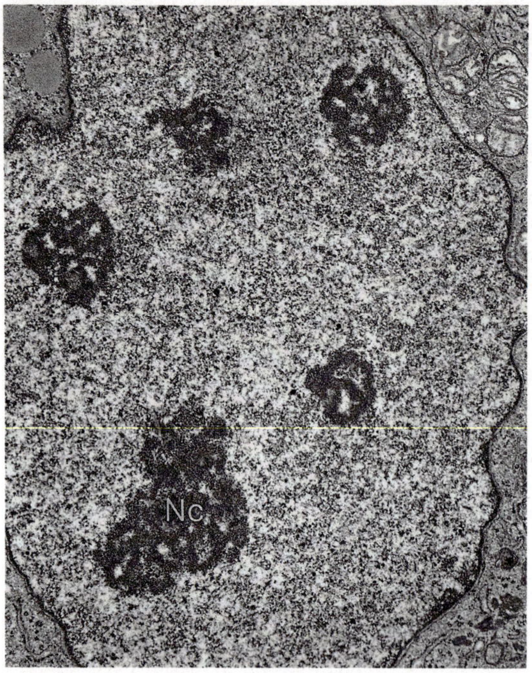

Abb. 2.**6** Hypergranulierte Nukleolen (Nc) in einem Tumorzellkern (Plattenepithelkarzinom) (EM, Vergr. 1 : 10 000)

Hypogranulierte Nukleolen stellen das morphologische Gegenteil der hypergranulierten Nukleolen dar. Histologisch sind die Nukleolen zwar vergrößert, aber wegen ihrer geringen Dichte abgeblaßt. Ultrastrukturell ist die granuläre Komponente im Nukleolus reduziert, so daß die fibrilläre Komponente deutlicher hervortritt. Solche Nukleolen kommen entweder bei Regeneration vor, wo die granuläre Komponente (= r-RNS) vermehrt im Zytoplasma benötigt wird, oder bei Hemmung der nukleolären Transkription, wo der Nachschub an granulärer Komponente unterbunden ist.

Segregierte Nukleolen: Solche Nukleolen sind inaktiv und verkleinert. Sie lassen im ultrastrukturellen Bild eine säuberliche Trennung der drei Nukleolenkomponenten sowie eine Reduktion der granulären und fibrillären Komponente erkennen. Pathogenetisch liegt eine vollständige Blockade der Transkription durch Antibiotika, Zytostatika, Hypoxydose oder α-Amanitinvergiftung zugrunde.

Ribosomen-Läsionen

Orthologie: Die Ribosomen sind kleine, kugelige Korpuskel mit einem Durchmesser von 100–200 Å. Sie bestehen aus Protein und RNS (= r-RNS), die in der dem Nukleolus assoziierten DNS über einen Transkriptionsmechanismus gebildet wird, und sind je nach Länge des zu bildenden Peptidfadens zu größeren oder kleineren Polyribosomen zusammengelagert und können so gleichzeitig an mehreren Stellen das m-RNS-Molekül ablesen. Im rauhen endoplasmatischen Retikulum sind die Polyribosomen mit der Zisternenmembran verbunden, durch die hindurch die entstehenden Polypeptidfäden ins Zisternenlumen gelangen und für den Export bereitgemacht werden. Ein Triplettcodon gilt unzweideutig immer nur ein und derselben Aminosäure. Da die m-RNS-Moleküle zu Aminosäuren keine Affinität besitzen, wird eine Vehikelsubstanz benötigt, die sowohl Aminosäuren erkennen und transportieren als auch Triplettcodons auf der m-RNS identifizieren kann. Dies sind die t-RNS-Moleküle (= Transfer-RNS). Die für die Synthese des betreffenden Peptids notwendigen Aminosäuren werden an für sie eigens hergerichtete t-RNS angeheftet, und nun beginnt der dreiphasige Ablauf der Proteinsynthese, welcher die Initiation, Elongation und Termination umfaßt. Für jede dieser drei Phasen der Proteinsynthese gibt es Störfaktoren, zum Teil in Form von Antibiotika (z. B. Streptomycin, Erythromycin, Cycloheximid). Die freien Ribosomen synthetisieren Proteine für den Eigenbedarf. Diese Synthese dauert 20 Minuten. Die membrangebundenen Ribosomen produzieren Exportproteine, d. h. Proteine, die nach der Synthese via Golgi-Apparat (S. 20) sezerniert werden. Ihre Synthese dauert 1 Minute, die Umwandlung in Sekretgranula 1 Stunde.

Ribosomenmengenänderung: Je unreifer eine Zelle, desto mehr freie und desto weniger membrangebundene Ribosomen sind in ihrem Zytoplasma anzutreffen. Dies gilt nicht nur für die Zellen der Histogenese und Hämatopoese, sondern auch für Tumorzellen. Eine relative Ribosomenvermehrung findet man bei der Degranulierung des rauhen endoplasmatischen Retikulums (s. unten).

Polyribosomendisaggregation: Die durch m-RNS zu Polyribosomen aufgefädelten Ribosomen zerfallen im Rahmen verschiedenartiger Zellschädigungen zu Einzelribosomen, was auf eine unterdrückte oder stillgelegte Proteinsynthese hinweist.

RER-Läsionen

Orthologie: Die Membranen des endoplasmatischen Retikulums bilden mit dem Golgi-Apparat (S. 20) und den Kernhüllen ein Membrankontinuum in Form des zytokavitären Netzwerkes. Sie stehen aber auch mit den Mitochondrien, mit den Peroxysomen und mit den Autophagievakuolen des lysosomalen Funktionskreises in Verbindung.

Das RER (= rauhes endoplasmatisches Retikulum) bildet Zisternen. Seinen Membranen sind außen Ribosomen angeheftet. Es ist in Form der „Proteinherstellungsfabrik“ die synthetisch aktive Organelle der Zelle und stellt einen wesentlichen Teil der Mikrosomenfraktion der Biochemiker dar, in der es durch die Gewebehomogenisierung in kleine Vesikel zerfällt. Die von der m-RNS kodierten Peptidketten gelangen in das Zisternenlumen des RER und erfahren hier ihre spezifische Strukturierung zum Protein. Wegen des hohen RNS- und Proteingehaltes färbt sich das RER histologisch verstärkt basophil. Diese basophilen Schollen werden auch als Ergastoplasma, in den Ganglienzellen als Nissl-Schollen resp. Tigroidsubstanz bezeichnet.

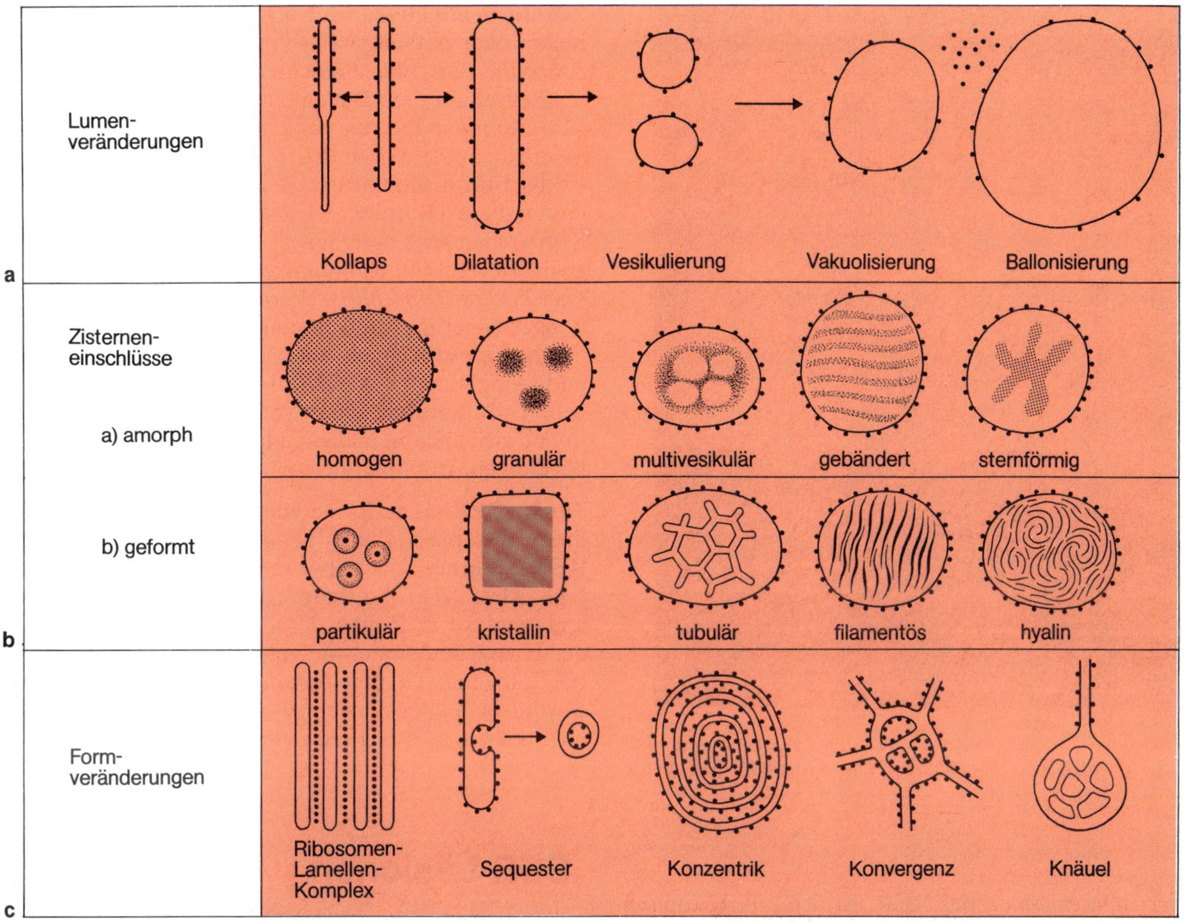

Abb. 2.**7a–c** Pathologie des rauhen endoplasmatischen Retikulums (= RER) (schematische Ultrastruktur)

Mengenveränderung

Vermehrung der RER-Zisternen: Sie findet sich in allen Zellen mit hoher Proteinproduktion und -sekretion (z. B. Plasmozyt, Hepatozyt, exokrine Pankreasepithelien), bei Stoffwechselstimulation, bei Regeneration oder bei Polyploidisierung. Bei Virusinfektionen können die Viren in das Zisternenlumen eindringen und sich dort vermehren. Der RER-Gehalt einer Zelle ist auch ein Gradmesser für die Differenzierung einer Tumorzelle.

Verminderung der RER-Zisternen: Sie ist allgemein in atrophischen Zellen (z. B. Hunger) mit gedrosselter Proteinsynthese anzutreffen. Da die Glucose-6-Phosphatase strukturell an die RER- und SER-Membranen gebunden ist, erstaunt es nicht, daß eine hochgradige RER-Atrophie für Hepatozyten bei der Glykogenose Typ I mit Glucose-6-Phosphatase-Mangel pathognomonisch ist. Die RER-Atrophie findet sich außerdem aber auch in den betroffenen Zellen bei Speicherkrankheiten.

Schon bei geringen Zellschädigungen lösen sich die Ribosomen von der Zisternenmembran des RER ab und liegen dann frei im Zytosol. Dadurch wird der Gehalt an ribosomenbestückten Ergastoplasmamembranen reduziert. Damit verbunden ist eine Drosselung der Proteinsynthese. Nach der Schädigung werden die Ribosomen wieder rasch an die RER-Membranen angeheftet, so daß die Eiweißsynthese wieder in Gang kommt.

Formveränderung

RER-Fragmentierung (Abb. 2.**7a–c**): Als Ausdruck einer unspezifischen Zellschädigung bricht das Membransystem des rauhen ER in kleinen Einheiten auf *(= Fragmentierung)*. Sie wandeln sich später in Bläschen um *(= Vesikulierung)*, was lichtmikroskopisch noch nicht sichtbar ist. Bei schweren Zellschädigungen, die zu einem schnellen Zusammenbruch der oxydativen Phosphorylierung führen, versagt die Natriumpumpe. Dadurch strömt Wasser in die Zelle und in die RER-Vesikel ein, so daß sie zu wassergefüllten Vakuolen werden. Dies entspricht der *vakuo-*

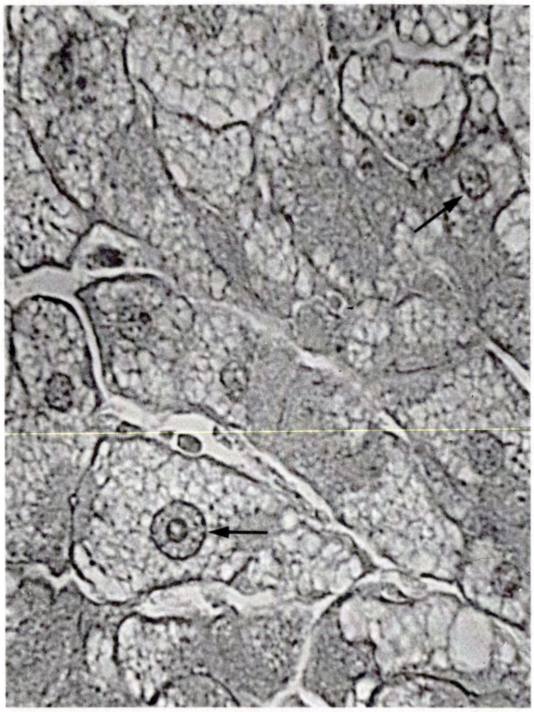

Abb. 2.**8** Vakuoläre Degeneration des Zytoplasmas (Leberparenchymzelle nach Ischämie; Pfeil = Nucleus) (HE, Vergr. 1:400)

ligen Degeneration des RER, ist lichtmikroskopisch sichtbar und wird meist auch von einer Schwellung des glatten endoplasmatischen Retikulums und der Mitochondrien begleitet. Die vakuolige Degeneration einer Zelle ist noch reversibel und findet sich in beinahe allen Organzellen in der Ischämiephase nach einem Herzstillstand. Bei vollständigem Zusammenbruch des zellulären Strukturstoffwechsels oder durch osmotische Störungen (Dehydrierung, Infusion) oder Membranschädigung infolge Komplementaktivierung nehmen die Vakuolen gigantische Formen an: Das Zytoplasma wird ballonisiert (Abb. 2.**8**). Damit ist die Reversibilitätsschwelle überschritten. Dieser Zellschädigungstyp wird lichtmikroskopisch als *hydropische Schwellung* bezeichnet (Abb. 13.**5**). Die Zellen bekommen dadurch ein pflanzenzellähnliches Aussehen.

RER-Zisternenkollaps: Ein verschmälertes Zisternenlumen findet sich beim Zisternenkollaps des RER. Er ist Folge einer Synthesestörung infolge peroxydativer Membranschädigung (z. B. CCl_4-Vergiftung).

Intrazisternale Sequestrierung der RER-Zisternen mit gleichzeitig partieller Ribosomenablösung: Sie ist für die Leberzellen bei der Glykogenose Typ I (Glucose-6-Phosphatase-Mangel), für chromophobe Nierenkarzinomzellen und für die exokrinen Pankreaszellen beim Kwashiorkor (Proteinmangel) typisch.

Zisterneneinschlüsse sind oft für bestimmte Krankheiten oder pathologische Prozesse pathognomisch: *Amorphe Einschlüsse* entsprechen einem eingedickten Sekret auf dem Boden einer abartigen Synthese-Sekretionsleistung, sie sind deshalb für genetisch, medikamentös-toxisch oder tumorbedingte Stoffwechselstörungen typisch. Beim Plasmozytom imponieren diese amorphen RER-Einschlüsse als Russell-Körperchen und bestehen aus kristallin zusammengelagerten Immunogolublinketten. *Geformte kristalline Zisterneneinschlüsse* beruhen auf einer Sekretionsverzögerung und kommen bei angeborenen Stoffwechselstörungen und malignen Melanomen und Lymphomen vor. *Geformte tubuläre Einschlüsse* gelten als Fußspur einer viralen Pathogenese. Sie finden sich auch in malignen lymphoiden Zellen und bei einigen Autoimmunerkrankungen.

Tumor-RER: Eine Reihe von *Tumoren* enthalten in ihrem Zytoplasma auch abartige Anordnungen der RER-Zisternen, die teilweise pathognomonisch sind (vgl. Abb. 2.**7c**). So findet man Ribosomen-Lamellenkomplexe in Zellen der Embryogenese und bei der Haarzelleukämie. Sie gehören wie die annulierten Lamellen zu den *onkofetalen Organellen,* die sowohl in fetalen Zellen als auch in Tumorzellen, aber nicht in ausgereiften Zellen vorkommen.

SER-Läsionen

Orthologie: Das SER (= smooth endoplasmic reticulum) bildet ein System aus verzweigten Tubuli, das mit dem RER in Verbindung steht, aus dem es sich auch herleitet. Das SER enthält Demethylasen, Decarboxylasen, Desaminasen und Glucuronidasen sowie eine mischfunktionelle Oxydase, deren terminale Oxydase Cytochrom P-450 ist. Infolgedessen ist das SER in der Lage, Steroidkörper aufzuspalten, Arzneimittel und Gifte zu inaktivieren sowie ausscheidbar zu machen, aber auch krebserzeugende Stoffe zu bioaktivieren. Daneben spielt das SER auch eine wichtige Rolle bei der Steroidsynthese. Es nimmt im Darm am Fetttransport und im Skelettmuskel als sarkoplasmatisches Retikulum an der Erregungsleitung teil.

Mengenveränderung

Proliferation: Aus dem Funktionsspektrum des SER wird die *Proliferation* seiner Membranen (Abb. 2.**9a–c**) im Verlauf einer chronischen Arzneimittelbelastung (z. B. Schlafmittel, Barbiturate) oder auch Umweltbelastung durch Pflanzenschutzmittel wie DDT (S. 150) verständlich. Die SER-Proliferation ist das morphologische Korrelat der Arzneimittelgewöhnung (Abb. 2.**10**) und beruht auf einer zytoplasmatischen Anpassungsreaktion mit Leistungssteigerung *(= Enzyminduktion)*. Die Tatsache, daß auch

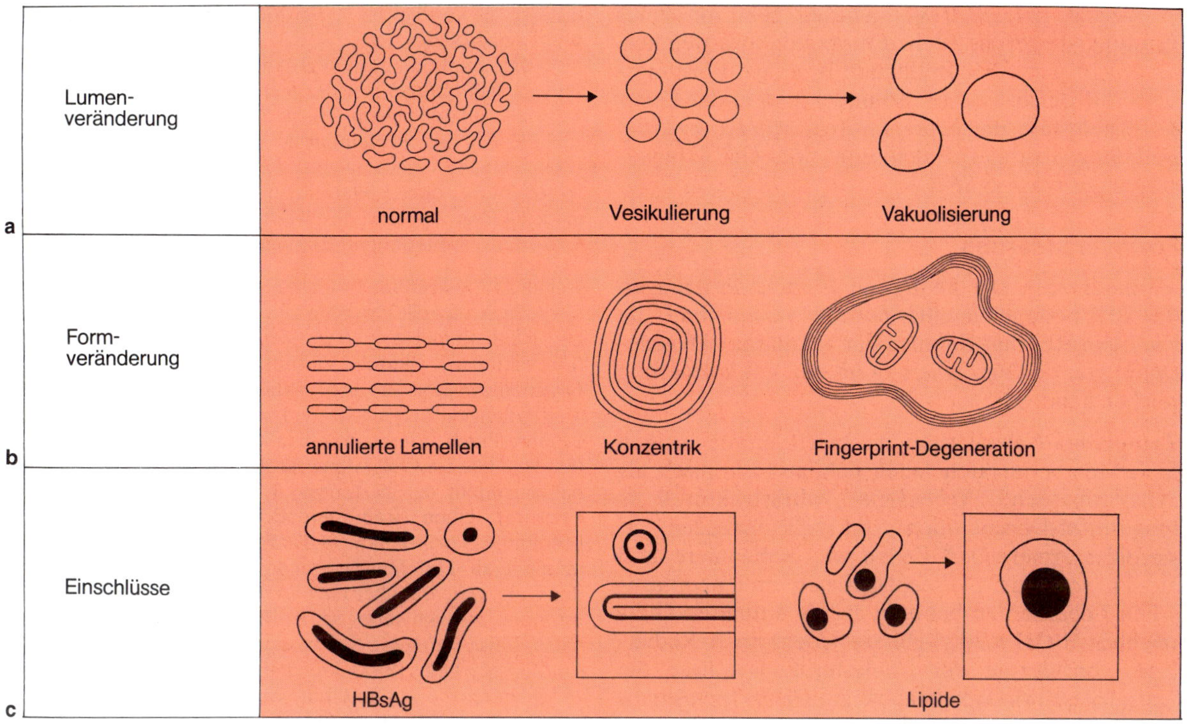

Abb. 2.**9a–c** Pathologie des glatten endoplasmatischen Retikulums (= SER) (schematische Ultrastruktur)

durch Äthanol die Synthese der mikrosomalen Enzyme induziert wird, erklärt, weshalb bei Trinkern höhere Barbituratdosen notwendig sind, um einen schlafanstoßenden Effekt zu erzielen, als bei gesunden Vergleichspersonen. Bei diesen Patienten ist hepatozellulär das SER entsprechend proliferiert und hyperaktiv. Eine ähnliche SER-Vermehrung wird auch nach langdauernder Einnahme von Antihistaminika, oralen Antidiabetika und Antikonzeptiva beobachtet.

Bei der HBs-Antigen-positiven-Hepatitis proliferiert das SER. In seinen Tubuli wird das HBs-Antigen (= Surface-Antigen) gebildet. Die betroffenen Hepatozyten fallen histologisch wegen ihrem proliferierten SER als *Milchglaszellen* auf und färben sich mit Orcein an (s. auch Abb. 13.**2**).

Atrophie: Eine Reduktion der SER-Membranen findet man im Greisenalter, bei allgemein gedrosselter Stoffwechselaktivität (z. B. Tumorkachexie), bei chronischen Vergiftungen (z. B. CCl_4) und auch bei der Glykogenose Typ I (S. 90).

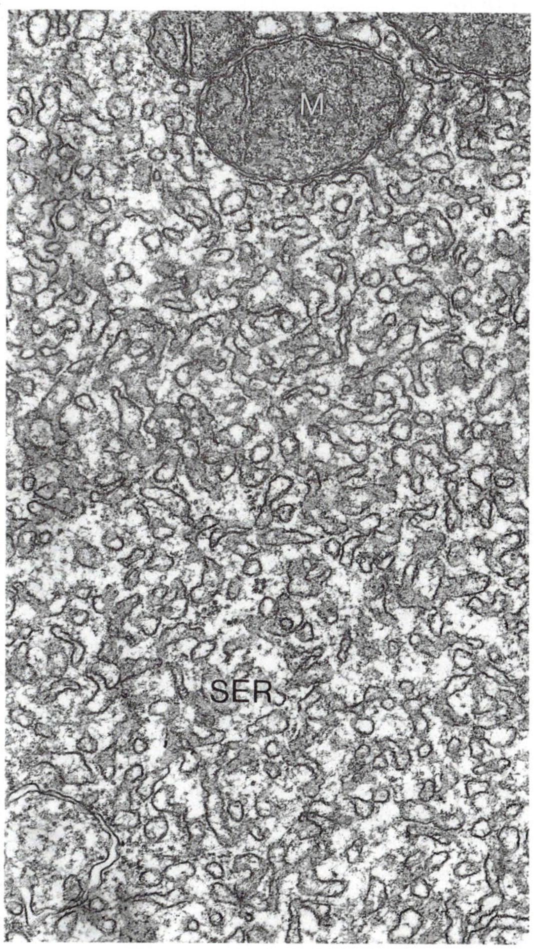

Abb. 2.**10** Vermehrung des glatten endoplasmatischen Retikulums (SER) bei Barbituratabusus als ultrastruktureller Ausdruck einer Enzyminduktion (M = Mitochondrium) (Vergr. 1:15000) ▶

Nicht jede SER-Vermehrung geht mit einer Leistungssteigerung (d. h. Enzyminduktion) einher, und nicht jede SER-Reduktion ist einem Leistungsschwund gleichzusetzen: So findet man in der Leber bei Cholestase ein *hyperplastisch-hypoaktives SER* und langdauernder Fructoseinfusion ein *hypoplastisch-hyperaktives SER.*

Formveränderung

Vesikulierung: Die häufigsten Formveränderungen des SER bestehen in einer *Dilatation* der Tubuli, die wie beim RER im Rahmen der vakuoligen Degeneration von der *Vesikulierung* bis zur Vakuolisierung reichen kann.

Zytoplasma-Nebenkerne: Die zwiebelschalenartigen SER-Membranhaufen fallen lichtmikroskopisch als zytoplasmatische *„Nebenkerne"*, ultrastrukturell als Fingerprint-Degeneration auf. Sie werden in steroidsezernierenden Zellen wie Nebenniere und Hoden sowie in präneoplastischen und neoplastischen Leberherden beobachtet. Sie enthalten überreichlich 3-OH-methyl-glutaryl-Coenzym-A-Reduktase, von der in der Cholesterolbiosynthese die Umsatzgeschwindigkeit abhängt. Die zytoplasmatischen „Nebenkerne" dürften somit Ausdruck einer entkoppelten Cholesterol- und folglich auch SER-Synthese sein.

Annulierte Lamellen sind gefensterte ribosomenfreie Zisternen. Sie entstehen als abartige Kernmembranreduplikate mit Kernporenimitationen und kommen nur im Zytoplasma embryonaler Zellen oder rasch wachsender Tumorzellen vor.

Fokale Konvergenz der seesternartig angeordneten SER-Tubuli tritt bei Infektionen mit bestimmten Arboviren auf.

SER-Einschlüsse sind nicht so mannigfaltig wie beim RER. Die diagnostisch wichtigsten sind die bereits erwähnten HBs-Antigene in Form von Tubuli mit zentralem Filament, daneben findet man Lipidansammlungen im SER der Fettleber (Abb. 2.**9c**).

Golgi-Läsionen

Orthologie: Die von ihrem Entdecker Camillo Golgi (1889) als „apparato reticulare interno" bezeichnete Zellorganelle kommt in allen kernhaltigen Zellen vor, liegt in Kernnähe und besteht aus einem Stapel hufeisenförmig gekrümmter, abgeplatteter Säcke, die im Querschnitt als glatte Doppelmembranen mit endständig keulenförmigen Auftreibungen imponieren. Die proximale (d. h. kernnahe) Seite des Golgi-Apparates wird als „Bildungsseite" bezeichnet. Sie besteht aus zahlreichen Vesikeln, die mit den Zisternen des rauhen ER in Verbindung stehen. Die distale Seite wird auch „Sekretionsseite" genannt. Hier schnüren sich große Vakuolen ab, die Sekretprodukte enthalten. Die Glykosylierung der Membranglykolipide nimmt von proximal nach distal zu, so daß die proximalen unglykosylierten Golgi-Membranen den RER-Membranen gleichen, während die distalen glykosylierten Golgi-Membranen der Zellmembran ähnlich sind.

Die Funktion des Golgi-Apparates im Zellstoffwechsel läßt sich bildhaft mit der Versandabteilung einer Herstellerfirma vergleichen: Die im Zellkern geplanten und im rauhen ER als Proteinfabrik vorfabrizierten Produkte gelangen nach Verschmelzung der RER-Vesikel mit Golgi-Vesikeln über den „Lieferanteneingang" (= Bildungsseite) in den Golgi-Apparat. Ihr weiteres Schicksal hängt vom Sekretionsmodus der betreffenden Zelle ab:

Regulierte Sekretion: In Zellen mit regulierter Sekretion (Typ Pankreaszelle) werden die vorfabrizierten Produkte der RER zunächst in Vakuolen gelagert (= Kondensationsvakuolen). Durch Vermittlung von Golgi-eigenen Glykosyltransferasen und Sulfatasen werden komplexe Verbindungen hergestellt und mit Trägersubstanzen zu Lipoproteinen, Glykoproteinen und Proteoglykanen verbunden. Die im Golgi-Apparat gebildeten Polysaccharide haben zudem auf bestimmte Enzyme (z. B. lysosomale Enzyme) einen stabilisierenden Effekt und ordnen bestimmte Vorprodukte (z. B. Prokollagen) für die Endmontage an. Durch vorwiegend proteolytische Enzyme ist der Golgi-Apparat aber auch imstande, bestimmte Peptidhormone zu aktivieren (z. B. Proinsulin→Insulin). Auf diese Weise reifen die Syntheseprodukte des RER zu versandfertigen Sekretprodukten heran.

Durch die Anknüpfung von Oligosaccharidgruppen erhalten die zellulären Syntheseprodukte eine gewisse „Adressierung". Durch Verwendung von geeignetem Verpackungsmaterial in Form eines bestimmten Zuckerseitenkettenmusters werden die Sekretprodukte für den Versand vorbereitet. Da die reifen Membranen des Golgi-Apparates aufgrund ihrer Zuckerketten mit der Zellmembran verwandt sind, ermöglicht die Umpackung der RER-Syntheseprodukte in Golgi-Vakuolen den Durchtritt durch die Zellmembran, so daß die Sekretprodukte den Golgi-Apparat über die „Laderampe" (= Sekretionsseite) verlassen und in Vakuolen verpackt und adressiert als Sekretgranula in das Ausführungssystem der Drüsen gelangen.

Unregulierte Sekretion: In Zellen mit unregulierter Sekretion (Typ Plasmazelle) gelangen die vorfabrizierten Produkte des rauhen ER unter Umgehung der Kondensationsvakuolen – gleichsam als vertraglich gesicherter „Dauerauftrag", der keiner besonderen Reglementierung bedarf – in den Extrazellulärraum (= Blut oder Bindegewebsmatrix).

Neben diesen anabolen und metabolen Funktionen ist der Golgi-Apparat auch am katabolen Geschehen innerhalb und außerhalb der Zelle beteiligt. Er bildet mit bestimmten (alten?) Anteilen des RER einen GERL-Komplex (= **G**olgi-verbundenes **ER,** von dem sich die **L**ysosomen herleiten) (s. Lysosomen, S. 30).

Golgi-Hypertrophie

Sie wird bei jeder *Polyploidisierung* einer sezernierenden Zelle und in endokrinen Zellen nach Sekretionsstimulation durch Freisetzungshormone und in der Regenerationsphase beobachtet. Ferner findet man eine Hypertrophie des Golgi-Apparates bei Sekretionsstörungen mit Sekretstau im großen Golgi-Vakuolen. Diese Vakuolen sind gefüllt: bei der *Cholestaseleber* mit Gallenbestandteilen (Abb.

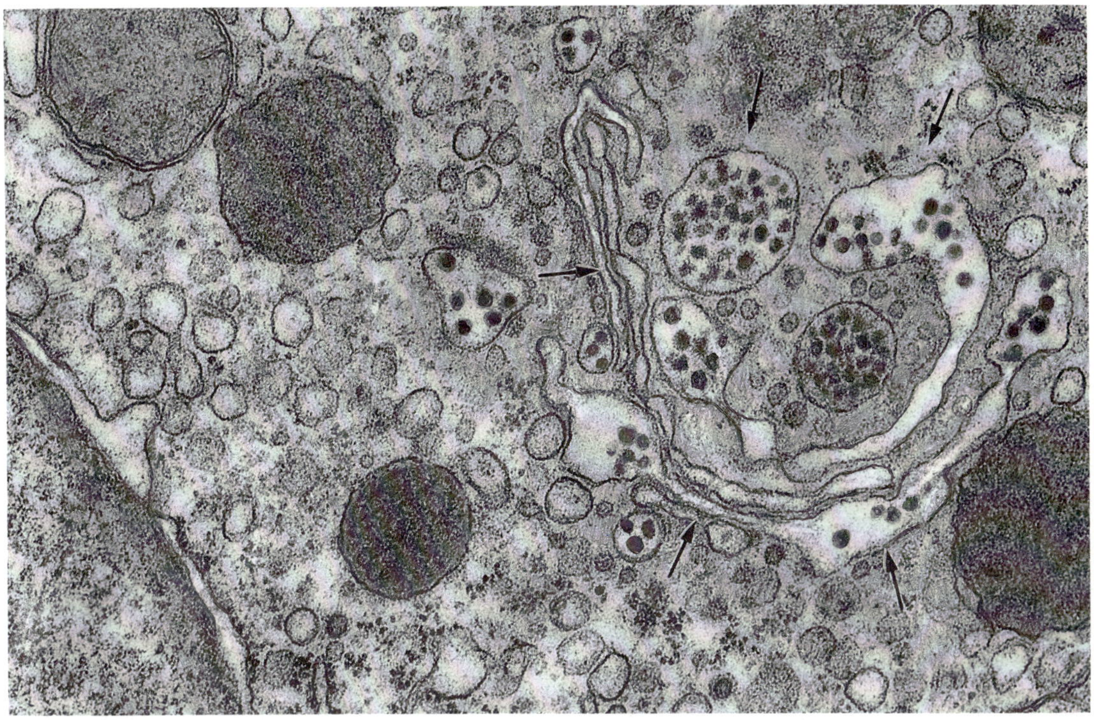

Abb. 2.**11** Hypertrophiertes Golgi-Feld (Pfeile) in einer Leberparenchymzelle bei Cholestase (Vergr. 1 : 45 000)

2.**11**), bei der nutritiven oder toxischen *Leberverfettung* mit Lipoproteinen, bei der *Chondrodystrophie* (S. 59) und beim *Lathyrismus* (= Vergiftung mit der Erbse Lathyrus odoratus) mit Proteoglykanen und bei der *Alveolarproteinose* mit Phospholipiden (S. 620).

Golgi-Atrophie

Sie zeugt von einer verminderten ribosomalen Synthesetätigkeit. Sie ist bei entdifferenzierten Tumoren abartig, bei Mangelzuständen (z. B. Ischämie) gedrosselt und in kernverlierenden Zellen (z. B. Erythroblast) erloschen.

Mitochondriale Läsionen

Orthologie: Die Mitochondrien stellen die thermischen Kraftwerke der Zelle dar, indem sie durch Verbrennung von Nährstoffelementen die lebenswichtigen energiereichen Substrate liefern. Die Organellen sind fadenförmig (Mitos, griech. = Faden) oder kugelig (Chondros, griech. = Körnchen) und werden von einer Doppelmembran umhüllt. Die Innenmembran weist plattenförmige *(= Cristae)* oder schlauchförmige *(= Tubuli)* Einstülpungen auf. An diese sind im supramolekularen Bereich *Oxysomen* wie Kirschen mit ihrem Stiel angeheftet. Die Mitochondriencristae tauchen in die *Mitochondrienmatrix* ein. In ihr findet man mitochondriale RNS und DNS sowie *Grana mitochondrialia.* In der Matrix laufen die β-Oxydation, oxydative Dekarboxylierung, der Citratzyklus und der Harnstoffzyklus ab. In der Innenmembran sind die Bestandteile der Atmungskette und der oxydativen Phosphorylierung und in der Außenmembran sind neben der Monoaminoxydase auch verschiedene Transferasen des Kohlenhydrat- und Fettstoffwechsels lokalisiert.

Mengenänderung

Die Mitochondrien können sich ähnlich wie die Bakterien durch eine *Spaltteilung* unabhängig von der Zellteilung reduplizieren (Abb. 2.**12**). Innerhalb des Zellteilungszyklus erfolgt die Verdoppelung der durch mitotische Zellteilung halbierten Mitochondrienzahl in der auf eine Mitose folgenden G1-Phase. Die mittlere Lebensdauer eines Mitochondriums beträgt etwa 10 Tage.

Mitochondrienvermehrung im Sinne einer Proliferation ist meist eine rasche Reaktion auf eine unspezifische Schädigung. Eine zahlen- und volumenmäßige Mitochondrienvermehrung im Sinne einer Hyperplasie hingegen ist Ausdruck einer zellulären Anpassungsreaktion im Rahmen einer chronischen Zellschädigung oder einer Funktionssteigerung. Die Mitochondrienhyperplasie im Falle der *Myokardhypertrophie* bei Klappenvitien, die *Skelettmuskelhypertrophie* des Athleten bei Höhentraining sowie die muskuläre Mitochondrienhyperplasie bei peripheren Durchblutungsstörungen mit *Claudicatio intermittens* bestätigen dies.

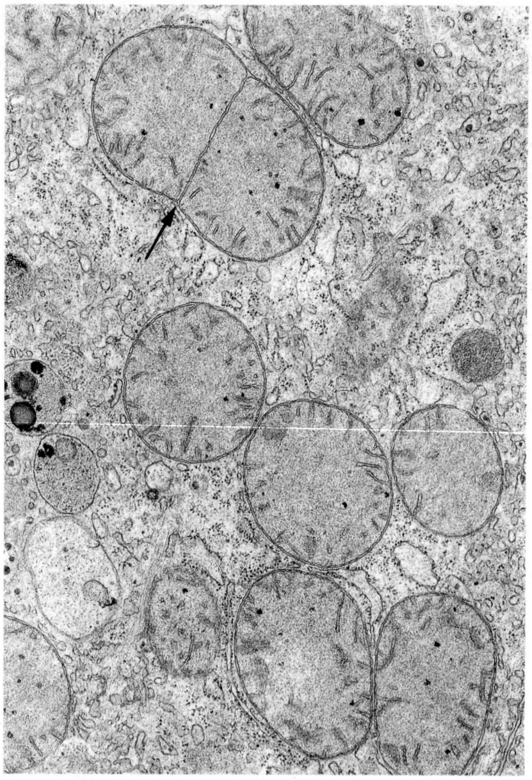

Abb. 2.**12** Mitochondrienspaltteilung (Pfeil) in einer regenerierenden Leberparenchymzelle (Vergr. 1 : 10 000)

Mitochondrienverarmung der Zelle wird bei akuter Zellschädigung durch gesteigerten Mitochondrienabbau entweder über den Vorgang der Autophagie (= Selbstverdauung, s. Lysosomen) oder Autolyse (= Selbstauflösung) ausgelöst und dauert etwa 15 Minuten. Bei chronischer Zellschädigung wird die Mitochondrienneubildung erreicht. Eine Mitochondrienverarmung ist ferner ein Zeichen für unreife und/oder *entdifferenzierte Zellen* und findet sich ferner bei der *Muskelfaseratrophie Typ I.*

Größenänderung

Die *Größentransformation* der Mitochondrien läuft während einer Zellschädigung in einem *biphasischen Zyklus* ab. In der Alarmphase der zytoplasmatischen Anpassungsreaktion findet man infolge Spaltteilung eine zahlenmäßige Vermehrung verkleinerter Mitochondrien. In der Resistenzphase entstehen Megamitochondrien. In der Erschöpfungsphase wird die funktionelle Mitochondrienschädigung morphologisch manifest: Die Mitochondrien schwellen und die Cristaemembranen lösen sich auf, so daß die Irreversibilitätsschwelle erreicht wird und der Zelltod eintritt.

Megamitochondrien entstehen entweder durch Ausbleiben der Spaltteilung oder durch Fusion mehrerer Mitochondrien und sind von der schwellungsbedingten toxischen Mitochondrienvergrößerung abzugrenzen (s. unten). Zahlreiche chronische Mangelzustände, wie *Hypovitaminosen* und *Hypopituitarismus,* aber auch Intoxikationen wie *Urämie* und *Alkoholismus* führen zur Megamitochondrienbildung. Alkoholiker mit Megamitochondrien in den Leberzellen haben eine geringere Leberzirrhosetendenz und eine bessere Prognose. Megamitochondrien sind zusammen mit einer drastischen Mitochondrienhyperplasie für die sog. *Onkozyten* der Speicheldrüsen- und Hürthle-Zellen der *Schilddrüsenadenome* typisch.

Mitochondrienschwellung ist das ultrastrukturelle Korrelat der bereits von Virchow 1852 beschriebenen *„trüben Schwellung"* der parenchymatösen Organe. Makroskopisch sind dabei die Organe vergrößert und teigig und haben eine trübe Schnittfläche. Das Parenchym quillt aus der eingeschnittenen Organkapsel hervor. Mikroskopisch ist die Zelle geschwollen, hat ein granuläres Zytoplasma und enthält häufig auch noch Fetttropfen. Die „trübe Schwellung" ist meist mit einer vakuoligen Degeneration des übrigen Zytoplasmas vergesellschaftet. Bereits physiologischerweise führen die Mitochondrien zur Aufrechterhaltung der optimalen strukturellen Konfiguration eine energieabhängige Pulsationsbewegung aus: Eine ADP-Zugabe bewirkt eine *„Mitochondrienschrumpfung"* mit vermehrtem Sauerstoffverbrauch. Dieser Zustand geht in eine „Mitochondrienschwellung" über, sobald alles zugefügte ADP phosphoryliert ist. Gleichzeitig sinkt der Sauerstoffverbrauch.

Durch Veränderung des osmotischen Druckes, durch Schädigung der Mitochondrienmembranen oder durch Entkoppelung der oxydativen Phosphorylierung tritt die pathologische Mitochondrienschwellung ein. Sie beginnt mit einer Matrixkondensation (Abb. 2.**13 a**) und Schwellung des intracristalen Raumes *(= Cristatyp).* Darauf folgt ein Wassereinstrom sowie eine Auflösung von Mitochondrienmatrix und Cristae *(= Matrixtyp).* Eine solche hepatozelluläre Mitochondrienschwellung ist typisch für das Reye-Syndrom:

Reye-Syndrom = postvirale Enzephalopathie mit passagerer Leberdysfunktion. Dabei ist die oxydative Phosphorylierung durch einen Anstau von langkettigen Di- und Monocarbonsäuren entkoppelt.

Mitochondriale DNS-Veränderung

Orthologie: Die Mitochondrien enthalten eine eigene DNS (= mt-DNS), die in ihrem Basencode von der Kern-DNS verschieden ist. Sie hat die Form einer ringförmigen Doppelhelix. Die mt-DNS wird in der frühen S-Phase des Zellkerns synthetisiert und bildet die molekulare Basis der zytoplasmatischen Vererbung. Sie reicht zur Codifizierung von einigen hydrophoben Proteinen der Mitochondriencristae und Untereinheiten der Zytochromoxydase.

Die Translation ist in den Mitochondrien wie bei den Bakterien an die Transkription gekoppelt und läßt sich im Gegensatz zur zytoplasmatischen Translation durch Antibiotika hemmen. Mitochondrien haben somit nicht nur die Spaltteilung mit den Bakterien gemeinsam. Ferner führt

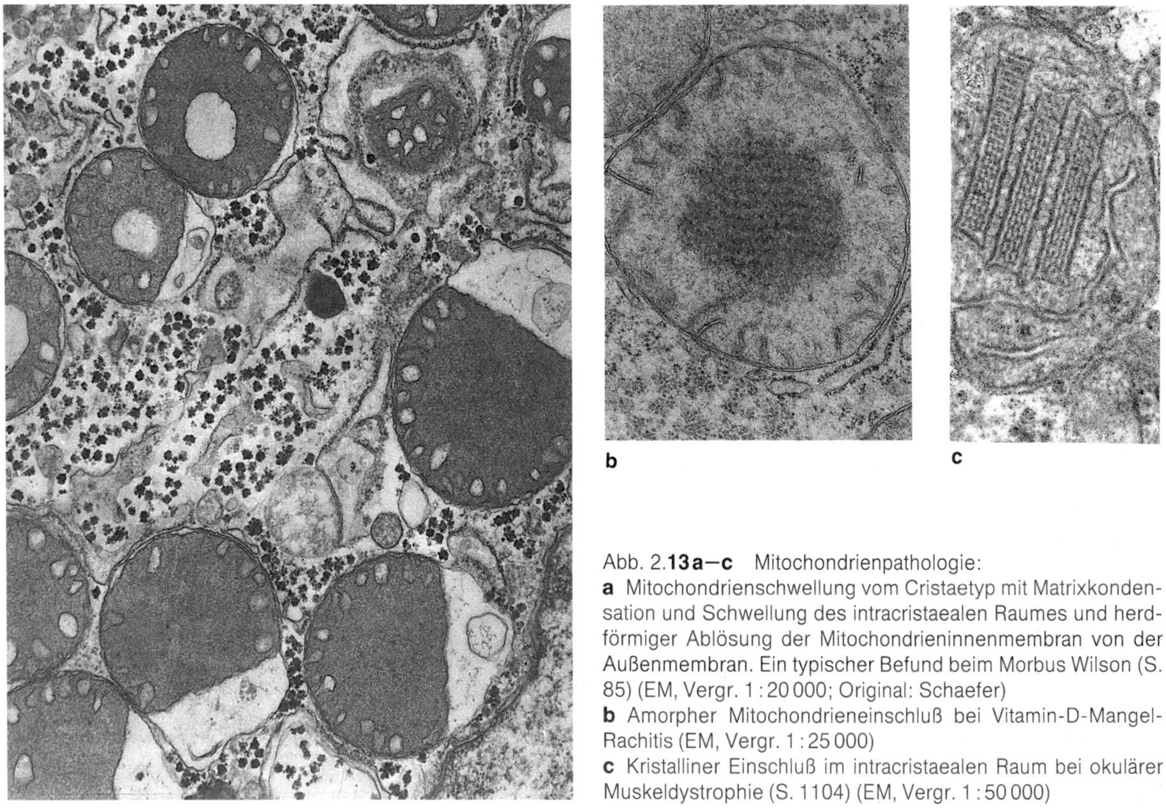

a b c

Abb. 2.**13a–c** Mitochondrienpathologie:
a Mitochondrienschwellung vom Cristaetyp mit Matrixkondensation und Schwellung des intracristaealen Raumes und herdförmiger Ablösung der Mitochondrieninnenmembran von der Außenmembran. Ein typischer Befund beim Morbus Wilson (S. 85) (EM, Vergr. 1 : 20 000; Original: Schaefer)
b Amorpher Mitochondrieneinschluß bei Vitamin-D-Mangel-Rachitis (EM, Vergr. 1 : 25 000)
c Kristalliner Einschluß im intracristaealen Raum bei okulärer Muskeldystrophie (S. 1104) (EM, Vergr. 1 : 50 000)

eine Tetracyclinverabreichung über eine Hemmung der mitochondrialen Proteinsynthese auch zu einer Proliferationshemmung normaler und neoplastischer Epithel- und Bindegewebszellen.

In den menschlichen Geweben kommt die mt-DNS durch Überkreuzungen der DNS-Stränge in zwei Hauptvarianten vor: die zirkuläre Dimerform (= Achterschlaufenform) und die katenierte Form (= Kettengliederform).

Zirkuläre Dimerform der mt-DNS: Sie findet man fast ausschließlich in malignen Tumorzellen und auch bei *Onkozytomen* (S. 678). Sie verschwindet bei Leukämiezellen in der Remissionsphase. Die katenierte Form findet man in allen Zellen. Die Warburgsche Tumortheorie, wonach malignes Zellwachstum allein auf eine Störung des mitochondrialen Energiestoffwechsels zurückzuführen sei, ist in dieser Form nicht mehr haltbar. Es steht aber außer Zweifel, daß Krebszellen durch eine hohe sowohl aerobe als auch anaerobe Glykolyserate und folglich durch einen desintegrierten mitochondrialen Energiestoffwechsel charakterisisert sind. Die genaue Rolle der mt-DNS ist dabei noch nicht klar, sie läßt sich aber am Beispiel der beiden onkozytenhaltigen Speicheldrüsentumoren *Adenolymphom* und *oxyphiles Adenom* (S. 677) erahnen. Histologisch fallen die Onkozyten als „geschwollene Zellen" mit oxyphilem Zytoplasma auf, was darauf beruht, daß über die Hälfte des Zellvolumens von Mitochondrien ausgefüllt ist. Die mt-DNS besteht zu über 70% aus zirkulären Dimerformen. Der P : O-Quotient (= gebildetes ATP pro O_2-Molekül) ist in diesen Mitochondrien trotz riesigem Cristaemembrangehalt infolge locker gekoppelter oxydativer Phosphorylierung sehr gering.

mt-DNS-Mutationen: In neuester Zeit wurde bei einigen angeborenen Krankheitsbildern wie der Leberschen hereditären Optikusneuropathie (klinisch: Früherblindung) und der Myklonusepilepsie und Ragged-red-fiber-Myopathie (S. 1104) eine Punktmutation der mt-DNS beobachtet. Daneben gibt es offenbar auch erworbene Defekte der mt-DNS, und zwar im Rahmen von ischämischen Läsionen im Myokard durch die Anhäufung von toxischen Sauerstoffmetaboliten in der Reperfusionsphase.

Mitochondriencristaeveränderung

Orthologie: Nach Mitchell ist der Elektronentransport der Atmungskette mit dem ATP-Gewinn bei der oxydativen Phosphorylierung folgendermaßen gekoppelt: Bei der Endverbrennung wird der anfallende Wasserstoff in der Innenmembran über eine Reihe von Kofaktoren weitergereicht. Es werden drei Protonenpaare gebildet, die aus der Mitochondrienmatrix durch die Mitochondrieninnenmembran in den intracristaealen Raum (= Zwischenraum zwischen Innenmembranfalten) gepumpt werden. Der dabei entstehende elektrochemische Gradient besteht aus zwei Komponenten: a) dem Protonengradienten und b) der elektrischen Potentialdifferenz. Die Oxysomen (= F_1-Protein) haben ATPase-Aktivität und dienen der ATP-Synthese, sobald Protonen mit Hilfe des Carrier-Proteins F_0 die Innenmembran in Richtung Matrixraum zurücklegen. Die treibende Kraft bei der oxydativen Phosphorylierung ist der Protonengradient, der an die strukturelle und funktionelle Integrität der Mitochondrieninnenmembran gebunden ist. Daraus wird verständlich, daß Zellen mit hohem Energiebedarf (z. B. Myokardzellen) cristaereich, Zellen mit vorwiegend metabolischer Funktion (z. B. Leberzellen) hingegen cristaearm sind (Abb. 2.**12**).

Cristaemembranvermehrung im Sinne einer *Proliferation:* Sie geht entweder mit oder ohne eine entsprechende Vermehrung an Gliedern der Atmungskette einher. Die *proportionale Vermehrung* der Cristaemembranen und Cristaeenzyme ist Folge einer gesteigerten *funktionellen Beanspruchung* (z. B. Myokardhypertrophie, Hyperthyreose) und bildet das morphologische Korrelat einer zellulären Leistungssteigerung. Die *dysproportionale Vermehrung* an Cristaemembranen und Cristaeenzymen ist Ausdruck einer zytoplasmatischen *Fehladaptation* im Rahmen eines Mangels an essentiellen Bausteinen der Cristae (z. B. Fe, Cu, Vitamine, Aminosäuren, essentielle Fettsäuren) und geht nicht mit einer Leistungssteigerung einher.

Cristaemembranverlust: Die Mitochondriencristae sind empfindliche Indikatoren des Energiestoffwechsels. Bei einer akuten letalen Zellschädigung, meist im Rahmen einer *toxischen Zellschwellung* oder *Hypoxydose* (s. unten) werden die Cristaemembranen nach und nach zerstört. Bei chronischen subletalen Zellschädigungen oder Mangelzuständen wird die mitochondriale Proteinsynthese derart gedrosselt und desintegriert, daß die Mitochondrien kaum mehr Cristae bilden. Ein Teil der Membranproteine kann dabei im Matrixraum der Mitochondrien oder in der Cristaemembran selbst auskristallisieren oder abgelagert werden.

Mitochondrieneinschlüsse

Je nach Art der Zellschädigung kommt es zu pathologischen Einschlüssen in der Mitochondrienmatrix oder im intracristaealen Raum (Abb. 2.**13 b** u. **c**). Sie sind besonders für *mitochondriale Myopathien* (s. Muskelpathologie, S. 1102) pathognomonisch und beruhen vermutlich auf einer fehlgeleiteten mitochondrialen Membransynthese oder Ansammlung von aufgestauten Metaboliten. Letzteres gilt vor allem für die Lebermitochondrien bei allen Arten des *Ikterus* und der *Cholestase* (s. Pigmentpathologie, S. 118) sowie für die Nierenmitochondrien bei *Tubulopathien* (S. 807).

Mitochondriopathien

Definition: Zu den Mitochondriopathien gehören alle diejenigen Krankheitsbilder, bei denen sich der primäre pathogenetische Prozeß in den Mitochondrien abspielt. Dazu gehören

- die *mitochondrialen Myopathien,*
- die *Hypoxydosen* und
- die *Autoimmunerkrankungen mit mitochondrialen Autoantikörpern.*

1. Mitochondriale Myopathien

Diese Erkrankungen beruhen auf folgenden biochemischen Störungen:

- Defekte im mitochondrialen Substrattransport (z. B. Carnitinmangel),
- Defekte der mitochondrialen Substratverwertung,
- Defekte der Atmungskette,
- Defekte der Energiekonservierung und -überführung,
- Defekte der mt-DNS.

Sie betreffen sowohl die Skelettmuskulatur als auch das Gehirngewebe und werden als mitochondriale Enzephalomyopathien bezeichnet (S. 1102).

2. Hypoxydosen

Definition: Hypoxydosen sind Krankheitsbilder, deren Pathogenese in einer Störung der oxydativen Energiegewinnung besteht. Dies sind im einzelnen:

● *Hypoxämische Hypoxydosen*

Sie werden durch einen zu geringen Sauerstoffgehalt des arteriellen Blutes aufgrund folgender Ursachen hervorgerufen:

– Verminderung des Sauerstoffpartialdruckes in der Außenluft, wie dies beim Aufstieg in Höhen über 1500 m der Fall ist (= Höhenkrankheit).
– Drosselung der Luftzufuhr (= Ventilationsstörungen) infolge Verlegung der äußeren Atemwege und des luftzuführenden Systems durch Tumor, Fremdkörper, Erhängen, Ertrinken, Lungenödem oder Lungenkompression.
– Drosselung der pulmonalen Blutzufuhr (= Perfusionsstörung) durch Thrombose, Embolie, Lungenüberblähung (Emphysem), Links-Herzinsuffizienz oder Herzfehler mit Rechts-links-Shunt.
– Blockade des pulmonalen Gasaustausches (= Diffusionsstörung) durch entzündliche und/oder vernarbende Verdickung der alveolokapillären Membran in den Lungenalveolen bei interstitiellen Lungenentzündungen oder -fibrosen.
– Störung von Sauerstofftransport und -aufnahme durch die Erythrozyten infolge Anämie, Hämoglobinopathie, CO-Hb- oder Meth-Hb-Bildung.

● *Ischämische Hypoxydosen*

Sie beruhen auf einer unzureichenden Versorgung des Gewebes mit arterialisiertem und nährstoffreichem Blut. Infolgedessen fehlt es dem Gewebe sowohl an Sauerstoff als auch an oxydierbaren Substraten. Gleichzeitig fällt aber auch der Abtransport der Stoffwechselschlacken, vor allem des CO_2, aus, so daß aufgrund des unzureichdenden Entsorgungs- und Spüleffektes das Gewebe azidotisch wird. Ursachen einer ischämischen Hypoxydose sind stenosierende Gefäßerkrankungen, arterielle Thromben oder Emboli.

• *Hypoglykämische Hypoxydosen*

Sie sind die Folge einer unzureichenden Bereitstellung oxydierbarer Substanzen wie Glucose durch mangelhafte Nahrungszufuhr (z. B. Hungern), Verdauung (= *Maldigestion)* oder Substrataufnahme im Darmtrakt (= *Malabsorption)*.

• *Histotoxische Hypoxydosen*

Sie entstehen durch Blockierung der intrazellulären Energiegewinnung. Dies kann durch Behinderung der zellulären Stoffaufnahme, der Oxydation der Substrate, der Elektronentransportkette (z. B. Blausäure), der Koppelung der oxydativen Phosphorylierung und der ATP-Bildung (z. B. Bakterientoxine) geschehen.

Den Schlüssel zum Verständnis der strukturellen und funktionellen Pathogenese der Hypoxydosen bilden verständlicherweise wiederum die Mitochondrien. Da aber auch die anderen Zellorganellen in Mitleidenschaft gezogen werden, ist es sinnvoll, das pathologisch-anatomische Substrat der Hypoxydosen im Kapitel „Energiestoffwechsel" und Reizbeantwortung abzuhandeln.

3. Mitochondriale Autoantikörper

Da die Mitochondrien innerhalb des Zytoplasmas liegen, müssen sie, um antigenwirksam sein zu können, durch eine chronische Parenchymzerstörung oder durch Phagozytose zuerst freigelegt werden. Dies ist bei einer Reihe von Autoimmunerkrankungen wie Pseudolupus (100% der Fälle), primär biliären Zirrhosen (98%), bei der chronisch-aggressiven Hepatitis (30%), bei der lymphozytären Thyreoiditis und beim Sjögren-Syndrom der Fall (Abb. 2.**14**), so daß mitochondriale Autoantikörper (= AMA) entstehen.

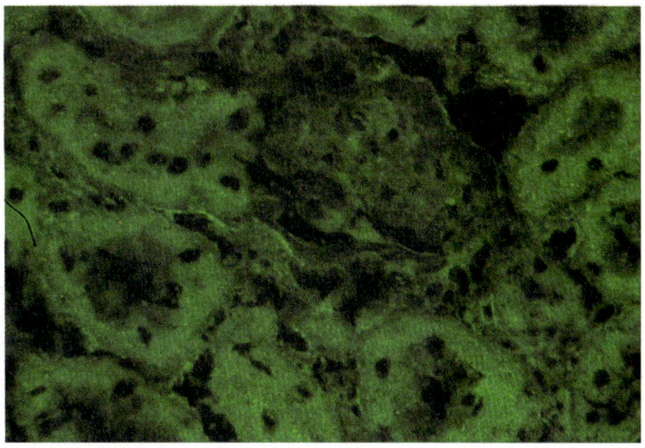

Abb. 2.**14** Mitochondriale Autoantikörper: Immunfluoreszenz-mikroskopischer Nachweis im Zytoplasma normaler Nierentubulusepithelien nach Überschichtung des Gewebes mit Serum einer Patientin mit primär biliärer Zirrhose (S. 778). Beachte die Aussparung der Zellkerne (Original: Peter)

Gewebsverkalkungen

Die Mitochondrien spielen auch eine wesentliche Rolle bei der biologischen und pathologischen Gewebeverkalkung (Abb. 2.**15**). Die Mitochondriengrana sind glykogen- und phospholipidhaltig und können Calcium und Phosphat speichern. Sie sind die eigentliche Drehscheibe in der biologischen Verkalkung, indem sie einerseits überschüssiges intrazelluläres Calcium abfangen und andererseits das für viele Zellfunktionen (z. B. Kontraktion) wichtige Calcium anreichern.

Die pathologische Verkalkung wird auch heterotop genannt, weil in diesen Fällen Gewebe verkalkt, das physiologischerweise keine Calciumsalze einlagert. Aus formalpathogenetischer Sicht läßt sich die heterotope Verkalkung in eine *dystrophische* und *metastatische Verkalkung* unterteilen.

1. Dystrophische Verkalkung

Definition: Unter der dystrophischen Verkalkung versteht man lokalisierte Calciumablagerungen in nekrotischem oder degeneriertem Gewebe bei normalem allgemeinen Calcium-Phosphat-Stoffwechsel.

Pathogenese: Im Gegensatz zur dystrophischen Verkalkung im nekrotischen Gewebe verläuft die Verkalkung im degenerierten Gewebe ohne Zwischenschaltung der Mitochondrien in der extrazellulären bindegewebigen Matrix ab. Dementsprechend findet man diese Verkalkungsart in regressiv und/oder entzündlich verändertem Bindegewebe, z. B. bei *Calcinosis cutis, Myositis calcificans, Mönckebergsche Mediaverkalkung, Herzklappenverkalkung* und *Struma-, Myomknotenverkalkung*. In diesen Fällen geht eine pathologisch verfrühte Zellalterung mit einem Anstau von Telolysosomen einher, die in die Matrix ausgeschieden als „Kalkfänger" fungieren (s. Matrixlysosomen) und so die Verkalkung einleiten (Abb. 2.**16**). Die dystrophische Verkalkung in nekrotischem Gewebe, vor allem im Rahmen der ischämischen Nekrose, setzt eine (Wieder-)Durchblutung des Gewebes voraus und wird durch die Mitochondrien vermittelt. Diese Verkalkungsart ist typisch a) als *Demarkierungsform* alter Nekrosen (z. B. Tbc, Infarkt, intrauteriner Fruchttod → *Lithopaidion*, Thrombose → *Phlebolith*) oder b) bei Zellnekrosen infolge Sekretstau in Form von *Psammomkörpern*. Die dystrophische Verkalkung verläuft im Parenchym anders als im Bindegewebe.

• *Parenchymverkalkung* (Leber, Niere, Myokard, Darm):
Sie beginnt damit, daß die mitochondriale ATP-Produktion eingestellt wird und folglich der ATP-abhängige Natriumtransport in der Zellmembran stillsteht. Infolgedessen strömt Na^+, aber auch Ca^{2+} und H_2O in die Zelle und in die Mitochondrien ein. Dabei wird Ca^{2+} von den in unmittelbarer Nähe liegenden Mitochondriengrana abgefangen. Diese Grana akkumulieren aber neben dem Calcium auch das Phosphat, das infolge der entkoppelten oxydativen Phosphorylierung in den Oxysomen vor den Cristaemembranen anfällt. Dadurch wird in den Mitochondrien Calciumphosphat so lange angereichert, bis diese platzen.

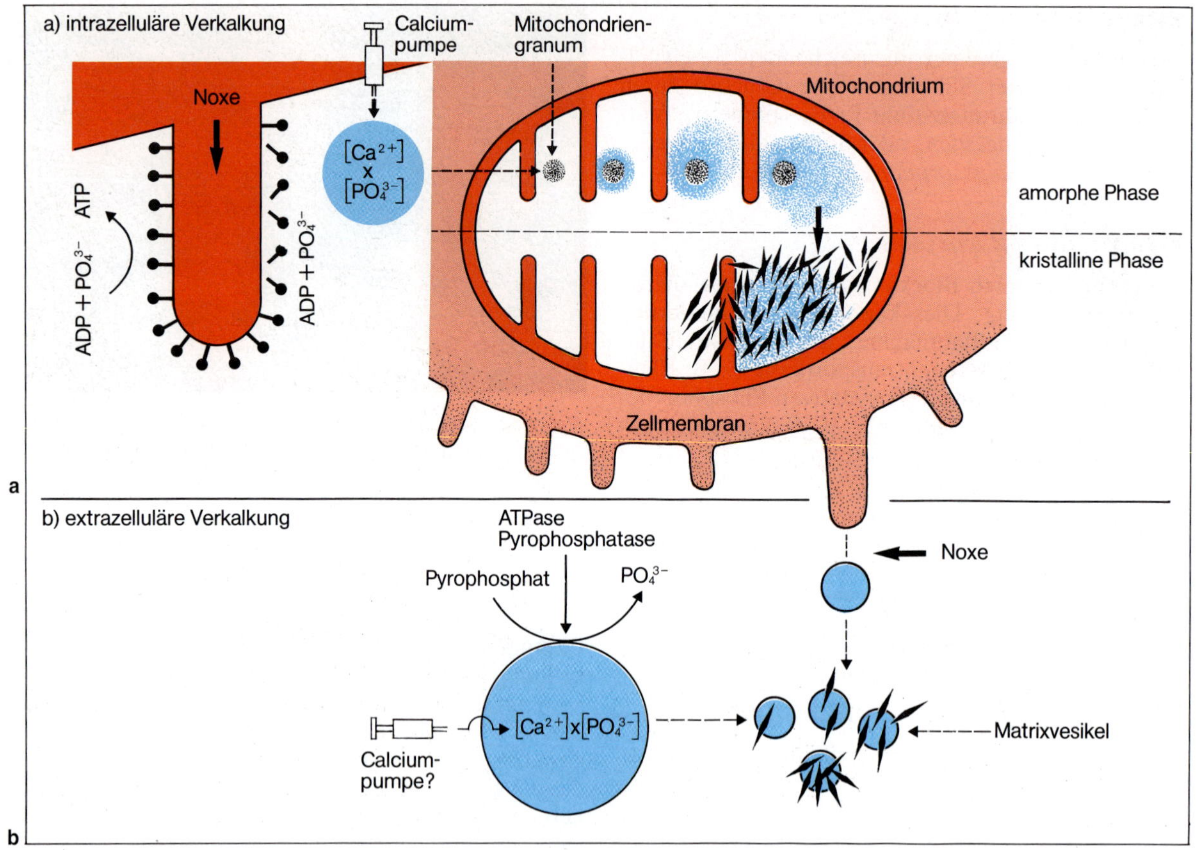

Abb. 2.**15 a** u. **b** Ablauf der intrazellulären (**a**) und extrazellulären (**b**) Verkalkung (Schema)

Erst später verkalken auch die übrigen Zytoplasmaanteile (Abb. 2.**15**).

- *Bindegewebsverkalkung:*

In Fibrozyten, Adipozyten und Gefäßwandmyozyten verläuft die intrazelluläre Verkalkung anders als im Parenchym. Als Folge der Zellschädigung kommt es vor der Mitochondrienschwellung zur Auskristallisierung von Calciumphosphat in Form von Apatit. Eine amorphe Phase kann dabei vorausgehen und ATP-abhängig in die kristalline Phase übergehen. Vesikuläre Derivate der Zellmembranen, welche im Rahmen der Zellnekrose als Zellschutt frei in der bindegewebigen Matrix liegen, verkalken ebenfalls. Sie verdanken dies ihrem Gehalt an ATPase und Pyrophosphatase, welche eine lokale Phosphatanreicherung bewirken und so den Start zur extrazellulären Verkalkung freigeben (Abb. 2.**16**).

2. Metastatische Verkalkung

Definition: Die metastatische Verkalkung tritt in Erscheinung, wenn die Hyperkalzämie während einer gewissen Zeit anhält und das Löslichkeitsprodukt überschreitet ($Ca^{2+} \times PO_4^{3-} = 40$ mg/10 ml), was zur Ausfällung von Calciumsalzen führt. Man trifft diesen Verkalkungstyp in denjenigen Geweben an (Abb. 2.**17**), die wegen Abgabe saurer Valenzen zur Alkalität neigen (Lunge → *Pneumokalzinose;* Niere → *Nephrokalzinose;* Magenkorpus → *Gastrokalzinose*), aber auch im Myokard, in den Gefäßen und der Kornea *(= Bandkeratopathie)*.

Kausale Pathogenese: Die metastatische Verkalkung wird durch folgende Störungen ausgelöst:

- verstärkte Knochendemineralisierung durch Hyperparathyreoidismus, osteolytische Metastasen oder Inaktivität oder im Rahmen eines paraneoplastischen Syndroms,
- verstärkte Vitamin-D-Wirkung bei der Vitamin-D-Intoxikation,
- verstärkte 1-25-OH-Vitamin-D_3-Synthese durch Makrophagen bei der Sarkoidose,
- Morbus Addison mit Hypokortizismus und fehlender Vitamin-D-Antagonisierung,
- exzessive Calciumaufnahme beim Milchalkalisyndrom,
- verminderte Calciumausscheidung bei Diuretika vom Thiazidtyp.

Die formale Pathogenese wird wiederum durch die Rolle der Mitochondrien im Calciumstoffwechsel bestimmt, das anflutende Ca^{2+} wird dabei zunächst in den Mitochondrien konzentriert und als Calciumphosphat deponiert. Erst nach entsprechender Zellschädigung wird Calcium auch in den anderen Zytoplasmaanteilen und später auch in der bindegewebigen Matrix abgelagert.

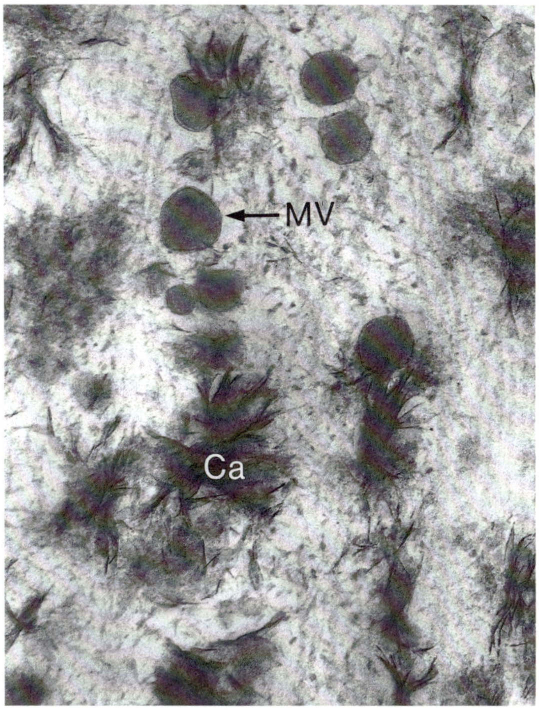

Abb. 2.**16** Ultrastruktur der Matrixvesikel im epiphysealen Wachstumsknorpel (MV) mit nadelförmigen Calciumphosphatkristallen (Ca) in unmittelbarer Umgebung (Vergr. 1 : 40 000)

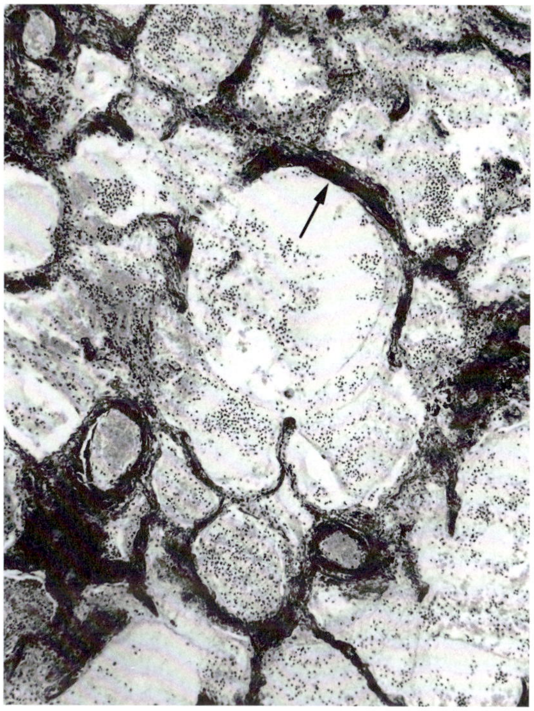

Abb. 2.**17** Tuffsteinlunge (= Pneumokalzinose) als Beispiel einer metastatischen Verkalkung im Rahmen eines tertiären Hyperparathyreoidismus (Pfeil: verkalktes Alveolarseptum) (Kossa, Vergr. 1 : 135)

Peroxysomale Läsionen

Orthologie: Die Peroxysomen gehören zu den kleinsten Organellen des menschlichen Organismus. Sie weisen eine einfache Hüllmembran auf und enthalten eine feingranuläre Matrix. Die Peroxysomen kommen im normalen menschlichen Organismus in zwei Varianten vor:

- *Mikroperoxysomen:* sie findet man in geringer Zahl in allen kernhaltigen Zellen und in größerer Zahl in allen Zellen, die Fett- und/oder Steroidkörper synthetisieren, metabolisieren, abbauen, speichern oder transportieren und enthalten.
- *(Ortho-)Peroxysomen* trifft man in Zellen mit hoher metabolischer Leistung an und einem gutentwickelten SER, nämlich in den Epithelien des Leber- und Nierenparenchyms (Abb. 2.**18**).

Die Peroxysomen stehen untereinander mit speziellen SER-Tubuli in Verbindung und bilden ein *peroxysomales Kompartiment.* Vereinzelt kommen auch Verbindungen zum RER (Abb. 2.**18**) vor. Sie bleiben 5 Tage bestehen und werden innerhalb von 4 Minuten über den Mechanismus der Autophagie (s. Lysosomen) oder der Selbstauflösung (= peroxysomale Autolyse) abgebaut.

Aufgrund ihrer Enzymbestückung fallen den Leberperoxysomen folgende Rollen zu:

- *Fettstoffwechsel:* Die Peroxysomen enthalten ein Enzymsystem für den β-oxydativen Abbau der sehr langkettigen Fettsäuren sowie der C_{12}-Dicarboxylsäuren aus

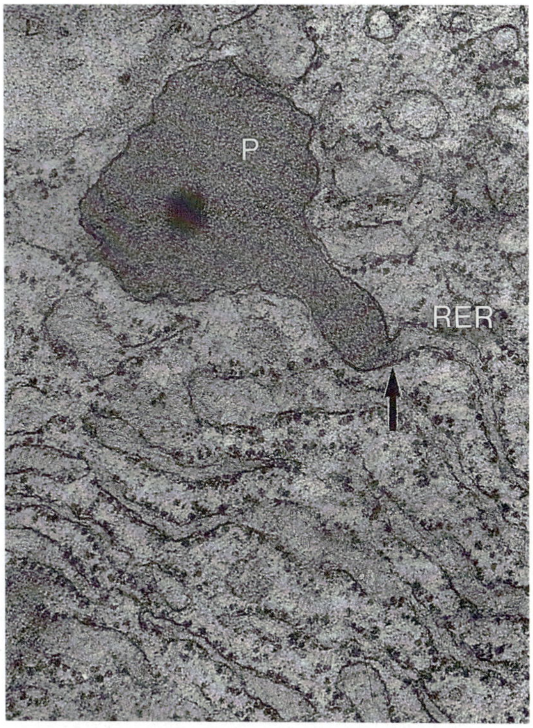

Abb. 2.**18** Membrankontinuum (Pfeil) zwischen einer RER-Zisterne und einem Peroxysom (P) in einer Leberparenchymzelle (Vergr. 1 : 30 000)

der ω-Oxydation und geben die Fettsäurebruchstücke zur Weiterverarbeitung an die Mitochondrien weiter. Ferner ist die Phytansäure-α-Hydroxylase in den Peroxysomen lokalisiert, welche diese C_{20}-verzweigtkettige Fettsäure aus dem Chlorophyll (Gemüse) abbaut. Ferner findet man in ihnen auch Enzyme für die Biosynthese von Ätherphospholipiden (Plasmalogen), die einen wichtigen Bestandteil der Zellmembran darstellen sowie die 3-Hydroxy-3-methylglutaryl-CoA-Reduktase, ein Schlüsselenzym der Cholesterol-Biosynthese.

- *Peroxydbeseitigung,* indem durch die peroxysomale Katalase das zytotoxische H_2O_2 abgebaut wird.
- Unterstützung des Kohlenhydratstoffwechsels, indem das NADH durch die peroxysomalen Enzyme Katalase und L-α-Hydroxysäureoxydase reoxydiert und indem durch die peroxysomale α-Glycerophosphatdehydrogenase der Fructoseabbau unterstützt wird.
- *Gallesäurebiosynthese:* Umwandlung von Trihydroxycoprostansäure in Cholsäure.

Die Peroxysomen und die Mitochondrien sind somit Zellorganellen, die synergistisch an der Zellatmung beteiligt sind. Dabei liefern die Mitochondrien energiereiche Phosphate, die Peroxysomen nicht. Diese enge funktionelle Wechselwirkung zwischen den beiden Organellen drückt sich auch darin aus, daß bei allen Zellschädigungen die Peroxysomen stets zusammen mit den Mitochondrien reagieren.

Mengenänderung

Peroxysomenvermehrung im Sinne einer *Hyperplasie:* Sie wird durch Thyroxin ausgelöst und folglich in den Hepatozyten bei allen Zuständen mit *Hyperthyreose* gefunden. Sie ist auch für den Behandlungserfolg mit serumlipid- und *cholesterinspiegelsenkenden Arzneimitteln* typisch. Aber auch eine *chronische Hypoxydose* sowie eine chronische Hyperoxygenierung und ein *chronischer Alkoholabusus* gehen mit einer Vermehrung dieser Organellen einher.

Peroxysomenverminderung im Sinne einer *Hypoplasie:* Sie läßt sich bei jeder *Hyperlipidämie* und *Leberverfettung,* aber auch bei einer *Schilddrüsenunterfunktion* beobachten. Auch bakterielle und virale *Infekte* sowie *Infestationen* gehen mit einem Peroxysomenverlust einher. Bemerkenswert ist ferner die Tatsache, daß bei allen Entzündungen, Infektionen oder Endotoxinämien der Gehalt an Peroxysomen (samt deren Enzymen) parallel zu den Enzymen des Fettstoffwechsels absinkt.

Größenänderung

Das Schilddrüsenhormon reguliert auch die Peroxysomengröße. Bei hypothyreoten Zuständen überaltern diese Organellen und werden zu Megaperoxysomen. Sowie das Thyroxin wieder zugeführt wird, regenerieren die Peroxysomen, indem eine junge Population an Mikroperoxysomen proliferiert.

Peroxysomenmatrixänderung

Unter den morphologischen Peroxysomenveränderungen ist die *Matrikolyse* am häufigsten. Sie tritt rasch nach einer ischämischen Gewebsschädigung vor den Mitochondrienveränderungen ein. Tubuläre, plattenartige parakristalline *Einschlüsse* sind nach Therapie mit Salicylaten, Hypolipidämika und Antihistaminika zu erwarten.

Peroxysomale Krankheiten

Bei diesen Erkrankungen liegt kausalpathogenetisch eine primäre Störung einer oder mehrerer Peroxysomenfunktionen zugrunde:

1. Akatalasämie

Pathogenese: Bei dieser autosomal-rezessiv vererbten Erkrankung fehlt in den Hepatozyten und in anderen Organzellen eine zeitlich ausreichend verfügbare Katalase wegen ihrer geringen Stabilität. Diese Erkrankung ist abgesehen von einer chronischen gangräneszierenden *Stomatitis* symptomarm.

2. Refsum-Krankheit

(S. 100)

3. Zerebrohepatorenales Syndrom

Pathogenese: Bei dieser fatalen autosomal rezessiv vererbten Erkrankung *(= Zellweger-Syndrom)* liegt eine Punktmutation des sog. Peroxisome-assembly-factor-1 vor, was zur Folge hat, daß quasi die Endmontage der einzelnen peroxysomalen Bausteine zu den funktionstüchtigen Organellen ausbleibt. Dies bringt es mit sich, daß in den Hepatozyten und renalen Tubulusepithelien sowie in anderen Organen keine katalasehaltigen Peroxysomen vorkommen. Der Elektronentransport zwischen Succinatdehydrogenase-Flavoprotein und Coenzym Q ist gestört. Ferner ist der peroxysomale Fettsäure- und Phytansäureabbau sowie die peroxysomale Plasmalogen- und Gallesäurebiosynthesebeteiligung defizient.

Morphologisch zeigt dieses multiple Fehlbildungssyndrom Mißbildungen des Gesichtsschädels, Hirnmißbildungen mit gestörter Markscheidenbildung, eine Hepatomegalie mit Ikterus und Leberzirrhose sowie glomeruläre Mikrozysten der Nieren (Zystennieren).

Klinisch findet man dementsprechend eine zerebrale Retardierung mit epileptischen Anfällen, eine schwere Hypotonie der Skelettmuskulatur sowie eine schwere Leberfunktionsstörung. Tod im Säuglingsalter.

4. Adrenoleukodystrophie

Pathogenetisch liegt der X-chromosomal oder autosomal-rezessiv vererbten, neurometabolischen Krankheit ein multifunktioneller Peroxysomende-

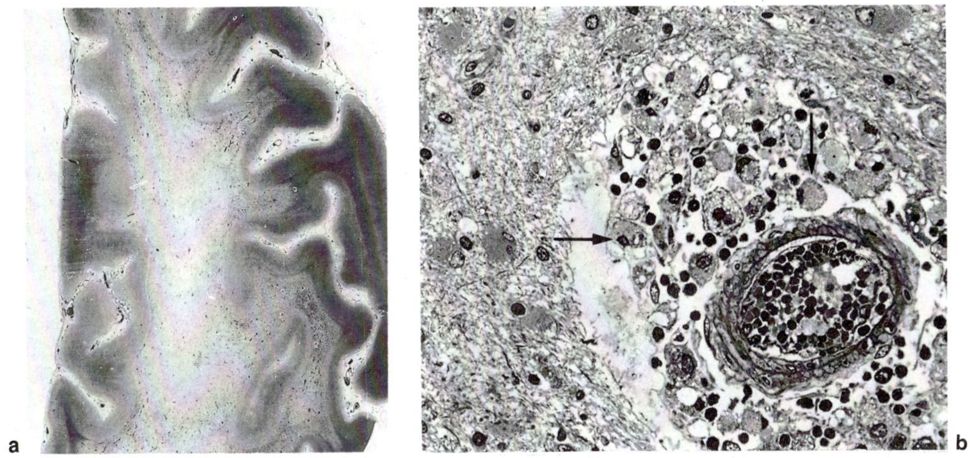

Abb. 2.**19a** u. **b** Peroxysomale Krankheiten: Adrenoleukodystrophie:
a Totale Entmarkung des zentralen Großhirnmarklagers (Markscheidenfärbung 1 : 1)
b Ausschnitt aus dem entmarkten Bezirk: zahlreiche Fettkörnchenzellen (Makrophagen), gemästete (zytoplasmareiche) Astrozyten und Gliafaserfilz in der Umgebung. 10jähriger Knabe (Goldner, Vergr. 1 : 400)

fekt (infolge defektem Peroxisome-assembly-factor) mit Abbauhemmung langkettiger Fettsäuren sowie eine verminderte Plasmalogenbildung im Gehirn mit konsekutiver Fettsäurespeicherung zugrunde. Sie geht meist mit einer Nebennierenrindeninsuffizienz einher und betrifft vorwiegend 5- bis 10jährige Knaben. Im Gehirn findet sich ein diffuser Entmarkungsprozeß, wobei die sudanophilen Abräumzellen im Gehirn, die Schwann-Zellen der peripheren Nerven und die Nebennierenrindenzellen als Ausdruck der Fettsäurespeicherung elektronenmikroskopisch länglich spangenförmig gebogene, plattenartige Zytoplasmaeinschlüsse enthalten (Abb. 2.**19a** u. **b**).

5. Systemischer Carnitinmangel

Pathogenese: Da zwar die Peroxysomen und Mitochondrien über eine Carnitinacetyltransferase verfügen und da die für Peroxysomen typische β-Oxydation der langkettigen Fettsäuren bei diesen Patienten aber nicht stattfindet, ist diese Erkrankung als peroxysomale Krankheit einzustufen (s. Kapitel 20).

Klinisch manifestiert sich diese Krankheit als *Lipidspeichermyopathie* mit episodenartiger Leber- und Hirndysfunktion, wobei in Skelettmuskel, Blutplasma und Leber das Carnitin fehlt.

Lysosomale Läsionen

Orthologie: Die Lysosomen nehmen innerhalb der Zelle die Rolle von „Umweltschützern“ ein: Sie verhindern gleichsam in Form einer Kläranlage durch Abbau von Schadstoffen (z. B. Bakterien) eine Zellverseuchung (= Heterophagie). Sie adaptieren die Zelle an neue Stoffwechselbedingungen durch Abbau unnützer Zellbestandteile (= Autophagie). Der dabei entstandene Zellschutt kommt schließlich entweder auf eine Mülldeponie (= Telolysosomen) oder wird nach der Art eines modernen „recycling“ wieder verwendet. Störungen in diesem intra- und extrazellulären Entsorgungssystem führen bei Blockade der Müllverarbeitung zu Müllhalden (= „Speicherkrankheiten“), bei Überlaufen der Kläranlage zu lokalen Flurschäden (= „Labilisierungskrankheiten“, S. 35) und beim Bummelstreik der Müllabfuhr zur Verschmutzung (= Stabilisierungskrankheiten).

Aus dieser bildhaften Funktionsbeschreibung wird verständlich, daß die Lysosomen direkt oder indirekt an allen Zellfunktionen beteiligt sind.

Dank der Einführung der Ultrazentrifuge in die Biochemie und Histochemie gelang es De Duve (1955) und Novikoff (1957), Struktur und Funktion dieser Zellorganellengruppe zu klären. Sie definieren die Lysosomen als Zellorganellen, die von einer Membran umhüllt saure Hydrolasen enthalten. Diese Definition hat sich als die zutreffendste erwiesen, denn Größe, Form und innere Struktur der Lysosomen sind sehr variabel.

Die Lysosomenmembran nimmt eine Schlüsselstellung in der Lysosomenfunktion ein, denn die lysosomalen Abbaufermente können nur dann mit den extralysosomal gelegenen Substraten in Kontakt kommen, wenn die Lysosomenmembran physikalisch-chemisch derart verändert wird, daß sie für die Lysosomenenzyme durchlässig geworden ist. Substanzen, die diesen Vorgang begünstigen, werden Lysosomenlabilisatoren genannt. Dazu gehören die fettlöslichen Vitamine, Bakterientoxine, Ultraviolett- und Röntgenstrahlen, Ozon. Substanzen, welche die Freisetzung der lysosomalen Hydrolasen und folglich die Fusionseigenschaften der Lysosomen hemmen, werden als Lysosomenstabilisatoren bezeichnet. Wichtiger Vertreter dieser Gruppe ist das Cortison.

Für das Verständnis der verschiedenen Funktionsstufen und Formvarianten der Lysosomen (Abb. 2.**20**) hat sich das „Lysosomenkonzept“ des Nobelpreisträgers De Duve durchgesetzt. Darin wird die lysosomale Tätigkeit in eine prälysosomale Phase, lysosomale Phase und postlysosomale Phase aufgeteilt:

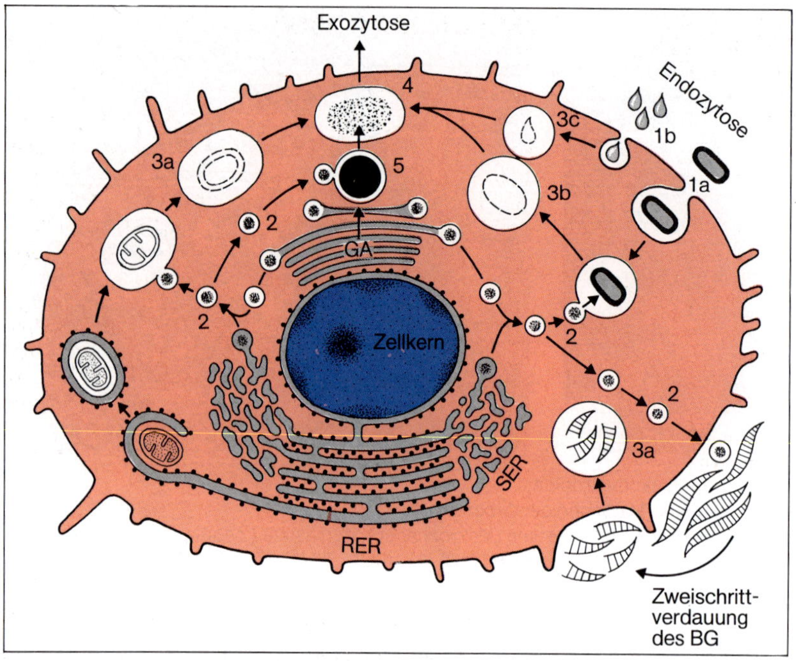

Abb. 2.**20** Funktionsspektrum der Lysosomen (Schema):
1 = Endozytose: 1a Phagozytose (Beispiel: Bakterienendozytose), 1b Pinozytose
2 = primäre Lysosomen
3 = sekundäre Lysosomen: 3a Autophagolysosomen, 3b Heterophagolysosomen, 3c multivesikuläre Korpuskel
4 = tertiäre Lysosomen (= Telolysosomen)
5 = Krinophagie
RER = rauhes endoplasmatisches Retikulum
SER = glattes endoplasmatisches Retikulum
GA = Golgi-Apparat
BG = Bindegewebe

Prälysosomale Phase

Die prälysosomale Phase umfaßt die primären Lysosomen, die Phagosomen und die Autophagievakuolen (Abb. 2.**20**).

Primäre Lysosomen: Sie werden als Vesikel bezeichnet, die, von einer einfachen Membran umhüllt, eine homogene Matrix enthalten und noch nicht am intra- oder extrazellulären Abbauprozeß teilgenommen haben. Dazu gehören unter anderem die Granula der neutrophilen Granulozyten und der Monozyten. Die primären Lysosomen entstehen auf der Achse RER-Golgi-Apparat (GERL-Komplex) (S. 20).

Ihr weiteres Schicksal besteht darin, daß sie entweder mit den sekundären Lysosomen oder mit der Zellmembran verschmelzen und ihren Inhalt in eine lysosomale Freßvakuole oder in den Extrazellularraum entleeren. Dadurch können die lysosomalen Enzyme auch außerhalb der Zelle wirksam werden.

Formanomalien lysosomaler Leukozytengranula sind für myeloproliferative Erkrankungen (S. 543) oft pathognomonisch (vgl. Auer-Stäbchen Abb. 2.**21**).

Die beiden Hauptmechanismen, durch welche die Substrate des lysosomalen Abbaus mit den Verdauungsenzymen zusammentreffen, sind die Autophagie und die Heterophagie:

1. Heterophagie

Orthologie: Bei der Heterophagie wird zellfremdes Material (entweder durch Phagozytose oder durch Pinozytose [= Endozytose]) in die Zelle aufgenommen.

Phagozytose: Im Falle der Phagozytose (Metschnikow 1892) löst der Kontakt zwischen phagozytierbarem Material und Rezeptorareal auf der Zellmembran den Freßvorgang aus. Der Phagozyt (Makrophag) kann mit Hilfe bereits bestehender pseudopodienartiger Zellausläufer die Kontaktnahme mit Bakterien forcieren. Ist aber die Oberfläche eines Erregers durch bestimmte Polysaccharide für den Phagozyten unkenntlich gemacht, so sind Hüllproteine notwendig, welche diese phagozytosestörenden Polysaccharide überdecken. Diese Hüllproteine werden Opsonine genannt. Sie verbinden sich mit der Oberfläche der zu phagozytierenden Partikel und machen sie dadurch für Komplementrezeptoren auf der Phagozytenmembran erkennbar. Klassische Opsonine sind spezifische IgG-Antikörper und C3b des Komplementsystems (s. Entzündung). Nach der Kontaktnahme mit dem zu phagozytierenden Partikel reichern sich die entsprechenden Rezeptoren auf der Phagozytenmembran am Ort der Kontaktnahme an, so daß Fremdmaterial besser an der Phagozytenmembran klebt. Der Phagozyt bildet pseudopodienartige Zellausläufer wie Fangarme eines Tintenfisches aus und umschließt damit das extrazellulär gelegene Fremdmaterial (z. B. Bakterium). Die Enden der „Fangarme" verschmelzen, so daß das an die Rezeptoren gebundene Fremdmaterial in eine intrazelluläre Vakuole (= Heterophagievakuole) zu liegen kommt. Damit verarmt aber die Phagozytenmembran an Rezeptoren, so daß die Phagozytosetätigkeit des Phagozyten so lange blockiert ist (vgl. RHS-Blockade beim Schock), bis die Rezeptoren wieder auf die Phagozytenmembran zurückkehren.

Pinozytose: Im Falle der Pinozytose wird von der Zelle makromolekuläres Material (z. B. Schilddrüsenkolloid) aufgenommen. Dabei stülpt sich die Zellmembran zunächst über deren Resorbat ein. Nach Abschnürung des Invaginates entsteht ein Pinozytosebläschen, das mit Lysosomen verschmilzt. Der Pinozytosevorgang dauert 1–2 Minuten.

Rezeptorvermittelte Endozytose: Zellsignale wie Hormone und Wachstumsfaktoren (= Liganden) bilden mit den membranständigen Rezeptoren (S. 38) einen festen Komplex. Durch ein seitliches Zusammenrücken konzentrieren sich die Ligandrezeptorkomplexe an einen bestimmten Ort (= capping, S. 36). Diese stülpen sich grübchenförmig ein und bilden Stachelsaumvesikel (= Akanthosomen; coated pits), die mit Hilfe eines bestimmten Transportproteins (= Klathrin) zum Golgi-Apparat bewegt werden, wo der Ligand aufgrund des sauren pH-Wertes vom Rezeptor getrennt wird. Der Ligand wird intralysosomal abgebaut, der Rezeptor gelangt wieder zur Zellmembran und steht einer erneuten Ligandbindung zur Verfügung.

2. Autophagie

Orthologie: Bei der Autophagie wird von der Zelle zelleigenes Material in Vakuolen abgesondert und abgebaut. Dabei wird in der prälysosomalen Phase ein für den Abbau vorgesehenes Zytoplasmaareal durch eine Doppelmembran in Form einer Autophagievakuole abgegrenzt. Sie leitet sich meist vom GERL-Komplex her, d. h. von Zisternen des Golgi-Apparates oder des endoplasmatischen Retikulums, die lysosomale Enzyme enthalten und zum Abbau befähigt sind (Abb. 2.**22**). Neben geschädigten und funktionslos gewordenen Zytoplasmabezirken werden auch paraplasmatische Einschlüsse wie Sekrete, Fett und Glykogen ebenso wie die Zellorganellen selektiv über die Autophagie dem Turnover zugeführt.

Lysosomale Phase

1. Heterophagie

Orthologie: In der lysosomalen Phase verschmilzt das Heterophagosom mit einem primären, manchmal aber auch mit einem sekundären Lysosom, so daß die lysosomalen Verdauungsenzyme den Inhalt des Phagosoms angreifen und abbauen können. Aus dem Heterophagosom ist ein Heterophagolysosom (= sekundäres Lysosom) geworden.

Die Prozesse der Heterophagie sind energieabhängig und werden durch Hemmung der Glykolyse und der Zellatmung beeinträchtigt. Das durch Phagozytose oder Pinozytose der Zelle einverleibte Material wird aktiv als Heterophagosom mit Hilfe des mikrotubulären Apparates in Richtung Golgi-Apparat transportiert, wo es mit anderen (primären oder sekundären) Lysosomen verschmilzt. Wie aber wissen die Lysosomen, mit welcher Vakuole sie verschmelzen müssen? Darüber wird noch spekuliert, wobei man annimmt, daß die Lysosomenmembran mit „chemisch verwandten" Strukturmembranen verschmelzen.

Heterophagiestörung

Gesteigerte Phagozytose von ganzen Zellen: Sie findet man bei immunhämolytischer Blutzerstörung *(= Erythrophagie);* beim Lupus erythematodes

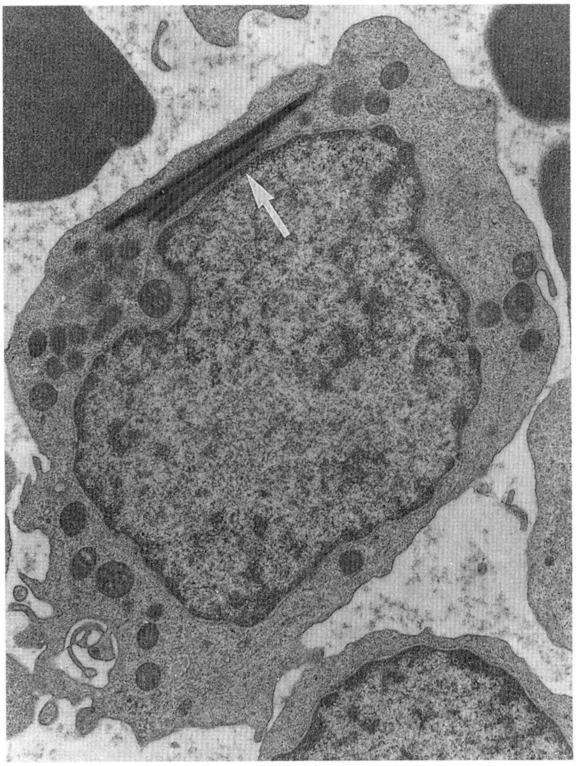

Abb. 2.**21** Pathologie der primären Lysosomen: nadelförmige Auer-Stäbchen in neoplastischen Leukozyten bei Myeloblastenleukämie (17jähriger Patient, EM, Vergr. 1 : 10 000)

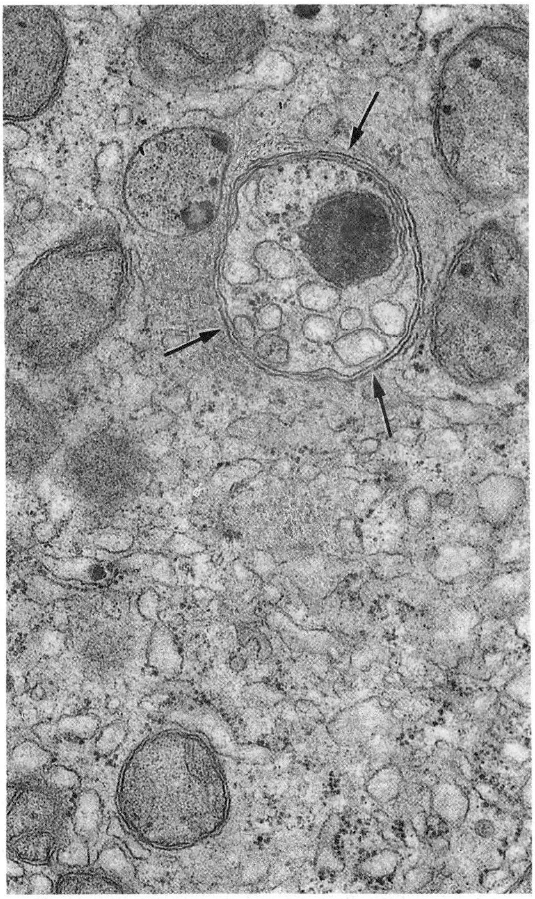

Abb. 2.**22** Autophagievakuole (Pfeile) mit peroxysomhaltigem Zytoplasmabezirk in einer Leberzelle (Vergr. 1 : 25 000)

(= *Nukleophagozytose)* und nach überstandener Virushepatitis mit Abraum nekrotischer Hepatozyten *(= Councilman-Körper)*. Eine gesteigerte Phagozytose ist außerdem für alle Prozesse typisch, die mit dem Erregerabbau *(= Infestation, Infektion)* und dem Abraum von Restmaterial (u. a. Fibrin) im Rahmen der „Organisation" *(= Wundheilung, Entzündung, Thrombose)* einhergehen. Spezialisten für den Erregerabbau sind Granulozyten und Makrophagen; für die Organisation von Abscheidungen sind die Makrophagen (Histiozyten) verantwortlich.

Die lysosomalen Hydrolasen der Granulozytenlysosomen (= Granula) sind zwar imstande, die meisten Bakterien und Virenbestandteile zu zerstören, die Antikörper aber kontrollieren den Vorgang der Phagozytose: Zelluläre Antikörper und Komplementrezeptoren auf den Makrophagen dienen der Erkennung des zu pagozytierenden Materials, und die zirkulierenden Antikörper beschleunigen die Phagozytose und die Freisetzung lysosomaler Enzyme in den Extrazellulärraum.

Phagozytosestörungen bei Infekten: In den neutrophilen Granulozyten stellt die Verschmelzung der Heterophagievakuole (= Phagosom) mit Lysosomen zusammen mit der Degranulierung und der damit verbundenen Freisetzung bakterizider Stoffe eine wirksame Sofortmaßnahme in der Bekämpfung von Erregern dar, die akute Entzündungen hervorrufen. Dies ist auch die Hauptaufgabe der Neutrophilen. Für die Makrophagen stellt die Erregerbekämpfung nur eine von mehreren Aufgaben dar. Sie ist meist verbunden mit der Immunitätsentwicklung. Dies bringt es auch mit sich, daß die Makrophagen vorwiegend für die Bekämpfung von Erregern verantwortlich sind, die chronische Entzündungen auslösen. Dabei entwickeln bestimmte Erreger nach der Phagozytose in den Makrophagen einen vorübergehenden Zellparasitismus oder gedeihen erst richtig durch Einwirkung der Heterophagiemechanismen.

Extrazelluläre Lysosomen (-enzyme)

Die Lysosomen und ihre Enzyme sind aber nicht nur intrazellulär tätig. Eine ganze Reihe pathologischer Prozesse und deren therapeutische Beeinflussung läßt sich nur mit einer extrazellulären Lysosomenwirkung erklären (Abb. 2.**23**). Lysosomale Enzyme gelangen entweder bei der Phagozytose, bei der Thrombogenese sowie beim Bindegewebsabbau oder an der Invasionsfront von Zellen (z. B. Osteoklasten), die in ein Gewebe eindringen, in den Extrazellulärraum.

2. Autophagie

Orthologie: Ist das für den lysosomalen Abbau vorgesehene Zytoplasmaareal einmal von einer Zisterne des GERL-Komplexes in Form einer Autophagievakuole umschlossen (= Segregation), so erfolgt in der lysosomalen Phase die Einschleusung der katabolen Lysosomenenzyme durch Auflösung der inneren Vakuolenmembran sowie durch die Fusion der Autophagievakuole meist mit sekundären Lysosomen. Damit ist ein Autophagolysosom entstanden. Die intrazelluläre Verdauung dauert ca. 10 Minuten. Sie führt zunächst zu einer Destruktion des phagozytierten Organellenmaterials, auf die später die vollständige Degradation durch die lysosomalen Enzyme folgt. Die lysosomalen Abbauprodukte können entweder von der Zelle wieder verwendet (= recycling) oder in der postlysosomalen Phase abgesondert werden.

3. Krinophagie

Orthologie: Einen weiteren Funktionskreis der Lysosomen bildet die Krinophagie. Sobald nämlich die Bedürfnisse des Organismus an einem bestimmten Hormon gedeckt sind, drohen die Zellen des Endokriniums mit Sekretgranula überhäuft zu werden. Durch Fusion primärer Lysosomen mit den (aktuell) überflüssigen Sekretgranula entstehen *Krinolysosomen* (= Spezialfall der Autophagie), in denen das Sekretmaterial hydrolytisch verarbeitet wird. Dieser Prozeß wird Krinophagie genannt und läßt sich in allen an der endokrinen Sekretion beteiligten Zellen beobachten.

Postlysosomale Phase

Orthologie: Die Auto- und Heterophagolysosomen können, wenn der Abbau des intravakuolären Materials abgeschlossen ist, in der postlysosomalen Phase entweder als *Telolysosomen* (= Restkörper) in der Zelle verweilen oder über eine *Exozytose* in Form einer zellulären Defäkation in den Extrazellulärraum ausgeschieden werden. Diesbezüglich sind vor allem sezernierende Zellen wie Nierentubulusepithelien, Hepatozyten und Enterozyten im Vorteil. Sie entleeren – durch bestimmte Prostaglandine stimulierbar – ihre Telolysosomen in ein abführendes Kanalsystem (Gallenwege, Darmlumen, Harnkanälchen). Ganglienzellen oder Muskelzellen haben diese Eigenschaft nicht. In ihnen sammeln sich deshalb altersabhängig Lipofuszingranula an.

Lysosomale Lipopigmente

In alternden Telolysosomen kann eine zunehmende Ansammlung nicht endgültig abbaubarer Substanzen zu pigmentierten Residualkörpern führen. Die gelbliche oder später braune Eigenfarbe dieser Pigmente ist durch ihren Gehalt an oxydativ vernetzten Fettsäuren bedingt. Besonders ungesättigte Fettsäuren können in Anwesenheit von Sauerstoffradikalen in bräunlich pigmentierte, schließlich in Fettlösungsmitteln unlösliche Produkte übergehen, ein Vorgang, der durch einen Mangel von Vitamin E (oxydationshemmend) begünstigt wird. Lipochrome Pigmente stellen ein Mixtum compositum dar, das neben den obligaten Abkömmlingen oxydierter Fettsäuren in wechselndem Maße Proteine, melaninartige Produkte und lysosomale Enzyme enthalten. Je nach ihrem Alter verhalten sich diese Pigmente bei der Ziehl-Neelsen-Färbung säurefest, reagieren positiv mit der Perjodsäure-Schiff-Reaktion und teilen mit Fetten eine wechselnd ausgeprägte Sudanophilie. Im ultravioletten Licht zeigen Lipopigmente ohne besondere Anfärbung eine charakteristische Autofluoreszenz.

Diese lysosomalen Lipopigmente lassen sich in zwei Hauptgruppen unterteilen: die Zeroide, welche durch Heterophagie in Makrophagen entstehen, und die Lipofuszine, die durch Autophagie in Organzellen gebildet werden (Abb. 2.**24a** u. **b**).

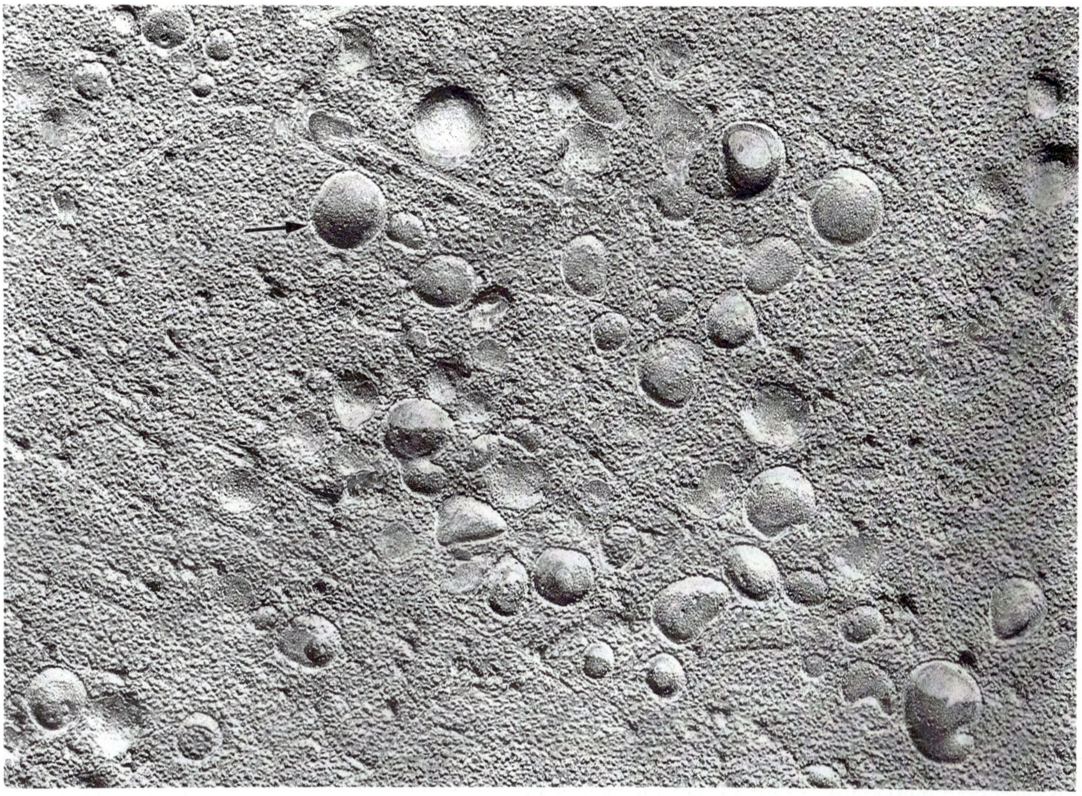

Abb. 2.**23** Ultrastruktur einer Anhäufung von Matrixlysosomen (Pfeil) in der extrazellulären Matrix des hyalinen Gelenkknorpelgewebes bei rheumatoider Arthritis (57jährige Patientin; Gefrierätzung, Vergr. 1 : 50 000)

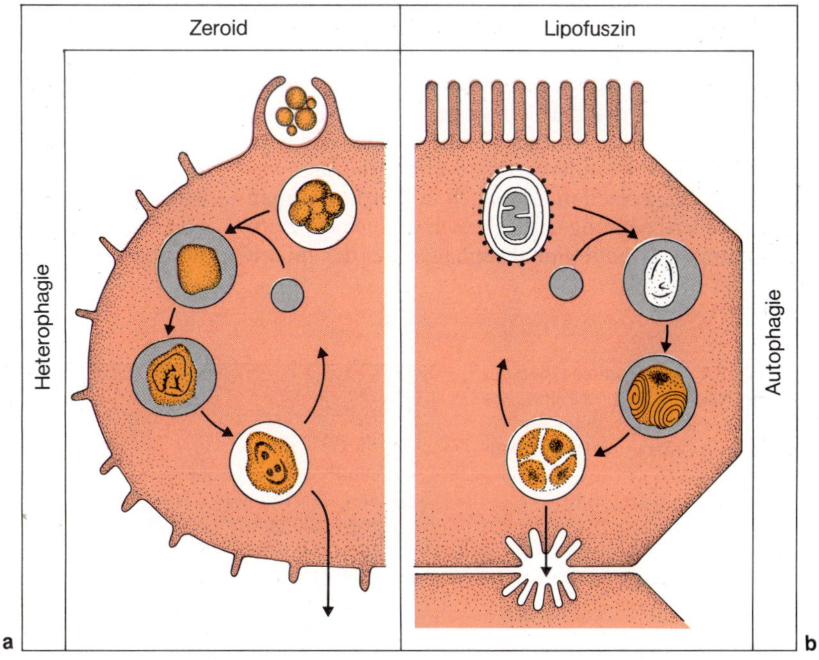

Abb. 2.**24a** u. **b** Lysosomale Lipopigmente: Formale Pathogenese des Zeroids im Rahmen der Heterophagie (**a**) und des Lipofuszins im Rahmen der Autophagie (**b**). Das Abbaumaterial kann beschränkt über eine Exozytose von der Zelle ausgeschieden werden (= Zelldefäkation)

- *Lipofuszin*

Die Wahrscheinlichkeit einer Lipopigmentbildung wächst mit zunehmendem Zellalter. So enthalten besonders alte, zentrolobulär gelegene Hepatozyten und Myokardiozyten des alten Menschen reichlich lysosomale Lipopigmente, die als *Lipofuszin* bezeichnet werden und wegen ihres Hinweises auf das Zellalter und den residualen Charakter der gespeicherten Substanzen auch als „Abnützungspigment" (L. Aschoff 1910) bezeichnet worden sind. Eine pathologisch verstärkte und besonders intensiv braungefärbte Lipofuszinpigmentierung der Leberzellen ist für den chronisch-idiopathischen Ikterus Dubin-Johnson (S. 121) kennzeichnend.

- *Zeroid*

Ein gesteigerter Lipidumsatz in Makrophagen führt zu einem mehr grobschollig homogen erscheinenden Lipopigment, das als *Zeroid* bezeichnet wird und histochemisch Eigenschaften eines weniger ausgereiften Lipofuszins aufweist. Solche Zeroidmakrophagen werden typischerweise in der Leber im Resorptionsstadium einer akuten Virushepatitis oder im resorptiven Granulationsgewebe von Endometrioseherden beobachtet. Im Falle eines gleichzeitigen Hämoglobinabbaues kann Zeroid auch von dem eisenpigmenthaltigen Pigment Hämosiderin begleitet werden. Reifere, d. h. kompaktgranulär angeordnete Zeroidpartikel können besonders im Knochenmark und in der Milz bei der Erwachsenen-Form des Morbus Niemann-Pick, bei der chronischen myelomonozytären Leukämie und bei etlichen anderen chronischen Grunderkrankungen, die mit einem gesteigerten Lipidumsatz in Makrophagen einhergehen, unter dem Bilde der sog. *meerblauen Histiozyten* beobachtet werden. Diese Bezeichnung rührt daher, daß sich das Zeroidpigment in solchen Makrophagen bei der Giemsa-Färbung grünlich-blau anfärbt. Zustände eines experimentellen oder erworbenen (z. B. gestörte Fettresorption) Vitamin-E-Mangels führen zur Bildung des sog. *Vitamin-E-Mangel-Pigmentes,* worunter eine besondere Spielart des Zeroids verstanden werden kann, die u. a. vermehrt in Muskelzellen oder auch in Vorderhornneuronen in Erscheinung tritt. Typisch ist auch die Zeroidbildung in Granulommakrophagen bei der infantilen progressiv-septischen Granulomatose (S. 543), die auf die funktionelle Überlastung des Makrophagensystems (bei defekter Granulozytenfunktion) zurückzuführen ist. Das typische Vorkommen von Zeroid und Lipofuszin ist in Tab. 2.**1** zusammengestellt.

Lysosomale Krankheiten

Eine übermäßige Steigerung der körpereigenen Abbauprozesse tritt bei jeder Zellschädigung auf. Damit verbunden ist eine Zunahme der autophagischen oder heterophagischen Vorgänge. Die anfängliche Vermutung, die Lysosomen stellten aufgrund ihres gewebe- und zellauflösenden Inhalts „Selbstmordpäckchen" der Zelle dar, trifft in den meisten Fällen nicht zu. Vielmehr bedeuten die Lysosomen für die Zelle *„Überlebenspäckchen",* dank derer es der Zelle möglich ist, sich an eine Zellschädigung anzupassen. Der Zelltod selbst betrifft zuerst die auf Energie und Leistung ausgerichteten Organellen und meist sekundär das lysosomale Abbausystem.

Eine große Zahl an Erkrankungen kann durch eine gestörte Funktion des lysosomalen Systems erklärt werden. Dabei lassen sich folgende pathogenetische Mechanismen (z. T. noch Arbeitshypothesen) voneinander abgrenzen:

1. Verzögerte lysosomale Enzymfreisetzung

- *Chediak-Higashi-Syndrom*

Pathogenese: In diesem Fall liegt ein Gendefekt vor, bei dem die Phagolysosomenbildung infolge Übergröße der Primärlysosomen ausbleibt. In den Granulozyten, aber auch in den Lymphozyten und Monozyten finden sich Riesengranula (= primäre Lysosomen), die nur selten mit Phagosomen verschmelzen. Infolgedessen ist die Infektabwehr schlecht, und die betreffenden Kinder sterben früh an Infekten mit Eitererregern. Daneben findet man auch in den granulären Alveozyten Riesenlysosomen mit gespeichertem Surfactant. Auch die Krinophagie ist gestört, so daß die Sekretgranula unförmig groß werden. Schließlich besteht noch ein okulokutaner Albinismus, der auf einer gestörten Aufnahme der Melanosomen in die Keratinozyten beruht (S. 121). Die Melanosomen wachsen (wegen der behinderten Krinophagie?) zu Riesengranula heran.

Tabelle 2.**1** Lysosomale Lipopigmente: Vorkommen und Pathogenese von Zeroid in Histiozyten und Lipofuszin in Organ- und Parenchymzellen

Zeroid	Lipofuszin
in Histiozyten bei	in Organzellen bei
– hämorrhagischer Fettgewebsnekrose	– Alterung
– Endometriosezysten	– toxischen Organschäden (Analgetika)
– Lipogranulomen	– neuronaler Zeroidlipofuszinose
– Hirnkontusionsherden	
– Tokopherolmangel	– Tokopherolmangel
– Virushepatitis	
– Sarkoidosegranulomen	

2. Gesteigerte lysosomale Enzymfreisetzung

Eine gesteigerte Freisetzung lysosomaler Enzyme ist für die formale Pathogenese vieler Krankheiten typisch. Sie kann dabei ohne oder nach Phagozytose von Fremdstoffen eintreten.

Freisetzung lysosomaler Enzyme ohne vorangegangene Phagozytose: Dieser Prozeß findet sich bei allen Arten einer *akuten Entzündung* und wird durch Pyrogene, physikalische Einwirkungen (Strahlen, thermisch) sowie durch Streptolysin O und S, Staphylokokken-α-Toxin, Bakterien-Endotoxine, Viren und heterologe Antikörper mit Komplementaktivierung ausgelöst. Folge davon ist jeweils eine Erhöhung der Zell- und Kapillarpermeabilität und eine Exsudation sowie eine Zell- und Gewebszerstörung. Bei einigen kongenitalen *Porphyrien* (S. 117) werden Porphyrinabkömmlinge in den Lysosomen angereichert. Durch bestimmte Wellenlängen des Lichtes (400 nm), die dem Absorptionsspektrum dieser Porphyrine entsprechen, entstehen aus den Porphyrinen freie Peroxydradikale, welche die Lysosomenmembran labilisieren, so daß die Keratinozyten der Haut zugrunde gehen. Folge davon sind schwere *Lichtdermatosen.*

Freisetzung lysosomaler Enzyme nach vorangegangener Phagozytose: Eine große Zahl von Fremdkörpern wird phagozytiert, ohne daß dabei die Phagozyten Schaden nehmen. Daneben gibt es aber kristalline Substanzen, welche die Heterophagolysosomenmembran zerreißen: Quarz, Oxalat und Uratkristalle. Im Falle der *Gicht,* einer genetisch bedingten Stoffwechselkrankheit mit erhöhtem Harnsäurespiegel im Serum, bilden sich vorwiegend im periartikulären Gewebe der kleinen Gelenke Mikrokristalle. Bei einer akuten Gichtgelenkentzündung werden diese Uratkristalle, von einem dünnen Plasmaproteinfilm umhüllt, von den Granulozyten phagozytiert. Sobald durch die Fusion mit einem primären Lysosom die lysosomalen Proteasen den Plasmaproteinfilm der Uratkristalle zerstört haben, kommt die nackte Kristalloberfläche unmittelbar mit der Phagolysosomenmembran in Kontakt. Es entstehen Wasserstoffbrückenbindungen mit der Kristalloberfläche, so daß die Phagolysosomenmembran starr mit der Kristalloberfläche „verklebt". Durch die stete Zellbewegung der Granulozyten zerreißt schließlich die Lysosomenmembran. Die proteolytischen Enzyme fließen ins Zytoplasma sowie in den Extrazellularraum aus und induzieren eine akute Weichteilentzündung (S. 113).

In ähnlicher Weise wird bei der *Oxalose* durch die Oxalatkristalle und bei der *Zystinose* durch die Cystinkristalle die Lysosomenmembran in den Nierentubuli zerrissen. Folge davon ist eine interstitielle Nephritis, eine Tubulopathie und Nephrolithiasis. Gelangt *silikathaltiger Staub* (= Quarz, Asbest, Talkum, Kaolin) in die Lunge, so wird er von den Alveolarphagozyten aufgenommen. Silikatkristalle besitzen wie die Uratkristalle Hydroxylgruppen an ihrer Oberfläche und können Wasserstoffbrückenbindungen mit der Hetero-Phagolysosomenmembran bilden. Die Lysosomenmembran zerreißt und die freigesetzten Kristalle unterliegen einer erneuten Phagozytose durch die staubaufnehmenden Histiozyten *(= Koniophagen).* Sie geben einen proliferationsstimulierenden Faktor an die Fibroblasten ab. Diese proliferieren, produzieren kollagenfaserige Grundsubstanz und leiten die Granulombildung der Lunge ein.

3. Lysosomaler Enzymmangel

Bei einer Reihe von Krankheitsbildern stauen sich verschiedene Stoffwechselprodukte infolge eines Mangels an bestimmten lysosomalen Enzymen im Zytoplasma an. Die Überladung der Lysosomen geht schließlich so weit, daß entweder die Organellen des Leistungs- und Energiestoffwechsels verdrängt werden und die Zellfunktion erlischt (z. B. Ganglioside in Nervenzellen→Idiotie) oder daß die Lysosomenmembranen platzen und ihren zellschädigenden Inhalt ins Zytoplasma oder in das umgebende Gewebe entleeren. Der Mangel an lysosomalen Enzymen beruht bei diesen Krankheitsbildern entweder auf einem Gendefekt oder ist erworben.

Erworbener lysosomaler Enzymmangel: Im Rahmen einer Sulfonamidbehandlung kommt es gelegentlich zu einer verminderten Azidifikation in Makrophagen. In anderen Fällen ist der intrazelluläre c-GMP-Spiegel vermindert, so daß das phagozytierte Bakterienmaterial nur teilweise abgebaut wird. Die Bakterienleichen verkalken intrazellulär (= Michaelis-Gutman-Körper) und veranlassen eine chronische Harnblasenentzündung (= *Malakoplakie,* S. 839).

Einen ähnlichen Prozeß findet man auch beim *Morbus Whipple,* wo durch einen gestörten Abbau von sog. „Whipple"-Bakterien die chylusableitenden Gefäße verlegt werden (Abb. 12.**55c**). Eine Reihe von Arzneimitteln bewirkt eine Lysosomenüberladung entweder indem sie sich selbst in den Lysosomen anreichern (z. B. Dextran) oder indem sie den Zellstoffwechsel so stören, daß entsprechende Stoffwechselzwischenprodukte in den Lysosomen gespeichert werden. Dazu gehören die amphiphilen kationischen *Arzneimittel,* welche den Fettstoffwechsel auf Substratebene stören. Nach längerer Behandlung mit derartigen Arzneimitteln werden polare Lipide in den Lysosomen abgelagert, so daß die betroffenen Zellen als Schaumzellen imponieren, die den entsprechenden Fettspeicherzellen bei den angeborenen *Lipoidosen* zum Verwechseln ähnlich sind. Zu diesen Arzneimitteln gehören unter anderem die trizyklischen Antidepressiva, Antihistaminika und Antimalariamittel.

Genetischer lysosomaler Enzymdefekt: Krankheiten dieser Art sind die *lysosomalen Speicherkrankheiten* (s. Kapitel 3). Sie beruhen auf einer katabolen Störung infolge eines Mißverhältnisses zwischen lysosomaler Enzymausstattung und dem durch Auto- resp. Heterophagie zur Verdauung anfallenden Material. Dem lysosomalen Enzymspektrum entsprechend fin-

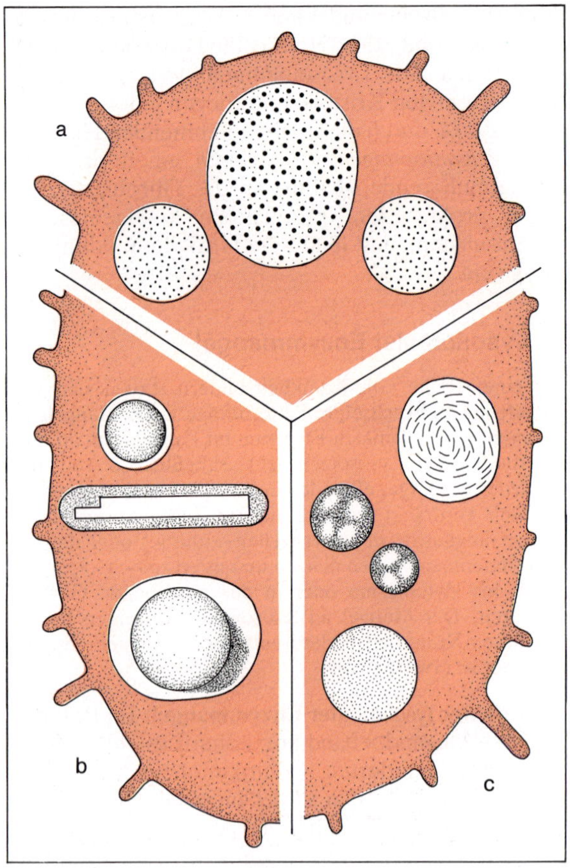

Abb. 2.**25a–c** Formale Pathogenese der Speicherlysosomen bei Enzymdefekt (Schema):
a Ein Enzym mit einem Substrat, z. B. Glykogenose Typ II: α-Glykosidase→Glykogen
b Ein Enzym mit zwei Substraten, z. B. Morbus Wolman: saure Esterase→Triglyceridester, Cholesterinester
c Ein Enzym mit mehreren Substraten, z. B. GM_1-Gangliosidose: β-Galaktosidase→GM_1-Gangliosid, Glykoproteine, Mukopolysaccharide

det man Störungen im Kohlenhydratabbau (z. B. *Glykogenosen*), im Lipidabbau (z. B. *Gangliosidosen, Sphingolipidosen*) sowie im Mukopolysaccharidabbau (z. B. *Mukopolysaccharidosen*).

Die Beschaffenheit des lysosomalen Speicherprodukts hängt grundsätzlich von der Substratspezifität des defizienten Enzyms ab. Greift das defiziente Enzym nur eine Stoffgruppe an, so weisen die entsprechenden sekundären Lysosomen ein homogenes Speichermaterial dieser Stoffgruppe auf (z. B. Glykogenose Typ II). Greift das defiziente Enzym normalerweise zwei Substrate (z. B. Morbus Wolman) an, so findet man im Zytoplasma entsprechende Speicherlysosomen. Zu ihnen können sich je nach Organzelle noch Vakuolen des telolysosomalen Formenkreises hinzugesellen. Wenn aber das defiziente Enzym mehrere Substrate angreift (z. B. GM_1-Gangliosidose), so tritt eine Polymorphie des gespeicherten Materials zutage (Abb. 2.**25a–c**). Die resultierende Zell- und Gewebsschädigung dürfte auf einen der folgenden Prozesse zurückgehen:

- Funktionelle Beeinträchtigung des Zellstoffwechsels durch räumliche Beengung des lysosomalen Speichermaterials.
- Zelltod durch unvollständige und dadurch schädliche Abbauprodukte.
- Sekundäre Enzyminaktivierung durch lysosomales Speichermaterial.
- Funktionelle Zellschädigung durch beeinträchtigte Wiederaufbereitung von Stoffwechselzwischenprodukten.

Zellmembran-, Zytoskelett-Läsionen

Orthologie der Zellmembran: Die äußere Zellmembran (= Plasmalemm) und die inneren Membransysteme (= zytokavitäres Netzwerk) regulieren den Stoffaustausch zwischen den verschiedenen Kompartimenten und grenzen die einzelnen Zellen von ihren Nachbarzellen ab. Die Zellmembran ist mit den Anteilen des *Zytoskeletts* (= Mikrotubuli, Filamente und Mikrofilamente) verbunden und stellt so ein deformierbares, zu raschen Bewegungen befähigtes System dar.

Im transmissionselektronenmikroskopischen Bild ist die Zellmembran dreischichtig und 10 nm dick, wobei eine äußere und innere osmiophile Schicht von einer mittleren osmiophoben Schicht getrennt wird. Mit der Gefrierätzmethode wird das Gewebe aufgebrochen, so daß an verschiedenen Stellen die Oberflächen der einzelnen Zellmembranschichten zur Darstellung gelangen. Auf diese Weise erhält man eine A- und B-Seite. Die A-Seite enthält viele membranassoziierte Partikel und entspricht der inneren Schicht (Abb. 2.**26**). Die B-Seite weist wenige membranassoziierte Partikel auf und entspricht der äußeren Schicht der Zellmembran. Diese Partikel stellen dem „fluid mosaic membrane model" entsprechend Proteinkomplexe dar, welche in dem doppelschichtigen Lipidfilm „schwimmen" *(= integrale Proteine)*. Sie stehen an der Innenseite mit dem Zytoskelett in Verbindung und können von diesem auch bewegt werden. An der Außenseite ragen Zuckerketten der Glykoproteine ins externe Zellmilieu, die als Rezeptoren fungieren können. Die Zellmembran wird ihren zahlreichen Funktionen nur durch eine ungeheure molekulare Beweglichkeit gerecht, von der folgende Formen bekannt sind:

– *Lateraldiffusion,* indem die Membranproteine in der Ebene der Lipiddoppelschicht so beweglich sind, daß sie zusammenfließen und Proteinhaufen bilden (= clustering). Auch für die Membranlipide gibt es eine Lateraldiffusion. Sie ist bei den Lipiden mit einem vertikalen oder horizontalen Platztausch der Nachbarmoleküle verbunden (= flipflop).
– *Ein- und Auftauchbewegungen der Proteine* (= dipping und exposing).
– *Phasenentmischung* des Lipidgemisches, wobei sich Moleküle einer Lipidspezies von dem übrigen Lipidmolekülgemisch absondern. Daneben können sich innerhalb der Zellmembran auch größere Membranabschnitte entweder mit Hilfe des Zytoskeletts und/oder des Membranflusses verschieben:
– *Patching and Capping:* Dabei sind Antikörper, an entsprechende Membranrezeptoren gebunden, zunächst gleichmäßig diffus über die Zelloberfläche verteilt (=

Ring), Sekunden später aggregieren die antikörpertragenden Rezeptoren fleckförmig (= Spot), um sich nach einigen Minuten an einem Zellpol anzuhäufen (= Cap). Eine Stunde später erkennt man ein weiteres Phänomen der Zellmembrandynamik:

- *Shedding und Endozytose:* Dabei sind keine rezeptorgebundenen Antikörper mehr auf der Zelle nachweisbar. Sie wurden entweder in das umgebende Milieu abgesondert oder über den Vorgang der Endozytose ins Zellinnere aufgenommen und abgebaut.
- *Membranreorientierung:* In diesem Falle erfährt die Zelle unter Vermittlung des Zytoskeletts eine Polarisierung.
- *Membranfusion:* Im Rahmen dieser Prozesse werden von der zytoplasmatischen Seite her intrazelluläre Vesikel der Zellmembran einverleibt und werden zu einem neuen Zellmembranbereich. Auf diese Weise erfolgt der Rezeptornachschub.

Diese physikalisch-chemischen Eigenschaften der Zellmembran erklären ihren großen Funktionskreis:

- *Strukturfunktion:* Mit Hilfe des noch zu besprechenden Zytoskeletts wahrt die Zellmembran die strukturausgerichtete Form der Zelle auch unter mechanischer Belastung und erlaubt der Zelle auch eine Eigenbeweglichkeit.
- *Individualitätswahrung:* Die Zellmembran grenzt die Zelle nach außen hin ab. Die Individualspezifität einer Zelle wird durch die in der Zellmembran lokalisierten Histokompatibilitätsantigene bestimmt. Außerdem sind in der Zellmembran noch andere Antigendeterminanten von Antikörpercharakter lokalisiert, die für die Erkennung jeder Art von Antigen verantwortlich sind. In der Glykolipidhülle der Zellmembran liegen auch die menschlichen Blutgruppenantigene.
- *Zellzusammenhalt:* Geschlossene Zellverbände, wie z. B. die Epithelien, sind nur dadurch möglich, daß sie fest miteinander und mit der Unterlage verbunden sind. Dazu sind spezielle Zellmembrandifferenzierungen vorhanden, die histologisch als Schlußleisten und als Desmosomen bekannt sind.
- *Stoffaufnahme:* Viele resorbierende Zellen (z. B. Enterozyten) besitzen an ihrem Resorptionspol fingerförmige Zytoplasmaausläufer, die histologisch als Bürstensaum und elektronenmikroskopisch als Mikrovilli bekannt sind.
- *Stoffaustausch:* Die Zellmembran ist keine semipermeable, sondern eine selektive Membran, durch die bestimmte Moleküle, wie z. B. H_2O frei durch die 0,4 nm großen Membranporen permeieren können, während andere Moleküle, wie z. B. Natrium, mit Hilfe eines Transportsystems aktiv, d. h. über einen energieverbrauchenden Prozeß unter Zuziehung eines im einzelnen noch unbekannten Trägers (= Carrier) in die Zelle geschafft werden. Für die Zellpathologie ist die sog. *Natriumpumpe* von besonderer Bedeutung. Innerhalb der Zellen finden wir eine hohe Kaliumkonzentration, außerhalb ist Natrium angereichert, Natrium aktiviert die Transport-ATPase, wenn es im Überschuß in der Zelle vorhanden ist, während Kalium diese ATPase auf der Außenseite der Zellmembran aktiviert. Dieser Vorgang spielt bei der Volumenkontrolle der Zelle sowie bei der Erregungsleitung eine wesentliche Rolle.
- *Informationsaustausch:* Die Zellmembran nimmt Signale aus der Zellumgebung auf, transformiert sie und löst Folgereaktionen in der Zelle aus. Solche Signale können Oberflächenstrukturen von Nachbarzellen oder Signalmoleküle wie z. B. Hormone sein.

Da die Zellmembranpathologie zum Teil eng mit der Pathologie des Zytoskeletts verbunden ist, wird zunächst die Orthologie des Zytoskeletts besprochen.

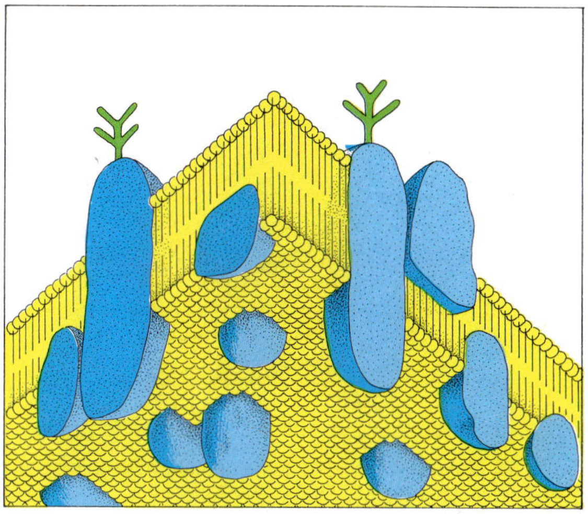

Abb. 2.**26** Zellmembranmodell nach Singer und Nicholson. Beachte die integralen Proteine (blau) mit den Rezeptoren aus Zuckerketten (grün)

Orthologie des Zytoskeletts: Die Zelle stellt keinen Zellmembransack dar, welcher mit dem Zytoplasmabrei gefüllt ist, in dem die Zellorganellen planlos herumschwimmen. Vielmehr wird der „Zellmembransack" von einem dreifachen Netzwerk durchzogen, das in seiner Gesamtheit das Zytoskelett ausmacht. An diesem Netzwerk sind drei unterschiedliche Fasersysteme beteiligt:

- *Mikrotubuli:* Sie haben einen Durchmesser von 25 nm, bestehen chemisch aus spiralig angeordneten globulären Proteinen (= Tubulin) und weisen ultrastrukturell eine Röhrenform auf. Sie haben die Zentriolen als Organisationszentren und sind Bestandteil der Mitosespindel. Sie nehmen neben ihrer Rolle als Signalüberträger auch Gerüstfunktionen und Transportaufgaben wahr. Die Kontraktion der Mikrotubuli und der Mikrofilamente wird durch das Calmodulin reguliert, das einen intrazellulären Ca^{2+}-„Rezeptor" darstellt (Abb. 2.**27**).

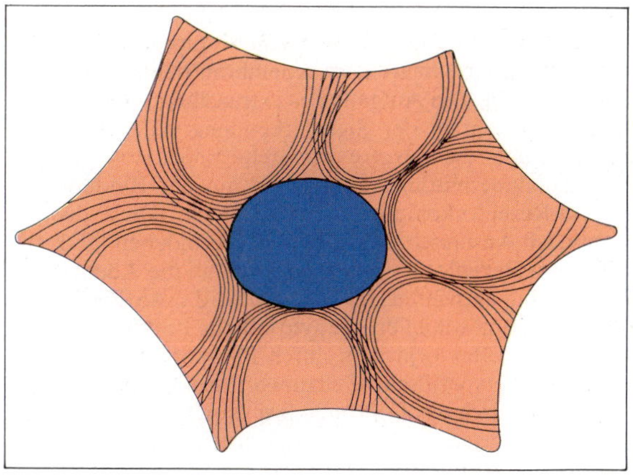

Abb. 2.**27** Arkadenförmige intrazelluläre Anordnung der Mikrotubuli (= Tubulin) (Zellkern: blau)

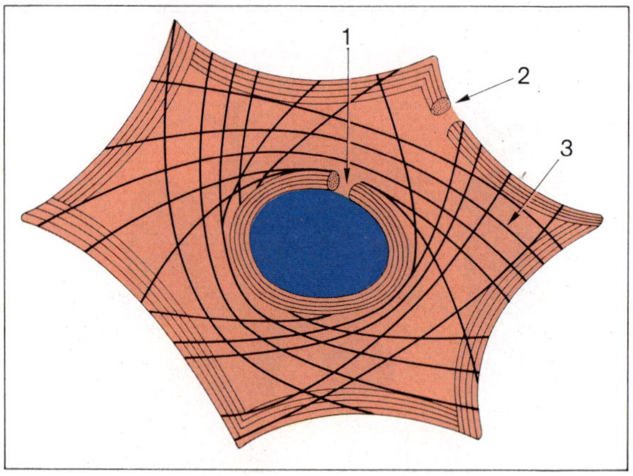

Abb. 2.**28** Intrazelluläre Anordnung der Intermediärfilamente: 1 = Vimentin, 2 = Mikrofilamente, 3 = Keratin

– *Intermediäre Filamente* haben eine statische Verankerungsfunktion und üben auch eine Signalübertragungsrolle (Zellmembran und/oder Zytoplasma→Zellkern) aus. Sie weisen einen Durchmesser von 10 nm auf und kommen in fünf verschiedenen Arten vor: 1. *Keratin(tono)filamente* in enger Beziehung zu den Desmosomen, 2. *Desminfilamente* in engem Kontakt mit den Z- und Glanzstreifen der Skelett- resp. Herzmuskulatur, 3. *Vimentinfilamente* umgeben und verankern den Zellkern, 4. *Neurofilamente* und 5. *Gliafilamente* (Abb. 2.**28**).
– *Mikrofilamente:* Sie sind 6 nm dick und enthalten *Aktin*. Sie liegen vor allem direkt unter der Zellmembran oder im Zentrum eines Mikrovillus im Bürstensaum und stellen gleichsam die zellinterne Muskulatur dar. Sie haften innerhalb der Zellmembran an den gleichen Molekülen wie außen die Fibronektinfilamente der Interzellularsubstanz. Darüber hinaus sind die aktinhaltigen Mikrofilamente auch mit den Mitochondrien, dem Zellkern und dem endoplasmatischen Retikulum verbunden und sorgen so für die intrazelluläre Organellenbewegung und die stabile Lage des Zellkerns. Sie bilden ferner zahlreiche End-zu-Seit-Kontakte mit den anderen Komponenten des Zytoskeletts.

Orthologie der Rezeptoren: Die verschiedenen Signalsubstanzen (= Liganden) der Zelle werden durch spezielle Rezeptorproteine erkannt. Dabei werden grundsätzlich große Liganden durch Zelloberflächenrezeptoren und kleine Liganden durch zytosolische oder nukleäre Rezeptoren identifiziert. Die Zelloberflächenrezeptoren bestehen aus einem extrazellulären, intramembranösen und intrazellulären Anteil. Die Aufgabe des extrazellulären Rezeptoranteiles besteht in der Signalerkennung. Dies geschieht zum Teil über die rezeptorvermittelte Endozytose (S. 30). Die Signalübermittlung beginnt oft mit der Bindung des Ligand-Rezeptorkomplexes an G-Proteine. Diese dissoziieren nach Austausch des von ihnen gebundenen GDP mit GTP vom Rezeptor ab und heften sich an die Adenylatcyclase an und aktivieren sie. Dadurch wird c-AMP gebildet. Dies wiederum stimuliert die zytosolische Proteinkinase-C, welche das Effektorprotein durch Phosphorylierung aktiviert und die spezifische Zellantwort auslöst. Nach GTP-Hydrolyse durch das G-Protein löst es sich wieder von der Adenylatcyclase und verbindet sich erneut mit dem Rezeptor. Das Rezeptorenzym kann aber auch selbst aus einer Proteinkinase bestehen, so daß die Ligandrezeptorbindung zur Autophosphorylierung des Rezeptorenzyms und damit zur Aktivierung des Effektorproteins führt. Eine weitere Möglichkeit der Signalübermittlung besteht darin, daß bei einigen Zelloberflächenrezeptoren das Rezeptorenzym aus einer Phosphodiesterase besteht, welche Phosphatidyl-Inositol-Biphosphat zu Inositol-Triphosphat und Diacylglycerol überführt und somit eine intrazelluläre Calciumanreicherung auslöst. Schließlich gibt es auch calciumkanalassoziierte Rezeptoren, die nach Ligandbindung zur Öffnung von transmembranösen Calciumkanälen und damit zur intrazellulären Calciumerhöhung und Proteinaktivierung führen (Abb. 2.**29**).

Zellmembranpathologie

1. Strukturstörung

Durch wiederholte mechanische Zelldeformierung, wie z. B. die der Erythrozyten bei Herzklappenprothesen, reißt die Zellmembran ein. Lipidlösliche anionische Substanzen, proteo- und lipolytische Enzyme und Toxine zerstören die Strukturintegrität der Zellmembran (S. 37).

2. Bewegungsstörung

(Abb. 2.**30 a–f**)

Pseudopodienbildung: Viele Zellen haben als Merkmal der Vitalität im Rahmen der Lokomotion und Kontaktaufnahme mit anderen Strukturen die Fähigkeit, Pseudopodien auszubilden. Dieser Vorgang, durch mitogene Faktoren ausgelöst, ist bei der malignen Transformation gesteigert und führt zu einer *Mikrovillosität* der Zelloberfläche mit vermehrter Pseudopodienbildung. Dies sowie die dauernde Bewegung der Mikrovilli wird energieabhängig vom Zytoskelett gesteuert. Bei physikalisch-chemischen Zellschäden wird die Pseudopodienbildung gehemmt, während die Pseudopodien bei bestimmten *Sarkomen* und *Leukämien* (z. B. *Haarzelleukämie*) in atypisch verlängerter Form auftreten (Abb. 10.**42 a** u. **b**, S. 576).

Stalagmose: Die Pseudopodien können physiologischerweise von den Zellen abgetrennt werden (= Stalagmose). Dieser Vorgang ist bei den Leukozyten, bei physikalisch-chemischer Schädigung und Entzündung pathologischerweise erhöht. Einen ähnlichen Vorgang findet man auch in mesenchymalen Zellen bei degenerativ-entzündlichen Prozessen sowie an der Infiltrationsfront maligner Tumoren. Bei epithelialen Zellen werden über diesen Vorgang („shedding", Abblättern) periphere Zytoplasmateile abgeschnürt und in den Extrazellularraum abgesondert.

Apikales Zellödem: Im Rahmen einer unspezifischen Zellschädigung mit Beeinträchtigung des Energiestoffwechsels findet man infolge gestörter Verankerung des mikrotubulären Systems und/oder Störung des perizellulären Mikrofilamentsystems ein sog. apikales Zellödem in Form einer hernienartigen

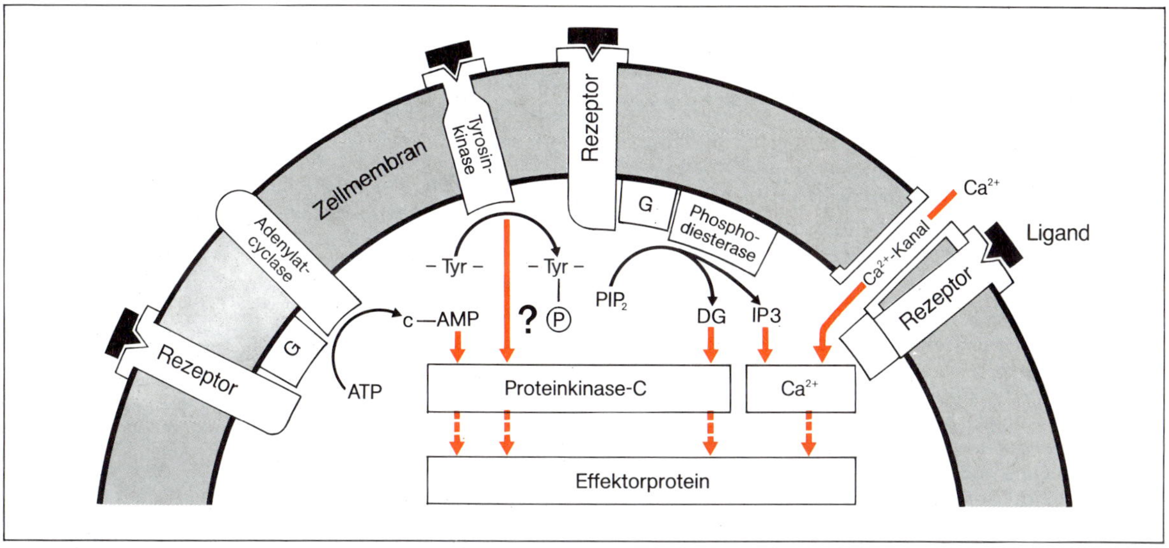

Abb. 2.**29** Transmembranöse Signalübermittlung durch membranständige Rezeptoren und die dadurch vermittelten intrazellulären Vorgänge (Schema):

G = membranöse Regulatorproteine
PIP_2 = Phosphatidylinositol-Biphosphat
DG = Diacyglycerin
IP_3 = Inositoltriphosphat

Aussackung der Zellmembran. Diese Zellveränderung ist reversibel.

3. Stoffaustauschstörung

Natrium und Kalium haben eine Schlüsselposition bei der Volumenregulation der Zelle. Bei jeder Störung der Energiebildung, d. h. bei jeder Form der Hypoxydose, versagt die *Natriumpumpe* und führt zum Natrium-Wassereinstrom in die Zelle (sog. trübe Schwellung, vakuoläre Degeneration). Die Permeabilität der Zellmembran wird aber darüber hinaus durch die Calciumionenkonzentration im Extrazellulärraum beeinflußt.

4. Kommunikationsstörung

Als Zeichen für den Verlust der Zellspezifität und die veränderte genetische Ausstattung verlieren die Tumorzellen ihre Blutgruppenantigene und/oder ihre Adhäsionsmoleküle (S. 174) und damit die Fähigkeit der Zell-Zell- und Zell-Matrix-Kommunikation. Eine Zelle kann experimentell durch Infektion mit bestimmten Viren (z. B. Sendai) oder Lysolecithingaben mit einer Nachbarzelle verschmelzen. Dies führt zur Bildung mehrkerniger Riesenzellen. Da bei diesem Fusionsprozeß pentalaminäre Zellmembranstrukturen auftreten, scheint er offensichtlich mit dem Verlust (Verschmelzung?) der äußersten lipophilen Membranschicht zu beginnen.

Kontaktinhibition: Frei wachsende normale Zellen stellen, sobald sie in Kontakt mit Nachbarzellen kommen, ihre mitotische Aktivität ein. Dies ist eine wichtige Voraussetzung für eine normal ablaufende Wundheilung (S. 335). Diese Kontaktinhibition wird durch Glykolipide mit α-Glykosidbindung gesteuert.

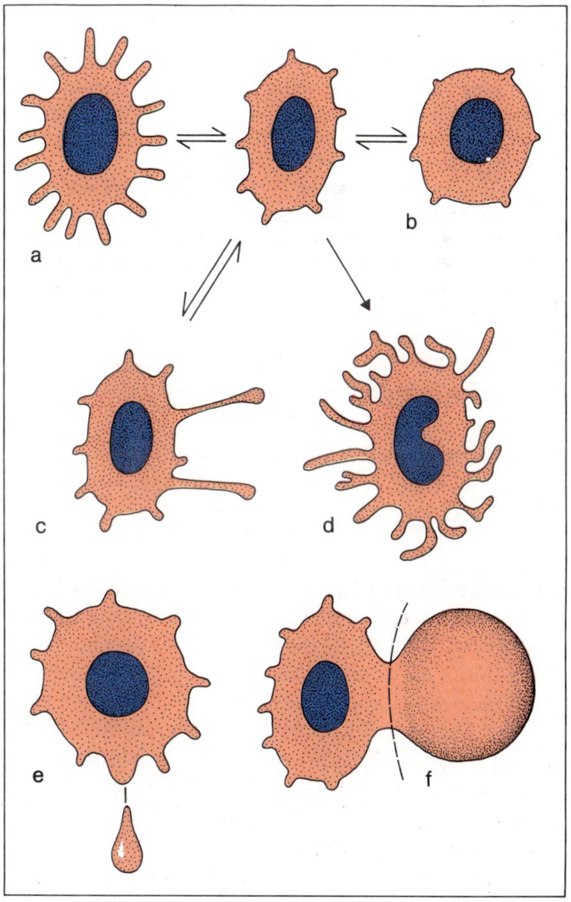

Abb. 2.**30a–f** Pathologie der Zellmembran als morphologische Äquivalente der Zellbewegungsstörungen: **a** Mikrovillosität, **b** Mikrovilliatrophie, **c** Pseudopodienbildung mit Extremfall Haarzelleukämie (**d**), Zellsequestrierung als **e** Stalagmose oder **f** apikales Zellödem mit „Abblättern" (= Apoptose)

Bei der malignen Transformation von Zellen fällt die Übermittlung des Signals „Kontaktinhibition" weg. Die Zellen teilen sich weiter und wachsen übereinander weg (S. 372, Abb. 7.**42a** u. **b**).

Rezeptorstörungen: Die Reaktionskette Signalmolekül (= Ligand) → Membranrezeptor → Ligand-Rezeptorkomplexbildung → Wirkungsauslösung am zellmembranständigen Effektor kann auf verschiedenen Ebenen unterbrochen sein:

- Ein *atypisches Hormon besetzt Rezeptor,* stimuliert aber Effektor (meist Adenylatcyclase) nicht (z. B. Diabetes mellitus infolge abnormen Insulins).
- *Rezeptorantikörper verbinden sich mit Rezeptorbindungsstellen* des Hormons und verhindern die Hormon-Rezeptor-Komplexbildung (z. b. Myasthenia gravis).
- *Antikörper mit hormonartiger Wirkung besetzt Rezeptor* und stimuliert unter Durchbrechung des Regelkreises den Effektor. So besetzen beispielsweise beim Morbus Basedow thyreoideastimulierende Immunglobuline die TSH-Rezeptoren der Schilddrüse.
- Ein *Überschuß an Hormon A kann die Rezeptorbindung für Homon B unterdrücken* (z. B. Morbus Cushing: Cortisolexzeß bewirkt Insulinresistenz) oder verstärken (z. B. Thyreotoxikose bewirkt eine verstärkte Katecholbindung im Myokard).
- Die *Anzahl der Rezeptoren wird umgekehrt proportional* zur zirkulierenden Hormonmenge gesteuert. Im Rahmen der Tumortransformation verlieren die Tumorzellen ganz oder teilweise bestimmte Hormonrezeptoren.
- Die *Koppelung zwischen Hormon-Rezeptor-Komplex und Effektoraktivierung* bleibt aus, so daß die intrazellulären Prozesse nicht in Gang kommen.
- Der Ligand (= Hormon, Wachstumsfaktor) wird von derselben Zelle gebildet, die auch die entsprechenden Rezeptoren für diesen Liganden besitzt. Dies entspricht einem autokatalytischen Zyklus *(= autokriner Zyklus)* und wird beim autonomen Tumorwachstum beobachtet (S. 347).

Zytoskelettpathologie

1. Mikrotubuli-/Neurotubulistörung
(Abb. 2.**31a–e**)

Selbstaggregation der Mikrotubuli: Sie findet man bei einer vermehrten hormonalen Stimulation.

Depolymerisierung der Mikrotubuli zu Filamentbündeln infolge Hemmung der Tubulinselbstaggregation: Sie wird durch *Griseofulvin* (= Mykostatikum) sowie durch die zytostatischen *Spindelgifte* Colchicin und Vinca-Alkaloide hervorgerufen. Unter dem Einfluß der letzteren Substanz kristallisieren die Mikrotubuli-Oligomere aus. Als Folge dieser Mikrotubulischädigung wird die Mitose, die Ausschleusung von Sekretprodukten, aber auch von lysosomalen Entzündungsstoffen verhindert. Dieser Effekt des Colchicins wird beim Gichtanfall therapeutisch genutzt (Abb. 2.**31b**).

Reversible Depolymerisierung der Mikrotubuli (d. h. Neurotubuli) zu Protofilamenten, die zu Makrotubuli reaggregieren: Sie scheint bei *Narkotika vom Halothantyp* oder *Lokalanästhetika vom Lidocaintyp* das makromolekulare Korrelat ihrer pharmakologischen Wirkung zu sein.

Auflösung der Mikrotubuli und auch der Neurotubuli: Sie findet man nach Behandlung mit Zytostatika vom Vincristintyp.

Spiralförmige Mikrotubuliverdrehung tritt in peripheren Nerven bei der Globoidzell-Leukodystrophie (S. 104) auf.

Mikrotubulifehlaktivierung durch cGMP: Sie hemmt beim *Chediak-Higashi-Syndrom* (S. 34) die intrazellulären Transportvorgänge, so daß die Lysosomenfunktion, Sekretion und Melanogenese darniederliegt (S. 125). Das Erlöschen der Mikrotubulifunktion ist ein Begleitphänomen des *Zelltodes.*

2. Mikrofilamentstörung

Mikrofilamentvermehrung findet man bei mechanisch beanspruchtem Gewebe wie in den Myofibroblasten der *Wunde.* Bei der parenteralen Verabreichung von *Phalloidin* (= Pilzgift des Amanita phalloides) wird das Gleichgewicht zwischen globulärem und filamentös-polymerisiertem Aktin gestört, so daß sich in der Leberzelle Mikrofilamente vorwiegend im Bereich der Gallenkanälchen anhäufen.

Mikrofilamentverminderung wird durch *Alterung* und *O_2-Mangel* hervorgerufen. Sie basiert bei *Kupfermangel* und Vergiftung mit *aromatischen Kohlenwasserstoffen* auf einem Zerstörungsprozeß. Damit verbunden ist eine reduzierte Kontraktionsfähigkeit der Mikrofilamente.

Helikale Doppelfilamente: Solche Paired helical filaments treten als Ausdruck einer Zytoskelettstörung im Rahmen der senilen und präsenilen Demenz auf (S. 1055). Sie fallen in den Nervenzellen als grobfädige, zopfartige Verdichtungen im Zytoplasma von Nervenzellen auf. Sie bestehen aus hypophosphorylierten Neurofilamenten, mikrotubuliassoziierten Proteinen und einem Streßprotein *(Ubiquitin).* Ähnliche Läsionen lassen sich experimentell durch Aluminiumgaben hervorrufen.

Mikrofilamentretraktion *mit herdförmiger Knäuelbildung:* Durch *Blockierung des Energiestoffwechsels* wird die Verknüpfung der Mikrofilamente mit dem restlichen Zytoskelett gelöst, so daß sich die Mikrofilamente zu Filamentknäueln zusammenlagern. Damit ist die Ausbildung blasenartiger Zellmembranausstülpungen sowie eine zentripetale Retraktion von Zytoplasma und Zellorganellen verbunden (s. *apikales Zellödem,* S. 38).

3. Intermediärfilamentstörung

Intermediärfilamentmuster bei Tumoren: Die Intermediärfilamente kommen in den verschiedenen Geweben in zellspezifischen Mustern vor, was sich auch in der pathohistologischen Diagnostik von Tumoren unklarer histogenetischer Herkunft nutzen läßt. So sind Zytokeratinfilamente für epitheliale Tumoren charakteristisch; Vimentin wird meist nur von mesenchymalen Tumoren (und Leukämiezellen; Ausnahme Nierenkarzinome), aber nicht von epithelialen oder neuroepithelialen Tumoren exprimiert; Desmin ist typisch für Tumoren der glatten oder quergestreiften Muskulatur.

Mallory-Körper: Bei *Lebererkrankungen,* vor allem Alkoholhepatitis, gelegentlich auch bei primärer biliärer Zirrhose, Morbus Wilson, Hepatomen und Vitamin-A-Mangel, findet man hirschgeweihartige hyaline Körperchen, die meist perinukleär liegen. Ultrastrukturell bestehen sie aus Intermediärfilamenten mit „ausgefranster" Kontur (Abb. 2.**32**). Sie leiten sich von den keratinhaltigen Komponenten des Zytoskeletts, den Tonofilamenten, her. Sie grenzen oftmals geschädigte Zytoplasmabezirke ab (Ursache/Wirkung?) und wirken nach Zerstörung der Zellmembran leukotaktisch (Abb. 13.**4 a–c**).

Ähnliche Zytoplasmakorpuskel, offenbar aus Aktinfilamenten bestehend, findet man in den Myofibroblasten bei der *infantilen digitalen Fibromatose* (vgl. S. 1156).

Anhäufung von Intermediärfilamenten: Man bemerkt sie bei entzündlich-degenerativen Veränderungen der Knorpelzellen und Gefäßendothelien. Eine fokale Vimentinanhäufung in Form von Vimentin- und Mikrotubulisequestern stellen die Asteroidkörperchen bei der Sarkoidose dar. Ein Vimentinverlust ist für die Colchicinbehandlung typisch.

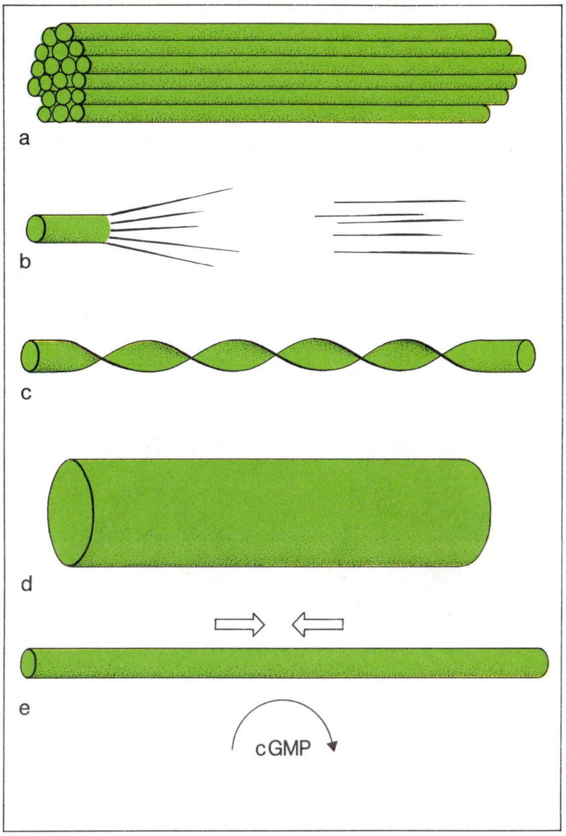

Abb. 2.**31 a–e** Pathologie der Mikrotubuli: **a** Proliferation (gesteigerte Selbstaggregation), **b** Depolymerisierung und Auflösung, **c** spiralförmige Fehlaggregation, **d** Reaggregation zu Makrotubuli, **e** fehlende Aktivierung (Kontraktionsdefekt)

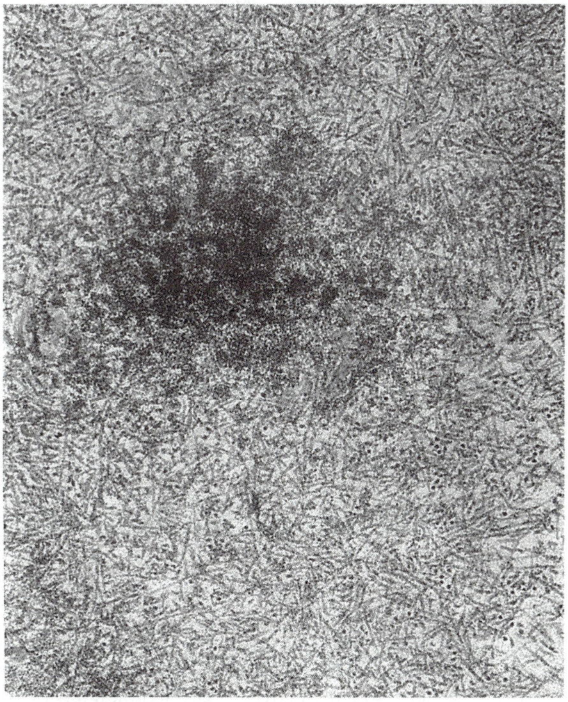

Abb. 2.**32** Intermediärfilament-Pathologie: Mallory-Körperchen (Vergr. 1 : 25 000; Original: Denk)

Desmosomale Läsionen

Orthologie: Zellen, welche dichte geschlossene Zellverbände bilden, sind fest miteinander und mit der Unterlage verbunden. Dazu bedienen sie sich folgender Haftorganellen:

– *Gürteldesmosomen* (= Zonula adhaerens): Sie liegen unmittelbar unter den Zonulae occludentes (= tight junction) und verbinden jeweils zwei Nachbarzellen. Die Zwischenzellfuge ist an dieser Stelle mit einem mikrofilamentösen Material (= Desmogelin) angefüllt. Die Zellmembran im Bereich der Gürteldesmosomen wird durch zwei senkrecht zueinander verlaufende aktinhaltige Mikrofilamentsysteme verstärkt. Das eine Filamentsystem verläuft gebündelt parallel zur Zellmembranoberfläche, das andere setzt im Bereich der Desmosomenzellmembran an und strahlt fächerförmig ins Zytoplasma ein. Auf diese Weise haben die Gürteldesmosomen eine kontraktile Beweglichkeit, mit der sie Zellücken, wie sie im Rahmen von Zellnekrosen entstehen können, nach Art einer Tabaksbeutelnaht verschließen können (Abb. 2.**33 c**).

– *Punktdesmosomen* (= Macula adhaerens): Sie verkitten und verankern druckknopfartig zwei Nachbarzellen. Dazu ist die Zwischenzellfuge mit einem mikrofilamentösen Material (Desmogelin) ausgefüllt, das von einer Zellmembran zur anderen reicht und sich in der Fugenmitte zu einem Mittelstreifen verdichtet. Im zellmembrannahen Zytoplasma findet sich eine scheibenartige Plaque (mit dem Polypeptid *Desmoplakin*), mit der bei den Plattenepithelien die auf Zugbelastung spezialisierten Tonofilamente

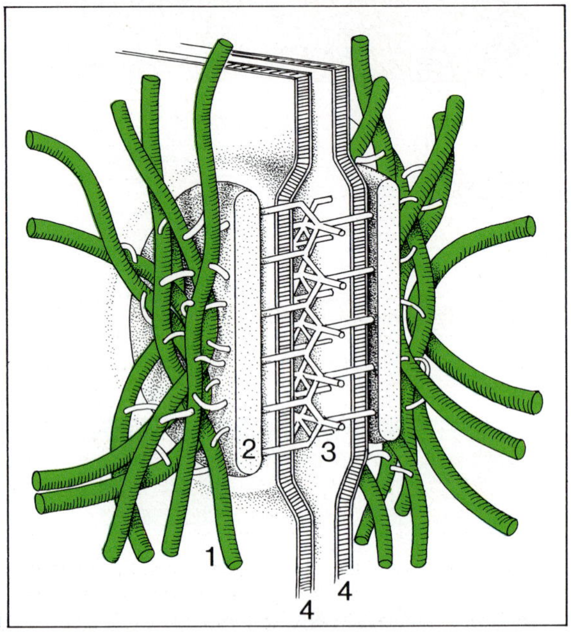

a

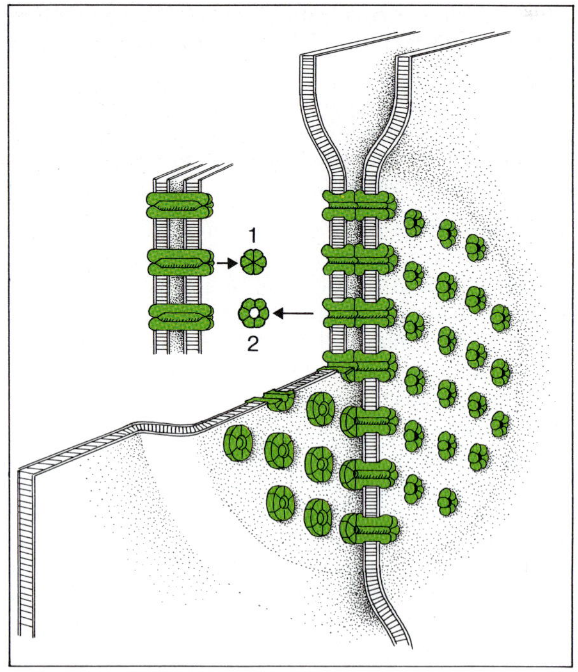

b

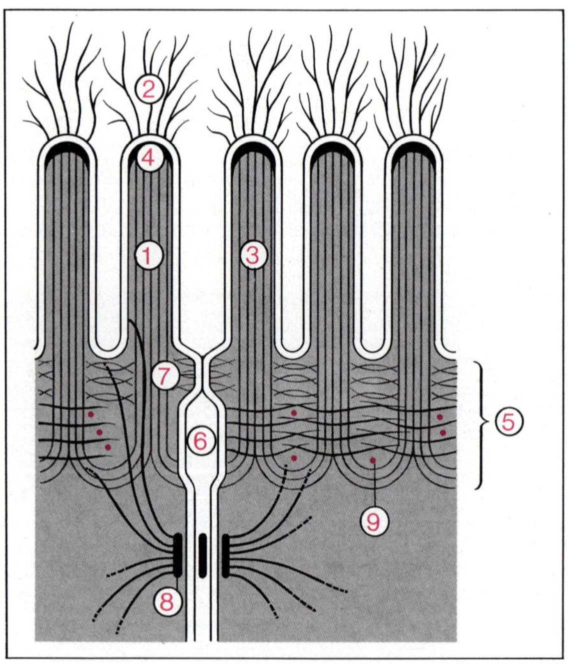

c

Abb. 2.**33 a–c** Haftorganellen:
a Punktdesmosomen: 1 = Zytokeratinfilamente, 2 = Desmoplakin: scheibenförmige Verankerung für Zytokeratinfilamente, 3 = Desmogelin: „Klebstoff" zwischen den beiden Zellaußenflächen, 4 = Zellmembran zweier benachbarter Zellen
b Nexus in geschlossenem (1) und offenem Zustand (2)
c Schematische Ultrastruktur des Bürstensaums (= Mikrovilli) im Verbund mit den Haftorganellen und Zytoskelett. Die Oberfläche der einzelnen Mikrovilli (1) wird durch glykoproteinhaltige Antennulae (2) vergrößert. Die Mikrovilli enthalten ein zentrales Mikrofilamentbündel (3), welches aus Aktin und bestimmten Verbindungsproteinen wie Villin und Fimbrin besteht. Es geht von einer apikalen Verdichtungszone (4) aus und strahlt in ein Terminalgespinst (5) ein, das auf Höhe der Gürteldesmosomen (6) Myosin enthält. Dieses Terminalgespinst ist seitlich an den Gürteldesmosomen und eine Zonula occludens (7) verankert und steht basal zum Zytoplasma hin mit dem keratinhaltigen Zytoskelett und damit mit den Punktdesmosomen (8) in Verbindung. Im Terminalgespinst ist auch das tyrosinhaltige Calpactin-I lokalisiert. Dies ist ein $Ca^{(2+)}$-bindendes Calciumkanalprotein mit Verbindung zu Zytoskelettbestandteilen wie Actin, welches als initiales Substrat des epidermalen Wachstumsfaktor-Rezeptors (EGF-Rc) nach Phosphorylierung durch die vom c-src-Protoonkogen kodierte Tyrosinkinase in die Signaltransduktion mitogener Signale involviert ist

(= Zytokeratin) in Verbindung stehen. Diese sind 10 nm dick, ziehen in großen Schlaufen durch diese Zytoplasmascheibe und strahlen tief ins übrige Zytoplasma ein (= 10-f-Desmosomen). Bei Drüsenepithelien finden sich statt der Tonofibrillen 7 nm dicke Mikrofibrillen (= 7-f-Desmosomen). Die Zellmembran ist im Bereich der Punktdesmosomen (im Gegensatz zu den Gürteldesmosomen) durch eine Ansammlung integraler Proteine verstärkt (Abb. 2.**33 a**).

– *Hemidesmosomen* verankern die Epithelzellen mit dem darunterliegenden Stroma und verhindern eine Epithelablederung bei tangentialer Belastung. Sie bestehen morphologisch nur aus der einen Hälfte eines Punktdesmosoms. Außerhalb des Zytoplasmas werden die Hemidesmosomen mit dem Laminin der Basalmembran und dem Fibronektin verbunden, zu dem sich kollagene Verankerungsfibrillen hinzugesellen (vgl. Abb. 2.**49**).

– *Zonula occludens* (= tight junction): Sie liegt bei den Drüsenepithelien am weitesten lumenwärts und wird durch punktförmige Aneinanderlagerung der beiden Zellmembranen unter Verschmelzung der äußersten lipophilen Schicht zu einer pentalaminären Membranregion gebildet. Dabei haften nach Art eines Reißverschlusses Ketten von globulären Membranproteinen (= integrale Proteine) aneinander und bilden ein um die Zelle herumlaufendes Abdichtungsband. Je nach Grad der erforderlichen Abdichtung finden sich ein oder mehrere solcher Abdichtungsbänder. Die Maculae occludentes der Disci intercalares des Myokards sind Spezialformen von Zonulae occludentes.

- *Nexus* (= gap junction): Die Nexus gleichen den Zonula occludentes, weisen aber eine heptalaminäre Strukturierung der Zellembran in diesem Bereich auf. Hinzu kommt, daß feinste Poren, aus hantelförmigen Proteinen (= Connexin) gebildet, eine Verbindung zwischen den beiden Nachbarzellen herstellen. Durch diese transmembranösen Poren findet ein lebhafter Austausch und Transport von Ionen, Zuckern, Aminosäuren, Nukleotiden sowie bestimmten Botenstoffen (cAMP) und Regulatorstoffen statt (Abb. 2.**33 b**).

Desmosomenpathologie

(Abb. 2.**34a–e**)

Desmosomenproliferation: Sie notiert man beim *Keratoakanthom* der Haut (S. 936) sowie bei der entzündlich-hyperplastischen *Synovialitis*. Sie läßt sich experimentell durch Proteolyse und Ca^{2+}-Reduktion im Extrazellulärraum induzieren.

Desmosomenaplasie findet man bei Karzinomen als Ausdruck der Zellentdifferenzierung und der Wachstumsaggressivität und bei *bullösen Hauterkrankungen* als morphologisches Korrelat der *Akantholyse* (S. 928), dabei können wie beim Pemphigus vulgaris autoreaktive Antikörper gegen Interzellularsubstanz vorausgehen (Abb. 2.**35**).

Desmosomendystopie: Eine intrazytoplasmatische Verlagerung aberrierender Desmosomen findet man a) in den Epidermis-Keratinozyten bei *Regeneration, Dysplasie* und *Plattenepitheltumoren,* b) in *virusinfizierten Amnionzellen,* c) in Myokardiozyten bei *Gefügedilatation* und *Aortenstenose* oder bei Einwirkung *kardiotoxischer Zytostatika* oder *Hypoxie* oder d) in *mehrkernigen Riesenzellen* nach Zellfusion.

Desmosomenverankerungsstörung: Die interepithelialen Desmosomen sind normalerweise durch Zytokeratinfilamente im Zytoplasma verankert. Bei den *Granulosazelltumoren* des Ovars (S. 852) übernehmen diese Rolle Vimentinfilamente. Ähnliches gilt für die *Meningeome* (S. 1084) und *Nephroblastome* (S. 831).

Desmosomenheterogenität: Plattenepitheltypische 10-f-Desmosomen finden sich zusammen mit 7-f-Desmosomen in den bifunktionell differenzierten Adenoakanthomzellen. Das Vorhandensein von Gürtel- und Punktdesmosomen charakterisiert die *dendritischen Retikulumzellen* und damit die *Keimzentrumslymphome* (S. 578).

Desmosomenkomplexkörper sind für die Ausführungsgangsepithelien der ekkrinen Schweißdrüsen typisch. Sie bestehen aus amorphen Korpuskeln, die mit den Desmosomen in Verbindung stehen und offensichtlich dadurch zustandekommen, daß die Proteine der Mikrofilamente in einer Gelform statt in Fibrillenform vorliegen.

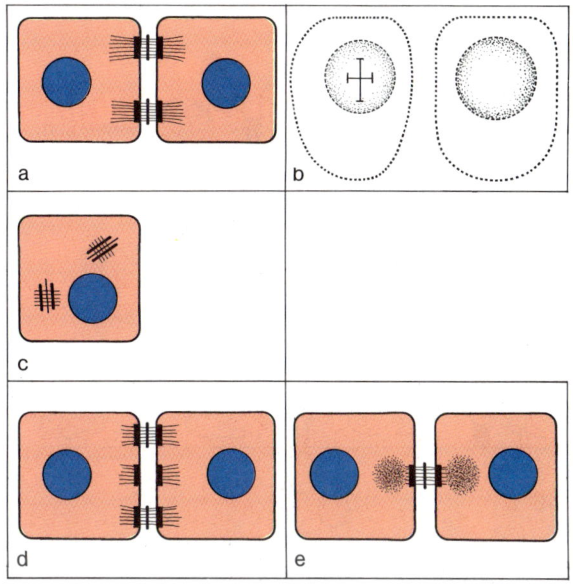

Abb. 2.**34 a–e** Pathologie der Desmosomen: **a** Vermehrung, **b** Verlust, **c** intrazytoplasmatische Verlagerung, **d** Heterogenität, **e** Komplexkörperbildung (Schema)

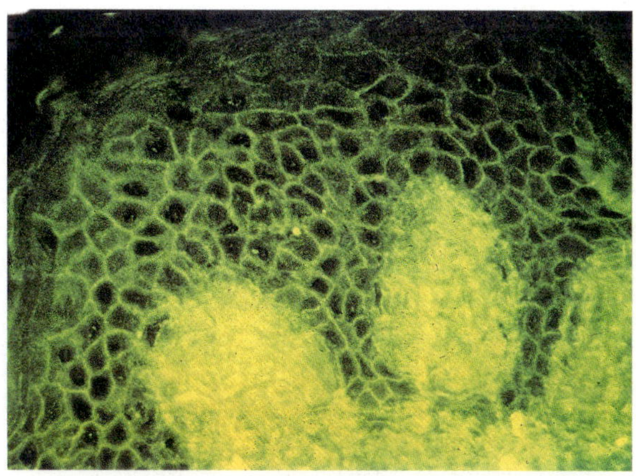

Abb. 2.**35** Desmosomenpathologie: Ablagerung von autoreaktiven Antikörpern mit Zerstörung der Desmosomen und damit des intraepithelialen Zellzusammenhaltes. Das Resultat ist eine blasige Hautabhebung in Form des Pemphigus vulgaris (Immunfluoreszenz, Vergr. 1 : 75; Original: Peter)

Zonulapathologie

(Abb. 2.**36a–d**)

Zonulaproliferation: Sie tritt in den umliegenden Zellen eines Nekroseherdes auf und läßt sich durch Proteolyse induzieren. Ebenso löst eine verstärkte mechanische Belastung eines Zellverbandes mit Gefügedilatation, wie sie im Gefäßendothel bei Hypertonie auftritt, eine Vermehrung der „tight junctions“ pro Zellmembranoberfläche (aber nicht der Nexus) aus. Dies dürfte Ausdruck einer Anpassungsreaktion der Zellmembran auf die intravasale Druckerhöhung sein (S. 396).

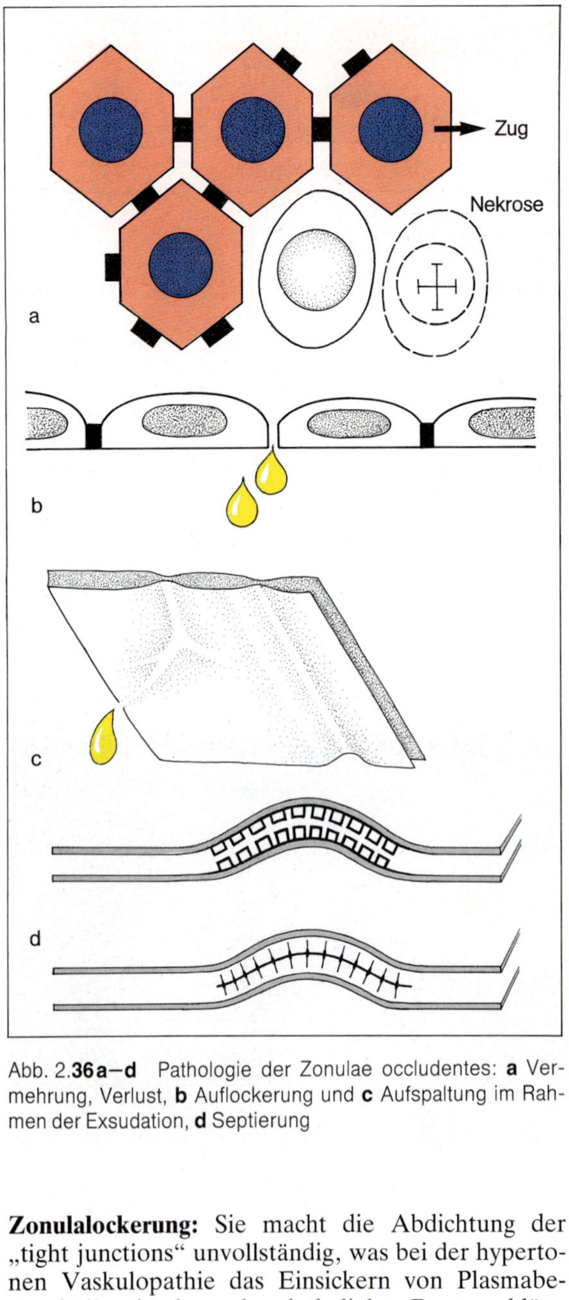

Abb. 2.**36a–d** Pathologie der Zonulae occludentes: **a** Vermehrung, Verlust, **b** Auflockerung und **c** Aufspaltung im Rahmen der Exsudation, **d** Septierung

Zonulalockerung: Sie macht die Abdichtung der „tight junctions" unvollständig, was bei der hypertonen Vaskulopathie das Einsickern von Plasmabestandteilen in den subendothelialen Raum erklärt. Eine ähnliche Zonulaveränderung erklärt zusammen mit dem Desmosomenverlust das Phänomen der „Zellabtropfung" in entdifferenzierten malignen Tumoren und tritt auch zwischen den Kapillarendothelien im Rahmen des Exsudationsprozesses auf. Sie ist das morphologische Korrelat einer Permeabilitätsstörung.

Zonulaseptierung durch Einlagerung quadrangulärer Kittproteine in den junktionalen Zwischenzellraum: Sie scheint für die formale Pathogenese spezieller *dyserythropoietischer Anämien* (Abb. 2.**36d**) entscheidend zu sein, indem sie die Normoblasten synzytiumartig verklebt und so am Auseinanderweichen hindert (S. 539). Die Ausbildung von reißverschlußartigen Zonulaseptierungen durch Veränderung der Glykokalix der Zellmembran ist eine Eigenschaft der *leukämischen Monozyten.* Sowie sie in Kontakt mit Phagozytosematerial kommen, bilden sie untereinander und zwischen Pseudopodien ein und derselben Zelle solche Membranverklebungen aus, was die defekte Phagozytose und erhöhte Infektanfälligkeit der Patienten mit myelomonozytärer Leukämie erklärt (S. 548).

Nexuspathologie

Zellkommunikationsstörung: Bivalente Kationen, in erster Linie Ca^{2+} und $2H^{+}$, sind in der Lage, die negativ geladenen Porenproteine im Mündungsbereich zu neutralisieren und kristallin verklumpen zu lassen, so daß die Poren zusammenrücken und reversibel verschlossen werden. Als Folge davon wird die Zellkoppelung vorübergehend unterbrochen. Dies ist bei den verschiedenen Hypoxydosen (S. 78) und anderen Zellschädigungen der Fall. Im weiteren Verlauf lösen sich die geschädigten Zellen aus dem Zellverband, und die umliegenden Epithelien schotten sich durch Verschluß der Nexusporen gegenüber der *Nekrose* ab. Dies wirkt für die umliegenden Zellen als Startsignal, um den Stoffwechsel von Funktion auf Mitose umzustellen. Eine Störung dieses Vorganges ist die kausalpathogenetische Grundlage der *abnormen Regeneration,* der *malignen Transformation* und *Metastasierung* sowie der *kardialen Arrhythmie* und der *Störung peristaltischer Bewegungen* glatt-muskulärer Hohlorgane.

Nexusatrophie: Eine Verarmung der Zellen an Nexus geht mit einer Drosselung der Zell-Zell-Kommunikation einher. Damit verbunden ist eine Entzügelung der Zellvermehrung: ein Vorgang, der für den ersten Schritt der Tumorentstehung (= Tumorpromotion, S. 357) typisch ist.

Nexusdystopie: Durch intrazytoplasmatische Verlagerung werden sie in Mediamyozyten bei Fehlbildungen der großen Körperschlagadern sowie im Myokard bei Linksherzüberlastungen gefunden. Sie bewirken eine fehlerhafte Zell-Zell-Kommunikation.

Nexusatypie, verbunden mit unregelmäßiger Konturierung der sonst rundlichen Nexus, werden bei der *hypertonen Vaskulopathie beobachtet.*

Mikrovilli-Läsionen

Orthologie: Die auf Stoffaufnahme spezialisierten Zellen weisen an der Grenzfläche ihres Resorptionspoles eine histologisch erkennbare Verdichtungszone in Form des Bürstensaumes auf, welche ultrastrukturell aus einem dichten Rasen von Mikrovilli besteht (Abb. 2.**33c**). Sie stellen feinste fingerförmige Zytoplasmafortsätze auf, die bei stärkster elektronenmikroskopischer Vergrößerung mit pinselartigen Glykoproteinstrukturen in Form von Antennulae microvillares bestückt sind. Diese enthalten neben Oligosacchariden mit Rezeptorcharakter auch Disaccharidasen, welche die Disaccharide aus dem Verdauungsbrei in Monosaccharide aufspalten und resorbierbar machen. Die Stoffaufnahme wird durch den mikrovillieigenen Bewegungsapparat aus aktinhaltigen Mikrofilamenten gefördert. Diese Aktinfilamente inserieren in der Mikrovillusspitze und strahlen als Zottenwürzelchen in die Aktinfilamentbündel ein, welche die Gürteldesmosomen zweier benachbarter Zellwände zusammenhält. Diese Zottenwürzelchen werden je nach Etage der Schlußleisten von einem andersartigen Filamentnetz umgeben, das in seiner Gesamtheit als Terminalgespinst bezeichnet wird. Auf der Höhe des Gürteldesmosomen besteht das Terminalgespinst aus einem aktin-, myosin- und aktininhaltigen Faserfilz, welcher wie eine kontraktile Binde unter dem Mikrozottenrasen liegt und in den Gürteldesmosomen inseriert. Die Aktinfilamente in der Mikrovillusachse sind durch besondere Polypeptide an der Plasmamembran verankert und untereinander durch die mikrovillispezifischen Proteine Fimbrin und Villin verbunden. Die Zytokeratinfilamente, welche von den Punktdesmosomen ausgehen, strahlen in die Mikrovilli ein und geben ihnen die nötige Festigkeit. Eine Kontraktion des Terminalgespinstes bewirkt eine pulsierende Auffächerung der Mikrovilli und eine Auflockerung der Zwischenzellfuge im Bereich des Schlußleistennetzes. Dieser für die Resorption wichtige Kontraktionsvorgang ist energieabhängig.

Enterokolitis: Längere Zeit andauernde Darmentzündungen schädigen die Mikrovilli der Enterozyten samt Disaccharidasen derart, daß die Disaccharide wegen des Disaccharidasemangels im Darmlumen zurückbleiben und von den Darmbakterien vergärt werden. Dies zieht Resorptionsstörungen und Gärungsdurchfälle nach sich. Eine Mikrovillizerstörung mit entsprechendem apikalem Zellödem findet man bei schweren Enteritiden wie *Cholera* (S. 710).

Zöliakie: Bei der *Zöliakie* kommt es im Verlaufe der Erkrankung zu einem Mikrovilliverlust und zu einer tiefgreifenden Schädigung in der Oligosaccharidbestückung der Glykokalix. *Villin* schließlich ist ein recht spezifischer Marker für gastrointestinale Tumoren.

Ziliäre Läsionen

Orthologie: Bestimmte Zellen bilden, je nach Funktions- und Differenzierungszustand, haarartige, bewegliche oder unbewegliche Zellfortsätze aus, die nach einem ähnlichen ultrastrukturellen Bauplan aufgebaut sind. Die beweglichen unter ihnen werden *Kinozilien* oder Flimmerhaare genannt, die unbeweglichen heißen *Stereozilien*. Für das pathogenetische Verständnis vieler Krankheiten ist der Aufbau und die Funktionsweise der Kinozilien wichtig. Darauf wird im folgenden kurz eingegangen:

Die *Kinozilien* (Abb. 2.**37a–c**) befinden sich am apikalen Zellpol der Flimmerepithelien, bestehen aus einem zellmembranumschlossenen (0,2 µm dicken) Zellfortsatz, der – ebenso wie das Zilienwachstum – vom Kinetosom (entspricht dem Zentriol) ausgeht. Dieses besteht aus 9 peripheren mikrotubulären Tripletten. Auf Höhe der apikalen Zellmembran gehen sie in 9 mikrotubuläre Dubletten über und gruppieren sich von da ab um ein zentrales Mikrotubulipaar (= normales 9 + 2 Axonema). Ferner findet man in diesem Halsabschnitt einer Zilie molekulare Verbindungsbrücken zwischen den 9 Mikrotubulidubletten und der Zilienmembran, die wie ein Halsband den Zilienhals umgeben. Sie sind vermutlich das ultrastrukturelle Korrelat der Calciumpumpe und für die Zilienmotilität wesentlich. Am lumenseitigen freien Zilienende sind die 9 Mikrotubulidubletten und die zentralen Mikrotubuli fest in einer kleinen amorphen Platte veran-

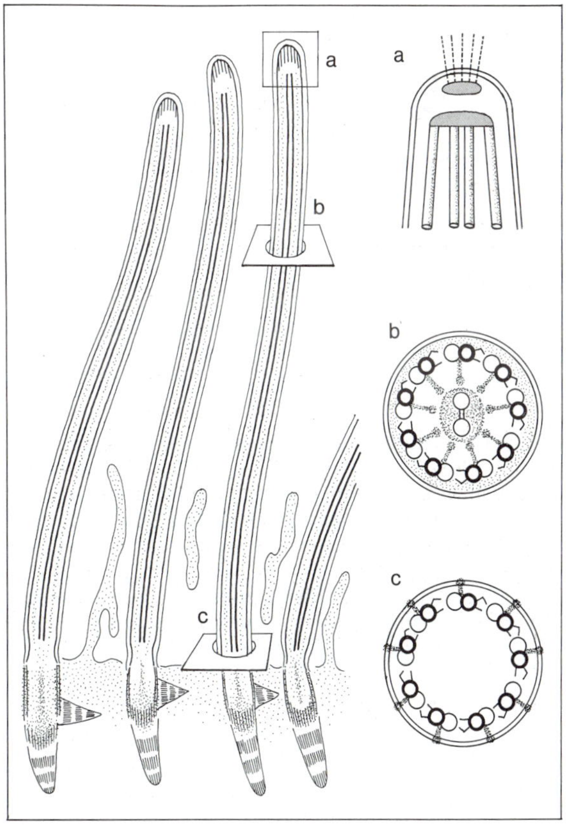

Abb. 2.**37a–c** Ultrastruktur des Zilienaufbaus in verschiedenen Schnittebenen (a, b, c)

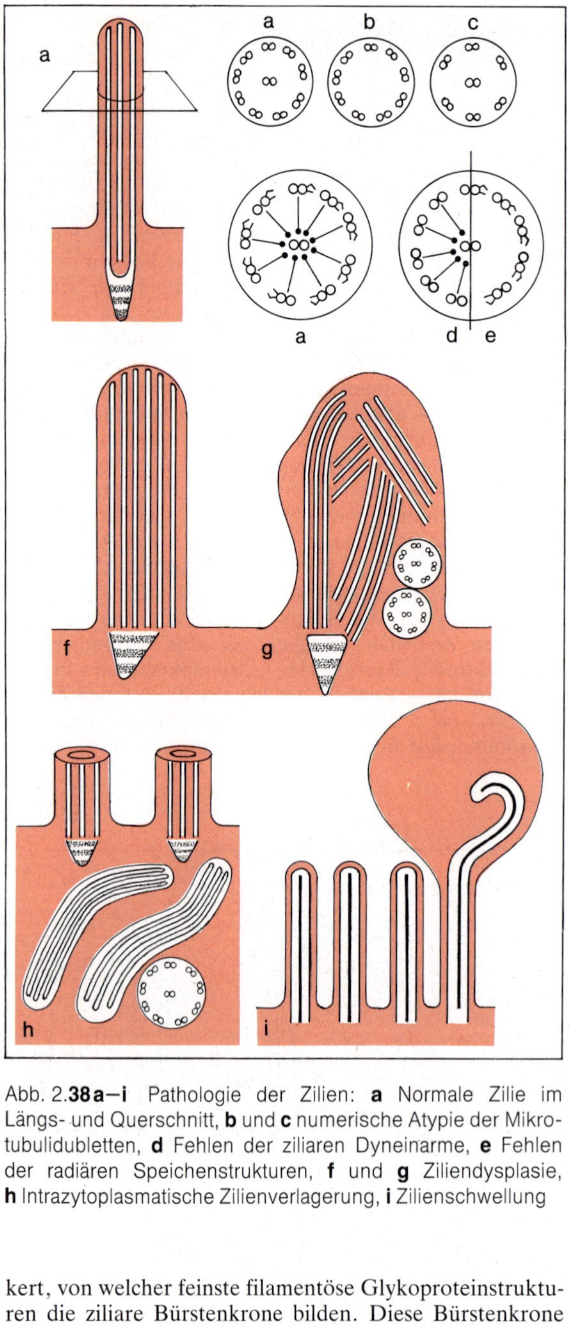

Abb. 2.**38a–i** Pathologie der Zilien: **a** Normale Zilie im Längs- und Querschnitt, **b** und **c** numerische Atypie der Mikrotubulidubletten, **d** Fehlen der ziliaren Dyneinarme, **e** Fehlen der radiären Speichenstrukturen, **f** und **g** Ziliendysplasie, **h** Intrazytoplasmatische Zilienverlagerung, **i** Zilienschwellung

kert, von welcher feinste filamentöse Glykoproteinstrukturen die ziliare Bürstenkrone bilden. Diese Bürstenkrone weist eine negative Ladung auf und ist für den Abtransport von Schleim und Fremdpartikeln wichtig.

An diese 9 Mikrotubulidubletten sind seitlich zwei armartige Proteingruppen (= *Dyneinarme*) gebunden, die im Uhrzeigersinn zur Nachbardublette weisen. Diese Dyneinarme enthalten ATPase und stehen mit Calmodulin in Verbindung, das ja bekanntlich für den intrazellulären Calciumtransport verantwortlich ist. Von dem zentralen Mikrotubulipaar gehen speichenartige Verbindungsbrükken aus, welche die 9 Mikrotubulidubletten verbinden. Die Dyneinarme verbinden sich in Gegenwart von Ca^{2+} oder Mg^{2+} ähnlich wie das Myosin mit dem Tubulin der Mikrotubuli, so daß ein Gleitvorgang innerhalb der 9 Mikrotubulidubletten entsteht und letztlich zu einer peitschenartigen Zilienbewegung führt. Das dazu notwendige ATP wird von der ATPase in den Dyneinarmen geliefert.

Zilienpathologie

(Abb. 2.**38a–i**)

Die Zilien sind äußerst empfindlich auf physikalische, chemische und entzündliche Noxen und reagieren prompt mit entsprechenden strukturellen Veränderungen. Diese können entweder in einer Fehlbildung der Zilien oder in supramolekularen Defekten der Zilienbinnenstrukturen bestehen und führen zu einer Störung der Zilienbewegung.

Zilienhyperplasie mit einer Zilienvermehrung: Sie ist für *embryonale* und *entdifferenzierte Zellen* typisch.

Zilienhypoplasie: Bei chronisch rezidivierenden *Entzündungen* mit maligner Transformation sowie bei der *A-Hypovitaminose* geht im Rahmen der Plattenepithelmetaplasie des respiratorischen Epithels der Flimmerbesatz verloren.

Ziliendysplasie mit Zilienverplumpung findet man bei chronischen *Entzündungen* in allen Bereichen, die von einem respiratorischen Epithel ausgekleidet sind. Sie scheint auch für die *Papillome des Nasenrachenraums* und des *Ovars* sowie für die *Lungenkarzinome,* welche sich vom respiratorischen Epithel herleiten, typisch zu sein. Verplumpte Zilien enthalten überschüssige Mikrotubulidubletten (z. B. 10 + 2 Axonema) oder mehrere Axonemen in paralleler oder ungeordneter Ausrichtung.

Daneben können auch Mikrotubulidubletten in einzelnen Axonemen fehlen (z. B. 8 + 2 Axonema). Für diese Ziliendysplasie ist eine fehlerhafte Zilienbildung im Rahmen der übersteigerten Zell- und damit auch Zilienneubildung verantwortlich. Histologie: Fehlende Zilien (Abb. 2.**39**).

Ziliendystopie mit intrazytoplasmatischer Verlagerung, bei denen sich die regelrechte Zellmembran-Mikrotubulianordnung zu Zilien nicht vollziehen konnte: Hier gilt das gleiche wie bei der Ziliendysplasie.

Zilienschwellung: Bei der Infektion mit *Diplococcus pneumoniae* oder *Bordetella bronchiseptica* schwillt das Zilienzytoplasma blasenartig an, so daß der Mukoziliarapparat außer Funktion gesetzt wird. Ähnliches gilt für eine exzessive *Nikotinexposition.*

Radiärspeichenaplasie: Hier fehlen die radiären Speichenstrukturen, welche das zentrale Mikrotubulipaar mit den 9 Mikrotubulidubletten verbinden und so die Zilien versteifen. Diese Läsion wurde auch bei pathogenetisch ungeklärten Fällen mit *chronischen Bronchitiden* festgestellt.

Ziliarhalsbanddestruktion: Sie wurde bei der Infektion mit *Mycoplasma pneumoniae* für die Störung des Mukoziliarapparates notiert.

Dyneinarmaplasie: Die Dyneinarme der äußeren Mikrotubulidubletten, welche für die peitschenartige Bewegung der Zilien und auch der Spermienschwänze verantwortlich sind, fehlen aufgrund eines Gendefektes beim *ziliären Dyskinesiesyndrom.*

Zilienfehlausrichtung: Bei diesen Patienten sind die Zilien nicht der Schlagabfolge entsprechend, sondern zufällig ausgerichtet, so daß eine ziliäre Dyskinesie resultiert.

Primäres ziliäres Dyskinesiesyndrom

Pathogenese: In diesen Fällen sind die Kinozilien in Organen, welche mit einem respiratorischen Epithel ausgekleidet sind, aufgrund eines genetischen Defektes entweder dysplastisch oder so chaotisch angeordnet, daß keine normale Zilienschlagfolge möglich ist. Dies führt zu einer Störung des mukoziliären Apparates mit Sekretstau, Bronchiektasen und chronischen Rhinosinusitiden. Auch die Spermien sind unbeweglich, so daß diese Patienten außerdem an einer Infertilität leiden. Da schließlich auch die Zilientätigkeit der embryonalen Epithelien für die Rechtsrotation und für die bilaterale Symmetrie der inneren Organe verantwortlich ist, dürfte die fehlende Zilienbewegung die Ursache für den *Situs inversus* der betroffenen Patienten sein (Abb. 2.**40**). Eine solche tiefgreifende Störung aufgrund molekularer Ursache ist die kausale Pathogenese des *Kartagener-Syndroms*.

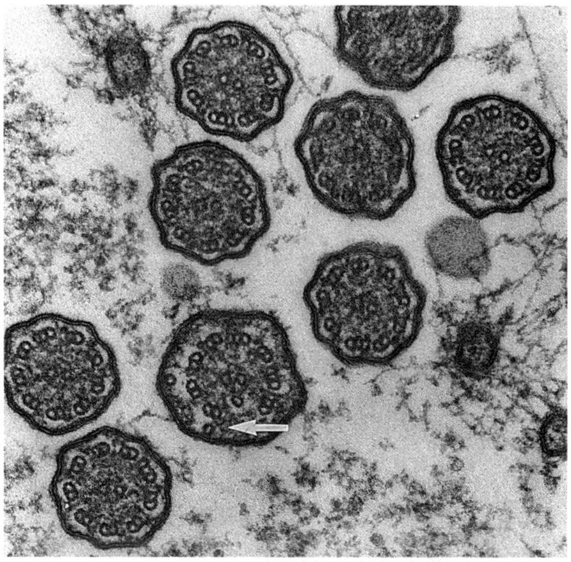

Abb. 2.**39** Zilienpathologie: Numerische Atypie der Mikrotubulidubletten bei einem Patienten mit chronischer Sinusitis (EM, Vergr. 1:20000; Original: Schaefer) (Pfeil: überzählige Mikrotubuli)

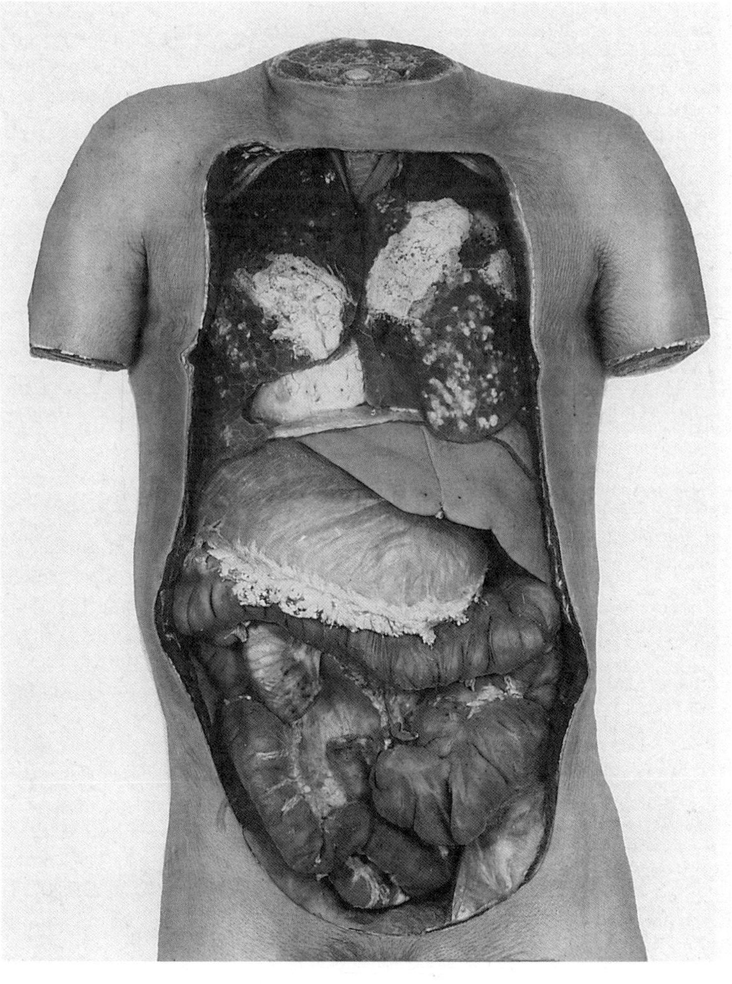

Abb. 2.**40** Zilienpathologie: Beispiel Kartagener-Syndrom:
Infolge ziliärer Dyskinesie bleibt die Rechtsrotation der inneren Organe (beachte: Herz rechts, Leber links, Colon ascendens links) und die mukoziliäre Reinigung der oberen Luftwege aus. Die Folge ist ein Situs inversus sowie Sekretrückstau in den ausgesackten Bronchien (= Bronchiektasen), im Bild mit Bariumbrei gefüllt (weiße Herdbildungen). Zum klinischen Bild gehört noch eine Spermienimmotilität mit Infertilität. (Original: Anatomisches Museum Basel)

Literatur

Afzelius, B. A.: The immotile-cilia syndrome and other ciliary diseases. Int. Rev. Exp. Pathol. 19 (1979) 1
Altmann, H. W., H. A. Müller: Grundlagen der Karyologie. Verh. dtsch. Ges. Path. 57 (1973) 2
Anderson, H. C.: Calcific diseases. Arch. Path. Lab. Med. 107 (1983) 341
Böhm, N., B. Moser: Reversible Hyperplasie und Hypertrophie der Mäuseleber unter funktioneller Belastung mit Phenobarbital. Beitr. Path. 157 (1976) 283
Bonucci, E., et al.: The organic-inorganic relationship in calcified mitochondria. J. Cell Biol. 59 (1973) 185
Chedid, A., et al.: Significance of megamitochondria in alcoholic liver disease. Gastroenterology 90 (1986) 1858
Clayton, D. A., C. A. Smith: Complex mitochondrial DNA. Int. Rev. Exp. Pathol. 14 (1975) 1
Cottier, H.: Pathogenese. Springer, Berlin 1980
Denk, H., et al.: Biochemical and immunocytochemical analysis of the intermediate filament cytoskeleton in human hepatocellular carcinomas and in hepatic neoplastic nodules of mice. Lab. Invest. 46 (1982) 584
Dustin, P.: Microtubules. Springer, Berlin 1978
Fahimi, H. D., H. Sies: Peroxisomes in Biology and Medicine. Springer, Berlin 1987
Franke, W. W.: Structure, biochemistry and functions of the nuclear envelope. Int. Rev. Cytol., Suppl. 4 (1974) 71
Gabbiani, G., et al.: Vimentin-containing smooth muscle cells in aortic intimal thickening after endothelial injury. Lab. Invest. 47 (1982) 265
Ghadially, F. N.: Ultrastructural Pathology of the Cell. Butterworth, London 1975
Hagler, H. K., et al.: Quantitative X-ray microanalysis of mitochondrial calcification in damaged myocardium. Lab. Invest. 45 (1981) 241
Hooper, M. L., J. H. Subak-Sharpe: Metabolic cooperation between cells. Int. Rev. Cytol. 69 (1981) 45
Irie, T., et al.: Relationship of Mallory bodies to the cytoskeleton of hepatocytes in griseofulvin treated mice. Lab. Invest. 47 (1982) 336
Jack, E. M., et al.: Ultrastructurally changes in chemically induced preneoplastic focal lesions in the rat liver. Carcinogenesis II (1990) 1531
Joh, K., U. N. Riede: The effect of prostaglandins on experimental storage disease in rats. J. exp. Path. 71 (1990) 171
Johannessen, J. V.: Electron Microscopy in Human Medicine, vol. II. Cellular Pathobiology, Metabolic and Storage Diseases. McGraw-Hill, New York 1978
Kessel, R. G.: A novel and transient structure associated with annulate lamellae morphogenesis. J. submicr. Cytol. Path. 22 (1990) 551
Klaunig, J. E., R. J. Ruch: Role of inhibition of intercellular communication in carcinogenesis. Lab. Invest. 62 (1990) 135
Marzella, L., et al.: Autophagy, heterophagy, microautophagy and crinophagy as the means for intracellular degradation. Virchows Arch. B Cell. Pathol. 36 (1981) 219
McGuise, E. J., et al.: Peroxisome induction potential and lipid-regulating activity in rats. Amer. J. Pathol. 139 (1991) 217
Moll, R., et al.: The catalog of human cytokeratins. Cell 31 (1982) 11
Moll, R., et al.: Desmosomal Proteins. Lab. Invest. 54 (1986) 1
Morré, D. J., et al.: Golgi apparatus function in membrane transformations and product compartimentalization. Adv. Cytopharmacol. 1 (1971) 169
Moser, H. W., et al.: Peroxisomal disorders. Biochem. Cell. Biol. 69 (1990) 463
Novikoff, A., et al.: Studies of the secretory process in the mammalian exocrine pancreas. J. Cell Biol. 75 (1977) 148
Peracchia, C.: Structural correlates of gap junction permeation. Int. Rev. Cytol. 66 (1980) 81
Randal, T.: Mitochondrial DNS: A new frontier in acquired and inborn gene defects. J. Amer. med. Ass. 266 (1991) 1739
Riede, U. N.: Morphologie und Bedeutung des ergastoplasmatischen Cisternenkollapses. Experientia 29 (1973) 184
Riede, U. N.: Die Rolle der Lysosomen bei Erkrankungen des Bindegewebes. Verh. dtsch. Path. Ges. 60 (1976) 133
Riede, U. N., et al.: Structure and function of peroxisomes and their role in disease processes. In Trump, B. F., A. U. Arstila: Pathobiology of Cell Membranes, vol. II. Academic Press, New York 1980 (p. 173)
Riede, U. N., et al.: Focal proliferation of the smooth endoplasmic reticulum in the cells of the straight part of the proximal kidney tubule. Path. Europ. 8 (1973) 211
Royer-Pokora, B., et al.: Cloning the gene for an inherited human disorder – chronic granulomatous disease – on the basis of its chromosomal location. Nature 322 (1986) 32
Rutland, J., et al.: Random ciliary orientation, a cause of respiratory tract disease. New Engl. J. Med. 323 (1990) 1681
Satir, P.: How cilia move. Sci. Amer. 231 (4) (1975) 45
Schraer, R., et al.: Aspects of mitochondrial function in calcium movement and calcification. Fed. Proc. 32 (1973) 1938
Spycher, M. A., U. N. Wiesmann: Konzepte der lysosomalen Speicherkrankheiten. Verh. Dtsch. Ges. Path. 66 (1982) 203
Staehelin, L. A., B. E. Hull: Junctions between living cells. Sci. Amer. 238 (5) (1978) 141
Stauber, W. T., et al.: Exocytosis of intact lysosomes from skeletal muscle after chloroquine treatment. Exp. Molec. Pathol. 34 (1981) 87
Tartakoff, A., P. Vassalli: Comparative studies of intracellular transport of secretory proteins. J. Cell Biol. 79 (1978) 694
Tonsgard, J. H.: Effect of Reye's Syndrome serum on the ultrastructure of isolated liver mitochondria. Lab. Invest. 60 (1989) 568
Traub, P.: Intermediate Filaments. Springer, Berlin 1985
Wischnitzer, S.: The annulate lamellae. Int. Rev. Cytol. 27 (1979) 65

Bindegewebspathologie

Die extrazelluläre Matrix kommt ubiquitär im Organismus vor und wird aus kollagenen und elastischen Fasern sowie aus Proteoglykanen aufgebaut. Sie garantiert die Gewebsfestigkeit und -verformbarkeit und dient dem Stofftransport. Sie übt ferner Wegweiser- und Differenzierungsfunktionen für die darin oder darauf befindlichen Zellen aus, was das Zustandekommen und die Aufrechterhaltung von Gewebsmustern erklärt. Dies macht verständlich, weshalb oft nur eine Strukturkomponente der Extrazellulärmatrix verändert sein muß, damit eine Gewebsschädigung oder eine Mißbildung ausgelöst wird.

Kollagen ist mit seinen verschiedenen makromolekulären Aggregationstypen der Hauptgarant der Zugfestigkeit im Gewebe. Seine wichtigsten angeborenen Bildungsstörungen werden in den verschiedenen Formen des *Ehlers-Danlos-Syndroms* zusammengefaßt. Die Bedeutung der Kollagenfasern im Organismus wird bei all den Läsionen deutlich, bei denen die Kollagenreißfestigkeit abnimmt. Dies ist der Fall bei strukturdefekten Kollagenmolekülen, Vernetzungsstörungen, fehlerhaften Kollagenkettenzusammensetzungen, aber auch bei entzügelter Kollagenolyse.

Basalmembran: Bereits kleine Moleküldefekte dieser besonders kollagenreichen Struktur äußern sich in renalen Funktionsstörungen oder in einer Schwächung der epidermalen Verankerung mit der Extrazellulärmatrix.

Mikrofibrillen: Sie haben trotz verschiedener Herkunft einen monotonen supramolekularen Aufbau und bestehen vor allem aus Fibrillen. Sie sind ein integrierender Bestandteil der elastischen Fasern, dienen aber auch der Verankerung von Zellen mit der Basalmembran. Das Funktionsspektrum der Mikrofibrillen läßt sich an einem Defekt des Fibrillingens verdeutlichen, der als *Marfan-Syndrom* bezeichnet wird.

Als sog. Faltblatt-β-Fibrillen werden die Mikrofibrillen bezeichnet, die bei verschiedenartigen Störungen im Gewebe in Form der *β-Fibrillose,* bekannt als *Amyloidose,* angereichert und abgelagert werden, so daß die ursprüngliche Zell- und Organfunktion erdrückt wird.

Elastin: Es stellt die elastisch-verformbare Strukturkomponente der Extrazellulärmatrix dar und ist ein wichtiges Strukturelement der Haut und Gefäße. Demzufolge äußert sich eine angeborene Elastogenesehemmung in einer Hautstarre, eine (meist entzündliche) Elastinfehlbildung in einer Hauthyperelastizität und eine Elastolyse in einer Gefäßaussackung.

Proteoglykane (frühere Bezeichnung *Mukopolysaccharide):* Sie bilden mit Kollagenfibrillen struktruelle Komplexe und sind Hauptbestandteil von Knorpelgewebe und Schleim. Deshalb wundert es nicht, daß angeborene Proteoglykansynthesedefekte mit Skelettwachstumsstörungen einhergehen. Eine angeborene komplexe Sekretionsstörung ist die zystische Fibrose (= *Mukoviszidose),* bei der die Proteoglykansynthese normal verläuft, aber der Ionentransport gestört ist. Wie wichtig die Proteoglykane für die Funktion der Extrazellulärmatrix ist, zeigen die Fälle mit pathologischer Proteoglykanolyse: Bei der rekurrierenden *Polychondritis* kollabiert das knorpelige Stützgerüst des Tracheobronchialbaumes und schnürt dem Patienten die Luft ab. Demgegenüber bleiben bei den *Mukopolysaccharidosen* Proteoglykanspaltprodukte infolge defizienter lysosomaler Abbauenzyme im Gewebe liegen. Dies führt zu Verunstaltungen bestimmter Skelettabschnitte und zu Gehirnschäden.

Kollagen-Läsionen

Orthologie: Das Kollagen stellt das quantitativ häufigste Protein des Körpers dar und ist das wichtigste Skleroprotein der Binde- und Stützgewebe. Erst durch seinen hohen Ordnungsgrad ist das Leben in Form eines Säugerorganismus möglich. Das Kollagen ist aufgrund seines hohen Elastizitätsmoduls fast undehnbar. Es ist mit den elastischen Fasern sowie mit den Proteoglykanen vergesellschaftet und deshalb für mechanische Belastungen geeignet.

Die Biosynthese aller Kollagentypen beginnt mit dem Ablesen der m-RNS-Matrize durch die Ribosomen. Die Ribosomen bilden das Kollagen zunächst in einer Vorläuferform (= Pro-α_1-Kette und Pro-α_2-Kette), die an beiden Enden je ein aminoterminales Peptid und ein carboxyterminales Peptid aufweisen. Sowie das aminoterminale Peptid gebildet ist, gelangt die Pro-α-Kette in das Zisternenlumen des rauhen endoplasmatischen Retikulums. Dort werden die Prolin- und Lysingruppen der Prokollagenketten durch eine Lysinhydroxylase mit Vitamin C, Folat, Eisen und α-Ketoglutarat als Kofaktoren hydroxyliert. Danach werden die, je nach Zelle und Organ „richtigen" Prokollagenketten mit Hilfe der beiden terminalen Prokollagenpeptide ausgewählt und durch Disulfidbrücken miteinander verbunden. In einem weiteren Schritt werden an den Hydroxylysingruppen der Prokollagenketten Galaktose, Glucose und andere Zucker addiert. Diese Glykosylierung beginnt in den RER-Zisternen, wird aber mit dem Eintritt der Pro-α-Ketten in das Zisternensystem des Golgi-Apparates fortgesetzt. Dort bilden sich im Kollagenbereich der Pro-α-Kette Wasserstoffbrückenbindungen an den Hydroxyprolingruppen aus, so daß jeweils drei Pro-α-Ketten in Form einer rechtsdrehenden Dreikettenspirale (= Tripelhelix) verdrillt werden.

Auf diese Weise ist Prokollagen entstanden, das nun via Golgi-Apparat in den Extrazellulärraum sezerniert wird. Das Prokollagen ist zwar schon ein fadenförmiges Molekül, muß aber noch weiter „bearbeitet" werden: Zunächst wird durch eine Prokollagen-N-Protease das aminoterminale Peptid und durch eine Prokollagen-C-Protease das carboxylterminale Peptid vom eigentlichen Kollagenbereich des Prokollagenmoleküls abgetrennt. Die Prokollagenpeptide hemmen über einen Feedback-Mechanismus die Kollageneosynthese. Da erst jetzt das Kollagenmolekül Fibrillenstruktur annehmen kann, steuern somit beide Prokollagenspaltenzyme eine überschießende und verfrühte Kollagenfaserbildung. Der nächste Schritt in der Kollagenfibrillenbildung besteht in einer End-zu-End- und Seit-zu-Seit-Anlagerung der Kollagenmoleküle. Dazu müssen aber die Hydroxylysin- und Lysingruppen des Kollagens durch eine kupferhaltige Lysyloxydase zu Aldehydderivaten oxydiert werden, so daß über eine Aldolkondensation die Kollagenmoleküle vernetzt und verfestigt werden. Für den Verlauf der Kollagenfibrillogenese sind schließlich Proteoglykane (Mucopolysaccharide) entscheidend. Die Proteoglykane sind nämlich mit ihren Seitenketten spinnenartig zwischen den Kollagenfasern befestigt und verhindern so zunächst eine weitere Kollagenvernetzung und damit ein weiteres Fibrillendickenwachstum.

Theoretisch kann jeder einzelne Schritt der Kollagenbiosynthese, aber auch des Abbaus, eine krankhafte Kollagenveränderung hervorrufen (Abb. 2.**41 a–c**).

Synthesestörung

1. Prokollagendefekte

Ehlers-Danlos-Syndrom Typ I–III: Hierbei handelt es sich um eine autosomal dominante Kollagenopathie mit abnormer Haut- und Gelenküberdehnbarkeit in schwerer (Typ I), milder (Typ II) oder lediglich gelenkhypermobiler Manifestation (Typ III). Ursächlich scheint eine noch nicht geklärte Transkriptionsstörung der Pro-Kollagenketten des Typ-1-Kollagens vorzuliegen.

Klinisch dominiert bei diesen Patienten eine „Gummihaut" (Abb. 2.**42**), welche sich in abnorm großen Falten abheben läßt (= kutane Hyperextensibilität) und nach Bagatelltraumen einreißt (= Dermatorrhexis). Hinzu kommen „Gummigelenke", die wegen ihres schlaffen Bandapparates abnorm überdehnbar und leicht dislozierbar sind. Außerdem neigen die Patienten als „Bindegewebsschwächlinge" bereits im Kindesalter zur Entwicklung von Hernien, Divertikel und Rektumprolaps.

Ehlers-Danlos-Syndrom Typ IV: Bei dieser ebenfalls autosomal dominant vererbten Kollagenopathie wird das Kollagen Typ III wegen Punktmutation in dem für die Pro-α_1-Kette des Kollagens Typ III kodierenden Allel kaum oder gar nicht von den Fibroblasten der Haut, Aorta und großen Gefäße des Gastrointestinal- und Respirationstraktes sezerniert und staut sich in deren Ergastoplasma zurück.

Klinisch dominiert bei diesen Patienten das Phänomen einer Gewebszerreißlichkeit nach Art eines „nassen Löschpapiers". Dies äußert sich in einer Dermatorrhexis, Gefäßaussackungen mit Einrissen (disseziierendes Aneurysma), Spontanpneumothorax, Rupturen im Intestinal- und Genitaltrakt.

Ehlers-Danlos-Syndrom Typ VII: Bei dieser autosomal dominant vererbten Kollagenopathie fehlen die aminoterminalen Peptide bei den beiden Prokollagenketten des Kollagens Typ I. Dies wirkt sich vor allem auf die mechanische Stabilität von Gelenken und Bändern aus.

Klinisch führende Symptome sind: Gelenkhypermobilität, rezidivierende Gelenksubluxationen und -luxationen (meist kongenitale Hüftluxation). Meist nur geringe Hautbeteiligung. Daher Synonym: Arthrochalasis multiplex congenita.

Osteogenesis imperfecta: Dies ist eine Bindegewebserkrankung, welche sowohl das Knochengewebe als auch Sehnen, Bänder, Faszien, Skleren und Dentin betrifft (Häufigkeit von 1 : 15 000) und auf einer Mutation der Pro-α-Ketten des Kollagens Typ I beruht. Von den vier verschiedenen Krankheitstypen sind folgende beide Formen besonders hervorzuheben:

- *Tardaform:* Autosomal dominant vererbte Mutation der Pro-α_1-Kette des Kollagentyps im N-terminalen Kettenbereich. Dementsprechend ist die Haut lädierbar, sind die Knochen brüchig (s. Glasknochenkrankheit S. 1116), die Gelenke überdehnbar und die Skleren wegen ihrer geringen Dicke blau. Oft kommt noch eine Dentinbildungsstörung hinzu.

• *Letalform:* Autosomal rezessiv vererbte Mutation der Pro-α_1-Kette des Kollagentyps im mittleren bis C-terminalen Kettenbereich. In diesen Fällen treten die Veränderungen, vor allem die multiplen Knochenfrakturen, bereits in utero auf.

2. Enzymatische Läsionen

Ehlers-Danlos-Syndrom Typ VI: Eine autosomal rezessiv vererbte Kollagenopathie infolge eines Aktivitätsdefizites der Lysinhydroxylase. Dadurch enthält das Prokollagen kaum Hydroxyllysin für die Kollagenvernetzung. Die Kollagenfibrillen sind unterschiedlich dünn und kaum zugfest.

Klinisch fallen die Kinder durch eine Kyphoskoliose und durch eine leichte Verletzbarkeit des Auges in Form von Retinaablösung und Rupturen des Augapfels auf (Augenfragilität), weshalb diese Form des Ehlers-Danlos-Syndroms auch als okuloskoliotischer Typ bezeichnet wird.

Lysinhydroxylasehemmung: Eine Reihe von alimentären, pharmazeutischen Faktoren hemmen die kupferhaltige Lysinoxydase, deren Koferment aus Pyridoxalphosphat (= Vitamin B_6) besteht: Ein *Kupfermangel* oder *D-Penicillamin-Therapie* sowie ein *Vitamin-B_6-Mangel* hemmen die Lysinoxydase direkt, während *β-Aminoproprionitril* (= Wirkstoff der Kichererbse, Lathyrus odoratus) sowie die *Homogentisinsäure* (bei Alkaptonurie) die Lysinoxydase kompetitiv hemmen. Als Folge davon fehlen die für die Kollagenvernetzung wichtigen Aldehydgruppen, was sich in einer abnormen Hautüberdehnbarkeit, Gefäßaneurysmen sowie Skelettdeformierungen äußert.

Skorbut: Hier blockiert der Mangel an Vitamin C (= Kofaktor der Prolinhydroxylase) die Hydroxylierung des Prolins und hemmt die Kollagenvernetzung und damit auch die Wundheilung sowie das Skelettwachstum (S. 1115). Dies erklärt die Gefäßbrüchigkeit und Blutungsneigung in Form von Petechien, Ekchymosen und Gingivitis.

Aldolkondensationshemmung: *D-Penicillamin* (= β-, β'-Dimethylcystein) sowie *Homocystein* (bei der Homozystinurie) blockieren die Aldehydgruppen der Kollagenmoleküle und damit die Kollagenvernetzung. Die Kollagenfasern sind dünn und unregelmäßig und wenig zugfest. Die Haut ist in diesen Fällen überdehnbar, die Gefäße sklerosiert und die Gelenke arthrotisch deformiert.

Glykosylierungsstörung: Ein *Manganmangel* blokkiert, eine diabetische Stoffwechsellage sowie Vitamin-D-Mangel stimulieren die Glykosylierung der Kollagenketten. Beim *Diabetes mellitus* soll dies eine Teilursache für die kapillären Basalmembranverdickungen sein und beim *Vitamin-D-Mangel* zusammen mit der gesteigerten Lysinhydroxylierung die Vorgänge bei der Knochenverkalkung stören.

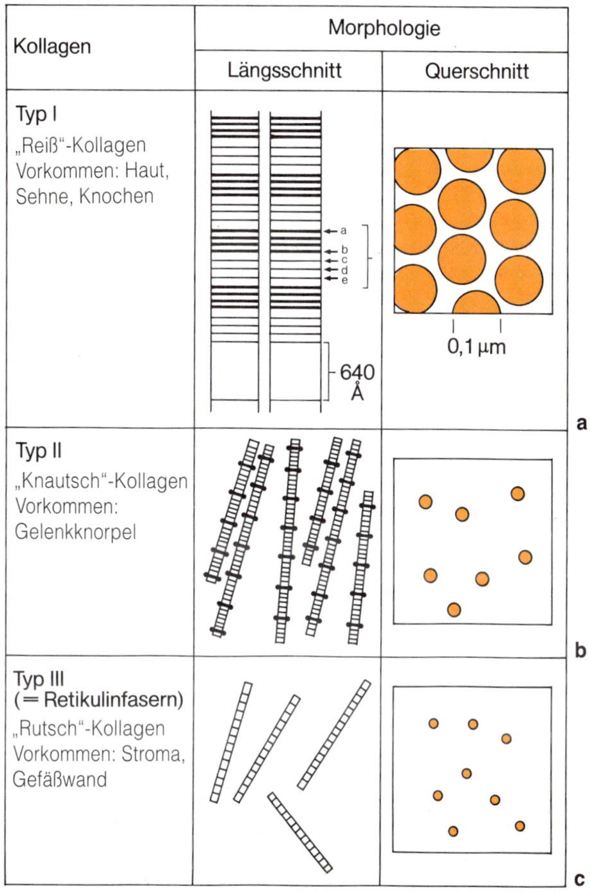

Abb. 2.**41 a–c** Normale Morphologie der drei wichtigsten Kollagentypen (schematische Ultrastruktur im Längs- und Querschnitt)

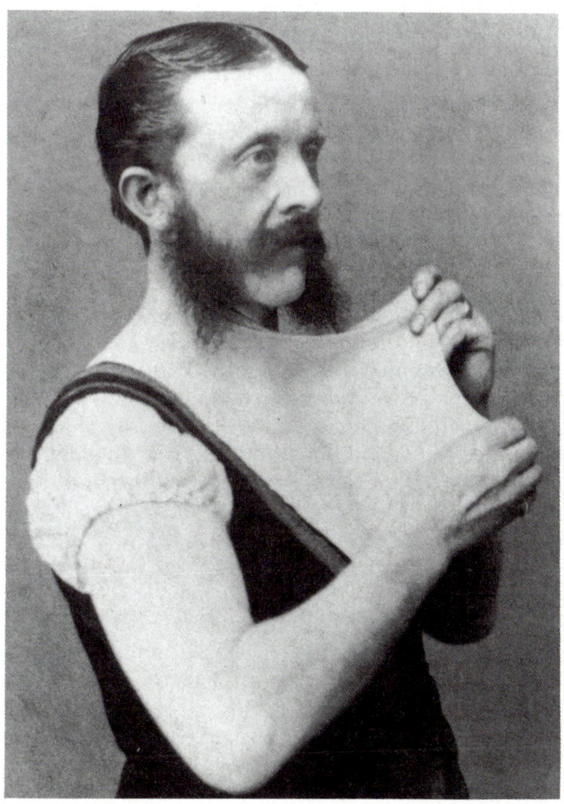

Abb. 2.**42** Felix Wehrle („Gummimann"), der erste photographisch dokumentierte Fall mit Ehlers-Danlos-Syndrom (Original: Steinmann)

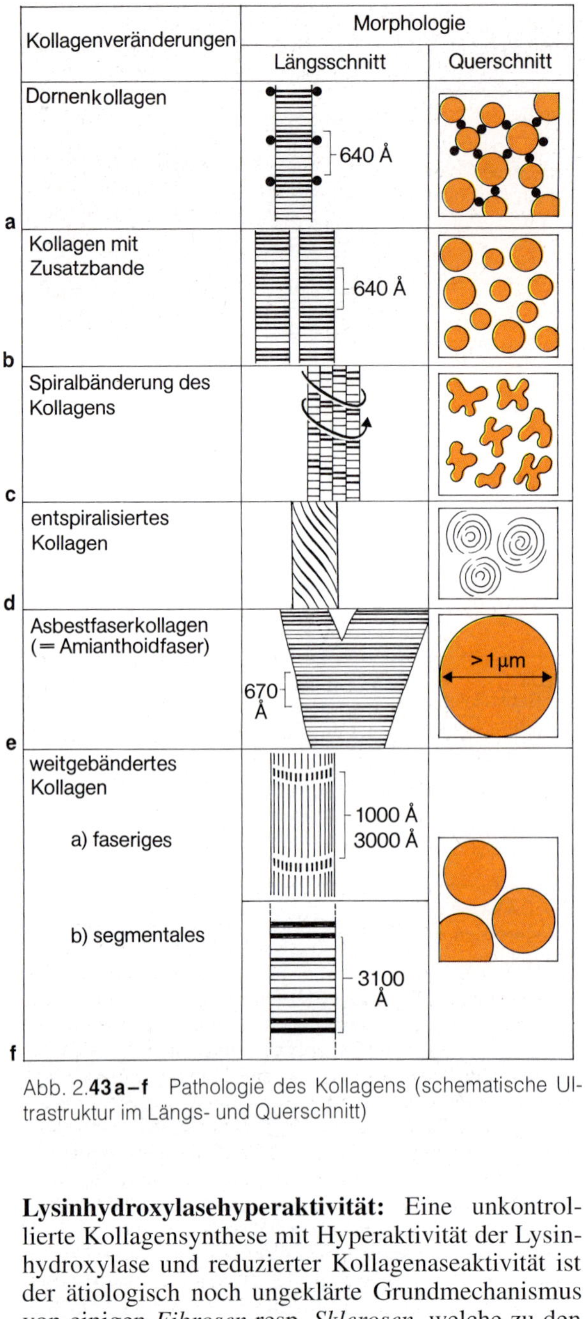

Abb. 2.**43a–f** Pathologie des Kollagens (schematische Ultrastruktur im Längs- und Querschnitt)

Lysinhydroxylasehyperaktivität: Eine unkontrollierte Kollagensynthese mit Hyperaktivität der Lysinhydroxylase und reduzierter Kollagenaseaktivität ist der ätiologisch noch ungeklärte Grundmechanismus von einigen *Fibrosen* resp. *Sklerosen,* welche zu den Kollagenbildungsstörungen im engeren Sinne zu rechnen sind. Sie werden auch bei der Schwielenbildung und Induration beobachtet. Fibrose, Sklerose, Schwiele, Narbe und Induration sind nach Inhalt identische Begriffe. Sie besagen, daß der Kollagenfasergehalt pro Gewebseinheit vermehrt ist. Sie kennzeichnen eine makroskopische Gewebeverhärtung als Folge einer chronisch-entzündlichen, ischämischen oder degenerativen Gewebsschädigung. Dabei hemmen der hohe Vernetzungsgrad und der hohe Kollagen-Typ-III-Anteil den Kollagenabbau. Hauptverantwortliche Zelle für die Fibrose ist in den verschiedenen Organen der Fibroblast resp. Myofibroblast (S. 335), im Zentralnervensystem der Astrozyt. Er bildet nach vorgängiger Proliferation durch Wucherung seiner gliafilamentreichen Zellfortsätze ein *Narbengewebe,* bei entzündlichen, ischämischen und traumatischen Hirnschäden in Form der *Fasergliose.*

3. Kettenfehlzusammensetzung

Vermehrter Kollagen-Typ-I-Gehalt: Eine Produktion vom Typ-I- statt Typ-II-Kollagen findet sich bei der *Arthrose, Atherosklerose* und *Osteopetrose* und äußert sich histologisch in einer Asbestfaserbildung (Abb. 2.**44a**). Eine vermehrte Synthese von Kollagen Typ I und V trifft man bei der Lungenfibrose an. Dadurch nimmt die Elastizität des Lungengewebes ab. Osteome (Knochentumoren) bilden nur Typ-I-Kollagen.

Vermehrter Kollagen-Typ-III-Gehalt:
Osteogenesis imperfecta (S. 51).

Kollagenkolitis: Bei dieser chronischen Durchfallskrankheit (♀ : ♂ = 4 : 1) kommt es aus noch ungeklärter Ursache zu einer bandartigen subepithelialen Ablagerung vor allem von Typ-III-Kollagen, was von einem lockeren chronischen Lymphozytenentzündungsinfiltrat begleitet wird (Abb. 2.**44b**).

Narben und Fibrosen: An dieser Stelle sind die beginnende Leberzirrhose, die frische Narbe, die Parodontose, das Keloid (S. 338) sowie die Dupuytrensche Fibromatose zu erwähnen, bei denen der Gehalt an Typ-III-Kollagen abnorm erhöht ist.

Verminderter Kollagen-Typ-III-Gehalt:
Ehlers-Danlos-Syndrom Typ IV (S. 50).
Ein reduzierter Kollagen-Typ-III-Gehalt findet sich auch bei der *Neurofibromatose* (S. 1086) sowie bei der *Progerie* (Werner-Syndrom), bei der das Gewebe und auch die Patienten bereits im jugendlichen Alter vergreisen mit Skleroderma, Arteriosklerose, Katarakt und Tumorneigung (Abb. 4.**4**).

4. Proteoglykananteilvermehrung

Eine mäßiggradige Vermehrung des Proteoglykananteils im Bindegewebe führt zum sog. *„Dornenkollagen"* (Abb. 2.**43a**) und zu einer Beschleunigung der Kollagenvernetzung, wie man sie bei der Narbenbildung antrifft.

Mukoide Degeneration: Die Zunahme atypischer Proteoglykane des betreffenden Bindegewebes führt zur mukoiden Degeneration (= schleimige Entartung) des betroffenen Bindegewebes. Typische Vertreter dieser Gruppe sind die *zystische Medionekrosis* der Aorta sowie die *Ganglionzyste* der Sehnenscheiden. Dabei sammeln sich Mucopolysaccharidseen im betroffenen Bindegewebe an und unterbrechen die Kontinuität des Kollagenfaserverlaufes, so daß die Reißfestigkeit des Gewebes verlorengeht (S. 451). Hierher gehört auch das *Mitralklappenprolapssyndrom* (= Morbus Barlow), wo es aufgrund eines vermehrten Proteoglykananteils zu einer mukoiden De-

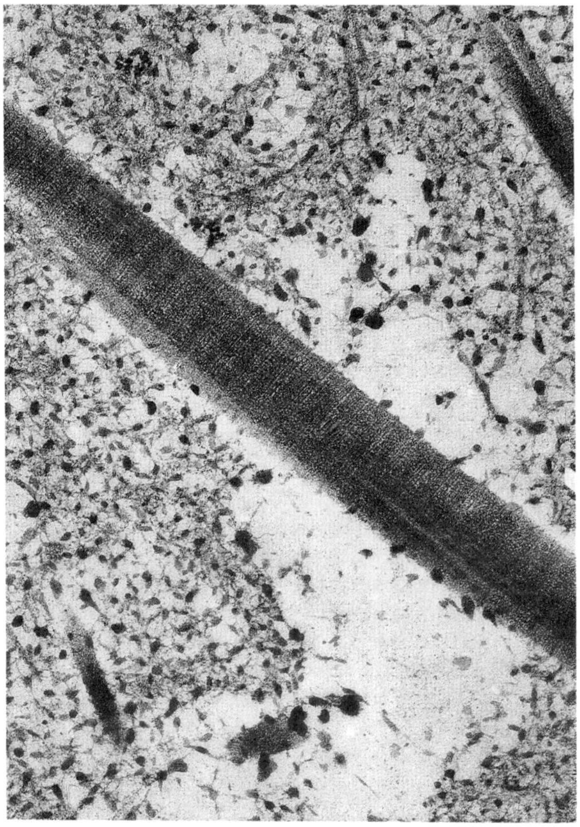
a

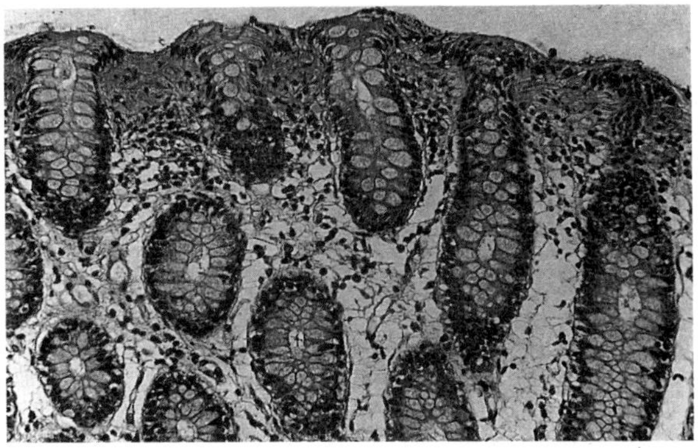
b

Abb. 2.**44a** u. **b** Pathologie des Kollagens:
a Sog. Asbestfaserkollagen (= Amianthoidfasern): typische Kollagenquerbänderung des Kollagens Typ-I im arthrotischen an sich hyalinen Gelenkknorpel (EM, Vergr. 1 : 80 000)
b Kollagenkolitis: bandartige subepitheliale Kollagen-Typ-III-Ablagerung und lymphozytäre Infiltration in Darmschleimhaut bei 47jähriger Patientin mit chronischer Diarrhöe (HE, Vergr. 1 : 125)

generation des hinteren Mitralsegels kommt (S. 497), die *Aspartylglykosaminurie,* eine angeborene lysosomale Glykoproteinabbaustörung sowie die *mukoide Adventitiazyste* der A. poplitea.

5. Proteoglykananteilverminderung

Der Proteoglykananteil kann entweder durch einen angeborenen Proteoglykansekretionsblock mit Skelettwachstumsstörung *(Chondrodystrophie* = Achondroplasie, *spondyloepiphysäre Dysplasie)* massiv oder durch altersbedingte Stoffwechselstörungen *(Arteriosklerose, Arthrose, Alterung)* nur mäßig vermindert sein. Im ersten Fall findet keine Kollagenvernetzung statt, im zweiten Fall kommt es zu einer exzessiven Kollagenvernetzung in Form der asbestfaserigen Degeneration des hyalinen Knorpels mit abnorm breiten und verzweigten Kollagenfasern (Abb. 2.**43d** und 2.**44**) in Form der sog. Amianthoidfasern (= Asbestfasern).

Kollagenolysestörung

Orthologie: Das Kollagen des Organismus hat einen regen Umbau, aber auch einen geregelten Abbau (= Kollagenolyse), denn ein plötzlicher unkontrollierter Kollagenabbau hätte für den Organismus verheerende Folgen. Prinzipiell läuft der Kollagenabbau stufenweise ab: inaktive Kollagenasevorstufen müssen aktiviert und natürlich vorkommende Kollagenhemmer (vor allem das α_2-Makroglobulin und der β_1-Kollagenaseinhibitor) inaktiviert werden. Die Kollagenasen sind teilweise an das Kollagen (Typ I, II, III) gebunden. Sie sind gewebsspezifisch und starten den Kollagenabbau, indem sie bei Typ-I-, -II-, und -III-Kollagenfibrillen auf der aminoterminalen Seite große Bruchstücke (= TC^A-Fragmente) und auf der carboxylterminalen Seite kleine Bruchstükke (= TC^B-Fragmente) hydrolytisch abspalten. Sie denaturieren spontan und werden schließlich durch anderweitige lysosomale Proteasen und Peptide weiter abgebaut. Voraussetzung dazu ist allerdings eine entsprechende enzymatische Auflockerung der fibrillären Grundsubstanz, damit die Kollagenase zu den Kollagenfibrillen diffundieren kann. Diese Voraussetzung erfüllt das lysosomale Kathepsin D. Diese Protease wird im Fall des Knorpelgewebes von den Chondrozyten selbst gebildet, sezerniert und in die Wände der Korpelzellhöfe eingebaut. Lysosomale Enzyme werden zum Teil auch noch membranumhüllt in die bindegewebige Grundsubstanz ausgeschleust (s. Matrixlysosomen). Das Kathepsin D spaltet zunächst die Proteoglykankollagenkomplexe auf und baut den Kollagenaseinhibitor ab, so daß die aktive Kollagenase in die bindegewebige Grundsubstanz eindringen und die Kollagenfibrillen zu kleinen, noch gebänderten Kollagenbruchstücken oder zu entspiralisiertem *amorphem Kollagen* abbauen kann (Abb. 2.**45**). Danach setzt die Zwei-Schritt-Verdauung der Kollagen- und Proteoglykanspaltprodukte ein. Die Bindegewebszelle selbst und/oder die Makrophagen und Resorptionsriesenzellen (z. B. Osteoklasten) phagozytieren die angedauten Kollagenbruchstücke und bauen sie durch lysosomale Peptidasen und Hydrolasen vollständig ab. Der Kollagenabbau kann auch durch Kollagenasen erfolgen, die von Bakterien (z. B. Clostridium histolyticum, Clostridium welchii) oder von Parasiten (z. B. Schistosoma mansoni, Fasciola hepatica) gebildet

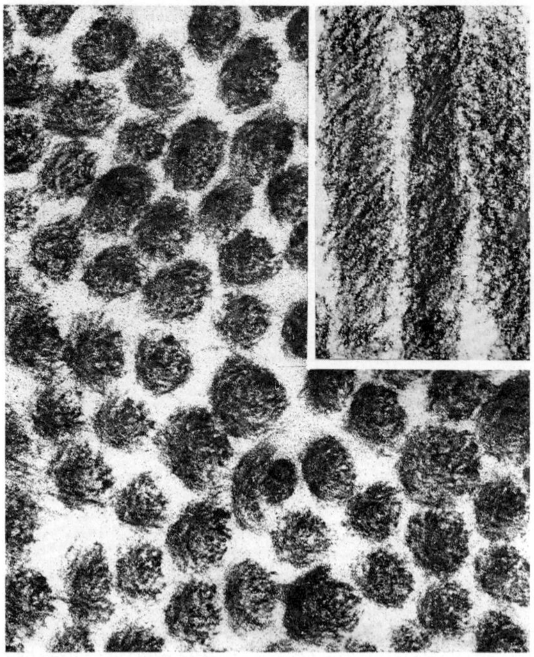

Abb. 2.**45** Entspiralisiertes Kollagen bei chronischer Gingivitis als Ausdruck einer Kollagenaseeinwirkung im Längsschnitt (Einschub) und Querschnitt (Vergr. 1 : 80 000; Original: Kirn)

werden. Dadurch wird die Ausbreitung bestimmter bakterieller Entzündungen begünstigt.

Neben den in vivo vorkommenden Kollagenfasertypen (= *native Kollagenfibrillen)* können die Kollagenfasern nach Auflösung in vitro oder Kollagenaseeinwirkung in vivo wieder präzipitiert werden. Unter solchen Umständen bildet sich unter ATP-Zugabe ein segmental weitgebändertes Kollagen (= *segment long spacing collagen)* mit unipolarer, unversetzter Tropokollagenanordnung und unter Zugabe von sauren Glucoproteinen mit bipolarer, unversetzter Tropokollagenanordnung, ein fibrös weitgebänderten Kollagen (= *fibrous long spacing collagen).* Beide Kollagentypen (Abb. 2.**46**) kommen auch in vivo vor. Dabei ist das fibrös weitgebänderte Kollagen das Kollagenaseabbauprodukt der Retikulinfasern (= Typ-III-Kollagen) (Abb. 2.**43f**).

Bei einer Reihe von Erkrankungen liegt eine Störung des Kollagenabbaus zugrunde. Die Störung kann dabei auf einer primären Aktivierung der kollagenolytischen Enzyme oder einem Mangel an Kollagenasehemmern beruhen oder den Kollagenendabbau betreffen:

1. Kollagenasehemmermangel

Wie wichtig eine sorgfältige Überwachung des Proteasesystems für den Organismus ist, spiegelt sich in der Tatsache wider, daß der Organismus dazu eine ganze Reihe von Serum-Antiproteasen wie α_1-Antitrypsin, α_2-Makroglobulin, β_1-Antikollagenase und α_1-Antichymotrypsin einsetzt. Diese Proteasehemmer hemmen oder neutralisieren extrazellulär wirksame Enzyme des Bindegewebsabbaues (Kollagenasen, Elastasen, Kathepsine), der Fibrinolyse (Plasmin) und des Proteinabbaus (Trypsin, Chymotrypsin). Der humanpathologisch bedeutsamste Proteaseinhibitor ist das in der Leber synthetisierte Glykoprotein α_1-Antitrypsin (= α_1-AT), das durch ein Paar vollständig penetranter, kodominanter autosomaler Allele des sog. Proteaseinhibitor-Systems (= Pi) determiniert und heute als α_1-Proteinaseinhibitor bezeichnet wird.

α_1-Antitrypsin-Mangel

Definition und Pathogenese: Beim α_1-Antitrypsin-Mangel handelt es sich um einen genetisch bedingten Defekt des α_1-Proteinaseinhibitors (ältere Bezeichnung α_1-Antitrypsin). Er beruht auf einer Punktmutation im Bereich des Chromosoms 14. Die genetische Defizienz ist mit drei Allelen assoziiert: Im Gegensatz zum Genprodukt des normalen Allel M ist beim Z-Allel Glutamin in Position 342 durch Lysin ersetzt, was vermutlich für die unvollständige Glykosylierung und die Sekretionsstörung des Proteinasehemmers verantwortlich sein dürfte. Beim S-Allel ist Glutamin in Position 264 durch Valin ersetzt. Das Genprodukt des Z-Allels hat etwa 10%, das S-Allel etwa 60% der Proteinasehemmaktivität des normalen M-Allels. Das Z-Allel kommt nur in der weißen Bevölkerung vor. Es ist evolutionsmäßig neu und dürfte für seine Entstehung etwa 200 Generationen (bzw. 6000 Jahre) benötigt haben. Die Bezeichnung M, S und Z bezieht sich auf die elektrophoretische Wanderungsgeschwindigkeit der jeweiligen α_1-Antitrypsinformen: M = medium, S = slow und Z = zero. Darüber hinaus sind eine Vielzahl weiterer, klinisch weniger bedeutsamer und seltener Mutanten bekannt. Solange ein normales Allel vorhanden ist, besteht keine Krankheitsgefahr.

Aufgrund der Sekretionsbeeinträchtigung sammeln sich die α_1-Antitrypsin-Syntheseprodukte in Form hyaliner Einschlüsse in RER-Vakuolen der Leberzellen an. Sie imponieren histologisch als diastaseresistente, PAS-positive Kügelchen (Abb. 2.**47a** u. **b**).

Die Folge des α_1-AT-Mangels ist ein vermehrter Kollagen- und Elastinabbau, der mit einer Leberzirrhose (S. 769), panazinärem Lungenemphysem (S. 621), Haut- und Gelenkaffektionen wie beim Ehlers-Danlos-Syndrom und Intimafibrose der Gefäße einhergeht.

2. Kollagenasehyperaktivität

Bei diesen Störungen wird das kollagenfasrige Bindegewebe infolge einer unkontrolliert erhöhten Kollagenolyse zerstört. Die Folge ist Auflockerung des

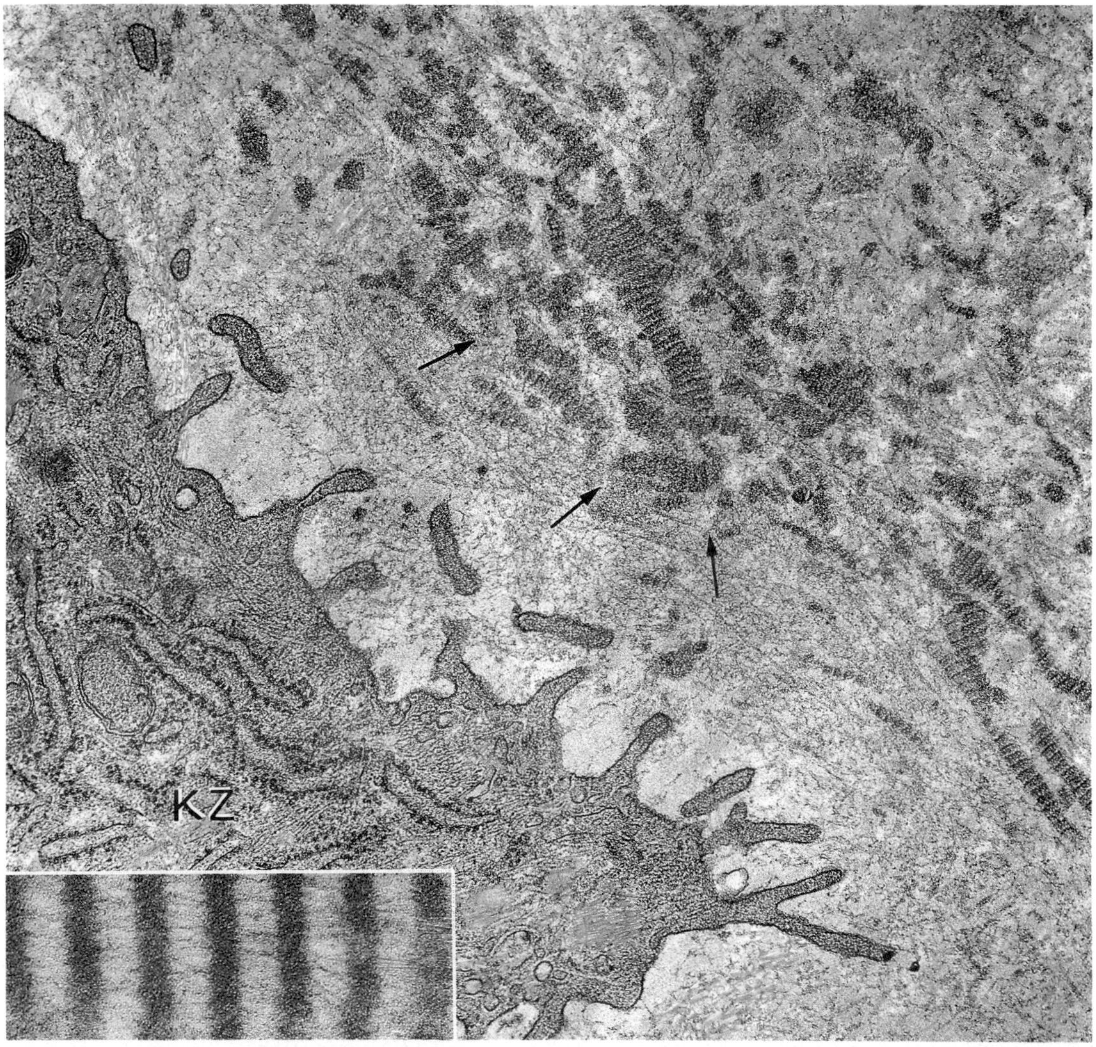

Abb. 2.**46** Weitgebändertes Kollagen vom segmentalen Typ (Pfeile) im Trachealknorpel bei rekurrierender Polychondritis infolge Kollagenolysestörung. Gleicher Patient wie in Abb. 2.**60** (KZ = Knorpelzelle) (Vergr. 1 : 40 000)

Bindegewebes, die bis zur Auflösung reichen kann. Diese Kollagenolysestörungen treten bei entzündlichen Gewebsschädigungen wie *Gingivitis, Parodontitis* sowie bei der angeborenen *Epidermolysis bullosa* auf, wo es zur blasigen Aufhebung der Epidermis von ihrer Unterlage kommt.

3. Kollagenendabbaustörung

Bei den Krankheiten dieser Gruppe werden überschüssige Kollagenfasern über den Zwei-Schritt-Abbau phagozytiert und bleiben mit erkennbarer Bänderung über längere Zeit innerhalb der Bindegewebszellen liegen. Diese Kollagenabbauverzögerung ist vor allem für *Fibrosarkome* und *Fibromatosen* typisch. Das in physiologischem Rahmen phagozytierte Kollagen kann aber auch infolge Kollagenfehlsynthese oder Funktionsuntüchtigkeit der Lysosomen der Bindegewebszellen nicht vollständig abgebaut werden, so daß die enzymresistenten Fibrillenbruchstücke mit Querstreifung, die weniger resistenten als filamentöse Aggregrate in der Zelle zurückbleiben.

4. Kollagenzerreißung

Bei Hochleistungssportlern spleißen die Kollagenfibrillen infolge Überbeanspruchung und Überdehnung an einigen Stellen des Sehnengewebes (meist Achillessehne) auf. Später reißen die Sehnen bei geringen Belastungen durch (= *Sehnenruptur*).

Kollagenimmunpathologie

Die einzelnen Kollagentypen weisen an ihren Molekülen zwei antigendeterminante Gruppen auf. Die eine Gruppe hängt von der kombinierten Helixstruktur der Kollagenfibrillen ab (= Helix-Determinante), die andere Gruppe wird entweder von der Carboxylendgruppe (= Carboxyl-

a
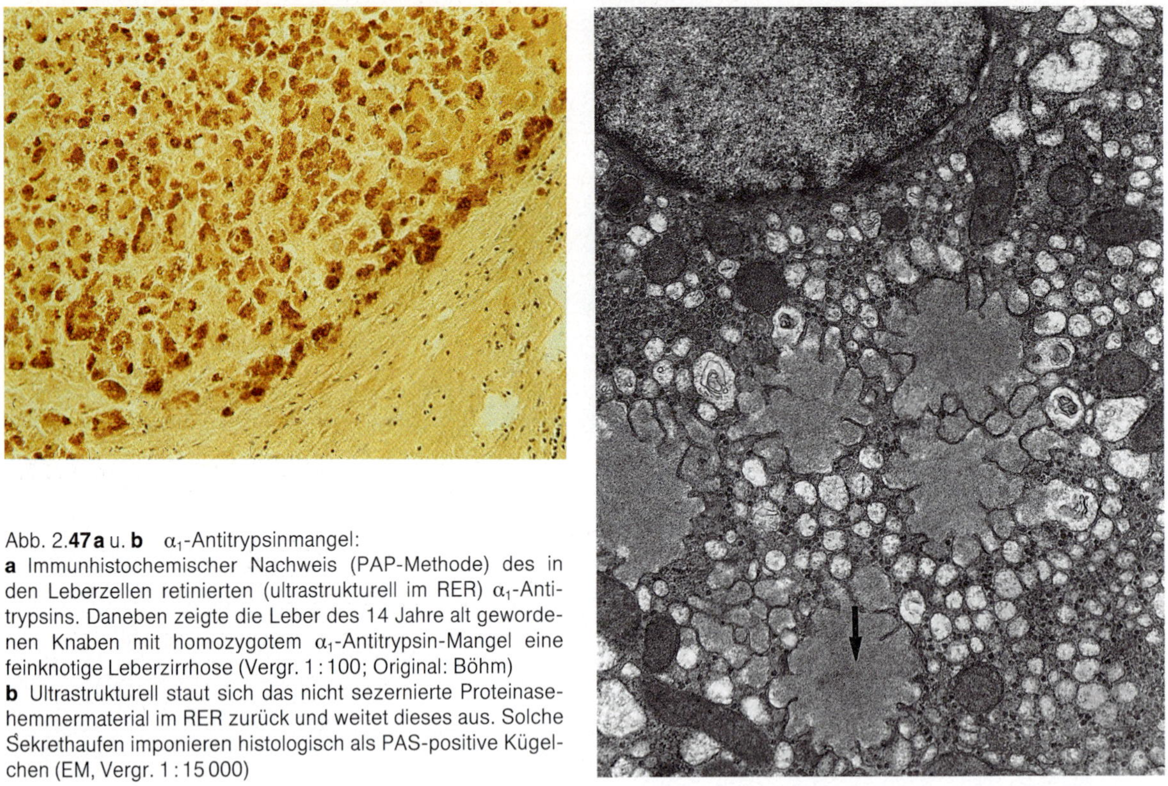
b

Abb. 2.**47 a** u. **b** α_1-Antitrypsinmangel:
a Immunhistochemischer Nachweis (PAP-Methode) des in den Leberzellen retinierten (ultrastrukturell im RER) α_1-Antitrypsins. Daneben zeigte die Leber des 14 Jahre alt gewordenen Knaben mit homozygotem α_1-Antitrypsin-Mangel eine feinknotige Leberzirrhose (Vergr. 1 : 100; Original: Böhm)
b Ultrastrukturell staut sich das nicht sezernierte Proteinasehemmermaterial im RER zurück und weitet dieses aus. Solche Sekrethaufen imponieren histologisch als PAS-positive Kügelchen (EM, Vergr. 1 : 15 000)

endgruppen-Determinante) oder von den Aminoendgruppen (= Aminoendgruppen-Determinante) bestimmt. Mit Hilfe dieser Antigene lassen sich die einzelnen Kollagentypen immunfluoreszenzmikroskopisch voneinander abgrenzen. Kollagenantikörper kommen mehr oder weniger bei allen sog. *Kollagenosen* (s. unten), aber auch bei der *idiopathischen interstitiellen Lungenfibrose* (Hamman-Rich) und beim *destruktiven Lungenemphysem* vor.

1. Kollagenosen

Allgemeine Definition: Der von Klemperer (1950) geprägte Begriff *„Kollagenosen"* umfaßt eine Gruppe von Krankheiten, die chronisch-rezidivierend verlaufen, zu generalisierten Bindegewebsveränderungen führen und mit einer fibrinoiden Kollagennekrose einhergehen. Dazu gehören:

- Lupus erythematodes disseminatus,
- progressiv systemische Sklerose,
- Dermatomyositis,
- Panarteriitis nodosa,
- Sjögren-Syndrom,
- Wegener-Granulomatose

sowie auch:

- Pseudolupus erythematodes,
- „mixed connective tissue disease" (= Sharp-Syndrom),
- rheumatisches Fieber,
- rheumatoide Arthritis.

Alle diese Erkrankungen gehen häufig mit immunpathologischen Phänomenen in Form von Immunkomplexbildungen einher und sind in die Gruppe der Autoaggressionskrankheiten einzuordnen (S. 198 ff). Demnach sollten diese Krankheiten besser als *„immunpathologische Systemerkrankungen"* bezeichnet werden.

2. Kollagennekrose

Definition: Als Kollagennekrose (= fibrinoide Nekrose) der Kollagenfasern wird eine färberische Veränderung des Kollagens bezeichnet, bei der das Kollagen verstärkt eosinophil ist und sich mit der Weigertschen Färbung wie Fibrin anfärbt. Die Kollagenveränderung in Form des *„Fibrinoids"* ist immer eine Begleiterscheinung von *Nekrose und/oder Entzündung* sowie ein histologisches Charakteristikum der Kollagennosen. Es kommt in folgenden drei Formen vor:

Quellungsfibrinoid: Es fällt histologisch als homogene Kollagenfaserverbreiterung mit Fibrin-Färbeverhalten auf. Ultrastrukturell zeigen die Kollagenfasern an ihren Enden eine Entspiralisierung und Aufspleißung in feinere filamentöse Strukturen, wodurch die Kollagenbänderung verlorengeht. Das Kollagen ist denaturiert und hat seine physikalische Zugfestigkeit verloren. Das Quellungsfibrinoid ist typisch für Erkrankungen, denen eine *erhöhte Kollagenaseaktivität* zugrunde liegt (Abb. 2.**48 a**).

Präzipitationsfibrinoid: In diesem Fall bleibt die Quartärstruktur des Kollagens und damit die Kollagenquerbänderung erhalten. Die Kollagenfasern sind aber durch *Immunkomplexablagerungen* so umhüllt, daß sie sich histochemisch und histologisch nicht vom Quellungsfibrinoid unterscheiden. Elektronenmikroskopisch sind die quergebänderten Kollagenfasern mit amorphdichtem Material (= Immunkomplexe) umgeben und auseinandergedrängt. Zwischen den Fasern findet man Ansammlungen von Zelltrümmern. Das Präzipitationsfibrinoid ist typisch für die *Kollagenosen* und für die *allergischen Angiitiden* (Abb. 2.**48b**).

Nekrosefibrinoid: Das Nekrosefibrinoid findet sich meist in oberflächenbegrenzendem Gewebe (Haut, Gefäßwand, Magen-Darm-Wand). Dabei erscheinen die Kollagenfasern über weite Bezirke homogenisiert und weisen eine fibrinoide Färbeeigenschaft auf. Ultrastrukturell sind die kollagenen und auch elastischen Fasern proteolytisch fragmentiert. Die Kollagenbruchstücke haben ihre Querbänderung und damit ihre Quartärstruktur verloren. Sie sind eingebettet in eine Masse aus Fibrin, Serumbestandteilen und Zelltrümmer. Das Nekrosefibrinoid kommt in nekrotischen Bezirken der Gefäßwand (z. B. *Arteriolonekrose),* der Magen-Darm-Wand (z. B. *Ulzera)* und der Haut (z. B. *Necrobiosis lipoidica diabeticorum)* vor (Abb. 2.**48c**).

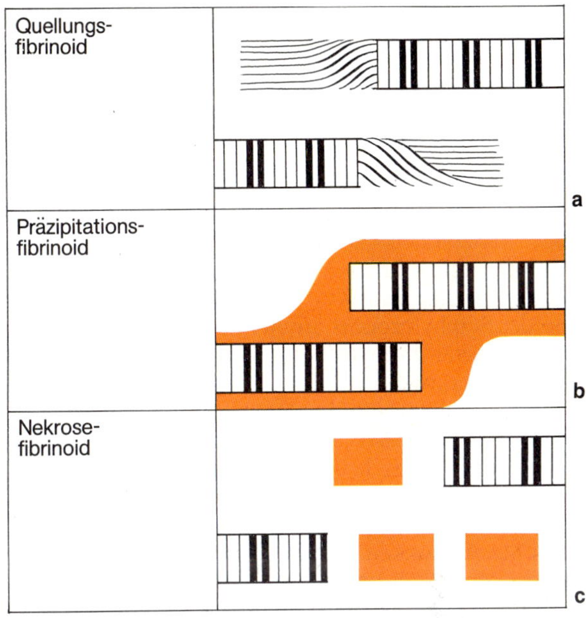

Abb. 2.**48a–c** Die drei Kollagennekrosetypen (Schema)

Kollagenhyalinisierung

Definition: Mit Hyalin (hyalos, gr.: gläsern, durchsichtig) wird eine glasig-homogene Ablagerung oder Strukturveränderung im Gewebe bezeichnet. Es ist eine homogene Substanz im Extrazellularraum, färbt sich eosinophil und wird *nie* durch ein immunpathologisches Geschehen ausgelöst.

Bindegewebiges Hyalin: Im Bereich der serösen Häute weist eine hyaline knorpelartige Wandverdikkung auf eine abgelaufene chronische Entzündung hin. Dies führt in der Pleura, Leberkapsel und Synovialis zu plattenartigen Wandverdickungen, bei der Milz zur *Zuckergußmilz (= Perisplenitis cartilaginea)* und bei der Gallenblase zur *Porzellangallenblase.* In diesen Fällen ist das Hyalin histologisch aus einem dichten und zellarmen Kollagenfaserfilz aufgebaut, der ultrastrukturell aus breiten Kollagenfasern (zum Teil Amianthoidfasern) aufgebaut ist. Zwischen den Kollagenfasern findet man Proteoglykanablagerungen und einzelne Oxytalanfasern (s. unten). Im bindegewebigen Stroma der Organe kann es im Rahmen regressiver Veränderungen zur Störung der kollagenen Fibrillogenese und dadurch zur Hyalinisierung der Kollagenfasern kommen. So findet man Hyalin in *Uterusmyomen,* bei fibröser *Mastopathie,* in *regressiven Strumen,* in *Silikosegranulomen* und bei der lokalisierten *Sklerodermie (Morphea).*

Vaskuläres Hyalin: Beim vaskulären Hyalin liegt keine pathologische Veränderung der Kollagenfasern vor. Es handelt sich hier vielmehr um atypische Ablagerungen vom Typ-IV-Kollagen, d. h. um Basalmembransubstanz mit Plasmaproteinbeimengungen, meist in die Wandung kleiner Gefäße in Form der *Gefäßhyalinose.*

Epitheliales „Hyalin“: Es wird hier nur der Vollständigkeit halber aufgeführt, ist eine zytoplasmatische Differenzierung und ist nicht zum Kollagen zu rechnen.

Fibronektin-Läsionen

Orthologie: Das Fibronektin ist ein Strukturglykoprotein, das zusammen mit dem Prokollagen fast von allen Zellen synthetisiert und perizellulär abgelagert wird. Es besitzt Bindungsstellen für Kollagen Typ I, II, III, Proteoglykane (Heparin), Fibrin, C_{1q} des Komplementsystems, Zellmembranen und Plastik (z. B. Gefäßprothesen). Die Kollagenbindungsstelle ist die gleiche wie die Angriffsstelle der Kollagenase im Kollagenmolekül. Mit diesen Kollagen-Fibronektin-Komplexen verbindet sich eine bestimmte „Klebestelle“ der Zellmembran in Form der Integrinrezeptoren der Zellmembran, so daß sich die Zellen auf dem Kollagen-Fibronektin-Filz ausspreiten. Die Knorpelzellen enthalten ein spezifisches Klebeprotein in Form des Chondronektins, die Knochenzellen das Osteonektin. Das Fibronektin wirkt auf Fibroblasten chemotaktisch. Es kommt auch im Blutserum vor und begünstigt die Opsonierung bei der Phagozytose (S. 30) und bildet auch das Klebeprotein der Blutplättchen mit Kollagen über die Integrinrezeptoren der Zellmembran (S. 174). Das gleiche gilt auch für die Fibroblasten, Endothelzellen und Gliazellen.

Fibronektin-Pathologie

Kongenitaler Plasmafibronektindefekt: Bei diesen Patienten läßt sich lediglich eine verminderte Phagozytosetätigkeit der Granulozyten und gelegentlich eine Ehlers-Danlos-Symptomatik feststellen.

Entzündung: Im Rahmen des Entzündungsgeschehens wird durch die Fibronektin-Fibrin-Komplexe die Entzündungsausbreitung gehemmt und die Gewebsregeneration beschleunigt. Fibronektin ist auch eine Klebestruktur für bestimmte Erreger. So bindet Staphylococcus aureus an Fibronektin, wobei die invasiven Formen besonders viel Fibronektinrezeptoren aufweisen. Das Fibronektin auf der oropharyngealen Schleimhautoberfläche bindet Streptococcus pyogenes. In Streßsituationen werden bekanntlich vermehrt Speichelproteasen gebildet, so daß das mukusgebundene Fibronektin der Schleimhäute verloren geht. Dadurch wird das Festsitzen von Streptokokken behindert und die Adhärenz von gramnegativen Keimen begünstigt, was die Veränderung der Keimflora bei den im Krankenhaus erworbenen Aspirationspneumonien erklärt.

Tumor: Bestimmte Tumorzellen wie Fibrosarkom-, Astrozytom-, Zervixkarzinom- und nasopharyngeale Karzinomzellen bilden kein Fibronektin und wachsen deshalb besonders invasiv. Osteosarkome sind an der Osteonektinbildung zu erkennen.

Basalmembran-Läsionen

R. Rohrbach

Orthologie: Basalmembranen sind ein spezialisierter Teil der extrazellulären Matrix. Sie stellen meist Grenzflächen dar, wie z. B. zwischen endothelialen und epithelialen Zellen des Nierenglomerulus, zwischen alveolären und endothelialen Zellen der Lunge sowie zwischen Epidermis und Dermis. Basalmembranen entstehen embryonal durch Verschmelzung eines epithelialen und endothelialen Basalmembranblattes. Im späteren Leben und bei krankhaften Störungen wird Basalmembranmaterial überwiegend von den anliegenden epithelialen Zellen gebildet und aufrechterhalten. Basalmembranen erfüllen vielfältige Funktionen: Indem sie Zellen eine Haftfläche bieten, beeinflussen sie einerseits deren Wachstums-, Regenerations- und Differenzierungsverhalten und wirken andererseits aufgrund ihrer selektiven Permeabilität als Filtrationsschranke. Lichtmikroskopisch stellen sich Basalmembranen wegen ihres Glykoproteingehaltes mit der Perjodsäure-Schiff-Reaktion (PAS) als homogenes rotes Band dar. Elektronenmikroskopisch zeigen sie eine bestimmte Schichtung mit einer elektronendichten Lamina densa und einer beidseitigen weniger elektronendichten Lamina rara interna und externa. In ihrer Gesamtdicke variieren Basalmembranen je nach Organ, Lokalisation und Alter des Menschen zwischen 30 und 300 nm. Der Basalmembranumsatz schwankt zwischen 40 Tagen im Kolon und mehr als 2 Jahren in der Haut. Er kann jedoch unter krankhaften Bedingungen auf 20–40 Tage verkürzt sein. Grundsätzlich bestehen Basalmembranen aus kollagenen und nichtkollagenen Glykoproteinbestandteilen:

Kollagene Bestandteile: Alle Basalmembranen enthalten einen spezifischen Kollagentyp IV, der die wesentliche strukturelle Komponente darstellt. Bei einer Molekülgröße von ungefähr 550 kD und einer Länge von 400 nm besteht der Kollagen-IV-Typ aus einer Tripelhelix mit zwei verschiedenen Peptidketten (α_1[IV]) und α_2 [IV] und weist eine Struktur mit vier Domänen auf. Eine dieser Domänen wird vom 7S-Anteil am N-terminalen Molekülende dargestellt. Der Kollagentyp IV enthält als wesentliche strukturelle Unterschiede verglichen mit anderen Kollagentypen (I, II, III) sehr häufig unterbrochene Peptidketten, was zu einer erhöhten Flexibilität und Elastizität des Moleküls wie auch zu einer vermehrten proteolytischen Anfälligkeit führt. Kollagen IV enthält mehr hydroxylierte Aminosäuren und mehr Oligosaccharide als die interstitiellen Kollagene, wobei es sich meist um Glucosyl-Galaktosyl-Gruppen handelt. Ein weiterer in Basalmembranen lokalisierter Kollagentyp (V) kommt in einigen, jedoch nicht allen Basalmembranen vor. Er wurde in erster Linie in der kornealen Descemet-Membran nachgewiesen.

Nichtkollagene Bestandteile: Basalmembranen enthalten einen wesentlichen Anteil an nichtkollagenen Glykoproteinen, die vor allem für die Perjodat-Schiff-Reaktion wie auch für die Bindung von Lektinen verantwortlich sind. In verschiedenen Geweben (z. B. Niere, Kornea, Linsenkapsel) enthalten die Basalmembranen einen unterschiedlichen Anteil (10–50%) nichtkollagener Proteine, bezogen auf den Hydroxyprolingehalt der Matrix. Diese Glykoproteine der extrazellulären Matrix regulieren die Adhäsion von Zellen, die der Basalmembran aufsitzen (Adhäsionsproteine, Abb. 2.**49**). Sie steuern deren biologische Aktivität und regulieren damit selbst die Bildung der Matrix. Diese setzt sich nach dem heutigen Kenntnisstand aus Laminin, Heparansulfat-Proteoglykanen, Fibronektin, Entaktin und Nidogen zusammen:

Laminin wird morphologisch in der internen und externen Lamina rara der Basalmembran beobachtet, bindet an Zelloberflächen und stellt damit das Haftprotein für endotheliale und epitheliale Zellen zum Kollagentyp IV dar. Während der Entwicklung ist Laminin als erstes Glykoprotein der Basalmembran nachweisbar. Dieses relativ große Glykoprotein (MG 99kD) wird heute als basalmembranspezifisches Glykoprotein angesehen. Seine kreuzartige Molekülstruktur hat mit drei kurzen Armen eine Bindungsaktivität zum Kollagentyp IV (nicht zu anderen Kollagentypen) und mit dem langen Arm eine Bindungsaktivität zu Heparansulfat-Proteoglykanen. Seitdem in epithelialen Zellmembranen – nicht aber in Fibroblastenzellmembranen – lamininspezifische Rezeptoren (Integrin) nachgewiesen werden konnten, wird Laminin eine wichtige Rolle bei der Steuerung von Zellwachstum und Differenzierung zugewiesen: Appliziert man Laminin Kokulturen epithelialer Zellen und Fibroblasten, so wird das Wachstum der Epithelzellen, nicht aber das der Fibroblasten deutlich gesteigert. In die gleiche Richtung weist die Beobachtung homologer Molekülabschnitte des Laminins im epidermalen Wachstumsfaktor (= EGF, S. 310).

Glykosaminoglykane und Proteoglykane: Bei den Glykosaminoglykanen handelt es sich um sulfatierte negativ geladene Disaccharideinheiten. Sie finden sich überwiegend im Bindegewebe und in geringem Maße an Zelloberflächen. Glykosaminoglykane haften in unterschiedlicher Zahl an

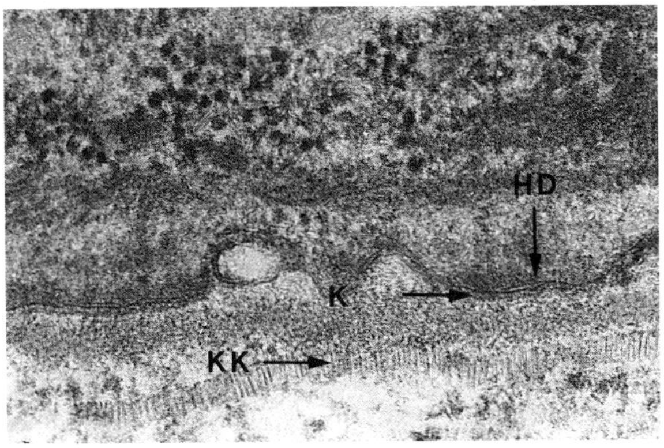

Abb. 2.**49** Proteoglykane und Glykoproteine (Befestigungsproteine) an der Epidermis-Basalmembran-Grenze. Unter den Hemidesmosomen (HD) stellt sich ein parallel zur Zellmembran verlaufender Glykoproteinsaum dar (K). Dieser grenzt an eine bandförmige Aggregation von körnigen Proteoglykanen an. Diese stehen ihrerseits auf der dermalen Seite mit tangential zur Basalmembran verlaufenden Kollagenfibrillen (Verankerungsfibrillen) in Kontakt (KK) (EM, Vergr. 1 : 20 000)

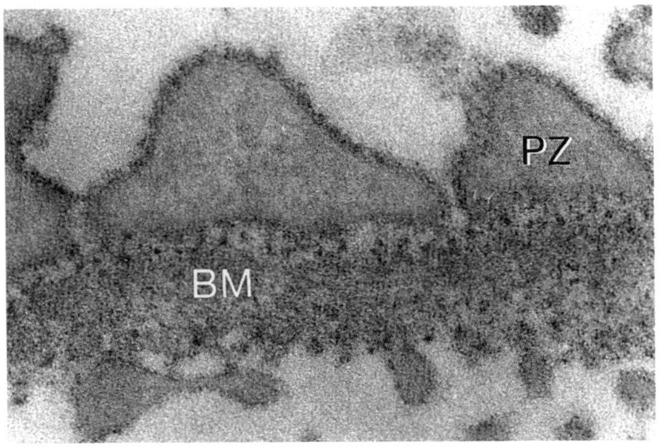

Abb. 2.**50** Darstellung der Anionic sites in den beiden Laminae rarae der glomerulären Basalmembran (= BM) der Niere mit dem kationischen Rutheniumrot in Form elektronendichter Granula (PZ = Podozyt) (Vergr. 1 : 50 000)

einem zentralen Proteinfaden (protein core) und werden so am Aufbau der Proteoglykane beteiligt. Im Bindegewebe bestimmen lange Proteoglykanketten den Abstand zwischen den kollagenen Fibrillen. In der glomerulären Basalmembran haben sie durch ihre negative Ladungsausstattung (= anionic sites) einen entscheidenden Anteil an der ladungsabhängigen Filterfunktion dieser Basalmembran (Abb. 2.**50** und 2.**51**). Die Anionic sites lassen sich überwiegend mit kationischen Farbstoffen wie Alcianblau oder Rutheniumrot in beiden Laminae rarae darstellen. Mit Alcianblau in der Perfusionsfixation dargestellte Heparansulfat-Proteoglykane zeigen 100 nm lange Fäden, die sich um 60 nm seitlich zueinander versetzt darstellen. Diese fädigen Strukturen kollabieren mit der Immersionsfixation zu 10–20 nm großen Granula (Abb. 2.**49**). Aus isolierten Glomeruli wurden Heparansulfat, Chondroitinsulfat und Dermatansulfat extrahiert. Heparansulfat stellt neben Chondroitinsulfat und Dermatansulfat mit 65–85% den Hauptanteil der glomerulären Proteoglykane dar. Neben ihrem Beitrag zur selektiven Permeabilität der glomerulären Basalmembran vermitteln Proteoglykane den Zellmembrankontakt zur Interzellularsubstanz (Abb. 2.**49**). Bei diesem Zellmembran-Matrix-Kontakt kommt den Proteoglykanen eine hohe Bindungsfähigkeit zu Lamininmolekülen zugute. In vitro bindet ein Proteoglykanmolekül bis zu 10 Lamininmoleküle.

Entaktin und Nidogen entsprechen sulfatierten Glykoproteinen mit einem MG von 150 kD. Entaktin wurde aus der extrazellulären Matrix muriner entodermaler und mesodermaler Zellen in vitro isoliert. Entaktin und Laminin zeigen eine Kopräzipitation mit einem Antikörper gegen eines der beiden Glykoproteine, ein Hinweis darauf, daß beide Makromoleküle in vitro einen Komplex bilden. Nidogen wurde aus der Basalmembran des Dottersacktumors isoliert und zeigt in vitro eine Bindungsaktivität zu Laminin. Chemische und immunologische Analysen weisen auf ähnliche, nicht jedoch identische Moleküle hin, deren Rolle in humanen Basalmembranen noch weitgehend ungeklärt ist.

Fibronektin (S. 57): Immunhistologische Befunde zeigen eine Fibronektinausstattung des glomerulären Mesangiums. In beiden Laminae rarae der glomerulären Basalmembran beobachtetes Fibronektin kann aber auch Ablagerungen aus dem Serum während der Filtration entsprechen. Bei der diabetischen Glomerulosklerose und in Transplantatnieren wurden vermehrt Fibronektinablagerungen in der Basalmembran beobachtet.

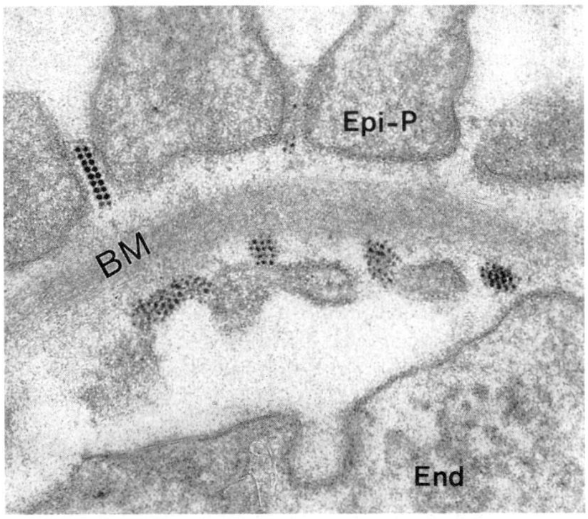

Abb. 2.**51** Permeabilitätsnachweis der glomerulären Basalmembran: Die Basalmembran (= BM) der Glomerulusschlingen ist für Moleküle mit einem Durchmesser von 5–6 nm durchlässig. Deshalb läßt sich kationisiertes Ferritin zwischen den Podozytenfüßchen (Epi-P) und unter dem Endothel (End), d. h. zwischen Basalmembran und Endothelzellen, nachweisen (Vergr. 1 : 50 000)

Krankhafte Basalmembranveränderungen können mit einer diffusen Zunahme oder Abnahme der Basalmembranbreite, mit herdförmigen Ausdünnungen oder auch mit einer Lamellierung der Basal-

Tabelle 2.**2** Pathogenese und Klinik der wichtigsten Basalmembrankrankheiten (Glomerulonephritis S. 809)

Krankheit	Ätiologie	Pathogenese	Klinik
Goodpasture-Syndrom	autoreaktive AK gegen 28-kD-Peptid des NC1-Kollagen α_3 (IV)	Anti-BM-Glomerulonephritis	Lungenblutungen Hämaturie, Proteinurie
Alport-Syndrom	Defekt des 28-kD-Peptids des NC1-Kollagen α_3 (IV) BM-Bildungsstörung	embryonale BM: Doppelkonturierung	Hämaturie, Proteinurie Innenohrschwerhörigkeit, Lentikonus anterior
Onycho-Osteodystrophie	AB0-Blutgruppenlokusmutation BM-Bildungsstörung	BM-Verbreiterung mit Typ-II-Kollagenfibrillen	Hämaturie, Proteinurie Nageldystrophie Patelladystrophie Irispigmentierungsstörung
letale Epidermolysis bullosa	gp-600-Defekt der Haut-BM	Verlust der Hemidesmosomenverankerung	letale Hautblasenbildung nach Bagatelltrauma
bullöses Pemphigoid	autoreaktive AK gegen BP-Antigen der BM	Anti-BM-Dermatitis	vesikulobullöse Dermatitis
Dermatitis herpetiformis	gluteninduzierte autoreaktive AK gegen BM-Verankerungsfibrillen	IgA-Anti-BM-Dermatitis	vesikulöse Dermatitis

AK = Antikörper, BM = Basalmembran

membranstruktur einhergehen. Diese Veränderungen, die auf einem Mißverhältnis zwischen Anbau und Abbau des Basalmembranmaterials beruhen, können durch eine genetisch determinierte Synthesestörung, durch erworbene Stoffwechselstörungen oder auch durch immunpathologisch ausgelöste entzündliche Vorgänge hervorgerufen sein:

Während die genetisch-bedingten Basalmembranveränderungen selten sind, kommen die Basalmembranläsionen bei Stoffwechselerkrankungen wie Diabetes mellitus (S. 61) und Amyloidose (S. 61) sowie bei den immunkomplexinduzierten Erkrankungen häufiger vor. Letztere kennzeichnen vor allem das pathogenetische Geschehen bei den Glomerulonephritiden. Schließlich stellen die Basalmembranen in den verschiedenen Organen wichtige Trennstrukturen dar, die bei der Zellmigration im Rahmen einer Entzündung (S. 213) und der Tumorausbreitung überwunden werden müssen oder als Leitschiene (S. 372) dienen. Die wichtigsten Krankheiten, bei denen Basalmembranbestandteile im Mittelpunkt der kausalen Pathogenese stehen, sind in Tab. 2.**2** zusammengestellt.

Mikrofibrillen-Läsionen

Orthologie: Die Mikrofibrillen gehören zur fibrösen Komponente des Bindegewebes. Im supramolekularen Bereich bestehen sie aus einer mikrotubulären Komponente und aus einer Bandkomponente, die sich um die ausgestreckte tubuläre Komponente meist helikal darum herumwindet. Die Mikrofibrillen bilden ein weit verbreitetes Fasersystem in Form von Strängen, lamellären Schichten oder Netzwerken. Sie sind ein integraler Bestandteil der elastischen Fasern und kommen in der Haut, Sehne, Knorpel, Perichondrium, Periost, Muskel, Niere, Blutgefäßen, Pleura, Dura mater und in den Zonulafasern, dem Aufhängeapparat der Augenlinse, vor. Die molekulare Zusammensetzung der Mikrofibrillen ist noch unklar. Ein Hauptbestandteil ist das *Fibrillin* (= Glykoprotein).

Eine weitere Mikrofibrillenkomponente ist das Thrombospondin. Dieses Glykoprotein ist ein Adhäsionsmolekül für die Thrombozyten, trägt aber auch zur Verfestigung von Basalmembranstrukturen mit den Zellen und elastischen Fasern vor allem in der Gefäßwand bei.

1. Marfan-Syndrom

Definition und Pathogenese: Dies ist eine der häufigsten angeborenen Bindegewebserkrankungen (Inzidenz 1:10000) und beruht auf einem autosomal-dominanten Defekt des mikrofibrillären Fibrillins. Es gibt aber auch sporadische Fälle mit Punktmutationen des Fibrillingens. Dadurch verlieren die Mikrofibrillen ihre mechanische Resistenz und lassen sich überdehnen. Dies scheint einen lathyrismusähnlichen Vernetzungsdefekt des Elastins nach sich zu ziehen. Daraus ergeben sich für die Erkrankung folgende Charakteristika, bei denen die verminderte Zugfestigkeit der Organe im Vordergrund steht:

- *Spinnenfinger* (Arachnodaktylie) mit überlangen Metakarpalen und Phalangen, weil Periost und Perichondrium dem Knochenwachstum keine Widerlager mehr bieten.
- *Kardiovaskuläre Läsionen:* In 98% der Fälle mit dissezierendem Aortenaneurysma auf dem Boden einer zystischen Medianekrose. Dabei sind die elastischen Fasern in der atrophischen Aortenmedia dünn, rupturiert und durch Proteoglykanherde

auseinander gedrängt. Dadurch werden die Gefäße ektatisch und zerreißen leicht.
- *Skelettläsionen* in Form von Kyphoskoliose, Trichterbrust und Dolichozephalus;
- *Hautüberdehnbarkeit* mit Striae atrophicae;
- *Gelenküberdehnbarkeit* mit Senk-Spreizfüßen (Pes metatarsovalgus);
- *Lungenüberdehnbarkeit* mit destruktivem Emphysem und
- *Duraüberdehnbarkeit* mit duralen Ektasien;
- *Augenlinsenluxation* (= Ectopia lentis) wegen Zonulafaserdefekt.

2. Sklerodermie

Pathogenese (S. 200): Die Sklerodermie (= progressiv-systemische Sklerose) ist im Hinblick auf die Mikrofibrillen praktisch das Gegenstück zum Marfan-Syndrom. Bei dieser zu den Kollagenosen zählenden Erkrankung findet man in der Haut eine exzessive Ablagerung von freien fibrillinhaltigen Mikrofibrillen (Ursache, Wirkung?).

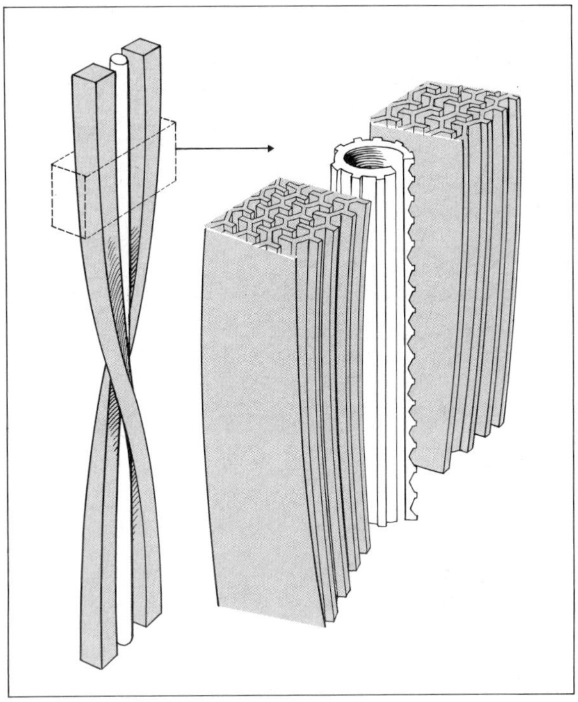

Abb. 2.**52** Amyloidfibrille: Sie stellt sich makromolekular als Doppelhelix dar, welche ihrerseits aus verdrehten β-Faltblattmizellen aufgebaut ist. Jeweils zwei Filamente sind um ein tubulär angeordnetes Proteinkernstück (Amyloid-P-Komponente) herum angelagert (Schema nach Cohen)

3. Amyloidose

Definition: Unter Amyloid versteht man ein kongophiles hyalines Material mit Glykoproteincharakter und Mikrofibrillenstruktur, welches systemisch oder lokal im Extrazellularraum abgelagert wird und den betroffenen Geweben eine glasig-wachsartige Beschaffenheit verleiht.

Mit dem Begriff „Amyloidose“ wird nicht eine einheitliche Krankheit, sondern eine ganze Gruppe ätiologisch unterschiedlicher Krankheiten bezeichnet, denen die Ablagerung von β-Fibrillen im Gewebe gemeinsam ist. Sie werden auch als β-Fibrillosen bezeichnet. Je nach Ablagerungsmuster der Amyloidfibrillen unterscheidet man

- *systemische Amyloidosen* mit Amyloidablagerungen in mehreren Organen oder Gewebssystemen von
- *lokalisierten Amyloidosen* mit örtlicher Amyloidablagerung in einem Organ oder Gewebe.

Ultrastrukturell bestehen alle Arten des Amyloids aus einem lockeren Maschenwerk ca. 10 nm dünner und bis zu 1000 nm langer Fibrillen mit röhrenartiger Strukturierung auf dem Querschnitt (Abb. 2.**52**).

Die Amyloidfibrillen bestehen aus helikal umeinander gewundenen Doppelfilamenten mit tubulärem Protein-core, wobei die Polypeptidketten quer zur Filamentlängsachse und gefältelt angeordnet sind (= sog. antiparallele, gestreckte β-Faltblattstruktur). Ihr Aufbau entspricht somit demjenigen der Mikrofibrillen. Die Färbbarkeit mit Kongorot (Abb. 2.**53a** u. **b**) ist an diese β-Faltblattstruktur des Amyloids gebunden. Die Amyloidfibrillen werden deshalb als β-Fibrillen bezeichnet und finden sich nie im normalen Säugerorganismus.

Amyloidarten: Es gibt mittlerweile zahlreiche Amyloidarten, die sowohl hinsichtlich ihrer Pathogenese als auch chemischen Zusammensetzung voneinander verschieden sind. Alle Amyloidablagerungen bestehen zumindest aus folgenden drei Komponenten:

- *Fibrilläres Protein:* Es variiert mit der Grundkrankheit und gibt der entsprechenden Amyloidose den Namen innerhalb der Amyloidklassifikation.
- *Amyloid-P-Komponente:* Sie entsteht aus einem physiologischerweise im Blut zirkulierenden Serumprotein (SAP), welches ein Bestandteil normaler glomerulärer Basalmembranen darstellt.
- *Heparansulfat-Proteoglykane:* Sie sind Proteoglykane vom Basalmembrantyp.

Die allgemeine Amyloidogenese basiert auf einer fehlerhaften Synthese von Vorstufen des fibrillären Proteins und/oder auf dem halbbatzigen (meist lysosomalen) Abbau desselben.

- *AL-Amyloid*

Pathogenese: Das AL-Amyloid (= Immunamyloid) leitet sich hauptsächlich von den variablen Teilen der Leichtketten der Immunglobuline her (λ- häufiger als κ-Ketten). Man findet sie im Rahmen derjenigen Erkrankungen, bei denen sich unter einem immuno-

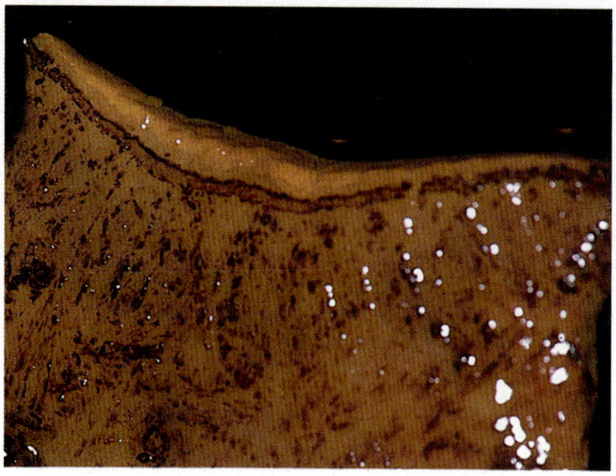

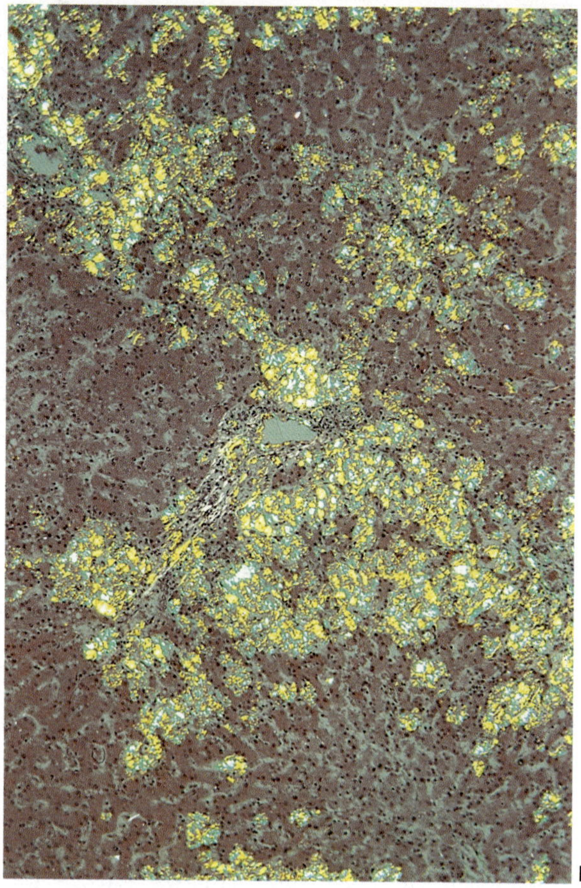

Abb. 2.**53a** u. **b** Amyloidnachweis: Die Erforschung der Amyloidose reicht bis in die Anfänge der Pathologie und Pathobiochemie. Rokitansky (1842) fiel als erstem die spekkartige Beschaffenheit der Leber und Milz bei chronischen Entzündungen auf. Virchow (1851) glaubte, daß diese Veränderung auf eine Ablagerung pflanzlicher Stärke aus dem Blutstrom zurückzuführen sei (daher der Name Amyloidose: Amylon = Stärke). Doch bereits 1859 zeigte Kekulé, daß es sich beim Amyloid um Proteinablagerungen handelt, und Bennhold (1922) entdeckte den heute noch gängigen histologischen Amyloidnachweis mit Kongorot

a Primäre Amyloidose (bei Plasmozytom) mit Zungenamyloidose. Positiver „Stärkenachweis" mit der Lugolschen Lösung (daher: Amyloid!). Beachte die Anfärbung der epithelialen Basalmembran (Vergr. 1:5)

b Leberamyloidose mit typisch grün-gelblichem Aufleuchten der kongorotpositiven Amyloidherde bei gekreuzten Polarisationsfiltern (= Dichroismus) (Vergr. 1:150)

logischen Stimulus ein Plasmazellklon vermehrt. Im Falle einer solchen klonalen Expansion bilden die betroffenen Plasmazellen ein monoklonales und damit molekular einheitliches Immunglobulin häufig mit Überschuß leichter Ketten. Diese Leichtkettenproteine vom ϰ- oder λ-Typ können die Basalmembranen frei passieren und werden u.a. als sog. Bence-Jones-Proteine im Urin ausgeschieden. Halten sich An- und Abbau dieser Leichtkettenproteine nicht die Waage, so können durch unvollständigen lysosomalen Abbau in Makrophagen nicht an schwere Immunglobulinketten gebundene λ- oder ϰ-Leichtkettenfragmente entstehen, die zusammen mit der Amyloid-P-Komponente und Heparansulfat-Proteoglykanen zu β-Fibrillen kondensieren. Dabei wird die Antigendeterminante der Leichtkettenproteine oft „maskiert", so daß ihr Leichtkettencharakter immunologisch nicht mehr nachweisbar ist. Eine solche AL-Amyloidbildung wird sowohl bei benignen monoklonalen Gammopathien als bei maligner Plasmazellexpansion (Tab. 2.**3**) beobachtet.

Das AL-Amyloid ist für die *primären Amyloidoseformen* und *Paramyloidosen* typisch.

- *AA-Amyloid*

Pathogenese: Das AA-Amyloid (= *klassisches Amyloid)* leitet sich offenbar von einem Serumvorläufermolekül, dem SAA, her. Dieses hat die Charakteristiken eines HDL-Apolipoproteins* und wird als Akutphasenprotein mit großer Ähnlichkeit zum C-reaktiven Protein (S. 219) in der Leber synthetisiert. Durch Vermittlung des Zytokins Interleukin-1 (S. 218) wird es vor allem im Rahmen einer Entzündung vermehrt gebildet und ins Serum abgegeben. Die Zellen des Makrophagensystems nehmen es auf und spalten unter der Einwirkung des sog. Amyloidverstärkerfaktors – ebenfalls bei Entzündungen vermehrt gebildet – von ihm den C-terminalen Peptidteil ab und setzen diese amyloidogenen Fragmente frei, die zusammen mit der Amyloid-P-Komponente und Heparansulfat-Proteoglykanen zu β-Fibrillen aggregieren. Warum es nicht bei jeder entzündlichen Läsion zu einer AA-Amyloidose kommt, ist noch nicht geklärt. Entscheidend dürfte die übermäßige Synthese von erschwert abbaubaren Akutphasenproteinen sein.

Das AA-Amyloid ist für die *sekundären Amyloidosen* typisch.

* Apolipoprotein AI

Tabelle 2.3 Amyloidoseklassifizierung nach Amyloidtyp

	Amyloidoseform	Fibrillenprotein	Amyloid-Vorstufen	Typischer Organbefall
systemische Amyloidose	sekundäre A.	AA	SAA-Protein	Milz, Leber, Darm, Niere, Nebenniere, Blutgefäße
	primäre A. (Paramyloidosen)	AL	Immunglobulinleichtketten	Zunge, Skelett-, Herzmuskulatur, Blutgefäße
	heredofamiliäre A.			
	– prädominant neuropathisch	AF_p	Präalbumin	vorwiegend periphere Nerven
	– prädominant nephropathisch	AA	SAA-Protein	vorwiegend Niere
lokalisierte Amyloidose	senile A.	AS	atriales natriuretisches Peptid	Herz, Gelenke, Samenblase
	zerebrale A.	β-Amyloid	β-Protein	Gehirn
		Prion-A.	PrP-Protein	Gehirn
	endokrine A.	AE	Hormonpeptide	Pankreasinseln, Schilddrüse, Hypophyse, Parathyreoidea
	Hämodialyse-A.	AH	β_2-Mikroglobulin	Synovia (Karpaltunnelsyndrom), Knochen (zystische Läsionen)
	Haut-A.	AD	Präkeratin (?)	Haut

• *A-Präalbumin-Amyloid*

Pathogenese: Eine Reihe vererbter systemischer Amyloidosen beruht auf der Ablagerung von einem Präalbumin, welches das Transportprotein für Thyroxin und Retinol im Serum darstellt (= *Transthyretin*). In diesen Fällen wird dieses Serumpräalbumin durch einen punktmutationsbedingten Austausch einer einzelnen Aminosäure (ohne vorgängige Proteolyse) „amyloidogen". Dabei kommt es zu prädominant distalen Polyneuropathien oder Kardiomyopathien.

• *AE-Amyloid*

Pathogenese: Das AE-Amyloid (= *endokrines Amyloid*) enthält „amyloidogene" Bruchstücke von Neuropeptiden oder Peptidhormonen, die von endokrinen Organ- oder Tumorzellen gebildet werden und zusammen mit Amyloid-P-Komponente und Heparansulfat-Proteoglykanen zu β-Fibrillen aggregieren.

Amyloidoseneinteilung

Die Amyloidosen lassen sich nach Organbefall, nach Verteilung im Organismus, nach Ätiologie, chemischem Amyloidtyp und klinischen Kriterien einteilen:

Einteilung nach Organbefall: Diese Einteilung geht auf Lubarsch (1929) zurück und ist im deutschen Sprachraum immer noch üblich:

• *Typische generalisierte Amyloidose:* In diesen Fällen ist eine Vorkrankheit in Form chronischer Infekte bekannt (= sekundäre Amyloidose). Die Amyloidablagerung spielt sich vorwiegend in den parenchymatösen Organen Milz, Leber, Niere und Darm in folgenden zwei Spielarten ab:

– *Sagomilztyp:* Hier ist das Amyloid im Bereich der Milzfollikel im Disseschen Raum der Leber, kaum in den Nierenglomeruli abgelagert.
– *Schinkenmilztyp:* Hier finden sich die Amyloidablagerungen diffus im Pulparetikulum, in den Nierenglomeruli und Organarterien (Abb. 2.**54a** u. **b**).

• *Primäre atypische Amyloidosen:* Dabei handelt es sich um Amyloidosen ohne erkennbare Vorkrankheit (resp. bekannte Ätiologie). Dazu gehören auch die Paramyloidosen, bei denen es im Rahmen lymphoplasmazellulärer Neoplasien zu einer generalisierten Amyloidablagerung in vorwiegend mesenchymalen Geweben wie Zunge, Skelettmuskulatur, Myokard, seltener Nerven, Gehirn, Haut und Lungen kommt, die bei der klassischen sekundären Amyloidose weniger betroffen sind (Abb. 2.**53a** u. **b**).

• *Lokalisierte Amyloidosen:* Diese Formen umfassen alle organbegrenzten oder innerhalb von Organen lokalisierten Amyloidoseformen.

Einteilung nach klinischen Kriterien: Sie berücksichtigt die Ablagerungsmuster und Pathogenese (Tab. 2.**4**).

Klinik der Amyloidosen:
– *AL-Amyloidosen:* Erstsymptome: a) Karpaltunnelsyndrom infolge Amyloidablagerungen im Lig. carpi transversum und konsekutive Druckschädigung des N. medianus, b) Makroglossie und Dysphagie infolge Amyloidablagerungen in der Zunge, c) papilläre Hautveränderungen und Purpura, d) arthritische Beschwerden in den großen Gelenken. Spätsymptome: e) therapierefraktäre Herzinsuffizienz infolge restriktiver Kardiomyopathie, gelegentlich auch Erregungsleitungsstörung, f) Hepatomegalie mit auffällig geringer Funktionsstörung, g) Dünndarmbeteiligung mit Obstruktionen und Schleimhautblutungen sowie Diarrhoe bei

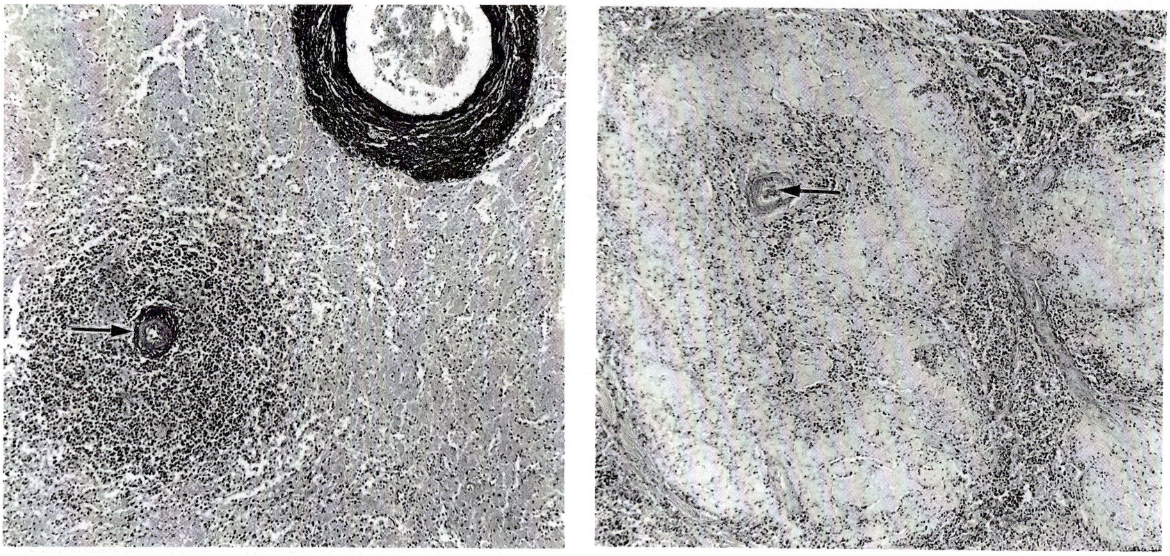

Abb. 2.**54a** u. **b** Formen der Amyloidose:
a Pulpaamyloidose (makroskopisch: Schinkenmilz) (Kongorotfärbung, Vergr. 1 : 100)
b Follikelamyloidose (makroskopisch: Sagomilz), Pfeile = Follikelarterie, Kongorotfärbung, Vergr. 1 : 100

Tabelle 2.**4** Klinische Amyloidoseeinteilung

Systemische Amyloidosen

1. Monoklonale Immunozytenproliferation mit Amyloidose
   a) Plasmozytom
   b) Makroglobulinämie Waldenström
   c) Schwerkettenkrankheit
   d) immunoblastisches Lymphom
2. Reaktiv-sekundäre Amyloidosen
   a) chronisch-eitrige Entzündungen (z. B. Osteomyelitis)
   b) chronisch-granulomatöse Entzündungen (z. B. Tbc)
   c) chronisch-autoaggressive Entzündungen (z. B. rheumatoide Arthritis)
3. Heredofamiliäre Amyloidose
   a) polyneuropathische Amyloidose
   b) nephropathische Amyloidose (z. B. Mittelmeerfieber)
   c) kardiomyopathische Amyloidose
   d) dermatopathische Amyloidose

Lokalisierte Amyloidosen

1. Senile Amyloidose
2. zerebrale Amyloidosen
3. Endokrine Amyloidosen
   a) medulläres Schilddrüsenkarzinom
   b) Typ-II-Diabetes (Pankreasinseln)
   c) Hypophysenvorderlappenadenom
   d) Parathyreoideaadenom
4. Hämodialyse-Amyloidose
5. Respirationstrakt-Amyloidose
6. Urogenitaltrakt-Amyloidose
7. Okuläre Amyloidose
8. Lichenoide Haut-Amyloidose
9. Kalzifizierender epithelialer odontogener Tumor (= Pindborg-Tumor)

Befall des autonomen Nervensystems, h) periphere Neuropathie mit meist sensiblen Ausfällen. Respiratorische Insuffizienz nur bei diffuser Bronchialamyloidose.

– *AA-Amyloidosen:* Meist nephrotisches Syndrom infolge Amyloidablagerungen in den Glomeruli; daneben Hepatosplenomegalie mit kaum merklichem Funktionsausfall; Dünndarmbeteiligung.

Diagnostik: Rektumbiopsie mit Erfassung der Submukosa.

Elastin-Läsionen

Orthologie: Das Elastin ist ein Biopolymer mit kautschukähnlicher Elastizität und kommt im Organismus in folgenden drei Formen vor (Abb. 2.**55a–c**):

– *Elastische Fasern* aggregieren teilweise zu membranartigen Strukturen (Gefäßwandelastika) oder durchziehen als breite Faserbündel besonders elastische Gewebe (Ohrknorpel, Nackenbänder) oder sind als feine elastische Fäden in die faserhaltige Interzellularsubstanz elastischer Gewebe (Lunge, Haut) eingebaut. Junge elastische Fasern bilden globoide Haufen und imponieren als blumenkohl- oder korallenstockähnliche Aggregate; reife elastische Fasern aggregieren zu bandartigen Strukturen. Die elastischen Fasern färben sich histologisch u. a. selektiv mit Orcein an.

– *Elauninfasern* sind dünner als die elastischen Fasern. Sie dienen der Verankerung von Epithelien, u. U. auch von Endothelien mit der bindegewebigen Unterlage, indem sie von den breiten elastischen Fasern ausgehend in die epitheliale Basalmembran einstrahlen. Sie färben sich mit Aldehydfuchsin erst nach Oxydation an und bestehen aus einer amorphen elastinhaltigen Masse, die korallenartige Faser-

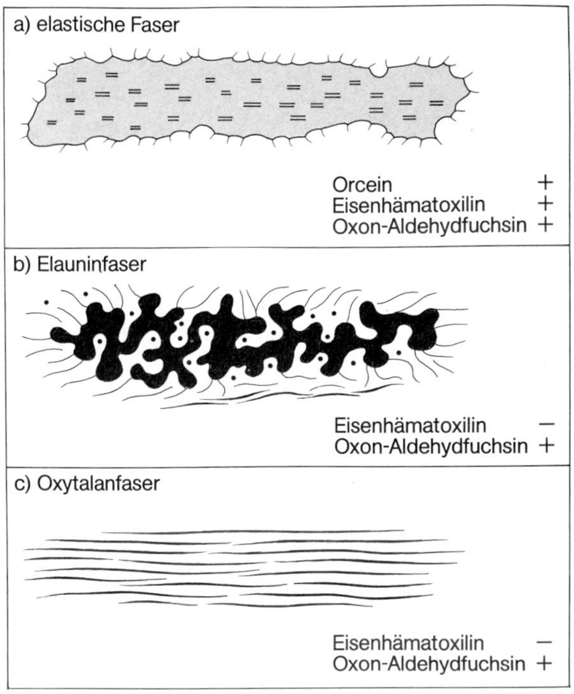

Abb. 2.**55a–c** Die drei Fasertypen des elastischen Formenkreises (schematische Ultrastruktur) und ihr Färbeverhalten

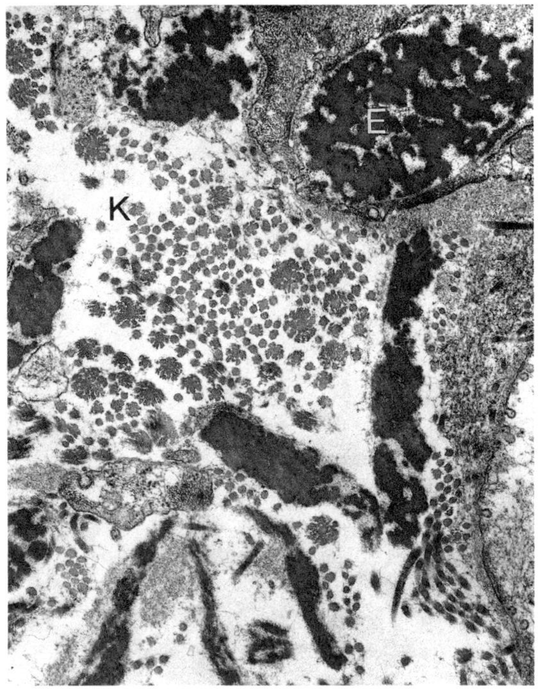

Abb. 2.**56** Elauninfasern (E) und Kollagen (K) mit Spiralbänderung (im Querschnitt bärentatzenförmig) bei Varikose der V. saphena (Vergr. 1 : 25 000; Original: Staubesand)

strukturen bildet, die ihrerseits mit Mikrofibrillen verfilzt sind (Abb. 2.**55b** und Abb. 2.**56**).

– *Oxytalanfasern* scheinen die unreifsten Elastinstrukturen zu sein. Sie kommen in mechanisch belasteten oder sklerosierten Bindegeweben vor. Sie bestehen aus einem Mikrofibrillenfilz mit vornehmlich längsparalleler Mikrofibrillenanordnung und enthalten keine amorphe Substanz. Die Oxytalanfasern färben sich mit Adelhydfuchsin nach vorheriger Oxydation, aber nicht mit Eisenhämatoxylin.

Die *Elastinbiogenese* ist noch nicht vollständig aufgeklärt. Elastin ist ein hochpolymeres Protein in Form eines Maschenwerkes aus locker gewickelten Spiralen mit spezieller sich wiederholender Anordnung der Lysylgruppen (. . .Lys-Ala-Ala-Lys. . .) für die Vernetzung und nichtvernetzten Molekularabschnitten mit bestimmten sich wiederholenden Aminosäuresequenzen (. . .Gly-Val-Pro-Gly. . .). Als „Elastoblasten" können die Gefäßwandmyozyten und Fibrozyten der Subkutis und der Ligg. nuchae, die Chondrozyten des elastischen Ohrknorpels sowie auch die Endothelzellen angesprochen werden. Sie sind imstande, fibrillinhaltige Mikrofibrillen und Elastin, die beiden Baukomponenten der elastischen Fasern, zu synthetisieren. Getrennt davon wird das unvernetzte Elastin (= Tropoelastin) in Form von periodisch-gebänderten Mikrofilamenten im Ergastoplasma der „Elastoblasten" synthetisiert und sezerniert, wo es sich mit den Mikrofibrillen verbindet und diese maskiert. Mit der darauffolgenden Desaminierung durch eine kupferhaltige Lysyloxydase wird die Vernetzung des Elastins zu elastischen Fasern eingeleitet. Dabei spielen die Proteoglykane, ähnlich wie bei der kollagenen Fibrillogenese, eine wichtige Rolle.

Elastogenesehemmung

1. Restriktive Dermopathie

Definition und Pathogenese: Ein seltener autosomal rezessiv vererbter Defekt der Elastogenese, der nicht mit dem Leben vereinbar ist. Die nahezu fehlende Bildung von elastischen Fasern bringt auch eine abnorm gesteigerte Kollagenfaservernetzung mit sich. Daraus leiten sich folgende für das Kind verheerende Komplikationen ab (Abb. 2.**57a** u. **b**).

- *Haut:* Die atrophische Haut enthält keine elastischen Fasern und ist versteift, so daß im Bereich der Extremitäten Kontrakturen, im Gesicht Dysmorphien wie klaffender Mund auftreten (fetale Hypo-, Akinesie).
- *Lunge:* Fehlende Lungenparenchymentfaltung im Sinne einer pulmonalen Hypoplasie mit konsekutiver respiratorischer Insuffizienz.

2. Alterung

Eine Reihe von meist altersbedingten Organveränderungen sind unter anderem auf eine gedrosselte Elastogenese zurückzuführen. Sie gehen mit einem Elastizitätsverlust der Gewebe, mit Rarefizierung und Fragmentierung der elastischen Fasern einher. Ob und inwiefern dabei auch Vernetzungsstörungen des Elastins mitspielen, ist noch unklar. Zu dieser Gruppe gehören die *Altershaut,* die *Altersaorta* und die *Alterslunge* (sog. Altersemphysem).

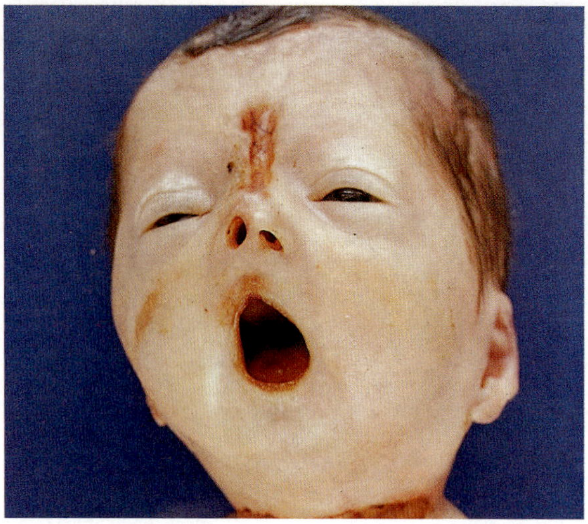

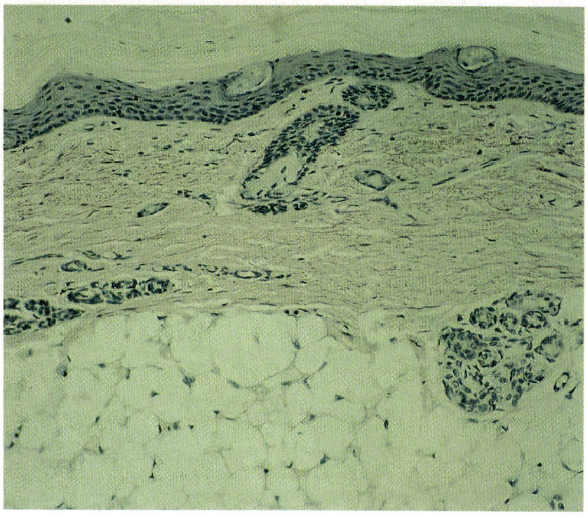

Abb. 2.**57** a u. b Restriktive Dermatopathie als Beispiel einer Elastogenesehemmung:
a Typische Fazies: durch Fehlen der elastischen Fasern wird Haut versteift. Dadurch Dysmorphie (z. B. klaffender Mund).
b Vollständiges Fehlen der elastischen Fasern in der Kutis (EvG, Vergr. 1 : 100) (Originale: Böhm)

3. Pyridoxalmangel

Pathogenese: Bei Schwangeren, bei Patienten mit Tuberkulostase durch Isoniacinhydrazid und bei chronischen Alkoholikern besteht ein relativer Mangel an Vitamin B_6, welches ein Koferment der Lysyloxydase darstellt. Die Elastinvernetzung wird dadurch beeinträchtigt.

4. Trichopoliodystrophie

Pathogenese: Wie bei der kollagenen Fibrillogenese, so ist auch bei der Elastogenese das Kupfer als Kofaktor der Lysyloxydase essentiell. Bei der Trichopoliodystrophie, einer intestinalen Kupferresorptionsstörung (S. 85), führt der Kupfermangel zu einer Elastinvernetzungstörung mit Vermehrung der Mikrofibrillen und Reduktion des Elastingehaltes. Histologisch imponiert dies als Fragmentierung und Aufspleißung der arteriellen Elastica interna, makroskopisch als Gefäßektasien, -schlängelungen, -rupturen und -aneurysmen.

5. Ehlers-Danlos-Syndrom Typ V

Pathogenese: Auch hier liegt ein X-gebunden rezessiv vererbter Lysyloxydasemangel mit Hemmung der Elastogenese vor. Außerdem scheint noch ein Elastaseinhibitor mitzuspielen. Histologisch findet man in der Haut eine Anhäufung sehr dünner elastischer Fasern und Elauninfasern. Die Haut ist aufgrund einer Elastinvernetzungsstörung ähnlich wie beim autosomal dominant vererbten Ehlers-Danlos-Syndrom Typ I, II und III überdehnbar (= Hyperelastosis cutis). Die Gelenke dieser Patienten sind überstreckbar und die Gefäße ektatisch.

6. Cutis laxa

Pathogenese: Bei dieser Erkrankung besteht ein X-gebunden rezessiv oder autosomal dominant vererbter Lysyloxydasemangel in den Fibroblasten. Die Elastogenesestörung äußert sich histologisch in einer Aufspleißung der elastischen Fasern. Neben Hängefalten der Haut sind destruktives Lungenemphysem, Hernien und rektouteriner Prolaps die weiteren Organmanifestationen (= Elastolysis generalisata).

Elastosen

Elastosen bestehen in einer Anhäufung abartigen elastischen Fasermaterials in der bindegewebigen Grundsubstanz oder im Organstroma und beruhen entweder auf einer überschießenden und/oder fehlgeleiteten Elastogenese. Folge davon ist ein Verlust der normalen Gewebeelastizität und -festigkeit.

1. Aktinische Elastose

Pathogenese: Diese Hautveränderung beruht auf einer UV-Schädigung der Hautfibroblasten und tritt beim älteren Menschen an sonnenexponierten Hautstellen wie Gesicht, Nacken, Handrücken auf. Histologisch ist die Epidermis atrophisch und im oberen Drittel findet sich ein Gewirr von plumpen basophil gefärbten elastischen Fasern, die später verklumpen und fragmentieren und schließlich zu einem schollig amorphen Material zusammensintern. Der Gehalt an sauren Mucopolysacchariden ist erhöht. Ultrastrukturell sieht man Proteoglykanansammlungen mit Elauninfasern und globoiden Elastinhaufen sowie Kollagenfaserschollen ohne Querbänderung.

Klinisch ist die Haut atrophisch und rhomboid grobgefeldert (Abb. 2.**58**).

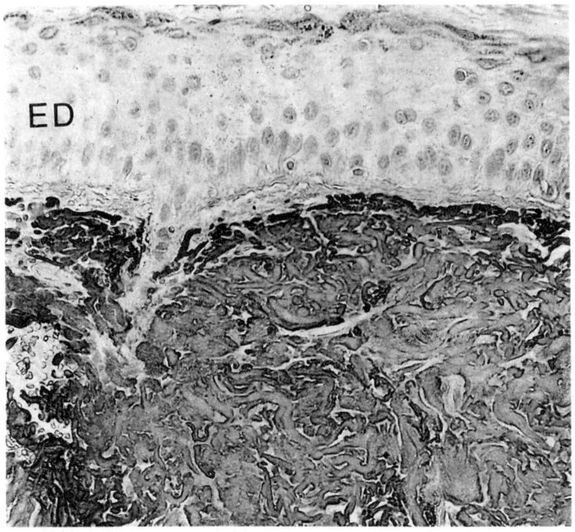

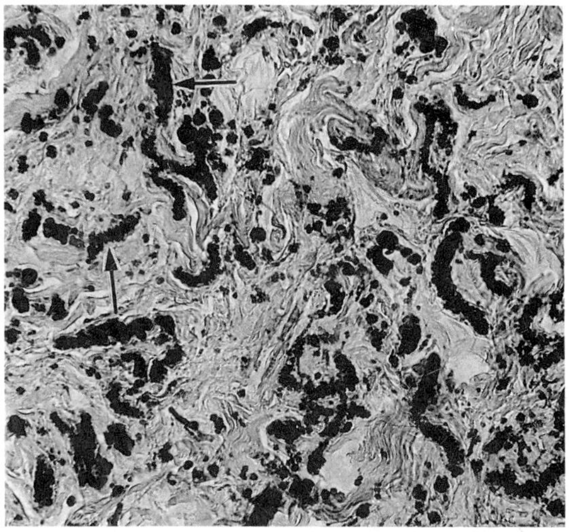

Abb. 2.**58a** u. **b** Histopathologie des Elastins: **a** Solare (senile) Elastose: Ablagerung elastinähnlichen Materials unter der Epidermis (ED), **b** Elastofibroma dorsi: Produktion und Ablagerung von ungewöhnlich plumpen und würstchenförmigen Elastinfasern (Pfeile) im Tumorherd (**a** u. **b**: EvG, Vergr. 1 : 300)

2. Pinguecula

Pathogenese: Ein gelblich-dreieckiges Knötchen in Höhe des horizontalen Meridians des Auges (= Lidspaltenfleck); es kommt nur bei älteren, sonnenexponierten Menschen vor. Histologisch findet man eine ähnliche Elastinveränderung wie bei der aktinischen Elastose, jedoch in der Konjunktiva.

3. Pseudoxanthoma elasticum

Pathogenese: Das Pseudoxanthoma elasticum (= Groenblad-Strandberg-Syndrom) kommt bei 20–40jährigen Frauen vor und wird autosomal rezessiv vererbt. Der Basisdefekt dieser Affektion besteht in einer abnormen Proteoglykaneinlagerung in die elastischen Fasern und in einer Verminderung des Elastingehaltes ohne Kollagenveränderung. Als Folge davon erscheinen die elastischen Fasern ultrastrukturell als globoide Haufen, die in ihrem Innern ein Proteoglykankernstück mit Calcium-Magnesium-Salzablagerungen aufweisen. Histologisch erscheinen die elastischen Fasern fragmentiert, basophil und würstchenförmig (= Elastorhexis generalisata).

Klinisch imponieren bei dieser Erkrankung zahlreiche gelbliche, verkalkte Plaques in einer faltenartig veränderten Haut. In der Retina findet man Kaliberschwankungen der Arterien (= *„angoid-streaks"),* verbunden mit einer *Chorioretinitis.* Hierzu gesellen sich *gastrointestinale Blutungen.* Allgemeine Hypoelastizität.

4. Elastofibroma dorsi

Pathogenese: Das Elastofibrom ist ein degenerativer pseudoneoplastischer Prozeß des mittleren Lebensalter, bei dem es zu einer noch unbekannten metabolischen Störung der Bindegewebsfibroblasten kommt, in deren Verlauf sie Myozytenfunktion übernehmen (= Myofibroblasten) und haufenweise elastisches Material produzieren. Dieses erscheint histologisch in Form von globoiden Haufen und fragmentierten Fasern (Abb. 2.**58b**). Ultrastrukturell ist der Mikrofibrillengehalt der elastischen Fasern vermehrt. Makroskopisch imponiert das Elastofibrom als 5–10 cm großer, nicht abgekapselter semisolider Knoten.

5. Elastoderma

Pathogenese: Diese Erkrankung beruht auf einer überschießenden Synthese von Elastin, das wegen seines abnorm hohen Desmosingehaltes übermäßig viele Quervernetzungen bildet. Dementsprechend häufen sich in der Haut der betroffenen Patienten bizarr konturierte Elastinfasern mit traubenartigen Auswüchsen an. Die Haut büßt an Elastizität ein.

Klinik: Ein abgehobener Hautzipfel (z. B. über Ellenbogen) bleibt unelastisch nach der Überdehnung lange in der abgehobenen Position stehen.

6. Fibroelastosen

Pathogenese: Im Falle der Fibroelastosen kommt es über einen noch unbekannten Mechanismus zu einer metabolischen Transformation der Gefäßwand- resp. Endokardmyozyten. Sie stellen sich auf Fasersynthese ein und produzieren in überschießendem Maße elastische, aber auch kollagene Fasern zusammen mit Proteoglykanhaufen.

Histologisch weisen die elastischen Fasern bei den Fibroelastosen Fragmentierungen und Aufspleißun-

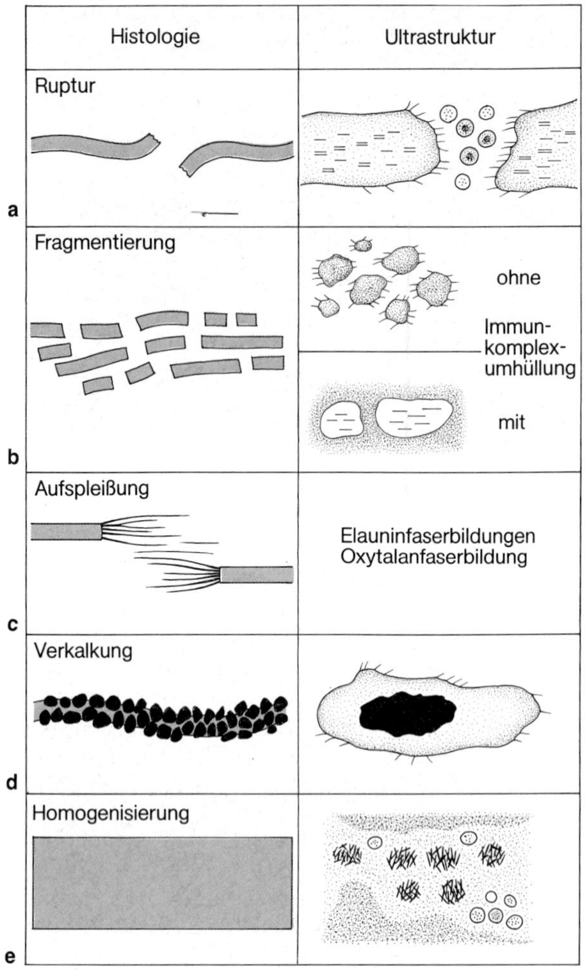

Abb. 2.**59a–e** Pathologie der elastischen Fasern (schematische Histologie und Ultrastruktur)

gen auf und liegen in Mucopolysaccharidhaufen verfilzt mit Kollagenfasern. Elektronenmikroskopisch sieht man globoide Elastinhaufen (Abb. 2.**59a–e**) sowie degenerative Myozytenveränderungen, die bis zur Myozytennekrose reichen. Makroskopisch erscheint das Endokard resp. die Gefäßinnenwand weißgrau und verdickt (S. 496).

7. Oxytalan- und Elauninfaservermehrung

Oxytalanfasern in reifem, primär nicht elastischem Bindegewebe weisen entweder auf einen sklerosierenden Prozeß mit Funktionsuntüchtigkeit des betroffenen Organs hin oder sind für einen fehlregeneratorischen Gewebsumbau im Rahmen einer mechanischen Fehlbelastung typisch. Bemerkenswert ist dabei die Tatsache, daß für diesen Fall das *Wolffsche Gesetz,* wonach Druck zum Gewebeabbau und Zug zum Gewebeaufbau führt, offenbar nicht zutrifft.

Elastinolysestörung

Orthologie: Reifes Elastin hat eine lange Halblebenszeit. Dies liegt an seiner Resistenz gegenüber proteolytischer Einwirkung. Die Elastase ist eines der wenigen Enzyme, welche Elastin spezifisch abbauen können. Die Elastase wird von Hautfibroblasten, Gefäßwandmuskelzellen, Granulozyten, Makrophagen und im Pankreas gebildet. Die Pankreaselastase liegt im Gewebe als inaktive Proelastase vor und muß durch Trypsin und/oder Enterokinase aktiviert werden. Die Granulozytenelastase, eine Serinprotease, besitzt ähnlich wie die Kollagenase im α_1-Antitrypsin und α_2-Makroglobulin spezifische im Blutserum vorkommende Inhibitoren, die Makrophagenelastase als Metallprotease nicht. Elastaseresistent sind „junge elastische Fasern". Die Elastaseeinwirkung führt morphologisch zuur Aufspleißung und Fragmentation der elastischen Fasern (Abb. 2.**59a–e**).

Die Antigenstrukturen des Elastins sind noch unbekannt. Immunhistologisch läßt sich aber zeigen, daß Antihuman-γ-Globuline an die Gefäßwandelastine fixiert werden. Dabei kommt folgender pathogenetischer Ablauf in Betracht:

- *Gradueller Abbau der elastischen Faserkomponente* durch Elastasen mit Freisetzung löslicher Peptide.
- *Bildung von Anti-Elastin* (?) und/oder Antistrukturglykoprotein.
- *Fixation der Antikörper* an die geschädigte elastische Faser mit Komplementverbrauch und weiterer proteolytischer Aktivität.

Inwieweit diese Antigen-Antikörper-Reaktion, evtl. mit Komplementaktivierung, für den physiologischen Elastinabbau (= Elastinolyse) verantwortlich ist, ist noch ungeklärt.

Eine Elastinolysesteigerung findet man entweder bei entzündlichen Gefäßveränderungen oder bei einem Mangel an Elastaseinhibitoren, wobei in diesen Fällen meist auch die Kollagenolyse mit betroffen ist.

1. Nekrotisierende Vaskulitiden
(S. 454)

Pathogenese: Eine gesteigerte Elastolyse ist der Basisprozeß vieler meist granulomatöser und nekrotisierender Vaskulitiden und läßt sich besonders eindrucksvoll an Pankreasgefäßen bei der akuten Pankreatitis (S. 789) verfolgen. Dabei treten in der Membrana elastica interna Kontinuitätsunterbrechungen auf, die histologisch als Ruptur, Fragmentierung oder Aufspleißung bezeichnet werden. Ultrastrukturell erkennt man bei der Ruptur eine herdförmige Auflösung der elastischen Fasern und Membranen, bei der Fragmentierung eine Anhäufung globoider Haufen frisch gebildeten elastischen Materials und bei der Aufspleißung übriggebliebene unreife elastische Faserelemente wie Oxytalan- und Elauninfasern, welche in die elastische Mutterfaser einstrahlen (Abb. 2.**55a–c** und 2.**59a–c**).

3. Rekurrierende Polychondritis

Pathogenese: Diese seltene Knorpelentzündung (s. auch Proteoglykane, S. 75) gehört vermutlich zu den Immunkomplexkrankheiten. Dabei wird im *ela-*

stischen Ohrknorpel um die fragmentierten und aufgespleißten elastischen Fasern amorphes Material angelagert, das immunhistologisch granulären IgG- und C3-Ablagerungen entspricht. Es wird vermutet, daß es sich dabei um gegen das Elastin und gegen den (elastischen und hyalinen) Knorpel gerichtete Immunkomplexe handelt. Die häufige Gefäßmitbeteiligung spricht dafür. Daneben findet man auch eine Kollagenolyse (Abb. 2.**60**).

Einlagerung

Elastische Fasern sind in der Lage, Calcium im Bereich hexamerer Aminosäuresequenzen (Pro-Gly-Val-Gly-Val-Ala) zu binden. Dabei geht die Calciumbindung von den Carboxylgruppen aus. Elastingebundenes Calcium wiederum fördert die Cholesterol- und Proteoglykanbindung durch das Elastin (Abb. 2.**59d**).

- *Calciumeinlagerungen*

In einigen Geweben findet nach chronischen Blutungen eine pathologische „Eisenkalkinkrustation" der elastischen Fasern statt. Solche Fasern werden z.T. durch mehrkernige Fremdkörperriesenzellen umsäumt; sie sind typisch für die idiopathische Lungenhämosiderose, chronische Lungenblutstauung, portale Stauungsmilz (Gandy-Gamna-Körperchen) und regressive Struma.

- *Lipideinlagerungen*

Der Proteinanteil im Elastin bindet bei der Atherosklerose vermehrt Lipide, was histologisch mit einer Fragmentierung der elastischen Fasern einhergeht. In diesem Falle entsprechen die Elastinfragmente ultrastrukturell neugebildetem, noch nicht faserartig aggregiertem Elastin.

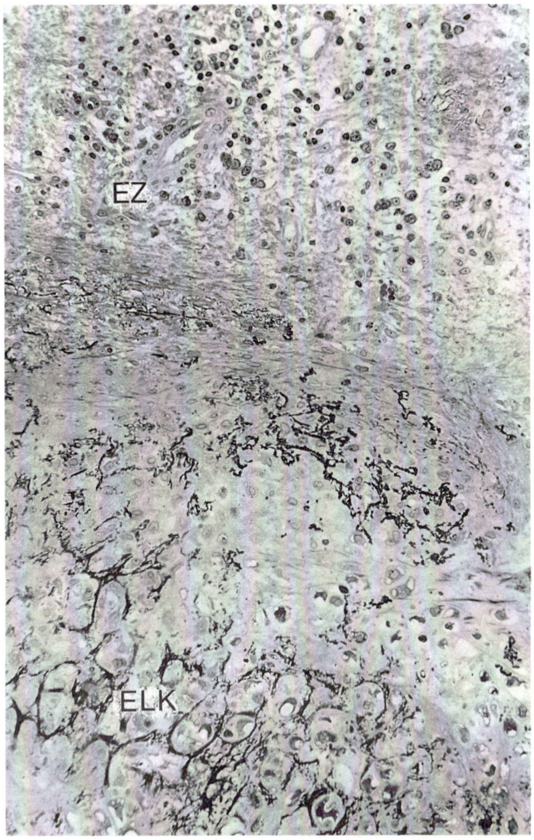

Abb. 2.**60** Fragmentierung der elastischen Fasern im elastischen Ohrknorpel (ELK) eines Patienten mit rekurrierender Polychondritis durch Entzündungszellen (EZ) (gleicher Patient wie in Abb. 2.**46**; Toluidinblau, Vergr. 1 : 200)

Proteoglykan-Läsionen

Orthologie: Proteoglykane (= PG) sind Biopolymere, die für die Organisation der Interzellularsubstanz des Binde- und Stützgewebes wichtig sind. Ihre physiologische Rolle erklärt sich durch ihr hohes hydrodynamisches Volumen, ihre Kationenbindungsfähigkeit und ihre spezifische Wechselwirkung zu Partnermolekülen.

Die Proteoglykane besitzen eine charakteristische chemische Struktur. Mit dem zentralen Proteinskelett (= Proteincore) sind in variabler Zahl Seitenketten aus Glykosaminoglykanen (= Mucopolysaccharide) kovalent zu einem Makromolekül verknüpft. Die Proteoglykane der verschiedenen Gewebe unterscheiden sich in Glykosaminoglykanseitenketten, in ihrem Proteinskelett und in der Proteinbindungsregion der Glykosaminoglykane. Im Knorpel verbinden sich ca. 10–20 Proteoglykane zusammen mit „Kittproteinen" an ein Hyaluronatmolekül.

Das dreidimensionale Netzwerk des hydratisierten Proteoglykanmoleküls selbst hat im Organismus die Funktion eines Molekularsiebs. Darauf beruht z. B. die Permeabilität der Gefäßwand. Aufgrund der Proteoglykan-Hyaluronat-Komplexe mit dem Kollagen, Elastin, Fibronektin und Laminin übernehmen die Proteoglykane auch die Funktion eines viskoelastischen Auffangsystems. Dabei wird die mechanische Zugbelastung der Kollagenfasern auf die elastisch verformbaren Proteoglykankomplexe übertragen, so daß die Zellen mechanisch nicht gequetscht werden.

Die *Biosynthese der Proteoglykane* startet an den Ribosomen des rauhen endoplasmatischen Retikulums mit der Synthese des Proteinskeletts. Im Zisternenlumen des RER, zum Teil auch im Golgi-Apparat, werden dann die Aminozucker angehängt. Von dort aus erfolgt die Sekretion in den Extrazellularraum, wo sich die Proteoglykane mit Hyaluronaten und Kollagenfasern sowie dem Fibronektin resp. Chondronektin und Laminin zu dreidimensionalen Strukturkomplexen verbinden.

Komplexierungsstörung

- *Mukoide Degeneration*

Bei Erkrankungen, die auf einer Störung der Kollagen-Proteoglykan-Komplexbildung beruhen, ist entweder die Zusammensetzung der Glucosaminoglykane verändert *(Arthrose, Sehnenscheidenganglion, zystische Adventitiadegeneration der A. poplitea, Arteriosklerose)* und/oder die Proteoglykane aggregieren kaum zu Komplexen *(Arthrose, Meniskopathie)*. Als Folge davon erscheint die Interzellularsubstanz der Gewebe schleimig umgewandelt, was der

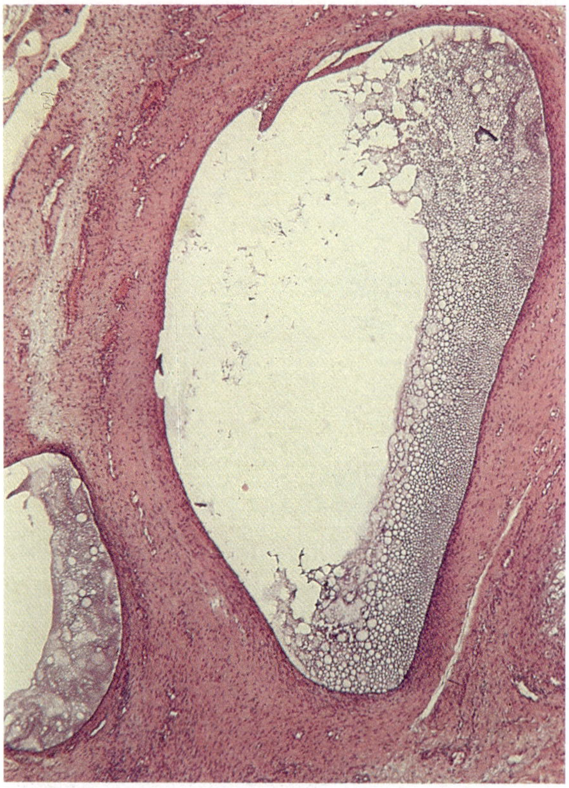

Abb. 2.**61** Sehnenscheidenganglion mit mukoider (zystischer) Bindegewebsdegeneration (HE, Vergr. 1:80)

mukoiden Degeneration des Bindegewebes entspricht. Die fehlerhaft zusammengesetzten Proteoglykane binden vermehrt Wasser, und das Gewebe schwillt an. Histologisch sind die Kollagenfasern herdförmig durch Ansammlungen von sauren Mukopolysacchariden auseinandergedrängt (Abb. 2.**61**).

Synthesestörung

Bei einer Reihe von angeborenen Skelettwachstumsstörungen liegt eine primäre Störung der Proteoglykansynthese in den Chondrozyten der Epiphysenfugen zugrunde:

- *Multiple epiphysäre Dysplasie*
In diesem Falle verhindert eine veränderte Zusammensetzung der Kitt- und Skelettproteine der Proteoglykane die wichtige Proteoglykanaggregation im Knorpelgewebe. Dadurch zu kleine oder zu flache Epiphysen der langen und kurzen Röhrenknochen → schmerzhafter Watschelgang, vorzeitige Arthrose.

- *Chondrodystrophie* (= Achrondroplasie)
Bei diesem autosomal dominanten Erbleiden werden zwar Proteoglykane synthetisiert, können aber nicht sezerniert werden (s. Golgi-Apparat). Als Folge davon wird die enchondrale, aber nicht die desmale Ossifikation und damit das Wachstum der langen Röhrenknochen blockiert. Resultat: Kleinwüchsigkeit vom „Dackeltyp" (S. 1115).

Sekretionsstörung

Hier liegt eine fehlerhafte Sekretion (in falscher Menge oder am falschen Ort) oft auch atypischer Proteoglykane vor.

1. Zystische Fibrose

Definition: Autosomal rezessiv vererbte Störung der exokrinen Sekretion mit Bildung eines abnorm viskösen Schleims (=Mukoviszidose), die durch einen Defekt des Chloridionen-Kanals mit konsekutiver Funktionsderegulierung verursacht wird.

Molekularpathologie: Das als CFTR-Protein (=Cystic fibrosis transmembrane conductance regulator) bezeichnete Membranprotein, das diesen Chloridionenkanal bildet, wird von einem Gen auf dem langen Arm des Chromosoms 7 (7q13) kodiert. Bei 70% der Fälle liegt eine Deletion dreier Basenpaare vor, die den Verlust von Phenylalanin in Position 508 bewirken. Darüber hinaus sind weitere Mutationen bekannt geworden, in deren Folge der intrazelluläre Transport des CFTR-Proteins von der ribosomalen Bildungsstätte zu seiner funktionsgerechten Position in der apikalen Membran von Drüsengangepithelien behindert ist. Die mit 5% recht hohe Frequenz heterozygoter Merkmalsträger in der weißen Bevölkerung erklärt sich wahrscheinlich aus dem Selektionsvorteil einer verminderten Anfälligkeit gegenüber mikrobiellen Darminfekten. Die Inzidenz des homozygot manifesten Erbleidens liegt bei ca. 1:2000.

Das CFTR-Protein wird nur in bestimmten Zellen gebildet. Dazu gehören Gangepithelien von Bronchial-, Speichel-, Tränen- und Schweißdrüsen, pankreatische Schaltstückepithelien, intestinale Kryptenepithelien, Gallengangsepithelien und Nierenepithelien der proximalen Tubuli contorti. Das CFTR-Protein wirkt regulatorisch auf den im apikalen Zellbereich lokalisierten epithelialen Natriumkanal (=ENaC; C=channel).

Pathogenese: Das Fehlen des funktionstüchtigen CFTR-Proteins hat je nach Drüse eine andere pathophysiologische Konsequenz:

- *Schweißdrüsen:* Hier kann nicht genug NaCl und Wasser aus dem Primärschweiß resorbiert werden. Dadurch ist sowohl die NaCl-Konzentration als auch dessen Menge im Endschweiß erhöht (Diagnostik!). Dies beruht auf folgendem molekularem Mechanismus:

Primär durch die Na^+/K^+-ATPase angetrieben, folgt Na^+ dank der Leitfähigkeit des ENaC dem elektrochemischen Gradienten und strömt in die Schweißdrüsenepithelzellen ein. Cl^- kann nicht folgen, weil diese Zellen einerseits mutiertes CFTR-Protein und damit keinen Cl^--Kanal enthalten und andererseits durch Haftorganellen untereinander so abgedichtet sind, daß sie weder Wasser noch Ionen durchlassen. Dadurch wird das Membranpotential innen positiver → Na^+, Cl^- und Wasser bleiben im Schweißdrüsenlumen, so daß zuviel Schweiß mit zu hoher NaCl-Konzentration gebildet wird.

- *Bronchialdrüsen* und andere Organe: Hier wird ein abnorm visköser Schleim sezerniert, was auf folgenden molekularen Mechanismus zurückgeht:

Im Gegensatz zum Gesunden, wo die NaCl- und Wasserresorption nahezu auf dem gleichen Weg erfolgt wie in den Schweißdrüsen, liegen beim Mukoviszidose-Kranken die Verhältnisse gerade umgekehrt: Hier stimuliert das Fehlen des funktionstüchtigen CFTR-Proteins den ENaC, so daß

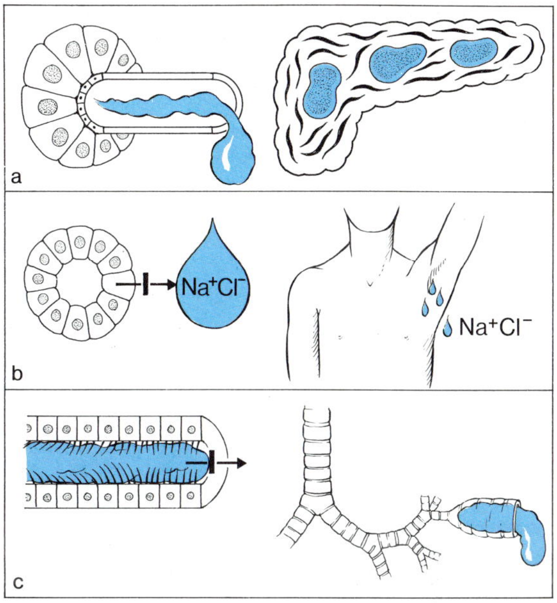

Abb. 2.**62a–c** Pathogenetische Faktoren der zystischen Fibrose: **a** Dyskrinie → Sekretstau und Zystenbildung, **b** Chloridionenrückresorptionshemmung → Elektrolytverlust → kochsalzreicher Schweiß, **c** Flimmerepitheldyskinese → Bronchiektasie → Wabenlunge

mehr Na^+ in die (Schleimdrüsen-)Epithelien einströmt, während Cl^- und Wasser über die lockeren Zell-Zellkontakte parazellulär nachströmen. Das durch den sekundär aktiven $Na^+/2\,Cl^-/K^+$-Cotransporter in die Zelle transportierte Cl^- kann die (Schleimdrüsen-)Epithelien nicht verlassen. Damit unterbleibt auch das parazelluläre Ausströmen von Na^+ und Wasser, und der sezernierte Schleim wird hochviskös.

Morphologie: Je nach Organ zieht der hochvisköse Schleim folgende Kettenreaktion nach sich:

- *Bronchialsystem:* a) Mukostase in den Bronchialdrüsen → Bronchiektasen, Atelektasen und perifokales Emphysem; b) Zilienblockierung → Drosselung der mukoziliaren Clearance → vermehrte Bildung von Asialogangliosiden auf der Epitheloberfläche = Haftstrukturen für Keime wie Pseudomonas aeruginosa → opportunistische Infektionen. a) und b) zusammen → chronisch-rezidivierende destruktive Lungenentzündungen → Endstadium: zystische Wabenlunge (S. 621).
- *Pankreas:* Mukostase → Bildung narbig-fibrös ummantelter Retentionszysten → Fibrosierung und Schwund des exokrinen Parenchyms (Name: zystische Fibrose; S. 789) → Verdauungsenzymmangel → Maldigestionssyndrom (S. 96). Später: Schwund des endokrinen Parenchyms → Diabetes mellitus.
- *Leber:* a) Eiweißmangel → Leberverfettung; b) Sekretionsstörung → Gallenwegsobstruktion → Cholelithiasis → portale Fibrose → Zirrhose → portale Hypertonie.
- *Darm:* Obstruktive Mukostase in Dünndarmkrypten → bei Neugeborenen: Mekoniumeindickung im Ileum → Mekoniumileus. Adoleszenz: Obstipation.
- *Hoden:* Sekretionsstörung → Ductus-deferens-Atrophie → Sterilität.

Klinik: Hitzschlaggefährdung wegen Schweißdrüsensekretionsstörung. Prognose ist trotz Pankreasenzymsubstitution, Bronchialtoilette und Antibiose infaust. Es finden sich folgende 3 Verlaufsformen:

1. *Mekoniumileus* des Neugeborenen (10%);
2. *intestinale Verlaufsform:* zystische Pankreasfibrose mit Steatorrhoe und Maldigestion, später Diabetes mellitus (2%); Cholestase → zirrhotischer Leberumbau;
3. *pulmonale Verlaufsform:* chronische Rhinosinusitis, chronische Bronchitis, chronisch-rezidivierende Pneumonien, Bronchiektasen und perifokales Lungenemphysem → zystische Wabenlunge → respiratorische Insuffizienz.

2. Muzinosen

● *Kutane Muzinosen*

Sie sind charakterisiert durch die schleimige Durchtränkung der Dermis, wobei der Schleim metachromatisch mit Toluidinblau und negativ in der PAS-Reaktion reagiert. Klinisch wichtig sind folgende beiden Formen:

● *Prätibiales Myxödem*

(= Basedowsche Dermatopathie)

Es beruht auf einem gesteigerten Einbau von Proteoglykanen mit einem erhöhten Gehalt an Dermatansulfat und Hyaluronat und einem verminderten Gehalt an Chondroitinsulfat. Es tritt im Rahmen einer Autoimmun-Hyperthyreose auf, bei der offenbar thyreoideastimulierende Immunglobuline (frühere Bezeichnung: long acting thyroid stimulator = LATS) gebildet werden, die nach ihrer Fixation im Gewebe die Proteoglykansynthese stimulieren. Ein ähnlicher molekularer Prozeß scheint auch für das Zustandekommen des retrobulbären Myxödems beim Morbus Basedow (S. 997) verantwortlich zu sein, was ein Vortreten der Augen (= Exophthalmus) zur Folge hat.

● *Generalisiertes Myxödem*

Es wird durch eine Hypothyreose hervorgerufen und beruht auf einem verzögerten Abbau von Hyaluronat und Verminderung von Chondroitinsulfaten. Infolgedessen wird die Haut gedunsen, geschwollen, trokken und (infolge Karotinmangel) bleich, ohne Dellenbildung auf Druck. Besonders betroffen sind Gesicht, Handrücken, Fußrücken, prätibiale Region und Supraklavikulärgruben.

Im Mantelgewebe der Brustdrüse werden unter dem Einfluß von Progesteron bei permissiver Östrogenwirkung vermehrt Proteoglykane abgelagert, so daß es eine myxoide Beschaffenheit erhält. In ähnlicher Weise wird in myxomatösen Bindegewebstumoren die Grundsubstanz verändert.

3. Asthma bronchiale

Im Rahmen der chronischen Bronchitis beim Asthma bronchiale (S. 613) wird von den Bronchialdrüsen ein abartiger, zäher Schleim produziert. Aufgrund seiner hohen Viskosität bildet der Bronchialschleim spiralförmige Strukturen (= Curschmannsche Spiralen). Zellmembrananteile der auf die allergische Genese hinweisenden eosinophilen Granulozyten kristallisieren darin nach ihrer Nekrose oft in Form der Charcot-Leyden-Kristalle aus.

4. Schleimdystopie

Im allgemeinen wird der mesenchymale Schleim vom umgebenden Gewebe reaktionslos toleriert. Nicht so der epitheliale Schleim. Wird nach einem Trauma im Mundbereich, bei Kolondivertikulitis oder chronischer Cholezystitis schleimbildendes Epithel ins submuköse Bindegewebe verlagert, so bildet sich um den neugebildeten epithelialen Schleim ein makrophagenhaltiges Schleimgranulom (= *Muziphagengranulom*).

Ein Anstau pathologischen Schleims mit verstärkter Basophilie findet man in der postinflammatorisch stenosierten Appendix vermiformis (*Mukozele,* S. 725), bei Kolondivertikulose sowie in der Gallenblase nach vorausgegangener Entzündung mit proximalem Verschluß.

Schließlich wird auch pathologischer Schleim in das Gewebe schleimbildender Adenokarzinome, entweder intrazellulär (= *Siegelringzellkarzinom*) oder extrazellulär (= *Gallertkarzinom*) abgelagert (Abb. 7.**55a** u. **b**, S. 384).

Proteoglykanolysestörung

Orthologie: Die unkontrollierte Proteoglykanolyse ist, ähnlich wie die Kollagenolyse, für den Organismus gefährlich. Sie läuft nur zu einem geringen Teil extrazellulär, größtenteils aber intrazellulär, sozusagen überwacht, ab. Im Extrazellularraum sind außerdem Proteinase-Inhibitoren vorhanden, damit die Proteoglykanolyse nicht entgleist. Wie verheerend eine überstürzte Proteoglykanolyse sein kann, zeigt die *rekurrierende Polychondritis,* wo das knorpelige Stützgerüst des Tracheobronchialbaumes kollabieren und die Patienten ersticken können (S. 68).

Die am Proteoglykanabbau beteiligten Enzyme sind mehrheitlich lysosomalen Ursprungs. Die extrazelluläre Proteoglykanolyse wird durch eine Reihe von Proteinasen bewerkstelligt. Dazu gehören lysosomales Kathepsin B und D.

Der eigentliche enzymatische Proteoglykanabbau im Rahmen des katabolen Stoffwechsels setzt die Wiederaufnahme der Proteoglykane in die Bindegewebszelle voraus. Dabei verbinden sich die Proteoglykane zunächst mit spezifischen Rezeptoren an der Zellmembranoberfläche (MPS-Rezeptoren) und werden dann pinozytotisch von der Zelle einverleibt. Nach Verschmelzung des Pinozytosebläschens mit einem enzymhaltigen Lysosomen im Zytoplasma der Bindegewebszelle kommt der enzymatische Proteoglykanabbau in Gang. Daran beteiligen sich saure Proteasen, Peptidasen, Glykosidasen und Sulfatasen, aber auch Hyaluronidasen. Die Glykosaminoglykanseitenketten der Proteoglykane werden durch sequentielle Einwirkung von Sulfatasen und Glykosidasen hydrolytisch abgespalten, indem diese Enzyme, beim nicht reduzierten Ende beginnend, von den Polysaccharidketten schrittweise Monosaccharidreste und/oder Sulfate abspalten. Fehlt dabei ein Enzym, bleibt der weitere Proteoglykanabbau stecken, und es entsteht eine im folgenden zu besprechende *Mukopolysaccharidose* oder *Mukolipidose:*

1. Mukopolysaccharidosen mit Mukopolysaccharidurie

Allgemeine Pathogenese: Bei diesen Erkrankungen fehlt aufgrund eines meist autosomal-rezessiv vererbten Gendefektes ein Enzym des Glykosaminglykanabbaus, wodurch der weitere Abbau blockiert und die Spaltprodukte in Lysosomen gespeichert werden (Abb. 2.**63**–2.**66**). Der Enzymdefekt bei den Mukopolysaccharidosen betrifft häufig den Abbau des Dermatansulfats und Heparansulfats. Die Tatsache, daß einerseits normale Fibroblasten fortwährend einen Teil ihrer lysosomalen Enzyme in den Extrazellularraum abgeben und andererseits die extrazellulären Lysosomenenzyme von Nachbarfibroblasten pinozytotisch wieder aufgenommen werden, läßt sich zumindest in vitro nutzen. Die Spaltprodukte werden von Chondrozyten, von Fibrozyten der Faszien, Sehnen, Blutgefäßen und Meningen, von Korneaepithelien, von Leberzellen und von den Zellen des Makrophagensystems (RHS) gespeichert, was histologisch am wabigen Zytoplasma dieser Zellen zu erkennen ist. Sind die lysosomalen Speicher überfüllt, so gelangen die Proteoglykanspaltprodukte ins Blut und werden im Urin ausgeschieden (Diagnose!) (Tab. 2.**5**).

Die Speicherung von Proteoglykanspaltprodukten macht sich pathologisch-anatomisch in folgenden Gewebsveränderungen bemerkbar:

- *Gargoylismus:* Der Gesichtsschädel weist eine rückversetzte Stirn und einen eingedrückten Nasenrücken auf, und die Kieferpartie steht vor. Das Erscheinungsbild (= Gargoylismus) gleicht der Fratze eines Wasserspeiers (gargouille, franz.: Wasserspeier) an romanisch-gotischen Kirchen (Abb. 2.**65a** u. **b**).
- *Zwergwuchs:* Das Skelettsystem weist ein retardiertes und gestörtes Wachstum mit Zwergwuchs und Deformation vor allem der Wirbelsäule auf.
- *Hepatosplenomegalie* infolge Speicherung der Proteoglykanspaltprodukte in Zellen des RHS.
- *Mentale Retardation und Idiotie* infolge Speicherung der Proteoglykanspaltprodukte in den Zellen des Zentralnervensystems zur Degeneration.

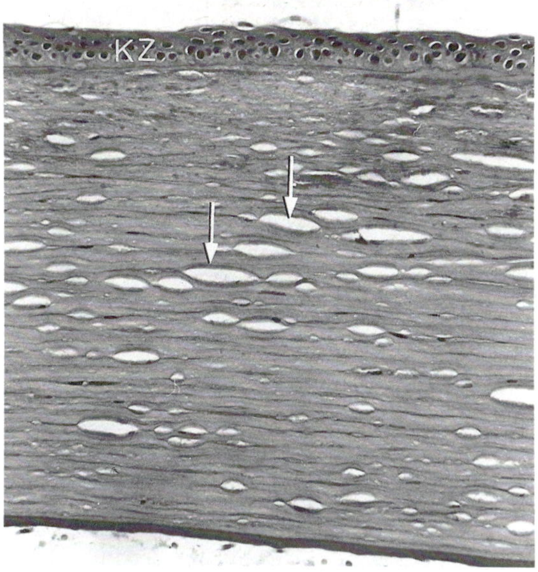

Abb. 2.**63** Morbus Maroteaux-Lamy (Mukopolysaccharidose): Mukopolysaccharidhaltige Vakuolen (Pfeile) in einer klinisch getrübten Kornea (KZ = Keratinozyten) (HE, Vergr. 1:200)

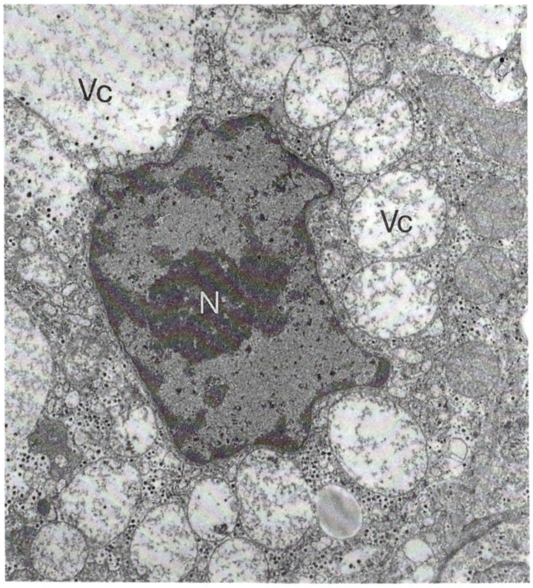

Abb. 2.**64** Morbus Pfaundler-Hurler (Mukopolysaccharidose): Mukopolysaccharidhaltige Speichervakuolen (Vc) in Leberparenchymzellen (N = Nukleus) (Vergr. 1:6500; Original: Spycher)

• *Kollagenvernetzungsstörungen:* Der fehlerhafte Proteoglykanabbau zieht aber auch die Kollagenvernetzung in Mitleidenschaft. Die Folgen sind: Korneatrübungen, grobe Hautverdickung, stenosierende Gefäßprozesse und Aortenklappeninsuffizienz.

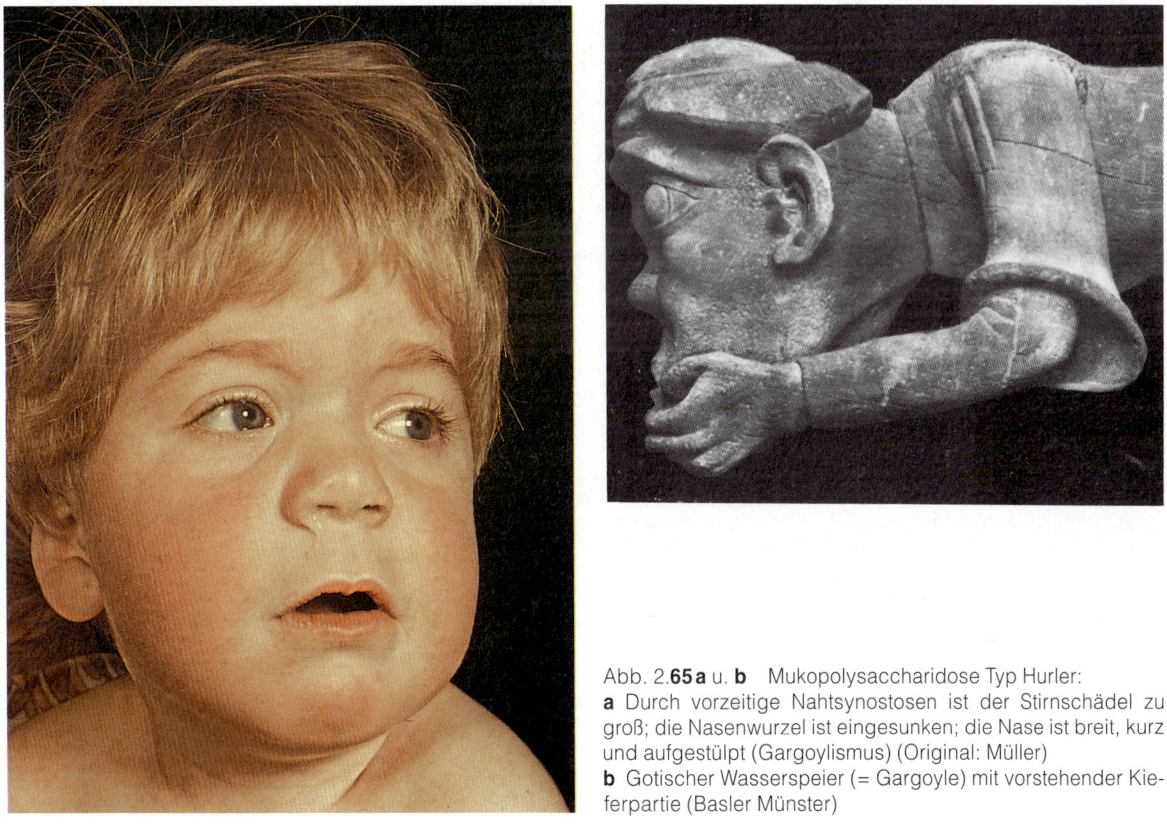

a

b

Abb. 2.**65 a** u. **b** Mukopolysaccharidose Typ Hurler:
a Durch vorzeitige Nahtsynostosen ist der Stirnschädel zu groß; die Nasenwurzel ist eingesunken; die Nase ist breit, kurz und aufgestülpt (Gargoylismus) (Original: Müller)
b Gotischer Wasserspeier (= Gargoyle) mit vorstehender Kieferpartie (Basler Münster)

Tabelle 2.**5** Mukopolysaccharidosen mit Mukopolysaccharidurie

Krankheit Genetik	Enzymmangel	Mucopoly-saccharide im Urin	Skelett-deformität	Wasser-speier-gesicht	Zwerg-wuchs	Idiotie, zerebrale Degenera-tion	Kornea-trübung	Gefäße Herz	Hepato-spleno-megalie
Pfaundler-Hurler autosomal rezessiv	α-L-Iduronidase	DS HS	Klauenhände Gibbus LWS	+++	+++	+++	+	Pseudoatherosklerose Kardiomegalie	+++
Scheie autosomal rezessiv	α-L-Iduronidase	DS HS	+	–	+	–	+	Aorteninsuffizienz	+
Hunter x-gebunden rezessiv	L-Iduronatsulfat-Sulfatase	DS HS	+	++	+	+ Taubheit	–	–	(+)
Sanfilippo A Sanfilippo B Sanfilippo C autosomal rezessiv	Heparinsulfatsulfamidase α-N-Acetylglucosamidase α-Glucosaminidase	HS	(+) Gelenk-steifigkeit	–	–	+++ (Schwer-hörigkeit)	(+)	–	+++
Morquio autosomal rezessiv	Typ-1-β-Galaktosidase Typ-2-Galaktose-6-Sulfat-Sulfatase	KS Ch 6-S	Kurzhals Hühnerbrust WS-Osteoporose	–	+++	–	+/–	Aorteninsuffizienz	+
Maroteaux-Lamy autosomal rezessiv	N-Acetylgalaktosamin-4-Sulfat-Sulfatase	DS	+++	+++	+ bis +++	–	+++	–	–
Thompson-Nelson autosomal rezessiv	β-Glucuronidase	Ch 6-S DS	Dysostosis multiplex	+	+	+ spät	(+)		(+)
Sialidose (früher: Mukolipidose Typ I) autosomal rezessiv	Sialidase (= α-Neuraminidase)	Sialyloligo-saccharide	+	+	+	++	+		+
Fukosidose autosomal rezessiv	α-L-Fucosidase	Ch 4-S Ch 6-S	Kyphoskoliose	–	–	Spastik Demenz	+	Kardiomegalie	(+)/+
Mannosidose autosomal rezessiv (?)	α-Mannosidase	Mannose-Poly-saccharid	(+) Gibbus	+	–	+	Linsen-trübung		+

DS = Dermatansulfat, KS = Keratansulfat, ChS = Chondroitinsulfat, HS = Heparansulfat, WS = Wirbelsäule
+++ = stark, (+) = schwach, – = nicht ausgebildet

2. Mukopolysaccharidosen ohne Mukopolysaccharidurie

Allgemeine Pathogenese: Bei diesen autosomal rezessiv vererbten, lysosomalen Speicherkrankheiten kommt es infolge eines Gendefektes zur gleichzeitigen intrazellulären Anhäufung von Mukopolysaccharidspaltprodukten und Glykolipiden. Dies führt zu Skelettveränderungen, neurologischen Symptomen infolge Myelindegenerationen und Hepatosplenomegalie (Hurler-artige Symptomatik).

- *Mukolipidose Typ II:* Bei dieser *„Inklusionszellkrankheit"* liegt eine mangelhafte Adressierung von lysosomalen Hydrolasenglykoproteinen durch mannosereiche Oligosaccharide im Golgi-Apparat vor. Dadurch werden die verschiedenen Hydrolasen zwar reichlich synthetisiert, gelangen aber nicht in die Lysosomen. Folge davon sind hohe Spiegel der betreffenden Enzyme in Speicherzellen, Urin und Serum sowie eine intralysosomale Stapelung unabgebauter Substanzen.

- *Mukolipidose Typ III:* Dies ist eine allele Mutante der Typ-II-Mukolipidose.

- *Mukolipidose Typ IV:* Sie geht sehr früh mit einer Korneatrübung einher und beruht auf einem Gangliosid-Sialidasemangel (Abb. 2.**66**).

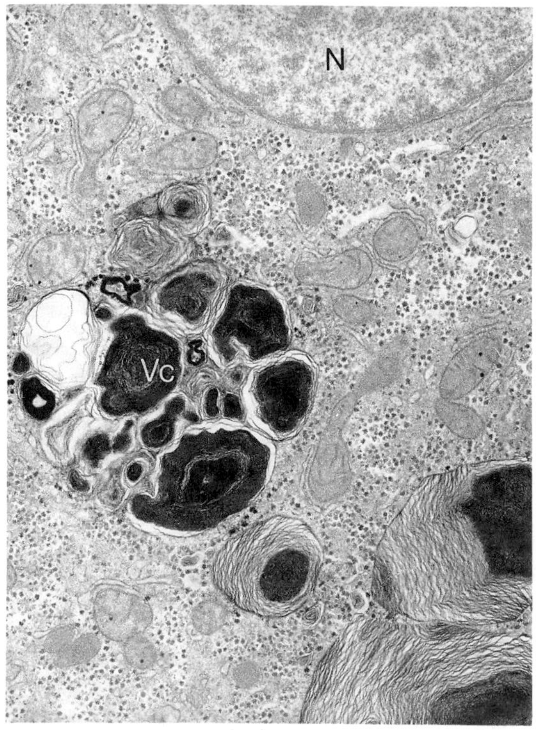

Abb. 2.**66** Mukolipidose Typ IV: Ultrastruktur einer Leberparenchymzelle mit Speicherlysosomen (Vc) (N = Nukleus) (Vergr. 1 : 9500; Original: Spycher)

3. Proteoglykanolyseentgleisung

Generalisierte Entgleisung: Im Tierexperiment läßt sich an Kaninchen zeigen, daß nach intravenöser Verabreichung von *Papain,* einer pflanzlichen Protease, das knorpelige Stützgerüst der Ohren durch Proteoglykanolyse zerstört wird, so daß die Ohren herunterhängen. Der gleiche Effekt läßt sich durch hohe Gaben von Vitamin A erreichen, in dem es die lysosomalen Proteasen des Knorpelgewebes selbst aktiviert.

Damit vergleichbar in der Humanpathologie ist die *rekurrierende Polychondritis,* wo, vermutlich im Rahmen eines Autoimmungeschehens, Antikörper gegen Knorpel und Elastin durch IgG- und C3-Ablagerungen gebildet werden. Die körpereigenen Proteasen werden schließlich so aktiviert, daß die Proteoglykane der Knorpelgewebe zerstört werden. Folge davon ist ein Lumenkollaps des Tracheobronchialbaumes mit Erstickung, Entzündung des elastischen Ohrknorpels mit Herunterhängen der Ohrmuschel sowie oft auch systemische Vaskulitiden.

Lokale Entgleisung: Die *Streptokokken* bilden *Hyaluronidase* (= spreading factor) und leiten, sobald sie im Bindegewebe sind, die Proteoglykanolyse ein, so daß sie sich schneller im Gewebe ausbreiten können und phlegmonös-eitrige Entzündungsformen hervorrufen. Mit einer Proteoglykanolyse und Zerstörung der viskoelastischen Druckauffanglagen beginnt die *Arthrosis deformans* und auch die *Epiphyseolyse* des kindlichen Femurkopfes.

Literatur

Arbeille, B. B., et al.: Thrombospondin: A component of microfibrils in various tissues. J. Histochem. Cytochem. 39 (1991) 1367

Barasch, J., et al.: Defective acidification of intracellular organelles in cystic fibrosis. Nature 352 (1991) 70

Böhm, N., et al.: Combined α_1-antitrypsin and α_2-macroglobulin deficiency syndrome: Lightmicroscopic evidence of collagenolytic, elastolytic and myolytic tissue lesions. Path. Res. Pract. 168 (1980) 17

Bolen, J. W., M. A. McNutt: Cytoskeletal intermediate filaments. Ultrastruct. Path. 11 (1987) 175

Brenner, M., et al.: Polychondritis recidivans (relapsing polychondritis) mit Beteiligung des Bronchialsystems. Atemw.- u. Lungenkr. II (1985) 35

Byers, P. H., et al.: Molecular pathology in inherited disorders of collagen metabolism. Human Pathol. 13 (1982) 89

Castano, E. M., B. Frangione: Human amyloidosis. Lab. Invest. 58 (1988) 122

Crystal, R. G., et al.: The alpha$_1$-antitrypsin gene and its mutations. Chest 95 (1989) 196

Cohen, A. S., L. H. Connors: The pathogenesis and biochemistry of amyloidosis. J. Path. 151 (1987) 1

Connolly, C. E.: 'Crystalline' collagen production by an unusual benign soft tissue tumour ('amianthioma'). Histopathology 5 (1981) 11

Dhom, G.: Lysosomenpathologie („Hauptthema"). Verh. dtsch. Path. Ges. 60 (1976)

Dietz, H. E., et al.: Marfan syndrome caused by a recurrent de novo missense mutation in the fibrillin gene. Nature 352 (1991) 337

Dryll, A., et al.: Relapsing polychondritis. Virchows Arch. A Pathol. Anat. 390 (1981) 109

Edmunds, R. S., et al.: Light and ultrastructural relationship between oxytalan fibers in the periodontal ligament of the guinea pig. J. Oral Pathol. 8 (1979) 109

Fourman, P., P. Royer: Calcium Metabolism and the Bone, 2. ed. Blackwell, Oxford 1968

Fullmer, H. M., et al.: Oxytalan connective tissue fibers: A review. J. Oral Pathol. 3 (1974) 291

Ghadially, F. N., et al.: Ultrastructure of amianthoid fibers in osteoarthrotic cartilage. Virchows Arch. B. Cell Path. 31 (1979) 81

Glenner, G. G.: Amyloid deposits and amyloidosis. New Engl. J. Med. 302 (1980) 1283, 1333

Glew, R. H., et al.: Lysosomal storage diseases. Lab. Invest. 53 (1985) 250

Green, E. D., M. V. Olson: Chromosomal region of cystic fibrosis. Science 250 (1990) 94
Grinnell, F., et al.: Fibronectin and cell shape in vivo. J. Cell. Biol. 94 (1982) 597
Hay, E. D.: Extracellular matrix. J. Cell. Biol. 91 (1981) 205s
Hollister, D. W., et al.: Immunhistologic abnormalities of the microfibrillar-fiber system in the Marfan syndrome. New Engl. J. Med. 323 (1990) 152
Hough, A. J., et al.: The collagenous nature of amianthoid degeneration of human costal cartilage. Amer. J. Pathol. 73 (1973) 201
Hynes, R. O., K. M. Yamada: Fibronectins: Multifunctional modular glycoproteins. J. Cell Biol. 95 (1982) 469
Inoue's, C. P. Leblond: The microfibrils of connective tissue. Amer. J. Anat. 176 (1986) 121
Joh, K., U. N. Riede: The effect of prostaglandins on the lysosomal function in the human cervix uteri. Arch. Gynecol. 234 (1983) 1
Jonas, J., U. N. Riede: Oxytalan fibre reaction to mechanical stress. J. Histochem. Cytochem. 28 (1980) 211
Kefalides, N. A., et al.: Biochemistry and metabolism of basement membranes. Int. Rev. Cytol. 61 (1979) 167
Kim, K. M.: Calcification of matrix vesicles in human aortic valve and aortic media. Fed. Proc. 35 (1976) 156
Krieg, T., et al.: Osteogenesis imperfecta. Klin. Wschr. 59 (1981) 91
Lee, B., et al.: Linkage of marfan syndrome and a phenotypically related disorder to two different fibrillin genes. Nature 352 (1991) 330
Lindström, C. G.: Kollagen-Kolitis. Pathologe 7 (1986) 22
Linke, R. P.: Immunochemische Klassifizierung generalisierter Amyloidosen. Verh. Dtsch. Ges. Path. 63 (1979) 658
Marx, J. L.: The cystic fibrosis gene is found. Science 245 (1989) 923
Moll, R., et al.: Desmosomal proteins. Lab. Invest. 54 (1986) 4
Nänto-Salonen, K.: Abnormal collagen fibrills in aspartyl-glycosaminuria. Lab. Invest. 51 (1984) 464
Prockop, D. J., N. A. Guzman: Collagen diseases and the biosynthesis of collagen. Hosp. Pract. 12 (12) (1977) 61
Proctor, R. A.: Fibronectin. Rev. Inf. Dis. 9 (1987) 317
Riede, U. N.: Penicillamine-induced changes in growing rats. Amer. J. Pathol. 61 (1970) 249
Riede, U. N., H. U. Zollinger: Idiopathische Fibroelastose der Nierenarterien. Virchows Arch. Abt. A 351 (1970) 99
Riede, U. N., et al.: Ultrastrukturelle Untersuchung der Epiphysenfuge rachitischer Ratten nach Darstellung der Mukopolysaccharide mit Rutheniumrot. Virchows Arch. Abt. B 7 (1971) 114
Riede, U. N., et al.: Ultrastrukturelle Untersuchungen an einem Epiphyseolysemodell. Virchows Arch. Abt. B 17 (1975) 307
Rohrbach, R.: Reduced content and abnormal distribution of anionic sites (acid proteoglycans) in the diabetic glomerular basement membrane. Virchows Arch. B. Cell Path. 51 (1986) 127
Rosenbloom, J.: Biology of disease: Elastin: Relation of protein and genestructure to disease. Lab. Invest. 51 (1985) 605
Royce, P. M., B. Steinmann: Connective Tissue and its Heritable Disorders: Molecular, Genetic and Medical Aspects. Wiley-Liss, New York 1993
Shirakami, A., et al.: Plasma fibronectin deficiency. Lancet 1986/II, 473
Sorgente, N., et al.: Basal lamina degradation: The identification of mammalian-like collagenase activity in mesenchymal-derived matrix vesicles. Biochem. Biophys. Res. Comm. 74 (1977) 448
Stenbusy, J. B., et al.: The Metabolic Basis of Inherited Disease, 5. ed. McGraw-Hill, New York 1983
Turbat, E. A.: Malignant Schwannomas presenting as malignant fibrous histiocytomas. Ultrastruct. Pathol. 3 (1982) 253
Valenzuela, R., et al.: Relapsing polychondritis. Human Pathol. 11 (1980) 19
Zinn, A., et al.: Fumarase deficiency. New Engl. J. Med. 315 (1986) 469

Alle in diesem Kapitel besprochenen Veränderungen der zellulären und extrazellulären Organisation beruhen letztlich auf An-, Um- und Abbaustörungen von chemischen Verbindungen. Somit sind Krankheiten infolge funktioneller Läsionen von Organellen oder Komponenten der Extrazellulärmatrix letztlich auf metabolische Läsionen einer Zelle zurückzuführen. Diese werden im nächsten Kapitel besprochen: *„Störungen des Stoffwechsels“*.

3 Störungen des Stoffwechsels

U.-N. Riede, H.-E. Schaefer und R. Rohrbach

Metabolische Läsionen

Anorganischer Stoffwechsel

Sauerstoff
Calcium
Eisen
Kupfer
Elektrolyte

Organischer Stoffwechsel

Kohlenhydrate
Fette
Eiweiße

Pigmentstoffwechsel

Exogene Pigmente
Endogene Pigmente

Anorganische Stoffe

U.-N. Riede

Die anorganischen Stoffe spielen eine wichtige Rolle im zellulären Stoffwechsel und/oder bei der zellulären Signalvermittlung, vorausgesetzt sie kommen in adäquaten Mengen vor. Dazu gibt es entsprechende Transportproteine. Reichern sie sich in freier ionisierter Form im Gewebe an, so wirkt sich das für die Zelle ebenso fatal aus wie ihr Mangel.

Sauerstoff: Wohl die wichtigste Störung des anorganischen Stoffwechsels sind die verschiedenen Formen der *Hypoxydosen,* die abhängig von der Sauerstoffempfindlichkeit des betroffenen Gewebes und je nach Zeitdauer des Sauerstoffmangels andere Folgeschäden induzieren.

Calcium: Für das Krankheitsverständnis der Calciumstoffwechselstörungen sind *Hypo- und Hyperkalzämien* infolge beeinträchtigter intestinaler Resorption, renaler Ausscheidung und Mobilisierung aus dem Skelettsystem von Bedeutung.

Eisen: Ein Eisenmangel äußert sich am schwerwiegendsten in einer Anämie, betrifft aber auch mehr oder minder alle eisenabhängigen Enzymsysteme. Eine Speicherung von toxischem, ionisiertem Eisen in verschiedenen Organgeweben ist die pathogenetische Basis der idiopathischen *Hämochromatose.*

Kupfer: Eine exzessive Speicherung von ionisiertem Kupfer spielt vor allem in Form des *Morbus Wilson* eine wichtige Rolle. Diese Krankheit äußert sich in Leber- und Stammganglienläsionen.

Sauerstoff

Akute allgemeine Hypoxydosen

Die kausale Pathogenese der Sauerstoffmangelkrankheiten (= Hypoxydosen) wurde bereits bei den Mitochondriopathosen abgehandelt, weil hier die Störung des oxydativen Zellstoffwechsels im Vordergrund steht (S. 24).

Formale Pathogenese: Ein akuter Sauerstoffmangel ist ein häufiger ätiologischer Faktor in der perinatalen Pathologie, findet sich aber auch bei Unfällen und Vergiftungen (Abb. 3.**1**). Auf subzellulärer Ebene sind dabei in erster Linie die Mitochondrien betroffen. Ihr Funktionszusammenbruch zieht alle weiteren Zellveränderungen nach sich. Zunächst ruft der Sauerstoffmangel einen raschen Abfall der oxydativen Phosphorylierung und damit des zellulären ATP-Gehaltes hervor, was vermutlich über eine Stimulation der Phosphofructokinase zu einer vermehrten Glykogenolyse und anaeroben Glykolyse führt. Dadurch kann über kurze Zeit die ATP-Bildung in Gang gehalten werden. Doch bald steigt als Folge der mangelhaften ATP-Bildung durch die anaerobe Glykolyse das Lactat in der Zelle an: pH und der ATP-Spiegel sinken empfindlich. Das wiederum zieht ein Versagen der Ionenpumpe nach sich, so daß Natrium, Calcium und Wasser in die Zelle und in die einzelnen Zellkompartimente einströmen. Als erstes fällt ultrastrukturell dabei die *vakuolige Degeneration* des endoplasmatischen Retikulums auf. Diese geht mit einer Störung der Proteinsynthese einher. Gleichzeitig findet man auch ein sog. *apikales Zellödem* mit bläschenförmigen Zytoplasmaausstülpungen, welches auf eine calciumabhängige Schädigung des Zytoskeletts zurückzuführen ist. Später setzt auch die Mitochondrienschwellung vom Matrixtyp (= *trübe Schwellung*) ein und die Membranen des zytokavitären Netzwerkes reißen ein. Damit wird im Rahmen der Zellschädigung die Reversibilitätsschwelle überschritten. Ebenso schwillt der Zellkern an (= degenerative Kernschwellung). Die energieabhängigen Transkriptionsvorgänge erlöschen, so daß die DNS- und RNS-Synthese vermindert sind oder fehlen. Der Zellkernschwellung folgt die Chromatinverklumpung in den Randpartien des Kerns *(Kernwandhyperchromatose),* später die Pyknose und schließlich die lysosomale Auflösung. Die aus den Lysosomen freigesetzten Hydrolasen sind für die vollständige Auflösung der Membranreste der Proteine und Lipide verantwortlich, wobei sekundär durch erneute Zusammenlagerung von Lipiden und Eiweißkörpern Myelinfiguren entstehen können. In den Mitochondrien kommt es schließlich zu Calciumablagerungen. Der entsprechende pathogenetische Mechanismus wurde bereits als dystrophische Verkalkung besprochen (S. 25) . Voraussetzung dafür ist aber eine Wiederdurchblutung des von der Blutzirkulation abgeschnittenen Gewebes. Nun sind alle Vorgänge abgelaufen, welche das Absterben einer

Zelle im lebenden Organismus charakterisieren. Dies nennt man eine *Nekrose* (S. 138).

Während sich die perakuten Hypoxydosen vorerst nur auf ultrastruktureller Ebene an den Mitochondrien auswirken und zu einer Mitochondrienschwellung mit *Cristolyse* und *Matricolyse* führen, läßt sich bei den akuten Hypoxydosen darüber hinaus auch ein histologisches Korrelat finden. Die betroffenen Zellen sind hydropisch geschwollen und die azidotisch veränderten Kapillarwände werden so permeabel, daß der Serumaustritt sich als perikapilläres Ödem manifestiert. Diese Veränderungen entsprechen einer reversiblen Zellschädigung, während die irreversiblen Zellschäden als Nekrose imponieren (S. 138). Nicht jedes Gewebe ist gegenüber einem Sauerstoffmangel gleich empfindlich. Daraus ergibt sich, wie bereits besprochen, die unterschiedliche *Vulnerabilität* der Gewebe bezüglich eines Sauerstoffmangels.

Histologisch findet man die ersten Veränderungen im Gehirn in Form von symmetrischen Pallidumnekrosen mit Ganglienzelluntergängen sowie Nekrosen in den subthalamischen Kernen, Substantia nigra und Ammonshorn. Als nächstes Organ zeigt das Herz hypoxydotische Strukturschäden in Form disseminierter Myokardnekrosen, die zuerst in den Papillarmuskeln und in der Innenschicht des linken Ventrikels auftreten. Wesentlich später findet man in der Leber sog. läppchenzentrale (= perivenöse) Nekrosen (S. 744).

Vulnerabilität eines Gewebes als Ausdruck der hypoxydotischen Nekroseanfälligkeit: Sie hängt ab a) von der Gewebeart (Parenchymzellen > Stromazellen), b) vom Funktionszustand (aktive Zelle > ruhende Zelle), c) Vorschädigung (Zytostatika, Alter), d) von der Körpertemperatur (Fieber > Auskühlung), e) von der Qualität und Quantität der Hypoxydose selbst (Ischämie > Hypoxämie). Daraus ergibt sich die Wiederbelebungszeit eines Organs (Tab. 3.**1**).

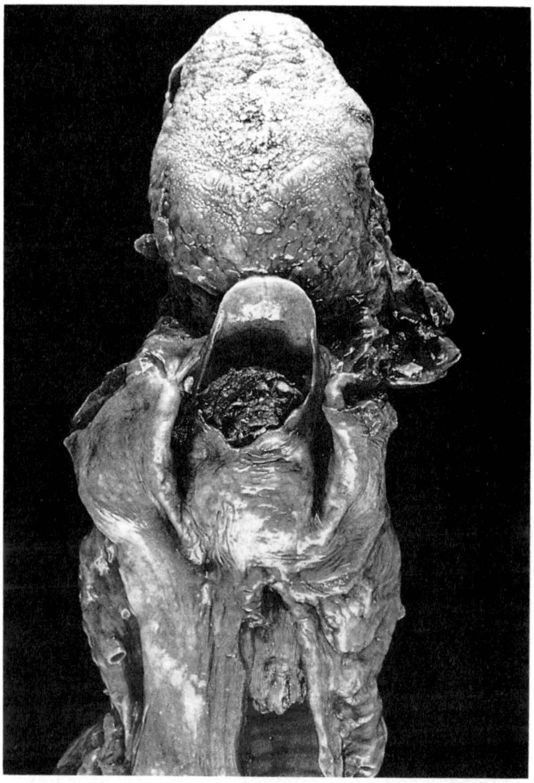

Abb. 3.**1** Ursache einer akuten allgemeinen Hypoxydose: Bolustod infolge eines eingeklemmten Fleischstückes im Kehlkopf eines 62jährigen Alkoholikers

Wiederbelebungszeit: Sie bedeutet die maximale Dauer der durch die Hypoxydose bedingten Energie-

Tabelle 3.**1** Wiederbelebungszeit lebenswichtiger Organe und Organteile bei Normothermie in der Reihenfolge ihrer Vulnerabilität

Organ	Wiederbelebungszeit	Vulnerabilität
1. a) Gehirn	8– 10 Min.	
	3– 6 Min	Großhirnrinde
		Ammonshorn
		Kleinhirn
	4– 6 Min.	(Purkinje-Zellen)
		Basalganglien
	mehrere Min.	vegetative Zentren
b) Rückenmark	15– 20 Min.	Vorderhorn, Ganglienzellen
2. Herz: Lungenembolie	2– 3 Min.	Reizleitungssystem
Herzchirurgie	30– 90 Min.	Papillarmuskel, linker Ventrikel
3. Leber	30– 35 Min.	Läppchenzentrum (azinoperipher)
	(Extremwert 4 Std.)	Läppchenperipherie (azinozentral)
4. Niere	60–180 Min.	Hauptstückepithelien
	(Extremwert 6 Std.)	Glomeruli
5. Lunge	60 Min.	
	15 Min.	Alveolarsepten
	90 Min.	Bronchusepithelien

bildungsstörung, nach deren Beseitigung die für die Organfunktion entscheidende Mehrheit der Zellen gerade noch überlebt (Tab. 3.**1**).

Funktionelle Pathogenese: Unter dem Einfluß einer akuten Hypoxie nimmt zunächst die Sehfähigkeit ab, noch bevor es zu einem allgemeinen Versagen der Großhirnrinde kommt, welches als rauschähnlicher Zustand beginnt und in die Bewußtlosigkeit einmündet. Sowie auch die tieferen Kerngebiete mitbetroffen sind, erlöschen die Reflexe; es treten *tonisch-klonische Krämpfe* auf, die in eine allgemeine *Lähmung* übergehen. Gleichzeitig wird das Atmungszentrum mitbefallen, so daß die Atmung zunächst periodisch wird und später stillsteht. Als letzte Phase der Hirnschädigung wird das Vasomotorenzentrum betroffen, und es bildet sich ein schwerer *Kreislaufschock* aus. Schließlich erlischt allmählich die *Kontraktilität des Herzmuskels.*

Akute lokale Hypoxydose

Pathogenese: Die formale Pathogenese der akuten lokalen Hypoxydose entspricht derjenigen bei den allgemeinen Hypoxydosen und findet sich als Basismechanismus a) bei den verschiedenen Durchblutungsstörungen, die zu Organnekrosen führen oder b) beim Kreislaufschock. Für den Grad der Gewebsschädigung entscheidend ist das Überschreiten der Irreversibilitätsschwelle. Für diesen pathogenetischen Vorgang wird auch der Ausdruck *„point of no return"* aus der Militärsprache benutzt. Der Grad der Gewebsschädigung hängt zum einen von der Art, Dauer und Intensität der Hypoxydose ab und zum anderen davon, ob das Gewebe wieder durchblutet wird oder nicht. Denn während der Durchblutungsstopps findet im Zellkern eine DNS- und/oder RNS-Schädigung mit Synthese toxischer Peptide, welche zellschädigend sind, statt. Sie wirken auf die vorerst noch reversibel geschädigten Zellen in der *„perinekrotischen Zone"* und führen zu einer Vergrößerung des Nekrosebezirkes. Da die Organzellen gegenüber Hypoxydosen vulnerabler, d. h. empfindlicher, sind als die mesenchymalen Zellen des Organstromas, kann sich die Nekrose bei einer akuten Hypoxydose auf die Parenchymepithelien beschränken. In diesem Falle spricht man von einer *Partialnekrose*. Werden auch die Bindegewebszellen nekrotisch, so handelt es sich um eine *Totalnekrose.* Ein infolge Durchblutungsstopps entstandener nekrotischer Gewebsbezirk wird als *„Infarkt"* bezeichnet. Der Vorgang, der zu einem derartigen Gewebstod führt, wird *„Infarzierung"* genannt.

Wurde aber während der Hypoxiephase der „point of no return" nicht erreicht und sind folglich noch keine totalen Zellnekrosen aufgetreten, so kann in der Erholungsphase der geschädigte Zytoplasmabezirk a) über den Vorgang der Autophagie (S. 31) aus dem „Verkehr" des Zellstoffwechsels gezogen werden oder b) falls es sich, wie beim apikalen Zellödem (S. 38), um lokale Schäden an einem Zellpol (z. B. Apex des Nierentubulusepithels) handelt, abgeschnürt werden.

Chronische Hypoxydose

Pathogenese: Die reversiblen Zellschäden bei der chronischen Hypoxydose entstehen im Rahmen einer subletalen Zellschädigung. Beispiele dazu werden noch in einem gesonderten Kapitel besprochen. Für die chronische Hypoxydose typisch ist die hypoxämische Zellverfettung (= *fettige Degeneration*), die Zellatrophie oder auch Hypertrophie sowie die interstitielle Fibrose (= *Sklerose*).

Die kausale Pathogenese dieser fettigen Degeneration (s. auch Fettstoffwechsel) besteht bei der Hypoxämie in einer intrazellulären Triglyceridanhäufung, die in erster Linie auf einer herabgesetzten Fettsäureoxydation in den Mitochondrien (= Energiemangelverfettung) beruht. Daneben spielen aber zweifelsohne auch noch ein gestörter Lipidabtransport aus der Zelle a) infolge gestörter Lipoproteinsynthese und b) infolge hypoxischer Schädigung des Lipoproteinausschleusungsprozesses eine Rolle.

Fettige Degeneration: Histologisch ist diese Zellverfettung immer großtropfig und immer herdförmig im Organgewebe verteilt, weil sie in den Grenzzonen der Ernährungszone zweier Arterienäste liegt. Sie imponiert im Myokard als *Tigerung* (Abb. 3.**2a**), wobei die Fetttropfen vorwiegend im Bereich des Z-Streifens und der Mitochondrien liegen (Abb. 3.**2b**). Die hypoxämische fettige Degeneration führt in der Leber zur läppchenzentralen (= perivenösen) *Verfettung* mit einer perinukleären und peribiliären Fetttropfenhäufung und in den Nierentubuli zu einer basal beginnenden Verfettung der Haupt- und Mittelstückepithelien.

Hypertrophie und Atrophie: Eine chronische Hypoxydose führt ferner auch zu einer Reihe von intrazellulären Anpassungsmechanismen im Sinne einer Adaptation. Dabei reagieren bei einer stenosierenden Arteriosklerose (für die Skelettmuskulatur im Falle der Claudicatio intermittens und für das Myokard im Falle der Angina pectoris bewiesen) die Mitochondrien mit einer Volumen- und Cristaevermehrung. Steigt aber der Intensitätsgrad der chronischen Hypoxydose an, so nimmt die betroffene Organzelle an Masse ab, wird kleiner und weist eine Ansammlung von Telolysosomen und Lipofuszin auf.

Interstitielle Fibrose: Dieser Vorgang wird besonders im Gehirn und Myokard deutlich, wo das verlorengegangene Organvolumen durch eine Vermehrung von kollagenfaserreichem Bindegewebe ausgeglichen wird. Diese interstitielle Sklerose, im Gehirn als *Fasergliose* bezeichnet, ist ein indirekter Hinweis auf eine chronische hypoxische Gewebsschädigung.

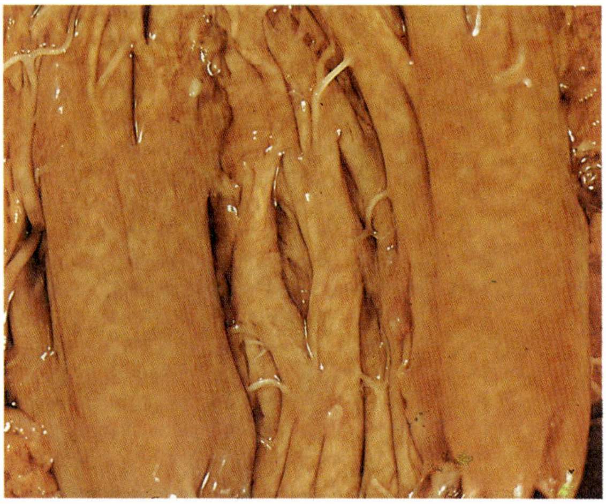
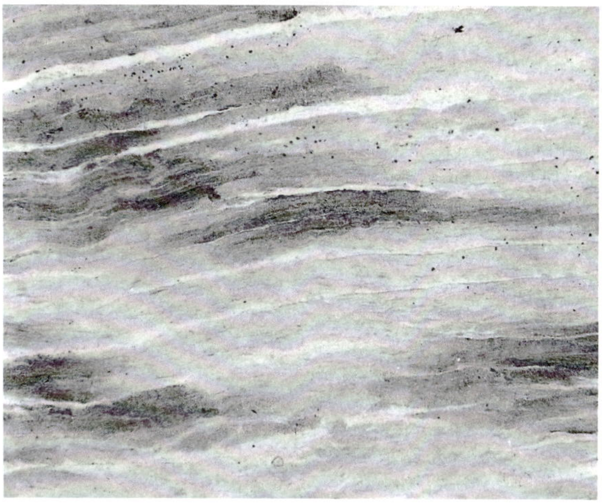

Abb. 3.**2a** u. **b** Beispiel einer fettigen Degeneration im Rahmen einer chronischen Hypoxydose. (Original: Schaefer): **a** makroskopischer Aspekt, Myokardtigerung, **b** histologischer Aspekt nach Fettfärbung, im Original rot (Vergr. 1 : 80)

Calcium

Orthologie: Das Calcium (Ca) hat zwei ganz unterschiedliche physiologische Funktionen:

- statische im Skelettsystem und in den Zähnen sowie
- dynamische bei zellulären Funktionen wie der Aufrechterhaltung des elektrischen Membranpotentials, nervaler Erregungsleitung, Muskelkontraktion der Herz- und Skelettmuskulatur.

Ferner steuert das Ca^{2+} viele Sekretionsprozesse und die Aktivität einiger Enzyme (z. B. Adenylcyclase).

Nahezu 99% des Gesamt-Ca befinden sich im Knochengewebe, 0,3% im Blut und 0,7% in der extrazellulären Flüssigkeit. Die normale Serum-Ca-Konzentration ist 2,5 mM/l (10 mg/100 ml). Die Regulation der Ca-Homöostase wird durch das Zusammenspiel calciotroper Hormone gewährleistet (Abb. 3.**3**). Das von den Nebenschilddrüsen sezernierte Parathormon (PTH) und der im proximalen Nierentubulus produzierte Vitamin-D_3-Metabolit (1,25-Dihydroxycholecalciferol) erhöhen die Serum-Ca-Konzentration, während das aus den thyreoidalen C-Zellen sezernierte Calcitonin diese erniedrigt. Calcium- und Phosphatstoffwechsel sind eng miteinander verknüpft: so sind die renale Ausscheidung von Ca und Phosphat zueinander umgekehrt proportional. Eine Hyperkalzämie geht somit meist mit einer Hypophosphatämie einher. Die Hormone der Nebennierenrinde, Hypophyse und Keimdrüsen sind ebenfalls in die Calciumhomöostase involviert, spielen aber nur bei Langzeitprozessen eine Rolle (z. B. Östrogene bei Osteoporose) und werden als calciotrope Hormone zweiter Ordnung bezeichnet.

Veränderungen der Ca-Konzentrationen werden in wenigen Minuten vom Organismus registriert und induzieren umgehend eine entsprechende hormonelle Gegensteuerung. Dies erklärt die außerordentlich geringe Schwankung (1%) der Serum-Ca-Werte (Abb. 3.**3**).

– Eine *Erniedrigung* der Ca-Konzentration im Serum führt zu einer gesteigerten Ausschüttung von Parathormon, das seinerseits durch eine Stimulation der osteoklastären Resorption und renalen Calciumrückresorption den Calciumspiegel anhebt. Gleichzeitig stimuliert das Parathormon die renale Synthese des 1,25-Vitamin-D_3. Dieser D_3-Metabolit wirkt synergistisch zum Parathormon und schafft insbesondere am Darm eine Voraussetzung zur ausreichenden Ca-Aufnahme. Die Calcitoninsekretion ist bei niedrigen Ca-Konzentrationen supprimiert.

– Eine *Erhöhung der Serum-Ca-Werte* induziert einen umgekehrten Regulationsmechanismus mit Hemmung der Parathormon- und 1,25-Vitamin-D_3-Freisetzung sowie Stimulation der Calcitoninausschüttung, was gemeinsam zu einer Verringerung der osteoklastären Ca-Freisetzung führt. Im Gegensatz zu Fischen und Vögeln ist beim Menschen allerdings eine Wirkung des Calcitonins nur bei unphysiologisch hohen Konzentrationen nachgewiesen, so daß dieses Hormon möglicherweise nur ein phylogenetisches Relikt darstellt.

Hypokalzämie

Definition: Absinken der Ca-Konzentration im Blutserum unter 2,2 mM/l (8,8 mg/100 ml).

Ätiologie: Die wichtigsten Ursachen einer Hypokalzämie sind *idiopathischer* und *postoperativer Hypoparathyreoidismus, Pseudohypoparathyreoidismus* und *Malabsorptionssyndrome.* Eine chronische Niereninsuffizienz mit Vitamin-D_3-Mangel führt, obwohl eine vermehrte Ca-Ausscheidung und verminderte Ca-Resorption mit negativer Ca-Bilanz vorliegt, nur relativ selten zu einer Hypokalzämie, da die oben besprochenen Gegenregulationen lange Zeit ein Absinken der Serum-Ca-Werte verhindern (Abb. 3.**3**).

Morphologie: Die morphologischen Bilder bei Hypokalzämie sind entsprechend der unterschiedlichen Ätiologie mannigfaltig. In den meisten Fällen liegt ein *Hypoparathyreoidismus* vor (Kapitel 18), der mit einer Verminderung oder einem Fehlen des Nebenschilddrüsenparenchyms einhergeht. Beim *Pseudohypoparathyreoidismus* sind die Nebenschilddrüsen morphologisch normal oder aktiviert. Da

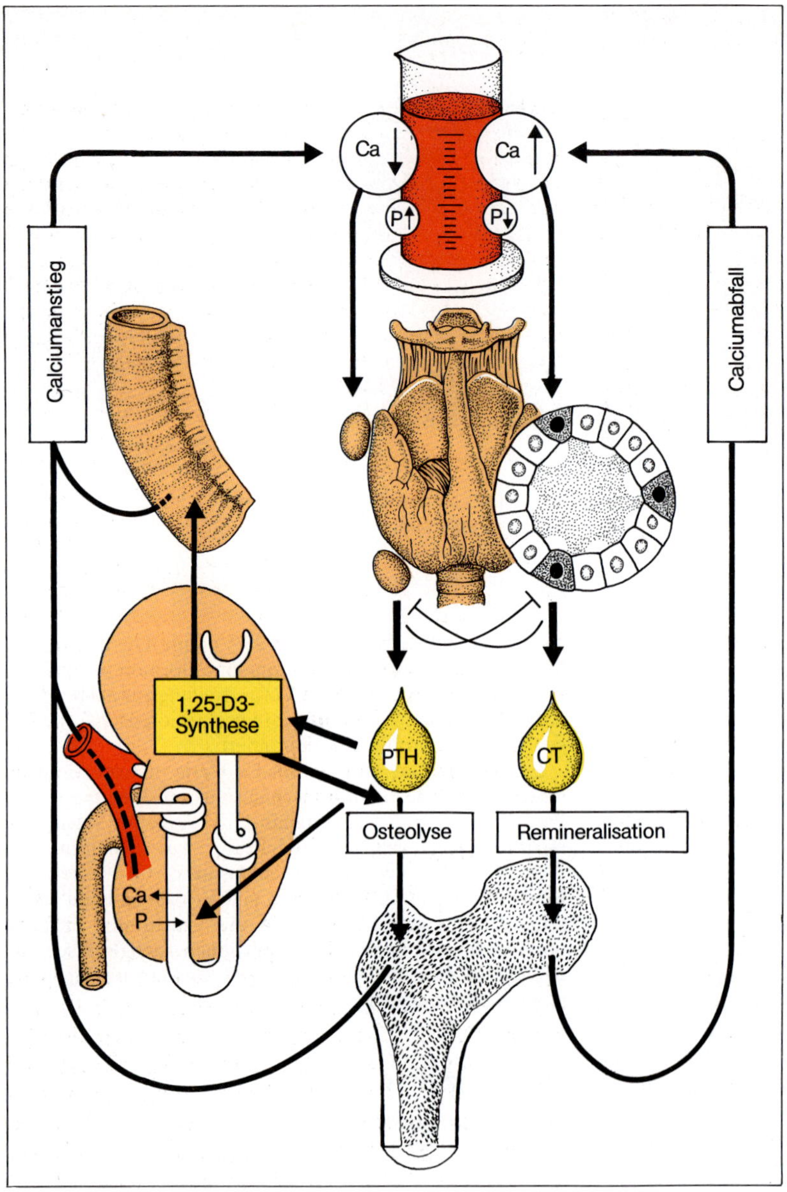

Abb. 3.**3** Calcium- und Phosphat-Steuermechanismen in Epithelkörperchen, Schilddrüsen-C-Zellen, renalen Tubuli und Dünndarm und deren Folgen im Knochengewebe
Ca = Serumcalcium, P = Serumphosphat, PTH = Parathormon, CT = Calcitonin, 1,25-D3 = 1,25-Dihydroxycholecalciferol; gelb = Hormone; rot = Blut(werte); → = Folgeaktivierung; –| = Hemmung; Ca↑ = Calciumanstieg; P↓ = Phosphatabfall

hierbei eine *Endorganresistenz für Parathormon* vorliegt, sind die peripheren Gewebsveränderungen denen des Hypoparathyreoidismus gleich.

Das Fehlen bzw. die Unwirksamkeit des Parathormons beim *Hypoparathyreoidismus* oder *Pseudohypoparathyreoidismus* erzeugen am Knochen einen verminderten Knochenumsatz *(low turnover Osteoporose)* mit reduzierter Osteoklasten- und Osteoblastenaktivität (Kapitel 20).

Ist die Hypokalzämie durch ein Malabsorptionssyndrom, Niereninsuffizienz oder Vitamin-D_3-Mangel (z. B. Rachitis) bedingt, so sind andere morphologische Veränderungen gegeben: die Nebenschilddrüsen sind deutlich aktiviert, der Knochenumsatz ist exzessiv erhöht, und es liegt häufig eine Osteomalazie vor (renale/intestinale Osteopathie).

Als Komplikation bei chronischer Niereninsuffizienz sind gelegentlich diffuse Weichteilverkalkungen nachweisbar, weil infolge einer vermehrten Phosphatretention das $Ca^{2+} \times PO_4^{3-}$-Produkt so erhöht ist, daß es zu einer Präzipitation von Calciumphosphatsalzen kommt.

Klinik: Bei Hypokalzämie zeigen eine Reihe von Organen des Körpers Funktionsstörungen im Sinne des sog. „tetanischen Syndroms“. Hierbei liegt eine gesteigerte neuromuskuläre Erregbarkeit vor, die sich bis zu tetanischen Krämpfen, myokardialen Erregungsausbreitungsstörungen und unwillkürlichen Muskelkontraktionen entwickeln kann. Auch Adynamie und Muskelschwäche werden beobachtet. Weiterhin ist in etwa 20% der Fälle das hypokalzämische Psychosyndrom nachweisbar. Bei chronischen Hypokalzämiezuständen sind geistige Retardierungen, Katarakt

(Schichtstar), Basalganglienverkalkungen, Skelettdeformationen, Zahnanomalien und Moniliasis (= Soor) in unterschiedlicher Häufigkeit anzutreffen.

Hyperkalzämie

Definition: Eine Hyperkalzämie liegt vor, wenn der Ca-Spiegel im Blutserum über 2,8 mM/l (11,2 mg pro 100 ml) steigt.

Ätiologie: Am häufigsten kommen Hyperkalzämien bei malignen Neoplasien im Rahmen einer diffusen Knochenmetastasierung (50%) oder einer paraneoplastischen Osteoklastenaktivierung (20%) vor. Als nächsthäufige Ursache ist der primäre Hyperparathyreoidismus bei Nebenschilddrüsenadenomen oder -karzinomen zu nennen (20%).

Morphologie: Endokrin bedingte Hyperkalzämien (Nebenschilddrüsentumoren, Schilddrüsenüberfunktionen, Paraneoplasien) gehen mit einem gesteigerten *Knochenschwund* einher, da die intestinale Ca-Aufnahme und die renale Ca-Rückresorption nur in relativ engen Grenzen gesteigert werden können. Die knochenspezifischen Veränderungen werden im Zusammenhang mit den metabolen Osteopathien beschrieben. Weitere morphologisch erfaßbare Manifestationen bei Hyperkalzämie sind vor allem Nierensteinleiden (Nephrolithiasis, Nephrokalzinose), in deren Folge eine Niereninsuffizienz das Leiden verschlimmern kann. In höchstens 20% der Fälle finden sich ein *Ulcus ventriculi und duodeni,* eine *Pankreatitis mit Pankreatolithiasis* und eine *Cholezystitis mit Cholelithiasis.* Vereinzelt ist die Kornea durch eine *Bandkeratitis* bedroht. Diffuse Bindegewebsverkalkungen können sich in allen Organen manifestieren. Voraussetzung dafür ist jedoch eine gleichzeitig bestehende Niereninsuffizienz.

Klinik: Um eine Hyperkalzämie möglichst lange zu kompensieren, versuchen die Nieren, maximale Mengen von Calcium auszuschleusen. Dies wiederum führt zur Polyurie und Hyperkalzurie. Dadurch wird der Wasser- und Säure-Basen-Haushalt gestört, was eine Hyperkalzurie, Hyposthenurie und metabolische Alkalose sowie eine Exsikkose zur Folge hat. Ein wichtiges Symptom ist die QT-Zeit-Verkürzung im EKG, die zumeist mit einer Tachykardie einhergeht.

Eisen

Orthologie: Das Eisen (= Fe) wird mit der Nahrung aufgenommen und im proximalen Jejunum resorbiert. Der Regulationsmechanismus der enteralen Eisenresorption ist noch nicht bekannt. In den Dünndarmenterozyten wird das aufgenommene zweiwertige Eisen durch Ferroxydasen (Hämoxigenase, Zöruloplasmin) zu dreiwertigem Eisen oxydiert, als Ferritin gespeichert und/oder nach Transferrinbindung an das Blut abgegeben und zum Knochenmark transportiert. Dort wird es von den basophilen Erythroblasten aufgenommen und nach deren Reifung zu Retikulozyten in das Hämoglobin eingebaut. Neben dem Knochenmark sind die Skelettmuskulatur und die Leber Hauptort des Eiseneinbaues. In der Leber sind daran nicht nur die Sternzellen, sondern auch die Hepatozyten beteiligt. Sie besitzen einen spezifischen Transferrinrezeptor, dessen Affinität zum Transferrin von seiner Eisenbeladung abhängt; d. h. je höher die Sättigung der Eisenbindungsstellen im Transferrin, um so größer die Affinität zum Rezeptor. Ferner wird die rezeptorvermittelte Eisenaufnahme derart reguliert, daß bei hohem Eisengehalt die Anzahl der Rezeptoren abnimmt und bei niedrigem Eisengehalt zunimmt. Nach der rezeptorvermittelten Endozytose wird das Eisen vom Transferrin abgespalten, und das eisenfreie Apotransferrin wird wieder ins Blut abgegeben, so daß es erneut Eisen aufnehmen kann. Ein kleiner Teil des Eisens wird in eisenhaltige Enzyme eingebaut; die Eisenausscheidung erfolgt in geringem Maße über die Fäzes oder über den Schweiß.

Eisenmangel

Allgemeine Pathogenese: Der Eisenmangel des Organismus kann absolut (= *Angebot*) oder relativ (= *Verwertbarkeit*) sein. Einen absoluten Eisenmangel findet man bei großem oder *chronischem Blutverlust* oder bei *gestörter Eisenresorption* infolge von Magen-Darm-Erkrankungen. Da der normale Gesamteisengehalt des Körpers etwa 3 g beträgt und davon 2500 mg (67%) als Hämoglobineisen vorliegen, kommt dem chronischen Blutverlust als Ursache eines Eisenmangels eine gewichtige Rolle zu: Der Verlust von 2 ml Blut bedeutet einen Verlust von 1 mg Eisen!

Ein relativer Eisenmangel beruht auf einer Transport- oder Verwertungsstörung des aufgenommenen Eisens. Bei den *sideroachrestischen Anämien* (S. 540) wird das normale Eisenangebot nicht ausgenutzt, weil das Eisen wegen einer defekten Hämsynthese nicht in das Hämoglobin eingebaut werden kann. Fehlt aufgrund eines genetischen Defektes das Transferrin (= *kongenitale Atransferrinämie*), ist der Fe-Transport im Blut unzureichend, ebenso die durch das Transferrin vermittelte Fe-Aufnahme in die Erythroblasten.

Eisenüberschuß

Bei den *Eisenspeicherkrankheiten* kommt es zu einer Überladung des Organismus mit Eisen entweder infolge gesteigerter Eisenresorption (= *Hämochromatose*) oder gesteigerten Blutzerfalls oder gestörter Eisennutzung (= *sekundäre Siderosen*).

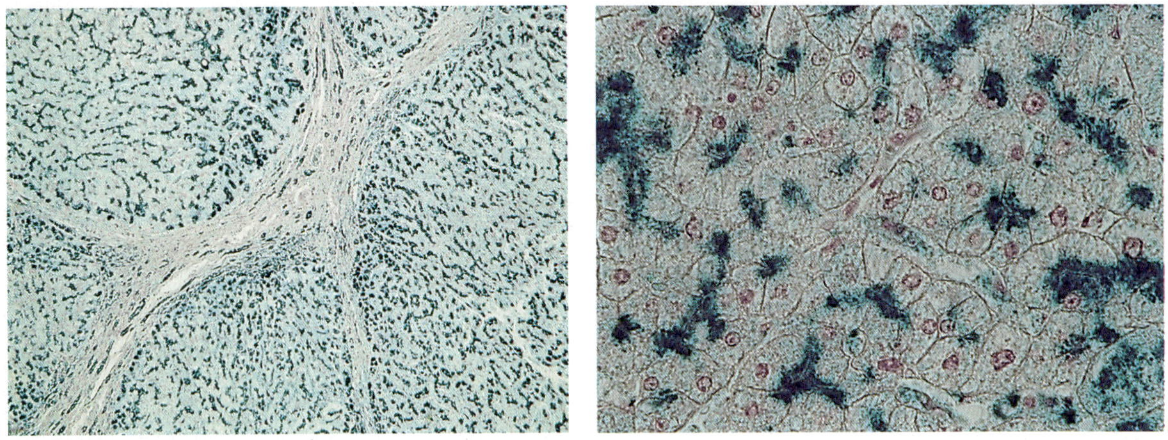

a b

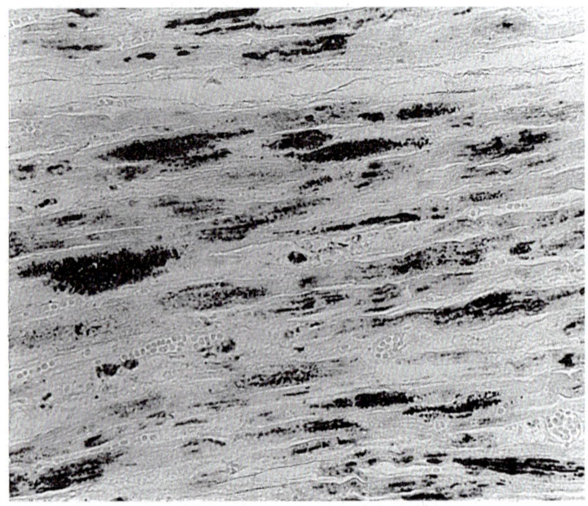

c

Abb. 3.**4a–c** Hämochromatose
a, b: Leber (Pigmentzirrhose): Eisenspeicherung in nahezu allen Hepatozyten und in den Gallengangsepithelien des Portalfeldes; **c** Myokard: Eisenspeicherung in den Myokardiozyten. **a** HE, Vergr. 1:70, **b** Vergr. 1:280, **c** Vergr. 1:200 (Berliner-Blau-Reaktion)

1. Hämochromatose

Definition: Die genetische Hämochromatose (= *Morbus von Recklinghausen-Appelbaum*) ist eine autosomal rezessiv vererbte Eisenspeichererkrankung mit variabler Penetranz.

Das Gen für die genetische Hämochromatose (= HFE) ist Bestandteil des Histokompatibilitätsantigens HLA-A → Assoziation mit HLA-A3. Inzidenz: 1:500. Manifestation selten vor dem 30. Lebensjahr, bei ♀ wegen menstruationsbedingtem Eisenverlust erst nach der Menopause.

Pathogenese: Im Frühstadium der genetischen Hämochromatose wird vermehrt Eisen aus dem Dünndarmlumen resorbiert, während im Spätstadium der Erkrankung die Eisenresorption im subnormalen Bereich liegen kann. Ursächlich liegt dafür folgende z. T. noch hypothetische Reaktionskette zugrunde:

Das HFE-Gen reduziert physiologischerweise durch Bindung an den Transferrin-Rezeptor dessen Affinität für Ferritin. Bei der Hämochromatose ist das HFE (meist im Cys282 Tyr-Bereich) mutiert → sein Genprodukt bindet nicht an das β-Mikroglobulin und gelangt nicht an die Zelloberfläche → keine Aktivitätsdrosselung des Transferrin-Rezeptors → unkontrollierte und unaufhörliche enterale Eisenresorption → Eisenspiegel im Blut steigt →Eisen wird über die „ungebremsten" Transferrin-Rezeptoren trotz hohem Eisenangebot unablässig in die Hepatozyten und andere Parenchymzellen aufgenommen (Abb. 3.**4a** u. **b**).

Die Dünndarmenterozyten sowie die RHS-Zellen haben eine defiziente Eisenspeicherfähigkeit. Dadurch wird vermehrt Eisen ans Blut abgegeben, so daß das Transferrin übersättigt wird, welches Eisen über entsprechende Transferrinrezeptoren in die Hepatozyten und andere Parenchymzellen einschleust. Die Abwärtsregulation der Transferrinrezeptoren bei hohem Eisenangebot erfolgt in den Hepatozyten jedoch nur unvollständig, so daß trotz hoher Eisenspiegel weiterhin Eisen in die Hepatozyten aufgenommen werden kann (Abb. 3.**4a** u. **b**).

Die Folge davon ist, in der Leber beginnend, eine Überladung zunächst der Hepatozyten, später auch der Kupffer-Zellen und der Gallengangsepithelien mit Eisen. Ionisiertes Eisen ist zelltoxisch und wird von den Zellen über den Vorgang der Heterophagie aufgenommen und unschädlich gemacht. Durch Peroxydation der Membranlipide tritt eine Mitochondrienschädigung, eine Lysosomenlabilisierung und schließlich eine Zellnekrose ein.

Morphologie: In der Leber kommt es bei der primären Hämochromatose zunächst in allen Fällen zu einer differentialdiagnostisch entscheidenden Eisenüberladung und später auch zu einer *progredienten portalen Leberzirrhose* (S. 769). Entsprechende Eisenablagerungen in den Myokardiozyten bedingen eine *Kardiomyopathie* (S. 506) mit Myokardfibrosen (Abb. 3.**4c**). Toxische Eisenablagerungen in den

Zellen der exokrinen und endokrinen Drüsen bewirken eine pluriglanduläre Insuffizienz, u. a. eine progrediente Pankreasfibrose (sog. Pankreaszirrhose) und einen Diabetes mellitus, der wegen der gleichzeitigen bronzefarbenen Hauthyperpigmentierung (S. 124) auch als *„Bronzediabetes"* bezeichnet wird. Aus pathogenetisch noch ungeklärter Ursache tritt bei einem Teil der Patienten vor allem im Finger-, Handbereich eine Arthropathie mit *Chondrokalzinose* (S. 1147) auf. Ein regelmäßiger hämatologischer Befund ist die *Plasmazellsiderose.* Dabei wird Eisen grobschollig intralysosomal in Nähe des Kernhofes abgelagert. Keine Milzsiderose.

Klinisch findet man in 80% der Fälle ein dunkles Hautkolorit, in 70% einen Diabetes mellitus, in 60% ein pathologisches EKG und in 25% eine Arthropathie.

2. Sekundäre Siderose

Pathogenese: Für die Eisenablagerungen in Form von Hämosiderin (= Hämosiderosen) (s. Pigmente, S. 117) kommen folgende pathogenetische Mechanismen in Betracht (Tab. 3.**2**):

- *Eisenüberangebot* infolge gesteigerten Blutabbaus (Transfusionssiderose),
- *Eisennutzungsstörung* infolge Häm- resp. Globinsynthesestörung (S. 534),
- *nutritiv-toxische Leberschädigung* infolge Proteinsynthesehemmung und Apoferritinmangel durch Alkohol oder nutritiv (sog. Bantu-Siderose).

Morphologie: Im Gegensatz zur Hämochromatose wird bei den Hämosiderosen das überschüssige Eisen zunächst von den Zellen des RHS aufgenommen und erst später auch in den Parenchymzellen gespeichert (S. 748).

Kupfer

Orthologie: Kupfer spielt als wesentlicher Bestandteil der Cuproenzyme (z. B. Cytochrom-C-Oxydase) eine wichtige Rolle im Zellstoffwechsel. Es wird, ähnlich wie das Eisen, nach seiner Resorption im Serum zu 95% an ein Transportprotein (= *Zöruloplasmin)* und zu 5% an Albumin gebunden. Die Kupferausscheidung erfolgt vorwiegend über die Galle.

Kupfermangel

1. Chronischer Kupfermangel

Pathogenese: Der chronisch-alimentäre Kupfermangel ist beim Menschen eine Seltenheit und verursacht eine Blutpanzytopenie.

2. Trichopoliodystrophie

Pathogenese: Bei der X-chromosomal rezessiv vererbten *Menkes-Stahlhaarkrankheit* (= Trichopoliodystrophie) ist die Kupfer-Transport-ATPase (= ATP-7B) defekt (Inzidenz: 1 : 100000), so daß das Kupfer quasi am Enterozyten-Bürstensaum „hängenbleibt" und nicht resorbiert wird. Daraus resultiert ein *Cuproenzym-Defekt,* der die Elektronentransportkette beeinträchtigt. Die betroffenen Kinder weisen eine eigentümliche *Kraushaarigkeit* des Kopfes auf (defekte Keratinvernetzung). Sie leiden infolge Differenzierungsstörung der Purkinje-Zellen mit entsprechender *Kleinhirnrindenatrophie* an zerebellären Störungen mit mentalem Entwicklungsrückstand sowie an den skorbutähnlichen Folgen einer Kollagen- und Elastinvernetzungsstörung (S. 51) mit Gefäßaneurysmen und erhöhter Knochenbrüchigkeit, weil Cuproenzyme am Aufbau von Myelin, Elastin, Kollagen und Keratin beteiligt sind.

Kupferüberschuß

1. Akute Kupfervergiftung

Pathogenese: Sie führt rasch zu einer gastrointestinalen Symptomatik sowie zu zentrolobulären Lebernekrosen und zu hämolytischen Anämien.

2. Morbus Wilson

Definition: Beim Morbus Wilson (= hepatolentikuläre Degeneration) handelt es sich um eine autosomal rezessiv vererbte Kupferspeicherkrankheit wegen biliärer Kupferausscheidungsstörung.

Obschon diese Erkrankung sehr selten ist, liegt die Häufigkeit dieses Gens in der Gesamtbevölkerung bei 1 : 500, so daß diese Erkrankung zu den häufigsten Erbleiden gehört. Nur homozygote Genträger leiden an den Krankheitssymptomen, so daß sich die Inzidenz dieser Erkrankung (1 : 100000) nur schätzen läßt.

Pathogenetisch liegt ein Defekt der kupferbindenden ATPase vom P-Typ in den Gallenkapillaren vor, was in Verbindung mit einem Mangel an Zöruloplasmin im Serum steht. Infolgedessen wird das Kupfer in ionisierter Form in den perikanalikulären Lysosomen der Hepatozyten zurückgehalten und nicht biliär ausgeschieden. Ionisiertes Kupfer ist zytotoxisch (Mechanismus?).

Morphologie: Während man bei den asymptomatischen Fällen in der Leber meist nur eine geringe Verfettung beobachtet, machen symptomatische Fälle mit einer *chronisch-aggressiven Hepatitis* auf sich aufmerksam, die bis zur postnekrotischen Leberzirrhose fortschreiten kann (S. 769).

Das Kupfer häuft sich aber auch in den Ganglienzellen verschiedener *Hirnkerne* (Putamen, Nucleus lenticularis, Nucleus caudatus, Substantia nigra) an und führt zu einer *hepatolentikulären Degeneration,* die mit einer schweren Störung des extrapyramidalen Systems einhergeht. Am Gehirn steht dabei die Striatumverschmälerung, vor allem des

Tabelle 3.**2** Pathologie und Symptomatik der Störungen in Elektrolyt- und Spurenelementhaushalt

Element	Mangel	Überschuß (Intoxikation)
Natrium	*Ursache:* 1. Hypotone Hyperhydratation; ADH-bildende Tumoren, Diabetes insipidus, Herzinsuffizienz 2. Hypotone Dehydratation: Diarrhöe, Erbrechen, Schwitzen, Verbrennung, renale Insuffizienz, Morbus Addison	*Ursache:* 1. Hypertone Dehydratation; Durst, Diabetes insipidus, Coma diabeticum 2. Hypertone Hyperhydratation: Kochsalzinfusion, Morbus Conn, Morbus Cushing
Kalium	*Ursache:* 1. Alimentär (Hunger, Anorexia mentalis) 2. Enteral: Erbrechen, Diarrhöe, Malabsorption, villöse kolorektale Adenome (> 5 cm), Colitis ulcerosa, Morbus Crohn, Laxanzienabusus, Gastroduodenalulzera 3. Renal: Morbus Conn, Morbus Cushing, Diuretika, tubuläre Azidose, Paraneoplasie 4. Metabolisch: Alkalose, Coma diabeticum 5. Gendefekt (autosomal dominant): hypokaliämische periodische Paralyse *Klinik:* Apathie, Adynamie, Paralyse, Ileus, Blasenatonie, Tachykardie, Herzstillstand, Polyurie *Morphologie:* Rhabdomyolyse, Dünndarmulzera, Herzdilatation, Nekrosen, Hauptstückvakuolisierung	*Ursache:* 1. Alimentär: Infusion 2. Eiweißzerfall: Hämolyse, Verbrennung 3. Renal: Oligurie, terminale Urämie 4. Metabolisch: Morbus Addison 5. Gendefekt (autosomal dominant): hyperkaliämische periodische Paralyse (= Gamstorp-Syndrom) *Klinik:* Parästhesie, Hyperreflexie, Paralyse, Kammerflimmern, Herzstillstand, metallischer Mundgeschmack *Morphologie:* Myokardnekrosen
Calcium	*Ursache:* 1. Hypoparathyreoidismus *Klinik:* Tetanie, Übererregbarkeit 2. Pseudohypoparathyreoidismus (X-chromosomal) *Klinik:* Kleinwuchs *Morphologie:* Hirngefäßverkalkung in Stammganglien	*Ursache:* 1. Alimentär: D-Hypervitaminose 2. Idiopathisch: zuviel metabolisch aktives Vitamin D 3. Hyperparathyreoidismus 4. Osteoklastische Tumormetastasen 5. Immobilisationsosteoporose *Klinik:* Untererregbarkeit, Atonie, Paralyse *Morphologie:* metastatische Verkalkung, Steinbildungen
Magnesium	*Ursache:* Alimentär: Kwashiorkor, renaler Tubulusdefekt, chronischer Alkoholismus, Hyperaldosteronismus *Klinik:* Halluzinationen, Choreoathetose, Tremor, Pseudohypoparathyreoidismus, Hyperthyreose, Leberzirrhose, Malabsorption, kardiovaskuläre Erkrankungen	*Ursache:* chronische Niereninsuffizienz, Hypothyreose, Morbus Addison *Klinik:* Muskelschwäche (wie Curare), Erbrechen, Herzstillstand, Harnblasensperre, Obstipation
Eisen	*Ursache* (vgl. Anämieursachen): 1. Verlust: Blutung 2. Resorptionsstörung: Vitamin-B_{12}-Mangel 3. Verarbeitungsstörung: Hb-Synthesedefekt 4. Alimentär *Klinik:* Anämie, Plummer-Vinson-Syndrom, Koilonychie	*Ursache:* 1. sekundäre Siderose (S. 85) 2. Hämochromatose
Kupfer	*Ursache:* Resorptionsstörung *Klinik:* Trichopoliodystrophie	*Ursache:* Transportstörung *Klinik:* Morbus Wilson
Cobalt	*Ursache:* Vitamin-B_{12}-Mangel *Klinik:* perniziöse Anämie	*Ursache:* Co = Bierschaumbildungshemmer *Klinik:* Myokardschädigung, Tinnitus, gastrointestinale Symptomatik
Chrom	Diabetes mellitus	Metallose, Metallkrebs
Zink	Zwergwuchs, Hypogonadismus, Dermatosen (Zn-Mangel → Vitamin-A-Mangel)	Fieber, gastrointestinale Symptomatik
Fluor	Zahnschmelzdefekte, Kariesanfälligkeit	Fluorose, Osteosklerose, gastrointestinale Symptomatik

Putamens, mit einer *spongiformen Dystrophie,* mit Vermehrung besonderer Astrozyten (Alzheimer-II-Glia-Zellen) und einer Kapillarwucherung im Vordergrund (vgl. hepatogene Enzephalopathien, S. 1049).

Kupferablagerungen in der Niere bewirken infolge eines Bürstensaumverlustes eine *Tubulopathie* mit Glukosurie, Aminoazidurie und Phosphatdiabetes.

In der Kornea ruft die Kupferspeicherung den diagnostisch relevanten *Kayser-Fleischer-Kornealring* hervor. Ferner findet man gelegentlich auch eine *hämolytische Anämie* mit Ikterus sowie Spontanfrakturen und Osteomalazie und eine *„Sonnenblumen“-Katarakt* der Augenlinse.

Klinik: Die Mehrzahl der jüngeren Patienten weist hepatische Symptome auf (S. 748), während bei Patienten, bei denen die ersten Symptome später auftreten, Sprachfehler, Sialorrhoe, Zittern, Rigidität oder psychische Störungen im Vordergrund stehen. Therapeutisch wird D-Penicillamin sowie eine kupferarme Nahrung empfohlen.

Literatur

Asien, P.: Current concepts in iron metabolism. Clin. Hematol. II (1982) 241

Büchner, F.: Hypoxie. In Grundmann, E.: Franz-Büchner - Hypoxie, Beiträge aus den Jahren 1932–1972. Springer, Berlin 1975

Christakos, S., A. W. Norman: Vitamin D_3, induced calcium binding protein in bone tissue. Science 202 (1978) 70

Conrad, M. E., J. C. Barton: Factors affecting iron balance. Amer. J. Hematol. 10 (1981) 199

DeLuca, H. F.: The kidney as an endocrine organe for the production of 1.25-dihydroxy vitamin D_3, a calcium mobilizing hormone. New Engl. J. Med. 289 (1973) 359

Gedigk, P., et al.: Morphologie des gestörten Eisenstoffwechsels. Verh. Dtsch. Ges. Inn. Med. 84 (1978) 28

Gerday, C., et al.: Calcium and Calcium Binding Proteins. Springer, Berlin 1988

Halpern, M. I., J. Durlach: Magnesium Deficiency. Karger, Basel 1985

Lang, F.: Pathophysiologie, Pathochemie. Enke, Stuttgart 1979

Powell, L. W., I. Jalliday: Iron absorption, iron overload. Clin. Gastroenterol. 10 (1981) 107

Schaefer, H.-E.: Plasmazellsiderose. In: Zytologische Hämatologie. Beitr. Onkol. 38 (1990) 196

Stanbury, J. B., et al.: Metabolic Basis of Inherited Disease, 5th. ed. McGraw-Hill, New York 1983

Sternlieb, I.: Die Wilsonsche Krankheit. Internist 17 (1976) 342

Sumithran, E., M. L. Looi: Copper binding protein in liver cells. Human Path. 16 (1985) 677

Elektrolyte

Die Ätiologie und klinische Symptomatik der Störungen im Elektrolyt- und Spurenelementhaushalt sind in Tab. 3.**2** zusammengefaßt.

Organische Stoffe

U.-N. Riede, H.-E. Schaefer und R. Rohrbach

In diesem Kapitel werden vor allem Störungen des Intermediärstoffwechsels besprochen, die sowohl organellen- und somit kompartiment- als auch organübergreifend sind. Den Störungen des Intermediärstoffwechsels liegt ein Defekt eines Enzyms, Hormons, Rezeptors oder Transportproteins zugrunde. Dies macht sich entweder in einem allgemeinen Anstau oder in einer örtlichen Stapelung entsprechender Stoffwechselprodukte morphologisch bemerkbar (= Speicherkrankheiten).

Kohlenhydrate: Die verschiedenen angeborenen *Glykogenosen* beruhen auf enzymatischen Defekten des Glykogenabbaus und äußern sich in einer Hepatomegalie und teilweise auch in Muskelschäden. Die klinisch wichtigste Verwertungsstörung der Kohlenhydrate ist der *Diabetes mellitus* mit seinen folgenschweren Komplikationen, die sich als Mikroangiopathie vorwiegend im Bereich der Augen und Nieren äußert, während sich die Makroangiopathie als periphere Durchblutungsstörung manifestiert.

Lipide: Fettresorptionsstörungen gehören zum Formenkreis der *Malassimilationssyndrome.* Die epidemiologisch und klinisch wichtigste Fettabbaustörung ist die *Adipositas* mit ihren pathogenetisch verschiedenen Varianten. Zu den weitverbreitetsten Stoffwechselkrankheiten gehören die *Hyperlipoproteinämien,* die entweder auf Enzymdefekten, abnormen Lipoproteinbestandteilen oder auf Rezeptoranomalien beruhen. Sie gehen teilweise mit einem erhöhten Arterioskleroserisiko einher. Bei den Sphingolipidosen wird infolge lysosomaler Enzymdefekte entsprechendes Abbaumaterial in RHS-Zellen gespeichert. In schweren Fällen können auch Parenchymzellen betroffen sein, was sich in entsprechenden Organschäden äußert.

Proteine: Neben der großen Gruppe von *Defektproteinämien* mit fehlerhaft synthetisierten Plasmaeiweißen sind vor allem die Störungen des *Aminosäurestoffwechsels* pathologisch-anatomisch relevant. Der Abbau der Aminosäuren führt zur Bildung von Ammoniak, der im Harnstoffzyklus in *Harnstoff* übergeführt wird. Praktisch alle Enzyme des Harnstoffzyklus können angeborene Defekte aufweisen.

Die *Purinkörper* hingegen werden zu Harnsäure abgebaut. Die häufigste Störung dieses Prozesses ist die *Hyperurikämie* (= Gicht).

Kohlenhydrate

Orthologie: Die Kohlenhydrate gehören zu den wichtigsten Energielieferanten des menschlichen Organismus. Sofern sie nicht als Monosaccharide zugeführt werden, müssen sie vor ihrer Aufnahme in den Organismus im Intestinaltrakt abgebaut werden. Die dafür verantwortlichen Enzyme sind mit dem Bürstensaum der Enterozyten strukturell verbunden, so daß enzymatische Spaltung und Resorption der entstehenden Monosaccharide gleichzeitig erfolgt. Der im Blut kreisende Zucker ist normalerweise die Glucose. Verschiedene Hormone regulieren den Blutzuckerspiegel auf einen Normwert von 5 mmol/l über die Glucoseverwertung. Durch Glucoseabbau wird Energie gewonnen, durch Einbau und Umbau von Glucose werden kohlenhydrathaltige Makromoleküle gebildet, und durch Polymerisierung von Glykogen wird Glucose gespeichert. Jeder dieser Schritte kann krankhaft gestört sein und eines der folgenden Krankheitsbilder hervorrufen:

Glykogenosen

Allgemeine Definition: Unter dem Begriff Glykogenosen werden verschiedene Krankheitsbilder zusammengefaßt, bei denen es entweder durch eine *Störung des Glykogenabbaus* oder durch eine indirekte Steigerung der Glykogensynthese zu einer pathologischen Glykogenspeicherung (mehr als 6% des Leberfeuchtgewichtes) kommt.

Während im letzteren Falle der Organismus sich der niedermolekularen Substanzen und deren osmotischer Wirkung durch Polymerisierung zu Makromolekülen zu entledigen versucht, besteht bei den Störungen des Glykogenabbaus ein angeborener Enzymdefekt. Im folgenden werden die häufigsten Typen der klassischen Glykogenosen (= Typ I–III; Tab. 3.**3**) besprochen:

1. Glykogenose Typ I

Pathogenese: Bei dieser häufigsten Glykogenoseform (= *Morbus Gierke*) sind die Hepatozyten (und renale Hauptstückepithelien) wegen des Defektes

Tabelle 3.3 Glykogen-Speicherkrankheiten

Typ	Autor Morbus	Enzymdefekt Organ	Erbgang Häufigkeit	Glykogenablagerung Organschädigung
I	v. Gierke	Glucose-6-Phosphatase in Leber, Niere, Dünndarm, Thrombozyten	autosomal rezessiv 37%	Hepatorenomegalie Hypoglykämie Hyperlipidämie → Xanthome Skelettwachstumsstörungen
II	Pompe	lysosomale α-1,4-Glucosidase (saure Maltase) in Skelettmuskel, Leber, Herz, ZNS, Lymphozyten	autosomal rezessiv 10%	Muskelschwäche, Kardio(hepato-) megalie, Hyporeflexie, Hypotonie
III	Forbes, Cori	Amylo-1,6-Glucosidase in Leber, Herz, Skelettmuskel	autosomal rezessiv 26%	Kardiohepatomegalie (mäßig), Hypoglykämie, Krampfneigung
IV	Andersen	Amylo-1,4 → 1,6-Transglucosidase in Leber, Milz u. a.	autosomal 1%	generalisiert Hepatosplenomegalie → Leberzirrhose
V	McArdle	Muskelphosphorylase im Skelettmuskel	autosomal rezessiv 1%	rasche Muskelerschöpfung
VI	Hers	Leberphosphorylase	autosomal rezessiv Rarität	Hepatomegalie, Hypoglykämie
VII	Tarui	Phosphofructokinase im Skelettmuskel, Erythrozyten	autosomal rezessiv Rarität	rasche Muskelerschöpfung

der *Glucose-6-Phosphatase,* der vermutlich mit dem supramolekularen Membranaufbau des endoplasmatischen Retikulums verknüpft ist, unfähig, aus gespeichertem Glykogen Glucose zu bilden. Es häuft sich Glucose-6-Phosphat an, das hauptsächlich der anaeroben Glykolyse dient. Der damit verbundene Lactatanstieg *(Laktatazidose)* hemmt die Harnsäureausscheidung in den Nierentubuli *(Hyperurikämie).* Hinzu kommt noch eine verstärkte Lipolyse im Fettgewebe *(Hyperlipidämie).*

Morphologisch sind Leber und Niere braun und vergrößert. Die Hepatozyten und Tubulusepithelien speichern ausschließlich in Zytoplasma und Zellkern Glykogen (Abb. 3.**5** und 3.**6a, b**) und erhalten dadurch das Aussehen von *Pflanzenzellen.* Die Kerne werden zu *Glykogenlochkernen.* Daneben findet man aber oft auch Zeichen der *fettigen Degeneration.* Die Kinder mit Typ-I-Glykogenose weisen eine Persistenz des Bichatschen Fettpfropfes der Wangen *(Puppengesicht)* und oft auch einen *„Fettnacken"* auf.

2. Glykogenose Typ II

Pathogenese: In diesem Falle (= Morbus Pompe) fehlt die *saure α(1,4)-Glucosidase* in den Lysosomen von Hepatozyten, Herz- und Skelettmuskelzellen, ZNS und Lymphozyten. Dadurch ist der lysosomale Glykogenabbau im Gegensatz zum hyaloplasmatischen blockiert, so daß sich allmählich Glykogen in den Lysosomen anstaut.

Morphologie: Diese Kinder weisen eine *Kardiomegalie* (zum Teil auch Makroglossie) auf. Ihre Herz- und Skelettmuskulatur ist mit Glykogenspeicherlysosomen vollgestopft (Abb. 3.**7 a** u. **b**), was die *Muskelschwäche, Hyporeflexie* und *Herzinsuffizienz* erklärt.

3. Glykogenose Typ III

Pathogenese: Bei dieser Glykogenose fehlt die *Amylo-1,6-Glucosidase (= Entzweigungsenzym)* in den Hepatozyten, Herz- und Skelettmuskelzellen, Enterozyten.

Morphologisch: Besteht eine *Kardiohepatomegalie* mit zytoplasmatischer Glykogenspeicherung in den *Hepatozyten und Muskelzellen.* Folge davon ist eine Muskelschwäche, Herzinsuffizienz und Infektanfälligkeit.

Kohlenhydratmalresorption

1. Lactoseintoleranz

Pathogenese: Diese Resorptionsstörung beruht auf einem angeborenen oder erworbenen *Lactasemangel* und ist bei 5% der weißen und bei 40% der ostasiatischen Bevölkerung vorhanden. Das nicht hydrolysierte Disaccharid Lactose wird kaum enteral resorbiert. Hieraus resultiert bei Laktosebelastung eine Diarrhöe wegen bakterieller Fermentation mit Lactat- und kurzkettiger Fettsäurenbildung.

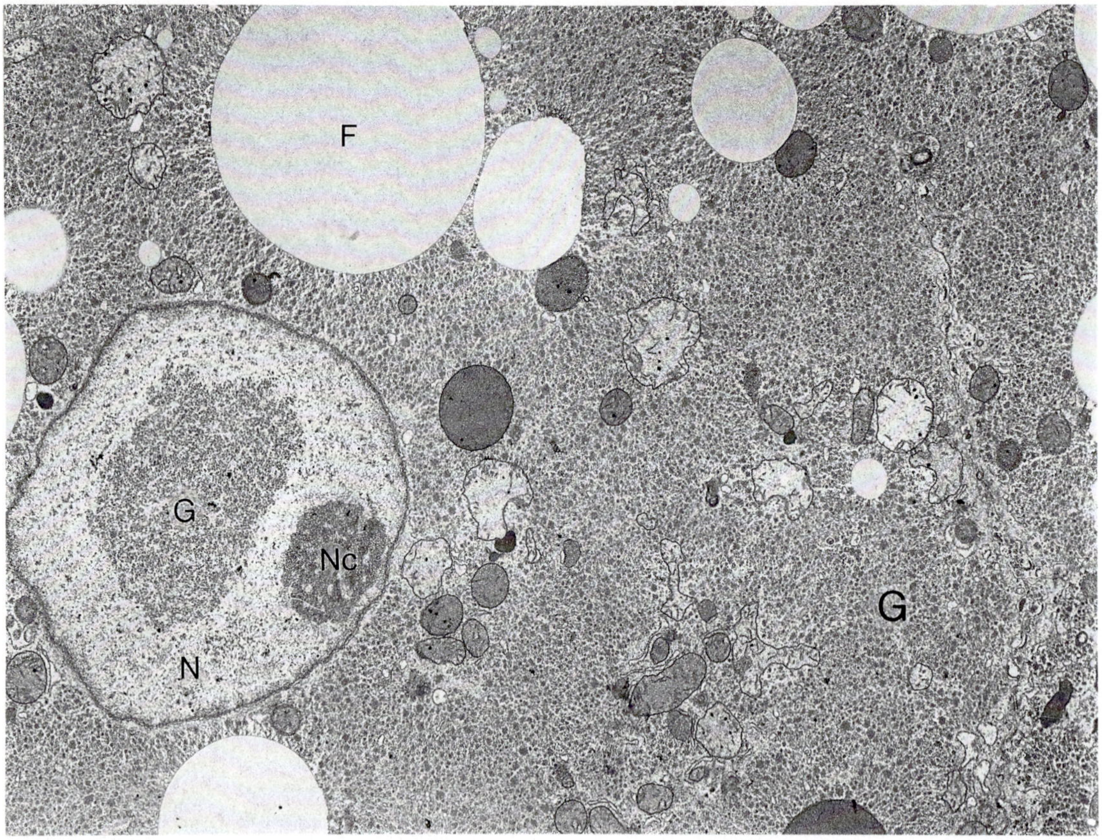

Abb. 3.5 Glykogenose Typ I (Morbus Gierke): Intrazytoplasmatische Glykogenspeicherung (G) in den Leberzellen. N = Nukleus mit Glykogen (= G), Nc = Nukleolus, F = Lipidtropfen (Vergr. 1 : 7000, Original: Spycher)

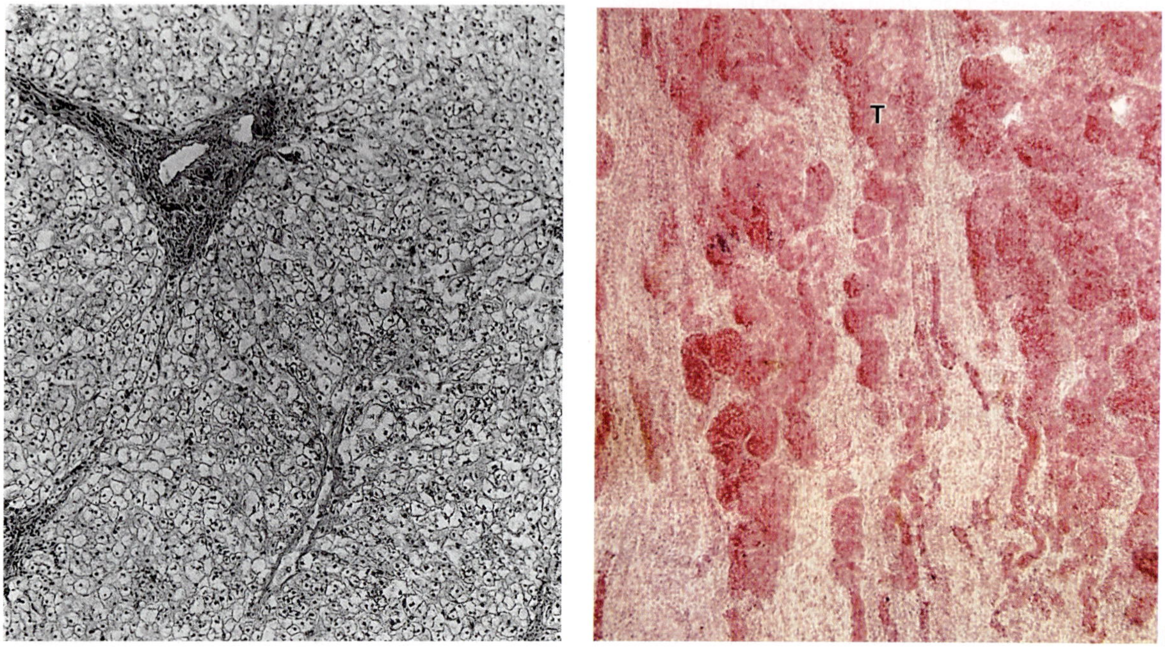

Abb. 3.6 **a** u. **b** Glykogenose Typ I (Morbus Gierke)
a Glykogenspeicherung in der Leber mit pflanzenzellartiger Zytoplasmaaufhellung (HE, Vergr. 1 : 150)
b Glykogenspeicherung in den Nierentubuli (T). Ausschnitt aus Originalpräparat der Erstbeschreibung von Prof. Dr. E. v. Gierke (Glykogenfärbung, Vergr. 1 : 50)

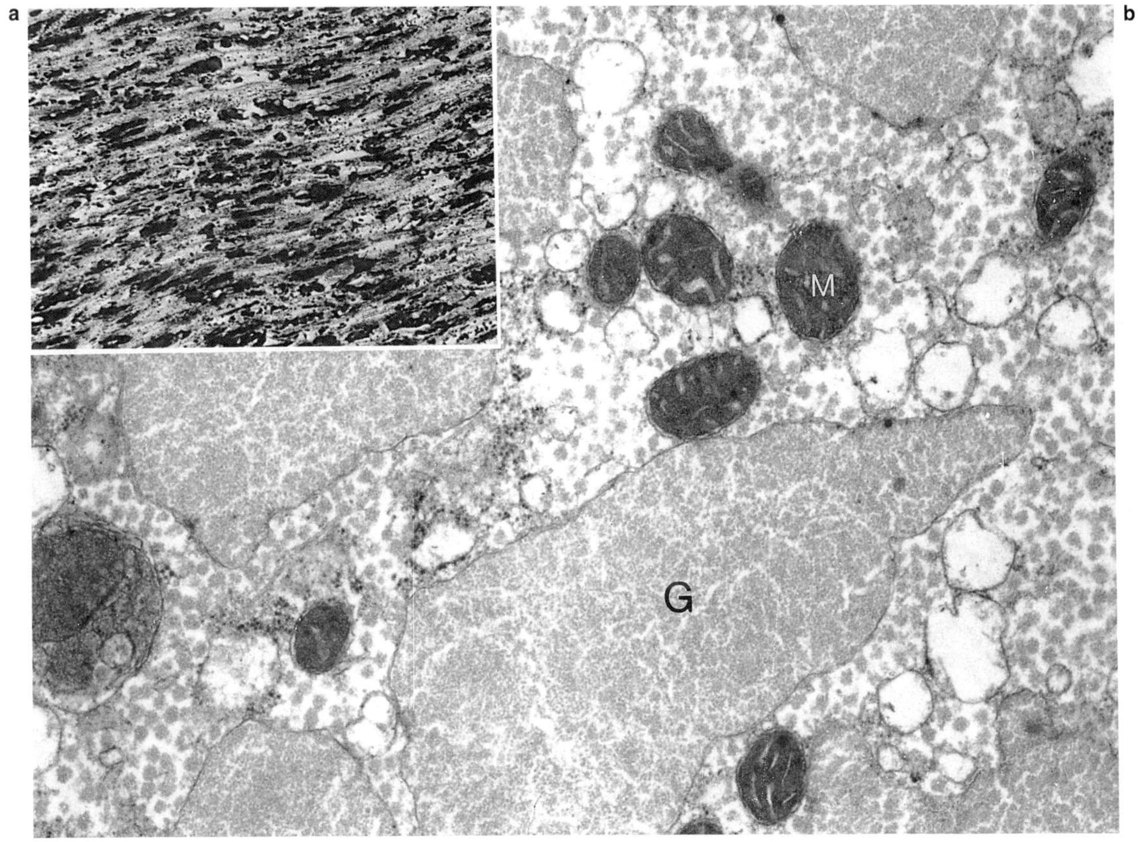

Abb. 3.7 **a** u. **b** Glykogenose Typ II (Morbus Pompe): **a** PAS-positive Glykogenschollen in nahezu allen Myokardzellen (2jähriger Knabe; PAS, Vergr. 1:85). **b** Intralysosomale Glykogenspeicherung (G) in Riesenlysosomen der Leberepithelzellen (M = Mitochondrium; Vergr. 1:35000; Original: Spycher). Der Erstbeschreiber J. C. Pompe (1901–1945) sprengte als holländischer Widerstandskämpfer eine strategisch wichtige Zuglinie in die Luft und wurde deshalb von SS-Milizionären hingerichtet

Morphologisch fehlt bei normaler Histologie, histochemisch nachweisbar, die Disaccharidase-Aktivität in den Mikrovilli der Darmenterozyten.

Klinik: Milch(zucker)unverträglichkeit mit Diarrhöen, Bauchkrämpfen und Blähungen.

2. Saccharose-Isomaltose-Intoleranz

Pathogenetisch liegt hier ein *Mangel an Saccharase-Isomaltase* vor und führt über einen ähnlichen Mechanismus wie die Lactoseintoleranz zu Diarrhöen.

Gluconeogenesestörungen

1. Fructose-1,6-Biphosphatasemangel

Pathogenese: Bei diesem autosomal rezessiv vererbten Enzymmangel ist die Gluconeogese blockiert. Glucose kann lediglich durch Glykogenabbau bereitgestellt werden.

Klinik: Episodenhafte Anfälle mit Hyperventilation, Apnöe, Hypoglykämie, Ketose und Laktatazidose.

2. Hereditäre Fructoseintoleranz

Pathogenese: Hier ist (autosomal rezessiv vererbt) die Aktivität der *Fructose-1-Phosphataldolase* stark vermindert. Fructoseverabreichung führt zu *Hypoglykämie, Erbrechen* und *Koma,* bei langer Dauer zur *Leberzirrhose.* Angeblich leiden diese Patienten *nie* an *Zahnkaries.*

Kohlenhydratdysregulation*

1. Diabetes mellitus

Pathogenese: Der Diabetes mellitus (= Hypoinsulinismus, *Zuckerkrankheit*) ist eine chronische Störung des Glucosestoffwechsels, ausgelöst durch einen relativen oder absoluten *Insulinmangel.* Auf die Ätiologie und die kausale Pathogenese dieses Insulinmangels wird bei den Endokrinopathien (Kapitel 18) eingegangen. Im folgenden werden die Auswirkungen des Hypoinsulinismus auf den Stoffwechsel und die daraus resultierenden morphologischen Veränderungen besprochen.

* R. Rohrbach und U.-N. Riede

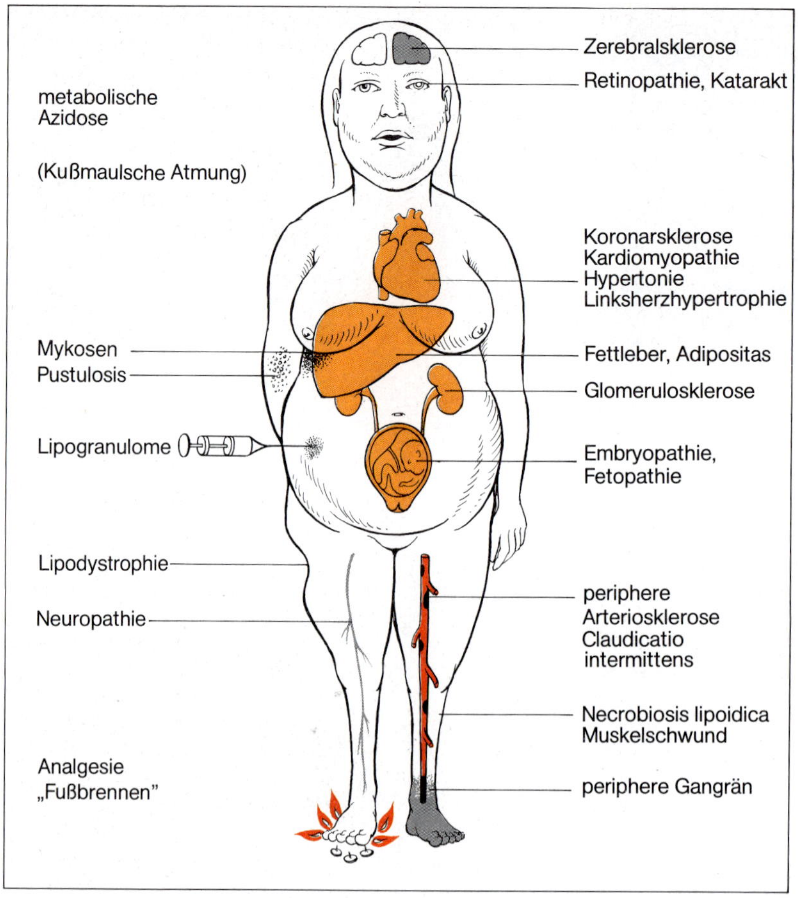

Abb. 3.**8** Klinisch-pathologische Befunde bei Diabetes mellitus. Linke Spalte: Häutläsionen, rechte Spalte: Organläsionen

Morphologie: Für die Lebenserwartung der Diabetiker war früher das *Coma diabeticum* (S. 93) und sind heutzutage vor allem die Folgeerkrankungen von entscheidender Bedeutung.

Trotz der Schwere des Coma diabeticum gibt es nur wenige Befunde, die auf eine stattgehabte Hyperglykämie hinweisen. In der Niere (S. 805) kann es aufgrund einer anhaltenden starken Hyperglykämie zu einer Glykogenspeicherung in den proximalen Tubulusepithelzellen (Abb. 14.**8**) kommen. Weiterhin zeigt das Hirngewebe typischerweise eine verminderte Konsistenz als Ausdruck eines intrazellulären Ödems.

Die chronischen Folgeerkrankungen haben vielfach ein eigenes pathologisch-anatomisches Substrat (Abb. 3.**8**):

- *Diabetische Makroangiopathie*

Sie gleicht der Atherosklerose (s. dort) des Nicht-Diabetikers. Hypertriglyzeridämie, Hypercholesterinämie und Hyperlipoproteinämie Typ II und IV sind wesentliche Teilursachen. Die wichtigsten Folgezustände sind Koronarsklerose *(Myokardinfarkt)*, Zerebralsklerose *(Enzephalomalazie)* und periphere Durchblutungsstörungen *(diabetische Gangrän)*.

- *Diabetische Mikroangiopathie*

Sie ist charakterisiert durch eine kapilläre Basalmembranverdickung (Abb. 3.**9a** u. **b**) und ist abhängig von der Dauer des Diabetes und der Güte der Stoffwechseleinstellung. Die langzeitig erhöhte Glucosekonzentration führt zu einer nichtenzymatischen Kohlenhydratbindung an Proteine (Glykosylierung), so auch an das Kollagen, sowie zu einer Lamininvermehrung. Als Folge dieser nichtreversiblen Proteinglykosylierung wird die Kollagenvernetzung in den Basalmembranen der kleinen Gefäße beeinträchtigt. Dies zieht vor allem die Niere in Form der diabetischen Glomerulosklerose und die Augenretina in Form der diabetischen Retinopathie in Mitleidenschaft.

- *Retinopathia diabetica*

Sie ist eine diabetische Spätkomplikation und führt oft zur Erblindung. Sie beginnt mit einer Mikroangiopathie, die sich vor allem in Mikroaneurysmen der Kapillaren und stenosierenden Arteriosklerose der kleinen Gefäße äußert. Die Folge sind Mikroinfarkte, sog. „Punkt-Klecks"-Hämorrhagien. Die diabetische Retinopathie tritt in folgenden zwei Formen auf:

- *exsudative Form* (beim älteren Diabetiker) mit einem lipidreichen Exsudat ohne nennenswerte Gefäßproliferation,
- *proliferative Form* mit intra- und epiretinalen Gefäßproliferaten mit konsekutiver Glaskörperschrumpfung und Netzhautablösung (= Amotio retinae).

● *Cataracta diabetica* (= Zuckerstar)
Diese Linsentrübung beruht beim juvenilen Patienten auf einer gesteigerten Fructose-Sorbit-Anhäufung in den Linsenepithelien mit einer osmotischen Schädigung (Klinik: „Schneeflocken-Katarakt"). Beim älteren Diabetiker tritt die senile Katarakt mit vakuoliger Epitheldegeneration und fibrillären Kapseleinlagerungen früher als in der nicht-diabetischen Vergleichspopulation auf (Klinik: meist hintere Schalentrübung).

● *Diabetische Leber*
Sie zeigt in Abhängigkeit vom Blutglucosespiegel eine sekundäre Glykogenose der Kerne (Glykogenlochkerne!). Eine gleichzeitige Leberzellverfettung korreliert dagegen mit der oft bei Typ-II-Diabetikern zu findenden *Adipositas*.

● *Xanthoma diabeticorum*
(s. unten) und *Necrobiosis lipoidica diabeticorum*.

● *Infektanfälligkeit*
Infolge gestörter Granulozytenfunktion mit *Furunkulose,* abszedierender *Pneumonie, Pyelonephritis* mit Papillennekrose, Neigung zu *Pilzinfektionen*.

● *Diabetische Fetopathie (Embryopathie)*
Sie entwickelt sich bei Kindern von Müttern mit unbehandeltem oder schlecht eingestelltem Diabetes. Die Neugeborenen mit pastös-adipösem Habitus sind zu groß und zu schwer *(Riesenbabies),* haben gehäuft ein *Atemnotsyndrom,* entwickeln *transitorische Hypoglykämien* infolge einer B-Zell-Hyperplasie der vermehrten und vergrößerten Pankreasinseln und zeigen gehäuft *Fehlbildungen*. Ihre perinatale Mortalität ist hoch.

Klinik: Beim Diabetes mellitus wird als Folge des erhöhten Blutglucosespiegels die in der Niere glomerulär filtrierte Glucose durch Sättigung der aktiven Transportvorgänge nur noch teilweise tubulär rückresorbiert, so daß es zur Glucosurie (= Zuckerharnruhr) und damit zu einem zusätzlichen Wasserverlust *(Polyurie)* und Durst *(Polydipsie)* kommt. Die Hyperglykämie ist ihrerseits Folge der mangelhaften Glucoseverwertung in der Peripherie und der gesteigerten Gluconeogenese aus Proteinen in der Leber. Dies führt zu einem erhöhten Proteinumsatz, was sich klinisch in einem *Muskelschwund* äußert. Die vermehrte Gluconeogenese beruht darauf, daß einerseits die Induktion gluconeogenetischer Enzyme nicht – wie bei ausreichender Insulinversorgung – reprimiert wird und andererseits in der Leber die insulinbedingte Induktion glykolytischer Enzyme fehlt. Außerdem ist die insulinbedingte Lipolysehemmung nicht vorhanden, so daß die freien Fettsäuren im Serum ansteigen. Die Folge davon ist eine *sekundäre Hyperlipoproteinämie* mit Vermehrung der VLDL (S. 94). Das vermehrte Angebot an freien Fettsäuren und die verminderte Acetyl-CoA-Verwertung bringen eine vermehrte Ketonkörperbildung mit sich. Unbehandelt führt die komplexe Regulationsstörung des Kohlenhydrat- und Lipidstoffwechsels beim Diabetes mellitus zum lebensbedrohlichen *Coma diabeticum*. Beim *ketoazidotischen Koma* ruft die Ketonkörperbildung eine metabolische Azidose hervor, weil sie die Alkalireserven des Organismus in Beschlag nimmt. Beim *hyperosmolaren-hyperglykämischen Koma* stört die Hyperosmolarität des erhöhten Glucosespiegels den Zellstoffwechsel. Beim *lactatazidotischen Koma* wird das bei der Muskelarbeit anfallende Lactat infolge sekundärer Myokard- und Leberschädigung nicht oder zu wenig utilisiert.

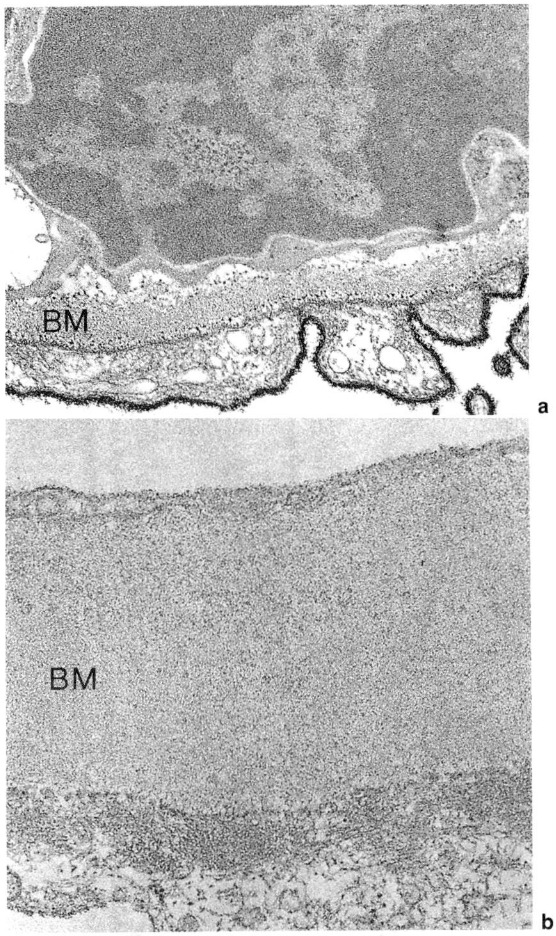

Abb. 3.**9a** u. **b** Diabetische Basalmembranveränderung: **a** Normale Basalmembran (BM) mit Darstellung der Anionic sites betont in beiden Laminae rarae, **b** diabetische Basalmembran (BM) mit erheblicher Verdickung (Vergr. 1 : 50 000).

2. Hyperinsulinismus

Im wesentlichen kommen zwei Formen des Hyperinsulinismus in Betracht, dessen Pathogenese bei den Endokrinopathien besprochen wird (Kapitel 18):

- *insulinproduzierende Tumoren* (= Insulinome),
- *gesteigerte Empfindlichkeit der B-Zellen auf physiologische Sekretionsreize.*

Führendes klinisches Symptom ist die Hypoglykämie.

Kohlenhydratdysutilisation

1. Galaktosämien

Pathogenese: Bei diesen autosomal rezessiv vererbten, häufigen Stoffwechselstörungen kann die Galaktose entweder infolge eines

- *Transferasemangels* (Hexose-1-Phosphat-Uridyltransferase) oder
- *eines Galaktokinasemangels* nicht verwertet werden und häuft sich in den Geweben, vor allem von Leber, Niere, Gehirn, Nebenniere, Augenlinse und Erythrozyten an.

Morphologie: Die Leber zeigt eine *Fettleberhepatitis,* welche in eine grobnotige *Leberzirrhose* einmündet. Das morphologische Korrelat der *renalen Aminoazidurie* sind nur regressive Tubulusveränderungen. Die *Galaktosekatarakt* entsteht später im Verlauf von Monaten, ebenso die *mentale Retardierung* infolge Myelinisierungsstörung.

Klinik: Etwa 1% der Bevölkerung ist Träger eines Galaktosämiegens.

2. Essentielle Pentosurie

Pathogenese: Im Falle dieser autosomal rezessiv vererbten Stoffwechselstörung fehlt das entsprechende Enzym, welches den Abbau der Glucuronsäure zu Pentosen katalysiert.

Klinisch meist symptomlos. Gehäuft im Libanon und bei Juden.

3. Essentielle Fruktosurie

Pathogenese: Die sehr seltene, vermutlich autosomal rezessiv vererbte, recht harmlose Erkrankung beruht auf einem Defekt der *Leber-Fructokinase,* so daß die Fructose in der Leber nicht metabolisiert werden kann und im Urin ausgeschieden wird. Klinisch symptomlos.

Lipide

Orthologie: Als Lipide wird eine Gruppe von Substanzen bezeichnet, die Fettsäuren enthalten. Dazu gehören die Phospholipide und Glykolipide, die in ihrem Molekül eine hydrophile und hydrophobe Gruppe tragen und Membranbestandteile darstellen, sowie die Fette (= Triacylglyceride). Letztere sind osmotisch inert und joulereich und können somit als Reservestoffe dienen.

Die Pathogenese der Fettstoffwechselstörungen läßt sich leichter verstehen, wenn man den normalen Weg der Lipide aus dem Darmlumen in die verschiedenen Organzellen verfolgt (Abb. 3.**10**): Die Lipide sind im Darmsaft unlöslich. Zu ihrer Emulgierung bedarf es eines wirkungsvollen Abbaus durch die Pankreaslipase sowie Gallensäuren. Diese bilden mit den Monoglyceriden und Fettsäuren Mizellen, welche sich an den Enterozytenmikrovilli absetzen. Von dort aus gelangen sie in den Dünndarmenterozyten zunächst zum RER, wo sie zu Triglyceriden reesterifiziert werden. Zum Golgi-Apparat weitergereicht, werden die Triglyceride mit Cholesterin, Phospholipiden und einem Proteinüberzug aus bestimmten Apolipoproteinen zu *Chylomikronen* vereinigt. Wie wichtig diese Proteine sind, zeigt sich beim angeborenen Mangel an Apolipoprotein B *(= A-Betalipoproteinämie),* bei dem sich das resorbierte Fett in den Dünndarmenterozyten anstaut und nicht abtransportiert wird. Lipoproteine können aber auch als *Very-low-density-Lipoproteine (VLDL)* in der Leber gebildet werden, deren Stoffwechselweg ebenfalls wesentlich vom Apolipoprotein B abhängt. In Form der Chylomikronen werden die Fette schließlich über die basolateralen Interzellularspalten der Dünndarmenterozyten in die Chylusgefäße abgegeben und gelangen von dort aus über den Ductus thoracicus in den Kreislauf. Die Chylomikronen können wegen ihrer besonderen Größe normalerweise die Blutzirkulation nicht verlassen. Sie werden von der Lipoproteinlipase zu *Chylomikronenresten* (= Remnants) abgebaut, die in der Leber eliminiert werden. Fehlt dieses Enzym *(= Hyperlipoproteinämie Typ I),* so bleibt der Chylomikronenabbau stehen. Die Lipoproteinlipase ist intravasal an der Oberfläche der Endothelzellen, vor allem des Fettgewebes, lokalisiert. Aus den Chylomikronen-Oberflächenresten leiten sich die zunächst scheibenförmigen *High-density-Lipoproteine (HDL)* ab, welche sich nachträglich mit Hilfe der Lecithin-Cholesterin-Acyltransferase (Übertragung von Fettsäuren) zu sphärischen HDL-Partikeln umwandeln. Das aus Phospholipiden, verestertem Cholesterin und Apolipoprotein A bestehende HDL trägt als wichtiges Vehikel Cholesterin aus der Peripherie in die Leber. Ein genetischer Defekt dieses Enzyms *(= LCAT-Defizienzsyndrom)* hat eine Verarmung der zellulären Biomembranen an Cholesterinestern zufolge. Ein Defekt des HDL *(= Analphalipoproteinämie)* beeinträchtigt den Abtransport des Cholesterins aus der Peripherie (vor allem Makrophagen). Folge davon ist eine Speicherung von Cholesterinoleat in den Zellen des RHS *(Tangier-Krankheit).* Die Reste (= Core remnants) der Chylomikronen werden unter Vermittlung des Apoprotein-E-Rezeptors in die Leber aufgenommen und dort weiter abgebaut, aus denen VLDL-Moleküle hervorgehen können. Im Blut wird das VLDL unter Beteiligung der Lipoproteinlipase zu LDL abgebaut. Dieser Prozeß kann – autosomal dominant vererbt – gestört sein *(= Hyperlipoproteinämie Typ IV).*

Das LDL kann wegen seiner geringen Molekülgröße über endotheliale Transportvesikel die Blutbahn verlassen und in das interstitielle Bindegewebe austreten. Dort wird es unter Vermittlung von Apoprotein B und E durch besondere Rezeptoren an der Zelloberfläche gebunden. Dieser Prozeß kann entweder wegen eines genetisch bedingten Baufehlers am Apoprotein E *(= Hyperlipoproteinämie Typ III)* oder wegen eines LDL-Rezeptormangels *(= Hyperlipoproteinämie Typ II)* gestört sein. Danach wird das LDL endozytotisch in die Zelle aufgenommen und intralysosomal durch eine saure Lipase hydrolysiert. Dieses cholesterinesterspaltende Enzym kann aufgrund eines Gendefektes fehlen, so daß die Zellen ihre Cholesterinester akkumulieren *(= Morbus Wolman* und *Cholesterinesterspeicherkrankheit).* Die LDL-Rezeptoren rezirkulieren schließlich wieder an die Zelloberfläche und stehen für einen weiteren LDL-Endozytosevorgang zur Verfügung. Gleichzeitig sind diese LDL-Rezeptoren Bestandteile eines rückgekoppelten Kontrollsystems, das eine fein abgestimmte Homöostase des Cholesteringehaltes der Bindegewebszellen, vor allem der glatten Muskelzellen, garantiert:

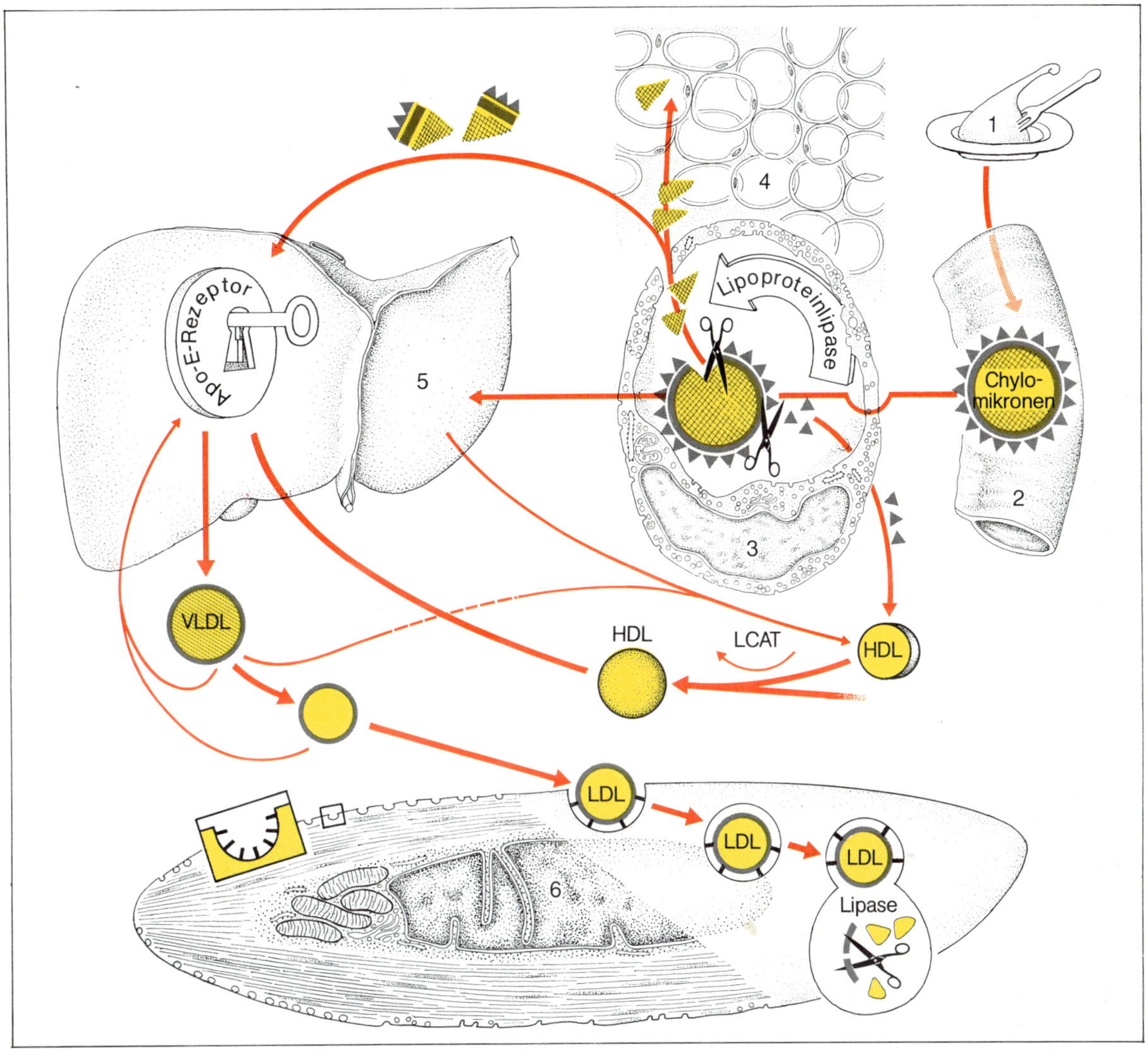

Abb. 3.**10** Funktion der verschiedenen Lipoproteine bei der Verstoffwechslung der Nahrungsfette: 1 = Nahrungsfette, 2 = Dünndarm, 3 = Kapillare (vor allem im Fettgewebe) mit Lipoproteinlipase, 4 = peripheres Fettgewebe, 5 = Leber, 6 = Gefäßmuskelzellen mit LDL-Rezeptoren. Enzymaktivität jeweils als Schere dargestellt

Mit der Aufnahme von LDL gelangt Cholesterin(-ester) in glatte Muskelzellen; bei einer genügend hohen Aufnahme wird einerseits die Cholesterineigensynthese durch Hemmung der entsprechenden Schlüsselenzyme gebremst, andererseits auch die Neubildung von LDL-Rezeptoren gedrosselt, so daß eine Überflutung mit Cholesterin, das ja in der Zelle nicht selbst katabolisiert werden kann, vermieden wird. Dieses Kontrollsystem der intrazellulären Cholesterinkonzentration kann auf jeder Stufe krankhaft gestört sein (Abb. 3.**10**).

Alle diese Lipoproteine stellen makromolekulare Komplexe aus polaren und apolaren Lipiden sowie aus Lipoproteinen dar. Letztere haben eine dreifache Funktion:

- Mit ihren hydrophoben und hydrophilen Anteilen tragen sie wesentlich zur Emulgierung der von den Lipoproteinkomplexen transportierten apolaren Lipide, wie Triglyceride und Cholesterinester, bei.
- Bestimmte Apolipoproteine (B und E) machen Lipoproteine für spezifische Zellrezeptoren erkennbar und üben gewissermaßen die Rolle eines Pfadfinders bei der rezeptorvermittelten Endozytose aus.
- Einige Apolipoproteine (A und C) stellen Kofaktoren für hydrolytische Enzyme dar, die am Lipoproteinabbau beteiligt sind.

Alle Fette benötigen nach ihrer Resorption im Blut die Lipoproteine als Transportvehikel. Nur kurzkettige Fettsäuren können direkt nach ihrer enteralen Resorption über die Pfortader in die Lebermitochondrien gelangen, wo sie mit Hilfe der β-Oxydation abgebaut werden. Für die langkettigen Fettsäuren ist dazu ein Trägermolekül in Form des Carnitins notwendig. Die verzweigtkettigen Fettsäuren werden über die α-Oxydation abgebaut.

Tabelle 3.**4** Malassimilationssyndrome mit Fettresorptionsstörung

Syndrom	Krankheit	Pathogenese	Pathologie/Klinik
Maldigestion	z. B. – Cholepathien – Mukoviszidose	a) Mangel an Gallensäuren b) Lipaseinsuffizienz	Steatorrhö
Malabsorption	a) Zöliakie	gluteninduzierte Enteropathie	Zottenatrophie im Dünndarm, „Kolon"isierung des Dünndarms
	b) tropische Sprue	Entzündung (welche?) mit Resorptionsstörung für Folat und Vitamin B_{12}	Diarrhö, Steatorrhö
	c) sekundäre Sprue	ausgedehnte Dünndarmschädigung (z. B. Strahlenenteritis)	keine Zottenatrophie
	d) Disaccharidasemangel	genetisch bedingter Lactasemangel im Dünndarmepithel	keine Dünndarmveränderung, Gärungsdyspepsie
	e) A-β-Lipoproteinämie	(S. 103)	verfettete Enterozyten
intestinale Lymphabflußstörung	z. B. Morbus Whipple	Whipple-Bakterien → sekundäre Lymphabflußstörung	Lipophagen in Dünndarmschleimhaut

Neutralfette

Verfolgt man die einzelnen Schritte der Nahrungsfette von ihrer Aufnahme im Intestinaltrakt bis zu ihrem Abbau zum aktiven C2-Bruchstück und davon ausgehend wieder die Resynthese und den Umbau der Fettsäuren, so ergeben sich folgende Störungen des Neutralfettstoffwechsels:

Fettresorptionsstörung

Zu diesem Symptomenkomplex (= Malassimilationssyndrom) gehören verschiedene Erkrankungen, bei denen die *Resorption der Nahrungsstoffe,* vor allem der Fette, aus dem Darmlumen in das abführende intestinale Lymphsystem gestört ist. Auf die Pathologie der einzelnen Krankheitsbilder wird später noch näher eingegangen (Kapitel 12). Die pathogenetischen Prinzipien sind in Tab. 3.**4** dargestellt.

Fettdysutilisation

Bei fast allen Zellschädigungen sind mikroskopisch intrazelluläre Fetttropfen sichtbar. Sie gelten für den Morphologen als sicheres Anzeichen für einen lokal gestörten Zellstoffwechsel. Man benutzt dafür die Begriffe fettige *„Degeneration"* oder fettige *„Metamorphose"*.

Pathogenese: Histologisch erkennbare Zellverfettungen können auf folgenden Wegen zustande kommen:

- *Allgemeines Überangebot*
Infolge eines alimentären Überangebotes *(= Mastfettsucht)* werden im Darmtrakt entweder vermehrt Fette oder Kohlenhydrate aufgenommen, so daß der Fettabbau überfordert ist und es zu einer großtropfigen Verfettung läppchenzentraler Leberepithelien oder Nierentubuli kommt. Die gleiche histologische Veränderung wird auch durch eine vermehrte Lipolyse infolge Mobilisation des Speicherfettes unter Einwirkung von Adrenalin, STH, ACTH *(= Morbus Cushing)* oder Insulinmangel *(Diabetes mellitus)* erreicht.

- *Lokales Überangebot*
Diesem Verfettungstyp (= resorptive Verfettung) begegnet man immer dann, wenn Lipide oder Cholesterin entweder im Rahmen einer Nekrose (z. B. *Hirnerweichungsherd* mit Myelinscheidenzerfall, *chronischem Abszeß* mit Leukozytenzerfall, *Fettgewebsnekrose*), nach *Lymphangiographie* mit lipidhaltigem Kontrastmittel oder bei primären oder sekundären *Cholesterinstoffwechselstörungen* in Histiozyten oder Mikrogliazellen phagozytiert und gespeichert werden. Je nach aufgenommener Lipidmenge und Fettvakuolengröße spricht man von *Fettkörnchenzellen* (bei Hirnerweichungsherd) oder von *Schaumzellen (= Xanthomzellen),* bei denen nach fixationsbedingter Herauslösung der Lipide das feinvakuoläre Zytoplasma „schaumig" erscheint.

- *Verminderter Lipidabbau*
Dieser Verfettungstyp beruht entweder auf einer herabgesetzten Fettsäureoxydation infolge Mitochondrienschädigung im Rahmen der verschiedenen *Hypoxydosen* (S. 24), was histologisch als läppchenzentrale Leberverfettung oder als Myokardtigerung erfaßt werden kann, oder auf einem angeborenen Mangel an bestimmten Enzymen beruht, die am Lipidabbau beteiligt sind (S. 511, Abb. 9.**64 b**).

- *Fettsäuresynthesestörungen*
Sie gehen meist mit generalisierten Verfettungen einher, können aber auch als lokale Verfettungen (z. B. *Xanthelasma,* S. 102) auftreten.

- *Emulgierungs- und Transportstörung*
Cholin und Lecithin (= Phospholipid) sowie Proteine werden für die Emulgierung und den Transport im Blut benötigt. Die Phospholipide bilden als lipotrope Substanzen mit den resorbierten Fetten die bereits erwähnten Chylomikronen. Ein *Mangel an Cholin und Phospholipiden* führt folglich zu einer

großvakuoligen Zellverfettung und kommt bei Hunger sowie einseitiger Ernährung mit *Cholinmangelkost* (z. B. Mais) vor. Ebenso werden Zustände, die mit einem Proteinmangel wie *Hunger* oder *Kwashiorkor* (S. 133) einhergehen, immer eine gestörte Lipoproteinsynthese und eine Zellverfettung nach sich ziehen.

Fettabbausteigerung

Ein länger dauernder *Hungerzustand* führt zu einem allgemeinen Abbau des Depotfetts. In Epikard und Knochenmark wird dabei vermehrt Wasser in das sich zurückbildende und in retikuläres Bindegewebe umwandelnde Fettgewebe eingelagert *(= gallertige Degeneration des Fettgewebes).*

Fettabbaustörungen

Zu den häufigsten Fettabbaustörungen gehört die Adipositas, gefolgt von der Ketonämie, während Fettsäureabbaustörungen infolge eines Enzymdefektes selten sind:

1. Adipositas

Definition: Das normale Körpergewicht berechnet sich überschlägig nach der *Brocaschen Regel* (Körperlänge in cm – 100 = Sollgewicht in kg). Eine pathologische Zunahme der Fettmasse im Sinne einer Adipositas liegt vor, wenn das Sollgewicht nach Broca beim Mann um 20% und bei der Frau um 25% überschritten wird. In diesem Falle nimmt das Mortalitätsrisiko zu.

Bei der allgemeinen Adipositas wird überschüssiges Fett geschlechtstypisch angehäuft. Bei der Frau wird es an den Hüften, Oberarmen, Oberschenkeln und Gesäß *(= Rubens-Typ)*, bei Männern hingegen im Bereich der vorderen Bauchwand, im Rücken und Nacken *(= Falstaff-Typ)* abgelagert (Abb. 3.**11**).

Daneben gibt es aber auch folgende lokalisierte Fettablagerungen:

- *Vollmondgesicht* beim Cushing-Syndrom (= Nebennierenrinden-Überfunktion), beim Mauriac-Syndrom (= labiler Diabetes mellitus, Hepatomegalie, Kleinwuchs),
- *Madelung-Fetthals* (= symmetrische Hals-Nacken-Lipomatose),
- *Steatopygie* (= Steißlipomatose) vor allem bei Hottentottinnen (Abb. 3.**11**),
- *Lipomatosis dolorosa* (= multiple, oft schmerzhafte Lipome = Morbus Dercum).

Ätiologie: Die allgemeine Adipositas kommt durch das Zusammenwirken kultureller, sozioökonomischer, genetischer, metabolischer und psychologischer Faktoren zustande. Sie alle führen letztlich zu einem Ungleichgewicht zwischen Kalorienaufnahme und Energieverbrauch (Tab. 3.**5**).

Kausalpathogenetisch steht das ob-Gen (ob = obesity = Fettleibigkeit, Chromosomenlokus 7q13) im Mittelpunkt. Sein Genprodukt ist das lipostatische Hormon *Leptin* (leptos, gr. = dünn). Es wird von den Fettzellen gebildet und ins Blut abgegeben. Es bindet an spezifische Rezeptoren der hypothalamischen Kerngebiete (Nucleus arcuatus), wo es die Expression verschiedener Neuropeptide und -transmitter reguliert, die das Eßverhalten zentral steuern. Dazu gehören vor allem das Neuropeptid-Y (= NP-Y) und das Melanozyten-stimulierende Hormon, Melanocortin-4 (= MC-4). Die Nahrungsaufnahme und der Energieverbrauch werden über folgenden negativen Rückkoppelungsmechanismus geregelt:

- Verminderung der Körperfettmasse → Verminderung des Leptinspiegels im Blut → Steigerung der NP-Y-Bildung →

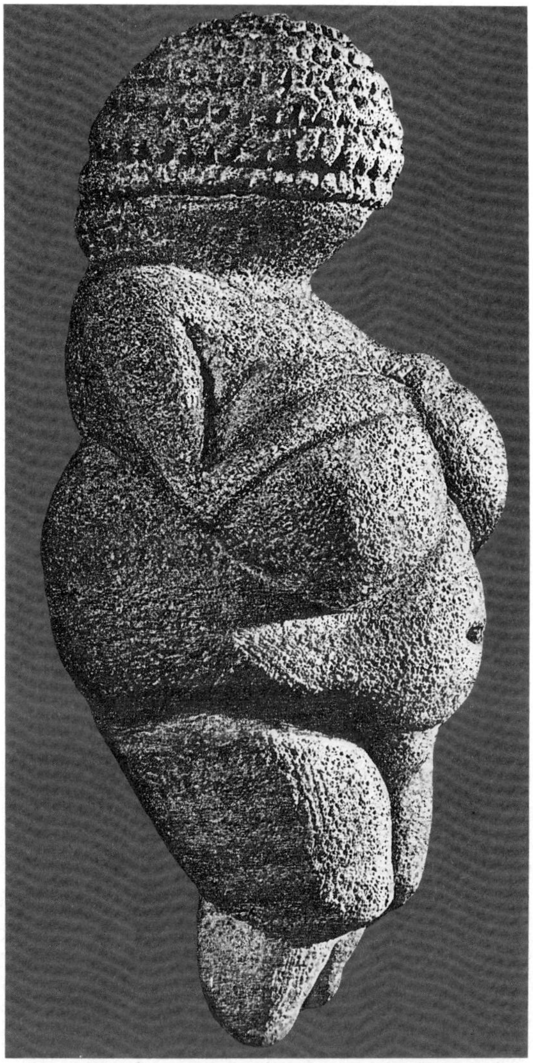

Abb. 3.**11** Allgemeine Adipositas: Geschlechtstypische Fettverteilung bei der Frau. Beispiel: Venus von Willendorf (30 000 Jahre v. Chr.). In ferner Vorzeit litten die Menschen wegen mangelnder Vorratshaltung oft unter Hunger. Die üppige, füllige Frau war Sinnbild des Lebens und der Hoffnung auf Fortbestand. Im Zeitalter der industrialisierten Konsumgesellschaft, in der die Nahrungsproduktion staatlich gedrosselt werden muß (Butterberge, Fleischberge), gilt drahtige Schlankheit als schön. Es ist eine bittere Ironie, daß in unserer Welt, wo Millionen Menschen an Hunger sterben, Millionen Menschen den Folgen der „Eßsucht" (= Obesitas, Adipositas) erliegen

Tabelle 3.**5** Zerebral und endokrin ausgelöste Adipositasformen

	Pathogenese	Folge	Krankheitsbild
endokrin	Vermehrung der eosinophilen Zellen des Hypophysenvorderlappens	vermehrte 17-keto- und 17-OH-Steroidbildung	Morgagni-Stewart-Morell-Syndrom (= Adipositas, Amenorrhöe, Virilismus, Hypertonie, Hyperostosis frontalis)
	Hypothyreose (nicht in allen Fällen)	verminderter Kalorienverbrauch	Myxödem, hypothyreotische Adipositas
	Hyperkortizismus	gesteigerte Gluconeo- und Lipogenese	Morbus Cushing
	Hyperinsulinismus (Insulinom)	Polyphagie aus Angst vor hypoglykämischem Schock	hyperinsulinäre Adipositas
	Kastration	Hypogonadismus	Eunuchen-Adipositas
zerebral	Funktionsausfall des hypothalamischen „Zykluszentrums"	reduzierte Östradiol- und vermehrte Androstendionsynthese	Stein-Leventhal-Syndrom (= Adipositas, Amenorrhöe, Virilismus)
	autosomal rezessiver Hypogonadotropismus	Polyphagie	Laurence-Moon-Biedl-Bardet-Syndrom (= Adipositas, Imbezillität, Retinopathia pigmentosa, Polydaktylie)
	Hypogonadotropismus	Polyphagie	Prader-Labhart-Willi-Syndrom (= Adipositas, Muskelschlaffheit, Pubertas tarda, Prädiabetes, Imbezillität, Kryptorchismus)
	raumfordernder Prozeß im Sellabereich	Hypogonadotropismus	Dystrophia adiposogenitalis Fröhlich (= Adipositas, Kleinwuchs, Hypogonadismus)
	Hydrocephalus internus, Enzephalitis	Hypothalamusschädigung	zerebrale Adipositas
	Tumormetastasen im ventromedialen oder lateralen Kern des Hypothalamus	Zerstörung des hypothalamischen Sättigungs- resp. Freßzentrums	paraneoplastische Adipositas
	Encephalitis lethargica	Polyphagie	postenzephalitische Adipositas
	Tumoren im Medulla-oblongata-Bereich	Zerstörung noradrenerger Fasern zum hypothalamischen Sättigungszentrum	zerebrale Adipositas

Appetitsteigerung mit konsekutiv erhöhter Nahrungsaufnahme bei reduziertem Energieverbrauch → Vermehrung der Körperfettmasse

- Vermehrung der Körperfettmasse → Anstieg des Leptinspiegels im Blut → (via MC-4-Rezeptor) Appetitdrosselung mit konsekutiv verminderter Nahrungsaufnahme und erhöhtem Energieverbrauch → Verminderung der Körperfettmasse.

Dieser Regelkreis kann folgendermaßen gestört sein:

- Mutation des zentralen Leptin-Rezeptors, so daß das Leptin nicht mehr an den Rezeptor binden kann.
- Mutation im Leptin-Gen, so daß die Leptin-Bildung quantitativ oder qualitativ defekt ist.
  Das Leptin wirkt außerdem bei Körperwachstum, Geschlechtsentwicklung, Insulin- und Thyroxinsekretion mit.

Mit zunehmender Körperfettmasse wird der adipöse Patient bewegungsarm und derart *wärmeisoliert,* daß er zwar Energie durch die Nahrung aufnimmt, aber kaum mehr abgibt. Hinzu kommt auch eine biochemisch faßbare *Störung der Thermogenese,* d.h. Energieverbrauch durch Wärmebildung. Das biochemische Korrelat der Thermogenese besteht in einer Reihe *„Leerlaufzyklen" im Intermediärstoffwechsel.* Man versteht hierunter Reaktionsfolgen (Fructose-6-P→Fructose-1,6-d-P→Fructose-6-P), die zum einen die Reversibilität von Stoffwechselwegen sichern, zum anderen mit einem Energieverlust verbunden sind. Die Aktivität dieser Kreisprozesse wird unter physiologischen Bedingungen durch Nahrungsbestandteile sowie durch Hormone (Schilddrüsenhormone, Katecholamine) bestimmt. Die Effizienz der „Leerlaufzyklen" ist bei dem Adipösen unter anderem infolge gestörter Umwandlung des Thyroxins in seine metabolisch aktive Form (=Trijodothyronin) in der Peripherie bei intakter Schilddrüsenfunktion herabgesetzt. Dadurch wird dem Adipösen eine an seine Energiezufuhr adaptierte Thermogenese unmöglich.

Formale Pathogenese: Eine allgemeine Adipositas kann, zumindest theoretisch, entweder durch Vergrößerung (= Hypertrophie) der bestehenden Fettzellen oder durch numerische Vermehrung (= Hyperplasie) der Fettzellen zustande kommen.

Bestimmte Hormone, Körperbewegung und Nahrungsmenge haben einen Einfluß auf die Größe und Zahl der Fettzellen. Cortison führt zur Hypertrophie der einzelnen Zellen ohne Zahlvermehrung. Androgene hingegen vermindern die Zellzahl, ohne das Zellvolumen zu verändern. *Gewichtsreduktion* durch Hungern oder Körperbewegung *(Trimm-dich-Sport)* bewirkt lediglich eine Verkleinerung der durchschnittlichen Fettzellengröße, beeinflußt aber deren Anzahl nicht. Umgekehrt bewirkt eine *Mastfettsucht* nur eine Fettzellenvergrößerung aber keine Zellvermehrung. Die Anzahl der Fettzellen scheint also im Erwachsenenalter eine kaum beeinflußbare Größe zu sein. Dies dürfte auch der Hauptgrund für die erfolglose Langzeittherapie der Fettsucht sein.

Das Ausmaß der Fettzellenhypertrophie hängt von der *Lokalisation* ab und ist in solchen Körperregionen am stärksten ausgeprägt, wo auch die größte Fettablagerung zu sehen ist. Diese lokalisationsabhängige Fettgewebsveränderung läßt sich auch bei Hautverpflanzungen verfolgen. Wird z. B. nach Verbrennung des Handrückens Bauchhaut zur Wunddeckung verwendet, so wird das transplantierte subkutane Fettgewebe am Handrücken genauso adipös wie das Fettgewebe der Bauchhaut.

Adipositastypen: Anhand der Größe und Anzahl der Fettzellen lassen sich folgende Adipositastypen unterscheiden:

- *Hypertrophische Adipositas mit normaler Fettzellzahl:* Sie findet sich vor allem bei der im Erwachsenenalter erworbenen *Mastfettsucht.* Sie ist verbunden mit Hyperinsulinismus, herabgesetzter Glucosetoleranz, Hypertriglyzeridämie, Hyperurikämie und Neigung zur Hypertonie.
- *Hypertrophische Adipositas mit verminderter Fettzellzahl:* Sie wird bei normgewichtigen und leicht übergewichtigen Patienten mit *Typ-II-Diabetes und/oder Hypertriglyzeridämie* beobachtet.
- *Hyperplastische Adipositas:* Sie kommt bei Patienten vor, bei denen sich die Fettsucht bereits im *Kindesalter* manifestierte. Sie ist therapierefraktär. Eine Beziehung zu metabolischen Risikoindizes besteht nicht.

Sonderformen der Adipositas

- *Pickwick-Syndrom*

Nach „Littel Joe" in Charles Dickens Roman „Die Pickwickier" benannt. Eine Kombination von Adipositas, einer von der Körperhaltung abhängigen periodischen alveolären Hypoventilation (Zwerchfellhochstand) und gleichzeitiger Schlafneigung.

- *Kleine-Levin-Syndrom*

Bei dieser Störung treten ohne Streß längere Schlafepisoden (bis zu Wochen dauernd) auf. Der Patient leidet an einer Polyphagie und nimmt riesige Nahrungsmengen, aber kaum Flüssigkeit zu sich. Eine dienzephale Störung wird vermutet.

Komplikationen der Adipositas

Die Adipositas *(= Fettsucht)* ist die größte „Epidemie" in den industrialisierten Ländern. Ihre sozialmedizinische und sozialpolitische Bedeutung läßt sich aus Berechnungen der Versicherungsmedizin ermessen: gelänge es, alle Erwachsenen der USA auf ihr Normalgewicht zu bringen, würde die mittlere Lebenserwartung der Gesamtbevölkerung um 4 Jahre verlängert, während eine voll wirksame Krebstherapie lediglich eine Verlängerung von 2 Jahren bewirken könnte.

Mit erhöhtem Broca-Index nimmt die Häufigkeit von Diabetes mellitus, Hypertriglyzeridämie, Hypercholesterinämie zu. Bestimmte atherosklerosefördernde Lipoproteine (LDL und VLDL) sind erhöht. Ferner findet sich gehäuft eine Hyperurikämie. Somit sind bei der allgemeinen Adipositas mit Störungen im Kohlenhydrat-, Fett- und Purinstoffwechsel bei gleichzeitigem Hyperinsulinismus alle metabolischen Voraussetzungen zur Entstehung einer vorzeitigen *Arteriosklerose* (= Pathosklerose, S. 437) gegeben. Davon leiten sich auch die Folgen und/oder Begleiterkrankungen der Fettsucht ab: *Diabetes mellitus, Atherosklerose, Herzinfarkt, Hypertonie, Thrombose, Lungenembolien, Hyperurikämie* (Gicht), *Pankreatitis* und erhöhtes *Operationsrisiko.*

Therapie: Bereits W. Shakespeare wußte vom Einfluß der Ernährungsgewohnheiten auf die Gesundheit, indem er König Heinrich (in King Henry IV) zum dicken Falstaff sagen ließ:

„Laß ab vom Schwelgen!
wisse, daß das Grab Dir
dreimal weiter gähnt
als anderen Menschen."

2. Ketonämie

Pathogenese: Die Ketonkörper (Aceton, Acetoacetat, β-Hydroxybutyrat) sind normale Stoffwechselabbauprodukte und kommen, weil sie auch im peripheren Gewebe abgebaut werden, im Blut in niedrigen Konzentrationen vor. Eine Ketonämie wird bei länger dauerndem *Hungerzustand* (S. 133) durch die Fettmobilisierung sowie beim *Diabetes mellitus* (S. 91) infolge vermehrter Fettsäurenfreisetzung aus dem Fettgewebe beobachtet. Die Ketonkörper führen in hohen Konzentrationen zur metabolischen Ketoazidose und Störung des Säuren-Basen-Haushaltes und zu einer Ketonurie mit Störung der Elektrolytausscheidung, da die nichtflüchtigen Säuren als Salze ausgeschieden werden.

3. Lipidspeicherungsmyopathie

Pathogenese: Um abgebaut werden zu können, müssen die langkettigen Fettsäuren die Mitochondrieninnenmembran passieren. Dazu benötigen sie Carnitin als Carrier. Der *Lipidspeicherungsmyopathie* liegt ein genetischer *Carnitinmangel* in der Muskulatur zugrunde. Die Folge davon sind Fettspeicherung und Lipidvakuolen in den Muskelzellen.

– *Diphtherietoxine* vermindern den Carnitingehalt ebenfalls und bewirken auf diesem Wege eine Myokardverfettung (Abb. 9.**64b**).

4. Phytansäurelipidose

Pathogenese: Die Phytansäurelipidose (= Refsum-Syndrom) gehört zu den peroxysomalen Krankheiten (S. 28) und beruht auf einem autosomal rezessiv vererbten Defekt der Phytansäure-α-Hydroxylase. Dadurch wird Phytansäure, ein Chlorophyllbestandteil, im Serum und in den Geweben angehäuft. Folge des Phytansäureeinbaus in das Myelin sind Ganglienzellnekrosen und Markscheidenzerfall mit entsprechender klinischer Symptomatik einer demyelinisierenden Polyneuropathie (S. 1091).

Histologisch sind dabei die zwiebelschalenartige Verdickung der peripheren Nerven infolge abnormer Wucherung der Schwann-Zellen sowie eine fibröse Verdickung der Leptomeningen mit lipidbeladenen Makrophagen typisch. Damit verbunden sind Faserunterbrechungen zwischen Pons, Medulla oblongata und Kleinhirn sowie Schädigungen von Vorderhornzellen im Rückenmark. Die Phytansäureablagerung im Myokard bringt Erregungsablaufstörungen und eine Herzinsuffizienz mit sich.

Klinisch steht eine Ataxie, Anosmie, Retinopathia pigmentosa, Skelettdeformitäten und eine Ichthyosis der Haut sowie Herzinsuffizienz im Vordergrund *(= Heredopathia atactica polyneuritiformis).* Besserung durch Blattgrün-Karenz.

5. Propionatämie

Pathogenese: Beim hereditären Mangel an *Propionyl-CoA-Carboxylase* werden verzweigte Fett- und Aminosäuren nur bis zum Propionyl-CoA abgebaut, so daß der Propionatspiegel im Blut ansteigt und eine *metabolische Azidose* mit sich bringt. Die Propionsäure wird schließlich im Urin zum Teil als Natriumsalz ausgeschieden *(Elektrolytverlust).*

6. Methylmalonaturie

Pathogenese: Hier fehlt infolge eines autosomal rezessiven Defektes die Aktivität der *Methylmalonat-CoA-Mutase,* welche das L-Methylmalonat-CoA zum Succinyl-CoA isomerisiert. Als Folge davon steigt der Methylmalonatspiegel in Blut, Liquor und Urin an, was eine Ketoazidose nach sich zieht.

Hyperlipoproteinämien

Allgemeine Definition: Diese Lipoproteinstörungen gehören zu den häufigsten Störungen des Fettstoffwechsels und gehen mit einer Vermehrung einer oder mehrerer Lipidfraktionen einher. Die primären Hyperlipoproteinämien beruhen auf einem genetischen Defekt, während die sekundären Formen im Rahmen anderer Erkrankungen auftreten; sie sind in Tab. 3.**6** zusammengefaßt (vgl. Abb. 3.**10**).

Tabelle 3.**6** Sekundäre Hyperlipoproteinämien (LP = Lipoproteine)

Primärerkrankung	Stoffwechselfolgen
Diabetes mellitus	verminderte LP-Lipaseaktivität, gesteigerte VLDL-Biosynthese: Hypertriglyzeridämie
Alkoholismus	gesteigerte VLDL-Biosynthese, alkoholische Hepatopathie: Hypertriglyzeridämie
Adipositas	Hypertriglyzeridämie
Hepatopathien	sekundäre Hyper-LP-ämie je nach Lebererkrankung (Hepatitis, Zirrhose, Cholestase) verschieden
nephrotisches Syndrom	kompensatorische Steigerung der LP-Biosynthese infolge Proteinurie: Hypercholesterinämie
Hypothyreose	verminderter LDL-Abbau: Hypercholesterinämie

1. Hyperlipoproteinämie Typ I

Ätiologie: Die Hyperlipoproteinämie Typ I (= Hyperchylomikronämie) gehört zu den seltenen Hyperlipoproteinämien und beruht auf einem autosomal rezessiv vererbten Defekt der *Lipoproteinlipase* und einem entsprechend stark verlangsamten Chylomikronenabbau. Folge davon ist eine Hyperchylomikronämie sowie eine Hypertriglyzeridämie. Das Blutserum ist dadurch auch zwischen den Mahlzeiten milchig trüb.

Morphologisch fallen knötchenförmige Fettablagerungen in der Haut *(= eruptive Xanthome)* auf der Extensorenseite der Extremitäten, an Gesäß und Rücken auf. Daneben finden sich eine *Hepatosplenomegalie* mit histiozytären Schaumzellenansammlungen sowie eine *Lipaemia retinalis* des Augenhintergrundes. Typisch sind auch *rezidivierende Pankreatitiden.*

Klinisch sind kolikartige Oberbauchschmerzen, teilweise mit Amylaseanstieg, besonders nach fettreichen Mahlzeiten, typisch. Prognostisch bietet die Hyperlipoproteinämie Typ I kein erhöhtes Atheroskleroserisiko, vermutlich weil keine Erhöhung der cholesterinreichen LDL vorliegt.

2. Hyperlipoproteinämie Typ V

Pathogenese: Auch diese Hyperlipoproteinämie gehört zu den seltenen Formen und ist, wie die Typ-I-Hyperlipoproteinämie, durch eine *Hyperchylomikronämie* gekennzeichnet, zu der allerdings noch eine begleitende Erhöhung der VLDL-Konzentration mit gering erhöhtem Serumcholesterinspiegel gehört. Der Erbgang und die Ätiologie dieser Erkrankung sind noch ungeklärt.

Morphologie und Klinik gleichen der Typ-I-Hyperlipoproteinämie. Das *Atheroskleroserisiko* mit koronarer Herzkrankheit ist aber bei der Hyperlipoproteinämie Typ V, im Gegensatz zu Typ I, deutlich erhöht.

3. Hyperlipoproteinämie Typ IV

Ätiologie: Die Hyperlipoproteinämie Typ IV (= Hypertriglyzeridämie) gehört mit einer Genfrequenz von etwa 1 : 500 zu den häufigsten Hyperlipoproteinämien und beruht entweder auf einem autosomal dominant vererbten Defekt im Abbau der *VLDL* (Abb. 3.**12 a**), der durch Kohlenhydratzufuhr gesteigert werden kann, oder kommt symptomatisch bei sekundären Hyperlipoproteinämien vor (Tab. 3.**6**).

Morphologisch steht ein *erhöhtes Atheroskleroserisiko* mäßigen Grades mit entsprechenden kardiovaskulären Komplikationen im Vordergrund, was sich aber erst im Erwachsenenalter manifestiert. Xanthome und Pankreatitiden fehlen.

4. Hyperlipoproteinämie Typ III

Ätiologie: Der Hyperlipoproteinämie Typ III (= Dys-β-Lipoproteinämie) liegt ein *Strukturgendefekt* zugrunde, der die Aminosäuresequenz des *Apolipoproteins E* betrifft. Dieser Defekt äußert sich darin, daß das pathologische Apoprotein E eine verminderte Bindungsaffinität gegenüber dem LDL-Rezeptor der Leber besitzt. Infolgedessen können die VLDL- oder Chylomikronenrestpartikel von den entsprechenden Zellrezeptoren nicht richtig erkannt und endozytotisch aufgenommen werden, so daß sie sich im Blutplasma anhäufen. Demzufolge sind die VLDL-Moleküle abnorm und geben in der Papierelektrophorese ein breites Band ab.

Morphologie: Für diese Erkrankung sind *plane Xanthome* in den Palmarfalten und *tuberöse Xanthome* an Fingern, Ellbögen und Sehnen typisch. Prognostisch fällt auch bei dieser Hyperlipoproteinämie die *Atherosklerose* mit vorzeitigen kardiovaskulären Komplikationen ins Gewicht.

5. Hyperlipoproteinämie Typ II

Ätiologie: Die Hyperlipoproteinämie Typ II (= Hypercholesterinämie) gehört mit einer Genfrequenz von etwa 1:500 zu den häufigen Formen genetisch bedingter Hyperlipoproteinämien. Sie beruht auf einem autosomal dominant vererbten *Mangel an LDL-Rezeptoren* in den Fibroblasten und in den Gefäßwandmuskelzellen u. a., so daß diese Zellen kein Cholesterin aufnehmen können und den Cholesterinbedarf folglich durch Eigensynthese decken müssen. Bilanzmäßig resultiert daraus ein Cholesterinüberschuß, so daß der Cholesterinspiegel im Serum zusätzlich erhöht wird.

Morphologisch fallen bereits beim Jugendlichen *tuberöse Xanthome* in Form dottergelber Knoten im Hautbereich von Extremitäten, Schultern und Rük-

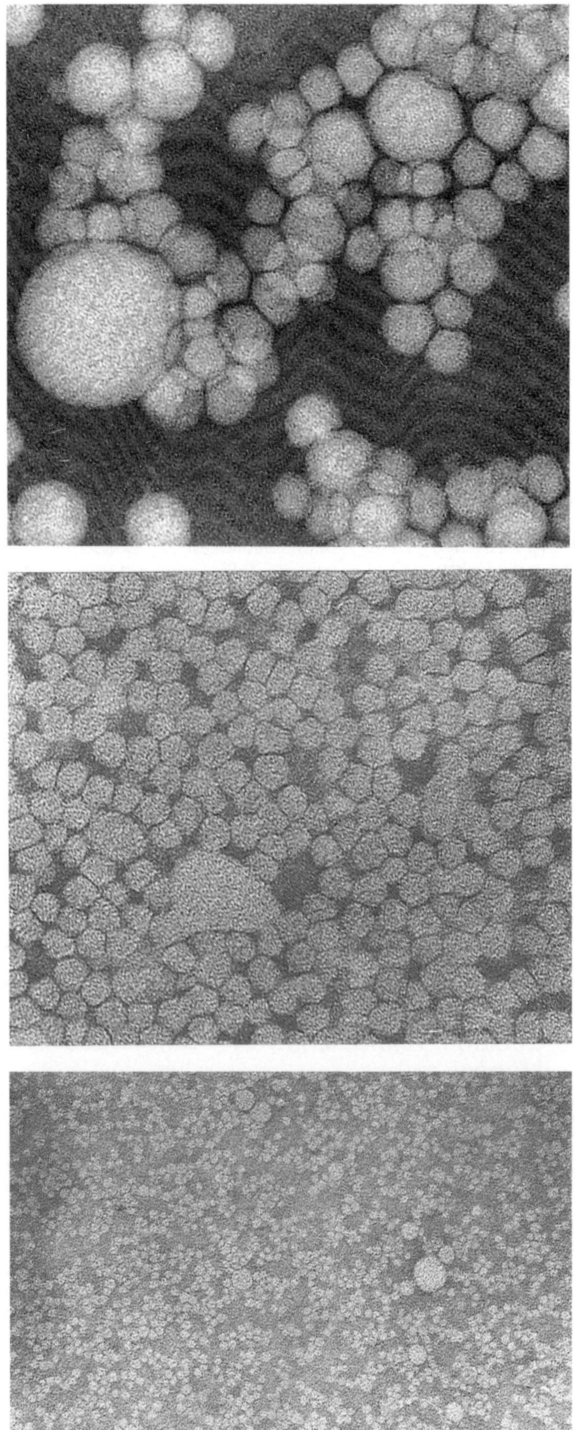
a
b
c

Abb. 3.**12a–c** Humane Lipoproteine: **a** Very-low-density-Lipoproteine: Die kleineren Moleküle der inhomogenen VLDL-Population können die Blutzirkulation über endotheliale Transportvesikel verlassen und mit entsprechenden zellulären Rezeptoren kontaktieren, während die größeren VLDL-Partikel teilweise durch die intravasale Proteinlipase zerkleinert werden, **b** LDL: Lipidvehikel für den Transport Leber→Peripherie (Zelle), **c** HDL: Wichtiges Lipidvehikel für den Transport Peripherie→Leber (**a–c** EM, Negativfärbung, Vergr. 1 : 270 000; Originale: Schaefer)

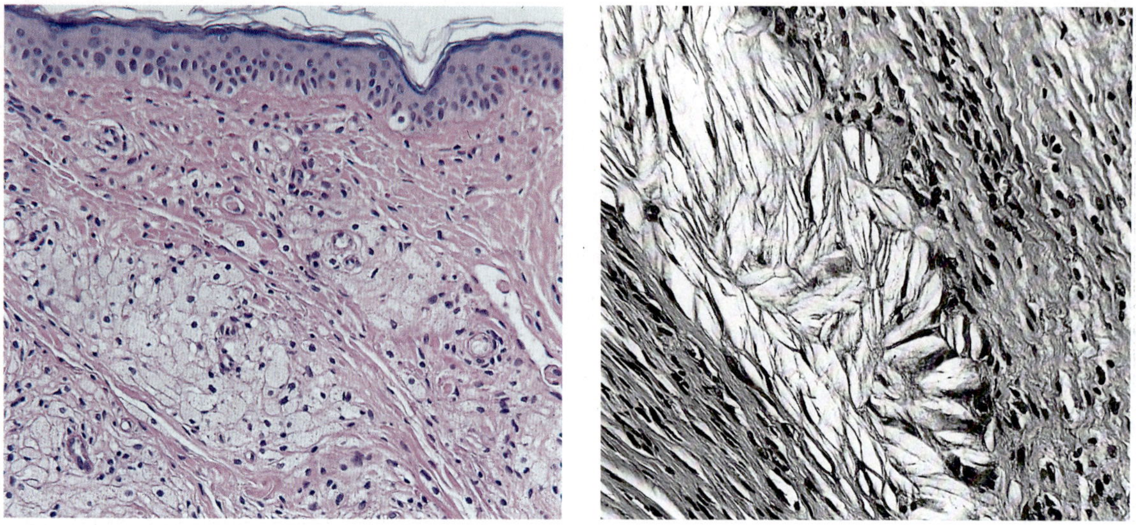

a b

Abb. 3.**13a** u. **b** Hyperlipoproteinämie Typ III: Ausschnitt aus einem Xanthom über dem Ellenbogen mit zahlreichen lipidspeichernden Histiozyten (Lipophagen, Schaumzellen) (**a**) und Cholesterinkristallücken (**b**) (HE, Vergr. 1 : 200)

ken auf. Sie enthalten Schaumzellen und zum Teil Toutonsche Riesenzellen. Ferner findet man *Xanthelasmen* im Augenlidbereich, *Sehnenxanthome* (Abb. 3.**13a** u. **b**) und einen *Arcus lipoides corneae*. Prognostisch am schwerwiegendsten ist die vorzeitige *Atherosklerose* mit entsprechenden kardiovaskulären Komplikationen, die bei homozygoten Patienten bereits im Kindesalter auftreten. Auch heterozygote Merkmalsträger haben ein erhöhtes Atheroskleroserisiko mit koronarer Herzkrankheit im frühen Erwachsenenalter.

6. Lecithin: Cholesterin-Acyl-Transferase-Mangel

Ätiologie: Im Blutplasma tritt Cholesterin nur in lipoproteingebundener Form auf und ist mehrheitlich mit einer Fettsäure verestert, welche dem Lecithin entnommen wird. Die entsprechende Reaktion wird durch die *Lecithin : Cholesterin-Acyl-Transferase* katalysiert. Beim autosomal rezessiv vererbten Defekt dieses Enzyms sinken der Cholesterinspiegel und der HDL-Spiegel erheblich unter die Norm, während die Plasmatriglyceride erhöht sind. Dies hat schließlich auch zur Folge, daß die Membranen von Endothelzellen und Erythrozyten eine fehlerhafte Lipidkomposition mit einem abnorm hohen Anteil an unverestertem Cholesterin aufweisen.

Morphologie: Im Blut fällt eine *normochrome Anämie* mit *Schießscheiben-Erythrozyten* (S. 533) und entsprechender hämolytischer Tendenz auf. Eine weitere Folge des *fehlerhaften Membranaufbaus* sind subepitheliale Ablagerungen in den Nierenglomeruli. Bereits in der 4. Lebensdekade entwickelt sich eine verkalkende *Arteriosklerose* und eine *Arteriolosklerose der Niere.*

7. Morbus Wolman, Cholesterinester-Speicherkrankheit

Ätiologie und Morphologie: Beiden Krankheitsbildern liegt als allele Mutante ein Defekt einer lysosomalen *sauren Cholesterylesterase* zugrunde. Beide Leiden unterscheiden sich durch einen unterschiedlichen Schweregrad der Erscheinungsbilder und durch ein differentes Manifestationsalter. Als Folge des Enzymdefektes kommt es zu einer lysosomalen Cholesterinesterspeicherung in Lymphozyten, Makrophagen von Leber und Milz sowie in Hepatozyten mit entsprechender *Hepatosplenomegalie,* in den Enterozyten des Dünndarms, im RHS sowie in der Nebennierenrinde, was oft von Verkalkungen (Morbus Wolman) begleitet wird. Die Fettspeicherzellen (= Schaumzellen) enthalten membranumhüllte Lipidvakuolen mit doppelbrechenden Cholesterinestern.

Klinisch beherrschen gastrointestinale Symptome, Dystrophie und Hepatosplenomegalie die Szene. Der Morbus Wolman verläuft bereits im Kindesalter tödlich; die Cholesterinester-Speicherkrankheit verläuft beim Erwachsenen milder.

Hypolipoproteinämien

Allgemeine Pathogenese: Bei diesen sehr seltenen Erkrankungen des Fettstoffwechsels wird aufgrund eines Gendefektes die Synthese der Apolipoprotein A oder B beeinträchtigt. Ihre Pathogenese und Morphologie ist in Tab. 3.**7** zusammengefaßt. Bei denjenigen Formen, bei denen die Apolipoproteine B fehlen, sind *Steatorrhö* (=Fettstühle) und Malabsorption sowie neurologische Symptome typisch. Bei der An-α-Lipoproteinämie, bei der das Apolipoprotein A defekt ist, beherrscht eine Speicherung von Cholesterinestern in den Organen des RHS das patholo-

Tabelle 3.**7** Hypolipoproteinämien

Krankheit	Defekt	Genetik	Pathogenese	Pathologie	Serumlipide
A-β-Lipoproteinämie (= Bassen-Kornzweig-Syndrom)	defiziente β-Lipoproteinsynthese infolge gestörter Apo-B-Proteinsynthese	autosomal rezessiv	kein Abtransport der enteral resorbierten Triglyceride und des Cholesterins, Hypolipidämie, gestörte Zellmembransynthese	Steatorrhöe mit Myelinisationsstörung: Retinopathia pigmentosa, Erythrozyten: Stachelzellform, Zeroidablagerung im Myokard	β-Lipoprotein fehlt Triglyceride ↓ Cholesterin ↓
Hypo-β-Lipoproteinämie	reduzierte Synthese der β-Lipoproteine	autosomal dominant	abgeschwächte Form der A-β-Lipoproteinämie	Steatorrhöe, neurologische Symptome (Demyelinisierung)	β-Lipoproteine ↓ Triglyceride ↓ Cholesterin ↓
An-α-Lipoproteinämie (= Morbus Tangier)	atypisches α-Lipoprotein infolge Störung in der Apo-A1-Proteinsynthese	autosomal rezessiv	Cholesterinesterspeicherung unbekannter Genese in Zellen des RHS und Schwann-Zellen	Cholesterinspeicherung in Tonsillen, Leber, Milz, Knochenmark, Rektumschleimhaut, peripheren Nerven	α-Lipoprotein fehlt Cholesterin ↑ Phospholipide ↑ Triglyceride ↑

gisch-anatomische Bild (Abb. 3.**14**). Die Phagozyten erscheinen dabei wegen ihres Vakuolenreichtums histologisch als Schaumzellen (vgl. Abb. 3.**13**).

Sphingolipidosen

Allgemeine Pathogenese: Die Ursache dieser mit Lipidspeicherung einhergehenden Sphingolipidabbaustörungen ist ein *Enzymdefekt im Sphingolipidabbau,* wobei sich entsprechend unvollständige Lipidabbauprodukte im Gewebe anhäufen. Da die Sphingolipide vor allem Bestandteile des Nervensystems (Markscheiden) sind, manifestieren sich diese Lipidspeicherkrankheiten häufiger in Erkrankungen des Nervensystems. Daneben kommt es auch zu Ablagerungen in Zellen des RHS mit entsprechender Organvergrößerung.

1. Glukosylzeramidlipidose

Ätiologie: In den Fällen mit Glucosylceramidlipidose *(= Morbus Gaucher,* Glukozerebrosidose) weist autosomal rezessiv vererbt eine lysosomale *β-Glucosidase* in den Phagozyten (= Cerebrosidhydrolase) eine reduzierte Aktivität (= adulte, häufige Form; chronische nichtneuronopathische Gaucher-Form) oder nicht nachweisbare Aktivität (= juvenile, seltene Form; infantile und akute Gaucher-Form mit nervöser Beteiligung) auf. In der Folge können die RHS-Zellen phagozytierte Zellmembranen (vor allem Erythrozytenmembranen) nur unvollständig abbauen und stapeln deshalb cerebrosidhaltige Vakuolen (= Gaucher-Zellen). Ähnliche Vakuolen findet man auch in Nervenzellen und in Gefäßendothelien bei der neuronopathischen Form.

Morphologisch stehen eine erhebliche *Splenohepatomegalie* sowie eine Lymphknotenvergrößerung und

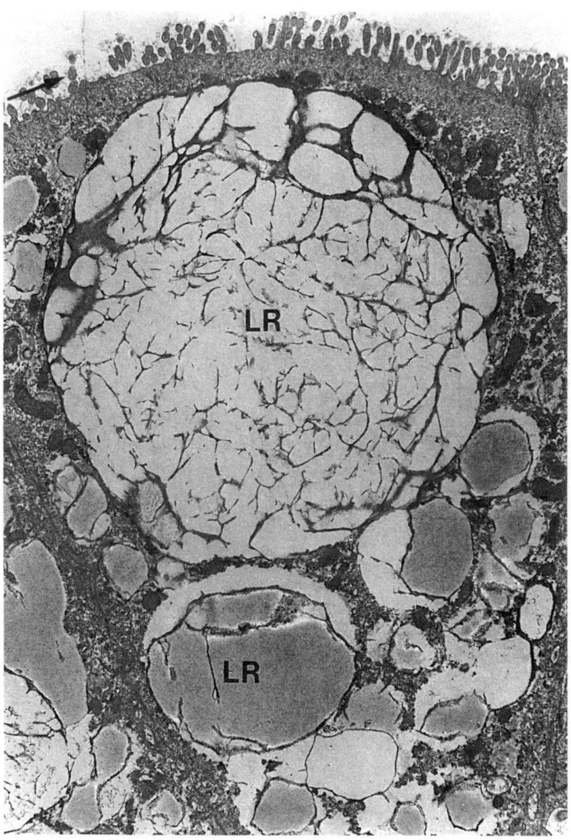

Abb. 3.**14** Familiäre A-β-Lipoproteinämie: Dünndarmenterozyt mit Lipidretention (LR) in großen Vakuolen des Zytoplasmas infolge fehlendem Übertritt von Chylomikronen in den Interzellularraum. Pfeil: Bürstensaum mit Mikrovilli (EM, Vergr. 1 : 18 000: Original: Schaefer)

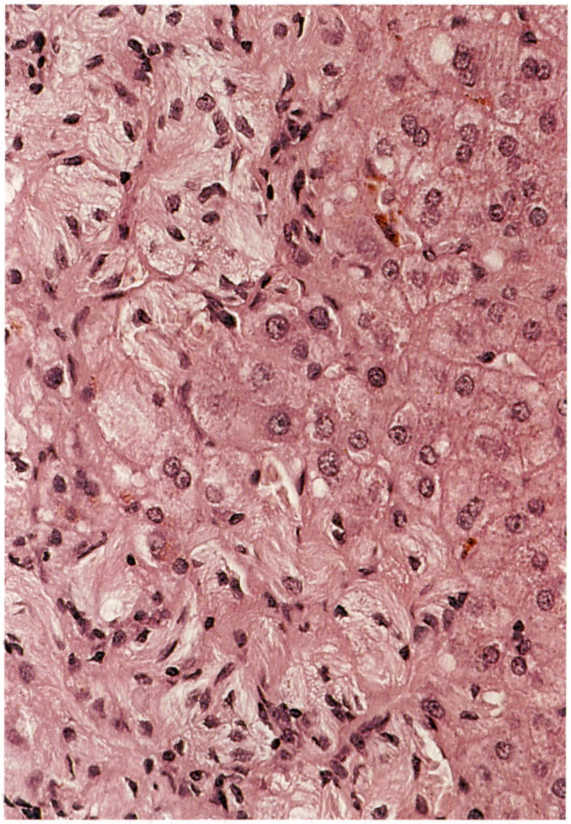

a

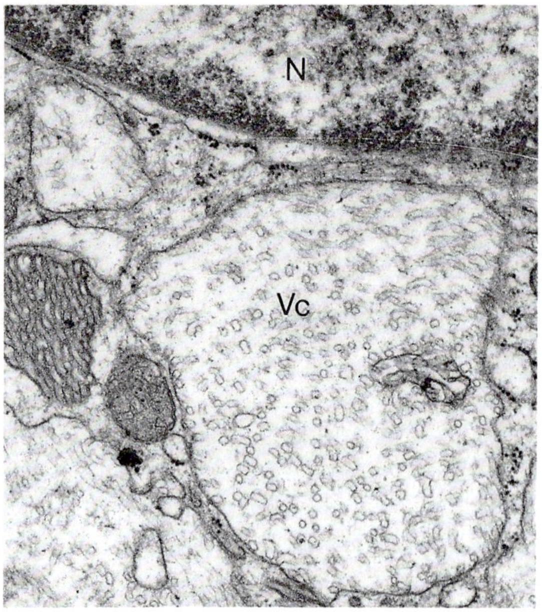

b

Abb. 3.**15a** u. **b** Morbus Gaucher: Zerebrosidspeicherung in der Leber (HE, **a** Vergr. 1 : 100) mit typischen Gaucher-Zellen (Seidenpapierzytoplasma) und **b** intralysosomalen mikrotubulären Speicherstrukturen (Vc) (N = Nukleus), Vergr. 1 : 32 000, (Original: Spycher)

eine *Osteoporose* bei der adulten Form infolge von Knochenmarksherden im Vordergrund. Die distalen Femura sind Erlenmeyer-Kolben-förmig aufgetrieben. Die bis zu 30 µm großen Gaucher-Zellen fallen durch seidenpapierartig geknittertes Zytoplasma auf (Abb. 3.**15a** u. **b**).

Klinische Folge des Morbus Gaucher sind Infektionen des Respirationstraktes, neurologische Ausfälle der Kopfnerven und des Extrapyramidalsystems, Knochenschmerzen und thrombozytopenische Blutungen.

2. Sphingomyelinlipidose

Ätiologie: Im Falle eines *Morbus Niemann-Pick** (= Sphingomyelinlipidose, Sphingomyelinose) fehlt autosomal rezessiv vererbt die lysosomale *Sphingomyelinase.* Die Zellen des Makrophagensystems sowie die Glia- und Ganglienzellen speichern Sphingomyeline in Form osmophiler lamellärer Korpuskel und imponieren als Schaumzellen.

Morphologie: Neben den Symptomen wie sie bei der Tay-Sachsschen Krankheit (S. 105) auftreten, findet man als Speicherfolgen eine erhebliche *Hepatosplenomegalie* mit seeblauen Histiozyten (S. 34) als Speicherzellen und eine Konsistenzerhöhung der weißen Hirnsubstanz, Minderwuchs, Gedeihstörung, Neurodegeneration.

Klinisch sind diese Kinder in ihrer körperlichen und geistigen Entwicklung retardiert. Infektionen des Respirationstraktes sind häufig. Je nach ZNS-Beteiligung unterscheidet man eine Sphingomyelinose Typ A mit ZNS-Beteiligung (= klassischer Morbus Niemann-Pick) vom Typ B ohne ZNS- und Nervenbeteiligung. Pränatale Diagnostik an Fibroblasten.

3. Globoidzellige Leukodystrophie

Ätiologie der globoidzelligen Leukodystrophie *(= Morbus Krabbe)* ist ein autosomal rezessiv vererbter Mangel an einer lysosomalen β-*Galaktosidase,* die für das Galaktosylceramid spezifisch ist. Mit Ausbildung der speichernden Globoidzellen wird das Myelin zerstört, die weiße Hirnsubstanz degeneriert. Diese zum Teil mehrkernigen Zellen haben ihren Namen aufgrund ihrer Beladung mit kugeligen Speichervakuolen, in denen man ultrastrukturell kristalline Einschlüsse erkennen kann (Abb. 3.**16a** u. **b**).

Morphologisch findet man, verbunden mit einer *diffusen Sklerose,* eine *symmetrische Entmarkung* des Groß- und Kleinhirns. Dementsprechend ist die weiße Substanz stark geschrumpft, grau getönt und oft gummiartig umgewandelt. Dies hat schwere zentralnervöse Störungen zur Folge.

Klinik: Die Globoidzell-Leukodystrophie gehört zu den häufigsten Sphingolipidosen und führt innerhalb weniger Jahre zum Tode.

* Ludwig Pick (1868–1944), Berliner Pathologe, im Dritten Reich als Jude entehrt und vergast im KZ Theresienstadt

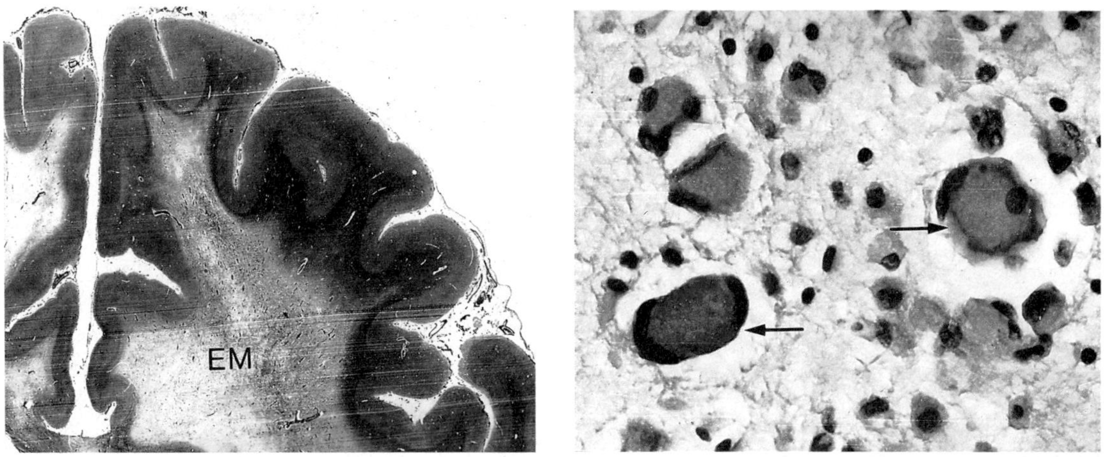

a b

Abb. 3.**16a** u. **b** Globoidzell-Leukodystrophie bei 4jährigem Jungen: **a** Nahezu totale Großhirnentmarkung (EM), **b** multinukleäre Globoidzellen (Pfeile) (Vergr. 1 : 400, Original: Schaefer)

4. Metachromatische Leukodystrophie

Ätiologisch handelt es sich um einen autosomal rezessiven Defekt der lysosomalen *Zerebrosidsulfatasen* (vor allem Arylsulfatase-A). Infolgedessen können die Zerebrosidsulfate, ein wesentlicher Bestandteil der Myelinmembranen, nicht abgebaut werden. Deshalb stauen sich Zerebrosidsulfate vor allem in den Lysosomen von Oligodendrogliazellen, Schwann-Zellen, aber auch in Nervenzellen (vor allem Stammganglien und Hirnstamm) an.

Morphologie: Auf Frontalschnitten ist das Hirnmark infolge einer schweren *Entmarkung* entweder grauweiß und diffus derb oder gummiartig wabig verändert. Histologisch zeigen die Abräumzellen PAS-positive Einschlußgranula *(Metachromasie!)*, die ultrastrukturell aus feingranulärem Material, wirbelförmigen Lamellen oder zebraartig gestreiften Körperchen bestehen.

Klinik: Zu den ersten Symptomen gehört oft ein Pes valgus und eine muskuläre Hypotonie. Später bildet sich meist eine spastische Tetraparese aus, und die Nervenleitungsgeschwindigkeit ist verlangsamt. Je nach Verlaufsform endet das Leiden im jugendlichen oder Erwachsenenalter mit dem Tod. Zur Diagnostik eignet sich eine *Biopsie des N. suralis* sowie eine biochemische Analyse des Enzymdefektes in (pränatal gewonnenen) Leukozyten oder Fibroblasten.

5. Laktosyl-Ceramidose

Ätiologisch handelt es sich dabei um einen autosomal rezessiv vererbten *glc-cer-β-Galaktosidase-Mangel* mit Speicherung eines Ceramidlactosids in den Zellen des RHS vor allem im ZNS, ähnlich wie bei Morbus Niemann-Pick.

Morphologisch tritt im ZNS die Entmarkung und Gliose in den Vordergrund und im RHS die Speichererscheinungen.

Klinisch zeigen sich zerebelläre Ataxie sowie Hepatosplenomegalie.

6. Morbus Fabry

Ätiologie: Bei dieser Glykosphingolipidose fehlt X-verbunden rezessiv vererbt in den Lysosomen der Endothelzellen und der Fibroblasten (Haut, Leber, Niere, Darm) eine *α-Galaktosidase* (= Ceramidtrihexosidase) mit entsprechender Speicherung von Ceramidtrihexosid. Diese Fibrolasten imponieren als Maulbeerzellen. Klinisch fallen bei diesen Patienten in der Haut *Angiokeratome* auf. Die *Niereninsuffizienz* beruht auf der Ceramidspeicherung in den glomerulären Kapillarendothelien und Tubulusepithelien (gelegentlich auch im Interstitium). *Kardiovaskuläre* und *zerebrovaskuläre Symptome* sind häufig.

7. GM_2-Gangliosidose Typ I

Ätiologie: Beim Morbus *Tay-Sachs* (= amaurotische Idiotie = infantile GM_2-Gangliosidose) fehlt autosomal rezessiv vererbt die lysosomale *β-N-Acetylgalaktosaminidase.* Als Folge davon wird im Rahmen des autophagischen Zellumbaues in den Glia- und Ganglienzellen GM_2-Monosialogangliosid gespeichert, bis diese Zellen zugrunde gehen. Die Zellen des RHS sind nicht beteiligt (Abb. 3.**17a** u. **b**).

Morphologie: Makroskopisch findet man beim Morbus Tay-Sachs teilweise ein ungewöhnlich großes Gehirn, manchmal aber auch atrophische Gehirne mit *Rindenverschmälerung* (vor allem bei *Kleinhirnrindenatrophie*). Histologisch zeigen die Nervenzellen eine feinvakuoläre Zytoplasmaumwandlung infolge Speicherung lipidhaltigen Materials. Gleichzeitig findet man einen *Neuronenuntergang* vor allem im Neokortex mit Astrozytenvermehrung und entsprechender *Fasergliose.* In der weißen Substanz stellt sich eine *Demyelinisierung* sowie ein Achsenzylinderuntergang dar. Im Rückenmark lassen sich entsprechende Veränderungen nachweisen, vor allem im Bereich der Pyramidenbahnen. Da auch die Neuronen im Bereich der Retina untergehen, wird die

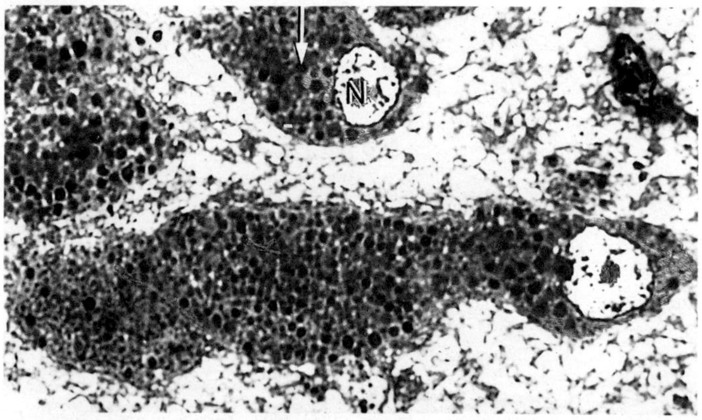

a

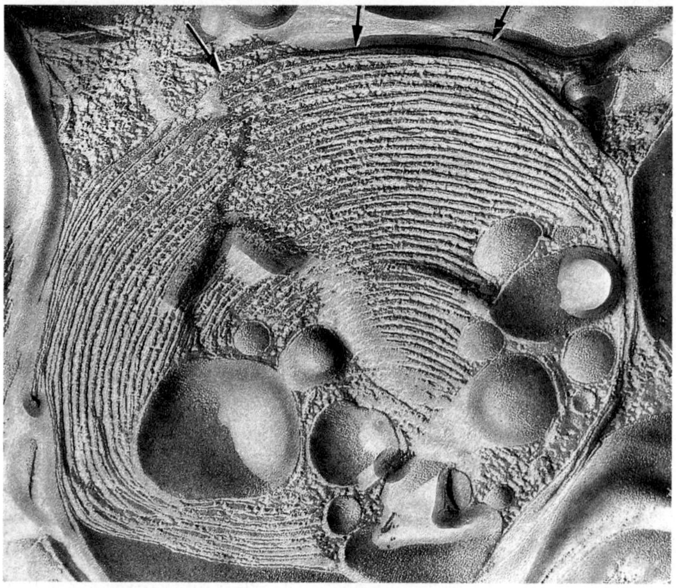

b

Abb. 3.**17a** u. **b** Morbus-Tay-Sachs:
a Intralysosomale Gangliosidspeicherung in Ganglienzellen (N = Nukleus) (Semidünnschnitt; Vergr. 1:600),
b nach Gefrierätzung wird die myelinartige Schichtung (Pfeile) des lysosomalen Speichermaterials ultrastrukturell deutlich (Vergr. 1:25000; Original: Volk)

Retina verdünnt, so daß die Chorioidea durchschimmert (= *kirschroter Fleck*). Da auch die Nervenzellen des peripheren autonomen Systems am Speicherprozeß mitbeteiligt sind, läßt sich die Diagnose oft an tiefen Rektumbiopsien erheben.

Klinik: Spastische Lähmung, gesteigerte Reaktionen auf akustische Reize, Erblindung infolge Optikusatrophie, Krampfanfälle und Dezerebration.

8. GM_2-Gangliosidose Typ II

Ätiologie: Bei dieser erblichen (autosomal rezessiv) GM_2-Gangliosidose-Variante (= *Morbus Sandhoff*) fehlt lysosomal die *Hexosaminidase A und B,* so daß es zur Speicherung von Tetraosyl-Ceramid (= Globosid) und GM_2-Gangliosid in den Glia- und Ganglienzellen kommt.

Morphologie und Klinik gleichen dem Morbus Tay-Sachs, nur daß hier noch eine *Hepatomegalie* und Speicherung in den Organepithelien von Leber, Niere und Pankreas hinzukommen. Gehirnatrophie.

9. Generalisierte GM_1-Gangliosidose

Ätiologie: In diesem Falle fehlt rezessiv vererbt die *β-Galaktosidase,* die am Abbau der Ganglioside und der Glykosaminoglykane beteiligt ist. Außer den entsprechenden GM_1-Gangliosiden werden folglich auch Mucopolysaccharide (Proteoglykane) in Schaumzellen der grauen Hirnsubstanz und anderen Geweben gespeichert.

Morphologie und Klinik: Dies führt zu *Renohepatosplenomegalie, Knochendeformationen* im Sinne einer Dysostosis multiplex und *psychomotorischen Störungen* mit Tetraspastik, Krampfanfällen, Erblindung, Taubheit. Tod vor dem 2. Lebensjahr.

Proteine

Vgl. hierzu auch Kollageno- und Elastopathien (S. 50ff und 64ff).

Defektproteinämien

Allgemeine Definition: In diesen Fällen ist der Organismus genetisch bedingt unfähig, einzelne Plasmaproteine regelrecht zu synthetisieren. Hierzu gehören:

- *Analbuminämie,* autosomal rezessiv vererbt, bei welcher ein Serumalbuminmangel (1‰ der Norm) verbunden mit Ödemneigung besteht,
- *Doppelalbuminämie,* welche autosomal kodominant vererbt durch eine elektrophoretische Albumindoppellinie auffällt, ohne weitere klinische Symptome zu verursachen,
- *Immunglobulinmangel,*
- *Komplementfaktormangel,*
- *α_1-Antitrypsinmangel,*
- *Defekthämoglobinämien,*
- *Gerinnungsfaktormangel,*
- *Afibrinogenämie* und
- *Lipoproteinsynthesestörungen.*

Aminoazidopathien

Orthologie: Alle Proteine des Organismus werden fortwährend abgebaut und wieder neu aufgebaut. Die Aminosäuren sind dabei sowohl Bausteine als auch Abbauprodukte. Die im Blut kreisenden Aminosäuren werden von der Leber aufgenommen und metabolisiert. Eine Ausnahme bilden die verzweigtkettigen Aminosäuren Leucin, Isoleucin und Valin, welche die Leber passieren und vor allem in Gehirn und Muskulatur aufgenommen und abgebaut werden. In der Leber erfolgt die Entgiftung des Aminostickstoffs durch die Harnstoffbildung, aber auch durch die Gluconeogenese *(= glucoplastische Aminosäuren).* Schließlich liefert der Abbau des Kohlenstoffgerüstes der Aminosäuren Energie und Acetyl-CoA *(= ketogene Aminosäuren).*

Bei einer Reihe von angeborenen Stoffwechselerkrankungen sind aufgrund eines Enzymdefektes bestimmte Abbauvorgänge der einzelnen Aminosäuren blockiert. Die Enzymdefekte können dabei entweder die Abspaltung von Aminocarboxyl- und Methylgruppen oder die dem eigentlichen Abbau der Aminosäuren vorgeschalteten Molekülumwandlungen (Hydroxylierung, Kondensation) betreffen. Als Folge davon häufen sich bestimmte Metabolite im Blut an oder werden im Urin ausgeschieden. Am häufigsten treten geistige und körperliche Entwicklungsstörungen, EEG-Veränderungen sowie Bindegewebsschäden (degenerative Haut-, Gefäß- und Gelenkveränderungen) auf.

Eine andere Krankheitsgruppe umfaßt *Resorptionsstörungen* bestimmter Aminosäuren aus dem Intestinum, zum Teil auch aus den Nierentubuli. Bei diesen Fällen findet man neben einer neuralen Symptomatik Entwicklungsstörungen und Mangelerscheinungen.

In Tab. 3.**8** sind die verschiedenen Krankheiten aufgelistet, die auf einer enzymatischen Störung im Aminosäurestoffwechsel beruhen. Über die formale Pathogenese dieser Erkrankungen ist mit einigen Ausnahmen noch wenig bekannt. Im folgenden werden lediglich diejenigen Erkrankungen des Aminosäurestoffwechsels ausführlicher besprochen, die entweder sehr häufig sind oder deren Früherfassung wegen der diätetischen Vermeidbarkeit von schwerwiegenden Spätschäden sehr wichtig ist:

1. Phenylketonurie

Ätiologie: Der Phenylketonurie liegt ein autosomal rezessiv vererbter Defekt der *Phenylalaninhydroxylase* in der Leber zugrunde. Dieser Defekt kann entweder in einer vollständigen Enzyminaktivität (= Typ I) oder reduzierten Enzymaktivitäten infolge Existenz eines Isoenzyms mit verminderter Aktivität (= Typ II) oder auf einer verzögerten Enzymbildung (= Typ III) beruhen (= Morbus Følling).

Pathogenese: Infolge der Inaktivität der Phenylalaninhydroxylase unterbleibt die Hydroxylierung des Phenylalanins in Parastellung und folglich auch die Tyrosinbildung. Das vor dem Enzymblock angestaute Phenylalanin wird teilweise zu Phenylpyruvat, Phenyllactat und Phenylacetat transaminiert und an atypischer Stelle oxydiert. Die Anhäufung von Phenylalanin und seinen Metaboliten führt zu folgenden Organschäden:

Morphologie:
- *Pigmentarmut:* Haare, Haut und Pupillen sind infolge kompetitiver Tyrosinasehemmung pigmentarm (s. Pigmentpathologie, S. 123).
- *Hirnschädigung* mit verminderter Myelinisierung des zentralen und peripheren Nervensystems, manchmal verbunden mit Achsenzylinderuntergang und Gliavermehrung. Als Ursache dieser Hirnschädigung wird ein durch die Hyperphenylalaninämie gestörter Membrantransport essentieller Aminosäuren, eine gestörte Bildung biogener Amine sowie eine herabgesetzte Glucoseverwertung in den Hirnzellen angenommen.

Klinisch zeigen diätetisch unbehandelte Kinder eine psychosomatische Entwicklungsverzögerung mit Oligophrenie (= Oligophrenia phenylpyruvica) und Krampfneigung. Auffällig ist der mäuseartige Geruch des Urins infolge Phenylketonurie. Frühdiagnose mit Guthrie-Test.

2. Albinismus

Ätiologie und Morphologie: Dem Albinismus liegt eine Pigmentationsstörung (S. 124) zugrunde, die je nach Albinismustyp verschiedene Ursachen hat:

- *Okulärer Albinismus*

Die Ursache dieses Augenleidens ist bislang ungeklärt.

- *Okulokutaner Albinismus*

Bei Individuen mit diesem Erbleiden sind die gesamte Haut, die Haare und die Augen pigmentlos. Beim *Typ-I-Albinismus* fehlt die Tyrosinase und damit das Schlüsselenzym zur Melaninsynthese. Beim *Typ-II-Albinismus* ist zwar die Tyrosinase vorhanden, es fehlt aber in den Melanozyten aufgrund eines gestörten transzellulären Transportmechanis-

Tabelle 3.**8** Enzymopathische Aminosäurestoffwechselstörungen

Krankheiten/Erbgang	Enzymdefekt	Klinik	Häufigkeit
Aromatische Aminosäuren			
1. Phenylketonurie (autosomal rezessiv)	Phenylalaninhydroxylase (Fehlen, Inaktivität)	geistige Entwicklungsstörung Oligophrenie Pigmentstörung (s. Pigmente) Urin: Mäusegeruch	1 : 18000
2. Tyrosinose Typ I (autosomal rezessiv)	4-Hydroxyphenylpyruvat-Dioxygenase (Fehlen, Inaktivität)	Gedeihstörung Leberzirrhose Fanconi-Syndrom Pigmentierungsstörung (s. Pigmente)	Einzelfälle
3. Tyrosinose Typ II (autosomal rezessiv)	Tyrosin-Aminotransferase (Fehlen, Inaktivität)	geistige Entwicklungsstörung multiple Fehlbildungen	Einzelfälle
4. Tyrosinämie (autosomal rezessiv)	p-Phenyl-Hydroxyphenylbrenztraubensäure – Oxydase-Defekt	Entwicklungsverzögerung Rachitis Fanconi-Syndrom	Einzelfälle
5. Okulärer Albinismus (X-chromosomal rezessiv)	?	keine Pigmentierung im Augenbereich	mehrere Fälle
6. Okulokutaner Albinismus Typ I (autosomal rezessiv)	Tyrosinase fehlt	pigmentlose Haut, Haare und Augen Sonnenempfindlichkeit	1 : 5000 resp. 1 : 20000
7. Okulokutaner Albinismus Typ II (autosomal rezessiv)	Tyrosin-Transportstörung		
8. Alkaptonurie (autosomal rezessiv)	Homogentisinsäure-Dioxygenase	Pigmentstörung (s. Pigment) Mesenchymschaden	1 : 50000 bis 1 : 200000
Verzweigtkettige Aminosäuren			
1. Verzweigtkettenketonurie (autosomal rezessiv)	oxydative Decarboxylierung gestört (wo z. T.?)	zerebrale Bewegungsstörung Urin: Ahornsirupgeruch	1 : 200000
2. Hypervalinämie (autosomal rezessiv)	val-Transaminaseinaktivität	somatische und geistige Entwicklungsstörung	Einzelfälle
3. Hyperleuzinisoleuzinämie (autosomal-rezessiv)	leu-ileu-Transaminaseinaktivität	Entwicklungsstörung Retinopathie, Taubheit	Einzelfälle
4. Isovalerianazidämie (autosomal rezessiv)	Isovaleryl-CoA-Decarboxylase-defekt	Haut: Käsegeruch Entwicklungsstörung Azidose	Einzelfälle
Lysinstoffwechsel			
1. Persistierende Hyperlysinämie (Erbgang?)	Lysin-α-Ketoglutarat-Reduktasemangel	oft fehlend	Einzelfälle
2. Periodische Hyperlysinämie (Erbgang?)	L-Lysin-NAD-Oxydo-Reduktase-Mangel	Krampf-EEG	Einzelfälle
Glycinstoffwechsel			
1. Hyperglyzinämie (autosomal rezessiv)	Propionyl-CoA Carboxylase- oder Methylmaloyl-CoA Carboxylase-Mangel	geistige Entwicklungsstörung Krampf-EEG	wenige Fälle
2a) Primäre Hyperoxalurie Typ I (autosomal rezessiv)	α-Ketoglutarat-Karboligase	Calciumoxalatablagerungen Nephrolithiasis chronische Pyelonephritis	0,2% aller Nierenbiopsien
2b) Primäre Hyperoxalurie Typ II (autosomal rezessiv)	D-Glycerat-Dehydrogenase	Myokarditis Arthritis Panzytopenie	Einzelfälle
3. Sarkosinämie (Erbgang?)	Sarkosindehydrogenase-Mangel	somatische und geistige Entwicklungsstörung	Einzelfälle

Tabelle 3.8 Fortsetzung)

Krankheiten/Erbgang	Enzymdefekt	Klinik	Häufigkeit
Schwefelhaltige Aminosäuren			
1a) Homozystinurie Typ I (autosomal rezessiv)	Zystathionin-β-Synthase	geistige Entwicklungsstörung Mesenchymschaden: Okulopathien Vaskulopathien Osteopathien (s. Bindegewebe)	1 : 80000
1b) Homozystinurie Typ II (autosomal rezessiv)	Homozystein-Remethylierungs-defekt	geistige Entwicklungsstörung Muskelschwäche	Einzelfälle
2. Zystathioninurie (autosomal rezessiv)	Cystathionin-Lyase-Mangel	oft fehlende Symptome, evtl. mentale Defizienz	
3. Sulfozysteinurie (autosomal rezessiv)	Sulfitoxydasedefekt	ZNS-Dekortikation Augenlinsendislokation	1 Fall
4. Zystinose (autosomal rezessiv)	intrazelluläre Cystinaufnahme lysosomale Speicherung	Cystinkristallablagerungen im RHS, Kornea: Trübung Niere: renaler Glucose-Aminosäure-Phosphatdiabetes, Vitamin-D-resistente Rachitis (s. Lysosomen)	100 Fälle
5. Zystinurie (autosomal rezessiv)	Störung der renotubulären und intestinalen Resorption	Nephrolithiasis chronische Pyelonephritis	1 : 30000
Heterozyklische Aminosäuren			
Histidinämie (autosomal rezessiv)	Histidin-Ammoniak-Lyase (= Desaminierung)	geistige Entwicklungsstörung	1 : 20000
Iminosäurestoffwechsel			
1a) Hyperprolinämie Typ I (autosomal rezessiv)	Prolindehydrogenase-Mangel	urogenitale Fehlbildung Wachstumsstörung Hörstörung Alport-Syndrom	Einzelfälle
1b) Hyperprolinämie Typ II (autosomal rezessiv)	Δ^1-Pyrrolin-Carbonsäure-Dehydrogenase-Mangel	somatische und geistige Entwicklungsstörung	Einzelfälle
2. Hydroxyprolinämie (autosomal rezessiv)	Hydroxyprolindehydrogenase (?)	somatische und geistige Entwicklungsstörung	2 Fälle
β-Aminosäure			
1. Hyper-β-Alaninämie (Erbgang?)	β-Alanintransaminase (?)	neurologische Symptome Krampfanfälle	1 Fall
2. Hyper-β-Aminoisobutyratämie (autosomal rezessiv)	Transaminierungsstörung der β-Aminoisobuttersäure	fehlend symptomatisch: bei hyperkatabolem Stoffwechsel	5–10% der weißen Bevölkerung
3. Carnosinämie (autosomal rezessiv)	Carnosinase	geistige Entwicklungsstörung Krampfanfälle	2 Fälle

mus das Tyrosin. Infolgedessen sind die Haut und die Augen des Patienten äußerst sonnenlichtempfindlich, was zu *Sehstörungen, Erythemen* und zu *Basaliomen* führt.

3. Homozystinurie (Typ I)

Ätiologie: Bei dieser neben der Phenylketonurie häufigsten hereditären Störung des Aminosäurestoffwechsels liegt ein vermutlich multifaktorieller *Cystathioninsynthasemangel* vor. Coenzym dieses Enzyms ist Vitamin B_6.

Pathogenese: Als Folge dieses Enzymdefektes häufen sich Homocystin und Methionin an. Cystin und Cystein müssen exogen zugeführt werden, dies zieht eine Störung der Kollageno- und Elastogenese nach sich (S. 51) und bewirkt eine Schädigung des Mesenchyms sowie der Gefäße. Ferner werden enzymblokkierende Homocystinmetabolite gebildet, welche für

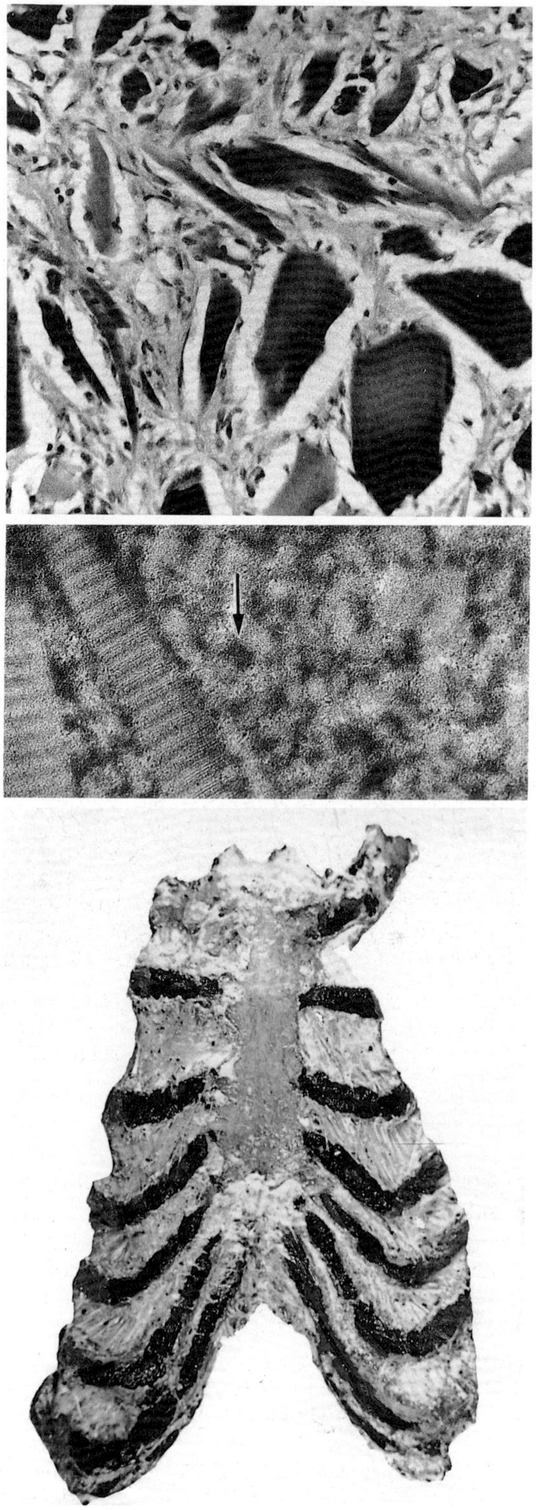

Abb. 3.**18 a–c** Ochronose: **a** Das ochronotische Pigment mit ockerbrauner Eigenfarbe ist im Bindegewebe (Gelenkkapsel) histologisch in Form vielzipfliger Tafeln abgelagert (HE, Vergr. 1:200). **b** Ultrastrukturell ist das Pigment (Pfeil) in enger Verbindung mit den Kollagenfibrillen (links) zu finden (Vergr. 1:80000). **c** Es färbt makroskopisch den Rippenknorpel nach R. Virchow: „... als ob er geradezu in gewöhnlicher Tinte eingetaucht worden wäre"

die Schäden im ZNS und an den Gefäßendothelien verantwortlich gemacht werden.

Morphologie: Makroskopisch fällt die *Okulopathie* mit *Linsensubluxation* auf. Histologisch findet man die schwerwiegendsten Schäden an den Arterienwänden in Form von *Media-Myozytenatrophie,* Elastikafragmentierung und Endothelnekrosen mit rezidivierenden Thromben, was periphere *Durchblutungsstörungen* zur Folge hat. Im ZNS findet man eine *reduzierte Myelinisierung.* Neben einer *Osteoporose* ist eine *Marfan-Symptomatik* des Skelettsystems typisch.

4. Alkaptonurie

Ätiologie: Bei dieser autosomal rezessiv vererbten Abbaustörung der Homogentisinsäure fehlt in Leber und Niere die *Homogentisinsäure-Dioxygenase.* Die Homogentisinsäure wird durch die Niere ausgeschieden und oxydiert an der Luft – besonders im alkalischen Bereich („Alkaptonurie") – zu einem braunschwarzen chinoiden Farbstoff (= „Schwarzharn-Krankheit"). Durch eine p-Diphenoloxydase wird ein polymerer chinoider Farbstoff gebildet, der in Knorpelgewebe, Sehnen, Skleren und Gefäßintima diffundiert und sich an die Kollagenfibrillen anlagert. Dies führt zum einen zu einer dunkelbraunen Verfärbung und zum anderen zu einer Degeneration dieser Gewebe *(= Ochronose).*

Morphologie und Klinik: Neben einer *schwarzbraunen Verfärbung* von Knorpel, Sehne, Sehnenscheiden, Gehörknöchelchen, Herzklappen, Skleren und Atheromen in Gefäßen (Abb. 3.**18 a–c**) findet man eine Arthrose *(= Osteoarthrosis deformans alcaptonurica),* oft begleitet von einer *Detritus-Synovialitis,* einer *Spondylarthrose,* einer Gehörverminderung und kardiovaskulären Störung.

5. Primäre Hyperoxalurie

Ätiologie: Die Oxalose geht mit einer vermehrten Oxalatausscheidung im Urin mit entsprechender Nephrolithiasis einher und gliedert sich in folgende zwei genetisch verschiedene Krankheitsbilder:

- *Primäre Hyperoxalurie Typ I* (= glykolische Azidurie):

Sie beruht auf einem Enzymmangel der *α-Ketoglutaratglyoxylatkarboligase,* welche normalerweise unter anderem in Leber, Niere und Milz die Synthese der α-Hydroxy-β-Ketoadipinsäure katalysiert. Infolgedessen häuft sich Glyoxylat an, das vermehrt zu Oxalsäure oxydiert oder zu Glykolsäure reduziert wird.

- *Primäre Hyperoxalurie Typ II* (= L-glyzerische Azidurie):

Hier liegt ein Defekt der *D-Glyzerat-Dehydrogenase* vor, was zum Anstau von β-Hydroxy-Pyruvat führt, welches seinerseits durch die Lactatdehydrogenase zu dem im Urin ausgeschiedenen L-Glyzerat reduziert wird. Diese biochemische Reaktion ist enzymatisch mit der durch die Lactatdehydrogenase katalysierten Oxydation von Glyoxylat zu Oxalat gekoppelt und bewirkt wie beim Typ I eine vermehrte Oxalatausscheidung im Urin.

Pathogenese: Beide Hyperoxalurieformen rufen wegen der hohen Oxalatkonzentrationen mit der Zeit eine Ablagerung von Calciumoxalatkristallen in Niere, Skelettsystem, Knochenmark, Myokard und auch Testes hervor. Ursache dafür ist die geringe Löslichkeit des Calciumoxalats bei neutralem und schwach alkalischem pH.

Morphologisch stehen die Nierenveränderungen im Vordergrund, wo man einerseits eine *Nephrolithiasis* mit konsekutiver *Pyelonephritis* und andererseits eine Oxalatauskristallisierung in den Epithelien des proximalen Tubulus infolge Rückresorption beobachten kann (Abb. 3.**19a**). Das Epithel wird zerstört. Es treten Kristalle im Interstitium und in den Gefäßwänden auf, die an ihrer Rosettenform deutlich zu erkennen sind und eine chronische Entzündung mit *Fremdkörpergranulomen* (S. 246) nach sich ziehen. Die Oxalatablagerung ruft im Myokard, im Knochenmark und in den Gelenken ähnliche Entzündungsformen hervor (Abb. 3.**20**).

Klinisch imponiert die chronische Pyelonephritis und Nephrolithiasis bereits vor dem 5. Lebensjahr. Ferner findet man als Folge der Myokarditis Blockaden im kardialen Reizleitungssystem und als Folge der Knochenmarksbeteiligung eine Panzytopenie. Die Prognose ist bei beiden Typen infaust.

Sekundäre symptomatische Oxalosen findet man bei schwerem *Vitamin-B_1- oder -B_6-Mangel* und bei *Diäthylenglykolintoxikation* (= Frostschutzmittel, „Süßungsmittel" zur Weinfälschung) sowie bei *Ileumresektion* und bei *Morbus Crohn* (infolge vermehrter Oxalatresorption).

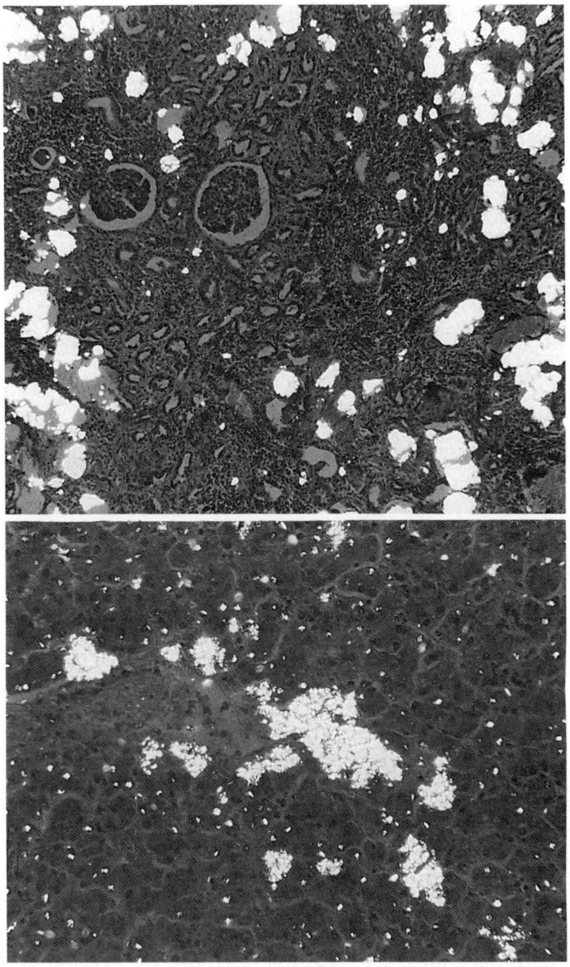

a

b

Abb. 3.**19a** u. **b** Intraparenchymatöse Metabolitablagerung bei Aminoazidopathien: **a** Primäre Oxalose in der Niere, **b** Zystinose in der Leber (HE, Polarisationsoptik, Vergr. 1 :50)

6. Zystinose

Ätiologie: Der Stoffwechseldefekt dieser autosomal rezessiv vererbten Zystinspeicherkrankheit (= Zystinose) ist noch unbekannt. Eine gestörte *transmembranöse Transportstörung* wird vermutet.

Pathogenetisch ist die Zystinose zu den lysosomalen Speicherkrankheiten zu rechnen, weil viele Körperzellen, vor allem die Granulozyten, in ihren Lysosomen abnorm hohe Cystinkonzentrationen aufweisen (Abb. 3.**21**), so daß es zur Ablagerung von L-Cystinkristallen kommt. Diese führen vermutlich entweder über eine Wechselwirkung mit den Lysosomenmembranen zur Lysosomenruptur oder zu einer Aktivitätsbeeinträchtigung sulfhydrylhaltiger Enzyme und als Folge davon wiederum zu einer Störung des Energiestoffwechsels und zu Zellschädigungen.

Morphologisch findet man hexagonale Cystinkristallablagerungen in Niere, Kornea und Organen des RHS. In der Niere liegen die Kristalle vor allem in Histiozyten des Interstitiums und nur vereinzelt in Hauptstückepithelien, Podozyten, Mesangiumzellen und Gefäßendothelien. Typisch ist die sog. *Schwanenhalsdeformation* der proximalen Tubuli. Mit der Zeit entwickelt sich eine *progressive interstitielle Nephritis* auf der Basis einer Fremdkörperreaktion, welche in einer Schrumpfniere endet.

Klinik: Die Zystinose ruft eine Rückresorptionsstörung im proximalen Nierentubulus hervor, was als *Fanconi-Syndrom* mit Aminoazidurie, Phosphaturie und Glukosurie imponiert (S. 808). Folge davon ist ein sekundärer Hyperparathyreoidismus mit einer Vitamin-D-refraktären Rachitis. Die Cystinkristalle in der Kornea bewirken eine Trübung und Photophobie. Die Zystinose kommt in verschiedenen klinischen Schweregraden vor, wobei die *kindliche Form* die schwersten (mit typischer Retinopathie!) und die *Erwachsenenform* die leichtesten Organveränderungen mit sich bringt.

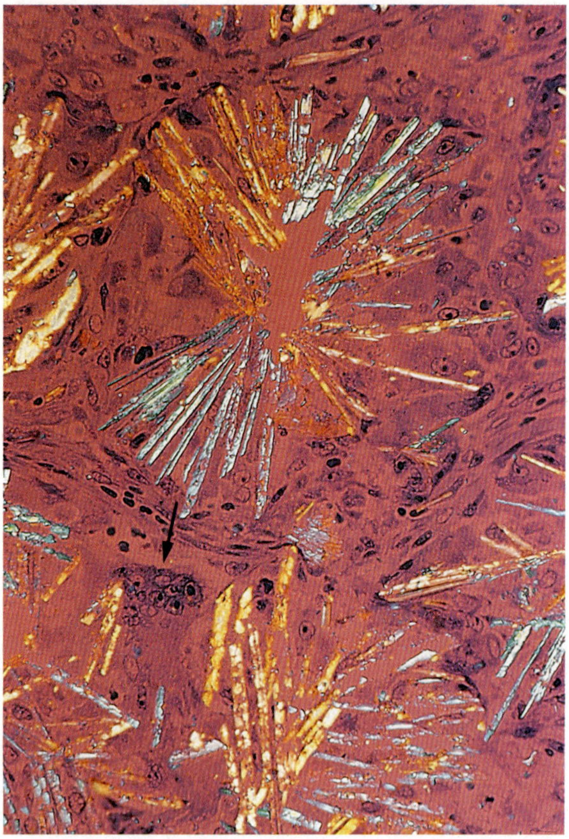

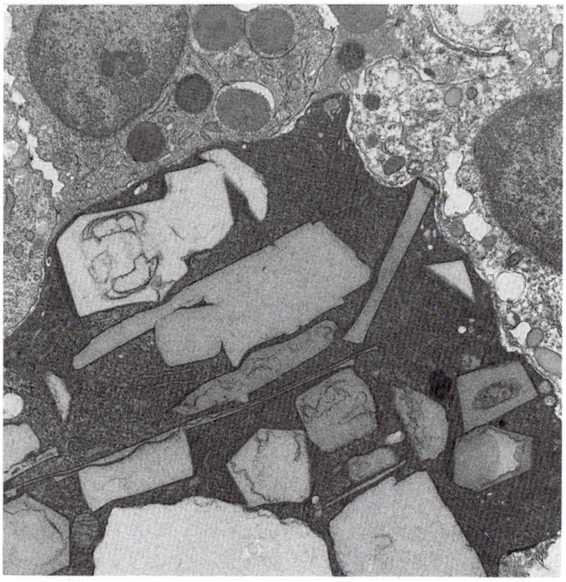

Abb. 3.**21** Zystinose mit intralysosomaler Cystinablagerung in einem Granulozyten. Die Cystinkristalle sind tafelförmig hexagonal, vgl. Abb. 3.**22**. (EM, Vergr. 1:8000; Original: Schaefer)

◀ Abb. 3.**20** Primäre Oxalose mit büschelförmigen Oxalatkristallen und Fremdkörperentzündungsreaktion im Niereninterstitium (HE, Polarisationsoptik, Vergr. 1:200; Original: Schaefer)

7. Zystinurie

Ätiologie: Die Zystinurie gehört zu den *hereditären Tubulopathien* und beruht je nach Schweregrad entweder auf einer limitierten tubulären Rückresorption von Cystin, aber auch von Lysin, Arginin und Ornithin in der Niere oder auch auf einer intestinalen Resorptionsstörung dieser Aminosäuren.

Pathogenese: Der *Transportdefekt* in den renalen Tubulusepithelien ruft eine Übersättigung des Urins mit Cystin hervor, so daß es auskristallisiert (Abb. 3.**22**) und eine *Nephrolithiasis* oder Urozystolithiasis mit Cystinsteinen nach sich zieht und schließlich in einer pyelonephritischen Schrumpfniere endet. Die Nierenbeteiligung beherrscht auch das klinische Bild.

8. Ahornsirupkrankheit

Ätiologie: Die genetisch heterogene Ahornsirupkrankheit (fünf verschiedene Phänotypen!) beruht auf einer verminderten *oxydativen Decarboxylierung* im Anschluß an die Transaminierung oder oxydativen Desaminierung der *verzweigtkettigen Aminosäuren* (Valin, Leucin und Isoleucin). Daher auch die Bezeichnung: Verzweigtkettenketonurie. Beim klassischen Typ der Ahornsirupkrankheit liegt eine Aktivitätsminderung der verzweigtkettigen 2-Ketosäuredehydrogenase vor.

Pathogenese: Folge dieser Decarboxylierungsstörung ist eine Anhäufung dieser Aminosäuren samt deren α-Keto- und α-Hydroxysäuren und eine massive metabolische Azidose, welche ihrerseits andere Enzyme blockieren. Dadurch wird auch der renaltubuläre und intestinale Transport für eine ganze Reihe von Monoaminomonocarboxylsäuren gestört.

Morphologie: Das Gehirn zeigt als Folge der *Myelinisierungsstörung* eine Astrozytose und Spongiose der weißen Substanz. Die intestinale Resorptionsstörung ist für die *pellagraartigen Hautveränderungen* verantwortlich.

Klinisch zeigt sich bereits in der postnatalen Periode eine zerebrale Bewegungsstörung mit Krampfneigung und psychischen Alterationen. Der Urin erhält durch die Isoleucin-Polymerisate einen typischen Geruch, welcher den Nordamerikaner an Ahornsirup und den Mitteleuropäer an eine süßliche Suppenwürze erinnert. Die Prognose ist infaust.

Harnstoffzyklusstörungen

Pathogenese: Beim Abbau der Aminosäuren wird im Organismus NH_3 freigesetzt. Da dieses Ammoniak für die Säugetierzelle (vor allem Ganglienzellen und Astrozyten) giftig ist, muß es entgiftet werden. Dies geschieht im Zytoplasma der Leberzellen unter Vermittlung von fünf Enzymen *(Carbamylphosphatsynthetase, Ornithincarbamyltransferase, Argi-*

ninsuccinatsynthetase, Argininsuccinatlyase und *Arginase).* Das Endoprodukt ist der nichttoxische Harnstoff, der leicht ausgeschieden werden kann. Jedes der fünf Enzyme kann durch einen genetischen Defekt in seiner Aktivität gedrosselt sein. Dadurch wird der Harnstoffzyklus nicht komplett, sondern nur partiell unterbrochen.

Morphologie: Bei allen bisher untersuchten Fällen findet man im Gehirn einen *Ganglienzelluntergang* mit *Gliaproliferation* und *Spongiose.* Bei der Zitrullinämie und Ornithinämie sieht man zusätzlich zwischen den Mitochondriencristae siebartige Membraninterponate, welche einen gestörten Ornithintransport durch die Mitochondrien erklären könnten.

Klinik: Das Krankheitsbild ist bei allen fünf Enzymdefekten nahezu identisch: geistige und somatische Entwicklungsstörung und neurologische Symptome sowie eine stark erhöhte Ammoniakkonzentration im Blut.

Therapieprinzip: Proteinrestriktion, Substitution essentieller Aminosäuren.

Nukleotide

Die Nukleotide sind Bausteine der DNS und RNS und spielen als Coenzyme eine Rolle im Stoffwechsel. Der Abbau der Purinkörper endet beim Menschen zum einen Teil bei der Harnsäure, zum anderen Teil werden sie wieder verwendet und liefern Nukleosidmonophosphate. Demzufolge gibt es Nukleotidabbau- und Wiederverwendungsstörungen mit entsprechenden Krankheitsbildern (Tab. 3.**9**).

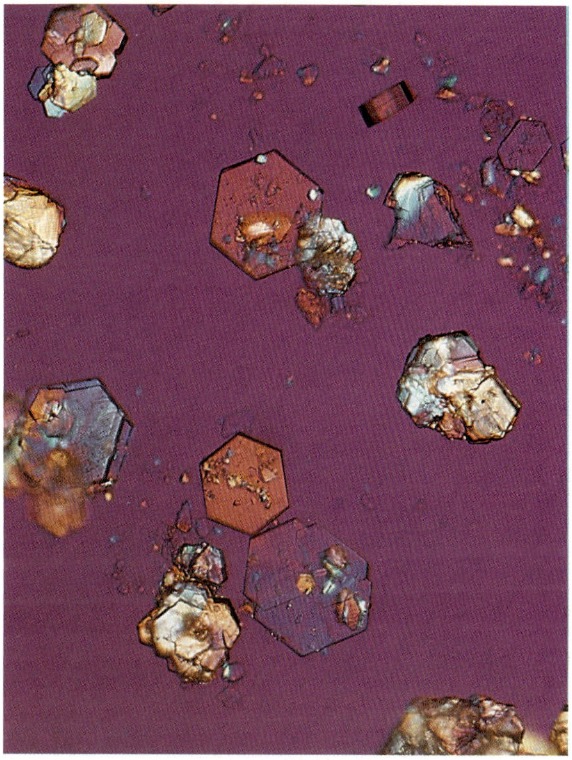

Abb. 3.**22** Zystinurie mit doppelbrechenden Cystinkristallen im Urinsediment (Polarisationsoptik, Vergr. 1:350; Original: Schaefer)

Hyperurikämie

Definition und Ätiologie: Als Gicht bezeichnet man eine heterogene Krankheitsgruppe mit erhöhter Harnsäurekonzentration im Blut (= Hyperurikämie).

Tabelle 3.**9** Nukleotidstoffwechselstörungen

Krankheit/Erbgang	Enzymdefekt/Störung	Klinischer Befund	Häufigkeit
Purinstoffwechselstörungen			
1. Primäre Hyperurikämie (dominant mit geringer Penetranz)	a) Harnsäureausscheidungsstörung b) Harnsäureüberproduktion	Arthritis urica Nephritis chronica urica	1–2% aller Erwachsenen
Sekundäre Hyperurikämie	a) Glucose-6-Phosphatase-Mangel (Morbus Gierke, S. 89) b) Nucleinsäureumsatz ↗ c) chronische Niereninsuffizienz	Nephritis chronica urica	häufig
2. Primäre Gicht des Kindes (Lesch-Nyhan-Syndrom) (X-chromosomal rezessiv)	Hypoxanthin-Guanin-Phosphoribosyltransferase (s. Vererbungsstörungen)	Arthritis urica nur gering Nephritis urica chronica neurologische Symptomatik Selbstverstümmelung	Einzelfälle
3. Xanthinurie (rezessiv)	Xanthin-Oxydase	Niere: Xanthinsteine	0,01% aller Nephrolithiasisfälle
Pyrimidinstoffwechselstörung			
Orotatazidurie (autosomal, nicht geschlechtsgebunden)	Orotat-Phosphoribosyltransferase und Decarboxylase	Blut: hypochrome, megaloblastäre Anämie Niere: Orotatkonkremente (selten)	Einzelfälle

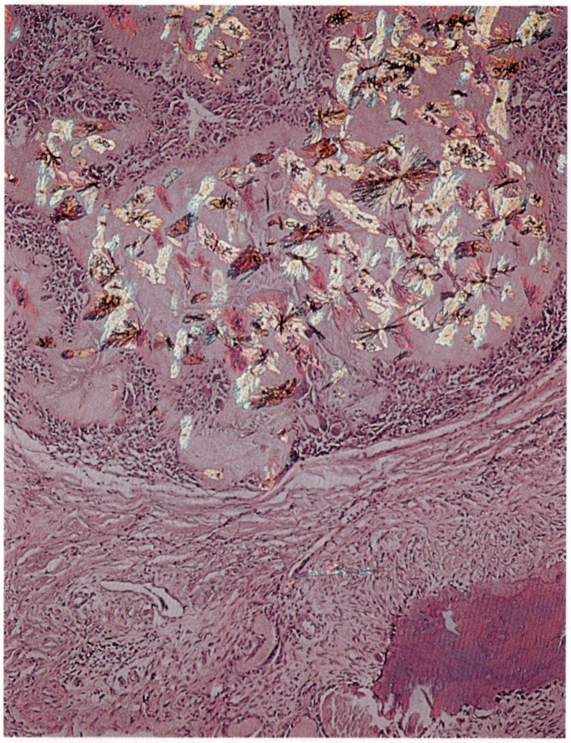

Abb. 3.**23** Gicht: Ablagerung von Uratkristallen umgeben von uratkristallhaltigen Fremdkörperriesenzellen (= Rhagozyten) in der Gelenkkapsel eines Großzehengrundgelenkes (67jähriger Mann) (HE, Polarisationsoptik, Vergr. 1 : 100)

- *Primäre Gicht*

In diesem Fall ist das Leiden (mehrheitlich multifaktoriell vererbt) angeboren und stellt keine Spätfolge einer anderweitigen Krankheit dar. Ätiologisch ist der „Stoffwechseldefekt" uneinheitlich. Für die Erwachsenengicht werden folgende beiden Theorien diskutiert:

- renale Harnsäureausscheidungsstörung,
- Harnsäureüberproduktion.

- *Sekundäre Gicht*

Sie tritt als Komplikation folgender Stoffwechselstörungen auf:

- Glucose-6-Phosphatase-Mangel (= Morbus Gierke) infolge Hemmung der renalen Harnsäureausscheidung,
- Leukämien und hämolytische Anämien infolge erhöhten Nukleinsäureumsatzes,
- chronische Niereninsuffizienz infolge reduzierter Harnsäureausscheidung.

Formalpathogenetisch steht eine granulozytäre Lysosomenlabilisierung sowie eine Aktivierung des Gerinnungsfaktors XII und damit eine Aktivierung des Kallikrein-, Kinin- und des Komplementsystems im Vordergrund.

Morphologie: Im Vordergrund steht die *Arthritis urica* (Abb. 3.**23**), welche bevorzugt die unteren Extremitäten befällt und zu einer Knorpel-Knochen-Destruktion führt. Die Uratablagerungen in der Niere bewirken eine destruktive interstitielle Nephritis über eine Fremdkörperentzündung *(= Nephritis chronica urica)*, welche oft mit einer Arteriosklerose mit Hyalinisierung der Glomeruli *(= gichtische Glomerulosklerose)* und Hypertonie einhergeht. In 20% der Fälle findet man eine Nephrolithiasis mit Harnsäuresteinen. Begleiterscheinungen der Gicht sind: Diabetes mellitus, Adipositas, Hyperlipidämie, Hypertonie. Die häufigen Koronarthrombosen (= Haupttodesursache) lassen sich dadurch erklären, daß die Hyperurikämie die ADP-abhängige Thrombozytenaggregation fördert.

Therapieprinzip: Colchicin: Granulozytenfunktionshemmung über Mikrotubuliblockade, Harnsäureexkretionssteigerung mit Salicylaten, Probenecid, Xanthinoxydaseinaktivierung mit Allopurinol (= Hypoxanthinanalogon).

Literatur

Albrink, M. J.: Overnutrition and the fat cell. In Bondy, P. K., L. E. Rosenberg: Duncan's Diseases of Metabolism, 7th ed. Saunders, Philadelphia 1974 (p. 426)

Angel, A., D. A. K. Roncari: Medical complications of obesity. J. Can. Med. Ass. 119 (1978) 1408

Assmann, G.: Lipidstoffwechsel und Atherosklerose. Schattauer, Stuttgart 1982

Bickel, H., U. Wachtel: Inherited Diseases of Amino Acid Metabolism. Thieme, Stuttgart 1985

Buddecke, E.: Pathobiochemie. De Gruyter, Berlin 1977

Cottier, H.: Pathogenese. Springer, Berlin 1980

Eisenstein, A., S. Rothschild: Biochemical abnormalities in patients with slipped capital femoral epiphysis and chondrolysis. J. Bone Jt. Surg. 58 A (1976) 459

Fichter, M. M.: Magersucht und Bulimia. Springer, Berlin 1985

Garrow, J. S., et al.: Quetelet's index (W/H^2) as a measure of fatness. Internat. J. Obesity 9 (1985) 147

Haust, M. D., et al.: Ultrastructure of hepatic mitochondria in a child with hyperornithinemia, hyperammonemia and homocitrullinemia. Hum. Path. 12 (1981) 212

Hey, A.: Fallbeschreibung einer zerebralen Fettsucht – Versuch einer operativen Therapie. Inn. Med. 1 (1980) 16

Jung, R. T., et al.: Does adipocyte hypercellularity in obesity exist? Brit. med. J. 1978/II, 319

Karlson, P., et al.: Pathobiochemie, 2. Aufl. Thieme, Stuttgart 1982

Klinthworth, G. K., C. F. Smith: Macular cornea dystrophy. Amer. J. Pathol. 89 (1977) 167

Limber, G. K., et al.: Pseudomyxoma peritonei. Ann. Surg. 178 (1973) 587

Livni, N., S. Merin: Mucolipidosis IV. Arch. Pathol. Lab. Med. 101 (1978) 600

Mann, G. V.: The influence of obesity on health. New Engl. J. Med. 291 (1974) 178

Nevo, Z., et al.: Examination of core protein of proteoglycans. Exp. Molec. Pathol. 28 (1978) 247

Oppenheimer, E. H., J. R. Esterly: Media mucoid lesions of the pulmonary artery in cystis fibrosis, pulmonary hypertension and other disorders. Lab. Invest. 30 (1974) 411

Oscai, L. B., et al.: Effect of exercise on adipose tissue cellularity. Fed. Proc. 33 (1974) 1956

Park, R. W., R. J. Grand: Gastrointestinal manifestations of cystic fibrosis: A review. Gastroenterology 81 (1981) 1143

Quintarelli, G., et al.: Age-dependent changes on the state of aggregation of cartilage matrix. Lab. Invest. 32 (1975) 111

Regitz, V., et al.: Carnitin-Mangel: Eine behandelbare Ursache kindlicher Kardiomyopathien. Klin. Wschr. 60 (1982) 393

Schaefer, H. E.: Angeborene Stoffwechselkrankheiten. In W. Remmele: Pathologie, Bd. IV. Springer, Berlin 1984

Stanbury, J. B., et al.: The Metabolic Basis of Inherited Disease, 4th ed. McGraw-Hill, New York 1978

Weissmann, G.: Experimental enzyme replacement in genetic and other disorders. Hospital Pract. 11 (9) (1976) 49

Zimmermann, A., et al.: Ultrastructural pathology in congenital defects of the urea cycle: Ornithine transcarbamylase and carbamylphosphate synthetase deficiency. Virchows Arch. Path. Anat. 393 (1981) 321

Pigmente

U.-N. Riede

Pigmente (pigmentum, lat.: Farbstoff, Schminke) sind Stoffe, die aufgrund ihrer Eigenfarbe bereits im lebenden Gewebe erkannt werden können. Sie sind zum Teil im Körper selbst entstanden *(endogene Pigmente),* zum Teil auch von außen in oder auf den Körper gebracht worden *(exogene Pigmente).*

Exogene Pigmente: Sie spielen als kosmetische Allergene oder als Komplikationen von Metallimplantaten insgesamt eine klinisch untergeordnete Rolle.

Endogenen Pigmenten kommen wichtige biologische Funktionen zu. Ihre Synthese- oder Abbaustörung kann weitreichende Folgen haben, da die wichtigsten unter ihnen übergeordnete Funktionsblöcke darstellen, die entweder mehrere Stoffwechselschritte oder bestimmte Schritte in der Sinnesphysiologie katalysieren. Wegen ihrer definitionsgemäßen Eigenfarbe verrät ihr Fehlen oder ihre Anhäufung eine Gewebsschädigung. Je nach Herkunft unterscheidet man folgende *Gruppen endogener Pigmente:*

Hämatogene Pigmente: Hier ist entweder die Porphinsynthese gestört *(Porphyrie),* was meist mit einer Photodermatose, Leberschädigung und bei einigen Unterformen auch mit einer Anämie einhergeht, oder die Verstoffwechslung und Ausscheidung von Bilirubin auf einer bestimmten Stufe ist blockiert. Das sich im Blut anstauende Bilirubin äußert sich klinisch in einer Gelbsucht *(= Ikterus).* Zu den hämatogenen Pigmenten gehört auch das Malariapigment *(= Hämatozoidin).*

Tyrosinogene Pigmente spielen als Hautmelanin eine wichtige Rolle als „Sonnenschutzfaktor“, während Störungen des Neuromelanins zu neurologischen und sinnesphysiologischen Beeinträchtigungen führen. Die wichtigsten Beispiele hierfür sind der *Morbus Parkinson* („Schüttellähmung“), die *Retinopathia pigmentosa* (Erblindung) und das *Waardenburg-Syndrom* (Innenohrtaubheit).

Lipogene Pigmente haben lediglich als „Sehpurpur“ *(Rhodopsin)* eine potentiell pathologische Bedeutung, wohingegen *Lipofuszin* und *Zeroid* „Farbmarken“ einer „Gewebsabnutzung“ sind.

Exogene Pigmente

1. Kosmetische Pigmente

Der Mensch ist aufgrund seiner eintönigen Färbung wenig anziehend und versucht folglich, diesen Mangel durch Aufbringen von Farbstoffen (= kosmetische Pigmente) zu beheben. Die Lippen werden meist mit Eosinsäure rot geschminkt, was verhaltenspsychologisch *Paarungsbereitschaft* signalisiert; die Augenbrauen und Kopfhaare werden mit p-Aminodiphenylamin gefärbt und die Haut tätowiert. Die kosmetischen Pigmente können teilweise als *Allergen* wirken. Bei der *Tätowierung* werden Kohle, Tusche oder Zinnober in die Haut gebracht, die nach der Phagozytose entweder im Bindegewebe liegenbleiben oder zu den nächsten Lymphknoten abtransportiert werden.

2. Berufstoxische Pigmente

Neben dieser freiwilligen Färbung mit Kohlenpartikeln im Rahmen der Tätowierung kommt es bei allen Menschen, besonders den Kohlebergwerkarbeitern und Stadtbewohnern, zu einer unfreiwilligen Schwarzfärbung der Lunge mit Kohle- und Rußstaub *(= Anthrakose).* Sie entsteht dadurch, daß die eingeatmeten Kohlenpartikel durch die Alveolarmakrophagen in die Lunge aufgenommen und auf dem Lymphwege abtransportiert werden. In ähnlicher Weise werden auch die eisenhaltigen Stäube bei Keramik- und Stahlarbeitern und die bleihaltigen Autoabgase bei Straßenarbeitern in der Lunge abgelagert. Bei der chronischen Bleivergiftung kommt es darüber hinaus zu einer saumartigen Bleisulfidablagerung in der Gingiva *(= Saturnismus).* Kupferhaltige Abgase und Stäube können bei Menschen in der Umgebung einer kupferverarbeitenden Industrie zur Grünfärbung der Haare *(= Chalkosis)* führen.

3. Iatrogene Pigmente

Die iatrogenen Pigmente bewirken im Rahmen therapeutischer Maßnahmen eine Gewebsverfärbung. Chronische Verabreichung von früher verwendeten silberhaltigen Medikamenten *(= Argyrismus)*, chronischer Abrieb von quecksilberhaltigen Zahnfüllungen *(= Amalgam)* oder von titaniumhaltigem Osteosynthesematerial führen nach Phagozytose zu einer Graufärbung des metallumgebenden Gewebes (s. auch Metallose). *Tetracycline* werden ins Knochen- und Zahngewebe eingebaut und färben bei Kindern dieses Gewebe irreversibel gelb. Hin und wieder bewirkt auch eine gutgemeinte Eintrichterung von Karotten eine Gelbfärbung der Babyhaut. Sie beruht auf einer Karotineinlagerung (= Provitamin A) (S. 32) in das subkutane Fettgewebe *(Karotinismus)*.

Endogene Pigmente

Die funktionell bedeutungsvollsten Pigmente des Organismus sind die am Sauerstofftransport beteiligten Pigmente, wozu die *Cytochrome* (gelbbraun), das *Cöruloplasmin* (blau), das *Hämoglobin* (rot) und *Myoglobin* (braun) gehören. Das Myoglobin gleicht strukturell dem Hämoglobin, hat jedoch eine stärkere Affinität zu Sauerstoff.

Hämatogene Pigmente

In der Pathologie der endogenen Pigmente kommt dem Hämoglobin (= Hb) insofern eine besondere Rolle zu, als es den roten Blutfarbstoff darstellt.

Das Hämoglobin besteht aus einer Eiweißkomponente (= Globin) und dem Farbstoff Häm (zu den hämhaltigen Enzymen gehören ferner auch das Myoglobin, die Cytochrome und die Katalase). Das darin enthaltene Eisen ist komplexgebunden und gibt histochemisch keine positive Eisenreaktion ab. Der Synthese des Häms ist die Porphinsynthese vorgeschaltet. Sie läuft in den Hepatozyten ab.

Der Aufbau und Abbau der einzelnen Hämoglobinkomponenten kann gestört sein und entsprechende Krankheitsbilder nach sich ziehen. Davon werden im folgenden besprochen:

- *Porphyrie* als Störung der Porphyrinsynthese,
- *pathologische Hämoglobin-Abbauprodukte* (wie Hämatoidin, Hämosiderin, Hämatin),
- *Hyperbilirubinämie* (Ikterus) als Störung des physiologischen Hämabbaus.

Erbliche Defekte der Globinsynthese führen zu Hämoglobinopathien. Sie werden bei den Anämien (S. 532) abgehandelt.

Porphyrien

Ätiologie: Bei den Porphyrien fehlen bestimmte Enzyme der Porphinsynthese infolge eines *angeborenen Enzymdefektes (= primäre Porphyrien)* oder einer *intoxikationsbedingten Enzymblockade (= sekundäre Porphyrien)*. Dadurch treten atypische Porphyrine auf. Sie werden zum Teil im Stuhl und im Urin ausgeschieden und färben diesen je nach Porphyrietyp rot. Ihre Ablagerung in Erythroblasten, Epidermiszellen, Knorpel-Knochen-Zellen sowie in den Leberzellen bewirkt eine Braunfärbung der betroffenen Gewebe.

Pathogenese und Morphologie: Diese atypischen Metabolite der Hämsynthese haben im UV-Licht eine rote Fluoreszenzfarbe und schädigen nach intrazellulärer und intralysosomaler Anreicherung die betreffenden Zellen. In der Haut entstehen so nach Lichtexposition freie Radikale vom Peroxydtyp, welche die Lysosomenmembran der Epidermiszellen labilisieren und zu einer *Photodermatose* führen. Diese Hautschädigung beginnt mit einer Blasenbildung *(Hydroa varicelliformis)* und heilt mit Narbenbildung, Hyperpigmentierung und Hypertrichose ab.

Im Knorpel-Knochen-Gewebe hat die Lysosomenlabilisierung eine erhebliche Gewebezerstörung mit Deformierungen und Verstümmelungen im Gesicht (Nase), an den Händen und Ohrmuscheln zur Folge *(= Mutilation)*. Die Porphyrinmetabolitablagerung ruft eine Rotfärbung der Zähne hervor *(= Erythrodontie)*. Die Beladung der Erythroblasten mit atypischen Porphyrinen zieht eine reduzierte osmotische Resistenz (peroxydbedingte Membranschädigung?) und folglich eine meist *normochrome, normozytäre hämolytische Anämie* nach sich, welche ein klinisches Leitsymptom dieser Erkrankung darstellt.

Neben dieser, vorwiegend auf einer Membranschädigung der Lysosomen beruhenden Zellschädigung scheint die formale Pathogenese der Porphyrinurien noch auf einem anderen organellenpathologischen Mechanismus zu beruhen: Einerseits spielen die Lebermitochondrien die Rolle einer Drehscheibe bei der Hämsynthese, bei der die intramitochondriale δ-Aminolävulinsäuresynthase geschwindigkeitsbestimmend ist. Folgerichtig findet man auch verschiedenartige *Mitochondrienschädigungen* mit parakristallinen Ablagerungen innerhalb und außerhalb der Mitochondrien. Von der Störung der Hämsynthese sind auch die Peroxysomen betroffen, denn sie enthalten normalerweise Katalase, ein Metalloporphyrin, welches an der Beseitigung zytotoxischer Peroxyde maßgeblich beteiligt ist. Bei den hepatischen Porphyrien ist sie stark vermindert. Dies erklärt die *Leberzellschädigung,* welche von der Verfettung über fokale Zellnekrosen bis zur reaktiven Hepatitis reicht. Sie kann von einer portalen Fibrose (evtl. sogar Zirrhose) begleitet werden. Ferner kommt es zur *Hepatosiderose,* weil das Eisen nicht in das Häm eingebaut werden kann.

Je nach Art der Porphyrinsynthesestörung und nach Lokalisation der Porphyrinablagerung herrscht die eine oder andere Art der Zellschädigung vor. Diese sind in Tab. 3.**10** zusammenfassend dargestellt.

Klinik: Die kongenitale erythropoetische Porphyrie (Abb. 3.**24**) mit ihren klinischen Symptomen dürfte für die Gruselgestalt des Grafen Drakula (Vampir) und des Werwolfs Paten gestanden haben, denn für Drakula ist das Schlafen

Tabelle 3.**10** Porphyrinstoffwechselstörungen

Krankheit/Erbgang	Enzymdefekt/Erbgang	Klinik/Prognose	Fallzahl
Erythropoietische Porphyrien			
1. Kongenitale erythropoietische Uroporphyrie (= Morbus Günther) (autosomal rezessiv)	Uroporphyrinogen-III-Cosynthetase	Photodermatose Mutilation hämolytische Anämie Hepatosplenomegalie tiefroter Urin Prognose: infaust	ca. 100 Fälle
2. Erythropoietische Protoporphyrie (autosomal dominant)	Ferro-Chelatase (= Hämsynthetase)	Photodermatose evtl. Cholestaseleber Prognose: gut	ca. 150 Fälle
Hepatoerythropoietische Porphyrien (homozygoter Defekt)		wie Morbus Günther	ca. 20 Fälle
Hepatische Porphyrien			
1. Akute intermittierende Porphyrie (autosomal dominant)	Uroporphyrinogen-I-Synthase	„akutes Abdomen" Parästhesien, Paresen Paralysen Leberzellschädigung Hepatosiderose	etwa 1 : 10000 (geographisch unterschiedlich: Lappland 1 : 1000)
2. Porphyria variegata (autosomal dominant)	primär Ferro-Chelatase? sekundär δ-Aminolävulinsäure-Synthase	Photodermatose Leberzellschädigung Hepatosiderose evtl. Ikterus	weiße Südafrikaner: 1 : 10000
3. Hereditäre Koproporphyrie (autosomal dominant)	primär? sekundär δ-Aminolävulinsäure-Synthase	mildere Form der Porphyria variegata medikamentös auslösbar (z. B. Barbiturate)	30 Fälle
4. Porphyria cutanea tarda	hepatische/erythrozytäre Uroporphyrinogen-Decarboxylase (heterozygoter Defekt)	Photodermatose Hepatosiderose Leberzellschädigung evtl. Leberzirrhose	1 : 1000! in der BRD
Erworbene Porphyrien			
z. B. Bleivergiftung	Porphobilinogen-Synthase Ferro-Chelatase	(S. 534) u. a.: hypochrome Anämie Bleikolik	häufig

bei Tage (Photosensibilität), blutige Zähne und Blutmahlzeit (Erythrodontie) und Totenblässe (hämolytische Anämie) typisch, während zum Werwolf eine Behaarung von Gesicht und Armen (Hypertrichose), blutige Zähne (Erythrodontie) sowie fingerlose Tatzen und nasenloses Gesicht (Mutilationen) gehören.

Hämoglobinabbaupigmente

1. Hämatoidin

Pathogenese: Tritt bei einer Gewebszerstörung Blut aus den Gefäßen aus, so machen die Erythrozyten eine Reihe von Veränderungen durch. Im Inneren der Blutung, wo die Erythrozyten nicht mit lebenden Makrophagen in Berührung kommen, zerfällt das Hämoglobin. Das Eisen wird abgespalten, und der den Pyrrolring enthaltende Rest kristallisiert in Form eines eisenfreien braunroten Pigmentes, dem Hämatoidin, aus. Das Hämatoidin ist mit dem *indirekten Bilirubin* identisch. Überall dort, wo Hämoglobin in den Phagozyten abgebaut wird, entsteht das pyrrolhaltige und eisenfreie grüne Biliverdin und durch die Reduktion das gelbe Bilirubin. Auf diese Weise wechselt ein „blaues Auge" (= Hämatom) nach einer Schlägerei seine Farbe in Violett über Grün zu Gelb.

2. Hämosiderin

Pathogenese: Im Unterschied zum eisenfreien Hämatoidin entsteht Hämosiderin nur innerhalb lebender Zellen, die auch das phagozytierte Eisen in dieser Form speichern (= RHS-Zellen). Hämosiderin ist eisenhaltig, aber pyrrolfrei und imponiert

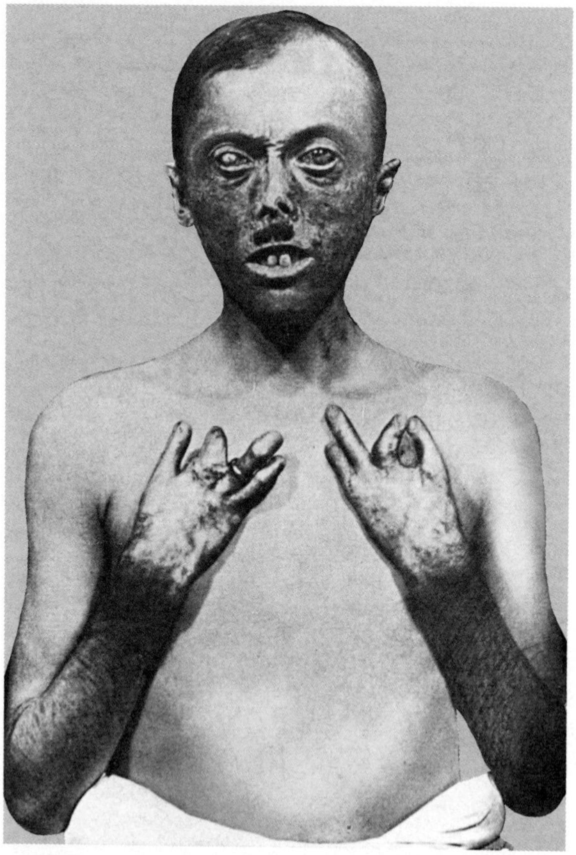

Abb. 3.**24** Kongenitale erythropoetische Porphyrie mit schwerer Verstümmelung von Nase, Ohren und Fingern (akrale Mutilationen). Originalfall (Patient Petry K.) der Erstbeschreibung 1925 als Morbus Günther durch H. Günther

histologisch als goldgelbe bis gelbbraune intrazelluläre Körnchen (= Telolysomen) und gibt den betreffenden Geweben eine braune Färbung (Abb. 3.**25a** u. **b**). Eine Reihe von Krankheiten geht mit einer pathologischen Hämosiderinablagerung einher. Sie ist immer Indiz eines gesteigerten Blutzerfalls. Dabei kann es zur lokalen oder generalisierten Hämosiderose kommen (s. Eisenstoffwechsel, S. 83).

3. Hämatin

Pathogenese: Hämatin entsteht immer dann, wenn Hämoglobin im Magen mit HCl zusammentrifft. Dadurch entsteht ein schwarzbraunes Pigment. Es färbt den Magen- und Darminhalt schwarz. Kaffeesatzerbrochenes *(= Hämatemesis)* und Teerstuhl *(= Meläna)* sind folglich hämatinhaltig und Zeichen einer gastrointestinalen Blutung.

4. Hämozoin

Pathogenese: Das braun-graue Malariapigment (= Malariamelanin) wird vom Malariaerreger (= Plasmodium) beim Erythrozytenparasitismus (S. 278) dadurch gebildet, daß die Schizonten von den Erythrozyten Glukose und von deren Hämoglobin Aminosäuren verwerten und aus dem Hämoglobinrest ein Ferri-Protohämatoporphyrin-Polymer herstellen. Es kann teilweise noch viele Jahre nach Abheilung der Malaria in den Zellen des RHS nachgewiesen werden (Abb. 3.**25c**).

5. Hyperbilirubinämien

Definition: Hyperbilirubinämie ist ein Leitsymptom, welches klinisch an einem *Ikterus (= Gelbsucht)* mit einer Gelbfärbung der Skleren und des weichen Gaumens (und inneren Organe, Abb. 3.**26**) erkannt wird. Ihm können genetisch bedingte oder erworbene Krankheiten zugrunde liegen. Wichtig ist vor allem die Unterscheidung einer direkten (konjugiertes Bilirubin) von einer indirekten (unkonjugiertes Bilirubin) Hyperbilirubinämie sowie das Erkennen jener Ursachen einer direkten Hyperbilirubinämie, die chirurgisch behandelt werden müssen.

Pathogenese: Grundsätzlich kann eine Hyperbilirubinämie durch folgende pathogenetische Mechanismen entstehen:

- *Vermehrtes Bilirubinangebot* an die Zelle,
- *Störung der Aufnahme und des Transportes* von Bilirubin in die Leberzelle (= Hepatozyt),
- *Störung der Konjugation* des Bilirubins im glatten endoplasmatischen Retikulum der Leberzelle,
- *Störung der Ausscheidung von konjugiertem Bilirubin* aus der Leberzelle in die Gallekapillaren,
- *intra- oder extrahepatische Cholestase* durch Faktoren, die von den Gallekapillaren bis zur Papilla duodeni major abwärts wirksam sein können.

Krankheitsbilder in pathogenetischer Reihung: Sie werden im folgenden zusammen mit dem physiologischen Ablauf des Bilirubinabbaus besprochen (Tab. 3.**11**, Abb. 3.**27**).

Bilirubinabbau (Anfang): Die Bilirubinbildung (Abb. 3.**27**) startet mit dem Abbau des Häms aus dem Hämo- und Myoglobin und der Cytochrome. Dieser Prozeß ist bei allen Krankheiten mit Hämolyse oder Myolyse gesteigert (= hämolytischer Ikterus). Er beginnt in den Zellen des retikulohistiozytären Systems, in dem die Hämoxygenase das Häm zu Biliverdin oxydiert. Dieses Enzym läßt sich durch hohes Substratangebot induzieren und bildet so nie einen limitierenden Faktor im Bilirubinabbau. In einem weiteren Schritt wird das Biliverdin durch die Biliverdinreduktase zu Bilirubin reduziert. Dieser Abbauschritt stellt ebenfalls nie einen Engpaß im Bilirubinabbau dar. Dieses Bilirubin ist praktisch unlöslich und wird von den RHS-Zellen exozytotisch (vgl. Lysosomen, S. 32) in den Blutstrom des großen Kreislaufs abgegeben, wo jeweils zwei Bilirubinmoleküle von einem Albuminmolekül gebunden und am Verlassen des Gefäßsystems gehindert werden.

Bilirubinüberproduktion

1. Hämolyse

Bei Zuständen mit Hämolyse (Blutzerfall) und bei Abbau von Hämatomen (Gewebsblutungen) fällt vermehrt Bilirubin an, was die Glucuronierungskapazität und oft auch die Transportkapazität der Leber für glucuronisiertes Bilirubin überfordern kann.

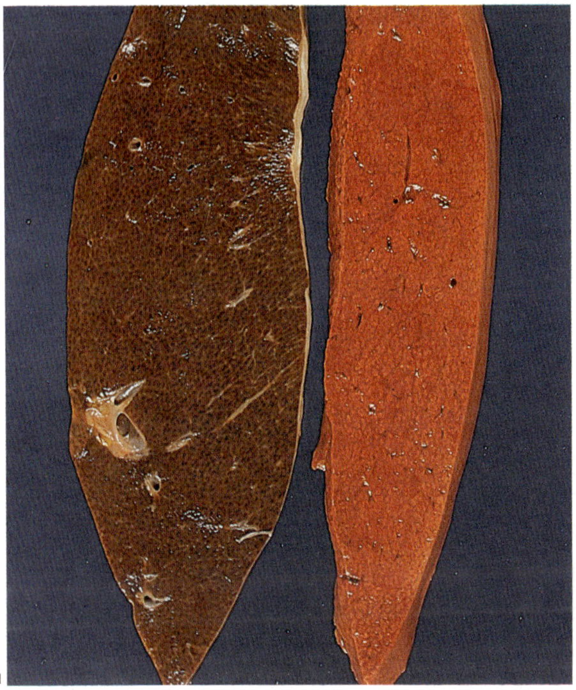

a

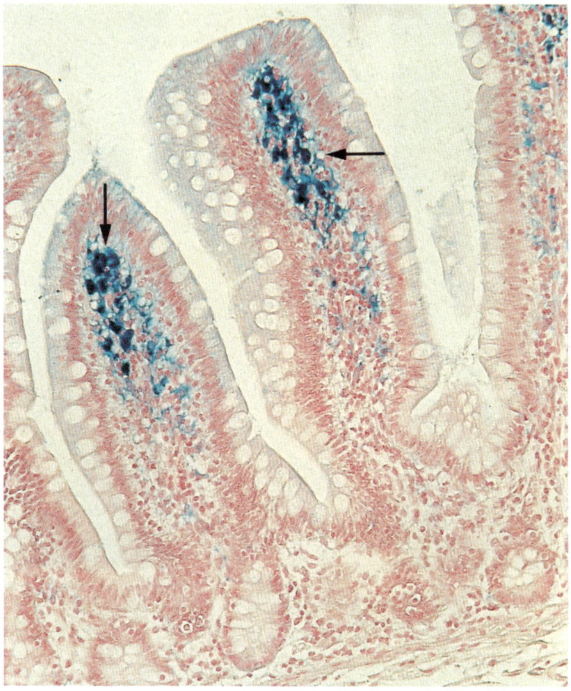

b

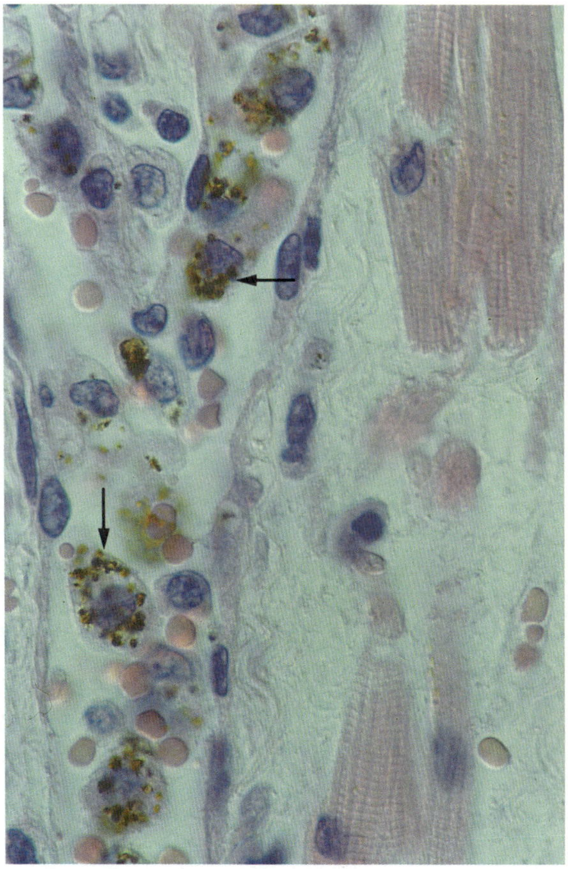

c

Abb. 3.**25a–c** Hämoglobinabbaupigmente:
a Braune Hämosideroseleber nach mehreren Bluttransfusionen (Transfusionssiderose) im Vergleich zu einer Normalleber.
b Hämosiderinablagerung bei Zottensiderose im Dünndarm einer 56jährigen Patientin mit rezidivierender Gastrointestinalblutung. Eisenhaltiges, blaugefärbtes Pigment in Histiozyten der Dünndarmzotten (Berliner-Blau-Reaktion, Vergr. 1:200)
c Malariapigment in Makrophagen des Myokards. Das von den Plasmodien gebildete Pigment (Pfeile) wird auch als Hämozoin bezeichnet (Vergr. 1:300)

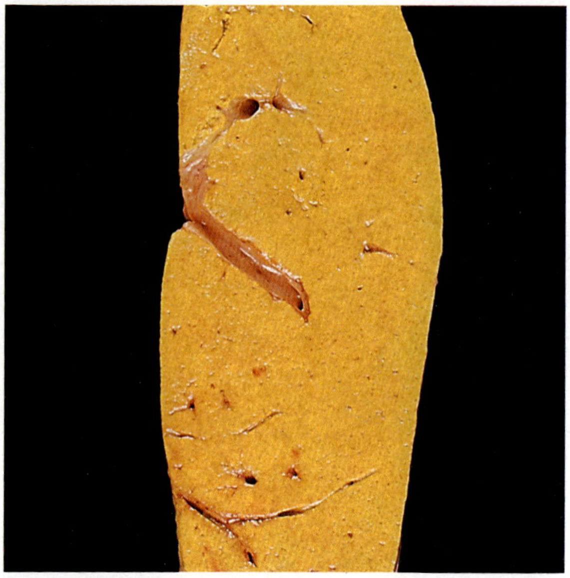

Abb. 3.**26** Ikterus der Leber infolge Hyperbilirubinämie (Bilirubinikterus: gelb-rotstichig)

2. Primäre Shunthyperbilirubinämie

Pathogenese: Bei dieser autosomal rezessiv vererbten Erkrankung liegt die *Bilirubinstoffwechselstörung vor dem eigentlichen Hämabbau,* indem bei diesen Patienten infolge gestörter Erythropoese mit ineffizientem Hämoglobineinbau, das Häm kurz nach der Synthese durch vorzeitige Zerstörung abnormer Erythroblasten bereits dem Abbau zugeführt wird.

Bilirubinabbau (Fortsetzung): Das Bilirubinalbumin gelangt so zur Leber, wird durch ein Carrier-System aktiv in die Hepatozyten transportiert und dort im Cytosol an die Bindungsproteine Ligandin sowie Y- und Z-Protein gebunden (Abb. 3.**27**).

Das *Ligandin* stellt dabei als Glutathion-S-Transferase B ein intraepitheliales Trägerprotein dar, das nur in Leber, Niere und Darm, aber nicht in den Ganglienzellen vorkommt. Das Y- und Z-Protein weisen als Partner des Ligandin zwar gegenüber Bilirubin eine geringere Affinität, aber eine größere Bindungskapazität auf.

Bilirubinaufnahmestörung

Morbus Gilbert

Pathogenese: Bei dieser vererbten Hyperbilirubinämie liegt eine Störung der *Bilirubinaufnahme aus dem Blut in die Hepatozyten* sowie eine Aktivitätsminderung der Bilirubin-UDP-Glucuronyltransferase vor. Eine Atrophie der den Disseschen Raum begrenzenden Hepatozytenmikrovilli dürfte bei weitgehend unauffälliger Leberhistologie das ultrastrukturelle Korrelat dafür sein.

Klinisch: Intermittierender (Skleren-)Ikterus.

Tabelle 3.**11** Bilirubinstoffwechselstörungen

Krankheit	Defekt	Bilirubin im Blut (= B.)
1. Shunthyperbilirubinämie	Erythropoesestörung mit ineffizientem Hb-Einbau, danach Hb-Abbau	nichtkonjugiertes B.
2. Hämolytischer Ikterus	Hämolyse (s. Blut, S. 530ff) mit a) relativem Glucuronyltransferasemangel b) Bilirubinsekretionsstörung	 a) nichtkonjugiertes B. b) konjugiertes B.
3. Morbus Gilbert	Bilirubinaufnahme in die Leber (Glucuronyltransferasemangel)	nichtkonjugiertes B.
4. Morbus Crigler-Najjar	Glucuronyltransferasemangel	nichtkonjugiertes B.
5. Physiologischer Neugeborenen-ikterus	relativer Glucuronyltransferasemangel Ligandinarmut Bilirubinsekretionsverzögerung	nichtkonjugiertes B.
6. Lucey-Driscoll-Syndrom	Glucuronyltransferase-Inhibitor	nichtkonjugiertes B.
7. Dubin-Johnson-Syndrom, Rotor-Syndrom	defekte Bilirubinsekretion	konjugiertes B.
8. Hepatozellulärer Ikterus	Bilirubinsekretionsstörung Fehlleitung in Blutbahn	konjugiertes B.
9. Drogenikterus	Bilirubinsekretionsstopp	konjugiertes B.
10. Obstruktionsikterus Okklusionsikterus	Bilirubinexkretionsblock Fehlleitung in Blutbahn	konjugiertes B.

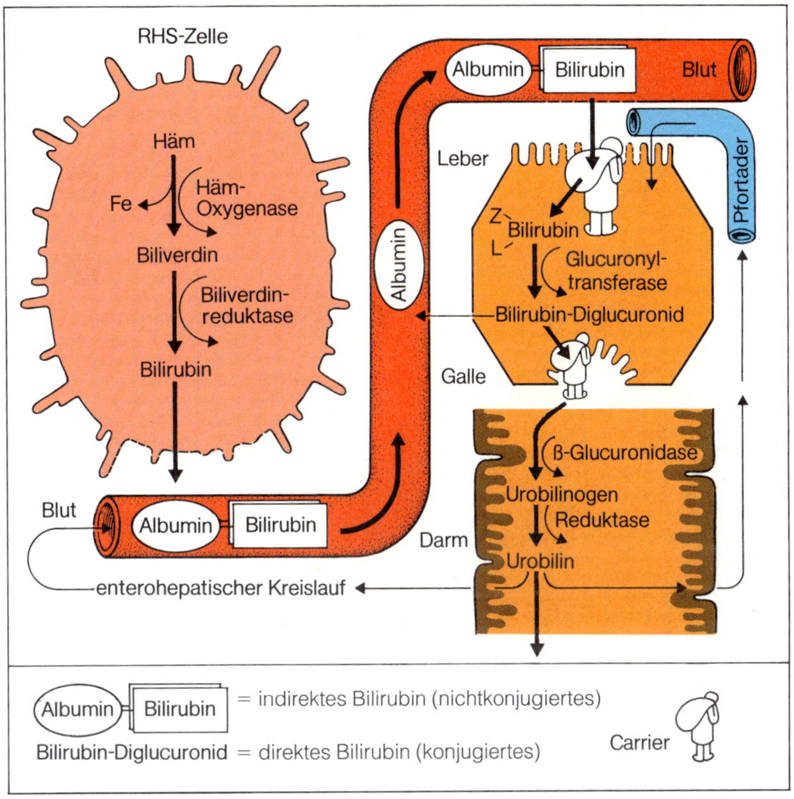

Abb. 3.**27** Bilirubinstoffwechsel. Intraepitheliale Trägerproteine: L = Ligandin (= Glutathion-S-Transferase B) nur in Leber, Niere, Darm, nicht in Ganglienzellen vorkommend. Z = Z-Protein mit geringerer Bilirubinaffinität, aber größerer Kapazität als Ligandin

Bilirubinabbau (Fortsetzung): Im glatten endoplasmatischen Retikulum der Hepatozyten erfolgt die Konjugation des Bilirubins (= Glucuronisierung) durch Vermittlung der Glucuronyltransferase. Dadurch wird das Bilirubin wasserlöslich und „gallefähig".

Bilirubinkonjugationsstörungen

1. Crigler-Najjar-Syndrom

Pathogenese: Ein autosomal rezessiv vererbter *Mangel* oder vollständige Abwesenheit der Bilirubin-UDP-*Glucuronyltransferase* führt zum Morbus Crigler-Najjar.

2. Physiologischer Neugeborenenikterus

Pathogenetisch liegt ein relativer Bilirubin-UDP-Glucuronyltransferase-Mangel infolge vorübergehender noch unzureichender Enzymaktivität vor, was eine Hyperbilirubinämie um den 2.–5. postnatalen Tag zur Folge hat. Hypoplastische Mikrovilli der Gallekapillaren sind das ultrastrukturelle Korrelat für diese Bilirubinausscheidungsstörung.

3. Lucey-Driscoll-Syndrom

Pathogenese: Diese familiäre Form eines passageren Neugeborenenikterus wird durch einen Inhibitor der Bilirubinkonjugation *(= prostagenes Steroid)* im mütterlichen Serum ausgelöst. Eine ähnliche Pathogenese findet man beim Brustkind infolge Exkretion eines *Pregnan-3*(α)*-20*(β)*-diols* in die Muttermilch.

Bilirubinabbau (Fortsetzung): Durch einen aktiven Transport mit geringer Abtransportkapazität im Vergleich zur Glucuronisierungskapazität wird das Bilirubinglucuronid in die Gallekapillaren sezerniert.

Eine Störung dieses Vorganges ist die Ursache für das *Dubin-Johnson-Syndrom* und *Rotor-Syndrom* sowie für den *hepatozellulären Ikterus* und den durch bestimmte Pharmaka ausgelösten *Drogenikterus* (z. B. Antikonzeptiva).

Bilirubinsekretionsstörung

1. Dubin-Johnson-Syndrom

Pathogenese: Diese Erkrankung wird autosomal rezessiv mit variabler Expressivität übertragen und beruht auf einer *Exkretionsschwäche der Leber für Bilirubin* und andere organische Anionen, was von einer Porphyrinstoffwechselstörung mit Koproporphyrin-I-urie begleitet wird. Dabei kommt es vermutlich auch zu einer Ausscheidungsstörung der Katecholaminmetabolite, die als atypisches Adrenochrom in den peribiliären, vermehrten Telolysosomen zusammen mit Lipofuszin abgelagert werden (Abb. 3.**27**) und in ihrer Gesamtheit die Leber grauschwarz färben. Die Gallekapillaren zeigen stummelartig atrophierte Mikrovilli.

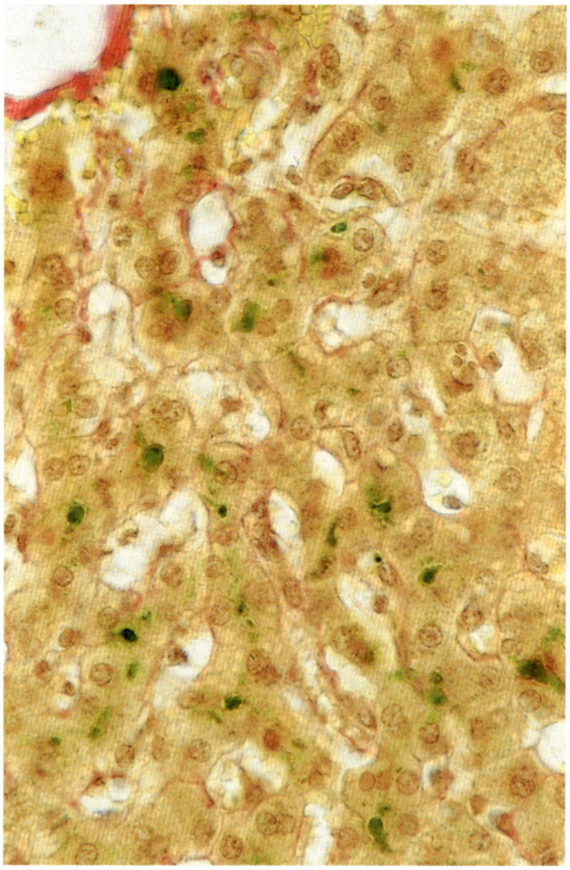

Abb. 3.**28** Grünliche Gallezylinder in erweiterten intrahepatozellulären Kanalikuli (= Gallethromben) bei extrahepatischer Cholestase. Oben links: Zentralvene (vG, Vergr. 1:400)

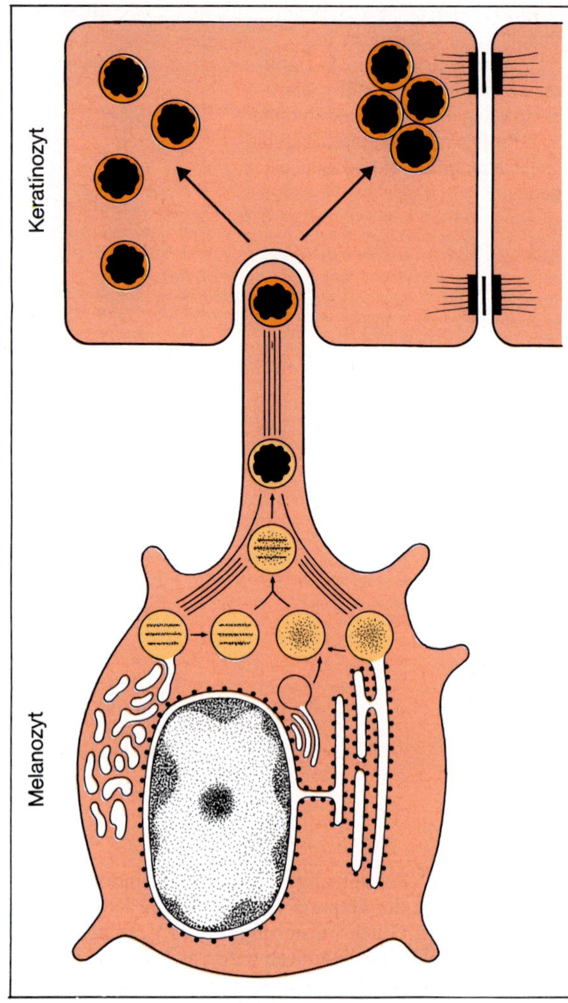

Abb. 3.**29** Melanosomenbildung und Melaninbeladung in den Melanozyten; Melanosomentransfer in die Keratinozyten mit entsprechender Hautpigmentierung (links: lockere Melanosomenanordnung bei Menschen mit schwarzer Hautfarbe, rechts: aggregierte Melanosomenanordnung bei Menschen weißer Hautfarbe)

2. Rotor-Syndrom

Pathogenese: Diese chronisch-fluktuierende direkte Hyperbilirubinämie wird autosomal rezessiv vererbt. Ihr liegt, ähnlich wie beim Dubin-Johnson-Syndrom, eine *Bilirubinausscheidungsstörung* zugrunde. Die Leber ist aber makroskopisch unverändert rotbraun und nicht pathologisch pigmentiert. Prognose: exzellent.

Bilirubinabbau (Fortsetzung): Das in der Galle befindliche Bilirubinglucuronid gelangt schließlich in den Darm.

3. Hepatozellulärer Ikterus

Pathogenese: Bei Lebererkrankungen wie Hepatitis oder Zirrhose liegt ebenfalls eine Bilirubinausscheidungsstörung vor, wobei das konjugierte Bilirubin vermutlich aus den Hepatozyten ins Blutplasma regurgitiert (wie?).

4. Intralobuläre intrahepatische Cholestase

Pathogenese: Bei der intralobulären Cholestase liegt die primäre Cholestaseursache in einem hepatozellulären Exkretionsdefekt. Sie wird entweder autosomal rezessiv mit geringer Penetranz vererbt *(= idiopathische rezidivierende Cholestase)*, durch medikamentös-toxische Einflüsse oder Leberentzündungen, durch eine Östrogenüberempfindlichkeit während der Schwangerschaft *(= Schwangerschaftscholestase)*, postoperativ oder infolge venöser Leberstauung ausgelöst.

5. Extralobuläre intrahepatische Cholestase

Pathogenese: Bei der extralobulären intrahepatischen Cholestase liegt die primäre Störung auf der Seite der *Gallenpassage durch die intrahepatischen Gallenwege.* Dabei können die intrahepatischen Gallenwege entweder durch eine Gallengangszerstörung im Rahmen einer destruktiven Cholangitis oder durch einen zirrhotischen Leberumbau geschädigt sein und einen Obstruktionsikterus auslösen.

6. Extrahepatische Cholestase

Pathogenese: In diesen Fällen liegt definitionsgemäß eine mechanische Verlegung der extrahepatischen Gallenwege (S. 782ff) vor. Diese kann durch Gallensteine, Tumoren, entzündliche Strikturen oder Gallenwegsfehlbildungen hervorgerufen werden und über eine Blockade der Galleexkretion zu einem Okklusionsikterus führen.

Morphologie: Das histologische Bild der intrahepatischen intralobulären Cholestase ist den mechanischen Ikterusformen (intrahepatische extralobuläre und extrahepatische Cholestase) sehr ähnlich. Man findet grünliche Gallezylinder in erweiterten intrazellulären Canaliculi (= *Gallethromben,* Abb. 3.**28**) sowie Galletröpfchen in den Leberepithelien, wobei die Läppchenzentren stärker betroffen sind als die Läppchenperipherie.

Beim *extrahepatischen (extralobulären) Verschlußikterus* dehnt sich der Gallerückstau auch auf die Läppchenperipherie aus. Galle tritt aus den Ductuli aus und schädigt Leber- und Gallengangsepithelien, was sich an den Hepatozyten zunächst als *federartige Degeneration* (= ER-Ballonisierung, Abb. 2.**8**) äußert und dann in eine gallig durchtränkte Gruppennekrose in der Läppchenperipherie *(= Galleinfarkt)* übergeht. Die ausgetretenen Galletröpfchen werden von den Kupffer-Zellen phagozytiert. Je nach Ausmaß der Nekrose wandern unterschiedlich viele Histiozyten in die Portalfelder ein und räumen zerstörtes Gewebe ab. Von den Enden der unterbrochenen Gallengänge geht eine *Duktulusproliferation* aus, zu der sich eine *Portalfeldfibrose* hinzugesellt. Bleibt die Cholestaseursache weiter bestehen, so schreitet die Leberzellnekrose so lange fort, bis portovenöse Verbindungen (Abb. 13.**6**) entstehen. Damit ist der Auftakt zu einer *sekundären biliären Zirrhose* (S. 770) gegeben. Makroskopisch ist in jedem Fall die Leber derb, vergrößert und grün.

Bilirubinabbau (Ende): Durch die β-Glucuronidase der Darmbakterien wird schließlich das Bilirubin durch Abspaltung des Glucuronsäurerestes und Reduktion zu Urobilinogen, Urobilin und Sterkobilin überführt und dadurch für die Darmwand resorbierbar.

Ein geringer Teil der Urobilinogenderivate gelangt über die Darmwand in den großen Kreislauf und wird durch die Niere ausgeschieden oder in das Pfortadersystem, so daß er wieder über die Galle ausgeschieden wird *(= enterohepatischer Kreislauf)* (Abb. 3.**27**).

Urochrome

Orthologie: Neben den im normalen Urin ausgeschiedenen Bilirubinderivaten verursachen vor allem die Urochrome die typische Eigenfarbe des Urins. Sie leiten sich ebenfalls vom Häm her und sind chemisch als Tripyrrole und Dipyrrole charakterisiert.

Ziegelmehlsediment: Der Uringehalt an Urochromen steigt bei Gewebezerfall und hohem Fieber an, lagert sich dem Urinsediment, das im sauren kalten Urin ausfällt, an und erzeugt so *Ziegelmehlsediment.* Dieses wiederum findet man oft bei *hämolytischen Zustandsbildern.*

Tyrosinogene Pigmente

Hautmelanin

Krankheitsbilder in pathogenetischer Reihung: Sie werden im folgenden zusammen mit dem Ablauf der physiologischen Melaninbildung (= Melanogenese) besprochen (Abb. 3.**29** und 3.**30 a–c**):

Melanogenese (Anfang): Ein Hauptvertreter der tyrosinogenen Pigmente sind die Melanine und deren Abkömmlinge. Die Melaninbildung beginnt in den Melanoblasten, die aus der Neuralleiste stammen. Sie sind an ihren Prämelanosomen (s. unten) zu erkennen und bilden vor der Hautbesiedlung zunächst Zellfamilien (= Clone) und wandern erst dann (8. Schwangerschaftswoche) mosaikartig zunächst in die Epidermis und später in die Haarfollikel aus.

Epheliden: Verschiebungen dieses Besiedlungsvorganges der Haut mit Melanoblasten rufen Sommersprossen *(= Epheliden)* hervor.

1. Vitiligo

Pathogenese: Bestimmte Gene sorgen für einen vorprogrammierten Zelltod bestimmter Melanoblasten, so daß bestimmte Hautgebiete gar nicht mit Melanoblasten besiedelt werden und folglich völlig melanozyten- und pigmentfrei bleiben *(= Vitiligo).* Zebras verdanken diesem Mechanismus ihre typische Fellmusterung. Die Vitiligo kann beim Menschen aber auch durch para-tertiär-Butylphenol (Berufserkrankung BeVK Nr. 13/4) oder durch zirkulierende IgG-Antikörper gegen Melanozyten in Haut und Augenretina hervorgerufen werden, wie sie im Rahmen einer Autoimmunerkrankung auftreten. Darüber hinaus scheinen die Melanozyten selbst einen Melaninvorläufer zu bilden, der eine Melanozytenselbstzerstörung einleitet. Darauf beruht die *Graufärbung der Haare* (= Canities).

Melanogenese (Fortsetzung): In der Haut differenzieren sich die Melanoblasten in Melanozyten aus. Durch Aktivierung der entsprechenden Gene wird die Pigmentierung, d. h. die Beladung der Melanozyten mit Melanin *(= Melanogenese)* in die Wege geleitet. Diese kommt durch das Zusammenspiel folgender vier Mechanismen zustande (Abb. 3.**29**):

a
c
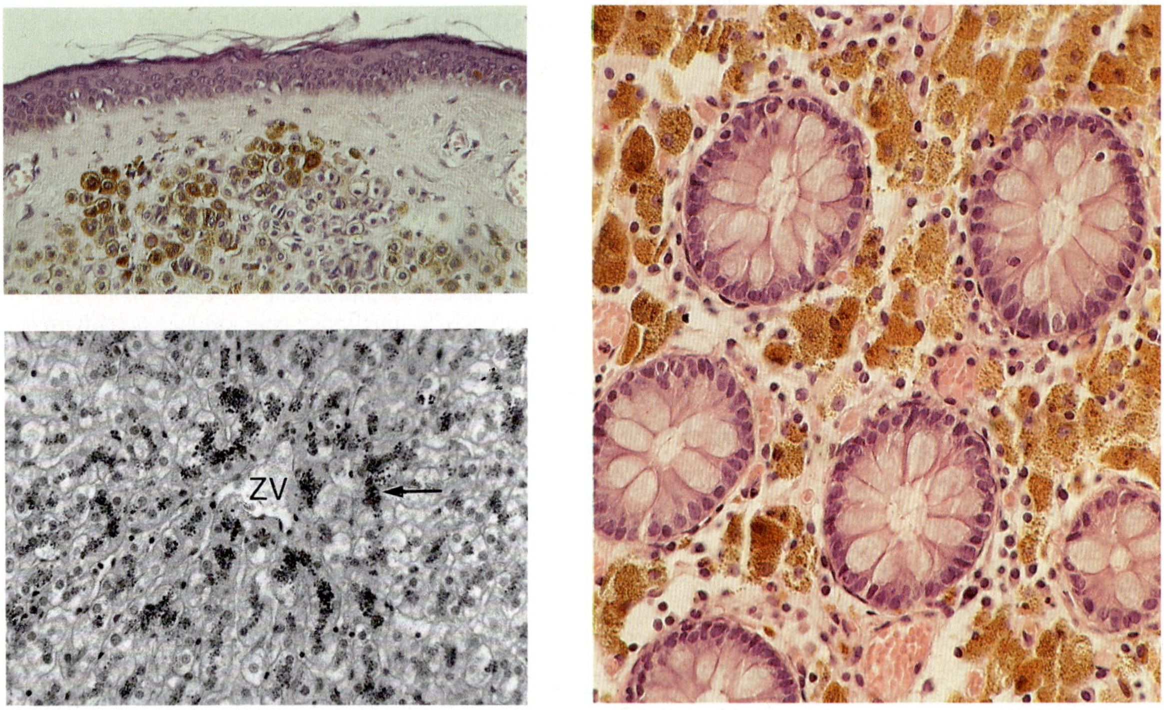

b

Abb. 3.**30a–c** Tyrosinogene Pigmente: **a** Melanin (Pfeil) in neoplastischen Melanozyten bei korialem Nävuszellnävus; Vergr. 1:200), **b** Pseudomelanin (koprogenes Pigment) bei Melanosis coli (HE, Vergr. 1:200), **c** katecholaminhaltiges Lipofuszin („Neuromelanin") (Pfeil) in Leberzellen bei Dubin-Johnson-Syndrom (ZV = Zentralvene; HE, Vergr. 1:200)

- *Umgebungsvorbereitung* der zu pigmentierenden Hautregionen,
- *Melaninsynthese,*
- *Melanosomenbildung* und
- *Melanosomentransport* in die Basalzellschicht der Haut (= Keratinozyten).

Voraussetzung für die Melanogenese ist a) die ribosomale Synthese der Tyrosinase, wofür ein bestimmtes Gen mit bekanntem Genlocus *(= Albinolocus)* zuständig ist, b) die Tyrosinase-Überführung in die Zisternen des rauhen endoplasmatischen Retikulums sowie c) der aktive Membrantransport des Tyrosins in die Melanozyten. Die Tyrosinase gelangt von dort aus in Vesikel verpackt portionenweise in den Golgi-Apparat und GERL-Komplex (S. 30), wo auch die Synthese der Melaninvorstufen erfolgt (= Prämelanosomen). Die Melaninsynthese beginnt zunächst mit der Aktivierung der Tyrosinase (= Phenoloxydase) durch bestimmte Phospholipide. Dank der bifunktionellen Rolle des Tyrosinasesystems wird sowohl Tyrosin zu Dopa hydroxyliert als auch Dopa zu Dopachinon überführt und über Zwischenstufen zu Indolchinon oxydiert. Dieses Indolchinon wird schließlich polymerisiert und an Protein gebunden. Das Apoenzym der Tyrosinase ist ein Cuproenzym.

2. Albinismus

Pathogenese: In den tyrosinasenegativen Fällen fehlt aufgrund eines Gendefektes (= Albinolocus) das *Tyrosinasesystem,* so daß kein Melanin gebildet werden kann, während bei den tyrosinasepositiven Albinos ein Defekt des Matrixgenlocus besteht, so daß das Melanin nicht in die Melanosomenmatrix eingebaut werden kann (Abb. 3.**29**).

Melanogenese (Fortsetzung): Sie läßt sich abhängig vom Zellzyklus hemmen oder stimulieren: In der G1-Phase bewirkt eine Aktivierung des cAMP (z. B. durch ACTH, Östrogene) über eine Tyrosinaseaktivation eine vermehrte Melaninbildung und hält die Zellen in dieser Phase des Zellzyklus fest. In der G2-Phase stimuliert das Melanotropin (= MSH) die Melanogenese, wobei ebenfalls die G2-Phase verlängert wird, in der die MSH-Rezeptoren gebildet werden. Der Bräunungseffekt von Psoralen + UV beruht auf einer solchen G2-Phasenverlängerung. Zu den physiologischen Inhibitoren des Tyrosinasesystems gehören das Melatonin (= Epiphysenhormon) sowie Hydrochinon, Phenylalanin und Glutathion.

3. Insolationsbräunung

Pathogenese: Die Hautbräunung durch Sonnenlichtexposition beruht a) auf einer unmittelbar einsetzenden Melaninoxydation infolge UV-induzierter Zerstörung der Glutathion-SH-Gruppen und b) auf einer zusätzlichen Steigerung der Melanogenese mit Aktivierung des Tyrosinasesystems, was sich aber erst im Verlaufe von 1–4 Tagen vollzieht.

4. Hämochromatose

Pathogenese: Die kupferbindenden SH-Gruppen des Glutathions wirken als natürliche Tyrosinaseinhibitoren. Bei der Hämochromatose (S. 748) werden sie durch das nicht proteingebundene Eisen außer Gefecht gesetzt, so daß das Tyrosinasesystem ungehemmt wirken und eine vermehrte Melaninbildung hervorrufen kann. Die Folge davon ist eine Hautbräunung.

5. Morbus Addison

Pathogenese: Nach ACTH-Therapie oder bei einer *Nebennierenrindeninsuffizienz* mit sekundärer ACTH- und MSH-Überproduktion wird die Pigmentbildung durch Melanozytenstimulation gesteigert (Bronzehautkrankheit). Dabei muß erwähnt werden, daß ACTH und Melanotropin streckenweise eine gemeinsame Polypeptidsequenz aufweisen.

6. Chloasma uterinum

Pathogenese: Unter dem Einfluß hoher Östrogendosen kommt es zu einer Melanozytenstimulation. Das Resultat ist eine (exogene durch orale Antikonzeptiva, endogen durch den hohen Östrogenspiegel während der Gravidität) maskenförmige Pigmentierung um den Mund herum *(= Chloasma uterinum).*

7. Phenylketonurie

Pathogenese: Bei der Phenylketonurie (S. 107) fällt infolge eines *Phenylalaninhydroxylasemangels* vermehrt Phenylalanin im Blut an, welches kompetitiv die Tyrosinase und folglich die Melaninsynthese unterdrückt. Klinisch resultiert daraus eine Hypopigmentierung von Haut, Haaren und Augen.

8. Pityriasis versicolor

Pathogenese: Beim Hautbefall durch Pityrosporumpilze werden C9- und C11-Dicarbolsäuren gebildet, welche die Tyrosinase hemmen und auch melanozytotoxisch wirken. Klinisch fällt bei diesen Patienten eine fleckförmige Depigmentierung der Haut auf (S. 927; Abb. 17.**3**).

Melanogenese (Fortsetzung): Der nächste Schritt in der Melanogenese ist die Bildung und die Beladung der Melanosomen mit Melanin. Dabei wandern vom glatten endoplasmatischen Retikulum – als Aussackungen des RER – Vesikel mit einer amorphen, proteinartigen Matrix in die Nähe des Golgi-Apparates, wo sie mit den tyrosinasehaltigen Prämelanosomen zu Melanosomen Stufe I verschmelzen. Die Synthese dieser Matrix im RER wird durch ein bestimmtes Gen kontrolliert. Je nach Matrixtyp wird in den Haaren ein braunschwarzes Pigment *(= Phäomelanin)* gebildet (= Melanosomen Stufe II). Nun wird Melanin in die Melanosomen eingelagert (= Melanosomen Stufe III) bis diese mit Pigment vollgepackt sind (Abb. 3.**29**).

Der nächste Schritt in der Melanogenese besteht im *Melanosomentransport* von den Melanozyten in die Keratinozyten. Die Melanozyten gleichen den Gliazellen des zentralen Nervensystems. Sie weisen dendritische Zellausläufer auf und enthalten neurofilamentähnliche Mikrofilamente. Unter dem Einfluß von MSH werden die Melanozyten vielzipflig (= dendritischer) und Melanosomen wandern entlang der Melanozytendendriten in deren endständige Aussackungen. Die Melanozyten nehmen nun mit den Keratinozyten Kontakt auf, indem ihre Dendriten das Zytoplasma der Keratinozyten eindellen. Die Zellmembranen der beiden Zelltypen verschmelzen kurzfristig, so daß ein Melanosomentransfer von einer Zelle in die andere erfolgen kann. Später aggregieren die Melanosomen genetisch gesteuert einzeln oder gruppenweise im Zytoplasma der Keratinozyten und werden schließlich autophagisch (vgl. Krinophagie) wieder abgebaut (Abb. 3.**29**).

9. Chediak-Higashi-Syndrom

Pathogenese: Bei dieser autosomal rezessiv vererbten Erkrankung ist aufgrund einer gestörten Membranfusion die Lysosomenfunktion (= Fusionsschwäche) gestört, so daß sowohl der Melanosomentransfer von den Melanozyten in die Keratinozyten als auch der lysosomale Melanosomenabbau blokkiert ist, was morphologisch zu Riesenmelanosomen und klinisch zu einer *Hypopigmentierung* mit *Photophobie* führt (S. 34).

Melanogenese (Ende): Die *Hautfarbe* ist nicht von der Melanozytenzahl, sondern von der Menge, der Ausreifung und dem Aggregationszustand der Melanosomen abhängig. So verfügen Neger und Weiße über 1500 Melanozyten pro mm^2 der Haut. Bei den Negern sind die Melanosomen aber in disperser Form, bei den Weißen hingegen in aggregierter Form verteilt (Abb. 3.**29**).

Melanintypen

Orthologie: Das Keratinoyztenmelanin bewirkt, je nach Typ, in seiner Gesamtheit eine gelbrote *(= Phäomelanin)* oder braunschwarze Färbung *(= Eumelanin)* der Haare. Während das Eumelanin nur unlösliche Dopapolymere enthält, besteht das Phäomelanin nur aus löslichem Zysteinyl-Dopa (= Trichochrom) und kommt bei den Rothaarigen vor allem in den Haaren, aber auch in der Haut vor.

Eumelanin verhindert als braunschwarzes Pigment das schädliche Eindringen von Strahlen, besonders ultravioletter Strahlen. Es schützt so die empfindliche Kollagensynthese in den Hautfibroblasten und reguliert die Ultraviolettaktivierung des Vitamin D. Außerdem hat Eumelanin ein Redoxpotential, mit dem es die im Gewebe entstandenen Peroxyde beseitigen kann, die sonst eine *Photohämolyse* hervorrufen. Außerdem ist das Melanin auch imstande, Schallenergie zu übermitteln und nimmt folglich bei Ultraschallexposition auch eine *zytoprotektive* Rolle ein (Abb. 3.**30a**).

Phäomelanin: Dies gelbrote Pigment der „Rothaarigen“ wird durch die UV-Einwirkung in Gegenwart von Sauerstoff zerstört. Dies erklärt ihre hohe *Sonnenlichtempfindlichkeit* und ihre hohe Neigung, an *Hauttumoren* zu erkranken.

Neuromelanin: Es wird im Gehirn und in den Sinnesorganen gebildet. Es leitet sich zwar auch vom Tyrosin her, scheint aber ein Seitenprodukt der Katecholaminsynthese zu sein und ist folglich mit den adrenochromhaltigen Granula in den Nebennierenmarkzellen verwandt. Neuromelanin findet sich in den pigmentierten Ganglienzellen der *Substantia nigra,* der hypothalamischen *Area postrema,* des *Trigonum nervi vagi* und des *Locus coeruleus.* Ferner enthalten die Pigmentepithelien der *Chorioidea* und der *Retina* des Auges und schließlich auch die chromophilen Epithelien in der *Stria vascularis* des Innenohrs Neuromelanin.

● *Neuromelaninstörungen*

Verschiedene Erkrankungen des zentralen Nervensystems wie *Morbus Parkinson* und Shy-Drager-Syndrom und des Auges (*Retinopathia pigmentosa:* vererbte Rezeptordystrophie mit Pigmentablagerungen) sowie bestimmte Formen der Innenohrtaubheit (z. B. *Waardenburg-Syndrom:* Fehlbildungssyndrom mit Lateralisation der medialen Lidspaltenbegrenzung, Taubheit, Pigmentierungsstörung von Iris, Haaren und Haut sowie Papageiennase) gehen mit einer Depigmentierung der pigmentierten Ganglienzellen im Gehirn und der Pigmentepithelien in den Sinnesorganen einher. Da bei einigen Formen der angeborenen Aminosäurenstoffwechselstörungen (S. 107) Hautpigmentanomalien vorkommen, die mit Störungen des Extrapyramidalsystems, Taubheit und Psychosen vergesellschaftet sind, ist anzunehmen, daß das Neuromelanin ein wichtiger Indikator für Störungen der Erregungsübertragung in katecholaminergen Nervenzellsystemen ist.

● *Melanosis coli*

Pathogenese: Das koprogene Pigment bei der Melanosis coli gehört ebenfalls zu den tyrosinogenen Pigmenten. Es ist tyrosin- und fetthaltig, PAS-positiv und findet sich fast ausnahmslos in Telolysosomen der Dickdarmhistiozyten bei chronischen *Laxanzienabusus*. Es führt zu einer Braunfärbung der Kolonschleimhaut (Abb. 3.**30b**).

● *Ochronose*

Pathogenese: s. S. 110. Ein weiteres tyrosinogenes Pigment ist das ochronotische Pigment bei der *Alkaptonurie,* das sich irreversibel an bestimmte Kollagentypen anlagert und das Binde- und Stützgewebe über einen noch ungeklärten Mechanismus schädigt.

Differentialdiagnose:
Von der Ochronose abzutrennen ist die *Pseudoochronose* beim *Phenacetinabusus,* wo es ebenfalls zu einer Braunfärbung des Knorpelgewebes kommt. Diesmal wird das Pigment intrazellulär gebildet: Beim Phenacetinabbau entsteht N-Acetylparaaminophenol, das durch Glucuronierung entgiftet wird. Da die Knorpelzellen β-Glucuronidase enthalten, vermögen sie somit diese zytotoxische Substanz zu verstoffwechseln. Die Folge davon ist eine gesteigerte Heterophagie und Telolysosomenbildung, deren Inhaltsstoffe die pseudoochronotische Knorpelanfärbung bewirken (s. Abb. 3.**18a–c**).

Lipogene Pigmente

Zu den Lipopigmenten gehören die Lipochrome sowie die telolysosomalen Pigmente Lipofuszin und Zeroid:

Lipochrome sind gelbe Farbstoffe, die als β-*Karotin* und dessen Vorstufe *Lycopin* mit der Nahrung aufgenommen werden und dem Fettgewebe eine dottergelbe Farbe geben (z. B. Corpus luteum).

Sehpurpur (= Rhodopsin): als Vitamin-A-Proteinkomplex ist er ein Chromoproteid. Er steuert als Derivat des Karotins den Sehvorgang. Sein Mangel bewirkt eine Nachtblindheit *(= Hemeralopie).*

Lipofuszin und auch das **Zeroid** liegen in den Zellen in Form goldgelber Granula vor und sind (stark vereinfacht) *Alters-* resp. *Abnützungspigmente* (s. Telolysosomen, S. 34).

Literatur

Brumbaugh, J. A., et al.: Genotype-substrate interactions altering Golgi-development during melanogenesis. In McGovern, V. J., V. J. P. Russel, V. Riley: Pigment Cell, vol. I: Mechanisms in Pigmentation. Karger, Basel 1973 (p. 47)

Dausch, D., et al.: Sinnesverluste bei genetischen Pigmentmangelsyndromen. Dtsch. med. Wschr. 107 (1982) 1029

Fitzpatrick, T. B., et al.: Biology of the melanin pigmentary system. In Fitzpatrick, T. B.: Dermatology in General Medicine. McGraw-Hill, New York 1971 (p. 117)

Kaplowitz, N.: Cholestatic liver disease. Hosp. Pract. 14 (1978) 83

McGovern, V. J., et al.: Pigment Cell, vol. I: Mechanisms in Pigmentation. Karger, Basel 1973

Mihatsch, M. J., U. N. Riede, L. Bianchi: Ultrastrukturelle Veränderung des Knorpels im Falle der Phenacetin-Pseudo-Ochronose und der Alkaptonurie. Virchows Arch. B Zellpath. 14 (1973) 307

Popper, H., F. Schaffner: Pathophysiology of cholestasis. Human. Pathol. 1 (1970) 1

Riley, V.: Pigment Cell, vol. III. Unique Properties of Melanocytes. Karger, Basel 1976

Schaefer, H. E.: Angeborene Stoffwechselkrankheiten. In Remmele, W.: Pathologie, Bd. IV. Springer, Berlin 1984

Spoerri, P. E., et al.: Ceroid lipopigment: A morphometric study on its breakdown. Age 8 (1985) 58

Stanbury, J. B., et al.: The Metabolic Basis of Inherited Disease, 4th ed. McGraw-Hill, New York 1978

Toback, A. C., et al.: Hepatoerythropoetische Porphyrie. New Engl. J. Med. 316 (1987) 645

Wolkoff, A. W., et al.: Role of ligandin in transfer of bilirubin from plasma into liver. Amer. J. Physiol. 236 (1979) E 638

Wolman, M.: Pigments in Pathology. Academic Press, New York 1969

Zimmermann, H.: Intrahepatic cholestasis. Arch. Intern. Med. 139 (1979) 1038

Die einzelnen Stoffwechselwege stehen dem Organismus wie eine Klaviatur zur Verfügung, auf der er je nach innerer oder äußerer Zwangslage eine andere Melodie spielt. Sie sind pathologisch-anatomisch als Reaktionsmuster faßbar. Mit ihnen kann der Organismus Angriffe von außen oder Schädigungen im Inneren parieren. Welche Folgen es für den Organismus hat, wenn dieses Reaktionsmuster nicht mehr korrekt abläuft, ist das Thema des nächsten Kapitels: *„Störungen der Reizbeantwortung".*

4 Störungen der Reizbeantwortung

U.-N. Riede und H.-E. Schaefer

Metabolische, toxische Läsionen

Subletale Zellschädigungen

Hypertrophie
Hyperplasie
Atrophie

Letale Zellschädigungen

Zelltod
Nekrose
Autolyse

Chemische Zellschädigungen (Intoxikationen)

Medikamentöse Läsionen (Arzneimittelschäden)
Peristatische Läsionen (Umweltgifte)
Alimentäre Läsionen (Nahrungs- und Genußmittelvergiftungen)

Physikalische Zellschädigungen

Thermische Läsionen
Elektrische Läsionen
Aktinische Läsionen

Subletale Zellschädigung

Länger einwirkende Schäden, die eine Zelle nicht zugrunde richten, werden von ihr mit Adaptationsprozessen beantwortet. Dies kann je nach Noxenstärke zur *Leistungssteigerung* oder *-minderung* führen und äußert sich in bestimmten morphologischen Mustern wie Atrophie, Hypertrophie und Hyperplasie. Diese Muster gehen auf Veränderungen des Struktur- und Funktionsstoffwechsels zurück, ziehen quasi als letzten Ausweg auch die Proliferation (Zellvermehrung) in Mitleidenschaft und haben ein biochemisches Substrat. Dies gilt in zunehmendem Maße auch für den aus der vorbiochemischen Ära stammenden Begriff der *„Dystrophie"*, mit dem (infolge ursprünglich vermuteter „falscher Ernährung") bei einigen Muskel- und Gehirnerkrankungen die Entstehung von „Kümmerstrukturen" bezeichnet wurde sowie für den Begriff *„Degeneration"* (= Abartigkeit). Man sollte heute diese Begriffe nur zurückhaltend verwenden und besser die einzelnen pathologischen Phänomene unter dem Aspekt eines Mißverhältnisses zwischen leistungsfähigen Zytoplasmastrukturen (= metabolischer Raum) und der zellulären Stoffwechselleistung beschreiben.

Anpassungsreaktion mit Leistungssteigerung: Sie äußert sich in einer *Hypertrophie*, wenn die funktionellen Zellbinnenstrukturen zunehmen, so daß auch das betroffene Organ an Volumen gewinnt (Beispiel: trainingsbedingte Muskelhypertrophie). Bei der *Hyperplasie* wird die Organvergrößerung noch durch eine zahlenmäßige Zellvermehrung ergänzt (Beispiel: Hühnerauge bei mechanischer Dauerbelastung).

Anpassungsreaktion mit Leistungsminderung: Sie manifestiert sich in einer *Atrophie*, bei der zunächst nur die funktionellen Zellbinnenstrukturen (einfache Atrophie), später auch die Gesamtzellzahl eines Organs (numerische Atrophie) rarefiziert werden. Umfassende Beispiele hierfür sind die Organatrophien im Alter (Altersatrophie) und beim Hunger (Hungeratrophie).

Anpassungsreaktion mit Leistungssteigerung

Auf einen längerdauernden Reiz konstanter oder ansteigender Intensität werden zunächst die vorhandenen Zellorganellen in ihrer Funktion optimal ausgenutzt, und zwar bevor morphologische Zytoplasmaveränderungen möglich sind. In der Bilanz kann so ein Leistungszuwachs verzeichnet werden. Doch bald darauf stimuliert die Anhäufung der Metaboliten die einzelnen Zellorganellen zur zahlen- und volumenmäßigen Vermehrung, was meist mit einer Zellkernpolyploidisierung und einer Verminderung der Zell-Zell-Kommunikation verbunden ist (S. 39). Dadurch läßt sich eine erneute Leistungssteigerung bis zur maximalen Leistungsfähigkeit erreichen und die Zellproliferation wird rechtzeitig eingeleitet. Dadurch wird aus der Hypertrophie eine Hyperplasie.

Hypertrophie

Definition: Mit dem Begriff Hypertrophie wird eine Organvergrößerung bezeichnet, die durch eine volumetrische Vergrößerung der einzelnen Organzellen hervorgerufen wird. Auf subzellulärer Ebene geht die Hypertrophie mit einem numerischen Anstieg an Organellen und Molekülen, einer Hyperplasie also, einher und führt schließlich zu einer Vermehrung der funktionellen Substanz.

Pathogenese: Alle Hypertrophiearten haben einen gemeinsamen pathogenetischen Mechanismus: Auf den funktionssteigernden Stimulus hin wird unter Vermittlung von Transkriptionsfaktoren in Form von verstärkt exprimierten Protoonkogenen die DNS-Synthese und damit auch die RNS- und Proteinsynthese angekurbelt (= *anaboles Prinzip*). Dabei wird auch in der Zelle ein *antikataboles Prinzip* angekurbelt, welches zum Ziel hat, den Energieverbrauch der Zelle so zu drosseln, daß möglichst viele energiereiche Substrate für die intrazellulären Wachstumsvorgänge zur Verfügung stehen. Dazu wird der autophagische Zellumbau und die intrazelluläre Proteolyse gedrosselt (Abb. 4.**1a, b** u. 4.**2a, b**).

Das zur Hypertrophie führende adaptative Zellwachstum wird dadurch erreicht, daß die Zellen durch Wachstumsinhibitoren daran gehindert werden, von der G2-Phase in die Mitosephase einzutre-

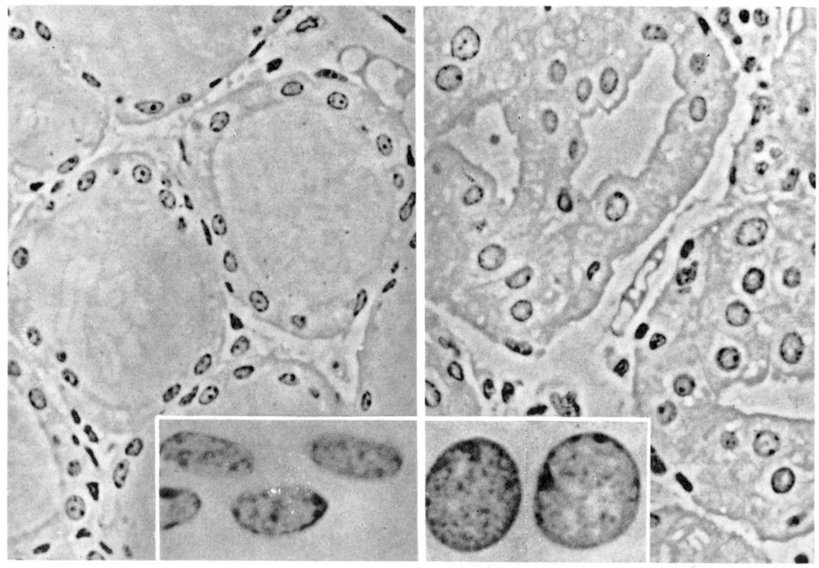

Abb. 4.**1a** u. **b** Kompensatorische Hypertrophie der Schilddrüse nach neuntägiger Unterdrückung der Thyroxinsynthese durch Methylthiouracyl und reaktiv vermehrter Ausschüttung von TSH:
a Normale Schilddrüsenfollikel mit diploiden Kernen
b hypertrophe Follikel mit tetraploiden Kernen (DNS-Feulgenfärbung, Vergr. 1 : 600; Original: Kiefer)

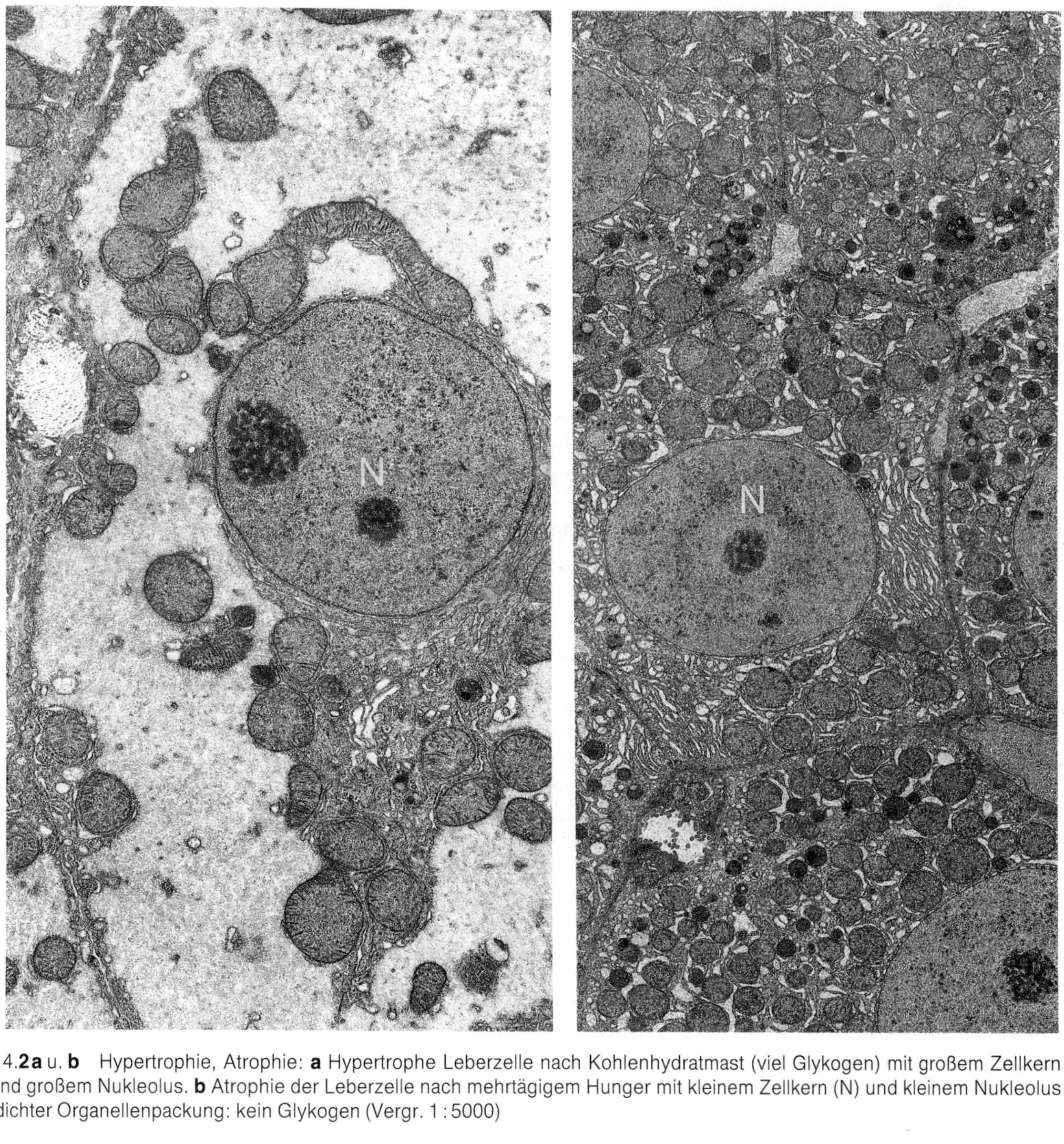

Abb. 4.**2a** u. **b** Hypertrophie, Atrophie: **a** Hypertrophe Leberzelle nach Kohlenhydratmast (viel Glykogen) mit großem Zellkern (N) und großem Nukleolus. **b** Atrophie der Leberzelle nach mehrtägigem Hunger mit kleinem Zellkern (N) und kleinem Nukleolus und dichter Organellenpackung: kein Glykogen (Vergr. 1 : 5000)

ten. Im Rahmen der Zellhypertrophie wird einerseits die DNS-Menge des Zellkerns vermehrt, was zur Kernpolyploidisierung führt, und andererseits auch der Gehalt an denjenigen Organellen vergrößert, die zur Bewältigung der Stoffwechselbelastung notwendig sind. So nimmt z. B. das glatte endoplasmatische Retikulum zu, wenn bei Arzneimittelbelastung eine größere Menge an mikrosomalen Entgiftungsenzymen erforderlich ist, und die mitochondrialen Cristaemembranen vermehren sich, wenn beim Muskeltraining eine erhöhte oxydative Phosphorylierung erzwungen wird. *Limitierender Faktor* dieser Wachstumsvorgänge ist eine ausreichende Kapillarisierung des Gewebes.

Hypertrophiearten

Prinzipiell kennen wir den kompensatorischen und den hormonalen Hypertrophietyp.

- *Kompensatorische Hypertrophie*
Eine kompensatorische Zellhypertrophie wird allgemein durch eine vermehrte Arbeitsbelastung des betreffenden Organs ausgelöst. Beispiele dafür sind die *Leberhypertrophie* bei *Barbituratabusus,* die *Myokardhypertrophie* bei der *Aortenstenose,* und die *Nierenhypertrophie* nach einseitiger *Nephrektomie* und die *Skelettmuskelhypertrophie* beim *Krafttraining.*

- *Endokrine Hypertrophie*
Sie findet man z. B. beim *graviden Uterus* unter dem Einfluß von Östrogen.

Hyperplasie

Definition: Als Hyperplasie wird eine Organvergrößerung bezeichnet, die durch eine Vergrößerung der Parenchymzellzahl erreicht worden ist. Auf subzellulärer Ebene geht die Hyperplasie nicht oder nur geringgradig mit einer Vermehrung der funktionellen Substanz einher.

Pathogenese: Das zur Hyperplasie führende Zellwachstum wird durch Faktoren erreicht, welche über eine gesteigerte Mitosetätigkeit eine Zellproliferation (proles ferre = Kinder bringen) auslösen. Dazu gehören a) das Überschreiten der *kritischen Zellmasse* bei der Zellhypertrophie, b) verstärkte Expression bestimmter Protoonkogene und dadurch Mitogenstimulation oder zelluläre Mitogenfreisetzung sowie der Wegfall von *Mitosehemmstoffen* (Chalone), c) Aktivierung des *Heterochromatins,* d) Synthese von *Proteinen,* von denen die spätere DNS-Synthese abhängt, e) Störung der *Zellkommunikation* infolge Nexusveränderungen. Demzufolge setzt der Hyperplasiestimulus in der G1-Phase des Zellzyklus ein. Die zur Proliferation schreitenden Gewebe gehen dabei zunächst funktionell auf ein Stadium geringerer Differenzierung zurück, was nicht in jedem Fall (ultra-)strukturell erkennbar sein muß. Da dies in metabolisch aktiven Organen eine Überlastung der Entgiftungskapazität zur Folge haben könnte, exprimieren solche Organzellen (wie die Hepatozyten) ein mdr-Gen (= Multidrug-resistent-Gen). Subletale Zellschäden, hervorgerufen durch Gewebsansäuerung, Ischämie, toxische Sauerstoffmetabolite (H_2O_2) und Mangel an zellulären Baustoffen, gehen mit Veränderungen der Proteinstruktur einher. Diesem Prozeß begegnen die Zellen mit Produktion von sog. Streßproteinen (= Hitzeschockproteine, S. 154). Wie die Hypertrophie ist auch die Organhyperplasie nur möglich, wenn eine ausreichende lokale Blutversorgung gewährleistet ist. Die Hyperplasie ist reversibel, wenn der auslösende Stimulus wegfällt.

Hyperplasiearten

Grundsätzlich kommen, nach pathogenetischen Gesichtspunkten geordnet, folgende Hyperplasietypen vor:

- *Überlastungshyperplasie*
Dabei wird ein Organ, welches aus bereits hypertrophierten Organzellen besteht und immer funktionell überlastet wird, hyperplastisch. Beispiele dafür sind a) die *Herzmuskelhyperplasie* bei Herzhypertrophie mit Herzgewicht über 500 g, b) *Epidermishyperplasie* bei chronischer Hautschädigung (Hühnerauge = Klavus), c) *Gingivahyperplasie* bei chronischem Prothesendruck.

- *Regeneratorische Hyperplasie*
In diesem Falle wird ein schwerer Zellschaden in regenerationsfähigen Organen über den Vorgang der Hyperplasie wieder strukturell und funktionell ausgeglichen. Beispiele dafür sind a) die *Leberregeneration* nach hepatotoxischer Schädigung, b) die *Regeneration der Nierentubuli* nach Tubulusnekrose, c) die *Knochenmarkshyperplasie* bei hämolytischer Anämie.

- *Hyperregeneratorische Hyperplasie*
Diesen Hyperplasietyp findet man überall dort, wo auf eine chronisch-rezidivierende Gewebsschädigung eine überschießende Regeneration eintritt. Er geht oft mit Zellatypien einher (S. 341) und mündet in eine maligne Zelltransformation ein. Beispiele dazu sind a) *chronische Gastritis* → Magenkarzinom, b) *chronisch-aktive Hepatitis* → hepatozelluläres Karzinom, c) *Narbenkarzinom* (z. B. Lunge).

- *Dysendokrine Hyperplasie*
Bei diesem Typ kommt es entweder a) durch *Mangelzustände* oder durch eine Störung des Feedback-Mechanismus zur Hyperplasie des endokrinen Organs (z. B. Schilddrüsenhyperplasie bei Jodmangel) oder b) infolge einer vermehrten *Hormonausschüttung* zu einer Hyperplasie des Erfolgsorgans (z. B. Hypophysenhyperplasie in der Gravidität).

Anpassungsreaktion mit Leistungsminderung

In diesem Fall nimmt unter dem Einfluß der kurzfristigen Noxeneinwirkung die Zelleistung ab, bevor quantitative Zytoplasmaveränderungen auftreten. Doch bei längerdauerndem Zellschaden werden die Zellfunktion gedrosselt und die metabolisch-aktiven Zellkompartimente reduziert. Die Zelleistung kann bis zu einem Schwellenwert absinken, ohne daß eine irreversible Zellschädigung eintritt. Wird dieser Wert aber unterschritten, tritt der Zelltod ein. Als erste Zytoplasmaveränderung kann auch eine sog. *„Fehladaptation"* eintreten. Dabei versucht die Zelle, den Verlust an leistungsfähigen Strukturen, der durch den Mangel an richtigen Bausteinen entstanden ist, mit falschen Bausteinen auszubessern. Einzelne Organellen oder deren Bestandteile können vermehrt werden, allerdings ohne Leistungsverbesserung (z. B. bei Mangel an essentiellen Fettsäuren werden gesättigte Fettsäuren statt ungesättigter in die Mitochondrienmembranen eingebaut. Die Mitochondrienmembranen proliferieren, die Zellatmung aber bleibt gedrosselt.) Im Falle der „Fehladaptation" sind die Leistungsreserven einer Zelle sehr bald erschöpft. Bei extrem lang anhaltender Zellschädigung, vor allem bei extremen Umweltbedingungen (Hunger, Winterschlaf), rationalisiert die Zelle ihre Zytoplasmastrukturen und ökonomisiert ihren Funktionsstoffwechsel derart, daß die Zellleistung bis zu einem Schwellenwert absinkt, ohne daß eine irreversible Zellschädigung eintritt (Abb. 4.**2b**). Auf diese Weise ist die Zelle in der Lage, sich in Form einer *„Vita minima"* eine gewisse Zeitlang über Wasser zu halten.

Atrophie

Definition: Als Atrophie (= *einfache Atrophie*) wird eine Organverkleinerung bzw. Gewebsverkleinerung bezeichnet, die formalpathogenetisch auf eine volumetrische Verkleinerung der einzelnen Parenchymzellen (Abb. 4.**2b**) zurückzuführen ist. Der Begriff Atrophie wird in der medizinischen Literatur auch für Zustände gebraucht, die durch eine Organverkleinerung infolge numerischer und volumetrischer Zellreduktion hervorgerufen wurde (= *numerische Atrophie*). Da diese Atrophieform definitionsgemäß das Gegenteil einer Hyperplasie darstellt, halten wir es für sinnvoll, für die numerische Atrophie den Begriff *„Hypoplasie"* zu wählen. Eine Atrophie kann grundsätzlich in jedem Organ vorkommen, tritt aber besonders in der Skelett- und Herzmuskulatur, im Zentralnervensystem und in den Geschlechtsorganen hervor (Abb. 4.**3a** u. **b**).

Auf subzellulärer Ebene geht eine Zellatrophie mit einem volumetrischen und/oder numerischen Organellenverlust sowie mit einer Reduktion des nukleären Ploidiegrades einher (Abb. 4.**2b**). Die partikulären Zellorganellen wie Mitochondrien, Peroxysomen und Lysosomen sind dabei oft zu degenerativen Riesenformen vergrößert.

Pathogenese: Die Organatrophie ist das histologische Korrelat einer Zelladaptation an eine verminderte Aktivität, Arbeitsbelastung, Blutversorgung, Ernährung sowie an eine reduzierte neurale und/oder

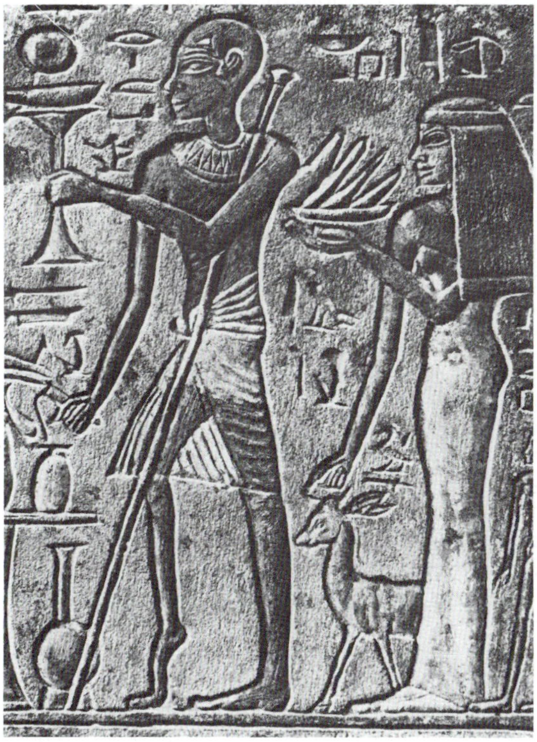
a

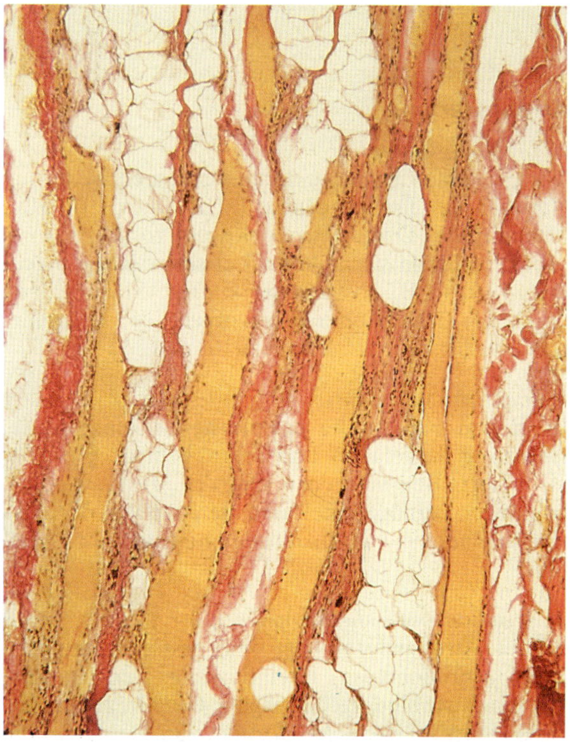
b

Abb. 4.**3a** u. **b** Inaktivitätsatrophie: **a** Ägyptischer Priester der 18. Dynastie mit Atrophie und Verkürzung des rechten Beines nach Poliomyelitis. **b** Numerische Atrophie der Wadenmuskulatur mit Vakatfettwucherung nach Poliomyelitis acuta anterior (Muskulatur: gelb; Kollagenfasern: rot) (VG, Vergr. 1 : 75) endokrine Stimulation. Diese Anpassungsreaktion beginnt in der Regel damit, daß die Zelle einen Teil ihrer funktionellen Substanz verliert, was sich in einem einfachen Volumenverlust der Zelle äußert. Erst später pfropft sich auf diese einfache Atrophie noch ein numerischer Zellverlust auf, was dann der numerischen Atrophie (= „*Hypoplasie*") entspricht. Die zur Atrophie führenden intrazellulären Mechanismen beruhen auf dem Überwiegen des *katabolen Prinzips* und einer Drosselung des *anabolen Prinzips,* wobei die einzelnen Zellen dadurch zugrundegehen, daß in ihnen das „Selbstmordprogramm" in Form der Apoptose (S. 142) eingeschaltet wird. Die Reduktion der funktionellen Zellsubstanz wird dabei einerseits durch eine gesteigerte *Autophagie* (s. Lysosomen, S. 31) und andererseits durch den Vorgang der *Stalagmose* und *Zellsequestrierung* (S. 38) erreicht. Das abgestoßene, von der Zelle entbehrliche Zellmaterial wird von Phagozyten, zum Teil auch von Nachbarzellen phagozytiert (z. B. Councilman-Korpuskel, S. 143) und über den Vorgang der Heterophagie weiter abgebaut. Beide Prozesse spielen sich im lysosomalen Zellkompartiment ab und werden durch Glucagon und Cortisol (bei reduzierter Insulinaktivität) eingeleitet. Unverdautes lysosomales Restmaterial bleibt oft in den Zellen als Lipofuszin (= *Abnutzungspigment,* S. 32) liegen, so daß die atrophischen Organe einen braunen Farbton erhalten. Bei der numerischen Atrophie wird der Zellverlust im Mausergewebe durch eine Drosselung oder Aufhebung der Zellerneuerung im Rahmen der Gewebsregeneration hervorgerufen.

Atrophiearten

- *Involutionsatrophie*

Verschiedene Organstrukturen werden entweder im Verlaufe der Embryogenese (z. B. Ductus Botalli, Nabelgefäße, Ductus thyreoglossus) *vorübergehend gebildet* oder im Verlaufe des Lebens *vorübergehend vergrößert* (z. B. postpartaler Uterus, Mamma lactans), um danach über den Vorgang der Atrophie teilweise oder ganz abgebaut zu werden.

- *Inaktivitätsatrophie*

In diesem Fall ist die entsprechende funktionelle Belastung ausgefallen und das abhängige Gewebe atrophiert. Beispiele dazu sind die *Muskelatrophie* bei langer Bettlägerigkeit und die Atrophie der Leitungsbahnen bei Gliedmaßenamputation (Abb. 4.**3a** u. **b**).

- *Trophoneurotische Atrophie*

Dieser Atrophieform liegt eine gestörte peripher- oder zentralnervöse Beeinflussung der an der Gewebsdurchblutung beteiligten Gefäße zugrunde. Diese führt bei der *Tabes dorsalis* zum *Mal perforant* der Füße, bei der *Syringomyelie* zum *Morbus Morvan* (= Panaritium analgeticum) und bei Extremitätenverletzungen zur *Sudeck-Knochenatrophie.*

- *Vaskuläre Atrophie*

Sie beruht auf einem Mißverhältnis zwischen Durchblutung und funktioneller Beanspruchung. So ruft beispielsweise ein einseitiger *Pfortaderverschluß* eine Atrophie des betreffenden Leberlappens hervor.

- *Druckatrophie*

In diesem Fall liegt eine mechanische Überbeanspruchung des Gewebes vor und führt zur *Wirbelatrophie* bei einem *pulsierenden Aortenaneurysma* oder zu *Zwerchfellfurchen* der Leber (Abb. 13.**9**; S. 746) bei *chronischer Lungenüberblähung.* Auf diesem Vorgang beruht auch die enorme Formplastizität der Organe.

Waren alle bisher genannten Atrophieformen lokalisiert, so handelt es sich bei den beiden folgenden Formen um generalisierte Atrophien:

- *Altersatrophie*

Definition: Das *Altern im weiteren Sinne* umfaßt Zellveränderungen von der embryonalen bis zur senilen Phase eines Individuums und stellt die Summe aller Veränderungen im Verlaufe des Lebens eines Individuums dar, die bei allen Vertretern seiner Spezies als Funktion der Zeit auftreten. Das *Altern im engeren Sinne* bezeichnet hingegen jede zeitabhängige Veränderung, die nach Erreichen der vollen Körperreife bei allen Individuen einer Spezies unabhängig von irgendwelchen biologischen Rhythmen auftreten.

Pathogenese: Was wir an Wachstum verlieren, jedoch an Differenzierung gewinnen, nennen wir Reifung. Die Reifung zahlen wir mit dem Tod. Das Zahlungsmittel ist dabei das Altern. Diese Feststellung von R. Rössle gilt auch heute noch. Der Vorgang, welcher beim Altern zur Organatrophie führt, ist sowohl eine volumetrische als auch numerische Zellzahlverminderung. Der Vorgang des Alterns läßt sich auf molekularer, zellulärer und Organstufe verfolgen:

– *Molekulare Alterungsmechanismen:* Die DNS ist während des ganzen Lebens des Organismus schädigenden Einflüssen, wie natürliche ionisierende Strahlen, Metabolite und Toxine, ausgesetzt, so daß schadhafte DNS-Stellen aus dem DNS-Strang herausgeschnitten und repariert werden müssen. Theoretisch ist es deshalb denkbar, daß im Verlauf des Lebens nicht mehr alle DNS-Defekte geflickt werden können, so daß die Gene betroffen werden, welche die für die *Reparaturmechanismen* selbst notwendige Information enthalten. Damit ließe sich erklären, weshalb sich im alternden Organismus fehlerhafte und funktionsuntüchtige Enzyme mit verminderter Aktivität oder Aktivierbarkeit und fehlerhafte Immunglobuline anhäufen. Dieser Prozeß würde schließlich so weit fortschreiten, bis es zur *Fehlerkatastrophe* käme, welche zeitlich mit der maximalen Lebensdauer zusammenfiele. Diese molekulare Theorie des Alterns schließlich könnte auch erklären, weshalb bei alternden Individuen die Adaptationsvorgänge eingeschränkt sind. Besonders erwähnenswert in diesem Zusammenhang ist die reduzierte Induzierbarkeit der NADPH-Cytochrom-c-Reduktase im Alter, denn diese Reduktase regeneriert das Glutathionsystem, welches seinerseits der Entstehung zytotoxischer Peroxyde entgegenwirkt.

– *Zelluläre Alterungsmechanismen:* Die intermitotischen und die fakultativ postmitotischen Zellen setzen ihre *mitotische Tätigkeit* nicht unbegrenzt fort. In der Zellkultur läßt sich nämlich zeigen, daß normale Fibroblasten eines menschlichen Embryos selbst unter optimalen Kulturbedingungen nur etwa zu 50 aufeinanderfolgenden Verdoppelungen der Zellpopulation fähig sind. Danach stirbt die Zellkultur ab. Die dafür verantwortliche *biologische „Uhr"* liegt im Zellkern. Während ihres proliferativen Lebensabschnittes verlieren nämlich die Chromosomen einer normalen menschlichen Zelle fortwährend im Bereich der Telomeren genetisches Material in Form von sog. Terminal repeats, welche die Chromosomenreplikation abrunden. Erreicht diese telomerische Erosion ein gewisses Ausmaß, so werden die chromosomalen Enden gewissermaßen „klebrig" und verschmelzen in Form von dizentrischen oder anderen chromosomalen Abnormalitäten miteinander. Dieser molekulare Schaden wird von „Genomwächter-Proteinen"* geahndet, welche die Zelle solange festhalten, bis der Chromosomenschaden behoben ist; gelingt das nicht, schalten sie in der Zelle das „Selbstmordprogramm" (S. 142) ein. Diese begrenzte Teilungsfähigkeit der Zelle erklärt auch das *reduzierte Regenerationspotential* sowie die verzögerte Wundheilung beim alten Menschen.

Morphologie: Die altersatrophischen Organe haben meist eine *verkleinerte Organmasse* infolge Reduktion der funktionellen Substanz sowie eine bräunliche Färbung durch die *Lipofuszinanreicherung* in den alternden Zellen, beim physiologisch alternden Menschen aber erst nach dem 70. Lebensjahr. In charakteristischer Weise nimmt der Kollagenfasergehalt im Sinne einer *Altersfibrose* zu.

Sonderform der Altersatrophie

– *Progerie*

Definition und Pathogenese: Dieses autosomal rezessiv vererbte Leiden (= Werner-Syndrom) geht mit einer vorzeitigen Vergreisung einher. Ursächlich liegt eine Mutation eines sog. „Mitosenzähl-Gens" vor, welches normalerweise dafür sorgt, daß eine Zellpopulation wie Fibroblasten eine bestimmte Mindestzahl an Verdoppelungen durchlaufen, bevor sie aufhört, sich zu replizieren. Infolgedessen nimmt bei diesen Patienten die Wachstumsfraktion und Lebensdauer der Zellen dramatisch ab.

Klinisch fallen die Kinder durch folgende Veränderungen auf (Abb. 4.**4**): graue Haare; runzelig-atrophische, leicht lädierbare Altershaut mit durchscheinendem Venengeflecht; Alterskatarakt; Atherosklerose mit vorzeitiger Koronarsklerose; Akromikrie mit fehlenden Ohrläppchen; Minderwuchs.

* z. B. p53-Gen (= Tumorsuppressorgen, S. 352)

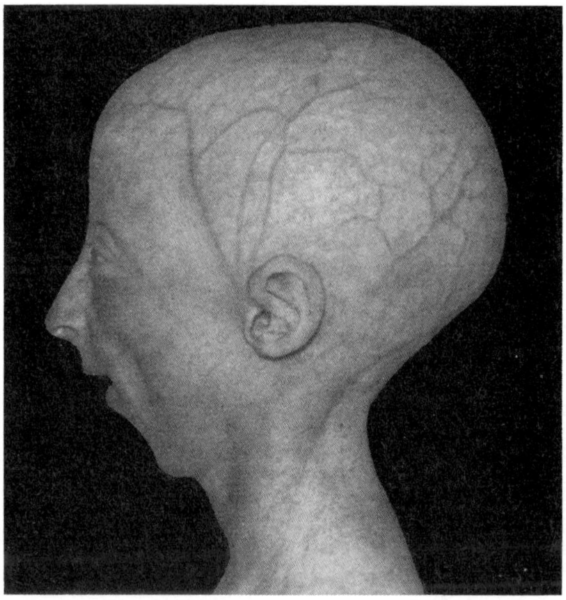

Abb. 4.**4** Pathologisches Altern: Progerie (12jähriger)

- *Inanitionsatrophie*

Es ist eine bittere Ironie, daß Unterernährung und Hunger in den bevölkerungsreichen Entwicklungsländern eine ähnliche Geißel für die Menschen bedeuten wie die Übergewichtigkeit und Freßsucht in den Industrienationen.

Im folgenden wird die Pathologie des Hungers und des Proteinmangels besprochen:

Hunger

Ätiologie: Neben der mengenmäßig unzureichenden Nahrungszufuhr steht auch eine unzureichende Fähigkeit zur Nahrungsaufnahme, beispielsweise bei Patienten mit Ösophaguskarzinom, im Vordergrund. Daneben führt aber auch eine Zerstörung des Hungerzentrums im ventrolateralen Hypothalamus, wie dies bei Kraniopharyngeomen der Fall ist, zu einer erheblichen Abmagerung, was als *Simmondsche Kachexie* bekannt ist. Bei der Pubertätsmagersucht, der *Anorexia nervosa,* wurde bisher kein organisches oder endokrinopathisches Leiden gefunden.

Pathogenese: Aus normalem Ernährungszustand heraus reichen die Energievorräte für einen Erwachsenen für mindestens 40–50 Tage, vorausgesetzt, die Wasserzufuhr ist ausreichend. Beim Hungern wird meist innerhalb eines Tages das *Leberglykogen* aufgebraucht, danach setzt die *Mobilisierung* des im *Fettgewebe* enthaltenen Fettes ein, wobei zuerst das Depotfettgewebe (z. B. Bauchhaut) und später das Baufettgewebe (z. B. Fett im Fußgewölbe) abgebaut wird. Der Patient magert ab. Allmählich kommt es dann auch zu einem Verbrauch der *Eiweißreserven* des Körpers durch autophagische und heterophagische Prozesse, was sich vor allem in einer erheblichen Atrophie der Skelettmuskulatur äußert. Die freiwerdenden Stoffe werden größtenteils verbrannt und zu einem geringen Teil zu Neusynthese wieder

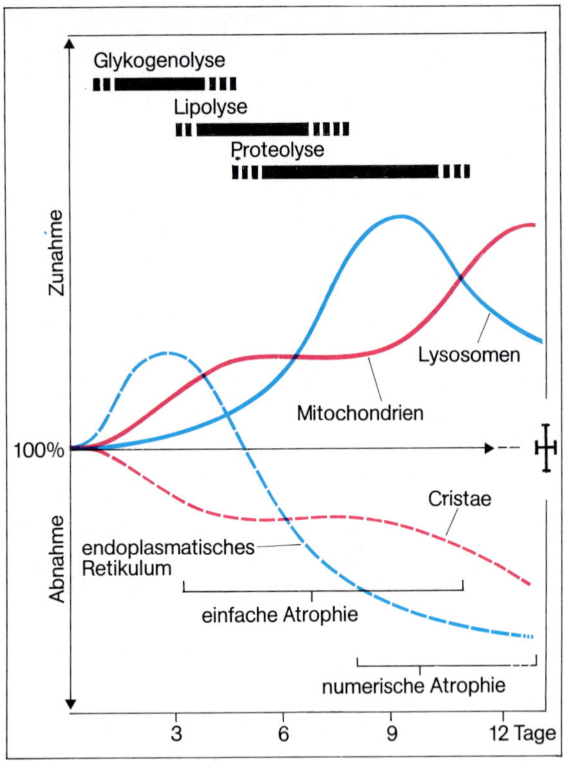

Abb. 4.**5** Stoffwechsel- und Organellenadaptation der Rattenleberparenchymzelle im Verlaufe der Hungeratrophie mit Übergang der einfachen Atrophie in die numerische Atrophie

verwendet, die allerdings wegen der allgemeinen Mangelsituation nur in sehr reduziertem Maße abläuft. Die gedrosselte Proteinsynthese ist verantwortlich für die *Hypoproteinämie,* vor allem für die Hypoalbuminämie sowie für die Atrophie des blutbildenden *Knochenmarkes* und des *lymphatischen Apparates* und schließlich für die verminderte Regenerationspotenz der Gewebe. Die Folge davon sind *Hungerödeme* (Hungerbauch), *Anämie* und *Infektanfälligkeit.* Der Patient stirbt im *hypoglykämischen Koma* verbunden mit einer *Ketoazidose.*

Morphologisch sind die Hungerpatienten abgemagert und weisen Hungerödeme auf. Die Skelettmuskulatur, Leber und Herz lassen eine deutliche Hungeratrophie mit *Braunfärbung* des Parenchyms erkennen. Diese Pigmentierung ist ein morphologisches Zeichen für einen gesteigerten lysosomalen Gewebeabbau, denn das Hämosiderin – vor allem in der Leber und im RHS anzutreffen – stammt aus dem Myo- und Hämoglobinabbau ohne entsprechende Neusynthese, und das Lipofuszin ist ein Endprodukt des autophagischen Gewebeabbaues. Auch die Haut samt ihren Anhangsgebilden sowie die gastrointestinale Schleimhaut sind atrophisch und zeigen eine deutliche Regenerations- bzw. Wundheilungsstörung (*Hungergeschwüre*). Im Bereich des Epikards und des Knochenmarkes führt die Fettmobilisation zu einer *gallertigen Fettgewebsdegeneration.*

Ultrastrukturell ist in der Phase der vermehrten Glykogenmobilisation (Abb. 4.**2b**) das endoplasmatische Retikulum, welches die Glucose-6-Phosphatase enthält, vermehrt, so daß der letzte Schritt im Glykogenabbau, die hydrolytische Spaltung des Glucose-6-Phosphates, zügig vonstatten gehen kann und eine Proteinneubildung noch möglich ist. Als Zeichen der vermehrten *Fettmobilisation* weisen die Mitochondrien einen volumetrischen Zuwachs ihrer Matrix auf, in welcher bekanntlich die Enzyme für die β-Oxydation lokalisiert sind. Die der Fettmobilisation nachgestaffelten *Proteinabbauprozesse* drücken sich in einer drastischen Vergrößerung des lysosomalen Kompartimentes aus. Sowie jedoch das adaptative Potential der Zelle erschöpft ist, wird die Cristaemembranoberfläche der Mitochondrien und damit die *oxydative Phosphorylierung* „wegrationalisiert" und damit auch die energieabhängigen Prozesse der Proteinsynthese und auch der Proteinabbau gedrosselt, was an der Rarefizierung des ribosomalen und lysosomalen Apparates sowie an der reduzierten *Kernploidiestufe* (DNS-Verminderung) ablesbar ist. Auf diese Weise ist es der Zelle noch eine gewisse Zeit in Form einer *Vita minima* möglich, zu überleben, bis sie schließlich abstirbt (Abb. 4.**5**).

Kwashiorkor (Proteinmangelsyndrom)

Definition: Kwashiorkor ist eine Erkrankung der afrikanischen Schwarzen und bedeutet auf ghanesisch die „Krankheit des ersten Kindes, wenn das zweite da ist". Von da an kann nämlich das erste Kind nicht mehr an der Mutterbrust ernährt werden, sondern erhält meist eine mehlreiche Nahrung.

Pathogenese: Dieses Leiden betrifft vorwiegend *Kinder der dritten Welt.* Die Hauptursache ist eine unzureichende Zufuhr von vollwertigen Eiweißen in der Nahrung, zu der sich auch noch ein Mangel an anderen essentiellen Nahrungsbestandteilen oder an Kalorien überhaupt hinzugesellen kann. Im Rahmen des Proteinmangels fehlen verständlicherweise auch alle essentiellen Aminosäuren, was zu einer schweren Störung der gesamten Proteinsynthese vor allem in der Leber und damit (Somatomedin-C-Mangel, S. 1114) zu allgemeinen *Wachstumsverzögerungen* führt. Der Organismus versucht, den Proteinmangel teilweise durch Abbau der Skelettmuskulatur auszugleichen. Aufgrund der gedrosselten Lipoproteinsynthese fehlen die Prä-β-Lipoproteine (= VLDL), so daß die *Leber verfettet.* Die Hypalbuminämie ist für die *Ödembildung* verantwortlich, und die verzögerte Melaninbildung bewirkt bei der schwarzen Bevölkerung einen *rötlichen Hautfarbton.*

Morphologie und Klinik: Wachstumshemmung mit Sistieren der enchondralen *Ossifikation, Ödeme, Aszites, Muskelatrophie, Apathie, Anämie* und vergrößerter *Fettleber* ohne Zirrhoseneigung sowie die *pellagraähnlichen Hautveränderungen* sind die wichtigsten Befunde.

Literatur: S. 144.

Letale Zellschädigung

Um eine Noxe zu überleben, aber auch nur um zu leben, müssen wir immer ein wenig sterben. Dieses zelluläre Absterben von Gewebe und Zellen verläuft entweder über eine „innere Vorschrift“ oder über einen „äußeren Zwang“. Das resultierende tote Gewebe im lebenden Organismus imponiert als Nekrose. Sie kann über den Mechanismus einer alterativen Entzündung repariert werden.

Programmierter selektiver Zelltod (= Apoptose): In diesem Falle beruht das Absterben einer Zelle entweder auf einem selbstausgelösten Todesprogramm (Zell-*Selbstmord*) durch physiologische Faktoren oder auf einem von Umgebungszellen signalisierten Todesprogramm (Zell-*Brudermord*). Das Resultat ist eine Schrumpfnekrose. Störungen des Apoptoseablaufes führen zu Fehl- und zu Überschußbildungen (Tumoren).

Akzidenteller Zelltod (= Onkose): Durch die Einwirkung unphysiologischer Faktoren in Form von exogenen oder endogenen Noxen wird die Zelle schwer getroffen. Ihr Aufbäumen dagegen ist an begleitenden Adaptationsvorgängen erkennbar und gibt dem Zelltod in Form der Nekrose ein histologisches Gesicht (Nekrophanerose). Je nach Auslösemechanismus unterscheidet man folgende 2 Nekroseformen:
Koagulationsnekrose, wenn Eiweißdenaturierung und Dehydrierung dominieren;
Kolliquationsnekrose, wenn ein hydrolytischer Abbau und/oder eine Laugenverätzung dominiert.

Programmierter Zelltod

Definition: Aufgrund eines Gen-vermittelten Zelltodprogrammes ausgelöstes Absterben von Einzelzellen oder gleichsinnig differenzierten Zellgruppen mit konsekutivem Schrumpfen (Kondensation) und Zerfallen der gestorbenen Zellen, ohne reaktive Begleitentzündung.

Jede Zelle eines höherentwickelten, mehrzelligen Organismus besitzt einen physiologischen Selbstzerstörungsmechanismus. Er ermöglicht es ihm, sich in seiner Gesamtheit dem unablässigen Wandel der Lebensbedingungen in Form von Selektion und Evolution anzupassen, ohne die Formkonstanz zu verlieren, und kann auf folgenden 2 Wegen eingeschaltet werden:

- *programmierter zellulärer Selbstmord:* Er ist das Schlüsselereignis bei nachstehend aufgeführten Prozessen: a) numerische Atrophie im Rahmen der Alterung, b) Entzug des stimulierenden Hormons, c) zyklische Endometriumabstoßung und d) Noxenexposition mit genomischer Schädigung.
- *programmierter zellulärer Brudermord:* Bei der Beseitigung von a) überflüssigem Baugewebe in der Embryogenese oder von b) überflüssigen Zellen in der Lymphozytopoese sowie beim c) T-Zell-Killing wird das Zelltodprogramm durch Zellen desselben Organismus ausgelöst.

Allgemeine Pathogenese: Das Zelltodprogramm wird unter folgenden Gegebenheiten in Gang gesetzt:

- *Erreichen einer bestimmten Mitosezahl* beim Entwicklungswachstum embryonaler Gewebe.
- *Erreichen eines bestimmten Zellalters* bei der Erythropoese und enchondralen Ossifikation sowie in Mausergeweben.
- *Verlust funktionserhaltender Signalstoffe* in Form von Hormonen in endokrinen Organen oder zyklusgerecht im Endometrium sowie in Form von Wachstumsfaktoren.
- *Verlust der Zell-Extrazellulärmatrix-Kommunikation,* wenn Zellen den Kontakt zur Extrazellulärmatrix verlieren.
- *Todeskontakt mit bestimmten Abwehrzellen,* wenn zytotoxische T-Lymphozyten fremde oder fremdgewordene Zellen aufgespürt haben.
- *Exposition mit bestimmten Noxen* wie Hitze, Strahlen, Stickstoff- und Sauerstoffradikalen sowie Zytostatika.

Effektives Kernstück des Zelltodprogramms (Apoptose) ist ein kaskadenartig aktivierbares System von „Zelltod-Proteasen“ (= Caspasen*), welche Zytoskelett, Kernproteine und nukleäre Regulator- und

* Caspase = cysteine-aspartate-proteine cleaving enzyme.

Schutzproteine angreifen und letztlich nach Ausschaltung des DNS-Reparaturmechanismus über eine Endonukleaseaktivierung die DNS fragmentieren.

Das Zelltodprogramm kann auf folgenden 2 Wegen eingeschaltet werden:

- *Todesrezeptor-Weg:* Er beginnt damit, daß bestimmte Todessignale wie TNFα oder CD95 (=Fas) an die Todes-Rezeptoren auf der Zellmembran binden, welche in einer Todes-Domäne im Zytoplasma zusammenlaufen und mit ihrem weitergeleiteten Signal die Caspase-Kaskade* aktivieren. Das Suppressorgen p53 fördert die Apoptose über die CD95-Verlagerung auf die Zellmembranoberfläche. Eine „voreilige“ Aktivierung des Todesrezeptor-Weges wird durch eine Reihe von Inhibitorproteinen gebremst, die auf verschiedenen Ebenen der Caspase-Kaskade eingreifen. Einige Viren verhindern damit, daß die von ihnen infizierten Zellen durch Lymphozyten eliminiert werden.

- *Mitochondrien-Weg:* Er beginnt damit, daß aus geschädigten Mitochondrien das Cytochrom-c und/oder ein mitochondrialer Apoptosefaktor (=AIF) freigesetzt werden, die ihrerseits die Caspase-Kaskade in Gang setzen. Die Aktivierung des Mitochondrien-Weges wird durch eine Reihe von Inhibitoren in Schach gehalten. Allen voran vom Protoonkogen c-bcl-2. Es verhindert die Freisetzung von Cytochrom-c und AIF.

Morphologie der selektiv abgestorbenen (apoptotischen) Zellen S. 143. Sie entspricht der Schrumpfnekrose.

Akzidenteller Zelltod

Allgemeine Definition: Aufgrund einer irreversiblen (meist oxidativen) Stoffwechselstörung erzwungenes Absterben von Zellen mit konsekutiver vakuolärer Zellschwellung und reaktiver Begleitentzündung, aber ohne Auslösung durch ein Zelltodprogramm.

Morphologisches Resultat des akzidentellen Zelltodes ist die (Zell-) „Nekrose“.

Allgemeine Pathogenese: Dem akzidentellen und somit nichtapoptotischen Zelltod gehen, wenn er nicht ganz plötzlich einsetzt, *adaptative Zellveränderungen* voraus. Erst wenn eine Zelle nicht mehr in der Lage ist, sich an die zellschädigende Bedingung anzupassen, beginnt sie, sobald ein gewisser Punkt überschritten ist, innerhalb von Minuten oder Stunden zu sterben. Dieser Punkt liegt auf der Irreversibilitätsschwelle und wird auch *„point of no return“* genannt. Dieser Begriff ist aus der Fliegersprache entliehen und bezeichnet diejenige Phase eines Feindfluges, bei der keine Umkehr mehr möglich ist.

- *Reversible Phase der letalen Zellschädigung*
Sie ist durch eine Schwellung und Membranschädigung der Mitochondrien und des endoplasmatischen Retikulums charakterisiert. Die Lysosomenschädigung folgt meist später. Je nach Art der Noxe beginnt die letale Zellschädigung bei den Mitochondrien (z. B. Hypoxydose) oder beim endoplasmatischen Retikulum (z. B. CCl_4) mit *frustranen Proliferationsvorgängen,* die aber nur zu einer numerischen Zunahme, nicht aber zur Vermehrung der funktionellen Substanz führen.

- *Irreversible Phase der letalen Zellschädigung*
Diese Phase einer letalen Zellschädigung leitet die Zellnekrose ein. Von nun an laufen in der Zelle die verschiedenartigen Stoffwechselprozesse immer unvollständiger und unkoordinierter ab, so daß das Zellsterben ein morphologisches Gesicht erhält. Diese ist das histologische Korrelat der *Zellnekrose*. Eine Zelle in lebendem Zustand unmittelbar in Formaldehyd eingetaucht und fixiert ist zwar chemisch tot, aber vom strukturellen Standpunkt aus intakt.

Eine Zelle hat ähnlich wie der Gesamtorganismus verschiedene Todes-Eintrittspforten (= *atria mortis*), die je nach Art der Noxe durchschritten werden: So führen Röntgenstrahlen über *DNS-Strangbrüche* zu einer Schädigung der Informationszentrale im Zellkern; Tetrachlorkohlenstoff blokkiert durch Peroxyde die *Translationsvorgänge* in der ribosomalen Proteinmaschine; eine Ischämie unterbricht die *mitochondriale Atmungskette* und damit das thermische Kraftwerk der Zelle; eine Vitamin-A-Intoxikation läßt den ätzenden Inhalt aus den *lysosomalen Behältern* auslaufen; eine *immunologische Zytolyse* reißt schließlich Breschen in das schützende Gemäuer der Zellmembran. Aus diesem Grunde wird je nach Schädigungstyp die pathologische Veränderung der einen oder der anderen Organelle im Vordergrund stehen.

Nekrose

Allgemeine Definition: Überbegriff für die Summe aller morphologischen Erscheinungen nach erfolgtem partiellem oder totalem Zell- oder Gewebstod im lebenden Organismus.

Fokale Zytoplasmanekrose

Definition und Pathogenese: Nicht jede letale Zellschädigung führt zwangsläufig zur Nekrose der ganzen Zelle. Oft gelingt es der Zelle, den irreversiblen Schaden herdförmig abzugrenzen. Dies ist die *fokale Zytoplasmanekrose.* Sie ist auch als fokaler Zytoplasmaabbau bekannt und gehört zum lysosomalen Funktionskreis (S. 31). Das Zytoplasma wird nicht einheitlich mit den nötigen Substanzen für die Aufrechterhaltung der Strukturintegrität versorgt, sondern gebietsweise unterschiedlich sowohl mit anabol als auch mit katabol wirkenden Stoffen versehen. Hierbei spielt das RER eine wesentliche Rolle, indem es in seiner Proteinmaschine auch lysosomale Enzyme mit proteolytischem Potential synthetisieren kann. Der im Rahmen einer Zellschädigung betroffene Bezirk wird deshalb durch eine Membranhülle vom gesunden Zytoplasma abgekapselt, so daß die lytischen Enzyme vorwiegend über das RER in diese intrazelluläre Müllhalde, wie man die Autophagievakuole jetzt bezeichnen kann, zugeleitet werden können, ohne die restliche Zelle zu zerstören (Abb. 4.**6**).

Koagulationsnekrose

Definition: Mit diesen 1880 von C. Weigert eingeführten Nekrosebegriff wird die makroskopische Gewebsumwandlung in eine gelblich trockene und mürbe Masse bezeichnet. Das besondere dieses Nekrosetyps ist der verminderte Feuchtigkeitsgehalt und das Beibehalten grobarchitektonischer Strukturen über längere Zeit (Abb. 4.**7a** u. **b**).

Pathogenese: Die Gründe für die relative Festigkeit und Haltbarkeit des in Form einer Koagulationsnekrose abgestorbenen Gewebes sind immer noch nicht umfassend bekannt. Weigert machte dafür eine Plasmakoagulation verantwortlich. Fest steht, daß die katabolen lytischen Enzyme (meist lysosomalen Ursprungs) bei der Koagulationsnekrose nur eine untergeordnete Rolle spielen. Dies kann darauf beruhen, daß das betreffende Gewebe nur einen geringen Lysosomengehalt aufweist, oder daß die lysosomalen Enzyme durch die Zellschädigung bis zu einem gewissen Grad mitbetroffen worden sind.

Irrespektiv derjenigen Noxe, welche die letale Zellschädigung eingeleitet hat, scheinen der oxydative Stoffwechsel und damit die *Mitochondrien* die Drehscheibe im nekrotischen Geschehen zu sein. Die Umstellung auf die anaerobe Glykolyse bewirkt die *Gewebsansäuerung* und der Zusammenbruch der oxydativen Phosphorylierung einen Verlust an energiereichen Phosphaten. Es liegt deshalb auf der Hand für die formale Pathogenese der Koagulationsnekrose *Eiweißdenaturierungsprozesse* anzuschuldigen, die durch die Gewebsübersäuerung im Nekrosegebiet in Gang gebracht werden. Der Verlust an energiereichen Phosphaten hat zur Folge, daß die intra- und transzellulären Transportprozesse erlöschen, so daß große Mengen ionisierten *Calciums* in die Zelle *einströmen*, die die Pufferungskapazität des Zytoplasmas übersteigen und eine phospholipaseinduzierte Zellmembranschädigung hervorrufen. Folge davon ist eine Auflösung der Zellkontakte (= Nexus) im Nekrosegebiet und *Verschluß der Nexusporen* in der *perinekrotischen Zone* (S. 44). Ferner laufen die intrazellulären Enzyme (GOT, LDH, CPK) aus und lassen sich klinisch-chemisch im Serum nachweisen. Zusammen mit der Zerstörung des Zytoskeletts gehen damit die Bewegungsabläufe im Bereich der Zellmembran und im Zytoplasma verloren. Die Zelle kugelt sich ab und

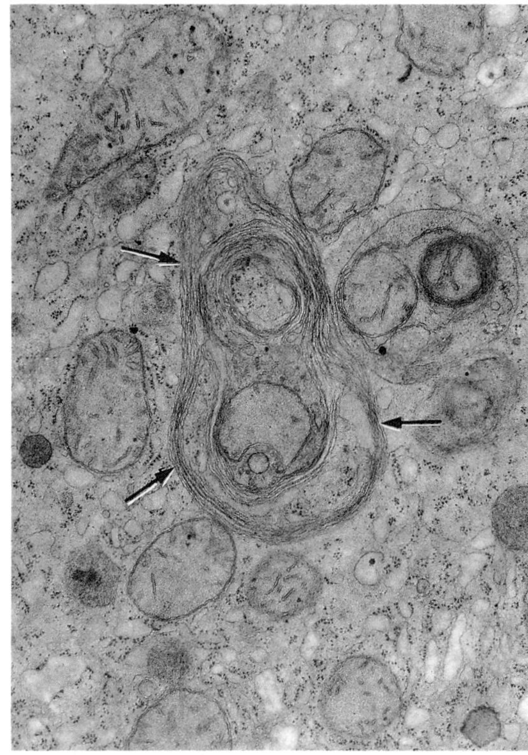

Abb. 4.**6** Fokale Zytoplasmanekrose im Rahmen der Autophagie; nekrotischer Bezirk pfeilmarkiert (Vergr. 1 : 30 000)

die funktionell ausgerichtete Organellenanordnung im Zytoplasma geht verloren. Bevor aber die Zelle in eine Todesstarre fällt, lassen sich vitalmikroskopisch gesteigerte, hektisch anmutende Bewegungsabläufe im Zytoplasma beobachten, die mit pulsierenden und ruckartigen Mitochondrienverschiebungen, wellenförmigen Bewegungen im Bereich der Zellmembran mit Pseudopodienbildungen des endoplasmatischen Retikulums sowie einer Kernrotation einhergehen. Dieses *agonale Bewegungsmuster* der Zelle samt ihren Organellen gleicht den Zellbewegungen zu Beginn der Mitose, so daß sich Zelltod und Zellneubildung ähnlich sind. Kommt nach der Gewebsschädigung eine Reperfusion zustande, so staut sich in den Zellen Calcium an: Die Nekrose-Verkalkung beginnt (S. 25).

Die bereits erwähnte *Phospholipaseaktivierung* hat neben einer Schädigung der Zell- und Lysosomenmembran auch zur Folge, daß Fettsäuren und Proteolysate freigesetzt und Arachidonatabkömmlinge gebildet werden. Dies führt im Endeffekt zu einer perifokalen Entzündungsreaktion, welche den Reparationsprozeß einleitet, wobei Prostaglandine, Leukotriene und bestimmte Adhäsionsmoleküle (ICAM-1) für die Anlockung von Granulozyten ins Nekrosegebiet (=*Nekrotaxis*) sowie auch für einen Anstieg der Körpertemperatur (=*Pyrogen*) verantwortlich sind (Abb. 4.**7a**).

Makroskopie: Herde mit Koagulationsnekrose sind anfänglich als Folge des Plasmaeinstroms aus der

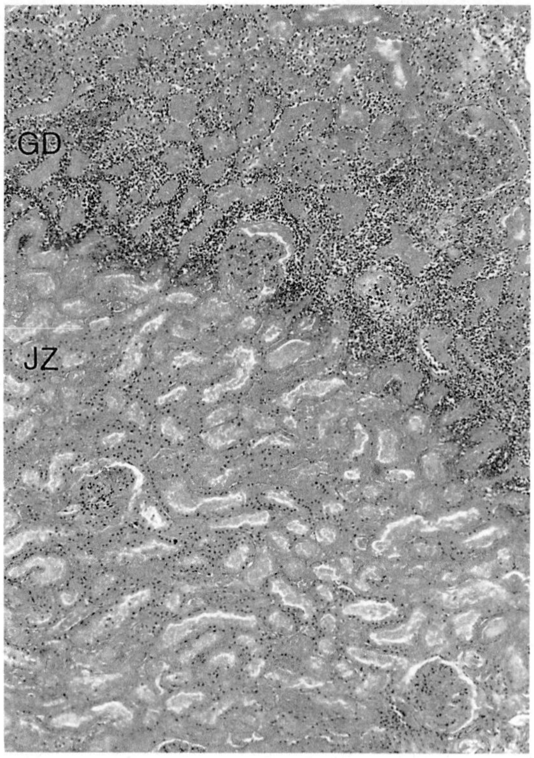

a

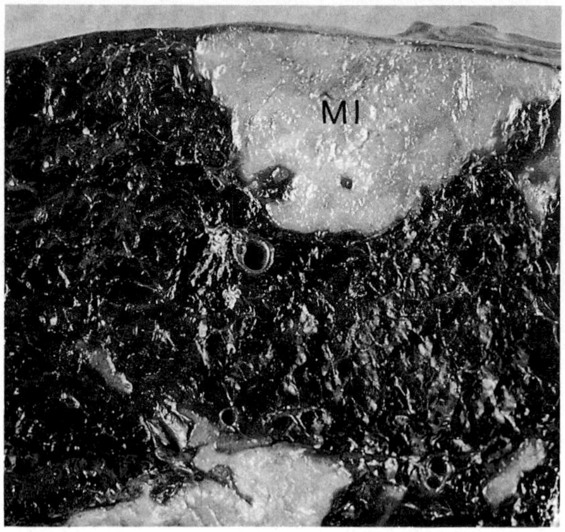

b

Abb. 4.**7a** u. **b** Koagulationsnekrose:
a Koagulationsnekrose am Beispiel eines anämischen Niereninfarktes mit alterativer Entzündung in Form einer granulozytären Demarkierung (GD) der Infarktzone (IZ) (HE, Vergr. 1 : 100)
b Koagulationsnekrose am Beispiel eines älteren anämischen Milzinfarktes (MI) mit makroskopisch gelbtrockener Beschaffenheit

Umgebung deutlich geschwollen. Ihre Transparenz ist vermindert und ihre Gewebszeichnung verwischt. Allmählich nimmt die Gewebskonsistenz zu, und das Gewebe sieht wie *„gekocht"* aus und bekommt eine in der Regel *lehmgelbe Eigenfarbe,* sofern keine zusätzlichen Faktoren wie Austrocknung, Fäulnis oder Blutung hinzukommen. Diese Veränderung der Nekrose ist frühestens 6–8 Stunden nach Beginn des Zelltodes feststellbar. Oft wird der Nekroseheerd durch einen dunkelroten Randsaum (= *hämorrhagische Randzone*) vom gesunden Gewebe abgegrenzt (Abb. 4.**7b**).

Histologie:

● *Zellkern:* Als erste histologische Veränderung fällt bei der ischämischen Nekrose die reversible Aggregation des Chromatins an der Kernmembran auf. Sie imponiert als *„Kernwandhyperchromatose"* und tritt bereits nach 15 Minuten auf (Abb. 4.**8**). Zwei Stunden später ist das Chromatin homogen verklumpt, die Kerne schrumpfen und werden kleiner, was der *Kernpyknose* entspricht. Histochemisch läßt sich zeigen, daß im Verlaufe der Kernnekrose die Histone vermehrt basische Gruppen freisetzen, so daß sie vermehrt Eosinfarbstoff binden. Sowie die Kernmembran im Rahmen der Nekrose zerstört ist, verteilen sich die Chromatinbröckel im Zytoplasma, wo sie durch die sauren Hydrolasen abgebaut werden, so daß auch der DNS-Gehalt abnimmt. Damit ist der Endzustand der *Karyolyse* etwa nach 10 Stunden erreicht (Abb. 4.**9**).

● *Zytoplasma:* Ähnlich wie der Zellkern wird auch das Zytoplasma vermehrt eosinophil. Dies ist zum einen auf den Abbau der ribosomalen RNS zurückzuführen, welche die zytoplasmatische *Basophilie* ausmacht, und beruht zum anderen auf der Proteindenaturierung, bei der vermehrt reaktive Gruppen für saure Farbstoffe frei werden. Die metaplasmatischen Zytoplasmastrukturen, wie z. B. die Myofibrillen, zerfallen zu hyalinen Schollen. Die ultrastrukturellen Veränderungen, wie sie bei der ischämischen Nekrose auftreten, sind bereits bei der Hypoxydose abgehandelt (S. 24).

Sonderformen der Koagulationsnekrose

1. Gangrän

Die Gangrän (= Brand) ist seit altersher als Folge der Mutterkornverseuchung des Getreides und dem damit verbundenen *Ergotismus* (auch Antoniusfeuer genannt) bekannt. Sie wurde als „Brand" bezeichnet, weil das zugrundegegangene Gewebe wie „verbrannt" aussieht.

● *Trockener Brand:* Er entspricht in seinen geweblichen Einzelheiten dem Summationseffekt aus Koagulationsnekrose und Austrocknung, was im allgemeinen ein Bakterienwachstum sowie einen autolytischen Zerfall verhindert. Auf diesem Prinzip beruht die Mumifizierung.

Durch den „physiologischen Brand" wird der Nabelschnurrest sequestriert, durch den „pathologischen Brand" sterben nach arteriosklerotischer Durchblutungsstörung Extremitätenteile ab (Abb. 4.**10a**).

● *Feuchter Brand:* Er kommt sowohl an Extremitäten als auch in inneren Organen vor und wird durch eine primäre und sekundäre Besiedlung mit Anaerobiern (= Fäulniserreger) hervorgerufen. Dabei wird u. a. das Hämoglobin in Verdoglobin und Eisensulfid umgewandelt, was die schwarzgrünliche Gewebsverfärbung erklärt. Das Resultat ist eine Kolliquationsnekrose (S. 140) (Abb. 4.**10b**).

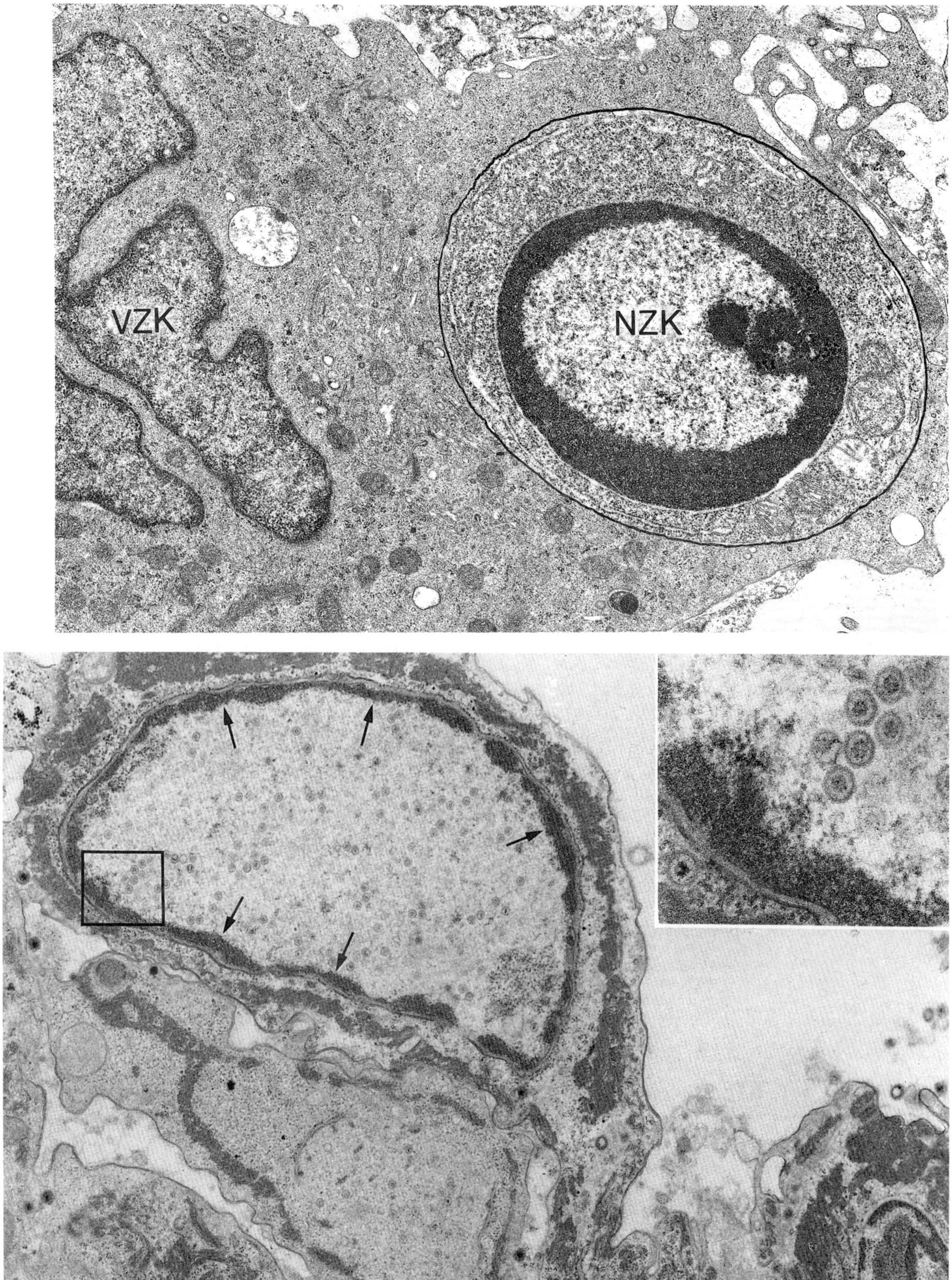

Abb. 4.**8 a** u. **b** Kernwandhyperchromatose als frühes Zeichen einer nekrobiotischen Läsion:
a Kernwandhyperchromatose in einer von einem Makrophagen phagozytierten apoptotischen Zelle. NZK = nekrotischer Zellkern, VZK = vitaler Zellkern des Makrophagen (Vergr. 1 : 15 000)
b Kernwandhyperchromatose in einer Epidermiszelle (Pfeile) mit beginnender zytopathischer Läsion bei Infektion mit Herpes-Typ 1-Viren. Beachte die beginnende Auflösung des epithelialen Zellverbandes (linke Bildhälfte) und die intraepidermale Blasenbildung (rechte Bildhälfte). Einschub markierte identische Stelle. (Vergr. 1 : 15 000; Material und Original von Schaefer)

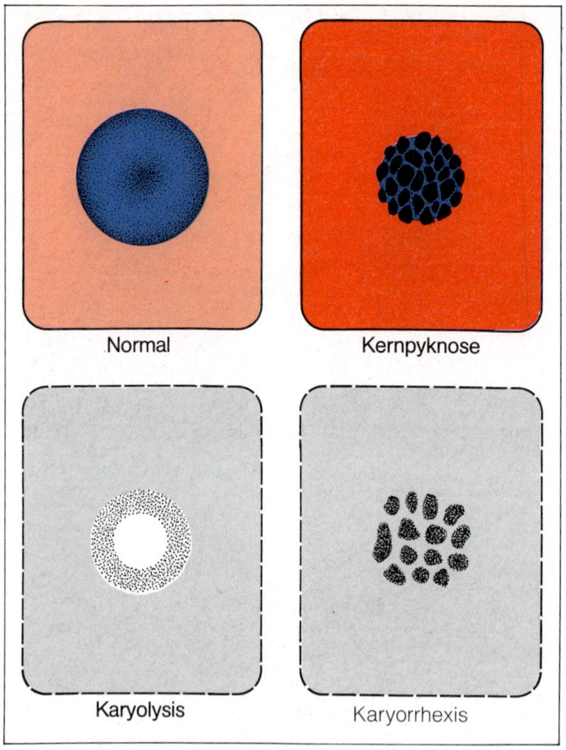

Abb. 4.**9** Formen der Zellkernnekrose: Die Kernpyknose wird meist von einer verstärkten Zytoplasmaeosinophilie begleitet, während das Zytoplasma bei der Karyolyse „verdämmert" und bei der Apoptose samt Zellkern zerbröckelt (= Karyorrhexis)

2. Schorfnekrose

Bei Koagulationsnekrose der Haut und/oder Schleimhäute bildet sich ein durch Wasserabdunstung und Fibrinexsudation weißlicher oder schmutziger und abwischbarer Belag (z. B. Salzsäureverätzung des Ösophagus).

3. Verkäsung

Bei dieser für die *Tuberkulose* typischen Art der Koagulationsnekrose gehen Gewebe und auch sehr viele Granulozyten zugrunde (= Eiter), so daß das nekrotische Gewebe einen hohen Lipidgehalt erhält, der seinerseits die lysosomale Proteolyse unterdrückt. Das Resultat ist eine Gewebsveränderung, die an krümeligen Frischkäse erinnert.

4. Fibrinoide Nekrose

Siehe S. 57 und Abb. 4.**11.**

Kolliquationsnekrose

Definition: Die Kolliquationsnekrose ist eine Form des Gewebsuntergangs, bei der es nach anfänglicher Gewebsschwellung zur raschen enzymatischen Auflösung des nekrotischen Materials kommt, was als *Erweichungsherd* (= Malazie) bezeichnet wird.

Pathogenese: Bei der Kolliquationsnekrose überwiegt offensichtlich der hydrolytische Gewebsabbau. Im Gegensatz zur Koagulationsnekrose findet man eine Kolliquationsnekrose in solchen Geweben, in denen entweder nur wenige koagulierbare Proteine vorhanden sind (z. B.Gehirn) oder Proteasen als Sekretprodukt gebildet werden (z. B. Pankreas) oder in Geweben nach Laugenverätzung (z. B. Ösophagus nach NaOH-Suizid), die von vornherein zu einer Gewebsverflüssigung durch alkalische Hydrolyse führt. Durch eine bakterielle Infektion einer Koagulationsnekrose kann es unter dem Einfluß der Leukozyten-Hydrolasen ebenfalls zu einer Gewebsverflüssigung im Sinne einer Kolliquationsnekrose kommen (z. B. infizierter Lungeninfarkt).

a

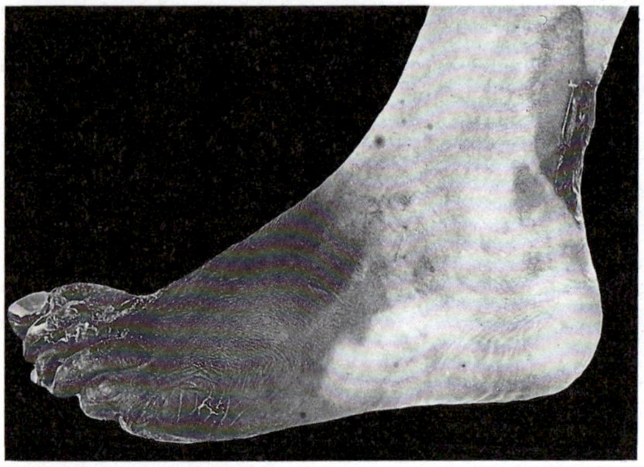

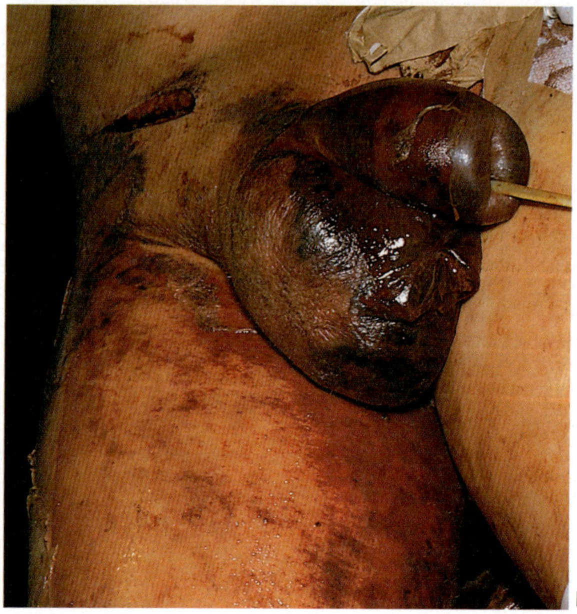

b

Abb. 4.**10a** u. **b** Gangränformen:
a Trockene Gangrän des Vorfußes nach atherosklerotischem Verschluß der Unterschenkelarterien als Makroangiopathiefolge eines Diabetes mellitus
b Feuchte Gangrän in Form einer sog. Fournier-Gangrän (= akute Gangrän des äußeren Genitales) bei einem 36jährigen 5 Tage nach einer Leistenhernienoperation mit Wundinfektion (Streptococcus putrificius) (Original: Wetterauer)

• *Gehirn:* Die Kolliquationsnekrose des Gehirns (meist eine ischämische Nekrose) wird dadurch eingeleitet, daß die äußerst geringen Energiereserven des Gehirns trotz Umstellung auf anaerobe Glykolyse rasch aufgebraucht sind, so daß die Osmoregulation der Zellen und Organellen zusammenbricht, was sich als hydropische Zellschwellung und Hirnödem äußert. Drehscheibe des Geschehens sind wieder die Mitochondrien bzw. die Mitochondriencristae, wobei die Aktivität bestimmter membrangebundener Enzyme (z. B. Zytochromoxydase) von der Wechselwirkung mit dem „Fettsäureschwanz" der Membranphospholipide abhängt. Die Bildung von Lipidperoxyden ist der Auftakt zur Inaktivierung des oxydativen Stoffwechsels. Die Freisetzung und der Einsatz der lysosomalen Hydrolasen und Proteasen erfolgt später.

• *Pankreas:* Bei der Pathogenese der Pankreas-Kolliquationsnekrose stehen die polyätiologisch ausgelöste tryptische Nekrose des Drüsengewebes und die besonderen Formen einer lipolytischen Nekrose des (peri-)pankreatischen Fettgewebes im Vordergrund (S. 790).

Morphologie: Im Falle einer Kolliquationsnekrose nimmt das Gewebe eine *matschig-schmierige Konsistenz* an und wird später verflüssigt. Werden Gefäße mit zerstört, so findet man hämorrhagische Blutungsherde. Histologisch sind die Zellen durch eine *hydropische Schwellung,* die bis zur Ballonisierung führt, charakterisiert.

Sonderformen der Kolliquationsnekrose

Fettgewebsnekrose

Pathogenese: Fettgewebsnekrosen können je nach Pathogenese in folgenden beiden Formen vorliegen:

• *Einfache Fettgewebsnekrosen:* Sie gehen auf eine hypoxische Nekrose oder auf ein mechanisches Trauma der Fettzellen (z. B. Prellung) zurück. Dabei tritt das bei Körpertemperatur flüssige Fett nach der Fettzellzerstörung als ölige Masse aus und kann je nach Menge größere Ölzysten bilden. Steht ein solcher Gewebsbezirk unter Druck (z. B. Femurfrakturhämatom, Rippenfraktur bei externer Herzmassage), so können solche Öltropfen in die Blutkapillaren eingepreßt werden und in die Lunge embolisieren (s. Fettembolie, S. 424). Im übrigen werden solche extrazellulären Fette wie Fremdkörpermaterial von den Makrophagen aufgenommen, die sich zum Teil zu mehrkernigen Schaumzellen mit zirkulärem Kernkranz (= Touton-Riesenzellen) umwandeln. Solche histiozytären Schaumzellen, welche das phagozytierte Fett abbauen, charakterisieren das resorptive Lipophagengranulom. Es demarkiert und organisiert die Fettgewebsnekrosen.

• *Lipolytische Fettgewebsnekrosen:* In diesem Falle erfolgt eine primär extraphagozytäre Hydrolyse von Triglyceriden durch die Pankreaslipase, welche im Rahmen einer akuten Pankreatitis aus geschädigten exokrinen Pankreaszellen ausgetreten ist. Unterstützt durch Trypsin, bewirkt sie eine Hydrolyse von Triglyceriden des (peri-)pankreatischen oder auch weiter entfernten Fettgewebes, ohne daß dieses Fett von Makrophagen phagozytiert worden ist. Die dabei frei werdenden Fettsäuren binden Calcium. Die resultierenden unlöslichen Kalkfettseifen fallen lokal aus und bilden feste, makroskopisch kalkspritzerartige Herde („Kerzenwachstropfen") (Abb. 4.**12**).

Demzufolge ist die lipolytische Fettgewebsnekose keine (verflüssigende) Kolliquationsnekrose.

Vorkommen und Morphologie der Fettgewebsnekrosen sind in Tab. 4.**1** zusammengestellt.

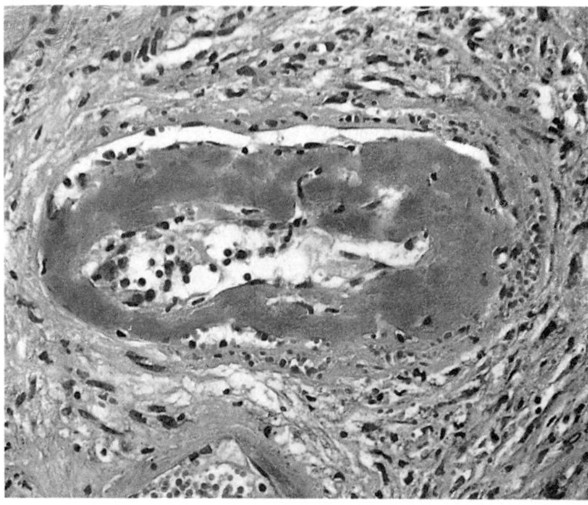

Abb. 4.**11** Fibrinoide Gefäßwandnekrose nach intravenöser Zytostatikaverabreichung (HE, Vergr. 1 : 200)

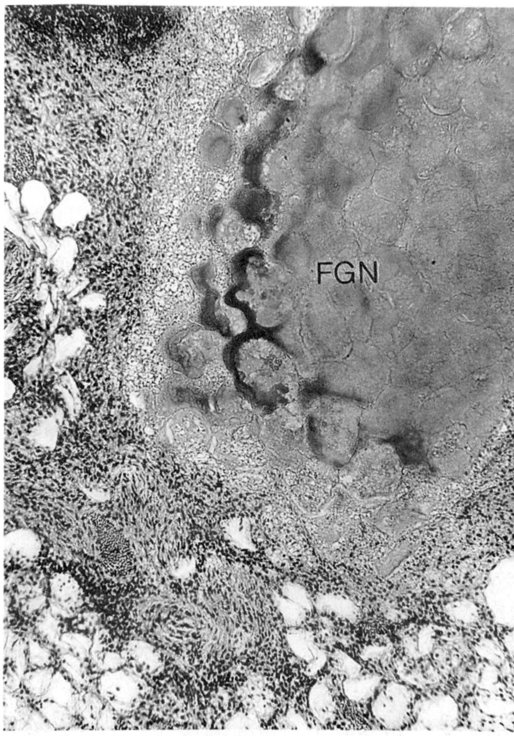

Abb. 4.**12** Fettgewebsnekrose (FGN) mit Verkalkung der Gewebetrümmer (Kalkseifenbildung) bei akuter Pankreatitis einer 47jährigen Frau (HE, Vergr. 1 : 100)

Tabelle 4.**1** Abbau- und Zerstörungsformen des Fettgewebes (FG)

Krankheit	Pathogenese	Morphologie/Klinik
1. Kongenitale generalisierte Lipodystrophie (Berardinelli-Seip-Syndrom)	dienzephale Störung	generalisierter FG-Schwund mit Abnormitäten im Fett- und Kohlenhydratstoffwechsel
2. Progressive partielle Lipodystrophie (Morbus Barraquer-Simon)	?	FG-Schwund im Gesicht und Oberkörper bei Frauen (oft kombiniert mit Diabetes)
3. Lipodystrophia localisata	Insulininjektion	lokaler FG-Schwund
4. Adiponecrosis subcutanea infantum	Druckverletzung während Geburt (oft bei diabetischer Mutter)	Lipogranulome in den abhängigen Partien
5. Fettgewebsnekrosen	a) akute Pankreatitis (S. 790) (Autodigestion)	lipolytische Nekrose, Kalkspritzer
	b) Mamma-FG-Nekrose nach Trauma nach Mastitis c) FG-Nekrose nach Injektion öliger Medikamente	Kolliquationsnekrose (einfache FG-Nekrose)
6. Pannikulitis		
a) Panniculitis nodularis non-suppurativa febrilis recidivans (Morbus Weber-Christian)	hormonell? Immunreaktion	FG-Nekrose mit Lipogranulomen (Abb. 4.**13**), meist im subkutanen FG. Dazu Fieber und rheumatische Beschwerden (ohne Vaskulitis)
b) Erythema nodosum	hyperergische Reaktionen	leukoklastische Vaskulitis (S. 412) mit Übergriff auf FG → Lipogranulome
c) Erythema induratum Bazin	Polyätiologie (z. T. Tbc)	granulomatöse Vaskulitis mit Übergriff auf FG → Lipogranulome
d) noduläre einschmelzende Pannikulitis	Ausschwemmung von Pankreasenzymen in Blutbahn bei Pankreatitis oder Pankreaskarzinom	Nekrose des subkutanen FG

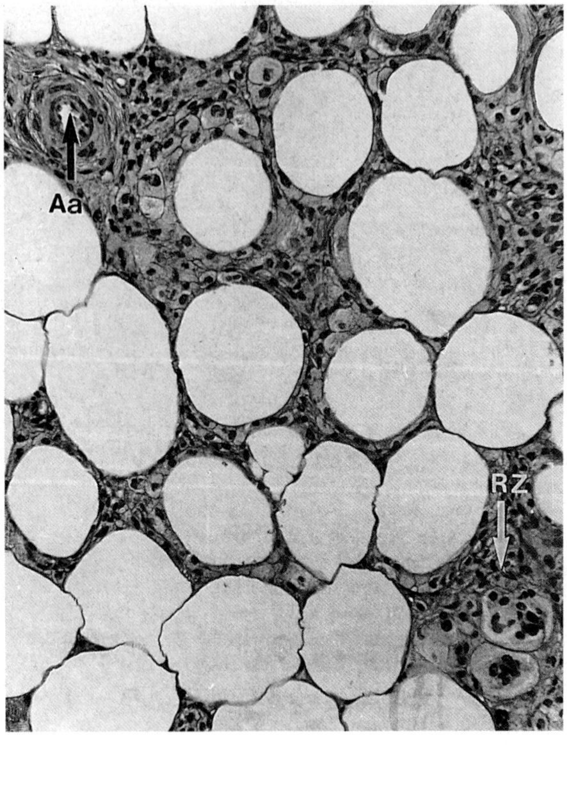

◀ Abb. 4.**13** Panniculitis nodularis non-suppurativa febrilis recidivans (Morbus Weber-Christian): Fettgewebsnekrose mit Lipogranulomen im subkutanen Fettgewebe ohne Vaskulitis mit mehrkernigen ungeordneten Riesenzellen (RZ) und zahlreichen schaumzelligen Makrophagen (Lipophagen). Beachte: keine Entzündung im Bereich der kleinen Arterie (Aa) (HE, Vergr. 1 : 200)

Schrumpfnekrose

Definition: Histologisch-ultrastruktureller Begriff für selektive Nekrose gleichartig differenzierter Zellen in einem Gewebe wegen eines zelleigenen Todesprogrammes (Apoptose), charakterisiert durch Schrumpfung und Zerplatzen der Zelleichen.

Kausalpathogenese S. 135.

Formalpathogenese: Diese Nekrose-Form wird nie von einer demarkierenden Entzündung begleitet. Sie spielt sich an einzelnen Zellen oder an Gruppen gleichartig differenzierter Zellen ab, die wie dürre Blätter von einem herbstlichen Baum – mal hier, mal dort – abfallen; sie vollzieht sich morphologisch nach folgendem Fahrplan:

- *Kernperiphere Chromatinverklumpung:* Der letzte Schritt im Caspase-vermittelten Zelltodprogramm besteht in der Aktivierung der Endonuklease und der durch sie ausgelösten DNS-Fragmentierung, was histologisch an der (meist) halbmondförmigen Chromatinverklumpung im Kernmembranbereich zu erkennen ist. Danach lösen sich die Zellkontakte auf, und die sterbende Zelle kugelt sich ab.

- *Zytoplasmablasenbildung:* Wenig später stülpen sich an mehreren Stellen der Zelloberfläche Blasen aus.
- *Apoptosekörperbildung:* Die sterbende Zelle zerfällt, ebenso wie der Zellkern (= Karyorrhexis) explosionsartig in mehrere Teile (= Apoptosekörper), die anfänglich noch strukturell intakte Organellen enthalten. Erst später fragmentiert das Zisternensystem des endoplasmatischen Retikulums, und die Mitochondrien enthalten flockige Verdichtungen.
- *Apoptosekörpersequestrierung:* Das weitere Schicksal der abgestorbenen Zellen besteht darin, daß sie a) in ein Drüsenlumen abgestoßen oder b) von Nachbarzellen und/oder Makrophagen phagozytiert werden (Abb. 4.**8a**; 4.**14**). Die für den Abraum vorgesehenen Zellen müssen aber entsprechend gekennzeichnet sein. Dazu wird durch die in Gang gesetzte Caspasen-Kaskade der innen liegende Membranbaustein Phosphatidyl-Serin nach außen gewendet. Dieses Phosphatidyl-Serin wird so von den Scavenger-Rezeptoren erkannt und markiert den Makrophagen eine Zelleiche, die weggeschafft werden muß. In einem Zellverband bringt das Phosphatidyl-Serin die gesunden Zellnachbarn dazu, das Protein Clustrin zu bilden. Clustrin lagert sich auf der Zelleiche ab, so daß die Nachbarzellen sie anhand eines besonderen Rezeptors (Megalin) aufspüren und verschlingen können, ohne Spuren zu hinterlassen.

Vorkommen: Apoptose und Schrumpfnekrose sind konstante Elemente der Mausergewebe und finden sich dort besonders häufig nach Hyperthermie, Bestrahlung und Zytostase. Ebenso ist die Apoptose für den Zellverlust im Rahmen der numerischen Atrophie und für den Abraum überschüssig gebildeter Entzündungszellen nach überstandener Entzündung verantwortlich. In benachbarten Zellen lösen zytotoxische T-Lymphozyten über Apoptose die sog. Satellitennekrose aus. Schließlich ist die Apoptose ein wesentlicher Schritt in der Tumorgenese, denn dadurch werden die Tumorzellen „unsterblich" (Tumorzell-Immortalisierung).

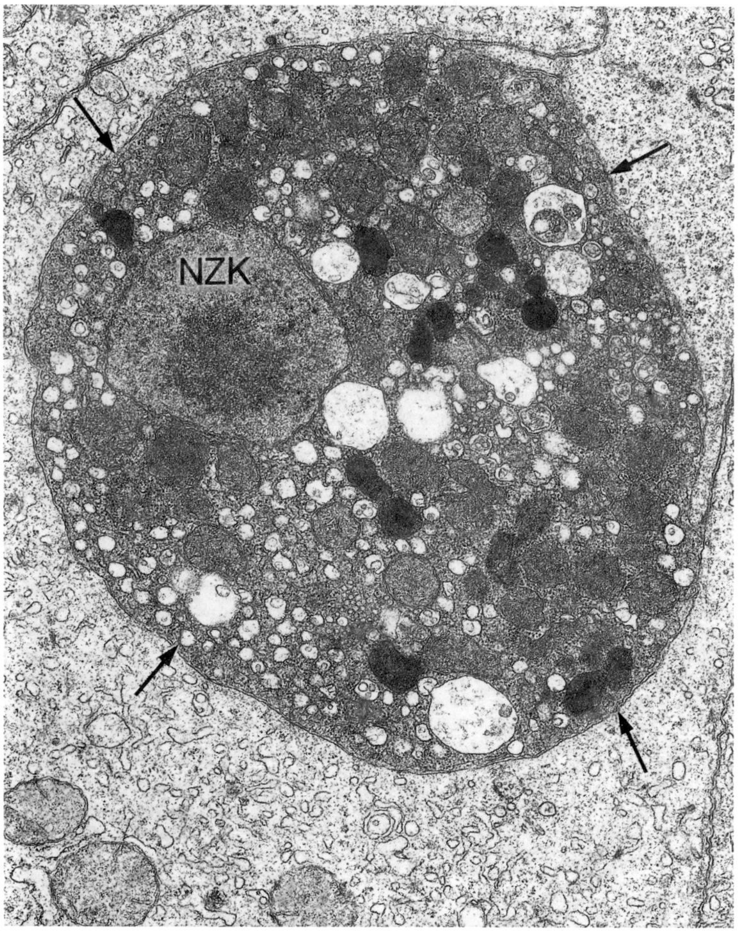

Abb. 4.**14** Schrumpfnekrose: Eine apoptotische Leberzelle (pfeilmarkiert) wird von einer benachbarten Leberzelle phagozytotisch „verschlungen". Die apoptotische Zelle ist insgesamt geschrumpft und verdichtet. Dies gilt vor allem für den Zellkern (NZK = nekrotischer Zellkern). Die Mitochondrien sind durch Schrumpfung etwas kleiner, aber noch weitgehend intakt. Lediglich das endoplasmatische Retikulum ist als Zeichen der Schädigung vesikuliert.

Autolyse

Definition: Sterben Zellen zusammen mit dem Gesamtkörper oder von ihm getrennt ab (z. B. amputiertes Bein), so kann der Organismus nicht mehr mit abgrenzenden (= leukozytäre Demarkation), abräumenden (= *Heterolyse*, Phagozytose) oder reparativen (= Regeneration, Vernarbung) Mechanismen antworten. Der Organismus löst sich zunächst selbst durch die in ihm enthaltenen katabolen, meist lysosomalen Enzyme auf (= *Autolyse)* und geht sekundär unter Mitwirkung der postmortal oder bereits intravital von der inneren (= Darmlumen) oder äußeren Körperoberfläche (= Haut) in den Organismus eingedrungenen anaeroben Bakterien in Fäulnis über.

Morphologie: Die histologischen Veränderungen der Organe sind in den ersten 24 Stunden im allgemeinen nicht tiefgreifend. Ultrastrukturell verschwinden zuerst die Peroxysomen, dann das endoplasmatische Retikulum und erst später die Mitochondrien. Zellkern und Zellmembran sind die autolyseresistentesten Strukturen und können selbst in gut erhaltenen ägyptischen Mumien noch nachgewiesen werden. Die metaplasmatischen Strukturen wie Myofibrillen sind noch nach Wochen nachweisbar.

Auf der Stufe der Organe zeigen die Magenwand in Form der *Gastromalacia acida,* das Pankreas und die Nebennieren in Form einer *Gewebszerfließlichkeit* die frühesten autolytischen Veränderungen; die bindegewebsreichen Gewebsstrukturen wie Knorpel, Sehne, Gefäße hingegen zerfallen sehr viel später (vgl. Abb. 13.**30b**; S. 765).

Literatur

Subletale Zellschädigung

Böhm, N., B. Moser: Reversible hyperplasia and hypertrophy of the mouse liver induced by a functional charge with phenobarbital. Beitr. Path. 157 (1976) 283

Bond, J. A., et al.: Escape from senercence in human diploid fibroblasts induced directly by mutant p53. Oncogene 9 (1994) 1885

Dohm, G.: Verhandlungen der Deutschen Gesellschaft für Pathologie. 59. Tagung (Hauptthema: Biologie des Alterns) 59 (1975)

Farber, J. L., et al.: The pathogenesis of irreversible cell injury in ischemia. Amer. J. Pathol. 102 (1981) 217

Fine, L.: The biology of renal hypertrophy. Kidney Int. 29 (1986) 619

Fine, L. G., T. Bradley: Adaption of proximal tubular structure and function: Insights into compensatory renal hypertrophy. Fed. Proc. 44 (1985) 2723

Gkenasy, A.: Cellular population system as substrates of pathological processes. Morph. Embryol. 35 (1989) 173

Hayflick, L.: The biology of human aging. Adv. Pathobiol. 7 (1980) 21

Olson, C. B.: A review of why and how we age. Mech. Ageing. Develop. 41 (1987) 1

Pfeifer, U.: Kinetic and subcellular aspects of hypertrophy and atrophy. Int. Rev. Exp. Pathol. 23 (1982) 1

Riede, U. N., et al.: Einfluß des Hungers auf die quantitative Zytoarchitektur der Rattenleberzelle. Beitr. Path. 149 (1973) 347, 150 (1973) 246

Riede, U. N., G. W. Moore: Quantitative pathology by means of symbolic logic. CRC Crit. Rev. Tox. 11 (1983) 279

Riede, U. N., et al.: Symbolic logic model of cellular adaptation. Mathemat. Modelling 7 (1986) 1301

Rohr, H. P., U. N. Riede: Experimental metabolic disorders and the subcellular reaction pattern. Curr. top. pathol. 58 (1973) 1

Starkson, N. F.: Cardiac myocyte hypertrophy is associated with c-myc oncogen expression. Proc. Nat. Acad. Sci. 83 (1986) 8348

Thorgeirsson, S. S., et al.: Expression of the multidrug-resistant gene in hepatocarcinogenesis and regenerating rat liver. Science 236 (1987) 1120

Winick, M.: Hunger Disease. Wiley, New York 1979

Letale Zellschädigung

Armiger, L. C., et al.: Morphologie and biochemical changes in autolysing dog heart muscle. Lab. Invest. 34 (1976) 357

Beaulaton. J.: Programmed cell death. Histochem. J. 18 (1986) 527

Bessis, M.: Cell death. Triangle 9 (1970) 191

Grigg, J. M., et al.: Neutrophil apoptosis and clearance from neonatal lungs. Lancet 338 (1991) 720

Jasmin, G.: Kinetics and Patterns of Necrosis. Karger, Basel 1989

Judah, J. D., et al.: Pathogenesis of cell necrosis. Fed. Proc. 24 (1965) 1217

Keppler, D.: Pathogenesis and Mechanism of Liver Cell Necrosis. MTP, Lancaster 1975

Lane, D. P.: p53, guardian of the genoma. Nature 358 (1992) 15

Lockshin, R. A., J. Beaulaton: Programmed cell death. J. Ultrastruct. Res. 46 (1974) 63

Majno, G., et al.: Cellular death and necrosis. Virchows Arch. 333 (1960) 421

Owens, G. P., J. J. Cohen: Identification of genes involved in programmed cell death. Cancer Metast. Rev. 11 (1992) 149

Penttilä, A., A. Ahonen: Electronmicroscopical and enzyme histological changes in the rat myocardium during prolonged autolysis. Beitr. Path. 157 (1976) 126

Riede, U. N., et al.: Einfluß einer einstündigen Autolyse auf die quantitative Ultrastruktur der Rattenleberzelle. Beitr. Path. 157 (1976) 391

Searle, J., et al.: Necrosis and apoptosis. Pathol. Ann. 17 (1982) 229

Seeman, Ph.: Ultrastructure of membrane lesions in immune lysis, osmotic lysis and drug-induced lysis. Fed. Proc. 33 (1974) 2116

Trump, B. F., A. U. Arstila: Cell injury and cell death. In La-Via, M. F., R. B. Hill: Principles of Pathobiology. Oxford University Press, New York 1971 (p. 9 ff)

Wyllie, A. H.: Apoptosis. J. Path. 153 (1987) 313

Wyllie, A. H., et al.: Cell death: the significance of apoptosis. Int. Rev. Cytol. 68 (1980) 251

Chemische Zellschädigung

Gifte sind Stoffe, die mit Zellen oder Geweben chemische Reaktionen eingehen und sie schädigen. Eine wesentliche Voraussetzung für die Wirkung eines Giftes ist seine Resorbierbarkeit und seine daraus folgende Anreicherung am Wirkort sowie seine Kontaktnahme mit den Gewebszellen. Darüber hinaus hängt die Schädlichkeit eines Giftes von seiner Konzentration und seiner Einwirkungsdauer ab. Im Organismus angelangt, entwickeln vor allem die hydrophilen Gifte ihre zellschädigende Wirkung, indem sie sich an bestimmte zelluläre Strukturen binden, während sich die lipophilen Substanzen vornehmlich im Fettgewebe anreichern. Von der schier unbegrenzten Zahl möglicher Wirkungsmechanismen giftiger Fremdsubstanzen ist die Beeinflussung von Enzymen an erster Stelle zu nennen. Dabei handelt es sich vorrangig um Enzymhemmung, um Entkoppelung biochemischer Reaktionen, Letalsynthesen, Inaktivierung von Metalloenzymen durch Metallionenentzug oder Hemmung des Elektronentransportes in der Atmungskette. Andere Giftstoffe entwickeln ihre schädliche Wirkung, indem sie das Hämoglobin so verändern, daß es nicht mehr für den Sauerstofftransport taugt. Eine große Gruppe von Giftstoffen und auch Arzneimitteln hemmt die neurohumorale Erregungsübertragung oder greift in den genetischen Apparat oder in die Proteinsynthese oder in den Immunapparat ein. Ferner ist eine ganze Reihe von Stoffen in der Lage, am Ort ihrer ersten Kontaktnahme direkte Gewebsschäden auszulösen. Nach entsprechender Interaktion mit dem Gift versuchen die Zellen des betroffenen Gewebes die giftige Substanz entweder enzymatisch abzubauen oder durch Anschwemmung von Körperflüssigkeiten (Sekretion, Exsudation) am Schädigungsort zu verdünnen. Nur bei hoher Giftkonzentration geben die Zellen den Abwehrkampf auf und werden nekrotisch.

Im folgenden wird an illustrativen Beispielen das nahezu unendliche Panorama chemischer Schädigungsmöglichkeiten aufgezeigt, mit denen sich unser Organismus auseinanderzusetzen hat und an die er sich weitgehend adaptieren kann. Außer Maus und Ratte, die ihn trotz seiner Vergiftungskampagnen durch die Zivilisation begleiten, macht ihm dies kein anderes Lebewesen nach.

Arzneimittel schädigen die Blutzellen je nach Pharmakon in Form von *Anämien, Agranulozytosen* und *Purpurablutungen,* die Haut vorwiegend in Form von *Exanthemen.* Darüber hinaus setzen sie Leberzellschäden in Form von *hepatitisartigen* Bildern und rufen tubuläre und glomeruläre *Nierenschäden* hervor, die zum akuten Nierenversagen führen können.

Umweltgifte: Die Palette dieser Gifte ist breit. Exemplarisch werden die wichtigsten und/oder schwerwiegendsten davon besprochen: Die häufigste Intoxikation mit einer gasförmigen Noxe ist die *CO-Vergiftung,* die durch Interferenz mit dem Blutfarbstoff eine Hypoxydose auslöst, sowie die Intoxikation mit bleihaltigen Abgasen, die vor allem zu Anämien und Nervenschädigungen führt. Einen weit in die Nahrungskette von Mensch und Tier eingreifenden Schaden verursacht das Insektizid *DDT,* mit dem in der 3. Welt immer noch die Malaria bekämpft wird. *Asbest,* früher bedenkenlos industriell eingesetzt (Isoliertechnik), rächt sich als Umweltstaub mittlerweile bei entsprechend exponierten Patienten in Form von besonderen Lungentumoren (Mesotheliome).

Alimentäre Gifte: Neben den zwar seltenen, aber molekularpathologisch bekannten Vergiftungen mit dem *Knollenblätterpilz* (Verwechslung mit Champignons!), ist vor allem der *Äthylalkohol* nicht nur ein Suchtmittel, sondern auch ein schweres Organgift für Leber, Gehirn und Embryo mit epidemieartiger Verbreitung.

Medikamentöse Läsionen

Die Kenntnis der arzneimittelbedingten Zellschäden ist sowohl für den behandelnden Arzt als auch für den Pathologen von besonderer Wichtigkeit, denn jährlich sterben etwa 5% aller hospitalisierten Patienten an den Folgen von Arzneimittelnebenwirkungen und damit an den entsprechenden Zellschäden. Ein Drittel aller Zwischenfälle ist auf rezeptfreie Arzneimittel zurückzuführen. In vielen Fällen aber wird die schädliche Arzneimittelwirkung durch entsprechende Überdosierung vom betreffenden Patienten in suizidaler und/oder demonstrativer Absicht „gewünscht". In jedem Falle sind solche bewußt gesetzten Zellschäden stumme Hilfeschreie an das soziale Umfeld, die, bevor sie zur Diagnose gelangen, auch vom Arzt „gehört" werden sollten.

Die *unerwünschten Reaktionen* des Organismus auf Arzneimittel bestehen in: a) *Nebenwirkungen* (z. B. Streptomycin-Innenohrschädigung), b) *überschießende Wirkung* (z. B. auf normale Insulindosis), c) *Wechselwirkung* mit anderen Drogen (z. B. Alkohol und Antiepileptika), d) *Arzneimittelüberempfindlichkeit* (z. B. Penicillinallergie). Während die Anzahl der Arzneimittel, welche zellschädigende Nebenwirkungen hervorrufen, ins Uferlose geht, ist das Spektrum ihrer Zellschädigungsmuster begrenzt und umfaßt in erster Linie a) Schädigung der zellulären und molekularen *Blutbestandteile,* b) *Haut-* und *Schleimhautschädigungen,* c) *Leberzellschäden,* d) glomeruläre und tubuläre *Nierenschäden,* e) *Lungenschäden* und f) *neurale Schäden.*

1. Medikamentöse Blutzellschäden

Pathogenese: Diese Schädigungsart gehört zu den häufigsten, oft auch zu den schwerwiegendsten und umfaßt die *Agranulozytose, aplastische, megaloblastische* und *hämolytische Anämien* sowie *Thrombozytopenien.* In einigen Fällen haben die Arzneimittel einen direkten toxischen Effekt auf die Blutzellen, in anderen Fällen schädigen sie die Blutzellen über eine Überempfindlichkeitsreaktion, wobei bestimmte genetische Störungen die pathogenetische Voraussetzung für solche Zellschäden sind. So löst beispielsweise bei einem Individuum mit einem angeborenen *Glucose-6-Phosphatdehydrogenase-Mangel* (S. 531) eine Antimalariatherapie mit Primaquin eine hämolytische Anämie aus. Die Pathogenese der wesentlichen blutschädigenden Medikamente ist in Tab. 4.**2** zusammengestellt.

2. Medikamentöse Hautschäden

Exantheme: Die Haut stellt bei den unerwünschten Arzneimittelreaktionen das häufigste Manifestationsorgan dar. Grundsätzlich beruhen die schwerwiegendsten medikamentösen Hautschäden auf Überempfindlichkeitsreaktionen (S. 190) Typ I (= *anaphylaktische Reaktion*), Typ III (= *Immunkomplexkrankheit*) und Typ IV (= *Spättyp*). Dabei wird

Tabelle 4.**2** Medikamente mit blutschädigender Nebenwirkung

Medikament	Pathogenese	Morphologie
Zytostatika und Immunsuppressiva	DNS-Synthesehemmung Mitosehemmung	Erythroblastenphthise Panzytopenie
Acetylsalicylat	Hemmung der Plättchenaggregation durch Hemmung der Prostacyclin- und Thromboxansynthese. Überempfindlichkeitsreaktion Typ I	hämorrhagische Diathese selten/„Aspirin-Ulkus"
Pyrazolonderivate (z. B. Phenylbutazon)	verstärkt Antikoagulantien Überempfindlichkeitsreaktion Typ II Meth-Hb-Bildung	Agranulozytose
Aminophenole (z. B. Phenacetin)	akut: Überempfindlichkeitsreaktion Typ II chronisch: Hb-Synthesestörung	Immungranulozytopenie allergisch-thrombozytopenische Purpura immunhämolytische Anämie
Chloramphenicol	Knochenmarksdepression bei individueller Überempfindlichkeit („Idiosynkrasie")	Panzytopenie Agranulozytose
Sulfonamide	Hb-Oxydation Hämatopoesehemmung Überempfindlichkeitsreaktion Typ II	Panzytopenie hämolytische Anämie allergisch-thrombozytopenische Purpura
Penicilline	Überempfindlichkeitsreaktion Typ II	immunhämolytische Anämie
Phenothiazinderivate (Tranquilizer)	akut: Überempfindlichkeitsreaktion Typ II chronische Unterdrückung der Granulopoese	Agranulozytose
Propylthiouracil (Thyreostatika)	Unterdrückung der Granulopoese	Agranulozytose allergische Vaskulitis
Chininderivate (Antimalaria, Antiarrhythmika)	Überempfindlichkeitsreaktion Typ II	immunhämolytische Anämie allergisch-thrombozytopenische Purpura
Antikonvulsiva	Unterdrückung der Erythropoese	Erythrozytenaplasie

beim Typ I eine exsudative Entzündungsreaktion vornehmlich durch eine Histaminfreisetzung ausgelöst, die lokalisierte angioneurotische Ödeme und urtikarielle Exantheme (= *Nesselfieber*) zur Folge hat. Teilweise kann die Exsudation so stark sein, daß die Epidermis blasenförmig abgehoben wird.

In Fällen mit Überempfindlichkeitsreaktion vom Typ III werden die Hautveränderungen durch allergische Gefäßentzündungen im Kutisbereich ausgelöst, die von der leukoklastischen bis zur nekrotisierenden Vaskulitis reichen können (S. 454). In diesen Fällen findet man in der Regel Exantheme, die gewöhnlich als Urtikaria imponieren, aber bis zu blasenförmigen Abhebungen und Zerstörung der Epidermis führen können (Lyell-Syndrom). Eine ganze Reihe von Medikamenten entwickelt sog. *fixe Exantheme*. Darunter versteht man erythematöse oder erythematobullöse Läsionen, die sich unter Hinterlassung von bräunlicher Pigmentierung wieder langsam zurückbilden und nach jeder erneuten Einnahme des gleichen Medikamentes in gleicher Form und an der gleichen Stelle wieder auftreten (Abb. 4.**15**). Das fixe Arzneimittelexanthem ist vermutlich eine Variante des *Erythema exsudativum multiforme* (Tab. 4.**3**).

Kontaktdermatitis: Ihr und der Photodermatitis liegt eine Überempfindlichkeit vom Typ IV, oft zusammen mit Typ I, zugrunde. Bei der Kontaktdermatitis wirken die auslösenden Arzneimittel als Haptene und können Immunreaktionen (S. 190) mit differenter Spezifität auslösen, indem sie z. B. zytophile Antikörper gegen eine erste, humorale Antikörper gegen eine zweite und eine zellgebundene Immunreaktion gegen eine dritte Antigendeterminante bilden.

Photodermatitis: Sie beruht entweder auf einer photoallergischen oder phototoxischen Reaktion (S. 160).

3. Medikamentöse Leberschäden

Da die meisten Medikamente entweder die Leber passieren und/oder in der Leber abgebaut, inaktiviert oder ausscheidungsfähig gemacht werden, ist die Zahl der leberschädigenden Medikamente, Drogen und Gifte entsprechend umfangreich. Die Medikamente können die *Leberzellen* selbst (z. B. Halothan), zum Teil auch die intrahepatischen *Gallenwege* (z. B. Chlorpromazin), die *venösen Gefäße* (z. B. kontrazeptive Steroide) oder die *RHS-Zellen* der Leber (z. B. Thorotrast) schädigen. Das morphologische Spektrum der Leberschädigung umfaßt einerseits Veränderungen, wie sie durch eine akute Virushepatitis hervorgerufen werden, und Formen der intrahepatischen Cholestase und andererseits intrahepatische Gefäßverschlüsse und Tumoren. Mehr über dieses für den behandelnden Arzt wichtige Kapitel ist im Abschnitt „Hepatopathologie" (S. 766) zu erfahren.

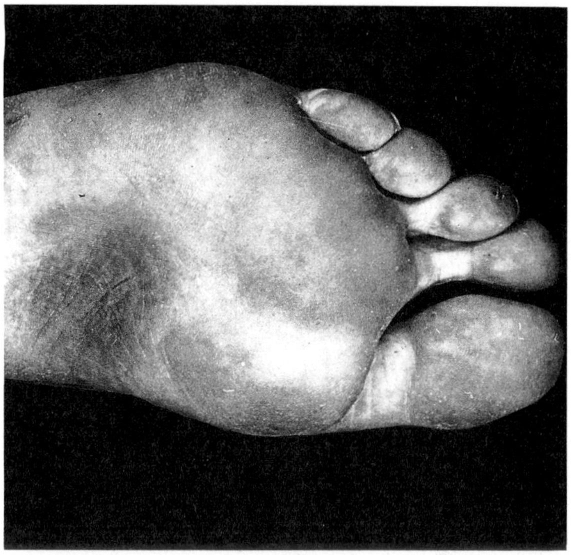

Abb. 4.**15** Fixes Arzneimittelexanthem auf der Fußsohle, nach jeder Barbiturateinnahme wiederkehrend (42jährige Frau)

4. Medikamentöse Nierenschäden

Eine große Zahl biologischer Produkte (z. B. Pilzgifte) oder chemische Stoffe und Medikamente rufen oft zusammen mit anderen Organstörungen strukturelle und/oder funktionelle Nierenveränderungen hervor. Viele Arzneimittel oder deren harnpflichtige Metabolite greifen entweder an bestimmten *Tubulusabschnitten*, am *Glomerulus*, an den *Gefäßen* oder am *Interstitium* an. Die nephrotoxischen Substanzen können dabei selektiv die Tubulusepithelien zerstören und so zur Tubulusnekrose führen oder verändern nach ihrer Diffusion ins Markinterstitium die proteoglykanhaltige Grundsubstanz so, daß sie als Folge einer interstitiellen Nephritis vernarbt. Andere Arzneimittel üben ihre nierenschädigende Wirkung über eine Überempfindlichkeitsreaktion Typ I, III oder IV aus und rufen allergische Angiitiden und eine allergische Glomerulonephritis hervor. Schließlich können auch alle Medikamente, welche primär hämolytische Nebenwirkungen zeigen, sekundär zu einer *Chromoproteinnephrose* (S. 809) führen. Die wesentlichen nephrotoxischen Substanzen sind in Tab. 4.**4** zusammengestellt.

5. Medikamentöse Lungenschäden

Einige Arzneimittel ziehen auch die Lunge in Mitleidenschaft, entweder a) im Rahmen einer allergischen Mitbeteiligung der Lunge und/oder Pleura, was sich als *toxisches Lungenödem* (DAS-Syndrom S. 618), eosinophile Pneumonie oder entzündliche pleuropulmonale Fibrose äußern kann, oder b) durch eine direkte Schädigung der Alveolar- und/ oder Bronchialepithelien mit nachfolgender *chronisch-interstitieller Pneumonie* (= CIP) oder BOOP-

Tabelle 4.**3** Medikamente mit hautschädigender Nebenwirkung (Überempfindlichkeitsreaktion = ÜR; S. 190ff)

Medikament	Pathogenese	Morphologie
Penicilline	Haptenwirkung ÜR Typ IV und/oder Typ I	atopisches Ekzem, wenn in Nahrung; morbilliforme, skarlatiniforme oder urtikarielle Exantheme, Kontaktdermatitis, Exantheme
Cephalosporine	Haptenwirkung ÜR Typ I	Exantheme wie nach Penicillin
Tetracycline	ÜR Typ I und/oder Typ IV	fixe Exantheme, Photodermatitis, Phototoxizität
Griseofulvin (Mykostatikum)	ÜR Typ I und/oder Typ IV	Photodermatitis
Sulfonamide	Haptenwirkung ÜR Typ I	fixe Exantheme, Exantheme wie nach Penicillin, selten auch Erythema exsudativum multiforme
	z. T. auch ÜR Typ I und/oder Typ IV	Photodermatitis (Photoallergie, Toxizität)
Chloroquin (Antimalaria)	ÜR Typ I (Typ III ?)	fixe Exantheme, Exantheme wie nach Penicillin evtl. bullöse Dermatitis
Hydralazin (Antihypertonikum)	ÜR Typ III	urtikarielle Exantheme Lupus-erythematodes-ähnliches Syndrom
Chlorpropamid (Antidiabetikum)	ÜR Typ III	Urticaria exfoliativa bis zur Dermatitis
	ÜR Typ I und/oder Typ IV	Photodermatitis
Barbiturate	ÜR Typ III	fixe Exantheme, erythematöse, makulöse, urtikarielle Exantheme bis zur bullösen Dermatitis oder Erythema exsudativum multiforme
Chlorpromazin (Tranquilizer)	Haptenwirkung ÜR Typ I und/oder Typ IV	Photodermatitis: urikarielle Exantheme Hyperpigmentation
Acetylsalicylat	Haptenwirkung ÜR Typ I ÜR Typ III (seltener)	 fixe Exantheme, Exantheme wie nach Penicillin exfoliative Dermatitis
Promethazin (Antihistaminikum)	ÜR Typ IV und/oder Typ I	Kontaktdermatitis
Pyrazolonderivate (Analgetikum)	ÜR Typ I	fixe Exantheme mit Erythema multiforme oder pemphigusartigen Effloreszenzen
synthetische Östrogene (Antikonzeptivum)	ÜR Typ I und/oder Typ IV	Photodermatitis (Phototoxizität) Chloasma uterinum

Tabelle 4.**4** Nephrotoxische Medikamente

	Tubulusschädigung	Glomerulonephritis	Interstitielle Nephritis	Allergische Angiitis	Hämolyse
Penicilline	(+)	+	(+)	+	(+)
Cephalosporine	+		(+)		
Rifampicin	+	+			+
Sulfonamide		+		+	
D-Penicillamin	+	+		+	
Phenylbutazon	+	+	+		
Salicylate	+				
Hydantoin		Glomerulonephrose			
Phenacetin	+?		+		
Röntgenkontrastmittel	+	+	+	+	
Antazida	Nephrokalzinose				

Tabelle 4.**5** Lungenschädigende Medikamente (L = Lunge)

Medikament	Pathogenese	Pathologie
Penicilline	allergisch	L.-Ödem
Sulfonamide	allergisch	eosinophile Pneumonie
Paraaminosalicylsäure	allergisch	eosinophile Pneumonie
Busulfan	DNS-Synthesehemmung Alveozyten-Typ-I-Nekrose	DAS, CIP
Bleomycin	DNS-Strangbrüche und Synthesehemmung Alveozyten-Typ-I-Nekrose	DAS, BOOP, VOK
β-Rezeptorenblocker	Schädigung der L.-Endstrombahn evtl. Alveozytennekrose	DAS, CIP, BOOP
MAO-Hemmer	allergisch-toxisch	DAS
Antikonvulsiva (Phenytoin)	allergisch	BOOP, CIP
orale Antidiabetika	allergisch	eosinophile Pneumonie
Methysergid	allergisch-entzündlich?	entzündlich-pleuropulmonale, -perikardiale, -retroperitoneale Fibrose
Amphetamin-Anorektika	toxisch	L.-Arterienfibrose pulmonale Hypertonie

DAS = diffuses Alveolarschadensyndrom; BOOP = Bronchiolitis-obliterans-organisierende Pneumonie-Syndrom;
CIP = chronisch-interstitielle Pneumonie; VOK = Venookklusionskrankheit.

Syndrom (S. 645) oder c) durch eine Schädigung der Lungenarterien oder -venen. Die wichtigsten lungenschädigenden Arzneimittel sind in Tab. 4.**5** zusammengestellt. Die formale Pathogenese dieser Lungenveränderungen wird im Kapitel „Lungenpathologie" gesondert besprochen (S. 617).

6. Neurale Medikamentenschäden

(S. 1052, 1091)

Peristatische Läsionen

Die rasante Entwicklung der Industrie sowie die Bevölkerungsexplosion bringen es mit sich, daß die vier lebenswichtigen Urelemente *Wasser, Erde, Luft* und *Licht* (= Strahlung) durch chemische Gase, Stäube, Giftstoffe und Atommüll in zunehmendem Maße verseucht sind.

Im folgenden sollen unter den zahlreichen Umweltgiften einige Stoffe mit besonders weitreichenden Schädigungsfolgen herausgegriffen und ihre Auswirkungen auf den menschlichen Organismus exemplarisch besprochen werden. Dazu gehören das *Kohlenmonoxyd* und *Blei* als Abgasinhaltsstoffe, das *DDT* als Hauptvertreter erntesteigernder Schädlingsbekämpfungsmittel und *Asbest* als Vertreter der luftverschmutzenden Stäube:

1. Kohlenmonoxydintoxikation

Das Kohlenmonoxyd (= CO) ist das heimtückischste und weitverbreitetste Giftgas. Es entsteht vor allem bei unvollständiger Kohlenstoffverbrennung. Seine Hauptquellen sind Heizöfen, Benzinmotoren und Tabakrauch (Zigaretten!).

Pathogenese: Das Hämoglobin (= Hb) hat eine 210mal größere Affinität für CO als für O_2. Das gebildete Carboxyhämoglobin (COHb) kann keinen Sauerstoff mehr aufnehmen und setzt nur langsam wieder CO frei. Ferner verstärkt das vorhandene COHb die Stabilität des Hb-O_2-Komplexes, so daß die O_2-Freisetzung behindert ist, dies bedingt eine Raucherpolyglobulie (S. 541) und eine Raucherdysmyelopoese. Ein Raucher mutet somit seinen Geweben mit der Inhalation einer einzigen Zigarette eine Verminderung der verfügbaren Sauerstoffmenge zu, die einem plötzlichen Aufstieg von Meereshöhe auf 1300 m gleichkommt.

Morphologie: Bei der *akuten CO-Vergiftung* macht sich der Gewebeschaden erst bemerkbar, wenn der Patient 3–5 Tage überleben konnte. In solchen Fällen findet man hämorrhagische Nekrosen im Bereich der Basalganglien und lamelläre Nekrosen in der grauen Rindensubstanz. Ferner können subendokardiale Nekrosen angetroffen werden.

Bei *chronischer CO-Vergiftung* wird an den gleichen Organorten eine zystische Degeneration bzw. Vernarbung erfolgen, bei schwangeren Frauen können Keimschäden bis hin zum intrauterinen Fruchttod auftreten.

2. Bleiintoxikation

Blei wird für sehr viele Zwecke benötigt, so zur Herstellung von Farben, Batterien und als Benzinzusatz in Form des Bleitetraäthyls. In den USA sind vor allem Kinder in den Elendsvierteln betroffen, weil die älteren Gebäude (Baujahr vor 1940) mit bleihaltigen Anstrichen versehen sind, die nun abblättern und von den Kindern oft wegen des süßlichen Geschmackes gelutscht werden. Bei einer Resorption von 0,5 mg Blei pro Tag kommt es zu einer toxischen Akkumulation. Die bleihaltigen Abgase werden vom Menschen inhaliert oder werden, nachdem sie von den Pflanzen über den Regen aufgenommen worden sind, dem Organismus in Form von Fruchtsäften oder Milch wieder zugeführt. Eine nicht seltene Quelle chronischer Bleivergiftungen stellen bleihaltige Glasuren bestimmten Keramikgeschirrs dar.

Kausale Pathogenese: Das Blei wird im Gastrointestinaltrakt resorbiert (hohe Calciummengen und damit Milch wirken dem entgegen) und zur Hauptsache im Skelettsystem anstelle des Calciums abgelagert. Blei hemmt den *osteoklastären Knochenumbau,* verweilt so über mehrere Jahre im Knochengewebe (= *metaphysäre Bleilinien* im wachsenden Skelett) und wird langsam wieder ins Blut freigegeben. Von dort aus gelangt es in die verschiedenen Organgewebe. Innerhalb der Zelle blockiert das Blei als Schwermetall bestimmte sulfhydrylhaltige Enzyme der *Hämsynthese* und führt damit wiederum zu einem Verlust an hämhaltigen Enzymen, vor allem der mitochondrialen und mikrosomalen Zytochrome.

Das Blei wird intrazellulär in teilweise riesigen Lysosomen konzentriert und in den Mitochondriengranula abgelagert. Es hemmt die ribosomale *Proteinsynthese,* schädigt vor allem das endoplasmatische Retikulum und hemmt die *Mitochondrienneubildung* sowie die *Zellatmung.* Blei wird ferner in den Kernen der Nierentubuli (zum Teil auch in kortikalen Gliazellen) abgelagert und bildet bleihaltige *Kerneinschlußkörperchen.* Dort interferiert es mit der DNS- und RNS-Synthese und hemmt die *DNS-Reparaturmechanismen,* so daß es zu einer gesteigerten Tubulusepithelproliferation, im Langzeitversuch sogar zu *Nierenkarzinomen* kommt.

Formale Pathogenese: Die pathologischen Effekte des Bleis manifestieren sich vorwiegend an folgenden Organsystemen: Nervensystem, hämatopoetisches System und Nieren.

- *Anämie:* Blei hemmt die δ-Aminolävulinsäure-Dehydrogenase sowie die Koproporphyrin-III-Decarboxylase und damit die *Hämsynthese.* Ferner hemmt es die Ferrochelatase und damit den Eiseneinbau ins Häm. Daraus resultiert eine *hypochrome* (weil zuwenig Häm), *sideroachrestische* (weil keine Eisenverwertung) *Anämie.* Die *basophile Tüpfelung* im Zytoplasma findet man mehr in den Normoblasten als in den Erythrozyten. Sie besteht aus Ribosomenklumpen und ist für die chronische Bleiintoxikation typisch. Da gleichzeitig auch die ATPase in der Erythrozytenmembran gestört ist, findet man schließlich auch eine vermehrte *Hämolyse.*
- *Encephalopathia saturnina:* Sie tritt meist bei Kindern auf. Ihre Pathogenese ist noch ungeklärt. Eine hypoxydotische Endothelschädigung wird vermutet. Die höchsten Bleikonzentrationen im Gehirn liegen in der grauen Rindensubstanz und in den Basalganglien. In diesen Hirnregionen findet man auch Ganglienzelluntergänge, zum Teil mit Markscheidenuntergängen, was von einer Astrozyten- und Mikrogliaproliferation begleitet wird (S. 1051).
- *Polyneuropathie:* Sie beruht auf einer *segmentalen Demyelinisierung* (S. 1091) und Axondegeneration, betrifft beim Kind die untere Extremität (Peronäuslähmung), beim Erwachsenen den Arm (Radialislähmung).
- *Bleinephropathie:* Sie manifestiert sich als *Tubulonephrose* (Fanconi-Syndrom) und ist auf die gestörte Mitochondrienfunktion und die Kernschädigung zurückzuführen. Die Tubulusschädigung kann bis zur Atrophie fortschreiten.

3. Insektizidintoxikation Typ DDT

Für die Entdeckung der insektiziden Wirkung des DDT (= Dichlor-Diphenyl-Trichloraethan) wurde der Schweizer Chemiker Müller 1948 mit dem Nobelpreis ausgezeichnet. Das DDT wirkt in äußerst geringen Mengen auf Fliegen, Wanzen und Milben als *Kontaktgift,* vermutlich indem es die Erregungsleitung der Insekten unterbricht.

So segensreich die Wirkung dieses Stoffes war, so stellte es sich jedoch heraus, daß dieses Gift vom Säugetierorganismus nicht inaktiviert und nicht ausgeschieden werden kann. Vielmehr wird das DDT als lipophile Substanz im Fettgewebe sequestriert, so daß es sich mit der Zeit im Organismus anreichert (= *kumulativ-toxische Wirkung*). Hinzu kommt, daß sich das DDT verheerend auf unser *Ökosystem* auswirkt. Das DDT erfährt eine fortlaufende Konzentrierung in der Nahrungskette: Mikroorganismen → Plankton → Wasserkrebschen → Fische, an deren Ende bestimmte Vogel- und Tierarten sowie der Mensch stehen. Da sich das lipophile DDT im Dotter anreichert, führt es zur Ausrottung ganzer Tierarten.

Pathogenese: DDT kann von den Enzymen des menschlichen Organismus nicht abgebaut werden und wird vor allem in Fettgewebe, Leber und Gehirn abgelagert. In der Leber induziert es bestimmte Isoenzyme der mikrosomalen Monooxygenasen (Cytochrom-P-450- und NAPH-Cytochrom-c-Reduktase) sowie der Arylkohlenwasserstoff-Hydroxylase, hemmt aber gleichzeitig kompetitiv das Cytochrom P 450. Ultrastrukturell äußert sich dies in einer SER-Proliferation (S. 18). DDT ist *mutagen* und *karzinogen,* indem es als *Promotor* wirkt.

Das DDT hat auch einen *rachitogenen Effekt,* indem es über die mikrosomale Enzyminduktion das in der Haut unter der UV-Wirkung des Sonnenlichtes zu Cholecalciferol umgewandelte Vitamin D im SER der Leber vermehrt zu 25-Hydroxycholecalciferol und inaktiven Metaboliten aufhydroxyliert. Dadurch wird das Vitamin D in gesteigertem Maße gallefähig und ausgeschieden, bevor es seine calciumresorptive Wirkung ausüben könnte. Als Folge davon werden Eierschalen der DDT-gefährdeten Tiere (z. B. Seeadler) dünner und poröser. Die Gelege trocknen aus und werden brüchig.

Die Wechselwirkung des DDT mit den mikrosomalen Entgiftungsenzymen bewirkt eine Schädigung der Leber- und Nierenepithelien. In der Leber hemmt es darüber hinaus die Apolipoproteinsynthese und ruft dadurch auch eine Leberverfettung hervor. Da sich das DDT in der Leber vorwiegend im Leberfett ablagert, weisen Patienten mit einer pathologischen Leberverfettung einen auffällig höheren DDT-Gehalt auf. Dies gilt vor allem für die nutritiv-toxische Leberzirrhose.

DDT ist in den Industriestaaten aus dem Handel gezogen. In Staaten der dritten Welt wird es zur *Malariabekämpfung* weiterhin angewandt. Hier muß man die kumulativ-toxische Wirkung, deren Ausmaß man in bezug auf den Menschen noch nicht kennt, in Kauf nehmen. Bedenkt man, daß lediglich stillende Mütter über das Fett in der *Muttermilch* sich des DDT teilweise entledigen können und daß durch einen Hungerzustand über den Depotfettabbau mit einem Mal toxische DDT-Mengen im Organismus freigesetzt werden, so wird die Gefahr dieser Substanzgruppe für die Menschheit noch deutlicher.

Morphologie: Organisch gelöstes DDT wird rasch durch Haut, Lunge und Magen-Darm-Trakt resorbiert. Bei akuter Vergiftung wirkt es vor allem auf Kleinhirn und motorischen Kortex mit Krämpfen. Bei chronischer Vergiftung findet man Leberverfettung und Leberzellnekrosen, Nierentubulusschäden sowie degenerative Ganglienzellveränderungen.

4. Asbestose

Asbest ist ein *Sammelname für hydratisierte Silikate,* die hitzebeständig sind und bei der mechanischen Zerkleinerung in Fasern zerfallen. Es wird unter anderem zur Herstellung von Zement, Textilien, Isolationsmaterial, Gummireifen und Bremsbelägen verwendet. Arbeiter im Baugewerbe, Schiffbau und Wärmetechnik sind deshalb ebenso wie Anwohner von asbestverarbeitenden Fabriken besonders den Asbeststäuben ausgesetzt. Ferner bedeutet der Straßenstaub in Städten, welcher mit dem Abrieb von Autoreifen und Bremsbelägen und folglich mit Asbest angereichert ist, auch für die Stadtbewohner Gesundheitsgefährdung, denn Asbest bewirkt eine Pneumokoniose und induziert bei kurzzeitiger Exposition und einer Latenz von mehr als 10 Jahren Mesotheliome, aber auch Adenokarzinome. Sowohl die Mesotheliome (BeKV Nr. 4105) als auch die Adenokarzinome (BeKV Nr. 4104) werden nach entsprechender Exposition als Berufserkrankungen anerkannt. Asbest wird in verschiedenen Varianten gewonnen. Am schädlichsten scheinen Stäube des Krozidolits zu sein.

Pathogenese: Die Asbestfasern werden als Staubpartikel in der Lunge vor allem von den Makrophagen, aber auch von den Alveozyten aufgenommen. Nach ihrer Verschleppung über die Lymphabtransportroute gelangen sie auch ins Lungeninterstitium, wo sie von den Fibroblasten einverleibt werden. Schließlich gelangen sie auch über die oberflächlich periphere Lymphdrainage des Lungenparenchyms in die pleuralen Mesothelzellen und über die Achse: Sputum–Darmtrakt–Lymphe in die peritonealen Mesothelien. Allgemein werden Asbestfasern von einer

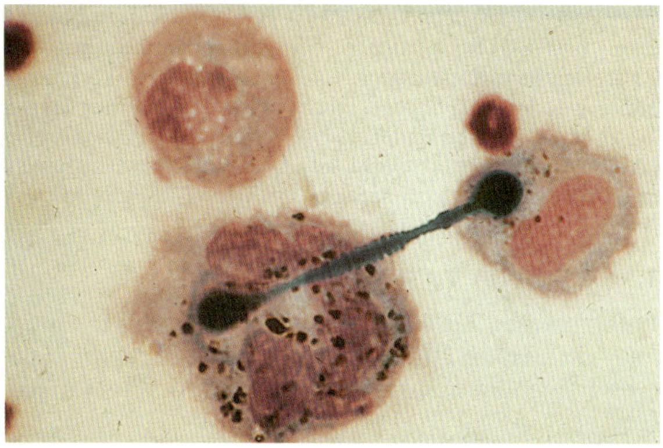

Abb. 4.**16** Asbestkörperchen in Alveolarmakrophagen aus Bronchiallavagenmaterial mit positivem Eisennachweis (Blaufärbung). (May-Grünwald, Berliner Blau, Vergr. 1:800)

Länge bis zu 5 µm ganz und ab 25 µm nur noch teilweise phagozytiert. Im Zytoplasma der Makrophagen kommen die Asbestfasern in lysosomale Vakuolen zu liegen, wo sich alsbald wie bei der Silikose Wasserstoffbrücken zwischen den Silikaten des Asbests und der Lysosomenmembran bilden, so daß schließlich bereits nach einer Woche die Lysosomen aufbrechen und ihren entzündungsfördernden Inhalt sowie die Asbestpartikel ins Interstitium entleeren und/oder fibroblastenproliferative Faktoren abgeben. Nach der Asbestphagozytose reichern die Phagozyten Ferritin an, das zusammen mit Kalk und Protein um die Asbestnadeln abgelagert wird. Dadurch werden die Asbestnadeln histologisch als *Asbestkörperchen* sichtbar (Abb. 4.**16**). Auf welchem Wege Asbest *karzinogen* wirkt, ist noch unklar. Gesichert ist seine Wirkung als *Kokarzinogen* zum *Zigarettenrauch.*

Morphologie: Als typische Krankheitsbilder ruft Asbest eine *Pneumokoniose,* Pleuraplaques sowie pleurale und peritoneale *Mesotheliome* hervor. Es ist ferner auch für die Zunahme der peripheren *Adenokarzinome* in der *Lunge* verantwortlich.

Alimentäre Läsionen

Der normale tierische Organismus ist mit einer Reihe instinktiver Mechanismen ausgerüstet, die ihn optisch und geruchlich sowie geschmacklich die für ihn bekömmliche Nahrung suchen und auswählen läßt. Hier macht der Mensch eine Ausnahme. Er hat im Verlaufe der Evolution gelernt, Feuer und Rauch zur Nahrungszubereitung zu gebrauchen, und sein Riechorgan hat sich zugunsten anderer Hirnleistungen zurückgebildet. Dadurch erklärt sich einerseits die hohe Anzahl an Vergiftungen durch Pilze und andere pflanzliche Produkte, die optisch zum „Anbeißen" schön aussehen, und andererseits das Phänomen des Rauchens und des Alkoholismus. Denn beides sind Abfallprodukte der biologischen Verbrennung, gegen deren Einverleibung sich jedes gesunde Tier mit aller Gewalt sträubt.

Neben den Endotoxinen (z. B. Salmonella typhimurium) und Ektotoxinen (z. B. Clostridium botulinum) von Bakterien in verunreinigter Nahrung abgesehen, kommt es immer wieder zu tödlichen Pilzvergiftungen. An der Spitze dieser Vergiftungen findet sich der grüne *Knollenblätterpilz* (Amanita phalloides), wohl wegen seiner Verwechslungsmöglichkeit mit den kulinarisch begehrten *Champignons*.

1. α-Amanitin-Vergiftung

Pathogenese: Das α-Amanitin ist ein Oktapeptid und das Hauptgift des Knollenblätterpilzes. Die Giftmenge eines einzigen Pilzes kann bereits tödlich sein.

Der zytopathische Effekt des α-Amanitins besteht darin, daß es in der Leber selektiv an die Hepatozytenkerne gebunden wird und die DNS-abhängige RNS-Polymerase B hemmt. Ein Molekül Amanitin verbindet sich mit einem Molekül RNS-Polymerase, so daß die Transkription gehemmt wird und keine Messenger-RNS entsteht. Dadurch sistiert schließlich auch die Protein- und Lipoproteinsynthese. Die Hauptgiftwirkung erhält das Amanitin erst durch seine Konjugation mit Albumin. In dieser Form wird es nämlich von den RHS-Zellen der Leber (und auch von den Tubulusepithelien der Niere) aufgenommen; nach lysosomaler Albuminabspaltung schädigt es primär die Sinusendothelien und die Kupffer-Zellen und erst sekundär die Hepatozyten.

Morphologie: Die Leberzellkerne weisen als typisches Vergiftungszeichen ein verklumptes Chromatin sowie eine *Segregation* der *Nukleolenbestandteile* auf, während das Zytoplasma eine *Verfettung* und *hydropische Schwellung* bis zur läppchenzentral lokalisierten *Nekrose* aufweist. Die Schädigung der sinusoidalen Leberzellen, der Nierentubuli und Herzmuskelendothelien, verbunden mit einer Hyperämie und Hämostase, geht auf das Amanitin-Albumin-Konjugat zurück und ist Ausgangspunkt für ein intravasales *Gerinnungsgeschehen* (S. 415), das sich in Myokard-, Nieren-, Lungen- und Magen-Darm-Blutungen äußert.

Klinik: Nach einer Latenz von 12–24 Stunden tritt Übelkeit, Erbrechen und Durchfall ein. Danach symptomloses Intervall. Bald danach machen sich schmerzhafter Ikterus und Zeichen eines toxischen Kreislaufschocks bemerkbar.

2. Alkoholismus

Definition: Die alkoholischen Zellschäden gehören zu den häufigsten Zivilisationserkrankungen und werden meist als Folgeerscheinung der Sucht (= Alkoholismus) beobachtet. Für einen Alkoholiker bezeichnend ist, daß das Maß seines Alkoholkonsums a) das Maß der *Trinkgewohnheit* der Gesellschaft übersteigt, b) seine *Gesundheit* schädigt, c) seine *zwischenmenschliche Beziehungen* und/oder d) seine *Lebensqualität* beeinträchtigt und e), daß er körperlich und psychisch vom fortgesetzten Alkoholkonsum abhängig ist.

Pathogenese: Nach seiner Resorption im oberen Magen-Darm-Trakt verteilt sich der Alkohol (= Äthanol) rasch in allen Geweben und wird unabhängig von der getrunkenen Alkoholmenge in konstanter Menge (100 mg pro Stunde, pro kg Körpergewicht) abgebaut. In der Leber wird der Alkohol durch die Alkoholdehydrogenase des Cytosols, durch die Katalase der Peroxysomen sowie durch das mikrosomale äthanoloxydierende System des SER oxydiert. Dabei entsteht Acetaldehyd. In einem weiteren Schritt wird es zu Acetyl-CoA weiter oxydiert, das zusammen mit dem vermehrt anfallenden $NADH_2$ zur Fettsynthese verwendet wird. Schließlich wird das Acetyl-CoA im Citratzyklus, meist der Muskulatur, zu CO_2 und H_2O abgebaut.

Wenngleich der toxische Effekt des Äthanols im einzelnen noch nicht vollständig gesichert ist, so scheint der toxische Alkoholmetabolit, das *Acetaldehyd,* für die meisten Zellschäden verantwortlich zu sein: Das Acetaldehyd hemmt die ribosomale Eiweißsynthese sowie die Abgabe der Proteine (= Albumin, Transferrin) und Lipoproteine (= Prä-β-Lipoprotein = VLDL).

Es hemmt auch die *mitochondriale Proteinsynthese,* wodurch vor allem Untereinheiten der Cytochrome und ATPase und die mitochondriale Biogenese leiden. Folge davon ist die Entstehung von *Riesenmitochondrien* mit parakristallinen Cristaeeinschlüssen und einer Unterbrechung der Atmungskette in den Leber- und Herzmitochondrien.

Alkohol und Acetaldehyd scheinen auch, ähnlich wie das Spindelgift Griseofulvin, das mikrotubuläre System anzugreifen und über einen noch nicht geklärten Weg zu einer herdförmigen Ansammlung von präkeratinhaltigen Polypeptiden in den Hepatozyten zu führen, die histologisch als *Mallory-Körper* (= alkoholisches Hyalin) imponieren (Abb. 2.**32**). Folge davon sind zusammen mit dem ATP-Mangel Störungen des zellulären Transportes in Form einer reduzierten Lipoprotein- und Albuminausscheidung aus den Hepatozyten sowie eine Beeinträchtigung des mukoziliären Transportes (Pneumonieneigung). Schließlich fördert eine chronische Alkoholexposition die Darmpermeabilität, so daß vermehrt Hepatotoxine, Bakterien und Bakteriengifte wie Endotoxin in die Blutzirkulation geraten.

Im Gegensatz zur Alkoholdehydrogenase läßt sich das mikrosomale alkoholoxydierende Enzymsystem durch Alkohol induzieren, was als *SER-Proliferation* (S. 18) imponiert.

Da sich ein Alkoholiker gleichsam „flüssig" ernährt, leidet er an einer chronischen *Unterernährung* mit Eiweiß- und Vitaminmangel. So ist der Folsäuremangel für die sideroachrestische Anämie und der Pyridoxalmangel unter anderem für die *Leberverfettung* (S. 766) und für das *Wernicke-Korsakoff-Syndrom* (S. 1049) verantwortlich. Die Pathogenese der alkoholischen Osteoporose ist noch ungeklärt.

Morphologie: Der chronische Alkoholabusus ist ein Risikofaktor und bei Männern mittleren Alters die Hauptursache für einen vorzeitigen Tod. Die erhöhten γ-GT-Werte im Blut sind dabei ein wichtiger diagnostischer und prognostischer Faktor: Trinker mit hohen γ-GT-Werten haben ein sechsfach höheres Mortalitätsrisiko. Der chronische Alkoholismus führt zur *Alkoholhepatitis* und *Leberzirrhose,* aus der sich zum Teil Leberzellkarzinome entwickeln.

Der chronische Alkoholabusus induziert im Knochenmark stereotype Befunde, die eine Myelodysplasie (S. 550) phänokopieren (= *alkoholische Dysmyelopoese*). Am häufigsten dabei ist eine ineffektive erythropoetische Hyperplasie mit Linksverschiebung, begleitet von einer makroblastären Reifungsstörung (80%). Hinzu kommt noch eine lyosomale Eisenspeicherung in Erythroblasten und Erythrozyten (70%) und im Spätstadium auch in Plasmazellen (Plasmazellsiderose).

Das gehäufte Auftreten der *Ösophaguskarzinome* bei den Obstschnapstrinkern wird mit dem erhöhten *Nitrosamingehalt* der „Obstler“ sowie auch mit der Induktion einer für die Kanzerogenaktivierung essentiellen Mischoxidase vor Ort in Zusammenhang gebracht.

Die alkoholische *Myopathie* und *Kardiomyopathie* (Bierherz) hat außer der Verfettung und Hypertrophie kein selbständiges morphologisches Substrat. Über das pathologische Bild der alkoholischen *Neuro-* und *Enzephalopathie* und *Pankreatitis* wird noch berichtet.

Der chronische Alkoholabusus hat aber anscheinend auch einen *protektiven Effekt* auf die Gefäße und hemmt die Entwicklung der *Arteriosklerose* (S. 437).

Literatur

Battegay, R.: Autodestruktion. Huber, Bern 1989

Bird, G. L. A., et al.: Increased plasma tumor necrosis factor in severe alcoholic hepatitis. Ann. intern. Med. 112 (1990) 917

Bork, K.: Kutane Arzneimittelnebenwirkungen. Schattauer, Stuttgart 1985

Budde, R., H.-E. Schaefer: Smokers Dysmyelopoese – Bone marrow alterations associated with cigarette smoking. Pathol. Res. Pract. 185 (1989) 347

Budde, R., U. Hellerich, H.-E. Schaefer: Die alkoholische Dysmyelopoese. Verh. Dtsch. Ges. Path 75 (1991) 534

Caranasos, G. J.: Drug-associated deaths of medical inpatients. Arch. Int. Med. 136 (1976) 872

Cottier, H.: Pathogenese. Springer, Berlin 1980

Goyer, R. A., B. C. Rhyne: Pathological effects of lead. Int. Rev. Exp. Pathol. 12 (1973) 1

Feuerlein, W.: Alkoholismus: Definition, Diagnose, Krankheitsbegriff. Lebensversicher. Med. 43 (1991) 21

Gossweiler, B., P. J. Meier-Abt: Aktuelles zur Vergiftung mit dem Knollenblätterpilz Amanita phalloides. Schweiz. Ärzteztg. 72 (1991) 1439

Mendelson, J. H., N. K. Mellow: Biologic concomitants of alcoholism. New Engl. J. Med. 301 (1979) 912

Mullick, F. G., et al.: Morphologic changes in adverse drug reactions in infants and children. Human Pathol. 8 (1977) 361

Remmer, H.: Tabakrauch: der für den Menschen gefährlichste Schadstoff in der Luft unserer Umwelt. Dtsch. med. Wschr. 112 (1987) 1054

Riede, U. N., G. W. Moore: Quantitative pathology by means of symbolic logic CRC-Crit. Rev. Tox. 11 (1983) 279

Ryan, K. J.: Diethylstilbestrol: twenty-five years later. New Engl. J. Med. 298 (1978) 794

Schäfer, H.: Toxische Organschädigung. Versicherungsmed. 41 (1989) 29

Schaefer, H.-E.: Plasmazellsiderose. In: Zytologische Hämatopathologie. Beitr. Onkol. 38 (1990) 196

Tashkin, D. P.: Subacute effects of heavy marijuana smoking on pulmonary function in healthy men. New Engl. J. Med. 294 (1976) 125

Velvart, J.: Toxikologie der Haushaltsprodukte. Huber, Bern 1988

Wieland, Th.: Peptides of Poisonous Amanita Mushrooms. Springer, Berlin 1986

Physikalische Zellschädigung

Physikalische Zellschäden sind als Anpassungsreaktionen an physikalische Noxen aufzufassen. Sie können systemische und lokale Gewebsläsionen hervorrufen und umfassen neben mechanischen Verletzungen, die im Rahmen der Wundheilung besprochen werden, vorwiegend thermische, elektrische und aktinische Schäden. Bei all diesen Schäden erweist sich recht oft die Beeinträchtigung des terminalen Strombettes als Schrittmacher der resultierenden Gewebsläsion.

Thermische Schäden: *Lokale* Kälte- und Hitzeeinwirkungen rufen an der Haut ähnliche, in Stadien faßbare Gewebsschäden hervor. Demgegenüber bewirkt eine *systemische* Hitzeexposition einen *Hitzschlag* (häufig assoziiert mit intravasaler Gerinnung), eine entsprechende Kälteexposition eine *Erfrierung* (häufig assoziiert mit Gefäßthrombosierung).

Stromschäden werden abhängig von Widerstand und Spannung durch die Stromstärke bestimmt. Dabei kommt es je nach Stromstärkenbereich im einfachsten Fall nur zu Verkrampfungen der Skelettmuskulatur, im schwersten zu Herzstillstand und Verbrennung.

Aktinische Schäden werden durch korpuskuläre oder elektromagnetische Strahlen verursacht. *Elektromagnetische Strahlen* breiten sich mit Lichtgeschwindigkeit aus. Sie bewirken in Form von Mikrowellen oder Infrarot vorwiegend thermische Gewebsverletzungen; bei Exposition mit Licht oder Ultraviolett kommt es nach Überschreiten der individuellen Lichtschutzfaktoren zu Lichtdermatosen. *Korpuskuläre Strahlen:* Strahlung bedeutet nichts anderes als „Energiewanderung durch den Raum". Die verschwindend kleine Masse und aberwitzig hohe Geschwindigkeit der radioaktiven Teilchen macht verständlich, daß man ihre Exposition weder sieht noch spürt. Unter den radiogenen Zellschäden sind die Folgen der zellulären Membranschäden zwar eindrucksvoll, die DNS-Schäden aber folgenschwerer (Nekrose, Tumor). Bei den radiogenen Spätschäden ist die Schädigung der kleinen und größeren Gefäße in Form der Strahlenvaskulopathie schuld an den meisten Organschäden.

Strahlenschäden lassen sich jedoch auch therapeutisch nutzen, wobei unterschiedliche Tumoren auch unterschiedlich sensibel gegenüber Strahlen sind. Hierfür hat der Strahlentherapeut Erfahrungswerte. Er nimmt vor allem schnellwachsende, mitosereiche, undifferenzierte und/oder embryonale Tumoren ins Visier.

Thermische Läsionen

Der Mensch gehört zu den homoiothermen Lebewesen. Sein Organismus steigert die Wärmeproduktion beim Erwachsenen über Muskelzittern mit Glykogen- und Fettsäuren als Energiequellen, beim Säugling zitterfrei durch Verbrennung des braunen Fettgewebes. Die Wärmeabgabe wird durch eine Steigerung des Wärmetransportes im zirkulierenden Blut und durch Steigerung der Hautdurchblutung sowie durch Schweißverdunstung gesteuert. Die Signale zu einer Wärmeabgabe und -produktion werden durch Kälterezeptoren der Haut und durch Wärmerezeptoren im Körperinnern über die Hinterstränge des Rückenmarkes dem Hypothalamus zugeleitet.

Hitzeschäden

Allgemeine Pathogenese: Die lebende Säugetierzelle kann nur in sehr begrenztem Maße eine gesteigerte Zufuhr von Wärmeenergie überstehen. Dies gilt besonders für Krebszellen (*Krebstherapie* mit Hyperthermie!). Hitze und damit Temperaturen über 50 °C bedeuten für die Zelle eine molekulare Bombardierung, welche zu einer Dissoziation der makromolekularen Enzymproteinkomplexe, zu einer Peroxydation der Membranlipide und schließlich auch zu einer Proteindenaturierung führt. Dem beugt die Zelle durch Bildung von sog. Hitzeschockproteinen (= Streßproteinen) vor, welche bis zu einem gewissen Grad im Sinne einer Thermotoleranz die Integrität der Proteinquartärstrukturen innerhalb einer Zelle aufrechterhalten. Als Reaktion auf eine subletale thermische Zellschädigung nimmt zuerst die intrazelluläre Organellenbewegung, vor allem der Mitochondrien, zu und die Zellmembran bewegt sich lebhaft wellenförmig. Auf eine letale Hitzeschädigung reagieren die Mitochondrien von allen Zellorganellen am frühesten in Form von Schwellung und Cristolyse. Erst später zerfallen die Polyribosomen und lösen sich von den RER-Membranen ab;

das Membransystem des RER kontrahiert sich als Folge der Proteindenaturierung, und das Kernchromatin verklumpt. Gleichzeitig hört die intrazytoplasmatische Organellenbewegung sowie die Verformung der Zellmembran auf. Die resultierende Zellnekrose entspricht somit einer Koagulationsnekrose, zumal die lysosomalen Enzyme vor ihrem proteolytischen Einsatz hitzekoaguliert sind.

1. Hitzschlag

Ätiologie: Auslösende Ursachen eines Hitzschlages (= Hitzepyrexie) sind eine zu hohe Umgebungstemperatur, verbunden mit einer erheblichen Luftfeuchtigkeit und/oder einer verminderten Möglichkeit, Wärme abzugeben infolge a) *Muskelarbeit,* b) ungeeigneter *Kleidung* oder *Fettleibigkeit,* c) *Ermüdung* oder d) mangelhafter körperlicher *Kondition* oder auch *klimatischer Anpassung.*

Personen mit bestimmten vorbestehenden Krankheiten, die mit einer Durchblutungsstörung (z. B. *Diabetes mellitus*) oder einer Schweißsekretionsstörung (z. B. *Ichthyosis* = Fischschuppenkrankheit infolge abnormer Verhornung) belastet sind, sowie Personen mit hitzeexponierter oder wärmeproduzierender Tätigkeit (Soldaten, Grubenarbeiter, Hochleistungsathleten) sind dabei besonders gefährdet.

Pathogenese: Nähert sich die *Kerntemperatur* der gefährlichen Grenze von *41 °C,* so besteht akute Lebensgefahr, wobei die allgemeine Schädigung der Gefäßendothelien ausschlaggebend ist. Sie ist nämlich der Auftakt zu einem *disseminierten intravaskulären Gerinnungsgeschehen* (= DIG, S. 415) und wird sowohl durch ein Versagen der Kreislaufperipherie *(= hypovolämischer Schock)* als auch durch direkte Wärmeschädigung der Endothelien ausgelöst.

Morphologie: Im Gehirn findet man als Folge der hyalinen Thromben in den kleinen Gefäßen Ganglienzelluntergänge sowie eine Ringblutung um kleinere Gefäße (= *Purpura cerebri;* S. 1036). Ähnliche Gewebeschäden treten in Leber, Herz und Nieren auf.

Klinisch kann die Diagnose *„Hitzschlag"* als gesichert gelten, wenn im Blutausstrich mehr als 50% traubenförmig veränderte Neutrophile gefunden werden.

2. Maligne Hyperthermie

Pathogenese: Diesem Krankheitsbild mit hohem Letalitätsrisiko liegt ein vermutlich multifaktoriell vererbter Defekt der calciumspeichernden Muskelmembranen zugrunde. Dieser Defekt wirkt sich nach Gabe von Inhalationsnarkotika, vor allem *Halothan* und/oder Muskelrelaxantien vom depolarisierenden Typ *(Succinyl-Cholin),* fatal aus. Es kommt zu massivem intrazellulärem Ca^{2+}-Anstieg, gefolgt von einer Dauerkontraktion und einer gesteigerten anaeroben Glykolyse und ATP-Verbrauch. Das Resultat ist eine Schädigung und ein Zerfall der Muskelfasern, verbunden mit einem Anstieg der Körpertemperatur bis auf 42 °C.

Morphologie: Histologisch imponiert im Muskelgewebe eine Schwellung des sarkoplasmatischen Retikulums, verbunden mit einer akuten *Rhabdomyolyse.* Der Tod tritt ein infolge Hirnödem, Myoglobinurie mit Nierenversagen und Kreislaufschock mit Verbrauchskoagulopathie.

Klinik: Dieses kaum zu beherrschende Krankheitsbild macht vor jeder Narkose eine persönliche und *familiäre Anästhesie-Anamnese* notwendig.

3. Lokale Hyperthermie

Lokale Hitzeeinwirkungen in Form von *Verbrühungen* und *Verbrennungen* sind besonders düstere Krankheits- und Todesursachen. Die Palette der auslösenden Ursachen ist breit gefächert und reicht von der Selbstverbrennung politisch-religiöser Fanatiker, Verbrennungsopfer der Napalmbomben über Berufs- und Verkehrsunfälle bis zu den Verbrühungen von Kleinkindern im Haushalt. Das Ausmaß des dabei entstehenden Gewebeschadens wird bestimmt durch die Intensität und die Dauer der Einwirkung, den Temperaturgrad sowie durch den Aggregatzustand und die Art des einwirkenden Mediums. So führen Wasser, Wasserdampf und heiße Flüssigkeiten zu *Verbrühungen,* die Einwirkung von Wärmestrahlen (z. B. Atombombenexplosion), heißer Gase, offener Flammen, flüssiger Körper (z. B. Metall) und die Berührung fester Körper zu *Verbrennungen.* Die Verbrennungswunden findet man an zwei Stellen: an der Haut und am Respirationstrakt.

Pathogenese: Die Hitzeschädigung einer Zelle tritt bei Hitzeexposition über 65 °C ein und erzeugt eine Koagulationsnekrose durch Denaturierung der Struktur- und Enzymproteine. Durch die Zerstörung des Gefäßnetzes der Endstrombahn sowie durch die freiwerdenden Entzündungsmediatoren (S. 217) und toxischen Eiweiße, darunter auch das *„Verbrennungstoxin",* wird ein exsudativer Entzündungsprozeß ausgelöst. Das Verbrennungstoxin ist ein Lipoproteinkomplex mit einem Molekulargewicht von 3×10^6. Dabei handelt es sich um ein Trimerisat einer Komponente, welche physiologischerweise bereits in der Basalzellschicht der Epidermis vorkommt. Das Verbrennungstoxin ist für die Auslösung der *„Verbrennungskrankheit",* den Verbrennungsschock, verantwortlich. Es hat eine besonders große Affinität zu den Leberzellen, auf die es zytotoxisch wirkt, indem es zellmembran-rezeptor-vermittelte Vorgänge des Energiestoffwechsels unterbricht.

Morphologie: Die Hautverbrennung kann in ihrer Intensität vier Grade erreichen:

- *Verbrennungen 1. Grades* (= Hitzeerythem) führen zu Gefäßerweiterungen und vermehrtem Zustrom in den kleinen Gefäßen; es besteht eine aktive Hyperämie mit auffälliger Rötung. Sie heilen ad integrum ab.
- *Verbrennungen 2. Grades* (= Brandblase): Hier besteht eine stärkere Störung des Kreislaufes mit

Schädigungen der Epidermis bei intaktem Korium. Die Gefäßwandläsion bringt eine Exsudation und damit eine subepidermale Blasenbildung mit sich.

- *Verbrennungen 3. Grades* (Brandschorf) liegen vor, wenn tiefgreifende Nekrosen auftreten. Die Nekrose kann mittelbare Folge der Kreislaufstörung (Stase) oder die unmittelbare Folge der Hitzekoagulation sein. Nach Abstoßung der untergegangenen Gewebspartien bleiben häufig Verbrennungsgeschwüre zurück, die von einem hypertrophischen Granulationsgewebe ausgefüllt und mit Epidermis überhäutet werden. Die Abheilung des Defektes erfolgt über einen stark schrumpfenden Vernarbungsprozeß, der zu Keloidbildung (S. 338) und Kontrakturen führen kann.

- *Verbrennungen 4. Grades* (= Verkohlung): Davon spricht man, wenn das Gewebe unter besonders starker Hitzeeinwirkung verkohlt ist. Die Abheilung erfolgt wie beim Brandschorf.

Klinik: Weniger entscheidend als der Grad ist die Oberflächenausdehnung einer Verbrennung. Verbrennungen, die mehr als 1/5 der Gesamtoberfläche betreffen, sind lebensbedrohlich. Kinder sind noch vulnerabler. Bei ihnen genügt schon eine geringere Oberflächenausdehnung. Mehr als die lokalen Verbrennungserscheinungen bereiten dem behandelnden Arzt die Verbrennungskrankheiten in Form des *Verbrennungsschocks* (S. 402) sowie Wundinfektionen mit der Gefahr der *Sepsis* (S. 230), des *Endotoxinschocks* (S. 402) oder eine *Tetanusinfektion* Schwierigkeiten, die allesamt für den Patienten eine tödliche Komplikation bedeuten können.

Kälteschäden

Allgemeine Pathogenese: Die Hypothermie ist das Gegenteil der Hyperthermie. Der menschliche Organismus ist auf eine *Körpertemperatur* von mindestens 35 °C angewiesen, damit die Stoffwechselvorgänge noch optimal ablaufen können. Sinkt die Körpertemperatur unter 25 °C, tritt Bewußtlosigkeit und schließlich auch Herzstillstand ein. Ausschlaggebend ist dabei die Verlangsamung aller biologischer Prozesse: Die *Sauerstoffdissoziation* vom Hämoglobin ist verzögert und die CO_2-Löslichkeit im Plasma steigt. Ferner sinkt der Glucoseverbrauch in den Geweben. Fällt die Temperatur allmählich unter den Gefrierpunkt, so werden die Gewebszellen zerstört, indem einerseits das *Wasser auskristallisiert* und andererseits die restliche Gewebsflüssigkeit hyperton wird. Völlig überflüssige und irrelevante Menschenversuche zu diesem Thema wurden von nationalsozialistischen Ärzten während des 2. Weltkrieges durchgeführt. Heute gelingt es, kleine Lebewesen, vor allem Zellen (z. B. Spermien zur künstlichen Befruchtung), unter Zugabe von Frostschutzmitteln (z. B. Glyzerin) einzufrieren, ohne daß sie beim Wiederauftauen geschädigt sind oder werden.

Die größeren Gewebsschäden treten jedoch beim Wiederauftauen auf, wobei wie bei der Hyperthermie vor allem Gefäßschäden infolge Endothelnekrose und Freisetzung von Entzündungsmediatoren im Vordergrund stehen.

Die Tatsache, daß es möglich ist, kleine Lebewesen einzufrieren, verleitete in den sechziger Jahren geschäftstüchtige Unternehmer in den USA dazu, unheilbare Krebskranke unmittelbar nach ihrem Tod einzufrieren mit dem Versprechen, sie, nachdem in der Zwischenzeit das Problem des Wiederauftauens und der Krebstherapie gelöst worden sei, nach Jahrzehnten wieder ins Leben zurückzuholen.

1. Hypothermie

Ätiologie: Auslösende Ursache einer Hypothermie (= Unterkühlung) ist das Mißverhältnis zwischen Wärmeproduktion und Wärmeabgabe, das zu einem Absinken der Körpertemperatur führt. Der Wärmeentzug wird durch Wasser, Nässe und starke Luftbewegung gefördert. Die Wärmeproduktion wird gestört durch a) körperliche *Inaktivität* (entweder akzidentell [z. B. Bewußtlosigkeit] oder zur Verbesserung der Operationsbedingungen ausgelöst) oder b) durch *Vorerkrankungen* mit gestörter Kälteabwehr (z. B. kardiovaskuläre Erkrankungen, Alkoholismus; Endokrinopathien wie Hypophysenvorderlappeninsuffizienz, Hypothyreose, Morbus Addison).

Pathogenese: Das Absinken der Körpertemperatur unter 25 °C hat ein Herzkreislaufversagen mit Thrombosierung und Infarzierung und/oder Versagen des Atemzentrums zur Folge. Für einen Tod durch Erfrierung sprechen folgende Befunde:

- livide Hautverfärbungen außerhalb der üblichen Totenfleckenlokalisation,
- Magenschleimhauterosionen,
- flächenhaft-streifenförmige Blutungen im M. iliopsoas und
- Azetonämie.

2. Erfrierungen

Pathogenese: Beschränkt sich die Kälteeinwirkung auf einzelne Körperbezirke, so können Gewebsschäden in Form örtlicher Erfrierungen (= lokale Hypothermie) auftreten. Besonders betroffen sind periphere Körperteile mit ungünstigen Oberflächenverhältnissen (wie z. B. Finger, Ohren).

Morphologie (Abb. 4.**17a** u. **b**): Ähnlich wie bei der Verbrennung unterscheidet man auch bei der Erfrierung verschiedene Schweregrade, die ihr Vollbild nach der Wiedererwärmung des Gewebes entwikkeln.

- *Erfrierung 1. Grades (= Erythem)*

Die Gefäße bleiben nach Wiedererwärmung weit, so daß die geschädigten Gewebspartien über längere Zeit hinweg blutüberfüllt erscheinen.

- *Erfrierung 2. Grades (= Blasenbildung)*

Bei Wiedereinsetzen der Blutströmung folgt eine starke Flüssigkeitsdurchtränkung des Gewebes mit Blasenbildung der Haut.

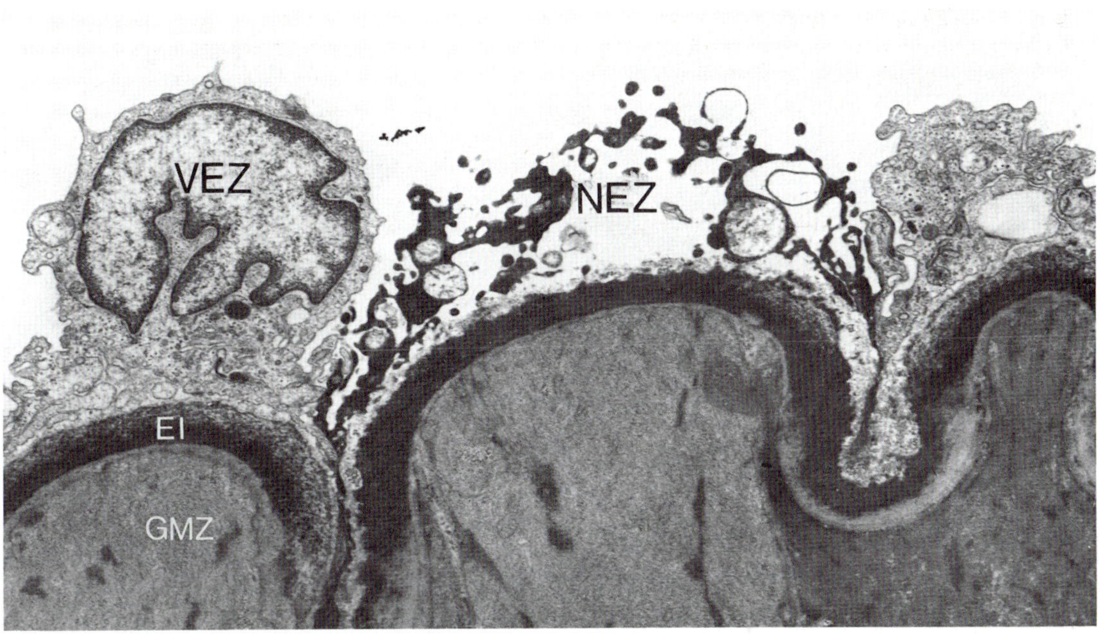

a

Abb. 4.**17a** u. **b** Kälteschäden:

a Endothelnekrose einer muskulären Arterie bei lokaler Hypothermie: VEZ = vitale Endothelzelle, NEZ = nekrotische Endothelzelle, El = Elastica interna, GMZ = glatte Muskelzelle (Vergr. 1 : 8000; Original: Staubesand)

b Frostgangrän eines durch Kälteeinbruch überraschten alkoholisierten Stadtstreichers vor allem im Vorfußbereich

- *Erfrierung 3. Grades (= Frostgangrän)*
Es besteht eine irreversible Gefäßlähmung mit Stase und Thrombosierung, woraufhin sich eine Frostgangrän der Haut und tiefer gelegener Gewebe entwikkelt (Abb. 4.**17b**).

- *Erfrierung 4. Grades (= Vereisung)*
Er ist durch völlige Gewebsvereisung und Gewebszerstörung gekennzeichnet.

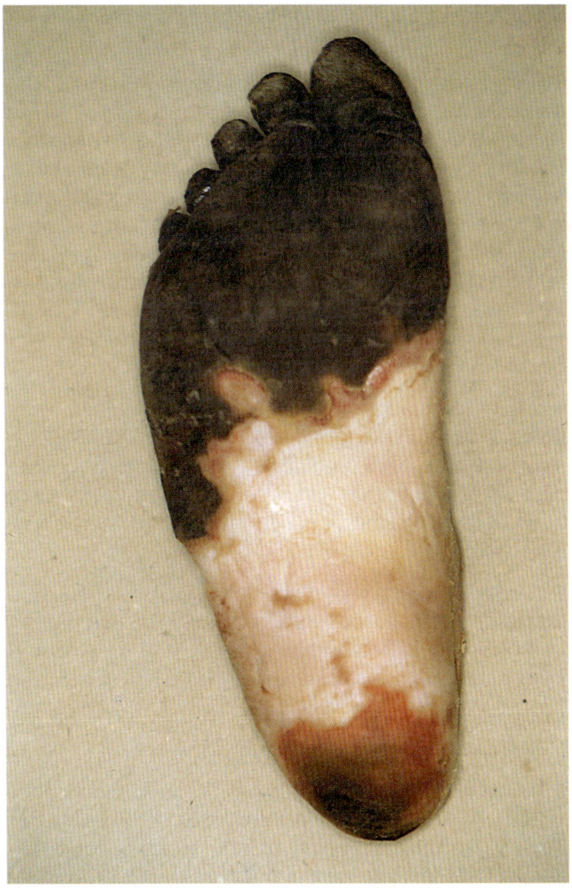

b

3. Kältefolgekrankheiten

Pathogenese: Charakteristisch und besonders folgenschwer sind die Veränderungen an den Blutgefäßen kältegeschädigter Gewebe. Die vorübergehende Kälteschädigung der Gewebe führt zu erheblichen Intimaverdickungen an Venen und Arterien (Endangiitis obliterans) im Sinne einer *Intimafibrose* (S. 446) mit Einengungen der Gefäßlichtung. Die Durchblutung der betroffenen Gewebsbezirke ist hierdurch herabgesetzt, so daß eine erhöhte Anfälligkeit gegenüber weiterer Kälteeinwirkung besteht.

4. Kälteinduzierte Erkrankungen

Pathogenese: Eine Reihe pathologischer humoraler Zustände werden durch eine mäßige Kälteexposition so verändert, daß schwere Krankheitsbilder entstehen. Sie sind in Tab. 4.**6** zusammengestellt.

Tabelle 4.**6** Kälteinduzierte Erkrankungen

Krankheit	Pathogenese	Klinik
1. Raynaud-Syndrom	Gefäßspasmen im Fingerbereich (S. 460)	temporär „tote Finger“
2. Kälte-Antikörper-Syndrom		autoimmun-hämolytische Anämie (S. 535)
a) Kälteagglutinine	IgM-ϰ-Typ keine Komplementbindung	
b) Säure-Kältehämolyse	IgM = monothermische Hämolysine Komplementbindung	Gefäßverschlüsse
c) paroxysmale Kältehämoglobinurie	= bithermische Hämolysine Bindung bei 0 °C, Reaktion bei 37 °C Komplementbindung	
d) Kryogelproteinämie	IgM/IgG in Kälte ausfallende Proteine	Raynaud-Syndrom mit Arthritis und Vaskulitis
3. Kälteurtikaria	Überempfindlichkeitsreaktion Typ I IgE Komplementbindung (?!)	generalisierte Urtikaria Larynxödem nach kaltem Getränk

Elektrische Läsionen

Jährlich sind etwa 1% aller tödlich ausgehenden Unfälle Folge einer Stromeinwirkung. Der elektrische Strom gefährdet den Organismus durch Verbrennungen bei hohen Temperaturen und durch tödliche Lähmung. Ursache sind meist *Materialfehler,* unsachgemäße *Handhabung* oder *menschliches Versagen.*

Pathogenese: Die pathobiologische Wirkung des elektrischen Stromes wird in erster Linie von der fließenden Stromstärke bestimmt. Diese wiederum ist dem Ohmschen Gesetz entsprechend umgekehrt proportional dem Widerstand und direkt proportional der Spannung. Bei der Durchströmung eines Leiters entsteht Wärme *(= Joulesche Wärme),* die von Stromstärke, Widerstand und Durchströmungszeit abhängt. Das Ausmaß eines elektrischen Unfallgeschehens läßt sich anhand einer Aufteilung in vier Stromstärken beurteilen:

- *Stromstärkebereich I:* 9–25 mA verursachen Muskelverkrampfungen der Skelett-, Atem- und Herzmuskulatur, so daß ohne rechtzeitige Unterbrechung des Stromkontaktes ein Atemstillstand eintreten kann. Histologische Schäden sind noch nicht nachweisbar. Eine direkte Herzbeteiligung fehlt.
- *Stromstärkebereich II,* 25–80 mA: An diesen Fällen findet man bereits eine direkte Herzbeteiligung in Form einer Reizbildungs- und -leitungsstörung. Bleibende Spätschäden sind auch im EKG selten.
- *Stromstärkebereich III* über 80 mA führt in der Regel zum Tod im Herzkammerflimmern.
- *Stromstärkebereich IV* mit Spannungen über 1000 V (= Hochspannung) und Stromstärken über 3–8 A: Bei Unfällen mit solchen elektrischen Strömungen stehen die Verbrennungen durch die Hitzewirkung des Lichtbogens im Vordergrund, zu denen sich Muskelkontrakturen und Herzstillstand hinzugesellen.

Morphologie: An Stromein- und/oder -austrittstellen findet man bei Unfällen mit Stromstärke II und III (meist an den Händen) *Strommarken,* die makroskopisch als kleine, grauweiße, zum Teil metallisch glänzende Hautveränderungen mit zentraler Eindellung imponieren. Histologisch findet man an dieser Stelle eine Koagulationsnekrose der Epidermis, wobei die büschelförmig ausgezogenen Kerne der Epithelzellen aus der Randregion fischzugartig auf das Koagulationszentrum gerichtet sind *(= Garbenbildung).* Bei Hochspannungsunfällen sind die Stromeintrittsmarken oft verkohlt, so daß die Gewebsschäden denen bei Verbrennungen mit Koagulation und Verdampfung sehr ähnlich sind (Abb. 4.**18**). Ferner findet man sehr häufig *Myolysen,* die zusammen mit dem Kreislaufschock zu Nierenfunktionsstörungen führen können.

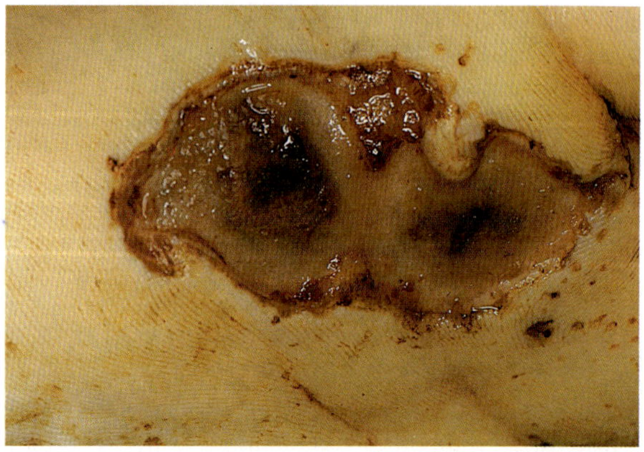

Abb. 4.**18** Starkstrommarke der Hand mit ausgedehnter Nekrose

Aktinische Läsionen

Aktinische Zellschäden werden hauptsächlich durch ionisierende Strahlen verursacht. Zu diesen gehören

- *korpuskuläre Strahlen,* die aus kleinsten Teilchen, Bauelementen der Atome, bestehen und sich mit unterschiedlicher Geschwindigkeit fortpflanzen,
- *elektromagnetische Strahlen* (= Photonenstrahlen), die sich mit Lichtgeschwindigkeit ausbreiten.

Elektromagnetische Strahlen

Physik: Die elektromagnetischen Strahlen, Photonenstrahlen oder elektromagnetischen Wellen entstehen bei der Änderung elektrischer Felder und lassen sich als sinusförmige Kurve darstellen. Sie breiten sich mit Lichtgeschwindigkeit aus. Ihre elektromagnetische Strahlung ist charakterisiert durch die Wellenlänge, die Amplitude oder Schwingungshöhe sowie durch die Frequenz. Die Ausstrahlung elektromagnetischer Wellen erfolgt in kleinen Portionen, sog. Energiequanten *(= Photonen).* Daher spricht man auch von Quantenstrahlung. Die Energie eines Photons (E) ist nach der Planckschen Quantentheorie proportional der Frequenz. Die Energie des Einzelquants wird in eV *(= Elektronenvolt)* angegeben. 1 eV entspricht der Energie eines Elektrons nach Durchlauf einer Potentialdifferenz von 1 Volt. Das Spektrum der elektromagnetischen Strahlung reicht von den energiearmen langwelligen Radiowellen, Wärmestrahlung, sichtbarem Licht, Ultraviolettstrahlen bis zu den Röntgen- und γ-Strahlen. Eine wichtige Grenze im Hinblick auf die biologische Wirkung stellt die Energie von 34 Elektronenvolt (eV) dar. Strahlen mit dieser Quantenenergie (= Röntgen- und γ-Strahlung) lösen bei ihrem Aufprall Elektronen aus der Hülle elektronisch ungeladener Atome und wirken folglich *ionisierend.* Die pathologischen Bilder der Gewebeschäden durch ionisierende Strahlen werden für die elektromagnetischen und korpuskulären Strahlen zusammen besprochen.

Mikrowellen und Infrarotstrahlen

Mikrowellen sind in der Lage, das Gewebe ohne weiteres zu durchdringen, bringen bei ausreichender Bestrahlungsstärke Atome und Moleküle in Schwingung und erzeugen dadurch im Gewebe Wärme. Wird im bestrahlten Gewebe eine tolerable Größe überschritten, so resultiert eine *hyperthermische Zellschädigung* vorwiegend auf dem Boden einer Proteinkoagulation und Wasserverdunstung. Besonders empfindlich sind Augen und Hoden, wo es durch Mikrowellenexposition zur *Katarakt* und *Hodenfibrose* kommt.

Infrarotstrahlen penetrieren die Haut höchstens 0,5–1 cm tief. Ihre schädliche Wirkung in Form einer Hyperthermie ist deshalb nicht so tief wie bei den Mikrowellen.

Klinisch kommt es infolge lamellärer Epithelabschilferungen an der vorderen Linsenkapsel zur *Katarakt,* bekannt als Glasbläserstar *(= Feuerstar;* Cataracta calorica) bei Hochofenarbeitern.

Licht- und Ultraviolettstrahlen

Wollte man ein Bild vom heutigen mitteleuropäischen Menschen anhand typischer Merkmale und Verhaltensweisen entwerfen, so dürfte keinesfalls sein offensichtlicher Hang, seine Haut dem Licht auszusetzen, vergessen werden. Das gewünschte Ergebnis, eine möglichst makellos gebräunte Haut vorweisen zu können, erzielt er nicht nur durch ausgedehnte *Sonnenlichtbäder,* vielmehr hilft er auch in der lichtarmen Jahreszeit mit künstlichen Strahlenquellen der Natur nach. Der moderne Mensch verwirklicht damit sein derzeit gängiges *Schönheitsideal,* das gleichzeitig auch zum *Statussymbol* geworden ist. Denn Sonnenbräune gilt als jung, gesund und erfolgreich.

Lichtschutzmechanismen der Haut: Die Haut verfügt über drei verschiedene Schutzeinrichtungen gegenüber der Lichtenergie, die zusammengenommen zu einer Steigerung der Lichtunempfindlichkeit bis zum 40fachen führen können:

- *Pigmentierung* mit Melanin (S. 124),
- *Hyperkeratose* (= Lichtschwiele),
- *Reparaturmechanismen* (S. 11).

Wie bereits erwähnt (s. Altern, S. 132), ruft eine UV-Exposition DNS-Schäden hervor (z. B. Photodimerisation des Thymins). Solche Fehler im DNS-Molekül würden unkorrigiert schwerwiegende „Ablese-" und „Schreibfehler" im genetischen Code nach sich ziehen, die sich schließlich zelltötend oder mutagen äußerten. Um dies zu vermeiden, besitzen die Zellen einen eigens dafür eingerichteten *DNS-Reparaturmechanismus,* der solche fehlerhaften DNS-Stellen entweder herausschneidet und flickt oder die Thymindimere wieder aufspaltet. Dieser DNS-Reparaturmechanismus fehlt z. B. bei Menschen mit der autosomal rezessiv vererbten Hautkrankheit *Xeroderma pigmentosum* (S. 11).

Allgemeine Pathogenese: Die Wirkung des Lichts auf die Haut besteht physikalisch betrachtet darin, daß die Quantenenergie auf die Moleküle der Haut einwirkt. Sobald die Quantenenergie die Bindungsenergie zwischen Atomkern und Elektronen erreicht, führen die Elektronen Orbitalsprünge mit Energiefreisetzung in Form von Photonen aus. Damit sind auch Molekülveränderungen verbunden. Dies gilt vor allem für das sichtbare Licht und längerwellige UV-Strahlen. Bei der Absorption von Wellenlängen aus dem kurzwelligen UV-Bereich übersteigt die zugeführte Quantenenergie die Bindungsenergie, so daß die Elektronen aus ihren Bindungen herausgeschlagen werden, was biologisch schädliche Folgen haben kann und einer *Ionisation* entspricht. In diesem Zusammenhang ist festzustellen, daß einerseits mit der zunehmenden Zerstörung der Ozonschicht (z. B. durch Fluorkohlenwasserstoffe) innerhalb der Erdatmosphäre vermehrt kurzwellige UV-Anteile auf die Erdoberfläche treffen, andererseits die künstlichen Lichtquellen (z. B. Quecksilberdampflampen in Solarien) ebenfalls solche UV-Banden aufweisen können. Neben dieser *direkten Strahlenwirkung* ist aber auch eine *indirekte Strahleneinwirkung* möglich, da als Trefferfolge in der Haut kurzlebige Energieträger in From hochaktiver Radikale entstehen können, die oxydative Reaktionen auslösen können, sobald sie durch Diffusion oder

Abtransport in die weitere Umgebung gelangen. Der Lichtabsorption als photochemischer Primärreaktion folgen sekundäre, sog. *Dunkelreaktionen,* wie Dissoziationen, Dehydrierungen, Decarboxylierungen, Depolymerisationen, Auftrennung von Kohlenstoffverbindungen, die dann zur Veränderung biologischer Funktionen getroffener Moleküle oder Molekülkomplexe bzw. größerer Struktureinheiten führen. Als wichtige Beispiele lassen sich hier die Hemmung der Proteinsynthese, Inaktivierung von Enzymen, Veränderung an Genen oder Zellmembranen anführen. Allerdings kommt es nur dann zu solch eingreifenden Veränderungen, wenn die genannten Dunkelreaktionen an einem biologisch strahlenempfindlichen Bereich des getroffenen Moleküls ablaufen. Daneben erfährt die Lichtwelle beim Durchtritt durch die Haut sowohl quantitative wie auch qualitative Änderungen, die sich nicht nur allein in einem Energieverlust, sondern auch darin äußern, daß die Haut als Organ insgesamt ein Absorptionsspektrum aufweist, das nicht unbedingt die Absorptionsbanden der darin enthaltenen Moleküle zeigt.

1. Akute Lichtdermatose

Pathogenese: Wird der natürliche Lichtschutzmechanismus der Haut überfordert, so kommt es unter der UV-Einwirkung zu den bereits erwähnten DNS-Schäden sowie zu einem akuten, meist reversiblen Lichtschaden in Form einer akuten exsudativen Entzündung der Haut, die mit ihren Symptomen Rötung, Schwellung, Schmerzen und bei genügender Intensität auch Blasenbildung als Sonnenbrand *(= Erythema solare)* allgemein bekannt ist. Die Hyperämie wird durch die UV-induzierte Freisetzung von Mediatorstoffen wie Histamin, Kininen und Serotonin (S. 217) ausgelöst.

Morphologisch findet man eine gesteigerte Nekrose und Akantholyse der epidermalen Basal- und Suprabasalzellschicht, was zusammen mit der exsudativen Entzündungsreaktion zur Blasenbildung führen kann. Später kommt eine granulozytäre Infiltration hinzu.

2. Chronische Lichtdermatosen

Pathogenese: Im Gegensatz zur akuten Lichtdermatose führt eine Überbelastung der natürlichen Lichtschutzmechanismen der Haut über Jahre und Jahrzehnte zum irreversiblen, chronischen UV-Lichtschaden, der aus einer Summation von Defekten resultiert und erst nach einer *Latenzzeit* von Jahren auftritt. Eine derartige Überlastung betrifft vor allem pigmentarme Weiße (z. B. blonde oder rothaarige Engländer), welche in Länder mit starker Sonnenbestrahlung (z. B. Australien) ausgewandert sind. So weisen beispielsweise nahezu 30% der weißen Bevölkerung Australiens gegenüber 5% der farbigen Ureinwohner Hautkrebse auf.

Morphologie: Im Vordergrund stehen Funktionsstörungen der Haut, die sich im Korium in einer Degeneration des kollagenen Bindegewebes *(= Elastose)* und Erweiterung der venösen Hautgefäße *(= Teleangiektasien)* und in der Epidermis mit Verhornungsstörungen äußern. Infolge Zelluntergänges wird die Haut verdünnt und die Hautanhangsgebilde, wie etwa die Haare und Talgdrüsen, vermindert. Bleibende strukturelle Defekte an DNS-Molekülen können, wie beschrieben, über Mutationen zu einer Veränderung der genetischen Information führen und damit der Entstehung gutartiger wie bösartiger epidermaler Tumoren den Weg bahnen. So entwikkeln sich zunächst in lichtexponierten Hautstellen als Verhornungsstörungen imponierende Präkanzerosen *(= solare Keratosen)* zu *Plattenepithelkarzinomen* oder *Basaliomen.* Es ist aber auch möglich, daß sich in zunächst nur unregelmäßig pigmentierten Hautarealen die melanotischen Präkanzerosen entwickeln, auf deren Boden letztlich auch ein *malignes Melanom* entstehen kann.

3. Photosensibilisationsdermatosen

Pathogenese: Mitunter kommt es bei an sich gesunder Haut zu unerwarteten Reaktionen auf eine Lichtexposition. Sie sind auf extern zugeführte oder intern gebildete Substanzen zurückzuführen, die als sog. Photosensibilisatoren zu einer pathologischen Lichtempfindlichkeit der Haut führen. Im wesentlichen lassen sich zwei pathogenetische Mechanismen unterscheiden:

- *Phototoxische Reaktion*

Bestimmte Photosensibilisatoren der Haut lassen an sich nicht wirksame Quantenenergie photochemisch wirksam werden, indem sie sich mit bestimmten Hautkomponenten verbinden und so das Aktionsspektrum der Haut in den längerwelligen Spektralbereich verschieben. Häufig beobachtete Sensibilisatoren sind Fremdsubstanzen wie Teere, Farbstoffe, Medikamente (S. 146) oder die in einigen Pflanzenarten vorkommenden Furanokumarine. Daneben können aber auch körpereigene Stoffwechselprodukte wie die Porphyrine eine phototoxische Reaktion auslösen, wenn sie in der Haut angereichert werden (s. Porphyrie, S. 116). Schon bei dem ersten Kontakt mit der phototoxischen Substanz und gleichzeitiger Lichtexposition entsteht eine phototoxische Dermatitis, die sich prinzipiell zwar nicht von einem Sonnenbrand unterscheidet, jedoch je nach auslösendem Agens morphologische Besonderheit aufweist. So führen Furanokumarine hauptsächlich zur Blasenbildung, bekannt als sog. *Wiesengräser-Dermatitis,* während ätherische Öle vornehmlich zu einer Pigmentierung Anlaß geben, wie man sie bei der *Berloque-Dermatitis* findet.

- *Photoallergische Reaktion*

Die Absorption von Quantenenergien aus dem längerwelligen UV-Bereich führt zur photochemischen Aktivierung von extern oder intern zugeführten und in der Haut angereicherten Photosensibilisatoren zu Haptenen, die sich danach an Trägerproteine binden

Tabelle 4.**7** Lichtbeeinflußte Dermatosen bei vorbestehenden Erkrankungen

Krankheit	Ätiologie	Pathogenetischer Lichteffekt
Xeroderma pigmentosum	Gen-Defekt mit blockierter DNS-Reparation	Kumulation UV-induzierter DNS-Fehler
Bloom-Syndrom	vererbte Störung der DNS-Reparation mit gesteigerter Chromosomenbrüchigkeit	Kumulation UV-induzierter DNS-Fehler
phototoxische Reaktion	Photosensibilisator (z. B. Medikament)	UV-induzierte DNS-Fehler, toxische Radikalbildung (S. 164)
photoallergische Reaktion	Photosensibilisator (z. B. Medikament)	Überempfindlichkeitsreaktion vom Spättyp (S. 194)
Porphyrien	Gen-Defekt mit Porphyrinsynthesestörung	Phototoxizität (S. 116)
Pellagra	Nikotinamidmangel, oft zusammen mit Vitamin-B-Komplexmangel	sekundäre Phototoxizität bei primärer Pigmentierungs- und Verhornungsstörung
Hartnup-Krankheit	vererbter Aminosäurentransportdefekt mit bakteriellem Tryptophanabbau → Nikotinamidmangel	sekundäre Phototoxizität wie bei primärer Pellagra
Lupus erythematodes disseminatus (S. 198)	? Autoaggressionserkrankung mit antinukleären Antikörpern	sekundäre Phototoxizität bei immunzytolytischer Epidermis- und Melanozytenzerstörung

und zu Vollantigenen werden. Daneben ist auch die photochemische Trägeraktivierung möglich. Wichtig ist, daß hier erst nach wiederholtem Kontakt eine Hautreaktion auftritt, die sich deutlich vom Sonnenbrand unterscheidet. Man findet vielmehr eine typische allergische *Ekzemreaktion vom Spättyp,* die sich nicht vom allergischen Kontaktekzem unterscheidet. Nach einigen Stunden sieht man an der lichtexponierten Haut eine Schwellung und Rötung, und es tritt starker Juckreiz auf. Schließlich kann sich das Vollbild eines Ekzems entwickeln, das sich nun auch auf unbelichtete Hautareale ausdehnen kann. Unter der noch immer zunehmenden Zahl an möglichen Photoallergenen registriert man z. B. *Medikamente* (S. 146) sowie *optische Aufheller* und *antimikrobielle* und *antimykotische Substanzen,* wie sie häufig als Zusätze in Kosmetika und *Waschmitteln* enthalten sind.

4. Lichtbeeinflußte Dermatosen

Pathogenese: Bei einer Vielzahl von Erkrankungen spielt das Licht eine wichtige Rolle in der Kausalpathogenese der begleitenden Hauterkrankung. Die wesentlichen Krankheitsbilder sind in Tab. 4.**7** aufgeführt.

Korpuskuläre Strahlen

Orthologie: Die Entdeckung der radioaktiven Strahlen durch das Physikerehepaar Curie Ende des vorigen Jahrhunderts hatte für die Menschheit die weitreichendsten Folgen gehabt und wird sie auch in Zukunft noch haben. Eine neue Energiequelle war entdeckt, aus welcher der gesamte Energiebedarf der modernen Technik und der Konsumgesellschaft entnommen werden könnte.

Der durchaus positiven Bilanz der „ionisierenden" Strahlen steht gegenüber, daß sie alle Organe und alle Zellen treffen und schädigen können: bösartige Tumoren, chronische Entzündungen, Fehlbildungen, Unfruchtbarkeit sind nur einige der gefährlichen Konsequenzen. Hinzu kommt, daß die gezielte Anwendung dieser Energie gegen die Menschen ihre Existenz bedrohen kann. Der Atombombenabwurf über Hiroshima gibt eine Vorstellung, wie verheerend eine radioaktive Strahlung wirken kann. Von 400 000 anwesenden Menschen überlebten bis 1950 nur 158 607 den Einsatz der Bombe. Spätestens damals erkannte man, daß damit zwar ein Krieg gewonnen werden, die Menschheit aber verloren sein kann (Abb. 4.**19**).

Physik: Strahlung bedeutet nichts anderes als eine Energiewanderung durch den Raum. Sie wird durch energiegeladene Partikel (= Korpuskularstrahlen) hervorgerufen. Zu den Korpuskularstrahlen gehören die Elektronen (= β-Strahlen), die Protonen, die α-Strahlen (= Atomkerne des Heliums), die Neutronen, die pi-Mesonen und die schweren Ionen. Die kinetische Energie der korpuskulären Strahlung ist bestimmt durch die Masse der Teilchen, deren elektrische Ladung und deren Geschwindigkeit. Beim Durchgang durch die Materie ändern die Teilchen ihre Richtung und verlieren Energie. Der Weg, den sie bis zur völligen Energieabgabe zurücklegen, wird als Reichweite bezeichnet.

Die verschiedenen Formen der Strahlungsenergie haben auf die Zelle zwar eine qualitativ ähnliche Wirkung, variieren aber stark in der Art und Weise der Energieabgabe im betrahlten Gewebe. Die elektrisch ungeladenen und masselosen Partikel wie Röntgen- und γ-Strahlen verlieren ihre Energie im Gewebe durch wenige zufällige Molekülzusammenstöße, welche mit zunehmender Gewebsschicht zu einer annähernd exponentialen Reduktion der Energieabgabe führen, ohne daß eine wesentliche Eindringtiefe (= Reichweite) erreicht wird. Beim Aufprall dieser Partikel auf ein Atom werden deren physikalische und chemische Eigenschaften sichtbar: Eines der Elektronen, die einen Atomkern umkreisen, wird entweder völlig aus dem Elektronenverband des betreffenden Atoms getrieben oder es wird in eine neue Umlaufbahn verlegt. Damit ist das an sich neutrale Atom elektrisch instabil geworden. Dieses Ereignis nennt man *Ionisierung.*

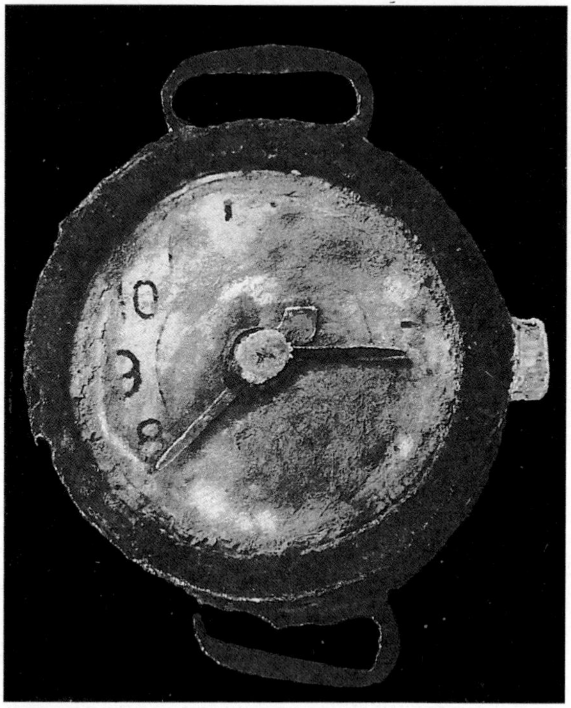

Abb. 4.**19** Resultat einer totalen atomaren Strahlenschädigung eines Atombombenopfers in Hiroshima mit vollständiger Zerstörung der organischen Materie. Lediglich das anorganische Metallgehäuse seiner Uhr, die Todeszeit festhaltend, ist übriggeblieben: 6. August 1945, 8.15 Uhr

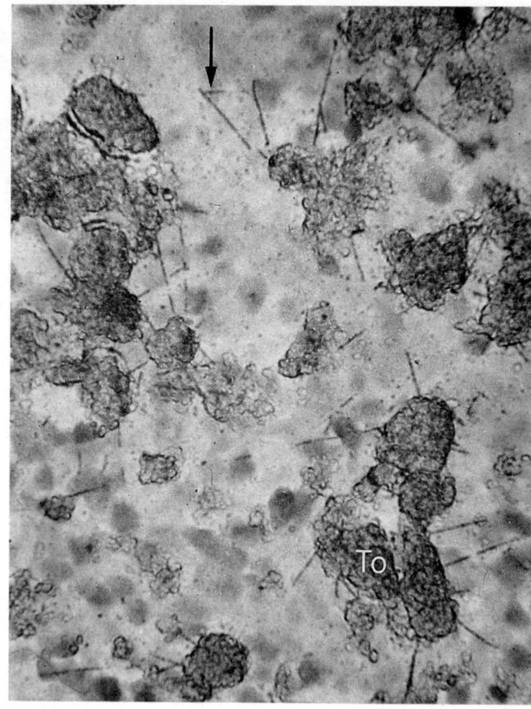

Abb. 4.**20** Ablagerung von thoriumhaltigem Röntgenkontrastmittel (To) (= Thorotrast) in der Leber, 36 Jahre nach Arteriographie. Beachte die Bahnspuren (Pfeil) der vom Thorium ausgehenden α-Strahlen auf Hepatozyten treffend (Histoautoradiogramm; Vergr. 1 : 600)

Elektrisch geladene Partikel wie Elektronen, α-Partikel, Protonen und pi-Mesonen verlieren den größten Teil ihrer Energie durch Bremsung (Abb. 4.**20**), indem sie unzählige Male mit Elektronen des bestrahlten Gewebes zusammenstoßen. Dabei kann es zur Anregung oder Ionisierung der Atome kommen. Ein Teil der Energie wird bei Zusammenstößen mit dem Atomkern in Form von elektromagnetischer Strahlung (= Bremsstrahlung) ausgesandt. Obschon die Energieabgabe der Partikel entlang ihrer Durchdringungsbahn durch das Gewebe (= linearer Energieverlust) nahezu konstant ist, so ist ihre Eindringtiefe scharf begrenzt. Am Ende ihrer Reichweite, wenn die Partikel einen Großteil ihrer Geschwindigkeit eingebüßt haben, steigt der lineare Energieverlust an und bewirkt eine lokale Zunahme der Ionisierung.

Der lineare Energieverlust (LET = „linear energy transfer") ist für die verschiedenen Strahlenarten unterschiedlich. Der Effekt einer Strahlung mit hoher LET (α- oder Neutronenstrahlen) ist größer als jener einer Strahlung mit niedrigem LET (Röntgenstrahlen oder γ-Strahlen). Dies beruht darauf, daß ein energiearmes radioaktives Teilchen (= weiche Strahlen) nach dem ersten Aufschlag erschöpft ist. Es stößt kein Elektron aus der Atomhülle – seine „Sekundärwirkung" ist minimal. Sehr „harte" energiereiche Strahlenteilchen können dagegen sehr viele derartige Folgewirkungen hervorrufen, da die von ihnen herausgeschlagenen Elektronen ihrerseits immer noch genügend stark sind, um Elektronen anderer Atome zu beschleunigen. Solche Strahlenqualitäten wird man anwenden, um einen tief im Organismus liegenden bösartigen Tumor zu behandeln. Eine Geschwulst auf der Hautoberfläche dagegen wird mit weichen energieärmeren, nicht tief in das Gewebe eindringenden Strahlen bekämpft, so daß das gesunde umgebende Gewebe nicht geschädigt wird.

Die absorbierte Energiemenge einer Strahlung in einem bestimmten Gewebsareal wird als *Energiedosis* bezeichnet. Als Maßeinheit dient das „Rad" (= rd), welches der Absorption von 0,01 Joule/kg entspricht. Die auf ein lebendes Objekt abgegebene Strahlenmenge wird in „Röntgen" (= R) angegeben und als *Ionendosis* bezeichnet. Dabei entspricht 1 R der Exposition von Röntgen- und γ-Strahlen, deren Partikelemission pro Kilogramm Luft Ionen mit einer gesamten elektrischen Ladung von $2{,}58 \times 10^{-4}$ Coulomb erzeugt. Für Strahlenschutzzwecke gibt man jedoch in der Regel die Äquivalentdosis in „Sievert" (= 1 Sv = 100 rem) an. Dazu wird die Energiedosis mit einem Bewertungsfaktor multipliziert, der die biologische Wirksamkeit (s. unten) der Strahlenart berücksichtigt. Die Aktivität von Radioisotopen wird in „Curie"-Einheiten (= Ci) und nach ihrer Halbwertszeit bemessen. Für externe β-, γ- und Röntgenstrahlen gilt: 1 rem = 1 rd. 1 Curie entspricht dabei $3{,}7 \times 10^{10}$ Zerfallsvorgängen pro Sekunde.

Radiobiologie

Die radiobiologische Wirkungskette umfaßt mehrere zum Teil noch unerforschte Schritte: a) *Ionisierung* (Dauer: 10^{-13} s), b) *Radiolyse* des Zellwassers mit Bildung aggressiver Radikale (Dauer: 10^{-9} s), c) Reaktion der Radikale mit dem Zellwasser mit Bildung von *Peroxyden* (Dauer: wenige s), d) Reaktion der Radiolyseprodukte mit *DNS, RNS, Enzym-* und *Membranlipiden.* Die biologische Wirkung aller ionisierenden Strahlen beruht auf diesen radio-

Tabelle 4.**8** Unterschiedliche Strahlenempfindlichkeit normaler und maligne transformierter Zellen

Strahlenempfindlichkeit		Normalzelle	Tumoren
	strahlensensibel	**Wechselgewebe**	
sehr hoch		lymphatische Zellreihe	maligne Lymphome, ALL, CLL
		hämatopoetische Zellen	Leukämien: AML, CML
		Keimzellen	Seminome, Dysgerminome
		ovarielles Follikelepithel	maligne Granulosazelltumoren
		intestinales Epithel (Enterozyten)	Kolorektalkarzinome
		epidermale Basalzellen	Basalzellkarzinome
hoch	strahlenreagierend	epidermales Plattenepithel	Plattenepithelkarzinome
		Haarfollikel	
		oropharyngeales Plattenepithel	oropharyngeales Plattenepithelkarzinom
		nasopharyngeales Epithel	nasopharyngeales Karzinom
		Ösophagusplattenepithel	ösophageales Plattenepithelkarzinom
		Portioplattenepithel	zervikales Plattenepithelkarzinom
		Urothel	Urothelkarzinom
		Magendrüsenepithel	Adenokarzinom des Magens
mittel		fixe Bindegewebszellen	Fibrosarkome
		Endothelien	Angiosarkome, Hämangioendotheliome
		Gliazellen	Astrozytome
	strahlenresistent	**Stabile Gewebe**	
gering		Osteo-, Chondrozyten	Chondro-, Osteosarkome
		Adipozyten	Liposarkome
		Drüsenepithelien	Adenokarzinome
		Parenchymepithelien (Leber, Niere)	Leber-, Nierenzellkarzinome
		Dauergewebe	
sehr gering		Muskelzellen	Rhabdo-, Leiomyosarkome
		Ganglienzellen	Ganglioneurome

biologischen Wirkungsketten. Verschiedene Strahlenarten rufen jedoch bei gleicher Dosis unterschiedliche biologische Wirkungen hervor. Das führt zur Einführung des Begriffes *„relative biologische Wirksamkeit"* (RBW). Sie wird durch LET bestimmt.

Die Beziehungen zwischen dem biologischen Effekt und der Strahlendosis werden jedoch nicht nur von der Energie und von der Art der Strahlen, sondern auch von den physikalischen Eigenarten des bestrahlten biologischen Objektes bestimmt. So weisen überwässerte und/oder überwärmte Gewebe und/oder Gewebe mit erhöhtem Sauerstoffpartialdruck eine höhere Strahlenempfindlichkeit auf als Gewebe mit geringerem Wasser- und/oder Sauerstoffgehalt. Ferner besteht auch eine Abhängigkeit der Strahlenwirkung von der zeitlichen und räumlichen Dosisverteilung.

Die strahleninduzierte Zell- und Gewebsschädigung hängt zum einen von der Strahlenempfindlichkeit der Zellen und vom unmittelbaren Strahlenschaden ab und wird zum anderen auch von den Erholungs- und Reparaturprozessen geprägt.

Zelluläre Strahlenempfindlichkeit

Die Strahlenempfindlichkeit einer Zelle hängt von ihrer *Differenzierung* und von ihrer *Regenerationsfähigkeit* (S. 330) ab. Sie ist für die verschiedenen normalen Zellen, geordnet nach ihrer Gewebsreife, sowie für davon abstammende Tumorzellen in Tab. 4.**8** und 4.**9** zusammengestellt. Lediglich die Lymphozyten und die Oozyten, welche besonders strahlenempfindlich sind, machen dabei eine Ausnahme. Als grobes *Maß für die Gewebsreife* gilt die *Kern-Plasma-Relation* sowie die *Menge der Zellorganellen.*

Daneben spielt für die Strahlensensibilität einer Zelle auch eine Rolle, in welcher Phase des *Zellzyklus* sie sich befindet. Hinsichtlich der Mitosehemmung sind in der Regel vor allem Zellen in der G2-Phase empfindlich, während in bezug auf den Zelltod Zellen in der M-, G2- und frühen S-Phase besonders ansprechen. Was die Chromosomenaberration anbelangt, sind meistens Zellen in der G2- und M-Phase sensibel.

Nach einer aktinischen Zellschädigung sind *Erholungsvorgänge* an den verschiedenen Gliedern der radiobiologischen Wirkungskette möglich. Die zytotoxischen Radikale werden inaktiviert, makromolekuläre Läsionen werden ausgebessert (z. B. DNS-repair) und verlorengegangene Glieder einer Zellpopulation werden im Rahmen der Regeneration ersetzt. Eine Aufteilung der gesamten Strahlendosis in mehrere zeitlich voneinander getrennte Fraktionen bietet somit die Möglichkeit der Erholung, was

Tumorkriterien	Beurteilung	Radiovulnerabilität + = strahlensensibel – = strahlenresistent
Muttergewebe des Tumors	strahlensensibel	+
Kern-Plasma-Relation	hoch	+
Mitose-Index	hoch	+
Kernanaplasiegrad	Grad I (gering) Grad IV (hoch)	– +
Zytoplasma	Sekretproduktion	–
Gefäßversorgung	gut durchblutet	+
Tumorgröße	sehr groß mit Spontannekrose	–

Tabelle 4.**9** Radiovulnerabilität der Tumorzellen

sowohl für die normale als auch für die Tumorzelle gilt. Die Strahlenempfindlichkeit nimmt folglich zu, wenn dem bestrahlten Zellsystem keine Erholung ermöglicht wird.

Radiogene Zellschäden

Zellkern: Treffen ionisierende Strahlen Zellen, die sich in der G0-Phase befinden und folglich nicht proliferieren, so verklumpt das Chromatin (= Kernpyknose) und führt zum *„Kerntod"* der Zelle. Werden proliferierende Zellen bestrahlt, so finden sich je nach der Phase des Zellzyklus (S. 331) DNS- und/oder Chromosomenschäden, die zu *Mutationen, malignen Transformationen* oder in der nachfolgenden Mitose zum reproduktiven *Zelltod* führen. Wird der Spindelapparat zerstört, entstehen bei erhaltener DNS-Synthese polyploide und/oder mehrkernige *Riesenzellen.*

Zellmembran: Die Proteine werden vor allem durch aktinische Zerstörung der Disulfidbrücken vermehrt proteolytischen Prozessen zugänglich. Damit wird auch die Koppelung mit membranständigen Enzymen, die den *transmembranösen Transport* steuern, beeinträchtigt. Folge davon sind osmotische Zell- und Gewebsschäden (Abb. 4.**21**).

Organellen: Auch die Lipoproteine und die Enzymproteinkomplexe der Zellorganellen werden durch die Ionisierung und durch die toxischen Radikale betroffen. Im Vordergrund steht dabei die *Entkoppelung* der *oxydativen Phosphorylierung,* die den zytoplasmatischen Zelltod einleitet. Schließlich wird durch die toxischen Sauerstoffmetabolite auch die Lysosomenmembran labilisiert, so daß deren proteolytischer Inhalt ausläuft.

Radiogene Gewebsschäden

Bei allen Wechselgeweben steht die Strahlenwirkung auf die Zellerneuerungssysteme im Vordergrund und bestimmt zunächst das Bild des radiogenen Frühschadens. Bei der Entstehung der Spätschäden hingegen spielt die strahlenbedingte Vaskulopathie die Hauptrolle; oft besteht zwischen Früh-, Spätschaden und Spätkomplikation (Tab. 4.**10**) kein Kausalzusammenhang.

- *Strahlenvaskulopathie*

Kapillaren: Im wesentlichen werden alle radiogenen Gewebeschäden durch die Verletzung der Kapillaren und/oder der größeren Gefäße beeinflußt, wenn nicht sogar ausgelöst. *Frühphase:* da die Gefäßendothelien zu den radioreagierenden Zellen gehören, reagieren in allen bestrahlten Geweben die Endothelien frühestens 10 Tage nach Abschluß der Bestrahlung mit einer oft lumenverlegenden Schwellung, gefolgt von einer Lockerung der interendothelialen Zellverbindungsvorrichtungen (= Nexus, Schlußleistensystem) (S. 44), welche für das anschließende Einsickern von Plasmabestandteilen (= Insudation) in das perikapilläre Interstitium verantwortlich ist. Bei massiver Strahlenschädigung (> 6000 R) werden die Endothelien innerhalb weniger Tage zerstört, und aus dem entblößten Kapillarrohr können Erythrozyten (Blutungen) entweichen, bevor sie thrombotisch verschlossen werden. Gelegentlich treten auch mehrkernige oder *polyploide Endothelzellen* auf. Diese recht typische Endothelveränderung kann Monate bis Jahre nach Bestrahlungsende, in der Spätphase also, unter dem Einfluß eines meist entzündlich-reparativen Proliferationsreizes wieder auftreten.

In der Spätphase der Strahlenschädigung können sich die Kapillaren allgemein *(= Strahlenteleangiektasie)* oder herdförmig *(= Aneurysma)* ausweiten und aufgrund ihrer dadurch gesteigerten Verletzlichkeit je nach Lokalisation (z. B. Rektumschleimhaut) zu einer Verblutungsgefahr werden. In vielen Geweben geht aber das kapillarbildende Mesenchym zugrunde, so daß ein dichter zellarmer Kollagenfaserfilz in Form einer *Strahlensklerose* entsteht.

Arterien (Abb. 4.**22**): Die frühen Arterienveränderungen nach einer Bestrahlung bestehen, ähnlich wie bei den Kapillaren, in einer vermehrten Gefäßpermeabilität infolge Endothelschädigung, was als *Intimaödem* imponiert. Dieses strahleninduzierte Ödem kann in einen atherosklerose-ähnlichen Prozeß (S. 437) übergehen, so daß verfettete subintimale Myozyten (= Schaumzellen) auftreten. Später tritt eine überschießende Zellregeneration der Media und Adventitia ein. Auf dem strahlengeschädigten Endo-

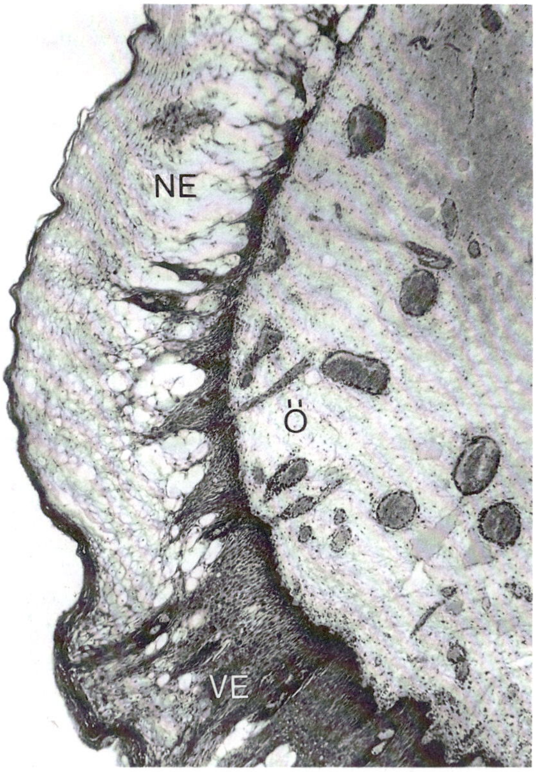

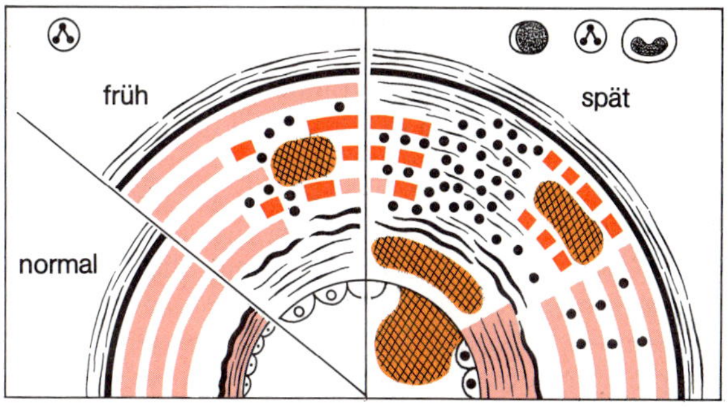

Abb. 4.**22** Schema der Strahlenvaskulopathie-Stadien. Früh: Endothelschwellung, Elastica-interna-Aufsplitterung, Intimaödem und fibrinoide Nekrosen und alterative Entzündungsreaktion in der Media. Spät: Endothelpolyploidie, Intimafibrose, teilweise thrombotischer Gefäßverschluß, Fibrininsudation, leukozytär demarkierte Mediamyozytennekrosen (tiefrot)

◀ Abb. 4.**21** Strahlenösophagitis mit Ballonierung der Plattenepithelien infolge osmotischer Schädigung. NE = nekrotisches Epithel, VE = vitales Epithel, Ö = Stromaödem in der Submukosa infolge radiogener Gefäßschädigung; Gefäßhyperämie (PAS, Vergr. 1 : 100)

Tabelle 4.**10** Radiogene Organschäden

Organ	Frühschäden/Klinik	Chronische Schäden	Spätkomplikationen
Oropharynx	„Mukositis" Sialoadenitis	Mukosaulzerationen Xerostomie	Neoplasmen
Ösophagus	Ösophagitis	Stenosierung Fisteln	Perforationen (Neoplasmen)
Magen-Darm-Trakt	Gastroenteritis	ulzerierende Gastroenteritis	maligne Stenosen (Neoplasmen)
Leber	klinisch stumm	Regenerationsverlust	(Zirrhose)
Pankreas	Pankreatitis	Fibrosierung Pankreasinsuffizienz	(Neoplasmen) Pankreasinsuffizienz
Lunge	„Pneumonitis"	alveoläre Fibrose	generalisierte Fibrose Vaskulopathie
Niere	Schlingenvaskulopathie Glomerulonephrose	interstitielle Sklerose	Schrumpfniere
Harnblase	Zystitis	Ulzerationen Vaskulopathie	Ureterobstruktion
Gonaden	radiogene Kastration	Amenorrhöe Hodenkanälchensklerose	progressive Atrophie
ZNS	klinisch stumm	Vaskulopathie Gliose	kleinherdige Kolliquationsnekrosen
Knochenmark, lymphatische Organe	Lymphopenie Thrombozytopenie Neutropenie	Agranulozytose Anämie	Knochenmarkfibrose Lymphknotenfibrose

thel können sich *Thromben* ablagern. In der Spätphase gehen über eine radiogen ausgelöste Apoptose disseminiert Mediamyozyten zugrunde. Die Elastica interna ist aufgesplittert, so daß Fibrin in die Gefäßwand eingepreßt wird. Die teils radiär, teils ringförmig verlaufenden *Nekroseherde* werden leukozytär demarkiert und narbig repariert, und die Insudation in die Media wird *sklerotisch* umgewandelt. Diese Gefäßveränderungen sind in der klinischen Spätphase, d.h. zwischen dem 2. und 5. Jahr nach der Bestrahlung, die Hauptursache der radiogenen Organschäden.

Als *biologisches „Dosimeter"* können Haut und Schleimhäute betrachtet werden, weil sie am meisten exponiert sind und als Wechselgewebe auf Bestrahlung besonders empfindlich reagieren.

● *Strahlendermatitis*
Infolge der hohen Strahlensensibilität der epidermalen Basalzellen und der Hautanhangsgebilde werden frühzeitig die Desmosomen der Basalzellschicht und später auch die basalen Epithelien zerstört, was sich als akantholytische Nekrose manifestiert. Die begleitende Strahlenvaskulitis bewirkt zunächst einen exsudativen Entzündungsprozeß. Später wird die Haut samt Anhangsgebilde *atrophisch* und *sklerotisch;* sie zeigt radiogene Teleangiektasien und bizarre, zipfelige Radiationsfibroblasten. Die Gefäßarmut sowie die starke Nekrosebereitschaft erklären die Entstehung des chronischen *Röntgenulkus* der Haut.

● *Radiogene Enteropathie*
Die akute *erosive Enteritis* als typische Bestrahlungsfolge beruht auf der hohen Strahlensensibilität der intestinalen Epithelien. Der normalerweise große Zellumsatz im Dünn- und Dickdarmbereich steht still, und die Epithelnekrose (= Schrumpfnekrose, S. 142) schreitet fort, so daß die epitheliale „Darmwandtapete" Löcher bekommt. Diese *Ulzera* heilen wegen der begleitenden Strahlenvaskulopathie sehr schlecht. Mit der Zeit bilden sich *Fisteln* und narbige *Darmstrikturen.*

● *Radiogene Osteonekrosen*
Dies sind örtliche Nekrosen des Knochen- und Knochenmarkgewebes im Bereich eines Bestrahlungsfeldes. Sie können sekundär von einer Entzündungsreaktion in Form einer Strahlenostitis, gelegentlich auch in Form einer Strahlenosteomyelitis überlagert sein und führen zu einer Sequestrierung des nekrotischen Gewebes. Der lamelläre Knochenaufbau ist dabei histologisch verwaschen, die osteozytären Lakunen sind leer und der Markraum durch ein Narbengewebe fibrosiert und durch teleangiektatische Gefäße durchsetzt. Die Spongiosabälkchen weisen keine osteoblastären und auch keine osteoklastären Aktivitäten auf. Besonders häufig betroffen sind Kiefer-, Rippen-, Becken-, Wirbelsäule- und Femurknochen. Diese Strahlenschäden treten meist innerhalb von 3 Jahren nach der Bestrahlung auf. Der gefürchtetste Spätschaden am Knochengewebe ist allerdings das Strahlenosteosarkom.

● *Knochenmark, lymphatische Organe*
Die Strahlenempfindlichkeit der hämato- und lymphopoetischen Zellsysteme hängt zum einen von der Größe des jeweiligen Proliferationspools und zum anderen von der Verweildauer der betreffenden Zellen im Differenzierungspool (S. 526) ab. Diese ist z. B. für Erythrozyten wesentlich länger als für die Leukozyten. Aus diesem Grunde macht sich die Strahlenagranulozytose bereits 2–3 Wochen nach der Bestrahlung bemerkbar, die Strahlenanämie folgt später (S. 526).

Klinisch treten die bestrahlungsbedingten Zellschäden in folgender Reihenfolge auf: 1. Lymphopenie, 2. Thrombozytopenie, 3. Neutropenie, 4. Anämie.

Die Strahlenschädigung der Lymphknoten basiert auf der Strahlensensibilität der Lymphozyten, welche innerhalb einer Stunde zu einer *Lymphopenie* führt. In der Spätphase werden die *Lymphknoten fibrosiert* und vernarbt, so daß ihre Wiederbesiedelung mit Blutlymphozyten in Frage gestellt ist.

Die pathologisch-anatomischen Bestrahlungsfolgen an den wichtigsten parenchymatösen Organen sind in Tab. 4.**10** zusammengestellt.

● *Strahlentherapeutische Tumorveränderungen*
Histologisch unterscheiden sich die Strahlenschäden an malignen Tumoren kaum von radiogenen Schäden an normalem Gewebe. Am auffälligsten sind die Veränderungen des Zellkerns. Dabei fallen vor allem pathologische Mitosefiguren, bizarre Kernvergrößerungen, zum Teil mit Riesenzellbildung, und Verstärkung der Kernpolymorphie durch Erhöhung des Ploidiegrades auf. Kernpyknose und Kernwandhyperchromatose sind Zeichen der radiogenen Chromosomenschäden (Abb. 7.**39**).

Im Zytoplasma finden sich alle Schattierungen der Organellenschädigung (S. 20), vorab aber die Hyperplasie des Golgi-Apparates, was als Ausdruck einer gesteigerten Membransynthese und -reparatur infolge radiogener *Membranschädigung* aufgefaßt wird. Die Tumoren neigen nach Bestrahlung zur *Dissoziation,* was einerseits auf der exsudativen Entzündungsreaktion im Tumorstroma und nachfolgender *Sklerosierung* beruht und andererseits auf die zahlreichen Tumorzelluntergänge mit nachfolgender Vernarbung sowie auf die begleitende *Strahlenvaskulopathie* im Tumor selbst zurückzuführen ist. Bei massivem Tumorzerfall können sich auch *granulomatöse Entzündungsformen* vom Fremdkörpertyp einstellen.

Radioaktive Isotopen

Der menschliche Organismus ist fortwährend einem Beschuß durch radioaktive Stoffe ausgesetzt. Zu den natürlichen Strahlenquellen gehören uranhaltige Gesteinsformationen (Granit), Kohlenkraftwerke, Phosphatdünger, das aus Erdspalten austretende Radon und Baustoffe (z. B. Bimsstein); zu den künstlichen Strahlenquellen sind die Niederschläge von Kernwaffenversuchen oder Reaktorunfällen, die Kernkraftwerke sowie die medizinisch verwendete Radiotherapie zu rechnen. Die für den Menschen bedeutendsten Schäden durch Radioisotopen sind a) eine *maligne Transformation* (S. 364), b) *teratogene Schäden,* vor allem während der Organogenese, vor allem aber c) eine *mutagene Schädigung* der Keimzellen. Dies hat auch dazu geführt, daß von der internationalen Strahlenschutzkommission die genetische Schädigung der Keimzellen als Richtmaß für die Festlegung der *„maximal zulässigen Strahlendosis"* für die gesamte Menschheit dient. Den höchsten Beitrag zur genetisch signifikanten Strahlendosis liefert die Medizin in Form der *Radiodiagnostik* und *Radiotherapie.* Dennoch sollte die Belastung mit radioaktiven Isotopen, wie sie bei einem Kernreaktorunfall entweichen können, nicht übersehen oder sogar verharmlost werden. Dazu folgende Beispiele:

Am 28. 3. 1979 ereignete sich im Kernkraftwerk Harrisburg (USA) eine Reaktorpanne, bei der während der ersten beiden Tage 14 Curie Radiojod (^{131}J; Halbwertszeit 8,09 Tage) entweichen konnte; noch bevor die schwangeren Frauen evakuiert werden konnten. Die zuständige Untersuchungskommission benachrichtigte die umgebende Bevölkerung, daß sie nie mit mehr als 80 Millirem (1 mrem = 0,001 mSv) belastet worden sei. Nicht berücksichtigt wurde allerdings, daß Radiojod eingeatmet wurde und sich auf Gras, Getreide und Gemüse ablagerte und folglich mit der Nahrungskette in den menschlichen Organismus gelangte. Bereits ein Vierteljahr später stieg die Kindersterblichkeit in Harrisburg und Umgebung um das Sechsfache an. Die Kinder starben – so vermutet R. Stockner – an den Folgen eines Surfactantmangels mit entsprechendem Atemnotsyndrom (S. 621) sowie an somatischer Unreife. Schuld daran sei eine Radiojodspeicherung in der kindlichen Schilddrüse mit konsekutiver hypothyreotischer Stoffwechseldrosselung (S. 1005). Mittlerweile ist der Super-GAU (= größter anzunehmender Atomunfall) am 26. 4. 1986 in Tschernobyl (UdSSR) über die Bühne gegangen. Dabei wurde die umliegende Bevölkerung mit 50000 Millirem (und mehr!) belastet und die Kinder Westeuropas erhielten dadurch im 1. Jahr nach Tschernobyl eine Ganzkörperdosis von 100 Millirem, was der natürlichen jährlichen Strahlenbelastung von 102 Millirem entspricht. Die effektive Lebenszeit-Äquivalentdosis beträgt bei Kindern 300–600 Millirem. Inwieweit damit auch unsere Kinder in den Bereich kommen, für den epidemiologisch bereits ein erhöhtes Krebsrisiko nachgewiesen wurde, bleibt abzuwarten.

Strahlenembryopathie

Über die teratogene Wirkung ionisierender Strahlen wird im Kapitel 6 (S. 319) gesondert berichtet.

Literatur

Alexander, L.: The treatment of shock from prolonged exposure to cold, especially in water. Report No. 250; US Dept. Commerce, Office of Publ. Board, Washington/DC 1945 (p. 228)

Badylak, S. F., et al.: Hyperthermia – induced vascular injury in normal and neoplastic tissue. Cancer 56 (1985) 991

Buckley, I. K.: A light and electron microscopic study of thermally injured cultured cells. Lab. Invest. 26 (1972) 201

Büchner, F.: Die Pathologie der Unterkühlung. Klin. Wschr. 22 (1943) 1

Chao, T. C., et al.: Acute heat stroke deaths. Pathology 13 (1981) 145

Christov, K., U.-N. Riede: Adaptive response of the hepatocyte to irradiation. Path. Europ. 9 (1974) 11

Cuppage, F. E., et al.: Morphologic changes in Rhesus monkey skin after acute burn. Arch. Pathol. 95 (1973) 402

Finch, S. C.: The study of atomic bomb survivors. Amer. J. Med. 66 (1979) 899

Gullotta, F., B. Helpap: Histologische, histochemische und elektronenmikroskopische Befunde bei maligner Hyperthermie. Virchows Arch. Path. Anat. A 367 (1975) 181

Hallenbeck, W. H., K. M. Cunningham-Burns: Pesticides and Human Health. Springer, Berlin 1985

Hanauske-Abel, H. M.: From Nazi-holocaust to nuclear holocaust. Lancet 1986/II, 271

Heller, H. C.: Living in the cold. J. therm. Biol. 12 (1987) 49

Hightower, L. E.: Heat shock, stressproteins, chaperones and Proteotoxicity. Cell 66 (1991) 191

Kaufmann, S. H. E.: Heat shock proteins and the immune response. Immunol. Today II (1990) 129

Kremer, B., Et al.: Toxin-specific ultrastructural alterations of the mouse liver after burn injuries and the possibility of a specific antitoxic therapy. Scand. J. Plast. Reconstr. Surg. 13 (1979) 217

Lancet: Living with radiation – after Chernobyl. Lancet 1986/II, 609

Mecklenburg, C., et al.: Morphological changes in ciliary cells due to heat exposure. Cell. Tiss. Res. 148 (1974) 45

Meshorer, A., et al.: The effects of hyperthermia on normal mesenchymal tissues. Arch. Path. Lab. Med. 107 (1983) 328

Morgan, C.: Hiroshima, Nagasaki and the RERF (Radiation Effects Research Foundation). Amer. J. Path. 98 (1980) 843

Nagota, K., et al.: A major collagen binding protein of the chick embryo fibroblast is a novel heat shock protein. J. Cell. Biol. 103 (1986) 223

Narayan, K., W. J. Cliff: Morphology of irradiated microvasculature: A combined in vivo and electron-microscopic study. Amer. J. Pathol. 106 (1982) 47

Nowak, R., et al.: Gefahren durch Elektrizität im Badegewässer. Versicher.-Med. 41 (1989) 195

Peters, L. J., et al.: Predicting radio curability. Cancer 55 (1985) 2118

Roswit, D., D. C. White: Severe radiation injuries of the lung. Amer. J. Roentgenol. 129 (1977) 127

Sengupta, S., K. Prahap: Radiation necrosis of the humerus. Acta radiol. 12 (1973) 313

Sigmund, M., et al.: Herzschädigung nach Stromunfall. Versicher.-Med. 43 (1991) 150

Stockner, R.: Sterben in Harrisburg mehr Kinder? New Scientist 86 (1980) 197

Wessel, J., V. Schneider: Zum gehäuften Auftreten von Todesfällen an Unterkühlung durch Kälteeinbrüche. Lebensversicherungsmed. 39 (1987) 58

Zollinger, H. U.: Die Strahlenvasculopathie. Path. Europ. 5 (1970) 145

Hat der Organismus bei der Auseinandersetzung mit chemischen und physikalischen Schadstoffen das Problem zu bewältigen, wie er diese *unbelebten* Faktoren wieder los wird oder ihre Exposition heil übersteht, muß er bei der Überrumpelung durch unliebsame Gäste, also *belebte* Faktoren, zusehen, wie er seine Individualität gegenüber den Mikroorganismen wahren kann, d.h. – salopp formuliert – wie er Herr im eigenen Haus bleibt. Was passiert, wenn ihm das nicht gelingt, wird im folgenden Kapitel besprochen: *„Störungen der Individualitätswahrung".*

5 Störungen der Individualitätswahrung

U.-N. Riede, H.-E. Schaefer und E. W. Herbst

Entzündliche Läsionen

Immunpathologie

Immunantworten
Überempfindlichkeitsreaktionen
Autoimmunerkrankungen
Immunmangelsyndrome

Entzündungspathologie

Akute exsudative Entzündungsreaktionen
Akute Entzündungsformen
Chronisch-granulierende Entzündungen
Chronisch-granulomatöse Entzündungen

Erregerpathologie

Virale Läsionen
Bakterielle Läsionen
Mykotische Läsionen
Protozoonotische Läsionen
Helminthotische Läsionen

Immunpathologie

U.-N. Riede* und E. W. Herbst

Auf den riesigen Oberflächenstrukturen unseres Organismus – letztlich alles Zellmembranen – siedeln sich zahllose Mikroorganismen an, die eine Nische suchen, um ihr biologisches Mandat der Arterhaltung zu erfüllen. Diese Tatsache macht es notwendig, daß der Organismus über ein System verfügt, das ihm seine Individualität garantiert.

Dafür stehen ihm unspezifische (= Resistenz) und spezifische Abwehrmechanismen (= Immunität) zur Verfügung. Unter *Resistenz* versteht man das Zusammenwirken aller unspezifischen Abwehrmechanismen, bei denen krankheitsauslösende Eindringlinge wie Bakterien vorher nicht durch einen besonderen Erkennungsdienst erfaßt werden müssen. Es handelt sich dabei um allgemein wirksame Mechanismen wie Epithelschranke, bakterizide Stoffe (z. B. Lysozym), Komplementsystem, Interferon, Phagozytose und Entzündungsreaktionen.

Die *Immunität* hingegen umfaßt die spezifischen Abwehrmechanismen. Sie beruht auf der Fähigkeit des Organismus, körpereigene („selbst") von körperfremden („nicht-selbst") Substanzen zu unterscheiden: sie ist spezifisch, d. h. auf einen ganz bestimmten Erreger ausgerichtet und durch das Immunsystem gewährleistet. Dieses läßt sich grob in zwei funktionell verschiedene Zellfamilien untergliedern: die B- und die T-Zellen. Die B-Zellen sind für die humorale Immunität zuständig. Ihr Effektormechanismus besteht aus den von ihnen produzierten Antikörpern, die vom kaskadenartig aktivierbaren Komplementsystem unterstützt werden. Die T-Zellen sind für die zelluläre Immunität zuständig. Ihre Effektivität verdanken sie den von ihnen und anderen Leukozyten gebildeten Zytokinen sowie bestimmten Zellen aus den eigenen Reihen mit Killerpotential. Die B- und T-Zellen sind auf eine Kooperation unter sich und mit Makrophagen angewiesen. Dazu steht ihnen eine Reihe von Kommunikations- und Signalmolekülen zur Verfügung, die das im gesamten Organismus verteilte Heer an immunkompetenten Zellen zu einem zwar nicht strukturellen, aber funktionellen „Organ" verbindet. Dies macht verständlich, daß Defekte der Immunglobulinsynthese, des Komplementsystems und der interleukozytären Kommunikation zu pathogenen Immunreaktionen in Form von Überempfindlichkeitsreaktionen, Autoimmunkrankheiten und Immunmangelsyndromen führen.

Überempfindlichkeitsreaktionen: Hier beantwortet ein bereits immunisierter und damit empfindlicher Organismus einen erneuten Kontakt mit einem sensibilisierenden Antigen übersteigert und somit „überempfindlich".

– *Überempfindlichkeitsreaktionen Typ I* (= anaphylaktische Reaktion): In diesem Falle handelt es sich um eine IgE-vermittelte Allergie. Sie wird bei solchen Patienten hervorgerufen, die auf ein bestimmtes Antigen (= Allergen) mit einer abnormen IgE-Produktion reagieren, das eine besondere Affinität zu den Mastzellen (und Basophilen) hat und deren Histaminausschüttung provoziert.

– *Überempfindlichkeitsreaktionen Typ II:* Dies ist eine antikörpervermittelte zytotoxische Überempfindlichkeitsreaktion, bei der humorale Antikörper gegen wirtseigene Antigene gebildet und nach entsprechender Bindung an eine Zielzelle von Zellen mit Killerpotential (Makrophagen) als „Tötungsaufforderung" verstanden werden.

– *Überempfindlichkeitsreaktionen Typ III:* Sie führen zur Immunkomplexkrankheit, bei der im Körper Antigen-Antikörper-Komplexe zirkulieren und nach Ablagerung systemische oder lokale Gefäßschäden verursachen.

– *Überempfindlichkeitsreaktionen Typ IV (Spättyp):* Sie werden durch T-Lymphozyten vermittelt, die auf
- pathogene Keime (Infektallergie),
- Antigene, die an der Haut haften (Kontaktallergie) oder
- Spenderorganantigene (Transplantatallergie)

eine gewisse Zeitlang abgerichtet worden sind. Sie vergrößern ihre Effizienz durch die interleukininduzierte Anforderung von unvorbereiteten Lymphozyten und Makrophagen.

Autoimmunkrankheiten: Sie werden infolge autoreaktiver Antikörper durch humorale oder infolge autoreaktiver Lymphozyten durch zellgebundene Immunreaktionen ausgelöst, die sich gegen körpereigene Substrate richten und damit die Wahrung der wirtseigenen Individualität durchbrechen. Bei solchen Krankheiten kann sich die Autoaggression nur auf einzelne Organe konzentrieren oder sich systemisch gegen eine Vielzahl von Organen und Geweben richten.

---

* In 1. und 2. Auflage zusammen mit H. Wehner

Immunmangelsyndrome *(= Defektimmunopathien):* Ihnen liegt eine defiziente Immunreaktion des Organismus auf verschiedene Antigenstimuli zugrunde, die das B- und/oder T-Zell-System betreffen kann. Die primären B-Zell-Defekte imponieren klinisch als verminderte Resistenz gegenüber bakteriellen Infektionen, während primäre T-Zell-Defekte durch eine Schutzlosigkeit gegenüber Viren und Pilzen auffallen. Patienten mit kombiniertem B- und T-Zell-Defekt sind kaum überlebensfähig. Bei den *erworbenen Immundefektsyndromen* ist die Gammopathie infolge neoplastischer Vermehrung eines Plasmazellklons und AIDS infolge einer Infektion mit dem HIV-Virus hervorzuheben. Die Heilungsversuche bei Patienten mit AIDS scheitern letztlich am progredienten T-Zell-Verlust und der zwangsläufig sich daran anschließenden Infektion mit opportunistischen Keimen.

Antigen

Definition: Bestimmte Substanzen werden vom Organismus als „fremd" erkannt und lösen durch die Bildung von gegen sie gerichteten Antikörpern (S. 179) oder Lymphozyten (S. 176) eine wirksame Abwehrreaktion (= Immunreaktion) aus. Sie werden deshalb als Antigen (= *Anti*körper-*Gen*erator) oder als *Immunogen* bezeichnet.

Demzufolge kann jede Substanz als Antigen aufgefaßt werden, gegen die der Körper Antikörper (s. unten) und/oder spezifische Lymphozyten (s. unten) bildet.

- *Komplettes Antigen*

Definition: Unter einem kompletten Antigen *(= Vollantigen)* versteht man eine Substanz, die eine Immunreaktion induziert *(= Immunogenität)* und darüber hinaus auch mit dem Produkt der Immunreaktion spezifisch zu reagieren *(= Antigenität)* vermag.

Bei den kompletten Antigenen handelt es sich um körperfremde Makromoleküle wie Proteine, Glykolipide, Glykoproteine – vor allem Oberflächenstrukturen von pathogenen Keimen –, aber auch um Polysaccharide und Nukleinsäuren. Dabei wird die Antigeneigenschaft nicht durch das gesamte Makromolekül, sondern nur durch ein kleines Areal auf der Moleküloberfläche (= antigenes Epitop) hervorgerufen. Diese Oberflächenregion wird als *Antigendeterminante* bezeichnet und besteht bei Proteinen aus wenigen Aminosäuren, bei Polysacchariden aus wenigen Zuckerresten. Ein Makromolekül mit antigener Eigenschaft kann also mehrere Determinanten besitzen und ist somit polyvalent. Zu jeder antigenen Determinante *(= homologes Antigen)* korrespondiert ein ganz bestimmtes „Gegengift" *(= Antikörper),* so wie ein Schlüssel nur zu einem Schloß paßt.

Besitzen zwei Antigene gemeinsame oder strukturell ähnliche antigene Determinanten *(= heterologe Antigene),* dann können die Antikörper, die gegen das eine Antigen gerichtet sind, auch mit dem anderen Antigen reagieren *(= Kreuzreaktion).*

- *Inkomplettes Antigen*

Definition: Inkomplette Antigene (= Haptene) sind niedermolekulare Substanzen wie kurze Peptide oder Pharmaka (z. B. Penicillin), die erst nach Bindung an Makromoleküle antigen wirksam werden und damit eine Immunantwort auslösen. Das Hapten ist der immunologisch bestimmende Teil der antigenen Determinanten. Die inkompletten Antigene sind oft *Allergene* und rufen folglich allergische Reaktionen hervor. Bei den makromolekularen „Trägermolekülen" der *Haptene* handelt es sich meist um Proteine des Wirtsorganismus bzw. von Zelloberflächen.

- *Superantigen*

Definition: Als Superantigene werden Makromoleküle bezeichnet, die in aberwitzig kleinen Mengen ($< 10^{-12}$ g/l) in der Lage sind, bestimmte Abwehrzellen (= T-Lymphozyten) abnorm stark zu stimulieren und große Schäden im Organismus hervorzurufen (S. 264).

Um ein Antigen unschädlich zu machen, setzt der Organismus die beiden folgenden Abwehrmechanismen ein:

Humorale Immunität: Sie geht mit der Bildung von „Gegengiften" *(= Antikörpern)* einher, die in den Körperflüssigkeiten zirkulieren. Die wichtigsten Funktionsträger der humoralen Immunität sind antikörperbildende Lymphozyten (bzw. die davon abgeleiteten Plasmazellen) aus dem Knochenmark *(= B-Zellen).* Sie wehren vor allem Angriffe durch extrazelluläre Parasiten, wie Bakterien, ab.

Zellvermittelte Immunität: Sie wird von Lymphozyten getragen, die im Thymus gelernt haben, zwischen körpereigenem und körperfremdem Material zu unterscheiden und somit *„selbst"* und *„nicht-selbst"* erkennen können (= T-Zellen). Diese Zellen tragen auf ihrer Zellmembran antikörperähnliche Rezeptoren und gehen hauptsächlich gegen intrazelluläre Parasiten viraler und bakterieller Natur vor.

Bei jeder Abwehrschlacht bildet der Organismus aber auch Gedächtniszellen, die bei erneutem Antigenkontakt sofort die entsprechenden Immunreaktionen auslösen *(= anamnestische Reaktion).* Damit besitzt der Organismus eine erworbene (aktive) Immunität. Sie verhindert bei einer Reinfektion einen erneuten Krankheitsausbruch. Die Immunität kann aber auch durch Übertragung von Serum oder Zellen von einem Organismus auf einen anderen übertragen werden, was als passive Immunität bezeichnet wird.

Immunorgane

Das Immunsystem des Menschen besteht etwa aus einer Billion Lymphozyten und wiegt ca. 1 kg. Es setzt sich aus denjenigen Geweben zusammen, die zum lymphatischen System und zum retikulohistiozytären System (= RHS) gehören. Die Lymphozyten kreisen vom Blut durch die Kapillaren des Gewebes zu den Lymphbahnen und über diese zurück ins Blut. Sie werden aber auch vorübergehend in den Immunorganen seßhaft. Demzufolge sind die Immunorgane – mit Ausnahme des Thymus – nicht selbständig, sondern nur *strategische Stützpunkte des immunologischen Frühwarn- und Abwehrsystems.*

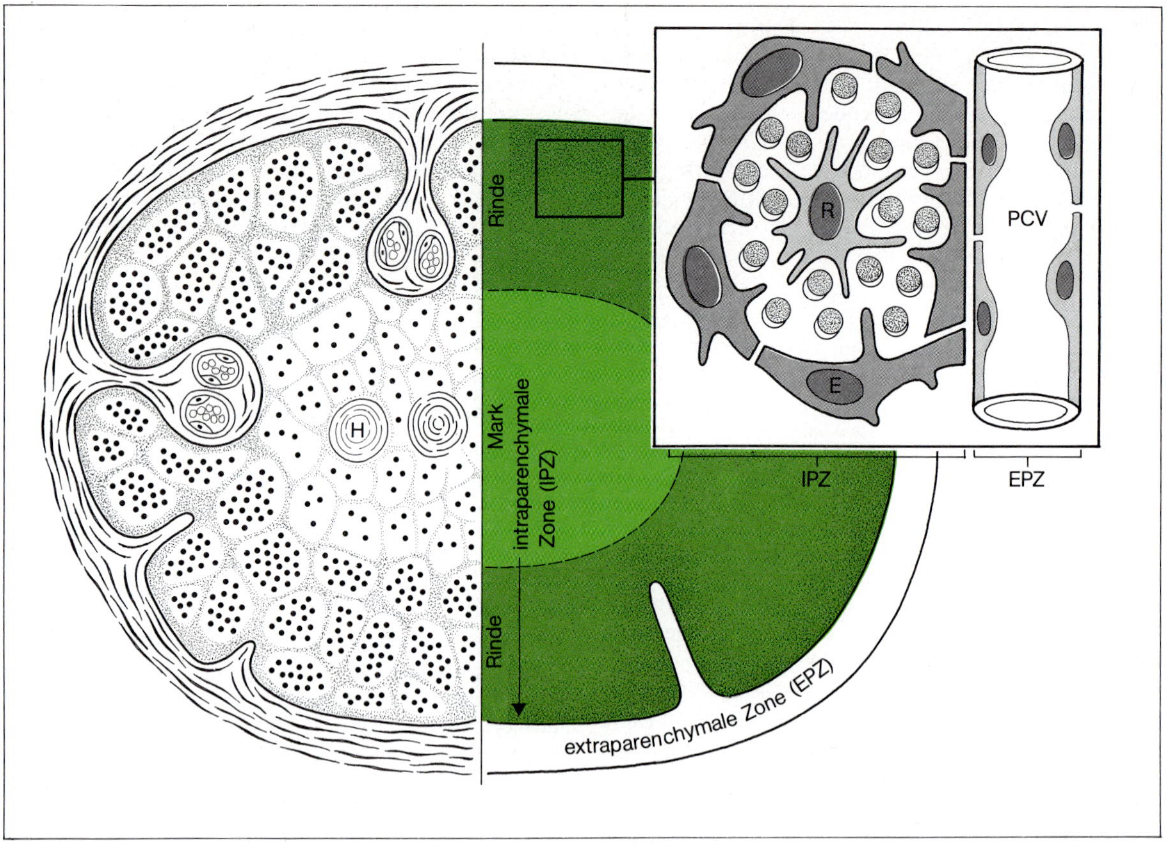

Abb. 5.**1** Funktioneller Aufbau des Thymus: Im Rindenbereich werden die Thymozyten mit lymphozytoider Gestalt von dendritischen Retikulumzellen (R) und Epithelzellen (E) umgeben. Derartige Thymozytenbrutstätten liegen in enger Nachbarschaft von postkapillären Venolen (PVC); grün: T-Zell-Region. Der Thymus ist aber kein reines T-Zell-Organ. Er enthält in Nähe der Hassall-Korpuskel (H) besondere B-Zellen

Zentrale Immunorgane

Thymus: Am Ende des zweiten Embryonalmonats wandern aus blutbildenden Geweben unreife lymphoide Zellen in den Thymus ein und werden zu Thymuslymphozyten *(= T-Lymphozyten);* sie schwärmen teilweise in die Blutbahn aus und besiedeln die peripheren lymphatischen Organe (Abb. 5.**1**). Die Bedeutung des Thymus als zentrales Immunorgan geht aus *Thymektomie-Experimenten* hervor: Wird der Thymus bei der Maus unmittelbar nach der Geburt entfernt, so sind die im Blut zirkulierenden Lymphozyten zahlenmäßig verringert und die lymphatischen Organe unterentwickelt. Dies hat zur Folge, daß die *zellvermittelte Immunität* weitgehend darniederliegt, so daß diese Tiere Fremdtransplantate nicht abstoßen.

Bursa Fabricii: Dieses Organ kommt nur bei *Vögeln* vor und liegt in der Nähe der Kloake. Seine Rolle als Monitor in der Entwicklung des Immunsystems geht aus *Bursektomieversuchen* hervor, welche zur Folge haben, daß die Plasmazellen und Keimzentren in den lymphatischen Organen fehlen. Infolgedessen fällt die humorale Antikörperbildung und damit die *humorale Immunität* aus. Beim Säuger scheint dem *Knochenmark* die Rolle der Bursa Fabricii zuzukommen. Das Knochenmark gilt deshalb als *Bursa-Äquivalent.* Dementsprechend werden die davon abgeleiteten Lymphozyten auch als *B-Lymphozyten* bezeichnet.

Periphere Immunorgane

Lymphknoten: Die *follikelhaltige Rindenzone* sowie die *Markzone* des Lymphknotens enthalten B-Lymphozyten, während die *follikelfreie Parakortikalzone* T-Lymphozyten beherbergt (Abb. 5.**2**).

Milz: In der Milz gehören die *periarteriellen Lymphscheiden* der Pulpaarterien zum T-Zell-System, während die *Milzfollikel* der Follikelarterien und zum Teil die rote Pulpa zum B-Zell-System zu rechnen sind (Abb. 5.**3**).

Mukosaassoziiertes lymphatisches Gewebe (= MALT)*: Es umfaßt die Schleimhäute des Intestinal-, Respirations- und Urogenitaltrakts sowie die exokrinen Drüsen und Brustdrüse. Das MALT schützt als wesentlicher Bestandteil der Mukosabarriere den Organismus vor schädlichen Keimen oder Agentien an der Schleimoberfläche, sorgt aber auch dafür, daß resorbierte Antigene toleriert werden.

Mit einer Schleimhautoberfläche von etwa 200 m^2 ist das Immunsystem des Darmtraktes GALT* umfangreichster Abschnitt des MALT, gefolgt vom Immunsystem des Respirationstraktes BALT* mit einer Schleimhautoberflä-

* MALT = mucosa associated lymphoid tissue; GALT = gut associated lymphoid tissue, BALT = bronchus associated lymphoid tissue

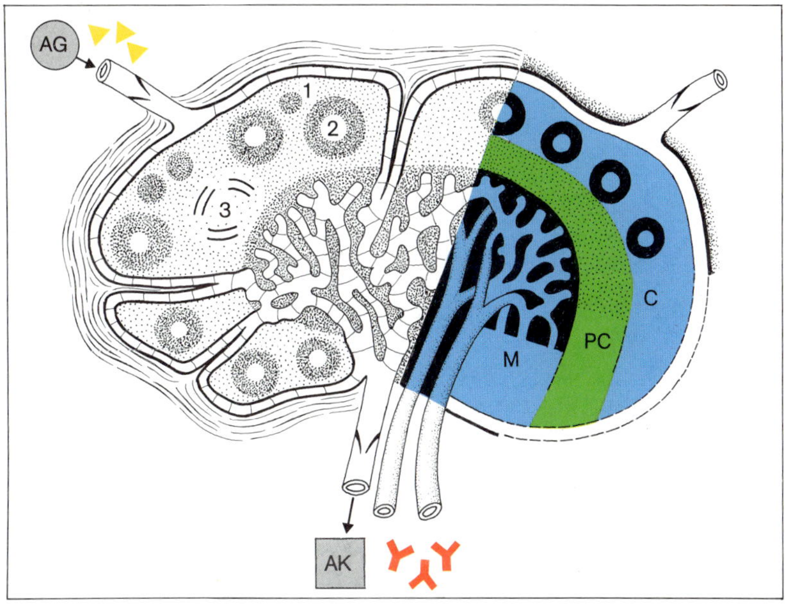

Abb. 5.**2** Funktionelle Histoarchitektur eines Lymphknotens: Der Kortex (C; blau) mit Primär- (1) und Sekundärfollikeln (2) sowie die Markzone (M; blau) mit den Sinus bilden die B-Zell-Region. Der Parakortex (PC; grün) mit Tertiärfollikeln und Venolen (3) bilden die T-Zell-Region. AG = Antigen (gelb), AK = Antikörper gegen AG (rot)
blau: B-Zell-Region
grün: T-Zell-Region

che von etwa 80 m^2. Das GALT gliedert sich in folgende Strukturen:

- Peyer-Plaques und Mukosasolitärfollikel,
- mesenteriale Lymphknoten und
- immunkompetente Zellen in der Darmmukosa.

In den Peyer-Plaques und Solitärfollikeln können Antigene aus dem Intestinaltrakt mit den Lymphozyten kontaktieren und eine Immunantwort in Gang setzen. Die membranösen M-Zellen, welche in das follikelassoziierte Darmepithel eingestreut sind, können einerseits Antigene durchs Epithel hindurchschleusen und ermöglichen andererseits intraepithelialen Lymphozyten eine enge Kontaktaufnahme mit dem Darmlumen. Auf ein resorbiertes Antigen wartet unter dem Darmepithel ein „Empfangskomitee" aus Makrophagen und dendritischen Zellen; dieses bearbeitet das Antigen so, daß sie damit in den benachbarten Lymphfollikeln eine adäquate Immunantwort zustande bringen; in deren Verlauf werden besondere T- und B-Zellen gegen das Antigen abgerichtet. Diese vermehren sich, gelangen über Lymphbahnen und den Ductus thoracicus ins periphere Blut und siedeln sich, da sie besondere Heimatadreß-Moleküle (sog. Homing-Rezeptoren) auf den Endothelien der jeweiligen Organgefäße erkennen können, wieder in der Darmschleimhaut sowie auch im übrigen MALT, wie Bronchial- und Urogenitalschleimhäute, exokrine Drüsen und mütterliche Brustdrüse, an. Nach entsprechender Auseinandersetzung mit einem Antigen produzieren sie vornehmlich das Immunglobulin IgA (S. 180). Somit können spezifische IgA-Antikörper gegen Krankheitserreger auch in der mütterlichen Brustdrüse gebildet und nach Sekretion durch die Muttermilch dem Säugling zugeführt werden.

Die in die Darmschleimhaut eingewanderten Lymphozyten zeigen eine charakteristische Verteilung: CD4-T-Lymphozyten und B-Zellen besiedeln das Stratum proprium der Mukosa, die meisten CD8-T-Lymphozyten die Epithelschicht (S. 175).

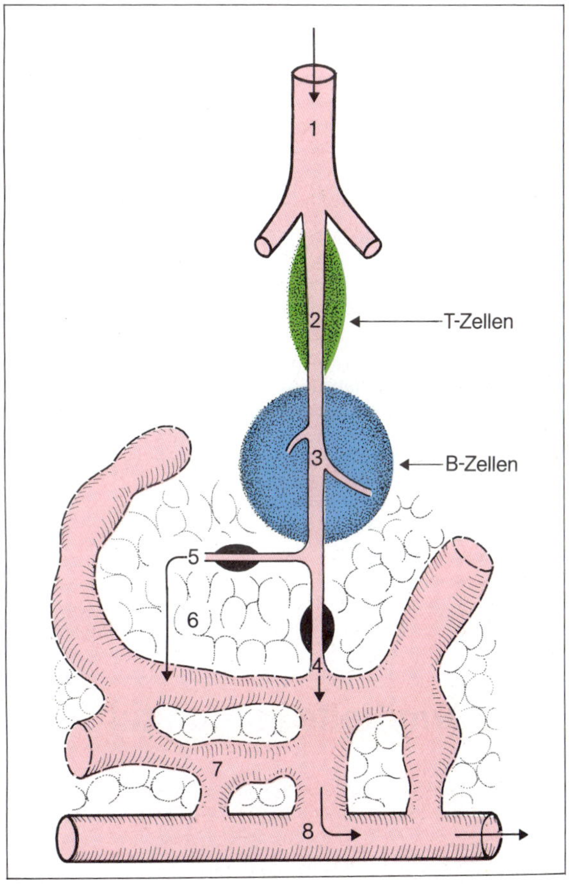

Abb. 5.**3** Funktionelle Histoarchitektur der Milz: 1 = Trabekelarterie, 2 = Pulpaarterie mit Lymphscheide (T-Zellen), 3 = Follikelarterie mit Milzfollikel (B-Zellen). Die Hülsenkapillaren münden entweder direkt in die Sinus (7) (= schnelles Kompartiment: 4) oder in die Pulpastränge (6) (= langsames Kompartiment: 5) ein. 8 = Trabekelvene → Abfluß

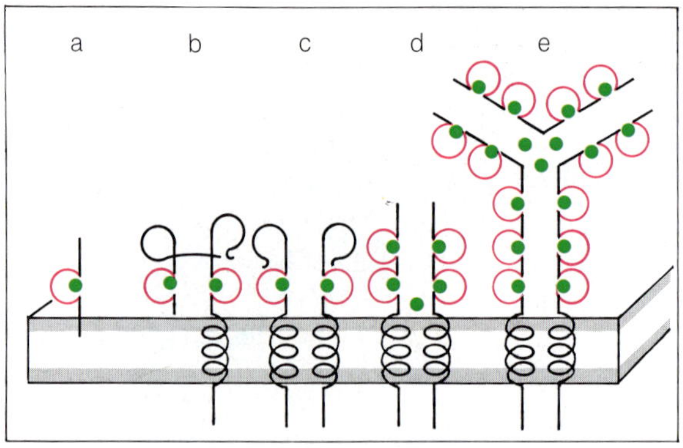

Abb. 5.**4** Schematische Darstellung einiger Mitglieder der Immunglobulin-Superfamilie (grüner Punkt = Disulfidbrücke, rot = Strukturhomologien)
a = archaisches „Ur-Ig-Homologieelement des Tintenfisches" (Thy-1), b = Klasse-I-HLA-Molekül, c = Klasse-II-HLA-Molekül, d = T-Zell-Rezeptor, e = IgM

Immunologische Kommunikationsmoleküle

Die Aufteilung des Immunsystems in verschiedene morphologische Kompartimente (= Immunorgane) und verschiedene Lymphozytentypen, nämlich B- und T-Zellen, welche die humorale und zelluläre Immunität ausmachen, ist zwar sinnvoll, aber aus biologischer Sicht artefiziell. Effektiv sind die zahlreichen, phänotypisch unterschiedlichen Zellen des Immunsystems über ein Netzwerk miteinander zu einem Selbstverteidigungssystem verbunden, wobei die entscheidenden Strukturen zur Erkennung und Kommunikation sich im Verlaufe der Evolution aus einem Urgen entwickelt haben. Durch entsprechende Gen- und Exonduplikationen sind daraus die Mitglieder der Immunglobulin-Superfamilie geworden (Abb. 5.**4**), zu denen mit entsprechend molekularen Abwandlungen a) die antigenvernichtenden Antikörper der B-Zellen, b) die antigenerkennenden T-Zellrezeptoren sowie die für B- und T-Zell-Kommunikation sowie Fremderkennung wichtigen c) Histokompatibilitätsantigene (= HLA-Antigen, S. 188) gehören.

Zellvermittelte Immunität

U.-N. Riede

Definition: Solche Abwehrreaktionen werden durch *T-Lymphozyten* in Gang gesetzt und sind nach Kontakt mit Antigenen wie Viren, Bakterien vom Tuberkulosetyp, Kontaktallergenen und Gewebeallergenen erst nach etwa 24–48 Stunden wirksam. Die primäre Antwort des Immunsystems auf solche Antigene wird deshalb auch als *Spätreaktion (= Reaktion vom verzögerten Typ)* bezeichnet.

T-Lymphozyten

Die T-Lymphozyten werden immunologisch im Thymus geprägt. Der Thymus ist gleichsam ihre Berufsschule. Sie stammen von pluripotenten Zellen des hämatopoetischen Systems ab, wandern unter dem Einfluß von Thymusfaktoren in den Thymus ein und besiedeln dort zunächst die Gebiete der Thymusrinde. Dort vermehren sich diese Zellen und reifen zu Thymozyten heran. Dabei stellen die Thymusepithelien für die reifenden Lymphozyten gewissermaßen *Ammenzellen* dar, in dem sie zusammen mit den dendritischen Zellen (= Makrophagensonderform) die Lymphozyten umhegen und eine optimale *Mikroumgebung* anbieten (Abb. 5.**1**).

Die *proliferierenden Thymozyten* sind unreif und noch nicht in der Lage, eine Immunantwort auszulösen. Dazu müssen sie in der Thymusrinde strukturell und funktionell verändert werden: Bei der Berufsausbildung im Thymus stellen unreife prä-T-Zellen zunächst Rezeptoren her, die jeweils aus einer γ- und β-Polypeptidkette bestehen. Im Thymus werden die prä-T-Zellen mit bestimmten Selbstantigenen (s. HLA-System, S. 188) konfrontiert, wobei nur Zellen mit hinreichender Affinität zu diesen Selbsterkennungsmarken proliferieren dürfen. Würden solche Zellen aus dem Thymus entlassen, so würden sie körpereigenes Gewebe attackieren. Aus diesem Grunde muß die Affinität der T-Zell-Rezeptoren für die Selbstantigene vermindert werden. Jeder Zellrezeptor behält die β-Kette, während die γ-Kette gegen eine α-Kette ausgetauscht wird. Etwa 90% aller zirkulierender T-Zellen weisen den α-, β-T-Zell-Rezeptor auf. Sie wandern in die peripheren lymphoiden Organe aus. Etwa 10% aller zirkulierenden T-Zellen enthalten anstatt dessen einen Rezeptor aus γ- und δ-Ketten (= γ-, δ-T-Zell-Rezeptor). Sie wandern offenbar ins MALT-Gewebe aus und reagieren auf Streßproteine (S. 260) und bestimmte Antigene (wie Mykobakterienantigene), ohne daß sie durch HLA-Moleküle bei der Erkennung unterstützt werden; sie spielen bei der Autoimmunität mit. Der T-Zell-Rezeptor gleicht strukturell den Proteinen des Haupthistokompatibilitätskomplexes (= MHC = major histocompatibility complex), einer besonderen Selbsterkennungsmarke, und zwar der Klasse I (auf allen kernhaltigen Zellen vorkommend) und II (nur auf bestimmten Zellen wie B-Zellen vorkommend), sowie den Immunglobulinen der Antikörper. Die geschulte T-Zelle spricht sodann auf ein Selbstantigen nur in Kombination mit einem Fremdantigen an und umgekehrt, eine T-Zelle kann ein Fremdantigen nur erkennen, wenn sie auf der Zielzelle gleichzeitig ein entsprechendes Membranantigen erkennt, das sie selbst auch besitzt (= MHC-Restriktion, vgl. Abb. 5.**7**). Die T-Lymphozyten wandern nun in die sekundären Immunorgane aus, besiedeln dort die thymusabhängigen Zonen. Ein Teil der T-Lymphozyten rezirkuliert. Dieser Teil der Lymphozyten ist langlebig, immunkompetent und als *ruhende T-Zelle* im Thymusmark und in den *T-Zonen* der peripheren Immunorgane zu Hause.

Immunologische Erstantwort

Ein in den Körper eingedrungenes Fremdantigen kann, wenn es geeignet ist, direkt mit den Antigenrezeptoren der T-Zellen in Verbindung treten. Meist

Abb. 5.**5** Antigenpräsentationszellen des Lymphknotens:
a = follikuläre dendritische Zellen
b = Kortexmakrophagen (zum Teil)
c = Marginalsinus-„Histiozyten" (= monozytoide B-Zellen)
d = interdigitierende Retikulumzellen
grün: T-Zell-System
blau: B-Zell-System
gelb: Antigen

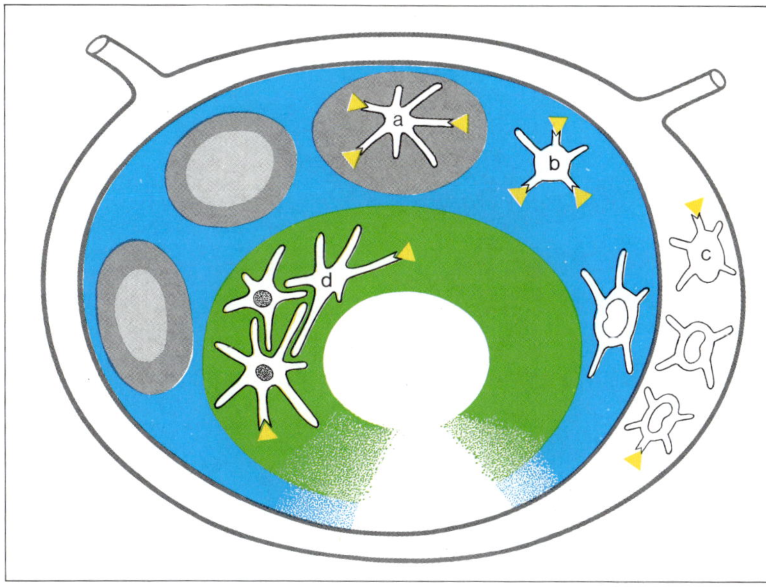

Abb. 5.**6** Differenzierung der Zellen des Immunsystems und ihre Aufgliederung in die primären und sekundären lymphatischen Organe (= Immunorgane)
grün: T-Zell-System
blau: B-Zell-System

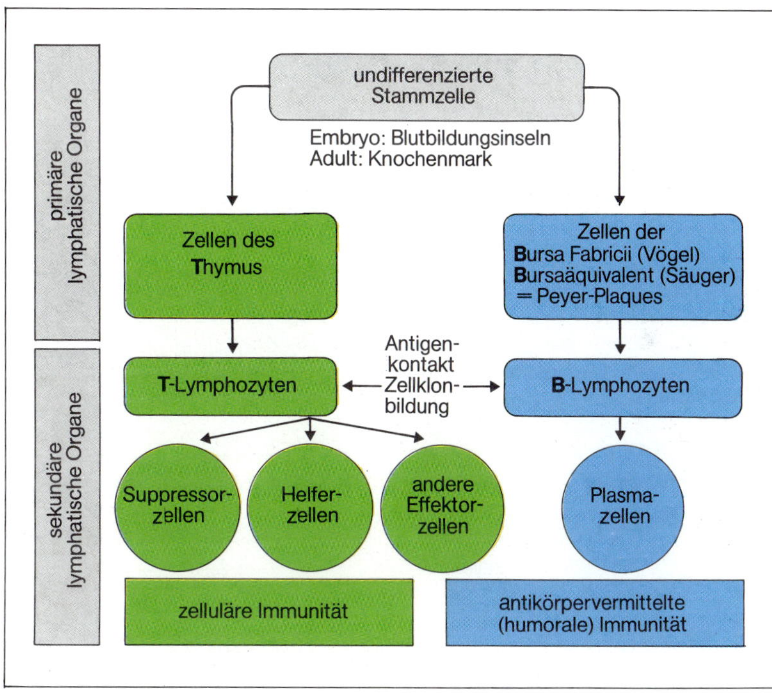

aber müssen die Antigene zunächst von *Antigenpräsentationszellen der T-Zonen* (= interdigitierende Retikulumzellen) und *Langerhans-Zellen* der Haut abgefangen, aufgearbeitet und den T-Zellen mit Hilfe von HLA-Antigenen präsentiert werden (Abb. 5.**7**). Das Antigen verbindet sich nun mit den rezeptormäßig passenden Lymphozyten und bewirkt, daß sich nur eine bestimmte Lymphozytenfamilie vermehrt *(= Klon-Selektionstheorie)*. Dies hat zur Folge, daß die betreffenden Lymphozyten sich zu Immunoblasten umbilden und proliferieren. Von diesen leiten sich weitere T-Zell-Subpopulationen her, die sich in *Regulator-* und *Effektorzellen* gliedern (Abb. 5.**6**):

Regulator-T-Lymphozyten

Helferlymphozyten: Von dem durch die Antigenpräsentationszellen verdauten Fremdantigen wird nur das immunogene Peptidbruchstück durch HLA-Klasse-II-Strukturen den T-Zellen zur Schau gestellt (Abb. 5.**7**). Von diesen sprechen aber nur die T-Helferzellen darauf an. Dies liegt daran, daß sie auf ihrer Oberfläche das CD4-Antigen enthalten, das an HLA-Klasse-II-Moleküle binden kann. Die T-Helferzellen geben Zytokine ab, womit sie den anderen T- und B-Zellen förmlich auf die Sprünge helfen (Abb. 5.**10**). Unter den durch antigenpräsentierende Zellen stimulierbaren T-Helferlymphozyten unterscheidet man

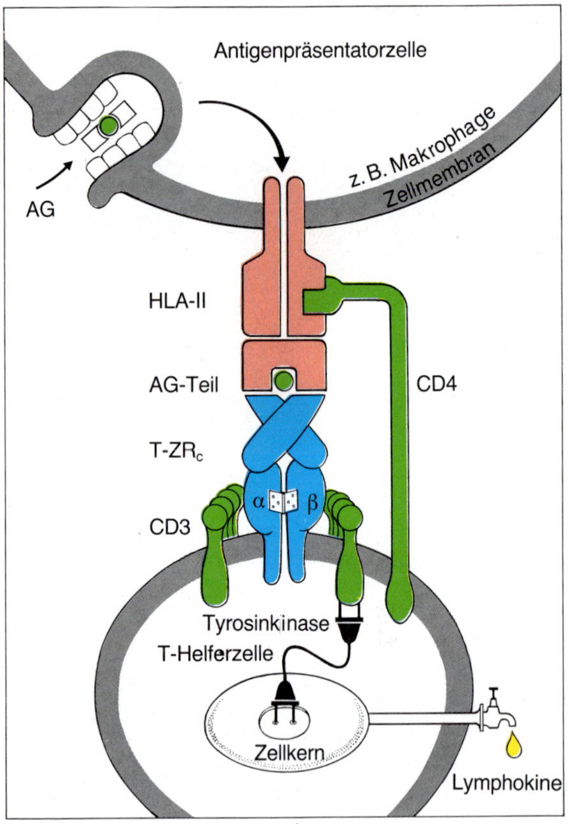

– T_{H1}-Zellen: Nach Präsentation von viralen oder bakteriellen Antigenen fördern sie über eine γ-Interferonproduktion die Aktivität von zytotoxischen T-Zellen, NK-Zellen (S. 183) und Makrophagen und damit die zytotoxische Immunantwort. Durch das Zytokin IL-4 werden sie in ihrer Aktivität gebremst.

– T_{H2}-Zellen: Nach Präsentation von parasitären Antigenen (z. B. von Würmern) setzen sie IL-4 frei. Dadurch werden einerseits B-Zellen aktiviert, so daß IgG und schließlich auch IgE produziert wird, andererseits werden dadurch Eosinophile und Mastzellen rekrutiert. Die Aktivität der T_{H2}-Zellaktivität wird durch γ-Interferon wieder gedrosselt.

Beide Helferzellgruppen hemmen sich gegenseitig, so daß ein bestimmtes Antigen eine zytotoxische oder eine humorale Immunantwort zur Folge hat. Die wichtigsten Funktionen der einzelnen Zytokine sind in Tab. 5.**1** zusammengestellt.

Effektor-T-Lymphozyten

Zytotoxische T-Lymphozyten: Befindet sich körperfremdes oder ein dem Körper fremd gewordenes An-

Abb. 5.**7** Zusammenwirken von HLA-Antigen, T-Zell-Rezeptor und dem als Ligand fungierenden Zelladhäsionsmolekül CD_4 (= CD4-Antigen) und den Koliganden CD_3 (= MHC-Restriktion)

Tabelle 5.**1** Interleukine (Lymphokine): Herkunft und Effekte

Interleukintyp (IL)	Produzierende Zelle	Zielzelle	Effekt
IL-1	Antigenpräsentationszellen, z. B. Makrophagen	Fibroblasten hämatopoetische Stammzellen Makrophagen	Proliferation Aktivierung Fieber Entzündungsmediatorbildung
IL-2	CD4-T-Zellen CD8-T-Zellen	T-Zellen aktivierte B-Zellen	Proliferation Differenzierung
IL-3	T-Helferzellen Mastzellen	Granulozyten, Monozyten Mastzellen; Megakaryozyten	Proliferation
IL-4	T-Helferzellen	T-, B-Zellen	HLA-Klasse-II-Expression IgE-Synthese ↑
IL-5	T-Helferzellen	B-Zellen Eosinophile	Proliferation Differenzierung AK-Produktion
IL-6	T-Zellen Makrophagen Fibroblasten u. a.	B-Zellen hämatopoetische Zellen Hepatozyten	Plasmazellenreifung Differenzierung Akutphasenproteine
IL-7	Knochenmarkstromazellen	lymphoide Stammzellen prä-B-Zellen	Proliferation Ausreifung
IL-8	Makrophagen Endothelzellen Fibroblasten	Neutrophile	Chemotaxis Chemokinese Aktivierung
TNFα	Makrophagen	Neutrophile Adipozyten	Aktivierung, Schock Kachexie
TNFβ	Lymphozyten NK-Zellen	„Fremd"-Zellen	T-Zell-induzierte Zytolyse
IFNγ	T-Helferzellen	B-Zellen Makrophagen NK-Zellen	HLA-Klasse-II-Expression Aktivierung IgE-Synthese ↓ NO-Bildung

tigen in den Fängen eines HLA-Klasse-I-Moleküls auf irgendeiner Körperzelle, so wird es von zytotoxischen T-Zellen erkannt, weil diese Oberflächenmoleküle CD8 mit Affinität zu HLA-Klasse-I-Strukturen aufweisen. Sowohl bei den CD4- als auch bei den CD8-tragenden T-Zellen wird nach dem stattgehabten HLA-Fremdantigenkontakt das entscheidende Aktivierungssignal über dem CD3-Oberflächenmolekül vermittelt, welches mit dem T-Zell-Rezeptor assoziiert ist. Zur Zellzerstörung brauchen die zytotoxischen T-Lymphozyten keine Mithilfe von Antikörpern oder Komplement (S. 184), sie tun dies entweder mit dem „Todeskuß" durch Einfügung zellmembranperforierender Moleküle (Perforine) oder durch Auslösung des programmierten Zelltodes (Apoptose, S. 142) im Sinne eines provozierten Zell-Selbstmordes (S. 136).

Effektorlymphozyten der verzögerten Immunität: Meist richtet sich die zellgebundene Immunreaktion nicht gegen Zellen mit „Fremd"-Eigenschaften, sondern gegen Mikroorganismen. Dabei kommt den antigensensibilisierten T-Zellen (Effektorlymphozyten der verzögerten Immunität) vor allem die Rolle von Spürhunden zu, die durch Abgabe von lymphozytären Botenstoffen (= Zytokinen) die Makrophagentätigkeit ankurbeln und dirigieren. Sie sind auch für das Zustandekommen von Epitheloidzellgranulomen verantwortlich (S. 237) und weisen CD4-Oberflächenmoleküle auf.

Mediatorstoffe

Die Effizienz des T-Zell-Systems ist eng gekoppelt an die Sekretion von Faktoren, welche die Wechselwirkung zwischen den Leukozyten beeinflussen. Sie werden als Interleukine bezeichnet (Tab. 5.**1**). Schließlich geben die T-Lymphozyten auch einen *Transferfaktor* ab, mit dessen Hilfe es möglich ist, antigenspezifisch die Überempfindlichkeit vom verzögerten Typ von einem Individuum auf das andere zu übertragen.

Immunologische Zweitantwort

Aus der Proliferationswelle der immunologischen Erstantwort leitet sich eine Population langlebiger Lymphozyten ab, welche die funktionellen Eigenschaften ruhender Stammzellen besitzen und auf ihrer Zelloberfläche antigenspezifische Rezeptoren ausgebildet haben (Abb. 5.**8**). Sie werden als Gedächtniszellen *(= Memoryzellen)* bezeichnet. Von diesen Gedächtniszellen geht auch die immunologische Zweitantwort aus: Das Antigen wird von den spezifischen Rezeptoren der T-Gedächtniszellen am Ort der Antigenapplikation erfaßt. Dadurch wird in den T-Zonen der peripheren Immunorgane die Bildung neuer T-Effektorzellen, aber auch neuer Gedächtniszellen eingeleitet. Folglich läuft die entsprechende Immunantwort rascher und effektiver ab.

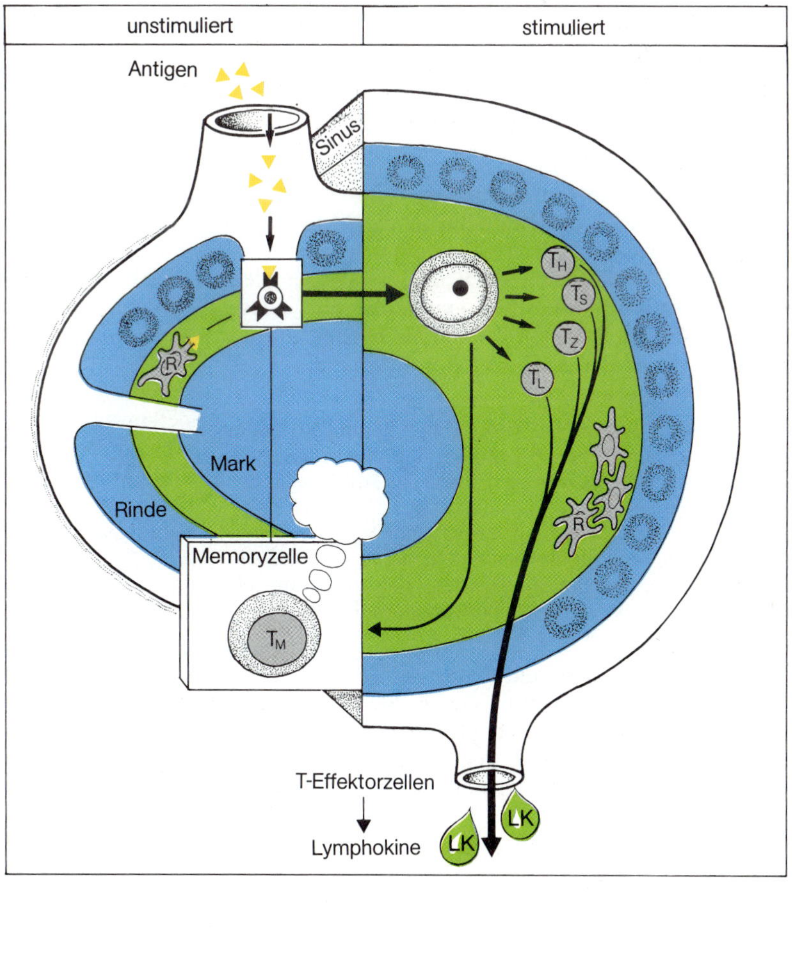

Abb. 5.**8** Immunantwort des T-Zell-Systems (Beispiel: Lymphknoten). Das Antigen wird von interdigitierenden Retikulumzellen (R) immunkompetenten T-Zellen, gegebenenfalls auch bereits vorhandenen Gedächtniszellen präsentiert. Eine bestimmte Lymphozytenfamilie wandelt sich zu Immunoblasten um, aus denen die Regulatorzellen (T_H = Helferzellen, T_S = Suppressorzellen) und Effektorzellen (T_Z = zytotoxische Zellen, T_L = lymphokinbildende Zellen) sowie auch Gedächtniszellen (T_M) hervorgehen. Histologisch ist die Parakortikalzone verbreitert
blau: B-Zell-Zonen
grün: T-Zell-Zone
gelb: Antigen

Humorale Immunität

Definition: Die Immunantwort des B-Zell-Systems wird durch *zielgerichtete Antikörper* in die Tat umgesetzt und durch das Komplementsystem unterstützt. Dabei helfen je nach Antigen und/oder Antikörper Makrophagen oder Mastzellen mit.

Mit Hilfe dieser B-Zellen ist der Organismus in der Lage, einen Antigenstimulus innerhalb von Minuten zu beantworten. Deshalb wird die Primärantwort des B-Zell-Systems auf einen Antigenkontakt auch als *Sofortreaktion* bezeichnet.

B-Lymphozyten

Die B-Lymphozyten stellen eine besondere Zellgruppe dar, die an ihrer Oberfläche eine beträchtliche Dichte von Immunglobulinen trägt. Nach Kontakt mit Antigenen wie Polysacchariden, Pharmaka, Erregertoxinen und Zellantigenen wandeln sie sich nach weiteren Proliferations- und Reifungsschritten in Antikörper sezernierende Plasmazellen um.

Die Vorläufer der B-Lymphozyten sind Stammzellen des Knochenmarks, die als Prä-B-Zellen in die Bursaäquivalente einwandern und von dort aus in die thymusunabhängigen Regionen der peripheren Immunorgane gelangen (Abb. 5.**7**), wo sie zu Lymphfollikeln aggregieren. Ohne Antigenkontakt leben sie hier etwa 10 Tage lang.

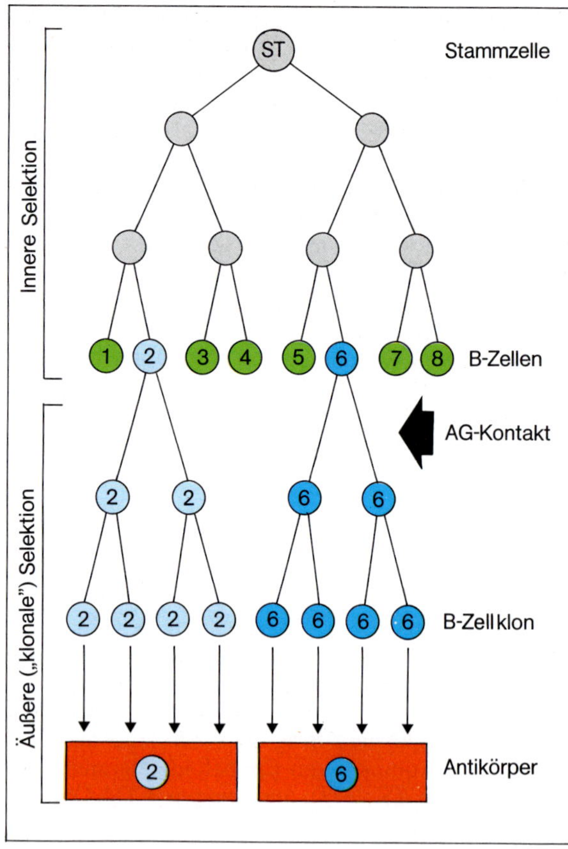

Abb. 5.**9** Klon-Selektionstheorie (AG = Antigen)

Immunologische Erstantwort

Gelangt ein Antigen in den Organismus, so wird es entweder über die Lymphbahnen in einen Lymphknoten oder über die Blutbahn in die Milz eingeschwemmt, wo zahlreiche B-Lymphozyten vorhanden sind. Sie alle können zu einem Antigen den entsprechenden Antikörper synthetisieren. Diese Antikörper sind in vielen Kopien als Muster auf der Oberfläche der B-Lymphozyten in Form eines *Antigenrezeptors* vorhanden.

Nach der *Klon-Selektionstheorie* (Abb. 5.**9**) kontaktiert ein Antigen nur mit solchen B-Lymphozyten, deren Rezeptoren gut auf das Antigen passen. Sowie das Antigen auf der Lymphozytenoberfläche gebunden ist, setzt dies eine Proliferation und Differenzierung der B-Lymphozyten in Gang, die zu einem Klon identischer Zellen führt. Jede B-Zelle bildet nun denjenigen Antikörper, der gleichsam als Muster auf dem antigenbindenden Ausgangs-B-Lymphozyten vorgelegen hat (Abb. 5.**9**).

Die B-Zellen können selbständig (ohne T-Zellhilfe) Antikörper gegen repetitiv angeordnete identische Antigen-Determinanten von Proteinen und Polysaccharide bilden. Antikörper gegen mono- oder oligomere Antigene hingegen können sie nur mit Hilfe besonderer T-Lymphozyten (= T-Helferzellen) synthetisieren. Die Intensität der Immunantwort hängt von der Antigenpräsentation ab. Dabei haben bestimmte Makrophagen sowie Makrophagensonderformen (Abb. 5.**5**) die Rolle von Antigenpräsentationszellen. Sie verleiben sich das Antigen über eine Endozytose ein, schließen es lysosomal-proteolytisch auf und präsentieren es den T-Helferzellen. Das gleiche können auch B-Lymphozyten tun, indem sie das unveränderte Antigen mit ihren Oberflächenimmunglobulinen abfangen und nach lysosomaler Bearbeitung wiederum den T-Helferzellen vorhalten. Auf diese Weise kooperieren die B-Zellen mit den T-Lymphozyten. Die B-Zellen wiederum werden sowohl durch den Antigenkontakt als auch durch die T-Zell-Lymphokine stimuliert (Abb. 5.**10**) und wandeln sich entweder zu Immunoblasten um oder bilden *Keimzentren.* Die B-Immunoblasten gehen über einige Zwischenstufen in *Plasmazellen* oder *lymphoplasmozytoide Zellen* über. Dabei verlieren sie ihre membranständigen Antikörper, gewinnen aber zunehmend die Fähigkeit, humorale Antikörper zu produzieren und zu sezernieren. Die Zentroblasten der Keimzentren hingegen bilden Zentrozyten, aus denen sowohl die B-Gedächtniszellen *(= B2-Lymphozyten)* als auch die *B-Immunoblasten* hervorgehen (Abb. 5.**11**). Von diesen *Gedächtniszellen* geht bei einem erneuten Antigenkontakt eine rasche und erfolgreiche Immunantwort aus *(= anamnestische Reaktion).*

Die Reaktionsstärke der Immunantwort wird schließlich durch T-Suppressorzellen wieder gedrosselt, die bereits auf schwache Antigenreize reagieren. Damit wird offensichtlich gewährleistet, daß nicht jeder schwache und flüchtige Antigenreiz das Immunsystem zu einer vielleicht unnötigen Reaktion herausfordern kann. Gleichzeitig werden, gewissermaßen auf einem Nebengeleise, auch Gedächtniszellen gebildet.

Effektormechanismen

Das B-Zell-System garantiert die humorale Abwehr und setzt dazu Antikörper als spezifische Abwehrwaffen ein. Diese gewinnen zusammen mit dem Komplementsystem eine außerordentlich starke zellzerstörende Wirkung. Je nach Antigen wird das B-Zell-System durch Makrophagen und/oder Mastzellen unterstützt.

Antikörper

Definition: Antikörper sind makromolekulare Serumproteine aus der Gruppe der γ-Globuline *(= Immunglobuline),* die mit Hilfe von Antigenbindungsstellen mit den ihnen entsprechenden Antigendeterminanten (= Epitope) eine spezifische Bindung eingehen können. Da Antikörper selbst Epitope besitzen, die zu den Bindungsstellen anderer Antikörpermoleküle passen, können Antikörper nicht nur erkennen, sondern können auch selbst erkannt werden.

Antikörperstruktur: Antikörper sind aus zwei identischen leichten *L-(Light-)Ketten* und zwei identischen schweren *H-(Heavy-)Ketten* aufgebaut, die durch disulfidische und nicht-kovalente Bindungen zusammengehalten werden. Die Immunglobuline des Menschen werden je nach H-Kette klassifiziert als IgG, IgA, IgM, IgD und IgE. Dementsprechend werden die H-Ketten mit griechischen Buchstaben bezeichnet: γ, α, μ, δ und ε. Grundsätzlich ist ein Antikörpermolekül Y-förmig strukturiert (Abb. 5.**12**) und weist zwei identische H-Ketten und zwei identische L-Ketten auf. Letztere sind bei allen Immunglobulinen gleichermaßen aus ϰ- oder λ-Ketten aufgebaut. Die Antikörperspezifität beruht auf der unterschiedlichen Aminosäurensequenz im *variablen Teil* der H- und L-Ketten. Mit Hilfe von Papain *(= pflanzliche Protease)* läßt sich ein IgG-Molekül in folgende drei Fragmente spalten:

Die beiden Fab-Stücke *(Fragment-antigen-binding)* besitzen an ihrem N-terminalen Bereich L- und H-Ketten, die Antigenbindungsstellen. Das Fc-Stück *(Fragment cristallisable)* besteht aus den C-terminalen Enden der beiden H-Ketten. Viele Zellen besitzen auf ihrer Oberfläche Fc-Rezeptoren, mit deren Hilfe auf ihrer Membran Immunglobuline fixiert werden können. Während die unterschiedlichen Aminosäuresequenzen in den variablen Regionen der H- und L-Ketten für die Spezifität der Antikörper verantwortlich sind, bestimmen die konstanten Regionen der schweren Ketten die Effektorfunktion des Antikörpers und legen somit fest, wie diese ihre immunologische Aufgabe im Körper ausführen. Die CH2-Region ist für die Komplementbindung verantwortlich (Abb. 5.**12**). Mit Hilfe der beweglichen „Gelenkregionen" wird die Bindung

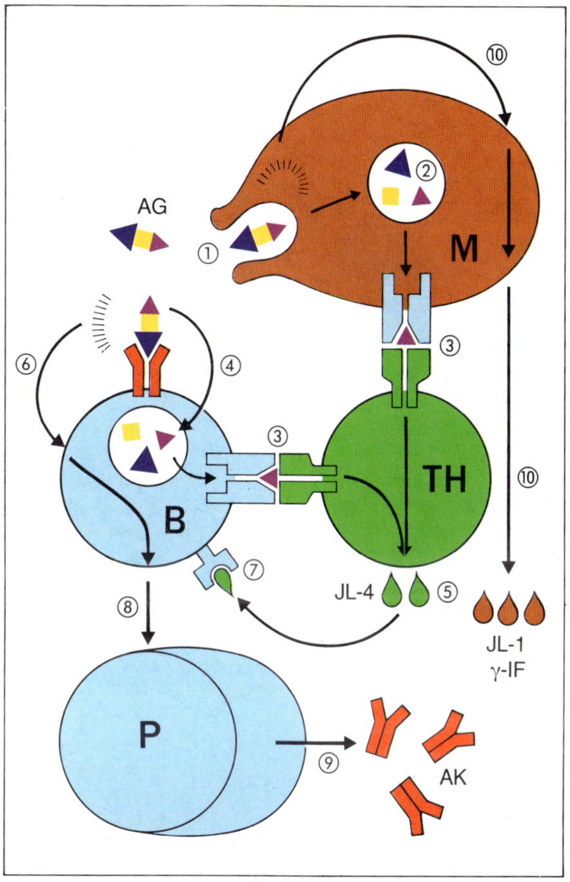

Abb. 5.**10** Schematische Darstellung der Antigenpräsentation und der nachfolgenden B-T-Zell-Kooperation:
Ein vereinfachtes Antigen enthält ein B-Zell-Epitop (= blau) und ein T-Zell-Epitop (= violett) (1). Das Antigen wird über den Vorgang einer Endozytose durch einen Makrophagen (M) als Beispiel einer antigenpräsentierenden Zelle aufgenommen und lysosomal zerkleinert (2). Das T-Zell-Epitop des Antigens wird sodann durch ein HLA-Klasse-II-Molekül der T-Zelle präsentiert (3). Dieses erkennt es über ihren T-Zell-Rezeptor. Die Folge davon ist eine Produktion von Lymphokinen, vor allem von IL-4, welches die B-Zell-Proliferation stimuliert. Eine B-Zelle erkennt das B-Zell-Epitop auf dem intakten Antigen mit seinen Oberflächen IgM-Molekülen (4). Es prozessiert das Antigen und präsentiert das T-Zell-Epitop, ähnlich wie die Makrophagen, auf seinem HLA-Klasse-II-Molekül den T-Helferzellen (3). Dadurch kommt es zu einer Kooperation der B-Zellen mit den T-Zellen mit entsprechender Lymphokinsekretion (5). Durch den Antigenkontakt wird die B-Zelle selbst stimuliert (6) und exprimiert Lymphokinrezeptoren (7), so daß sie auf die nachfolgende Lymphokinsekretion mit Proliferation und Differenzierung (8) bis hin zur Antikörperproduktion (9) reagiert. Durch den Antigenkontakt wird auch der Makrophage stimuliert (10) und produziert Lymphokine (IL-1 sowie γ-Interferon)

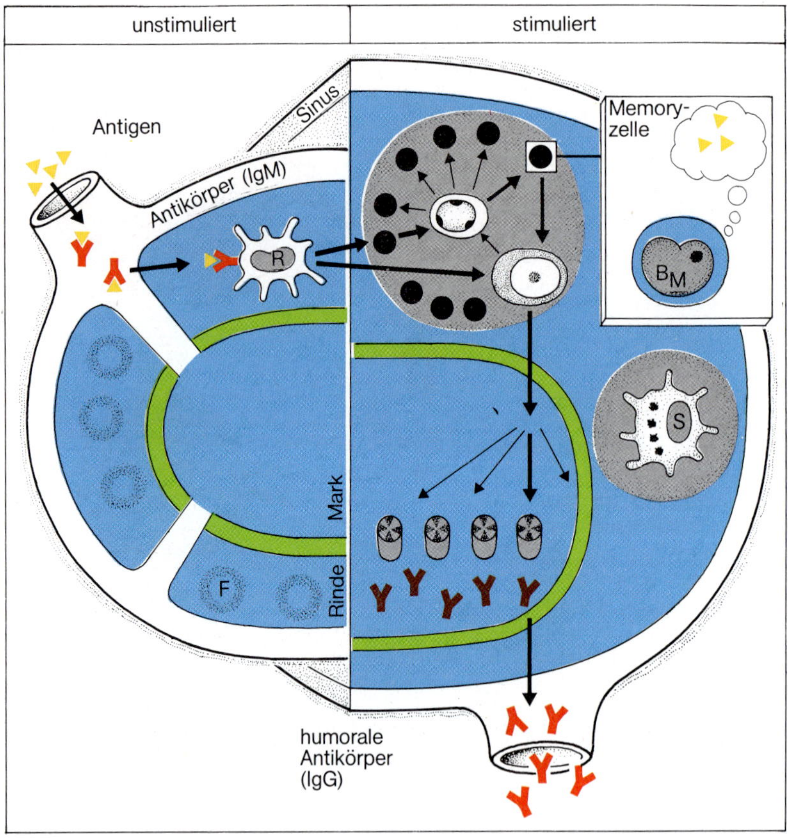

Abb. 5.**11** Immunantwort des B-Zell-Systems (Beispiel: Lymphknoten). Das Antigen wird von den dendritischen Retikulumzellen (R) den B-Zellen präsentiert. Diese wandeln sich entweder zu Immunoblasten um oder bilden Keimzentren. Die B-Immunoblasten gehen in Plasmazellen über. Diese bilden zunächst IgM, später IgG. Die Zentroblasten der Keimzentren bilden Zentrozyten, aus denen wiederum B-Gedächtniszellen (B_M) hervorgehen. Histologisch sind die kortikale Zone und die Markzone verbreitert; die Lymphfollikel (F) sind vergrößert und mit Sternhimmelzellen (S = Kerntrümmermakrophagen) übersät
blau: B-Zell-Zonen
grün: T-Zell-Zonen
gelb: Antigen
rot: Antikörper

des Antigens und die Wechselbeziehungen mit dem Effektorsystem verbessert.

Die ungeheuere Antikörpervielfalt wird der *Dreyer-Bennet-Hypothese* entsprechend dadurch erreicht, daß die genetische Information für L-Ketten auf zwei nicht zusammenhängenden DNS-Abschnitten liegt, wobei einer für variable und der andere für die konstante Region zuständig ist. Hinzu kommt, daß die DNS in den Keimzellen eine Vielzahl an Genen für die variablen und nur ein einziges Gen für die konstante Region enthält. Die Antikörpervielfalt beruht dabei, wie der Nobelpreisträger 1987 Tonegawa zeigen konnte, auf somatischen Rekombinationen (für Variationsbreite der Spezifität) und auf somatischen Mutationen (für Feinabstimmung der Immunantwort).

Immunglobulineigenschaften (Tab. 5.**2**)

IgG: Von allen menschlichen Immunglobulinen zeigt das IgG normalerweise die höchste Serumkonzentration und weist eine Antikörperspezifität gegen viele Antigene auf. Sie spielen als *neutralisierende Antikörper* eine wichtige Rolle bei der bakteriellen Abwehr und lösen bei humoralen Immunreaktionen die zunächst auftretenden IgM-Antikörper ab. Sie sind die *Hauptantikörper der Sekundärantwort* (Abb. 5.**11**) und können die Plazenta passieren. Folglich bilden mütterliche IgG-Antikörper für das Neugeborene bis zum Aufbau seines eigenen Immunsystems eine passive Immunität. Die meisten IgG-Subklassen binden Komplement.

IgM: Diese Immunglobuline treten als *erste spezifische Antikörper bei der humoralen Immunreaktion* auf (Abb. 5.**11**). Ihre Spezialität besteht in der Komplementaktivierung und in der Beteiligung an zytotoxischen und zytolytischen Reaktionen.

IgA: Es zirkuliert als Monomer im Blut. Als Polymer ist es als Reaktionsprodukt des MALT[1] das Hauptimmunglobulin der Körpersekrete. IgA entsteht dadurch, daß unter dem Einfluß der antigenpräsentierenden Zellen aus den B-Zellen der Darmmukosa sog. intestinale Plasmazellen werden; sie synthetisieren überwiegend (80%) IgA (20% von ihnen bilden IgM und IgG) und eine sog. J-Kette[2], mit der 2 IgA-Moleküle zusammengefügt werden. Das IgA-Polymer wird ins Interstitium abgegeben und von den Enterozyten (resp. exokrinen Zellen) aufgenommen. Sie versehen es ähnlich wie das IgM mit einer sekretorischen Komponente und geben es als sIgA an die Oberfläche der intestinalen (resp. exokrinen) Epithelien ab. In dieser Form ist das IgA im Stande, lösliche Antigene zu neutralisieren und pathogene Keime zu zerstören. Dies macht verständlich, weshalb Patienten mit isoliertem IgA-Defekt oder variablem Immundefektsyndrom vermehrt unter intestinalen Infekten wie Giardia lamblia leiden.

[1] MALT = mucosa associated lymphoid tissue (S. 173)
[2] J-Kette = joining chain, Glykoprotein

Abb. 5.**12** Funktioneller Aufbau eines Antikörpers (Schema). Enzymatische Spaltung als Schere dargestellt. Fab = antigenbindendes Fragment, Fc = complementaktivierendes Fragment, wobei der Fcγ-Rezeptor IgG und der Fcε-Rezeptor IgE bindet. VL = variable Region der leichten Kette, CL = konstante Region der leichten Kette, VH = variable Region der schweren Kette, CH = konstante Region der schweren Kette

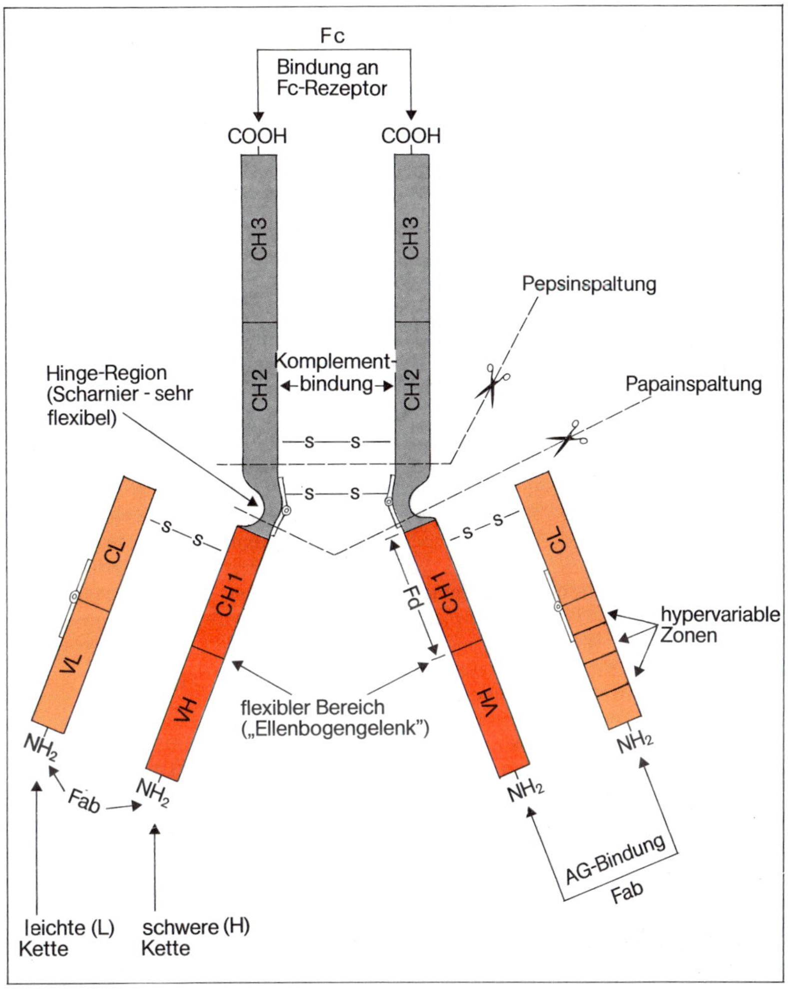

Tabelle 5.**2** Funktionen und Eigenschaften der Immunglobuline (AG = Antigen, AK = Antikörper)

	IgG	IgA	IgM	IgD	IgE
Molekulargewicht	160000–180000	160000–170000	900000	180000	185000–200000
Sedimentation-konstante	7 S	7 S, 9 S, 11 S	19 S	7 S	8 S
schwere Ketten	γ	α	μ	δ	ε
leichte Ketten	ϰ + λ	ϰ + λ	ϰ + λ	ϰ + λ	ϰ + λ
Valenz für AG-Bindung	2	2	5 (10)	?	2
Komplement-fixierung	+	–	+	?	–
Bindung an Makrophagen	+	–	–	–	–
Bindung an Mastzellen	+	–	–	–	+
Vorkommen	Körperflüssigkeit	Sekrete		B-Lymphozyten-oberfläche	
Haupteigenschaft	Infektbekämpfer im Körperinneren	Infektbekämpfer auf der Körper-oberfläche	effektiver Agglutinator, erster AK bei primärer Immun-antwort	membrangebundener Rezeptor der B-Zelle	= Reagin, gebildet bei parasitärer Infestation

IgE: Immunglobuline vom IgE-Typ werden hauptsächlich im lymphatischen Gewebe des Respirations- und Verdauungstraktes gebildet. Man bezeichnet sie auch als *Reagine*. Das IgE hat die Eigenschaft, sich mit Hilfe seines Fcε-Teiles an Gewebszellen (vor allem Mastzellen) festzusetzen *(= zytotrope Antikörper)*. Nach Antigenbindung löst das IgE die Degranulierung der Mastzellen aus, was eine Gewebsreaktion vom Typ der Anaphylaxie (S. 190) zur Folge hat.

Antikörperbildung: Zur Immunglobulinsynthese sind sowohl B-Zellen als auch Plasmazellen befähigt; zur Sekretion jedoch nur die letzteren. Für die genetische Information sind drei Genfamilien verantwortlich. Der Genlokus für die λ-L-Kette liegt auf dem Chromosom 22, der Genlokus für die *κ-L-Kette* auf dem Chromosom 2 und der Genlokus für die *H-Ketten* auf dem Chromosom 14. Nach entsprechender Transskription und Translation wird das synthetisierte Polypeptid im Zytoplasma zu L- und H-Ketten zusammengesetzt. Die für die Sekretion erforderlichen Oligosaccharide werden im *Golgi-Apparat* (S. 20) angeheftet. Störungen dieses Vorganges haben einen Sekretionsstopp mit Ausbildung von *Russell-Körperchen* zur Folge. Von beiden L-Ketten-Typen ist in einem Immunglobulinmolekül immer nur entweder eine κ- oder λ-Kette vertreten. Beim *Plasmozytom* und beim *Morbus Waldenström* vermehrt sich ein lymphoplasmazellulärer Klon derartig, daß uniforme Immunglobuline eines identischen Leichtkettentyps gebildet werden. Demzufolge entstammen diese Immunglobuline einer Mutterzelle und werden als *monoklonale Antikörper* bezeichnet. Die Herstellung monoklonaler Antikörper läßt sich experimentell reproduzieren und hat breiten Eingang in die Therapie und Diagnostik gefunden.

Auf welche Weise das biologische Signal eines Antigens erkannt wird und in den antikörperbildenden Zellen eine spezifische Antwort auslöst, die millionenfach kopiert und im Gedächtnis der betreffenden Zellen gespeichert wird, ist bis heute noch nicht gelöst. Die früher vertretene *„Instruktionstheorie"*, wonach Antigene die Antikörperspezifität mitbestimmen sollen, wird in ihrer ursprünglichen Form heute kaum noch vertreten. Größere Priorität wird heute der *„Selektionstheorie"* eingeräumt. Dieser Selektionstheorie zufolge (Abb. 5.**9**) wählt das Antigen unter den immunkompetenten Zellen seine Zelle mit passendem Antikörper aus und sorgt dafür, daß sich dieser Zellstamm vermehrt und den spezifischen Antikörper bildet. Beim ersten Kontakt mit einem Antigen sezernieren die B-Zellen den gleichen Typ von Antikörpern, den sie auf ihrer Oberfläche tragen, nämlich IgM. Nach einiger Zeit stellen sie unter dem Einfluß von T-Zell-Zytokinen ihre Synthese um, in dem sie beim Kopieren des Antikörperbauplans lediglich anstatt des Code für die schweren Ketten Typ μ denjenigen für den Typ γ abschreiben. Dadurch werden die IgG-Antikörper gebildet, die im Serum auftauchen, aber immer noch die Bindungsspezifität für das ursprüngliche Antigen aufweisen. Dieser Vorgang wird als *Isotype-Switch* oder auch *Klassenwechsel* bezeichnet. Werden sämtliche gegen ein bestimmtes Antigen reagierende Zellklone vor der Ausreifung des Immunsystems beseitigt oder blockiert, so ist der Organismus nicht in der Lage, auf ein bestimmtes Antigen mit einer entsprechenden Immunantwort zu reagieren. Dieser Zustand wird *Immuntoleranz* genannt (S. 190).

Antigen-Antikörper-Reaktion

Die Bindung zwischen der Determinanten eines Antigens und dem entsprechenden Antikörper beruht auf nicht-kovalenten Wechselwirkungen und ist reversibel. Die Spezifität der Antigen-Antikörper-Reaktion ist sehr hoch. So können Antikörper zwischen zwei Proteinen unterscheiden, deren Aminosäurensequenzen sich nur in einer einzigen Aminosäure unterscheiden. Die Antigen-Antikörper-Reaktion führt zur Bildung von Antigen-Antikörper-Komplexen *(= Immunkomplexen)*. Ihr weiteres Schicksal wird durch ihre Größe und ihre Löslichkeit bestimmt. Die Größe der Immunkomplexe hängt einerseits von der Größe des Antigens und der Zahl seiner Determinanten und andererseits von dem relativen Mengenverhältnis von Antigenen und Antikörpern ab. Befinden sich die *Antikörper im Überschuß*, so sind alle Determinanten am Antigen mit einzelnen Antikörpern besetzt (Abb. 5.**13b**). Infolgedessen kommt es nicht zur Ausbildung eines netzwerkartigen Immunkomplexes; die Komplexe bleiben klein. Besteht ein *Antigenüberschuß*, so werden die Haftstellen auf den wenigen Antikörpern mit isolierten Antigenen besetzt, so daß die Immunkomplexe ebenfalls klein bleiben (Abb. 5.**13a**). Nur wenn ein ausgewogenes Gleichgewicht zwischen Antigen- und Antikörpermenge besteht, was als *Äquivalenzbereich* bezeichnet wird, kommt es zur Ausbildung eines Netzwerkes mit großen Immunkomplexen (Abb. 5.**13c**). Ein solches Immunkomplex-Netzwerk kann nicht in Lösung bleiben, sondern präzipitiert. Dies gilt auch für die Reaktion zellgebundener Antigene wie Blutgruppenantigene mit freien Antikörpern wie IgG bei ausgewogenem Mengenverhältnis. In diesem Falle werden die dreidimensionalen Immunkomplexe als *Agglutinate* bezeichnet (Abb. 5.**13d**). Ein kleines Immunkomplex-Netzwerk kann jedoch in Lösung bleiben. Demzufolge wird die Löslichkeit eines Immunkomplexes sowohl durch die Natur der beteiligten Komponenten als auch durch ihr Mengenverhältnis entscheidend beeinflußt. Davon hängt auch das weitere Schicksal der Immunkomplexe ab: Große, präzipitierende Immunkomplexe werden rasch von Freßzellen (= Phagozyten) aufgenommen und verdaut, können jedoch, wenn sie in großen Mengen vorliegen, zuvor das Arthus-Phänomen hervorrufen (vgl. S. 194). Kleine lösliche Immunkomplexe werden ausgeschieden, können aber auch ohne Folge sehr lange in der Blutzirkulation erhalten bleiben. Große, lösliche Immunkomplexe penetrieren die Gefäßwand und werden im Bereich der Basalmembran deponiert, was bei länger dauernder Immunkomplexbildung zu schweren Gewebsschädigungen führen kann (S. 192).

Durch eine Antigen-Antikörper-Reaktion können im lebenden Organismus folgende Prozesse ausgelöst werden:

- *Antigenneutralisation, Eliminierung:* Lösliche Antikörper können durch alleinige Bindung das Antigen *inaktivieren* oder durch gitterartige Vernetzung die *Antigeneliminierung* beschleunigen.

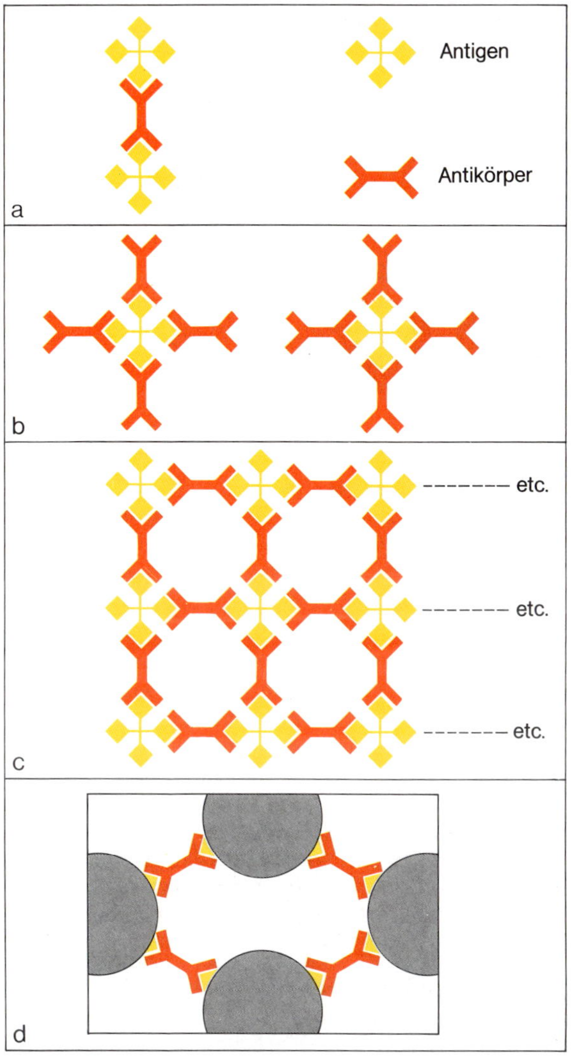

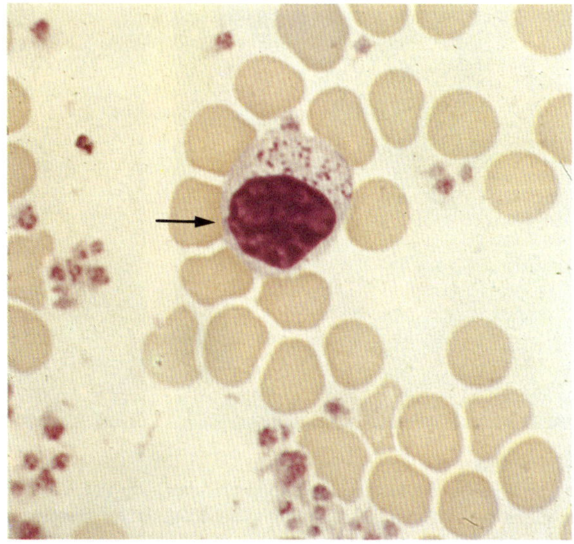

Abb. 5.**14** Natürliche zytoplasmareiche Killerzelle (Pfeil) mit großem Kern und zahlreichen sog. Azurgranula (Pappenheim, Vergr. 1 : 300; Original: Peter)

◀ Abb. 5.**13a–d** Schematische Darstellung der Komplexbildung zwischen einem bivalenten Antikörper und einem tetravalenten Antigen: **a** lösliche Immunkomplexe bei extremen Antigenüberschuß, **b** lösliche Immunkomplexe bei extremen Antikörperüberschuß, **c** unlösliche Immunkomplexe (Immunpräzipitate) im Äquivalenzbereich, **d** Agglutinat: Komplexbildung zwischen einem Erythrozyten-Oberflächenantigen (Blutgruppenantigen) und einem bivalenten Antikörper

● *Opsonierung:* In diesem Falle lagern sich Antikörper (IgG, IgM) an der Oberfläche pathogener Keime ab und machen so das Antigen für die Makrophagen erkennbar, so daß sie es phagozytieren können. Dabei wirkt das IgG mit und das IgM ohne das Dazutun des Komplementsystems (s. unten). Daneben können auch der alternative Komplementaktivierungsweg sowie das Plasmafibronektin (S. 57) opsonierend wirken.

● *Antikörperabhängige zellvermittelte Zytotoxizität:* Antikörper können auch eine komplementunabhängige Zellzerstörung in Gang setzen. Diese tritt dann ein, wenn Effektorzellen und Zielzellen histokompatibel sind und folglich die gleichen Immunregulationsantigene (S. 188) aufweisen. In diesem Falle kommen Killerzellen zum Einsatz, die sich weder dem T- noch dem B-Zell-System zuordnen lassen. Morphologisch handelt es sich um große Lymphozyten mit lysosomalen Granula und einem großen, gelappten Zellkern. Je nachdem, ob die zytotoxische Wirkung der Killerzelle antikörperabhängig ist oder nicht, unterscheidet man folgende Zelltypen:

- *Killerzellen:* Diese Zellen besitzen Fc-Rezeptoren für IgG-Antikörper und zerstören eine Zielzelle, wenn diese durch spezifische Antikörper bedeckt ist.
- *Natürliche Killerzellen (= NK-Zellen):* Sie kommen bereits bei normalen Individuen vor (Name!). Sie enthalten zwar ebenfalls Fc-Rezeptoren, benötigen aber diese nicht zur Zerstörung der Zielzelle. Dazu besitzen sie zytotoxische Perforine (Abb. 5.**14**).

Beide Killerzelltypen spielen eine wichtige Rolle bei der Beseitigung von virusinfizierten Zellen und von Tumorzellen. Dabei wird ihre Aktivität durch bestimmte „Akutphasenproteine" (wie Proteaseinhibitoren) gehemmt. NK-Zellen haben darüber hinaus eine Kontrollfunktion im blutbildenden System, die Killerzellen bei der formalen Pathogenese von Autoimmunerkrankungen.

● *Aktivierung des Komplementsystems:*

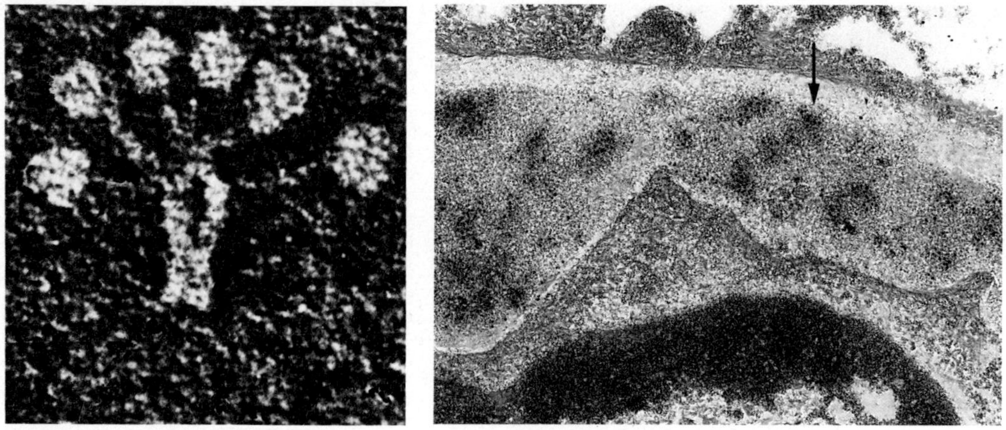

a b

Abb. 5.**15a** u. **b** Komplementfaktoren
a Ultrastruktur der Komplementkomponente C 1 q (EM, Vergr. 1 : 100 000; Original: Villinger)
b Elektronenmikroskopisch-immunohistochemische Darstellung und Ortung von C3 (in Form von Immunogoldpartikelchen subendothelial bei einer Immunkomplexglomerulonephritis (EM, Vergr. 1 : 20 000; Original: Mihatsch, Ihling)

Komplementsystem

Das Komplementsystem besteht aus 9 Plasmaglykoproteinen (C1 bis C9). In der Wechselwirkung zwischen Antigenen und humoralen Antikörpern stellt es ein Effektorsystem dar. Zur Entfaltung seiner biologischen Funktionen müssen alle Komponenten in Form einer Kaskade miteinander reagieren und sich gegenseitig aktivieren. Das Komplementsystem kann spezifisch und unspezifisch aktiviert werden. Die spezifische Aktivierung *(klassischer Weg)* setzt die Bildung humoraler Antikörper voraus, die unspezifische Aktivierung *(alternativer Weg)* nicht.

Klassischer Aktivierungsweg

Das Komplementsystem besteht aus einer Erkennungseinheit, Aktivierungseinheit und Membranzerstörungseinheit.

Erkennungseinheit (C 1): Sie stellt einen dreimolekularen Komplex dar, dessen drei Proteine C 1 q, C 1 r und C 1 s genannt werden. Das C 1 q ist in der Lage, einen bestimmten Antikörper nach seiner Bindung an das ihm entsprechende Antigen zu erkennen und sich an die aggregierten Fc-Stücke der Antikörper anzulagern (Abb. 5.**15a**). Mit der Anlagerung des C 1 q an den Antikörper wird (wie?) das benachbarte C 1 r *(= Propeptidase)* aktiviert. Dieses wiederum aktiviert proteolytisch seinen Nachbarn C 1 s *(= Proesterase),* so daß dieser für den weiteren Ablauf der Komplementkaskade zur Verfügung steht (Abb. 5.**16**).

Aktivierungseinheit: Sie schlummert im Serum in Form von zwei inaktiven Vorstufen C 4 und C 2. Durch die Einwirkung der mit dem Antikörper gebundenen Erkennungseinheit spaltet C 1 s vom C 4 das kleine C 4 a-Fragment ab, das bald verlorengeht, während das größere C 4 b-Fragment in der unmittelbaren Umgebung seiner Aktivierung bindet. Den gleichen Effekt hat C 1 s auch auf C 2. C 4 b und C 2 b verbinden sich zu einem stabilen Komplex C$\overline{4b2b}$ mit Enzymwirkung in Form einer **C 3-Konvertase.** C$\overline{4b2b}$ spaltet nun von C 3 wiederum ein kleines C 3 a-Fragment mit Anaphylatoxinwirkung (S. 190) ab, das frisch entstandene größere C 3 b kann sich auf Oberflächen von Zellen oder Erregern festsetzen (Abb. 5.**15b**) und eine Opsonierung oder Zytolyse hervorrufen. Findet es keinen „Ankerplatz“, so wird es sehr schnell inaktiviert, es sei denn, es bindet an den C$\overline{4b2b}$-Komplex. An dieser Stelle mündet der *alternative Weg* der Komplementaktivierung ein (Abb. 5.**17**).

Membranzerstörungseinheit: Sie bildet nach ihrer Aktivierung die gemeinsame Endstrecke der Komplementkaskade. Dieser Vorgang beginnt damit, daß sich C 3 b an zellgebundenes C$\overline{4b2b}$ *(= C 3-Konvertase)* bindet. Dadurch entsteht ein neuer Enzymkomplex C$\overline{4b2b3b}$ *(= C 5-Konvertase).* Diese C 5-Konvertase spaltet nun von C 5 ein kleineres C 5 a-Fragment (Anaphylatoxin) ab. Das größere C 5 b-Fragment bildet das Kernstück für die Anlagerung von C 6 und C 7. Wurden bis hierher alle Aktivierungsschritte der Komplementkaskade enzymatisch ausgelöst, so lassen sich von jetzt an keine enzymatischen Katalyseschritte mehr nachweisen. Die Komplementfaktoren C 6–9 werden durch Komplexbildung wirksam. Der Komplex C$\overline{5b67}$ verankert sich fest in der Lipidschicht der Zellmembran. Nun lagern sich noch C 8 und C 9 an. Damit ist ein *„membranattackierender Komplex“* (= C$\overline{5b-9}$) entstanden, der ultrastrukturell wie ein zirkulärer Pfannkuchen aussieht und die physikalisch-chemischen Eigenschaften eines integralen Membranproteins (S. 36) hat. Dieser membranattackierende Komplex dringt ins äußere Blatt der Zellmembran ein und bildet so funktionelle Poren, durch die Natrium und Wasser in die Zelle bis zu ihrer Zerstörung einfließen *(= Zytolyse).*

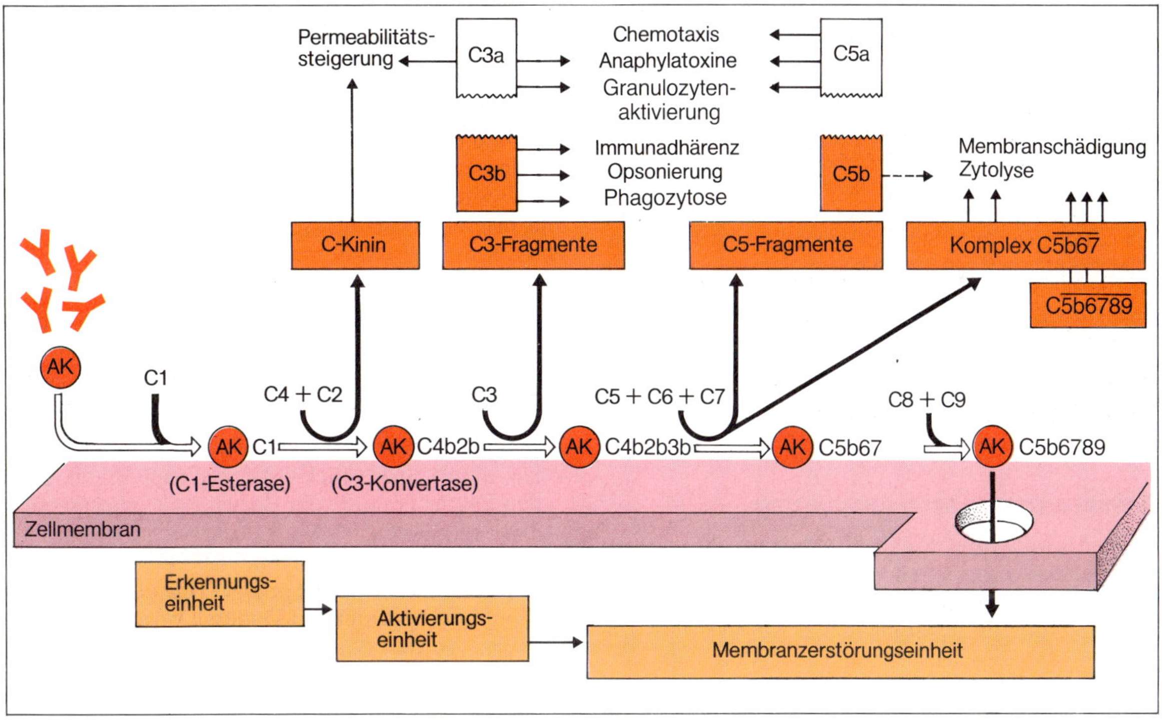

Abb. 5.**16** Komplementkaskade mit Bildung der Erkennungs-, Aktivierungs- und Membranzerstörungseinheit (AK = Antikörper)

Alternativer Aktivierungsweg

Das wichtigste Merkmal der Nebenschlußaktivierung (= alternativer Aktivierungsweg) besteht darin, daß verschiedene Substanzen wie Polysaccharide (z. B. Dextrane) oder Lipopolysaccharide (z. B. Endotoxine gramnegativer Bakterien) unter Umgehung einer Antikörperwirkung das Komplementsystem aktivieren können. Dadurch kann der Organismus von der biologischen Leistung des Komplementsystems profitieren, auch wenn noch keine oder zuwenig Antikörper vorhanden sind. Infolgedessen gehört die Nebenschlußaktivierung des Komplementsystems funktionell zur *unspezifischen Abwehr.*

Das Kernstück der Nebenschlußaktivierung besteht in einem von C3b und dem Faktor B *(= C3-Proaktivator)* getragenen *autokatalytischen Zirkel.* Da die Aufschaukelung dieses Systems für den Organismus schwere Folgen hat, besteht normalerweise ein Übergewicht der Inaktivierung gegenüber der Aktivierung. Das für die Aktivierung des Faktors B zuständige Enzym ist der Faktor D. Dieser liegt im Plasma zwar als aktives Enzym vor, kann aber den Faktor B nur in komplexgebundener Form angreifen. Eine solche Bindung des Faktors B kann an C3b erfolgen. Es gibt aber genügend Inhibitoren, die allfällig entstandenes C3b sofort zerstören. Erst wenn entsprechende Induktoren der Nebenschlußaktivierung, z. B. Endotoxin, den C3b-Abbau verhindern, steht C3b für die Nebenschlußaktivierung in ausreichender Menge zur Verfügung. In diesem Falle spaltet der Faktor D das $\overline{C3bB}$ in $\overline{C3bBa}$ und

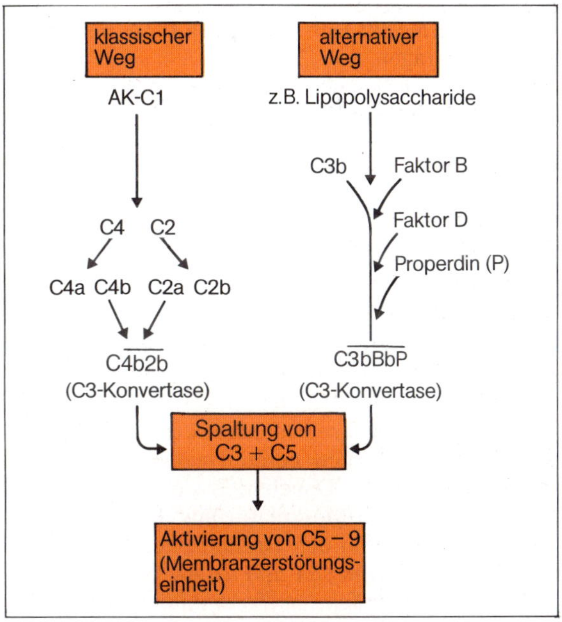

Abb. 5.**17** Einmündung des alternativen Komplementaktivierungsweges in den klassischen Aktivierungsweg

C3bBb. Auf dem großen Bruchstück C3bBb ist ein enzymatisch aktives Zentrum freigeworden, das für C3 spezifisch ist. Das C3bBb wird durch die Anlagerung von Properdin stabilisiert, es stellt als $\overline{C3bBbP}$*-Komplex* die *C3-Konvertase* des alternativen Weges dar.

Der klassische Weg der Komplementaktivierung gleicht einem Polizeieinsatz: Die Wachmannschaft hat eine aus drei Mann bestehende Polizeistreife ausgeschickt. Der eine (C 1) spürt den Täter (Antigen) auf und rüttelt seine beiden Kollegen (C2, C4) wach. Diese Wachmannschaft alarmiert jetzt das zweiköpfige Polizeipräsidium (C3, C5); diese tun sich zusammen und bilden zusammen mit den Scharfschützen (C 6–C 9) ein Überfallkommando.

Der Polizeioffizier (C 3) kann aber auch außerdienstlich (alternativer Weg) durch Nachbarn alarmiert werden. Seine Sekretärin (Inhibitoren) hält zunächst alle unnötigen Störungen von ihm ab. Gelangt aber dennoch ein Alarmruf (Induktoren, z. B. Endotoxin) an ihn durch, dann nimmt er seinen Wachhund (Faktor B) an die Leine. Herr (C3) und Hund (B) sind jetzt leicht durch Geräusche (Faktor D) aufzuschrecken. Sie überreden das Polizeipräsidium (C 3 oder C5) das Überfallkommando mit den Scharfschützen (C5–9) ausrücken zu lassen.

Direkte enzymatische Aktivierung

Bei der Schilderung des klassischen und alternativen Aktivierungsweges ist an vielen Stellen gezeigt worden, daß der pathogenetisch wesentliche Vorgang die enzymatische Spaltung einer Komponente ist. Aufgrund dieser Tatsache wird verständlich, daß Proteasen, gleichgültig welcher Herkunft, zur Aktivierung von Komplement führen können, wenn sie die jeweilige Komponente an der „richtigen" Stelle spalten. So können Trypsin, Plasmin, Thrombin, Elastase aus neutrophilen Granulozyten, aber auch traumatisch freigesetzte Gewebsproteasen und bakterielle Enzyme zur Entstehung von C 3 a- und C 3 b-Bildung beitragen.

Komplementeffekte

Permeabilitätssteigerung: Im Verlaufe der C 2-Aktivierung entsteht ein niedermolekulares Fragment mit kininartigen Eigenschaften *(= C-Kinin)*. Seine Hauptfunktion besteht in der Steigerung der Gefäßpermeabilität.

Anaphylaktische Reaktion: Die Peptide C 3 a und C 5 a (= Anaphylatoxine) induzieren verschiedene, für die Entzündungsantwort charakteristische Phänomene. Dabei reagieren sie mit Rezeptoren auf der Oberfläche von Mastzellen und basophilen Granulozyten und verursachen deren Degranulierung und *Histaminfreisetzung*. Daneben lösen sie eine *Kontraktion* der glatten Muskulatur aus. Ferner vermitteln beide Peptide in den Granulozyten die Freisetzung *lysosomaler Enzyme* und sorgen für die Entstehung *zytotoxischer Sauerstoffverbindungen*.

Immunadhärenz: Die Anwesenheit von C 3 b (im geringen Maße auch von C 4 b) auf der Oberfläche einer Zielzelle oder eines Immunkomplexes erleichtert die Anlagerung von Granulozyten, Lymphozyten und Makrophagen *(= Immunadhärenz)*. Außerdem wird durch C 3 b die Prostaglandinsynthese stimuliert.

Opsonierung: Dieser Vorgang (S. 30) wird vor allem durch C 3 b eingeleitet.

Chemotaxis: Neutrophile Granulozyten, aber auch Monozyten werden durch C 5 a zur *gerichteten Wanderung* ins Entzündungsgebiet veranlaßt.

Zytolyse: Der Komplex $C\overline{5b67}$ ist bei hoher Konzentration in der Lage, sich an Zellen und Erregern abzulagern, die weder von Antikörpern noch von Aktivierungselementen des C-Systems besetzt sind, und die Membran dieser Zellen durch Anlagerung von C 8 und C 9 aufzulösen und zu zerstören.

Jedes biologische System wird durch eine potente Gegenregulation gedämpft und sozusagen bewacht. Dies gilt auch für das Komplementsystem:

- Die C 1-Esterase, aber auch Plasmin, Kallikrein und Gerinnungsfaktor XI a, XII werden vom *C 1-Inaktivator* blockiert.
- Das aktive Bruchstück C 3 b wird nach Bindung an den Faktor H durch ein Enzym *(= C 3 b-Inaktivator)* degradiert.
- Den zytolytisch wirksamen $C\overline{5b{-}C9}$-Komplexen steht ein *S-Protein* gegenüber, was deren übliche Lipophilie neutralisiert. Dadurch wird verhindert, daß sich dieser Komplex in das Gefüge der Zellmembran einwühlen kann, um die Zelle zu zerstören.
- Die Anaphylatoxine (C 3 a, C 5 a) werden durch eine *Serumcarboxypeptidase B* inaktiviert.

Hereditäre Komplement-Defekte

C 1-Inaktivatormangel: Er ist autosomal dominant vererbt und hat zur Folge, daß die vielerorts auftretenden C 1-Spontanaktivierungen nicht gebremst werden können. Die einmal aktivierte C 1 s-Esterase führt zur Bildung von C 2-Kinin. Dieses wiederum steigert die Gefäßpermeabilität so, daß es zur *Urtikaria* und zum nichtallergischen *Quinck-Ödem* kommt (S. 602).

C 2-Mangel ist der beim Menschen am häufigsten beobachtete Komplementdefekt. Klinische Symptome können allerdings fehlen, da die Patienten die biologischen Leistungen von C 3 und C 5 auch über den alternativen Weg nutzen können. Es gibt aber Patienten mit C 2-Mangel, die an folgenden Krankheiten leiden: membranoproliferative *Glomerulonephritis, Lupus erythematodes,* anaphylaktoide *Purpura* und *Dermatomyositis*.

C 3-Mangel führt zu Ausfällen in der Bakterienbekämpfung und zieht rezidivierende *eitrige Entzündungen* und Sepsisneigung nach sich. Ein Mangel an C 3 b-Inaktivator kann infolge eines überschießenden C 3-Verbrauchs ebenfalls zu einem C 3-Mangel führen.

Immunologische Hilfszellen

Makrophagen: Dies sind Freßzellen, die Bakterien, Zellreste, Fremdkörpermaterial, Antigene und Antigen-Antikörper-Komplexe phagozytieren und verdauen können und in ihrer Gesamtheit das mononukleäre Phagozytensystem (= Makrophagesystem = RHS) bilden. Sie stammen von Vorläuferzellen des Knochenmarks ab, gelangen als Monozyten ins Blut und wandern von dort aus in die Gewebe, wo sie sich zu Histiozyten umwandeln. Sie besitzen auf ihrer Oberfläche Rezeptoren für Immunglobuline (= IgG) und Komplement (C3b) und werden durch bestimmte Botenstoffe aktivierter T-Lymphozyten *(= Lymphokine)* folgendermaßen in ihr Einsatzgebiet dirigiert: ein Faktor lockt sie chemotaktisch an, einer hindert sie am Weiterwandern, einer veranlaßt sie, ihre Arbeit aufzunehmen, und wieder ein anderer verleiht ihnen eine zytotoxische Aktivität und macht sie zu militanten zellzerstörenden Zellen. Neben ihre Rolle als *Antigenpräsentatoren* haben die Makrophagen auch eine wichtige Funktion im Entzündungsgeschehen (S. 215).

Mastzellen: Sie liegen einerseits gefäßnahe und andererseits im Oberflächenbereich der Haut, des Respirations- und des Verdauungstraktes. Die Mastzellen können sich amöboid bewegen und weisen ferner an ihrer Oberfläche Rezeptoren für IgG, IgE und C5a auf. Ihre *Hauptfunktion* dürfte aber die Sekretion von *Entzündungsmediatoren* sein. Physiologische Mastzellstimulatoren sind dabei einerseits die Vernetzung zellständiger IgE-Antikörper durch Antigen und andererseits die Komplementspaltprodukte C3a und C5a. Sie setzen die *Degranulierung* der Mastzellen und die entsprechende Freisetzung der Granula-Inhaltstoffe in Gang. Diese bestehen aus Glykosaminoglykanen (Heparin), Histamin, Serotonin, proteolytischen Enzymen sowie den am Anschluß an eine Stimulation synthetisierten Substanzen wie Prostaglandine, Leukotrienen, Plättchenaktivierungsfaktor, eosinophilenchemotaktischer Faktor.

Immunologische Zweitantwort

Gelangt ein Antigen erneut in einen Organismus, so wird es durch entsprechende zirkulierende Antikörper der Erstantwort abgefangen. Dadurch entstehen *Antigen-Antikörper-Komplexe.* Diese werden an Fc- und Komplementrezeptoren der *dendritischen Makrophagen* in den B-Arealen gebunden, was eine Stimulation und Proliferation der *B-Gedächtniszellen* zur Folge hat. Diese wandeln sich entweder zu *Immunoblasten* um oder bilden *Keimzentren.* Aus den Immunoblasten gehen IgG-sezernierende *Plasmazellen* hervor, während den Zentroblasten wiederum die Bildung neuer *Gedächtnislymphozyten* zukommt (Abb. 5.**11**).

Anti-Antikörper

Definition: Jeder Antikörper kann selbst das Ziel anderer Antikörper sein. Anti-Antikörper, welche andere Antikörper anhand der individuellen Form im Bereich der Bindungsstellen (= variable Region, s. Abb. 5.**12**) erkennen, werden als Anti-Idiotypen, Anti-Antikörper mit Erkennung der konstanten Region der H- und L-Ketten als Anti-Isotypen bezeichnet, während Anti-Antikörper, die mit jedem Antikörper desselben Organismus reagieren, Anti-Allotypen genannt werden. Anti-Idiotypen kommen physiologischerweise im Körper vor und regulieren der *Netzwerktheorie* des Nobelpreisträgers Jerne zufolge die Immunantwort auf ein Antigen:

Ein Antigen regt die Vermehrung jener Lymphozyten an, die eine seiner Determinanten erkennen. Die membrangebundenen Antikörper dieser Lymphozyten und die Bindungsstelle der sezernierten Antikörper tragen ganz spezifische Determinanten (= Idiotypen). Sie wirken ihrerseits als Antigen auf andere Lymphozyten ein, welche einen dazu passenden Anti-Idiotypen als Rezeptor besitzen. Auch die Lymphozyten tragen wiederum Idiotypen, welche andere Lymphozyten zur Proliferation anregen. Da jede Lymphozytenpopulation Anti-Idiotyp-Antikörper produziert, die sich an Idiotypen der vorherigen Zell- und Antikörperpopulation als Rückreaktion binden, wird die Immunreaktion gedrosselt oder verstärkt. In diesem Netzwerk sind auch die T-Zellen und Anti-Idiotypen gegen ihre Rezeptoren eingeschaltet.

Pathologie: Monoklonale Tumoren, die also von einer Mutterzelle herstammen, weisen auf ihrer Oberfläche denselben Idiotypen auf. Ein geeigneter Anti-Idiotyp könnte (ggf. mit anhaftendem Zellgift) selektiv die Tumorzellen zerstören. Anti-Idiotypen scheinen dysregulatorisch bei den verschiedenen Autoimmunerkrankungen wie Myasthenia gravis (S. 200), Morbus Basedow (S. 200), rheumatoide Arthritis (S. 244) und Lupus erythematodes (S. 200) mitzuspielen.

Immunregulationsantigene

U.-N. Riede

Die Fähigkeit des Organismus, *„selbst"* und *„nicht-selbst"* zu unterscheiden, ist eine der wichtigsten und faszinierendsten Eigentümlichkeiten des Immunsystems. Eine wichtige Voraussetzung dazu ist die Oberflächenbestückung nahezu aller Zellen mit besonderen Membranmerkmalen in Form von Oberflächenantigenen. Sie dienen dem T-Zell-System gleichsam als Ohrmarke zur *„Selbsterkennung"*, die sie im Thymus gelernt haben. Diese Oberflächenantigene werden auch *Transplantationsantigene, Histokompatibilitätsantigene* oder *humane Leukozytenantigene* (= HLA) genannt, weil sie im Rahmen der Organtransplantation entdeckt worden sind. Diese Transplantationsantigene sind aber nicht dazu „erfunden" worden, um den Chirurgen ihre Erfolge streitig zu machen; sie vermitteln vielmehr die Effektorfunktion der T-Zellen und regulieren die Qualität der Immunantwort. Transplantationsantigene sind somit *Immunregulationsantigene.*

Klassifizierung der HLA-Genorte

Die Histokompatibilitätsantigene werden durch einen HLA-Genkomplex auf dem kurzen Arm des Chromosom 6 codiert. Er ist die eigentliche immungenetische Steuerzentrale. Für jeden Genort existieren multiple Allele, was einen hochgradigen Polymorphismus des HLA-Systems zur Folge hat. Die Genorte des HLA-Komplexes können aus funktioneller Sicht in drei Klassen eingeteilt werden:

Klasse I: Sie umfaßt die Genorte *HLA-A, -B, -C.* Diese kommen auf nahezu allen kernhaltigen Zellen vor und rufen in einem fremden Organismus die Produktion komplementbindender Antikörper hervor, welche die Spenderzellen zerstören. Die HLA-A-, B-, C-Antigene werden serologisch bestimmt. Dazu werden Lymphozyten mit einem Satz monospezifischer HLA-Antiseren ausgetestet, die positivenfalls nach Komplementzugaben zugrunde gehen *(= Lymphozytotoxizitätstest).* Die HLA-A, -B, -C sind an der Stimulation zytotoxischer T-Zellen beteiligt.

Klasse II: Dazu gehören die Genorte *HLA-DP, HLA-DQ und HLA-DR,* die HLA-Klasse-II-Moleküle kommen nicht auf allen Zellen vor, sondern sind im wesentlichen auf B-Zellen, Makrophagen, Langerhans-Zellen der Haut, auf interdigitierenden sowie auf dendritischen Retikulumzellen anzutreffen. Sie dienen diesen Zellen als *Empfänger* von *Differenzierungssignalen* und werden üblicherweise mit der *„gemischten Leukozytenreaktionsstimulation"* bestimmt.

Klasse III: Zu diesen HLA-Genorten gehören die eng zusammenliegenden Genloci für die *Komplementfaktoren* C2, C4 und Faktor B sowie auch der TNFα, β (S. 218). Diese Komplementfaktoren nehmen bei der Vermittlung einer Immunantwort insofern eine Schlüsselposition ein, als sie in Form von C3-Konvertasen das Komplementsystem auf den klassischen (C2, C4) und auf dem alternativen Weg (B) aktivieren.

Funktion der HLA-Genprodukte

Die strenge Trennung von humoraler und zellvermittelter Immunreaktion, wie sie früher üblich war, läßt sich heute nicht mehr aufrechterhalten, da beide Systeme funktionell ineinander verzahnt sind. Dies geschieht durch Wechselbeziehungen besonderer Lymphozyten- und Makrophagenpopulationen, in dem sie durch Verstärkermechanismen, wie Komplementsystem, Lymphozytensignalstoffe (Lymphokine) und Erkennungsmerkmale (HLA-Antigene) unterstützt werden. In diesem Zusammenhang kommen dem HLA-System folgende Rollen zu (Abb. 5.**18a–c**):

„Fremd-Selbst"-Erkennung: Wie bereits erwähnt, vertilgen die Makrophagen antigentragende Eindringlinge, verarbeiten das Fremdantigen und präsentieren es auf der Zelloberfläche den T-Helferzellen, geben aber ihre Information auch an andere T-Zellen und B-Zellen weiter. Um aber eine wirksame Immunantwort in Gang zu bringen, muß die T-Zelle einen identischen immunogenen Komplex aus Antigen und HLA-Klasse-II-Molekül auf den Makrophagen oder auf den B-Zellen erkennen (= *MHC-Restriktion*). Die T-Zellen erkennen also nur dann ein Fremdantigen, wenn sie auf der entsprechenden Zelle auch körpereigene HLA-Antigene und somit „Selbst"-Merkmale vorfinden. Die B- und T-Zellen, die anatomisch nicht zu einem einheitlichen Gewebeverband zusammengeschlossen sind, benützen somit *Transplantationsantigene* gleichsam als privates *Kommunikationssystem.* Dies sondert sie klar gegenüber allen anderen Zellen ab und macht sie zu einer funktionellen Einheit.

Sonderfall:
Transplantationsabstoßung: Eine Transplantationsreaktion auf fremde Transplantationsantigene stellt ein Sonderfall des T-zellabhängigen Selbsterkennungssystems dar: Hier sind die HLA-Antigene sowohl Kommunikationsstrukturen als auch Fremdantigen, wobei die T-Zellen nicht auf die Doppelspezifität (Selbst-Transplantationsantigen + Fremdantigen) angewiesen zu sein scheinen.

Sonderfall:
Superantigene: Dies sind Makromoleküle in Form von Bakterientoxinen wie das Staphylokokken-Enterotoxin, und Staphylokokkentoxin-I, die erythrogenen Toxine A und C der β-hämolysierenden Streptokokken (welche Scharlach erzeugen) und bestimmte Proteine von Mykoplasma arthritidis. Diese Superantigene verkleben sozusagen das HLA-Klasse-II-Molekül (meist HLA-DR) auf der antigenpräsentierenden Zelle mit dem T-Zell-Rezeptor jeweils auf der Außenseite, ohne daß sie, wie die übrigen Antigene, proteolytisch zerkleinert werden müssen. Dadurch rufen sie bei den T-Lymphozyten einen Daueralarm aus, was sich klinisch in schweren toxischen Krankheitsbildern äußert.

Antiviraler Schutz: Sowie ein Virus eine Zelle infiziert hat und die betroffene Zelle auf ihrer Zellmembran virale Antigene exprimiert, können T-Lymphozyten in Gegenwart von HLA-Klasse-I-Molekülen die virale Fährte aufnehmen und den potentiellen Virusproduzenten zerstören.

Sinn des HLA-Polymorphismus: Durch die Koppelung von Fremderkennung an die Selbsterkennung eigener HLA-Moleküle entsteht durch die Spezialisierung die Möglichkeit, daß das quasi wachsame Auge der Immunabwehr einen blinden Fleck bekommt, in dem „Fremdlinge" auftauchen, für die es keine „HLA-Selbsterkennungsmarke" gibt. Dieser Gefahr wird durch den ausgeprägten Polymorphismus der HLA-Moleküle und der Genduplikation innerhalb des HLA-Genkomplexes Rechnung getragen. Dadurch wird verhindert, daß eine ganze Spezies durch einen Erreger ausgerottet werden kann. Die Güte des Immunschutzes einer Population hängt also davon ab, ob sie über optimal viele, verschiedene HLA-Antigene verfügt. Nur so kann in den nachkommenden Generationen eine möglichst große Variabilität der HLA-Antigene und ein entsprechend großer immunologischer Schutz garantiert werden. Dieses Bewachungs- und Schutzsystem hat allerdings den Nachteil, daß außer eineiigen Zwillingen kaum zwei Individuen der selben Spezies über gleichsinnige „HLA-Selbsterkennungsmarken" verfügen. Die Folge ist eine Transplantatabstoßungsreaktion (S. 196). Mit diesem biologisch „unnötigen" Nebenprodukt des HLA-Systems muß sich die Transplantationschirurgie auseinandersetzen.

HLA-assoziierte Krankheiten

Da die HLA-Antigene wesentlich an der Steuerung der Immunantwort beteiligt sind, verwundert es auch nicht, daß bei bestimmten genetischen Konstellationen des HLA-Systems eine Prädisposition oder sogar eine Bevorzugung bestimmter Krankheiten beobachtet werden kann. In diesem Zusammenhang kommen folgende pathogenetische Mechanismen zum Zuge:

Dysbalance des Helfer-Suppressor-Zellzyklus: Dieser fein aufeinander abgestimmte Regulationszyklus der T-Helferzellen und der T-Suppressorzellen ist möglicherweise bei einigen Krankheitsbildern entgleist. Dabei führt ein Helferzellmangel oder eine Suppressorzellaktivierung zu einem *Immundefekt* (S. 202), während eine Helferzellaktivierung oder ein Suppressorzellmangel die Bildung autoreaktiver Antikörper mit entsprechenden *Autoaggressionskrankheiten* (S. 198) zur Folge hat.

Erreger-HLA-Antigen-Kreuzreaktivität: Für die Gruppe der seronegativen *Spondylarthropathien* ist eine Kreuzreaktivität zwischen Klebsiellen-Antigenen und HLA-B 27 pathogenetisch wichtig. Zu diesem Formenkreis gehören *Morbus Bechterew, Reiter-Syndrom** und *Fremdallergenarthritis* (S. 1151).

HLA-Klasse-II-Antigen-assoziierte Autoimmunkrankheiten: Diese HLA-Antigene sind an der Akti-

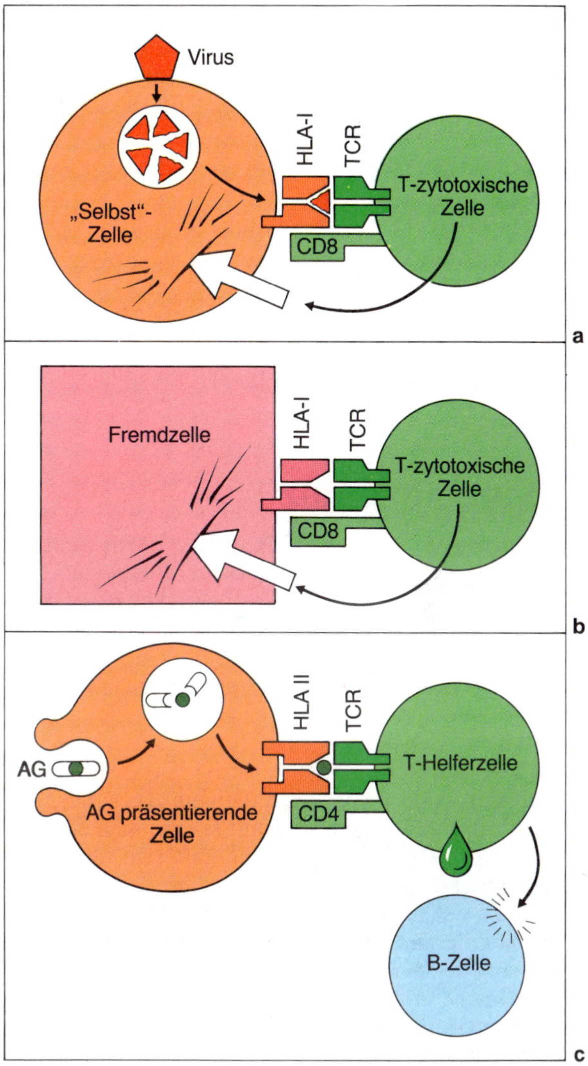

Abb. 5.**18a–c** Selbst-Fremd-Erkennung durch T-Lymphozyten:

a Eine körpereigene viral infizierte Zelle präsentiert unter Vermittlung eines HLA-I-Moleküls (HLA-I) auf seiner Oberfläche ein virales Antigen, welches vom T-Zell-Rezeptor (TCR) unter Vermittlung von CD8 einer T-zytotoxischen Zelle erkannt wird. Daraufhin erfolgt die Abtötung der fremd gewordenen Zelle durch Perforine oder Apoptose (Symbol: „Stichpfeil")

b Eine in den Organismus gelangte fremde Zelle (z. B. Transplantatzelle) erkennt die T-zytotoxische Zelle am inkompatiblen HLA-Klasse-I-Molekül (HLA-I) mit Hilfe seines T-Zell-Rezeptors (TCR) und CD8-Oberflächenmoleküls und tötet sie durch Perforine oder Apoptose (Symbol: „Stichpfeil") ab

c Ein Fremdantigen (AG) (z. B. Bakterium) wird von der antigenpräsentierenden Zelle (z. B. Makrophagen) verarbeitet und mit Hilfe eines HLA-Klasse-II-Moleküls (HLA-II) dem T-Zell-Rezeptor (TCR) einer T-Helferzelle präsentiert, welche es mit seinem T-Zell-Rezeptor und unter Zuhilfenahme des CD4-Oberflächenmoleküls erkennt und daraufhin Lymphokine (Symbol: Tropfen) zur B-Zell-Aktivierung abgibt

* (= Polyarthritis + Urethritis + Konjunktivitis oft im Anschluß an Enteritis)

vierung der T-Helferzellen beteiligt, von denen wir wissen, daß ihre Hyperaktivität zur Bildung von autoreaktiven Antikörpern führt. Dementsprechend findet man Krankheiten, die mit folgenden HLA-Klasse-II-Antigenen assoziiert sind:

- *HLA-DR 2-Antigen:* multiple Sklerose, Goodpasture-Syndrom.
- *HLA-DR 3-Antigen:* Morbus Addison, Morbus Basedow, Myasthenia gravis, Diabetes mellitus Typ 1, Sjögren-Syndrom und Zöliakie.
- *HLA-DR 4-Antigen:* Pemphigus, rheumatoide Arthritis.
- *HLA-DR 5-Antigen:* Hashimoto-Thyreoiditis, perniziöse Anämie, juvenile rheumatoide Arthritis.

Immuntoleranz

Definition: Unter diesem Begriff versteht man ein fehlendes oder zumindest stark herabgesetztes Ansprechen eines Individuums auf ein ganz bestimmtes Antigen bei weitgehend erhaltener Immunreaktivität gegenüber anderen Antigenen.

Wie bereits erwähnt besteht normalerweise eine *Immuntoleranz* gegenüber körpereigenen Antigenen *(= Autoantigene)*. Der Klon-Eliminierungshypothese von Burnet zufolge werden im Embryo diejenigen Lymphozyten, die mit einem Autoantigen in Berührung gekommen sind und es erkennen können, eliminiert. Die Immuntoleranz läßt sich aber auch gegenüber Fremdantigenen induzieren. So entwickeln zweieiige Kälberzwillingsfeten eine reziproke Immuntoleranz, wenn sie eine gemeinsame Plazenta mit entsprechenden Gefäßanastomosen besitzen, die zu einem ontogenetisch frühen, wechselseitigen Antigenkontakt führen. Dies hat zur Folge, daß die beiden Kälber die Blutgruppen- und Transplantationsantigene ihres Zwillingsgeschwisters tolerieren. Unter bestimmten Bedingungen kann auch bei immunologisch reifen Individuen eine Immuntoleranz erreicht werden. Dabei spielen sowohl die *Form* als auch die *Dosis* und die *Einwirkungsdauer* eines Antigens eine wesentliche Rolle. So begünstigen sehr hohe und sehr niedrige Antigendosen eine Immuntoleranz, wobei die unentwegte Anwesenheit minimaler Antigenmengen die Immuntoleranz aufrechterhält. In diesem Zusammenhang wäre die *Autoimmuntoleranz* nicht verwunderlich, da in diesem Falle die Autoantigene permanent in hohen Dosen vorhanden sind. Für das Zustandekommen einer Immuntoleranz werden folgende Arbeitshypothesen diskutiert:

- *Elimination autoreaktiver Immunstammzellen* während der Ontogenese.
- *Störung der T-Helfer-T-Suppressor-Balance* mit Unterdrückung der antigenreaktiven Lymphozyten durch Suppressorzellen.
- *Störung der lymphozytären Rezeptorfunktion* infolge Rezeptorablösung oder Rezeptorabsättigung durch das Antigen oder Antigen-Antikörper-Komplexe.

Pathogene Immunreaktionen

U.-N. Riede

Aus biologischer Sicht dienen die Immunantworten des B- und T-Zell-Systems der Wahrung eines Individuums. Unter bestimmten Bedingungen können aber diese immunologischen Reaktionen den Organismus in Form von *Überempfindlichkeitsreaktionen, Autoimmunkrankheiten* (= Autoaggressionskrankheiten) oder *Immunmangelsyndromen* gefährden.

Überempfindlichkeitsreaktionen

Die Auseinandersetzung des Organismus mit einem Antigen erzeugt nicht immer einen bleibenden Schutz *(= Immunität)* und spezifische Unempfindlichkeit, sondern löst unter gewissen Voraussetzungen eine spezifische *Überempfindlichkeit* aus, was auch als *Hyperergie* oder *Allergie* bezeichnet wird.

Allgemeine Definition: Der Begriff *„Überempfindlichkeit"* umschreibt einen Zustand, in dem ein bereits sensibilisierter (immunisierter) Organismus einen erneuten Kontakt mit den sensibilisierenden (= allergisierenden) Antigenen (= Allergenen) in einer übersteigerten und meist krankmachenden Art und Weise beantwortet. Die dabei entstehenden Zell- und Gewebsschäden können entweder in Form einer Entzündung lokal begrenzt sein oder in Form eines Schocks den ganzen Organismus erfassen. Je nachdem, ob die pathogene Überempfindlichkeitsreaktion vom T- oder B-Zell-System ausgeht, unterscheidet man zwischen zellvermittelten Überempfindlichkeitsreaktionen und Überempfindlichkeitsreaktionen, die durch normale Antikörper vermittelt werden. Nach einer von Gell und Coombs vorgeschlagenen Nomenklatur werden die folgenden Überempfindlichkeitsreaktionen unterschieden:

- Überempfindlichkeitsreaktion Typ I (= anaphylaktische Sofortreaktion),
- Überempfindlichkeitsreaktion Typ II (= zytotoxische Überempfindlichkeitsreaktion),
- Überempfindlichkeitsreaktion Typ III (= immunokomplexbedingte Sofortreaktion),
- Überempfindlichkeitsreaktion Typ IV (= zellvermittelte Immunreaktion vom verzögerten Typ).

Anaphylaktische Reaktion

Definition: Der Begriff *Anaphylaxie* wurde 1902 von Portier und Richet geprägt, nachdem sie feststellten, daß Hunde, denen sie in Abständen von 2 Wochen Seeanemonengift parenteral verabreicht hatten, „keinen Schutz" gegen dieses Gift entwickelten, sondern auf die zweite Giftgabe mit Atemnot und Kreislaufschock reagierten. Diesen Zustand der Überempfindlichkeit bezeichneten sie damals als Anaphylaxie (= Schutzlosigkeit). Im heutigen medizinischen Sprachgebrauch wird Allergie mit anaphylaktischer Reaktion gleichgesetzt. Sie wird auch als Überempfindlichkeitsreaktion Typ I oder als IgE-bedingte Allergie bezeichnet.

Pathogenese: Grundsätzlich kann jeder Mensch eine IgE-bedingte Überempfindlichkeitsreaktion entwickeln; jedoch nur etwa 15% der Bevölkerung leidet zu einem bestimmten Zeitpunkt in ihrem Leben und mit unterschiedlicher Heftigkeit darunter. Die Antigene – meist Allergene –, welche bei diesen Patienten eine anaphylaktische Reaktion auslösen, sind häufig großmolekulare Substanzen wie Proteine oder Polysaccharide. Dazu gehören a) Haptene, b) Pflanzenpollen, c) bestimmte Nahrungsmittel wie Hühnereiweiß, d) Medikamente wie Penicillin, e) Diagnostika wie jodhaltige Röntgenkontrastmittel, f) Insektengifte wie Mellitin und g) Parasitenantigene.

Diese Antigene werden von den antigenpräsentierenden Zellen (Makrophagen, B-Zellen) nach der Phagozytose zerkleinert und mit Hilfe eines HLA-Klasse-II-Moleküls auf der Oberfläche einer T-Zelle präsentiert. Eine T-Zelle, deren Rezeptor auf diese HLA-Allergen-Kombination paßt, wird stimuliert und gibt Zytokine wie IL-4 ab, so daß bestimmte B-Zellen beim ersten Antigenkontakt Antigen-Antikörper vom IgM-Typ auf ihrer Oberfläche exprimieren. Eine IL-4-Fehlsteuerung ist dafür verantwortlich, daß die B-Zellen über einen Isotype-Switch (S. 12; 182) statt IgM IgE mit der gleichen Antigenbindungsspezifität produzieren: damit wird das Antigen zum Allergen. Dieser Immunglobulinwechsel wird dadurch erreicht, daß die B-Zelle beim Abschreiben des Antikörperbauplans lediglich den Bauplan der schweren Ketten Typ μ gegen Typ ε austauscht. Da sich in diesem Teil des Immunglobulins auch der Fc-Teil befindet, der an die Fc-Rezeptoren der jeweiligen Effektorzelle bindet, bekommt das IgE eine besondere Affinität zu den Mastzellen und zu den basophilen Granulozyten, in geringerem Maße auch zu Thrombozyten und Eosinophilen. Das IgE wird deshalb auch als zytotroper Antikörper bezeichnet. Schließlich reifen die B-Zellen unter dem Einfluß von IL-5 und IL-6 zu Plasmazellen aus und sezernieren IgE.

Nach der ersten Antigenzufuhr kommt es zu keiner nennenswerten Antigen-Antikörper-Reaktion, weil das Allergen abgebaut wird, bevor der Antikörper in ausreichenden Mengen an den Zielzellen abgebunden werden konnte. Bei erneutem Allergenkontakt wird das Antigen an die IgE-Antikörper gebunden, die seit dem Erstkontakt auf der Mastzellen- und Basophilenmembran festsitzen. Eine Brückenbildung zwischen mindestens zwei benachbarten zellständigen IgE-Molekülen durch das spezifische Allergen wirkt als Signal für die *Degranulierung* der Mastzellen und damit für die Freisetzung folgender *Entzündungsmediatoren* (Abb. 5.**19a** u. **b**):

- *Histamin* mit gefäßpermeabilitätssteigernder, bronchokonstriktorischer und schleimsekretorischer Wirkung.
- *Prostaglandine* (S. 218), vor allem PG-D_2, PG-E_2, PG-$F_{2\alpha}$ und Thromboxan. Sie verstärken die Gefäßpermeabilität, relaxieren die Bronchialmuskulatur und wirken zum Teil antiinflammatorisch.
- *Langsamreagierende Substanzen (= SRS):* Sie entsprechen den Leukotrienen C 4, D 4, E 4 und haben eine langsam einsetzende bronchokonstriktorische Wirkung. Sie dürfte für die Symptomatik des Asthma bronchiale mitverantwortlich sein.
- *Leukozytenchemotaxis-Faktor:* Er ist ein chemotaktischer Lockstoff für neutrophile und eosinophile Granulozyten und Makrophagen; er entspricht dem Leukotrien B 4.
- *Plättchenaktivierungsfaktor (= PAF):* Dies ist ein Phospholipid, das von Mastzellen und Basophilen sezerniert, die Thrombozyten zur Serotoninfreisetzung anregt und eine Gefäßpermeabilität und Plättchenaggregation auslöst.

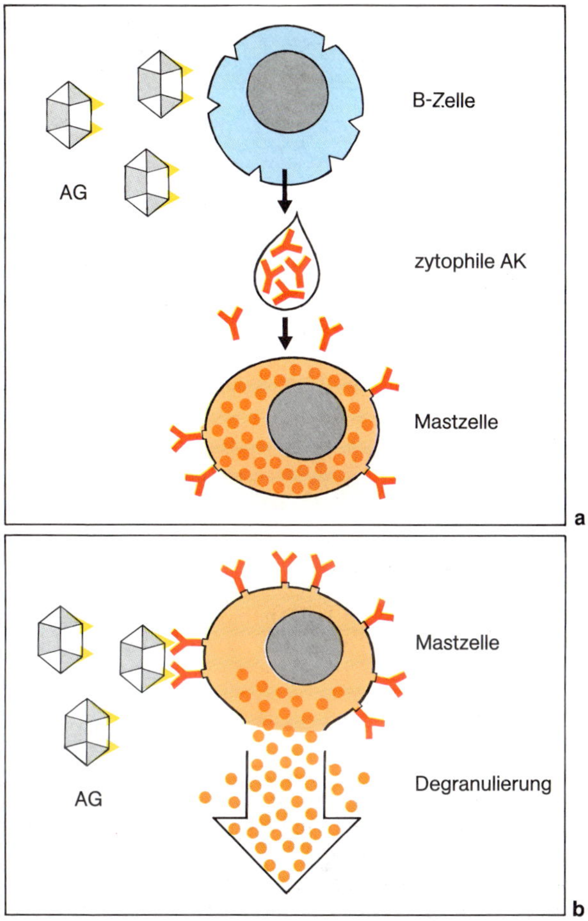

Abb. 5.**19a** u. **b** Pathogenetischer Mechanismus der Überempfindlichkeitsreaktion Typ I:
a Allergene (AG, gelb) rufen bei bestimmten prädisponierten Patienten eine IgE-Produktion hervor. Diese (zytophilen) Antikörper (rot) verbinden sich mit IgE-Rezeptoren der Mastzellen.
b Bei erneutem Antigenkontakt verbindet sich das Antigen mit dem zellgebundenen IgE. Die Brückenbildung zwischen mindestens zwei benachbarten IgE-Molekülen durch das spezifische Antigen wirkt als Degranulierungssignal. Die Mastzellgranula mit ihren Entzündungsmediatoren werden ins Entzündungsgebiet freigesetzt

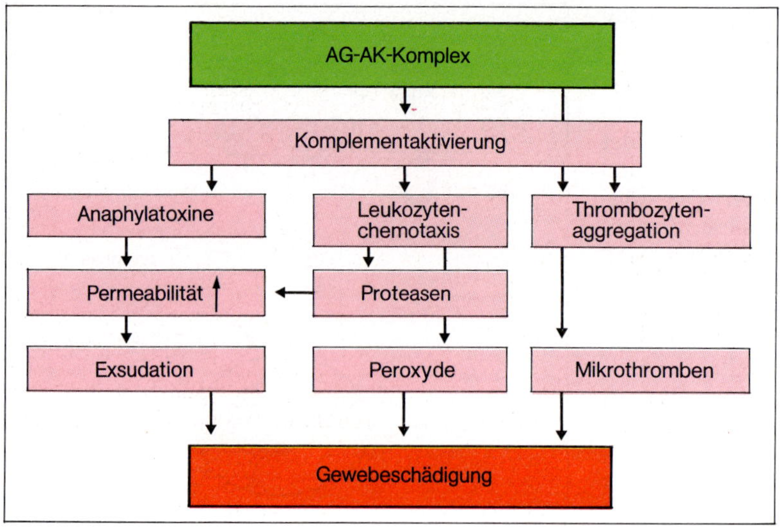

Abb. 5.**20** Überempfindlichkeitsreaktion Typ III. Pathogenetischer Ablauf der systemischen Immunkomplexkrankheit

- *Bradykinin* (S. 219): Daneben wird auch das Kininsystem aktiviert, welches die Schmerz-(nerven-)fasern stimuliert und die Gefäßpermeabilität steigert.

Die allergische Reaktion erfolgt in zwei Phasen: Die Sofortphase setzt innerhalb Minuten nach dem Allergenkontakt ein und ist durch die Histaminwirkung geprägt. Die Spätphase tritt etwa 5 Stunden später auf und wird durch Prostaglandin-Leukotrien-Wirkung geprägt. Außer für die IgE besitzen die Mastzellen und Basophilen auch Rezeptoren für bestimmte Komplementfaktoren C 3 a und C 5 a, die, als *Anaphylatoxine* bezeichnet, ebenfalls in der Lage sind, eine anaphylaktische Reaktion auszulösen. Je nachdem, ob sich die Auswirkung dieser Entzündungsmediatoren auf bestimmte Areale des Organismus beschränkt oder den ganzen Organismus erfaßt, kommt es zur *lokalen* oder zur *systemischen Anaphylaxie:*

1. Lokale Anaphylaxie

Definition und Pathogenese: Als *Sofortreaktion* entsteht sie innerhalb weniger Minuten an derjenigen Stelle, wo das Antigen erneut intradermal injiziert worden ist. Histologisch handelt es sich um eine *seröse Entzündung,* die sich nach wenigen Stunden wieder zurückbildet. Makroskopisch imponiert dieser Herd als Rötung und Schwellung der Haut und Schleimhäute in Form einer Quaddel *(= Urtika),* welche meist in der Mehrzahl in Form einer *Urtikaria* (= Nesselsucht) oder *Ekzem* auftritt. Hierher gehört auch die *allergische Rhinitis* (= Heuschnupfen) und der *Asthma*anfall.

2. Systemische Anaphylaxie

Definition und Pathogenese: Sie wird entweder durch lokale Reinjektion oder Kontakt mit großen Antigenmengen oder durch intravenöse Antigenverabreichung ausgelöst. Zielorgan der systemischen Anaphylaxie beim Menschen ist die *Lunge.* Hier kommt es über die Bronchokonstriktion und Schleimhautschwellung zur Atemnot. Dazu gesellt sich ein Versagen der Kreislaufperipherie (= *anaphylaktischer Schock,* S. 402), was den Tod des Patienten zur Folge haben kann.

3. Atopische anaphylaktische Reaktion

Definition und Pathogenese: Unter diesem Begriff faßt man anaphylaktische Reaktionen auf Umweltantigene zusammen, die bei bestimmten Patienten mit genetischen Prädispositionen auch *ohne ungewöhnliche* (atopos griech. = ungewöhnlich) *Exposition* infolge übermäßiger und anhaltender IgE-Produktion bei gestörter T-Zell-Funktion und pathologischer Eosinophilentätigkeit (S. 215) auftreten.

Diese Umweltantigene wirken bei der übrigen „Normalbevölkerung" nicht pathogen. Dazu gehören *Blütenstäube, Tierhaare, Hausstaub,* bestimmte *Nahrungsmittel, Arzneimittel* und *Chemikalien.*

Klinisch imponieren die atopischen anaphylaktischen Reaktionen als *atopische Dermatitis, Glottisödem, Rhinitis anaphylactica* und *Asthma bronchiale.*

Zytotoxische Reaktionen

Definition: Unter dem Begriff humorale zytotoxische Reaktionen faßt man alle diejenigen Immunreaktionen zusammen, welche durch solche humoralen Antikörper ausgelöst werden, die gegen gewebe- oder zelleigene Antigene gerichtet sind. Aus diesem Grunde werden diese Immunreaktionen auch als „durch *Antikörper vermittelte zytotoxische Überempfindlichkeitsreaktionen" (= Überempfindlichkeitsreaktionen Typ II)* bezeichnet.

Pathogenese: Zur Auslösung dieser Immunreaktionen kommen folgende Antigene in Betracht:

- *Transplantationsantigene* bei der Abstoßung von Allotransplantaten (S. 195),
- *Blutgruppenantigene* bei hämolytischen Transfusionszwischenfällen (S. 534),
- *tumorassoziierte Antigene* bei Immunreaktionen gegen neoplastisches Gewebe (S. 355),
- *Autoantigene* bei Immunreaktionen gegen körpereigene Substrate (S. 198),
- *Antikörper* gegen Komplexe aus zellmembrangebundenem Medikament bei den medikamentös ausgelösten Blutzellzerstörungen. Dabei kann es zu antierythrozytären, antileukozytären und antithrombozytären Reaktionen kommen (S. 146).

Der *Grundmechanismus* bei dieser Überempfindlichkeitsreaktion besteht in der *Bildung humoraler Antikörper,* deren Spezifität sich gegen Antigene richtet, die an der Oberfläche von Zellen oder anderen Gewebskomponenten vorhanden sind. Sowie sich diese humoralen Antikörper mit den entsprechenden Antigenen verbunden haben, kommt es zu einer *zytotoxischen Zellschädigung.* Diese wird entweder durch Aktivierung des Komplementsystems oder unter Umgehung der Komplementkaskade bewerkstelligt. In diesem Falle gehen Fc-Anteile der an Zelloberflächen oder anderen Strukturen gebundenen Antikörpermoleküle mit Fc-Rezeptoren anderer Zellen wie Makrophagen (und Killerzellen?) eine Bindung ein und nehmen dadurch selbst Schaden.

Immunkomplexkrankheiten

Definition: Unter diesem Begriff werden Immunreaktionen bezeichnet, bei denen gewebsschädigende Antigen-Antikörper-Komplexe im Blut und anderen Körperflüssigkeiten zirkulieren und in Blutgefäßen abgelagert werden, wo sie eine umschriebene Entzündungsreaktion auslösen *(= Überempfindlichkeitsreaktionen Typ III).* Je nachdem, ob die Antigenanreicherung im ganzen Gefäßsystem oder nur örtlich erreicht wird, unterscheidet man Immunkomplexerkrankungen vom systemischen oder vom lokalen Typ.

1. Serumkrankheit

Definition: Dieses klinische Krankheitsbild beruht auf einer Unverträglichkeit gegenüber übertragenem, artfremdem Serum. Es entspricht einer *Immunkomplexkrankheit vom systemischen Typ.* Da sich in diesem Fall die Überempfindlichkeitsreaktion vornehmlich an Membranen wie Gefäßwand und serösen Häute abspielen, bezeichnet man sie auch als *membranständige Reaktionen* (Abb. 5.**20**).

Pathogenese: Die Symptomatologie dieser Erkrankung wird durch *zirkulierende Immunkomplexe* vom IgG- oder IgM-Typ bei leichtem Antigenüberschuß und entsprechender Komplementaktivierung ausgelöst. Häufigste Ursache ist eine *mehrfache Verabreichung eines artfremden Serums* (z. B. Antilymphozytenserum). Diese löslichen Immunkomplexe bleiben in der Zirkulation und werden in Organen wie Nieren, Gelenken, Herz und Gefäßen abgelagert. Dieser Immunkomplexablagerung geht offenbar eine Erhöhung der *Gefäßpermeabilität* voraus, die vermutlich durch kleine IgE-Mengen ausgelöst wird. Dieses IgE wird wahrscheinlich unmittelbar nach der Antigenverabreichung gebildet, was als *anaphylaktische Auslösereaktion* bezeichnet wird und einer *Miniatur-Typ-I-Reaktion* entspricht. Nach Ablagerung der Antigen-Antikörper-Komplexe im Gewebe wird eine akute Entzündungsreaktion in Gang gesetzt, die vor allem auf der Komplementaktivierung beruht (Abb. 5.**21**; 5.**15 b**). Diese Immunkomplexe können elektronen- und fluoreszenzmikroskopisch in der Gefäßwand nachgewiesen werden (Abb. 5.**22**). Im weiteren Verlauf kann sich die Gewebeschädigung wieder zurückbilden. Dies gilt vor allem für den Fall, daß die Serumerkrankung durch eine einmalig hohe Antigenmenge ausgelöst wurde (z. B. *akute Serumkrankheit, akute Streptokokken-Glomerulonephritis*).

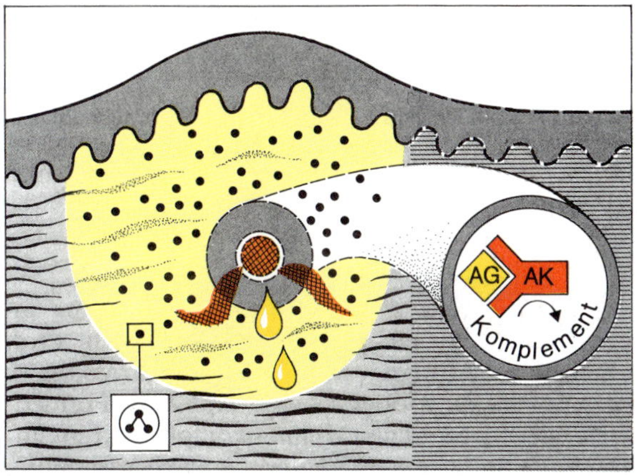

Abb. 5.**21** Pathogenese der lokalen Immunkomplexkrankheit. Arthus-Reaktion mit fibrinoider Gefäßnekrose und exsudativer Entzündung und konsekutiver Hautschwellung. Hellgelb: seröses Exsudat, orange: intravaskuläres Fibrin mit Fibrinexsudation

Bei den chronischen Verlaufsformen muß postuliert werden, daß das auslösende Antigen stets vorhanden ist, wobei das auslösende Antigen mit dem Immunogen identisch zu sein scheint. In einigen Fällen, vor allem bei Autoimmunerkrankungen, kann aber eine an sich antigen wirksame Substanz körpereigene Stoffe so verändern, daß das eigentliche Immunogen chemisch anders beschaffen ist als das die Erkrankung auslösende Antigen. Die Bildung der Immunkomplexe kann dabei entweder durch exogene Antigene wie Viren, Bakterien, Pilze und Protozoen oder durch endogene Antigene wie DNS und andere Gewebsbausteine ausgelöst werden.

Die Verbindung von Antigen und Antikörper zu Immunkomplexen kann sowohl im Gewebe als auch im strömenden Blut erfolgen. Für die *Ablagerung der Immunkomplexe* im Bereich der Gefäßwand ist in erster Linie ihre Größe maßgebend.

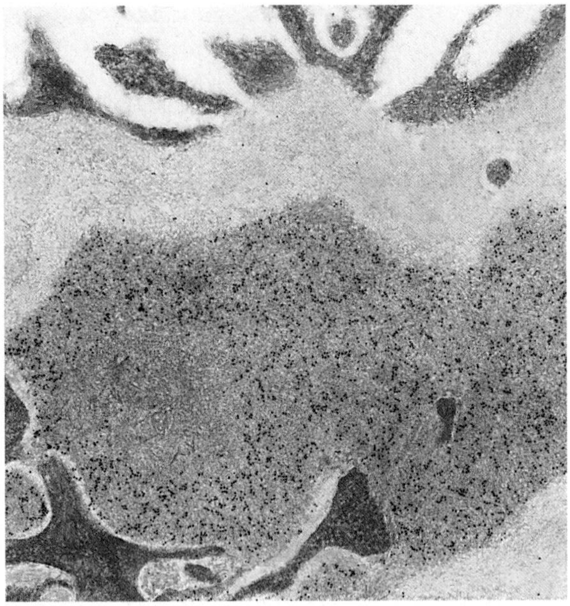

Abb. 5.**22** Immunkomplexkrankheit (IgA-Glomerulonephritis) mit elektronenmikroskopisch-immunhistochemischer Darstellung von IgA (in Form kleinster Immunogoldpartikelchen) in dichten Immunkomplexablagerungen (EM, Vergr. 1 : 20000; Original: Ihling)

Dabei spielen vor allem *mittelgroße Immunkomplexe* eine pathogene Rolle, die bei *mäßigem Antigenüberschuß* entstehen, denn sie sind löslich, können mit Leichtigkeit in die Gefäßwand eindringen und können Komplement binden. Dementsprechend ist die Gewebsschädigung bei den Immunkomplexkrankheiten vor allem auf die Komplementaktivierung zurückzuführen. Dies hat eine Steigerung der Gefäßpermeabilität und eine Leukozytenchemotaxis sowie eine Aktivierung des Gerinnungssystems zur Folge. Dieser Ablauf zieht einen Circulus vitiosus nach sich (Abb. 5.**20**).

Vorkommen: Eine Immunkomplexerkrankung vom systemischen Typ liegt der leukozytoklastischen Vaskulitis, der Lupus-erythematodes-Vaskulitis, der Panarteriitis nodosa, der Arteriitis temporalis, der Takayasu-Arteriitis und der rheumatoiden Arthritis sowie der Poststreptokokkenglomerulonephritis und mesoangioproliferativen Glomerulonephritis (Abb. 5.**22**) zugrunde.

2. Arthus-Reaktion

Definition: Darunter versteht man eine nach dem Erstbeschreiber benannte örtliche Überempfindlichkeitsreaktion Typ III. Sie entspricht einer *Immunkomplexkrankheit vom lokalen Typ*. Sie wird auch als gewebslokalisierte Reaktion bezeichnet.

Pathogenese: Die Arthus-Reaktion kann experimentell dadurch erzeugt werden, daß man Tieren nach vorheriger intravenöser Antigenverabreichung nach 2 Wochen das gleiche Antigen subkutan verabreicht. Da bereits Antikörper gegen das verabreichte Antigen zirkulieren, entstehen im Bereich der Injektionsstelle *Immunkomplexe*. In der Folge kommt es, wie beim systematisierten Typ, zur *Komplementaktivierung* und zu den davon abhängigen gewebsschädigenden Reaktionen (Abb. 5.**20**). An der Injektionsstelle, wo auch die pathogenen Immunkomplexe ausgefällt werden, tritt wenige Stunden nach der zweiten Antigenverabreichung eine Rötung und entzündliche Schwellung auf, die von Blutungen und Nekrosen begleitet wird. Histologisch findet sich eine akute *exsudative Entzündungsreaktion* mit Granulozyteninfiltraten und *Thrombose* der kleinen Blutgefäße (Abb. 5.**20**). Die unter diesen Bedingungen massiv einsetzende örtliche Aktivierung des Komplementsystems wirkt auf neutrophile Granulozyten nicht nur leukotaktisch, sondern löst auch einen typischen Granulozytenzerfall (= Leukozytoklasie) aus. Die dabei freigesetzten Granulozytenenzyme und Entzündungsmediatoren (S. 217) sind für den Entzündungserfolg ausschlaggebend. Dieser kann bis zur Gewebsnekrose gehen.

Vorkommen: Eine Immunkomplexerkrankung vom lokalisierten Typ findet man bei der exogen allergischen Alveolitis sowie bei der Glutenenteropathie (= Zöliakie).

Zellvermittelte Überempfindlichkeitsreaktionen

Definition: Darunter versteht man diejenigen Überempfindlichkeitsreaktionen, die durch spezifisch sensibilisierte T-Lymphozyten vermittelt werden und durch die Beteiligung angelockter Lymphozyten und Makrophagen, die nicht spezifisch gegen das betreffende Antigen sensibilisiert sind, zum vollen Ausdruck kommen. Diese Reaktionen werden deshalb auch als *Überempfindlichkeitsreaktionen vom Spättyp* (Typ IV) bezeichnet.

Pathogenese: Die Überempfindlichkeitsreaktionen vom Spättyp können entweder a) durch *pathogene Keime (Infektallergie)* oder b) durch auf die Haut aufgebrachte Antigensubstanzen *(Kontaktallergie)* oder c) durch Antigene von Fremdgeweben *(Transplantationsallergie)* ausgelöst werden.

Das klassische Modell einer solchen Überempfindlichkeitsreaktion ist die *Tuberkulinreaktion*. Sie wurde erstmals von Robert Koch beschrieben: Wird einem tuberkulös infizierten und damit gegen Tuberkelbazillen sensibilisierten Meerschweinchen Tuberkulin (= Tuberkuloproteine) intrakutan verabreicht, so bilden sich am Applikationsort 2 Tage später eine knötchenförmige Rötung und Schwellung, die histologisch aus einem perivaskulär betonten Infiltrat aus Lymphozyten und Makrophagen zusammengesetzt ist. Diese Entzündungsreaktion ist darauf zurückzuführen, daß das Tuberkelantigen auf T-Gedächtniszellen stößt, die beim ersten Antigenkontakt sensibilisiert worden sind und dieses Ereignis in ihrem „Gedächtnis" behalten haben. Unter dem Einfluß des erneuten Antigenkontaktes werden nun diese Gedächtniszellen aktiviert und vermehren sich zu T-Effektorzellen der verzögerten Immunität (S. 177).

Diese lösen durch Freisetzung von Lymphozytenfaktoren (= Lymphokine; Zytokine: Tab. 5.**1**) eine Entzündungsreaktion aus.

Granulomatöse Überempfindlichkeitsreaktionen, wie sie bei Infektionen durch Mykobakterien auftreten, werden als besondere Immunreaktion vom Spättyp angesehen. Sie richten sich vor allem gegen schwer lösliches antigenisches Material (vgl. Wachshülle der Mykobakterien) und führen dazu, daß sich aktivierte Makrophagen in Epitheloidzellen umwandeln und teilweise zu mehrkernigen Riesenzellen verschmelzen (s. Granulombildung, S. 235).

Grundsätzlich werden die Zielzellen bei der zellvermittelten Überempfindlichkeitsreaktion durch einen der folgenden vier Mechanismen zerstört:

- *Makrophagenaktivierung* durch T-Effektorzellen der verzögerten Immunität mit entsprechender Proteolyse der Zielzelle.
- *Kontaktlyse* durch den Membrankontakt einer sensibilisierten zytotoxischen Zelle mit der Zielzelle in Form eines „Todeskusses" nach Einfügung von Membranperforinen (S. 177).
- *Lymphotoxinvermittelte Destruktion:* Sensibilisierte Lymphozyten, welche durch das spezifische Antigen stimuliert werden, sowie nichtsensibilisierte Lymphozyten, die unspezifisch durch mitogene Faktoren stimuliert werden, töten die Zielzelle durch Lymphotoxine (= TNF-β).
- *Antikörperabhängige zellvermittelte Zytotoxizität* (S. 183).

1. Infektallergie

Siehe Tuberkulinreaktion.

2. Kontaktallergie

Pathogenese: In diesem Fall wird der Organismus durch antigenwirksame Substanzen (meist Haptene), die auf die Haut aufgebracht worden sind, sensibilisiert. Beim erneuten Kontakt des Antigens mit der Haut kommt es zu einer *zellgebundenen Überempfindlichkeitsreaktion,* die als *Kontaktdermatitis* imponiert.

3. Transplantationsallergie

Definition: Unter einer Transplantation versteht man die Übertragung von Organen und Geweben, die nach Entfernung aus ihrer natürlichen Umgebung entweder an eine andere Stelle desselben Organismus oder in einen fremden Organismus gebracht werden. Dementsprechend unterscheidet man folgende Transplantattypen:

- *Autotransplantat:* Dabei wird ein aus dem Wirtsorganismus selbst stammendes Transplantat *(autologes Transplantat)* von einer Stelle des Körpers an eine andere übertragen. Das Transplantat heilt nach den Gesetzmäßigkeiten einer granulierenden Entzündung (s. Wundheilung, S. 335) ein.
- *Isotransplantat:* Damit meint man eine Verpflanzung eines Transplantates von einem Individuum auf ein genetisch identisches, anderes Individuum. Beim Menschen trifft dies nur für eine Transplantation zwischen *monozygoten Zwillingen* zu (= syngenes Transplantat). Eine Transplantationsallergie bleibt aus.
- *Allotransplantat:* Es stammt von einem genetisch differenten Individuum derselben Spezies (z. B. *Mensch → Mensch*). Dieser Transplantationstyp spielt in der Humanmedizin eine große Rolle (= allogenes Transplantat).
- *Xenotransplantat* (xenos [gr.] fremd): Diese Transplantation zwischen Individuen unterschiedlicher Spezies (z. B. *Affe → Mensch*) werden in der Humanmedizin zur kurzfristigen Überbrückung einer Organinsuffizienz (Leber) eingesetzt.

Das Schicksal eines Transplantates hängt somit von der genetischen Beziehung zwischen Spender und Empfänger ab. Der genetische Unterschied zwischen Transplantat und Wirt äußert sich im Übereinstimmungsgrad der Transplantationsantigene, die auch als Histokompatibilitätsantigene bezeichnet werden (S. 188).

Pathogenese:

T-Zell-vermittelte Transplantatabstoßung: Die Abstoßung von Allotransplantaten und von Xenotransplantaten wird durch die T-Zellen eingeleitet. Diese Lymphozyten werden durch den Kontakt mit den Gewebsantigenen des Transplantates (= HLA-Antigene) sensibilisiert. Die Schnelligkeit und die Stärke der Abstoßung hängt davon ab, ob das Transplantat zum ersten oder zum zweiten Mal mit dem Empfängerorganismus in Kontakt kommt. Das Ersttransplantat benötigt bis zur Auslösung der Transplantationsimmunität und damit bis zur Transplantatabstoßung *(= first-set-reaction)* etwa 10 Tage. Bei einer zweiten Transplantation läuft die spezifische Immunreaktion wegen der Vorsensibilisierung rascher und heftiger ab, so daß das Transplantat bereits nach etwa 5 Tagen abgestoßen wird *(= second-set-reaction).* Die Transplantatabstoßung verläuft in folgenden drei Phasen:

- *Erkennungsphase*
Sie beginnt damit, daß die HLA-Antigene vom Spenderorgan (= Alloantigene) in die Zirkulation des Empfängers gelangen und dort auf Immunzellen stoßen. Diese Alloantigene werden durch T-Lymphozyten vom Helfertyp erkannt, die entweder auf dem Blutweg durch das Transplantat zirkulieren oder denen nach entsprechender Aufbereitung das Antigen von den Makrophagen präsentiert worden ist.
- *Proliferations-Differenzierungs-Phase*
Die antigenstimulierten T-Zellen setzen sich in den Lymphknoten oder in der Milz fest und stimulieren die Bildung von T- und B-Effektorzellklonen. Auf diese Weise werden einerseits zytotoxische T-Effektorzellen und andererseits Plasmazellen mit spezifischer Antikörperproduktion gebildet.

- *Destruktionsphase*

Die zytotoxischen T-Effektorzellen gelangen in die Blutbahn, erreichen die Transplantatzellen und lösen sie auf. Die plasmazellulären Antikörper, die spezifisch gegen das Transplantatgewebe gerichtet sind, gelangen ebenfalls auf humoralem Wege zu den Transplantatzellen, aktivieren nach entsprechender Antigenbindung das Komplementsystem, was letztlich eine Gewebsschädigung mit leukozytärer Durchsetzung zur Folge hat. Schließlich können aber auch Killerzellen mit membranständigen Antikörpern auftreten, die gegen die Spenderantigene gerichtet sind (S. 189).

Antikörpervermittelte Transplantatabstoßung: Dieser Prozeß spielt besonders bei der *hyperakuten Transplantatabstoßung,* aber auch im *Spätstadium der akuten Abstoßung* eine Rolle:

– *Hyperakute Abstoßung*

Sie tritt dann auf, wenn in der Zirkulation des Empfängerorganismus bereits Antispender-Antikörper vorhanden sind. Solche Antikörper kommen entweder bei Empfängern mit bereits erfolgter Transplantatabstoßung, bei mehrfach gebärenden Frauen mit Anti-HLA-Antikörpern gegen väterliche oder kindliche Antigene oder bei Empfängern von nicht identischem HLA-Spenderblut vor. Unter diesen Umständen tritt die Abstoßung unmittelbar nach der Transplantation auf.

– *Späte Abstoßung*

Bei nicht sensibilisierten, immunsuppressiv behandelten Empfängern können sich Anti-HLA-Antikörper in Konkurrenz zur T-Zell-vermittelten Abstoßung entwickeln, weil die immunsuppressiven Substanzen zwar die T-Zell-Reaktion, aber nicht die Antikörperbildung unterdrücken.

Je nach zeitlichem Ablauf unterscheidet man eine hyperakute, akute und chronische Transplantatabstoßung. Diese drei Abstoßungsformen werden im folgenden am Beispiel der Nierentransplantation besprochen. Ähnliche Veränderungen treten auch in anderen vaskularisierten Organtransplantaten auf:

Hyperakute Abstoßung

Definition: Als hyperakute Transplantatabstoßung bezeichnet man die *irreversible Schädigung eines Allotransplantates* unmittelbar nach Herstellung der Gefäßverbindung zwischen dem transplantierten Organ und dem Empfängerorganismus mit konsekutiver Durchströmung des Transplantates mit Empfängerblut. Sie tritt innerhalb von Minuten oder wenigen Stunden bei Patienten auf, die bereits vor der Organtransplantation zirkulierende Antikörper gegen das Transplantatgewebe gebildet haben. Dadurch wird eine durch humorale Antikörper vermittelte Typ-II-Immunreaktion ausgelöst. Das formalpathogenetische Prinzip besteht in einer *Arteriitis* und *Arteriolitis* mit begleitender *Thrombosierung.* Dies hat zur Folge, daß das Transplantat nicht mehr durchblutet wird und *ischämische Nekrosen* entwickelt.

Makroskopisch wirkt die transplantierte Niere scheckig und weich (Abb. 5.**23a**).

Histologisch zeigen die arteriellen Gefäße eine fibrinoide Nekrose mit thrombotischem Verschluß und Ablagerung von IgG, IgM, Komplement und Fibrin in der Gefäßwand. Dies gilt auch für die Glomerulusschlingen *(= perakute Transplantatvaskulopathie).* Die Tubulusepithelien unterliegen einer ischämischen Nekrose. Das Interstitium ist ödematös aufgelockert, teilweise von Granulozyten, gelegentlich auch von Lymphozyten und Makrophagen durchsetzt. Diese histologischen Veränderungen machen deutlich, daß bei der hyperakuten Abstoßung das Transplantat irreversibel zerstört ist.

Akute Transplantatabstoßung

Definition: Als akute Transplantatabstoßung werden alle Zeichen einer spezifisch gegen die Transplantationsantigene gerichteten Immunreaktion bezeichnet, die zwischen 12 Tagen bis 4 Monaten die Transplantatvitalität bedrohen. Dauert die Abstoßungsreaktion nur einige Tage, so ist sie in erster Linie auf eine zellgebundene Immunreaktion vom Typ IV zurückzuführen; wird sie durch immunsuppressive Maßnahmen wochenlang hinausgezögert, so beteiligen sich in zunehmendem Maße auch humorale Immunreaktionen am Abstoßungsprozeß.

Histologisch äußert sich die zelluläre Immunreaktion vor allem in einem *interstitiellen Lymphozyteninfiltrat.* Dabei wandern die Lymphozyten aus den glomerulären und peritubulären Kapillaren ins Interstitium aus, dringen in die Tubuli ein und rufen dort herdförmige Nekrosen hervor. Ihr Kontakt mit Endothelien ruft besonders in Arterien eine konzentrisch angeordnete Intimaproliferation, ähnlich dem Bilde einer Endangiitis obliterans, hervor (Abb. 5.**23b**). Die humoralen Immunreaktionen manifestieren sich vor allem in einer Arteriitis *(= akute Transplantatvaskulopathie),* welche zur Thrombose kortikaler Gefäße mit Rindeninfarkten führt (Abb. 5.**23b** u. **c**). Die zelluläre Abstoßungsreaktion ist, wenn eine Transplantatarteriopathie fehlt, immunsuppressiv therapierbar.

Chronische Transplantatabstoßung

Definition: Darunter versteht man einen meist schleichend fortschreitenden Schaden des transplantierten Organs, der sich mehrere Monate bis über ein Jahr nach der Transplantation in Form einer eingeschränkten Nierenfunktion manifestiert.

Meist beruht diese chronische Abstoßungsreaktion vorwiegend auf einer *obliterierenden Arteriopathie,* bei welcher eine konzentrische, zwiebelschalenartige Intimafibrose im Vordergrund steht. Sie ist vermutlich eine überschießende Antwort auf eine unentwegte Schädigung der Gefäßwandzellen durch die Komplexe von Transplantationsantigenen mit den Wirtsantikörpern. Diese Gefäßveränderung

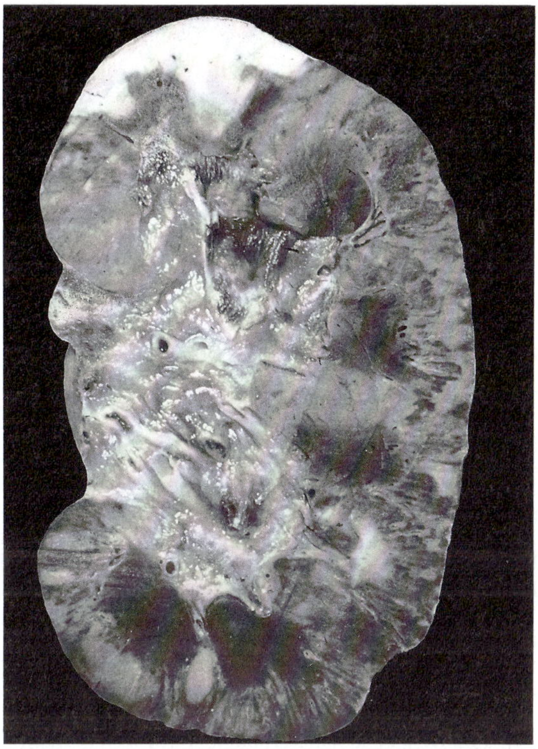
a

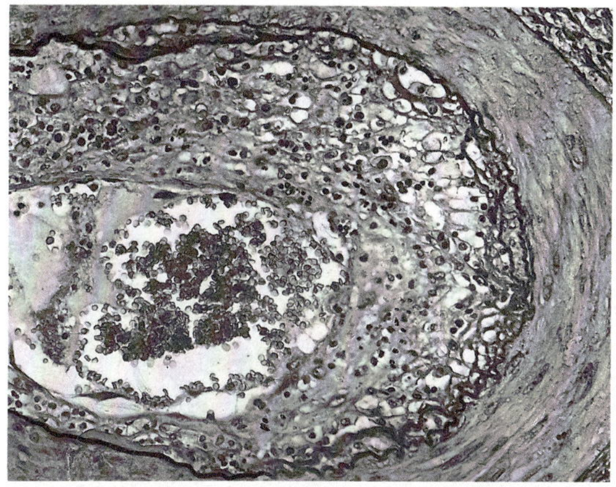
b

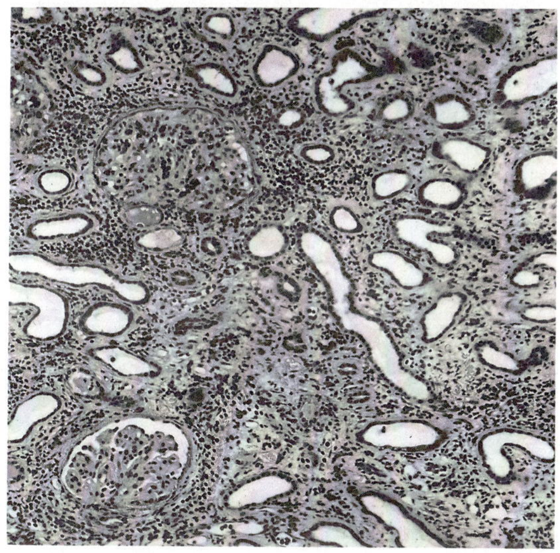
c

Abb. 5.**23a–c** Transplantatniere
a Akute Abstoßungsreaktion mit multiplen, lehmgelben Parenchymnekrosen und Blutungen
b Transplantatvaskulopathie mit Endangiitis und subendothelialen Schaumzellen (= vaskuläre Abstoßungsreaktion)
c Interstitielles Lymphozyteninfiltrat und interstitielle Fibrose (= interstitielle Abstoßungsreaktion)
(**b** u. **c** HE, Vergr. 1 : 150; Original: Bohle)

(= *chronische Transplantatvaskulopathie*, Abb. 5.**24**) betrifft vor allem die Rindenarterien und führt zur renalen Ischämie mit tubulärer Atrophie, Nephrenzerstörung und interstitieller Nephrose bis hin zur Schrumpfung des Nierenparenchyms. Daneben treten auch Rundzelleninfiltrate auf, die aus Lymphozyten und Plasmazellen bestehen (Abb. 5.**24**).

4. Graft-versus-host-Reaktion

Definition: Diese „Transplantat-gegen-Wirt"-Reaktion beruht auf zytotoxischen Immunreaktionen seitens implantierter oder infundierter immunkompetenter T-Zellen gegen einen Empfängerorganismus, der in seiner Immunabwehr geschwächt ist.

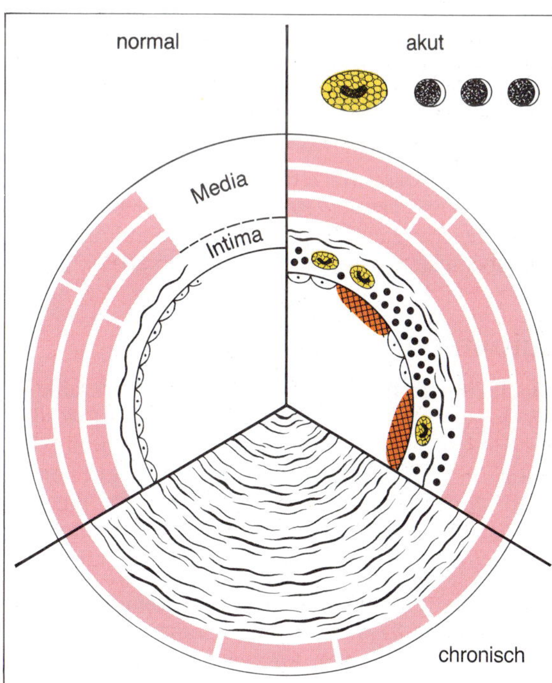

a
b

Abb. 5.**24** Transplantatvaskulopathie-Stadien: **a** Im akuten Stadium finden sich Endotheldefekte mit Fibrinabscheidungen und ein subendotheliales lympho-histiozytäres Infiltrat mit einzelnen Schaumzellen. **b** Im chronischen Stadium findet sich eine progressive konzentrisch-obliterierende Gefäßwandfibrose auf Kosten der Intima und der Media

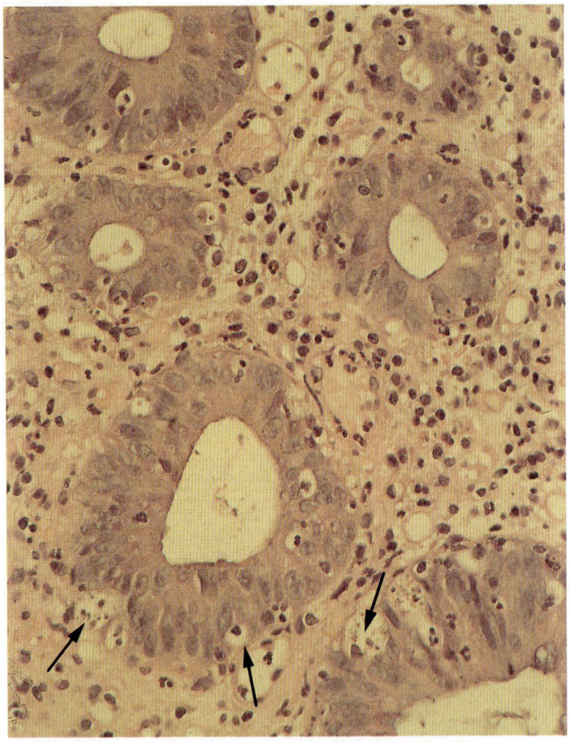

Abb. 5.**25** Graft-versus-host-Krankheit (GVH-Krankheit), Kolonschleimhaut nach Knochenmarkstransplantation: Beachte die Aggression der Spenderlymphozyten gegenüber den Kryptenepithelien, welche apoptotisch (Pfeile!) zugrunde gehen (HE, Vergr. 1 : 250)

Pathogenese: Die Graft-versus-host-Reaktion ist noch nicht genau geklärt; meist scheint allerdings eine zellgebundene Immunreaktion gegen den Wirtsorganismus mit erheblicher Makrophagenaktivierung im Vordergrund zu stehen. Dabei werden die gegen die Wirtsantigene sensibilisierten Spenderzellen zu autoreaktiven zytotoxischen Effektor-T-Zellen, schädigen vor allem die Epithelien von Epidermis (Dermatitis), Darm (Ulzeration, Diarrhöe) und Leber (Hepatitis) und vernichten sie, was als gehäufter Einzelzelluntergang im Empfängergewebe in Form einer sog. Apoptose (S. 142) auffällt (Abb. 5.**25**).

Autoimmunerkrankungen

Allgemeine Definition: Als Autoimmunerkrankungen (besser: Autoaggressionserkrankungen) werden alle diejenigen Krankheitsbilder bezeichnet, bei denen in der Pathogenese Immunreaktionen – humoraler und/oder zellgebundener Art –, die sich spezifisch gegen körpereigene Substrate richten (= *Autoaggression*), eine entscheidende Rolle spielen.

Allgemeine Pathogenese: Der Entstehungsmechanismus dieser Erkrankungen ist immer noch nicht geklärt. Ein normaler Organismus reagiert nicht gegen eigene Gewebsbestandteile und ist folglich ihnen gegenüber tolerant. Wird diese *Autoimmuntoleranz* durchbrochen, so wirkt körpereigenes Gewebe pathogen auf den Organismus und führt zur Autoimmunisierung. Diese Gefahr, die dem Organismus droht, wenn sein Immunsystem nicht nur Fremdantigene eliminiert, sondern auch körpereigene Gewebe angreift, hatte bereits Paul Ehrlich erkannt und als *„horror autotoxicus"* bezeichnet. Heute wird versucht, die Pathogenese der Autoimmunerkrankungen durch folgende Vorstellungen zu erklären:

- *Klon-Eliminierungshypothese:* Dieser Theorie zufolge werden T-Zell-Klone, welche mit Selbstantigenen (HLA-Antigenen) in Kontakt gekommen sind und sie erkennen können, während der Embryogenese im Thymus beseitigt. Dementsprechend dürften im reifen Organismus solche schädlichen Lymphozytenklone nicht mehr vorkommen, die, Blindgängern gleichend, das körpereigene Gewebe schädigen. Dies trifft jedoch nicht zu, denn viele „normale" Personen können geringe Mengen von Antikörpern gegen bestimmte körpereigene Antigene (z. B. Thyreoglobulin) bilden. Das Auftreten autoreaktiver Lymphozyten bei den Autoimmunerkrankungen versucht man deshalb als Folge einer somatischen Zellmutation zu erklären.
- *Suppression autoreaktiver Lymphozyten:* Dieser Theorie zufolge sind zwar bereits normalerweise Lymphozytenstammzellen vorhanden, die eine Fähigkeit zur „Selbst"-Erkennung haben. Sie werden aber von T-Suppressorzellen unterdrückt, indem diese die selbstantigenerkennenden Rezeptoren auf der Lymphozytenoberfläche blockieren. Viele Beobachtungen sprechen aber auch dafür, daß eine Stimulation von T-Helfer-Lymphozyten die Bildung von autoreaktiven Antikörpern durch B-Zellen begünstigt.

Diesen Vorstellungen entsprechend kann die Autoimmuntoleranz durch folgende Mechanismen durchbrochen werden:

- *Störungen des Immunsystems* in Form eines Aktivitätsverlustes der T-Suppressorzellen mit Proliferationsenthemmung von B-Zell-Klonen mit autoreaktiven Rezeptoren, wie dies bei Immundefekten und malignen Lymphomen der Fall ist.
- Bildung von Antiidiotypen (= Anti-Antikörpern) (S. 187).
- *Bildung kreuzreagierender Antikörper* mit Spezifität gegen Erregerantigene und Selbst-HLA-Antigene (= molekulare Mimikry/Antigen-Mimikry) oder Bildung kreuzreagierender T-Zellen wie z. B. sog. γ-δ-T-Zellen, die sowohl gegen Erreger-Streßproteine als auch gegen körpereigene Streßproteine gerichtet sind.
- *Freisetzung verborgener Autoantigene* wie Mitochondrienanteile (AMA) und Myosin (ASMA) durch Gewebszerstörung oder nach penetrierenden Augenverletzungen von Retina-S-Antigen mit konsekutiver autoaggressiver Entzündung des unverletzten Auges (= sympathische Ophthalmie).
- *Genetische Fehlsteuerung* bei der Mutierung körpereigener HLA-Antigene, was die genetische Disposition einiger Autoimmunerkrankungen und die gehäufte Assoziation bestimmter HLA-Antigene mit Autoimmunerkrankungen erklären könnte.

Abb. 5.**26** Pathogenese der Autoimmunerkrankungen:
Bildung von Antigen-Antikörper-Komplexen mit konsekutiver Vaskulitis;
Bindung an Oberflächenantigene oder Membranrezeptoren der Zielzellen und konsekutiver Zytolyse oder zellulärer Dysfunktion;
Interaktion mit Oberflächenantigenen der Zielzellen mit konsekutiver Zytolyse und Entzündung
(grün: T-Zellen; blau: B-Zellen)

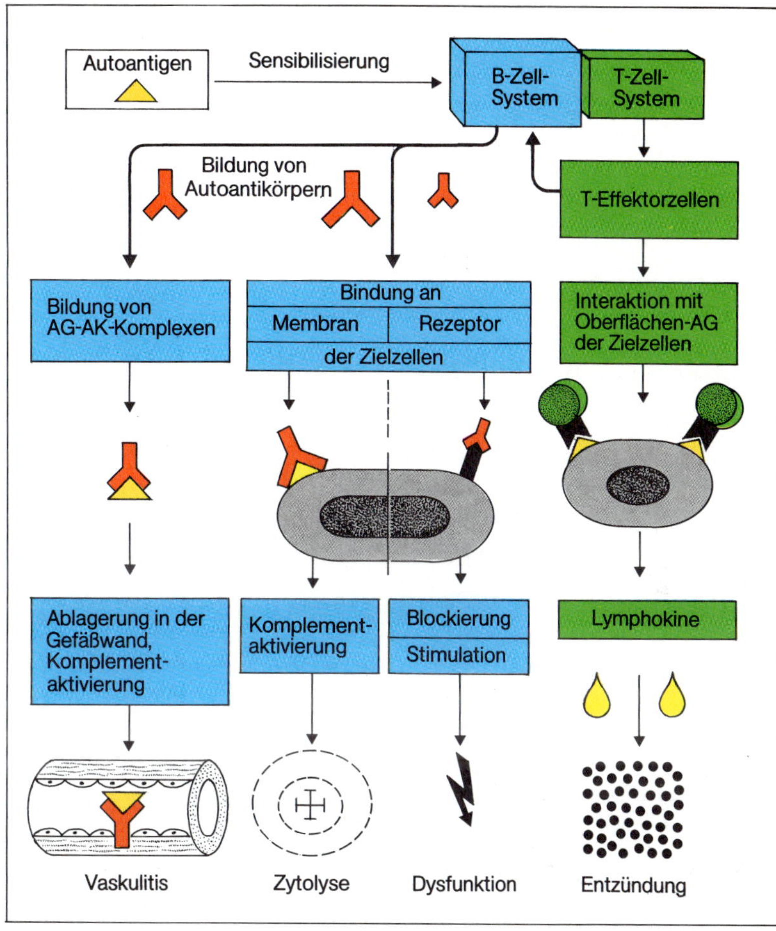

Autoimmunkrankheiten fallen klinisch durch ihren chronisch-rezidivierenden Verlauf und durch Autoaggressionsphänomene auf. Pathologisch-anatomisch sind für sie entzündliche Gewebszerstörungen typisch. Formalpathogenetisch können dabei folgende Immunreaktionen zugrunde liegen:

- *Immunreaktionen vom Typ III* mit meist organspezifischer, immunkomplexinduzierter Zellschädigung.
- *Immunreaktionen vom zytotoxischen Typ.*

Diese Immunreaktionen werden entweder durch komplementbindende Antikörper, die gegen Zellen (vor allem Blutzellen) und Gewebsbestandteile (vor allem Basalmembranen) gerichtet sind, ausgelöst oder durch nicht-komplementbindende Antikörper, die gegen Zellrezeptoren gerichtet sind. In diesem Falle kann die Antikörperbildung entweder als stimulatorisches oder als blockierendes Zellsignal wirken (Abb. 5.**26a–d**). Bei all diesen Immunreaktionen wirkt sicher auch das T-Zell-System mit; wie und wieviel ist noch offen.

Im folgenden werden die organspezifischen und systemischen Formen der Autoimmunerkrankungen tabellarisch zusammengestellt (Tab. 5.**3** und 5.**4**) und systemische Autoimmunkrankheiten im Detail besprochen.

1. Systemischer Lupus erythematodes

Definition: Der systemische Lupus erythematodes (= Lupus erythematodes disseminatus) ist eine generalisierte Krankheit unbekannter Ätiologie, die vor allem durch *immunkomplexinduzierte Zell- und Gewebeschädigungen in verschiedenen Organen gekennzeichnet ist und bei der pathogenetisch antinukleäre Antikörper eine zentrale Rolle spielen.*

Diese seltene Erkrankung bevorzugt das weibliche Geschlecht mit einem Altersgipfel zwischen der 2. und 5. Lebensdekade.

Pathogenese: Als ätiologische Faktoren werden eine genetische Prädisposition (HLA-Antigene, S. 188), eine Virusbeteiligung sowie autoreaktive Antikörper gegen Streßproteine diskutiert.

Die *antinukleären Antikörper* (Abb. 5.**27a**) sind in erster Linie gegen doppelsträngige DNS (= Anti-ds DNS), Zellkerne, nukleäres Ribonukleoprotein und Histone gerichtet und zerstören auf den Leukozyten die DNS-Rezeptoren, so daß der phagozytotische Abbau von DNS ausbleibt. Diese antinukleären Antikörper (vgl. Anti-Idiotypen, S. 187) bilden zirkulierende Immunkomplexe, welche das Komplementsystem aktivieren und eine hohe Gefäßwandaffinität besitzen. Da diese gewebsschädigenden

Tabelle 5.3 Organspezifische Autoimmunerkrankungen

Krankheit	Spezifität der Autoantikörper gegen
Morbus Addison	Zytoplasmabestandteile von NNR-Zellen
Diabetes mellitus Typ I	Zellmembran und Mikrosomen von Inselzellen Insulinrezeptoren (blockierend)
Morbus Basedow	TSH-Rezeptoren (z. T. anti-idiotypische Antikörper)
Hashimoto-Thyreoiditis	Thyreoglobulin Mikrosomen von Thyreozyten TSH-Rezeptoren
Myasthenia gravis	Acetylcholinrezeptoren (blockierend) Skelettmuskulatur
autoimmunhämolytische Anämie	Erythrozyten
perniziöse Anämie	Magenbelegzellen Intrinsic factor für Vitamin B_{12}
Morbus Werlhof	Thrombozyten Erythrozyten
Pemphigus vulgaris	epidermale Kittsubstanz (Desmosomenregion)
Pemphigoid	epidermale Basalmembran
HBs-AG-negative „Autoimmunhepatitis"	Hepatozytenmembran glatte Muskulatur
juvenile rheumatoide Arthritis	Immunglobuline (nicht identisch mit Rheumafaktor, S. 244)

Immunkomplexe die Zellmembranen intakter Zellen nicht durchdringen können, wird eine zellschädigende Vorläuferreaktion diskutiert. Die Kerne geschädigter Zellen reagieren nun mit den antinukleären Antikörpern und werden dadurch zu homogenen Korpuskeln, die sich mit Hämatoxylin anfärben lassen *(= Hämatoxylinkörper)*. Derartige Zellkerne werden – oft nur in vitro nachweisbar – von neutrophilen Granulozyten und Makrophagen phagozytiert, was auch als *LE-Phänomen* bezeichnet wird (Abb. 5.**27b**). Daneben tritt auch eine Reihe von zytoplasmatischen Antikörpern (gegen Golgi-Apparat, Ribosomen, Zytoskelett) sowie gegen Basalmembran- und Zellmembrananteile von Leuko-, Thrombo- und Erythrozyten auf. Durch die Komplementaktivierung und die daraus resultierende Granulozytenchemotaxis entsteht eine nekrotisierende *Immunvaskulitis* in den kleinen Arterien und Arteriolen, bei der in den Schädigungsbezirken Immunglobuline, C3-Komplement und Fibrinogen nachweisbar sind. Im fortgeschrittenen Stadium werden die Gefäße durch eine konzentrische Fibrose verschlossen.

Morphologie:

- *Hautläsionen* sind ein klinisch führendes Symptom und bestehen aus einer Hautentzündung, vor allem des Nasenrückens, die sich *schmetterlingsförmig* auf die Wangen ausdehnt (Abb. 5.**27c**). Histologisch findet man eine Degeneration der Basalzellschicht mit einer Ablagerung von Immunkomplexen zwischen Epidermis und Korium in Form eines eosinophilen Bandes sowie ein fokales, vorwiegend lymphozytäres Infiltrat mit fibrinoider Kollagennekrose (Abb. 17.**12b**).
- *Immunkomplexvaskulitis:* Mit sektorförmiger fibrinoider Nekrose in der Wandung kleinerer und größerer Gefäße, begleitet von einem rundzelligen Entzündungsinfiltrat (Endstadium: Zwiebelschalenarterien, S. 447).
- *Herz:* Endokarditis Libman-Sachs (S. 504).
- *Niere:* Es dominiert eine Immunkomplexnephritis vom fokalsegmentalen Typ mit meist ausgedehnten subendothelialen, aber auch subepithelialen Immundepots (S. 184).
- *Gelenkläsionen:* Sie stehen in Form einer Arthritis klinisch im Vordergrund.

Klinisch verläuft die Erkrankung trotz palliativer Therapie progredient. Zu den wichtigsten Todesursachen gehören Urämie, Herzversagen und Blutungen.

2. Progressiv systemische Sklerose

Definition: Als progressive systemische Sklerose (= *Sklerodermie*) wird eine Systemerkrankung des Bindegewebes bezeichnet, die mit einer Sklerosierung des dermalen Bindegewebes beginnt und auf das Gefäßbindegewebe innerer Organe übergreift. Da die Hautveränderungen so typisch sind, wird die Erkrankung auch als *Sklerodermie* bezeichnet.

Die Erkrankung bevorzugt das weibliche Geschlecht und beginnt meist zwischen der 3. und 5. Lebensdekade.

Pathogenese: Die Ätiologie dieser Erkrankung ist unbekannt. Initial soll eine Endothelschädigung mit Verarmung an NO (= endothelialer Relaxationsfaktor) und Vasospasmusneigung sowie mit Plättchenverbrauch und PDGF-Freisetzung sein. Formalpathogenetisch liegt eine übermäßige (PDGF!) und abnorme Kollagenbiosynthese vor (vgl. S. 51). Für die Beteiligung eines *Autoaggressionsprozesses* spricht die Tatsache, daß bei einigen Patienten eine *T-Zell-Sensibilisierung* gegen Kollagen sowie *antinukleäre Antikörper* gegen Zentromere (ANA) und gegen Topoisomerase-I (= AntiScl-70) auftreten.

Morphologie: Zu Beginn der Erkrankung findet man eine fibrinoide Nekrose der kleinen Hautgefäße, die später von einer zwiebelschalenartigen (PDGF-induzierte Myozytenproliferation!) *obstruktiven Gefäßfibrosierung* abgelöst wird. Dies hat ein Raynaud-Phänomen mit episodenhafter Abblassung, livider venöser und rötlicher arterieller Hyperämie (= Trikolore-Phänomen) (S. 459) zur Folge und bewirkt neben einer massiven Sklerosierung der Haut eine rattenbißähnliche periphere *Gangrän* der Akren. Auch in den inneren Organen, wie Ösophagus, Lunge, Niere, findet man derartige Gefäßveränderungen mit konsekutiver Interstitiumfibrose und Infarzierung.

Klinisch ist die Erkrankung durch die Hautveränderungen (Sklerodaktylie), tabaksbeutelartige periorale Hautfältelung (= Tabaksbeutelmund), Gastrointestinalbefall mit Dysphagie und Malabsorption, Cor pulmonale wegen Lungenfibrose und Nierenversagen gekennzeichnet. Prognose ernst.

Sonderform:

- *CREST-Syndrom:*

Mit diesem Akronym bezeichnet man eine besondere Verlaufsform der progressiv systemischen Sklerose mit

- **C**alcinosis cutis im Finger-, Knie-, Ellbogenbereich,
- **R**aynaud-Syndrom,
- **Ö**sophagusmotilitätsstörung, (E = esophagus),
- **S**klerodaktylie und
- **T**eleangiektasie.

Typisch sind Anti-Zentromer-Autoantikörper (ACA) in 70% der Fälle. Prognose günstiger als bei diffuser Form der progressiv systemischen Sklerose.

3. Dermatomyositis

Definition: Die Dermatomyositis ist eine chronische, *entzündliche Myopathie* unklarer Genese, meist mit Hautbeteiligung. Wenn sich die Erkrankung nur in der Skelettmuskulatur abspielt, wird sie als *Polymyositis* bezeichnet (S. 1108).

Die wenig häufige Erkrankung zeigt eine leichte Bevorzugung des weiblichen Geschlechts.

Pathogenese: Die Ursache dieser Erkrankung ist unbekannt. Die Beteiligung eines Autoaggressionsprozesses wird durch die Tatsache gestützt, daß manchmal Antimyoglobin-Antikörper und häufig *antinukleäre Antikörper* (gegen Non-Histone PM-1) im Serum dieser Patienten auftreten. Ferner lassen sich bei diesen Patienten *T-Lymphozyten* ermitteln, die *gegen Skelettmuskulatur* sensibilisiert sind. Wegen der hohen Antikörpertiter gegen Coxsackie-B-Viren und Hepatitis-B-Viren wird auch eine virale Genese diskutiert. Ferner fällt bei dieser Erkrankung eine überdurchschnittlich häufige Koinzidenz mit bösartigen Tumoren des Gastrointestinaltraktes auf, so daß man die Existenz kreuzreagierender Antikörper vermutet, die sowohl gegen Tumor- als auch gegen Muskel-, Hautantigene gerichtet sind.

Morphologie: Die betroffene Muskulatur ist ödematös geschwollen und im fortgeschrittenen Stadium fibrös-atrophisch. Herdförmige Verkalkungen kommen vor. Histologisch (Abb. 20.**13a** u. **b**) finden sich Muskelzellnekrosen, Phagozytose von Muskelzellfragmenten, regenerative Veränderungen mit großen Sarkolemm-nahen Kernen sowie ein rundzelliges Entzündungsinfiltrat (Lymphozyten).

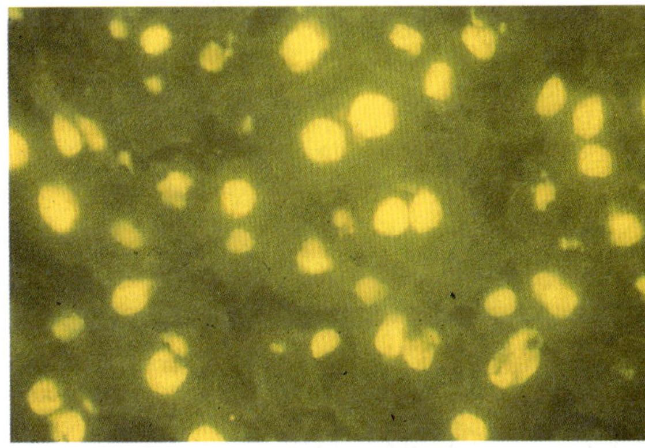
a

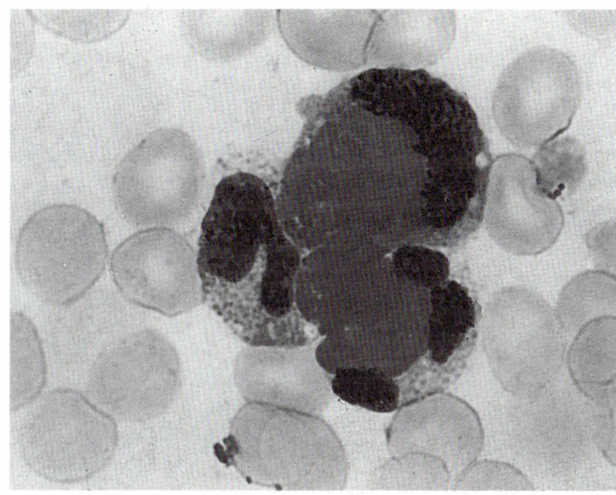
b

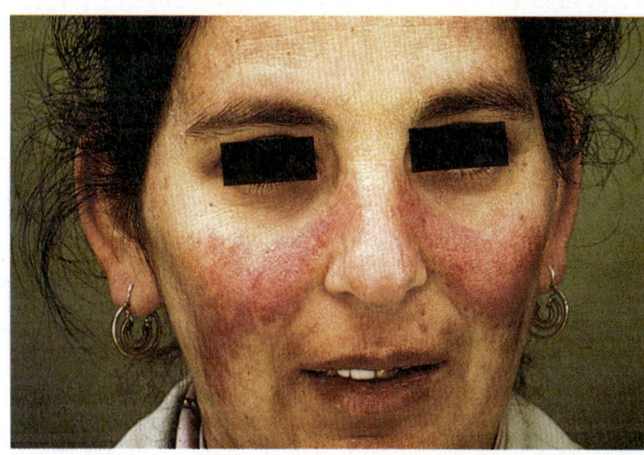
c

Abb. 5.**27a–c** Systemischer Lupus erythematodes:
a Immunfluoreszenzmikroskopische Darstellung antinukleärer Antikörper gegen Doppelstrang-DNS durch Überschichtung peripherer Neutrophiler mit Patientenserum (Original: Peter)
b LE-Phänomen: Phagozytose von Kernresten durch rosettenförmig angeordnete neutrophile Granulozyten (Blutausstrich, Pappenheim-Färbung, Vergr. 1 : 2500; Original: Schaefer)
c Schmetterlingförmiges Exanthem im Jochbogenbereich und Nasenrücken (Original: Peter)

Die Hautveränderungen, die oft auf dem Nasenrücken auffallen, bestehen aus einer lila Rötung (= *Lilakrankheit*) und Schwellung. Histologisch ist das Rundzelleninfiltrat um die dermalen Gefäße lokalisiert, das häufig in eine Fibrose mit teilweiser Verkalkung übergeht.

Klinisch verläuft die Erkrankung schubweise über Jahre.

4. Gemischte Bindegewebserkrankung

Definition: Die „mixed connective tissue disease" (= *Sharp-Syndrom*) ist ein Krankheitsbild mit Kombination eines *Lupus erythematodes, Sklerodermie* und *Dermatomyositis*. Sie ist gekennzeichnet durch einen hohen Antikörpertiter gegen Ribonukleoproteine.

Weitere systemische Erkrankungen des Autoimmunformenkreises sind in Tab. 5.**4** zusammengestellt.

Tabelle 5.**4** Systemische Autoimmunkrankheiten

Krankheit	Spezifität der Autoantikörper gegen
systemischer Lupus erythematodes (S. 200)	DNS, Histone, Ribonukleoproteine
Sklerodermie (S. 200)	RNS, Histone, Ribonukleoproteine, Kollagen
rheumatoide Arthritis (S. 244)	IgG (= Rheumafaktoren) Kollagen
Dermatomyositis, Polymyositis (S. 201)	Zellkern, Myoglobulin
Sjögren-Syndrom (S. 675)	Histone, IgG (= Rheumafaktoren) zytotoxische Zellen gegen Drüsenausführgangsepithel
Goodpasture-Syndrom (S. 819)	Basalmembran von Lunge und Nieren
rheumatisches Fieber (S. 242)	kreuzreagierend sowohl mit der Zellmembran von Myokardiozyten, Gefäßwandmyozyten und Endothel als auch Streptokokkenantigenen
Wegener-Granulomatose (S. 592)	zytoplasmatische Autoantikörper gegen Proteinase-3 in Neutrophilen-Primärlysosomen

Immunmangelsyndrome

Allgemeine Definition: Als Immunmangelsyndrome werden Krankheitsbilder bezeichnet, denen eine ungenügende oder sogar fehlende Immunreaktivität des Organismus auf verschiedenartige Antigenstimuli zugrunde liegt. Sie werden auch als *Defektimmunopathien* bezeichnet und können entweder das B- oder das T-Zell-System oder beide betreffen, angeboren (= primär) oder erworben (= sekundär) sein.

Primäre B-Zell-Defekte

Bei diesen Erkrankungen steht ein ausgesprochener Antikörpermangel in Form einer *Hypogammaglobulinämie* oder *Agammaglobulinämie* und eine konsekutiv herabgesetzte Resistenz gegenüber bakteriellen Infektionen im Vordergrund.

1. Agammaglobulinämie der Knaben

Pathogenese: Dieser X-chromosomal vererbten Agammaglobulinämie der Knaben (Bruton-Typ) liegt ein Gendefekt zugrunde, der vor allem die Reifung von B-Vorläuferzellen mit korrekter Ig-Synthese betrifft. Demzufolge fehlen die reifen B-Zellen und der Serumspiegel aller Immunglobuline ist drastisch reduziert. Die Folge dieser B-Zell-Reifungsstörung ist histologisch am Fehlen der Sekundärfollikel mit Reaktionszentren in den sekundären Immunorganen zu erkennen. Das T-Zell-System ist morphologisch und funktionell intakt (Abb. 5.**28a** u. **b**).

Klinisch manifestiert sich die Erkrankung bei den betroffenen Knaben erst nach dem 6. Lebensmonat, zu einem Zeitpunkt also, bei dem die mütterlichen Immunglobuline aufgebraucht sind. Die Patienten erkranken häufig an rezidivierenden Infektionen der Atemwege, Otitiden, Pyodermien, Sepsis.

2. Transitorische Hypogammaglobulinämie

Pathogenese: Nach Absinken der mütterlichen Antikörper im Blut kann bei Neugeborenen aus bisher unbekannten Gründen (Isoimmunisierung der Mutter gegen fetales IgG?) die intrinsische Antikörperbildung verzögert sein, was eine vorübergehende Hypogammaglobulinämie, die sich im 3. Lebensmonat manifestiert, mit sich bringt.

Klinik: Die hartnäckigen Otitiden, Bronchitiden und Pneumonien werden meist folgenlos überstanden.

3. Schwerkettendefekt

Pathogenese: Diese seltene autosomal rezessive Erkrankung geht auf unterschiedliche Deletionen der Schwerketten-Gene auf dem Chromosom 14 zurück. Je nach Lokalisation des Gendefektes finden sich Ausfälle der entsprechenden Immunglobulin-Iso- resp. -Subtypen.

Klinik: Nur einige Patienten leiden gehäuft an Infekten.

4. κ-Ketten-Defekt

Pathogenese: Dieser seltene Immundefekt beruht auf Punktmutationen des κ-Ketten-Gens auf dem Chromosom 2. Im Blut finden sich nur Immunglobuline mit λ-Ketten.

5. IgG-Subklassendefekt

Pathogenetisch liegt bei einigen Patienten eine homozygote Deletion solcher Gene vor, welche die konstante Region der verschiedenen γ-Ketten kodieren, während bei anderen Patienten die Regulation der B-

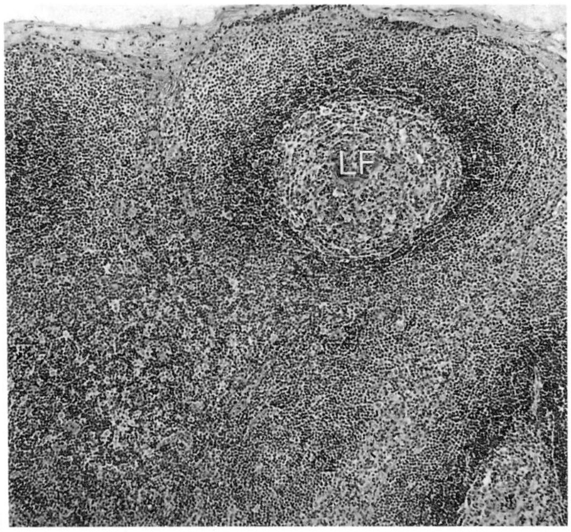

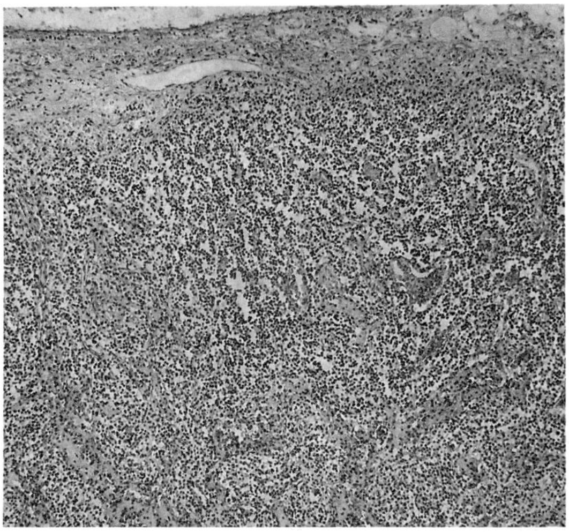

a b

Abb. 5.**28a** u. **b** Infantile X-chromosomale Agammaglobulinämie (Bruton-Typ): Im Vergleich zum normalen Lymphknoten (**a**) ist der Lymphknoten kleiner, zellarm (**b**) und weist keine Lymphfollikel (LF) mit Keimzentren auf (Defekt der B-Zell-Funktion) (HE, Vergr. 1 : 50; Original: Böhm)

Zell-Differenzierung nicht klappt. Dies führt dazu, daß bei normalem IgG-Gesamtserumspiegel IgG2, IgG3 und IgG4 einzeln oder zusammen im Serum erniedrigt ist.

Klinik: Rezidivierende Infekte des Respirationstraktes; gelegentlich auch IgA-Mangel.

6. Hyper-IgM-Syndrom

Pathogenese: Dies ist eine heterogene Krankheitsgruppe, bei der, X-chromosomal oder autosomal vererbt oder sporadisch auftretend, bei den B-Lymphozyten der Isotyp-Switch defekt ist, so daß die Serumwerte für IgM erhöht, für IgG, IgA und IgE hingegen drastisch vermindert sind.

Bei der X-chromosomalen Form konnte ein Defekt des CD40-Liganden auf aktivierten T-Lymphozyten nachgewiesen werden, was die B-Zellen daran hindert, die T-Zellen ausreichend zu Hilfe nehmen zu können. Daraus resultiert eine verminderte B-Zell-Proliferation und gestörte Immunglobulinsekretion.

Klinik: Wie bei den Hypogammaglobulinämien.

7. Isolierter IgA-Mangel

Pathogenese: Diese Erkrankung stellt das weitaus häufigste primäre Immunmangelsyndrom dar. Seine Ätiologie ist noch nicht geklärt. Pathogenetisch scheint eine Blockierung der B-Zell-Differenzierung eventuell mit gestörter T-Zell-Mitbeteiligung vorzuliegen, was aber keine histologischen Folgen hat.

Klinisch häufen sich bei diesen Patienten die Infektionen des Respirationstraktes, Neigung zur Atopie, Zöliakie und Autoaggressionskrankheiten.

---

[1] CVID = „common variable immunodeficiency“
[2] GALT = „gut associated lymphoid tissue“

8. Variables Immundefektsyndrom

Definition: Unter dem Begriff „variables Immundefektsyndrom“ (= CVID[1]) wird eine heterogene Gruppe von Syndromen zusammengefaßt, die ohne Geschlechtsbevorzugung kongenital oder erworben, sporadisch oder familiär einen Antikörpermangel in Verbindung mit einer Panhypogammaglobulinämie aufweisen.

Pathogenetisch liegen bei diesen Patienten folgende Defekte vor:

- B-Zell-Ausreifungsstörung zu immunglobulinsezernierenden Plasmazellen,
- gesteigerte T-Suppressorzell-Wirkung,
- defiziente T-Helferzell-Wirkung auf B-Zellen.

Morphologisch findet man in den vergrößerten Lymphknoten (Lymphadenopathie) eine nichtmaligne Lymphozytenproliferation mit hochgradiger follikulärer Hyperplasie und in der Darmschleimhaut eine polypöse, noduläre lymphatische Hyperplasie. Die Milz ist vergrößert (Splenomegalie). Darüber hinaus sind bei den CVID-Patienten in Knochenmark, Lymphknoten und GALT[2] die immunglobulinbildenden Plasmazellen eine Mangelware.

Klinik: Manifestationsalter meist in der 2.–3. Lebensdekade. Allen CVID-Patienten gemeinsam sind niedrige Serumwerte für IgG und IgA, oft auch für IgM. Klinisch stehen sinopulmonale Infekte, welche oft in chronisch obstruktive Lungenerkrankungen und Bronchiektasie übergehen können, im Vordergrund. Gastrointestinalerkrankungen (50%) in Form von Diarrhöen und Malabsorption. Wegen des IgA-Defektes des GALT sind intestinale Infestationen mit Giardia lamblia relativ häufig. Darauf geht vermutlich auch eine Überflutung des Blutes mit Antigenen aus der Nahrung zurück, dank derer autoreaktive Antikörper gebildet werden. Dementsprechend häufen sich bei den CVID-Patienten Autoaggressionskrankheiten wie rheumatoide Arthritis und perniziöse Anämie sowie Autoimmunanämien, Autoimmunthrombozytopenien und -neutropenien. Außerdem sind diese Patienten vermehrt tumorgefährdet. Dies gilt vor allem für das Magenkarzinom und die malignen Non-Hodgkin-Lymphome.

Primäre T-Zell-Defekte

Patienten, die an diesen Defektimmunopathien leiden, sind unfähig, eine verzögerte Immunreaktion auszulösen. Darunter leidet vor allem der Schutz gegenüber *viralen* und *fungalen Infektionen*. Der Serumimmunglobulinspiegel ist jedoch normal.

1. Di-George-Syndrom

Pathogenese: Aufgrund einer Deletion des Hox 1.5-Gens, dessen Genprodukte die Migrations- und Differenzierungsprozesse bestimmter Neuralleistenabkömmlinge wie der Schlundtaschen 3 und 4 steuern, sind der Thymus und die Epithelkörperchen dieser Patienten aplastisch oder hypoplastisch, was immer mit Gesichtsdysmorphien (Hypertelorismus, Mikrognathie, tiefsitzende Ohren) und oft auch mit kardiovaskulären Fehlbildungen (vor allem von Aortenbogen, Ventrikelseptum) kombiniert ist. Dementsprechend fehlen die reifen T-Zellen in den thymusabhängigen Zonen der peripheren lymphatischen Organe. Diese Defektimmunopathie entspricht im Tierexperiment einer Thymektomie (S. 172).

Klinisch zeigen diese Kinder eine neonatale Tetanie und eine Neigung zu viralen und fungalen Infektionen.

2. Nezelof-Syndrom

Pathogenese: Diese autosomal rezessiv vererbbare Defektimmunopathie geht mit einem auffälligen T-Zell-Mangel einher, während die Immunglobulinkonzentrationen im Serum annähernd normal sein können. Dementsprechend ist der Thymus dysplastisch und die thymusabhängigen Zonen der peripheren lymphatischen Organe lymphozytenarm.

Klinisch werden die Patienten vor allem durch infektiöse Komplikationen bedroht. Sie bilden keine Antikörper gegen Impfstoffe.

3. Chronische mukokutane Candidiasis

Pathogenese: Für diese Defektimmunopathie ist ein selektiver Defekt der zellvermittelten Immunität gegenüber *Candida-Pilzen* charakteristisch, während die antikörpervermittelte Immunität intakt ist. Ursächlich wird ein Mannasedefekt der Makrophagen vermutet, so daß nach der Phagozytose Mannan entsteht, welches die zytotoxischen T-Lymphozyten blockiert.

Klinik: Dementsprechend beherrschen persistierende Candida-Infektionen der Haut und der Schleimhäute, vor allem im Respirations- und Gastrointestinaltrakt, das klinische Bild.

Primäre B- und T-Zell-Defekte

1. Retikuläre Dysgenesie

Pathogenese: Dieser Immundefekt gehört zum Formenkreis der schweren kombinierten Immundefekte. Bei diesen Patienten besteht ein Defekt der gemeinsamen hämatopoetischen Stammzelle, so daß die Stammzellen des B- und T-Zell-Systems sowie der Hämatopoese fehlen. Geringe Lebenserwartung!

2. Agammaglobulinämie – Schweizer Typ

Pathogenese: Bei diesem autosomal rezessiv vererbten Leiden, es gehört auch zum Formenkreis der schweren kombinierten Immundefekte, bleibt die Ausreifung der Stammzellen im Knochenmark zu den lymphatischen Vorläuferzellen aus. Dies hat zur Folge, daß der Thymus dysplastisch ist und keine Hassalschen Körperchen entwickelt. Auch in den peripheren lymphatischen Organen fehlt das eigentliche lymphatische Parenchym sowohl der T- als auch der B-Zonen.

Klinisch sterben die Kinder früh an rezidivierenden Infekten wegen der Unfähigkeit, Immunglobuline und Antikörper zu bilden.

3. Adenosindesaminase-Mangel

Pathogenese: Dieses Syndrom gehört auch zum Formenkreis der schweren kombinierten Immundefekte, wird autosomal rezessiv vererbt und ist dadurch gekennzeichnet, daß ein Enzym des Purinstoffwechsels fehlt. Folge davon ist die Anhäufung von Desoxyadenosin und Desoxy-ATP. Beide Substanzen sind lymphozytotoxisch.

Klinik: Rekurrierende schwere Infekte – oft Kombination mit Dysostosis und Zwergwuchs.

4. Ataxia teleangiectatica

Pathogenese s. S. 293 und **Morphologie:** Dieses autosomal rezessiv vererbte Leiden (= Louis-Bar-Syndrom) [1]) besteht aus einer progressiven zerebellären Ataxie, einer Thymusdysplasie mit Lymphopenie (vor allem CD4-Lymphozyten) und IgA-Mangel, kombiniert mit einer okulokutanen Teleangiektasie.

Klinik: Frühdiagnose: Augenkonjunktiva (vgl. S. 293). Komplikationen: Neigung zu hämatologischen Neoplasien wie maligne Lymphome und myelomonozytäre Leukämie im Kindesalter, vor allem solide Tumoren im Überlebensfall im Erwachsenenalter. Gehäuft bronchopulmonale Infekte.

5. Wiskott-Aldrich-Syndrom

Pathogenese: Bei diesem X-chromosomal rezessiv vererbten Defekt sind die Patienten kaum in der Lage, Antikörper gegen polysaccharidreiche Antigene zu bilden. Man vermutet deshalb eine B-Zell-Störung mit IgM-Mangel mit sekundärer Störung des

---

[1]) Mutation des AT-Suppressorgens (= Ataxia-teleangiectatica-Gen; Chromosomenlokus 11q22-q23)

T-Zell-Systems infolge CD 43-Expressionsdefekt (= Oberflächenglykoprotein).

Klinisch leiden die Patienten an Ekzemen, Thrombozytopenie und rezidivierenden Infekten.

Sekundäre Immunmangelsyndrome

Allgemeine Definition: In dieser heterogenen Gruppe werden erworbene (= sekundäre) Immunmangelsyndrome zusammengefaßt, die sich oft erst im Adoleszenten- oder Erwachsenenalter manifestieren. Allen diesen Immunmangelsyndromen gemeinsam ist eine Antikörpermangelsymptomatik.

Allgemeine Pathogenese: Erworbene Defekte des humoralen Systems können bei folgenden Störungen auftreten:

- *gestörte Proteinzufuhr:* Hunger, Mangelernährung, Tumorkachexie,
- *Proteinverlust:* exsudative Enteropathie, nephrotisches Syndrom,
- *B-Zell-Tumoren* mit abartiger Immunglobulinsynthese (Gammopathie).

Demgegenüber findet man erworbene Defekte des zellulären Systems bei:

- *Proliferationsstörungen:* Immunsuppression, Zytostatika, T-Zell-Tumoren.
- *Abnorme T-Zell-Funktion:* Viren, chronische Infekte.

Alle diese Störungen haben eine verminderte Resistenz gegenüber bakteriellen, viralen und fungalen Infekten sowie opportunistischen Mikroorganismen, wie Pneumocystis carinii, zur Folge.

1. Gammopathien

Definition: Unter diesem Begriff werden Erkrankungen zusammengefaßt, die dadurch entstehen, daß einzelne Plasmazellklone im Sinne einer Neoplasie proliferieren und vermehrt Immunglobuline einer Klasse, eines Typs und einer Spezifität produzieren. Man bezeichnet sie deshalb auch als *monoklonale Gammopathien:*

Benigne monoklonale Gammopathie: Hierbei handelt es sich um eine hinsichtlich ihrer Bedeutung unbekannten Läsion mit einer Inzidenz von 1% der jungadulten und 3% der alten Menschen. Es liegt eine Expansion eines morphologisch normalen Plasmazellklons vor, welcher ohne entsprechende Blut- und Knochenveränderungen zu einer Erhöhung monoklonaler Immunglobuline im Serum (weniger als 3 g) und – wenn überhaupt – nur zu einer minimalen Bence-Jones-Proteinurie führt.

Plasmozytom: Es ist der häufigste generalisierte im Knochenmark entstehende Knochentumor (S. 1141); er kann aber auch außerhalb des Knochenmarks auftreten (S. 578).

Makroglobulinämie Waldenström: Es handelt sich um eine neoplastische B-Zell-Erkrankung, die mit einer monoklonalen IgM-Synthese einhergeht. Sie stellt aber nicht, wie früher angenommen, eine einheitliche Krankheitsgruppe dar, sondern ist ein klinisches Syndrom, bei dem eine lymphoplasmozytische Proliferation und eine monoklonale IgM-Vermehrung nachgewiesen werden können. Dementsprechend sind die meisten Fälle als *lymphoplasmozytoides Immunozytom* (S. 578) einzuordnen.

Schwerkettenkrankheit: Diese seltene Erkrankung zeichnet sich durch eine Bildung freier, d. h. nicht an leichte Ketten gebundene schwere Ketten aus und kommt in folgenden drei Varianten vor:

- *γ-Ketten-Typ:* Er entspricht einem lymphoplasmozytoiden Immunozytom und geht mit dem Bild einer Hepatosplenomegalie und Lymphadenopathie sowie chronischen Infektionen einher.
- *α-Ketten-Typ:* Er entspricht einem immunoblastischen Lymphom mit Infiltration von Dünndarm und Mesenterium.
- *μ-Ketten-Typ:* Er entspricht histologisch einem lymphoplasmozytoiden Immunozytom, das unter dem Bild einer chronisch-lymphatischen Leukämie mit progressiver Hepatosplenomegalie verläuft.

2. AIDS

Definition: Diese seit 1981 bekannte, als *„acquired immunodeficiency syndrome“* (= erworbenes Immundefektsyndrom) bezeichnete Krankheit ist viral induziert. Sie ist charakterisiert durch einen Defekt der zellulären Immunität (bei Ausschluß bekannter Immundefekte wie Immunsuppression und malignen Lymphomen) mit konsekutiver Anfälligkeit für *opportunistische Infektionen* und einer Prädisposition für *Kaposi-Sarkom* (S. 467) und maligne *Non-Hodgkin-Lymphome* (S. 571).

Pathogenese s. S. 259.

Morphologisch findet man bei den AIDS-Patienten in typischer Weise eine Lymphadenopathie, ein Kaposi-Sarkom und opportunistische Infektionen:

- *Lymphknotenschwellung in Form einer generalisierten Lymphadenopathie* (S. 567). Häufig treten aber auch bei den AIDS-Kranken *Non-Hodgkin-Lymphome* (B-Zell-Lymphome) auf, welche oft im Gastrointestinaltrakt zu finden sind.

- *Kaposi-Sarkom* (S. 467): Es kommt bei 25% aller AIDS-Kranken vor und ist bevorzugt in Haut, Lymphknoten und Magen-Darm-Trakt zu finden.

- *Pneumopathie:* Recht oft sieht man eine oder mehrere der folgenden Affektionen: a) eine interstitielle Pneumonie (S. 633) entweder mit Überwiegen eines lymphozytären Infiltrates (= lymphoide interstitielle Pneumonie) oder mit Überwiegen einer Epitheldesquamation (= desquamative interstitielle Pneumonie), b) eine *Pneumozystis-Pneumonie* (S. 633), c) eine Zytomegalie-Pneumonie (S. 634), d) ein *diffu-*

ses Alveolarschadensyndrom (S. 618), e) eine *Hyperplasie des lymphoretikulären Gewebes* des Bronchialsystems.

- *Hepatopathie:* Oft noduläre Lymphozyteninfiltrate in den Portalfeldern.
- *Enzephalopathie:* Progressive multifokale Leukoenzephalopathie (S. 1067), HIV-Enzephalitis oder Enzephalitis durch opportunistische Erreger.

Immunsuppression

Bei verschiedenen Krankheiten mit gesteigerter immunologisch bedingter Gewebszerstörung wie Autoaggressionskrankheiten und Transplantatabstoßungsreaktionen bringt die therapeutische Unterdrückung der Immunreaktion dem Patienten eine wesentliche Besserung. Damit wird ein Zustand erreicht, der einem erworbenen Immundefektsyndrom gleicht. Die damit verbundenen Gefahren sind meist lebensbedrohlich und ernst. Sie bestehen in kaum beherrschbaren Infekten und erhöhtem Tumorrisiko. Grundsätzlich kann in der Humanmedizin das Immunsystem durch folgende Mechanismen therapeutisch unterdrückt werden:

Zytostatika: Bestimmte Zytostatika wie Azathioprin und Cyclosporin zerstören die proliferierenden Lymphozyten in der S- oder Mitosephase, indem sie in den Kernstoffwechsel dieser Zellen eingreifen.

Bestrahlung: Bestrahlungen des ganzen Körpers oder der zentralen Immunorgane haben eine Lymphopenie zur Folge, wobei bereits Strahlendosen wirksam sein können, die das übrige hämatopoetische System noch nicht (akut) schädigen.

Corticosteroide: Sie rufen einen Schwund der immunkompetenten B- und T-Lymphozyten hervor.

Antilymphozytenserum: Es bewirkt eine Agglutination und Zytolyse vor allem zirkulierender B-Zellen.

Cyclosporin A: Es wird mit Erfolg bei der Nierentransplantation eingesetzt und unterdrückt die von den T-Helferzellen propagierte Interleukin-I-Synthese durch T-Zellen; es hindert die Interleukin-II-bildenden T-Zellen, Interleukin-I-Rezeptoren zu bilden und darauf anzusprechen sowie Interleukin II zu produzieren. Ferner macht es die T-Zellen für Interleukin II unempfindlich.

Psychoneuroimmunologie

Aufgrund zahlreicher Untersuchungen läßt sich die seit alters bekannte psychische Beeinflussung der Immunabwehr bestätigen. Demnach sind Immun-, Nerven- und Hormonsystem zu einem koordiniert reagierenden Verbund zusammengeschaltet: einem „immunoneuroendokrinen Netzwerk". So hemmt Adrenalin die Antikörperproduktion durch B-Zellen, und Glucocorticoide wie das Cortisol dämmen die zelluläre Immunität ein. Dies dürfte bei Patienten mit depressiver Erkrankung auf eine Fehlsteuerung des limbischen Systems und Hypothalamus mit Dysregulation des Corticotropin-releasing-Hormons zurückgehen. Umgekehrt geben bei einer Immunantwort alarmierte Immunzellen einen Faktor GIF ab, welcher die Glucocorticoidfreisetzung wieder dämpft. Schließlich enthalten die Lymphozyten auch Rezeptoren für endogene Opioide wie Endorphine und Metenkephalin, welche die Reaktivität der T-Zellen und der Killerzellen steuern. Unter diesen Aspekten eines immunoneuroendokrinen Netzwerkes macht der zunehmende Einsatz der Psychotherapie bei Krankheiten mit immunologischem Bezug Sinn: Zu diesen Krankheiten gehört auch das Krebsleiden.

Literatur

Biesecker, G.: Membrane attack complex of complement as a pathologic mediator. Lab. Invest. 49 (1983) 237

Brandtzaeg, P.: Humoral immune response patterns of human mucosae: induction and relation to bacterial respiratory tract infections. J. infect. Dis. 165, Suppl. 1 (1992) 167–176

Brandtzaeg, P., D. E. Nilssen, T. O. Rognum, P. S. Thrane: Ontology of the mucosal immune system and IgA deficiency. Gastroenterol. Clin. North Amer. 20 (1991) 397–439

Colten, H. R.: Molecular basis of complement deficiency syndroms. Lab. Invest. 52 (1985) 468

Cooke, A., et al.: Mechanisms of autoimmunity. Immunology today 4 (1983) 170

Dixon, F. I., D. W. Fisher: The Biology of Immunologic Disease. Sinauer, Sunderland/Mass. 1990

Doherty, P. C., et al.: Heat shock proteins and the γδ-T cell response in virus infections: implications for autoimmunity. Springer Semin. Immunopathol. 13 (1991) II

Gebbers, J.-O., J. A. Laissue: Immunologic structures and functions of the gut. Schweiz. Arch. Tierheilk. 131 (1989) 221–238

Guillemin, R., et al.: Neural Modulation of Immunity. Raven, New York 1985

Hargis, A. M., et al.: Dermatomyositis. Amer. J. Pathol. 120 (1985) 323

Herbermann, R. B.: NK-cells and other Natural Effector Cells. Academic Press, New York 1982

Herbst, E. W., M. Armbruster, J.-A. Rump, H.-P. Buscher, H.-H. Peter: Intestinal B cell defects in common variable immunodeficiency. Clin. exp. Immunol. 95 (1994) 215–221

Honjo, T.: Immunglobulin genes. Ann. Rev. Immunol. 1 (1983) 499

Janeway, C. A.: Self superantigens. Cell 63 (1990) 659

Kaufmann, S. H. E.: Heat shock proteins and the immune response. Immun. today II (1990) 129

Kroegel, C., A. Kapp: Der eosinophile Granulozyt beim Asthma bronchiale und bei der atopischen Dermatitis. Dtsch. Ärztebl. 89 (1992) 3574

Lasser, A.: The mononuclear phagocytic system: A review. Human Path. 14 (1983) 108

Marrack, P., J. Kappler: The T-cell and its receptor. Sci. Amer. 254 (1986) 36

Peter, H. H.: Klinische Immunologie. Urban & Schwarzenberg, München 1990

Pierce, C. W.: Macrophages modulators of immunity. Amer. J. Path. 98 (1980) 10

Preble, O. T., R. M. Friedman: Biology of disease. Interferon-induced alterations in cells: Relevance to viral and non-viral diseases. Lab. Invest. 49 (1983) 4

Res, P., et al.: Heat-shock proteins and autoimmunity in humans. Springer Semin. Immunopathol. 13 (1991) 81

Roitt, I. M., et al.: Kurzes Lehrbuch der Immunologie. Thieme, Stuttgart 1991

Roitt, I. M., et al.: Immunology. Gower, London 1985

Shavit, Y., et al.: Opioid peptides mediate the suppressive effect of stress on natural killer cell cytotoxicity. Science 223 (1984) 188

Shoenfeld, G., R. S. Schwartz: Immunologic and genetic factors in autoimmune disease. New Engl. J. Med. 311 (1984) 1019

Smith, H. R., A. D. Steinberg: Autoimmunity – A perspective. Ann. Rev. Immunol. 1 (1983) 175

Solari, R., J.-P. Kraehenbuhl: The biosynthesis of secretory component and its role in the transepithelial transport of IgA dimer. Immunol. Today 6 (1985) 17–20

Swartz, M. N.: Stress and common cold. New Engl. J. Med. 325 (1991) 654

Theofilopoulos, A. N., F. J. Dixon: Autoimmune diseases. Immunpathology and etiopathogenesis. Amer. J. Path. 108 (1982) 321

Tilney, N. L., et al.: Chronic rejection: an undefined conundrum. Transplantation 52 (1991) 389

Trinchieri, G., B. Perussia: Biology of Disease: Human natural killer cells: Biologic and pathologic aspects. Lab. Invest. 50 (1984) 489

Unanue, E. R.: Cooperation between mononuclear phagocytes and lymphocytes in immunity. New Engl. J. Med. 303 (1980) 977

Vercelli, D., R. Geha: Essential Allergy. J. clin. Immunol. 9 (1989) 75

Warnatz, H.: Tumorimmunologie. Thieme, Stuttgart 1975

Zinkernagel, R. M.: Thymus and lymphohaemopoetic cells. Immunol. Rev. 42 (1978) 224

Zinkernagel, R. M.: Major transplantation antigens in host response to infection. Hosp. Pract. 13 (1978) 83

Zinkernagel, R. M.: Transplantationsantigene: Biologische Funktion und Rolle als Krankheitsdeterminante. Naturwissenschaften 69 (1982) 537

Zinkernagel, R. M., P. C. Doherty: Restriction of in vitro T-Cell mediated cytotoxicity in lymphocytic choriomeningitis within a syngenic or semi allogenic system. Nature 242 (1974) 701

Entzündungspathologie

U.-N. Riede

Aus pathobiologischer Sicht stellt die Entzündung einen Adaptationsprozeß des Organismus dar, dessen Sinn darin besteht, den Flurschaden von mechanischen, chemischen und physikalischen Noxen möglichst klein zu halten. Eine Entzündung ist folglich ein unter Einbindung des Immunsystems ablaufender Abwehrprozeß des Organismus, ohne den er seine Individualität gegenüber Fremd(mikro-)organismen verlieren würde. Je nach zeitlichem Verlauf unterscheidet man im wesentlichen akute und chronische Entzündungen. Während der akuten Entzündung als Basismechanismus eine exsudative Entzündungsreaktion zugrunde liegt, werden chronische Entzündungen entweder durch Bildung von Granulationsgewebe oder Granulomen, gelegentlich auch durch unspezifische Entzündungsabläufe geprägt.

Akute exsudative Entzündungsreaktion: Ihr pathobiologischer Sinn besteht darin, durch lokale Steigerung der Gefäßpermeabilität so viel Flüssigkeit auszuschwitzen *(Exsudation)*, daß die auslösende Noxe am Entzündungsort verdünnt wird. Die weitere Noxenausbreitung im Gewebe wird durch Verlangsamung des Blutstromes aufgehalten; manchmal ist dazu ein thrombotischer Gefäßblock nötig. Die zugrundeliegenden Permeabilitäts- und Exsudationsvorgänge werden durch eine Reihe von Signalstoffen *(= Entzündungsmediatoren)* gesteuert, die entweder von den Zellen freigesetzt werden, die an der Entzündung beteiligt sind, oder aus dem Blutplasma stammen. Die gezielte Noxenbeseitigung unterliegt den ins Entzündungsgebiet georderten Leukozyten, die untereinander, aber auch mit Endothelzellen und Thrombozyten kooperieren.

Die akuten Entzündungsformen werden nach dem dominierenden Exsudatbestandteil und dem Exsudationsort untergliedert. Demzufolge unterscheidet man:

- seröse,
- serös-katarrhalische,
- fibrinöse,
- eitrige (purulente) und
- hämorrhagische Entzündungen.

Dazu kommen bei Vorherrschen einer Koagulationsnekrose noch *nekrotisierende* und bei Vorherrschen einer fäulnisbedingten Kolliquationsnekrose noch *gangräneszierende* Formen hinzu. Heilt eine akute Entzündung nicht aus, so geht sie entweder in eine chronische Entzündung über oder kompliziert das primäre Krankheitsgeschehen durch immunologisch ausgelöste *Zweiterkrankungen* – wenn ihr nicht eine hämatogene Erregeraussaat in Form einer *Sepsis* zuvorkommt.

Chronisch granulierende Entzündungen: Sie imponieren als chronischer Abszeß, Ulkus oder Fistel und sind durch die Ausbildung eines kapillarreichen Mesenchyms in Form des *„Granulationsgewebes“* charakterisiert. Seinem Resorptionspotential ist die Chance einer Defektheilung zuzuschreiben.

Chronisch granulomatöse Entzündungen: Sie gehen mit der knötchenförmigen Zusammenlagerung von Entzündungszellen *(= Granulom)* einher, die im Prinzip darauf beruht, daß nicht auf Anhieb zerstörbare Schadstoffe von makrophagozytären „Sonderkommandos“ umstellt werden. Den „Einsatzbefehl“ erhalten diese „Kommandos“ von dem peripheren Lymphozytenring. Solche Granulome können mehr oder weniger scharf umschrieben sein und außer Makrophagen noch andere Entzündungszellen enthalten. Dadurch ergeben sich unterschiedliche Granulomformen, die aber nie für einen Erreger spezifisch sind.

Allgemeine Definition

Eine Entzündung stellt einen Abwehrvorgang des lebenden Organismus dar. Er besteht in einer komplexen Reaktion der Blutgefäße, bestimmter Blutplasmabestandteile und Blutzellen sowie zellulärer und struktureller Bestandteile des Bindegewebes auf eine lokale Gewebsschädigung. Die Entzündungsreaktion ist zwar im Organismus örtlich begrenzt *(= Entzündungsherd)*, wird aber oft von Reaktionen des Gesamtorganismus (z. B. Fieber) begleitet.

Die verschiedenen Entzündungen bilden je nach ihrer Ätiologie, Pathogenese, Ausbreitung, Ausschwitzung von Blutbestandteilen ins umliegende Gewebe *(= Exsudation)* und zeitlichem Ablauf ein entsprechendes pathologisch-anatomisches Substrat und/oder eine entsprechende klinische Symptomatik aus, welche die betreffende Entzündung charakterisieren.

Tabelle 5.**5** Unbelebte Faktoren der Entzündung und ihr pathogenetisches Prinzip (= alterative Entzündungsformen)

Entzündungsfaktor	Pathogenese	Entzündungsform (E.)
1. Mechanisch	mechanische Zellzerstörung	exsudative E.
2. Chemisch	Säuren: Koagulationsnekrose Laugen: Kolliquationsnekrose	exsudative E.
	Metalle: Metallose (S. 246)	granulomatöse E. (tumorigene Wirkung)
3. Thermisch	Hitze: Enzymprotein-Denaturierung Kälte: osmotische Nekrose (S. 154)	exsudative E.
4. Aktinisch	toxische Peroxydradikale (S. 159) DNS-Schäden	exsudative E. (mutagene, teratogene, tumorigene Wirkung)
5. Makromolekular	Allergene (z. B. Pollen)	exsudative E.
	Fremdantigene (z. B. Transplantat) „Autoantigene" (z. B. Mitochondrien)	nekrotisch-hämorrhagische E. granulomatöse E.

Entzündungsätiologie

Die wesentlichen Entzündungsursachen können unbelebter oder belebter Natur sein und lassen sich bei einem Großteil der menschlichen Entzündungserkrankungen nachweisen. Dadurch ist nicht nur eine ätiologisch begründete Entzündungseinteilung, sondern auch eine ätiologisch begründete Therapie *(= kausale Therapie)* möglich.

Jeder entzündungsauslösende Faktor hat seine charakteristische kausale und formale Pathogenese und oft auch sein typisches pathologisch-anatomisches Substrat. In Tab. 5.**5** sind die wichtigsten pathogenetischen Gruppenmerkmale der unbelebten Entzündungsfaktoren zusammengestellt. Die belebten Entzündungsfaktoren (Viren, Bakterien, Pilze, Mikroben und Parasiten) werden im Abschnitt „Erregerpathologie" besprochen (S. 248).

Entzündungsverläufe

Je nachdem, wodurch eine Entzündung ausgelöst und durch welchen Abwehrmechanismus sie bekämpft oder sogar noch verstärkt wird, kann eine Entzündung trotz gleicher Ätiologie eine langsamere oder raschere Gangart einschlagen.

Perakute Entzündungen haben einen sehr kurzen Verlauf und führen meist innerhalb kurzer Zeit zum Tode, was darauf zurückzuführen ist, daß entweder eine außergewöhnlich massive Wirkung der entzündungserregenden Schädlichkeit besteht, oder daß eine verminderte Abwehrfunktion des Organismus vorliegt. In beiden Fällen resultiert eine hämorrhagische-nekrotisierende Entzündung (S. 228), eine schwere Schädigung der organspezifischen Zellen entweder durch direkte Noxeneinwirkung oder indirekt im Rahmen eines Kreislaufschocks.

Akute Entzündungen beginnen meist dramatisch, verlaufen stadienhaft und führen, wenn keine Komplikationen auftreten, in kurzer Zeit zur Restitutio ad integrum. Dabei laufen in charakteristischer Weise innerhalb kurzer Zeit Gewebsreaktionen ab, die das Ziel haben, die entzündliche Schädlichkeit zu verdünnen (= exsudative Entzündungsreaktion, S. 210), zu beseitigen, zu begrenzen und die Gewebsschädigung zu reparieren.

Subakute und subchronische Entzündungen haben einen zeitlichen Ablauf, der in diesen Fällen zwischen dem der akuten und dem der chronischen Entzündung liegt, wobei der Beginn der Entzündung nicht genau feststellbar ist. Der Verlauf solcher Entzündungen wird durch Verzögerungsfaktoren langwierig. Eine Ausheilung ist oft fraglich.

Chronische Entzündungen liegen in zwei Typen vor. Der eine Entzündungstyp *(= sekundär-chronische Entzündung)* ist dadurch zu charakterisieren, daß er aus einer akuten Entzündung hervorgeht (z. B. chronische Pneumonie nach Lobärpneumonie), wobei im Entzündungsablauf ein Defekt eingetreten ist, der den Heilungsverlauf unterbricht. Histologisch liegt meist eine granulierende Entzündung vor (S. 232). Eine Defektheilung ist bei adäquater Therapie möglich. Der zweite Typ der chronischen Entzündung zeichnet sich dadurch aus, daß bei ihm meist keine für Patient oder Arzt wahrnehmbare akute Entzündung vorausgegangen ist. Man hat daher diesen Typ auch als *primär-chronische Entzündung* bezeichnet. Sie beginnt schleichend und schreitet progredient meist schubweise fort und heilt trotz der heutigen Therapiemaßnahmen nie aus. Histologisch handelt es sich meist um proliferative Entzündungen (S. 232).

Entzündungsausbreitung

Lokale Entzündungen sind definitionsgemäß auf einen umschriebenen Gewebsbezirk beschränkt. Oftmals liegt dieser Herd im Bereich der Eintrittspforte der entzündlichen Schädlichkeit. Dabei gibt es Entzündungserreger (Parasiten, Bakterien, Viren), die bestimmte Eintrittspforten bevorzugen und/oder nur in bestimmten Geweben Entzündungen hervorrufen (Gewebe- und Organtropismus). Allgemein wird die *Ausbreitung* einer Entzündung durch Organkapseln und Bindegewebssepten sowie durch Fibrin und bestimmte Erregerstoffe (z. B. Koagulase) *gehemmt* und durch Erregerenzyme, welche die bindegewebige Grundsubstanz depolymerisieren können (z. B. Hyaluronidase, Fibrinolysin), *gefördert.*

Metastatische Entzündungen: Dabei greift die Entzündungsreaktion um sich und breitet sich oft vom lokalen Entzündungsherd entweder intrakanalikulär (z. B. Cholangitis → Pericholangitis), hämatogen über das Blutgefäßsystem, lymphogen über das Lymphgefäßsystem oder neurogen (z. B. Tollwutviren) aus. Dadurch wird der Entzündungserreger in andere Organe und Gewebe verschleppt *(= „Metastasierung"),* wo er eine Tochterentzündung hervorrufen kann *(= Septikopyämie).* Breitet sich der pathogene Keim diffus im gesamten Organismus aus, so spricht man von einer *„generalisierten Infektion".*

Folgeentzündungen werden dadurch hervorgerufen, daß Bestandteile des pathogenen Keimes in den Blutkreislauf und damit in den gesamten Organismus gelangen, ohne daß der Erreger seinen Entzündungsherd verläßt. Da diese Keimbestandteile (z. B. Kapselantigene) eine große Ähnlichkeit mit bestimmten körpereigenen Zellbestandteilen haben, werden in der nachfolgenden Immunreaktion Antikörper produziert, die sowohl gegen die Keimbestandteile als auch gegen körpereigene Zellen gerichtet sind. Das Resultat ist eine *Zweiterkrankung* im Sinne einer immunologisch ausgelösten Folgeentzündung (z. B. Poststreptokokken-Glomerulonephritis, S. 814).

Entzündungssymptome

Eine entzündliche Schädlichkeit ruft am Ort der Entzündungsreaktion klinische und morphologische Veränderungen hervor, die seit der Frühzeit der Medizin bekannt sind: Die entzündete Stelle rötet sich, schwillt an, wird warm und schmerzhaft. Bereits Celsus (30 v. Chr.) hat diese vier heute noch in der Klinik gültigen *Kardinalsymptome* der Entzündung erkannt und als *„Tumor"*, *„Rubor"*, *„Calor"* und *„Dolor"* bezeichnet (Abb. 5.**29**).

Tumor (= Geschwulst): Das entzündete Gewebe ist aufgeschwollen. Der Zusammenhang zwischen Entzündung und Schwellung ist bereits aus mesopotamischen Keilschriften als *„naphu"* (= aufblasen) bekannt und findet sich im Griechischen als *„Oidäma"* (Ödem = Geschwulst) sowie in der mittelalterlichen Medizin als *„spina ventosa"* (= Winddorn) = tuberkulöser Befall der Phalangen.

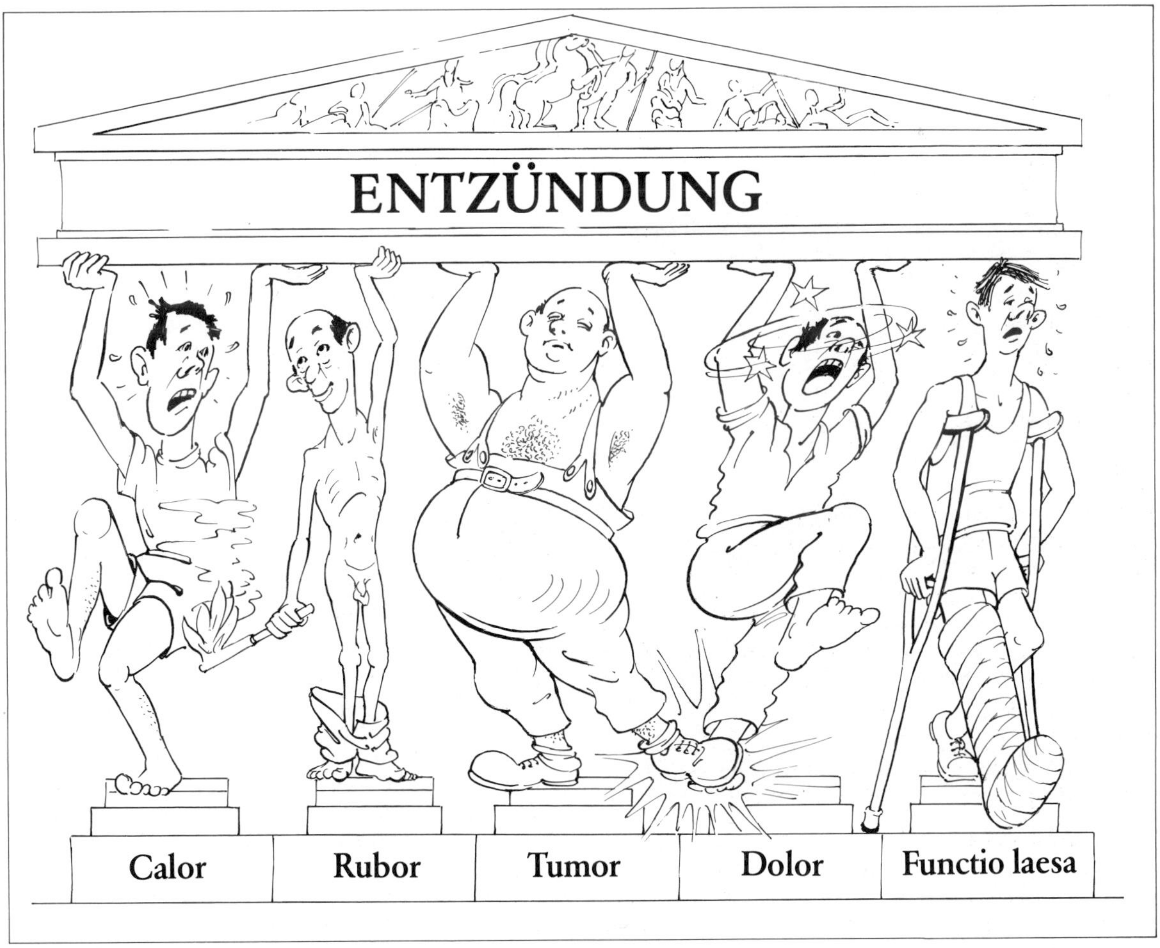

Abb. 5.**29** Die fünf Kardinalsymptome der Entzündung als Szenarium

Rubor (= Rötung): Der Entzündungsherd fällt durch seine Rötung auf. Auch die Verknüpfung zwischen Rötung und Entzündung wurde bereits in der mittelalterlichen Medizin im *Karbunkel* (S. 227) (carbunculus = kleiner Kohlenherd) erkannt.

Calor (= Wärme): Der Entzündungsherd ist überwärmt. Auf ägyptischen Hieroglyphen wird dieses Entzündungssymptom als *„seref"* (= Kohlenkessel; vgl. carbunculus), in mesopotamischen Keilschriften als *„ummu"* (= heiß), in der griechischen Literatur als *„phlox"* (= Flamme) bezeichnet. Hiervon leiten sich auch die Begriffe *Phlegmone* (S. 226), *„Entzündung"* und *Inflammation* ab.

Dolor (= Schmerz): Eine Entzündung ist schmerzhaft und ist für den Patienten oft der eigentliche Beweggrund, einen Arzt aufzusuchen. Wissenschaftlich ist der Schmerz definiert als eine unangenehme, sensorisch-emotionale Erfahrung, die mit einer tatsächlichen oder potentiellen Gewebsschädigung verbunden ist oder als solche empfunden wird. Selbst beim Fötus ist nach der 22. Woche post conceptionem mit (wie auch immer gearteten) Schmerzreaktionen zu rechnen, was anästhesiologisch zu berücksichtigen ist.

Diesen vier Kardinalsymptomen fügte R. Virchow (1858) noch ein fünftes klinisches Symptom hinzu:

Functio laesa (= gestörte Funktion), weil nämlich ein entzündetes Gewebe auch durch einen Funktionsausfall auffällt.

Diese fünf Kardinalsymptome sind auf die Reaktion des gefäßführenden Mesenchyms, der Blutzellen und der terminalen Blutstrombahn zurückzuführen. Sie ergeben in ihrer Gesamtheit die akute exsudative Entzündungsreaktion.

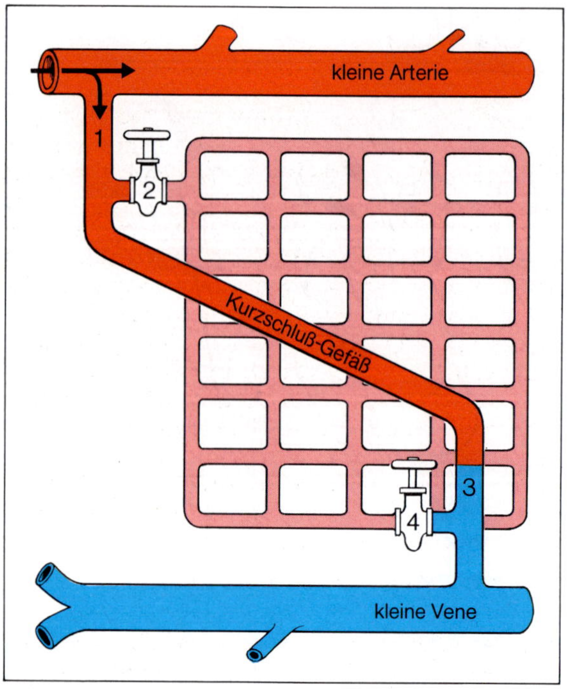

Abb. 5.**30** Gliederung der normalen Endstrombahn des Blutkreislaufes mit Kurzschlußgefäßen (1 = Arteriole, 2 = präkapillärer Sphinkter, 3 = Venole, 4 = postkapillärer Sphinkter. Zwischen 2 und 4 Kapillarnetz

Exsudative Entzündungsreaktion

Die akute exsudative Entzündungsreaktion besteht aus folgenden formalpathogenetischen Elementen:

- *lokale Durchblutungsstörung* im Bereich der Mikrozirkulation mit Steigerung der Gefäßpermeabilität und Strömungsverlangsamung,
- *Ausschwitzung* (= Exsudation) von Blutplasma und
- *Auswanderung* (= Transmigration) von Blutzellen aus den Gefäßen ins entzündlich veränderte Gewebe unter Ingangsetzung ihrer Abwehrfunktionen (Mikrobenabtötung, Phagozytose).

Mikrozirkulationsstörung

Die terminale Blutstrombahn liegt zwischen den terminalen Arteriolen und den postkapillären Venolen (Abb. 5.**30**) und umfaßt das Kapillarnetz sowie ein Kurzschlußgefäß, welches eine direkte Verbindung zwischen Arteriole und Venole herstellt. Der Blutdurchfluß in der terminalen Blutstrombahn wird dem jeweiligen Bedarf angepaßt. Im Normalfall wird der Hauptblutstrom durch die Kurzschlußgefäße geleitet, nachdem die präkapillären Sphinkter verschlossen sind. Die Kapillaren werden nur intermittierend durchströmt. Ferner besteht im Bereich der Arteriolen und Venolen ein fortwährender Wechsel zwischen Vasokonstriktion und Dilatation. Durch diese Drosselmechanismen werden der Blutdurchfluß, der Filtrationsdruck und damit die Transsudation (= Abpressung) löslicher Substanzen ins umliegende Gewebe beeinflußt.

An der Regulation dieser Vorgänge sind zahlreiche humorale Faktoren und chemische Substanzen beteiligt. Durch ihr Zusammenwirken erfährt die Endstrombahn bei der Entzündung folgende *triphasische Veränderung* (Abb. 5.**31 a–c**):

1. Phase der Mikrozirkulationsstörung: Sie dauert nur Sekunden bis wenige Minuten und läßt sich nicht bei jeder Entzündungsreaktion feststellen. Sie besteht in einer kurzdauernden vorübergehenden Arteriolenkonstriktion (Ursache?). Folge davon ist eine kurzfristige *Abblassung* des Entzündungsherdes (dieser Mechanismus ist noch umstritten) (Abb. 5.**31 a**).

2. Phase der Mikrozirkulationsstörung: Sie setzt wenige Minuten nach der ersten Phase ein und führt unter dem Einfluß von Entzündungsmediatoren (S. 217) wie Prostaglandinen der E-Reihe sowie in geringerem Maße auch Histamin, Serotonin und Bradykinin zu einer Vasodilatation der Arteriolen, Kapillaren und postkapillären Venolen. Gleichzeitig wird dadurch im Bereich des Entzündungsherdes der hydrostatische Filtrationsdruck erhöht und die *Transsudation* von Blutflüssigkeit in die Umgebung gefördert. Dieser Mechanismus erklärt die beiden Kardinalsymptome Rubor *(= Rötung)* und Tumor *(= Schwellung)* im Entzündungsgebiet. Da die Prostaglandine der E-Reihe gleichzeitig die Schmerzrezeptoren für Bradykinin empfindlich machen, findet auch das Kardinalsymptom Dolor (= *Schmerz*) seine Erklärung (Abb. 5.**31 b**).

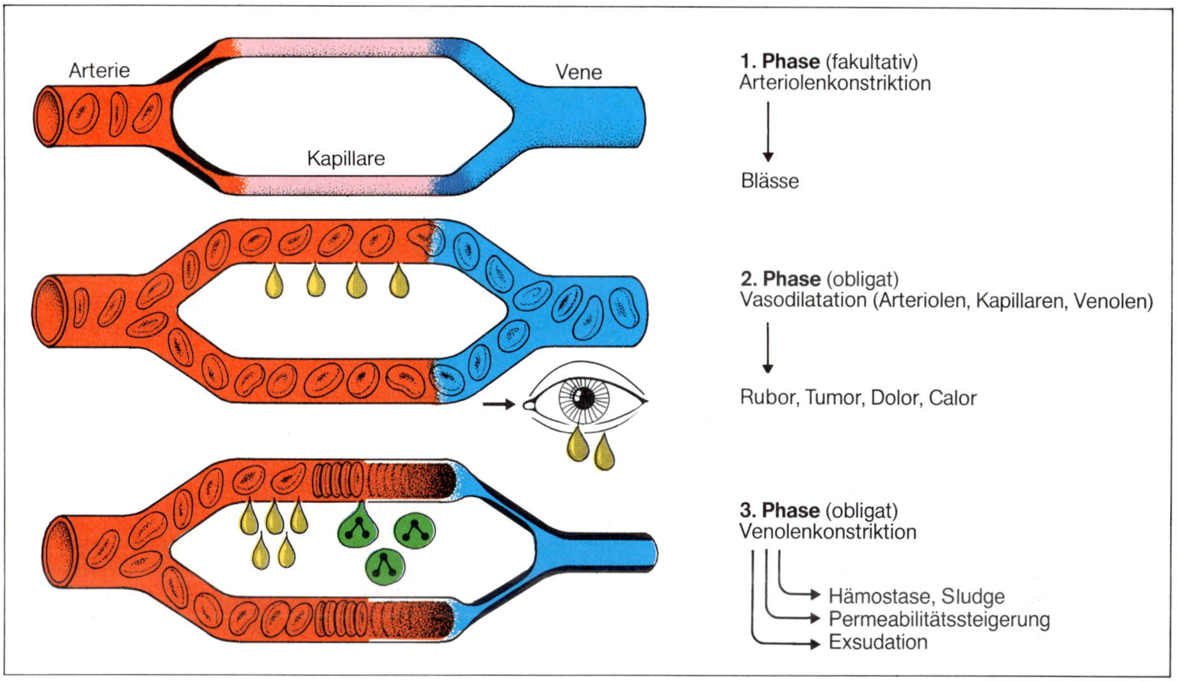

Abb. 5.**31 a–c** Die drei Phasen der Mikrozirkulationsstörung bei der akuten exsudativen Entzündungsreaktion

3. Phase der Mikrozirkulationsstörung: Sie beginnt mehrere Stunden nach Entzündungsbeginn und dauert auch mehrere Stunden an. Sie wird durch eine Konstriktion der kleinen Venen begleitet und von einer Vasodilatation der Kapillaren und Arteriolen verursacht. Dies ruft im Bereich des terminalen Strombettes eine *Strömungsverlangsamung, Filtrationsdruckerhöhung* und *Permeabilitätssteigerung* hervor. Gleichzeitig wandern Leukozyten aus.

Die Strömungsverlangsamung führt zunächst zu einer geldrollenartigen Anordnung der Erythrozyten. Das Zustandekommen dieses Geldrollenphänomens hängt einerseits von den *Agglomerinen* (= inkomplette Antikörper) im Proteinmantel der Erythrozyten und andererseits von Plasmafaktoren (Fibrinogen, Globuline und Albumine) ab, welche die *Geldrollenbildung* begünstigen. Später wandeln sich diese geldrollenartigen Erythrozytenaggregate zu lichtmikroskopisch homogenen Zylindern um, wobei die Konturen der einzelnen Erythrozyten nicht mehr erkennbar sind *(= roter Sludge)*. Die Strömungsverlangsamung schädigt auch die Endothelien und führt zur Aggregation von Blutplättchen (S. 407) und zur Thrombenbildung.

Thromben können aber auch in kleineren Arterien und Venen durch die Wirkung bakterieller Enzyme (z. B. Koagulase) entstehen (Abb. 5.**31 c**). Dies ist besonders bei Staphylokokkeninfektionen der Fall. Durch derartige Thromben entstehen größere Nekrosen im Entzündungsgebiet, was zur Abszeß- und Sequesterbildung Anlaß gibt. Später kann der Entzündungsprozeß auch auf die Wände größerer Blutgefäße übergreifen. Bei den dünnwandigen Venen geschieht dies leichter als bei den Arterien. Daraus entwickelt sich eine entzündliche Thrombose (Thrombophlebitis), welche, wenn sie bakterienhaltig ist, zum Ausgangspunkt bakterieller Streuungen werden kann (s. Sepsis, S. 230).

Permeabilitätsstörung

Der normale Stoffdurchtritt und -transport durch die Wandung der terminalen Strombahn geschieht entweder auf transzellulärem oder interzellulärem Wege. Die Permeabilitätssteigerung im Rahmen des Entzündungsgeschehens betrifft vorwiegend die Kapillaren und postkapillären Venolen und hier wiederum vor allem die *interzelluläre Passage,* d. h. also den Stoffaustritt zwischen den Endothelzellen hindurch. Die transzelluläre Stoffpassage, d. h. der Stofftransport quer durch das Zytoplasma hindurch, spielt dabei kaum eine Rolle. Der Stoffaustritt zwischen den Endothelien hindurch wird bei der Entzündungsreaktion durch bestimmte Entzündungsmediatorstoffe (s. unten) verstärkt und durch ein besonderes Hemmprotein (= Vasoregulin) gedrosselt. Dabei wird die pathologische Gefäßpermeabilität durch folgende Vorgänge verstärkt:

- *Endothelzellkontraktion*

Die Endothelzellen der postkapillären Venolen verfügen über aktinhaltige kontraktile Eiweiße und können sich unter dem Einfluß der meisten Entzündungsmediatoren kontrahieren. Dadurch entstehen Lücken zwischen den interendothelialen Zellkontakten sowie innerhalb der Venolenbasalmembran (Abb. 5.**34 c**, 5.**36 b**).

a

b

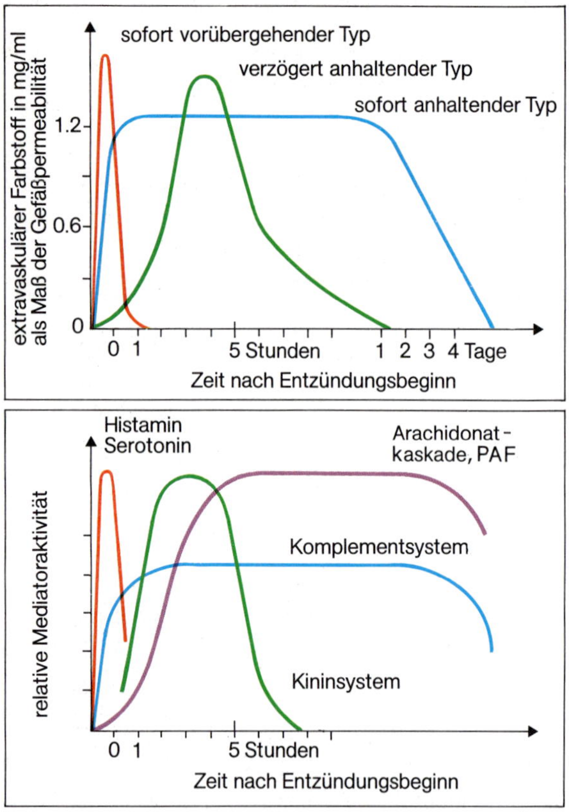

Abb. 5.**32a** u. **b** Die drei Typen der Permeabilitätsstörung bei der akuten exsudativen Entzündungsreaktion (Schema). **a** Gefäßpermeabilität; **b** Mediatorsysteme

• *Endothelzellnekrosen*
Durch die Einwirkung entzündungsauslösender, toxischer Substanzen (z.B. Bakterienendotoxine) werden die Endothelien in zunehmendem Maße geschädigt. Im einfachsten Falle äußert sich die Endothelschädigung nur in einer reversiblen Auflokkerung der Zonulae occludentes (S. 44). Später tritt auch ein apikales Zellödem, verbunden mit einer Mikrovillosität (S. 39) der lumenseitigen Zellmembran auf. Schließlich bilden sich unter dem Endothelbelag Blasen, so daß die geschädigten Endothelien aus ihrem rohrartigen Verband mit dem Blutstrom herausgerissen und abtransportiert werden. Die entzündungsbedingte Veränderung der lumenseitigen Zellmembran bewirkt auch, daß die Thrombozyten (aber auch Granulozyten) hängenbleiben und haften (Abb. 5.**36a** u. **b**).

Zu diesen zellulären Faktoren der Permeabilitätsstörungen kommen bei einer Entzündung noch hämodynamische Faktoren dazu. Sie bestehen in einer lokalen Erhöhung des intravaskulären Drukkes, hervorgerufen durch eine Steigerung der Durchblutung, und führen schließlich zur Abpressung des entzündlichen Exsudates. Dieser Vorgang läuft je nach Entzündungsart in folgenden *drei Mustern* ab (Abb. 5.**32a** u. **b**):

Sofort vorübergehender Typ: Er hält nur kurze Zeit an, dauert höchstens *eine Stunde* und spielt sich im Bereich der *postkapillären Venolen* ab. Dieser Störungstyp der Gefäßwandpermeabilität wird vorwiegend durch *zellvermittelte Mediatorstoffe* gesteuert, die bereits in aktiver Form in den mobilen Bindegewebszellen wie Mastzellen und basophilen Granulozyten vorhanden sind und folglich sofort wirksam werden können. Zu diesen Mediatoren gehören *Histamin* und *Serotonin* (= 5-OH-Tryptamin). Der sofort vorübergehende Typ kommt beispielsweise bei leichter thermischer Gewebsschädigung (S. 155) und der Überempfindlichkeitsreaktion Typ I vor.

Verzögert anhaltender Typ: Dieser Typ der Permeabilitätsstörung hält längere Zeit an, dauert meist *mehrere Stunden* und spielt sich vorwiegend im Bereich der *Kapillar- und Venolenendothelien* ab. Die Ursache für die zeitliche Verzögerung dieser Gefäßreaktion ist noch unklar. Vermutlich wird diese Permeabilitätsstörung durch eine direkte *subletale Schädigung der Endothelien* in Venolen und Kapillaren eingeleitet. Dies wiederum setzt die Aktivierung und/oder Neubildung bestimmter Entzündungsmediatoren (S. 217) in Gang. Dazu gehören bestimmte Arachidonatabkömmlinge, Komplementfaktoren und der Plättchenaktivierungsfaktor. Sie steigern die Permeabilität der Venolen durch Erweiterung der interendothelialen Zellücken und durch Lockerung der Zonulae occludentes (Abb. 5.**32b**). Der verzögert anhaltende Typ kommt beim Sonnenbrand und bei Überempfindlichkeitsreaktionen Typ IV vor.

Außer diesen beiden durch Entzündungsmediatoren vermittelten (= indirekten) Störungstypen der Permeabilität gibt es noch einen weiteren direkten Typ, der ohne Mediatoreinwirkung in Aktion tritt:

Sofort anhaltender Typ: Er tritt *innerhalb weniger Minuten* nach Einwirkung der entzündlichen Schädlichkeit ein und dauert je nach Geschwindigkeit der Reparationsmechanismen mehrere Tage. Der Schauplatz des sofort anhaltenden Typs ist das Endothel der Endstrombahn (Kapillaren und Venolen) am Ort der mechanischen, physikalischen oder chemischen Gewebsschädigung nach Trauma, Hitze oder Verätzung. Dabei sind die Gefäße durch *Endothelnekrosen* – und nicht durch Mediatoren – so lange abnorm durchlässig, bis die „undichten Stellen" in der Endstrombahn durch entsprechende Reparaturmechanismen wie Thromben, Proliferation der Endothelien und der Gefäßwandmyozyten wieder abgedichtet sind.

Als Folge der geschilderten Permeabilitätsstörung treten Blutserum und Plasmabestandteile ins Gewebe ein *(= Exsudation)* und bewirken zusammen mit der proteolytischen Veränderung der Interzellularsubstanz (S. 75) eine Gewebsschwellung *(= „Tumor")*. Der Sinn der Exsudation bei der entzündlichen Reaktion ist darin zu sehen, daß das eiweißreiche Exsudat die entzündliche Schädlichkeit lokal verdünnt und auch durch rasche Herbeischaffung

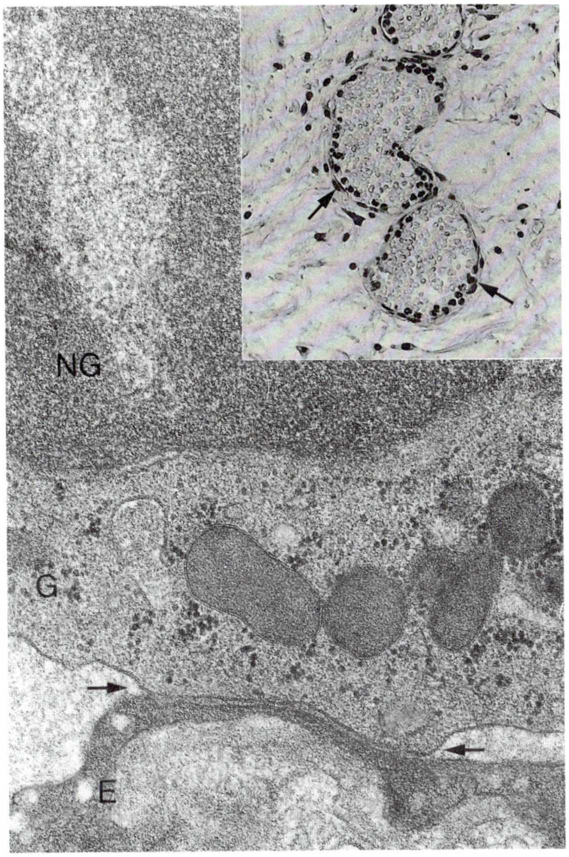

Abb. 5.**33** Granulozytenmarginalisation und -adhäsion: In der Frühphase einer exsudativen Entzündungsreaktion gelangen die Granulozyten in den Randstrom der Endstrombahn und torkeln an der Endotheloberfläche entlang (Einschub). Dies liegt daran, daß sie Adhäsionsmoleküle exprimieren, mit deren Hilfe sie auf der Endotheloberfläche des Entzündungsgebietes kleben bleiben (Pfeile). NG = Granulozytenzellkern, G = Granulozyt, E = Endothel (EM, Vergr. 1 : 10 000; Inset: HE, Vergr. 1 : 100)

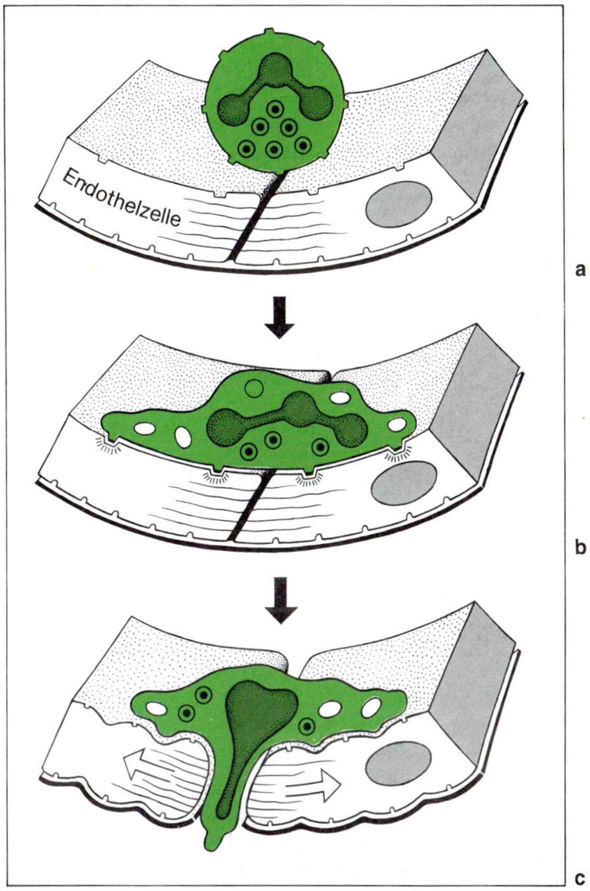

Abb. 5.**34** Ablauf der Leukozytentransmigration durch die Kapillarwand in den verschiedenen Entzündungsphasen.
a Granulozyt im marginalen Strömungsbereich
b Kleben bleiben des Granulozyten auf Adhäsionsmolekülen (E-Selectin) der Endothelien mit Spreitung
c Auseinanderweichen der benachbarten Endothelien unter Bildung eines Durchtrittskanals; Durchwanderung der Leukozyten nach enzymatischer Auflösung der Basalmembran

von „Gegengiften" (z. B. Antikörper) neutralisiert. Ferner wird durch das im Gewebe geronnene Fibrin der entzündliche Schaden abgegrenzt *(= demarkiert)* und die Erreger (z. B. Bakterien) können an die Fibrinfäden fixiert werden. Andererseits ist die entzündliche Ödemflüssigkeit ein gutes Nährmedium für Zellen. Davon profitieren aber u. U. nicht nur die in das Entzündungsgebiet einwandernden Zellen (Granulozyten, Lymphozyten, Makrophagen, Fibroblasten), sondern auch die Erreger selbst.

Leukozytentransmigration

Alle Entzündungszellen kommen aus dem strömenden Blut und wandern aus dem Gefäßsystem durch die Gefäßwand ins Entzündungsfeld ein. Dabei lassen sich am Beispiel der Granulozyten folgende drei Teilvorgänge erfassen:

Leukozytenmarginalisation: Normalerweise bewegen sich die Granulozyten vorwiegend im *Axialstrom* des Blutes. 5–10 Minuten nach Einsetzen der 2. Phase der Mikrozirkulationsstörung befinden sie sich bereits mehrheitlich im Randstrom (Abb. 5.**33**). Dies beruht auf folgenden, durch bestimmte Entzündungsmediatoren (TNF-α, C5 a) vermittelte Mechanismen: a) Die Endothelien exprimieren Adhäsionsmoleküle wie P-, E-Selektin, die Granulozyten L-Selektin. Die Granulozyten haften damit locker an speziellen oligosaccharidhaltigen Endothelliganden (Abb. 5.**34 a**); b) Es bilden sich Thrombo- und Erythrozytenaggregate *(= Sludge)*, die aus Strömungsgründen den Axialstrom für sich beanspruchen (Abb. 5.**34 b**).

Leukozytenadhäsion: Wenig später werden noch die CD11/CD18-Adhäsionsmoleküle (Integrine) auf den Endothelien aktiviert, so daß sie an mittlerweile von Granulozyten exprimiertem „interzellulärem Adhäsionsmolekül" aus der Immunglobulin-Superfamilie (= ICAM-1) immer mehr auf der Endotheloberfläche festkleben. Anfänglich werden die Granulozyten immer wieder vom Blutstrom weggerissen (Abb. 5.**34 b**), so daß sie über das Endothel hinwegrollen *(= Leukozy-*

ten-rolling). 30 Minuten später haben die Granulozyten so viel ICAM-1-„Klebeprotein" exprimiert, daß sie endgültig auf dem Endothel festhaften (Abb. 5.**33**; 5.**34 b**). Jetzt verformen sich die aktivierten Granulozyten spiegeleiförmig und bedecken das Endothel von Kapillaren und postkapillaren Venolen dachziegelartig *(= Leukozyten-„sticking").*

Leukozytentransmigration: Die durch Entzündungsmediatoren aktivierten Granulozyten sitzen nun über die ICAM-Integrin-„Verklebung" fest auf der Endotheloberfläche. Dadurch kontrahieren sich unter ihnen die Endothelzellen, so daß im Endothelrohr Lücken entstehen. Die Granulozyten bilden pseudopodienartige Zellfortsätze aus, verformen sich samt Zellkern und „quetschen" sich durch die Endothellücken hindurch *(= Leukozytentransmigration).* Mit Hilfe ihrer Metalloproteinase lösen sie die subendotheliale Basalmembran auf und wandern, gesteuert von chemotaktischen Faktoren (s. unten), amöbenartig in den Extrazellulärraum des Entzündungsfeldes (Abb. 5.**34 c**), wo sie sich mit ihren Integrinen an Bindestrukturen der Extrazellulärmatrix (Fibronektin) binden. Alle Leukozyten (d. h. Granulo-, Lympho- und Monozyten) wandern über diesen aktiven Mechanismus der Leukozytentransmigration ins Entzündungsfeld.

Chemotaxis, Chemokinese

Nachdem die Leukozyten ins extravaskuläre Bindegewebe gelangt sind, was 2–10 Minuten dauert, bewegen sie sich nach einer Latenz von etwa 90 Minuten *amöboid* unmittelbar auf den Entzündungsherd zu. Dieser Vorgang ist für alle Granulozyten, Lymphozyten und Makrophagen bewiesen. Lediglich der Durchtritt von Erythrozyten durch die Gefäßwand ist passiv und erfolgt nur bei massiver Gefäßschädigung. Die Wanderungsgeschwindigkeit und die Bewegungsrichtung werden durch chemokinetische und chemotaktische Stoffe gesteuert. Dabei unterliegt der *Chemokinese* die Geschwindigkeit und Richtungsänderung, während der *Chemotaxis* das Ansteuern des Wanderungszieles untersteht. Somit bedeuten chemokinetische Faktoren *„Pilotstoffe"* und chemotaktische Faktoren *„Lotsenstoffe"* für die Leukozyten.

Ein Granulozyt besitzt auf seiner Zellmembran spezifische Rezeptoren für chemotaktische Faktoren (= N-Formylpeptide). Sowie er einen solchen Lockstoff *(= Leukotaxin)* berührt hat, polarisiert er sich, indem er rezeptorangereicherte füßchenartige Zellfortsätze *(= Lamellopodien)* wie die Tentakeln eines Tintenfisches in Richtung der höheren Lockstoffkonzentration ausstreckt und sich mit diesen in der Umgebung festhält (Abb. 5.**35 a** u. **b**). Gleichzeitig wird mit dem Lockstoffkontakt die Granulozytenzellmembran so verändert, daß Ca^{2+} in die Zelle einströmt, das cAMP ansteigt und das kontraktile aktinhaltige Filamentsystem sich kontrahiert. Auf diese Weise zieht sich der Granulozyt zum Entzündungsherd hin. Daneben werden die Granulozyten auch funktionell aktiviert (S. 215).

Sind die Entzündungszellen am Entzündungsherd angelangt, so werden sie durch eine Reihe von Stoffen daran gehindert, sich gleichsam wieder wegzuschleichen. Diese Stoffe wirken somit entweder *negativ-chemokinetisch,* indem sie die Neutrophilen oder Makrophagen *immobilisieren,* oder *negativ-chemotaktisch,* indem sie die Wirkung chemotaktischer Faktoren aufheben.

In der frühen Phase einer Entzündung wandern vorwiegend Granulozyten, später auch Rundzellen (= Monozyten, Makrophagen, Lymphozyten) aus. Diese Leukozyteneinwanderung ins Entzündungsgebiet dauert so lange, bis die entzündliche Schädlichkeit entweder durch Phagozytose entfernt, durch Immunkomplexbildung und/oder Komplementaktivierung inaktiviert und zerstört ist. Die zelluläre Zusammensetzung des entzündlichen Infiltrates wird bei akuten Prozessen a) durch die *Entzündungsfaktoren* (z. B. Virusentzündung: lymphohistiozytäre Infiltrate), b) durch das *Patientenalter* (z. B. fetale Entzündung: lymphoplasmazellulär) und c) durch die *Leukozytenart* selbst bestimmt. So verschwinden die neutrophilen und eosinophilen Leukozyten

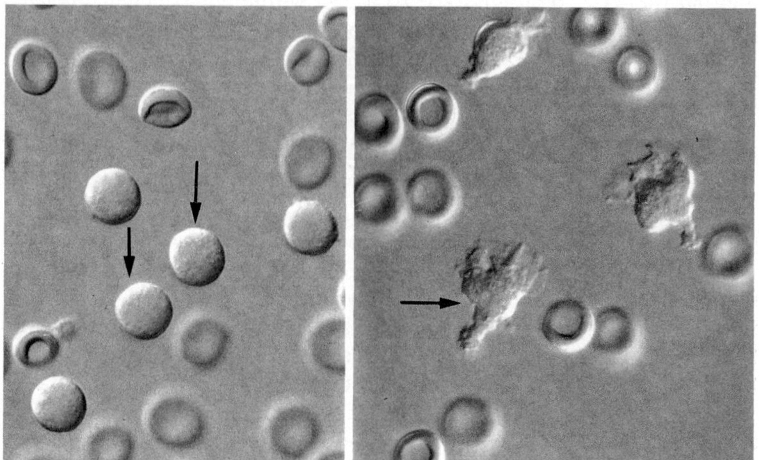

a b

Abb. 5.**35 a** u. **b** Morphologie wandernder Granulozyten im strömenden Blut
a Ruhende (= abgekugelte) Granulozyten (Pfeil)
b Chemotaktisch in Gang gesetzte Granulozyten (Pfeil) mit kontrahiertem Hinterteil (= Uropod) und krabbelndem Vorderteil (= Lamellopodien) umgeben von Erythrozyten
(Interferenzkontrast, Vergr. 1 : 1200; Original: Keller)

innerhalb weniger Stunden von der entzündlichen Bildfläche, weil sie nur eine kurze Lebensdauer haben, gegenüber Bakterientoxinen und Azidose empfindlich sind, sich nicht mehr teilen können und folglich auf dem Entzündungsfeld zugrundegehen. Die Granulozytenleichen werden von den später in das Entzündungsgebiet einrückenden Makrophagen vertilgt; dabei werden Neutrophilen- und Makrophagenlockstoffe abgegeben. Die Makrophagen – aus eingewanderten Blutmonozyten stammend – haben eine lange Lebenszeit, können sich noch teilen und bestimmen wesentlich den Ablauf einer chronischen Entzündung (S. 232).

Entzündungszellen

An einer Entzündungsreaktion sind die Gefäßendothelien, die Blutplättchen (= Thrombozyten), die neutrophilen Granulozyten (= polymorphkernige Leukozyten), die eosinophilen Granulozyten, die Mastzellen und basophilen Granulozyten, die Monozyten, Makrophagen und Histiozyten sowie Lymphozyten und Plasmazellen (= Rundzellen) beteiligt. Ihnen kommen dabei folgende Rollen zu:

Endothelien: Die Endothelien der Venolen enthalten in Form der Selektine (= Leukozyten → Endotheladhäsionsmoleküle, Endothel → Leukozytenadhäsionsmoleküle) ein Erkennungssystem für Lymphozyten, aber auch für Granulozyten, so daß sie diese selektiv ins Entzündungsgebiet durchlassen können. Die Endothelzellen weisen ein aktinhaltiges Zytoskelett auf, mit dessen Hilfe sie sich unter dem Einfluß bestimmter Eikosanoide (LTB4, LTD4 und TXB2) kontrahieren. Dadurch geben sie für humorale und zelluläre Blutbestandteile den Weg aus dem Blutgefäß in die Umgebung frei. Unter dem Einfluß von Endotoxin und bestimmten Zytokinen sind die Endothelzellen auch imstande, bestimmte Entzündungsmediatoren (Prostaglandin E2 und F2α, Interleukin-1) zu bilden; ferner enthalten sie ein Enzym, welches den Gerinnungsfaktor XII proteolytisch aktivieren kann, der seinerseits das Komplement- und das Kininsystem (s. unten) in Gang setzt. Folglich können die Endothelien die entzündliche Permeabilitätsstörung – indem sie mit den Granulozyten kooperieren – im Sinne einer Verstärkerschlaufe vorantreiben (vgl. Abb. 5.**36a** u. **b**). Schließlich sind die Endothelien (wie im übrigen auch die Makrophagen und Granulozyten) in der Lage, aus L-Arginin Stickstoffmonoxyd (= NO) zu bilden, das über eine Verminderung des Gefäßtonus die örtliche Organdurchblutung steuert.*

Thrombozyten: Sie stellen die zelluläre Komponente des Gerinnungssystems dar (Plättchenthrombus) und sind eine wichtige Entstehungsstätte für Prostanoide und Kinine (s. unten). Sie kooperieren mit den Granulozyten in der Emigrationsphase und bilden Wachstumsfaktoren für Fibroblasten, glatte Muskelzellen und Endothelien (= PDGF) (S. 310).

* Daher frühere Bezeichnung des NO als *endothelial derived relaxation factor* = EDRF.

Neutrophile Granulozyten: Sie sind *„Mikro-Phagen"* und somit phagozytotisch an der Keimbeseitigung beteiligt (S. 30) und setzen neben Interferonen auch proteolytische sowie auch chemotaktische Substanzen frei. In ihren spezifischen Granula enthalten sie kationische Proteine und Lysozym, während in den azurophilen Granula lysosomale Enzyme und Myeloperoxydase vorhanden sind. Chemotaktisch angelockte Neutrophile aktivieren ihren Hexosemonophosphatshunt und setzen Dank ihres membranassoziierten NADPH-Oxydasesystems toxische Sauerstoffverbindungen (z. B. H_2O_2) frei *(= „respiratory burst")*. In Zusammenwirkung mit der Myeloperoxydase entstehen aus H_2O_2 bakterizide Verbindungen (z. B. HOCl). Darüber hinaus begünstigen sie die Inaktivierung der Proteasehemmer im Serum und leisten damit der gewebsdestruierenden Wirkung der granulzytären Proteasen Vorschub. Die zytolytische Wirkung dieser Sauerstoffradikale wird im gesunden Organismus durch ein glutathionhaltiges Antioxydantiensystem und durch die Katalase im Schach gehalten. Schließlich steuern die Neutrophilen im Entzündungsgebiet (in Kooperation mit den Endothelien, s. Abb. 5.**36a** u. **b**) die Durchblutung und die Permeabilität, bilden plättchenaktivierende Substanzen, aktivieren das Komplementsystem (S. 184) und generieren Arachidonatabkömmlinge.

Eosinophile Granulozyten: Sie sind im Gewebe unter Epithelien wie nasale, intestinale und vaginale Mukosa angereichert, die bereits physiologischerweise bakteriell besiedelt sind. Die Eosinophilen reagieren mit entsprechenden Rezeptoren auf IgG, IgA, Komplementspaltprodukte und Lipidmediatoren wie LTB4 und PAF. Wie die Neutrophilen verfügen sie über besondere Klebeproteine für die Endotheldurchwanderung und können zytotoxische Sauerstoffmetabolite herstellen. Sie enthalten in ihren Granula basische und kationische Proteine, welche Parasiten und Würmer zerstören und bei Mastzellen und Basophilen die Histaminfreigabe auslösen. Schließlich produzieren sie Substanzen (eosinophilenchemotaktische Stoffe), mit denen sie Nachschub aus den eigenen Reihen anfordern und Mediatorstoffe aus Mastzellen inaktivieren können.

Basophile Granulozyten: Sie enthalten ebenso wie die Mastzellen (S. 187) in ihren Granula Heparin, Histamin sowie Eosinophilen- und Neutrophilenlockstoffe und Plättchenaggregationsfaktoren. Sie spielen eine wichtige Rolle bei der Entstehung akuter seröser Entzündungsreaktionen.

Makrophagen: Sie sind nicht nur Phagozyten, sondern sie können *auch* sezernieren; denn sie setzen neutrale Hydrolasen (Elastase, Kollagenase), lysosomale Enzyme und chemotaktische Faktoren frei. Daneben geben sie Regulatorstoffe für die Lymphozyten (Interleukin-1) und Granulozyten (Tumornekrosefaktor) sowie Wachstumsfaktoren für Fibroblasten ab. Sie bilden wie die Granulozyten toxische Sauerstoffverbindungen und Arachidonatabkömm-

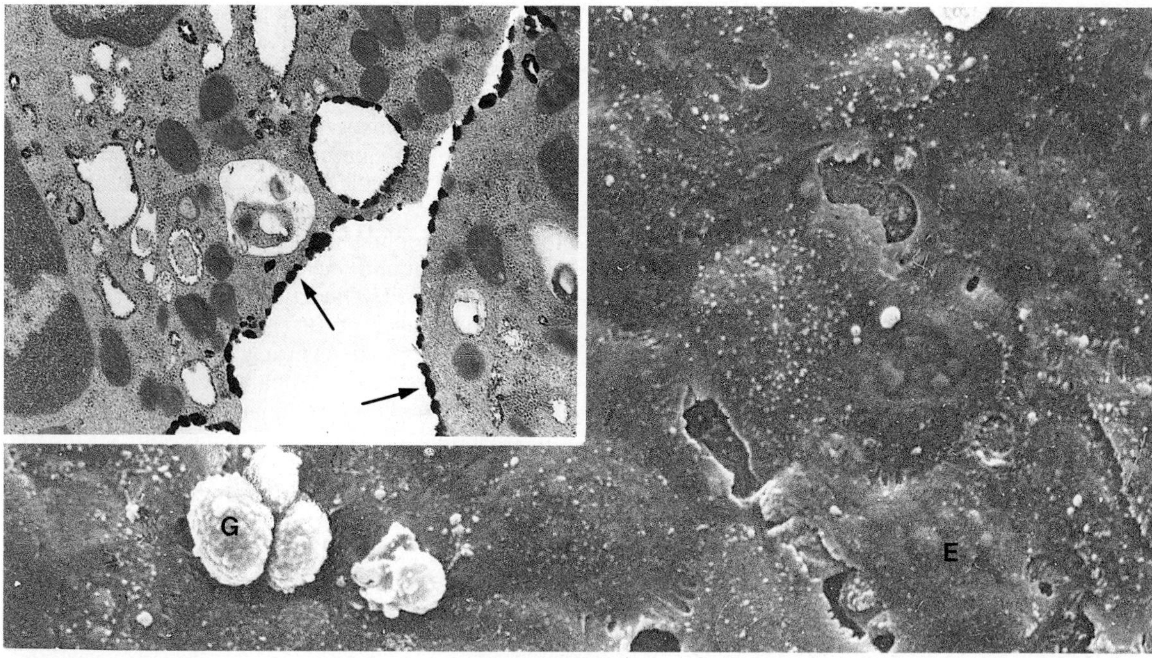

a

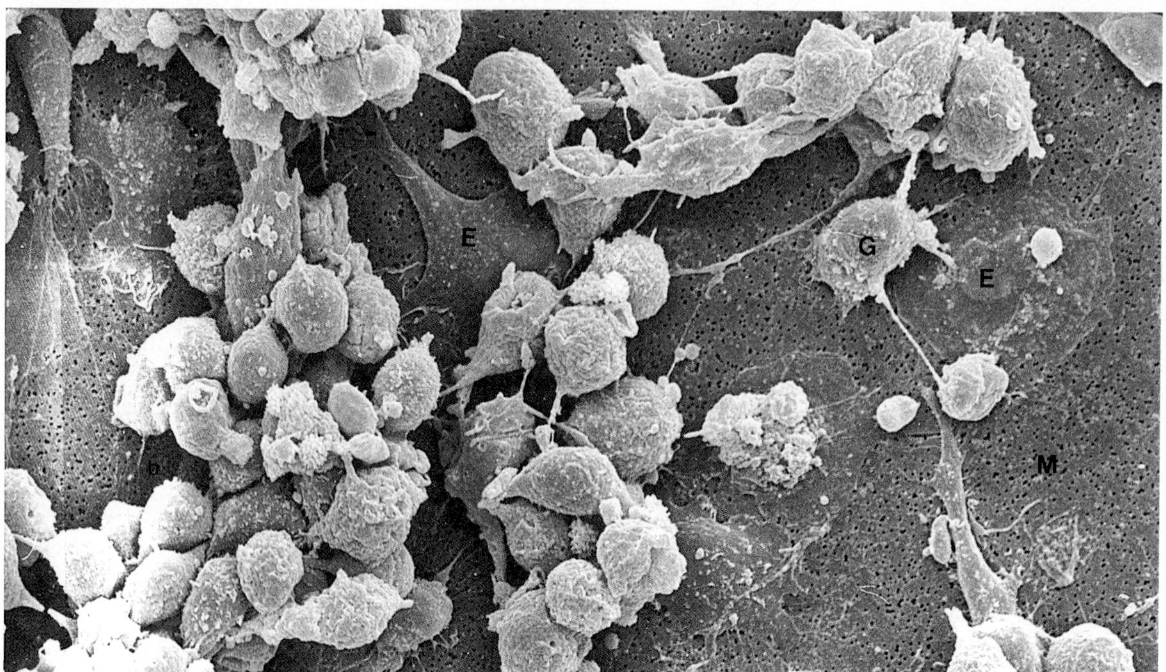

b

Abb. 5.**36 a** u. **b** Granulozyten-Endothelinteraktion bei der Entzündung (Zellkultur)

a Endothelzellen (E) mit zugegebenen unstimulierten Granulozyten (G): geschlossene Endotheldecke, kaum adhärente Granulozyten. Einschub: aktivierter Granulozyt mit histochemischem Nachweis des H_2O_2 in Form von Ceriumkomplexen entlang der Zellmembran (Pfeil) als Ausdruck der Burstreaktion und subplasmalemmalen Vakuolen

b Endothelzellen mit zytokinstimulierten (TNF) und folglich aggregierten und adhärenten Granulozyten: Endothelretraktion von der Unterlage (mikroporöse Kulturmembran = M), dadurch Permeabilitätssteigerung (Raster-EM, Vergr. 1 : 3000; Original: Zeck-Kapp)

linge. Alle Makrophagenreizstoffe enthalten, gleichen oder sind komplexe Kohlenhydrate, wobei der aktivste Teil eine β1-3D-Polyglucose zu sein scheint. Schließlich und nicht zuletzt dienen die Makrophagen den immunkompetenten T-Lymphozyten als Antigenpräsentatoren und zerstören Tumorzellen. **Lymphozyten** und **Plasmazellen** sind die Vertreter des Immunsystems im Entzündungsfeld (S. 174).

Entzündungsmediatoren

Allgemeine Definition: Die einzelnen Teilvorgänge im Ablauf einer Entzündungsreaktion werden durch die ganze Reihe von chemischen Stoffen vermittelt und offenbar altersabhängig (neonatal < adult > senil) gesteuert. Sie werden als *Entzündungsmediatoren* bezeichnet. Eine chemische Substanz darf aber erst dann als Entzündungsmediator deklariert werden, a) wenn sie sich zum Zeitpunkt ihrer angenommenen Wirkung während des Entzündungsgeschehens *isolieren* läßt, b) wenn sich ihre Wirkung durch spezifische Antagonisten *unterdrücken* läßt und c) wenn sie nach Hemmung im Organismus *verbraucht* wird.

Je nach Entstehungsort lassen sich die Entzündungsmediatoren entweder als zellvermittelte oder serumvermittelte Mediatoren bezeichnen:

1. Zellvermittelte Mediatoren

Definition: Diese sind entweder bereits in bestimmten Zellen gespeichert und werden in aktivierter Form freigesetzt oder sie werden von diesen Zellen ad hoc synthetisiert. Ihr Aktionsfeld ist meist die unmittelbare Umgebung ihres Entstehungsortes.

Diese Mediatorstoffe werden zusammen mit einigen anderen Mediatoren auch *„Immediatoren"* genannt und sind die „Hauptakteure" in der frühen Entzündungsreaktion. Ihre wichtigsten Vertreter sind das *Histamin* und die *Prostaglandine:*

Histamin: Es ist in den Granula der Mastzellen und der basophilen Granulozyten gespeichert, die vor allem längs der Venolen, ihrem Einsatzgebiet, zu finden sind. Als Entzündungsmediator nimmt das Histamin vor allem bei allergischen Entzündungsformen, wie z. B. bei allergischer Rhinitis (Heuschnupfen), Arzneimittelurtikaria und anaphylaktischen Schock, eine Schlüsselrolle ein.

Die Histaminfreisetzung erfolgt im Rahmen einer Mastzellendegranulierung insbesondere durch:

- *Antigen-Antikörper-Komplexe,* wobei die Zellen durch membrangebundene IgE-Moleküle schon vorsensibilisiert sein können (S. 191),
- *direkte Zellschädigung* (auch im Rahmen der Komplementaktivierung),
- *Kationische Proteine* sowie
- Substanzen, die den *intrazellulären cAMP-Gehalt* steigern (z. B. Choleratoxin, Isoproterenol mit Stimulation β-adrenerger Rezeptoren).

Die Freisetzung und Aktivität des Histamins wird einerseits, wie bereits erwähnt, über zyklische Nukleotide gesteuert, indem das Histamin eigene Rezeptorgruppen besetzt, wodurch der intrazelluläre Gehalt an cAMP reduziert und die Histaminfreisetzung gebremst wird. Außerdem läßt sich die Histaminwirkung auch durch die recht rasche Entleerbarkeit der Histaminspeicher sowie rasche Inaktivierung innerhalb 15–20 Minuten durch Desaminierung und Demethylierung steuern.

Das Histamin hat folgende Wirkungen:

- *Kontraktion der glatten Muskulatur* (Gefäße, Darm, Bronchiolen) sowie der Venolenendothelien mit interendothelialer Lückenbildung.
- *Dilatation der Arteriolen,* später auch der präkapillären Sphinkteren und der postkapillären Venolen. Daraus resultiert eine
- *Permeabilitätssteigerung* vom sofort vorübergehenden Typ und
- *Stimulation der exokrinen Sekretion.* So ist das Histamin ein wichtiges Glied in der Reaktionskette: Gastrin→Magenmukosa→Histaminfreisetzung→Magenbelegzellen→HCl-Sekretion,
- *Pruritus* (= Juckreiz-)erzeugung
- *selektive Chemotaxis* für eosinophile Granulozyten.

Die teilweise gegensätzlichen Histamineffekte sind durch den Einfluß zweier unterschiedlicher Rezeptorengruppen bedingt. Sie werden H_1- und H_2-Rezeptoren genannt. Durch selektive Hemmung des H_1-Rezeptors mit Mepyramin, des H_2-Rezeptors mit Methiamide lassen sich die einzelnen Histaminwirkungen aufgliedern. Die H_1-Rezeptoren vermitteln unter anderem eine Kontraktion der glatten Muskulatur und eine vaskuläre Permeabilitätssteigerung. Die H_2-Rezeptoren regulieren die Magensekretion und hemmen die T-Zell-Effektivität.

Serotonin stammt aus den enterochromaffinen Zellen des Dünndarms sowie aus den Thrombozyten. Es hat eine *histaminähnliche Wirkung* auf die Gefäßpermeabilität, scheint aber im übrigen das Entzündungsgeschehen beim Menschen nur wenig zu beeinflussen. Sein Antagonist ist *Lysergsäurediäthylamid* (= LSD).

Neutrophilenprodukte: eine Reihe wichtiger Mediatoren des Entzündungsgeschehens werden von den neutrophilen Granulozyten gebildet. Dazu gehören:

- *Kationische Proteine:* Sie sind nicht enzymatisch wirksame Proteine und steigern teilweise die Gefäßpermeabilität. Unter diesen Proteinen finden sich auch Mediatoren, welche auf die Makrophagen und Granulozyten chemotaktisch wirken.
- *Saure Hydrolasen:* Sie können Zellmembranen und andere Zellproteine zerstören. Eine Plasma-Kininogen-spaltende Leukokininogenase sowie die direkt C3- und C5-spaltenden Proteasen liegen mit ihren pH-Optimum gleichfalls im sauren Bereich.
- *Neutrale Proteasen:* Sie scheinen im Rahmen der Entzündungsantwort die größte Rolle zu spielen. Die Enzyme Elastase, Kollagenase und Kathepsin-G lösen elastische Fasern, Basalmembranen, Knorpelgewebe und auch Fibrin auf (s. Interzellularsubstanz, S. 49ff) und aktivieren zum Teil unspezifisch die Gerinnungs- und/oder die Komplementkaskade (s. unten).
- *Interferone:* Dies sind körpereigene Substanzen und stellen eine Komponente der unspezifischen

Abwehr (S. 170) dar. Sie lassen sich je nach Herkunft in folgende drei Typen untergliedern:

- *α-Interferon:* Es wird hauptsächlich durch Granulozyten unter der induktiven Wirkung von Viren gebildet.
- *β-Interferon* wird unter dem induktiven Einfluß von Viren durch Fibroblasten gebildet.
- *γ-Inferferon:* Seine Bildung erfolgt durch T-Lymphozyten unter dem Einfluß von Antigenen und Mitogenen. Es gehört folglich zu den Lymphokinen (s. unten).

Die Interferone haben folgende Wirkungen:

- *Antiviraler Effekt* durch Hemmung der Translation bei der viralen Proteinsynthese, Hemmung der Viruspenetration durch die Zellmembran und durch Hemmung der Tochtervirionenausschleusung aus der Wirtszelle.
- *Antiproliferativer Effekt* durch Wachstums- und Teilungshemmung von normalen Zellen und maligne transformierten Zellen (Tumorzellen).
- *Immunmodulatorischer Effekt* durch Aktivierung von Makrophagen und natürlichen Killerzellen durch Drosselung der B-zellulären Antikörpersynthese und durch Hemmung der mitogeninduzierten T-Zell-Proliferation.

Lymphozytenprodukte: Sie spielen eine Hauptrolle bei der zellulär vermittelten Immunität (S. 174). Lymphokine sind lösliche, von Lymphozyten stammende Faktoren, welche die Kommunikation und funktionelle Abstimmung der einzelnen Entzündungszellen untereinander steuern. Sie werden deshalb auch als Interleukine (= IL) bezeichnet und haben keine Antikörpereigenschaften. Sie lassen sich in folgende drei Kategorien unterteilen:

- *Lymphokine,* die ihre Zielzellen zerstören
- *Lymphokine,* welche die Zellproliferation stimulieren (= mitogene Faktoren),
- *Lymphokine,* welche die Entzündungsreaktion beeinflussen. Sie werden im folgenden weiter ausgeführt:

● *Lymphokine mit Beeinflussung der Entzündungszellen:* Der *Migrationshemmfaktor* (= MIF) bewirkt, daß wandernde Makrophagen oder Granulozyten (= LIF) am Entzündungsort bleiben und ihre Arbeit aufnehmen. Der Makrophagenfusionsfaktor (= MFF) veranlaßt die Verschmelzung von Makrophagen zu mehrkernigen Zellen. Ferner gibt es je einen speziellen Faktor, welcher die Makrophagen *anlockt* und *aktiviert* (= MAF; γ-Inferferon). Schließlich sind *Lymphokine* bekannt, welche *selektiv chemotaktisch* auf die Granulozyten wirken.

● *Lymphokine mit Beeinflussung der Gefäßpermeabilität:* Sie bewirken eine erhöhte Gefäßpermeabilität in den postkapillären Venolen sowie in den Kapillaren, was von einer massiven Lymphozytentransmigration begleitet wird.

Makrophagenprodukte: Im Entzündungsgebiet geben die Makrophagen bestimmte als Monokine bezeichnete Mediatoren ab, welche die Entzündungsreaktion modulieren. Dazu gehören das Interleukin-1, Tumornekrosefaktor (TNF-α), Granulozytenaktivierungsmediator (GRAM) und α-Interferon. Darüber hinaus produzieren aktivierte Makrophagen noch Entzündungsmediatoren, welche nicht zu den Interleukinen gezählt werden: Lysozym, Komplementfaktoren, Prostaglandine und Proteasen. An dieser Stelle besonders hervorzuheben sind der Tumornekrosefaktor und das Interleukin-1:

● *Interleukin-1* (= IL-1): Das IL-1 wird durch Endotoxin, Gewebszerstörung und Entzündung aus aktivierten Granulozyten und Makrophagen sowie zum Teil auch Endothelzellen freigesetzt. Es führt über eine Aktivierung der Arachidonatkaskade zur Bildung von Prostaglandinen und Leukotrienen; es stimuliert die Bildung von plättchenaktivierendem Faktor (= PAF) und aktiviert das Kininsystem. Seine febrile Wirkung geht vermutlich auf eine Prostaglandin-E2-Produktion im Hypothalamus zurück. Schließlich ist es für die Proliferation der Helferzelllymphozyten verantwortlich.

● *Tumornekrosefaktor* (= TNF-α): Auch er wird nach Endotoxinstimulation von den Makrophagen gebildet. Er aktiviert die Granulozyten mit Phagozytose-Burst-Reaktion und Eikosanoidbildung. Zusammen mit dem Interleukin-1 ist er für die entzündliche Permeabilitätssteigerung in der terminalen Strombahn verantwortlich (S. 211).

Arachidonsäurederivate: Jede Zellschädigung – auch die Entzündung – führt zu einer Aktivierung der Phospholipase A_2 (zum Teil lysosomal, plasmalemmal oder extrazellulär) und dadurch zur Bildung hoch ungesättigter C-20-Fettsäuren, vor allem von Arachidonsäure. Sie ist das Ausgangsmaterial von sehr wirksamen und weit verbreiteten Entzündungsmediatoren. Die einmal gebildete Arachidonsäure wird über zwei verschiedene Wege metabolisiert: a) Über den *Lipoxygenaseweg* werden die *Leukotriene* (= LT) gebildet. Dieser Weg bleibt durch nichtsteroidale Entzündungshemmer unbeeinflußt. b) Über den *Zyklooxygenaseweg* werden in fast allen Zellen die *Prostaglandine* (= PG), in den Kapillarendothelien sowie in den Gefäßwänden die Prostazykline und in den Thrombozyten (aber auch in Lunge und Milz) die Thromboxane gebildet:

Prostaglandine: Je nach Struktur entfalten die einzelnen Prostaglandintypen unterschiedliche Wirkungen, die zusammengefaßt ein biologisch wirksames System darstellen, welches darauf ausgerichtet ist, den Schaden im entzündeten Organismus möglichst klein zu halten. Allen Prostaglandintypen gemeinsam ist die Fähigkeit, die glatte Muskulatur des Darmes und/oder des Uterus zur Kontraktion zu bringen und die Bildung von cAMP und cGMP zu beeinflussen. Während der akuten exsudativen Entzündungsreaktion scheinen sie vor allem die Permeabilitätssteigerung vom verzögert anhaltenden Typ (S. 212) zu beeinflussen. Der Prostaglandineffekt ist auf die nächste Umgebung ihres Syntheseortes beschränkt. Die Halbwertszeit der Prostaglandine im Blut beträgt nur wenige Minuten.

Im einzelnen steigern PG-E_1, -E_2 und – viel schwächer PG-$F_{2\alpha}$ – (synergistisch zur Histamin-, Kinin- und Lymphokininwirkung) die lokale Durchblutung durch Vasodilatation und sind dadurch für die rasche Hyperämie nach einem Entzündungsreiz verantwortlich. Prostaglandine der E-Reihe sensibilisieren Schmerzrezeptoren und vermitteln den Anstieg der Körpertemperatur im Fieber. Ein positiver leukotaktischer Effekt hingegen läßt sich nur für $PGF_{2\alpha}$ nachweisen. Prostazykline gelten stärker als PG-E_1 als Thrombozytenaggregationshemmer und Vasodilatatoren, während die Thromboxane (ebenso wie PG-E_2) die Thrombozytenaggregation fördern und die glatte Gefäßmuskulatur zur Kontraktion bringen.

Leukotriene: Dazu gehören chemotaktisch und chemokinetisch wirksame Substanzen für die neutrophilen (LT-B_4) und die eosinophilen Granulozyten (S. 215) sowie die *Slow reaction substance of anaphylaxis* (= SRS-A), welche aus den Leukotrienen LTC_4 und LT-D_4 besteht. Letztere wird entweder aus Mastzellen der Lunge unter dem Einfluß eines Antigenkontaktes mit zytophilem IgE freigesetzt (S. 191), oder sie wird in Granulozyten nach Phagozytose von IgA-haltigen Immunkomplexen induziert. Neben seiner vaso- und bronchokonstriktorischen Wirkung verstärkt SRS-A die Gefäßpermeabilität im Bereich der Venolen. Wie der Name der Substanz besagt, tritt dieser Effekt langsamer ein als nach Histamineinwirkung, hält aber länger an.

Plättchenaktivationsfaktor (= PAF): Er ist wie die Arachidonatmediatoren eine Phospholipase-A2-katalysierte Substanz (= Phospholipid). PAF wird durch verschiedene Zellen wie Thrombozyten, Granulozyten, Makrophagen und Endothelzellen gebildet. PAF steigert die Gefäßpermeabilität, bewirkt am Ort seiner Freisetzung ein perivaskuläres Infiltrat aus Granulozyten (auch Eosinophile), Lymphozyten und Histiozyten. Ferner ruft es eine Plättchenaggregation und eine Bronchokonstriktion hervor.

2. Plasmavermittelte Mediatoren

Definition: Sie werden zum Teil als inaktive Vorstufen synthetisiert und müssen vor ihrem Einsatz im Entzündungsprozeß entweder zuerst enzymatisch aktiviert oder zu aktiven Komplexen zusammengesetzt werden. Sie werden zellulär gebildet, ihr Aktionsfeld liegt im Blutplasma. Die wesentlichen Vertreter dieser Gruppe sind die *Kinine,* das *Komplementsystem* sowie das *C-reaktive Protein.*

Plasmakininbildendes System: Dazu gehören drei Kinine: Bradykinin, Lysylbradykinin und Methionyllysylbradykinin, deren biologische Aktivitäten nur quantitativ verschieden sind. Bradykinin wird von Kininogen, vor allem vom hochmolekularen Typ, durch Plasmakallikrein abgespalten.

• *Kallikrein* wird unter Einwirkung des aktivierten Gerinnungsfaktors XII (= Hagemann-Faktor) aus Präkallikrein (= Fletcher-Faktor) gebildet. Der Plasmafaktor XII wiederum ist aktivierbar durch Kontakt mit einer negativ geladenen Oberfläche wie Gas, Kollagen, Bakterienwand-Lipopolysacchariden oder über einen positiven Feedback-Mechanismus durch Kallikrein unter Mitwirkung des Kininogens vom hochmolekularen Typ als Kofaktor. Auch Plasmin oder PTA (= Plasmathromboplastinvorläufer) und Harnsäure sind Aktivatoren des Kininsystems.

• *Bradykinin* und die anderen Kinine werden durch Kininasen inaktiviert, deren Mehrzahl Carboxypeptidasen sind. Die Kininase I ist eine Carboxypeptidase-N und entspricht dem Anaphylatoxininaktivator. Die Kininase II ist eine Dipeptidhydrolase und entspricht dem Angiotensin-I-Konversionsenzym. Eine erhöhte Kininkonzentration hemmt die Angiotensin-II-Bildung, was indirekt einer Blutdruckbeeinflussung gleichkommt. Außerdem wurde bewiesen, daß die Kininase II durch Insulin gehemmt wird. Das bei der Bradykininabspaltung aus Kininogen freiwerdende Fragment verhindert die Aktivierung des Gerinnungsfaktors XII und hemmt folglich über einen negativen Feedback-Mechanismus die Kininaktivierung.

Die aktivierenden Enzyme des kininbildenden Systems sind Serinproteinasen und deshalb durch die meisten *Plasmaproteinase-Inhibitoren* hemmbar. α_2-Makroglobulin bildet mit verschiedenen Enzymen (z. B. Kallikrein) Komplexe, die dann noch Restaktivität besitzen und gegen eine weitere Inaktivierung geschützt sind. Der C_1-Inaktivator hemmt die Faktor-XII-Aktivierung, Kallikrein, Plasmin usw., ebenso Antithrombin III. Die Wirkung des α_2-Antiplasmin-Inhibitors betrifft vor allem die Hemmung des Plasmins.

• *Leukokinin:* Granulozyten und Makrophagen bilden ein Leukokinin, das durch eine zelleigene Leukokininogenase als Leukokininogen abgetrennt wird und ähnlich wie das Bradykinin wirkt.

Die Kinine haben ein breites Wirkungsspektrum. Es umfaßt folgende Effekte:

- *Vasodilatation* durch länger dauernde Beeinflussung der Gefäßmediamyozyten,
- *Bronchokonstriktion,* Darmspasmen,
- *Permeabilitätssteigerung* durch Endothelkontraktion,
- *Blutdruckabfall,*
- Aktivierung der *Schmerzrezeptoren,*
- *Granulombildung* bei Ablagerung von oberflächenaktiven Partikeln (z. B. Uratkristalle) im Gewebe.

Komplementsystem (S. 184): Dies ist ein System von Proteinen, die in geordneter Reihenfolge kaskadenartig miteinander reagieren. Die Komplementaktivierung läuft sehr rasch ab, ist örtlich begrenzt und steht im Dienste der Zerstörung und Elimination von Fremdmaterial, Fremdzellen, Bakterien und Viren.

C-reaktives Protein: Dieses Protein (= CRP) zählt zu den Akut-Phasen-Proteinen und wird in den Hepatozyten gebildet. Die Akut-Phasen-Reaktion ist definiert als unspezifische Antwort des Organismus auf Entzündungsprozesse, Nekrosen und maligne Neoplasien, in deren Verlauf die Konzentration bestimmter Plasmaproteine ansteigt. Das CRP-Molekül ist ein Pentamer aus globulären Untereinheiten, die zu einem fünfgliedrigen Ring zusammengelagert werden. Dem CRP-Molekül sehr verwandt ist die *Serum-Amyloid-P-Komponente* (= SAP), welche ein Dekamer darstellt. CRP und SAP werden auch als *Pentraxine* bezeichnet. Die CRP-Synthese wird durch einen speziellen, von Makrophagen abgegebenen Faktor sowie durch Prostaglandine der E- und F-Reihe angekurbelt. Das CRP verbindet sich in der akuten Phase einer Entzündung mit Fremdmaterial oder Schadstoffen zu Komplexen und stimuliert das Komplementsystem sowie die Leukozyten und Thrombozyten. Auf diese Weise löst es im Entzündungsgeschehen immun- und nicht-immunbezogene Aktivitäten aus, bevor spezifische Antikörper zur Stelle sind. Dabei kommen ihm im einzelnen folgende Aufgaben zu:

- *CRP nimmt an unspezifischen Immunreaktionen* teil, indem es das Komplementsystem auf dem klassischen Wege aktiviert und die Zytolyse stärkt.
- *CRP reinigt den Organismus,* indem es potentielle Gewebsgifte, wie sie im Rahmen einer Nekrose entstehen, durch Membranbindung, Opsonierung und Phagozytosebeschleunigung beseitigt.
- *CRP aktiviert die Killer-Lymphozyten* durch Bindung an deren IgG-Fc-Rezeptoren.
- *CRP stimuliert die Thromboxan-A_2-Bildung* in den Thrombozyten und damit indirekt die Plättchenaggregation.

Akute Entzündungsformen

Bei einer Reihe von Entzündungen, vor allem bei den akuten, kommt es zu einer *„Ausschwitzung"* (= Exsudation) von Gefäßinhalt durch die entzündlich veränderte Gefäßwand ins umgebende Gewebe (Abb. 5.**37a–e**). Geringe Gefäßwandschäden, wie sie durch Virusinfekte ausgelöst werden, führen dabei zur Ausschwitzung von Serum *(= seröse Entzündung)*. Seröse Entzündungen im Bereich von Schleimhäuten bewirken eine vermehrte Schleimbildung *(= serös-schleimige Entzündungen)*. Stärkere Gefäßwandschäden führen zunächst zu Fibrinausschwitzung *(= fibrinöse Entzündung)*, später vor allem bei Staphylokokken- und Streptokokkeninfekten zur Nekrose der angelockten Leukozyten *(= eitrige Entzündungen)*. Hochgradige Gefäßwandschäden, wie sie bei perakut verlaufenden Virusentzündungen auftreten, führen zu Gefäßeinrissen mit konsekutiver Blutung *(= hämorrhagische Entzündung)*.

Entzündliche Exsudate können durch *Punktion* entnommen werden und eignen sich zum mikrobiologischen Nachweis von Entzündungserregern (z. B. Pilze, Bakterien).

Seröse Entzündungen

Rein seröse Entzündungen

Definition: Bei einer serösen Entzündung besteht das entzündliche Exsudat aus einer fibrinfreien, eiweißreichen Flüssigkeit des Blutserums. Im Exsudat ist (im Gegensatz zum Transsudat) die Albuminkonzentration höher, der Globulingehalt niedriger und die Elektrolytmenge gleich wie im Blut (spezifisches Gewicht größer als 1015).

Ätiologische Faktoren einer serösen Entzündung sind

- *Überempfindlichkeitsreaktionen* (S. 190),
- *bakterielle und virale Gewebsschädigungen* (S. 249),
- *physikalisch-chemische Gewebsschädigungen* (= alterative Entzündungen; S. 208).

Vorkommen: Die seröse Entzündung ist oftmals das erste Durchgangsstadium zu anderen Entzündungsformen. Sie kann aber auch als selbständige Entzündungsform an serösen Häuten (Pleura, Perikard, Peritoneum), im Gelenk (sog. Reizergüsse) und an Schleimhäuten des Respirations- und Magen-Darm-Traktes auftreten. Sie kommt auch als seröse Organentzündung vor (seröse Hepatitis, seröse Nephritis = akute interstitielle Nephritis, seröse Myokarditis, seröse (exsudative) Alveolitis der Lunge, seröse Enzephalitis). Diese serösen Organentzündungen sind entweder Folge eines Kreislaufschocks (S. 401) oder einer infekttoxischen Gefäßschädigung (vor allem bei Virusinfekten).

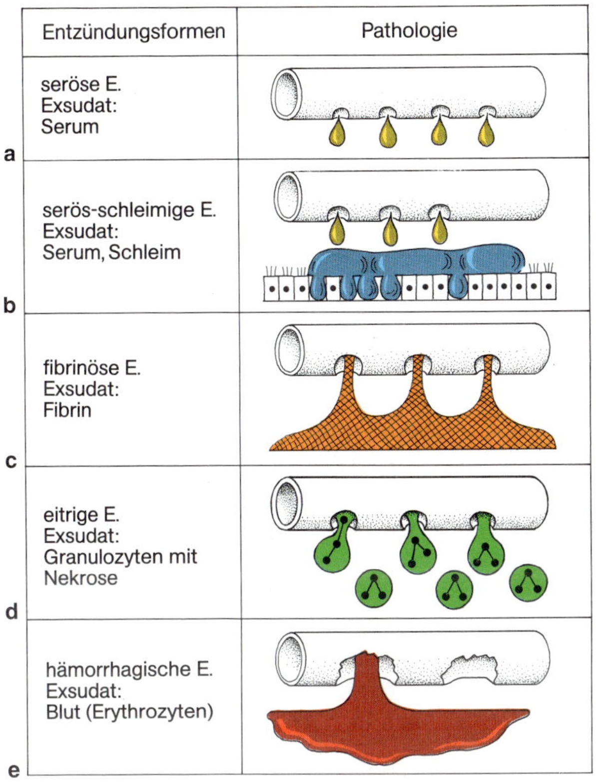

Abb. 5.**37 a–e** Hauptformen der exsudativen Entzündung, dargestellt als Folge der Gefäßschädigung (Schema)

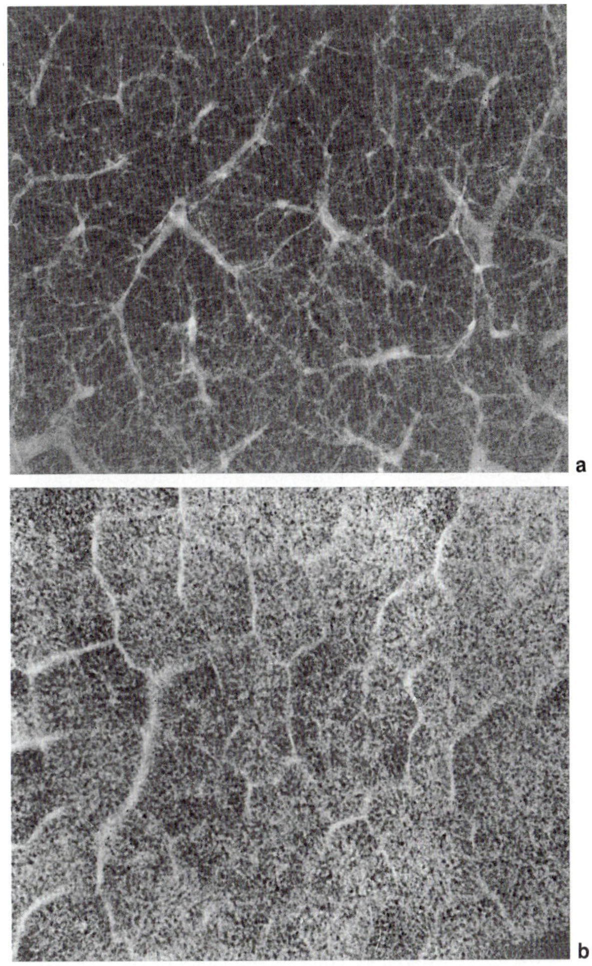

Abb. 5.**38 a** u. **b** Beispiel einer akuten serösen Entzündungsreaktion: akute exsudativ-seröse Alveolitis beim septischen Schock. Im Vergleich zum normalen Lungenparenchym (**a**) ist das Lungengewebe durch das seröse Exsudat röntgendichter geworden (**b**) (Röntgenfeinuntersuchung nach vorgängiger Formoldampffixation der Lunge, Vergr. 1 : 5)

Beispiel: **Serös-exsudative Alveolitis** beim septischen Schock. Im Rahmen einer Sepsis mit gramnegativen Bakterien wird durch die Endotoxinämie das Komplementsystem auf dem alternativen Weg aktiviert und die reichlich in der Lungenendstrombahn vorhandenen intravaskulären pulmonalen Makrophagen aktiviert. Durch die Komplementfragmente (C5a) und durch Zytokine der Makrophagen werden die Granulozyten gereizt und die Endothelien für Granulozyten klebrig gemacht (Adhäsionsmolekülexpression). Dies hat folgende Kettenreaktion zur Folge: Die Granulozyten bleiben in der Lungenendstrombahn hängen, produzieren toxische Sauerstoffmetaboliten, setzen Proteasen frei und generieren vasoaktive Eikosanoide. Alle diese Faktoren wirken gebündelt auf die Mikrozirkulation ein. Das Resultat davon ist eine seröse exsudative Entzündungsreaktion mit einem Ödem, welches das Interstitium des Lungenparenchyms förmlich überflutet (Abb. 5.**38 a** u. **b**).

Serös-schleimige Entzündungen

Definition: Die serös-schleimige *(= serös-katarrhalische)* Entzündung läuft ausschließlich an Schleimhautoberflächen des Respirations- und Gastrointestinaltraktes ab. Das Exsudat besteht aus Serum, dem Schleim und abgeschilferte Epithelien beigemengt sind.

Vorkommen: Die serös-schleimige Entzündung tritt z. B. bei Schnupfen und Enteritiden auf.

Beispiel: **Schnupfen**
Schnupfen *(Rhinitis catarrhalis acuta: common cold)* wird durch eine Tröpfcheninfektion mit Rhinoviren ausgelöst. Die Viren dringen in die Epithelien des Respirationstraktes ein und lösen deren Nekrose aus (= zytopathischer Effekt). Kurz nach Beginn der Erkrankung tritt eine Hyperämie der Nasenschleimhaut auf. Darauf folgt eine seröse Exsudation in das Schleimhautstroma mit Behinderung der Nasenatmung sowie eine seröse Exsudation auf die Schleimhautoberfläche (Nase läuft). Durch entzündliche Reizung der schleimbildenden Drüsenzellen erfolgt eine verstärkte Schleimsekretion, so daß das seröse Exsudat einen Zusatz von Schleim erhält. Diese seröse Entzündung klingt meist nach 4–5 Tagen wieder ab. Es kann sich aber darauf eine eitrige Entzündung (bakterielle Superinfektion) aufpfropfen. Nicht selten breitet sich die virusinduzierte Entzündung auch auf andere Gewebe (Konjunktiva, Schleimhaut des oberen Respirationstraktes) aus.

Fibrinöse Entzündungen

Definition: Bei dieser Entzündungsform kommt es wegen der entzündlichen Gefäßschädigung und Permeabilitätssteigerung zu einer Ausschwitzung von Blutplasma mit Fibrinogen, das außerhalb der Gefäße zu Fibrin polymerisiert (Abb. 5.**39a–c**) und so eine mechanische Barriere gegen weitere Entzündungseinflüsse bildet.

Fibrinöse Entzündungen entstehen bevorzugt im Bereiche seröser Höhlen (Pleura, Perikard, Peritoneum, Synovialis-Bursa), in der Lunge (Lobärpneumonie) und an Schleimhäuten.

Ätiologisch kommen infekt-toxische Faktoren, mechanisch-traumatische Faktoren, Ausscheidung chemischer Noxen (z. B. Quecksilber) oder toxischer Metabolite (z. B. Urämie) oder Infarkte in Betracht.

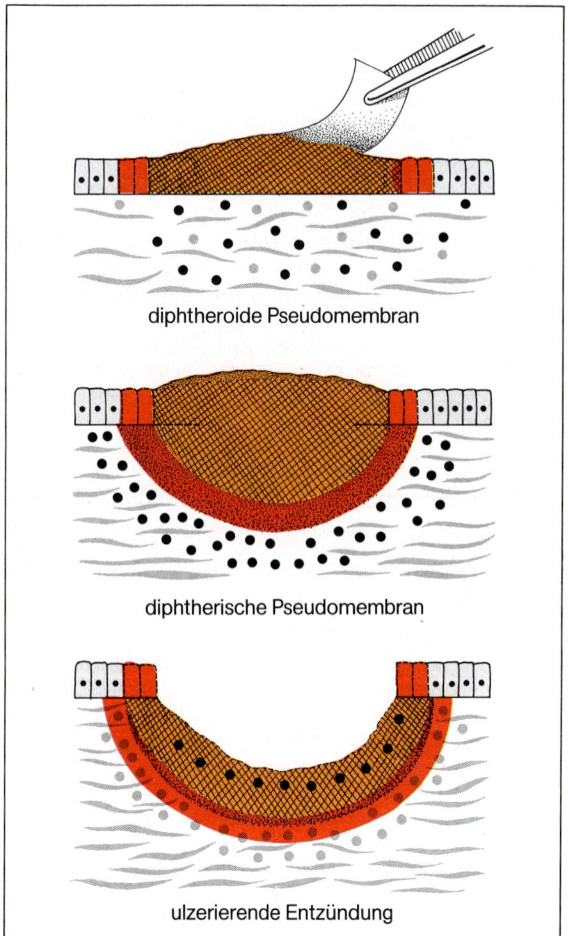

Abb. 5.**39a–c** Formen der fibrinösen Entzündungsreaktion an Schleimhäuten (dargestellt Mukosa und Submukosa)

Fibrinöse Serosa-Entzündungen

Vorkommen: Fibrinöse Entzündungen der serösen Häute wie Pleura, Perikard, Peritoneum (aber auch Synovialis) finden sich als Mitreaktion bei vielen Grundkrankheiten unterschiedlicher Ursache. Hierzu gehören bakterielle Entzündungen (z. B. Tbc), Urämie, rheumatisches Fieber, rheumatoide Arthritis, Kollagenosen und Sepsis. Auch unter der Serosa ablaufende Entzündungen oder Infarkte können eine fibrinöse Serosa-Entzündung auslösen.

Beispiel: **Fibrinöse Perikarditis**
Makroskopisch ist das Epikard (und Perikard) bei geringer Fibrinauflagerung nur getrübt oder zeigt bei starker Fibrinexsudation zottenartige Auflagerungen von Fibrin, die als Zottenherz imponieren. Mikroskopisch sind die Mesothelzellen im Bereich der Fibrinauflagerung größtenteils zerstört. Dem submesothelialen Bindegewebe liegt ein unterschiedlich dichter Fibrinfilz auf, der mit der Zeit immer homogener wird (= *homogenisiertes Fibrin*). Die Fibrinauflagerungen können nicht vollständig aufgelöst werden, obgleich auch die randlichen Mesothelzellen fibrinolytisch aktiv sind. Dazu sproßt etwa 5 Tage nach Entzündungsbeginn vom submesothelialen Gewebe her ein kapillarreiches Bindegewebe mit Granulozyten, Histiozyten und Fibroblasten ins Fibrin ein (= *Granulationsgewebe*). Seine Phagozyten und Endothelien haben eine starke fibrinolytische Aktivität und lösen das Fibrin auf. Die mitgeführten Fibroblasten füllen die entstandenen Resorptionslücken mit Interzellularsubstanz an: das Fibrin wird organisiert (Abb. 9.**70**; S. 517).

Fibrinöse Mukosa-Entzündungen

Bei fibrinösen Entzündungen im Bereich von Schleimhäuten tritt neben der fibrinösen Exsudation auch meist noch eine Nekrose auf. Je nach der Relation von Fibrinexsudation und Nekrose unterscheidet man eine *pseudomembranöse Entzündung* (= kruppöse) und *ulzerierende* (nekrotisierende, verschorfende) *Entzündung* (Abb. **39a–c**).

1. Pseudomembranös-kruppöse Form

Definition: Bei dieser pseudomembranösen Entzündungsform (= pseudomembranöse nicht-nekrotisierende Entzündung) wird der entstandene Epitheldefekt durch ein flächenhaftes Fibringerinnsel (= Pseudomembran) abgedeckt, was einen notdürftigen Schutz gegen eine Superinfektion darstellt. Die darunterliegende Submukosa bleibt meist intakt, so daß sich der Fibrinbelag leicht ablösen läßt (Abb. 5.**39a**).

Vorkommen: Pseudomembranöse nicht-nekrotisierende Entzündungen entstehen z. B. bei der *Grippe* in Trachea und Bronchien und bei der *Ruhr* und beim Kreislauf-*Schock* im Darm.

Beispiel: **Grippetracheitis**
Die Grippe wird durch Influenzaviren Typ A, B hervorgerufen. Sie schädigen vor allem die respiratorischen Flimmerepithelien (S. 257).

In den ersten beiden Tagen der Infektion ist die Trachealschleimhaut durch die Hyperämie nur diffus gerötet und durch die Exsudation und die lymphoplasmazelluläre Infiltration geschwollen. Danach treten disseminierte „kleieförmige" Beläge (= *diphtheroide Pseudomembranen*) auf der Schleimhaut auf. Histologisch (Abb. 5.**40a**) handelt es sich dabei um zarte Fibrinmembranen, die der Basalmembran aufliegen. Dabei sind lediglich die Flimmerepithelzellen, nicht aber die darunterliegende Basalmembran oder Submukosa zerstört. Diese diphtheroiden Pseudomembranen sind deshalb abstreifbar. Die Nekrose der Epitheldecke ist eine große Gefahr für eine bakterielle Superinfektion. Jede Grippevireninfektion sollte deshalb antibiotisch abgedeckt werden. Pyrogene der Influenzaviren sorgen für starke Allgemeinreaktionen des Organismus (z. B. Fieber).

2. Pseudomembranös-nekrotisierende Form

Definition: Diese ebenfalls kruppöse Entzündungsform (Abb. 5.**39b**) zeichnet sich dadurch aus, daß sich ein flächenhaft ausgebreitetes fibrinöses Exsudat mit einer Nekrose der darunterliegenden Submukosa verbindet. Dadurch entsteht eine Membran. Sie wurde früher von den Ärzten mit einem abgehäuteten Tierbalg (= Diphthera) verglichen.

Vorkommen: Die pseudomembranös-nekrotische Entzündung (auch diphtherische Entzündung genannt) findet sich bei *Diphtherie* und bei verschiedenen Darmentzündungen (S. 722; Abb. 12.**59**).

Beispiel: **Laryngotracheale Diphtherie**
Sie wird durch das grampositive *Corynebacterium diphtheriae* ausgelöst. Die Krankheit beginnt meist als Nasendiphtherie, dehnt sich aber schnell auf Rachen und Kehlkopf aus. Aufgrund der Toxinwirkung geht nicht nur das Oberflächenepithel, sondern auch die Basalmembran und die Submukosa der Trachealschleimhaut zugrunde, was eine starke Exsudation von Blutplasma und Fibrinogen nach sich zieht, so daß fibrinöse Pseudomembranen entstehen. Sie setzen sich aus Fibrin, nekrotischen Epithelien und zahlreichen Corynebakterien zusammen. Da die Nekrose tief in die Submukosa hineinreicht, haften die *diphtherischen Pseudomembranen* auf ihrer Unterlage und sind nicht abstreifbar (Abb. 5.**40b**).

3. Ulzerierende Form

Definition: In diesen Fällen (Abb. 5.**39c**) steht eine herdförmige Nekrose der Schleimhaut im Vordergrund. Sowie die Nekrose der Schleimhaut abgestoßen ist, bleibt ein *kraterförmiger Schleimhautdefekt* in Form eines *Ulkus* zurück, der durch eine Fibrinexsudation abgedeckt wird. Folglich kann eine ulzerierende Entzündung aus einer pseudomembranös-nekrotisierenden Entzündung hervorgehen. Wird nur ein oberflächlicher Epithelanteil nekrotisch, so spricht man von einer *erosiven* Entzündung (= *Erosion*). Sie kann ohne nennenswerte Vernarbung abheilen.

Ätiologie: *Ulzera* (= Geschwüre) sind Folge peptischer Einflüsse im Gastroduodenalbereich, sie können aber auch infektiös-toxisch im Intestinaltrakt bei Typhus und Amöbenruhr entstehen. Aber auch ionisierende Strahlen (Strahlenulkus) sowie arterielle oder venöse Durchblutungsstörungen (= Ulcus cruris) und Druckschäden (= Dekubitus) rufen eine ulzerierende Entzündung hervor. Schließlich können Autoaggressionserkrankungen wie die Colitis ulcerosa mit Ulzerationen einhergehen.

Beispiel: **Dekubitus.**

Fibrinöse Parenchymentzündung

Definition und Pathogenese: Sie tritt oft im Rahmen einer sich in mehreren Stadien abspielenden Parenchymentzündung nach infektiös-toxischer oder aktinischer Schädigung der Endstrombahn vor allem als herdförmige bis diffuse Fibrinausschwitzungen auf (= kruppöse Parenchymentzündung).

Beipiel: **Lobärpneumonie** im Stadium der grauen Hepatisation (S. 626).

Eitrige Entzündungen

Definition: Als eitrig bezeichnet man jede Entzündung, bei der die neutrophilen Granulozyten mit Beimengung von Zelltrümmern (= *Detritus*) im Exsudat vorherrschen (Abb. 5. **37d**).

Ätiologie: Die eitrigen Entzündungen (= purulente Entzündung) werden fast ausschließlich durch pyogene Keime (= Eitererreger) hervorgerufen. Dazu gehören:

- *Staphylokokken* (darunter der Hautsaprophyt Staphylococcus aureus). Diese Erreger bewirken einen gelblich-rahmigen Eiter sowie eine abszedierende Entzündung (S. 227).
- *Streptokokken:* Sie rufen einen fibrinfreien, dünnflüssigen, gelblichen Eiter hervor und lösen oft phlegmonöse Entzündungen aus.

Weitere Eitererreger sind in Tab. 5.**6** zusammengestellt. Schließlich können auch Chlamydien, Aktinomyzeten und unbelebte Agentien wie Krotonöl mit einer eitrigen Entzündungsreaktion einhergehen.

1. Mukopurulente Entzündungen

Definition: Sie läuft vor allem an den Schleimhäuten des Respirationstraktes, gelegentlich auch des Intestinaltraktes ab. Das Exsudat besteht dabei aus Schleim, Granulozyten und Zelldetritus.

Beispiel: **Eitrige Rhinosinusitis** (S. 225; Abb. 5.**41a** u. **b**).

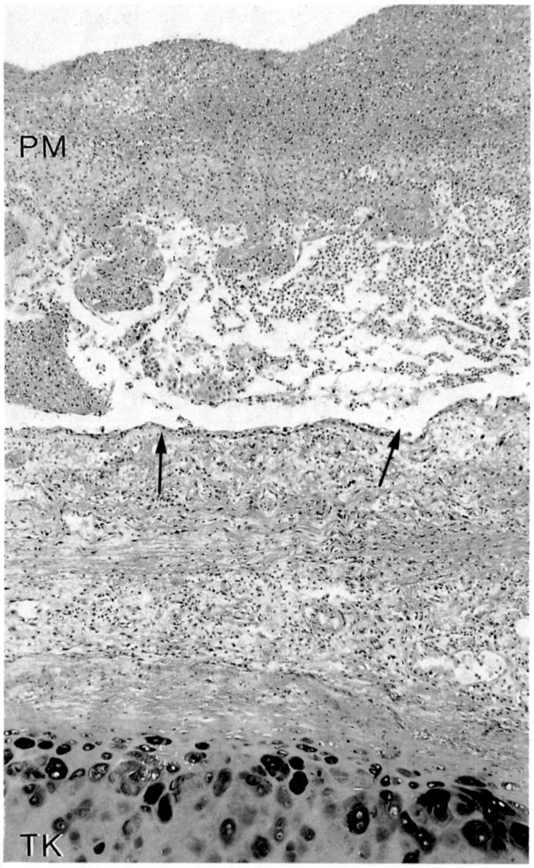

a

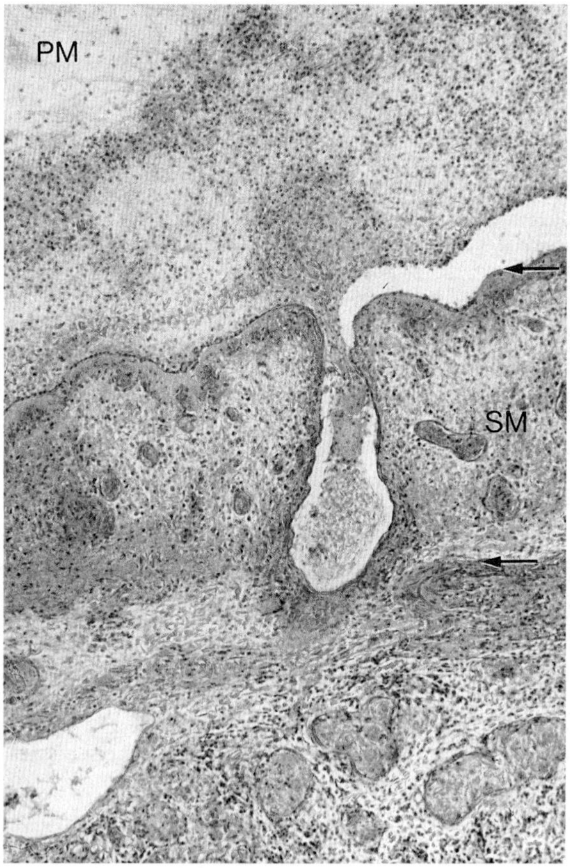

b

Abb. 5.**40a** u. **b** Histologische Formen der pseudomembranösen Entzündung:
a Grippetracheitis: Die Epitheldecke ist durch Infektion mit Grippeviren nahezu vollständig zerstört (Pfeile), während die Submukosa, welche an den Trachealknorpel (TK) angrenzt, weitgehend intakt geblieben ist. Anstelle des schützenden Epithelüberzuges wird die entzündete Tracheainnenseite durch eine fibrinhaltige Pseudomembran (PM) abgedeckt (HE, Vergr. 1 : 100)
b Laryngitis diphtherica: Durch das Ektotoxin der Corynebakterien ist nicht nur die Epitheldecke, sondern auch das Submukosagewebe (SM) bis zur Nekrose geschädigt (Submukosagrenzen pfeilmarkiert). Dadurch werden die Submukosagefäße erheblich geschädigt. Aus ihnen wird reichlich Fibrin ausgeschwitzt, welches zu einer Pseudomembran (PM) gerinnt. Diese deckt die entzündliche Schleimhautwunde der Trachea notdürftig ab (HE, Vergr. 1 : 100)

Abb. 5.**41a** u. **b** Beispiel einer mukopurulenten Entzündung: eitrige Rhinosinusitis ▶
a Normale Kieferhöhlenschleimhaut mit einzelnen Becherzellen und endoepithelialen Schleimdrüsen im Flimmerepithel
b Eitrige Rhinosinusitis mit massiver Leukotaxis, Durchwanderung der Granulozyten durch das Flimmerepithel. Dort bilden sie zusammen mit massenhaft abgesondertem Schleim und den darin befindlichen Erregern ein eitrig-schleimiges Exsudat, was zusammen mit der Hyperämie und Schwellung der Schleimhaut das Vollbild der mukopurulenten Sinusitis ausmacht

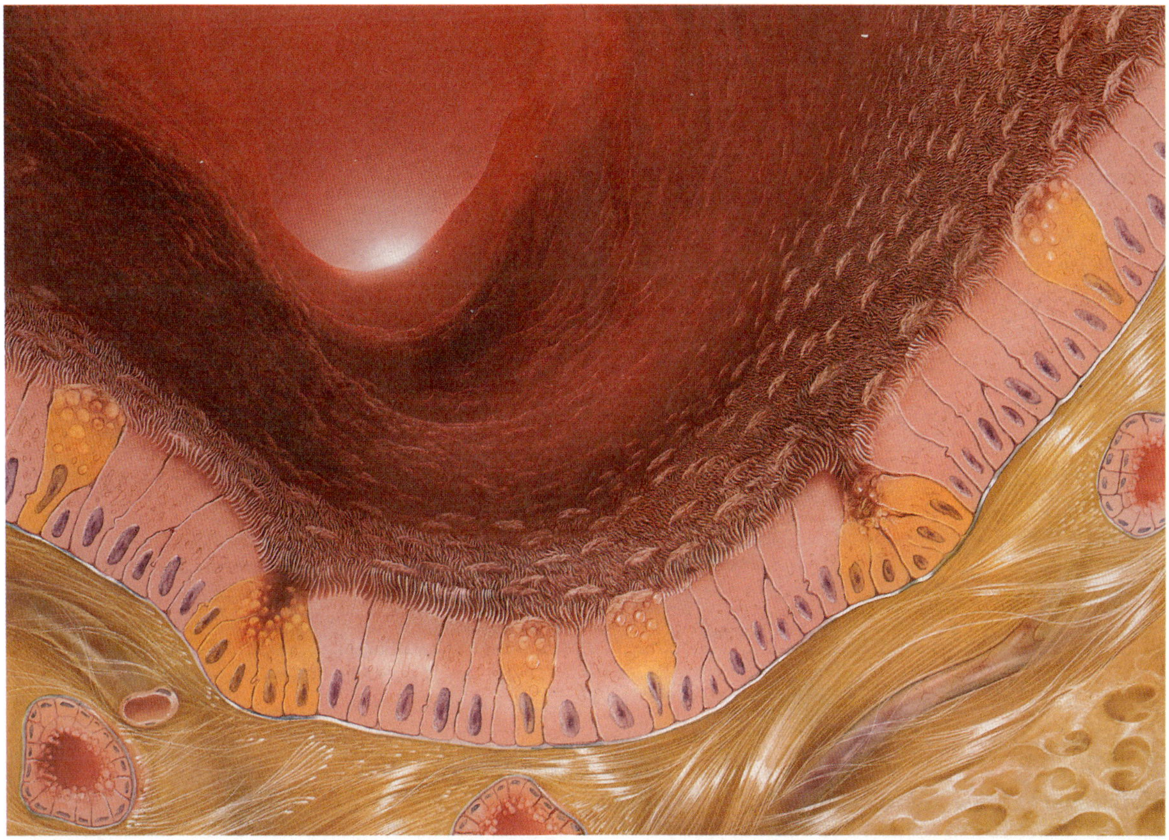

a

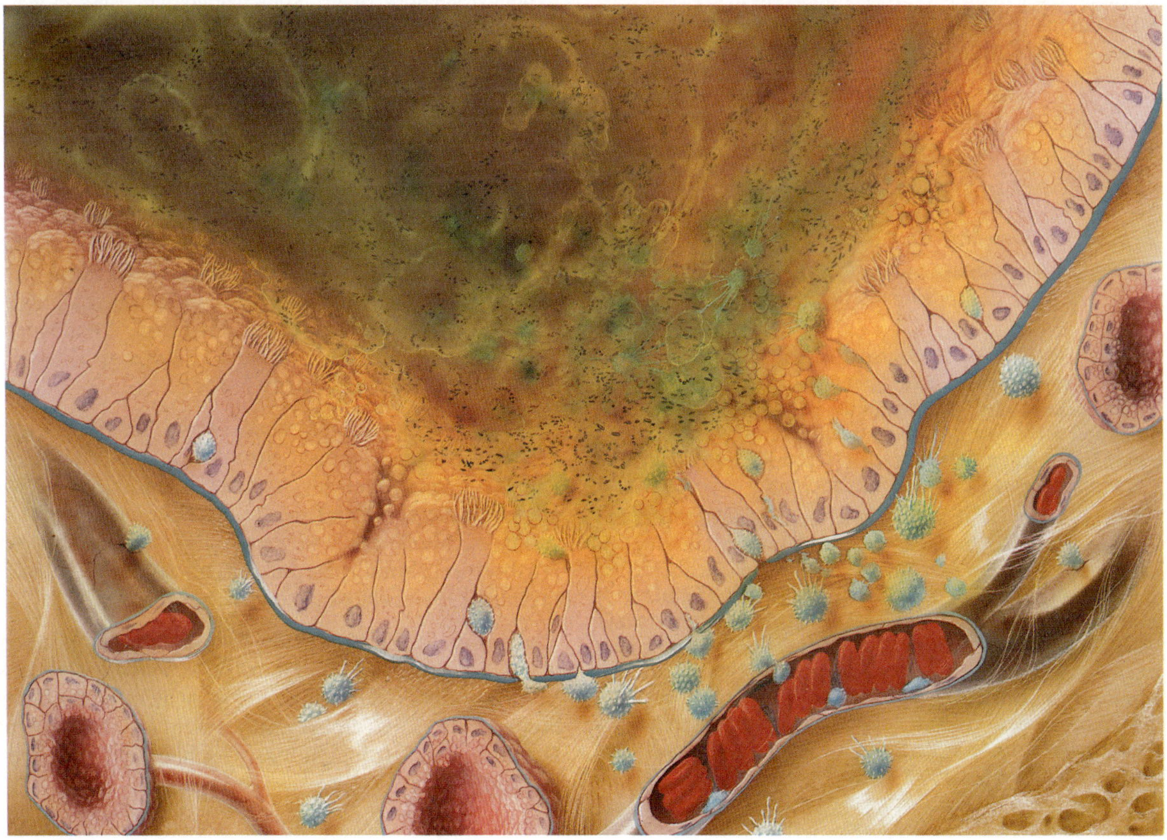

b

Tabelle 5.**6** Pathogenetische Charakteristika der Eitererreger

Eitererreger	Pathogenetische Besonderheit	Entzündungsform (E.)
Streptokokken	Hyaluronidase → Ausbreitungsfaktor Streptolysin → Fibrinolyse	phlegmonöse E.
Staphylokokken	Koagulase, Verklumpungsfaktor } → Blutgerinnung	abszedierende E.
Pneumokokken (= Streptococcus pneumoniae)	Neuraminidase → Nekrose (?) „Phagozytoseausweicher"	Lobärpneumonie
Meningokokken	Protease → IgA-Spaltung Endotoxin → septischer Schock „Phagozytoseüberleber"	eitrige Meningitis
Gonokokken (= Neisseria gonorrhoeae)	Urothelhaftstruktur → Urethraparasit Protease → IgA-Spaltung „Phagozytoseüberleber"	eitrige Urethritis (Zystitis)
Haemophilus influenza	Zilienhemmfaktor „Phagosomenausweicher"	eitrige Bronchopneumonie
Pseudomonas aeruginosus	Elastase → Komplementinaktivierung Phospholipase → Surfactantabbau, Zellnekrosen	nekrotisch-eitrige E. (Hospitalismus)
Proteus ssp.	Besiedelung von nekrotischem Gewebe	eitrige E.

2. Empyem

Definition: Eitrige Entzündung (Abb. 5.**42a**) in einem *vorgebildeten Hohlraum* wie Pleura, Peritoneum, Herzbeutel, Gelenkspalt, Gallenblase, Augenvorderkammer, Mittelohr. Das Empyem entsteht meist dadurch, daß eine eitrige Entzündung eines Organs in den angrenzenden Hohlraum durchbricht.

Vorkommen: Empyeme kommen am häufigsten als Pleura- oder als Peritonealempyeme vor (Abb. 11.**67**, S. 655).

Beispiel: **Otitis media**

Definition: Eine infektiös-eitrige Entzündung der Mittelohrräume und der pneumatischen Zellen des Schläfenbeins.

Pathogenese: Hauptsächlichste Erreger sind β-hämolysierende Streptokokken und Pneumokokken, seltener Staphylokokken oder Haemophilus influenzae. Der Infektionsweg ist meist ductogen-aszendierend und geht von einer bakteriellen Infektion des Nasen-Rachen-Raums im Anschluß an eine Common cold-Infektion.

Morphologie: Das Trommelfell ist entzündlich gerötet mit radiärer Gefäßzeichnung (= Myringitis). Sein auskleidendes Epithel wandelt sich zu einem kubischen Zellbelag um und die subepitheliale Schicht wird vor allem granulozytär entzündlich infiltriert. Das anfänglich fibrinös-katarrhalische Exsudat wird mit der Zeit katarrhalisch-eitrig umgewandelt. Es sammelt sich in der Paukenhöhle an, so daß ein Empyem entsteht. Schließlich kommt es zu einer stecknadelkopfgroßen Trommelfellperforation mit zitzenartiger Deformation um die Perforationsstelle, so daß sich der Eiter nach außen entleeren kann.

Komplikationen der Otitis media:

1. Mastoiditis purulenta mit eitriger Knocheneinschmelzung;
2. Petrositis (= Felsenbein-Entzündung);
3. Labyrinthitis purulenta;
4. Sinusthrombose (meist Sinus sigmoideus) und otogene Sepsis;
5. Extraduralabszeß, otogener Hirnabszeß;
6. Übergang in eine chronische Otitis media mit Komplizierung durch ein Cholesteatom (S. 343).

3. Phlegmone

Definition: Unter einer Phlegmone versteht man eine, vor allem im locker-faserigen Bindegewebe *diffus ausgebreitete Entzündung,* deren Exsudat vorwiegend aus Granulozyten sowie enzymatisch aufgespaltenen Serumanteilen besteht. Eine lokalisierte Gewebseinschmelzung mit nennenswerter Eiterbildung findet nicht statt (Abb. 5.**42c**).

Ätiologie: Phlegmonen beruhen in der Regel auf einer Kokken- (meist Streptokokken-)infektion. Diese Erreger geben *Hyaluronidase* und *Fibrinolysin* ab. Dadurch zerstören sie die Barriere aus Fibrinexsudat, Hyaluronate und Proteoglykane, welche ein Ausbreitungshindernis darstellen, so daß sie sich rasch im Gewebe ausbreiten können.

Vorkommen: Phlegmonöse Entzündungen können im Bindegewebe der Haut (z. B. Erysipel), des Mediastinums (Mediastinalphlegmone), der Skelettmuskulatur (Muskelphlegmone) oder im Stroma von Hohlorganen (phlegmonöse Cholezystitis) entstehen.

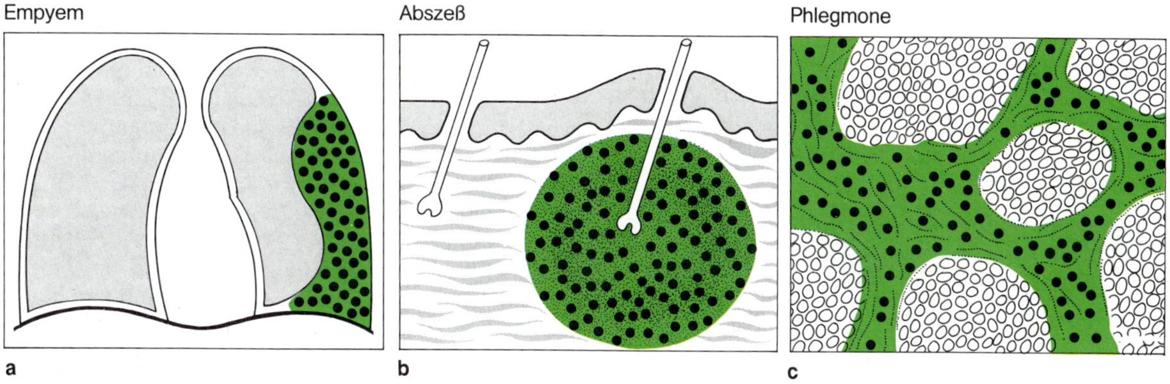

Abb. 5.**42a–c** Die drei Formen der eitrigen Entzündungen: **a** Empyem (z. B. Pleuraempyem), **b** Abszeß (z. B. Haarbalg: Furunkel), **c** Phlegmone (z. B. Subkutanphlegmone)

Beispiel: **Erysipel**
Das Erysipel (= Wundrose) ist eine phlegmonöse Entzündung der Haut, die durch *β-hämolysierende Streptokokken* (gelegentlich aber auch durch Anthraxbazillen) verursacht wird. Die Eintrittsstelle der Erreger ist meist nicht nachweisbar. Die Haut, meist im Gesicht und Unterschenkel, ist flächenhaft gerötet und geschwollen. Histologisch spielt sich diese phlegmonöse Entzündung im Korium und in der Subkutis ab. Das Bindegewebe enthält ein streptokokkenreiches Ödem, Fibrin, vor allem aber ein dichtes entzündliches Infiltrat aus Granulozyten, Lymphozyten und Histiozyten. Die Blutgefäße sind hyperämisch. Die Entzündung kann sich entlang der bindegewebigen Septen bis in die Muskulatur ausbreiten. Die Streptokokken finden sich dabei in den Lymphspalten *(Lymphangitis)* der Haut und nicht auf der Haut, so daß die Ansteckungsgefahr nicht sehr groß ist.

4. Abszedierende Entzündungen

Definition: Ein Abszeß ist eine Eiteransammlung in einem durch Gewebszerfall entstandenen Hohlraum.

Pathogenese: Die Bildung eines Abzesses (Abb. 5.**42b**) ist nur möglich, wenn sich zur entzündlichen Reaktion eine schwere Durchblutungsstörung gesellt. Oft entsteht die Kreislaufstörung durch direkte Bakterienwirkung. Die *grampositiven Staphylokokken* (vor allem Staphylococcus aureus) sind auf diese Entzündungsform spezialisiert. Folge einer Staphylokokkeninfektion ist eine Nekrose, die von Granulozyten durchsetzt ist. Die Granulozyten werden von Staphylokokken selbst durch ihre Leukotoxine massiv ins Entzündungsgebiet angelockt und lösen durch ihre proteolytischen Enzyme das nekrotische Gewebe auf, so daß im Gewebe ein mit Eiter und Bakterien gefüllter Hohlraum entsteht. In frühen Phasen wird der Abszeß von Granulozyten und Makrophagen gegen das angrenzende Gewebe demarkiert. Später entsteht durch Granulationsgewebe eine *Abszeßmembran* (S. 232).

Vorkommen: Die abszedierende Entzündung kommt vor als Lungenabszeß, Hirnabszeß, Nierenabszesse bei Pyelonephritis, cholangitische Leberabszesse, septikopyämische Ausscheidungsabszesse, perityphilitischer Abszeß bei Appendizitis, Furunkel, Retrotonsillarabszeß, Abszesse bei Osteomyelitis.

Beispiel: **Furunkel**
Die Entstehung des Furunkels (Staphylodermia follicularis profunda) wird durch bestimmte Krankheiten wie Diabetes mellitus begünstigt. Die Infektion erfolgt entlang der Haarfollikel. Durch die Wirkung der pyogenen Keime (meist Staphylokokken) kommt es zu einer umschriebenen Gewebsnekrose und Eiteransammlung. Spielt sich dies im Augenlidbereich ab, so spricht man von einem *Hordeolum internum* (= Meibom-Drüse) oder einem *Hordeolum externum* (= Moll-, Zeiss-Drüse) (Abb. 5.**43a** u. **b**).

Hat sich eine solche abszedierende Entzündung auf mehrere benachbarte Follikel ausgedehnt, so handelt es sich um einen *Karbunkel.* Ist die Umgebung eines Furunkels, wie z. B. der Nasolabialbereich, stark vaskularisiert, dann kann durch die Wirkung der Staphylokokken in den abszeßnahen Blutgefäßen eine bakterielle Thrombophlebitis entstehen. Dies gilt auch für andere abszedierende Entzündungsformen und stellt einen gefährlichen Ausgangspunkt für eine bakterielle *Sepsis* oder *Septikopyämie* dar (S. 230).

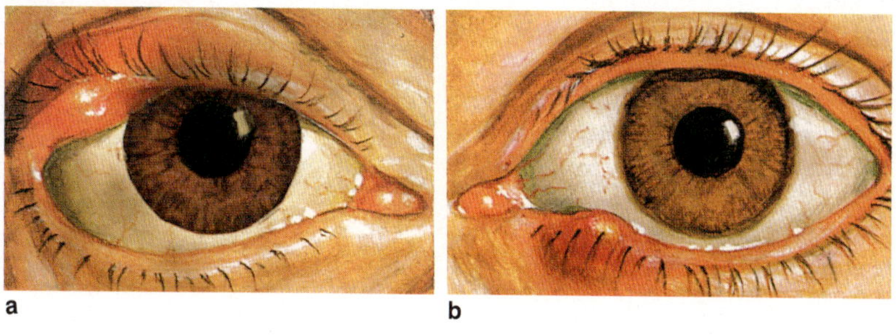

Abb. 5.**43a** u. **b** Beispiel einer akuten abszedierenden Entzündung:
a Hordeolum internum
b Hordeolum externum

Hämorrhagische Entzündungen

Definition: Bei einer hämorrhagischen Entzündung enthält das entzündliche Exsudat größere Mengen von Erythrozyten, weil es zu einer Gefäßschädigung der Endstrombahn mit Erythrozytenaustritt gekommen ist.

Ätiologie: Grundsätzlich sind hämorrhagische Entzündungen auf folgende Ursachen zurückzuführen (Tab. 5.**7**):

- Die Entzündungserreger produzieren hochgiftige Exotoxine wie das Vero-Zytotoxin, mit dem sie die kleinen Gefäße zerstören und so zu Gewebeblutungen führen.
- Der Entzündungserreger überschwemmt den Organismus, gibt Endotoxin ab (Endotoxinämie), mit dem er über eine Endothelschädigung eine Verbrauchskoagulopathie hervorruft, die dann sekundär zu Blutungen in den nekrotischen Arealen führt.
- Eine Reihe von Krankheitsbildern wird von einer enzymatischen Gefäßschädigung begleitet, bei der die Gefäßwände durch lysosomale Proteasen angedaut und/oder zerstört werden. Die Aktivierung dieser gefäßzerstörenden Enzyme kann dabei entweder durch Überempfindlichkeitsreaktionen Typ II (= zytotoxische Reaktion) oder Typ III (Arthus-Typ-Reaktion) oder direkt autokatalytisch (z. B. akute Pankreatitis) erfolgen.

Beispiel: **Milzbrand,** s. S. 266.

Nekrotisierende Entzündungen

Definition: Unter einer nekrotisierenden Entzündung versteht man einen Entzündungsprozeß, der dadurch gekennzeichnet ist, daß Gewebsnekrosen das Bild beherrschen, die durch Entzündungszellen und/oder Entzündungsstoffe hervorgerufen werden.

Pathogenese: Eine nekrotisierende Entzündung kommt dadurch zustande, daß entweder *mikrobielle Toxine* oder *physikalisch-chemische* Schädlichkeiten örtlich so konzentriert werden, daß das Gewebe ohne nennenswerte exsudative Entzündungsreaktion zugrunde geht. Diese lokale Schadstoffanreicherung wiederum ist Folge einer Exsudationshemmung, die entweder auf einer lokalen Durchblutungsstörung (z. B. thrombotischer Gefäßverschluß) oder Mangel an Entzündungszellen (z. B. Agranulozytose) oder großer zellschädigender Wirkung des Zellgiftes (z. B. Hydrargyrum) beruht. Aber auch die Überempfindlichkeitsreaktionen – durch komplementaktivierende Antigen-Antikörper-Komplexe (z. B. nekrotisierende Überempfindlichkeits-Vaskulitis) oder durch T-Lymphozyten vermittelt (z. B. Nekrose in Granulomen vom Tuberkulosetyp: Verkäsung) – führen zu einer lokalen Konzentration des Entzündungsgeschehens.

Gangräneszierende Entzündungen

Definition: Die primäre Auslösung oder die sekundäre Besiedelung einer nekrotisierenden Entzündung mit Fäulniserregern führen zur *jauchigen Zersetzung* des Entzündungsherdes.

Ätiologie: Infektionen mit sporenbildenden und nichtsporenbildenden *Anaerobiern* (Tab. 5.**8**) werden durch allgemeine Resistenzschwäche, Diabetes mellitus, lokale Durchblutungsstörungen und Gewebsnekrosen begünstigt. Sie bewirken eine *faulige Zersetzung* der Gewebe, welche mit Amin- und Merkaptan- oder Gasbildung im Gewebe einhergeht. Alte und/oder kachektische Patienten mit geschwächter Abwehrlage sind besonders gefährdet. Andererseits sind alle Nekrosen entzündlicher, ischämischer oder tumoröser Genese ein ideales Wachstumsmilieu für Anaerobier. Der gangräneszie-

Tabelle 5.**7** Hämorrhagische Entzündungserreger

Erreger	Pathogenese	Krankheitsbilder
Influenzaviren „Grippeviren"	Epitheliotoxizität	hämorrhagische Tracheobronchitis, hämorrhagische Pneumonie
Variolaviren (Pocken)	Endotheliotoxizität	hämorrhagische Hauteffloreszenzen, hämorrhagische Pneumonie, Enzephalomyelitis
Yersinia pestis (Pest)	zytotoxisches Exo- und Endotoxin	hämorrhagisch-nekrotische Pneumonie, Lymphadenitis
Anthraxbazillen (Milzbrand)	permeabilitätsstörendes Exotoxin	hämorrhagische Entzündung mit Ödembildung (Lungen-, Haut-, Darmmilzbrand)
hämolysierende Streptokokken (Scharlach)	erythrogenes Toxin	hämorrhagisch-eitrige Tonsillitis Exanthem-Enanthem
Meningokokken (Meningokokkensepsis)	endotheliotoxisches Endotoxin	Waterhouse-Friderichsen-Syndrom hämorrhagische Nebennierennekrose
Shigella dysenteriae (Bazillenruhr)	entero- und neurotoxisches Exotoxin	fibrinös-nekrotische Enteritis mit hämorrhagischer Komponente
enterohämorrhagische E. coli (= EHEC)	Verotoxine → Entero-, Endotheliotoxizität	hämolytisch-urämisches Syndrom

Tabelle 5.**8** Gangräneszierende Entzündungserreger (= Anaerobierinfektion)

Erreger	Gram-färbung	Gastro-intestinal	Uro-genital	Mund-höhle	Haut	Obere Luftwege	Pathogenese	Krankheitsbild
Sporenbildende Anaerobier								
Clostridien C. histolyticum C. perfringens	+	++	+	(+)	–	–	α-Toxin Hyaluronidase Proteinasen	Gasbrand
Nichtsporenbildende Anaerobier								
Peptokokken Peptostreptokokken Veillonella	+ + –	++	+	+	+	(+)	endogene Anaerobier der normalen Mundflora	Gingivitis, Stomatitis, Tonsillitis, Balanitis, Vulvitis
Actinomyceten	+	++	+	+	+	(+)	Besiedelung von Nekrosen	Abszeßbesiedler
Bacteroides Fusobacterium	– –	+++	+	++	–	+	Plaut-Vincent-Flora	oropharyngeale Entzündungen, abdominelle Empyeme, Organgangrän
Treponema vincenti	–	–	–	+++	–	++		Gingivitis, Tonsillitis

renden Entzündung liegt formalpathogenetisch eine *Kolliquationsnekrose* (S. 140) zugrunde.

Beispiel: **Lungengangrän**
Sie entsteht dadurch, daß bei einer Pneumonie oder einem Lungeninfarkt anaerobe Bakterien entweder embolisch oder durch Aspiration in die Lunge gelangen. Sie enthalten zytolytische und kollagenolytische Enzyme, die das Gewebe einschmelzen können. Die Gangränhöhle wird von einer zundrigen und meist braungrünen Wand unregelmäßig begrenzt und enthält eine stinkende Brühe. Die gangräneszierende Entzündung breitet sich in der Lunge meist sehr schnell aus und kann entweder an größere Bronchien Anschluß finden oder in die Pleurahöhle durchbrechen.

Lymphoplasmozytäre Entzündung

Allgemeine Pathogenese: Das Auftreten von Granulozyten ist, wie bereits erwähnt, für die akute exsudative Entzündungsreaktion typisch. Demgegenüber spricht ein entzündliches Infiltrat aus Lymphozyten und Plasmazellen (= Rundzellinfiltrat) in Verbindung mit einer Kollagenfaservermehrung (= Sklerosierung) für eine *chronische Entzündung* (Abb. 5.**44d**). In Fällen mit einer autoaggressiven Gewebszerstörung tritt das entzündliche Infiltrat in den Hintergrund; die wenigen Lymphozyten lösen lediglich eine Apoptose der ortsständigen Zellen aus. In allen übrigen Fällen handelt es sich um eine akute Entzündungsreaktion auf dem Boden a) einer allergischen-hyperergischen Reaktion oder b) einer Virusinfektion.

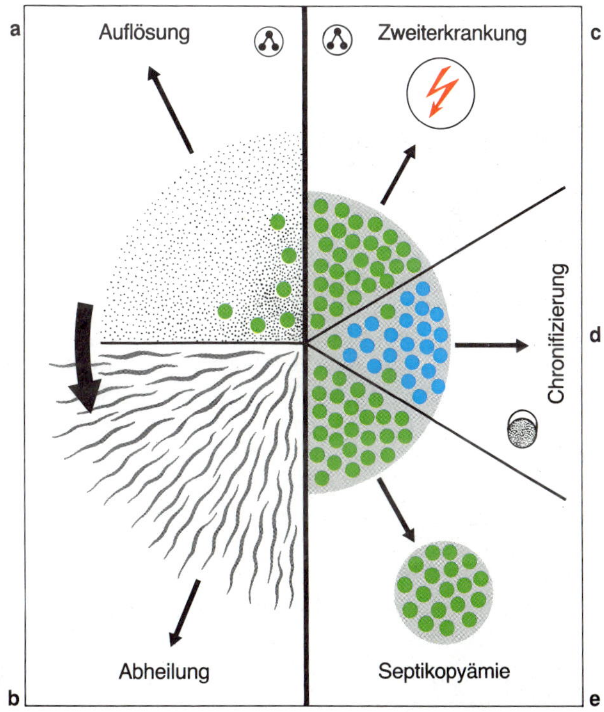

Abb. 5.**44a–e** Folgezustände einer akuten exsudativen Entzündungsreaktion mit Auflösung des Exsudates (**a**) und nachfolgender Abheilung (**b**) oder in Form einer bakteriellen Streuung mit einer Septikopyämie (**e**) oder bei entsprechendem molekularen Mimikry Ausbildung einer postinfektiösen Zweiterkrankung (**c**) oder schließlich in Form einer Chronifizierung mit Dominanz eines lymphoplasmazellulären Infiltrats (**d**)
grün: neutrophile Granulozyten; blau: Lymphozyten, Plasmazellen

Fetale Entzündung

N. Böhm

Ontogenese: Während der intrauterinen und postnatalen Phase der Ontogenese entwickelt sich das Abwehrsystem in phylogenetischer Reihenfolge.

– *Embryo:* Die für eine Erregerabwehr notwendigen Makrophagenvorläuferzellen treten in der 4. Gestationswoche im Dottersackmesenchym, ab der 15. Gestationswoche im Knochenmark auf. Neutrophile Granulozyten, die Mikrophagen, werden erst mit Beginn der Blutbildung im Knochenmark ins zirkulierende Blut abgegeben. Demzufolge kann sich der Embryo gegenüber pathogenen Keimen nur durch eine Phagozytose seitens des Makrophagensystems wehren, das aber noch keine Antigene zur Antikörperbildung präsentieren kann.

– *Fetus:* Er verfügt bereits über eine zelluläre Abwehr. Die frühesten T-Zell-Vorläufer treten in der 6. Gestationswoche in Dottersack und Leber auf, müssen aber noch zur vollständigen Ausreifung im Thymus in die „Schule“. Die frühesten B-Zell-Vorläufer findet man in 7. Gestationswoche in der Leber. In der 11.–15. Woche treten sie in der Milz auf. Jetzt können sie schon mit Antigenen reagieren, aber kaum Immunglobuline – und die nur in Form von IgM – herstellen. Ab der 28. Woche erreicht den Fetus mütterliches IgG, denn IgA und IgM kommen nicht durch die Plazentaschranke. Ab der 30. Woche stammen die B-Zellen aus dem Knochenmark.

– *Neugeborenes:* Erst in der postnatalen Phase entwickelt sich bei ihm schrittweise auch die humorale Abwehr. Folglich ist es beim Säugling auch erst nach dem 4. Lebensmonat sinnvoll, eine Diphtherie-, Pertussis- und Tetanusimpfung vorzunehmen.

Pathogenese und Morphologie: Der Fetus kann sich somit immunologisch noch gar nicht wehren. Dies nutzen zellparasitäre Keime aus. Zu ihnen gehören Herpes- und Zytomegaloviren, Toxoplasmose, Listerien, Treponemen und Mykobakterien; sie rufen fetale Infektionskrankheiten in Form der Fetopathien hervor (S. 324). Die Fußspuren solcher Virusinfektionen bestehen oft nur aus Zellnekrosen (zytopathischer Effekt), gelegentlich auch aus Verkalkungen oder aus viralen Riesenzellen oder Einschlußkörpern (S. 253). Auf eine bakterielle Infektion reagiert der Fetus mit folgenden beiden Mustern:

– Entweder werden die Erreger von funktionell unreifen Makrophagen umzingelt, die aber mit ihnen gar nicht fertig werden, so daß Histiozytengranulome entstehen (S. 233),

– und/oder anstelle von Abwehrspezialisten werden unerfahrene Entzündungsneulinge in Form von unreifen Blutzellen ins Entzündungsgebiet geschickt, was als dystope, extramedulläre Blutbildungsherde imponiert.

Verlaufsformen der akuten Entzündungen

Das weitere Schicksal einer exsudativen Entzündungsreaktion kann folgende 5 Verläufe nehmen (Abb. 5.**44a–e**):

1. Exsudatauflösung

Solange keine Komplikationen hinzugetreten sind und keine Defekte im Abwehrsystem vorliegen, wird das entzündliche Exsudat durch Mithilfe des lymphatischen Systems und/oder der Makrophagen folgendermaßen geklärt:

Die gelösten Bestandteile des entzündlichen Exsudates werden mit der interstitiellen Flüssigkeit über die Lymphgefäße in die regionalen Lymphknoten transportiert. Klappen in den Lymphgefäßen steuern dabei die Abflußrichtung. Auch Entzündungserreger, die im Entzündungsgebiet selbst nicht phagozytiert und zerstört worden sind, können über die Lymphgefäße in die *regionären Lymphknoten* transportiert werden. Entlang ihres Abtransportweges erzeugen sie eine entzündliche Reaktion in Form einer *Lymphangiitis,* die im Bereich der Haut als roter Streifen auffällt. Die nichtgelösten Bestandteile im Entzündungsgebiet werden von Makrophagen phagozytiert und teilweise auch in die regionären Lymphknoten abtransportiert.

- *Unspezifische Lymphadenitis:* In diesem Falle gelangen nur kleine Mengen wenig virulenter Erreger in die regionalen Lymphknoten, so daß eine resorptive Entzündungsreaktion entsteht (Histologie, s. S. 564; Abb. 10.**31**).
- *Eitrige Lymphadenitis:* Es gelangen größere Mengen virulenter Erreger in den Lymphknoten, so kann eine echte Entzündung entstehen (z. B. eitrig abszedierende Lymphadenitis bei Staphylokokkeninfektionen). Manchmal überwinden die Erreger den Lymphknotenfilter und gelangen über den Ductus thoracicus ins Blut (= Bakteriämie), wo sie bei guter Abwehrlage des Organismus von den Zellen des RHS vernichtet werden. Bei schlechter Resistenz entwickelt sich daraus eine Sepsis (S. 230).

2. Regeneration im Entzündungsgebiet

Bei einer großen Anzahl von exsudativen Entzündungen wird ortsständiges Gewebe zerstört. Meist tritt, wenn keine Komplikationen hinzukommen, bereits während der Auflösung des Exsudates die Regeneration ein. Diese (S. 333) kann entweder zur vollständigen Wiederherstellung des Gewebes (= *restitutio ad integrum*) oder zur Bildung eines Ersatzgewebes (= *Defektheilung*) führen.

3. Postinfektiöse Zweitkrankheiten

Im Rahmen der Entzündung können zirkulierende Antigen-Antikörper-Komplexe entstehen, die eine Überempfindlichkeitsreaktion Typ III und damit eine Zweitkrankheit auslösen können.

Beispiel: Eine Streptokokkenangina kann als immunpathologisch bedingte Folgekrankheit eine Poststreptokokkenglomerulonephritis oder ein rheumatisches Fieber hervorrufen (S. 242).

4. Chronifizierung

Gelingt es dem Organismus nicht, die entzündliche Schädlichkeit gleichsam im ersten Anlauf zu bewältigen oder den Gewebeschaden zu beheben, so geht die akute exsudative Entzündung in eine chronische Entzündung über.

5. Hämatogene Erregeraussaat

Definition: Gelangen die Entzündungserreger direkt oder indirekt über das lymphatische System in das Blutgefäßsystem, dann entwickelt sich daraus unter bestimmten Bedingungen eine Erregeraussaat im Organismus mit metastatischen Entzündungsherden (= *septikopyämische Ausscheidungsherde*) oder mit allgemeiner Gewebsschädigung ohne exsudative Entzündungsreaktion (= *Sepsis*), was früher auch als *alterative Entzündung* bezeichnet wurde. Ob es dazu kommt oder nicht, hängt einerseits von der *Virulenz, Pathogenität* und *Toxinproduktion* des Erregers und andererseits von der *Resistenz* des Gesamtorganismus ab:

– *Virulenz eines Erregers:* Sie drückt die Aggressivität und Vermehrungstendenz des Erregers aus.

– *Erregertoxine:* Die *grampositiven Bakterien* bilden *Exotoxine* (z. B. Diphtheriebakterien), die hochgradige Antigeneigenschaften haben und sich leicht durch spezifische Antikörper neutralisieren lassen. Die *gramnegativen Bakterien* bilden *Endotoxine* (z. B. Salmonellen). Sie haben eine geringgradige Antigenwirkung und sind für Allgemeinreaktionen wie Fieber, Hautreaktionen und Schock verantwortlich.

– *Resistenz:* Sie bestimmt den weiteren Ausgang eines Erregerkontaktes. Dabei handelt es sich um die *unspezifische* Fähigkeit des Organismus, einer Infektion zu widerstehen (S. 170).

– *Bakteriämie:* Gelangen Erreger kurzfristig in die Blutbahn, spricht man von einer Bakteriämie. Dieser Vorgang ist häufiger als man zunächst vermutet. So kommt es beispielsweise nach jeder Tonsillektomie zu einer kurzfristigen Bakteriämie, die meist ohne Folgen bleibt. Wird aber die Blutbahn eines wenig resistenten Organismus von einem Entzündungsherd aus mit virulenten Erregern überschwemmt, so kann sich, je nach Zustand der zellulären und humoralen Immunität, eine Sepsis oder eine Septikopyämie entwickeln:

- *Sepsis*

Definition: Die *Sepsis* (Sepsis, gr.: Fäulnis) *ist eine klinische Diagnose.* Sie stützt sich auf den Nachweis pathogener Bakterien oder Pilze im Blut *(Blutkulturen vor Antibiotikatherapie)* bei entsprechender Allgemeinsymptomatik (Fieber). Der Begriff Sepsis gilt nicht für Viren, Rickettsien oder für zellgebundene Bakteriämien, bei denen die Erreger innerhalb der Blutmonozyten auftreten, ohne eine Sepsissymptomatik hervorzurufen. Die Sepsis läßt sich pathologisch-anatomisch erst nachweisen, wenn sich entsprechende morphologische Korrelate in Form des septischen Schocks gebildet haben (s. Schockorgane). Pathogenetisch ist dabei die Freisetzung von Endotoxin ins Blut (= *Endotoxinämie*) entscheidend. Denn das Endotoxin schädigt zum einen die Gefäßendothelien und leitet zu einer Störung der Mikrozirkulation über, zum anderen schädigt es auch die Elemente des RHS und blockiert dadurch die phagozytotische Abwehrkomponente.

- *Septikopyämie*

Definition: Die Septikopyämie ist eine pathologisch-anatomische Diagnose. Damit wird derjenige Zustand bezeichnet, bei dem es von einem Streuherd aus (Abb. 5.**45**) nach der Einschwemmung von Bakterien oder Pilzen in die Blutbahn zu einer Absiedlung der Erreger mit reaktiver eitriger Entzündung in verschiedenen Organen kommt. Dieser Prozeß fällt besonders in Organen mit Austauschfunktion (Niere, Lunge) in Form septikopyämischer Ausscheidungsherde auf (Abb. 5.**46**).

Etwa 50% der Septikopyämien haben eine *Eintrittspforte* im *Urogenitalsystem* (Katheter), 10% gehen vom *Gastrointestinaltrakt* aus (Cholangitis, Divertikulitis). Hochgradig gefährdet sind Patienten mit *Venenkathetern,* die bereits nach 3 Tagen in 25% der Fälle bakteriell kontaminiert sind. Das gleiche gilt für alloplastische Implantate wie *Herzschrittmacher, Klappenprothesen* und *Hämodialyseshunts.* Sie haben eine Infektionsrate von 5–20%.

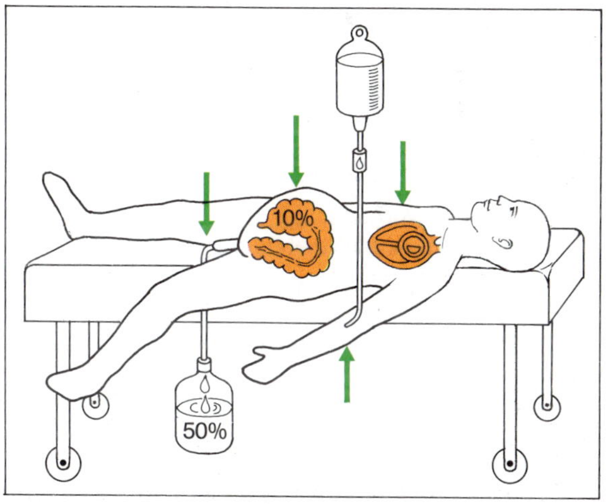

Abb. 5.**45** Erregereintrittspforten (Pfeile) bei Sepsis

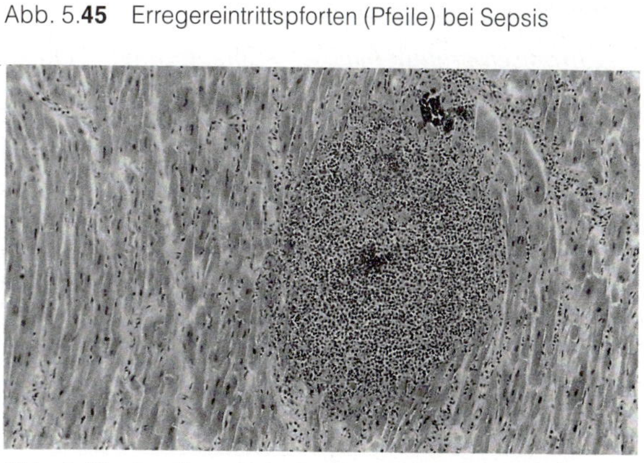

Abb. 5.**46** Septikopyämische Myokarditis (HE, Vergr. 1 : 100)

Chronische Entzündungsformen

Allgemeine Definitionen: Bisher wurden die akuten Entzündungsreaktionen als rasch einsetzende, lokale Abwehrreaktionen des Organismus auf einen Entzündungsreiz geschildert. Nützt diese Sofortmaßnahme nichts, sei es, daß die Abwehrlage des Organismus insuffizient ist oder daß der Erreger die akute Entzündungsreaktion übersteht oder daß der Erreger in immer wiederkehrenden Attacken den Patienten überfällt, so schlägt der Organismus die Taktik des Guerillakampfes ein. Der Entzündungserreger wird mit spezialisierten Einzelkämpfern wie Makrophagen, Lymphozyten und Plasmazellen umstellt und mit deren Spezialwaffen (Proteasen, Zytotoxizität, Antikörper) schrittweise niedergerungen. Dabei kommt es zur Ausbildung folgender Entzündungsformen:

- *Chronisch nicht-eitrige Entzündung:* In diesem Fall steht eine immunologische Entzündungsreaktion mit zytotoxischen Lymphozyten und/oder Antigen-(Auto-)Antikörperreaktion im Vordergrund. Die Entzündung spielt sich meist in einem Organ ab. Sie kann entweder nicht destruktiv (z. B. persistierende Form, hypertrophische Form) oder destruktiv sein (z. B. atrophische Form).

- *Chronisch-eitrige Entzündung:* Sie begleitet immer eine Gewebsdestruktion und geht mit der Ausbildung eines kapillarreichen Mesenchyms (= Granulationsgewebe, s. unten) einher, welches a) reparative und b) resorptive Eigenschaften besitzt und c) auf eine Defektheilung abzielt (= granulierende Entzündung). Je nach Vorherrschen einer dieser drei Eigenschaften kommt es zur Ausbildung folgender Sonderformen:
  - *xanthomatöse Form:* mit zahlreichen verfetteten Histiozyten infolge Resorption lipidhaltigen Zelldetritus,
  - *proliferativ-sklerosierende Form:* mit Überwiegen der Fibroblastenproliferation und/oder der Vernarbung,
  - *hypertrophische Form:* mit überschießender Granulationsgewebsbildung.

- *Chronisch-granulomatöse Entzündung:* Dabei wird die entzündliche Schädlichkeit von Spezialzellen knötchenförmig umgeben, die, Sonderkommandos gleich, Abwehr-, Kampfkoordinations- und Reparationseigenschaften haben. Diese Knötchen werden Granulome (s. unten) genannt. Die granulomatösen Entzündungen können subakut innerhalb weniger Wochen nach Entzündungsbeginn auftreten, nehmen aber meist trotz adäquater Therapie einen chronischen Verlauf. Auch hier kann eine Fibroblastenproliferation als Ausdruck der Reparation das Entzündungsgeschehen begleiten (proliferative Form).

Granulierende Entzündungen

Eine chronische granulierende Entzündung ist, wie bereits erwähnt, histologisch durch die Neubildung von Granulationsgewebe (S. 336) gekennzeichnet. Sie tritt immer dann auf, wenn größere Gewebsdefekte im Rahmen von Abszessen, Fisteln und Schleimhautulzera resorbiert und gedeckt werden müssen.

Allgemeine Histologie: Allen chronischen granulierenden Entzündungen gemeinsam ist ein dreischichtiger Aufbau des Entzündungsgewebes zum nekrotischen Zentrum hin. Dabei lassen sich folgende drei Zonen unterscheiden (Abb. 5.**47**):

- *Resorptionszone:* Sie ist die innerste Zone und grenzt direkt an das nekrotische Material an. Sie besteht hauptsächlich aus resorbierenden Histiozyten.
- *Zone der Bindegewebsneubildung:* Diese Schicht besteht aus dem kapillar- und fibroblastenreichen Granulationsgewebe, welches eine resorptive und reparative Funktion erfüllt.
- *Zone des ausgereiften Bindegewebes:* Sie stellt die äußerste und älteste Gewebsschicht dar. In ihr ist das Granulationsgewebe zu einem faserreichen Bindegewebe ausgereift, wobei herdförmige Lymphozyteninfiltrate der immunologischen Abschirmung gegenüber dem normalen Gewebe untergebracht sind.

1. Chronischer Abszeß

Pathogenese: Werden Abszesse (Abscessus, lat.: Entfernung) im akuten Stadium nicht spontan oder iatrogen entleert (ubi pus, ibi evacua!), so entsteht um die Abszeßnekrose eine *Abszeßmembran* mit der für granulierende Entzündungen typischen Dreischichtung. Da die resorbierenden Histiozyten derart mit Membranlipiden nekrotischer Zellen vollgefressen sind, imponieren sie wegen ihres Reichtums an Heterophagievakuolen als Schaumzellen. In ihrer Gesamtheit machen sie die makroskopisch bereits wahrnehmbare gelbe Farbe der Abszeßmembran aus.

Vorkommen: Abszesse bei Aktinomykose, bei Aspergillusinfektion (= Aspergillom), Abszesse im Zahnwurzelbereich (periapikale Granulome), bei älteren Organabszessen.

2. Chronische Fistel

Definition und Pathogenese: Eine Fistel (Fistula, lat.: Rohrpfeife) ist eine pathologische Verbindung des nekrotisierenden Entzündungsherdes mit einer äußeren oder inneren Körperoberfläche. Besonders bei abszedierenden Entzündungen kann sich der Abszeßinhalt (eitriges Exsudat) über eine Hautfistel spontan nach außen oder über eine innere Fistel in ein Hohlorgan entleeren. Der histologische Aufbau der Fistelwandung ist nach Art einer chronisch-gra-

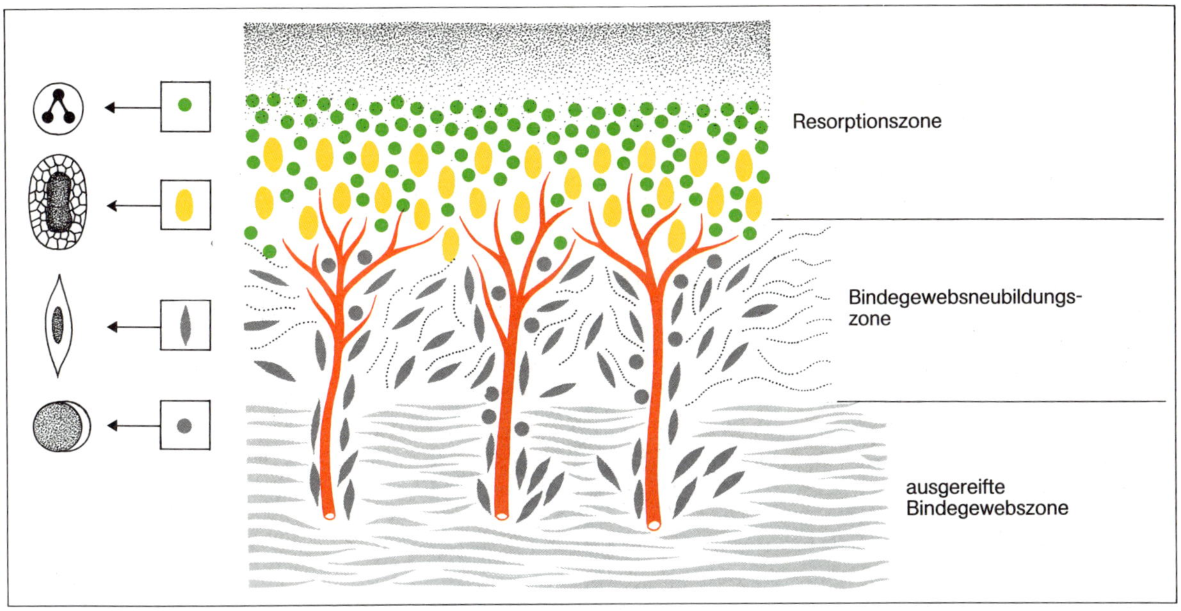

Abb. 5.**47** Die drei Zonen des Granulationsgewebes bei einer granulierenden Entzündung

nulierenden Entzündung dreischichtig aufgebaut, wobei allerdings die Resorptionszone meist mit der Zone der Bindegewebsneubildung zusammenfällt. Darin finden sich zahlreiche neutrophile Granulozyten und resorptive Riesenzellen, welche meist reaktiv durch die in die Fistel gelangten Fremdkörper wie Puder, Haare, Kohle, Hornschuppen entstanden sind. Der Fistelkanal kann von seiner Öffnung her durch das einwachsende Oberflächenepithel ausgekleidet werden. Dieses Epithel wird durch die chronische Entzündung immer wieder zerstört, so daß es nicht selten maligne transformiert wird.

Vorkommen: Fisteln bei chronischer Osteomyelitis, Analfisteln und Darmfisteln (besonders bei Morbus Crohn), Pilonidalsinus.

3. Chronisches Ulkus

Pathogenese: Langdauernde Gewebsschädigungen im Bereich der inneren und äußeren Körperoberfläche gehen mit chronischen Ulzera (Ulcus, lat.: Geschwür) einher. Der dabei entstehende Epithel- und Gewebsdefekt wird durch ein entzündliches Granulationsgewebe mit typischer Dreischichtung demarkiert. Die Resorptionszone umfaßt hier den mit pathogenen Erregern besiedelten Ulkusgrund mit fibrinoider Bindegewebsnekrose. Daran schließen sich die Zone der Bindegewebsneubildung und die Zone des ausgereiften Bindegewebes an, von denen die Auffüllung des Gewebsdefektes ausgeht. Schießt, wie beim Granuloma pyogenicum (S. 633) und bei den vaginalen Fornixgranulationen (S. 881), die Granulationsbildung über, so spricht man von einem *Caro luxurians* (= wildes Fleisch). Es erschwert die Epithelialisierung und damit die Abheilung des Ulkus. Bleibt die gewebsschädigende Noxe jedoch bestehen, so können die narbenbildenden Reparationsprozesse überwiegen. Dadurch werden die Ulkuswände verdickt und kraterförmig. Solche chronischen Ulzera werden auch *kallöse Ulzera* genannt.

Granulomatöse Entzündungen

Definition und Pathogenese: Die granulomatöse Entzündungsreaktion kann als protrahiert verlaufende Variante der akuten exsudativen Entzündungsreaktion angesehen werden, weil bestimmte Prozesse der exsudativen Entzündungsreaktionen persistieren. Ihr Hauptcharakteristikum ist ein oft mehrere Millimeter großes Knötchen (= Granulom). Gleichwohl wird unter dem Begriff granulomatöse Entzündungsreaktion eine schlecht umrissene Gruppe von entzündlichen Gewebsveränderungen verstanden. Der Begriff *Granulom* ist nämlich nicht für alle granulomatösen Entzündungen einheitlich definierbar, zumal die fokale Konzentration der an seinem Aufbau beteiligten Entzündungszellen des Makrophagensystems (Makrophagen, Epitheloidzellen, mehrkernige Riesenzellen) scharf umschrieben oder diffus verschwommen sein kann.

Im folgenden werden zunächst die Granulomzellen, dann die Granulomentstehung und schließlich die verschiedenen Granulomformen besprochen.

Granulomzellen

Makrophagen: Sie leiten sich von den Blutmonozyten her und wandeln sich unter dem Einfluß von Lymphokinen oder T-Lymphozyten zu Phagozytose- und Antigenpräsentationsspezialisten um. Sie müssen aber, bevor sie phagozytotisch aktiv werden,

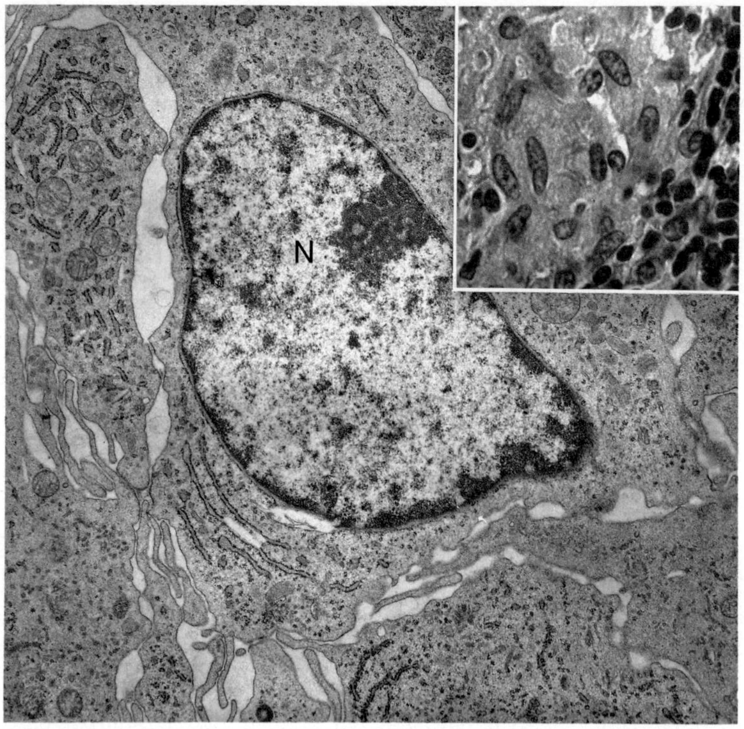

Abb. 5.**48** Ultrastruktur einer Epitheloidzelle (N = Nukleus). Sie bildet mit zahlreichen Zellausläufern einen epithelähnlichen Zellverband (Name!) mit den Nachbarzellen (Vergr. 1 : 12 000)
Einschub: Lichtmikroskopisches Bild von Epitheloidzellen mit schuhsohlenförmigem Zellkern (HE; Vergr. 1 : 800)

entweder durch Antigenkontakt (bei zellgebundener Immunität) oder durch Kontakt mit Fremdkörpermaterial oder durch Kontakt mit körpereigenen Zerfallsprodukten (z. B. Lipide) stimuliert werden. Dann können sie auch über eine C1-Hydroxylierung 25-Hydroxy-Vitamin-D_3 zum aktiven Metaboliten 1,25-Dihydroxy-Vitamin-D_3 umwandeln. Dies erklärt die verstärkte Kalziphylaxie und Verkalkungsneigung einiger Granulome. Handelt es sich aber beim Phagozytosematerial um schlecht verdauliche und folglich persistierende Antigene, so wandeln sich die Makrophagen (= Histiozyten) als Ausdruck der verzögerten Immunität in Epitheloidzellen um.

Epitheloidzellen: Diese Zellelemente eines entzündlichen Granuloms haben zwar ihre für die Phagozytose wichtigen Membranrezeptoren vorübergehend verloren, dafür aber ihr Zytoplasma ganz auf die Sekretion von katabolen Enzymen wie Proteasen, Elastasen und Kollagenasen sowie auch Zytokine wie TNF-α und IL-1 (vgl. S. 218) umgestellt. Um die Effektivität ihrer Enzyme zu verbessern, bilden diese Makrophagenabkömmlinge einen epithelähnlichen Zellwall – daher ihr Name – und riegeln auf diese Weise den Entzündungsherd ab, so daß ein mikrobizides (und tumorizides) Milieu entsteht, welches die Makrophagentätigkeit verbessert. Histologisch (Abb. 5.**48**) enthalten die Epitheloidzellen einen großen, schuhsohlenförmigen Zellkern mit lockerem und folglich aktiviertem Chromatin. Ihre Zellgrenzen sind undeutlich, was auf der starken Verzahnung dieser pseudopodienreichen Zellen beruht (Abb. 5.**48**). Die Epitheloidzellen sind zwar kurzlebig, können sich aber mitotisch teilen.

Mehrkernige Riesenzellen: Sie entstehen durch Fusion von Makrophagen und Epitheloidzellen zu einem Synzytium, und zwar immer dann, wenn sich mindestens zwei Makrophagen um die Einverleibung eines Fremdstoffes (Fremdkörper, Antigen) bemühen. Veränderungen der Zellmembran durch Einwirkung von besonderen Lymphokinen (= Makrophagenfusionsfaktor) und Komplementfaktoren begünstigen den Fusionsprozeß. Dabei wird das c-fms-Onkogen exprimiert, dessen Genprodukt mit dem Rezeptor eines Monozyten-Makrophagen-Wachstumsfaktors (CSF-1) in Verbindung steht. Ältere Riesenzellen scheinen dabei „Herbergen für Einwanderer" zu sein, indem sie mit frisch im Entzündungsgebiet angelangten jungen Makrophagen zu einem Synzytium fusionieren. Auf diese Weise entstehen zunächst ungeordnete Riesenzellen mit bis zu 100 Kernen, wobei jede Zelle, obgleich durch eine gemeinsame Zellmembran vereint, doch über ihren eigenen Zytoplasmabereich verfügt.

Mit der Zeit, wenn keine neuen Makrophagen mehr aufgenommen werden (im Synzytium ist die Proliferationstätigkeit erloschen), wird das Zytoplasma der jungen Fusions-Riesenzellen samt Zytoskelett in ein hochorganisiertes Synzytium umstrukturiert. Überflüssige Synzytiumanteile werden sequestriert, wobei sie entweder im Synzytium liegen bleiben oder ausgestoßen werden. Im Synzytiuminnern hat sich das Zytoplasma funktionell und strukturell auf eine große Sekretionsleistung eingerichtet.

Der Morphogenese der Riesenzellen entsprechend lassen sich in Granulomen ungeordnete und geordnete Riesenzellen unterscheiden (Abb. 5.**49**):

Abb. 5.**49** Ultrastruktur einer ungeordneten mehrkernigen (N = Nukleus) Riesenzelle (= Fremdkörpertyp). Sie stellt ein Synzytium dar (EM, Vergr. 1 : 2500).
Einschub: Lichtmikroskopisches Bild einer geordneten mehrkernigen Riesenzelle mit kranzartig angeordneten Kernen (= Langhans-Typ) (HE, Vergr. 1 : 400)

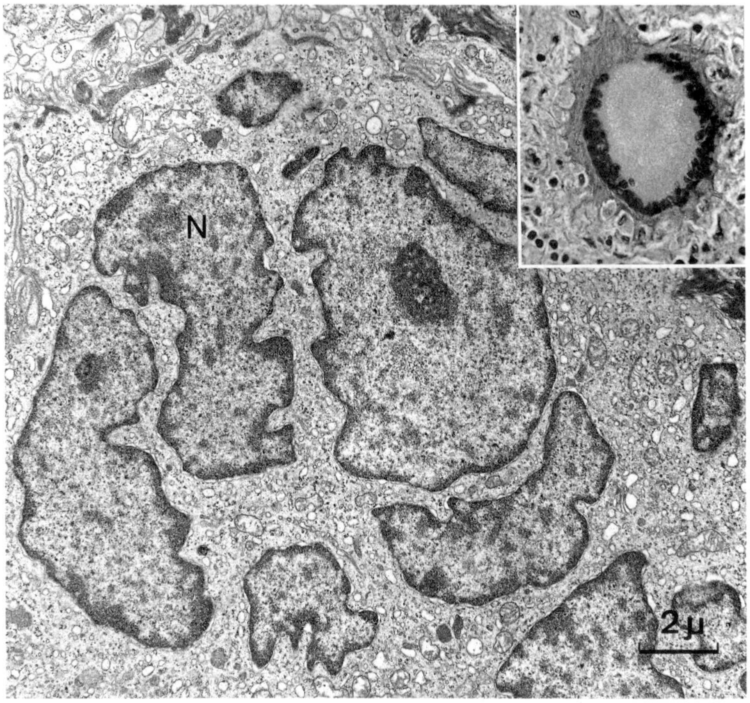

• *Ungeordnete Riesenzellen:* Ihr Prototyp ist die Fremdkörperriesenzelle. Bei ihr sind die Kerne ungleichmäßig im Zytoplasma verstreut; das Zytoplasma ist teils locker granulär, teils homogen.

• *Geordnete Riesenzellen:* Sie haben die Langhans-Riesenzellen als Prototyp. In diesen Zellen liegen die Kerne in der Zellperipherie. Je nach Schnittebene kann dabei der Eindruck eines Kernkranzes oder Kernringes entstehen. Im Zytoplasmainnern finden sich neben einer hellschaumigen Zone gelegentlich Zellsequester in Form von Konchoid- oder Asteroidkörperchen (vgl. Abb. 5.**51**). Bei den sternförmigen *Asteroidkörpern* handelt es sich um sequestrierte Zytoplasmaanteile. Sie bestehen fast ausschließlich aus Vimentin, gelegentlich aus Mikrotubuli und Zentriolen. Die *Konchoidkörper* (= *Schaumann-Körper*) stellen muschelartige Einschlüsse dar, die 20 μm groß sind und aus mit Kalksalzen inkrustierten Zytoplasmasequestern (= Telolysosomen) bestehen. Die hell-schaumige Zone im Synzytiuminnern ist aus einer riesigen Zentrosphäre mit Zentriolen, Mikrotubuli und Golgi-Apparaten aufgebaut.

Die funktionelle Bedeutung der mehrkernigen Riesenzellen ist noch nicht befriedigend geklärt. Es gibt Hinweise dafür, daß die zu Riesenzellen verschmolzenen Makrophagen nicht mehr so wanderlustig (= Migration) und gefräßig (= Phagozytose) wie in der mononukleären Vorzeit sind. Sie haben aber eine (im Vergleich zu nicht fusionierten Monozyten) nahezu 30fach größere Produktion von toxischen Sauerstoffverbindungen und sind somit effizient arbeitende Riesenfreßzellen zur Beseitigung von Sperrgut (z. B. Nahtmaterial) und Sondermüll (z. B. persistierende Antigene). Außerdem sind sie für T-Helferzellen potente Antigenpräsentatoren.

Granulomhistogenese

Ob und wie rasch im Verlauf einer Entzündung Granulome gebildet werden oder nicht, hängt von der entzündlichen Schädlichkeit und der Abwehrlage des Organismus ab. So dauert es z. B. nach Verabreichung lebender BCG-Vakzine 3 Wochen bis zur Granulombildung. Die zelluläre Zusammensetzung eines Granuloms hängt a) von der Abwehrlage des Organismus, b) vom Antigencharakter des Reizstoffes und dem mengenmäßigen Überwiegen des Antigens oder Antikörpers bei der entsprechenden Immunreaktion, c) von der Effizienz der Neutrophilen und d) von der Reaktivität der T-Zellen ab. Schwer zerstörbare Antigene induzieren bei zellgebundener Immunität ein Epitheloidzellgranulombild, was sich durch eine Cyclosporin-A-induzierte T-Zell-Hemmung (S. 205) unterdrücken läßt. Antigenüberschuß ruft eine Neutrophilenchemotaxis, ein Antikörperüberschuß eine Monozyten-Chemotaxis hervor.

Schließlich reagieren Patienten mit Phagozytendefekt in Form der progressiv-septischen Granulomatose (S. 543) auf Infektionen mit Staphylokokken nicht mit einer eitrigen, sondern mit einer granulomatösen Entzündung.

Je nach Toxizität des Reizstoffes entstehen histiozytäre oder epitheloidzellige Granulome.

• *Histiozytäre Granulome* werden durch wenig toxische Fremdstoffe wie Urate oder fremdgewordene

Stoffe wie immunkomplexumhülltes Kollagen hervorgerufen. Sie entsprechen den Fremdkörpergranulomen. Nahezu alle darin vorhandenen Makrophagen sind mit dem Reizstoff beladen. In diesen Granulomen ist der Zuwachs an Makrophagen durch Einwanderung und durch Proliferation vor Ort gering. Die Lebensdauer der zu Histiozyten ausgereiften Makrophagen beträgt mehrere Wochen.

- *Epitheloidzellige Granulome* werden z. B. durch relativ toxische Substanzen wie Paraffinöl oder Mykobakterienbestandteile (Tuberkulin) hervorgerufen. Nur wenige Makrophagen enthalten den Reizstoff. Die Makrophagen leben nur wenige Tage. Dementsprechend ist der Zellnachschub in den Epitheloidzellgranulomen durch Proliferation, vor allem aber durch Einwanderung neuer Makrophagen, groß. Solche Granulome werden je nach Ätiologie durch Leukozyteninfiltrate und/oder Nekrosen morphologisch verändert. Bei zellgebundener Immunität gegen Bestandteile von Entzündungserregern (z. B. Tbc) werden, als Folge einer Makrophagenüberalterung vor Ort, durch eine T-lymphozytäre Zytokinbildung sowie durch Freisetzung lysosomaler Makrophagenenzyme die Granulome teilweise oder nahezu vollständig nekrotisch. Bei einer Infektion mit bestimmten Erregern wandern auch Granulozyten ins Granulom ein, so daß in manchen Granulomen noch eine abszedierende histiozytäre Entzündungsreaktion hinzukommt.

Entzündungen, bei denen Granulome nachweisbar sind, bezeichnete man früher auch als *spezifische Entzündungen*. Man war damals der Meinung, die Morphologie der Granulome sei für eine bestimmte Ätiologie der Erkrankungen spezifisch. Diese Ansicht ist heute nicht mehr haltbar, da man weiß, daß verschiedene ätiologische Faktoren histologisch gleichartige Granulome erzeugen können. Trotzdem sind auch heute noch vom Granulomtyp gewisse Rückschlüsse auf die Entzündungsursache möglich. Die genaue Ätiologie der Granulombildung muß aber mit Hilfe besonderer mikroskopischer (z. B. Nachweis der Doppelbrechung von Fremdkörpern) oder mikrobiologischer Analysen (z. B. Nachweis von Mycobacterium tuberculosis) ermittelt werden. In mehreren Fällen ist zur Zeit die Ätiologie noch unklar.

Granulommorphologie

Die granulomatösen Entzündungen lassen sich nach ätiologischen Gesichtspunkten, aber auch nach ihrem auffälligsten Merkmal, dem Granulom, einteilen. Die formalpathogenetische Klassifikation der granulomatösen Entzündungsreaktion ist in Tab. 5.**9** wiedergegeben. Im folgenden wird auf die Morphogenese der wichtigsten Granulomtypen näher eingegangen, die zum allgemeinen Verständnis einer granulomatösen Entzündungsreaktion beitragen. Sie sind in Tab. 5.**10**–5.**14** zusammengefaßt.

Die wichtigsten Granulomtypen sind:

- *Sarkoidosegranulom,*
- *Tuberkulosegranulom,*
- *Pseudotuberkulosegranulom,*
- *rheumatisches Granulom,*
- *Rheumatoidgranulom,*
- *Fremdkörpergranulom.*

1. Sarkoidosegranulom

Pathogenese der Granulome beim Morbus Boeck (= Sarkoidose): Sie ist immer noch unklar.

Der jüngst erbrachte Nachweis von mykobakterieller DNS und RNS im Milz-, Lungen- und Lymphknotengewebe von Sarkoidosepatienten bei negativem Kulturergebnis von Mycobacterium tuberculosis, legt die Vermutung einer Infektion mit nichtkultivierbaren und zellwand-defizienten mykobakteriellen Erregern nahe.

Pathogenetisch steht eine Störung des Immunsystems im Vordergrund. Sie äußert sich im Initialstadium der Erkrankung in Form einer T-Helferlymphozytenreichen Alveolitis. Diese T-Lymphozyten sind aktiv, proliferieren und sezernieren einen Lockstoff für Blutmonozyten (= monozytenchemotaktischer Faktor). Die angelockten Monozyten wandeln sich im Gewebe zu Makrophagen um und werden, am Entzündungsort angelangt, durch ein weiteres Lymphokin der T-Lymphozyten am Weiterwandern gehindert (= Makrophagen-Migrations-Hemmfaktor). Auf diese Weise sammeln sich die Makrophagen am Entzündungsort an und wandeln sich in Epitheloidzellen um, die lebhaft angiotensinkonvertierendes Enzym, Kollagenasen und fibroblastenaktivierende Faktoren abgeben (Abb. 5.**50**).

Parallel zur gesteigerten zellgebundenen Immunreaktion im Gewebe beobachtet man im peripheren Blut eine abgeschwächte T-Zell-Funktion, die von einer B-Zell-Stimulation und entsprechender Hypergammaglobulinämie begleitet wird.

Allmählich machen sich die fibroblastenaktivierenden Faktoren der Makrophagen bemerkbar: die Granulome vernarben von außen nach innen und das Lungeninterstitium wird fibrosiert.

Histologie: Das Sarkoidosegranulom besteht beim Morbus Boeck aus einer herdförmigen Epitheloidzellenansammlung mit ungeordneten und geordneten Riesenzellen vom Langhans-Typ und einem peripheren Lymphozytenwall (Abb. 5.**51**). Im Zytoplasma der Riesenzellen finden sich häufiger als bei anderen granulomatösen Entzündungen asteroide und konchoide Einschlußkörperchen (Abb. 5.**52**). Diese sind aber nur Hinweis und kein Beweis für das Vorliegen einer Sarkoidose. Die Sarkoidosegranulome neigen in auffälliger Weise zur *Fibrosierung* und Hyalinisierung, was von der Granulomperipherie ausgeht. Eine zentrale Nekrose, wie sie für Granulome vom Tuberkulosetyp charakteristisch ist, fehlt (Abb. 5.**53a** u. **b**). Die wichtigsten Epitheloidzellgranulome, die den Sarkoidosegranulomen oft zum Verwechseln ähnlich sind, faßt Tab. 5.**10** zusammen.

Differentialdiagnose: Von den umschriebenen eher großen Epitheloidzellgranulomen ist die kleinherdige Epitheloidzellreaktion Piringer-Kuchinka abzugrenzen, die für die Toxoplasmose typisch ist, aber auch bei malignen Non-Hodgkin- und Hodgkin-Lymphomen vorkommen kann. Diese kleinherdigen Epitheloidzellreaktionen sind in Tab. 5.**11** aufgelistet.

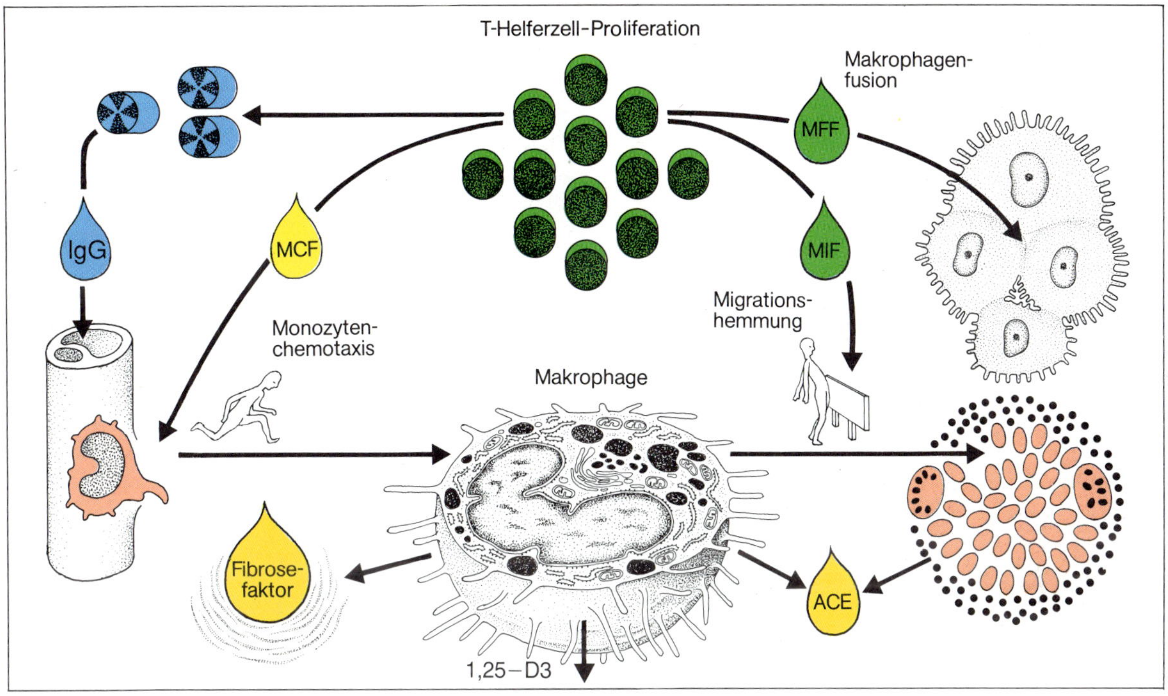

Abb. 5.**50** Formale Pathogenese des Sarkoidosegranuloms bei Morbus Boeck. Die Makrophagenfaktoren (= Zytokine) und IgG sind in Tropfenform dargestellt. Nach einer Exposition mit dem entsprechenden Antigen in Form von wanddefekten Mykobakterien proliferieren T-Helferlymphozyten, die mit ihren Zytokinen einerseits Makrophagen auf einen Haufen anlocken und zu Epitheloidzellen umwandeln, andererseits B-Lymphozyten zur Synthese von Immunglobulinen und die Makrophagen zur Bildung von Fibrosierungsfaktoren bringen. Dadurch entstehen viele stecknadelkopfgroße Entzündungsfelder in Form von Epitheloidzellgranulomen, die dazu neigen, von außen her zu vernarben. ACE = angiotensin converting enzyme, MCF = Monozytenchemotaxisfaktor, MFF = Makrophagenfusionsfaktor → Epitheloidzellwall, MIF = Makrophagen-Migrationsinhibierungsfaktor; 1,25 D3 = 1,25-Dihydroxy-Vitamin D3

Tabelle 5.**9** Formalpathogenetische Klassifikation der granulomatösen Entzündungsreaktion (nach Müller-Hermelink)

Granulomatöser Entzündungstyp	Granulomhistologie
Kleinherdige Epitheloidzellreaktionen	
infektiös (S. 238) tumorassoziiert (S. 355)	wenig umschriebene, kleine Epitheloidzellherde
Granulomatöse Epitheloidzellreaktionen	
infektiöse Epitheloidzellreaktion tuberkuloide Fremdkörpergranulome tumorassoziierte Granulome Überempfindlichkeitsgranulome	große umschriebene Epitheloidzellgranulome mit/ohne Nekrose
Mischzellige Granulome	histiozytäre, epitheloidzellige Granulome mit/ohne Granulozyten
Histiozytäre Granulome	
Fremdkörpergranulome rheumatische Granulome rheumatoide Granulome hypererge Histiozytosen	histiozytäre Granulome mit/ohne Granulozyten

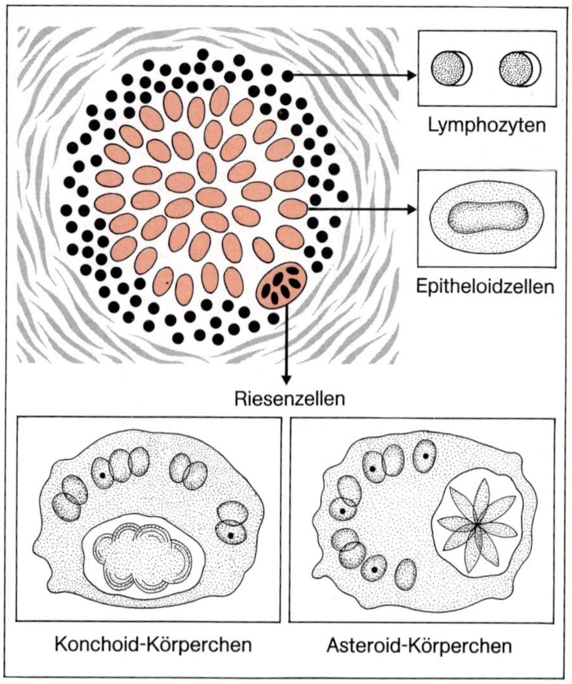

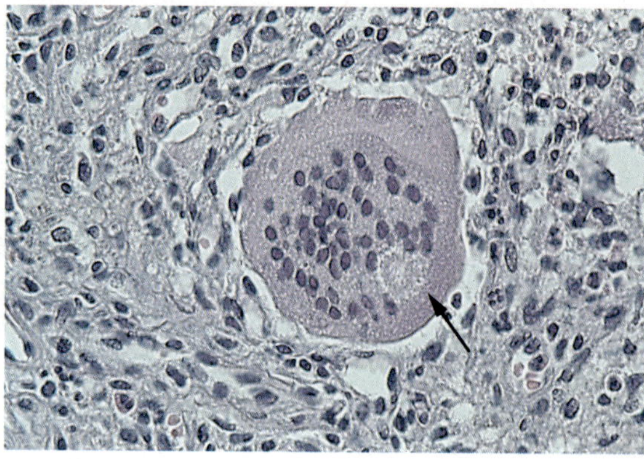

Abb. 5.**52** Ungeordnete Riesenzelle mit Asteroid-Körperchen in 5-Uhr-Stellung aus Sarkoidosegranulom (Vergr. 1 : 800)

◀ Abb. 5.**51** Zellulärer Aufbau eines Granuloms vom Sarkoidosetyp (Schema)

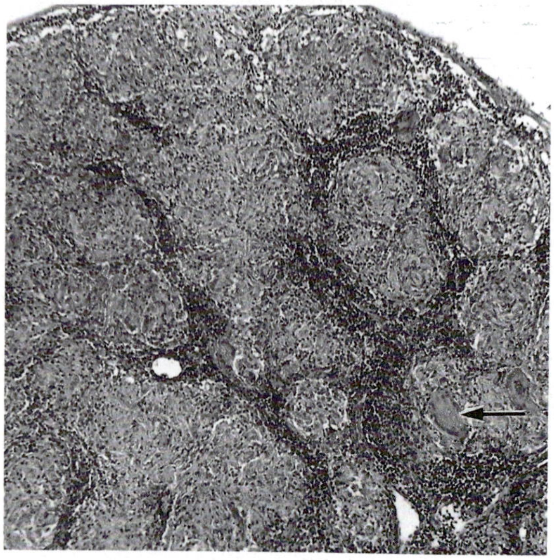

a

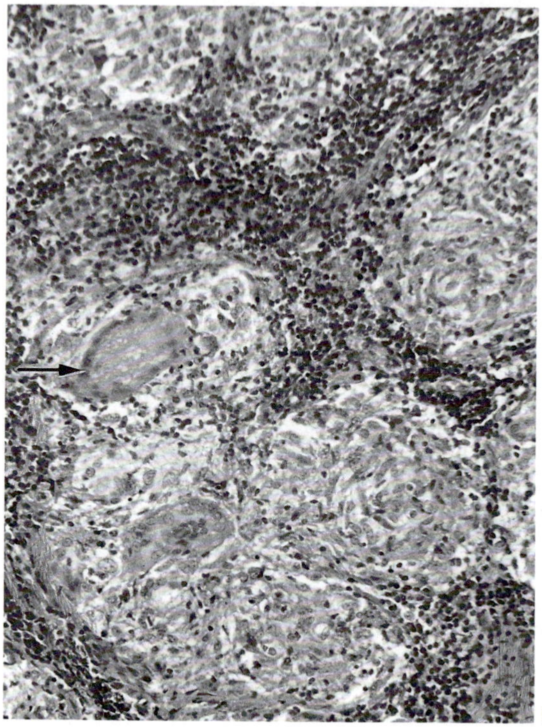

b

Abb. 5.**53 a** u. **b** Epitheloidzellige Granulome im Lymphknoten bei Sarkoidose

a Übersicht (HE, Vergr. 1 : 100)

b Ausschnittsvergrößerung. Identische Stelle: pfeilmarkiert (Vergr. 1:200)

Tabelle 5.**10** Epitheloidzellgranulome (Sarkoidosetyp)

Krankheit	Ätiologie	Riesenzelltyp (RZ)	Granulombesonderheiten
Morbus Boeck (= Sarkoidose)	Wanddefekte Mykobakterien	geordnete RZ +++ ungeordnete RZ +	zentripetale Fibrosierungstendenz
Ileitis terminalis (= Morbus Crohn)	Autoaggression (?) zytotoxische Lymphozyten gegen Enterozyten	geordnete RZ ++ ungeordnete RZ ++	peripher: lymphoplasmazelluläres Infiltrat, einzelne eosinophile Granulozyten
Tuberkulose	Mykobakterien ssp. bei Normergie	geordnete RZ ++	ohne Fibrosierung ohne Verkäsung
Berylliose	Leuchtröhrenverletzung	geordnete RZ + ungeordnete RZ +++	zentripetale Fibrosierung, nekrotische Gefäßschatten im Zentrum
Aluminiumpneumokoniose	Aluminiumstaub		
exogen allergische Alveolitis	organische Stäube (S. 644)	geordnete RZ + ungeordnete RZ ++	Granulomlokalisation im alveolären Lungeninterstitium
primär billiäre Zirrhose	z. T. kapseldefekte Enterobakterkeime	geordnete RZ + ungeordnete RZ ++	unscharfe Konturierung Vernarbungstendenz

+ = einige, +++ = viele

Tabelle 5.**11** Kleinherdige Epitheloidzellreaktion

Krankheit	Ätiologie	Riesenzelltyp (RZ)	Granulombesonderheit
Lymphadenitis toxoplasmotica	Toxoplasma gondii	ungeordnete (RZ) (+)	kleinherdig (S. 277) unscharf
lymphoepitheloides Non-Hodgkin-Lymphom	?	keine RZ	kleinherdig, unscharf
epitheloidzellige Lymphogranulomatose	Virus? (EBV)	Hodgkin-Zellen Sternbergsche RZ	epitheloidzellreiche Hodgkin-Sonderform
tumor-tributärer Lymphknoten	Tumorzerfallsmaterial	ungeordnete RZ (+)	meist kleinherdig, unscharf (= sarcoid-like lesion)

(+) = selten

2. Tuberkulosegranulom

Ätiologie und Pathogenese: Die Granulome vom Tuberkulosetyp (Abb. 5.**54**) entstehen im wesentlichen durch fakultativ intrazelluläre Bakterien (Tab. 5.**12**). Sie bewirken eine Entzündungsreaktion, in deren Verlauf Makrophagen ins Entzündungsgebiet einwandern. Nun werden die ins Gewebe eingedrungenen Erreger von den Phagozyten aufgenommen, später aber wieder „ausgespuckt". Dies kann einerseits an der Wachshülle der Mykobakterien, andererseits an der Katalasebildung durch die Erreger selbst liegen, die damit die bakteriziden Sauerstoffmetabolite der Phagozyten außer Gefecht setzen. Die Erreger gewinnen in dieser Anfangsphase der Entzündung sogar die Oberhand und töten die Makrophagen mit zelltoxischen Stoffen (z. B. Tuberkulin). Nun setzen die Makrophagen lymphozytenaktivierende Stoffe frei. Außerdem gelangen auch zirkulierende T-Lymphozyten in Kontakt mit dem unlöslichen Erregerantigen. Infolgedessen geben die T-Lymphozyten Zytokine ab, welche die Makrophagen dazu bringen, vermehrt ins Entzündungsgebiet einzuwandern, zu proliferieren und sich sekretorisch umzuwandeln. Derartig stimulierte Makrophagen imponieren histologisch als Epitheloidzellen. Die Antwort des Organismus besteht in einer knötchenförmigen Epitheloidzellanhäufung (= *Epitheloidzelltuberkel*). Noch ist die Erregerabtötung nicht effizient genug, so daß über den Lymphweg allmählich auch die B-Zellen mit dem Erreger und seinem Antigen in Kontakt kommen. Die Plasmazellen bilden darauf humorale Antikörper, die spezifisch gegen die Mykobakterien gerichtet sind. Dies hat zur Folge, daß das Komplementsystem aktiviert wird und daß die Freßvakuolen mit lebenden Erregern (= Heterophagievakuolen) Anschluß an die Enzymbehälter des Lysosomensystems bekommen. Nun wird die Phagozytosetätigkeit der Makrophagen effizienter, die Erregerabtötung setzt ein und die Makropha-

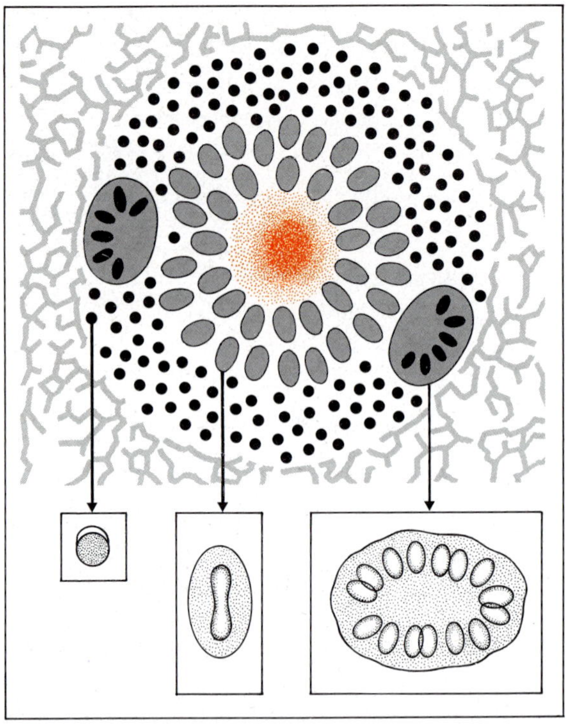

Abb. 5.**54** Zellulärer Aufbau eines Granuloms vom Tuberkulosetyp (Schema) mit zentraler Nekrose, Epitheloidzellwall mit geordneten Riesenzellen und Lymphozytensaum

gen setzen Kollagenasen, Elastase, fibrinolytische und bakterizide Stoffe ins Gewebe frei. Das histologische Resultat ist eine *gewebseinschmelzende Nekrose*.

Bei der Infektion mit Mycobacterium tuberculosis tritt je nach Immunitätslage eine andere Entzündungsform auf, wobei die zellgebundene Immunität die Hauptrolle spielt: Bei fehlender Immunreaktion (= *Anergie*) tritt eine massive Überflutung des Organismus mit Erregern auf, ohne daß es zu zellulären Abwehrreaktionen kommt. Das Resultat sind areaktive käsige Gewebsnekrosen. Diese Sonderform findet man bei der Sepsis tuberculosa acutissima (= Landouzy-Sepsis). Bei guter Abwehranlage (= *Normergie*) sieht man als Folge der Infektallergie Epitheloidzellgranulome ohne Verkäsung, während bei *Hyperergie* verkäsende Granulome auftreten (Abb. 5.**55a–d**).

Tabelle 5.**12** Käsig-tuberkuloide Granulome (Tuberkulosetyp)

	Krankheit	Ätiologie Pathogenese	Riesenzellen (RZ)	Granulombesonderheiten
infektiöse Granulome	Tuberkulose	Mycobacterium tuberculosis		
		Anergie:	keine	Landouzy-Sepsis, nur Nekrose
		Normergie:	geordnete RZ	Epitheloidzellgranulom
		Hyperergie:	geordnete RZ	Tuberkulom (Abb. 5.**54**) Zentrum: verkäsende Nekrose Peripherie: Lymphozyten
	Lepra (Aussatz)	Mycobacterium leprae		
		Anergie: erregerarm	1. lepromatöse Form: verfettete Makrophagen = Schaumzellen	Leprom: perivaskuläre Lymphozyteninfiltrate und Schaumzellen
		Hyperergie: erregerreich	2. tuberkulöse Form: geordnete RZ	wie Tuberkulom mit zentraler Nekrose Bevorzugung peripherer Nerven!
	Syphilis (Lues)	Treponema pallidum	ungeordnete RZ + geordnete RZ ++	Gumma: Konsistenz: gummiartig Peripherie: Plasmazellen! Zentrum: Nekrose: Gefäß
nichtinfektiöse Granulome	Polyvinylpyrrolidon-speicherung	PVP-Stäube	ungeordnete RZ + geordnete RZ ++	Zentrum: verkäsende Nekrose Peripherie: Lymphozyten
	Drogenabusus („Fixer")	Stärkekörner als Heroinverunreinigung	ungeordnete RZ ++ geordnete RZ (+)	Zentrum: verkäsende Nekrose Periphere: Lymphozyten, Histiozyten
	granulomatöse Peritonitis	stärkehaltiger Handschuhpuder		Stärkekörner (Polarisationsoptik: Malteserkreuze)
	Tumorkrankheit – im Tumor – in Lymphknotenmetastase	Tumorzerfallsmaterial	ungeordnete RZ	Zentrum: verkäsende Nekrose Peripherie: Sklerose

(+) selten, aber vorkommend, + mehrere, ++ zahlreich

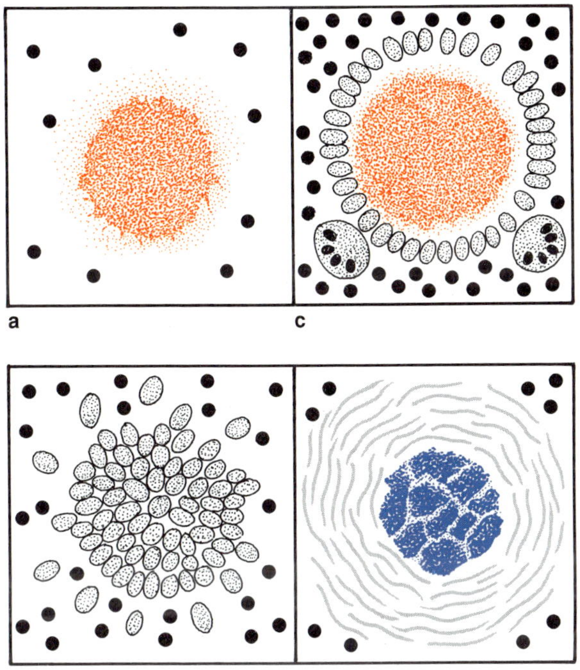

Abb. 5.**55 a–d** Histologische Erscheinungsformen eines Tuberkels. **a** Bei herabgesetzter Resistenz: Anergiereaktionslose Nekrose (rot); **b** Epitheloidzellgranulom, **c** mit Epitheloidzellwall und zentraler Verkäsung bei Hyperergie, **d** mit Verkalkung (blau) bei Abheilung

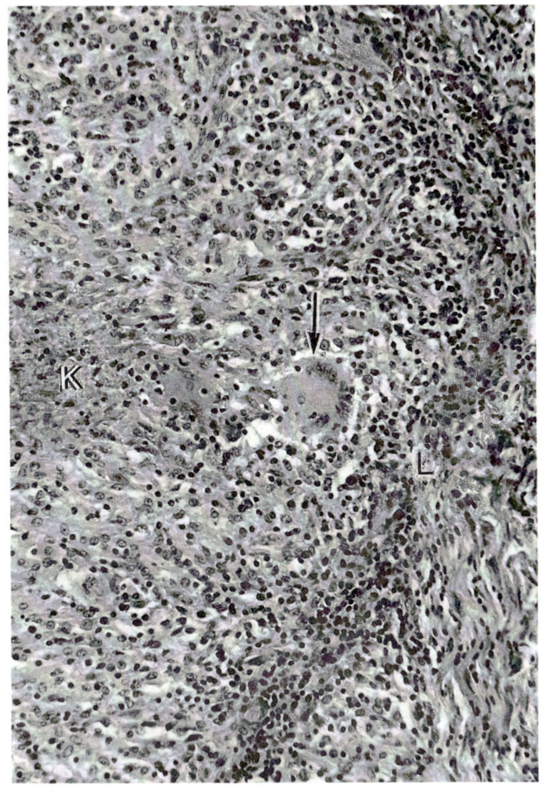

Abb. 5.**56** Ausschnitt eines typischen Granuloms vom Tuberkulosetyp mit zentraler Nekrose (K = käsige Nekrose; linker Bildrand). Epitheloidzellwall mit geordneter mehrkerniger Riesenzelle (Pfeil) und Lymphozytensaum in der Peripherie (L) (HE, Vergr. 1 : 200)

Histologie: Die Granulome vom Tuberkulosetyp (Abb. 5.**55a–d** und 5.**56**) haben eine große Ähnlichkeit mit den Granulomen vom Sarkoidosetyp. Wichtigstes Unterscheidungsmerkmal ist die käsige Nekrose im Zentrum des Granuloms vom Tuberkulosetyp. Damit wird der makroskopische Aspekt der Koagulationsnekrose bezeichnet, der an krümeligen Weichkäse erinnert. Der histologische Aufbau eines solchen Granuloms widerspiegelt gleichzeitig den Ablauf des Entzündungsgeschehens: Die Nekrose im Zentrum des Granuloms enthält zum Teil abgetötete Erreger sowie die Reste der Makrophagen. Darum sieht man den abdichtenden Wall aus bakterizidaktiven Makrophagen (= Epitheloidzellen) zum Teil zu mehrkernigen geordneten Riesenzellen vom Langhans-Typ verschmolzen. Außen schließlich findet man einen Lymphozytensaum (innen: T-4-Zellen, außen: T-8-Zellen), welcher die Makrophagen zur Abwehr stimuliert.

3. Pseudotuberkulosegranulom

Ätiologie: Bei einigen Infektionskrankheiten tritt eine abszedierende retikulohistiozytäre Lymphadenitis mit Granulomen vom Pseudotuberkulosetyp auf (Tab. 5.**14**; S. 245).

Pathogenese: Sie ist bei den einzelnen Krankheitsbildern noch nicht geklärt. Die granulominduzierende Wirkung wird bei einigen pathogenen Bakterien auf die Polysaccharid-Peptidoglykane, bei einigen pathogenen Pilzen auf die Chitinglykane in der Kapsel zurückgeführt. Entscheidend für diese granulomatöse Entzündung ist die Tatsache, daß die Erreger in die regionalen Lymphknoten abtransportiert und von den aktivierten Sinushistiozyten abgefangen werden (zum Teil Einschlußkörperchen!). Diese proliferieren und bilden Histiozytenknötchen. Nun setzen die Histiozyten Zytotoxine und lysosomale Enzyme frei, um die Erreger abzutöten, und geben Substanzen ab, welche einerseits die Chemotaxis und Chemokinese der Neutrophilen in Gang setzen und sie andererseits im Entzündungsgebiet festhalten. Auf diese Weise wird das Zentrum der eben entstandenen Histiozytenknötchen nekrotisch eingeschmolzen und von Granulozyten infiltriert, was einer Abszedierung entspricht. Später, wenn das Granulom schon längere Zeit besteht, beteiligt sich auch die zellgebundene Immunität am Entzündungsprozeß. Jetzt wandeln sich die Histiozyten in Epitheloidzellen um und riegeln palisadenförmig das Granulom gegen seine Umgebung ab (Abb. 5.**57**). In vielen Fällen entleert sich der Abszeß zum Teil durch Fiste-

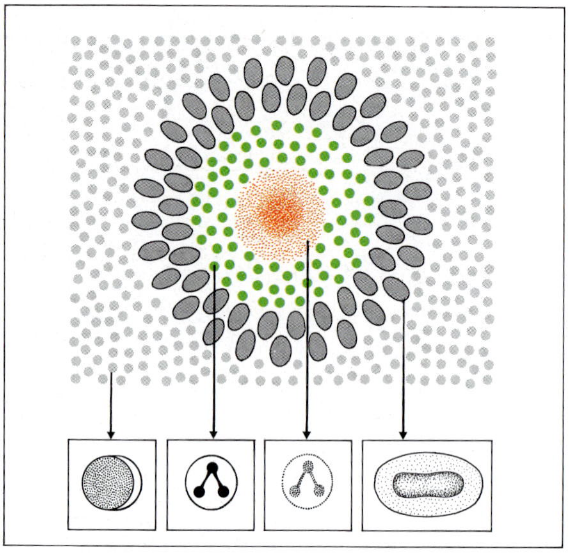

Abb. 5.**57** Zellulärer Aufbau eines Pseudotuberkulosegranuloms mit granulozytärem Infiltrat und Nekrose im Granulomzentrum (= Abszeß) (Schema)

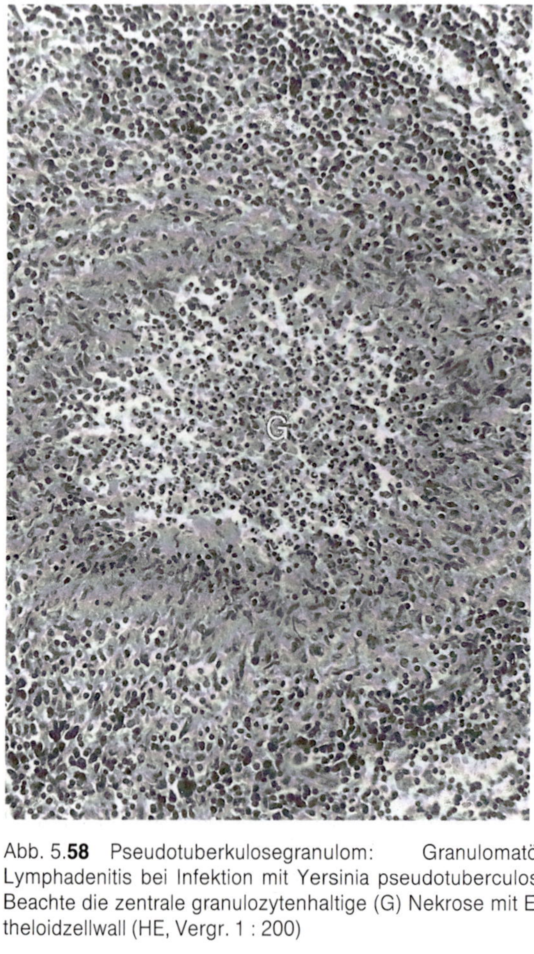

Abb. 5.**58** Pseudotuberkulosegranulom: Granulomatöse Lymphadenitis bei Infektion mit Yersinia pseudotuberculosis. Beachte die zentrale granulozytenhaltige (G) Nekrose mit Epitheloidzellwall (HE, Vergr. 1 : 200)

lung nach außen, kollabiert Y-förmig und vernarbt allmählich. An diesem Prozeß ist einerseits die humorale Immunität, erkennbar an der Plasmazellinfiltration, andererseits eine Thrombolymphangitis beteiligt. Da bei allen mit Pseudotuberkulosegranulomen einhergehenden Erkrankungen das T-Tell-System in Form der zellgebundenen Immunität beteiligt ist, laufen Patienten mit gestörter T-Zell-Funktion (z. B. AIDS) Gefahr, an solchen Infektionen (vor allem Pilze) zugrunde zu gehen.

Histologisch weist das Zentrum der Pseudotuberkulosegranulome Granulozyten auf, deren Zerfall so weit fortschreiten kann, daß eine zellfreie Nekrose entsteht, die der tuberkulösen Verkäsung gleicht. Dieses Granulomzentrum wird von Histiozyten umgeben, die sich in älteren Granulomen zu einem Epitheloidzellwall umwandeln (Abb. 5.**58**).

Differentialdiagnose: Von den Granulomen des Pseudotuberkulosetyps sind die meist weniger scharf umschriebenen *mischzelligen Granulome* abzugrenzen. Ihre Ätiologie und ihr Granulomaufbau sind in Tab. 5.**13** zusammengestellt.

4. Rheumatisches Granulom

Ätiologie: Die rheumatischen Granulome treten ausschließlich beim rheumatischen Fieber (= akuter Gelenkrheumatismus) auf und finden sich in erster Linie im Myokard. Das rheumatische Fieber ist eine Zweiterkrankung nach vorausgegangener Infektion mit *β-hämolisierenden Streptokokken der Gruppe A*.

Pathogenese: Sie ist noch nicht restlos geklärt. Eine zunehmende Bedeutung bei der Prädisposition zu dieser Erkrankung wird Coxsackie-B4-Viren, bestimmten Histokompatibilitätsantigenen (HLA-DR4 bei Weißen; HLA-DR2 bei Schwarzen) zugeschrieben. Fest steht, daß – wie bereits erwähnt – dem rheumatischen Fieber eine meist pharyngeale Infektion mit β-hämolysierenden Streptokokken der Gruppe A (meist Serotyp M 1, 3, 5 oder 18) vorausgegangen ist. Diese Erreger produzieren eine Reihe von Toxinen mit Enzymcharakter, welche für den Wirtsorganismus zum einen als Antigen, zum anderen als Zerstörer bestimmter Strukturen wirken (S. 262). Für die formale Pathogenese wichtig sind jedoch bestimmte *Kapselsubstanzen der Streptokokken.* Sie haben Antigencharakter und lösen im menschlichen Organismus eine Produktion von autoreaktiven Antikörpern aus, welche nicht nur mit den Streptokokken-Kapselantigenen, sondern auch mit bestimmten Gewebsbestandteilen des Menschen reagieren. Eine solche Kreuzantigenität zwischen Streptokokken und Mensch ist für das M-Protein mit autoreaktiven Antikörpern gegen kardiales Myosin und Sarkolemm sowie gegen Hyaluronat mit autoreaktiven Antikörpern gegen Bindegewebsproteoglykane nachgewiesen.

Sind einmal solche Kreuzantikörper gebildet, so genügt ein erneuter Kontakt mit Streptokokken oder einem ihrer Toxine, um eine akute rheumatische Arthritis, Endomyokarditis, Uveitis oder akute Glomerulonephritis hervorzurufen.

Tabelle 5.**13** Mischzellige Granulome

Krankheit	Ätiologie	Granulomaufbau
Brucellose	Brucella ssp. Körperantigene	Gang-Granulom- EZ, HZ, RZ + peripherer Lymphozytenwall mit GZ Brucella suis-Granulom: in Spätphase verkäsend
Listeriose (Granulomatosis infantiseptica)	Listeria monocytogenes granulozytolytische Toxine	früh: areaktive Nekrose ↓ Histiozytenknötchen mit zentraler Nekrose, mit EZ granulozytäre Demarkation, keine RZ ↓ Vernarbung
progressiv septische Granulomatose	Staphylokokken- (Pilz-)infekte bei Mikrobizidiedefekt der Granulozyten	Histiozytenknötchen mit RZ Fettpigment in Phagozyten z. T. zentrale Nekrose
Histoplasmose	Histoplasma capsulatum mukoide Hüllkapsel	früh: EZ-Granulom ↓ zentrale Nekrose (z. T. verkäsend) mit granulozytärer Demarkation, RZ + peripherer Epitheloidzellwall Abheilung mit Verkalkung
Kryptokokkose	Cryptococcus neoformans mukoide Hüllkapsel	Granulome oft unscharf mit EZ, HZ, GZ und RZ; RZ mit phagozytierten Pilzen selten zentrale Abszedierung
Typhus abdominalis	Salmonella typhi lipopolysaccharidhaltiges Endotoxin	Typhom: unscharfes Knötchen aus HZ (= Rindfleischzellen); dazu Lymphozyten und Plasmazellen selten Nekrose
Granuloma inguinale (venereum)	Calymmatobacterium granulomatosis	unscharfes Granulom vor allem aus HZ (Donovan-Einschlußkörper), dazu GZ, Lymphozyten und Plasmazellen

(HZ = Histiozyten, EZ = Epitheloidzellen, RZ = Riesenzellen, GZ = Granulozyten; + mehrere)

Etwa 2 Wochen nach der primären Streptokokkeninfektion wird der betreffende Patient von einer akuten Polyarthritis der großen Gelenke (S. 1152) und Organentzündungen geplagt. Der Myokardbefall ist dabei am gravierendsten. Es gilt der medizinische Spruch: *„Das rheumatische Fieber sticht ins Knie, aber beißt ins Herz."*

Histologie: Das rheumatische Granulom tritt beim rheumatischen Fieber mit Vorliebe im Myokard auf und wird auch als *Aschoff-Knötchen* bezeichnet. Die Granulome entstehen vor allem in der Nachbarschaft kleiner Myokardarterien. Dieser Prozeß verläuft in folgenden drei Phasen:

- *Exsudative Phase:* Diese erste Phase ist durch einen serös-fibrinösen Exsudationsprozeß gekennzeichnet, in dessen Verlauf Immunglobuline und Komplement, zum Teil auch Fibrin auf die Kollagenfasern abgelagert werden, was histologisch als fibrinoide Kollagenfasernekrose imponiert.

- *Granulomatöse Phase:* Nach einigen Wochen hat sich als Reaktion auf die Immunpräzipitate das rheumatische Granulom gebildet. Die fibrinoide Nekrose der Kollagenfasern wird nun durch eine Reihe besonderer Zellen abgegrenzt. Dazu gehört eine große Zahl besonderer Histiozyten sowie ein spärliches Infiltrat aus Lymphozyten, Plasmazellen und vereinzelten Granulozyten sowie seltenen Riesenzellen (Abb. 5.**59**).

Bei den Histiozyten handelt es sich um epitheloidzellähnliche Elemente mit einer eigentümlichen Chromatinstruktur ihres längsovalen Zellkerns, welche ultrastrukturell mit einer Flaschenbürste zu vergleichen ist. Je nach Schnittführung durch den Zellkern sieht folglich der Nukleolus wie eine Raupe oder wie ein Eulenauge aus, was dazu führte, daß diese Histiozyten als *Eulenaugenzellen* und als *Raupenzellen* bezeichnet wurden. Sie umgeben die fibrinoide Nekrose palisadenartig, sind lysosomenreich, was gut mit ihrer Makrophagenfunktion übereinstimmt, und werden nach ihrem Erstbeschreiber, einem russischen Aschoff-Schüler, *Anitschkow-Zellen* genannt (Abb. 5.**59**). Die Riesenzellen enthalten in ihrem basophilen Zytoplasma 3–4 bläschenförmige Zellkerne. Sie werden als *Aschoff-Zellen* bezeichnet und entsprechen Entzündungsriesenzellen. Ein ultrastruktureller Hinweis auf einen myokardiozytären Ursprung läßt sich nicht erbringen.

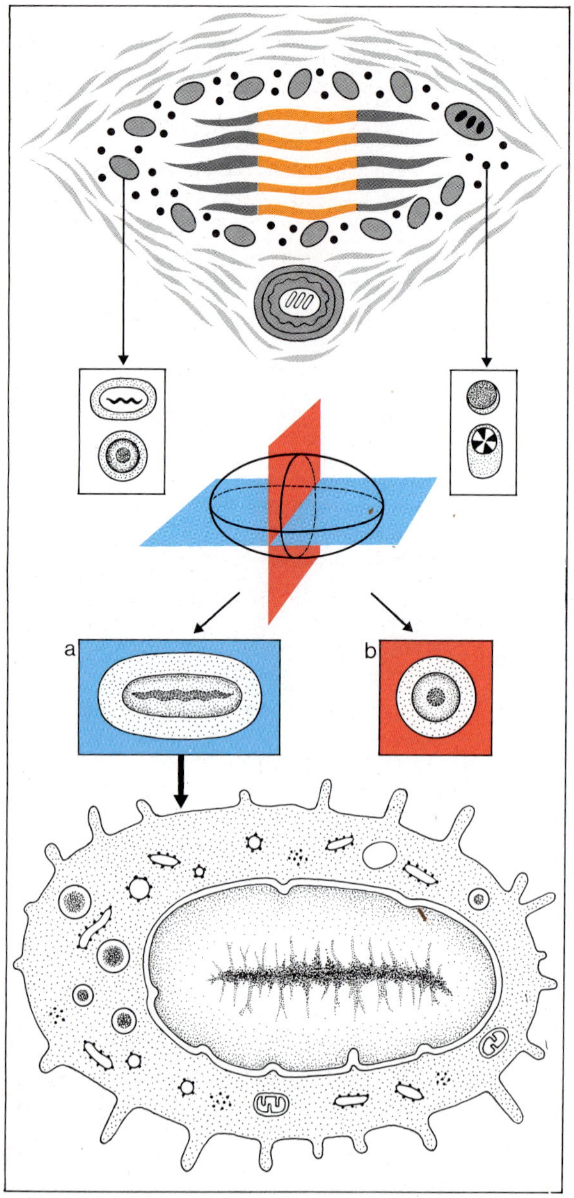

Abb. 5.**59** Zellulärer Aufbau des rheumatischen Granuloms mit fibrinoider Kollagenfasernekrose in typisch perivaskulärer Lage. Verschiedene Schnittaspekte durch die Anitschkow-Zellen führen entweder zum Bild der Raupenzelle (a) oder der Eulenaugenzellen (b). Dies beruht auf der flaschenbürstenartigen Chromatinanordnung im Zellkern dieser Hystiozytensonderform

• *Vernarbungsphase:* Das Granulom wird durch Narbengewebe ersetzt und ist nur noch als *spindelförmige perivaskulär* gelegene *Narbe* (= *feinfleckige Fibrose*) zu erkennen. Flammt der ganze Prozeß noch einmal auf, so kann in der Narbe ein *Granulomrezidiv* entstehen.

5. Rheumatoides Granulom

Definition und Ätiologie: Rheumatoidgranulome (= *Rheumaknoten*) (s. auch S. 1152) finden sich bei der rheumatoiden Arthritis, die wegen ihres schleichenden Beginns auch primär chronische Polyarthritis genannt wird. In etwa 20% der Fälle treten die Rheumaknoten multipel in der Subkutis und in den Geweben der Gelenkanhangsorgane auf, was als *Rheumatismus nodosus* bezeichnet wird. Selten sind sie an Herz, Lunge, Sklera, Speicheldrüse und Gefäßen zu beobachten.

Ätiologisch handelt es sich bei der rheumatoiden Arthritis um eine Autoaggressionskrankheit, wobei in über 70% der Fälle das Histokompatibilitätsantigen HLA-DR4 (gelegentlich auch HLA-DR1) nachgewiesen werden kann. Als auslösende Ursache wird eine Infektion mit Produktion von Antikörpern gegen körpereigene Strukturen angenommen, zumal das gp 120 der Epstein-Barr-Viren und HLA-DR4 und -DR1 Strukturhomologien aufweisen.

Viele Untersuchungen sprechen ferner dafür, daß ein mikrobielles Fremdantigen – offenbar in der Synovialis von γδ-CD4-T-Zellen den ortsständigen T-Zellen (90% Gedächtniszellen!) präsentiert – eine oligoklonale Proliferation von αβ-CD4-Zellen induziert, die auf einmal gegen körpereigene Antigene kreuzreagieren, die sie vorher ignoriert haben. Dabei spielen Streßproteine vom Typ Hsp-65 (von Mykobakterien nachgewiesen) zumindest die Rolle mitauslösender Antigene. Die αβ-CD4-Zellen rufen über eine Interleukinproduktion eine B-Zell-Aktivierung, aber auch über IL-1 und TNFα eine Entzündungsreaktion aus. Damit ist der Auftakt zur formalen Pathogenese der rheumatoiden Arthritis gegeben:

Formale Pathogenese: In der Synovialis frisch entzündeter Gelenke tritt ein lymphoplasmazelluläres Infiltrat auf, wobei die Lymphozyten derart proliferieren, daß follikelähnliche Strukturen entstehen. Die B-Zellen produzieren besondere Immunglobuline in Form der sog. Rheumafaktoren, vor allem vom IgM-Typ. Sie stellen autoreaktive Antikörper aller Immunglobulinklassen gegen körpereigenes IgG (= Antiidiotypen), aber auch gegen Kernbestandteile und Kollagentyp II dar, wobei das IgG bei der rheumatoiden Arthritis einen Glykosylierungsdefekt aufweist. In der Folge bilden sich Immunkomplexe, welche Rheumafaktoren enthalten. Sie lagern sich an den Kollagenfasern ab (fibrinoide Nekrose) und werden von synovialen Makrophagen phagozytiert. Das gleiche gilt für die Immunkomplexe in der Synovialflüssigkeit. Im weiteren Verlauf aktivieren die Immunkomplexe das Komplementsystem, locken Granulozyten an, welche für die proteolytische Zerstörung des Gelenkknorpels verantwortlich sind. Die immunkomplexdurchtränkten Kollagenfasern in der Synovia werden von eingewanderten Makrophagen umstellt. Die darauf folgende Phase der rheumatoiden Arthritis umfaßt die Umwandlung der Synoviozyten in ein aggressiv wachsendes Mesenchym (= *Pannus*), das in die Gelenkhöhle einwächst und den Gelenkknorpel endgültig zerstört. Diese Phase

Tabelle 5.**14** Granulome vom Pseudotuberkulosetyp (Ätiologie, kausale Pathogenese, Morphologie)

Krankheit	Ätiologie	Riesenzellen (RZ)	Granulomstruktur
Pseudotuberkulose	Yersinia pseudotuberculosis Körper-, Hüll- und Geißelantigene	keine RZ	zentrale Nekrosen mit granulozytärer Demarkation peripherer Epitheloidzellwall (Abb. 5.**56**)
Katzenkratzkrankheit	Zellwanddefekte gramnegative Bakterien	ungeordnete RZ (+)	zentrale Nekrose (z. T. verkäsend), granulozytäre Demarkation, peripherer Epitheloidzellwall spontane Vernarbung
Tularämie	Fanciscella tularensis 25 Keime machen Infekt! Endotoxin	ungeordnete RZ + geordnete RZ ++ spontane Vernarbung	zentrale Nekrose mit granulozytärer Demarkation peripherer Epitheloidzellwall
Lymphogranuloma venereum (inguinale)	Chlamydia Lymphogranulomatosis mukopeptidhaltige Zellmembran (ähnlich gramnegativen Bakterien)	ungeordnete RZ + geordnete RZ +	zentrale Nekrose, Demarkation mit Granulozyten und Plasmazellen, peripherer Epitheloidzellwall oft fistelnd
Kokzidioidomykose	Coccidioides immitis (Pilz) Chitin-Glykan-Kapsel	geordnete RZ (+) ungeordnete RZ + um Sporangien Immunkomplexbildung	zentrale Nekrose (Eiter), Demarkation mit Granulozyten, peripherer Epitheloidzellwall, Abheilung mit Verkalkung!
chronische Bilharziose	Schistosoma ssp.	ungeordnete RZ + um Eier	oft zentrale Nekrose mit Eiter granulozytäre Demarkation oft Epitheloidzellwall peripherer Fibrosegürtel Eosinophile, Eierverkalkung

entspricht einer proliferativen Entzündungsreaktion (S. 232). Im subkutanen Bindegewebe führt der Entzündungsprozeß zur Ausbildung von Rheumaknoten. Ob die Antikörper gegen Kollagen Typ I, II und III ursächlich oder konkomittierend das Entzündungsgeschehen begleiten, ist noch unklar.

Histologie: Die rheumatoiden Granulome (Abb. 5.**60**) sind mehrere Zentimeter groß und somit makroskopisch gut sichtbar. Sie enthalten histologisch ein großes nekrotisches Zentrum mit fibrinoider Nekrose. Darin findet man fibrindurchtränkte Trümmer untergegangener Zellen und Kollagenfasern. Diese zentrale Nekrose wird von einem Histiozytenwall umgeben, wobei die einzelnen Histiozyten palisadenartig zur Nekrose angeordnet sind. An den Histiozytenwall schließt sich nach außen hin eine Umkapselung durch ein junges Bindegewebe mit locker eingestreuten Lymphozyten an.

Vorkommen: Den Rheumaknötchen strukturverwandt sind die hyperergen Granulome bei:

- nekrotisierenden Arteriitiden vom Typ der Panarteriitis nodosa (Makro- und Mikroform) sowie
- Granulome anulare: kleine asymptomatische Hautknoten ohne Gelenkbeteiligung (S. 935).

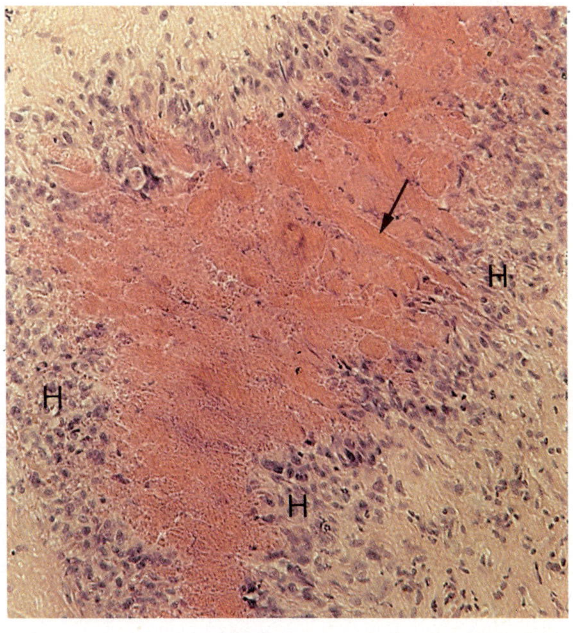

Abb. 5.**60** Rheumatoides Granulom in der Subkutis bei Rheumatismus nodosus. Beachte die fibrinoide Nekrose und Aufquellung der Kollagenfasern, welche von palisadenartig angeordneten Histiozyten (H) umgeben sind (HE, Vergr. 1 : 400)

6. Fremdkörpergranulom

Ätiologie: Fremdkörpergranulome treten beim Menschen immer dann auf, wenn korpuskuläre Gebilde in den Organismus gelangen, die entweder kristallin oder metallisch sind oder aus Polymerisaten bestehen, die vom Organismus extrem schlecht abgebaut werden können. Die Aufnahme derartiger Fremdkörper kann dabei *per inhalationem, per injectionem, traumatisch* und *iatrogen* erfolgt sein. Neben diesen echten, von außen in das Gewebe gelangten Fremdkörpern können auch im Organismus selbst Substrate mit Fremdkörpercharakter entstehen (Tab. 5.**15**).

Pathogenese: Überall dort, wo das Fremdkörpermaterial im Gewebe liegenbleibt, sammeln sich Makrophagen an. Sind die Fremdkörper kleiner als die Makrophagen, werden sie zwar phagozytiert, können aber nicht intrazellulär abgebaut werden. Dadurch bleiben sie für längere Zeit in den Heterophagievakuolen der Makrophagen liegen (Abb. 5.**61**). Je nach Oberflächenbeschaffenheit „verklebt" der Fremdkörper mit der Vakuolenwand, so daß sie mit der Zeit einreißt. Infolgedessen werden gewebszerstörende lysosomale Enzyme freigesetzt. Sie versuchen zwar, den Fremdkörper aufzulösen, setzen aber damit eine Entzündungsreaktion in Gang. Diese führt zu einer Zerstörung des umgebenden Gewebes, meist gefolgt von einer überschießenden Reparation, die später in eine maligne Entartung des Gewebes übergehen kann. Sind die Fremdkörper größer als die Makrophagen, können sie nicht phagozytiert werden. In diesem Falle fusionieren die Makrophagen zu Fremdkörperriesenzellen. Diese sind außerordentlich große, bizarr gestaltete mehrkernige Riesenzellen (= *ungeordnete Riesenzellen*). Sie lagern sich wie Blutegel an die übergroßen Fremdkörperpartikel an und setzen dabei lysosomale Enzyme frei, wie dies die Resorptionsriesenzellen (z. B. Osteoklasten) beim extrazellulären Gewebeabbau bereits physiologischerweise tun. Auf eine im einzelnen noch ungeklärte Weise (Haptenbildung?) wird auch das T-Zell-System aktiviert, so daß es zu einer Überempfindlichkeitsreaktion vom verzögerten Typ kommt, in deren Verlauf sich eine stenosierende Vaskulitis bildet. Diese dürfte mit der Sklerosierung des Entzündungsgebietes im Zusammenhang stehen.

Fremdkörpergranulome bleiben über Jahre bestehen, es sei denn, es kommt zu einer Abszedierung und Fistelung mit Durchbruch an eine Körperoberfläche.

Tabelle 5.**15** Fremdkörpergranulome

Fremdkörper	Pathogenese	Granulomstruktur, Folgekrankheit
Kristalline Fremdkörper		
Glasfasern	traumatisch inhalagen	Fremdkörpergranulome
Silikatstäube	inhalagen	Silikosegranulom → Silikose
Urate	Hyperurikämie	Gichttophi
Cholesterin		Cholesteringranulom bei: Cholezystitis, Atherom, Cholesteatom, Cholesterinpneumonie
Metalle	iatrogen traumatisch	Fremdkörpergranulom bei Metallose → Sarkom
Nichtkristalline Fremdkörper		
Stärke	per injectionem (Heroinverunreinigung)	Stärkegranulom mit Fremdkörperriesenzellen, Makrophagen und zentraler Nekrose
Holz	traumatisch	Fremdkörpergranulom
Faden	iatrogen	Fadengranulom → Fistelung
Horn (Keratin)	inflammatorisch nekrotisch	„Fremdkörpergranulom" bei: Pilomatrixom Pilonidalsinus Dermoidzyste
	inhalagen	Fruchtwasseraspiration
epithelialer Schleim	traumatisch inflammatorisch	Schleimgranulom (= Muziphagengranulom)
Öltropfen	inhalagen inflammatorisch nekrotisch	Lipogranulom (= Ölgranulom) bei Fettgewebsnekrose Chalazion Öldämpfe
Silikon	iatrogen	granulomatöse Mastitis (bei Mammaplastik)

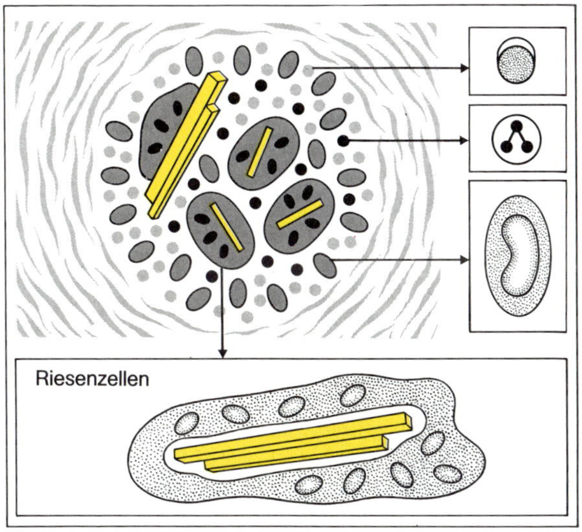

Abb. 5.**61** Zelluläre Zusammensetzung eines Granuloms vom Fremdkörpertyp (Schema)

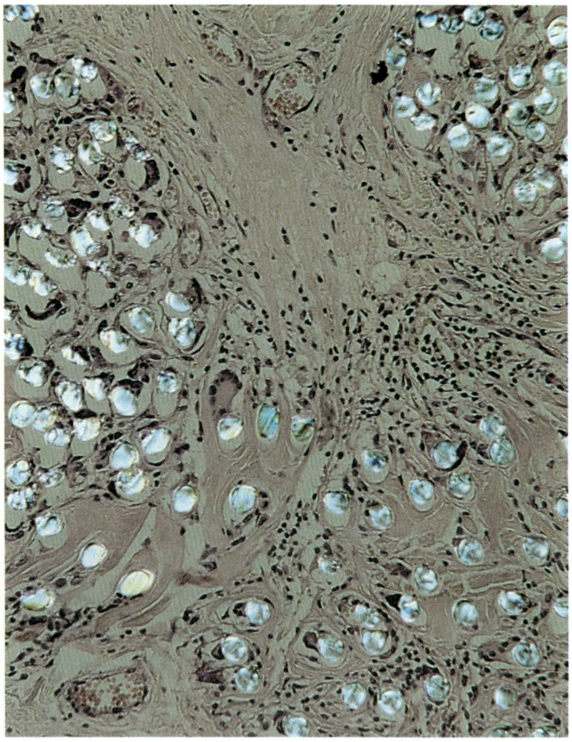

Abb. 5.**62** Fadengranulom: Beispiel eines Fremdkörpergranuloms mit polarisationsoptisch hellaufleuchtenden Fadenanschnitten (Operationsnahtmaterial), die von mehrkernigen Riesenzellen umsäumt werden (HE, Vergr. 1 : 150) ▶

Histologie: Das Fremdkörpergranulom (Abb. 5.**62**) besteht aus einer Ansammlung von ungeordneten Riesenzellen (= Fremdkörperriesenzellen), welche gigantische Ausmaße annehmen können. Sie enthalten teilweise Fremdkörperpartikel oder sind an solche angelagert. Die Kristallnatur der Fremdkörper läßt sich polarisationsoptisch nachweisen. In unmittelbarer Umgebung zu den Riesenzellen sieht man die eingewanderten Makrophagen, die von einem lymphozytären Infiltrat zusammen mit einsprossenden Kapillaren und Fibroblasten umringt werden.

Sonderform:

– *Chalazion:*

Es entsteht als Reaktion auf die Talgdrüsenlipide, die infolge Ausführungsgangstenose der Meibom-Drüse (Augenlid) ins Gewebe gelangt sind. Morphologisch findet man eine knötchenförmige (= Gerstenkorn) Lidschwellung, in der histologisch gemischtzellige Granulome zu erkennen sind.

Literatur

Azzali, G., et al.: The migration of lympocyte and polymorphonuclear leucocytes across the endothelial wall of the absorbing peripheral lymphatic vessel. J. submicr. Cytol. 22 (1990) 543

Cain, H.: Granulome und Granulomatosen. Pathologe 2 (1981) 65

Dhom, G.: Allgemeine Pathogenese und spezielle pathologische Anatomie viraler Erkrankungen (Hauptthema). Verh. Dtsch. Path. Ges. 65 (1981)

Fantone, J. C., P. A. Ward: Role of oxygen-derived free radicals and metabolites in leukocytes dependent inflammatory reactions. Amer. J. Path. 107 (1982) 397

Fienberg, R.: The protracted superficial phenomenon in pathergic Wegeners' granulomatosis. Human. Path. 12 (1981) 458

Keller, H. U., et al.: Distinct chemokinetic and chemotactic response in neutrophile granulocytes. Europ. J. Immun. 8 (1978) 1

Knobel, H. R., et al.: Chemical analysis and electron microscopy studies of human C1q prepared by different methods. Europ. J. Immun. 5 (1975) 78

Kreipe, H., et al.: Multinucleated giant cells generated in vitro. Amer. J. Pathol. 130 (1988) 232

Kroegel, C.: The potential pathophysiological role of platelet-activating factor in human diseases. Klin. Wschr. 66 (1988) 373

Modlin, R. L., et al.: Granuloma annulare. Arch. Pathol. Lab. Med. 108 (1984) 379

O'Flaherty, J. T.: Lipid mediators of inflammation and allergy. Lab. Invest. 47 (1982) 314

O'Flaherty, J. T.: Age dependency of the inflammatory response. Lab. Invest. 56 (1986) 600

Oyanagui, Y.: Physiological regulation of vascular permeability by endogenous glucocorticoids and active oxygen. Inflammation 7 (1983) 81

Peter, H. H.: Klinische Immunologie. Urban & Schwarzenberg, München 1991

Picker, L. J., et al.: The neutrophil selectin LECAM-1 presents carbohydrate ligands to the vascular selectins ELAM-1 and GMP-140. Cell 66 (1991) 921

Riede, U.-N., et al.: Humate induced activation of human granulocytes. Virchows Arch. B. Cellpathol. 60 (1991) 27

Rother, K., et al.: The role of complement in inflammation. Path. Res. Pract. 180 (1985) 17

Ryan, G. B., H. G. Majno: Inflammation (A Review). Amer. J. Path. 86 (1977) 185

Simpson, L. O., et al.: Pseudo-lymphocyte monocyte – the memory cells responsible for the development of epitheloid granulomata. Pathology 13 (1981) 557

Synderman, R., E. J. Goetzel: Molecular and cellular mechanisms of leucocyte chemotaxis. Science 213 (1981) 830

Tanaka, A., et al.: Epitheloid granuloma formation requiring no T-cell function. Amer. J. Path. 106 (1982) 165

Vilmar, K., K. D. Bachmann: Pränatale und perinatale Schmerzempfindung. Stellungnahme des Wissenschaftlichen Beirates der Bundesärztekammer. Dtsch. Ärztebl. 88 (1991) 2301

Warfel, A. H., J. W. Hadden: Lymphokine-mediated fusion and migration inhibition of alveolar macrophages. Exp. molec. Path. 33 (1980) 153

Zeck-Kapp, G., U. N. Riede: Interaction of granulocyte and endothelial cells upon stimulation with tumor necrosis factor-α. Immunbiology 181 (1990) 267

Erregerpathologie

U.-N. Riede und H.-E. Schaefer

Der Mensch ist in vielen Teilen seines Körpers unsteril. Eine Großzahl an Erregern klebt in feuchten Mulden und kriecht bis in die tiefsten Ritzen der Haut und Schleimhäute. Dieser normale Mikrobenteppich in den ökologischen Nischen des Körpers ist an der Unterdrückung pathogener Keime beteiligt. Unter solchen harmlosen *„Mitessern"* leben jedoch auch Keime, die uns erst dann schaden, wenn sich der Gleichgewichtszustand zwischen Wirtsorganismus und mikrobieller Gastflora zugunsten solcher Keime verändert hat. Dies kann daran liegen, daß resistente Keime in der Flora selektiert worden sind oder von außen kommende Erreger Wachstumsvorteile erlangt haben. Eintrittspforten der Erreger sind die Haut und vielfach auch die Schleimhäute. Einige Erreger bedienen sich aber auch Insekten quasi als Chauffeur und Türöffner, indem sie sich beim Blutsaugen ins Wirtsgewebe bringen lassen. Ob es bei einer Wirt-Erreger-Kontaktaufnahme zu einer Infektion und Krankheit kommt oder nicht, hängt zum einen von der Erregermenge, vom Durchsetzungsvermögen des Keimes (= *Virulenz*) und von der Widerstandskraft *(Resistenz, Immunität)* des Patienten (S. 170) ab.

In diesem Kapitel werden exemplarisch die Erreger-Wirt-Auseinandersetzungen hauptsächlich von solchen Infektionskrankheiten abgehandelt, die mehrere Gewebs- und Organsysteme in Mitleidenschaft ziehen. Sie stellen aus pathobiologischer Sicht Adaptationsmechanismen an „lebende Antigenmuster" dar.

Virale Läsionen: Die virale Infektion einer Zelle kann als latente, persistierende, lytische oder transformierende Infektion ablaufen. Sie setzt voraus, daß das betreffende Virus über einen bestimmten Mechanismus verfügt, mit dem es eine Zielzelle entern kann. Dieser ist bei einigen von ihnen zweiteilig: Die eine Komponente ist dabei auf die gezielte Haftung an der Zielzelle, die andere auf das Eindringen in die Zelle gemünzt. Dieser Mechanismus ist die Grundlage des virustypspezifischen *Organotropismus.* Bei der Virusbekämpfung, an der das T-Zell-System, die virusneutralisierenden Antikörper und die verschiedenen Killerzelltypen beteiligt sind, muß der Organismus gelegentlich selbst Federn lassen. Viele Viren treiben überdies mit ihm ein übles Spiel, indem sie durch Veränderung ihrer Antigenität seinen Fremderkennungsdienst narren oder sich nichts aus den neutralisierenden Antikörpern machen.

Bakterielle Läsionen: Bei bakteriellen Entzündungen geht es um die Vorherrschaft von Mikroorganismen über den Wirtsorganismus. Die humanpathogenen unter ihnen haben dabei gelernt, sich über einen besonderen *Adhäsionsmechanismus* an bestimmten Wirtszellen festzukrallen und durch *Virulenzfaktoren* wirtsseitige Gegenspieler wie Makrophagen zu überlisten oder sogar zu zerstören. Ähnlich wie bei den Viren ist auch bei einigen Bakterien das entsprechende „Infektionsgerät" zweiteilig: mit dem einen Teil heften sie sich an der Zelloberfläche fest, um mit dem anderen Teil zuzustechen. Mit den *Streßproteinen* schließlich verfügen Erreger und Wirt über eine weitgehend homologe Molekularabwehr, mit der sie die gegenseitigen Attacken überstehen.

Mykotische Läsionen: Die meisten humanpathogenen Pilze weisen nur ein geringes pathogenes Potential auf und machen sich meist erst bei einer defizienten Abwehrlage (Granulozytendefekte!) bemerkbar. Ihre gewebsschädigende Wirkung geht auf Pilztoxine (= *Mykotoxine*) und auf pathogene Immunreaktionen zurück. Kapselkomponenten der Pilze rufen über eine B-Zell-Stimulation eine Antikörperbildung hervor, die sich diagnostisch nutzen läßt und bei überempfindlichen Patienten allergische Reaktionen auslöst. Trifft eine Pilzinfektion einen schutzlosen Patienten, resultieren daraus *systemische Mykosen;* in der Regel verursachen Pilzinfektionen jedoch *oberflächliche Mykosen.*

Protozoonotische Läsionen: Bei diesen Erkrankungen wird die ökologische Nische deutlich, die von den einzelnen Erregern genutzt wird, um sich im Wirtsorganismus häuslich niederzulassen. Viele von ihnen kapseln sich dabei ab, so daß sie sich ohne weiteres den Aufforderungen des Wirtes, das Lokal zu verlassen, widersetzen können.

Helminthotische Läsionen: Für die Pathogenitätsmechanismen der Bandwürmer (= Helminthen) gilt das gleiche wie für die Protozoen, nur daß sie sich auf einen möglichst langen und ungetrübten Daueraufenthalt eingerichtet haben und ihren Lebenszyklus auf mehrere *Zwischenwirte* und einen Endwirt verteilen. Dadurch vergrößern sie ihren Aktionsradius und verringern die Gefahr ihres Aussterbens. An der Helminthenzerstörung sind Eosinophile mit ihren parasitotoxischen Proteinen, aber auch Makrophagen und spezifische Antikörper beteiligt.

Virale Läsionen

Virale Pathogenitätsmechanismen: Die Infektion einer Zelle durch Viren kann in folgenden Formen ablaufen:

- *Latente Infektion:* dabei wird kein neues Virus gebildet, und es treten keine morphologisch faßbaren Zellveränderungen auf.
- *Persistierende Infektion:* in diesem Falle findet eine Virusproduktion ohne Beeinträchtigung der normalen Zellfunktion oft in Form von Einschlußkörperbildung statt.
- *Lytische Infektion:* sie führt nach vorgängiger Virusreproduktion zum Tod der Zellen.
- *Transformierende Infektion:* das proliferative Verhalten einer infizierten Zelle wird in ein autonomes Wachstum transformiert (S. 360).

Um in die Zellen zu gelangen muß sich ein Virus zunächst auf deren Oberfläche festsetzen können (= Adsorption). Dies gelingt einigen Viren, wie den Myxoviren, mit besonderen Haftstrukturen auf ihrer Oberfläche. Anderen Viren wie die Zytomegalieviren wiederum sind durch eine entsprechende Kapsel vor dem Phagozytoseangriff gefeit und mißbrauchen, um ins Zielgewebe zu gelangen, die Makrophagen quasi als Postboten. Die Ausbreitung der Viren erfolgt aber nicht nur extrazellulär, sondern teilweise auch rein intrazytoplasmatisch. Dazu exprimieren einige Viren, wie die Masernviren, auf ihren Oberflächen einen Fusionsfaktor, so daß die infizierten virustragenden Zellen mit nicht-infizierten Zellen zu effizienten Virusreplikationsfabriken verschmelzen können. Dabei können sich mehrkernige Riesenzellen bilden, die in ihrer Art für bestimmte Viren spezifisch sind (vgl. Finkeldey-Riesenzellen im lymphatischen Gewebe bei Masern). Mit dieser durch Zellfusion ausgelösten intrazellulären Ausbreitung können sich die Viren vor den nur extrazellulär wirksamen humoralen Immunitätsmechanismen aber nicht vor dem Zugriff der T-Zellen (S. 188) schützen. Ein Virus vermehrt sich primär im Gewebe an der Eintrittsstelle und in den lokalen Lymphknoten. Darauf folgt eine *primäre Virämie* (S. 231) und ein zentraler Fokus der Virusvermehrung, welche eine *sekundäre Virämie* mit dem Befall des endgültigen Zielorganes nach sich zieht. Bei einigen Virusinfektionen (z. B Rhinoviren) wird generell nur ein Organsystem befallen (= Organotropismus). Im Normalfall hört die Virusvermehrung bereits im akuten Krankheitsstadium auf, so daß bleibende Schäden nur durch Zerstörung nicht vollständig regenerationsfähiger Gewebe verursacht wird, es sei denn, die Immunabwehr wird ineffektiv oder überschießend (Autoaggression).

An der Beseitigung eingedrungener Viren beteiligt sich a) das T-Zell-System in Kooperation mit den Makrophagen, b) die virusneutralisierenden Antikörper und die antikörpervermittelte zelluläre Zytotoxizität der Killerzellen und c) die natürlichen Killerzellen. Dieser Virusbeseitigungsprozeß läuft folgendermaßen ab:

Wenn ein Virus eine Zelle infiziert, zwingt es oft die Wirtszelle an der Zelloberfläche virale Membranantigene zu exprimieren und hinterläßt damit auf der Zelloberfläche „Fußspuren". Diese viralen Membranantigene können durch die T-Zellen in Gegenwart von HLA-Klasse-I-Moleküle erkannt werden. Doch vorher geben meist die virusinfizierten Zellen Interferone ab, welche als erste Verteidigungslinie natürliche Killerzellen mobilisieren. Nach etwa 2 Tagen greifen auch die Makrophagen in die Abwehrschlacht ein. Sie verschlingen die Viren, halten Stücke davon den T-Helferzellen zur Erkennung hin. Sowie diese von den viralen Antigenen Notiz genommen haben, veranlassen diese das Heranwachsen von zytotoxischen T-Zellen. Diese schießen alle durch die viralen Antigene fremdgewordenen Zellen, die sie erkennen können, mit ihren perforierenden Giften ab. In der Zeitspanne von der Virusabsorption bis zur Zusammensetzung der neuen Viren (Replikation) ist im Organismus kein vermehrungsfähiges Viruspartikel nachweisbar (= Eklipsephase). Werden die infizierten Zellen während dieser Phase zerstört, so kann dadurch auch das Virus aus dem Organismus beseitigt werden. Kommen die zytotoxischen T-Zellen jedoch zu spät, so daß die neuen Virusnachkommen bereits zusammengesetzt sind, so können sie die Viren erst wieder bei der nächsten Replikationsrunde eliminieren.

Der Ausgang einer Virusinfektion wird also im wesentlichen dadurch bestimmt, ob die Viren oder die T-Lymphozyten das zellzerstörende Wettrennen gewinnen. Aus dem Blickwinkel der zellvermittelten Immunität her betrachtet kann deshalb die Infektion mit derartigen Zellparasiten als Gleichgewichtszustand zwischen zytopathogenem Effekt des Parasiten und der lymphozytären Immundestruktion aufgefaßt werden. Allerdings haben einige Viren, wie die HIV-Viren oder die Epstein-Barr-Viren, auch dagegen ein Mittel: sie setzen das T-Zell-System außer Gefecht. Andere Viren, wie die Rötelnviren in Tochterzellen der ursprünglich viral infizierten Zellen, haben „gelernt", in Gegenwart virusneutralisierender Antikörper zu überleben. Der Einsatz solcher Antikörper kann aber schließlich dem Wirtsorganismus selbst zum Verhängnis werden, und zwar in folgenden beiden Formen:

- *Virusinduzierte Immunkomplexkrankheiten:* Bei vielen Virusinfektionen kommt es zur Induktion eines Anti-Idiotyp-Antikörpers (S. 187) gegen das komplexierte Immunglobulin unter Komplementverbrauch.
- *Virusinduzierte zellvermittelte Immunreaktionen* spielen bei verschiedenen viralen Erkrankungen eine wichtige kausalpathogenetische Rolle.

Poxviridae

Die Poxviridae (Tab. 5.**16**) stellen die größten Viren dar, deren DNS-Core von komplexen Hüllen umgeben wird. Zu dieser Familie gehört das Variolavirus (= *Pockenvirus*) des Menschen. Es ist laut WHO seit 1977 ausgerottet. Es hat früher die oft epidemisch auftretende Pockeninfektion ausgelöst, welche in über einem Drittel der Fälle tödlich verlief. In dieser Gruppe ist ferner auch das Molluscum-contagiosum-Virus einzuordnen, welches einen selbstheilenden, kraterförmigen Hauttumor (= *Molluscum contagiosum*) induziert, aus dem Zelldetritus mit reifen Viren austritt (Abb. 5.**63**). Das Molluscum contagiosum kommt besonders häufig bei AIDS-Patienten und Kindern vor.

Herpesviridae

1. Herpes-simplex-Viren

Erreger: HSV-Typ I und HSV-Typ II (Tab. 5.**16**).

Pathogenese: Nach Infektion von Haut und Schleimhäuten bei der Primärinfektion vermehrt sich das Virus dort schon einige Tage vor dem Auftreten der typischen Effloreszenzen und tritt rasch über sensible und autonome Neuronen in die regionalen Ganglien (Abb. 5.**64**). Dort vermehrt es sich vorübergehend in den Ganglienzellen (Abb. 5.**65a** u. **b**), kann diese zerstören und tritt von hier aus in Ganglienzellen anderer Versorgungsbereiche über. In kurzer Zeit tritt ein persistierender latenter Zustand ein, in dem das Virusgenom kaum exprimiert wird. Durch aktinische *(Herpes solaris)*, febril-infektiöse *(Herpes febrilis)*, menstruelle *(Herpes menstruationis)* sowie auch psychische Irritationen kann das Virusgenom aktiviert werden, so daß auf die Virusreproduktion ein Virustransport in die entsprechende Peripherie ausgelöst wird: das Herpesrezidiv erscheint. HSV-Typ I ruft eine *Gingivostomatitis herpetica,* eine

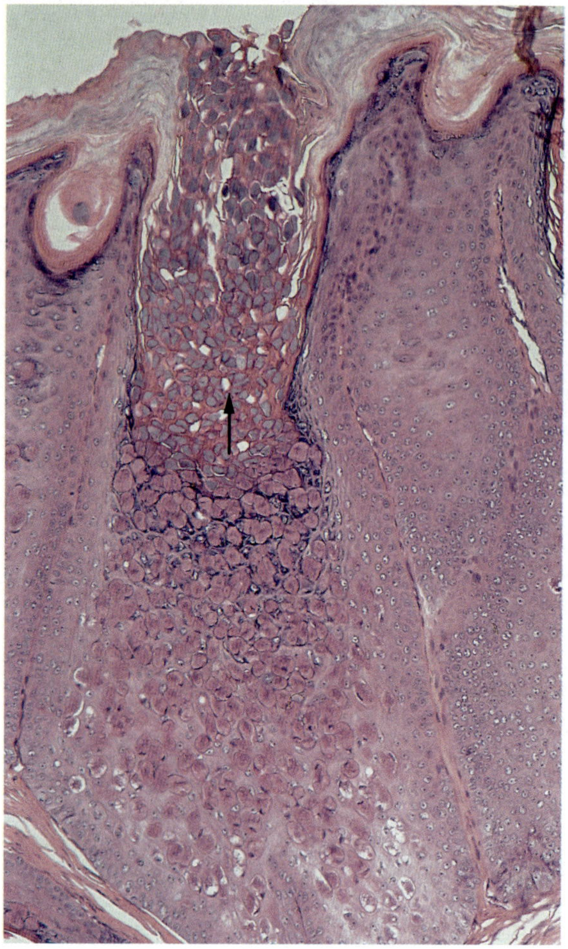

Abb. 5.**63** Infektion mit Poxviridae Typ Molluscum contagiosum: Genabeltes Hautknötchen. Im Krater (Pfeil) liegen virusinfizierte Zellen, die im Zytoplasma eosinophile virale Einschlußkörper enthalten (HE, Vergr. 1 : 100)

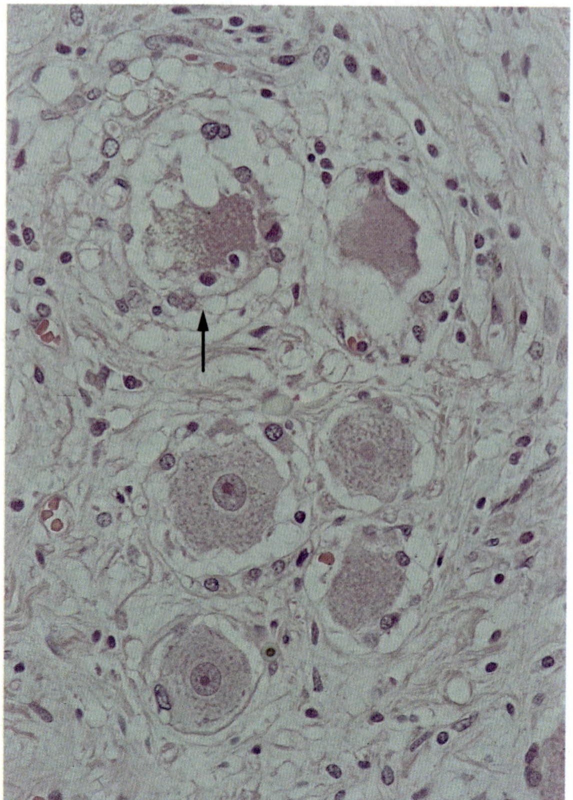

Abb. 5.**64** Infektion mit Herpes simplex (Typ 1): Ganglionitis herpetica mit lymphozytärer Zerstörung (Pfeil) der Ganglienzellen (HE, Vergr. 1 : 150)

Tabelle 5.**16** Virale Erkrankungen

Erregergruppe	Typische Krankheitsbeispiele
Doppelstrang-DNS-Viren mit Hüllmembran	
Poxviridae	
– Pockenvirus	Pocken
– Molluscum-contagiosum-Virus	Molluscum contagiosum
Herpesviridae	
– Herpes-simplex-Viren	Typ 1 Herpes labialis Typ 2 Herpes genitalis
– Varizellenviren	Windpocken, Herpes zoster
– Zytomegalovirus	Sialoadenitis generalisierte Zytomegalie
– Epstein-Barr-Virus	Mononucleosis infectiosa Nasopharyngealkarzinom Burkitt-Lymphom
Hepadnaviridae (S. 756)	
– Hepatitis-B-Virus	B-Hepatitis
Doppelstrang-DNS-Viren ohne Hüllmembran	
Adenoviridae	Atemwegsentzündungen Tumoren
Papovaviridae (S. 360)	Warzen Papillome, Zervixkarzinom
Einzelstrang-DNS-Viren ohne Hüllmembran	
Parvoviridae	Ringelröteln Abort Hydrops fetalis transiente Erythroblastenphthise
Doppelstrang-RNS-Viren ohne Hüllmembran	
Reoviridae	
– Rotaviren (S. 708)	Gastroenteritis
Einzelstrang-RNS-Viren mit Hüllmembran	
Togaviridae	
– Rötelnviren	Röteln
– Gelbfieberviren	Gelbfieber, Ikterus
– Zeckenenzephalitisviren	Enzephalomyelitis
Orthomyxoviridae	
– Influenza-A-, B-, C-Viren	Grippepneumonie Grippe-Krupp
Paramyxoviridae	
– Parainfluenzaviren	Grippe-Krupp
– respiratorisches Synzytialvirus	peribronchiale Herdpneumonie
– Mumpsviren	Mumps (Parotitis, Orchitis)
– Masernviren	Masern (Pneumonie)
Rhabdoviridae	
– Rabiesviren	Tollwut
Arenaviridae	
– LCM-Viren	lymphozytäre Choriomeningitis
Retroviridae	
– Oncornaviren	Tumoren, Leukämie
– HIV	AIDS
Einzelstrang-RNS-Viren ohne Hüllmembran	
Picornaviridae	
– Poliomyelitisviren (Enteroviren)	Poliomyelitis
– Coxsackie-, ECHO-Viren (Enteroviren)	Myokarditis, Herpangina
– Enterovirus Nr. 68–71 (Enteroviren)	Enteritis
– Hepatitis-A-Virus (Enteroviren)	Hepatitis A
– Rhinoviren	Schnupfen
Unklassifizierte Viren	
Norwalk-Viren (S. 708)	Enteritis
Hepatitis-D-Virus	D-Hepatitis

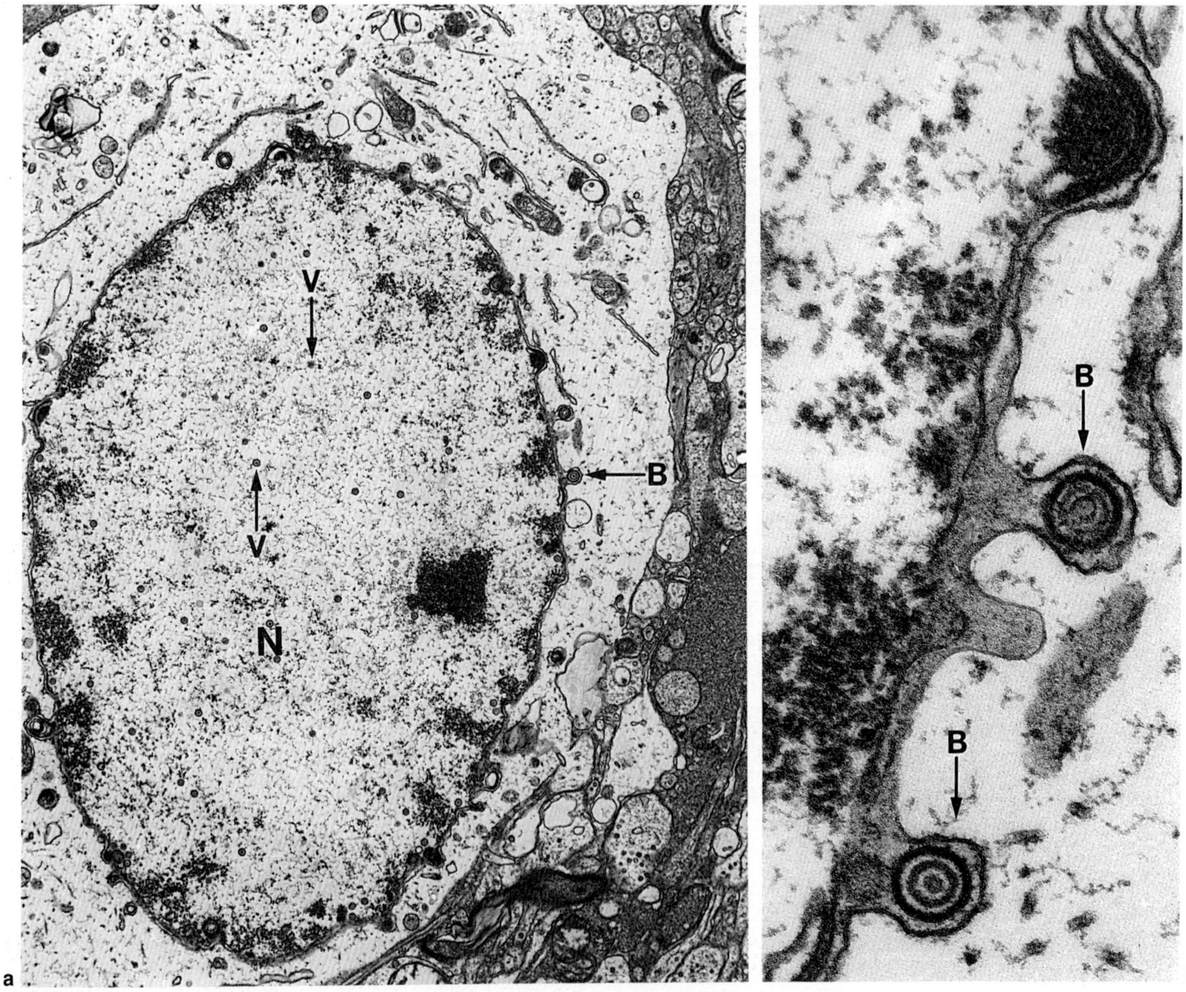

Abb. 5.**65a** u. **b** Morphogenese von Herpes-simplex-Viren:
a Eine Nervenzelle enthält mehrere DNS-haltige nackte Virionen (V) im Zellkern (N). Durch Anlagerung an die Kernmembran und anschließende Ausknospung (= „budding") und Ausschleusung ins Zytoplasma erhalten sie ihre Hüllstruktur
b Ausschnitt von **a** mit typischem Virus-Budding (B) (EM, Vergr. **a** 1:5000, **b** 1:50000)

Keratokonjunktivitis herpetica oder eine rekurrierende Herpesinfektion im Kopfbereich (einschließlich der oft tödlich verlaufenden *Herpesenzephalitis*) hervor. HSV-Typ II ist dem gegenüber verantwortlich für die *Vulvovaginitis herpetica,* für den rekurrierenden *Herpes genitalis* (Kofaktor beim Zervixkarzinom?) und bei der „Herpessepsis" des Neugeborenen.

Morphologie: Herpesinfizierte Zellen weisen ein milchglasartig homogenisiertes Zytoplasma mit Kerneinschlußkörpern (= Cowdry-Körper) (Abb. 15.**32a** u. **b**) auf und fusionieren gelegentlich zu mehrkernigen Riesenzellen. Nach Auflösung der desmosomalen Zellkontakte bilden sich intraepidermale Vesikel, in deren Flüssigkeit virusreplizierende Zellen schwimmen.

2. Varicella-Zoster-Viren

Erreger: Varicella-Zoster-Virus: Das Varizellen- und das Zoster-Virus sind identisch (Tab. 5.**16**). Es handelt sich um ein volatiles Virus aus der Familie der Herpesviridae mit hoher Kontagiosität: aerogene Übertragung *(Windpocken!).*

Pathogenese: Die primäre Infektion erfolgt im Bereich der Schleimhäute des oberen Respirationstraktes. Von dort aus wird das Virus hämatogen ausgesät und ruft im Nasen-Rachen-Raum in Mundhöhle und Konjunktiven ein Enanthem hervor, während es im Gesichts-, Stamm- und Extremitätenbereich (unter Auslassung von Händen und Füßen) ein bläschenförmiges Exanthem (Windpocken) bei generalisierter zervikonuchaler Lymphadenopathie hervorruft. Selten wird das Krankheitsbild durch eine Varizellenenzephalitis (S. 1068), beim Neugeborenen durch eine nekrotisierende Varizellenpneumonie mit hyalinen Membranen kompliziert. Die primären Haut- und Schleimhautläsionen sind vermutlich Ausgangspunkt für einen neuralen Transport der Viren in die Spinalganglien, wo sie latent persistie-

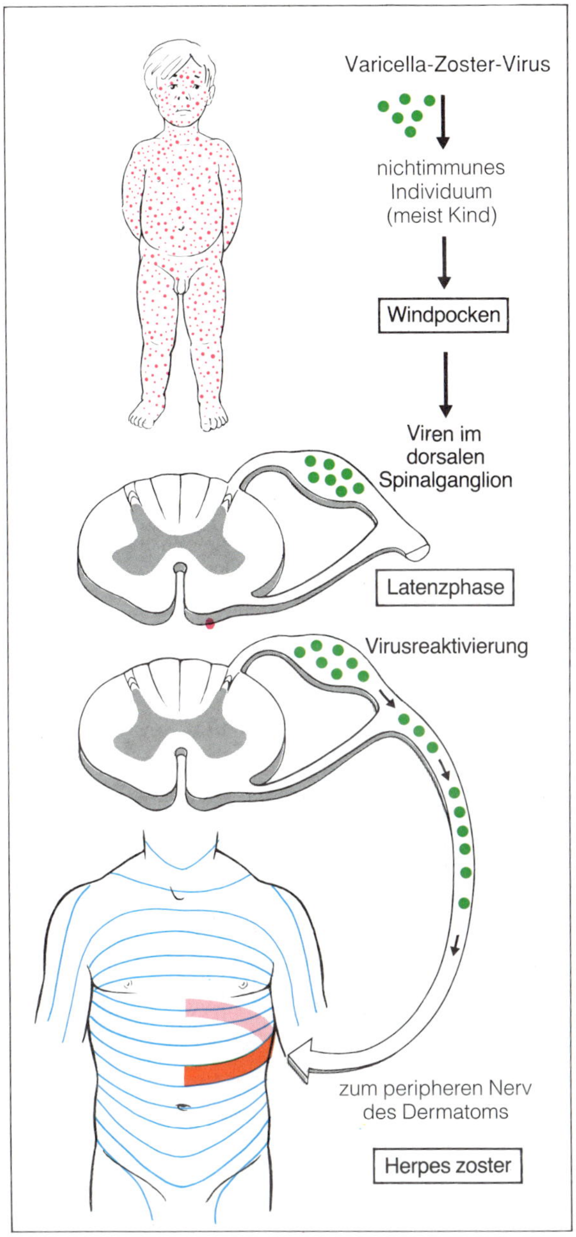

Abb. 5.**66** Infektionsmodus von Varicella-Zoster-Viren

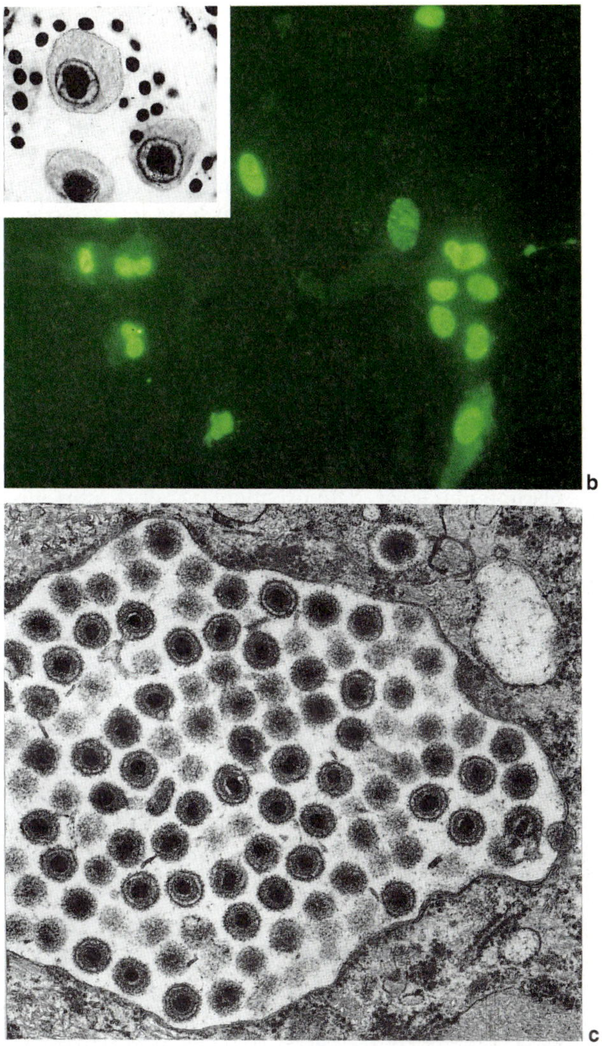

Abb. 5.**67 a–c** Zytomegaloviren:
a Zytomegale Riesenzelle mit Kerneinschlußkörpern (sog. Eulenaugenzellen) (HE, Vergr. 1 : 250)
b Immunfluoreszenzmikroskopisch stellen sich die infizierten, nukleokapsidhaltigen Zellkerne hellgelb dar (IF, Vergr. 1 : 125 Original: Schneider)
c Reife, umhüllte CMV-Partikel in einer zytoplasmatischen Sekretvakuole (EM, Vergr. 1 : 50 000)

rend die Ganglienzellen infizieren. Nach entsprechender Aktivierung kann es nach Jahrzehnten zu einer viral induzierten nekrotisierenden Hautentzündung im Bereich des Ausbreitungsgebietes der befallenen Nervenwurzel unter dem Bilde des *Herpes zoster* (= Gürtelrose) kommen. Die Gürtelrose wird durch Röntgenbestrahlung, Immunsuppression und durch Lymphomerkrankung ausgelöst. Dabei gruppieren sich auf der Haut Papeln, wandeln sich in konfluierende Bläschen um, welche unter Borkenbildung austrocknen und vernarben. Wegen der begleitenden *Ganglionitis* ist der Herpes zoster sehr schmerzhaft (Abb. 5.**66**).

3. Zytomegaloviren

Erreger: Das Zytomegalovirus (= CMV-Virus) ist ein weit verbreiteter Erreger aus der Herpesviridae-Familie (Tab. 5.**16**).

Pathogenese: Das CMV-Virus wird mit Speichel, Urin, Samenflüssigkeit und Muttermilch ausgeschieden und findet sich auch im Blut. Dementsprechend kann die Infektion mit diesem Virus durch Kontakt mit solchen Sekreten oder bereits intrauterin erfolgen.

Während die intrauterine Infektion bei Erstinfektion einer nicht immunkomponenten Mutter entweder zum Fruchttod oder zur generalisierten Infektion beim Neugeborenen führt, verläuft die Erstinfektion bei immunkompetenten Kindern oder Erwachsenen meist unbemerkt. Nach der Erstinfektion bleiben die Viren latent und schlummern. Eine Abwehreinbuße weckt sie wieder auf: es kommt zur Reaktivierung und zur Generalisierung. Beim Immunkomponenten verläuft auch sie recht harmlos und manifestiert sich meist nur als lokalisierte CMV-Infektion mit Befall einzelner Organe. Typisch ist dabei vor allem bei Kindern die Entzündung der Speicheldrüsen *(„Speicheldrüsenvirus")* mit Absonderung infektiösen CMV-haltigen Speichels (Übertragung in Kindergärten!). Bei Transfusion CMV-haltigen Blutes tritt eine mononukleoseartige Lymphadentis auf. Anders ist dies bei immundefizienten Patienten (Embryo, AIDS-Patienten, Transplantatempfänger, Tumorpatienten), dort führt eine CMV-Neuinfektion oder Reaktivierung zu einer oft letal verlaufenden generalisierten Entzündung, die in erster Linie die Leber (Hepatitis) und den Respirationstrakt (interstitielle Pneumonie) in Mitleidenschaft zieht. Beim AIDS-Patienten kommt noch eine Enzephalitis und Chorioretinitis, beim Nierentransplantierten eine Abstoßreaktion hinzu.

Morphologie: der zytopathische Effekt der CMV-Viren ist durch die namengebenden einkernigen Riesenzellen mit intranukleären Einschlußkörpern gekennzeichnet, die von einem charakteristischen hellen Hof umgeben sind (*„Eulenaugenzellen"*, Abb. 5.**67a–c**).

4. Epstein-Barr-Viren

Erreger: Das Epstein-Barr-Virus (= EBV) gehört zu den Herpesviridae (Tab. 5.**16**) und ist der Erreger der häufigen *infektiösen Mononukleose* und nimmt an der Entstehung der demgegenüber selteneren *Burkitt-Lymphome* (S. 579) und *Nasopharyngealkarzinome* (S. 600) teil. Es scheint aber auch in die Pathogenese einiger peripherer T-Zell-Lymphome sowie Hodgkin-Lymphomsubtypen involviert zu sein.

Pathogenese: Bei der infektiösen Mononukleose *(= Pfeiffersches Drüsenfieber)* liegt die Haupteintrittspforte der EBV-Viren im Bereich des Oropharynx (Kissing disease!). Die initialen Zielzellen sind die B-Lymphozyten und die Keratinozyten des Oropharynx. Nach der Infektion der Zellen sorgen die EBV-Viren dafür, daß ihr Genom in den genetischen Apparat der B-Zellen integriert wird. Dadurch werden die B-Lymphozyten quasi immortalisiert und zu einer theoretisch unaufhörlich proliferierenden Zellpopulation transformiert. Dies wird jedoch durch das Eingreifen zytotoxischer T-Lymphozyten verhindert: Die aktivierten T-Lymphozyten tauchen in großer Zahl im Blut auf, was als Blutlymphozytose imponiert. Die T-Suppressorzellen stoppen die viral ausgelöste B-Lymphozytenwucherung, und die T-Killerzellen zerstören die virusinfizierten B-Zellen. Die T-Zellen erkennen dabei die „feindlichen" B-Zellen an einem viralen Membranantigen. Demzufolge stellt die infektiöse Mononukleose eine Schlacht dar, in der sich die EBV-Viren die von ihnen infizierten B-Zellen auf der einen Seite und die militanten T-Zellen und Virusantikörper auf der anderen Seite gegenüber stehen. In den meisten Fällen gewinnt der Organismus diese Abwehrschlacht. Es gibt aber auch Fälle, bei denen sich die vorrückenden T-Zellen sich nicht mehr zügeln lassen. Sie unterjochen die B-Zellen so lange, bis eine Agammaglobulinämie das Leben des Patienten beendet. In anderen Fällen stößt manchmal eine EBV-Infektion auf einen angeborenen oder erworbenen T-Zell-Defekt. Die Folge davon sind die bereits erwähnten malignen Tumoren.

Hepadnaviridae

Zu dieser Virusgruppe (Tab. 5.**16**) gehört das *Hepatitis-B-Virus* (HBV), welches bezüglich Pathogenese und Morphologie der Zellschädigung bei der Virushepatitis (S. 361, 756) besprochen wird.

Adenoviridae

Erreger: Die Adenoviridae (Tab. 5.**16**) tragen ihren Namen nach ihrer erstmaligen Isolierung aus *„adenoids"* (engl. hyperplastische Tonsillen).

Pathogenese: Beim Menschen herrscht ein lytischer Infektionstyp mit Bildung von charakteristischen Einschlußkörpern vor. Infizierte Zellen wandeln sich in eine homogene, chromophile Masse um, die massenhaft Viren (Abb. 5.**68a** u. **b**) in zum Teil kristalliner Anordnung enthalten *(smudge cells)*. Ein transformierender Infektionstyp mit Tumorbildung ist bei Nagern bekannt (vgl. auch S. 361).

Klinik: Die mehr als 30 bekannten Serotypen rufen beim Menschen typische Erkrankungen hervor: besonders bei (Klein-)Kindern a) Infekte des oberen Respirationstraktes, b) pharyngeokonjunktivales Fieber, c) hämorrhagische Urozystitis, d) Gastroenteritiden und e) bei jungen Erwachsenen (z. B. im engen Kontakt lebende Rekruten) epidemische Keratokonjunktivitis. Ferner lösen sie auch, besonders bei immungeschwächten Patienten (Unfall, Verbrennung, Lungentuberkulose) f) meist fatal verlaufende nekrotisierende Bronchopneumonien aus.

Papovaviridae

Erreger: Das „Akronym" „papova" (**Pa**pillom-, **Po**lyomviren und **va**kuolisierendes Virus) weist auf die besonderen Läsionen dieser Viren (Tab. 5.**16**).

1. Papillomviren

Erreger: Die humanen Papillomviren (HPV) (Typ 30) rufen typ- und gewebsspezifische Papillome in *Mundhöhle* und *Kehlkopfbereich* hervor, während im *Hautbereich* (Abb. 5.**69a** u. **b**), je nach HPV-Typ, folgende Warzen auftreten:

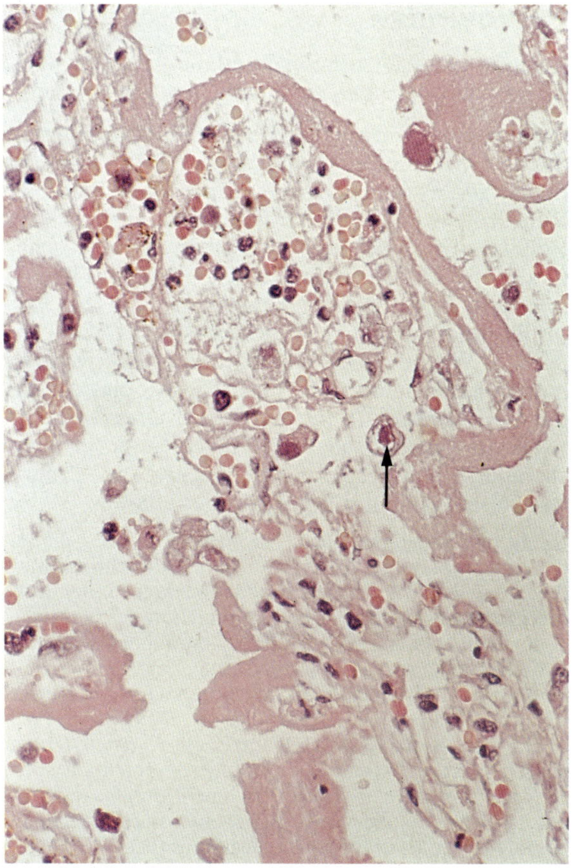

a

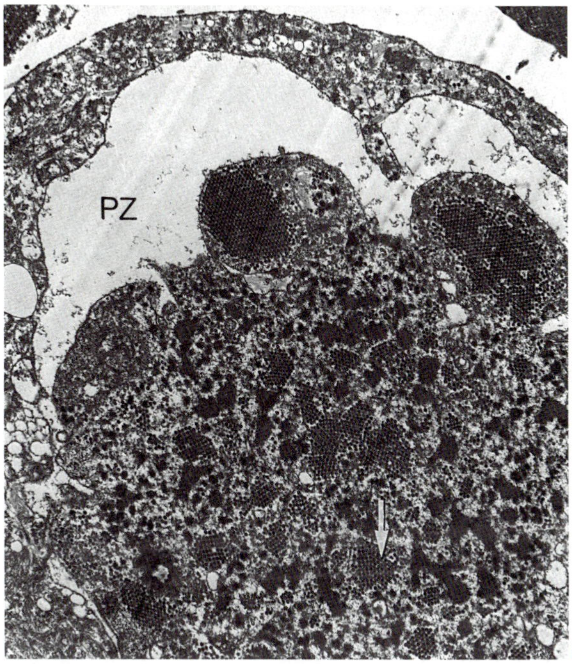

b

Abb. 5.**68a** u. **b** Adenovirusinfektion
a „Smudge-cells“ mit Zytolysezeichen und Einschlußkörpern (Pfeil) im Zellkern (HE, Vergr. 1 : 250)
b Kristallin angeordnete Adenoviren in einem Alveozytenzellkern bei Viruspneumonie mit Dilatation der perinukleären Zisterne (PZ) (Autopsiefall; EM, Vergr. 1 : 10 000)

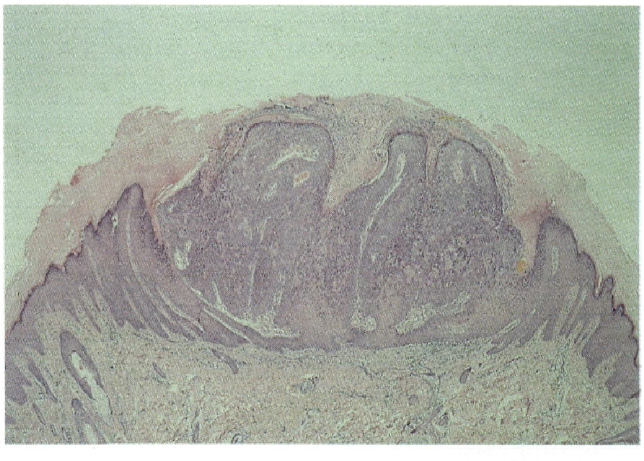

a

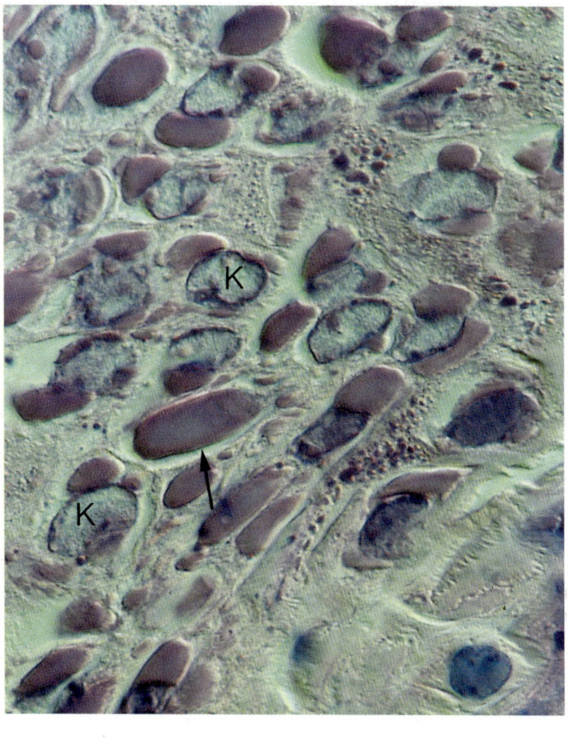

b

Abb. 5.**69a** u. **b** Infektion mit HPV-Typ-1-Viren: Sie induzieren eine tiefe palmoplantare Warze (Myrmekia), bei denen die infizierten Zellen eosinophile Zytoplasmaeinschlüsse (Pfeil) aufweisen; K = Zellkerne (HE, Vergr. **a** 1 : 50, **b** 1 : 250)

- Verruca palmoplantaris: Typ 1
- Verruca vulgaris: Typen 2, 4
- Verruca plana: Typ 3
- Epidermodysplasia verruciformis: Typen 5, 12, 17

Im *Anogenitalbereich* sind die Typen 6, 11, 16, 18 und 31 für Condylomata acuminata oder Condylomata plana (S. 874) verantwortlich, wobei die Typen 16 und 18 mit dem Zervixkarzinom assoziiert sind.

Klinik:

- *Hautwarzen:* Die Übertragung der Warzenviren erfolgt durch direkten Kontakt über kleine Hautverletzungen (Barfußlaufen im Schwimmbad!). Am Infektionsort regen sie die Keratinozyten zur Proliferation an. Die lokal wuchernde Epidermis bildet mit den passiv einbezogenen subepidermalen Stromaschichten Faltungen (= Papillombildung) hervor und verhornt hyperparakeratotisch. Gleichzeitig replizieren die superfizialen Epithelzellen massenhafte Viren. Diese bilden in kristalliner Lagerung eine homogene Masse (Lichtmikroskopie: nukleäre Einschlußkörper), zu denen übergroße Keratohyalingranula (Lichtmikroskopie: basophile intrazytoplasmatische Einschlußkörper) hinzukommen. *Verlauf:* Derartige Viruswarzen heilen im Laufe von Monaten und Jahren spontan ab. Ausnahme: immundefekte Personen (z. B. AIDS) mit Neigung zu massenhafter Warzenbildung.
- *Condylomata acuminata:* Sie stellen venerisch übertragbare Papillome mit Anogenitalregion dar. Zytologisch zeigen ihre Epithelien charakteristische klaffende Vakuolen, die unmittelbar den vergrößerten Kernen angelagert sind (sog. Koilozytose). Die Zellkerne enthalten (im Gegensatz zu den Warzen) wenige reife Viren (Abb. 15.**26d**).

2. Polyomviren

Erreger: Die wegen ihrer Fähigkeit, im Tiermodell (neugeborene Hamster) multiple Tumoren auszulösen, so bezeichnete Gattung der Papovaviridae umfaßt ausgiebig untersuchte, tierpathogene Formen, wie das Polyomvirus der Maus und das SV-40-Virus der Affen. Aufgrund serologisch nachweisbarer Antikörper ist ihr Durchseuchungsgrad zwar hoch, die entsprechenden Infekte verlaufen jedoch klinisch meist stumm (latente Infektion) und werden erst durch Reaktivierung infolge Resistenzverminderung symptomatisch. Humanpathogen bedeutsam ist das JC- und das BK-Virus.

- *JC-Virustyp:* Er vermehrt sich besonders bei Tumorpatienten (maligne Lymphome) massenhaft in den Kernen der Oligodendrozyten und ruft irreversible Entmarkungen hervor. Das Resultat ist eine innerhalb von Monaten tödlich verlaufende *progressive multifokale Leukoenzephalopathie.*
- *BK-Virustyp:* Er infiziert (zunächst vorwiegend latent) Epithelien des Urogenitaltraktes und wird hier später durch Immunsuppression (vor allem Transplantatempfänger) reaktiviert. Die konsekutive Virusreplikation äußert sich in einer hyperchromatischen Kernschwellung.

Parvoviridae

Erreger: Diese Virusfamilie umfaßt – wie der Name besagt – die kleinsten, nicht umhüllten DNS-Viren.

Pathogenese: Die humanpathogen wichtigste Art ist das erst 1975 entdeckte Parvovirus B 19, das eine fieberhaft exanthematische Kinderkrankheit, die Ringelröteln (= *Erythema infectiosum*), hervorruft. Es befällt Erythroblasten und wird in einem lytischen Zyklus selektiv in ihren Kernen repliziert. Daraus resultiert in der akuten Krankheitsphase ein Erythroblastenschwund im Knochenmark. Er wird etwa nach 1 Woche durch die mittlerweile erworbene humorale Immunität von einer Erythroblastenregeneration abgelöst *(transiente Erythroblastophthise).* Besonders gegen Ende der Phthise treten im Knochenmark pathognomonische, übergroße Proerythroblasten (Giganto-Proerythroblasten) auf.

Klinik und Komplikationen: Normalerweise führt die mit der Erythroblastophthise verbundene, einwöchige Unterbrechung der Erythrozytenproduktion wegen der etwa 100tägigen Lebenszeit der Erythrozyten nur zu einer unbedeutenden Senkung der Erythrozytenzahl im Blut. Bei Patienten mit verkürzter Erythrozytenlebenszeit und kompensatorisch gesteigerter Erythropoese (z. B. Sphärozytose, Sichelzellanämie, Thalassämie, hämolytische Anämie) kann solche Virusinfektion zu einer schwersten anämischen Krise führen. Die intrauterine Infektion – bei Erstinfektion einer noch nicht immunen Mutter – führt oft zum Fruchttod unter dem Bilde eines nicht-isoimmunhämolytischen Hydrops fetalis congenitus (vgl. S. 535).

Reoviridae

Erreger: Zu dieser Familie nackter RNS-Viren gehören auch die *Rotaviren.* Sie werden oral oder durch Tröpfcheninfektion aufgenommen, vermehren sich in den Dünndarmzotten und führen bei Säuglingen oder Kleinkindern zur Durchfallserkrankung (Exsikkosegefahr!) (S. 708).

Togaviridae

Erreger: Zu dieser Familie umhüllter RNS-Viren (toga, lat.: Mantel) gehören a) die Alphaviren und b) die Flaviviren, die früher als Arboviren (Arthropode borne viruses) bezeichnet worden sind, sowie c) die Rubiviren (= Rötelnviren).

1. Flaviviren

Sie rufen Erkrankungen hervor, die durch Stiche virushaltiger Insekten übertragen werden. Dazu gehören

- Frühsommer(meningo-)enzephalitis,
- amerikanisches Gelbfieber,
- hämorrhagisches Dengue-Fieber in Südostasien sowie,
- St.-Louis-Enzephalitis in USA-Südstaaten.

Klinik:

- *Frühsommerenzephalitis:* Gefährdet sind Arbeiter und Spaziergänger im frühsommerlichen Wald. Dort übertragen Zecken das Virus von Säugetieren auf den Menschen. Er erkrankt mit einer teils mild, teils tödlich verlaufenden Meningoenzephalitis.

- *Amerikanisches Gelbfieber:* Es wird durch Moskitos auf den Menschen übertragen und löst eine schwere, mit feintropfiger Verfettung einhergehende nekrotisierende Hepatitis aus. Die Leberzellnekrosen sind besonders in den mittleren Läppchenabschnitten unter dem Bilde sog. Councilman-Körper (S. 142) ohne wesentliche zelluläre Entzündungsreaktion akzentuiert. In schweren Fällen kommen noch panlobuläre Nekrosen hinzu.

2. Rötelnviren

Erreger und Pathogenese: Sie (= Rubiviren) sind die Auslöser der Röteln (Rubeolen). Eintrittspforte des Virus ist der Nasen-Rachen-Raum, wo es sich in den örtlichen lymphatischen Organen zunächst vermehrt. Von dort aus breitet es sich über eine Virämie im gesamten Organismus aus.

Klinik: Bei Kindern und Jugendlichen ruft es eine harmlose exanthematische Krankheit (Röteln) hervor. Bei schwangeren Frauen tritt das Virus diaplazentar in die embryonalen Organe über und schädigt – da das Immunsystem in diesem Stadium noch unreif ist – die Zellen direkt (areaktive Nekrosen). Darüber hinaus lösen die Rötelnviren ein embryonales Fehlbildungssyndrom aus (S. 319).

Orthomyxoviridae

Influenzaviren

Erreger und Pathogenese: Die Influenzaviren gehören zu den Orthomyxoviridae und werden im Rahmen epidemischer Schübe durch Tröpfcheninfektion übertragen. Um auf den respiratorischen Zylinderepithelien als Wirtszellen festzumachen, verfügen die Viren über zwei stachelartig die Virusoberfläche überragende Proteine (= *Spikes*): mit ihrer *Neuraminidase* legen sie besondere Zuckerstrukturen auf den Wirtszellen frei, die – wären sie nicht durch Neuraminsäure bedeckt – auch anderen Erregern als Ankerplatz dienen könnten; mit ihrem *Hämagglutinin* (ein virales Lektin) heften sie sich daran an. Dies ist gleichzeitig der Auftakt zur endozytotischen Aufnahme der Viren in die Wirtszelle. Dort legen lysosomale Proteasen ihr *Fusionspeptid* frei, das sie zur Verschmelzung von Wirtszellen zu Virusfabriken benötigen. Die Antikörper des Wirtsorganismus sind vor allem gegen diese Hämagglutinine gerichtet, die als virale Lektine auch an Erythrozyten binden können. Im Gegensatz zu vielen anderen Virusarten zeigen die Influenzaviren eine bemerkenswerte genetische Instabilität. Dies hat zur Folge, daß ihre Pathogenität von Epidemie zu Epidemie verschieden ist und daß sich die Antigenität ihrer für die Immunabwehr determinierenden Hüllproteine ändert. Wegen dieses wechselnden „Antigen-make-up“ hinterläßt die Influenza nur eine relative Immunität gegen den jeweils einer Erkrankung zugrunde liegenden Virustyp. Diese Immunität kann später durch genetisch gewandelte Virusformen unterlaufen werden.

Klinik: Influenzaviren befallen und schädigen bevorzugt Epithelien des Respirationstraktes. Bei manchen Epidemien sind hochpathogene Virustypen beobachtet worden, die ausgedehnte Nekrosen des respiratorischen Epithels auslösen und zu einer hämorrhagischen, auch pseudomembranösen Tracheobronchitis *(Grippe-Krupp)* und oft tödlichen hämorrhagischen Bronchopneumonien mit bakterieller Sekundärinfektion (vor allem Haemophilus influenzae) geführt haben.

Paramyxoviridae

Allgemeine Pathogenese: Übereinstimmend mit den Myxoviren handelt es sich um RNS-Viren, deren Hülle die dort schon besprochenen Spikes und zum Teil auch Neuraminidase trägt. Im Gegensatz zu den Myxoviren verhalten sich die Paramyxoviren aber genetisch stabil und verleihen in der Regel lebenslange Immunität. Aus diesem Grunde erkranken unter normalen Expositionsbedingungen vorwiegend „noch nicht immune“ Kinder. Durch Paramyxoviren bedingte Kinderkrankheiten treten bei Erwachsenen meist nur in isolierten, der natürlichen Durchseuchung entzogenen Populationen auf und nehmen dann oft einen schweren Verlauf (Beispiel: tödliche Masernerkrankung erwachsener Indios nach dem ersten Kontakt mit den europäischen Eroberern Südamerikas).

1. Parainfluenzaviren

Pathogenese: Diese Viren (Typ I–IV a und b) vermehren sich in respiratorischen Zylinderepithelien und schädigen diese. Paramyxoviren rufen vor allem bei Kindern grippeartige Erkrankungen hervor, die bis zur Pneumonie führen können, gelegentlich auch ein *Kruppsyndrom* auslösen (S. 602).

2. Respiratorisches Synzytialvirus

Pathogenese: Die meist Kleinkinder befallenden RS-Viren lösen eine peripher betonte Bronchiolitis mit peribronchialen lymphozytären Infiltraten *(Peribronchopneumonie),* Epithelnekrosen und überschießenden (z. T. synzytialen) Epithelregeneraten hervor. Resultat: Obstruktion der distalen Bronchiolen *(small airways disease)* → Resorptionsatelektasen (S. 621) (vor allem bei Neugeborenen, bei denen benachbarte Alveolen noch nicht durch Cohn-Poren verbunden sind) und Emphysem.

3. Mumpsvirus

Pathogenese: Dies ist der Erreger der Parotitis epidemica (Ziegenpeter, Mumps). Er gelangt über eine Tröpfcheninfektion in den Organismus und haftet als Paramyxovirus mit den gleichen Hüllstrukturen wie die Parainfluenzaviren auf den respiratorischen Zylinderepithelien. Sie vermehren sich in ihnen, zerstören die Epithelien und erreichen über eine Virämie bevorzugte Organsysteme. Dort rufen sie eine fieberhafte Entzündung der schmerzhaft anschwellenden Parotis (= *Mumps*) hervor.

Komplikationen: In der Adoleszenz und bei Erwachsenen nimmt der Mumps einen mit zunehmendem Alter schwereren Verlauf an, der durch eine *Orchitis* oder *Oophoritis,* selten auch Pankreatitis und (Meningo-)Enzephalitis kompliziert sein kann. Die mit schmerzhaften hämorrhagischen Nekrosen und granulozytären Infiltraten einhergehende Orchitis heilt narbig ab (Sterilität!). Die intrauterine Infektion soll nach diaplazentarer Übertragung zur fetalen *Endomyokarditis* führen, deren Residuum eine *Endokardfibroelastose* ist (S. 496).

4. Masernvirus

Erreger und Pathogenese: Das Masernvirus teilt mit den anderen Paramyxoviren den grundsätzlichen Aufbau. Ihre Hülle enthält aber außer einem hämagglutinierenden *H-Antigen* ein *Fusionsantigen* (= F-Antigen), jedoch keine Neuraminidase. Mit dessen Hilfe dringt das Virus in die Wirtszelle ein und sorgt nach Expression auf deren Oberfläche dafür, daß diese mit nicht-infizierten Zellen zu synzytialen Riesenzellen verschmelzen (Abb. 5.**70**). Dadurch kann sich das Masernvirus unter Umgehung des Extrazellularraumes und der dort wirksamen Immunglobuline direkt von Zelle zu Zelle ausbreiten. Deshalb bedarf es zur wirksamen Viruseliminierung nicht nur einer humoralen, sondern vor allem auch einer zellulären Immunität.

Klinik: Nach der Tröpfcheninfektion mit dem hochkontagiösen Masernvirus folgt zunächst eine Ansiedlung und Vermehrung in den Epithelzellen des oberen Respirationstraktes und eine primäre Virämie, die zur Infektion besonders der T-Lymphozyten in lymphatischen Organen führt. Dort entwickeln sich durch Fusion die charakteristischen, mehrkernigen *Warthin-Finkeldey-Riesenzellen* (Abb. 5.**69**). Aus der Virusreplikation im lympathischen Gewebe resultiert eine sekundäre Virämie, die vom eigentlichen Masernexanthem nach 10tägiger Inkubationszeit) gefolgt wird. Dieses flach-papulomakulöse Exanthem beginnt im Gesicht, breitet sich rasch über den ganzen Körper aus und verleiht der Haut eine rötliche *„Maserung"* (Name → Masern). Das Exanthemstadium wird in der Mundschleimhaut durch die Entwicklung eines Enanthems in Form der *Koplik-Flecken* eingeleitet. Beide Läsionen, Exanthem und Enanthem, sind histologisch durch eine Hyperämie, Endothelschwellung und perivaskuläre lymphozytäre Infiltrate gekennzeichnet. Im wechselnden Umfang entwickelt sich ferner eine vorwiegend lymphozytär-interstitiellen Peribronchopneumonie (S. 632), welche die Gefahr einer bakteriellen Superinfektion (vor allem Haemophilus influenzae und Bordetella pertussis) birgt, zumal aus dem frühen viralen Befall des lympathischen Systems durch Masernviren eine vorübergehende Immunschwäche resultiert.

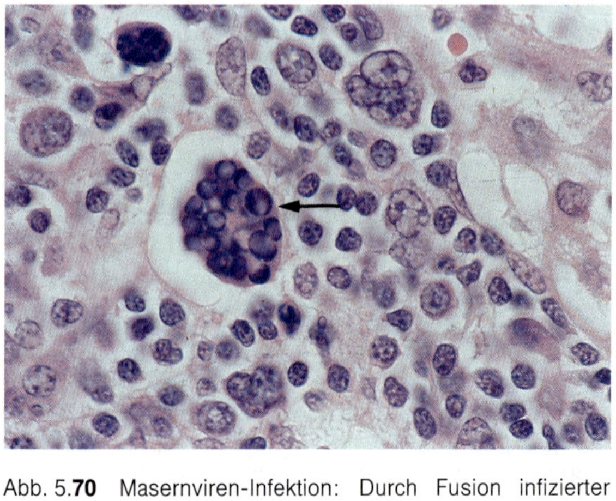

Abb. 5.**70** Masernviren-Infektion: Durch Fusion infizierter Zellen mit nicht-infizierten Zellen entstehen mehrkernige virale Riesenzellen. Solche synzytiale Riesenzellen werden im lymphatischen Gewebe als Warthin-Finkeldey-Riesenzellen (Pfeil) bezeichnet (HE, Vergr. 1 : 250)

Komplikationen:

1. Masern-Riesenzellpneumonie: Primär geschwächte Kinder neigen auch ohne bakterielle Superinfektion (u. U. schon vor Entwicklung der Exanthemphase) zu einer schwer verlaufenden, oft tödlichen Pneumonie, bei der sich das Tracheobronchialepithel unter Verlust seiner Zilien in ein mehrschichtiges Epithel umwandelt und hier und dort zu mehrkernigen Riesenzellen mit charakteristischen intranukleären und intrazytoplasmatischen Einschlußkörpern fusioniert.

2. Akute Masernenzephalitis: Bei Kleinkindern und Erwachsenen akute, in etwa 20% der Fälle tödlich verlaufende Enzephalomyelitis.

3. Subakute sklerosierende Panenzephalitis (Dawson-Enzephalitis): Sie kommt vorwiegend bei Kindern und jungen Erwachsenen vor und wird durch abnorme Masernviren (slow-virus) ausgelöst. Dabei gehen unter dem Bilde einer perivenösen Lymphozytenreaktion Neuronen und Myelin allmählich zugrunde, was eine sekundäre Sklerosierung der weißen Substanz zur Folge hat. Dabei häufen sich zwar die Nukleokapside in den Gehirnzellen an, wegen fehlendem viralen Matrixprotein werden aber keine Viren repliziert. Ganglien- und Gliazellkerne enthalten masernantigenhaltige Einschlußkörper. Verlauf: innerhalb von 6–12 Monaten Demenz und myoklonische Konvulsionen → Dezerebration → Tod.

Rhabdoviridae

Diese Familie einzelsträngiger RNS-Viren ist durch eine projektilartige Form gekennzeichnet (Rhabdos, gr.: Stab) und umfaßt neben tier- und pflanzenpathogener Arten den für Menschen und Säugetiere pathogenen Erreger der *Tollwut* (= Rabies, Lyssa).

Rabiesviren

Erreger und Pathogenese: Das Virus wird nahezu immer durch den Biß eines tollwütigen Haus- oder Wildtieres übertragen, vermehrt sich zunächst im Gewebe der Eintrittspforte (z. B. in Muskelzellen) und wandert anschließend über die Nervenfasern in das ZNS, wo seine weitere Replikation in Ganglienzellen stattfindet. Von dort aus gelangen die neu gebildeten Viren über autonome Nerven wieder in periphere Organe, bevorzugt in die Speicheldrüsen, wo sie mit dem Speichel ausgeschieden werden.

Morphologie: Bei Mensch und Tier äußert sich die Rabies-Enzephalitis morphologisch in unspezifischen Zeichen einer Hyperämie mit kleinen Blutungen, lymphohistiozytären Infiltraten und gelegentlichen Neuronenuntergängen. In mindestens 75% der Fälle enthalten die intakten, nicht von Nekrosen betroffenen Ganglienzellen – besonders im Ammonshorn, Hippokampus und Kleinhirnrinde (Purkinje-Zellen) – pathognomonische intrazytoplasmatische Einschlußkörper (= *Negri-Körper*) mit in Replikation begriffenen Virusstrukturen.

Klinik: Das Krankheitsbild wird durch die Enzephalitis bestimmt, die, wenn einmal ausgebrochen, für Mensch und Tier praktisch immer tödlich ist (Ausnahme: südamerikanische Vampirfledermäuse können das Virus übertragen, ohne selbst zu erkranken!). Die Enzephalitis verläuft nach 1- bis 2monatiger Inkubationszeit (Extreme: 10 Tage bis 1 Jahr!) in drei Stadien:

- *Prodromalstadium:* Brennen im Bereich der Bißwunde, Übelkeit, Erbrechen;
- *Exzitationsstadium:* Laryngopharyngealspasmen, auslösbar durch Anblick von Wasser (sog. Hydrophobie), Überreizbarkeit mit Wutanfällen („Tollwut");
- *Lähmungsstadium:* schließlich tödliche Atemlähmung.

Therapie: Eine Behandlung ist nur kurze Zeit nach einem verdächtigen Biß durch aktive und passive Immunisierung, möglichst in Kombination mit sorgfältiger Wundtoilette (Entfernung des primären, an der Virusreplikation beteiligten Gewebes!) erfolgversprechend. Tollwutverdächtige Tiere sind zu isolieren, um nach dem in wenigen Tagen eintretenden, spontanen Tod die Diagnose durch den histologischen Nachweis von Negri-Körper (s. unten!) zu bestätigen.

Arenaviridae

Erreger: Diese kugeligen bis pleomorphen RNS-Viren bestehen aus einer Hülle, die eine eigentümlich sandkornartige Innenstruktur (arenosus, lat.: sandig) umschließt. Bei diesen Strukturen soll es sich um in das Virus integrierte Ribosomen handeln. Hauptvertreter dieser Virusfamilie sind das bei Nagern endemisch verbreitete Virus der *lymphozytären Choriomeningitis* (LCM-Virus), ferner Erreger des afrikanischen *Lassa-Fiebers* sowie verschiedene Formen des sog. *hämorrhagischen Fiebers* (Argentinien: Junin-Virus; Bolivien: Machupo-Virus). Diese Virusgruppe kann gefährliche Multiorganerkrankungen hervorrufen, die sich unter anderem in einer interstitiellen Pneumonie mit Bildung hyaliner Membranen und in einer Hepatitis mit ausgedehnten, vorwiegend perizentralen Leberzellnekrosen und markanter Sternzellaktivierung äußert.

Retroviridae

Erreger: Zu dieser Virusfamilie gehören die Oncornaviren, Spumaviren und Lentiviren. Bei ihnen wird während ihres Vermehrungszyklus durch die reverse Transkriptase die RNS rückwärts zu DNS transkribiert (Name: Retroviren!). Diese eigenartige Form der Virusreplikation verläuft nach folgendem Muster:

Nach rezeptorvermittelter Endozytose wird die Retrovirushülle in der Wirtszelle abgebaut und die einzelsträngige Virus-RNS freigesetzt. Sie dient als Matrize für reverse Genomtranskription in doppelsträngige DNS. Die resultierende Virus-DNS gelangt als „Provirus" in den Zellkern, wo sie in das Wirtszellgenom integriert werden. Dabei besteht die Möglichkeit, daß die Virusinfektion lange folgenlos bleibt (= *latente Infektion*); die entsprechende Latenzphase bis zur Manifestation von Krankheitssymptomen kann Jahre dauern. Daher die Bezeichnung *Lentiviren* (lentus, lat.: langsam). – Die provirale DNS latent infizierter Zellen wird mit dem Wirtsgenom in der S-Phase repliziert und an die Tochterzellen weitergegeben. Im Falle einer Reaktivierung wird das provirale Genom im Zellkern als einzelsträngige RNS überschrieben und im Zytoplasma der Wirtszellen mit weiteren Virusproteinen zu einem neuen Virus komplettiert. Schließlich schnürt sich das reife Virus knospenförmig von der Zelloberfläche ab (= budding) und erhält dadurch gleichzeitig von der Wirtszelle eine Hülle.

1. Oncornaviren

Erreger (Name: oncogene RNA-Viren): Diese RNS-haltige Virusgruppe spielt bei der Entstehung von Tumoren und Leukämien eine wichtige Rolle. Für den Menschen ist das *HTLV-I* (humanes T-lymphotrophes Virus) bedeutsam, das in Südwestjapan, in der Karibik und manchen schwarzafrikanischen Populationen eine endemische *„akute T-Zell-Lymphom-Leukämie"* (= ATLL) auslöst. Ein *HTLV-II* ist in manchen Fällen chronisch verlaufender *T-Zell-Lymphome* oder -Leukämien (wie *Haarzelleukämie*) isoliert worden.

2. Humanes Immundefektvirus (HIV)

Erreger: Zur Gruppe der Lentiviren rechnet der ursprünglich als HTLV-III oder LAV (lymphadenopathieassoziiertes Virus), heute als HIV (humanes Immundefektvirus) bezeichnete Erreger des akquirierten Immundefektsyndroms (= AIDS).

Pathogenese: Das infektiöse, erworbene Immundefektsyndrom AIDS wird beim Menschen durch das *HIV Typ 1* (HTLV-III) und durch das vorwiegend in Afrika endemische *HIV Typ 2* (HTLV-IV) ausgelöst. Diese Retroviren sind genetisch instabil (Mutationen von Hüllproteinen kodierender Genomabschnitte!). Sie sind eng mit mehreren, inzwischen bei Affen bekannt gewordenen Immundefizienzviren *(SIV = Simian-immunodeficiency-Virus)* verwandt. Beim Menschen ist die HIV-Übertragung a) mit Blut(-bestandteilen) in Form von Bluttransfusionen, unsterilen Injektionskanülen und Gerinnungsfaktoren, b) mit Sperma, c) von Mutter auf Kind intrauterin, perinatal und mit der Muttermilch gesichert. Da die Infektiosität viral verseuchten Blutes auch in bestimmten blutsaugenden Insekten wie den sog. Wadenstechern (Stomoxys calcitrans L.) erhalten bleibt, ist grundsätzlich auch die Möglichkeit einer HIV-Übertragung Tier → Stechfliege → Mensch gegeben. Somit erfolgt die Übertragung von HIV-

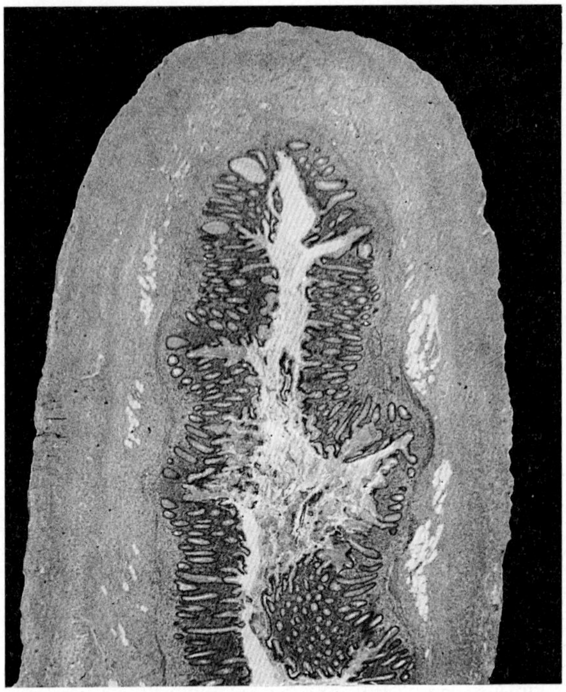

Abb. 5.**71** HIV-Virusinfektion mit Lymphadenopathie: Stadium vollständiger Atrophie des darmassoziierten lymphatischen Gewebes in der Mukosa einer Appendix (HE, Vergr. 1 : 100)

ähnlich wie von Hepatitis-B-Viren vorwiegend parenteral oder durch Geschlechtsverkehr. Im Gegensatz zu den hochkontagiösen, klassischen Geschlechtskrankheiten wie Gonorrhö und Syphilis wird das HIV-Virus nur mit statistisch geringer Effizienz im Rahmen des Geschlechtsverkehrs übertragen, weil ein direkter Kontakt des Erregers mit der infektionsempfänglichen Zielzelle (Lymphozyten, Makrophagen) über entsprechende Schleimhautläsionen notwendig ist. Aus diesem Grunde setzt die endemisch-horizontale Ausbreitung des HIV einen sehr häufigen Partnerwechsel (Promiskuität, Prostitution) voraus. Damit sowie mit der besonderen Verletzbarkeit der Rektumschleimhaut im Rahmen anogenitaler Kohabitationspraktiken hängt die hohe Durchseuchung von Homosexuellen zusammen. Das HIV-Virus ist weltweit verbreitet und erreicht in manchen schwarzafrikanischen Ballungszentren einen Durchseuchungsgrad von mehr als 20% der Bevölkerung.

Das HIV zeigt einen ausgeprägten Tropismus für die T4-Lymphozyten, aber auch für andere Zellen wie Makrophagen, Haut-Langerhans-Zellen und follikuläre Retikulumzellen, welche das CD4-Antigen auf ihrer Oberfläche tragen. Dieses dient nämlich dem gp120-Glykoprotein der HIV-Viren als Hauptrezeptor und ermöglicht dem Virus den Eintritt in die Zelle. Daneben gibt es aber noch Nebenrezeptorstrukturen, wie das Galaktosylzeramid auf den Oligodendrozyten des Gehirns, was erklärt, weshalb HIV-Viren auch nicht-CD4-haltige Zellen infizieren können.

Zunächst macht sich das Virus nicht bemerkbar: es bleibt latent. Dies ist zumindest teilweise auf einen Faktor der T8-Suppressorzellen zurückzuführen, welcher die Virusreplikation in den Helferzellen zunächst unterdrückt. Dementsprechend ist der Patient klinisch gesund, aber ein Virusüberträger. Nach einer Inkubationszeit von 7–8 Jahren wird das Virus durch Zytokine wie IL-4, -6 und TNFα und/oder durch Aktivierungsproteine anderer Viren (vor allem aus der Gruppe der Herpesviridae) in Gang gesetzt. Dies hat eine HIV-Replikation zur Folge, was mit einer fortschreitenden Zerstörung der T4-Helferzellen Hand in Hand geht, die auf einer Apoptose und somit auf einem programmierten Zelltod beruht. Wie dieses „Todesprogramm" ausgelöst wird, ist noch nicht geklärt.

In Diskussion stehen virale Superantigene (S. 135), autoreaktive Antikörper gegen abgeschilfertes virales gp120, welches Strukturhomologien mit bestimmten Erkennungsmolekülen des Immunsystems (MHC-Klasse-II-Moleküle) besitzt, sowie eine antikörper- und/oder komplementunterstützte Zellzerstörung und entgleiste Apoptose.

Der progressive Untergang an T4-Helferzellen äußert sich im peripheren Blut in einem reduzierten T-Helfer-/Suppressor-Verhältnis, in einem Unvermögen des Immunsystems, auf bestimmte lösliche Antigene mit einer T-Zell-vermittelten Immunreaktion vom verzögerten Typ (S. 174) zu antworten, sowie in einer verminderten zellulären Zytotoxizität. Darunter leidet besonders die T-Helferzell-abhängige Transformation von Makrophagen zu Epitheloidzellen im Rahmen einer effektiven Bekämpfung intrazellulär-parasitierender Keime wie Tuberkelbakterien. Obschon die HIV-Infektion entscheidende Funktionen des T-Zell-Systems einschränkt, werden die im Lymphknoten reichlich vorhandenen B-Zellen übermäßig „dauerstimuliert", was sich in einer anfänglichen gigantischen Follikelhypertrophie und konsekutiver Lymphknotenvergrößerung *(HIV-Lymphadenopathie)* äußert. Diese Hyperaktivierung aller B-Zellen hat nur Nachteile. Durch sie verringert sich die Zahl von ruhenden B-Zellen, die sich noch als Antwort auf ein bestimmtes Antigen oder Erreger differenzieren können, um gezielte Antikörper zu bilden. Mit der Zeit bricht die Struktur dieser übergroßen Follikel auseinander, die kortikale B-Zell-Zone und die parakortikale T-Zell-Zone verschwinden, und die Lymphknoten werden im höchsten Maße atrophisch (Abb. 5.**71**; 10.**35**).

Das Resultat ist eine dramatisch verminderte Resistenz gegen opportunistische Keime wie Toxoplasma gondii, Kryptosporidien, Pneumocystis carinii, Candida albicans, Kryptokokken, Mykobacterium tuberculosis und Mykobacterium avium/intracellulare sowie auch Herpes-, Zytomegalie-, Papova- und Hepatitisviren. Sie rufen bei den Patienten letztlich tödlich endenden Infektionen hervor.

Klinik: Die HIV-Infektion verläuft nach unterschiedlich langer Inkubationszeit in folgenden Stadien ab:

Stadium 1: Mononukleoseartiges Bild: Erschöpfung, Fieber, Kopfschmerzen, Exanthem mit/ohne Meningoenzephalitis (Dauer: 3–4 Wochen).
Stadium 2: Lymphopenie (T4/T8-Verschiebung).
Stadium 3: Generalisierte Lymphknotenschwellung (AIDS-Lymphadenopathie, S. 567), Dauer: 3–5 Jahre.
Stadium 4: a) AIDS-related complex (Fieber, Nachtschweiß, Diarrhoe, Gewichtsverlust, Leistungsabfall),
b) neurologische Symptome (HIV-Enzephalopathie, S. 1067),
c) opportunistische Infektionen,
d) Kaposi-Sarkom (S. 467), hochmaligne Lymphome.

Picornaviridae

1. Enteroviren

Diese Gruppe umfaßt das *Poliovirus,* den Erreger der spinalen Poliomyelitis (S. 1069), die *Coxsackie-* und *ECHO-Viren* sowie das Hepatitis-A-Virus. Wie alle Viren aus der Familie der Picornaviridae mißbrauchen sie auf der Zielzelle bestimmte Adhäsionsmoleküle (ICAM) der Ig-Superfamilie zur Anheftung. Die Enteroviren werden über eine Schmierinfektion oral aufgenommen, vermehren sich zunächst im lymphatischen Gewebe des Rachenraums und später in der Darmwand und erreichen schließlich über eine Virämie ihr Zielorgan.

Hepatitis-A-Virus

Erreger: Das Hepatitis-A-Virus wird zwar zu den *Enteroviren* gezählt, es weicht aber in einigen Eigenschaften von den übrigen Enteroviren ab. Es vermehrt sich zunächst im Darm, um nach kurzer Virämie ausschließlich die Leber als Zielorgan zu befallen.

Klinik: Wie bei der Hepatitis B, jedoch gutartiger und nicht-chronischer Verlauf (S. 756).

2. Rhinoviren

Erreger und Pathogenese: Sie werden durch Tröpfcheninfektion vor allem in den Wintermonaten von Mensch zu Mensch übertragen und sind die Erreger des banalen Schnupfens. Sie infizieren die respiratorischen Schleimhautepithelien des Nasen-Rachen-Raumes und bleiben dort meist streng lokalisiert. Adhäsionsmechanismus: Anheftung an ICAM-Adhäsionsmoleküle auf der Zielzelle. Die nur kurz dauernde, typisch spezifische Immunität, zusammen mit dem großen Typenreichtum (über 100 Serotypen) sind für die wiederkehrenden Schnupfenepisoden verantwortlich (S. 221).

Unklassifizierte Viren

Zu dieser Gruppe gehören die *Heptatitis-C-Viren* (S. 758), das *Norwalk-Virus* (S. 708), welches bei älteren Kindern und Erwachsenen vor allem im Winter eine Durchfallserkrankung in Form kleinerer Epidemien auslöst. Schließlich gehören auch die Erreger der *Slow-Virus-Infektion,* die vornehmlich das Zentralnervensystem befallen (S. 1073), in diese Gruppe.

Bakterielle Läsionen

Bakterielle Pathogenitätsmechanismen: Sie sind letztlich Waffen um die Vorherrschaft der Lebewesen unter sich. Bakterien greifen direkt oder indirekt über ihre Werkzeuge den Makroorganismus auf der Ebene der Zellen an, um sich entweder durch eine Funktionsstörung oder durch eine Zellzerstörung einen Überlebensvorteil zu verschaffen. Dazu müssen sich die Krankheitserreger zunächst einmal auf der Zellmembran festsetzen können (= *Adhäsion*). Danach gilt es die Abwehrmechanismen des Makroorganismus zu überlisten (= *Virulenzfaktoren*), so daß sie in der neuen Umgebung, die ihnen vor allem im Magen-Darm-Trakt und Genitaltrakt durch die dort ansässige Keimflora streitig gemacht wird, überleben und gedeihen können (= *Kolonisierung*).

– *Adhäsion:* Die Wirtszellen enthalten in ihrer Zellmembran besondere Kontaktstrukturen in Form von Glykosphingolipiden, deren Kohlenhydratanteil antennenartig über die Zelloberfläche hinausragt (S. 37). Diese regulieren im allgemeinen das Zellwachstum, bestimmen die Organzugehörigkeit einer Zelle und vermitteln den Kontakt der Zellen untereinander. Für Bakterien sind diese Strukturen aber auch Rezeptoren, an die sie selbst über Adhäsine oder ihre Produkte (Exotoxine) binden. Einige Erreger tragen auf ihrer Oberfläche dünne Proteinfortsätze in Form von Pili oder Fimbrien, mit denen sie mit den Glykosphingolipiden der Zelle kontaktieren. Dieser Haftmechanismus gilt für die a) Meningokokken im oberen Respirationstrakt, b) für die Gonokokken, uropathogenen E. coli und Proteusbakterien auf der Urethralschleimhaut und c) für die enteropathogenen E. coli, Enterobacteriaceae und Vibrio cholerae im Intestinaltrakt.

– *Virulenzfaktoren:* Den Abwehrkampf durch den Makroorganismus überstehen pathogene Keime dadurch, indem sie a) Freßzellen durch Beeinträchtigung der Chemotaxis, Phagozytose, Burst-Reaktion (s. unten) und Lysosomenfunktion gleichsam außer Gefecht setzen oder b) indem sie die Phagozyten durch spezielle Gifte zerstören oder c) indem sie das Komplementsystem oder die Antikörperfunktion stören oder d) indem sie die zelluläre Immunität hemmen. Grundsätzlich schädigen die Bakterien einen Wirtsorganismus entweder dadurch, daß sie in ihn eindringen, um sich in ihm zu vermehren (= *invasive bakterielle Entzündung*), oder indem sie solche Gifte (Toxine) abgeben, welche die Funktion von Wirtszellen oder Organen beeinträchtigen *(nicht-invasive bakterielle Entzündung).*

– *Toxine:* Die Organspezifität der Bakterien oder ihrer Produkte gibt ihnen die Chance, den Makroorganismus mit einem entsprechenden Toxin an der entscheidenden verwundbaren Stelle zu treffen. Paradebeispiel dafür sind die clostridialen Neuroto-

Tabelle 5.**17** Bakterielle Erkrankungen

Erregergruppe	Typische Krankheiten
Grampositive Kokken	
Staphylococcus aureus	– *invasiv:* Impetigo follicularis Furunkel, Abszeß, Sepsis – *nicht invasiv:* Pemphigus neonatorum toxisches Schocksyndrom
Staphylococcus epidermidis	Hautkeim, Katheterinfektion
Streptococcus pyogenes (Gruppe-A-Streptokokken)	Scharlach, Angina, Erysipel
Streptococcus pneumoniae	Lobärpneumonie
– Enterokokken	Endokarditis
– Viridansstreptokokken	Endocarditis lenta
Peptococcus spp.	Mischinfektion
Peptostreptococcus spp.	Mischinfektion
Gramnegative Kokken	
Neisseria meningitidis	Meningitis Waterhouse-Friderichsen-Syndrom
Neisseria gonorrhoeae	Gonorrhoe
Grampositive Stäbchen	
Corynebacterium diphtheriae	Diphtherie
Listeria monocytogenes	Neugeborenenmeningitis Granulomatosis infantiseptica
Actinomyces israelii	zervikofaziale Aktinomykose
Grampositive Stäbchen mit Sporenbildung	
Bacillus anthracis	Milzbrand
Clostridium histolyticum, perfringens	Gasbrand
Clostridium difficile	pseudomembranöse Kolitis
Clostridium botulinum	Botulismus
Clostridium tetani	Wundstarrkrampf
Gramnegative Stäbchen	
Enterobacteriaceae:	
Escherichia coli	
– enteropathogen	Säuglingsdiarrhoe
– enterotoxisch	choleraähnliche Diarrhoe
– enteroinvasiv	ruhrähnliche Diarrhoe
– enterohämorrhagisch	hämolytisch-urämisches Syndrom
Salmonella typhi	Typhus
Salmonella paratyphi ssp.	Paratyphus
Shigella sonnei	Bakterienruhr
Yersinia enterocolitica	Enterokolitis, Pseudoappendizitis
Yersinia pseudotuberculosis	Ileitis, Lymphadenitis
Yersinia pestis	Pest
Klebsiella pneumoniae	Lobärpneumonie
Klebsiella ssp. ozaenae	Ozäna
Klebsiella ssp. rhinoscleromatis	Rhinosklerom
Proteus ssp.	Fäulniserreger Wundeiterung Harnwegsinfekt
Pseudomonas ssp.	Wundeiterung Nosokomialinfekt
Brucella abortus	Morbus Bang
Brucella melitensis	Maltafieber
Francisella tularensis	Tularämie
Haemophilus influenzae	Atemwegsinfekt, Meningitis
Haemophilus ducreyi	Ulcus molle
Bordetella pertussis	Keuchhusten
Legionella pneumophila	Pneumonie
Gramnegative Stäbchen, komma-/spiralförmig	
Vibrio cholerae	Cholera
Campylobacter jejuni, coli	Enteritis, Kolitis
Helicobacter pylori	Gastritis Typ B peptisches Ulkus

Tabelle 5.**17** (Fortsetzung)

Erregergruppe	Typische Krankheiten
Säurefeste Stäbchen	
Mycobacterium tuberculosis	Tuberkulose (Lungen-Tbc)
Mycobacterium bovis	Tuberkulose (Darm-Tbc)
Mycobacterium avium/intracellulare	AIDS-assoziierte histiozytäre Granulome
Mycobacterium leprae	Lepra
Spiralig-flexible Bakterien	
Borrelia burgdorferi	Lyme-Borreliose (Stadien): 1. Erythema chronicum migrans 2. Meningoenzephalitis 3. Arthritis
Treponema pallidum	Lues
Treponema vincenti	Angina Plaut-Vincenti
Obligat intrazelluläre Bakterien	
Rickettsia prowazecki	Fleckfieber
Rickettsia rickettsii	Zeckenbißfieber
Coxiella burnetti	Q-Fieber (Pneumonie)
Chlamydia psittaci	Ornithose
Chlamydia trachomatis	Trachom
– lymphogranulomatosis	Lymphogranuloma venereum
Zellwandlose Bakterien	
Mycoplasma pneumoniae	Pneumonie

xine, welche den Tetanus und Botulismus auslösen. Beide Toxine können ihre tödliche Wirkung nur deshalb ausüben, weil sie mit hoher Affinität an bestimmte Ganglioside binden, die fast ausschließlich im Zentralnervensystem vorkommen (S. 1109). Ein ähnlicher Bindungsmechanismus verhilft dem Choleratoxin (S. 710) und dem Diphtherietoxin zu seiner Treffsicherheit (S. 265; Tab. 5.**17**).

Andere Bakteriengifte beschränken sich nicht auf einzelne Zellsysteme, sondern binden an ganz gewöhnliche Zellmembranbestandteile. Deshalb wirken sie auch unmittelbar dort, wo sie abgegeben werden. Sie unterstützen, vergleichbar mit taktischen Waffen, den Vormarsch der Bakterien ins Gewebe. So können beispielsweise Staphylococcus aureus, pyogene Streptokokken und E. coli mit Hilfe besonderer Gifte (Hämolysine) die Zellmembran durchlöchern. Im Gegensatz zu den *Exotoxinen,* welche von den Erregern laufend abgesondert werden, treten die aus Lipopolysacchariden bestehenden *Endotoxine* als bakterielle Zellwandbestandteile erst nach einem Bakterienuntergang zutage. Die Endotoxine gramnegativer, meist zur fäkalen Darmflora gehörenden Keime haben eine systemische Wirkung, dies kann bei einer Endotoxinämie zu einem septischen Schock führen (S. 402; Tab. 5.**17**).

– *Streßproteine* (= Hitzeschockproteine) sind Proteine, welche die Zelle vor größeren Schäden bewahren, indem sie a) deren Proteinstruktur schützen, b) die Proteinbiogenese leiten oder c) geschädigte Proteine zum lysosomalen Abbau dirigieren. Streßproteine sind sehr stark evolutiv konserviert. Sie werden von Bakterien und Säugerzellen in täuschend ähnlicher Zusammensetzung gebildet (S. 154). Dies hat zur Folge, daß sich Erreger und Wirtszelle der gleichen Waffen bedienen, um ihre „Händel" zu überstehen. Negativ wirkt sich dies auf die Wirtszelle aus, wenn bestimmte Erreger – mutationsbedingt – übermäßig Streßproteine gegen die toxischen Metabolite der Phagozyten-Burst-Reaktion bilden. In diesem Fall können mikrobielle Streßproteine Virulenzfaktoren darstellen. Einige opportunistische Keime, die vorübergehend Zellparasiten sind, bilden, solange sie noch nicht von aktivierten Makrophagen abgetötet worden sind, Streßproteine zum Selbstschutz. Dies hat zur Folge, daß die mikrobiellen Streßproteine von den Makrophagen aufgenommen, den Helferzellen präsentiert werden und somit T-Lymphozyten aktivieren. Wird der Wirt erneut von einem ähnlichen Keim befallen, so bildet auch er Streßproteine, die denjenigen des Erregers weitgehend ähnlich sind. Dies hat für den Wirtsorganismus den Vorteil, daß er über streßproteinaktivierte T-Zellen verfügt, die erneut infizierte Wirtszellen sehr frühzeitig erkennen. Aufgrund ihrer enormen phylogenetischen Konservierung sind die Streßproteine von Erreger und Wirt oft über große Sequenzbereiche homolog. Dies kann für den Wirt gefährlich werden: zum einen kann seine Toleranz von Streßproteinen den Erreger bevorteilen und zum anderen kann seine Attacke gegen Erreger-Streßproteine oder Teile davon eigene infektgestreßte Zellen treffen. Dies dürfte vielfach der Auftakt zu einer Autoagressionskrankheit sein.

Im folgenden werden die Pathogenitätsmechanismen einiger Bakterien exemplarisch besprochen. Dies gilt vor allem

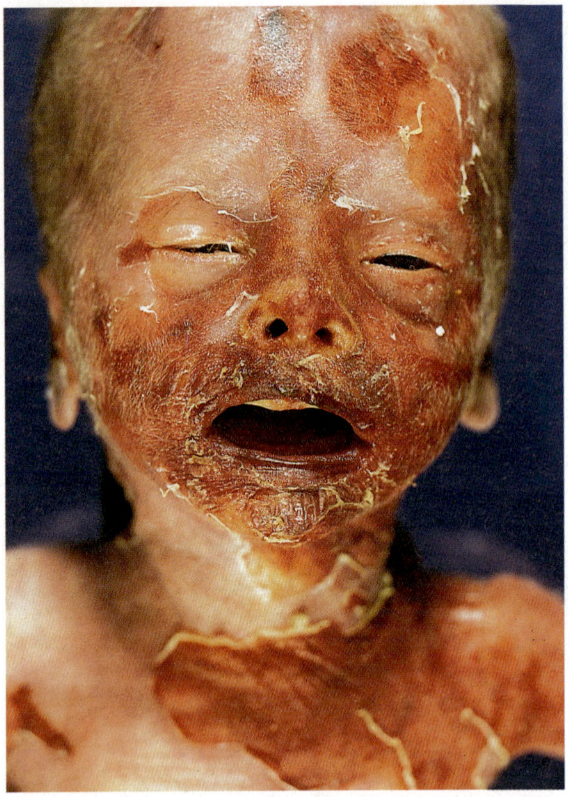

Abb. 5.**72** Staphylokokkenintoxikation: Durch Bildung dermatonekrotischer Toxine (Exfoliatine) kommt es zur blasenbildenden Hautzerstörung

für diejenigen Erreger, die nicht nur ein Organ schädigen, sondern systemische Erkrankungen auslösen. Die anderen Erreger, die hauptsächlich eine organtypische Erkrankung auslösen, werden bei den jeweiligen Organen besprochen. Die Systematik aller im vorliegenden Buch besprochenen bakteriellen Erreger sind in Tab. 5.**17** zusammengestellt.

Staphylokokken

Erreger und Pathogenese (Tab. 5.**17**): Dazu gehört der Staphylococcus epidermidis, welcher koagulasenegativ ist und einen Bestandteil der normalen Hautflora darstellt. Er haftet vor allem auf Kunststoffkathetern und kann über solche Implantate eine Sepsis auslösen. Der virulenteste Vertreter unter den Staphylokokken ist der *Staphylococcus aureus.* Wie alle Staphylokokken ist auch er aufgrund besonderer Kapseleigenschaften vor Phagozytose geschützt. Er bildet Koagulase, welche zur Ausbildung intravaskulärer Fibrinthromben führt, sowie eine nukleinsäurespaltende Nuklease und verschiedene Lipasen sowie Staphylokinase (Fibrinolysin). Diese breite enzymatische Aktivität erklärt den lokal einschmelzenden Charakter eines Staphylokokkenherdes in Form eines *Abszesses.* Die Staphylokokken bewirken einen rahmigen Eiter. Ferner verfügt der Staphylococcus aureus über verschiedene Toxine wie das α-Hämolysin, welches die Erythrozytenmembran zerstört, oder das Leukozidin, welches die Granulozyten und Makrophagen degranuliert. Schließlich bildet der Erreger auch dermatonekrotische Toxine in Form der Exfoliatine, welche eine nekrotisierende Hautzerstörung in Form einer blasenbildenden Epidermolyse (= *Dermatitis exfoliativa*) hervorrufen (Abb. 5.**72**). Ferner bilden einige Staphylokokkenstämme die hochwirksamen *Superantigene* (S. 171) in Form des Enterotoxins, welches eine Lebensmittelvergiftung auslöst, und des TSS-Toxin-1, welches ein *toxisches Schocksyndrom* auslösen kann. Folglich können die Staphylokokkenerkrankungen unterteilt werden in:

- *invasive Infektionen* mit eitrig-abszedierender Entzündung und
- *Intoxikationen* mit klinischen Erscheinungen fernab der Stelle, an welcher der Erreger in den Wirt eingedrungen ist.

Streptokokken

Erreger und Pathogenese (Tab. 5.**17**): Diese katalasenegativen Erreger sind weit verbreitet und gehören teilweise zur Normalflora der Schleimhäute. Je nachdem, ob eine Bakterienkolonie Erythrozyten zerstören kann oder nicht, unterscheidet man folgende Hämolysetypen:

- *α-Hämolyse:* Kolonien auf Blutagar sind von einer grünen Zone infolge Reduktion des Hämoglobins zu einer biliverdinähnlichen Verbindung umgeben, in der die Erythrozytenmembranen weitgehend intakt sind.
- *β-Hämolyse:* Kolonien auf Blutagar sind von einem großen gelblichen Hämolysehof umgeben, in dem sie Erythrozyten zerstört und das Hämoglobin abgebaut ist.
- *γ-Hämolyse:* Keine Hämolyse.

Eine weitere Einteilung der Streptokokken erfolgt aufgrund ihrer Antigenstruktur. Dabei lassen sich Streptokokken in die Antigengruppen A bis V unterteilen.

- *Streptococcus pyogenes*

Erreger und Pathogenese: Dieser verbreitete Eitererreger gehört zur *Gruppe A* und ist β-hämolysierend. Für die Erreger-Wirt-Auseinandersetzung sind einerseits die Kapselsubstanzen und andererseits die Zellgifte wichtig. Zu den Zellwandsubstanzen gehört das M-Protein, welches auf der Bakterienoberfläche eine filzartige Schicht bildet. Es stellt den Hauptvirulenzfaktor dar, hemmt die Phagozytose und die Nebenwegsaktivierung des Komplementsystems. Nebenvirulenzfaktor ist das Kapselhyaluronat, welches ebenfalls die Erregerphagozytose behindert. Die Lipoteicholsäure schließlich stellt das Adhäsionsmolekül des Erregers dar, mit dem er sich an dem Fibronektin des oralen Epithels anheften kann. Unter den Zellgiften sind das *Streptolysin O* und *S* für die β-Hämolyse verantwortlich. Sie schädigen Erythrozyten, Makrophagen und Granulozyten. Ferner bilden die Streptokokken Hyaluronidase, welche die Erregerausbreitung und damit die Phlegmonenentstehung begünstigen, und DNSase, welche die Zellkerne verflüssigt, sowie Streptokinase (= *Fibrinolysin*), welche das ausgeschwitzte Fibrin auflöst und zu einer Verbrauchskoagulopathie führen kann. Streptokokken rufen daher einen fibrinfreien, dünnflüssigen Eiter hervor. Die *erythrogenen Toxine A* und *C*, die von β-hämolytischen Streptokokken der Gruppe A produziert werden, gehören zu den Superantigenen (S. 171) und sind für das Scharlachexanthem und -enanthem verantwortlich. Folglich können die durch Streptokokken ausgelösten Krankheitsbilder unterteilt werden in

- *invasive Infektionen* wie Impetigo, Erysipel, Phlegmone, Otitis media, Tonsillitis (Scharlach), Sepsis;
- *Folgekrankheiten* in Form einer akuten Glomerulonephritis und des akuten rheumatischen Fiebers.

Neisseriaceae

● *Neisseria gonorrhoeae*

Erreger und Pathogenese: Die auch als Gonokokken (Tab. 5.**17**) bezeichneten Erreger können sich mit ihren Haftpili und einem besonderen Haftprotein gezielt auf dem urogenitalen Epithel anheften. Danach lassen sie sich von Histiozyten und Granulozyten endozytotisch aufnehmen und entwaffnen diese Phagozyten, indem sie deren Lysosomen sich nach außen entleeren lassen. Dadurch können sie sich innerhalb der Heterophagievakuole vermehren (Abb. 5.**73**). Außerdem produzieren sie eine IgA-Protease, welche die sekretorischen Antikörper in den Schleimhautsekreten zerstören. Dadurch wird ihnen die Möglichkeit eröffnet, in bezug auf ihre Besiedelung nicht nur bis in den Urogenitaltrakt, sondern bis in die Peritonealhöhle sowie auch in die Rektal- und Pharynxschleimhaut und in die Konjunktiva vorzustoßen.

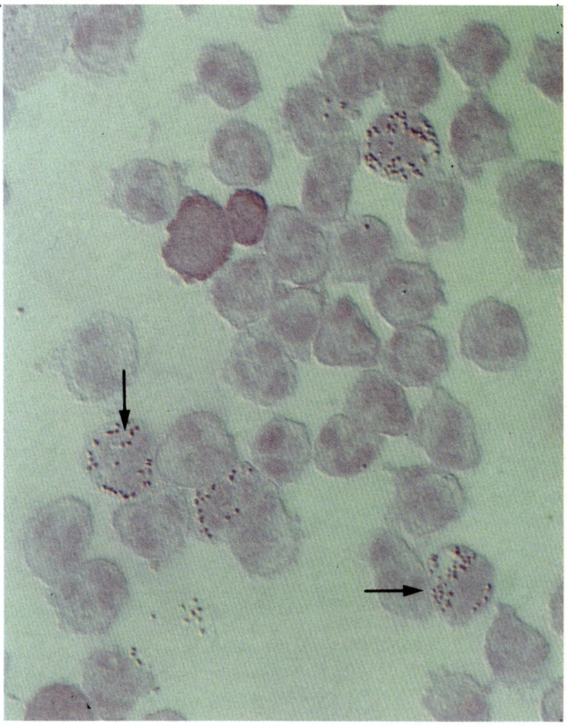

Abb. 5.**73** Gonorrhoe: Urethralabstrich (eitriges Sekret) eines 27jährigen Rheinschiffers mit zahlreichen Granulozyten, welche endozytotisch aufgenommene Diplokokken (Neisseria gonorrhoeae: Pfeile) enthalten (Neisser, Vergr. 1 : 300; DIC)

● *Neisseria meningitidis*

Erreger und Pathogenese: Diese Diplokokken besitzen eine Polysaccharidkapsel und stellen Parasiten des Nasopharynx dar. Sie werden über Tröpfcheninfektion von einem Patienten oder symptomfreien Träger auf den anderen übertragen und können, falls entsprechende Antikörper fehlen, nach Invasion zu einer Bakteriämie führen.

Klinik: Der Erreger kann neben harmlosen Erkrankungen des Respirationstraktes zwei fatale Läsionen hervorrufen: a) eine zerebrospinale Meningitis und b) über sein Endotoxin eine mit schweren Hämorrhagien einhergehende Sepsis (Waterhouse-Friderichsen-Syndrom, S. 977).

Corynebacterium diphtheriae

Erreger und Pathogenese: Diese Bakterien (Tab. 5.**17**) sind die Erreger der Diphtherie und haben eine trommelschlegelartige Form (Abb. 5.**74**). Die Pathogenität der Diphtheriebakterien beruht auf einem *Exotoxin*. Dieses enthält zwei Komponenten: das Fragment A und B. Das Fragment B ist dafür verantwortlich, daß das Toxin auf der Membran der Zielzellen respiratorisches Epithel (Nierenepithel, Myokardiozyt, Kapillarendothel, Schwann-Zelle) haftet und das zellschädigende Fragment A in die Zielzelle einschleust. Dort inaktiviert das aktiv-toxische Fragment A den Elongationsfaktor EF2, der die Translokation der Peptidyl-tRNS von der Aminosäure-Annahmeposition zur Peptid-Verlängerungsseite in den Ribosomen katalysiert. Als Folge davon wird die Proteinbiosynthese irreversibel blockiert, was den raschen Zelltod nach sich zieht.

Klinik: Die Krankheit beginnt meist als Nasendiphtherie, dehnt sich dann aber schnell auf Rachen, Kehlkopf, Trachea und Bronchien aus. Systemisch kann noch eine begleitende infekttoxische Myokarditis, Neuritis der Kopfnerven III, VI, VII und IX, seltener auch eine Nephritis und Myositis auftreten.

Die Neuritis der Kopfnerven führt zu einer Gaumensegellähmung, Sprach- und Schluckstörung. Die Laryngitis kann Erstickungsanfälle, die Myokarditis Arrhythmien, u. U. auch Kammerflimmern induzieren.

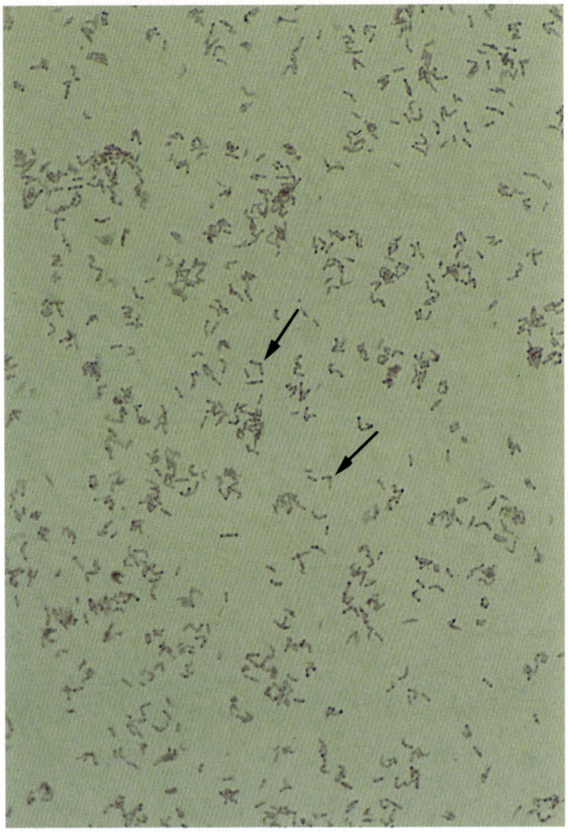

◀ Abb. 5.**74** Corynebacterium diphtheriae mit charakteristischer Hantelform und mit der Neisser-Färbung dargestellte Polkörperchen (= endständig gelagerte Polyphosphate), oft V- oder Y-Lagerung (Pfeil) (Vergr. 1 : 450)

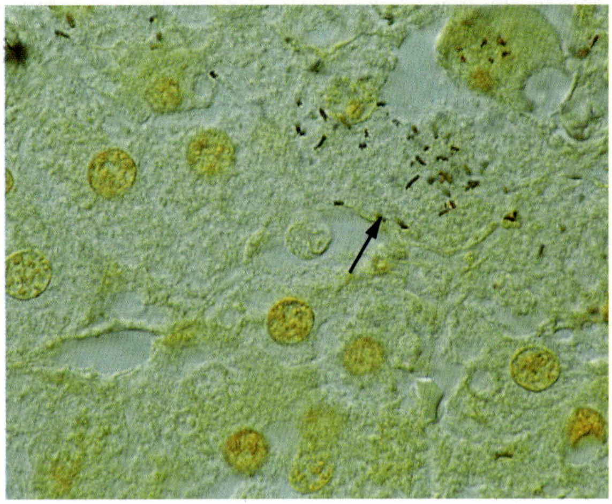

Abb. 5.**75** Listeria monocytogenes: Versilberbare (Pfeil) regelmäßig geformte Stäbchen in zugrunde gehenden NNR-Zellen (Levaditi-Versilberung, Vergr. 1 : 350)

Komplikationen sind neben den toxischen Organschäden und der Erstickungsgefahr Superinfekte wie mit β-hämolytischen Streptokokken der Gruppe A.

Listeria monocytogenes

Erreger und Pathogenese: Es handelt sich um regelmäßig geformte kleine grampositive Stäbchen (Abb. 5.**75**), die ihren Namen daher haben, daß ihre Infektionen bei Nagetieren (nicht beim Menschen) von einer deutlichen *Monozytose* begleitet wird. Die Listerien (Tab. 5.**17**) sind in der Natur ubiquitär verbreitet. Als Infektionsquelle kommen für den Menschen Haus- und Zuchttiere sowie Milchprodukte (Vacherin-Käse), aber auch erkrankte Menschen und vor allem gesunde Bakterienträger in Betracht. Da die Makrophagen des Menschen (im Gegensatz zu den Nagetieren) mit den phagozytierten Listerien auch ohne T-Zell-Aktivierung fertig werden, stellen sie für den Wirt opportunistische Keime dar. Die Bakterien enthalten ein hochtoxisches Endotoxin mit hämolytischer und lipolytischer Wirkung und setzen bei ihrem Absterben ein Lipoid frei, welches in den verschiedensten Organen bei einer Sepsis neben multiplen Abszessen auch *Granulome* hervorruft.

Klinik: Krankheitsbilder s. S. 325.

Actinomyces israelii

Erreger und Pathogenese: Dieses grampositive Bakterium (Abb. 5.**76**) ist in über 90% der Fälle der Erreger der humanen *Aktinomykose* (S. 662). Er neigt dazu in Form verzweigter Filamente zu wachsen, weshalb er früher zu den Pilzen gezählt wurde. Er besitzt jedoch das bakterientypische Zellwandelement Murein. Die Aktinomyzeten gehören zur Normalflora der Schleimhäute, vor allem der Mundhöhle. Sie dringen meist von dort aus über kleine Verletzungen ins Gewebe ein und können sich, falls im Gewebe ein niedriges Redoxpotential vorliegt (Hypoxie, Begleitbakterien!), etablieren. Im Aktinomyzeseiter lassen sich makroskopisch die reiskorngroßen gelblichen *Aktinomyzesdrusen* beobachten, die, von einem Konglomerat kleiner Aktinomyzeskolonien umgeben, aus einem Granulozytenwall bestehen. Dabei ragen die myzelartigen Strukturen radiär aus den Kolonien heraus (alte Bezeichnung: Strahlenpilz!), die außen von einem hyalinen Eiweißmaterial umgeben werden (sog. *Splendore-Hoeppli-Phänomen*).

Bacillus anthracis

Erreger und Pathogenese: Dieser aerobe Sporenbildner ist hochinfektiös und der Erreger des *Milzbrandes*. Seine Pathogenität beruht zum einen auf seiner Polypeptidkapsel, die ihn vor Phagozytose schützt, und zum anderen auf seinem gewebsnekrotisierenden Exotoxin. Mit diesem schädigt er die Blutgefäße der Endstrombahn derart, daß sie auch für Erythrozyten durchlässig werden. Die Folge davon ist eine seröse hämorrhagische Entzündungsreaktion. Die Infektion kann die Haut, den Respirations- oder Intestinaltrakt betreffen und ruft entweder den Hautmilzbrand *(Pustula maligna)* mit schwarzrot gefärbter hämorrhagischer Hautnekrose oder einen Lungenmilzbrand (Inhalation erregerhaltigen Staubes) oder einen Darmmilzbrand mit *hämorrhagischer Enteritis* und blutigen Diarrhöen hervor. Die Milz ist beim Menschen zwar vergrößert und düsterrot, aber nie so schwarzrot wie beim enterogenen Milzbrand des Tieres, was dieser Infektionskrankheit ursprünglich den Namen eingebracht hat. Da die Infektion des Menschen über kranke Tiere oder durch Kontamination mit tierischem Material erfolgt, gilt der Milzbrand als Berufskrankheit.

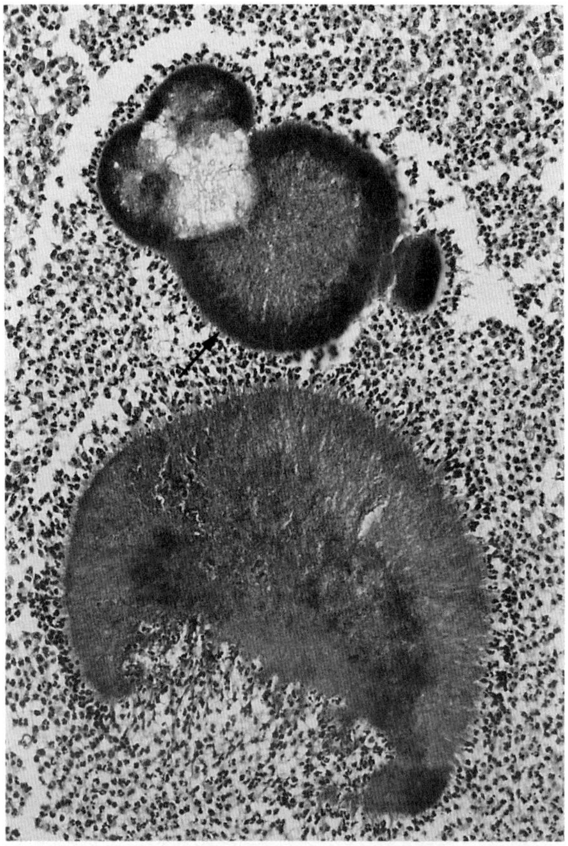

Abb. 5.**76** Actinomyces israelii: Aktinomyzesdrusen mit radiärer Innenstruktur und hyaliner Hofbildung (Pfeil) (Splendore-Hoeppli-Phänomen) (PAS, Vergr. 1 : 250)

Clostridien

Erreger und Pathogenese: Diese Gruppe obligatanaerober Sporenbildner (Tab. 5.**17**) kommt natürlicherweise als Spore im Erdboden und als vegetative Form im Darmtrakt des Menschen vor. Sie sind grampositive Stäbchenbakterien. Sie reduzieren zwar O_2 zum Peroxydanion oder zum Superoxydanion, besitzen aber weder Katalase, Peroxidase noch Superoxyddismutase, welche diese toxischen Sauerstoffmetabolite abbauen könnten. Aus diesem Grunde ist Sauerstoff für sie toxisch. Ihre Pathogenität beruht entweder auf Histotoxinen, mit denen sie je nach Clostridientyp einen *Gasbrand* oder eine *pseudomembranöse Kolitis* auslösen, oder auf Neurotoxinen, mit denen sie je nach Clostridientyp einen *Wundstarrkrampf (Tetanus)* oder einen *Botulismus* in Gang setzen (S. 1109).

Enterobacteriaceae

Erreger und Pathogenese: Diese Bakterienfamilie (Tab. 5.**17**) ist sehr komplex zusammengesetzt, nicht sporenbildend und fakultativ anaerob. Ihr natürliches Zuhause ist der Darmtrakt von Mensch und Tier. Ein Teil von ihnen gehört zu den häufigsten Krankheitserregern und ist für *Nosokomialinfekte* verantwortlich. Sie besitzen eine Reihe von Antigenen: O-Antigen (= Polysaccharidkette des Lipopolysaccharidkomplexes), H-Antigene (= Geißelantigene), K-Antigene (= Kapselantigen), F-Antigene (= Fimbrienantigene: zur Adhärenz der Erreger an Wirtszellen wichtig). Ferner besitzen alle Erreger dieser Familie Endotoxin, welches ein Teil des in der äußeren Bakterienmembran eingebauten Lipolysaccharidkomplexes ist. Die Virulenz der Erreger wird bestimmt durch a) *Kolonisationsfaktoren* wie adhäsives Fimbrien, b) *Enterotoxine* mit Störung des Enterozytenelektrolyttransportes, c) *Zytotoxine* mit Affinität gegen die Dickdarmschleimhaut, d) *Neurotoxine,* e) *Invasionsfaktoren* in Form von Membranproteinen und Polysacchariden zur Invasion der (Dickdarm-)Schleimhaut.

Klinisch rufen die Enterobacteriaceae im Darmtrakt folgende vier Enterokolitisformen hervor:

- *nichtinvasive Enteritis* infolge enterotoxinbedingter Enterozytenmembranschädigung,
- *invasive Enteritis* mit Eindringen der Erreger in Schleimhaut und Subserosa,
- *Systeminfektion* durch Bakteriämie und Sepsis sowie
- *hämorrhagische Kolitis* und hämolytisch-urämisches Syndrom (S. 413) durch besondere Toxine.

Komma-, spiralförmige gramnegative Stäbchen

Zu dieser Gruppe gehören die Vibrionen, Campylobacter sowie der Helicobacter pylori. Sie rufen alle lokalisierte Entzündungen im Magen- und Darmtrakt hervor (s. digestorisches System, S. 694).

Tuberkulosebakterien

Erreger und Pathogenese: Beim Menschen rufen das *Mycobacterium tuberculosis* (Typus humanus) sowie das *Mycobacterium bovis* und auf dem afrikanischen Kontinent auch das *Mycobacterium africanum* die als Tuberkulose bekannte Infektionskrankheit hervor. Sie kann sich formalpathogenetisch entweder als akut-exsudative oder als chronisch-granulomatöse Entzündungsreaktion manifestieren. Die Tuberkulose wird meist über eine Tröpfcheninfektion und somit inhalativ übertragen und spielt sich deshalb hauptsächlich in der Lunge ab. Der zweithäufigste Infektionsweg verläuft oral durch Aufnahme keimhaltiger Milch(-Produkte) (♂ : ♀ = 3 : 1).

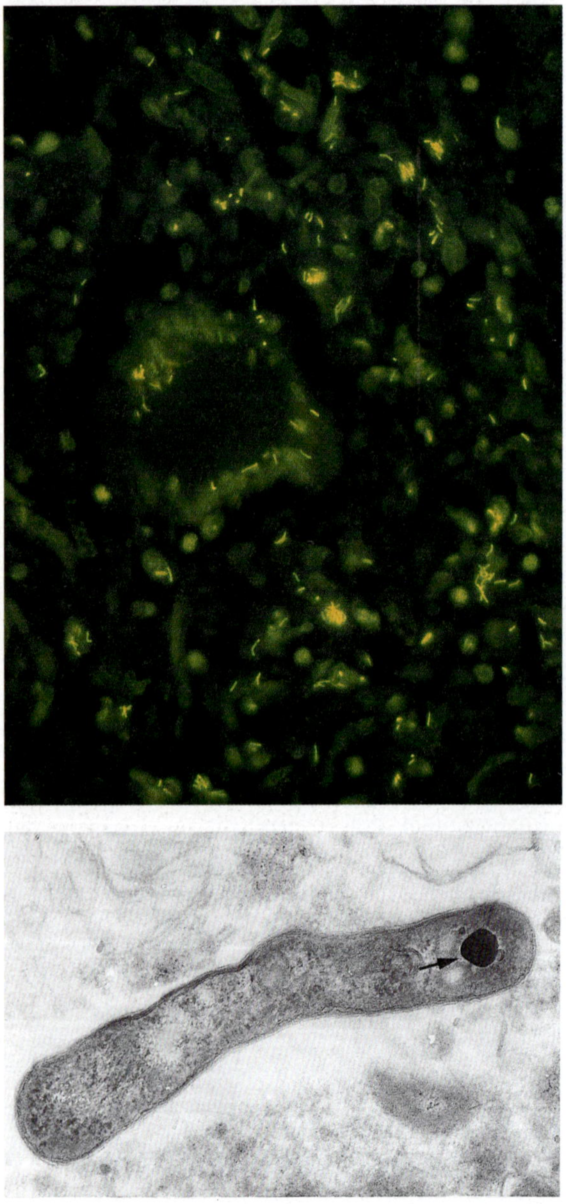

Abb. 5.**77a** u. **b** Tuberkelbakterien:
a Mykobakterien in Alveolarmakrophagen der Lunge (Auramin-Rhodamin-Fluoreszenzmikroskopie, Vergr. 1 : 250)
b Ultrastruktur eines Mykobakteriums mit Wachshülle, typischer Kleiderbügelform und Lipidtropfen (Pfeil) (EM, Vergr. 1 : 10 000)

Die Tuberkulose war um die Jahrhundertwende weit verbreitet und gehörte zu den häufigsten Todesursachen. Dies hat sich in den Industrienationen im Gegensatz zu den Entwicklungsländern durch die Einführung der tuberkulostatischen Chemotherapie geändert: die Morbidität und Mortalität sind zurückgegangen. Daß die Tuberkulose auch heute noch eine wesentliche medizinische Rolle spielt, liegt daran, daß viele Patienten eine nicht-aktive Lungentuberkulose haben, die bei einer Drosselung der Infektabwehr, sei es durch hohes Alter, Alkoholismus, Diabetes mellitus oder Immundefekt, wieder aufflammt *(Reaktivierung!)*.

Die Tuberkulosebakterien (Abb. 5.**77a** u. **b**) sind strikte *Aerobier,* die wegen ihrer Wachshülle gegenüber Säure (Magensäure!), Austrocknung und lysosomalen Enzymen außergewöhnlich resistent sind und dadurch zum „Phagosomen-nicht-Verschmelzer" und schließlich in den Makrophagen zum Zellparasiten werden. Dabei gehen die Makrophagen oft zugrunde. Die Makrophagen können die Tuberkelbakterien nur dann zerstören, wenn sie durch T-Lymphozyten zuvor adäquat aktiviert worden sind. Überdies bilden die Tuberkelbakterien den sog. *Cord-Faktor* (Trehalose-6,6′-Dimycolat). Dieser bestimmt die Virulenz der Erreger, bremst die Granulozytenchemotaxis und verursacht die Granulombildung. Somit ist die tuberkulöse Entzündungsreaktion ein Wettrennen zwischen den sich vermehrenden Tuberkelbakterien und der Makrophagenaktivierung durch T-Lymphozyten. Sein Ausgang bestimmt den weiteren Fortgang der formalen Pathogenese:

Bei fehlender oder schwacher immunologischer Abwehr können sich die Tuberkelbakterien ungehemmt vermehren. Das Resultat ist eine *exsudativkäsige Entzündungsreaktion* mit der Ausbildung zahlreicher infektiöser Herde (Miliartuberkulose) oder progredientem Gewebszerfall. Wenn die Abwehr mit dem Fortschreiten der Infektion einigermaßen schritthalten kann, entstehen die *tuberkulosetypischen Granulome,* in denen die Erreger bekämpft werden; die Schadstelle wird allmählich narbig repariert. Diese Form wird als proliferativproduktive Entzündungsreaktion bezeichnet.

Klinisch verläuft die Tuberkulose in folgenden drei Stadien:

- *Primärstadium* (= Primäraffekttuberkulose),
- *Sekundärstadium* (= hämatogene Generalisation),
- *Tertiärstadium* (= Postprimärtuberkulose, Organtuberkulose).

Diese Tuberkulosestadien sind in ihrer klassischen Form bei der Lungentuberkulose ausgeprägt und dort auch ausführlich besprochen (S. 634).

Mycobacterium leprae

Erreger und Pathogenese: Dies ist der Erreger des *Aussatzes* (= *Lepra*), der wie die Tuberkelbakterien zu den intrazellulären Parasiten gehört. Für das Zustandekommen der lepratypischen Gewebsläsionen sind keine Toxine oder Exoenzyme des Erregers notwendig. Hingegen spielt wie bei der Tuberkulose die zellgebundene Immunität sowie die Streßproteinsynthese (S. 262) eine wesentliche Rolle. Je nach Immunitätslage tritt dabei eine unterschiedliche Entzündungsreaktion auf:

- *Lepromatöse Form:* Hier fehlt eine adäquate T-Lymphozyten-Antwort. Sie ist histologisch durch ein massives Infiltrat aus Makrophagen mit schaumigem Zytoplasma gekennzeichnet, die mit Leprabakterien vollgepackt sind (sog. Virchow-Zellen). Der Verlauf ist quo ad vitam maligne und fortschreitend und durch knotenartige Hautverdickungen (Erythema nodosum leprosum) und strangförmige Nervenverdickungen (Sensibilitätsstörung, Mutilation) charakterisiert (Abb. 5.**78a**).

- *Tuberkuloide Form:* In diesem Falle ist das T-Zell-System zwar intakt, jedoch in seiner Funktion nicht ausreichend, um die Leprabakterien vollständig zu eliminieren. Der immunologische „Versuch" dazu ist an der Bildung von Epitheloidzellgranulomen mit Verkäsung (Abb. 5.**78b**) erkennbar. Diese quo ad vitam benigne Verlaufsform ist nicht progressiv.

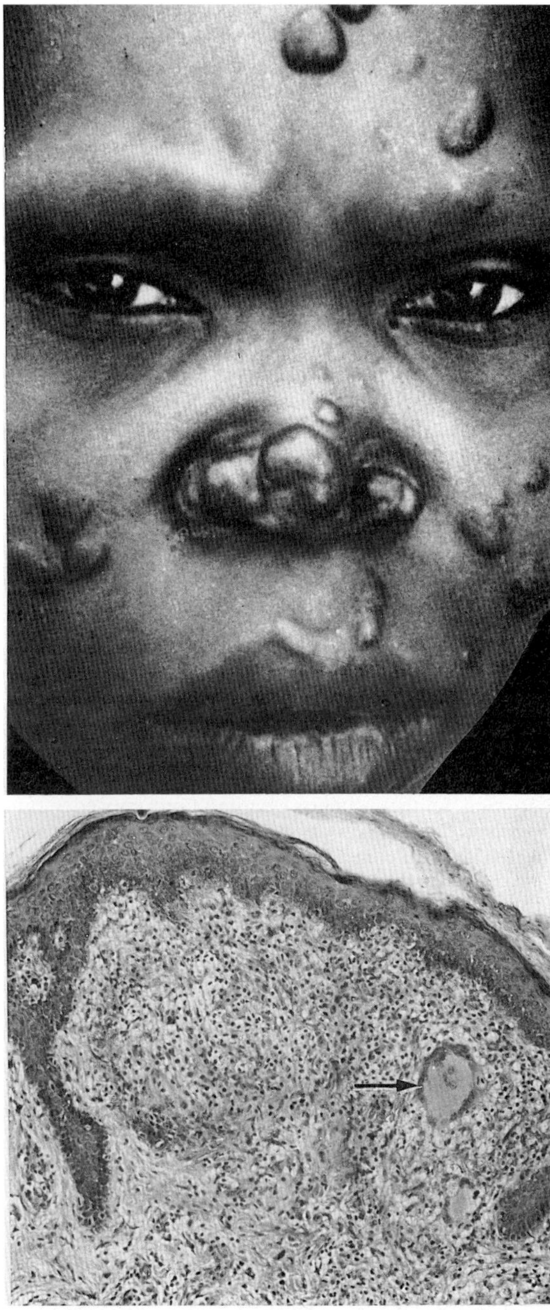
a
b

Abb. 5.**78a** u. **b** Lepra: **a** Lepromatöse Knoten im Gesicht eines jungen Mädchens; **b** In der Subkutis findet man Granulome vom Tuberkulosetyp. Pfeil: geordnete mehrkernige Riesenzelle (HE, Vergr. 1:70; Original: Zak)

Treponema pallidum

Erreger und Pathogenese: Dies ist der Erreger (Tab. 5.**17**) der Syphilis (Lues), welche durch Geschlechtsverkehr übertragen wird und weltweit verbreitet ist. Die immunologische Antwort des Organismus auf den Erreger ist immer noch unklar. Daß eine humorale Immunität auftritt, liegt am Auftreten von *Anti-Treponemen-Antikörpern,* die gegen Treponema-pallidum-Material gerichtet sind (Abb. 5.**79**), und an den *antilipoidalen Antikörpern,* welche vermutlich autoreaktive Antikörper gegen phospholipidhaltiges Mitochondrienmaterial zerfallender Körperzellen gerichtet sind. Die humorale Immunantwort ist histologisch an der plasmazellulären Gewebsinfiltration erkennbar, welche vor allem die kleineren Gefäße umgibt und sie durch eine Intimainfiltration einengt (= *obliterative Endarteriitis*). Daneben spielt auch die zelluläre Immunität eine Rolle, was sich an den zentral verkäsenden Granulomen in Form der Gummata bemerkbar macht. Obschon sich im Verlaufe der Infektion im Wirtsorganismus eine immunologische Abwehr aufbaut, reicht sie nicht aus, um die Treponemen vollständig zu eliminieren, mehr noch: im Spätstadium nimmt sie laufend ab.

Klinisch verläuft die Erkrankung ähnlich wie die Tuberkulose in drei Stadien:

- *Primär-Syphilis:* Sie ist durch das Ulcus durum (= harter Schanker) im Bereich der Genitalorgane (S. 884) gekennzeichnet.

- *Sekundär-Syphilis:* Sie folgt der Primärsyphilis nach 4–8 Wochen und äußert sich in makulopapulösen Exanthemen und in Form des Condyloma latum (S. 922).

- *Tertiär-Syphilis:* Nach mehreren Monaten oder Jahren eines klinisch stummen Intervalls (=Lues latens) kommt es zur Ausbildung der syphilitischen Granulome (= Gummata). Sie können sich an der Haut, Schleimhaut und in nahezu allen Organen manifestieren. Besonders gefürchtet sind die Mesaortitis luica und die Neurosyphilis.

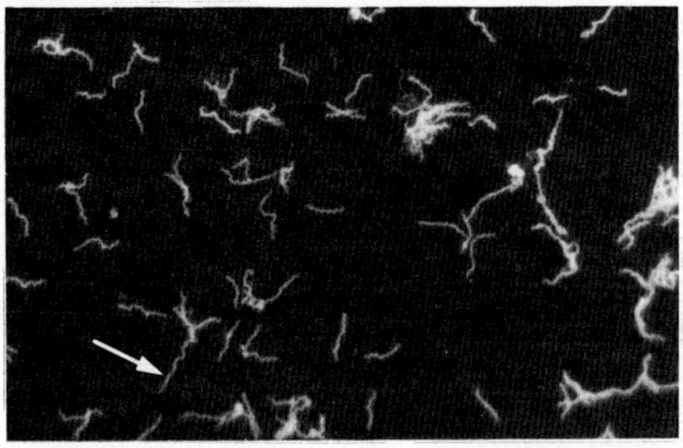

Abb. 5.**79** Treponema pallidum. Der Erreger ist spiralartig gewunden und weist 10–20 Primärwindungen auf (Pfeil). Er ist hier mit Hilfe der indirekten Immunfluoreszenzmethode dargestellt. Dabei werden abgetötete Treponomen auf einen Objektträger aufgezogen und mit dem Patientenserum überschichtet. Sind darin Antitreponemen-Antikörper vorhanden, binden sie an die Treponemen. Diese gebundenen Antikörper werden schließlich fluoreszenzmikroskopisch mit einem fluoreszeinmarkierten Antihumangammaglobulin-Antikörper dargestellt (Vergr. 1080; Original: Vogt)

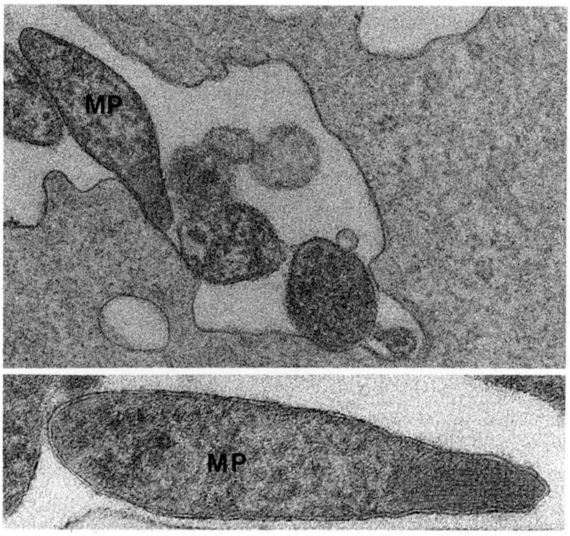

Abb. 5.**80** Mycoplasma pneumoniae: Diese Prokaryonten (MP) gehören zu den „weichhäutigen" Bakterien, weil sie keine starre Bakterienwand, keine Kapsel, keine Geisseln, Fimbrien oder Pili enthalten. Sie können kokkoide und scheibenförmige oder filamentartige Eigenformen annehmen (EM, Vergr. 1 : 10 000; Original: Jacobs)

– *Kongenitale Syphilis:* Sie wird transplazentar von der Mutter auf den Fetus übertragen und führt entweder zum Absterben der Frucht oder manifestiert sich erst in verschieden langen Zeitintervallen nach der Geburt (S. 326).

Rickettsien

Erreger und Pathogenese: Die Erreger dieser Gruppe (Tab. 5.**17**) werden meist durch Läuse, Zekken, Flöhe und Milben auf den Menschen übertragen und siedeln sich in den Kapillarendothelien ab, lysieren sie durch endotoxinartige Zellgifte, schwärmen wieder in die Blutbahn aus und überfallen (infizieren) erneut Endothelien. Die Folge davon ist eine generalisierte, durch die Thrombosierung auch *obliterative Vaskulitis* (tastbar als sog. *„Fleckfieberknötchen"*) gekennzeichnete Entzündung mit petechialen Blutungen in Haut, Gehirn und Myokard.

Chlamydien

Erreger und Pathogenese: Sie (Tab. 5.**17**) unterscheiden sich von den übrigen Bakterien durch ihre Kleinheit, durch ihren obligaten Zellparasitismus sowie durch einen besonderen Vermehrungszyklus. Dabei treten zwei Erregerformen auf:

- *Elementarkörperchen:* Sie sind optimal an das Überleben außerhalb der Wirtszelle adaptiert und stellen die infektiöse Form dar. Nach ihrer Anheftung an besondere Zellrezeptoren werden sie durch die Zelle phagozytiert und vermehren sich im Phagosom. In ihnen wandeln sie sich in Initialkörper um.
- *Initialkörper:* Sie kommen nur in Phagosomen der Wirtszelle vor, vermehren sich durch Querteilung und wandeln sich langsam wieder in Elementarkörper zurück. Mit der Zeit stirbt die Wirtszelle ab (Abb. 15.**25a**).

Klinik: Krankheitsbilder s. Tab. 5.**17**.

Mycoplasma pneumoniae

Erreger und Pathogenese: Im Unterschied zu den übrigen Bakterien fehlt den Mykoplasmen (Tab. 5.**17**) eine starre Zellwand, so daß sie kokkoide- bis filamentartige Gestalt annehmen können (Abb. 5.**80**). Aus diesem Grunde können sie durch bakteriendichte Filter durchtreten und sind wegen des fehlenden Zellwandmureins unempfindlich gegenüber Antibiotika, die die Mureinsynthese hemmen. Mycoplasma pneumoniae bildet bei seiner Respiration H_2O_2, das auch als Hämolysin wirkt. Nach seiner aerogenen Übertragung heftet der Erreger sich an die respiratorischen Flimmerepithelien an, blokkiert deren ziliären Apparat und zerstört sie (Mechanismus?).

Klinik: *Atypische Pneumonie* (S. 632).

Mykotische Läsionen

Mykotische Pathogenitätsmechanismen: Das morphologische Grundelement von multizellulären Pilzen in der vegetativen Phase ist die Hyphe. Sie stellt eine verzweigte tubuläre Struktur dar, welche durch Querwände *(Septen)* unterteilt sind. Diese bilden ein Geflecht *(Myzel)*. Die unizellulären Hyphen sind oval bis rundlich, hängen aber oft in Form von hyphenartigen Ketten zusammen (= *Pseudohyphen*). Alle Pilze benötigen organische Kohlenstoffverbindungen als Nährsubstrat; die meisten von ihnen sind obligate Aerobier. Ein Großteil der humanpathogenen Pilze (Tab. 5.**18**) weist nur ein geringes pathogenes Potential auf und kann nur bei einer Abwehrschwäche des Wirts oder nach Zerstörung der konkurrierenden Bakterienflora ins Gewebe eindringen (= *opportunistische Keime*). Die gewebsschädigende Wirkung der humanpathogenen Pilze beruht zum einen auf toxischen, zum Teil noch wenig erforschten Pilzprodukten und zum anderen auf pathologischen Immunreaktionen. Pilze sind nämlich lebende Antigenmosaike, welche die verschiedenen Teile des Immunsystems stimulieren. Antigene der Pilzkapseln in Form von Proteinen und Polysacchariden, Lipiden und chitinartigen Substanzen stimulieren eine B-Lymphozyten-Population zur Antikörperbildung. Infolgedessen können im Serum pilzinfizierter Patienten entsprechende, präzipitierende und komplementbindende Antikörper nachgewiesen werden (Diagnostik!). Allerdings bilden manche Pilze lediglich schwache B-Lymphozyten-Antigene, so daß ein negativer Antikörpernachweis kein großes, diagnostisches Gewicht besitzt. Die Sporen der saprophytischen Pilze wie Aspergillus, Candida, Coccidioides und Penicillium rufen beim reaktionsbereiten Patienten allergische Überempfindlichkeitsreaktionen hervor. Hinzu kommt auch noch eine zellvermittelte Überempfindlichkeitsreaktion Typ IV. Sie spielt ebenso wie eine einwandfreie Granulozytenfunktion offenbar eine entscheidende Rolle bei der Abwehr von Pilzinfektionen und beherrscht die formale Pathogenese einiger Pilzerkrankungen wie Histoplasmose und Kokzidioidomykose.

Nach formal-pathogenetischen Gesichtspunkten lassen sich die Pilzerkrankungen (Mykosen) in folgende vier Gruppen unterteilen (Tab. 5.**18**):

- *(tiefe) Systemmykosen,*
- *subkutane Mykosen,*
- *kutane Mykosen,*
- *opportunistische Mykosen.*

Candida albicans

Erreger und Pathogenese: Dies ist der hauptsächlichste Erreger einer humanen Candida-Infektion (Tab. 5.**18**), die auch als Moniliasis oder *Soor* bezeichnet wird. Dieser Hefepilz kommt als ovale Hefeform, als Pseudomyzel mit Pseudohyphen und gelegentlich auch als septierte Myzelien vor (Abb. 12.**23**). Er ist ein natürlicher Saprophyt der oralen und rektovaginalen Schleimhaut und breitet sich unter folgenden Bedingungen auf der Schleimhaut (vor allem Oropharynx) aus:

Tabelle 5.**18** Pilzerkrankungen (= Mykosen)

Pilzgruppe	Krankheit
Systemmykosen	
Cryptococcus neoformans	Lungenkryptokokkose Meningoenzephalitis
Histoplasma capsulatum	Lungenhistoplasmose „grippaler Infekt"
Coccidioides immitis	Lungenkokzidioidose
Dermale Mykosen	
Sporotrix schenckii	ulzerös abszedierende Läsion
Epidermale Mykosen	
Trichophyton	Nagelmykosen
Dermatophyton	Hautmykosen
Microsporum	Hautmykosen
Opportunistische Mykosen	
Candida albicans	Soor
Aspergillus fumigatus	allergische Bronchopulmonal-Aspergillose nekrotisierende Aspergilluspneumonie Höhlenaspergillose Tumor (Leberzellkarzinom)

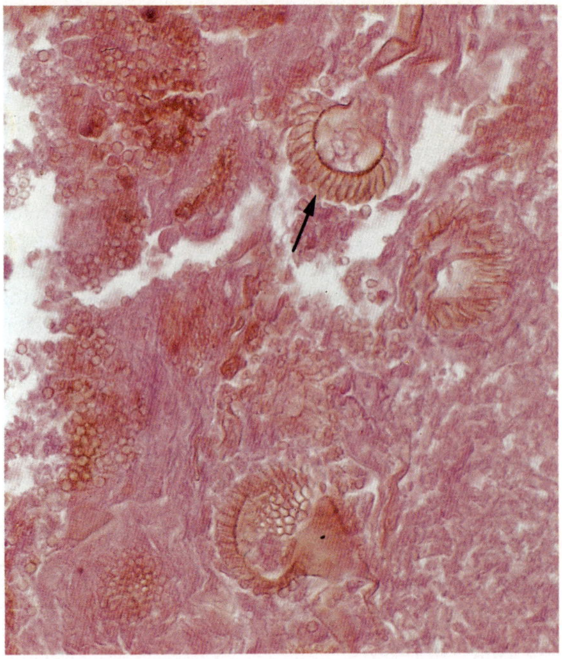

Abb. 5.**81** Aspergillom mit zahlreichen Fruchtköpfen (Pfeil), die den erstbeschreibenden Mönch an Weihwasserschwengel erinnerten (daher Name: aspergillus, lat.: Weihwasserschwengel) (Vergr. 1 : 300)

- *Immunmangelzustände:* bei Früh- und Neugeborenen, im hohen Alter sowie bei marantischen Patienten (Tumorpatienten).
- *Defektimmunopathien:* vor allem das T-Zell-System betreffend.
- *Kortison- und Immunsupressivatherapie:* mit Unterdrückung der Lymphozytopoese.
- *Agranulozytose:* wegen Fehlens der granulozytären mykotoxischen Peroxydase.
- *Antibiotikatherapie:* mit Unterdrückung und Dysbalance der Mund-(Darm-)Flora.
- *Endokrinopathien:* wie Diabetes mellitus, Hypoparathyreoidismus, Progesterontherapie.

Krankheitsbilder: Siehe S. 686.

Aspergillus ssp.

Erreger und Pathogenese: Dieser Schimmelpilz (Tab. 5.**18**) bildet ein dichotom, spitzwinklig sich aufzweigendes Myzel mit septierten Hyphen und mit weihwasserschwengelartigen Fruchtköpfen (Name!) (Abb. 5.**81**). Er produziert das Aflatoxin, welches bei der Auslösung des Leberzellkarzinoms mitspielt (S. 774). Je nach Abwehrlage und Aspergillus-Typ findet man folgende Aspergilloseformen:

- *AllergischeBronchopulmonal-Aspergillose*(S. 633), hervorgerufen durch A. clavatus (Malzarbeiter).
- *Höhlenaspergillose* in Form einer Besiedelung nekrotischen Materials in einer vorgegebenen Höhle (Nasennebenhöhlen, Lungenkaverne), hervorgerufen durch A. fumigatus oder A. niger.
- *Invasiv-nekrotisierende Aspergilluspneumonie* bei Immundefektpatienten (S. 260), hervorgerufen durch A. fumigatus.

Cryptococcus neoformans

Erreger und Pathogenese: Dieser hefeartige Pilz kommt weltweit im Taubenkot und verunreinigten Erdboden vor. Patienten mit T-Zell-Defekten sind besonders gefährdet. Wichtigster Virulenzfaktor ist die Polysaccharidkapsel, welche (vermutlich durch Stimulation von T-Suppressorlymphozyten mit konsekutiver Immunsuppression) die Phagozytose hemmt, opsonierende Antikörper mengenmäßig neutralisiert und das Komplementsystem über den alternativen Weg aktiviert. Lediglich bei ausreichender Abwehrsituation bilden sich kleine histiozytäre *Granulome.* Die Keime werden per Inhalation in die Lunge aufgenommen, lösen dort eine meist inapparente Lungenkryptokokkose hervor, von der aus die Erreger hämatogen in andere Organe, vor allem in das ZNS, transportiert werden. Dort rufen sie eine *Meningoenzephalitis* (Abb. 19.**44b**) hervor.

Histoplasma capsulatum

Erreger und Pathogenese: Die Erreger der Histoplasmose kommen natürlicherweise im Erdboden vor und gelangen per inhalationem in die Lunge, wo sie von den Alveolarmakrophagen aufgenommen werden. Dort vermehren sie sich durch Sprossung und lösen eine granulomatöse Entzündung, zum Teil mit *Granulombildung* vom Pseudotuberkulosetyp, aus (s. Tab. 5.**13**).

Coccidioides immitis

Erreger und Pathogenese: Dies ist der Erreger der Kokzidioidomykose, der im Gewebe kein Myzel, sondern kugelige Gebilde (sog. Sphaerulae) mit einigen bis Hunderten kugeligen Endosporen bildet. Die Infektion erfolgt per inhalationem und manifestiert sich immer in der Lunge in Form einer Pneumonie. Bei etwa 5% der Patienten entwickelt sich eine chronisch kavernöse Lungeninfektion mit *Granulombildungen* vom Pseudotuberkulosetyp, welche bei ihrer Abheilung verkalken (s. Tab. 5.**13**).

Subkutane Mykosen

Diejenigen Pilze, die eine subkutane Mykose hervorrufen, wachsen im Boden und auf absterbenden Pflanzen. Sie dringen durch Hautverletzungen ins subkutane Bindegewebe ein und rufen eine fokale *chronisch-granulomatöse* Entzündungsreaktion hervor.

Kutane Mykosen

Diese Erkrankungen werden durch Dermatophyten hervorgerufen, welche Gewebe wie Epidermis, Haare und Nägel infizieren, in denen reichlich Keratin vorkommt. Alle Dermatophyten sind Fadenpilze und bilden in den Hautläsionen septierte Hyphen. Die Dermatomykosen sind die einzigen Pilzinfektionen, die durch Mensch-Mensch-Kontakt oder Tier-Mensch-Kontakt übertragen werden (Abb. 5.**82**). Eine weitere Eigenart der Dermatophyten ist die Tatsache, daß verschiedene Erreger morphologisch gleiche Hauterkrankung hervorrufen können.

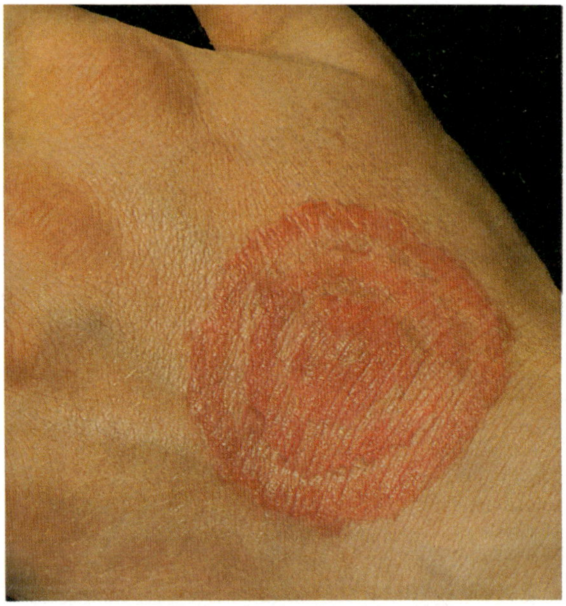

Abb. 5.**82** Oberflächliche Trichophytie: Kreisförmiger roter Bezirk der linken Hand mit papulösem schuppenden Randsaum. In den Schuppen massenhaft Trichophyton mentagrophytes (Fadenpilz) nachgewiesen (Original: Schuppli)

Protozoonotische Läsionen

Protozoonotische Pathogenitätsmechanismen: Die humanpathogenen Protozoen verbessern ihre Verbreitungsmöglichkeiten durch Wirtswechsel und durch Vektoren in Form von blutsaugenden Insekten, wenn sie sich nicht schon selbst amöboid in Gewässern auf Wirtssuche machen. Um im menschlichen Organismus zu parasitieren, nutzen sie Schwachstellen im Abwehrsystem aus. Dort multiplizieren sie sich oft über einen Generationswechsel. Die von ihnen ausgehenden Krankheiten (= Protozoonosen) sind das Resultat ihres aggressiven Schmarotzertums und der gelegentlich überschießenden Abwehrreaktion, an der das Immunsystem sowie die Eosinophilen mit ihren parasitotoxischen Proteinen beteiligt sind.

Trypanosoma cruzi

Erreger und Pathogenese: Das Protozoon Trypanosoma cruzi (Tab. 5.**19**) wird durch blutsaugende Hauswanzen der Gattung Triatoma auf den Menschen übertragen. Diese Hauswanzen sind in ganz Süd- und Mittelamerika sowie in den südlichen Staaten Nordamerikas verbreitet, kommen vor allem in primitiven Behausungen vor und rücken nachts mit Vorliebe den Kindern auf den Leib. Die Wanzen nehmen den Erreger bei einer Blutmahlzeit (Mensch und Haustier) auf. In deren Darm durchlaufen die Erreger einen Formenwechsel und vermehren sich stark. Danach gelangen sie beim erneuten Blutsaugen der Wanzen mit deren Kot auf die Haut des Menschen und werden durch Kratzen in kleine Hautläsionen eingeschmiert und erreichen die Blutbahn. Die Trypanosomen – sie besitzen ein porenbildendes Polypeptid – durchdringen aktiv (Trypanon, gr.: Bohrer) die Wände der Endstrombahn (Parasitämie) und lassen sich in den Zielzellen (= quergestreifte Muskulatur: vor allem Myokard, und glatte Muskulatur: vor allem Gastrointestinaltrakt) in Form zahlreicher Pseudozysten als Zellparasiten nieder (Abb. 9.**66**).

Klinik: Die vom Trypanosoma cruzi ausgelöste Infektionskrankheit wird als *Chagas-Krankheit* bezeichnet. Am Ort der Eintrittsstelle entsteht ein subkutaner entzündlicher Knoten (= *Chagom*) mit regionaler Lymphadenitis oder eine einseitige Konjunktivitis. In der chronischen Phase dominiert eine *Chagas-Myokarditis* gelegentlich auch mit Megaösophagus und Megakolon (S. 720).

Trypanosoma brucei gambiense

Erreger und Pathogenese: Trypanosoma brucei gambiense und rhodesiense sind die Erreger der afrikanischen Schlafkrankheit (afrikanische Trypanosomiasis). Durch Stiche von Tsetsefliegen der Gattung Glossina gelangen sie von einem infizierten Träger (T. b. gambiense: Mensch, T. b. rhodesiense: Savannentiere) in den Fliegendarm. Dort vermehren sie sich, werden infektiös und werden bei der nächsten Blutmahlzeit mit dem Speichel (Abb. 5.**83**) wieder in den Endwirt gebracht. Dort leben sie extrazellulär in Blut, Lymphe und Liquor cerebrospinalis und wandern ins Gewebe aus. Anfänglich fallen viele Trypanosomen wegen ihrem „auffälligen Antigenkleid" dem B-Zell-System zum Opfer. Danach leiten sie das Immunsystem in die Irre: Sie verändern ihre Antigenhülle und sorgen dafür, daß immunsuppressive Makrophagen und T-Lymphozyten auftreten, welche den antiparasitären immunologischen „Vernichtungsfeldzug" drosseln.

Erregergruppe	Krankheiten
Zoomastigophora	
Trypanosoma cruzi	Chagas-Krankheit (S. 510)
Trypanosoma brucei gambiense	„afrikanische Schlafkrankheit"
Leishmania donovani	viszerale Leishmaniose
Trichomonas vaginalis	vaginale Trichomoniasis (S. 880)
Giardia lamblia	Lambliasis
Lobosa	
Entamoeba histolytica	Amöbiasis (S. 722)
Sporozoa	
Toxoplasma gondii	Toxoplasmose (S. 325; 510)
Cryptosporidium	Kryptosporidiose
Plasmodium ssp.	Malariaformen
Microsporida	
Microsporidium	Microsporidiose
Ciliophora incerta	
Balantidium coli	ruhrartige Diarrhoe
Mykoide Parasiten	
Pneumocystis carinii	interstitielle Pneumonie (S. 633)

Tabelle 5.**19** Protozoen-Erkrankungen (= Protozoonosen)

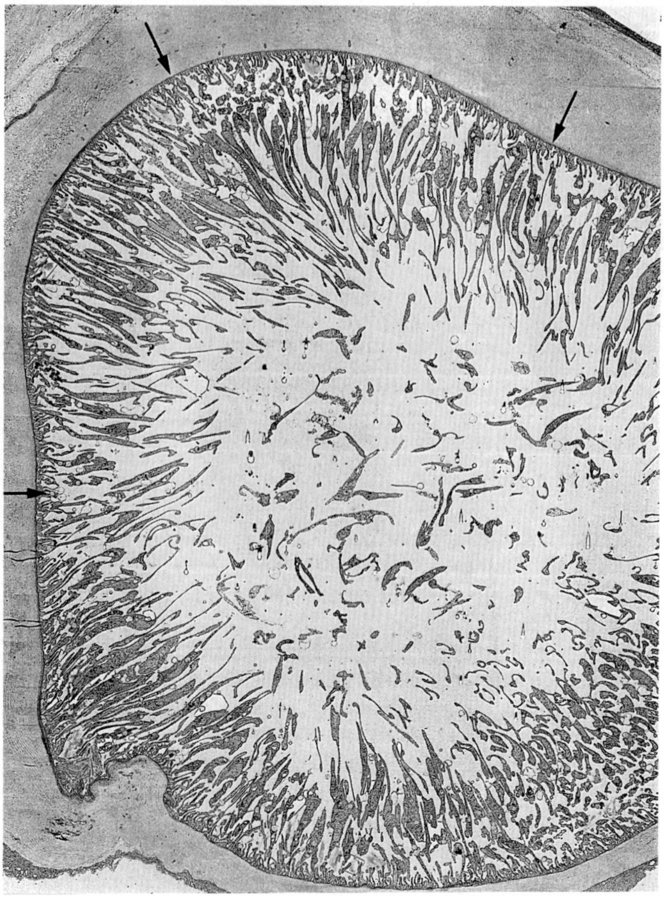

Abb. 5.**83** Afrikanische Trypanosomiasis: Querschnitt durch den Stechrüssel einer Tsetsefliege. Seine Innenseite ist dicht besiedelt mit infektiösen Trypanosomenformen (Pfeile) (sog. trypomastigote Form) (EM, Vergr. 1 : 15 000; Original: Rudin)

Klinik: Die Erkrankung manifestiert sich in folgenden Phasen:

1. primärer Schanker: Papel am Einstichort,
2. febril-lymphonoduläre Phase: mit Fieber und Lymphadenitis,
3. Meningoenzephalitis: mit Apathie, Lethargie und Tagschlaf (= „Schlafkrankheit") und Myokarditis (Abb. 5.**84a** u. **b**).

Leishmanien

Erreger und Pathogenese: Diese Protozoen (Tab. 5.**19**) werden von sog. „Sandmücken" übertragen. Die durch Blutmahlzeit in die Insekten gelangten Leishmanien entwickeln und vermehren sich darin und wandeln sich in die begeißelte Promastigotenform um. Durch den Insektenstich gelangen sie in den Endwirt (Mensch, Wirbeltier). Dort werden sie von den Makrophagen phagozytiert und gelangen in eine Zytoplasmavakuole, in der sie sich zu Amastigoten umwandeln. Diese Erregerform ist unbegeißelt, enthält einen großen Kern und einen kleinen stäbchenförmigen Kinetoplasten (Abb. 5.**85a–c**). In diesen Makrophagenvakuolen vermehren sich die Leishmanien bis die Zelle platzt, so daß sie neue Makrophagen infizieren können. Die wichtigsten Leishmanioseformen des Menschen ist die *viszerale Leishmaniose (Kala-Azar),* die *kutane Leishmaniose* (Orientbeule) und die *amerikanische Haut- und Schleimhautleishmaniose.* Kala-Azar kommt in Mittel- und Südamerika, Afrika und Asien sowie im Mittelmeerraum vor.

Klinik der viszeralen Leishmaniose (Kala-Azar): Sie ist durch die Ausbreitung der Erreger im Makrophagensystem (RHS) gekennzeichnet. Nach einer Inkubationszeit von 2

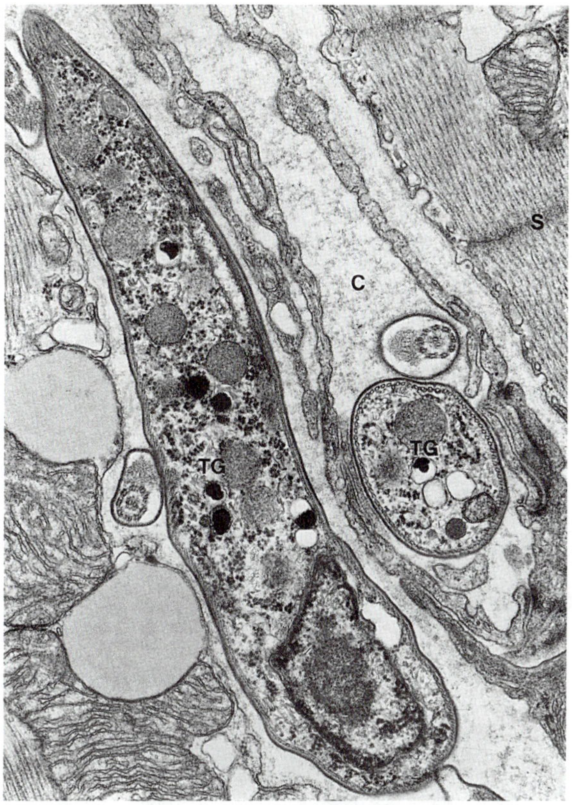

a

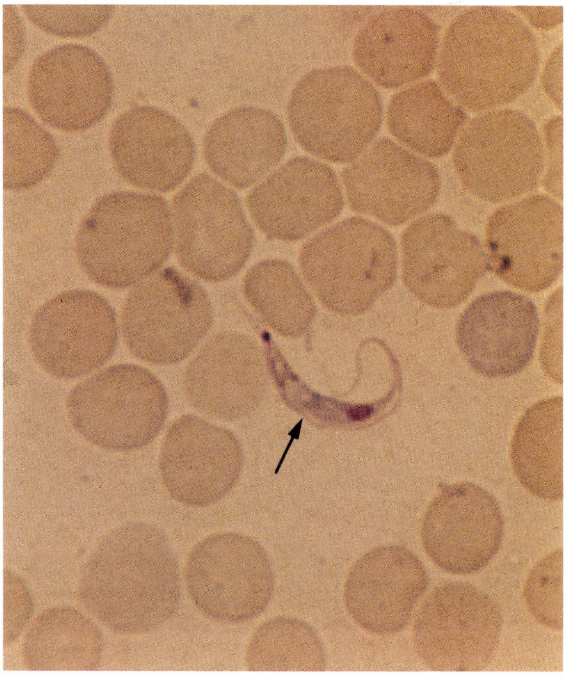
b

Abb. 5.**84a** u. **b** Afrikanische Trypanosomiasis:
a Im Myokard findet man sowohl in Kapillaren (C) als auch im Extrazellulärraum (Interstitium) Erreger (TG). Sie lösen – vor allem, wenn es sich um Trypanosoma brucei rhodesiensis handelt – eine Myokarditis aus (EM, Vergr. 1 : 20 000; Original: Rudin)
b Trypomastigote Form (Pfeil) von Trypanosoma ssp im Blutausstrich (Papenheim, Vergr. 1 : 400)

Wochen bis mehreren Monaten kommt es zu einer über Monate sich hinschleppenden Krankheit, die von Fieberschüben begleitet wird und zur Kachexie führt. Konstanter Befund ist eine Splenohepatomegalie, Lymphadenopathie, ein hyperplastisches Knochenmark und eine Panzytopenie. Der an der Inokulationsstelle verursachte Primärherd zeigt eine granulomatöse Entzündungsreaktion *(Leishmaniom)*. In fortgeschrittenen Fällen erscheint die Haut trocken mit Hyperpigmentierungen und Papelbildungen (Kala-Azar, hindostani: *„schwarzes Fieber"*.

Trichomonas vaginalis

Erreger und Pathogenese: Dieses Protozoon (Tab. 5.**19**) ist ein mehrgeißliger Flagellat; er wird durch Geschlechtsverkehr übertragen. Etwa 25% aller Frauen sind asymptomatische Trichomonadenträger (S. 880).

Klinik: Bei der Frau Trichomonadenkolpitis, seltener Urethritis. Beim Mann meist symptomlos, selten Urethritis.

Giardia lamblia

Erreger und Pathogenese: Der mehrgeißlige Flagellat (Tab. 5.**19**) ist ein fakultativ-pathogener Erreger und bei einem Großteil der Bevölkerung (Entwicklungsländer) ein harmloser „Mitesser". Er wird oral, gelegentlich auch im Rahmen homosexueller Kontakte aufgenommen. Auf seiner Bauchseite besitzt er eine scheibenförmige Saugvorrichtung, mit der er sich über ein Lektin auf der Schleimhaut des Duodenums und des oberen Dünndarms festklammert.

Klinik: Intermittierende Diarrhoe, gelegentlich Malabsorption (vor allem bei Kindern).

Entamoeba histolytica

Erreger und Pathogenese: Das parasitäre Protozoon (Abb. 5.**86**) kommt vor allem in den Tropen und Subtropen weit verbreitet vor und wird als reife, magensaftresistente Zystenform oral aufgenommen (Tab. 5.**19**). Aus ihr schlüpfen meist im Dünndarm die Amöben aus und gelangen in den Dickdarm, wo sie sich in die kleinere Minutaform umwandelt. Dies ist die Darmlumenform des Parasiten, welche auf der Schleimhaut oder im Darminhalt lebt. Unter diesen Bedingungen (dazu können bestimmte Bakterienar-

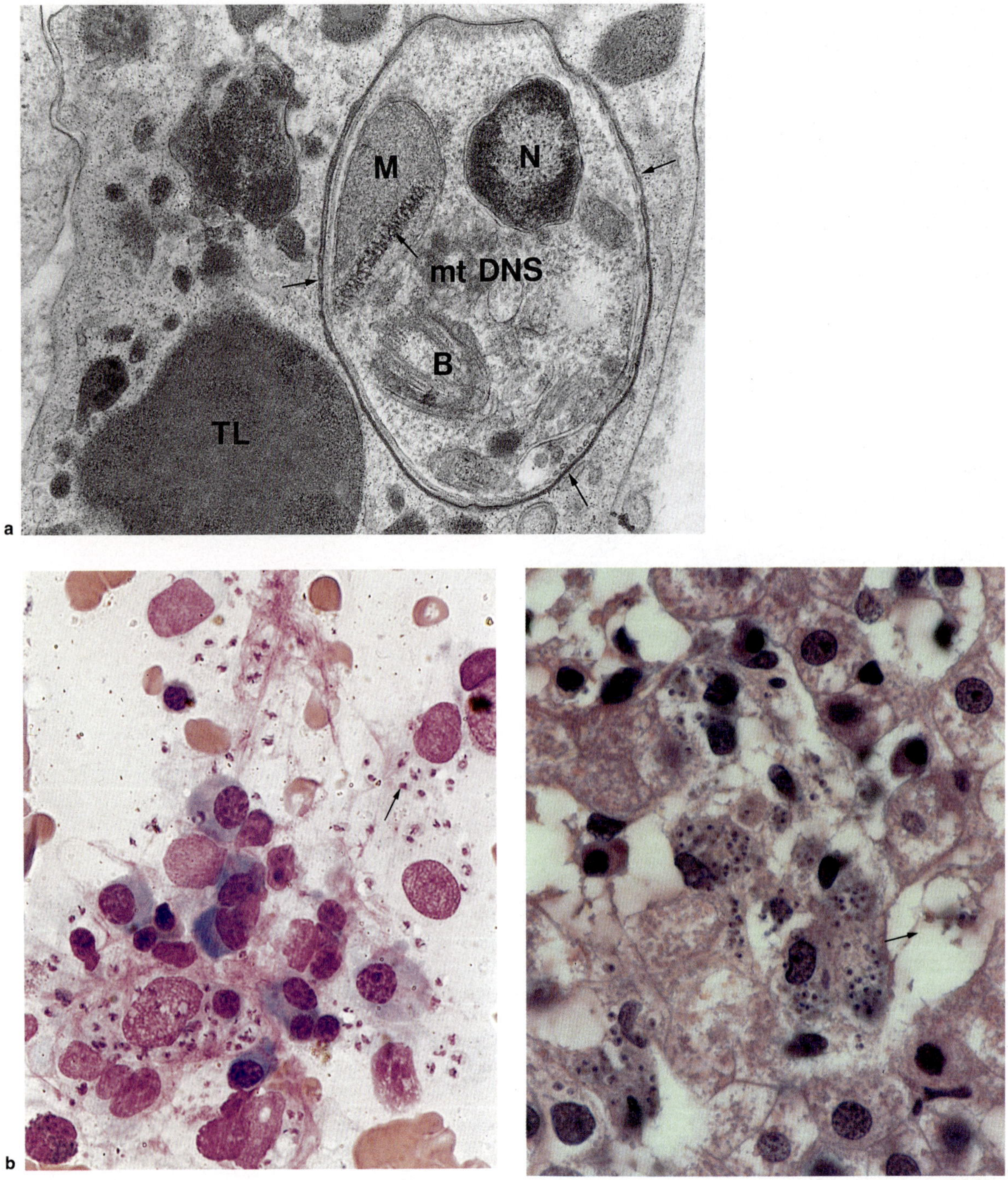

Abb. 5.**85a–c** Leishmania donovani:
a Amastigote Form einer Leishmanie in einer Makrophagen-Vakuole (pfeilmarkiert). Der Erreger weist einen deutlichen Zellkern (N), ein großes Mitochondrium mit einer helikalen mitochondrialen DNS (mtDNS) sowie ein Basalkörperchen (B) auf. Zellkern und DNS-Helix färben sich an und ergeben das lichtmikroskopisch typische „Punkt-Komma-Bild". TL = Telolysosomen des Makrophagen (EM, Vergr. 1 : 20 000)
b Knochenmarkausstrich mit zahlreichen Makrophagen, die Leishmanien enthalten (Papenheim, Vergr. 1 : 400)
c viszerale Leishmaniose: In der Leber sind die Sinus ausgeweitet und weisen viele Sternzellen auf, die mit Leishmanien beladen sind (HE, Vergr. 1 : 250)

ten beitragen) wandelt sich die Minutaform in die Magnaform um. Dadurch wird der Mitesser zum Einbrecher. Die Magnaform besitzt nämlich Kollagenasen und porenbildende Proteine (mit Strukturähnlichkeit zum Bienengift Mellitin), mit denen sie Gewebe auflösen kann (Name „histolytica"), sowie einen fußartigen Fortsatz (Pseudopodium), mit dem sie durch die Gewebsspalten in der Darmwand durchkriechen können. Ihre Fußspuren bestehen aus nekrotisierenden Entzündungsherden. Von der Darmwand aus kann die Magnaform über eine Parasitämie in andere Organe gelangen. Häufigste Komplikation ist dabei die *Leberamöbiasis* (S. 764).

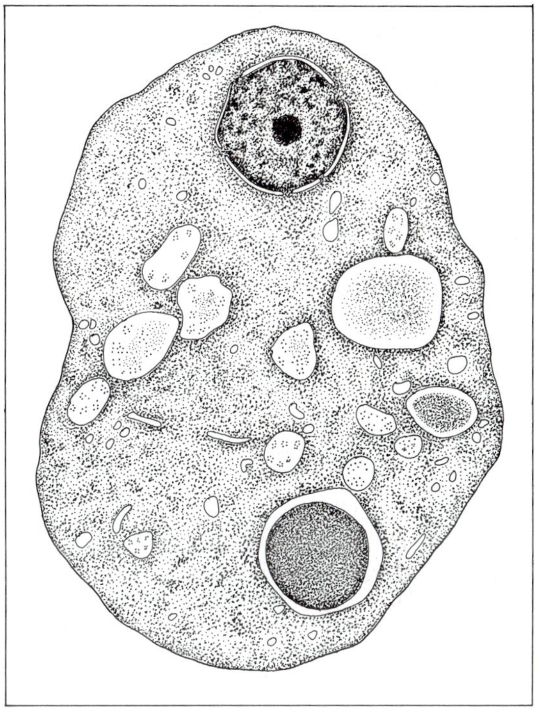

Abb. 5.**86** Ultrastruktur einer Entamoeba histolytica (Trophozoit) mit elektronendichtem Zellkern (oben) und zahlreichen Heterophagievakuolen, in denen Erythrozytenreste (unten) erkennbar sind (vgl. Abb. 12.**60b**, S. 723)

Toxoplasma gondii

Erreger und Pathogenese: Dieses Protozoon (Abb. 5.**87a** u. **b**) kommt aufgrund seiner geringen Wirtsspezifität beim Menschen ebenso wie bei Haustieren und Vögeln vor (Tab. 5.**19**). Der Erreger macht einen Generations- und Wirtswechsel zwischen geschlechtlicher und ungeschlechtlicher Vermehrung durch und kommt deshalb in folgenden drei Formen vor:

- *Endozoit:* Dies sind pfeilbogenförmige (Toxon, gr.: Bogen) Zellen, die eine Art Schnauzenbereich (= Apikomplex) aufweisen, mit der sie in die Wirtszelle eindringen können, und stellen die asexuellen Vermehrungsformen des Erregers dar. Sie gedeihen nur im Wirtsorganismus und überstehen das Säurebad im Magen nicht.

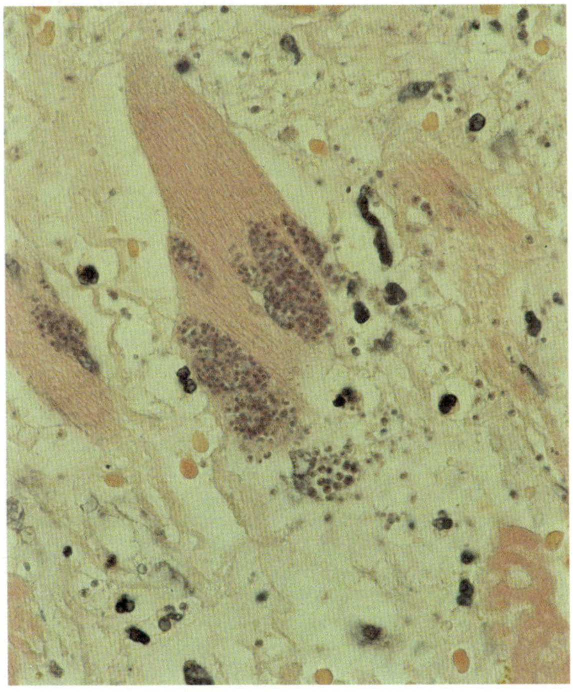

a

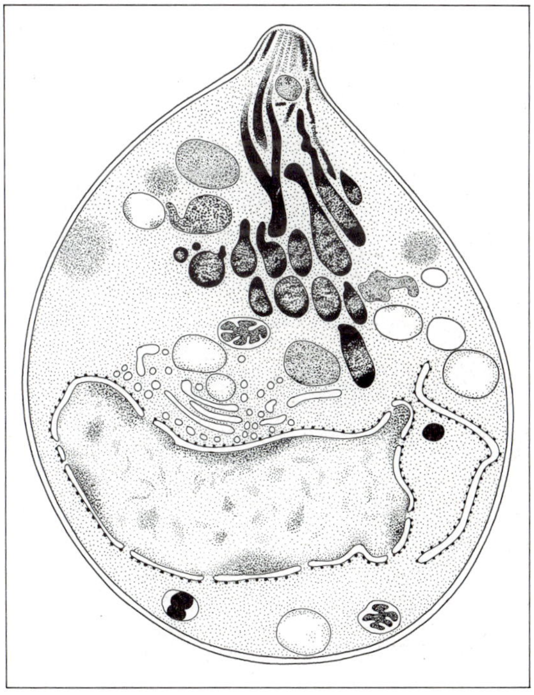

b

Abb. 5.**87a** u. **b** Toxoplasmose:
a Toxoplasmosezyste in Skelettmuskelfaser im Zustand des Platzens mit Freisetzung von massenhaft kleinen Endozoiten (= Tachyzoiten) (HE, Vergr. 1 : 350)
b Endozoit von Toxoplasma gondii (schematische Ultrastruktur): Beachte den Apikomplex am oberen Zellpol mit den von hier aus ins Zytoplasma einstrahlenden Toxonemen, der für die Penetration in die Wirtszelle wichtig ist

- *Zystozoit:* Diese kleineren Parasitenformen entstehen innerhalb der Zyste, verursachen keine Gewebsschäden; sie sind die langlebigen Dauerformen.
- *Oozyste:* Dies ist sie sexuelle Vermehrungsform im Darm von Katzen (= spezifischer Wirt). Sie werden mit den Fäzes ausgeschieden, wo sie nach Sporulation für Mensch und Tier infektiös sind.

Die Infektion des Menschen vollzieht sich nach folgendem Muster:

Der Mensch infiziert sich oral mit a) von Katzen ausgeschiedenen Oozysten oder b) mit Zysten im schlecht gegarten Muskelfleisch („blutige Steaks" von Schaf, Schwein, Rind). Diese penetrieren die Darmwand, halten sich zunächst im Blut und/oder Lymphe auf, um sich im Zytoplasma von Wirtszellen (= Makrophagen, Skelett-, Herzmuskulatur, ZNS, Retina) so lange asexuell in Form von Tachyzoiten zu vermehren, bis die Wirtszellen platzen. Diese Stellen fallen als umschriebene Gewebsnekrose mit Granulozytenanlokung auf. Von dort aus kann der Wirt auf dem Blutweg von Tachyzoiten überschwemmt werden. Nur wenn eine adäquate Immunreaktion einsetzt, verschwinden die freien Tachyzoiten aus der Blutbahn und igeln sich in den Wirtszellen in Form von Zysten ab, um jahrelang im Wirt zu bleiben, ohne ihn zu behelligen. Dadurch kann ein Spenderherz zur Toxoplasmosequelle werden.

Klinik: Beim Menschen unterscheidet man die pränatal erworbene (S. 325) und die postnatale Toxoplasmose.

- *Postnatale Infektion:* Als latente Infektion zieht sie sich oft als nuchale Lymphadenitis über Monate hin. Bei Immunschwäche führt sie über eine disseminierte Infektion zu einer Meningoenzephalitis und/oder Pneumonie.

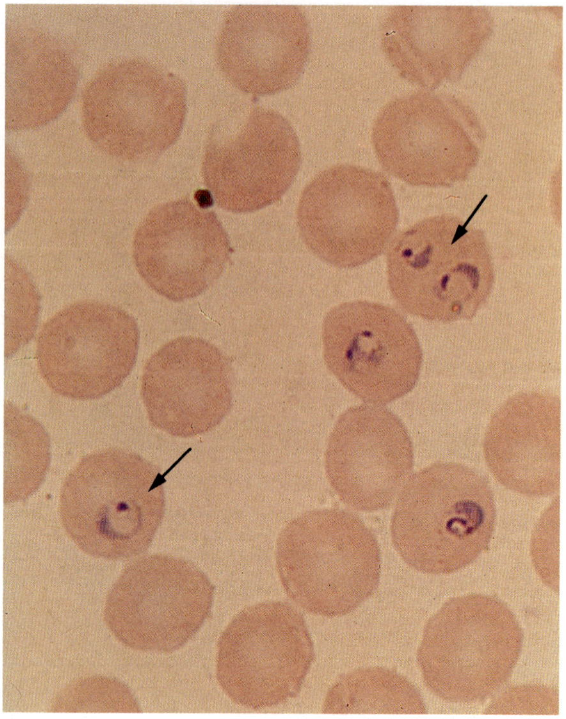

Abb. 5.**88** Malaria tropica: Die intraerythrozytären Parasiten (Pfeile) sind im Blutausstrich ringförmig (Pappenheim-Färbung, Vergr. 1:300)

Plasmodien

Erreger der verschiedenen Malaria-Formen[1] sind folgende Plasmodien (Abb. 5.**88**):

P. falciparum → Malaria tropica („maligne Tertiana"),
P. vivax → Malaria tertiana („benigne Tertiana"),
P. ovale → Zyklus wie bei M. tertiana,
P. malariae → Malaria quartana.

Jährlich sterben 150 Millionen Menschen vor allem im tropischen Afrika, in Südasien, in Zentral- und Südamerika daran (meist P. falciparum).

Wirtswechsel, Erregervermehrung und -reifung vollziehen sich nach folgendem Fahrplan:

- *Vektor-Sporogonie:* ♂-Mikro und ♀-Makrogametozyten-Aufnahme durch ♀-Anophelesmücke mit Patientenblut → befruchteter Makrogameten wird zur motilen Zygote (= Ookinet) und dringt in Moskito-Magenwand ein → dort: Heranreifung zur Oocyste → darin: Bildung multipler Sporozoiten → diese gelangen in Moskito-Speicheldrüse → Sporozoitenübertragung auf Mensch durch Mückenstich.
- *Wirt – präerythrozytäre Schizogonie:* Asexuelle Sporozoiten-Vermehrung in Hepatozyten zu Merozoiten.
- *Wirt – erythrozytäre Schizogonie:* Merozoiten befallen Erythrozyten → darin: Entwicklung zu Trophozoiten. Diese leben vom Hämoglobinabbau → Hämozoinbildung (Abb. 3.**25c**) → Bildung mehrkerniger Schizonten durch asexuelle Schizogonie → Erythrozyten platzen → dadurch: a) Freisetzung von Merozoiten und b) Hämolyse, Fieber → Infektion neuer Erythrozyten → Schizogonie. Gametogonie: Trophozoiten reifen alternativ zu ♂-Mikro-/♀-Makrogametozyten und infizieren wieder Moskitos.

Das Angriffs- und Versteckspiel, das der Erreger mit seinem Opfer treibt, ist in folgender „Geschichte" beschrieben:

Die Erreger werden in Form der asexuellen *Sporozoiten* bei der Blutmahlzeit infizierter weiblicher *Anopheles-Stechmücken* mit dem Speichel auf den Menschen übertragen. Dieser Wirtswechsel bedeutet für die Erreger eine Temperaturänderung von 25 auf 37 °C. Infolgedessen produzieren sie Streßproteine (S. 263), was sie gegenüber den phagozytären Sauerstoffmetaboliten des Wirts unempfindlich macht. Dem ersten Zugriff des Immunsystems entziehen sie sich, indem sie einen Teil ihrer Hülle in Form von Antigenen abwerfen und damit allfällige Antikörper quasi ablenken. Überdies geben sie Faktoren ab, welche die Verfolgermannschaft aus T-Zellen abschüttelt. Bereits eine Viertelstunde nach dem Moskitostich dringen sie in die Leberparenchymzellen ein und nutzen ihr neues Versteck, um sich zu vermehren und in eine neue Hülle zu schlüpfen. So entstehen pro Sporozoit etwa 30 000 *Merozoiten,* die in einer erneuten Antigenverkleidung aus der Leber in den Blutkreislauf ausschwärmen. Dem Immunsystem erscheinen sie auf diese Weise wie Fremdlinge, gegen die es erst einmal gilt, geeignete Waffen zu entwickeln. Im Blut treiben die Erreger ihr Versteckspiel weiter: Sie brauchen etwa 10 Minuten, um Erythrozyten,

[1] lat. = schlechte Luft

nachdem sie an deren Membransialsäure (Glykophorine) festgemacht haben, zu entern. Dort finden sie in Form des Hämoglobins einen reich gedeckten Tisch. Ihre Abfälle sind das Malariapigment (Abb. 3.**25c**, S. 119). In ihrem neuen Versteck können sie sich ungestört weitervermehren. Zwar verändern die Erythrozyten durch den Parasitenbefall ihre antigene Oberflächenstruktur, was an sich zur Folge hätte, daß der Wirt den Gast (Merozoiten) samt Tisch (Erythrozyt → Hämolyse) hinauswirft. Aber die Erreger haben auch dagegen ihre Tricks: Sie veranlassen die Erythrozyten, bestimmte Antigene knopfförmig auf ihrer Oberfläche zu präsentieren, die an spezifische Endothelrezeptoren binden. Dadurch bleiben die Erythrozyten samt ihrer trojanischen Fracht in der Endstrombahn (vor allem ZNS) stecken, so daß um diese Gefäße Gewebe zugrunde geht (= Dürck-Granulome). Auf diese Weise schlagen sie der Milz, die auf die Zerstörung derart veränderter Erythrozyten spezialisiert ist, ein Schnippchen. Wenn in einem infizierten Erythrozyten genügend Merozoiten gebildet sind, platzt dieser; über die Freisetzung von Pyrogenen werden Zytokine (TNF, Il-6) sezerniert. Dadurch wird der Patient blutarm (S. 534) und von Fieberanfällen geschüttelt. Nun werden die Eindringlinge in Form von *Mikro-* und *Makrogametozyten* geschlechtsreif und warten darauf, daß sie von einem Moskitoweibchen beim Blutsaugen wieder aufgenommen werden. In ihm können sie in Ruhe Hochzeit halten, weil es kein ausgereiftes Abwehrsystem besitzt. Der befruchtete Makrogamet läßt sich in einer Magenwandzelle nieder *(= Ookinet)* und wird zur *Oozyste*. In ihr vermehren sich die Parasiten wieder rasant in Form von Tausenden von *Sporozoiten,* um von hier aus über die Hämolymphe in die Speicheldrüse zu gelangen. Dort „hoffen" sie, beim nächsten Mückenstich den Sprung auf den Menschen zu schaffen.

Klinik: Wenige Tage nach der Parasitämie sind die Schizogonie-Zyklen und damit auch die Fieberanfälle (Wechselfieber) synchronisiert: d. h. am 1. und 3. Tag (M. tertiana), am 1. und am 4. Tag (M. quartana) bei P. falciparum binnen 48 h. Malariarückfälle nach Monaten bis Jahren wegen a) hepatozytärer Hypnozoiten-Reaktivierung (= Rezidiv) oder b) persistierender erythrozytärer Schizogonie (= Rekrudenz). Komplikationen: Ikterus mit Hepato-Splenomegalie, intravasale Hämolyse (Schwarzwasserfieber), Immunkomplex-Nephritis.

Pneumocystis carinii

Erreger und Pathogenese: Der Erreger (Tab. 5.**19**) ist aufgrund von analogen ribosomalen RNS-Sequenzen zum einen mit niederen Pilzen wie Saccharomyces cerevisae und zum anderen mit Amöben am nächsten verwandt. Er ist ein „opportunistischer" Parasit und kommt in der Lunge vieler Säugetiere und des Menschen vor. Nach Inhalation von Pneumocystiszysten werden aus diesen kleine Körperchen frei, sie wandeln sich in amöboide *Trophozoiten* um und heften unter Zuhilfenahme von Filopodien an den Alveozyten an (Abb. 11.**43**). Je zwei Trophozoiten verschmelzen sodann zu einer *Zygote,* die sich mit einer dünnen Wand in Form einer *Präzyste* umgibt. In ihr vermehrt sich der Erreger und wird zur Zyste. Die Zysten können nun ausgehustet werden oder im Wirtsorganismus platzen und zur Autoreinfektion führen.

Klinik: Pneumozystis-Pneumonie, S. 633.

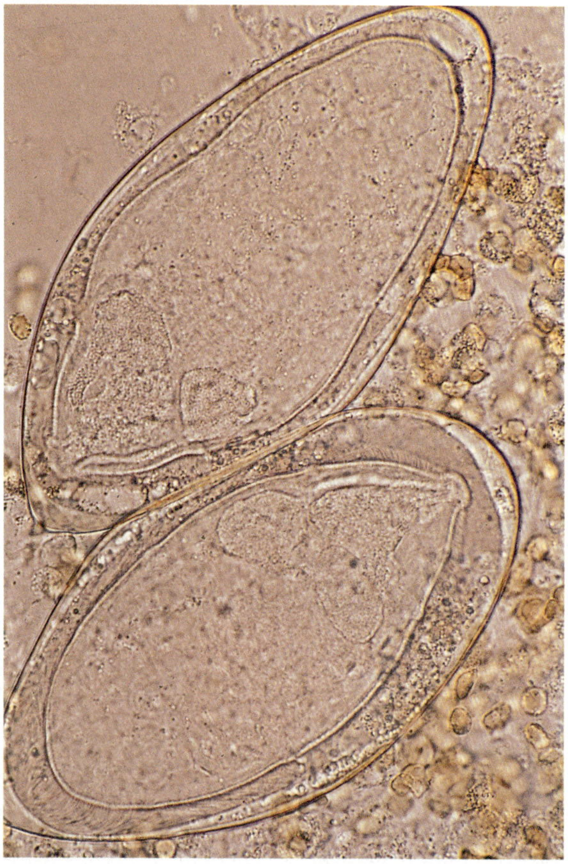

Abb. 5.**89** Eier von Schistosoma haematobium (Phasenkontrast, Vergr. 1 : 350)

Helminthotische Läsionen

Helminthotische Pathogenitätsmechanismen: Alle menschenpathogenen Wurmparasiten haben folgende Eigenschaft gemeinsam: sie vergrößern ihren Aktionsradius und damit auch ihre Überlebenschancen durch einen Wirtswechsel. Sie erreichen ihre Geschlechtsreife im Wirt und vermehren sich als Larve in einem Zwischenwirt unabhängig von der Erwachsenengeneration durch Parthenogenese. Die Parasiten leben von ihrem Wirt und töten ihn – wenn überhaupt – erst nach längerer Zeit.

Bei der Bewältigung eines Wurmbefalls (= *Helminthose*) spielen die eosinophilen Granulozyten mit ihren parasitotoxischen Proteinen und die Makrophagen eine wichtige Rolle. Diese Zellen heften sich an den Helminthen fest und sind in Gegenwart von spezifischen Antikörpern vom IgG-Typ in der Lage, bestimmte Parasiten wie Schistosomenlarven aufzulösen. Die Antigenstruktur der verschiedenen Parasiten ist aber so komplex, daß es schwierig ist, die Effekte des humoralen von denjenigen des zellulären Immunsystems abzugrenzen.

Tabelle 5.**20** Helminthen-Erkrankungen (= Helminthosen)

Erregergruppe	Krankheiten
Trematoden (Saugwürmer)	
Fasciola hepatica (Leberegel)	Cholangitis
Clonorchis sinensis (chinesischer Leberegel)	Cholangitis, Leberzellkarzinom (S. 776; Abb. 13.**38**)
Schistosomen ssp. (Pärchenegel)	Bilharziose (S. 838)
Zestoden (Bandwürmer)	
Diphyllobotrium latum (Fischbandwurm)	symptomlos, Anämie (S. 538)
Taenia saginata (Rinderbandwurm)	Darmfunktionsstörungen
Taenia solium (Schweinebandwurm)	Gehirn-, Muskel-Zystizerkose (S. 1107)
Taenia echinococcus ssp.	Echinokokkose (S. 764)
Nematoden (Fadenwürmer)	
Ancylostoma duodenale (Hakenwurm)	Diarrhoe, Steatorrhoe
Ascaris lumbricoides (Spulwurm)	flüchtige eosinophile Pneumonie
Enterobius vermicularis	Oxyuriasis, Perianalekzem (S. 724)
Wuchereria bancrofti	lymphatische Filariose (S. 433)
Trichuris trichiura (Peitschenwurm)	katarrhalisch-hämorrhagische Kolitis
Trichinella spiralis	Trichinosemyositis (S. 1107)

Bilharziose

Erreger und Pathogenese: Diese Erkrankung wird durch verschiedene *Schistosomen (Pärchenegel)* hervorgerufen (Tab. 5.**20**). Sie kommen vor allem in den Tropen vor, wo etwa 200 Millionen Menschen infiziert sind. Eine Eigentümlichkeit dieser Würmer besteht darin, daß das relativ große Männchen einen erbsenschotenförmigen Körper besitzt, mit dem es das kleinere fadenförmige Weibchen umgibt. Die Wurmeier gelangen mit den Exkrementen des Menschen ins Wasser, schlüpfen zu einzelligen Wimpertierchen *(Mirazidien)* aus, die eine bestimmte Wasserschneckenart als Zwischenwirt benutzen. In ihm bilden sie eine Zyste und vermehren sich darin zu *Zerkarien;* die Zyste platzt, und die mehrkernigen Zerkarien schwärmen aus. Sie durchbohren die Haut und die Blutgefäße des Menschen, was mit allergischen Erscheinungen einhergeht. In den Blutgefäßen werden sie zu *Schistosomula.* Diese weichen den Immunangriffen des Wirtes dadurch aus, daß sie ihre Oberfläche (= Membranokalix) verändern. Mit der Zeit wandern die Schistosomula in die Pfortader ein, reifen zu Schistosomen aus und paaren sich, indem das Männchen sein Weibchen in seine Leibesrinne aufnimmt. Da die Wirtsimmunabwehr in Form einer antikörpervermittelten Zytotoxizität solchen Pärchen *(Pärchenegel)* nichts anhaben kann, produzieren sie oft jahrelang Eier, welche gegen den Blutstrom in die Dickdarmschleimhaut wandern. Der Wirtsorganismus setzt sich mit einer granulomatösen Entzündungsreaktion und Eosinophileninfiltraten zur Wehr, so daß die Eier im Gewebe absterben, gelegentlich auch verkalken. Die nicht selten fehlgeleitete Eiwanderung kann analoge Entzündungsformen in Form von *Eigranulomen* in vielen Organen wie Leber, Lunge und Harnblase auslösen.

Klinik: Je nach Lokalisation der Hauptveränderung lassen sich folgende Schistosomiasisformen unterscheiden:

– *Urogenitale Bilharziose:* Sie wird durch Schistosoma haematobium ausgelöst, welches hauptsächlich in Afrika vorkommt. Die Eier (Abb. 5.**89**) werden in der oberen Rektalvene und von dort aus über entsprechende Anastomosen in Harnblasenwandvenen abgelagert, so daß es zu einer granulomatösen Urozystitis (S. 838, Abb. 14.**39**) und Harnblasenkarzinom vom Plattenepitheltyp kommen kann.

– *Hepatolienale Schistosomiasis:* Sie wird durch Schistosoma mansoni oder japonicum hervorgerufen. Schistosoma japonicum kommt vor allem in China und Japan vor und wandert zur Eiablage lediglich in die obere Mesenterial- und in die Milzvene.

– *Intestinale Schistosomiasis:* Sie wird hauptsächlich durch Schistosoma mansoni, gelegentlich auch durch Schistosoma japonicum ausgelöst. Schistosoma mansoni ist vor allem in Südamerika und Afrika zu Hause.

Taenia saginata

Erreger und Pathogenese: Dies ist der *Rinderbandwurm* (Tab. 5.**20**). Er ist auf der ganzen Welt verbreitet und wird bis zu 10 m lang. Er besteht aus einem Vorderteil *(Skolex),* auf den zahlreiche Glieder folgen, die im Endteil gravide Uteri mit bis zu 100 000 Eiern enthalten. Der Wirtszyklus beginnt damit, daß die Taenia-Eier mit dem Abwasser oder bei der Defäkation auf Rinderweiden gelangt, wo sie vom Rind als Zwischenwirt mit dem Gras aufgenommen werden. In dessen Dünndarm schlüpfen nun aus den Eiern die *Onkosphären* aus, wandern in die

Darmwand ein und werden mit dem Blutstrom in die quergestreifte Muskulatur transportiert. Dort wachsen sie innerhalb eines Vierteljahres zu infektionstüchtigen, etwa erbsgroßen *Finnen (Zysticercus bovis)* heran. Sie stellen flüssigkeitshaltige Bläschen mit einer Skolexanlage dar. Der Wirtswechsel geschieht dadurch, daß der Mensch unzureichend gekochtes Rindfleisch ißt, welches Finnen enthält. In dessen Dünndarm stülpt die Finne ihren Skolex aus, heftet sich mit ihm an die Dünndarmschleimhaut an und wächst zum adulten Bandwurm aus, der unter Umständen seinem Endwirt jahrzehntelang die Treue hält. Etwa ein Vierteljahr nach der Infektion werden die ersten graviden Endglieder des Bandwurms abgestoßen und mit der Defäkation ausgeschieden.

Klinik: In 25% der Fälle symptomlos. Gelegentlich Erbrechen, Bauchschmerzen, Heißhunger, Gewichtsverlust.

Taenia solium

Erreger und Pathogenese: Der ausnahmsweise Befall des Menschen durch Finnen des *Schweinebandwurms* (= *Taenia solium*) ruft ein als *Zystizerkose* bekanntes Krankheitsbild aus (Tab. 5.**20**). Normalerweise beherbergt der Mensch den Parasiten im Dünndarm als Endwirt. Im seltenen Falle einer Autoinfestation können sich die Larven im Finnenstadium jedoch in der Herz- und Skelettmuskulatur (Abb. 5.**89**) einnisten und bilden dort 3–10 mm große, weißliche, knotenförmige Gebilde, die bereits makroskopisch sichtbar sind (Fleischbeschauer!). Die Finnen können jedoch auch in der Lunge und der Leber vorkommen. Gefürchtet ist der Befall des Gehirns mit der Entwicklung eigentümlicher traubenförmig-zystischer Parasitenstrukturen, die sich im Subarachnoidalraum ausdehnen (= Cysticercus racemosus).

Echinokokkose

Erreger und Pathogenese: Bei der Taenia echinococcus ist der Mensch im Gegensatz zu anderen Tänien nicht End-, sondern Zwischenwirt (Tab. 5.**20**).
– *E. granulosus (= kleiner Hundebandwurm):* In seiner Adultform ist er 3–6 mm lang. Mit den 4 Saugnäpfen und dem doppelten Hakenkranz seines Kopfes (= Skolex) heftet er sich zu Tausenden an der Dünndarmschleimhaut an. Auf den Skolex folgen 4–5 mit Testes und Ovarien ausgestattete Segmente (= Proglottiden). Von diesen fällt alle 2 Wochen eines ab, setzt über 500 Eier frei, die mit den Fäzes ausgeschieden unter natürlichen Bedingungen von Herbivoren, wie Schafen beim Grasen, aufgenommen werden. Im alkalischen Milieu des Duodenums schlüpfen aus den Eiern die mit 2 Hakenpaaren ausgerüsteten Invasionslarven (= Onkosphären) aus, um nach ihrem Eindringen in Chylusgefäße und Pfortaderäste in der Leber, aber auch in anderen Organen zur zweiten zystenförmigen Larve (= Hydatiden, = Finne) heranzureifen (= E. hydatidosus), aus deren inneren Keimzellschicht (Morphologie S. 764) sich sog. Brutkapseln mit Tausenden von Bandwurmköpfen (= Protoskolizes) entwickeln. Die Hydatiden mit den parthenogenetisch sich vermehrenden Skolizes gelangen in einen Karnivoren als Endwirt (meist Hund), wenn dieser von infestierten Herbivoren Aas oder Schlachtabfälle frißt. Durch engen Kontakt mit infizierten Hunden können Eier des E. granulosus z. B. durch Lecken auf den Menschen übertragen werden. Wie bei den natürlichen Zwischenwirten entwickeln sich die Hydatiden vorwiegend in Leber, Lunge und anderen Organen und Geweben.

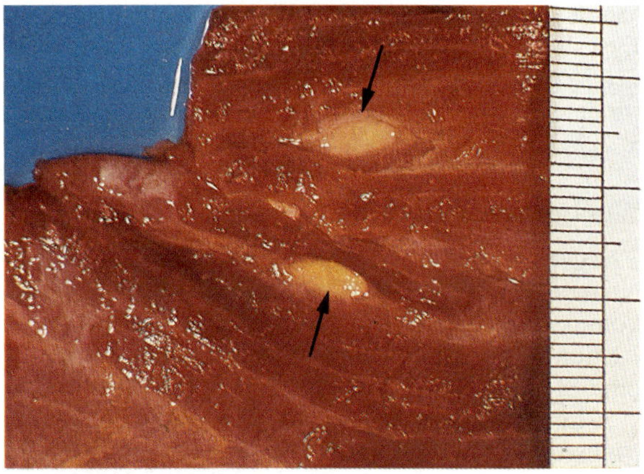

Abb. 5.**90** Taenia solium: Cysticercus cordis (= Finnen, Pfeil) in der Herzmuskulatur, 58jähriger Patient

Klinik: In einigen Fällen bleibt der E. hydatidosus latent, oder bildet sich spontan zurück und verkalkt. In diesem Falle enthalten die Hydatiden einen Bodensatz aus Hakenresten abgestorbener Skolizes und Kalkkörnchen (= Hydatidensand). Wegen des langsamen Hydatidenwachstums liegen zwischen der Infestation und Manifestation (meist Verdrängungssymptomatik) oft Jahre. Leberechinokokkose (60%) s. S. 764. Lungenechinokokkose (20%): Reizhusten, Dyspnoe, Bronchiendurchbruch (salziger Geschmack der Hydatidenflüssigkeit!); Pneumothorax bei Pleuradurchbruch. Osteoechinokokkose (2%): Spontanfrakturen bei Röhrenknochenbefall, Gibbusbildung mit Querschnittslähmung bei Lendenwirbelbefall.
– *E. multilocularis (= Fuchsbandwurm):* Er ist nur regional endemisch und wird in Europa u. a. in Süddeutschland, Österreich, Schweiz und dem Balkan beobachtet. Die vom Fuchs (Endwirt) mit den Fäzes ausgeschiedenen Eier werden von kleinen Nagetieren (Feldmäusen!) als Zwischenwirte aufgenommen, in deren Eingeweide multiple, dicht gelagerte und wuchernde Zystchen mit infestationstüchtigen Skolizes (E. alveolaris) gebildet werden. Als Beutetiere schließen sie den Zyklus dieser sog. Zyklozoonose. Die beim Menschen (Fuchs abbalgende Jäger!) zufällig erfolgende Infestation führt vorwiegend in der Leber zu einem E. alveolaris.

Klinik: S. 764.

Enterobius vermicularis

Erreger und Pathogenese: Der *Madenwurm* (Tab. 5.**20**) kommt weltweit vor und ruft vor allem bei Kindern im ersten und bei Erwachsenen im vierten Lebensjahrzehnt eine *Oxyuriasis* hervor. Die adulten Würmer leben auf der Dickdarmschleimhaut. Nach der Paarung wandert das gravide Weibchen nachts zum Anus hinaus und legt seine klebrigen Eier auf die „Wiese" der Perianalhaut. Dies juckt den Wirt, so daß er sich kratzt, was über die Finger wieder zur oralen Eiaufnahme führt (Abb. 12.**62**; S. 724).

Wuchereria bancrofti

Erreger und Pathogenese: Diese fadenförmigen Nematoden (Tab. 5.**20**) sind knapp 0,2 mm groß und kommen vor allem in tropischen und subtropischen Regionen vor. Zwischenwirt für diese Würmer ist eine Stechmücke. In ihr reifen die infektiösen Larven heran und gelangen mit dem Einstich in den Menschen, wo sie sich in den Lymphgefäßen und Lymphknoten ansiedeln (Abb. 8.**26**; S. 433). Dort werden sie geschlechtsreif und lösen eine chronisch-obstruktive Lymphangitis mit prästenotischen „Lymphvarizen" hervor. Die Folge davon ist ein Lymphstau mit Gewebssklerosierung vor allem in den Extremitäten *(„Elephantiasis")*.

Trichinella spiralis

Erreger und Pathogenese: Diese Nematoden (Tab. 5.**20**) sind die Erreger der Trichinose. Als Infektionsquelle kommen alle obligaten und fakultativen fleischfressenden Tiere wie Hausschwein, Wildschwein, Hunde, Füchse, Dachse, Ratten und Bären in Betracht. Nach Verzehr von Fleisch, welches Larvenzysten der Trichinellen enthält, schlüpfen die etwa 1,5 mm langen Männchen und etwa 4 mm langen Weibchen im Dünndarm aus, dringen zunächst in die Dünndarmwand ein, kehren vorübergehend ins Darmlumen zurück und paaren sich, nachdem sie innerhalb von 5–7 Tagen die Geschlechtsreife erreicht haben. In der Dünndarmmukosa bleiben die befruchteten Weibchen bis zu 4 Wochen fortpflanzungs- und lebensfähig und gebären in dieser Zeit etwa 1000 nahezu 100 µm große lebende Larven, die via Ductus thoracicus und Blutstrom des großen und kleinen Kreislaufs in die Skelett- und Herzmuskulatur eindringen. Dort kapseln sie sich ab, bleiben bis zu 30 Jahre am Leben und warten, bis der nächste Fleischfresser ihnen zur weiteren Fortpflanzung verhilft.

Eine Vielzahl von Noxen dringt unaufhörlich auf und in den menschlichen Organismus ein, so daß er, solange er lebt, gegen das Entropiegefälle kämpfen muß. Durch eine adäquate Immunantwort, Entzündungsreaktion oder Reizbeantwortung, wird er mit den meisten von ihnen fertig, so daß er seine innere Ordnung und damit seine Individualität behalten kann. Diese ist letztlich in der DNS kodiert, die durch besondere Reparaturprogramme unablässig gewartet wird. Ihr Versagen führt zu Pannen, die im folgenden besprochen werden: *„Störungen der Vererbung und Entwicklung"*.

6 Störungen der Vererbung und Entwicklung

Hj. Müller, U.-N. Riede, H. Müntefering und B. Christ

Ontogenetische Läsionen

Erbkrankheiten

Chromosomal bedingte Krankheiten
Monogen vererbte Krankheiten
Multifaktoriell bedingte Krankheiten

Fehlbildungen

Allgemeine Ätiologie
Kausale Pathogenese (Teratogenese)
Gametopathien
Blastopathien
Embryopathien
Fetopathien

Erbkrankheiten

Hj. Müller und U.-N. Riede

Erbkrankheiten können alle Teilbereiche des Lebendigen berühren und zu Störungen der Individualität, des Stoffwechsels, des Zellwachstums sowie zu Fehlbildungen führen. Seit Ernährungsstörungen und Infektionskrankheiten vermieden oder erfolgreich behandelt werden können und Behinderte älter werden, gewinnen die Erbkrankheiten zunehmend an praktischer Bedeutung. Heute leidet mindestens jeder 12. Lebendgeborene an einer erblich (mit-)bedingten gesundheitlichen Behinderung. Dazu kommt, daß die klinischen Auswirkungen einzelner Erbkrankheiten durch medizinische Maßnahmen so gemildert werden, daß die betroffenen Patienten sich fortpflanzen können. Dies hat zur Folge, daß der natürliche Selektionsdruck auf die gesundheitlich ungünstigen Veranlagungen in unserer Bevölkerung nachgelassen hat. Außer diesem dysgenetischen Effekt des medizinischen Behandlungserfolges wird die menschliche Erbmasse jedoch von vielen anderen Faktoren, wie der neuzeitlichen Völkerwanderung in Form von Kriegsflüchtlingen und Asylanten, mit modelliert und teilweise wieder aufgefrischt.

Wie die erblichen Merkmale von einer Generation auf die nächste übertragen werden, ist Gegenstand der wissenschaftlichen Genetik. Ihre Geburtsstunde war im Jahr 1865, als der Augustinermönch Gregor Mendel bei Kreuzungsversuchen mit Erbsen die nach ihm benannten Vererbungsgesetze entdeckte und damit die Existenz von Erbfaktoren (Genen) nachwies, die von Generation zu Generation weitergegeben werden. Mittlerweile hat die Genetik eine beachtliche Bedeutung für die medizinische Praxis und Forschung erlangt und Fortschritte erzielt. Im Rahmen des international koordinierten Projektes „menschliches Genom" werden zur Zeit alle menschlichen Gene identifiziert, auf den Chromosomen kartiert und auf die Zusammensetzung ihrer Nucleotidbausteine überprüft (Sequenzierung).

Aus der Vererbungslehre hat sich die Gentechnologie entwickelt. Der Begriff „Gentechnologie" wird nicht einheitlich verwendet. Streng genommen umfaßt er nur diejenigen Verfahren, mit denen man versucht, in die DNS als Schlüsselsubstanz der Vererbung einzugreifen. Die Techniken der Fortpflanzungsmedizin (artifizielle Insemination, In-vitro-Fertilisation) sowie der Entwicklungsbiologie (Mehrlingsbildung, Kerntransplantation) gehören nicht dazu.

Im folgenden werden die Grundlagen zum Verständnis der Erbkrankheiten besprochen. Sie können alle Teilbereiche des Lebendigen berühren und zu Störungen der Individualität, des Stoffwechsels, des Zellwachstums sowie zu Fehlbildungen führen.

Chromosomale Krankheiten gehen mit lichtmikroskopisch erkennbaren Veränderungen (= Aberrationen) des normalen Chromosomensatzes einher. Bei den numerischen Aberrationen weicht dabei die Chromosomenzahl, bei den strukturellen Aberrationen die lichtmikroskopisch erkennbare Struktur einzelner Chromosomen von der Norm ab. Diese Anomalien wiederum können die Autosomen oder die Gonosomen betreffen. Bei solchen chromosomalen Aberrationen lassen sich Mißbildungssyndrome (= Fehlbildungssyndrome) bereits an pränatal entnommenen Zellen erkennen. Sie sind, je nachdem welcher Chromosomenabschnitt lädiert ist, auch in die Tumorentstehung involviert. **Monogen vererbte Krankheiten** beruhen auf der Mutation eines ganz bestimmten Gens und unterliegen einer autosomal dominanten oder rezessiven Vererbung oder einer X-gonosomal dominanten oder rezessiven Vererbung, während **multifaktorielle Erbkrankheiten** auf eine polygene Vererbung und meist auf eine multifaktorielle Verursachung zurückgehen. Dabei ist der Übergang von der Norm zum Pathologischen oft fließend und hängt bei Fehlbildungen davon ab, ob während der Entwicklung in der Embryo- und/oder Fetogenese bestimmte Fahrpläne eingehalten werden oder nicht.

Allgemeine Definitionen

Als *Erbleiden* werden Krankheiten bezeichnet, die unmittelbar auf einem Defekt im Erbgut beruhen, dessen Entstehung man als Mutation bezeichnet. Unter einer *Mutation* versteht man die bleibende Umwandlung eines genetischen Elements, die grundsätzlich auf eine nächste Generation weitervererbt werden kann. Sehr viele Mutationen führen aber zu einer derartigen Beeinträchtigung ihrer Träger, daß diese vor der Pubertät sterben oder nicht fortpflanzungsfähig sind.

Mutationen können sich auf allen Stufen der hierarchisch gegliederten Elemente unseres Erbgutes ereignen (Abb. 6.**1**). Von klinischer Bedeutung sind Defekte auf der Stufe der Chromosomen und der Gene. Die in der ärztlichen Praxis wichtigen *multifaktoriell verursachten Leiden* resultieren aus einem ungünstigen Zusammenspiel zwischen Veranlagung und Umweltfaktoren. Für die Veranlagung sind mehrere Erbfaktoren (polygen) verantwortlich.

Mutationsort: Mutationen ereignen sich in Keim- und Körperzellen und können, wenn sie nicht zu deren Tod führen, auf nachfolgende Generationen bzw. auf weitere Körperzellen übertragen werden.

- *Konstitutive Erbdefekte:* Sie liegen anlagebedingt in sämtlichen Zellen eines Individuums vor, weil sie entweder von einem Elternteil geerbt wurden oder in einer Keimzelle resp. in der befruchteten Eizelle (Zygote) neu entstanden sind.

- *Nichtkonstitutive (erworbene) Erbdefekte:* Sie treten irgendwann während des Lebens eines Patienten in einer Einzelzelle auf und werden nur an deren Tochterzellen weitergegeben. In somatischen Zellen neu entstandene Erbdefekte spielen bei der Karzinogenese (S. 346) eine entscheidende Rolle.

Weist ein Individuum genetisch verschiedene Zellen auf, so spricht man von einem *Mosaizismus,* wenn alle Zellen der gleichen Zygote entstammen. *Chimären* hingegen sind Individuen mit Zellen, die aus verschiedenen Zygoten hervorgingen und somit genetisch verschieden sind (z. B. Patienten nach Knochenmarkstransplantation).

Mutationsursachen: Mutationen können ohne erkennbare Ursache auftreten *(= Spontanmutationen)* oder durch Mutagene induziert werden. Zu den Mutagenen gehören Strahlen (UV-, Röntgen- und γ-Strahlen), chemische Substanzen (DNS- oder RNS-Analoga, alkylierende Substanzen u. a.), Viren und andere Mikroorganismen.

DNS-Reparatur: Das menschliche Erbgut ist fortwährend schädlichen Einflüssen ausgesetzt. Unser Organismus verfügt daher über besondere *DNS-Reparaturmechanismen* (S. 11), welche neu entstandene Defekte sofort erkennen und eliminieren können. Die Bedeutung dieser DNS-Reparatursysteme wird bei Patienten augenfällig, bei denen sie wegen eines Erbleidens nicht mehr richtig funktionieren.

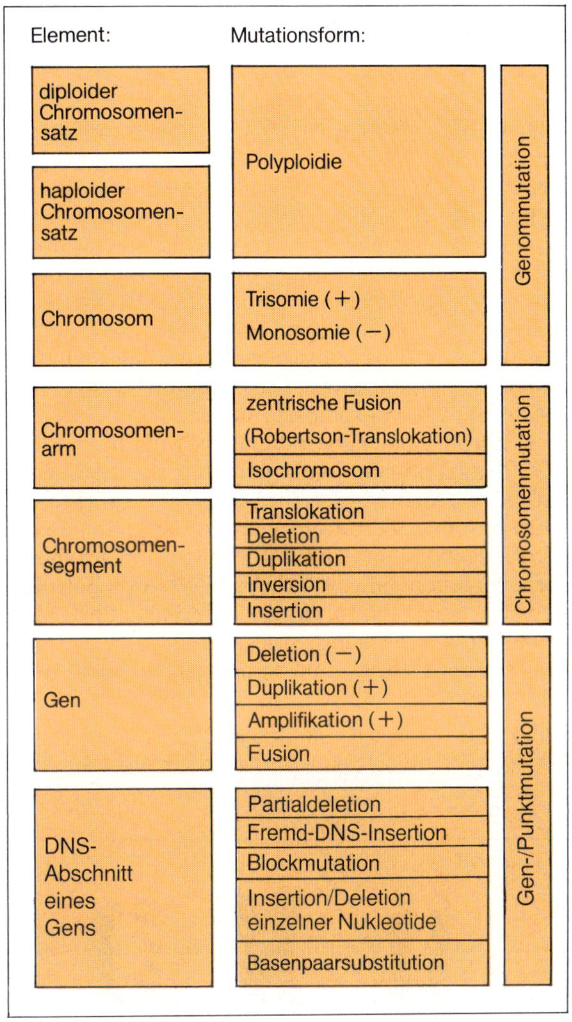

Abb. 6.**1** Hierarchie der genetischen Elemente und ihre wichtigsten Mutationsformen

Familienanamnese und die entsprechende Stammbaumanalyse sind ein im medizinischen Alltag vernachlässigtes und oft unterschätztes Mittel zur Erkennung und Klassifikation von Erbkrankheiten. Wenn Hinweise auf gleichartige Erkrankungen bei Verwandten bestehen, so haben deren Symptome gleichen Stellenwert bei der Beurteilung des Leidens wie die Symptome des Patienten selbst. Das Resultat der Familienanamnese wird in einem Stammbaum aufgezeichnet, der dann leicht von einem späteren Untersucher interpretiert werden kann (Abb. 6.**6**–6.**8**).

Chromosomale Krankheiten

Allgemeine Definition: Chromosomale Krankheiten werden durch eine *lichtmikroskopisch erkennbare Veränderung* (= Aberration) *des normalen Chromosomensatzes* ausgelöst (Abb. 6.**2**). Chromosomenaberrationen ereignen sich beim Menschen während der Keimzellbildung ausgesprochen häufig. Ihretwegen geht vor der Geburt mehr menschliches Leben verloren als später wegen einer anderen Ursache. Etwa 15% aller diagnostizierten Schwangerschaften enden als Spontanabort. Davon beruhen etwa zwei Drittel auf Chromosomenstörungen.

Chromosomenaberrationen werden bei 5–10% der Totgeborenen und perinatal Verstorbenen gefunden. Allerdings sterben nicht alle Früchte mit Chromosomenaberrationen intrauterin ab; eines von 200 Neugeborenen (ca. 0,5%) weist eine Chromosomenaberration auf, die bei der Hälfte der Betroffenen zu einer schweren Behinderung führt. Die Lebenserwartung hängt vom Ausmaß der Hirnreifung bei der Geburt und von den vorliegenden Fehlbildungen ab.

Klinik: Die Häufigkeit von Chromosomenaberrationen ist bei folgenden Patientengruppen besonders hoch:

- Individuen mit abnormer Geschlechtsentwicklung ca. 30%,
- Patienten mit primärer Amenorrhoe ca. 25%,
- Fehlgebildete und geistig retardierte Kinder ca. 10%,
- Elternteil nach wiederholten Spontanaborten ca. 5%,
- unfruchtbare Männer ca. 2%.

Chromosomenaberrationen führen zu Störungen der Entwicklung (z. B. Fehlbildungen) und der Funktion verschiedener Organsysteme. Da die Lage (Locus) nur weniger Gene auf den einzelnen Chromosomenabschnitten bekannt ist, wird der Zusammenhang zwischen den verschiedenen Chromosomenaberrationen und ihren klinischen (phänotypischen) Auswirkungen noch schlecht verstanden.

Für den Gesundheitszustand der Träger von Chromosomenaberrationen ist entscheidend:

- ob Autosomen (22 Paare) oder Gonosomen (= Geschlechtschromosomen,* 1 Paar) betroffen sind,
- ob ein ganzes Chromosom oder nur Teile davon zuviel oder zuwenig vorliegen,
- wie bei einer balancierten Aberration die an den Bruchstellen liegenden Gene reguliert werden.

* Geschlecht, althochdeutsch „gislahti“: jemandem nachschlagen

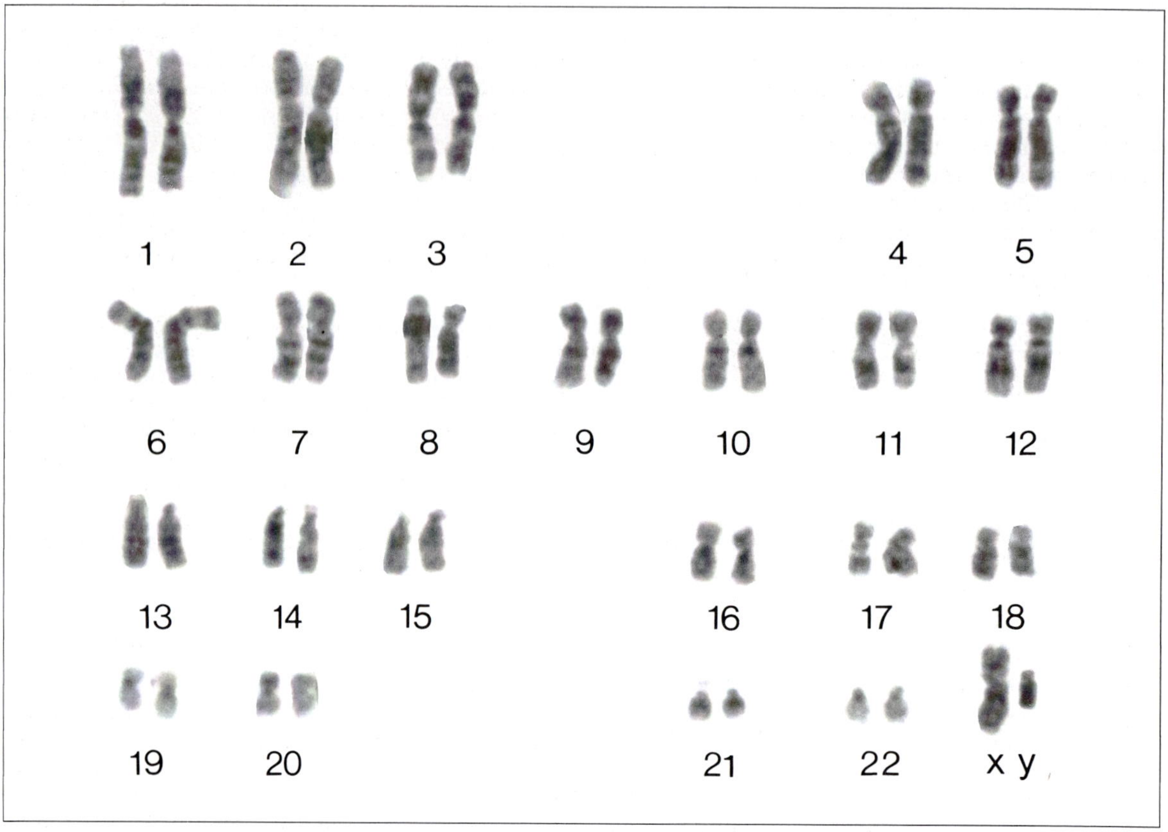

Abb. 6.**2** Normaler männlicher Chromosomensatz. Karyogramm einer Lymphozytenmetaphase nach Giemsa-Bandenfärbung (Vergr. 1 : 2000)

Chromosomenaberrationen können anlagebedingt in sämtlichen Zellen eines Individuums vorliegen oder sich nur auf einen Teil der Zellen beschränken, wenn die Mutation sich erst im Verlauf des intra- oder extrauterinen Lebens ereignet hat. Bei Fällen mit einer angeborenen Chromosomenbrüchigkeit kommt es in vielen (aber nicht in allen) mitotisch aktiven Zellen zu strukturellen Chromosomenaberrationen.

Im folgenden werden die Chromosomenaberrationen eingeteilt in:

- numerische (Genommutationen) und strukturelle,
- autosomale und gonosomale Aberrationen,
- Mikroaneuploidiesyndrome („contiguous gene syndromes"),
- Chromosomendefekte bei Chromosomenbrüchigkeitssyndromen.

Zytogenetische Nomenklatur: Die Beschreibung der Chromosomenaberrationen bedient sich einer international verwendeten Formelsprache (ISCN = International System for Human Cytogenetics Nomenclature). Sie hält die Zahl aller Chromosomen, den Gonosomenstatus sowie die präzise Bezeichnung eventuell vorhandener Aberrationen fest: p = Kurzarm, q = Langarm. Ein Pluszeichen symbolisiert einen Zugewinn, ein Minuszeichen einen Verlust eines Chromosoms oder eines Chromosomensegmentes; del bedeutet Deletion, inv = Inversion, t = Translokation.

Numerische Chromosomenaberrationen

Definition: Als *Genommutation* (= numerischer Chromosomendefekt) bezeichnet man die *Abweichung der Chromosomenzahl von der Norm.* Sie besteht entweder in einer Vermehrung ganzer Chromosomensätze innerhalb einer Zelle (= Polyploidie) oder in einer Veränderung der Zahl eines bestimmten Chromosoms *(= Aneuploidie).*

Für die *numerischen* Chromosomenaberrationen gelten folgende Begriffe:

- *Polyploidie:* Einen dreifachen Chromosomensatz (3n = 69; Triploidie) findet man häufig in den Zellkernen von Spontanaborten. Triploide Kinder werden aber selten geboren und überleben meist nur für wenige Stunden.

- *Trisomie:* Sie zeichnet sich durch das dreifache Vorhandensein eines bestimmten Chromosoms innerhalb eines sonst normalen (diploiden) Chromosomensatzes aus. Sie werden nach der Nummer (internationale Nomenklatur) des betroffenen Chromosoms benannt und zu den *Hyperploidien* gezählt.

- *Polysomie:* Damit wird das mehrfache Vorkommen eines Chromosoms eines sonst normalen Chromosomensatzes bezeichnet (z. B. Tetrasomie).

- *Monosomie:* In diesem Fall fehlt in einer sonst normalen Zelle ein Chromosom aus einem homologen Paar resp. ein Geschlechtschromosom (z. B. Turner-Syndrom). Die Monosomien rechnet man zu den *Hypoploidien.*

Ätiologie: Über die Ursache der numerischen Genommutationen wissen wir noch wenig. Ein dreifacher Chromosomensatz (Triploidie) entsteht entweder durch eine *Doppelbefruchtung* oder durch eine *ausbleibende Reduktion* des Chromosomensatzes in der Eizelle. Trisomien oder Monosomien einzelner Chromosomen sind das Resultat einer fehlenden Trennung (= Non-disjunction) eines Chromosomenpaars bei der Zellteilung (Meiose und Mitose) mit einer entsprechenden *Fehlverteilung* der Chromosomen auf die Tochterzellen. Bei den autosomalen Trisomien (Chromosom 21 [Down-Syndrom], 18 und 13) besteht ein Zusammenhang zwischen dem Alter der Mutter und der Häufigkeit der betroffenen Kinder, was sich dadurch erklären läßt, daß die Oozyten während vieler Jahre in der Prophase der ersten meiotischen Teilung verharren, so daß sich an ihnen zunehmend schädigende Einflüsse geltend machen. Auch Mehrfachaneuploidien (z. B. Down-Syndrom und XYY-Syndrom beim gleichen Individuum) sowie Polysomien des X-Chromosoms bei Patienten mit Varianten des Klinefelter-Syndroms (S. 292) und des Poly-X-Syndroms gehen auf eine Non-disjunction zurück.

Strukturelle Chromosomendefekte

Definition: Unter diesem Begriff versteht man eine *lichtmikroskopisch erkennbare chromosomale Strukturveränderung.* Dabei können einzelne Chromosomensegmente verloren gehen *(= Deletion)* oder dazukommen *(= Duplikation, Amplifikation)* oder im Chromosomensatz eine andere Lage einnehmen *(= Inversion, Translokation).* Ein Zuviel oder Zuwenig von den auf den betroffenen Chromosomensegmenten lokalisierten Genen führt zu einer Störung der genetischen Balance (Gen-Dosis-Effekt). Dementsprechend unterscheidet man balancierte von unbalancierten Chromosomenaberrationen:

1. Unbalancierte Chromosomenaberrationen

Solche Chromosomendefekte liegen vor, wenn als Folge der strukturellen Umbauten *einzelne Chromosomensegmente einfach oder mehrfach vorhanden* sind. Unbalancierte Chromosomenaberrationen sind etwa bei zwei Dritteln der Patienten de novo entstanden. Sie gehen auf Brüche an einem oder mehreren Chromosomen zurück, die nicht oder falsch repariert wurden.

2. Balancierte Chromosomenaberrationen

In diesem Fall ist das gesamte genetische Material zwar vorhanden, aber teilweise *falsch* auf die einzelnen Chromosomen *verteilt.* Sie werden beim Träger häufig erst entdeckt, nachdem multiple Aborte aufgetreten oder behinderte Kinder zur Welt gekommen sind. Klinisch manifestieren sich balancierte Chromosomenaberrationen dann, wenn diejenigen Gene, die auf dem vom Umbau betroffenen Chro-

Tabelle 6.**1** Charakteristika autosomaler Trisomiesyndrome

Bezeichnung (Karyotyp)	1. Häufigkeit 2. Alter der Eltern 3. Geschlechtsverhältnis 4. Lebenserwartung	Symptomatik
Trisomie 21 (47,XY,+21 oder 47,XX,+21) Down-Syndrom ~ 5% 21/14; 21/13 sehr selten 21/22 oder 21/21 Translokationen	1. 1 : 650 2. erhöhtes durchschnittliches Alter der Mutter 3. ♂ = ♀ 4. für etwa ⅓ geringer wegen Fehlbildungen (Herz)	niedriges Geburtsgewicht, Hypotonie, Rundschädel, Makroglossie, Epikanthus, schräge Augenstellung, Brachydaktylie, Vierfingerfurche, überstreckbare Gelenke, geistige Retardierung, Fehlbildungen, gestörte Immunreaktionen, präsenile Demenz
Trisomie 13 (47,XY,+13 oder 47,XX,+13) Patau-Syndrom (S. 1024)	1. 1 : 6000 2. erhöhtes Alter der Mutter 3. ♂ < ♀ 4. hohe Sterblichkeit bereits im 1. Monat	niedriges Geburtsgewicht, Mikrozephalie, Mikrognathie, Lippen-Kiefer-Gaumen-Spalte, Polydaktylie, hyperkonvexe Fingernägel, Klumpfüße, Umbilikal- und Inguinalhernie, Herzfehler, Zystennieren
Trisomie 18 (47,XY,+18 oder 47,XX,+18) Edwards-Syndrom (S. 1024)	1. 1 : 8000 2. erhöhtes Alter der Mutter 3. ♂ : ♀ = 1 : 3 4. 50% sterben innerhalb der ersten 2 Monate	niedriges Geburtsgewicht, schwere mentale Retardierung, Dolichozephalie, Faunenohren, Mikrognathie, hoher Gaumenbogen, überkreuzte Finger, gehäuft Bogenmuster auf Fingerbeeren, Herzfehler, kurzes Sternum, Inguinal- und Umbilikalhernien

mosomensegment lokalisiert sind, am neuen Chromosomenort falsch reguliert werden *(Positionseffekt)*.

Ätiologie: Eine Vielzahl von Mutagenen können strukturelle Chromatid- und Chromosomendefekte induzieren, die zu klinisch relevanten strukturellen Chromosomenaberrationen führen.

Autosomenaberrationen

Allgemeine Morphologie: Die Kombination der nachfolgenden klinischen Befunde ist für Träger von Aberrationen der Autosomen typisch:

- *tiefes Geburtsgewicht,* progrediente Entwicklungsverzögerung,
- multiple *Dysmorphien* (vor allem an Kopf, Händen und Füßen),
- *innere Fehlbildungen* (Herz und Nieren),
- *funktionelle Einschränkungen:* niedrige Intelligenz, muskuläre Hypo-/Hypertonie,
- *Dermatoglyphenbesonderheiten* (= Hautleistenmusterabweichungen).

Numerische Autosomenaberrationen

Morphologie: Die klinisch-morphologischen Charakteristika der drei häufigsten autosomalen Trisomiesyndrome (Chromosom Nr. 21, 18, 13) sind in Tab. 6.**1** zusammengefaßt. Die Trisomien der Chromosomen Nr. 8, 9 und 22 kommen meist nur in Mosaikform vor. Trisomien weiterer Autosomen (häufig Chromosom Nr. 16), die nicht nur zu einer schweren Entwicklungsstörung beim heranwachsenden Kind, sondern auch im kindlichen Anteil der Plazenta führen, findet man im Abortmaterial.

● *Trisomie 21*

Definition: Das klinische Bild der Trisomie 21 (= Down-Syndrom) wurde bereits im letzten Jahrhundert von L. Down beschrieben und wegen der auffälligen antimongoloiden Augenfalte mit dem rassistisch diskriminierenden (daher obsoleten) Begriff „Mongolismus" versehen. Die Bevölkerung der mesoamerikanischen Frühkultur der Olmeken schloß dieses Kinder als „Reinkarnation" des Jaguargottes in ihren Alltag ein. In der Tat erinnern bei den Down-Kindern die schräge Lidachse und die breite Nasenwurzel an etwas Katzenhaftes (Abb. 6.**3a** u. **b**).

Pathogenese: Hauptursache ist eine Non-Disjunction der Chromosomen 21 während der mütterlichen (80%) oder der väterlichen (20%) Meiose. Davon mitbetroffen ist der Genlocus 21q21-22, der für die korrekte Kodierung des β-Amyloid-Proteins verantwortlich ist (S. 63). Diese chromosomale Fehlverteilung nimmt mit zunehmendem mütterlichen Alter zu und erreicht in der 16. Schwangerschaftswoche (SSW) bei einer 35jährigen Schwangeren etwa 1:380. Die Hälfte aller betroffenen Früchte wird nicht ausgetragen. Bei etwa 5% der Patienten liegt eine Translokationstrisomie vor, wobei das Translokationschromosom in knapp der Hälfte von einem Elternteil stammt, also keine Neumutation darstellt. Das Wiederholungsrisiko variiert je nachdem, ob das Translokationschromosom beim Vater oder der a 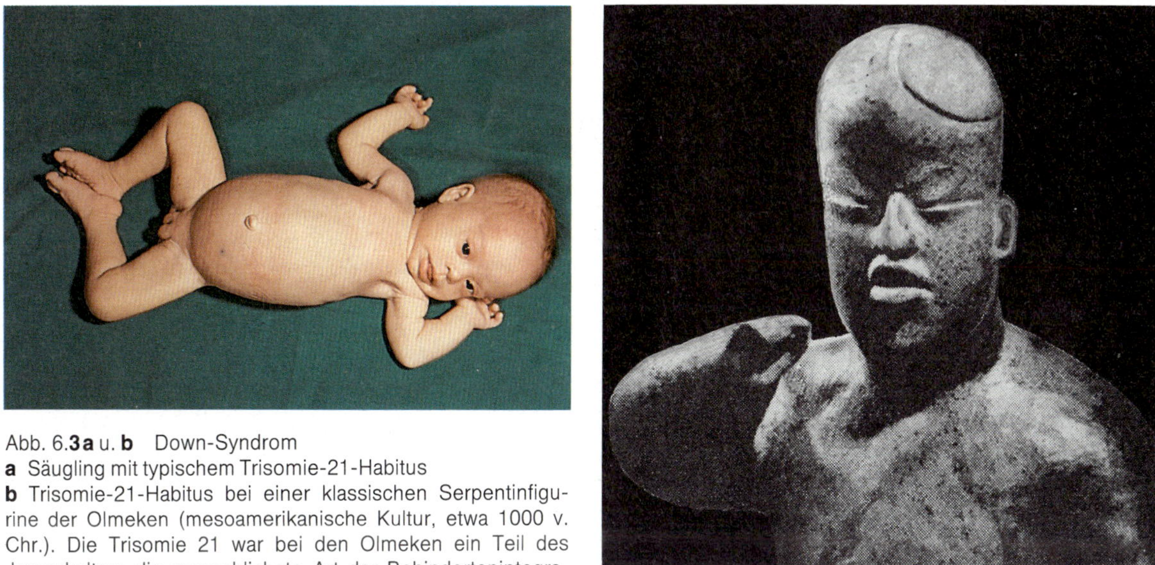 b

Abb. 6.**3a** u. **b** Down-Syndrom
a Säugling mit typischem Trisomie-21-Habitus
b Trisomie-21-Habitus bei einer klassischen Serpentinfigurine der Olmeken (mesoamerikanische Kultur, etwa 1000 v. Chr.). Die Trisomie 21 war bei den Olmeken ein Teil des Jaguarkultes: die menschlichste Art der Behindertenintegration! (Original: Gonzalo)

Mutter vorliegt. Chromosomal normale Eltern mit einem Kind mit einer freien Trisomie 21 haben ebenfalls ein etwas erhöhtes Wiederholungsrisiko, das sich um 1% bewegt. Schließlich findet man bei etwa 2% der Patienten einen Mosaizismus, der auf einen Teilungsfehler während der Embryonalentwicklung zurückzuführen ist.

Klinik: Durch eine routinemäßige invasive pränatale Untersuchung (Chorionzottenbiopsie oder Amniozentese) bei allen Frauen über 35 Jahren (gut 10% der Schwangeren) würde nur etwa ein Drittel der künftigen Patienten mit Trisomie 21 erfaßt. Daher wird ein pränatales Screening für Trisomie-21-Risikoschwangerschaften erwogen, bei denen in der 16.–18. SSW im mütterlichen Blut die Werte für α-Fetoprotein (AFP) und freies Östriol (E3) eher erniedrigt, derjenige für das Choriongonadotropin (HCG) eher erhöht sind. Aufgrund der biochemischen Resultate und des mütterlichen Alters läßt sich ein Risikoindex berechnen. Bei dem kritischen Wert (cut-off level) von 1:380 lassen sich etwa 60% der fetalen Trisomien erkennen. Der Nachteil dieses Screening-Verfahrens liegt nicht nur in der Unzuverlässigkeit, sondern im späten Zeitpunkt seiner Durchführbarkeit. Ein erfahrener Untersucher kann mittels Ultraschall durch die Erkennung eines Flüssigkeitskissens im Nacken- und Rückenbereich (= Nackenödem) die Verdachtsdiagnose Trisomie 21 schon in der 11.–12. SSW stellen. Möglicherweise lassen sich auch früher anwendbare Serumtests entwickeln.

Strukturelle Autosomenaberrationen

Allgemeine Definition: Die Nomenklatur struktureller Chromosomenaberrationen bedient sich einer Formelsprache, bei der ein Minuszeichen eine Verminderung, ein Pluszeichen einen Zugewinn eines Chromosoms, eines Chromosomensegmentes oder eines Segmentbandes symbolisiert. Ein vollständiger Verlust eines Chromosomensegmentes (= Deletion) wird mit del abgekürzt.

Allgemeine Morphologie: Die Zahl der durch strukturelle Chromosomenaberrationen verursachten Krankheitsbilder ist groß, denn grundsätzlich kann von jedem Chromosom ein Segment verlorengehen, überzählig vorliegen oder in einem Chromosomenumbau mit einbezogen werden. Die typischen Merkmale der partiellen Monosomie des Kurzarmes eines Chromosoms 5 (5p-) und des Langarmes eines Chromosoms 18 (18q-) sind in Tab. 6.**2** wiedergegeben. Weitere recht umschriebene Syndrome treten auch bei den Deletionen der folgenden Chromosomen auf: 4 (4p-), 18 (18p-), 21 (21q-), 22 (22-).

- *Mikroaneuploidiesyndrome*

Definition: Partielle Aneuploidien (oft in Form von Mikrodeletionen) können so klein sein, daß sie mit gebräuchlichen zytogenetischen Untersuchungstechniken kaum oder nicht erkennbar sind*. Sie führen zu umschriebenen Dysplasien, Fehlbildungen, Tumoren sowie häufig zu geistiger Retardierung (Tab. 6.**3**). Oft werden diese als „contiguous gene syndromes" bezeichneten Leiden zu den monogenen Erbleiden gezählt. Mittels hochauflösenden Bändertechniken („high resolution banding") läßt sich auch eine ganze Reihe von Mikrodeletionen des X-Chromosomes nachweisen, die manchmal zu zwei, drei oder mehr umschriebenen X-chromosomal vererbten Krankheiten bei der gleichen Person führen. So verursacht eine Deletion von etwa 6000–8000 Kilobasenpaaren im Band Xp21.2 eine Muskeldystrophie Typ Duchenne, eine Nebennierenhypoplasie, einen Glyzerolkinasedefekt und gelegentlich auch eine progressiv septische Granulomatose. Das Retinoblastom sowie der Wilms-Tumor können bei Patienten mit Mikrodeletionen in den entsprechenden Chromosomenabschnitten 13q14 resp. 11p13 und p15 auftreten. Die nähere

---

* daher Synonym: Mikrodeletionssyndrome

Tabelle 6.**2** Charakteristika von Deletionssyndromen (= strukturelle Chromosomenaberrationen)

Bezeichnung (Karyotyp)	1. Häufigkeit 2. Alter der Eltern 3. Geschlechtsverhältnis 4. Lebenserwartung	Symptomatik	
		Häufige Symptome (> 75% von Fällen)	Selten Symptome (< 75% von Fällen)
Cri-du-Chat-Syndrom (del 5p)	1. 1 : 10000 bis 1 : 50000 2. nicht erhöht 3. ♂ = ♀ 4. während der Kindheit nicht wesentlich eingeschränkt	niedriges Geburtsgewicht Telekanthus Epikanthus antimongoloide Augenstellung breite Nasenwurzel Mikrognathie tiefsitzende Ohren	Katzenschrei Wachstumsrückstand mentale Retardierung Mikrozephalus kongenitale Herzfehler abnormaler Kehlkopf
(del 18q)	1. unbekannt 2. mütterliches Alter nicht fortgeschritten 3. ♂ : ♀ = 6 : 1 4. nicht wesentlich herabgesetzt, wenn kein Herzfehler besteht	mentale Retardierung < 30 Kleinwuchs Mikrozephalus Mittelgesichtsdysplasie Karpfenmund hypoplastische Genitalien	vermindertes Gehör mit Atresie oder hypoplastischen Gehörgängen okuläre Anomalien Herzfehler spitz zulaufende Finger

Tabelle 6.**3** Mikroaneuploidiesyndrome („contiguous gene disorders", Mikrodeletionssyndrome)

Bezeichnung	Chromosomenaberration	Symptomatik
Langer-Giedion-Syndrom trichorhinophangeales Syndrom (TRP) Typ II	Deletion 8q24.11–8q24.13 (besonders kleine Deletionen führen zum TRP Typ I)	breite Augenbrauen, tiefliegende Augen, knollige Nase („Birnennase"), hohes Philtrum, dünnes Kopfhaar, spitz zulaufende Finger, multiple kartilaginäre Exostosen
WAGR-Syndrom (= Wilms-Tumor/ Aniridie/Genitalanomalie, geistige Retardierung); Wilms-Aniridie-Syndrom	Deletion 11p13 (WT1-, WT2-,PAX6-Gen Deletion)	oft nicht alle WAGR-Symptome gleichzeitig vorhanden, Wilms-Tumor bei einem Drittel der Patienten, Aniridie variabel (S. 831)
Beckwith-Wiedemann-Syndrom (EMG-Syndrom)	Duplikation 11p15 (meist chromosomal unauffällig)	Makroglossie und -stomie, Gigantismus, Hypospadie, evtl. Wilms-Tumor, familiäre Hypoglykämie, Prädiabetes (S. 832)
Prader-Labhart-Willi-Syndrom	meist Deletion, auch Inversion, Translokation von 15q11–13 (väterliches Chromosom betroffen)	geistige Retardierung, Minderwuchs, Muskelhypotonie, Hypogonadismus, zunehmende Adipositas, Areflexie
Angelman-Syndrom	Deletion von 15q11–13 (mütterliches Chromosom betroffen)	Mikrozephalie mit geistiger Retardierung, Sprachentwicklungsstörung, Gesichtsdysmorphie, paroxysmales Lachen, abnormes EEG, Ataxie
Miller-Dieker-Syndrom	Deletion von 17p13.3	Lissenzephalie, geistige Retardierung, charakteristische Gesichtszüge
Di-George-Syndrom	Deletion 22q11.2 (Hox-Gen-Deletion S. 202)	zelluläre Immunschwäche (Aplasie/Hypoplasie des Thymus und der Epithelkörperchen) u. a.
Cat-Eye-Syndrom	Tetrasomie 22p11	Analatresie, Kolobom, periaurikuläre Anhängsel oder Fisteln

Tabelle 6.**4** Formen des Retinoblastoms

Form	Häufigkeit	Erbgang/Pathogenese	Phänotyp
hereditär (familiär)	40%	autosomal dominant (90–95% Penetranz)	70% bilateral und/oder multifokal
spontan (sporadisch)	60%	somatische Mutation	80% unilateral, selten multifokal

Abklärung des Prader-Labhart-Willi-Syndroms und des Angelman-Syndroms (bei denen die gleichen Genloci betroffen sind) ergaben, daß die Expression von Genen auf bestimmten autosomalen Chromosomenabschnitten davon abhängen kann, ob sie auf demjenigen des Vaters oder demjenigen der Mutter lokalisiert sind. Dieses mit dem Methylierungszustand assoziierte Phänomen wird „genomic“ oder „parental imprinting“ genannt.

• *Retinoblastom*

Definition: Dies ist der häufigste maligne intraokuläre Tumor (neurale Retina) des Kindes (Inzidenz 1 : 14 000 – 1 : 20 000) (Tab. 6.**4**); er kommt hereditär und sporadisch vor. Während bei den familiären Formen die erste Mutation (in Form eines Verlustes des Segmentes 14 auf dem Langarm [= Retinoblastom-Gen] des Chromosoms 13) bereits anlagebedingt in allen Körperzellen vorliegt, müssen sich bei den sporadischen Fällen zwei Mutationen in einer Retinazelle ereignen, damit diese entartet. Neuen molekularbiologischen Untersuchungen zufolge codiert dieses Gen normalerweise ein Protein (pRB110) mit tumorsuppressiver Wirkung (= Tumor-Suppressorgen).

Morphologie: Je nach Hauptausdehnungsrichtung wächst der Tumor endophytisch in den Glaskörperraum, exophytisch in den Subretinalraum oder diffus in die Netzhaut hinein. Histologisch besteht das Retinoblastom aus zytoplasmaarmen sarkomähnlichen Tumorzellen, die gelegentlich rosettenartige oder blumenstraußartige (= Fleuretten) Gewebsdifferenzierungen (Abb. 19.**55a–d**) ausbilden. Diese Tumoren wachsen schnell und unterliegen regressiven Veränderungen in Form von Nekrosen und Verkalkungen (Abb. 6.**4a** u.**b**).

Prognose: Sie ist nach Enukleation des Auges gut, solange der Tumor noch nicht in die Chorioidea oder in den Sehnerv eingewachsen ist. Gehäuftes Vorkommen von Zweittumoren wie Pinealoblastom, Osteosarkom, Ewing-Sarkom.

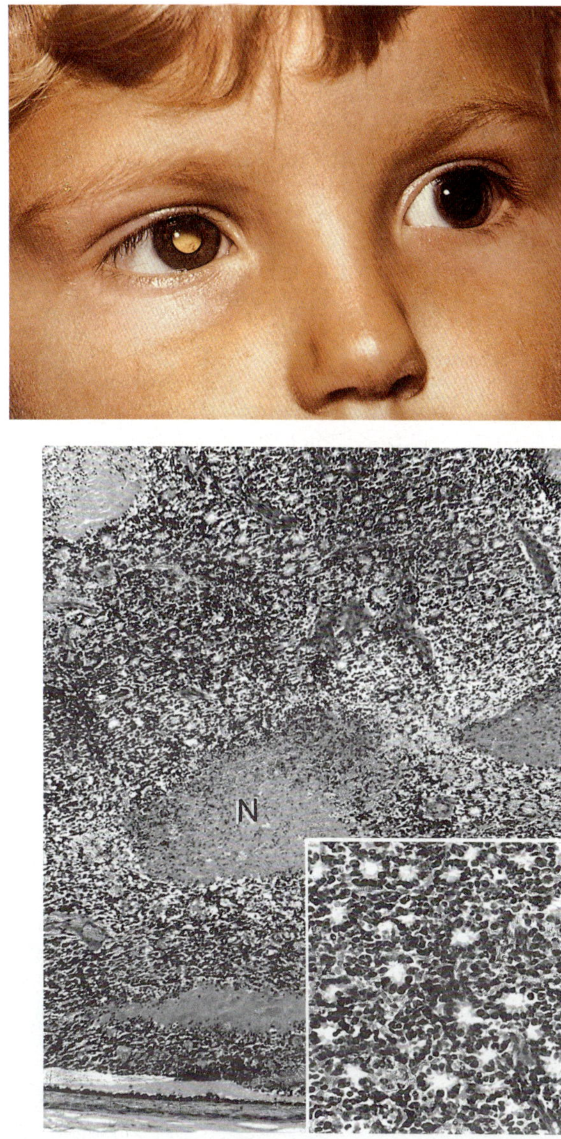

a b

Abb. 6.**4a** u. **b** Retinoblastom: **a** Amaurotisches Katzenauge (Leukokorie, rechtes Auge) durch den Tumor, **b** Tumorgewebe mit Ausbildung von Pseudorosetten (Einschub) (HE, Vergr. 1 : 50 und 1 : 300)

Gonosomenaberrationen

Träger von numerischen und strukturellen Aberrationen der Geschlechtschromosomen (= Gonosomen) werden im Neugeborenenalter nur gelegentlich wegen der phänotypischen Manifestationen erkannt. Lediglich Patienten mit einem *Turner-Syndrom* (45, X) zeigen oft schon bei der Geburt typische Krankheitsmerkmale. Nach der Pubertät erkennt man die Träger von Aberrationen der Geschlechtschromosomen an einer *Gonadendysfunktion,* einer abnormen *Körpergröße, Psychopathien* und an einem mäßigen *Intelligenzdefekt.* Die wichtigsten Gonosomenaberrationen sind in Tab. 6.**5** zusammengestellt.

Chromosomenbrüchigkeitssyndrome

1. Konstitutionelle chromosomale Instabilität

Definition: Mehrere autosomal rezessiv vererbte Krankheiten sind dadurch charakterisiert, daß die Chromosomen der betroffenen Individuen häufiger als bei gesunden Kontrollpersonen folgende Veränderungen allein oder in Kombination aufweisen:

- *Chromatid-* und *Chromosomenbrüche,*
- eine erhöhte *Austauschrate* von *Schwesterchromatiden* unter sich oder anderen Chromosomen (Abb. 6.**5a** u. **b**),
- Folgen *falscher Chromosomenreparatur* (z. B. Translokationen).

Pathogenese: Diese Krankheiten (Tab. 6.**6**) sind durch eine Überempfindlichkeit gegenüber bestimmten, die DNS schädigenden Agenzien bedingt. Bei einem Teil läßt sich eine verminderte Fähigkeit der Zellen, spontane oder induzierte umschriebene

Tabelle 6.5 Charakteristika von Geschlechtschromosomenanomalien

Bezeichnung (Karyotyp)	1. Häufigkeit 2. Alter der Eltern 3. Geschlechtsphänotyp 4. Lebenserwartung	Symptomatik	
		Vor der Pubertät	Nach der Pubertät
Klinefelter-Syndrom (47,XXY)	1. 1 : 900 männliche Neugeborene 2. erhöht 3. männlich 4. gut	verzögerte Sprachentwicklung Hypospadie (S. 921) Brachyklinodaktylie	Mikroorchie Sterilität eunuchoider Habitus leichter Schwachsinn
XYY-Syndrom (47,XYY)	1. 1 auf 1000 männliche Neugeborene 2. ? 3. männlich 4. gut	gehäufte Wutanfälle Hyperaktivität Nierenagenesie	Großwuchs impulsives Verhalten Akne Varizen
Turner-Syndrom (45,X, häufig Mosaik)	1. 1 : 5000 weibliche Neugeborene 2. ? 3. weiblich 4. gut	Kleinwuchs angeborenes Lymphödem an Hand- und Fußrücken, Pterygium colli, Pigmentnävi, Cubitus valgus, Nierenanomalien, Aortenisthmusstenose	Kleinwuchs primäre Amenorrhoe (S. 860) Amastie
XXX-Syndrom (47,XXX)	1. 1 : 1000 weibliche Neugeborene 2. erhöht 3. weiblich 4. gut	Schwachsinn	(Amenorrhoe)

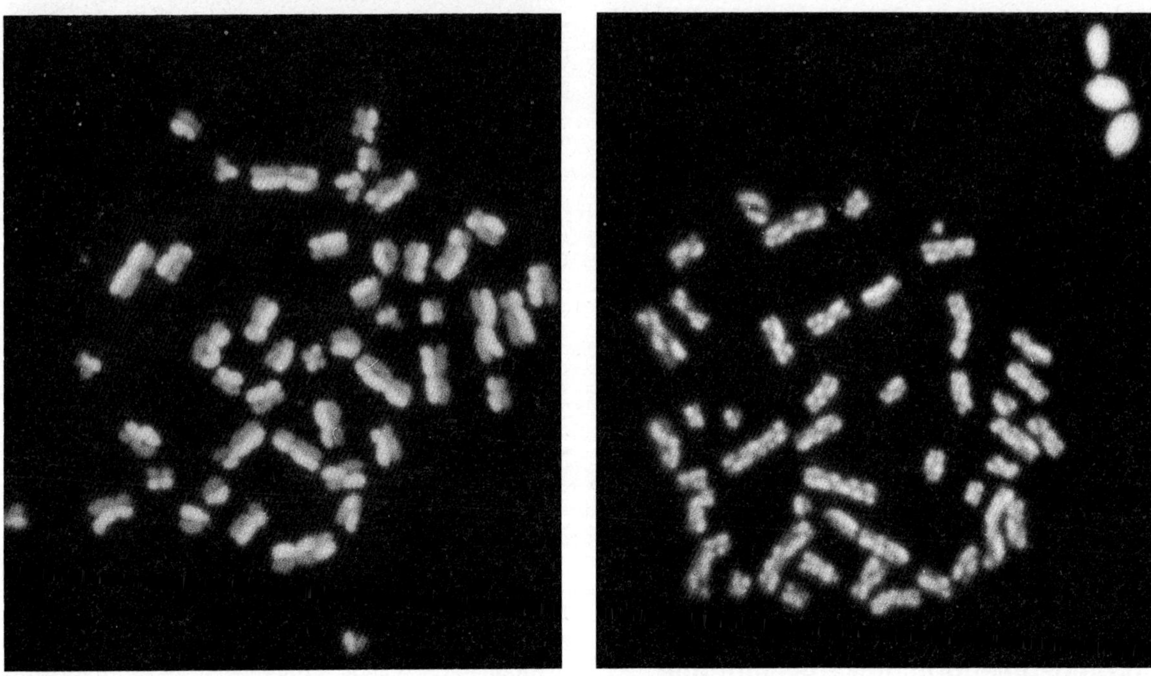

a b

Abb. 6.5 **a** u. **b** Chromosomeninstabilität. Beispiel: Schwesterchromatidaustausch in Zellen beim Bloom-Syndrom
a Nach Anfärbung der DNS mit dem Basenanalogon Bromdesoxyuridin (BUdR) lassen sich die beiden DNS-Stränge unterschiedlich anfärben. Im Normalfall tauschen nur etwa 5 Chromosomenstellen als Resultat eines wiederverheilten Chromatidbruches ihre Plätze
b Bloom-Syndrom: Infolge einer gesteigerten Chromosomenbrüchigkeit ist der spontane Schwesterchromatidaustausch um das Zehnfache der Norm gesteigert

Tabelle 6.6 Erbkrankheiten mit erhöhter chromosomaler Instabilität (= Chromosomenbrüchigkeitssyndrome)

Syndrom	Chromosomenschädigende Umweltfaktoren	Von der Chromosomenbrüchigkeit betroffene Organe
Xeroderma pigmentosum (S. 938)	UV-Licht, chemische Kanzerogene	Haut
Ataxia teleangiectasia (Louis-Bar-Syndrom) (S. 204)	Röntgenstrahlen	hämatopoetisches System lymphatisches System u. a.
Fanconi-Anämie	Mitomycin, Psoralen	hämatopoetisches System Skelettsystem
Bloom-Syndrom	UV-Licht	Haut (Teleangiektasien) lymphatisches System

DNS-Läsionen auszuflicken, biochemisch nachweisen.

Für ein einzelnes Krankheitsbild können mehrere verschiedene Gene verantwortlich sein; so lassen sich Patienten mit *Xeroderma pigmentosum* (Abb. 17.**19**) in neun verschiedene Gruppen unterteilen. Die Patienten leiden an charakteristischen Symptomen wie Wachstumsverzögerung, Hauttumoren und Immundefekte. Während solche Patienten mit dem Vollbild des Leidens selten sind, machen heterozygote Überträger etwa 1% unserer Bevölkerung aus. Bei diesen besteht wie bei den homozygoten Patienten ein erhöhtes Krebsrisiko.

2. Fragiles X-Chromosom-Syndrom

Definition: Bei diesem Syndrom (= Martin-Bell-Syndrom oder geschlechtsgebundener Schwachsinn) handelt es sich um einen eigenen Typ einer Chromosomenanomalie, bei der eine auffällige Brüchigkeit eines bestimmten Abschnittes des Langarmes des X-Chromosoms (Xp27.3) mit der häufigsten familiären Schwachsinnsform assoziiert ist, die vorzugsweise im männlichen Geschlecht auftritt (Häufigkeit: bei Knaben 1 : 1000, bei Mädchen 1 : 2000).

Klinik: Die Patienten leiden an folgenden Symptomen: geistige Retardierung (IQ 33–55) mit verzögerter Sprachentwicklung und Verhaltensstörungen (Autismus), großer Kopfumfang, prominentes Kinn, große Ohren, Mitralklappenprolaps, unterpigmentierte Haut und Makroorchie. 20% der Knaben mit diesem Defekt haben aber eine normale, etwa 30% der heterozygoten Mädchen eine grenzwertige oder subnormale Intelligenz.

Im normalen Chromosomensatz einzelner Individuen kommen noch weitere solche umschriebenen Stellen vor, die besonders brüchig sind, vor allem wenn man die Zellen mit Fluorodesoxyuridin oder Methotrexat behandelt. Sie werden erkennbar, wenn die Zellen in einem folsäure- und thymidinfreien Medium gezüchtet werden. Drei weitere Bruchstellen lassen sich erst durch die Zugabe von Bromdesoxyuridin zum Medium finden. Bis heute haben diese weiteren fragilen Stellen noch keine klinische Bedeutung gewonnen.

Monogene Erbkrankheiten

Allgemeine Definition: Monogen vererbte Krankheiten beruhen auf der Mutation eines ganz bestimmten Gens, jener von Mendel entdeckten funktionellen Einheit der Vererbung, die einem umschriebenen Abschnitt der DNS entspricht (S. 285). Das Spektrum der krankheitsverursachenden Mutationstypen (Abb. 6.**1**) läßt sich mit den herkömmlichen Genmodellen aus der Mikrobiologie nicht mehr verstehen. Nach der DNS-Veränderung können a) Basenpaarsubstitutionen, wenn ein einzelnes Paar durch ein anderes ersetzt wurde, b) „Frameshift"-Mutationen, wenn sich das Ableseraster der Kodons eines Exons wegen zusätzlichen resp. verlorenen Basenpaaren veränderte und c) eine Vielfalt von größeren DNS-Veränderungen (Deletionen, Inversionen, Duplikationen etc.) unterschieden werden. Funktionell ist wichtig, wie eine solche Mutation die Transkription, die Weiterverarbeitung der künftigen mRNS und deren Translation beeinflußt hat und dabei zu einem quantitativ oder qualitativ veränderten Genprodukt führt. Ursprünglich wurden die Genmutationen als Punktmutationen bezeichnet, da sie zu einem veränderten Phänotyp führen, ohne lichtmikroskopisch an den Chromosomen faßbar zu sein.

Die einzelnen monogen vererbten Krankheiten sind selten. Eine Ausnahme davon bildet die zystische Fibrose (S. 70 und S. 789) mit einer Häufigkeit von 1:2000 in der weißen Bevölkerung. Die Gesamthäufigkeit aller monogen vererbten Krankheiten läßt sich nicht zuverlässig angeben. Sie wird mit knapp 1:1000 Lebendgeborene geschätzt. Victor McKusick konnte in der letzten Ausgabe seines Kataloges 1992 über 5000 verschiedene Krankheiten sammeln, bei denen es erwiesen oder sehr wahrscheinlich ist, daß sie durch ein bestimmtes mutiertes Gen verursacht werden. Die biochemischen, zellbiologischen und pathophysiologischen Folgen der Genmutationen werden bei einer Reihe von Krankheiten auf molekularer Ebene verstanden. Die sog. „reverse genetics" trägt zur Entschlüsselung der Pathogenese dieser Krankheiten auf molekularer Ebene bei, indem man bei einer Erbkrankheit mittels gentechnischer Analysen direkt nach dem krankmachenden abnormen Gen sucht. Die Gesamtzahl aller Gene im menschlichen Genom liegt bei 50000 bis 100000. Somit sind viele Genmutationen, welche die Gesundheit oder Fortpflanzungsfähigkeit beeinträchtigen können, noch nicht als solche erfaßt und harren ihrer Entdeckung.

Klassifikation: Die Vererbung der mutierten Gene folgt den *Mendel-Gesetzen.* Im Hinblick auf die genetische Beratung ist dabei entscheidend:

- ob das Gen auf einem Autosom oder auf einem Gonosom (X-Chromosom) lokalisiert ist,
- ob die abnorme Erbanlage nur auf einem Chromosom (dominanter Erbgang) oder auf beiden Chromosomen (rezessiver Erbgang) vorliegen muß, damit sich das Erbleiden klinisch manifestiert.

Für die Aufteilung in *dominant* und *rezessiv vererbte Krankheiten* ist entscheidend, ob die Mutation bereits eines der beiden Gene (= Allele) zu einer klinisch erkennbaren Behinderung führt oder nicht. Dominanz und Rezessivität sind somit relativ zu wertende Begriffe. Ein intermediärer Erbgang ist bei menschlichen Erbleiden selten (z. B. Thalassaemia minor und major, S. 533). Liegen zwei gleiche Gene (= Allele) an einem Genlokus auf homologen Chromosomen vor, so besteht eine *Homozygotie* (Reinerblichkeit). *Heterozygot* sind Individuen mit zwei Allelen unterschiedlicher Qualität auf den beiden homologen Chromosomen. Männliche Individuen können nur ein Allel eines X-chromosomalen Gens haben. Sie sind in dieser Hinsicht *hemizygot.*

Gentechnische Methoden haben gezeigt, daß die aus der Mikrobiologie entnommenen Genmodelle nur bedingt auf den Menschen zutreffen. Am Beispiel der Hämoglobinopathien (S. 533) wird offensichtlich, welche Mutationsvielfalt sich an einem einzelnen Gen abspielen kann. So können nicht nur Exons und Introns, sondern auch Kontroll- und Terminatorregionen von den Veränderungen betroffen sein. Als Folge ist entweder die Qualität (z. B. Sichelzellanämie) oder die Quantität (z. B. plus-Thalassämien) des betreffenden Genproduktes beeinträchtigt. Auch bei anderen Genen dürfte eine ähnliche Vielzahl von Mutationsformen vorliegen. Dies würde die ausgeprochene Vielgestaltigkeit der menschlichen Erbkrankheiten erklären. Abnorme, voneinander unabhängige Gene führen wiederum zu nosologisch sehr ähnlichen Krankheitsbildern (= Heterogenie), wie dies für Schwerhörigkeit, die Amelogenesis imperfecta oder auch für die angeborenen Katarakte zutrifft.

Autosomal dominanter Erbgang

Pathogenese: Eine monogen vererbte Krankheit folgt dann dem autosomal dominanten Erbgang (Abb. 6.**5**), wenn ein abnormes Gen (Allel) für die Erkrankung genügt (heterozygoter Zustand). Ein homozygoter Zustand mit Vorliegen zweier abnormer Allele ist wegen des daraus resultierenden Schweregrades des Leidens in der Praxis selten anzutreffen (z. B. Spalthand bei autosomal dominant vererbter Kurzfingrigkeit).

Klinisch gilt für autosomal dominanten Erbgang:

- Betroffene Personen übertragen das abnorme Gen (Allel) D auf die Hälfte ihrer Nachkommen. Für jedes Kind beträgt das *Risiko 50%,* die schlechte Erbeigenschaft zu erhalten und somit zu erkranken.
- Frauen und Männer sind gleich häufig betroffen und geben das schlechte Allel *unabhängig vom Geschlecht* auf Knaben und Mädchen weiter.
- Patienten können *in jeder Generation* auftreten, wenn es sich um leichte Anomalien und Krankheiten handelt, welche die Fortpflanzungsfähigkeit *(genetische Fitness)* nicht beeinträchtigen. Ausnahme: unvollständige Penetranz (z. B. Otosklerose).
- Der *Schweregrad* einer Krankheit kann bei den einzelnen Genträgern einer Sippe (Familie) variieren, je nachdem ob das defekte Gen auf dem mütterlichen oder väterlichen Chromosom lokalisiert ist („genomic imprinting“) resp. weil das abnorme Gen in seiner Manifestation auch von anderen Genen und Umweltfaktoren mitbeeinflußt wird (variable Expressivität: z. B. Neurofibromatose Recklinghausen, S. 1086; Chorea Huntington, S. 1058).
- *Gesunde Nachkommen* eines Patienten haben, eine volle Penetranz vorausgesetzt, kein erhöhtes Risiko, kranke Kinder zu zeugen.
- *Schwere Leiden* treten in der Regel als Neumutationen auf und erlöschen mit dem Tod des Trägers wieder (z. B. Osteogenesis imperfecta Typ I, S. 53; Achondroplasie, S. 70): Das Risiko, weitere kranke Kinder mit dem gleichen Leiden zu bekommen, ist für die betroffenen gesunden Eltern kaum erhöht. *Ausnahme:* Mosaizismus in den Gonaden infolge einer Mutation in einer Spermatogonie mit Übertragung auf die weiteren von ihr abstammenden Spermatogonien.
- Ehen zwischen Patienten mit der *gleichen Krankheitsform* (Wachstums- und Gehörstörungen) müssen vermieden werden, denn bei 25% ihrer Nachkommen nehmen die Leiden eine sehr schwere Form an.
- Autosomal vererbte Leiden *manifestieren* sich teilweise erst im Erwachsenenalter: Chorea Huntington (S. 1058), Innenohrschwerhörigkeit (S. 26), adulte polyzystische Niere Typ III (S. 801).

Autosomal rezessiver Erbgang

Pathogenese: Beim autosomal rezessiven Erbgang (Abb. 6.**7**) braucht es zwei abnorme Gene (Allele) r, damit der Träger erkrankt. Die Patienten stammen in der Regel von klinisch unauffälligen (heterozygoten) Eltern ab. Die Geschwister sind oft die einzigen weiteren betroffenen Verwandten in der gleichen Familie (= Sippe).

Klinisch gilt für den autosomal rezessiven Erbgang:

- Weibliche und männliche Patienten treten in den einzelnen Familien und auch in der Gesamtbevölkerung etwa gleich häufig auf.
- Eltern eines kranken Kindes haben oft einen *gemeinsamen Vorfahren,* von dem die schlechte Erbeigenschaft herstammt.
- Jedermann hat einige schlechte Erbeigenschaften im heterozygoten Zustand. Paarung zwischen Eltern und Kindern oder zwischen den Geschwistern *(= Inzest)* kann somit fatale genetische Auswirkungen haben.
- In *Inzuchtgebieten* können auch seltene autosomal rezessiv vererbte Krankheiten häufig auftreten.
- Mit *Heterozygotentests* können klinisch gesunde Träger einzelner abnormer Gene (Allele) erkannt werden: z. B.

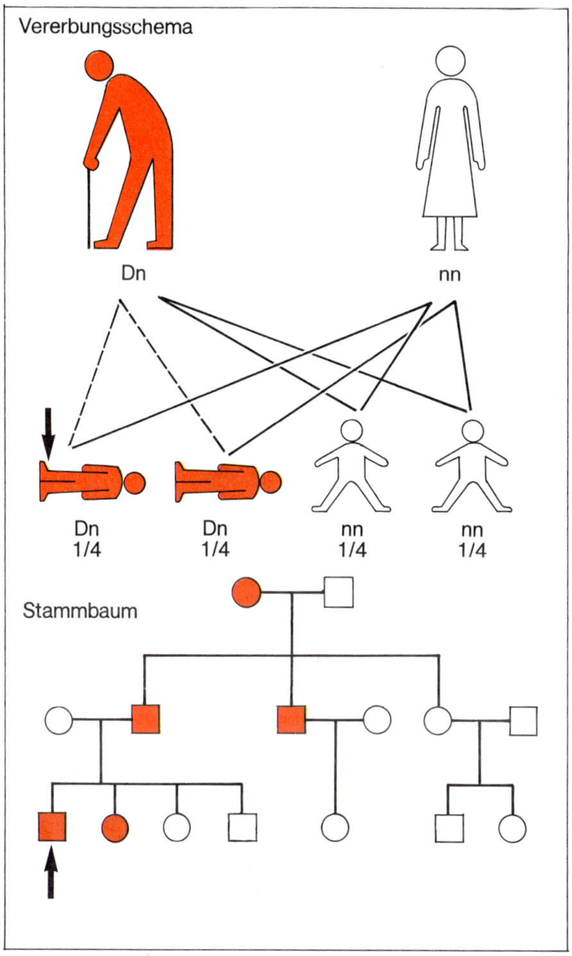

Abb. 6.**6** Vererbungsschema und Stammbaum bei autosomal dominantem Erbgang. D = abnormes Gen (Allel), n = normales Gen (Allel). Runde Symbole = weibliche Personen; quadratische Symbole = männliche Personen. Rote Symbole = Merkmalsträger/Patienten

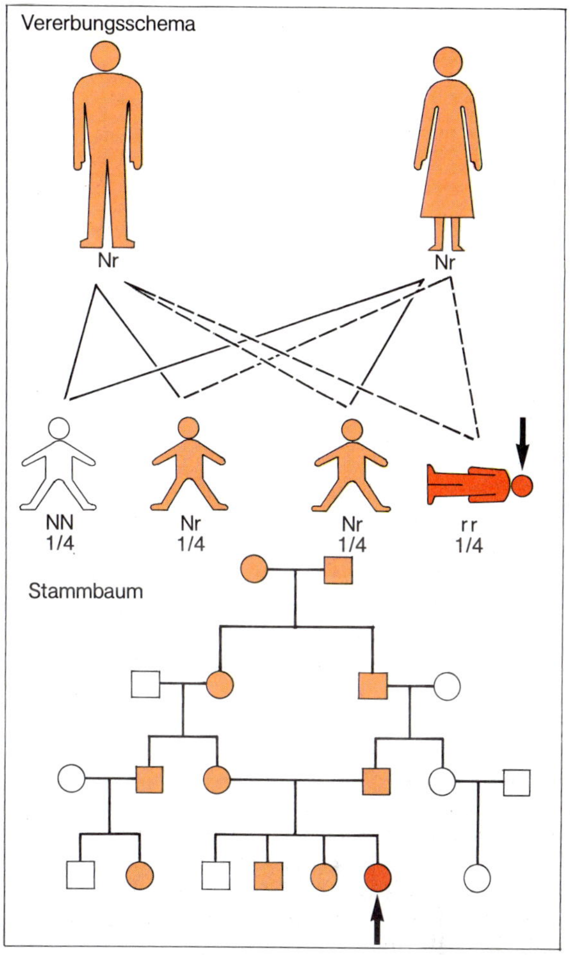

Abb. 6.**7** Vererbungsschema und Stammbaum bei autosomal rezessivem Erbgang. N = normales Gen (Allel), r = abnormes Gen (Allel). Homozygote Träger des Allels r sind krank (tiefrot), heterozygote Träger sind klinisch gesund

durch den Nachweis einer auf 50% der Norm verminderten Aktivität eines bestimmten Enzymes (Galaktosämie, S. 94), durch Belastungsteste (Phenylketonurie, S. 107) oder durch gentechnischen Nachweis (Hämoglobinopathien, S. 533).

X-gonosomal rezessiver Erbgang

Pathogenese: Beim X-gonosomal rezessiven Erbgang (Abb. 6.**8**) kann bei der Frau das normale Gen auf dem einen X-Chromosom die Krankheitsanlage auf dem anderen Chromosom klinisch nahezu vollständig überdecken, während beim Mann mit seinem genarmen Y-Chromosom keine derartige Kompensationsmöglichkeit besteht. Um die Entstehung der X-chromosomal rezessiv vererbten Krankheiten zu verstehen, ist die Kenntnis der Lyon-Hypothese wichtig:

Lyon-Hypothese (Abb. 6.**9**): In somatischen Zellen ist nur ein X-Chromosom genetisch voll aktiv. Beim weiblichen Geschlecht wird in der frühen Embryonalperiode nach Zufallsprinzipien in einem Teil der Zellen das väterliche, im anderen Teil das mütterliche X-Chromosom inaktiviert. Ist einmal ein X-Chromosom in einer Zelle inaktiv, so bleibt es in allen von ihr abstammenden Tochterzellen ebenfalls inaktiv. Demzufolge weist eine normale Frau im Hinblick auf exprimierte Gene, die auf dem X-Chromosom lokalisiert sind, zwei verschiedene Zellpopulationen auf *(= Mosaizismus):* in der einen werden die Gene des väterlichen, in der anderen die Gene des mütterlichen X-Chromosoms exprimiert. Daher kann man in der Muskulatur einer Überträgerin (= *Konduktorin*) des Allels für die progressive Muskeldystrophie Duchenne (S. 1101) neben normalen Fasern solche mit einem scholligen Zerfall finden.

Klinisch gelten für den X-gonosomal rezessiven Erbgang folgende Regeln:

– Die Krankheiten treten viel häufiger beim *männlichen Geschlecht* auf als beim weiblichen: Merkmalsträger von Rot- und Grünblindheit (q): 8% aller Männer, Merkmalsträgerinnen (q^2): 0,64% aller Frauen.

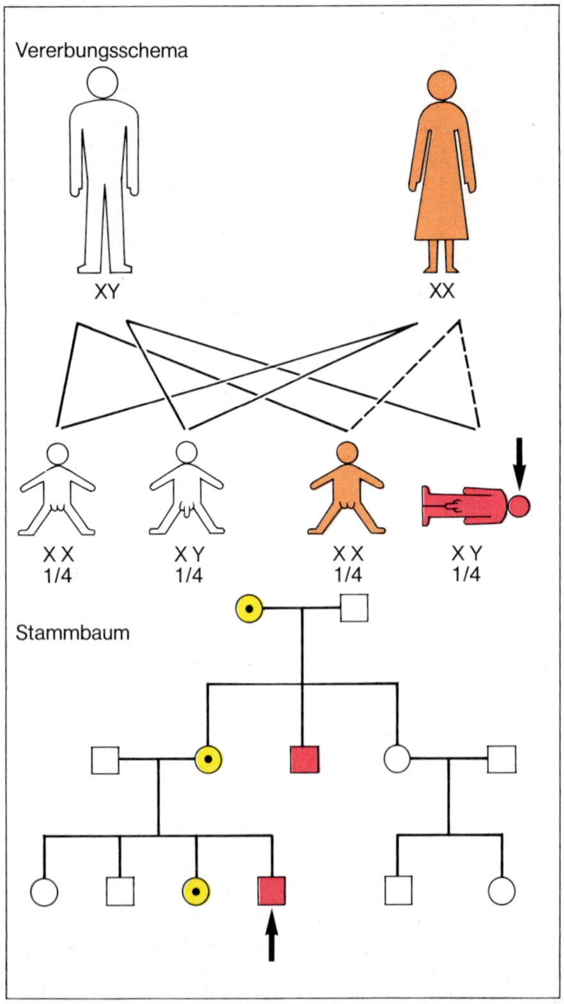

Abb. 6.**8** Vererbungsschema und Stammbaum bei X-gonosomal rezessivem Erbgang. X = X-Gonosom, Y = Y-Gonosom; Stammbaumsymbole mit Punkt = klinisch gesunde Konduktorinnen (im Vererbungsschema: gelb)

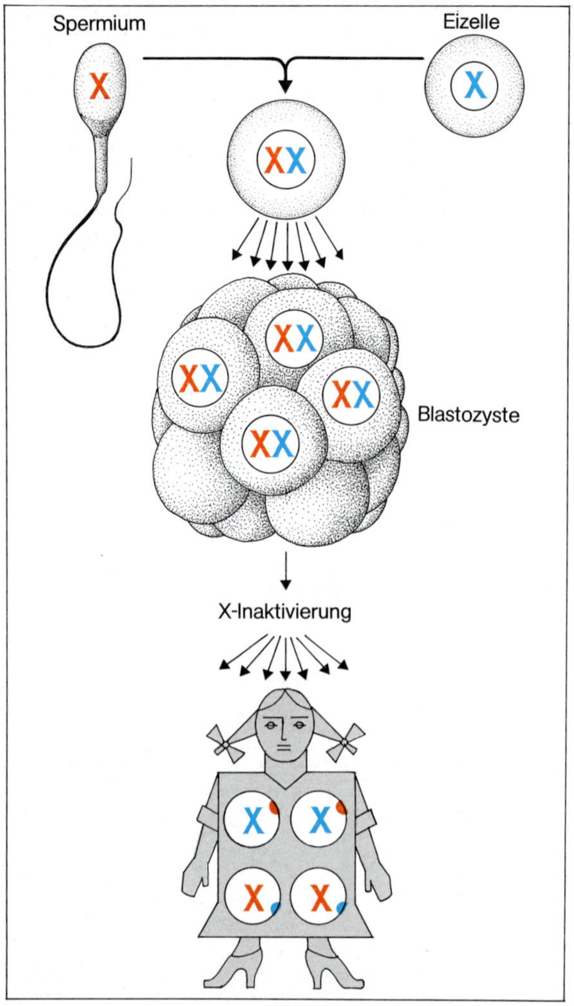

Abb. 6.**9** Lyon-Hypothese (rot = väterliches X-Chromosom, blau = mütterliches X-Chromosom). Das inaktivierte X-Chromosom erscheint als X-Chromatinkörperchen (Barr-Körperchen) am Rande des Zellkerns

- Die schlechte Erbeigenschaft wird meist von klinisch unauffälligen Müttern *(= Konduktorinnen)* auf die Hälfte der Söhne weitervererbt. Eine Übertragung vom Vater auf den Sohn ist ausgeschlossen.
- Die Krankheit kann als Folge einer *Neumutation* spontan auftreten (bei 10% der Hämophilie-Patienten, bei 30% der Patienten mit der infantilen progressiven Muskeldystrophie Duchenne).
- *Erkrankungsfälle beim weiblichen Geschlecht* resultieren infolge eines zufälligen Überwiegens der Zellpopulation, in der das X-Chromosom mit dem abnormen Allel aktiv ist, wegen eines Verlustes des X-Chromosoms (Turner-Syndrom) oder als Homozygotiefolge (vgl. oben: Farbsinnstörungen).

X-gonosomal dominanter Erbgang

Pathogenese: Nur wenige Krankheiten folgen dem X-chromosomal dominanten Erbgang. Dazu gehören Erkrankungen wie die Vitamin-D-resistente Rachitis (S. 1117), die Incontinentia pigmenti Bloch-Sulzheimer und das orofaziodigitale Syndrom. Das männliche Geschlecht ist bei X-chromosomal dominanter Vererbung im allgemeinen sehr schwer betroffen, weil in allen Zellen das dominante Allel (Hemizygotie) aktiv ist. Meist sterben die betroffenen Knaben bereits vor der Geburt. Beim weiblichen Geschlecht ist der Lyon-Hypothese zufolge nur in einem Teil der Zellen das X-Chromosom mit dem ungünstigen Gen aktiv, so daß das Krankheitsbild eine abgemilderte Form annimmt.

Mitochondriale Genläsionen

Pathogenese: Die Mitochondrien enthalten bekanntlich eine mt-DNS (S. 22), die für einige Schlüsselenzyme des oxydativen Stoffwechsels kodiert. Die Vererbung dieser Zellfähigkeiten gehorcht nicht den Mendel-Gesetzen. Sie werden nur von der Mutter an die nächste Generation weitergegeben, weil die Eizelle mehrere Tausend und die Samenzelle nur im

Schwanzbereich – und der dringt bei der Befruchtung nicht in die Eizelle ein – einzelne Mitochondrien enthält. Folglich erkranken alle Kinder einer Mutter mit einer erblichen Mitochondriopathie. Die klinische Expression von mitochondrialen Mutationen ist starken Schwankungen unterworfen. Sie äußern sich hauptsächlich in mitochondrienreichen Geweben. Dies sind (in der Reihenfolge der Erkrankungshäufigkeit aufgeführt): Gehirn, Retina, Typ-1-Skelettmuskelfasern, Myokard und Nieren. Von den mitochondrialen Mutationen gibt es drei grundsätzliche Formen:

- Deletionen (am häufigsten) → mitochondriale Myopathien,
- Duplikationen, Dimerisierung → Tumoren (Onkozytome),
- Punktmutationen → Lebersche Krankheit.

Multifaktorielle Erbkrankheiten

Definition: Darunter versteht man Krankheiten, die zum einen in einzelnen Familien häufiger vorkommen als in anderen und die zum anderen aus einem ungünstigen Zusammenspiel der genetischen Veranlagung mit Umwelteinflüssen resultieren. Da an dieser Veranlagung mehrere Genpaare beteiligt sind, spricht man auch von einer *polygenen Vererbung* oder von multifaktoriell verursachten Krankheiten. Die einzelnen, am Zustandekommen der betreffenden Krankheiten beteiligten Gene haben in ihrer Wirkung oft einen *additiven Effekt* und werden nach den Mendel-Regeln vererbt (Abb. 6.**6**–6.**8**).

Pathogenese: Zur Ausprägung eines polygen bedingten Merkmales oder Krankheitsbildes können eine Vielzahl von Genen in ähnlicher Weise oder ein oder wenige Hauptgene in besonderem Maße beitragen. Die zur Auslösung einer Krankheit führenden Umwelteinflüsse sind nur teilweise bekannt. Dazu gehören die Karzinogene bei Tumoren, die Überernährung bei der Adipositas (S. 97) und Allergene bei der anaphylaktischen Reaktion (= Atopie, S. 192). Über die Rolle der Veranlagung bei den polygen vererbten Krankheiten geben vor allem die Untersuchungen an eineiigen und zweieiigen Zwillingen Aufschluß. Dabei gibt der Ähnlichkeitsvergleich eineiiger Zwillinge – besonders wenn sie getrennt voneinander aufgewachsen sind – Aufschluß über die Bedeutung der Veranlagung *(= Heritabilität)*.

Polygen vererbte Merkmale sind:

- *äußerer Habitus* und Körpergröße,
- *intellektuelle und musische Fähigkeiten,*
- *Haut- und Haarfarbe* (S. 122),
- *Erkrankungen* wie Adipositas, Diabetes mellitus, Hypertonie, Schwachsinn und Krebskrankheit,
- *viele Fehlbildungen.*

Eine typisch multifaktoriell bestimmte Eigenschaft ist die Körpergröße (Abb. 6.**10**). Wir kennen zahlreiche Gene, die sich auf einzelne Segmente der Körperhöhe auswirken (Mikrozephalie: Schädel; Achondroplasie: lange Röhrenknochen; Mukopolysaccharidosen: Wirbelsäule). Es ist aber unbestritten, daß die Körpergröße unter anderem auch von der Ernährung, Sonnenlichtexposition und sozio-ökonomischen Umständen mitbestimmt wird (Abb. 6.**10**).

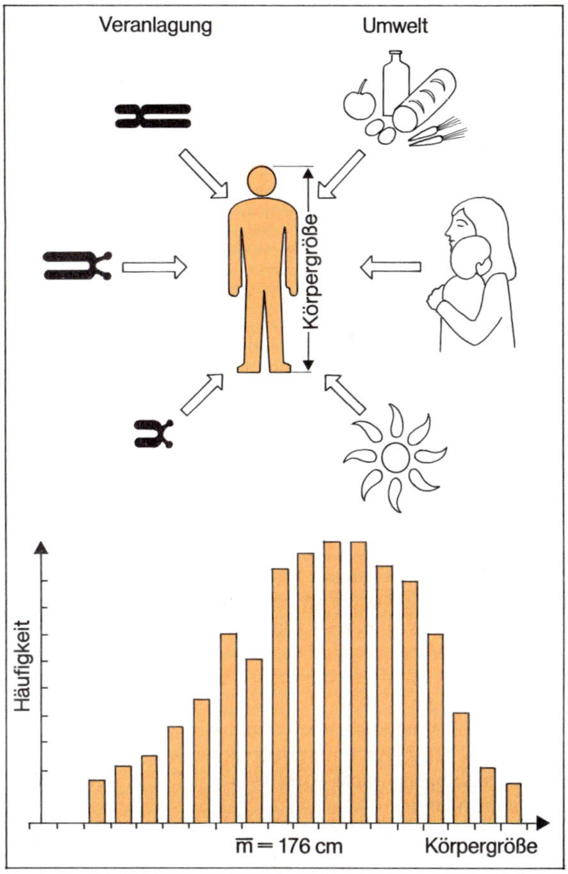

Abb. 6.**10** Körpergröße als Beispiel einer multifaktoriell bestimmten Eigenschaft. Wenn man die Häufigkeit der Verteilung der Körpergröße (Ordinate) in cm (Abszisse) einer Gruppe gleichaltriger Mütter oder Frauen untersucht, findet man eine glockenförmige Verteilung (vgl. Abb. 6.**11**)

Bei den meisten multifaktoriell verursachten Krankheiten wie Adipositas, Diabetes mellitus (Typ I), Hypertonie oder Schwachsinn ist der Übergang vom Normalen zum Pathologischen fließend. In diesen Fällen wird ein *Schwellenwert* festgelegt, der die Grenze zwischen gesund und krank definiert. Für Fehlbildungen ist ein gegebener Schwellenwert geradezu charakteristisch: Damit die Embryo- und Organogenese normal ablaufen kann, müssen in der *Entwicklung Fahrpläne* ganz konsequent eingehalten werden. Beeinträchtigen nun ungünstige Erb- und Umweltfaktoren die normale Entwicklung z. B. des Gesichtsschädels, so wird unter Umständen der entscheidende Zeitpunkt in der 10. Schwangerschaftswoche, in der sich die beiden Gaumenleisten in der primären Mundhöhle treffen müssen, um miteinander verwachsen zu können, verpaßt. Das Resultat ist eine Lippen-Kiefer-Gaumenspalte.

Klinik: Für die genetische Beratung multifaktoriell verursachter Krankheiten gilt:

– Das für eine bestimmte Krankheit *gültige Risiko* kann nur aufgrund von empirisch gewonnenen Daten angegeben werden (neueste Literatur konsultieren!).
– Ist ein Kind oder ein Elternteil betroffen, so beträgt als Faustregel das *Wiederholungsrisiko* für ein weiteres Kind 2–5%.
– Sind zwei Verwandte 1. Grades (Elternteil oder Geschwister) betroffen, so steigt das *Erkrankungsrisiko* für ein weiteres Kind um das Zwei- bis Dreifache.
– Mit abnehmendem Verwandtschaftsgrad sinkt das *relative Risiko* sehr stark ab, da eine rasche „Verdünnung" der verantwortlichen Erbeigenschaften eintritt.
– Verschiedene multifaktoriell verursachte Krankheiten *manifestieren sich bei einem Geschlecht häufiger* als beim anderen: z. B. bei Knaben die Pylorusstenose und der Klumpfuß, beim Mädchen die Hüftgelenksdysplasie. Gehört der Patient zum weniger häufig betroffenen Geschlecht, so ist anzunehmen, daß bei ihm eine recht ungünstige Veranlagung vorliegen muß. Dementsprechend ist das Erbrisiko in seiner Familie größer.
– Multifaktoriell verursachte Krankheiten treten auch *geschlechtslimitiert* auf, wenn sie sich in ihrer Manifestation auf innere und äußere Geschlechtsorgane beschränken. Die Veranlagung kann aber durch den gegengeschlechtlichen gesunden Elternteil weitergegeben werden (z. B. Uterusfehlbildungen durch den Vater, Penisfehlbildungen durch die Mutter).

Literatur

Berini, R. Y., E. Kahn: Clinical Genetics Handbook. Medical Economics Books, Oradell/N. J. 1987 (p. 386)

Buyse, M. L.: Birth Defects. Encyclopedia. Blackwell, Cambridge 1990 (p. 1892)

Emery, A. E. H., D. L. Rimoin: Principles and Practice of Medical Genetics, vol. I and II, 2nd ed. Churchill Livingstone, Edinburgh 1990 (p. 2035)

Hartl, D. L.: Human Genetics. Harper & Row, New York 1983 (p. 605)

Lenz, W.: Medizinische Genetik. Mit Schlüssel zum Gegenstandskatalog, 6. Aufl. Thieme, Stuttgart 1983 (S. 466)

Milton, G., et al.: Jaguar-cult, Down-Syndrome. Exped. 16 (1979) 33

McKusick, V. A.: Mendelian Inheritance in Man. Catalogue of autosomal dominant, autosomal recessive and X-linked phenotypes, 10th ed. Johns Hopkins, Baltimore 1992 (p. 2320)

Müller, Hj.: Medizinische Genetik. Rocom, Basel 1982

Müller, Hj.: Reproduktionsmedizin und Gentechnologie. Schwabe, Basel 1987 (S. 236)

Müller, Hj.: Humangenetische Diagnostik. In Bachmann, K. D., et al.: Pädiatrie in Praxis und Klinik, Bd. I, 2. Aufl. Thieme, Stuttgart 1989 (S. 2–9)

Müller, Hj.: Genetisches Glossar. Schweiz. med. Wschr. 119 (1989) 1727–1737

Müller, Hj.: Pränatale Diagnostik. Schweiz. med. Wschr. 120 (1990) 269–274

Müller, Hj.: Grundlagen der Gentechnologie und Möglichkeiten der DNA-Diagnostik. Schweiz. med. Wschr. 121 (1991) 1751–1760

Murken, J., H. Cleve: Humangenetik, 4. Aufl. Enke, Stuttgart 1988 (S. 202)

Schinzel, A.: A Catalogue of Unbalanced Chromosome Aberrations in Man. DeGruyter, Berlin 1984 (p. 913)

Vogel, F., A. G. Motulsky: Human Genetics, Problems and Approaches, 2nd ed. Springer, Berlin 1986 (p. 748)

Weatherall, D. J.: The New Genetics and Clinical Practice, 3rd ed. Oxford University Press, Oxford 1991 (p. 370)

Fehlbildungen

H. Müntefering, U.-N. Riede und B. Christ

Der normalen Entwicklung liegt die geordnete Aktivierung von bestimmten Genen zugrunde. Sie ist kein autonom ablaufender Prozeß, sondern sie setzt eine rege Zell-Zell-Kommunikation voraus, die darin besteht, daß die Zellen Signale anderer Zellen verstehen und in ein räumlich und zeitlich passendes Wachstumsmuster umsetzen. In dieses Kommunikationssystem ist auch die extrazelluläre Matrix mit einbezogen. Störungen der Zelldialoge führen zu Fehlsteuerungen der Zelleistung und letztlich zu Fehlbildungen.

Defekte im Erbgut und damit in den Genen, aber auch belebte und unbelebte Noxen aus dem Umfeld *(peristatische Faktoren)* können die Steuerungsmechanismen des embryonalen und/oder fetalen Entwicklungswachstums durcheinanderbringen. Sie lassen durch entsprechende Anpassungsmechanismen eine erstaunliche Variationsbreite des äußeren Erscheinungsbildes des einzelnen Individuums *(Phänotyps)* zu. Die Merkmalsverteilung aller Phänotypen zusammen entspricht beim Menschen einer Gauss-Verteilungskurve, in der das Normale eine beträchtliche Fläche einnimmt. Merkmale eines Phänotypen außerhalb dieser normalen Variationsbreite nennt man *Fehlbildungen.* Von ihnen zeigen die leichteren Formen fließende Übergänge zu den Varianten der Norm (Abb. 6.**11**). Diese Norm wird von uns als Schönheitsideal empfunden. Dies geht aus jüngsten erkennungspsychologischen Untersuchungen hervor, die zeigten, daß ein weibliches Phantomgesicht, durch computergestützte Überlagerung mehrerer individueller Gesichter zustande gekommen, als um so schöner empfunden wird, je größer die Anzahl der zur Mitteilung herangezogenen Gesichter ist. „Schön sein wollen" bedeutet also Angleichung an das genormte Mittelmaß unter Verzicht auf Individualität. Und umgekehrt: Außenseiter mit Fehlbildungen werden als „un-schön" empfunden und von der Gesellschaft ausgeklammert.

Kausalpathogenetisch können in der frühen Ontogenese Teilprozesse voneinander abgegrenzt werden, deren funktionelles Ineinandergreifen die Artspezifität eines Phänotyps prägen. Zu ihnen gehören folgende Mechanismen:

Proliferation: Die Zellvermehrung unterliegt in der Ontogenese wie im postnatalen Leben bei der Regeneration einer Vielzahl von Genen, die Kodierungsprodukte steuernd, aktivierend und hemmend auf die Zellteilung einwirken. Zu ihnen werden die Protoonkogene und die von ihnen kodierten Wachstumsfaktoren sowie ihre Gegenspieler, die (Tumor-)Suppressorgene, gerechnet. Es ist verständlich, daß ein proliferatives Zuviel oder Zuwenig zum falschen Zeitpunkt eine Fehlbildung nach sich ziehen kann.

Zelltod: Für das Entwicklungswachstum ist nicht nur die Zellvermehrung, sondern auch das örtlich und zeitlich koordinierte Verschwinden von Zellen wichtig. Dies geschieht über entsprechende „Programme", von denen man für einzelne Zelltypen bereits den Genlokus kennt.

Determinierung/Differenzierung: Damit werden Schritte in der funktionellen Spezialisierung einer Zelle bezeichnet, die, sowie sie morphologisch sichtbar werden, als Differenzierung bezeichnet werden. In diesen Prozeß sind haargenau aufeinander abgestimmte Interaktionen von sog. Homöobox-Genen, Suppressorgenen und Protoonkogenen involviert. Damit wird deutlich, daß wenige genetische Faktoren zu einem bestimmten Zeitpunkt des Entwicklungswachstums entscheiden, ob ein Tumor, eine Fehlbildung oder beides heranwächst, und daß offenbar viele Fehlbildungen auf einer genetischen Läsion beruhen.

Zellmigration: Die Wanderung der unterschiedlich determinierten und differenzierten Zellen ist für die Morphogenese wichtig. Dazu benützen die Zellen einen Motor in Form der amöboiden Eigenbewegung, ein Startsignal in Form von Wachstumsfaktoren, Orientierungshilfen in Form der Extrazellulärmatrix und ein Empfangskommitee in Form von Zelladhäsionsmolekülen. Nach der Zellmigration treten die einzelnen Gewebe miteinander in Kontakt und können sich gegenseitig beeinflussen **(Induktion)** und besondere Gewebs- und Organstrukturen bilden **(Musterbildung),** was wiederum homöotischen Kontrollgenen untersteht und mehrfach auch auf entsprechenden Verschmelzungsvorgängen **(Fusion)** beruht.

Unter den zahlreichen Fehlbildungen werden einige **Blasto-, Embryo-** und **Fetopathien** exemplarisch besprochen. Sie machen deutlich, wo und wie sich Fehler im Entwicklungsfahrplan auswirken, lassen aber auch erkennen, daß der ungeborene Organismus auf Schadstoffe anders reagiert als der geborene. Auf einen pathobiologischen Nenner gebracht, lautet das Thema des Fehlbildungskapitels: *„Proliferation – Differenzierung".*

Teratologische Grundbegriffe

Von den vorgeburtlichen Entwicklungsstörungen eines werdenden Organismus stellen die auffälligen Abweichungen von der formalen Genese nur einen kleinen Teil dar. Der ursprünglich von den als „Terata" (Wunder, Unbegreifliches) bezeichneten monströsen Fehlbildungen abgeleitete Begriff „Teratologie" wird heutzutage nicht mehr in des Wortes ursprünglicher Bedeutung verstanden. Als teratogen werden bereits Funktions- und Regulationsstörungen angesehen, die zum Teil erst während der postnatalen Entwicklung manifest werden (Abb. 6.**11**). Es werden daher im englischen Sprachraum die Begriffe „congenital anomalies" ebenso wie „birth defects" häufig als Bezeichnungen für alle morphologischen, funktionellen und biochemischen Veränderungen verwendet.

Die Fruchtentwicklung in den ersten 8 Wochen der Schwangerschaft wird als *Embryogenese,* die von der 9. Woche bis zur Geburt andauernde Wachstumsphase als *Fetogenese* bezeichnet. Unter den Begriffen „embryotoxischer oder fetotoxischer Schaden" werden alle exogen bedingten Störungen vom reversiblen ausheilbaren Schaden bis zum irreversiblen letalen Schaden zusammengefaßt. Nur ein kleiner Teil dieser embryo- oder fetotoxischen Einflüsse manifestiert sich in einer Störung der Morphogenese und kann demzufolge als „teratogen" im engeren Sinn bezeichnet werden (Abb. 6.**12**).

Fehlbildung ist eine während der intrauterinen Entwicklung zustandegekommene, also angeborene Veränderung der Morphologie eines oder mehrerer Organe oder Organsysteme oder des gesamten Körpers, welche außerhalb der Variationsbreite der Spezies gelegen ist.

Als *„kleine" Fehlbildung* werden eindeutige, aber minimale und funktionell meistens unbedeutende Formabweichungen bezeichnet (z. B. Aurikularanhänge).

Anomalien sind Formabweichungen ohne scharfe Grenzen gegenüber dem Normbereich (z. B. Hypertelorismus, Abb. 6.**13**).

Dysplasien: Dies sind generalisierte oder lokal auftretende mikroskopische Texturstörungen, die erst mit dem Abschluß des Körperwachstums nach der Pubertät ihr endgültiges Ausmaß erreichen (z. B. kongenitale Skelettdysplasien).

Die Fehlbildungen, Anomalien und Dysplasien lassen sich in bezug auf ihre Morphogenese, ihre Ätiologie oder ihre Entstehungsphase während der Ontogenese wie folgt klassifizieren:

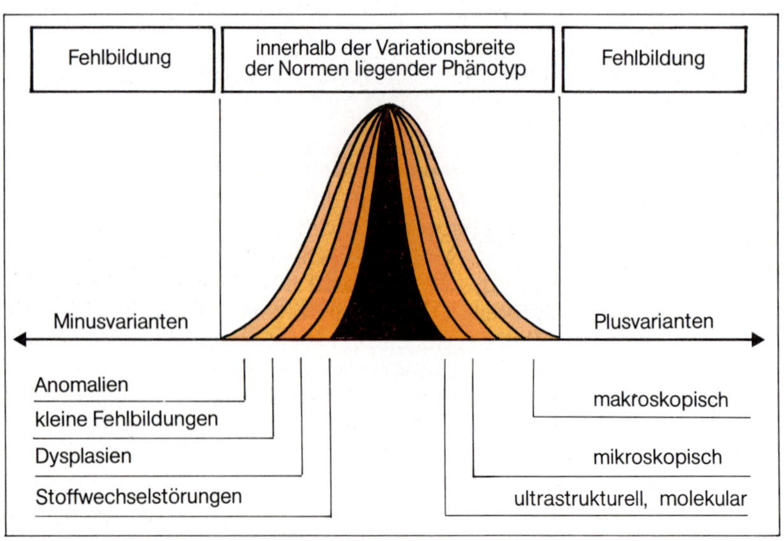

Abb. 6.**11** Das Ideal-Normale ist nur das Mittelmaß aus einer natürlichen Variationsbreite des Gesunden. Die Manifestation der einzelnen Merkmale folgt dabei einer Gauß-Verteilungskurve. Fehlbildungen sind Abweichungen von der Norm, die außerhalb der für die Spezies typischen Erscheinungsformen liegen

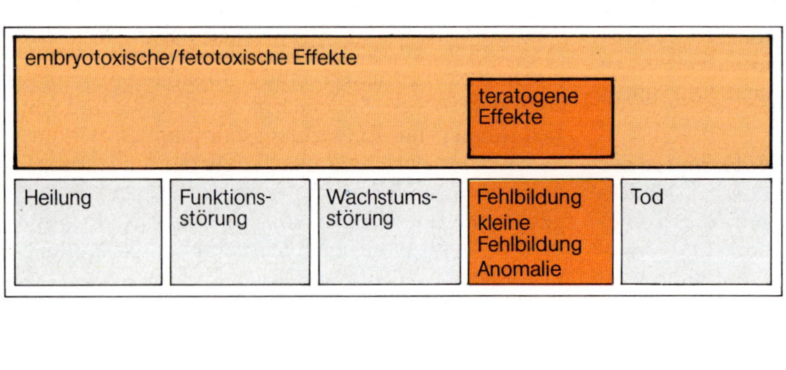

Abb. 6.**12** Folgen exogener Schädigungen der Frucht während der embryofetalen Entwicklung. Nur ein kleiner Teil derselben führt zu Fehlbildungen und ist somit definitionsgemäß teratogen

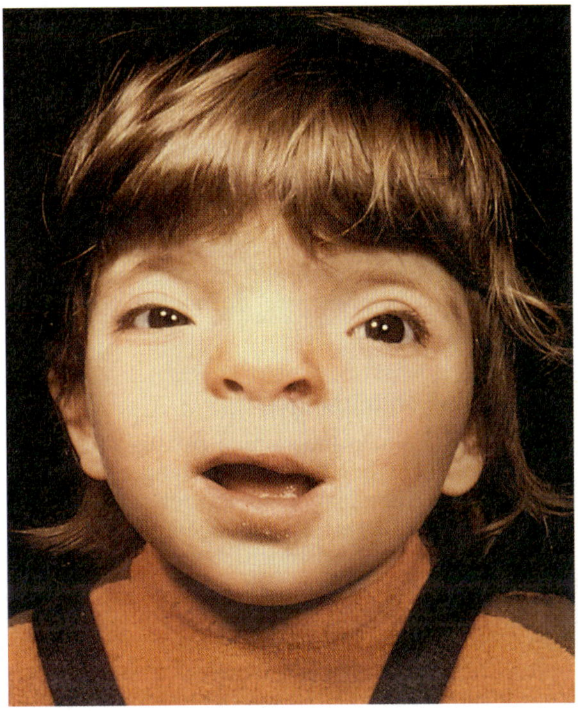

Abb. 6.**13** Anomalie, gezeigt am Beispiel des Hypertelorismus (= zu weiter Augenabstand) bei einem 1,5 Jahre alten Mädchen mit Apert-Syndrom (Akrozephalo-Syndaktylie: Balkonstirne, Finger-Zehen-Verschmelzung)

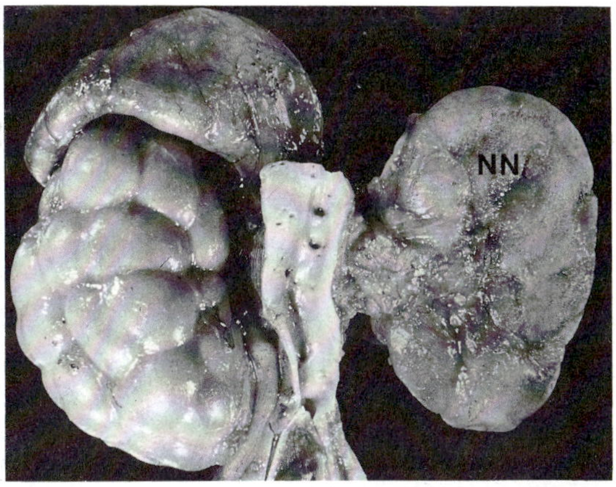

a

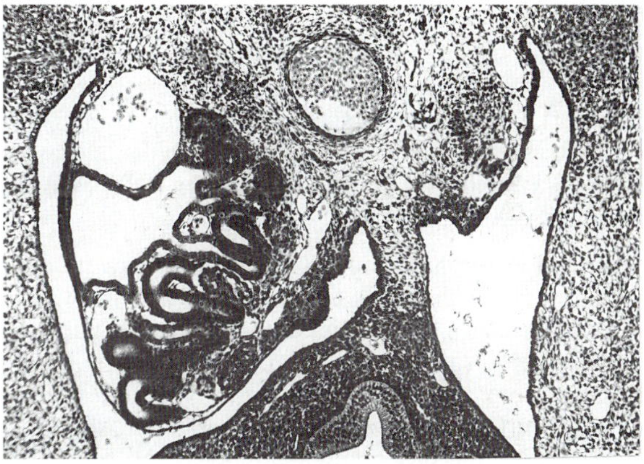

b

Abb. 6.**14a** u. **b** Organagenesie, gezeigt am Beispiel einer linksseitigen Nierenagenesie. **a** Es fehlt die Niere einschließlich der Nierenarterie. Da die Mitraform der normalen Nebennieren vom Wachstumsdruck der kaudalwärts liegenden Nieren abhängt, ist im vorliegenden Fall die linke Nebenniere scheibenförmig ausgebildet (NN = Nebenniere)
b Querschnitt durch einen Hühnerembryo, dem am 2. Bebrütungstag links der Wolff-Gang entnommen worden war. Im Gegensatz zur rechten Seite hat sich hier kein Nierengewebe entwickelt

Morphogenetische Klassifikation

Mit den enormen Fortschritten, welche die Pädiatrie, Geburtshilfe und Humangenetik und damit auch die Pränataldiagnostik und teratologische Präventivmedizin in den letzten 10 Jahren zu verzeichnen hatten, ist das Bedürfnis nach einer eindeutigen, möglichst über die reine Deskription hinausgehenden Terminologie als dringende Voraussetzung einer interdisziplinären Verständigung noch gewachsen. Die formale Pathogenese der jeweiligen Fehlbildung ist von entscheidender Bedeutung für die Wertigkeit und die Prognose derselben. Sofern die Analyse Aufschlüsse gibt, werden folgende Begriffe verwendet:

Einzelne Fehlbildungen

Definitionen: Der Begriff „einzelne Fehlbildung" darf nicht verwechselt werden mit dem unglücklichen, gleichwohl im deutschen Sprachgebrauch nach wie vor üblichen Terminus der „Einzelmißbildung"; darunter wird – im Gegensatz zur sog. „Doppelmißbildung" – das einzelne, nicht mit einem anderen verwachsene Individuum mit (einer oder mehreren) Fehlbildungen verstanden.

Agenesie: Fehlen eines Organs oder eines Körperteiles infolge einer nie vorhanden gewesenen Organanlage (z. B. einseitige oder doppelseitige Nierenagenesie) (Abb. 6.**14a** u. **b**).

Aplasie: Fehlen eines Organs oder Körperteiles infolge ausgebliebener Entwicklung einer noch an Rudimenten erkennbaren, also vorhanden gewesenen Anlage (z. B. Nierenaplasie).

Atresie: Fehlen eines physiologischen Ostiums oder Fehlen der Lichtung eines Hohlkörpers (z. B. Analatresie, Ösophagusatresie; S. 681, 735).

Hypoplasie: Abnorme Kleinheit eines Organs oder eines Körperteils infolge vorzeitigen Wachstumsstillstandes (z. B. Nierenhypoplasie).

Stenose: Verengung eines Ostiums oder einer Hohlkörperlichtung (z. B. Pulmonalstenose, Abb. 9.**39**); Aortenisthmusstenose, Abb. 9.**37**).

Dysraphie: Spaltbildung infolge gestörter Vereinigung embryonaler Verwachsungslinien (z. B. Neuralrohrdefekte, Abb. 19.**4a–d**, S. 1026).

Vestigium: Sonderform der Hemmungsfehlbildung mit Persistenz von Organen oder Organteilen, die normalerweise im Laufe der intrauterinen Entwicklung rückgebildet werden (z. B. mediane Halsfistel; Nabelfistel bei Persistenz des Ductus omphaloentericus, S. 706).

Hamartie: Lokale Fehlentwicklung einer Gewebsstruktur, also lokale Dysplasie. Ist sie tumorartig formiert, spricht man auch von einem Hamartom (S. 343). Hamartien sind Derivate *eines* Keimblattes (z. B. kavernöses Hämangiom, Abb. 9.**28**; Nävuszellnävus, Abb. 17.**24**).

Choristie: Unphysiologisch strukturiertes, heterotopes, d. h. ortsfremdes Gewebe (S. 343), das wahrscheinlich durch Versprengung bereits differenzierter Gewebe („Keime“) in ein anderes Keimblatt entstanden ist (z. B. versprengter Nebennierenrindenkeim). Choristien sind auch noch nach Abschluß des Entwicklungswachstums möglich (z. B. traumatische Epidermiszyste).

Zyste: Von Epithel ausgekleidete Hohlraumbildung infolge überschießender Epithelproliferation oder infolge Retention von Substanzen, die physiologischerweise an innere oder äußere Oberflächen abgegeben werden (z. B. Nierenzysten, Speichelgangzysten, Dermoidzyste als Retentionszyste in einer Choristie, laterale Halszyste als Retentionszyste in einem Vestigium).

Überschußbildung: Allgemeiner oder partieller Riesenwuchs des Organismus bzw. einzelner Organe oder in Form akzessorischer Organe bzw. Organteile.

Atavismus: Wiederauftreten stammesgeschichtlich (phylogenetisch) primitiver Formbildungen (z. B. Polymastie, S. 951).

Mehrfache Fehlbildungen

Sie können in einem Individuum zufällig als voneinander unabhängige Einzelfehlbildungen oder in bestimmten Kombinationen auftreten, die eine gemeinsame Ursache oder pathogenetische Abhängigkeit voneinander erkennen lassen. Darüber hinaus findet man das statistisch gesehen überzufällig häufige Zusammentreffen bestimmter, meist zahlreicher Einzelfehlbildungen ohne – bis jetzt – erkennbaren Zusammenhang. Zur Benennung dieser unterschiedlicher Manifestationsformen multipler Fehlbildungen werden folgende Begriffe verwendet:

Felddefekt: Gruppen von Fehlbildungen, die durch Störungen im Bereich eines einzelnen embryonalen Entwicklungsfeldes entstanden sind. Ursächlich sind sie auf *eine* Störung zurückzuführen, die primärer (Anlagestörung) oder sekundärer (Disruption) Natur sein kann (z. B. Holoprosenzephalie, Abb. 6.**15** und 6.**16**).

Sequenz: Muster multipler Fehlbildungen, die in Form einer Kettenreaktion auf dem Boden einer

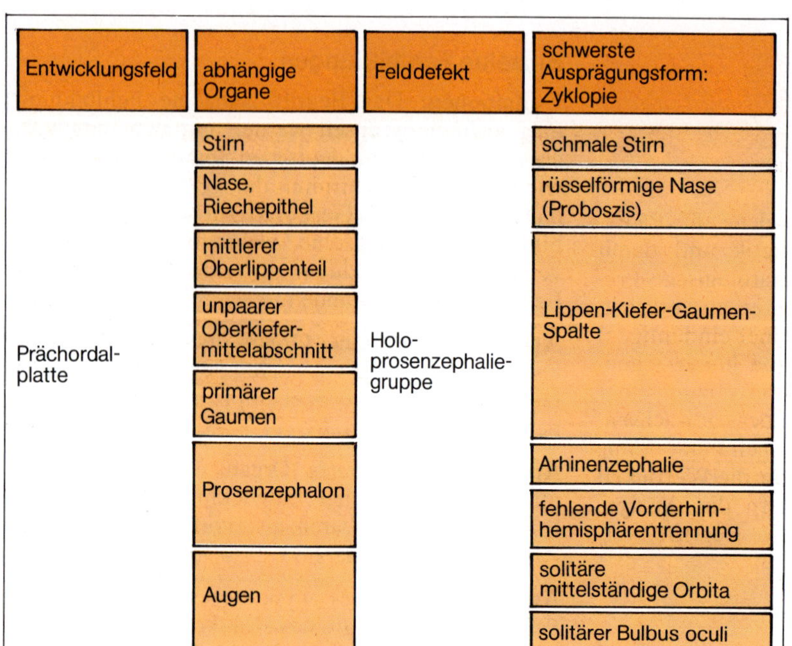

Abb. 6.**15** Felddefekt (Störung eines Entwicklungsfeldes), dargestellt am Beispiel der Gruppe der Holoprosenzephalien (= kombinierte Gesichts- und Gehirnfehlbildungen mit fehlender Hemisphärentrennung des Frontalhirns und mit Arhinenzephalie). Die schwerste Ausprägungsform dieser Fehlbildungsgruppe ist die Zyklopie (vgl. Abb. 6.**16**).

einzigen primären oder sekundären Entwicklungsstörung entstanden sind (z. B. Myelomeningozele-Sequenz, Potter-Sequenz, Abb. 6.**17** und 6.**18 a, b**).

Syndrom: Muster multipler Fehlbildungen, die offenbar auf eine gemeinsame primäre oder sekundäre Störung in mehr als einem embryonalen Entwicklungsfeld entstanden sind (z. B. Down-Syndrom, Marfan-Syndrom, Rötelnsyndrom, Abb. 6.**33 a** u. **b** sowie Tab. 6.**8**).

Assoziation: Statistisch gesehen, überzufällig häufiges Zusammentreffen von Fehlbildungen, die nach dem aktuellen Wissensstand (noch) nicht als Felddefekt, Sequenz oder Syndrom klassifizierbar sind (z. B. VATER-Assoziation, S. 681).

Kongenitale Krankheit

Anomalie mit konditionierter Progression und Tendenz zur Verschlechterung (z. B. Glykogenspeicherkrankheit, Mukopolysaccharidosen).

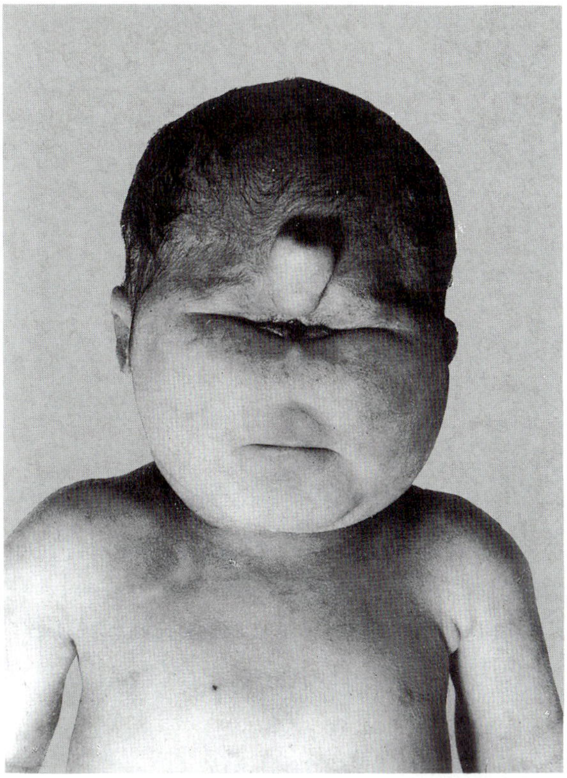

Abb. 6.**16** Zyklopie (= Extremform einer Holoprosenzephalie): Durch Verschmelzung der Augenanlagen ist nur ein solitäres Auge entstanden, das in einer solitären, rautenförmigen Orbita lokalisiert ist. Von der Nasenanlage hat sich nur der extrakraniale Abschnitt als rüsselförmiges Gebilde (Proboszis) entwickelt. Eine eigentliche Nase fehlt

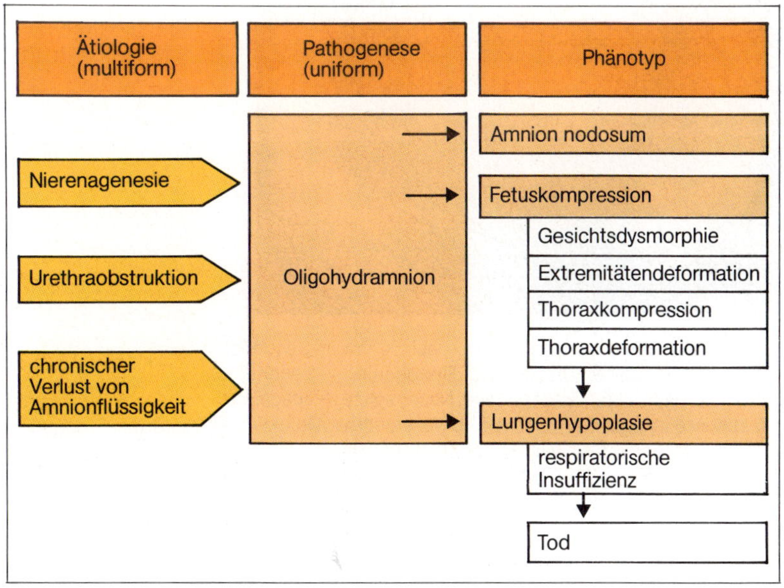

Abb. 6.**17** Fehlbildungssequenz, dargestellt am Beispiel der Potter-Sequenz: Durch eine multifaktoriell ausgelöste, aber uniforme Schädigung (Oligohydramnion) entwickeln sich sekundäre Fehlbildungen, die den Phänotypus prägen. Allen Potter-Sequenzen gemeinsam sind die faziale Dysmorphie (Abb. 6.**18 a** u. **b**), der schmale, kastenförmige Thorax und Hand- und Fußdeformationen

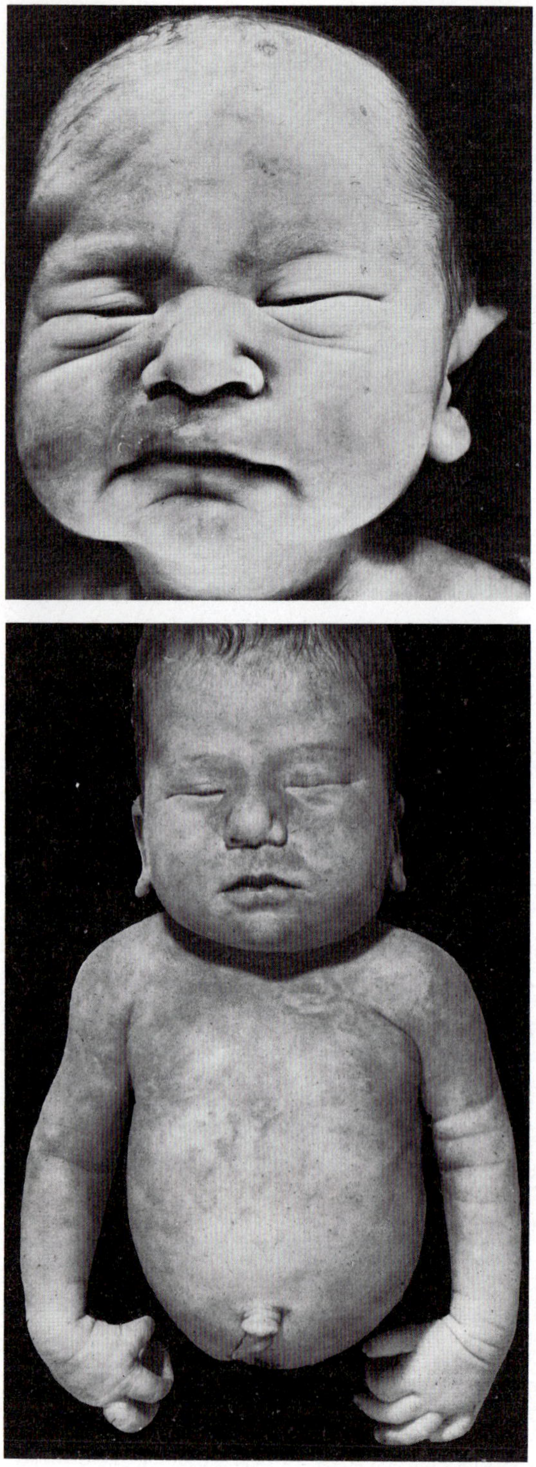

a

b

Abb. 6.**18a** Gesichtsdysmorphie bei Potter-Sequenz: infraorbitale Hautfalten, Epikanthus, Retrogenie (= fliehendes Kinn) und nach unten abgebogene Nasenspitze (Papageiennase) sowie lappige Ohrmuscheln. **b** Vollständiger Defekt des unteren Körperendes als Extremvariante der „kaudalen Regression" (Felddefekt nach Schädigung im Bereich des kaudalen Rumpfendes). Beachte die aufgepfropfte Potter-Sequenz

Ätiologische Klassifikation

Die folgenden Begriffe setzen die Kenntnis der jeweiligen kausalen Pathogenese einer Fehlbildung voraus. Da dies aber nur bei wenigen Fällen zum Zeitpunkt der Befunderhebung (phenotypic mapping) zutrifft, können sie den umfassenden Begriff der Fehlbildung nicht ersetzen:

Primäre Fehlbildung (= Malformation): Durch primären Anlagefehler, also genetisch bedingte Formabweichung eines Organs bzw. Organ- oder Körperteiles im Sinne einer Entwicklungshemmung, einer Überschußentwicklung oder einer Heterotopie.

Sekundäre Fehlbildung (= Disruption): Durch sekundäre, exogene Schädigung einer intakten Fruchtanlage bedingte Formanomalie eines Organs bzw. eines Organ- oder Körperteiles.

Deformation: Durch lokale mechanische Einflüsse in utero bedingte Form-, Größen- oder Lageanomalie eines Organs bzw. eines Organ- oder Körperteiles (z. B. bei Potter-Sequenz, Abb. 6.**17** und 6.**18a, b**).

Phänokopie, Phänotypus: Ausgehend von der Vorstellung, daß dem Organismus nur eine beschränkte Anzahl von Reaktionsmöglichkeiten zur Verfügung steht, um auf die verschiedensten Einflüsse genetischer und exogener Natur zu antworten, wurden die Begriffe des *Phänotypus* (= genetisch determinierte Erscheinungsform) und *Phänokopie* (= exogen induzierte Nachahmung eines Genotypus) geprägt. Da man heute jedoch eine Reihe von exogen bedingten Fehlbildungen kennt, für die kein genetisches Analogon existiert (z. B. Röteln-Embryopathie, Thalidomid-Embryopathie), hat der Begriff der Phänokopie *keine* praktische Bedeutung mehr.

Ontogenetische Klassifikation

Die Individualentwicklung (= Ontogenese) umfaßt auch die Vorentwicklung (= Progenese), in der die Ei- und Samenzellen entstehen (= Gametogenese). Mit der befruchteten Eizelle (= Zygote) beginnt die eigentliche Entwicklung (= Kyematogenese). Diese umfaßt das Furchungs- und Blastozystenstadium (= Blastogenese), die Embryonalentwicklung (= Embryogenese) die Fetalentwicklung (= Fetogenese) und die postnatale Entwicklung bis zur Adoleszenz.

Teratologische Determinationsperiode

Das aus Experimenten abgeleitete Gesetz von der Phasenspezifität der Fehlbildungen besagt, daß genetische Defekte wie auch die unterschiedlichen peristatischen Faktoren zu einem bestimmten Zeitabschnitt wirksam werden müssen, um ein bestimmtes Schädigungsmuster hervorzurufen. Man kann vom Phänotyp auf den Zeitraum rückschließen, in dem die Fehlbildung angelegt sein muß. Dieser Zeitraum wird nach Schwalbe als teratologische Determinationsperiode bezeichnet. Er ist für die einzelnen Organanlagen in verschiedenen Zeitabschnitten lokalisiert (Abb. 6.**19**). Die teratologische Determinationsperiode eines Organsystems wird auch als die sensible Phase (für exogene Noxen) seiner Entwicklung bezeichnet.

Organotropismus

Zusätzlich zur phasenabhängigen Wirksamkeit kann man bei einer Reihe von teratogenen exogenen Noxen bevorzugte Schädigungen bestimmter Organanlagen beobachten. Es besteht also ein gewisser Organotropismus. So sind beispielsweise Extremitätenfehlbildungen besonders charakteristisch für die Thalidomid-Embryopathie (S. 320). Es ist jedoch zu berücksichtigen, daß Zwillinge mit Thalidomid-Embryopathien ein vollkommen unterschiedliches Muster an Fehlbildungen aufweisen können, obwohl sie doch in einem Uterus zum gleichen Zeitpunkt derselben Noxe ausgesetzt waren.

Außer dem Zeitpunkt der Einwirkung einer teratogenen Noxe sind also auch die Art der Noxe und der genetische Hintergrund sowie ökologische Faktoren der uterinen Umwelt von entscheidender Bedeutung für die resultierende Fehlbildung. Anhand einer Zeittafel ist beim Menschen deshalb die Zuordnung einzelner Fehlbildungen zu bestimmten teratogenen Noxen nur selten, die Bestimmung des Zeitpunktes der Einwirkung eines teratogenen Agens aber niemals sicher möglich (Abb. 6.**19**). Allgemein gilt jedoch die Regel, daß Fehlbildungen um so schwerwiegender sind, je früher umweltbedingte (= peristatische) Noxen eingewirkt haben.

Die folgende Klassifikation der Fehlbildungen nach größeren Zeitabschnitten der Ontogenese mit unterschiedlichen biologischen Qualitäten und unterschiedlichen Angriffsmöglichkeiten für peristatische Einflüsse hat sich deshalb bewährt:

Gametopathien: Fehlbildungen, die auf abnorme Ei- oder Samenzellen (Gameten) zurückzuführen sind.

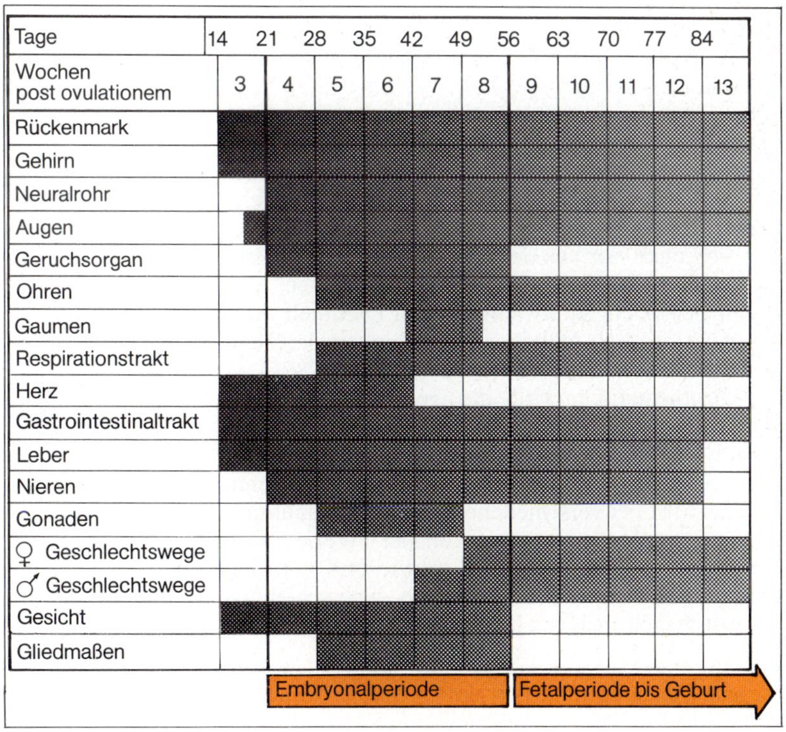

Abb. 6.**19** Zeitplan der Entwicklung und des Wachstums des menschlichen Keimlings. Auch in der (postembryonalen) Phase des Wachstums und der Reifung der Organe können durch teratogen wirksame Noxen noch bleibende Schäden entstehen (nach Knörr)

Blastopathien: Fehlbildungen, die auf einer Störung der Entwicklung während der Blastogenese (0. bis 16., längstens 18. Tag) beruhen.

Embryopathien: Fehlbildungen, die durch Entwicklungsstörungen während der Embryogenese (3. bis 8. Woche) hervorgerufen werden.

Fetopathien: Krankheiten des Fetus (ab 9. Woche), die intrauterin und auch postnatal zu allgemeinen oder örtlichen Wachstumsstörungen, oder zu örtlichen Defektheilungen führen können.

Allgemeine Ätiologie

Nur bei einem kleinen Teil der Kinder mit Fehlbildungen läßt sich im Einzelfall die Ursache sicher feststellen. Statistisch kann man davon ausgehen, daß bei Lebendgeborenen etwa 20% der Fehlbildungen auf krankhafte Gene, 10% auf Chromosomenaberrationen sowie 10% fast ausschließlich auf exogene Schädigungen der Frucht zurückzuführen sind. 60% aller angeborenen Fehlbildungen kommen wahrscheinlich durch das Zusammenspiel von ungünstigem Erbgefüge und Umweltfaktoren zustande (Abb. 6.**20**).

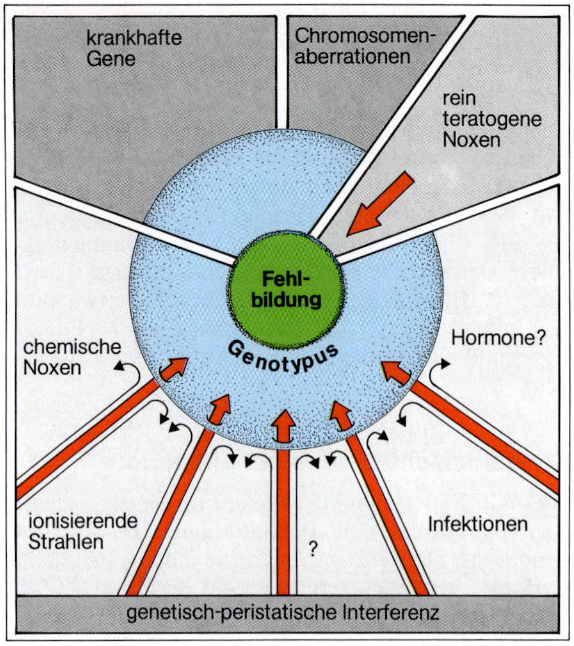

Abb. 6.**20** Bedeutung der genetischen Faktoren für die Entstehung der Fehlbildungen. Ihr überwiegender Anteil ist auf das Zusammenspiel zwischen Genotypus (= Gesamtheit der Erbanlage), der einen Teil der Noxen wie ein Schutzschild „abwehren" kann, und Umwelt (= Peristase) zurückzuführen

1. Genetische Ursachen

Relativ sicher zu diagnostizieren sind die *Chromosomenaberrationen,* da sie morphologisch am Karyotypus erkennbar sind. Diese treten fast immer sporadisch auf. Vererbung im üblichen Sinne ist die Ausnahme. Eine zweite Gruppe sind die *monogenen Erbleiden.* Für diese ist familiäres Vorkommen charakteristisch, wobei das Wiederholungsrisiko für Verwandte 1. Grades oft bei 25% oder 50% liegt. Schwierigkeiten in der Beurteilung treten vor allem dann auf, wenn eine dominante Fehlbildung so schwerwiegend ist, daß sie eine Fortpflanzung ausschließt. Alle diese Fälle sind *sporadische Neumutationen.* Hinweise für eine genetische Ätiologie ergeben sich dann nur aus dem Fehlen jeden Hinweises auf äußere Ursachen, aus dem konkordanten Auftreten bei eineiigen Zwillingen und eventuell noch aus der statistisch faßbaren Abhängigkeit der Neumutationen vom Lebensalter des Vaters (S. 285).

Problematisch wird die genetische Analyse auch bei den Fehlbildungen, bei denen zwischen Genotypus und Phänotypus keine eindeutige Beziehung besteht; viele dominante Gene manifestieren sich nämlich bei verschiedenen Trägern in quantitativ und qualitativ unterschiedlicher Weise. Ihre Manifestation hängt offenbar vorwiegend von den übrigen Erbanlagen des Trägers ab, wahrscheinlich aber zusätzlich auch von Umweltwirkungen.

Die Hypothese, daß bekannte oder noch unbekannte exogene Faktoren auch bei der dritten Gruppe der genetischen Schäden, den *multifaktoriell bedingten Fehlbildungen,* eine Rolle spielen, ist umstritten; die überragend gleichbleibende Häufigkeit dieser Fehlbildungen in verschiedenen Ländern und Zeiten spricht aber eher dagegen (Näheres zu den genetischen Fehlbildungsursachen s. S. 285).

2. Exogene Ursachen

An der Tatsache, daß sowohl bei genetisch vollkommen Gesunden als auch bei genetisch prädisponierten Früchten durch *Umwelteinflüsse* intrauterine Schäden und Fehlbildungen verursacht werden können, besteht heute kein Zweifel mehr. Allerdings ist die Zahl der Umweltfaktoren, die in dieser Hinsicht einer kritischen Bewertung standhalten, vergleichsweise sehr gering.

Zu diesen gehören als *teratogene Noxen im engeren Sinne* – dies sind Noxen, die bereits in der Embryonalzeit ihre schädigende Wirkung entfalten können – hochdosierte ionisierende Strahlen, Zytostatika (z. B. Aminopterin), Thalidomid, Rötelnviren, Alkohol und vielleicht besonders schwere Verlaufsformen von mütterlichem Diabetes mellitus. Viele andere Faktoren gelten als suspekt; Beweise für ihre teratogene Wirkung sind für den Menschen bis heute aber nicht erbracht worden (z. B. Sauerstoffmangel, gering dosierte Röntgenstrahlen bei diagnostischer Applikation). Alkohol und diabetische Stoffwechsellage der Mutter führen über ihre teratogene Wirkung hinaus regelmäßig auch noch während der Fetalperiode zu Schädigungen der

Tabelle 6.7 Intrauterin wirksame Umweltfaktoren und ihre Folgen

Schädigendes Agens	Mögliche Folgeschäden	
	Embryopathien (Fehlbildungen i. e. S)	Fetopathien (Fetalerkrankungen mit Heilung/Defektheilung)
hochdosierte ionisierende Strahlen (Strahlenunfall, Atombombe)	Mikrozephalie	–
Thalidomid	syndromale Hemmungsfehlbildungen	–
Aminopterin, Methotrexat	variable Hemmungsfehlbildungen	–
synthetische Progesterone, Östrogene, virilisierende Tumoren der Mutter etc.	–	Störungen der Genitalentwicklung
Phenylketonurie der Mutter (Hyperphenylketonämie von 20 md/dl)	Herzfehlbildungen	Zerebralschaden
Diabetes mellitus der Mutter	variable Fehlbildungen (sehr selten)	fetale Glucosemast, Poly-, Makronesie, Reifungsstörungen
Anti-Rh-Antikörper	–	fetale Erythroblastose
Alkoholabusus und Antiepileptika	syndromale Fehlbildungen	Wachstums- und Reifungsstörungen
Vitamin A und -analoga	variable Gehirn-, Ohr-, Augen- und Herzfehlbildungen	–

Frucht; diese Faktoren können also sowohl Embryopathien als auch Fetopathien verursachen (s. unten).

Von den *belebten Krankheitsursachen* haben sich neben dem Rötelnvirus nur noch das Zytomegalovirus und das Protozoon Toxoplasma gondii als Ursache schwerer formaler Defekte des Neugeborenen erwiesen. Beide Erreger schädigen in der Regel die Frucht zwar erst in der Fetalperiode, doch führen diese Fetalerkrankungen oft zu so tiefgreifenden Störungen des Entwicklungswachstums, besonders des Gehirns, daß sie gemeinsam mit dem Rötelnvirus als teratogene Erreger eingestuft werden (s. unten).

3. Intrauterin wirksame Umweltfaktoren

Der beschränkten Anzahl sicher teratogener Noxen steht eine große Zahl von Faktoren gegenüber, die zwar keine Embryopathie im engeren Sinne hervorrufen, aber dennoch Entwicklung und Wachstum des Fetus nachhaltig stören können. Die Skala reicht von enzymopathischen Stoffwechselstörungen, Mangelkrankheiten, hormonellen Dysregulationen der Mutter über antifetale Immunreaktionen und amniogene oder transplazentare Infektionen bis hin zu transplazentaren akuten oder chronischen Intoxikationen (Tab. 6.**7** und 6.**8**). Da sich die Entwicklung vom Fetus zum reifen, extrauterin lebensfähigen Neugeborenen stufenlos vollzieht, verläuft ein Teil der Fetalerkrankungen ähnlich wie in der postnatalen Phase. Ein Teil der Fetopathien zeigt dagegen Züge, die nur für diese Entwicklungsphase charakteristisch sind (vgl. Fetopathien, S. 324).

Tabelle 6.**8** Auswirkungen intrauteriner Infektionen auf die Frucht

Mikroorganismen	Mögliche Folgeschäden		
	Embryopathien (Fehlbildungen i. e. S.)	Fetopathien (Fetalerkrankungen mit Defektheilung)	Langfristige postnatale Erregerpersistenz
Viren			
Röteln	syndromale Fehlbildungen	Zerebralschäden	ja
Zytomegalie	Mikrozephalie	Zerebralschäden	ja
Herpes simplex	–	Zerebralschäden	ja
Varicella zoster	–	Hautnarben (Zerebralschäden)	ja
Mumps	–	–	nein
Masern	–	a) postenzephalitische Defekte b) SSPE*	nein ja
Coxsackie B	–	Kardiomyopathie, Endokardfibroelastose	nein
Polio	–	ZNS-Schäden; schlaffe Lähmungen	nein
Influenza	–	–	nein
Hepatitis B	–	Chronische Hepatitis	ja
Bakterien u. a.			
Treponema pallidum	–	Hutchinson-Trias	ja
Listeria monocytogenes	–	Zerebralschäden	nein
Protozoen			
Toxoplasma gondii	–	Zerebralschäden	nein

* Subakute sklerosierende Panenzephalitis

Kausale Pathogenese

Nachdem mit der Befruchtung der Eizelle das Erbgut komplettiert ist, vollzieht sich die Entwicklung des Individuums (Ontogenese) nach einem genetischen Plan. Wesentliche Teilprozesse der frühen Ontogenese sollen nachfolgend unter dem Gesichtspunkt dargestellt werden, wie Störungen ihrer Abläufe zu Fehlbildungen führen können.

1. Proliferation

Die Embryonalentwicklung wird von Anfang an durch eine Zellvermehrung (Proliferation) beherrscht (Abb. 6.**21**). Dies wird dadurch verwirklicht, daß zwischen Mitose (M-Phase) und DNS-Synthese (S-Phase) eine G-Phase (= gap, engl. Lücke) geschaltet ist. Sie enthält einen wichtigen Kontrollpunkt, den Restriktionspunkt (= R-Punkt), an dem nach Berücksichtigung aller Steuersignale entschieden wird, ob eine Zelle sich teilen wird. Zunächst wird dem Komplex aus Cyclin-D oder cdc-2-Proteinkinase durch Aktivierung seine Hemmwirkung genommen, so daß die Zelle über den R-Punkt hinwegkommt. Um weiter in Richtung S-Phase zu gelangen, muß das mit bestimmten Transkriptionsfaktoren komplexierte RB-Suppressorprotein (S. 351) durch Cyclin-D/cdc-4- und Cyclin-E/cdc-2-Komplexe hyperphosphoryliert werden. Dadurch gibt das RB-Protein die Transkriptionsfaktoren frei und verliert seine Hemmwirkung. Kurz vor der S-Phase greift schließlich auch noch das „Genomwächterprotein" p53 ein. So führen DNS-Schäden zur Anhäufung dieses Suppressorproteins, was zur Folge hat, daß das p21 (= WAF1-Protein) induziert wird. Das p21 wiederum bindet an verschiedene Cyclin-cdc-Komplexe. Es blockiert sie dadurch und hindert damit die Zelle so lange daran, in die S-Phase einzutreten, bis sie entweder den DNS-Schaden repariert hat oder apoptotisch abstirbt (S. 352).

Im folgenden werden die wichtigsten Faktoren besprochen, welche die Zellproliferation während der Ontogenese und im Rahmen des regenerativen Gewebsersatzes steuern.

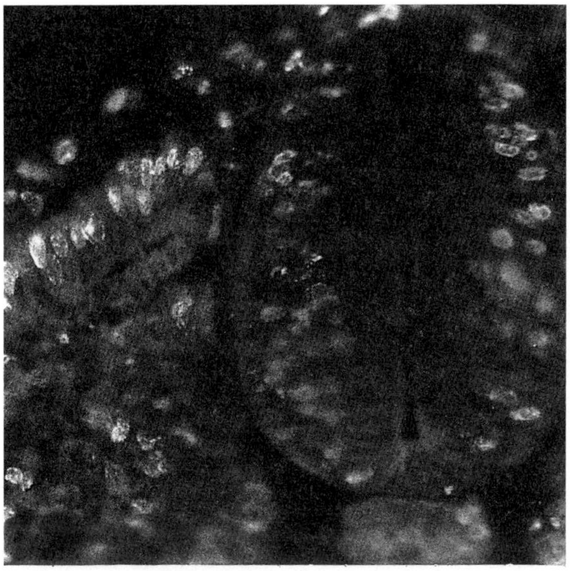

Abb. 6.**21** Zellproliferation in der Embryogenese: Hühnerembryo, der 30 Minuten lang Bromdeoxyuridin (BrdU) inkorporiert hat. Die Schnitte wurden mit einem Anti-BrdU-Antikörper gefärbt. Die fluoreszierenden Zellkerne haben BrdU eingebaut und müssen demnach die S-Phase des Zellzyklus durchlaufen haben (Vergr. 1 : 200)

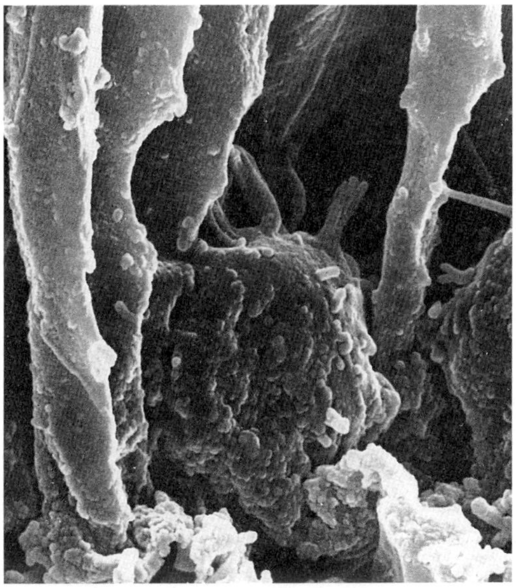

Abb. 6.**22** Rolle des Scatter-Faktors in der Embryogenese: Erst nachdem sich eine Zelle aus dem Zylinderepithelverband durch Aufhebung der Zell-Zell-Kontakte herausgelöst hat, kann sie sich mitotisch teilen. Dabei verliert sie vorübergehend ihre ursprüngliche Zellgestalt und kugelt sich ab (Original: Jacob)

Zellkontaktmechanismen

Die Zellen jedes Zellverbandes sind durch besondere Kontaktvorrichtungen in Form der Nexus (gap junction) miteinander verbunden. Über diese werden Botenstoffe wie cAMP von einer Zelle zur Nachbarzelle „weitergereicht", was für die Einleitung der Zellteilung wichtig ist (S. 39). Den Nexus kommt auch eine die Proliferation beendende Wirkung zu, in dem sie den Vorgang der sog. Kontakthemmung steuern. Dabei stellen normale Zellen, sobald sie sich gegenseitig berühren, ihre proliferative Tätigkeit ein (= Thigmotaxis). Dementsprechend ist die vorübergehende Auflösung der Zellkontakte eine Voraussetzung für die Proliferation (Abb. 6.**22**). Für den Teilungsablauf der Zelle ist auch deren freie Beweglichkeit entscheidend. Sie wird durch sog. Scatter-Faktoren ermöglicht und durch bestimmte Zell-Zell- und Zell-Matrix-Adhäsionsmoleküle wieder gebremst.

Proliferationsstimulatoren

Hierzu gehören Hormone wie STH und Thyroxin, die Protoonkogene und die Wachstumsfaktoren (= growth factors = GF):

Wachstumsfaktoren lösen als mitogene Peptidhormone in den darauf ansprechenden Zellen eine proliferative Aktivität aus und kooperieren dazu zum Teil mit bestimmten Cyclinen und Protoonkogenen (s. unten). Wenn ein Wachstumsfaktor von der gleichen Zelle gebildet wird, die auch entsprechende Rezeptoren dafür besitzt, so bezeichnet man dies als *autokrine Sekretion.* Wird ein Wachstumsfaktor jedoch von einer nicht selbst darauf ansprechenden Zelle gebildet, so handelt es sich um eine *parakrine Sekretion.* Während der Embryogenese und Gewebsregeneration, in denen ein rasches Zellwachstum erforderlich ist, spielt die autokrine Sekretion der Wachstumsfaktoren eine wichtige Rolle. Gleichzeitig stellt sie im Proliferationsstoffwechsel eine Achillesferse dar. Gerät sie außer Kontrolle, so resultiert ein autonomes Zellwachstum: ein Tumor entsteht. Die Ursprungsgewebe und die mit Proliferation antwortenden Zielzellen einiger repräsentativer Wachstumsfaktoren sind in Tab. 6.**9** zusammengestellt.

Die Wachstumsfaktoren haben aber nicht nur eine mitogene Wirkung, sie beeinflussen auch die Zelldifferenzierung und die Motilität der einzelnen Zellen, denn eine Zelle kann sich nur dann mitotisch teilen, wenn sie zuvor unter dem Einfluß von Wachstumsfaktoren mit Zerstreuwirkung (= Scatter-Faktor) ihre Kontakte mit den Nachbarzellen abgebrochen hat (Abb. 6.**22**). Schließlich wirken einige Wachstumfaktoren je nach Zielzelle durch Beeinflussung der Protoonkogen-Expression proliferationsfördernd oder proliferationsbeendend während sie durch die Beeinflussung der Hox-Gen-Expression (S. 312) das Wachstum in eine bestimmte Richtung (Körperachsen!) dirigieren.

Protoonkogene: Dies sind normale Gensequenzen (c-onc), die nach fehlerhafter Aktivierung eine maligne Zelltransformation auslösen (S. 360). Die Wachstumsfaktoren oder deren Rezeptoren sind teil-

Tabelle 6.**9** Bildungsstätte, Rezeptor und Zielzellen einiger beispielhafter Wachstumsfaktoren

Wachstumsfaktor (= WF)	1. Quelle 2. Rezeptor	Zielzelle
Plättchen-WF (= PDGF)	1. Thrombozyten 2. Onkoprotein von c-sis	Fibroblast Osteoblast Leiomyozyt Gliazelle
Epidermis-WF (= EGF)	1. Speicheldrüsen 2. Onkoprotein von c-erb-B	Keratinozyten Epithelzelle
Fibroblasten-WF (= bFGF)	1. Hypophyse (= Onkoprotein von c-int-2)	Fibroblasten
Endothel-WF (= VEGF)	1. Ependym	„Angiogenesefaktor" Endothelzellen
Nerven-WF (= NGF)	1. Fibroblasten	sympathische Neurone sensorische Neurone
koloniestimulierender WF (= CSF-1)	1. T-Zellen Fibroblasten (= Onkoprotein von c-fms)	Monozyten
Hepatozyten-WF	1. Ito-Zellen 2. Onkoprotein von c-met	Fibroblasten Epithelzellen

Tabelle 6.**10** Wirkungsspektrum von Protoonkogenen und Wachstumsfaktoren in der Embryogenese

Protoonkogen	Kodierungsprodukt	Effekt in Embryogenese
c-sis	PDGF-Rezeptor	Mesenchymproliferation c-myc-Expression
c-int-2	bFGF	Mesenchymproliferation
	TGFβ	Mesoderminduktion, Differenzierungsfaktor
c-erbB	EGF-Rezeptor	Epithelproliferation
c-erbA	TGFα-Rezeptor	Ektodermproliferation, Mesenchymproliferation, Differenzierungshemmer
	Thyroxinrezeptor	Proliferation, Differenzierung, programmierter Zelltod, Differenzierung: Myelinisierung
c-mos	p37mos	Proliferationsfaktor
c-ras	p21ras	Proliferationsfaktor, Differenzierungshemmer
c-myc	myc-Onkoprotein	Proliferationsfaktor, programmierter Zelltod (Immortalisierung)
c-fms	CSF-1	Proliferationsfaktor (Hämatopoese)
	Cyclin-D-Induktion	Differenzierung: Trophoblast

weise das Genprodukt solcher Protoonkogene. Je nach ihrer Lokalisation auf oder in der Zelle wirken sie entscheidend bei der Signalverarbeitung mit (Tab. 6.**10**). Viele Befunde sprechen dafür, daß die Wirkung der Protoonkogene darin besteht, daß sie innerhalb einer Zielzelle den Spiegel von wichtigen Zweitbotenstoffen regulieren und/oder im Zellkern die Aktivität der Transkriptionsmaschinerie modulieren. Außerdem scheint bei der Ontogenese die Wirkung der Wachstumsfaktoren durch Genprodukte solcher Protoonkogene vermittelt zu werden, die sowohl im Rahmen der Regeneration als auch bei der Tumorentstehung transkribiert werden. Die wichtigsten Protoonkogene sowie ihre Wirkung in der Ontogenese sind in Tab. 6.**10** zusammengestellt.

Homöobox-Gene

Ein wichtiger Vorgang im frühen Entwicklungsstadium ist die Ausbildung einer Asymmetrie. Sie führt zu entsprechenden Wachstumsgradienten in rostrokaudaler, dorso-ventraler und proximo-distaler Richtung, so daß Wachstumsmuster entstehen. Diese Wachstumsmuster werden durch Zu- und Abschalten (Expression) von sog. Homeobox-Genen (= Hox-Gene) realisiert.

Die Hox-Gene haben ihren Namen von der für sie charakteristischen und in der Evolution konservierten Basenpaarsequenz, die man als Homöobox bezeichnet. Sie kodieren Transkriptionsfaktoren mit verstärkender und abschwächender Wirkung. Die verschiedenen Hox-Gene sind in den entsprechenden Chromosomen in einer bestimmten Sequenz angeordnet, in der sie auch exprimiert werden, und verleihen je nach Expressionsmuster einer Zelle gewissermaßen ein Gedächtnis für ihren Positions-

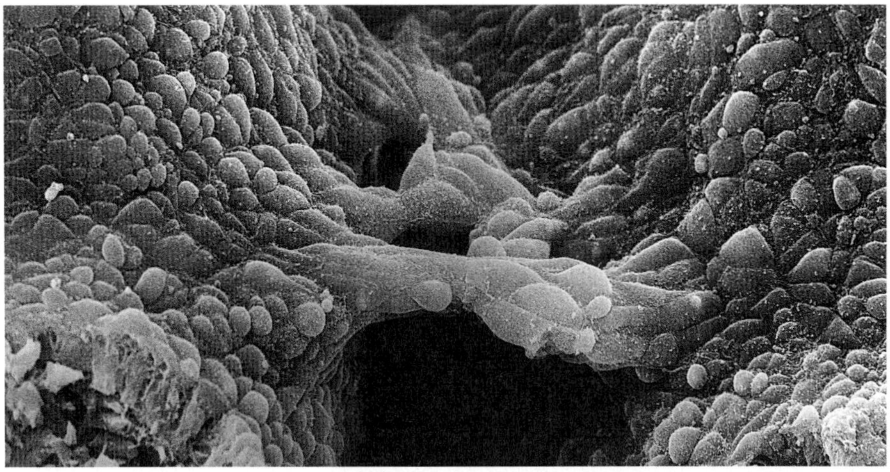

Abb. 6.**23** Rolle des Zelltodes (= Apoptose) in der Embryogenese: Das Einreißen und die Auflösung der Buccopharyngealmembran wird durch Auslösung eines zellulären Todesprogrammes bewerkstelligt (Original: Wilting)

wert. Dies hat zur Folge, daß sich die betreffende Zelle über unbegrenzt viele Zellteilungen hinweg an ihre ursprüngliche Adresse erinnert sich dementsprechend verhält. Die Funktion der Hox-Gene besteht somit in der Kontrolle des räumlichen Zellmuster, das letztlich in die organ- oder gewebsspezifische Zellanordnung einmündet. Diese Gene werden deshalb auch als Muster-Kontrollgene bezeichnet. Die Expression der Hox-Gene selbst unterliegt zum einen den eigenen Genprodukten, den Hox-Proteinen, zum andern den Wachstumsfaktoren. So steuert der bFGF die Expression kaudaler Hox-Gene und damit die Entwicklung kaudaler Embryoregionen, während der TGF-β über rostrale Hox-Gene die Entwicklung rostraler Embryoregionen dirigiert.

Proliferationsinhibitoren

Die Wirkung der Proliferationsstimulatoren könnte zu einer unkontrollierten Zellproliferation und damit zur Geschwulstbildung führen, gäbe es keine Hemmstoffe, die an bestimmten kritischen Punkten des Zellzyklus die Proliferation wieder drosseln. Dazu gehören die Suppressorgene wie das RB-1-Gen (S. 351), dessen Wirkung durch Komplexierung mit bestimmten Cyclinen vorübergehend aufgehoben werden kann.

2. Zelltod*

Die Embryonalentwicklung wird nicht nur von der Bildung neuer Zellen, sondern bereits sehr früh von Zelluntergängen begleitet, die teilweise lokal begrenzt auftreten (Abb. 6.**23**). Da nach Transplantation einer solchen prospektiven Nekrosezone der Zelltod von einem bestimmten Entwicklungsstadium in der neuen Umgebung genau zu dem Zeitpunkt auftritt, zu dem er an seiner ursprüglichen Stelle erfolgen würde, erweisen sich die betreffenden Zellen hinsichtlich ihres Absterbens als programmiert. So treten während der Gestaltung der Gliedmaßenanlagen umschriebene Zonen mit Zelltod (= Nekrosezonen) auf. Sie führen zur Trennung von Radius und Ulna und zur Separation der Finger (Abb. 6.**24**). Eine Störung des entsprechenden Nekroseprogramms hat zur Folge, daß sich das Blastem in diesen Bereichen nicht separiert. Die Folgen sind eine radioulnare Synostose und Syndaktylien im Hand- und Fußbereich. Auf den gleichen Mechanismus ist die Rückbildung der embryonalen Schwanzknospe zurückzuführen. Weiterhin treten Zellnekrosen bei der Fusion zunächst paarig angelegter Blasteme oder Organanlagen in Erscheinung. So verschwindet beispielsweise das Gewebe zwischen den Sternalanlagen. Embryonale Gangstrukturen wie der Urnierengang werden durch Nekroseprogramme zurückgebildet.

Die Abstimmung des dazu erforderlichen Nekroseprogramms auf die normale Embryogenese ist offenbar an eine Zell-Zell-Kommunikation geknüpft. Dabei können signalstoff-produzierende Zellen nach Stimulierung durch bestimmte Genprodukte (Differenzierungsgene), aber auch durch unspezifische Stoffe, zu denen auch teratogene Stoffe gehören, ihre Botenstoffe den Zielzellen via extrazellulärer Matrix oder via Blutstrom zukommen lassen. So gehen die Epithelien der Gaumenplatte durch Signalstoffe des darunterliegenden Mesenchyms zugrunde, und die interdigitalen Nekrosen in den Extremitätenanlagen werden durch Signale aus dem darüberliegenden Ektoderm gesteuert, während der Müller-Gang in den zunächst indifferent angelegten Genitalorganen bei männlichen Embryonen unter dem Einfluß eines über den Blutweg zugeleiteten Sertolizellfaktors zurückgebildet wird. Die Sensibilität einer Zielzelle auf solche Botenstoffe ist vermutlich durch ein übergeordnetes genetisches Programm festgelegt und hängt von der Expression der korrespondierenden Rezeptorstrukturen ab.

* molekularer Mechanismus des zellulären Absterbeprogramms S. 142

3. Determination – Differenzierung

Die Entwicklung eines vielzelligen Organismus geht nicht nur mit Zellvermehrung, sondern auch mit einer Spezialisierung der Zellen einher, die in aufeinanderfolgenden Schritten erfolgt.

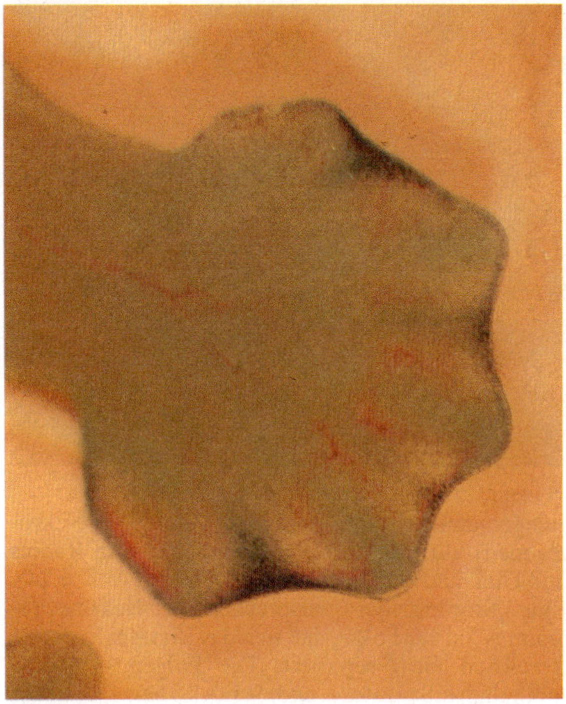

Abb. 6.**24** Rolle des programmierten Zelltodes bei der Morphogenese der Finger. Durch Ablauf des Nekroseprogramms im Bereich der Extremitätenknospen wird diese in Finger untergliedert (Original: Grim)

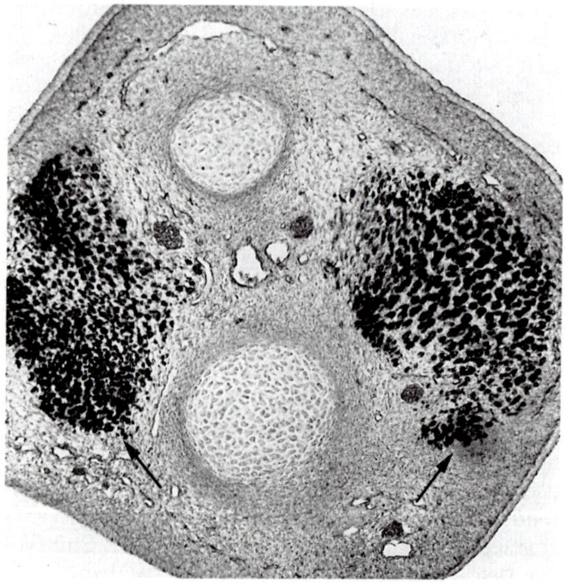

Abb. 6.**25** Differenzierung: Dorsale und ventrale Vormuskelmasse in der Flügelanlage eines Hühnchens. Die differenzierten Myoblasten sind mit einem Anti-Desmin-Antikörper gefärbt

Determination: Hat sich eine Zelle hinsichtlich ihres späteren Werdegangs definitiv festgelegt, ohne daß man ihr dies morphologisch oder biochemisch ansehen kann, so bezeichnet man diesen Zustand als Determination. Dies hat zur Folge, daß sich die betreffende Zelle und die davon sich ableitenden Tochterzellen an die einmal getroffene Entwicklungsentscheidung erinnern.

Zu den früh determinierten Zellinien gehören die primordialen Keimzellen, die Endothelzellen und die Herzmuskelzellen. Bei anderen Zelltypen ist eine allmähliche Einschränkung der Entwicklungspotenz nachweisbar. So können aus dem kranialen Ektoderm der Wirbeltiere zu einem frühen Zeitpunkt vor der Neurulation einerseits Epidermis mit Haaren und Drüsen, andererseits auch Linse, Retina, Pigmentepithel, Kornea, Iris und Hirngewebe entstehen. Nach Abschluß der Neurulation und Abfaltung des Augenbechers können von dem oberflächlich verbliebenen Ektoderm nur noch Epidermis, Haare, Kornea und Linse und nach Abfaltung der Linsenplakode nur noch Epidermis und Kornea gebildet werden. Es ist davon auszugehen, daß Gene aus der Homeobox-Gruppe die Expression anderer Regulatorgene wie der Protoonkogene kontrollieren, deren Genprodukte zum Zustand der Determination führen. Dies kann zum Beispiel durch den Vorgang der Induktion erfolgen.

Induktion: Sie geht so vor sich, daß eine Zelle über eine Zell-Zell- oder Zell-Matrix-Interaktion auf einen bestimmten Entwicklungsweg festgelegt wird. So induziert die Chorda dorsalis Nervengewebe, der Wolff-Gang Nierengewebe und durch die Expression von c-int-2 im embryonalen Rhombenzephalon mit nachfolgender Expression von bFGF wird das otische Bläschen und schließlich das Innenohr induziert.

Als weiterer Mechanismus der Determination wird die Zellteilung angesehen. Es werden nur der Zellvermehrung dienenden Mitosen von sog. quantalen Zellteilungen unterschieden, bei denen die Tochterzellen andere Genaktivitäten aufweisen als die Mutterzellen. Untersuchungen der Extremitätenentwicklung haben Hinweise dafür geliefert, daß Zellen offenbar in der Lage sind, die Zahl der durchlaufenden Teilungen zu registrieren. Bei Störung der Zellteilungsaktivität kann es zu Fehldifferenzierungen kommen, z. B. zur Bildung proximal oder intermediär defizienter Extremitäten, wie sie für die Phokomelie (Abb. 6.**35**) charakteristisch sind.

Differenzierung: Hat sich eine Zelle biochemisch und/oder morphologisch faßbar für eine besondere Aufgabe spezialisiert, so handelt es sich um eine Differenzierung (Abb. 6.**25**). An diesem Prozeß sind Homöobox-Regulatorgene, im Zusammenspiel mit sog. Suppressorgenen, Protoonkogenen und Wachstumsfaktoren beteiligt.

Normalerweise erfolgt die Determinierung vor der Differenzierung in ganz unterschiedlichen Stadien der Embryonalentwicklung. Dabei erfahren die Zellen eine zunehmende funktionelle und auch morphologisch erkennbare Spezialisierung: Die befruchtete Eizelle ist zunächst totipotent, d. h., aus ihr können sich Vorläuferzellen aller Gewebe eines Organismus herleiten. Durch stufenweise Einschränkungen des Entwicklungspotentials entwickeln sich

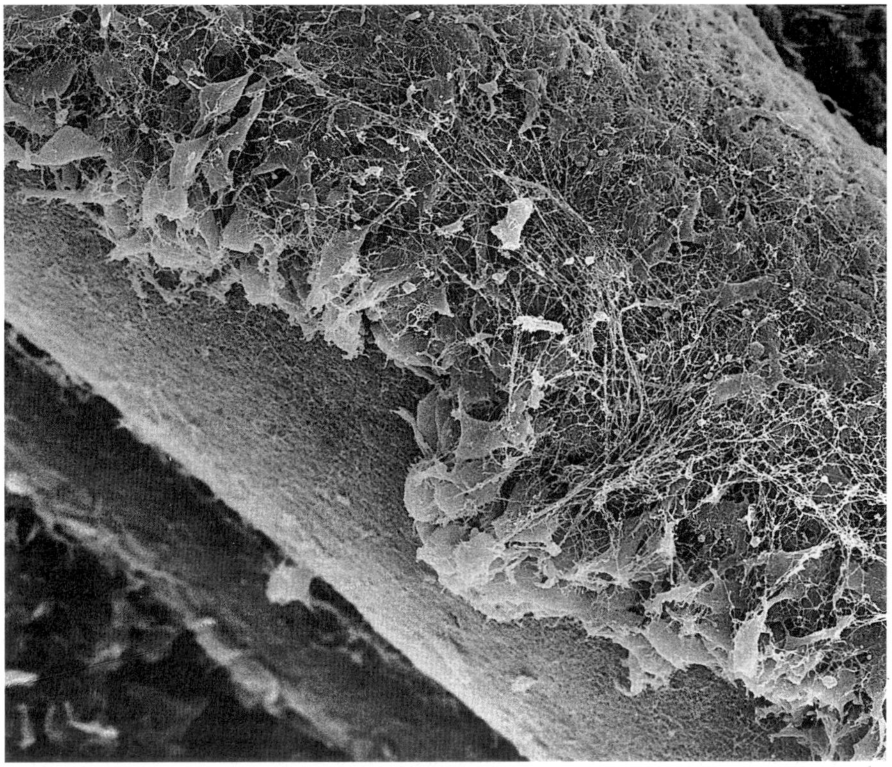

Abb. 6.**26** Migration: Aus dem Neuralrohr wandern Neuralleistenzellen aus (Original: Wilting)

aus der Eizelle pluripotente Zellen, von denen sich nicht mehr alle, sondern nur noch einige Zellinien ableiten. Durch daran anschließende Differenzierungsschritte erfahren nun die Zellen eine Spezialisierung: aus den pluripotenten Zellen werden unipotente Vorläuferzellen (Progenitorzellen), die durch weitere Differenzierung zur endgültigen Organzelle heranreifen (Abb. 6.**25**).

An der Differenzierung ist eine Reihe von Genen beteiligt, welche die Zellreplikation stimulieren (= Protoonkogene, Wachstumsfaktoren) oder hemmen (= Antionkogene, Wachstumsfaktoren). Ein wesentlicher Differenzierungsschritt besteht um einen in der Aktivierung von sog. Zinkfingerproteinen, welche die schrittweise Expression von sog. Differenzierungsgenen in Form von membranständigen Enzymen, HLA-Molekülen, Adhäsionsmolekülen, Zytoskelettbestandteilen und Rezeptoren kontrollieren und zum anderen in der Produktion von Wachstumsfaktoren wie TGF-β, welche u. a. die Abgabe von Fibronektin und Laminin in die extrazelluläre Matrix steuern. So ausgerüstet ist es einer reifenden Zelle möglich, auszuwandern (= Migration) und am Zielort ein neues Gewebsmuster zu bilden (Abb. 6.**26**). Dies erklärt, weshalb beim Nephroblastom (= Wilms-Tumor), einem bösartigen Nierentumor des Kleinkindes, ein embryonales Tumorgewebe mit unvollständig differenziertem Nierengewebe vorliegt, was oft mit anderen Fehlbildungen des Urogenitaltraktes kombiniert ist. Aufgrund von Deletionen der entsprechenden Differenzierungsgene (wie WT1, WT2, PAX6) fehlen hier die entsprechenden Genprodukte (Zinkfingerproteine).

4. Zellmigration

Ein wichtiges Prinzip sowohl für die Morphogenese als auch für die Ausprägung bestimmter Gewebsmuster stellt die Wanderung (= Migration) unterschiedlich determinierter Zellen dar. Besonders augenfällig ist die teilweise über beträchtliche Entfernungen erfolgende Migration der Neuralleistenabkömmlinge, die sich zu Zellen des peripheren Nervensystems, zu Melanoblasten und im Kopfbereich zu Odontoblasten, Knochen- und Bindegewebszellen differenzieren (Abb. 6.**26**). So liegt der Aganglionose des Kolons (= Morbus Hirschsprung) eine defizitäre Besiedelung des Dickdarms mit neuroblastischen Zellen aus der Neuralleiste zugrunde (Abb. 12.**56**; S. 719).

Neuralleistenzellen aus dem zervikookzipitalen Bereich sind für die normale Herzentwicklung unentbehrlich. Fällt deren Einwanderung in die Herzanlage aus, so resultieren bestimmte Herzfehlbildungen wie Septierungsstörungen der Ausflußbahn. Aus dem intermediären Mesoderm des Kopf-Hals-Übergangsgebietes gliedern sich diejenigen Zellen ab, die Urnierengang, Harnleiter, Nierenbekken und die Sammelrohre bilden. Da dieses Zellmaterial auch die Entwicklung des eigentlichen Nierenblastems „induziert", ist es nicht verwunderlich, daß eine Störung ihrer Migration zur Nierenaplasie führen kann (Abb. 6.**14b**).

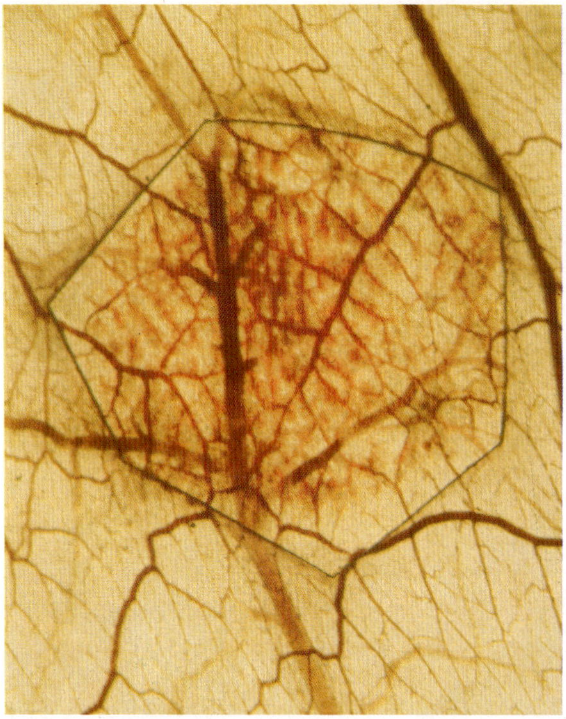

Abb. 6.**27** Wirkung des Angiogenesefaktors VEGF (vascular endothelial growth factor). Nach Applikation auf die Chorioallantoismembran entstehen explosiv neue Kapillaren

Die Muskelentwicklung in den Extremitäten kann nur dann erfolgen, wenn zuvor potente Vorläuferzellen aus den Somiten in die Gliedmaßenknospen eingewandert sind. Wird die Einwanderung dieser myoblastischen Zellen in die Extremitätenanlagen experimentell völlig oder teilweise unterbunden, so resultieren Extremitäten, die gar keine Muskeln enthalten oder durch das Fehlen einzelner Muskelgruppen gekennzeichnet sind. Die Bildung von Blutgefäßen (= Angiogenese) hängt von der Migration der Endothelvorläuferzellen ab (Abb. 6.**27**). Primär avaskuläre Organanlagen wie das Neuralrohr, die Nieren oder die Muskelblasteme werden während der Ontogenese von angioblastischen Zellen besiedelt.

Der zeitlich und räumlich geordnete Ablauf der Zellmigration ist an verschiedene Bedingungen geknüpft. Die Zellen benötigen einen Motor, ein Startsignal, eine „Landkarte" mit Informationen über Richtung und Weg sowie ein Zielerfassungsgerät. Den Motor der Migration stellt die amöboide Eigenbewegung der Zellen dar. Als Startsignal dürften diffusible Substanzen wie Wachstumsfaktoren dienen. So stimuliert der Nervenwachstumsfaktor (= NGF) das Auswachsen der Fortsätze von Spinalganglienzellen und sympathischen Nervenzellen; die Endothelzellinvasion wird durch Mitglieder der FGF-Familie gesteuert (Abb. 6.**27**). Bei allen migrierenden Zellsystemen ist die Fortbewegung der Zellen an Interaktionen mit der extrazellulären Matrix geknüpft. Sie bildet die Straßen, auf denen die Zellen wandern, und führt sie durch ihre Anordnung in die vorgesehene Richtung. Als Mediatoren zwischen den fibrillären Bestandteilen der extrazellulären Matrix und den auswandernden Zellen funktionieren Glykoproteine wie das Fibronektin, welche über zellmembranständige Integrine (S. 174) mit dem Zytoskelett in Verbindung stehen. Ob eine Zelle am Ziel angekommen ist oder nicht, erkennt sie mit Hilfe besonderer Klebeproteine auf ihrer Oberfläche. So dienen Zelladhäsionsmoleküle (CAM) der kalziumunabhängigen und die Cadherin der kalziumabhängigen Zell-Zell-Adhäsion, in dem sie der wandernden Zelle die Möglichkeit geben, die Identität der Nachbarzelle mit der eigenen Identität zu vergleichen. Dadurch finden die ausgewanderten Zellen am Zielort zusammen und bilden ein Gewebsmuster. Während dabei die cadherinvermittelte Zell-Zell-Anheftung nur locker (reversibel) ist, wird sie bei weiterer Zellreifung über Desmosomen im Zytoskelett verankert.

5. Gewebliche Interaktionen

Die Komplexität des adulten Organismus wird u. a. durch die Interaktionen der embryonalen Gewebe erreicht. Zunächst entstehen die drei Keimblätter Ektoderm, Entoderm und Mesoderm als selbständige separate Schichten. Die Bildung des Mesoderms erfolgt dabei im Zuge der sog. Gastrulation. Sie wird durch Proteine aus der Familie der transformierenden Wachstumsfaktoren (TGF-β) gesteuert, die lokal vom Entoderm gebildet werden und die gerichtete Zellbewegung ermöglichen.

Die Keimblätter und ihre Derivate treten untereinander in Beziehung, die wie bei der Neurulation, bei der Linsen- und Korneabildung induktiven Charakter haben kann. Die Entwicklung von Lunge, Pankreas, Brust- und Speicheldrüsen setzt eine Interaktion zwischen den epithelialen und den mesenchymalen Strukturelementen voraus. Dabei wird der Verzweigungstyp des Gangsystems durch das Mesenchym determiniert, welches durch permissive Signale die Proliferation und die Stabilisierung des Epithels kontrolliert. Von besonderer Bedeutung sind ektomesodermale Interaktionen bei der Entwicklung der Extremitäten. Das appositionelle Wachstum der Extremitätenknospe wird dabei durch die apikale ektodermale Randleiste an ihrer äußersten Spitze kontrolliert (Abb. 6.**28**). Form und Funktion dieser Randleiste werden ihrerseits durch Signale des Extremitätenmesoderms beeinflußt. Diese können in einer lokal unterschiedlichen Konzentration von Retinsäure bestehen und zu konsekutiver Expression von Homöoboxgenen und Wachstumsfaktoren vom TGF-Typ führen. Die Entwicklung der Wirbelsäule ist von Einflüssen seitens der Chorda dorsalis und der Rückenmarksanlage abhängig.

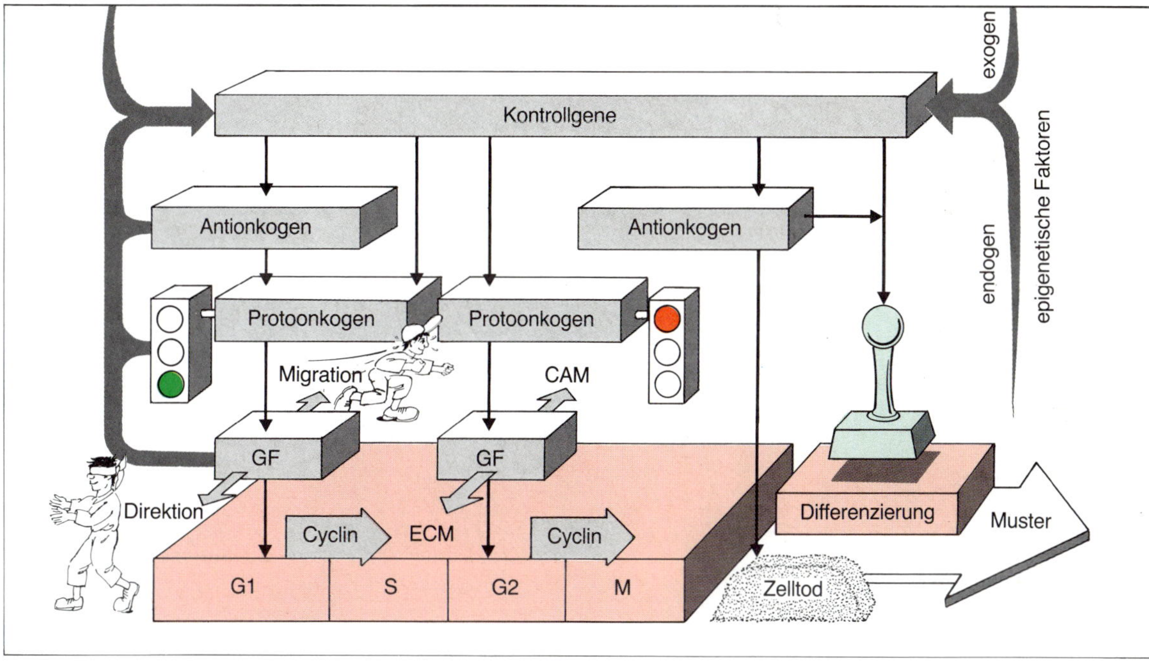

Abb. 6.**28** Schematische Darstellung der genetischen und epigenetischen Kontrollmechanismen in der Embryogenese: Kontrollgene (z. B. Hox-Gene) regulieren die Expression von Antionkogenen (= Suppressorgenen) und Protoonkogenen. Letztere kodieren für Wachstumsfaktoren (GF) oder für deren Rezeptoren und veranlassen, daß die Zellen von der G1- in die S-Phase oder von der G2- in die Mitosephase gelangen. Dabei werden sie von Cyclinen unterstützt. Einige Wachstumsfaktoren steuern gleichzeitig auch die Zellfortbewegung (Migration und Direktion) durch Veränderung der Zell-Zell-Adhäsionsmoleküle (CAM) oder der Extrazellulärmatrix (ECM). Suppressorgene (= Antionkogene) sind auch für den programmierten Zelltod und für die Differenzierung einer Zelle wichtig. Sie drücken ihnen den Prägestempel für die Entwicklung von Gewebsmustern auf

6. Musterbildung

Unter einem Muster versteht man Teile und Strukturen des Körpers, die sowohl bezogen auf den Gesamtorganismus (metamer, nichtmetamer, bilateral-symmetrisch, radiär-symmetrisch) als auch bezogen auf seine Unterabschnitte (z. B. Extremitäten) oder die Körperbedeckung (Behaarungstyp) räumlich geordnet sind. Die Entstehung dieser Muster wird durch genetische und nichtgenetische (epigenetische) Faktoren dirigiert. Kontrollfaktoren auf genetischer Ebene stellen die Musterkontrollgene (= Homöobox-Gene), dar. Sowohl für die Körperachse als auch für die Extremitäten sind für die Einzelabschnitte charakteristische Expressionsmuster von Hox-Genen nachgewiesen. Das jeweils für einen bestimmten Abschnitt nachweisbare Expressionsmuster wird als Hox-Code bezeichnet. Durch Applikation von Vitamin-A-Analoga (Retinsäure) können homöotische Mutationen erzielt werden. Das weist darauf hin, daß die Expression der Hox-Gene durch exogene Faktoren verändert werden kann (Abb. 6.**28**).

7. Fusion

Organanlagen, die paarig angelegt sind und während der Entwicklung der Medianebene aufeinander stoßen, fusionieren normalerweise. Dieser Prozeß, durch Hox-Gene dirigiert, kommt möglicherweise dadurch zustande, daß sich die gleichartig differenzierten Zellen identischer Organanlagen über ihre oberflächlichen Differenzierungsantigene erkennen und neu sortieren. So vereinigen sich die paarigen Neuralfalten und bilden das Neuralrohr (Abb. 6.**29**). Die ursprünglich paarig angelegten Aorten verschmelzen zur unpaaren Aorta. Aus den paarig angelegten Sternalleisten geht das unpaare Sternum hervor. Stoßen infolge von Materialdefekten paarige Organanlagen aufeinander, die sich normalerweise nicht berühren, so kommt es ebenfalls zu deren Verschmelzung. Auf diese Weise entsteht die Hufeisenniere (Verschmelzung der beiden Nierenanlagen), die Zyklopie (Verschmelzung der beiden Augenstiele) oder die Sirenenbildung (Verschmelzung beider Beine und Füße).

Im folgenden werden einige exemplarische Fehlbildungen aus dem Formenkreis der Gametopathien, Blastopathien, Embryopathien und Fetopathien besprochen.

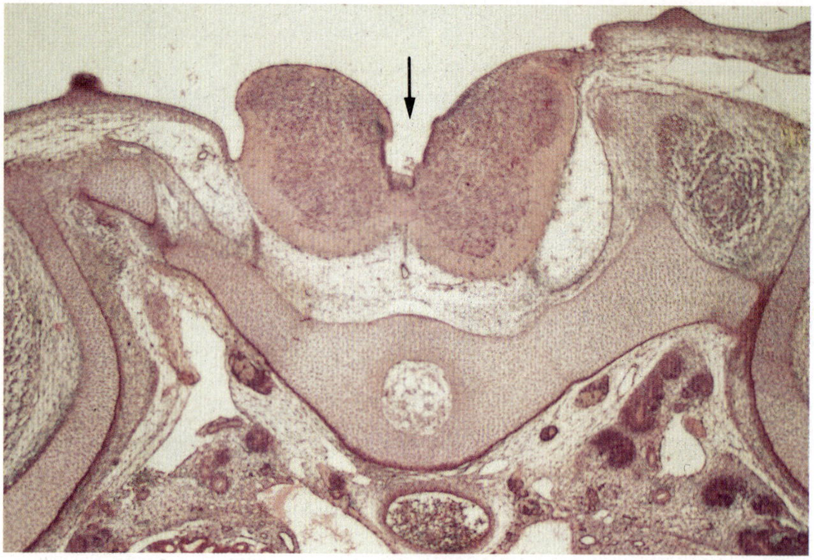

Abb. 6.**29** Fusionsstörung: Störung des Neuralrohrschlusses führt zur Spina bifida: unvollständiger Verschluß der Medullarrinne und Spaltbildung der Wirbelsäule (Pfeil)

Gametopathien

Allgemeine Pathogenese: Die Individualentwicklung beginnt bereits mit der Bildung der Ei- und Samenzellen (= Gametogenese). Beide Gameten dürften mannigfaltigen ungünstigen peristatischen Einflüssen ausgesetzt sein. Biochemische und strukturelle Veränderungen des Gametenzytoplasmas mit Rückwirkungen auf die Entwicklung der Frucht im Mutterleib samt Eihäuten und Plazenta (= Kyematogenese) werden vermutet. Von größerer Bedeutung sind aber Kernschäden der Gameten, die zu Mutationen und damit zu Erbkrankheiten führen (s. Genetik, S. 284).

Blastopathien

Allgemeine Pathogenese: Die Blastogenese beginnt mit der ersten Furchung der Zygote, erstreckt sich über die Bildung der Morula und der Blastozyste und endet mit der Formierung des Primitivknotens bzw. der Bildung des dritten Keimblattes. Während der Blastogenese bestehen völlige Schutzlosigkeit gegen Erreger und eine hohe Empfindlichkeit gegen exogene oder endogene Schäden in Form einer Minderwertigkeit des Eibettes. Gehen bei einer Schädigung aber nicht sämtliche Zellen des Kyema zugrunde, so sind die erhaltenen Zellen aufgrund ihrer prospektiven Potenz in der Lage, die Fruchtanlage zu regenerieren. Es entstehen normale Früchte. Dieses „Regenerationsvermögen" – in der allgemeinen Embryologie „Regulation" genannt – zeigt sich z. B. in der Fähigkeit zur kompletten Doppel- oder Mehrfachbildung (z. B. monozygote Zwillinge).

1. Doppelbildungen

Pathogenese: Erfolgt in der Blastogenese die *Separierung* einer genügend großen Anzahl von Zellen, so regenerieren die getrennten Zellhaufen jeweils zu gleichwertigen Keimen, und es entstehen aus einer Zygote zwei oder mehrere freie Individuen. Ist die separierte Zellmasse zu klein, resultiert eine asymmetrische freie Doppelbildung, deren einer Teil unvollständig, im Extremfall nur als amorphe Gewebsmasse ausgebildet ist.

Eine unvollständige Separierung von Zellhaufen der Keimlingsanlage – eventuell auch das Zusammenbringen von zwei Primitivstreifen durch Gastrulationsbewegungen – führt dagegen zur Entstehung unfreier, d. h. teilweise miteinander verwachsener Doppelbildungen (Abb. 6.**30a, b** und 6.**31**). Die Individualteile solcher Pagi (Pagus = Doppelfehlbildung, gr.: pegnymi = verbinde) sind jeweils spiegelbildlich (symmetrisch) zur Verwachsungsebene ausgebildet.

Wie bei den freien, so kommen auch bei den zusammenhängenden Doppelbildungen asymmetrische Formen vor, deren größerer und besser ausgebildeter Individualteil dann als *Autosit,* der kleinere, manchmal nur rudimentäre Individualteil als *Parasit* bezeichnet wird.

2. Plazenta bei Doppelbildungen

Pathogenese: Erfolgt die Separierung der pluripotenten Zellen schon im Morulastadium, bilden sich

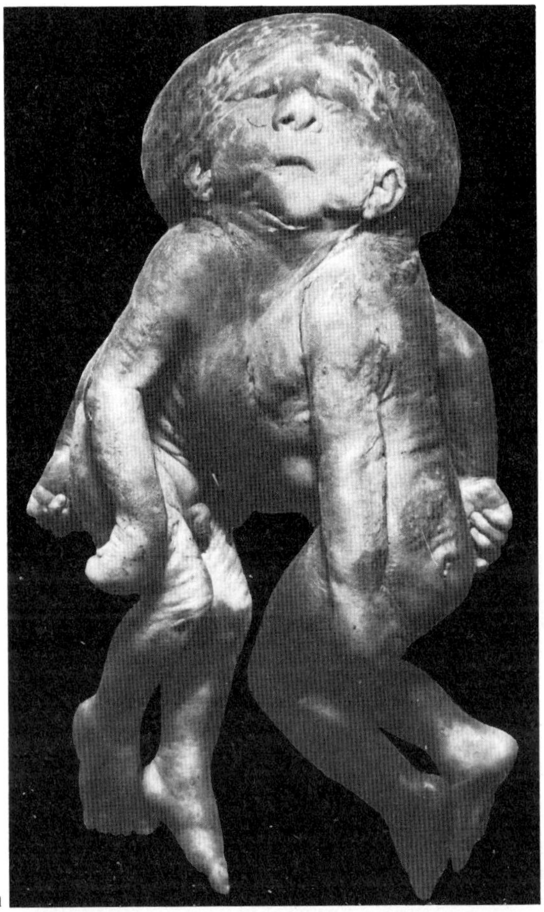
a

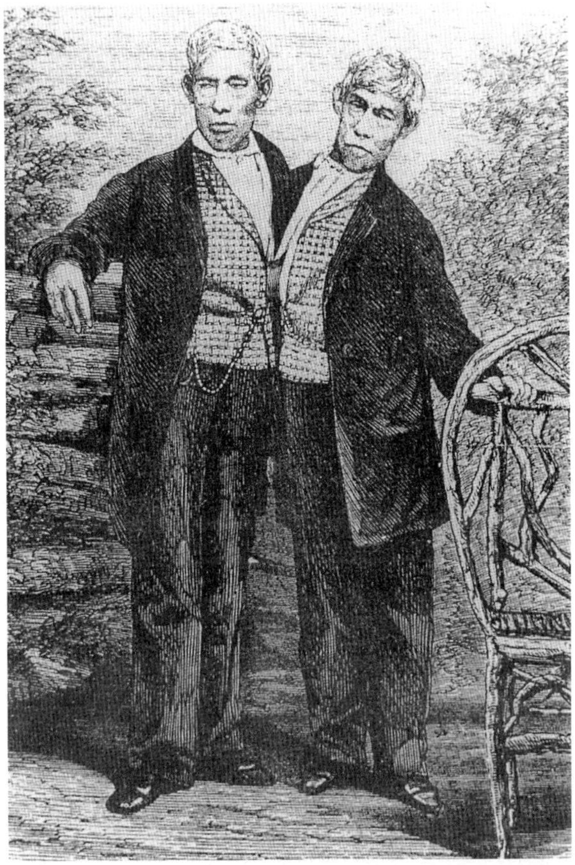
b

Abb. 6.**30a** u. **b** Doppelfehlbildungen, dargestellt am Beispiel von Zephalothorakopagen:
a Gesicht und Brustbein (wie auch die beteiligten inneren Organe) sind jeweils zur Hälfte aus nicht vollständig getrennten und deshalb noch induktiv wirksamen Zellhaufen der Blastozyste entstanden, während sich die voneinander gelösten embryonalen Zellen zu freien Individual-Körperteilen entwickeln konnten.
b Nach den auf Ausstellungen berühmt und reich gewordenen thorakopagen Zwillingen aus Siam namens Chang und Eng Bunker (1811–1874) werden Doppelfehlbildungen seither als „siamesische Zwillinge" bezeichnet. Sie ließen sich später in den USA nieder, heirateten und zeugten elf normale Jungen und Mädchen

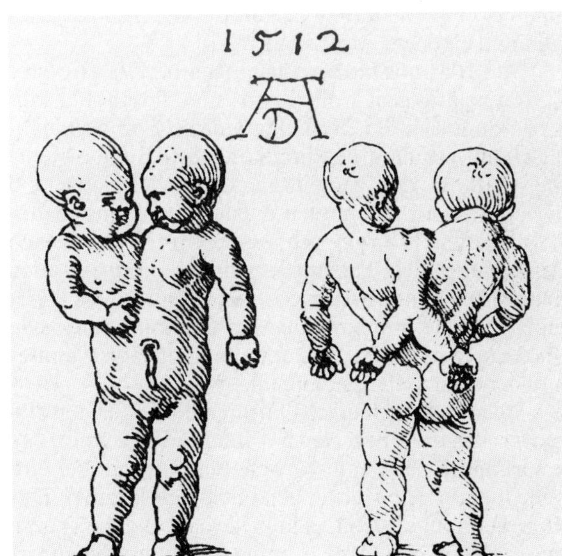

Abb. 6.**31** A. Dürers Darstellung eines Thorakopagus ist für das Mittelalter, das noch keine Spur einer wissenschaftlichen Betrachtung der Fehlbildungen kannte, ungewöhnlich realistisch. Noch bis in die erste Hälfte des 18. Jahrhunderts hinein galten sie, als „Monstra" oder „Terata" (Wunder) bezeichnet, als Hinweis für das unmittelbare Einwirken Gottes in das menschliche Geschick. Erst in der zweiten Hälfte des 18. Jahrhunderts wurde allmählich erkannt, daß ein Zusammenhang zwischen Fehlbildungslehre, Entwicklungsgeschichte und Anatomie besteht

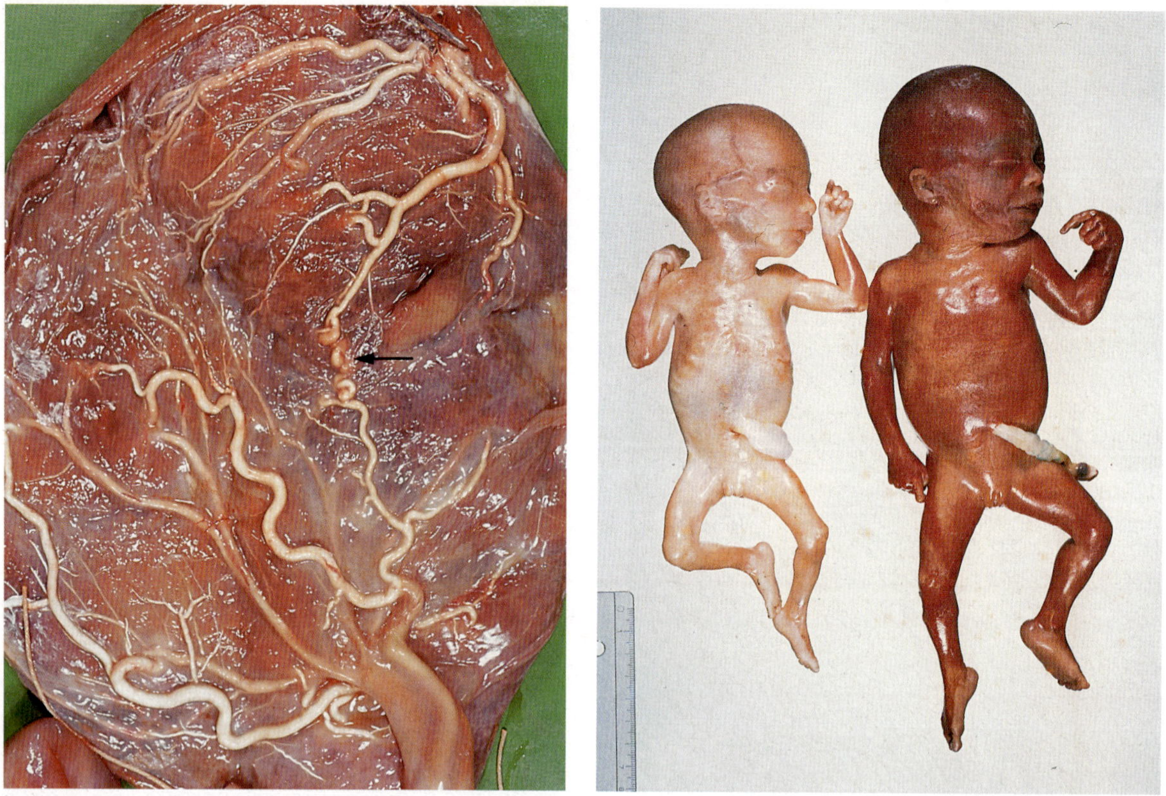

a b

Abb. 6.**32a** u. **b** Fetofetale Transfusion bei eineiigen Zwillingen:
a Über eine Umbilikalgefäßanastomose (Pfeil) in der monochorialen Zwillingsplazenta kann es zu einer Blutübertragung vom einen (anämischen) Zwillingsfetus zum anderen (hyperämischen) kommen.
b Intrauteriner Fruchttod beider Feten infolge Hypovolämie des Donators (links) und Polyglobulie des Akzeptors (rechts) (Original: Coerdt)

auch zwei gesonderte Plazenten mit eigenem Chorion und eigenem Amnion aus.

Im Blastulastadium, also nach bereits erfolgter Differenzierung in Embryonal- und Trophoblastanlage, kann sich die Trennung auf die Embryonalanlage samt Amnion beschränken, so daß eine Mehrlingsplazenta mit gemeinsamer Chorionplatte und getrennten Amnionhöhlen entsteht (z. B. monochoriale, diamniale Zwillingsplazenta). Im Stadium nach Ausbildung des Embryonalschildes können auch keine getrennten Amnien mehr entstehen (z. B. monochoriale monoamniale Zwillingsplazenta). Die Plazenta der unfreien Doppelbildungen ist immer monochorial und monoamnial.

Sämtliche genannten Formen der Mehrlingsplazenta sollen aber auch durch Verschmelzung ursprünglich getrennter Trophoblastanlagen bei ein- oder mehreiigen Mehrlingen entstehen können. Der Plazentabefund allein erlaubt deshalb keine sichere Aussage darüber, ob z. B. eine Zwillingsschwangerschaft mono- oder dizygot ist.

3. Fetofetale Transfusion

Pathogenese: Bei monochorialen Zwillingsplazenten können Verbindungen zwischen venösen und/oder arteriellen Nabelschnurgefäßen bestehen. Solange die Herzleistung der Zwillingspartner ausgewogen bleibt, sind solche Anastomosen funktionell ohne Bedeutung. Kommt es jedoch z. B. unter der Geburt des vorangehenden Zwillingspartners zur ungleichen Kreislaufbelastung, geraten beiden Feten in Gefahr, indem der vorübergehend stärkere sein Blut in den Kreislauf des schwächeren Partners überträgt. Polyglobulie bzw. hypervolämischer Schock des Empfängers und Anämie bzw. hypovolämischer Schock des Spenders können die Folge sein und den Tod beider Feten herbeiführen (Abb. 6.**32a** u. **b**).

Embryopathien

Definition und allgemeine Pathogenese: Die Embryogenese beginnt mit der Entstehung des dreiblättrigen Embryos und endet mit der Festlegung des Bauplanes der Organe (vgl. Abb. 6.**19**). Sie ist im wesentlichen mit der Vollendung der 8. Woche vollzogen, doch sind die Grenzen zur Phase der Fetogenese fließend, so daß für klinisch-praktische Belange als Faustregel oft das Ende des 1. Trimenons angegeben wird. Da in dieser Phase die Mehrheit der embryonalen Zellen bereits differenziert ist, die Pluripotenz der frühen Tochterzellen der Zygote also erloschen ist, können im Falle einer Entwicklungsstörung nunmehr keine Doppelbildungen, sondern nur noch Einzelindividuen mit Fehlbildungen (sog. Einzelfehlbildungen) entstehen. Je frühzeitiger durch Gendefekte oder peristatische Einflüsse die Embryogenese gestört wird, um so schwerwiegender sind die resultierenden Schäden.

Obwohl der überwiegende Anteil der Embryogenesestörungen ganz oder teilweise genetisch bedingt ist (vgl. Abb. 6.**20**), verwendet man den Begriff der Embryopathien im allgemeinen klinischen Sprachgebrauch heute fast nur noch für Fehlbildungen mit bekannter exogener Ursache:

Exogen bedingte Fehlbildungen

1. Strahlenembryopathie

Pathogenese: Der teratogene Effekt von ionisierenden Strahlen wurde bereits 1907, also wenige Jahre nach ihrer Entdeckung durch Röntgen, an Kaninchen beobachtet, deren Muttertiere in der Frühphase der Trächtigkeit bestrahlt worden waren. Die Tiere wiesen Fehlbildungen der Augen mit Mikrophthalmie, Katarakt und mangelhaft entwickelten Augenlidern auf. Seitdem haben die ionisierenden Strahlen einen hohen Stellenwert in der experimentellen Teratologie, insbesondere Neuroteratologie; denn im embryonalen Zellgefüge zeigen besonders die Neuroblasten eine hochgradige Strahlensensibilität. Es sind dies kleine, runde, besonders stoffwechselaktive, noch begrenzt teilungsfähige Zellen, die sich unter Bildung von Fortsätzen in Neurone umwandeln. Bestrahlungen haben hier so schwere Folgen, weil die zerstörten Zellen nicht wieder ersetzt werden. Bei der *Ratte* treten die ersten Neuroblasten am 7. Entwicklungstag auf; am 9. Tag genügen 25–40 rad, um die primitiven Neuroblasten zu zerstören. Am 12. Tag benötigt man für eine gleiche Schädigung schon eine Dosis von 200–300 rad. Mit zunehmender Reife nimmt also die Empfindlichkeit gegenüber Röntgenstrahlen ab. Beim *Menschen* erscheinen die ersten Neuroblasten am 23. Tag nach der Befruchtung, die größte Empfindlichkeit besteht zwischen der 5. und der 13. Woche. Das Gehirn des Menschen bleibt jedoch bei extrem hohen Strahlendosen möglicherweise bis über die Geburt hinaus verletztlich. Die Untersuchungsbefunde an Überlebenden der Atombombenkatastrophen in Hiroshima stehen in Übereinstimmung mit den Erfahrungen aus Tierexperimenten und bestätigen die besonders strahlenempfindliche Phase zwischen der 5. und der 13. Woche ebenso wie die Dosisabhängigkeit der resultierenden Schäden (S. 162ff).

Morphologie: Aus der Frühzeit der Röntgen-Ära sind eine Reihe von Schädigungen menschlicher Embryonen durch Röntgenstrahlen bekannt. Die betroffenen Kinder zeigten Mikrozephalie, geistige Retardierung, Augenschädigungen und Minderwuchs, vereinzelt auch Skelettfehlbildungen.

Viele der Beobachtungen betrafen Fälle, in denen die Strahlenexposition in Unkenntnis der möglichen Schädigung oder bei unbekannter Gravidität erfolgt war.

Klinik: Die heutigen Erfahrungen gehen dahin, daß eine für diagnostische Zwecke angewendete Röntgenstrahlenbelastung der Mutter von 5 rad oder weniger keine ernstzunehmende Gefahr für eine Entwicklungsstörung darstellt.

2. Rötelnembryopathie

Definition: Bei Erstinfektion während der Schwangerschaft kann die Rötelnvirusinfektion zu Fehlbildungen führen, deren syndromaler Charakter in der Genetik des Menschen kein Analogon findet (= Rötelnsyndrom). Als Leitsymptome gelten dabei die Trias: *Augenschäden, Herzfehler* und *Innenohrdefekte.* Doch kann das Rötelnsyndrom noch zahlreiche weitere, nicht weniger charakteristische Schädigungen, besonders des Zentralnervensystems, einschließen.

Ätiologie und Pathogenese (S. 257): Intrauterin wird das Rötelnvirus in der Regel von der Mutter über den Blutweg und transchorial übertragen. Bei Embryo und Fetus kommt es zu einer chronischen Infektion, die über die Gravidität hinaus bis zum Ende des ersten Lebensjahres persistieren kann.

Während der *ersten 2 Monate* der Schwangerschaft ist zu 40–60% mit einem Spontanabort oder mit *multiplen Fehlbildungen* zu rechnen. Infektionen während des *3. Schwangerschaftsmonats* führen in 30–35% zu singulären Organschäden wie Taubheit oder zu kongenitalen Herzfehlern. Bei Infektionen während des *4. Monats* der Gestation beträgt das Risiko, einen singulären Organschaden zu erleiden, 10%.

Außer dem bekannten zytopathischen Effekt der Viren sind für die Entstehung des Rötelnsyndroms wahrscheinlich noch weitere pathogenetische Mechanismen von Bedeutung. Diskutiert wird vor allem eine *Hemmung der Zellproliferation* entweder als direkte Folge der intrazellulären Viruspersistenz oder als Folge einer virusvermittelten Bildung von *Interferonen* (S. 217).

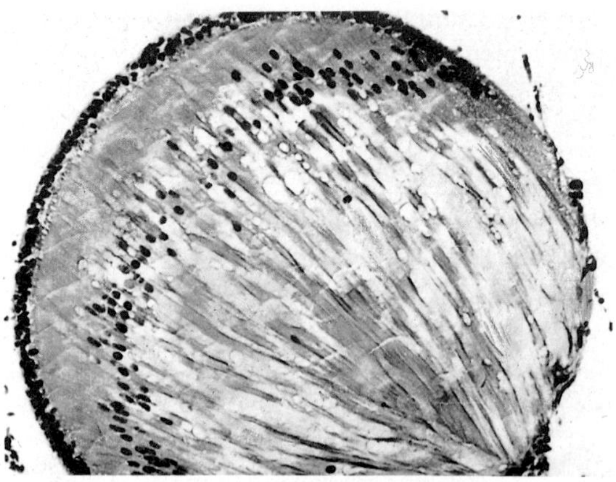

a

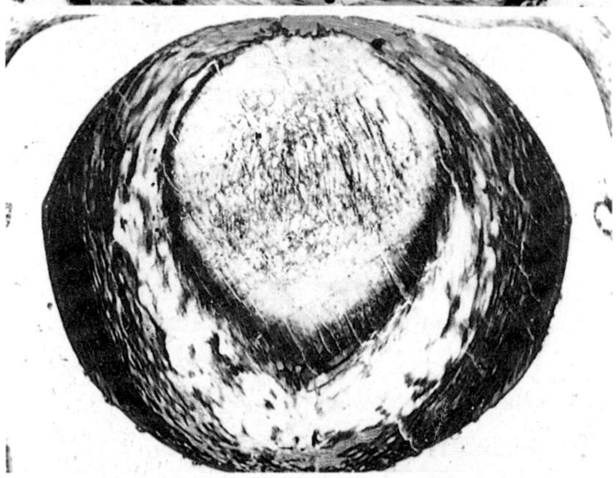

b

Abb. 6.**33a** u. **b** Verschiedene Schädigungsgrade der Augenlinse bei Rötelnsyndrom: **a** Degenerative Verquellung der Linsenfasern 13 Tage nach Erkrankung der Mutter; Embryo von 22 mm Scheitel-Steiß-Länge. **b** Zentral schon stärker ausgeprägte Zerstörung des embryonalen Linsenkernes bei noch weitgehender Erhaltung der (jüngeren) peripheren Abschnitte der Linse. Erkrankung der Mutter am 21. Tag, Interruptio am 67. Tag der Gestation; Fetus von 54 mm Scheitel-Steiß-Länge (Original: Töndury)

Morphologie

– *Plazenta:* Histologisch findet man die frühesten Veränderungen am Chorion villosum und am Endothel der Zottengefäße der jungen Plazenta in Form von umschriebenen Nekrosen. Die gleichen Läsionen setzen sich – offenbar nach Verschleppung infektiöser Mikroemboli – in die Gefäße der Stammzotten und auch des Embryos fort.

– *Herz:* Thromben und Endothelläsionen finden sich gleichzeitig im Herzen des Embryos. Schließlich kommt es zu disseminierten Nekrosen im Myokard. Die Folgen sind *Scheidewanddefekte* oder auch umschriebene *Narben* zum Teil mit *Myokardverkalkung.*

– *Gehirn:* Entsprechende Schäden mit konsekutiver *zystischer Degeneration* und Substanzdefekten sieht man auch in der Anlage des Gehirns.

– *Zahn:* Die Zahnschäden entstehen durch *Degeneration des inneren Schmelzepithels.*

– *Innenohr:* Die Hörstörungen verschiedener Schweregrade beruhen auf Läsionen des embryonalen Innenohres.

– *Augenlinse:* Die später zur *Katarakt* führende Linsenschädigung (= Cataracta rubeolica) beginnt mit einer Verquellung und tropfigen Degeneration der Fasern und einer jeweils im Zentrum beginnenden Zellzerstörung des Linsenkernes (Abb. 6.**33a** u. **b**). Als Grund für die Hypoplasie der Linse bei der Rötelnembryopathie wurden bisher ausschließlich diese frühembryonalen Nekrosen der Linsenfasern angesehen. Virologische Untersuchungen haben aber gezeigt, daß gerade die Linse noch lange Zeit – bis zu 2 Jahre post partum – Viren einschließen kann. Eine direkte oder indirekte Hemmung der Zellproliferation durch das Virus ist deshalb ebenso möglich.

– *Leber:* Die konnatale *Rubeolenhepatitis* kann man histologisch von einer gewöhnlichen Virushepatitis nicht unterscheiden. Anikterische und cholestatische Verlaufsformen sind beschrieben worden. Die cholangiolitische Verlaufsform mit Destruktion von Gallengängen kann wahrscheinlich zu einer Obstruktionscholangiopathie *(Gallengangsatresie)* (S. 747) führen.

Klinik: Obwohl die Rötelnschutzimpfung eine Rötelnembryopathie sicher verhindern würde, zeigt die Erfahrung, daß in der Bundesrepublik interepidemisch, d. h. das Epidemierisiko nicht eingerechnet, jährlich unter ca. 550 000 Geburten mindestens 150 Kinder mit Rötelnsyndrom zu erwarten sind. Mit einer Verminderung der Rötelngefahr ist deshalb zumindest in absehbarer Zeit nicht zu rechnen.

3. Thalidomidembryopathie

Definition: Teratologisch beispielhafte Embryopathie mit charakteristischem Fehlbildungssyndrom in Form von Gliedmaßenfehlbildungen nach Thalidomideinnahme.

Im Zeitraum 1958 bis 1963 sind in den westlichen Industrienationen von Müttern fehlgebildete Kinder geboren worden, die während der Schwangerschaft Thalidomid (= Contergan, α-Phthalimidoglutarimid) zur Beruhigung oder zum Einschlafen eingenommen hatten. Dieses mittlerweile aus dem Handel gezogene Arzneimittel wurde wegen seiner angeblich guten Verträglichkeit gelobt.

Pathogenese: Auch die einmalige Dosis von 100–300 mg Thalidomid, eingenommen zwischen dem 25.–44. Tag nach der Konzeption, hat in Einzelfällen genügt, um schwere Defekte hervorzurufen. Aber nur insgesamt 25–30% der Kinder von Frauen, die in der empfindlichen Phase Thalidomid eingenommen hatten, wurden mit Fehlbildungen geboren, ein Phänomen, das sich nur durch den unterschiedlichen genetischen Hintergrund auch innerhalb der Spezies Mensch erklären läßt.

Morphologie: Die Hauptauffälligkeiten des Syndroms der Thalidomidembryopathie lassen sich in die folgenden drei Gruppen gliedern:

– *Hypo- und agenetische Gliedmaßenfehlbildungen* aller Grade; von Mimimalausprägungen, z. B. Thenar- bzw. Daumenhypoplasie, oder auch Überschußbildungen vom Typ der Daumentriphalangie über

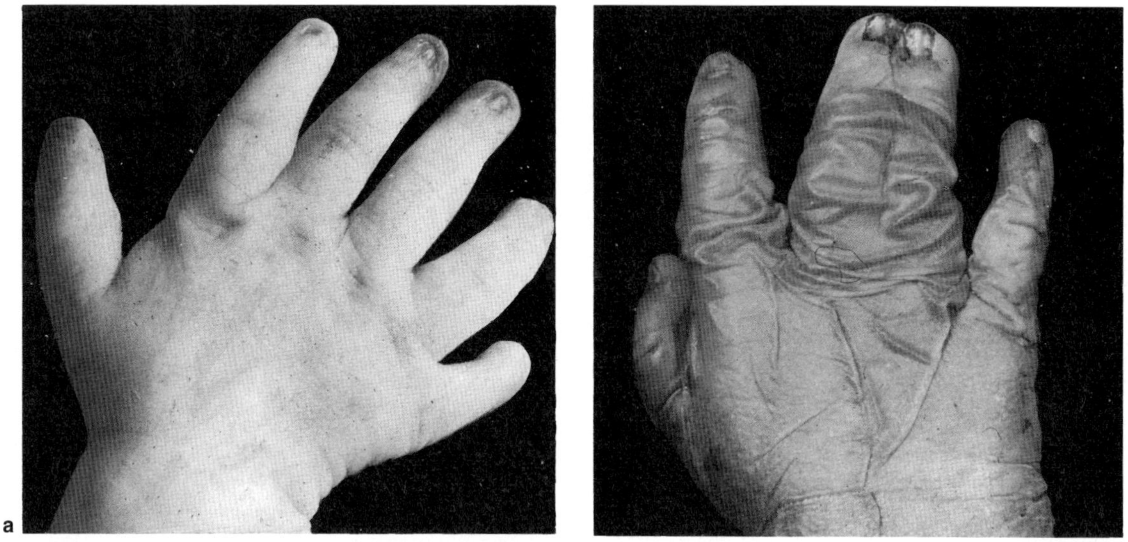

Abb. 6.**34** **a** Polydaktylie (6-Finger-Hand), **b** beidseitige, etwas unterschiedlich stark ausgeprägte Syndaktylie des 3. und 4. Fingers; sehr konstanter Befund bei Triploidien (sog. Marker-Befund)

Radiushypo- und Aplasie bis hin zur Schaltstückphokomelie mit Fehlen radialer Randstrahlen und schließlich Amelie. Entsprechende Fehlbildungen – seltener – an den Beinen. Im Extremfall Tetraphokomelie bzw. Tetraamelie (Abb. 6.**34a** u. **b** und 6.**35**).

– *Fehlbildungen im Kopfbereich* wie Dysotie, Anotie, oft kombiniert mit Taubheit und Schädigung des VII. und anderer Hirnnerven, gelegentlich Labyrinthschäden, Fehlbildungen am Auge wie Kolobom und Mikrophthalmie; Zahnanomalien.

– *Fehlbildungen innerer Organe,* besonders des Herzens, der großen Gefäße und der Lungen, aber auch der Nieren, der Urogenitalorgane und der Gallenwege sowie Ösophagus-, Duodenal-, Intestinal- und Analatresien.

Verlauf und Prognose: Es bestand eine hohe Frühsterblichkeitsrate. Die weitere Prognose war abhängig von der Ausprägung und der Korrigierbarkeit der Einzeldefekte. In der Regel ist die Intelligenz normal.

Mit der Rücknahme der Droge aus dem Handel konnte auch das Auftreten neuer Fälle von Thalidomidembryopathie verhindert werden. Doch lehrt dieses Beispiel, daß auch eine für den erwachsenen Menschen und Testtiere gut verträgliche Droge während der Organogenese ein hochpotentes Teratogen sein kann, so daß grundsätzlich bei der Verabreichung von Medikamenten während der Frühschwangerschaft größte Zurückhaltung geboten ist.

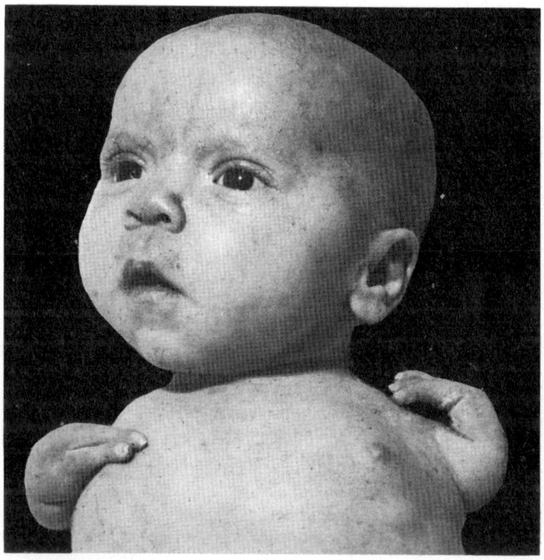

Abb. 6.**35** Phokomelie der oberen Extremitäten (Phokos, griech. = Seehund; melos, griech. = Glied) im Falle einer Thalidomidembryopathie

4. Alkoholembryopathie

Definition: Für das erstmals 1968 beschriebene spezifische Schädigungsmuster wird vorwiegend im amerikanischen Schrifttum noch der Begriff *„fetales Alkoholsyndrom"* verwendet. Dieser ist aber nicht korrekt, weil inzwischen kein Zweifel mehr daran besteht, daß die Schädigung bereits in der Embryonalzeit beginnt. Da die schädigende Wirkung auch noch in der Fetalzeit anhält, ist die Bezeichnung *„Embryofetales Alkoholsyndrom"* wohl am exaktesten, doch setzt sich immer mehr der Begriff der *Alkoholembryopathie* durch. Eine mittlere oder starke Ausprägungsform des Syndroms besteht, wenn neben dem Alkoholabusus der Mutter mindestens fünf der folgenden Kriterien erfüllt sind (Abb. 6.**36a** u. **b**).

- *Intrauterine Hypotrophie,*
- nach der Geburt *vermindertes Wachstum* und mangelhafte Gewichtszunahme,

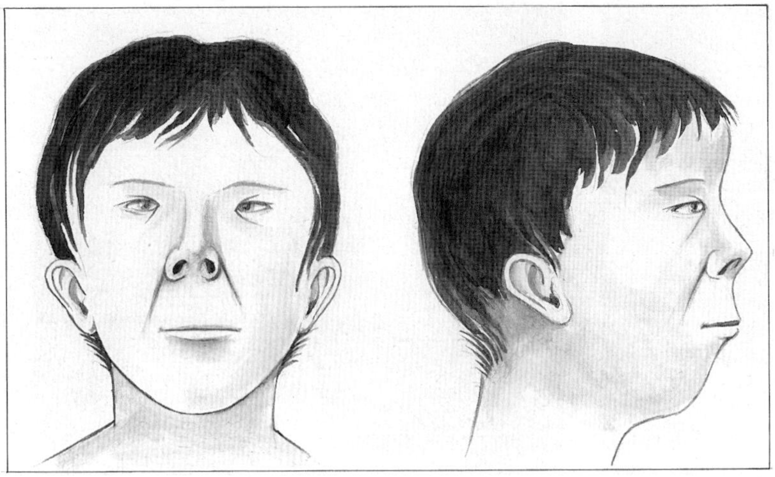

a b

Abb. 6.**36a** u. **b** Schematische Darstellung der häufigsten Gesichtsdysmorphien bei Alkoholembryopathie mit Epikanthus (= Hautfalte Oberlidinnenrand), Ptosis (= Hängelider), Blepharophimose (= Lidspaltenenge), verkürzter Nasenrücken, Nasolabialfalte, fehlendes Philtrum, schmales Lippenrot, Mikrogenie (= Mandibulahypoplasie), tiefsitzende Ohren, leichtes Schielen, Handfurchenanomalien

- *Mikrozephalus,*
- *statomotorische und geistige Retardierung;* motorische Hyperaktivität,
- *typische Fazies* mit Epikanthus, Ptosis, verkürztem Nasenrücken, Nasolabialfalten, schmalem Lippenrot, Mikrogenie usw (Abb. 6.**37a** u. **b**).

Die Schädigung des Kindes durch Alkoholabusus der Mutter ist heute die bei weitem häufigste Störung der embryonalen Entwicklung durch eine teratogene Noxe. In der Bundesrepublik kommen etwa zwei geschädigte Neugeborene auf 1000 Geburten.

Pathogenetisch ist die Alkoholembryopathie noch nicht geklärt.

Im Tierexperiment wird durch den mütterlichen Alkoholkonsum in Leber und ZNS die RNS- und die Proteinsynthese beeinträchtigt, was die Wachstumsretardierung und Mikrozephalie erklären könnte. Neben einer direkten teratogenen Wirkung wird auch noch ein sekundärer Alkoholeffekt durch B_1- und/oder B_6-Hypovitaminose diskutiert, wobei der Alkohol offenbar ungehindert die Plazentaschranke passieren kann.

Verlauf und Prognose: Die perinatale Mortalität scheint nicht erhöht zu sein. Bei der Mehrzahl der Patienten besteht eine geistige Retardierung. Häufig sind Infektionen und Gedeihstörungen bei den betroffenen Kindern.

5. Amnionruptursequenz

Definition: Dies ist eine durch *bandförmige und flächenhafte Verwachsungen zwischen Eihäuten und Embryo bedingte Sequenz disruptiver (sekundärer) Fehlbildungen.* Sie stellt eine Extremform *mechanisch induzierter Entwicklungsstörungen* dar.

Pathogenese: Gegen mechanische Einflüsse, z. B. Erschütterungen bei Motorradfahren, Seilspringen,

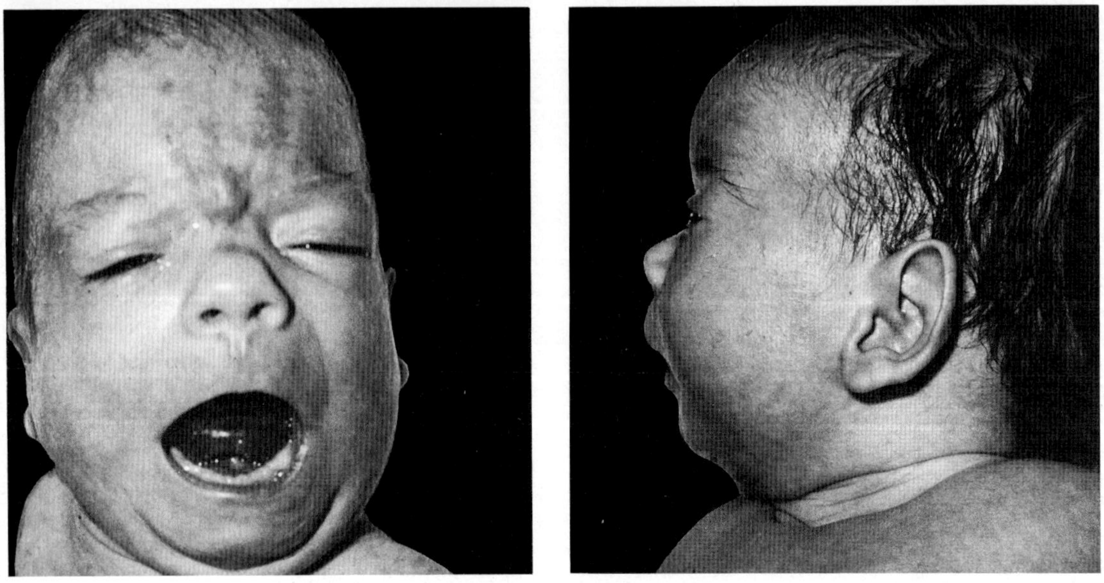

a b

Abb. 6.**37a** u. **b** Alkoholembryopathie (Grad III): **a** Typische Fazies mit antimongoloiden Lidachsen, asymmetrischer Lidptose, Nasenverkürzung, schmalem Lippenrot, verstärkten Nasolabialfalten. **b** Niedrige runde Stirn, Nasenverkürzung, schmales Lippenrot und Mikrogenie (Originale: Majewski) ja sogar schwere Bauchtraumen, ist die Frucht durch Uterus, Eihäute und die umgebende Amnionflüssigkeit bemerkenswert gut abgeschirmt. Sind diese Schutzeinrichtungen aber nicht intakt, können schwere Entwicklungsstörungen auftreten. So führt bereits der Verlust der Amnionflüssigkeit durch die damit verbundene Bewegungseinschränkung des Fetus zu Deformitäten (vgl. Potter-Sequenz, Abb. 6.**18a** u. **b**).

Am Anfang der Amnionruptur- bzw. Amnionbandsequenz steht offenbar eine Läsion des Amnions, und zwar solange Amnion und Chorion noch nicht miteinander verwachsen sind, so daß der Embryo ganz oder teilweise in die Chorionhöhle prolabiert. Die dadurch entstehenden Verklebungen und Verwachsungen führen zu Traktionen, Fesselungen und Schnürungen mit konsekutiver Entwicklungshemmung der betroffenen Organfelder.

Morphologie: Abhängig von Lage und Ausdehnung der Verwachsungen findet man ein breites Spektrum von Hemmungsfehlbildungen wie kraniofaziale Defekte, Enzephalozelen, Anenzephalien, schrägverlaufende Mund- und Gesichtsspalten, Lippen-Kiefer-Gaumen-Spalten und Bauchwanddefekte. Dünne Bandbildungen führen oft zu Schnürfurchen oder verursachen Amputationen im Bereich der Extremitäten (Abb. 6.**38**).

Prognose und Verlauf hängen von Lokalisation, Ausmaß und Korrekturfähigkeit der Hemmungsfehlbildungen ab. Die intrauterine und perinatale Mortalität ist hoch. In letzter Zeit führte die frühzeitige Ultraschalldiagnose immer häufiger zur Interruption. Es besteht kein erhöhtes Wiederholungsrisiko.

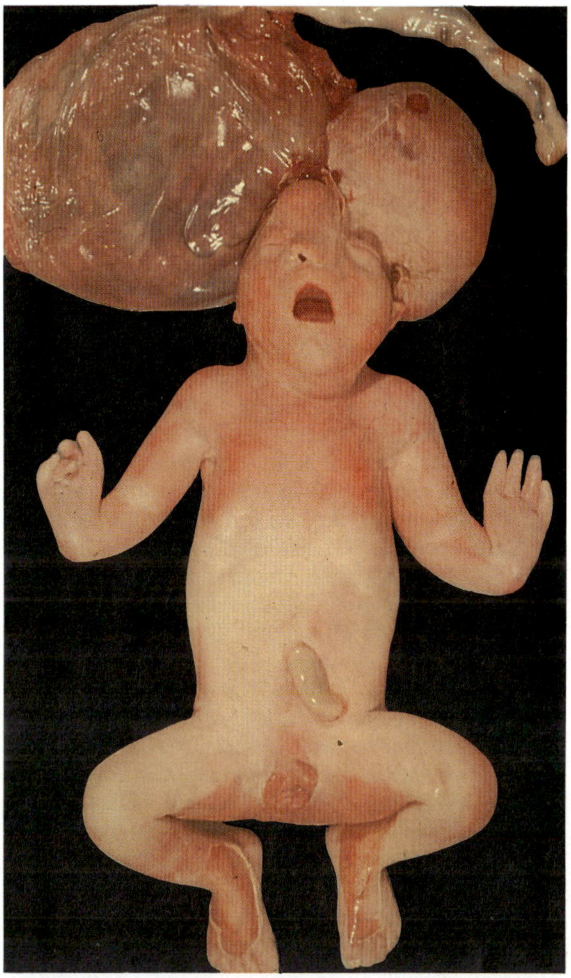

Abb. 6.**38** Amnionruptursequenz: Im vorliegenden Fall flächenhafte Verwachsung zwischen Plazenta und Gehirnschädel mit konsekutiven kraniofazialen Defekten sowie amnialen Bandbildungen mit Deformitäten und Amputationsphänomenen an den Extremitäten

6. Teratogenese-Tumorigenese

Teratogenese und Tumorigenese sind wahrscheinlich nur unterschiedliche Stufen in der intrauterinen Antwort auf störende Einflüsse, wobei der teratogene Effekt der primitivere (fundamentalere) ist.

Wird ein genetischer oder exogener Schaden bereits in einem ganz frühen Entwicklungsstadium voll wirksam, resultiert daraus eine Fehlbildung, zu einem späteren Zeitpunkt eine Kombination von Fehlbildung und Tumor und noch später - in der fetalen oder postpartalen Phase - nur noch ein Tumor.

Darüber hinaus gibt es auch fließende Übergänge zwischen Fehlbildungen und Tumoren, ablesbar an neoplastischen Transformationen in Hamartomen, Vestigien und Heterotopien sowie am Wilms-Tumor (S. 831). Man kann davon ausgehen, daß sich eine solche Entwicklung in zwei Stufen vollzieht: Dieselbe teratoonkogene Noxe führt primär - in der Embryonalzeit - zur Fehlentwicklung und sekundär - im späteren Leben - nach Aktivierung oder Derepression von Genen oder durch Umwelteinflüsse wie Infektionen oder Änderungen des metabolischen oder hormonellen Status zur Tumorentwicklung.

Ein Beispiel dafür ist das Vaginalkarzinom junger Mädchen nach Behandlung derer Mütter mit dem synthetischen Östrogen Diäthylstilböstrol während der Schwangerschaft. Hier entsteht in der Embryonalzeit ein Vestigium (vaginale Adenosis) in Form von liegengebliebenen Resten des Müller-Ganges. In der Pubertät entwickelt sich dann unter dem Einfluß der hormonellen Umstellung der maligne Tumor.

Multifaktoriell ausgelöste Fehlbildungen

Eine Reihe von Fehlbildungen kommt durch das Zusammenwirken mehrerer teratogener Noxen oder auch durch ein Zusammenspiel genetischer und exogener Faktoren zustande. Zu diesen Fehlbildungen mit multifaktorieller Ätiologie gehören:

- Neuralrohrdefekte (S. 1026),
- Extremitätenfehlbildungen,
- Störungen der Geschlechtsdifferenzierung (S. 899),
- Darmdrehungsanomalien (S. 718),
- Herz- und Gefäßfehlbildungen (S. 469).

Fetopathien

Allgemeine Ätiologie: In der Fetalperiode wandelt sich der Embryonalkörper zu einem menschlichen Wesen. Es finden jetzt in der Hauptsache die Ausreifung und das Wachstum der Gewebe und der Organe statt, die in der Embryonalzeit angelegt worden sind. Embryonal- und Fetalperiode sind deshalb nicht scharf gegeneinander begrenzt. Dementsprechend ist es auch in manchen Fällen schwierig, klar zu definieren, ob eine Embryo- oder Fetopathie oder eine embryofetale Schädigung vorliegt. Mit zunehmendem Fetalalter treten die Differenzierungsstörungen jedoch immer mehr zugunsten der Wachstums- und Reifungsstörungen in den Hintergrund.

Im Gegensatz zu den Entwicklungsstörungen der Embryonalperiode sind die Fetopathien fast ausschließlich auf exogene Ursachen zurückzuführen. Unter diesen spielen Infektionen eine besondere Rolle; denn Blutbildung und Blutzirkulation sind jetzt bereits voll leistungsfähig, so daß einerseits Entzündungsreaktionen und Gewebsveränderungen wie in der postnatalen Periode möglich sind, diese andererseits aber hier auf Gewebe treffen, die sich – besonders in der 9. bis 20. Woche – noch durch eine enorme Wachstumsrate auszeichnen. Die für die Infektionen charakteristischen herdförmigen Schädigungen hinterlassen deshalb nach Defektheilung, insbesondere im Gehirn, oft großräumige Schäden und schwerwiegende Funktionsstörungen.

Die nicht infektiösen Ursachen führen in der Regel zu Schädigungen des gesamten Organismus, ohne irreparable Herddefekte zu veranlassen. Wenn die Kinder überleben, können die Erkrankungen deshalb häufig vollkommen ausheilen.

1. Zytomegalie-Fetopathie

Ätiologie und Pathogenese: Das streng menschenspezifische Virus findet sich in Sekreten (z.B. der Cervix uteri) und Exkreten (z.B. im Speichel sowie im Urin), aber auch in Blutleukozyten mit der Gefahr der Übertragung durch Bluttransfusionen. Das Virus neigt zur Latenz und kann schubweise aktiviert werden. Obwohl Infektionen unter der Geburt sehr häufig sind, kommt die generalisierte Form der Zytomegalie nur bei wenigen Feten vor. Intrauterine Infektionen erfolgen in der Regel nach Aszension und diaplazentar. Sie gehen überwiegend auf reaktivierte Infektionen der Mutter zurück. Diese sind prognostisch etwas günstiger als Erstinfektionen. Im 1. Trimenon führt die intrauterine Übertragung offenbar überwiegend zum Abort. Die meisten Infektionen erfolgen im 2. und 3. Trimenon. Sie führen in der Regel zur Fetopathie (Abb. 6.**39**).

Morphologie: Die zytopathischen Effekte im Gewebe sind durch die namengebenden einkernigen *Riesenzellen* gekennzeichnet („Eulenaugenzelle", Abb. 5.**67**; S. 253).

Da die intrauterinen Infektionen meistens im 2. oder 3. Trimenon erfolgen, ist die teratogene Wirkung des Zytomegalovirus viel geringer als die des Rötelnvirus. Aber obwohl grobe Fehlbildungen deshalb nicht zu erwarten sind, können dennoch erhebliche Entwicklungsstörungen, besonders des *Gehirns,* vorkommen, dessen Reifezeit noch bis weit über die Geburt hinaus reicht (Abb. 6.**19**). Diese Schäden werden besonders häufig bei der generalisierten Form beobachtet.

Bei den wenigen Todesfällen sieht man bisweilen schon makroskopisch Erweichungsherde mit Kalksalzablagerungen. In der Regel finden sich aber nur *mikroskopisch* kleine disseminierte Nekrosen und enzephalitische Herde mit mehr oder weniger zahlreichen Riesenzellen. Überleben die Kinder, kommt es zu *Defektheilungen* mit Mikrozephalie, paraventrikulären Verkalkungen oder auch einem langsam wachsenden Hydrozephalus. Zerebrale Ausfallserscheinungen mit Verminderung der intellektuellen Leistungsfähigkeit, Störungen des sozialen Verhaltensmusters, Verzögerungen der motorischen Entwicklung oder auch spastische Paresen sind die Folge.

Eine *hepatosplenomegale Verlaufsform* kommt sowohl bei konnataler als auch bei postnataler Zytomegalie vor. Sie kann über eine chronische Hepatitis zur Leberzirrhose führen. Die Niere ist häufig befal-

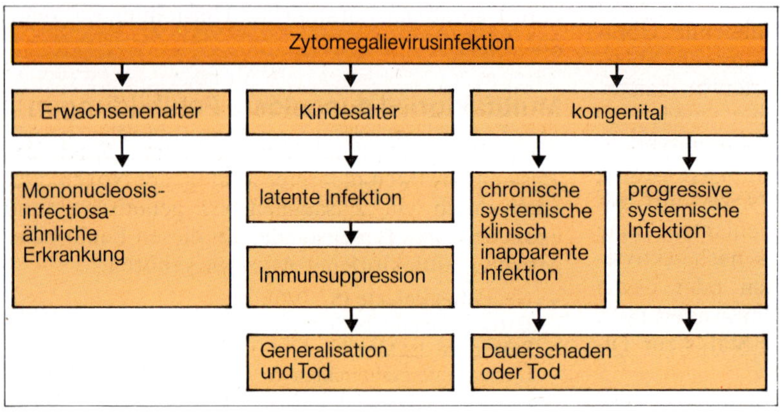

Abb. 6.**39** Verschiedene Gangarten der Zytomegalie: Die intrauterine Infektion (kongenitale Manifestationsform) kann zu Fehlbildungen, besonders des Gehirns, führen

len und zeigt auch besonders zahlreiche Riesenzellen, doch ist ihre Funktion selten stark eingeschränkt. Die Urinzytologie zum Nachweis der Riesenzellen ist aber oft bei der Diagnostik hilfreich.

2. Listeriose-Fetopathie

Ätiologie und Pathogenese: Die Listeriose ist *weltweit verbreitet* und wird durch das Bakterium Listeria monocytogenes hervorgerufen (S. 266).

Unter den schwerwiegenden Erkrankungen stellt die *konnatale Listeriose* nach Erstinfektion der Mutter während der Schwangerschaft und diaplazentarer Übertragung den Hauptanteil dar. Während die Mutter in der Regel nur leichte Krankheitssymptome (S. 266) oft nur nach Art eines grippeartigen Infektes aufweist, kommt es bei Feten und Neugeborenen meistens zur Generalisation (= *Granulomatosis infantiseptica*).

Morphologie: Charakteristisch sind miliare Granulome und lokale Nekrosen bzw. Abszesse. Makroskopisch sieht man dann in Haut, Lunge und Leber (Abb. 6.**40a**), aber auch in allen übrigen inneren Organen und Schleimhäuten bis hirsekorngroße graue bis graugelbliche Herdchen. Die Haut ist besonders im Bereich der Schultern und des Rückens betroffen. Bei der Listerienenzephalitis sind zumeist nur mikroskopisch kleine Herde vorwiegend in Brücke und Medulla oblongata, vereinzelt auch in Stammganglien, Kleinhirn und Rückenmark lokalisiert.

Mikroskopisch besteht das Listeriengranulom anfänglich aus einer zentralen Nekrose, in deren Randbereich oft noch Listerien nachweisbar sind. Diese wird später von einem wallartigen Infiltrat umgeben, das vorwiegend aus Histiozyten und Lymphozyten, gelegentlich auch aus Epitheloidzellen besteht (Abb. 6.**40b**).

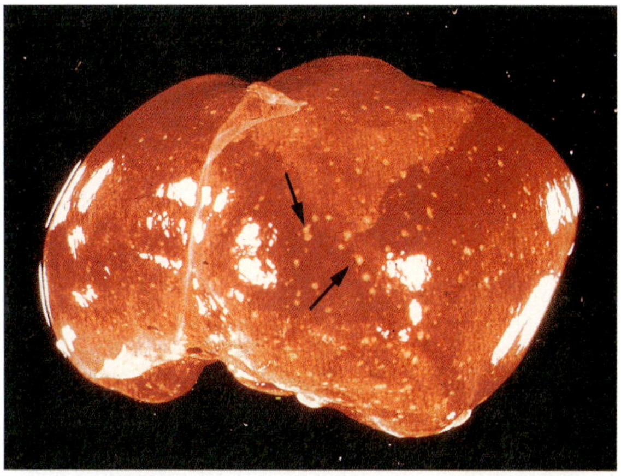

a

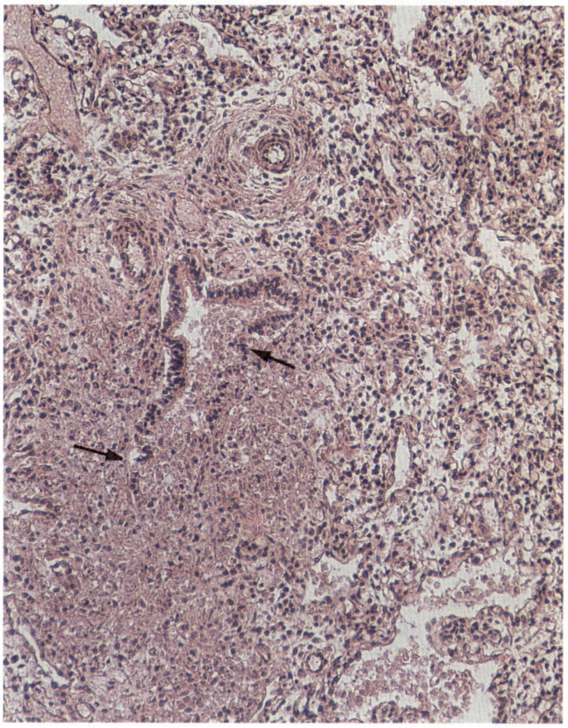

b

Abb. 6.**40a** u. **b** Konnatale Listeriose (Fetus in 17. Schwangerschaftswoche): **a** Leber mit Übersäung durch zahlreiche makroskopisch gelblich erscheinende Granulome; **b** peribronchiales Granulom mit Ulzeration des Bronchialepithels (HE, Vergr. 1 : 120; Originale: Böhm)

3. Toxoplasmose-Fetopathie

Ätiologie: (S. 277).

Pathogenese: Eine Toxoplasmose vor der Schwangerschaft ist für die Frucht ungefährlich. Gefährdung ist nur dann gegeben, wenn die Primärinfektion während der Schwangerschaft erfolgt. Nach Vermehrung im Bereich der Eintrittspforte werden die Trophozoiten über den *Blut- und Lymphweg disseminiert* und gelangen in alle Organe und Gewebe einschließlich der Plazenta.

Nur etwa ein Drittel der Kinder von Müttern mit Primärinfektion in der Schwangerschaft wird intrauterin infiziert. Diese Häufigkeit ist abhängig vom Zeitpunkt der Infektion; sie ist am niedrigsten nach einer Infektion im 1. Trimenon und am höchsten im 3. Trimenon. Bei einer Infektion im 1. Trimenon – sehr selten – kann es zu Aborten kommen. Nach Erstinfektion in der 2. Schwangerschaftshälfte kann die diaplazentare Infektion zu einer generalisierten Erkrankung des Fetus führen. Wenn sie kurz vor der Geburt erfolgt, kommt das Kind mit einer viszeralen generalisierten Toxoplasmose zur Welt. Findet die Infektion früher statt, so läuft das Generalisationsstadium intrauterin ab. Das Kind wird mit Enzephalitis und Chorioretinitis (Organstadium) geboren. Bei noch frühzeitigerer Infektion läuft auch das Organisationsstadium intrauterin ab, so daß zum Zeitpunkt der Geburt bereits der postenzephalitische Schaden besteht.

Morphologie: Das pathologisch-anatomische Erscheinungsbild der konnatal erworbenen und bis in die Postnatalphase hineinreichenden Toxoplasmose

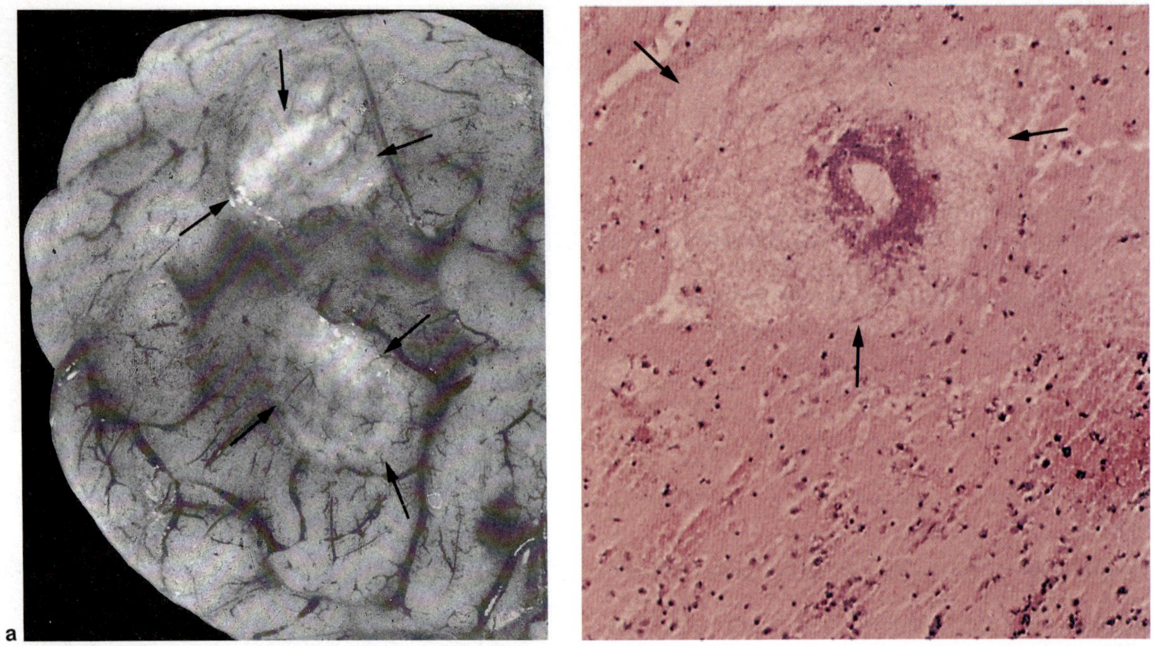

Abb. 6.**41a** u. **b** Konnatale Toxoplasmose (subakute Verlaufsform): **a** Großhirnrinde: die weißlichen Herde entsprechen Nekrosen mit Kalkeinlagerungen, **b** kleinerer Rindenherd mit partiell verkalkter Nekrose bei Toxoplasmoseenzephalitis (HE, Vergr. 1 : 140)

ist vorwiegend durch die Schädigung des Zentralnervensystems und des Auges gekennzeichnet. Im Gehirn finden sich dann *disseminierte* kortikale Nekroseherde mit Kalksalzablagerungen (Abb. 6.**41a** u. **b**). Außer der Gehirnoberfläche sind auch die Stammganglien und das Rückenmark bevorzugt befallen.

Mikroskopisch ist die Toxoplasmoseenzephalitis durch drei Phänomene charakterisiert (S. 277):

- organisationsresistente Koagulationsnekrose mit starker Verkalkungsneigung,
- ubiquitäre miliare Granulome,
- nachweisbare Erreger.

Die Granulome, die Ausdruck einer ersten Reaktion auf die Erregerwirkung sind, bestehen aus Adventitiazellen, Astrozyten, Mikrogliazellen, Plasmazellen und eosinophilen Granulozyten. Sie enthalten im akuten Stadium reichlich freie Toxoplasmen, gelegentlich auch Pseudozysten. Bei frischen Herden werden immer auch starke entzündliche Infiltrate an den perifokalen Gefäßen beobachtet (Abb. 6.**41a** u. **b**). Ältere Herde zeigen im Zentrum eine Totalnekrose. Dem Zentrum folgen eine Kernschuttzone mit Kalksalzablagerungen und eine Randzone mit Zeichen der Nekrobiose. Weiter außen liegt ein Wall aus Gliazellen, Fettkörnchenzellen und Kalkkörnchenzellen. Manche Herde führen zu großräumigen Erweichungen. In ihrer Umgebung sind oft Zeichen von Zirkulationsstörungen wie Thrombosen und thrombarteriitische Prozesse festzustellen. Im *Auge* sind Entzündungsherde in Netz- und Aderhaut entwickelt. Bevorzugt werden die Makula und die Gegend der Ora serrata befallen. Das Pigmentepithel kann völlig zerstört werden.

Klinik: Die *konnatale Toxoplasmose* kann wie die postnatale Form asymptomatisch verlaufen und führt keineswegs immer zu schweren Schäden. Leichtere Schädigungen sind häufiger. Sie können sich u. U. noch Monate und Jahre nach der Geburt in Form von Augen- und Gehirnschäden mit Strabismus, Blindheit, Epilepsie, psychomotorischen Störungen und geistiger Retardierung manifestieren. Schwere Schäden sind dagegen immer schon zum Zeitpunkt der Geburt manifest. Die Kinder zeigen einen zunehmenden Hydrozephalus, Krampfanfälle und eine geistige Retardierung. Etwa 10% der Kinder werden mit einer noch floriden Enzephalitis geboren. Nur bei 1% der Fälle von konnataler Toxoplasmose kommt es zur *Generalisation*. Bei diesen Kindern stehen klinisch respiratorische Probleme, Leber- und Milzvergrößerung, Ödeme, purpuraähnliche Hautblutungen und gastroenteritische Symptome im Vordergrund.

Verlauf und Prognose hängen vom Ausmaß der zerebralen Schädigung ab.

4. Lues connata

Pathogenese (S. 269): Der Infektionsweg läuft bei der konnatalen Form ausschließlich über die Plazenta. Das Risiko der Übertragung ist innerhalb des ersten Jahres nach der Infektion der Mutter besonders groß.

Da die Erkrankung des Fetus wahrscheinlich nicht allein aus der direkten Schädigung durch den Erreger resultiert, sondern auch als Folge von Entzündungsreaktionen zu werten ist, die erst nach Erreichen eines bestimmten Reifestatus des Immunsystems möglich sind, ist eine echte Gefährdung des Fetus durch die Syphilis erst ab dem 4. Schwangerschaftsmonat anzunehmen. Der letztmögliche Zeit-

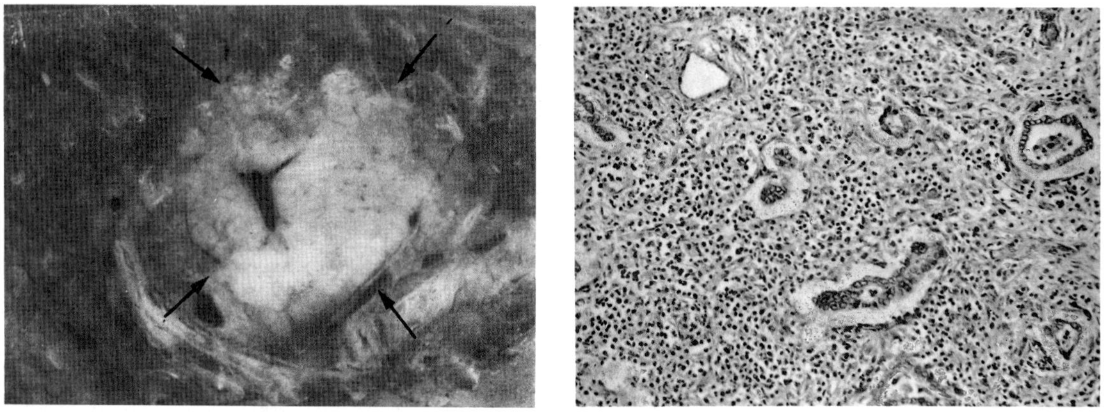

Abb. 6.**42a** u. **b** Lues connata: **a** „Pneumonia alba" mit typisch weißer Fleckung der Schnittfläche, **b** Bronchiolitis mit intraalveolärem Exsudat aus Alveolarmakrophagen und Granulozyten (HE, Vergr. 1 : 70

punkt der Infektion ist die Phase der Geburt. In diesem Fall muß mit der Entwicklung eines *Primäraffektes* gerechnet werden, der ja bei der echten konnatalen Lues fehlt.

Morphologie: Je nach Lebensalter, in der sich die angeborene Syphilis manifestiert, unterscheidet man folgende Formen:

- *Fetale Syphilis:* Bei bis zu 30% der Mütter mit unbehandelter Syphilis endet die Schwangerschaft mit einem intrauterinen Fruchttod. Meist ist dann das Frühtotgeborene stark mazeriert.

- *Frühe Säuglingssyphilis:* In 15% der Fälle bestehen bereits angeborene Veränderungen; in 28% treten sie bis zum Ende der 2. Lebenswoche auf. Die Kardinalsymptome dieser frühen Manifestationsform sind das syphilitische Pemphigoid – mit bevorzugter Lokalisation an Handflächen und Fußsohlen – und viszerale Frühsymptome.

- *Späte Säuglingssyphilis:* 50% der Säuglinge mit konnataler Lues erkranken erst nach einer Latenz von 2 bis 8 Wochen, weitere 7% im 3. Lebensmonat und 8% im 4. bis 8. Lebensmonat. Auch bei diesen stehen Haut- und Schleimhautaffektionen im Vordergrund, doch finden sich jetzt auch Schädigungen der Sinnesorgane, der Gefäße und der inneren Organe in wechselnder Kombination sowie Skelettveränderungen in Form der Osteochondritis luica. Letztere ist durch eine (mazerationsbeständige) Verbreiterung des Epiphysenknorpels infolge verzögerter Knorpelresorption gekennzeichnet. Dieses Knorpelgewebe verkalkt, ohne daß Osteoid darauf abgelagert wird (= Kalkgitter). Komplikation: Epiphyseolyse. In der Leber findet sich in ausgeprägten unbehandelten Fällen regelmäßig das charakteristische Bild einer *„Feuersteinleber"* mit einer lymphohistiozytären Entzündung und dissoziierenden Fibrose des Interstitiums, mit miliaren Syphilomen (vgl. S. 761) und Blutungen. In der Lunge dagegen ist auch bei gesicherter Lues connata die echte syphilitische „weiße Pneumonie" (= Pneumonia alba) Virchows eine Rarität (Abb. 6.**42a** u. **b**).

- *Kleinkind-Rezidivsyphilis:* Nach nicht erkannter oder unzureichend behandelter Säuglingssyphilis kann es im 1. bis 4. Lebensjahr zu Rezidiven mit Haut- und Schleimhautmanifestationen kommen.

- *Schulkindsyphilis* (Lues tarda): Die Lues connata kann sich erneut oder auch erstmalig im Schulalter manifestieren. Im Vordergrund stehen dann zu geschwürigem Zerfall neigende Gummen des Skelettsystems, der Schleimhäute, der Haut, der Leber, der Halslymphknoten und des Gehirns. Charakteristisch sind die *Hutchinson-Zähne* im bleibenden Gebiß. Vorwiegend die oberen Schneidezähne sind tonnenförmig verbildet und zeigen zusätzlich eine Einkerbung der Schneidekanten. Die übrigen Zähne sind auffällig klein *(= luische Mikrodontie).* Ferner findet man eine Keratitis parenchymatosa des Auges und eine Labyrinthtaubheit, die zusammen mit den Zahnschäden auch als *Hutchinson-Trias* bezeichnet werden.

Zu den Fetopathien gehören ferner folgende Krankheitsbilder:

5. Diabetische Fetopathie

Pathogenese: Sie ist noch nicht geklärt. Neben Insulinmangel und Hyperglykämie im mütterlichen Blut wird auch eine anderweitige hormonelle Dysregulation (STH-Vermehrung) diskutiert (S. 93).

Morphologie: Bei nicht optimal eingestelltem Diabetes der Mutter entwickeln sich Riesenkinder (>4000 g Geburtsgewicht) mit adipös-pastösem Habitus, die eine allgemeine Gewebsunreife sowie eine Vermehrung und/oder Vergrößerung der Pankreasinseln (Poly- und Makronesie) mit Hyperplasie der insulinbildenden B-Zellen aufweisen. Meist ist die extramedulläre Blutbildung in Leber, Niere und Pankreas im Sinne einer diabetogenen Erythroblastose verstärkt (S. 535).

6. Morbus haemolyticus neonatorum

Diese Krankheitsgruppe (= fetale Erythroblastose) wird bei den isoimmunhämolytischen Anämien besprochen (S. 534).

7. Intrauterine Parvo-Virusinfektion

Ätiologie und Pathogenese:

Das Parvovirus B-19, das bei der (immungesunden) Mutter die Ringelröteln verursacht (S. 256), wird diaplazentar übertragen und bewirkt beim Fetus durch zytopathischen Effekt an Proerythroblasten und Erythroblasten eine hämolytische Anämie. In der Folge kommt es zu generalisierten Ödemen bis hin zum Hydrops des Fetus.

Literatur

Bergsma, D.: Birth Defects Compendium. The National Foundation – March of Dimes. Macmillan, London 1979

Christ, B., B. Brand-Saberi: Entwicklungsbiologische Grundlagen der Teratogenese. In Fanghänel et al.: Teratologie. Fischer, Jena 1992

Christ, B., B. Brand-Saberi, H. J. Jacob, M. Jacob, R. Seifert: Principles of early muscle development. In: The Avian Model in Development Biology: from Organism to Genes. CNRS 74, 1990 (p. 139)

Höpker, W.-W.: Mißbildungen im Obduktionsgut. In Hübner, K.: Verhandlungen der Deutschen Gesellschaft für Pathologie, 66. Tagung. Fischer, Stuttgart 1982 (S. 24)

Kalter, H., J. Warkany: Congenital malformations – etiologic factors and their role in prevention. New Engl. J. Med. 308 (1983) 424

Kessel, M., P. Gruss: Homeotic transformations of murine vertebrae and concomitant alteration of Hox codes induced by retinoic acid. Cell 67 (1991) 1

Kreybig, Th. von: Entstehung von Mißbildungen aus inneren und äußeren Ursachen. Urban & Schwarzenberg, München 1975

Lenz, W.: Genetische Ursachen von Fehlbildungen beim Menschen. In Hübner, K.: Verhandlungen der Deutschen Gesellschaft für Pathologie, 66. Tagung. Fischer, Stuttgart 1982 (S. 16)

Majewski, F.: Die Alkoholembryopathie: Fakten und Hypothesen. Ergebn. inn. Med. Kinderheilk. 43 (1979) 1

Müller, R. W.: Effects of ionizing radiation from the atomic bomb on Japanese children. Pediatrics 41 (1968) 257

Moore, K. L.: Embryologie. Lehrbuch und Atlas der Entwicklungsgeschichte des Menschen. Schattauer, Stuttgart 1980

Müntefering, H.: Infektionskrankheiten des Fetus und des Neugeborenen. In Remmele, W.: Pathologie. Springer, Berlin 1984 (S. 575)

Rahn, K. H.: Erkrankungen durch Arzneimittel. Thieme, Stuttgart 1984

Rehder, H.: Fetalpathologie im Rahmen pränataler Diagnostik. In Hübner, K.: Verhandlungen der Deutschen Gesellschaft für Pathologie, 66. Tagung. Fischer, Stuttgart 1982 (S. 58)

Spranger, J., et al.: Errors of morphogenesis: Concepts and terms. J. Pediat. 100 (1982) 160

Tabin, C. J.: Retinoids, homeoboxes, and growth factors: toward molecular models for limb development. Cell 66 (1991) 199

Warkany, J.: Congenital malformations – notes and comments. Year Book Medical, Chicago 1981

Wiedemann, H.-R., et al.: Das charakteristische Syndrom – Blickdiagnose von Syndromen. Schattauer, Stuttgart 1982

Die Entstehung und Aufrechterhaltung unseres individuellen Phänotypus wird durch eine programmartige Abfolge von Faktoren gewährleistet, die von Generation zu Generation unter Einhaltung strenger Regeln zum Bauplan eines neuen Individuums gemischt werden. Diese Regeln heißen „Proliferation – Differenzierung". Bei den Erbkrankheiten werden aufgrund von Defekten in der genetischen Information diese Regeln teilweise mißachtet, was über Enzymdefekte, Stoffwechselkrankheiten und über Störungen des Entwicklungsfahrplanes Fehlbildungen nach sich zieht. Solche Regelwidrigkeiten können sich aber auch erst nach Abschluß des Entwicklungswachstums ereignen. In gesteigerter, aber regulärer Form dienen sie dem reparativen Gewebsersatz, in gesteigerter und irregulärer Form führen sie zur Entstehung von Geschwülsten. Die jeweils sich nur in einzelnen Zellen ereignenden Verstöße gegen die „Proliferation-Differenzierungs-Regel" werden im nächsten Kapitel besprochen: *„Störungen des Zellwachstums"*.

7 Störungen des Zellwachstums

U.-N. Riede, O. D. Wiestler und Hj. Müller

Tumorartige Läsionen, neoplastische Läsionen

Regeneration

Physiologische Regeneration
Pathologische Regeneration
Metaplasie
Heteroplasie

Autonomes Zellwachstum (Tumorpathologie)

Kausale Tumorigenese
Formale Tumorigenese
Tumorklassifizierung
Tumorfolgekrankheiten (Komplikationen)
Tumorvorsorge

Regeneration

U.-N. Riede

Aus pathobiologischer Sicht wird hier das Thema „Proliferation-Differenzierung“ des vorangegangenen Fehlbildungskapitels moduliert. Es lautet jetzt: *„Entdifferenzierung-Proliferation-Differenzierung“* und befaßt sich mit dem Ersatz von Gewebe, das entweder durch Abnutzung oder Schädigung verloren gegangen ist. Der entsprechende Zellersatz ist die adaptative Antwort des Gewebes darauf und beruht auf dem Zusammenwirken der gleichen Mechanismen, die auch Wachstum und Differenzierung während der Ontogenese steuern. Dies sind die Zellkontaktmechanismen sowie die in Form von Protoonkogenen und (Tumor-)Suppressorgenen kodierten Wachstumsfaktoren bzw. Proliferationshemmer. Dies macht deutlich, weshalb zu oft aufeinanderfolgende Regenerationsschübe in abartigen Wachstumsvorgängen ausufern können. Eine solche **Regeneration** kann einen Gewebsdefekt entweder vollständig wiederherstellen oder nur durch Ersatzgewebe decken. Dieser Vorgang läßt sich am Beispiel der *Wundheilung* verfolgen. Sie stellt gewissermaßen eine „alterative“ Entzündung dar, die als exsudative Entzündungsreaktion beginnt und entweder direkt abheilt (Per-primam-Heilung) oder bei größeren Defekten in eine granulierende Entzündungsreaktion übergeht, um schließlich unter Zurücklassung von narbigem Ersatzgewebe abzuheilen (= Per-secundam-Heilung). In etwas abgewandelter Form gilt dieses Wundheilungsprinzip nicht nur für Hautwunden, sondern auch für Organwunden und Knochenfrakturen.

Bei mehrfach sich wiederholenden Gewebsschäden wird während der Regeneration, quasi als Anpassungsreaktion, die Gewebsdifferenzierung modifiziert, so daß das ehemalige Muttergewebe in ein anderes differenziertes Gewebe umgewandelt wird. Ein solcher als **Metaplasie** bezeichneter Prozeß kann von den Stammzellen oder von den ausdifferenzierten Zellen eines Gewebes ausgehen. Im Rahmen von Gewebsverletzungen kommt es gelegentlich auch zu Verschleppungen von ausgereiftem Gewebe an einen anderen Ort, wo es nach erfolgter Abheilung zu tumorähnlichen Läsionen heranwächst. Dies wird als **Heteroplasie** bezeichnet.

Allgemeine Definition: Die Regeneration ist definiert als *„Ersatz für verlorengegangenes Gewebe“*. Regenerative Vorgänge finden sich im gesamten Tierreich. Im allgemeinen ist die Fähigkeit einer Spezies, Schäden durch Regenerationsprozesse zu beheben, um so größer, je niedriger die Stellung der betreffenden Spezies in der phylogenetischen Reihe ist (Abb. 7.**2a** u. **b**). Bei Säugetieren sind die Möglichkeiten einer Regeneration schon recht beschränkt. Gewebsdifferenzierungen und Regenerationsfähigkeit verhalten sich umgekehrt proportional. Ferner nimmt die Regenerationsfähigkeit eines Organs mit dem Alter des Individuums sowie mit der Größe des Gewebsdefektes ab. Außerdem bestehen gewebstopographische (gute Regeneration an den kraniokaudalen Polen) und organspezifische Regenerationsunterschiede, deshalb muß sich eine hochdifferenzierte Zelle zuerst entdifferenzieren, um regenerieren zu können. Diese Entdifferenzierung betrifft aber, wie ultrastrukturell autoradiographische Untersuchungen an Leberzellen in der DNS-Phase zeigten, nicht die Struktur, sondern lediglich die Funktion der Zelle.

Die Massenkonstanz von Organen und Gewebe ist eine der hervorstechendsten Eigenschaften des vielzelligen Organismus. Sie ist die Resultante zwischen Zellneubildung und Zellverlust. Die physiologische Zellneubildung beruht auf dem Vorgang der Zellproliferation und wird durch proliferationsfördernde und proliferationshemmende Faktoren den jeweiligen Anforderungen des Organismus angepaßt. Der physiologische Zellverlust hingegen wird durch den programmierten Zelltod (S. 135) gesteuert, der vielen (wenn nicht allen) malignen Tumorzellen fehlt, so daß diese grundsätzlich „unsterblich“ sind. Es sind aber nicht alle Zellen des menschlichen Organismus in der Lage, sich auch noch in der postnatalen Periode zu teilen und zu proliferieren. Dementsprechend unterscheidet man (Abb. 7.**1**):

- Erneuerungsgewebe (= Mausergewebe),
- stabile Gewebe (= Expansionsgewebe) und
- Ruhegewebe (=Dauergewebe).

Erneuerungsgewebe: Bei den Erneuerungsgeweben bleibt die Zellteilungsfähigkeit nur in einer Subpopulation erhalten. Die Zellen der teilungsfähigen Subpopulation werden als intermitotische Zellen, die Zellen der nichtteilungsfähigen Subpopulationen als postmitotische Zellen bezeichnet. Dementsprechend wird die Gesamtheit aller Zellen eines bestimmten Wechselgewebes (z. B. hämatopoetisches Gewebe) folgendermaßen untergliedert:

- *Stammzellkompartiment* (z. B. hämatopoetische Progenitorzelle) mit erhaltener Teilungsfähigkeit. Ein Teil der darin enthaltenen Zellen wird durch Chemomobilisierungsfaktoren in das Proliferationskompartiment und somit von der G0- in die G1-Phase übergeführt, der andere Teil der Zellen bleibt dem Stammzellkompartiment in G0-Phase erhalten.
- *Proliferationskompartiment* (z. B. Pro-Erythroblasten) mit kurzer Generationszeit sowie koordinierter und multifaktoriell kontrollierter Zellvermehrung. Es garantiert den Zellnachschub und geht fließend in eine Differenzierung über (z. B. Hämoglobinsynthese in Erythroblast). Dem entspricht das
- *Differenzierungskompartiment.*
- *Funktionskompartiment* (z. B. Erythrozyten) aus ausgereiften, teilungsunfähigen (= postmitotischen) Zellen in organ- bzw gewebstypischer Anordnung.

Die Zellen der Erneuerungsgewebe können sich auf eine Zellschädigung nur im geringen Umfange adaptieren und gehen leicht zugrunde. Um so höher ist ihre Regenerationsbereitschaft.

Vorkommen: Zu den Erneuerungsgeweben gehören die Zellen des hämatopoetischen Systems, des lymphatischen Systems, die Epithelien der Epidermis, der Schleimhäute und der Drüsen.

Stabile Gewebe: Sie sind aus potentiell teilungsfähigen Zellen aufgebaut, die auch als reversibel postmitotische Zellen bezeichnet werden. Bei diesen Zellen liegt das Hauptgewicht auf dem Funktionsstoffwechsel und nicht auf dem Proliferationsstoffwechsel. Dementsprechend ist das Proliferationskompartiment und Differenzierungskompartiment gegenüber dem Funktionskompartiment unter physiologischen Bedingungen klein. Die Einzelzellelemente sind langlebig und zeigen physiologischerweise nur einen geringen Zellverlust und selten eine Zellerneuerung. Auf subletale Zellschädigungen hin können die Zellen stabiler Gewebe mit Hypertrophie und Hyperplasie reagieren. Erfolgt aber ein ausreichender Stimulus zur Zellerneuerung, sind nahezu alle Zellen der stabilen Gewebe zur Zellteilung fähig, so daß sich die Größe der Kompartimente je nach Ausmaß der Zellschädigung und regeneratorischen Aktivität ändert.

Vorkommen: Zu den stabilen Zellsystemen gehören: Hepatozyten, Nierentubulusepithelien, Zellen der exokrinen und endokrinen Drüsen, Zellen der Binde- und Stützgewebe sowie Endothelien und glatte Muskelzellen.

Ruhegewebe: Sie werden aus irreversibel postmitotischen Zellen aufgebaut und bestehen nur aus einem Funktionskompartiment. Die entsprechenden Zellen weisen eine hohe zytoplasmatische und zytoarchitektonische Spezialisierung auf, indem sie entweder mit mehreren Zellen zu einem kommunikativen System verbunden sind oder metaplasmatische Sonderstrukturen enthalten, die eine mitotische Zellteilung unmöglich machen. Sie werden zwar kurz nach der Geburt an einer weiteren Teilung gehindert oder verlieren ihre Teilungsfähigkeit, sind aber noch zur DNS-Synthese befähigt. Ihre Antwort auf eine funktionelle Mehrbelastung ist somit eine volumetrische Hypertrophie (S. 129), aber keine Proliferation oder numerische Hypertrophie (= Hyperplasie). Ihr Stoffwechsel ist ausschließlich auf Funktion ausgerichtet. Dementsprechend ist ihre Anpassungsfähigkeit gegenüber funktionellen Belastungen groß (vgl. Herzhypertrophie bei Klappenvitien!), gegenüber subletalen Zellschädigungen (vor allem Ischämie) gering.

Vorkommen: Zu den Ruhegeweben gehören z. B. ZNS-Ganglienzellen, Herz- und Skelettmuskelzellen.

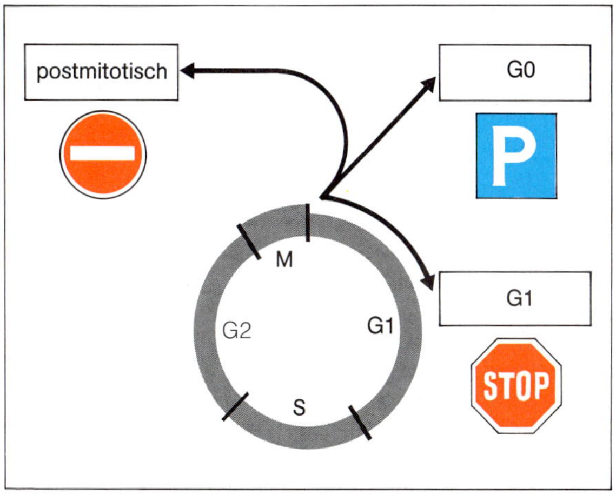

Abb. 7.1 Die Zellen der Mauser-, Expansions- und Dauergewebe in bezug auf den Zellzyklus: Die intermitotischen Zellen bleiben kurzfristig in der G1-Phase stehen. Die fakultativ-postmitotischen Zellen verharren zeitweilig in G0-Phase, während die obligat postmitotischen Zellen nicht mehr in den Zellzyklus eingeschleust werden

Regulationsmechanismen der Regeneration

Der Ersatz verlorengegangener Gewebsabschnitte und Zellen eines Organs im Rahmen der Regeneration wird durch ähnliche Mechanismen gesteuert wie die proliferative Gewebsvermehrung in der Ontogenese. Im wesentlichen handelt es sich um Zellkontaktmechanismen, Proliferationsstimulatoren, Proliferationsinhibitoren und Differenzierungsfaktoren. Sie alle wirken in einem vielschichtigen Wechselspiel zusammen. Aus didaktischen Gründen werden die einzelnen Faktoren im folgenden für sich getrennt besprochen (vgl. S. 308, 317 u. 628).

Zellkontaktmechanismen: Ein Organ kann seine physiologische Funktion nur dann wahrnehmen, wenn seine Parenchym- und Stromazellen ihren festen Platz in der Organhistoarchitektur einnehmen. Wenn also der Verlust an Gewebe durch eine regeneratorische Proliferation wieder wettgemacht werden soll, müssen sich die zur Teilung (wieder) fähigen Zellen vorher aus dem Gewebsverband lösen. Diese Rolle übernehmen sog. Streufaktoren (Scatter-Faktoren), die oft auch proliferationsstimulierend wirken. Die Proliferation geht dabei von Zellen aus, die oft in den sog. germinativen Zonen bereits histologisch erkennbar sind. Dabei handelt es sich je nach Organ und je nach der zum Gewebsverlust führenden Läsion um sog. pluripotente Zellen, von denen sich mehrere Zelltypen herleiten, oder lediglich um dedifferenzierte Zellen, aus denen nur ein bestimmter Zelltyp wieder ausreift.

Proliferationsfaktoren: Hierher gehören je nach Organ und Gewebe neben bestimmten Hormonen (Geschlechtshormonen), Vitaminen (A, B_{12}, Folsäure) auch die Protoonkogene und die Wachstumsfaktoren.

– *Wachstumsfaktoren:* Dies sind Peptidhormone, die bei parakriner Sekretion von anderen Zellen produziert werden als auf die sie mitogen einwirken. Während der raschen Proliferationsabfolge im Rahmen der Regeneration werden einige Wachstumsfaktoren aber auch vorübergehend über eine autokrine Sekretion von den Zielzellen selbst produziert. Wie bei den Proliferationsvorgängen im Rahmen der Embryogenese besprochen (S. 308), können dabei die Wachstumsfaktoren, die eine Zelle aus ihrem Verband lösen und zum Wachstum stimulieren, die andere Zellen hemmen, dafür aber deren Differenzierung vorantreiben. Die Wachstumsfaktoren stehen in enger Wechselwirkung mit den Protoonkogenen.

– *Protoonkogene:* Diese physiologischerweise vorkommenden Gensequenzen (= c-onc) codieren sog. Onkoproteine, welche die Funktion von Wachstumsfaktorrezeptoren, Wachstumsfaktoren oder Transkriptionsfaktoren einnehmen. Sie sorgen für eine rasche und effiziente Zellproliferation (S. 308).

Proliferationsinhibitoren: Sie dämpfen die Wirkung der Wachstumsfaktoren und Protoonkogene. Ein Teil von ihnen sind regelrechte Gegenspieler der Protoonkogene und werden deshalb auch als Antionkogene (= Suppressorgene) bezeichnet. Sie fungieren teilweise als Differenzierungsfaktoren und fördern damit die Ausreifung der Zellen nach der Proliferation, so daß diese wieder ihre ursprüngliche Funktion im zellulären Verbund des betreffenden Organs einnehmen können. In jedem Wechselgewebe besteht unter physiologischen Bedingungen ein Gleichgewicht zwischen den differenzierten, postmitotischen und den weniger differenzierten, noch (wieder?) teilungsfähigen Zellen. Dies führte zur Arbeitshypothese, daß die differenzierten Zellen eines Gewebes Hemmstoffe (= Chalone) produzieren, die durch Diffusion die proliferationsbereiten Zellen desselben Gewebes am Wachstum hindern. Ihre Wirkung besteht darin, daß sie die Zellen in der G1-Phase (DNS-Synthesehemmung) oder in der G2-Phase (Mitosehemmung) blockieren.

Physiologische Regeneration

Definition: *Als physiologische Regeneration bezeichnet man den Ersatz von Zellen oder Geweben im Rahmen des normalen „Verschleißes“.* Eine physiologische Regeneration kann einmalig, zyklisch oder permanent ablaufen:

Einmalige physiologische Regeneration

Darunter versteht man einen *einmaligen Ersatz* einer Zell- oder Gewebsart während des Lebens. Ein Beispiel dafür ist der Ersatz des Milchgebisses durch das bleibende endgültige Gebiß. Diese Regeneration erfolgt einmal in einer ganz bestimmten Entwicklungsphase des Menschen.

Zyklische physiologische Regeneration

Die physiologische *Regeneration* eines Gewebes kann auch *in bestimmten, zeitlich festgelegten Zeitabständen* mehrmals auftreten. Dieser Modus der Regeneration trifft zum Beispiel für die hormonell gesteuerte Erneuerung des Endometriums nach der Menstruation während der Fortpflanzungsperiode der Frau zu.

Permanente physiologische Regeneration

In zahlreichen Geweben geht fortwährend Gewebe zugrunde und muß ebenso permanent ersetzt werden (= Mausergewebe). Dies trifft auch für die Gewebe mit reversibel postmitotischen Zellen zu, ist aber in diesen wegen der langen Lebensdauer der Zellen nicht so auffällig. Nachdem solche Zellen eine bestimmte Zeit lang ihre spezifische Funktion ausgeübt haben, sterben sie ab (s. programmierter Zelltod, S. 135). Eine permanente physiologische Regeneration findet in folgenden Systemen mit intermitotischen Zellen statt: Epidermis, Gefäßendothel, Platten- und Zylinderepithel der Schleimhäute, hämatopoetisches Zellsystem sowie spermiogenetisches System.

Pathologische Regeneration

Allgemeine Definition: Eine pathologische Regeneration liegt dann vor, wenn in einem Zellsystem oder Gewebe durch Zellschädigung *Defekte* entstanden sind, die *durch Regeneration geheilt* werden. Man bezeichnet die pathologische Regeneration auch als *reparative Regeneration.*

Die pathologische Regeneration muß nicht immer zu einem Ersatz des defekten Zellsystems durch gleichartige Zellen führen (*vollständige pathologische Regeneration*), sondern der Defekt kann auch durch ein Ersatzgewebe aufgefüllt werden (*unvollständige pathologische Regeneration*).

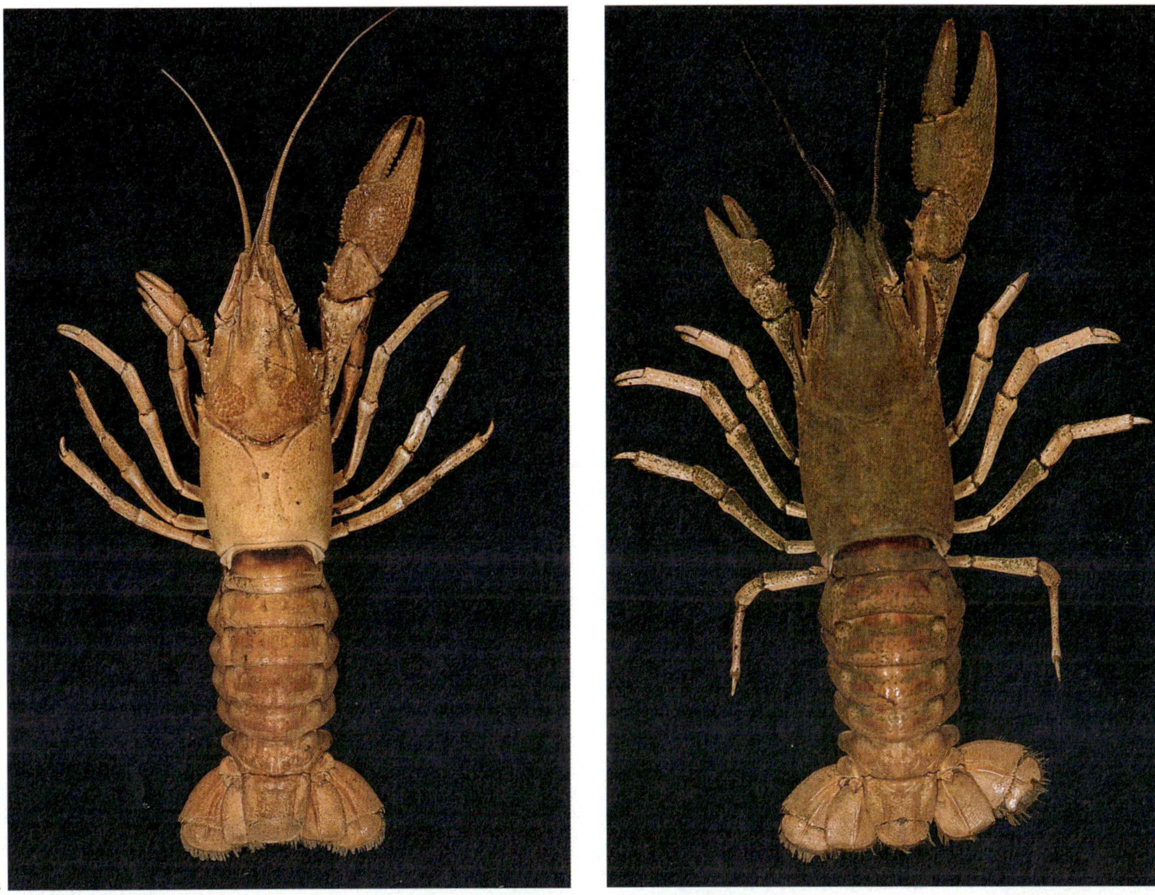

Abb. 7.**2a** u. **b** Beispiel einer vollständigen Regeneration im Extremitätenbereich eines im Aquarium gehälterten Flußkrebses:
a Nach Verlust der linken Schere wächst nach 4 Monaten eine neue ganz kleine Schere nach
b Nach weiteren 6 Monaten ist diese deutlich größer (Häutungspräparate ein und desselben Tieres)

Vollständige Regeneration

Definition: Darunter versteht man denjenigen Vorgang, durch den nach einem Gewebsdefekt durch Regeneration der gewebsspezifischen Zellen die *normale Histoarchitektur* des Gewebes wiederhergestellt wird (Abb. 7.**2a** u. **b**). Eine vollständige Regeneration ist aber nur möglich, wenn a) der Defekt ein Mausergewebe oder ein stabiles Gewebe betroffen hat, wenn b) lediglich die organspezifischen Zellen zugrunde gegangen sind und wenn c) die epitheliale Basalmembran und/oder das perivaskuläre Bindegewebsgerüst in Form der Stromastruktur noch erhalten ist (Abb. 7.**3** und 7.**4a–d**).

Pathogenese: Das am besten untersuchte Modell einer vollständigen Regeneration ist die Leber nach chirurgischer Resektion von 75% der Organmasse (= ⅔-Hepatektomie). In diesem Falle kommt es nämlich nicht zu einer örtlichen, sondern zu einer systemischen Freisetzung von Wachstumsregulatoren, die gleichermaßen auf Parenchymzellen und Stromazellen des gesamten Organs einwirken. Dies hat zur Folge, daß bei den Laboratoriumstieren wie Maus und Ratte innerhalb von 2 Wochen nach der Teilhepatektomie das ursprüngliche Lebergewicht bei erhaltener funktioneller Histoarchitektur wieder hergestellt wird. Die Regeneration der Rattenleber nach Teilhepatektomie läuft in folgenden drei Phasen ab (Abb. 7.**3**):

– *Präproliferative Phase:* Sie schließt unmittelbar an die Leberteilentfernung an und dauert 16 Stunden. In ihr wird zunächst das verbliebene Leberparenchym durch eine funktionelle Mehrbelastung überrumpelt, so daß die Hepatozyten zunächst verfetten. Gleichzeitig bereiten sie sich auf die nachfolgende Mitose durch Transkription von c-fos, dem Hauptschalter der Zellreplikationsmaschine, später auch durch Transkription von c-myc sowie von p53, welches unter dem Einfluß von Cyclin-A phosphoryliert wird und als anhaltender Proliferationsstimulator wirkt. Die Umstellung des hepatozellulären Stoffwechsels von Funktion auf Proliferation äußert sich zum einen darin, daß die dazu notwendige Proteinsynthese durch Vermehrung des Ergastoplasmas und der Ribosomen angekurbelt wird, und anderer-

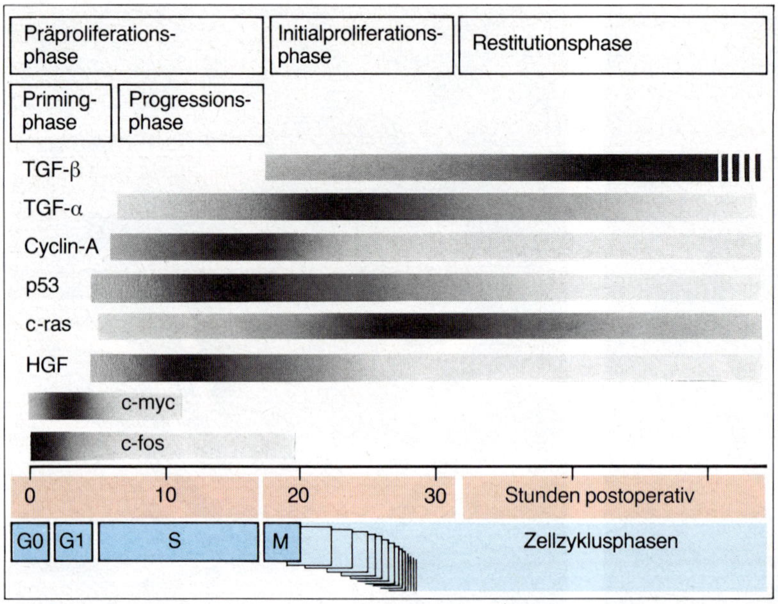

Abb. 7.**3** Vollständige Regeneration: Zusammenwirken der Protoonkogene (= c-onc) und der Wachstumsfaktoren (GF) bei der Regeneration. Beispiel: Leberregeneration nach Teilhepatektomie bei der es nur zur Epithel-, aber nicht zur Stromaproliferation kommt

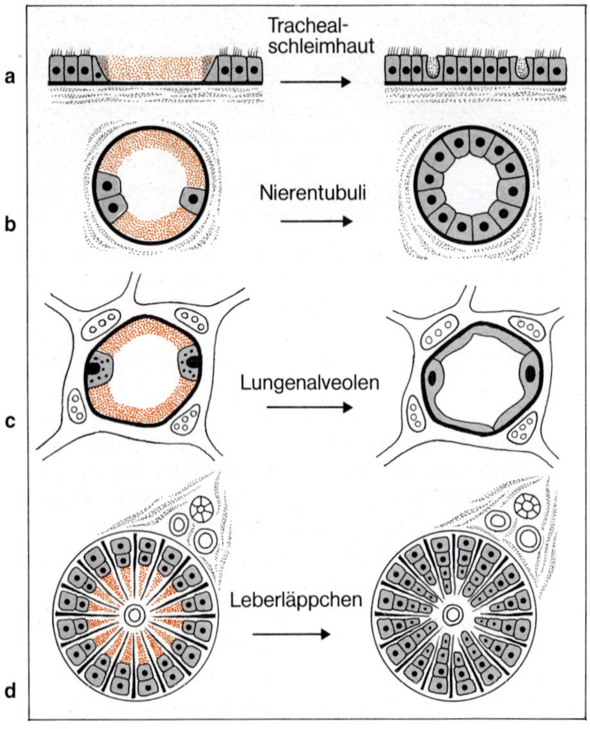

Abb. 7.**4 a–d** Beispiele einer vollständigen Regeneration: Die Regeneration des bronchialen Flimmerepithels geht ähnlich wie in anderen Schleimhäuten und der Haut von den nicht differenzierten Basalzellen aus (**a**). Nierentubulusepithelien regenerieren bei intakter Basalmembran (**b**) ebenso wie die Alveolarepithelien (bei denen die Regeneration von den granulären Alveozyten Typ II ausgeht) (**c**). Im Leberläppchen nimmt die Regeneration von den Hepatozyten der Periportalzone ihren Anfang, sofern das extrazelluläre Matrixgerüst der Lebersinus intakt geblieben ist (**d**) (rot: Zellnekrose)

seits darin, daß einige wichtige metabolische Enzyme (z. B. Glucose-6-Phosphatase) vermindert werden, um gegenüber der Einwirkung schädigender Stoffe gewappnet zu sein, exprimieren die Hepatozyten in dieser Phase das sog. Multi-drug-resistant-Gen. Schließlich geben die Stromazellen den Hepatozytenwachstumsfaktor (HGF) ab, welcher den Leberzellen in dieser Phase die Möglichkeit gibt, sich aus dem starren Epithelverband zu lösen. Darauf folgt am Ende der präproliferativen Phase die DNS-Synthese (Abb. 7.**3**): Zellen- und Zellkern wachsen, und die Mitochondrien verdoppeln sich durch Spaltteilung.

– *Phase der Initialproliferation:* Sie dauert weitere 16 Stunden. An dieser ersten Mitosewelle beteiligen sich nahezu synchron etwa ein Drittel aller Hepatozyten. Dabei verlieren sie einen Teil ihrer Nexus, so daß die Zell-Zell-Kommunikation vorübergehend aufgehoben wird. Nun wird die Organellenmenge, vor allem die Mitochondrien, auf die Tochterzellen aufgeteilt. In dieser Phase spielen die Wachstumsfaktoren der TGF-Familie eine wichtige Rolle: Der TGF-α, zu Beginn der Initialproliferation autokrin sezerniert, heizt durch Bindung an den EGF-Rezeptor die Hepatozytenproliferation an, was durch die Expression von c-ras unterstützt wird.

– *Restitutionsphase:* Nach Ablauf der ersten Mitosewelle beruhigt sich die Teilungsaktivität der Hepatozyten noch lange nicht. Im 24-Stunden-Rhythmus treten immer wieder Mitosewellen auf, die allerdings gegenüber der initialen Mitosewelle niedriger sind. Dies dürfte auf die Einwirkung des parakrin sezernierten TGF-β zurückzuführen sein, welcher bekanntlich das Ausufern der Epithelproliferation stoppt. Er steuert auch die Bildung der extrazellulären Matrix, so daß sich durch die nun einsetzende Proliferation der Stromazellen, der Kupffer-Zellen

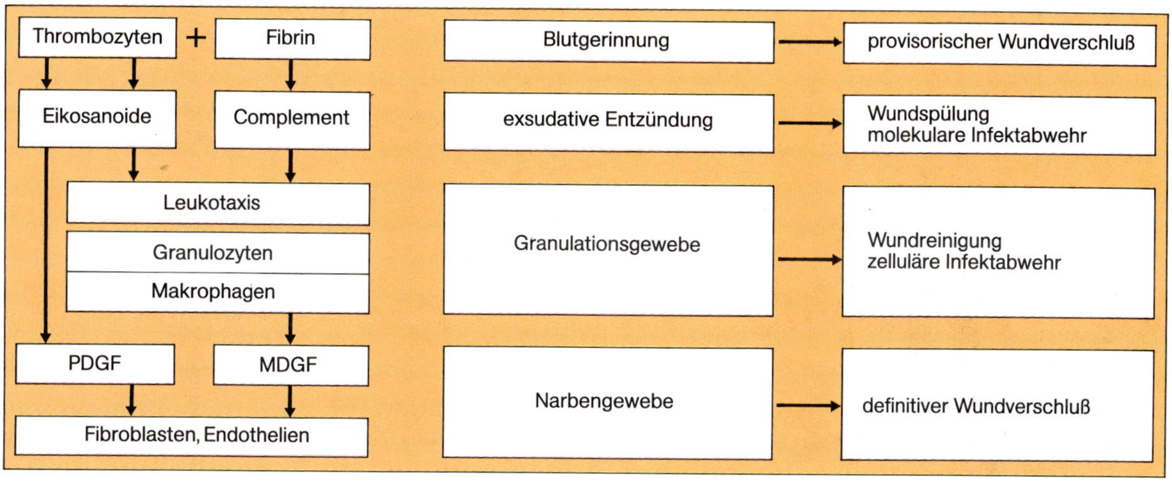

Abb. 7.**5** Wundheilungsprinzip mit ineinander greifenden Wundheilungsphasen (PDGF = Plättchenwachstumsfaktor, MDGF = Makrophagenwachstumsfaktor)

und Sinusendothelien eine funktionstüchtige Histoarchitektur der Leber ergibt.

Unvollständige Regeneration

Definition und Pathogenese: In allen Fällen, in denen irreversibel postmitotische Zellen von Ruhegeweben untergegangen sind oder der Defekt so erheblich ist, daß die Basalmembran und die Stromastruktur ge- oder zerstört sind, tritt keine vollständige Regeneration mehr ein. Die Heilung solcher Gewebsdefekte wird durch die Ersatzgewebe vollzogen. Dies trifft für Wunden, umfangreichere Nekrosen und entzündliche Gewebszerstörungen zu.

Wundheilungsprinzip (Abb. 7.5)

Definition: Als *Wunde* im herkömmlichen Sinne bezeichnet man eine mit Substanzverlust einhergehende Zusammenhangstrennung von Geweben. Sie kann mechanisch (z. B. Schnittwunde), ischämisch (z. B. Infarkt) oder entzündlich (z. B. Abszeß) entstanden sein und löst die Bildung des Ersatzgewebes aus.

Pathogenese: Wenn durch die Verwundung im Gewebe ein Spalt oder ein Hohlraum entstanden ist, so tritt Blut in die Wunde aus und gerinnt. In einem schmalen Bereich der Wundränder degenerieren die Organzellen, erkennbar an einer hydropischen Schwellung und Verfettung, sofern sie durch die Verletzung nicht bereits nekrotisch geworden sind. In dieser Nekrose- und *Degenerationszone* werden die Blutgefäße der terminalen Strombahn durch Thromben verschlossen. Bereits wenige Stunden nach der Verwundung wird das Komplementsystem an Ort und Stelle aktiviert, so daß die Permeabilität der terminalen Strombahn pathologisch gesteigert wird. Folge davon sind ein Wundödem und eine serofibrinöse Exsudation, welche das Wundbett säubern und Granulozyten anlocken. Später tauchen auch die Makrophagen und Lymphozyten im Wundgebiet auf. Die Granulozyten (= Mikrophagen) und Histiozyten (= Makrophagen) phagozytieren das nekrotische Gewebe sowie die Blutung und bauen es proteolytisch ab. Überdies geben die Makrophagen ebenso wie die Thrombozyten Wachstumsfaktoren wie PDGF[1] und MDGF[2] und Zytokine wie IL-1[3] ab, welche dafür sorgen, daß die Fibroblasten und Endothelzellen im Wundgebiet proliferieren. Der nächste Schritt der Wundheilung besteht darin, daß vom Wundrand her unter dem Einfluß von Zytokinen Kapillaren in den Defekt vorwachsen. Zwischen den einsprossenden Kapillaren bildet sich als nächstes durch die Proliferation der *Myofibroblasten* ein junges Bindegewebe aus. Damit ist ein *Granulationsgewebe* entstanden (Abb. 7.**6** und 7.**7**). Die Myofibroblasten synthetisieren zunächst Proteoglykane mit hohem Chondroitinsulfat- und Hyaluronatgehalt. Später bilden sie auch Kollagen vom Typ III, das mechanisch weniger stabil ist und einem raschen Umbau unterliegt.

Damit entsteht ein junges *kapillarreiches Bindegewebe*, das immer weiter vom Rand her in das Zentrum des Defektes vorwächst und ihn schließlich vollkommen ausfüllt. Die Bindegewebszellen produzieren reißfestes Kollagen Typ I und stellen ihre mitotische Aktivität ein, so daß ein zellarmes, kapillararmes, aber faserreiches Bindegewebe (= *Narbengewebe*) entsteht, welches das ehemalige ortsständige Gewebe im Defektbereich ersetzt.

Im Prinzip läuft jede Wundheilung nach dem hier skizzierten Muster ab, ist aber je nach Gewebe geringen Modifikationen unterworfen. Im folgenden wird daher die Heilung von Hautwunden, Knochenfrakturen und die Defektheilung innerer Organe genauer beschrieben:

---

[1] PDGF = platelet derived growth factor,
[2] MDGF = macrophage derived growth factor
[3] IL-1 = Interleukin-1 (S. 176)

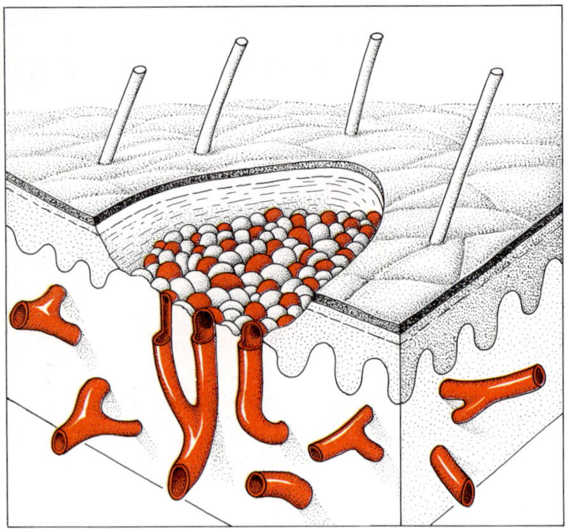

Abb. 7.**6** Dreidimensionale schematische Darstellung des Granulationsgewebes im Rahmen der Wundheilung. Durch das Auftauchen von Kapillarknospen (rot) im Wundbett erhält dieses einen feinkörnigen Aspekt. Er wird als „körniges Fleischwärzchen" = Granulationen bezeichnet

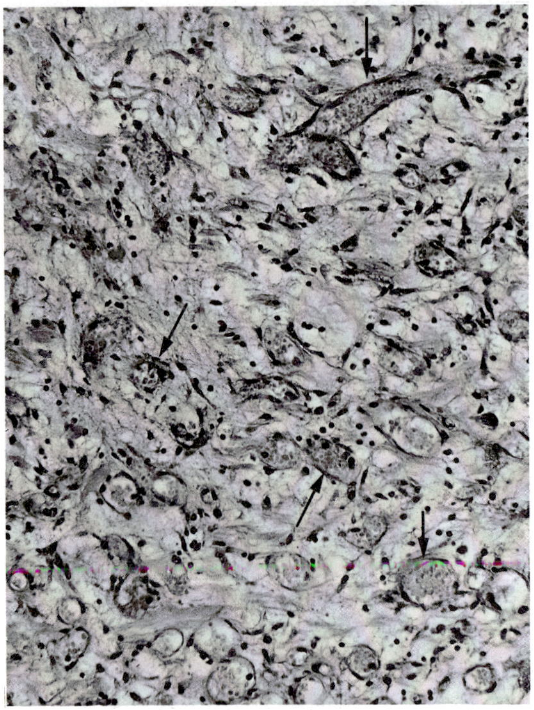

Abb. 7.**7** Granulationsgewebe, bestehend aus einem kapillarreichen mesenchymalen Gewebe mit Lymphozyten, Granulozyten und Fibroblasten (Pfeile = Kapillaren) (HE, Vergr. 1:300)

1. Hautwundheilung

Die Heilung von Hautwunden ist abhängig von Form und Entstehungsweise der Wunde. Aus klinischen Gründen unterscheidet man drei Formen der Wundheilung: Heilung per primam intentionem, Heilung unter dem Schorf und Heilung per secundam intentionem:

- *Primäre Wundheilung (Heilung per primam intentionem):* Eine primäre Wundheilung findet immer dann statt, wenn glatte Wundränder eng aneinandergelegt sind. Dies trifft vor allem auf die chirurgisch mit Adaptationsnähten versorgten Wunden zu. Alle Phasen der Wundheilung laufen in diesem Fall relativ schnell ab, weil nur eine geringe Gewebsreparation notwendig ist.

- *Wundheilung unter dem Schorf:* Diese Art der Wundheilung tritt bei kleineren Hautdefekten auf. Die Wunde wird zunächst durch den fibrinreichen Schorf abgedeckt. Er verhindert eine Austrocknung und Infektion der Wunde. Nach Reepithelisierung des ehemaligen Wundbezirks löst sich der Schorf ab.

- *Sekundäre Wundheilung (Heilung per secundam intentionem):* Diese Form der Wundheilung findet man in Fällen, bei denen die Wundränder weit voneinander entfernt sind und zwischen ihnen ein Gewebsdefekt besteht (z. B. infizierte Rißquetschwunde). Dieser Defekt muß durch Granulationsgewebe überbrückt werden, ehe der Defekt durch Narbengewebe aufgefüllt und mit Epithel wieder bedeckt werden kann.

Allen drei Heilungsformen von Hautwunden liegt der gleiche pathobiologische Vorgang zugrunde. Man unterscheidet dabei eine exsudative, resorptive, proliferative und eine reparative Phase der Wundheilung. Je nach Verletzungsart sind diese Wundheilungsphasen unterschiedlich stark ausgeprägt und dauern verschieden lang:

Exsudative Phase: In der exsudativen Phase der Wundheilung füllt sich die frische Wunde mit Wundsekret. Es besteht aus Blut und Lymphe, die aus den verletzten Gefäßen und Gewebsspalten einfließen. Das Fibrinogen des *Wundsekretes* gerinnt im thrombokinasereichen Milieu der Wunde zu einem festen Gel, dem *Wundschorf.* Ist der Defekt sehr groß, so wird nur der Defektgrund mit geronnenem Blut abgedeckt.

Die Traumatisierung, u. U. auch die Begleitinfektion der Wundumgebung, löst in der Dermis der Haut eine *alterative Entzündung* aus. Sie wird durch lokal abgesonderte Entzündungsmediatoren (S. 217) in Gang gebracht. Durch die Entzündung der Wundumgebung wird der Blutstrom in den nicht verletzten Gefäßen der Wundränder verlangsamt und das betroffene Gebiet wird hyperämisch (= *Wundrandödem*), so daß ein seröses Exsudat mit Immunglobulinen ins Wundbett abgegeben wird (= *molekulare Infektabwehr*).

Resorptive Phase: Nach einem Intervall von 6 Stunden wandern unter dem Einfluß des aktivierten Komplementsystems neutrophile Granulozyten ins Wundgebiet ein. Ihre Aufgabe besteht in der Phagozytose und Abtötung von Erregern (= *zelluläre Infektabwehr*). Nach einem Intervall von 12 Stunden wandern auch Monozyten und Lymphozyten ein. Mit dem Übertritt ins Wundbett werden die Monozyten zu Histiozyten, die im Gegensatz zu den Granulozyten (= Mikrophagen) nicht nur Bakterien, sondern auch Gewebsreste und ganze Zellen phagozytieren können (= Trümmerphagen). Durch den enzymatischen Abbau der Infektionserreger und des zerstörten Gewebes entwickelt sich im Bereich der Wundränder eine Schädigungsazidose. Sie aktiviert die Proteasen und fördert die Exsudation von Plasma, das als Nährmedium für die einwandernden Fibroblasten wichtig ist. In der darauffolgenden Proliferationsphase sinkt der pH-Wert im Wundgebiet. Dadurch wird der Wundheilungsprozeß beschleunigt.

Proliferative Phase: Am Ende der Entzündungsphase (ca. 3. Tag) tritt die Bildung eines *Granulationsgewebes* in den Vordergrund, dessen Menge von der Größe und Art der Verletzung abhängt. Diese Wundheilungsphase beginnt mit der Proliferation der ortsständigen Fibroblasten.

Als Folge der katalytischen Stoffwechseltätigkeit entsteht im Zentrum des Wundbettes ein Sauerstoffdefizit. Unter dem Einfluß dieses Sauerstoffmangels, aber auch von Wachstumsfaktoren, wuchern gleichzeitig mit den Fibroblasten zahlreiche Kapillaren ins Wundgebiet ein. Sie entstammen den benachbarten Gefäßen, aus denen sie zunächst in Form von Knospen, später in Form von Schlingen entsprossen. Die Kapillarschlingen dringen in das Wundgebiet vor, verzweigen sich durch Proliferation ihrer Zellen und bilden schließlich ein Netzwerk von Gefäßen.

Reparative Phase: Obgleich die Synthese der Interzellularsubstanz schon bei der Bildung des Granulationsgewebes beginnt, setzt die quantitativ entscheidende Fasersynthese und *Bindegewebsneubildung* erst dann ein, wenn der Gewebsdefekt durch Granulationsgewebe geschlossen ist. Damit erhält der ehemalige Gewebsdefekt die nötige mechanische Stabilität (Abb. 7.**8 a–d**).

Neben der reparativen Bildung des Bindegewebes ist aber auch die reparative Epithelialisierung des Defekts von Bedeutung (Abb. 7.**9 a–c**). Sie beginnt in der Epidermis mit der epithelialen Migrationsphase:

Epitheliale Migrationsphase: Die intakte Epidermis besteht aus einem Zellverband, der durch Interzellularbrücken und Tonofilamente zugfest ist. Etwa 3 Tage nach der Verletzung lockern sich unter dem Einfluß des Plättchenwachstumsfaktors und sog. Zerstreuungsfaktoren aus Fibroblasten (= scatter factor) und im Bereich der Wundränder die Zellverbindungen der basalen Stachelzellen. Epidermiszellen wandern amöboid entlang der Wundränder, auf einem Fibronektin-Fibrinfilz und unter dem Wundschorf. Sie proliferieren unter dem Einfluß und der

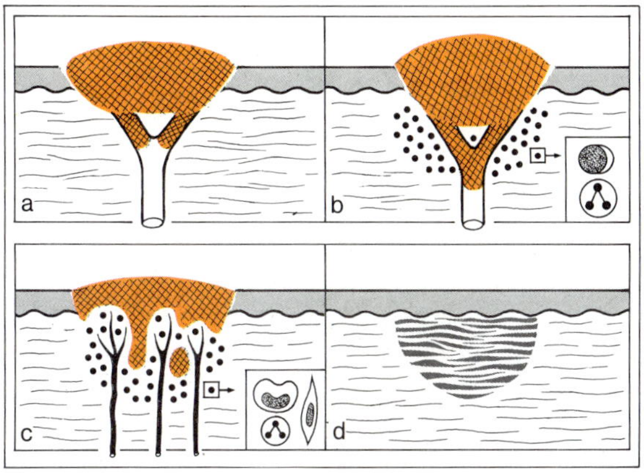

Abb. 7.**8 a–d** Stadien der Wundheilung: **a** Wundschorf, Thrombosierung der kleinen Gefäße, **b** Leukozytentransmigration, **c** Granulationsgewebseinsprossung, **d** Narbe (orange = Fibrin)

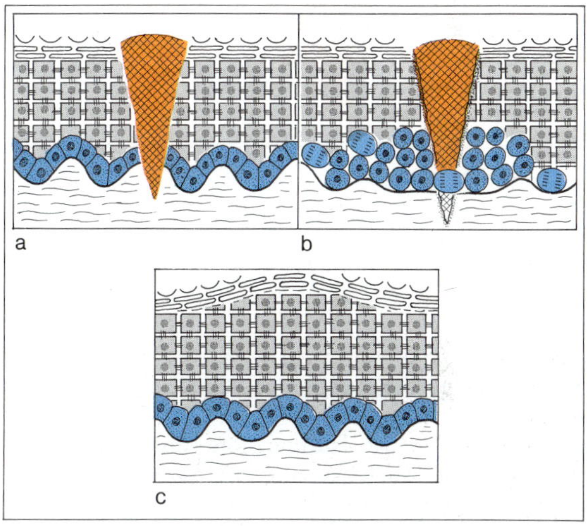

Abb. 7.**9 a–c** Phasen der Epidermisreaktion im Rahmen der Wundheilung: **a** Frische Hautwunde mit Fibringerinnsel, **b** epitheliale Migrationsphase, **c** epitheliale Rückbildungsphase (blau: germinative Epidermiszone)

epidermalen, thrombo- und makrophagozytären Wachstumsfaktoren, bis der entstandene Defekt in Dermis und Subkutis verschlossen ist.

Epitheliale Rückbildungsphase: Sobald das ehemalige Wundgebiet reepithelisiert ist, hört die epitheliale Zellproliferation infolge *Kontaktinhibition* auf und die „eingewanderten Epidermiszellen" ordnen sich säulenartig an (vgl. Zellanordnung im Stratum basale). Jetzt erscheinen auch die zugfesten Interzellularbrücken wieder. Die hypertrophe Epidermis im ehemaligen Wundbett bildet sich zur normalen Schichtdicke und Zellanordnung zurück, und die oberflächlichsten Epidermiszellen beginnen wieder, Keratin zu bilden.

Narbenphase: Das Ergebnis einer geheilten Hautwunde ist die Narbe. Bei der primären Wundheilung

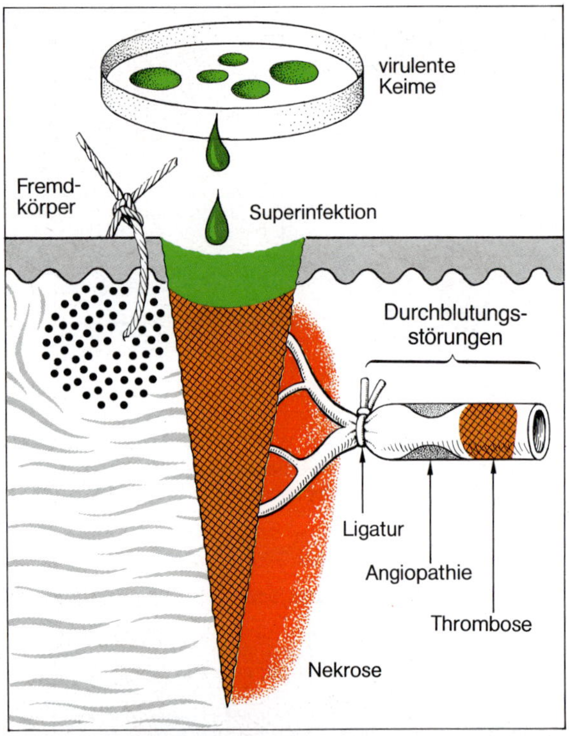

Abb. 7.**10** Auslösefaktoren der Wundinfektion. Orange: Fibrin, rot: Nekrose, grün: Bakterien

entsteht eine strichförmige kosmetisch unauffällige Narbe ohne funktionelle Beeinträchtigung. Bei sekundär geheilten Wunden entstehen breite, kosmetisch ungünstige Narben, die durch Schrumpfungsprozesse auch zu *Funktionseinschränkungen* führen können.

Komplikationen der Hautwunden

Der Ablauf der Hautwundenheilung kann durch verschiedene Faktoren wie Diabetes mellitus, Hyperkortizismus, Ernährungsstörung, Durchblutungsstörung, Blutgerinnungsstörung, Zytostase erheblich beeinträchtigt werden. Unter diesen Störfaktoren ist die Alterung ganz besonders hervorzuheben, denn die Hautfibroblasten verlängern mit zunehmendem Alter des Individuums ihre Generationszeit beträchtlich, so daß die mechanische Festigung einer Wunde erheblich verzögert wird. Die Störungsfaktoren der Wundheilung bringen folgende Komplikationen mit sich:

Wundruptur: Damit bezeichnet man das Aufgehen einer Wunde, die vorher durch eine chirurgische Naht verschlossen worden war.

Wundinfektion: Sie entsteht immer dann, wenn sich Bakterien im Wundbereich vermehren und ausbreiten können und eine bakterielle Entzündung hervorrufen. Sie wird durch die in Abb. 7.**10** aufgeführten Faktoren gefördert.

Serom: Bleibt im Wundbereich ein größerer Hohlraum bestehen, so füllt er sich mit Blut, Serum und Lymphe an. Dieser gefüllte Hohlraum (= *Serom*) stört den weiteren Ablauf der Wundheilung. Die Blutzellen zerfallen, so daß eine gelbliche oder gelblich-braune Flüssigkeit entsteht. Der Hohlraum wird durch Bindegewebszellen abgegrenzt, die sich zu einer mesenchymalen Zelldecke (= desmales „Epithel“) umwandeln können.

Traumatische Epidermiszysten: In diesen Fällen werden durch die Hautverletzung Teile des Stratum germinativum der Epidermis in die Tiefe der Wunde verschleppt, wo sie zu Zysten weiterwachsen.

Granulom: Um nicht resorbierbare Fremdkörper, wie Handschuhpuder und Nahtfäden sowie um nekrotisches Fettgewebe bilden sich Fremdkörpergranulome resp. Lipophagengranulome (S. 246) aus.

Caro luxurians: Die Granulationsgewebsbildung kann manchmal auch überschießend sein, wobei mehr Granulationsgewebe gebildet wird als eigentlich erforderlich ist. Dies stört den Heilungsablauf. Man bezeichnet diese Veränderung als Caro luxurians („wildes Fleisch“) und findet sie vor allem im Bereich der Gingiva als *Epulis granulomatosa* und in der Haut als *Granuloma teleangiectaticum (pyogenicum)*.

Keloid: Relativ selten tritt als Wundheilungsstörung eine überschießende Narbenbildung auf. Die Narbe wölbt sich dabei über das Niveau der angrenzenden Haut. Beschränkt sich die verstärkte Narbenbildung nur auf das Wundgebiet, spricht man von einer *hypertrophen Narbe*. In diesem Falle ist die Kollagenvernetzung gestört (S. 51), und die Kollagenfasern sind nur zu einem geringen Teil zu Faserbündeln aggregiert. Wird bei hypertrophischen Narben die Zugrichtung um 90 Grad gedreht (Z-Plastik!), wird innerhalb kurzer Zeit das überschüssige Kollagen abgebaut.

Dehnt sich die überschießende Narbenbildung auch noch über den Wundbereich hinaus auf die angrenzende Haut aus, so bezeichnet man diese Wundheilungsstörung als *Keloid*. Die Entstehungsbedingungen für Narbenkeloide sind noch nicht geklärt. Es scheint sich um lokale Bindegewebsbildungsstörungen zu handeln, bei denen die Myofibroblasten sich nicht zu Fibrozyten differenzieren und länger proliferieren. Dabei kommt es zu einer Vernetzungsstörung der Kollagenfasern, indem die Kollagenfasern wirr und ungeordnet abgelagert und durch einen erhöhten Proteoglykananteil verkittet werden. Die Epidermis ist über dem Keloid meist atrophisch und daher leicht verletzbar. Dies ist vermutlich auch der Grund dafür, daß im Bereich der Keloide Plattenepithelkarzinome entstehen können. Die farbige Bevölkerung neigt mehr zur Keloidbildung (vor allem im Brustbereich) als die weiße, was im Rahmen der rituellen Skarifizierung genutzt wird (wurde).

Chronische Wunden: Sie sind das Resultat eines im Wundgebiet belassenen Gewebesequesters, vorbestehender Vernarbung des Wundgebietes, Tbc-Infektionen, Bestrahlung, Fehlbildungen und Nervenschädigungen. Mitunter gehen von chronischen Wunden bösartige Tumoren aus.

2. Knochenfrakturheilung

Definition: Unter einer Fraktur versteht man entweder eine vollständige oder unvollständige (= Grünholzfraktur) Kontinuitätstrennung des Knochengewebes. Die Heilung einer derartigen „Knochenwunde“ verläuft wie bei der Hautwunde je nach Adaptation der Wundränder entweder per primam oder secundam intentionem:

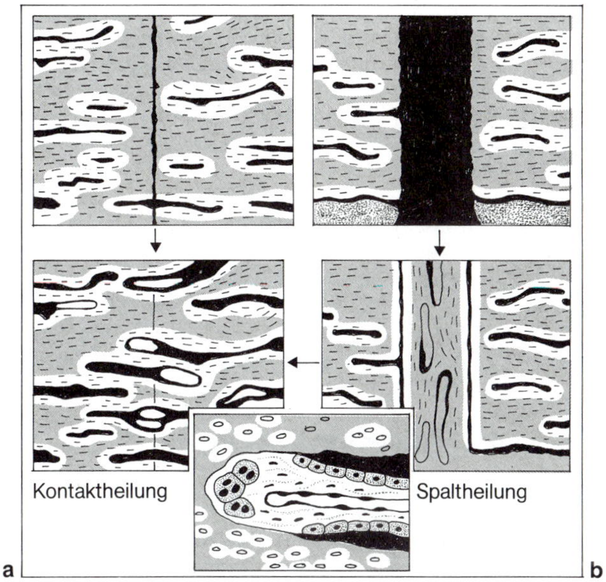

Abb. 7.**11a** u. **b** Die zwei Formen der primären Frakturheilung

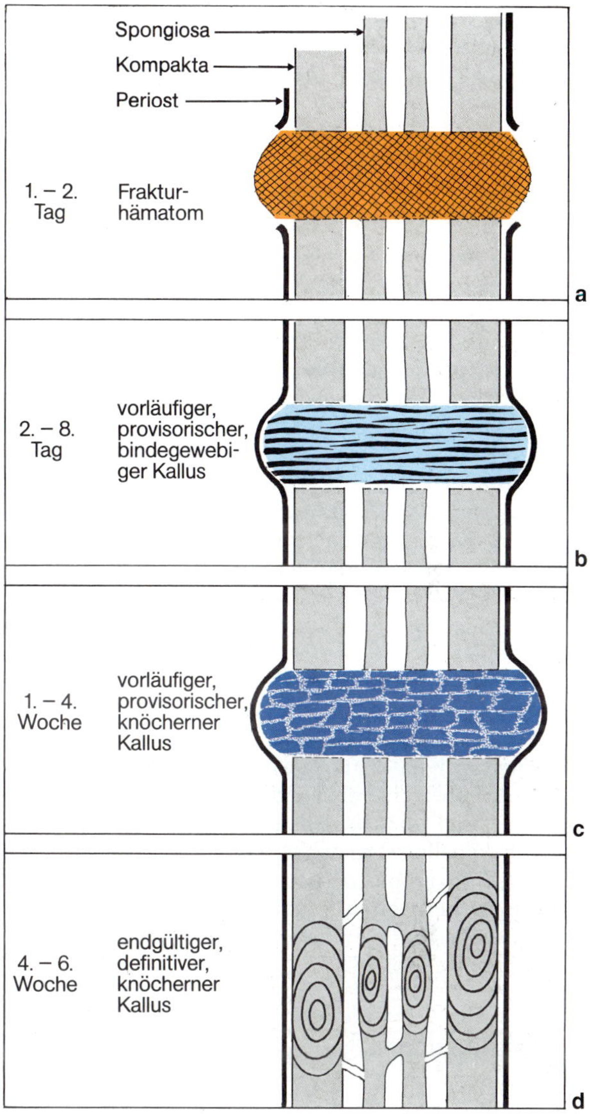

Abb. 7.**12a–d** Die vier Stadien der sekundären Frakturheilung mit Kallusbildung ▶

Primäre Frakturheilung

• *Kontaktheilung:* Sind die beiden Frakturenden so eng zusammen, daß sie sich gegenseitig berühren, kommt es zu einer Kontaktheilung. Dabei bohren sich die bereits vorhandenen Osteone wie Holzwürmer senkrecht zum Frakturspalt von einem Frakturende zum anderen. Sie enthalten an der „Bohrerspitze" Osteoklasten. Diesen folgt ein gefäßreiches Mesenchym mit Osteoblasten nach, welche den „Resorptionskanal" besetzen und mit Osteoid austapezieren. Dadurch wird auch gleichzeitig die Nekrosezone im Bereich der Frakturenden abgebaut. Ein solches neues Osteon bohrt sich pro Tag 50–80 µm weit durch das Knochengewebe hindurch (Abb. 7.**11a**).

• *Spaltheilung:* Sind die Frakturenden weniger als 1 mm auseinander, so wächst ein kapillarreiches Mesenchym in den engen Frakturspalt ein, es kommt zur Spaltheilung. Dabei wird innerhalb einer Woche parallel zum Frakturspalt lamelläres Knochengewebe gebildet, das 3 Wochen später durch quer zum Frakturspalt verlaufende Osteone ersetzt wird (Abb. 7.**11b**).

Sekundäre Frakturheilung

Besteht aber zwischen den Frakturenden ein Frakturspalt, der mehrere Millimeter beträgt, tritt eine sekundäre Frakturheilung mit Ausbildung eines Frakturkallus auf (Abb. 7.**12a–d**).

• *Frakturhämatom:* Unmittelbar nach der Knochenfraktur entsteht in solchen Fällen zwischen den beiden Frakturenden ein Frakturhämatom. An den beiden Frakturenden fällt eine schmale Gewebszone der Nekrose anheim. Sie wird resorbiert, wodurch der Frakturspalt sich zunächst verbreitert. Bereits zwei Tage später beginnt die proliferative zelluläre Reaktion, die zur Reparation des Defektes führt (Abb. 7.**12a**).

- *Bindegewebiger Kallus:* Aus dem umgebenden Weichteil- und Knochengewebe sproßt ein kapillarreiches Mesenchym in das Frakturhämatom ein. Kurz danach proliferieren die ortsständigen Fibroblasten in der Frakturumgebung und bilden eine faserreiche Grundsubstanz, bis der Frakturspalt aufgefüllt ist. Man bezeichnet dieses Füllgewebe als vorläufigen bindegewebigen Kallus (Abb. 7.**12b**).

- *Knöcherner Kallus:* Je nach Lage und Ausgangsgewebe des Kallus unterscheidet man einen *periostalen, intermediären* (zwischen Frakturenden gelegenen) und *endostalen Kallus.* Aus diesem stark vaskularisierenden jungen Bindegewebe bildet sich nun Faserknochen: Dabei wandeln sich unter dem Einfluß eines knocheninduzierenden Polypeptids des nekrotischen Knochengewebes die Fibroblasten in Osteoblasten um und produzieren Osteoid. Diese Knochengrundsubstanz verkalkt, so daß ein vorläufiger knöcherner Kallus entsteht. Durch die mechanische Beanspruchung wird der intermediäre und endostale Kallus in lamellären Knochen umgewandelt. Die dazu benötigten mehrkernigen Resorptionsriesenzellen leiten sich von den Blutmonozyten ab (vgl. Fremdkörperriesenzellen). Der überflüssige periostale Kallus wird abgebaut. Sowie minimale Schubkräfte zwischen den Frakturenden wirksam werden, differenziert sich das Kallusgewebe zu hyalinem Knorpel um, der über eine enchondrale Ossifikation verknöchert. Sind die beiden ehemaligen Frakturenden durch lamelläres Knochengewebe verbunden, so ist ein *definitiver knöcherner Kallus* entstanden, der im Rahmen des fortwährenden Knochenumbaus bald nicht mehr vom normalen Knochengewebe zu unterscheiden ist (Abb. 7.**12d**).

Komplikationen der Knochenfrakturen

Die Heilung offener oder geschlossener Frakturen wird durch zahlreiche Faktoren gesteuert. So fördert das somatotrope Hormon die Kallusbildung, während das Thyroxin die Umwandlung in Knochengewebe beschleunigt. Ferner können bei der Frakturheilung ähnliche Komplikationen auftreten wie bei der Abheilung von Hautwunden: Infektion (= Osteomyelitis), Dehiszenz (= Pseudarthrose) und überschießende Narbenbildung (= Callus luxurians):

Posttraumatische Osteomyelitis: Wird das Frakturhämatom durch Bakterien besiedelt, so entsteht eine Entzündung des Knochenmarkes mit Übergriff auf das Knochengewebe und das Periost in Form einer Osteomyelitis (S. 1026). Die Gefahr einer Osteomyelitis besteht besonders bei *offenen Frakturen,* bei denen so ausgedehnte *Weichteilverletzungen* entstanden sind, daß eine Verbindung von der Hautoberfläche zum Frakturbereich besteht. Die häufigsten Erreger einer solchen posttraumatischen Osteomyelitis sind Staphylokokken, aber auch andere grampositive und gramnegative Erreger.

Pseudarthrose: Werden die Fragmentenden während des Heilungsprozesses nicht ruhiggestellt, so daß der bindegewebige Kallus nicht nur Druck-, sondern auch Schubkräften ausgesetzt ist, so ist die Umwandlung des bindegewebigen Kallus in den vorläufigen knöchernen Kallus gestört. Die Gewebekontinuität zwischen den Fragmentenden ist zwar durch ein Ersatzgewebe wiederhergestellt, die Frakturenden bleiben aber gegeneinander beweglich. Dies ist die pathologisch-anatomische Definition einer Pseudarthrose. Der *Traumatologe* aber bezeichnet jede Fraktur, die innerhalb von 8 Monaten nicht abgeheilt ist, als Pseudarthrose, gleichgültig, ob ein bindegewebiger Kallus vorhanden ist oder nicht.

Callus luxurians: In einzelnen Fällen, vor allem bei Fistelungen nach Osteomyelitiden, bleibt der Abbau des periostalen Kallus aus. Er kann sich sogar noch weiter vergrößern, was, vergleichbar mit dem Keloid, man als überschießende Kallusbildung (= *Callus luxurians*) bezeichnet. Dieser überschießende Kallus kann einen permanenten Druck auf Weichteile oder Nerven ausüben und klinische Beschwerden hervorrufen.

3. Wundheilung innerer Organe

- *Reversibel postmitotische Organzellen* (dazu gehören auch die Biopsiewunden): Hier heilen die Organwunden nach dem Prinzip der Wundheilung ab, wobei die Mitosewelle und damit die Regeneration zuerst bei den organspezifischen Zellen und erst mit einigen Tagen Verzögerung bei den Stromazellen einsetzt. Da aber das Gefäßbindegewebe im Verletzungsspalt der Organe zerstört ist, kann in diesem Bereich keine vollständige Regeneration erfolgen. Die Neubildung der organspezifischen Zellen kann somit den Parenchymverlust nicht ausgleichen, so daß der Wunddefekt durch Narbengewebe ersetzt wird, das lediglich den mechanischen, aber nicht den funktionellen Ansprüchen an das Organ gerecht wird.

- *Irreversibel postmitotische Organzellen:* Der Ersatz der Gewebe nach vorausgegangenem Gewebeuntergang erfolgt im Myokard und in der Skelettmuskulatur fast ausschließlich durch Bindegewebsneubildung und Vernarbung, denn die betreffenden Organzellen haben eine äußerst begrenzte regeneratorische Kapazität. Die Abheilung eines Myokardinfarktes wird im Kapitel Herzpathologie (S. 398) gesondert besprochen.

Im *Zentralnervensystem* hängt die Art der Narbenbildung im wesentlichen vom Ausmaß der Schädigung ab. Bei ausgedehnten Nekrosen, die sowohl die Nervenzelle als auch das gliöse Stützgerüst, die Markscheiden und Gefäßwandzellen im Sinne einer Kolliquationsnekrose (S. 140) umfassen, wird das Gehirngewebe herdförmig erweicht. Vom 3. Tag nach der Verletzung an tauchen Makrophagen auf, welche die Lipide (= Lipophagen) und die Blutung (= Siderophagen) im Wundbereich abräumen. Die Markscheiden sind hier ödematös aufgelockert. Vom 4. Tag an löst sich der Gewebszusammenhang auf, und es entsteht eine Resorptionszone. Die mit Abräummaterial beladenen Makrophagen wandern zu den Gefäßen ab. Nun proliferiert die Faserglia, und Kapillaren sprossen aus der Nachbarschaft samt Fibroblasten in die Resorptionszone ein. Nach einigen Wochen entsteht so eine gemischte *gliös-bindegewebige Narbe*, die öfter von Zysten durchsetzt ist. Allmählich wandern die Makrophagen wieder ab, die Kapillaren bilden sich zurück, und die stark verfilzten Gliafasern führen einige Monate später zu einer ausgeprägten Narbenschrumpfung. Aus neueren Untersuchungen geht allerdings hervor, daß auch bei Verletzungen im zentralen Nervensystem und im Rückenmark eine *Regeneration der Leitungsbahnen* möglich ist, allerdings nur dann, wenn ein wachstumshemmendes Protein in der Myelinscheide durch entsprechende Antikörper in seiner Wirkung unterdrückt wird.

4. Wundheilung peripherer Nerven

Ein Ersatz der zugrundegegangenen Ganglienzellen ist nach Erreichen des Kleinkindalters nicht mehr möglich. Dagegen vermögen diese Zellen Neuriten und Dendriten zu regenerieren. Besonders wichtig für die Unfallchirurgie ist die Regeneration des Achsenzylinders peripherer Nerven: Nach traumatischer Unterbrechung der Axone sprossen Axone aus dem proximalen Nervenfaserstumpf aus, die, falls die ursprüngliche Nervenscheide aus Schwannzellen noch erhalten ist, das Endorgan über diese Leitbahn wieder erreichen. Auf diese Weise wird zumindest teilweise eine befriedigende nervöse Funktion erreicht. Finden die aussprossenden Axone keinen Anschluß an die ursprüngliche Nervenscheide, so bilden sie zusammen mit dem Narbengewebe kolbenartige, sehr schmerzhafte Knoten, die als *Narbenneurome* bezeichnet werden (Abb. 7.**13**).

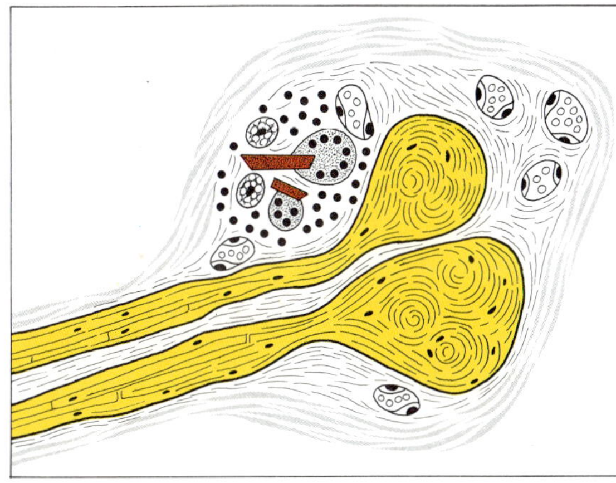

Abb. 7.**13** Narbenneurom mit kolbiger Auftreibung der Achsenzylinder (gelb), umgeben von Bindegewebsnarbe und randständigem Fremdkörpergranulom um zurückgelassenes Nahtmaterial (rot) (Schema)

Metaplasie

Definition: Mit Metaplasie bezeichnet man die Umwandlung eines ausdifferenzierten Gewebes eines bestimmten Typs in ein differenziertes Gewebe eines anderen Typs.

Pathogenese: Grundsätzlich kann eine Metaplasie auf folgenden drei Wegen zustande kommen:

- *Stammzellmetaplasie:* Wird ein Wechselgewebe einer chronischen Schädigung ausgesetzt, so wandeln sich in ihm Reservezellen mit „hoher prospektiver Potenz" in ein physikalisch-chemisch resistenteres Gewebe um. Dabei büßt es aber einen Teil seiner ursprünglichen Funktionen ein. In diesem Fall stellt die Metaplasie eine Regenerationssonderform dar, die nicht auf einer Defektheilung beruht, sondern in einem Defektzustand endet. Die Stammzellmetaplasie ist häufig.

- *Direkte Metaplasie:* In diesem Fall wandeln sich ausdifferenzierte Zellen ohne Zellteilung in ausdifferenzierte Zellen eines anderen Typs um. Dieser seltene Vorgang kann bei der ischämischen Niere beobachtet werden, wo sich ohne Anzeichen einer mitotischen Aktivität Gefäßwandmyozyten in reninproduzierende endokrine Zellen umwandeln können.

- *Indirekte Metaplasie:* Dieser seltene Metaplasietyp geht von ausdifferenzierten Zellen aus, die sich nach Proliferation über eine Zwischenstufe in eine andersartige Zelle umwandeln.

Mehrheitlich sind einer Metaplasie insofern Grenzen gesetzt, als sich Epithel nicht in Bindegewebe umwandelt und umgekehrt. In Anbetracht der Tatsache, daß alle eukaryoten Zellen eines Organismus dieselbe genetische Information enthalten, verwundert es nicht, daß es auch Ausnahmen von dieser Regel gibt. Die gilt vor allem für Tumoren. Die verschiedenen Metaplasienarten werden nach dem erreichten Endgewebe benannt. Dabei unterscheidet man epitheliale und mesenchymale Metaplasien (Abb. 7.**14 a–d**).

1. Epitheliale Metaplasien

Diese Metaplasieformen sind reversibel. Sie stellen gewissermaßen eine Anpassungsreaktion an einen chronischen Entzündungsreiz dar:

Plattenepithelmetaplasien:

- *Respiratorisches Flimmerepithel:* Bei einer chronischen Sinubronchitis vermehren sich als Antwort auf die langdauernde Entzündung die Becherzellen. Mit dieser Becherzellhyperplasie (frühere Bezeichnung: Becherzellmetaplasie) wird die Epitheloberfläche durch eine verstärkte Schleimschicht geschützt. Reicht dies nicht aus, so wandeln sich die Flimmerepithelien in ein Plattenepithel um (Abb. 7.**15**). Bleibt der Entzündungsreiz bestehen, kann sich zunächst eine Verhornung und später eine Zelldysplasie hinzugesellen (S. 367).

- *Mehrreihiges Zylinderepithel:* Bei chronischer Zervizitis oder chronischer Cholezystitis wandelt sich das mehrreihige Zylinderepithel in ein mehrschichtiges Plattenepithel um.

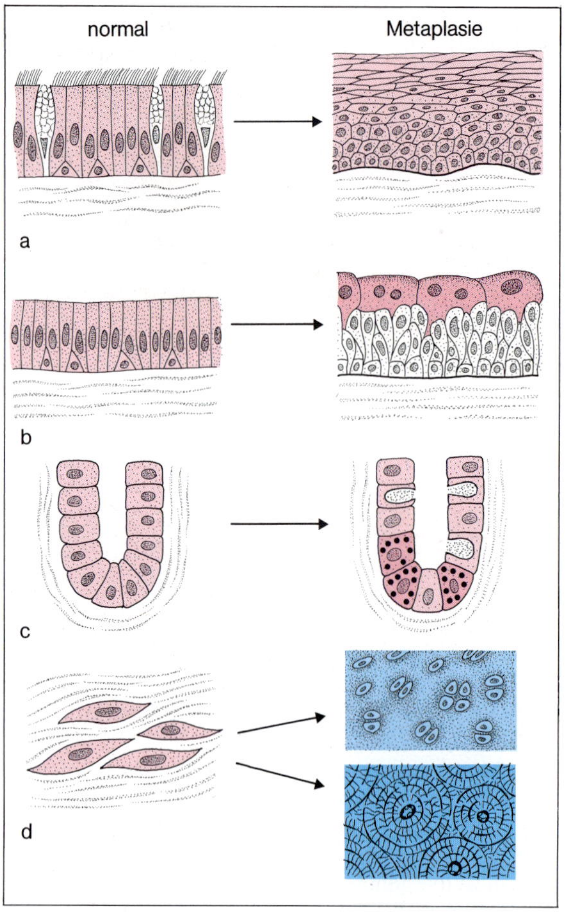

Abb. 7.**14a–d** Metaplasiebeispiele (Schema): **a** Plattenepithelmetaplasie des respiratorischen Epithels, **b** Übergangsepithelmetaplasie des Zylinderepithels in urethranahen Prostatadrüsen, **c** intestinale Metaplasie des Magendrüsenepithels, **d** Knorpel- und Knochenmetaplasie

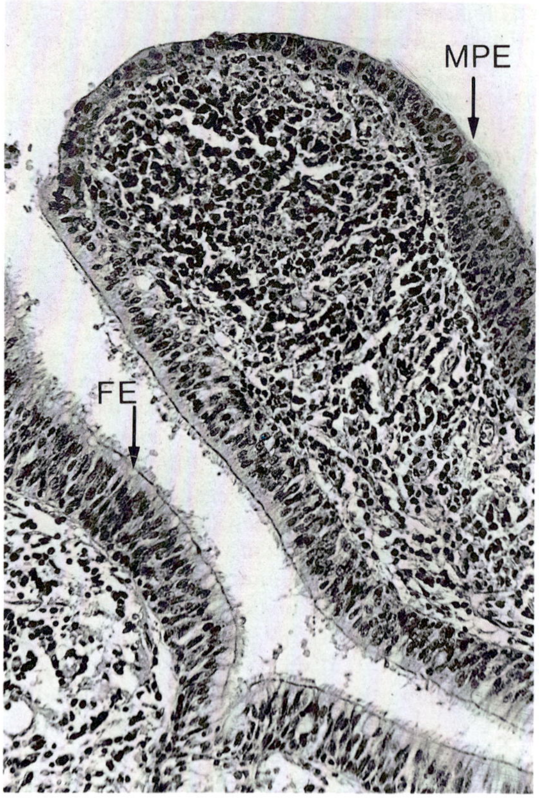

Abb. 7.**15** Plattenepithelmetaplasie (MPE) des respiratorischen Flimmerepithels (FE) bei chronisch-polypöser Rhinitis (HE, Vergr. 1 : 300)

● *Glanduläres Zylinderepithel:* In der Prostata kann sowohl entzündlich als auch hormonell bei verstärkter Östrogeneinwirkung (S. 915) eine Plattenepithelmetaplasie der glandulären Zylinderepithelien hervorgerufen werden. Ein ungehemmter Östrogenstimulus kann auch im Endometrium bei übermäßiger Endometriumproliferation, glandulär-zystischer Hyperplasie und adenomatöser Hyperplasie zu herdförmigen Plattenepithelmetaplasien führen. Im senil atrophischen Endometrium kommen isolierte Plattenepithelmetaplasien des Oberflächenepithels als Folge eines chronischen Entzündungsreizes oder eines ungewöhnlichen Östrogenstimulus in Form der *Ichthyosis uteri* vor.

● *Urothel:* Bei der chronischen Urozystitis, vor allem bei Urolithiasis (oder Schistosomiasis) wandelt sich das Übergangsepithel in ein mehrschichtiges, gelegentlich auch verhornendes Plattenepithel um (= *Xerosis vesicae*). Bei der Trigonumzystitis dürfte es sich um eine anatomische Epithelvariante handeln, bei der das Urothel durch ein hormonsensitives Vaginalplattenepithel ersetzt ist.

Intestinale Metaplasie: Bei chronischer Gastritis kann die Magenschleimhaut ultrastrukturell, histologisch und funktionell Dünndarmcharakteristika annehmen: Das Oberflächenepithel erhält einen Bürstensaum (Mikrovilli) und somit resorptive Eigenschaften. Gleichzeitig treten Becherzellen und Paneth-Körnerzellen auf. Bleibt der Entzündungsreiz bestehen, so können sich daraus Dysplasien (S. 697) und Karzinome (S. 702) entwickeln.

Urothelmetaplasie: Sie wird z. B. in urethranahen Prostatadrüsen beobachtet. Dabei wandelt sich das zweireihige Zylinderepithel der Prostatadrüsen in ein mehrschichtiges Urothel um.

2. Mesenchymale Metaplasien

Die Elemente des Binde- und Stützgewebes unterliegen bei funktioneller Beanspruchung einer mesenchymalen Transformation, was von Pauwels auch als *kausale Histogenese* bezeichnet worden ist. Diesem Konzept zufolge wandelt sich ein mesenchymales Gewebe unter der Einwirkung von Kompressionskräften in Hyalinknorpel um, während Dehnungskräfte eine Umwandlung zu Sehnengewebe mit sich bringen. Pfropft sich in beiden Fällen noch eine elastische Verformung auf, so kommt es zur chondralen oder zur desmalen Verknöcherung. Am häufigsten begegnet man den metaplastischen Knochenbildungen. Sie sind bei chronischer Muskelquetschung, bei der Myositis ossificans (S. 1110), bei der Mediaverkalkung der Arterien (S. 442) oder bei der Spondylarthritis ankylopoetica (S. 1152) zu beobachten.

Heteroplasie

Definition: Von der Metaplasie abzugrenzen ist die Heteroplasie (= Heterotopie). Darunter versteht man das Auftreten nicht-neoplastischen Gewebes mit regelrechtem Aufbau an einem Ort, wo es normalerweise im Organismus nicht vorkommt.

Pathogenese: Eine Heteroplasie ist nicht reversibel. Sie beruht entweder auf einer Gewebsversprengung oder einer Gewebsverschleppung:

Gewebsversprengung

Sie ist Folge einer frühontogenetischen Verlagerung von Zellen oder Geweben an einen falschen Ort (= Choristie). So findet man a) Pankreasgewebe in der Magenschleimhaut oder in Meckel-Divertikeln, b) Magenschleimhaut im Ösophagus oder in Meckel-Divertikeln, c) Nebennierenrindengewebe in Genitalorganen oder d) ZNS-Gewebe in der Nasenschleimhaut beim sog. nasalen Gliom.

Gewebsverschleppung

Gewebsverschleppungen (= Migration) sind traumatisch oder chirurgisch bedingt. Dazu folgende Beispiele:

- *Cholesteatom:* Das Cholesteatom ist die wichtigste irreversible Komplikation der chronischen Otitis media.

  In diesem Fall dringt das mehrschichtige Plattenepithel des äußeren Gehörganges durch eine traumatische oder entzündlich bedingte Trommelfellläsion ins Mittelohr ein und bildet dort eine Zyste. Im Rahmen der Verhornung entstehen Hornschuppen, die sich in der Zyste ansammeln, nekrotisch zu cholesterinhaltigem Zelldetritus zerfallen und eine Entzündungsreaktion in der Umgebung auslösen, welche zusammen mit dem Binnendruck der Zyste eine Druckatrophie der Umgebung auslöst.

- *Endometriose:* Dies ist eine Verlagerung von Endometriumdrüsen samt umgebendem zytogenem Stroma in Myometrium, Ovar oder Peritoneum, die nach einer abdominalen Uterusexstirpation oder Kaiserschnitt auch in der Bauchwandnarbe angetroffen werden kann (S. 861).

- *Traumatische Epidermiszyste* nach Verschleppung von Epidermis in die Subkutis (Palmoplantarregion!).

Literatur

Fausto, N., J. E. Mead: Regulation of liver growth: Proto oncogens and transforming growth factors. Lab. Invest. 60 (1989) 4

Hunter, T., J. Pines: Cyclins and cancer. Cell 66 (1991) 1071

Jakowlew, S. B., et al.: Transforming growth factor-β isoforms in rat liver regenration. Cell. Regulation 2 (1991) 535

Jester, J. V., et al.: Characterization of avascular corneal wound healing fibroblasts. Amer. J. Path. 127 (1987) 140

Kaczmarek, L.: Protooncogene expression during the cell cycle. Lab. Invest. 54 (1986) 365

Loewenstein, W. R.: Junctional intercellular communication. Physiol. Rev. 61 (1981) 829

Lugo, M., P. B. Putung: Metaplasia. An overview. Arch. Path. Lab. Med. 108 (1984) 185

Peacock, E. E., W. van Winkle: Wound Repair, 2nd ed. Saunders, Philadelphia 1976

Perren, S. M., J. Cordey: Die Gewebsdifferenzierung in der Frakturheilung. Unfallheilkunde 80 (1977) 161

Schenk, R. K., H. R. Willenegger: Zur Histologie der primären Knochenheilung. Unfallheilkunde 80 (1977) 155

Schnell, L., M. E. Schwab: Axonal regeneration in the rat spinal cord produced by an antibody against myelin-associated neurite growth inhibitors. Nature 343 (1990) 269

Weidner, K. M., et al.: Evidence for the identity of human scatter factors and human hepatocyte growth factor Proc. nat. Acad. Sci. 88 (1991) 7001

Autonomes Zellwachstum (Tumorpathologie)

U.-N. Riede, O. D. Wiestler und Hj. Müller*

Die meisten Tumoren entstehen durch Teilung aus einer Mutterzelle, bei der aufgrund somatischer Mutationen inadäquat Protoonkogene, oft auch Entwicklungskontrollgene aktiviert und Tumorsuppressorgene und Differenzierungsgene durch entsprechende Deletionen inaktiviert werden. Sobald einmal ein Baustein aus dem ursprünglichen chromosomalen Gefüge herausgebrochen ist, folgen weitere Verluste an zellregulatorischer Information. Dies erklärt, warum zum einen die Differenzierung und die daraus resultierenden Gewebsmuster und zum anderen die Proliferation und das damit verbundene Gewebswachstum die Gesetze der Norm durchbrechen. Störungen der Entwicklung, der Regeneration sowie die Tumorentstehung gehen folglich auf das gleiche pathobiologische Thema *„Proliferation – Differenzierung“* zurück, sie sind verwandte Prozesse mit gelegentlich unscharfen Grenzen.

Tumoren können experimentell durch chemische, physikalische Noxen und durch bestimmte Viren ausgelöst werden und stellen folglich falsch gelaufene Anpassungsreaktionen an solche Schädlichkeiten dar. Allen diesen Faktoren ist letztlich eine Wechselwirkung mit der DNS gemeinsam. Ein Teil von ihnen spielt auch bei der Entstehung menschlicher Tumoren mit, indem sie sich auf vererbte Schäden im genetischen Code aufpropfen. Dies begünstigt die individuell verschiedene Bereitschaft zur Tumorentstehung.

Jeder Tumor beginnt zunächst als umschriebene Läsion, deren Vorstufen histologisch in Form von *Präkanzerosen* erkannt werden können. Bei der weiteren Tumorprogression verlieren einzelne Tumorzellen – und damit ihre Nachkommen – Differenzierungsmerkmale, so daß bei ihnen die Zell-Zell-Kommunikation abbricht und kein Grund mehr vorhanden ist, weiterhin im Zellverband zu bleiben. Dadurch verwildert der Zell-„Staat“. Die Tumorzellen schießen wie Unkraut auf und erstikken teilweise sich und das umliegende Normalgewebe. Gleichsam durch Versämung sprießen sie auch an entfernten Stellen im Organismus auf. Voraussetzung dafür ist, daß der neue gewebliche Untergrund in Form einer adäquaten Rezeptorbestückung den Tumorzellen zusagt („Soil-and-seed“-Theorie!). Diese als *Metastasierung* bezeichnete Tumorzellabsiedelung erfolgt meist auf dem Lymph- oder Blutweg und wird durch bestimmte Gene (Anti-metastasierungsgene) kontrolliert. Sie trägt zum Fortschreiten der Tumorkrankheit bei. Je nachdem, wie gut bei einer Tumorzelle die Differenzierung noch abläuft, bildet sie Struktur- und Funktionsmerkmale der Ursprungszelle, was eine histogenetisch begründete Klassifizierung der Tumoren erlaubt. Gelegentlich produziert ihre Proteinmaschine aber auch Irrläufer, die als Signal- oder Unsinnsmoleküle fungieren und damit die klinischen Konturen einer Tumorkrankheit in Form von *paraneoplastischen Syndromen* ausweiten.

Allgemeine Definitionen

Als „Tumor“ im weiteren Sinne bezeichnet man eine umschriebene Volumenzunahme eines Gewebes, gleichgültig, wie sie zustande gekommen ist. Im medizinischen Sprachgebrauch wird der Begriff *„Tumor“* dem einer *„Geschwulst“* gleichgesetzt. Unter einen „Tumor“ im engeren Sinne versteht man eine abnorme Gewebsmasse, die auf eine autonome, progressive und überschießende Proliferation körpereigener Zellen (Ausnahme: postpartales Chorionkarzinom) zurückgeht, sich weder strukturell noch funktionell in das Normalgewebe eingliedert und auch dann noch weiterwächst, wenn der auslösende Reiz nicht mehr wirksam ist.

Die Begriffe Tumor, Geschwulst, Neoplasie (= Neubildung) können synonym verwendet werden, sagen allerdings nichts über das biologische Verhalten (= *Dignität*) eines Tumors aus, was sich am besten aus dem klinischen Verlauf beurteilen läßt. Diesbezüglich unterscheidet man gutartige und bösartige Tumoren:

Gutartige (benigne) Tumoren: Solche *lokalisierten* und *umschriebenen Geschwülste,* siedeln sich nicht in anderen Körperregionen ab, treten nach chirurgischer Entfernung nicht noch einmal auf und führen unbehandelt nicht zum Tode des Patienten, es sei denn, der Tumor liegt anatomisch so ungünstig, daß

* In der 1. und 2. Auflage zusammen mit H. Wehner

er lebenswichtige Strukturen förmlich „an die Wand drückt“ (z. B. benigne Hypophysentumoren mit Druckatrophie des Drüsengewebes) oder daß er durch exzessive Hormonproduktion den Funktionsstoffwechsel aus dem Gleichgewicht bringt (z. B. Inselzelladenom mit Hyperinsulinismus).

Bösartige (maligne) Tumoren: Sie werden auch unter dem Begriff „Krebs“ (engl. cancer) zusammengefaßt. Aufgrund der molekularbiologischen Forschungsergebnisse lassen sich heute Krebse definieren als genetisch bedingte Krankheit, welche primär auf Mutationen beruht, durch die ihrerseits Onkogene und/oder Regulatorproteine inadäquat aktiviert und/oder Tumor-Supressorgene oder deren Genprodukt inaktiviert werden. Krebse führen in der Regel unbehandelt durch *invasives Wachstum* und *Ausbreitung im Körper* zum Tode des Patienten. Die Kenntnisse über das biologische Verhalten der einzelnen Tumoren basieren in erster Linie auf der klinischen Erfahrung, wobei bestimmte histologische und zytologische Tumortypen eine gleichartige Dignität aufweisen. Man ist heute bestrebt, die einzelnen Geschwülste nach demjenigen Gewebe zu benennen, aus dem sie hervorgegangen sind bzw. mit dem sie die größten strukturellen und funktionellen Gemeinsamkeiten haben.

Semimaligne Tumoren: Diese Geschwülste verhalten sich zwar am Ort ihrer Entstehung wie bösartige Tumoren indem sie *destruktiv* in die Umgebung einwachsen, *metastasieren aber selten oder gar nicht*.

Je nachdem ob ein maligner Tumor sich vom Epithel oder vom Binde- und Stützgewebe herleitet, unterscheidet man folgende Tumorkategorien:

- *Karzinome* (gr.: Karkinos = Krebs). Damit werden maligne epitheliale Geschwülste bezeichnet.
- *Sarkome* (gr.: sarx, sarkos = Fleisch). Dies ist die Bezeichnung für maligne mesenchymale bzw. nichtepitheliale Geschwülste.
- *Mischtumoren:* Sie sind aus epithelialen und mesenchymalen Anteilen aufgebaut.
- *Teratome:* Derartige Tumoren enthalten in einem ungeordneten Nebeneinander die Differenzierungsprodukte aller drei Keimblätter und gehen von den pluripotenten Zellen aus. Sie sind das Resultat von „Unfällen“ in der Entwicklung (S. 323).
- *Blastome:* Damit werden entdifferenzierte Geschwülste bezeichnet, die frühe Organanlagen (Blasteme) nachahmen.

Merkmale gutartiger Tumoren

Gutartige Geschwülste sind dadurch gekennzeichnet, daß sie *langsam, verdrängend* und *expansiv* wachsen und so das benachbarte Gewebe allmählich komprimieren, ein Prozeß, der bis zur Druckatrophie (S. 132) führen kann. Ferner bilden die gutartigen Tumoren meist bindegewebige Kapseln oder verdichten das ortsständige Stroma in der Tumorumgebung zu einer *Pseudokapsel*, aus welcher sich der Tumor chirurgisch oft herausschälen läßt. Dementsprechend sind die gutartigen Geschwülste häufig klinisch stumm. Histologisch bestehen die gutartigen Tumoren aus einem abgekapselten ausgereiften Gewebe, das sich manchmal kaum vom Muttergewebe unterscheiden läßt (Tab. 7.**1**).

Tabelle 7.**1** Pathologisch-anatomische Unterschiede zwischen gutartigen und bösartigen Tumoren

	Gutartiger Tumor	Bösartiger Tumor
Wachstumsform	expansiv verdrängend	infiltrierend, invasiv destruktiv
Tumorkapsel	vorhanden	fehlt
Konsistenz	unterschiedlich	weich, markig
Gewebstyp	homolog, ausgereift	heterolog, unreif
Zellgehalt	niedrig	hoch
Zellgröße, -form	einheitlich	uneinheitlich
Kerngröße, -form	monomorph	polymorph
Zellatypien	fehlen	häufig
Mitosen	fehlen	häufig
Kern-Plasma-Relation	regelrecht	zugunsten des Kerns verschoben
Chromatinverteilung	regelmäßig	unregelmäßig Heterochromasie
DNS-Gehalt	regelrecht euploid	vermehrt aneuploid
Nukleolen	regelrecht	plump vergrößert

Merkmale bösartiger Tumoren

Bösartige Tumoren *wachsen* in charakteristischer Weise *schnell*, dringen rücksichtslos in die unmittelbare Tumorumgebung ein (= *Infiltration*) und zerstören deren histologische Ordnung (= *Destruktion*). Dementsprechend ist ein bösartiger Tumor nicht oder nur unvollständig abgekapselt. Ferner neigen maligne Tumoren dazu, sich entlang bestimmter histologischer Leitstrukturen (z. B. Nervenscheiden) auszubreiten und in Lymph- oder Blutgefäße einzubrechen (= *Invasion*). Das hat zur Folge, daß Tumorzellen in andere Organe verschleppt werden (= *Metastasierung*). Dort wachsen sie nach einer gewissen Zeit zu Tochtergeschwülsten heran (= *Metastasen*). Aufgrund dieser Tatsachen ist verständlich, weshalb ein bösartiger Tumor nur im Frühstadium vollständig entfernt werden kann und zu *Rezidiven* neigt. Das rasche Tumorwachstum geht mit dem Mitosereichtum des Geschwulstgewebes Hand in Hand und bringt es mit sich, daß der Tumor

Tabelle 7.**2** Klinische Unterschiede zwischen gutartigen und bösartigen Tumoren

	Gutartiger Tumor	Bösartiger Tumor
Alter	bevorzugt Jugendliche	bevorzugt ältere Menschen
Symptome	symptomarm	symptomreich (aber spät)
Verlauf	lang, nicht tödlich	kurz, tödlich
Metastasen	fehlen	häufig
Rezidive	Rarität	häufig

im Zentrum wegen der mangelhaften Blutversorgung oft nekrotisch wird (= *Regression*). Klinische Symptome fehlen bei bösartigen Tumoren nie, treten aber leider meist erst im fortgeschrittenen Stadium auf (Tab. 7.**2**). Histologisch bestehen bösartige Tumoren aus einem Gewebe, das je nach Differenzierungsgrad nur noch annähernd dem Muttergewebe gleicht: Bei der *Dysplasie* ist der zelluläre und histologische Aufbau des Tumorgewebes erheblich verändert, gleicht aber noch dem Ausgangsgewebe. Bei der *Anaplasie* ist die ursprüngliche histologische Differenzierung weitgehend verlorengegangen. Die Tumorzellen und ihre Zellkerne zeigen dabei folgende typische Veränderungen:

- *Zell- und Kernpolymorphie:* Mit unterschiedlich großen und kleinen, zum Teil riesigen Zellen und Zellkernen infolge fehlerhafter Zellteilungen (Endomitosen) und uneinheitlicher Zellpopulation.

- *Kernpolychromasie:* Mit wechselnd starker Anfärbbarkeit des Zellkerns infolge unterschiedlichen DNS-Gehalts und Vervielfachung des Chromosomensatzes (Kernpolyploidie).

- *Verschiebung der Kern-Plasma-Relation zugunsten des Zellkerns:* Infolge Herabsetzung des Funktionsstoffwechsels auf eine primitivere Stufe bei dominierendem Proliferationsstoffwechsel.

- *Nukleolenvergrößerung* infolge abnormen Proliferationsstoffwechsels.

Kausale Tumorigenese

Krebs als eine genetische Erkrankung beruht letztlich auf einer Anarchie der ansonsten exakt regulierten Entwicklung und Vermehrung von Zellen. Diese Anarchie ist das Resultat eines in mehreren Schritten verlaufenden Prozesses, der im Tiermodell durch chemische, virale und physikalische Noxen mit mutagener Wirkung ausgelöst werden kann und sich bei menschlichen Tumoren anhand molekular- und zytogenetischer Untersuchungen nachvollziehen läßt. In diesem Prozeß spielen die unkontrollierte Aktivierung von wachstumsinduzierenden Genen (Onkogene) und der Verlust bzw. die Inaktivierung in wachstumshemmenden Genen (Tumorsuppressorgenen) eine entscheidende Rolle. Dabei leiten sich die meisten Tumoren von einer einzigen Körperzelle ab und sind folglich primär *monoklonal*. Häufig entwickeln sich rasch Nebenzellinien mit verschiedenen genetischen Veränderungen, so daß ein klinisch faßbarer Tumor aus einer heterogenen Zellpopulation besteht.

An der Entstehung eines Tumors sind, wenn auch in unterschiedlicher Gewichtung, alle Faktoren beteiligt, welche bei der Embryogenese und bei der Regeneration den Proliferations- und Differenzierungsstoffwechsel steuern. Zu diesen Faktoren gehören:

- Kommunikationsfaktoren,
- Differenzierungsfaktoren,
- Proliferationsregulatoren,
- immunologische Faktoren.

Zellkommunikationsstörung

Normalerweise hören in vitro Zellen, die sich gegenseitig berühren, auf zu wachsen, heften sich mit ihren Adhäsionsmolekülen an die Nachbarzellen an und kommunizieren mit ihnen über die Haftorganellen (Kontaktinhibition). Diese Zellkommunikation wird bei der Tumorigenese entweder temporär durch nicht-genschädigende Noxen gestört oder durch gestörte Expression von Differenzierungsgenen permanent aufgehoben, weil die entsprechenden Adhäsionsmoleküle (größtenteils aus der Immunglobulinsuperfamilie) den Zellen als gegenseitige Erkennungsmarke fehlen. Dies erklärt auch, a) warum derart veränderte Zellen sich nicht mehr mit anderen Zellen zusammentun, um ein Gewebsmuster zu bilden, und b) warum sie sich unbehelligt von den anderen Nachbarzellen teilen können, aber auch c) warum sie die Möglichkeit haben, für immer den Zellverband zu verlassen (vgl. Abb. 7.**42a** u. **b**).

Proliferationsenthemmung

Durch die Schäden im Genom bricht die koordinierte Steuerung der Genexpression auseinander. Dabei kommen bestimmte Hauptkontrollgene wie z. B. die Hox-Gene, die sonst nur in der Embryonalphase aktiv sind (S. 310), wieder zum Zuge und Suppressorgene (S. 311), welche die Zellproliferation unterdrücken und die Zelldifferenzierung fördern, fallen aus.

1. Wachstumsfaktoren

Zu den für das Zellwachstum wichtigen Signalstoffen gehören einige Hormone sowie die Wachstumsfaktoren (S. 308). Im normalen postnatalen Gewebe kommen die Wachstumsfaktoren nur in geringen Konzentrationen vor, wobei eine Zelle in der Regel nicht auf einen einzigen Wachstumsfaktor, sondern auf einen abgestimmten Cocktail verschiedener, miteinander interagierender Protoonkogene und Wachstumsfaktoren reagiert. Der Zusammenhang der Wachstumsfaktoren mit den Protoonkogenen wird auch aus der Tatsache ersichtlich, daß die Wachstumsfaktoren selbst oder ihre Rezeptoren von Protoonkogenen kodiert werden. Wie beim Entwicklungswachstum (S. 308) bereits kennengelernt, können die Wachstumsfaktoren auf parakrinem Wege (Zielzelle und Bildungszelle voneinander verschieden) oder autokrinem Wege (Zielzelle mit Bildungszelle identisch) wirksam werden. Beim Tumorwachstum kann die transformierte Zelle wegen einer quantitativ oder qualitativ abnormen Rezeptorbestückung und/oder abnormen Wachstumsfaktorbildung unter den Signaldauerbeschuß von Wachstumsfaktoren geraten (Tab. 7.**3**).

Tabelle 7.**3** Effekte von Onkogenen mit Wachtsumsfaktorfunktion bei der Karzinogenese (vgl. Tab. 6.**10**)

Funktion	Wachstumsfaktoren (= GF)
Proliferationserzwingung	CSF-1
Proliferationsfähigkeitsrückgewinn (Entdifferenzierungsfaktor)	HGF
Dauerproliferation (autokrine Stimulation)	PDGF, EGF, bFGF, TGFα
Zellkommunikationsabbruch (Verankerungsunabhängigkeit)	SF/HGF (= scatter-factor)
Zellverbandauswanderung (Motilitätsfaktor)	IGF (insulinartiger GF)
Gewebsinvasion (Proteasesekretion)	TGFα, bFGF
Nahrungsnachschub (Angiogenesefaktor)	bFGF, VEGF

2. Protoonkogene

Eine Gruppe von Genen kodieren für Proteine, die über eine Stafette von Signalübertragungen die Zellvermehrung steuern (Tab. 7.**4**). Durch Mutation,

Tabelle 7.**4** Chromosomale und zelluläre Lokalisation und Funktion einiger Onkogen-Kodierungsprodukte (= Onkoproteine). Herleitung und Bedeutung der Onkogen-Kürzel s. Tab. 7.**5**

Abkürzungen der Wachstumsfaktoren (= WF):
CSF = Koloniestimulierender WF
HGF = Hepatozyten-WF
PDGF = Plättchen-WF
EGF = epidermaler WF
FGF = Fibroblasten-WF
TGF = Tumor-WF

Onkogen	Chromosomale Lokation	Onkoproteine (= OP)		
		Lokalisation	Funktion	
sis	22q13	sekretorische Onkoproteine	PDGF-A Kette	Signalrezeption
erbA	17q11	äußere Zellmembran-OP	Thyroxin Rezeptor	
erB-2 fms int-2 hst met	17q11 5q34 11q13 11q13 7q22		Wachstumsfaktorrezeptoren	
src abl fes yes	20q13 9q34 15q25 18q21	innere Zellmembran-OP	Tyrosinproteinkinase	Signaltransduktion
ras	6p11		G-Protein	
bcl-2	18q21		Apoptoseblocker	
mos mil raf	8q11 7p14	Zytoplasmatische OP	Serin-Theonin-Proteinkinase	
fos jun	14q2 1p31	nukleäre Onkoproteine	Transkriptionsfaktoren	
bcl-1			Cyclin-D	
myc myb	2p23 6p22		DNS-Replikationsfaktor	

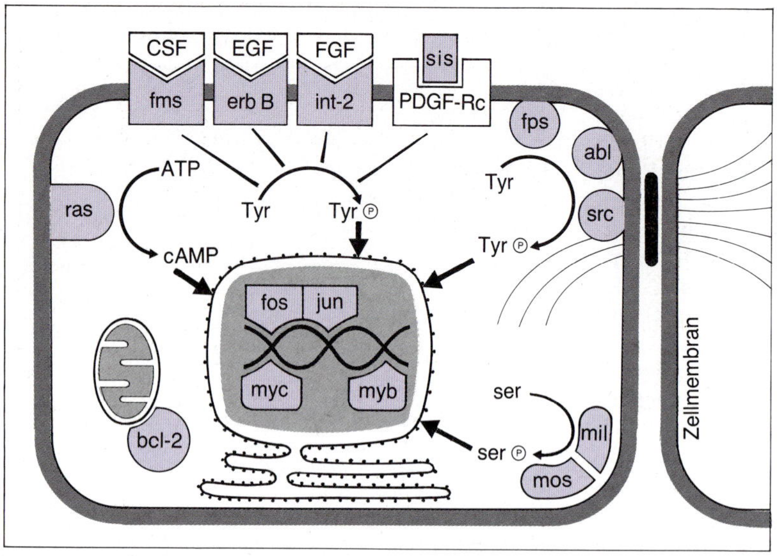

Abb. 7.**16** Subzelluläre Lokalisation und Funktion einiger Onkogenprodukte und Wachstumsfaktoren

Vermehrung oder Deregulation werden sie zu Krebsgenen, die man als *Onkogene* bezeichnet. Ihre physiologischen Formen (Allele) sind die Protoonkogene. Die Onkogene haben eine dominante Wirkung, d. h., es genügt die Änderung (= Mutation) eines Allels, um eine übermäßige und/oder nicht zyklusgerechte oder ungebremste Genexpression auszulösen. Die Protoonkogene steuern über ihr Genprodukt (= *Onkoproteine*) die Signalaufnahme im Bereich der Zellmembran, die Signalübermittlung im Zytoplasma und die Signalumsetzung im Zellkern. Folglich stellen die Onkogene DNS-Sequenzen dar, die, sowie sie durch Viren in eine normale Zelle gelangen (= Infektion) oder künstlich in eine normale Zelle gebracht werden (= Transfektion) oder anderweitig aktiviert werden, ein unkontrolliertes Zellwachstum auslösen (Abb. 7.**16**). In der Tat wurde der größte Teil der Onkogene zuerst in RNS-Viren entdeckt (S. 362).

Protoonkogen-Aktivierung: Die Protoonkogene sind einer strengen Kontrolle unterworfen. Sie werden normalerweise nur in Phasen des embryologischen, regenerativen oder adaptativen Wachstums exprimiert. Hier macht das Tumorwachstum eine Ausnahme. So sind verschiedene Protoonkogen-Veränderungen bekannt, die zu seiner Aktivierung und damit zur Bildung von Onkoproteinen mit transformierendem Potential führen (Abb. 7.**17a–f**).

- *Punktmutation:* Bei den Onkogenen der ras-Familie reicht bereits eine Punktmutation (Austausch eines Nukleotids) in einer wichtigen funktionellen DNS-Domäne aus, um das Protoonkogen in ein transformationsaktives Onkogen umzuwandeln (Abb. 7.**17a**).

- *Chromosomale Translokation:* Werden Protoonkogene durch Translokation auf ein anderes Chromosom in einen entfernten Locus integriert, so können sie erheblich modifiziert und/oder dereguliert werden (Positionseffekt). Klinisch relevante Beispiele dafür sind die Translokationen von c-myc und c-abl. So wird beim Burkitt-Lymphom das c-myc vom Chromosom 8 in die Nähe eines Immunglobulin-Locus (meist auf dem Chromosom 14) gebracht. Dadurch gelangt das Onkogen unter die Kontrolle von Immunglobulin-Sequenzen mit hoher Transkriptionsaktivität. Im Rahmen der sog. Philadelphia-Chromosom-Translokation (Abb. 7.**37**) kommt es bei der chronisch-myeloischen Leukämie regelmäßig zu einer Verlagerung des c-abl vom Chromosom 9 auf das Chromosom 22 mit Synthese eines onkogenen Fusionsproteins (S. 369). Im Genom von RNS-Tumorviren werden Struktur und Funktion von translozierten Onkogensequenzen oft durch Fusion mit viralen Strukturgenen und entsprechende Umordnungen (genetic rearrangements) alteriert (Abb. 7.**17b**).

- *Genamplifikation:* Die wichtigste genetische Läsion, die zur verstärkten Expression eines Onkogens in menschlichen Tumoren führt, ist die Genamplifikation. Sie führt dazu, daß Dutzende von Genkopien hergestellt werden. Sie können als mehrfache Sequenzwiederholungen im Chromosom liegen bleiben und als sog. homogen anfärbbare Region (homogenously staining regions) oder, nachdem sie an der ursprünglichen Stelle aus dem Chromosom herausgeschnitten worden sind, als sog. Kleinstchromosomenpaare (double minute chromosomes) auffallen. Die Amplifikation einiger Onkogene wie N-myc im Neuroblastom und c-neu im Mamma- und Ovarialkarzinom geht mit der Verschlechterung der Prognose Hand in Hand. Eine Amplifikation von c-myc bewirkt eine verminderte Expression von HLA-Klasse-I-Molekülen, so daß die Tumorzellen der immunologischen Tumorüberwachung entwischen (Abb. 7.**17c**).

- *Deregulation:* Schließlich können Protoonkogene auch dann eine tumorigene Wirkung entfalten, wenn sie (vermutlich durch Wegfall eines Kontrollgens) auf einmal unkontrolliert in einer Zelle exprimiert werden. Dies kann zum einen durch einen autokrinen Sekretionsmodus mit andauernder Selbststimulation oder durch Einpflanzung eines lebhaft exprimierenden Retrovirus (= Virusinsertion) in tierischen Tumoren erfolgen (Abb. 7.**17e**). Ein Protoonkogen kann aber auch durch die Abkoppelung von seinem physiologischen Gegenspieler (Suppressorgen) dereguliert werden.

Onkoproteinfunktionen:

- *Wachstumsfaktoren:* Das c-sis kodiert für die B-Kette des Plättchenwachstumsfaktors (PDGF).

- *Wachstumsfaktorrezeptoren:* Einige Protoonkogene codieren für die Rezeptoren bestimmter Wachstumsfaktoren (Tab. 6.**10** und 7.**4**). Die Wachstumsfaktorrezeptoren können für eine Zelle zum Verhängnis werden, wenn sie durch Überexpression (Abb. 7.**18**) oder Punktmutation zu stark oder dauerhaft den entsprechenden Wachstumsfaktor binden, oder wenn die wachstumsfaktorsynthetisierende Zelle selbst Rezeptoren dafür bastelt, die auf diesen Faktor ansprechen oder wenn sie ohne Wachstumsfaktorbindung aktiviert werden.

- *Transmembranöse Signalübertragung:* Neben der Synthese von proliferativ stark wirksamen Wachstumsfaktoren sind bestimmte Onkogene mit ihren Onkoproteinen auch in der Lage, in die rezeptorvermittelte Signalübertragung geradezu hineinzupfuschen. Das System „Signal-Rezeptor-Kupplung → transmembranöse Signaltransduktion → Zweitbotenstoffbildung → zytoplasmatische-nukleäre Effektorproteine" ist nämlich nur dann unter Kontrolle zu halten, wenn die Rezeptoraktivität durch einen Signalstoff nur kurzzeitig und reversibel ist (Abb. 7.**16**). Es genügt in der Aktivierungskette das Rezeptorniveau zu überspringen, damit eine Zelle auf ein Signal mit einer Dauerantwort reagiert, so daß die differenzierte Stimulation des Leistungsstoffwechsels (z. B. Insulin → Kohlenhydratstoffwechsel) durch den ansonsten unterschwelligen Proliferationsstoffwechsel überstimmt wird (z. B. Insulin → Zellwachstum).

- *Tyrosinspezifische Proteinkinase:* Klassischer Vertreter dieser Protoonkogengruppe ist das c-src. Sein Genprodukt, das pp60src, stellt eine membranständige Protein-Tyrosin-Kinase dar und ist im Bereich der zellulären Haftorganellen (Abb. 2.**33**, S. 42) lokalisiert, wo die Aktinfilamente über das Strukturprotein Vinkulin mit dem Fibronektin als Zellmembran-Matrix-Verankerungsprotein in Verbindung stehen. Für die phosphorylierende Wirkung des pp60src-Onkoproteins ist das Vinkulin sowie der intrazelluläre Bote Phosphatidylinositol besonders anfällig. Werden Substrate durch pp60src übermäßig phosphoryliert, so löst dies folgende Schadenskette aus: Durch die Vinkulinphosphorylierung gerät das Zytoskelett

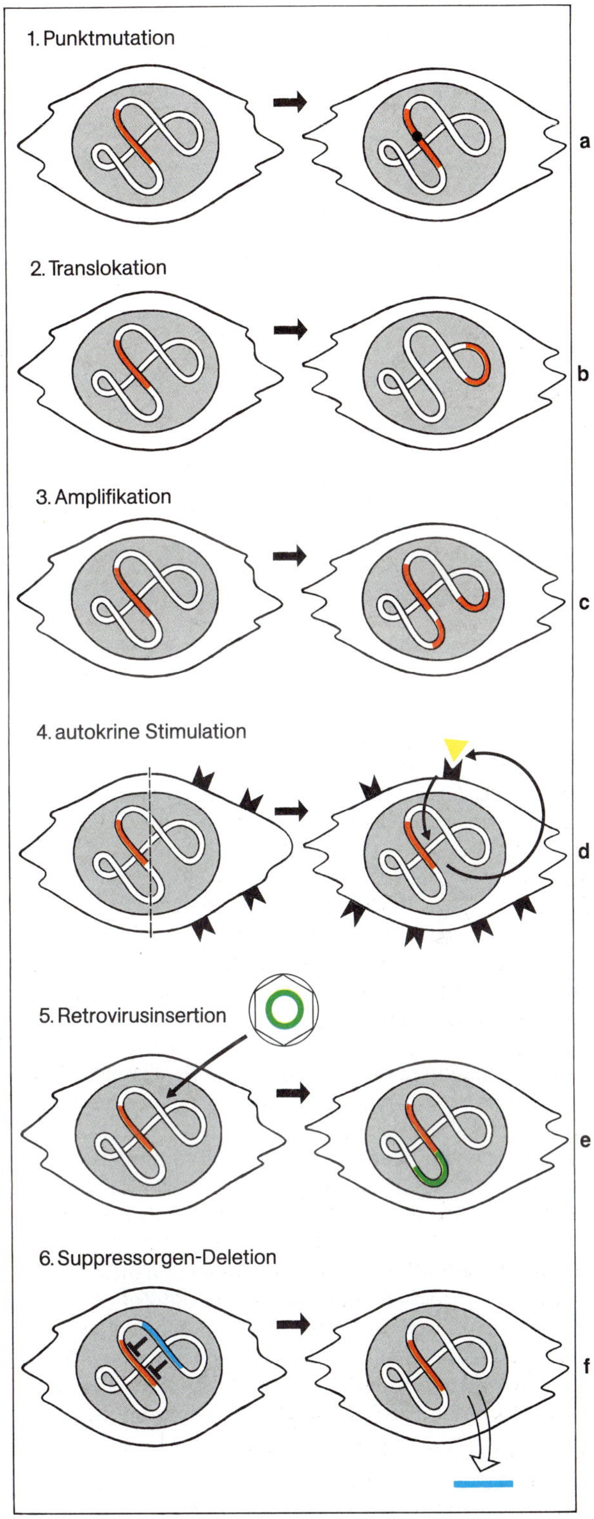

Abb. 7.**17a–f** Schematische Darstellung der verschiedenen Möglichkeiten einer Onkogenaktivierung, die eine maligne Transformation vorantreibt

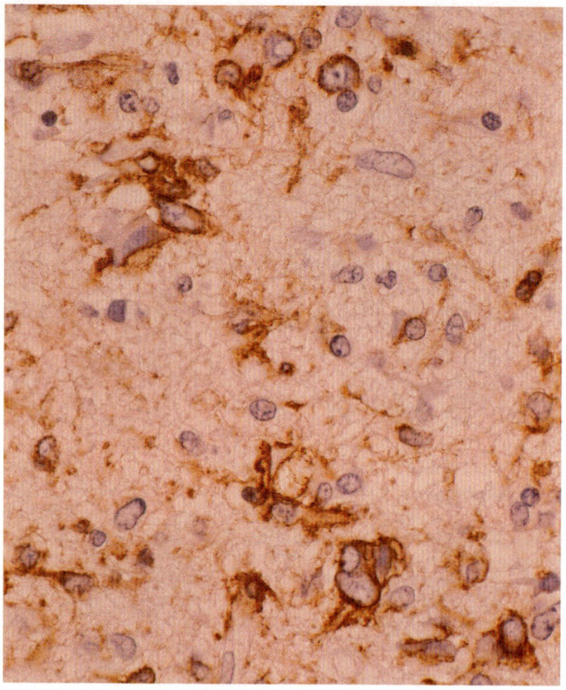

Abb. 7.**18** Ausgeprägte Expression (Hyperexpression) des EGF-Rezeptors (= epidermal growth factor), sichtbar als rotbraunes immunhistochemisches Reaktionsprodukt infolge Amplifikation des c-erbB, demonstriert am Beispiel eines bösartigen Hirntumors (Glioblastom) (Vergr. 1 : 250)

aus den Fugen, und die Zell-Zell- sowie die Zell-Matrix-Kommunikation wird empfindlich gestört. Die Zellen kugeln sich ab und vermehren sich, ohne die Kontakthemmungsvorschrift (= Thigmotaxis) (S. 377) berücksichtigen zu müssen. Ferner wird durch die Phosphorylierung des Phosphatidylinositols sein Abbau zu Diazylglyzerin als Zweitbotenstoff beschleunigt, welches seinerseits eine serinspezifische Proteinkinase in Gang setzt und die zytoplasmatisch-nukleäre Signalübermittlung und damit die Proliferation vorantreibt. Im Gefolge davon geben diese Zellen auch Metalloproteinasen ab, welche die Zellen aus ihrer Matrixverankerung befreien, so daß sie aus dem Zellverband auswandern können. Zahlreiche Rezeptoren für Wachstumsfaktoren wie PDGF und EGF sowie Hormone wie Insulin stellen membranintegrierte Glykoproteine mit tyrosinspezifischer Proteinkinase-Aktivität dar.

• *G-Proteine:* In einigen Zellsystemen wird die Adenylatcyclase, welche cAMP als zytoplasmatischen Zweitbotenstoff nach der Signal-Rezeptor-Interaktion generiert, nicht direkt, sondern durch Vermittlung GTP- und GDP-bindender Regulatorproteine (= G-Proteine) stimuliert. Diese G-Proteine koppeln Rezeptorproteine folgendermaßen an die intrazelluläre Signalübertragungskette:

Nach Aktivierung des Rezeptors durch den Liganden (= Signal) wird ersterer für die G-Proteine bindungsfähig: das G-Protein assoziiert sich mit dem Ligand-Rezeptor-Komplex. Danach wird GDP gegen GTP ausgetauscht und der GTP/G-Protein-Komplex kann jetzt an die Adenylatcyclase binden und sie dadurch aktivieren, so daß c-AMP als intrazellulärer Botenstoff generiert wird. Der „Abstellschalter" dieses Vorgangs stellt die GTPase-Wirkung einer G-Protein-Untereinheit dar, welche dadurch veranlaßt, daß das G-Protein von der Adenylatcyclase abdissoziiert und seine ursprüngliche molekulare Anordnung wieder annimmt. Dieser Vorgang wiederholt sich so lange, bis der Ligand wieder vom Rezeptor auf der Zellmembran getrennt ist.

Die Familie der ras-Onkoproteine gehört zu den GTP-bindenden Membranproteinen und wird durch Koppelung der Wachstumsfaktoren an ihre Rezeptoren aktiviert. Durch Punktmutation (wie beim v-ras) kann ein solches G-(Onko-)Protein seine GTPase-Aktivität verlieren, was ausreicht, daß der Signalabschaltmechanismus in der Zellaktivierungskette nicht mehr klappt.

• *Serin-Threonin-spezifische Proteinkinase:* Ca^{2+}-Ionen und cAMP gehören zu den wichtigsten intrazellulären Mediatoren, die im Rahmen einer Signal-Rezeptor-Interaktion gebildet werden. Diese Mediatoren unterstützen sich gegenseitig in ihrer Wirkung. Viele ihrer Effekte werden durch die Übertragung von Serin- oder Threoninresten auf ein entsprechendes Zielprotein durch Vermittlung von Serin-Threonin-Proteinkinasen erreicht. Dieser Aktivierungsprozeß ist sehr vielseitig und spielt beispielsweise bei der Expression von bestimmten Wachstumshormonen wie Somatostatin eine wichtige Rolle. Solche Serin-Threonin-spezifische Proteinkinasen werden von den Protoonkogenen c-mos und den beiden miteinander kooperierenden Onkogenen c-mil und c-raf kodiert.

• *Transkriptionsfaktoren:* Die Genprodukte einiger Onkogene steuern die DNS-Transkription. So bilden die beiden Onkoproteine von c-jun und c-fos durch Zusammenlagerung einen DNS-bindenden Komplex, welcher als Transkriptionsaktivator AP-1 fungiert. Diesem kommt die Funktion eines „Hauptschalters" zu, in dem er als Regulatorgen andere Gene quasi einschaltet.

• *Replikationsfaktoren:* Einige Onkoproteine, wie das von c-myc kodierte Protein, assoziieren sich im Zellkern mit dem Replikationsenzym DNS-Polymerase und stimulieren die DNS-Replikation.

Onkogenkaskaden: Im Rahmen der Tumorigenese menschlicher Tumoren werden durch multiple chromosomale Schäden immer mehrere Onkogene dereguliert oder aktiviert, was auf verschiedenen, in Abb. 7.**19a–c** modellhaft dergestellten Wegen geschehen kann. Diese können sich überkreuzen und in ihrer Wirkung addieren, so daß die Zelle sich unaufhörlich teilen muß, ohne sich differenzieren zu können.

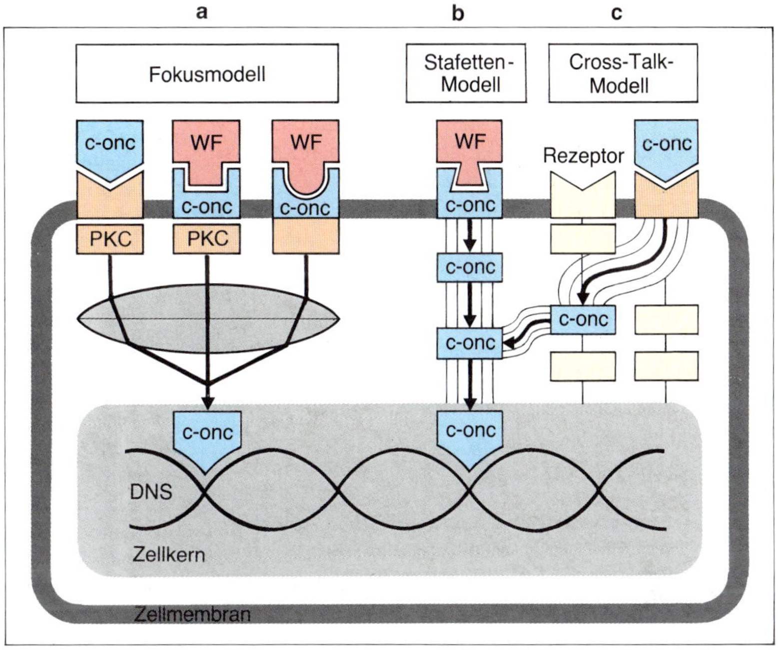

Abb. 7.**19a–c** Redundanzmodelle der Kooperation von Onkogenen (c-onc) und Wachstumsfaktoren (WF) bei der Tumorigenese:
a Fokusmodell: Mehrere WF und/oder Hormone binden und aktivieren den gleichen Rezeptor oder die gleiche Proteinkinase C (PKC)
b Stafettenmodell: Ein Signal stimuliert über eine PKC ein c-onc, dieses ein anderes und dieses ein weiteres zur Zweitbotenstoffbildung
c Cross-Talk-Modell: Nach Signalrezeption wechselt der Signalweg, indem er die Funktion eines anderen übernimmt und dadurch mit ihm quervernetzt wird

3. Cycline

Cycline sind Regulatorproteine, welche innerhalb des Zellzyklus den Übergang einer Zelle von der G1-S-Phase und von der G2-M-Phase steuern, indem sie über eine Komplexbildung mit einer Serinproteinkinase (= cdc-2) ein aktives Enzym bilden. Das Cyclin-D1 wird von dem Protoonkogen bcl-1 kodiert. Ein anderer Teil wird von Wachstumsfaktoren induziert und/oder erfährt im Rahmen der Tumorigenese eine Amplifikation.

4. Tumorsuppressorgene

Definition: Es handelt sich um eine Gruppe von rezessiven Genen, die unter physiologischen Bedingungen die Zellvermehrung unterbrechen und der Zelle eine Verschnaufpause zur Differenzierung geben. Sie werden als auch *rezessive Onkogene* oder auch als *Anti-Onkogene* bezeichnet. Da eine Kopie eines solchen Gens ausreicht, um die Wachstumskontrolle aufrechtzuerhalten, macht sich der Defekt erst bemerkbar, wenn beide Allele betroffen sind (= rezessive Mutation).

Der „Two-hit"-Hypothese zufolge braucht es dazu zwei Schläge: Dem ersten Schlag (Mutation) fällt das eine Suppressorallel zum Opfer. Findet dies bereits in den Keimzellen statt, weisen alle Körperzellen diese Genomveränderung auf (= konstitutionelle Mutation), betrifft es nur eine Körperzelle, so handelt es sich um eine somatische Mutation. Der zweite Schlag trifft das andere bislang noch intakte Allel des Suppressorgens in einer Körperzelle (= somatische Mutation), die sich danach ungebremst vermehren kann.

Bislang sind beim Menschen durch molekularbiologische Untersuchungen Allelverluste in über 100 Genloci nachgewiesen worden, die höchstwahrscheinlich Sitz eines Tumorsuppressorgens sind. Davon sind folgende Suppressorgene isoliert und identifiziert:

- *Retinoblastomgen:*
Sein Genprodukt[1] verhindert über die Bindung an Transkriptionsfaktoren wie E2F die Expression von Genen, welche im Zellzyklus den Übergang von der G1- in die S-Phase steuern und zügeln dadurch die Zellteilung. Da seine mutationsbedingte Inaktivierung bei dem bösartigen Retinoblastom des Kleinkindes als Ursache der Tumorentstehung erstmals ermittelt werden konnte, wurde es als Retinoblastomgen bezeichnet (S. 291). Seine Inaktivierung wird bei besonders aggressiv und schnell wachsenden Karzinomen und verschiedenen Sarkomen wie Osteosarkomen beobachtet.

- *Wilms-Tumor-Gene:*
Die Deletion der WT-Gene wurde als tumorauslösende Ursache beim Wilms-Tumor beobachtet.

– *WT1-Gen:* Es hemmt die Transkription eines Mitogens (= early growth response-1-protein), steht mit dem p53 in einem Cross-talk (Abb. 7.**19c**) und fördert dadurch die Differenzierung der embryonalen Nierenanlage. Es drosselt Nachbargene wie IGF-2[3], die den Eintritt in den mitotischen Zellzyklus beschleunigen.

– *WT2-Gen:* Es kontrolliert die Zellproliferation und fördert die Differenzierung.

[1] RB-Genlokus = Chromosom 13q14, Genprodukt = pRB110
[2] Genlokus: WT1 = Chromosom 11p13, WT2 = Chromosom 11p15
[3] IGF-2 = insulin like growth factor

- *p53-Suppressorgen*
Dies ist gewissermaßen ein nukleäres „Genomwächterprotein"[1]. Schleicht sich in einer Zelle ein DNS-Schaden ein, so reichert es sich in ihr an und stellt so lange den Zellzyklus in G1 ab, bis er behoben ist. Klappt dies nicht, stellt das p53 in der Zelle das „Selbstmordprogramm" ein (S. 133, 142). Dadurch überwacht es die Proliferation und fördert die Differenzierung. Seine Störung tritt in vielen Tumoren als erworbene somatische Mutation (auch unter dem Einfluß von chemischen Karzinogenen wie Aflatoxin und Hepatitis-B-Virus-Infektion) auf und findet sich als konstitutionelle Mutation bei tumorkranken Angehörigen mit dem Li-Fraumeni-Karzinomsyndrom (S. 366).

- *Neurofibromatose-Gene*

– *NF1-Gen*[2]*:* Es kodiert für ein Protein (= Neurofibromin), welches große Strukturhomologie mit dem c-ras-assoziierten GTPase-Aktivierungsprotein GAP aufweist und dessen Funktion unterdrückt. Die Inaktivierung eines Allels in Form einer angeborenen Mutation ist für das Zustandekommen von multiplen Melanozytenwucherungen („Milchkaffeeflecken") und Neurofibromen (selten auch Phäochromozytom und ZNS-Tumoren) verantwortlich, während der Verlust beider Allele zusammen mit p53-Mutationen die Entwicklung von neurogenen Sarkomen (S. 1094) zur Folge hat. Klinisch resultiert die Neurofibromatose von Recklinghausen.

– *NF2-Gen*[2]*:* Es kodiert ein zytoskelett-assoziiertes Protein (= Merlin), das zelluläre Adhäsionsmoleküle (Integrine) mit dem Zytoskelett verbindet. Ein NF-2-Alleldefekt führt zum Akustikusneurinom.

- *Adenomatöses Polyposis-coli-Gen*
Sein Produkt[3] steuert via Mikrotubuli das Nachrücken der Zellen in den Differenzierungs- und Absterbepool; es inaktiviert durch Bindung an das Signaltransduktionsmolekül β-Catenin den T-Zell-Transkriptionsfaktor Tcf und drosselt so die Proliferation. Mutiertes APC-Gen bildet mit β-Catenin einen stabilen Komplex → Dauerproliferation. APC-Allelverluste und -Mutationen sind für die „familiäre Polyposis coli", für Kolorektalkarzinome (S. 732), aber auch andere Tumoren wie malignes Melanom ausschlaggebend.

Differenzierungsstörung

Die Differenzierung einer Zelle bedeutet, daß sie in einem Organismus besondere Aufgaben erfüllt. Dies kann zum einen den Funktionsstoffwechsel, zum anderen den Strukturstoffwechsel betreffen. Die Zelldifferenzierung wird durch eine Reihe von Differenzierungsgenen gesteuert, zu denen neben den Suppressorgenen auch einige Protoonkogene wie c-ras und Wachstumsfaktoren wie TGFβ und HGF gehören, die ihrerseits durch Homeoboxproteine (von Hox-Genen kodiert) gesteuert werden können. Die Eigenform einer Zelle sowie ihre Anordnung im Zellverband wird dadurch bestimmt, welche Adhäsionsmoleküle und Zytoskelett- und Extrazellulärmatrixbestandteile sie exprimiert. So bildet eine Zelle, wenn sie epitheliale Erkennungsmoleküle (E-Cadherin) und desmosomale Haftproteine exprimiert, einen epithelialen Zellverband; wenn kontraktionsfähige Aktinbündel am apikalen Zellpool auftreten, rollt sich der einschichtige Zellrasen zu einem Schlauch auf und bildet Tubuli.

Daraus wird verständlich, daß der Aktivierungsverlust von Differenzierungsgenen meist mit einer Proliferationsenthemmung einhergeht, was histologisch am veränderten Gewebsmuster zu erkennen ist, und daß der Differenzierungsverlust eine verminderte Verankerung einer Zelle mit der Extrazellulärmatrix bedeutet. Dies hat zur Folge, daß die Tumorzellen ein unzusammenhängendes primitives Gewebsmuster bilden (Abb. 7.**20a** u. **b**). Die Differenzierungsstörung im Rahmen der Karzinogenese läßt sich modellhaft auf Entdifferenzierung und Differenzierungsblock zurückführen:

- *Entdifferenzierung von spezialisierten Organzellen:* Dieses Modell wird durch die Beobachtung gestützt, daß in den Tumorzellen onkofetale Antigene wie CEA und AFP und Differenzierungsantigene wieder wie im entsprechenden Fetalgewebe exprimiert werden. Es trifft für Gewebe wie die Leber zu, die – bei geringem Zellumsatz – aus hochspezialisierten Zellen bestehen und sich bei der regeneratorischen Proliferation erst ein Stück weit „rückdifferenzieren" müssen (= Opisoplasie).

- *Differenzierungsblock:* Dieses Modell gilt offenbar für Mausergewebe mit hohem Zellumsatz wie dem blutbildenden Knochenmark, bei denen der permanente Zellersatz von Stammzellen ausgeht, die anschließend ausdifferenzieren. In der Tat scheinen einige Leukämieformen weniger auf einer Proliferationsstörung als auf einer Differenzierungsstörung mit ausbleibendem Zelltod zu beruhen. Wie aus Untersuchungen an Keimzelltumoren (embryonales Karzinom) hervorgeht, hängt die Differenzierungsstörung auch von adäquaten Einflüssen der Gewebsumgebung ab. Werden nämlich solche undifferenzierten Zellen eines embryonalen Karzinoms in eine Blastozyste injiziert, vermischen sie sich mit den anderen normalen embryonalen Zellen und reifen zu einem mischzelligen Normaltier aus. Es gibt dazu auch Beispiele aus der Humanpathologie. So können undifferenzierte Neuroblastome, wenn auch selten, zu Ganglioneuromen ausreifen. Schließlich gibt es auch Tumoren wie den Wilms-Tumor (= Nephroblastom), bei denen infolge eines Versagens der Differenzierungs- und Suppressorgene Zellen des embryonalen Gewebes sich nicht weiter differenzieren, dafür aber ungehemmt vermehren können.

---

[1] p53-Genlokus: Chromosom 17p13
[2] Genlokus: NF1 = Chromosom 17q11, NF2 = 22q12
[3] APC-Genlokus: Chromosom 5q21

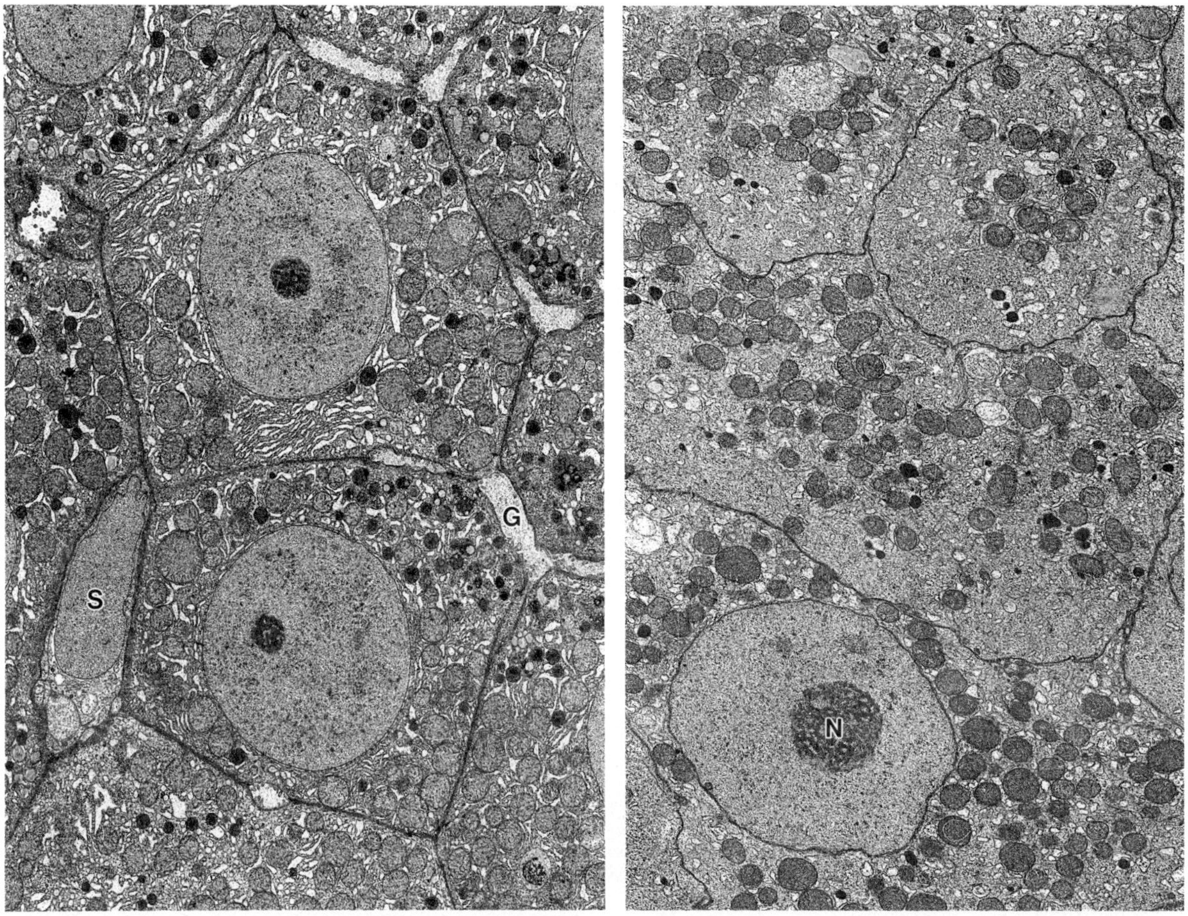

Abb. 7.**20a** u. **b** Tumorassoziierte Differenzierungsstörung:
a Nichtneoplastische Leberparenchymzellen (bei Tumorkachexie) mit deutlich erkennbarer bipolarer Differenzierung in Form von Gallekapillaren (G) und Sinuskapillaren (S) infolge intakter Zell-Zell-Kommunikation
b Leberzellkarzinom mit defekter Differenzierung, keine funktionell ausgerichtete Histoarchitektur. Beachte die großen Tumornukleolen (N) in den neoplastischen Leberzellen und die fehlenden Gallenkapillaren (EM, Vergr. 1 : 5000)

Immunologische Störung

Immunüberwachung: Eine wesentliche Aufgabe des Immunsystems besteht darin, Zellen, die als Fremdlinge in den Organismus eingedrungen oder als Tumorzellen fremd geworden sind, auszumerzen. Der zugrundeliegende Mechanismus wird hypothetisch als Tumorimmunüberwachung (= *immune surveillance*) bezeichnet. Dem Konzept der Tumorimmunüberwachung zur Folge entstehen durch Mutation im Organismus dauernd Zellen mit abartigen Membranantigenen. Sie werden durch zytotoxische T-Zellen als fremd erkannt und ausgemerzt.

Für dies Konzept spricht die Beobachtung, daß Patienten mit angeborenen oder erworbenen Immundefekten im Vergleich zur Normalbevölkerung ein erhöhtes Tumorrisiko aufweisen. Wider dieses Konzept spricht das Naturexperiment der „Nacktmaus". Diese haarlosen Mäuse sind aufgrund eines autosomal rezessiv vererbten Defektes thymuslos. Sie leiden zwar an einem T-Zell-Mangel, entwickeln aber nicht mehr maligne Tumoren als normale Mäuse. Möglicherweise ist für die Tumorabwehr ein weiteres Abwehrsystem verantwortlich. Dafür kommen die Killerzellen (Abb. 7.**21**) in Betracht, die in der Lage sind, Tumorzellen zu erkennen. Dies setzt aber voraus, daß die Tumorzellen Antigene aufweisen, welche normale Zellen nicht haben (Abb. 7.**22**).

Tumorantigene

Krebszellen bilden Antigene, die sie entweder vor ihrer malignen Transformation noch nie besessen (= Neoantigene) oder nur während der Fetalperiode exprimiert haben (= Onkofetalantigene). Bei den Neoantigenen handelt es sich um zelleigene Antigene oder um virusinduzierte Neoantigene wie das Groß-T-Antigen des SV 40-Virus. Tumorspezifische Antigene lassen sich bei menschlichen Tumoren ebenso selten nachweisen wie eine effektive immunologische Tumorzellzerstörung. Lediglich die Onkofetalantigene sind so häufig bei menschlichen Tumoren nachweisbar, daß man sie in vielen Fällen als Tumormarker benutzen kann.

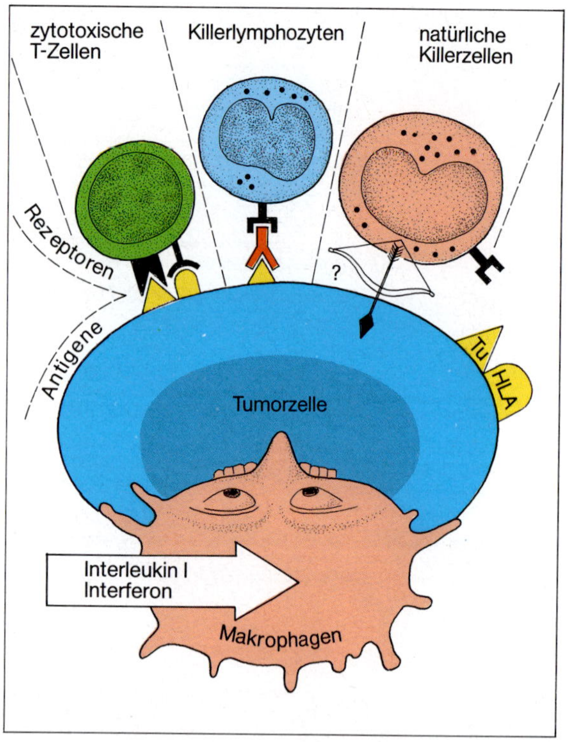

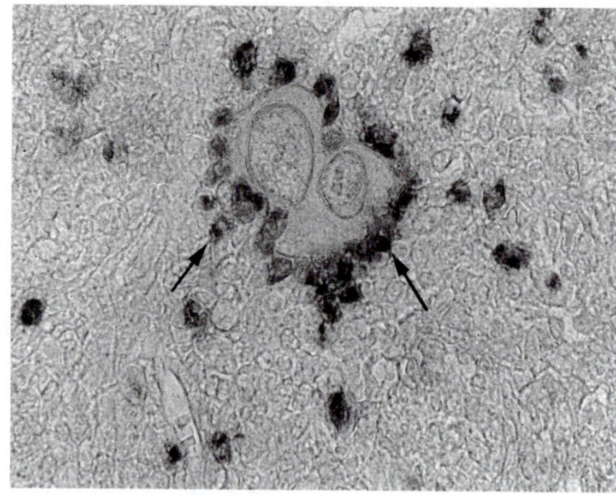

Abb. 7.**22** Zytotoxische Tumorzellzerstörung: Die immunhistochemisch markierten zytotoxischen T-Zellen umlagern eine Tumorzelle (Pfeil) (Vergr. 1 : 250)

◀ Abb. 7.**21** Zelluläre Mechanismen der zytotoxischen Tumorzellzerstörung (Tu = Tumorantigen, HLA = Immunregulationsantigene)

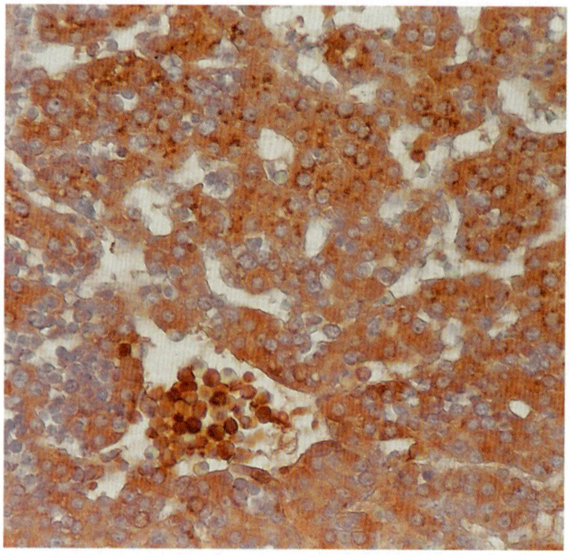

a

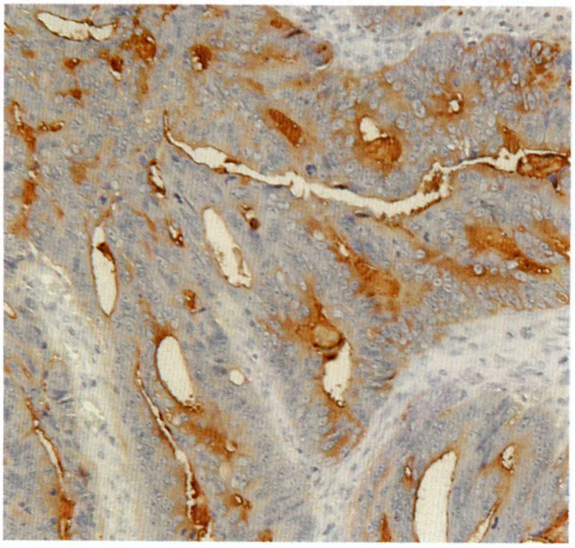

b

Abb. 7.**23 a u. b** Immunhistochemische Darstellung onkofetaler Antigene:
a α-Fetoproteine (= AFP) in der embryonalen Leber eines Menschen (Vergr. 1 : 150; Original: Böhm)
b Karzinoembryonales Antigen (= CEA) in einem kolorektalen Adenokarzinom (Vergr. 1 : 150)

1. Onkofetalantigene

Definition: Als onkofetale Antigene werden Oberflächenantigene bezeichnet, die nach der Fetalzeit kaum mehr exprimiert werden, bei unreifen Tumorzellen jedoch wieder in größeren Mengen auftreten können. Sie lösen keine tumorunterdrückende Immunreaktion aus, sind nicht tumorspezifisch und kommen gelegentlich auch bei anderen Erkrankungen als Krebs vor. Zu den bekanntesten Antigenen dieser Gruppe gehören:

- *α-Fetoprotein* (= AFP): Dieses Protein läßt sich im Serum menschlicher Feten (Abb. 7.**23 a**) im 2. und 6. Schwangerschaftsmonat nachweisen und ist nach der Geburt nur noch in Spuren vorhanden. Es wird von Zellen der Leberzellkarzinome und des Dottersacktumors produziert und auch ins Serum abgegeben.

- *Karzinoembryonales Antigen* (= CEA): Dieses Glykoprotein aus der Immunglobulinsuperfamilie wird im Darm während der Fetalperiode exprimiert. Seine Reexpression ist für Gastrointestinaltumoren typisch, wobei seine Serumkonzentration mit der Gesamttumormasse korreliert (Abb. 7.**23b**).

- *Choriongonadotropin*: Dieses Glykoprotein (β-HCG) gilt als „Schwangerschaftserhaltungshormon" und wirkt T-Zell-supprimierend, was die Toleranz des Feten durch das mütterliche Immunsystem fördern soll. Es wird typischerweise vom Chorionkarzinom (S. 892) produziert (serologischer Nachweis), läßt sich aber auch immunhistochemisch in besonders aggressiv wachsenden Karzinomen des Gastrointestinal- und Respirationstraktes sowie der Mamma nachweisen.

- *Differenzierungsantigene:* Es handelt sich dabei teilweise um Glykosphingolipide, welche in zeitlich festgelegter Reihenfolge in bestimmten embryologischen Entwicklungsstadien auftreten. Dabei regulieren sie die Kommunikation und damit das Sozialverhalten der Zellen, so daß diese histologische Muster bilden. Bei Tumorzellen treten diese Differenzierungsantigene entweder wieder oder in veränderter Form auf.

Tumorimmunität

Mit ausreichend empfindlichen Methoden lassen sich bei den meisten Krebserkrankungen zellgebundene und humorale Immunreaktionen gegen Tumorzellen feststellen:

- *Humorale Immunreaktionen:* Im Rahmen der Tumorimmunität treten Antikörper auf, die gegen tumorassoziierte Oberflächenantigene gerichtet sind. Bis zu einem gewissen Grade hemmen sie in einigen Fällen das Tumorwachstum, indem sie entweder als komplementbindende Antikörper zytotoxisch gegen die Tumorzellen vorgehen oder indem sie die Tumorvernichtung durch Killerzellen, natürliche Killerzellen und armierte Makrophagen (S. 183) vermitteln (Abb. 5.**14**). In einzelnen Tumoren, wie dem Hodenseminom, kann dabei die Immunreaktion so heftig sein, daß große Teile des Tumors einer granulomatösen Entzündungsreaktion zum Opfer fallen. Ähnliches gilt für das maligne Uveamelanom und für das medulläre Mammakarzinom (S. 958), wo die Dichte des plasmazellulären Begleitinfiltrates im Tumorstroma – als Zeichen einer Immunreaktion – mit dem Ausmaß der Tumornekrosen und mit der Tumorprognose korreliert. In den meisten Fällen bewirken die humoralen Antikörper aber gerade das Gegenteil: Sie bedecken die tumorspezifischen Membranantigene und machen sie für die zytotoxischen Zellen unkenntlich, so daß das Tumorwachstum erst recht losgehen kann.

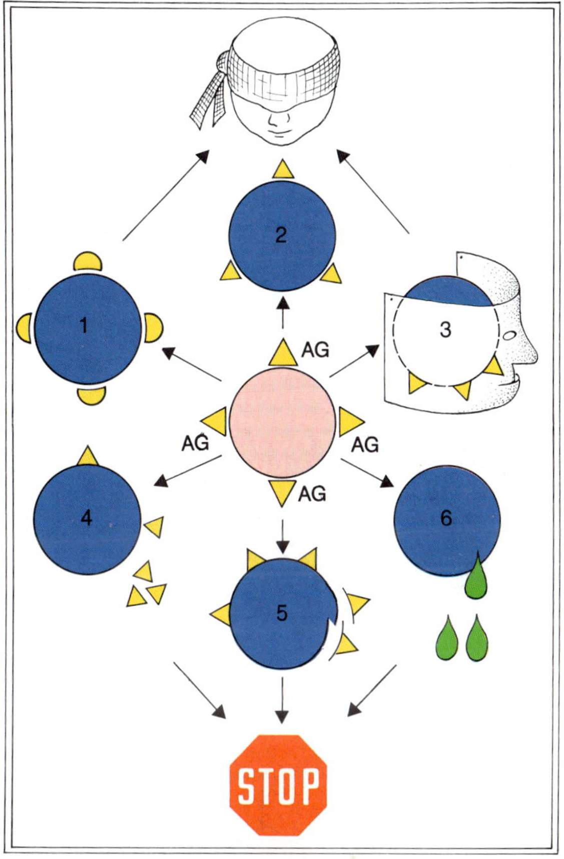

Abb. 7.**24** Umgehungsmechanismen der Tumorimmunabwehr mit Nichterkennung infolge 1 = abnormer Tumorantigene, 2 = schwacher Tumorantigene, 3 = Maskierung der Tumorantigene durch blockierende Antikörper mit Blockierung infolge 4 = Abschilferung der Tumorantigene, 5 = Abstoßung von Tumorantigenmembranstücken, 6 = Sekretion von lymphopoetischen Hemmstoffen. Mitte = normale (non-neoplastische) Zelle mit Oberflächenantigenen (AG). Blau = Tumorzellen, gelb = Antigene (AG)

- *Zellvermittelte Immunität:* Das T-Zell-System ist mit seinen zytotoxischen Effektorzellen nach Erkennung der tumorassoziierten Oberflächenantigene in der Lage, Tumorzellen direkt zu zerstören, kann aber auch indirekt durch Absonderung bestimmter Lymphokine (z. B. Interferone, S. 217) zur Tumorzellvernichtung beitragen, indem sie die Makrophagen zu „Tumorzellfressern" (= armierte Makrophagen) machen (Abb. 7.**21** und 7.**22**). Leider schilfern die tumorassoziierten Oberflächenantigene von den Tumorzellen ab und blockieren entweder allein oder in Verbindung mit Antikörpern die entsprechenden Antigenrezeptoren auf den T-Effektorzellen. Dies begünstigt wiederum das Tumorwachstum. Die immunologische Tumorüberwachung kann aber auch aus folgenden Gründen versagen (Abb. 7.**24**):

- Die Tumorzellen sind von Anfang an nicht immunogen.
- Die tumorspezifischen Antigene haben eine zu geringe Immunogenität, oder der Organismus ist diesbezüglich immuntolerant.

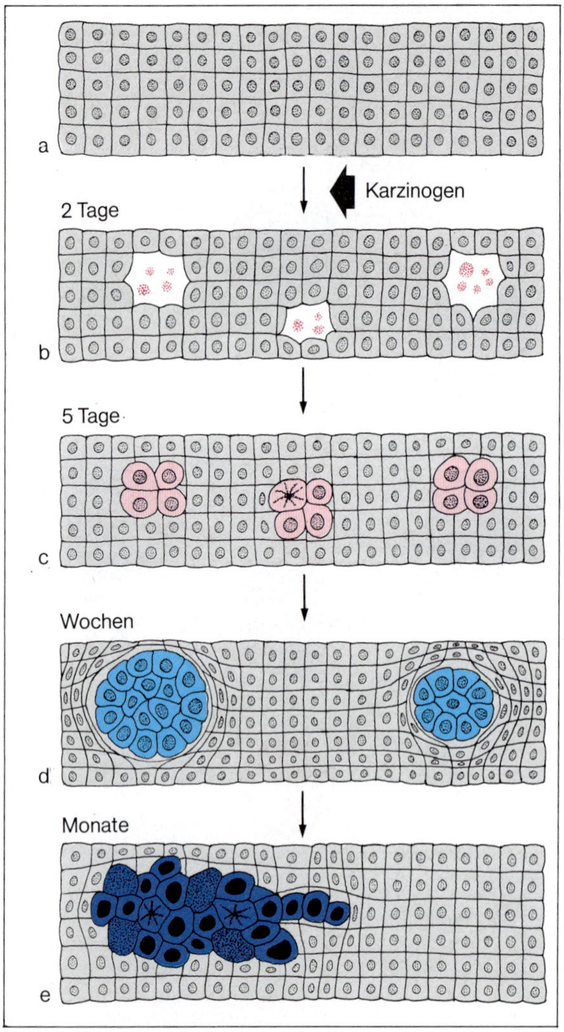

Abb. 7.**25a–e** Entwicklungsstadien eines chemisch induzierten Leberzellkarzinoms. Das verabreichte Kanzerogen löst in der Normalleber (**a**) einzelne Nekrosen aus (**b**). Nach Interaktion des chemischen Kanzerogens mit zellulärer DNS (Initiation) kommt es zur Proliferation von Zellklonen (**c**), die zu sichtbaren Knoten heranwachsen (klonale Expansion). Die große Mehrzahl dieser Knoten (**d**) bildet sich spontan zurück (Remodellierung). Einige schreiten jedoch im Rahmen der Tumorpromotion und Tumorprogression zu Hepatomen und hepatozellulären Karzinomen fort (**e**)

- Die kritische Tumorantigenmasse ist zu klein oder zu groß, um eine effektive immunologische Gegenreaktion auszulösen.
- Die Immunregulationsgene (HLA) werden fehlerhaft exprimiert.

Aus didaktischen Gründen wird im folgenden zunächst die chemische, virale und strahleninduzierte Entstehung von Tumoren (Tumorigenese) besprochen und erst dann auf die Entstehung von Tumoren beim Menschen eingegangen, bei denen Chemikalien, Viren und Strahlen mit Gen-, Umwelt- und Ernährungsfaktoren interferieren.

Chemische Tumorigenese

Karzinogene: Durch die stürmische Entwicklung der chemischen Industrie wird es immer schwieriger abzuschätzen, welchen Beitrag die von ihr produzierten Chemikalien zur Tumorentstehung bei Mensch und Tier leisten. Bis heute wurden etwa 4 Millionen organisch-chemische Verbindungen synthetisiert, von denen etwa 70 000 praktische Verwendung finden. Hinzu kommt, daß zahlreiche krebserzeugende Stoffe natürlicherweise in unserer Umwelt vorkommen. Die wichtigsten krebserzeugenden (= karzinogenen) Noxen sind im folgenden zusammengefaßt; zu ihnen gehören:

- *Polyzyklische aromatische Kohlenwasserstoffe* (z. B. Benzpyren, Benzanthrazen und Dimethylbenzanthrazen): Sie kommen als Teer- und Russinhaltsstoffe weit verbreitet vor. Bereits 1775 wurde vom englischen Arzt Pott der Zusammenhang von Russ mit dem Skrotalkrebs der Schornsteinfeger (Schornsteinfegerkrebs) beobachtet. Diese Verbindungen finden sich auch im Zigarettenrauch und induzieren bei Nagetieren und Menschen in zahlreichen Organen Tumoren.
- *Halogenierte Kohlenwasserstoffe* (z. B. Vinylchlorid) induzieren beim Tier Angiosarkome der Leber und Glioblastome. Die gleichen Tumoren treten auch bei Arbeitern in der PVC-verarbeitenden Industrie auf.
- *Nitrosamine:* Sie rufen je nach Substituierung und je nach Versuchstier andersartige Organtumoren hervor. Sie spielen bei der Entstehung von Gastrointestinaltumoren eine wichtige Rolle, weil sie in der Umwelt verbreitet sind, mit der Nahrung aufgenommen werden und im Organismus aus sekundären Aminen und nitrosierenden Agentien wie Nitrate und Nitrit im Pökelsalz gebildet werden.
- *Aromatische Amine:* Sie dienten lange der industriellen Herstellung von Farbstoffen und rufen Harnblasenkrebse (sog. Anilinkrebs) hervor.
- *Mykotoxine:* Dazu gehören die Aflatoxine aus Schimmelpilzen, welche sich bei unsachgemäßer Lagerung vor allem in Getreidesilos anreichern. Sie sind an der Entstehung von Leberzellkarzinomen beteiligt (p53-Mutation), vor allem in Ländern mit hoher Hepatitis-B-Inzidenz.
- *Pyrrolizidine:* Dies sind Pflanzeninhaltsstoffe aus Kräutern, Gewürzen und Gemüsen (Hülsenfrüchte) und besonderen Teeformen (Huflattichtee, Matetee). Sie sind vor allem an der Entstehung von Leberzellkarzinomen beteiligt.
- *Arsen:* Es wurde früher als Psoriasis-Therapeutikum und als Pflanzenschutzmittel im Weinbau verwendet; es ruft vor allem Hauttumoren (Winzerkrebs) hervor.
- *Diäthylstilböstrol:* Ein synthetisches Östrogen – mittlerweile aus dem Handel gezogen! –, das in hoher Inzidenz bei Töchtern der während der Schwangerschaft damit behandelten Mütter zu Adenokarzinomen der Vagina führte. Dieses Karzinogen ist somit beim Menschen transplazentar wirksam.

Je nachdem, ob eine chemische Verbindung am Genom angreift oder nicht, unterscheidet man folgende Karzinogentypen:

- *Genotoxische Karzinogene:* Sie schädigen die DNS. Sie rufen meist in geeigneten Tests auch Genommutationen hervor und sind folglich auch mutagen. Der Zusammenhang zwischen mutagener und karzinogener Wirkung ist so fest etabliert, daß bakterielle Mutagenitätsteste zur Aufdeckung potentieller Karzinogene herangezogen werden können (Ames-Test).

• *Nichtgenotoxische Karzinogene:* Sie sabotieren meist die Zell-Zell-Kommunikation, indem sie entweder an der Zellmembran Peroxydschäden setzen, die Konnexine der interzellulären Haftorganellen phosphorylieren, oder c-AMP als interzelluläre Botenstoffe rarefizieren. Sie machen damit die betroffenen Zellen gegenüber ihrer unmittelbaren Umgebung unabhängig, so daß sie proliferieren können. Auf diese Weise wird der noch reparierbare Genschaden, zuvor durch genotoxische Stoffe in der Mutterzelle ausgelöst, in den Tochterzellen als Programm installiert. Folglich sind die nichtgenotoxischen Karzinogene zwar Antreiber aber keine Auslöser der Karzinogenese. Sie werden deshalb als Tumorpromotoren bezeichnet und haben eine oft ausgeprägte Organspezifität. So entstehen unter dem Einfluß von Phorbolestern vor allem Hauttumoren, von Barbituraten überwiegend Lebertumoren und von Östrogenen hauptsächlich Tumoren des weiblichen Genitales.

Karzinogenese-Stadien

Der Vorgang, bei dem sich Zellen zu Tumorzellen umwandeln (= maligne Transformation, Tumortransformation), läuft, wie man aus Untersuchungen chemisch induzierter Tumoren weiß, in folgenden Stadien ab (Abb. 7.**25a–e**):

• *Initiation:* Dies ist der erste Schritt der Karzinogenese. Er besteht darin, daß ein chemischer Stoff oder sein Metabolit durch Wechselwirkung mit der zellulären DNS einen genetischen Schaden setzt. Dieser kann, solange er nicht auf die Tochterzellen übertragen ist, durch die entsprechenden Reparaturenzyme (s. DNS-Reparatur, S. 11) noch behoben werden. Die Initiation hängt linear von der Dosis des verabreichten Karzinogens ab. Zahlreiche chemische Karzinogene sind komplette Karzinogene und können ohne Mithilfe weiterer Kofaktoren die Zielzelle maligne transformieren. Die Wirkung verschiedener kompletter und inkompletter Karzinogene kann sich addieren (= Synkarzinogenese). Es gibt aber auch schwache Karzinogene, deren Wirkung durch Kofaktoren erheblich verstärkt werden kann (= Kokarzinogenese). Bei letzteren handelt es sich um nichtgenotoxische Karzinogene (= epigenetische Faktoren). Die bekanntesten unter ihnen sind die bereits erwähnten Tumorpromotoren.

• *Promotion:* Darunter versteht man denjenigen Prozeß, der eine Proliferation initiierter Zellen auslöst, so daß der Genschaden in den Tochterzellen etabliert wird.

• *Progression:* Dies ist der dritte Schritt in der Karzinogenese und am wenigsten gut definiert, denn zwischen dem Kontakt einer Zelle mit einem Karzinogen und der Manifestation eines Tumors kann

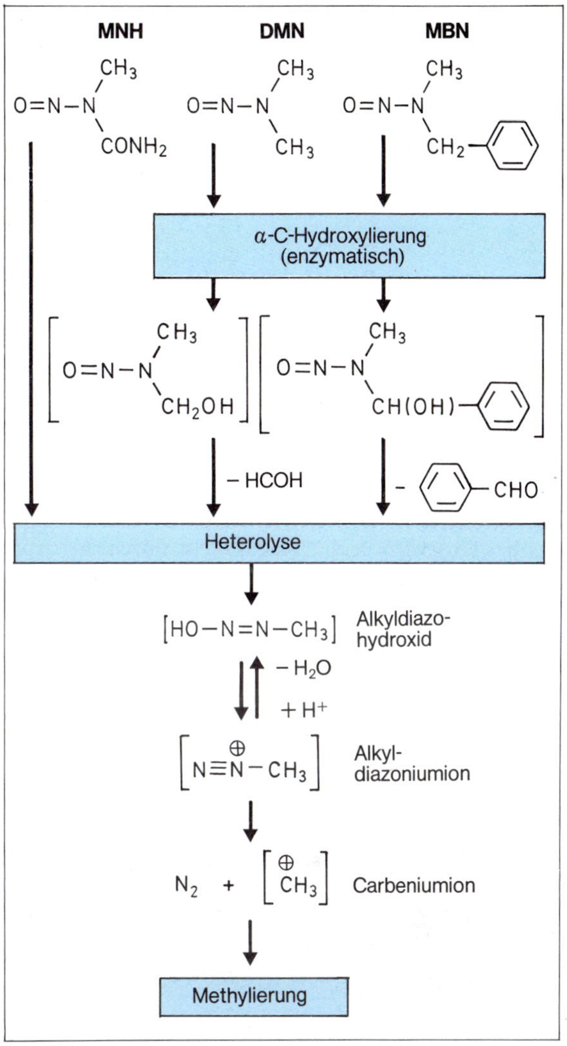

Abb. 7.**26** Bioaktivierung alkylierender Kanzerogene. Methylnitrosoharnstoff (MNH) zerfällt durch spontane Heterolyse; die Metabolisierung von Dimethylnitrosamin (DMN) und Methylbenzylnitrosamin (MBN) wird durch enzymatische α-C-Hydroxylierung eingeleitet und führt ebenfalls zu einem Methyldiazoniumion bzw. Carbeniumion (= Methylkation) als ultimale elektrophile Wirkform

eine lange Latenzphase liegen. In der Progressionsphase vollzieht sich der irreversible Übergang von einer präneoplastischen zu einer neoplastischen Zelle, von der letztlich die Proliferation eines Zellklones ausgeht (= klonale Expansion), der im weiteren Verlauf zu einem makroskopisch sichtbaren Tumorknoten heranwächst. Dieser verhält sich zunächst benigne und später maligne.

• *Metastasierung:* Mit zunehmender Progression verlieren die transformierten Zellen auf ihrer Oberfläche Differenzierungsantigene (S. 312) und damit ihren „Zusammengehörigkeitssinn". Sie lösen sich aus dem Zellverband und siedeln sich in anderem Gewebe ab, wo sie zu Tochtergeschwülsten heranwachsen.

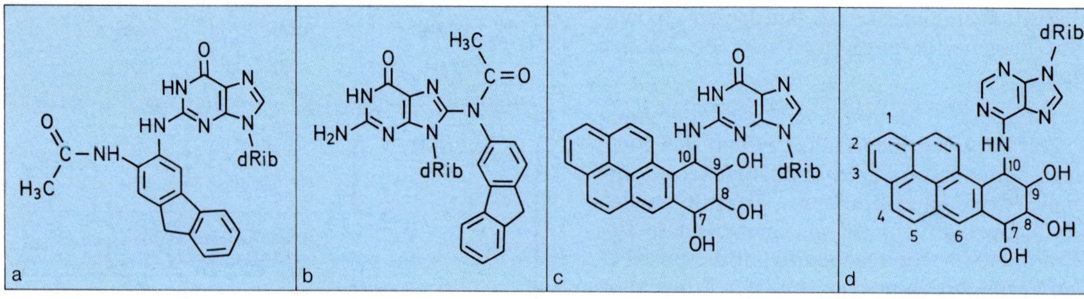

Abb. 7.**27 a–d** Chemische Struktur einiger Reaktionsprodukte von 2-Acetylaminofluoren und Benzpyren mit DNS. Dargestellt sind Addukte von 2-Acetylaminofluoren mit der exozyklischen Aminogruppe (**a**) und dem C 8-Atom (**b**) von Desoxyguanosin und Addukte des ultimalen Kanzerogens von Benzpyren mit den exozyklischen Aminogruppen von Desoxyguanosin (**c**) und Desoxyadenosin (**d**)

Bioaktivierung

Die biologische Wirkung chemischer Karzinogene (Abb. 7.**26**) wird in der Regel nicht durch das Ausgangsmaterial (parentales Karzinogen) selbst, sondern durch seine Spaltprodukte (oder Metabolite) ausgelöst. Diese entstehen in vivo durch enzymatische Bioaktivierung (mikrosomale Mischoxydasen!), und zwar meist über Zwischenstufen (= proximale Karzinogene). Diese sind instabil und zerfallen spontan in reaktionsfähige Aktivierungsprodukte (= ultimale Karzinogene). Die ultimalen Karzinogene haben eine Eigenschaft gemeinsam: sie besitzen elektronenarme Molekülregionen, die es ihnen ermöglichen, mit elektronenreichen (= nukleophilen) Gruppen zellulärer Makromoleküle wie DNS, RNS und Proteine zu reagieren, und sind somit elektrophil.

a

b

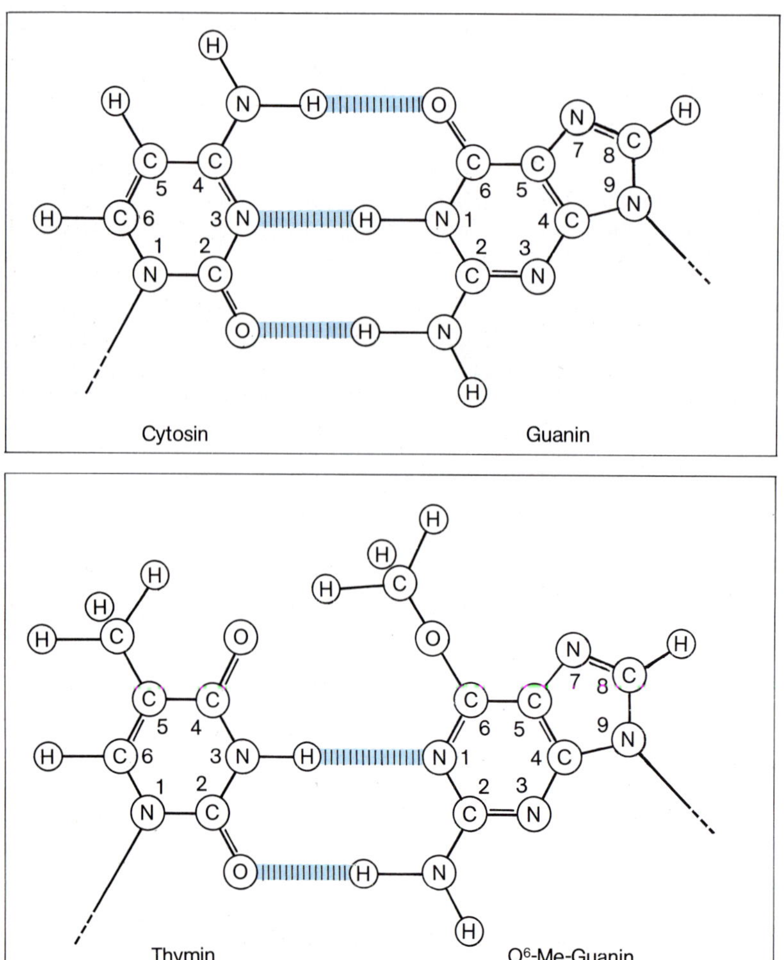

Abb. 7.**28 a** u. **b** Fehlpaarung von O^6-Methylguanin mit Thymin. Die Methylgruppe an der O^6-Position von Guanin interferiert mit der Wasserstoffbrückenbildung zwischen den komplementären Basen Guanin und Cytosin. Während der nachfolgenden DNS-Replikation kommt es zur Guanin-Thymin-Transition durch Fehlpaarung von O^6-Methylguanin mit Thymin → Punktmutation

DNS-Interferenz

Bei den elektrophilen Reaktionsgruppen chemischer Karzinogene handelt es sich entweder um kleine Alkylkationen (z. B. CH_3^+), in anderen Fällen auch um sehr große Moleküle, die mit DNS-Basen sog. „Bulky-Adducts" bilden. Diese sperrigen Addukte bleiben wie ein Kaugummi an der DNS kleben und stören ihre Funktion erheblich. Einige Beispiele dafür sind in Abb. 7.**27** wiedergegeben. Verschiedene Alkylantien können zu ein und demselben ultimalen Karzinogen abgebaut werden. So ist z. B. für das Dimethylnitrosamin, Methylbenzylnitrosamin, 1,2-Dimethylhydrazin, Zykasin, Dimethylphenyltriazen, Methylnitrosoharnstoff und zahlreiche andere chemische Karzinogene ein Methyldiazoniumion bzw. Methylkation (CH_3^+) die ultimale Wirkform, die mit zellulären Makromolekülen reagiert (Abb. 7.**26**). In der DNS werden neben den Phosphatgruppen des Nukleinsäuregerüstes zahlreiche nukleophile Positionen an Purin- und Pyrimidinbasen alkyliert. Das Hauptreaktionsprodukt alkylierender Karzinogene mit der zellulären DNS ist sowohl in vitro als auch in vivo des N^7-Alkylguanin.

Eine entscheidende Rolle für die tumorinitiierende Wirkung alkylierender Verbindungen spielen Addukte an den Sauerstoffatomen von DNS-Basen, d. h. O^6-Alkylguanin, O^2-Alkylcytosin, O^2-Alkylthymin und O^4-Alkylthymin. O-Alkyl-Substituenten interferieren nämlich mit der Wasserstoffbrückenbindung zwischen komplementären DNS-Basen und können zu Fehlpaarungen während der DNS-Replikation und der Transkription und schließlich zur Onkogenaktivierung führen (Abb. 7.**28** und 7.**29**). Die Bildung und Persistenz von O^6-Alkylguanin im Zielorgan korreliert bei der Ratte eng mit der Induktion von Tumoren durch verschiedene alkylierende Karzinogene.

O^6-Alkylguanin kann durch ein spezifisches zelluläres Reparatursystem (Alkyltransferase) enzymatisch wieder entfernt werden. Da es nach Einführen einer Alkylgruppe an der O^6-Position des Guanins erst während der nachfolgenden DNS-Replikation zur Fehlpaarung mit Thymin kommt, hat die Zelle noch Zeit, diese Läsion wieder auszubessern, bevor sie eine Punktmutation ausgelöst hat.

Organ- und Speziesspezifität

Eine wichtige Eigenschaft chemischer Karzinogene ist ihre ausgeprägte Organ- und Speziesspezifität. Sie äußert sich darin, daß bestimmte karzinogene Verbindungen nur bei bestimmten Tierarten und dort auch nur in bestimmten Zielorganen Tumoren verursacht. Das trifft auch für diejenigen Substanzen zu, die für den Menschen krebserregend sind. Die Organ- und Speziesspezifität läßt sich besonders eindrücklich am Beispiel des Äthylnitrosoharnstoffes zeigen, der je nach Versuchstierspezies und Alter, in dem er verabreicht worden ist, andere Tumoren hervorruft. Dieser Sachverhalt ist in Abb. 7.**30** wiedergegeben. Die Organ- und Speziesspezifität eines Karzinogens hängt von folgenden Faktoren ab:

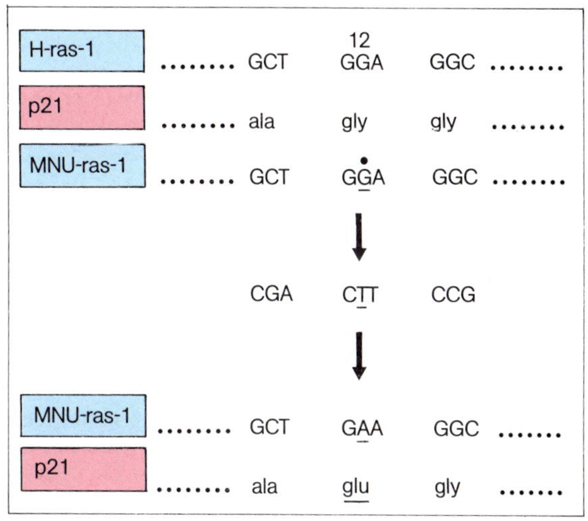

Abb. 7.**29** Aktivierung eines zellulären Onkogens durch eine Punktmutation: In mit Methylnitrosoharnstoff (MNU)-induzierten Mammakarzinomen der Ratte wird das H-ras-1-Onkogen durch eine G-T-Transition im 12. Codon aktiviert (MNU-ras-1). Diese Punktmutation führt zu einer Veränderung des Genproduktes (p 21 ras) durch Austausch der Aminosäure Glycin (gly) gegen Glutaminsäure (glu)

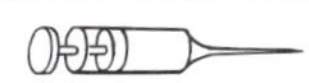	pränatal	perinatal	adult
Ratte 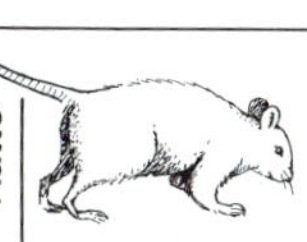	ZNS PNS	ZNS PNS Niere	ZNS Knochenmark
Maus 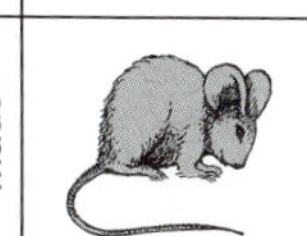	ZNS	Leber Niere Lunge ZNS	Knochenmark Lunge Leber Niere ZNS
Hamster 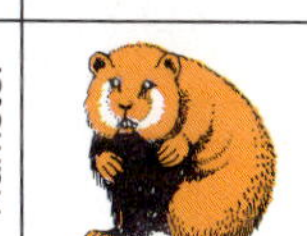	ZNS PNS	ZNS PNS Niere	ZNS Knochenmark
Kaninchen 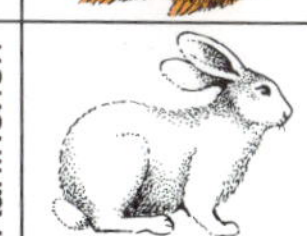	ZNS PNS Niere	Niere PNS ZNS	
Wüstenratte 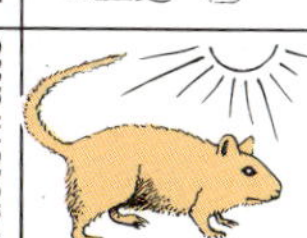	Haut	Haut	Haut

Abb. 7.**30** Schematische Darstellung der Organ- und Speziesspezifität von Äthylnitrosoharnstoff je nach Applikation in der pränatalen oder perinatalen Periode oder in der Adultperiode (ZNS = Zentralnervensystem, PNS = peripheres Nervensystem)

- *Entwicklungsstadium* eines Individuums. Davon hängt ab, ob ein Gewebe bereits bioaktivierende Mischoxidasen enthält.
- *Bioaktivierung:* Je nach Vorbelastung eines Individuums, aber auch je nach Organ ist die Aktivität der bioaktivierenden Mischoxidasen verschieden.

– *Verabreichungsform:* Dies gilt insbesondere für Karzinogene, die lokal rasch in ihre Wirkform zerfallen, und für solche, die durch die Leber entgiftet werden.
– *Kumulative Dosis:* Es ist entscheidend, in welcher Dosis und über welchen Zeitraum ein Karzinogen verabreicht wird.
– *DNS-Reparatursystem:* Davon hängt ab, in welchem Umfang ein DNS-Schaden repariert werden kann (S. 11).
– *Promotor* mit besonderer Organspezifität.
– *Geschlecht* mit Hormonabhängigkeit der entsprechenden Zielgewebe (Genitalorgane).

Virale Tumorigenese

Erste Hinweise, daß Viren maligne Tumoren verursachen können, gab es bereits kurz nach der Jahrhundertwende: Ellermann und Bang gelang 1908 bei Hühnern die Übertragung einer Erythroleukämie durch zellfreie Tumorextrakte. 1910 teilte Rous mit, daß sich ein spontan aufgetretenes Geflügelsarkom durch ein zellfreies Filtrat des Tumors übertragen läßt, und Shope machte 1933 eine analoge Beobachtung mit Papillomen bei Kaninchen. Diese Berichte wurden lange Zeit nicht beachtet.

Grundsätzlich wirken Viren dadurch auf die Tumorigenese ein, daß sie a) durch Integration der viralen DNS ins Wirtsgenom eine abnorme Expression benachbarter Wirtsgene auslösen (= Insertionsmutagenese) oder b) Träger viraler Onkogene sind oder c) die immunologische Abwehr unterdrücken (Immunsuppression, S. 205). Tumorviren lassen sich nach der Art ihrer Nukleinsäure in DNS-Tumorviren und RNS-Tumorviren unterteilen (Abb. 7.**31**):

1. DNS-Tumorviren

Die DNS-Tumorviren werden normalerweise nicht stabil ins Genom der Wirtszelle eingebaut. Sie verfügen über bestimmte Gene, deren Kodierungsprodukte die DNS-Replikationsmaschine einer Zelle rasch in Gang setzen und dafür sorgen, daß die Wirtszelle bis zur Erschöpfung neue Virusbestandteile bildet. Dies hat einen lytischen Infektionszyklus zur Folge. In einigen seltenen Fällen wird das DNS-Genom stabil ins Wirtsgenom eingebaut und das Virus zwingt mit einem Steuergen die Zelle zur Dauerproliferation. In diesem Falle hilft das Steuergen dem Virus zu überleben, auf die Zelle wirkt es als Onkogen. Diese DNS-Virusonkogene haben im Gegensatz zu den tumorigenen Retroviren in den Eukaryontenzellen keine homologen Gegenstücke.

Papovaviren: Sie sind von allen DNS-Tumorviren am besten untersucht. Zu ihnen gehören die Papillomviren, das Polyomavirus, das Vacuolating-agent- und das Simian-Virus-40 (= SV40).

● *Papillomviren:* Einige Papillomvirustypen können beim Menschen Virusakanthome (S. 256) und Larynxpapillome (S. 595) hervorrufen. Bestimmte

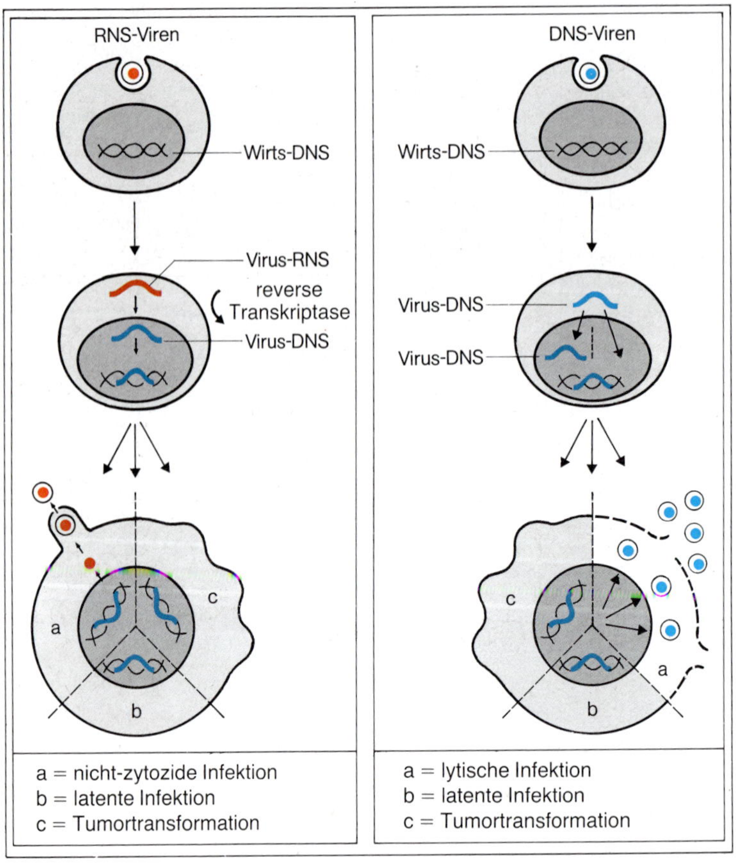

a b

Abb. 7.**31 a** u. **b** Generationszyklus von Tumorviren. **a** Die RNS von Retroviren (links) wird im Zytoplasma der Wirtszelle durch reverse Transkriptase in doppelsträngige DNS umgeschrieben, welche als Provirus in das zelluläre Genom integriert wird. Die Wirtszelle kann nicht-zytozid (a) oder latent (b) infiziert und/oder transformiert werden (c). Virusfreisetzung durch „budding". **b** Bei DNS-Viren (rechts) wird nach Eintritt in die Zelle die virale DNS entweder in das Wirtsgenom eingebaut oder persistiert in episomaler Form (b). Eine lytische Infektion (a) führt zu intrazellulärer Virusneubildung mit anschließender Zytolyse und Virusfreisetzung; in seltenen Fällen kommt es zur malignen Transformation (c)

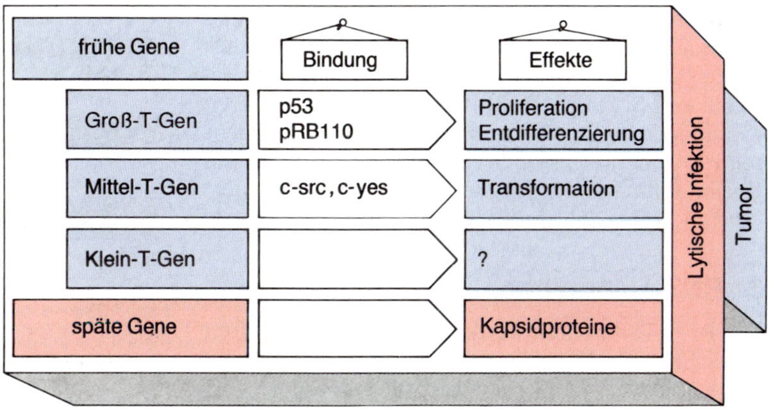

Abb. 7.**32** Struktur, Bindung und Funktion eines Polyomvirusgenoms bei der Tumorigenese

Papillomviren (HPV-Typ 16, 18 sowie in geringerem Maße auch Typ 31, 33 und 35) sind an der Entstehung menschlicher Zervixkarzinome (S. 366) und anogenitaler Karzinome beteiligt. Das HPV-Genom wird in den Wirtszellen oft in Nähe des c-myc-Lokus eingepflanzt. Die sog. High-risk-Papillomviren (Typ 16, 18) enthalten die beiden Gene E6 und E7, wobei E7 für ein transformierendes Onkoprotein kodiert. Dieses immortalisiert die betroffene Zelle und entfesselt seinen Zellteilungsmechanismus, indem es einen Tumorsuppressor (pRB110) abbindet. Im gleichen Sinne wirkt das virale E6-Protein, welches das p53-Suppressorgen (S. 351) ausschaltet. Dadurch steht einer weiteren Tumorprogression nichts mehr entgegen.

- *Polyomavirus:* Dies ist ein Mäusevirus, mit dem sich bei neugeborenen Tieren Karzinome, Sarkome und andere Tumoren induzieren lassen (daher Name „Polyoma"). Es ist strukturell eng mit dem Affenvirus SV 40 verwandt und ist in bezug auf seine karzinogene Wirkung molekularbiologisch gut charakterisiert. Sein Genom enthält „frühe" Gene, welche die Transkription der viralen DNS regulieren und eine entscheidende Rolle bei der malignen Transformation von Wirtszellen spielen. Daneben enthält es „späte" Gene, welche die Information für virale Strukturproteine tragen. Die „frühen" Gene kodieren für drei Tumorgene (T-Antigene) mit unterschiedlichem Molekulargewicht (Abb. 7.**32**):

– *Gross-T:* Kodiert für ein nukleäres Protein, das an Chromatin bindet und die Replikation der viralen DNS steuert. Das Groß-T-Genprodukt verbindet sich mit den Genprodukten der beiden zellulären Suppressorgene pRB110 und p53 und hebt deren Proliferationsbremswirkung auf.

– *Medium-T:* Das Genprodukt von Medium-T ist ein membranassoziiertes Protein und leitet die maligne Transformation der Wirtszelle ein, indem es sich mit dem src- und anderen Protoonkogenprodukten in der Zellmembran assoziiert und dadurch eine tyrosinspezifische Proteinkinaseaktivität erhält.

– *Klein-T:* Funktion noch unbekannt.

Abhängig vom befallenen Zelltyp werden die beiden viralen Genabschnitte („frühe" Gene, „späte" Gene) unterschiedlich exprimiert, was einen anderen Infektionszyklus zur Folge hat. Bei der lytischen Infektion (z. B. von Affennierenzellen) wird das gesamte Virusgenom transkribiert, die Wirtszelle synthetisiert zahlreiche Viruspartikel und geht dabei zugrunde. Bei der malignen Transformation hingegen (z. B. von Hamsterzellen) werden nur die „frühen" Gene abgelesen.

Adenoviren: Sie sind bei Mensch und Tier weit verbreitet. Von den bei Säugetieren und Menschen vorkommenden Adenoviren sind Typ 12, 18 und 31 stark tumorigen, vor allem bei neugeborenen Tieren. Ihre transformierenden Gene werden als E1A und E1B bezeichnet. Sie kodieren für die nukleären Onkoproteine pE1a und pE1b, welche mit den Produkten der beiden zellulären Tumorsuppressorgene pRB-110 und p53 komplexieren, so daß diese inhibiert werden. Ferner assoziiert sich das pE1A mit dem Cyclin-A, welches in der S-Zell-Zyklusphase mit einem Transkriptionsfaktor verbunden ist, und löst dadurch eine Dauerproliferation aus.

Herpesviren: Aus dieser Virusgruppe sind im Hinblick auf eine mögliche Karzinogenität folgende Viren hervorzuheben:

- *Epstein-Barr-Virus:* Es befällt humane B-Lymphozyten und ist an der Pathogenese des B-lymphoblastischen Lymphoms vom Burkitt-Typ (S. 579) und des nasopharyngealen Karzinoms (S. 600) und vermutlich auch an der Entstehung kutaner lymphoproliferativer Läsionen beteiligt. Beim Burkitt-Lymphom immortalisiert das Virus durch einen eigenen Transformationsfaktor (aus der TGF-Familie) die B-Zellen. Das c-myc-Protoonkogen wird in diesen Tumoren häufig durch Translokation in die expressionsstarke Immunglobulinregion aktiviert.
- *Zytomegalovirus:* Es kann menschliche Zellinien in vitro maligne transformieren. Es wird mit der Entstehung von Prostata-, Zervix- und Kolonkarzinomen und des Kaposi-Sarkoms in Verbindung gebracht (Mechanismus?).
- *Humanes B-lymphotropes Virus* (S. 545 und 573).

Hepatitis-B-Virus: Auch dieses Virus gehört zu den potentiellen Tumorviren und steht aufgrund seiner reversen Transkriptase den Retroviren nahe. Es spielt eine wichtige Rolle bei der hepatozellulären Karzinogenese (S. 774). Dabei wird ein Fragment seines Genoms ins Gen des Zellzyklusregulators Cyclin-A integriert, so daß dieses überexprimiert wird und eine Dauerproliferation auslöst.

2. RNS-Tumorviren

Die RNS-Tumorviren werden auch als Oncornaviren bezeichnet (S. 259). Sie verfügen über eine reverse Transkriptase, welche die Richtung der normalen Transkription umkehrt.

Oncornaviren sind in der Tierwelt weit verbreitet und rufen bei Vögeln, Mäusen, Hamstern und Katzen Leukämien, maligne Lymphome und Sarkome hervor. Vor kurzem wurde das erste beim Menschen tumorigene RNS-Virus identifiziert. Es handelt sich dabei um das humane T-Zell-Leukämievirus (HTLV-I), welches eine akute Leukämie verursacht, indem es in den betroffenen Zellen mit Hilfe seines Onkogens tax (sein zelluläres Gegenstück ist verlorengegangen) sowohl die Synthese für den Lymphozyten-Wachstumsfaktor IL-2 als auch für den dazu notwendigen Rezeptor in Schwung bringt, was über eine autokrine Stimulation eine permanente Zellproliferation zur Folge hat. Ein verwandtes Virus aus der HTLV-Familie ist der Erreger von AIDS (S. 204).

Das Genom der Oncornaviren besteht aus einer linearen, einzelsträngigen RNS. Es enthält lediglich folgende drei Strukturgene (Abb. 7.**33a–c**):

- GAG-Gen (= group specific antigen), welches für ein RNS-assoziiertes Core-Protein kodiert,
- POL-Gen (POL = Polymerase), das die genetische Information für die reverse Transkriptase trägt und
- ENV-Gen (ENV = Envelope), dessen Produkt ein virales Hüllprotein ist und die Wirtsspezifität des Virus bestimmt.

An den beiden Enden des viralen Genoms sind identische RNS-Sequenzen lokalisiert, die aufgrund ihres molekularen Aufbaus als „long-terminal-repeats" (= LTR) bezeichnet werden. Sie sind Startsignale für das Transkriptionsprogramm viraler Strukturgene. In der infizierten Wirtszelle wird die virale RNS durch die reverse Transkriptase in doppelsträngige DNS umgeschrieben, welche die gesamte Information des viralen Genoms enthält und als Provirus bezeichnet wird. Um einen Einfluß auf den Wirtsstoffwechsel haben zu können, muß das Provirus durch genetische Rekombination stabil in das Wirtszellgenom integriert werden. Dabei spielen die viralen LTR-Sequenzen eine wichtige Rolle. Der Befall durch ein Retrovirus kann für eine Zelle verschiedene Folgen haben:

- *Nicht-zytozide Infektion:* In diesem Fall werden zahlreiche Viruspartikel von der infizierten Zelle neu gebildet und durch Ausknospung von der Zellmembran freigesetzt (Abb. 7.**31a**). Im Gegensatz zur lytischen DNS-Virus-Infektion geht dabei die Wirtszelle selten zugrunde.
- *Latente Infektion:* Sie kann folgenlos bleiben, durch Reaktivierung der proviralen DNS in einen nicht-zytoziden Infektionszyklus einmünden oder eine Tumorinduktion auslösen.
- *Tumorinduktion:* In diesem Fall wird die betroffene Zelle maligne transformiert.

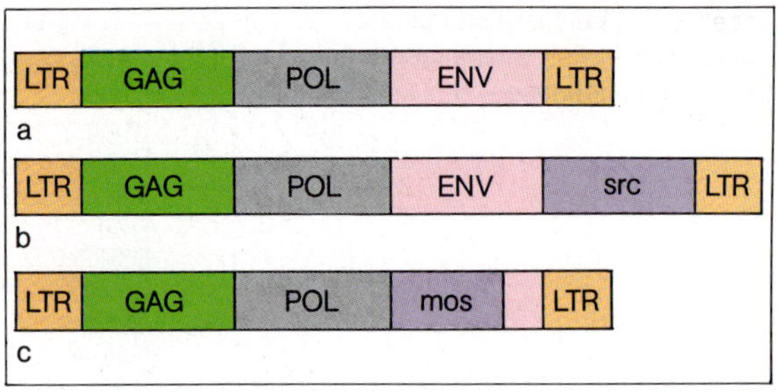

Abb. 7.**33a–c** Organisation retroviraler Genome: **a** Anordnung der drei essentiellen Strukturgene GAG, POL und ENV in einem RNS-Tumorvirus (z. B. Geflügelleukämievirus). **b** Das Genom von Rous-Sarkom-Virus (RSV) enthält zusätzlich das src-Onkogen. **c** Das Moloney-Sarkom-Virus (mos-MSV) ist ein replikationsdefektes Retrovirus mit Integration des mos-Onkogens in den ENV-Locus

Je nach tumorigener Potenz unterscheidet man folgende beiden RNS-Tumor-Virusgruppen:

- *Schwach karzinogene Retroviren:* Sie besitzen ein vollständiges retrovirustypisches Genom und induzieren erst nach monatelanger Latenz Tumoren, indem sie ein zelluläres Onkogen überexprimieren und sein Genprodukt zu viralen Replikationszwecken mißbrauchen. Sie sind nicht in der Lage, Zellen in vitro maligne zu transformieren.
- *Stark karzinogene Retroviren:* Sie rufen bereits wenige Wochen nach Infektion Tumoren hervor und sind auch in vitro wirksam. Für diese karzinogene Eigenschaft ist ein zusätzliches Gen verantwortlich. Es wird als virales Onkogen (= v-onc) bezeichnet (Tab. 7.**5**).

Auf der Suche nach der Herkunft viraler Onkogene wurde vor einigen Jahren entdeckt, daß es sich offensichtlich um zelluläre Steuerungsgene (Protoonkogene) oder veränderte Kopien davon handelt, die das Virus auf einem infektiösen Streifzug durch eine Wirtszelle hat „mitlaufen" lassen. Tatsächlich existiert für jedes v-onc in den Eukaryontenzellen ein entsprechendes zelluläres Gegenstück (= c-onc). Durch die Einführung eines Onkogens ins Virusgenom wird oft eines der drei viralen Strukturgene (GAG, POL, ENV) unterbrochen oder deletiert, so daß diese Viren in der Regel defekt sind und sich nur noch mit Unterstützung von „Helfer-Viren" intrazellulär vermehren können.

Ein Protoonkogen kann, nachdem es von einem Retrovirus aufgenommen wurde, auf zweierlei Weisen zu einem Onkogen umfunktioniert werden: Entweder wird seine Sequenz strukturell verändert

Tabelle 7.5 Wirtsspektrum, virale Onkogene (= v-onc) und Tumorigenität von RNS-Tumorviren

Virus	Wirt	Onkogen	Tumor
Rous-Sarkom-Virus	Geflügel	v-src	Sarkom, Gliom
Fujinami-Sarkom-Virus	Geflügel	v-fps	Sarkom
Yamaguchi-Sarkom-Virus	Geflügel	v-yes	Sarkom
Myelozytomatose-virus	Geflügel	v-myc	Karzinom, Sarkom, Leukämie
Erythroblastosevirus	Geflügel	v-erbA, v-erbB	Erythro-leukämie
Myeloblastosevirus	Geflügel	v-myb	Leukämie
Harvey-Ratten-sarkom-Virus	Ratte	v-H-ras	Sarkom
Kirsten-Ratten-sarkom-Virus	Ratte	v-Ki-ras	Sarkom
Moloney-Mäuse-sarkom-Virus	Maus	v-mos	Sarkom
FBJ-Mäuseosteo-sarkom-Virus	Maus	v-fos	Osteo-sarkom
Abelson-Mäuseleuk-ämie-Virus	Maus	v-abl	Leukämie
Katzensarkom-Virus	Katze	v-fes	Sarkom
McDonough-Katzen-sarkom-Virus	Katze	v-fms	Sarkom
humanes T-Zell-Leukämievirus Typ I (HTLV-I)	Mensch	tax	Lymphom Leukämie

und/oder durch Fusion mit retroviralen Strukturgenen modifiziert, oder das Protoonkogen gerät unter die Kontrolle der viralen LTR-Sequenzen und wird überexprimiert. Letzteres kann aber auch einem zellulären Protoonkogen passieren, wenn es nach der Insertion einer retroviralen DNS-Kopie in den Einflußbereich der viralen LTR-Startersequenz eines schwach karzinogenen Retrovirus gerät.

Physikalische Tumorigenese

1. Ionisierende Strahlen

Die karzinogene Wirkung von Röntgenstrahlen wurde kurze Zeit nach ihrer Einführung erkannt. Bei zahlreichen Ärzten und Physikern, die in der Pionierphase der Radiologie ungeschützt mit diesen Strahlen hantierten, entwickelten sich nach einer Latenzzeit von 10–15 Jahren Hautkrebse.

Ein Beispiel dafür ist H. E. Albers-Schönberg (1865 bis 1921). Er war der erste Ordinarius für Radiologie und beschäftigte sich seit der Entdeckung der Röntgenstrahlen 1895 mit ihnen. 12 Jahre später trat bei ihm ein Plattenepithelkarzinom am rechten Mittelfinger, 15 Jahre später am linken Arm auf und beendete sein Leben nach 25jähriger Strahlenexposition durch Metastasierung.

Eine ähnliche Latenzzeit von knapp 10 Jahren gilt auch für die Osteosarkome nach Bestrahlungstherapie. Daß auch Ganzkörperbestrahlungen karzinogen wirken, zeigen die Opfer der Atombombenkatastrophen von Hiroshima und Nagasaki 1945 im 2. Weltkrieg. Bei ihnen entwickelten sich nach einer Latenzzeit von 5–10 Jahren vor allem Leukämien, was auf Chromosomenbrüche mit entsprechenden Onkogentranslokationen (vgl. S. 159) zurückzuführen sein dürfte, aber auch solide Tumoren wie Schilddrüsenkarzinome (vermutlich infolge Radiojodbindung). Auch die Aufnahme radioaktiver Isotopen in den Körper kann Tumoren induzieren: bekanntestes Beispiel sind die Angiosarkome, die nach einmaliger Verabreichung des thoriumhaltigen Röntgenkontrastmittels Thorotrast und dem langlebigen radioaktiven Isotop Thorium nach einer Latenzzeit von 20–30 Jahren auftraten. Die kausale Tumorigenese der ionisierenden Strahlen (S. 161) ist noch nicht vollständig geklärt, es ist jedoch davon auszugehen, daß Veränderungen an der zellulären DNS eine wichtige Rolle dabei spielen. So lassen sich unter dem Einfluß von Röntgenstrahlen DNS-Strangbrüche und Strangvernetzungen feststellen. Sie werden nicht durch die Strahlen selbst, sondern durch Radikale und Peroxyde verursacht, die unter dem Einfluß ionisierender Strahlen in einer Zelle gebildet werden und zu Punktmutation in Protoonkogenen wie c-ras führen. Da eine Ganzkörperbestrahlung auch immunsuppressiv wirkt, ist in solchen Fällen möglicherweise auch eine verminderte Immunüberwachung an der Pathogenese strahlenbedingter Tumoren beteiligt.

2. Ultraviolette Strahlen

Unter dem Einfluß von kurzwelligen UV-B-Strahlen (S. 159) mit geringer Eindringtiefe kommt es in der DNS der basalen Epidermiszellen zur Bildung von Thymindimeren. Normalerweise kann eine Zelle solche Läsionen mit ihrem DNS-Reparatursystem wieder ausbessern. Daher treten Hauttumoren an lichtexponierten Stellen nur nach jahrzehntelanger starker Sonneneinwirkung auf. Bei Patienten mit Xeroderma pigmentosum entwickeln sich dagegen bereits im jungen Alter und nach kurzer UV-Exposition maligne Hauttumoren, weil sie die UV-induzierten Thymindimere in der Epidermis nicht reparieren können (S. 11).

3. Fremdkörper

Einige Tumoren werden durch physikalisch-chemisch irritierende Stoffe zumindest mitausgelöst. Dazu gehört a) Asbest (S. 151, Abb. 4.**16**), welches Mesotheliome und Lungenkarzinome auslöst, b) bestimmte zweiwertige Metalle wie Nickel (p-53-Tumorsuppressorgen-Mutation) und c) Parasiten wie Schistosoma haematobium (Harnblasenkarzinom) und Clonorchis sinensis (Leberzellkarzinom). Bislang ist es nicht geklärt, ob derartige

Fremdkörper direkt tumorigen wirken oder über einen langdauernden Entzündungs- und Vernarbungsprozeß (vgl. Narbenkarzinome).

Humantumorigenese

Zur Zeit ist es nur bei Patienten mit den seltenen familiär auftretenden Tumoren möglich, eine sichere Voraussage über das individuelle Neoplasierisiko zu machen. Daneben gibt es epidemiologisch ermittelte Faktoren, von denen bekannt ist, daß sie das Tumorrisiko erhöhen. Dazu gehören folgende Faktoren:

- Erbfaktoren (Veranlagung),
- endokrine Faktoren,
- Lebensalter,
- Ernährungsfaktoren und
- Umweltfaktoren.

1. Veranlagung

Die einzelnen Tumoren sind im Hinblick auf ihre Entstehung und auf ihr biologisches Verhalten uneinheitlich. Der Weg von einer einzelnen entarteten Zelle bis hin zum klinisch erkennbaren Tumor ist ein Prozeß, der in mehreren Schritten abläuft und dementsprechend durch viele genetische Faktoren beeinflußt wird, denn ein Tumor wird nicht vererbt, vererbt wird die Veranlagung dazu (= susceptibility). In dieser Hinsicht lassen sich die zu einem Krebsleiden prädisponierenden Faktoren folgendermaßen klassifizieren:

- Defekte Tumorsuppressorgene (S. 351), welche nur im heterozygoten Zustand das Tumorwachstum unterdrücken.
- Defekte Differenzierungsgene in der Embryogenese, die zur fehlerhaften Differenzierung und Proliferation führen, so daß schließlich dysontogenetische Tumoren aus embryonal gebliebenen Zellen entstehen.
- Genominstabilitätssyndrome, bei denen das DNS-Reparatursystem defekt ist, so daß es gehäuft zu Mutationen in den Kontrollgenen der Zellproliferation und -differenzierung kommt. Dazu gehört auch das „Voralterungssyndrom", die Progerie (= Werner-Syndrom).
- Minusvarianten der karzinogen-detoxifizierenden Mischoxidasen mit konsekutiver Anreicherung von Karzinogenen im Organismus.
- Neigung zur Nikotin- und/oder Alkoholabhängigkeit.
- Genetisch bedingte Immundefektsyndrome (S. 204) mit defizienter immunologischer Tumorüberwachung (= immune surveillance).

Tumorkrankheiten, die nach der Regel des autosomal dominanten Erbganges auftreten, sind in Tab. 7.**6** zusammengefaßt. Sie kommen in nahezu allen Organen vor. Etwa 5% der Patienten mit Mamma- oder Kolorektalkarzinom stammen aus Familien, bei denen sich der gleiche Tumor in auffälliger Weise anhäuft. Gegenüber den spontanen Tumorformen entwickeln sich die familiären meist früher und multifokal. Die primär in einem Organ zur Tumorigenese führende Veranlagung begünstigt die Tumorentstehung auch in anderen Organen. So ist das „Family-cancer"-Syndrom durch das gehäufte Auftreten von Adenokarzinomen in Kolon, Endometrium und Ovar (gelegentlich auch in Mamma und Magen) bei den einzelnen Familienmitgliedern gekennzeichnet, während Patienten mit dem *Li-Fraumeni-Syndrom* frühzeitig an Mammakarzinomen leiden und darüber hinaus ein ganzes Spektrum von Tumoren wie Sarkome, NNR-Karzinome, Tracheobronchial- und Kolorektalkarzinome, Gliome, Leukämien und Lymphome entwickeln können. Diesem Syndrom liegt eine Mutation des p53-Tumorsuppressorgens zugrunde.

2. Hormonelle Faktoren

Hormone sind, je nach Zielgewebe unterschiedlich, am Proliferations- und Differenzierungsstoffwechsel der Zellen beteiligt indem sie a) entweder die gleichen oder ähnlichen Rezeptoren verwenden wie die Wachstumsfaktoren (TGFα → Steroidhormone) oder b) die Expression von Wachstumsfaktor-Rezeptoren induzieren (Progesteron → EGF) oder c) bei der Signaltransduktion die gleichen Zweitbotenstoffe generieren wie gewisse Protoonkogene (Vasopressin → c-sis/c-ras). Dies könnte zum einen das geschlechtsspezifische Auftreten bestimmter Tumoren erklären, zum anderen den Zusammenhang zwischen vasoaktiven Hormonen → Bluthochdruck → erhöhtes Karzinomrisiko. So entwickeln sich bei Frauen etwa die Hälfte aller malignen Tumoren in der Mamma oder in den Genitalorganen. Alle anderen Krebse, mit Ausnahme von Schilddrüsen- und Gallenblasentumoren, treten bei Männern häufiger auf als bei Frauen.

3. Lebensalter

Alterstumoren: Aus epidemiologischen Untersuchungen geht hervor, daß beim Menschen zwischen der Tumorinitiation und der Tumormanifestation eine lange Latenzzeit besteht und auf einer Summation genetischer Schäden beruht, die erst im höheren Alter einen gewissen Schwellenwert überschreiten, so daß der Tumor auch klinisch faßbar wird. Dementsprechend zeigt die Mortalitätsstatistik der menschlichen Karzinome einen Altersgipfel zwischen dem 55. und 75. Lebensjahr.

Kindstumoren: Bei Kindern sind die malignen Tumoren die zweithäufigste Todesursache. Sie unterscheiden sich wesentlich von den Tumoren der Erwachsenen. So treten beim Kind überwiegend Tumoren mit Differenzierungsblock auf. Dazu gehören: Leukämien, Hirntumoren (Medulloblastome, Neuroblastome, Retinoblastome und Astrozytome) Knochentumoren (Osteosarkome, Ewing-Sarkome) sowie Rhabdomyosarkome und Nephroblastome. Es ist anzunehmen, daß der größte Teil dieser Tumoren bereits in utero initiiert worden ist, zumal die fetalen Organe besonders empfindlich gegenüber chemischen Karzinogenen sind und ein Teil dieser Tumorpatienten Suppressorgendefekte aufweisen.

Tabelle 7.6 Umschriebene autosomal dominant vererbte Veranlagungen für Tumorkrankheiten

Malignome	Assoziierte Neoplasien
Organspezifische Malignome	
Retinoblastom	Osteosarkom, Ewing-Sarkom, Pinealoblastom u. a.
Nephroblastom (Wilms-Tumor)	
nävoides Basaliomsyndrom	ovariale Fibrome, Medulloblastom
dysplastisches Nävussyndrom	maligne Melanome
familiäre adenomatöse Polypose	Kolorektalkarzinom, Kolorektaladenome, Fibrome Meningeom
Mammakarzinom	Ovarialkarzinom
Kolorektalkarzinom (ohne Polypose)	
Bronchialkarzinom	
Nichtorganspezifische Malignome	
Adenokarzinom (Family-cancer-Syndrom)	Kolon-, Endometrium- und Mammakarzinom
SBLA/Li-Fraumeni-Syndrom	Sarkome, Mammakarzinom, Hirntumoren, Leukämien, Bronchialkarzinom, Nebennierenrindenkarzinom
Torre-Syndrom	gastrointestinale und urogenitale Neoplasien
multiple endokrine Neoplasien (= MEN)	
Typ I (Wermer-Syndrom)	Inselzelladenom/neurogenes Sarkom, Adenom, Tumoren der Parathyreoidea, der Nebenniere und der Hypophyse
Typ II (Sipple-Syndrom)	medulläres Schilddrüsenkarzinom, Parathyreoideaadenom, Phäochromozytom
Typ III (Gorlin-Syndrom)	Phäochromozytom, medulläres Schilddrüsenkarzinom, submuköse „Neurome"

4. Ernährungsfaktoren

Fett, Pflanzenfasern: Eine erhöhte Fettzufuhr erhöht das Risiko für die Entwicklung von Kolonkarzinomen, aber auch für Mamma-, Endometrium- und Gallenblasenkarzinome. Diese Beobachtung wird dadurch erklärt, daß ein erhöhter Fettgehalt der Nahrung zu einer gesteigerten Sekretion von Gallensäuren führt, die durch Darmbakterien in karzinogene Verbindungen umgewandelt werden. Umgekehrt nimmt das Risiko, an Kolonkarzinomen zu erkranken, mit der Erhöhung des Pflanzenfasergehaltes in der Nahrung ab, denn diese können Gallensäuren binden und die Darmpassage und somit die Kontaktzeit Karzinogen–Darmschleimhaut vermindern. So ist die Inzidenz von Kolonkarzinomen in der afrikanischen Bevölkerung wegen der faserreichen Ernährung zehnmal geringer als in den Industrienationen bei faserarmer und fleischreicher Ernährung.

Alkoholabusus: Er prädestiniert in Kombination mit Zigarettenrauchen zur Entwicklung von Ösophaguskarzinomen. Dies erklärt sich durch folgende pathogenetische Mechanismen: Alkohol hemmt in verschiedenen Geweben, insbesondere in der Leber, eine mischfunktionelle Oxydase, welche Karzinogene entgiftet. Dadurch kommen extrahepatische Gewebe wie Ösophagus und Lunge vermehrt in Kontakt mit solchen Karzinogenen. Außerdem sind alkoholische Getränke wie Obstschnäpse zytotoxisch und enthalten Nitrosamine (aus Faulstoffen) und führen bei entsprechendem Abusus zu Hypovitaminosen, unter denen die Plattenepithelregeneration zu leiden hat.

Zigarettenrauch: Die darin enthaltenen Karzinogene wie Benz(a)pyren und Nitrosamine sind via p53-Mutation für die hochsignifikante Korrelation des Bronchialkarzinomrisikos mit dem täglichen Zigarettenkonsum verantwortlich, erhöhen aber auch bei passiven Mitrauchern das Karzinomrisiko.

5. Umweltfaktoren

Aus umfassenden epidemiologischen Beobachtungen geht hervor, daß exogene Faktoren bei der Entstehung menschlicher Tumoren mitwirken, was sich an der geographischen Anhäufung bestimmter Tumoren widerspiegelt.

Magenkarzinom: Es ist in Japan 10mal häufiger als in den westlichen Industrienationen. Die Nachkommen japanischer Eltern, welche in die USA ausgewandert sind, gleichen sich in wenigen Generationen dem niedrigen Magenkarzinomrisiko der USA-Bevölkerung an.

Ösophaguskarzinom: Dieser Tumor ist im sog. „asiatischen Ösophaguskarzinom-Gürtel" (Weiß-Rußland → Ostchina) sehr häufig. Besonders eindrücklich ist dies in Linxian (Nordchina), wo seine Inzidenz 130 Fälle pro 100 000 Einwohner pro Jahr beträgt, während in den westlichen Industrienationen nur 3 Neuerkrankungen pro 100 000 Einwohner pro Jahr hinzukommen. Da in Linxian auch die Hühner gehäuft Pharynx- und Ösophaguskarzinome entwickeln, wurde ein Umweltfaktor als Karzinogen vermutet. Bemerkenswert in diesem Zusammenhang ist die Tatsache, daß in China neben Ösophaguskarzinomen auch gehäuft Leber- und Nasopharyngealkarzinome auftreten.

Hautkrebse: Sie kommen besonders häufig bei den Nachfahren der rothaarigen, keltischen Einwanderer in Nordaustralien vor, welche der starken UV-Belastung keinen angemessenen Pigmentschutz entgegenstellen können.

Zervixkarzinom: Es tritt bei Frauen, deren Männer beschnitten sind, praktisch nicht auf und findet sich gehäuft in Bevölkerungsschichten mit niederem Sozialstatus. Dies läßt vermuten, daß Smegmainhaltsstoffe tumorigene Kofaktoren sind.

Karzinogeneseablauf (Modell)

Bei der Entstehung eines menschlichen Tumors läßt sich nur in wenigen Fällen eine chemische, virale oder physikalische Noxe ermitteln. Aufgrund der bisherigen zyto- und molekulargenetischen Untersuchungsdaten ist es möglich, die zu einem malignen Tumor führenden genetischen Veränderungen zu folgendem Mehrschrittmodell zusammenzufügen (Abb. 7.**34**):

Bei einigen Patienten liegt eine familiäre Prädisposition für einen Tumor vor. Dies sind Alleldefekte an Genloci, die für die betreffende Organzelle eine Differenzierungsfunktion ausüben. Dadurch wird der Patient für exogene Noxen empfänglicher. Irgendwann bleibt eine entsprechende Punktmutation an einem Protoonkogen vom DNS-Reparatursystem unberührt und bewirkt eine Proliferationsentzügelung. Eine übermäßige Onkogenexpression (z. B. hervorgerufen durch Translokation) oder eine Tumorsuppressorgen-Inaktivierung treiben die Zellvermehrung weiter an, so daß es zur atypischen Hyperplasie kommt. In nachfolgenden Schritten gehen weitere Allele verloren, welche normalerweise die Erkennungsmoleküle auf einer Zelle kodieren, so daß der Zellverband zusammenhangslos wird. Nicht genug. Aus dem Unfall infolge überhöhter Teilungsgeschwindigkeit wird nun ein Unfall infolge Teilungsbremsversagens. Schließlich geht auch ein solches Gen in Brüche, welches normalerweise die metastasenverhindernde Differenzierung der Zelle ausbildet. Nun ist aus dem Unglück des zellulären Miteinanders ein Unfall mit Fahrerflucht geworden. Solche rücksichtslosen Tumorzellen haben es im allgemeinen schwer zu überleben. Sie müssen mit den anderen Zellen um die Nahrungsstoffe streiten und sind den Fallstricken der „Immune surveillance" ausgeliefert. Dies bedeutet für die Tumorzellen einen erheblichen Selektionsdruck. Folglich kommen nur solche Tumorzellen durch, die entsprechend verwildert und resistent sind. Dies drückt sich auch in der Expression eines „Arzneimittelresistenz-Genes" aus, welches einer Tumorzelle erlaubt, sich exogenen chemischen Noxen zu widersetzen. Leider gehören dazu auch die Zytostatika, was die Chemotherapie eines solchen entgleisten Tumors verunmöglicht.

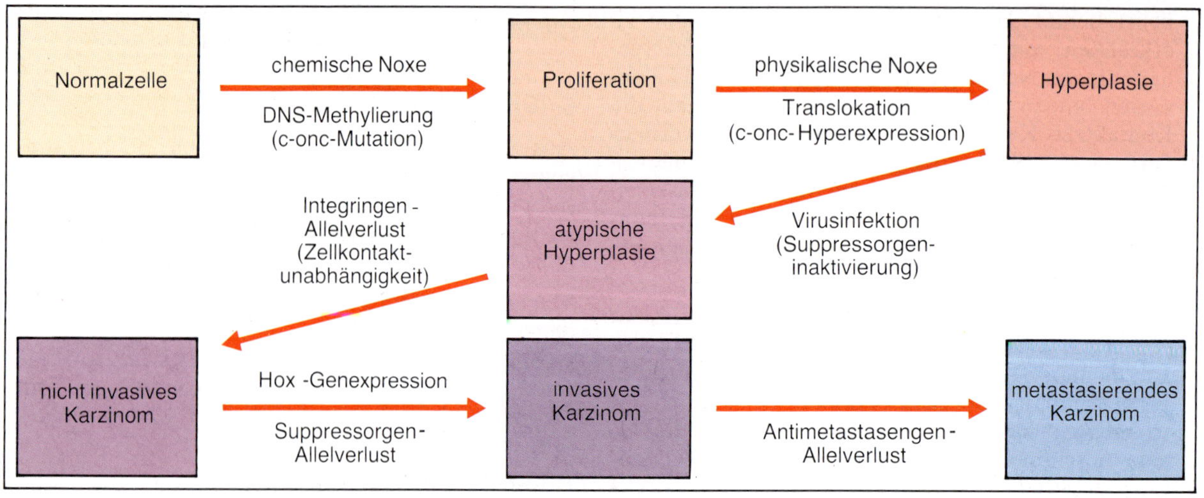

Abb. 7.**34** Genetisches Modell der Mehrschrittkarzinogenese bei der Entstehung von menschlichen Tumoren. Die einzelnen Genläsionen können in variabler Reihenfolge auftreten. Ein besonders eindrückliches Beispiel ist die Adenom-Karzinom-Sequenz bei den kolorektalen Karzinomen (vgl. Abb. 12.**72**)

Formale Tumorigenese

Die geweblichen Veränderungen, die ein Gewebe im Verlaufe der Tumorentstehung erfährt, lassen sich besonders gut am Beispiel der *chemischen Karzinogenese* eines *Leberzellkrebses* verfolgen (Abb. 7.**25 a–e**).

Demzufolge geht ein Krebs nicht direkt von einer gesunden Zelle aus, sondern entwickelt sich progressiv über mehrere Stufen zum malignen Tumor. Die morphologische Abgrenzung der gutartigen Gewebsneubildung vom bösartigen Tumor ist manchmal schwierig (= *Grenzfälle,* borderline tumors), da ja beide Läsionen ineinander übergehen können. Bei einigen Geweben sind die Krebsvorstufen jedoch deutlich erkennbar *(= Präkanzerosen)* und/oder gehen über eine nicht invasive Zwischenform *(Carcinoma in situ)* in die invasive Form über. Bei sorgfältiger Krebsvorsorgeuntersuchung lassen sich in einigen Organen wie Magen und Uterus sogar Karzinome im Stadium der frühen Infiltration mit besonders guter Prognose erfassen (= *Frühkarzinome,* early cancer).

Präkanzerosen

Definition: Unter einer Präkanzerose versteht man eine Gewebsveränderung, die mit einem statistisch *erhöhten Entartungsrisiko* behaftet ist. Eine derartige Gewebsveränderung kann wie im Falle des Xeroderma pigmentosum angeboren (= präkanzeröse Kondition) oder wie bei der aktinischen Keratose erworben sein (= präkanzeröse Läsion). Je nach biologischem Verhalten der verschiedenen Präkanzerosen unterscheidet man:

– *Fakultative Präkanzerosen:* In diesem Falle geht die entsprechende Gewebeveränderung nur gelegentlich und erst nach längerer Zeit in einen malignen Tumor über.

– *Obligate Präkanzerosen:* Hier geht die Gewebeveränderung häufig und in recht kurzer Zeit in einen Krebs über.

1. Dysplasie

Definition: Unter einer Dysplasie (= epitheliale Atypie) versteht man eine zelluläre und histologische Abweichung eines Gewebes von der Norm. Als *präneoplastische Dysplasie* umfaßt sie Zellatypien in Verbindung mit einer gestörten Gewebsdifferenzierung.

Pathogenese: Die Dysplasie ist eine *reversible Veränderung* und beruht daher in der Regel auf einer kontrollierten Zellproliferation. Sowie der auslösende Stimulus entfällt, bilden sich die dysplastischen Veränderungen wieder zurück. Dementsprechend tritt eine Dysplasie meist im Gefolge einer *chronischen Reizung* oder *Entzündung* auf. Die präneoplastische Dysplasie stellt im Rahmen der kontrollierten Gewebsneubildung die schwerwiegendste Veränderung dar und ist zu den Präkanzerosen zu rechnen.

Morphologie: Dysplasien sind morphologisch dadurch gekennzeichnet (Abb. 7.**35**), daß die Zellen eine markante Kerngrößenvariabilität *(= Pleomorphie)* und Mitosen erkennen lassen. Die funktionelle polare Ausrichtung der Epithelien geht dabei verloren *(= Polaritätsverlust).*

2. Leukoplakie

Definition: Damit bezeichnet man eine weißliche, nicht wegwischbare Veränderung des Oberflächenepithels. Sie kommt in der Mundhöhlen-, Kehlkopf- und Harnblasenschleimhaut vor und besteht in einer herdförmigen (Plattenepithel-)Veränderung. Diese ist charakterisiert durch eine vermehrte Verhornung *(= Hyperkeratose),* überstürzte Verhornung mit kernhaltigen Hornschüppchen *(= Parakeratose),* Hyperplasie der Basalzellschicht u. U. auch mit einer lymphozytären Infiltration des Stromas. Die Leukoplakie ist als *echte Präneoplasie* einzustufen, wenn sie mit dysplastischen Veränderungen kombiniert ist.

Einfache leukoplakische Schleimhautverdickung: Sie besteht histologisch aus einer umschriebenen Epithelverdickung mit Hyperkeratose, aber *ohne Zellatypien.* Sie kommt in der Schleimhaut des Ösophagus und im Muttermundsbereich vor und ist *harmlos.*

Carcinoma in situ

Definition: Dies ist ein hochgradig atypisches Epithel ohne histologische Anhaltspunkte für ein infiltratives Wachstum, das histologisch wie ein *nichtinvasives Karzinom* aussieht (Abb. 7.**35**).

Am besten untersucht ist das Carcinoma in situ der *Portioschleimhaut,* welches man auch zytologisch diagnostizieren und in seinem Verlauf überwachen kann. Ähnliche Epithelveränderungen kommen auch in anderen Organen wie *Kehlkopf, Harnblase* und *Vulva* vor.

Mikroinvasives Karzinom

Definition: In einigen Geweben wie Cervix uteri, aber auch Mundhöhlen- und Larynxschleimhaut läßt sich in einigen Fällen das prognostisch günstige mikroinvasive Karzinom erfassen. Es darf höchstens 3–5 mm invadieren und ist an den in Abb. 7.**36 a–e** dargestellten histologischen Merkmalen zu erkennen.

Zellkernveränderungen

Die Zellkerne eines malignen Tumors sind, wie bereits erwähnt, unterschiedlich groß, *polymorph, polychromatisch, mitotisch aktiv* und enthalten

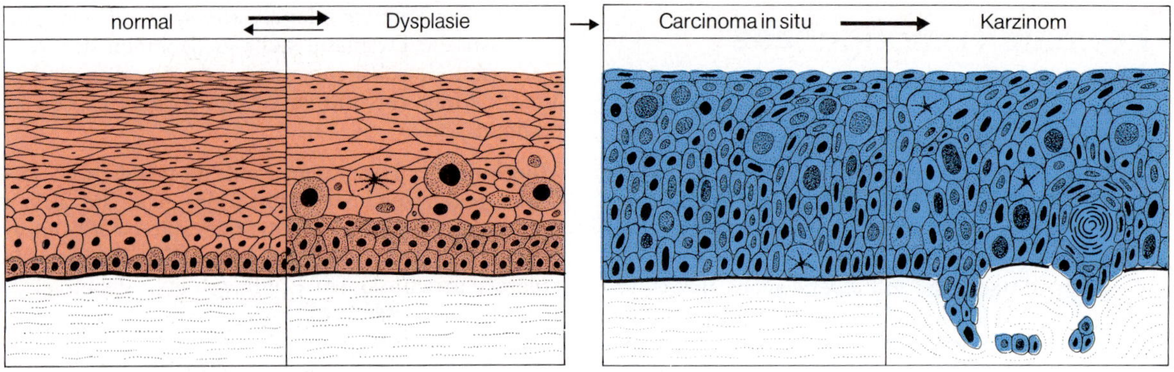

Abb. 7.**35** Lineare Reihenfolge der malignen Entartung am Beispiel des Plattenepithels mit fakultativem Übergang einer noch reversiblen Dysplasie in ein Carcinoma in situ und in ein mikroinvasives Karzinom (Basalmembrandurchbruch)

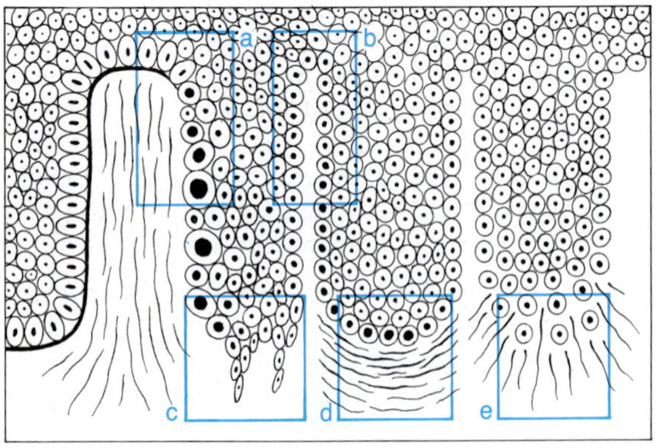

Abb. 7.**36 a–e** Histologische Mikroinvasionszeichen:
a) Verlust der Zellkernpalisadenanordnung sowie Kernvergrößerung mit Nukleolenverplumpung an der Epithel-Stroma-Grenze; Basalmembrandestruktion
b) Epithelfaltung ohne dazwischen liegendes Stroma.
c) Wurzelartig geformte Epithelsprossen ins Stroma.
d) Desmoplastische Stromareaktion mit Faserneubildung.
e) Verwaschene Epithel-Stroma-Grenze durch Entzündung und/oder Faserbildung

plumpe Nukleolen. Diese Malignitätskriterien beruhen auf folgenden formalpathogenetischen Prozessen:

1. Chromosomenaberrationen

Erworbene Chromosomenaberrationen sind ein typisches Zeichen der malignen Transformation. Die Tumorzytogenetik nahm 1960 mit der Entdeckung des sog. Philadelphia-Chromosoms bei der chronisch-myeloischen Leukämie (S. 550) ihren Anfang. In diesem Falle ist an einem Chromosom 22 (Philadelphia-Chromosom) ein Langarmsegment abgebrochen und auf ein Chromosom Nr. 9 transloziert (Abb. 7.**37 a** u. **b**). Durch diese Translokation rekombiniert sich das c-abl-Onkogen, das auf dem Chromosom 9 lokalisiert ist und das Wachstum pluripotenter Knochenmarksstammzellen reguliert, mit dem Onkogen der sog. bcr-Region (= breakpoint cluster region) des Chromosoms 22 (Abb. 7.**38**). Dadurch entsteht ein neu zusammengesetztes Gen, von dem eine chimärische bcr-abl-RNS abgelesen wird, die ein Onkoprotein (bcr-abl-Protein) bestimmt, das die Entstehung chronischer, aber auch akuter myeloischer Leukämien begünstigt. Die DNS-Sequenzanalyse von B-Zell-Lymphomen und -Leukämien ergab, daß die dort vorkommenden, schon seit einiger Zeit bekannten spezifischen Chromosomentranslokationen sich in der sog. Prä-B-Phase der Lymphozytenentwicklung ereignen, indem während des Prozesses der Reorganisation der Gene für Immunglobuline das Enzym Rekombinase fälschlicherweise Immunglobulin-Gene und Onkogene aneinanderfügt. Ähnliches gilt für den T-Zell-Rezeptor (S. 545).

Die in Tumorzellen vorliegenden Chromosomenaberrationen können in folgende drei Gruppen unterteilt werden:

Primäre Aberrationen: Sie sind eng mit der *Tumorentstehung* vergesellschaftet. Durch sie können Protoonkogene und Antionkogene in ihrer Funktion gestört werden, die für die Ausdifferenzierung der betroffenen Zelle verantwortlich gewesen wären.

Sekundäre Aberrationen: Bei der *Progression* eines Tumorleidens treten zusätzliche Chromosomenaberrationen auf. Sie begünstigen die Tumorzellproliferation.

Tertiäre Aberrationen: Sie ereignen sich in den rasch proliferierenden Tumorzellen im *Endstadium* einer Tumorkrankheit. Dabei gehen Antimetastasengene verloren (vgl. Abb. 7.**34**).

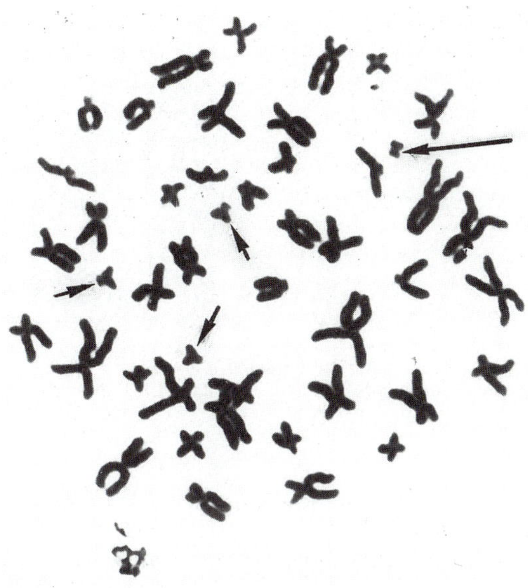

a

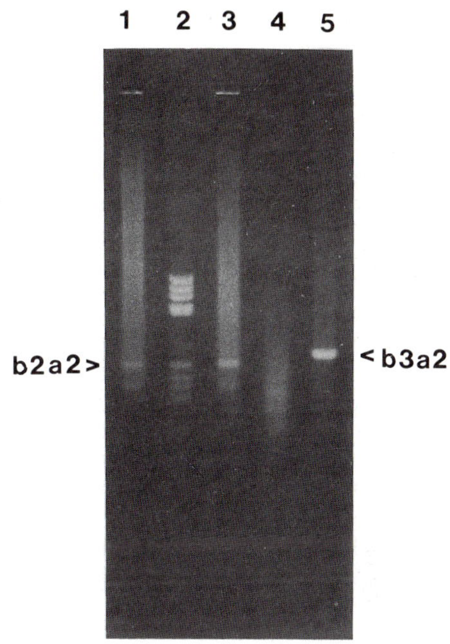

b

Abb. 7.**37a** u. **b** Philadelphia-Translokation:
a Chromosomensatz einer Knochenmarkszelle eines Patienten mit chronisch-myeloischer Leukämie (= CML). In der konventionellen Färbung ist wegen eines Austausches von Chromosomenmaterial zwischen Langarm-Chromosom 9 (Segment 34) und Langarm-Chromosom 22 (Segment 11) eines der beiden Chromosomen 22 verkürzt. Dieses wird als Philadelphia-Chromosom bezeichnet und gilt als CML-Markerchromosom (Langpfeil). Die übrigen Chromosomen 21 und 22 (Kurzpfeile) sind regelrecht
b Durch den Genmaterialaustausch wird ein Fragment des abl-Protoonkogens mit Genmaterial der bcr-Region des Chromosoms 22 vermengt. Dieser Vorgang kann mit Hilfe der Polymerase-Kettenreaktion sichtbar gemacht werden. Dazu wird die mRNS von CML-Zellen isoliert und einer reversen Transkription unterzogen. Dadurch entsteht eine cDNS, welche als Matritze für die Polymerase-Kettenreaktion unter Verwendung geeigneter Primerpaare dient. Die dadurch gewonnenen Primerpaare werden dann auf einem Agarose-Gel aufgetrennt.
Probe 1 und 3 repräsentieren den Translokationstyp b2a2 (= Fusion Exon 2 der bcr-Region Chromosom 22 mit Exon 2 der abl-Region Chromosom 9), Probe 5 stellt den Translokationstyp b3a2 dar (= Fusion bcr-Exon 3 Chromosom 22 mit abl-Exon 2 Chromosom 9), Probe 2 = Marker, Probe 4 = Leerwert (Original: v. Deimling, Ronai, Gaa, Herbst)

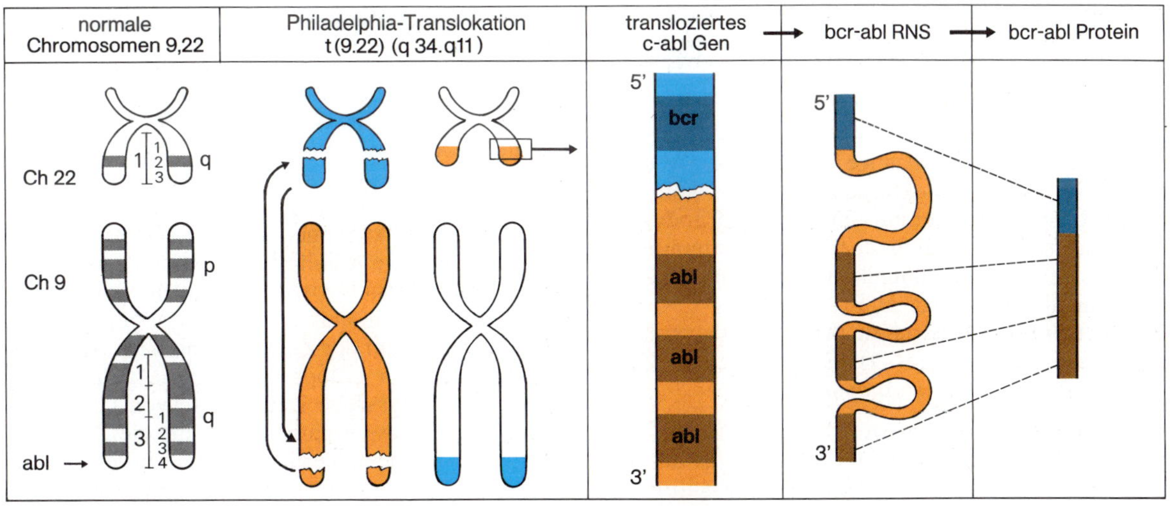

Abb. 7.**38** Aktivierung des c-abl-Protoonkogens bei chronisch-myeloischer Leukämie durch Translokation eines abl-Genfragmentes von Chromosom 9 auf das Chromosom 22 (sog. Philadelphia-Translokation: t [9; 22] [q34; q11]). Da dem translozierten Bruchstück des abl-Gens die regulatorischen Sequenzen verlorengehen, wird es der Regulation eines Fusionspartners auf Chromosom 22 (bcr = breakpoint cluster region) unterworfen. Dadurch wiederum wird eine Hybrid-mRNS und ein Hybrid-bcr-abl-Protein (p210) gebildet. Das normale c-abl-Genprodukt ist eine Tyrosinkinase; das normale bcr-Genprodukt ist ein GTP-ase aktivierendes Protein. Durch die Philadelphia-Translokation wird das 1. Exon des c-abl Onkogens durch das bcr-Gen substituiert und dadurch aktiviert, so daß aus dem Protoonkogen ein Onkogen wird, das in erster Linie die betroffene Zelle immortalisiert

2. DNS-Gehalt der Tumorzellen

Der normale DNS-Gehalt einer menschlichen Zelle entspricht dem doppelten Chromosomensatz und wird als *Diploidie* (= 2c; *Euploidie*) bezeichnet. Während des Zellzyklus wird die DNS-Menge vorübergehend verdoppelt (= *Tetraploidie;* 4c). Gutartige Tumoren des Menschen weisen in typischer Weise Zellen mit diploidem DNS-Gehalt auf und weichen damit nicht vom normalen Gewebe ab. Gelegentlich kann man aber in solchen Tumoren auch Zellen finden, die einen doppelten DNS-Gehalt aufweisen. Solche Zellen finden sich in der Vorbereitungsphase zur Zellteilung. Der größte Teil der malignen Tumoren besitzt jedoch Zellen mit DNS-Werten, die mehr oder weniger über dem normalen diploiden DNS-Wert liegen. Hinzu kommt, daß die DNS-Werte in den malignen Tumorzellen stärker streuen als in den nicht-malignen Zellen. Hochdifferenzierte Krebse bilden nach Untersuchungen von W. Sandritter in ihrem DNS-Verteilungsmuster eine *Stammlinie* aus. Diese Stammlinie liegt im hyperdiploiden (2,5c) oder triploiden (3c) Bereich. Als Ausdruck einer noch weitgehend geregelten Zellteilung weisen sie einen Verdoppelungsgipfel bei 5c oder 6c auf. Lediglich der erhöhte DNS-Gehalt der Zellkerne *(= Hyperchromasie)* und die breitgestreuten DNS-Werte *(Aneuploidie)* verraten die Bösartigkeit dieser Zellen. Undifferenzierte Krebse bilden keine Tumorstammlinie mehr aus, vielmehr findet man einen breitgestreuten Gipfel der DNS-Werte im 4c-Bereich *(Hypertetraploidie)*. Diese starke Streuung der DNS-Werte entspricht der ausgesprochenen *Polychromasie* und *Polymorphie* der Tumorzellkerne (Abb. 7.**39**).

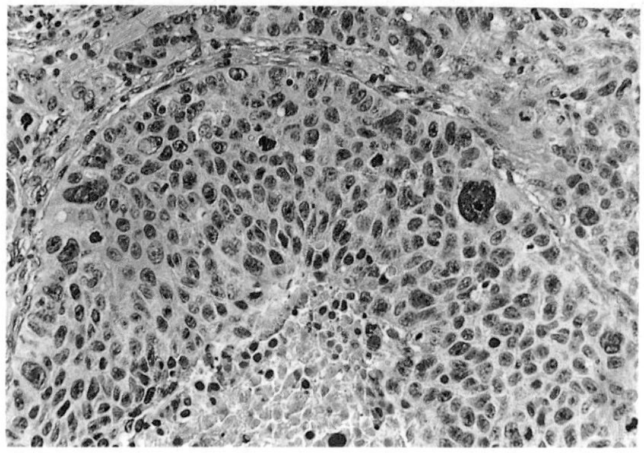

Abb. 7.**39** Ausgeprägte Zellkernpolymorphie und Polychromasie (Kerndichte!) eines verwilderten Plattenepithelkarzinoms (HE, Vergr. 1 : 300)

Zellveränderungen

Anaplasie: Morphologisch verlieren die Tumorzellen mit zunehmender Entdifferenzierung die Fähigkeit denjenigen Gewebsverband aufzubauen, der für sie aus histogenetischer Sicht typisch wäre. Dies liegt zum einen daran, daß bestimmte für den histoarchitektonischen Aufbau wichtige extrazelluläre Makromoleküle wie Fibronektin und Laminin von den Tumorzellen nicht oder nur unvollständig produziert werden, und zum anderen daran, daß bestimmte für die interzelluläre Kommunikation und für den Zellzusammenhalt wichtige Haftorganellen (= Nexus, S. 44) und Oligosaccharidgruppen der Zellglykokalix den Tumorzellen fehlen. Das Resultat ist eine Zell- und Gewebsanarchie *(= Anaplasie)*.

Biochemische Konvergenz: Das Zytoplasma der Krebszellen ist oft verstärkt basophil, was auf die unregelmäßige Anhäufung von endoplasmatischem Retikulum oder Ribosomen (S. 18) zurückgeht und manchmal bei starker Ausprägung als zytoplasmatischer Nebenkern imponiert. Biochemisch weisen die malignen Tumorzellen eine Vereinfachung ihrer Stoffwechselleistungen auf, so daß sich anaplastische Tumoren verschiedener histogenetischer Herkunft in ihrer Enzymausstattung angleichen *(= biochemische Konvergenz)*.

Damit verbunden ist auch eine vermehrt *anaerobe Glykolyse* und ein Verlust der stoffwechselmäßigen Anpassungsfähigkeit der Tumorzelle. Damit stimmt auch die Tatsache überein, daß das Zytoplasma vieler Krebszellen nur spärlich ausgebildet ist, so daß sich die Kern-Plasma-Relation zugunsten des Zellkerns verschiebt. Ultrastrukturell widerspiegeln sich diese biochemischen Veränderungen darin, daß das Zytoplasma der Krebszellen an Organellen wie endoplasmatisches Retikulum, Peroxysomen und Mitochondriencristae verarmt. Schließlich wird auch der Aufbau und die Anordnung des Zytoskeletts (S. 40) verändert, was teilweise die Polymorphie der Tumorzellen erklärt. Allerdings sind die einzelnen *Zytoskelettkomponenten* auch noch im Zytoplasma anaplastischer Zellen immunhistochemisch nachweisbar und erlauben oft eine sicherere *histogenetische Zuordnung* eines Tumors als die konventionellen histologischen Kriterien.

Zellmembranveränderungen: Während es mit Hilfe von meist monoklonalen spezifischen Antikörpern immunhistochemisch möglich ist, zellspezifische Proteinstrukturen bereits kurz nach der Synthese im rauhen endoplasmatischen Retikulum oder als membrangebundene Antigene auf der Zelloberfläche zu orten, gelingt es mit Hilfe von Lektinen, die gegenüber bestimmten Oligosacchariden ein spezifisches Bindungsverhalten aufweisen, Glykokonjugate intrazellulär oder auf der Zellmembran nach Abschluß der Protein- oder Lipoproteinsynthese aufzuspüren (Abb. 7.**40**). Derartige Zuckerreste von Glykoproteinen spielen eine wichtige Rolle für die Zell-Zell-Interaktion. Eine fehlerhafte Zuckerzusammensetzung der Zellmembranproteine beeinträchtigt die Kohäsivität eines Zellverbandes oder bewirkt über eine Umadressierung die Absiedelung von Tumorzellen in bestimmte Organe (S. 373). Die zugrundeliegenden Zellmembranveränderungen beruhen vermutlich auf einem der folgenden Mechanismen:

– Bestimmte membranständige Zuckerketten werden von der Tumorzelle nicht mehr synthetisiert oder nach der Synthese nicht mehr in die Zellmembran eingebaut, so daß bestimmte Oligosaccharide ohne bedeckende restliche Zuckerkette frei den zellulären Lektinen des Organismus zugänglich werden.

– Die für die Zellidentität und Zell-Zell-Interaktion wichtigen Kohlenhydratstrukturen sind fehlerhaft zusammengesetzt. Dafür sprechen Änderungen der Glykokalix, welche die äußere Schicht der Zellmembran bildet. Hierher gehören a) der Verlust von Blutgruppenantigenen (wie Lewis^{a} und Lewis^{b}), die von den meisten nicht-neoplastischen Epithelien exprimiert werden, sowie b) unvollständige synthetisierte Zuckerketten in den Muzinglykoproteinen (Tn-Antigen) mit gegen Blutgruppenantigenen (A) gerichteter Kreuzantigenität.

Tumorwachstum

In einem normalen Gewebe befindet sich nur ein geringer Teil der Zellen in Proliferation *(= Wachstumsfraktion)*. Diese Wachstumsfraktion ersetzt den Anteil des physiologischen Zellverschleißes *(= Zelluntergangsrate)* und geht aus gewebstypischen Stammzellen *(= Stammzellfraktion)* hervor. Der größte Teil aller Zellen besteht aus ausdifferenzierten Endzellen mit gewebsspezifischer Funktion und ist vom Proliferationsgeschehen ausgeschaltet.

Im Gegensatz dazu ist bei den bösartigen Tumoren das Teilungswachstum tiefgreifend gestört. Dabei können folgende vier Proliferationsmuster vorkommen:

– Die *Wachstumsfraktion* des Tumors ist bei minimaler Zellabsterberate *sehr hoch*. Dadurch wächst der Tumor, wie im Falle einiger anaplastischer Sarkome und Karzinome, sehr rasch.

– Die *Wachstumsfraktion* ist *hoch,* wird aber von einer beträchtlichen Zelluntergangsrate und einer Verkürzung der Zellzyklusdauer begleitet, so daß der Tumor dennoch rasch wächst. Dieses Proliferationsmuster findet man ebenfalls bei undifferenzierten Sarkomen und Karzinomen.

– Die *Wachstumsfraktion* ist zwar *hoch,* ein Teil dieser Zellen differenziert aber zu *reifen Endzellen* aus, die mit der Zeit zugrunde gehen. Tumoren mit diesem Proliferationsmuster wachsen nur dann rasch, wenn auch die Zellzyklusdauer verkürzt ist. Dies trifft für die meisten differenzierten Karzinome zu.

– Die *Wachstumsfraktion ist niedrig*. Die meisten Tumorzellen befinden sich in der Ruhephase des Zellzyklus. Sie können für kurze Zeit aus ihr heraustreten, proliferieren und wieder in sie zurückkehren. Die Zelluntergangsrate ist in solchen Fällen meist sehr klein, so daß die einzelnen Zellelemente äußerst langlebig und infolge gestörten programmierten Zelltodes theoretisch „unsterblich“ sind. Dementsprechend wächst ein solcher Tumor langsam, wie man dies bei einigen chronischen Leukämien findet.

Diese Wachstumseigenschaften eines Tumors sind sehr vielfältig und können sich aufgrund folgender Faktoren im Verlaufe der Tumorkrankheit verändern:

- *Eigenschaften* der malignen transformierten Zellinie selbst.
- *Mutation* der neoplastischen Zellformationen mit Bildung einer rascher wachsenden Subpopulation.

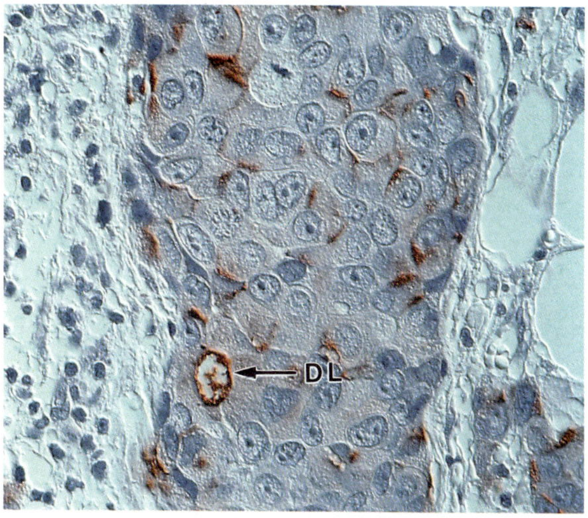

Abb. 7.**40** Zellmembranveränderung: Funktionsdiagnostik am Beispiel eines hormonrezeptorpositiven, funktionell aktiven Mammakarzinoms einer 43jährigen Frau: Anfärbung von apikalen Zellregionen in drüsig differenzierten Tumorpartien (Pfeil) und Anfärbung von Sekretvakuolen in entdifferenzierten Tumorabschnitten als Ausdruck einer Sekretionsstörung. Lektinhistochemische Darstellung von milchfettkügelchenmembran-assoziierten Glykokonjugaten. DL = abortives Drüsenlumen (Vergr. 1 : 250, Original: Klein)

- Eigenschaften der *immunologischen Tumorüberwachung* des Patienten (S. 352).
- *Blutversorgung* des Tumors.

Tumordurchblutung

Die Ausbildung eines Gefäßsystems basiert auf einer Kombination von Vaskulo- und Angiogenese.

- *Vaskulogenese:* In diesem Fall werden im Gewebe aus mesodermalen Zellen Gefäße mit Hilfe von Wachstumsfaktoren wie bFGF und VEGF durch eine Ansammlung von gefäßbildenden Zellen (= Angioblasten) vollständig neu gebildet.
- *Angiogenese:* Darunter versteht man die Bildung neuer Kapillaren aus vorbestehenden Gefäßen eines Gewebes durch Auswanderung und Proliferation von Endothelzellen.

Physiologischerweise sind die Stimulatoren und Inhibitoren der Angioneogenese so streng ausbalanciert, daß im nichtneoplastischen Gewebe eine Neovaskularisierung so gut wie nie auftritt. Die tumorinduzierte Angiogenese hingegen ist auf jeder Stufe wie folgt verändert:

– *Endothelialer Basalmembranabbau:* Die kollagenhaltige Basalmembran der postkapillären Venulen wird mit Hilfe von Matrix-Metalloproteinasen aus Tumorzellen und umgebenden Stromazellen abgebaut.

– *Endothelzell-Migration:* Dadurch können die Endothelzellen unter dem Antrieb von Chemokinen (s. S. 214) zum Tumorgewebe auswandern.

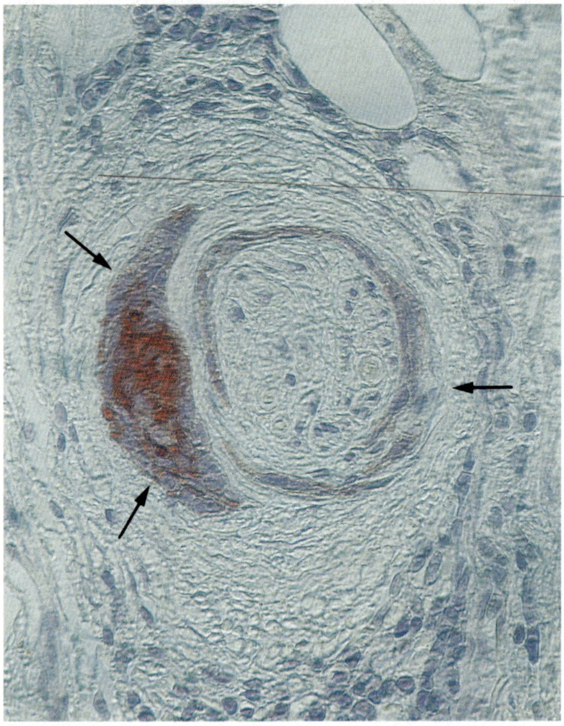

Abb. 7.**41** Thigmotaxis: Tumorzellausbreitung entlang bestimmter Strukturen in der Extrazellulärmatrix. Hier: Nervenscheideninvasion durch ein Plattenepithelkarzinom. Immunhistochemische Darstellung des Zytokeratins (Rotfärbung) (Vergr. 1 : 250)

– *Endothelzell-Proliferation:* Die Tumor- und die umgebenden Stromazellen sezernieren in auto- oder parakriner Weise angiogene Wachstumsfaktoren (Angiogenin, FGF, TGFα, TNFα, VEGF), so daß die Endothelzellen in diesem Bereich proliferieren.

– *Endotheliale Lebensverlängerung:* a) durch die Verankerung in der Extrazellulärmatrix mit ihren Integrinen und b) durch Drosselung des Zelltodesprogramms (= Apoptose) infolge gesteigerter Expression von bcl-2 und Hemmung von p53.

Tumorausbreitung

Ein *gutartiger Tumor* bleibt in seinem Ursprungsgebiet lokalisiert und kann sich nicht über weitere Distanzen auch auf andere Organe hin ausdehnen. *Maligne Tumoren* hingegen haben die Eigenschaft, in das umgebende Gewebe einzuwandern *(= Infiltration)* und in Lymph- oder Blutgefäße durchzubrechen *(= Invasion)*. Damit ist meist auch eine Zerstörung des umgebenden Gewebes verbunden. Dieses infiltrierende invasive Tumorwachstum zwingt den Chirurgen, einen Tumor mit einem weiten *Sicherheitsabstand* zum gesunden Gewebe hin zu entfernen. Diesem abartigen Verhalten der Tumorzellen im Gewebsverband liegen folgende pathogenetisch entscheidende Eigenschaften der Tumorzellen zugrunde, die in normalen Zellen zumindest teilweise von bestimmten Genen, wie dem NM23-Gen, reguliert werden.

Thigmotaxis (= Kontaktausbreitung): Tumorzellen haben die Eigenschaft, sich entlang bestimmter anatomischer Strukturen wie Nervenscheiden (Abb. 7.**41**) unter Vermittlung von Laminin- oder Fibronektinrezeptoren auszubreiten.

Kontaktinhibition: Darunter versteht man die Eigenschaft normaler Zellen, ihre Bewegungs- und Zellteilungsaktivität einzustellen sowie sie sich gegenseitig und allseitig untereinander berühren. Dadurch wird verhindert, daß die proliferative Tätigkeit der Zellen im Rahmen der Regeneration einen autonomen Charakter erhält. Die Kontaktinhibition wird durch Signalstrukturen auf der Zelloberfläche in Form von fucosylierten Oligosacchariden (Lewis-Blutgruppenantigene) und Zelladhäsionsmolekülen gewährleistet; sie leiten über eine Stafette aus Transmembranproteinen, membranständigen Zytoskelettverankerungsproteinen (Catenin) und Zytoskelett Signale an den Zellkern als „Proliferationszentrale" weiter, die aus dem Kontakt der wachsenden Zellen untereinander herrühren. Bei den malignen Tumorzellen sind einzelne Glieder dieser Signalkette so verändert, daß keine „sinnvolle" Zellkommunikation mehr zustande kommt. Dies hat zur Folge, daß die Tumorzellen auch in der Zellkultur ihre gegenseitigen Grenzen nicht mehr respektieren und so lange weiterwachsen, bis sie sich gegenseitig erdrücken (Abb. 7.**42 a** u. **b**).

Zytokohäsivität: Die meisten bösartigen Tumorzellen besitzen eine erhöhte negative Oberflächenladung, die größtenteils auf den Carboxylgruppen der Sialinsäure beruht. Damit entstehen abstoßende Kräfte unter den Zellen, so daß die Tumorzellen sich gegenseitig abstoßen und sich leicht aus dem Zellverband ablösen. Außerdem werden durch Mutationen bestimmter Tumorsuppressorgene wie APC und DCC (S. 732) manche Zelladhäsionsmoleküle so verändert, daß der Zellzusammenhalt darunter leidet. Die Folge davon ist ein zellulärer Kohäsionsverlust (= Zytodiskohäsivität). Diese Eigenschaft der Tumorzellen wird in der exfoliativen Zytologie zur Materialgewinnung ausgenutzt.

Invasion: Das invasive Wachstum eines Krebses bedingt eine Auseinandersetzung der Tumorzellen mit der extrazellulären Matrix und der vaskulären Basalmembran. Die Tumorzellen bedienen sich dabei ihrer *extrazellulär wirksamen Metalloproteinasen.* Die Tatsache, daß die Lymphkapillaren keine Basalmembranen aufweisen, erklärt, weshalb lymphogene Metastasen meist den hämatogenen Metastasen vorauseilen. Daneben bilden Krebszellen auch *zytotoxische Substanzen,* mit denen sie den Kampf gegen die normalen Zellen aufnehmen. Andererseits sind aber auch *Hemmfaktoren* im gesunden Gewebe (z. B. Knorpelgewebe) bekannt, welche die strukturauflösenden Enzyme eines Krebses neutralisieren können. Schließlich aber kann man auch *Membranverschmelzungen* zwischen Tumorzellen und Normalzellen beobachten. Möglicherweise erklärt sich daraus die Tatsache, daß man gelegentlich in Zellen entdifferenzierter Karzinome epitheliale und mesenchymale Zytoskelettanteile beobachten kann.

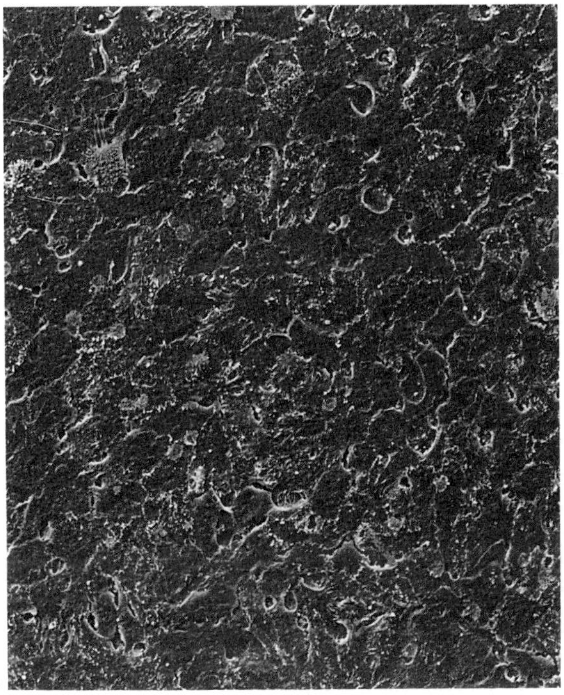

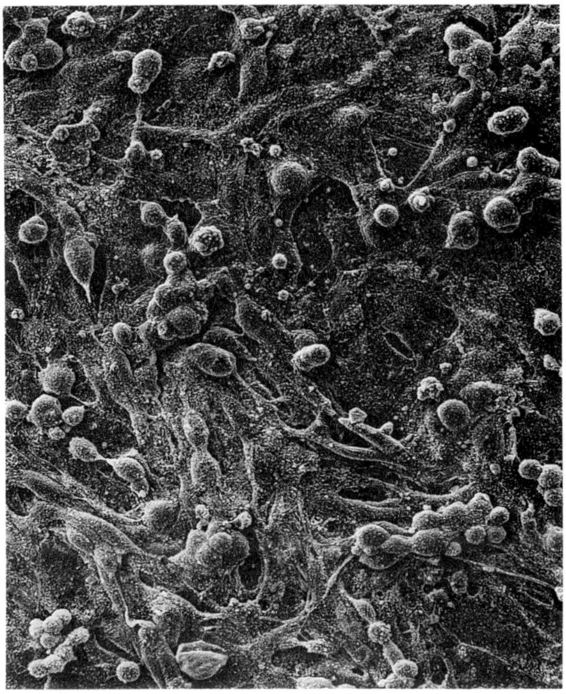

Abb. 7.**42a** u. **b** Kontaktinhibition:
a Normale Epithelien (Plattenepithel) wachsen in vitro in einer einzigen Zellschicht mit deutlichen Zellgrenzen, die von den jeweiligen Nachbarzellen berücksichtigt werden (= Monolayer)
b Karzinomzellen (Plattenepithelkarzinom) wachsen unter- und übereinander und ersticken sich gegenseitig (Rasterelektronenmikroskopie, Vergr. 1 : 600)

Metastasierung

Definition: Der Begriff Metastasierung wird in zweierlei Richtungen verwendet: Im weitesten Sinne versteht man darunter eine Verschleppung eines Krankheitsprozesses von einer Körperstelle an eine andere. Dabei wird der am neuen Ort entstandene Krankheitsprozeß Metastase genannt. Die Metastasierung im engeren Sinne faßt alle diejenigen Prozesse zusammen, die an der Verschleppung maligner Zellen oder infektiöser Keime beteiligt sind und ihr An- und Weiterwachsen in entfernteren Körperregionen verwirklichen. Da von den meisten Krebsen Metastasen ausgehen, gilt die Metastasierungsfähigkeit eines Tumors als eindeutiges Malignitätszeichen. Dieser Vorgang ist ausgesprochen selektiv, denn von den Millionen Zellen, die von einem Tumor abwandern, führen nur einige wenige zu einer Metastase, und dies manchmal auch erst nach einigen Jahren.

Das Zusammenspiel der an der Metastasierung beteiligten Faktoren (Abb. 7.**43**) wird, mittlerweile beim Kolon-, Mammakarzinom und beim malignen Melanom nachgewiesen, von bestimmten Genen kontrolliert. Dazu gehört das NM23-Gen (= Antimetastasierungsgen), welches auf dem langen Arm des Chromosom 17 liegt. Sein Genprodukt pNM23 unterdrückt offenbar die Metastasierungspotenz einer Zelle. Es wird erst im späten Verlauf einer Tumorkrankheit durch Alleldeletion außer Kraft gesetzt. Ähnliches gilt auch für eine Variante des CD-44-Adhäsionsrezeptors im lymphatischen Gewebe.

- *Kohäsionsverlust:* Die Metastasierung eines Tumors beginnt damit, daß die Tumorzellen diejenigen Gene verlieren, welche Zelladhäsionsmoleküle (Integrine) und die entsprechenden Rezeptoren dafür exprimieren. Dies hat einen Kohäsivitätsverlust des Zellverbandes zur Folge (Abb. 7.**43**).

- *Zellmotilität:* Darüber hinaus bilden die Tumorzellen auch Motilitätsfaktoren und Chemokine, mit denen sie sich gegenseitig unruhig machen und die sich in Gang setzen.

- *Intra-, Extravasation:* Gleichzeitig sezernieren die Tumorzellen unter dem Einfluß von Wachstumsfaktoren wie bFGF und TGFβ auch Metalloproteinasen, welche Basalmembrankollagene aufspalten, und einen Plasminogenaktivator, welcher Kollagene, Laminin und Fibronektin abbauen kann. Mit ihrer Hilfe lösen sich die Tumorzellen aus dem ursprünglichen Zellverband und können sich unbehindert bewegen. Mehr noch: Sie sind nun auch in der Lage, in Gewebe und Gefäße einzubrechen. Hier können sie in der terminalen Strombahn stecken bleiben (Abb. 7.**43**).

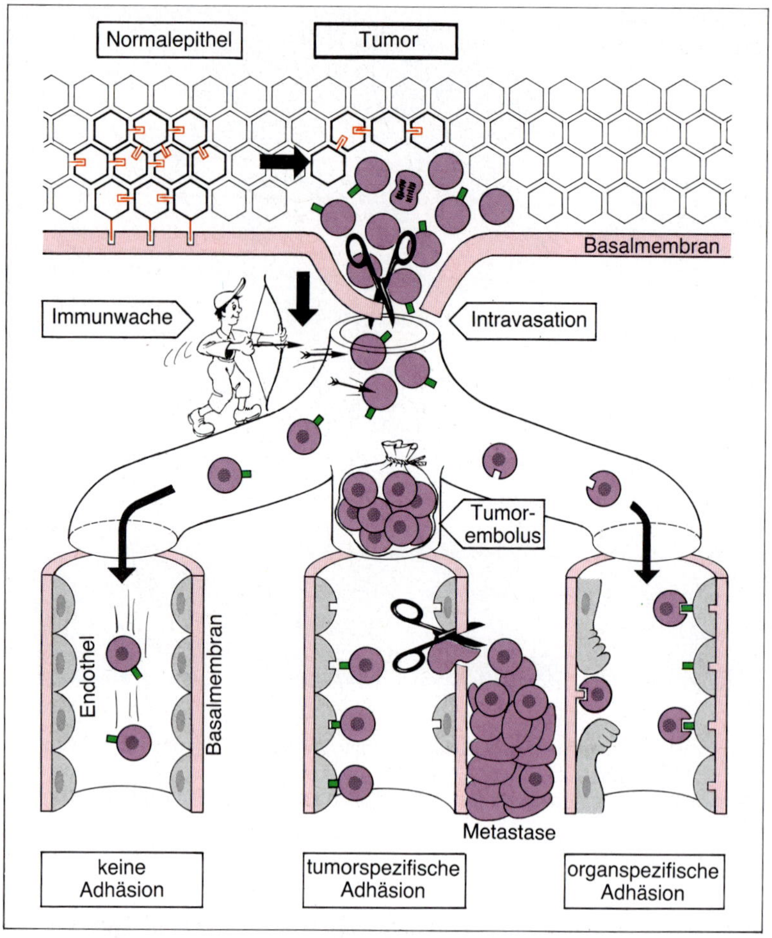

Abb. 7.**43** Schematische Darstellung der Metastasierungsschritte: Die Tumorzellen wandern nach Verlust der Zell-Zell-Kontakte aus dem ursprünglichen Zellverband aus, durchbrechen mit ihren Proteasen (Schere) die Basalmembran und invadieren kleine Blutgefäße (Intravasation). Dort werden sie größtenteils von der Immunwache (immune surveillance) „abgeschossen". Nur im Tumorembolus mit Fibrin umhüllt überleben einige Tumorzellen. Aufgrund von besonderen organspezifischen Rezeptoren oder aufgrund von organspezifischen lektinartigen Strukturen bleiben Tumorzellen tumor- oder organspezifisch haften und wachsen zur Metastase heran. Teilweise kontrahieren sich die Endothelzellen nach Kontakt mit Tumorzellen und entblößen auch Rezeptorstrukturen auf der Basalmembran

- *Fremdverkennung:* Hier bleiben sie in der terminalen Strombahn stecken. Damit sie nicht gleich vom Immunsystem aufgegriffen und vernichtet werden, schützen sie sich zum einen mit einer verminderten Expression von HLA-Selbsterkennungsmolekülen, zum andern mit einer Fibrinummantelung (Abb. 7.**43**).
- *Absiedelung:* Ob sich eine Tumorzelle in einem ganz bestimmten Organ absiedeln kann oder nicht, hängt von ortsspezifischen Anheftungs- und Wachstumsbedingungen, aber auch von der Bestimmungsadresse auf der Tumorzelloberfläche selbst ab. So weisen die Endothelien einiger Organe Adhäsionsmoleküle aus der Immunglobulinsuperfamilie auf, für welche nur bestimmte Tumorzellen passende Rezeptoren haben. Im gleichen Sinne können auch die proliferationsfördernden Wachstumsfaktoren, die bekanntlich in verschiedenen Organen mit verschiedener Zellspezifität gebildet werden, von einer Tumorzelle als einladendes Signal verstanden werden, weil sie fälschlicherweise Rezeptoren dafür exprimieren (Abb. 7.**43**). Es ist aber auch möglich, daß die Tumorzellen mit ihren lektinartigen Glykoproteinen an blutgruppenartige Zuckerketten der Endothelzellen binden. Diese verstehen das als Retraktionssignal und kontrahieren sich, so daß sich der Tumorzelle die darunterliegende Basalmembran mit weiteren Adhäsionsmolekülen als Ankerplatz auftut. Diesen von Erkennungsmolekülen und Proteasen gesteuerten Transmigrationsmechanismus teilen sich die Tumorzellen mit den Leukozyten im Entzündungsfeld. Er erklärt, weshalb Metastasen in Milz und Skelettmuskulatur selten sind; Prostata-, Nieren-, Schilddrüsen- und Mammakarzinome hingegen mit Vorliebe Knochenmetastasen setzen, er erklärt aber auch, weshalb bestimmte Tumoren wie Prostatakarzinom und adenoidzystisches Karzinom bevorzugt entlang von Nervenscheiden wachsen.
- *Schlafende Tumorzellen:* Tumorzellen können gelegentlich nach ihrer Organabsiedelung liegen bleiben, ihr invasives Wachstum einstellen und erst nach 10 bis 20 Jahren zur aggressiven Metastase auswachsen. Ausschlaggebend sind dabei angiogenetische Hemmfaktoren wie Angiostatin, Thrombospondin und Gewebsinhibitor der Metalloproteinase. Dem zeitlichen Verhalten entsprechend unterscheidet man:
  - Frühmetastasen: Sie treten vornehmlich bei hochmalignen Tumoren innerhalb weniger Monate nach Erstdiagnose auf.

– Spätmetastasen: Sie entstehen frühestens 5 Jahre nach der Tumorerkennung und somit nach dem Zeitraum der „5-Jahres-Heilung" des Ausgangstumors.

Metastasierungswege

Je nach anatomischer Struktur, innerhalb derer die Metastasierung erfolgt, unterscheidet man folgende fünf Metastasierungswege:

1. Lymphogene Metastasierung

Definition: Damit bezeichnet man denjenigen noch wenig verstandenen Vorgang, bei dem Tumorzellen nach Einbruch in das Lymphgefäßsystem auf dem Lymphweg verschleppt werden und zu Metastasen heranwachsen. Er wird offenbar durch sog. Antimetastasierungsgene unterdrückt und durch deren Deletion ausgelöst (Abb. 7.**44**).

- *Lymphangiosis carcinomatosa:* Sowie sich die Tumorzellen aus dem Randgebiet eines Tumors losgelöst haben, brechen sie häufig in die Lymphgefäße ein, weil diese keine Basalmembranen aufweisen. Die Tumorzellen durchwandern die Gefäßwand wie Granulozyten und benötigen dazu etwa 24 Stunden. Sind die Strömungsbedingungen im betreffenden Lymphgefäß günstig, so vermehren sich die Krebszellen bereits in den Lymphgefäßen, verstopfen sie und wachsen an ihnen entlang (= Lymphangiosis carcinomatosa rsp. sarkomatosa).

- *Lymphonoduläre Metastasierung:* Meist aber werden die Tumorzellen zum nächsten Lymphknoten verschleppt. Dort siedeln sie sich vorerst in den subkapsulär gelegenen Randsinus ab. Später durchwuchert das Tumorgewebe den Lymphknoten, die Kapsel wird durchbrochen, das Tumorgewebe wächst extranodal weiter und bricht gelegentlich auch in die Blutgefäße durch.

- *Fernmetastasen:* Von den ersten Lymphknotenmetastasen aus werden die Tumorzellen weiter (wiederum vor allem auf dem Lymphwege) verschleppt, so daß schließlich mehrere hintereinander geschaltete Lymphknotenstationen befallen werden können. Über die großen Lymphgefäße, vor allem den Ductus thoracicus, gelangen die Krebszellen in entfernte Lymphknoten (z.B. Virchow-Drüse, S. 705) und schließlich in die Blutbahn (Abb. 7.**44**).

Im Gegensatz zu den Sarkomen setzen Karzinome mit wenigen Ausnahmen in erster Linie lymphogene Metastasen und sind folglich nach der Resektion vorrangig strahlentherapeutisch anzugehen.

2. Hämatogene Metastasierung

Definition: Mit diesem Begriff bezeichnet man die Verschleppung von Tumorzellen auf dem Blutweg und ihr An- und Weiterwachsen an anderen Körperstellen (Abb. 7.**43**).

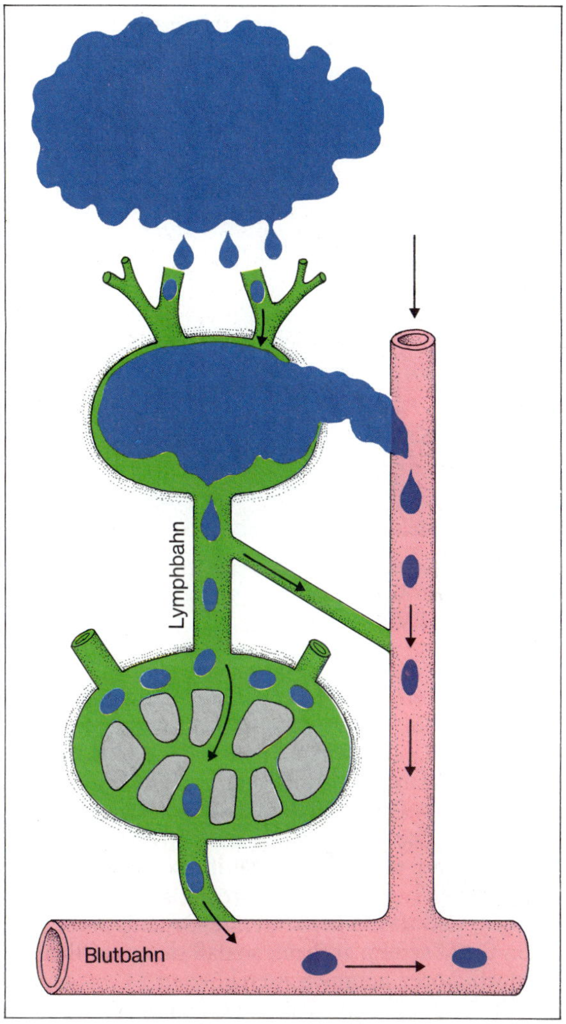

Abb. 7.**44** Lymphogene Metastasierung: Durch „Abtropfen" der Tumorzellen gelangen diese zunächst in die regionalen Lymphknoten und wachsen dort zu einer Tochtergeschwulst heran. Diese kann entweder in die benachbarten Blutgefäße einbrechen und zu einer hämatogenen Metastasierung führen oder in einen nachgeschalteten Lymphknoten verschleppt werden und von dort aus über die Vasa efferentia in die Blutbahn gelangen → hämatogene Metastasierung (Schema)

- *Invasionsphase:* Wie bereits erwähnt, brechen die meisten Tumorzellen im Bereich der Lymphgefäße ein und gelangen auf lymphogenem Weg ins Blutsystem. Gelegentlich kann aber ein Tumor – dies gilt vor allem für Sarkome, follikuläre Schilddrüsenkarzinome und Nierenzellkarzinome – auch direkt in die Wände kleiner präkapillärer Gefäße einwachsen. Im Blutgefäßsystem werden die meisten Tumorzellen innerhalb von 24 Stunden zerstört.

- *Embolisierungsphase:* Dies gilt nicht für Tumorzellen, die miteinander verklumpen und sich anschließend mit einem schützenden Fibrinmantel umgeben (Abb. 7.**45**). Auf diese Weise bilden sie Tumoremboli, welche in den präkapillären Arteriolen stecken bleiben.

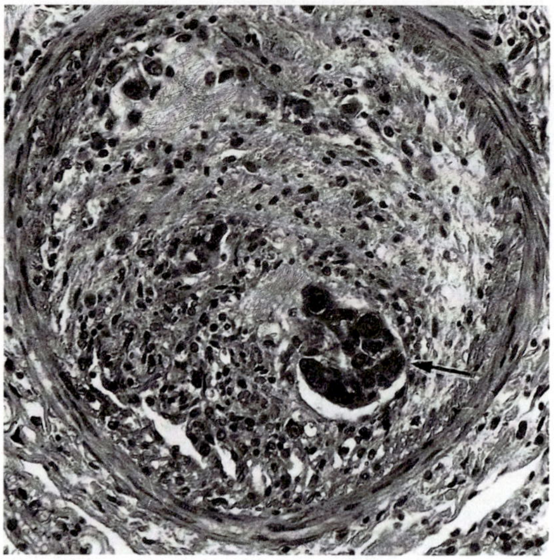

Abb. 7.**45** Fibrinumhüllter Tumorembolus (Pfeil) eines schleimbildenden Kolonkarzinoms in einem Lungenarterienast (PAS, Vergr. 1 : 200)

• *Implantationsphase:* Mit der Zeit brechen einzelne Zellen aus dem Tumorembolus aus und gelangen in das postkapilläre Venolenbett. Sowie sie einen adhäsionsfaktorbestückten Ankerplatz gefunden haben, machen sie am Endothel der entsprechenden Organgefäße fest. Die Tumorzellen dringen ins Organgewebe ein und veranlassen mit ihren eigenen oder induzierten Angiogenesefaktoren (aus der FGF-Familie), daß das beherbergende Organgewebe für sie ein Gefäßsystem aufbaut, so daß sie zu stattlichen Tochtertumoren heranwachsen können.

Im Gegensatz zu den Karzinomen setzen Sarkome vornehmlich hämatogene Metastasen und sind nach chirurgischer Resektion vor allem chemotherapeutisch zu behandeln.

Je nach dem Verbreitungsweg der Krebszellen, der von der Lokalisation des Primärtumors und der Tumorzellembolie bestimmt wird, lassen sich folgende vier Grundtypen der hämatogenen Metastasierung voneinander unterscheiden (Abb. 7.**46**):

Lungentyp: In diesem Fall gelangen die Krebszellen von einem primären Lungentumor ausgehend über die *Lungenvenen* zum linken Herzen und von dort aus in die *Organe des großen Kreislaufs* wie Leber, Knochen, Gehirn und Nebennieren.

Lebertyp: Der Primärtumor befindet sich in diesem Falle in der Leber und bricht in die *Lebervenen* ein, so daß die Tumorzellen zunächst die *Lungen* besiedeln und erst später die Organe des großen Kreislaufs erreichen.

Kavatyp: Bei diesem Metastasierungstyp sitzt der Primärtumor im Abflußgebiet der *Hohlvene,* wie dies bei Nieren-, Knochen- oder Schilddrüsenkrebsen der Fall ist. Die Tumorzellverschleppung erfolgt über die *Hohlvene* zum rechten Herzen und von dort aus in die *Lungen.* Diese sind auch die ersten Metastasenorte.

Pfortadertyp: Er gilt für nahezu alle Darmtumoren, die ja im Quellgebiet der Pfortader sitzen. Die Tumorzellen werden über die *Pfortader* zunächst in die Leber verschleppt. Von dort aus erfolgt die Tumorzellverschleppung über die *Lebervenen* und die *Hohlvene* in die *Lungen.*

3. Kavitäre Metastasierung

Sie entsteht dadurch, daß Tumorzellen in die *Pleura-, Peritonealhöhle,* in den *Liquorraum* oder in die *Sehnenscheide* einbrechen und nach Verschleppung in der betreffenden Körperhöhle einzelne oder multiple Metastasen *(= Implantationsmetastasen)* setzen. Dabei kann, wie beim Magenkarzinom, die

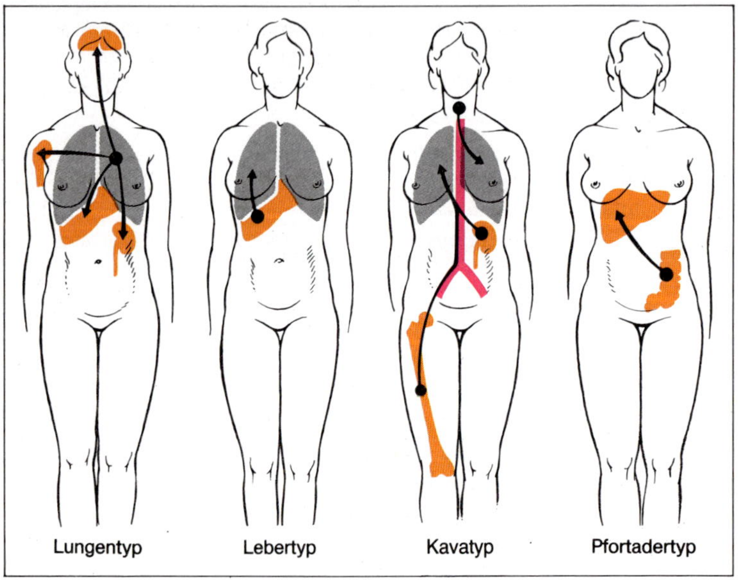

Abb. 7.**46** Die vier Typen der hämatogenen Metastasierung. Primärtumor (= ●)

Ovarialmetastasierung (=*Krukenberg-Tumor,* S.855) klinisch oft früher auffallen als der Primärtumor. In den serösen Körperhöhlen ist die kavitäre Metastasierung meist mit einem leicht hämorrhagischen Erguß verbunden und wird als *Pleura-, Perikard-* oder *Peritonealkarzinose* bezeichnet.

4. Kanalikuläre Metastasierung

Darunter versteht man eine Metastasierung innerhalb eines epithelial ausgekleideten kanalikulären Systems. Da intakte Epithelzellen einen erheblichen Schutz gegen die Besiedelung von Krebszellen bilden, ist dieser Metastasierungsweg sehr selten.

5. Impfmetastasen

In diesem Fall werden die Tumorzellen entlang eines *Stichkanals* verschleppt und abgesiedelt, der im Rahmen diagnostisch-chirurgischer Maßnahmen wie Biopsie und Exsudatpunktion entstanden ist. Dieser Metastasierungsweg fällt bei den meisten Tumoren praktisch kaum ins Gewicht. Eine Ausnahme hiervon bildet allerdings das maligne Pleuramesotheliom, wo der bioptische Stichkanal zur Vermeidung von Impfmetastasen unbedingt chirurgisch exzidiert werden muß.

Sentinel-Lymphknoten

Den verschiedenen Regionen des gesamten Organismus sind spezifische Lymphabstromgebiete zugeordnet. Diesen wiederum ist ein wirksames Filterbassin für lymphogen angeschwemmtes Material (dazu gehören auch Zellen) in Form eines „Grenzwächter-Lymphknotens" (= Sentinel-Lymphknoten) vorgeschaltet. Erst wenn seine Filterkapazität erschöpft ist, wird das lymphogen anflutende „Schwemmaterial" zu den nachgeschalteten Lymphknoten weitergeleitet, wo es dann hängen bleibt. Heutzutage werden bei vielen Tumoren wie Mammakarzinom und malignem Melanom die Sentinel-Lymphknoten dadurch aufgesucht, daß man lymphpflichtige Substanzen, wie radioaktiv markierte Kolloide (99 m-Technetium-Kolloide) injiziert und mit Hilfe einer Meßsonde den so markierten Sentinel-Lymphknoten lokalisiert. Mit seiner gezielten Entfernung (= elektive Lymphadenektomie) und vollständigen histologischen Aufarbeitung werden dem Patienten folgende Vorteile angeboten:

- Unnötiger Eingriff ins regionale Lymphabflußsystem und damit auch konsekutive Lymphödeme werden vermieden,
- präzisere Aussage über die frühe Tumorzellaussaat und damit über das Tumorstaging,
- frühzeitige Präzisierung der adjuvanten Tumortherapie.

Tumorrezidiv

Definition: Als Tumorrezidiv bezeichnet man das erneute Auftreten eines Tumors nach seiner chirurgischen Entfernung. Tritt das Tumorrezidiv wenige Monate nach der Tumorresektion auf, so wird dies als *Frührezidiv* bezeichnet, liegen jedoch zwischen Resektion und Rezidiv Jahre, so handelt es sich um ein *Spätrezidiv*.

Pathogenetisch erklärt sich ein Tumorrezidiv anhand der Tatsache, daß ein maligner Tumor infiltrativ wächst, wobei sich Tumorzellen aus dem Gewebsverband loslösen und sich in Gewebsspalten ausbreiten können: *„Das Tumorgewebe tropft ab"* (= diskontinuierliches Tumorwachstum). Demzufolge können auch bei histologisch tumorfreien Schnitträndern Tumorzellen in der weiteren, nicht resezierten Tumorumgebung zurückbleiben und nach einer gewissen Zeit erneut zu einem Tumor aufblühen. Stellen dabei die verschleppten Tumorzellen ihre proliferative Tätigkeit vorübergehend ein, so entsteht ein Spätrezidiv.

Tumorrückbildung

Das rasche Tumorwachstum und der vergleichsweise schlechte Ausbau des *Tumorgefäßnetzes* sowie gelegentlich auch eine Intervention des Immunsystems (S. 352) bringen es mit sich, daß vor allem bei malignen, gelegentlich aber auch bei benignen Tumoren regressive Veränderungen auftreten. Dementsprechend findet man im Tumorzentrum *Hämorrhagien, Nekrosen* und *Vernarbungen.* Dies hat zur Folge, daß das umgebende Gewebe nabelartig eingezogen wird, was bei oberflächlichen Lebermetastasen oft in Form eines *Krebsnabels* imponiert. Gelegentlich kommen auch in den malignen Tumoren dystrophe *Verkalkungen* vor, die in einigen Tumoren zu charakteristischen, sandkornähnlichen Konkrementen (Psammomkörper) führen (Abb. 19.**68b**).

Solche Regressionen können spontan auftreten und gelegentlich mit einer erheblichen Größenreduktion des Tumors einhergehen. In einigen Fällen findet man auch regressive Veränderungen der Metastasen nach chirurgischer Entfernung des Primärtumors. Bildet sich jedoch ein Tumor unter dem Einfluß einer ausgedehnten Chemotherapie so zurück, daß vorübergehend kein Tumorgewebe mehr nachgewiesen werden kann, so wird dies als *Remission* bezeichnet.

Tumorklassifizierung

Mit der heutigen Tumorklassifizierung wird – unter Berücksichtigung histologischer und histochemischer Kriterien – versucht, die Tumoren nach ihrer geweblichen Herkunft einzuteilen *(= histogenetische Systematik).* Dennoch besteht für einzelne Tumorformen eine verwirrende Vielfalt an Synonyma. Damit der Erfahrungsaustausch über die biologische Bewertung und über die Behandlung der verschiedenen Tumoren nicht bereits an der Tumorbezeichnung scheitert, haben sich die Weltgesundheitsorganisation und die *„Internationale Union gegen den Krebs"* um eine Vereinheitlichung der Tumornomenklatur (im folgenden jeweils als ICD-O-Code bezeichnet) bemüht und Einteilungskriterien zur Frage der Tumorausbreitung *(„staging")* und Tumorgraduierung *(„grading")* geschaffen.

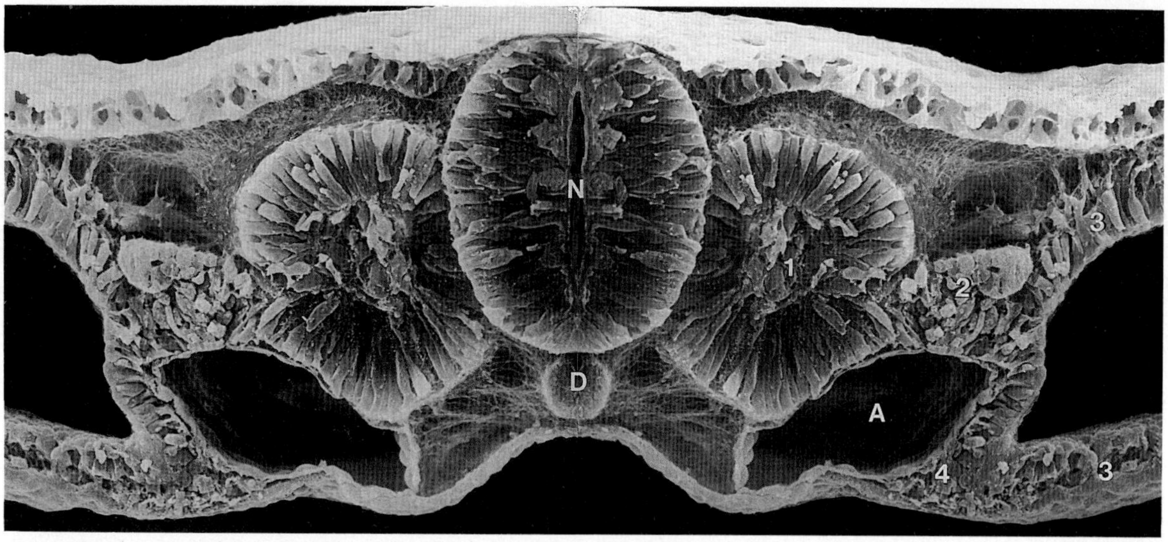

Abb. 7.**47** Histogenetische Herkunftsgewebe der nicht-epithelialen Tumoren: Embryologische Gliederung des Mesoderms und die daraus sich herleitenden Gewebe. N = Neuralrohr, D = Chorda dorsalis, A = Aorta (Original: Christ)
1 = paraaxiales Mesoderm: Skelettmuskulatur, Knochengewebe, Korium und Subkutis vom Rücken,
2 = intermediäres Mesoderm: Urogenitalsystem, Keimdrüsen,
3 = Seitenplattenmesoderm mit Somato- und Splanchnopleura: Bindegewebe und Muskulatur von Eingeweiden, seröse Häute (Pleura, Peritoneum, Perikard), Nebennierenrinde, Koriumsubkutis von „Nicht-Rückenpartien",
4 = angiogenetisches Material: kardiovaskuläres System, hämato-, lymphopoetisches System

Tumortypisierung

1. Nicht-epitheliale Tumoren

Definitionen: Der größte Teil der nicht-epithelialen Tumoren besteht aus Geweben, die sich embryologisch vom mittleren Keimblatt (= Mesoderm), hier vor allem vom pluripotenten Stützgewebe des Embryos, dem Mesenchym, herleiten. Dementsprechend werden solche Geschwülste auch als mesenchymale Tumoren bezeichnet. Dies gilt für die Tumoren des Binde- und Stützgewebes und des Muskelgewebes. Wie in Abb. 7.**47** dargestellt, werden nicht alle Tumoren von mesodermalen Abkömmlingen zu den mesenchymalen Geschwülsten gerechnet. So können Tumoren wie Nierenzellkarzinome, Mesothel- und Nebennierenrindentumoren epitheliale Gewebsmuster entwickeln, wobei lediglich die Doppelexpression von ektodermalen (Zytokeratin) und mesenchymalen Zytoskelettbestandteilen (Vimentin) noch an die mesodermale Herkunft erinnert, oder gehören wie die Tumoren des hämato- und lymphopoetischen Systems zu einer eigenen Tumorgruppe. Demgegenüber weisen bestimmte Tumoren von ektodermalen Gewebsabkömmlingen wie das periphere Nervengewebe mesenchymale Wachstumsmuster auf. Aus diesem Grunde wurde von der WHO eine weitere Tumorgruppenbezeichnung gewählt: die *Weichgewebstumoren* (= soft tissue tumors). Unter diesem Begriff werden alle diejenigen Tumoren zusammengefaßt, die nicht-epithelial sind, sondern aus Zellen des extraskelettalen Gewebes einschließlich des peripheren Nervengewebes hervorgehen. Die Tumoren des Makrophagen-, hämato- und lymphopoetischen Systems sowie des Stützgewebes (Skelett-, Glia-, Organstroma) werden nicht dazu gezählt.

Histogenese: Die Tatsache, daß die gutartigen Formen der nicht-epithelialen Tumoren dem Muttergewebe außerordentlich ähnlich sind, hat diesen „Webfehlern" der Natur die Namensendigung *„-om"* eingebracht. Sie wachsen langsam und können sehr groß werden. Die bösartigen nicht-epithelialen Tumoren unter ihnen werden meist als *Sarkome* bezeichnet. Die Sarkome sind seltene Tumoren; sie machen etwa 1% aller malignen Geschwülste aus, ihnen gemeinsam ist ein expansives, oft auch diskontinuierliches Wachstum mit Bildung von Satellitentumoren in der Umgebung. Oft ist es schwierig, ein Sarkom histogenetisch einzustufen. Die immunhistochemische Charakterisierung der exprimierten Zytoskelettbestandteile kann dabei hilfreich sein. Die histogenetische Herkunft und die Systematik der wichtigsten nicht-epithelialen Tumoren sind in Tab. 7.**7** zusammengestellt.

Tabelle 7.7 Systematik nicht-epithelialer Tumoren

	Histogenese/ Ausgangszelle	Gutartiger Tumor	Bösartiger Tumor	
mesenchymale Tumoren	Fibrozyt	Fibrom	Fibrosarkom	Weichgewebstumoren (= soft tissue tumors)
	„Histiozyt"	Histiozytom	malignes Histiozytom	
	fetaler Adipozyt	Hibernom		
	Adipozyt	Lipom	Liposarkom	
	quergestreifte Muskel-„zelle"	Rhabdomyom	Rhabdomyosarkom	
	Leiomyoblast	benignes Leiomyoblastom	malignes Leiomyoblastom	
	glatte Muskelzelle	Leiomyom	Leiomyosarkom	
	Gefäßwandmyozyt	Angiomyom	Angiomyosarkom	
	Gefäße	Hämangiom Lymphangiom	Hämangiosarkom Lymphangiosarkom	
	Endothelzelle		Hämangioendotheliom	
	Perizyt	Hämangioperizytom	malignes Hämangioperizytom	
	Mesothelzelle	Mesotheliom	malignes Mesotheliom	
	Chondroblast	Chondroblastom		Knochentumoren
	Chondrozyt	Chondrom	Chondrosarkom	
	Osteoblast	Osteoblastom		
	Osteozyt	Osteom	Osteosarkom	
	Osteoklast		Osteoklastom	
ektodermale Tumoren	neuroektodermale Vorläuferzelle		Ewing-Sarkom maligner periperer neuroektodermaler Tumor (PNET)	Weichgewebstumoren (= soft tissue tumors)
	periphere Nervenzelle		peripheres Neuroblastom	
	autonome Nervenzellen	Gangliozytom	Ganglioneuroblastom Neuroblastom	
	Schwann-Zelle	Neurinom	neurogenes Sarkom	
	Schwann-Zelle und perineurinaler Fibrozyt	Neurofibrom	neurogenes Sarkom	
	Melanozyt	Melanozytennävus Klarzelltumor des Lungengewebes	malignes Melanom Klarzellsarkom des Weichgewebes	
mesenchymale Tumoren	hämatopoetische Zellen	–	myeloische Leukämie	
	lymphatische Zellen	–	maligne Lymphome lymphatische Leukämie	

2. Gutartige epitheliale Tumoren

Diese gutartigen Geschwülste gehen von Zellen aus, die entweder wie das Plattenepithel, Schleimhautepithel und Urothel äußere oder innere Körperoberflächen auskleiden oder wie die Drüsenepithelien um ein Ausführgangssystem herum gruppiert sind. Demzufolge weisen alle epithelialen Tumoren ein ähnliches Wachstumsmuster auf: Sie wachsen entweder vorwiegend unter die Oberfläche *(= endophytisches Wachstum)* oder vorwiegend über die Oberfläche hinaus *(= exophytisches Wachstum)* oder bilden abortive Hohlräume *(= zystisches Wachstum).*

Papillom

Definition: Papillome sind umschriebene gutartige Epithelgeschwülste, die breitbasig der Oberfläche aufsitzen und ein fingerförmig verästeltes Stroma mit Epithelüberzug aufweisen. Je nach Wachstumsrichtung liegt bei den Papillomen die Geschwulstmasse oberhalb (= exophytische Papillome) oder unterhalb der umgebenden Ausgangsoberfläche (= invertierte Papillome).

Histogenese: Die Papillome gehen von Plattenepithelien der Haut, von den mit Plattenepithel bedeckten Schleimhäuten oder vom Urothel aus, können sich aber auch von metaplastischen Plattenepithelien herleiten. Viele Befunde sprechen dafür, daß Viren bei der Entstehung dieser Tumoren mitwirken. Makroskopisch imponieren die Plattenepithelpapillome als *Warzen,* die Schleimhaut- und Übergangsepithelpapillome als *blumenkohlartige Gewebsneubildungen.*

Adenome

Definition: Als Adenome bezeichnet man gutartige epitheliale Geschwülste, die vom Drüsenepithel, von einem Organparenchym oder von einer Schleimhaut ausgehen.

Histogenese: Adenome wachsen expansiv und weisen oft eine fibröse Kapsel auf, aus der sie chirurgisch herausgeschält werden können. Ihr feingeweblicher Aufbau erinnert an das Drüsengewebe, in dem sie entstanden sind. Je nach Muttergewebe und Wachstumsmuster lassen sich folgende fünf Adenomformen unterscheiden:

- *Solide Adenome:* Dies sind knotige Geschwülste, die sich scharf vom umgebenden Muttergewebe abheben.
- *Adenomatöser Polyp:* Dieser Adenomtyp geht von Schleimhautepithelien aus, sitzt wie eine Kirsche am Stiel dem Organlumen nur *schmalbasig* auf. Er weist eine glatte Oberfläche auf und wird im Magen-Darm-Trakt als *tubuläres Adenom* (S. 728) bezeichnet.
- *Villöses Adenom:* Auch dieser Adenomtyp geht von Schleimhautepithelien aus, sitzt aber dem Organlumen *breitbasig* auf und weist eine zottenartige Oberfläche auf. Aufgrund ihrer mechanischen Exposition kommt es bei den tubulären und villösen Adenomen zu Oberflächenschädigungen mit entsprechender Entzündung oder Stieldrehungen mit entsprechender Infarzierung.
- *Zystadenome:* In diesem Fall steht bei der Geschwulstbildung weniger die Proliferation als die Sekretproduktion der Epithelien im Vordergrund, so daß ein Tumor entsteht, der mit *Hohlräumen* durchsetzt ist, welche Sekretprodukte enthalten.
- *Fibroadenome:* Sie entstehen im Inneren drüsiger Organe, wobei das *Stroma* dieser Tumoren gleichermaßen wuchert wie die Drüsenepithelien selbst.

3. Maligne epitheliale Tumoren

Etwa 90% aller bösartigen Tumoren gehen von Epithelzellen aus und werden somit *Karzinome* genannt. Sie weisen ähnliche Wachstumsmuster auf wie die gutartigen epithelialen Tumoren. Diese Wachstumsmuster können aber durch Gewebsuntergang und Gewebsdifferenzierung überlagert werden. Ihre morphologischen Charakteristika sind in Abb. 7.**49 a–f** zusammengestellt:

Papilläre Karzinome: Sie gleichen makroskopisch den *Papillomen,* zeigen aber ein groberes plumperes Oberflächenmuster (Abb. 7.**50**).

Polypöse Karzinome: Auch sie gleichen den gutartigen *Polypen,* sind aber im Gegensatz zu diesen immer wesentlich größer als 2 cm.

Ulzerierte Karzinome: Sie entstehen durch *zentrale Nekrose* der papillären oder polypösen Karzinome, wobei ein zentraler Geschwürskrater durch einen ringförmigen Wall erhaltenen Tumorgewebes umgeben wird. Diese *schüsselförmige Exulzeration* ist makroskopisch und radiologisch ein wichtiges Malignitätskriterium.

Zystische Karzinome: Sie entstehen entweder durch maligne Entartung eines *Zystadenoms* oder durch regressiv zystische Veränderungen innerhalb eines soliden Tumors.

Neben diesen vier, vorwiegend *exophytischen* Wachstumsformen der Karzinome, sind folgende Tumorformen abzugrenzen, die ein vorwiegend *endophytisches* Wachstum aufweisen:

Diffuse Karzinome: In diesem Fall breiten sich die Tumorzellen *diffus* in den Wandschichten eines Organs aus, ohne größere Tumorknoten zu bilden. In diesem Fall überwiegt die Tumorinfiltration in die Umgebung, was zur Folge hat, daß das betroffene Gewebe verhärtet ist und sich kaum gegenüber seiner Umgebung verschieben läßt.

Multizentrische Karzinome: Die Bezeichnung dieser Tumoren weist auf ihre *multizentrische* Morphogenese hin.

Die Karzinome werden je nach histologischem Epithelaufbau folgendermaßen aufgegliedert:

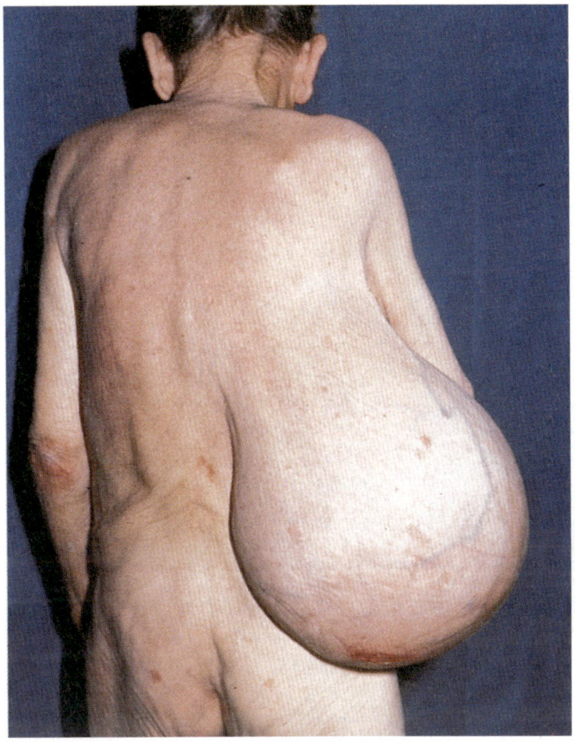

Abb. 7.**48** Bindegewebige, gutartige Tumoren können wie dieses als „Rucksacktumor" imponierende Lipom (Fettgewebstumor) sehr groß werden (Original: Meister)

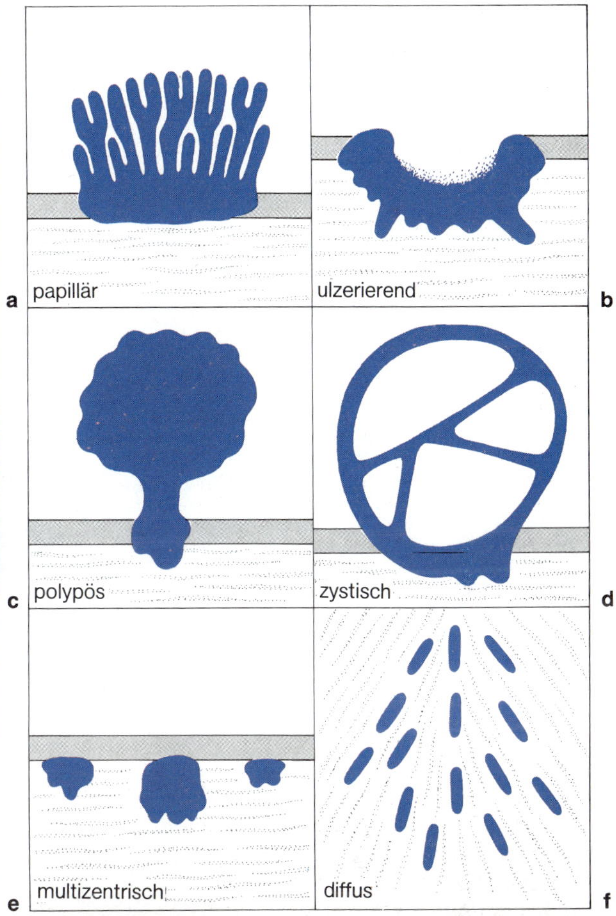

Abb. 7.**49a–f** Die sechs Wachstumsformen der malignen epithelialen Tumoren. **a–d:** Tumoren mit exophytischem Wachstumsmuster. **e** u. **f:** Tumoren mit endophytischem Wachstumsmuster (Schema)

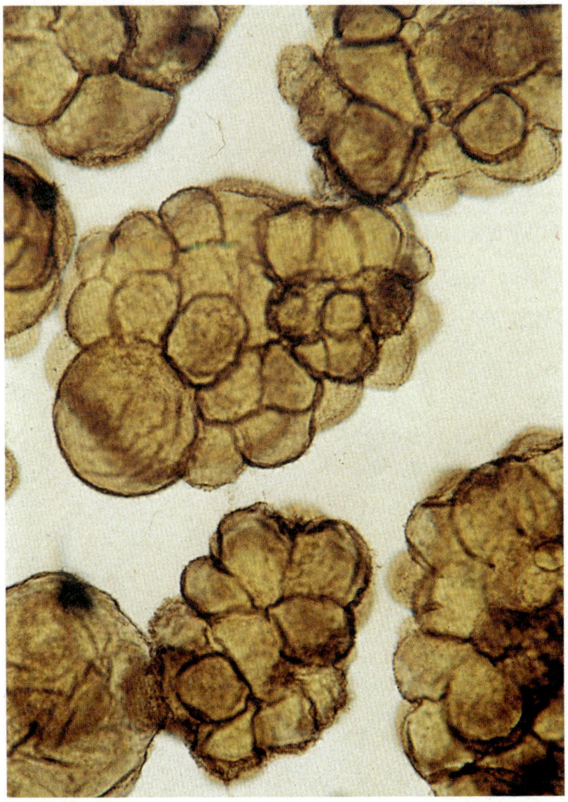

Abb. 7.**50** Papilläres (Ovarial-)Karzinom: Die papillären Tumorkomplexe haben sich von der Oberfläche abgelöst und sind in die Pleura ausgewandert. Dort sind sie als solches zytologisch im Pleuraexsudat als traubenförmige Zellaggregate erkennbar (Immunzytochemische Darstellung des monoklonalen Antikörpers MAb HEA-125 auf der Oberfläche der Tumorzellen, Vergr. 1 : 450; Original: Guzman)

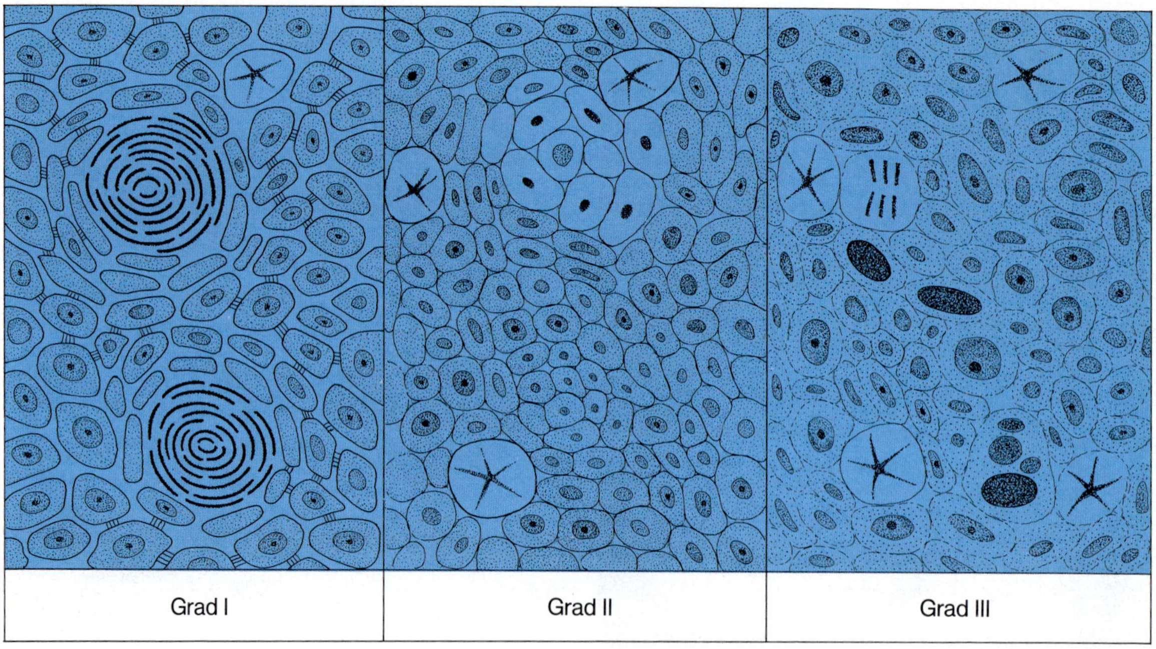

Abb. 7.**51** Die drei histologischen Differenzierungsgrade der Plattenepithelkarzinome (Schema). Undifferenzierte (anaplastische) Plattenepithelkarzinome haben den Malignitätsgrad IV

a
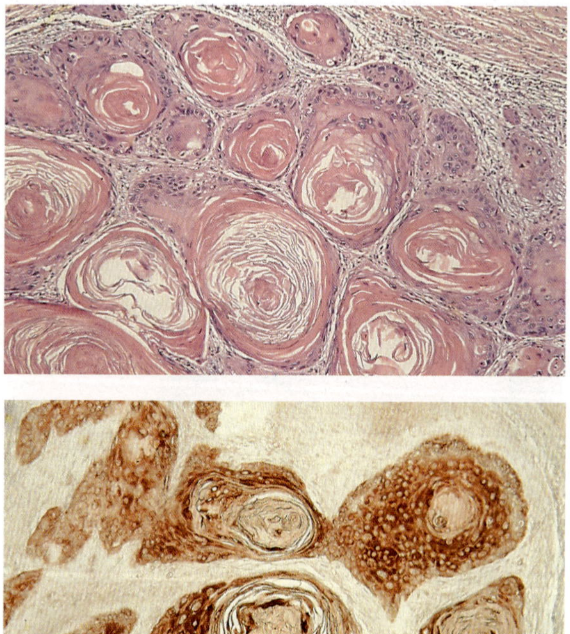

b
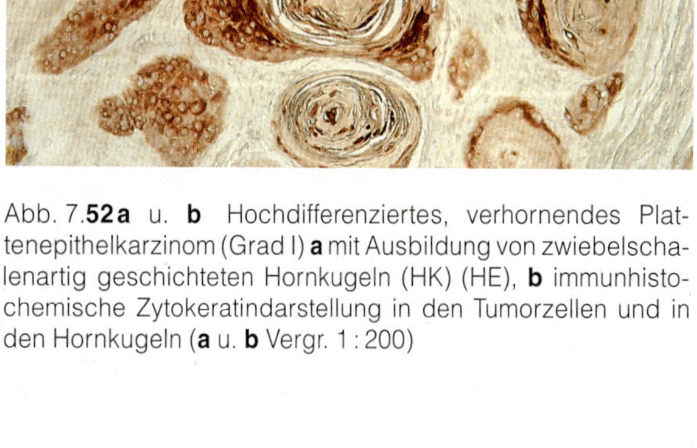

Abb. 7.**52 a** u. **b** Hochdifferenziertes, verhornendes Plattenepithelkarzinom (Grad I) **a** mit Ausbildung von zwiebelschalenartig geschichteten Hornkugeln (HK) (HE), **b** immunhistochemische Zytokeratindarstellung in den Tumorzellen und in den Hornkugeln (**a** u. **b** Vergr. 1 : 200)

Plattenepithelkarzinome

Definition: Diese Karzinome gehen nicht nur von Organen aus, die normalerweise Plattenepithelien enthalten, sondern kommen auch in Organen vor, die zwar kein Plattenepithel, dafür aber ein Epithel mit der Fähigkeit zur Plattenepithelmetaplasie (S. 341) enthalten.

Solche Karzinome weisen ein typisches Zytokeratin-Zytoskelett auf und ahmen das verhornende Plattenepithel nach, was ihnen je nach *Differenzierungsgrad* auch in unterschiedlichem Maße gelingt (Abb. 7.**51**):

- *Hochdifferenzierte Karzinome:* Bei exophytischem Wachstum sind sie papillär (verrukös, d. h. warzenartig), während sie bei endophytischem Wachstum meist ulzerieren. Bei lobulärem Wachstum gehen in den zentralen Tumorläppchenabschnitten die Zellen zugrunde, so daß ein adenoides Wachstumsmuster entsteht. Die Fähigkeit zur Epithelreifung und damit zur Verhornung ist noch weitgehend erhalten, lediglich das funktionell auf die Organoberfläche bezogene und beschränkte Zellwachstum ist verlorengegangen. Die Verhornung erfolgt dementsprechend im Zentrum der Tumorzellnester, wobei die verhornten Zellen nicht an der Oberfläche abgeschilfert werden können und sich folglich konzentrisch zu Hornkugeln aufschichten. Mitosen kommen zwar vor, sind aber nicht häufig (Abb. 7.**52 a** u. **b**).

- *Wenigdifferenzierte Karzinome:* Sie zeigen ein überwiegend diffuses Wachstumsmuster und haben die Fähigkeit, Horn zu bilden, verloren. Die Tumorzellen sind sehr polymorph, mitosereich und weisen gelegentlich verwaschene, meist aber deutliche Zellgrenzen auf. Das Zytoplasma ist oft, dem keratinhaltigen Zytoskelett entsprechend, strähnig und deutlich erkennbar. Bei der spindelzelligen Variante kommt noch eine deutliche Stromabildung zwischen den Tumorzellen hinzu, so daß teilweise ein sarkomartiges Bild entstehen kann (= undifferenziertes Karzinom Grad IV).

In einigen Organen kommen auch Tumoren vor, die aus schleimbildenden Zellen und aus Plattenepithelwucherungen bestehen (= Mukoepidermoidkarzinom).

Adenokarzinome

Definition: Dabei handelt es sich um Krebse, die sich von den Epithelien exokriner oder endokriner Drüsen herleiten oder von den zylinderepithelhaltigen Schleimhäuten ausgehen.

Je nach Differenzierungsgrad ahmen diese Tumoren mehr oder weniger drüsenartige Strukturen nach.

- *Hochdifferenzierte Karzinome:* Sie bestehen aus gewucherten Drüsenformationen, die infolge geringer Stromareaktion dicht Rücken an Rücken liegen (sog. Dos-à-dos-Stellung) und im Gegensatz zu den nicht-entarteten Drüsen keine Reservezellschicht und folglich auch keinen Differenzierungspool mehr aufweisen (Abb. 7.**53a** u. **b**). Die neoplastischen Drüsen imitieren dabei Strukturelemente normaler Drüsen in Form von Drüsenazini (= azinäres Adenokarzinom) oder Drüsentubuli (= tubuläres Adenokarzinom).

- *Mittelhochdifferenzierte Karzinome:* In diesen Fällen ist die Expression zellsortierender Adhäsionsmoleküle sichtbar beeinträchtigt. Die Drüsen werden nicht mehr durch Stroma voneinander getrennt gebildet, sondern wachsen in einem „Drüsen-in-Drüsen"-artigen Wachstumsmuster, das an ein Lochsieb erinnert (= kribriformes Adenokarzinom). Bei einigen Karzinomen dominiert die ursprüngliche Fähigkeit der Drüsenepithelien, durch fokale Zellwucherung oberflächenvergrößernde Strukturen in Form von Papillen zu bilden, was bei den einzelnen Organen mit ganz bestimmten molekulargenetischen Läsionen verknüpft ist (= papilläres Adenokarzinom).

- *Schleimbildende Adenokarzinome:* Sie werden je nach Menge und Stapelungsort des von ihnen gebildeten Schleims unterteilt in: a) Zystadenokarzinom (Schleim in Zysten), b) azinäres Karzinom (Schleim nur intraazinär), c) Gallertkarzinom (Schleim intraazinär und extrazellulär), d) Siegelringzellkarzinom (intravakuolärer Schleim in allen Tumorzellen und e) solides Karzinom mit Schleimbildung (intravakuolärer Schleim in einzelnen Tumorzellen).

- *Undifferenzierte Karzinome:* Bei ihnen ist die Zell- und die Zellkernpolymorphie sowie die mitotische Aktivität ausgeprägt hoch. In solchen Fällen sind, wenn adenoide Reststrukturen fehlen, oft nur

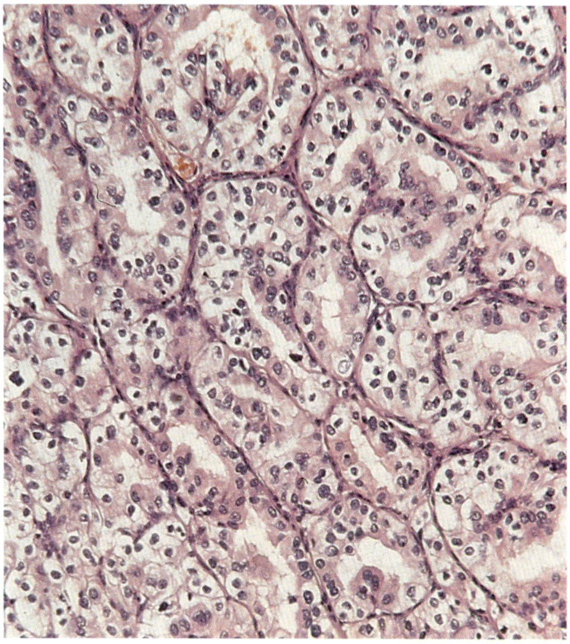

Abb. 7.**53** Mäßig differenziertes tubuläres Adenokarzinom (Nierenzellkarzinom) (HE, Vergr. 1 : 250)

noch Sekretionsphänomene in Form von intrazytoplasmatischen Vakuolen mit PAS-positivem Randsaum Hinweis auf eine ursprüngliche adenoide Histogenese.

Makroskopisch treten die Adenokarzinome in folgenden fünf Wachstumsmustern auf (Abb. 7.**54**):

- *Polypöse Adenokarzinome:* Sie entstehen bei lokal exophytischem Wachstum und haben meist eine hohe Gewebsreife und weisen infolge des papillären Wachstumsmusters eine blumenkohlartige Strukturierung der Tumoroberfläche, bei Tumoren parenchymatöser Organe oft auch der Schnittfläche (Abb. 18.**26a**) auf.

- *Ulzerierte Adenokarzinome:* Sie entstehen durch Abstoßung nekrotischer Oberflächenanteile. Dabei ist der Übergang von einem exophytischen in ein endophytisches Wachstum meist vollzogen. Histologisch können sie je nach Lumenweite trabekulär, tubulär oder azinär aufgebaut sein (Abb. 12.**46b**, S. 704).

- *Zystadenokarzinome:* Diese Krebse gehen teilweise aus den Zystadenomen hervor, deren Dignität gelegentlich nicht am histologischen Bild abgelesen werden kann (Abb. 15.**4a**). Die Hohlräume der Zystadenokarzinome sind entweder mit einem serösen oder einem schleimigen (muzinösen) Inhalt angefüllt.

- *Muzinöse Karzinome:* Die Zellen dieser Adenokarzinome produzieren in exzessivem Maße Schleim. Dies verleiht der Schnittfläche des Tumors ein gallertig-transparentes Aussehen, weshalb man diese Karzinome auch als *Gallertkrebse* bezeichnet (Abb. 7.**55a** u. **b**).

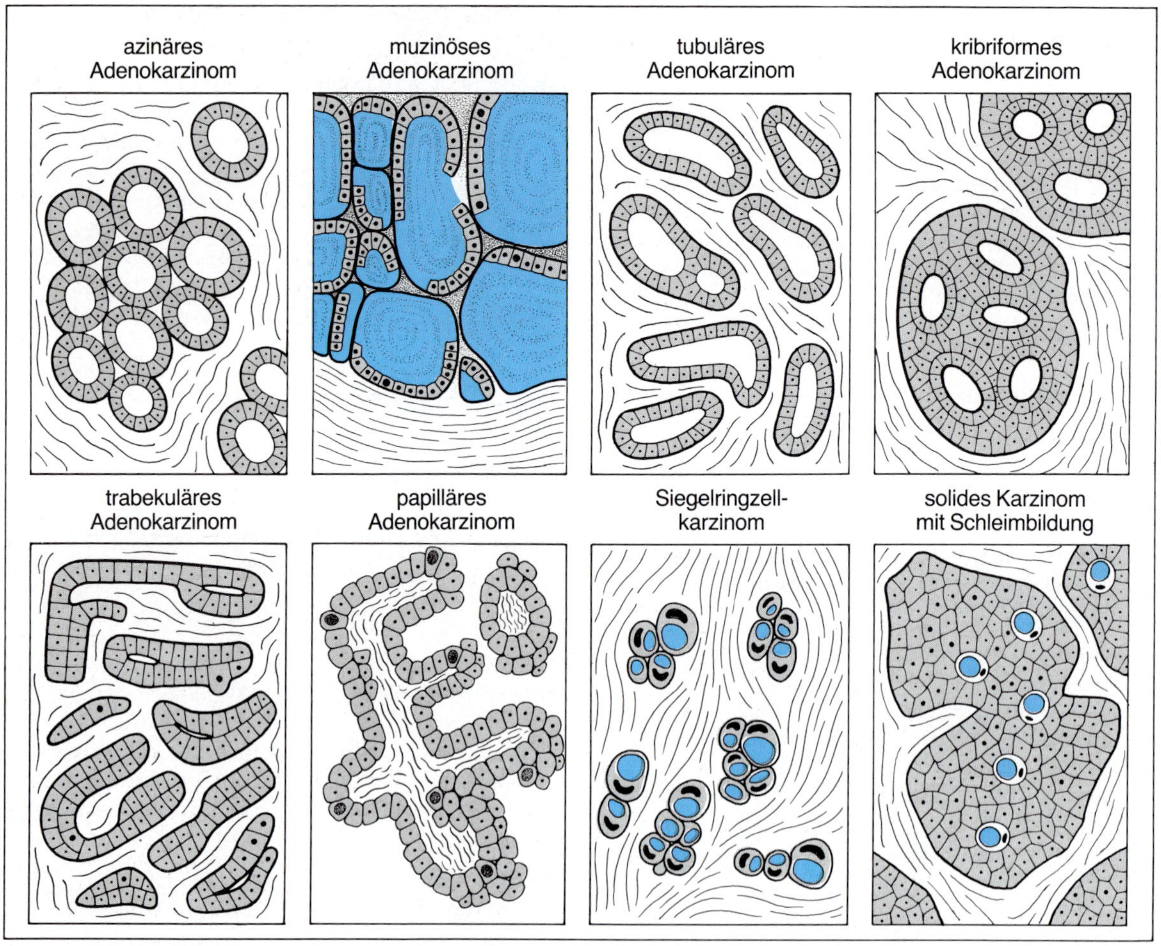

a–d

e–h

Abb. 7.**54 a–h** Histologische Wachstumsformen der Adenokarzinome (Schema)

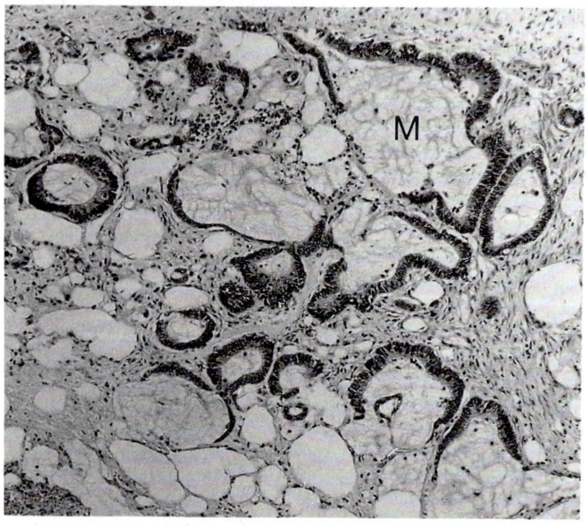

a

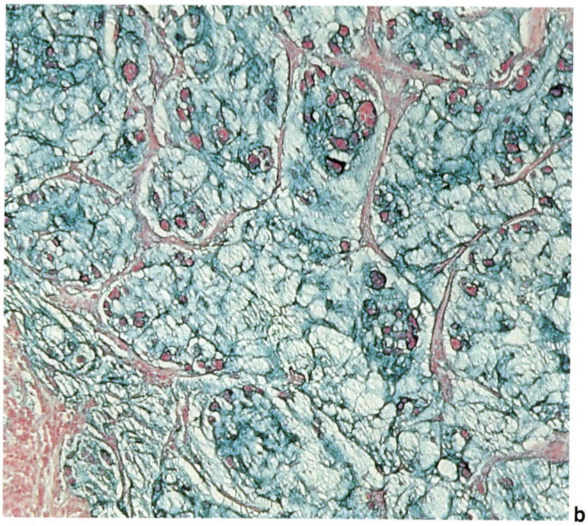

b

Abb. 7.**55 a** u. **b** Muzinöses Adenokarzinom mit Schleimretention (M) in großen, zystisch ausgeweiteten, drüsigen Formationen (**a** HE, Vergr. 1 : 100; **b** blaue Schleimfärbung mit Alcianblau, Kernfärbung rot, Vergr. 1 : 200)

- *Szirrhöse Karzinome:* In diesem Fall liegen die einzelnen Tumorzellen diffus in einem reichlichen Tumorstroma, was ihnen einen meist szirrhösen Schnittflächenaspekt verleiht (Abb. 12.**47 b**, S. 704).

Von einigen Geweben gehen auch Adenokarzinome aus, die plattenepitheliale Differenzierungen aufweisen. Dazu gehören vor allem die adenosquamösen Karzinome, wie man sie in den Bronchien, im Endometrium, seltener auch im Gastrointestinaltrakt antreffen kann.

Übergangsepithelkarzinome

Definition: Diese Karzinome gehen aus dem Übergangsepithel (= Urothel) der ableitenden Harnwege hervor und sind dementsprechend vorwiegend im Bereich des Nierenbeckens, der Ureteren, der Harnblase und Urethra anzutreffen. Hochdifferenzierte Übergangsepithelkarzinome weisen ein papilläres, wenigdifferenzierte ein meist solides Wachstum auf. Als Transitionalzellkarzinome werden auch Tumoren bezeichnet, welche im Nasenrachen in der Übergangszone Plattenepithel → respiratorisches Epithel auftreten (S. 342).

Undifferenzierte Karzinome

Definition: Bei diesen Krebsen lassen sich keine Differenzierungserscheinungen eines Muttergewebes mehr erkennen. Die Tumoren sind nur aufgrund ihres epithelialen Zellverbandes und ihrer Epithelantigene als Karzinome erkennbar.

Früher wurde eine morphologische Aufgliederung der undifferenzierten Karzinome nach dem *Stroma-Geschwulstparenchym-Verhältnis* vorgenommen. Dementsprechend wurden folgende drei Typen unterschieden:

- *Carcinoma solidum simplex:* In diesem Fall ist das Mengenverhältnis der Tumorzellnester und des Tumorstromas etwa gleich.
- *Carcinoma solidum scirrhosum:* Bei diesen Tumoren überwiegt das Tumorstroma.
- *Carcinoma solidum medullare:* Hier beherrscht der epitheliale Tumoranteil das histologische Bild.

Diese Tumoreinteilung hat keine klinische Relevanz.

Karzinosarkom

Definition: Dies sind seltene Tumoren mit einer malignen epithelialen und einer zumindest anhand immunhistochemischer Marker eindeutig als mesenchymal einzustufenden Komponente. Tumorabschnitte mit Nachweis von epithelialen Markern (Zytokeratin) in den spindeligen Zellen des konventionell-histologischen Mesenchyms werden in der neuen Klassifikation als spindelzellige Karzinomkomponente aufgefaßt. Gewöhnlich treten sie im Kopf-Hals-Bereich, Respirationstrakt und weiblichem Genitaltrakt, nur vereinzelt auch im Gastrointestinaltrakt auf.

4. Dysontogenetische Tumoren

Karzinome entstehen gelegentlich dort, wo während der Embryonalentwicklung versprengtes Keimmaterial liegen geblieben ist und sich nicht mehr weiter entwickeln konnte. Diese Beobachtung ist die Stütze der *Keimversprengungstheorie.* Derartige Geschwülste werden als *dysontogenetische Tumoren* bezeichnet. Ferner gibt es Tumoren, die auf Zellen einer noch nicht differenzierten Organanlage zurückgehen und demzufolge als *embryonale Tumoren* bezeichnet werden. Viele dieser Tumoren können wegen ihrer vielseitigen Gewebsdifferenzierung oder wegen ihrer Gewebsunreife weder zu den epithelialen noch zu den nicht-epithelialen Tumoren gerechnet werden:

Teratome

Definition: Als Teratom wird ein Tumor bezeichnet, der aus pluripotenten Zellen hervorgegangen ist und dementsprechend aus verschiedenartigen Geweben aufgebaut ist.

Pathogenese: Da Teratome vor allem in den Gonaden vorkommen, wird vermutet, daß sie wenigstens teilweise aus Keimzellen hervorgehen. Chromosomenanalysen von *gonadalen Teratomen* deuten darauf hin, daß es sich dabei um Tumoren handelt, die im Sinne einer Parthenogenese (= „Jungfernzeugung") aus *unbefruchteten Keimzellen* hervorgegangenen sind. Einige gutartige Teratome können derart ausgereifte Gewebe enthalten, daß sie manchmal schwierig von parasitären Doppelfehlbildungen abzugrenzen sind.

Die Teratome haben ihren Hauptsitz zwar in den Keimdrüsen (S. 852), sind aber vereinzelt auch mediastinal, retroperitoneal und intrakraniell anzutreffen. Bei diesen *extragonadalen Teratomen* bietet sich die *Keimversprengungstheorie* zur Erklärung an.

Je nach Ausreifung der am Tumoraufbau beteiligten Gewebe unterscheidet man folgende Formen:

- *Reife Teratome* (= Teratoma adultum) mit ausdifferenzierten Geweben aller drei Keimblätter (Abb. 15.**10**).
- *Unreife Teratome* (= Teratoma embryonale) mit wenig differenzierten, embryonal anmutenden, epithelialen und mesenchymalen Geweben (S. 855).

Hamartome

Definition: Mit diesem Sammelbegriff werden solche Fehlentwicklungen bezeichnet, die umschrieben in einem Gewebe auftreten und dementsprechend als umschriebene Tumoren imponieren.

Hamartome treten in verschiedenen Organen und Geweben einzeln auf oder entwickeln sich gleichzeitig in mehreren Organsystemen. In diesem Falle handelt es sich meist um hereditäre Veränderungen, die als *Phakomatosen* (S. 1086) bezeichnet werden.

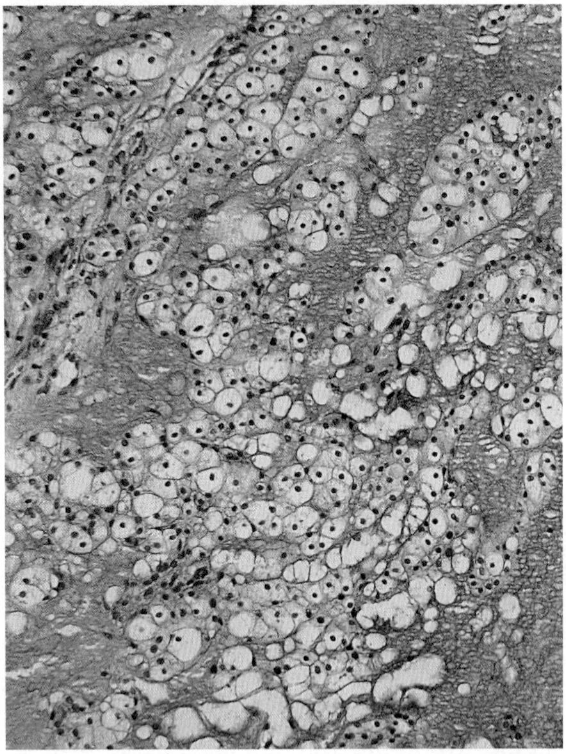

Abb. 7.**56** Chordom: Tumorgewebe aus pflanzenartigen Zellen (PAS, Vergr. 1 : 200)

Choristome

Definition: Als Choristome werden tumorartige Bildungen bezeichnet, die aus ortsfremden Geweben bestehen und vermutlich dadurch entstehen, daß sie in der Embryonalperiode verlagert worden sind. *Beispiele* dazu sind: Ektopisches Nebennierenrindengewebe in der Niere oder Teratome im Mediastinum.

Embryonale Restgewebstumoren

Definition: Diese Tumoren gehen aus Überbleibseln embryonaler Gewebe hervor, die in Abweichung zur Norm nicht zurückgebildet werden. Dabei erklärt die mangelhafte Rückbildung lediglich die Lokalisation und den Aufbau eines derartigen Tumors, aber nicht seine Ursache. Dazu folgende Beispiele:

- *Kraniopharyngeom:* Dieser Tumor leitet sich von Resten der embryonalen Kiemengangsauskleidung *(Rathke-Tasche)* her, die in der Entwicklung als Ausstülpung der vorderen Mundbucht an der Entstehung des Hypophysenvorderlappens beteiligt ist (S. 971).
- *Chordom* (ICD-O-9370/1): Dieser seltene Tumor geht von Resten der nicht zurückgebildeten *Chorda dorsalis* aus. Er wächst lokal destruktiv und metastasiert selten (10%) (Altersgipfel: 3. Lebensdekade, ♂ : ♀ = 2 : 1). Er besteht aus großblasigen, pflanzenähnlichen isomorphen Zellen in einer gallertigen Grundsubstanz (Abb. 7.**56**).
- *Ameloblastom:* Dieser Tumor ist auf liegengebliebene Reste des *Schmelzorgans* zurückzuführen (S. 671).
- *Mesodermaler Mischtumor:* Er geht von den pluripotenten Zellen liegengebliebener Reste der Müller-Gänge hervor, von denen sich durch mediale Verschmelzung der Uterovaginalkanal herleitet.

Embryonale Tumoren

Definition: Embryonale Tumoren sind Geschwülste, die zwar aus *noch nicht differenzierten Zellen* einer *Organanlage* hervorgehen, aber (im Gegensatz zu den Teratomen) *nicht mehr pluripotent* sind. Diese Tumoren sind bereits bei der Geburt angelegt und entstehen sehr wahrscheinlich zur Zeit der Gewebs- und Organreifung in der Embryogenese. Aus diesem Grunde werden embryonale Tumoren meist innerhalb der ersten 5 Lebensjahre erkannt. Zu den embryonalen Tumoren gehören folgende Geschwülste:

- *Nephroblastom* (= Wilms-Tumor): Dieser maligne Tumor geht vom metanephrogenen Blastem aus und besteht aus epithelialen und mesenchymalen Anteilen (S. 831).
- *Neuroblastom:* Dieser bösartige Tumor geht aus Anteilen des sympathischen Nervensystems hervor und entsteht meist im Nebennierenmark, seltener im Grenzstrangbereich (S. 1081).
- *Medulloblastom:* Häufigster Hirntumor im Kindesalter (S. 1082).
- *Retinoblastom:* Häufigster Augentumor im Kleinkindesalter (S. 291).
- *Embryonales Rhabdomyosarkom:* Häufigstes Weichteilsarkom im frühen Kindesalter (S. 1110).
- *Hepatoblastom* (ICD-O-8970/3): Häufigster maligner Lebertumor des Kindesalters (S. 774).
- *Pneumoblastom* (ICD-O-8981/3): Seltener, hochmaligner Lungentumor mit embryonaler adenoid-tubulärer Epithelkomponente und sarkomatöser Stromakomponente, in der mesenchymale Gewebe wie Knorpel, Knochen und Muskulatur vorkommen können. Er kommt in allen Altersstufen vor und sitzt meist in der Lungenperipherie (♂ > ♀).

Tumorstadieneinteilung

In Übereinkunft mit der Union International Contre le Cancer (UICC), wird das Stadium einer Tumorkrankheit (= staging) aufgrund folgender drei Kriterien beurteilt und eingeteilt:

- *Größe und Ausdehnung des Primärtumors,*
- *Tumorbefall der regionalen Lymphknoten,*
- *Nachweis von Tumormetastasen.*

Mit dieser Stadieneinteilung ist es möglich, das Stadium der Tumorkrankheit sowie den Behandlungser-

Tabelle 7.**8** Postoperative histopathologische Tumorstadieneinteilung (= Staging)

pT-Primärtumor

pTis	= präinvasives Karzinom (Carcinoma in situ)
pT0	= keine histologische Evidenz für einen Primärtumor bei der Untersuchung des Resektates
pT1, pT2, pT3, pT4	= Evidenz der zunehmenden Ausdehnung des Primärtumors
pTx	= die Ausdehnung der Tumorinvasion kann histopathologisch nicht bestimmt werden

pN-Regionäre Lymphknoten

pN0	= keine Evidenz für den Befall regionärer Lymphknoten
pN1, pN2, pN3	= Evidenz für zunehmenden Befall regionärer Lymphknoten
pN4	= Evidenz für den Befall juxtaregionärer Lymphknoten
pNx	= die Ausdehnung der Tumorinvasion kann nicht bestimmt werden.

pM-Fernmetastasen

pM0	= keine Evidenz für Fernmetastasen
pM1	= Evidenz für Fernmetastasen
pMx	= das Vorliegen von Fernmetastasen kann nicht bestimmt werden

Tabelle 7.**9** Tumordifferenzierungsgrade (= Grading)

G1	= hochdifferenzierter Tumor (meist geringe Malignität)
G2	= mitteldifferenzierter Tumor (meist mäßiggradige Malignität)
G3	= wenig differenzierter Tumor (meist hohe Malignität)
G4	= undifferenzierter (anaplastischer Tumor)
Gx	= der Differenzierungsgrad kann nicht bestimmt werden

folg international zu standardisieren. Diese drei Kriterien werden als

T *(= Primärtumor),*
N *(= Lymphknoten,* Noduli*)* und
M *(= Metastasen)*

abgekürzt und durch Hinzufügen der arabischen Ziffern 0 bis 4 gewichtet. Ferner wird bei dieser Stadieneinteilung der Tumoren unterschieden, ob sie *prätherapeutisch* anhand klinischer Befunde erhoben worden ist oder ob sie *postoperativ* aufgrund histopathologischer Kriterien am Operationspräparat vorgenommen wurde. Die Kriterien der postoperativen histopathologischen (= p) Klassifikation *(pTNM)* sind in Tab. 7.**8** zusammengestellt.

Tumorgraduierung

Aufgrund der Tatsache, daß, je undifferenzierter das Gewebe eines Tumors, desto größer seine Wachstumsgeschwindigkeit, Strahlenempfindlichkeit und Bösartigkeit, ist es sinnvoll und prognostisch richtungweisend, wenn ein Tumor auch nach seinem Differenzierungsgrad (= grading) klassifiziert wird. Dieses Tumorgrading ist in Tab. 7.**9** zusammengestellt.

Karzinomgraduierung: Bei den Karzinomen gilt die Faustregel: je undifferenzierter das Gewebe eines Tumors, desto größer seine Wachstumsgeschwindigkeit und Bösartigkeit und desto höher seine Strahlenempfindlichkeit.

Sarkomgraduierung: Bei den Sarkomen gilt die Faustregel: je geringer die Ähnlichkeit mit dem Muttergewebe, je höher die Mitosezahl (ab 10 Mitosen pro 10 Gesichtsfelder bei 40 × Objektiv) und je ausgedehnter Tumornekrosen, desto höher der Malignitätsgrad. Dabei werden Grad-1-Sarkome rein chirurgisch, alle anderen adjuvant-chemotherapeutisch angegangen.

Tumorkomplikationen

Je nachdem, ob ein Tumor expansiv verdrängend oder destruktiv infiltrierend wächst, wird die Umgebung oder der Gesamtorganismus von der Geschwulst folgendermaßen in Mitleidenschaft gezogen:

Lokale Komplikationen

1. Stenosierung

Geschwülste führen oft zu *mechanischen Verdrängungserscheinungen.* Dabei komprimiert ein expansiv wachsender Tumor das Organgewebe seiner Umgebung und kann das Lumen eines Hohlorganes einengen, während ein infiltrierend wachsender Tumor lediglich das Lumen eines Hohlorgans verlegt (Abb. 7.**57 a–d** und 7.**58 a–l**). Die Folgen davon sind:

- *prästenotische Dilatation* der zuführenden Gangsysteme,
- *Rückstau* von Sekreten oder Exkrementen und
- *Infektion* im Stauungsgebiet.

In den meisten Fällen betreffen die Verdrängungserscheinungen und Lumenverlegungen vor allem das Gefäßsystem. Die Folge davon sind Durchblutungsstörungen:

2. Durchblutungsstörungen

Am häufigsten begegnet man dabei einer *venösen Abflußstörung,* die sich bei längerem Bestehen in einer varikösen Venenwandveränderung äußert und Ausgangspunkt für eine Thrombose mit nachfolgender Embolie (S. 421) sein kann. Hinzu kommt allerdings, daß bei einigen Tumoren auch gerinnungsfördernde Substanzen in die Blutwege eingeschleust werden, welche die *Thrombenbildung* fördern. Es sind jedoch auch Tumoren bekannt, welche das Gerinnungssystem derart stören, daß diffuse

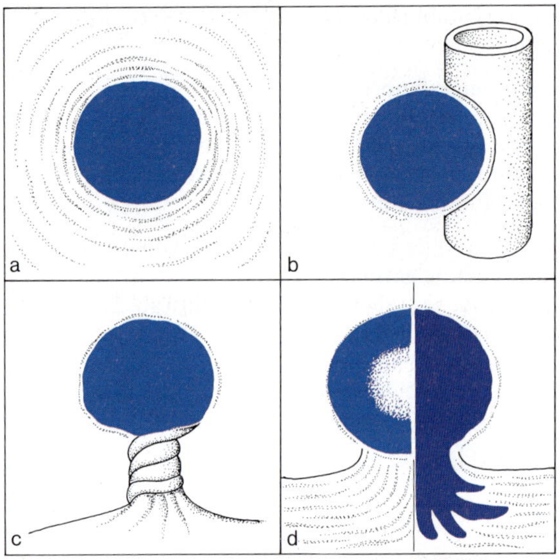

Abb. 7.**57a–d** Lokale Komplikationen gutartiger Tumoren: **a** Expansives Wachstum, **b** Kompression von Nachbarorganen, **c** Stieldrehung bei polypösen Tumoren, **d** zentrale Nekrose (links) oder maligne Entartung (rechts)

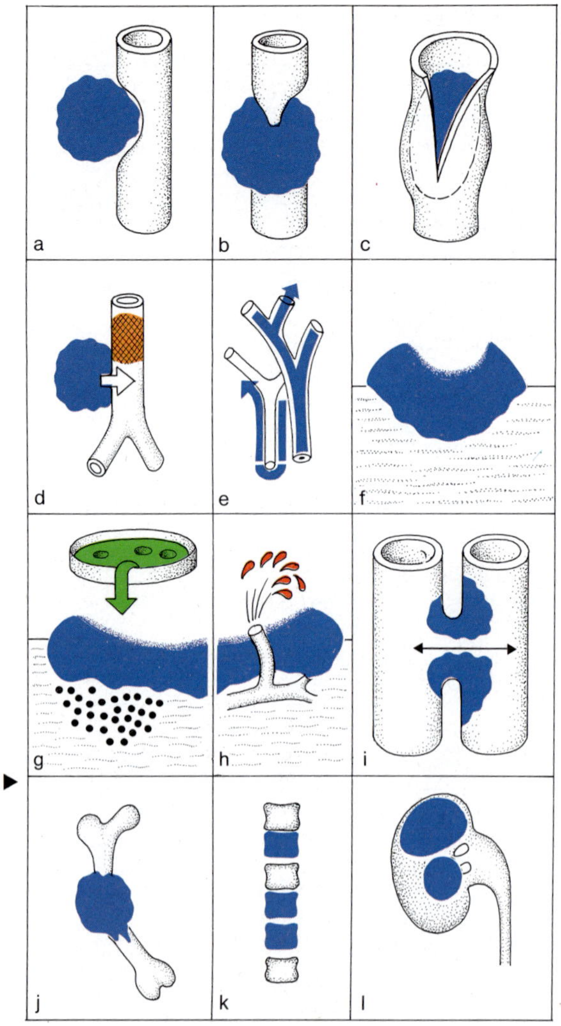

Abb. 7.**58a–l** Folgen und Komplikationen maligner Tumoren: **a** Kompression von Nachbarorganen, **b** serviettenringartige Ummauerung von Hohlorganen, **c** Lumenverlegung, **d** Einwachsen ins Gefäßsystem mit Thrombosierung, **e** intrakanalikuläre Ausbreitung und Ausbreitung im perivaskulären und perineuralen Bindegewebe, **f** Ulzeration, **g** Infektion, **h** Gefäßarrosion, **i** Fistelbildung, **j** pathologische Fraktur bei Skelettmetastasen, **k** Blutbildungsstörung bei Befall des Knochenmarks, **l** Abflußstörung und andere Organfunktionsausfälle am Beispiel der Niere

Gewebsblutungen auftreten (hämorrhagische Diathese, S. 407). Die Folgen dieser tumorbedingten Kreislaufstörungen sind Gewebsnekrosen:

3. Gewebsnekrosen

Sie entstehen a) durch *thrombotische Verlegung* von Arterien, b) durch tumorbedingte *Gefäßkompression,* c) durch *Stieldrehung* von Tumoren und d) durch den von Makrophagen gebildeten Tumornekrosefaktor (= Kachektin, s. unten). Nekrosen können außerdem das Resultat einer *tumoraggressiven Therapie* sein. Durch diese entstehen vor allem im Bereich innerer oder äußerer Körperoberflächen Ulzerationen. Dies gilt besonders für die Karzinome des Gastrointestinaltraktes und für die Hautkrebse. Durchbrechen solche Ulzera die Wand eines Hohlorganes *(= Perforation),* so bilden sich *Fisteln,* die manchmal Anschluß an ein Nachbarorgan finden. Die Folge davon ist eine abnorme Verbindung zwischen zwei anatomisch vorgebildeten Hohlräumen und/oder mit der Körperoberfläche. Derartige *Tumorfisteln* werden oft durch *Infektionen* kompliziert.

4. Organfunktionsstörungen

Dies gilt vor allem für solche Tumoren, die neben einer mechanischen Veränderung auch noch eine *Destruktion* des Organparenchyms oder des Stützgerüstes hervorrufen. Nerven und Gefäße, das harnableitende System sowie die Abflußwege des Intestinaltraktes sind dabei besonders störungsanfällig. Ihr Funktionsverlust wirkt sich rasch lebensbedrohlich aus. Die zugrundeliegende Gewebsdestruktion wird oftmals weniger durch den Tumor selbst ausgelöst, sondern ist das Resultat einer tumorbedingten Kreislaufstörung und nachfolgenden Nekrose.

Systemische Komplikationen

Im fortgeschrittenen Stadium einer Tumorkrankheit wird regelmäßig der gesamte Organismus in Mitleidenschaft gezogen. Dies prägt schließlich den *Habitus* eines *Krebspatienten.* Das auffälligste klinische Symptom ist in diesem Zusammenhang die Kachexie, die wichtigste Komplikation die Metastasierung (S. 373).

1. Tumorkachexie

Definition: Darunter versteht man einen allgemeinen Kräfteverfall des Krebspatienten durch Verschlechterung des Ernährungszustandes mit Abnahme des Körpergewichtes.

Pathogenese: Am Zustandekommen einer Tumorkachexie sind verschiedene Faktoren beteiligt. Dazu gehören:

- Appetitlosigkeit (= Anorexie),
- Behinderung der Nahrungsaufnahme,
- Behinderung der Verdauung,
- Störung der intestinalen Absorption,
- Zytokine wie TNFα.

Das von Makrophagen gebildete Zytokin TNFα (= Tumornekrosefaktor) stimuliert die Expression von Leptin in den Adipozyten und bewirkt eine Hyperleptinämie. Das Leptin (S. 98) bremst über einen zentralen Zugang den Appetit und damit die Nahrungsaufnahme und fördert den Energieverbrauch. Darüber hinaus wirkt TNFα als Entzündungsmediator (S. 218) und schädigt gleichsam als „Handlanger" des Endotoxins die Endothelien und vermutlich dadurch auch die Tumorzellen (daher der Name!).

Daneben wird aber auch angenommen, daß *toxische Peptide* und andere niedermolekulare Substanzen, die vom Krebsgewebe gebildet werden, die nichtneoplastischen Körperzellen schädigen oder zumindest metabolisch entgleisen lassen. Dies kann einerseits dadurch erreicht werden, daß das Tumorgewebe bei überstürzter Proteolyse dem Organismus Aminosäuren entzieht *(= „Stickstoffalle")*, und/oder infolge Entkoppelung der oxydativen Phosphorylierung den *Energieverbrauch* unökonomisch hochschraubt. Dadurch wird im Endeffekt ein *Hungerzustand* erreicht.

2. Tumoranämie

Vielfach macht die *aschfahle Hautfarbe* des Patienten auf eine Blutarmut (= Anämie, S. 528) aufmerksam. Sie beruht entweder auf einem Blutverlust, einem Mangel an Blut- oder Reifungsstoffen oder auf Autoantikörpern gegenüber Erythrozyten oder verdrängenden Metastasen im blutbildenden Knochenmark.

3. Tumorfieber

Neben sekundären Infektionen kommt als Fieberursache auch eine Resorption von nekrotischem Tumormaterial in Betracht *(= Resorptionsfieber)* sowie die Interaktion des Kachektins mit weiteren Zytokinen.

4. Tumorsyntropie

Definition: Als Syntropie wird das gehäufte Zusammentreffen zweier oder mehrerer, scheinbar voneinander unabhängiger Krankheiten bezeichnet, die gleichzeitig *(= simultane Syntropie)* oder hintereinander *(= sukzessive Syntropie)* auftreten können.

Zu den häufigsten Tumorsyntropien zählen folgende Kombinationen:

- *Trisomie 21* und *Leukämie* (S. 545),
- *Lymphogranulomatose Hodgkin* und *Tuberkulose* (S. 569),
- *Lungentuberkulose* und *Lungenkarzinom* (S. 648).

Das Gegenstück dazu ist die *Tumordystropie*, mit dem ein gewisses Ausschließungsverhältnis zwischen zwei Krankheiten bezeichnet wird. Sie ist eine Seltenheit (Beweise!).

5. Paraneoplastische Syndrome

Definition: Damit bezeichnet man eine Gruppe krankhafter Allgemeinerscheinungen, die nicht auf einer örtlichen Tumoreinwirkung beruhen, aber kausal- oder formalpathogenetisch an das Vorhandensein eines Tumors gebunden sind und sich dementsprechend nach Tumorentfernung wieder zurückbilden können. Die paraneoplastischen Syndrome können vor, während oder nach einem Tumorleiden klinisch manifest werden und kommen bei etwa 15% aller Krebspatienten vor.

Pathogenese: Paraneoplastische Syndrome treten in Form hämatologischer, endokriner oder neurologischer Störungen auf oder kommen als Haut-, Muskel-, Gelenk- und Knochenveränderungen vor (Tab. 7.**10**–7.**13**). Die Ursache vieler Paraneoplasien ist unklar. Vermutlich wird durch die Mutation im Rahmen der Tumorigenese nicht nur der Proliferationsstoffwechsel, sondern auch der Leistungsstoffwechsel der Krebszelle verändert, so daß sie biologisch aktive Stoffe synthetisiert.

Endokrine Paraneoplasien: Sie treten vor allem bei Tumoren auf, die von endokrin aktiven Zellen ausgehen und folglich *ektope Hormone* oder *hormonähnliche Substanzen* synthetisieren. Die Folge davon sind endokrine Allgemeinstörungen (Tab. 7.**10**).

Neuromuskuläre Paraneoplasien: Sie sollen auf einer tumorbedingten Aktivierung einer *latenten Viruserkrankung*, eines *Autoimmunprozesses* oder auf einem *Verbrauch wichtiger Metabolite* des Nervensystems beruhen und gehen mit einer Zerstörung von Nervenzellen und/oder Muskelfasern einher (Tab. 7.**11**).

Hämatologische Paraneoplasien (Tab. 7.**12**): Ein Teil dieser Paraneoplasieformen geht vermutlich darauf zurück, daß der Tumor selbst Substanzen bildet, die auf die Zellen des *blutbildenden Knochenmarks zytotoxisch* wirken oder die *Antikörperbildung* gegen diese Zellen einleiten. Die Folge davon sind Anämien. Ein anderer Teil beruht auf der Produktion von *knochenmarkstimulierenden Substanzen.* Die Folge davon sind Polyglobulien oder leukämoide Reaktionen. Schließlich gibt es Tumoren,

Tabelle 7.**10** Endokrine Paraneoplasien

Klinik	Pathogenese	Häufigster Primärtumor
Cushing-Paraneoplasie	ektopes ACTH	Bronchialkarzinom
Karzinoid-Paraneoplasie	Serotonin	Bronchialkarzinom Pankreaskarzinom
extrapankreatische Hypoglykämiesyndrome:		
Doege-Potter-Syndrom	insulinähnliche Substanz	Fibrosarkom
Nadler-Wolfer-Syndrom	tumorbedingter Hyperinsulinismus	Leberzellkarzinom
Anderson-Syndrom	anabole Steroide mit Insulinwirkung	Nebennierenrindenkarzinom
Rosenfeld-Syndrom	exzessiver Glucoseverbrauch	Pseudomyxom
Hyperkalzämiesyndrom	Vitamin-D-ähnliche Substanzen Parathormonähnliche Substanzen	Bronchialkarzinom Nierenkarzinom
Schwartz-Bartter-Syndrom (paraneoplastische Hyponatriämie)	ektopes ADH	Bronchialkarzinom

Tabelle 7.**11** Neuromuskuläre Paraneoplasien

Klinik	Häufigster Primärtumor
limbische Enzephalitis	Bronchialkarzinome
Kleinhirnrindendegeneration	Bronchial-, Ovarial-, Mammakarzinom
amyotrophische Lateralsklerose	Bronchial-, Mammakarzinom
sensorische Polyneuropathie	Bronchialkarzinom
Myasthenia gravis	Thymom
Eaton-Lambert-Syndrom (Myasthenie)	Bronchialkarzinom (Rektum-, Nieren-, Magen-, Basalzellkarzinom)
Dermatomyositis (Polymyositis)	Bronchial-, Nieren-, Genitalkarzinom

Tabelle 7.**12** Hämatologische Paraneoplasien

Klinik	Primärtumor
aplastische Anämie	Thymom
hämolytische Anämie	Leukämien maligne Lymphogranulomatose
Polyglobulie	Nierenkarzinom Hämangioblastom
Thrombosen	Pankreaskarzinom Bronchialkarzinom
Verbrauchskoagulopathie	Leukämien

Tabelle 7.**13** Formen der kutanen Paraneoplasien

Klinik	Häufigster Primärtumor
Akanthosis nigricans maligna	Adenokarzinom des Magens
Akrokeratose Bazex	Karzinome des oberen Respirationstraktes und der Speiseröhre
Erythema gyratum repens	Karzinome
Hypertrichosis lanuginosa et terminalis acquisita	Karzinome
Glukagonomsyndrom	α_2-Inselzellkarzinom

die mit der Einschwemmung *thromboplastischer* oder *fibrinolytischer Substanzen* in die Blutbahn einhergehen. Die Folge davon sind Thrombosen oder Verbrauchskoagulopathien.

Kutane Paraneoplasien (Tab. 7.**13**): Im Gegensatz zu den übrigen Formen der Paraneoplasien ist bei Kenntnis der kutanen Paraneoplasien eine Blickdiagnose möglich. Sie liegen in folgenden beiden Formen vor:

Obligate kutane Paraneoplasien

- *Akanthosis nigricans maligna:* Hautverdickung mit deutlich sichtbaren Papillarlinien, Hyperpigmentierung und warzenähnlichen Papillomen. Bevorzugte Lokalisation: axilläre, areoläre, submammäre, umbilikale und inguinale Hautareale.
- *Akrokeratose Bazex:* Symmetrisch angeordnete, psoriasiforme Dermatose.
- *Erythema gyratum repens:* Makulöse, zebraähnliche Effloreszenzen mit typischem, täglichem Wandel.
- *Hypertrichosis lanuginosa et terminalis acquisita:* Durch exzessives Wachstum sowohl der Lanugohaare (= Körperhaare) als auch der Terminalhaare (z. B. = Kopfhaare) entsteht ein „Haarmensch".

Fakultative kutane Paraneoplasien:
Dazu gehören: Ichthyosis acquisita (= „Fischschuppenhaut"), bullöses Pemphigoid und Dermatomyositis.

Tumorvorsorge

Der Behandlungserfolg vieler Krebse läßt sich dadurch erheblich verbessern, daß durch breit angelegte Vorsorgeuntersuchungen Krebsfrühstadien erfaßt werden, noch bevor sie klinische Symptome hervorgerufen haben. In der Bundesrepublik Deutschland stehen jeder Frau über 20 Jahre und jedem Mann über 45 Jahre jährlich eine *kostenlose Vorsorgeuntersuchung* zu, die nach einem allfälligen *Portio-, Mamma-, Rektum-, Prostata-, Haut-, Nieren-* und *Harnwegskarzinom* fahndet. Beruflich exponierte Personen und andere „Risikogruppen" müssen ebenfalls regelmäßig kontrolliert werden. Derartige Reihenuntersuchungen sind nur mit billigen, aber dennoch zuverlässigen Methoden möglich. Diese Voraussetzungen erfüllt die *zytologische Diagnostik*. Dabei macht man sich die mangelhafte Zelladhäsion der Tumorzellen zunutze (S. 373). Sie lassen sich deshalb gut von der Organoberfläche abstreichen (Bürstenzytologie), mit einer Spülflüssigkeit (Spülzytologie) an der Oberfläche ablösen oder schilfern spontan von der Oberfläche ab und erscheinen in Exkrementen wie Sputum, Urin oder in Sekreten oder Ergüssen *(= Exfoliativzytologie)*. Ein palpabler Tumor kann ferner auch rasch und zuverlässig durch eine *Feinnadelaspirationspunktion* (vgl. Abb. 11.**65a** u. **b**, S. 652) untersucht werden, wobei das gewonnene Gewebe als zytologisches Präparat (Gehirngewebe als Quetschpräparat) aufgearbeitet wird. Mit dieser Methode lassen sich palpable Tumoren der Mamma, Schilddrüse, Prostata, Pankreas und Lymphknoten untersuchen, ohne daß dabei das Metastasierungsrisiko des betreffenden Tumors erhöht wird.

Tumordiagnostik

Trotz aller technischen Fortschritte ist die Identifikation und exakte Diagnose eines Tumors auch heute noch nur durch eine histologische Gewebeuntersuchung möglich. Dabei gilt aber zu berücksichtigen, daß die Qualität einer histologischen Diagnose wesentlich vom Entnahmeort, von der Vitalität des Tumorgewebes und von der Entnahmetechnik des Klinikers abhängt. Grundsätzlich sollte deshalb die Diagnose jedes operativ entfernten Tumors durch eine entsprechende histologische Aufarbeitung bestätigt werden. Wird dies unterlassen, so kann dies als Kunstfehler betrachtet werden.

Die zeitlich aufwendige Paraffineinbettung läßt sich mit Hilfe der *Gefrierschnittechnik,* bei der Abklärung von Hirntumoren mit Hilfe der Gewebsquetschtechnik, abkürzen. Diese Methoden erlauben innerhalb weniger Minuten, während der Patient noch in Narkose ist, eine diagnostische Aussage. Dadurch kann der Chirurg sein operatives Vorgehen auf eine histologisch gesicherte Tumordiagnose abstützen. Bei den *Borderline-Tumoren,* bei denen die Grenze zwischen Gutartigkeit und Bösartigkeit wenig ausgeprägt ist, muß gelegentlich jedoch die Paraffineinbettung zur Diagnosesicherung herangezogen werden. In solchen Fällen wird dann die Operation abgebrochen und die Diagnose am Paraffinschnitt abgewartet. Dies läßt sich dadurch rechtfertigen, daß die Metastasenhäufigkeit durch Biopsien nicht erhöht wird, wenn die Radikaloperation innerhalb einer Woche erfolgt.

Literatur

Bannasch, P., et al.: The cytoskeleton in tumor cells. Path. Res. Pract. 175 (1982) 196

Barsky, S. H., et al.: Loss of basement membrane components by invasive tumors but not by their benign counterparts. Lab. Invest. 49 (1983) 140

Bassermann, R., et al.: Haematogene Metastasen – welcher Primärtumor. Pathologe 5 (1984) 13

Beutler, B., A. Cerami: Cachectin. New Engl. J. Med. 316 (1987) 379

Böhm, N., W. Sandritter: DNA in human tumors. Curr. top. pathol. 60 (1975) 151

Caroll, K. K., et al.: Fat and cancer. Cancer 58 (1986) 1818

Cocchia, D., et al.: S-100 antigen labels neoplastic cells in liposarcoma and cartilaginous tumors. Virchows Arch. (Path. Anat.) 402 (1983) 139

Coon, J. S., R. S. Weinstein: Blood group-related antigens as markers of malignant potential in human carcinomas. Hum. Path. 17 (1986) 1089

Darnell, J., H. Lodish, D. Baltimore: Molecular Cell biology. Scientific American Books, New York 1986

Druckrey, H., et al.: Organotrope carcinogene Wirkungen bei 65 verschiedenen N-Nitroso-Verbindungen an BD-Ratten. Z. Krebsforsch. 69 (1967) 103
Farber, E.: Chemical carcinogenesis: A current biological perspective. Carcinogenesis 5 (1984) 1
Garfinkel, L.: Overweight and mortality. Cancer 58 (1986) 1826
Genser, N.: Versicherbarkeit nach Krebserkrankungen. Lebensversicher.-Med. 5 (1986) 145
Gresser, J.: How does interferon inhibit tumor growth? Phil. Trans. B 299 (1982) 69
Grundmann, E.: Das Wesen des malignen Wachstums. Klin. Wschr. 59 (1981) 931
Hagedorn, M., et al.: Paraneoplasien, Tumorsyntropien und Tumorsyndrome der Haut. Springer, Wien 1978
Hagedorn, M.: Kutane Paraneoplasien. In Petres, I., et al.: Onkologie der Haut. Grosse, Berlin 1984
Harris, C. C., H.N. Autrup: Human Carcinogenesis. Academic Press, New York 1983
Hehlmann, R., et al.: RNA-tumor viruses, oncogenes, and their possible role in human carcinogenesis. Klin. Wschr. 61 (1983) 1217
Hennessy, C., et al.: Expression of the antimetastatic gene nm-23 in human breast cancer. J. nat. Cancer Inst. 83 (1991) 281
Hermanek, P., et al.: TNM-Klassifikation maligner Tumoren, 4. Aufl. Springer, Berlin 1987
Hirohashi, S., et al.: Blood group A cross reacting epitope defined by menoclonal antibodies NCC-Lu 35 and -81 expressed in cancer of blood group 0 or B individuals: Its identification as Tn antigen. Proc. nat. Acad. Sci. 82 (1985) 7039
Klaunig, J. E., R. J. Buch: Role of inhibition of intercellular communication in carcinogenesis. Lab. Invest. 62 (1990) 135
Kleihues, P., O. Wiestler: Structural DNA modifications and DNA repair in organ-specific tumor induction. In Cohen, G. M.: Target Organ Toxicity. CRC Press, Boca Raton 1985
Knippers, R.: Molekulare Genetik, 4. Aufl. Thieme, Stuttgart 1985
Knudson, A. G.: Antioncogenes and human cancer. Proc. nat. Acad. Sci. (USA) 90 (1993) 10914
Krebs-Tumoren, Zellen, Gene. Spektrum der Wissenschaft, Heidelberg 1987
Liotta, L. A., et al.: Tumor invasion and the extracellular matrix. Lab. Invest. 49 (1983) 636
Marx, J.: Genetic defect identified in rare cancer syndrome. Science 250 (1990) 1209
Meyer, P.: Increased intracellular calcium: From hypertension to cancer. J. Hypertens. 5 (1987) 3
Müller, Hj., W. Weber: Familial Cancer. Karger, Basel 1985
Nowell, P. C., C. M. Croce: Chromosomes, genes, and cancer. Amer. J. Path. 125 (1986) 8
Oppenheim, J. J., D. M. Jacobs: Leukocytes and Host Defense. Alan R. Liss, New York 1986
Penica, D., et al.: Human tumor necrosis factor. Nature 312 (1984) 724
Purtilo, D. T.: Defective immune surveillance in viral carcinogenesis. Lab. Invest. 51 (1984) 373
Rice, J. M.: Fetal susceptibility to viral and chemical cancerogens. Lab. Invest. 58 (1988) 1
Robra, B. P., J. G. Brechf: Kohortenanalyse der Krebssterblichkeit in der Bundesrepublik Deutschland 1955–1979. Lebensversicher.-Med. 36 (1984) 26
Rutherford, G. S., A. G. Davies: Chordomas. Histopath. 8 (1987) 775
Sanders, D. S. A., et al.: The expression of Lewis antigens reflects changes in fucosylation between normal and neoplastic cervical squamous epithelium. J. Pathol. 162 (1990) 23
Schmähl, D.: Maligne Tumoren. Entstehung – Wachstum – Chemotherapie, 3. Aufl. Editio Cantor, Aulendorf 1981
Schmid, A. H., U. N. Riede: A morphometric study of the cerebellar cortex from patients with carcinoma. A contribution on quantitative aspects in carcinotoxic cerebellar atrophy. Acta Neuropath. 28 (1974) 343
Selberg, W., et al.: Definition häufiger Begriffe im Zusammenhang mit der Präneoplasie. Pathologe 4 (1983) 174
Sprenger, E.: Risiko der Metastasierung bei Feinnadelpunktionen. Pathologe 5 (1984) 275
Steeg, P. S., et al.: Evidence for a novel gene associated with low tumor metastatic potential. J. nat. Cancer. Inst. 80 (1988) 200
Temin, H. M.: Retrovirus and cancer. Molec. Carcinog. 3 (1990) 183
Thomas, C.: Das paraneoplastische Syndrom. Med. Klin. 70 (1975) 2053
Wagner, G., N. Becker: Die Krebssterblichkeit in Mitteleuropa. Derzeitige Situation und zeitlicher Trend. Dtsch. Ärztebl. 79 (1982) 41
Watson, J. D., et al.: Tumor viruses. In: Recombinant DNA. A Short Course. W. H. Freeman, New York 1983 (p. 127)
Weidner, N., P. Zekan: Carcinosarcoma of the colon. Cancer 58 (1986) 1126
Weinberg, R. A.: The action of oncogenes in the cytoplasm and nucleus. Science 230 (1985) 770
Wheelock, E. F., M. K. Robinson: Biology of disease. Endogenous control of neoplastic process. Lab. Invest. 48 (1983) 120
Willman, C. L., et al.: Oncogenes, suppressor genes and carcinogenesis. Hum. Path. 18 (1987) 895
Witte, O. N.: Function on the abl-oncogene. Cancer Surv. 5 (1986) 183

Für die strukturelle und funktionelle Integrität unseres Organismus sind Stoffe notwendig, die die Zellen ernähren (Betriebsstoffe) und aufbauen (Baustoffe), aber auch in gebundener (z. B. Extrazellulärmatrix) oder ungebundener Form (z. B. Hormone) die Kommunikation unter den Zellen ermöglichen. Entsprechende Übermittlungs- und Transportstörungen können sich auf Zell- oder auf Organebene ereignen. Dabei führt eine fehlerhafte Signalzufuhr zu funktionellen oder neoplastischen Läsionen, während die defekte Zufuhr von Betriebsstoffen zirkulatorische Läsionen oft in Form von Nekrosen nach sich ziehen. Auf welchen pathogenetischen Mechanismen letztere beruhen, wird im folgenden besprochen: *„Störungen des Stofftransports"*.

8 Störungen des Stofftransports

U.-N. Riede, H.-E. Schaefer und Ch. Mittermayer

Zirkulatorische Läsionen

Generalisierte Kreislaufstörungen

Arterielle Hypertonie
Pulmonale Hypertonie
Portale Hypertonie
Schock (Hypotonie)
Blutungen

Lokalisierte Kreislaufstörungen

Thrombose
Embolie
Arterielle Durchblutungsstörungen
Venöse Durchblutungsstörungen

Ödeme

Hydrostatische Ödeme
Onkotische Ödeme
Kapillarotoxische Ödeme
Lymphödeme

Generalisierte Kreislaufstörungen

U.-N. Riede

Die Funktion eines Vielzellenstaates hängt wesentlich von einem Transportsystem ab, mit dem auch die abgelegensten Gebiete erreicht werden. Dafür ist in unserem Organismus der Blutkreislauf zuständig. Er wird über ein hierarchisch gegliedertes Kontrollsystem reguliert. Seine Störungen in Form eines Zuviel oder Zuwenig ziehen eine Reihe von Anpassungsmechanismen nach sich, die für den Organismus gefährlich sind.

Hypertonie im großen Kreislauf: Um die Blutversorgung von Organen mit Entgiftungsfunktion sicherzustellen, sind Lunge und Leber an einen besonderen Kreislauf angeschlossen; die Niere ist sogar mitten in den großen Kreislauf integriert, so daß sie ihre Blutdruckbedürfnisse selbst realisieren kann. Dies äußert sich auch darin, daß ab einem gewissen Schädigungsgrad alle Nierenerkrankungen mit einer Blutdruckerhöhung beantwortet werden *(renaler Hypertonie)*. Der größte Teil der Hypertonien im großen Kreislauf ist jedoch pathogenetisch sehr komplex und vorerst noch unvollständig geklärt *(essentielle Hypertonie);* nur ein kleiner Teil geht auf das Konto von *endokrinen, neurogenen* oder *kardiovaskulären* Läsionen. Hypertonien im großen Kreislauf sind in erster Linie an denjenigen Gewebsstrukturen erkennbar, die der Druckbelastung ausgesetzt sind. Dies sind die Arterien.

Hypertonie im kleinen Kreislauf: Dies ist eine Erhöhung des Blutdruckes in den Pulmonalarterien *(= pulmonaler Hochdruck)*. Sie kann idiopathisch vorkommen oder Folge einer Lungenparenchymveränderung sein und ist ebenfalls an Gefäßschäden zu erkennen. Lebenslimitierend ist in diesen Fällen die Fähigkeit des rechten Herzventrikels, dem pulmonalen Hochdruck mit einer Muskelhypertrophie zu begegnen.

Portale Hypertonie: Sie geht auf Abflußbehinderungen des Pfortaderblutes zurück und ist eine regelmäßige Komplikation bei narbigem Leberparenchymumbau. Limitierender Faktor sind wiederum die Gefäße. Diesmal die Umgehungsgefäße des verstopften Pfortadergebietes, die erst aussacken und dann platzen.

Kreislaufschock (= Hypotonie): Dies ist ein akutes generalisiertes Kreislaufversagen mit kritischer Mangeldurchblutung der lebenswichtigen Organe. Das pathogenetische Kernstück des Schocks ist das progrediente Versagen der Kreislaufregulation. Es beginnt damit, daß anfängliche gegenregulatorische Maßnahmen wie Herzzeitvolumenerhöhung und Aussperrung weniger wichtiger Kreislaufgebiete scheitern, so daß schließlich die Kontrolle über die gesamte Endstrombahn zusammenbricht. Dadurch stockt der Blutstrom in der Kreislaufperipherie, was eine Aktivierung des Gerinnungssystems mit Mikrothrombenbildung und mit der Zeit auch einen Verbrauch von Gerinnungsfaktoren mit sich bringt, so daß generalisierte Blutungen das Krankheitsbild in Form einer Verbrauchskoagulopathie komplizieren. Lebensbegrenzende Komplikationen sind dabei die schocktypischen Veränderungen an Lunge und Niere.

Blutungen: Sie können durch örtliche Verletzungen von Gefäßen innerhalb *(Diapedeseblutungen)* oder außerhalb der Endstrombahn *(Rhexisblutungen)* oder durch ubiquitäre Gefäß- oder Gerinnungsdefekte *(hämorrhagische Diathesen)* zustande kommen. Bei letzteren sind die Defekte im Bereich der Gefäße, Thrombozyten oder der Gerinnungsfaktoren zu suchen.

Blutdruckregulation

Zentral neurovegetative Regulation: Die Blutdruckregulation wird im bulbären Kreislaufzentrum der Medulla oblongata sowie in übergeordneten hypothalamischen und kortikalen Zentren reguliert. Sie erhalten ihre Information betreffs Reglergröße über die Barorezeptoren im Karotissinus, Aortenbogen und in Herzhöhlen. Dabei ruft eine Blutdruckzunahme über eine Steigerung der afferenten Reize eine Hemmung der efferenten Impulse hervor und umgekehrt. Efferente sympathische Fasern rufen am Herzen eine positiv-inotrope und chronotrope Wirkung hervor und bewirken in der Peripherie über Noradrenalin eine Vasokonstriktion, während die parasympathischen Fasern eine negativ-chronotrope Wirkung auslösen und keine peripheren Gefäßeffekte aufweisen. Das bulbäre Sympathikuszentrum kontrolliert überdies auch noch das Nebennierenmark mit entsprechender Adrenalin- und Noradrenalinausschüttung, was am Herzen eine positiv-inotrope und chronotrope Wirkung hat und abhängig von der α- und β-Rezeptorverteilung eine Vasodilatation oder Vasokonstriktion nach sich zieht (Abb. 8.**1**).

Renin-Angiotensin-Aldosteron-System: Dieses System spielt eine wichtige Rolle in der Regulation des Flüssig-

Abb. 8.1 Schematische Darstellung der Blutdruckregulation und der dafür verantwortlichen, gegenseitig sich beeinflussenden Faktoren
ACE = Angiotensinkonversionsenzym, ANP = atriale natriuretische Peptide, KLZ = Kreislaufzentrum, SP = Sympathikus-, PS = Parasympathikuszentrum, HZV = Herzzeitvolumen
Aktivierung: rot,
Hemmung: blau

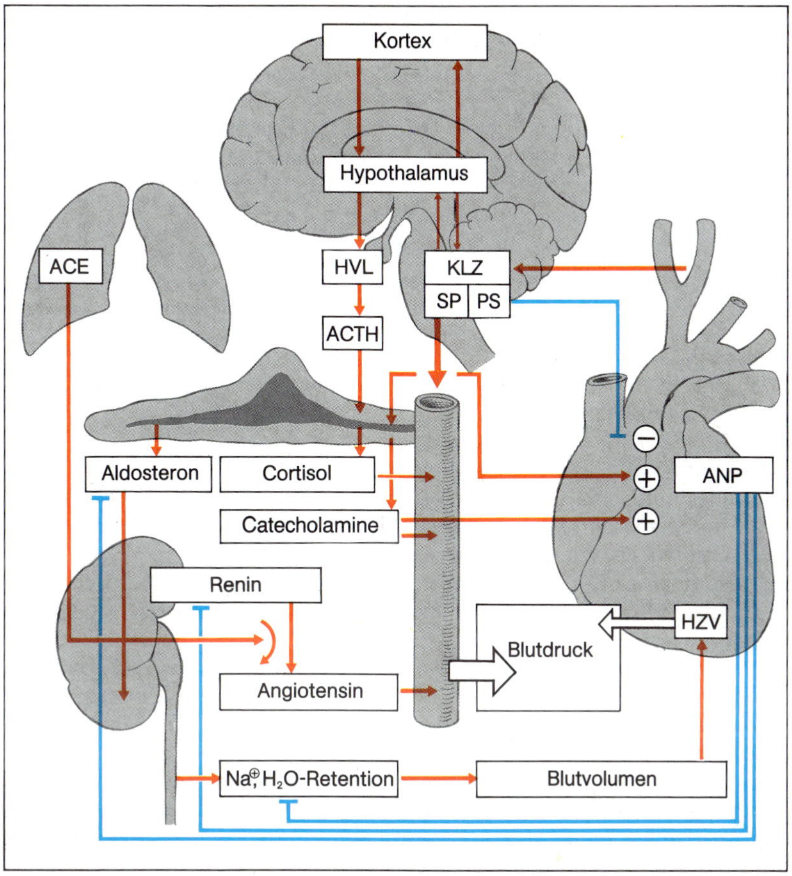

keits- und Elektrolythaushaltes und somit auch in der Blutdruckkontrolle. Bei jeder Minderdurchblutung der Nieren wird aus dem juxtaglomerulären Apparat der Niere vermehrt Renin (= proteolytisches Enzym) freigesetzt. Diese Reninfreisetzung (mittlerweile auch in anderen Geweben wie Gefäßwand nachgewiesen) wird a) über intrarenale Barorezeptoren der afferenten Glomerulusarteriolen, b) über elektrolytveränderungssensible Rezeptoren in der Macula densa und c) über β-Rezeptor-vermittelte Sympathikusreize ausgelöst (während afferente Vagusimpulse die Reninausschüttung drosseln). Daneben stimulieren auch das Vasopressin und der Entzündungsmediator Prostazyklin die Reninabgabe. Das freigesetzte Renin spaltet im Blut proteolytisch vom Angiotensinogen (= α_2-Globulin) das Angiotensin I (Dekapeptid) ab. Die Kapillarendothelien der Lungen bilden ein Angiotensinkonversionsenzym, welches einerseits rasch zwei weitere Aminosäuren vom Angiotensin I abspaltet, so daß das Angiotensin II (= Oktapeptid) entsteht, und inhibieren andererseits die vasodilatative Wirkung des Kininsystems (S. 219). Das Angiotensin II übernimmt folgende Rollen:

– *Blutdrucksteigerung:* Durch direkten Angriff an Angiotensinrezeptoren der arteriolären Gefäßwand mit entsprechender Vasokonstriktion.

– *Aldosteronfreisetzung* aus der Zona glomerulosa der Nebennierenrinde. Dadurch kommt es zur Natriumretention im distalen Nierentubulus mit Steigerung der Plasmaosmolarität, was einerseits zu einer Vermehrung des Blutvolumens und zur Blutdrucksteigerung führt und andererseits die Reninsekretion wieder bremst.

– *Natriumretention* (dadurch Sensibilisierung der Gefäßwand auf vasoaktive Substanzen) und Erhöhung der Filtrationsfraktion in der Niere.

– *Vasopressin- und Corticotropinfreisetzung* in der Hypophyse.

Angiotensin I und II werden durch Angiotensinasen wieder proteolytisch inaktiviert.

Hypothalamo-hypophyseo-adrenokortikale Regulation: Der Hypothalamus stimuliert über die Freisetzung des Corticotropinfreisetzungsfaktors die ACTH-Ausschüttung in der Hypophyse, was in der Nebennierenrinde eine Cortisol- und Aldosteronabgabe zur Folge hat. Vermutlich reagieren die Arteriolen erst in Anwesenheit von Cortisol auf die vasokonstriktiven Impulse der Vasopressoren.

Depressorhormone: In enger Wechselbeziehung stehen die Kinine und die Prostaglandine zueinander und bilden gegenregulatorische Systeme zu den vasokonstriktorisch wirksamen Substanzen. Hauptwirkungsort dieser Gewebshormone in bezug auf die Blutdruckregulation ist die Niere. Ein weiteres blutdrucksenkendes System bilden die Gefäßendothelien. Sie sind in der Lage aus L-Arginin Stickoxyd in Form des NO* zu generieren, welches über eine Gefäßrelaxation den Gefäßtonus und damit den Blutdruck senkt.

Atriale natriuretische Peptide: In den Herzvorhöfen werden Peptide gebildet und bei gesteigertem atrialem Füllungsdruck sezerniert, welche eine antagonistische Funktion gegenüber dem Renin-Angiotensin-Aldosteron-System aufweisen, indem sie den Blutdruck senken und die glomeruläre Filtrationsrate erhöhen sowie die Renin-Aldosteron-Sekretion drosseln.

Na^+/H^+-Antiporter: Dies sind auch als Na^+/H^+-Exchanger bezeichnete Membranproteine (= NHE-1), welche Protonen im Austausch gegen Natriumionen aus der Zelle transportieren. Sie scheinen die Gefäßmuskulatur auf vasokonstriktorische Reize zu erhöhen.

* frühere Bezeichnung: EDRF = endothelial derived relaxation factor

Arterielle Hypertonie

Allgemeine Definition: Die arterielle Hypertonie entspricht einer Hypertonie im großen Kreislauf und gehört zu den häufigsten Erkrankungen des Menschen. Mit *„Hypertonie" wird im weiteren Sinne eine lang andauernde abnorme Blutdruckerhöhung* bezeichnet, bei der klinisch für den diagnostisch weniger wichtigen systolischen Blutdruck Werte über 160 mmHg gemessen werden, während für den diastolischen Druck Werte über 95 mmHg pathognomonisch sind. Blutdrücke unter 140/90 mmHg werden als normoton bezeichnet. Für Drücke zwischen *160/95 und 140/90 mmHg* wird der *Begriff „Grenzwerthypertonie"* verwendet. Patienten mit einem diastolischen Ausgangsblutdruck von 90–114 mmHg leiden an einer leichten, von 115–129 mmHg an einer schweren, von über 130 mmHg an einer malignen Hypertonie. Da die arterielle Hypertonie keine pathologisch-anatomische, sondern pathophysiologisch definierte Diagnose darstellt und die hypertonen Blutdruckwerte am Anfang zwischenzeitlich auch wieder in den Normalbereich gelangen *(= labile Hypertonie)* und zirkadianen, emotions- und lageabhängigen Faktoren unterworfen sind, ist ein Blutdruckprofil über mehrere Tage für die Diagnose entscheidend. Prognostisch ist der Belastungsblutdruck, vor allem bei Grenzwerthypertonie, oft von Bedeutung.

Je nach hämodynamischer Störung werden folgende Hypertonieformen unterschieden:

Widerstandshochdruck: In diesen Fällen ist der periphere Gefäßwiderstand andauernd erhöht, so daß der diastolische Druck immer über 95 mmHg liegt.

Volumenhochdruck: Im Anfangsstadium *(= labiler Hochdruck)* ist der systolische Blutdruck aufgrund eines vermehrten Herzzeitvolumens und Blutvolumens pathologisch erhöht, während der periphere Gefäßwiderstand noch im Normbereich liegt. Allerdings pfropft sich bei längerem Bestehen eines Volumenhochdruckes ein Widerstandshochdruck auf *(= stabiler Hochdruck)*.

Elastizitätshochdruck: Er basiert auf einer Erhöhung des systolischen Druckes infolge verminderter Windkesselfunktion der großen Arterien, spielt aber klinisch keine wesentliche Rolle.

Je nach Pathogenese unterscheidet man Formen mit essentieller (= primärer) Hypertonie, bei der die auslösende Ursache noch nicht definiert ist, und sekundäre Hypertonien, deren kausale Pathogenese geklärt ist:

Essentielle Hypertonie

Definition und Pathogenese: Die Diagnose „essentielle Hypertonie" ist negativ definiert und darf erst nach Ausschluß aller bisher bekannten Hypertonie-Ursachen gestellt werden. Sie trifft für etwa 95% aller arteriellen Hypertonien zu. Für ihr Zustandekommen werden folgende pathogenetische Mechanismen diskutiert:

- *Genetische Faktoren:* Etwa 75% aller Fälle mit essentieller Hypertonie sind erblich belastet. Ferner sind Rattenstämme bekannt, welche neural und renal bedingte, vererbte Hypertonieformen aufweisen. Bei den neural bedingten Hypertoniestämmen steht eine Hyperaktivität des sympathischen Nervensystems mit Hyperreaktivität der hypothalamobulbären Kreislaufzentren im Vordergrund, während bei den renalen Hypertoniestämmen eine defekte Natriumausscheidung die Szene beherrscht.

- *Na^+/H^+-Antiporter:* Bei Patienten mit essentieller Hypertonie sowie bei Ratten mit genetisch-fixierter Hypertonie läßt sich ein gestörter Ionentransport feststellen, dem offenbar eine gesteigerte Funktion der Na^+/H^+-Antiporter (S. 395) zugrunde liegt, so daß die intrazelluläre Natrium- und damit auch Calciumkonzentration zunimmt. Dies wiederum führt dazu, daß die glatten Gefäßmuskelzellen eine erhöhte Reaktionsbereitschaft gegenüber Katecholaminen und anderen vasoaktiven Substanzen aufweisen, was durch Calciumantagonisten beeinflußt werden kann. Außerdem wird vermutet, daß die gesteigerte Aktivität dieses Ionentransportsystems auch als intrazellulärer Messenger für Wachstumssignale fungiert und so dafür verantwortlich ist, daß die Muskelzellen der Gefäßwand und des linken Herzventrikels proliferieren.

- *Streßfaktoren:* Streß, Emotion und psychische Konfliktsituationen haben vor allem in der Initialphase der essentiellen Hypertonie einen pathogenetischen Stellenwert, können aber auch beim stabilen Hochdruck über erhöhte Noradrenalinwerte vorübergehende Blutdruckspitzen auslösen. Voraussetzung dafür ist eine Hyperreaktivität der hypothalamobulbären Kreislaufzentren und des sympathischen Nervensystems.

- *Renin-Angiotensin-Aldosteron-System:* In 10% der Fälle mit essentieller Hypertonie liegen erhöhte Reninwerte vor, was auf einen gesteigerten, mit β-Blockern behandelbaren Sympathikotonus zurückgeführt wird.

- *Adipositas* (S. 97).

Renale Hypertonie

Definition: Diese Hochdruckform ist charakterisiert als arterielle Hypertonie im großen Kreislauf, die durch Erkrankungen hervorgerufen wird, die mit einer Nierenparenchymschrumpfung *(= renoparenchymatöse Hypertonie)* und/oder Stenosierung der extra- oder intrarenalen Arterien *(= renovaskuläre Hypertonie)* einhergehen. Die renale Hypertonie ist die häufigste aller sekundären Hochdruckformen.

Pathophysiologie: Zum Verständnis der renalen Hypertonie haben die Goldblatt-Versuche in Form des sog. 1-Nieren-Modells und 2-Nieren-Modells wesentlich beigetragen:

1-Nieren-Modell: Wird eine Niere entfernt und die Nierenarterie der verbliebenen Niere durch eine Silberklammer eingeengt, so steigt der Blutdruck an. Auslösender Faktor dabei ist offensichtlich der Mangel an gut durchblutetem Nierengewebe und folglich auch eine wirkungsvolle renale Ausscheidung. Dies aber wiederum hat eine Natrium- und Wasserretention zur Folge, was seinerseits über eine negative Rückkoppelung die anfängliche Reninproduktion der verbleibenden Niere und damit auch die Angiotensin-II-Bildung bremst. Hämodynamisch entspricht diese Hochdruckform einem Volumenhochdruck.

2-Nieren-Modell: Wird nur auf einer Seite eine Nierenarterienstenose erzeugt, während die kontralaterale Niere intakt bleibt, so bildet die ischämische Niere vermehrt Renin und damit auch Angiotensin II. Später steigt aber auch die Aldosteronsekretion in der Nebennierenrinde an und unterhält die Hypertonie durch eine Hypervolämie mit Natrium- und Wasserretention.

1. Renovaskuläre Hypertonie

Ätiologie: Diese Hochdruckart macht 1% aller Hypertonien aus und entspricht dem 2-Nieren-Modell. Sie tritt in der Humanpathologie bei a) *Arteriosklerose,* b) unvollständiger *Thrombose,* c) *fibromuskulärer Dysplasie* der Nierenarterien, d) *Medionekrose* der Aorta mit Einbeziehung der Nierenarterie oder e) *Nierenkompression* durch Tumor- oder Kapselschrumpfung auf. Ausschlaggebend ist in allen Fällen eine Lumeneinengung der A. renalis um 70%.

Pathogenese: Entsprechend dem 2-Nieren-Modell nach Goldblatt lassen sich bei den renovaskulären Hypertonieformen zwei therapeutisch wichtige Phasen erkennen:

- *Initialphase:* In ihr wird der erhöhte Blutdruck durch das angekurbelte Renin-Angiotensin-Aldosteron-System unterhalten. Dementsprechend ist bei diesen Patienten der Plasmareninspiegel erhöht und der Einsatz von Pharmaka, welche das Angiotensin-Konversionsenzym hemmen oder das Angiotensin II blockieren, therapeutisch erfolgreich.

- *Spätphase:* Im chronischen Stadium ist die Hypertonie das Resultat einer Hypervolämie infolge Natrium- und Wasserretention, welche ihrerseits das ursprünglich aktivierte Renin-Angiotensin-System wieder unterdrückt, so daß bei solchen Patienten der Plasmareninspiegel nicht erhöht ist.

2. Renoparenchymatöse Hypertonie

Ätiologie: Diese Hypertonieform beruht im wesentlichen auf pathologischen Prozessen, welche entweder zu einer beidseitigen Nierenparenchymschrumpfung führen oder nur auf der einen Seite eine Nierenparenchymschrumpfung induzieren, während die kontralaterale Nierenarterie stenosiert ist. Die häufigsten Erkrankungen, die mit einer renoparenchymatösen Hochdruckform einhergehen, sind die Glomerulonephritis, Pyelonephritis und Hydronephrose, am meisten aber eine Arteriolosklerose (s. Kapitel 14).

Pathogenese: Die renoparenchymatösen Hypertonieformen entsprechen dem 1-Nieren-Modell nach Goldblatt. Obwohl eine Aktivierung des Renin-Angiotensin-Systems infolge Ischämie der Nierenrinde denkbar wäre, findet man nur in wenigen Fällen eine Erhöhung des Plasmarenins. Aus diesem Grunde werden für die Pathogenese dieser Hypertonieformen a) die Produktion unbekannter vasokonstriktorischer Substanzen, b) die Unfähigkeit der Niere zur Bildung vasodilatatorischer Substanzen und c) die mangelhafte Inaktivierung zirkulierender Vasokonstriktoren diskutiert. Die Tatsache, daß Patienten mit chronischer Pyelonephritis und gleichzeitigem Salzverlust nicht zur Hypertonie neigen, rückt allerdings die Bedeutung einer Natrium-Wasser-Retention in der Pathogenese in den Vordergrund. Damit vereinbar ist auch die Beobachtung, daß bei Patienten mit terminaler Niereninsuffizienz in den meisten Fällen der Bluthochdruck gesenkt werden kann. Allerdings legt das Ansprechen der Hypertonie auf Konversionsenzymhemmung eine Mitbeteiligung des Renin-Angiotensin-Systems nahe.

Endokrine Hypertonie

Definition: Als endokrine Hypertonien werden nur solche Hochdruckformen bezeichnet, die entweder durch eine primäre Störung bestimmter endokriner Organe oder durch eine entsprechend hohe Dosis eines bestimmten Hormons verursacht werden. In den meisten Fällen liegt den endokrinen Hochdruckformen eine vermehrte Ausschüttung von Nebennierenmark- oder Nebennierenrindenhormonen zugrunde.

Pathogenese: Die Ursachen dieser Hochdruckformen werden im Abschnitt „Endokrinopathien" gesondert besprochen, so daß wir sie an dieser Stelle nur kurz tabellarisch zusammenstellen (Tab. 8.**1**).

Kardiovaskuläre Hypertonie

Definition: Diese Hypertonieform hat ihre primäre Ursache in einer pathologischen Veränderung des Herzens oder der Gefäße.

Pathogenese: Ursächlich liegt meist eine verminderte Windkesselfunktion der großen Körperschlagadern oder eine Störung der Blutflußrichtung wegen eines Herzvitiums zugrunde. Das erstere führt zum *Elastizitätshochdruck,* das letztere zum *Schlagvolumenhochdruck* (Tab. 8.**2**).

Tabelle 8.**1** Pathogenese der endokrinen Hypertonien

Krankheit	Pathogenese der Hypertonie	Hämodynamische Hochdruckform
Phäochromozytom (= Nebennierenmarktumor)	Adrenalin und/oder Noradrenalin ↗ Vasokonstriktion	Widerstandshochdruck (Blutdruckkrisen)
Cushing-Syndrom (= Hyperkortizismus)	Glucocorticosteroide ↗ Mineralocorticosteroide ↗ Hypervolämie (Ursache?)	Volumenhochdruck
Conn-Syndrom (= NNR-Tumor/Hyperplasie, primärer Hyperaldosteronismus)	Aldosteron ↗ Natrium-, Wasserretention Hypokaliämie	Volumenhochdruck
Liddle-Syndrom (= kongenitale Funktionsstörung des distalen Tubulus)	Natrium-Retention Kaliurese	Volumenhochdruck
adrenogenitales Syndrom kongenitale C 11- und C 17-Hydroxylase-Defekte	Hypocortisolämie C 11-Desoxyhydrocortison ↗ ACTH-Produktion ↗ Natrium-, Wasserretention	Volumenhochdruck
Hyperthyreose	Hyperthyroxinämie: Adrenalinabbauhemmung Herzzeitvolumen ↗	Volumenhochdruck (hyperkinetisches Herzsyndrom)
Akromegalie (HVL-Adenom)	?	Volumenhochdruck? Widerstandshochdruck?
Ovulationshemmer (sehr häufig)	Östrogen ↗ Angiotensinogenbildung in Leber ↗ dadurch Angiotensin ↗ und Aldosteron ↗	Volumenhochdruck
Schwangerschaftstoxikose	Sympathikotonus ↗ Prostaglandine ↙	Widerstandshochdruck

Tabelle 8.**2** Pathogenese der kardiovaskulären Hypertonien

Krankheit	Pathogenese der Hypertonie	Hochdruck
Aortenisthmusstenose	Windkesselfunktion ↙ Herzzeitvolumen ↗	arterieller Hochdruck im prästenotischen Bereich
Atherosklerose der großen Gefäße	Windkesselfunktion ↙	Elastizitätshochdruck
Aorteninsuffizienz	diastolischer Reflux Schlagvolumen ↗	Schlagvolumenhochdruck
arteriovenöse Fisteln offener Ductus Botalli	Shuntvolumen ↗ ↓	Schlagvolumenhochdruck
totaler AV-Block	systolisches Zeitvolumen ↗	Schlagvolumenhochdruck
Herzinsuffizienz	sekundärer Hyperaldosteronismus	z. T. Widerstandshochdruck

Neurogene Hypertonie

Definition und Pathogenese: Er wird auch als „Entzügelungshochdruck" bezeichnet, da durch traumatische, entzündliche Veränderungen oder Arteriosklerose im Karotissinusbereich die Barorezeptoren ausfallen. Selten führen traumatische oder entzündliche Stamm- und Zwischenhirnschäden zu einem „zerebralen" Hochdruck.

Komplikationen der Hypertonie

Ein Bluthochdruck wirkt sich in erster Linie auf diejenigen Organe aus, die ihn mittelbar erzeugen oder die ihm unmittelbar ausgesetzt sind. Somit sind das Herz und die großen Gefäße ganz besonders betroffen. Sie reagieren in folgenden Formen einer adaptativen kardiovaskulären Hypertrophie:

Abb. 8.2 Hypertoniefolge: Retinopathia arteriosclerotica mit geschlängelten Gefäßen und Blutungen aus Mikroaneurysmen (Original: Ciba-Geigy, Basel)

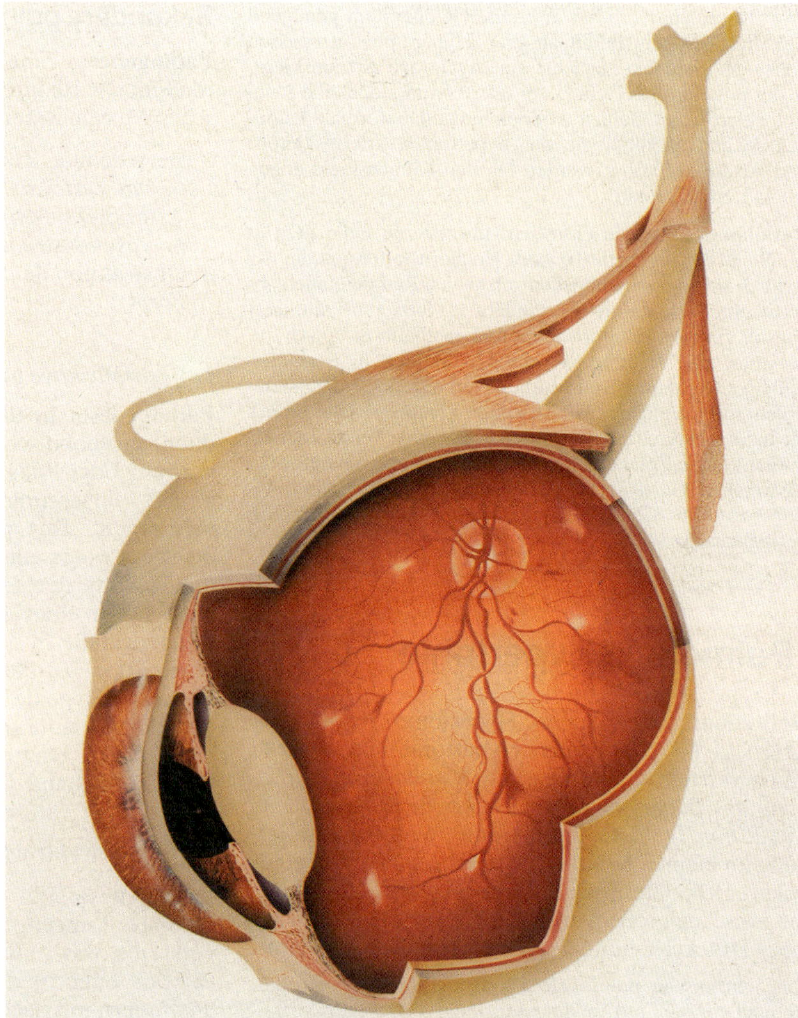

- *Hypertone Herzhypertrophie*

Pathogenese: Bei der chronischen Hypertonie richten sich die adaptativen Veränderungen des linken Ventrikels in erster Linie danach, ob ein Volumen- oder ein Widerstandshochdruck oder eine Kombination beider vorliegt:

Reiner Volumenhochdruck: Er zeichnet sich durch eine *exzentrische Hypertrophie* des linken Ventrikels aus, da die Vermehrung des Schlagvolumens zuerst zu einer Dilatation und später zu einer Myokardhypertrophie des linken Ventrikels führt.

Reiner Widerstandshochdruck: Er führt zu einer primär *konzentrischen Hypertrophie* des linken Ventrikels, weil er sich an den erhöhten Austreibungswiderstand adaptiert. Später, wenn das kritische Herzgewicht von 500 g überschritten ist, so daß ein Mißverhältnis zwischen Myokardmasse und Kapillarversorgung entsteht, und wenn durch die hypertone Vaskulopathie eine zusätzliche Durchblutungsstörung entstanden ist, gesellt sich zur Hypertrophie noch eine Dilatation hinzu, was als *exzentrische Hypertrophie* bezeichnet wird. Die linksventrikuläre Hypertrophie wird a) durch myokardiogene Peptide, b) durch Na^+/H^+-Antiporter-Moleküle und c) durch steroidogene Faktoren aus der Nebennierenrinde gesteuert, was offenbar mit einer Protoonkogenaktivierung (c-fos, c-myc) einhergeht.

- *Hypertone Vaskulopathie*

Allgemeine Pathogenese: Die Hypertonie beeinträchtigt vor allem die Wände jener Gefäße, die einer dauernden intravaskulären Druckerhöhung nicht gewachsen sind. Die glatten Muskelzellen sind in der Media normalerweise spiralförmig angeordnet, so daß sie eine normale Druckbelastung in eine Zugbelastung überführen können. Wird dieser normale intravasale Druck überschritten, so werden die gegenläufigen Muskelzellspiralen gestreckt, und die Gefäße werden länger, was sich makroskopisch in einer Schlängelung der Gefäße (vgl. Netzhautarteriolen) äußert. Dadurch aber wird die ursprüngliche in eine Zugbelastung übergeführte Druckbelastung für die Gefäßwand wieder zur reinen Druckbelastung. Da diese Druckbelastung hauptsächlich von den Mediamyozyten der Gefäßwand aufgefangen wird, findet man je nach Bauplan und Größe des arteriellen Gefäßes eine andersartige Anpassungsreaktion an die Hypertonie. Wird die Hypertonie erfolgreich behandelt, so können sich die Gefäßveränderungen größtenteils wieder zurückbilden.

Je nachdem, ob das arterielle Gefäßsystem genügend Zeit hat sich allmählich an eine Hypertonie anzupassen oder nicht, herrscht zunächst eine hypertone Arteriosklerose der mittelgroßen Gefäße vor oder kommt noch eine Arteriolosklerose der kleinen Arterien hinzu. Die formale Pathogenese und Morphologie der hypertonen Arteriosklerose und Arteriolosklerose werden bei den Gefäßerkrankungen (S. 443) abgehandelt.

Retinopathia arteriosclerotica: Im ersteren Falle liegt in der Regel ein sog. nicht-fixierter Hochdruck vor und die Arteriolen sind – ophthalmoskopisch an den Retinagefäßen objektivierbar – noch nicht verändert. Im letzteren Falle liegt ein sog. fixierter Hochdruck vor und ophthalmoskopisch findet man eine Retinopathia arteriosclerotica in Form geschlängelter, durch Binnendruck verbreiterter Fundusarteriolen mit gelblichen Glanzstreifen (Kupferdrahtarterien), die beim Überkreuzen die darunter liegenden Venen komprimieren (Gunn-Zeichen) oder denen die Venen bogenförmig ausweichen (Guist-Zeichen). Bei fortgeschrittener Arteriolosklerose (Abb. 8.**2**) werden die Retinagefäße weißlich (Silberdrahtarterien).

Pulmonale Hypertonie

Definition: Unter einer Hypertonie im kleinen Kreislauf (= pulmonalen Hypertonie) im engeren Sinne versteht man eine *klinisch andauernde Erhöhung des Pulmonalarteriendruckes in Ruhe über 30/15–20 mmHg.* Die auslösende Widerstandserhöhung im kleinen Kreislauf darf dabei weder auf einer linksventrikulären Insuffizienz noch auf Kurzschlüssen zwischen großem und kleinem Kreislauf noch auf einer Druckerhöhung in den Lungenvenen beruhen.

Eine chronische pulmonale Hypertonie infolge Einflußstauung vor dem linken Herzventrikel (z. B. wegen Mitralstenose oder linksventrikulärer Insuffizienz) führt zur Überwindung des Strömungswiderstandes im venösen Abschnitt des Lungenkreislaufes, a) zu einer Hypertrophie des rechten Herzventrikels und b) zu einer chronischen Stauungslunge, die ihrerseits eine Hypoxämie und damit eine reflektorische Arteriolenkonstriktion und eine weitere Widerstandsvermehrung im kleinen Kreislauf zur Folge hat. Diese *passiven Formen* der chronischen pulmonalen Hypertonie gehören klinisch ebenso wie die *hypervolämischen Formen,* die aufgrund von Kurzschlüssen zwischen großem und kleinem Kreislauf (z. B. Ventrikeldefekt, offener Ductus Botalli) auf einen Volumenhochdruck zurückzuführen sind, zu den pulmonalen Hypertonien im weiteren Sinne.

Primäre pulmonale Hypertonie

Pathogenese: Sie ist bei dieser seltenen Erkrankung, die hauptsächlich Frauen im Alter von 30 Jahren betrifft, noch unbekannt.

Morphologisch findet man in den kleinen muskulären Arterien knötchenförmige Myozytenproliferate und angiomähnliche Strukturen in der Intima. Ferner kommen immer wieder Nekrosen an den Pulmonalarterienwänden mit sekundärer Entzündungsreaktion vor (S. 616).

Sekundäre pulmonale Hypertonie

Pathogenese: Eine pulmonale Hypertonie im engeren Sinne wird durch die folgenden drei pathogenetischen Mechanismen hervorgerufen:

- ausgedehnte Zerstörung des Lungenparenchyms *(= vasorestriktive Form),*
- Arteriolokonstriktion wegen alveolärer Hypoxie *(= vasokonstriktive Form),*
- Obstruktion der Lungengefäße *(= vasoobstruktive Form):*

- *Vasorestriktive pulmonale Hypertonie*

Pathogenese: In diesen Fällen wird durch Entzündung, proteolytische Destruktion, Fibrose und Vernarbung oder Pneumektomie der Lungengefäßquerschnitt eingeschränkt und das Lungenparenchym vermindert. Der pulmonale Hochdruck ist dabei nicht nur Folge einer reinen Reduktion des Gesamtquerschnitts der Lungenstrombahn, sondern meist auch Folge einer Einbeziehung der verbleibenden Lungengefäße in den Krankheitsprozeß mit Gefäßobstruktion, zu der sich schließlich auch noch eine alveoläre Hypoxie mit reflektorischer Konstriktion der kleinen zuführenden Lungenarterien (s. unten) hinzugesellt. Dadurch wird im Endeffekt der Strömungswiderstand der Lungengefäße erhöht.

- *Vasoobstruktive pulmonale Hypertonie*

Pathogenese: Bei dieser Hypertonieform wird der gesamte Lungengefäßquerschnitt über die Hälfte verstopft, was a) durch eine *rezidivierende Lungenembolie* oder b) durch *primäre Lungenarterienentzündungen* mit nachfolgendem thrombotischem Verschluß oder c) durch Einbeziehung des Gefäßbettes in eine *primäre Entzündung des Lungenparenchyms* mit nachfolgender Stenosierung hervorgerufen werden kann. Die Folge dieser Lungengefäßobstruktion ist wieder ein pulmonaler Widerstandshochdruck.

- *Vasokonstriktive pulmonale Hypertonie*

Pathogenese: Fällt der Sauerstoffpartialdruck (= pO_2) bzw. der pO_2/pCO_2-Quotient in den Alveolen ab, so verengen sich (möglicherweise auch durch Vermittlung von Histamin und/oder Serotonin) die kleinen Lungenarterien reflektorisch. Diese Konstriktion der Gefäße in hypoventilierten Alveolen ermöglicht beim Gesunden eine fast vollständige Absättigung des arteriellen Mischblutes. Bei Patienten mit stenosierenden Hindernissen im Tracheobronchialsystem (z. B. obstruktive Bronchiolitis), mit eingeschränkter Thoraxbeweglichkeit (z. B. Skoliose) oder Compliance des Lungengewebes (z. B. Fibrose) oder mit einem reduzierten Sauerstoffgehalt der Einatmungsluft (z. B. Menschen in den Anden) wirkt sich diese Vasokonstriktion nachteilig aus und führt zu einem pulmonalen Widerstandshochdruck.

Tabelle 8.**3** Ätiologie und Pathogenese der sekundären pulmonalen Hypertonien

Hypertonieform	Ätiologie	Pathogenese
vasorestriktiv	Pneumokoniosen diffuse Lungenfibrosen chronisch unspezifische Pneumonien chronisch spezifische Pneumonien (Tbc, Morbus Boeck) Endstadiumslunge: destruktives Lungenemphysem Wabenlunge	Lungengefäßquerschnitt ↙ Lungenparenchym ↙ ↓ pulmonaler Widerstandshochdruck
vasoobstruktiv	rezidivierende Lungenembolien kongenitale Lungenarterienstenose primäre Arteriitis mit Stenose (z. B. Panarteriitis nodosa) sekundäre stenosierende Angiopathie (z. B. bei Tbc, Silikose)	Lungengefäßquerschnitt ↙ (50% aller Gefäße verstopft) ↓ pulmonaler Widerstandshochdruck
vasokonstriktiv	Bronch(iol)o-Obstruktion Thoraxbeweglichkeit ↙ Compliance ↙ inspiratorischer Sauerstoff ↙	alveolärer pO_2/pCO_2 ↙ ↓ alveolovaskulärer Reflex Vasokonstriktion ↓ pulmonaler Widerstandshochdruck

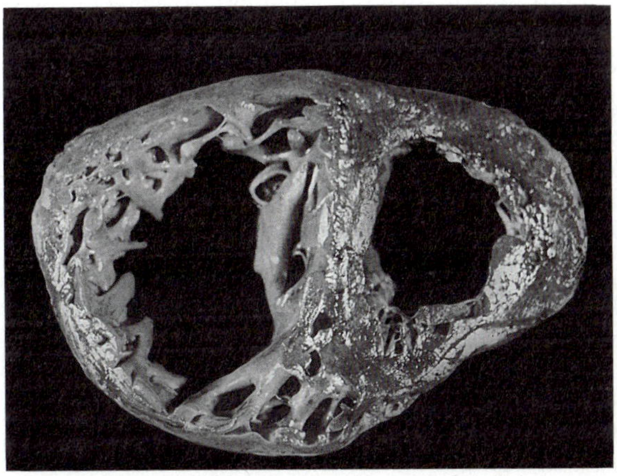

Abb. 8.**3** Cor pulmonale (Original: Ihling)

Die verschiedenen Ursachen der einzelnen pulmonalen Hypertonieformen sind in Tab. 8.**3** zusammengestellt.

Komplikationen der pulmonalen Hypertonie

Der bei allen pulmonalen Hypertonieformen erhöhte Strömungswiderstand muß durch eine Mehrarbeit des rechten Herzventrikels überwunden werden. Dadurch steigt der Blutdruck im kleinen Kreislauf an, was wiederum von den Lungengefäßen aufgefangen werden muß.

Demzufolge bestehen die wesentlichen Organkomplikationen bei der pulmonalen Hypertonie aus folgenden beiden Läsionen:

- Cor pulmonale,
- hypertone pulmonale Vaskulopathie.

• *Cor pulmonale*

Definition: Die WHO definiert das chronische Cor pulmonale als eine Hypertrophie (nicht Insuffizienz!) des rechten Herzventrikels, die durch solche Krankheiten hervorgerufen wird, welche ihrerseits die Funktion und/oder Struktur der Lunge beeinträchtigen.

Nicht zum Cor pulmonale zählen rechtsventrikuläre Hypertrophien auf dem Boden eines angeborenen Herzfehlers oder einer primären Affektion des linken Herzens.

Pathogenese: Die langdauernde Erhöhung des Blutdrucks im kleinen Kreislauf bedingt eine Mehrleistung des rechten Ventrikels, der – analog wie der linke Ventrikel bei der Hypertonie im großen Kreislauf – hypertrophiert *(= konzentrische rechtsventrikuläre Hypertrophie),* was klinisch dem Cor pulmonale entspricht. Bleibt die Mehrbelastung bestehen, so wird mit der Zeit die kritische Masse des rechten Ventrikels von 80 g überschritten. Es stellt sich im Myokard eine Gefügedilatation ein, was einer *exzentrischen rechtsventrikulären Hypertrophie (= Conus pulmonale)* entspricht (Abb. 8.**3**), der Herzmuskel wird insuffizient, so daß der Patient oft einem Sekundenherztod erliegt.

• *Hypertone pulmonale Vaskulopathie*

(S. 616)

Portale Hypertonie

Definition: Unter einer portalen Hypertonie versteht man eine andauernde Erhöhung des Blutdruckes im Stammgebiet der Pfortader, sie wird durch jede Abflußbehinderung des Portalblutes verursacht. Pathogenese und Folgen der portalen Hypertonie werden im Abschnitt „Hepatopathologie“ (S. 770) besprochen.

Kreislaufschock

Allgemeine Definition: Mit (Kreislauf-)Schock wird ein akutes generalisiertes Kreislaufversagen mit kritischer Mangeldurchblutung der terminalen Strombahn lebenswichtiger Organe und fortschreitender ischämischer Hypoxydose bezeichnet.

Klinisch geht der Schock in der Regel mit Blässe, feuchter Haut, kalten Akren, kollabierten oberflächlichen Venen, arterieller Hypotonie, Bewußtseinsstörungen und Nierenversagen einher.

Pathogenetische Schockformen

Beim Schock gibt es keine einheitlich kausale Pathogenese, lediglich der *Ort des Schockgeschehens* ist in jedem Fall der gleiche: nämlich die *Kreislaufperipherie.* Primär kann dabei eine Störung der Makrozirkulation vorliegen, in jedem Fall aber wird die Mikrozirkulation in Mitleidenschaft gezogen. Grundsätzlich läßt sich ein Kreislaufschock entweder durch ein akutes Versagen der Pumpenfunktion des Herzens oder durch eine akute Verminderung des Blutvolumens oder durch eine toxische Schädigung der Mikrozirkulation hervorrufen.

Kardiovaskulärer Schock: Er kommt z. B. bei Aortenaneurysmaruptur, Myokardinfakrt, Herzrhythmusstörung oder Herzbeuteltamponade mit einer Letalität von 70–80% vor. In diesen Fällen ist eine *verminderte Förderleistung des Herzens* die Hauptursache für die Minderdurchblutung der Kreislaufperipherie.

Hypovolämischer Schock: Er ist die Folge eines intraoperativen oder traumatischen *Blutverlustes,* eines *Blutplasmaverlustes* bei Verbrennungen oder Gewebsquetschung (Crush-Syndrom) oder eines *Wasserverlustes* bei Cholera, Coma diabeticum oder Addison-Krise. Beim hypovolämischen Schock kommt vor allem die noch zu besprechende gegenregulatorische Katecholaminausschüttung zum Tragen, welche sich wegen eines hohen Gehaltes an α-Rezeptoren besonders auf das Splanchnikusgebiet auswirkt. Dieses reagiert mit einer Minderdurchblutung, was ischämische Zellschäden der Magen-Darm-Wand verursacht, die vom Streßulkus bis zum hämorrhagischen Darminfarkt reichen können. In jedem Fall wird die Darmwand durchlässig, und bakterielle Endotoxine sowie toxische endogene Oligopeptide (z. B. aus dem Pankreas) gelangen in die Blutbahn, wo sie von den Kupffer-Zellen der Leber und anderen RHS-Zellen abgefangen werden. Sie aktivieren das Komplementsystem und das Gerinnungssystem und lösen wie beim septischen Schock eine Verbrauchskoagulopathie aus. Die vor allem beim polytraumatischen Schock zu beobachtende Bildung von bestimmten Prostaglandinen ($PG\text{-}E_2$) hat über eine Suppressorzellaktivierung eine etwa viertägige Unterdrückung des B-Zell-Systems mit entsprechender Immunschwäche zur Folge.

Septisch-toxischer Schock: Diese Schockform ist häufig und hat eine hohe Letalität. Als septisch-toxischer Schock wird sowohl ein Schock bei *bakterieller Sepsis* (d. h. Bakteriämie) als auch ein Schock bei *bakterieller Toxinämie* (z. B. Endotoxinämie) oder *Verbrennungsschock* (z. B. Verbrennungstoxin, S. 155) bezeichnet. Die bakteriellen Toxine aktivieren das Kininsystem, das Komplementsystem und das Gerinnungssystem. Sie schädigen die Endothelien der Endstrombahn und generieren eine Reihe von Entzündungsmediatoren wie Prostaglandine und Leukotriene.

Da beim septisch-toxischen Schock der primäre Angriffspunkt der Toxine auf der Seite der Mikrozirkulation liegt, während die Makrozirkulation unverändert ist, beginnt in diesen Fällen das Schocksyndrom oft als hyperdyname Form (s. unten). Dies äußert sich darin, daß der Blutdruck bei diesen Patienten meist normal, das Herzzeitvolumen sowie der zentrale Venendruck erhöht und die Haut trokken, warm und rosig ist. Erst in der zweiten Schockphase sinken Herzzeitvolumen und Blutdruck ab.

Neurogener Schock: In diesem Falle wird durch eine zentrale oder periphere Vasomotorenschädigung der Gefäßtonus so verändert, daß ein relativer Volumenmangel resultiert und die Mikrozirkulation versagt.

Anaphylaktischer Schock: Er wird durch eine haptenvermittelte Antigen-Antikörper-Reaktion ausgelöst, die ihrerseits zu einer Freisetzung vasoaktiver Substanzen (z. B. Histamin) und damit zu einer generalisierten, rasch einsetzenden Verminderung des peripheren Gefäßwiderstandes führt.

Endokriner Schock: Diese seltene Schockform findet man bei Funktionsausfall der Hypophyse, Nebenniere und der Schilddrüse sowie bei einer Insulinüberdosierung (= Insulinschock), wobei eine Störung des Zellstoffwechsels sowie eine Hypovolämie im Vordergrund des Geschehens stehen. Beim Phäochromozytom kann es zu einer derartigen Adrenalin-(oder Noradrenalin-)Ausschüttung kommen, daß über eine massive Vasokonstriktion ein Versagen der Kreislaufperipherie eintritt.

Hämodynamische Schockformen

Hyperdynames Schocksyndrom: In diesem Falle ist das Herzzeitvolumen wegen der erhöhten *Sympathikuswirkung* und später auch wegen der gegenregulatorischen Aktivierung des *Renin-Angiotensin-Aldosteron-Systems* gesteigert und der Blutdruck zunächst noch normal. Ferner ist die Sauerstoffsättigung des venösen Blutes recht hoch, und es besteht eine Azidose. In der terminalen Strombahn sind die präkapillären Arteriolen enggestellt und die arteriovenösen Kurzschlußgefäße geöffnet, so daß der Blutstrom verlangsamt wird und die Erythrozytensäule verklumpt (= Sludge, vgl. auch S. 211). Auf diese Weise kann das Kreislaufversagen bis zu einem gewissen Grade kompensiert werden. Reichen diese *gegenregulatorischen Mechanismen* nicht, so sinken das

Herzzeitvolumen, der arterielle Blutdruck und die Gewebsdurchblutung auf empfindliche Werte ab. Jetzt geht das Schocksyndrom von der hyperdynamen in die hypodyname Form über.

Hypodynames Schocksyndrom: Bei dieser Schockform hingegen ist entweder von Anfang an oder als Nachfolgestadium der hyperdynamen Schockform das *Herzzeitvolumen* – vor allem durch Einfluß von β-Endorphin aus dem Hypophysenvorderlappen – *vermindert.* Dabei hat das pathophysiologische Geschehen einen eigengesetzlichen Verlauf mit einer Intensivierung, die mit der Beschleunigung einer Kugel auf einer schiefen Ebene zu vergleichen ist. Von einer gewissen Geschwindigkeit an läßt sich die Kugel kaum mehr aufhalten. Beim hypodynamen Schocksyndrom kann ein reversibles Stadium von einem irreversiblen Stadium unterschieden werden:

- *Reversibles Schockstadium:* Am Anfang des reversiblen Stadiums steht meist (Ausnahme: hyperdyname Schockform) der Blutdruckabfall sowie ein vermindertes Herzzeitvolumen, was im wesentlichen auf einen herabgesetzten Rückstrom aus der Kreislaufperipherie zurückzuführen ist. Als Reaktion darauf kommt es zu einer sympathikoadrenergen Reaktion mit Ausschüttung von Adrenalin und Vasopressin, was eine Vasokonstriktion vornehmlich der Arteriolen in Abhängigkeit vom regionalen Verteilungsmuster der α-Rezeptoren *(Haut, Muskulatur, Nieren, Splanchnikusgebiet = Schockorgane)* zur Folge hat, während Gehirn und Herz (β-Rezeptoren) keine Drosselung der Durchblutung erfahren. Dies entspricht einer *Zentralisation des Kreislaufs.* Die gedrosselte Durchblutung der Kreislaufperipherie führt zu einer Verminderung des intravaskulären hydrostatischen Drucks, so daß Flüssigkeit aus dem Interstitium in die Gefäße zurückfließt. Gleichzeitig sinkt die Sauerstoffversorgung der Kreislaufperipherie, obwohl die Sauerstoffabgabe aus den Erythrozyten erleichtert ist.
- *Irreversibles Schockstadium:* Im Spätstadium des Schocks an der Grenze zur Irreversibilität werden die Arteriolen erweitert, da die sauren Zellmetaboliten die glatten Muskelzellen der Gefäßwand gegenüber Katecholaminen blockieren, während die Venolen verengt bleiben, so daß der Filtrationsdruck steigt und Flüssigkeit in das Interstitium ausgepreßt wird. Dadurch steigt der Hämatokrit, und die *Hypovolämie* wird verstärkt. Die ATP-Bildung in der Zelle sinkt und wird durch den pH-Abfall (z. B. Skelettmuskel normal pH 7,4, im Schock pH 6,5) zusätzlich gehemmt. Dadurch nimmt die Milchsäure in der Zelle zu und überschwemmt auch das Interstitium (sog. *Hidden-Azidose*). Später steigt dann der Lactatspiegel auch im Blut an, was prognostisch als Verschlechterung anzusehen ist. Der erhöhte Hämatokrit, der ATP-Verlust und die Azidose verändern ferner auch die Fließeigenschaften des Blutes, indem die Erythrozyten steif, kugelförmig und leicht verletzbar *(= Hämolyse)* werden. Dadurch wird die

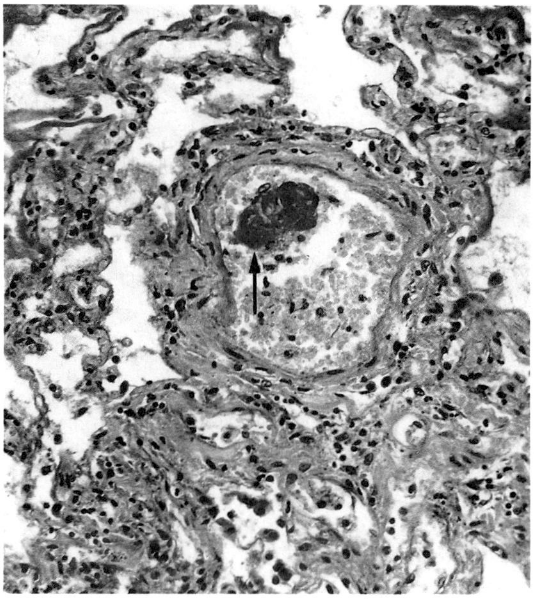

Abb. 8.**4** Hyaliner Mikrothrombus (Pfeil) als Schockäquivalent in der Lunge (PAS, Vergr. 1 : 300)

Durchströmung der terminalen Strombahn zusätzlich verlangsamt, was seinerseits wiederum die Suspensionsstabilität des Blutes vermindert, so daß es an Kapillaraufzweigungsstellen zur Blutentmischung kommt: die kleinen Kapillarzweige werden nur noch von Plasma (= sog. *„Plasma-skimming"*) durchströmt, während in den größeren Kapillaren die Erythrozyten verklumpen *(= roter Sludge).* Jetzt gehen allmählich auch die Kapillarendothelien zugrunde. Dadurch verliert das Gefäßsystem die Fähigkeit, die Thrombozytenprostaglandine (= Thromboxan) in das aggregationshemmende Prostazyklin umzuwandeln, so daß die *Thrombozyten aggregieren.* Sie geben einen gerinnungsfördernden Faktor ab, der das *plasmatische Gerinnungssystem* in Gang bringt. Erst jetzt wird das Schockgeschehen aufgrund der hyalinen Thromben auch histologisch faßbar.

Bei vielen Schockformen ist die Spitze des „Eisberges" in Form der Gerinnungsveränderungen schon in der Frühphase nachweisbar. Frühestes morphologisches Substrat der für den Schock typischen generalisierten Mikrozirkulationsstörung sind die *reversiblen Thrombozytenaggregate* in der Lungenendstrombahn mit konsekutiver Thrombozytopenie in der Kreislaufperipherie. Ein Teil dieser Thrombozytenaggregate wird zunächst wieder in den großen Kreislauf aufgenommen. Die irreversiblen Thrombozytenaggregate entstehen erst später in der Kreislaufperipherie. Dort setzen sie während der viskösen Metamorphose ADP, Serotonin, Histamin, Katecholamine, Prostaglandine der E-Reihe und vasoaktive Peptide frei. In die Lungenendstrombahn eingeschwemmt, lösen somit die Thrombozyten eine vorübergehende Vasokonstriktion mit konsekutiver Drucksteigerung im Bereich der Pulmonalarterie und eine entsprechende akute Rechtsherzbelastung aus. Eine generalisierte plasmatische Hyperkoagulabilität ist das früheste Zeichen einer aktivierten Blutgerinnung in der Kreislaufperipherie. Typisch dafür sind die aus der Kreislaufperipherie herausgespülten und in die Lungenendstrombahn eingeschwemmten Fibrinmonomere. Später treten lösliche Fibrinoligomere auf und schaffen die Voraussetzung für eine *Fibrinpräzipitation in Form von Mikrothromben* (Abb. 8.**4**). Die löslichen Fibrinmonomere sowie die quervernetzten Fibrinoligomere werden in den Zellen des retikulohistiozytären Systems abgefangen. Dieser Prozeß läuft zweiphasig ab, wobei die Fibrinmonomere zunächst an den Membranrezeptoren der RHS-Zellen absorbiert werden, um nach der Phagozytose intrazellulär verdaut werden zu können. Während der intrazellulären Verdauung verlieren die RHS-Zellen die Fähigkeit zur weiteren Absorption, da die Fibrinrezeptoren vorerst „verbraucht" sind, so daß das RHS vorübergehend blockiert ist *(= RHS-Blockade).* Der Abraum der zirkulierenden Fibrinkomplexe in der Lungenendstrombahn wird einerseits durch Leukozyten und andererseits durch die fibrinolytische Kapazität der Lungenendothelien bewerkstelligt. Läuft aber die *intravasale Gerinnungsaktivierung* in der Kreislaufperipherie sehr rasch ab und sind die Leukozyten und das RHS nicht mehr in der Lage, die intravasal zirkulierenden Fibrinkomplexe zu beseitigen, so steigt die Hyperkoagulabilität an, und es entstehen in der Lungenendstrombahn *hochpolymere Mikrothromben.* Dadurch werden dem zirkulierenden Blut Thrombozyten, Fibrin und Gerinnungsfaktoren (V und VIII) entzogen und in Form von Thromben verbraucht, so daß eine Hypokoagulabilität entsteht. Die intravasalen Gerinnselbildungen sind somit das morphologische Korrelat einer *Verbrauchskoagulopathie.* Durch Fibrinogenverbrauch und Thrombozytenabfall im zirkulierenden Blut kommt es zu *generalisierten Blutungen* im gesamten Organismus. Die *Gewebsnekrosen* haben sich jetzt durch die Hämostase und die Thromben voll manifestiert. Sie zeigen das Endstadium des Schocks an.

Komplikationen des Schocks

Bezüglich der Organmanifestation des Schocks stand bis etwa 1960 die Niere im Mittelpunkt der therapeutischen Bemühungen. Nachdem beim Schock mit der Hämodialyse das Nierenversagen als Todesursache überwunden und die mittlere Überlebenszeit der Patienten durch schnellere

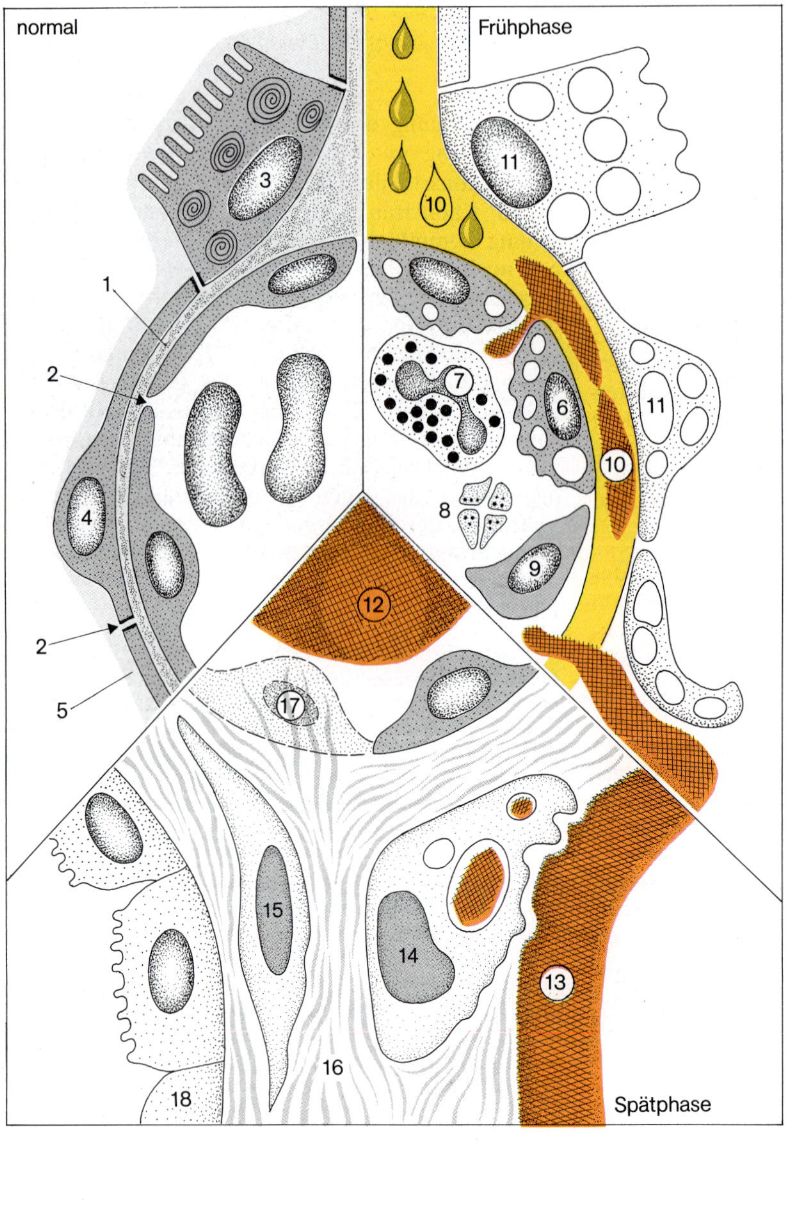

Abb. 8.**5** Schematische Ultrastruktur des diffusen Alveolarschadens beim Schock (Schocklunge): Normalerweise ist das alveoläre Interstitium (1) ein virtueller Spalt. Die granulären Typ II Alveozyten (3) und die membranösen Alveozyten (4) werden durch feste Interzellularbrücken (2) miteinander verkittet und von einem Surfactantfilm überzogen (5). In der Frühphase des Schocks findet man ein Granulozyten-Sticking (7), Plättchenaggregation (8), eine Vakuolisierung der Endothelien (6) sowie Endothelnekrosen (9). Fibrin (10) tritt in das alveoläre Interstitium und in das Alveolarlumen aus. Schließlich gehen auch die Alveolardeckzellen (11) zugrunde. In der Spätphase des Schocks findet man neben hyalinen Thromben (12) und hyalinen Membranen (13) eine interstitielle Fibrose (16), welche durch gewucherte interstitielle Myofibroblasten (15) unterhalten wird. Allmählich werden die hyalinen Membranen von Makrophagen (14) abgebaut und die zerstörten Kapillaren (17) fibrotisch verödet. Die zerstörten Alveolardeckzellen werden durch kubische Epithelregenerate (18) ersetzt

Krankentransporte, bessere Röntgendiagnostik und effektivere Intensivmedizin verlängert werden konnte, trat die respiratorische Insuffizienz in Form der Schocklunge als lebensbegrenzende Schockkomplikation in den Vordergrund:

• *Schocklunge*

Pathogenese: Die Schocklunge entwickelt sich biphasisch (Abb. 8.**5**):

• *Frühphase:* Sie dauert etwa eine Woche und wird klinisch durch die akute respiratorische Insuffizienz beherrscht. Die verminderte Sauerstoffsättigung des arteriellen Blutes hat ihre Ursache zunächst in einer Zunahme der Kurzschlußblutmenge (sog. Shuntvolumen) und Vasokonstriktion im Rahmen der sympathikoadrenergen Gegenregulation.

Die formale Pathogenese der Schocklunge erklärt sich aus der Entstehung des Kreislaufschocks: Gleichgültig welche Ätiologie ein Schockgeschehen hat, werden die klassischen Mediatorsysteme der Entzündung wie Kinin-, Gerinnungs-, Histamin-, Komplementsystem und Arachidonatkaskade aktiviert, deren Zwischen- und Endstufen sich gegenseitig im Sinne einer Mediatorredundanz aufschaukeln. Diese setzen zusammen mit den Aktivierungsprodukten der pulmonalen Makrophagen und Granulozyten eine exsudative Alveolitis in Gang. Das Exsudat ist zunächst serös, später serofibrinös und imponiert als interstitielles Lungenödem. Es fällt röntgenologisch zunächst als spindelförmige Verbreiterung der hilusnahen Gefäße auf. Ist das pulmonale Lymphabflußsystem überlastet, so staut sich die anflutende Exsudatmenge ins Interstitium der Alveolarsepten zurück. Röntgenologisch wird dies an der schleierartigen Verschattung der Lungenfelder erkennbar (Abb. 8.**6 a–d**). Dieses interstitielle Lungenödem bewirkt nun eine Auftreibung der alveolären Septen, so daß die Eigenelastizität des Lungenparenchyms (Compliance) reduziert und die Atemarbeit erhöht wird. Bestimmte Entzündungsmediatoren wie C5a und Leukotrien LT-B4 sorgen dafür, daß die neutrophilen Granulozyten chemotaktisch in der Lungenendstrombahn abgefangen (= Leukotase) und zusammen mit den Makrophagen aktiviert werden. Die Makrophagen sondern Zytokine wie TNFα und IL-1 (S. 218) ab, welche besonders beim septischen Schock die Granulozyten aktivieren. Die Granulozyten setzen daraufhin exzessiv Proteasen frei, welche ihrerseits zur Mediatorredundanz beitragen, und lösen über die Burstreaktion die Bildung reaktiver Sauerstoffmetabolite (S. 215) aus, welche die proteolytische Zellschädigung (durch Inaktivierung der wichtigsten Proteaseinhibitoren) verstärken. Die gleichen Zytokine veranlassen aber auch, daß die Endothelien, Makrophagen und Granulozyten über den L-Arginin-Weg Stickstoffradikale in Form von NO generieren, welche über eine Vasodilatation nicht nur die örtliche, sondern auch die generalisierte Hypotonie verstärken.

Die Zellschädigung im Rahmen der schockbedingten *exsudativen Alveolitis* (Abb. 8.**7 a** u. **b**) greift auch auf die alveolären Epithelien, die Alveozyten (= Pneumozyten) über, so daß die Bildung des Antiatelektasefaktors, der für die Entfaltung der Lungenalveolen verantwortlich ist, vermindert wird und die Lunge Gefahr läuft, atelektatisch zu werden. Durch die Zerstörung der alveolären Endothel- und Epithelschicht gelangt das fibrinreiche Exsudat schließlich auch an die Oberfläche der Alveolen und bildet dort zusammen mit Zelltrümmern *hyaline Membranen*.

• *Spätphase:* Sie setzt eine Woche nach Schockbeginn ein. Die exsudative Alveolitis schlägt nun in eine *sklerosierende Alveolitis* um, welche in der Regel therapieresistent ist. Jetzt verwandelt sich auch das makroskopische Bild der Lungen. Sie werden infolge der verminderten Durchblutung und durch die Fibrosierung des alveolären und extraalveolären Interstitiums (= peribronchovaskuläres Bindegewebe) grau und fest, was radiologisch an der reti-

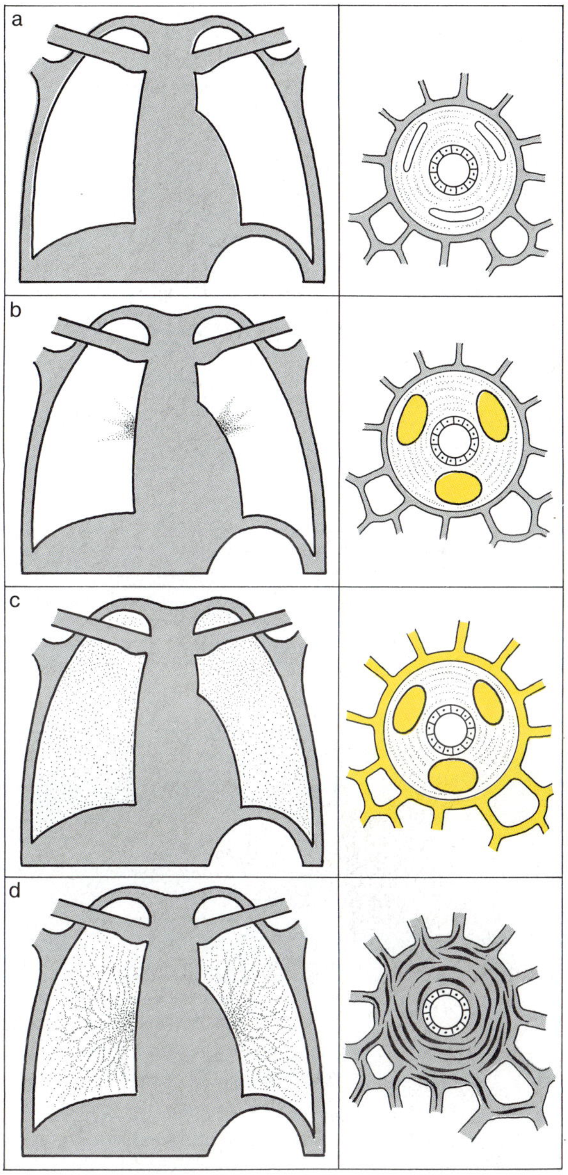

Abb. 8.**6a–d** Schocklungenstadien: Links: Röntgenbild, rechts: Bronchus mit umgebenden Lymphspalten und angrenzenden Lungenalveolen:
a Normalzustand
b 1. Stadium: mit spindelförmiger Auftreibung der hilusnahen Gefäße infolge Lymphangiektasie im peribronchialen Bindegewebe
c 2. Stadium: schleierartige Verschattung der Lungenfelder infolge Ausdehnung des interstitiellen Ödems vom extraalveolären ins alveoläre Interstitium
d 3. Stadium: netzig-streifige Zeichnung der Lungenfelder infolge Fibrosierung des extraalveolären und alveolären Interstitiums

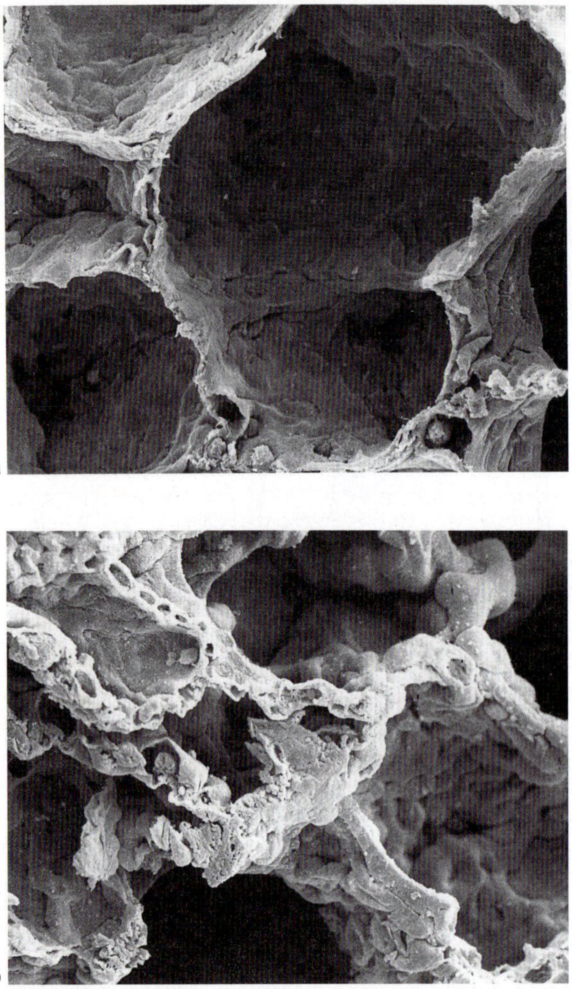

a

b

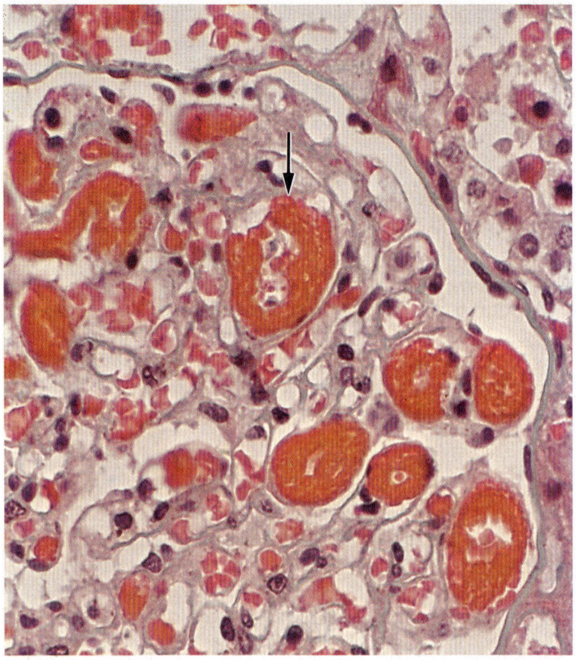

Abb. 8.**8** Schockniere mit mikrothrombotischer Obstruktion der Glomerulusschlingen (Goldner, Vergr. 1:200; Original: Mittermayer)

◀ Abb. 8.**7a** u. **b** Exsudative Alveolitis im Tierexperiment: Isolierten, mit Ringer-Albuminpuffer-perfundierten Kaninchenlungen werden menschliche Granulozyten infundiert:
a Zugabe unstimulierter Granulozyten: Kein interstitielles Lungenödem, keine Alveolarseptenverbreiterung
b Zugabe von mit C5a stimulierten Granulozyten löst über eine Interaktion mit den Endothelien (Leukotriene) in 90 Minuten ein interstitielles Lungenödem mit Alveolarseptenverbreiterung aus (Raster-EM, Vergr. 1:3000; Original: Zeck-Kapp)

kulären Zeichnung der Lungenfelder zu erkennen ist (Abb. 8.**6a–d**). Der Auftakt zur *interstitiellen Lungenfibrose* besteht histologisch in einer Reepithelialisierung und Reendothelialisierung der alveolokapillären Membran, die am Ende der ersten Woche einsetzt, und wird durch verschiedene Wachstumsfaktoren gesteuert. Dadurch wird die Alveolenwand so stark verdickt, daß sie für den Gasaustausch unbrauchbar wird *(= Diffusionsstörung)*. Hinzu kommt, daß die Alveolarsepten wegen der Kapillarzerstörung und Mikrothrombosierung an Gefäßen verarmen. Dies macht sich, über die gesamte Lunge integriert, als *Perfusionsstörung* bemerkbar.

Klinik: Die Schocklunge manifestiert sich klinisch meist innerhalb einer Woche in Form einer akuten respiratorischen Insuffizienz. Gelingt es in dieser Zeit nicht, den Schock therapeutisch zu beherrschen, so wird das Lungengewebe so fibrosiert, daß die Patienten in der Regel am Lungenversagen zugrunde gehen. Eine positiv endexspiratorische Druckbeatmung hilft die atelektatisch bedingte Kollapsfibrose der Lunge zu verhindern.

- *Schockniere*

Pathogenese: Beim Kreislaufschock unterscheidet man die folgenden beiden Formen der renalen Insuffizienz:

- *Nierenversagen durch funktionelle Ausschaltung* der Nieren aus dem Blutkreislauf und
- *Nierenversagen durch Verstopfung* der Arteriolen und Glomeruli durch hyaline Thromben (Abb. 8.**8**).

In beiden Fällen werden die Nieren ischämisch, so daß es zu einem ATP-Mangel und zur Anhäufung von Stoffwechselschlacken kommt. Darunter leidet die Aktivität der Ionenpumpe, und die Tubuluszellen quellen durch den Wassereinstrom auf, so daß die Barrierenfunktion der Zellmembran zusammenbricht. Wird die Niere anschließend wieder durchblutet, so ist nicht alles wieder gut, nun fehlen die entsprechenden energiereichen Verbindungen zur Bewältigung des extrazellulären Calciumangebotes, so daß die Zellen mit Ca^{2+} überflutet werden. Dies hat zur Folge, daß die Tubuli zuerst durch die Zellschwellung und später durch die Verstopfung mit abgeschnürten Zellblasen so geschädigt werden, daß die Na^{+}-Rückresorption vermindert wird, was über einen tubuloglomerulären Rückkoppelungsmechanismus – an dem das Renin-Angiotensin-System (kurzfristig) sowie das Vasokonstriktorpeptid Endothelin (langfristig) beteiligt sind – so lange die glomeruläre Filtrationsrate drosselt, bis sich die Tubuli wieder erholt haben.

Klinik: Akutes Nierenversagen, S. 826.

• *Schockendokarditis*

Pathogenese: In 7–10% der Schockfälle läßt sich eine *Endocarditis verrucosa simplex* (= Schockendokarditis) am Schließungsrand der Mitral- und/oder der Aortenklappen beobachten. Meistens besteht bei diesen Patienten eine *Verbrauchskoagulopathie,* wobei durch Abklatschen zirkulierende Thrombozytenaggregate beim Klappenschluß auf Endotheldefekten am Klappenschließungsrand (= Locus minoris resistentiae) haften bleiben (Abb. 9.**58a** u. **b**).

• *Schockgastroenteropathie*

Morphologie: Im Magen-Darm-Trakt findet man beim Schock oft hämorrhagische Schleimhauterosionen sowie eine hämorrhagische Enteritis, die entweder durch Mikrothromben und/oder stark gedrosselte Darmdurchblutung entstehen. Hierher gehört auch ein Teil der Fälle mit Mallory-Weiss-Syndrom (S. 693).

• *Weitere Organmanifestationen*

Leber: In der Leber können eine seröse Entzündung (vgl. exsudative Alveolitis), Einzelzellnekrosen oder *zentrolobuläre Nekrosen* beobachtet werden. Mikrothromben findet man in 30% der Fälle. Die Kupffer-Zellen sind aktiviert und enthalten oft Fibrinbruchstücke.

Pankreas: Im Pankreas treten beim Kreislaufschock Azinusnekrosen auf, wobei toxische Peptide in die Blutbahn freigesetzt werden wie z. B. der Myokarddrosselungsfaktor, der aus den Pankreaslysosomen stammt und negativ inotrop wirkt.

Gehirn: Beim Schock werden hyaline Thromben vorwiegend im Plexus chorioideus gefunden. *Purpura cerebri, herdförmige Marknekrosen* oder *symmetrische hämorrhagische Infarkte* sind für den Schock typisch.

Endokrinium: Durch schockbedingte Mikrothromben können auch a) die Nebennieren beim *Waterhouse-Friderichsen-Syndrom* (S. 977) im Falle einer Meningokokkensepsis und b) die Hypophyse beim *Sheehan-Syndrom* (S. 967) im Falle einer Schwangerschaftstoxikose mitbetroffen sein.

Blutungen

Die optimale Funktion des Kreislaufsystems hängt nicht nur vom Herzen und dem von ihm erzeugten Blutdruck, sondern auch von der physikalisch-chemischen Beschaffenheit des Blutes selbst ab: Das Blut muß flüssig bleiben. Es darf aber weder so dünnflüssig sein, daß es zwischen den physiologisch wichtigen Gefäßritzen hindurchsickert *(= Blutung),* noch so dickflüssig werden, daß es seine optimale rheologische Eigenschaft verliert oder sogar die Gefäße verstopft *(= Thrombose).* Da aber ein unkontrollierter Blutaustritt aus einem eröffneten Gefäß zu einem lebensbedrohenden Blutverlust führt, muß das Blut so beschaffen sein, daß es außerhalb eines Gefäßes rasch gerinnt. Die Blutgerinnung kann deshalb in zwei Richtungen gestört sein:

– *Herabsetzung der Gerinnungsfähigkeit* des Blutes *(Hypokoagulabilität),* so daß es zu Blutungen (hämorrhagische Diathese) kommt;
– *verstärkte Gerinnung (Hyperkoagulabilität)* mit Neigung zu lokaler und generalisierter Thrombenbildung.

• *Orthologie:* plasmatisches Gerinnungssystem

Der Gerinnungsmechanismus besteht, vereinfacht ausgedrückt, aus einer stufenweisen Aktivierung verschiedener Gerinnungsproteine und führt schließlich zur Bildung von Fibrin. Die meisten dieser Gerinnungsfaktoren liegen im Plasma als inaktive Vorstufen vor. Bei der Aktivierung werden einzelne Faktoren zu Enzymen (= Serumproteasen) umgewandelt, die durch begrenzte Proteolyse ihrerseits andere Gerinnungsfaktoren (= Plasmaprokoagulantien) aktivieren.

Prinzipiell kann die Gerinnungskaskade über einen endogenen und einen exogenen Weg eingeleitet werden. Der Ablauf der Blutgerinnung wird für die beiden Wege getrennt besprochen. In Wirklichkeit aktivieren und verstärken sich beide Gerinnungswege:

– *Endogener Gerinnungsweg:* Sein Funktionsablauf entspricht der „Wasserfall-Kaskaden-Hypothese". Am Anfang steht dabei die Überführung des Faktors XII durch Kontaktnahme mit Matrix-Mikrofibrillen in seine aktive Form XII a, in welcher er den Faktor XI, das Komplement-, Kinin- und Fibrinolysesystem aktiviert. Der aktivierte Faktor XI (= XI a) wirkt als proteolytisches Enzym und aktiviert seinerseits den Faktor IX, welcher sich in Gegenwart von bivalenten Calciumionen, thrombozytären Phospholipiden und Faktor V mit dem Faktor VIII verbindet und den Faktor X aktiviert.
– *Exogener Gerinnungsweg:* Gewebsfaktoren und Gewebsthromboplastin aus Fibroblasten oder glatten Muskelzellen können in Verbindung mit Faktor VII und Calciumionen ebenfalls den Faktor X aktivieren. Der aktivierte Faktor X (= X a), über den endogenen oder exogenen Weg entstanden, bildet mit dem Faktor V, Calciumionen, Gewebsfaktoren und thrombozytären Phospholipiden einen stöchiometrischen Komplex, welcher rasch und optimal das Prothrombin in das Thrombin umwandelt. Seine Hauptrolle besteht in der Überführung des Fibrinogens in Fibrin. Daneben helfen geringe Thrombinmengen bei der Aktivierung und Wirkungsverbesserung der Faktoren VIII und V mit, während Thrombin im Überschuß diese beiden Faktoren proteolytisch wieder ausschaltet und das Plasminogen in das fibrinolytische Plasmin umwandelt sowie die Blutplättchen zur Aggregation bringt. Schließlich fördert der Faktor XIII die Vernetzung des frisch entstandenen Fibrins und macht es gegenüber fibrinolytischen Einflüssen widerstandsfähig.

• *Orthologie:* thrombozytäres Gerinnungssystem

Normale Blutplättchen haben im strömenden Blut weder die Tendenz, sich aneinanderzulagern noch am Gefäßendothel zu haften. Sie kleben jedoch an nichtendothelialen Oberflächen und lagern sich unter dem Einfluß bestimmter Reize (z. B. Kontakt mit Basalmembranmikrofibrillen) zusammen, wobei sie gleichzeitig eine Reihe von Substanzen abgeben, welche das Gerinnungssystem beeinflussen.

Die Bildung eines Plättchenthrombus beginnt mit einer Aggregation der Thrombozyten bei gleichzeitigem Verlust der Plättchengranula (= sog. visköse Metamorphose). Die visköse Metamorphose der Thrombozyten läuft in vier Phasen ab (Abb. 8.**9 a–d**).

1. Phase: Die normalen Thrombozyten (Abb. 8.**9 a**) enthalten ein Hyalomer (= Grundplasma) und ein Granulomer (= Gesamtheit der Zellorganellen). In der ersten Phase (= Adhäsion), in welcher die Thrombozyten an den

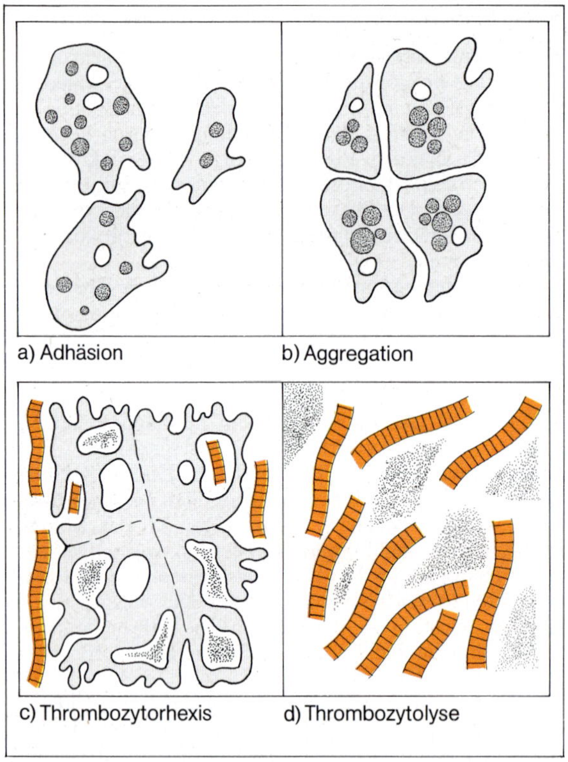

Abb. 8.**9a–d** Die vier Phasen der Plättchenagglutination

Endothelien kleben bleiben, schwellen die Thrombozyten an (Membranstörung?), bilden Pseudopodien aus und lagern sich aneinander. Das reichlich in den Thrombozyten vorhandene ATP wird zu ADP abgebaut, welches von den Plättchen freigesetzt zusammen mit Calcium die äußeren Thrombozytenmembranen miteinander verklebt und nichtadhärente Plättchen zur Aggregation anreizt.

2. Phase: In der Aggregation ist die äußere Membran der einzelnen Thrombozyten noch weitgehend intakt (Abb. 8.**9b**). Das Granulomer verlagert sich in das Zentrum der Blutplättchen. Jetzt produzieren die Plättchen Thromboxan A_2, welches von allen Substanzen den stärksten Plättchenaggregationsfaktor darstellt. Das Thromboxan A_2 ist ein sehr labiles Produkt der thrombozytären Prostaglandinsynthese. Sein Gegenspieler ist das Prostazyklin (= PGI_2), welches aus dem endothelialen Prostaglandinstoffwechsel stammt und als wirksamster Plättchenaggregationshemmer gilt. Ferner aktivieren die aggregierenden Plättchen Thrombin und schalten die plasmatische Blutgerinnung ein.

3. Phase (Abb. 8.**9c**): Während der Thrombozytorhexis lösen sich die äußeren Membranen der Thrombozyten auf, und die Plättchenaggregationsfaktoren induzieren, nachdem sie eine bestimmte Konzentration erreicht haben, die Freisetzungsreaktion und die Plättchenkontraktion. Dabei zerfällt das Granulomer, die Plättchen degranulieren und setzen folgende Substanzen frei:

- Plättchenfaktor 1 (= Thrombinakzelerator). Er beschleunigt als proteolytisches Enzym die Umwandlung von Fibrinogen in Fibrin.
- Plättchenfaktor 3 (= Thrombozytenprokoagulans). Er ist ein Membranlipid und beschleunigt die Blutgerinnung.
- Plättchenfaktor 4 (= Antiheparinfaktor): Er neutralisiert das Heparin. Ferner werden vasoaktive Stoffe wie Adrenalin, Noradrenalin und Serotonin freigesetzt. Schließlich wird auch das Thrombasthenin aktiviert, als welches der kontraktile Apparat der Plättchen bezeichnet wird. Dadurch wird der Plättchenthrombus verfestigt (= Retraktion).

Als Zeichen der Degranulierung zerfällt das Granulomer. Am Rande des Plättchenagglomerates wird erstmals Fibrin sichtbar.

4. Phase (Abb. 8.**9d**): In der letzten Phase, der Thrombozytolyse, zerfallen die Thrombozyten vollständig zu granulärem Material. Dieser „Trümmerhaufen" wird reichlich von Fibrin durchsetzt.

• *Orthologie:* Fibrinolysesystem

Das aktive Prinzip des fibrinolytischen Systems ist die Serumprotease Plasmin (= Fibrinolysin), welches im Plasma normalerweise in einer inaktiven Vorstufe in Form des Plasminogens (= Profibrinolysin) vorkommt. Das Plasminogen wird durch einen Plasminogenaktivator, der hauptsächlich in den Kapillarendothelien vorkommt, sowie durch Urokinase, Streptokinase und Pyrogene in Gang gesetzt. Daneben kommen auch Plasminogeninhibitoren, darunter das Antiplasmin-α_2-Globulin und das Antitrypsin, vor. Durch die Fibrinolyse entstehen permeabilitätsfördernde Substanzen.

• *Zusammenspiel der Gerinnungssysteme*

Werden durch Mikrotraumen Endothelzellen zerstört, so kann eine erste Abdichtung durch Blutplättchen erfolgen (Abb. 8.**10**). Bei der Verletzung von Kapillaren kann schon eine Endothelzellschwellung einen Verschluß herbeiführen. Bei allen großen Gefäßen erfolgt die erste Abdichtung durch Blutplättchen. Hierbei läuft ein komplexer Vorgang ab, der zur bereits besprochenen *Plättchenaggregation* führt. Diese Plättchenaggregation ist reversibel, so daß es bei Ausbleiben einer nachfolgenden Gerinnung endogenen Typs zu Nachblutungen kommt. Denn erst die Aktivierung des plasmatischen Gerinnungssystems führt zur Bildung eines *Fibrinpfropfes* und damit zu einem *stabilen Thrombus.* Er ist gleichzeitig auch die „Leitschiene" für einwandernde Histiozyten und Fibroblasten.

Sekundäre Mechanismen, die zur Blutstillung bei großen Gefäßen beitragen, sind die durch Plättchenfaktoren ausgelöste *Vasokonstriktion* und der Blutdruckabfall bei großem Blutverlust. Hinzu kommt bei muskulären Arterien eine Invagination der durchtrennten Gefäßwand, indem die zurückschnurrende Elastica interna in das Gefäßlumen eingekrempelt wird und das Lumen mechanisch verschließt. Störungen dieses *Einrollmechanismus* können bei Arteriosklerose auftreten und zu schweren Nachblutungen führen.

Blutstillung

Definition: Unter *Blutgerinnung* versteht man die Umwandlung von Fibrinogen in Fibrin. Die *Blutstillung* im Rahmen einer Gefäßverletzung wird durch das Zusammenwirken von Fibrin, Blutplättchen und Gefäßwand bewerkstelligt (= Hämostase). Gerät die Blutstillung außer Kontrolle und schießt über ihr Ziel hinaus, so daß sie am falschen Ort und somit bereits intravaskulär abläuft, so handelt es sich um eine *Thrombose.*

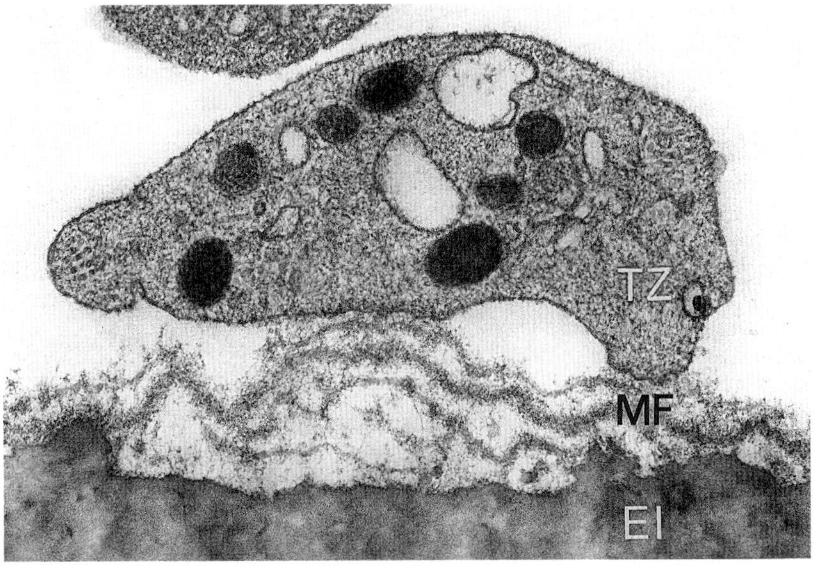

Abb. 8.**10** Plättchenadhäsion (TZ = Thrombozyt) auf durch experimentelles Endothelstripping freigelegte, subendothelialen Mikrofibrillen (MF) (EI = Elastica interna) (Vergr. 1:45000; Original: Staubesand)

Blutung

Definition: Als Blutung oder Hämorrhagie wird der *Austritt von Blut in seiner vollen Zusammensetzung aus den Gefäßen (oder Herz) nach außen oder nach innen* bezeichnet. Je nach Form, Größe oder Lokalisation unterscheidet man folgende *Blutungstypen:*

- *Extravasat:* aus Blutgefäßen (meist in kleinen Mengen) ausgetretenes Blut,
- *Hämatom:* umschriebene, dreidimensional ausgebreitete Blutung ins Gewebe (= Bluterguß),
- *Blutkoagulum:* geronnener Blutklumpen,
- *Blutschorf:* geronnenes, meist eingetrocknetes Blut über einer Wunde,
- *Sugillation:* größere, flächenhafte, diffuse Blutung in der Haut, in der Schleimhaut als Suffusion bezeichnet (zweidimensionale Blutung),
- *Petechien:* punktförmige Blutungen (= eindimensionale Blutung),
- *Purpura:* generalisierte, punktförmige, zum Teil auch äußerlich oder auf Organschnitten sichtbare Blutungen,
- *Ekchymose:* kleinfleckige Blutungen in Haut und Schleimhaut,
- *Epistaxis:* Nasenbluten,
- *Hämoptoe:* Auswerfen größerer Blutmengen,
- *Hämoptyse:* Auswerfen kleinster Blutmengen im Sputum,
- *Hämatemesis:* Bluterbrechen (Kaffeesatzerbrechen),
- *Meläna:* schwärzlicher Stuhl infolge hämatinisierten Blutes,
- *Hämaturie:* Blut im Urin,
- *Menorrhagie:* verstärkte Menstruationsblutung,
- *Metrorrhagie:* unregelmäßige Blutungen zwischen den Regelblutungen,
- *Hämatothorax:* Blut im Pleuraraum,
- *Hämatoperikard:* Blut im Herzbeutel,
- *Hämaskos:* Blut in der Peritonealhöhle,
- *Hämatometra:* Blut im Cavum uteri,
- *Hämatosalpinx:* Blut in der Tube,
- *Haematocephalus internus:* Blut im Ventrikelsystem,
- *Haematocephalus externus:* Blut im Subarachnoidalraum,
- *Hyphäma:* Blut in der vorderen Augenkammer,
- *Hyposphagma:* Blutung unter die Augenbindehaut,
- *Hämarthros:* Blut in Gelenkhöhlen.

Grundsätzlich kann eine Blutung dadurch eintreten, daß entweder ein Gefäß zerreißt *(= Rhexisblutung)* oder undicht wird *(= Diapedeseblutung)* oder daß die Blutstillung – meist zusammen mit einer vermehrten Gefäßbrüchigkeit – krankhaft gestört ist *(= hämorrhagische Diathese).*

Rhexisblutungen

Definition: Eine Rhexisblutung (= Haemorrhagia per rhexin) tritt immer dann ein, wenn die Gefäßwand (Herz) der auf sie einwirkenden Kraft (Druck, Zug) nicht mehr standhält und einreißt.

Pathogenese: In diesen Fällen ist die Gefäßwand entweder durch *Entzündung* (z. B. Mesaortitis luica) oder durch *Sklerose* (z. B. arteriosklerotisches Aortenaneurysma) oder durch *Nekrose* (z. B. zystische Medianekrose der Aorta) oder durch *abnormes Gefäßwachstum* (z. B. kavernöses Hämangiom) so geschwächt, daß ein Mißverhältnis zwischen Innendruck und Wandstärke entsteht und das Gefäß leicht, u. U. sogar spontan einreißt.

In einem weiteren Sinne gehören auch die *Arrosionsblutungen* (= Haemorrhagia per diabrosin) zu den Rhexisblutungen. Bei einer solchen Blutung greift entweder ein entzündlicher Prozeß (z. B. Tbc-Kaverne) oder eine Nekrose (z. B. Hirnerweichungsherd) oder peptische Andauung (z. B. Ulcus ventriculi) oder ein Tumor (z. B. Bronchialkarzinom) von außen auf das Gefäß über, so daß die Gefäßwand arrodiert wird und eine massive Blutung entsteht, wenn es dem Organismus nicht vorher gelingt, das Gefäß durch eine reparative Intimafibrose zu verstärken oder thrombotisch zu verschließen.

Letztlich sind auch die *traumatischen Blutungen* zu den Rhexisblutungen zu zählen, weil in diesen Fällen die auf die Gefäße einwirkende Kraft durch das Trauma (Operation, Unfall, Verletzung) so abnorm gesteigert wird, daß die Gefäßkontinuität verlorengeht und eine Ruptur- oder Schnittblutung entsteht.

Diapedeseblutungen

Definition: Eine Haemorrhagia per diapedesin stellt eine diffuse, meist punktförmige (= Purpura) oder kleinfleckige (= Ekchymose) Blutung dar, welche auf dem Blutdurchtritt durch eine histologisch unauffällige Kapillarwand beruht.

Pathogenese: Ultrastrukturell ist aber in allen Fällen die *Endotheldecke* der Gefäßperipherie hypoxisch, infektiös-toxisch oder allergisch-toxisch *geschädigt* – und oft ist auch die *Abdichtung* der Blutgefäße durch das Gerinnungssystem *unvollständig* (Tab. 8.**4**). Man muß aber berücksichtigen, daß das Blut im Bereich der Endstrombahn ohne Wandverletzung austreten kann. Dieser Vorgang wird bei raschem Blutstrom durch den plasmatischen Randstrom, bei stillgelegtem Blutstrom durch Erythrozytenzusammenballung (= Sludge) verhindert. Alle Vorgänge entzündlicher, toxischer oder nervös humoraler Art, die zu einer erheblichen Blutstromverlangsamung führen, können deshalb eine Diapedeseblutung begünstigen.

Hämorrhagische Diathesen

Definition: Unter einer hämorrhagischen Diathese versteht man eine Blutungsneigung, die entweder ohne adäquate Ursache zu generalisierten Blutungen oder auch nach verschiedenen Ursachen zu verstärkten oder verlängerten Blutungen führt. Die hämorrhagische Diathese überschneidet sich in Ätiologie und Pathogenese teilweise mit der Diapedeseblutung, wenn histologisch keine Gefäßveränderungen vorliegen.

Da strukturell intakte Gefäße, funktionstüchtige Thrombozyten in ausreichender Zahl und ein wirksames Gerinnungssystem eine normale Blutgerinnung garantieren und eine Diapedeseblutung verhindern, leuchtet es ein, daß eine hämorrhagische Diathese auf eine *Vaskulopathie, Thrombozytopathie* und/oder *Koagulopathie* zurückzuführen ist. Dementsprechend unterscheidet man folgende Formen der hämorrhagischen Diathese:

- vaskuläre hämorrhagische Diathesen,
- thrombozytopenische hämorrhagische Diathesen,
- thrombasthenische hämorrhagische Diathesen und
- koagulopathische hämorrhagische Diathesen.

Vaskuläre Formen

Definition: Unter dem Begriff vaskuläre hämorrhagische Diathesen werden Krankheitsbilder zusammengefaßt, bei denen die allgemeine Blutungsneigung auf einer angeborenen oder erworbenen Gefäßwandschwäche oder auf einer infektiös toxischen oder allergisch toxischen Gefäßschädigung beruht.

Klinisch haben diese Diatheseformen folgende Befunde gemeinsam: a) spontan auftretende Purpura, b) positiver Rumpel-Leede-Test bei c) normaler Thrombozytenzahl und d) normaler Blutungs- und Gerinnungszeit.

Tabelle 8.**4** Beispiele von Diapedeseblutungen

Ätiologie	Pathogenese	Blutungstyp
Erstickungstod	Asphyxie und Venendruckerhöhung ↓ Kapillarschädigung	Ekchymosen = Tardieu-Flecken an serösen Häuten
Gehirn-Fettembolie	Ischämie → Kapillarschädigung	Purpura cerebri
Influenzaviren	Zerstörung des respiratorischen Epithels und der Kapillarendothelien	hämorrhagische Tracheitis hämorrhagische Pneumonie
Scharlach	erythrogenes Streptokokkentoxin → Kapillarschädigung	Petechien (= Pastia-Zeichen)
Meningokokkensepsis	Endotoxin → Endothel- und Thrombozytenschädigung	Purpura fulminans (Waterhouse-Friderichsen-Syndrom)
Penicillinallergie (Überempfindlichkeitsreaktion Typ II)	humorale Antikörper gegen Antigen auf Endothel	allergische vaskuläre Purpura, oft zusammen mit allergischer thrombozytopenischer Purpura
Streptokokkenantigene, Medikamente (Überempfindlichkeitsreaktion Typ III)	Immunkomplexe → leukozytoklastische Vaskulitis (Immunvaskulitis)	Petechien bis Ekchymosen (z. B. Purpura Schönlein-Henoch)

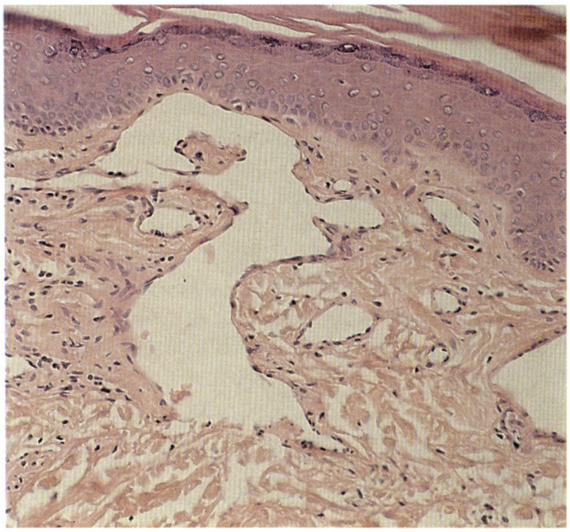

a

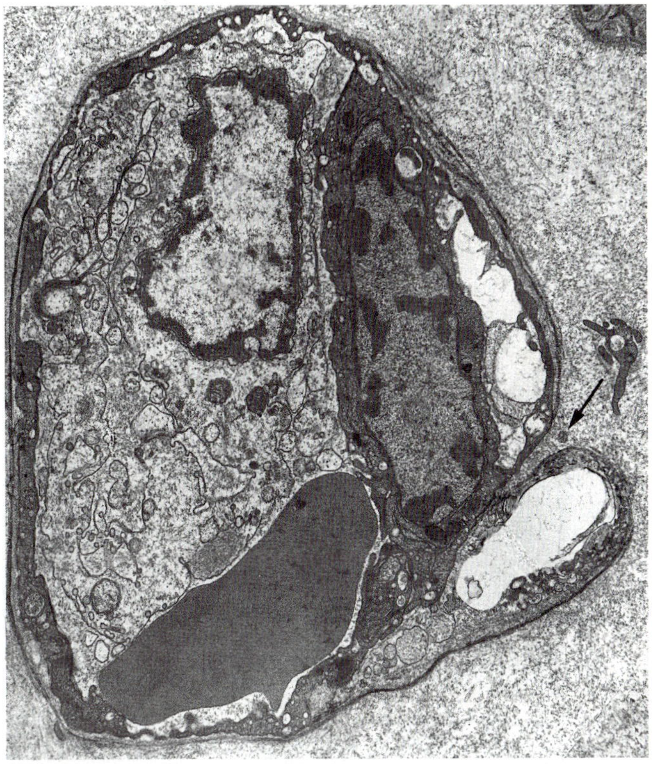

b

Abb. 8.**11 a** u. **b** Teleangiectasia hereditaria haemorrhagica (= Morbus Osler):
a Teleangiektatische aneurysmatische subkutane Gefäße (HE, Vergr. 1 : 100)
b Ultrastrukturell sieht man eine herdförmig aneurysmatische Ausweitung einer Kapillare an einer Stelle (Pfeil) mit aufgesplitterter Basalmembran und einem Nebeneinander intakter und degenerierter Endothelien (EM, Vergr. 1 : 7500; Originale: Schaefer)

Angeborene Läsionen

1. Teleangiectasia hereditaria haemorrhagica

Pathogenese: Dieses Leiden (= Morbus Osler) wird dominant mit unregelmäßiger Penetranz vererbt. Es scheint auf eine Störung des kollagen-elastischen Bindegewebes zurückzuführen zu sein, wobei die *frühfetalen arteriovenösen Kurzschlußanastomosen erhalten bleiben* und aufgrund einer fehlenden Elastika (z. T. auch Muskelzellen und Kollagen) zu Aneurysmata (S. 447) aussacken, die leicht verletzlich sind.

Morphologie: In Haut und Schleimhäuten von Kopf, Respirations-, Intestinal- und Urogenitaltrakt fallen 1–2 mm im Durchmesser große Knäuel aus feinsten, mit bloßem Auge gerade noch erkennbaren Gefäßen auf. Dabei handelt es sich um ausgeweitete Kapillaren sowie um Venolen ohne Elastika, die aneurysmatisch dilatiert sein können (Abb. 8.**11 a** u. **b**). Die Haut darüber ist so atrophisch, daß eine bloße Berührung (Rasieren!) genügt, um eine Blutung auszulösen (Intestinalblutung, Hamaturie!).

2. Ehlers-Danlos-Syndrom

Pathogenese (S. 50): Die tiefgreifende allgemeine Störung der Kollagen- und Elastinsynthese bewirkt eine abnorme Gefäßbrüchigkeit mit Blutungen bei Bagatelltraumen.

Erworbene Mesenchymläsionen

1. Skorbut

Pathogenese: Da die *Ascorbinsäure* ein Coenzym der für die Kollagensynthese wichtigen *Prolinhydroxylase* (S. 50) darstellt, kommt es bei der C-Hypovitaminose zu einer Kollagensynthesestörung (Glykosylierungsstörung vor allem des Basalmembrankollagens wegen fehlender Hydroxylgruppen am Prolin), die sich in einer abnormen Gefäßbrüchigkeit vor allem der Kapillaren äußert. Folge davon sind petechiale Hautblutungen und Blutungen in anderen Organen sowie Skelettwachstumsstörungen beim Kind.

2. Purpura senilis

Pathogenese: Im Rahmen der senilen Elastose, d. h. fehlerhaften Synthese des Hautelastins und -kollagens beim *alternden Menschen,* findet man in der Haut Gefäße, welche an Kollagenfasern verarmt sind. Diese sind darüber hinaus noch elastoid degeneriert. Infolgedessen führen Bagatellverletzungen zu Blutungen meist in Form einer Purpura oder Ekchymose.

Erworbene Immunkomplexläsionen

1. Purpura Schoenlein-Henoch

Ätiologie: Dieses Syndrom wird *beim Kind* (vor allem Knaben) in erster Linie durch *Überempfindlichkeitsreaktionen auf Bakterienantigene* (oft Streptokokken) ausgelöst; eine Assoziation mit humanen

Parvoviren B19 (Erreger der Ringelröteln) wird diskutiert. Beim *älteren Menschen* hingegen sind meist *Allergien* festzustellen, bei denen Arzneimittel (z. B. Penicillin, Jod) und teilweise auch Nahrungsmittel, Insektengifte und Impfstoffe das Antigen darstellen (S. 190).

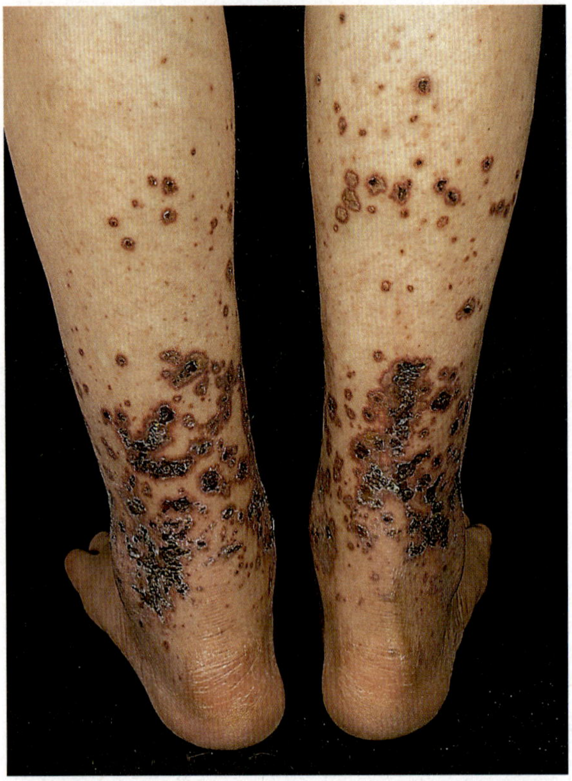

Abb. 8.**12** Vaskuläre hämorrhagische Diathese in Form einer medikamentös toxischen Purpura infolge leukozytoklastischer Vaskulitis): nekrotische kleine Hautpapeln mit zentralen Hämorrhagien (Original: Sterry)

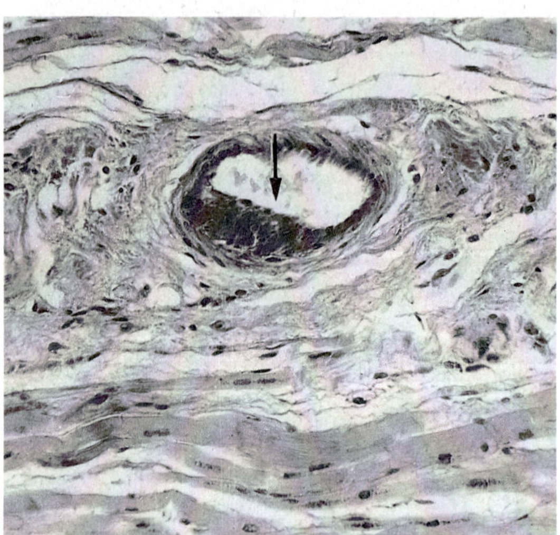

Abb. 8.**13** Morbus Moschcowitz: Ablagerung PAS-positiven Materials im Subendothelialraum (Pfeil) eines kleinen Myokardgefäßes (PAS, Vergr. 1:300)

Pathogenese: Im Rahmen einer *Überempfindlichkeitsreaktion Typ III* lagern sich zirkulierende Immunkomplexe in den Wänden kleiner Arterien ab, so daß nach entsprechender Komplementaktivierung Granulozyten chemotaktisch angelockt werden. Diese schädigen die Gefäße durch Freisetzung toxischer Sauerstoffverbindungen, so daß eine fibrinoide Nekrose der Hautarteriolen (= *leukozytoklastische Vaskulitis)* mit Purpura und Ekchymosen entsteht. Ferner findet man Blutungen in Lunge, Bauchhöhle, Darmwand (abdominale Koliken) mit Meläna sowie eine Glomerulonephritis mit Hämaturie. Meist gesellt sich noch eine seröse Polyarthritis hinzu.

2. Medikamentös toxische Purpura

Pathogenese: Eine Reihe von Medikamenten (S. 148) schädigt über die Auslösung einer zellgebundenen oder humoralen Immunreaktion oder durch Bildung zirkulierender Immunkomplexe vornehmlich die kleineren Hautgefäße in Form einer Überempfindlichkeitsvaskulitis (= *leukozytoklastische Vaskulitis)*. Je nach Schweregrad der Gefäßläsion und Organbefall findet man ein anderes Krankheitsbild.

- **Allergische kutane Vaskulitis** (= leukozytoklastische Vaskulitis): In diesem Falle ist der Prozeß auf die Arteriolen der Dermis (selten Subkutis) beschränkt (Abb. 8.**12**).

- **Purpura Schoenlein-Henoch:** Hier dehnt sich die Immunreaktion von den Hautarteriolen auf die Arteriolen der inneren Organe und Gelenke und auf die Nierenglomeruli aus (s. oben).

- **Nekrotisierende granulomatöse Angiitis** (zu der auch die Panarteriitis nodosa gehört): Sie befällt die kleinen bis mittelgroßen Arterien.

3. Dysproteinämische Purpura

Pathogenese: Mit diesem Sammelbegriff werden hämorrhagische Diathesen bezeichnet, welche auf einer allergischen Vaskulitis bei chronischen Krankheiten beruhen und mit einer *polyklonalen Gammaglobulinvermehrung* einhergehen oder auf einer *monoklonalen Gammaglobulinbildung* beruhen. Im letzteren Falle kann bei massiver IgM-Vermehrung ein sog. Hyperviskositätssyndrom entstehen und nach entsprechender Amyloidbildung vom AL-Typ (S. 61) die Gefäßfragilität steigern. Ferner erhöhen die Paraproteine die Blutungsbereitschaft durch Bindung der Gerinnungsfaktoren und haften auf der Thrombozytenoberfläche. Oft bestehen gleichzeitig noch sog. *Kryoglobuline,* welche in abgekühlten Gewebspartien ausfallen und trotz gehemmter Blutgerinnung zu thrombotischen Gefäßverschlüssen führen (S. 535).

4. Purpura pigmentosa chronica

Pathogenese: Bei dieser Krankheitsgruppe scheinen *zellgebundene Immunreaktionen vom Spättyp* ausschlaggebend zu sein. Ursächlich werden *Allergien* gegen Bakterienbestandteile, Arzneimittel, Kontaktallergene oder Nahrungsmittel diskutiert. Die Purpura pigmentosa chronica beginnt mit Teleangiektasien im Fußknöchelbereich; es folgen petechiale Blutungen in einem Gebiet mit ekzematoider Entzündung unter Zurücklassen einer bräunlich pigmentierten (= Hämosiderin), atrophischen Haut.

Histologie: Betroffen sind die präkapillären Arteriolen (Spasmus) und postkapilläre Venolen (Dilatation). Die Kapillarendothelien schwellen und degenerieren. Das ausgetretene Blut wird von den Histiozyten in Hämosiderin umgewandelt. Die histiolymphozytären Infiltrate sind perivaskulär lokalisiert (lymphozytische Vaskulitis) und stehen mit Langerhans-Zellen (S-100-Antigen positiv) in Verbindung. Dies weist auf einen Antigentransfer zu den Lymphozyten hin, wie er bei Immunreaktionen vom Spättyp beobachtet wird.

Bei den folgenden zwei Krankheitsbildern, *thrombotisch-thrombozytopenische Purpura* und *hämolytisch-urämisches Syndrom,* werden ebenfalls immunpathologische Mechanismen diskutiert, allerdings ohne daß diese in allen Fällen nachweisbar sind:

5. Thrombotisch-thrombozytopenische Purpura

Definition: Das erstmals 1924 von Moschcowitz beschriebene Syndrom zeichnet sich entsprechend der Namensgebung durch folgende Trias aus: a) *Gerinnungsstörung mit hämorrhagischer Diathese,* b) *Thrombozytopenie* und c) *neurologische Symptomatik.*

Das Moschcowitz-Syndrom tritt bei Frauen etwas häufiger auf als bei Männern und manifestiert sich meist im 3. bis 4. Lebensjahrzehnt.

Pathogenese: Für das *Moschcowitz-Syndrom* werden zahlreiche ursächliche Faktoren wie Toxine, Infektionen oder Medikamentenüberempfindlichkeit diskutiert. Formalpathogenetisch ist in erster Linie eine *primäre Gefäßwandläsion* (präthrombotische Gefäßläsion) anzunehmen. Dabei wird subendothelial PAS-positives Material abgelagert. Dieses besteht aus elektronenoptisch dichtem fibrillären Material,

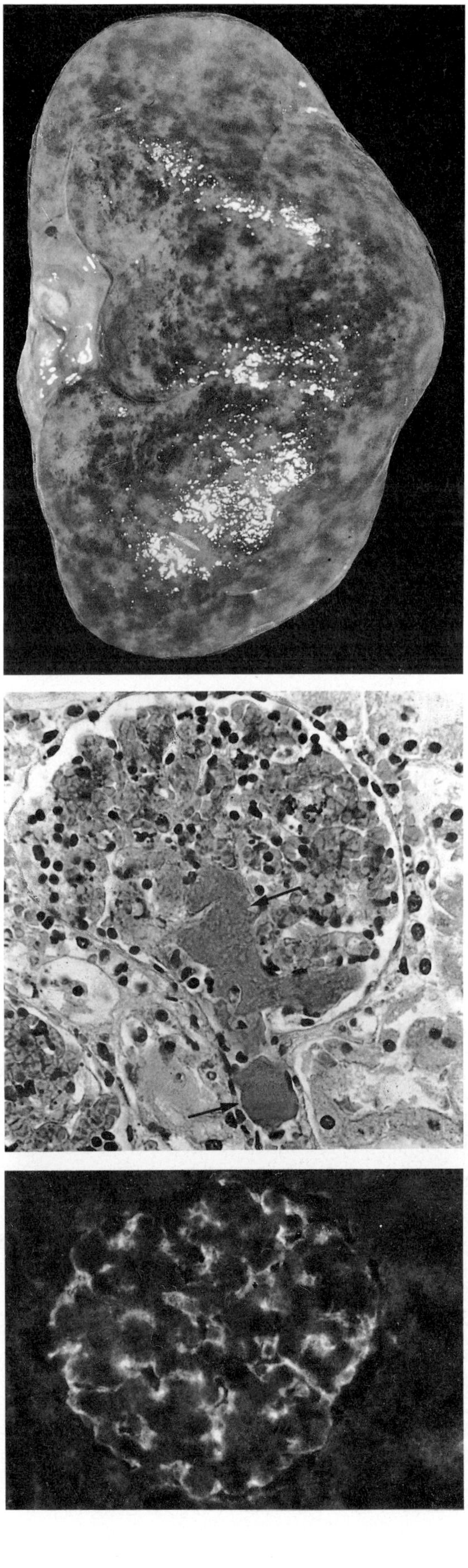

Abb. 8.**14a–c** Hämolytisch-urämisches Syndrom (= HUS): ▶ **a** Kleinfleckige hämorrhagische Nierenrindennekrosen als deren Ursache oft **b** eine glomerulär betonte renale Mikrothrombose (Pfeil) anzuschuldigen ist (HE, Vergr. 1:350)
c Spezieller Fall eines HUS bei Pneumokokkeninfektion: Auf der Oberfläche von Endothelien und Erythrozyten befinden sich mit Neuraminsäure bedeckte Oligosaccharidgruppen, welche Antigeneigenschaften besitzen (= Kryptantigene). Sie werden durch die Pneumokokken-Neuraminidase freigelegt, so daß sie mit präexistenten körpereigenen Antikörpern, aber auch mit bestimmten pflanzlichen Lektinen wie dem Erdnußlektin (= PNA) reagieren können (PNA – Lektinhistochemie, Vergr. 1:350; Original: Klein)

bei dem es sich um Fibrinspaltprodukte und/oder Immunglobuline und Komplementfaktoren zu handeln scheint. Im Bereich dieser Depots aggregieren Thrombozyten und bilden *hyaline Thromben* (Abb. 8.**13**). Im Gegensatz zum hämolytisch-urämischen Syndrom (s. unten) werden beim Moschcowitz-Syndrom die mikrothrombotischen Gefäßprozesse nicht nur in der Niere, sondern von Fall zu Fall wechselnd auch in allen übrigen Organen beobachtet, wobei das zentrale Nervensystem am meisten betroffen ist. Schwerpunktmäßig können sich die Gefäßveränderungen auch im Pankreas und Myokard (Abb. 8.**13**) manifestieren und bei entsprechender Ausdehnung ischämische Gewebsnekrosen nach sich ziehen.

Die Mikrothrombose führt ferner zu einer mikroangiopathisch-hämolytischen Anämie (S. 536), welche auch für die neurologische Symptomatik verantwortlich sein kann.

Klinik: Die klinischen Erscheinungsformen hängen wesentlich von der Ausdehnung und vor allem vom Manifestationsort der Gefäßveränderungen ab. Die Erkrankung führt häufig *innerhalb kurzer Zeit zum Tode.* Gelegentlich werden jedoch auch Krankheitsverläufe mit *Remissionen* beobachtet. Bioptischer Nachweis u. U. an kleinen Mundschleimhautbiopsien möglich.

6. Hämolytisch-urämisches Syndrom

Definition: Glomeruläre, fakultativ auch präglomerulär-vaskuläre Mikroangiopathie der Niere mit primärem Endothelschaden sowie mit sekundärer Hämolyse (und Tubulusnekrose).

Kausalpathogenetisch liegt bei Kindern meist eine Infektion mit EHEC (S. 228) oder Shigellen vor, die das endothelschädigende Vero-Zytotoxin produzieren. In Einzelfällen spielt eine Infektion mit Pneumokokken eine entscheidende Rolle, die über ihre Neuraminidase Glomerulusendothelien und Erythrozyten gleichermaßen schädigen (s. Text Abb. 8.**14a–c**). Bei Erwachsenen werden die glomerulären Endothelschäden durch Noxen wie Zytostatika, Kontrazeptiva, Cyclosporin oder im Rahmen eines SLE ausgelöst.

Morphologie: In den Glomeruli sind die Endothelien zerstört und die Schlingen mit ganzen und zertrümmerten Erythrozyten (= Fragmentozyten, S. 536) angeschoppt. Hinzu kommen vor allem bei Kindern glomeruläre und präglomeruläre Mikrothromben (Abb. 8.**14b**); beim Erwachsenen sind noch die Interlobulararterien und Afferenzarteriolen (= maligne Nephrosklerose, S. 804) betroffen. Die thrombotische Mikroangiopathie löst ihrerseits eine mikroangiopathisch-hämolytische Anämie aus (S. 536).

Thrombozytopenische Formen

Allgemeine Pathogenese: Die kritische untere Grenze der Thrombozytenzahl im Blut, bei der noch eine ausreichende Blutstillung möglich ist, liegt bei etwa 30 000 Plättchen pro mm^3. Allen thrombozytopenischen Blutungsübeln gemeinsam ist eine *pathologisch niedrige Thrombozytenzahl, zum Teil auch pathologische Thrombozytenfunktion.*

Klinik: Petechiale Blutungen nach Bagatelltraumen (zum Teil auch „spontan“), positiver Rumpel-Leede-Test, verlängerte Blutungszeit bei normaler Gerinnungszeit.

Morphologie der einzelnen Formen s. S. 556.

Thrombasthenische Formen

Sie beruhen auf einer Funktionsstörung der Thrombozyten und werden folglich bei den Thrombozyten (S. 556) besprochen.

Koagulopathische Formen

Klinik: Diesen Blutungsstörungen liegt ein angeborener oder erworbener Defekt des plasmatischen Gerinnungssystems zugrunde. Sie sind durch *Ekchymosen* (nie Petechien), große *Weichteilhämatome* (Psoasblutung), rezidivierende *Hämarthra* (= „Blutergelenke“), manchmal begleitet von *Zahnfleischbluten, Hämaturie* und *Meläna* charakterisiert. Oft besteht eine chronische Blutungsanämie, wenn nicht vorher der Tod durch Verblutung einsetzt.

1. Angeborene Koagulopathien

Allgemeine Pathogenese: Das heutige Gerinnungsmodell basiert auf Beobachtungen, die an Patienten mit einem Gerinnungsdefekt erhoben wurden. Dementsprechend wurde der „fehlende“ Gerinnungsfaktor nach diesen Patienten benannt. Die genetisch bedingten Gerinnungsstörungen beruhen weniger auf dem Fehlen eines Gerinnungsfaktors als auf einer mehr oder weniger fehlerhaften Molekülstruktur, so daß der betreffende Faktor nicht oder nur unvollständig aktiv werden kann.

Unter den angeborenen Koagulopathien sind die *Hämophilie A* (Inzidenz 1 : 10 000) und *Hämophilie B* (Inzidenz 1 : 100 000) die häufigsten, während die anderen Gerinnungsstörungen selten sind.

Hämophilie A

Ätiologie: Die Hämophilie A ist die längst bekannte hämorrhagische Diathese *(= Bluterkrankheit)* und wurde bereits im Talmud, dem jüdischen Religionsbuch, erwähnt. Durch die Nachkommen der englischen Königin Viktoria (1819–1901) wurde sie in zahlreiche Fürstenhäuser eingebracht, so in die Familien der spanischen Habsburger und russischen Zaren. Da dieses Leiden von phänotypisch gesunden Frauen (Konduktorinnen) X-chromosomal rezessiv vererbt wird, sorgte die Verschwägerung an europäischen Höfen für eine verstärkte Manifestation und machte die Hämophilie A zur „Krankheit der Könige“. In einzelnen Fällen kommen auch Spontanmutationen vor.

Pathogenese: Der Faktor VIII ist ein Molekülkomplex, der aus drei Faktoren besteht: dem gerinnungsaktiven Teil (= Faktor VIII-C) und dem Regulatorträgerprotein (= Faktor VIII-R) sowie dem Willebrand-Faktor (s. unten). Der *Hämophilie A* liegt entweder eine Moleküldysplasie (Typ A^+) oder eine verminderte oder fehlende Molekülsynthese (Typ A^-) des Faktor VIII-C vor, so daß er seine Rolle im Gerinnungssystem nur mangelhaft erfüllen kann. Hinzu kommen manchmal auch Faktor-VIII-Hemmkörper.

Hämophilie B

Pathogenetisch liegt eine X-chromosomal rezessiv vererbte, hämorrhagische Diathese durch eine Verminderung (Typ B^R), fehlen (Typ B^-) oder Moleküldysplasie des Faktors IX (Typ B^+) zugrunde. Dies hat eine verzögerte Aktivierung des Faktors X und des weiteren Gerinnungsablaufes zur Folge. Daraus resultiert eine Verzögerung des Gerinnungsablaufes, wobei die Blutungszeit sowie die Plättchenfunktion im Normbereich liegen.

Morphologie der Hämophilie A und B:
Bei beiden Hämophilieformen stehen folgende Befunde in der Reihenfolge ihrer Häufigkeit im Vordergrund:

- 95% *rezidivierender Hämarthros* (= Bluterkniegelenk) mit Übergang in Arthrosis deformans,
- 60% *Muskelhämatome* (Psoasblutungen), Suffusionen,
- 50% *Zahnfleischblutungen* mit sekundären Zahnschäden,
- 40% *Urogenitalblutungen,*
- 35% *Magen-Darm-Blutungen,*
- 30% *Epistaxis.*

Pseudohämophilie

Pathogenese: Diese Symptomengruppe *(= Von-Willebrand-Jürgens-Syndrom)* basiert auf einem autosomal dominant vererbten Mangel an Faktor VIII-WF (= Willebrand-Faktor), der für die Adhärenz der Thrombozyten auf den subendothelialen Mikrofibrillen, aber auch auf dem Endothel, verantwortlich ist. Dadurch ist die Blutungszeit im Gegensatz zur Hämophilie A und B verlängert. Der WF-Faktor-Mangel kann a) quantitativ (Typ I), b) qualitativ infolge Moleküldefekt (Typ II) oder c) absolut mit vollständigem Fehlen (Typ III) sein.

Morphologie: Die Patienten sind in erster Linie „Traumabluter", die in der Zwischenzeit nur vermehrt „blaue Flecken" aufweisen. Folgende Blutungsphänomene sind am häufigsten:

- 80% *Traumablutungen* (postoperativ, posttraumatisch, postpartal),
- 70% *Hauthämatome* („blaue Flecken"),
- 60% *Uterusblutungen* (Menometrorrhagien),
- 60% *Epistaxis,*
- 40% *Zahnfleischblutungen.*

Weitere angeborene Koagulopathien

Sie sind sehr selten und werden deshalb nur in tabellarischer Form aufgeführt (Tab. 8.**5**).

2. Erworbene Koagulopathien

Bildungsstörungen der Gerinnungsfaktoren

Pathogenese: Da die meisten Gerinnungsfaktoren in der Leber mit Hilfe von Vitamin K als Coenzym gebildet werden, gehen alle *Leberschäden* mit einem mehr oder weniger ausgeprägten Mangel an Gerinnungsfaktoren einher. Ferner wird das *Vitamin K* von den Darmbakterien synthetisiert und als fettlösliches Vitamin nur in Anwesenheit von Galle resorbiert. Dies erklärt, weshalb *Malabsorptionssyndrome* von einer Gerinnungsstörung begleitet werden, und läßt sich diagnostisch *(= Koller-Test)* nutzen: Intravenös verabreichtes Vitamin K_1 normalisiert die Thromboplastinzeit beim Verschlußikterus, aber nicht beim hepatozellulären Ikterus. Dikumarol ist ein Vitamin-K-Antagonist und interferiert mit der Synthese der Gerinnungsfaktoren in der Leber.

Hemmkörper der Gerinnungsfaktoren

Pathogenese: Antithrombin III (AT-III) ist der wichtigste Gerinnungsinhibitor. Als Protein wird es in der Leber gebildet und hemmt Serinproteasen durch Komplexbildung sowie auch das Thrombin und den Gerinnungsfaktor Xa.

Heparin verstärkt die Inhibitorwirkung von Antithrombin III dosisabhängig und inaktiviert vor allem den Faktor X. Ein angeborener (autosomal dominant) oder erworbener (Hepatopathien, nephrotisches Syndrom) AT-III-Mangel erhöht das venöse Thromboembolierisiko. Ferner treten bei Autoimmunprozessen mitunter *Antikörper* auf, die gegen einzelne Gerinnungsfaktoren (vor allem F VIII) gerichtet sind (= Hemmkörper-Hämophilie).

Verbrauchskoagulopathien

Definition: Unter einer Verbrauchskoagulopathie versteht man eine *hämorrhagische Diathese,* die auf einem Verbrauch von Gerinnungsfaktoren beruht. Dieser kann entweder durch eine erhebliche intravasale Gerinnung (häufig) oder durch eine primäre Plasminaktivierung mit gleichzeitiger Proteolyse der Gerinnungsfaktoren (selten) hervorgerufen werden.

Pathogenese: Normalerweise wird der im Rahmen einer Blutstillung eintretende Verbrauch an Gerinnungsfaktoren rasch kompensiert. Kommt es aber an vielen Stellen des Gefäßsystems zur Aktivierung von Gerinnungsfaktoren und infolgedessen zu einer massiven intravasalen Gerinnung, so bricht der Nachschub für Gerinnungsfaktoren zusammen. Eine derartige Aktivierung von Gerinnungsfaktoren kann entweder direkt oder indirekt erfolgen: *indirekt*

Tabelle 8.5 Angeborene und erworbene Koagulopathien

Gerinnungsfaktor		Angeborene Koagulopathie	Erbgang	Erworbene Koagulopathie
I	Fibrinogen	Afibrinogenämie Dysfibrinogenämie Hypofibrinogenämie	AR AD AD	Hepatopathie DIG Fibrinolysestörung
II	Prothrombin	Hypoprothrombinämie	AR	Vitamin-K-Mangel Hepatopathie DIG
III	Gewebsthromboplastin			
V	Proakzelerin	Hypoproakzelerinämie (= Parahämophilie)	AR	Hepathopathien DIG
VII	Prokonvertin (Gewebefaktor)	Hypoprokonvertinämie	AR	Vitamin-K-Mangel Hepatopathien
VIII-C VIII-WF	antihämophiler Faktor A (v. Willebrand-Faktor)	Hämophilie A v.-Willebrand-Jürgens-Syndrom (= Pseudohämophilie)	XR AD	DIG
IX	antihämophiler Faktor B (Christmas-Faktor)	Hämophilie B	XR	Vitamin-K-Mangel Hepatopathien
X	Stewart-Prower-Faktor	Faktor-X-Mangel	AR	Vitamin-K-Mangel Hepatopathien, Heparin
XI	Rosenthal-Faktor (Plasmathromboplastinkomponente)	Faktor-XI-Mangel (= Hämophilie C)	AR	Vitamin-K-Mangel Hepatopathien
XII	Hageman-Faktor	Faktor-XII-Mangel, keine Blutung	AR	
XIII	fibrinstabilisierender Faktor	Faktor-XIII-Mangel	AR	DIG

AD = autosomal dominant, AR = autosomal rezessiv, XR = X-chromosomal rezessiv, DIG = disseminierte intravasale Gerinnung

durch prokoagulatorische Vermittlersubstanzen wie Histamin, Adrenalin, Serotonin und Endotoxin und *direkt durch Einschwemmung thromboplastischen Materials* (z. B. vorzeitige Plazentalösung), durch Plättchenaktivierung infolge „fremder Oberfläche" (z. B. Dialyse) oder durch Einschwemmung proteolytischer Substanzen mit Thrombinwirkung (z. B. Schlangengifte). Zunächst entsteht in jedem Falle ein Zustand mit *Hyperkoagulabilität,* bei welchem Thrombinspuren entstehen, aber durch die Zellen des RHS abgefangen werden. Gleichzeitig löst Thrombin über die visköse Metamorphose der Plättchen die Aktivierung der Gerinnungsfaktoren V, VIII und XIII aus, so daß schließlich zirkulierende, vorerst noch plasmalösliche Fibrinoligomer-Fibrinogen-Komplexe entstehen. Ist das RHS abgesättigt (S. 415), so können diese kleinen Gerinnsel nicht mehr aus dem Blutstrom gezogen werden, und es bilden sich *Mikrothromben,* die ihrerseits die terminale Strombahn verstopfen und über einen Circulus vitiosus ein *Schocksyndrom* auslösen. Dadurch wiederum entstehen hypoxische Endothel- und Gewebeschäden, die einesteils das Gerinnungssystem weiter aktivieren und anderenteils das *Fibrinolysesystem* durch Freisetzung von Plasminaktivatoren aus dem Gewebe in Gang setzen. Dies hat jedoch zur Folge, daß gerade diejenigen Gerinnungsfaktoren abgebaut werden, die bei der intravasalen Gerinnung verbraucht werden. Das Resultat ist eine *hämorrhagische Diathese bei gleichzeitiger Mikrothrombenbildung* (S. 415): disseminierte intravasale Gerinnung (= DIG).

Literatur

Barka, T., et al.: Protooncogene (c-fos) expression in the heart. Oncogene 1 (1987) 439

Bell, W. R.: Disseminated intravascular coagulation. Johns Hopk. med. J. 146 (1980) 298

Buck, C.: Cancer incidence in hypertensives. Cancer 59 (1987) 1386

Cowley, R. A., B. F. Trump: Pathophysiology of Shock, Anoxia and Ischemia. Williams & Wilkins, Baltimore 1982

Cruze-Croke, R.: Etiology of essential hypertension. Hypertension 3 (1982) 191

DeBold, A. J.: Atrial natriuretic factor. Fed. Proc. 45 (1986) 2081

Deutsch, E.: Genetisch bedingte Fehlfunktionen der Gerinnungsfaktoren. Hämostasiologie 6 (1986) 44

Dzan, V. J.: Significance of the vascular Renin-Angiotensinpathway. Hypertension 8 (1986) 553

Editorial: Molecular biology of hypertension. Hum. Pathol. 17 (1986) 1187

Firth, J. D., et al.: Endothelin: An important factor in acute renal failure. Lancet 1988/II, 1179

Ganten, D., E. Ritz: Lehrbuch der Hypertonie. Schattauer, Stuttgart 1985

Henrich, H. A., et al.: Capillary rarefaction characteristic of the skeletal muscle of hypertensive patients. Klin. Wschr. 66 (1988) 54

Hughson, M., et al.: Cellular arteriolar nodules. Arch. Path. Lab. Med. 106 (1982) 71

Hüttner, I., et al.: Volume, surface and junctions of rat aortic endothelium during experimental hypertension. Lab. Invest. 46 (1982) 489

Hynes, R. O.: Integrins. Cell 48 (1987) 549

Kaplan, N. M.: Systemic hypertension. In Braunwald, E.: Heart Disease. Saunders, Philadelphia 1984 (p. 849)

Klein, P. J.: Die mikroangiopathisch-hämolytische Anämie. Fischer, Stuttgart 1981

Lamas, S., et al.: Nitric oxide synthesis in endothelial cells. Amer. J. Physiol. 261 (1991) 634

Lechner, K.: Blutgerinnungsstörungen. Springer, Berlin 1983

Mason, R., H. I. Saba: Normal and abnormal hemostasis. An integrated review. Amer. J. Path. 92 (1978) 775

Meessen, H.: Mikrozirkulation. In: Handbuch der Allgemeinen Pathologie, Bd. III/7. Springer, Berlin 1977

Meyer, P.: Increased intracellular calcium: From hypertension to cancer. J. Hypertension 5, Suppl. 4 (1987) 3

Okamura, T., et al.: Vascular Renin-Angiotensin-System in 2-Kidney, one clip hypertensive rats. Hypertension 8 (1986) 560

Popper, H.: Pathologic aspects of cirrhosis. Amer. J. Path. 87 (1977) 228

Riede, U. N., J. Shah: Diagnostic morphometry of the adult respiratory distress syndrome (schock lung). Path. Res. Pract. 179 (1984) 204

Riede, U. N., J. Staubesand: Quantitative morphologische Analysen von Gefäßwandschäden. In Ehringer, H., et al.: Gefäßwand, Rezidivprophylaxe, Raynaudsyndrom. Witzstrock, Baden-Baden 1979 (S. 44)

Riede, U. N., et al.: Circulatory shock. A review. Pathology 13 (1981) 299

Riede, U. N., et al.: Mikrothrombosierung der Endstrombahn als Ursache schockbedingter Organkomplikationen. Hämostasiologie 2 (1982) 3

Ruggeri, Z. M.: Coagulation disorders. Clin. Hematol. 14 (1985) 1

Ruggeri, Z. M.: T. S. Zimmermann: Von Willebrand factor and von Willebrand-disease. Blood 70 (1987) 895

Sen, S., et al.: A factor that initiates myocardial hypertrophy in hypertension. Hypertension 9 (1987) 261

Strauer, B. E.: Ventricular function and coronary hemodynamics in hypertensive heart disease. Amer. J. Cardiol. 44 (1979) 999

Wagenvoort, E. A., E. Wagenvoort: Pathology of Pulmonary Hypertension. Wiley, New York 1977

Lokalisierte Kreislaufstörungen

U.-N. Riede und H.-E. Schaefer

In diesem Kapitel werden diejenigen zirkulatorischen Läsionen besprochen, die sich in den Organen an umschriebenen Stellen abspielen. Dies sind die vollständige oder partielle Verlegung von einzelnen Gefäßstrecken und die daraus resultierenden Minderdurchblutungen sowie die fehlerhafte Verteilung von Gewebsflüssigkeit.

Thrombose: Diese intravitale Blutgerinnselbildung läßt sich als Blutstillung am falschen Ort apostrophieren und beruht auf Störungen von Gefäßwand, Blutstrom und Blutfestigkeit. Je nach dem welche der drei Komponenten (thrombogene Trias) die Blutgerinnselbildung anführt, entstehen Abscheidungs- oder Gerinnungsthromben, gemischte oder hyaline Thromben. Sie werden entweder organisiert, aufgelöst oder stückweise mit dem Blutstrom verschleppt.

Embolie: Mit diesem Begriff wird nicht nur die Verschleppung von Blutgerinnseln *(= Thrombembolie)*, sondern auch von Fett *(Fettembolie)* und Luft *(Luftembolie)* verstanden. Dabei führen die venösen Formen in erster Linie zu Lungenembolien, die arteriellen zu Organinfarkten.

Arterielle Zirkulationsstörungen: Die Beeinträchtigung der Gewebsdurchblutung führt zu einer Minderversorgung mit Sauerstoff und einer Minderbeseitigung von Schlackenstoffen. Dies nennt man eine Ischämie. Sie läßt sich je nach zeitlichem Verlauf und Ausprägung folgendermaßen untergliedern:

- *Absolut anhaltende Ischämie:* vollständiger über längere Zeit anhaltender Verschluß einer Endarterie mit Nekrosen im Versorgungsgebiet,
- *absolut temporäre Ischämie:* vollständiger aber zeitlich limitierter Gefäßverschluß mit kleineren hypoxämischen Strukturschäden,
- *relative Ischämie:* Mißverhältnis zwischen Blutangebot seitens der Gefäße und Sauerstoffbedarf eines Gewebsgebietes.

Venöse Zirkulationsstörungen: Sie beruhen auf einem behinderten Rückstrom venösen Blutes, was eine venöse Stauung oder einen hämorrhagischen Infarkt nach sich ziehen kann.

Ödem: Dies ist eine abnorme Flüssigkeitsansammlung im extravaskulären Abschnitt des Extrazellulärraumes. Ursächlich liegt entweder eine Blutdruckerhöhung im venösen Schenkel der Endstrombahn *(hämodynamisches Ödem)*, oder eine Kapillarschädigung *(kapillarotoxisches Ödem)* oder ein Lymphabflußblock *(Lymphödem)* vor.

Thrombose

Definition: Vollständiger oder teilweiser Verschluß einer Vene (= Phlebothrombose), Arterie (= Arteriothrombose) oder einer Herzhöhle durch ein als Thrombus bezeichnetes, intravital entstandenes, fibrinhaltiges Thrombozytenaggregat und/oder Blutgerinnsel.

Kausale Pathogenese: Die Thrombose ist als Blutstillung am falschen Ort aufzufassen und hat folglich in ihrem Ablauf große Ähnlichkeiten mit der normalen Blutstillung: Auf einer Gefäßläsion bildet sich bei der Thrombose ebenfalls zuerst ein Plättchenthrombus und später ein Gerinnungsthrombus. Die von Virchow vor über 100 Jahren ausgearbeitete thrombogene Trias: 1. *Gefäßwandläsion,* 2. *Hämodynamikstörung* und 3. *Hyperkoagulabilität* (= gesteigerte Gerinnungsfähigkeit) ist heute noch gültig (Abb. 8.**15**):

- *Gefäßwandläsion (= Wandfaktor)*

Sie ist im wesentlichen auf eine Endothelschädigung und den damit verbundenen Wegfall von gerinnungshemmenden Substanzen sowie auf die *Entblößung des mikrofibrillären subendothelialen Gewebes* mit seiner plättchenadhäsiven und gerinnungsaktivierenden Wirkung zurückzuführen. Die entsprechende Schädigung der Gefäßendothelien kann dabei entweder dadurch entstehen, daß ein Schadstoff über den Blutweg an die Endothelien herantritt (z. B. Endotoxin, Ischämie) oder daß eine Schädlichkeit von der Gefäßumgebung auf das Endothel übergreift (z. B. Nekrose).

- *Hämodynamikstörung (= Kreislauffaktor)*

Die Thromboseentstehung wird durch *Störung der Blutströmung* und/oder durch *Wirbelbildungen* im Blutstrom erheblich begünstigt:

– *Strömungsverlangsamung:* Sie trifft für die venöse Thrombogenese zu. Eine Gefäßerweiterung (z. B. Varikose), Hämatokriterhöhung (z. B. Exsikkose), Viskositätserhöhung (z. B. Paraproteinämie) des Blutes sowie Bettlägerigkeit und Gefäßkompression führen zu einer Verlangsamung der Strömungsgeschwindigkeit, so daß die Erythrozyten verklumpen und die Thrombozyten aggregieren. Bleibt die Blutsäule stehen, so führt der Sauerstoffmangel noch zu Endothelläsionen. Für die Thromboseprophylaxe an den unteren Extremitäten ist eine Beschleunigung des venösen Blutrückstroms maßgeblich. Da beim gewöhnlichen Gehen durch die Kontraktion der Wadenmuskulatur und die Anspannung der Faszien der venöse Rückstrom unterstützt wird (vgl. Muskel-Gelenk-Pumpen, S. 461), ist frühes Aufstehen und Mobilisierung der Patienten wichtig.

– *Strömungsbeschleunigung:* Sie spielt bei der arteriellen Thrombogenese eine entscheidende Rolle, wobei abhängig von der Strömungsgeschwindigkeit und der Gefäßweite die Thrombozyten an die Endotheloberfläche gepreßt werden. Haben nun die Endothelien über eine zusätzliche Schädigung (z. B. im Rahmen einer Atherosklerose) ihre physiologische plättchenaggregationshemmende Eigenschaft eingebüßt, so entsteht ein Plättchenthrombus.

– *Wirbelbildungen:* Turbulente Strömungen schließlich treten bei lokalen Gefäßerweiterungen (z. B. Aneurysma, Varize), bei Passagehindernissen (z. B. verkalkte Venenklappe) sowie an Gefäßaufzweigungen auf. Dadurch wird der plasmatische Randstrom in den Gefäßen zerstört, so daß die Thrombozyten mit dem Endothel in Kontakt kommen und die Endothelien durch die Scherkräfte der Blutwirbel von ihrer Unterlage weggerissen werden (Abb. 8.**15**).

- *Hyperkoagulabilität (= Blutfaktor)*

Obschon die erhöhte Gerinnungsneigung des Blutes postpartal, postoperativ, posttraumatisch oder postinfektiös klinisch längst bekannt ist, ist sie bei Patienten schwer zu erfassen. Grundsätzlich nimmt die Gerinnungsbereitschaft des Blutes zu, wenn a) Gerinnungsfaktoren durch *Gewebsschädigung* in die Blutbahn eingeschwemmt werden (z. B. postoperativ oder Tumornekrose [z. B. Pankreaskarzinom]), b) eine *Thrombozytose* besteht (z. B. Polycythaemia vera), c) *Inhibitoren* der aktivierten Gerinnungsfaktoren rasch *inaktiviert* werden, d) das *Fibrinolysesystem* unterbrochen wird, e) das *RHS blockiert* ist und keine Gerinnungsprodukte mehr aus der Zirkulation entfernen kann, f) eine *Hyperlipidämie* oder g) eine *Schwangerschaft oder Antikonzeption* vorliegt.

Formale Pathogenese: Je nach auslösendem pathogenetischem Mechanismus weist der Thrombus einen bereits makroskopisch erkennbaren Aufbau auf. Dementsprechend unterscheidet man folgende Thrombustypen:

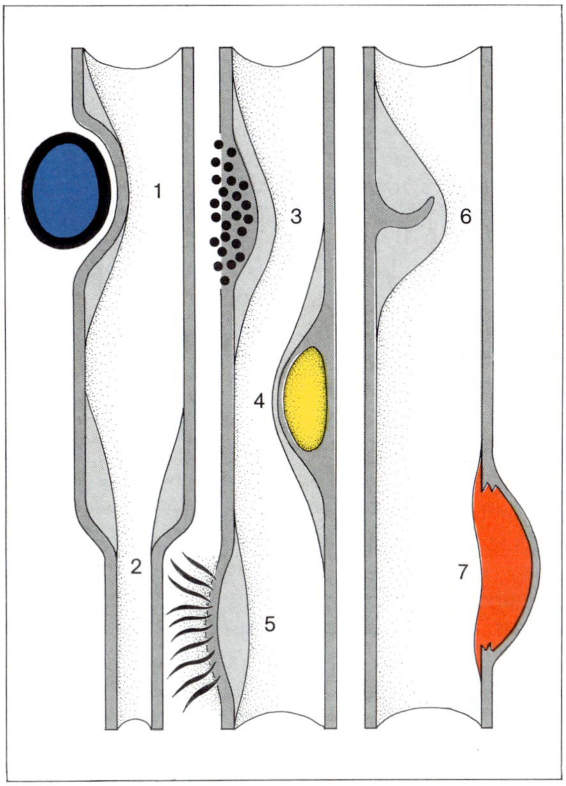

Abb. 8.**15** Arten der Blutstromstörung mit Plättchenablagerung als Konturausgleich der Gefäßwand bei Passagehindernis: 1 = Kompression von außen (z. B. Tumor), 2 = Gefäßspasmus, 3 = Gefäßwandentzündung, 4 = Atherom, 5 = Narbenzug von außen, 6 = verkalkte Venenklappe, 7 = Gefäßwandaneurysma

1. Abscheidungsthrombus

Pathogenese: Kommt ein geschädigter Endothelbezirk mit dem strömenden Blut in Kontakt, so scheiden sich auf ihm Thrombozyten ab, aggregieren und gehen irreversibel in eine visköse Metamorphose über (= weißer Plättchenthrombus). Die damit verbundene Thrombozytorhexis setzt Faktoren frei, welche das plasmatische Gerinnungssystem aktivieren, so daß sich über dem primären Plättchenthrombus Fibrin abscheidet. In den Maschen des Fibrinnetzes verfangen sich Erythro- und Leukozyten, die das Volumen des Thrombus vergrößern. Der in den Blutstrom hineinragende Thrombus löst Turbulenzen aus, die weitere Episoden von Plättchen-, Fibrin- und Blutzellabscheidungen provozieren. Auf diese Weise kann der Thrombus wachsen und eine nahezu periodische Schichtung von weißen (vorwiegend Plättchenaggregate) und roten (in Fibrin gefangene Erythrozyten) Strukturen entwickeln. Abscheidungsthromben haben also eine primäre Gefäßwandschädigung zur Voraussetzung und können sich nur aus dem strömenden Blut entwickeln.

Morphologie: Seiner Entwicklung entsprechend besteht der Abscheidungsthrombus also aus einer Abfolge von aggregierten Thrombozyten (Kopfteil: Plättchenthrombus) und mit Fibrin versetzten Erythrozyten, wobei den im Schnittbild korallenstockartig angeordneten Thrombozytenaggregaten reichlich Granulozyten angelagert sind. Wegen dieser Schichtung wird der Abscheidungsthrombus synonym auch als *geschichteter Thrombus* bezeichnet. Seine weißrote Schichtung ist senkrecht zur Strömungsrichtung des Blutes ausgerichtet. An seiner freien Oberfläche stellen sich die Schichten als leicht erhabenes Relief dar, ähnlich den „Riffelmarken" eines Sandstrandes.

2. Gerinnungsthrombus

Pathogenese: Im Gegensatz zum Abscheidungsthrombus entsteht der Gerinnungsthrombus aus einer stagnierenden Blutsäule, sei es, daß ein Gefäß chirurgisch ligiert oder daß ein Gefäß durch einen primären Abscheidungsthrombus verschlossen worden ist. Im nicht zirkulierenden Blut entwickelt sich früher oder später eine Hypoxidose, wobei aus den geschädigten Thrombozyten gerinnungsaktivierende Substanzen freigesetzt werden, so daß schließlich Fibrin ausfällt.

Morphologie: Auf diese Weise gerinnt das Blut, ohne daß sich besondere lokale Anreicherungen von Thrombozyten oder Fibrin entwickeln können, wie sie den Abscheidungsthrombus charakterisieren. Folglich resultiert aus diesem Gerinnungsvorgang ein Thrombus, der die gleiche homogene rote Farbe hat wie das Blut, aus dem er entstanden ist. Er wird von einem eher lockeren und ungeordneten Fibrinnetz nur dürftig zusammengehalten; er ist spröde und besitzt eine geringere Elastizität als der fibrinreichere Abscheidungsthrombus. Durch die Fibrinretraktion wird der Thrombus dünner, flottiert frei im Gefäßlumen und wird leicht durch geringfügige Bewegungen des Patienten (z. B. Aufstehen) losgerissen und als Embolus verschleppt: Ein Gerinnungsthrombus entsteht in der Windstille, ein Windhauch trägt ihn davon!

3. Gemischter Thrombus

Morphologie: Darunter versteht man Gerinnsel, die in Form der langen Venenthromben aus einem oder mehreren *Abscheidungsthromben* und dazwischenliegenden und/oder angehefteten *Gerinnungsthromben* bestehen. In Aneurysmen und großen Gefäßen sieht man oft parietale Gerinnsel, die in zwiebelschalenartiger Schichtung abwechselnd aus Abscheidungs- und Gerinnungsthromben aufgebaut sind. Durch die Fibrinretraktion kann ein primärer lumenverschließender Gefäßthrombus ein halbmondförmiges Lumen erhalten. Unter einem Thrombus wird die Gefäßwand infolge Ernährungsstörung und Mediatorfreisetzung entzündlich verändert. Dadurch wird die Organisation eines Gerinnsels eingeleitet.

4. Hyaliner Thrombus

Morphologie: Er ist *homogen-gläsern* (= hyalin) und *eosinrot.* Man findet ihn in kleinen Gefäßen (Kapillare, Arteriole, Venole) als morphologisches Äquivalent einer *Verbrauchskoagulopathie (= Mikrothromben).* Er besteht zur Hauptsache aus zerfallenen Plättchen und Fibrin.

Verlaufsformen eines Thrombus

Organisation: Eine Thrombusbildung stellt gewissermaßen eine *Koagulationsnekrose der Blutzellen* bzw. des Blutes dar. Wie auf jede Ablagerung oder Denaturierung von Eiweißkörpern im Gewebe reagiert deshalb der Organismus auch auf eine Thrombose mit dem Vorgang einer *Wundheilung:* Bereits nach 1 Tag wird die Thrombusoberfläche mit Endothel überhäutet. Nach 3 Tagen sind Fibrin und Erythrozyten vollständig homogenisiert. Diese hyalinen Herde können besonders in arteriellen Thromben jahrelang bestehenbleiben. Da sie einer Fibrinolyse noch zugänglich sind, ist es sinnvoll, auch alte thrombotische Gefäßverschlüsse fibrinolytisch zu behandeln. Die Organisation des Thrombus beginnt damit, daß ein kapillarreiches Granulationsgewebe mit Myofibroblasten und Histiozyten in das thrombotische Material eindringt und es phagozytotisch und proteolytisch auflöst. Die einsprossenden Kapillaren gewinnen Anschluß an das Gefäßsystem und unterstützen die Rekanalisation des thrombotisch verschlossenen Gefäßes (Abb. 8.**16**). Bleibt thrombotisches Material über längere Zeit liegen, so wird es entweder durch die Myofibroblasten über einen Sklerosierungsprozeß bindegewebig organisiert oder myxoid umgewandelt. An der Entstehung der narbigen Gefäßintimasklerose oder dem narbigen Gefäßverschluß sind vorwiegend Myozyten aus dem subintimalen Gefäßwandbereich beteiligt. Sie sind monoklonalen Ursprungs und leiten sich folglich von einer „Mutterzelle" her. Es wird deshalb die Arteriosklerose auch als eine „abgewandelte Thrombose" (S. 437) bezeichnet.

Puriforme Erweichung: Eine *sekundäre Erweichung – mit oder ohne bakterielle Besiedelung* – wird durch die bereits erwähnte perifokale Entzündungsreaktion der Gefäßwand ausgelöst, in deren Rahmen Granulozyten und damit Proteasen in das hyalinisierte thrombotische Material eingebracht werden.

Phlebolithen: Bleibt die Thrombusorganisation aus oder wird sie durch eine Nekrose aufgehalten, so *verkalkt* der Thrombus. Solche Phlebolithen können schließlich sogar *verknöchern.*

Thrombembolie: Wird ein Thrombus, bevor er aufgelöst oder organisiert ist, von der Gefäßoberfläche losgerissen, so wird er *mit dem Blutstrom fortgeschwemmt,* bis er in kleinen Gefäßästen stecken bleibt.

a

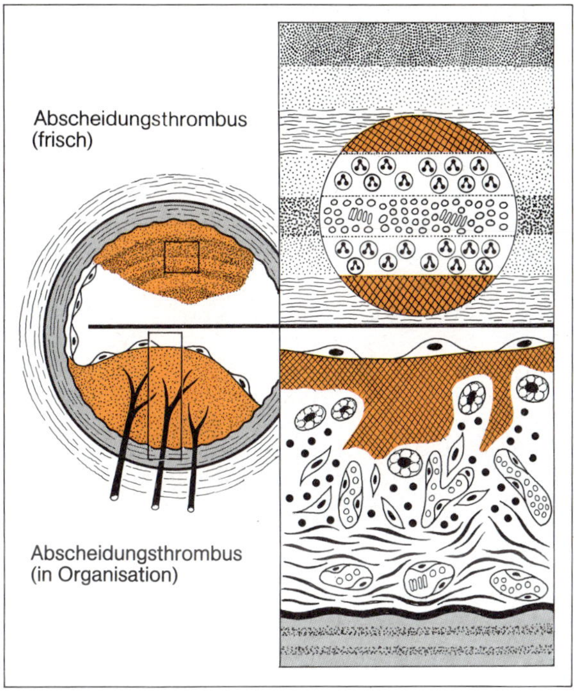

b

Abb. 8.**16a** u. **b** Schematische Histologie eines Abscheidungsthrombus:
a Frischer Thrombus mit korallenstockartiger Schichtung von Fibrin, Erythrozyten und Granulozyten. Letztere „verdämmern" spätestens nach 48 Stunden
b Älterer, in Organisation begriffener Thrombus mit einsprossenden Kapillaren eines Granulationsgewebes; an der Spitze der Kapillaren resorptive Histiozyten, daneben aber auch Lymphozyten und Fibroblasten. Außerdem ist die Thrombusoberfläche endothelisiert. Links: Übersicht; rechts: Ausschnittvergrößerung

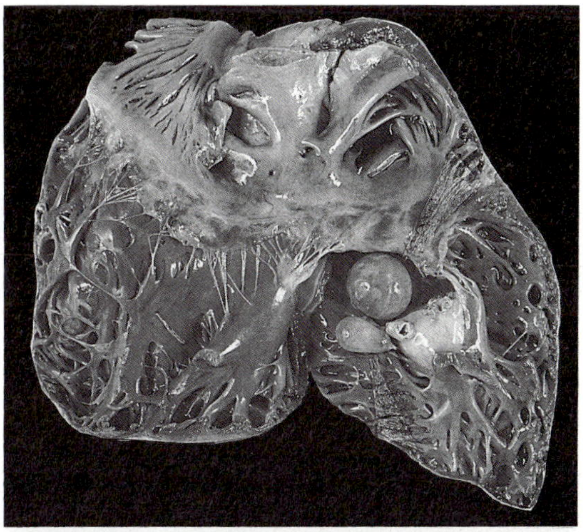

a

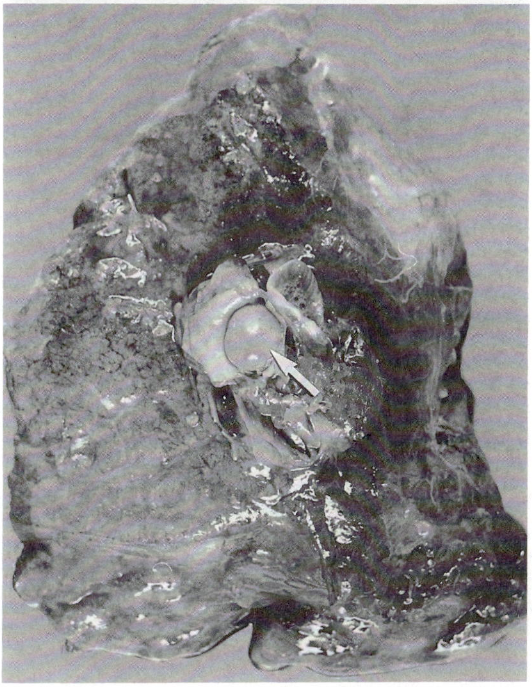

b

Abb. 8.**17a** u. **b** Lungenembolie am Beispiel einer Hydatidenembolie: ▶
a Im Bereich des rechten Vorhofes finden sich bei einer kardialen Echinokokkose teilweise verkalkte Hydatiden. Eine davon riß sich los und führte zu **b** einer Lungenembolie mit Verschluß (Pfeil) der A. pulmonalis (36jähriger Mann)

Differentialdiagnose eines Thrombus

Von den pathognomonisch wichtigen Thromben sind die Leichengerinnsel (= postmortale Blutgerinnsel) in Form von *Cruor* und *Speckhautgerinnsel* abzugrenzen, denen keine pathogenetische Rolle mehr zukommt. Sie fehlen beim Erstickungstod:

Cruor: Diese Gerinnsel sind *elastisch glatt* und *homogen rot.* Sie bestehen aus allen Blutbestandteilen, vor allem aus Erythrozyten, die mit Fibrin vermengt sind, und entstehen durch eine schnelle postmortale Gerinnung. Da sie der Gefäßwand nicht anhaften, kann man sie bei der Obduktion als Gefäßausguß aus den Gefäßen herausziehen.

Speckhautgerinnsel: Sie sind ebenfalls *elastisch-glatt,* nicht wandadhärent, aber *gelblich-glasig,* weil sie keine Erythrozyten enthalten. Diese sind nämlich zuvor infolge Gerinnungsstörung oder hoher Blutsenkungsgeschwindigkeit abgesunken.

Embolie

Definition: Mit Embolie wird derjenige Vorgang bezeichnet, bei dem bestimmte Stoffe ins Blut großer Gefäßäste gelangen, als Klumpen vom Blutstrom mitgerissen werden, so daß sie in kleinere Gefäße hineingeschleudert werden und in diesen steckenbleiben.

Die pfropfartigen Stoffaggregate nennt man Emboli. Sie können aus losgelösten Thromben, Fetttropfen, Knochenmarksanteilen, Gasen, Parasiten (Abb. 8.**17a** u. **b**), Bakterienhaufen, Tumorzellen, Fruchtwasserbestandteilen (mit Erhöhung der Blutkoagulabilität infolge Thrombokinasewirkung) und Fremdkörpermaterial bestehen. Je nach hämodynamischem Werdegang unterscheidet man:

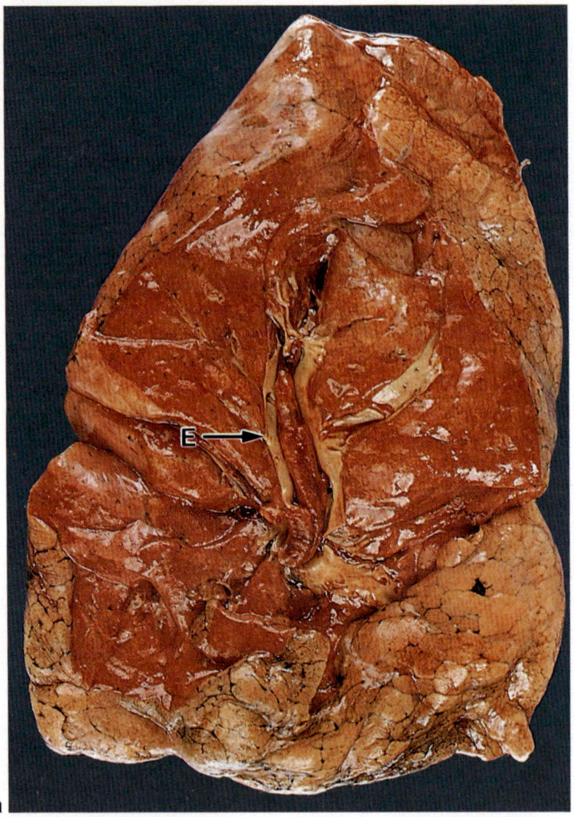

a

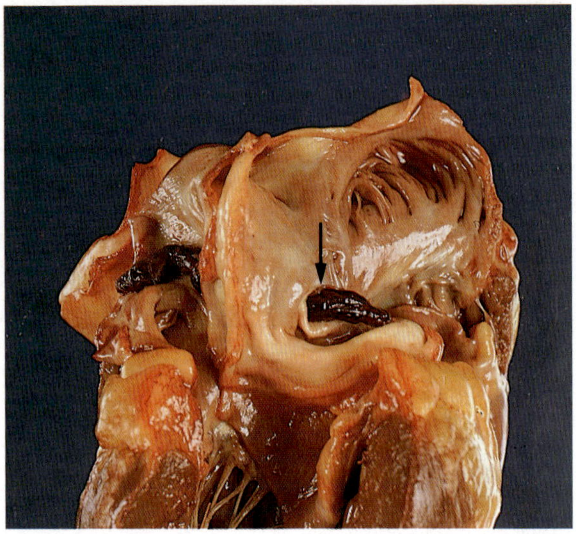

b

Abb. 8.**18a** u. **b** Hämodynamische Embolieformen:
a Orthograde Embolie: Beispiel frische Lungenembolie: E = nicht wandhaftender, frischer Embolus. Er wird nach wenigen Tagen wandhaftend
b Paradoxe Embolie mit Embolus (Pfeil) im offenen Foramen ovale (Original: Klosa)

- *Orthograde Embolie:* Darunter versteht man eine *Embolie in der Strömungsrichtung.* Da sich die Venen mit der Stromrichtung erweitern (Ausnahme: Pfortaderäste!), trifft man eine Embolie meist nur in den Arterien an (Abb. 8.**18a**).
- *Retrograde Embolie:* Sie ist selten. Dabei wird z. B. Tumormaterial infolge abdomineller Druckerhöhung aus den prävertebralen Venenplexus *entgegen der Strömungsrichtung* in die Wirbelsäule verschleppt.
- *Paradoxe Embolie (= gekreuzte Embolie):* Besteht eine anatomische Lücke im Septum des linken Vorhofs (Septumdefekt, offenes Foramen ovale), so kann ein Embolus *vom kleinen Kreislauf in den großen Kreislauf* geworfen werden, vorausgesetzt, der Druck im rechten Vorhof ist größer (z. B. bei Rechtsherzinsuffizienz) als im linken (Abb. 8.**18b**).

Thrombembolie

Definition: Eine Thrombembolie bedeutet immer eine *Verschleppung von Thrombenmaterial ins arterielle oder venöse System.* Dementsprechend unterscheidet man die häufigen *venösen Thrombembolien* und die seltenen *arteriellen Thrombembolien.*

1. Venöse Thrombembolie

Diese Embolieform findet man am meisten als *Lungenembolie* und seltener als *Pfortaderembolie.*

Lungenembolie

Definition: Verschleppung von Thrombusmaterial in die Lungenarterien(-Äste) mit konsekutiver Gefäßverstopfung als lebensbedrohende Komplikation einer Venenthrombose.

Je nach betroffener Gefäßprovinz unterscheidet man:
- *zentrale Lungenembolie* (große Pulmonalisstamm-Äste)
- *periphere Lungenembolie* (kleine periphere Pulmonalisäste)

Pathogenese: Der Quellthrombus für die Lungenembolie liegt in 90% der Fälle in den tiefen Oberschenkel- und Beckenvenen. In den restlichen 10% der Fälle findet man auch Thromben in kleineren Venen wie tiefe Unterschenkelvenen, paraprostatische oder parauterine Venenplexus.

Thrombose und Embolie liegen zeitlich meist dicht beisammen. Denn besonders die frisch entstandenen Thromben werden durch folgende Mechanismen mechanisch losgerissen:
- plötzliche *Steigerung der Strömungsgeschwindigkeit* bei abruptem Einsetzen der Wadenpumpe,
- *Abklemmen eines Thrombusschwanzes* durch das Leistenband,

- *plötzliche venöse Druckänderung* infolge Bauchpresse (Defäkation),
- vorgängige (spontane oder therapeutische) *fibrinolytische Thrombusauflockerung.*

Die Lungenembolie ist in zivilisierten Ländern häufiger als in Ländern der dritten Welt. Ihre Häufigkeit korreliert mit dem Ernährungszustand der Bevölkerung. Bei Krieg und Hungersnot werden auffällig wenig Lungenembolien beobachtet. Dementsprechend sind Fettleibige lungenemboliegefährdeter als Unterernährte. Ferner sind Frauen und ältere Menschen häufiger betroffen als Männer und jüngere Menschen. Auch bestimmte Wettersituationen, insbesondere Frontendurchgänge, steigern die Emboliegefahr. Patienten mit Blutgruppe 0 haben eine geringere Lungenembolieinzidenz. Die Lungenembolie hat eine große Rezidivneigung und wird in 75% der Fälle klinisch nicht diagnostiziert.

Morphologie: Die losgerissenen Thrombemboli sind so dick und manchmal so lang wie ihr Quellgefäß. Die außerordentlich brüchigen *Gerinnungsthromben* werden entweder schon beim Losreißen von der Gefäßwand oder beim Aufprall auf die Gefäßverzweigung in mehrere Stücke zerschlagen *(= Schrapnellschußembolie),* so daß sie in zentralen und peripheren Lungenarterien stecken bleiben (Abb. 8.**18a**). Die weniger brüchigen *Abscheidungsthromben* hingegen knäueln sich oft vor der Gefäßaufzweigung zusammen oder reiten auf dem Gefäßsporn *(= reitender Embolus),* so daß die Ausflußbahn oder der Pulmonalarterienstamm verlegt wird. Die Verstopfung peripherer Gefäße durch mehrere kleine Embolien führt zur *Mantelembolie.*

Das Alter eines Thrombembolus läßt sich anhand folgender Charakteristiken erkennen:

- *frischer Embolus:* keine Gefäßwandhaftung (Embolusalter: 1–2 Tage);
- *nicht ganz frischer Embolus:* lockere Gefäßwandhaftung durch beginnende Organisation (Embolusalter: mehrere Tage);
- *alter Embolus:* feste Gefäßwandhaftung. Nach Embolusorganisation bleiben als Restzustände entweder nur noch fibröse Intimaplatten oder dünne Bindegewebsstränge zurück (Abb. 8.**20a–c**), welche in Form sog. Strickleitern die Gefäßlichtung durchqueren (Embolusalter: mehrere Wochen).

Komplikationen der Lungenembolie

1. **Akutes Cor pulmonale:**
In diesen Fällen wird durch eine Schrapnellschußembolie oder durch einen reitenden Embolus mehr als 85% des pulmonalen Gefäßquerschnittes verstopft *(= fulminante Lungenembolie),* so daß eine akute pulmonale Hypertonie (S. 399) entsteht, gegen die der rechte Herzventrikel so lange vergeblich ankämpft, bis er versagt. Dies entspricht einem akuten Cor pulmonale. Es ist pathologisch-anatomisch an einer dilatierten, prall mit Blut gefüllten rechten Herzkammer

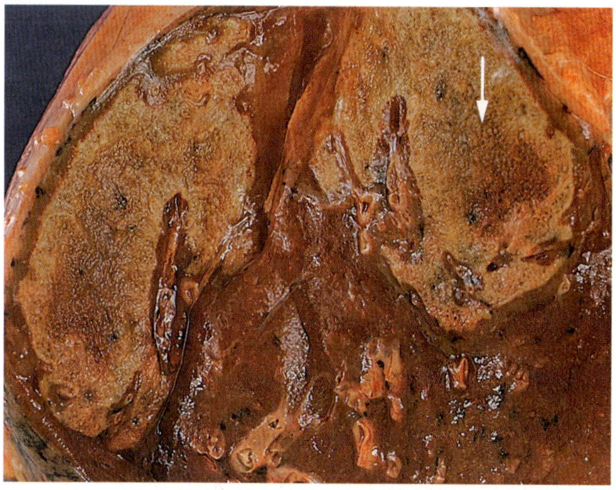

Abb. 8.**19** Nicht ganz frischer Lungeninfarkt (Pfeil) infolge Lungenembolie mit lehmgelber Farbe (58jähriger Mann)

(= Conus pulmonalis) zu erkennen, die im Vergleich zum linken Ventrikel abgeblaßt ist. Ein *Sekundenherztod* tritt infolge eines durch Ischämie ausgelösten Koronarspasmus ein, während der „Herztod binnen Stunden" darauf beruht, daß sich auf den vasoobstruktiven Pulmonalhochdruck noch eine vasokonstriktive Komponente (S. 400) aufpfropft, was eine zusätzliche Mehrbelastung des rechten Herzens bedeutet. Gleichzeitig sinkt die Förderleistung des linken Herzens, der Blutdruck im großen Kreislauf fällt ab *(= kardialer Schock,* S. 402), und die Herzkranzgefäße werden nur noch mangelhaft durchblutet, so daß disseminiert unter dem Endokard des rechten Ventrikels Myokardzellen zugrunde gehen *(= subendokardiale Nekrosen)* und kleine Hirnerweichungsherde entstehen. Klinisch führt dies oft zu den Fehldiagnosen: Myokardinfarkt, zerebraler Insult. Schließlich stirbt der Patient durch Rechtsherzversagen.

2. **Chronisches Cor pulmonale** (S. 400):
Es entsteht entweder durch eine *überlebte massive Lungenembolie* mit subtotaler Verlegung der zentralen Pulmonalarterienäste oder durch rezidivierende kleinere Lungenembolien.

3. **Lungeninfarkt:**
Da die Lunge über eine doppelte Gefäßversorgung verfügt, wobei die Pulmonalarterien vom rechten Herzen und die Bronchialarterienäste vom linken Herzen versorgt werden, kommt es bei einem embolischen Verschluß eines Pulmonalarterienastes *nur bei einer Linksinsuffizienz* (z. B. Mitralstenose) zu einem Lungeninfarkt (Abb. 8.**19**). In diesem Fall ist nämlich der Druck in den Bronchialarterien zu gering, um die pathologische Einflußstauung in den Pulmonalvenen suffizient zu überwinden, so daß die Blutsäule stehenbleibt und das Lungengewebe durch die nahezu absolute Ischämie zugrunde geht. Aufgrund der geringen Restströmung über die bronchopulmonalen Gefäßanastomosen bleibt noch eine kleine Restdurchblutung bestehen. Infolgedessen tritt das Blut aus den Kapillaren der absterbenden Alveolarwände in die Alveolenlichtung aus, so daß der *Lungeninfarkt* (mit wenigen Ausnahmen) stets *hämorrhagisch* ist.

4. **Embolierezidiv:**
Die Emboli werden auch in den Lungenarterien organisiert, so daß entweder plattenartige Intimasklerosen oder die

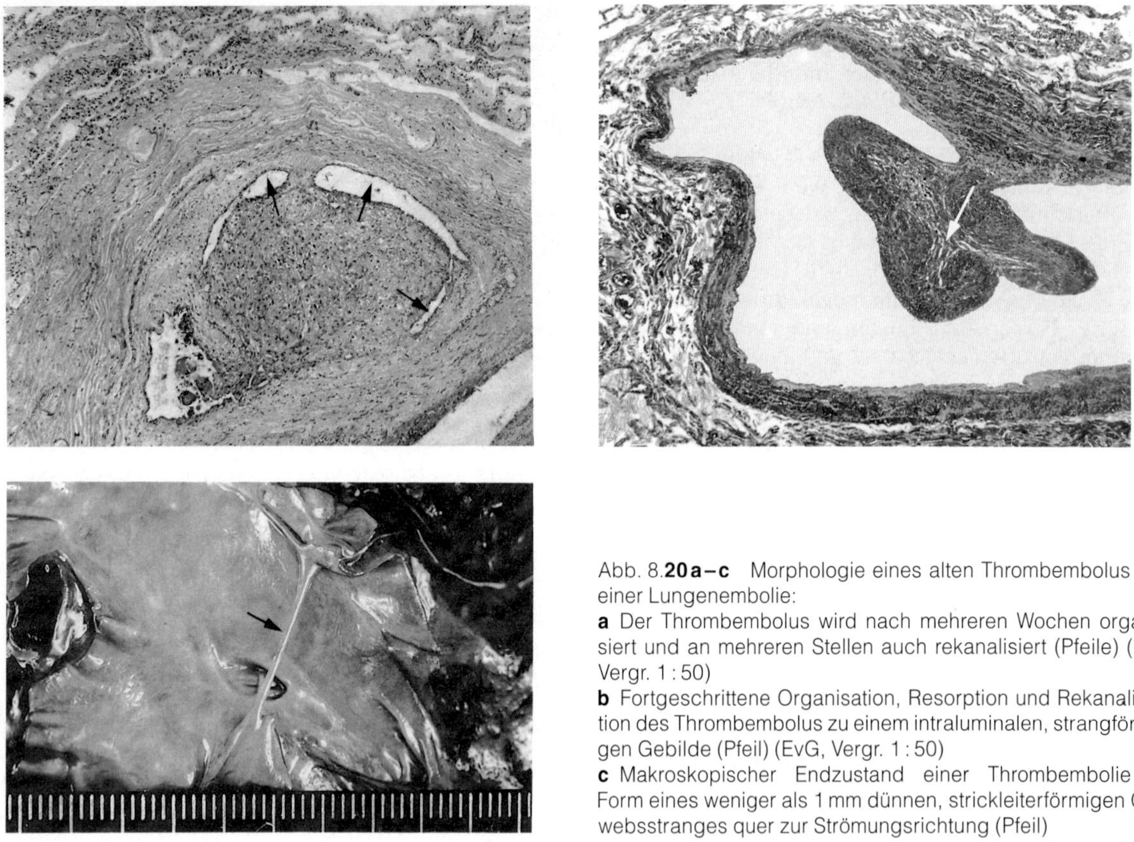

Abb. 8.**20 a–c** Morphologie eines alten Thrombembolus bei einer Lungenembolie:
a Der Thrombembolus wird nach mehreren Wochen organisiert und an mehreren Stellen auch rekanalisiert (Pfeile) (HE, Vergr. 1 : 50)
b Fortgeschrittene Organisation, Resorption und Rekanalisation des Thrombembolus zu einem intraluminalen, strangförmigen Gebilde (Pfeil) (EvG, Vergr. 1 : 50)
c Makroskopischer Endzustand einer Thrombembolie in Form eines weniger als 1 mm dünnen, strickleiterförmigen Gewebsstranges quer zur Strömungsrichtung (Pfeil)

oben genannten, intravasalen Faserstränge in Form von „Strickleitern" übrigbleiben. Diese wirken, da sie die Gefäßlichtung durchziehen, wie Reusen (= Fangvorrichtung für Fische), in denen später wesentlich kleinere Emboli hängenbleiben und den Pulmonalarterienast verstopfen (Abb. 8.**20 a–c**) als bei der ersten Lungenembolie. Lungenembolierezidive sind häufig und in zwei Dritteln aller tödlich verlaufenden Fälle mit Lungenembolie nachweisbar.

2. Arterielle Thrombembolie

Pathogenese: Gelangt thrombotisches Material in die arterielle Strombahn, so bleibt es in einer peripheren Gefäßaufzweigung stecken. Der Quellthrombus ist dabei meist im linken Herzen *(= kardiale Thrombose)* oder der Aorta, seltener in den Lungenvenen, zu finden. Die Thromben im linken Vorhof treten vor allem bei *Vorhofflimmern* auf; die Thromben im linken Ventrikel finden sich meist über einem *Myokardinfarkt,* selten über einer *Parietalendokarditis;* die Thromben im Bereich der Herzklappen sind in der Regel für eine *bakterielle Endokarditis* typisch. Brechen *Atherome* in den großen Körperschlagadern auf, so lagern sich darauf gemischte Thromben ab. Sie lösen sich teilweise ab und führen, wie auch das Atherommaterial selbst, meist zu Mikroembolien.

Komplikationen: Besonders häufig werden die Emboli ins Gehirn (Erweichungsherde mit Hemiplegie), in die obere Mesenterialarterie (Dünndarminfarkt mit akutem Abdomen), Nieren (Niereninfarkt mit Hämaturie) und Femoralarterie (Extremitätengangrän) verschleppt (= Morbus embolicus).

Fettembolie

Pathogenese: Die Fette werden im venösen Blut in einer besonderen kolloidalen Transportform zur Verstoffwechslung in die Leber oder zur Ablagerung ins Fettgewebe transportiert. Wird aber das zirkulierende Blut mit Fett überschwemmt, so fehlen die entsprechenden Trägerproteine; das Fett wird nicht mehr emulgiert, sondern bildet kleine konfluierende Fetttröpfchen, die pfropfartig die kleinen Gefäße in der Lungenendstrombahn verstopfen. Diese Fettüberschwemmung tritt bei Unfallpatienten im Rahmen der *traumatischen Fettembolie* oder des *Fettemboliesyndroms* auf:

1. Traumatische Fettembolie

Pathogenese: In diesem Falle stammen die Fetttröpfchen a) aus dem *Fettmark* mehrfach gebrochener Röhrenknochen, b) aus dem *subkutanen Fettgewebe,* das durch Trauma oder Krampfleiden gequetscht worden ist, und c) aus dem *Fettgewebe bei Verbrennungen.* Das in die Lymph- und später in die venöse Blutbahn eingeschwemmte Fett (z. T. auch Fettmarkanteile) gelangt zunächst in die Lunge, wo es durch die Lipasen der Endothelien geklärt wird, sofern es sich um kleine Fettmengen handelt. Werden größere Fettmengen angeschwemmt, so wird die Lungenendstrombahn verstopft (Abb. 8.**21**). Dies führt in den meisten Fällen über eine massive mechanische Obstruktion der Lungengefäße zu einem akuten Cor pulmonale und letztlich innerhalb kurzer Zeit zum Herztod. In einem Viertel aller Fettembolien gelangen die embolisierenden Fetttröpfchen auch in den großen Kreislauf. Dies mag daran liegen, daß das Foramen ovale offen ist und eine gekreuzte Embolie erlaubt oder daß die noch kleinen Fetttröpfchen durch ein kräftiges rechtes Herz durch die Lungenendstrombahn gepreßt werden und erst im großen Kreislauf zu größeren Fetttropfen zusammenfließen.

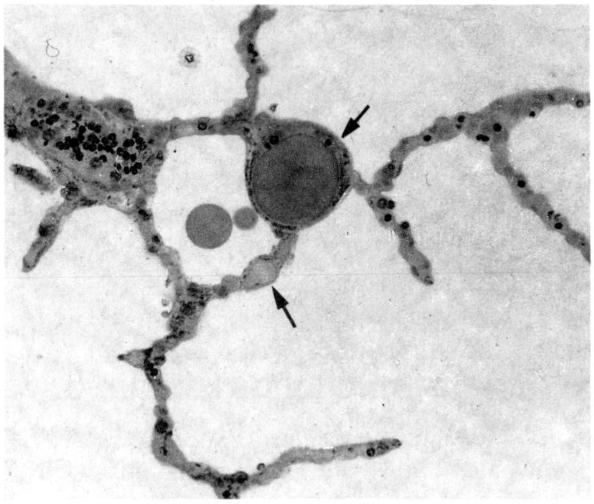

Abb. 8.**21** Fettembolie mit Fetttropfen (Pfeil) als Emboli in alveolären Lungenkapillaren nach Polytrauma (Toluidinblau, Vergr. 1 : 500)

2. Fettemboliesyndrom

Pathogenese: Es tritt in typischer Weise nie unmittelbar nach einer Verletzung auf, wie dies für die Fettembolie gilt, sondern *nach einem freien Intervall,* welches mehrere Tage dauern kann. Das Fettemboliesyndrom entsteht gleichzeitig im Schatten eines traumatisch-hypovolämischen Schocks (S. 402), wo im hyperdynamen Stadium das *sympathikoadrenerge System gegenregulatorisch aktiviert* wird. Es wird diskutiert, daß die damit verbundene drastische Katecholaminerhöhung eine *Lipolyse* mit Freisetzung von Fettsäuren aus dem peripheren Fettgewebe zur Folge hat. Die Leber nimmt diese auf, reesterifiziert sie wieder zu Triglyceriden, umgeht so die überlastete β-Oxydation und gibt sie im hypodynamen Schockstadium wieder ins venöse Blut ab. Von dort aus gelangen diese in die Lunge, wo sie wegen der *Schädigung* der *lipasehaltigen Lungenendothelien* (vermutlich aber auch wegen einer katecholaminbedingten Fettemulgierungsänderung im Blut) aggregieren und auch die intravasale Blutgerinnung in Gang bringen, so daß *fetthaltige Mikrothromben* entstehen. Die gefürchtetste Komplikation ist dabei die Fettembolie des Gehirns mit punktförmigen hämorrhagischen Nekrosen (= *Purpura cerebri,* s. S. 1036).

Cholesterinembolie

Pathogenese: Der Embolus besteht aus cholesterin-(kristall-)haltigem Material, welches von atherosklerotischem Plaquematerial herstammt und durch Stent-Einlage oder spontane Plaqueruptur freigesetzt wird.

Luftembolie

Ätiologie: Die Ursache einer Luftembolie ist meist ein Lufteintritt in die venöse Strombahn. Dies geschieht immer dann, wenn die eröffnete Vene nicht kollabiert und einen Unterdruck aufweist, wie z. B. bei Strumaoperation mit Jugularisverletzung, bei Plazentalösung und klaffenden Uterusvenen, oder wenn Luft mit Überdruck in die Vene eingepreßt wird, wie z. B. bei Infusionsfehlern und Explosionsunfällen.

Pathogenese: Während Mengen *unter 30 ml ohne ernste Gefahr* resorbiert werden, wirken sich größere Mengen, vor allem wenn sie rasch in den Kreislauf gelangen, verheerend aus. Die ins Venenblut gelangte Luft führt rasch zu einer Bildung von *Blutschaum,* der sich im rechten Herzventrikel (u. U. autoptisch nachweisbar) ansammelt und von dort aus in die Lungenarterienäste befördert wird. Die Luftblasen dieses Blutschaumes gelangen schließlich in die Lungenendstrombahn. Wie man aus tierexperimentellen Untersuchungen weiß, schädigen sie dort die *Kapillarendothelien* mechanisch durch Druck und hypoxämisch durch Unterbrechung der Blutsäule. Ferner rufen die Luftblasen wegen ihrer „fremden" Oberfläche eine *Plättchenadhäsion* und -degranulation mit Freisetzung von Mediatorsubstanzen hervor sowie eine Aktivierung des Faktors XII mit Aktivierung des Komplement- und Kininsystems. Sie stören ihrerseits die *Kapillarpermeabilität* und leiten einen *Exsudationsprozeß* ein, der schließlich zu einem *interstitiellen Lungenödem* führt, welches die Rechtsherzbelastung verstärkt. Schließlich können auch *hyaline Mikrothromben* entstehen. Wie bei der Fettembolie können die Luftbläschen auch in den großen Kreislauf übertreten und zu einer Myokardischämie und/oder zu einer *Purpura cerebri* führen.

Fruchtwasserembolie

Pathogenese: Wenn beim Blasensprung während der Geburt das Myometrium einreißt, werden Fruchtwasseranteile in das mütterliche Blut eingeschwemmt, die über ihre gleichzeitige Thrombokinase-, Fibrinolyse- und Vasoaktivität zur Verbrauchskoagulopathie und zum Kreislaufschock führen.

Arterielle Zirkulationsstörungen

Mit der Entwicklung eines differenzierten Blutkreislaufes wurde der Organismus immer unabhängiger von der Umwelt, gleichzeitig aber immer abhängiger vom Kreislaufsystem. So kommt es, daß alle Gefäßerkrankungen (S. 436) die gleichen Folgen haben können.

Absolute anhaltende Ischämie

Ätiologie: Ein *vollständiger, über längere Zeit anhaltender Verschluß einer Endarterie* führt, falls kein suffizienter Umgehungskreislauf vorhanden ist, über den Mechanismus einer *ischämischen Hypoxydose* (S. 78) zu einer *Nekrose* in ihrem Versorgungsgebiet. Der dafür verantwortliche Gefäßverschluß kann dabei strukturell oder funktionell ausgelöst werden:

- *Strukturelle Gefäßokklusionen:*
Die betreffenden Gefäße sind in diesen Fällen entweder a) durch *Thrombose* oder *Embolie* (S. 418), b) durch *Arteriosklerose* (S. 437), c) durch *Gefäßentzündungen* (S. 454), d) durch *Kompression* von außen (z. B. Tumorummauerung) oder e) durch *Gefäßligatur* nicht mehr durchgängig.

- *Funktionelle Gefäßokklusion:*
Ein solcher Gefäßverschluß kann *hämodynamisch* ausgelöst werden, wenn der arterielle Mitteldruck plötzlich abfällt, so daß die Blutversorgung durch ein massiv stenosiertes Gefäß plötzlich versiegt. Ein plötzlich gesteigerter Sauerstoffverbrauch (Anstrengung) oder eine plötzlich reduzierte Sauerstoffsättigung des Blutes oder eine plötzliche Bluteindickung (z. B. Kryoglobuline) sind *hämatogene* Ursachen eines funktionellen Durchblutungsstopps. Schließlich rufen bestimmte Medikamente (wie Herzglykoside, Mutterkornalkaloide), Gefäßtraumen, Blei- und Nikotinvergiftungen sowie auch hypertone Krisen und eine hypothalamische Dysregulation mit sympathischer Gefäßtonussteigerung (Morbus Raynaud) längere Zeit anhaltende *Gefäßspasmen* hervor, so daß im Herzen und Intestinum (Abb. 8.**22**) ein *Nichtobturationsinfarkt* und im Bereich der Extremitäten eine Gangrän entsteht. Diese Kreislaufstörung wird auch unter dem Begriff Non-okklusive-Erkrankung zusammengefaßt (S. 459).

Pathogenese: Die anhaltende absolute Ischämie führt zu Gewebsnekrosen, die als *Infarkt* bezeichnet werden. Die Größe eines solchen Infarktes hängt dabei einerseits vom Kaliber des verschlossenen Gefäßes und andererseits vom Zustand und Ausbildungsgrad des *Kollateralkreislaufes* ab. In Organen mit gut entwickelter kollateraler Blutversorgung reicht jedoch bei akutem Verschluß des Hauptgefäßes der Querschnitt des Umgehungskreislaufes nicht aus, um die betroffene Gefäßprovinz ausreichend zu ernähren. In seinen peripheren Abschnitten wird der

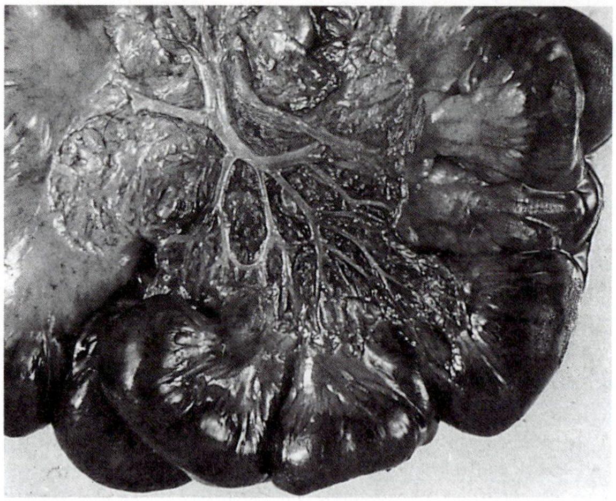

Abb. 8.**22** Absolut anhaltende Ischämie infolge funktioneller Gefäßokklusion: Mesenterialinfarkt bei Non-occlusiv-disease infolge Überdigitalisierung. Beachte die dunkle zundrige Darmwandveränderung bei frei durchgängigen Gefäßen

Blutstrom zunehmend langsamer, bis er schließlich stillsteht, so daß das Gewebe wegen der Ischämie nekrotisch wird. Die Anzahl der vorbestehenden Kollateralen ist allerdings individuell verschieden; ihre Durchgängigkeit ist von der Stärke der funktionellen Belastung abhängig. Diesbezüglich ist ein langsam fortschreitender Gefäßverschluß prognostisch günstiger, weil die Kollateralgefäße sich an die erforderliche Mehrbelastung anpassen können.

Formalpathogenetisch handelt es sich bei den ischämiebedingten Infarkten meist um *Koagulations-* (S. 137), seltener um *Kolliquationsnekrosen* (S. 140). Sie imponieren morphologisch je nach Gefäßsituation als anämische oder hämorrhagische Infarkte:

1. Anämischer Infarkt

Pathogenese und Morphologie: Dieser Infarkttyp beruht auf einem *völligen und anhaltenden Durchblutungsstopp einer anatomischen Endarterie* (d. h. ohne vorbestehende Kollateralgefäße, z. B. Auge) oder einer *funktionellen Endarterie* (d. h. mit vorbestehenden, aber zu englumigen Kollateralen wie Herz, Niere, Hoden, Milz, Gehirn, Extremitäten). Er manifestiert sich makroskopisch frühestens nach 6 Stunden, je nach Cytochrom- und/oder Myoglobingehalt des Gewebes, als *grauweißer* oder *lehmgelber Bezirk,* dessen Peripherie durch eine *hämorrhagische Randzone* gekennzeichnet ist. In dieser Randzone ist eine geringe, aber insuffiziente Restströmung vorhanden, so daß die Kapillaren strotzend mit Erythrozyten angefüllt sind und das Gewebe unvollständig nekrotisch ist (Abb. 8.**23 a** u. **b**). Auf diese hämorrhagische Randzone folgt, da die Nekrose entzündungsauslösend wirkt, eine *Ödemzone,* die durch eine exsudative Entzündungsreaktion hervorgerufen wird. Sie stellt die wichtige *perinekrotische Zone* dar,

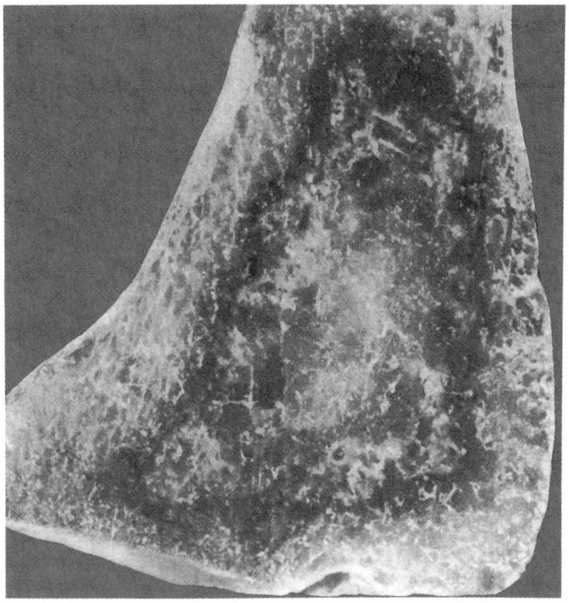
a

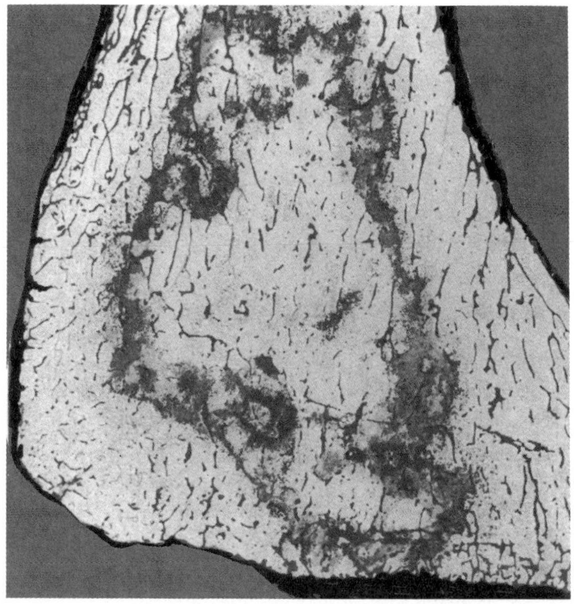
b

Abb. 8.**23a** u. **b** Anämischer Infarkt des Knochens im Bereich der proximalen Tibiaepimetaphyse nach 3monatiger Cortisontherapie. Die landkartenförmige, lehmgelbe Nekrosezone ist gegenüber dem gesunden Knochengewebe durch einen hämorrhagischen Randsaum abgesetzt. **a** Sägeschnittfläche, **b** Gewebsschnitt Kossa-Kalkdarstellung

in welcher Zellen durch die Hypoxämie subletal geschädigt sind (S. 78). Eine weitere Verschlechterung der Ernährungsbedingungen (z. B. körperliche Aktivität) verursacht in dieser Zone eine letale Zellschädigung. Dadurch kann sich im nachhinein ein Infarktgebiet ausdehnen. Das umgebende intakte Organgewebe reagiert auf einen Infarkt wie auf eine Verletzung in Form einer Wundheilung (S. 335): Granulationsgewebe sproßt ins Nekrosefeld ein, resorbiert und wandelt es in ein Narbengewebe um.

2. Hämorrhagischer Infarkt

Pathogenese und Morphologie: Auch dieser Infarkttyp basiert auf einem *anhaltenden Durchblutungsstopp einer Endarterie.* Allen hämorrhagischen Infarkten gemeinsam ist ein *geringfügiger Blutzufluß* in das Infarktgebiet, der zwar nicht zur vitalen Erhaltung, wohl aber zur Blutdurchtränkung des Gewebes ausreicht. Bei arteriellen Verschlüssen stammt dieser Blutzufluß entweder a) aus Kollateralen (z. B. Mesenterialinfarkt), b) bei erhöhtem Venendruck auch aus rückläufigen Venen (z. B. Mesenterialinfarkt, Abb. 8.**22**) oder c) bei vorhandener doppelter Blutversorgung mit Verschluß des Vas publicum aus dem Vas privatum (z. B. Lungeninfarkt, Leberinfarkt). Hämorrhagische Infarkte können auch auf thrombotischen Venenverschlüssen beruhen, die über eine Blutabflußbehinderung, Ischämie und Druckerhöhung zu Gewebsnekrosen und Blutungen führen. Morphologisch sind hämorrhagische Infarkte *düsterrot* und *wölben sich wegen ihrer Blutfülle über das Niveau vor.* Bei der Abheilung ensteht wie beim anämischen Infarkt eine Narbe, welche aber durch die Hämosiderinablagerung bräunlich ist.

Absolute temporäre Ischämie

Pathogenese: Wird die *unterbrochene Blutdurchströmung* des betroffenen Gefäßes durch Thrombembolektomie, durch Spasmusbeseitigung oder durch Lösen einer Gefäßklemme nach Organtransplantation *wieder in Gang gebracht,* so entstehen, falls die *Wiederbelebungszeit* (S. 79) *nicht überschritten* wurde, nur kleine Strukturschäden.

Relative Ischämie

Pathogenese: Eine relative Ischämie (= Oligämie) bedeutet ein *Mißverhältnis zwischen dem Blutangebot und dem Sauerstoffbedarf.* Der Sauerstoffmangel ist dabei die Resultante einerseits aus der Zuflußmenge an Blut und/oder des Sauerstoffgehaltes des Blutes und andererseits aus dem Sauerstoffbedarf des Gewebes. Man kann diese Verhältnisse mit dem *Prinzip der letzten Wiese* bildhaft machen: Ein bestimmter Wasserzufluß reicht für die Bewässerung eines Wiesengebietes aus. Sinkt die zufließende Wassermenge ab, so können die letzten hintersten Wiesen gerade noch ausreichend bewässert werden. Steigt aber bei heißem Wetter der Wasserbedarf, so trocknen die letzten Wiesen aus.

Je nachdem, ob der Sauerstoffmangel kurz- oder langfristig anhält, spricht man von einer akuten relativen oder von einer chronischen relativen Ischämie:

1. Temporär akute relative Ischämie

Pathogenese: Bei dieser Form der Durchblutungsstörung wird die funktionelle Endarterie durch einen funktionellen oder strukturellen Stenosierungsvor-

Tabelle 8.**6** Krankheitsbilder aufgrund einer temporär akuten relativen Ischämie

Gefäßstenose	Mehrbelastungsursache	Krankheitsbild
Koronarsklerose	körperliche Aktivität Rauchen (CO, Nikotin)	Angina pectoris
Femoralsklerose	Springen Treppensteigen	Claudicatio intermittens (= intermittierendes Hinken)
Mesenterialsklerose	„Schlemmer"-Mahlzeit	Angina abdominalis
Zerebralsklerose	Blutdruckabfall (Schlaf)	apoplektischer Insult = Hirn-„Schlägelchen" (keine Schmerzen, da keine sensiblen Nerven)
Karotissklerose	Kopfhaltungsänderung	

gang so eingeengt, daß beim Patienten die *Durchblutung in Ruhe und geringer Belastung gerade noch ausreicht.* Es liegt damit eine relative latente Durchblutungsinsuffizienz vor. Sowie aber in dem Versorgungsgebiet der betreffenden Endarterie der Sauerstoffbedarf durch Aktivitätssteigerung vergrößert wird, entsteht ein relatives Sauerstoffdefizit. Dem versucht der Organismus – wenn möglich – mit einer Umstellung der Glykolyse von aerob auf anaerob zu begegnen. Daraus resultiert über kurz oder lang einerseits ein Aufstau an sauren Stoffwechselschlakken wie Milchsäure und Kohlensäure und andererseits ein ATP-Mangel. Dies führt, wenn die Muskulatur betroffen ist, durch Reizung der sensiblen Nervenendigungen zu *stechenden Schmerzen* und zu einer *Relaxationsstörung des Muskelgewebes.* Je nach Organbefall unterscheidet man verschiedene Krankheitsbilder. Sie sind in Tab. 8.**6** zusammengefaßt.

Morphologisch findet man *ischämische Zellschäden,* die in geringer Ausprägung nur eine Mitochondrienschwellung auslösen und in starker Ausprägung bis zur Koagulationsnekrose einzelner oder kleinerer Zellgruppen reichen können. Diese heilen in Form *disseminierter Schwielen* ab. Im Gehirn findet man, wie bereits erwähnt, eine Kolliquationsnekrose in Form von millimetergroßen Erweichungsherden, vor allem in den Stammganglien und in der Capsula interna.

2. Chronische relative Ischämie

Pathogenese: Auch in diesen Fällen liegt eine Stenosierung der funktionellen Endarterie oder der Arteriolen (Arteriolosklerose) zugrunde, aber im Gegensatz zur temporär akuten relativen Ischämie ist entweder das Gefäßlumen so hochgradig eingeengt oder die Kollateralen sind bei vollständigem Verschluß der Endarterie so insuffizient, daß die *Durchblutung selbst in Ruhe nicht ausreicht.* Als Folge davon wird das gesamte Organ atrophisch (= numerische Atrophie, S. 131), wobei vor allem die gegenüber einer Ischämie vulnerablen Parenchymzellen zugrunde gehen, während die Stromazellen persistieren und eine reparative Fibrosierung des Interstitiums vornehmen. Dadurch entstehen *Subinfarkte* oder *fleckförmige bis diffuse Fibrosen.*

Venöse Zirkulationsstörungen

Grundsätzlich kann der Rückstrom des sauerstoffarmen venösen Blutes behindert oder blockiert sein. Im einen Falle kommt es zur venösen Stauung, im anderen zum hämorrhagischen Infarkt.

1. Venöse Stauung

Pathogenese und Morphologie: Durch den behinderten Abstrom des Blutes aus den Geweben sind die Kapillaren und Venen mit Blut überfüllt. Ist die Blutabtransportstörung durch eine Herzinsuffizienz bedingt (S. 484), so kommt es zu einer allgemeinen *Stauungshyperämie.* Der Rücktransport des venösen Blutes kann aber auch durch venenstenosierende Prozesse (S. 462) oder durch Venenausweitungen in Form von *Varizen* beeinträchtigt werden.

Bei akuter venöser Stauung sind die *Organe zyanotisch* und vergrößert und zeigen als Folge der Hypoxie subletale Zellschäden (S. 78). Bei einer chronischen venösen Stauung reagiert das Gewebe auf die Hypoxie und die hydrostatische Druckerhöhung mit einer kollagenfaserigen Verfestigung des Organstromas in Form einer *Stauungsinduration,* bis schließlich disseminiert Organzellen zugrunde gehen, was als *zyanotische Atrophie* (= numerische Atrophie) imponiert.

2. Hämorrhagischer Infarkt

Pathogenese und Morphologie: In diesem Falle wird der *venöse Rückstrom* durch eine plötzliche Verlegung einer großen Organvene *vollständig unterbrochen.* Die Ursache dafür kann in einer Thrombose oder einer Verdrehung des gefäßhaltigen Bindegewebsstieles (z. B. Hodentorsion) liegen. Dadurch wird das venöse Blut maximal zurückgestaut, die Blutzirkulation bleibt stehen, und das Gewebe geht zugrunde, wobei aus der geschädigten Endstrombahn Blut ins Gewebe austritt. Infolgedessen ist das infarzierte Gewebe *blutdurchtränkt, volumetrisch vergrößert* und *düsterrot.*

Literatur

Baldini, M. G., S. Ebbe: Platelets: Production, Function, Transfusion and Storage. Grune & Stratton, New York 1974

Brozovic, M. A.: Mechanisms of deep vein thrombus. J. R. Soc. Med. 72 (1979) 607

Dalen, J. E., et al.: Pulmonary embolism, pulmonary hemorrhage and pulmonary infarction. New Engl. J. Med. 296 (1977) 1431

Durst, J., et al.: Die posttraumatische Fettembolie – ein Epiphaenomen des haemorrhagischen Schocks? Arch. orthop. Unfall-Chir. 82 (1975) 79

Gruenagel, H. H., et al.: Die periphere arterielle Embolie. Med. Welt 23 (1983) 24

Hüdepohl, M. J.: Rezidivierende Lungenembolie. Med. Welt 30 (1979) 1351

Mersky, C.: DIC: identification and management. Hosp. Pract. 17 (1982) 83

Mittermayer, C.: Fettembolie. In Jungermann, K., H. Möhler: Biochemie. Springer, Berlin 1980 (S. 316)

Moøsavi, H., et al.: Lung ultrastructure in noncardiogenic pulmonary edema induced by air embolization in dogs. Lab. Invest. 45 (1981) 456

Morgan, M.: Amniotic fluid embolism. Anaesthesia 34 (1979) 20

Riede, U. N., et al.: Mikrothrombosierung der Endstrombahn als Ursache schockbedingter Organkomplikationen. Hämostasiologie 2 (1982) 3

Schneider, V., et al.: Die Luftembolie im kleinen Kreislauf – Ihr Nachweis an der Leiche. Pathologe 4 (1984) 97

Sevitt, S.: Fat Embolism. Butterworths, London 1962

Shier, M. R., R. S. Wilson: Fat embolism syndrome: Traumatic coagulopathy with respiratory distress. Surg. Ann. 12 (1980) 139

Varela-Duran, J., U. N. Riede: Cardiac echinococcosis with pulmonary embolism. Path. Res. Pract. 170 (1980) 252

Ödeme

U.-N. Riede

Der menschliche Organismus besteht zur Hälfte aus Wasser; davon befinden sich zwei Drittel innerhalb und ein Drittel außerhalb der Zellen. Der Extrazellularraum ist folglich die *„wäßrige Umwelt"* der Zelle und entspricht dem Milieu intérieur von Claude Bernard (1859). Es ist deshalb verständlich, daß die Aufnahme und Abgabe des Körperwassers sowie seine Verteilung und Wanderung von der Zelle in den Extrazellularraum und umgekehrt genau aufeinander abgestimmt sein müssen. Die gesunden Blutgefäße entlassen dementsprechend nur so viel Flüssigkeit, wie das Gewebe zur Ernährung braucht. Fließt mehr Flüssigkeit ins extrazelluläre Gewebe ab, so entsteht ein Ödem.

Definition: Unter einem Ödem versteht man eine *abnorme Flüssigkeitsansammlung im extravaskulären Abschnitt des Extrazellularraumes* (= Interstitium). Der Pathologe kennt darüber hinaus auch einen abnormen Wassereinstrom in die Zelle, was er als Zellödem (vgl. S. 38) bezeichnet. Während *Ödem* nichts anderes als Schwellung heißt, so weist der Begriff *Anasarka* (= zwischen dem Fleisch) auf die interstitielle Lokalisation der Flüssigkeitsansammlung hin. Er wird vor allem für subkutane Ödeme verwendet. *Hydrops* (= wasserähnlich) legt nahe, daß es sich bei der Ödemflüssigkeit nicht um reines Wasser handelt. Damit wird heute die *Höhlenwassersucht* mit Flüssigkeitsansammlung in präformierten Höhlen eines Organs (z. B. Gallenblasenhydrops) bezeichnet. Eine Sonderform davon ist die *Sackwassersucht* (z. B. Hydrozephalus und Aszites).

Pathogenese: Bei der Besprechung der Ödementstehung können wir von der vereinfachten Vorstellung (= Starlingsches Konzept, 1909) ausgehen, daß normalerweise ein Austausch von Flüssigkeit zwischen dem intravaskulären und dem interstitiellen extravaskulären Raum in der Art vor sich geht, daß auf der Höhe des arteriellen Kapillarschenkels Wasser vom Blut ins Interstitium austritt und daß es von hier aus wieder in die Blutbahn gelangt, sei es direkt auf der Höhe des venösen Kapillarschenkels, sei es indirekt über die Lymphzirkulation. Diese Faktoren bestimmen den Flüssigkeitsaustausch. Folglich entsteht immer dann ein Ödem, wenn im Kapillarblut der hydrostatische Druck, der onkotische (= kolloidosmotische) Druck, die Kapillarwandpermeabilität oder der Lymphabfluß einzeln oder in Kombination gestört sind (Abb. 8.**24**). Aus pathologischer Sicht ist das Ödem das Resultat eines „Ausschwitzungsprozesses" (S. 208). Entzündlich bedingte Ödeme und Ergüsse *(= Exsudat)* unterscheiden sich von nichtentzündlichen Ödemen *(= Transsudat)* durch ihren Eiweißgehalt. Das spezifische Gewicht gibt darüber Auskunft: Liegt es über 1,018, so handelt es sich um ein entzündliches Ödem.

Hydrostatische Ödeme

Ödeme dieser Art basieren auf einer entweder hämodynamisch oder hormonell (osmotisch) ausgelösten Erhöhung des Blutdruckes im venösen Schenkel der Endstrombahn durch Herzinsuffizienz und venöse Abflußbehinderung.

1. Kardiale Ödeme

Pathogenese: In diesem Falle staut sich aufgrund einer ungenügenden Förderleistung der rechten und/oder linken Herzkammer Blut in den großen und/oder kleinen Kreislauf zurück (Abb. 8.**25**).

- Bei der *Linksinsuffizienz* wird durch eine Drucksteigerung vor dem linken Herzen Blut in die Lungenkapillaren zurückgestaut und durch die alveolokapilläre Membran hindurch in die Alveolen abgepreßt, so daß ein alveoläres Lungenödem entsteht, welches sich manchmal auch als Pleuraerguß rückstaut.

- Bei der *Rechtsinsuffizienz* führt die Abflußbehinderung im kleinen Kreislauf, die an der pulmonalen Hypertonie erkennbar ist (S. 399), zu einem Rückstau in die Hohlvenen und in den Ductus thoracicus, so daß sowohl eine Druckerhöhung im venösen Kapillarschenkel als auch eine Abflußstörung der pleuranahen Lymphdrainage resultiert. Die Folge davon sind periphere Ödeme (Anasarka) in abhängigen Partien sowie ein Pleuraerguß. Die Ursache für das Überwiegen rechtsseitiger Pleuraergüsse mag darin liegen, daß die linke Pleura über den breiten Ductus thoracicus im Venenwinkel leichter abdrainiert werden kann als die rechte. Bei der Entwicklung der rechtskardialen Ödeme wirkt oft noch eine Natriumretention wegen eines sekundären Hyperaldosteronismus (S. 982) mit.

2. Portale Ödeme

Pathogenese: Bei jeder Form des *Pfortaderhochdruckes* sind Ödeme im Einzugsbereich der Pfortader, vor allem im Darmbereich, zu erwarten. Ein Aszites tritt aber nur dann auf, wenn die kleinen Gefäße, die dem Lebersinus nachgeschaltet sind, z. B. durch *Leberzirrhose* (S. 769) eingeengt werden.

3. Phlebödeme

Pathogenese: Diesen Ödemtyp findet man immer an solchen Stellen, an denen die abführenden Venen durch *Thrombose* oder *Kompression* verschlossen sind. Man trifft diese Ödeme aber auch dann an, wenn die *Venenklappen* so *insuffizient* geworden sind, daß sich das venöse Blut in ausgeweiteten Venen *(= Varizen)* rückstaut.

4. Osmotische Ödeme

Pathogenese: Sie kommen bei einer *hypotonen* und *hypertonen Hydratation* vor. Einer hypotonen Hydratation liegt eine Verdünnungshyponatriämie zugrunde, die meist durch eine Wasservergiftung *(= exzessive Wasserzufuhr)*, seltener durch eine unangemessene Adiuretinsekretion (= *Schwartz-Bartter-Syndrom,* S. 965) hervorgerufen sein kann. Eine hypertone Hydratation basiert auf einer Überflußnatriämie. Diese wird meist durch eine übermäßige Zufuhr hypertoner Kochsalzlösungen, manchmal aber auch durch Nebennierenrindenüberfunktion mit primär oder sekundär gesteigerter Natriumrückresorption (Conn-Syndrom, Cushing-Syndrom, S. 982) verursacht.

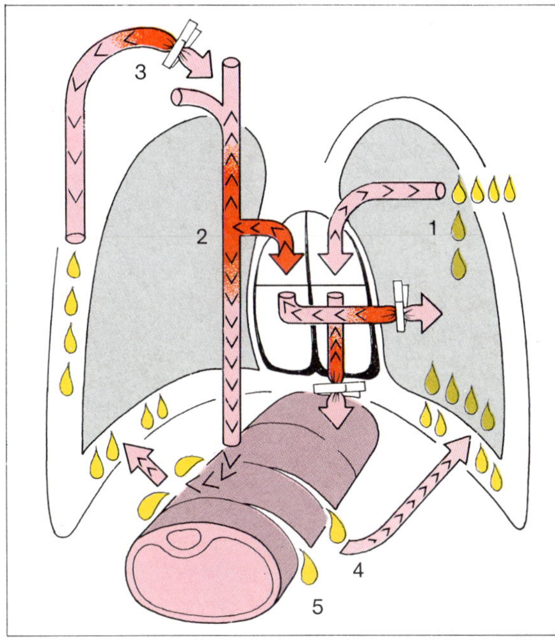

Abb. 8.**25** Pathogenese des Lungenödems und der Pleuraergüsse: 1 = Linksinsuffizienz mit Steigerung des pulmonalen Kapillardruckes, 2 = Rechtsinsuffizienz mit venösem Rückstau, 3 = Pleurakarzinose mit Lymphrückstau, 4 = Pleuritis, Schock mit toxischer Kapillarschädigung, 5 = Proteinmangel mit Verminderung des onkotischen Druckes, Dunkelrot = Stauung

Onkotische Ödeme

Pathogenese: Diese Ödemformen beruhen, von *unsachgemäßem Plasmaersatz* abgesehen, allesamt auf einem *Proteinmangel* und folglich auf zu niedrigem kolloidosmotischem Druck. Sie treten bei Serumeiweißwerten unter 5 g% (bzw. Albuminwerten unter 2,5 g%) auf und werden bei Proteinurie, eiweißverlierenden Enteropathien, Hunger und Leberzirrhose (reduzierte Albuminsynthese!) beobachtet.

Kapillarotoxische Ödeme

Pathogenese: Solche Ödeme werden durch eine gestörte Permeabilität der Kapillaren hervorgerufen, der oft eine Freisetzung von Entzündungsmediatoren zugrunde liegt (s. Hirnödem, S. 1047). Diese Ödemformen werden unter folgenden Umständen beobachtet:

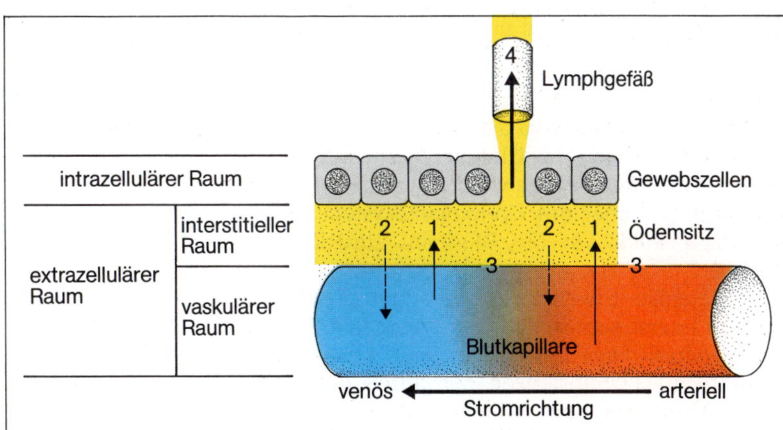

Abb. 8.**24** Pathogenetische Faktoren der Ödembildung: Der Flüssigkeitstransport durch eine Kapillarmembran (Q_f) läßt sich mit der Starling-Gleichung beschreiben:

$Q_f = K_f\ (\Delta Pcap) - \sigma\ (\Delta\Pi cap)$;

wobei: K_f = Kapillardurchlässigkeits-Koeffizient (3), $\Delta Pcap$ = osmotische Druckdifferenz (1), $\Delta\Pi cap$ = onkotische Druckdifferenz (2), σ = kapillärer Reflexionskoeffizient bedeutet. Darüber hinaus kann auch ein gestörter Lymphabtransport (4) ein Ödem hervorrufen

Tabelle 8.**7** Ätiologie primärer und sekundärer Lymphödeme

Krankheitsbild	Ätiologie
Primäre Lymphödeme	
Milroy-Meige-Syndrom (Lymphoedema praecox)	autosomal dominant vererbte / familiäre } Hypoplasie der Beinlymphgefäße
Lymphoedema tarda	sporadische kongenitale Hypoplasie oder Ektasie der Beinlymphgefäße
Lymphangiopathia obliterans	primäre stenosierende Sklerose der Unterschenkellymphgefäße
Sekundäre Lymphödeme	
Spontane Formen	
karzinomatös	Lymphangiosis carcinomatosa („Orangenhaut")
entzündlich	rezidivierende Lymphangitis (z. B. Erysipel)
traumatisch	Décollement der Haut, Verbrennung
parasitär	Elephantiasis bei Filariasis (Wuchereria bancrofti) (Abb. 8.**26**)
trophisch	Lymphgefäßverödung bei postthrombotischem Syndrom
Iatrogene Formen	
postoperativ	Lymphknotenausräumung mit Nachbestrahlung; nach Venenstripping
diagnostisch	Lymphgefäßverschluß; Lymphangiographie

- *Exsudative Entzündungsreaktion* (S. 208) oder durch kapillarschädigende Erregertoxine (z. B. Scharlach, Endotoxinschock),
- *Immunreaktionen,* die an den Kapillarwänden ablaufen (z. B. anaphylaktische Reaktion, S. 190),
- *Freisetzung vasogener Amine* (z. B. Insektenstich),
- *mangelhafte Hemmung* bestimmter Komplementfaktoren (z. B. Quincke-Ödem, S. 602),
- *physikalisch-chemische Schädigung* der Kapillarendothelien (z. B. Senfgas im 1. Weltkrieg),
- *metabolische Schädigung* der Kapillarendothelien (z. B. Urämie, Hypoxie, hypovolämischer Schock).

Lymphödeme

Ätiologie: Sie werden durch eine obstruktive Behinderung des Lymphabflusses verursacht, was entweder auf einer Fehlbildung der Lymphgefäße (= primäre Lymphödeme) oder auf einer Verstopfung an sich regelrechter Lymphgefäße beruhen kann. Die Ätiologie und Morphologie der primären und sekundären Lymphödeme sind in Tab. 8.**7** zusammengestellt.

Pathogenese: Im Laufe ihrer extravaskulären Zirkulation verläßt täglich etwa die Hälfte der zirkulierenden Plasmaproteine die Blutkapillaren und gelangt in das Interstitium, wo sie von den Lymphkapillaren resorbiert und über das Lymphgefäßsystem via Venenwinkel wieder in die Blutbahn zurückgeleitet werden.

Diejenige Eiweißmenge, die pro Zeiteinheit aus dem Interstitium weggeschafft werden muß, wird als *„lymphpflichtige Last"* bezeichnet. Genauso wie „harnpflichtige" Substanzen nur durch die Nieren ausgeschieden werden, können Eiweißkörper aus dem Interstitium lediglich über das Lymphgefäßsystem abtransportiert werden. Ist das aus irgendeinem Grunde nicht mehr möglich, so stauen sich die aus dem Kapillarblut stammenden Proteine im Gewebsinterstitium an. Zunächst werden Histiozyten mobilisiert, welche die Proteine phagozytieren und abbauen. Sind sie überfordert, so ruft der anhaltende Eiweißstau durch Erhöhung des onkotischen Druckes eine Wasseransammlung im Gewebe *(= Lymphödem)* hervor. Bleibt ein solches Lymphödem über längere Zeit bestehen, reagieren die Interstitiumfibroblasten mit Proliferation und vermehrter Kollagenfaserbildung, so daß das anfänglich matschige Gewebe durch die *Sklerose* hart wird. Durch den Lymphstau ist nicht nur die extravaskuläre Zirkulation der Plasmaproteine, sondern auch der spezifischen Lymphzellen, der Lymphozyten, blockiert. Zusammen mit der Tatsache, daß die Lymphe einen guten Nährboden für Bakterien und Pilze darstellt, ist dies ein wesentlicher Grund für die Entstehung *rezidivierender Entzündungen* mit progressiver *Verödung* der *Lymphgefäße.*

Komplikationen der Ödeme

1. *Rezidivierende Erysipele* findet man in 20% aller sekundären Lymphödemformen (S. 227).

2. *Lymphfisteln:* Sie treten nach Verletzungen als Beinfisteln auf. Sind die retroperitonealen und viszeralen Lymphgefäße am Lymphstau beteiligt, so kann es bei Versagen der Lymphgefäßklappen zu einem chylösen Reflux in die Beine (selten in die Beckenorgane) kommen. Dabei können auch Lymphzysten entstehen. Tumoröse oder traumatische Verletzungen des Ductus thoracicus oder seiner Zuflüsse können zu fistelnden Kommunikationen mit der Pleurahöhle mit konsekutiven chylösen Pleuraergüssen (Chylothorax, S. 655) führen.

3. *Dermatopathie:* Im Bereich eines Lymphödems wird die Haut atrophisch, z. T. auch hyperkeratotisch, was die Entzündungsbereitschaft erhöht.

4. *Lymphangiosarkom* (= Stewart-Treves-Syndrom, ICD-O-9170/3): Diese seltene Komplikation tritt erst nach jahrelangem Bestehen eines Lymphödems (meist im Oberarm nach Mastektomie) auf und besteht histologisch in einem Lymphangiosarkom mit zentripetaler Ausbreitungstendenz.

Literatur

Cottier, H.: Pathogenese. Springer, Berlin 1980

Földi, M., et al.: Praxis der Lymphgefäß- und Venenerkrankungen. Fischer, Stuttgart 1974

Földi, M., J. R. Casley-Smith: The role of the lymphatics and the cells in high protein edema. Mol. Asp. Med. 2 (1978) 27

Földi, H., R. Casley-Smith: Lymphangiology. Schattauer, Stuttgart 1983

Mahler, F.: Neue Aspekte zur Pathophysiologie des venösen Ödems. Vasa 5 (1976) 178

Nicola, P., et al.: Microcirculation. Schattauer, Stuttgart 1983

Schneider, W., J. Walker: Kompendium der Phlebologie. Die chronische Veneninsuffizienz in Theorie und Praxis. Dr. C. Wolf, München 1984

Siegenthaler, W.: Klinische Pathophysiologie, 6. Aufl. Thieme, Stuttgart 1987

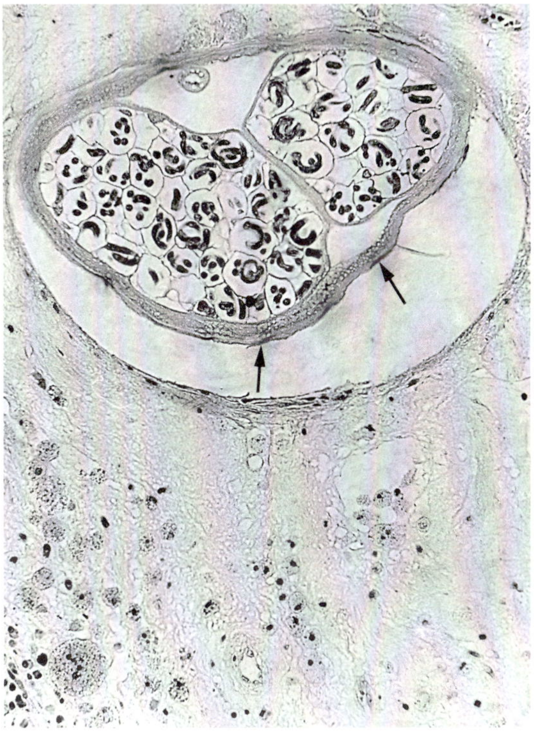

Abb. 8.**26** Filariasis mit Wurm (Pfeile) im Lymphspalt und Entzündungsreaktion mit zahlreichen Histiozyten in der Umgebung als Ursache eines Lymphödems (HE, Vergr. 1 : 150)

Alle diese Kreislaufstörungen beruhen entweder auf Fehlern in übergeordneten Regel- oder Betriebssystemen oder gehen auf örtliche Unwegsamkeiten oder Rohrbrüche im Gefäßsystem zurück. Sie stehen folglich in enger Beziehung zu den Gefäßen als Verteilersystem, dem Herzen als Pumpsystem und dem Blut als Transportmedium. Im folgenden werden deshalb die Defekte der den Kreislauf verursachenden (Herz) und der den Kreislauf vollziehenden Organe (Gefäße) besprochen: *„Kardiovaskuläres System"*.

9 Kardiovaskuläres System

U.-N. Riede, H. Müntefering, H. Drexler, Ch. Ihling und H.-E. Schaefer

Arterien

U.-N. Riede, Ch. Ihling und H.-E. Schaefer

Alle Gefäße sind dreischichtig aus Intima, Media und Adventitia aufgebaut. Ihre wesentlichen zellulären Komponenten sind die glatten Muskelzellen (= Myozyten) und die Endothelzellen. Beide Zellsysteme sind strukturell metabolisch miteinander verkoppelt, was sich auch darin äußert, daß die Endothelien Faktoren produzieren, welche die Mediamyozyten an der Proliferation hindern. Die Mediamyozyten selbst liegen in der normalen Gefäßwand in einer kontraktilen Form (= k-Phänotyp) vor. Sie können sich also zusammenziehen, aufgrund der endothelialen Hemmstoffe aber nicht mitotisch teilen. Wird das Gefäßendothel immer wieder geschädigt, so fällt diese Mitosebremse weg. Die Mediamyozyten wandeln sich in eine metabolisch aktive Form (= m-Phänotyp) um, die äußerst empfänglich für mitogene Reize ist und große Mengen an faserhaltiger Grundsubstanz bilden kann.

Die frühere Einteilung und Namensgebung der Arterienerkrankungen ging davon aus, daß jede Wandschicht isoliert erkranken kann. Demzufolge sprach man von einer Endangiitis, Mesaortitis und Periarteriitis sowie von einer Intimafibrose, Media- und Adventitiasklerose. Wie wir heute jedoch wissen, reagiert eine Arterienwand auf eine Gewebsschädigung mehr oder minder mit allen drei Wandschichten in einem – sieht man vom entzündlichen Infiltrat ab – morphologisch eintönigen Muster. Dieses kann je nach Gefäßprovinz in seinem Verlauf und Ausmaß verschieden sein. Alle Arterienerkrankungen können entweder durch Auflockerung und Ruptur zu schweren, oft lebensbedrohlichen Blutungen oder durch Stenosierung zur Unterbrechung der Blutversorgung führen. Sie gehen auf metabolische, entzündliche und funktionelle Läsionen zurück.

Metabolische Läsionen: Bei ihnen ist primär oder sekundär der Proliferations- und/oder Strukturstoffwechsel der Mediamyozyten gestört, was eine zu dichte oder zu lockere Gefäßwand zur Folge hat. Das eine Reaktionsmuster ist die Arteriosklerose, das andere das Aneurysma.

- *Arteriosklerose:* Dies ist ein Sammelbegriff für primär nicht-entzündliche Arterienerkrankungen, bei denen die Anpassungsreaktion mit einem fibrotisch verhärtenden Umbau der Arterienwand einhergeht.
- *Aneurysma:* Dies ist ein Sammelbegriff für alle Anpassungsreaktionen der Arterienwand, die durch eine Aussackung charakterisiert sind. Ursächlich gehen sie auf angeborene Gefäßfehlbildungen, Bindegewebs- und Lipidstoffwechselstörungen sowie auf örtliche Ernährungsstörungen der Gefäßwand selbst zurück.

Entzündliche Läsionen der Arterienwand basieren entweder auf der Einbeziehung eines Gefäßabschnittes in einen Entzündungsprozeß oder gehen auf eine systemische Immunopathie zurück, die sich an den Gefäßen auswirkt. Je nach dominierendem Reaktionsmuster handelt es sich um nekrotisierende, riesenzellhaltige oder proliferative Arteriitiden.

Funktionelle Läsionen: Dabei handelt es sich um spasmusbedingte Gefäßverschlüsse, die sich an irgendwelchen muskulären Arterien (Non-occlusive disease) oder an kleinen Gefäßen der Akren abspielen (Morbus Raynaud).

Metabolische Läsionen

In diesem Falle bilden die Gefäßwandmyozyten die Drehscheibe des pathogenetischen Geschehens. Bei ihnen ist der Proliferations- und/oder Strukturstoffwechsel entweder im Rahmen einer allgemeinen oder örtlichen Stoffwechsel- oder Durchblutungsstörung so beeinträchtigt, daß der arterielle Gefäßabschnitt in Form einer Arteriosklerose (z. T. auch anderweitiger Gefäßwandfibrose) durch Wandverdikkung eingeengt, oder in Form eines Aneurysma durch Wandauflockerung ausgeweitet wird.

Arteriosklerose

Definition: Die Arteriosklerose ist ein Sammelbegriff für primär nichtentzündliche Arterienerkrankungen, bei denen ein fibröser Umbau zu einer Verdickung, Verhärtung und Elastizitätsverlust der Gefäßwand führt.

Dazu gehören die *Atherosklerose,* die *Mönckebergsche verkalkende Mediasklerose,* die *Arteriolosklerose* sowie die anderen Manifestationen der hypertonen Vaskulopathie (S. 443).

1. Atherosklerose

Definition: Die Atherosklerose ist die von der WHO vorgeschlagene Bezeichnung der Schlagaderverkalkung. Sie ist nach der WHO definiert als *variable Kombination von Intimaveränderungen, bestehend aus herdförmigen Ansammlungen von Lipiden, komplexen Kohlenhydraten, Blut- und Blutbestandteilen, Bindegewebe und Calciumablagerungen, verbunden mit Veränderungen der Arterienmedia.*

Dieser Begriff enthält zwei morphologisch typische Aspekte: das *Atherom* und die *Sklerose.* Das erstere bezeichnet das Auftreten von beetartigen Gefäßwandschwellungen durch Ansammlung breiartigen Fettmaterials; das letztere beschreibt die Kollagenfaservermehrung.

Ätiologie: Sie ist bei der primären Atherosklerose unbekannt. Bei den sekundären Atherosklerosen kommen in der Vorgeschichte längerdauernde metabolische, entzündliche und physikalische Gefäßwandschäden vor, die später in einen sklerosierenden Gefäßumbau übergehen. Die kausalpathogenetisch wichtigen Faktoren bei der Atheroskleroseentstehung werden als *Risikofaktoren* bezeichnet. Mit diesem klinisch wichtigen Begriff werden endogene und exogene Einflüsse bezeichnet, die statistisch signifikant mit der Atherosklerose korrelieren. Zu den wichtigsten Risikofaktoren gehören:

- *Hyperlipidämie* (S. 100): Am wichtigsten scheint dabei die *Hypercholesterinämie* zu sein; erhöhte LDL- und VLDL- und erniedrigte HDL-Werte zeigen ebenfalls ein hohes Atheroskleroserisiko an.

  HDL unterdrückt die LDL-Aufnahme in die Zelle, hemmt die Cholesterinanhäufung in den Zellen der Arterienwand und verhindert dadurch die Entstehung einer Atherosklerose. Die Tatsache, daß körperliche Aktivität den HDL-Spiegel genauso anhebt wie mäßiger Alkoholkonsum, rechtfertigt den „Trimm-Dich-Freunden" das Abreagieren ihres Bewegungstriebes und bildet für den an den Stuhl gefesselten Lehrbuchverfasser einen „modus vivendi".

  In diesem Zusammenhang ist auch die Adipositas (S. 97) zu erwähnen, die besonders in Kombination mit einem Diabetes mellitus ein erhöhtes Atheroskleroserisiko bedeutet.

- *Arterielle Hypertonie:* Wie Untersuchungen der jüngeren Zeit gezeigt haben, spielt bei der Hypertonie nicht nur die *hämodynamische Komponente,* sondern auch die begleitenden *genetischen Faktoren* eine atherosklerosefördernde Rolle. So sind Lymphozyten von Hochdruckpatienten gegenüber DNS-schädigenden Einflüssen weniger resistent als die Lymphozyten normotoner Individuen: Sie binden mehr Mutagene, haben eine geringere Synthese von DNS-Ausflickerenzymen und weisen mehr Chromosomenbrüche auf.

- *Zigarettenrauch* wirkt in verschiedenen Richtungen pathogen auf die Gefäßwand: Er beeinträchtigt den *Blutcholesterinspiegel;* sein *CO-Gehalt* ruft eine ischämische Gewebsschädigung hervor; er enthält ein Glykoprotein, welches den *Faktor XII* der Blutgerinnung aktiviert, sowie bestimmte *mutagene Substanzen,* welche in den Proliferationsstoffwechsel der Gefäßwandzellen eingreifen. Bemerkenswerterweise besteht bei zigarettenrauchenden Frauen, die gleichzeitig Antikonzeptiva einnehmen, ein erhöhtes Atheroskleroserisiko.

- *Geschlecht: Frauen* haben höhere HDL- und niedrigere LDL-Spiegel als Männer. Sie weisen im geschlechtsreifen Alter ein *geringeres Risiko* auf, an Atherosklerose zu erkranken, als Männer, was auf die noch wenig geklärte Schutzwirkung der natürlichen weiblichen Geschlechtshormone zurückgeführt wird. Nach dem Klimakterium fällt dieser Atheroskleroseschutz weg. Das gleiche gilt für die Behandlung mit synthetischen Östrogenen.

- *Genetische Faktoren:* Besonders gefährdet sind Patienten mit einer *Hyperlipoproteinämie Typ II und IV* (S. 100), *Homozystinurie* (S. 109) und *Gicht* (S. 113). Daneben ist aber offensichtlich auch die Prädisposition zur Atherosklerose genetisch festgelegt.

Pathogenese: Die Entstehung der Atherosklerose war und ist ein Forschungsgebiet, das durch neue faszinierende Untersuchungen und Experimente immer wieder in Bewegung gerät. Die Entwicklung der Arteriosklerose wird von verschiedenen Prozessen bestimmt, die von Fall zu Fall anders gewichtet sind. Hieraus resultieren die verschiedenen „Gangarten" der Arteriosklerose (Abb. 9.**1**).

Streng genommen ist unter dem Begriff *„Arteriosklerose"* eine Verhärtung der Gefäßwand zu verstehen, die auf einer vermehrten Bildung von kolla-

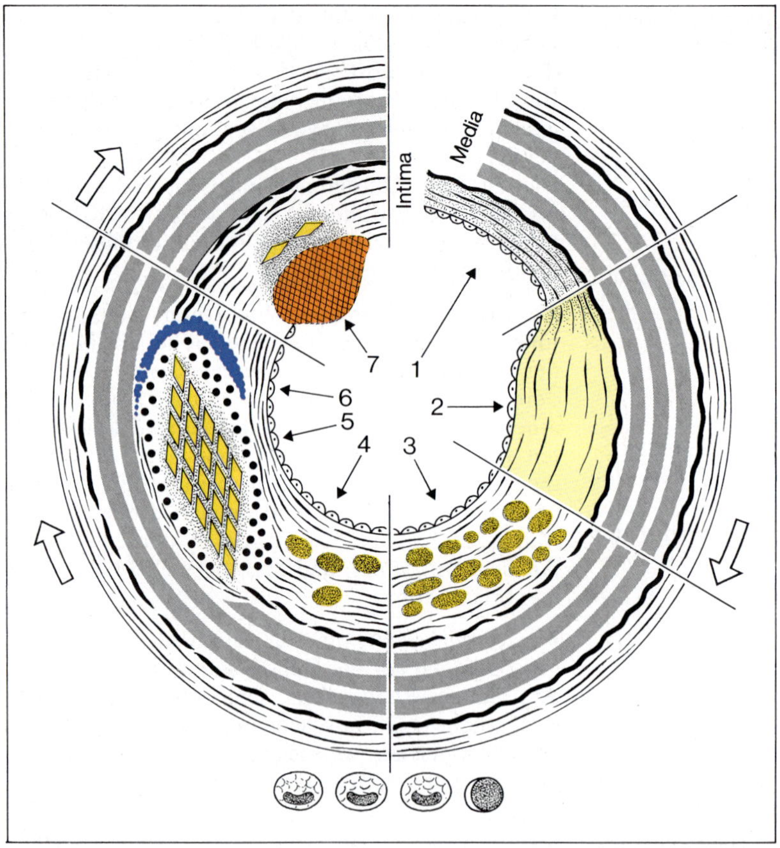

Abb. 9.**1** Formale Pathogenese der Atherosklerose
1 = normale Arterienwand
2 = initiale, extrazelluläre (subintimale) Akkumulation von Lipiden, Proteoglykanen und Kollagenfasern
3 = intimale Lipidherde, erste Schaumzellen (= Lipidspeichermakrophagen)
4 = fortschreitende Schaumzellansammlung, progressive Sklerose durch proliferierende Myofibroblasten von der Intima zur Media fortschreitend
5 = Atherom mit zentraler, Cholesterinkristalle enthaltender Nekrose, umsäumt von Schaumzellen und einzelnen Entzündungszellen (= T-Lymphozyten); perifokale Sklerose
6 = dystrophe spangenförmige Atheromverkalkung (blau)
7 = atheromatöses Geschwür mit parietalem Abscheidungsthrombus; weitere Progredienz der Sklerose und/oder Gefäßwandschwächung → Aneurysma

genen Fasern und Proteoglykanen beruht. Dieser Prozeß ist in der Aorta und in den großen Körperschlagadern besonders im Bereich der Intima akzentuiert. In dieser Zone treten auch Zellen auf, die Merkmale von Fibroblasten und glatten Muskelzellen vereinen. Sie zeichnen sich dadurch aus, daß ihre kontraktilen Eigenschaften zugunsten synthetisch-metabolischer Leistungen verschoben sind (= *m*-Phänotyp); sie leiten sich von normalerweise ruhenden subendothelialen Mesenchymzellen und/oder auch von Mediamyozyten her und erfüllen die morphologischen und funktionellen Kriterien sog. Myofibroblasten.

In einem gewissen Umfang ist die Entwicklung einer derartigen Sklerose ein Prozeß des „normalen" Alterns und ist somit als Physiosklerose zu werten. Sowohl diese altersspezifische Normvariante sowie auch die pathologisch gesteigerten Formen der Arteriosklerose im Sinne einer Pathosklerose werden von fortschreitenden Kalksalzeinlagerungen begleitet. Chemische Analysen an solchen Gefäßen lassen erkennen, daß dieser Prozeß bereits im Adoleszentenalter beginnt, wobei Frühstadien einer solchen, zunächst minimalen Gefäßwandkalzinose histologisch kaum sichtbar sind.

Der Begriff *„Atherosklerose"* beschreibt im engeren Sinne eine progressive pathologische Lipideinlagerung in die Arterienwand, deren Ursache in einem gestörten Lipoproteinstoffwechsel (S. 100) zu sehen ist (Abb. 9.**1**), und die sich in folgenden Stadien vollzieht:

Von den im Blut zirkulierenden Lipoproteinen wie Chylomikronen, VLDL, LDL und HDL, können nur LDL und HDL frei die Endothelschranke durchdringen, da diese Makromoleküle aufgrund ihres recht geringen Durchmessers von 200 bzw. 100 Å mit Hilfe der reichlich vorhandenen endothelialen Transportvesikel vom Gefäßlumen zum subintimalen Raum transportiert werden. Innerhalb der Gefäßwand werden diese Lipoproteine mit den die Media durchsetzenden Saftstrom transportiert und teilweise von der rezeptorgesteuerten Endozytose in die Gefäßwandmyozyten aufgenommen. Im Gefäßlumen und in der Gefäßwand verhalten sich die Konzentrationen von LDL und HDL weitgehend proportional. Dies bedeutet, daß ein anhaltender Konzentrationsanstieg des besonders cholesterinreichen LDL im Blut von einer Vermehrung dieses Lipoproteins in der Gefäßwand begleitet wird. Da HDL in der Lage ist, Cholesterin über einen im einzelnen noch nicht geklärten Mechanismus aus Zellen mit Cholesterinüberschuß aufzunehmen und dieses der Gallensäurebiosynthese der Leber zuzuführen, wirkt eine hohe Konzentration von HDL der Entwicklung atherosklerotischer Läsionen eher entgegen. Ein anhaltender Konzentrationsanstieg von LDL ist meist auch mit einer verlängerten Verweildauer dieses Lipoproteins in der Blutzirkulation, aber auch im vaskulären Interstitium verbunden. In der Gefäßwand kann LDL zusätzlich länger liegen bleiben, wenn der transmurale Saftstrom durch die

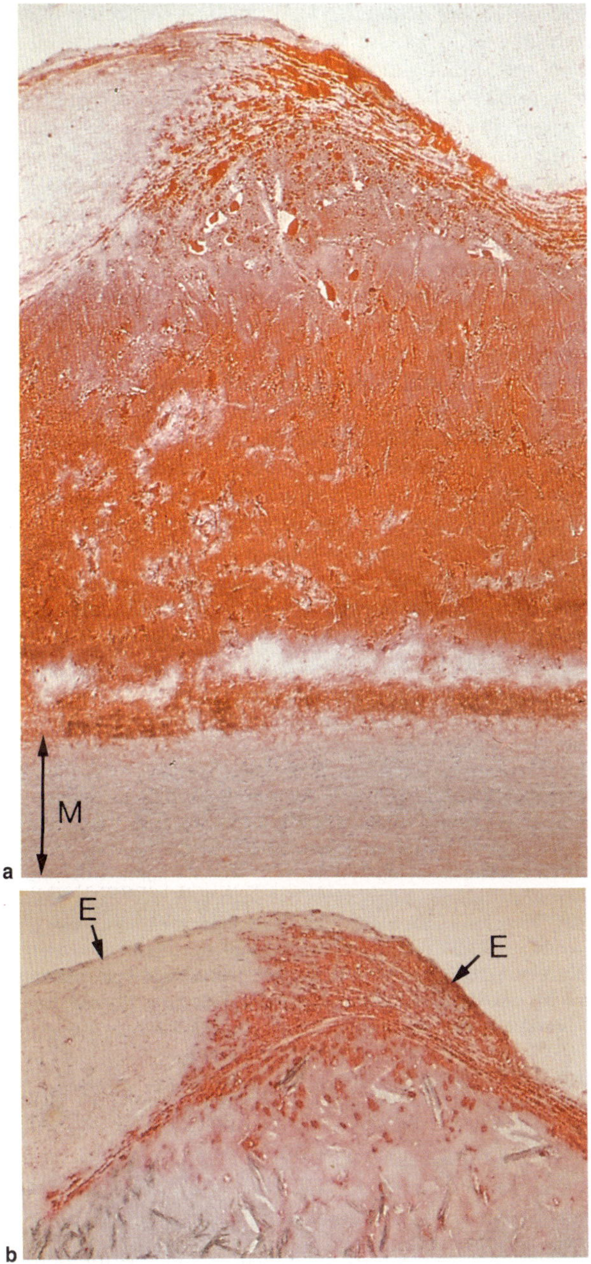

a
b

Abb. 9.**2a** u. **b** Stufenschnitte durch ein atherosklerotisches Gefäß mit einer floriden Plaque:
Die Plaque besteht aus Fettansammlungen im Intima-Media-Bereich (**a**), welche sich mit Ölrot anfärben. Sie werden sichelförmig von Lipidspeicher-Makrophagen umsäumt (**b**), die am roten Reaktionsprodukt der sauren Phosphatase erkennbar sind. M = Media, E = Endothel (Vergr. 1 : 50)

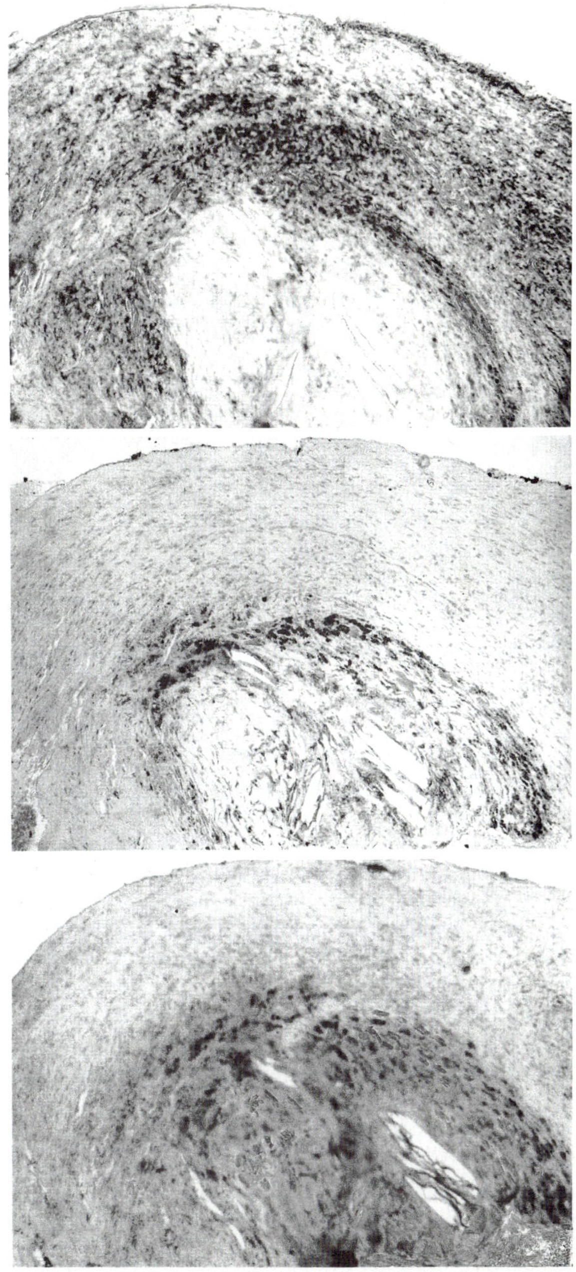

a
b
c

Abb. 9.**3a–c** Stufenschnitte durch ein operativ gewonnenes Atherektomiepräparat:
Im Bereich einer älteren Blutung (**a**), erkennbar an der mit der Berliner-Blau-Reaktion nachgewiesenen Eisenablagerung, finden sich zahlreiche Makrophagen (**b**). Diese zeichnen sich durch die Expression des Makrophagenmarkers HAM 56 aus. In der gleichen Lokalisation läßt sich immunhistochemisch auch das Vasokonstriktorpeptid Endothelin-1 nachweisen (**c**), das offenbar von den gleichen Makrophagen exprimiert wird (Vergr. 1 : 100)

Gefäßwand wegen der bereits erwähnten arteriosklerotischen Kollagenfaser- und Proteoglykanvermehrung zum Stehen kommt.

Lipidplaque: Alternde LDL-Moleküle gehen chemische Modifikationen ein, die ihre Phagozytose durch Makrophagen auslösen. So verfügen Makrophagen über spezielle Rezeptoren, die eine begierige Endozytose von denaturiertem LDL bewirken. Dieser Vorgang einer Akkumulation von überschüssigem und gealtertem LDL* im Makrophagen – sie leiten sich

* oxLDL = oxidiertes LDL

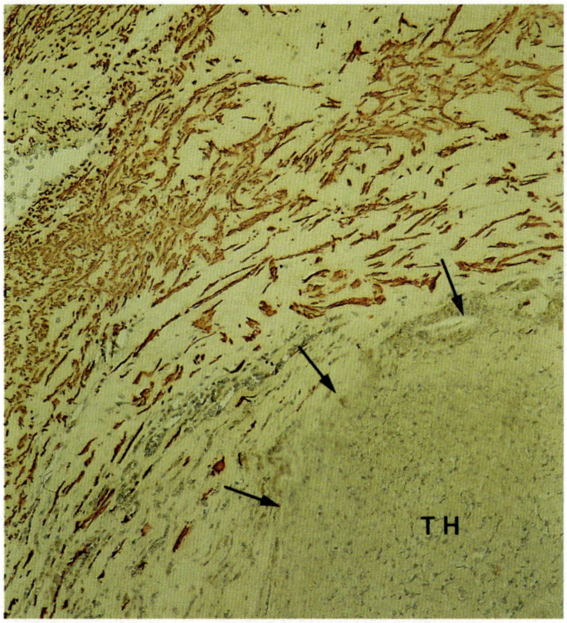

Abb. 9.**4** Atherosklerose: Myofibroblastenproliferation. Die proliferierten Zellen in der atherosklerotischen Gefäßwand exprimieren lebhaft α-Aktin, ein Zytoskelettbestandteil glatter Muskelzellen (unten rechts: okkludierender Thrombus [= TH]; Immunhistochemie, Vergr. 1 : 50)

bekanntlich von eingewanderten Blutmonozyten her – kann besonders in der Intimazone atherosklerotischer Gefäße beobachtet werden. Hier sammeln sich die Makrophagen zunächst diffus, schließlich herdförmig an (Abb. 9.**2a** u. **b**), was morphologisch als *Lipidplaque* imponiert. Das Zytoplasma dieser Makrophagen erhält aufgrund der fortschreitenden intravakuolären Lipidbeladung einen schaumigen Aspekt. Die in diesen Schaumzellen reichlich vorhandenen Lysosomen unterwerfen die Lipidproteine der üblichen sauren Hydrolyse, wobei die Spaltprodukte der Proteine und Triglyceride (Glycerin und Fettsäuren) weiter metabolisiert werden können.

Atherosklerotische Plaque: Das aus der Hydrolyse von Cholesterinestern freigesetzte Cholesterin verhält sich gegenüber den Enzymen der Makrophagen jedoch inert. Sofern der Abtransport solchen Cholesterins durch HDL nicht zustande kommt, bildet das überschüssige Cholesterin charakteristische tafelförmige Kristalle, die schließlich die Lysosomen – und sonstigen Membransysteme der Makrophagen sprengen (S. 35). Aus diesem Grund gehen ältere Schaumzellherde in Nekrose über, wobei das phagozytierte Material, insbesondere das veresterte Cholesterin, in Kristallform freigesetzt wird. Auf diese Weise bildet sich ein Herd mit einer zentralen Nekrosezone und fettigem Detritus, umgeben von noch vitalen makrophagozytären Schaumzellen. Ein solcher Herd wird als *Atherom* (Athyrae, gr.: Grützebrei) oder als *stabile atherosklerotische Plaque* bezeichnet. Ein solches Atherom entsteht mit Prädilektionsstelle Aorta ascendens und Herzkranzgefäße in reiner Form bei Fällen mit familiärer Cholesterinämie (Abb. 9.**5a** u. **b**; S. 441), bei denen das LDL im Blut frühzeitig und extrem erhöht ist. Beim alternden Menschen gesellt sich mit Prädilektionsstelle Bauchaorta zum Atherom noch ein besonders ausgeprägter sklerosierender Prozeß hinzu. Die atherosklerotische Plaque wird dann von einer sklerosierten Zone proliferierter Myofibroblasten mit aktinhaltigem Zytoskelett umgeben (Abb. 9.**3**). Die antikoagulatorisch wirksame Endotheldeke über der atherosklerotischen Plaque wird, wenn sie auch noch nicht eingerissen ist, in eine prokoagulatorisch wirksame Schicht umgewandelt. Dies liegt daran, daß die durch gealtertes LDL stimulierten Plaquemakrophagen proinflammatorische Zytokine wie IL-1 und TNF-α (S. 218) absondern. Dies bringt zum einen die Endothelzellen dazu, den Plättchenaktivierungsfaktor PAF (S. 219) und einen Inhibitor des Plasminogenaktivators freizusetzen, und löst – wenn auch in geringem Maße – ein (Begleit-)Infiltrat aus T-Lymphozyten aus. Die Myofibroblasten einer atherosklerotischen Plaque leiten sich von einer einzigen Mutterzelle her und sind somit monoklonal. Ihre Proliferation beruht auf der Aufschaukelung eines Teufelskreises, der folgende Konturen hat:

Das gealterte LDL (oxLDL) stimuliert die Plaquemakrophagen, so daß diese Faktoren abgeben, welche wie das Endothelin-1 eine Myofibroblastenproliferation und wie der PAF eine Thrombozytenaktivierung zur Folge haben. Dies wiederum zieht verschiedene „sklerogene Verstärkerschlaufen" nach sich: Die eine geht von den Thrombozyten aus. Sie bilden den Plättchenwachstumsfaktor PDGF (S. 310), dessen A-Kette auch durch Endothelzellen und die B-Kette auch durch Mediamyozyten synthetisiert werden kann. Über die Thrombinbildung stimulieren die Plättchen die Makrophagen, Myofibroblasten und Endothelzellen zur Endothelin-1-Synthese. Die andere Verstärkerschlaufe geht von den Plaquemakrophagen aus, denn sie stellen mitogene Faktoren für die Myofibroblasten her, unter denen das Endothelin-1 besonders hervorzuheben ist, da es gleichzeitig vasokonstriktiv und mitogen wirkt (Abb. 9.**3a–c**). Außerdem können die Plaquemakrophagen die sklerogene Myofibroblastenwucherung (Abb. 9.**4**) auch dadurch vorantreiben, daß sie die Lymphozyten dazu bringen, proinflammatorische Zytokine mit myozytenproliferativer Wirkung zu bilden.

Atherosklerotisches Ulkus: Im weiteren Verlauf gehen Myozyten der Plaquedeckplatte apoptotisch zugrunde. Die resultierende Myozytenatrophie geht u. a. auf die Wirkung der bereits erwähnten proinflammatorischen Zytokine wie TNFα zurück. Der mitotische Zellzyklus wird durch Inhibitoren (WAF-Gen) seiner beschleunigenden Proteinkinasen (CDK-Gen) gedrosselt. Zusätzlich wird das Gleichgewicht aus proapoptotischen Faktoren (p53 in Verbindung mit MDM2 und bax) und antiapoptotischen Faktoren (bcl-2) zugunsten der Apoptose verschoben. Infolgedessen verliert die Atheromdecke an Festigkeit *(= instabile Plaque).* Wenn dann die Lipidmakrophagen überdies noch Metalloproteinasen freisetzen, bricht die Gewebsdecke über dem öligen Inhalt der fettreichen Plaque ein *(= Plaquefissur).* Dadurch blutet es in die Plaque hinein. Dies hat eine intramurale Gerinnselbildung („intraintimaler Thrombus") durch Plättchenaggregation und Thrombinbildung, gleichzeitig aber auch die bereits erwähnte Freisetzung von Myofibro-

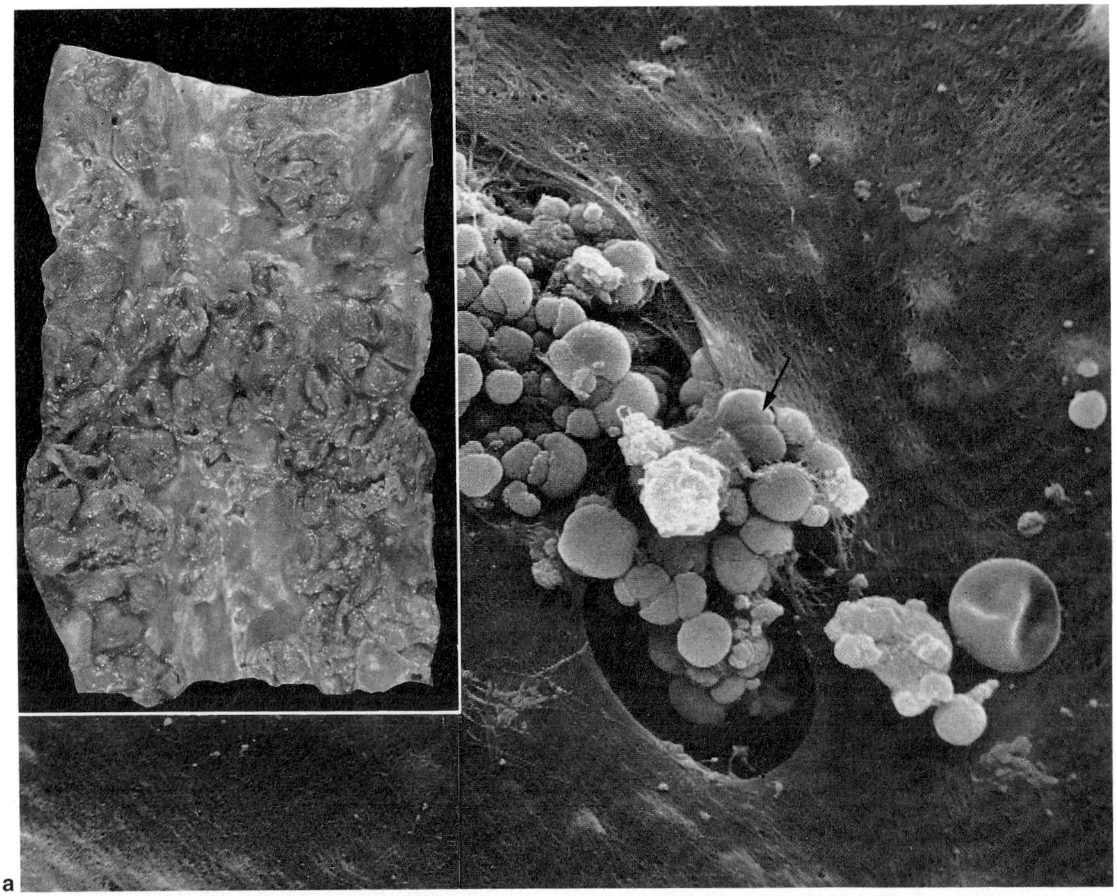

Abb. 9.5 **a** u. **b** Atheromatöses Geschwür. **a** Makroskopischer Aspekt: atheromatöse Beete in der Aorta eines 67jährigen Mannes, **b** mit hervorquellendem Atherombrei (Pfeil) (Rasterelektronenmikroskopie Vergr. 1 : 2500)

blasten-Mitogenen zur Folge, welche den Sklerosierungsprozeß perpetuieren. Heilt die Plaquefissur nicht ab, sondern reißt weiter ein, so entsteht ein *atherosklerotisches Ulkus,* dessen Inhalt zu cholesterinhaltigen Mikroembolien führen kann. Auf dieses Ulkus kann sich ein Thrombus aufpfropfen, der zunächst nur ins Gefäßlumen hineinragt („non-okklusiver intraintimal-intraluminaler Thrombus" → Angina pectoris S. 487), um es später ganz zu verschließen („okklusiver intraluminaler Thrombus" → Herzinfarkt S. 488).

Atheromprogression: Im weiteren Verlauf erschöpft sich die proliferative Aktivität der Mediamyozyten. Die Umgebung des Atheroms wird dadurch zellarm, faserreich und verkalkt, so daß es meist vor einer Fissur gefeit ist. Da aber damit eine Einbuße der Wandfestigkeit verbunden ist, kann die Gefäßwand im weiteren Krankheitsverlauf zu einem *atherosklerotischen Aneurysma* (S. 451) aussacken.

Atheromrückbildung: Der Vorgang einer kompletten Atherombildung mit entsprechender zentraler Nekrose kann bei Senkung des atherogenen Blutlipidgehaltes vor allem des LDL, z. B. durch Einhaltung einer fettarmen Diät, nur in seiner weiteren Ausdehnung gebremst werden. Eine eigentliche *Rückbildung* ist nur möglich, solange sich der Verfettungsprozeß auf vitale Makrophagen beschränkt, die entweder dank ihrer Wanderungsfähigkeit die Gefäßwand noch verlassen können oder deren überschüssiger Cholesteringehalt durch genügend verfügbares HDL abtransportiert werden kann. Eine derartige Rückbildungsfähigkeit ist besonders für sehr frühe Stadien einer Atherosklerose anzunehmen. So werden in der Aorta von Kleinkindern gelegentlich Lipidherde in Form von *Lipidflecken* (= Fatty streaks) beobachtet. Sie bestehen lediglich aus lokalen Ansammlungen vitaler, lipidspeichernder Schaumzellen und kommen vorwiegend in der Brustaorta vor. Da solche Lipidflecken bei älteren Kindern selten sind und die Atherosklerose des Erwachsenen vornehmlich in der Bauchaorta lokalisiert ist, scheint die Annahme berechtigt, daß sich solche frühkindliche Lipidflecken normalerweise zurückbilden und mit der eigentlichen Atheroskleroseentstehung nichts zu tun haben.

Verlaufstypen und Prädilektionsstellen: Die Atherosklerose breitet sich im Gefäßsystem in folgenden drei Mustern aus:

- *Zentrifugaler seniler Typ:* In diesen Fällen beginnt die Atherosklerose mit Lipidherden im Hinterwandbereich der Bauchaorta und ist bevorzugt an den Gefäßsprossen der Seitenastabgänge zu finden. Mit zunehmendem Alter treten diese Herde auch in den

Tabelle 9.1 Klinische Form der arteriellen Verschlußkrankheit

Verschlußtyp	Stenoselokalisation	Klinik	Geschlecht und Alter
Aortentyp (Leriche-Syndrom)	Bauchaorta	schwere, blitzartige doppelseitige Claudicatio intermittens	♂ < 50 J.
Beckentyp	A. iliaca communis oder externa	Latenzschmerz im Oberschenkel (Potenzstörungen)	♂ < 50–65 J.
Oberschenkeltyp (häufigste Form: 50%)	A. femoralis superficialis	Claudicatio intermittens	♂ < 40–50 J.
peripherer Typ (Arteriosklerose: selten; Thrombangiitis: häufig)	Unterschenkel- und Fußarterien	Kälteempfindlichkeit Parästhesie Ulcus cruris arteriosum Zehengangrän	♂ < 20–40 J.
Schulter-Arm-Typ (meist Arteriosklerose)	A. subclavia A. axillaris	rasche Ermüdbarkeit der Armmuskulatur (Fensterputzer!)	♂ 60 J.

peripheren Arterien auf und konfluieren. Dieser Verlaufstyp schreitet langsam fort.

- *Multifokaler juveniler Typ:* Bei primären und sekundären Störungen im Lipoproteinstoffwechsel (S. 100) treten die Atheroskleroseherde bereits im jugendlichen Alter auf, so daß diese Patienten frühzeitig, im Alter zwischen 30 und 40 Jahren, an kardiovaskulären Komplikationen leiden.

- *Zentripetaler progredienter Typ:* Bei dieser Verlaufsart beginnt die Atherosklerose in der Peripherie und dehnt sich rasch diffus aus. Sie ist für die diabetische Makroangiopathie (= Atherosklerose) typisch, die 1–2 Dekaden früher beginnt als die nichtdiabetische Atherosklerose (S. 93).

Atherome entstehen, dem Bernoulli-Strömungsgesetz zufolge, überall dort im Gefäßbaum, wo die Blutströmung ihre Richtung ändert und nicht mehr optimal (infolge Wirbelbildungen) das Gefäß durchzieht. Diese Erkenntnis erklärt die bevorzugte Lokalisation der atherosklerotischen Frühveränderungen an Gefäßverzweigungen und Gefäßabgängen sowie an der konvexen Gefäßinnenwand bogenförmig verlaufender Arterien. Die Atherosklerose bevorzugt beim Normotoniker die Bauchaorta, die großen Becken- und Oberschenkelarterien, die Karotisgabel und unter den Organarterien vor allem die Koronar- und Zerebralgefäße.

Komplikationen: Wie bei der formalen Pathogenese erwähnt, führt bereits die Lipidplaque und prokoagulatorische Konversion des Endothels durch Zytokine zur Plättchenaggregation und damit zu einer empfindlichen Einengung eines Gefäßes. Das gleiche gilt für intramurale Blutungen im Atheromgebiet. Treten diese Prozesse in kleineren Organarterienästen (z. B. Koronararterienästen) auf, so können sich daraus *akute Gefäßverschlüsse* entwickeln. In größeren Organarterien verläuft dieser Stenosierungsprozeß langsamer auf der pathologisch-anatomischen Basis eines atheromatösen Geschwürs mit parietalem Thrombus. Somit ist die Atherosklerose die häufigste Form der *„arteriellen Verschlußkrankheit"*. Je nach Lokalisation des Gefäßverschlusses werden verschiedene klinische Typen unterschieden. Sie sind in Tab. 9.**1** zusammengestellt. Die Häufigkeit der einzelnen Verschlußtypen ist je nach diabetischer oder nicht-diabetischer Stoffwechsellage verschieden. Dabei zeigt es sich, daß entsprechend dem Verlaufsmuster der Atherosklerose der *periphere Typ beim Diabetiker* häufig, der Beckentyp selten ist, während beim *Nichtdiabetiker* der *Oberschenkeltyp* oft beobachtet werden kann. Schließlich gehen von atherosklerotischen Läsionen auch Aneurysmen (S. 449) aus.

Pathologie der Therapie

– *Venenbypass:* Mit Umgehung des verschlossenen Gefäßabschnittes durch ein Veneninterponat (meist V. saphena magna) des Patienten. Wegen intraoperativer Ischämie, Vasavasorum-Verlust, hämodynamischer Umstellung in 10% der Fälle sklerotisierende Restenosierung.
– *Kunststoff-Gefäßprothesen:* Umgehung einer verschlossenen großen Körperschlagader durch Implantation einer alloplastischen Gefäßprothese. Danach: Umgebung der Prothese durch ein organisierendes perpetuierendes Granulationsgewebe (→ Nahteinrisse, Rupturgefahr). Abdeckung der Prothesenlichtung durch einen von den Anastomosenrändern her meist unvollständig endothelisierten Abscheidungsthrombus (→ Thrombusrezidiv), Thrombusumwandlung in sklerotische Neointima (→ Restenosierung).
– *Perkutane transluminale Rekanalisation:* Bei Patienten mit hohem Operationsrisiko (z. B. Alter) und/oder isolierter Gefäßstenose wird durch einen Ballonkatheter die sklerotische Gefäßenge gewaltsam dilatiert.
– *Desobliteration:* Durch gefäßchirurgisches Herauslösen des stenosierenden Intimazylinders.

2. Mönckeberg-Mediaverkalkung

Pathogenese: Die Ätiologie und kausale Pathogenese der *sklerosierenden Mediaverkalkung Typ Mönckeberg* ist noch wenig bekannt. Oft ist bei diesen Patienten eine diabetische Stoffwechsellage festzustellen. Im *Tierversuch* läßt sich eine Mediaverkalkung durch ein *Hyperkalzämiesyndrom* (S. 83) oder bei weiblichen Ratten durch Östradiolgaben bei gleichzeitiger Hyperphosphatämie erzielen.

Formalpathogenetisch beginnt die Mönckeberg-Mediaverkalkung im Bereich von Elastica-interna-Lücken. In diesen Bereichen findet man ultrastrukturell als monotones Reaktionsmuster der Arterienwand auf eine metabolische oder funktionelle Fehlbelastung eine Matrixvesikelanhäufung (S. 33) und Elastikalücken, deren Ränder enzymatisch „angenagt" sind. Diese *Matrixvesikel* sind teilweise extrazelluläre Lysosomen und können außerhalb der zytoplasmatischen Kontrolle Bindegewebe (Elastika!) zerstören, sind aber auch imstande, die Gewebsmineralisation einzuleiten, die dann zuerst auf die Elastika übergreift, sich erst später auf die Media ausdehnt (Abb. 9.**6a–c**) und in metaplastisches Knochengewebe umgewandelt wird.

Morphologie: Die Media ist histologisch meist infolge Myozytolyse hyalinisiert und enthält *Knochenspangen* (Abb. 9.**7**), umgeben von sklerosiertem Bindegewebe. Das Gefäßlumen wird bei der Mönckebergschen Mediaverkalkung primär nicht beeinflußt. Befallen sind in typischer Weise die Beinarterien (A. femoralis), die durch die Kalkspangen einen *gänsegurgelähnlichen Aspekt* erhalten. Gleichartige Mediaverkalkungen findet man in den Schilddrüsen- und Uterusarterien. Schließlich gehört auch die *isolierte Verkalkung der Hirnstammgefäße* und die *Arteriopathia calcificans infantum* (= bereits bei Geburt bestehende Gefäßverkalkung) hierher.

3. Hypertone Arteriosklerose

Pathogenese: Wird der normale intravaskuläre Druck überschritten, so adaptieren sich die Gefäßwandzellen: Die Endothelzellen bilden das Vasokonstriktorpeptid Endothelin-1; die Myozyten exprimieren die Rezeptoren dafür und reagieren darauf mit einer Ankurbelung ihres Proliferationsstoffwechsels

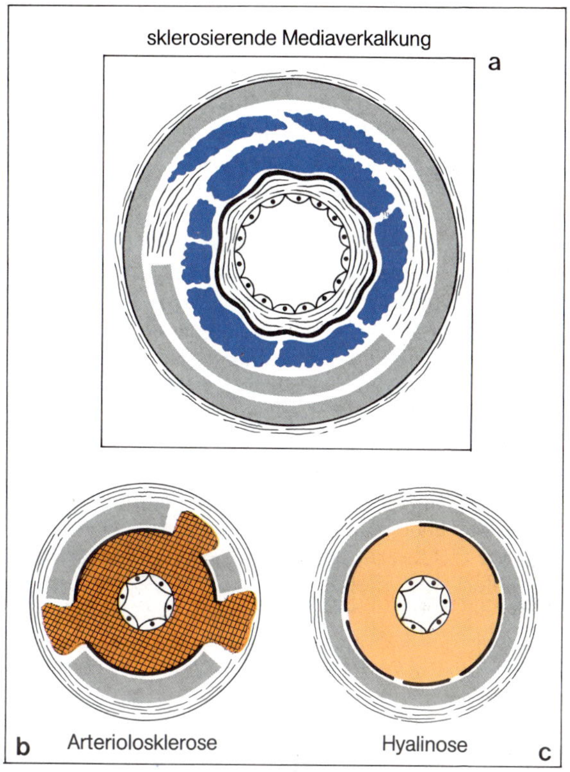

Abb. 9.**6a–c** Nicht-atherosklerotische Arterioskleroseformen: **a** Mönckeberg-Mediaverkalkung, **b** Arteriolosklerose und **c** Arteriolohyalinose

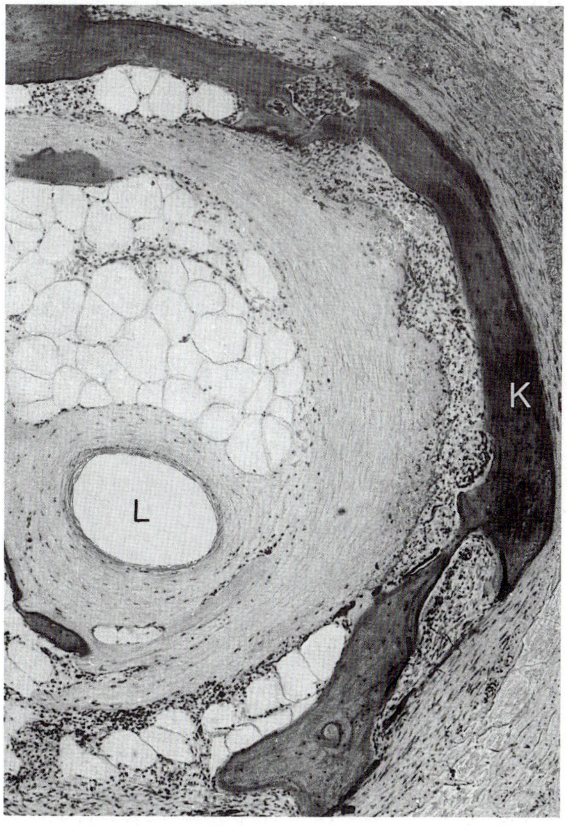

Abb. 9.**7** Mönckeberg-Mediaverkalkung mit Ausbildung eines spongiösen Knochengewebes (K) und blutbildendem Knochenmark in der Media; L = Gefäßlumen (HE, Vergr. 1:25)

und ihrer Fasersynthese, was durch eine adrenerg vermittelte Protoonkogenaktivierung (c-myc) unterstützt wird. Dadurch werden – in der Subintimalzone beginnend – die ehemals kontraktilen Zellen organellenreicher und folglich auch metabolisch aktiv. Die Endothelzellen verstärken unter dem Einfluß des intravaskulären Hochdrucks ihr Zytoskelett sowie das interzelluläre Verankerungssystem. Die neu entstandenen Desmosomen (S. 44) sind aber mehrheitlich strukturell unvollständig, so daß der Endothelbelag der Gefäße für Plasmabestandteile, vor allem Fibrinogen, durchlässig wird. Infolgedessen sickern Plasmabestandteile in den subintimalen Raum ein (Abb. 9.**8a**). Bei längerem Bestehen des Hochdrucks treten in der Media fokale Zytoplasmanekrosen, Zellsequestrierungen und disseminierte Einzelnekrosen (S. 137) auf, was zu einer Gefäßwandschwächung führt. Histologisch imponiert dies zusammen mit der Fibrininsudation als fibrinoide Nekrose (S. 57). Darauf reagiert die Gefäßwand mit einem Reparationsmechanismus, der zum Ziel hat, die *aktive Elastizität,* die durch die Myozyten gewährleistet wird, durch Vermehrung des kollagen-elastischen Fasermaterials in eine *passive Elastizität* umzuwandeln. Dieser Fibrosierungsprozeß beginnt als Intimafibrose und mündet, sowie die Myozytennekrosen ein gewisses Ausmaß erreicht haben, in eine Arteriosklerose ein. Dabei kommt es, von der intimanahen Media ausgehend, zu einer *konzentrischen Stenosierung* des Gefäßlumens, was eine Störung der regelrechten Perfusion der Arterienwand zur Folge hat und eine wesentliche Voraussetzung zur Entstehung der Atherosklerose und Arteriosklerose darstellt. Bei der malignen Hypertonie mit Blutdruckwerten über 230/130 mmHg wird statt Fasersubstanz proteoglykanhaltiges Material (= Mukopolysaccharide) zwischen die Myozyten eingelagert, so daß ein zwiebelschalenartiger Aspekt entsteht (Abb. 9.**9**).

Morphologie: Nicht alle Arterien und nicht alle Wandabschnitte einer Arterie reagieren auf eine Hochdruckbelastung gleich. Prädilektionsstellen für eine hypertone Arteriosklerose sind die peripheren Organarterien, die elastinarm und muskelreich sind. Somit verläuft die primär hypertone Arteriosklerose von peripher nach zentral *(= zentripetale Arteriosklerose),* die primär nichthypertone Arteriosklerose von zentral nach peripher *(= zentrifugale Arteriosklerose).* Besonders exponiert sind ferner die Gefäßaufzweigungen, weil sich hier Strömungswirbel bilden, welche die Endotheldecke einreißen.

Komplikationen: In der Tat passen sich die großen herznahen Körperschlagadern wie Aorta, Iliaca und Karotis auf

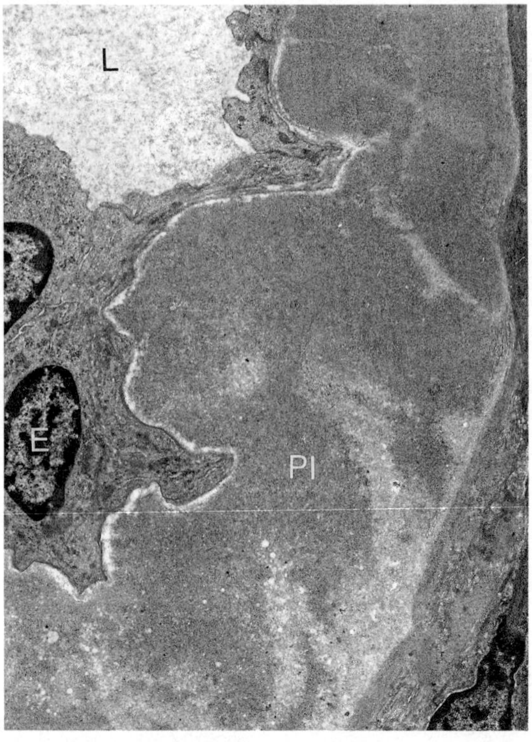

a

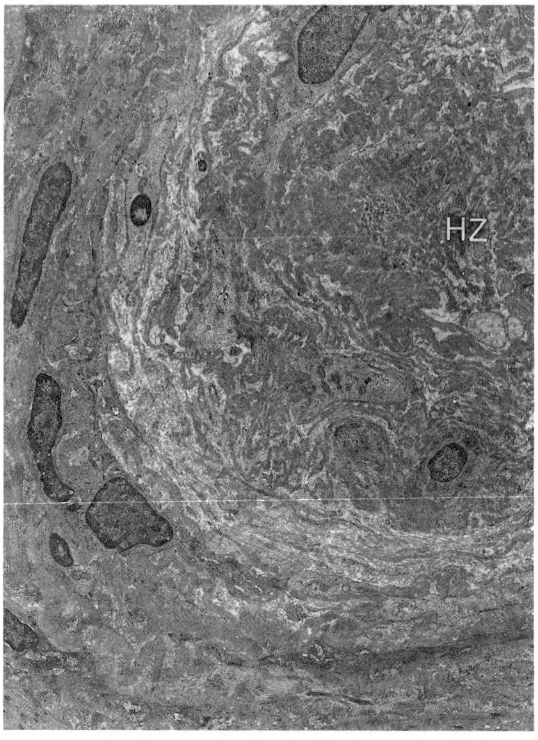

b

Abb. 9.**8a** u. **b** Ultrastruktur der hypertonen Vaskulopathieformen:
a Arteriolosklerose mit Einsickern von Plasmaeiweißen (vaskuläres Hyalin) in den ausgeweiteten Subendothelialraum
b Arteriolonekrose mit weitgehender Zerstörung der Gefäßwandzellen; übriggeblieben sind nur noch nekrotische Zellen und verdichtete Basalmembranreste
(E = Endothel, L = Gefäßlumen, Pl = Plasmainsudat, HZ = hyalinisiertes Zentrum; Vergr. 1 : 8000)

eine Hochdruckbelastung ohne wesentlichen Gewebsumbau an, während die elastinarmen Organarterien vom muskulären Typ eine tiefgreifende Umstrukturierung erfahren. Dies gilt besonders für die Koronar- und intrakraniellen Zerebralarterien, wo sehr frühzeitig unter dem Einfluß der Hypertonie die Mediamyozyten diffus geschädigt werden. Dies hat bei den Hirngefäßen rasch eine Gefäßwandnekrose und Gefäßruptur zur Folge (s. Kapitel 19).

4. Hypertone Arteriolopathie

Definition: Die Arteriolosklerose ist das morphologische Korrelat einer chronischen Hypertonie. Der Schweregrad der Hypertonie geht dabei Hand in Hand mit dem Ausmaß der Arteriolenschädigung in der Niere, Leber, Nebenniere (jedoch nicht im Pankreas).

Pathogenese: Bei den Arteriolen und präarteriolären Gefäßen, deren Media nur aus 1–2 Myozytenlagern aufgebaut ist, kommt der von den Mediazellen gesteuerte reparative Gefäßumbau nicht zum Tragen. Die Endothelien halten dem erhöhten *intravaskulären Druck* trotz adaptativer Verstärkung ihres Zytoskeletts nicht stand und weichen auseinander, so daß die Plasmaeiweiße – darunter Lipoproteine und Fibrinogen – in das Gefüge der Arteriolenwand eingepreßt werden. Die Mediamyozyten gehen an umschriebenen Stellen zugrunde, was mit einer Lysosomenfreisetzung und örtlichen Proteolyse verbunden ist und für die Gefäßwand einen Locus minoris resistentiae mit pathologisch erhöhter *Wandpermeabilität* bedeutet. Zusammen mit der *Plasmainsudation* (= Einsickern) und der *reparativen Faservermehrung* durch die Restmyozyten wird die Arteriolenwand nach und nach zellarm und erscheint histologisch *hyalinisiert.*

Bei sehr schwerer Hypertonie *(= maligne Hypertonie)* mit Blutdruckwerten über 230/130 mmHg steht die rasch um sich greifende Myozytennekrose im Vordergrund (Abb. 9.**8b**), welche ganze Wandabschnitte umfassen und eine Nekrotaxis (S. 137) nach sich ziehen kann. In diesem Falle sickert vornehmlich Fibrinogen in die Arteriolenwand ein (= fibrinoide Gefäßwandnekrose). Die reparative Faservermehrung kommt zwar unter Bildung vaskulären Hyalins in Gang, hält aber den gefäßzerstörenden Prozeß nicht auf. Dieser wird oft durch lumenverschließende Thromben abgebrochen, so daß eine Gefäßruptur mit Parenchymblutung vermieden wird.

Bei den präarteriolären kleinen Arterien mit mehr als zwei Myozytenschichten in der Media werden die Mediamyozyten unter dem Hypertonieeinfluß sukzessive „metabolisch" transformiert. Sie nehmen dadurch die Gestalt von länglichen Fibrozyten an und leiten eine überschießende reparative Faservermehrung ein, so daß im Endeffekt die Gefäßwand zwiebelschalenartig verdickt wird.

Histologie:

- *Arteriolosklerose:* Das Arteriolenlumen ist durch Einlagerung von vaskulärem Hyalin (S. 57), Lipiden und Nekrosefibrinoid (S. 57) zwischen Endothel und Mediamyozyten eingeengt. Dadurch erscheint die Intima hyalin und verbreitert (= Gefäßhyalinose).

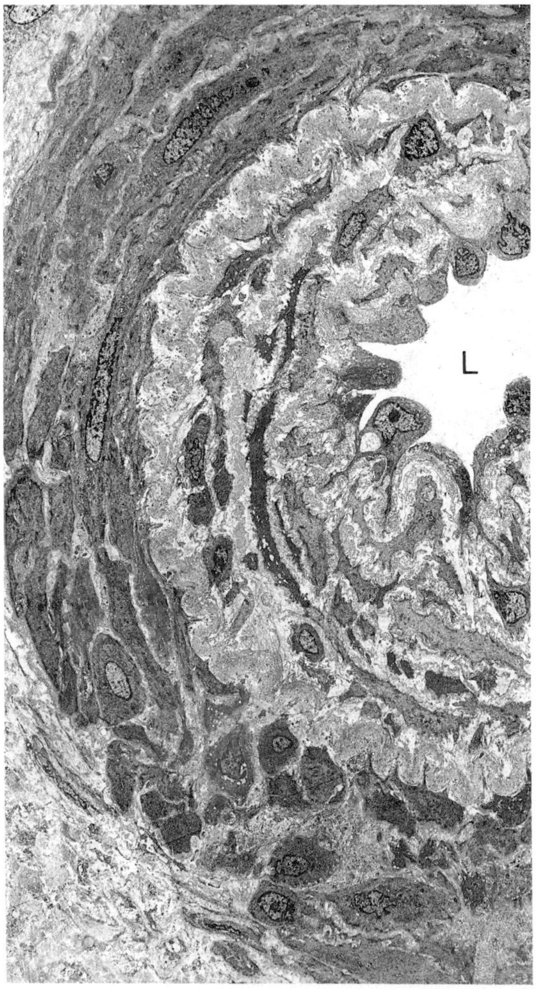

Abb. 9.**9** Ultrastruktur der arteriointimalen Fibroplasie mit zwiebelschalenartiger fibrotischer Schichtung der Subintima (L = Gefäßlumen; Vergr. 1 : 7000)

- *Arteriolonekrose:* Auch in diesem Falle machen sich ein vaskuläres Hyalin und Nekrosefibrinoid in der Intima breit. Sie stenosieren aber das Gefäßlumen stärker als bei der Arteriolosklerose und durchsetzen die durch die Myozytennekrosen aufgelokkerte Gefäßwand und lösen eine perifokale Entzündung (Rundzelleninfiltrat) aus (Abb. 9.**8b**).
- *Arteriointimale Fibroplasie:* Damit wird die fibroproliferative Mediadegeneration der präarteriolären Gefäße bezeichnet, welche auf einer reparativen Vermehrung von faser- und basalmembranartigem Material seitens der Myozyten beruht. Dieser Prozeß führt zu einer zwiebelschalenartigen und stenosierenden Fibrosierung der Intima und intimanahen Media und ist für die maligne Hypertonie typisch (Abb. 9.**9**).

● *Arterioläre Knötchen:* Ebenfalls für die maligne Hypertonie charakteristisch sind knötchenförmige Proliferate aus Myozyten und Kapillarsprossen in den kleinen Organarterien von Herz, Pankreas und Niere. Sie entstehen in diesen Gefäßen an Stellen mit Elastikaeinrissen.

Komplikationen der hypertonen Vaskulopathie

1. *Histologische Fixierung* des Hochdrucks durch Erhöhung des peripheren Gefäßwiderstandes und der Blutdurchflußgeschwindigkeit. Dieser Prozeß manifestiert sich zuerst in den Nieren (= renale Fixierung des Hochdruckes).

2. Stenosierende Arteriosklerose und Arteriolosklerose der Organarterien mit entsprechender Minderdurchblutung der Organe. Dies kann eine Atrophie, Schrumpfung oder Infarzierung nach sich ziehen und betrifft vor allem Herz, Gehirn, Augen und Nieren.

3. *Gefäßwandruptur mit Hämorrhagie,* was vor allem im Gehirn zu Massenblutungen führt (S. 1038).

Etwa 60% aller Hypertoniker sterben an einer Dekompensation des hypertrophierten linken Herzventrikels und an einem Myokardinfarkt wegen einer Koronarinsuffizienz. Der Häufigkeit nach folgen in der Todesursachenstatistik mit etwa 30% die zerebrovaskulären Komplikationen in Form eines Hirninfarktes oder einer Massenblutung. Hypertoniker haben eine höhere Krebsinzidenz. Zusammenhang Hypertonie → Krebs, S. 364.

Gefäßwandfibrosen

Definition und Pathogenese: Sie wird, obschon auch sie mit Sklerosierungsprozessen einhergeht, bewußt von der Arteriosklerosegruppe abgegrenzt. Durch eine *entzündliche, ischämische* oder *trophische* Schädigung oder *idiopathisch* (Fehlbildung) wird die Gefäßwand ohne Verfettung der Media nach innen oder nach außen hin durch Kollagenfasermaterial verdickt.

1. Fibromuskuläre Dysplasie

Definition: *Nichtentzündliche fibrotische* Verdichtung der Arterienwand, die bereits bei Kindern meist in den Nieren (Hypertonieursache!), aber auch in den Extremitäten-, Mesenterial- und Zerebralarterien auftritt und entsprechende Durchblutungsstörungen verursacht.

Pathogenese: Die Ursache dieser als Fehlbildung aufgefaßten Gefäßveränderung ist noch unbekannt. Diskutiert werden eine embryonale Virusinfektion (Rubeolen) oder eine angeborene Mediamyozytenstörung.

Histologie: Bei der fibromuskulären Dysplasie ist entweder die Intima *(= Intimafibroplasie),* die Media *(= Mediafibroplasie)* oder die Adventitia *(= Adventitiafibroplasie)* durch ein kollagen-elastinreiches Fasergewebe mit proliferiertem m-Myozyten verdickt, während die Elastika immer fragmentiert und lamelliert erscheint (Abb. 9.**10a–c**). Bei der Mediafibroplasie sind herdförmige Myozytennekrosen häufig, was zu Aneurysmabildungen führen kann. Verkalkungen, Lipidablagerungen und entzündliche Infiltrate fehlen.

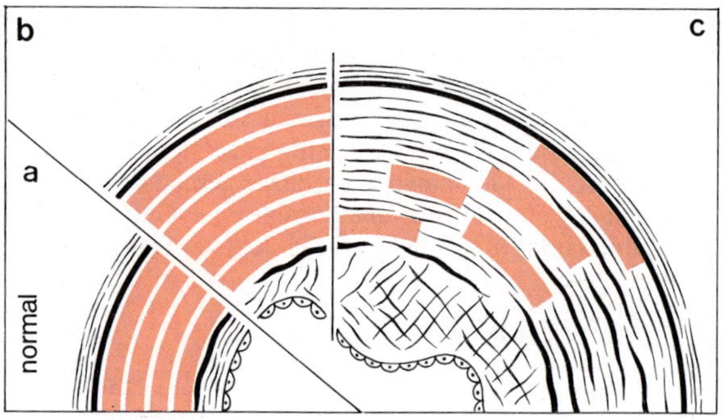

Abb. 9.**10a–c** Stadien der fibromuskulären Dysplasie vom Mediatyp:
a Normalarterienwand (rot: Mediamyozyten)
b Früh: Myozytenproliferation → Wandverdickung
c Spät: Ersatz der Myozytennekrosen durch Faserneubildung mit adaptativer Intimafibrose

2. Reaktive Intimafibrose

Pathogenese: Greift eine Entzündung in der Nachbarschaft auf die Arterienwand über, wie dies z. B. bei einem peptischen Magenulkus oder bei einer tuberkulösen Kaverne der Fall ist, so besteht die Gefahr, daß das entzündlich aufgelockerte Gefäß rupturiert. Auf diese Gefäßwandlockerung reagiert die Gefäßwand, indem sich die *subintimalen k-Myozyten* zu m-Myozyten umwandeln, proliferieren und Fasermaterial synthetisieren, das in oft konzentrischer Schichtung die Gefäßwand verstärkt. Der gleiche Prozeß tritt auch dann ein, wenn die Gefäßfunktion durch *Ligatur* oder *Parenchymschrumpfung* erlischt.

Histologisch ist die Gefäßintima durch ein kollagenfaserreiches Bindegewebe mit fibrozytenähnlichen Myozyten (= m-Myozyten) verbreitert und das Gefäßlumen eingeengt. Lipidablagerungen und entzündliche Infiltrate fehlen (Abb. 9.**11a**).

3. Reaktive Adventitiafibrose

Pathogenese: In diesem Falle konzentriert sich die Kollagenfaservermehrung in Form einer Fibrose auf die *Adventitiaschicht* und wird deshalb auch *Perisklerose* genannt. Man findet sie in den Netzhautarteriolen bei der *Hypertonie* und bei *Tumoren des peripheren Nervensystems.* In allen Fällen hemmt diese fibröse Gefäßumscheidung den Lymphabfluß der betroffenen Gefäße und führt zu trophischen Gewebsschäden (Abb. 9.**11b**).

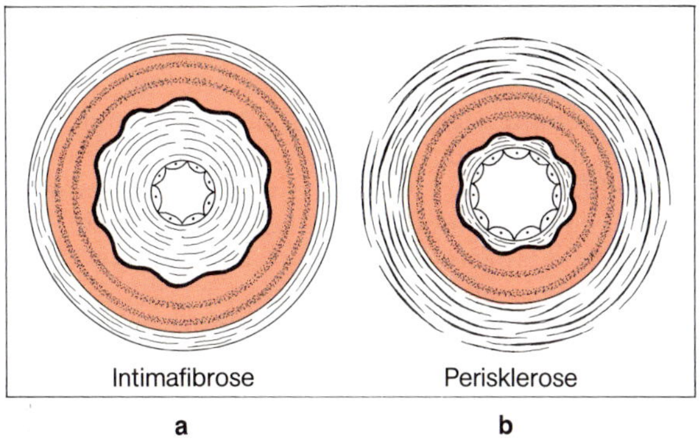

Abb. 9.**11a** u. **b** Formen der Gefäßwandfibrose: **a** Reaktive Intimafibrose und **b** reaktive Adventitiafibrose (= Perisklerose)

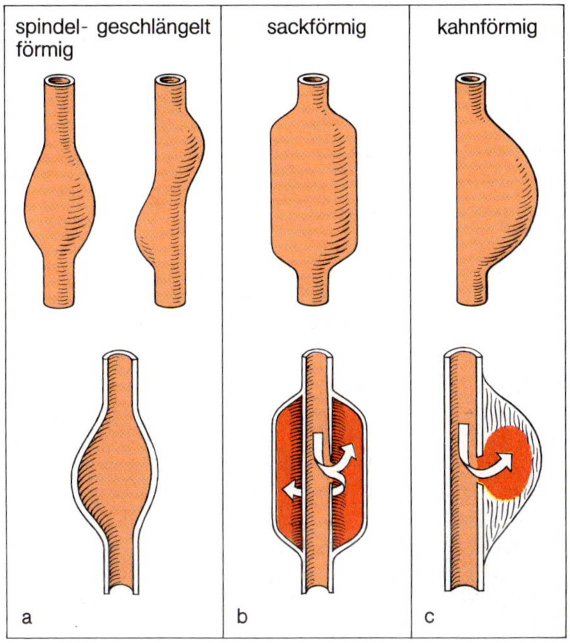

Abb. 9.**12a–c** Aneurysmatypen: **a** Aneurysma verum, **b** Aneurysma dissecans, **c** Aneurysma spurium

4. Progressiv stenosierende Gefäßfibrose

Pathogenese: Bei einigen Autoaggressionskrankheiten wie Lupus erythematodes, systemischer Sklerose und beim Sharp-Syndrom tritt im Gefolge einer permanenten Endothelzerstörung mit Thrombozytenverbrauch und konsekutiver PDGF-Freisetzung eine proliferierende Stimulation der arteriellen Mediamyozyten ein, was schließlich zu einer zwiebelschalenartigen, auf die Media übergreifende Intimafibrose („Zwiebelschalenarterie") führt. Eine Minderdurchblutung ist die Folge.

5. Strahlenvaskulopathie

Siehe S. 165.

Aneurysma

Definition: Als Aneurysma wird eine abnorme, lokal begrenzte Ausweitung der arteriellen Gefäßwand bezeichnet, die überall dort entsteht, wo eine erworbene oder angeborene Wandschwäche vorhanden ist.

Die Aneurysmen sind je nach Form, Art der Gefäßwandschwächung und Ursache voneinander unterschieden.

Morphologische Typen

Nach morphologischen Gesichtspunkten unterscheidet man folgende Aneurysmatypen (Abb. 9.**12a–c**):

Sackförmiges Aneurysma: Darunter versteht man eine *ballonförmige Gefäßaussackung,* die einen Durchmesser von 15–20 cm erreichen kann. Beträgt der Durchmesser zwischen 2 cm und 5 cm, so spricht man von einem *beerenförmigen Aneurysma.* Da der Blutstrom in solchen Aussackungen rückläufige Wirbel bildet und so nahezu stehen bleibt, sind die sackförmigen Aneurysmen meist teilweise oder vollständig mit *Abscheidungsthromben* angefüllt, die ihrerseits die aneurysmatische Gefäßausweitung aus folgendem Grunde vorantreiben: Der Abscheidungsthrombus hebt sich durch die Retraktion des Blutgerinnsels von seiner Unterlage, der Aneurysmawand, ab, so daß vom Rand her frisches Blut einsickert, welches ebenfalls wieder gerinnt, aber durch den steten Ablösungsprozeß nie organisiert werden kann. Auf diese Weise drücken der appositionell wachsende Abscheidungsthrombus und der Blutdruck die Aneurysmawände auseinander.

Spindelförmiges Aneurysma: In diesem Fall ist die Gefäßwand *gleichförmig ausgeweitet,* um sich wieder gleichförmig auf den ursprünglichen Gefäßdurchmesser zu verjüngen. Die spindelförmigen Aneurysmen sind nicht immer axialsymmetrisch. Parietale Thromben können aufgrund der im Vergleich zu den sackförmigen Aneurysmen weniger abrupten Veränderungen des Gefäßlumens fehlen (Abb. 9.**13**).

Zylindrische Aneurysmen: Sie beginnen abrupt als *walzenförmige Gefäßdilatation* und gehen ebenso abrupt wieder ins normale Gefäß über. Auch hier können Asymmetrie und parietale Abscheidungsthromben vorkommen.

Kahnförmige Aneurysmen: Sie bestehen in einer *einseitigen Gefäßwanddilatation,* während der gegenüberliegende Wandabschnitt unverändert bleibt.

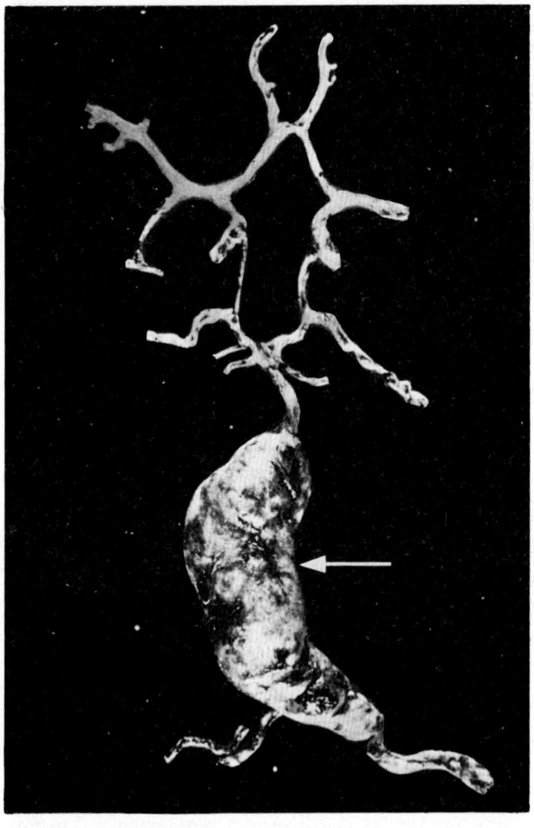

Abb. 9.**13** Spindelförmiges Aneurysma (Pfeil) der A. basilaris. Zufallsbefund bei der Obduktion eines 83jährigen Patienten

Diese Aneurysmaformen kommen oft bei dissezierenden Aneurysmen vor.

Geschlängeltes Aneurysma: In diesem Falle *folgen asymmetrische Gefäßausweitungen dicht aufeinander,* so daß der betroffene Gefäßabschnitt eine windungsartige Ausbuchtung erhält. Geschlängelte Aneurysmen finden sich meist in Gefäßstrecken, in welchen der Blutstrom mehrfach seine Richtung ändert (z. B. große Beckenarterien).

Formalpathogenetische Typen

Am strukturellen Aufbau eines Aneurysmas sind entweder alle drei Gefäßwandschichten, nur Teile davon oder gar keine eigenen Gefäßwandschichten beteiligt. Dementsprechend unterscheidet man aus formalpathogenetischer Sicht folgende drei Aneurysmatypen:

Echtes Aneurysma (= Aneurysma verum): In diesem Falle wird die *ganze Gefäßwand* entweder durch eine angeborene Mediafehlbildung (S. 446) oder Atherosklerose (S. 437) oder Entzündung (S. 454) so geschwächt, daß sie in einem umschriebenen Bereich – meist beeren-, sack- oder spindelförmig – dilatiert. Die Wand eines echten Aneurysmas wird durch alle drei Gefäßschichten gebildet.

Unechtes Aneurysma (= Aneurysma spurium): Die formale Pathogenese dieses Aneurysmas besteht darin, daß meist durch eine Gefäßverletzung Blut in die Umgebung sickert, wo es zusammen mit dem ortsständigen Binde- und Organgewebe ein Hämatom bildet, welches wie ein Kompressionsverband den Gefäßdefekt notdürftig abdichtet. Besteht das Aneurysma längere Zeit, so wird die Blutungshöhle im perivaskulären Hämatom durch ein Granulationsgewebe organisiert und später auch endothelialisiert. Demzufolge stellt das unechte Aneurysma ein *endothelialisiertes Hämatom* dar. Es kommt meist a) in den Extremitätenarterien (Arme mehr als Beine) als Folge von Stichverletzungen, b) in der A. carotis als Folge von Schleudertraumen der Halswirbelsäule und c) im Isthmusbereich der Aorta als Folge eines sog. horizontalen Dezelerationstraumas (z. B. Auffahrunfall) vor.

Dissezierendes Aneurysma (= Aneurysma dissecans): Derartige Aneurysmen betreffen, mit Ausnahme des Marfan-Syndroms, Patienten in einem mittleren Alter von 55 Jahren mit Bevorzugung des männlichen Geschlechtes (♂ : ♀ = 2 : 1). Sie gehen von solchen Stellen des Gefäßbaumes aus, an denen die Scherkräfte des Blutstromes am wirksamsten und die Blutdruckschwankungen am ausgeprägtesten sind. Dies ist die aufsteigende Aorta und der Aortenbogen, wo der Blutstrom um nahezu 360 Grad abgelenkt wird und wo die systolische Druckwelle von der Gefäßwand windkesselartig aufgefangen wird (Abb. 9.**14**). Demzufolge gehen die spontanen (nicht iatrogenen und traumatischen) Aneurysmen zu 90% von der Brustaorta aus, indem meist einige Zentimeter distal der Aortenklappe die Intima einreißt. In den anderen 10% der spontanen Aortendissekate geht das Aneurysma primär von intramuralen Blutungen aus den zerrissenen Vasa vasorum aus, die in der Aorta descendens und Bauchaorta häufiger sind. Der *Intimaeinriß* ist demnach ein Folgeereignis. Ist einmal die Intima eingerissen, so wühlt sich das Blut in die pathologisch aufgelockerte Media ein und reißt sie in Richtung des Blutstromes auf. Auf diese Weise entsteht ein zweites *„Pseudogefäßlumen“,* das nach einem weiteren Intimaeinriß wieder, wie eine Umgehungsstraße, Anschluß an das wahre Gefäßlumen finden kann. Dissezierende Aneurysmen sind meist *kahnförmig* und werden nach außen nur von einer dünnen leicht zerreißlichen Media-Adventitia-Decke begrenzt.

Kausalpathogenetische Typen

Die pathogenetisch entscheidende Gefäßwandschwächung kann durch Degeneration, Entzündung, metabolische und hämodynamische Störungen, Fehlbildungen und Verletzungen herbeigeführt werden. Dementsprechend unterscheidet man in der Reihenfolge ihrer Häufigkeit folgende Aneurysmatypen:

- *Atherosklerotische Aneurysmen* (66,5%),
- *kongenitale Aneurysmen* der Hirnbasisarterien (21%),
- *dissezierende Aneurysmen* (8%),

- *luische Aneurysmen* (3%),
- *mykotische Aneurysmen* (0,7%),
- *traumatische Aneurysmen* (0,6%).

1. Kongenitale Aneurysmen

Pathogenese: Das Blutgefäßsystem entsteht in der frühen Embryonalphase nicht nur durch kontinuierliches Aussprossen, sondern auch durch Verschmelzung von Teilanlagen und bildet sich zum Teil auch wieder zurück. An solchen Stellen mit *Gefäßverschmelzung* oder *Gefäßatrophie* können *Mediadefekte* entstehen, die bis ins Erwachsenenalter persistieren. Unter dem Einfluß der pulsierenden Blutsäule weitet sich dann das an dieser Stelle anlagemäßig geschwächte Gefäß aus und bildet ein meist *beerenförmiges Aneurysma.* Ein anderer pathogenetischer Mechanismus der kongenitalen Aneurysmen ist eine im einzelnen noch ungeklärte Insuffizienz der Mediamyozyten in Form der *fibromuskulären Mediadysplasie* (S. 446). Sie führt innerhalb eines Gefäßes zu multiplen Aneurysmabildungen, zum Teil in Form geschlängelter Aneurysmen.

- *Hirnbasisarterien-Aneurysmen:* Sie machen 85% aller Zerebralarterienaneurysmen aus und liegen bevorzugt im Bereich des *Circulus arteriosus (Willis)* (S. 1039), und zwar an den Karotisaufzweigungsstellen, und treten gehäuft bei Patienten mit angeborenen Zystennieren und Leberzysten auf.

Histologisch liegt ein *angeborener Media- und Elastikadefekt* zugrunde, so daß die Aneurysmawand nur aus einem fibrosierten myozytenarmen und elastikafreien Gewebe besteht, in dem die zugfesten Kollagen-Typ-I-Fasern fehlen.

Komplikationen: In der 5. Lebensdekade, wenn der Blutdruck bereits physiologischerweise höher ist (mehr als die Hälfte der Patienten sind Hypertoniker) treten klinische Symptome auf. Am gefährlichsten sind dabei die Rupturblutungen unter dem klinischen Bild der meningealen Apoplexie, der 30% aller Patienten erliegen.

- *Viszeralarterien-Aneurysmen:* Am häufigsten betroffen sind die *A. lienalis* und die *A. renalis,* die durch eine angeborene *fibromuskuläre Mediadysplasie* vorgeschädigt sind und vor dem 50. Lebensjahr Aneurysmen bilden. Während die Milzarterienaneurysmen klinisch bis zur Ruptur stumm bleiben, gehen die meist multipel auftretenen Aneurysmen der Nierenarterien in zwei Drittel der Fälle mit einer renalen Hypertonie einher.

- *Pulmonalarterien-Aneurysmen:* Sie sind selten und beruhen in der Hälfte der Fälle auf einer *Mediadysplasie* der *Pulmonalarterie* (meist Hauptstamm) im Rahmen einer gleichzeitigen angeborenen kardiovaskulären Fehlbildung (meist offener Ductus arteriosus Botalli). Die Pulmonalarterienaneurysmen treten bei jugendlichen Patienten auf und sind spindel- bis sackförmig.

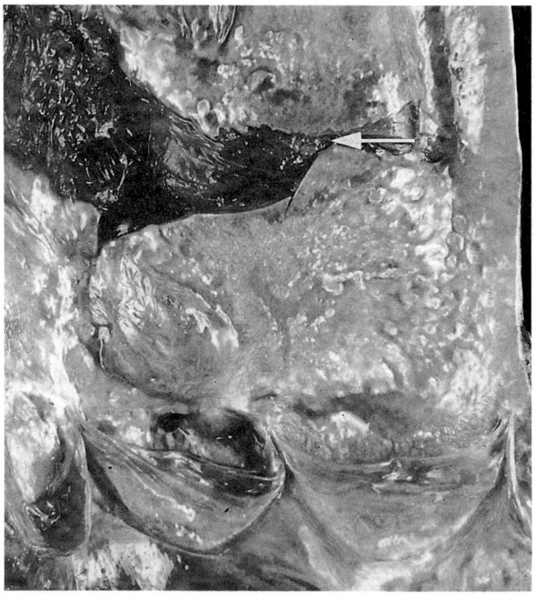

Abb. 9.**14** Dissezierendes Aortenaneurysma mit Einriß (Pfeil) der Aortenintima an typischer Stelle (Aortenbogen; 57jähriger Mann)

2. Atherosklerotische Aneurysmen

Pathogenese: Diese Aneurysmen gehören zu den häufigsten Aneurysmaformen, die, ähnlich wie die Atherosklerose selbst, beim männlichen Geschlecht fünfmal häufiger vorkommen als beim weiblichen. Atherosklerotische Aneurysmen können in allen Gefäßabschnitten auftreten, bevorzugen aber wie die Atherosklerose selbst die Bauchaorta unterhalb der Nierenarterienabgänge (Ausnahme: dissezierende Aneurysmen) sowie die Poplitealregion (oft beidseitig). Es gilt die Regel: Ein *Bauchaortenaneurysma* beruht, wenn keine anderen Ursachen ermittelt werden können, auf einer *Atherosklerose.* Ein atherosklerotisches Aneurysma kann entweder als Aneurysma verum oder als Aneurysma dissecans vorkommen:

- *Atherosklerotisches Aneurysma verum:* Es ist darauf zurückzuführen, daß die proliferative Kapazität der *Mediamyozyten erschöpft* ist. Hinzu kommt, daß durch die atherosklerotischen Herde der ernährende transintimale Saftstrom versiegt. Dies hat einen progredienten Myozytenschwund mit konsekutivem Kontraktilitätsverlust und Gefäßdilatation zur Folge. Als Folge davon bleiben alle weiteren Gefäßwandschäden unrepariert, bis schließlich die Gefäßwand insgesamt so geschwächt ist, daß sie dem intravaskulären Blutdruck allmählich nachgibt. Zieht man in Betracht, daß entsprechend dem Laplace-Gesetz (S. 483) die Wandspannung eines Gefäßes in Abhängigkeit von dessen Radius zunimmt, so erklärt sich die Tatsache, daß die Rupturneigung eines Aneurysmas proportional zu seinem Ausweitungsgrad ist. Es gilt deshalb die *Regel,* daß *Aneurysmen mit einem Durchmesser kleiner als 5 cm praktisch nie, über 10 cm in über der Hälfte der Fälle platzen.*

● *Atherosklerotisches Aneurysma dissecans:* Der Entstehungsmechanismus dieser Aneurysmen wurde bereits bei der Atherosklerose (S. 437) skizziert. Ausgangspunkt ist ein *geschwüriger Aufbruch eines Atheroms* ins Gefäßsystem. Im weiteren Verlauf wird Blut in die durch die atheromatösen Herde aufgelockerte Gefäßwand eingepreßt. Das atherosklerotische Aneurysma kommt in 90% der Fälle als nicht entzündliche Form, in 10% der Fälle als entzündliche Variante vor:

– *Nichtentzündliche Aneurysmen:* Histologisch besteht bei der echten und bei der dissezierenden Form die Aneurysmawandung aus atherosklerotisch geschädigter Gefäßwand bzw. Wandanteilen. Das Lumen ist meist mit einem Abscheidungsthrombus angefüllt.
– *Entzündliche Aneurysmen:* Diese weniger häufige Form der Bauchaortenaneurysmen ist dadurch geprägt, daß die atheromatösen Herde durch ein recht dichtes lymphozytäres Infiltrat abgegrenzt werden. Diese entzündlichen Infiltrate finden sich entweder als diffuse Infiltrate oder als perivaskuläre Entzündungszellenanhäufungen oder als lymphfollikel-ähnliche Ansammlungen. In einigen Fällen kann sogar eine entzündliche Endarteriitis der Vasa vasorum auftreten.

Komplikationen: Die klinische Konsequenz dieser Aneurysmen hängt grundsätzlich von ihrer Größe und ihrer Lage ab. *Verschlüsse* der Becken-, Nieren- und Mesenterialarterien können entweder durch die Vergrößerung oder Embolisierung des Thrombus oder durch Kompression des Aneurysmasackes erfolgen. Die große pulsierende Masse des Aneurysmas kann wie ein Tumor einen *raumfordernden Prozeß* simulieren und zur *Druckatrophie* benachbarter Gewebe (z. B. Wirbelsäule, Darm, Trachea, Ösophagus) führen. Schließlich können atherosklerotische Aneurysmen spontan (ab 5 cm Durchmesser!) oder durch Verletzung (horizontales Dezellerationstrauma) *rupturieren.*

3. Dissezierende Aneurysmen

Pathogenese: Dissezierende Aneurysmen haben weder eine einheitliche Ätiologie noch eine gemeinsame Pathogenese. Sie sind vielmehr die gemeinsame klinisch-pathologische Endstrecke verschiedenartiger Gefäßerkrankungen. Als ätiologische Faktoren kommen alle diejenigen Gefäßwandschäden in Betracht, die a) auf einem *fehlerhaften Aufbau* eines ganzen Gefäßes (z. B. Gefäßfehlbildung) oder der vaskulären Interzellularsubstanz (z. B. Kollagensynthesestörung), b) auf einer *entzündlichen Destruktion* der Gefäßwand (z. B. Mesaortitis), c) *endokriner Bindegewebsauflockerung* (z. B. Myxödem), d) *fehlregeneratorischem Gefäßwandumbau* (z. B. Hypertonie) oder e) auf einem *traumatischen Kontinuitätsverlust* bestimmter Gefäßwandstrukturen (z. B. Stichverletzung) beruhen.

● *Angeborene Gefäßfehlbildungen:* Dissezierende Aneurysmen treten vor allem bei kongenitalen kardiovaskulären Fehlbildungen wie Aortenisthmusstenose (Turner-Syndrom!), Aortenklappenstenose und Aortenhypoplasie auf. Pathogenetisch scheint dabei die Drucksteigerung im prästenotischen Gefäßteil im Vordergrund zu stehen.

● *Metabolische Bindegewebserkrankungen:* Beim Marfan-Syndrom (S. 60), beim Ehlers-Danlos-Syndrom (Typ IV) sowie bei der Osteogenesis imperfecta (S. 52) liegt ein genetisch bedingter primärer Defekt in der Kollagen-Elastin-Synthese vor. Das gleiche gilt auch für alle Kupfermangelzustände (S. 51). Beim Morbus Pfaundler-Hurler ist primär der Abbau der Proteoglykane gestört, so daß Mukopolysaccharide auch in den Mediamyozyten gespeichert werden und in der Media abgelagert werden. Dadurch wird rückwirkend die Kollagenvernetzung (S. 74) beeinträchtigt. Formalpathogenetisch wirkt sich eine solche primäre Bindegewebsstörung auch auf die Festigkeit der Gefäßwand aus, indem die Intima gegenüber der Media-Adventitia verschieblich wird, so daß tangential angreifende Scherkräfte entstehen, welche zu Zerreißungserscheinungen in der Media führen.

Histologisch ist dies erkennbar an einer herdförmigen Elastikazerstörung (Fragmentierung) und an pseudozystischen Gewebsspalten, die sich sekundär mit mukoidem Material anfüllen (sog. zystische Medionekrose).

● *Endokrine Bindegewebserkrankungen:* Dissezierende Aneurysmen findet man auch bei einigen endokrinen Dysfunktionen: Bei der Hypothyreose wird im Bindegewebe der Anteil saurer Mukopolysaccharide erhöht; in der Gravidität bewirkt der hohe Progesteronspiegel eine Bindegewebsauflockerung durch Proteoglykanvermehrung; bei Hyperkortizismus ist die Kollagen- und Proteoglykansynthese gedrosselt. Morphologie: Wie bei den metabolischen Bindegewebserkrankungen.

● *Hämodynamische Störungen:* Während sich im Tierexperiment Medionekrosen als Voraussetzung für ein dissezierendes Aneurysma durch einen Kreislaufschock erzeugen lassen, ist eine solche Ätiologie in der Humanmedizin nicht gesichert. Hingegen läßt sich hier zeigen, daß 75% aller Patienten mit dissezierendem Aneurysma an einer Hypertonie litten. Dementsprechend ist die Hypertonie in einem Aneurysmakollektiv dreimal so häufig wie in einem Kontrollkollektiv.

● *Atherosklerose:* Sie ist, wie bereits erwähnt, ein prädisponierender Faktor eines dissezierenden Aneurysmas.

● *Gefäßverletzungen:* Hierzu gehören vor allem die stumpfen Bauchtraumen sowie die Aortographien und kardiopulmonalen Bypassoperationen, welche die Entstehung eines dissezierenden Aneurysmas vorwiegend im Bereiche der absteigenden Aorta und Bauchaorta begünstigen.

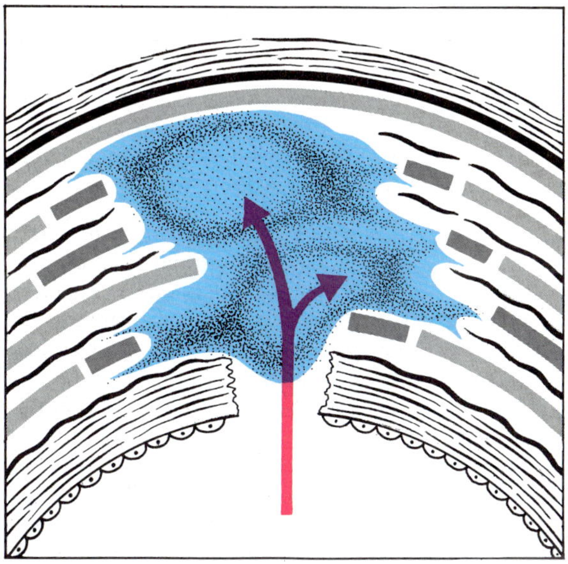

Abb. 9.**15** Zystische Medionekrose mit Locus minoris resistentiae (Pfeil) im Bereich der Mukoidseen (blau) und Einriß (rot)

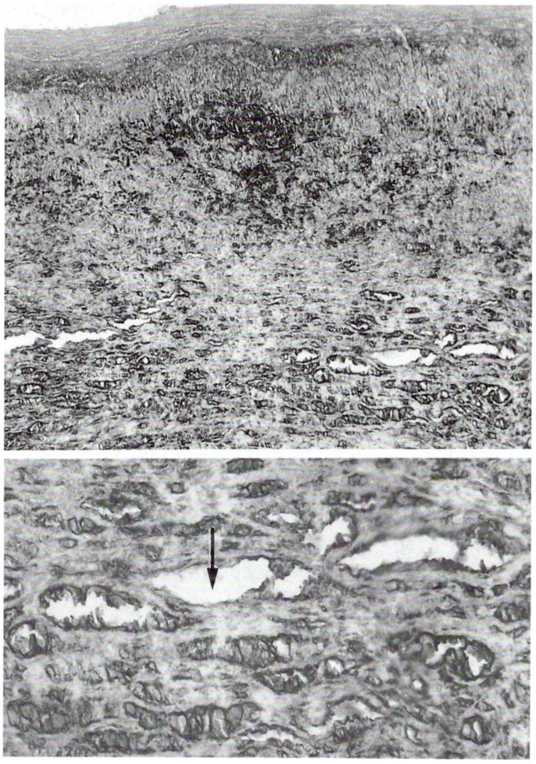

Abb. 9.**16a** u. **b** Zystische Medionekrose der Aorta nach Darstellung der Mucopolysaccharide mit Alzianblau; Pfeil = mikrozystische Degeneration. **a** Vergr. 1 : 75, **b** Vergr. 1 : 250

Morphologie (= zystische Medionekrose): Den dissezierenden Aneurysmen liegt, insofern sie nicht durch entzündliche, atherosklerotische oder traumatische Faktoren verursacht sind, morphologisch meistens eine Gefäßwandveränderung zugrunde, die als Medionecrosis aortae idiopathica cystica Erdheim-Gsell bezeichnet wird. Wie wir heute wissen, handelt es sich dabei keineswegs um ein eigenständiges Krankheitsbild, sondern um ein *morphologisches Reaktionsmuster der Gefäßwand* auf eine multifaktoriell ausgelöste Schädigung des kollagen-elastischen Fasergerüstes. Aus diesem Grunde ist die *Erdheim-Gsell-Medionekrose* in vielen Fällen *nicht „idiopathisch"*, sondern auf einen der erwähnten Bindegewebsschäden zurückzuführen. Auch der Begriff *„zystisch"* ist so zu verstehen, daß in der Media dieser Gefäße herdförmige Elastikadefekte mit intramuralen Rissen vorhanden sind, die mit mukoiden Substanzen aufgefüllt sind und histologisch als „Mukopolysaccharidseen" imponieren. Schließlich muß auch der Begriff „Medionekrose" präzisiert werden, weil der Zellschwund in diesem Bereich durch ein apoptotisches Zellselbstmordprogramm ausgelöst wird (Abb. 9.**15** und 9.**16a** u. **b**).

Klinisch werden dissezierende Aneurysmen je nach Ausbreitung folgendermaßen klassifiziert:

Typ I: Ausdehnung über Aorta ascendens hinaus,
Typ II: Beschränkung auf Aorta ascendens,
Typ III: Beginn in Aorta descendens: Ausdehnung bis Diaphragman (Typ IIIa) darüber hinaus (Typ IIIb).

Komplikationen: Vom Verlauf her unterscheidet man folgende sechs Komplikationsformen des dissezierenden Aneurysmas:

1. Bildung eines *intramuralen Hämatoms* ohne sekundäre Verbindung mit dem Aortenlumen durch Intimaeinriß und ohne Ausbreitungstendenz, was oft zur Aorteninsuffizienz führt.
2. Einriß der Intimaschicht und *nach distal fortschreitende Wanddissektion* ohne zweiten Durchbruch nach innen. In diesem Fall wächst das Aneurysma dissecans nach kaudal und engt, oft zeitlich gestaffelt, die Abgänge der Aortenbogenäste, der Interkostal-, Viszeral- und Lumbalarterien ein. Dementsprechend findet man klinisch Durchblutungsstörungen des Gehirns und der Arme, des Rückenmarks (Paraplegie), der Niere (Urämie), des Darms (Ileus) und schließlich der Beine (Claudicatio).
3. *Ruptur der falschen Blutbahn nach außen,* was zu Herzbeuteltamponade, Hämatothorax, retroperitonealem Hämatom und Hämaskos führen kann und in 75% aller dissezierenden Aneurysmen einen tödlichen Ausgang nimmt.
4. *Distaler Einbruch des neuen Blutweges in die alte Strombahn,* was klinisch der sog. Spontanheilung entspricht.
5. *Obliteration der falschen Strombahn durch Thrombose.*
6. *Verlegung der alten Strombahn* – meist in Höhe der Aortenbifurkation – *durch den Kopf der Wanddissektion* mit akuter Ischämie der unteren Körperhälfte.

Symptomatik: Starker „Decrescendo-Brustschmerz" mit Wanderungstendenz, neurologische spinale Symptomatik, Hypotonie.

Differentialdiagnose: *Popliteale Adventitiazyste:* Sie beruht auf einer mukoid-zystischen Degeneration, die sich (vor allem bei Männern in der 4. Lebensdekade) in der Adventitia der A. poplitea abspielt und das Gefäß einengt. Oft beidseitig; familiäre Häufung. Möglicherweise Fehlbildung.

4. Entzündliche Aneurysmen

Alle Entzündungsvorgänge, die auf die Gefäßwand übergreifen, laufen Gefahr, die Gefäßwand so zu schwächen, daß sie dem intravaskulären Blutdruck nicht mehr standhält. Unspezifische *bakterielle Entzündungen* rufen so das sog. mykotische Aneurysma hervor; eine *Infektion mit Treponema pallidum* löst das Aneurysma über eine luische Mesaortitis aus, während dies bei einer *Panarteriitis nodosa* über eine Überempfindlichkeitsreaktion Typ III geschieht:

Luisches Aneurysma

Ätiologie (s. auch S. 269): Das luische Aneurysma ist eine typische Manifestation der *tertiären Lues (= kardiovaskuläre Lues)*. Dieses Stadium der Lues ist die Spätfolge einer „Jugendsünde" und manifestiert sich folglich meist im „Mannesalter" (40–55 Jahre), wobei Männer dreimal häufiger betroffen sind als Frauen. Die tertiäre Lues ist dadurch gekennzeichnet, daß die floriden Organveränderungen im Stadium II, das ja mit erheblicher Treponemämie einhergeht, mit zunehmender zellgebundener Immunität zurückgehen. Der Anstieg der zellgebundenen Immunität erreicht im Stadium III sein Maximum und ist für die Entstehung der *epitheloidzelligen Granulome* mit Verkäsung (= Gumma, S. 239) sowie für die drastische Treponemenbeseitigung verantwortlich.

Pathogenese: Im Rahmen dieser Tertiär-Lues werden in erster Linie die kleinen Gefäße im gesamten Körper in Form einer *Endarteriitis obliterans* befallen, was sich dann in zweiter Linie auf die Aorta in Form einer *Mesaortitis luica* auswirkt. Die Folge der spezifischen Aortenentzündung ist schließlich ein Aneurysma verum.

Morphologie (Abb. 9.**17**–9.**19**):

- *Endarteriitis obliterans:* Im Sekundärstadium der Lues gelangen die Treponemen im Rahmen einer Sepsis auch in die Lunge, wo sie durch spezifische humorale Antikörper immobilisiert und agglutiniert werden. Von dort aus werden sie in die mediastinalen Lymphknoten abtransportiert und bleiben dort jahrelang „lebende Gefangene". Sowie jedoch die humorale Immunität abnimmt und bevor die zelluläre Immunität ihre volle Effektivität erreicht hat, entwischen die Treponemen und wandern über die mediastinalen Lymphwege in die Aortenadventitia, wo sie aufgrund ihrer ungewöhnlich großen Penetrationsfähigkeit die Wände der *Vasa vasorum* durchdringen. Sie lösen im Tertiärstadium der Lues eine *zellvermittelte Überempfindlichkeitsreaktion Typ IV* aus, was sich histologisch in perivaskulären Plasmazellinfiltraten und kleinherdigen Nekrosen äußert, denen die Media und Elastika zum Opfer fallen (Abb. 9.**19a** u. **b**). Diese entzündlichen Wandschäden werden durch eine *reaktive Intimafibrose* gedeckt, die das Lumen stellenweise einengt. Die *Heubner-Endarteriitis luica* betrifft in ihrer klassischen Form die Zerebralarterien, kann aber auch in allen Gefäßen beobachtet werden, die durch ein Gumma ziehen (Abb. 9.**17** und 9.**19b**).

- *Mesaortitis luica:* Mit Fortschreiten der Erkrankung werden die bis in das mittlere Mediadrittel reichenden Vasa vasorum mit einem herdförmigen lymphoplasmazellulären Infiltrat und Makrophagen durchsetzt, so daß die Stellen als *miliare Gumma* imponieren. Die Obliteration dieser Gefäße führt zur ischämischen Nekrose der Aortamyozyten und zur herdförmigen Zerstörung der elastischen Lamellen (Abb. 9.**18** und 9.**19a, b**), was eine sekundäre Atherosklerose mit entsprechender Gefäßwandschwächung nach sich zieht. Die nachträgliche *Schrumpfung der Gefäßnarben* ruft Kontraktionsvorgänge hervor, so daß die innere Aortenoberfläche insgesamt einen *baumrindenartigen Aspekt* mit feinen Längsfalten erhält (Abb. 9.**19a**).

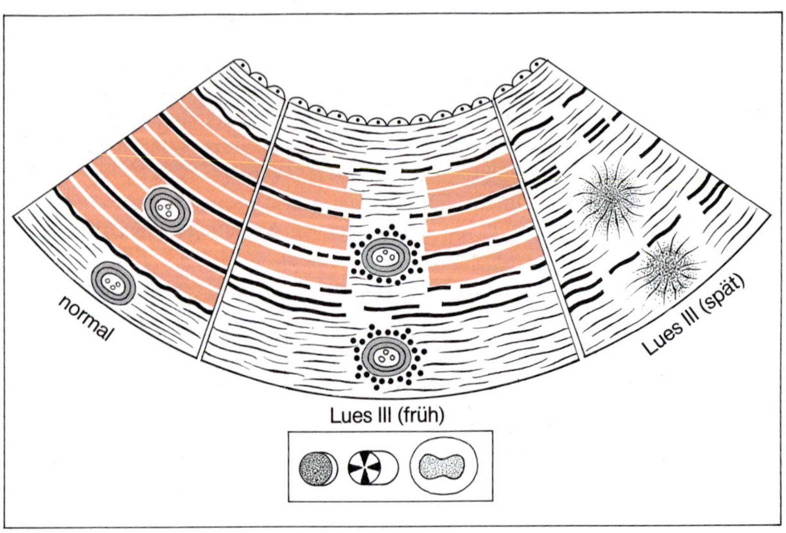

Abb. 9.**17** Stadien der Heubner-Endarteriitis luica in der Aorta. In der Frühphase mit einem plasmolymphohistiozytären perivaskulären Infiltrat. In der Spätphase mit Vernarbung und Elastikalücken. Media = rot

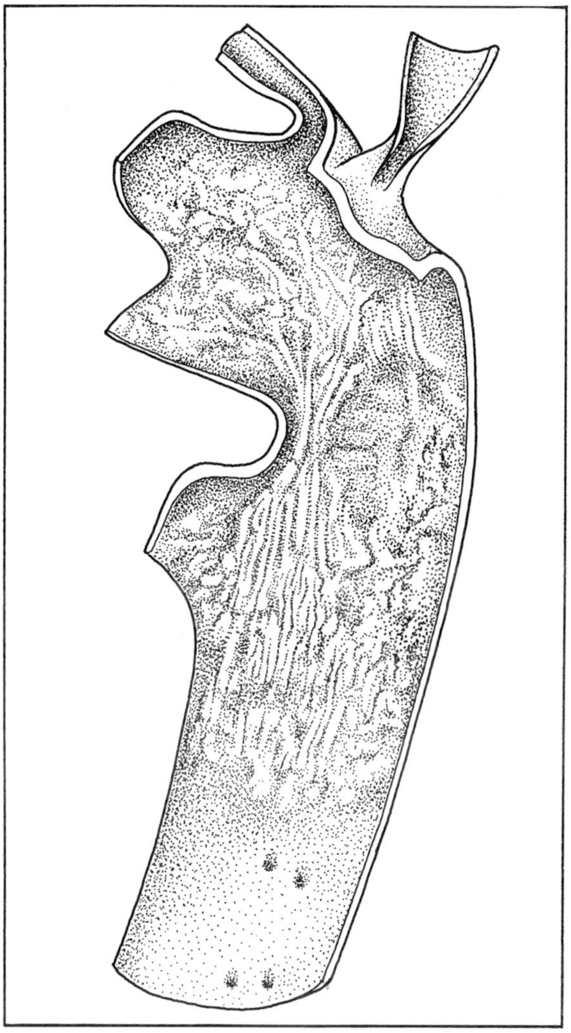

Abb. 9.**18** Makroskopie der Mesaortitis luica im Bereich der thorakalen Aorta mit Baumrindenaspekt (Chagrinierung)

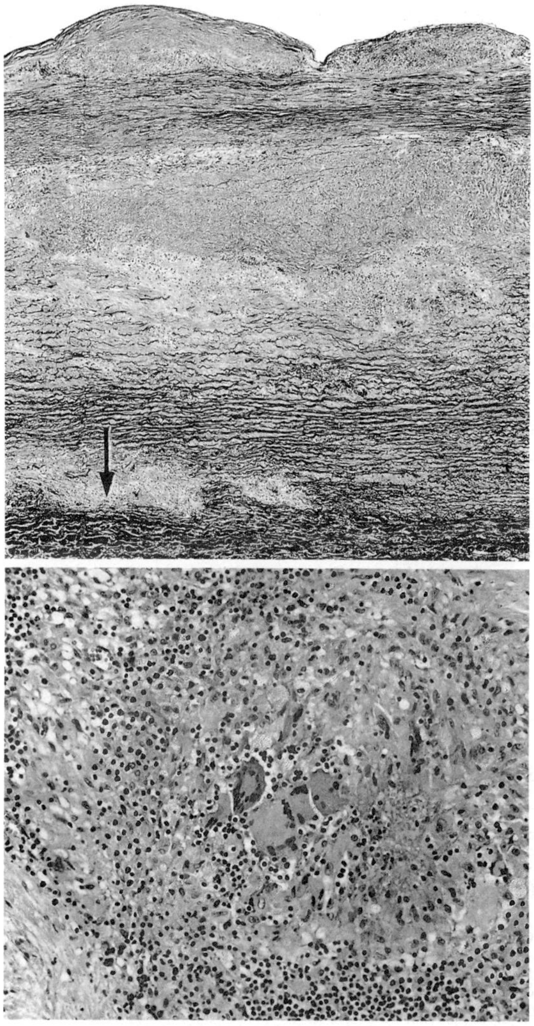

a

b

Abb. 9.**19a** u. **b** Histologie der Mesaortitis luica mit typischer Zerstörung (Pfeil) der elastischen Membranen (**a**) sowie mit syphilitischen Granulomen (**b**)
a EvG, Vergr. 1:35, **b** HE, Vergr. 1:200

- *Luisches Aortenaneurysma:* Folge der allgemeinen Gefäßwandschwächung ist ein sackförmiges Aneurysma verum, das in der Regel im Bereich der Aorta ascendens und proximalen Aortenbogen lokalisiert ist und nie ganz bis an das Diaphragma heranreicht. In wenigen Ausnahmen kann es auch in der Bauchaorta oberhalb der Nierengefäßabgänge entstehen. Daneben kommen auch dissezierende luische Aneurysmen vor.

Komplikationen: Durch Übergriff der entzündlichen und aneurysmatischen Prozesse auf den Anulus fibrosus des Herzens entsteht eine Aorteninsuffizienz. Ferner werden die Koronararterien stenosiert, so daß pektanginöse Beschwerden auftauchen.

Mykotische Aneurysmen

Pathogenese: Sie entstehen dadurch, daß *Bakterien* (z. B. Endokarditis ulceropolyposa; S. 500) in den *Vasa vasorum* großer Gefäße oder in mittelgroßen Gefäßen steckenbleiben und die Gefäßwand zerstören. Eine andere Möglichkeit besteht darin, daß das Erregermaterial von außen (z. B. Katheter) in die Gefäßwand verschleppt wird.

Aneurysmen bei Panarteriitis nodosa

Pathogenese: Im Rahmen der Panarteriitis nodosa (s. unten) entstehen *sektorförmige Wandnekrosen* in mittelgroßen Arterien, die sich aneurysmatisch ausbuchten.

5. Arteriovenöse Aneurysmen

Pathogenese: Dies sind abnorme Verbindungen zwischen einer Arterie und ihrer Begleitvene (klinisch: Schwirrgeräusch) in Form einer arterio-venösen Fistel. Sie können entstehen a) als *kongenitale Fehlbildung,* b) durch *Ruptur eines Arterienwandaneurysmas* in die Nachbarvene, c) durch eine *Stich- oder Granatsplitterverletzung* (Krieg!) und d) durch *entzündliche Nekrose* benachbarter Gefäße. In allen Fällen kommt es auch zu einer aneurysmatischen Ausweitung des betroffenen Venenstückes *(= Varix aneurysmaticus).*

Entzündliche Läsionen

Jedes Gefäß kann in einen allgemeinen oder spezifischen Entzündungsprozeß einbezogen werden (= Arteriitis). Dieser läuft aber mit Ausnahme der Septikopyämie lokalisiert ab. Neben den bakteriellen und spezifischen Arteriitiden (S. 452) gibt es eine Reihe von Gefäßerkrankungen, bei denen immunpathologische Prozesse im Zentrum der Pathogenese stehen. Je nach vorherrschender Gewebsveränderung lassen sich die Gefäßentzündungen in *nekrotisierende, riesenzellhaltige* und *proliferierende* Arteriitiden unterteilen:

Nekrotisierende Arteriitis

Bei diesen Arterienentzündungen wird der pathogenetisch wesentliche Entzündungsvorgang durch Immunkomplexe ausgelöst.

1 a. Panarteriitis nodosa

Definition: Die Periarteriitis nodosa Kußmaul-Maier (= Panarteriitis nodosa) befällt mittelgroße und kleine Arterien vom muskulären Typ meist von Männern im mittleren Lebensalter (♂ : ♀ = 3 : 1) und führt über einen autoaggressiven Entzündungsprozeß zu tastbaren perlschnurartigen Gefäßverdickungen, vor allem in mittelgroßen Organarterien.

Ätiologie: Die Ursache dieser Arteriitis ist noch nicht geklärt. Als auslösende Faktoren stehen beim Erwachsenen a) HBs-Antigen (wegen der häufigen chronischen B-Begleithepatitis), b) Infektionen des oberen Respirationstraktes mit Streptokokken und c) Arzneimittelüberempfindlichkeit im Vordergrund. Beim Kind konnte eine Beziehung zu Enterovireninfektionen sowie zum *mukokutanen Lymphknotensyndrom* ermittelt werden.

Pathogenese: Der pathogenetische Mechanismus dieser Erkrankung besteht in einer *Überempfindlichkeitsreaktion Typ III* der Gefäßwand auf eines der oben genannten Antigene. Die dabei entstehenden Immunkomplexe lagern sich auf der Gefäßwand ab und lösen durch Aktivierung des Komplementsystems einerseits eine Histaminfreisetzung und Permeabilitätssteigerung, andererseits eine Leukotaxis und Freisetzung lysosomaler Proteasen aus. Weshalb diese Gefäßentzündung einen *Autoaggressionscharakter* erhält, ist noch unklar. Die Panarteriitis nodosa geht demnach von der Intima aus und greift allmählich auf die Media und Adventitia über. Die Bezeichnung *Panarteriitis* ist demzufolge aus pathogenetischer Sicht besser.

Morphologie: Die Panarteriitis nodosa läuft in folgenden drei Stadien ab (Abb. 9.**20**):

1. Stadium der fibrinoiden Nekrose: Intima und Media einer Arterie sind sektorförmig durch eine fibrinoide Nekrose zerstört. Formalpathogenetisch handelt es sich dabei um ein Präzipitationsfibrinoid (S. 52). Diese Nekroseherde sind anfänglich durch ein Granulozyteninfiltrat umrahmt und werden auf der Lumenseite der Gefäßwand durch einen Thrombus abgedeckt (Abb. 9.**21a–c**).

2. Stadium des Granulationsgewebes: Die Nekrose umfaßt den ganzen Gefäßsektor und führt nach Schwächung der Gefäßwand zu Aneurysmen, in denen sich meist lumenverschließende Abscheidungsthromben bilden. Das demarkierende Leukozyteninfiltrat besteht jetzt vorwiegend aus Lymphozyten, Plasmazellen, Makrophagen sowie Eosinophilen in wechselnder Menge. Es ist im Adventitiabereich und perivaskulären Bindegewebe besonders kräftig ausgebildet (Name: Periarteriitis!) und bildet so kleine, makroskopisch bereits sichtbare Knötchen (Name: nodosa!). Von hier aus dringen auch Kapillarsprossen samt Fibroblasten in die Nekrosezone ein.

3. Narbenstadium: Das Granulationsgewebe organisiert die Nekrose samt Thrombus, wandelt den Entzündungsschaden in ein Narbengewebe um und rekanalisiert das obliterierte Gefäßsegment. Bei den betroffenen Patienten kommen alle drei Stadien der Gefäßaffektion nebeneinander vor. Unter der Prednisolon-Imurek-Therapie überwiegt das Narbenstadium. Histologisch findet man an solchen geheilten Gefäßstellen eine stenosierende Intimafibrose, eine Elastikaruptur und Fibrosierung der Media-Adventitia.

Komplikationen: In 75% der Fälle sind die Nieren, in 65% das Herz und in 60% die Leber beteiligt. Die entzündlich-thrombotischen Gefäßverschlüsse führen zu einer absoluten und/oder relativ temporären Ischämie, was sich klinisch in Arthralgien (60%), Neuralgien (50%), Myalgien (30%), Hodenschmerzen und pathologisch-anatomisch in fleckförmigen Organinfarkten äußert. Die häufigsten Todesursachen sind Urämie, Myokardinfarkt, Herzinsuffizienz und gastrointestinale Blutungen.

1 b. Mikroskopische Panarteriitis

Definition: Diese Form der Panarteriitis (= mikroskopische Polyangiitis, Panarteriitis nodosa Typ Wohlwill) ist durch eine nekrotisierende Entzündung kleiner Gefäße, wie Kapillaren, Venolen, Arteriolen sowie kleiner und mittelgroßer Arterien, gekennzeichnet und wird meist von einer nekrotisierenden Glomerulonephritis begleitet.

2. Churg-Strauß-Arteriitis

Definition und Pathogenese: Diese seltene Gefäßentzündung gleicht zwar über weite Teile der Panarteriitis nodosa, unterscheidet sich aber von ihr in folgenden Punkten:

- *Pathogenese:* Betroffen sind Allergiker mit Bronchialasthma, nach einem Infekt der oberen Atemwege, wobei es nach einem Antigenkontakt zu Überempfindlichkeitsreaktionen Typ I und Typ III (S. 190) kommt.
- *Histologie:* In den entzündlichen Granulomen der Gefäße besteht ein deutliches Eosinophileninfiltrat. Hinzu kommt auch eine Bluteosinophilie.
- *Gefäßkaliber:* Betroffen sind vor allem die kleinen Arterien einschließlich der Kapillaren und Venolen.
- *Lokalisation:* In erster Linie ist von dieser Arteriitis die Lunge befallen.

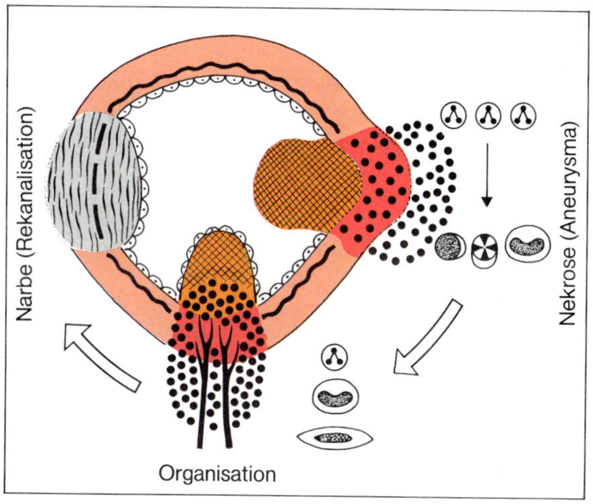

Abb. 9.**20** Formale Pathogenese der Panarteriitis nodosa

3. Wegener-Granulomatose

Pathogenese: Siehe S. 592. Diese nekrotisierende Arteriitis ist ebenfalls als Sonderform der Panarteriitis aufzufassen. Sie unterscheidet sich aber von ihr in folgenden Punkten:

- *Gefäßkaliber:* Betroffen sind vor allem kleine Arterien, Kapillaren und Venolen.
- *Lokalisation:* In erster Linie ist die nekrotisierende Arteriitis im Respirationstrakt zu finden und wird in der Regel von einer Glomerulonephritis begleitet.
- *Morphologie:* Die nekrotisierende Gefäßentzündung ist überall im gleichen Stadium und geht mit einer granulomatösen Entzündung einher, die zu

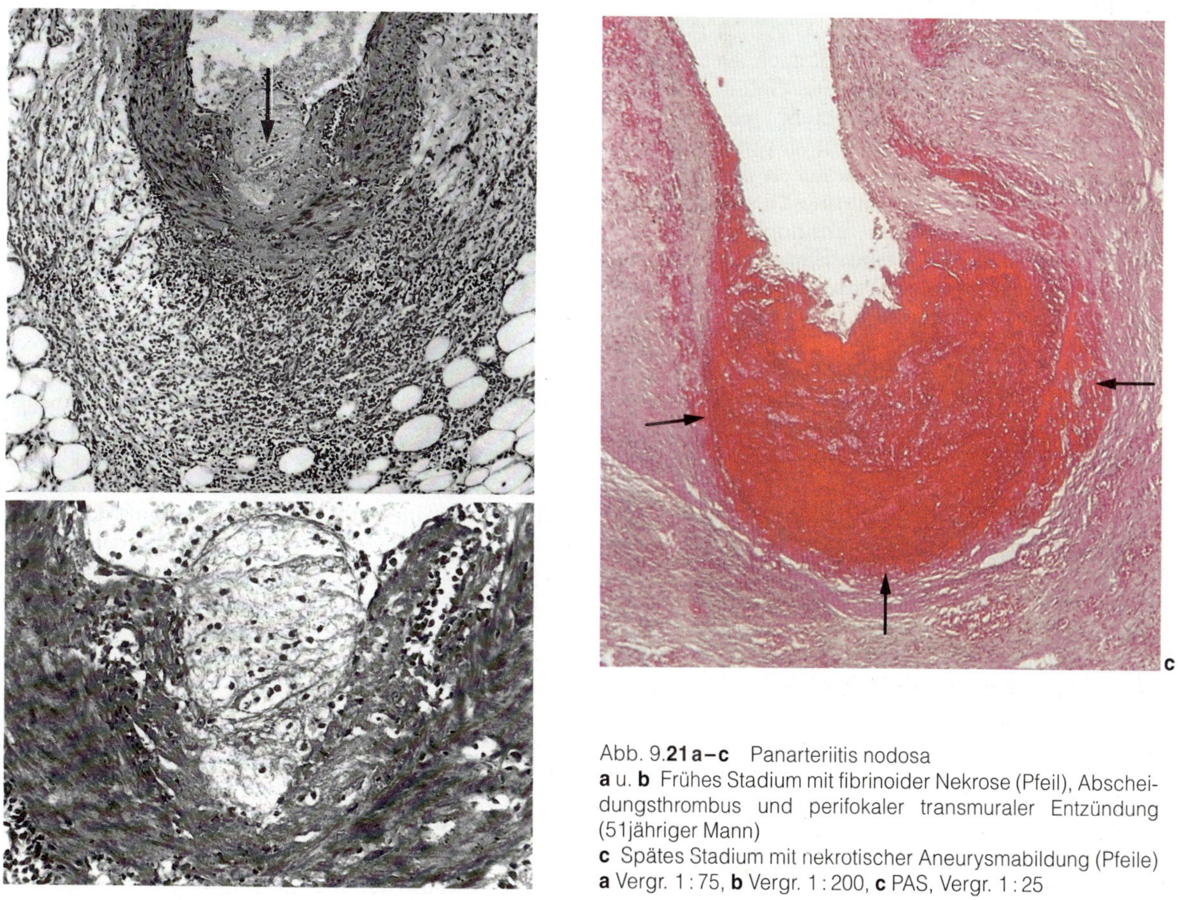

a

b

c

Abb. 9.**21 a–c** Panarteriitis nodosa
a u. **b** Frühes Stadium mit fibrinoider Nekrose (Pfeil), Abscheidungsthrombus und perifokaler transmuraler Entzündung (51jähriger Mann)
c Spätes Stadium mit nekrotischer Aneurysmabildung (Pfeile)
a Vergr. 1 : 75, **b** Vergr. 1 : 200, **c** PAS, Vergr. 1 : 25

multiplen Gefäßverschlüssen führt. Dies äußert sich in ulzerösen Veränderungen im oberen Respirationstrakt (vor allem in Nasennebenhöhlen), herdförmigen Lungeninfarkten (vor allem Unterlappen) und nekrotisierender Glomerulonephritis (S. 820).

4. Lupusarteriitis

Pathogenese: Siehe S. 199.

Morphologie: Beim systemischen Lupus erythematodes (S. 200) findet man als Folge der immunkomplexinduzierten Gewebe- und Zellschädigung ähnliche Gefäßveränderungen wie bei der Panarteriitis nodosa mit einer fibrinoiden Nekrose, der Media und Elastika diffus und nicht segmental anheimfallen. Das entzündliche Infiltrat ist weniger stark ausgeprägt. Thrombotische Gefäßverschlüsse und Aneurysmabildungen fehlen. Die progressive Gefäßwandschädigung führt vor allem in Lymphknoten und Milz zu einer *konzentrischen stenosierenden Gefäßwandsklerose,* so daß die Gefäße einen zwiebelschalenartigen Aspekt erhalten. Ähnliche Gefäßveränderungen mit Bevorzugung der Niere und Extremitäten sind auch für die progressive systemische Sklerose (= progressive Sklerodermie) typisch.

5. Überempfindlichkeitsvaskulitis

Pathogenese: Siehe S. 193.

Morphologie: Typisch für diese, auch als *leukozytoklastische Vaskulitis* bezeichnete Gefäßentzündung ist der Befall der kleinen Gefäße, vor allem der postkapillären Venolen, in Haut und Schleimhäuten. Die Gefäßveränderungen bestehen in fibrinoider Nekrose (= Präzipitationsfibrinoid), die durch zerfallende Neutrophile und Eosinophile durchsetzt wird. Diese sind oft nur noch an ihren Kerntrümmern (= Leukozytoklasie) zu erkennen. Im Gegensatz zur Panarteriitis nodosa sind alle Gefäßläsionen im gleichen Entwicklungsstadium, was auf eine episodenhafte Immunkomplexexposition hinweist. Bei Befall superfizieller (Schleim-)Hautgefäße kommt es zu flohstichartigen Blutungen (= Purpura Schoenlein-Henoch).

Riesenzellarteriitis

Riesenzellarteriitiden kommen in zwei Spielarten vor. Die eine konzentriert sich in ihrer klassischen Form auf die *Temporalarterie,* die andere auf die *Aorta.* Beiden Arteriitisformen liegt ein immunpathogenetischer Prozeß zugrunde, bei dem bestimmten Gefäßstrukturen eine antigene Eigenschaft zukommt.

1. Arteriitis temporalis

Definition: Diese *systemische riesenzellhaltige Gefäßentzündung* (= Morbus Horton) ist meist bei alten Frauen anzutreffen (Abb. 9.**22**) und bevorzugt Ka-

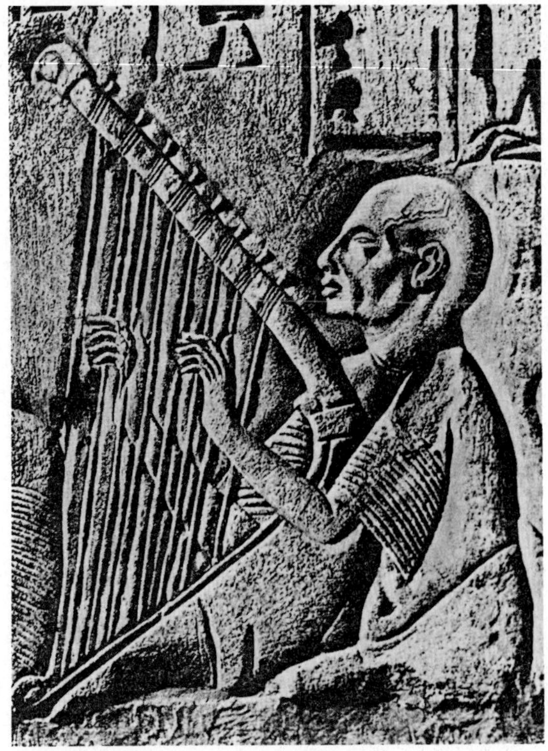

Abb. 9.**22** Blinder Harfenspieler mit prominenter geschlängelter Temporalarterie (Arteriitis temporalis); Amarna/Ägypten, Grab des Paatenemheb 1550 v. Chr.

rotisäste, vor allem die *Temporalarterie* (daher auch die Bezeichnung: Arteriitis temporalis sive cranialis).

Sie kann, wenn auch selten, in den großen Extremitäten- und Abdominalarterien auftreten. In typischer Weise sind immer längere Gefäßstrecken entzündet, wobei aber in einzelnen Fällen auch gesunde Gefäßstücke dazwischenliegen können (= *„Skip-lesions“*).

Pathogenese: Vieles spricht dafür, daß es sich um eine autoaggressive Erkrankung handelt, bei der auf dem Boden einer immungenetischen Prädisposition (HLA-DR4-Expression) – möglicherweise nach mikrobiell und/oder aktinischer Vorschädigung – Überempfindlichkeiten Typ II und IV ausgelöst werden. Dies erklärt die Ablagerung von Immunkomplexen auf Elastikatrümmer und eine Nekrose, der die Mediamyozyten zum Opfer fallen, sowie die entzündliche Infiltration des geschädigten Gefäßstückes mit Lymphozyten, Plasmazellen, Makrophagen und Riesenzellen.

Morphologie: Die Arteriitis temporalis liegt histologisch in drei Mustern vor, die den verschiedenen zeitlichen Stadien der Erkrankung entsprechen dürften:

- *Klassische Form:* Histologisch ist der betroffene Gefäßabschnitt durch eine Intima-Media-begrenzte Myozytennekrose mit Zersplitterung der Elastica

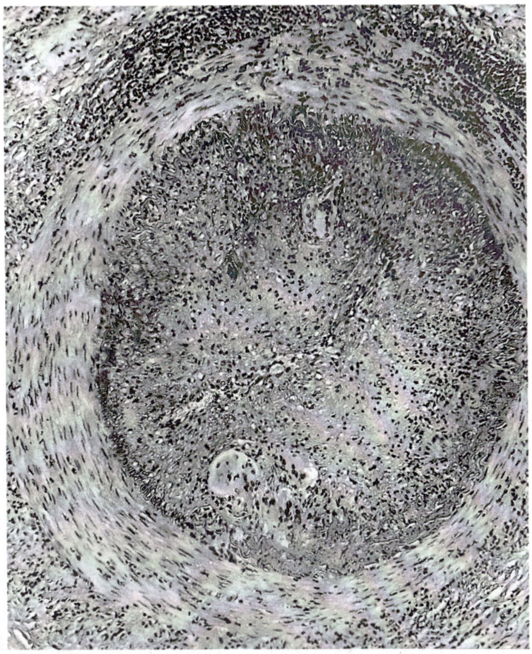

a

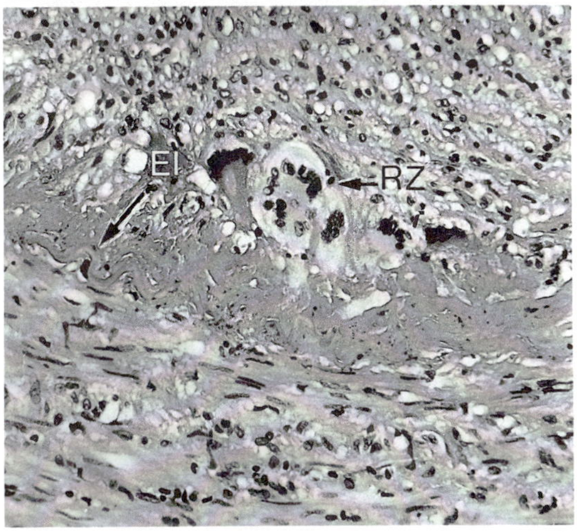

b

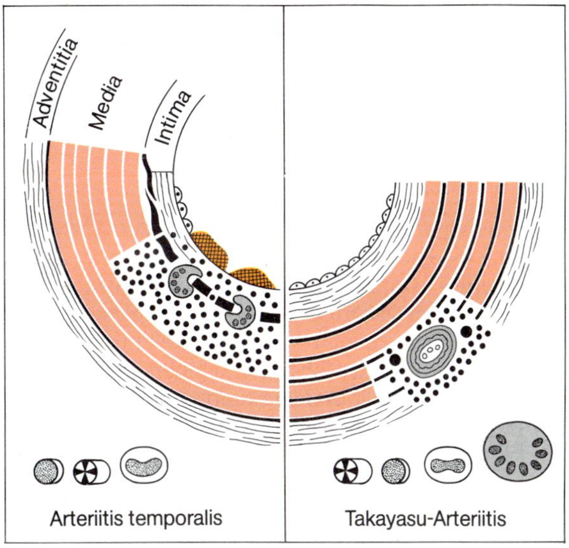

a b

Abb. 9.**24a** u. **b** Formalpathogenetische Unterschiede der Arteriitis temporalis und der Takayasu-Arteriitis
a Arteriitis temporalis: riesenzellhaltige Entzündung mit granulierendem Einschlag an Intima-Media-Grenze
b Takayasu-Arteriitis: granulomatöse Entzündung an Media-Adventitia-Grenze

◀ Abb. 9.**23a** u. **b** Arteriitis temporalis (klassische Form):
a Im Intima-Media-Bereich finden sich zahlreiche Myozytennekrosen mit reaktiver granulierender, obstruierender Entzündung (HE, Verg. 1 : 75)
b An der Intima-Media-Grenze sind mehrkernige ungeordnete Riesenzellen (RZ) an Fragmente der Elastica interna (EI) angeheftet (HE, Vergr. 1 : 200)

interna gekennzeichnet. Oft sind mehrkernige Riesenzellen anzutreffen, die an Elastikasplittern angeheftet sind (Abb. 9.**23a, b** und 9.**24a**). Der Nekrosebezirk wird durch ein schütteres Granulationsgewebe umrahmt, in dem Lymphozyten, Plasmazellen und Histiozyten enthalten sind. Über der entzündlich veränderten Intima sind Thromben abgelagert, welche das Gefäß verschließen können.

- *Unspezifische Entzündungsform:* In diesem Falle hat der Prozeß die ganze Gefäßwand mit einem dichten Leukozyteninfiltrat aus Neutrophilen, Lymphozyten und Eosinophilen erfaßt. Eine Sekundärthrombose des Gefäßes kann hinzukommen.

- *Fibrosierende Form:* Hier überwiegt im histologischen Bild die reaktive Intimafibrose, die das Gefäß obliteriert, hinzu kommen Narben in der Elastica interna und Media.

Klinisch geht die Arteriitis temporalis mit erhöhter BSG, Kopf- und Gesichtsschmerzen und in 50% der Fälle infolge Arteriitis ophthalmica mit Erblindung *(Claudicatio visualis)* einher. Die wurmförmig verdickte Schläfenarterie (Abb. 9.**22**) ist außerordentlich druckempfindlich. Eine sofortige Cortisonbehandlung kann den Patienten vor dem Erblinden retten. Die Diagnose wird durch Biopsie und Histologie gestellt.

2. Takayasu-Arteriitis

Definition: Diese seltene Arterienentzündung befällt meist die Aorta *(= Aortitissyndrom)* jüngerer Frauen im Alter von 10–30 Jahren (♂ : ♀ = 1:7) und führt infolge *Stenosierung der Gefäßabgänge* zu peripheren Minderdurchblutungen, was dieser Arteriitis auch den Namen *„pulsless-disease"* eingetragen hat.

Pathogenese: Die Ätiologie der Takayasu-Arteriitis ist noch unklar. Da sich in einigen Fällen zirkulierende Antikörper gegen Arterienwandmaterial nachweisen ließen, steht auch bei dieser Erkrankung ein immunpathologischer Prozeß im Mittelpunkt. Es wird angenommen, daß dabei Streptokokkenantigene auslösend sind.

Morphologie: Das Frühstadium dieser Arteriitis besteht in einer unspezifischen Entzündung, die in Form eines lymphoplasmazellulären Infiltrates entlang der Vasa vasorum von der Adventitia auf die Media übergreift und an der Adventitia-Media-Grenze lokalisiert ist. Später entstehen hier entzündliche *Granulome vom Tuberkulosetyp* mit Lymphozyten, Epitheloidzellwall, geordneten Riesenzellen und vereinzelt auch zentrale Nekrosen, in deren Umgebung die elastischen Lamellen zerstört sind (Abb. 9.**24b**). Schließlich erfaßt der Entzündungsprozeß die gesamte Gefäßwand und löst einen sklerosierenden *reparativen Wandumbau* aus, der vor allem über die reaktive Intimafibrose zu einer drei- bis vierfachen Wandverdickung führt. Dadurch wird das gesamte Gefäßlumen, vor allem aber die Ostien der abgehenden Gefäßäste schlitzartig so eingeengt, daß sie leicht thrombotisch verschlossen werden.

Klinisch stehen anfänglich allgemeine Krankheitszeichen wie subfebrile Temperaturen, Erbrechen und Gewichtsverlust im Vordergrund. Die Zeichen der lokalen Durchblutungsstörung treten erst später auf und richten sich nach der Lokalisation der Gefäßentzündung. Bemerkenswerterweise korreliert die Blutkörperchensenkungsgeschwindigkeit sehr gut mit dem Krankheitsverlauf. Eine Cortisontherapie verspricht Remissionen.

Proliferierende Arteriitis

Thrombangiitis obliterans

Definition: Diese von Bürger beschriebene, mit Verschlußsymptomatik einhergehende Gefäßentzündung (= *Morbus Bürger*) ist zwar auf der westlichen Hemisphäre nicht so häufig, wie früher angenommen wurde, dominiert aber im Orient über die arteriosklerotischen Gefäßverschlüsse. Typisch für den Morbus Bürger ist a) die *rezidivierende Entzündung* und *Thrombose* mittelgroßer und kleiner Unterschenkel- und auch Unterarmarterien, b) in 20% der Fälle eine *Begleitphlebitis* sowie c) die nahezu ausnahmslose *Bevorzugung des männlichen Geschlechts* in einem Alter zwischen *20 und 40 Jahren.*

Pathogenese: Die Ätiologie des Morbus Bürger ist noch ungeklärt. Pathogenetisch steht das *Nikotin* absolut im Mittelpunkt der Erkrankung, denn sie findet sich nahezu ausschließlich bei starken Zigarettenrauchern, und ein kompromißloser Verzicht auf das Rauchen bedeutet für die Patienten gleichzeitig auch eine klinische Remission des Leidens. Es gilt der Satz: *„You cannot have both, your leg or your cigarettes“.* Diese enge Beziehung zwischen dieser Gefäßentzündung und dem Nikotin führte zusammen mit der Beobachtung, daß in einigen Fällen mit Morbus Bürger eine Hautallergie auf Tabakinhaltsstoffe nachweisbar ist, zu folgender Hypothese:

Die Thrombangiitis obliterans ist eine eigenständige Gefäßerkrankung und ist mit einer genetisch fixierten Überempfindlichkeit gegenüber Nikotin (oft HLA-A9 und -B5-Expression) assoziiert, was zusammen mit hyperergischen Reaktionen auf Nikotin und einem erhöhten Hb-CO-Gehalt des Blutes zu einer Entzündung der Gefäßinnenschicht mit anschließender Thrombose führt. Die gleiche thrombangiitis-induzierende Rolle wird auch dem Arsen bei chronischer Vergiftung (Trinkwasser, Insektizid) zugeschrieben.

Morphologie (Abb. 9.**25**): Die Thrombangiitis obliterans beginnt mit einer *endotheliointimalen Entzündungsreaktion* in *Segmenten kleiner Arterien* in Form einer *fibrinoiden Nekrose* mit leukozytärer Reaktion, auf die bald ein thrombotischer Verschluß erfolgt. Im weiteren Krankheitsverlauf werden auch Segmente größerer Arterien einbezogen und thrombotisch verschlossen. Das Leukozyteninfiltrat durchsetzt nun auch die Media und die Adventitia, wobei die Elastica interna wohl wegen des erhöhten Antielastintiters im Serum zwar aufgesplittert, nie aber wie bei der Atherosklerose völlig zerstört wird. Von der Adventitia her sproßt jetzt ein kapillarreiches *Granulationsgewebe* ein, das zusammen mit eingewanderten Makrophagen, Lymphozyten und Plasmazellen das fibrinoid-nekrotische und thrombotische Material wieder beseitigen und die verschlossene Gefäßstrecke rekanalisieren kann. Als *Endzustand* bleibt schließlich eine *polsterförmige Intimanarbe* zurück (Abb. 9.**26 a–e**), die oft bis in die Media hineinreicht. In dieser Intimanarbe spielen sich auch die Rezidive der Thrombangiitis ab. Später pfropft sich oft noch eine Atherosklerose auf, die sich aber allein schon dadurch vom Morbus Bürger unterscheidet, daß sie mit einem völlig anderen Lipidstoffwechsel in der Gefäßwand einhergeht. So weist die atherosklerotische Intima gegenüber der Norm fünffach erhöhten Phospholipid- und Cholesteringehalt auf, die thrombangiitische Intima nicht.

Klinik: Die Thrombangiitis obliterans ist klinisch gekennzeichnet durch:

- den *frühen Krankheitsbeginn:* in der Regel zwischen dem 20. und 40. Lebensjahr, jedoch vereinzelt auch früher,
- die *primär periphere Verschlußlokalisation* mit segmentalem Gefäßbefall, bevorzugt an den unteren und oberen Extremitäten: Arterielle Verschlußkrankheit vom peripheren Typ (S. 441),
- die *begleitende Phlebitis migrans* (S. 463), die der klinischen Manifestation der Arterienerkrankung Monate bis Jahre vorausgehen kann,
- den *schubweisen Krankheitsverlauf,*
- *das Fehlen von atherosklerosefördernden Risikofaktoren:* außer *Rauchen!*

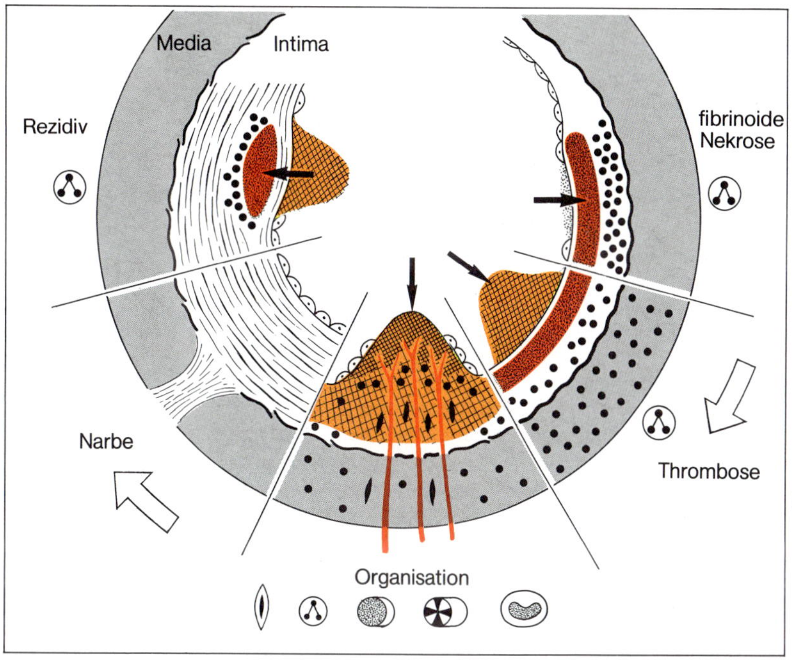

Abb. 9.**25a–e** Formale Pathogenese und Stadienverlauf der Thrombangiitis obliterans:
a Fibrinoide Nekrose (rot) im Intimabereich mit leukozytärer Umgebungsreaktion
b Thrombose (orange) auf Nekrosebezirk
c Organisation der Thrombose samt Nekrose durch einsprossendes Granulationsgewebe
d Vernarbung des ehemaligen Nekrosebezirkes mit reaktiver Intimafibrose
e Rezidiv in vernarbter Intima

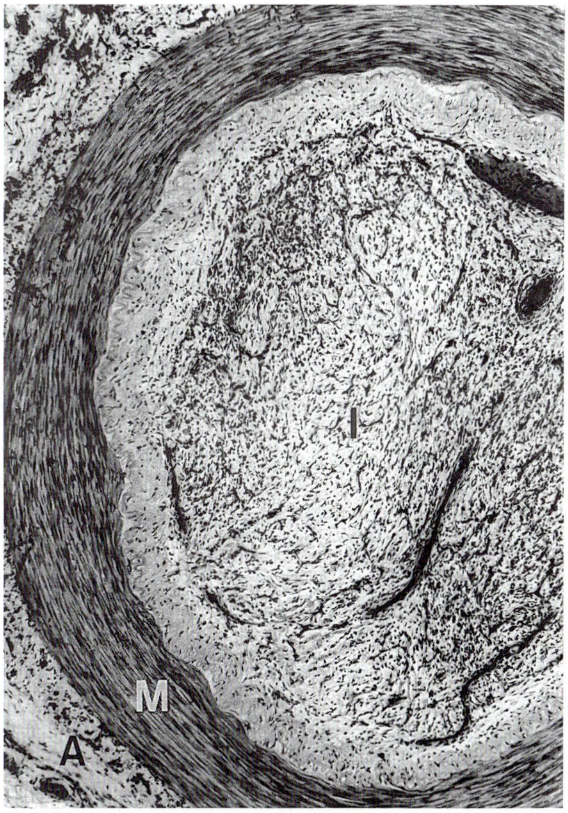

Abb. 9.**26** Histologie der Thrombangiitis obliterans im Organisationsstadium. Beachte die intakte nicht-sklerotische Media; I = Intima, M = Media, A = Adventitia (HE, Vergr. 1:35)

Funktionelle Läsionen

Neben entzündlichen und/oder thrombotischen Gefäßverschlüssen können auch Spasmen der arteriellen Gefäße zu einer absoluten oder relativen Ischämie im Versorgungsgebiet führen.

1. Spasmus muskulärer Arterien

Definition und Pathogenese: Ein echter Spasmus ist eine Kontraktion der Gefäßmuskulatur und führt zu einer pathologischen Stenose oder einem Verschluß des betroffenen Gefäßes. Solche Spasmen können ausgelöst werden durch *Traumen* (meist Quetschung), durch Einnahme von *Ergotamin* oder *Methysergid* (vor allem bei Migräne), durch *Bleivergiftung,* durch *Entzündungsreiz einer Thrombophlebitis* (= Phlegmasia coerulea dolens), durch zum Teil irrtümliche *intraarterielle Injektion* von Strophanthin, Kurzzeitnarkotika oder Röntgenkontrastmittel, durch intravenöse Strophanthingaben bei Kreislaufschock (= nicht-okklusive Mesenterialischämie) oder *spontan* ohne erkennbare Ursache. Folge davon ist ein *„segmentaler Gefäßkrampf“,* der meist in den muskulären Stammarterien der Extremitäten auftritt *(= non-occlusive disease).*

2. Morbus Raynaud

Definition: Unter einem Morbus Raynaud (= primäres Raynaud-Syndrom) versteht man ein *intermittierendes Sistieren des Blutstromes* vor allem in den Fingerarterien, das eine enge Beziehung zur Umgebungstemperatur hat und durch eine zentral-nervöse Störung der peripheren Vasomotorik bedingt ist. Dabei findet man degenerative Zellveränderungen in den parasympathischen Ganglien. Somit handelt es sich beim Morbus Raynaud um eine *eigenständige Angioneuropathie* ohne übergeordnete organische Ursache.

Klinik: Die klinische Symptomatologie des Morbus Raynaud besteht in einer symmetrischen, relativ-temporären, meist kurzdauernden (15–30 Minuten) Ischämie der Akren (zuerst nur an Händen, Daumen ausgenommen), die durch niedrige Außentemperatur oder Erregung ausgelöst wird. Sie äußert sich im Trikolore-Phänomen (weiß-blau-rot) in Form einer initialen Leichenblässe („Totenfinger"), begleitet von Parästhesien, die auf eine Zyanose und schließlich eine Rötung, manchmal mit Schmerzen, folgen. Im Spätstadium können in 15% der Fälle trophische Veränderungen mit Wachstumsstörungen der Nägel und sehr schmerzhaften Punktnekrosen der Fingerkuppen auftreten. Betroffen sind in 80% der Fälle meist junge Frauen mit vegetativer Dystonie.

3. Sekundäres Raynaud-Syndrom

Definition: Beim sekundären Raynaud-Syndrom (= Raynaud-Phänomen) handelt es sich um eine im Fingerbereich lokalisierte Gefäßsymptomatik mit anfallsartigen Ischämiezuständen bei lokalen und/ oder generalisierten organischen Arterienobliterationen.

Literatur

Barrett, T. B., E. P. Benditt: sis (platelet derived growth factor B chain) gene transcript levels are elevated in human atherosclerotic lesions compared to normal artery. Proc. Natl. Acad. Sci. 84 (1987) 1099

Benditt, E. P., A. M. Gown: Atheroma: The artery wall and the environment. Int. Rev. Exp. Pathol. 21 (1980) 55

Borchard, F., D. A. Loose: Die Morphologie des Arterienersatzes. In Müller-Wiefel, H., J.-P. Barras, H. Ehringer, M. Krüger: Gefäßersatz. Witzstrock, Baden-Baden 1980 (S. 6)

Chamley-Campbell, J. H., et al.: Phenotype-dependent response of cultured aortic smooth muscle to serum mitogens. J. Cell Biol. 89 (1981) 379

Collins, T., et a.: Cultured human endothelial cells express platelet-derived growth factor A chain. Amer. J. Pathol. 127 (1987) 7

Daoud, A. S., et al.: Sequential morphologic studies of regression of advanced atherosclerosis. Arch. Path. Lab. Med. 105 (1981) 233

De Sanctis, R. W., et al.: Aortic dissection. New Engl. J. Med. 317 (1987) 1060

Ehringer, H., E. Betz, A. Bollinger, E. Deutsch: Gefäßwand, Rezidivprophylaxe, Raynaud-Syndrom. Witzstrock, Baden-Baden 1979

Fauci, A. S., et al.: The spectrum of vasculitis. Clinical, pathologic, immunologic, and therapeutic considerations. Ann. Int. Med. 89 (1978) 660

Gerrity, R. G.: The role of the monocyte in atherogenesis. II. Migration of foam cells from atherosclerotic lesions. Amer. J. Pathol. 103 (1981) 191

Goodman, J.: Temporal arteriitis. Amer. J. Med. 67 (1979) 839

Haudenschild, C. C., S. M. Schwartz: Endothelium regeneration. II. Restitution of endothelial continuity. Lab. Invest. 41 (1979) 407

Horsch, A. K.: Lipid metabolism of the arterial wall in thromboangiitis obliterans (Buerger's disease). Virchows Arch. A. Path. Anat. 369 (1975) 123

Jonasson, L., et al.: Regional accumulation of T-Cells, macrophages and smooth muscle cells in the atherosclerotic plaque. Arteriosclerosis 6 (131) 1988

Kawasaki, T.: Acute febrile mucocutaneous syndrome with lymphnode involvement with specific desquamation of the fingers and toes in children. Jap. J. Allergy 16 (1967) 178

Kinare, S. G.: Nonspecific aortitis (Takayasu's disease). Pathol. Microbiol. 43 (1975) 134

Leu, H. J.: Thrombangiitis obliterans Bürger. Schweiz. Med. Wschr. 115 (1985) 1080

McKusick, V. A., et al.: Buerger's disease: A distinct clinical and pathologic entity. J. Amer. med. Ass. 181 (1962) 5

Meyer, W. W., H. H. Stelzig: Verkalkungsformen der inneren elastischen Membran der Beinarterien und ihre Bedeutung für die Mediaverkalkung. Virchows Arch. Path. Anat. 342 (1967) 361

Nissim, F., et al.: A limited form of Churg-Strauss syndrome. Ocular and cutaneous manifestations. Arch. Path. Lab. Med. 106 (1982) 305

Parker, F., et al.: Light and electron microscopic studies on human temporal arteries with special reference to alterations related to senescence, atherosclerosis and giant cell arteritis. Amer. J. Path. 79 (1975) 57

Pearson, T. A., et al.: Monoclonal characteristics of organizing arterial thrombi: significance in the origin and growth of human atherosclerotic plaques. Lancet 1979/II, 7

Penn, A., et al.: Transforming gene in human atherosclerotique plaque DNA. Proc. Natl. Acad. Sci. 83 (1986) 7951

Riede, U. N., H. U. Zollinger: Idiopathische Fibroelastose der Nierenarterien und ihre Beziehungen zur fibromuskulären Dysplasie. Virchows Arch. A. Path. Anat. 351 (1970) 99

Ross, R.: The pathogenesis of atherosclerosis – an update. N. Engl. J. Med. 313 (1986) 488

Saenz, N. C., et al.: Reduction of smooth muscle hyperplasia in vein grafts in athymic rats. Lab. Invest. 65 (1991) 15

Sams, W. M.: Leukocytoclastic vasculitis. Arch. Dermat. 112 (1976) 219

Sato, S., J. Hata: Fibromuscular dysplasia. Arch. Path. Lab. Med. 106 (1982) 332

Schaefer, H. E.: The role of macrophages in atherosclerosis. In Schmalzl, F., D. Huhn, H. E. Schaefer: Haematology and Blood Transfusion. Vol. 27: Disorders of the Monocyte Macrophage System. Springer, Berlin 1981 (p. 137)

Sejersen, T., et al.: Rat skeletal myoblasts and arterial smooth muscle cells express the gene for the A-chaine but not the gene for the B-chain (c-sis) of PDGF and produce a PDGF-like protein. Proc. Natl. Acad. Sci. 83 (1986) 6844

Wilson, S. K., G. M. Hutchins: Aortic dissecting aneurysms. Arch. Path. Lab. Med. 106 (1982) 175

Wissler, R. W., D. Vesselinovitch: Studies of regression of advanced atherosclerosis in experimental animals and man. Ann. N. Y. Acad. Sci. 275 (1976) 363

Venen

U.-N. Riede

Die grundsätzlich wie die Arterien aufgebauten Venen dienen dem im Niederdruck erfolgenden Blutrückstrom zum Herzen. Er wird durch zwei wesentliche Vorrichtungen gesteuert: a) durch die Venenklappen, welche den hydrostatischen Druck auf die Venenwandung unterteilen und einen Rückstrom verhindern, und b) durch sog. Muskel- und Gelenkpumpen. Die Effektivität dieser „Pumpen" kommt dadurch zustande, daß Faserzüge von Ligamenten und Faszien ins perivaskuläre Bindegewebe der tiefen Beinvenen einstrahlen und bei jeder aktiven und passiven Bewegung der unteren Extremität die Venen ausweiten und verengen. Diese *Muskel- und Gelenkpumpen* werden je nach Region bezeichnet als: a) Zehen-Fußsohlen-Pumpe, b) Sprunggelenkspumpe, c) Wadenmuskelpumpe, d) Kniegelenkspumpe, e) Oberschenkelmuskelpumpe und f) Saugpumpe unter dem Leistenband. Sie bilden in ihrer Gesamtheit das „Saugherz der unteren Extremität". Bei sitzender (Sekretärin), stehender (Friseur) und liegender Lebensweise (Bettlägrigkeit) werden diese *„Saugherzen"* außer Betrieb gesetzt. Daraus ergibt sich, daß die häufigsten Venenerkrankungen Folge eines Blutrückstaus – meist im Bereich der unteren Extremitäten – sind. Dies äußert sich in einer Ausweitung der geschlängelt verlaufenden Vene im betroffenen Venenabschnitt in Form einer Varikose. Diese **metabolische Läsion** ist das venöse Gegenstück zum arteriellen Aneurysma. Von einem bestimmten Schweregrad an wirkt sich die Varikose als thrombogener Gefäßwandfaktor aus und leitet ebenso wie der fehlende venöse Blutrückstrom die Entstehung eines Thrombus ein. Dessen entzündlich inszenierte Organisation imitiert klinisch eine „Venenentzündung" in Form einer sog. Thrombophlebitis. Sie ist verständlicherweise wesentlich häufiger als die eigentlichen **entzündlichen Läsionen** der Venen in Form der Phlebitiden.

Metabolische Läsionen

Diesen Venenwandveränderungen liegt vornehmlich eine Störung des Strukturstoffwechsels (Extrazellulärmatrix) der Mediamyozyten zugrunde.

Varikose

Definition: *Varizen sind knotig ausgeweitete, geschlängelt verlaufende Venen* (= Krampfadern) (gotisch: krampa; fränkisch: krampo; langobardisch: krampfen = alt, krumm). Sie treten in drei Formen auf: a) *Stammvarizen* der Venenhauptstämme, b) *retikuläre Varizen* der Nebenäste und c) *Besenreiservarizen* der kleinen Sammelvenen.

Die Häufigkeit dieser degenerativen Venenerkrankung verteilt sich in der Basler Studie an Berufstätigen folgendermaßen: Von den 50jährigen hat jeder zweite „Beinbeschwerden", jeder zweite eine leichte, jeder sechste eine ausgeprägte Varikosis. Jeder 13. leidet an einer leichten, jeder 20. an einer ausgeprägten chronisch-venösen Insuffizienz, jeder 16. an einer *Thrombophlebitis* (= Venenthrombose!) und jeder 66. hat eine Lungenembolie durchgemacht. Die Varizen überwiegen am linken Bein (♀ = ♂).

Ätiologie: Wie bei der Atherosklerose sind die primären Varizen von den sekundären Varizen abzugrenzen:

- *Primäre Varizen:* Sie basieren auf einer Venenwandschwäche, deren Heredität in 75% der Fälle mit primärer Varikose nachgewiesen werden kann. Als auslösende Faktoren gelten: Stehende Berufe (z.B. Serviererin), sitzende Berufe mit mangelnder Bewegung *(„populations who strain at stool develop varicose veins")*, mehrere Schwangerschaften, chronische Obstipation, Adipositas, Alkoholismus und hormonelle Antikonzeptiva.
- *Sekundäre Varizen:* Dieser Varizentyp kommt dadurch zustande, daß im Venenabflußsystem ein Hindernis durch einen *Kollateralkreislauf* überbrückt werden muß. Dies führt bei der Leberzirrhose zum Caput medusae und zu Ösophagusvarizen und bei thrombotischer Verlegung der tiefen Beinvenen zu oberflächlichen Varizen.

Pathogenese: Bei den primären und sekundären Beinvarizen wird der Venendruck erhöht, die Venen erweitern sich (= *Phlebektasie)* samt der Venenklappenkommissur, so daß eine relative Klappeninsuffizienz der Vv. communicantes entsteht. Diese Venen verbinden die durch eine Faszienplatte voneinander

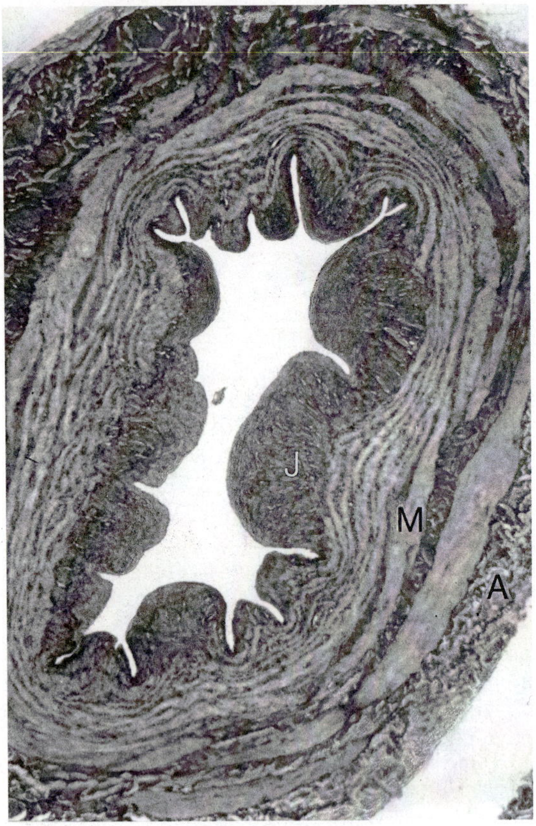

Abb. 9.**27** Primäre Varize mit Phlebektasie und Phlebosklerose: I = Intima mit polsterförmiger Fibrose, M = lamellär verdickte Media, A = Adventitia (EvG, Vergr. 1 : 35)

getrennten oberflächlichen und tiefen Venen. Folge dieser Klappeninsuffizienz ist eine retrograde Druckübertragung von den tiefen in die oberflächlichen Venen; bei jeder Muskelkontraktion wird das Blut von der Tiefe in die Oberfläche gepreßt und weitet die oberflächlichen Venen aus. Das morphologische Korrelat davon sind knotenförmige Venenaussakkungen und Gefäßschlängelungen.

Ähnlich wie bei der hypertonen Vaskulopathie der Arterien reagiert auch die Venenwand auf die unphysiologische Druckerhöhung zunächst mit einer Myozytenproliferation (vermutlich durch T-Zell-abhängige Wachstumsfaktoren) später auch mit vermehrter Fasersynthese infolge Umwandlung der k-Myozyten zu m-Myozyten. Dadurch wird zwar die Venenwand durch Kollagen-Typ-I-reiches Fasergewebe verstärkt (= *Phlebosklerose),* gleichzeitig werden aber die einzelnen Myozyten so auseinandergedrängt, daß ihre metabolische Koppelung über die Nexus (S. 44) allmählich erlischt. Dadurch gehen mehr und mehr die Mediamyozyten apoptotisch zugrunde und hinterlassen extrazelluläre Lysosomen. Dies wiederum hat zusammen mit der Aktivitätssteigerung lysosomaler Proteasen in der Gefäßwand zur Folge, daß die elastischen und kollagenen Fasern teilweise extrazellulär angedaut und intrazellulär durch phagozytierende Myozyten selbst abgebaut werden, bis die Venenwand so schwach wird, daß sie dem Blutdruck nachgibt und aneurysmatisch aussackt. Wie bei der Atherosklerose kommt auch bei der Varikose den Blutplättchen (PDGF!) und Thromben ein wesentlicher Myozytenproliferationseffekt zu.

Morphologie: Die varikösen Venen sind knotenförmig dilatiert (= *Phlebektasie)* und geschlängelt. Die Venenwand ist unregelmäßig breit: An Dilatationsstellen verdünnt und in Nachbarstellen kompensatorisch durch eine Intimafibrose und Mediahyperplasie verdickt (Abb. 9.**27**). Die Elastika ist fragmentiert und der Zwischenraum zwischen den Myozytenproliferaten und Kollagenfasern gelegentlich mit herdförmigen Verkalkungen (vgl. Abb. 2.**56**, S. 65) angefüllt (= *Phlebosklerose*).

Komplikationen:

1. *Blutungen* durch Platzen der Varixknoten durch Bagatelltrauma,
2. *Thrombose* (S. 418) der Varixknoten (klinisch: Thrombophlebitis),
3. ekzematöse Hautveränderungen mit vermehrter Pigmentierung und kutaner Sklerose,
4. *Ulcus cruris venosum* durch stauungsbedingte Ernährungsstörung im Rahmen des postthrombotischen Symptomenkomplexes,
5. *Beinschmerzen* (infolge Abflußstörung) vor allem nach längerem Sitzen und nachts.

Entzündliche Läsionen

Phlebitis

Definition und Pathogenese: Eine Venenentzündung (= Phlebitis) beginnt je nach Entzündungsausbreitung in folgenden beiden Formen:

- *Periphlebitis* infolge Übergreifen der Entzündung aus der Umgebung meist im Rahmen einer ausgedehnten bakteriell-eitrigen Entzündung auf die Venenwand.

- *Endophlebitis* mit lumenseitigem Entzündungsbeginn. Sie wird entweder durch eine Septikopyämie, durch einen eitrig einschmelzenden Thrombus oder durch kontaminierte Venenkatheter ausgelöst.

Soweit die Entzündung das Endothel ergriffen hat, bildet sich ein Thrombus aus, so daß eine Thrombophlebitis vorliegt. Bei der „Thrombophlebitis" des Klinikers, handelt es sich meist um eine Venenthrombose mit beginnender Organisation, welche eine Phlebitis vortäuscht.

Klinisch kommen die Venenentzündungen in folgenden Formen vor:

- *Bakteriell fortgeleitete Phlebitis* (z. B. bei Karbunkel),
- *Thrombophlebitis* infolge putrider Aufweichung des Thrombus,
- *Phlebitis migrans:* Hier handelt es sich um eine rezidivierende idiopathische Thrombophlebitis der oberflächlichen Venen, meist bei Männern im mittleren Alter, die sprunghaft von einer Körperregion auf die andere übergreift. Sie wird beim Pankreaskarzinom und in der Initialphase der Thrombangiitis obliterans beobachtet.
- *Endophlebitis obliterans (Mondor-Krankheit):* Sie beruht auf einer lokalisierten idiopathischen Phlebitis, der subkutanen Venen der Brustwand und Bauchdecke, die mit strangförmigen Weichteilverdickungen einhergeht.
- *Phlegmasia alba dolens:* Hier liegt ein hochgradiges, blasses und schmerzhaftes Beinödem bei tiefer Oberschenkel- oder Beckenvenenthrombose vor.
- *Phlegmasia coerulea dolens:* In diesem Fall pfropft sich auf eine Thrombophlebitis (meist: Phlebitis migrans) plötzlich eine absolute Ischämie auf, die durch einen entzündlich bedingten Gefäßspasmus hervorgerufen wird. Diese Venenentzündung schreitet unter starken Schmerzen bis zur Gangrän (= venöse Gangrän) fort (S. 140).
- *Phlegmasia rubra dolens:* Plötzlich einsetzende schmerzhafte Schwellung einer Extremität mit Hautrötung infolge ausgedehnter Venenthrombose, kombiniert mit Periarteriitis.
- *Paget-Schroetter-Syndrom:* Im Bereich der „Schlüssel-1. Rippen-Enge" durch anstrengende Armbewegung (Tennisspiel) ausgelöste Achselvenen-Thrombose (Thrombose par l'effort). Als Folge davon ist der Arm plötzlich geschwollen, steif und zyanotisch.
- *Cava-Thrombose-Syndrom* (oft unter Hohlvene): Meist als Komplikation einer tiefen Bein-/Beckenvenenthrombose. Folgen davon: Lumboabdominalschmerz, Ödem der unteren Körperhälfte, Miktions-, Defäkationsstörung, Psoaskontraktur, Anurie (bei Nierenvenenstop), u. U. venöse Bein-Gangrän.
- *Postthrombotisches Syndrom:* Ursprünglich hat vor 1–10 Jahren eine akute tiefe Beinvenen-Thrombophlebitis vorgelegen. Sie wird zwar im Rahmen der Thrombusorganisation rekanalisiert, dabei werden aber auch die Venenklappen zerstört, so daß eine chronisch venöse Stauung der unteren Extremitäten resultiert. Folgen davon sind: Schmerzen und Schwellung der Beine, Verdickung, Rötung und Schwellung der Haut, pigmentiertes Hautekzem, Ulcus venosum postthromboticum.

Literatur

Venen

Fischer, H.: Klinik des postthrombophlebitischen Syndroms. Therapiewoche 26 (1976) 2325

Haid-Fischer, F., H. Haid: Venenerkrankungen. Phlebologie für Klinik und Praxis, 5. Aufl. Thieme, Stuttgart 1985

Isenring, G., et al.: Lymphatische Mikroangiopathie bei chronisch-venöser Insuffizienz. Vasa 11 (1982) 104

Jurukova, Z., C. Milenkov: Ultrastructural evidence for collagen degradation in the walls of varicose veins. Exp. Molec. Pathol. 37 (1982) 37

Leu, H. J.: Histopathologie der peripheren Venenerkrankungen. Huber, Bern 1971

Riede, U. N., et al.: Modell zur quantitativen Erfassung des ultrastrukturellen Aufbaus der Gefäßwand. Atherogenese 1 (1976) 101

Riede, U. N., J. Staubesand: A unifying concept for the role of matrix vesicles and lysosomes in the formal pathogenesis of diseases of connective tissues and blood vessels. Beitr. Path. 160 (1977) 3

Saenz, N. C., et al.: Reduction of smooth muscle hyperplasia in vein grafts in athymic rats. Lab. Invest. 65 (1991) 15

Schneider, W., J. Walker: Kompendium der Phlebologie. Dr. C. Wolf & Sohn, München 1984

Staubesand, J.: Matrixvesikel und Mediadysplasie. Ein neues Konzept zur formalen Pathogense der Varikose. Phlebol. Proktol. 7 (1978) 109

Staubesand, J.: Mediadysplasie und Arteriosklerose. Elektronenmikroskopische und biochemische Untersuchungen. Therapiewoche 32 (1982) 851

Widmer, L. K., et al.: Venen-Arterien-Krankheiten, koronare Herzkrankheit bei Berufstätigen. Basler Studie I–III. Huber, Bern 1981

Gefäßtumoren

Böhm, N., H. Jacobi: Infantile Hämangiomatose der Leber. Med. Welt 27 (1976) 1887

Carstens, P. H. B.: The Weibel-Palade body in the diagnosis of endothelial tumors. Ultrastruct. Pathol. 2 (1981) 315

Enzinger, F. M., S. W. Weiss: Soft Tissue Tumors. Mosby, St. Louis 1989

Finkbeiner, W. E., et al.: Kaposi's sarcoma in young homosexual men. Arch. Path. Lab. Med. 106 (1982) 261

Gokel, J. M., et al.: Fine structure and origin of Kaposi's sarcoma. Path. Europ. 11 (1976) 45

Hundeiker, M.: Histologie der malignen Gefäßgeschwülste. Pathologe 2 (1981) 172

Key, R. D., N. R. Rac: Leiomyomatous hemangiomas of the liver mimicking primary leiomyomas. Arch. Pathol. Lab. Med. 110 (1986) 658

Leu, H. J.: Glomustumoren. Dtsch. med. Wschr. 106 (1981) 171

Leu, H. J.: Hämangioperizytom. Pathologe 9 (1988) 276

Maddox, J. C., H. L. Evans: Angiosarcoma of skin and soft tissue. Cancer 14 (1981) 1186

Popper, H., et al.: Development of hepatic angiosarcoma in man induced by vinyl chloride. Thorotrast, and arsenic. Comparison with cases of unknown etiology. Amer. J. Pathol. 92 (1978) 349

Rosai, J.: The histiocytoide hemangiomas. Hum. Path. 10 (1979) 707

Stewart, F. W., N. Treves: Lymphangiosarcoma in postmastectomy lymphedema. Cancer 1 (1948) 64

Gefäßtumoren

U.-N. Riede

Da die **neoplastischen Läsionen** von arteriellen und venösen Blutgefäßen, von Lymphgefäßen und von Kapillaren ausgehen können, werden sie im folgenden Kapitel zusammen besprochen. Die Gefäßtumoren umspannen ein Spektrum, das von Wucherungen ganzer Bluträume bis zu Tumoren reicht, die nur aus endothel- oder/und perizytenartigen Zellen bestehen. Zu den häufigsten Weichteiltumoren, beim Kind zu den häufigsten Tumoren überhaupt, gehören die gutartigen Hämangiome, bei denen das anfänglich kapilläre Wachstumsmuster mit der Zeit in ein kavernöses übergeht. Gelegentlich sind sie Teilkomponente eines Fehlbildungssyndroms, was einmal mehr darauf hinweist, daß die Grenze zwischen ontogenetischen und neoplastischen Läsionen fließend sein kann. Neben diesen gutartigen Gefäßtumoren gibt es auch die wesentlich selteneren malignen Gefäßtumoren. Unter ihnen ist das gelegentlich durch physikalisch-chemische Noxen induzierte Hämangiosarkom sowie das virusassoziierte Kaposi-Sarkom hervorzuheben.

Blutgefäßtumoren

Diese Tumoren können von allen zellulären Bauelementen eines Gefäßes ausgehen. Die histogenetische Zuordnung der Tumorzellen kann manchmal schwierig sein. *Endothelzellen* sind ultrastrukturell an den zigarrenförmigen Zytoplasma-Korpuskel (= Weibel-Palade-Korpuskel), immunhistochemisch an der Expression von Gerinnungsfaktor VIII, CD34 und Vimentin, lektinhistochemisch an der Expression von Rezeptoren des Ulex europaeus-Agglutinins (UEA-I), in Form des sog. H-Antigens, welches eine Vorläufersubstanz der Determinanten von Blutgruppe A und B darstellt, identifizierbar. Die *Perizyten* haben die Eigenart, histiozytäre oder fibrozytäre Eigenschaften anzunehmen und zeigen eine immunhistochemisch nachweisbare Expression von Aktin und Vimentin; ultrastrukturell sind sie einzeln von einer Basalmembran und Kollagenfaserfilz umgeben. *Leiomyozyten* sind ultrastrukturell an Mikropinozytosebläschen und Aktinfilamenten, immunhistochemisch an der Expression vom Desmin (an Paraffin-eingebettetem Material schlecht nachweisbar!) und Aktin erkennbar.

Die häufigste Art der gutartigen Gefäßtumoren – die *Hämangiome* – stellen gewucherte Blutgefäße dar und sind in 75% der Fälle schon bei der Geburt erkennbar. Ihr weiteres biologisches Verhalten ist triphasisch: Während der ersten 6 Lebensmonate wachsen sie, bleiben während des Kleinkindalters stationär und zeigen, wenn sie nicht systematisch auftreten, nach dem 5. Lebensjahr eine spontane Rückbildungstendenz. Es stellt sich somit die Frage: Handelt es sich bei den Hämangiomen um eine echte *Neoplasie* oder um eine angeborene, *hamartomatöse Gefäßanomalie?*

Hämangiome (ICD-O-9120/0)

Hämangiome sind häufige Weichteiltumoren, die sich von den Endothelien und den von ihnen gebildeten Kapillaren oder Gefäßräumen herleiten. Sie gehören zu den häufigsten Tumoren des Kindesalters.

1. Kapilläres Hämangiom (ICD-O-9131/0)

Definition: *Gutartiger Tumor aus englumigen Kapillaren.*

Diese häufigste Form aller Hämangiome hat ihren Hauptsitz in der Haut (50% im Hals- und Kopfbereich) oder Schleimhaut. Die kapillären Hämangiome sind oft schon bei der Geburt vorhanden.

Morphologie: Ihre Größe variiert außerordentlich und reicht von einigen Millimetern bis zu mehreren Zentimetern. Histologisch bestehen diese Gefäßtumoren aus gewucherten Kapillaren, die dicht zusammen liegen und von einem feinen Retikulumfasernetz umgeben sind. Aufgrund des Gefäßreichtums haben die Hämangiome meist eine rötliche Eigenfarbe (Abb. 9.**28a**).

2. Kavernöse Hämangiome (ICD-O-9121/O)

Definition: *Gutartiger Tumor aus weiten Gefäßräumen.*

Dieser Gefäßtumor kommt vor allem bei Kindern, gelegentlich bereits konnatal im Neugeborenenalter vor. Er ist besonders in den parenchymatösen Organen wie Leber, Gehirn, Niere, Milz und Lunge, vor allem aber in der Haut zu finden.

Morphologie: Die kavernösen Hämangiome bestehen histologisch aus gewucherten dilatierten Bluträumen, die mit Endothel ausgekleidet und nur teilweise von einer muskulären Wand umgeben werden und Erythrozyten enthalten (Abb. 9.**28b**).

a 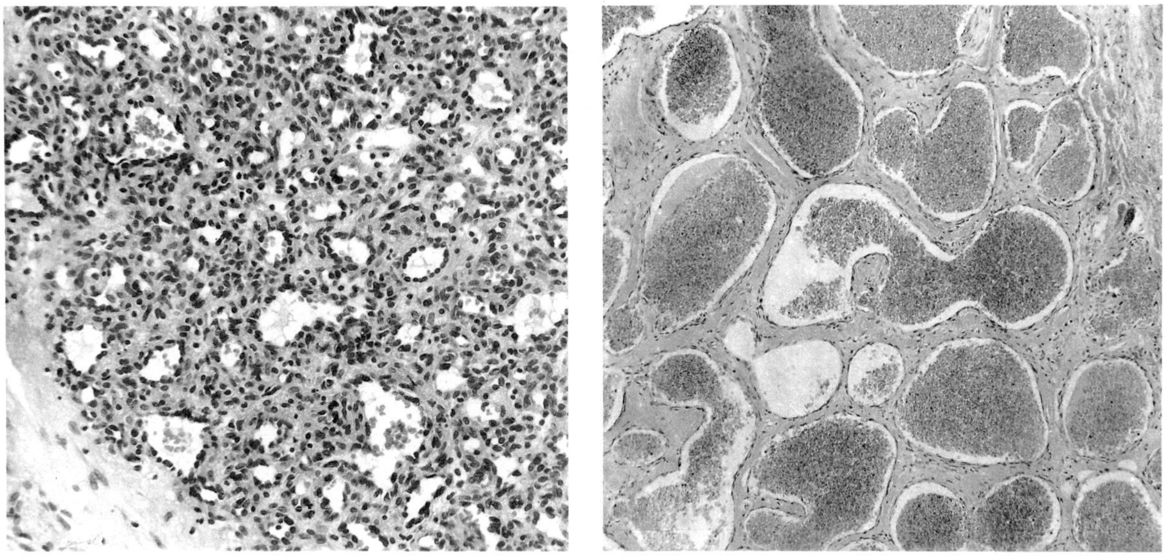 b

Abb. 9.**28 a** u. **b** Kapilläres (**a**) und kavernöses (**b**) Hämangiom (**a** Vergr. 1 : 75, **b** Vergr. 1 : 35, HE)

Sonderformen des Hämangioms

Intramuskuläres Hämangiom (ICD-O-9132/0): Dieser Hämangiomtyp ist in der Hälfte der Fälle angeboren und in 20% der Fälle traumatisch bedingt. Die intramuskulären Hämangiome wachsen expansiv zwischen den Muskelfasern und können ein malignes infiltrierendes Wachstum nachahmen, sind aber gutartig.

Generalisierte Hämangiomatose (ICD-O-7631.4): Hämangiome sind gelegentlich auf der Basis einer embryonalen Fehlbildung Teilkomponente einer Systemerkrankung und gehen mit anderen Fehlbildungen einher. Die wichtigsten Formen dieser an sich seltenen klinischen Syndrome sind in Tab. 9.**2** zusammengefaßt.

Glomustumor (ICD-O-8711/0)

Definition: Beim Glomustumor (= Glomangiom) handelt es sich um einen ungewöhnlichen benignen Tumor der Haut und des submukösen Bindegewebes, der sich im Gegensatz zu den Tumoren des Glomus caroticum (= Paragangliom) von *gewucherten arteriovenösen Kapillaranastomosen* herleitet.

Bei den gewucherten Tumorzellen handelt es sich ultrastrukturell um m-Myozyten (S. 436), die vermutlich von den *Perizyten* abstammen. Die Glomustumoren haben ihren Hauptsitz im Bereich der Hände und Finger (vor allem im Nagelbett) sowie im Mittelohr (= Mittelohrpolyp). Sie treten meist zwischen dem 20. und 40. Lebensjahr auf (♀ = ♂).

Morphologie: Der Glomustumor ist bläulichrot und meist einige Millimeter groß. Er besteht histologisch aus gewucherten weiten Bluträumen, die dickwandig sind und von Endothelien ausgekleidet werden. Dazwischen liegen breite Zellstränge aus polygonalen Zellen mit monomorphen Kernen und gut ausgebildetem, granulärem Zytoplasma.

Tabelle 9.**2** Generalisierte Hämangiomatosen (H.)

Syndrom	Pathologie
Sturge-Weber (enzephalotrigeminale H.)	verkalkende kapilläre und venöse Hämangiome der Leptomeninx und kavernöse Hämangiome der Gesichtshaut (meist 2. Trigeminusast) mit Glaukom
Von-Hippel-Lindau (zerebelloretinale H.)	teleangiektatische Gefäßtumoren (kapilläres Hämangioblastom) an Retina und Leptomeninx, evtl. kombiniert mit polyzystischen Organen (Lunge, Niere)
Klippel-Trenaunay	kavernöse Hämangiome (= Naevus flammeus) meist an einer Extremität mit Status varicosus, umschriebenem Riesenwuchs und arteriovenösen Fisteln und Aneurysmen
Maffucci	multiple kavernöse Hämangiome in der Subkutis und Enchondrome mit sarkomatöser Entartungstendenz
infantile Hämangiomatose der Leber	multiple, kapillär-kavernöse Hämangiome mit arteriovenösen Fisteln in Leber (Hepatomegalie), Haut und Schleimhäuten
Blue-rubber-bleb-Nävus-syndrom	multiple kavernöse Hämangiome in Subkutis und im Gastrointestinaltrakt (= Gummiblasen-Nävussyndrom)

Klinik: Der Tumor verursacht typische paroxysmale Schmerzen, die oft unerträglich stark sein können.

Hämangioperizytom (ICD-O-9150/1)

Definition: Hämangioperizytome sind seltene Gefäßtumoren mit unsicherer Dignität, die in jedem Alter, meist aber in der 4. und 5. Lebensdekade, auftreten und aus perizytenartigen Zellen bestehen.

Ihre bevorzugten Lokalisationen sind der Stamm, Retroperitoneum und untere Extremitäten.

Morphologie: Diese Gefäßtumoren sind weich und meist klein und umschrieben. Histologisch bestehen sie aus proliferierten rundlichen oder spindelförmigen uniformen Zellen, die in Gruppen nahezu radiär jeweils um eine zentrale Kapillare herum angeordnet sind und durch ein Retikulumfasernetz zusammengehalten werden (Abb. 9.**29a** u. **b**). Sie exprimieren immunhistochemisch Vimentin.

Klinik: Die *Dignität* dieser Tumoren läßt sich aufgrund der Histologie *nie mit Sicherheit* feststellen. Alle Hämangioperizytome sollten deshalb als *potentiell maligne* bezeichnet werden. Mehr als 30% der Tumoren weisen eine maligne Gangart auf. Eine unvollständige Resektion führt meist zu einem *Lokalrezidiv*. Wie beim Hämangioendotheliom sollen die Hämangioperizytome des Säuglingsalters meist gutartig sein.

Hämangioendotheliom (ICD-O-9130/1-2)

Definition: Dies ist eine inhomogene Tumorgruppe aus gewucherten a) epitheloid-dicht gruppierten Endothelien (= epitheloider Typ) oder aus spindelzelligen, um dilatierte Gefäßräume herum gruppierten Endothelien (= spindelzelliger Typ) unsicherer Dignität.

Diese Tumoren sind selten, kommen in jedem Alter vor und finden sich vornehmlich in der Haut, aber auch in Leber, Lunge und Knochen.

Morphologie: Makroskopisch handelt es sich um einen festen, langsam wachsenden Tumor, der auf der Schnittfläche rötlich und gegenüber der Umgebung schlecht abgegrenzt ist. Eine unvollständige Resektion im Gesunden führt deshalb immer zu Rezidiven (gelegentlich auch lymphonoduläre Metastasierung und/oder multifokales Wachstum!). Histologisch können die neoplastischen Endothelien infolge „embryonaler Unreife" Atypien und Mitosen aufweisen. Zur histologischen Identifizierung ist meist eine lektinhistochemische (UEA-I) und/oder immunhistochemische (CD34-, Faktor-VIII-Expression) Analyse notwendig.

Klinik: Das Tumorleiden entwickelt sich langsam. Die Prognose ist meist günstig.

Beim epitheloidzelligen Typ: 10% der Fälle entwickeln Rezidive, 30% Metastasen. Spindelzelliger Typ: Rezidive in 70% der Fälle.

Obschon die Blutgefäße im menschlichen Körper weit verbreitet sind, kommen maligne Gefäßtumoren im Gegensatz zu den benignen Hämangiomen nur sehr selten vor.

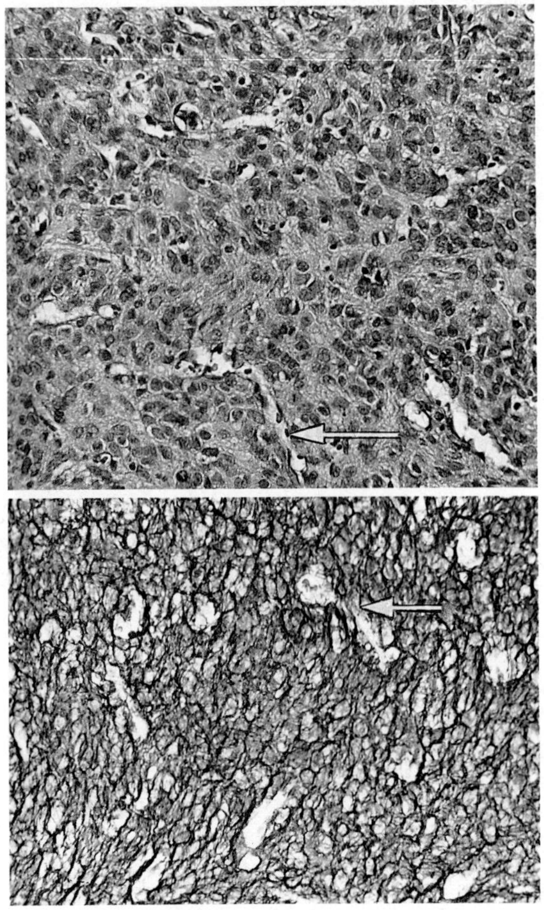
a
b

Abb. 9.**29a** u. **b** Hämangioperizytom: jede Zelle ist von versilberbaren Gitterfasern umhüllt (Pfeil markiert Gefäßspalten an identischen Schnittstellen). **a** HE, **b** Versilberung, Vergr. 1 : 200

Hämangiosarkom (ICD-O-9130/3)

Definition: Dieser Tumor stellt die *maligne Variante* der Blutgefäßtumoren dar und kann im Organismus gleichzeitig an mehreren Stellen (= multifokal) entstehen.

Er bevorzugt kein Alter und kein Geschlecht.

Pathogenese: Er läßt sich im Tierexperiment mit Dimethylhydrazin induzieren. Beim Menschen findet man diesen bösartigen Tumor a) bei Patienten nach Exposition mit dem früheren Röntgenkontrastmittel *„Thorotrast"* (vgl. Abb. 4.**20**), b) bei Arbeitern in der *Kunststoffindustrie,* die mit *Monovinylchlorid* Kontakt hatten, c) vereinzelt aber auch als späte *Bestrahlungsfolge* sowie d) in seltenen Fällen als Spätkomplikation jahrzehntelanger *Metallimplantation.*

Morphologie: Die Hämangiosarkome kommen in der Mamma, Leber, Milz, Schilddrüse und Skelettmuskulatur vor, außerdem findet man sie in der Subkutis der Haut, vor allem im Kopf- und Oberschenkelbereich. Der Tumor bildet weißlich-markige oder rötliche, gelappte Gewebsmassen mit hämor-

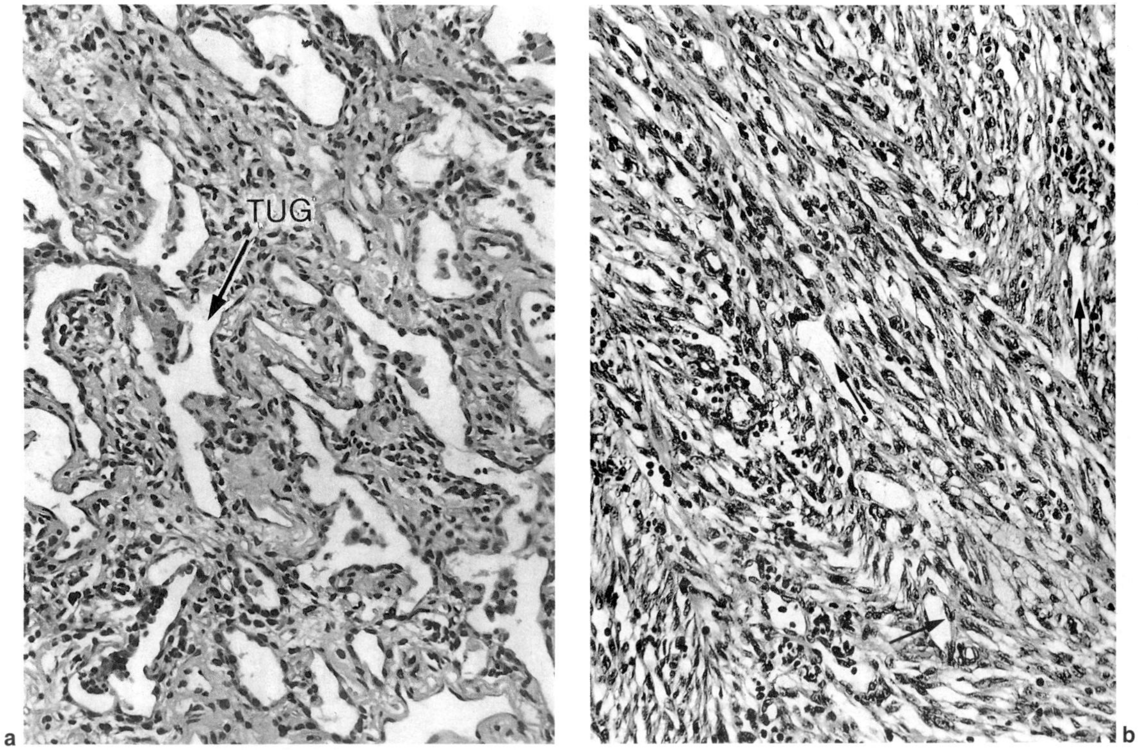

Abb. 9.**30a** u. **b** Maligne Gefäßtumoren:
a Hämangiosarkom: Der Tumor besteht aus neoplastisch gewucherten, teleangiektatischen Gefäßen (TUG), die von atypischen Endothelzellen ausgekleidet werden (HE, Vergr. 1 : 150)
b Kaposi-Sarkom: Der Tumor wird durch ein entzündliches Infiltrat durchsetzt; er setzt sich aus neoplastisch gewucherten, schlitzförmigen Gefäßspalten zusammen (Pfeile) mit Auskleidung durch spindelige Tumorendothelzellen (HE, Vergr. 1 : 150)

rhagischen Blutungsherden. Histologisch besteht er aus gewucherten Gefäßspalten, die mit atypischen Endothelzellen austapeziert sind (Abb. 9.**30 a**). Der ultrastrukturelle Nachweis von Weibel-Palade-Korpuskeln sowie der immunhistochemische Nachweis von CD34 ist diagnostisch hilfreich.

Klinik: Diese hochmalignen Tumoren haben eine schlechte Prognose. Ihre Letalität beträgt trotz optimaler Therapie (= radikale chirurgische Entfernung) 50%.

Kaposi-Sarkom (ICD-O-9140/3)

Definition: Dies ist eine neoplastische Wucherung endothelartiger Zellen, die mit der Ausbildung mehrerer Tumorherde in der Haut beginnt (= dermale Form), später in einem Teil der Fälle sich auf Schleimhäute und Lymphknoten und schließlich auch innere Organe ausdehnen kann (= generalisierte Form).

Das Kaposi-Sarkom ist in Mitteleuropa und Nordamerika eher (noch) selten und kommt in Zentralafrika im gleichen Verteilungsmuster wie das Burkitt-Lymphom vor, wo die Durchseuchung der Bevölkerung mit Epstein-Barr- und HIV-Viren besonders hoch ist (♂ : ♀ = 15 : 1).

Pathogenese: Histogenetisch leitet sich das Tumorgewebe – ultrastrukturellen und immunhistochemischen Befunden zufolge – in erster Linie von Endothelien und modifizierten glatten Muskelzellen her.

Molekularpathologisch geht sowohl den nicht HIV-induzierten Formen als auch den AIDS-assoziierten Formen (s. unten) des Kaposi-Sarkoms eine Entzündungsreaktion voraus (initiales Entzündungsinfiltrat!), die auf einer Infektion mit HHV-8 (Herpes hominum-Virus) beruht. Als Folge davon werden eine Reihe entzündlicher Zytokine wie TNF-α und IL-1 gebildet, welche die Expression des angiogenetischen Wachstumsfaktors bFGF (basischer Fibroblastenwachstumsfaktor) durch die Endothelzellen in die Wege leiten, so daß diese sich selbst dauernd zur Proliferation zwingen. Damit aber die Endothelzellen wachsen können, brauchen sie nicht nur ein Proliferationssignal durch einen angiogenetischen Faktor wie bFGF, sondern auch ein topologisches Orientierungssignal seitens der Extrazellulärmatrix wie Fibronektin, durch das die Endothelzellen spindelförmig werden. Das tat-Protein der HIV-1-Viren imitiert diesen Fibronektineffekt und bringt auch die Endothelzellen dazu, bestimmte Integrine zu exprimieren, welche als tat-Rezeptoren fungieren. Dadurch wird die Wirkung des tat-Proteins prolongiert. Außerdem bewirkt das tat-Protein auch noch die Bildung einer Kollagenase, welche zur Basalmembranauflösung geeignet ist. Nun können die Endothelzellen wuchern, wandern und infiltrativ ins Gewebe hineinwachsen. Dies erklärt, weshalb die AIDS-Variante des Kaposi-Sarkoms besonders aggressiv wächst und eine schlechte Prognose hat.

Histologisch erinnern die frühen Hautläsionen an ein Granulationsgewebe. Später kommen noch dünnwandige Gefäßwucherungen ähnlich einem kapillären Hämangiom hinzu. Mit der Zeit beginnen spindelförmige Zellen in Nähe der Endothelien zu wuchern und bilden ein Spindelzellstroma, das anfänglich fibroblastenähnlich, später anaplastisch ist. Dieses Stroma bildet schlitzförmige Spalten mit Erythrozyten darin, aber auch als Extravasate (Abb. 9.**30b**) darum, was später als Hämosiderinablagerung imponiert. Es verdrängt das anfängliche Leukozyteninfiltrat aus Lymphozyten (T-Helferzellen) und Histiozyten. Damit verschlechtert sich auch die Prognose.

Klinik: Das Kaposi-Sarkom kommt klinisch in folgenden Formen vor:

1. *Chronische (klassische) Form:* Keine HIV-Assoziation. Bevorzugung von Männern in der 6. Lebensdekade aus Polen, Rußland, Italien und Zentralafrika. Assoziiert mit malignen Lymphomen, Leukämien oder mit alteriertem Immunstatus. Protrahierter Verlauf, oft über Jahre; mehr lokal aggressives Wachstum. Beginn mit multiplen rötlichen bis braunschwarzen Hautflecken vor allem im Unterschenkel- und Fußbereich mit spontaner Regressionsneigung. Mit der Zeit breiten sich die Herde über den ganzen Körper aus und können geschwürig zerfallen. Nach Jahren Übergreifen der Tumorkrankheit auf Lymphknoten und innere Organe.

2. *Lymphadenopathische Form:* (Vermutlich) keine HIV-Assoziation. Bevorzugung von Kindern Zentralafrikas. Hier dominiert der primäre Lymphknotenbefall ohne Haut-, aber mit Organbeteiligung. Rascher, fataler und generalisierender Verlauf.

3. *Transplantationsassoziierte Form:* Tritt gelegentlich als Ausdruck einer defekten zellulären Immunität bei Transplantatempfängern (vor allem mediterrane Juden) meist in generalisierter viszeraler Form auf.

4. *AIDS-Form:* HIV-assoziiert. Etwa 30% der AIDS-Patienten entwickeln ein Kaposi-Sarkom. Beginn mit klassischer Hautmanifestation, zusätzlich bei der Hälfte der Patienten eine Lymphknoten- und bei einem Drittel Organbeteiligung.

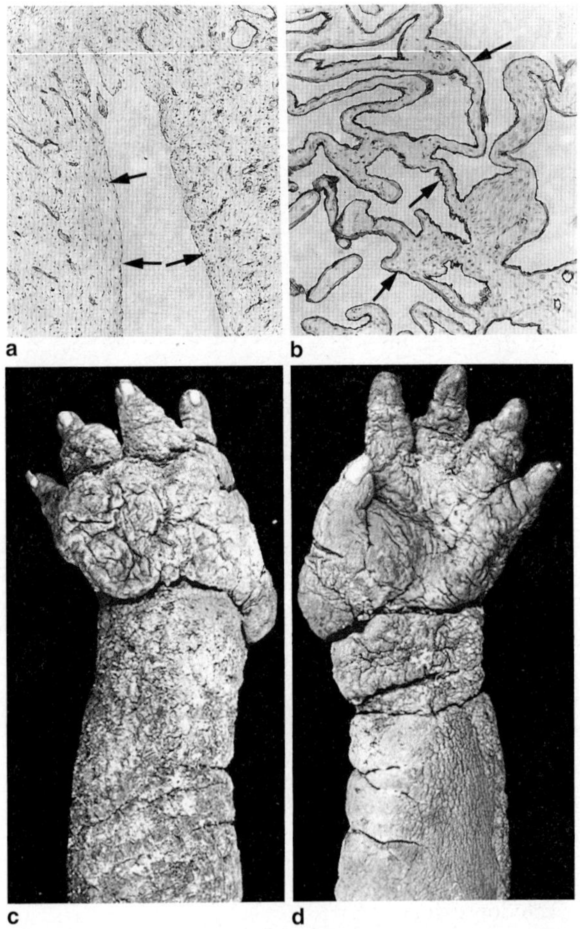

Abb. 9.**31a–d** Lymphgefäßtumoren:
a Zystisches Lymphangiom ohne CD34-Expression der Tumorendothelien (Pfeile) im Gegensatz zu den Endothelien der nichtneoplastischen Stromakapillaren (Original: Köhler; Vergr. 1 : 150)
b Kavernöses Hämangiom mit deutlicher CD34-Expression (Pfeile) der neoplastischen Endothelien (Original: Köhler, Vergr. 1 : 150)
c u. **d** Lymphangiosarkom im Unterarmbereich auf dem Boden eines chronischen Lymphödems im Anschluß an radikale Mastektomie wegen eines Mammakarzinoms (= Stewart-Treves-Syndrom) (Original: Doerr)

Lymphgefäßtumoren

Lymphangiome (ICD-O-9170/0)

Definition: Gutartige Tumoren der Lymphgefäße. Da sie sich meist bereits im Kindesalter manifestieren, werden sie mit ontogenetischen Läsionen in Verbindung gebracht. Vorkommen meist im Kopf-Hals-Bereich, selten auch intraabdominal.

Morphologie: Die Lymphangiome werden ähnlich wie die Hämangiome unterteilt in:

- *kapilläre Lymphangiome* (ICD-O-9171/0),
- *kavernöse Lymphangiome* (ICD-O-9172/0),
- *zystische Lymphangiome* (ICD-O-9173/0).

Letzteres wird auch als „zystisches Hygrom" bezeichnet und ist eine Variante des kavernösen Lymphangioms. Die Histologie teilen sich die Lymphangiome mit den Hämangiomen, außer daß sie keine Erythrozyten enthalten. Immunhistochemie: Die Lymphangiome unterscheiden sich von Hämangiomen dadurch, daß die Endothelien, welche bei ihnen die gewucherten Gefäßräume auskleiden, kein CD34 exprimieren (Abb. 9.**31a** u. **b**).

Lymphangiosarkome (ICD-O-9170/3)

Definition und Pathogenese: Traditionsgemäß sind diese malignen Tumoren definiert als vaskuläre Sarkome auf dem Boden eines chronischen Lymphödems (S. 432). Meist handelt es sich dabei um ein postoperatives Lymphödem vor allem nach radikaler Mastektomie wegen eines Mammakarzinoms (= Stewart-Treves-Syndrom). Diese Tumoren breiten sich rasch lokal und systemisch aus (Abb. 9.**31c** u. **d**) und bestehen histologisch aus neoplastisch gewucherten, teleangiektatischen Gefäßen, die durch atypische, CD34-negative Endothelien ausgekleidet werden.

Literatur: S. 463.

Herzfehlbildungen

H. Müntefering und U.-N. Riede

Anatomisch gesehen besteht das Herz (Abb. 9.**32**) aus drei funktionell voneinander verschiedenen Gewebsschichten: dem Endokard als Herzinnenhaut einschließlich Klappenapparat, dem Myokard als Motor und dem aus Epi- und Perikard bestehenden Herzbeutel als Verschiebehülle und Überdehnungsbremse. All diese Gewebsschichten können isoliert erkranken. Da die angeborenen Herzfehler zwar **ontogenetische Läsionen** des Herzens darstellen, aber meist alle Herzwandschichten betreffen, werden sie im folgenden Abschnitt gesondert besprochen.

Die endgültige Morphologie eines angeborenen Herzfehlers stellt ein Adaptationsmuster des Herzens an die fehlerhafte Hämodynamik dar, wie sie sich aus der Störung der normalen Herzentwicklung ergibt. Diese können auf Genmutationen, Chromosomenaberrationen und/oder exogene Noxen zurückgehen, wobei als letztere alle teratogene Schädlichkeiten in Betracht kommen. Obschon jedes 100. Kind mit einem Herzfehler geboren wird, verteilen sich etwa 85% aller Herzfehler auf folgende Fehlbildungsformen:

- *Vorhof- und Ventrikelseptumdefekte:* mit hämodynamischer Verbindung der beiden Vorhöfe oder der beiden Herzkammern;
- *offener Ductus arteriosus:* mit fetaler Gefäßverbindung zwischen Truncus oder linker Arteria pulmonalis und Aorta;
- *Transposition der großen Gefäße:* in Form einer vertauschten Lagebeziehung der A. pulmonalis und Aorta zur Ventrikelebene;
- *Aortenisthmusstenose:* mit isolierter Aortenenge in unmittelbarer Nähe des Ductus arteriosus;
- *proximale Aorten- und Pulmonalisstenose:* mit isolierter Stenose im Abgangsbereich von Aorta und Truncus pulmonalis;
- *Fallot-Tetralogie:* mit Pulmonalisstenose, Ventrikelseptumdefekt, nach rechts überreitender Aorta und rechtsventrikulärer Hypertrophie.

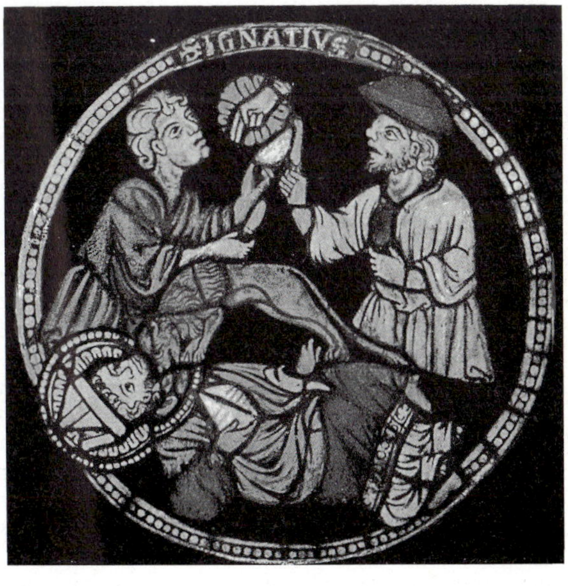

Abb. 9.**32** Herzobduktion:
Früheste mittelalterliche Darstellung einer Obduktion mit Herzuntersuchung aus dem Märtyrerfenster des Freiburger Münsters (13. Jahrhundert). Dargestellt ist der heilige Ignatius von Antiochia, der, „ad bestias" verurteilt, von einem Löwen getötet wurde. Da er zu Lebzeiten von sich sagte, er trüge seinen Gott in seinem Herzen, öffneten die Heiden seinen Thorax, entnahmen das Herz und schnitten es auf, um zu sehen, ob das wahr sei

Allgemeine Definition: Fehlbildungen des Herzens (= Vitia cordis congenita) und der herznahen Gefäße sind angeborene, makroskopisch sichtbare Abweichungen von der normalen Struktur des Herzens und der großen Gefäße, die aktuell oder potentiell klinisch relevant sind.

Die Ursachen eines Herzfehlers sind im Einzelfall selten zu eruieren. Grundsätzlich trifft auch für das Herz zu, was über die Fehlbildungen allgemein gesagt wurde (s. Kapitel 6): Etwa 10% der Fehlbildungen sind auf einfach mendelnde Erbfaktoren, 10% auf rein exogene Noxen, 20% auf Chromosomenaberrationen und etwa 60% auf das Zusammenspiel genetischer und peristatischer Faktoren zurückzuführen.

Sämtliche als sicher teratogen bekannten exogenen Noxen können auch das Herz treffen (z. B. Röteln, Thalidomid).

Herzentwicklung und ihre Bedeutung für die Entstehung von Fehlbildungen: Da sich fast über die gesamte Zeitspanne der Embryogenesephase hin mehr oder weniger große Anteile des Herzens in stürmischer Entwicklung befinden, ist die Anfälligkeit dieses Organs für teratogene Effekte relativ groß.

Eine hohe Inzidenz und ein besonders großer Formenreichtum der Fehlbildungen sind die Folge. Aus der Kenntnis der bisher wissenschaftlich gesicherten Teilschritte der normalen Herzentwicklung wird die Entstehung der Fehlbildungen der entsprechenden Region relativ leicht verständlich. Im folgenden Abschnitt werden den Darstellungen der wichtigsten Herzfehler deshalb die jeweils bedeutsamen embryonalen Daten vorangestellt. Doch ist die Orthogenese heute noch nicht für alle Regionen des Herzens gesichert. Trotz der nun schon 200 Jahre währenden und in der letzten Zeit durch Anwendung neuer Techniken wieder sehr belebten Forschung auf diesem Gebiet finden sich in der Literatur widerstreitende Auffassungen und Hypothesen, insbesondere über die Entstehung des Ausflußtraktes des embryonalen Herzens. Die vor allem in der deutschen Literatur akzeptierte Theorie von der vektoriellen Bulbusdrehung (Dörr, Görttler) wird heute ebenso wie die allgemein bekannte Theorie von der Resorption des Konus wieder in Zweifel gezogen. Zwar ist eine fehlerhafte Expression des Hox-Codes (S. 310), der für die Morphogenese der konotrunkalen Herzregion zuständig ist, gesichert, gleichwohl bestehen Unklarheiten über die Entstehung von Fehlbildungen der Bulbus- und Konusderivate, insbesondere der kompletten Transposition der großen Gefäße (vgl. S. 475). Diese Fehlbildung ist insofern ein ganz besonderes Phänomen, als sie bisher experimentell nicht durch exogene Noxen, sondern *nur* in verschiedenen *genetischen* Tiermodellen erzeugt werden konnte. Ihre formale Pathogenese bedarf deshalb noch der Klärung. Doch ist das eine Ausnahme von der Regel; denn die Pathogenese der Mehrzahl der Fehlbildungen des Herzens läßt sich sehr wohl aus Störungen der orthologen Entwicklung des Herzens ableiten, so daß die Kenntnis derselben unerläßlich für das Verständnis der Morphogenese der Fehlbildungen ist. Darüber hinaus muß man aber wissen, daß zu der Entstehung der endgültigen Form eines Herzfehlers außer der primären Alteration noch hämodynamische Einflüsse sowie adaptative und kompensatorische Reaktionen seitens des Herzens selbst beitragen.

Formale Pathogenese der wichtigsten Herzfehlbildungen

Die Beschäftigung mit einem speziellen Herzfehler beginnt – auch in der Klinik – jeweils mit der Analyse der anatomischen Struktur, der dann zwangsläufig die gedankliche Eingliederung in den organogenetischen Differenzierungsprozeß folgt.

Die in Tab. 9.**3** gegebene Übersicht über die Fehlbildungen folgt deshalb einer Klassifizierung nach anatomischen Gesichtspunkten. Doch haben auch andere Klassifikationen, z. B. nach klinischen Gesichtspunkten oder organogenetischen Prinzipien durchaus Vorteile. Einer der wichtigsten Vorzüge der hier angewendeten anatomischen Klassifizierung besteht darin, daß sich auch die kompliziertesten Fehlerkombinationen zwanglos einordnen lassen.

Etwa 1% aller Kinder – nicht lebensfähige eingeschlossen – werden mit einem Herzfehler geboren. Trotz dieser hohen Inzidenz und trotz einer enormen Zahl möglicher Fehlbildungsformen stellt eine relativ kleine Gruppe von nur 7 Formen den weitaus größten Anteil, nämlich 84% aller Herzfehler, dar. Für die tägliche Praxis genügen deshalb detaillierte Kenntnisse dieser im folgenden ausführlicher dargestellten Gruppe von Herzfehlern.

Vorhofseptumdefekte

Orthologe Embryologie: In der 5. Entwicklungswoche wächst zwischen rechtem und linkem Anteil des ursprünglich gemeinsamen Vorhofes eine erste Scheidewand, das Septum primum, von hinten oben nach unten, engt so die noch offene Verbindung zwischen den Vorhöfen – das Foramen primum – immer weiter ein und verschließt auch die distalen Abschnitte desselben am Ende vollständig durch Vereinigung mit den Endokardkissen der Kammerscheidewand (vgl. Tab. 9.**3**).

Doch noch bevor dieser Verschluß des Foramen primum abgeschlossen ist, reißt eine Öffnung im oberen Anteil des Septum primum – das Foramen secundum – ein. In der 6. Entwicklungswoche wächst nun rechts vom Septum primum eine zweite Scheidewand, das Septum secundum, ein Stück weit vor, so daß es das Foramen secundum gerade eben kulissenförmig deckt, eine von rechts nach links gerichtete Durchströmung aber noch möglich ist. Der von Septum primum und Septum secundum gebildete Kanal ist das *Foramen ovale.*

Wenn nach der Geburt die Lungen entfaltet und durchströmt werden, entsteht ein Druckgefälle vom linken zum rechten Vorhof. Dadurch wird der als *Valvula* bezeichnete obere Abschnitt des Septum primum an das festere Septum secundum angelegt und verwächst in der Regel mit diesem.

Tabelle 9.**3** Klassifikation der kongenitalen Herzfehler nach anatomischen Gesichtspunkten

Fundamentale Form- und Massenfehler

1. Akardie/Hemiakardie

Form- und Stellungsfehler des ganzen Herzens

1. Ectopia cordis
2. Situs inversus
3. Situs ambiguus (Ivemark)

Form- und Stellungsfehler der Trennwände

Grobe Fehler

1. Cor biloculare und Truncus arteriosus communis
2. Cor triloculare
   a) biventriculare
   b) biatriatum
3. Truncus arteriosus communis (verus) (Abb. 9.**33**)

Partielle Fehler

1. AV-Kanal
   a) komplett
   b) inkomplett
2. Vorhofseptumdefekte
   a) Ostium-primum-Defekt
   b) Ostium-secundum-Defekt
   c) offenes Foramen ovale
3. Ventrikelseptumfekte
   a) Pars-membranacea-Defekt
   b) Pars-muscularis-Defekt
4. Unvollständige Trennung von Aorta und A. pulmonalis
   a) aortopulmonale Fistel
   b) (funktionell:) Offenbleiben des Ductus arteriosus

Lageanomalien der arteriellen Ostien an der Herzbasis

1. Transposition der großen Arterien
2. Komplette Dextroposition der Aorta (Double outlet right ventricle)
3. Reitende Aorta
   a) bei Eisenmenger-Komplex
   b) bei Fallot-Tetra- bzw. -Pentalogie

Atresien und Stenosen der großen Arterien

1. Aortenatresie bei hypoplastischem Linksherzkomplex
2. Aortenatresie bei Pseudotruncus pulmonalis
3. Aortenstenosen proximal
   a) Konus (subvalvulär)
   b) Ostium (valvulär)
   c) supravalvulär
4. Aortenisthmusstenosen
   a) infantiler Typ (mit offenem Ductus arteriosus)
   b) Erwachsenentyp (mit geschlossenem Ductus arteriosus)
5. Pulmonalarterienatresie bei Pseudotruncus aortalis
   a) Infundibulum (infravalvulär)
   b) Ostium (valvulär)
   c) supravalvulär

Anomalien der Segelklappen

1. Trikuspidalklappe
   a) Atresie bzw. Stenose
   b) Dysplasie (Ebstein)
2. Mitralklappe
   a) Atresie bzw. Stenose

Fehlmündungen der großen Venen

1. Persistenz der linken oberen Hohlvene
2. Transposition der Lungenvenen

Anomalien der Koronararterien

1. Ursprung einer Koronararterie aus dem Truncus pulmonalis (S. 485)
2. Koronare AV-Fistel

Die atrialen Septumdefekte (ASD) machen etwa 10% aller angeborenen Herzfehler aus.
Zu ihnen gehören:

- Offenes Foramen ovale,
- Septum-(Ostium-)secundum-Defekt,
- Ostium-primum-Defekt.

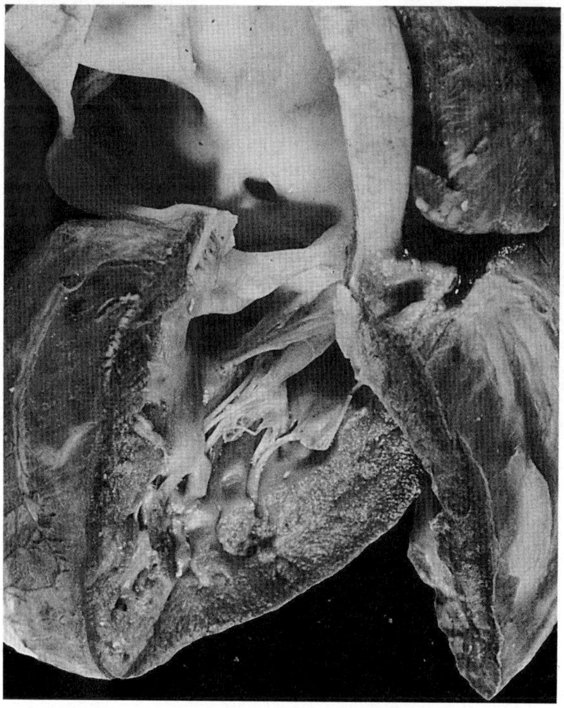

Abb. 9.**33** Truncus arteriosus communis verus: Blick von rechts auf das Ventrikelseptum mit hochsitzendem Ventrikelseptumdefekt

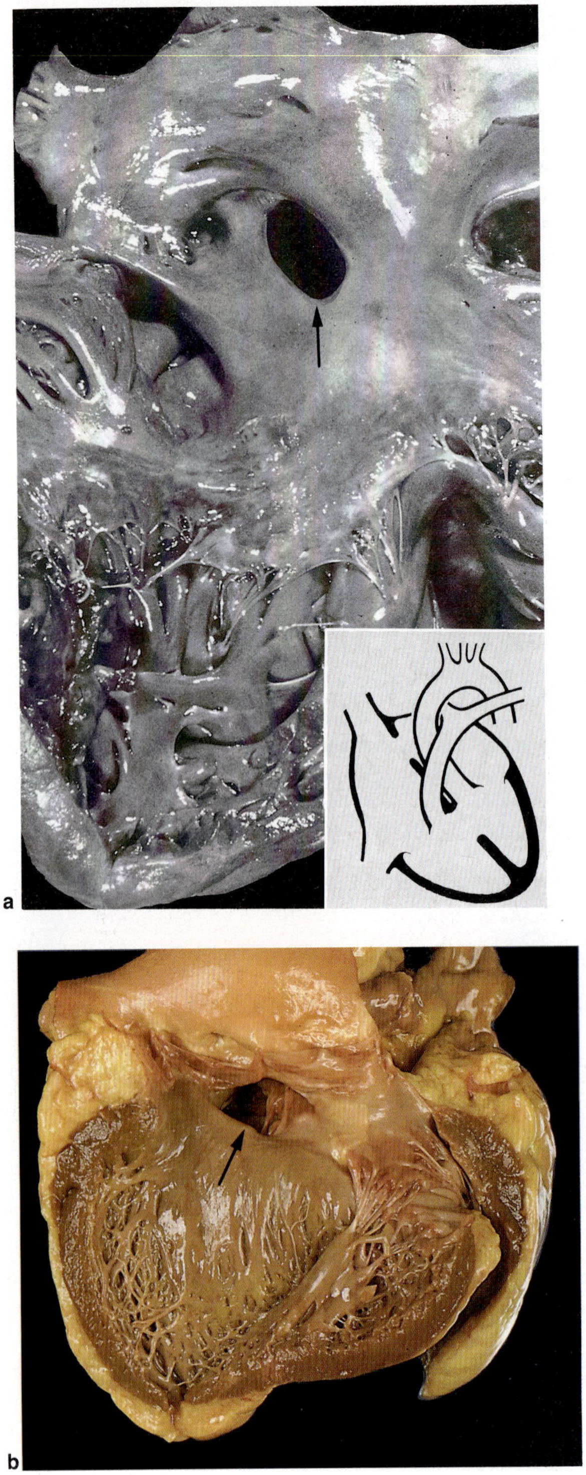

a

b

Abb. 9.**34a** u. **b** Vorhof-Ventrikelseptumdefekte: **a** Septum-secundum-Defekt (Pfeil) (46jährige Frau), **b** Ventrikelseptumdefekt (Pfeil) (1jähriger Knabe; Original: Böhm)

1. Offenes Foramen ovale

Definition: Ein offen gebliebenes Foramen ovale ist kein Vorhofseptumdefekt im eigentlichen Sinne, sondern eine hämodynamische, klappenventilartige Lücke im Vorhofseptum.

Pathogenese: Bis zur 4. Lebenswoche bleibt das Foramen ovale in der Regel offen. In ungefähr 25% der Fälle ist es auch im Erwachsenenalter anatomisch noch offen, funktionell, bedingt durch den höheren Druck im linken Vorhof, aber geschlossen. Nur wenn wieder – wie beim fetalen Kreislauf – ein höherer Druck im rechten Vorhof herrscht, z. B. nach einer Lungenarterienembolie, öffnet sich das Foramen ovale. Mit dem dann eintretenden Rechts-links-Shunt kann es dabei auch einmal zur paradoxen Lungenembolie (vgl. S. 422) kommen.

2. Septum-(Ostium-)secundum-Defekt

Definition: Der Septum- oder besser Ostium-secundum-Defekt (= ASD II) besteht aus *einer oder mehreren Öffnungen in der Region der Fossa ovalis.* Er wird deshalb auch *Fossa-ovalis-Defekt* genannt.

Die größten Defekte umfassen die gesamte Fossa ovalis und sind, da diese Region normalerweise unterschiedlich ausgedehnt sein kann, sehr variabel in der Größe. Grundsätzlich ist der Defekt allseits von septalem Gewebe umschlossen (Abb. 9.**34a** u. **b**).

Formale Pathogenese: Wenn der physiologische Einriß im oberen Anteil des Septum primum, der normalerweise zur Ausbildung des Ostium secundum führt, an falscher Stelle erfolgt oder zu groß ist, kann er von dem Septum secundum nicht oder nicht vollständig gedeckt werden. Eine Persistenz des (fehlerhaften) Ostium secundum ist die Folge. Es handelt sich also nicht um ein defektes Septum secundum, sondern um einen Defekt nach Art des Ostium secundum im Septum primum. Der experimentelle Beweis für diese Hypothese steht allerdings bis heute noch aus.

Funktionelle Pathogenese: Postnatal steigt infolge der vermehrten Lungendurchströmung der Druck im linken Vorhof an. Je nach Größe des Vorhofseptumdefektes kommt es dann zum *Links-rechts-Shunt* mit Volumenbelastung des rechten Herzens. Eine Hypertrophie des rechten Ventrikels und eine pulmonale Hypertonie sind die weiteren Folgen. Mit zunehmender Hypertrophie des rechten Ventrikels und zunehmendem Strömungswiderstand in den Lungen, kann es in fortgeschrittenen Stadien sekundär auch zu einer *Shuntumkehr* mit Fehlströmung des Blutes von rechts nach links und konsekutiver *Zyanose* kommen *(Eisenmenger-Reaktion).*

Prognose: Die operative Korrektur zwischen dem 5. und 10. Lebensjahr ist die Therapie der Wahl. Ohne Behandlung überleben die Patienten mit großem Ostium-secundum-Defekt – bedingt durch die pulmonale Hypertonie und damit verbundene häufige pulmonale Infektionen – in der Regel nicht das 40. Lebensjahr.

Tabelle 9.**4** Formale Pathogenese von Septum-primum-Defekt (ASD I) und AV-Kanal

Pathogenese	Resultierender Defekt	Anatomische Details
isolierte Wachstumsstörung des Septum interatriale primum	isolierter Septum-primum-Defekt (ASD I)	basale Begrenzung des Defektes durch AV-Klappen
Grad I: Wachstumsstörung des Septum interatriale primum, zusätzlich Endokardkissendefekt	partiell persistierender Canalis atrioventricularis	ASD I + basale Spaltung im septalen Trikuspidalsegel (selten) oder im aortalen Mitralsegel (häufig), intaktes Ventrikelseptum
Grad II: Wachstumsstörung des Septum interatriale primum und Endokardkissendefekt	inkomplett persistierender Canalis atrioventricularis	großer ASD I; Spaltung beider AV-Klappenringe, jedoch Zweiteilung des gemeinsamen AV-Ostiums durch anterior-posteriore Gewebsbrücke; intaktes Ventrikelseptum
Grad III: Wachstumsstörung des Septum interatriale primum und Endokardkissendefekt	komplett persistierender Canalis atrioventricularis	großer ASD I + gemeinsame AV-Klappe ohne septale Segel + Defekt des oberen Ventrikelseptums

3. Ostium-primum-Defekt

Definition: Beim isolierten Ostium- bzw. Septum-primum-Defekt (= ASD I) *fehlt der unmittelbar über der Atrioventrikular-(AV-)Klappenebene gelegene Anteil des Vorhofseptums.* Oberhalb davon ist das Foramen ovale in der Regel erhalten, kann aber bereits pränatal geschlossen sein.

Formale Pathogenese: Die isolierte Form des ASD I, bei der Mitral- und Trikuspidalklappe und auch das Ventrikelseptum intakt sind, kommt zwar nur ganz selten vor, beweist aber, daß die zur Defektbildung führende Störung allein das Wachstum des Septums (ohne Beteiligung der Endokardkissen) betreffen kann. In der Mehrzahl der Fälle ist die Wachstumsstörung des Septums allerdings kombiniert mit einer mangelhaften bzw. fehlenden Vereinigung der Endokardkissen der AV-Region.

Je nach Schweregrad derselben findet sich dann ein partiell, inkomplett oder komplett *persistierender Canalis atrioventricularis* (Tab. 9.**4** und Abb. 9.**35**).

Funktionelle Pathogenese: Beim isolierten Septum-primum-Defekt entsprechen die hämodynamischen Störungen denen beim Ostium-secundum-Defekt.

Bei den wesentlich häufigeren Kombinationen der ASD I mit Endokardkissendefekten (Tab. 9.**3**) kommen – abhängig vom Grad der Schädigung – zu dem Links-rechts-Shunt auf Vorhofebene noch eine Insuffizienz der Mitralklappe und/oder der Trikuspidalklappe sowie ein Links-rechts-Shunt auf Ventrikelebene hinzu.

Prognose: Nur beim isolierten ASD I ist die Prognose ähnlich günstig wie beim ASD II. Bei Kombinationen mit Endokardkissendefekten sind die Überlebenschancen aber limitiert. Ein kompletter AV-Kanal führt meistens schon vor dem 10. Lebensjahr zum Tode. Patienten mit einem inkompletten AV-Kanal oder einem ASD I mit Mitralklappeninsuffizienz haben eine Lebenserwartung von 20 Jahren.

Komplikationen:

1. *Hypertone pulmonale Vaskulopathie* (S. 616).
2. *Pulmonale Infekte* infolge Vorschädigung durch pulmonalen Hochdruck.
3. *Rezidivierende, bakterielle Endokarditis.*

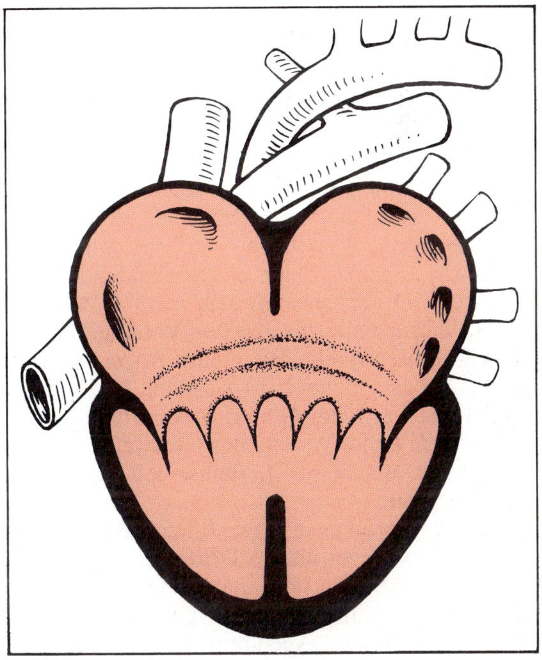

Abb. 9.**35** Septum-primum-Defekt und komplett persistierender Atrioventrikularkanal (vgl. Tab. 9.**4**)

Ventrikelseptumdefekte

Orthologe Embryologie: Vor der 6. Entwicklungswoche entsteht zwischen dem rechten und dem linken Kammeranteil eine muskuläre Scheidewand, das Septum interventriculare, durch *appositionelles Wachstum der mittleren Wandabschnitte.* Sie ist somit aus morphogenetisch unterschiedlichen Komponenten zusammengefügt. Zunächst bleibt zwischen ihrem oberen Rand und den beiden Endokardkissen, die durch ihre Vereinigung den AV-Kanal ebenfalls in einen linken und einen rechten Anteil trennen, noch eine Verbindung zwischen beiden Kammern, das Foramen interventriculare, offen. Der Verschluß erfolgt in der 8. Entwicklungswoche. Dabei entsteht der membranöse Teil des Ventrikelseptums.

Definition und Morphologie: Bei weitem am häufigsten sind die hochsitzenden, subaortal gelegenen Defekte im Bereich der Pars membranacea. Wegen der Nachbarschaft zum His-Bündel, dessen linker und rechter Schenkel jeweils an den Rand des Defektes verlagert ist, besteht hier bei operativen Korrekturen Verletzungsgefahr für das Reizleitungssystem. Die im muskulären Septum gelegenen, allseits von Muskulatur umschlossenen Defekte sind in der Regel kleiner als die hochsitzenden, kommen aber nicht selten multipel vor (Abb. 9.**34a** u. **b**). Die Ventrikelseptumdefekte machen etwa 30% der angeborenen Herzfehler aus.

Formale Pathogenese: Durch mangelhaftes Wachstum und/oder Ausbleiben der Vereinigung der verschiedenen Komponenten, aus denen sich das Ventrikelseptum zusammensetzt, kann es in allen Bereichen desselben zu Defekten variabler Größe kommen.

Funktionelle Pathogenese: In der Regel besteht hämodynamisch ein *Links-rechts-Shunt*. Das in erster Linie von der Größe und nicht von der Lage des Defektes abhängige Shuntvolumen entscheidet über das Ausmaß der zusätzlichen Volumenbelastung des rechten Ventrikels. Der Strömungswiderstand im Lungenkreislauf ist entscheidend für eine zusätzliche Druckbelastung des rechten Ventrikels und das Ausmaß der zusätzlichen Volumenbelastung des linken Ventrikels. Bei einem *Roger-Defekt* (= Morbus Roger) handelt es sich um einen kleinen Defekt des Ventrikelseptums in variabler Position, der zwar ein lautes systolisches Geräusch verursacht („viel Lärm um nichts"), funktionell aber bedeutungslos bleibt.

Kleine Defekte bis etwa 0,5 cm, deren Durchmesser also weniger als ein Drittel des Aortenklappendurchmessers beträgt, haben nur eine leichte Steigerung der Lungendurchströmung (etwa um den Faktor 2) zur Folge. Auch mittelgroße Defekte von 1–1,5 cm Durchmesser führen nur in der Systole zu einem nennenswerten Shuntvolumen. Da dieses sogleich in den Lungenkreislauf ausgeworfen wird, ist die Volumenbelastung des rechten Herzens nur gering, die Lungendurchströmung ist allerdings schon auf das Zwei- bis Vierfache gesteigert.

Erst bei großen Defekten ab 2 cm besteht auch schon in der Diastole ein Druckausgleich zwischen beiden Ventrikeln. Eine erhebliche Volumenbelastung des rechten Ventrikels mit konsekutiver *pulmonaler Hypertonie* ist die Folge. Durch die vermehrte Lungendurchströmung kommt es schließlich auch zur Volumenbelastung des linken Vorhofes und des linken Ventrikels.

Prognose: Ohne operative Behandlung sterben die Kinder mit großem Ventrikelseptumdefekt in der Regel innerhalb des 1. Lebensjahres. Limitierend ist vor allem die Lungenschädigung, die ihrerseits pulmonale Infektionen begünstigt.

Bei kleinen Defekten ist die Prognose günstig. Ein Teil dieser Defekte schließt sich sogar spontan durch reaktive Veränderungen des Endokards. Auch mittelgroße Defekte im Septum membranaceum können durch Verwachsung der Defektränder mit dem septalen Segel der Trikuspidalklappe spontan verschlossen werden.

Offener Ductus arteriosus Botalli

Orthologe Embryologie: Im fetalen Kreislauf fließen über diese Verbindung zwei Drittel des vom rechten Ventrikel geförderten Blutes unter Umgehung der Lungen direkt in die Aorta. Unter normalen Bedingungen ist der Ductus bereits 15 bis 20 Stunden nach der Geburt funktionell verschlossen. Der anatomische Verschluß der Lichtung vollzieht sich durch Obliteration innerhalb von 2 bis 10 Wochen.

Definition: Ein offengebliebener Ductus arteriosus ist eine über die Neugeborenenperiode hinaus funktionierende fetale Gefäßverbindung zwischen Truncus oder linker A. pulmonalis und der Aorta.

Diese Läsion macht etwa 5% aller angeborenen Herzfehler aus. Sie kommt in etwa 5–10% der Fälle zusammen mit anderen Herzvitien, aber auch mit anderen extrakardialen Fehlbildungen vor.

Pathogenese: Über die kausale Pathogenese der Duktuspersistenz ist nichts Definitives bekannt. Frühgeborene (mit Hypoxieschäden?) und Kinder mit Rötelnembryopathie sind häufig betroffen.

Tierexperimente haben gezeigt, daß die Konstriktion pharmakologisch durch Prostaglandine und deren Inhibitoren manipulierbar ist und daß mit lokaler Applikation von Sauerstoff, Acetylcholin oder Noradrenalin Konstriktion erzielt werden kann, *aber in eindeutiger Abhängigkeit von einer genetisch festgelegten Disposition.*

Bei offenem Ductus arteriosus liegt hämodynamisch ein *Links-rechts-Shunt* vor, der mit einer vermehrten Lungendurchströmung und erhöhter Volumenbelastung des linken Ventrikels verbunden ist. Nach Ausbildung einer (hyperkinetischen) pulmonalen Hypertonie (S. 399) kommt auch eine vermehrte Druckarbeit des rechten Ventrikels hinzu.

Morphologie: Einen Ductus arteriosus persistens kann man *pathologisch-anatomisch* nur diagnostizieren, wenn er 1 bis 2 Wochen nach der Geburt noch eine weit klaffende Lichtung aufweist oder wenn die Obliteration über den 3. Lebensmonat hinaus ausgeblieben ist. Länge und Kaliber des Ductus variieren dabei von Fall zu Fall erheblich. Makroskopisch ist die Intima des Ductus persistens im Gegensatz zur geriffelten oder faltigen Intima des Duktus des Neugeborenen glatt. *Histologisch* fehlt die Nekrose der inneren Wandschichten, die bei der formalen Genese des physiologischen Verschlusses Wegbereiter der Obliteration ist.

Klinik: Bei *Shuntumkehr* infolge Steigerung des Pulmonalarteriendruckes mit Einstrom des venösen Blutes in die Aorta descendens stellt sich zusätzlich eine *Zyanose* ein. Diese ist an den unteren Extremitäten, zuweilen auch an der linken Hand stärker ausgeprägt als im Bereich des Kopfes und der rechten Hand; denn die linke A. subclavia geht unmittelbar oberhalb der Duktusmündung ab und kann aus dieser ungesättigtes Blut erhalten.

Komplikationen:

1. *Bakterielle Endocarditis* valvularis (recht häufig!).
2. *Endarteriitis des Truncus pulmonalis* (seltener): Sie kommt dadurch zustande, daß aus der Duktusmündung ein „Preßstrahl" von Blut auf die Trunkusgefäßwand auftrifft und die Intima lädiert (= Jet-Läsion).
3. *Aneurysma der Duktuswandung* (selten): Dieses kann platzen oder zum Ausgangspunkt von Thromboembolien werden.

Transposition der großen Gefäße

Definition: Unter dem Begriff der Transposition der großen Gefäße wird eine Gruppe von Fehlbildungen zusammengefaßt, die sich durch eine Vertauschung der Lagebeziehung der A. pulmonalis und der Aorta zur Ventrikelebene auszeichnet. Sie machen etwa 5% aller angeborenen Herzfehler aus.

1. Typische komplette einfache Transposition

Morphologie: Dabei entspringt die Aorta ascendens aus dem rechten Ventrikel und liegt rechts ventral vom Truncus pulmonalis; dieser entspringt aus dem linken Ventrikel und liegt dorsal von der Aorta. Beide AV-Klappen sind offen und entsprechen in Lage und Struktur der Norm. Der muskuläre Konus, der normalerweise unterhalb des Truncus pulmonalis liegt, das gesamte Pulmonalisostium umschließt und einen muskulären Trennwall zwischen der Pulmonalklappe und der Trikuspidalklappe bildet, liegt jetzt subaortal. Anstelle der Aortenklappe grenzt jetzt die Pulmonalklappe unmittelbar an den Anulus fibrosus der Mitralklappe an.

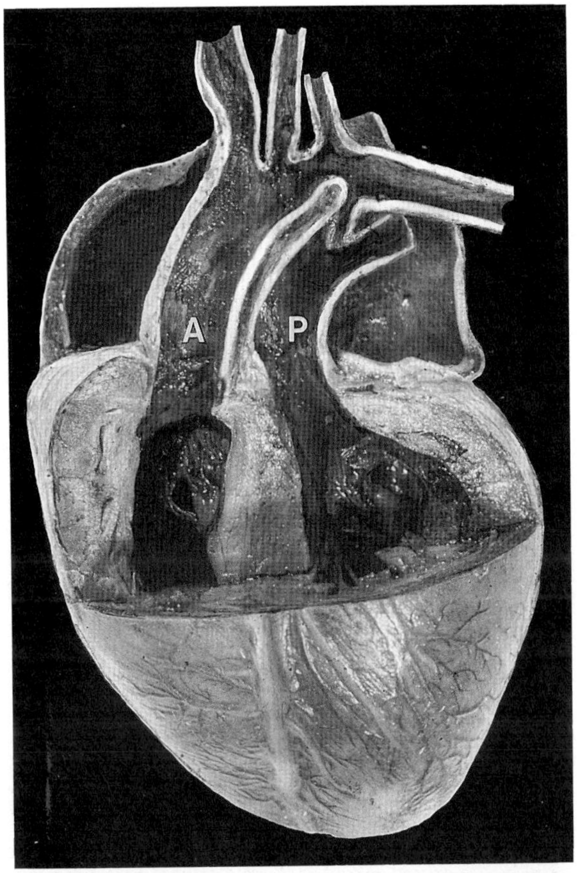

Abb. 9.**36** Transposition der großen Gefäße mit Verbindung der beiden parallel geschalteten Kreisläufe über einen offenen Ductus arteriosus. Einblick in beide Ventrikel von ventral. Beachte: Die Crista supraventricularis des rechten Ventrikels liegt jetzt subaortal, und an den Anulus fibrosus der Mitralklappe grenzt jetzt unmittelbar die Pulmonalklappe an
A = Aorta, P = Truncus pulmonalis

2. Korrigierte Transposition

Morphologie: In diesem Fall kann die Lageanomalie der großen Gefäße durch Transposition der Ventrikel und/oder der Vorhöfe entweder nur anatomisch, d. h. ohne Korrektur der Funktion, oder auch funktionell korrigiert sein.

Bei der häufigsten Form der „Korrektur" einer funktionell korrigierten Transposition, entspringt die Aorta in relativ ventraler Position aus einem links gelegenen und an den linken Vorhof angeschlossenen, anatomisch aber rechten Ventrikel; und der Truncus pulmonalis entspringt in relativ dorsaler Position aus einem rechts gelegenen, anatomisch aber linken Ventrikel, der an den rechten Vorhof angeschlossen ist. Die physiologische Umschlingung der beiden Gefäße fällt bei dieser Form weg, so daß sie in paralleler Lage zueinander aufsteigen (Abb. 9.**36**).

Formale Pathogenese: Die Embryogenese der Transposition der großen Gefäße ist noch nicht geklärt. Zwei Theorien werden heute in erster Linie diskutiert, und zwar ein *falscher Anschluß* (plug-in) des *Septum aorticopulmonale* und eine *fehlerhafte Anlage der Bulbusleisten.* Doch ist keine allgemein anerkannt (vgl. auch S. 470).

Funktionelle Pathogenese: Bei intakten Herzscheidewänden und geschlossenem Ductus arteriosus sind kleiner und großer Kreislauf nicht hintereinander, sondern parallel geschaltet. Ein Überleben nach der Geburt ist daher nur möglich, wenn auf Vorhof- oder Ventrikelebene oder über einen persistierenden Ductus arteriosus eine Verbindung (= *Shunt*) zwischen den beiden Kreisläufen besteht (Abb. 9.**36**). In 95% der Fälle finden sich jedoch mindestens eine, in 55% zwei und in 5% alle drei dieser Verbindungen.

Außer dem Typ der Kommunikation zwischen Lungen- und Körperkreislauf ist für die hämodynamische Situation auch der Druckgradient zwischen beiden Kreisläufen entscheidend, und dieser wiederum hängt besonders von dem Strömungswiderstand in den Lungengefäßen ab. Solange der Druck in der Pulmonalarterie niedriger ist als in der Aorta, fließt z. B. über einen offen gebliebenen Ductus arteriosus Blut aus der Aorta in die Pulmonalarterie.

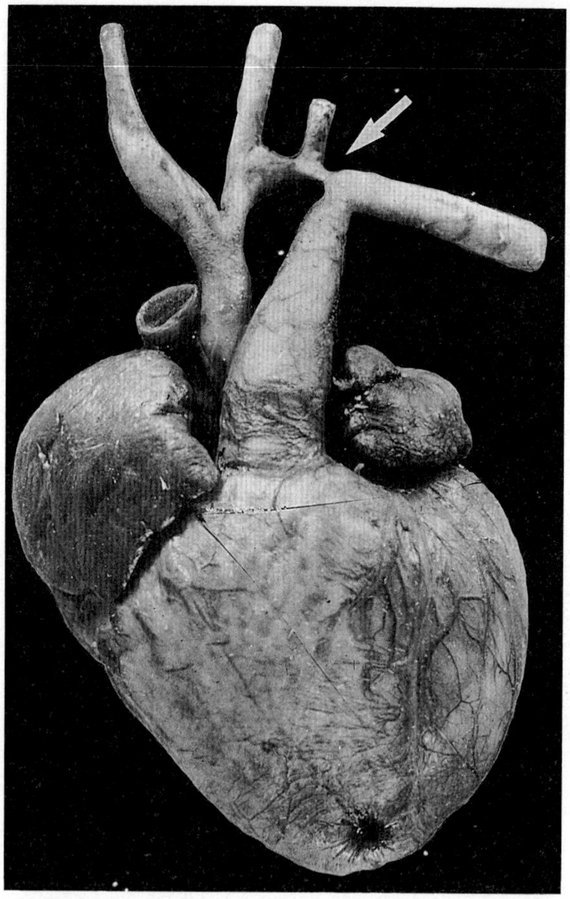

Abb. 9.**37** Präduktale Aortenisthmusstenose mit offenem Ductus arteriosus. Blick auf den rechten Vorhof und rechten Ventrikel mit ektatischem Truncus pulmonalis und ektatischem Ductus arteriosus (Pfeil)

Dies führt zu einer Verstärkung der Lungendurchströmung und früher oder später zu einem *Widerstandshochdruck* im venösen Kreislauf und konsekutiver *Shuntumkehr* mit Abströmen venösen Blutes in den Körperkreislauf und Entwicklung einer *Zyanose*.

Prognose: Bei funktionell korrigierter Transposition ist die Prognose gut, zumal die gesamte Gruppe der Transpositionen sehr selten mit zusätzlichen extrakardialen Fehlbildungen kombiniert ist.

Bei der unkorrigierten Transposition kann man entweder mit einem Ballonkatheter (sog. Rashkind-Manöver) oder durch eine Vorhofseptotomie schon am ersten Lebenstag notfallmäßig einen adäquaten Links-rechts-Shunt auf Vorhofebene erzielen. Später ist dann eine operative Korrektur möglich (früher: Mustard-Operation; heute zunehmend: Vorhofumkehr oder Switch-Operation). Ohne operative Korrektur haben *die* Kinder die schlechteste Prognose, bei denen der Shunt nur durch ein offenes Foramen ovale oder durch einen offenen Ductus arteriosus gegeben ist. Die beste Prognose haben die Patienten mit weitem Vorhof- oder Ventrikelseptumdefekt, die eine Durchmischung des Blutes erlauben; optimal würde in dieser Situation noch eine zusätzliche Pulmonalstenose sein, durch die eine zu starke Lungendurchströmung verhindert würde.

Die häufigsten Todesursachen bei unkorrigierter Transposition sind Herzversagen, Pneumonie und zerebrale Hypoxie.

Aortenisthmusstenose

Definition: Die Aortenisthmusstenose (Koarktation) ist eine isolierte, obstruktive juxtaduktale, d. h. in unmittelbarer Nachbarschaft des Ductus arteriosus lokalisierte Enge der Aorta. Der Querschnitt ist dabei wesentlich kleiner als im Bereich des physiologischen Isthmus (präduktales Segment distal der linken A. subclavia), dessen Durchmesser gegenüber Aorta ascendens und descendens um ein Drittel reduziert ist. Diese Läsion macht etwa 5% aller angeborenen Herzfehler aus.

Morphologie: Neben mehreren seltenen Varianten der Aortenisthmusstenose kommen hauptsächlich zwei Formen vor:

- *Juveniler Typ* mit präduktaler Isthmusstenose und in der Regel offenem Ductus arteriosus (Abb. 9.**37**).
- *Erwachsenentyp* mit postduktaler Stenose und in der Regel geschlossenem Ductus arteriosus.

Formale Pathogenese: Die Morphogenese ist nicht geklärt. Verschiedene Theorien postulieren einen Zusammenhang zwischen dem physiologischen Verschluß des Ductus arteriosus und der Entstehung der juxtaduktalen Stenose; andere Theorien gehen von einer primären segmentalen Störung der komplizierten Embryonalentwicklung der Aorta aus.

Funktionelle Pathogenese und Prognose:

- *Juveniler Typ:* Dabei staut sich das Blut vor der Stenose proximal des offenen Ductus arteriosus im linken Herzen und in der Lunge. Ein großer Teil des venösen Blutes aus rechtem Ventrikel und Truncus pulmonalis fließt deshalb unter Umgehung der Lungen über den Ductus arteriosus in die Aorta descendens ab. Eine schwere Zyanose der unteren Körperhälfte ist die Folge dieses Rechts-links-Shunts. Der Blutdruck ist proximal und distal der Stenose etwa gleich, so daß sich auch keine Kollateralen zur Umgehung der Stenose ausbilden.

Klinik: Ohne operative Korrektur liegt die Lebenserwartung dieser Kinder unter 4 Jahren. 80% sterben aber bereits innerhalb der ersten 3 Lebensmonate.

- *Adulter Typ:* Dabei liegt die Stenose distal der ehemaligen Mündung des jetzt geschlossenen Ductus arteriosus. Dadurch besteht ein hohes Druckgefälle zwischen Brust- und Bauchaorta, und es kann sich besonders über die Aa. mammariae, die Aa. intercostales und die Aa. gastricae ein System von Kollateralen entfalten.

Die erweiterten und geschlängelten Interkostalarterien rufen oft charakteristische Druckusuren am Unterrand der Rippen hervor. Trotz der Kollateralen bleibt im proximalen Abschnitt der Aorta und im

Bereich ihrer Äste eine Hypertonie bestehen, in deren Gefolge sich eine Hypertrophie des linken Ventrikels und eine frühzeitige Arteriosklerose der betroffenen Gefäße entwickeln.

Klinik: Häufige Komplikationen sind Gefäßwandrupturen und intrakranielle Blutungen. Ohne operative Korrektur beträgt die mittlere Lebenserwartung dieser Patienten 35 Jahre.

Proximale Aorten- und Pulmonalstenosen

Definition: Von einer einfachen (isolierten) kongenitalen Aorten- bzw. Pulmonalstenose spricht man, wenn im Bereich des Ventrikelausganges eine funktionell wirksame Enge besteht und das Ventrikelseptum intakt ist.

Die isolierten Stenosen im Abgangsbereich von Aorta und Truncus pulmonalis können jeweils
- oberhalb der Klappenebene = supravalvulär,
- in der Klappenebene = valvulär oder
- unterhalb der Klappenebene = subvalvulär

liegen. Sie machen etwa 15% aller angeborenen Herzfehler aus und beruhen auf Störungen des Hox-Codes (S. 310).

Morphologie:
- *Valvuläre Stenose:* Sie ist in beiden großen Gefäßen die weitaus häufigste Form (Abb. 9.**38**). Die Semilunarklappen erscheinen zu klein, deformiert, unregelmäßig verdickt oder gewulstet und sind partiell verwachsen bzw. unvollständig getrennt. Nicht selten findet sich auch eine kuppelförmig nach distal gewölbte Membran mit zentraler Öffnung und Raphen, die die ehemaligen Kommissuren noch andeuten. In Abhängigkeit vom Grad der Stenose kann das Gefäß distal der Stenose hypoplastisch, selten auch normal weit oder dilatiert sein.
- *Supravalvuläre Stenosen:* Bei diesen wesentlich selteneren Stenosen findet man variable Formen von membranösen Hindernissen über umschriebene sanduhrförmige Einschnürungen bis hin zur langstreckigen Hypoplasie.
- *Subvalvuläre Stenosen* (= Konus-/Infundibulumstenosen): Bei der subvalvulären Stenose der Aorta unterscheidet man einen fibrösen Typ, die sog. Ringleisten-Stenose, von einem muskulären Typ. Letztere gehört in den Formenkreis der Kardiomyopathien (= idiopathische, obstruktive, subvalvuläre Aortenstenose, S. 507).

Auch bei der subvalvulären (infundibulären) Pulmonalstenose kann man hauptsächlich zwei Formen unterscheiden. Als *isolierte Stenose* (Abb. 9.**39**) findet sich ganz überwiegend ein fibromuskuläres Band, das an der unteren Grenze des Infundibulums lokalisiert ist und den Ventrikel oft in zwei hintereinander geschaltete Teilkammern aufgliedert. Eine *muskuläre Form* kommt ganz selten isoliert vor. Sie wird bei der Fallotschen Tetralogie abgehandelt (S. 478).

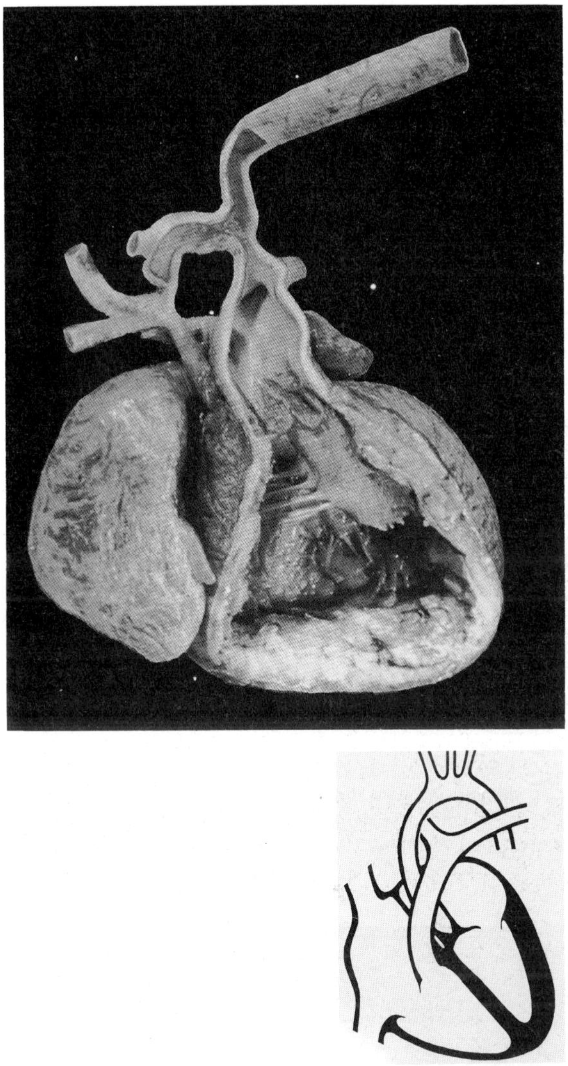

Abb. 9.**38** Aortenklappenatresie und Hypoplasie der Aorta ascendens. Blick in den hypertrophierten rechten Ventrikel mit ektatischem Truncus pulmonalis. Intrauterin wurden die Herzkranzarterien retrograd über den offenen Ductus arteriosus versorgt

Formale Pathogenese: Störungen der Embryonalentwicklung werden ebenso diskutiert wie intrauterin erworbene Schäden und Kombinationen von beiden. So findet man bei der Trisomie 13 der Maus valvuläre und supravalvuläre Pulmonalstenosen, die offenbar hämodynamisch durch eine zu große Crista supraventricularis bedingt sind.

Funktionelle Pathogenese: Mit Ausnahme der subvalvulären muskulären Stenosen (vgl. Kardiomyopathien, S. 507) ist hämodynamisch weniger die Lokalisation als der Grad der Stenose von Bedeutung. Nachteilig wirkt sich in der Regel erst eine Verringerung der Durchflußkapazität auf $1/3$ bis $1/4$ der Norm aus.

- *Aortenstenose:* Sie ruft eine Hypertonie im linken Ventrikel mit Erhöhung des enddiastolischen Druk-

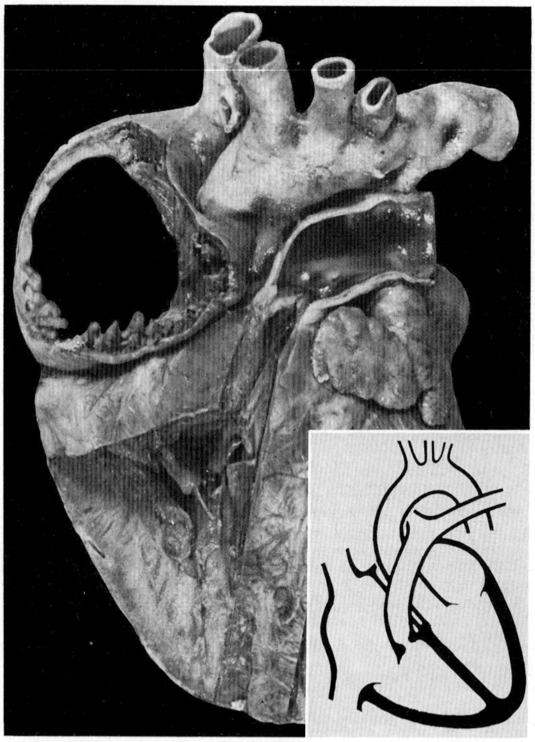

Abb. 9.**39** Pulmonalstenose. Mäßiggradige subvalvuläre und hochgradige valvuläre Enge mit poststenotischer Dilatation des Truncus pulmonalis. Hypertrophie des rechten Ventrikels und des rechten Vorhofes

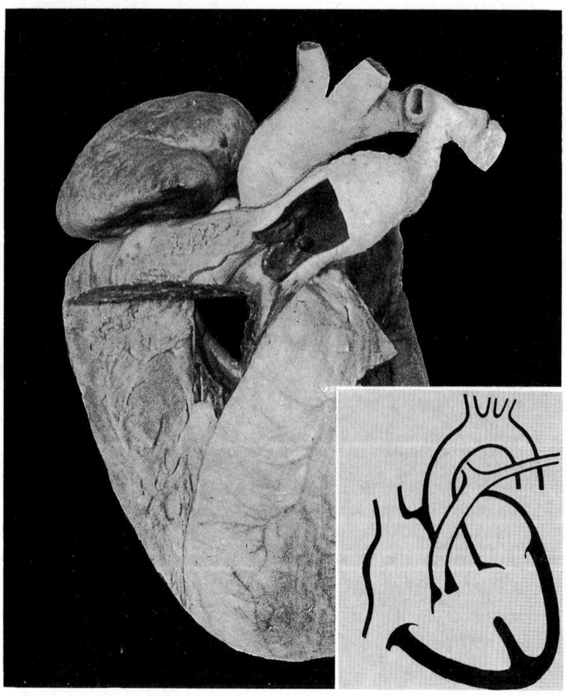

Abb. 9.**40** Fallot-Tetralogie: Einblick in den stark hypertrophierten rechten Ventrikel und den Truncus pulmonalis. Valvuläre Pulmonalstenose; Ventrikelseptumdefekt und nach rechts überreitende Aorta

kes und eine zunehmende Hypertrophie des Ventrikels hervor. Im Stadium der Dekompensation mit Rückstau des Blutes über den linken Vorhof kommt es zur pulmonalen Hypertonie.

Bei der Aortenstenose kann die Lokalisation der Enge insofern wichtig sein, als bei einer supravalvulären Stenose die Herzkranzarterien dem gleichen erhöhten Blutdruck – und seinen Folgeerscheinungen ausgesetzt sind wie der Ventrikel, wohingegen bei einer Stenose unterhalb der Koronararterienostien u. U. eine Minderversorgung des Myokards möglich ist.

- *Isolierte Pulmonalstenose:* Hierbei führt die Erhöhung des Blutdruckes in der rechten Kammer zur Hypertrophie der Ventrikelwand. Als Folge der verringerten Lungendurchblutung kommt es zu einer starken peripheren Sauerstoffausschöpfung. Eine Zyanose tritt jedoch in der Regel erst nach Dekompensation des rechten Ventrikels auf.

Prognose: Ohne operative Korrektur sterben 25% der Kinder mit *Aortenstenose* im 1. Lebensjahr infolge Links- und Rechtsherzinsuffizienz. 40% der Patienten sterben vor dem 60. Lebensjahr. Bei etwa 1% der Fälle entwickelt sich im Stenosebereich eine Endokarditis.

Die *Pulmonalstenose* führt ohne operative Korrektur meistens zur Rechtsherzinsuffizienz. Die mittlere Lebenserwartung liegt zwischen 15 und 30 Lebensjahren.

Fallot-Tetralogie

Definition: Eine Kombination von Fehlbildungen und adaptativen Formveränderungen des Herzens charakterisiert durch folgende vier Komponenten:

- Stenose(n) im Bereich der pulmonalen Ausflußbahn,
- Ventrikelseptumdefekt,
- über dem Ventrikelseptumdefekt nach rechts überreitende Aorta,
- Hypertrophie des rechten Ventrikels.

Formale Pathogenese: Zugrunde liegt dem Komplex offenbar eine Entwicklungsstörung (fehlerhaftes Ablesen des Hox-Codes; S. 310) des subpulmonalen muskulären Konus mit Stenose, Fehlposition der Crista supraventricularis und Ausbleiben der Fusion zwischen Konusmuskulatur und muskulärem Ventrikelseptum, so daß ein hochsitzender (infundibulärer) Ventrikelseptumdefekt mit Defekt der Pars membranacea resultiert (Abb. 9.**40**). Die Pulmonalstenose betrifft überwiegend das Infundibulum des rechten Herzens, seltener die Pulmonalklappe und nur vereinzelt den supravalvulären Bereich. Häufig finden sich Kombinationen, insbesondere von subvalvulären (infundibulären) und valvulären Stenosen.

Die Muskulatur des zu engen Infundibulums wird zunehmend hyperplastisch, wodurch die Obstruktion der Ausflußbahn noch verstärkt wird. Bedingt durch den Rückstau vor der Pulmonalstenose strömt das Blut aus der rechten Kammer über den Ventrikelseptumdefekt in die Aorta ab. Daraus resultiert schon intrauterin eine Dilatation der Aorta mit Ausdehnung des Ostiums über die Ebene des Ventrikelseptums hinaus. Das Überreiten der Aorta kann also allein als adaptative Formveränderung entstehen.

Nur bei wenigen Fällen liegt eine primäre Dextroposition der Aorta vor. Bei dieser Form der Fehlbildung stellt das Überreiten der Aorta eine graduelle Zwischenstufe zur kompletten Transposition des Aortenostium in den rechten Ventrikel dar (sog. double-outlet right ventricle, vgl. Tab. 9.**3**).

Abhängig vom Grad der Pulmonalstenose hypertrophiert der rechte Ventrikel erheblich. Auch diese Komponente der Fallot-Tetralogie ist also eine adaptive Formveränderung.

Funktionelle Pathogenese: Der Grad der Pulmonalstenose bestimmt auch den postnatalen Verlauf. Ist die pulmonale Obstruktion gering, wird die Lunge noch ausreichend durchströmt, und über den Ventrikelseptumdefekt „shuntet" oxygeniertes Blut von links nach rechts. Die Aorta führt dann sauerstoffreiches Mischblut, so daß die klinische, bei allen Fällen von Fallot-Tetralogie obligate Zyanose nur gering ausgeprägt ist.

Bei starker pulmonaler Obstruktion dagegen kommt es schon frühzeitig zum Rechts-links-Shunt. Der Pulmonalisstamm, die Lungengefäße und der linke Vorhof erhalten dann zu wenig Blut und werden hypoplastisch. Klinisch entwickeln sich eine schwere Zyanose und eine allgemeine Hypoxie mit ihren Folgen (vgl. S. 78).

Prognose: Die operative Korrektur durch Resektion der muskulären Stenose bzw. Implantation eines Gefäß- oder Kunststoffflickens zur Erweiterung der valvulären oder supravalvulären Region ist erst bei größeren Kindern möglich. Palliativ kann man beim Säugling die Lungendurchblutung durch Anlegen eines aortopulmonalen Fensters (Operation nach Waterston) oder Schaffung einer Anastomose zwischen A. subclavia und A. pulmonalis (Operation nach Blalock-Taussig) verbessern.

Ohne operative Korrektur erreichen nur 10% der Träger der Anomalie das 20. Lebensjahr. Die mittlere Lebenserwartung beträgt 12 Jahre. Kinder mit hochgradiger Pulmonalstenose sterben bereits im frühen Kindesalter.

Sonderformen des Morbus Fallot:

- *Fallot-Trilogie:* Damit wird die Kombination von Pulmonalstenose, Vorhofseptumdefekt und Rechtsherzhypertrophie bezeichnet. Klinisch: Meist geringere Zyanose.
- *Fallot-Pentalogie:* Zusätzlich zum Morbus Fallot noch ein Vorhofseptumdefekt (oder ein funktionell offenes Foramen ovale).

Literatur

Bankl, H.: Congenital Malformations of the Heart and Great Vessels. Synopsis of Pathology, Embryology and Natural History. Urban & Schwarzenberg, München 1977

Becker, A. E., R. H. Anderson: Pathology of Congenital Heart Disease. Butterworths, London 1981

Chuaqui, J. B., W. Bersch: The formal genesis of the transposition of the great arteries. Virchows Arch. A. Path. Anat. 358 (1973) 11

Doerr, W.: Die formale Entstehung der wichtigsten Mißbildungen des arteriellen Herzendes. Beitr. path. Anat. 115 (1955) 1

Edwards, J. E., L. S. Carey, H. N. Neufeld, R. G. Lester: Congenital Heart Disease, Vol. I and II. Saunders, Philadelphia 1965

Fox, M.: Evidence suggesting a multigenic origin of membranous septal defects in rats. Circul. Res. 24 (1969) 629

Goerttler, K.: Normale und pathologische Entwicklung des menschlichen Herzens. Ursachen und Mechanismen typischer und atypischer Herzformbildungen, dargestellt aufgrund neuer Befunde. Thieme, Stuttgart 1958

Knight, D. H., D. F. Patterson, J. Melbin: Constriction of the fetal ductus arteriosus induced by oxygen, acetylcholine and norepinephrine in normal dogs and those genetically predisposed to persistent patency. Circulation 47 (1973) 127

Löser, H.: Herzfehlbildungen am Konotruncus. Enke, Stuttgart 1979

Pexieder, T., S. Miyabara, A. Gropp: Congenital heart disease in experimental (fetal) mouse trisomies: incidence. In Pexieder, T.: Mechanisms of Cardiac Morphogenesis and Teratogenesis. Raven Press, New York 1981 (p. 389)

Rosenquist, G. C., D. Bergsma: Morphogenesis and malformation of the cardiovascular system. The Fourth International Workshop on Morphogenesis and Malformation, Held at Grand Canyon, Arizona, November 9–12, 1977. Alan R. Liss, New York 1978

Van Praagh, R.: Transposition of the great arteries. II Transposition clarified. Amer. J. Cardiol. 28 (1971) 739

Herzleistungsstörungen

U.-N. Riede und H. Drexler

Die Störungen der Herzleistung stellen **funktionelle Läsionen** dar, die als Anpassungsreaktionen des gesamten Herzens an hämodynamische Fehlbelastungen, kardiale Fehldurchblutungen oder kardiale Traumatisierungen aufzufassen sind.

Hämodynamische Fehlbelastungen durch angeborene Herz- oder erworbene Klappenfehler behindern die Ventil- oder Austreibungsfunktion des Herzens und zwingen es zu Mehrarbeit. Folglich wird zunächst über eine kompensatorische Hypertrophie nur die Ventrikelwand verdickt (= kompensatorische Hypertrophie), zu der später noch eine Überlastungshyperplasie mit Zunahme des Ventrikelvolumens hinzukommt (= exzentrische Hypertrophie). Von einem gewissen Schwellenwert an (kritisches Herzgewicht von 500 g) sind diese kardialen Anpassungsmechanismen ausgereizt. Das Herz wird insuffizient. Dies drückt sich darin aus, daß ein Teil des in der Systole auszuwerfenden Blutvolumens in der Herzhöhle liegen bleibt und sich bei der linksventrikulären Insuffizienz in die Lunge, bei rechtskardialer Insuffizienz in besonders dehnbare Organvenen des großen Kreislaufes (Leber, Milz) zurückstaut.

Ischämische Herzkrankheit: Dies ist ein klinischer Sammelbegriff für alle Krankheitsbilder mit einem Mißverhältnis von Sauerstoffangebot und -nachfrage im Myokard. Der überwiegende Teil davon beruht auf strukturellen oder funktionellen Stenosen der Koronararterien.

Allgemeine Definition: Unter Störungen der Herzleistung werden im folgenden Krankheitsbilder zusammengefaßt, bei denen ein Mißverhältnis besteht zwischen Blutangebot und Blutnachfrage in der Gewebsperipherie einerseits und der Effektivität des zur Verfügung stehenden Herzens als Pumpsystem andererseits. Demzufolge gehören zu den Herzleistungsstörungen nachstehende Läsionen:

- Überlastungshypertrophie,
- Herzinsuffizienz,
- koronare Herzkrankheit und
- Herztrauma.

Das normale Herzgewicht eines Mannes beträgt 300–350 g, das einer Frau 250–300 g. (Wandstärke rechter Ventrikel, gemessen 1 cm unterhalb der A. pulmonalis = 2–3 mm; Wandstärke linker Ventrikel, gemessen 1 cm unterhalb der Aortentaschenklappe = 1,2 cm.) Es gilt die „Faustregel": Die Herzgröße entspricht derjenigen der Patientenfaust.

Überlastungshypertrophie

Ätiologie: Angeborene Herzfehlbildungen (S. 469) führen durch Behinderung der Ventil- und/oder Austreibungsfunkton des Herzens zu einer erhöhten Druck- und/oder Volumenbelastung; die Hypertonie hat eine Druckbelastung zur Folge, während Erkrankungen der Herzklappen im Rahmen einer Endokarditis, je nachdem ob eine Klappenstenose oder eine Insuffizienz resultierte, zur Druck- bzw. Volumenbelastung des Herzens führen. Ischämische, entzündliche oder metabolische Myokarderkrankungen hingegen behindern zwar ebenso wie einengende Erkrankungen des Herzbeutels die Austreibungsfunktion des Herzens, rufen aber keine Überlastungshypertrophie hervor. Bei einer erhöhten Druck- oder Volumenbelastung des Herzens wird der Herzmuskel gezwungen, einen erhöhten Widerstand zu überwinden oder ein größeres Volumen zu bewältigen. Diese erhöhte Herzleistung hat zwangsläufig eine Überfunktion der Herzmuskelzellen zur Folge. Sie stellt eine chronische subletale Zellschädigung dar, auf welche die Kardiomyozyten mit einer Anpassungsreaktion antworten, die mit einer Leistungssteigerung verbunden ist (S. 128). Sie äußert sich als Herzhypertrophie und wird bei Überschreiten eines Schwellenwertes (Herzgewicht 500 g) durch eine Anpassungsreaktion mit Leistungsminderung abgelöst, was klinisch als Herzinsuffizienz imponiert.

Tierexperimentell konnte nachgewiesen werden, daß eine Myokarddehnung eine verstärkte Expression von Protoonkogenen wie c-fos, c-myc und c-ras hervorruft, auf die eine Hypertrophie der Myozyten folgt. Dies würde dafür sprechen, daß eine vermehrte Dehnung in der Pathogenese der Herzhypertrophie eine wichtige Rolle einnimmt. Am Anfang der formal-pathogenetischen Kette steht eine chronische Druckbelastung mit einer anhaltenden Erhöhung der systolischen Wandspannung. Darunter versteht man diejenige Kraft, die pro Einheitsfläche Myokard wirksam ist. Diese systolische Wandspannung bewirkt, daß in den Myokardmyozyten neue

Myofibrillen in paralleler Anordnung gebildet werden, was eine allseitige Zunahme der Ventrikelwanddicke ohne Vergrößerung des Ventrikelinnenvolumens zur Folge hat (= *konzentrische Herzhypertrophie*). Bei chronischer Volumenbelastung hingegen wird in der Füllungsphase das Volumen vergrößert und die initiale diastolische Wandspannung erhöht. Dies wiederum hat zur Folge, daß in den Myokardmyozyten der kontraktile Apparat durch Synthese neuer Sarkomere verlängert wird, so daß die Ventrikelwanddicke und das Kammervolumen (Radius) proportional zunehmen (= *exzentrische Herzhypertrophie*). Diese Vergrößerung des Kammervolumens trägt dazu bei, den ventrikulären Füllungsdruck im Normbereich zu halten (Abb. 9.**41**).

Die Überlastungshypertrophie des Herzens beruht auf dem Mechanismus einer „kompensatorischen Hypertrophie" und geht bei Überschreiten des kritischen Herzgewichtes von 500 g in eine „Überlastungshyperplasie" (S. 130) über.

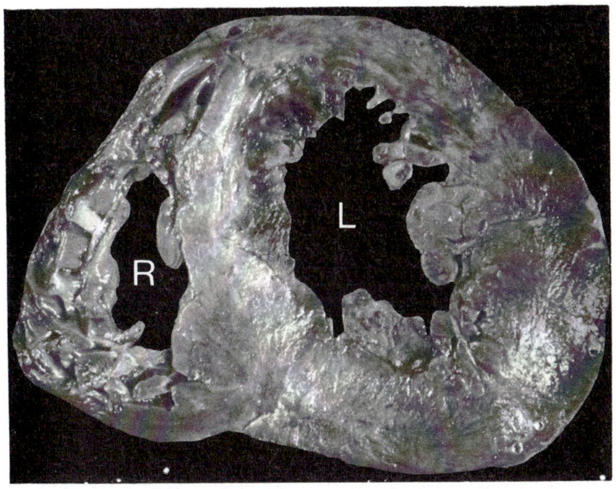

Abb. 9.**41** Exzentrische Hypertrophie des linken Herzventrikels (L); R = rechter Herzventrikel

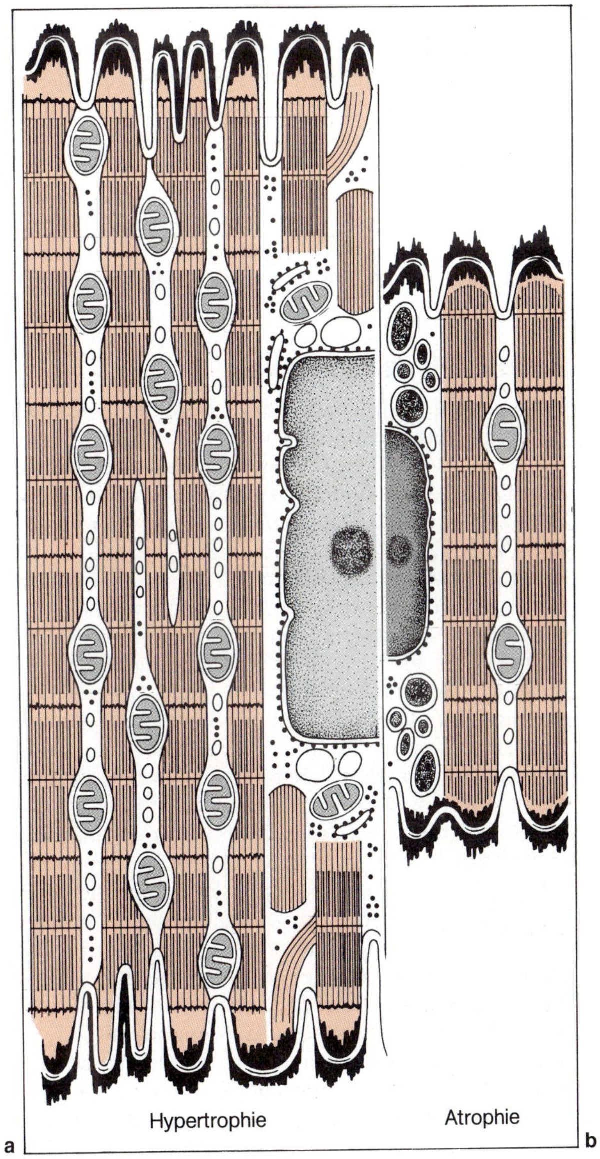

Abb. 9.**42 a** u. **b** Ultrastruktur der Herzmuskelzelle bei Hypertrophie (**a**) und Atrophie (**b**) (Schema)

1. Kompensatorische Hypertrophie

Pathogenese: Die Herzmuskelhypertrophie beginnt (im Tierexperiment) mit einer Mitochondrienvermehrung in den Myokardmyozyten. Damit wird zunächst der vermehrte Energieverbrauch gedeckt und die Arbeitsbedingungen verbessert. Erst einige Tage später wird auch der kontraktile Apparat in Form der Myofibrillen vergrößert, so daß das Herz auch mehr Leistung erbringen kann. Nun schließt sich eine Phase an, in der die Mitochondrienmenge (durch Hypertrophie der bestehenden Mitochondrien) und Myofibrillenmenge in gleichen Proportionen zunehmen. Darauf folgt schließlich eine Phase, in der die Wachstumsrate des kontraktilen Apparates (= Myofibrillen) und des Erregungsleitungssystems (T-System des sarkoplasmatischen Retikulums) die Wachstumsrate der Mitochondrien und der Zellkerne übersteigt. Mit der Zellvergrößerung nimmt aber gleichzeitig die relative Zelloberfläche ab, so daß der Ca^{2+}-Einstrom in die Zelle beeinträchtigt wird. Dem wirkt die Zelle im Rahmen der kompensatorischen Hypertrophie dadurch entgegen, daß die Membranen des T-Systems, dem die Funktion der intrazellulären Erregungsleitung von außen nach innen zukommt, sowie das L-System mit seinem Ca^{2+}-Ionenspeichern ungleich mehr Zuwachs erhalten als das Sarkolemm. Da die Nexus (S. 44) in den Glanzstreifen eine interzelluläre Erregungsüberleitung mit niedrigem elektrischem Widerstand gewährleisten, müßte bei einer volumetrischen Zellvergrößerung im Rahmen der Myokardhypertrophie der elektrische Widerstand ansteigen. Dies verhindert die Zelle mit einer entsprechenden Vermehrung der Nexus von Zelle zu Zelle und auch unter den Muskelaufzweigungen (Abb. 9.**42 a** u. **b**). Die subendokardialen Myozyten reagieren auf die Überlastung anders: In den Myokardmyozyten dieser Herzmuskelschicht hält das adaptative Mitochondrienwachstum nicht mit dem Myofibrillenwachstum Schritt

(Abb. 9.**42**). Der gesamte Kapillarquerschnitt ist hier kleiner als in der epikardialen Muskelschicht und erklärt unter anderem die vermehrte Ischämieempfindlichkeit der subendokardialen Myozyten (S. 488).

Histologisch sind die hypertrophierten Herzmuskelzellen dicker, länger und verzweigter als normal belastete Myokardmyozyten. Die Zellkerne sind durch Polyploidisierung länger und größer, was oft bis zum 16fachen des normalen Chromosomensatzes gehen kann.

Das Kapillarnetz scheint beim Menschen mit dem durch die Hypertrophie bedingten vermehrten Sauerstoffbedarf zu wachsen, so daß die Kapillarzahl pro Zelle konstant bleibt. Im Tierexperiment konnte dies nicht bestätigt werden. Hier findet man im hypertrophierten Herzen zwar eine Vergrößerung des gesamten Kapillarquerschnitts, die aber mehr durch Dilatation als durch Längenwachstum der vorhandenen Kapillaren erreicht wird. Im normalen linken Ventrikel sind die Hälfte aller Muskelzellen in der Äquatorebene zirkulär angeordnet. Diese Muskelanordnung wird auch bei der Druckbelastung beibehalten. Bei der Volumenbelastung tritt jedoch – ähnlich wie in den Arterien bei der Hypertonie – eine leichte Entspiralisierung der ventrikulären Muskelzellzüge auf, wobei die entstandenen Zwischenräume mit kollagenfaserigem Bindegewebe aufgefüllt werden.

2. Überlastungshyperplasie

Pathogenese: Hat die Herzhypertrophie einen bestimmten Grad erreicht, der durch das *kritische Herzgewicht* von 500 g markiert wird, so gesellt sich zur Hypertrophie der Myokardmyozyten noch eine Hyperplasie hinzu. Dabei kommt es nach der derzeitigen Vorstellung nicht nur zu einer Vermehrung von Herzmuskelzellen, sondern auch zu einer Vermehrung von Blutkapillaren, so daß das Verhältnis Herzmuskelfaser : Blutkapillaren = 1 : 1 in etwa erhalten bleibt. Bezieht man die Kapillarlänge auf das gesamte Herzmuskelvolumen, dann nimmt die gesamte Kapillarlänge im hypertrophierten Herzen zwar zu, die relative Kapillarlänge pro Volumeneinheit Muskulatur bleibt aber hinter der des nichthypertrophierten Herzens zurück. Die physiologische Herzhypertrophie eines Sportlers unterscheidet sich grundsätzlich von der pathologischen Herzhypertrophie bei herzkranken Patienten: Beim Sportler wird die Herzhypertrophie vor allem durch isotonische Belastung und Ausdauertraining ausgelöst; das Herzgewicht überschreitet selten 500 g. Beim Herzkranken hingegen führt die chronische Druck- und Volumenbelastung über eine Expression eines „fetalen Genprogramms" zu einer Veränderung der Myokard- und Interstitiumproteine: Die Leistungsreserven werden maximal ausgeschöpft, so daß ein solches Herz keiner weiteren zusätzlichen Belastung mehr gewachsen ist. Es erfüllt nicht mehr das Soll an Schlagvolumen und wird insuffizient:

Herzinsuffizienz

Definition: Die Herzinsuffizienz ist eine klinische Definition. Man versteht darunter denjenigen Zustand eines Patienten, in welchem trotz genügenden venösen Blutangebotes das Herz nicht mehr in der Lage ist, den gesamten Organismus seinen Bedürfnissen entsprechend mit Blut zu versorgen.

Um bei unzureichender Förderleistung des Herzens die Perfusion der inneren Organe zu gewährleisten, treten folgende kardiale und periphere zirkulatorische Kompensationsmechanismen in Aktion:

kardiale Mechanismen:
- Frank-Starling Mechanismus,
- Katecholamine,
- myokardiale Hypertrophie;

periphere Mechanismen:
- Vasokonstriktion, insbesondere durch Aktivierung des Renin-Angiotensin-Systems und sympathischen Nervensystems.

Diese peripheren Mechanismen tragen dazu bei, einen adäquaten Perfusionsdruck der lebenswichtigen Organe zu erhalten. Die erhöhte Nachlast erschwert jedoch die Förderleistung des Herzens und trägt somit zur Progression der Herzinsuffizienz bei.

Sowie diese kompensatorischen Mechanismen nicht mehr ausreichen und/oder sich auf andere Organsysteme auswirken, wird klinisch das Syndrom einer Herzinsuffizienz manifest. So steigert die Erhöhung des diastolischen Kammervolumens und -drucks über den Frank-Starling-Mechanismus zwar die Herzleistung, zieht aber gleichzeitig bei „Linksherzinsuffizienz" eine pulmonale Blutstauung und bei „Rechtsherzinsuffizienz" eine systemische Blutstauung nach sich. Dieser Zustand wird im angloamerikanischen Sprachraum treffend als „congestive heart failure" bezeichnet.

Ätiologie: Die auslösenden Faktoren einer Herzinsuffizienz sind in Tab. 9.**5** zusammengestellt.

Pathogenese: Das pathologisch-anatomische Substrat einer *Herzinsuffizienz* ist in der Regel die *Herzdilatation.* Sie kann akut und folglich ohne vorherige Anpassungshypertrophie auftreten oder als Endstadium einer chronischen Herzkreislaufstörung eine Überlastungshyperplasie ablösen.

1. Akute myogene Herzinsuffizienz

Bei der akuten Herzdilatation ist die Herzvergrößerung durch eine Dehnung der Myokardiozyten bedingt, so daß die Kammerwand dünner wird. Dabei werden die Herzmuskelfasern länger und dünner, indem einerseits die Aktin-Myosin-Filamente über das physiologische Maß auseinandergleiten und indem andererseits die Glanzstreifen samt Nexus dehiszent werden. Dadurch wiederum werden die elektromechanische Koppelung und die Muskelkontraktion beeinträchtigt. Eine weitere Dilatation der Herzkammer wird durch das Kollagenfasernetz und durch das Peri- und Epikard verhindert. Die ent-

Tabelle 9.5 Ätiologische Faktoren der Herzinsuffizienz

1. Primär mechanisch bedingte Herzinsuffizienz	
a) Drucküberlastung	Hypertonie, Klappenstenosen, Lungenembolie
b) Volumenüberlastung	Klappeninsuffizienz, Shunt, Infusion
c) Bewegungsbehinderung	Perikarditis, Herzbeuteltamponade
d) relative Überlastung durch Muskelfaserverlust	Myokardinfarkt, Myokarditis, Myokardfibrose
2. Primär biochemisch bedingte Herzinsuffizienz	
a) Elektrolytstörung	endokrin, renal, diuretisch
b) Störung des Stoffwechsels	Ischämie, Hypoxie, Hyperkapnie, Azidose, Beri-Beri, Hyperthyreose, Siderosen, Amyloidose
c) pharmakologisch bedingte Störungen	β-Rezeptoren-Blocker, Barbiturate, Halothan
3. Myokarditis	

scheidende Ursache für das Herzversagen scheint aber eine Verminderung der zur Verfügung stehenden energiereichen Phosphate zu sein. Dementsprechend findet man Schädigungszeichen in den Myokardmitochondrien. Dieser Insuffizienztyp des Myokards wird folglich auch *„Mangelinsuffizienz“* genannt.

2. Chronische myogene Herzinsuffizienz

In diesem Falle geht die Dilatation des Herzens allmählich von einer Hypertrophie aus, so daß Peri- und Epikard mitwachsen können. Infolgedessen nimmt die Herzdilatation bei der chronischen Insuffizienz größere Ausmaße an als bei der akuten Insuffizienz. Im weiteren Gegensatz zur akuten Herzinsuffizienz beruht die Herzdilatation bei der chronischen Insuffizienz zunächst auf einem echten Wachstum aller Herzwandschichten. Dabei werden in den Myokardmyozyten neue Sarkomere gebildet. Sie führen zwar zu einer realen Verlängerung der Herzmuskelfasern, tragen aber kaum zur Kontraktionskraftverbesserung bei, weil sie zum einen nicht achsengerecht angeordnet und weil sie zum anderen durch abnorm verbreiterte Z-Bänder und Fibrillendisorganisation nicht funktionsgerecht strukturiert sind. Die Dilatation eines Herzventrikels wirkt sich auch noch aus einem anderen Grund ungünstig auf die Ventrikelmechanik aus.

Nach dem *Laplace-Gesetz:*

$$T = (p \times r) \times 2h^{-1}$$

(T = Wandspannung, p = Druck im Ventrikel, r = Ventrikelradius, h = Ventrikelwanddicke)

gilt, daß die Wandspannung, die der Ventrikel während der Systole aufbringen muß, um einen bestimmten systolischen Druck aufrechtzuerhalten, beim kugelförmig idealisierten Ventrikel proportional dem Druck und dem Ventrikelradius ist. Dies bedeutet, daß das insuffiziente Herz allein durch die Dilatation des Ventrikels (vergrößerter Ventrikelradius) mehr Arbeit (erhöhte Wandspannung) aufbringen muß. Hinzu kommt, daß sich mit der Zeit das Verhältnis Myokardmyozytenquerschnitt zu Kapillarquerschnitt, das bereits in der Kompensationsphase kritisch war, so verschlechtert, daß einzelne Myokardmuskelzellen zugrundegehen. Die noch erhaltenen Herzmuskelzellen rutschen durch die Herztätigkeit in die freigewordenen Lücken, die ihrerseits durch narbiges Bindegewebe zusätzlich verfestigt werden. Auf diese Weise wird der Ventrikel noch stärker ausgeweitet, seine Wand aber wird durch Veränderung des Muskelzellgefüges dünner. Diese Herzerweiterung nennt man *myogene Gefügedilatation.* Sie bringt es im weiteren Verlauf mit sich, daß bei jeder Systole die Spannkraft noch zusätzlich erhöht wird und daß das Herz während der isovolumetrischen Phase der Systole einen Teil seiner Arbeit nur für die Volumenverkleinerung aufbringen muß, die ihm schließlich bei der Auswurfarbeit fehlt. Gleichzeitig geraten dadurch die einzelnen Myokardzellen in eine abnorme Zug- und Druckbelastung, was ultrastrukturelle Folgen hat: Ein Teil der kontraktilen Myofibrillen geht verloren. Die Glanzstreifen weichen auseinander, so daß mit der Zeit die für die elektromechanische Koppelung wichtigen Nexus zwischen den Muskelzellen fehlen. Die ventrikuläre Hypertrophie hat aber nicht nur eine quantitative Adaptation mit Vergrößerung der Herzmuskelzellen, sondern auch eine Reihe von qualitativen Anpassungserscheinungen zur Folge, die zunächst zur Entlastung des Herzens „gedacht“ sind. So führen eine erhöhte Wandspannung (erhöhte Vordehnung) und vermutlich auch humorale Faktoren wie Katecholamine und Angiotensin I zu einer gesteigerten Expression von Kollagen und atrialem natriuretischem Peptid in den Herzfibroblasten und Myokardzellen. Das erstere wirkt über eine interstitielle Fibrose der Ventrikelausweitung entgegen, das letztere entlastet über eine verstärkte Diurese und Inhibierung des Renin-Aldosteron-Mechanismus das Herz. Andere Proteine wie die sarkoplasmatische ATPase werden jedoch nur noch vermindert gebildet. Da dieses Enzym nach der Kontraktion das Calcium wieder in das sarkoplasmatische Retikulum zurückpumpt, bewirkt seine Verminderung eine verzögerte Myokardrelaxation in der frühen Diastole und damit eine verminderte Herzfüllung in der Diastole. Die durch Fibrose bedingte Myokardversteifung und die verzögerte Myokardrelaxation wiederum erhöhen den diastolischen Kammerdruck, was sich auf die vorgelagerten Venen in Form einer pulmovenösen Stauung äußert.

Noradrenalin – bereits in frühen Stadien der chronischen Herzinsuffizienz erhöht – stimuliert über myokardiale β-Rezeptoren das Adenylatzyklasesystem und bewirkt dadurch eine Down-Regulation der β-Rezeptoren, was zusammen mit der

Zunahme des G-Proteins eine Hemmung der Adenylatzyklase und damit letztlich eine Abschwächung der noradrenalininduzierten Steigerung der Myokardkontraktionskraft bedeutet.

Dieser Insuffizienztyp des Myokards wird folglich *„Utilisationsinsuffizienz"* genannt. Er ist medikamentös durch Calciumionen, Digitalisglykoside, Strophantin und Sympathikomimetika beeinflußbar.

Morphologie: Pathologisch-anatomisch ist die Herzinsuffizienz an der Herzdilatation und gleichsam als Komplikation davon an den entsprechenden Rückstauungszeichen in den Organen des großen und des kleinen Kreislaufs zu erkennen. Diese sind je nach Links- oder Rechtsherzinsuffizienz verschieden:

Linksherzinsuffizienz (Morphologie)

Herz: Der Spitzenbereich des aufgeschnittenen linken Herzventrikels zeigt normalerweise den Umriß eines *gotischen Bogens,* während beim dilatierten und folglich insuffizienten Herz ein abgerundeter Umriß der linken Kammerspitze nach Art eines *romanischen Bogens* zu sehen ist. Das Trabekelsystem ist außerdem durch den erhöhten Wanddruck abgeflacht.

Lunge: Bei der Linksinsuffizienz wird die Blutmenge, die dem linken Ventrikel aus dem kleinen Kreislauf zufließt, unvollständig in den großen Kreislauf geworfen und staut sich folglich über die Lungenvenen in die Lungenkapillaren zurück. Sowie aber der hämodynamische Druck in der Lungenendstrombahn den onkotischen Druck (= 25–30 mmHg) übersteigt, wird ein eiweißarmes Ödem (S. 431) abgepreßt. Diesen Zustand bezeichnet man als *intraalveoläres Lungenödem* (S. 617). Er bedeutet für den Patienten eine lebensbedrohende Atemnot.

Überschreitet der erhöhte hydrostatische Druck in den Lungenkapillaren den onkotischen Druck nicht, so entsteht eine *pulmonale Hypertonie im weiteren Sinne* (S. 399). Diese kann über längere Zeit anhalten, bis sie durch ein finales Lungenödem abgelöst wird. Diese chronische Blutstauung in der Lunge hat zur Folge, daß einerseits immer wieder kleine Kapillareinrisse mit entsprechenden hämorrhagischen Blutungen auftreten und daß andererseits das mit Flüssigkeit gestaute Interstitium der Alveolen durch eine Kollagenfaservermehrung vor dem Zerplatzen geschützt wird. Die morphologische Folge davon ist eine *Lungenfibrose* in Form einer *braunen Lungeninduration* (S. 617). Sie ist das pathologisch-anatomische Korrelat der Atemnot (= *Dyspnoe),* die sich bei diesen Patienten verstärkt, wenn durch Änderung der Körperhaltung vom Stehen ins Liegen der venöse Rückstau verstärkt wird. Dies erklärt auch, weshalb sich Patienten mit schwerer Herzinsuffizienz in sitzender Körperhaltung wohler fühlen.

Bronchien: Der venöse Rückstau hat auch ein interstitielles Ödem in der Bronchialschleimhaut zur Folge und zieht eine vermehrte Schleimproduktion mit entsprechendem Hustenreiz und Auswurfvermehrung nach sich. Dies trägt zur Dyspnoe herzinsuffizienter Patienten bei, ohne daß dabei ein Bronchialspasmus vorliegt *(Asthma cardiale).*

Nieren: Die reduzierte kardiale Förderleistung hat auch eine renale Minderperfusion mit verstärkter renaler Reninfreisetzung zur Folge. Diese Aktivierung des Renin-Angiotensin-Systems führt zu einer angiotensinvermittelten peripheren Vasokonstriktion und über eine ADH- und Aldosteronausschüttung zur Wasser- und Natriumretention. Dadurch wird das zirkulierende Blutvolumen erhöht, was einen Anstieg des enddiastolischen Kammervolumens und -drucks zur Folge hat und in abhängigen Körperpartien (vor allem untere Extremitäten) *Ödeme* nach sich zieht.

Stauungsergüsse (Kardiale Ödeme, s. S. 430 und 617).

Rechtsherzinsuffizienz (Morphologie)

Herz: Das insuffizient gewordene rechte Herz ist an seiner massiven Ausweitung, vor allem des Conus pulmonalis auf dem Boden eines *Cor pulmonale* (S. 401) zu erkennen. Die pathologisch-anatomischen und klinischen Konsequenzen für die anderen Organe beruhen auf einem Unvermögen des rechten Herzventrikels, das über den venösen Schenkel des großen Kreislaufes zufließende Blut in ausreichender Menge in den kleinen Kreislauf zu pumpen. Infolgedessen staut sich das Blut im gesamten Venensystem des großen Kreislaufes, vor allem im Pfortadersystem mit seinen „speicherungsfähigen Lebersinus" an.

Leber: Die Lebersinus sind entsprechend in den perivenösen (= „zentralen") Läppchenarealen ausgeweitet und so mit Blut gefüllt, daß die Leber ihre Rolle als Blutspeicher verliert. Bei Druck auf die Leber füllen sich in halbsitzender Stellung dementsprechend die Jugularvenen (= *hepatojugulärer Reflux).* Die Hepatozyten verfetten aufgrund der Minderdurchblutung und gehen allmählich zugrunde, so daß die Schnittfläche einer blutgestauten Leber einen bunten rot-braun-gelben Aspekt erhält. Wie bei der Stauungslunge wird auch die Stauungsleber durch eine *Stauungsinduration* verfestigt, was auch als „Cirrhose cardiaque" bezeichnet wird (S. 751; Abb. 13.**13**).

Milz: Ähnlich wie bei der Leber sind auch in der Milz die Sinus ausgeweitet, blutgefüllt und das Organ entsprechend vergrößert (= *rechtskardiale Stauungsmilz).* Bei längerbestehender Milzstauung wird durch Fibrosierung der Sinuswände das in den Frühphasen zerfließliche Organgewebe verfestigt.

Nieren: Die Blutstauung und Hypoxie umfaßt bei der Rechtsherzinsuffizienz auch die Nieren. Diese sind entsprechend vergrößert und dunkelrot. Darüber hinaus kann es über den pathophysiologischen Mechanismus (S. 400) der kardialen Ödeme bei schwerer Rechtsherzinsuffizienz zu generalisierten Ödemen kommen, die sich unter anderem als kardiale *Anasarka* oder Höhlenwassersucht *(Aszites)* manifestieren (S. 430).

Therapie der Herzinsuffizienz: Falls eine Korrektur der zugrundeliegenden Herzinsuffizienzursache nicht möglich ist, werden folgende Therapieprinzipien angewandt:

- Verbesserung der Pumpfunktion des Herzens mit Digitalisglykosiden und/oder anderen positiv-inotropen Substanzen;
- Reduktion des erhöhten Wasser- und Natriumbestandes mit Diuretika und alimentärer Kochsalzrestriktion;
- Entlastung des Herzens mit entsprechender Verminderung der Ventrikelwandspannung durch venöse und arterielle Vasodilatation. Die arterielle Vasodilatation vermindert den arteriellen Blutdruck und erleichtert die Förderung des Schlagvolumens; venöse Vasodilatantien

senken das diastolische Kammervolumen samt -druck und vermindern damit die pulmonalvenöse Stauung (Reduktion der Luftnot).

In therapierefraktären Fällen wird heute auch eine *Herztransplantation* durchgeführt. Die Transplantate können aber akut oder chronisch abgestoßen werden. Bei der akuten Transplantatverwerfung beherrscht eine entzündliche Zerstörung aller Herzwandschichten die Szene (S. 513). Die chronische Abstoßungsreaktion manifestiert sich oft als Kombination entzündlicher und atherosklerotischer Schädigungsprozesse an den Herzkranzgefäßen. Dies zieht sogar in Herzen jungadulter Spender eine diffus-stenosierende Koronarsklerose nach sich, so daß sich eine koronare Herzkrankheit aufpfropft.

Koronare Herzkrankheit

Definition: Der suffiziente Koronarkreislauf vermag die Koronardurchblutung dem wechselnden Bedarf des Herzmuskels an Blut und Sauerstoff anzupassen. Unter dem Begriff „ischämische Herzkrankheit" werden alle Krankheitsbilder zusammengefaßt, die auf einem *vaskulär, kardiogen, hämatogen oder funktionell bedingten Mißverhältnis zwischen Sauerstoffangebot (= Blutversorgung) und Sauerstoffbedarf des Myokards* beruhen. Dabei wird die Sauerstoffversorgung des Myokards vor allem durch Stenosen im koronaren Gefäßsystem gedrosselt, was als Koronarinsuffizienz bezeichnet wird, während ein Fehlabgang der Koronararterie aus der A. pulmonalis (Inzidenz 1 : 300 000) selten ist und als *Bland-White-Garland-Syndrom* im ersten Lebensjahr zum Tode führt. Der Sauerstoffbedarf des Myokards steigt in erster Linie bei einer Herzüberlastung an. Aber auch eine allgemeine Hypotonie, wie sie im Rahmen eines Kreislaufschocks auftritt, oder eine ungenügende Sauerstoffbeladung des Blutes führen in der Bilanz zu einer ungenügenden Sauerstoffversorgung des Herzens.

Der klinische Begriff *„koronare Herzkrankheit"* beschränkt sich auf alle diejenigen Fälle, bei denen die *mangelhafte Sauerstoffversorgung des Myokards auf einer stenosierenden Erkrankung der Herzkranzgefäße* beruht. Das klinische Spektrum der koronaren Herzkrankheit ist in Tab. 9.**6** samt entsprechenden pathologisch-anatomischen Korrelaten zusammengestellt.

In Nordamerika erleidet jährlich eine halbe Million Menschen einen Myokardinfarkt. In der Bundesrepublik rechnet man mit etwa 200 000 Neuerkrankungen jedes Jahr. Während die Häufigkeit der koronaren Herzkrankheit in den 50- bis 70er Jahren zunehmend war, ist dieser Trend in den letzten Jahren zumindest in den USA rückläufig. In Europa ist zur Zeit noch keine abnehmende Tendenz feststellbar. Nach wie vor stellt die koronare Herzkrankheit die häufigste zum Tode führende Organerkrankung dar. Sie basiert in erster Linie auf Atherosklerose der Herzkranzgefäße.

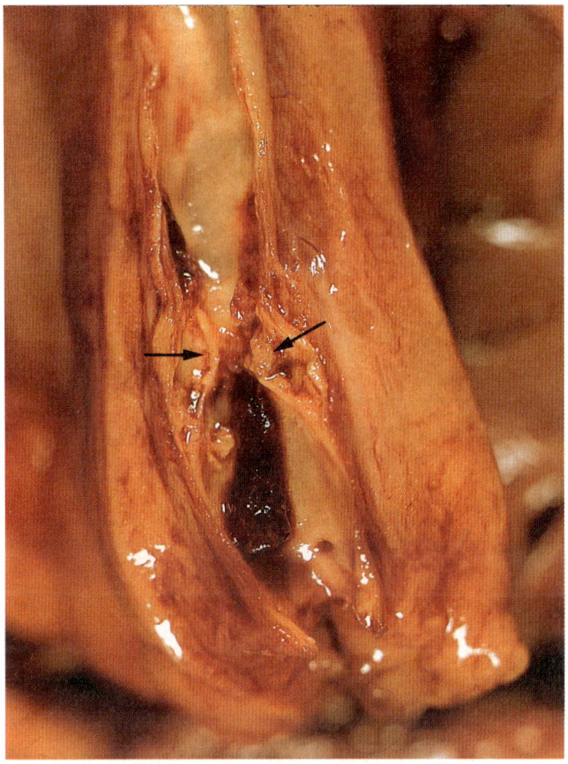

Abb. 9.**43** Koronare Herzkrankheit: Im Bereich einer atherosklerotischen Plaquefissur hat sich ein intraintimal-intraluminaler Thrombus gebildet (Pfeile), auf den sich ein okklusiver intraluminaler Thrombus aufgepfropft hat. Dieser typische Befund ist die Grundlage der Fibrinolysetherapie beim Herzinfarkt (Original: Schwarzkopf)

Koronarstenosen

Pathogenese: Definitionsgemäß beruhen die einzelnen klinischen Formen der koronaren Herzkrankheit auf einer stenosierenden Erkrankung der Koronargefäße: allen voran die Atherosklerose der extramuralen Koronararterien. Die besondere Neigung der Herzkranzgefäße, gerade im proximalen Abschnitt eine Atherosklerose zu entwickeln, läßt sich dadurch erklären, daß sie von allen Organarterien aufgrund ihrer Ventrikelnähe am meisten den systolischen Druckstößen ausgesetzt sind. Hinzu kommt, daß der koronare Gefäßbaum durch die Organform zahlreiche Richtungsänderungen erfährt, so daß die Koronararterien vermehrt Scherkräften ausgesetzt sind, auf welche die Gefäßwand bereits physiologischerweise mit einer Intimafibrose reagiert (Abb. 9.**43**).

Atherosklerose: Die Atherosklerose der Herzkranzgefäße ist die häufigste Ursache der koronaren Herzkrankheit. Sie bevorzugt das männliche Geschlecht. Der Altersgipfel liegt bei den Männern zwischen dem 55. und 60. Lebensjahr, bei Frauen 10 Jahre später. Die Entstehung der Koronaratherosklerose wird vermutlich durch die gleichen Risikofaktoren begünstigt wie die Atherosklerose der anderen Gefäße (S. 437).

Tabelle 9.6 Spektrum der koronaren Herzkrankheit: Klinik, Pathogenese, Pathologie

Krankheitsbild	Pathogenese	Pathologisch-anatomisches Korrelat
stabile Angina pectoris	Stenose und/oder Spasmus mit relativer temporärer Ischämie bei Arbeit, Dauer: Minuten	keine Nekrosen im Myokard
instabile Angina pectoris	relative temporäre Ischämie in Ruhe (meist bei Plaqueruptur und sekundärem nicht-okklusivem Thrombus) Dauer: Minuten, intermittierend über Stunden	disseminierte Einzelzellnekrosen → diffuse Fibrosierung
Herzinfarkt	absolute anhaltende Ischämie meist infolge Plaqueruptur und okklusivierendem Thrombus	ausgedehnte Nekrose (anämischer Infarkt)
Linksherzinsuffizienz	Kontraktilitätsabnahme des linken Ventrikels ↓	ausgedehnte Nekrose ausgedehnte Vernarbung (= Infarkt-schwiele)
kombinierte Links- und Rechts-herzinsuffizienz	Überlastung des rechten Ventrikels	evtl. Nekrose im Kammerseptum → sekundärer Septumdefekt Links-rechts-Shunt
Mitralinsuffizienz	ischämischer Papillarmuskelschaden Papillarmuskelschrumpfung	Papillarmuskelnekrose: a) Papillarmuskelabriß (früh) b) Papillarmuskelfibrose (spät)
Asynergie des linken Ventrikels	regionale Kontraktionsanomalie des Myokards (dyskinetischer Bezirk)	Herzwandaneurysma Perforation Herzbeuteltamponade
Herzrhythmusstörungen	Reizbildungsstörung Reizleitungsstörung (v. a. reentry)	Infarktzone = elektrisch instabil Nekrose des Reizleitungssystems
Sekundenherztod	a) direkte Infarktfolge (häufig)	akute Mitralinsuffizienz, Herzbeuteltamponade, akute myogene Herzinsuffizienz
	b) AV-Knotenzerstörung (selten)	z. B. fibromuskuläre Dysplasie der AV-Knotenarterie
asymptomatische koronare Herzkrankheit	pathologisches Belastungs-EKG	keine Nekrosen im Myokard

Arteriosklerose intramuraler Koronargefäße: Die kleinen intramuralen Arterien der Ventrikel- und der Papillarmuskulatur erfahren mit zunehmendem Alter eine von der Erkrankung der extramuralen Kranzgefäße weitgehend unabhängige Intimafibrose (S. 446). In seltenen Fällen wie Hypertonie und Diabetes mellitus können diese strukturellen Gefäßveränderungen zur Verengung der Gefäße führen. Die Koronarangiographie, bei der nur große Gefäße dargestellt werden, kann daher völlig normale Koronararterien zeigen. Diese *„Wipfeldürre des koronaren Gefäßbaumes“* wird auch als *„small vessel disease“* bezeichnet.

Koronarspasmen und koronare Vasokonstriktionen treten meist im Bereich atherosklerotischer Plaques auf und sind das Korrelat einer Dysbalance zwischen vasodilatierenden Faktoren wie *Stickstoffmonoxid* (= NO) und vasokonstringierenden Faktoren wie *Endothelin* und anderen spasmusauslösenden Faktoren. Zu diesen gehören neben *α-adrenergen* und *parasympathischen* Mechanismen, *Histamin* und *Serotonin* auch die Produkte der Arachidonatkaskade in Form der *Prostaglandine* und *Leukotriene*. Das Zustandekommen eines Koronarspasmus in atherosklerotischen Gefäßen läßt sich durch folgende Arbeitshypothese erklären:

Über den atherosklerotischen Plaques arterieller Gefäße ist das Endothel geschädigt, so daß es weniger (kurzwirksame) vasodilatatorische Faktoren wie den EDRF* (= NO) bildet. Der EDRF hemmt die Plättchenaggregation, so daß eine EDRF-Verminderung die Plättchenthrombenbildung begünstigt. Dies wiederum hat zur Folge, daß in diesem Gefäßbereich die Thrombozyten vasokonstringierende Substanzen wie Thromboxan-A2 und Serotonin freisetzen und daß ebenso wie im Rahmen der Plaquefissur (S. 440) Thrombin entsteht, welches ein potenter Induktor von Endothelin-1 ist. In den rupturierten atherosklerotischen Plaques ist der Gehalt an Endothelin-1 wegen der zahlreichen Endothelinproduzenten in Form von Makrophagen, Mediamyozyten und Endothelien stark erhöht. Dieses Gewebshormon wirkt nicht nur selbst gefäßverengend, sondern steigert auch die Empfindlichkeit der Gefäßwand gegenüber anderen vasokonstringierenden Substanzen und nimmt somit eine Schlüsselrolle beim Spasmus atherosklerotischer Gefäßabschnitte ein.

---

* EDRF = endothelial derived relaxing factor

Arteriitis: Eine entzündliche Mitbeteiligung der Koronararterien im Rahmen einer Panarteriitis nodosa, Riesenzellarteriitis, Takayasu-Arteriitis, Wegenerschen Granulomatose oder einer die Koronarostien stenosierenden Mesaortitis luica sind ebenso selten Ursache einer Koronarstenose wie ein Kranzarterienverschluß durch Emboli oder durch ein auf die Koronarien übergreifendes disseziierendes Aortenaneurysma.

Angina pectoris

Definition: Die Angina pectoris stellt ein klinisches Syndrom dar, das durch einen ischämiebedingten, paroxysmalen Thoraxschmerz charakterisiert ist.

Die Angina pectoris tritt häufig bei körperlicher Belastung, teilweise aber auch spontan auf und strahlt regelmäßig in den linken Arm aus. Sie kann auch in den rechten Arm, in die Halsregion und auch ins Epigastrium ausstrahlen. Je nach Dauer und Häufigkeit der Angina pectoris entstehen dabei im Myokard reversible oder irreversible Zellschäden.

1. Stabile Angina pectoris

Definition: In diesem Fall sind die pektanginösen Beschwerden seit Monaten konstant und treten nur bei größeren Anstrengungen auf.

Pathologie: Die stabile Angina pectoris geht pathogenetisch mit einer temporären akuten relativen (S. 427) oder einer chronischen relativen Myokardischämie (S. 428) einher. Dauert dabei der Sauerstoffmangel nicht mehr als 15 Minuten an, so findet man reversible Myokardveränderungen in Form von Mitochondrienschwellung (S. 22) und Relaxation der Sarkomere, was auf die Störung der ATP-Bildung und der Kontraktilität hinweist. Sowie jedoch die Ischämiephasen länger als 20 Minuten anhalten, gehen die Myokardmyozten im Versorgungsgebiet des stenosierten Herzkranzgefäßes vereinzelt und in kleinen Gruppen zugrunde. Die Myozyten der Papillarmuskeln und der subendokardialen Myokardschicht des linken Ventrikels sind dabei zuerst betroffen. Die zugrundegegangenen Zellen werden durch ein narbiges Bindegewebe ersetzt, was als disseminierte Myokardschwielen bezeichnet wird.

2. Instabile Angina pectoris

Definition: Unter dem Begriff „instabile Angina pectoris" werden verschiedene klinische Befundkonstellationen zusammengefaßt, bei denen die pektanginösen Beschwerden in Belastung oder Ruhe neu aufgetreten sind oder an Intensität und/oder Häufigkeit zugenommen haben.

Pathologie: Der Übergang von einer stabilen in eine instabile Angina pectoris wird heute überwiegend auf eine Ruptur einer atherosklerotischen Plaque zurückgeführt, zu der eine passagere Vasokonstriktion durch vasoaktive Plättchensubstanzen und Endothelin-1 noch erschwerend hinzukommen kann. Aus einer anfänglich oft kleinen Läsion entwickelt sich zunächst ein kleiner, aber rasch wachsender Thrombus. Ein wandadhärenter Thrombus löst dabei eine instabile Angina pectoris aus. Meist wird er vor der vollständigen Gefäßverstopfung durch Vermittlung der endogenen Fibrinolyse teilweise wieder aufgelöst. Der Restthrombus wird organisiert und löst über eine entsprechende Gefäßstenose eine stabile Angina pectoris aus. Patienten mit instabiler Angina pectoris weisen sowohl bei der Koronarangiographie als auch bei der Obduktion meist hochgradige proximale Stenosen zumindest einer großen Koronararterie auf. Dabei sind in Fällen mit Intensitätszunahme der pektanginösen Beschwerden *Hauptstammstenosen* und *Dreigefäßstenosen* häufig, während bei Fällen mit neu aufgetretener Angina pectoris hochgradige *Eingefäßstenosen* überwiegen. Hinzu kommt, daß bei Patienten mit instabiler Angina pectoris exzentrische Koronarstenosen und thrombotische Auflagerungen wesentlich häufiger sind als bei Patienten mit stabiler Angina pectoris. Das Myokard zeigt pathologisch-anatomisch oft eine diffuse interstitielle Myokardfibrose, welche die disseminiert zugrundegegangenen Herzmuskelzellen zwar ersetzt, aber eine chronische myogene Herzinsuffizienz mit Gefügedilatation zur Folge hat, wenn sie nicht durch ein akutes Infarktgeschehen unterbrochen wird. In den verbleibenden Herzmuskelzellen ist der Mitochondriengehalt wesentlich reduziert, was auf die gedrosselte Leistungsfähigkeit und Bewegungsarmut der betreffenden Myokardregion hinweist (im angloamerikanischen Schrifttum als *„stunned myocardium"*, = starres Myokard bezeichnet). Dieses durch wiederholte Ischämien geschädigte Myokard zieht eine prolongierte Ventrikeldysfunktion nach sich. Grundsätzlich ist diese Myokardschädigung immer noch reversibel.

3. Angina pectoris varians

Definition: Bei dieser Anginaform (= *Prinzmetal-Angina)* treten die pektanginösen Beschwerden ohne erkennbare Ursache in Ruhe und nur selten bei Belastung auf. Während der Anfälle zeigt das EKG (bizarre) Hebungen der ST-Strecke, was auf eine transmurale Myokardischämie zurückzuführen ist.

Pathologie: Ursächlich liegt dieser Anginaform ein angiographisch nachweisbarer Spasmus einer Koronararterie zugrunde, der bis zum Gefäßverschluß führen kann. Dieser Gefäßspasmus spielt sich meist in erheblich stenosierten Koronararterien ab, kann aber in seltenen Fällen auch bei Patienten mit unauffälligen Herzkranzgefäßen beobachtet werden.

Klinik: Da selbst atherosklerotisch veränderte Koronargefäße noch eine Tonusregulation aufweisen – insbesondere bei exzentrischer Gefäßstenosierung –, verbessern Medikamente wie Calciumantagonisten und Nitroverbindungen, welche die glatte Muskulatur der extramuralen Kranzgefäße relaxieren, die Koronardurchblutung.

Herzinfarkt

Allgemeine Definition und Pathogenese: *„Herzinfarkt“* ist eine in der Klinik häufig gestellte *Diagnose.* Sein pathologisch-anatomisches Korrelat ist eine *Koagulationsnekrose* eines größeren Myokardbezirkes in Form eines *anämischen Infarktes* infolge einer *absoluten Koronarinsuffizienz mit absolut anhaltender Ischämie* im Versorgungsgebiet eines der drei Koronarhauptstämme. Der akute Herzinfarkt und seine Spätfolgen sind in 25% der Fälle die Todesursache in den unter Atherosklerose leidenden Industrienationen. Die Anzahl der letal verlaufenden Herzinfarkte nimmt progredient mit dem Alter zu und erreicht beim Mann einen Häufigkeitsgipfel in der 6. Lebensdekade, bei der Frau in der 7. Dekade. Zwischen dem 35. und 55. Lebensjahr haben die Männer ein sechsmal größeres Risiko, an einem Herzinfarkt zu erkranken, als Frauen. Im höheren Alter, nach Wegfall des „Östrogenschutzes“ der Frau (S. 437), gleicht sich diese Geschlechtsabhängigkeit wieder aus. Patienten, welche mit einem der „großen Vier“ der Atherosklerose *(Hypertonie, Hypercholesterinämie, Zigarettenrauchen und Diabetes mellitus)* belastet sind, erleiden bereits in jüngeren Jahren einen Herzinfarkt. Der Einfluß der körperlichen Aktivität (Ausgleichssport) auf die Inzidenz des Herzinfarktes ist dabei weniger der Atheroskleroserückbildung als der Ausbildung und Ausweitung des koronaren Kollateralsystems und der Beeinflussung des Lipoproteinstoffwechsels (S. 100) zuzuschreiben. Der Myokardinfarkt ist in 95% der Fälle im linken Herzventrikel lokalisiert und umfaßt in den meisten Fällen alle Wandschichten (= *transmuraler Infarkt),* in einigen Fällen jedoch nur die subendokardiale Zone des Myokards (= *Innenschichtinfarkt).*

1. Innenschichtinfarkt

Definition: Beim Innenschichtinfarkt findet man *multiple, im inneren Drittel der Ventrikelwand gelegene Nekroseherde,* die 0,5–1,5 cm im Durchmesser groß und unregelmäßig über die Zirkumferenz der linken Kammerwand verteilt sind (= *„Mosaikinfarkt“).*

Pathogenese: In den meisten Fällen liegt eine erheblich stenosierende Atherosklerose in einem oder mehreren der drei Hauptkoronarstämme zugrunde, die aber in den meisten Fällen weder thrombotisch noch atheromatös vollständig verschlossen sind. Es ist möglich, daß hier ein zusätzlicher funktioneller Verschluß der intramuralen Gefäße vorliegt. In der Tat wird durch β-Rezeptorenstimulation (beim Phäochromozytom, nach Isoproterenolgabe) die transmurale Kollateralversorgung der subendokardialen Myokardschicht gedrosselt, die aufgrund des systolischen Gradienten in der Koronardurchblutung ohnehin schon die „letzte Wiese“ der Blutversorgung darstellt und einen entsprechend niedrigen Sauerstoffpartialdruck im Gewebe aufweist.

Morphologie: Die für den Innenschichtinfarkt typischen multiplen Nekroseherde sind makroskopisch in der ersten Phase der Infarktentstehung wegen ihrer geringen Größe kaum als lehmgelbe Herde zu erkennen. Nach 1–2 Tagen heben sie sich aber aufgrund des hämorrhagischen Randsaumes (s. Transmuralinfarkt) deutlich vom übrigen Myokard ab. Der kleine Durchmesser der einzelnen Nekroseherde bringt es auch mit sich, daß sie bereits innerhalb von 2–3 Wochen in weißliche Narbenherde umgewandelt sind. Obschon der Innenschichtinfarkt gelegentlich durch parietale Thromben über der entsprechenden Endokardregion begleitet wird, sind die gefährlichen *Infarktkomplikationen* wie *Herzwandaneurysma* und *Herzbeuteltamponade* sowie die *Perikarditis* extrem selten (Abb. 9.**70**). Dagegen kommt es im weiteren Verlauf relativ häufig zum kompletten Verschluß mit Entwicklung eines transmuralen Myokardinfarktes.

2. Transmuraler Herzinfarkt

Definition: Beim transmuralen Infarkt handelt es sich um die klassische Erscheinungsform des Herzinfarktes. In diesem Falle wird ein *mehrere Zentimeter großer Herzwandabschnitt,* meist des linken Ventrikels, nekrotisch, wobei die *Infarzierung alle drei Wandschichten umfaßt.*

Ätiologie: Aufgrund der bisherigen intravitalen und postmortalen Untersuchungen beruht der transmurale Herzinfarkt auf einer absoluten anhaltenden Ischämie. Diese ist durch mindestens einen der folgenden Prozesse auslösbar:

- *Primäre koronare Thrombose* meist infolge einer Plaqueruptur (S. 440) bei stenosierender Arteriopathie der extramuralen Herzkranzgefäße, wobei der Thrombus nach dem Infarktereignis durch die fibrinolytische Aktivität der Koronarendothelien aufgelöst und folglich nicht mehr nachweisbar sein kann.
- *Primärer Gefäßspasmus* (vgl. Prinzmetal-Angina) stenosierter oder unauffälliger Koronargefäße mit sekundärer Thrombusauflagerung während oder nach dem Infarktereignis.
- *Primäre Myokardmangelinsuffizienz* (S. 483) infolge Überlastung bei stenosierender Arteriopathie der intramuralen Koronararterienäste (S. 446).

Bei etwa 90% der Fälle mit transmuralem Myokardinfarkt findet man eine verschließende Koronarthrombose eines meist hochgradig eingeengten Herzkranzgefäßes. Bei den restlichen 10% der Fälle läßt sich kein lumenverschließender Koronarthrombus beobachten. Koronarangiographische Untersuchungen von Patienten mit frischem Herzinfarkt haben neuerdings gezeigt, daß die Häufigkeit, mit der bei diesen Patienten eine Koronarthrombose nachgewiesen werden konnte, mit der Dauer des Intervalls zwischen Beginn der Infarktsymptomatik und der Angiographie abnimmt. Diese Erkenntnisse haben wesentlich dazu beigetragen, daß heute die Koronarthrombose infolge Plaqueruptur eine Führungsrolle in der kausalen Pathogenese des Herzinfarktes einnimmt. Ferner hat die Tatsache, daß es innerhalb kurzer Zeit nach Infarktbeginn möglich ist, mit thrombolytischen Substanzen den verschließenden Koronarthrombus aufzulösen, zu einem neuen Therapieprinzip des akuten Herzinfarktes geführt.

Pathogenese: Sowie der Blutdurchfluß in einem Koronargefäß unter 25% der Norm fällt, treten irreversible Schäden an den Herzmuskelzellen auf, die den Funktionsstoffwechsel des Myokards zum Stillstand bringen. Sie werden im wesentlichen dadurch eingeleitet, daß sich in der Ischämiephase der Energiestoffwechsel von aerober Glykolyse auf anaerob umstellt. Gleichzeitig bleiben aber durch den mangelhaften Spüleffekt des stagnierenden Blutes Stoffwechselschlacken wie NADH, Lactat, CO_2, langkettiges Acyl-CoA und langkettiges Acyl-Carnitin im Gewebe liegen. Diese blockieren die glykolytische ATP-Bildung und schädigen die Zellmembran, die Mitochondriencristae und das sarkoplasmatische Retikulum, was sich morphologisch als trübe Schwellung manifestiert (Abb. 9.**44**). Die unkontrolliert in die Myokardzellen einströmenden Calciumionen imprägnieren die Mitochondrienmatrix, und die Myofibrillen relaxieren (= hypoxische Herzdilatation), so daß die Herzarbeit in diesem Bereich still steht. Ferner wird durch die Zellschädigung die Membranphospholipase aktiviert, welche die Haftorganellen der Myokardzellen und damit die Glanzstreifen aufweicht und die Zellmembran durchlöchert, so daß – in 90% der Fälle serologisch nachweisbar – intrazytoplasmatische Enzyme wie Kreatininphosphokinase und Lactatdehydrogenase entweichen (Abb. 9.**44**). Die aktivierte Phospholipase leitet auch die Bildung von Entzündungsmediatoren in Form von Prostaglandinen und Leukotrienen ein, von denen ein Teil für die febrilen Temperaturen (in 75% der Fälle nachweisbar) und die Leukozytose, aber auch für die Leukozyteneinwanderung und Endothelschädigung in der Reperfusionsphase verantwortlich ist.

Die gestörte Membranfunktion der Herzmuskelzellen im Infarkgebiet läßt sich elektrokardiographisch erfassen:

Zunächst bricht der Elektrolytgradient zusammen, was sich in Form der ST-Hebung im EKG (= *Verletzungsstrom)* manifestiert. Auch dieses Verletzungspotential bricht zusammen, sobald die Membranfunktion völlig erloschen ist. Dadurch bildet sich die ST-Hebung wieder zurück.

Schließlich zerfallen nach einigen Stunden die Sarkomere samt ihrer Myofibrillen. Das makroskopisch erkennbare Infarktgebiet entspricht nie einer scharf begrenzten Nekrosezone und wird immer von einer perinekrotischen Zone umgeben, die epikardwärts liegt und reversibel geschädigte Myokardzellen enthält. Sie befinden sich teilweise in einem durch Calciumüberladung induzierten Dauerkrampf, was histologisch als „Kontrakturbänder" auffällt.

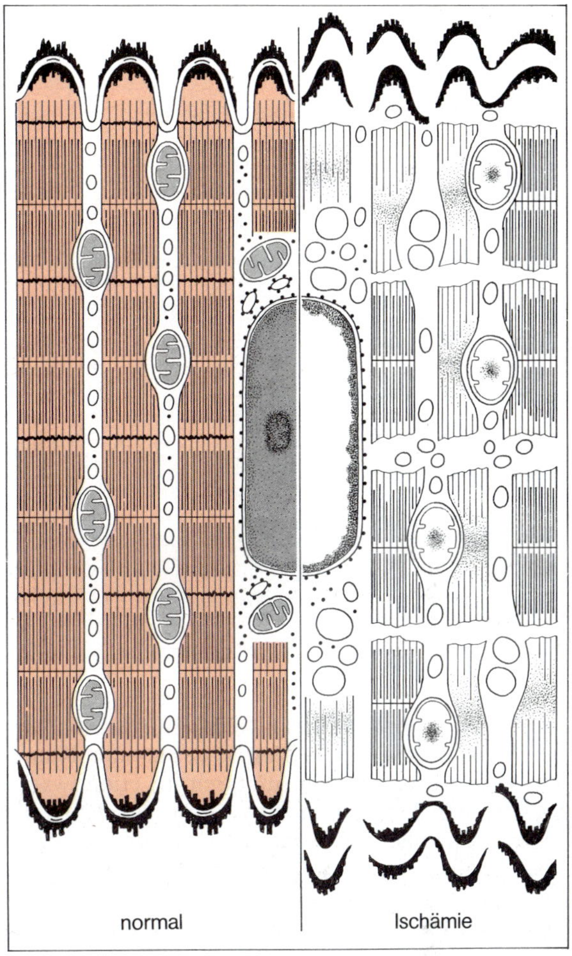

Abb. 9.**44** Ultrastruktur der Herzmuskelzelle bei der ischämischen Nekrose im Vergleich zur Norm

Bei Wiederdurchblutung eines zuvor verschlossenen Gefäßes wird das nekrotische und perinekrotische Infarktareal wieder mit oxygeniertem Blut versorgt. Paradoxerweise ist dieser Prozeß jedoch mit einer weiteren Myokardschädigung verbunden. Die Ischämie hat nämlich nicht nur zur Schädigung der Myozyten, sondern auch der Gefäßendothelien geführt. Dies hat zur Folge, daß Stickstoffmonoxyd und Prostazyklin nur noch in vermindertem Maße gebildet werden und daß die Endothelien vermehrt Adhäsionsmoleküle wie ICAM-1 für Granulozyten exprimieren, was in der Reperfusionsphase zur Granulozyten-Endothel-Interaktion mit einer Generierung von toxischen Sauerstoffmetaboliten sowie eine Behinderung der Mikrozirkulation nach sich zieht. Folglich nimmt die Infarktgröße erst in der Reperfusionsphase ihr endgültiges Ausmaß an. Das weitere Schicksal des Myokardinfarktes entspricht dem allgemeinen Verlauf einer Koagulationsnekrose (S. 137).

Lokalisation: Sowohl der Innenschicht- als auch der Transmuralinfarkt liegen in 95% der Fälle aus-

Tabelle 9.**7** Lokalisation des Herzinfarktes bei Normalversorgungstyp der Koronararterien

Verschlossene Arterie*	Infarktlokalisation		Häufigkeit
1. Anfangsteil des R. interventricularis anterior	großer Vorderwandspitzeninfarkt ventroapikal	A. coronaria sinistra	50%
2. Mittel- oder Endteil des R. interventricularis anterior	mittelgroße Vorderwandinfarkte supraapikal anteroseptal		
3. Äste des R. interventricularis anterior	keine Vorderwandinfarkte		
4. R. circumflexus	Seitenwandinfarkte apikolateral basolateral		20%
5. A. coronaria dextra	Hinterwandinfarkte posteroapikal posteroseptal posterobasal		30%
6. Linker und rechter R. interventricularis und R. circumflexus = Dreigefäßerkrankung	große kombinierte Vorderwand-Hinterwand-Infarkte große Septuminfarkte		selten

* Ordinalzahlen korrespondieren mit denjenigen in Abb. 9.**45**

schließlich im Bereich des linken Ventrikels. Lediglich bei schwerer Atherosklerose der rechten Kranzarterie mit transmuralen Infarkten im Hinterwand-Septumbereich greift in etwa 20% der Fälle die Myokardnekrose auch auf den rechten Ventrikel über. Isolierte rechtsventrikuläre Infarkte sind selten. Die Lokalisation und die Ausdehnung eines Herzinfarktes hängt darüber hinaus ab a) vom Zustand der Anastomosen zwischen rechter und linker Kranzarterie (= *koronarer Kollateralkreislauf),* b) vom *Verlauf der beiden Herzkranzgefäße,* welcher den Versorgungstyp (s. unten) des betreffenden Herzens bestimmt, c) vom *Schweregrad* der meist gleichzeitig bestehenden Koronarinsuffizienz, d) von der Entwicklung eines *Appositions-* und *Stagnationsthrombus* nach dem Infarktereignis und schließlich e) vom *Funktionszustand des Myokards* (Herzfrequenz, arterieller Blutdruck).

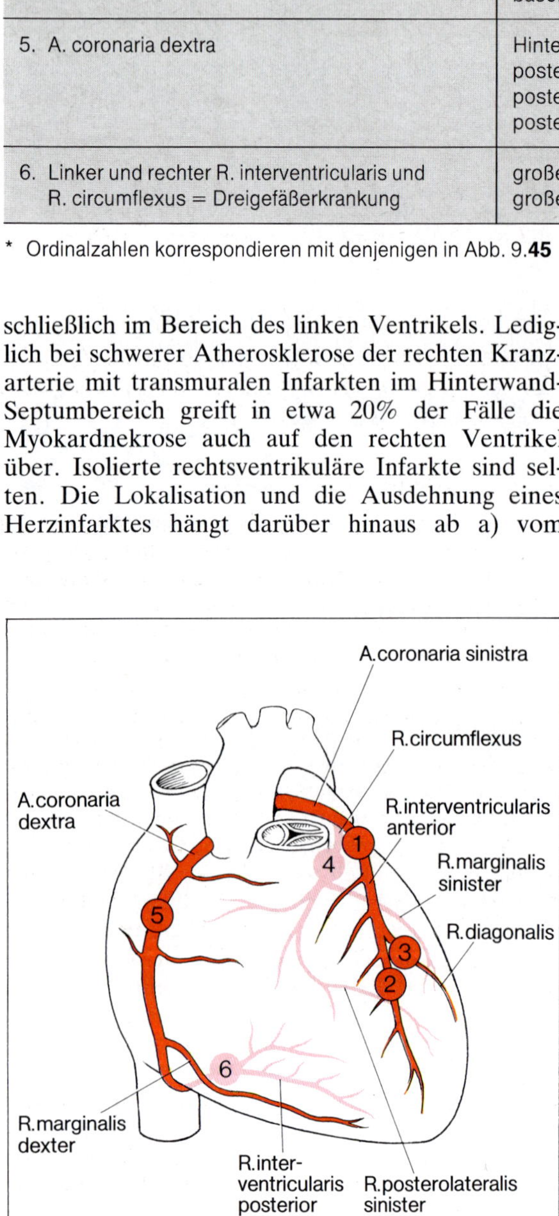

Abb. 9.**45** Prädilektionsstellen des Gefäßverschlusses bei den verschiedenen Infarkttypen (vgl. Tab. 9.**7**) (hellrot = Hinterwandgebiete)

- *Rechtsversorgungstyp* (85%): Die rechte Kranzarterie gibt den R. interventricularis posterior ab, hinzu kommen posteriore linksventrikuläre Äste.
- *Linksversorgungstyp* (8%): Der R. interventricularis posterior wird über die distale A. circumflexa versorgt.
- *Ausgeglichener Typ* (7%): R. interventricularis posterior über die rechte Koronararterie. Posteriore linksventrikuläre Äste oder ein zweiter R. interventricularis posterior werden von der A. circumflexa abgegeben.

Bei plötzlichem Verschluß eines koronaren Hauptgefäßes kann ein funktionstüchtiger *Umgehungskreislauf* nicht unmittelbar wirksam werden, so daß das nachgeschaltete Versorgungsgebiet nekrotisch wird. Bei langsam einsetzendem Gefäßverschluß hingegen wird ein ausreichender Kollateralkreislauf über anatomisch präformierte Kollateralverbindungen ausgebildet, wobei die zunächst kapillären Anastomosen mit der Zeit Arteriolengröße erlangen.

Hat sich im stenosierten Gefäßbereich ein Thrombus gebildet, so kann stromaufwärts ein Stagnationsthrombus entstehen. Dieser ist dann dafür verantwortlich, daß sich – vor allem bei vorbestehender diffuser Koronarstenose – der anfängliche Nekroseherd innerhalb von Stunden oder Tagen steppenbrandartig ausdehnt (= *Appositionsinfarkt).*

Im Rahmen eines Herzinfarktes, vor allem wenn er infolge seiner Größe zur Herzinsuffizienz führt, kann eine allgemeine arterielle Hypotonie auftreten. Die Folge davon ist ein verminderter Perfusionsdruck in den übrigen, nicht verschlossenen Koronararterien, die möglicherweise aber stenosiert sind. Dies begünstigt die Entstehung eines neuen Infarktes im Versorgungsgebiet dieser minderperfundierten Koronargefäßäste. Tritt er noch in der Akutphase des Infarktgeschehens an einer anderen Stelle als der Erstinfarkt auf – was sehr häufig ist –, so bezeichnet man ihn als *„Infarktrezidiv"*.

Die Lokalisation des Herzinfarktes in Abhängigkeit von entsprechenden Koronarstenosen ist in Tab. 9.**7** und Abb. 9.**45** zusammengestellt.

Morphologie: Der makroskopische Aspekt eines Herzinfarktes hängt davon ab, wie lange der Patient das Infarktereignis überlebt hat:

- *Sekundenherztod (= Herzschlag):* In diesen Fällen ist makroskopisch nur eine akute Herzdilatation und ein Gefäßverschluß festzustellen. Histologisch fallen allenfalls vergröberte Querstreifungen auf.
- *Akuter Herzinfarkt:* Hier liegt das Infarktereignis länger als 5 Stunden zurück. Das Infarktgebiet blaßt ab, ist leicht erhaben und erscheint frühestens nach 12 Stunden makroskopisch lehmgelb. Histologisch fallen in diesem Bezirk die Myokardzellen durch eine verstärkte Zytoplasmaeosinophilie sowie wellige Anordnung (= wellige Muskelzelldeformation) auf (Abb. 9.**46**). Im Nekroserandbereich, wo noch eine gewisse Restperfusion da ist, oder in Gebieten mit postischämischer Reperfusion begegnet man der „Kontraktionsbandnekrose", die auf dem Boden einer Calciumüberladung mit Verschmelzung mehrerer Sarkomeren (= Dauerspasmus) unter Überdehnung der I-Bande zustande kommt (Abb. 9.**47a** u. **b**). Die Z-Bänder und die Glanzstreifen bleiben zunächst erhalten. Allmählich wandern in die Nekrosezone einige Granulozyten ein. Bereits am 4. Tag setzt die Organisation des Infarktgebietes ein. Sie entspricht einer Wundheilung (S. 335).
- *Subakuter Herzinfarkt:* Bei diesen Patienten liegt der Infarktbeginn 2–4 Wochen zurück. Das ganze Nekrosegebiet ist durch ein kapillarreiches Granulationsgewebe umsäumt. Die darin enthaltenen Granulozyten und Makrophagen weichen das nekrotische Material durch ihre proteolytischen Fermente auf und transportieren es ab. Dieses Granulationsgewebe ist imstande, innerhalb von 10 Tagen einen 1 mm breiten Nekrosestreifen abzuräumen. Makroskopisch erscheint das Infarktzentrum gelb und wird von einem roten Randsaum (= Granulationsgewebe) umgeben (Abb. 9.**48**). Nimmt die proteolytische Aufweichung des Myokards größere Ausmaße an, so spricht man von einer Myomalazie, welche die Gefahr der Herzwandruptur – vor allem bei körperlicher Tätigkeit – in sich birgt.
- *Alter Infarkt:* Nach mehr als 6 Wochen schließlich ist die Nekrosezone resorbiert und durch ein kollagenfaserreiches Narbengewebe repariert. Das Infarktgebiet imponiert jetzt makroskopisch als derbe, weißliche Bindegewebsschwiele.

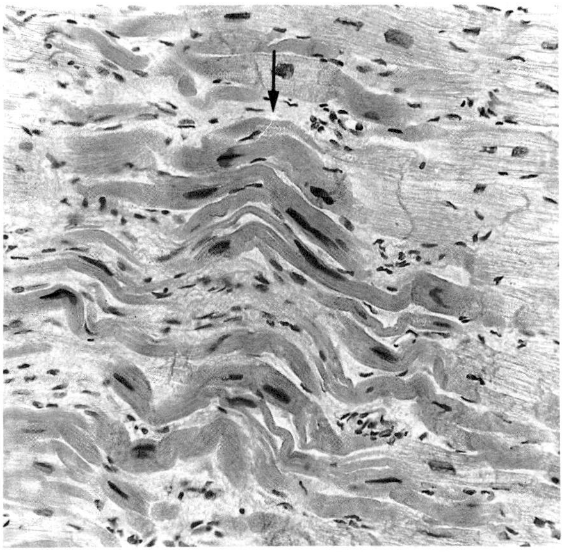

Abb. 9.**46** Frischer Herzinfarkt mit ausgeprägter Zytoplasmaverklumpung in den nekrotischen und typischerweise wellenförmigen (Pfeil) Herzmuskelzellen (HE, Vergr. 1 : 400)

Komplikationen des Herzinfarkts

Jeder Herzinfarkt kann von Komplikationen begleitet werden, die sich einerseits aus dem Einschnitt in das komplexe Geschehen der Herztätigkeit und andererseits aus dem *„Wundheilungsprozeß"* des Infarktgebietes her erklären. Die klinischen Erscheinungsformen dieser Infarktkomplikationen gehören ins Bild der koronaren Herzkrankheit:

1. Sekundenherztod (= Herzschlag): Bei diesen Herzpatienten tritt oft ohne pektanginöse Vorwarnung ein akutes Herzversagen ein. Pathologisch-anatomisch findet man zwar bei höchstens 30% der erfolgreich reanimierten Patienten Zeichen eines Herzinfarktes, die meisten haben aber eine Koronarinsuffizienz. In einzelnen Fällen läßt sich ein Verschluß der AV-Knotenarterie durch eine fibromuskuläre Dysplasie nachweisen. Bei den restlichen Fällen wird eine ischämisch ausgelöste Herzrhythmusstörung angenommen, insbesondere primäres Kammerflimmern oder ventrikuläre Tachykardien, welche in Kammerflimmern selten in eine Asystolie übergeht.

2. Pericarditis epistenocardica: Etwa 2 Tage nach dem Infarktereignis kommt es bei etwa 30% der Infarktpatienten über die Nekrosezone zu einer entzündlichen Mitreaktion des Epiperikards in Form einer fibrinösen Perikarditis. Das entzündliche Exsudat kann vor allem bei Patienten mit Antikoagulantientherapie auch hämorrhagisch sein. Die Fibrinablagerungen im Herzbeutel verursachen in diesen Fällen ein auskultatorisch wahrnehmbares Reibegeräusch.

3. Parietale Endokardthrombose: Wie bereits erwähnt, greift die von der Nekrosezone ausgehende Entzündungsreaktion auch auf das Endokard über, so daß sich gewöhnlich während der ersten Woche, unterstützt durch lokale Bewegungsstörungen der Herzwand, eine flächenhaft aus-

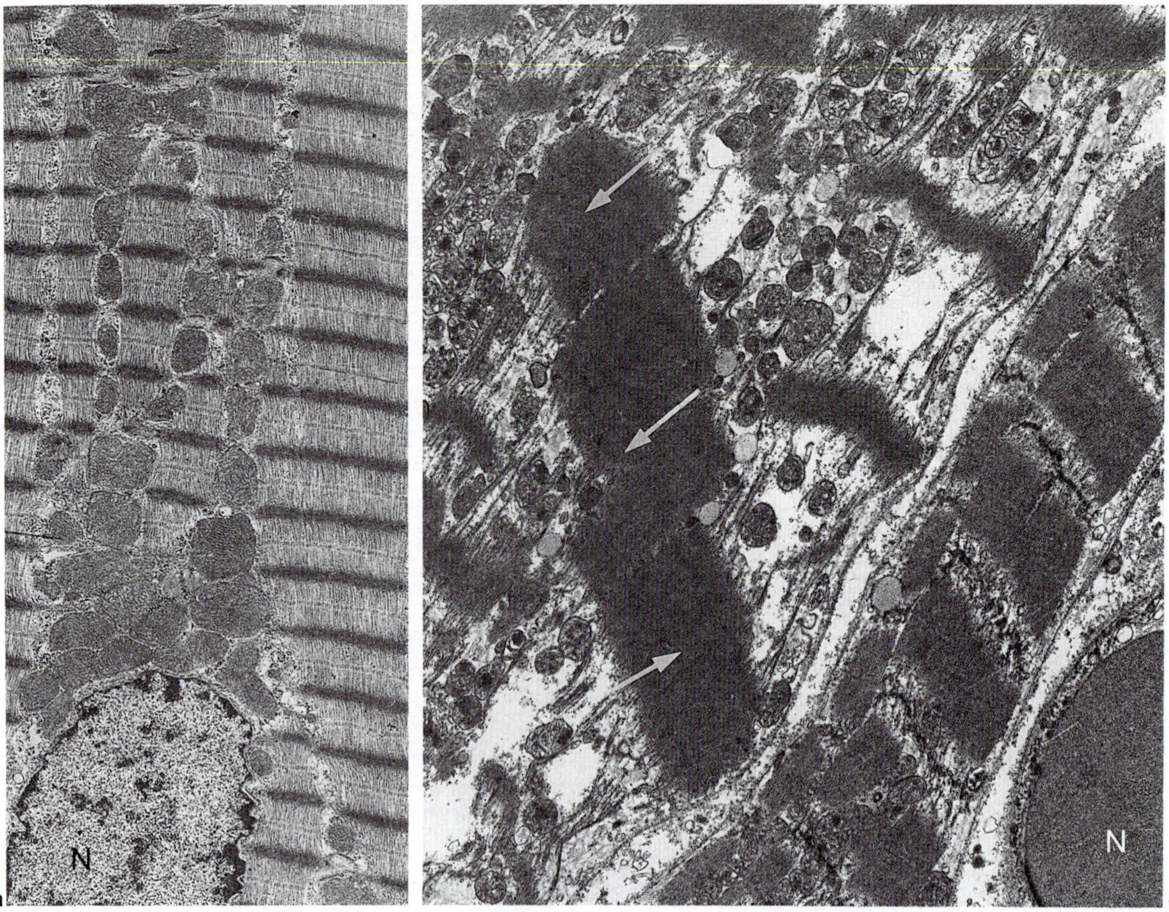

a b

Abb. 9.**47a** u. **b** Kontraktionsbandnekrose beim Herzinfarkt: **a** Normale Myokardzellen, **b** Kontraktionsbandnekrose durch Sarkomerenverschmelzung (Pfeile) (Vergr. **a** 1 : 1000, **b** 1 : 2500; Autopsiematerial) (N = Zellkern)

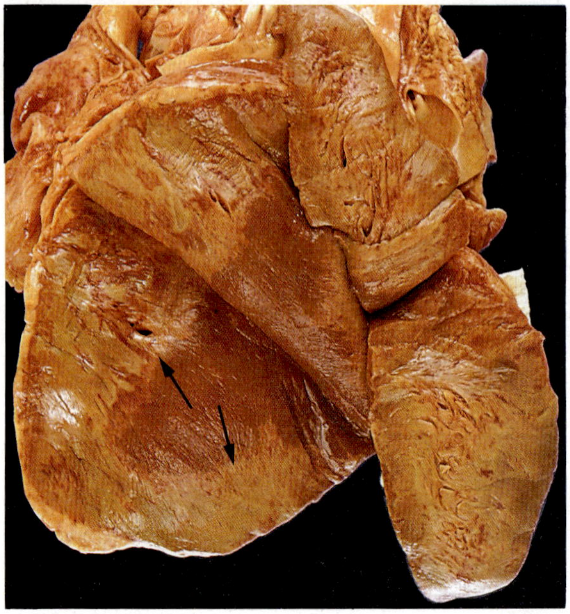

Abb. 9.**48** Frischer Hinterwandinfarkt, auf das Septum übergreifend, imponierend als lehmgelber Bezirk (Pfeile)

gebreitete Endokardthrombose entwickelt (Abb. 9.**49**). Sie ist bevorzugt im Trabekelwerk des linken Ventrikels zu finden und bildet in 20% der Fälle eine gefährliche Quelle arterieller Embolie (S. 421). Nach abgelaufenem transmuralem Herzinfarkt entwickelt sich im Infarktbezirk eine regionale Wandbewegungsstörung in Form einer Kontraktionsanomalie der linken Herzkammer.

4. Herzwandaneurysma: Es wird durch die nekrosebedingte (oder narbenbedingte) Myokardschwächung hervorgerufen und wird klinisch als Asynergie bezeichnet. Diese verkleinert die Auswurffraktion des linken Ventrikels, die einen Quotient aus Schlagvolumen zu enddiastolischem Volumen (Laevogramm!) darstellt. Die Asynergien werden je nach Schweregrad eingeteilt in (Abb. 9.**50**):

- *Hypokinese* mit geringer Einschränkung des Bewegungsumfanges (lokal oder den ganzen Ventrikel betreffend),
- *Akinese* mit fehlender Beweglichkeit umschriebener Ventrikelgebiete,
- *Dyskinese* mit paradoxer Bewegung des Ventrikelabschnittes, d. h. Ausbuchtung der Ventrikelwand während der Systole.

Pathologisch-anatomisch ist lediglich die Dyskinese des linken Ventrikels zu erkennen. Sie stellt sich als Herzwandaneurysma dar und findet sich bei etwa 10% aller Infarkt-

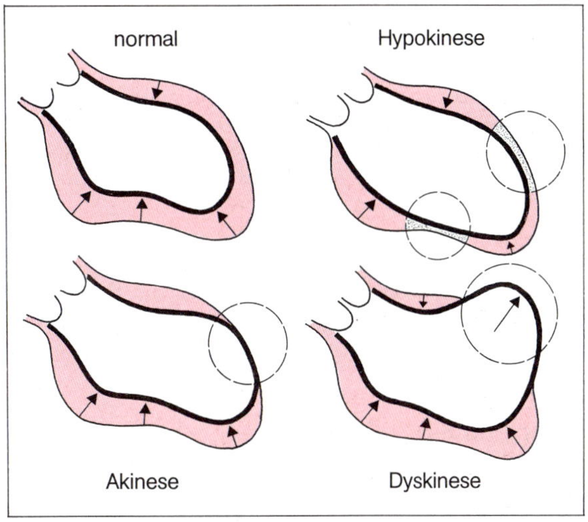

Abb. 9.**50** Asynergien des linken Herzventrikels

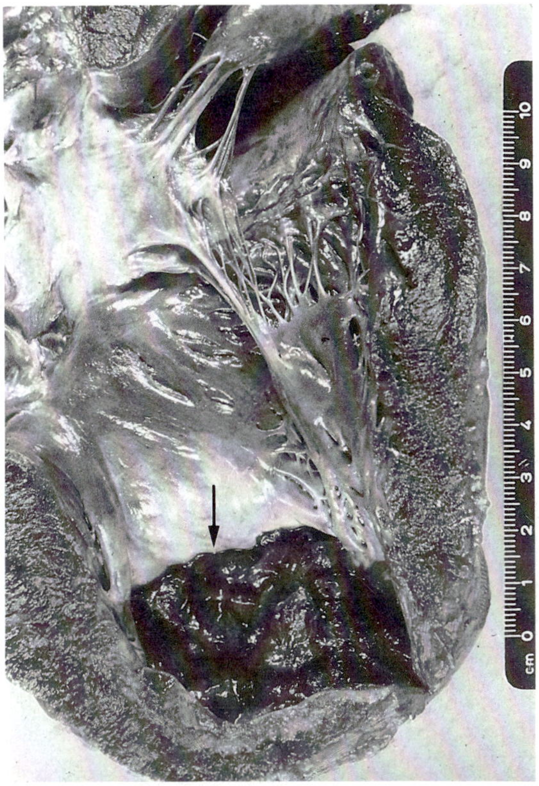

◄ Abb. 9.**49** Chronisches Herzwandaneurysma mit Endokardfibrose und parietalem Thrombus (Pfeil)

patienten, und zwar meist im Bereich der Herzbasis oder -spitze. Das Herzwandaneurysma tritt akut auf, wenn der frische Nekrosebezirk so aufgeweicht wird, daß die Herzwand dem Innendruck nachgibt und sich in zunehmendem Maße ausstülpt. Das chronische Herzwandaneurysma hingegen leitet sich von der geringen Elastizität der Infarktschwiele ab. Sie gibt mit der Zeit der unentwegten mechanischen Belastung nach, so daß die Herzwand an dieser Stelle sehr dünn wird und sich in zunehmendem Maße ausstülpt. Die Asynergien des linken Ventrikels sind gleichzeitig die Ursache einer allmählich sich verstärkenden Linksinsuffizienz, weil die Auswurffraktion ab- und die Restblutmenge zunimmt. Bei geeigneter Lokalisation wird deshalb der Herzchirurg die Aneurysmanarbe exzidieren und so die Herzinsuffizienz mit dem Messer beheben. Bleibt ein Herzwandaneuryma bestehen, so lagern sich in ihm als Spätfolge parietale Thromben ab.

5. Herzwandruptur: Bei 10% aller tödlichen Infarktfälle führt die Proteolyse des Nekroserandgebietes, die immer zwischen dem 3.–10. Tag im Rahmen der Infarktorganisation auftritt, zu einer gefährlichen Myokardaufweichung, was auch als Myomalazie bezeichnet wird. Die Nekrose kann nun entweder ins Ventrikellumen durchbrechen und ein akutes Herzgeschwür bilden oder sämtliche Wandschichten erfassen. In diesem Falle hält die Herzwand den Innendruck nicht mehr aus und reißt ein (= Herzwandruptur), so daß Blut in den Herzbeutel strömt, bis dieser mit Blut austamponiert ist und alle Herzaktionen unmöglich macht (= Herzbeuteltamponade).

Wenn im Rahmen eines Infarktgeschehens das Kammerseptum mitbetroffen ist, kann das Septum einreißen (= Septumruptur). Infolgedessen fließt bei der Herzaktion Blut vom linken in den rechten Ventrikel zurück (= Links-rechts-Shunt), so daß das Blutfördervolumen, das in die Aorta ausgeworfen wird, absinkt.

6. Mitralklappeninsuffizienz: Diese Komplikation entsteht dadurch, daß die höchst ischämieempfindlichen Papillarmuskeln – bei Hinterwandinfarkten häufig betroffen – narbig schrumpfen oder aber akut abreißen, was eine akute Mitralinsuffizienz zur Folge hat. Eine relative Mitralinsuffizienz hingegen kann bei chronischem Herzwandaneurysma wegen einer zunehmenden Erweiterung des Anulus fibrosus oder einer dilativen Kardiomyopathie auftreten.

7. Herzrhythmusstörungen: Sie können bei nahezu allen Infarktpatienten innerhalb der ersten 3 Tage nachgewiesen werden. Die elektrisch instabile Zone liegt zunächst in der Infarktzone selbst *(Kammerflimmern),* später in den Randzonen des Infarktes *(ventrikuläre Extrasystolen).* Aber auch durch Verletzungsströme in der „perinekrotischen Zone" und durch das infarktbedingte Versagen des linken Ventrikels und Vorhofes *(supraventrikuläre Extrasystolen)* können Herzrhythmusstörungen ausgelöst werden.

Therapie: Grundsätzlich gilt es die koronare Durchblutung zu verbessern. Dies kann entweder medikamentös (z. B. Nitrate, Calciumantagonisten) oder chirurgisch geschehen. Im letzteren Falle macht man sich die Tatsache zunutze, daß in der Regel die Koronarstenosen proximal liegen und umschrieben sind, so daß man die hämodynamisch insuffiziente Gefäßstrecke mit einem autologen Gefäßimplantat umgeht (= aortokoronarer Bypass). Neuerdings wird bei isolierter Stenose des rechten Koronararterienstammes oder des R. interventricularis anterior sowie R. circumflexus der linken Kranzarterie das hämodynamische Hindernis durch einen Ballonkatheter gesprengt. Diese gewaltsame Dilatation ist aber mit einer erheblichen Gefäßwandschädigung verbunden, die sich nicht in jedem Fall voraussehen läßt und zu thrombotischen und/oder sklerosierenden Verschlüssen oder zu Rezidiven führen kann.

Das therapeutische Prinzip des Herzinfarktes besteht in der Bekämpfung des Schmerzes, des kardiogenen Schockes und der Herzinsuffizienz sowie in der Frequenz-Rhythmus-Regulierung und Antikoagulation. Ferner sollten die Risikofaktoren beseitigt werden.

Prognose: Neben der Größe und Lokalisation des Herzinfarktes kommt der Beseitigung der Risikofaktoren (S. 437) eine große Bedeutung zu. Eine wesentliche Rolle spielt dabei die kontrollierte Bewegungstherapie („Renne um dein Leben!").

Altersherz

Definition und Pathogenese: Bei Personen im fortgeschrittenen Alter stehen die kardiovaskulären Erkrankungen an der Spitze der Mortalitätsstatistiken, allen voran die koronare Herzkrankheit. Der althergebrachte, aber griffige Ausdruck „Altersherz" wird im folgenden zwar beibehalten, meint aber das „Herz im Alter des Menschen".

Das Altersherz *(= chronisch-ischämische Herzkrankheit)* ist dadurch geprägt, daß mehrere pathologische Prozesse in diesem Organ gleichzeitig vorkommen (= Herzpolypathie) und daß bei alten Menschen immer auch noch andere Organerkrankungen vorhanden sind (= Multimorbidität).

Pathologie: Die koronare Herzkrankheit ist beim alten Menschen dadurch gekennzeichnet, daß die stenosierende Atherosklerose der Koronargefäße proportional mit dem Alter zunimmt und verkalkt. Dabei wird der R. interventricularis anterior innerhalb der ersten 3 cm nach Abgang vom Koronarostium bevorzugt; die rechte Kranzarterie zeigt am häufigsten 6 cm nach Abgang vom Koronarostium verkalkte Stenosen. Dreigefäßerkrankungen sind zwar häufig, dafür sind die Kollateralgefäße gut entwickelt.

Das *Myokard* des linken Ventrikels zeigt im Alter bald eine Atrophie, bald auch eine progressive Zunahme seiner Wanddicke mit Linkshypertrophie. Dies dürfte entweder auf eine Anpassungsreaktion an die altersabhängige Blutdruckzunahme und/oder auf die diffusen, meist perivaskulär gelegenen Myokardfibrosen zurückzuführen sein, die auf einer chronischen Ischämie (Anämie, Koronarsklerose) beruhen. Die Linksherzhypertrophie reduziert zusammen mit der altersabhängigen Bindegewebsvermehrung die Inotropie und Beweglichkeit der Herzkammer (= Compliance), was schließlich die Leistungsfähigkeit des Altersherzens drosselt.

Besonders bei Kachexie und körperlicher Inaktivität (Bettlägerigkeit) kommt es zur allgemeinen Herzatrophie. In diesen Fällen ist das Herz allseitig verkleinert, durch intrazelluläre Lipofuszinansammlung (S. 34) bräunlich verfärbt, und die für das verkleinerte Herz zu groß gewordenen Kranzgefäße sind geschlängelt.

Die *Herzklappen* werden mit zunehmendem Alter verändert. Die Mitralklappen zeigen fast immer atheromatöse Verdickungen der Ränder und Verkalkungen des Klappenrings, die aber klinisch bedeutungslos sind. Bei etwa 30% aller Menschen im 8. Lebensjahrzehnt treten jedoch Verkalkungen der Aortenklappe auf, die nicht auf den Klappenring beschränkt bleiben und oft hämodynamische Folgen haben.

Schließlich sind die spezifischen Zellen des Erregungsbildungs- und Leitungssystems im hohen Alter oft bindegewebig ersetzt, was vor allem für die *Vorhofarrhythmien* verantwortlich sein dürfte.

Altersamyloid und Herz, s. S. 61.

Herztrauma

Traumatische Herzschäden gehen ebenfalls mit einer Beeinträchtigung der Herzleistung einher. Ihre Kenntnis ist zur gutachterlichen Beurteilung von Unfallfolgen wichtig:

Herzschäden infolge stumpfer Gewalt

Sie sind sehr häufig und beruhen auf einer schmalflächigen Thoraxprellung. Im einfachen Falle handelt es sich dabei um eine:

Commotio cordis in Form einer reversiblen kurzfristigen Störung der Herzfunktion (EKG) ohne entsprechendes histologisches Korrelat. In schweren Fällen kommt es hingegen zur:

Contusio cordis mit subepikardialen, intramyokardialen und subendokardialen Blutungen sowie Myokardnekrosen, was klinisch mit einer Infarktsymptomatik verbunden ist.

Herzrupturen sind ebenso wie Klappen- oder Papillarmuskelabrisse meist Folge eines Absturzes aus großer Höhe oder eines Überfahrunfalles.

Herzschäden infolge penetrierender Verletzung

Sie sind selten und entstehen durch Stich- oder Schußverletzungen. Die Gefahr einer Herzbeuteltamponade ist dabei groß.

Literatur

Herzleistungsstörung

Abrahams, C., et al.: Myocardial hypertrophy in macaca fascicularis. Lab. Invest. 56 (1987) 676

Ambrose, J., et al.: Angiographic and the pathogenesis of instabile angina pectoris. J. Amer. Coll. Cardiol. 5 (1985) 609

Anversa, P., et al.: Morphometric study of myocardial hypertrophy induced by abdominal aortic stenosis. Lab. Invest. 40 (1979) 341

Becker, A. E., R. H. Anderson: Pathologie des Herzens. Thieme, Stuttgart 1985

Braunwald, E., R. Kloner: The stunned myocardium: prolonged, postischemic ventricular dysfunction. Circulation 66 (1982) 1146

de Bold, A.: Atrial natriuretic factor: A hormone produced by the heart. Science 15 (1985) 767

Buja, L. M., et al.: The role of coronary arterial spasm in ischemic heart disease. Arch. Path. Lab. Med. 105 (1981) 221

DeWood, M. A., et al.: Prevalence of total coronary occlusion during the early hours of transmural myocardial infarction. New Engl. J. Med. 303 (1980) 897

Doerr, W.: The pathogenesis of cardiac infarction. Virchows Arch. A. Path. Anat. 373 (1977) 177

Drexler, H., U.-N. Riede: Alterations of skeletal muscle in chronic heart failure. Circulation 85 (1992) 1751

Erlebacher, J. A.: Transmural myocardial infarction with normal coronary arteries. Amer. Heart J. 98 (1979) 421

Furchgott, R. F.: Role of endothelium in response of vascular smooth muscle. Circul. Res. 53 (1983) 5

Fuster, V., et al.: The pathogenesis of coronary artery disease acute coronary syndroms. New Engl. J. Med. 326 (1992) 242

Gottlieb, G. J., et al.: Ultrastructural characterization of the border zone surrounding early experimental myocardial infarcts in dogs. Amer. J. Pathol. 103 (1981) 292

Grossmann, W.: Cardiac hypertrophy: useful adaptation or pathologic process? Amer. J. Med. 69 (1980) 576

Hort, W.: Funktionelle Morphologie der akuten Herzinsuffizienz. Verh. Dtsch. Ges. Path. 51 (1967) 114

Jennings, R. B., K. A. Reimer: Letal myocardial ischemic injury. Amer. J. Pathol. 102 (1981) 241

Laguens, R. P., et al.: Ultrastructural and morphometric study of the human heart muscle cell in acute coronary insufficiency. Human. Pathol. 10 (1979) 695

Linzbach, J.: Funktionelle Morphologie der chronischen Herzinsuffizienz. Verh. Dtsch. Ges. Path. 51 (1967) 124

Ludmer, P. L.: Paradoxical vasoconstriction induced by acetylcholine in atherosclerotic coronary arteries. New Engl. J. Med. 315 (1986) 1046

Maron, B. J., et al.: Ultrastructural features of degenerated cardiac muscle cells in patients with cardiac hypertrophy. Amer. J. Pathol. 79 (1975) 387

Maseri, A.: Role of coronary artery spasm in symptomatic and silent myocardial ischemia. J. Amer. Coll. Cardiol. 9 (1987) 249

Neely, J. R., D. Feuvray: Metabolic products and moycardial ischemia. Amer. J. Pathol. 102 (1981 282

Pearlman, E. S., et al.: Muscle fiber orientation and conncetive tissue content in the hypertrophied human heart. Lab. Invest. 46 (1982) 158

Penther, P.: Coronary thrombosis and acute myocardial infarction – cause or consequence. Amer. Heart J. 94 (1977) 392

Rahlf, G.: Intramyocardial microarteriopathy. Virchows Arch. A. Path. Anat. 388 (1980) 289

Rochman, H.: Clinical Pathology in the Elderly. Karger, Basel 1988

Strauer, B. E.: Koronare Mikrozirkulationsstörungen. Klin. Wschr. 59 (1981) 1125

Yanagisawa, M., et al.: A novel potent vasoconstrictor peptide produced by vascular endothelial cells. Nature 332 (1988) 411

Literatur

Endokard

Anschütz, F.: Endokarditis. Thieme, Stuttgart 1968

Bargmann, W., W. Dörr: Das Herz des Menschen. Thieme, Stuttgart 1963

Boucek, R. J.: Serotonin: a cytospecific growth stimulator of cultured fibroblasts. Science 167 (1970) 898

Caesar, R.: Herz. In Remmele, W.: Pathologie, Bd. I. Springer, Berlin 1984

Channick, B. J.: Mitral valve prolaps. New Engl. J. Med. 305 (1981) 497

Davis, M. J.: Pathology of Cardiac Valves. Butterworths, London 1980

Doerr, W., T. Mattfeldt: Endokarditis – pathologisch-anatomisch gesehen. Dtsch. Ärztebl. 83 (1986) 37

Garrey, G. J., H. C. Nev: Infective endocarditis – an evolving disease. Medicine 57 (1978) 105

Mittermayer, C., et al.: Endocarditis verrucosa simplex/thrombotica bei Verbrauchskoagulopathie (Schock, Leukosen, Karzinome). Beitr. Path. 143 (1971) 29

Müller, H. G., R. E. Siebenmann: Ultrastruktur der Endokardveränderungen beim Carcinoidsyndrom. Virchows Arch. A. Pathol. Anat. 391 (1981) 33

Roskamm, H., H. Reindell: Herzkrankheiten. Springer, Berlin 1982

Silver, M. D.: Cardiovascular Pathology. Churchill-Livingstone, New York 1983

Still, W. J. S.: Pathogenesis of endocardial fibroelastosis. Lancet 1956/II, 117

Stollerman, G. H.: A global view of rheumatic fever today. In Russek, H. I.: Cardiovascular Problems. University Park Press, Baltimore 1976 (p. 381)

Weinstein, L., J. J. Schlesinger: Pathoanatomic, pathophysiologic and clinical correlations in endocarditis. New Engl. J. Med. 291 (1974) 837

Endokard

U.-N. Riede

Das Endokard stellt die innerste Herzschicht dar und läßt sich mit der Gefäßintima vergleichen. Je nach Lokalisation im Herzwand-, Herzklappen- oder Sehnenfädenbereich muß man ein parietales, valvuläres und chordales Endokard mit einheitlichem Bauplan unterscheiden. Demzufolge wird das Endokard durchgehend von einem Endothel ausgekleidet, das auf einer dünnen gefäßfreien Bindegewebsschicht sitzt. Hier spielen sich auch alle entzündlichen und metabolischen Endokardveränderungen ab. Jede Herzklappe hat drei Ränder: a) den Ansatzrand, b) den freien Rand und c) den Schließungsrand. Verständlicherweise werden am Schließungsrand die Endothelzellen am meisten mechanisch beansprucht und abgenutzt. Dies erklärt, weshalb diese Klappenregion eine „Achillesferse" darstellt.

Neben den bereits bei den Herzfehlbildungen besprochenen ontogenetischen Läsionen ist das Endokard auch durch metabolische und entzündliche Läsionen gefährdet:

Metabolische Läsionen des Endokards beruhen auf Störungen des bindegewebigen Strukturstoffwechsels und spielen sich entweder vor allem am parietalen oder valvulären Endokard ab. Bei den prädominant parietalen Läsionen handelt es sich um die verschiedenen Formen der Endokardfibrosen, die entweder (vermutlich) virus- oder (sicher) tumorassoziiert sind. Bei den vorwiegend valvulären Läsionen handelt es sich um Veränderungen der Herzklappen oder des Klappenstützgerüstes in Form von verkalkenden Versteifungen oder myxoiden Aufweichungen.

Entzündliche Läsionen imponieren als Endokarditiden, deren morphologisches Korrelat durch reparative Anpassungsreaktionen an nekrotisierende Endokarddefekte geprägt ist. Ursächlich gehen sie auf Einwirkungen von Bakterien als Ganzes oder von gestreuten Bakterienprodukten oder auf fehlgesteuerte bakterielle Abwehrprozesse zurück. Aber auch primär autoaggressiv verlaufende Immunreaktionen können Endokarditisursachen sein.

Normale Klappenumfänge des Herzens:

– Mitralklappe:	9,0–11,0 cm,
– Aortenklappe:	7,0– 8,0 cm,
– Pulmonalklappe:	6 cm,
– Trikuspidalklappe:	11 cm.

Metabolische Läsionen

Allgemeine Definition: Mit dem Begriff metabolische Endokarderkrankungen (= *Endokardosen*) werden alle nicht-entzündlichen und nicht-neoplastischen Veränderungen des Endokards zusammengefaßt. Sie beruhen auf Störungen des bindegewebigen Strukturstoffwechsels, deren Ätiologie und Pathogenese teilweise noch ungeklärt ist.

1. Endokard-Fibroelastose

Definition: Bei der Fibroelastose des Endokards handelt es sich um eine *massive Endokardverdickung durch Wucherung der kollagenen und elastischen Fasern.*

Sie kommt zum Teil kongenital bei Kindern, nur vereinzelt auch bei Erwachsenen vor und gehört zu den häufigen kardialen Erkrankungen, die im Kindesalter zum Tode führen.

Ätiologie: Die Ursache dieser Erkrankung ist noch nicht geklärt. Es gibt Hinweise auf eine dominante Vererbung, aber auch auf eine intrauterine Infektion mit Mumps- oder Coxsackie-B-Viren (S. 251).

Morphologie: Das Endokard ist meist im Bereich des *linken Ventrikels* muskelartig weißlich verdickt. Dieser Prozeß geht oft auf die Aorten- und Mitralklappe über und wird nicht selten von angeborenen Herzfehlbildungen begleitet. Gelegentlich sind parietale Thromben auf der Fibroseschicht aufgelagert. Histologisch ist die Endokardfibroelastose durch eine massive Vermehrung von Kollagen-Typ-I-Fasern und abnorm breiten Elastinfasern gekennzeichnet, die bis ins Myokard hineinreichen. Der linke Ventrikel zeigt anfänglich eine konzentrische, später eine exzentrische Hypertrophie.

2. Endomyokardfibrose

Definition: Bei dieser Erkrankung handelt es sich um eine *Fibrose,* die hauptsächlich das *Myokard betrifft* und das Endokard verdickt.

Die Endomyokardfibrose ist vor allem in Zentralafrika, wo auch das Burkitt-Lymphom häufig ist, recht oft anzutreffen. Sie kommt bei Kindern und Erwachsenen vor.

Ätiologie: Die Ursache ist noch ungeklärt. Es liegen aber klinische Parallelen zu der rheumatischen Herzerkrankung vor, so daß man ein Autoaggressionsgeschehen, ausgelöst durch Viren (Epstein-Barr-Viren) und/oder Malariaerreger, annimmt.

Morphologie: Am häufigsten ist der *linke Ventrikel* (mit Bevorzugung der *Spitzenregion* und des *hinteren Mitralklappensegels*) durch diese Fibrose betroffen. Histologisch findet man im Endokard eine Hyalinisierung (S. 57) des endokardialen Bindegewebes, das zum Myokard auch lymphozytäre Entzündungsinfiltrate aufweist, die auf die intramuralen Gefäße übergreifen können. Parietale Thromben sind ebenso häufig wie eine Begleitperikarditis. Die Krankheit führt rasch über eine Links-rechts-Herzinsuffizienz zum Tod.

3. Karzinoidassoziierte Endokardfibrose

Ätiologie: Die Tumorzellen des Dünndarmkarzinoids (S. 716) bilden Serotonin und Bradykinin. Diese rufen eine Drucksteigerung im kleinen Kreislauf hervor. Die subendokardiale Zellproliferation in der rechten Herzhälfte dürfte der proliferationsstimulierenden Wirkung des Serotonins auf Fibroblasten zuzuschreiben sein.

Morphologisch ist das Endokard in der rechten Herzhöhle so verdickt, daß es einen knorpelähnlichen Aspekt erhält (Hedinger-Syndrom). Die Trikuspidalklappe beteiligt sich an diesem Prozeß unter dem Bilde einer auf die Sehnenfäden übergreifenden schrumpfenden Vernarbung: Endocarditis valvularis tricuspidalis fibrosa retrahens.

4. Aortenklappenverkalkung

Definition: In einem Alter von 55 Jahren weisen etwa 5% der Menschen (♀ > ♂) primär degenerative *Kalkablagerungen in den Aortenklappen* auf.

Diese Häufigkeit steigt danach mit jedem folgenden Jahr um 1% an. Die Aortenklappenverkalkung ist die häufigste Ursache einer isolierten Aortenstenose.

Pathogenese: Die Ursache ist unklar (deshalb: „primär degenerative Aortenklappenverkalkung"). Man muß folglich eine dystrophische Verkalkung im Rahmen der hämodynamischen Belastung – ähnlich der Arterienverkalkung – annehmen. Dabei kommt den spärlichen m-Myozyten der Aortenklappen eine besondere Rolle zu. In ihnen stauen sich bei den betroffenen Patienten lipofuszinhaltige Telolysosomen an, die, als Matrixlysosomen in den Extrazellularraum freigesetzt, als Kalkfänger fungieren (S. 33). Eine Kalkablagerung auf Kollagen und elastische Fasern fehlt.

Morphologisch sind die Aortenklappen, besonders am Ansatzrand und an der Stelle der stärksten Biegung, massiv verkalkt, ohne daß dabei die Kommissuren verwachsen sind. Dadurch bleibt mit der Zeit nur noch eine kleine stenosierte Klappenöffnung übrig.

Differentialdiagnose: Von der valvulären Aortenstenose gibt es vier verschiedene ätiologische Formen:

- kongenitale Klappenfehlbildung (valvuläre Stenose, S. 476),
- rheumatische Aortenstenose infolge Kommissurenverwachsung (meist im Rahmen einer multivalvulären Erkrankung) mit sekundärer Verkalkung,
- sekundäre Verkalkung bei Klappenfehlbildung (Manifestationsalter: 6. Lebensdekade),
- primär degenerative Aortenklappenverkalkung normaler (nicht-entzündlicher, nicht-fehlgebildeter) Klappen (Manifestationsalter: 8.–9. Lebensdekade).

5. Anulus-fibrosus-Verkalkung

Definition und Pathogenese: Diese degenerative Läsion hat formalpathogenetisch große Ähnlichkeiten mit der Aortenklappenverkalkung, betrifft aber meist nur den *Mitralklappenring*, ohne die Klappensegel zu verändern. Makroskopisch imponiert sie als weißer, kalkharter Wulst im Bereich des Klappenansatzrandes. Funktionell führt die Anulus-fibrosus-Verkalkung zur Mitralinsuffizienz.

6. Mitralklappenprolaps

Definition: Diese Klappenerkrankung (= Barlow-Syndrom) ist dadurch gekennzeichnet, daß das hintere oder beide *Mitralklappensegel überdehnbar* sind und während der Systole in den linken Vorhof zurückschlagen.

Sie kommt etwa bei 5% der Bevölkerung vor. Ähnliche Veränderungen finden sich auch an den Aortenklappen.

Pathogenese: Die auslösende Ursache des Mitralklappenprolapses ist noch ungeklärt. Es gibt Fälle mit autosomal dominanter Vererbung sowie sporadische Fälle. Eine Beziehung zum Marfan-Syndrom (S. 60) wird vermutet, zumal das Klappen-Stützgerüst eine myxoide Degeneration, kaum Kollagen-Typ-I-Fibrillen, dafür aber eine Proteoglykananreicherung aufweist.

Morphologisch sind die Klappen samt den Sehnenfäden verdickt und fallschirmartig vergrößert.

Klinisch manifestiert sich der Mitralklappenprolaps als mitsystolischer Klick und kann mit einer Mitralinsuffizienz einhergehen. Außerdem besteht ein erhöhtes Risiko für eine infektiöse Endokarditis.

Entzündliche Läsionen

Allgemeine Definition: Unter einer *Endokarditis* versteht man eine *Entzündung der Herzinnenhaut,* die sich – mit Ausnahme der bakteriellen Endokarditisformen – *in einer fibrinösen Entzündungsreaktion äußert.* Makroskopisch ist dabei die fibrinöse Komponente in Form von thrombotischen Auflagerungen wegleitend. Eine Endokardentzündung kann sich als *valvuläre, chordale* oder *parietale Endokarditis* manifestieren. Bei der valvulären Form spielt sich dabei der Entzündungsprozeß immer an der Achillesferse der Herzklappe – dem Schließungsrand – ab; vorzugsweise an den Klappen der linken Herzhöhle.

Jede Endokarditisform wird geprägt durch das Zusammenspiel gewebszerstörender (= Nekrose) und reparativer Prozesse (= Fibrose), was bei den bakteriellen Endokarditiden je nach Virulenz des Erregers und Resistenz des Organismus in die eine oder andere Richtung gelenkt wird. In Tab. 9.**8** werden Makroskopie, Entzündungsform und Ätiologie der verschiedenen Endokarditisformen einander gegenübergestellt (Abb. 9.**51 a–e**).

Bakterielle Endokarditis

Allgemeine Pathogenese: Bakterielle Endokarditiden setzen immer zirkulierende virulente Eitererreger im Blut voraus, die entweder ein endothelschädigendes Endotoxin (Streptokokken, Gonokokken) oder gewebeauflösende Ektotoxine (Staphylokokken) bilden. Da im gesamten Kreislaufsystem der Endothelüberzug im Bereich des Klappenschließungsrandes – wie bereits erwähnt – am stärksten beansprucht wird und die gefäßlosen Herzklappen bradytroph sind, wird verständlich, weshalb bei einer Sepsis gerade hier das Gewebe zerstört wird (Abb. 9.**52 a, b** und Abb. 9.**53**, Tab. 9.**9**).

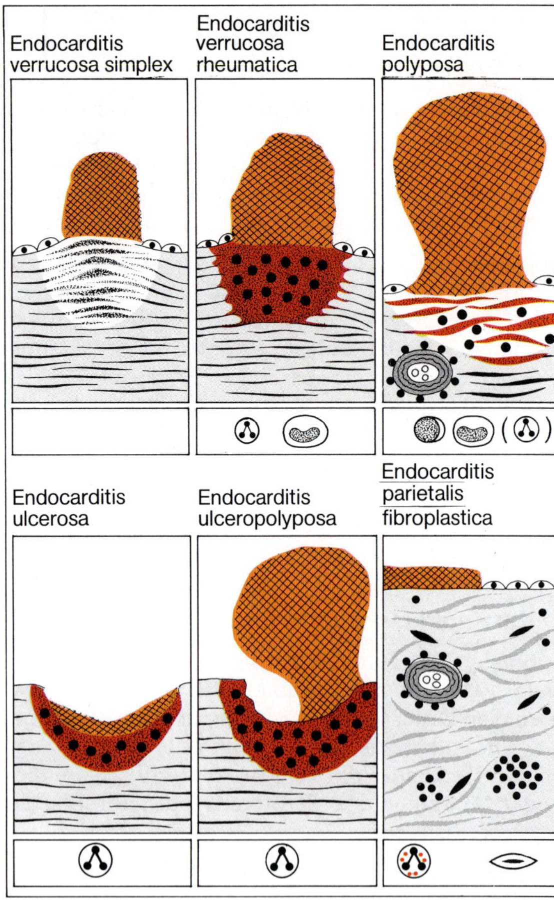

Abb. 9.**51 a–e** Pathohistologie der Endokarditistypen (Schema)

Tabelle 9.**8** Makroskopie, Entzündungsform und Ätiologie der verschiedenen Endokardititen (= E.)

Makroskopie	Entzündungsform	Ätiologie	
E. verrucosa simplex	serofibrinös	abakteriell:	Schock Marasmus Paraneoplasie
		postinfektiös:	rheumatisches Fieber
E. thrombotica (atypisch verrukös)	fibrinös → proliferierend	autoimmun:	Typ Libman-Sacks
E. ulcerosa	akut granulozytär nekrotisierend	bakteriell	Sepsis hohe Virulenz
E. thromboulcerosa	subakut granulozytär nekrotisierend → proliferierend	bakteriell	Sepsis lenta Streptococcus viridans
E. parietalis fibroplastica Löffler	eosinophil-granulozytär fibrinös → proliferierend	allergisch	

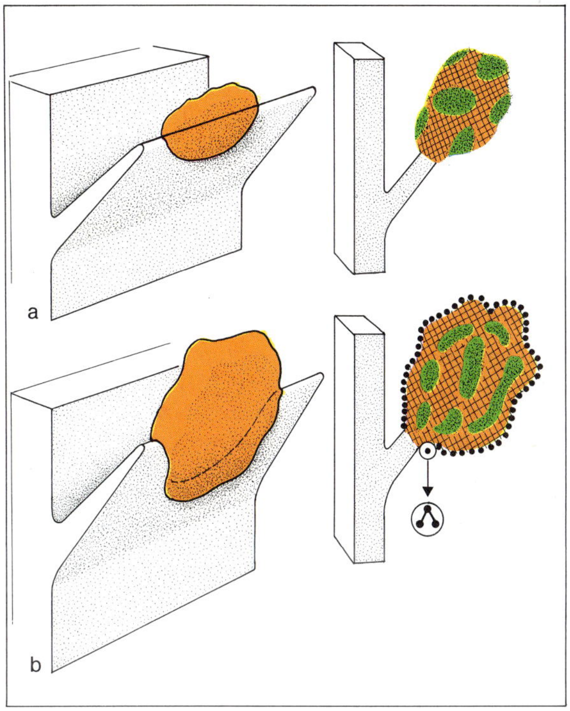

Abb. 9.**52a** u. **b** Schematische Darstellung des Klappenzerstörungsprinzips bei der akuten und subakuten bakteriellen Endokarditis:
a Akute bakterielle Endokarditis mit Bakterien an der Oberfläche der thrombotischen Auflagerungen
b Subakute bakterielle Endokarditis mit ulzeröser Klappenzerstörung und Bakterien (= grün) im thrombotischen Material eingepackt; oberflächlicher Granulozytensaum (vgl. Abb. 9.**54b**)

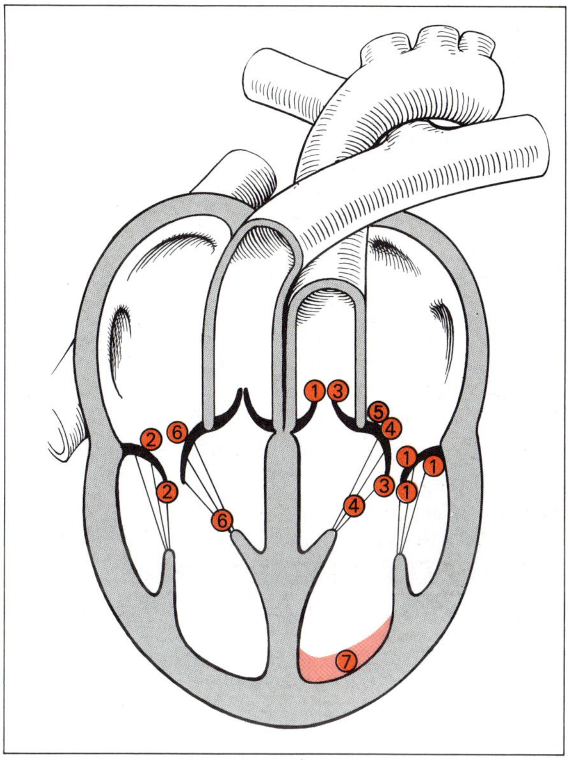

Abb. 9.**53** Typische und häufigste Lokalisation der verschiedenen Endokarditisformen (Zahlen korrespondieren mit denjenigen in Tab. 9.**9**)

Tabelle 9.**9** Bevorzugte Lokalisation der verschiedenen Endokarditisformen (= E.)

Endokarditisform*	Mitral-klappe	Aorten-klappe	Trikuspidal-klappe	Pulmonal-klappe	Parietales Endokard
1. Akute bakterielle E.	+++	+++	∅	∅	∅
2. Hippie-E.	+	+	+++	∅	∅
3. Subakute bakterielle E.	++	+++	+	∅	rechter Vorhof (+)
4. Rheumatische E.	+++	+	(+)	(+)	linker Vorhof (+)
5. E. verrucothrombotica (Schock-E., Tumor-E.)	+++	++	+	∅	Vorhöfe (+)
6. E. thrombotica Libman-Sacks	+++	∅	+++	∅	linker Vorhof, Ventrikel (+)
7. E. parietalis fibroplastica Löffler	∅	∅	∅	∅	linker, rechter Ventrikel +++

* Ordinalzahlen korrespondieren mit denjenigen in Abb. 9.**53**

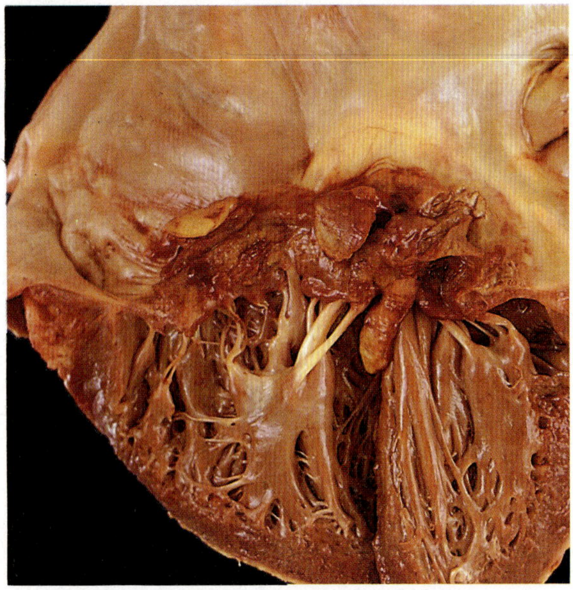

a

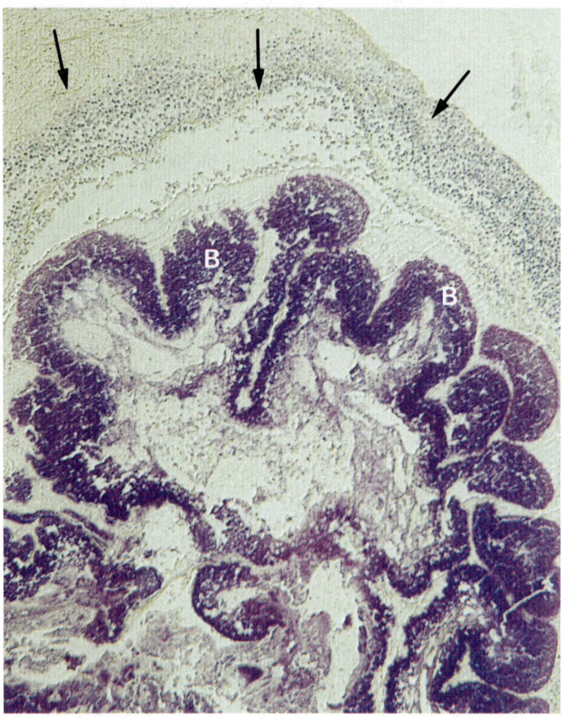

b

Abb. 9.**54a** u. **b** Endocarditis ulceropolyposa (Endocarditis thromboulcerosa)

a Der Schließungsrand der vorgängig stenosierten Mitralklappe ist durch den Ulzerationsprozeß tiefgreifend zerstört. Auf die Ulzera haben sich zapfenartige Fibrinabscheidungen aufgelagert

b Histologisch finden sich im Zentrum der „Fibrinpolypen" blauviolette Bakterienhaufen, in der Peripherie ein Granulozytensaum (Pfeil) (Kresylviolett, Vergr. 1 : 50)

1. Akute bakterielle Endokarditis

Definition: Bei der akuten bakteriellen Endokarditis handelt es sich um eine *Herzklappenentzündung,* die im Rahmen einer schweren Sepsis bei erheblich herabgesetzter Resistenz (S. 230) des Gesamtorganismus *in weniger als 40 Tagen zur massiven Klappenschädigung* führt.

Septische Temperaturen und wiederholt positive Blutkulturen charakterisieren das Krankheitsbild, während ein Herzgeräusch – gerade wegen des raschen Verlaufes – nur in der Hälfte der Fälle vorhanden ist.

Pathogenese: Die eingeschleppten Erreger (Streptokokken 50%, Staphylokokken 35%) stammen aus einem Primärherd, der zunächst vom Organismus ohne weiteres ertragen wird. Sowie jedoch bei dem Patienten die Abwehrlage durch Tumorkachexie, Herzoperation, Immunsuppression u. a. herabgesetzt wird, siedeln sich die Erreger auf der vorher intakten Herzklappe ab. Dabei wird nahezu ausschließlich entweder nur die Aortenklappe oder nur die Mitralklappe befallen. Eine Sonderstellung nimmt die *Hippie-Endokarditis* ein, wo in der Hälfte der Fälle die Trikuspidalklappe befallen wird und wo durch die intravenöse Selbstinjektion von rauschvermittelnden Drogen mit unsterilem Werkzeug die Erreger in die Blutbahn gelangen: allen voran Staphylococcus aureus (50%), aber auch Candidapilze und Staphylococcus epidermidis. In wenigen Fällen (5%) mit akut bakterieller Endokarditis schlägt der Erregernachweis fehl. In jedem Falle wird die befallene Herzklappe eitrig eingeschmolzen (Tab. 9.**9**, Abb. 9.**51**).

Morphologie: Das pathologisch-anatomische Korrelat der akuten bakteriellen Endokarditis ist die *Endocarditis ulcerosa.* Makroskopisch findet man anfänglich auf der Herzklappe flache rötliche Ulzerationen. Im fortgeschrittenen Stadium sieht die Klappe angefressen aus und ist manchmal von zentimetergroßen Thrombuspfropfen behangen, die mit Bakterien durchsetzt sind. Diese Thrombusmassen können die Klappenzerstörung überdecken und das Klappenostium verlegen (Abb. 9.**52 a** u. **b**).

Histologisch ist der Ulkusgrund durch ein Granulationsgewebe gegen das gesunde Gewebe abgegrenzt und auf der Blutseite mit Plättchen- und Fibrinauflagerungen austapeziert. In diesem thrombotischen Material sind dichte Bakterienwolken zu erkennen, die bis an die freie blutumspülte Oberfläche reichen und somit kontinuierlich in die Blutbahn abgegeben werden können.

Komplikationen: Die ulzeröse Endokarditis greift im Gegensatz zur abakteriellen verrukösen Endokarditis nicht selten auch auf das chordale Endokard der Papillarmuskeln und auf das parietale Endokard des Vorhofs über. Die Folge davon sind *Sehnenfädenabrisse mit perakuter, oft tödlicher Klappeninsuffizienz* sowie eine *Vorhofendokarditis* mit gelegentlichem *Durchbruch in das Ventrikelseptum.*

Das nekrotische Klappenmaterial ist wie die Thrombuspfröpfe bakteriell dicht besiedelt und wird leicht mit dem Blut stromabwärts geschleppt, wo es zu bakterieller *Embolie* und *Septikopyämie* führt.

2. Subakute bakterielle Endokarditis

Definition: Es handelt sich um eine *bakterielle Klappenzerstörung,* meist der Aortenklappen, die *länger als 40 Tage dauert und sich mit Fiebersymptomatik als sog. Sepsis lenta über Monate dahinschleppen kann.*

Sie pfropft sich im Gegensatz zur akuten Endokarditis mit Vorliebe auf vorgeschädigte Herzklappen, vor allem rheumatischer Genese, auf oder kompliziert eine kongenitale Herzfehlbildung, hier meist die Fallot-Tetralogie (S. 478). Aus diesem Grunde sind bei der subakuten Endokarditis die Patienten älter als 50 Jahre, wobei Zustände mit Resistenzminderung wie Tumorkrankheit, Mangelernährung (= *Nachkriegsendokarditis*) prädisponieren.

Pathogenese: Die subakute bakterielle Endokarditis wird vor allem durch α- oder γ-hämolysierende Streptokokken (75% der Fälle Viridansstreptokokken, 5% Enterokokken), die weniger toxisch sind als die β-hämolysierenden Formen, sowie durch Cardiobacterium hominis ausgelöst. Damit eine Infektion angeht, müssen die Erreger auf der Klappenoberfläche haften bleiben. Dies gelingt den dextranbildenden Viridansstreptokokken als Mitglieder der oralen Keimflora offenbar besonders gut. Die Erreger werden über eine Bakteriämie vor allem infolge Mundschleimhautläsionen (Zahnextraktion, Gingivaresektion, Tonsillektomie) oder durch intravenösen sowie intraurethralen Katheterismus (Injektionen) eingeschleppt.

Geprägt wird die subakute bakterielle Endokarditis durch eine *verzögerte,* wenn auch vorhandene *Erregerabwehr,* was klinisch an den hohen Antikörpertitern (komplementbindende und opsonisierende Antikörper) zu erkennen ist. Dadurch wiederum können sich die pathogenen Keime zwar nicht in größerem Umfange vermehren, bilden aber toxische Produkte: Diese leiten die Bildung von Immunkomplexen und Infektallergien ein und führen zu lokalen und/oder systemischen Gewebsschädigungen.

Für die Entstehung der subakuten bakteriellen Endokarditis werden folgende Faktoren diskutiert:

- *Bildung von Strömungswirbeln* entweder durch die Düsenwirkung einer Klappenstenose (z. B. rheumatische Aortenstenose) oder durch den Blutrücklauf bei einer Klappeninsuffizienz (z. B. rheumatisches Mitralvitium).
- *Ablagerung steriler Plättchenthromben* durch die turbulente Strömung (vgl. Thrombusentstehung, S. 418).
- *Besiedlung der Thromben* durch die in der Blutbahn befindlichen Erreger.
- *Bildung agglutinierender Antikörper* gegen die pathogenen Keime, was zu deren Verklumpung führt.

Somit steht bei der subakuten Endokarditis die Ablagerung eines bakteriell besiedelten Thrombus auf die vorgeschädigte Herzklappe am Anfang der pathogenetischen Kette; die Nekrose mit ulzeröser Zerstörung der Klappe folgt.

Morphologie: Das pathologisch-anatomische Korrelat der subakuten bakteriellen Endokarditis ist die *Endocarditis ulceropolyposa* (= Endocarditis thromboulcerosa). Makroskopisch fällt eine Ulzeration der betroffenen Herzklappe auf, die bis zur völligen Zerstörung der meist narbig vorgeschädigten Klappe führen kann. Diesem Klappenulkus sind polypöse zentimetergroße Thrombusmassen mit bröckelig-weicher Beschaffenheit aufgelagert. Histologisch ist der Ulkusgrund im Bereich der Herzklappe durch ein kapillarreiches Granulationsgewebe umsäumt. Der polypöse Thrombus enthält Bakteriengruppen, die durch Fibrin und Plättchen umgeben im Gegensatz zur akuten Endokarditisform auch oberflächlich umhüllt sind. Die äußerste Schicht des Thrombus wird schließlich durch einen Granulozytenkranz gebildet (Abb. 9.**54a** u. **b**).

Komplikationen:

1. *Sehnenfadenabriß:* Wie bei der akuten bakteriellen Endokarditis sind Klappenzerstörung und Übergriff auf das chordale Endokard mit Sehnenfädenabriß in etwa einem Drittel der Fälle zu befürchten.

2. *Klappeninsuffizienz:* Dies hat eine fatale Klappeninsuffizienz zur Folge. In den meisten Fällen kommt es jedoch unter der antibiotischen Therapie zur Abheilung der Endokarditis, wobei die thrombotischen Auflagerungen verkalken und vernarben. In 50% der Fälle ist nur die Aortenklappe, in 25% die Aorten- und die Mitralklappe und in 15% der Fälle nur die Mitralklappe befallen.

3. *Embolie:* Auch bei der subakuten bakteriellen Endokarditis sind die thrombotischen Klappenauflagerungen Ursprung einer arteriellen Embolie. Diese Embolien stammen aus der äußersten Schicht der Klappenthromben und enthalten folglich kaum oder gar keine Bakterien. Somit entstehen bei der subakuten Endokarditis oft blande Infarkte; mit Vorliebe in Niere, Herz und Gehirn, aber auch in Milz und Lunge.

4. *Mykotisches Aneurysma:* Enthält ein Embolus gelegentlich lebende Streptokokken, so sind sie meist nicht in der Lage, sich am Ort der Absiedlung rasch zu vermehren und einen metastatischen Abszeß zu bilden. Sie vermehren sich wie bereits auf der Herzklappe selbst infolge der vorhandenen Resistenz im embolisierten Gefäß langsam, zerstören aber dafür die Wandung und verursachen ein mykotisches Aneurysma (S. 453).

5. *Immunkomplexvaskulitis:* In Niere und Haut rufen schließlich die Bakterientoxine im Rahmen der prolongierten Bakteriämie Schäden an den Arteriolen und Kapillaren hervor, die mit einer Immunkomplexvaskulitis und Infektallergie in Zusammenhang gebracht werden. Dies erklärt die häufige Nierenbeteiligung (75%) in Form einer *Löhlein-Herdnephritis* oder *diffusen Glomerulonephritis* (S. 818). In der Haut imponiert diese Gefäßaffektion als *Osler-Knötchen.*

Abakterielle Endokarditis

Allgemeine Pathogenese: Bei diesen Endokarditiden bedeutet „abakteriell", daß bei den betroffenen Patienten klinisch *keine Bakteriämie mit virulenten Erregern im zirkulierenden Blut* und pathologisch *keine Septikopyämie* (S. 230) nachgewiesen werden kann. In der Pathogenese der abakteriellen Endokarditiden stehen vielmehr Entzündungsprozesse im Vordergrund, die entweder durch Immunkomplexe und/oder Komplementaktivierung ausgelöst werden. Dafür wiederum kann ein bakterieller (z. B. rheumatische Endokarditis), viraler (z. B. Lupus-Endokarditis) oder Tumorantigenkontakt (z. B. marantische Endokarditis) oder eine Endotoxinämie (z. B. Schockendokarditis, Schrittmacherendokarditis) verantwortlich sein.

1. Rheumatische Endokarditis

Definition: Die rheumatische Endokarditis ist eine Teilkomponente des rheumatischen Fiebers (= akuter Gelenkrheumatismus), welches eine Zweiterkrankung nach vorausgegangenem Streptokokkeninfekt darstellt (S. 814).

Das rheumatische Fieber setzt eine besondere Reaktionsbereitschaft des Immunsystems voraus, die multifaktoriell genetisch determiniert ist und bevorzugt Menschen befällt, die in schlechten hygienischen Verhältnissen leben müssen. Massenunterkünfte für Gastarbeiter und Kasernierung von Soldaten sind ebenso prädisponierend wie feucht-kalte Witterung. Obschon das rheumatische Fieber in jedem Alter auftreten kann, sind Kinder besonders gefährdet. Bemerkenswerterweise nimmt die Herzbeteiligung mit zunehmendem Alter ab. Die rheumatische Endokarditis befällt fast in 100% der Fälle die am meisten druckbelastete Mitralklappe, in 25% auch noch die Aortenklappe, während die Trikuspidal- und Pulmonalklappen in der Regel nicht betroffen sind (Tab. 9.**9**; Abb. 9.**53**). Die rheumatische Endokarditis beansprucht von allen erworbenen Herzklappenfehlern für sich den Löwenanteil (ca. 90%).

Pathogenese: Die kausale Pathogenese beruht auf einer Endokardentzündung infolge Bildung von Immunkomplexen mit Autoimmuncharakter (s. granulomatöse Entzündung, S. 233). Die formale Pathogenese läuft in folgenden drei Stadien ab:

- *Endocarditis serosa:* Sie wird durch die Komplementaktivierung der bereits erwähnten Immunkomplexe ausgelöst und beginnt in der hämodynamischen Achillesferse der Herzklappe, am Schließungsrand. Bei der Obduktion bekommt man die seröse Endokarditis mit ihrer rötlich-glasigen Klappenaufquellung kaum noch zu Gesicht, zumal dieses akute Entzündungsstadium sehr kurz ist. Histologisch ist das Klappengewebe in seiner lockerfaserigen Schicht zunächst durch ein seröses Exsudat mit eingewanderten Makrophagen aufgelockert; die Kollagenfasern zeigen wegen der Ablagerung von Immunkomplexen eine fibrinoide Nekrose (S. 56). Später umgeben die Makrophagen die fibrinoide Nekrose herdförmig nach Art der Aschoff-Knötchen (S. 242). Diese buckeln sich wegen ihrer oberflächlichen Lage in den Blutstrom vor und veranlassen an diesen Stellen eine Plättchenaggregation und Bildung von Plättchenthromben, womit aber bereits das nächste Stadium begonnen hat:
- *Endocarditis verrucosa:* Nach einigen Wochen haben sich am Klappenschließungsrand entlang 1–2 mm große wärzchenförmige Thromben abgelagert, die durch einwandernde Lymphozyten, Plasmazellen und einsprießende Kapillaren in Zusammenarbeit mit den Histiozyten organisiert werden, folglich nicht mehr ohne artifizielle Verletzung wegwischbar sind und auch nicht embolisch verschleppt werden können. Demzufolge sind die frühen hyalinen Plättchenthromben grauweiß-glasig und werden später graurot. Ist der Entzündungsschub durch entsprechende Antibiotikatherapie oder spontan abgeklungen, folgt das letzte Stadium:
- *Rheumatisches Klappenvitium* (= *Narbenstadium*): Die granulomatöse Entzündung wird durch Narbengewebe ersetzt. Die Folgen sind: Klappenverdikkung, Klappenschrumpfung, Klappenverwachsungen, wozu sich später regressive Veränderungen in Form von Verkalkungen hinzugesellen. Oft befällt die rheumatische Endokarditis sowohl Herzklappen (= *Endocarditis valvularis*) als auch die Sehnenfäden (= *Endocarditis chordalis*) und das parietale Endokard meist des linken Vorhofs (= *Endocarditis parietalis*). Dementsprechend findet man am Herzen folgende makroskopische Zeichen einer rheumatischen Endokarditis, die von entsprechenden Komplikationen begleitet werden:

Komplikationen:
1. Mitralvitium: Die zunehmende Kommissurenverwachsung der Segelklappen führt zusammen mit der Schließungsrandverdickung, auf die sich noch eine regressive Verkalkung aufpfropfen kann, zu einer Klappenschrumpfung in Querrichtung, so daß je nach Schweregrad eine fischmaulartige oder knopflochförmige Mitralstenose entsteht. Gesellt sich, was beim rheumatischen Fieber oft der Fall ist, noch eine chordale Endokarditis hinzu, so werden die Ränder der verbleibenden Mitralöffnung durch Schrumpfung und Verwachsung der Sehnenfäden nach unten gezogen (= sagittale Klappenschrumpfung). Dies führt zu einer Trichterdeformität der Mitralklappen und entsprechender Klappeninsuffizienz mit Blutrückstau in den linken Vorhof und in den kleinen Kreislauf. Der linke Ventrikel atrophiert, der linke Vorhof wird dilatiert, der rechte Ventrikel wird überlastet und hypertrophiert. Je nach Beeinträchtigung des Lungenkreislaufes durch pulmonale Hypertonie (S. 399) und nach Grad der Myokardüberlastung unterscheidet man klinisch folgende Mitralstenosetypen:

- *Valvulärer Typ:* ohne pulmonale Hypertonie und ohne Rechtsherzdilatation,
- *pulmonaler Typ:* mit pulmonaler Hypertonie und konsekutiver Rechtsherzdilatation,
- *myokardialer Typ:* mit Rechtsherzinsuffizienz ohne pulmonale Hypertonie.

2. Aortenvitium: Die Aortenklappe ist beim rheumatischen Fieber meist zusammen mit der Mitralklappe befallen. Die Kommissurenverwachsung der Taschenklappen (Abb. 9.**55**) bewirkt eine transversale Klappenschrumpfung, was funktionell eine Aortenstenose bedeutet. Meist gesellt sich noch eine narbige Verdickung der Klappenränder hinzu (= sagittale Schrumpfung), so daß auch die Aortenklappen zusätzlich insuffizient werden. In der Diastole ist der Strahl des zurückströmenden Blutes nahezu

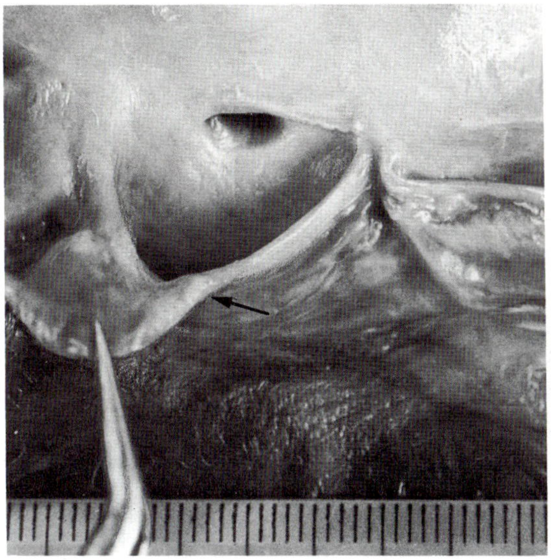

Abb. 9.**55** Hochgradige postendokarditische Kommissurenverwachsung der aortalen Taschenklappen (Pfeil)

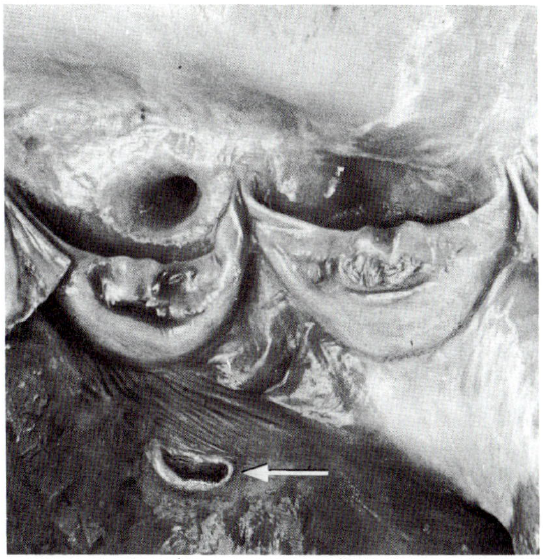

Abb. 9.**56** Zahn-„Insuffizienzklappe" (Pfeil)

punktförmig auf das Endokard gerichtet, so daß an dieser Stelle (Abb. 9.**56**) eine Endokardfibrose eintritt (= Zahn-Insuffizienzklappe). Die Knopflochstenose der Aortenklappe (Abb. 9.**57**) führt zusammen mit der Insuffizienz zu einer erheblichen Mehrarbeit des linken Ventrikels mit entsprechender Myokardhypertrophie.

Klinik: Der klinische Verlauf eines rheumatischen Fiebers läßt sich in folgende Stadien einteilen:

- *Akutes rheumatisches Fieber:* Der Erstinfekt mit β-hämolytischen Streptokokken der Gruppe A dauert bei Kindern, die Klappenfehler entwickeln, etwa 120 Tage (ohne Herzbeteiligung 90 Tage) und ist bei Erwachsenen mit 40 Tagen wesentlich kürzer. Nach einem Intervall von 1–2 Wochen kommt es dann zur Zweiterkrankung in Form des akuten rheumatischen Fiebers.
- *Rezidivierende Endokarditis:* Grundsätzlich sind alle β-hämolytischen Streptokokken der Gruppe A imstande, ein rheumatisches Fieber auszulösen (die rheumatogenen vorwiegend akutes rheumatisches Fieber, die nephritigenen vor allem akute Glomerulonephritis induzierend). Somit sind beim Reinfekt andere Streptokokken als beim Primärinfekt für die rezidivierende Endokarditis verantwortlich. Diese kommen bei den Kindern in 30% der Fälle, bei den Jugendlichen in 20% und bei den Jung-Adulten in 5% der Fälle vor. Dabei treten die Rezidive innerhalb der ersten Jahre häufig und nach 10 Jahren kaum noch auf.
- *Chronisch-rheumatische Karditis:* Damit wird eine Herzentzündung bezeichnet, bei der die rheumatischen Entzündungszeiten länger als 6 Monate anhalten und immer wieder aufflackern, ohne daß ein weiterer Streptokokkeninfekt nachgewiesen werden kann. Konkomittierende Virusinfekte werden diskutiert.

2. Endocarditis verrucothrombotica

Definition und Pathogenese: Dieser abakteriellen Endokarditisform liegen eine *Hyperkoagulabilität* und/oder *Verbrauchskoagulopathie* (S. 415) zu-

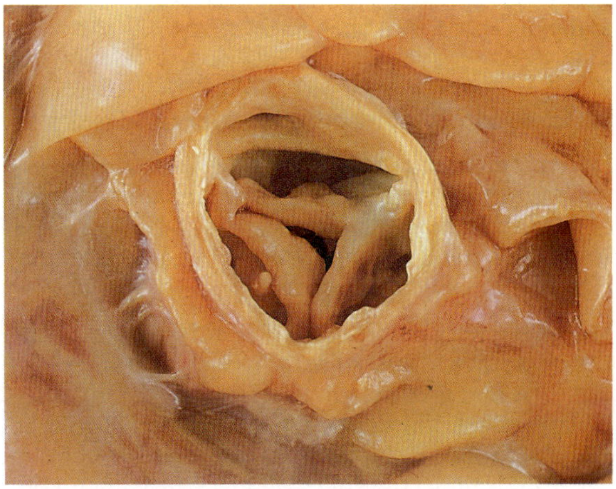

Abb. 9.**57** Postendokarditische Verwachsung der aortalen Klappenränder (Knopflochstenose)

grunde, wie sie durch Tumorzerfallsprodukte (z. B. Schleim von Adenokarzinomen), durch Kreislaufschock, Endotoxinämie und Kachexie auslösbar sind. Dementsprechend werden diese Endokarditisformen auch als *Tumorendokarditis, Schockendokarditis* und *Endocarditis marantica* bezeichnet.

Morphologie: Im Gefolge der Hyperkoagulabilität werden die Thrombozyten an den Schließungsrändern der Herzklappen abgeklatscht (Abb. 9.**58 a** u. **b**) und bilden zunächst wärzchenförmige, bis 1 mm große Plättchenthromben entlang den Klappenschließungsrändern (= *Endocarditis verrucosa simplex*). Später können thrombotische Ablagerungen zustande kommen, die wesentlich größer als 1 mm a 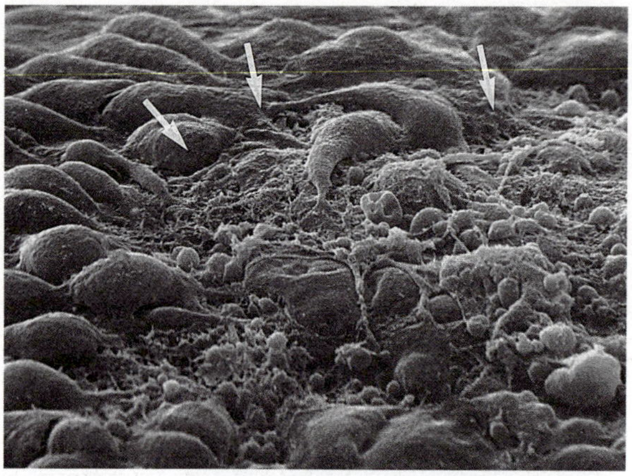

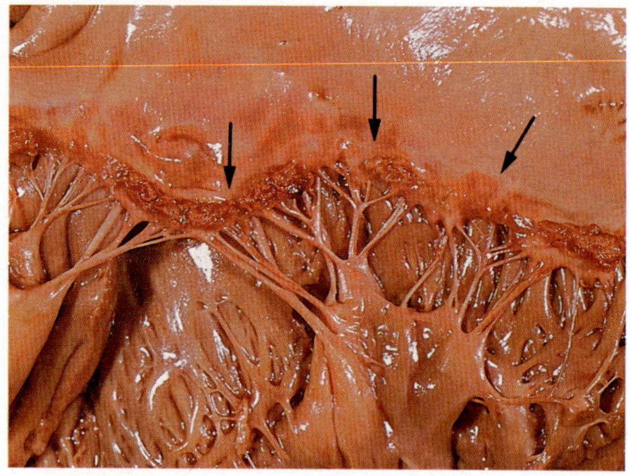 b

Abb. 9.**58 a** u. **b** Endocarditis verrucosa:
a Im Bereich des Klappenschließungsrandes findet sich eine herdförmige Endothelzerstörung mit Plättchenablagerungen (Pfeile) (Rasterelektronenmikroskopie: Vergr. 1 : 5000)
b Aus ihnen entstehen makroskopisch sichtbare, wärzchenförmige Plättchenthromben (Pfeile)

sind und manchmal polypöse Formen annehmen (= *Endocarditis thrombotica*). In diesen Fällen kann gelegentlich auch das parietale Vorhofendokard mitbeteiligt sein. Meist sind die Herzklappen der linken Herzhöhle befallen, manchmal auch die Trikuspidalklappen (Tab. 9.**9**, Abb. 9.**53**).

3. Endocarditis thrombotica Libman-Sacks

Definition: *Manifestationsform der als „Kollagenosen" zusammengefaßten „immunpathologischen Systemerkrankungen"* (S. 56). Sie wurde in ihrer klassischen Form für den systemischen Lupus erythematodes (S. 200) beschrieben.

Morphologie: Die Endocarditis thrombotica beim Lupus erythematodes ist pathologisch-anatomisch an den 2–4 mm großen, grobwarzigen thrombotischen Ablagerungen auf dem Klappenschließungsrand zu erkennen, die sich auf die Kammer- und Vorhofseite der Mitral- und Trikuspidalklappen ausdehnen können und oft auch auf den Sehnenfäden zu finden sind. Das Klappenstützgerüst weist anfänglich eine fibrinoide Kollagennekrose (S. 56) auf und wird später von einem die Fibrinplättchenthromben organisierenden Granulationsgewebe durchsetzt. Die grobwarzigen Thromben werden leicht vom Blutstrom embolisch verschleppt. Dies erklärt auch, weshalb klinisch die arterielle Embolie oft einziges Symptom einer Lupus-Endokarditis ist. Häufig gesellen sich zur Endokarditis noch Körperhöhlenergüsse in Form von Perikard-, Pleuraerguß und Aszites hinzu (Tab. 9.**9** und Abb. 9.**53**).

4. Endocarditis parietalis fibroplastica Löffler

Definition und Pathogenese: Ätiologisch ist die Löffler-Endokarditis wohl in den Formenkreis der Infektallergien einzuordnen, aber auch eine Zugehörigkeit zu den Endomyokardfibrosen (S. 496) wird diskutiert. Obligat ist eine Bluteosinophilie, die so massiv sein kann (sog. Hypereosinophiliesyndrom), daß differentialdiagnostisch eine Eosinophilen-Leukämie ausgeschlossen werden muß (vgl. Tab. 9.**9**). An dieser seltenen Endokarditisform erkranken fast nur Männer. Sie ist aus formalpathogenetischer Sicht besonders zu erwähnen, weil sie nie das valvuläre und chordale Endokard, sondern nahezu *ausschließlich das parietale Endokard mit Bevorzugung des linken Ventrikels* und hier wiederum die *Apexregion* befällt.

Morphologie: Die Löffler-Endokarditis zeigt formalpathogenetisch im Frühstadium eine *eosinophile Endo-, Myo- und Perikarditis* mit dominierender Infiltration durch Eosinophile; (sub-)endokardial entwickelt sich ein faserreiches Narbengewebe. Dies gibt letztlich dem Endokard einen sehnigweißlichen Aspekt und beeinträchtigt die Herzaktionen im linken Ventrikel. Parietale Thromben treten über dem entzündeten Endokard (Abb. 9.**59**) auf. Die Perikardentzündung kann regressiv verkalken und zu einem Panzerherz (S. 518) führen.

Funktionelle Läsionen

1. Mitralstenose

Definition: Entzündlich bedingte Mitralklappenvernarbung mit reduzierter Klappenöffnungsfläche.

Pathogenese: Die Klappenstenose ruft folgende pathogenetische Kettenreaktion hervor: Stenose → linksventrikuläre Einflußstörung → Blutanstau vor dem linken Ventrikel → linksatrialer Druckanstieg mit Vorhofdilatation (Thrombusneigung!) → Anstieg des Pulmonalvenendrucks → Anstieg des pulmonalen Kapillardrucks. Folgen davon: a) intraalveoläres Lungenödem, b) Rechtsherzhypertrophie via Lungenhochdruck und c) linksventrikuläre Atrophie wegen reduziertem Blutvolumen.

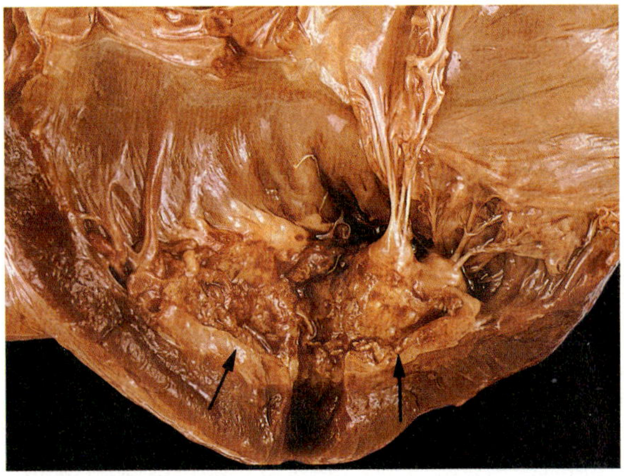

Abb. 9.**59** Endocarditis parietalis fibroplastica Löffler

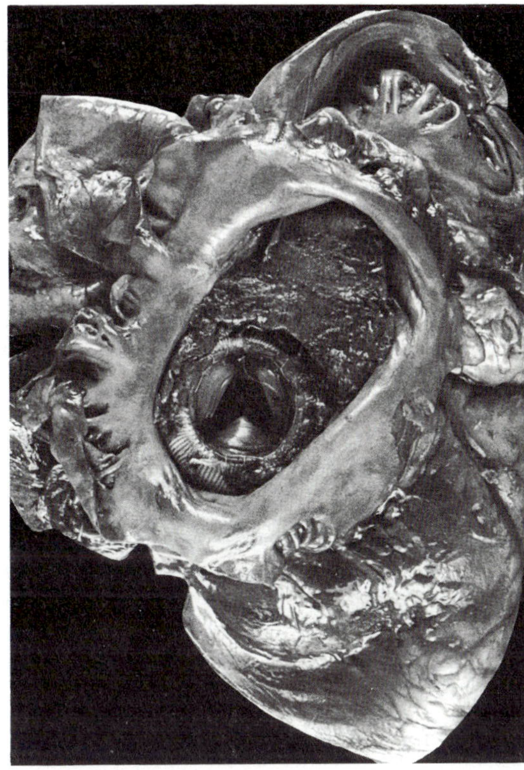

Abb. 9.**60** Klappenbioprothese in situ mit Prothesenendokarditis in Form polypoider Fibrinabscheidungen auf der Klappe und Klappenumgebung ▶

2. Mitralinsuffizienz

Definition: Akute oder chronische Schlußunfähigkeit der Mitralklappe.

Ätiologisch wird sie ausgelöst durch:
- Ruptur oder narbige Verkürzung des Papillarmuskels bei Herzinfarkt;
- endokarditische Klappenschädigung;
- Lockerung einer Klappenprothese;
- Mitralklappenprolaps;
- erhebliche Linksherzdilatation.

Pathogenese: Die Mitralinsuffizienz ruft folgende pathogenetische Kettenreaktion hervor: Insuffizienz → systolischer Blutrückfluß vom linken Ventrikel zum Vorhof → Erhöhung der Pumparbeit → linksventrikuläre Hypertrophie → Linksherzinsuffizienz (S. 484).

3. Aortenstenose

Definition: Angeborene oder erworbene Einengung der Aortenklappe mit Entleerungsbehinderung.

Ätiologisch wird sie ausgelöst durch:
- Postinflammatorische Vernarbung (Endocarditis rheumatica),
- Aortenklappenverkalkung (S. 497).

Pathogenese: Die Aortenstenose ruft folgende pathogenetische Kettenreaktion hervor: Stenose → vermehrte linksventrikuläre Druckarbeit → linksventrikuläre (konzentrische) Hypertrophie (S. 481) → später: enddiastolische Volumenerhöhung → Ventrikeldilatation (exzentrische Hypertrophie [S. 481]).

4. Aorteninsuffizienz

Definition: Schlußunfähigkeit der Aortenklappe.

Ätiologisch wird sie ausgelöst durch:
- Endokarditische Klappenschädigung,
- postinflammatorische Klappenverkürzung,
- Aorta-ascendens-Aneurysma.

Pathogenese: Die Aorteninsuffizienz ruft folgende pathogenetische Kettenreaktion hervor: Insuffizienz → diastolischer Blutrückfluß in linke Kammer → Erhöhung der Volumenarbeit → linksventrikuläre rasch exzentrische Hypertrophie (S. 481). Gelegentlich auch Behinderung des Bluteinflusses in die Koronarien → sekundäre Myokardischämie.

Myokard

U.-N. Riede

Der Herzmuskel ist der eigentliche Motor des Herzens. Grundsätzlich reagiert das Myokard, das hauptsächlich aus intermitotischen Myokardmyozyten aufgebaut ist, auf subletale Zellschädigungen mit einer zellulären Hypertrophie, auf letale Zellschädigung mit einem fibrotischen Ersatz und Umbau der Herzwandmuskulatur. Da das Myokard außerordentlich sauerstoffempfindlich ist, sind die ischämischen Herzmuskelschäden von großer klinischer Bedeutung. Aus diesem Grunde wurden sie in einem eigenen Abschnitt „Koronare Herzkrankheit“ besprochen. Im folgenden werden nur die isoliert das Myokard betreffenden metabolischen und entzündlichen Läsionen abgehandelt:

Metabolische Läsionen des Myokards beruhen auf Störungen derjenigen Stoffwechselvorgänge, die dem Zustandekommen und der Aufrechterhaltung der myokardialen Struktur und Funktion dienen. Sie werden als *Kardiomyopathie* bezeichnet. Die primären Formen unter ihnen hängen nicht mit anderen Herzerkrankungen zusammen und sind meist ätiologisch noch nicht geklärt, während die sekundären Formen im Gefolge bekannter Grundkrankheiten oder anderweitiger Läsionen entstehen und deren myokardiale Manifestationsform darstellen.

Entzündliche Läsionen werden als *Myokarditis* bezeichnet und können viral, bakteriell oder parasitär ausgelöst sein. Ein anderer Teil von ihnen beruht auf immunpathologischen Prozessen.

Metabolische Läsionen

Allgemeine Definition: Als *Kardiomyopathien* werden im folgenden alle diejenigen Herzmuskelschäden zusammengefaßt, die auf einer Störung im Struktur-, Funktions- oder Intermediärstoffwechsel beruhen und keine Beziehung zur koronaren Herzkrankheit, zur Myokarditis oder zur Hypertonie haben:

Primäre Kardiomyopathie

Definition: Unter einer primären Kardiomyopathie versteht man eine Dysfunktion des Herzmuskels, deren Ätiologie zum Teil noch unbekannt ist und pathogenetisch mit keiner anderen Herzerkrankung zusammenhängt. Diese primären Kardiomyopathien sind seltene Herzkrankheiten und werden vornehmlich nach funktionell-klinischen Gesichtspunkten eingeteilt in:

- *hypertrophische Kardiomyopathie* mit massiver Vermehrung der ventrikulären Muskelmasse, die mit oder ohne Obstruktion der ventrikulären Ausflußbahn einhergeht,
- *kongestive Kardiomyopathie* mit massiver Dilatation beider Herzventrikel und großem endsystolischen und enddiastolischen Ventrikelvolumen,
- *obliterative oder restriktive Kardiomyopathie* mit fibrotischer und/oder thrombotischer Einengung der Herzhöhle.

1. Hypertrophische Kardiomyopathie

Pathogenese: Die Ätiologie dieser Kardiomyopathieform ist noch nicht bei allen Fällen geklärt. Meist handelt es sich um ein autosomal dominant vererbtes Leiden. Bei einem Teil der Patienten mit obstruktiver Kardiomyopathie liegt eine sog. „missense mutation“ (= Änderung eines Nukleotidbasenpaares) derjenigen Gene auf dem Chromosom 14 zugrunde, die für die β-Schwerketten des kardialen Myosins kodieren. Dies hat offenbar die Synthese eines „schädlichen Polypeptids“ zur Folge, welches die Myofibrillenbildung durcheinanderbringt, so daß es zu einer Texturstörung kommt. Diese manifestiert sich um das 30. Lebensjahr. Bei einem anderen Teil der Patienten findet man ein α/β-Hybridgen der kardialen Myosinschwerketten.

Morphologie: Die formalpathogenetisch entscheidende Texturstörung läßt sich histologisch von den Myokardzellen bis in die Ultrastruktur zu den Sarkomeren und Myofibrillen hinein verfolgen: Die Herzmuskelfasern sind nicht wie üblich parallel zueinander angeordnet, sondern durchflechten sich kreuz und quer. Das gleiche gilt für die Sarkomere in einer Herzmuskelzelle, die nicht achsenparallel, sondern ungeordnet verlaufen. Schließlich sind zahlreiche

Myofibrillen gar nicht zu Sarkomeren vereinigt (Abb. 9.**61a** u. **b**). Es liegt auf der Hand, in dieser Texturstörung des Myokards die Ursache für die Funktionsstörung der Herzkammer und der daraus folgenden Myokardhypertrophie zu sehen, die ihrerseits eine drastische Mitochondrienvermehrung nach sich zieht.

Die hypertrophische Kardiomyopathie (= KMP) kommt in zwei Varianten vor; die eine geht mit einer Ventrikelobstruktion einher, die andere nicht:

- *Hypertrophische KMP mit Obstruktion*

Morphologie: Diese Form wurde früher auch als *idiopathische hypertrophische Subaortenstenose* bezeichnet, weil das Myokard des Ventrikelseptums unterhalb der Aortenklappe derart hypertrophiert ist, daß es den aortalen Ausflußtrakt stenosiert. Es handelt sich also um eine asymmetrische Hypertrophie der Kammerscheidewand, wobei der Teil der freien Ventrikelwand, der direkt hinter dem hinteren Mitralsegel liegt, am dicksten ist. Dies bleibt nicht ohne Folgen, denn durch die asymmetrische Hypertrophie wird die Mitralklappe so verlagert, daß das vordere Mitralsegel während der Systole so an das Kammerseptum herangedrückt wird, daß der systolische Blutausfluß behindert wird. Gleichzeitig kann die Hypertrophie der Papillarmuskeln den vollständigen Mitralklappenschluß verhindern. Meist ist auch das parietale Endokard im Ausflußtrakt verdickt, und die intramuralen Myokardgefäße zeigen eine sklerosierende Vaskulopathie (S. 446). Schließlich findet man auch degenerativ-fibrotische Veränderungen des AV-Knotens und des Reizleitungssystems, was für die Herzrhythmusstörungen der betroffenen Patienten ausschlaggebend ist.

- *Hypertrophische KMP ohne Obstruktion*

Morphologie: In diesem Fall ist der linke Ventrikel nahezu symmetrisch hypertrophiert und die freie Ventrikelwand hinter dem hinteren Mitralsegel ist nicht verdickt, so daß der systolische Blutausfluß nicht beeinflußt wird.

Komplikationen sind Vorhofflimmern, parietale Thromben mit arterieller Embolie, Aufpfropfung bakterieller Endokarditiden und Sekundenherztod.

2. Dilatative Kardiomyopathie

Ätiologie: Bei den meisten Fällen mit dilatativer (= kongestiver) linksventrikulärer Kardiomyopathie können autoreaktive Antikörper gegen myokardiales Sarkolemm nachgewiesen werden, deren pathogenetische Bedeutung aber noch nicht geklärt ist. Offensichtlich handelt es sich aber bei dieser Kardiomyopathieform nicht um ein einheitliches Krankheitsbild, sondern um den *Endzustand verschiedener Herzmuskelerkrankungen* unklarer Ätiologie (oft Enterovireninfektion), die mit einer massiven Ventrikeldilatation und einer erheblichen Einschränkung der Auswurfleistung einhergehen. So findet man die kongestive (dilatative) Kardiomyopathie bei AIDS-Kindern, bei Frauen in der peripartalen Periode; sie tritt auch in einer X-chromosomal vererbten Form auf, bei der die mitochondriale DNS multiple Deletionen aufweist.

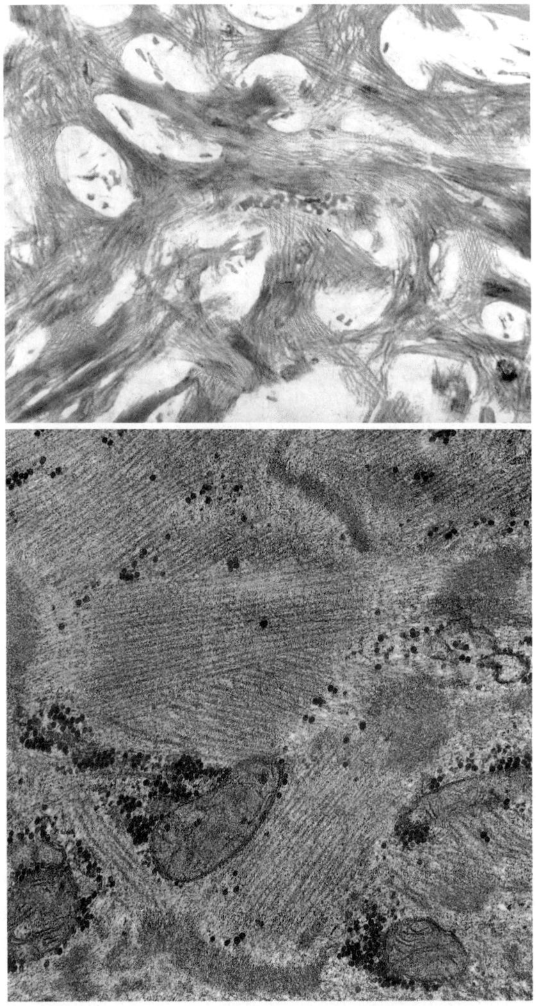

Abb. 9.**61a** u. **b** Hypertrophische Kardiomyopathie:
a Histologische Texturstörung der Kardiomyozyten (HE, Vergr. 1 : 300)
b Ultrastrukturelle Texturstörung der Sarkomeren (Vergr. 1 : 40 000; Original: Mall)

Morphologie: Für diese Fälle mit kongestiver Kardiomyopathie ist die hochgradige Dilatation (exzentrische Hypertrophie) beider Herzkammern im Sinne eines *Cor bovinum* typisch (= dilatative Kardiomyopathie). Das Endokard ist wie das Myokard fleckförmig fibrosiert, die Herzmuskulatur weist aber keine Texturabweichungen auf. Histologisch fällt das Nebeneinander atrophischer und hypertrophischer Myokardiozyten auf. Ultrastrukturell findet man degenerative Zeichen in Gestalt einer frustranen Mitochondriose und Anhäufung von Telolysosomen. Davon abzugrenzen ist die *rechtsventrikuläre Kardiomyopathie.* Sie betrifft nur den rechten Ventrikel mit entsprechendem totalem Myokardschwund und stellt eine recht häufige Ursache des plötzlichen Todes junger Patienten dar.

3. Restriktive Kardiomyopathie

Morphologie: In dieser Gruppe sind die verschiedenen, bereits besprochenen *Endomyokardfibrosen* (S. 496) *zusammengefaßt.* Sie kommen bereits im Kindesalter vor und sind sehr selten. Durch die massive fibrotische Endokardwucherung wird das Ventrikellumen erheblich eingeengt, was die diastolische Füllung vermindert.

Sekundäre Kardiomyopathie

Definitionsgemäß ist bei den sekundären Kardiomyopathien die Ätiologie der Myokarderkrankung bekannt (z. B. Alkoholkardiomyopathie) oder sie weisen pathologisch-anatomische Veränderungen auf, die bekannten Krankheitsbildern zugeordnet werden können (z. B. Altersamyloidose des Myokards).

1. Alkoholische Kardiomyopathie

Definition: Es handelt sich um eine *Herzmuskelerkrankung, die durch chronischen Alkoholabusus* (S. 152) gehäuft bei 55jährigen Männern *auftritt* und bei rechtzeitiger Alkoholabstinenz *reversibel* ist. Die alkoholische Kardiomyopathie wurde auch als *„Münchner Bierherz"* bezeichnet.

Pathogenese: Weshalb es beim chronischen Alkoholismus zu einer Myokardiopathie kommt, ist im einzelnen noch nicht geklärt. Zweifelsohne schädigt der Alkohol (= Äthanol), wie bereits erwähnt (S. 152), die mitochondriale Proteinsynthese (vor allem Untereinheiten der Cytochrome und der ATPase) sowie die mitochondriale Biogenese. Dies erklärt, weshalb in den Herzmuskelzellen Riesenmitochondrien mit parakristallin verklumpten Enzymanteilen auftreten und weshalb die Atmungskette unterbrochen ist. Schließlich kommen beim Alkoholiker eine B_1-Hypovitaminose und Magnesiummangelsymptomatik hinzu (S. 86).

Morphologie: Das Herz ist vergrößert und überschreitet bei weitem das kritische Herzgewicht von 500 g. Die linke Kammer ist dabei exzentrisch hypertrophiert, die rechte vor allem dilatiert. Histologisch fallen eine feinfleckige Myokardfibrose sowie ein Nebeneinander von hypertrophierten, atrophierten und verfetteten Muskelfasern auf.

2. Medikamentöse Kardiomyopathien

Prinzipiell kann nahezu jedes Medikament, wenn es hoch genug dosiert wird, das Myokard empfindlich schädigen. Besonders hervorgehoben werden müssen folgende Medikamentengruppen:

- *Herz- und Kreislaufmittel* wie Herzglykoside, Chinidin, Noradrenalin,
- *Wehenhemmer* (= Tokolytika),
- *Glucocorticoide,*
- *Zytostatika* wie Adriblastin, Daunorubicin,
- *Psychopharmaka* wie trizyklische Antidepressiva, Lithium.

3. Metabolische Kardiomyopathien

Schließlich treten Kardiomyopathien auch bei angeborenen oder erworbenen Störungen des Intermediärstoffwechsels (z. B. Morbus Pompe), des Elektrolytstoffwechsels (z. B. Hämochromatose, Hypokaliämie) oder bei endokrinen Störungen (z. B. Hyperthyreose) auf.

Entzündliche Läsionen

Allgemeine Definition: Da im Myokard physiologischerweise einzelne Lymphozyten vorkommen (mehr als 5 Zellen pro groß vergrößertem Gesichtsfeld), gilt für die Myokarditis (Dallas-Definition): „Eine entzündliche Myokardinfiltration mit Nekrosen und/oder Degeneration der umgebenden Myokardiozyten, die nicht typisch ist für die ischämische Myokardschädigung im Rahmen der koronaren Herzkrankheit." Obschon die *Myokarditiden* von verschiedenen Autoren als entzündliche Myokardveränderungen zu den sekundären Kardiomyopathien gezählt werden, deren Endzustand in eine kongestive oder obliterativ-restriktive Kardiomyopathie übergehen kann, bilden sie eine pathogenetisch abgrenzbare Krankheitsgruppe.

Meist wird eine Myokarditis durch pathogene Keime, Parasiten oder durch eine Überempfindlichkeitsreaktion oder durch physikalisch-chemische Schädlichkeiten ausgelöst. Die Myokarditis kommt etwa in 5%, die Endokarditis in 10% und die Perikarditis in 5% aller Autopsiefälle vor. Je nach Myokarditistyp findet man eine andere topographische Verteilung der Entzündungsherde (Abb. 9.**62**).

1. Virusmyokarditis

Definition: Sie ist die *klinisch verbreitetste Myokarditisform* und stellt bei ausgeprägter Kardiotropie des Virus, wie dies für die Picornaviren zutrifft, eine *primäre Herzentzündung dar, die meist auch das Perikard im Sinne einer Perimyokarditis* mit einbezieht. Diese Virusperimyokarditis folgt häufig einem Infekt der oberen Atemwege. Die gelegentlich im Rahmen von Infektionen mit primär nichtkardiotropen Viren auftretenden Myokarditiden werden als „Begleitmyokarditis" (Doerr) bezeichnet.

Ätiologie: Das Spektrum der Viren, welche eine Myokarditis auslösen können, ist groß. Die häufigsten darunter sind *Coxsackie-* und *Echoviren* (= Picornaviren), *Influenza-* und *Mumpsviren.* Die Coxsackie- und Rötelnviren nehmen insofern eine Sonderstellung ein, als sie bei einer Infektion im ersten Trimester der Schwangerschaft für spätere angeborene Herzfehlbildungen verantwortlich sind. Allgemein sind Coxsackieviren der Gruppe B beim Menschen mit 45% die häufigsten viralen Myokarditiserreger.

Pathogenese: Grundsätzlich *zerstört* ein kardiotropes Virus die Herzmuskelzellen *direkt,* kann aber – für die Coxsackieviren bewiesen – die Myokardzellen auch indirekt zerstören, indem es offenbar eine *T-Zellen-vermittelte Immunreaktion* auslöst. Dies ist darauf zurückzuführen, daß solche Viren in ihrem Kapsid Glykoproteine enthalten, die molekulare Ähnlichkeiten mit Glykoproteinen der Myokardmyozyten-Zellmembran aufweisen. Die T-Zellen-vermittelte Zytotoxizität richtet sich somit sowohl gegen die Viren und die viral infizierten Zellen mit Virusantigenen auf der Zellmembran als auch gegen die Herzmuskelzellen selbst (molekulares Mimikry). Dadurch folgt auf die anfänglich virusinduzierte Myokardzerstörung eine autoreaktive Zerstörung von Herzmuskelzellen, nachdem das Herz schon längst von den kardiotropen Viren gesäubert ist. Somit gehören die lymphozytären Myokarditiden zu den viral ausgelösten Autoaggressionskrankheiten.

Morphologie: Das histologische Bild der Virusmyokarditis hängt vom Lebensalter des betreffenden Patienten ab:

- *Fetus:* Im ersten Trimenon ruft eine Rubeoleninfektion eine reaktionslose Myozytennekrose in der subendokardialen Zone hervor. Im letzten Trimenon hingegen bewirkt eine Coxsackie-Virusinfektion eine Pankarditis, meist begleitet von einer Endokardfibroelastose (S. 496).
- *Neugeborenes:* Eine Virusmyokarditis beginnt in diesem Alter mit einer granulozytären Reaktion auf die Myozytennekrose und wird nach einer Woche von einem histio-lymphozytären Infiltrat abgelöst, auf das schließlich ein fibroblastenreiches Granulationsgewebe folgt. Die Myozytennekrosen können verkalken.
- *Erwachsener:* Hier kommt es in der Regel zur Ausbildung einer Virusperimyokarditis, welche die Hinterwand der Vorhöfe, das Kammerseptum, die Herzspitzenregion sowie – manchmal isoliert – das Reizleitungssystem (= AV-Region) befällt und histologisch als nekrotisierende Myokarditis imponiert.

Die frühesten Veränderungen der Virusmyokarditis bestehen in einer Hypereosinophilie der Herzmuskelzellen und einem serösen Exsudat mit einzelnen Entzündungszellen. Später zerfallen die Myokardiozyten schollig, lösen sich teilweise auf und werden von einem T-lymphozytären Infiltrat mit eingewanderten Histiozyten umsäumt (Abb. 9.**63**). Das Endstadium einer Virusmyokarditis ist eine erhebliche interstitielle Myokardfibrose mit kompensatorischer Herzhypertrophie (= kongestive Kardiomyopathie). Regressive Verkalkungen können ebenso wie Einschlußkörperchen in den Myokardzellkernen auf der Fährtensuche nach Viren hilfreich sein.

Klinisch: Es ist üblich, je nach Schwerpunkt der Symptomatik, von einer Myokarditis (Sinustachykardie, Rhythmusstörungen, Herzvergrößerung, Fieber, Leukozytose) oder von einer Perikarditis (Retrosternalschmerz, Fieber,

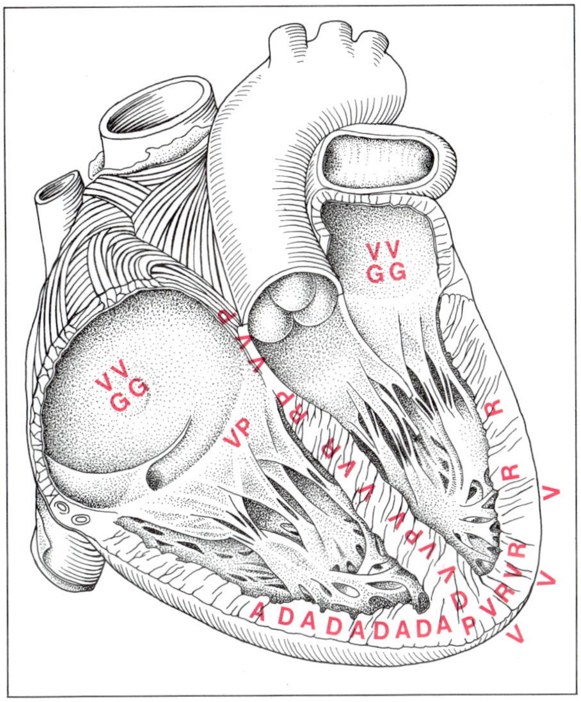

Abb. 9.**62** Topographie der Myokarditistypen: D = Diphtherietyp, A = infektallergischer Typ, R = Rheumatismus, V = Virustyp, P = Parasitentyp, G = granulomatöse Myokarditis

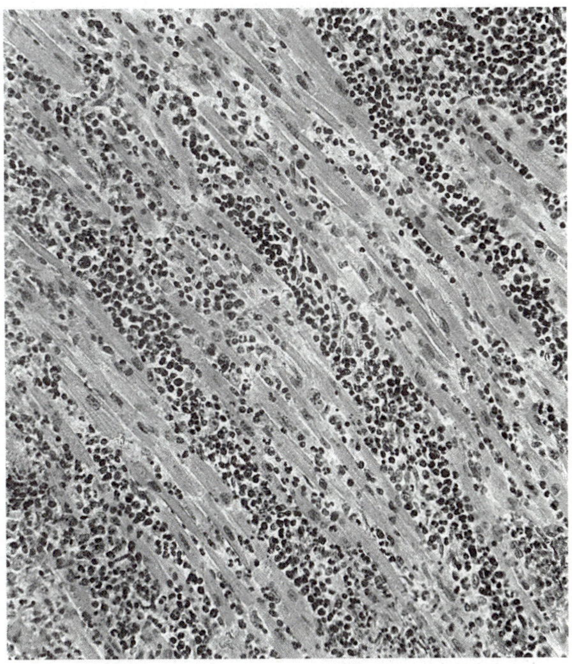

Abb. 9.**63** Virusmyokarditis (= interstitielle Myokarditis) mit zum Teil straßenförmigem lymphohistiozytärem Infiltrat (HE, Vergr. 1 : 150)

Perikardreiben) zu sprechen. Eine solche Trennung ist aber oft weder klinisch noch pathologisch-anatomisch möglich.

2. Bakterielle Myokarditis

Allgemeine Pathogenese: Im Vergleich zu den Virusmyokarditiden oder zur Chagas-Krankheit sind bakterielle Formen selten. Sie entstehen meist im Rahmen einer Septikopyämie (S. 230) oder per contingentatem von einer bakteriellen Endokarditis oder von einer Perikarditis (= *Schalenmyokarditis*) aus und sind makroskopisch (Abb. 5.**45**) bereits an den pyämischen Herzmuskelabszessen zu erkennen. Bakterielle Infekte können aber auch durch die Bakterientoxine entweder direkt (Typ Diphtherie) oder indirekt über eine Infektallergie den Herzmuskel schädigen:

Infekttoxische Myokarditis (Typ Diphtherie)

Pathogenese: Das *Corynebacterium diphtheriae* bildet ein Ektotoxin, welches in der Zielzelle einerseits die ribosomale Proteinsynthese (S. 265) und andererseits den carnitinvermittelten Transport langkettiger Fettsäuren in die Mitochondrien blockiert (S. 99). Die Folge davon ist, daß die Herzmuskelzellen verfetten und zugrunde gehen.

Morphologisch ist die heute selten gewordene diphtherische Myokarditis an den ausgedehnten, *herdförmigen Herzmuskelnekrosen* sowie an der verstärkten *Eosinophilie,* am *scholligen Zerfall* des *Sarkoplasmas* („wachsartige Degeneration") und der feinvakuolären Verfettung (Abb. 9.**64 a** u. **b**) zu erkennen. Das gefäßführende myokardiale Bindegewebe reagiert mit einer serösen Exsudation und einer geringen lymphoplasmozytären Infiltration. Als Folge der disseminierten Zellnekrosen geht auch der Zellzusammenhalt und damit der funktionell-synzytiale Charakter des Myokards verloren: Das Herz erweitert sich, es geht sozusagen „aus dem Leim", was zum akuten Herztod führen kann. Die Nekroseherde werden mit der Zeit organisiert und fibrosiert. Da die diphtherische Myokarditis die *rechte Kammerwand* bevorzugt, findet man dort die feinnetzigen (nie groben) Myokardnarben. Die gleichen Veränderungen in ähnlicher Lokalisation findet man bei Gasbrand und Bazillenruhr.

- *Scharlachmyokarditis:*

Sie gehört ebenfalls zu den toxischen Myokarditiden und wird durch Toxine der β-hämolysierenden Streptokokken der Gruppe A ausgelöst. Diese toxische Streptokokkenkomplikation tritt im Gegensatz zu den durch Immunkomplexe hervorgerufenen Folgekrankheiten (z. B. Poststreptokokken-Glomerulonephritis) bereits innerhalb der ersten Krankheitswoche auf (Abb. 9.**65**).

Infektallergische Myokarditis

Definition: Dieser Myokarditistyp ist recht häufig und tritt gewöhnlich 3 Wochen nach einer fieberhaften Allgemeininfektion auf.

Pathogenese: Bei chronischer Sepsis und Septikopyämie, bei kavernöser Lungentuberkulose, Brucellose, Fleckfieber sowie Colitis ulcerosa führt der fortwährende Kontakt mit den pathogenen Keimen zu einer zellgebundenen Überempfindlichkeitsreaktion (Typ IV), die über das eigentliche Ziel der Erregerabwehr hinausschießt und auch körpereigenes Gewebe in Mitleidenschaft zieht.

Morphologie: Diese Entzündungsform manifestiert sich mit Vorliebe in der *rechten Kammerwand,* wobei das vorwiegend histiolymphoplasmozytäre Infiltrat, begleitet von einer serösen Exsudation, im gefäßführenden Bindegewebe die Myokardmyozytenschädigung übertrifft und manchmal granulomatösen Charakter annehmen kann.

3. Parasitäre Myokarditis

Unter den parasitären Myokarditiden sind zwei Formen hervorzuheben, die durch Protozoenbefall hervorgerufen werden. Dazu gehört die Toxoplasmose- und die Chagas-Myokarditis:

Toxoplasmose-Myokarditis

Pathogenese: Die Infektion mit *Toxoplasma gondii* (Abb. 5.**87**) kann beim Menschen ohne Altersbevorzugung selten auch einmal zu einer Myokarditis führen. Dabei dringen diese Protozoen in die Herzmuskelzellen ein (S. 277), vermehren sich als Zellparasiten in einer Pseudozyste, bis diese platzt und die Erreger ins umgebende Gewebe ausschwärmen. Die zerstörten Herzmuskelfasern werden von einem lymphozyten- und granulozytenhaltigen Infiltrat umgeben. Die Toxoplasmose-Myokarditis führt in 50% der Fälle zum tödlichen Herzversagen, in den anderen Fällen tritt eine Ausheilung mit Vernarbung ein. Sie wird gehäuft bei Patienten mit erworbenem Immundefektsyndrom (AIDS) beobachtet.

Chagas-Myokarditis

Ätiologie: Diese Myokarditis – auch Chagas-Krankheit genannt – wird durch das Protozoon *Trypanosoma cruzi* hervorgerufen (S. 273).

Morphologie: In der Frühphase findet man herdförmige Myokardnekrosen, umrandet durch ein lymphozyten- und makrophagenreiches Infiltrat. Teilweise können die Parasiten in Pseudozysten der Herzmuskelzellen gefunden werden (Abb. 9.**66**). Durch die *disseminierte Muskelzerstörung* gerät der linke Herzventrikel nach Monaten buchstäblich „aus dem Leim" und wird so dilatiert, daß – vor allem im Spitzenbereich – ein *Herzwandaneurysma* mit transparenter, dünner Wandung entsteht.

Typisch für die chronische Verlaufsform ist die Zerstörung der Nervenzellen in den kardialen Ganglien, was zu den typischen *Reizbildungs- und Reizleitungsstörungen* führt. Thrombembolien, Herzinsuffizienz, Meningoenzephalitis sowie Megaösophagus und Megakolon sind häufige Begleitkomplikationen.

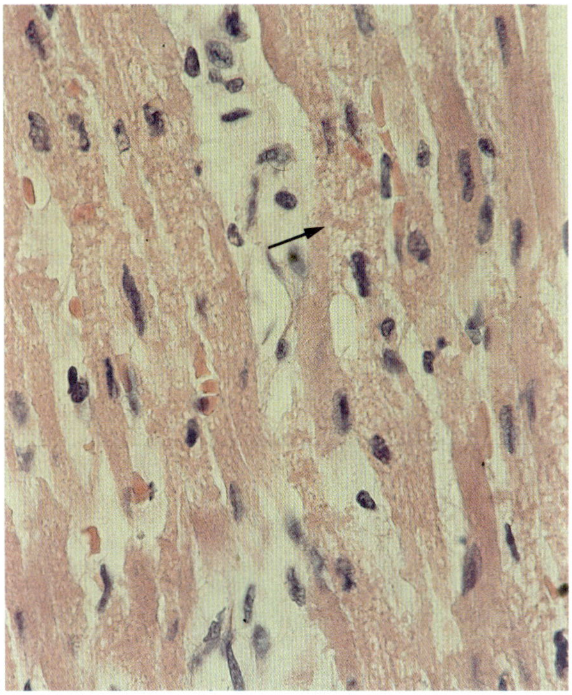

a

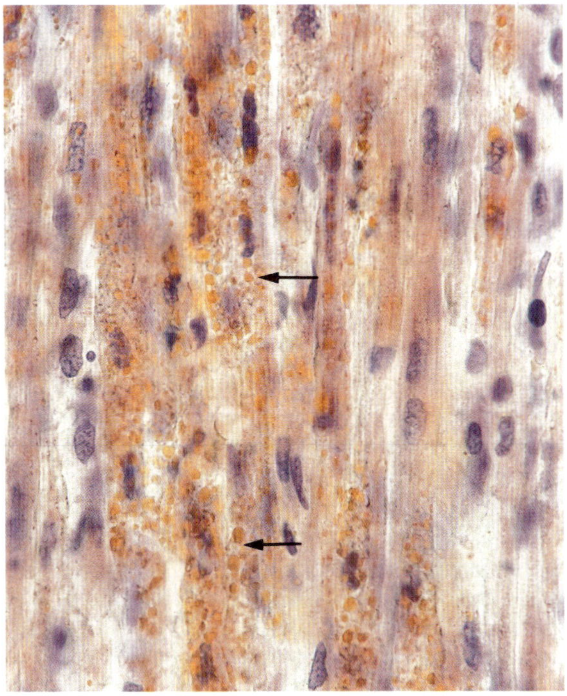

b

Abb. 9.**64 a** u. **b** Myokarditis diphtherica: **a** Scholliger Myokardiozytenzerfall mit vakuolärer Degeneration (HE, Vergr. 1 : 150); **b** In Vakuolen finden sich Fetttropfen (= Herzmuskelverfettung; Ölrot, Vergr. 1 : 150)

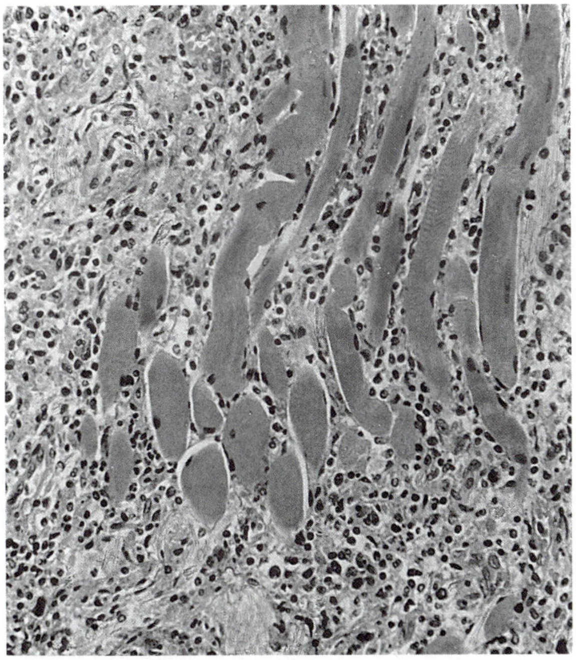

Abb. 9.**65** Scharlachmyokarditis mit lymphohistiogranulozytärem Infiltrat (HE, Vergr. 1 : 150)

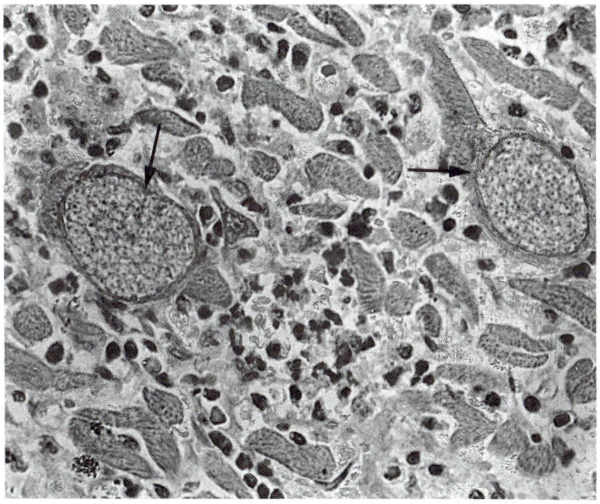

Abb. 9.**66** Chagas-Myokarditis: Disseminierte Herzmuskelnekrosen mit Erregern in Pseudozysten (Pfeile), umgeben von einem lymphozytären, teils granulozytären Infiltrat (HE, Vergr. 1 : 300)

4. Rheumatische Myokarditis

Pathogenese: Im Rahmen des rheumatischen Fiebers kommt es etwa in der Hälfte der Fälle zur Ablagerung von Antigen-Antikörper-Komplexen im subendokardialen Gewebe, im perivaskulären Bindegewebe des Myokards und am Sarkolemm der Myokardmyozyten mit entsprechendem Komplementverbrauch.

Gleichwohl ist die Pathogenese der rheumatischen Myokarditis noch teilweise unklar und führt im Myokard zu einer granulomatösen Entzündung, die in drei Phasen verläuft (Abb. 9.**67 a–d**):

- *fibrinoide Nekrose der Kollagenfasern* (Präzipitationsfibrinoid, S. 56),
- *perivaskuläres rheumatisches Granulom* (= Aschoff-Knötchen),
- *feinfleckige Myokardfibrose* mit perivaskulären Narben.

Die rheumatischen Granulome (S. 242; Abb. 9.**68**) liegen bevorzugt in der linken Ventrikelwand, und zwar im Bindegewebszwickel zwischen Mitralklappenansatz und Aortenursprung und in den Papillarmuskeln. Dies mag auch die Ursache für die ektopischen Foci mit entsprechenden Tachyarrhythmien und Vorhofflimmern sein.

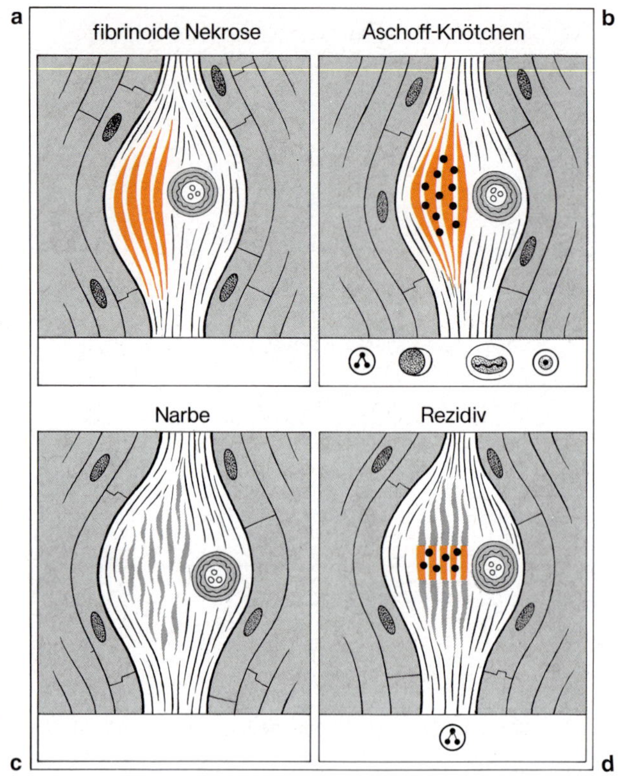

Abb. 9.**67 a–d** Stadien der rheumatischen Myokarditis (Schema)

5. Überempfindlichkeitsmyokarditis

Pathogenese: Diese Herzmuskelentzündung beruht auf einer verzögerten Überempfindlichkeitsreaktion. Sie wird in der Regel durch folgende Medikamente ausgelöst:

- *Antibiotika* wie Penicillin, Tetracycline, Chloramphenicol,
- *Antiphlogistika* wie Phenylbutazone, Indomethazin,
- *Antidepressiva* wie Amitriptylin,
- *Antiepileptika* wie Diphenylhydantoin.

Morphologie: Das pathologisch-anatomische Korrelat einer Überempfindlichkeitsmyokarditis ist die *eosinophile Myokarditis.* Sie befällt hauptsächlich die muskelstarken Wandabschnitte der linken Kammer und das Kammerseptum und verleiht dem Myokard eine teigige Beschaffenheit mit gelblich-rötlichen Flecken.

Histologisch beherrscht eine *subendokardial betonte, interstitielle Myokarditis* das Bild. Sie ist charakterisiert durch zahlreiche Myokardnekrosen und Myozytolysen sowie einem lymphoplasmozytären Infiltrat mit auffällig vielen eosinophilen Granulozyten. Die kleinen Intramuralgefäßchen weisen meist Zeichen einer Überempfindlichkeitsvaskulitis (S. 193) auf.

Die *eosinophile Myokarditis* geht manchmal auch mit einer Beteiligung des Perikards und des parietalen Endokards einher. In diesen Fällen ist zwar immer eine hyperergisch-allergische Reaktionslage (z. B. Asthma bronchiale, Wurminfestation, Nahrungsmittelallergie usw.), aber nicht jedesmal eine Arzneimittelüberempfindlichkeit nachzuweisen. In diesen Fällen besteht allein schon aus formalpathogenetischer Sicht eine enge Beziehung zur *Löfflerschen Endocarditis parietalis fibroplastica.*

Nach Abheilen der Entzündungsschäden bleibt je nach Schweregrad beim Perikard eine Perikardfibrose oder eine *Pericarditis constrictiva* zurück; das Endokard zeigt eine parietale Endokardfibrose, welche u. U. in eine restriktive Kardiomyopathie übergehen kann; das Myokard hingegen wird durch feine disseminierte Myokardnarben durchzogen.

Klinisch imponieren zunächst eine Bluteosinophilie, Urtikaria und Fieber sowie unspezifische kardiologische Symptome. Erst später tauchen eine Herzvergrößerung, im EKG ST-Senkungen und Reizleitungsstörungen auf, die schließlich im allgemeinen Herzversagen gipfeln.

6. Granulomatöse Riesenzellmyokarditis

Definition: Bei diesen sehr seltenen Fällen findet man riesenzellhaltige Granulome vom Sarkoidosetyp (S. 237), die vor allem den muskelstarken Wandabschnitt der linken Kammer und das Kammerseptum betreffen. Diese Myokarditisform findet man bei der Sarkoidose, bei kardialer Beteiligung der Riesenzell-

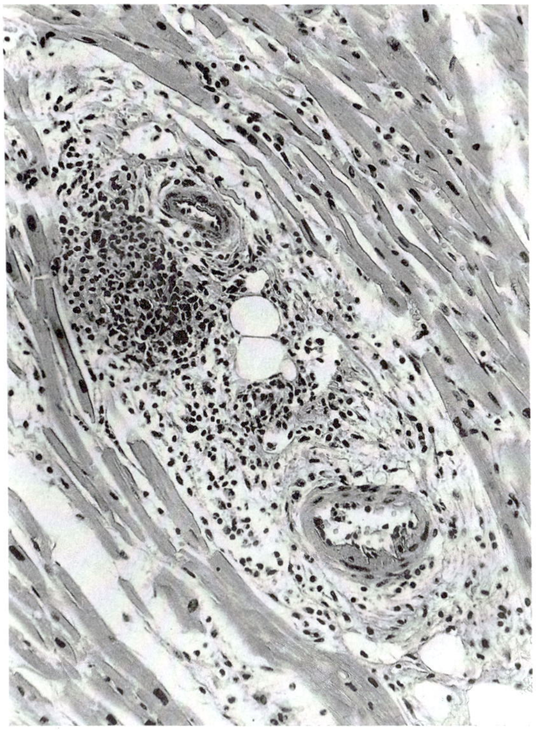

Abb. 9.**68** Myocarditis rheumatica mit „blühendem“ Aschoff-Knötchen in typisch perivaskulärer Lage (HE, Vergr. 1 : 250)

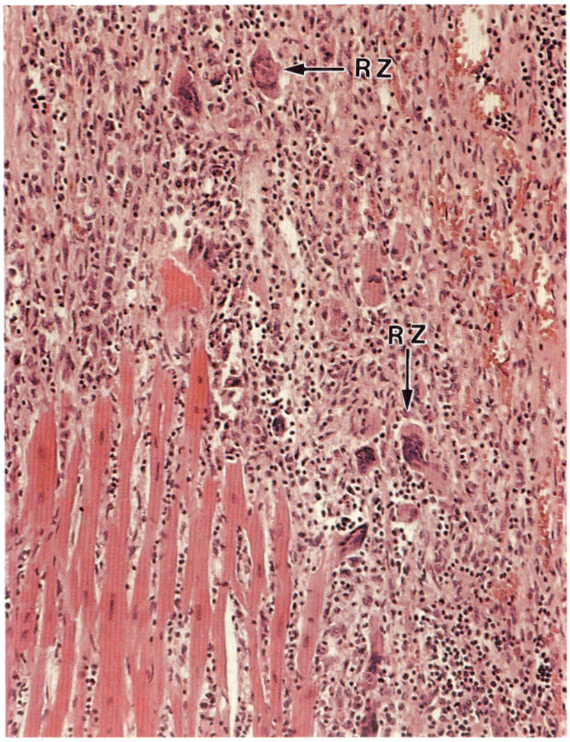

Abb. 9.**69** Akute idiopathische Riesenzellmyokarditis (RZ = Riesenzelle; HE, Vergr. 1 : 150; Original: Schaefer)

arteriitis und bei Wegenerscher Granulomatose. Bei einem Teil der Fälle mit granulomatöser Myokarditis läßt sich keine Grundkrankheit ermitteln. Man nennt diese Myokarditissonderform akute idiopathische Riesenzellmyokarditis:

Akute idiopathische Riesenzellmyokarditis

Definition: Unter dem Begriff einer idiopathischen Myokarditis beschrieb der Kliniker Fiedler 1899 eine vorwiegend bei Jugendlichen rasch tödlich verlaufende Myokarditis, die sich wegen ihres eher gering fieberhaften Verlaufs und Symptomarmut deutlich von den damals bekannten bakteriellen oder diphtherieassoziierten („parenchymatösen“) Myokarditisformen unterschied.

Morphologisch hat der Pathologe Schmorl diese Myokarditis als interstitielle Entzündung charakterisiert, die mit einem nicht-eitrigen herdförmigen Untergang von Myokardiozyten, begleitet von einer lymphohistiozytär-resorptiven Entzündung, verbunden war. Als Besonderheit wurden die myogenen Riesenzellen hervorgehoben (Abb. 9.**69**).

Pathogenese: Ätiologisch ist diese Myokarditisform nicht geklärt. Möglicherweise wird die Riesenzellmyokarditis durch eine Virusinfektion ausgelöst. Da sie gehäuft zusammen mit chronischen Organentzündungen wie Hashimoto-Thyreoiditis und Colitis ulcerosa auftritt, läßt sich vermuten, daß sie durch einen autoaggressiven Entzündungsverlauf perpetuiert wird.

Sonderform der Myokarditis:

– *Transplantatkardiopathie*

Die Abstoßungsreaktion eines transplantierten Herzens ist eine besondere Form der entzündlichen Herzkrankheit. Im wesentlichen handelt es sich um eine Myokarditis, deren histologisches Bild von der immunsuppressiven Behandlungsstrategie geprägt wird:

Bei einer Cyclosporin-A-Therapie weisen ausgeprägte perivaskuläre und interstitielle lymphohistiozytäre Infiltrate auf eine akute Abstoßungsreaktion hin. In schweren Fällen kommt noch eine fokale Myokardiozytennekrose und schließlich eine hämorrhagische Vaskulitis mit Mediamyozytennekrosen hinzu. Eine chronische Abstoßungsreaktion ist durch eine diffuse, konzentrische Intimafibrose der kardialen Arterien und Arteriolen sowie durch eine progressive Interstitiumfibrose charakterisiert.

Perikard

U.-N. Riede

Der Herzbeutel besteht aus einem viszeralen (= Epikard) und einem parietalen Blatt (= Perikard). Er wird durch das Zölomepithel (= Mesothel) ausgekleidet und enthält normalerweise 20 ml einer bernsteinfarbenen Flüssigkeit. Seine Funktion ist noch nicht völlig geklärt. Stark vereinfacht bedeutet der Herzbeutel für das Herz ein Schutz- und Gleitorgan sowie eine Überdehnungsbremse. Da das Epikard nahtlos in das Perikard übergeht, werden nahezu alle Herzbeutelaffektionen als Perikarderkrankungen bezeichnet.
Wie Patienten mit **ontogenetischen Läsionen** und Patienten mit operativer Perikardentfernung zeigen, ist der Herzbeutel nicht unbedingt lebensnotwendig. Er reagiert aber auf eine große Zahl **zirkulatorischer, entzündlicher** und **neoplastischer Läsionen** und lenkt so oft bei einer ernsten Herzerkrankung die Aufmerksamkeit auf sich. Manchmal wird aber auch eine Herzbeutelerkrankung von der Dramatik des Hauptleidens so überschattet, daß sie klinisch als solche gar nicht diagnostiziert wird. Dies erklärt auch die Diskrepanz zwischen der Zahl der Perikarderkrankungen im autoptischen Untersuchungsgut von 5% und der nur zu einem kleinen Teil bereits in der Klinik erkannten Fallzahl. Von großer klinisch-pathologischer Relevanz sind die **entzündlichen Läsionen** des Herzbeutels in Form der Perikarditiden: zum einen, weil sie durch Fibrinexsudation schmerzhaft sind, zum anderen, weil sie entweder durch Vermehrung der Herzbeutelflüssigkeit oder durch nachträgliche Vernarbung die Herzaktionen behindern.

Ontogenetische Läsionen

Angeborene Perikardfehlbildungen sind selten und kommen gehäuft zusammen mit anderen Herzfehlbildungen vor:

1. Perikarddefekt

In diesem Falle fehlt die Perikardhülle, so daß das Herz in freier Kommunikation mit der linken Pleurahöhle steht. Außer gelegentlichen Übergriffen eines Entzündungsprozesses von der linken Pleurahöhle auf das Herz ist die Palette der Komplikationen gering.

2. Ectopia cordis nuda

Hier liegt das nackte, perikardlose Herz außerhalb der Thoraxhöhle, was ohne operative Reposition nicht mit dem Leben vereinbar ist. Dieser Perikarddefekt ist eine Rarität.

3. Perikardaussackungen

Sie stellen sackförmige Veränderungen des Herzbeutels dar und kommen entweder als Perikardzysten oder als Perikarddivertikel oder als Serosahernien vor:

Perikardzysten: Als Folge eines gestörten Schlusses der primitiven Zölomhöhle bildet sich eine Zyste, welche meist im vorderen Mediastinum liegt und prall mit einer bernsteinfarbenen Flüssigkeit angefüllt ist (= *Springwasserzyste*). Histologisch findet man je nach Differenzierungsrichtung mehr entodermale oder mesodermale Gewebsanteile. So kommt es, daß man in diesen papierdünnen Zystenwänden branchiogene Einrichtungen wie Flimmerepithel, Knorpel-, Schilddrüsen-, Pankreas- oder Magenschleimhautgewebe finden kann. Klinisch sind die Perikardzysten meist stumm.

Perikarddivertikel: Sie fallen als handschuhfingerartige Perikardausstülpungen über dem rechten Vorhof auf und stehen durch einen engen Gang mit der Herzbeutellichtung in Verbindung.

Metabolische Läsionen

Pathogenese: Sie betreffen vorwiegend das subepikardiale Fettgewebe entlang der extramuralen Kranzgefäße. Dies ist bei einer *Kachexie* hochgradig reduziert und durch Wassereinlagerung gallertartig degeneriert.

Das Gegenstück dazu finden wir bei einer *generalisierten Adipositas,* wo das subepikardiale Fettgewebe so vermehrt ist, daß es nahezu das ganze Herz (vor allem den rechten Ventrikel) umhüllt. Gleichzeitig verfetten auch die Bindegewebszellen im Myokard, so daß es aussieht, als ob das subepikardiale Fettgewebe im Myokard einwachse. Dadurch werden die Herzmuskelzellen verdrängt und oft auch atrophisch. Klinisch besteht das Vollbild in einem Pickwick-Syndrom (S. 99) mit Herzinsuffizienz.

Zirkulatorische Läsionen

Der Herzbeutel wird im wesentlichen durch Äste der A. thoracica und A. phrenica superior versorgt und enthält eine Endstrombahn, die auf toxische Metabolite (z. B. Urämie), Störungen des hydrostatischen oder onkotischen Druckes sowie Ischämie empfindlich reagiert.

1. Hydroperikard

Pathogenese: Bei Herzversagen mit erhöhtem Venendruck, bei Leberzirrhose oder Nierenversagen mit reduziertem onkotischen Druck wird aus der perikardialen Endstrombahn eine eiweißarme Flüssigkeit (= Transsudat) abgepreßt und sammelt sich im Herzbeutel an, was als *Perikarderguß* bezeichnet wird. Schreitet dieser Prozeß langsam fort, so wächst der Herzbeutel mit, und es können Perikardergüsse von mehr als 500 ml zustande kommen, ohne die diastolische Vorhoffüllung zu behindern. Schreitet jedoch das Grundleiden und damit der Transsudationsprozeß rasch fort, so entwickelt sich eine *Herzbeuteltamponade.* Sie kommt dadurch zustande, daß rasch intraperikardiale Drücke von über 10 mmHg erreicht werden, die das zuführende Venensystem komprimieren und die kardiale Auswurfleistung tödlich drosseln.

2. Peri-Epikardblutungen

Pathogenese: Blutungen im Bereich des Herzbeutels können entweder fleckförmig ins Gewebe, meist des Epikards, oder profus in den Herzbeutel (mit oder ohne vorbestehenden Erguß) erfolgen:

- *Epikardpetechien:* Ihnen liegt eine *Diapedeseblutung* (S. 410) zugrunde. Die meisten Epikardpetechien basieren einerseits auf einer Asphyxie (Erstickungstod) oder akuten Ischämie (Sekundenherztod), andererseits auf einer hämorrhagischen Diathese (S. 410) und sind im Bereich der atrioventrikulären Grenze zu sehen. Petechiale Epikardblutungen bei Leukämien sind oft über das ganze Herz verteilt.
- *Hämatoperikard:* Es ist nie Folge einer eigenständigen Perikarderkrankung und beruht meist auf einer *Rhexisblutung* (S. 409). Demzufolge findet man ein Hämatoperikard bei traumatischer oder infarktbedingter Herzwandruptur, bei entzündlicher, traumatischer oder aneurysmatischer Ruptur der Aorta oder der Kranzgefäße oder einer Perikardkarzinose (s. unten). Da in nahezu allen Fällen das Hämatoperikard rasch auftritt, wird dementsprechend das Leiden durch eine tödliche Herzbeuteltamponade beendet.

Entzündliche Läsionen

Allgemeine Pathogenese: Eine Perikardentzündung (= Perikarditis) kann auf hämatogenem Wege, durch eine Herzbeutelverletzung oder per contigentatem entstehen. Auf dem Blutweg führen entweder pathogene Keime (= *mikrobielle Perikarditis*) oder toxische Stoffwechselschlacken (= *Ausscheidungsperikarditis*) zu einer Herzbeutelentzündung, während lokale Herzmuskelnekrosen das Epi- und Perikard in Mitleidenschaft ziehen (= *reaktive Perikarditis*). In der Regel stellt die Perikarditis keine eigenständige Grundkrankheit dar, sondern ist in den meisten Fällen eine Begleiterkrankung. Das Reaktionsspektrum des Herzbeutels auf eine Schädlichkeit ist begrenzt und beginnt meist mit einer exsudativen Entzündungsreaktion. Darauf folgt eine Resorption und Organisation des Exsudates durch das Mesothel und das gefäßführende Perikardstroma, was meist in eine Fibrosierung der Herzbeutelblätter einmündet.

Akute Perikarditis

Die akuten Perikarditiden werden in ihrer pathologisch-anatomischen und klinischen Phänomenologie durch die *exsudative Entzündungsreaktion* geprägt, wobei der entsprechende Herzbeutelerguß, wie in diesem Falle das Exsudat bezeichnet wird, je nach der Ursache der Perikarditis verschieden ist und mit Einschränkung gewisse Rückschlüsse auf die Grundkrankheit zuläßt.

Idiopathische Perikarditis

Ätiologie: Dies ist die häufigste Form der Herzbeutelentzündung und macht etwa ein Drittel aller Perikarditiden aus. Die Ätiologie ist nach wie vor unklar. Als pathogenetisch relevante Faktoren werden Viren, Allergene und Toxine in Erwägung gezogen.

Morphologie: Die idiopathische Perikarditis beruht formalpathogenetisch auf einer fibrinösen Perikarditis mit lymphoplasmozytärer Infiltration der Perikardblätter. Je nach Schweregrad der Entzündung kann man einen serofibrinösen oder fibrinöshämorrhagischen Erguß punktieren. In einem Drittel aller Fälle kommt es zu Rezidiven mit Herzbeutelverschwielung in Form einer konstriktiven Perikarditis.

Klinik: Das klinische Bild ist durch den akuten Beginn, Fieber, Retrosternalschmerz (infolge Erguß), Perikardreiben (infolge Fibrinausschwitzung) und typische EKG-Veränderungen (infolge Epikardbeteiligung) gekennzeichnet.

Infektiöse Perikarditis

Das Spektrum der mikrobiellen Herzbeutelentzündungen hat sich seit der Einführung von Antibiotika erheblich gewandelt. Die eitrige Perikarditis ist selten und die tuberkulöse Perikarditis weniger häufig geworden:

1. Virusperikarditis

Pathogenese: Zahlreiche Virusinfektionen – allen voran die Coxsackie-B-Viren – verursachen, wie bereits erwähnt, nicht selten neben einer Myokarditis auch eine Perikarditis. Die Virusperikarditiden sind klinisch und pathologisch-anatomisch der idiopathischen Perikarditis sehr ähnlich und lassen oft Gewebsverkalkungen im Perikard in Form einer *verkalkten Pericarditis constrictiva* (s. unten) zurück.

2. Pericarditis tuberculosa

Pathogenese: Die tuberkulöse Perikarditis bevorzugt junge Männer, macht etwa 7% aller Perikarditiden aus und kompliziert in 5% aller Tuberkulosefälle das Krankheitsbild. Die tuberkulöse Perikarditis wird meist auf hämatogenem Wege oder per contingentatem durch Übergriffe der Hiluslymphknotentuberkulose auf das Perikard, selten auf lymphogenem Wege, ausgelöst.

Morphologisch überwiegen *serös-hämorrhagische Ergüsse,* die wegen der chronisch-entzündlichen Herzbeutelauflockerung erstaunliche Dimensionen von zum Teil über 1 Liter annehmen können. Die beiden Herzbeutelblätter sind durch die Auflagerung von Fibrinfetzen trüb und weisen eine hyperämische Gefäßzeichnung auf. Nach Abstreifen des Fibrins kommen die 1–7 mm großen, graugelben Tuberkel zum Vorschein. Histologisch erkennt man auf der Peri- und Epikardoberfläche ein Granulationsgewebe mit Granulomen vom Tuberkulosetyp (S. 240), welches säurefeste Stäbchen enthält. Das Myokard wird meist früh und ausgiebig mitbetroffen. Der Erguß wird ganz oder teilweise resorbiert; die Herzbeutelblätter werden im Rahmen der chronischen Entzündung erheblich fibrotisch verdickt und verwachsen oft strangförmig (= *Accretio pericardii*) oder vollständig (= *Syncretio pericardii*) miteinander. Dadurch wird der Herzbeutel so eng, daß er für das Herz zum Schnürkorsett wird (= *Pericarditis constrictiva*). Seit der Einführung der antituberkulösen Chemotherapie fehlen die Perikardverkalkungen, die früher für die Tuberkulose typisch waren.

Klinisch fallen der schleichende Beginn, subfebrile Temperaturen, hohe BSG bei fehlender Leukozytose, Perikarditis-EKG und Herzvergrößerung auf.

3. Pericarditis purulenta

Pathogenese: Die Häufigkeit der eitrigen Perikarditiden (0,5% aller Perikarditiden) ist seit der antibiotischen Frühbehandlung bakterieller Infektionskrankheiten erheblich zurückgegangen und kommt meist nur noch im Rahmen einer Sepsis oder Septikopyämie vor. Ätiologisch kommen in erster Linie pyogene Bakterien wie Strepto-, Staphylo- und Pneumokokken, selten aber auch Pilze in Betracht.

Morphologie: Das pathologisch-anatomische Bild wird durch eine fibrinös-eitrige Entzündungsreaktion (S. 222) geprägt, die zu einem Perikardempyem führt. Der Übergriff der eitrigen Entzündung auf das Myokard ruft eine *„Schalenmyokarditis"* hervor, die – wie der Name sagt – die äußerste Myokardschicht des ganzen Herzens schalenartig erfaßt.

Klinik: Die purulente Perikarditis ist ein sehr ernstes Krankheitsbild, an das immer gedacht werden sollte, wenn der Patient hohes Fieber, abnorme Tachykardie und Dyspnoe, Perikardreiben und abgeschwächte Herztöne aufweist.

Kollagenosenperikarditis

Mit dem Rückgang der eitrigen Perikarditis in der Antibiotikaära werden in zunehmendem Maße die *„immunpathologischen Systemerkrankungen"* (= Kollagenosen) zur Hauptursache der Perikarditis. Dies gilt vor allem für die pädiatrische Patientengruppe.

1. Pericarditis rheumatica

Pathogenese: Beim rheumatischen Fieber mit Herzbeteiligung (S. 242) ist der Herzbeutel fast immer betroffen, wird aber nur in etwa 15% der Fälle klinisch diagnostiziert.

Morphologie: Anfänglich findet man eine serofibrinöse Perikarditis mit Aschoff-Knötchen (S. 242) im Rahmen einer Pankarditis, d. h. dann, wenn alle drei Herzwandschichten in den Entzündungsprozeß einbezogen sind. Später (vor allem nach mehreren Rezidiven) verwachsen und vernarben die Herzbeutelblätter miteinander und führen zu einer Pericarditis constrictiva (s. unten).

Klinik: Perikardreiben und Zeichen des rheumatischen Fiebers führen zur Diagnose.

2. Lupusperikarditis

Morphologie: Beim Lupus erythematodes disseminatus (S. 200) gehört die entzündliche Beteiligung der serösen Häute – und somit auch des Perikards – zum klinischen Bild. Dem entspricht die Beobachtung, daß etwas mehr als 30% aller Lupusfälle mit einer Perikarditis einhergehen. Typisch für die Lupusperikarditis ist das *serofibrinöse Exsudat* mit *Perikardreiben* und *LE-Phänomen.* Eine ähnliche Perikarditisform findet man etwa in 50% aller Fälle mit rheumatoider Arthritis (S. 244). Als Endstadium kann in beiden Fällen eine *konstriktive Perikarditis* das Krankheitsbild komplizieren.

Allergisch-hyperergische Perikarditis

Definition: Gemeinsames Merkmal dieser Perikarditiden ist eine serofibrinöse Entzündungsreaktion, welche auf Corticosteroide anspricht und durch folgende Prozesse ausgelöst werden kann:

- *Serumkrankheit* nach Serotherapie bei Tetanus, Diphtherie, Botulismus etc.,
- *Medikamente* wie jodhaltige Röntgenkontrastmittel, Antibiotika,
- *Postmyokardinfarkt-Syndrom* mit Perikarditis, 2–3 Wochen nach dem Infarkt,
- *Postkardiotomie-Syndrom,* 2–3 Wochen nach der Herzoperation.

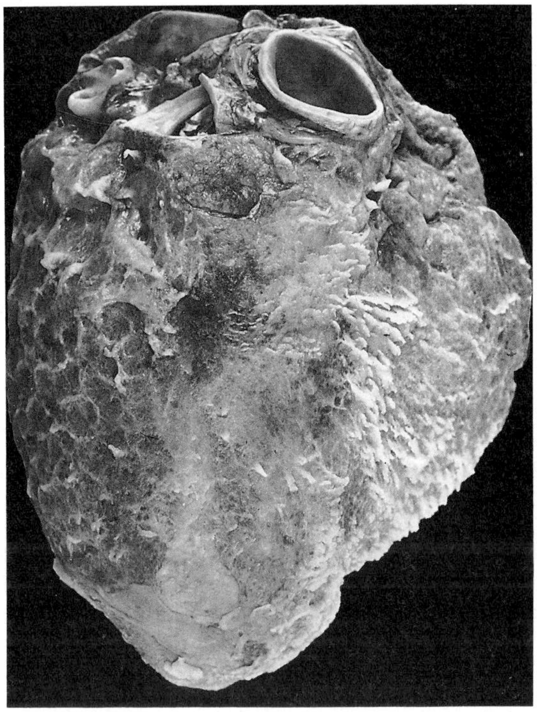

Abb. 9.**70** Fibrinöse Perikarditis bei Urämie (= Zottenherz)

Urämische Perikarditis

Definition: Die urämische Perikarditis begleitet in etwa 5% das akute und in etwa 30% das chronische Nierenversagen, und zwar immer dann, wenn die *Reststickstoffwerte 120 mg/100 ml übersteigen.*

Pathogenese: Aus pathogenetischer Sicht handelt es sich um eine Ausscheidungsperikarditis, wobei in dem mit „urämischen Giften" (chemische Natur s. S. 826) überladenen Organismus die terminale Endstrombahn in Perikard, Magenschleimhaut und Lunge zur Entgiftung herangezogen wird. Das hat zur Folge, daß die Kapillarendothelien in diesen Organen geschädigt werden. Im Herzbeutel herrscht eine fibrinöse Entzündungsreaktion vor, die als Prototyp einer fibrinösen Perikarditis aufzufassen ist.

Morphologie: Die Fibrinausschwitzung an der Oberfläche der Herzbeutelblätter zeigt je nach Entwicklungsstadium folgende morphologische Merkmale:

- *Akute fibrinöse Perikarditis:* Makroskopisch erkennt man anfänglich feinste, wegwischbare Fibrinfäden, die sich später zu zottenartigen Aggregaten zusammenlagern und quer zur Längsachse des Herzens angeordnet sind (Abb. 9.**70**). Histologisch ist das Perikard von einem schütteren granulo- und lymphozytären Infiltrat durchsetzt.

- *Subakute fibrinöse Perikarditis:* Etwa 5 Tage nach dem Beginn der Perikarditis sproßt vom Epi- und Perikard her ein kapillarreiches Granulationsgewebe in die Fibrinauflagerungen ein, so daß sie nicht mehr von der Perikardoberfläche weggewischt werden können. Dieses Granulationsgewebe zergliedert mit seinen proteasenreichen Leukozyten den Fibrinfilz zungenförmig mit Histiozyten in den Resorptionshöfen.

- *Perikardschwiele:* Kann die Urämie rechtzeitig behandelt werden, ist durchaus eine Restitutio ad integrum möglich. Ansonsten kommt es im Bereich des Perikards zu einer Narbenbildung (= *Perikardschwiele*), die bei vorgängiger entzündlicher Verklebung der Herzbeutelblätter zur Verwachsung des Perikards mit dem Epikard führen kann (= *Concretio pericardii cum epicardio*). Einen ähnlichen Verlauf hat auch die fibrinös-hämorrhagische Perikarditis nach Herzbeutel- oder Herzverletzungen (Abb. 9.**70**).

Chronische Perikarditis

Definition: Unter einer chronischen Perikarditis versteht der Kliniker eine *Herzbeutelentzündung, die länger als 3 Monate anhält.*

Sie geht von einer akuten Perikardentzündung aus und kommt in zwei klinisch relevanten Formen vor. Die eine Form führt zur Kompression des Herzens, die andere nicht:

1. Chronische nichtkonstriktive Perikarditis

Ätiologie: Bei dieser chronischen Perikarditisform kommen ursächlich in erster Linie *Tuberkulose, Urämie, Kollagenosen,* aber auch Pilzerkrankungen in Betracht; auch das Chyloperikard (Ductus-thoracicus-Arrosion) und die idiopathische Cholesterinperikarditis gehören hierher. Die chronische nichtkonstriktive Perikarditis ist vor allem durch die Persistenz des Perikardergusses und weniger durch die Perikardverwachsungen gekennzeichnet.

Pathogenese: Das Ausmaß der Ergußbildung hängt zum einen von der Intensität der exsudativen Entzündungsreaktion und zum anderen von der Resorptionskapazität des Herzbeutels ab. Entzündliche und vernarbende Prozesse zerstören die Resorptionsfähigkeit des Perikards; ein besonders eiweißreiches Exsudat steigert durch Erhöhung des onkotischen Druckes die Ergußbildung. Eine Behinderung der Herzaktion durch den Erguß tritt in diesen Fällen nicht ein, weil die Bildung des Perikardergusses nicht sofort, sondern langsam einsetzt, so daß die Perikardwandung sich anpassen kann, ohne daß es zur Drucksteigerung im Herzbeutel kommt. Dementsprechend sind die klinischen Symptome bei der nichtkonstriktiven Perikarditis wenig ausgeprägt.

Morphologie: Das pathologisch-anatomische Korrelat dazu wird von der akuten Perikarditis geprägt, welche in diese chronische Form übergegangen ist.

2. Chronische konstriktive Perikarditis

Definition: Unter diesem klinischen Begriff sind Erkrankungen zusammengefaßt, bei denen es durch Exsudation und Vernarbung mit und ohne Verkalkung zur anhaltenden Drucksteigerung im Herzbeutel kommt, welche die diastolische Füllung des Herzens behindert.

Die chronische konstriktive Perikarditis kommt im Sektionsgut mit einer Häufigkeit von 1% vor und bevorzugt Männer in der 3. und 4. Lebensdekade.

Ätiologie: Im Gegensatz zur nichtkonstriktiven Perikarditis läßt sich bei der konstriktiven Form in nahezu der Hälfte der Fälle keine auslösende Ursache ermitteln; in zwei Dritteln der Fälle kann klinisch kein akutes Stadium festgestellt werden. Unter den bekannten Ursachen überwiegt die Tuberkulose über die infektiösen oder traumatischen Herzbeutelentzündungen.

Morphologie: Das pathologisch-anatomische Gegenstück zur chronischen konstriktiven Perikarditis ist die Herzbeutelverwachsung in Form der *Concretio pericardii* oder des *Panzerherzens.*

- *Concretio pericardii:* In diesem Falle ist der Herzbeutelspalt narbig obliteriert und die Herzbeutelblätter miteinander verwachsen, ohne daß es dabei zu Kalkablagerungen kommt. Diese Perikarditisform ist für die Tuberkulose nach tuberkulostatischer Behandlung typisch.
- *Panzerherz:* Es wird durch eine chronische konstriktive Perikarditis hervorgerufen, in deren Verlauf es zur Einlagerung von Kalkspangen in etwa 50% der Fälle kommt. Diese liegen bevorzugt im Bereich der Vorhof-Kammer-Grenze, des Sulcus interventricularis, des rechten Ventrikels und in zwerchfellnahen Abschnitten. Das Schwielengewebe ist hyalinisiert *(Zuckergußaspekt),* das Myokard durch die Kompression atrophisch. Die auslösende Ursache der Verkalkung ist in der Regel ein Hämatoperikard, das seinerseits einen traumatischen oder viralentzündlichen Ursprung haben kann.

Klinisch fällt die Diskrepanz zwischen den hochgradigen kardialen Stauungserscheinungen und den geringgradigen objektiven Herzbefunden auf. Das Therapieprinzip besteht in einer operativen Befreiung der Herzkammern von den korsettartigen Schwielen.

Literatur

Myokard

Aretz, T. H., et al.: Myocarditis. Amer. J. Cardiovasc. Path. 1 (1986) 3
Berko, B., M. Swift: X-linked dilated cardiomyopathy. New Engl. J. Med. 316 (1987) 1186
Buja, L. M., et al.: Cardiac ultrastructural changes induced by daunorubicin therapy. Cancer 32 (1973) 771
Burke, M.: Viral myocarditis. Histopathol. 17 (1990) 193
Fenoglio, J. J., et al.: Drug related myocarditis. I Hypersensitivity myocarditis. Human. Pathol. 12 (1981) 900
Grouls, V., et al.: Eosinophile Myokarditis. Med. Welt 30 (1979) 1089
Homans, D. C.: Peripartum cardiomyopathy. New Engl. J. Med. 312 (1985) 1432
Joshi, V. V., et al.: Dilated cardiomyopathy in children with acquird immunodeficiency syndrome. Human. Pathol. 19 (1988) 69
Langes, K., et al.: Cardiomyopathy associated with Leigh's disease. Virchows Arch. A. Pathol. Anat. 407 (1985) 97
Mall, G., et al.: Clinicopathologic correlations in congestive cardiomyopathy. Virchows Arch. A. Pathol. Anat. 397 (1982) 67
Mambo, N. C.: Diseases of the pericardium. Human. Pathol. 12 (1981) 978
Maron, B.: Right ventricular cardiomyopathy. New Engl. J. Med. 318 (1988) 178
McAllister, H. A., et al.: A system for grading cardiac allograft rejection. Texas Heart Inst. J. 20 (1986) 6
Meister, H. P.: Das Münchner Bierherz. Beitr. Path. 157 (1976) 1
Nishida, S., et al.: Immunhistochemical change of actin in experimental myocardial ischemia. Histol. Histopath. 2 (1987) 417
Sandritter, W., G. Scomazzoni: Deoxyribonucleic acid content (Feulgen photometry) and dry weight (interference microscopy) of normal and hypertrophic heart muscle fibres. Nature 202 (1964) 100
Selzer, A.: Changing aspects of the natural history of valvular aortic stenosis. New Engl. J. Med. 317 (1987) 91
Tanaka, M., et al.: Acute idiopathic interstitial myocarditis. J. Clin. Path. 39 (1986) 1209
Watkins, H., et al.: Characteristics and prognostic implications of myosin missense mutations in familial hypertrophic cardiomyopathy. New Engl. J. Med. 326 (1992) 1108
Woodruff, J. F.: Viral myocarditis. Amer. J. Pathol. 101 (1980) 425

Perikard

Boja, L. M., et al.: Hemorrhagic pericarditis in uremia. Arch. Pathol. 90 (1970) 325
Burch, G. E.: Acute viral pericarditis. Cardiovase. Clin. 7 (1977) 149
Cortes, F. M.: Pericardium and its Disorders. Thomas, Springfield/Ill. 1971
Gerok, W., P. Schölmerich: Diagnose und Differentialdiagnose der Pericarditis constrictiva. Med. Welt 54 (1963) 2631
Hort, W.: Der Herzbeutel und seine Bedeutung für das Herz. Ergebn. inn. Med. Kinderheilk. 29 (1970) 1
Mambo, N. C.: Diseases of pericardium. Human. Pathol. 12 (1981) 978
Nissen, R., W. Schweizer: Epicarditis constrictiva. Thoraxchirurgie 16 (1968) 296
Schölmerich, P., et al.: Akute Perikarditis. Dtsch. Ärztebl. 78 (1980) 369

Herzrhythmusstörungen

U.-N. Riede

Die Schlagfolge des Herzens wird durch die Impulse des Erregungsbildungssystems (= Sinusknoten und AV-Knoten) und des Erregungsleitungssystems (= His-Bündel, linker und rechter Schenkel: Abb. 9.**71**) bestimmt und durch die Aktion der autonomen Nerven moduliert. Klinisch machen sich Erregungsbildungs- und -leitungsstörungen meist als Arrhythmien bemerkbar und werden folglich als Herzrhythmusstörungen zusammengefaßt. Im folgenden werden die pathologisch-anatomisch faßbaren Ursachen der Herzrhythmusstörungen besprochen. Pathogenetisch aufgegliedert handelt es sich dabei einerseits um Störungen der Erregungsbildung und der Erregungsleitung, andererseits um die Kardioneuropathien (= autonome kardiale Neuropathie).

Erregungsbildungsstörungen

Pathogenese: Störungen der Reizbildung liegen einerseits bei zu schneller, zu langsamer oder unregelmäßiger Funktion des Sinusknotens (= normotope Erregungsbildungsstörung), andererseits bei allen Formen der Erregungsbildung außerhalb des Sinusknotens vor, die zur Erregung des Herzmuskels führen (= heterotope Erregungsbildungsstörung).

Ursächlich kommt dabei entweder eine Störung der autonomen Herznerven (= *Kardioneuropathien*), eine Erkrankung des Sinusknotens selbst oder ein Erregungswiedereintritt in Betracht:

- *„Syndrom des kranken Sinusknotens“:* Meist beruht die Sinusknotenerkrankung auf einer Minderdurchblutung seitens der Sinusknotenarterie, die in 60% der Fälle aus dem Anfangsteil der rechten Kranzarterie und in 40% der Fälle aus dem Anfangsteil des linken R. circumflexus entspringt. In seltenen Fällen kann auch eine Entzündung zur fibrotischen Verödung des Sinusknotens führen.

Klinisch manifestiert sich das „Syndrom des kranken Sinusknotens“ in persistierender Sinustachykardie und/oder -bradykardie mit oder ohne Vorhofflimmern sowie sinusaurikulärer Blockierung.

- *Erregungswiedereintritt:* Die Front der Erregungswelle kann durch entzündliche oder ischämische Narben im Myokard der Vorhöfe und Kammern durchbrochen werden, so daß die Erregungswelle sich zeitungleich ausbreitet. Unter den Vorhofläsionen verdienen die lipomartigen Fettzellwucherungen im Septum intraatriale besondere Beachtung. Die wieder erregbar gewordenen Myokardabschnitte werden aus benachbarten Abschnitten, die in der Erregung zurückgeblieben sind, erneut aktiviert, was eine Extrasystole zur Folge hat und bei Perpetuierung in eine Tachykardie übergeht. Ein derartiger Wiedereintritt der Erregung kann entweder nur über Kammer- oder Vorhofanteile, manchmal aber auch über größere Leitungswege wie die Tawara-Schenkel des Erregungsleitungssystems laufen.

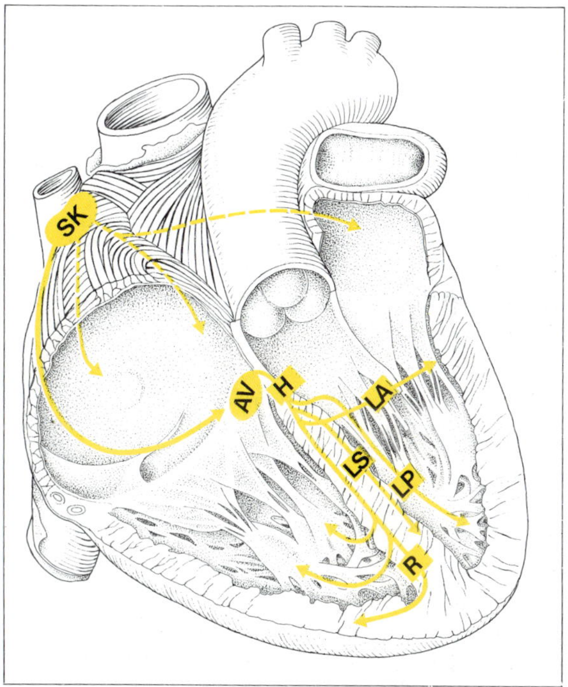

Abb. 9.**71** Erregungsbildungs- und -leitungssystem des Herzens: AV = AV-Knoten, H = His-Bündelstamm, R = rechter Schenkel, LA = linker anteriorer Faszikel, LP = linker posteriorer Faszikel, LS = linker septaler Faszikel, SK = Sinusknoten

Erregungsleitungsstörungen

Definition: Als Erregungsleitungsstörung werden alle diejenigen Herzrhythmusstörungen bezeichnet, die auf einer Beeinträchtigung der Erregungsausbreitung an der Grenzzone des Sinusknotens (= *sinusatriale Überleitungsstörung*), im spezifischen Erregungsleitungssystem (= *atrioventrikuläre Überleitungsstörung*) oder der Erregungsfortpflanzung von Myokardzelle zu Myokardzelle beruhen.

Klinisch werden die Erregungsleitungsstörungen in drei Grade eingeteilt:

1. Grad: verlängerte Überleitungszeit durch verlangsamte Erregungsleitung ohne Systolenausfall (= partieller Block),
2. Grad: verlangsamte Erregungsleitung mit vereinzeltem Systolenausfall (= partieller Block),
3. Grad: vollständig unterbrochene Erregungsleitung (= totaler Block).

Vom Sinusknoten ausgehend greift die Erregung über bevorzugte Muskelzüge auf den Atrioventrikularknoten (= Aschoff-Tawara-Knoten) über (Abb. 9.**71**). Von dort aus wird die Erregung über das His-Bündel in die Ventrikelregion geleitet. Das His-Bündel zweigt sich in den linken und rechten Kammerschenkel (= Tawara-Schenkel) auf, wobei der linke Schenkel sich nochmals in ein vorderes und hinteres Leitungsbündel untergliedert. Die Purkinje-Fasern schließlich leiten als Endverzweigung des Reizleitungssystems die Erregungswelle dem eigentlichen Arbeitsmyokard zu. Dieses Erregungsleitungssystem hat zwei *Schwachstellen:* Die eine befindet sich an der *Sinus-Vorhof-Grenze,* die andere im Bereich des *His-Bündels,* das ja die einzige muskuläre Verbindung zwischen den Vorhöfen und den Herzkammern darstellt. Eine Unterbrechung an einer der beiden Schwachstellen im Leitungssystem hat verheerende Folgen, weil die Erregungswelle keinen Umweg benutzen kann. Gegen einen Herzstillstand ist insofern Vorsorge getroffen, daß ein *sekundäres Automatiezentrum* (AV-Knotenbereich: 40/min) und ein *tertiäres Automatiezentrum* (Kammerautomatie: 30/min) mit deutlich niedrigerer Frequenz anspringt.

Sinusatrialer Block

Pathologisch-anatomisch und klinisch entspricht der sinusatriale Block dem *„Syndrom des kranken Sinusknotens"*. Pathophysiologisch ist entweder der Sinusknoten stillgelegt oder die Erregungsleitung ist an der Sinusknoten-Vorhof-Grenze unterbrochen.

Atrioventrikulärer Block

Die häufigsten Erregungsausbreitungsstörungen sind im atrioventrikulären Grenzbereich (wegen ihrer Eigenschaft als physiologische Schwachstelle) und im Ventrikelbereich (wegen der hohen ischämischen und entzündlichen Gefährdung) lokalisiert (= AV-Block).

Ätiologie:

- *Ischämie:* Sinusknoten, AV-Knoten, His-Bündel und hinteres Bündel des linken Tawara-Schenkels werden von Ästen der rechten Kranzarterie versorgt, während die linke Kranzarterie mit dem R. interventricularis den rechten Tawara-Schenkel und das vordere Bündel des linken Tawara-Schenkels durchblutet (Abb. 9.**72a** u. **b**). Dementsprechend ziehen Verschlüsse des R. interventricularis anterior oft einen linksanterioren Hemiblock oder Rechtsschenkelblock nach sich, während periphere Verschlüsse der rechten Kranzarterie einen linksposterioren Hemiblock nach sich ziehen können. Merkwürdigerweise sind viele Patienten mit totalem AV-Block etwa 70 Jahre alt, wohingegen jung-adulte Herzinfarktpatienten ausgesprochen selten einen chronischen totalen AV-Block erleiden. Demzufolge scheint die Ischämie – in 60% der Fälle nachgewiesen – nicht die alleinige Ursache eines AV-Blockes zu sein, so daß man noch eine zusätzliche (idiopathische?) Fibrose – in 20% der Fälle nachgewiesen – vermutet.
- *Entzündungen:* Hier kommt seit dem Rückgang der diphtherischen Myokarditis dem rheumatischen Fieber die größte Bedeutung zu. Selten findet man eine Virusmyokarditis oder eine Riesenzellmyokarditis als Ursache eines AV-Blockes.
- *Iatrogen* kann ein AV-Block entweder durch herzchirurgische Eingriffe im Septumbereich oder durch Digitalis, Chinidin, Ajmalin, Hyperkalzämie und Hyperkaliämie hervorgerufen werden.
- *Vagale Hemmung* der Erregungsleitung (Sportler!).
- *Angeborener AV-Block* (meist AV-Knotenblock).

Klinisch unterscheidet man je nach Lokalisation der Erregungsleitungsstörung folgende Blockierungen:

- *AV-Knotenblock,*
- *His-Bündelblock,*
- *intraventrikulärer Block* (Links- und Rechtsschenkelblock: Abb. 9.**73**).

Die klinische Wertigkeit eines totalen AV-Blockes hängt davon ab, ob sog. *Adam-Stokes-Anfälle* auftreten. Diese sind dadurch gekennzeichnet, daß eine asystolische Phase mit zerebraler Minderdurchblutung (Pulslosigkeit, Krämpfe, Apnoe und weite Pupillen) einhergeht. Jeder Anfall kann spontan enden oder zum Tod führen. Aus diesem Grunde muß das Herz dieser Patienten mit exogenen elektrischen Stromstößen eines implantierten Schrittmachers stimuliert werden.

Kardioneuropathien

Allgemeine Definition: Störungen der autonomen Innervation des Herzens können selten als eigenständige Erkrankung (= *primäre Kardioneuropathie*), häufiger aber als komplizierende Begleiterkrankung (= *sekundäre Kardioneuropathie*) auftreten. Dabei können die sympathischen katecholaminhaltigen Nervenfasern oder die parasympathischen cholinergen Nerven geschädigt sein:

1. Primäre Kardioneuropathien

Definition: Darunter sind Nervenerkrankungen zu verstehen, die entweder Folge einer *isolierten Herz-*

a

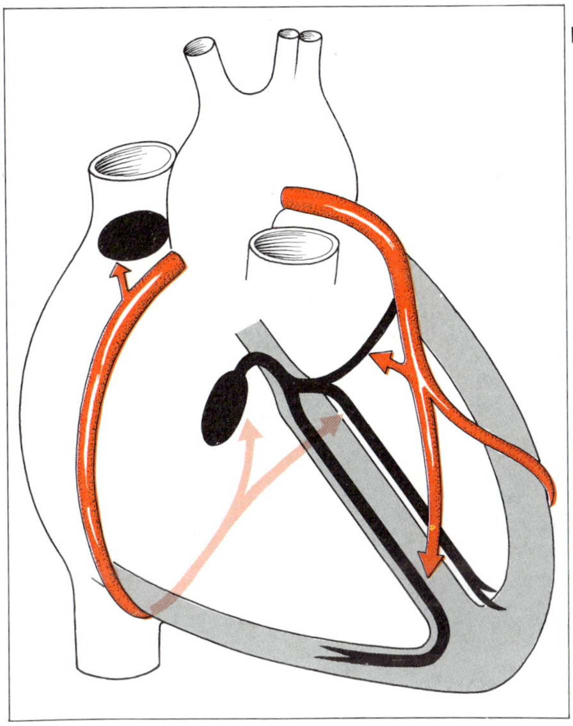

Abb. 9.**72a** u. **b** Gefäßversorgung des kardialen Erregungsleitungssystems:
a Rechte Kranzarterie → Sinusknoten, AV-Knoten, His-Bündel und hinteres Bündel des linken Tawara-Schenkels
b Linke Kranzarterie → rechten Tawara-Schenkel und vorderes Bündel des linken Tawara-Schenkels

b

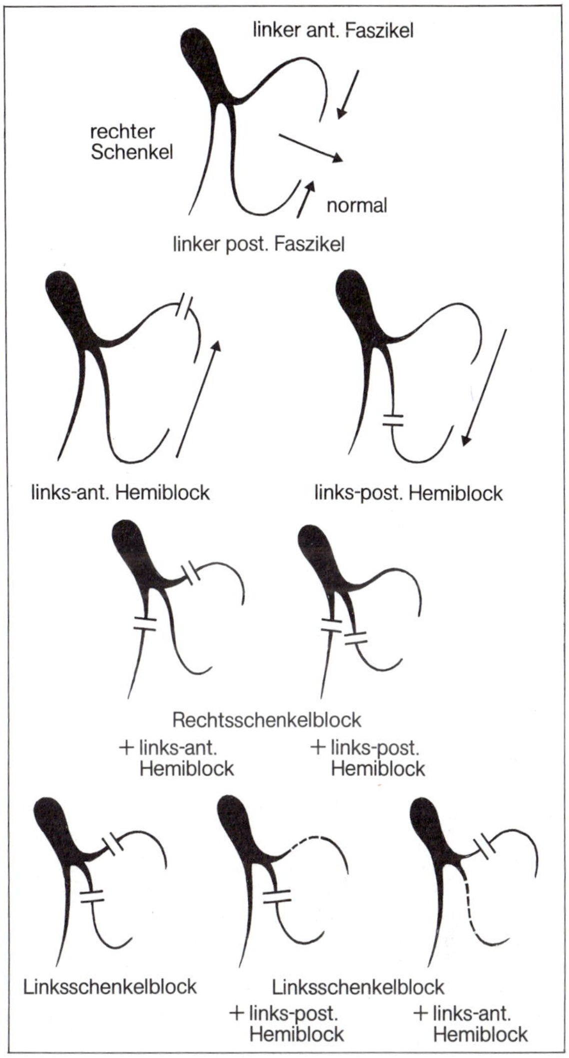

Abb. 9.**73** Typen der intraventrikulären Reizleitungsstörung ▶

erkrankung sind oder nur die *Herznerven* betreffen. Die primäre Kardioneuropathie kommt vereinzelt als virusinduzierte *Ganglionitis cordis* vor. Meistens begleitet sie die *exzentrische Herzhypertrophie,* wo sie auf einer Katecholaminverarmung und Schädigung der adrenergen Plexus beruht (Abb. 9.**74a–c**). Schließlich können die Herznerven auch im Rahmen eines *Myokardinfarktes* oder einer *Perimyokarditis* geschädigt werden.

Abb. 9.**74a–c** Dichte des adrenergen Grundplexus im Myokard in Abhängigkeit zur Myokardhypertrophie
a 5jähriges Kind ohne Herzhypertrophie mit dichtem adrenergen Grundplexus
b 25jähriger Mann mit lockerem adrenergen Grundplexus
c 25jähriger Mann mit Herzhypertrophie infolge Mitralstenose und Verlust des adrenergen Grundplexus
(Vergr. 1:200; Original: Borchard)

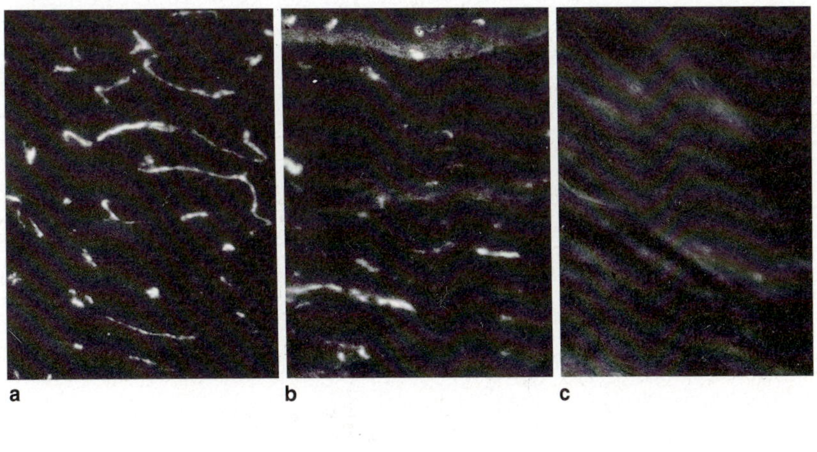

a b c

2. Sekundäre Kardioneuropathien

Definition: Diese Kardioneuropathieformen sind definitionsgemäß eine Teilkomponente a) einer hereditären oder generalisierten *neuromuskulären Erkrankung* (z. B. progressive Muskeldystrophie Typ Duchenne), b) einer *metabolischen Neuropathie* (z. B. Diabetes mellitus, Coma hepaticum, Urämie), c) einer *infektiösen Neuritis* (z. B. Chagas-Krankheit, Infektion mit neurotropen Viren) oder schließlich d) einer *toxischen Nervenschädigung* (z. B. Alkohol, Zytostatika, Antidepressiva).

Literatur

Anderson, K. R., et al.: Sudden death from occlusive disease of the atrioventricular node artery. Pathology 13 (1981) 417

Borchard, F.: Pathologische Anatomie der autonomen Herznerven und des Erregungsleitungssystems. In Brisse, B., F. Bender: Autonome Innervation des Herzens. Steinkopff, Darmstadt 1982 (S. 14)

Olivetti, G., et al.: Morphometric study of the atrioventricular node in normal and hypertrophic rat heart. Lab. Invest. 40 (1979) 331

Runge, M., J. Kuhnau: Die autonome kardiale Neuropathie. Dtsch. med. Wschr. 108 (1983) 109

Herztumoren

U.-N. Riede

Da die **neoplastischen Läsionen** des Herzens grundsätzlich von allen funktionell wichtigen Herzwandschichten und den entsprechenden Geweben ausgehen oder diese betreffen können, werden sie im folgenden zusammen besprochen:

Primäre Herztumoren sind selten, meist gutartig und meist im linken Vorhof zu finden. Unter ihnen ist im Kindesalter das Rhabdomyom, im Erwachsenenalter das kardiale Myxom am häufigsten.

1. Herzmyxom (ICD-O-8840/0)

Definition: Dies ist eine echte Neoplasie in Form eines polypoiden gallertiges Tumors, der von pluripotenten, endokardialen Mesenchymzellen ausgeht und zu Rezidiven sowie zur Tumorembolie neigt.

Das Myxom macht 30% aller primären Herztumoren aus. Es ist meist (75%) in der Fossa ovalis des linken Vorhofs, seltener im rechten Vorhof oder in den Ventrikeln lokalisiert. Es kommt sporadisch oder familiär, singulär oder multipel vor.

– *Sporadische Myxome:* Prädilektionsalter: 6. Lebensdekade; meist singulär (♂ : ♀ = 1 : 3).

– *Familiäre Myxome:* Prädilektionsalter: 3. Lebensdekade; in 30% der Fälle multipel (♂ : ♀ = 3 : 1).

Makroskopisch handelt es sich um eine kugelig-polypöse oder zottige Geschwulst mit gallertiger Schnittfläche, auf der auch regressive Veränderungen (Hämorrhagien, Verkalkungen) vorkommen.

Histologisch findet man in einer schleimigen Grundsubstanz sternförmige primitive Mesenchymzellen mit einem spärlichen Zytoplasma. Diese sind teilweise strangförmig zu kapillarähnlichen Strukturen (mit Erythrozyten) zusammengelagert und können, wenn auch selten, sogar drüsig angeordnet sein.

Klinik: Lageabhängige Kardialsymptomatik. In autosomal vererbten Fällen (selten in sporadischen Fällen) Assoziation mit anderen Läsionen:

– *NAME-Syndrom:* Gesichts**n**ävi, **A**trial**m**yxome, **E**pheliden.
– *LAMB-Syndrom:* **L**entiginose, **A**trial**m**yxome, Hautmyxome, **b**laue Nävi.
– *Myxomkomplex:* kardiale und kutane Myxome, primäre mikronoduläre NNR-Dysplasie, Hypophysenadenom, Sertoli-Zell-Tumor (großzellig, verkalkend).

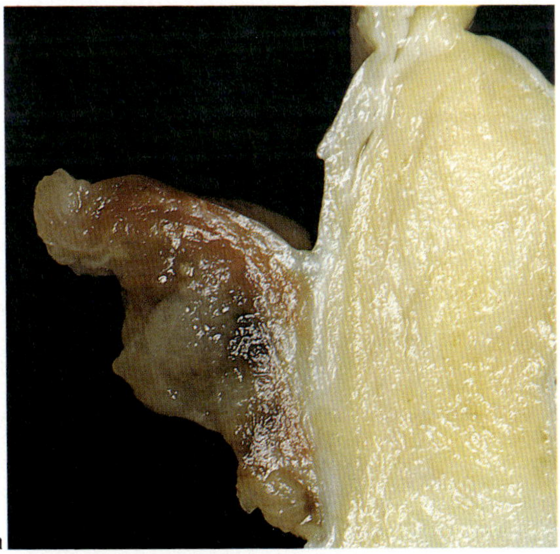

a

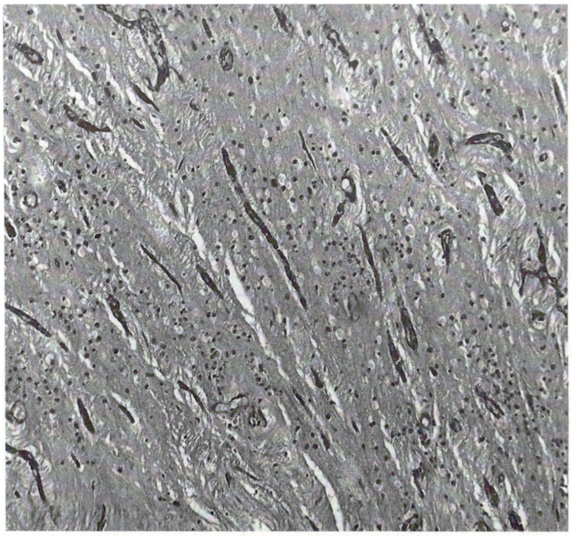

b

Abb. 9.**75a** u. **b** Vorhofmyxom: **a** Gallertig-polypoide Geschwulst aus **b** primitiven, zu kapillarähnlichen Strukturen zusammengelagerten Zellen in einem myxoiden Stroma (PAS, Vergr. 1 : 135)

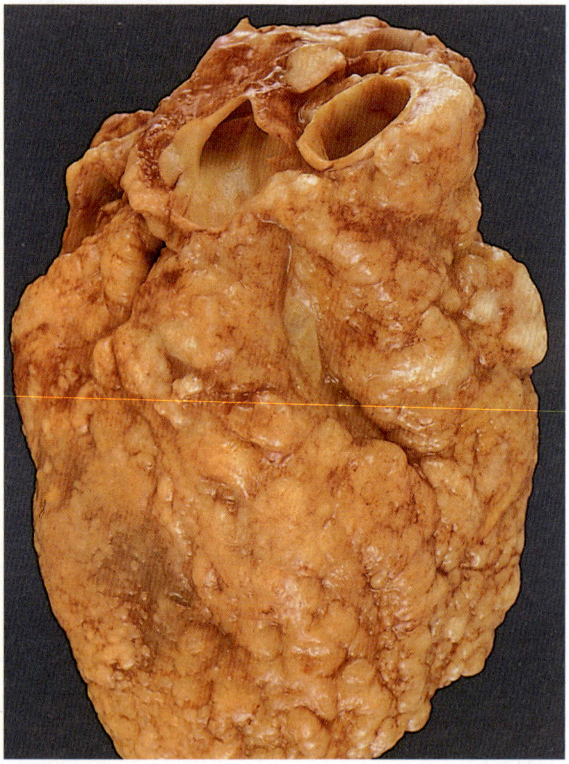

Abb. 9.**76** Perikardsarkomatose bei metastasierendem Leiomyosarkom des Uterus

2. Rhabdomyome (ICD-O-8900/0)

Definition und Pathogenese: Dies sind die häufigsten primären Herztumoren im Kindesalter. Sie sind meist (90%) multipel und in einem Drittel der Fälle mit einer tuberösen Sklerose (Bourneville-Pringle-Syndrom, S. 1087) assoziiert.

3. Herzsarkome

Sie stellen die häufigsten malignen primären Herztumoren (Angiosarkome, Rhabdomyosarkome) dar und bevorzugen die rechte Herzhöhle (vor allem rechter Vorhof) und die 5. Lebensdekade. Sie wachsen rasch infiltrativ ins Perikard und produzieren einen hämorrhagischen Erguß.

4. Perikardmesotheliom

Pathogenese: S. 656. – Das maligne Mesotheliom des Perikards ist zwar sehr selten, verdient aber deshalb eine besondere Erwähnung, weil es in den Formenkreis der Asbestosen gehört und somit als Berufserkrankung anerkannt wird (S. 151). Es führt zu einer Concretio pericardii mit Hämatoperikard.

5. Sekundäre Herztumoren

Obschon jeder maligne Tumor auch ins Herz metastasieren kann, sind Herzmetastasen zwar selten, aber dennoch häufiger als die primären Herztumoren. Eine Ausnahme bildet das maligne Melanom, das in etwa 50% der Fälle Herzmetastasen setzt. Die meisten sekundären Tumoren sind aus der Nachbarschaft eingewachsen. Demzufolge findet man Herzmetastasen in der Reihenfolge ihrer Häufigkeit bei Bronchial-, Mamma-, Ösophaguskarzinomen und Mediastinaltumoren. Sie alle gehen meist mit einem diagnostisch wichtigen Hämatoperikard (Perikardkarzinose, -sarkomatose, Abb. 9.**76**) einher, während Harnblasenkarzinome gelegentlich zu Endokardmetastasen führen. Schließlich können auch maligne Lymphome und Leukämien das Herz in das Tumorgeschehen einbeziehen.

Literatur

Arcinicgas, E., et al.: Primary cardiac tumors in children. J. Thorac, Cardiovasc. Surg. 79 (1980) 582

Boxer, M. E.: Cardiac myxoma: an immunperioxidase study of histogenesis. Histopathology 8 (1984) 861

Hanfling, S. M.: Metastatic cancer to the heart. Circulation 22 (1960) 474

McAllister jr., H. A., J. J. Fenoglio: Tumors of the Cardiovascular System. Atlas of Tumor Pathology, fasc. 15. 2nd series. Armed Force Institute of Pathology, Washington 1978

Tsakraklides, V., et al.: Rhabdomyomas of the heart. Amer. J. Dis. Child. 128 (1974) 639

Tuder, R., K. G. Bensch: Cardiac involvment by metastatic tumor. Path. Res. Pract. 182 (1978) 293

Wohlgemuth, B., et al.: Beiträge zur Häufigkeit und Diagnostik von Herzmetastasen im Sektionsgut. Zbl. allg. Path. 121 (1977) 409

Der Stofftransport erfolgt im Organismus hauptsächlich mit dem Blut und über die Organe des kardiovaskulären Systems. Seine Bestandteile können, falls sie Molekül- oder Makromolekülgröße haben, passiv durch die Wandung der Endstrombahn geschleust werden oder, falls sie zellulären Charakter haben, diese selbst durchwandern. Diese korpuskulären Elemente im Blut dienen in gewisser Weise wiederum dem Transport, und zwar von Nährstoffen, Abwehrstoffen oder Gerinnungsstoffen. Dabei haben die Erythrozyten, Granulozyten und Thrombozyten kein festes gewebliches „Zuhause", während die Lymphozyten „Wohnrecht" in Lymphknoten, Milz und Thymus haben. Die Erkrankung dieser Zellen und Gewebe wird im folgenden besprochen: *„Hämatopoetisches und lymphopoetisches System"*.

10 Hämatopoetisches und lymphatisches System

U.-N. Riede, E. W. Herbst und H.-E. Schaefer

Hämatopoetisches System

Knochenmarkstammzellen
Erythrozyten
Leukozyten
Thrombozyten

Lymphatisches System

Milz (Splen, Lien)
Lymphknoten
Thymus (Mediastinum)

Knochenmarkstammzellen

E. W. Herbst, U.-N. Riede und H.-E. Schaefer

Die Verweildauer der zirkulierenden Zellen im Blut ist infolge von Alterung oder Verbrauch begrenzt. Die Blutlymphozyten erhalten ihren Nachschub aus den lymphatischen Organen. Die übrigen Blutzellen werden beim Erwachsenen im blutbildenden roten Knochenmark (Medulla ossium rubra) gebildet, das ein beachtliches Gesamtgewicht von 1000 g erreicht. Alle Zellen der Lympho- und Hämatopoese haben eine gemeinsame Vorläuferzelle: die totipotente Stammzelle. Aus ihr gehen die verschiedenen pluripotenten Stammzellen der Erythropoese (Proerythroblasten), Granulozytopoese (Myeloblasten), Monozytopoese (Promonozyten) und Megakaryozytopoese (Megakaryoblasten) hervor. Durch Proliferation und Differenzierung entstehen aus ihnen die funktionierenden Zellendstufen. Dementsprechend kann man das Zellerneuerungssystem des Knochenmarks in vier verschiedene Kompartimente untergliedern: Ein Stammzellkompartiment enthält in hierarchischer Gliederung lebenslang proliferationsfähige Vorläuferzellen. Im Proliferationskompartiment proliferieren und differenzieren sich diese Zellen. Im nachfolgenden Reifungskompartiment erlischt die proliferative Aktivität, und die Zellen differenzieren vollständig aus, um schließlich in das Funktionskompartiment überzutreten, aus dem sie bei entsprechender Stimulation ins Blut auswandern. Die nachfolgend besprochenen Krankheitsbilder gehen entweder wie die myelo- und lymphoproliferativen Erkrankungen auf eine proliferative Entgleisung oder wie die Panmyelophthise auf ein proliferatives Versagen der Knochenmarkstammzellen zurück.

1. Myelo- und lymphoproliferative Erkrankungen

Definition und Pathogenese: Es handelt sich um Erkrankungen, denen eine *monoklonale, neoplastische Proliferation einer Stammzelle* zugrunde liegt. Dabei können je nach Neoplasietyp verschiedene Stammzellkategorien betroffen sein. Während die blastären Neoplasien wie myeloblastische Leukämie (S. 546) oder lymphoblastische Leukämie (S. 551) eine Ausreifung zu differenzierten Zellformen vermissen lassen, gehört die Ausbildung reifer Zellelemente zum charakteristischen Bild der chronischen myelo- und lymphoproliferativen Erkrankungen. Sie sind in Tab. 10.**1.** zusammengefaßt.

2. Panmyelopathie, Panmyelophthise

Definition und Pathogenese: Es handelt sich dabei um ein weitgehendes (= hypoplastische Panmyelopathie) oder um ein vollständiges (Panmyelophthise) Versiegen der Erythropoese, Granulozytopoese und Thrombozytopoese im Knochenmark mit Entwicklung einer Panzytopenie im Blut (Granulozytopenie bzw. Agranulozytose, Thrombozytopenie und Anämie). Hiervon abzugrenzen sind diejenigen Zytopenien, die sich aufgrund eines stark erhöhten Verbrauches der betreffenden Blutzellen entwickeln und mit einer kompensatorisch gesteigerten, jedoch nicht ausreichenden Proliferation im Knochenmark ein-

Tabelle 10.**1** Hämatologisch relevante Stammzelläsionen

Krankheit	Erkrankte Stammzelle (StZ)	Nachgewiesene monoklonale Zellpopulation
chronisch-myeloische Leukämie	totipotente StZ	Granulo-, Mono-, Erythro-, Megakaryozyt
Polycythaemia vera	totipotente StZ (?)	Granulo-, Mono-, Erythro-, Megakaryozyt
primäre Osteomyelofibrose	totipotente StZ (?)	Granulo-, Erythro-, Megakaryozyt
akute myeloische Leukämie	pluripotente StZ	Granulozyt
akute lymphoblastische Leukämie	lymphatische StZ	Lymphozyt
chronische lymphatische Leukämie		
B-Typ	StZ der B-Zell-Reihe	B-Lymphozyt
T-Typ	StZ der T-Zell-Reihe	T-Lymphozyt

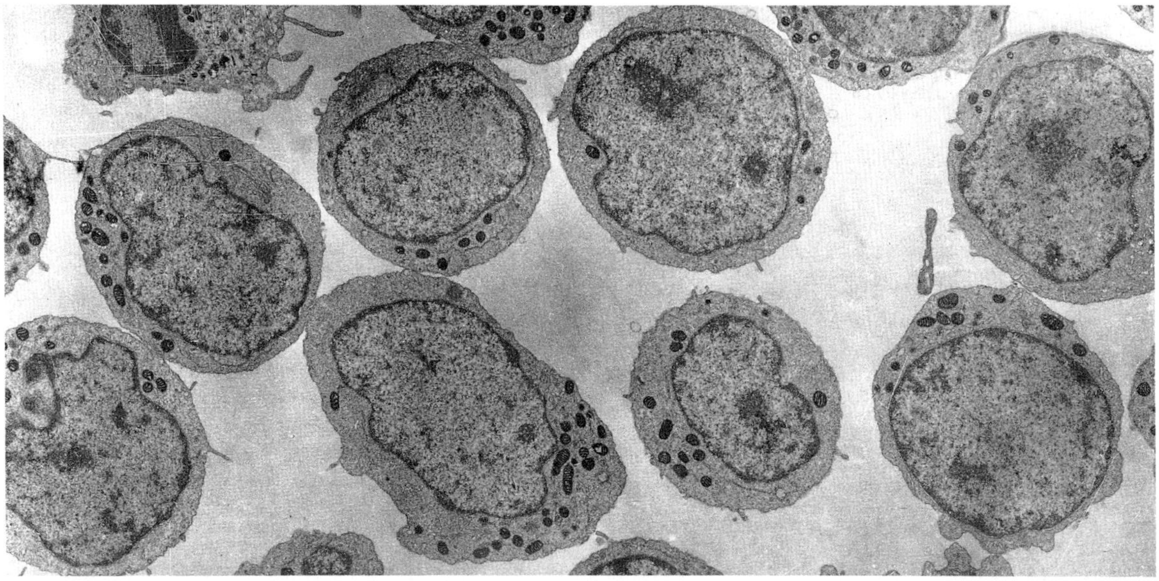

Abb. 10.1 Hämatopoetische CD34⁺-Progenitorzellen (Stammzellen) aus dem peripheren Blut eines Leukämiepatienten (EM, Vergr. 1 : 1900; Original: Köhler)

hergehen. Als Ursache der Panmyelopathie wird in erster Linie ein Defekt und/oder eine *Schädigung der pluripotenten Stammzellen* (Abb. 10.**1**) angenommen. Der in der Literatur dafür ebenfalls verwendete Begriff *„aplastische Anämie"* umschreibt dieses Krankheitsbild nur unvollständig, weil die Knochenmarksaplasie nicht nur eine Anämie, sondern auch eine Granulo- und Thrombozytopenie im peripheren Blut, eine Panzytopenie also, nach sich zieht.

Ätiologie: Ursächlich kommen folgende Faktoren in Betracht:

- *chemische Faktoren:* Benzol, Zytostatika, Chloramphenicol, Phenylbutazon, Goldpräparate u. a.,
- *ionisierende Strahlen,* Radioisotope,
- *Infekte:* Virushepatitis, Miliartuberkulose,
- *genetische Faktoren:* Fanconi-Anämie: autosomal rezessives Erbleiden mit Panmyelopathie, Radius-Ulna-Dysplasie, Mikrozephalie und Chromosomenbrüchigkeit.
- *idiopathisch:* in etwa 50% der Fälle.

Morphologie: Die Knochenmarkshistologie zeigt das volle Ausmaß der Knochenmarksaplasie mit vollständigem Fehlen der Vorstufen aller drei Zellreihen.

Klinik: Der Verlauf wird vom Ausmaß und den Folgen der Anämie (Dyspnoe und Tachykardie), der Granulozytopenie (Infektneigung) und der Thrombozytopenie (hämorrhagische Diathese) bestimmt.

Therapie: Ausschaltung der bekannten Ursachen. Substitutionstherapie mit Blutzellkonzentraten. Knochenmarkstransplantation.

Eine hämatopoetische Insuffizienz des Knochenmarks wird übrigens auch bei ausgedehnter Knochenmarksmetastasierung (S. 540) und Lymphominfiltration (S. 572) beobachtet, wobei offensichtlich ein Verdrängungseffekt wirksam wird.

3. Knochenmarkstransplantation

Definition: Bei der Knochenmarkstransplantation wird blutbildendes Knochenmark zu therapeutischen Zwecken übertragen. Dabei werden möglichst viele totipotente Stammzellen vom Spender gewonnen und in die Blutbahn des Empfängers infundiert. Von dort aus besiedeln die Stammzellen das Knochenmark und das lymphatische System und bauen wieder ein vollständiges Blutbildungssystem mit Blutzellen vom Spendertyp auf.

Therapie:

- *Autologe Knochenmarktransplantationen* werden (unter bestimmten Voraussetzungen) bei Patienten mit Leukämien durchgeführt, wobei nicht-neoplastische Knochenmarkszellen während der Remissionsphase gewonnen, eingefroren und nach hochdosierter Chemotherapie des Patienten wieder rückimplantiert werden (Abb. 10.**1**).
- *Allogene Transplantation:* Hier sind in der Regel HLA-kompatible Spender-Empfänger-Kombinationen erforderlich. Ferner muß der Transplantatempfänger so durch Cyclophosphamid oder Ganzkörperbestrahlung vorbereitet (konditioniert) werden, daß sein Immunsystem das Spenderknochenmark nicht abstößt.

Indikationen zur allogenen Knochenmarkstransplantation: angeborene schwere Immundefekte, akute Leukämien, chronische myeloische Leukämie und aplastische Anämie. Nach erfolgter Transplantation droht die *„Graft-versus-host"-Reaktion* (S. 197). Unter bestimmten Voraussetzungen (Transplantation im histokompatiblen System, Empfänger jünger als 40–50 Jahre) kann ein Chimärismus (Blutzellen und Organzellen genetisch nicht identisch) erreicht werden, was bei therapieresistenter Panmyelophthise oder akuter Leukämie Heilung verspricht.

Literatur: S. 541 und 555.

Erythrozyten

E. W. Herbst, U.-N. Riede und H.-E. Schaefer

Etwa 20% der Knochenmarkszellen sind kernhaltige Vorstufen der Erythrozyten. Dabei sind Zellen der Erythropoese kranzartig um eine Retikulumzelle herum angelagert, die sie als Ammenzelle mit Reifungsstoffen und Eisen versorgt. Während der Reifung finden drei bis fünf hintereinander geschaltete Zellteilungen statt. In den Mitochondrien der Makroblasten und Normoblasten setzt allmählich die Hämsynthese ein, so daß ihr Zytoplasma nach und nach azidophil wird. Der orthochromatische Normoblast ist nicht mehr teilungsfähig. Sein inaktiver Zellkern weist dichte Heterochromatinschollen auf und schrumpft. Schließlich wird er aus dem Zytoplasma ausgeschleust. Dadurch entstehen die kernlosen Erythrozytenvorstufen in Form von Retikulozyten. Diese besitzen nur noch wenige Organellen, welche bei entsprechender Intravitalfärbung (Brillantkresylblau) zu einem bläulichen Netzwerk (Retikulozyt) verklumpen. Die Retikulozyten zwängen sich amöboid durch die Endothellücken in die medullären Sinus und gelangen als solche – überwiegend aber als Erythrozyten – ins periphere Blut. Erst nach dem Verlust der RNS und nach vollständiger Hämoglobinbeladung liegt ein reifer Erythrozyt vor. Seine typisch bikonkave Scheibenform wird einerseits durch ein membranständiges u.a. ankyrin- und spektrinhaltiges Zytoskelett und andererseits durch die Natriumpumpe gewährleistet. Ihren Energiestoffwechsel bestreiten die Erythrozyten zu 90% mit anaerober Glykolyse und zu 10% mit aerober Glykolyse. Im Hexosemonophosphatshunt wird NADPH gewonnen. Als Cofaktor der Glutathionreduktase sorgt es auch für die Bildung reduzierten Glutathions, welches die oxydative Schädigung der SH-Gruppen an Hämoglobin und Zellmembran verhindert.

Aus diesem Curriculum vitae der Erythrozyten wird verständlich, weshalb die Stammzellen und Erythroblasten auf proliferations- und differenzierungsregulierende Stoffe wie Vitamin B_{12} und Folat, aber auch Baustoffe wie Eisen unabdingbar angewiesen sind. Folglich werden sie bei entsprechenden Mangelzuständen *(Anämien infolge Erythropoesestörung)* sowie bei raumfordernden Prozessen im Knochenmark *(Markverdrängungsanämien)* zahlenmäßig empfindlich dezimiert: es resultiert eine Anämie (= „Blutarmut"). Aus der Beschreibung des erythrozytären Strukturstoffwechsels geht hervor, daß die Erythrozyten wegen ihrer hochgradigen Spezialisierung und wegen ihrer Kernlosigkeit kaum mehr adaptionsfähig, dafür aber sehr verletzlich sind. Dies hat zur Folge, daß alles, was die Integrität ihrer Zellmembran oder ihrer Zytoskeletts oder ihre Hämoglobinstruktur verletzt, dazu führt, daß sie nicht meh wie üblich 120 Tage lang am Leben bleiben und sich überdies auch noch 500 km durch das Gefäßsystem stoßen lassen, sondern viel früher zugrunde gehen *(hämolytische Anämien)*. Dieses Zuwenig an Erythrozyten geht somit auf Läsionen zurück, die den Proliferations-, Differenzierungs- oder Strukturstoffwechsel betreffen. Ein Zuwenig an Erythrozyten kann aber auch durch Zustände erreicht werden, bei denen größere Blutmengen verloren gehen *(Blutungsanämien)*. Das symptomatische Zuviel an Erythrozyten im Blut wird als Polyglobulie bezeichnet und ist das Gegenstück zur Anämie. Bei enger Definition sind von solchen Polyglobulien die eigentlichen **neoplastischen Läsionen** wie die *Polycythaemia vera* abzugrenzen.

Anämien

Allgemeine Definition: Die Anämie ist ein klinischer Begriff. Damit werden alle diejenigen Zustände bezeichnet, bei denen die zirkulierende Erythrozytenmasse und damit das Hämoglobin (= Hb) auf Werte wesentlich unter 14,5 g/pro 100 dl Blut abgesunken ist, so daß die Sauerstoffversorgung vor allem von Gehirn, Herz, Niere und Leber prekär wird.

Die Anämien können nach folgenden hämatologischen Kriterien bezeichnet werden (Abb. 10.**2**):

Veränderung der Erythrozytengröße: Dabei wird das mittlere korpuskuläre Volumen (= MCV) bestimmt:

- makrozytäre Anämie: MCV größer als 100 μm^3,
- mikrozytäre Anämie: MCV kleiner als 80 μm^3.

Veränderung der Erythrozytenform:

- Poikilozytose: Erythrozytenvielgestaltigkeit,
- Anisozytose: Erythrozytengrößenschwankung.

Veränderung des Hämoglobingehaltes: Dabei wird die durchschnittliche Hämoglobulinkonzentration der Erythrozyten (= HbE) berücksichtigt:

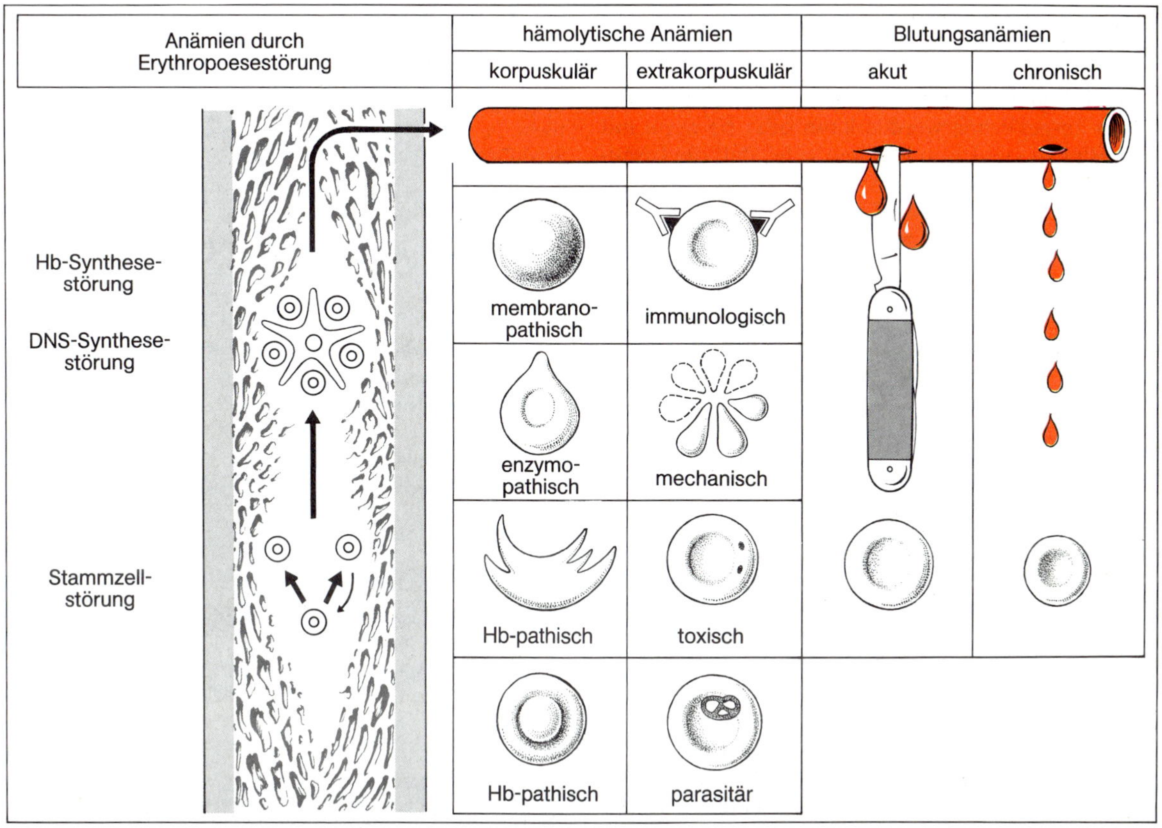

Abb. 10.2 Schematische Darstellung der Anämien in pathogenetischer Reihung mit den wichtigsten Erythrozytenform- und -größenveränderungen; links: Abläufe im Knochenmark, rechts: im peripheren Blut

- normochrome Anämie: normales HbE,
- hypochrome Anämie: erniedrigtes HbE,
- hyperchrome Anämie: erhöhtes HbE.

Anulozyten: Erythrozyten, deren extrem niedriger Hb-Gehalt ringförmig auf die Zellperipherie beschränkt ist.

Blutungsanämien

Allgemeine Pathogenese:

● *Akuter Blutverlust:* Eine massive akute Blutung bedroht einen Patienten mit einem hypovolämischen Kreislaufschock (S. 401). Wird sie überlebt, so wird der Blutverlust allmählich durch Blutflüssigkeit ersetzt, so daß erst nach 48–72 Stunden der niedrigste Hämatokritwert und somit das Ausmaß der Anämie erkennbar wird. Durch den akuten Blutverlust kommt es zu einer gesteigerten Erythropoetinausschüttung und damit zu einer Stimulierung der Erythropoese im Knochenmark (Abb. 10.**3**) mit vermehrter Ausschwemmung von Retikulozyten (maximale Retikulozytenzahl von bis zu 15% erst 7 Tage später).

● *Chronischer Blutverlust:* Häufigste Ursachen dafür sind a) *gastrointestinale Blutungen* infolge peptischer Ulzera, Refluxösophagitis, Karzinome oder Hämorrhoiden sowie b) *genitale Blutungen* in Form

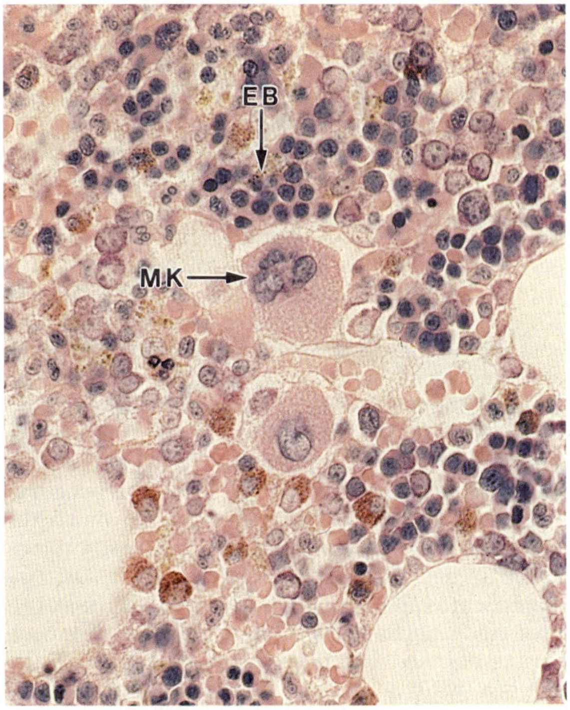

Abb. 10.**3** Knochenmark bei Blutungsanämie mit hyperplastischer Erythropoese (viele basophile Erythroblasten = EB, MK = Megakaryozyt) (Giemsa, Vergr. 1 : 250)

von Menorrhagien oder infolge Karzinomen. In diesen Fällen entwickelt sich eine Anämie nur dann, wenn a) der Blutverlust nicht durch eine erhöhte Regenerationsleistung der erythropoetischen Vorstufen ausgeglichen werden kann oder b) wenn mit dem Blut so viel Eisen verloren geht, daß die Eisenspeicher erschöpft werden. In den meisten Fällen steht die Entleerung der Eisenspeicher *(Eisendepletion)* im Vordergrund, so daß sich eine Anämie vom Typ einer Eisenmangelanämie (vgl. S. 538) entwikkelt. Dabei ist zu beachten, daß die Eisenspeicher des RHS normalerweise nur einen geringen Teil des etwa 3000 mg umfassenden Gesamtkörpereisens enthalten. Etwa 70% des Eisens liegt als Hämoglobin vor; ein Verlust von 2 ml Blut bedeutet einen Eisenverlust von 1 mg.

Hämolytische Anämien

Allgemeine Pathogenese: Allen diesen Anämien gemeinsam ist a) der abnorm gesteigerte Erythrozytenabbau *(= Hämolyse)* mit Verkürzung der Erythrozytenlebensdauer, b) Anhäufung von Hämoglobin und Hämoglobinabbauprodukten wie Bilirubin und Hämosiderin und c) eine ausgeprägte Steigerung der medullären Erythropoese mit vermehrter Retikulozytenzahl im Blut *(= Retikulozytose)*. Je nachdem, wo der Erythrozytenabbau hauptsächlich erfolgt, unterscheidet man folgende Hämolyseformen (Abb. 10.**2**):

- *Extravaskuläre Hämolyse:* Dabei werden die Erythrozyten vorzeitig im Makrophagensystem (RHS) der Milz und des Knochenmarks abgebaut.

- *Intravaskuläre Hämolyse:* Sie tritt vor allem bei traumatischer Erythrozytenläsion (Herzklappenprothesen, mikroangiopathische hämolytische Anämie) auf. Dies zieht eine Hämoglobinämie, Hämoglobinurie, Methämoglobinbildung, Ikterus und Hämosiderinurie nach sich. Das ins Plasma abgegebene Hämoglobin wird an Haptoglobin (α_2-Globulin) gebunden. Es ist als solches nicht harngängig und wird im Makrophagensystem abgebaut, so daß der Körper kein Eisen verliert. Bei ausgeprägter intravaskulärer Hämolyse fällt der Haptoglobinspiegel ab. Das nicht mehr an Haptoglobin gebundene Hämoglobin wird teilweise zu Methämoglobin oxydiert. Sowohl das freie Hämoglobin als auch das Methämoglobin werden durch die Nieren ausgeschieden, was eine rotbraune Urinverfärbung zur Folge hat. Dabei wird das Hämoglobin durch die proximalen Tubulusepithelien partiell reabsorbiert, abgebaut und als Hämosiderin gespeichert. Die Anämie zieht eine Gewebshypoxie nach sich und ruft über eine vermehrte Erythropoetinbildung eine Steigerung der medullären Erythropoese hervor. Gelegentlich wird auch eine extramedulläre Erythropoese, z. B. in der Milz, beobachtet. Bei ausgeprägter lebenslanger erythropoetischer Hyperplasie des blutbildenden Knochenmarkes kann es im Bereiche der Rippen, Gesichtsknochen und Schädelkalotte zu einer periostalen Knochenneubildung kommen.

Die Ursache einer hämolytischen Anämie kann zum einen in den Erythrozyten selbst liegen (= korpuskuläre hämolytische Anämien) oder auf einer erythrozytenzerstörenden Schädlichkeit beruhen (= extrakorpuskuläre hämolytische Anämien):

Korpuskulär-hämolytische Anämien

Diesen Anämien liegt meist kongenital eine der folgenden Störungen zugrunde, die auch das Gliederungsprinzip der korpuskulären hämolytischen Anämien darstellen:

- *membranopathische hämolytische Anämien* infolge defekter Erythrozytenmembran,
- *enzymopathische hämolytische Anämien* infolge erythrozytärer Enzymdefekte,
- *hämoglobinopathische hämolytische Anämien* infolge gestörter Häm- oder Hämoglobinsynthese.

1. Membranopathische Anämien

Diese Anämieformen haben, entweder hereditär oder erworben, einen gestörten Aufbau der Erythrozytenmembran gemeinsam. Dieser macht die Erythrozyten für Veränderungen der Osmolarität und des pH-Wertes im Blut anfällig.

Sphärozytose

Definition: Der Sphärozytose (= *Kugelzellanämie*) liegt ein autosomal dominant vererbter (selten sporadischer) Defekt der Erythrozytenmembran zugrunde, der eine Abkugelung der Erythrozyten zur Folge hat.

Häufigkeit in Mitteleuropa bis zu 1 : 5000 Einwohner (♀ = ♂).

Pathogenese: Die zugrundeliegende Funktionsstörung der Erythrozytenmembran ist bei den einzelnen Sphärozytosefällen nicht einheitlich und wird in unterschiedlicher Gewichtung auf folgende Defekte zurückgeführt:

- *ineffektives kontraktiles Membranzytoskelett* infolge mutationsbedingter abnormer Spektrinstruktur und/oder infolge ungenügender Phosphorylierung durch membrangebundene Proteinkinase,
- *ineffektive Natriumpumpe* mit vermehrtem Natrium- und Wasserstrom in die Erythrozyten,
- *verminderter Lipidgehalt* der Erythrozytenmembran.

Diese Membranstörungen haben zur Folge, daß die Erythrozyten Kugelform annehmen, kaum verformbar sind und eine verminderte osmotische Resistenz aufweisen. Dadurch bleiben sie in der Milz bei der Passage von dem Mantelplexus in die Sinus hängen und werden vorzeitig abgebaut. Die entscheidende Rolle der Milz für die Verkürzung der Erythrozytenlebenszeit bei der Sphärozytose wird durch den therapeutischen Effekt einer Splenektomie mit nachfolgender Normalisierung der Erythrozytenlebensdauer ersichtlich.

Morphologie: Die Kugelzellanämie ist vor allem an typischen Veränderungen des Blutbildes, des Knochenmarks und der Milz zu erkennen.

- *Blut:* Es liegt eine mikrozytäre, anisozytotische und normo- bis hyperchromatische Anämie vor (= *Mikrosphärozytose*), die von einer vermehrten Retikulozytenausschwemmung begleitet wird. Im Blutausstrich fehlt den Erythrozyten die zentrale Aufhellung (= Sphärozyten); sie sind kugelförmig.

- *Knochenmark:* Wie bei anderen Formen der hämolytischen Anämien ist die Erythropoese bei normaler Granulozyto- und Thrombozytopoese so hochgradig hyperplastisch, daß sie in den spongiösen Knochen die Fettzellen verdrängt und sich im Femur auf den ganzen Markraum ausdehnt. Im Bereich der Schädelkalotte löst sie die Lamina externa auf und breitet sich nach außen unter Neubildung radiär gestellter Knochenbälkchen (= *Spikula*) aus. Dieser Prozeß wird radiologisch als Bürstenschädel bezeichnet.

- *Milz:* Splenomegalie mit Milzgewichten von 600–2000 g. Die erheblich verbreitete rote Pulpa enthält Mantelplexus, die strotzend mit Erythrozyten angefüllt sind, wohingegen die Milzsinus durch das Hängenbleiben der Erythrozyten nahezu leer sind, so daß die Sinusendothelien knopfförmig ins Lumen hineinragen. Die vermehrt auftretenden Makrophagen phagozytieren häufig Erythrozyten, Hämosiderin wird nur wenig gespeichert.

- *Konstitutionsanomalien* wie Turmschädel mit gotischem Spitzbogengaumen, Mikrophthalmus, Syndaktylien, Polydaktylien und Klumpfußbildungen sind lediglich fakultative Begleiterscheinungen der Kugelzellanämie.

Klinik: Das Ausmaß der Anämie hängt von der Balance zwischen (lienaler) Hämolyse und kompensatorischer erythropoetischer Hyperplasie ab. So kann eine Anämie zeitweise fehlen oder tritt erst bei zusätzlichen Belastungen (z. B. Infekt) auf. Auch bei ansonsten stabilem klinischem Verlauf werden gelegentlich hämolytische Krisen mit ausgeprägtem Ikterus sowie aplastische Krisen mit vorübergehender Suppression der Erythropoese beobachtet. Die großen Bilirubinmengen (Hyperbilirubinämie) sind für die (Galleeindickung und) *Cholezystolithiasis* mit Pigmentsteinen (Abb. 13.**46**) *(75% der Fälle)* verantwortlich.

Elliptozytose

Definition und Pathogenese: Bei dieser autosomal dominant vererbten, meist harmlosen Formanomalie der Erythrozyten liegt eine Mutation des Gens für ein skelettales Strukturprotein der Erythrozytenmembran zugrunde. Sie kommt recht häufig vor (bis 0,1%) und geht in 10% der Fälle mit sporadisch auftretenden Hämolysen einher.

Paroxysmale nächtliche Hämoglobinurie

Definition und Pathogenese: Dieser seltenen, intravasalen hämolytischen Anämie (= *Marchiafava-Micheli-Anämie)* liegt ein erworbener Erythrozytenmembrandefekt zugrunde. Er beruht auf einer somatischen Mutation einer pluripotenten Knochenmarkstammzelle (klonale Erkrankung). Dies erklärt auch, weshalb Übergänge in andere Stammzellerkrankungen wie Panmyelophthise und akute Leukämie beobachtet werden.

Der Erythrozytenmembrandefekt äußert sich darin, daß ein Teil der Erythrozyten eine gesteigerte Empfindlichkeit gegenüber dem Komplementsystem (S. 184) aufweist. Bereits geringfügige Aktivierungen des alternativen Weges durch Ansäuerung (nach höherem CO_2-Gehalt des Blutes, z. B. im Schlaf) oder Erwärmung reichen aus, um eine hämolytische Krise hervorzurufen.

Morphologie: Im Knochenmark ist die Erythropoese hyperplastisch; gelegentlich werden hypo- oder aplastische Phasen beobachtet. Häufig entwickeln sich Venenthrombosen im Rahmen einer generalisierten Thromboseneigung.

Klinik: Bei 25% der Patienten entwickeln sich anfallsweise auftretende *nächtliche Hämolysen* mit *morgendlicher Hämoglobinurie;* bei den übrigen Patienten besteht lediglich eine chronische Hämolyse ohne Hämoglobinurie.

2. Enzymopathische Anämien

Angeborene Enzymdefekte im Energiestoffwechsel der Erythrozyten können auf folgenden Störungen beruhen:

- verminderte Synthese eines strukturell normalen Enzyms,
- Synthese eines molekular abnormen Enzyms,
- vermehrter Abbau eines Enzyms.

Nicht wenige der erythrozytären Enzymopathien gehen mit einer hämolytischen Anämie einher und werden zusammen mit den Hämoglobinopathien auch zu den hereditären, nicht-sphärozytären hämolytischen Anämien gerechnet.

Aus der Vielzahl der bekannten erythrozytären Enzymopathien werden im folgenden die beiden häufigsten Formen besprochen:

Glucose-6-Phosphat-Dehydrogenase-Mangel

Definition: Diese Enzymopathie der aeroben Glykolyse gehört neben dem Diabetes mellitus zu den häufigsten erblichen Stoffwechselkrankheiten und beruht auf einem X-chromosomal (inkomplett dominant) vererbten *Glucose-6-Phosphat-Dehydrogenase-Mangel* (= G-6-PD-Mangel).

Sie wird besonders häufig bei der schwarzen Bevölkerung und bei Bewohnern des Mittelmeerraumes gefunden.

Pathogenese: Der G-6-PD-Mangel ist bei männlichen Patienten in allen Erythrozyten ausgeprägt. Heterozygote Frauen besitzen, je nachdem, ob das normale X-Chromosom oder das defekttragende X-Chromosom in einem Erythron inaktiviert worden ist (Lyon-Hypothese, S. 295), eine Erythrozytenpopulation mit G-6-PD-Defekt und eine normale Erythrozytenpopulation. Es sind über 150 Strukturvarianten der G-6-PD bekannt.

Zwei G-6-PD-Defektvarianten führen zu klinisch relevanter Hämolyse:

- *Afrikanische Mutante (G-6-PD A):* Sie ist durch ein alterungsinstabiles Enzym gekennzeichnet, wodurch in alten Erythrozyten die Enzymaktivität abnimmt. Daher verlieren alte Erythrozyten gegenüber Noxen mit oxydativem Streß (Medikamente) ihre Resistenz und hämolysieren.

- *Mittelmeer-Mutante:* In diesem Falle verfügen die Erythrozyten nur noch spurenweise über eine G-6-PD-Aktivität, so daß auch die jungen Erythrozyten nach Medikamenten- und Leguminoseneinnahmen hämolysieren.

Erythrozyten mit G-6-PD-Mangel produzieren zu wenig NADPH, so daß zu wenig reduziertes Glutathion zur Beseitigung von H_2O_2 und von freien Radikalen zur Verfügung steht. Sowie oxydierende Arzneimittel (S. 146) eingenommen oder bestimmte Leguminosen wie Saubohnen (= Vicia fava) verzehrt werden, entstehen in den Erythrozyten auf einmal so große H_2O_2-Mengen, daß die NADPH-abhängige Glutathionreduktase nicht mehr ausreicht, um das durch H_2O_2 oxydierte Glutathion wieder zu reduzieren. Infolgedessen oxydieren die Sauerstoffradikale die SH-Gruppen des Hämoglobins und der Zellmembranproteine. Das Hämoglobin präzipitiert in Form von groben Schollen, welche mit der inneren Schicht der Erythrozytenmembran verklumpen. Dadurch blockieren sie das Zytoskelett und beeinträchtigen die Funktion der Erythrozytenmembran. Dies hat zur Folge, daß die Erythrozyten weniger verformbar sind und vorzeitig in der Milz abgebaut werden (= Favismus).

Morphologie: Während der Erythrozytenschädigungsphase tauchen im peripheren Blut tropfenförmige Erythrozyten *(= Dakryozyten)* mit Hämoglobinpräzipitaten auf, welche nach Sonderfärbungen (Brillantkresylblau) lichtmikroskopisch als kantige Klümpchen zu erkennen sind. Diese werden als *Heinz-Körper* bezeichnet.

Klinik und Verlauf: 2–3 Tage nach Medikamenteneinnahme oder nach einer Bohnenmahlzeit tritt eine akute hämolytische Phase mit Hämoglobinämie, Hämoglobinurie und einer meist normochromen und normozytären Anämie auf. Das Knochenmark reagiert mit einer hyperplastischen Erythropoese und schwemmt vermehrt Retikulozyten aus. Da ihre G-6-PD-Aktivität wegen des geringen Zellalters noch genügend aktiv ist, unterbleibt zunächst eine weitere Hämolyse. Selektionsvorteil gegenüber Malaria s. S. 278.

Pyruvatkinase-Mangel

Definition und Pathogenese: Diese autosomal rezessiv vererbte Erkrankung ist die häufigste erythrozytäre Enzymopathie der anaeroben Glykolyse. Aufgrund des Pyruvatkinasemangels produzieren die Erythrozyten zu wenig ATP, um ihre Membranfunktion aufrechtzuerhalten. Erythrozyten und vor allem Retikulozyten werden vermehrt in der Milz abgebaut.

Klinisch reicht die Bandbreite der Erkrankung von Erwachsenen mit voll kompensierter Hämolyse bis zu Kindern mit frühzeitig auftretender Hämolyse. Patienten mit chronischer Hämolyse zeigen eine polychromatische, aniso- und poikilozytotische Anämie, Ikterus und Splenomegalie. Gelegentlich treten kernhaltige Erythroblasten im peripheren Blut auf. Eine Splenektomie führt meist zur Besserung der Anämie.

3. Hämoglobinopathische Anämien

Zu dieser Anämiegruppe zählen alle diejenigen Krankheiten, bei denen aufgrund einer Genmutation entweder die einzelnen Peptidketten des Hämoglobins zwar regelrecht strukturiert, aber abnorm zusammengesetzt sind (= *Thalassämien*) oder bei denen die Aminosäuresequenzen in den Peptidketten des Globins abnorm sind (= *Hämoglobinopathien* im engeren Sinne). Davon abzutrennen sind die Synthesestörungen des Häms in Form der erythropoetischen Porphyrien. Sie werden bei den Störungen hämatogener Pigmente (S. 116) besprochen.

Thalassämien

Definition und Pathogenese: Mit dem Begriff „Thalassämien" faßt man eine heterogene Gruppe von autosomal dominant vererbter Anämien zusammen, die vor allem im Mittelmeerraum (Thalassa, gr.: Mittelmeer), im Fernen Osten und bei der schwarzen Bevölkerung Afrikas und Amerikas auftritt. Sie beruhen auf einer fehlenden oder reduzierten Synthese der α-Kette (= α-Thalassämie) oder der β-Kette (= β-Thalassämie) des Hämoglobin-A1.

Der Globinanteil des Hämoglobins (= Hb) besteht aus vier Peptidketten, die mit α, β, γ und δ bezeichnet werden. Zwei dieser Ketten sind jeweils α-Ketten, die zwei anderen sind je nach Hb-Typ β-, γ- oder δ-Ketten. Ihre Syntheserate hängt vom Alter des Individuums ab (Tab. 10.**2**). Ein gesunder Mensch besitzt je zwei α- und je zwei γ-Gene, aber nur ein β- und ein δ-Gen pro haploidem Chromosomensatz. Die Gene für die Globinketten β, γ und δ liegen auf Chromosom 11, die beiden α-Gene hingegen auf Chromosom 16.

Kausalpathogenetisch beruhen alle α-Thalassämien auf einer teilweisen oder vollständigen Deletion von Globinkettengenen. Dies trifft nur für einen kleinen Teil der β-Thalassämien zu. Beim weitaus größten Teil der β-Thalassämien sind zwar die β-Gene zahlenmäßig normal, aber das entsprechende Genprodukt ist infolge Transskriptionsstörung, gestörter posttranskriptionaler mRNS-Modifikation oder -Translationsstörung mit Fehlern behaftet. Entsprechend der Zahl der ausgefallenen α-Gene trennt man homozygote Thalassämieformen, bei denen alle vier α-Gene ausgefallen sind, von heterozygoten Thalassämieformen ab, bei denen nur ein Teil der α-Gene ausgefallen ist (Tab. 10.**3**).

Abgesehen vom unterschiedlichen Peptidkettenpaar sind zwar die Hämoglobine einheitlich strukturiert, wobei jede Peptidkette nahe an der Moleküloberfläche ein identisches Häm in einer Tasche zwischen zwei Molekülwindungen enthält, aber nur die Molekültaschen der α-Ketten sind weit genug, um

Tabelle 10.**2** Prozentualer Anteil der Hb-Typen am Gesamt-Hb beim Fetus und bei Adulten

Hb-Typ		Fetal (= F) (Neugeborener)	Adult (= A) (Erwachsener)
Bezeichnung	Peptidketten		
Hb-A1	αα ββ	20%	98%
Hb-A2	αα δδ	1%	2%
Hb-F	αα γγ	80%	Spuren

Tabelle 10.**3** Quantitative Veränderung der Hb-Typenverteilung bei den verschiedenen Thalassämieformen (= Th.)

Genetischer Th.-Typ	Hb-Veränderung	Klinische Th.-Form
heterozygote β-Th.	Hb-A1 ↓ Hb-A2 ↑ Hb-F ↑	Th. minor
homozygote β-Th.	Hb-A1 fehlt Hb-A2 ↑ Hb-F ↑↑↑	Th. major
heterozygote α-Th.	Hb-A1 ↓ Hb-A2 ↓ Hb-F ↓	Th. minor bis major
homozygote α-Th.	Bildung von β-Ketten-Tetrameren	nicht lebensfähig

dem molekularen Sauerstoff jederzeit Zutritt zu gewähren. Aus diesem Grunde sind die α-Thalassämien klinisch sehr viel folgenreicher als die β-Thalassämien.

Da die Globinsynthese eng mit der Hämsynthese gekoppelt ist, findet man bei den Thalassämien immer auch eine verminderte Hämsynthese, was zum einen die Erythropoese, zum andern den Eiseneinbau beeinträchtigt. Als Folge der verminderten Globinkettensynthese nimmt der Hämoglobingehalt der Erythrozyten ab *(hypochrome Anämie)*, während sich die überschüssigen normalen Globinketten in den Erythroblasten und Erythrozyten anhäufen. Dies wiederum bringt es mit sich, daß solche Globinketten zu *Innenkörpern* (Brillantkresylblau-Färbung!) an der Zellmembran präzipitieren und diese schädigen. Dadurch kommt es im Knochenmark durch vorzeitige Destruktion der erythropoetischen Zellen zu einer *ineffektiven Erythropoese* und zu einer vorzeitigen Sequestration und Hämolyse der peripheren Erythrozyten in der Milz.

Morphologie *(Thalassaemia major):* Im peripheren Blut findet man eine Ausschwemmung von Normoblasten und Sideroblasten (Erythroblasten mit Eisengranula) sowie eine hochgradige hypochrome mikrozytäre, anisopoikilozytäre Anämie mit schießscheibenartigen Erythrozyten (= *Target-Zellen*) und basophiler Tüpfelung der Erythrozyten. Die Schießscheibenzellen sind artefizielle Gebilde des Blutausstriches. Im strömenden Blut haben sie die Form eines breitkrempigen Mexikanerhutes, was formalpathogenetisch auf einem Mißverhältnis zwischen Hb-Menge und Erythrozytenmembranoberfläche beruht. Die extrem gesteigerte Erythropoese ruft eine entsprechende Hyperplasie des blutbildenden Knochenmarks mit Erweiterung der Markräume und reaktiven Skelettveränderungen (Bürstenschädel, S. 531; Spontanfrakturen) hervor und greift aber auch extramedullär auf die Milz und Leber (Hepatosplenomegalie) über. Die therapeutisch unerläßlichen Bluttransfusionen verursachen eine schwere lebensbegrenzende Organsiderose (Leber, Myokard, Endokrinium).

Klinik:

- *β-Thalassaemia major (= Cooley-Anämie):* Sie tritt bereits im frühen Kindesalter auf. Infolge Organsiderose erreichen nur wenige Kinder das Adoleszentenalter.
- *β-Thalassaemia minor:* Sie verläuft nicht selten asymptomatisch und zeigt eine mäßiggradige Anämie sowie eine leicht hyperplastische medulläre Erythropoese. Die Prognose ist grundsätzlich gut.
- *α-Thalassämie:* Asymptomatischer Verlauf bei Fehlen eines α-Globingens („silent carrier“). Thalassaemia-minor-Symptomatik bei Fehlen zweier α-Globingene („α-Thalassaemia trait“). Mittelschwere Anämie bei Deletion von drei α-Globingenen („Hämoglobin-H-Thalassämie“; Hb-H = Tetramere aus β-Ketten). Eine Deletion aller vier α-Globingene ist mit dem Leben nicht vereinbar (Hydrops fetalis) (vgl. Abb. 10.**4**).

Hämoglobinopathien (im engeren Sinne)

Definition und Pathogenese: Dies sind genetisch bedingte Erkrankungen, die auf einer abnormen Aminosäuresequenz in einer Peptidkette des Globins beruhen. In den meisten Fällen ist aufgrund einer Punktmutation lediglich eine Aminosäure in der α- oder β-Peptidkette ausgetauscht. Die klinischen Folgen hängen einerseits von der Struktur der Peptidkette und andererseits von der ausgetauschten Aminosäure und ihrer Position ab. Sie bestehen entweder in einer gestörten Ladungsstabilität des Eisens im Häm, einer verminderten Sauerstoffdissoziation, einer verminderten Hb-Strukturstabilität oder verminderten Hb-Löslichkeit. Hämolytische Anämien werden vor allem bei jenen Hb-Varianten beobachtet, bei denen eine Aminosäure in Nachbarschaft des Häms ausgetauscht ist.

Aus der großen Gruppe der etwa 300 verschiedenen Hämoglobinopathien wird die *Sichelzellenanämie* als häufigste Form besprochen:

- *Sichelzellenanämie*

Definition: Als Sichelzellenanämie (= Drepanozytose) bezeichnet man ein autosomal dominant vererbtes Leiden, das mit der Bildung von abnormem Hämoglobin S (= Hb-S) einhergeht. Es kommt vor allem bei der schwarzen Bevölkerung vor.

Tabelle 10.**4** Ätiologie und Pathogenese extrakorpuskulärer hämolytischer Anämien

Anämietyp (= A.)	Ätiologie	Pathogenese der Hämolyse
parasitär-hämolytische A.	Malariaplasmodien Bartonella bacilliformis	intraerythrozytärer Parasitismus (S. 278)
toxisch-hämolytische A.	Sulfonamide Anilin Schlangengifte Streptokokken Blei	Sulfhämoglobinbildung Methämoglobinbildung Phospholipase Streptolysin (S. 265) Hämsynthesestörung (S. 534)
physikalisch-hämolytische A.	mechanisch	Marschhämoglobinurie mikroangiopathisch-hämolytische Anämie Herzklappenersatz-Anämie (S. 538)
	thermisch	Verbrennung (S. 155)
immun-hämolytische A.	Blutgruppenunverträglichkeit	Isoimmunantikörper
Autoaggression	pathologische Autoimmunreaktion	Wärmeagglutinine Kälteagglutinine (S. 538)
	Medikamente (S. 146)	Überempfindlichkeitsreaktionen

Pathogenese: Beim Hb-S ist in der β-Kette das Glutamin in Stellung 6 durch Valin ersetzt. Diese kleine Ursache hat eine große Wirkung: Das Hb-S polymerisiert bei niedriger Sauerstoffspannung in den Erythrozyten zu spiralförmigen Polymersträngen aus. Diese lagern sich parallel zur Zellmembran an und verformen die Erythrozyten zu stachelig-starren Gebilden mit sichelförmiger Grundform (= *Sichelzellen*). Infolgedessen werden die „gesichelten“ Erythrozyten vermehrt lienal abgebaut (hämolytische Anämie). Sie rufen in der Mikrozirkulation (vermutlich infolge vermehrter Endotheladhärenz) thrombotische Verschlüsse hervor (→ Mikroinfarkte).

Morphologie: Im peripheren Blut findet man eine schwere Anämie mit Aniso- und Poikilozytose, Schistozyten (Erythrozytenfragmente), Sichelzellen und Target-Zellen sowie Erythrozyten mit Heinz-Körpern. Im Knochenmark ist die Erythropoese hyperplastisch. Die Milz ist anfänglich vergrößert und schrumpft dann aber wegen der zahlreichen anämischen Infarkte (→ Gandy-Gamna-Knötchen, S. 560), was einer Autosplenektomie gleichkommt.

Klinik: Progredienter Verlauf (mittlere Lebensdauer 15 Jahre) bei homozygoten Merkmalsträgern mit episodenhaften akuten Hämolysen und Gefäßverschlüssen in Form vasookklusiver Krisen unter Bevorzugung von Abdomen, Lungen, ZNS und Knochen. Aplastische Krisen mit vorübergehendem Sistieren der Erythropoese. Beide Krisen werden durch Infektionen ausgelöst. Heterozygote Merkmalsträger: gute Prognose; jedoch oft Kombination mit Thalassämie; Sichelung nur bei Sauerstoffmangel (Höhenflug).

Extrakorpuskulär-hämolytische Anämien

Bei diesen hämolytischen Anämien sind zwar die Erythrozyten normal strukturiert, gehen aber durch eine von außen angreifende Schädlichkeit vorzeitig zugrunde. Diese Anämieformen sind ebenso wie ihr pathogenetischer Wirkungsmechanismus in Tab. 10.**4** zusammengestellt. Im folgenden wird auf die immunhämolytischen und mechanisch-hämolytischen Anämien näher eingegangen:

1. Isoimmunhämolytische Anämien

Sie werden durch Isoimmunantikörper gegen arteigene, aber individuumsfremde Blutgruppenantigene ausgelöst. Wichtigstes Beispiel dieser Gruppe ist der Morbus haemolyticus neonatorum.

Morbus haemolyticus neonatorum

Definition: Beim Morbus haemolyticus neonatorum (= *fetale Erythroblastose*) handelt es sich um eine immunhämolytische Anämie beim Fetus und Neugeborenen, welche durch plazentagängige, antierythrozytäre Antikörper der Mutter, selten auch durch Parvoviren (S. 256) hervorgerufen wird.

Pathogenese: Auslösende Ursache ist eine Blutgruppenunverträglichkeit zwischen Mutter und Kind. In leichten Fällen liegt eine AB0-Inkompatibilität vor (meist: Mutter = 0, Kind = A), in schweren Fällen eine Inkompatibilität im *Rhesussystem* (Mutter = rh−, Kind = Rh+) vor. Liegt bei Inkompatibilität im Rhesussystem keine vorherige Sensibilisierung (Bluttransfusion!) vor, so verläuft die erste Schwangerschaft in der Regel normal. Durch die meist während der Entbindung auftretenden fetomaternalen Mikrotransfusionen wird die Mutter immunisiert und produziert innerhalb von zwei Monaten nichtplazentagängige IgM-Antikörper (= *Isoagglutinine*). Bei erneutem Antigenstimulus in Form einer zweiten Schwangerschaft (oder Bluttransfusion) bildet die Mutter IgG-Isoantikörper, die über die Plazenta in den Fetus übertreten. Dort rufen sie über eine Komplementaktivierung (S. 184) eine zytolytische Erythrozytenzerstörung (Hämolyse) hervor. Dies hat eine Anämie, Gewebshypoxie und Hyperbilirubinämie zur Folge.

Morphologie: Sie wird durch den Schweregrad der Erkrankung bestimmt:

- *Neugeborenenanämie:* Dies ist der leichteste Grad. Das periphere Blutbild zeigte eine Makrozytose, geringe Poikilozytose sowie eine Retikulozytose und Ausschwemmung kernhaltiger Erythroblasten (Normoblasten).
- *Icterus gavis neonatorum:* Er entspricht dem mittleren Schweregrad der Erkrankung und wird durch die Hyperbilirubinämie (S. 120) geprägt. Sie führt unbehandelt oft zum Tode.
- *Hydrops universalis congenitus:* Bei dieser schweren Verlaufsform entsteht durch eine ischämisch-toxische Kapillarschädigung eine allgemeine Wassersucht (S. 431). Diese Verlaufsform ist nicht mit dem Leben vereinbar (Abb. 10.**4**).

Knochenmark, Leber und Milz weisen eine kompensatorische Hyperplasie der Erythropoese (= Erythroblastosis foetalis) auf. Die Gewebshypoxie setzt Schäden in Leber (zentrolobuläre Hepatozyten), Niere (proximale Tubuli) und Gehirn (Hirnkerne).

- *Gehirn:* Das Neugeborenenhirn ist der Bilirubinüberflutung schutzlos preisgegeben, a) weil die Ganglienzellen im Gegensatz zu den Epithelzellen von Leber, Niere und Darm kein intrazelluläres Bilirubinträgerprotein (= Ligandin, S. 121) enthalten und b) weil die Blut-Hirn-Schranke noch unreif und deshalb für freies Bilirubin durchlässig ist. Hinzu kommt, daß wegen der Leberunreife das Bilirubin nicht konjugiert wird. In unkonjugierter Form ist es lipidlöslich und kann ins Hirngewebe eindringen. Dort gehen das Bilirubin und Biliverdin eine feste Bindung mit den Lipiden der Ganglienzellen ein, so daß diese zugrunde gehen. Die Bilirubinablagerung wird vor allem im Bereich der Stammganglien (inneres Pallidumglied und Nucleus subthalamicus) in Form einer Gelbgrünfärbung augenfällig, wo die Ganglienzellen dicht beisammenliegen *(Kernikterus).*

2. Autoimmunhämolytische Anämien

Definition: Es handelt sich um Anämien, die auf der Bildung zirkulierender Antikörper beruhen, die gegen körpereigene Erythrozyten gerichtet sind und direkt oder indirekt eine Hämolyse auslösen.

Ätiologisch unterscheidet man folgende Formen:

- *primäre, idiopathische Formen,*
- *sekundäre Formen* im Rahmen einer Grundkrankheit:
  - *lymphoproliferative Erkrankungen* (maligne Lymphome, Plasmozytom),
  - *paraneoplastisches Syndrom* (S. 389),
  - *Autoimmunkrankheiten* (Lupus erythematodes),
  - *Infektionskrankheiten* (Lues, Tuberkulose, Virus- und Mykoplasmainfekte),
  - *Medikamente.*

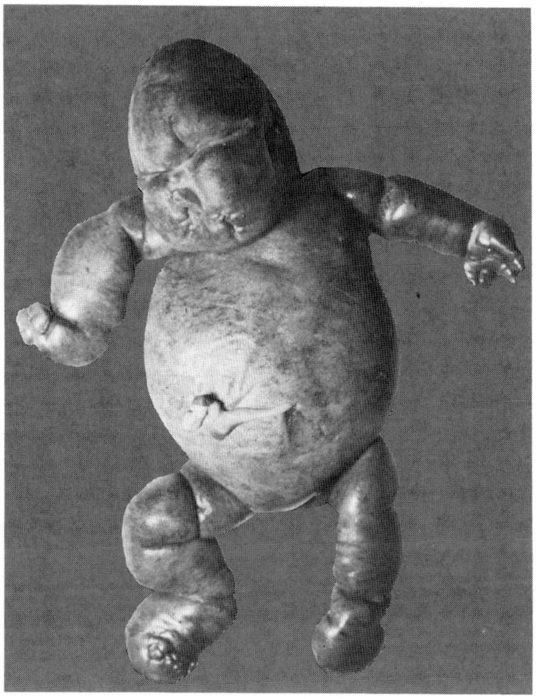

Abb. 10.**4** Hydrops universalis congenitus bei Rhesus-Blutgruppeninkompatibilität (Original: Müntefering)

Das resultierende Krankheitsbild wird vom Typ der Antikörper und von ihrer Komplementbindungsfähigkeit bestimmt. In dieser Hinsicht lassen sich folgende drei Anämieformen unterscheiden (Tab. 10.**5**):

- *Wärmeautoantikörper-Anämien*
Diese Antikörper (= Wärmeagglutinine) gehören zur IgG-Fraktion und binden bei Körpertemperatur an die Erythrozytenoberfläche. Die IgG-bestückten Erythrozyten reagieren mit den Fc-Rezeptoren auf Monozyten und Milzmakrophagen. Als Folge davon nehmen sie wie bei einer Sphärozytose Kugelgestalt an und werden vorzeitig in Milz und Knochenmark abgebaut (Splenomegalie!).

- *Kälteautoantikörper-Anämien*
Diese Antikörper (= Kälteagglutinine) gehören vor allem der IgM-Fraktion an. Sie lagern sich bei entsprechender Exposition auf den Erythrozyten ab, binden Komplement und verursachen eine Erythrozytenagglutination. Die hämolytisch wirksamen Temperaturen werden naturgemäß vor allem in den Akren erreicht.

Klinik: Symptomentrias: Akrozyanose, chronisch-hämolytische Anämie, kälteinduzierte Hämoglobinurie.

Tabelle 10.**5** Pathogenese und Klinik der autoimmunhämolytischen Anämien

Antikörpertyp (= AK)	Optimale Bindungstemperatur	Hämolyse bei	Hauptwirkung	Klinik
Wärme-AK (IgG)	37 °C	37 °C	Immunadhärenz an Milzmakrophagen	chronische Anämie: Sphärozyten Splenomegalie
Kälte-AK (IgM)	0 °C	22 °C	Komplementbindung Erythrozytenagglutination	chronische Anämie: Raynaud-Phänomen (S. 460) Kältehämoglobinurie
bithermische AK (IgG)	0 °C	37 °C	Komplementbindung Hämolyse	paroxysmale Kältehämoglobinurie

- *Kältehämolysin-Anämien*

Auslösend sind bithermische IgG-Antikörper, die zusammen mit Komplement an Erythrozyten binden. Erst bei Erwärmung kommt es zur Komplementaktivierung und nachfolgenden Hämolyse.

Klinik: Kälteinduzierte hämolytische Attacken mit Hämoglobinurie (= paroxysmale Kältehämoglobinurie).

3. Mechanisch-hämolytische Anämien

Bei diesen Anämien werden die Erythrozyten ungewöhnlichen Scherkräften ausgesetzt und folglich mechanisch lädiert. Dementsprechend findet man sie bei Herzklappenprothesen sowie bei Mikroangiopathien.

Mikroangiopathisch-hämolytische Anämien

Pathogenese: Diese Anämieform beruht auf einer mechanischen Fragmentierung der Erythrozyten in einer stenotisch veränderten Endstrombahn (Mikroangiopathie). Pathogenetisch entscheidend sind die im Rahmen einer Mikroangiopathie auftretenden lokalen Gerinnungsstörungen mit netzartig die Gefäßlumina durchkreuzenden Fibrinfäden. An ihnen zerschellen die Erythrozyten (Abb. 10.**5**) und werden fragmentiert (= Schistozyten).

Folgende Grunderkrankungen gehen mit einer mikroangiopathisch-hämolytischen Anämie einher:

- *disseminierte intravasale Gerinnung* (Verbrauchskoagulopathie, S. 415).
- *hämolytisch-urämisches Syndrom* (S. 413),
- *thrombotisch-thrombozytopenische Purpura* (S. 586).

Morphologie: *Schistozytennachweis* im peripheren Blut (Abb. 10.**5**). Hämosiderinspeicherung im RHS von Leber, Milz und Knochenmark, zum Teil auch in proximalen Tubulusepithelien der Niere *(= Rindensiderose).*

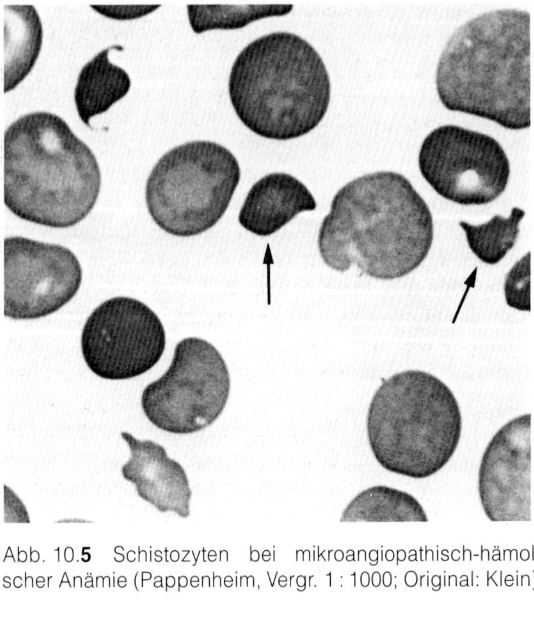

Abb. 10.**5** Schistozyten bei mikroangiopathisch-hämolytischer Anämie (Pappenheim, Vergr. 1 : 1000; Original: Klein)

Erythropoesestörungsanämien

Darunter fallen Anämien infolge Proliferations- und/oder Differenzierungsstörungen der erythropoetischen Zellen. Sie gehen entweder auf Stammzelldefekte oder auf Störungen der Erythroblastenentwicklung (S. 526) zurück. Während Stammzelldefekte mit einer Drosselung der Erythropoese einhergehen, findet man bei Proliferations- und Reifungsstörungen der Erythroblasten eine hyperplastische Erythropoese im Knochenmark. Im letzteren Fall beruht das Mißverhältnis zwischen gesteigerter Erythropoese und Anämie mit Retikulozytopenie meist auf einem Erythroblastenuntergang (= ineffektive Erythropoese).

Stammzelldefekte

Allgemeine Pathogenese: Diese Anämien kommen entweder dadurch zustande, daß die pluripotenten Stammzellen oder daß nur die erythropoetischen Stammzellen betroffen sind. Im ersteren Falle zieht dies eine Entwicklungsstörung der roten und weißen Blutzellen sowie der Megakaryozyten im Sinne einer

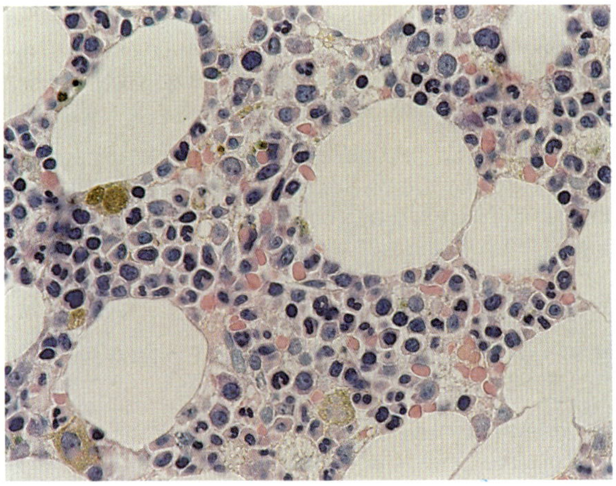
a

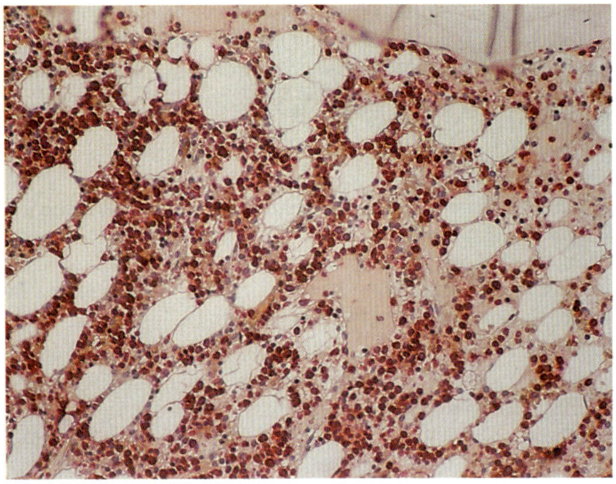
b

Abb. 10.**6 a** u. **b** Erythroblastophthise:
a Im Knochenmark liegt ein völliger Schwund der Erythroblasten vor. Dementsprechend fehlen Erythropoesenester (Giemsa, Vergr. 1 : 150)
b Histochemisch läßt sich mit der Chlorazetatesterase nur noch die Granulozytopoese mit zahlreichen unreifen (roten) Granulozytenvorstufen nachweisen (Vergr. 1 : 100)

Panmyelophthise (S. 526) nach sich, im letzteren Falle kommt es zu einer isolierten Erythropoesestörung, in Form einer „pure red cell aplasia" (= *Erythroblastophthise*) oder Hypoplasie der Erythropoese (= *Erythroblastopenie*).

Erythroblastopenien

Pathogenese: Bei diesen Anämien kommen akute und chronische Krankheitsverläufe vor:

• *Akute Formen:* Sie sind meist erworben und können unter folgenden Bedingungen auftreten:

- *hämolytische Anämien* in aplastischer Phase (S. 526),
- *Infektanämien,*
- *Parvovirus B19-Infektion* mit transienter Erythroblastopenie (S. 256)
- *Hypovitaminosen* (B_{12}, B_2, B_6, Folat),
- *Medikamente* (S. 146),
- *renale Anämie* infolge Erythropoetinmangel, Urämietoxinen und hämolytisch-urämischem Syndrom,
- *Endokrinopathien* (Hypothyreose, Hypoandrogenismus, Hypopituitarismus, Hypokortizismus).

Diese akuten Erythroblastopenien bilden sich meist nach kurzer Zeit spontan zurück.

• *Chronische Formen:* Sie kommen unter folgenden Bedingungen vor:

- *Thymom* in 50% der Fälle (S. 586),
- *Diamond-Blackfan-Anämie:* Dies ist eine angeborene, hochgradige normochrome und normozytäre Anämie.

Morphologie: Diese Anämieformen zeichnen sich durch eine Verminderung (= Hypoplasie) oder durch ein vollständiges Fehlen (= Aplasie) kernhaltiger Erythrozytenvorstufen im Knochenmark (Abb. 10.**6a** u. **b**) bei unauffälliger Granulozyto- und Megakaryozytopoese aus.

Erythroblastenstörungen

Diesen Anämien liegt eine Störung der Erythroblastenentwicklung im Proliferations- und Reifungskompartiment zugrunde. Zu ihnen gehören folgende Anämieformen:

- megaloblastäre Anämien,
- Eisenmangelanämien,
- sideroblastische Anämien,
- dyserythropoetische Anämien.

1. Megaloblastäre Anämien

Allgemeine Definition: Damit bezeichnet man eine Gruppe von Anämien, welche infolge einer DNS-Synthesestörung durch das Auftreten abnorm großer erythropoetischer Vorstufen (= Megaloblasten) im Knochenmark und abnorm großer Erythrozyten im Blut (= Megalozyten) gekennzeichnet sind.

Allgemeine Pathogenese: Bei diesen Anämien ist die DNS-Synthese und damit auch der Proliferationsstoffwechsel in den Zellen der myeloischen Reihe beeinträchtigt, während die RNS-Synthese und damit auch die Hämoglobinbildung ungestört weiterlaufen. Dies hat zur Folge, daß die Kernreifung der Zytoplasmaausdifferenzierung nachhinkt. Dadurch entstehen Megaloblasten mit großen Kernen und einem hämoglobinhaltigen (oxyphilen) Zytoplasma, aber auch vergrößerte Granulozyten und Megakaryozyten mit hypersegmentierten Kernen. Die Megaloblasten und Megalozyten gehen vorzeitig im Knochenmark (= *intramedulläre Hämolyse*) und im peripheren Blut zugrunde.

Grundsätzlich liegt den megaloblastären Anämien entweder ein Mangel an Vitamin B_{12} oder an Folsäure zugrunde. Im ersteren Falle treten neurologische Symptome auf, im letzteren nicht.

Vitmanin B_{12} (= Cobalamin) ist in seiner aktiven Coenzymform an der DNS-Synthese beteiligt, indem es die

Methylierung von Uridin zu Thymidin vermittelt. Daneben wirkt es als essentieller Cofaktor der Methioninsynthese und beeinflußt somit die Bildung essentieller Aminosäuren und der Proteine. Nach oraler Aufnahme bildet es mit dem R-Protein des Speichels einen Komplex, der im Dünndarm proteolytisch gespalten wird. Das freigesetzte Vitamin (= Extrinsic factor) verbindet sich mit einem Glykoprotein (= Intrinsic factor) der Magenbelegzellen zu einem resistenten Komplex, der vor allem im distalen Ileum resorbiert wird. Danach wird es im peripheren Blut an ein Trägereiweiß (Transcobalamin) gebunden und gelangt schließlich an seine Bestimmungsorte wie Knochenmark.

Folsäure beteiligt sich in ihrer aktiven Form (Tetrahydrofolsäure) an der Kohlenstoffübertragung für die CH_3-Gruppe von Thymin und beeinflußt somit auch die DNS-Synthese. Die Folsäureresorption erfolgt im proximalen Jejunum; im Blut ist es an ein Trägerprotein gebunden.

Im folgenden werden aus der Gruppe der megaloblastären Anämien die perniziöse Anämie und die Folsäure-Anämie besprochen:

Perniziöse Anämie

Definition: Als perniziöse Anämie (= *Morbus Biermer*) werden nur solche B_{12}-Hypovitaminosen mit konsekutiver Anämie bezeichnet, die auf einer unzureichenden Synthese oder auf einer Ineffektivität des Intrinsic factors mit entsprechender Vitamin-B_{12}-Resorptionsstörung beruhen.

Alle anderen B_{12}-Hypovitaminosen infolge a) parasitären Vitaminverbrauchs im Darmlumen, b) Malabsorptionsbedingungen im Ileum und c) Mangelernährung werden nicht dazu gerechnet. Die perniziöse Anämie kommt selten als infantil-juveniler Typ, häufig als adulter Typ und in 10% der Fälle als familiärer Typ vor. Sie manifestiert sich zwischen der 4. und 8. Lebensdekade (♀ > ♂).

Pathogenese: Ursächlich liegt meist eine chronisch-atrophische Korpusgastritis (S. 693) vor, bei der oft humorale, aber auch zellgebundene Antikörper gegen Magenbelegzellen sowie gegen den Intrinsic factor gefunden werden. Die letzteren blockieren entweder die Vitamin-B_{12}-Bindung oder die Resorption des mit dem Intrinsic factor komplexierten Vitamin B_{12}. Ganz vereinzelt findet man aber auch eine inadäquate Intrinsic-factor-Produktion ohne Antikörper infolge Altersatrophie der Magenschleimhaut oder infolge Gastrektomie. Bei den infantil-juvenilen Formen scheint ein anderweitiger Defekt (welcher?) vorzuliegen.

Die B_{12}-Hypovitaminose wirkt sich über eine DNS-Synthesestörung vor allem auf die erythropoetischen und granulozytopoetischen Zellen sowie auf die orogastrointestinalen Epithelien aus. Daneben kommt es vermutlich durch eine Beeinträchtigung des Fettsäureabbaus auch zu einer Myelinisierungsstörung im ZNS.

Morphologie:

- *Knochenmark:* Es ist aufgrund einer hyperplastischen Erythropoese makroskopisch himbeerrot und enthält als Ausdruck einer ineffektiven Erythropoese zahlreiche unreife Megaloblasten (Promegaloblasten) bei relativer Verminderung der reifen (orthochromatischen) Megaloblasten (Abb. 10.**7a–c**). Ähnliche Riesenformen findet man auch in der Granulo- und Megakaryozytopoese.

- *Blutbild:* Es besteht eine ausgeprägte megalozytäre, hyperchromatische, anisopoikilozytotische Anämie. Bei schweren Verlaufsformen können auch eine Neutropenie mit hypersegmentierten Granulozyten und eine Thrombozytopenie mit Riesenthrombozyten beobachtet werden.

- *Verdauungstrakt:* Die gestörte Epithelregeneration äußert sich in:
  - Glossitis atrophicans Möller-Hunter (S. 662),
  - Zottenatrophie der Dünndarmschleimhaut,
  - *chronisch-atrophischer Korpusgastritis:* oft mit intestinaler Metaplasie und Neigung zur malignen Entartung.

- *ZNS:* Meist (95%) gesellt sich zur Anämie noch eine herdförmige Entmarkung im Bereich der Rükkenmarkshinterstränge (= funikuläre Myelose, S. 1049) hinzu.

Klinik: Subikterus mit strohgelbem Hautkolorit infolge verkürzter Erythrozytenlebensdauer (Hämolyse). Histaminrefraktäre Achlorhydrie infolge atrophischer Gastritis. Parästhesien, Hand- und Fußbrennen, Gehstörungen infolge funikulärer Myelose. Erhöhtes Magenkarzinomrisiko.

Folsäuremangelanämie

Definition und Pathogenese: Diese Anämien sind recht häufig, gehen ohne neurologische Symptome einher und beruhen auf einem Folsäuremangel. Dieser kann durch a) Mangelernährung, b) Malabsorption, c) Alkoholismus, d) Mehrbedarf bei Gravidität und Fischbandwurmbefall sowie e) Folsäureantagonisten hervorgerufen werden.

Morphologie: Blutbild, Knochenmark und Verdauungstrakt zeigen ähnliche, eher geringer ausgeprägte Veränderungen wie bei der perniziösen Anämie.

2. Eisenmangelanämie

Pathogenese: Die Eisenmangelanämie ist die häufigste Anämieform. Sie tritt immer dann auf, wenn die Bilanz im Eisenstoffwechsel (S. 83) negativ wird und die körpereigenen Eisenreserven erschöpft sind. Die wichtigsten Ursachen einer Eisenmangelanämie sind in Tab. 10.**6** zusammengestellt.

Da das Eisen größtenteils in hämhaltige Verbindungen wie Flavinenzyme der Atmungskette und Hämoglobin eingebaut wird, wirkt sich ein Eisenmangel immer sowohl auf die Zellatmung als auch auf den Sauerstofftransport aus. Der Eisenmangel manifestiert sich schrittweise: Zuerst werden die Eisenspeicher (Ferritin) in den Knochenmarkretikulumzellen entleert, danach wird das zirkulierende Serumeisen vermindert, und erst dann werden die eisenhaltigen Häm-Verbindungen betroffen.

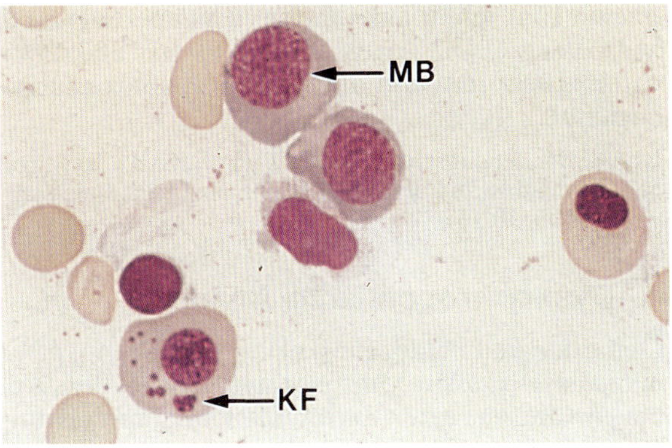

a

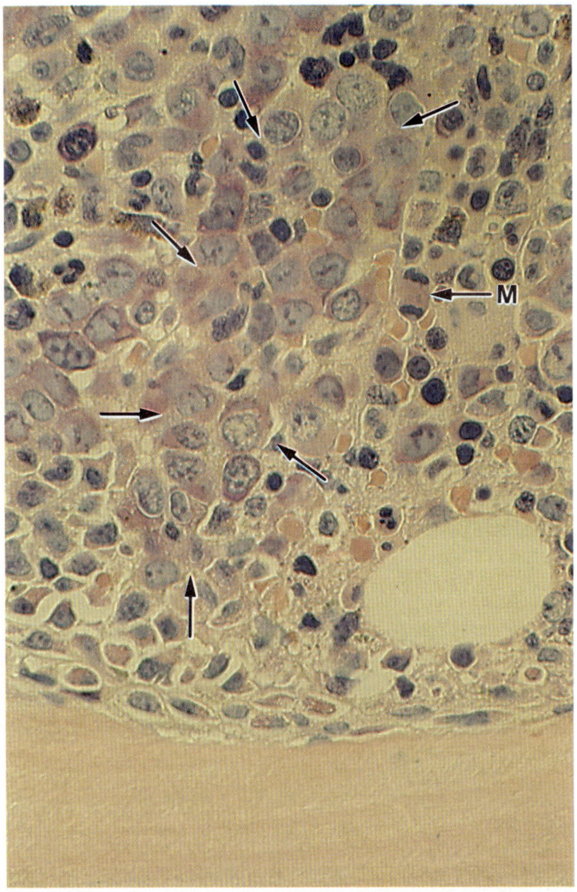

b

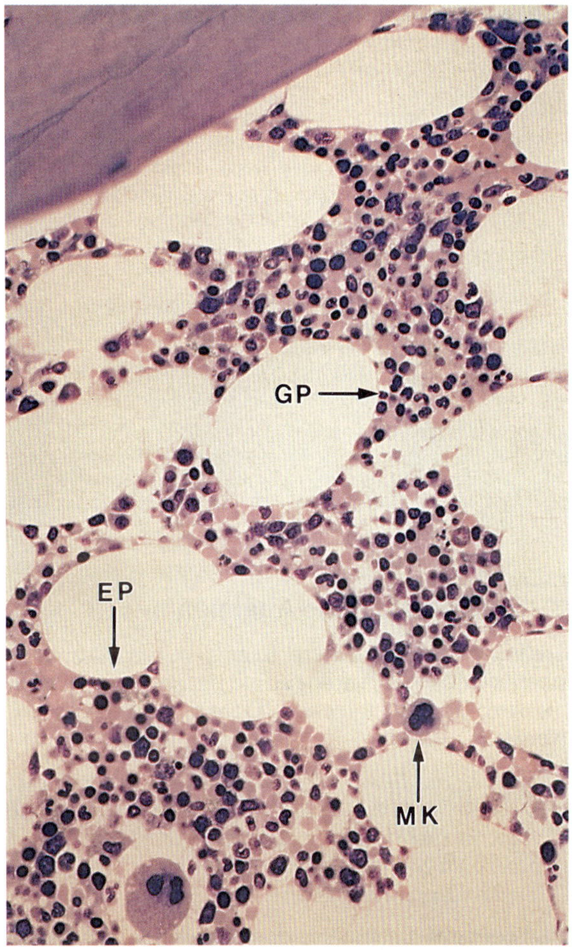

c

Abb. 10.7 **a–c** Perniziöse Anämie:
a Knochenmarkausstrich mit polychromatischen Megaloblasten (MB) (= vergrößerte Erythroblasten) und Ausbildung von Kernfragmenten (KF) infolge von Mitosestörungen (Pappenheim, Vergr. 1 : 600)
b Knochenmark mit erheblicher Hyperplasie einer megaloblastären Erythropoese (pfeilmarkierter Herd). M = Mitose
c Im Vergleich dazu ein normales Knochenmark mit normaler Verteilung von Fettmark und blutbildendem Mark (GP = Granulozytopoese, EP = Erythropoese, MK = Megakaryozyt) (**b, c** Giemsa, Vergr. 1 : 250)

Morphologie: Im Knochenmark findet man eine gesteigerte Erythropoese, zytoplasmaarme Normoblasten, eine Verminderung der Sideroblasten sowie eine Eisendepletion in den Retikulumzellen. Durch den Eisenmangel und nachfolgende Hb-Syntheseverminderung sind die ausgeschwemmten Erythrozyten nur klein und enthalten zuwenig Hämoglobin (mikrozytäre, hypochromatische, poikilozytäre Anämie). Ultrastrukturell findet man in verschiedenen Organzellen Mitochondrienschädigungen in Form einer Cristolyse und Schwellung (S. 24).

Klinisch wirkt sich die eisenmangelbedingte Flavinenzymdefizienz auch auf den Proliferationsstoffwechsel der Mauser-Zellen (ähnlich wie Vitamin-B_{12}- oder Folsäuremangel) sowie auf die Synthese von Basalmembrankollagenen (infolge defekter Glykosylierung wegen eingeschränkter Prolinhydroxylierung) aus:

- *Atrophie und Dyskeratose* des *oropharyngealen Epithels* in Form einer Zungenatrophie, Mundwinkelrhagaden sowie
- *Plummer-Vinson-Syndrom* in Form einer sideropenischen Dysphagie mit stenosierender Ösophagitis in der oberen Ösophagusenge: Präkanzerose!
- *Atrophie und Verhornungsstörung* im *Epidermisbereich* in Form von struppigem Haar, brüchigen konkaven Fingernägeln (Koilonychie) und trockener, faltig-rissiger Haut.

Tabelle 10.**6** Ursachen der Eisenmangelanämien

Pathogenetischer Mechanismus	Vorkommen
vermehrte Eisenverluste	Meno-/Metrorrhagien Magen-Darm-Tumor blutendes Magenulkus Refluxösophagitis
vermehrter Eisenbedarf	Schwangerschaft Pubertät Infektionskrankheiten
verminderte Eisenresorption	Gastrektomie Malabsorptionssyndrom Achlorhydrie bei Gastritis
ungenügendes Eisenangebot	Mehlernährung (S. 134) Ziegenmilchernährung Hunger

3. Sideroblastische Anämien

Definition: Unter diesem Begriff werden Anämien unterschiedlicher Ätiologie und Pathogenese zusammengefaßt, die folgende Gemeinsamkeiten aufweisen:

- *Störung der Eisenverwertung* für die Hb-Synthese. Deshalb auch die Bezeichnung sideroachrestische Anämie (achrästos, gr.: unverwertbar),
- *Sideroblastenvermehrung* und Organsiderose und
- *hyperplastische ineffektive Erythropoese.*

Pathogenetisch beruhen diese Anämien auf einem gestörten Ablauf der Hämsynthese. Dieser kann a) auf einem angeborenen oder erworbenen Enzymdefekt der Hämsynthese, b) einem Pyridoxinmangel (Vitamin B_6 = Coferment der Porphyrinsynthese), c) auf einem Alkoholabusus (Folat- und Vitamin-B_6-Mangel), d) auf einer Bleivergiftung (Porphyrinsyntheseblock, S. 149) beruhen oder durch e) eine Thalassämie (S. 532) hervorgerufen sein. Je nach Lokalisation der Hämsynthesestörung stauen sich die entsprechenden Hämvorstufen in den Blutzellen an und werden vermehrt im Urin ausgeschieden. Das Eisen wird zwar von den Erythroblasten aufgenommen und gelangt auch in die Mitochondrien, wo der Eiseneinbau ins Häm stattfinden sollte. Es bleibt aber ungenutzt in den Mitochondrien liegen und stapelt sich in ihnen an. Da die Mitochondrien ringförmig den Zellkern umgeben, werden solche eisenspeichernde Zellen als Ringsideroblasten (Abb. 10.**8**), nach Ausstoßung des Zellkerns als Siderozyten bezeichnet. Sie gehen wegen der Eisenüberladung vorzeitig zugrunde, so daß die Erythropoese ineffektiv wird. Das überschüssige Eisen wird zunehmend in den RHS-Zellen und schließlich in Parenchymzellen gespeichert, so daß eine Organsiderose entsteht, die oft schwer von einer Hämochromatose (S. 84) abzugrenzen ist.

Morphologie: Im hyperplastischen Knochenmark findet man zahlreiche Ringsideroblasten, im peripheren Blut selten Siderozyten (Eliminierung durch Milzpassage). Die Anämie ist mikrozytär und hypochromatisch und wird von einer Retikulozytopenie begleitet.

Klinik: Therapeutische Beeinflussung durch Pyridoxingaben. Idiopathische Formen können in eine Leukämie übergehen (Tab. 10.**10**).

4. Dyserythropoetische Anämien

Definition und Pathogenese: Dies sind seltene, meist autosomal rezessiv vererbte therapierefraktäre Anämien, denen eine Erythroblastenreifungsstörung (teilweise mit abnormen Erythrozytenmembranantigenen) zugrunde liegen. Sie äußert sich in abnormen, oft mehrkernigen Erythroblasten, die entweder bereits im Knochenmark oder bald danach im peripheren Blut zugrunde gehen und eine hyperplastische Erythropoese nach sich ziehen.

Morphologisch liegt im peripheren Blut eine anisopoikilozytotische, polychromatische Anämie mit Schießscheibenzellen vor. Die Erythrozyten enthalten dabei oft Kernreste in Form von Howell-Jolly-Körpern und Reste der Mitosespindeln in Form von Cabot-Ringen.

Markverdrängungsanämien

Pathogenese: Bei diesen Anämieformen wird das blutbildende Knochenmark durch folgende Prozesse so geschädigt oder verdrängt, daß die Blutbildung gefährdet ist:

- *Tumorgewebe:* Bei Erkrankung des hämatopoetischen und lymphatischen Systems in Form von Leukämien, malignen Lymphomen und medullärem Plasmozytom sowie bei metastasierenden Mamma-, Lungen-, Prostata- und Schilddrüsenkarzinomen.
- *Osteomyelofibrose* im Rahmen einer myeloproliferativen Erkrankung (S. 543).
- *Speicherkrankheiten* (z. B. Morbus Gaucher) (S. 113).
- *Osteopetrose* (Marmorknochenkrankheit) (S. 1117).

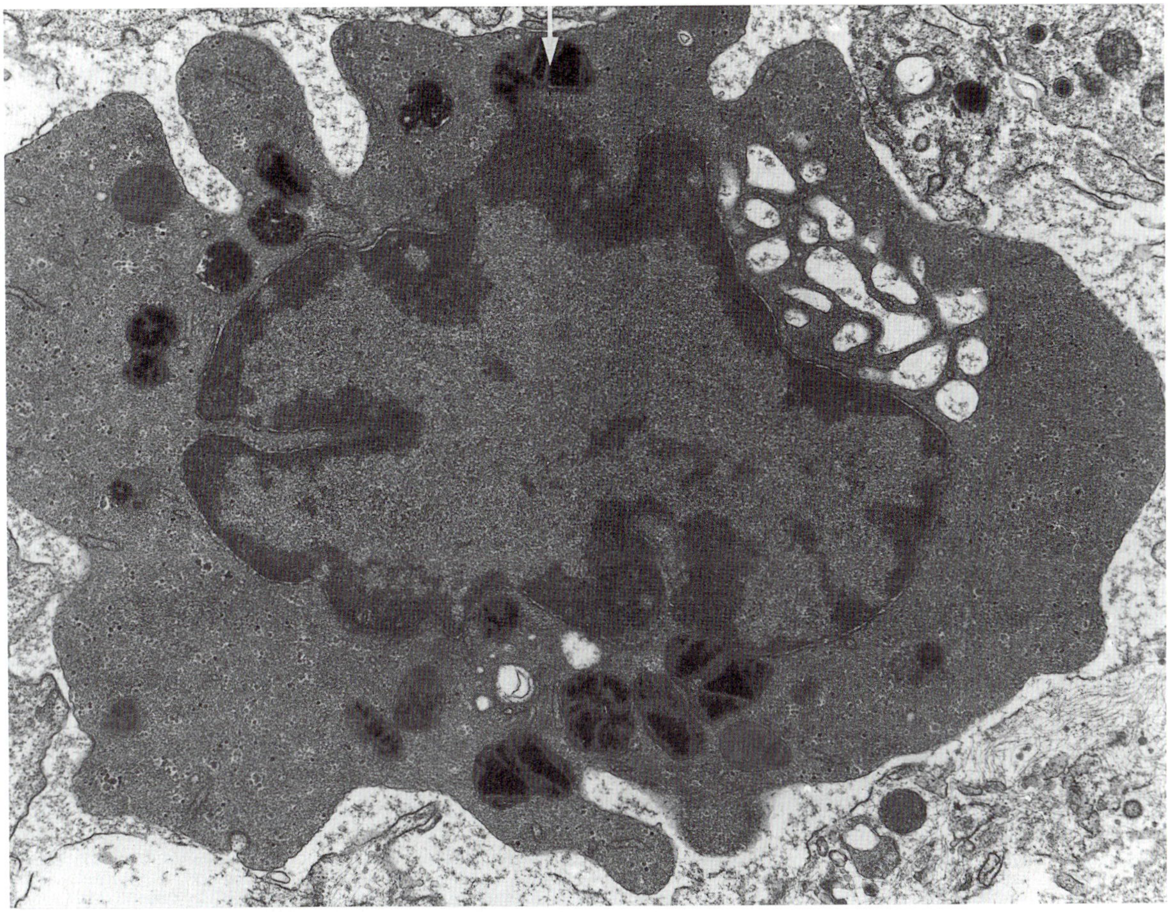

Abb. 10.**8** Ringsideroblast mit ringförmig in perinukleären Bereich gelegenen Mitochondrien (Pfeil). Diese sind aufgrund ihrer Speicherung von Eisen, welches nicht in das Häm eingebaut werden kann, elektronendicht (EM, Vergr. 1 : 10 000)

Polyglobuläre Läsionen

Allgemeine Definition: Unter einer Polyglobulie versteht man eine Erythrozytenvermehrung. Sie ist das symptomatische Gegenstück zu einer Anämie. Grundsätzlich ist eine Polyglobulie eine nicht-neoplastische Vermehrung der absoluten Erythrozytenzahl (Erythrozytose) bei normalen Leukozyten- und Thrombozytenzahlen.

Von diesen Polyglobulien abzutrennen ist die Polycythaemia vera, die zu den chronischen myeloproliferativen Syndromen gerechnet wird.

Pathogenese: Grundsätzlich werden Polyglobulien bei Krankheiten beobachtet, die mit einer verminderten Gewebsoxygenierung (= hypoxische Erythrozytose) einhergehen. Dadurch wird in der Niere vermehrt Erythropoetin gebildet.

Nach pathogenetischen Gesichtspunkten geordnet unterscheidet man folgende Formen:

- *kardiale* Polyglobulien bei Herzvitien und Herzinsuffizienz (S. 469 ff und 480 ff),
- *pulmonale* Polyglobulien bei alveolärer Hypoventilation (S. 615),
- *Höhenpolyglobulien* bei vermindertem atmosphärischem O_2-Druck (S. 615),
- *hämoglobinopathische* Polyglobulien bei atypischen Hämoglobinen (S. 533),
- *endokrine* Polyglobulien bei Hyperkortizismus, Hyperandrogenismus, Hyperthyreose,
- *paraneoplastische* Polyglobulien bei Nierentumoren, Leberzellkarzinomen und Kleinhirnangioblastomen, die erythropoetinähnliche Substanzen bilden.

Polycythaemia vera

Definition: Es handelt sich um eine Erkrankung aus dem Formenkreis der „myeloproliferativen Syndrome" mit Knochenmarkhyperplasie und einer ausgeprägten Vermehrung der Bluterythrozyten sowie des Blutvolumens, meist in Verbindung mit einer Leuko- und Thrombozytose.

Die Erkrankung bevorzugt Patienten in der 6. Lebensdekade. Inzidenz: 1 : 100 000 Einwohner pro Jahr (♀ = ♂).

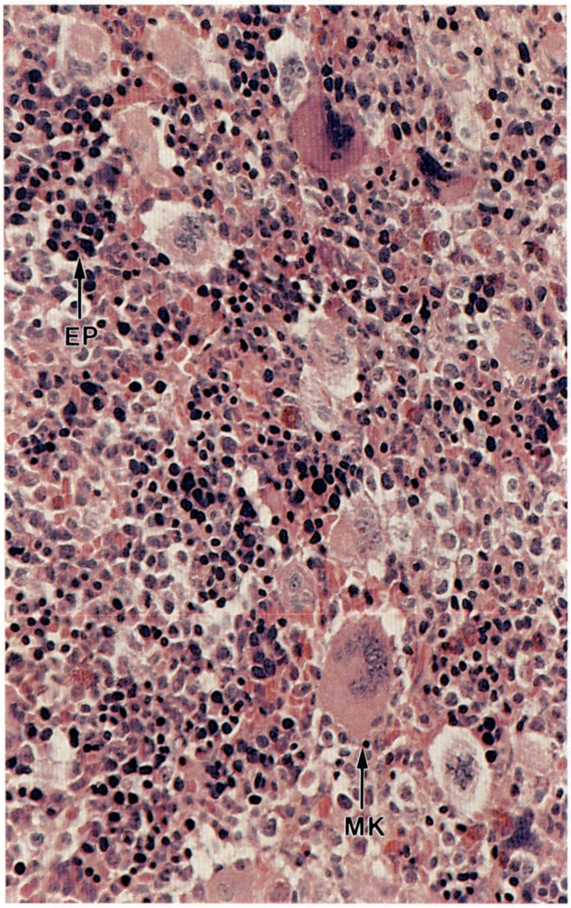

Abb. 10.**9** Polycythaemia vera: Die Knochenmarkhyperplasie betrifft alle drei Zellsysteme: Erythropoese (EP), Granulozytopoese und Megakaryozytopoese (MK). Beachte die zahlreichen Megakaryozyten sowie das fehlende Fettmark (Giemsa, Vergr. 1 : 120).

Pathogenese: Die Ätiologie der Erkrankung ist noch unklar. Es wird ein Defekt auf der Ebene der totipotenten Stammzellen angenommen, zumal der monoklonale Charakter der Erkrankung durch besondere Chromosomenanomalien (+8, +9 oder 20q−) in den Knochenmarkszellen untermauert wird und oft Übergänge in andere myeloproliferative Erkrankungen beobachtet werden können.

Morphologie:

- *Knochenmark:* Die hyperplastische Erythro-, Granulo- und Megakaryozytopoese verdrängt das Fettmark. Im späteren Verlauf kann eine Markfibrose auftreten (Abb. 10.**9**). Die Eisenspeicher in den Retikulumzellen sind fast immer entleert.

- *Peripheres Blutbild:* Anisopoikilozytotische, polychromatische, oft hyperchrome Erythrozyten, Linksverschiebung der Granulozyten und Thrombozytose. Erhöhter Gehalt neutrophiler Granulozyten an alkalischer Phosphatase.

Komplikationen: Die wichtigsten Symptome und pathologisch-anatomischen Folgeveränderungen gehen auf die Erhöhung des Blutvolumens und der Blutviskosität sowie auf den hohen Zellumsatz zurück:

1. *Plethora:* Alle Organe und Gewebe strotzen vor Blut. Leber und Milz sind vergrößert, was zum einen auf die Blutfülle, in Spätstadien auf die extramedulläre Blutbildung zurückgeht.

2. *Thrombembolien* mit Organinfarkten im großen Kreislauf.

3. *Hämorrhagien* infolge Thrombozytendefekten und Plethora im Nasopharynx, im Gastrointestinaltrakt – oft peptische Ulzera – und Gehirn.

4. *Sekundäre Gicht* (S. 114) infolge vermehrter Zellkernzerstörung.

Verlauf: Bei einem Drittel der Fälle Übergang in eine Osteomyelofibrose, so daß der ursprünglich hyperämische Patient anämisch wird. Bei einem Drittel der Fälle geht die Polycythaemia vera in eine Leukämie über.

Literatur

Bank, A., et al.: Disorders of human hemoglobin. Science 207 (1980) 486

Bank, A., et al.: Fifth cooleys anemia symposium. Ann. N. Y. Acad. Sci. 445 (1985)

Begemann, H., J. Rastetter: Atlas der klinischen Hämatologie. Springer, Berlin 1978

Beru, N., J. McDonald, C. Lacombe, E. Goldwasser: Expression of the erythropoietin gene. Mol. cell. Biol. 6 (1986) 2571–2575

Bessis, M.: Living Blood Cells and their Ultrastructure. Springer, New York 1973

Bessis, M., et al.: Red Cell Shape. Springer, Berlin 1973

Bessis, M.: Blood Smears Reinterpreted. Springer, Berlin 1977

Brücher, H.: Knochenmarkzytologie. Thieme, Stuttgart 1986

Fried, W. J., J. Barone-Varelas, M. Berman: Detection of high erythropoietin titers in renal extracts of hypoxic rats. J. Lab. clin. Med. 97 (1981) 82–86

Herbert, V.: Megaloblastic anemias. Lab. Invest. 52 (1985) 3

Hübner, K.: Verh. Dtsch. Path. Ges. 67. Tagung (Thema: Haematopathologie). Fischer, Stuttgart 1983

Jelkmann, W., C. Bauer: Demonstration of high levels of erythropoietin in rat kidneys following hypoxic hypooxia. Pfluegers Arch. 392 (1981) 34–39

Klein, P. J.: Die mikroangiopathisch-hämolytische Anämie. Veröffentlichungen aus der Pathologie. Heft 116, hrsg. von G. Seifert. Fischer, Stuttgart 1981

Klein, P. J., et al.: The significance of the Thomsen-Friedenreich-Antigen in hemolytic-uremic syndrome. Lancet 1977/II, 1024

Remmele, W.: Erythropoese. In Remmele, W.: Pathologie, Bd. I. Springer, Berlin 1984 (237)

Undritz, E.: Haematologische Tafeln Sandoz. Sandoz, Basel 1972

Wintrobe, M. M.: Clinical Hematology. Lea & Febiger, Philadelphia 1981

Leukozyten

H.-E. Schaefer, U.-N. Riede und E. W. Herbst

Zu den Leukozyten gehören Granulozyten, Monozyten und Lymphozyten. Je nachdem, auf welcher Stufe in der Entwicklungsreihe die entsprechende Schädigung einsetzt, kann nur einer der drei Leukozytentypen oder eine ganze Leukozytensippe erkranken.

Unter den **funktionellen Läsionen** sind die Erkrankungen infolge defekter Lymphozytenfunktionen bereits bei den Immunopathien besprochen worden. Darüber hinaus kommen aber auch einige Granulozytendefektzustände vor. Sie verdeutlichen die biologische Bedeutung der einzelnen Granulozytenfunktionen. Paradebeispiel hierfür ist die progressiv-septische Granulomatose.

Von allen Erkrankungen der Leukozyten sind die **neoplastischen Läsionen** für einen Patienten am einschneidensten, denn diesem Prozeß fällt nicht nur die regelrechte Proliferation, sondern auch die Differenzierung und damit auch die Funktion einer ganzen im Blut zirkulierenden Leukozytenfamilie zum Opfer. Dadurch sowie durch eine grundsätzliche Immortalisierung unterscheidet sich eine Leukozytenneoplasie von anderweitigen Krebsleiden. Dieses Zuviel an Leukozyten im Blut bezeichnet man als *Leukämie.* Eine weitere Besonderheit der leukozytären Neoplasien sind ihre genetischen Defekte. Sie können familiär bedingt sein und/oder durch physikalische Noxen (Bestrahlung) oder durch Viren (HTLV-I) ausgelöst werden und ereignen sich besonders in solchen Chromosomenbereichen, die bereits physiologischerweise zur Gewährleistung der Antikörper- und T-Zell-Rezeptorvielfalt lebhaft umstrukturiert werden. Da dieser Prozeß bei Kleinkindern, die mit der Erregerauseinandersetzung erst beginnen, besonders ausgeprägt ist, wird verständlich, weshalb gerade diese häufig von Leukämien betroffen sind.

Liegt bei einer neoplastischen Läsion der Leukozyten eine ungezügelte Proliferation einer oder mehrerer der drei blutbildenden Zellinien zugrunde, so spricht man von einer *myeloproliferativen Erkrankung.* Dazu gehören die myeloischen Leukämien, die Osteomyelosklerosen, aber auch die Polycythaemia vera und die essentielle Thrombozythämie. Liegt jedoch eine bösartige Wucherung von Zellen des lymphatischen Gewebes vor, so bezeichnet man dies als *lymphatische Leukämie,* wenn die neoplastischen Zellen ins periphere Blut ausgeschwemmt werden, oder als *maligne Lymphome,* wenn die neoplastischen Zellen ein lymphonoduläres Gewebsmuster imitieren oder sich zumindest in Lymphknoten vermehren.

Funktionelle Läsionen

Die einzelnen Funktionen der Leukozyten, vor allem der neutrophilen Granulozyten, können sowohl durch angeborene als auch erworbene Defekte gestört sein. So kann beispielsweise durch autoreaktive Antikörper gegen Neutrophilen-Zytoplasmaantigene (= ACPA/cANCA) eine abnorme und gleichsam „sinnlose“ Neutrophilenaktivierung hervorgerufen werden. Die meisten dieser Defekte sind die Ursache zwar seltener Erkrankungen, verdeutlichen aber die Auswirkung der einzelnen Leukozytenfunktionen. Aus diesem Grunde werden die seltenen Leukozytendefekte tabellarisch (Tab. 10.**7**) zusammengefaßt und die progressiv-septische Granulomatose im folgenden ausführlicher besprochen:

Progressiv-septische Granulomatose

Definition: Dies ist eine im frühen Kindesalter sich manifestierende, chronisch-rezidivierende Infektionskrankheit, die auf einem genetisch bedingten Defekt des Keimabtötungsmechanismus in den Phagozyten (Neutrophile, Makrophagen) beruht.

Pathogenese: Der Defekt betrifft das NADPH-Oxydasesystem, das für die Generierung von mikrobiziden Sauerstoffmetaboliten zuständig ist. Bei etwa 60% der Fälle fehlt (X-gonosomal vererbt) das Zytochrom b-558, bei weiteren 30% der Fälle fehlt (autosomal rezessiv vererbt) ein zytosolisches Strukturprotein, das für die Aktivierung des membrangebundenen NADPH-Oxydasesystems unerläßlich ist. Infolgedessen entsteht kein H_2O_2, so daß die Myeloperoxydase daraus auch keine bakteriziden Verbindungen bilden kann. Die Kinder leiden an rezidivierenden, abszedierenden und granulomatösen Entzündungen (Haut, innere Organe, Abb. 10.**27**), die auf halbverdautes Bakterienwandmaterial zurückzuführen sein dürften. Als pathogene Keime kommen Katalase-positive Erreger wie Staphylococcus aureus, E. coli, Aspergillus und Candida in Betracht. Diese Erreger können nämlich durch ihre eigene

Tabelle 10.7 Pathogenese und Klinik der wichtigsten Granulozytendefekte

Krankheit	1. Molekularer Defekt 2. Funktionsstörung	Klinik
Leukozytenadhäsionsdefekt	1. CD11/CD18-Mangel 2. Leukozytentransmigration	rezidivierende Infekte mit Staphylokokken, gramnegativen Keimen
Lazy leucocyte syndrome	1. Aktindefekt 2. Chemotaxis, Chemokinese	rezidivierende Gingivostomatatitis
Chediak-Higashi-Syndrom	1. Membranfusionsstörung 2. Chemotaxis, Bakterizidie u. a. ↓ AK-vermittelte Zytotoxizität ↓	Albinismus, rezidivierende Infekte
Job-Syndrom	1. ? 2. Chemotaxis	rezidivierende kutane Staphylokokkenabszesse
progressiv-septische Granulomatose	1. Strukturproteindefekt des Phagozyten-NADPH-Oxydasesystems 2. Bakterizidie für katalasepositive Erreger ↓	rezidivierende Abszesse, histiozytäre Granulombildung, pyogene Dermatitis Pilzinfekte
Myeloperoxydasemangel	1. Enzymdysplasie 2. gering	wenig Symptome, gelegentlich rezidivierende Candidainfekte

Katalase das sich bildende H_2O_2 zerstören, wohingegen andere im Kindesalter besonders pathogene Keime wie die Streptokokken im Rahmen ihres Bakterienstoffwechsels ausreichend H_2O_2 bilden, welches als Substrat für die bakterizide Wirksamkeit der Granulozytenmyeloperoxidase ausreicht.

Neoplastische Läsionen

Leukämien

Allgemeine Definition: Unter dem von R. Virchow geprägten Begriff Leukämie (= weißes Blut) versteht man eine systemische autonome Proliferation eines abnormen Zellstammes (= Klones) der leukozytenbildenden Systeme, welche mit einer mehr oder weniger ausgeprägten Zellausschwemmung ins periphere Blut einhergeht.

Typisch für die leukämischen Zellpopulationen sind:

– *akute Verlaufsformen:* Autonomie im vergrößerten Proliferationskompartiment mit fehlendem Funktionskompartiment wegen Differenzierungsblock (S. 331);
– *chronische Verlaufsformen:* unverändertes Proliferationskompartiment mit vergrößertem Differenzierungs- und Funktionskompartiment wegen Zellabsterbeblock (S. 142);
– *Fehlerhafte Expression von „Aussiedler"-Faktoren:*
→ Ausbreitung außerhalb der normalen Blutbildungsstätte,
→ leukämische Organinfiltrate.

Morbidität: 1 : 10000. Bimodaler Altersgipfel: 3. und 6. Lebensdekade (♂ > ♀).

Die verschiedenen Leukämieformen werden anhand folgender Kriterien prognostisch beurteilt:

- *Zelltyp:* Die normalen leukopoetischen Gewebe werden in das lymphatische und myeloische System eingeteilt (Abb. 10.**10**). Dementsprechend lassen sich zwei Leukämie-Haupttypen unterscheiden: die myeloischen und lymphatischen Leukämien.

- *Differenzierungsgrad und Krankheitsverlauf:* Die am neoplastischen Geschehen beteiligten Zellen weisen unterschiedliche Reifegrade auf, was in der Regel mit dem klinischen Verlauf korreliert. Dementsprechend unterscheidet man akute unreifzellige Leukämien, die unbehandelt früher oft innerhalb weniger Wochen zum Tode führten, sowie chronische reifzellige Leukämien, deren Verlauf sich meist in Schüben jahrelang dahinzieht.

- *Grad der Zellausschwemmung ins periphere Blut:* Nicht jede Leukämieform geht unweigerlich mit einer Ausschwemmung von neoplastischen Leukozyten ins Blut einher. Demzufolge unterscheidet man leukämische und aleukämische (Leukosen) Formen.

Allgemeine Ätiologie: Die Ursache einer Leukämie ist zwar nicht in jedem Einzelfall geklärt, aber folgende ätiologische Faktoren müssen bei ihrer Entstehung in Betracht gezogen werden:

- *Ionisierende Strahlen* in hohen Dosen, sei es im Rahmen einer Strahlentherapie, sei es bei Opfern von Strahlenunfällen (Kernreaktordefekte, Atombombenopfer), begünstigen eindeutig die Entstehung von Leukämien. Das gleiche gilt auch für knochenmarkzerstörende Chemotherapeutika (z. B. Alkylantien) sowie für bestimmte chemische Stoffe wie z. B. Benzol, von dem mittlerweile bekannt ist, daß es beim Tier latente Leukämieviren aktiviert.

- *Viren:* Ihre leukämieerzeugende Wirkung ist bei verschiedenen Tierarten (einschließlich Primaten) gesichert. Beim Menschen konnte bisher die Virusätiologie nur für die Erwachsenen-T-Zell-Leukämie nachgewiesen werden, die durch HTLV-I-Viren (S. 259) ausgelöst werden. Ferner konnte in einigen chronisch verlaufenden T-Zell-Lymphomen oder -Leukämien das HTLV-II-Virus isoliert werden. Ähnliches gilt auch für das humane B-lymphotrope Virus (= HBLV) aus der Herpesvirusgruppe.

- *Genetische Faktoren:* Sie haben einen wesentlichen Einfluß auf die Leukämogenese. Dies geht unter anderem aus folgenden Beobachtungen hervor:

- In der japanischen Bevölkerung kommt die chronisch-lymphatische Leukämie praktisch nicht vor,
- Patienten mit Trisomie 21 (Down-Syndrom, S. 288) erkranken zwanzigmal häufiger an einer akuten Leukämie als die Normalbevölkerung,
- bei zahlreichen Leukämieformen liegen strukturelle Chromosomenaberrationen (S. 548) vor.

Molekularpathologisch spielen strukturelle Chromosomenaberrationen mit nachfolgenden Störungen der Zellproliferation und -differenzierung eine wichtige Rolle in der Leukämogenese. In diesem Zusammenhang ist das Philadelphia-Chromosom (Ph^1-Chromosom) zu erwähnen (S. 369). Es kommt in über 90% aller Patienten mit chronisch-myeloischer Leukämie vor und läßt sich in den Granulozyten-, Erythrozyten-, Megakaryozytenvorläufern, inkonstant in Lymphozyten, aber nicht in Fibroblasten nachweisen. Außer den zum Philadelphia-Chromosom führenden Chromosomenaberrationen sind mittlerweile bei den Leukämien zahlreiche andere strukturelle Chromosomenaberrationen gefunden worden (s. Abb. 10.**47**). Dabei fällt auf, daß die entsprechenden Chromosomenbrüche im Bereich solcher Gene auftreten, die im Rahmen der Zelldifferenzierung einer somatischen Rekombination (S. 11) unterliegen oder zumindest Genorte betreffen, die im Rahmen spezifischer Differenzierungsschritte eingeschaltet sind. Dies sind bei den B-Zellen die Genorte für die Immunglobuline (Schwer-, Leichtketten), bei den T-Zellen die Genorte für Peptidketten des T-Zell-Rezeptors (Abb. 10.**11**). Durch die zugrunde liegenden Chromosomenbrüche mit nachfolgender Umverteilung des genetischen Materials auf ein anderes Chromosom im Rahmen der Translokation werden bestimmte Protoonkogene wie c-abl, c-ras und c-myc aktiviert, was offenbar die Leukämogenese fördert. Bei einigen B- und T-Zell-Neoplasien werden die Onkogene sogar nach den entsprechenden Bruchstellen benannt. Dies sind die für B-Zell-Neoplasien typischen bcl-1- und bcl-2-Onkogene und die für T-Zell-Neoplasien häufigen Genloci tcl-1, -2 und -3. Daneben können aber auch die Chromosomen im Bereich von Differenzierungsgenen brechen. Dies gilt für einige akute T-lymphoblastische Leukämien, bei denen entweder die Transkriptionsregulatoren TAL-1 und -2 oder das Hox-Gen TAL-3 in den Aktivierungsbereich des T-Zell-Rezeptorlokus kommen. Wie eine translokationsbedingte Fehlregulation zustande kommt, läßt sich bei der akuten Promyelozytenleukämie zeigen, wo durch die 15 : 17-Chromosomentranslokation ein genetischer Mischmasch aus dem Rezeptorgen für den Differenzierungsfaktor Retinsäure (S. 315) und dem für einen Transkriptionsfaktor kodierenden PML-Gen entsteht.

Allgemeine Pathogenese: Wie wir aufgrund zellkinetischer Untersuchungen wissen, beruht der grundlegende Defekt bei der akuten Leukämie darauf, daß leukämische Stammzellen nicht mehr in der Lage

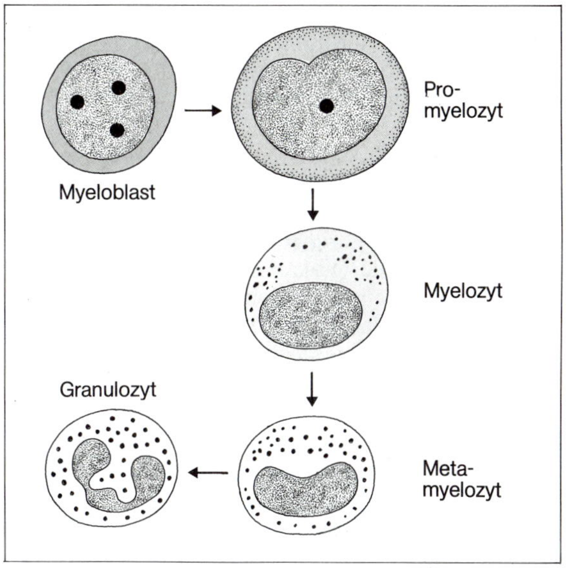

Abb. 10.**10** Elemente der normalen Granulozytopoese (Schema)

sind, zu den funktionellen Endzellen der entsprechenden Zellreihe heranzureifen (Abb. 10.**10**). Dies hat zur Folge, daß die *leukämischen Blasten* ihre Teilungsfähigkeit weiterhin beibehalten und somit *potentiell unsterblich* sind. Diese Blasten verdrängen bei der akuten myeloischen Leukämie die normalen Vorstufen der Granulozyten, Erythrozyten und Thrombozyten im Knochenmark. Infolgedessen werden viele

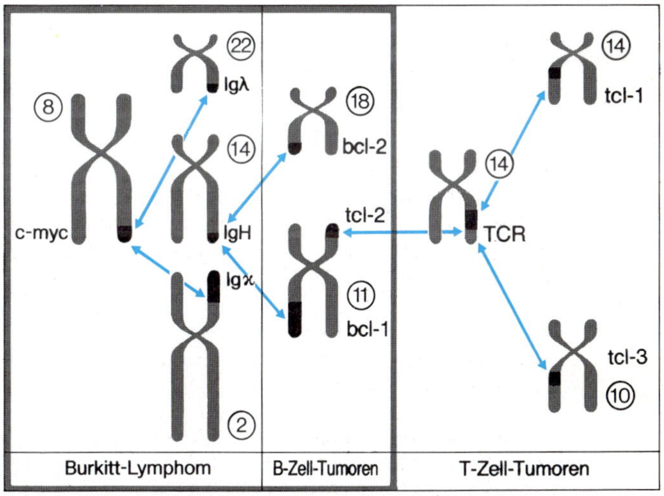

Abb. 10.**11** Chromosomale Translokationen bei B- und T-Zell-Tumoren. Beachte, daß die Chromosomenbrüche im Bereich von Genen liegen, die einer somatischen Rekombination unterliegen, und daß dabei Protoonkogene in den Einflußbereich transkriptiv-aktiver Genabschnitte gelangen (IgH = Immunglobulinschwerketten, Igϰ, -λ = Leichtketten, TCR = T-Zell-Rezeptor, bcl-1,2-Onkogene, bei B-Zell-Neoplasien; tcl-1,2,3-Onkogene bei T-Zell-Neoplasien)

Blasten, wenige Granulozyten und keine Zwischenstufen ins periphere Blut ausgeschwemmt.

Bei den chronischen Leukämien ist in der Regel ein kleinerer Anteil der betreffenden Zellreihe proliferativ tätig. Die Vermehrung der Zellmasse kommt vielmehr durch die Anhäufung langlebiger gutdifferenzierter Zellen infolge ausbleibendem „programmierten Zelltod" (S. 135) zustande.

Die *Pathophysiologie* der Leukämien ist eng mit den Massen der leukämischen Zellen verknüpft. Die abnorme Zellpopulation verdrängt die Zellen der normalen Blutbildung im Knochenmark. Die Folge davon sind Anämie, Infektionsanfälligkeit und Blutungsneigung. Es gibt Schätzungen, die besagen, daß 1 kg Leukämiezellen (etwa 10^{13} Zellen) ausreicht, um dadurch den Tod des Patienten herbeizuführen. Da bei der Diagnosestellung in der Regel mindestens 10^9 Zellen vorhanden sind, liegen somit zwischen der kleinsten feststellbaren Zellzahl und der potentiell tödlichen Zellzahl nur 10 Tumor-Verdopplungszeiten. Eine therapeutisch induzierte *Vollremission* bedeutet lediglich, daß die leukämischen Zellen klinisch nicht mehr aufspürbar sind und ihre Gesamtzahl somit weniger als 10^9 beträgt.

1. Akute myeloische Leukämien

Definition: Eine heute gebräuchliche Einteilung der akuten myeloischen Leukämien (= AML) geht auf die Vorschläge der French-American-British-Group (FAB) zurück. Sie unterscheidet nach Differenzierung und Reifegrad der Leukämiezellen sowie Vorherrschen eines Zelltyps sechs AML-Untergruppen M1–M6 (Tab. 10.**8** und Abb. 10.**12**). Diese Einteilung orientiert sich an der vorherrschenden Differenzierungstendenz der leukämischen Zellen. Dabei äußert sich der Reifungsgrad im Auftreten peroxidase- und chlorazetatesterase-haltiger Granula (Zytochemie!). Die *M1–M3-Typen* zeigen eine vorwiegend granulozytäre Differenzierungstendenz, unterscheiden sich aber im Grad der Myeloblastenausreifung. Typ *M4* tendiert sowohl zu einer monozytären als auch granulozytären Differenzierung, während beim *M5-Typ* eine monozytäre Differenzierungslinie überwiegt. Beim *M6-Typ* der AML beherrschen schließlich Zellen der erythropoetischen Reihe die Szene. Alle AML-Typen weisen charakteristische Chromosomenaberrationen auf (Tab. 10.**9**).

Morphologie: Bei den verschiedenen Untergruppen der AML findet man im Blut Promyelozyten, Myeloblasten oder Monoblasten neben reifen Granulozyten, die noch von der normalen, nicht leukämischen Granulozytopoese abstammen, aber keine Zwischenstufen *(= Hiatus leucaemicus).*

Bei der AML Typ M1 ist die Mehrzahl der Myeloblasten ungranuliert, und nur vereinzelt treten Blasten mit wenigen, myeloperoxydasehaltigen azurophilen Granula oder Auer-Stäbchen (Abb. 10.**13**) auf. Beim Typ M2 überwiegen dagegen peroxydasehaltige Myeloblasten, die auch häufiger Auer-Stäbchen enthalten und eigentlich bereits als frühe Promyelozy-

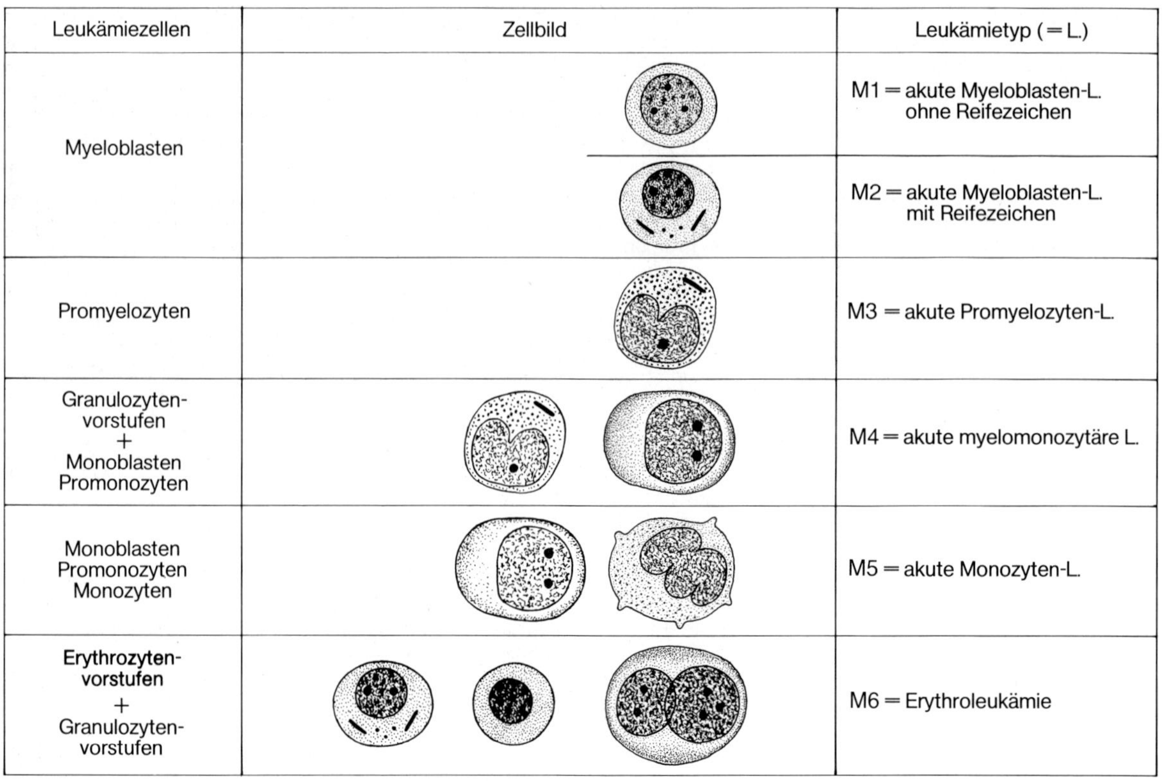

Abb. 10.**12** Schematische Darstellung der verschiedenen akuten myeloischen Leukämien (FAB-Klassifikation)

Tabelle 10.**8** Übersicht der zytochemischen und pathologisch-anatomischen Befunde bei den Leukämien

Leukämietyp	ICD-O-Nr.	PAS-Reaktion	α-Naphthyl-Acetat-Esterase	Myeloperoxidase	Leber: Leukämiezellinfiltrate	Leber: Hepatomegalie	Lymphadenie	Splenomegalie	Hyperplastische Gingivitis	Meningeosis leucaemica	Mittlere Überlebenszeit	Häufigkeit
akute myeloische Leukämien												
M1 = Myeloblastenleukämie ohne Ausreifung		– bis (+)	(+)	0/(+)	diffus	(+)	–	+	+	+	1 Jahr	15%
M2 = Myeloblastenleukämie mit Reifungszeichen	9861/3	(+)	(+)	0/+	diffus	(+)	–	+	+	+		
M3 = Promyelozytenleukämie	9866/3	+	(+)	+++	diffus	(+)	–	+	+	+		
M4 = myelomonozytäre Leukämie	9895/3	(+)	+/+++	+/++	diffus	(+)	–	+	+++	+		
M5 = Monozytenleukämie	9891/3	–	+++	(+)	diffus, oft fehlend	(+)	–	+	+++	+		
M6 = Erythroleukämie	9840/3	+++	+	–	diffus	++	–	+	+	+		
chronische myeloische Leukämien	9863/3	(+)	–	+++	diffus	+++	(+)	+++	–	(+)	3 Jahre	30%
akute lymphatische Leukämien	9821/3	++	–	–	portal, oft fehlend	+++	+++	+	–	+++	Vollremissionen möglich	20%
chronische lymphatische Leukämien	9823/3	+	–	–	portal	++++	++++	++	–	(+)	10–15 Jahre	35%

– = fehlender Befund, (+) = gelegentlicher Befund, + = geringer Befund, ++ = mäßiggradiger Befund, +++ = ausgeprägter Befund, ++++ = massiver Befund

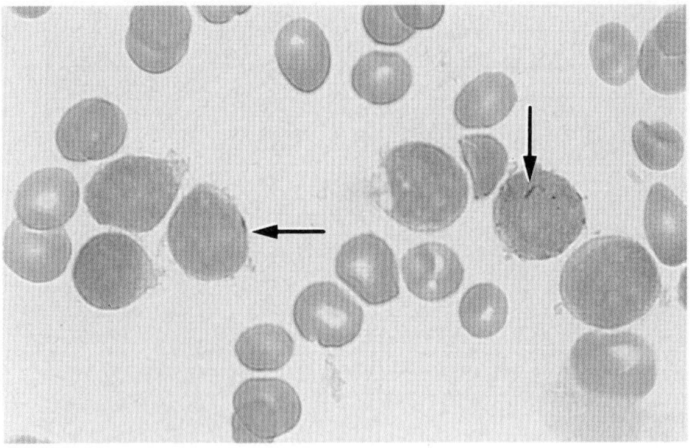

Abb. 10.**13** Myeloblastenleukämie Typ M1 (Blutausstrich): Die an sich Peroxidase-negativen Zellen zeigen ausnahmsweise einzelne (rötliche) Auer-Stäbchen, die Peroxidase-positiv sind (Vergr. 1 : 500)

ten anzusehen sind. Der Typ M3 ist dagegen durch die Proliferation einer monomorphen Promyelozytenpopulation gekennzeichnet, deren Zytoplasma dicht angefüllt ist mit azurophilen Primärgranula (Abb. 10.**14a** u. **b**). Der Zerfall dieser labilen Promyelozyten provoziert häufig eine fatale Verbrauchskoagulopathie auf dem Boden einer disseminierten intravasalen Blutgerinnung (S. 415). Aufgrund ihrer monozytären Differenzierung (-tendenz) produzieren die M4- und M5-Leukämiezellen häufig reichlich Lysozym, das intrazellulär und im Urin nachgewiesen werden kann. Besonders M5-Leukämien (Abb. 10.**15a** u. **b**) neigen zu früh auftretenden diffusen papillären Hautinfiltraten.

Die leukämischen Zellen verdrängen die Zellen der Erythropoese und Megakaryozytopoese. Die Leukämiezellherde sind makroskopisch graurot.

Die Leber ist bei den AML vergrößert und weist histologisch eine diffuse Leukämiezellinfiltration des Parenchyms auf. Die massive Splenomegalie beruht auf einer Durchsetzung der roten Pulpa mit Blasten unter Verdrängung der Milzfollikel. Eine hyperplastische Gingivitis ist für die monozytären Formen typisch. Die Lymphknoten sind bei den verschiedenen AML-Formen nur selten vergrößert.

Klinisch machen Müdigkeit, Gewichtsverlust, Infektanfälligkeit und Blutungsneigung auf eine AML aufmerksam. In etwa 25% aller Fälle mit AML geht der eigentlichen Erkrankung eine Phase der „*Präleukämie*" aus dem Formenkreis der myelodysplastischen Syndrome voraus, die sich bei den Patienten meist unter dem Zeichen einer refraktären Anämie ankündigt. Die Zeit von der Präleukämie bis zum Vollbild der AML ist oft kurz und dauert nur mehrere Monate.

Myelodysplastische Syndrome

Definition: Eine Gruppe von Knochenmarkstörungen in Form klonaler neoplastischer Läsionen hämatopoetischer Stammzellen mit Zytopenie einer oder mehrerer Zellinien im peripheren Blut und morphologischen Anomalien der drei hämatopoetischen Zellinien. Diese Läsionen haben einen meist langsamen Verlauf und betreffen vor allem Patienten in der 5. Lebensdekade. Da nur 30% dieser Fälle in eine akute myeloische oder chronische myelomonozytäre Leukämie übergehen, während die übrigen Fälle an den Folgen der Knochenmarksstörung oder anderweitigen Ursachen sterben, ist die frühere Bezeichnung „Präleukämie" nicht umfassend.

Pathogenetisch liegen Stammzellmutationen vor, die zur Ausbildung von Klonen mit Wachstumsvorteil gegenüber der ursprünglichen Hämatopoese führen. Die Dyserythropoese widerspiegelt sich vor allem in der Bildung von Ringsideroblasten (Abb. 10.**8**), die Dysgranulozytopoese in Form von Segmentierungsstörungen. Klinisch dominiert eine therapierefraktäre Anämie (Abb. 10.**17**). Einem Vorschlag der FAB (= French-American-British)-Group zufolge werden die myelodysplastischen Syndrome, wie in Tab. 10.**10** angegeben, klassifiziert.

Daraus geht hervor, daß die chronische myelomonozytäre Leukämie (= CMML) ebenfalls dazu gehört (Abb. 10.**16**). Sie unterscheidet sich von der chronischen myeloischen Leukämie insofern, als im Blut und in den leukämischen Infiltraten neben der granulozytopoetischen Zellreihe auch Monozyten und deren Vorstufen reichlich vertreten sind; sie bevorzugt das fortgeschrittene Alter.

Von der Gruppe der myelodysplastischen Syndrome ist das „5q-"-Syndrom mit variabler Deletion des Langarms von Chromosom 5 abzugrenzen. Es ist morphologisch durch eine Dysplasie der Megakaroyzyten in Form einer Hypolobulierung der Zellkerne (= sog. Sphäronukleose) und klinisch durch eine refraktäre Anämie mit geringerem Risiko, in eine Leukämie überzugehen, charakterisiert.

Tabelle 10.**9** Charakteristische Chromosomenanomalien bei den akuten myeloischen Leukämien

Leukämietyp	Chromosomenanomalie (häufigster Typ)	Molekularpathologie
M2	t(8;21)(q22;q22)	Insertionsaktivierung von c-ets-2
M3	t(15;17)(q22;q11–12)	Fusion des Retinsäurerezeptors mit c-myl
M4	inv,del,t(16)+8;–7	
M4 mit atypischer Eosinophilie	inv(16)(p13;q23)	
M5	t(11;19)(p22;q23)	Insertionsaktivierung von c-ets-1 neben Interferonlokus

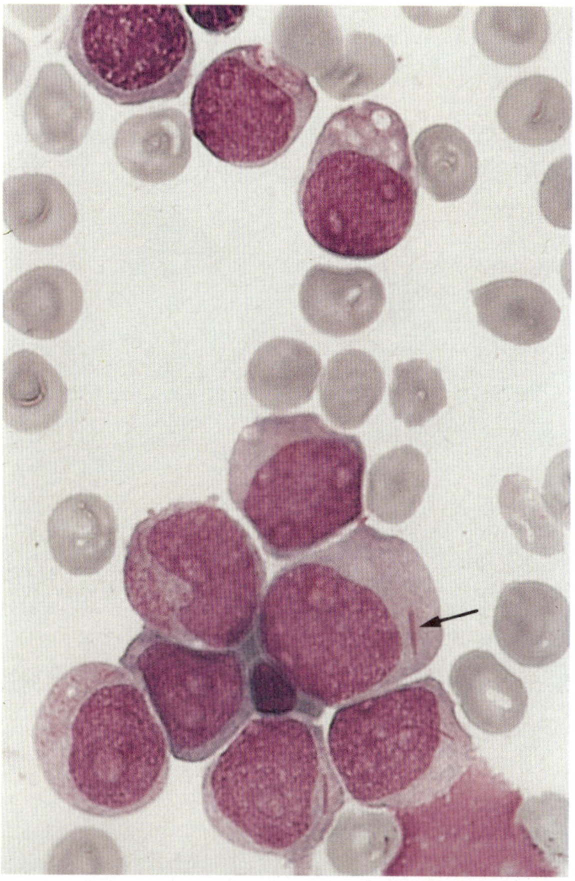

a

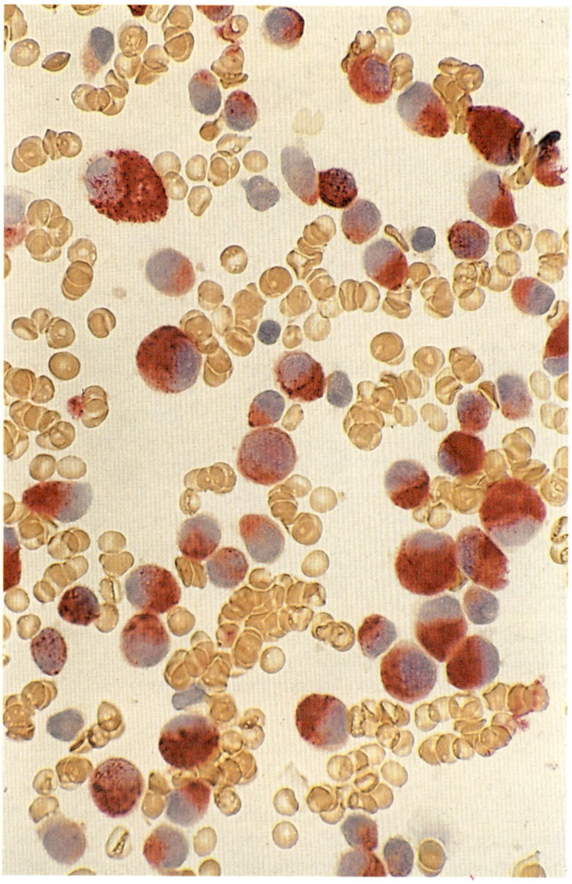

b

Abb. 10.**14a** u. **b** Akute Promyelozytenleukämie (FAB-Klassifikation: M3):
a Mit typischen rötlich angefärbten Auer-Stäbchen (Pfeil) im Zytoplasma (Pappenheim, Vergr. 1 : 500)
b und mit stark positiver Peroxidasereaktion (rotes Reaktionsprodukt) (Vergr. 1 : 300)

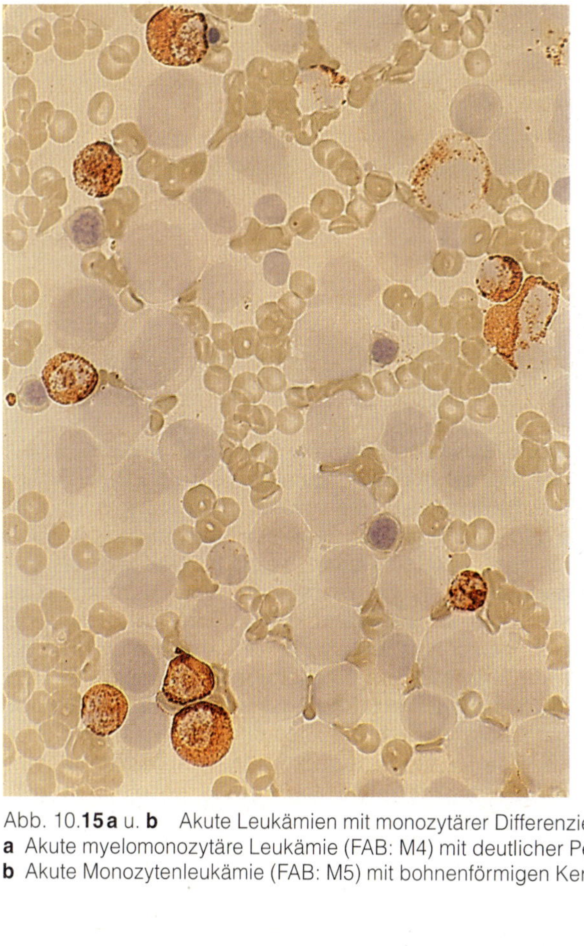

a

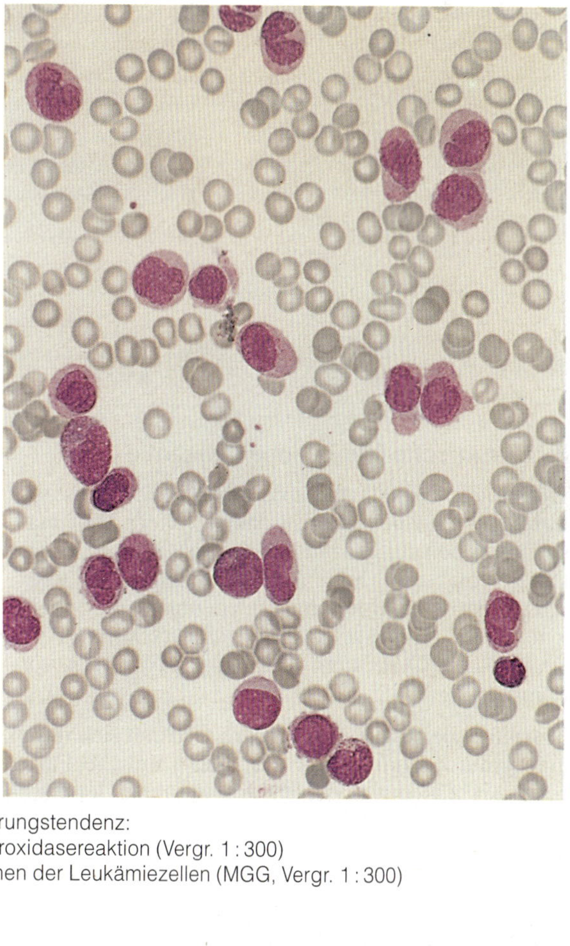

b

Abb. 10.**15a** u. **b** Akute Leukämien mit monozytärer Differenzierungstendenz:
a Akute myelomonozytäre Leukämie (FAB: M4) mit deutlicher Peroxidasereaktion (Vergr. 1 : 300)
b Akute Monozytenleukämie (FAB: M5) mit bohnenförmigen Kernen der Leukämiezellen (MGG, Vergr. 1 : 300)

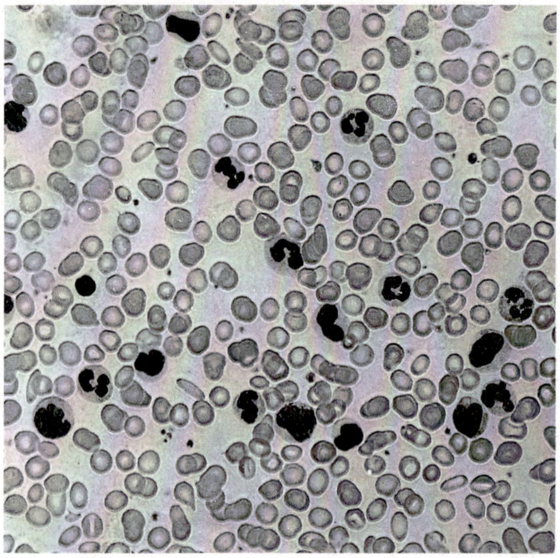

Abb. 10.**16** Chronische myelomonozytäre Leukämie (= CMML). Gemischtes Auftreten von reifen und unreifen Neutrophilen und Monozyten im peripheren Blut (MGG, Vergr. 1:150)

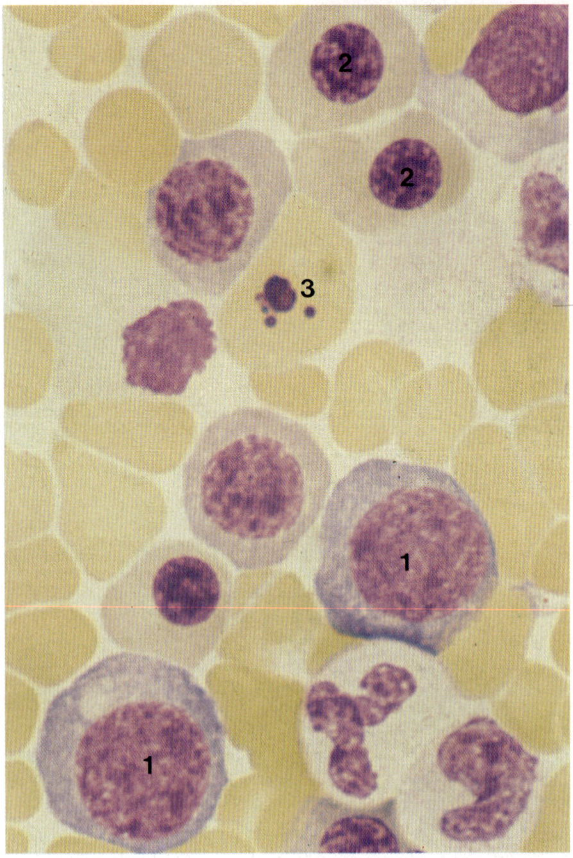

Abb. 10.**17** Refraktäre Anämie im Rahmen eines myelodysplastischen Syndroms: Dysplastische Erythropoese mit makroblastärer Reifungsstörung und Kernabsprengungen. 1 = Proerythroblasten, 2 = Normoblasten mit makroblastärer Reifungsstörung, 3 = oxyphiler Normoblast mit makoblastärer Reifungsstörung und Kernatypien (Pappenheim, Vergr. 1:400)

Tabelle 10.**10** FAB-Klassifikation der myelodysplastischen Syndrome (MDS)

MDS-Typ	Abkürzung	Progressionsrate in Leukämie
refraktäre Anämie ohne Blastenexzeß	RA	15%
refraktäre Anämie mit Ringsideroblasten (Abb. 10.**7**)	RARS	10%
CMML (Abb. 10.**16**)		30%
refraktäre Anämie mit Blastenexzeß (5–20% Blasten)	RAEB	40%
refraktäre Anämie mit Blastenexzeß in Transformation (20–30% Blasten)	RAEBt	60%

2. Chronische myeloische Leukämie

Definition: Diese Leukämieform (= CML) ist dadurch gekennzeichnet, daß das periphere Blut massiv mit Zellen der ganzen Myelopoese aller Reifungsstufen oft mit hohem Basophilenanteil überschwemmt wird, wobei im Knochenmark die Myelozyten und Promyelozyten vorherrschen (Abb. 10.**18**). Die CML kann in allen Lebensaltern vorkommen.

Morphologie: Das Knochenmark zeichnet sich durch eine graurote Infiltration aus. Die grünliche Farbe resultiert aus der massiven Ansammlung leukämischer Zellen, die reichlich Myeloperoxydase enthalten. Dieses Ferment besitzt eine grüne Eigenfarbe. Die Infiltrate bestehen histologisch aus myelopoetischen Zellelementen aller Reifungsgrade, die auch ins Blut ausgeschwemmt werden. Die Milz als potentielle Stätte der extramedullären Blutbildung ist von allen Leukämieformen bei der CML am stärksten vergrößert und weist oft anämische Infarkte (Abb. 10.**19**) mit begleitender Perisplenitis auf (S. 561). Die rote Pulpa ist wie das Knochenmark mit myelopoetischen Zellen übersät. Auch die Leber als weiteres Organ der extramedullären Blutbildung ist enorm vergrößert und enthält histologisch zwi-

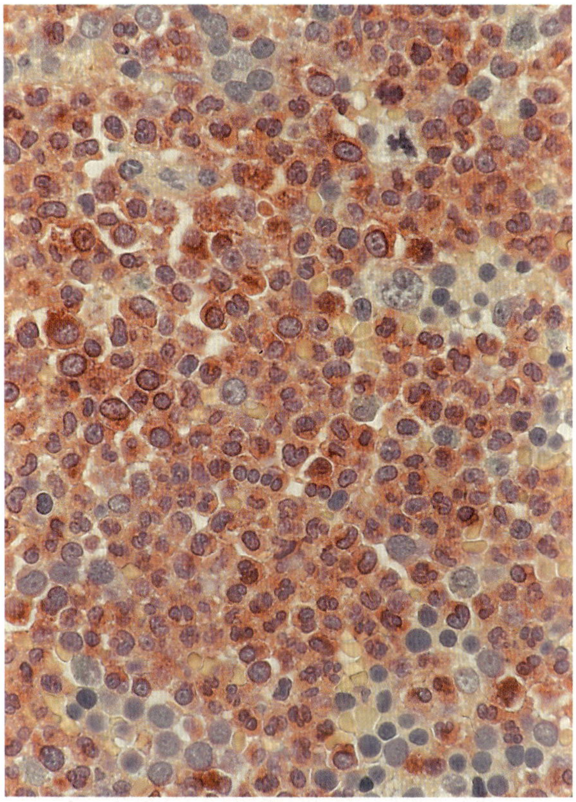

Abb. 10.**18** Chronisch-myeloische (granulozytäre) Leukämie: Im Knochenmark findet man dichte Rasen von Chloracetatesterase-positiven (roten) Granulozytenvorstufen, welche die Erythropoese verdrängen (Vergr. 1 : 250)

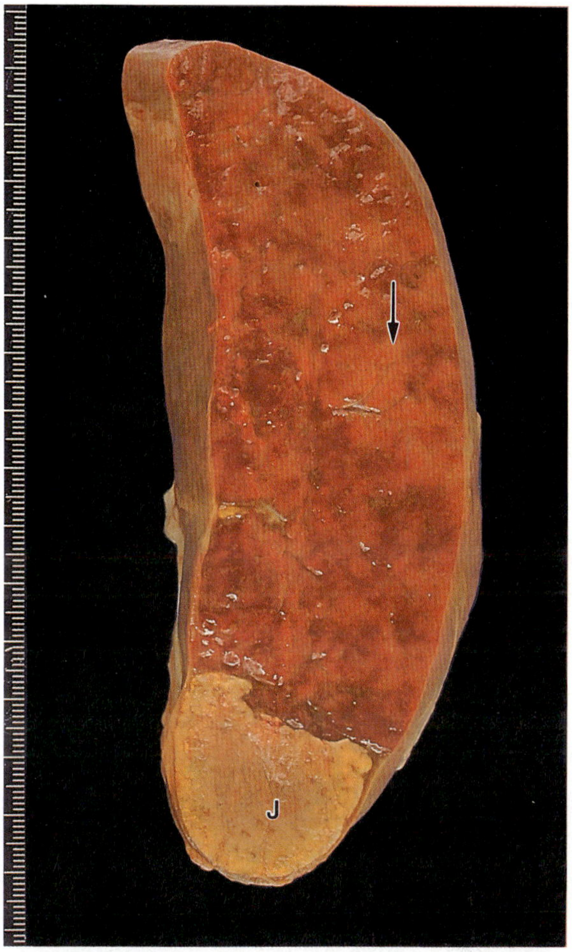

Abb. 10.**19** Splenomegalie mit anämischen Milzinfarkt (I), begleitender Perisplenitis und Leukämiezellherden (Pfeil) bei chronisch-myeloischer Leukämie

schen den Leberzellbalken (intrasinusoidal) die leukämischen Infiltrate, welche diffus das ganze Organ durchsetzen. Daneben kann das perivaskuläre Bindegewebe der Niere, Haut, Lunge, Meningen und Gonaden sowie die Kapsel- und Parakortikalzone der Lymphknoten leukämisch infiltriert sein. Im weiteren Verlauf geht die CML in eine meist terminale Akzelerationsphase über. Diese ist gekennzeichnet durch eine zunehmende (sekundäre) Markfibrose, durch einen Blastenschub und/oder durch tumoröse Infiltratbildungen in Form sog. *Chlorome* (z. B. in der Haut). Beim Blastenschub wird die an sich ausreifende und insofern partiell funktionsfähige, granulozytopoetische Zellpopulation durch eine rasch expandierende Blastenpopulation myeloischer oder lymphoider Prägung verdrängt. Der resultierende Granulozytenmangel bringt eine hohe Infektgefährdung mit sich.

Klinisch verläuft die CML biphasisch. Die erste Phase läßt sich chemotherapeutisch gut beherrschen. Sie kann 2–5 Jahre nach der Diagnosestellung eine malignere Gangart (Akzeleration) einschlagen. Sie besteht oft in einer *Blastenkrise,* bei welcher infolge Umordnung des p53-Tumorsuppressor-Gens die Myeloblasten überwiegen. Die meisten Patienten sterben 3 Monate später.

3. Akute lymphatische Leukämien

Definition: Diese Leukämieform (= ALL) bevorzugt das Kindesalter und ist durch *Ausschwemmung* von *pathologischen Lymphoblasten* ins Blut charakterisiert (= akute lymphoblastische Leukämie). Sie stellen hochmaligne Neoplasien dar und werden in der REAL-Klassifikation der Non-Hodgkin-Lymphome (S. 573 ff) als *Vorläufer B-lymphoblastische Leukämie* oder als *Vorläufer T-lymphoblastische Leukämie* zusammengefaßt.

Die French-American-British-Group (FAB-Klassifikation) unterteilt die ALL in drei morphologische Gruppen (Tab. 10.**11**), die sich je nach immunologischen und zytochemischen Markern entweder den B-Zellen oder T-Zellen oder keinen der beiden Zelltypen zuordnen lassen. Obgleich sie ohne Behandlung rasch tödlich verläuft, sind bei der ALL im Kindesalter chemotherapeutisch Vollremissionen mit völliger Normalisierung des Knochenmarkes (Heilung!) erreichbar.

Tabelle 10.**11** FAB-Klassifikation der akuten lymphatischen Leukämien (= ALL)

ALL-Typ	Blastenmorphologie	Bevorzugte Altersgruppe
L1 (= kindlicher Typ)	homogene Zellpopulation: vorwiegend kleine blastäre Zellen, heterochromatische Kerne, selten Nukleolen	Kinder
L2 (= Erwachsenentyp)	heterogene Zellpopulation zwischen L1 und L3, oft Kernkerbung, Nukleolen	Erwachsene
L3 (= Burkitt-Typ)	homogene Zellpopulation vorwiegend aus Blasten, rundliche Kerne, große Nukleolen	keine Altersbevorzugung

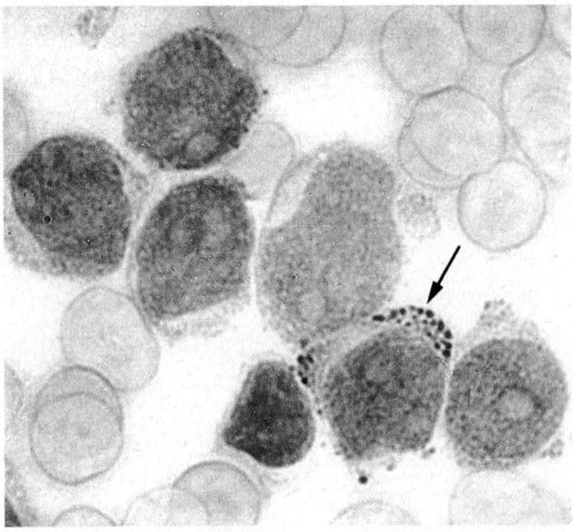

Abb. 10.**20** Akute lymphatische Leukämie (= ALL Typ 2) mit PAS-positiven Granula (Pfeil) in den Blasten (PAS, Vergr. 1:600)

Morphologie: Im Knochenmark und Blut findet man je nach ALL-Typ verschiedene atypische Lymphoblasten, die im Gegensatz zu myeloischen Zellen obligat peroxidase- und chlorazetatesterase-negativ reagieren, häufig jedoch schollenförmig verteiltes PAS-positives Glykogen (Abb. 10.**20**) enthalten; sie imponieren gesamthaft als makroskopisch graue Herde. Die Lymphknoten sind ebenso wie die Leber regelmäßig vergrößert, wobei das entsprechende leukämische Infiltrat einem malignen *lymphoblastischen Lymphom* entspricht, wie überhaupt die ALL als leukämisch verlaufendes hochmalignes Lymphom angesehen werden kann. Die Blasteninfiltrate konzentrieren sich im Gegensatz zu den myeloischen Leukämieformen in der Leber auf die Portalfelder. Typisch für die ALL ist die Blasteninfiltration des Zentralnervensystems und der Meningen in Form der *Meningeosis leucaemica*. Hier entziehen sich die Leukämiezellen durch die Blut-Liquor-Schranke dem Zugriff der Chemotherapeutika, so daß von den Zellen der Meningeosis leucaemica ein leukämisches Rezidiv ausgehen kann. Aus diesem Grunde muß das Zentralnervensystem gesondert therapeutisch angegangen werden.

4. Chronische lymphatische Leukämien

Definition: Die chronische lymphatische Leukämie (= CLL) gehört zu den niedrig malignen Lymphomen und weist einen Altersgipfel in der 6. Lebensdekade auf. Sie ist charakterisiert durch eine massive Vermehrung von (hauptsächlich) reifen B- oder (selten) T-Lymphozyten im Blut und im Knochenmark (= chronische lymphozytische Leukämie). Ferner ist die CLL an der Wucherung der lymphatischen Zellen in Lymphknoten, Leber, Milz und anderen Organen zu erkennen, woraus klinisch entsprechende Organvergrößerungen resultieren. Die systemische Infiltration der Lymphknoten – unter dem histologischen Bild eines *lymphozytischen Lymphoms* – hat daher auch zum Begriff der „chronischen Lymphadenose" geführt.

Morphologie: Zunächst findet man nur feine graue Infiltratinseln im Knochenmark. Später gesellt sich eine generalisierte Lymphknotenschwellung hinzu, wobei die leukämischen Infiltrate den normalen histologischen Lymphknotenaufbau zerstören (Abb. 10.**22**).

Im Blut entwickelt sich mit fortschreitender Krankheitsdauer zunehmend eine relative und absolute Lymphozytose. Es handelt sich dabei um kleine bis mittelgroße Lymphozyten, die meistens der B-Zell-Reihe zuzurechnen sind und dann ein monoklonales Oberflächenimmunglobulin (vgl. S. 578) exprimieren. Typisch ist die mechanische Labilität dieser Zellen im Ausstrich, was sich häufig in Form zerquetschter Kernreste (= *Gumprechtsche Kernschatten*) äußert. Das morphologische Erscheinungsbild dieser Lymphozyten unterliegt bei den einzelnen Patienten einer gewissen individuellen Variation. So werden in einigen Fällen auch Zellpopulationen mit plasmozytoider Differenzierungstendenz *(„leukämisches lymphoplasmozytoides Immunozytom")* oder unreifere Formen (sog. Prolymphozytenleukämie mit schlechter Prognose) beobachtet.

Bei weiterer Progression der CLL-Erkrankung findet man außer der Blutlymphozytose noch eine massive Hepatomegalie mit leukämischen Infiltraten in den Portalfeldern (Abb. 10.**21**) und eine Splenomegalie mit erheblicher Infiltration der weißen, später auch der roten Pulpa durch neoplastische Lymphozyten. Allmählich macht sich bei den Patienten eine Anämie bemerkbar, die entweder auf die leukämische Verdrängung der Erythropoese im Knochenmark oder auf eine Autoimmunhämolyse zurückzuführen ist. Schließlich verdrängen die CLL-Infiltrate die Megakaryozytopoese im Knochenmark (Abb. 10.**22**), so daß eine lebensbeendende Thrombozytopenie mit entsprechender hämorrhagischer Diathese (S. 556) eintritt. Aus der Verdrängung normaler immunkompetenter B- und T-Zellen resultiert eine Immuninsuffizienz (u. U. Hypogammaglobulinämie) mit Infektanfälligkeit.

Myelosklerose

Definition: Im engeren Sinne wird mit dem Begriff der primären *Osteomyelosklerose* (OMS) eine Knochenmarkserkrankung aus dem Komplex der *myeloproliferativen Syndrome* (vgl. S. 543) bezeichnet, welche klinisch durch eine primär manifeste, progressive Anämie und morphologisch durch eine zunehmende Markfibrose gekennzeichnet ist, zu welcher sich später eine Spongiosaverdichtung *(Osteosklerose)* sowie eine extramedulläre Blutbildung besonders in Leber und Milz (massive Splenomegalie) hinzugesellt. Dieses Krankheitsbild kann – zumal in den Endstadien – durch *sekundäre* Osteomyelofibrosen oder Osteomyelosklerosen phänokopiert werden, die aus einer CML, Polycythaemia vera oder einer essentiellen Thrombozythämie hervorgehen können.

Die morphologische Konvergenz von primärer und sekundärer Osteomyelosklerose unterstreicht die nosologische Verwandtschaft der einzelnen Entitäten myeloproliferativer Systemerkrankungen. Ohne Geschlechtsbevorzugung tritt die primäre Osteomyelosklerose vor allem in der 6. und 7. Lebensdekade auf.

Pathogenetisch liegt eine neoplastische Stammzellstörung mit abnormem Megakaryozytenwachstum infolge polyphyler (d. h. alle drei Zellsyteme betreffender) Transformation der Hämatopoese zugrunde, bei der sich der transformierte Zellklon zu langsam expandiert, um klinisch leukämisch zu werden. Die zytogenetischen Läsionen umschließen chromosomale Umstrukturierungen des 1q sowie −7, +8 und 20q , welche auch beim myelodysplastischen Syndrom und bei AML-Formen vorkommen. Formalpathogenetisch dominiert sowohl bei der primären als auch bei der sekundären Osteomyelosklerose eine abnorme Stimulation faserbildender Retikulumzellen (Fibroblasten), welche selbst nicht neoplastisch sind. Zu den mutmaßlich wirksamen Faktoren, welche diese Zellen zur Proliferation und Faserbildung anregen, rechnet man den Plättchenwachstumsfaktor (PDGF, S. 310), der von den neoplastisch proliferierenden Megakaryozyten und/oder Thrombozyten freigesetzt wird.

Morphologie: Das blutbildende Knochenmark wird zunehmend durch die Sklerosierung des Markraumes verdrängt und dadurch weißlich-derb. Es besteht aus a) Proliferaten der Megakaryozytopoese

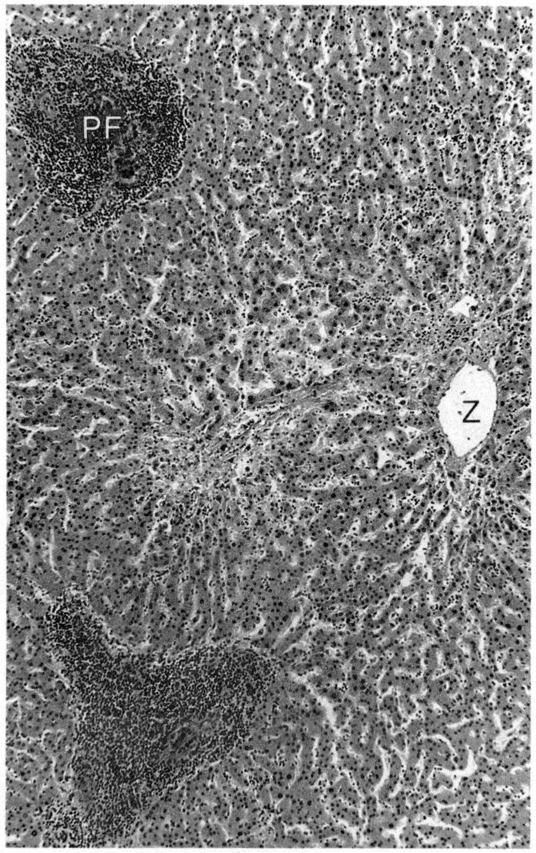

Abb. 10.**21** Leukämiezellinfiltrate in den Portalfeldern (PF) der Leber bei chronisch-lymphatischer Leukämie (Z = Zentralvene) (HE, Vergr. 1 : 100)

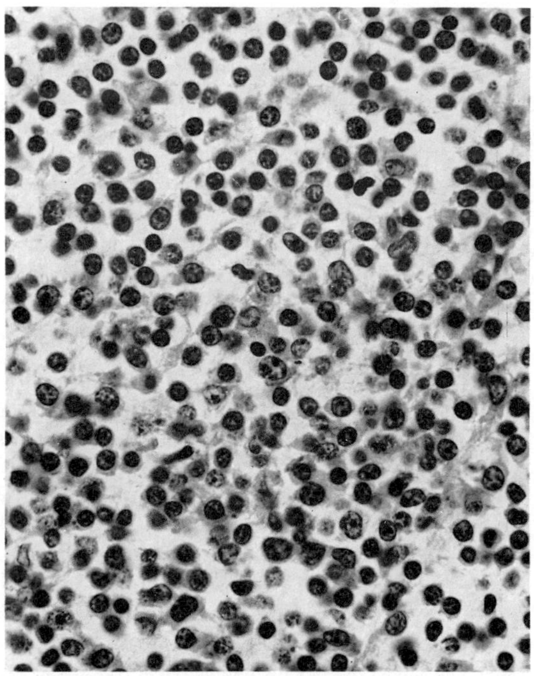

Abb. 10.**22** Chronisch-lymphozytische Leukämie vom B-Zell-Typ (B-CLL) (Giemsa, Vergr. 1 : 650)

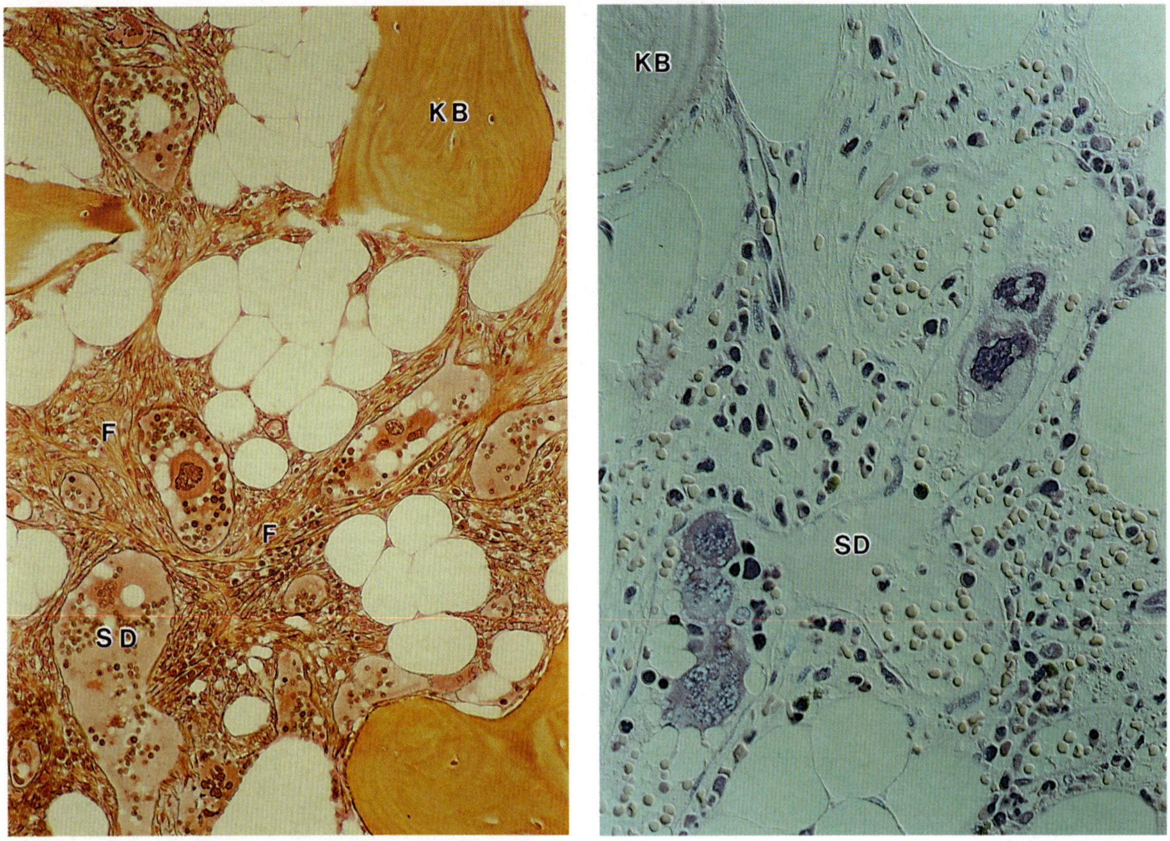

a b

Abb. 10.**23a** u. **b** Osteomyelosklerose:
a Erhebliche argyrophile Markfibrose (F); KB = Knochenbälkchen (Versilberung, Vergr. 1 : 200)
b Typische extreme Dilatation der Sinusoide (SD) im Knochenmark (Interferenzkontrast, Vergr. 1 : 400)

mit Zeichen der Reifungsstörung (Zwerg- und Riesenformen) und Zellatypie, b) neoplastischen Elementen der neutrophilen Granulozytopoese und c) einer ineffektiven Wucherung der Erythropoese. Die Spongiosa ist durch metaplastische Knochenneubildungen in Form von *„Spongiosablumen"* plump und verdichtet, die kaum von Osteoblasten umsäumt werden. Die meist klaffend erweiterten Marksinus (Abb. 10.**23a** u. **b**) werden abweichend von der Norm durch eine prominente Basalmembran eingescheidet. Besonders in den späteren Stadien treten intrasinusoidal hämatopoetische Zellen auf, die normalerweise nur im Markparenchym angesiedelt sind (Abb. 10.**23b**). Nicht selten verlagert sich die Hämatopoese aus dem extravasalen Markstroma in die intrasinusoidalen Räume. Daher zirkulieren im peripheren Blut neben granulozytopoetischen Vorstufen stets auch Erythroblasten (sog. *leukoerythroblastisches Blutbild*). In der Folge kommt es zur extramedullären Blutbildung in Leber und Milz und zu einer entsprechenden Hepatosplenomegalie.

Prognose: Sie ist bei der Osteomyelosklerose etwas besser als bei der chronisch-myeloischen Leukämie.

Neutropenische Läsionen

Granulozytopenie

Definition: Mit einer Granulozytopenie (Neutropenie) wird eine numerische Reduktion der Granulozyten im peripheren Blut bezeichnet, die man in besonders schwer ausgeprägten Fällen als *Agranulozytose* bezeichnet (Abb. 10.**24a** u. **b**).

Ätiologie: Grundsätzlich kann eine Granulozytopenie entweder auf eine gestörte Myelopoese oder auf einen gesteigerten Granulozytenabbau zurückgeführt werden:

- *Granulozytenbildungsstörungen:* In diesen Fällen ist das blutbildende Knochenmark durch leukämische Infiltrate, Medikamente (S. 146) oder Bestrahlung zerstört. Aber auch ein Mangel an Reifungsstoffen wie z. B. an Vitamin B_{12} beeinträchtigt die Granulozytopoese.
- *Granulozytenabbausteigerung:* Hierher gehört ein Teil der Immungranulozytopenien, die durch Autoantikörper (z. B. LE-Phänomen: Abb. 5.**27b**, S. 201)

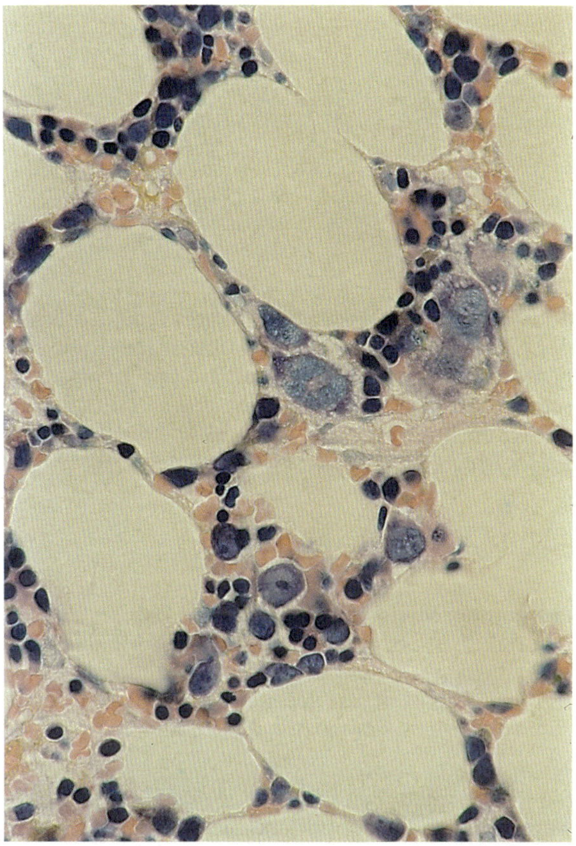
a

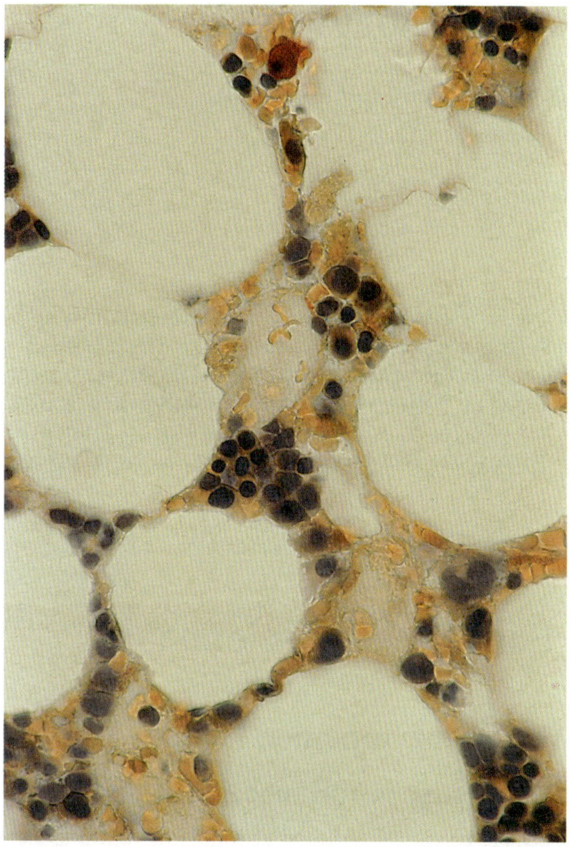
b

Abb. 10.**24a** u. **b** Komplette Agranulozytose (= Granulozytenaplasie)
a Im Knochenmark findet man nur noch Erythropoeseherde und einzelne Megakaryozyten (Giemsa, Vergr. 1 : 400).
b Selbst nach erfolgter Chloracetatesterase-Reaktion zur Detektion von myeloischen Zellen, sind keine Elemente der Granulozytopoese erkennbar (Vergr. 1 : 400)

oder durch medikamentös induzierte Antikörper ausgelöst werden. Schließlich löst eine Reihe von Infektionen mit Bakterien (z. B. Typhus, Brucellosen), Rickettsien oder Viren (z. B. Influenza, Rubeolen, Hepatitis) eine toxische Zerstörung der Granulozyten aus.

Komplikationen: Wegen der resultierenden Schutzlosigkeit gegenüber Infekten ist die Agranulozytose akut lebensbedrohend. Zunächst begrenzte (z. B. *Tonsillitis agranulocytotica*), bald disseminierte Formen hämorrhagisch-nekrotisierender (nicht-eitriger) Entzündungen sowie bakterielle Septikopyämien führen zum Tode der Patienten.

Literatur

Bagby, G. C.: The Preleucemic Syndrome. CRC-Press, Boca-Raton/Fla. 1985

Begemann, H., J. Rastetter: Atlas der klinischen Hämatologie. Springer, Berlin 1978

Bennett, J. M., et al.: Proposals of the classification of the acute leukaemias. French-American-British (FAB) Cooperative Group. Brit. J. Haematol. 33 (1976) 451

Brücher, H.: Knochenmarkzytologie. Thieme, Stuttgart 1985

Burkhardt, R.: Bone Marrow and Bone Tissue. Color Atlas of Clinical Histopathology. Springer, Berlin 1971

Diaz, M. O., et al.: The role of the c-mos gee in the 8. 21 translocation in human acute myeloblastic leukemia. Science 229 (1985) 767

Gallo, R., M. Reitz: Human retrovirus and adult T-cell leukemia-lymphoma. J. Nat. Cancer Inst. 69 (1982) 1209

Hecht, F., et al.: Translocations in T-cell leukemia and lymphoma. New Engl. J. Med. 313 (1985) 758

Miller, D., et al.: Prognostic importance of morphology (FAB-classification) in childhood acute lymphoblastic leukaemia cells. Brit. J. Haematol. 48 (1981) 199

Ruzicka, F.: Elektronenmikroskopische Haematologie. Springer, Wien 1976

Schaefer, H. E.: Leukopoese und myeloproliferative Erkrankungen. In Remmele, W.: Pathologie, Bd. I. Springer, Berlin 1984 (S. 355)

Schaefer, H. E.: Beckenkammbioptische Diagnostik. Internist 26 (1985) 453

Undritz, E.: Haematologische Tafeln Sandoz. Sandoz, Basel 1972

Vogt, P. K.: Human T-cell leukemia virus. Curr. top. microbiol. immunol. 115 (1985) 1

Wintrobe, M. M., et al.: Clinical Hematology, 8. ed. Lea & Febiger, Philadelphia 1983

Thrombozyten

U.-N. Riede und H.-E. Schaefer

Die für die Blutgerinnung, Entzündung und Wundheilung wichtigen Thrombozyten (= Blutplättchen) werden wie die Granulozyten und Erythrozyten im Knochenmark gebildet. Ihre **funktionellen Läsionen** gehen im wesentlichen auf eine verminderte Thrombozytenzahl in Form der *Thrombopenien* oder einer thrombozytären Dysfunktion in Form der *Thrombasthenien* zurück und rufen klinisch hämorrhagische Diathesen hervor. Die **neoplastischen Läsionen** hingegen stellen das pathologische Zuviel an Thrombozyten dar und bestehen im wesentlichen in der essentiellen Thrombozythämie.

Funktionelle Läsionen

Thrombozytopenien

1. Aplastische Thrombozytopenien

Pathogenese: Sie beruht entweder auf einer genetisch bedingten *Verzögerung der Thrombozytopoese* im Knochenmark (selten) oder auf einer medikamentös-toxisch, infektiös-toxisch oder strahlungs- oder tumorbedingten Knochenmarksschädigung.

2. Zytoklastische Thrombozytopenien

Pathogenese: Einem Plättchenmangel dieser Art liegt ein vermehrter Thrombozytenabbau und/oder eine verkürzte Thrombozytenlebensdauer zugrunde. Dies kann selten genetisch bedingt sein oder auf einer allergisch-toxischen (S. 146) oder autoimmun bedingten Thrombozytenzerstörung basieren. Schließlich sind noch die Zustände anzuführen, bei denen es aufgrund eines vermehrten Thrombozytenverbrauches zu einem Plättchenmangel kommt:

Idiopathische thrombozytopenische Purpura

Definition und Pathogenese: Diese auch als *Morbus maculosus Werlhof* bezeichnete Purpura manifestiert sich in folgenden drei Formen:

- *Postinfektiös akute Form:*
Bei Kindern unter 10 Jahren wird eine virusbedingte vorübergehende Störung des T-Zell-Systems angenommen, so daß plättchenschädigende (Auto-)Antikörper entstehen.

- *Postmedikamentös akute Form:*
Bei Erwachsenen tritt der akute Morbus Werlhof im Anschluß an eine wiederholte Einnahme eines bestimmten Medikamentes ein, ohne daß der Patient Allergiker ist. In jedem Falle hat das Medikament Haptencharakter und schädigt nach Induktion von Immunkomplexen, die spezifisch von den Thrombozyten absorbiert werden, die Plättchen.

- *Chronische Form:*
Sie findet man bei jüngeren Frauen. Bei diesen werden aus unbekannter Ursache vorwiegend in der Milz Autoantikörper gegen Thrombozyten gebildet. Diese mit antithrombozytären IgG abgedeckten Plättchen werden je nach Patient mehr in der Milz oder mehr in der Leber vom RHS abgefangen und phagozytiert.

Morphologie:

- *Akute Formen:* Hier stehen plötzliche Blutungen in Haut (Petechien bis Ekchymosen, Hämatome), Magen-Darm-Blutungen, Epistaxis, Hämaturie, Menometrorrhagie und Tod im Verbluten im Vordergrund.

- *Chronische Formen:* In diesen Fällen ist die Milz, wenn sie als Hauptabbauort der Thrombozyten dient, vergrößert (= Splenomegalie) und weist als Ausdruck der Immunreaktion hyperplastische, unscharf begrenzte Milzfollikel auf. Die Thrombozytoklasie, d. h. die vermehrte Thrombozytenzerstörung, ist in Form eines granulären Materials in den zahlenmäßig vermehrten Histiozyten der Pulpastränge zu erkennen (Abb. 10.**25**). Das Knochenmark zeigt eine reaktiv vermehrte Megakaryozytenbildung, wofür das in der Milz gebildete Thrombozytopoetin verantwortlich ist, sowie eine kompensatorische Erythropoesesteigerung bei Blutungen. Petechiale Blutungen finden sich nur im akuten Schub.

Therapie: Plättchentransfusion nach HLA-Typisierung und Glucocorticoidgaben. Schlägt dies fehl, so hilft die Milzexstirpation beim lienalen oder hepatolienalen Thrombozytenabbautyp. (Die Milzfollikel sind wegen der Cortisontherapie atrophisch!)

Sekundär zytoklastische Thrombozytopenien

Sie werden entweder durch einen vermehrten Thrombozytenabbau (z. B. Splenomegalie, Verbrennung, Hyperthermie) oder durch einen vermehrten Thrombozytenverbrauch (z. B. Moschcowitz-Syndrom, S. 413) oder durch eine disseminierte intravasale Gerinnung (Schock, S. 415) hervorgerufen.

Thrombasthenien

Pathogenese: Bei solchen Blutungsstörungen ist die Thrombozytenzahl normal, die Thrombozytenfunktion jedoch so gestört, daß petechiale bis ekchymatöse Blutungen in Haut und Schleimhäuten und Epistaxis auftreten (= thrombasthenische hämorrhagische Diathesen), weil die Blutungszeit pathologisch verändert ist. Solche Thrombopathien können angeboren oder erworben sein. Da sie meist selten sind, wird ihre Pathogenese nur tabellarisch aufgeführt (Tab. 10.**12**).

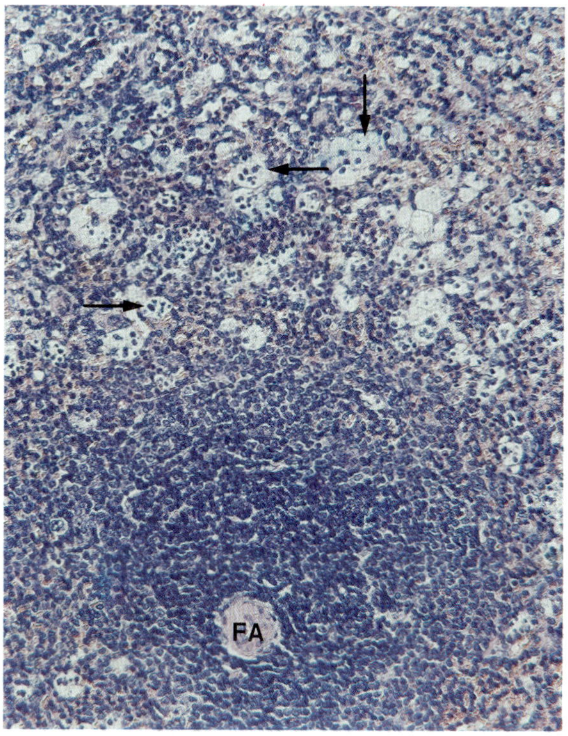

Abb. 10.**25** Morbus Werlhof: In den Pulpasträngen liegen zahlreiche Histiozyten (Pfeile) mit phagozytiertem, granulärem Material (Thrombozytentrümmer). FA = atrophische Milzfollikel wegen Kortisontherapie. (PAS, Vergr. 1:250)

Neoplastische Läsionen

Essentielle Thrombozythämie

Definition und Pathogenese: Bei der essentiellen Thrombozythämie (idiopathische Thrombozythämie) handelt es sich um eine mehr oder weniger isolierte neoplastische Proliferation der Megakaryozyten, die voll ausreifen und im Exzeß zum Teil morphologisch und funktionell abnorme Thrombozyten bilden. Die essentielle Thrombozythämie gehört zum Formenkreis der *myeloproliferativen Syndrome* (S. 543).

Thrombozytopoetisch effektive Megakaryozytenwucherungen können auch Bestandteil anderer myeloproliferativer Erkrankungen sein, wie z. B. der CML oder der Polycythaemia vera. Selten werden auch akut verlaufende, nur unvollständig ausreifende und daher thrombozytopoetisch ineffektive *„megakaryozytäre Myelosen“* (mit rascher Sklerosierungstendenz des Knochenmarks) oder megakaryoblastische Leukämien beobachtet.

Tabelle 10.**12** Thrombasthenische hämorrhagische Diathesen

Krankheit	Pathogenese	Klinik
Angeboren		
Thrombasthenie Glanzmann-Nägeli	autosomal rezessiver Mangel an Integrinrezeptoren (= transmembranöse Glykoproteine)	Plättchenadhäsion ↓ Plättchenaggregation ↓ Gerinnselretraktion ↓
Thrombopathia thrombasthenica	pathologischer Plättchenfaktor 3	
Wiskott-Aldrich-Syndrom	X-chromosomales Antikörpermangelsyndrom, Thrombozytenstörung	Plättchenadhäsion ↓ Plättchenaggregation ↓ Gerinnselretraktion normal
Riesenplättchenthrombopathien	genetisch bedingte ATP-Bildungsstörung (Reifungsstörung)	
Erworben		
medikamentös (z. B. Aspirin)	Prostaglandinsynthesehemmung, Hemmung der Releasereaktion	Plättchenaggregation ↓
Urämie	toxische Plättchenschädigung	Plättchenadhäsion ↓ Plättchenaggregation ↓

Literatur

Thrombozyten

Begemann, H., J. Rastetter: Klinische Hämatologie, 4. Aufl. Thieme, Stuttgart 1993
Bick, R. L.: Disseminated intravascular coagulation and related syndromes. CRC Press Boca Raton (Fl.) 1983
Gordon, J. L.: Platelets in Biology and Pathology. Elsevier/North-Holland Biomedical Press, Amsterdam 1976
Eckhardt, TH., et al.: Störungen der Hämostase. In Remmele, W.: Pathologie, Bd. I. Springer, Berlin 1984 (S. 453)
Lasch, H. G., et al.: Die Klinik der Verbrauchskoagulopathie. Dtsch. med. Wschr. 96 (1971) 715
Lechner, K.: Blutgerinnungsstörungen. Springer, Berlin 1982
William, W. J., et al.: Hematology, McGraw-Hill, New York 1977
Wintrobe, M. M., et al.: Clinical hematology, Lea & Febiger, Philadelphia 1981

Literatur

Milz

Aschoff, L.: Das reticulo-endotheliale System. Ergebn. Inn. Med. Kinderheilk. 26 (1924) 1
Blaustein, A.: The Spleen. McGraw-Hill, New York 1963
Crosby, W. H.: Splenic remodelling of red cell surfaces. Blood 50 (1977) 643
Enriquez, P., R. S. Neiman: The Pathology of the Spleen. A Functional Approach. American Society of Clinical Pathologists, Chicago 1976 (p. 45)
Koboth, I.: Über das Gitterfasergerüst der roten Milzpulpa. Beitr. Path. Anat. 103 (1939) 11
Lennert, K., D. Harms: Die Milz – The Spleen, Springer, Berlin 1970
Stutte, H. J.: Hypersplenismus und Milzstruktur. Thieme, Stuttgart 1974
Stutte, H. J.: Milz. In Remmele, W.: Pathologie, Bd. I. Springer, Berlin 1984 (S. 489)
Weiss, L.: The spleen. In Weiss, L.: Histology, Cell and Tissue Biology. Elsevier, New York 1983

Milz

U.-N. Riede und H.-E. Schaefer

Die Milz (= Splen, Lien) ist beim gesunden Erwachsenen durchschnittlich 150 g schwer. Sie enthält, von einer wenig reißfesten Kapsel umhüllt, ein zellreiches Parenchym. Dies ist aus zwei funktionell selbständigen Einheiten aufgebaut: aus der weißen und der roten Pulpa (Abb. 5.**3**). Die Hauptkomponente der roten Pulpa besteht aus den mit Retikuloendothelien ausgekleideten venösen Sinus, die durch schlitzartige Öffnungen mit den umgebenden Bluträumen (= Mantelplexus) kommunizieren. Damit ist die Milz in der Lage, angeschwemmten Stoffwechselmüll in ihren RHS-Zellen zu speichern **(metabolische Läsionen)** sowie angeflutete Antigene in der weißen Pulpa zu verarbeiten. Diese umfaßt Komponenten des B-Zell-Systems in Form der Milzfollikel und Komponenten des T-Zell-Systems in Form der periarteriellen Lymphozytenmäntel. Somit ist die Milz ein peripheres Organ des Immunsystems, was erklärt, weshalb sie bei jeder massiven Auseinandersetzung des Organismus mit einem Antigen in Form einer **entzündlichen Läsion** (Splenitis) mitreagiert und weshalb ihr angeborener oder erworbener Verlust eine **funktionelle Läsion** in Form einer herabgesetzten immunologischen Primärantwort mit sich bringt.

Auch hämodynamisch ist die Milz in zwei funktionelle Kompartimente gegliedert (vgl. Abb. 5.**3**): das „schnelle" und das „langsame" Kompartiment. Der größte Teil des Milzblutes gelangt zunächst in die Mantelplexus der roten Pulpa und tritt erst nach einer gewissen Verweildauer (oft Stunden) von dort aus in die Milzsinus über (= *langsames Kompartiment*).

Da die engen Durchtrittschlitze der Milzsinus die Erythrozytenpassage erheblich behindern, ist die Milz auch in der Lage, überalterte Blutzellen (vor allem Erythrozyten) auszumerzen. Aus dieser besonderen Histoarchitektur der Milz erklärt sich die Tatsache, daß jede abnorme Milzvergrößerung, aber auch Veränderungen der Fließeigenschaften für die Blutzellen eine Verlängerung der Milzpassage *(Hypersplenismus)* und einen vermehrten Abbau nach sich ziehen. Nur ein kleiner Teil des Milzblutes passiert die Milzsinus direkt, um die Milz über die Milzvene wieder zu verlassen (= *schnelles Kompartiment*). Insgesamt ist die Milz mit ihrem dehnfähigen Milzsinus wie ein Überlaufbekken in den Blutstrom integriert. Die **zirkulatorischen Läsionen** bestehen deshalb beim Rechtsherzversagen in einer kardialen, bei Pfortaderunwegsamkeiten in einer portalen Stauungsmilz, während allgemeine Minderdurchblutungen eine Milzatrophie, einen örtlichen Durchblutungsstopp oder einen Milzinfarkt nach sich ziehen. Die primären und sekundären **neoplastischen Läsionen** der Milz in Form von soliden Tumoren sind Raritäten. Berücksichtigt man aber die Tatsache, daß die Milz auch eine Stätte der extramedullären Blutbildung und ein peripheres Immunorgan darstellt, wird verständlich, weshalb sie bei myelo- und lymphoproliferativen Erkrankungen sehr oft mitbeteiligt ist.

Zirkulatorische Läsionen

Die Milz steht über die Milzvene einerseits (über die Vv. gastricae breves) mit der oberen Hohlvene, andererseits mit dem Pfortadersystem in Verbindung und wird durch die Milzarterie arteriell versorgt.

1. Milzinfarkte

Ätiologie: Die häufigsten Milzinfarkte sind anämisch und beruhen darauf, daß ein Milzarterienast entweder embolisch (selten thrombotisch) verschlossen oder durch leukämische Infiltrate so eingeengt ist (s. Abb. 10.**19**), daß die Blutversorgung der hyperplastischen Milz nicht mehr ausreicht (S. 138). Hämorrhagische Milzinfarkte sind eine Rarität und sind entweder die Folge einer Stieldrehung der Milz oder einer Milzvenenthrombose. Multiple kleine Infarkte (= *Multiinfarkte)* weisen einerseits auf eine Affektion der Milzarterie durch a) Panarteriitis nodosa, b) Wegener-Arteriitis oder c) hypertone Arteriolonekrose, andererseits auf eine intravasale Mikrothrombenbildung bei DIG (S. 415) oder Erythrozytenverklumpung durch Sichelung (S. 533) hin.

Morphologie: Makroskopisch imponiert der anämische Milzinfarkt als dreieckiges, anfänglich dunkelrot verfestigtes, später (mehrere Tage) schwefelgelbes Gebilde *(= Dreiecksinfarkt)* mit hyperämisch-rotem Randsaum, dessen Basis der Milzkapsel aufsitzt (Abb. 4.**7** und 10.**8**). Eine narbige Abheilung dieser *Einzelinfarkte* imponiert als Lappenmilz *(= Lien lobatus)*. Multiinfarkte übersäen fleckförmig das Milzparenchym *(= Fleckmilz)*.

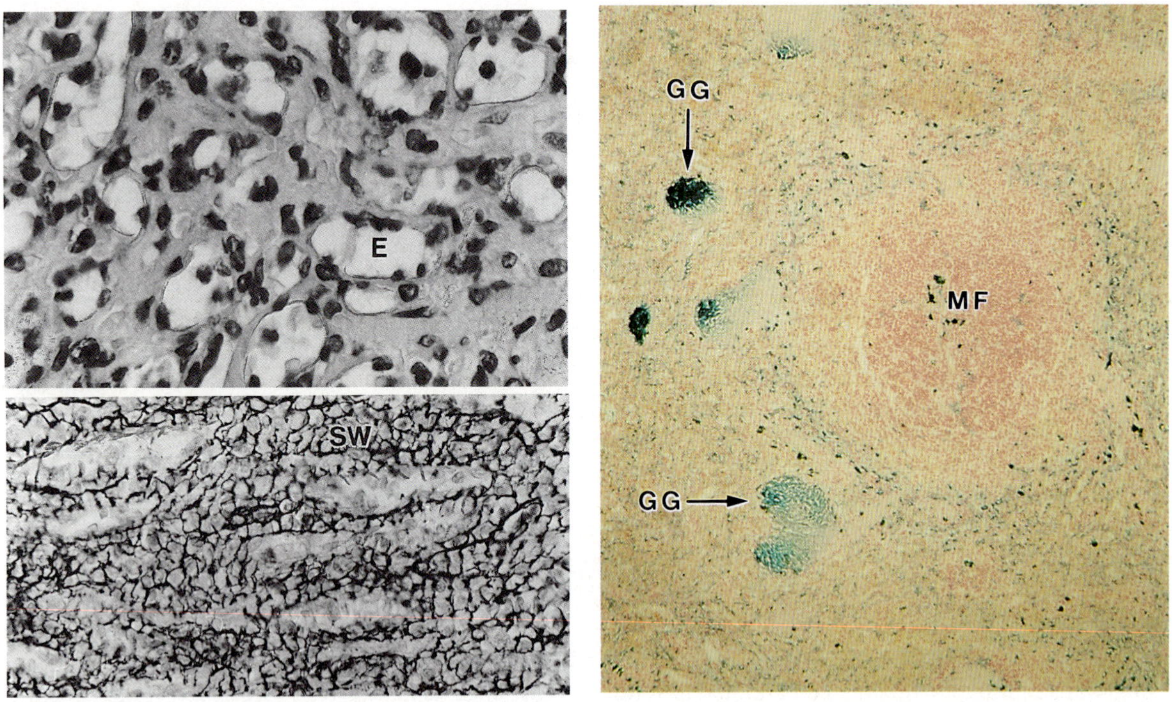

a b c

Abb. 10.**26a–c** Portale Stauungsmilz:
a In der roten Pulpa sind die Sinus stark dilatiert und die Sinusendothelien (E) ragen knopfförmig ins Lumen hinein und erwecken ein drüsenähnliches Bild (= Fibroadenie der Milz) (HE, Vergr. 1 : 150)
b Die Sinuswände sind durch ein Gitterfasernetz fibrös verdickt (Versilberung, Vergr. 1 : 150)
c Gandy-Gamna Knötchen (GG) mit positiver Eisenreaktion als Zeichen einer älteren Blutung (MF = Milzfollikel) (Berliner-Blau-Reaktion, Vergr. 1 : 85)

2. Kardiale Stauungsmilz

Ätiologie: Ursächlich liegt ein Versagen des rechten Herzventrikels vor, so daß sich das venöse Blut ins Hohlvenensystem rückstaut. Dort weicht es in diejenigen Organe aus, welche durch venöse Sinus eine gewisse Speicherkapazität besitzen. Dies sind die Leber und die Milz.

Morphologie: Die Milz ist anfänglich kaum vergrößert (Gewicht < 500 g), denn die Sinus sind ausgeweitet und strotzend mit venösem Blut gefüllt, neigt aber im Gegensatz zur portalen Stauungsmilz kaum zur Hyperplasie. Dadurch wird die unnachgiebige Milzkapsel gespannt, die Schnittfläche düsterrot und die rote Pulpa mit dem Messer abstreichbar *(= akute Stauungsmilz)*. Hält die Rechtsherzinsuffizienz länger an, so wird das Retikulinfasernetz (= Kollagen Typ III) in der roten Pulpa und das Kollagenfaserwerk der Kapsel mechanisch stabilisiert. Die Milz ist jetzt vergrößert und verfestigt und die Kapsel oft knorpelartig verdickt *(= Kapselhyalinose)*. Dies entspricht der *chronischen Stauungsmilz*. Bei Linksherzinsuffizienz kommt es wegen vermindertem linksventrikulärem Blutausstoß zu einer *Milzatrophie*.

3. Portale Stauungsmilz

Ätiologie: Für das Zustandekommen einer portalen Stauungsmilz ist meist eine *Leberzirrhose* (selten auch eine Milzvenenthrombose oder extrahepatische Pfortaderthrombose) verantwortlich. Dabei kommt es im Rahmen der portalen Hypertonie (S. 403) zu einem Rückstau venösen Blutes aus dem intestinalen Resorptionsgebiet in die Milz.

Morphologie: Die Milz ist meist stark vergrößert (Gewicht bis 1000 g), was durch die Hyperplasie der Milzsinus samt den Mantelplexus bedingt ist. Die rote Pulpa stellt der Druckbelastung ein kräftiges Fasergerüst entgegen. Die Sinusendothelien können dabei so dicht zusammenliegen, daß ein drüsenartiger Aspekt entsteht (= Fibroadenie). Gelegentlich tritt Blut in die Pulpa aus. Solche Areale (Abb. 10.**26a–c**) werden in verkalkte, hämosiderindurchtränkte Narbenknötchen umgewandelt (= *Gandy-Gamna-Knötchen*). Sie imponieren makroskopisch als stecknadelkopfgroße braune Knötchen. Die besondere Ausprägung der leberzirrhoseassoziierten Splenomegalie ist wahrscheinlich nicht nur hämodynamisch bedingt, sondern beruht auch auf einer Pulpastimulation durch Substanzen wie Endotoxine und Leukotriene, die normalerweise in der Leber metabolisiert werden.

Entzündliche Läsionen

Ähnlich wie die Lymphknoten reagiert auch die Milz bei jeder Auseinandersetzung des Organismus mit Antigenen. Meistens kommt es dabei zu diffusen Veränderungen des Milzparenchyms, die keine Rückschlüsse auf die Entzündungsätiologie zulassen (= *unspezifische Splenitis*). Das Auftreten von Granulomen in der Milz bei einer sog. spezifischen Entzündung ist wesentlich seltener (= *spezifische Splenitis*, granulomatöse Splenitis).

1. Unspezifische Splenitis

Pathogenese: Bei nahezu allen bakteriellen Infektionskrankheiten – mit Ausnahme der Peritonitis (bei der die Peritonealmesothelien die RHS-Funktion übernehmen) – reagiert die Milz mit. Das Entzündungsgeschehen spielt sich dabei im langsamen Milzkompartiment ab. Dementsprechend sind die Sinus und Mantelplexus der roten Pulpa hyperämisch und mit einem Exsudat durchtränkt, welches aus Granulozyten, Makrophagen, Fibrin und Immunglobulinen besteht. Letztere stammen aus den aktivierten Keimzentren der Milzfollikel und den oft vermehrten Plasmazellen der roten Pulpa. Durch Einwirkung der Granulozytenproteasen wird das Milzparenchym zerfließlich. Bei Infektionen mit Erregern, die starke Zellgifte bilden (z.B. Corynebacterium diphtheriae), greift der Entzündungsprozeß direkt auch auf die Milzfollikel (und Lymphfollikel!) über, so daß die Keimzentren zugrunde gehen können.

Auch bei der infektiösen Mononukleose (S. 254) findet man entzündungsspezifische Milzveränderungen in Form einer bunten Pulpahyperplasie mit massenhaft Lymphozyten und Plasmazellen nicht nur in der weißen, sondern auch in der roten Pulpa, aber ohne Follikelhyperplasie (Rupturneigung).

Sowie die Entzündungserreger über längere Zeit im Organismus ihr Unwesen treiben (z.B. bei Sepsis lenta, Malaria), gewinnen die proliferativen Prozesse gegenüber der Exsudation die Oberhand: Die Milzfollikel als Stätte der humoralen Immunität sind adäquat vergrößert; parallel dazu sind die Plasmazellen und die Makrophagen vermehrt; das Milzparenchym wird durch eine Faserverstärkung des Stromas verfestigt.

Morphologisch läßt sich die akute entzündliche Milzschwellung von der chronischen unterscheiden:

- *Akute, entzündliche, spodogene Milzschwellung:* Die Milz ist vergrößert, die Milzkapsel gespannt und oft mit Fibrinausschwitzungen bedeckt (=Perisplenitis fibrinosa). Von der homogenen grauroten Schnittfläche läßt sich reichlich Pulpabrei abstreichen, denn das Milzparenchym ist proteolytisch aufgelockert (Abb. 10.**27**), ein Vorgang, der durch die vielen, in der Pulpa befindlichen Granulozyten vermittelt wird.

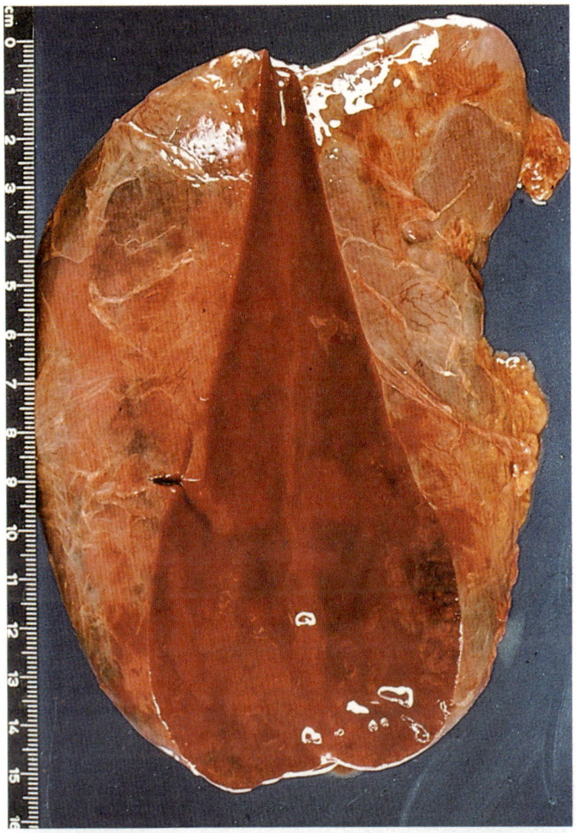

Abb. 10.**27** Entzündliche Milzschwellung bei progressiv-septischer Granulomatose; zerfließlicher Pulpabrei (S. 543)

- *Chronisch entzündliche Milzschwellung:* Die vergrößerte Milz wird von einer hyalinisierten, zum Teil knorpelartig verdickten Kapsel umgeben (=Perisplenitis cartilaginea). Von der grauviolettroten Schnittfläche läßt sich nur wenig Pulpabrei abstreifen, denn das Milzparenchym ist fibrös verfestigt.
- *Spodogener Milztumor:* Er sieht aus wie ein entzündlicher Milztumor, beruht aber auf gesteigerten Resorptionsvorgängen in der Milz, wie sie oft bei nekrotisch zerfallenden Tumoren vorkommen. Histologisch steht die Granulozyteninfiltration im Hintergrund, die Makrophagenvermehrung im Vordergrund.

2. Granulomatöse Splenitis

Pathogenese: Die Milz wird bei allen spezifischen Allgemeinerkrankungen in den Entzündungsprozeß mit einbezogen. In der Regel ist die Milz bei diesen Entzündungen enorm vergrößert. Bei vielen granulomatösen Entzündungen wie Tuberkulose, Sarkoidose, Lues, Brucellose und Typhus abdominalis verraten die typischen Granulome (S. 233ff) den Erreger (Abb. 10.**28**).

---

spodos gr.: aschgrau

Metabolische Läsionen

Pathogenese: Die Milz wird als Organ des Makrophagensystems häufig auch zum Ablagerungsort von Stoffwechselprodukten (Abb. 10.**29**). So findet man eine erhebliche Splenomegalie mit Speichermakrophagen (= Schaumzellen), vor allem bei Störungen des Fettstoffwechsels, wie *Sphingolipidosen* (Morbus Gaucher, S. 103; Morbus Niemann-Pick, S. 104 und *Hyperlipoproteinämien,* S. 100). Die Speichermakrophagen liegen dabei in den Mantelplexus und engen dadurch die Milzsinus ein. Bei der *Amyloidose* (S. 61) erfolgt die Ablagerung der β-Fibrillen entweder diffus in den Extrazellularraum (Abb. 10.**30**) der roten Pulpa (= *Schinkenmilz*) oder in das Follikelinterstitium der weißen Pulpa (= *Sagomilz*) (Abb. 2.**54 b**).

Funktionelle Läsionen

1. Hypersplenismus

Definition: Hypersplenismus ist ein klinischer Begriff und bezeichnet eine Splenomegalie (jeglicher Art), die mit einer Panhämozytopenie und einer Knochenmarkshyperplasie einhergeht.

Pathogenese: Die Veränderung des peripheren Blutbildes läßt sich mit den besonderen zirkulatorischen Verhältnissen in der Milz erklären (S. 173): Jede Milzvergrößerung führt zu einer Vergrößerung des langsamen Kompartiments und damit zu einer zeitweiligen Hamsterung der Blutzellen im langsamen Kompartiment. Die konsekutive Panhämozytopenie erklärt sich aus der Kombination folgender Mechanismen:

Auf der einen Seite wird durch die Zellhamsterung in der Milz ein Großteil der zirkulierenden Blutzellen aus dem Verkehr gezogen, auf der anderen Seite wird durch die Hyperplasie des langsamen Kompartimentes auch die Fähigkeit der Milz zu ver-

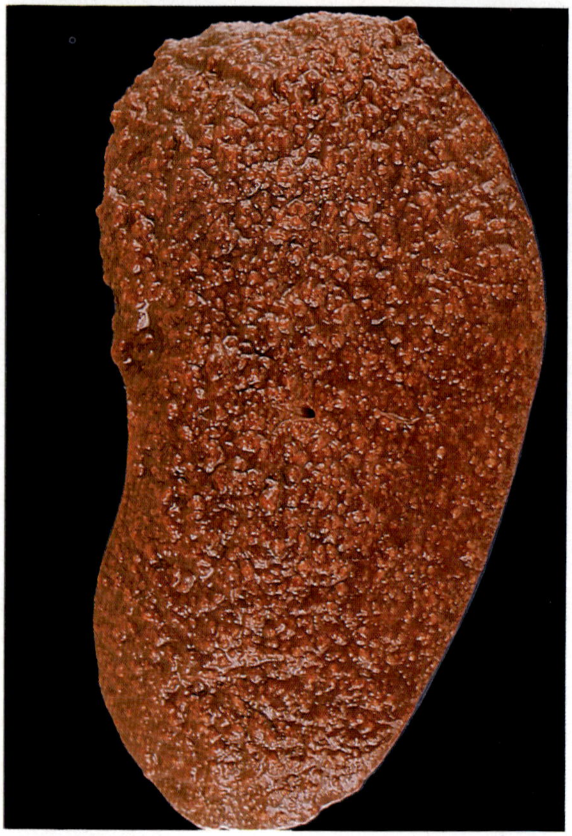

Abb. 10.**28** Splenitis tuberculosa bei Miliartuberkulose mit zahlreichen Granulomen auf der Schnittfläche

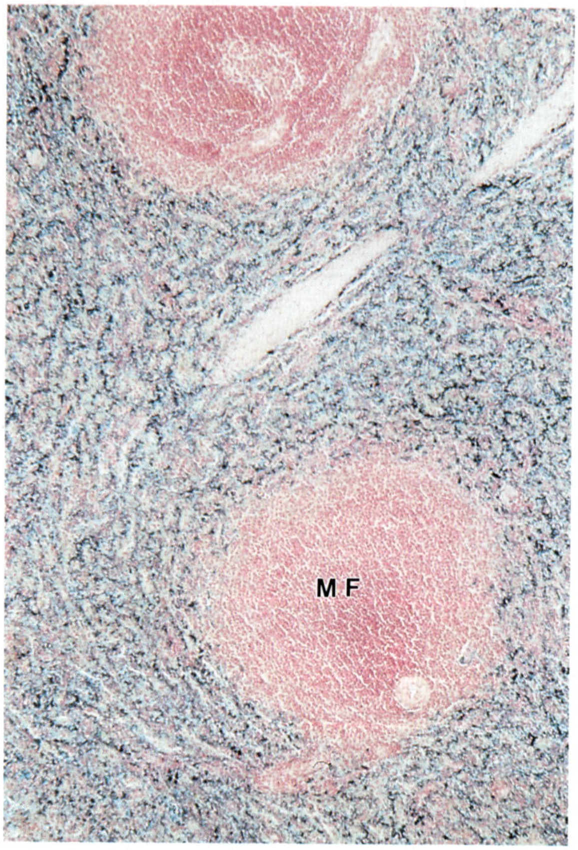

Abb. 10.**29** Hämosiderose nach Eisenüberladung infolge wiederholter Bluttransfusionen: Eisenspeicherung in der Milz mit Aussparung der Milzfollikel (MF) (Berliner-Blau-Reaktion, Vergr. 1 : 50)

mehrtem Blutzellabbau gesteigert. Die Annahme, beim Hypersplenismus träten knochenmarkshemmende Milzhormone in Aktion, wird heute in Frage gestellt.

2. Splenose

Pathogenese: Zerreißungen der Milzkapsel (z. B. nach abdominalem Prellungstrauma) sind wegen der Verblutungsgefahr ohne chirurgische Intervention lebensbedrohlich. Anläßlich solcher Milzrupturen kann rote und weiße Pulpa in das Abdomen austreten und in multiplen Herden an der Peritonealoberfläche anwachsen (= Splenose). Diese Milzgewebsimplantationsherde (= *peritoneale Splenose*) sind besonders nach Splenektomie zu einer begrenzten kompensatorischen Hyperplasie fähig. Sie wirken sich auf den Organismus insofern günstig aus, als sie die normale Produktion opsonierender Faktoren wie Properdin (Komplementsystem, S. 184) und das Oligopeptid Tuftsin aufrechterhalten.

3. Milzverlustzustände

Ohne Entwicklung einer Splenose (z. B. nach Splenektomie einer nicht beschädigten Milz) bedeuten Milzverlustzustände ein gesteigertes Risiko für atypisch septische Infektionsabläufe (besondere Anfälligkeit gegenüber Streptococcus pneumoniae und Malariaplasmodien).

OPSI-Syndrom (= **O**verwhelming **p**ost**s**plenectomy **i**nfection). Erhöhte Infektanfälligkeit (vor allem für Pneumo-, Meningokokken) mit fulminant, meist tödlich verlaufender Septikämie, Meningitis oder Pneumonie, kompliziert durch eine Verbrauchskoagulopathie, Tage oder Jahre nach erfolgter Splenektomie.

Bei Kindern ist die Morbidität und Mortalität größer als bei Erwachsenen. Ursächlich liegt eine erhöhte Infektanfälligkeit zugrunde, die a) auf eine gestörte Interaktion von Makrophagen und immunkompetenten Zellen sowie b) auf einen Properdinmangel mit fehlerhafter Nebenschlußaktivierung des Komplementsystems zurückgeht.

Autosplenektomie: Ein spontaner Milzverlust wird nicht selten bei homozygoter Sichelzellanämie beobachtet: Unter der Bedingung einer intralienal herabgesetzten Sauerstoffspannung verformen sich die Erythrozyten bei diesen Patienten sichelförmig und blockieren so die Zirkulation. Dies zieht infarktartige Nekrosen nach sich, die schließlich zu einer extremen narbigen Schrumpfung des Organs führen („Autosplenektomie").

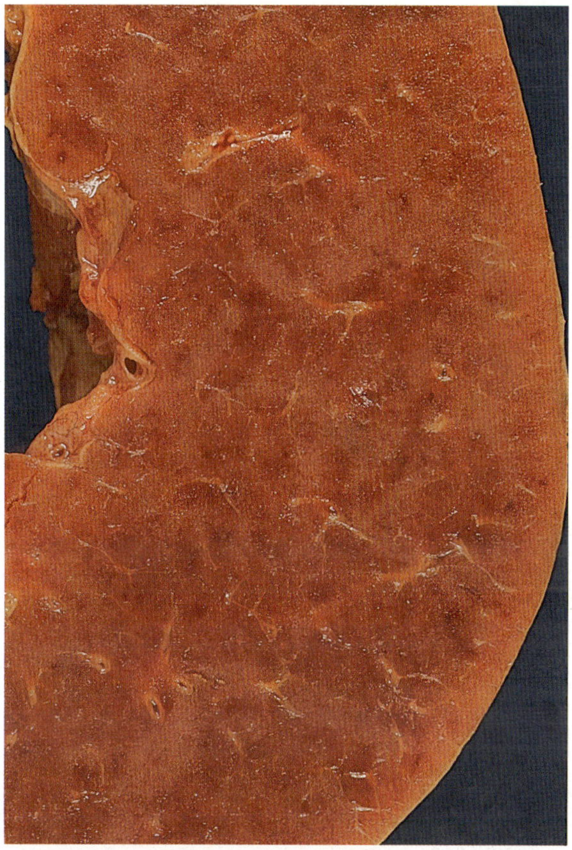

Abb. 10.**30** Milzamyloidose (Schinkenmilz) mit opakem Parenchym und vermehrter Konsistenz

Neoplastische Läsionen

Primäre Tumoren der Milz, seien es gutartige in Form von *Hamartomen* und *Hämangiomen,* seien es bösartige in Form von *Hämangiosarkomen,* sind überaus selten. Die sekundären Milztumoren in Form von *Metastasen* kommen in der Milz etwa in 5% aller metastasierenden Karzinome (am meisten bei Magen-, Mamma- und Bronchialkarzinomen, aber auch maligne Melanome) vor. Dies entspricht der Metastasenhäufigkeit in den Nieren. In Anbetracht der Tatsache, daß der größte Teil des Blutes durch die Mantelplexus fließt, ist die Metastasenfrequenz der Milz recht gering. Dies liegt an der bereits erwähnten besonderen Zellzerstörungskapazität der Milz. Inwieweit sie noch durch antiblastische und antimetastatische Faktoren unterstützt wird, bedarf noch weiterer Klärung. Ganz anders sieht es bei den Neoplasien der myeloischen Zellreihe aus (S. 546), die allesamt zur Neubildung gleichartiger Zellen in der roten Pulpa führen, während bei lymphatischen Leukämien (S. 551) und malignen Lymphomen (S. 569) vornehmlich die weiße Pulpa neoplastische Lymphozyten beheimatet.

Lymphknoten

U.-N. Riede und H.-E. Schaefer

Die Lymphknoten sind so in das Lymphgefäßsystem eingeschaltet, daß sie die ganze Lymphe filtrieren, bevor sie ins Venensystem gelangt. Sie wirken daher wie ein Sieb für lebendes Material wie Viren (Abb. 5.**2**), Bakterien und Tumorzellen und für unbelebte Materie. Folglich befindet sich das lymphatische Gewebe eines Lymphknotens physiologischerweise immer in einem gewissen Aktivierungszustand. Von **entzündlichen Läsionen** im Sinne einer *Lymphadenitis* spricht man aber erst, wenn dieser ein gewisses Ausmaß überschritten hat und von klinischen Symptomen (Druckdolenz) begleitet wird. Von der großen Zahl unspezifischer Lymphadenitiden sind eine Reihe viraler Lymphknotenentzündungen abzugrenzen, bei denen wie im Falle der Mononukleose, Röteln und Masern das histologische Reaktionsmuster in einer sog. bunten Pulpahyperplasie besteht, oder sich wie im Falle von AIDS als progrediente Lymphknotenatrophie äußert. Daneben spielen sich in den Lymphknoten aber auch Entzündungen ab, die durch ein granulomatöses Reaktionsmuster gekennzeichnet sind. Das Absieben von unbelebtem Material, vor allem von Pigmenten, ist schließlich auch ein pathogenetischer Faktor der dermatopathischen Lymphadenitis im Rahmen juckender Hauterkrankungen, bei denen durch das stete Kratzen Melanin und Lipide in der Haut freigesetzt und im lymphonodulären Makrophagensystem gespeichert werden. Das gleiche Schicksal haben auch bestimmte Stoffwechselprodukte, die aufgrund eines Enzymdefektes nicht weiter abgebaut werden können und somit zu den **metabolischen Läsionen** mit entsprechender Lymphknotenvergrößerung zählen. Ferner sind die Lymphknoten, „Brut- und Lagerstätten" für B- und T-Lymphozyten, an der Bildung von Schutzstoffen gegen Krankheitserreger beteiligt. Je nachdem, ob das B- und/oder das T-Zell-System dieser Aufgabe nicht mehr gerecht wird, bekommt das daraus resultierende Immundefektsyndrom eine andere klinische Kontur. Diese **funktionellen Läsionen** der Lymphknoten sind bei den pathologischen Immunreaktionen (S. 190) beschrieben. Den **neoplastischen Läsionen** der Lymphknoten liegt eine abnorme Proliferation der B- oder T-Zellen zugrunde, die sich morphologisch in Form von *Lymphomen* äußert. Sie sind ausnahmslos maligne. Die eine Hälfte der Lymphome rekrutiert sich aus den verschiedenen Formen der malignen Lymphogranulomatose Hodgkin, die ein neoplastisches Reaktionsmuster mit unterschiedlich schwerer entzündlicher Komponente darstellt. Von diesen *Hodgkin-Lymphomen* sind die *Non-Hodgkin-Lymphome* abzugrenzen, die von verschiedenen Differenzierungsstufen der B- oder T-Zell-Reihe ausgehen können. Schließlich manifestieren sich in den Lymphknoten auch *histio-* und *mastozytäre Proliferationsstörungen.*

Entzündliche Läsionen

Allgemeine Definition: Da der Organismus einen steten Abwehrkampf gegen pathogene Keime zu führen hat und dabei auf die immunologische Kompetenz seines lymphatischen Systems angewiesen ist, treten auch im „ruhenden" Lymphknoten Zellelemente und Zellreaktionen (z. B. Bildung von Plasmazellen und Keimzentren) auf, die im weitesten Sinne als „chronisch-entzündlich" bezeichnet werden können. Eine *Lymphadenitis* im engeren Sinne bezeichnet jedoch einen Zustand, der sich bezüglich der *Intensität* entzündlicher Reaktionen bzw. immunologischer Stimulationsphänomene vom Normalzustand histologisch unterscheidet. Klinisch ist eine Lymphadenitis mit einer Symptomatik (z. B. schmerzhafte Lymphknotenvergrößerung) verbunden. Morphologisch lassen sich die folgenden Elementarreaktionen einer Lymphadenitis unterscheiden:

- Sinuskatarrh,
- Pulpareaktionen in Form lymphatischer Hyperplasien oder retikulohistiozytärer Reaktionen.

Sinuskatarrh: Pathogene Mikroorganismen, Fremdstoffe oder Antigene gelangen aus sog. tributären Gewebsregionen über afferente Lymphbahnen „in erster Instanz" in den Randsinus der Lymphknoten und treten von dort über die Intermediärsinus in die kortikale und parakortikale Lymphknotenpulpa ein (vgl. Abb. 5.**2**). Die erste Auseinandersetzung mit abzuwehrenden oder zu resorbierenden Stoffen findet in diesen Sinus statt, was meist mit einer mehr oder weniger ausgeprägten Exsudatbildung

(= *Katarrh*) einhergeht. Eitererreger lösen eine akute Granulozytenemigration aus (= *eitriger oder granulozytärer Sinuskatarrh;* Abb. 10.**31**). Erythrozyten aus Blutungen in tributären Gewebsregionen oder andere apathogene Stoffe lösen durch Aktivierung der sessilen Sinusuferzellen oder durch Aktivierung leukotaktisch eingewanderter monozytoider B-Zellen einen Sinuskatarrh aus, dessen Makrophagen eingeschlepptes Material abbauen. Ein Teil der überschüssigen oder nichtabbaubaren Substanzen wird aber an die Lymphknotenpulpa weitergegeben und kann dort in sessilen retikulohistiozytären Zellelementen gespeichert oder in den Prozeß der Antigenpräsentation eingeschleust werden.

Lymphatische Hyperplasie: Mit lymphathischer Hyperplasie wird eine *reaktive Zellvermehrung des T- oder B-Zell-Systems* bezeichnet. Dementsprechend ist die Parakortikalzone (= parakortikale Pulpa) verbreitert, was auf eine Vermehrung und Aktivierung von T-Lymphozyten, T-Immunoblasten und lymphatischen Plasmazellen zurückzuführen ist. Man bezeichnet diese Lymphknotenreaktion auch als *bunte Pulpahyperplasie.* Sie ist ein morphologisches Substrat der Mononucleosis infectiosa (S. 566). Das Gegenstück dazu ist die *follikuläre lymphatische Hyperplasie,* bei der im Rahmen der B-Zell-Stimulation die Keimzentren in der Kortikalzone vergrößert, vermehrt und aktiviert werden. In diesen Keimzentren findet man zahlreiche Sternhimmelzellen. Dies sind „phagozytosewütige" Makrophagen, die sich histologisch wegen ihres hellen Zelleibes und Zellkernes wie Sterne aus dem durch B-Zellen verdunkelten Keimzentrumshimmel abheben (= Kerntrümmermakrophagen).

Retikulohistiozytäre Pulpareaktionen: Solche Reaktionen können aus dem Anfall solcher Substanzen hervorgehen, die sich aufgrund ihrer Qualität oder Quantität dem Abbau durch Sinusmakrophagen entziehen. So sammeln sich aus der Lunge stammende Kohlestaubpigmente in histiozytären Retikulumzellen der Pulpa von Lungenlymphknoten an. Ist die Speicherkapazität der einzelnen Zellen erschöpft, so werden neue Zellen gebildet. Dies hat zur Folge, daß im Laufe von Jahren lymphozytäre Zellen durch kohlespeichernde Histiozyten verdrängt werden (= *Lymphknotenanthrakose*). Analoge Speicherprozesse entwickeln sich bei der *dermatopathischen Retikulohistiozytose* (S. 569). Im Rahmen granulomatöser Entzündungsreaktionen wie Tuberkulose, Sarkoidose oder Toxoplasmose wandeln sich monozytogene Histiozyten in Epitheloidzellen um (Abb. 10.**32**), die pathognomonisch aufschlußreiche Granulome bilden (S. 568).

Granulozyteninfiltrat: In der Pulpa bilden Granulozyten gelegentlich Abszesse, die von einem Histiozytenwall umgeben sein können. Dies entspricht einer retikulozytär-abszedierenden Lymphadenitis und ist besonders bei Infektionskrankheiten anzutreffen, die mit einer Granulombildung vom Pseudotuberkulosetyp einhergehen (Tab. 10.**13**, S. 568).

Perilymphadenitis: Sie entsteht durch Übergriff des Entzündungsprozesses vom Wandsinus auf die Lymphknotenkapsel. Da lediglich das Kapselgewebe mit sensiblen Nerven versorgt wird, ist sie für das klinische Leitsymptom „Druckdolenz" verantwortlich.

Diese fünf Elementarreaktionen des Lymphknotens treten in unterschiedlicher Gewichtung bei allen Formen der Lymphadenitis auf und bestimmen durch ihr Zusammenspiel das histologische Bild einer unspezifischen Lymphadenitis:

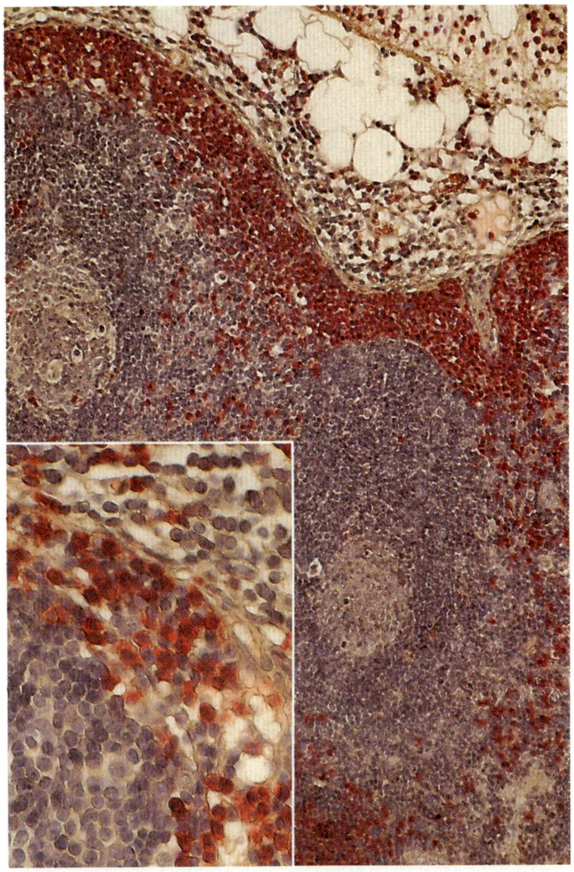

Abb. 10.**31** Granulozytärer Sinuskatarrh (rote Chloracetatesterasedarstellung der Granulozyten in einem Lymphknoten; Vergr. 1 : 100; Einschub Vergr. 1 : 250)

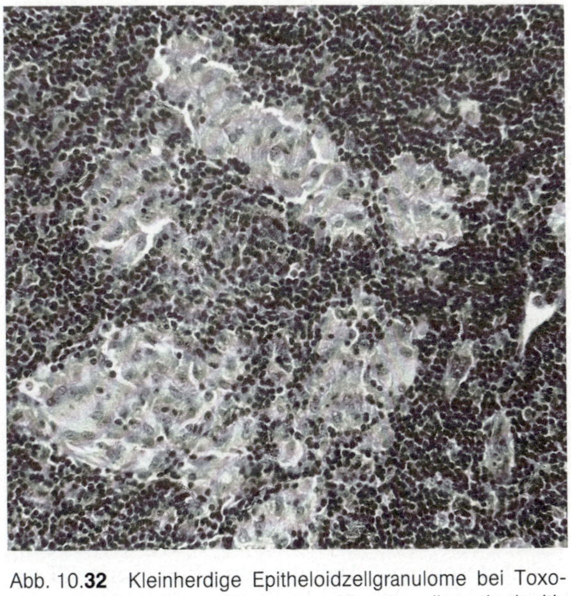

Abb. 10.**32** Kleinherdige Epitheloidzellgranulome bei Toxoplasmose in einem Nackenlymphknoten (Lymphadenitis nuchae Piringer-Kuchinka) (HE, Vergr. 1 : 350)

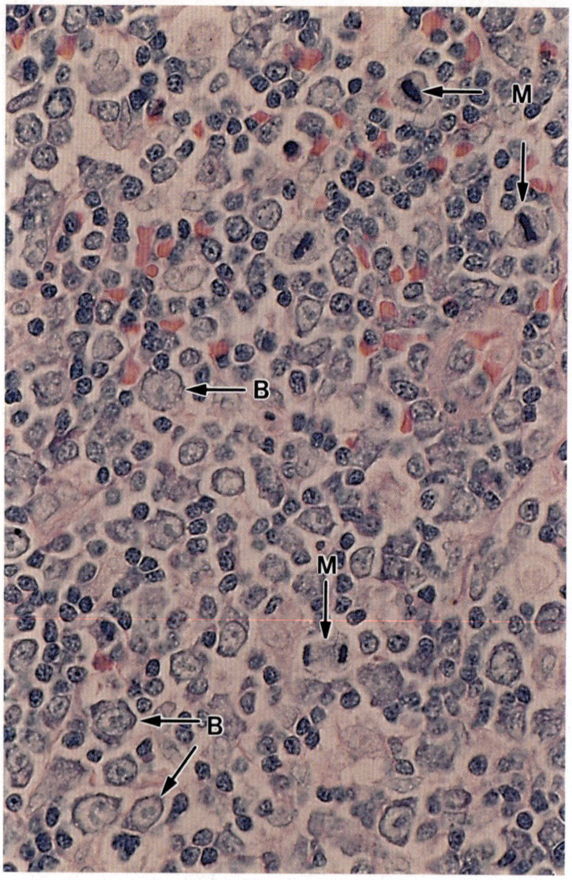

Abb. 10.**33** Bunte Pulpahyperplasie mit zahlreichen Mitosen (M), Blasten (B) und Plasmazellen bei infektiöser Mononukleose (Giemsa, Vergr. 1:350)

Unspezifische Lymphadenitis

Pathogenese: Diese Lymphadenitisformen sind dadurch gekennzeichnet, daß das Entzündungsinfiltrat und die lymphatische Hyperplasie die Szene beherrschen, ohne eine erregerspezifische Gewebeveränderung hervorzurufen. Lediglich die banaleitrigen Lymphadenitiden machen mit ihrer Gewebseinschmelzung in Form von Abszessen auf eine Infektion mit Eitererregern aufmerksam (S. 262).

Virale Lymphadenitis

Diese Lymphknotenentzündungen werden durch lymphotrope Viren ausgelöst und gehen mit einer bunten Pulpahyperplasie einher (Ausnahme: HIV-Lymphadenopathie!):

1. Infektiöse Mononukleose

Definition: Die infektiöse Mononukleose ist eine akute, durch Epstein-Barr-Viren (S. 254) ausgelöste, fieberhafte Allgemeinerkrankung, die mit einer Lymphadenitis, Blutlymphozytose und der Bildung von heterophilen Agglutininen (Paul-Bunnel-Test) einhergeht und vor allem jung-adulte Patienten heimsucht.

Pathogenese: S. 254.

Morphologie und Komplikationen: Die meisten Veränderungen findet man im Blut, in den Lymphknoten, in Milz, Leber und ZNS:

- *Blut:* Typisch ist die Ausschwemmung von monozytenähnlichen T-Lymphozyten mit auffälligen Azurgranula (= virale Reizformen) in das periphere Blut, was der Krankheit auch den Namen infektiöse Mononukleose eingetragen hat.

- *Lymphadenitis:* Sie fehlt nie und brachte der Erkrankung auch den Namen *Pfeiffer-Drüsenfieber* ein. Die Lymphknoten (Abb. 10.**33**) zeigen eine bunte Pulpahyperplasie (= T-Zell-Reaktion) sowie oft auch eine begleitende Follikelvergrößerung (= B-Zell-Reaktion) und Sinushistiozytose. Dabei treten abartige Immunoblastenformen auf, die oft zur Verwechslung mit einer Lymphogranulomatose oder einem malignen immunoblastischen Lymphom (S. 581) führen. In der Hälfte der Fälle gesellt sich noch eine kleinherdige Epitheloidzellreaktion und in den Tonsillen und Lymphknoten eine Nekrose hinzu.

- *Milz:* Eine Splenomegalie findet man in etwa 50% der Fälle. Die entzündliche Milzschwellung (S. 561) kann dabei so in den Vordergrund treten, daß die Milz spontan einreißt.

- *Leber:* Eine Hepatomegalie ist selten (bei Erstinfektionen im Erwachsenenalter häufiger), meist findet man aber histologische Korrelate einer Virusbegleithepatitis (S. 759) (lymphoide Infiltrate).

- *Gehirn:* Hier können perivaskuläre mononukleäre Infiltrate in den Meningen auftreten. Selten entwikkelt sich jedoch eine Meningoenzephalitis-Symptomatik.

2. Rubeolen-Lymphadenitis

Definition: Diese Lymphadenitis wird durch eine Infektion mit Rubellaviren (= RNS-Viren) ausgelöst und tritt in typischer Weise als Teilerscheinung einer allgemeinen Infektionskrankheit auf, die klinisch am *feinfleckigen Exanthem* zu erkennen ist (= Röteln).

Pathogenese: S. 257. – In den Lymphknoten findet man ähnlich wie bei der infektiösen Mononukleose eine bunte Pulpahyperplasie und eine Follikelhyperplasie. Allerdings fehlen praktisch die Nekrosen und zusätzlich treten Nester mit plasmazytoiden Lymphozyten auf. Gelegentlich findet sich auch Venolenvermehrung, so daß das histologische Bild eines angioimmunoblastischen T-Zell-Lymphoms imitiert wird.

3. Masern-Lymphadenitis

Pathogenese: Siehe S. 258. – In der Prodromalphase (vor Eintritt des Masernexanthems) breitet sich das Masernvirus im lymphatischen Gewebe aus. Der Befall der lymphatischen Zellen (vor allem Zentroblasten und Plasmazellen) äußert sich (Abb. 5.**70**) in der Bildung von Riesenzellen (Typ Warthin-Finkeldey). Sie werden durch den zytopathischen Effekt des Virus und durch Antikörper gegen das auf der Zellmembran sitzende Virusantigen zerstört, was einen passageren Lymphozytenverlust nach sich zieht. Die hiermit verbundene Zellmauserung des lymphatischen Systems erklärt die vorübergehende immunologische Anergie der an Masern erkrankten Patienten. Nach Exanthemausbruch sind die Lymphfollikel infolge histiozytärer Phagozytose der „Zell-Leichen" regressiv verkleinert und zellarm.

4. HIV-Lymphadenopathie

Pathogenese: Siehe S. 204.

Morphologie: Im Rahmen des HIV-induzierten AIDS werden die Lymphknoten in folgenden charakteristischen Stadien verändert (Abb. 10.**34a–c**):

- „Irreguläre Follikelhyperplasie": Makroskopisch sind die Lymphknoten erheblich vergrößert. Die Follikel haben infolge Hypertrophie der Keimzentren massiv an Größe zugenommen, wobei ihre Umrisse unregelmäßig, zum Teil tulpenförmig geworden sind. Die Keimzentren enthalten viele Kerntrümmermakrophagen und Plasmazellen und werden meist nur noch von einer verkümmernden Mantelzone umsäumt („nackte Keimzentren"). Hinzu kommt infolge abnormer Angiogenesefaktorbildung durch die Makrophagen eine Proliferation kleiner Gefäße und vereinzelte mehrkernige Riesenzellen. *Klinik:* Stadium der generalisierten Lymphadenopathie.
- „Progressive Follikeldestruktion": In diesem Stadium werden die mantelzonenfreien Follikel durch die erhebliche Angioproliferation und Vermehrung kleiner Lymphozyten destruiert („explodierende Follikel"): sie beginnen zu atrophieren. *Klinik:* Stadium der AIDS-related complexes.
- „Follikelatrophie": Die geschrumpften Follikel werden bei dominanter Angioneogenese hyalinisiert und durch Lymphozyteninfiltrate ersetzt. Im interfollikulären Raum kommen viele Plasmazellen und auch Makrophagen vor (Abb. 10.**35**).

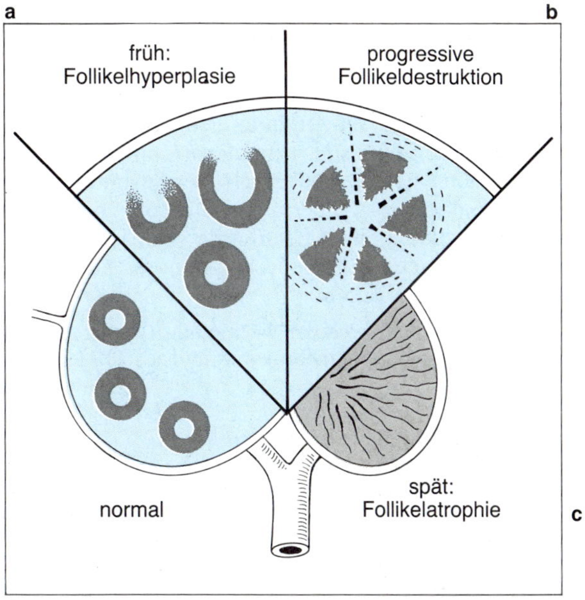

Abb. 10.**34a–c** HIV-Lymphadenopathie: Stadien der Follikelzerstörung (vgl. Abb. **35**)

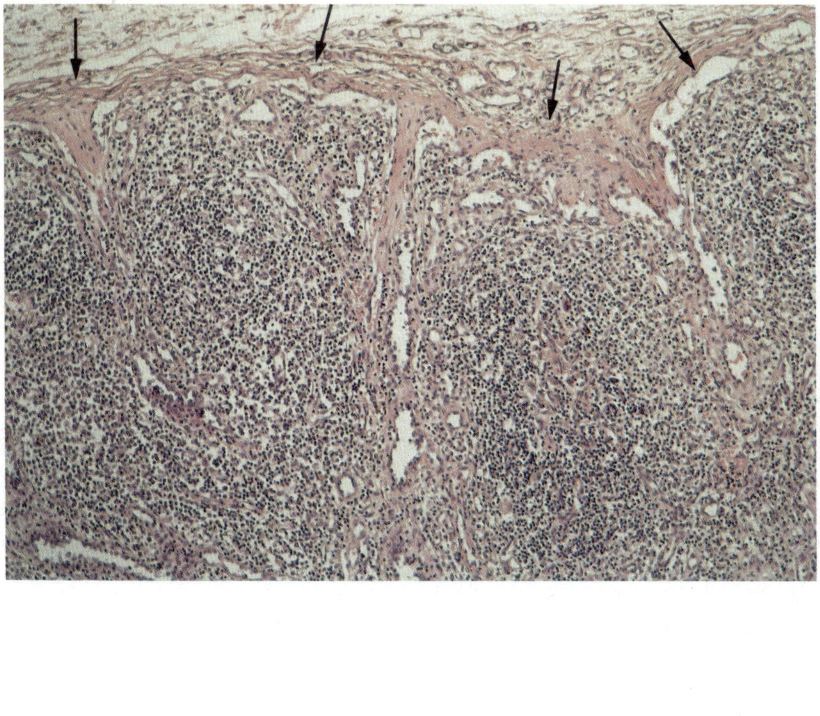

Abb. 10.**35** AIDS-Lymphknoten: HIV-Lymphadenopathie im Stadium der Atrophie der Follikel (Pfeile = Lymphknotenkapsel)

Granulomatöse Lymphadenitis

● *Retikulozytär-abszedierende Lymphadenitis*
Eine Reihe von Entzündungserregern ruft in den Lymphknoten eine sog. retikulozytär-abszedierende Entzündung hervor, die durch die Ausbildung von Granulomen vom Pseudotuberkulosetyp charakterisiert sind. Die kleinen Eiterherde sind dabei in den entzündlich geschwollenen Lymphknoten bereits mit bloßem Auge zu erkennen.

Klinik und Pathogenese der wichtigsten Krankheitsbilder mit dieser Lymphadenitisform sind in Tab. 10.**13** zusammengestellt.

● *Epitheloidzellige Lymphadenitis*
Bei dieser Lymphadenitisform ist das Auftreten von kleinen oder von großen Epitheloidzellgruppen typisch.

Klinik und Pathologie der wichtigsten Krankheiten mit dieser Lymphadenitisform sind in Tab. 10.**14** zusammengestellt.

● *Lymphadenitis mit tuberkuloiden Granulomen*
Diese Lymphadenitiden sind besonders typisch für folgende Krankheitsbilder:

- Lymphadenitis tuberculosa,
- Lymphadenitis luica (vor allem im Sekundärstadium generalisiert auftretend) sowie
- Lymphadenitis lepromatosa (S. 269).

Dermatopathische Lymphadenitis

Definition und Pathogenese: Diese absolut gutartige Lymphknotenreaktion tritt im Gefolge generalisierter juckender Hauterkrankungen (z. B. chronisches Ekzem, Neurodermitis, Mycosis fungoides) auf und geht mit einer meist hochgradigen Retikulumzellvermehrung in den verbreiterten Parakortikalzonen einher (Abb. 10.**36**). Diese Retikulumzellen enthalten phagozytiertes Melanin und gelegentlich auch Lipide, die der Lymphknotenveränderung auch die Bezeichnung *„lipomelanotische Retikulozytose"* eingetragen hat. Die gespeicherten Substanzen entstammen der Haut, in der sie durch das stete Kratzen freigesetzt wurden.

Tabelle 10.**13** Krankheiten mit retikulär-abszedierender Lymphadenitis

Krankheit	Erreger	Befallene Lymphknoten (Lnn.)	Klinisches Leitsymptom	Alter, Geschlecht, Prädisposition
pseudotuberkulöse Lymphadenitis	Yersinia pseudotuberculosis	mesenteriale Lnn. iliozökale Lnn.	Appendizitis	Knaben
Katzenkratzkrankheit	pleomorphe gramnegative Bakterien	regionale Lnn. (meist obere Extremität)	schmerzhafte Lnn.-Schwellung	Katzenfreunde
Lymphogranulomatosis venereum	Chlamydia lymphogranulomatosis	inguinale Lnn.	„4. Geschlechtskrankheit", schmerzhafte Lnn.-Schwellung mit Fistelung	Promiskuität
Tularämie	Francisella tularensis	regionale Lnn. (meist obere Extremität)	schmerzhafte Lnn.-Schwellung, Fieber (z. T. typhös)	Tier- und Pelzhändler

Tabelle 10.**14** Krankheiten mit epitheloidzelliger Lymphadenitis

Krankheit	Ätiologie	Befallene Lymphknoten (= Lnn.)	Lymphknotenhistologie	Klinik
Toxoplasmose (S. 277)	Toxoplasma gondii	zervikale, nuchale Lnn.	kleine Epitheloidzellherde, follikuläre Hyperplasie, Perilymphadenitis, Sinus-Katarrh	meist unauffällig, manchmal Gehirn-, Netzhautbeteiligung
„sarkoidartige" Reaktion	Tumorzerfallsprodukte	Lnn. im Abflußgebiet von Karzinomen (Magen-, Mammakrebse)	kleine Epitheloidzellherde	prognostisch günstiges Zeichen
Sarkoidose (S. 236)	wanddefekte Mykobakterien	bilaterales Hilus-Lnn.	epitheloidzellige Granulome (Abb. 5.**53 a** u. **b**)	abhängig vom Stadium und vom Organbefall
Tuberkulose (S. 268)	Mycobacterium tuberculosis		epitheloidzellige Granulome, z. T. mit Nekrose	

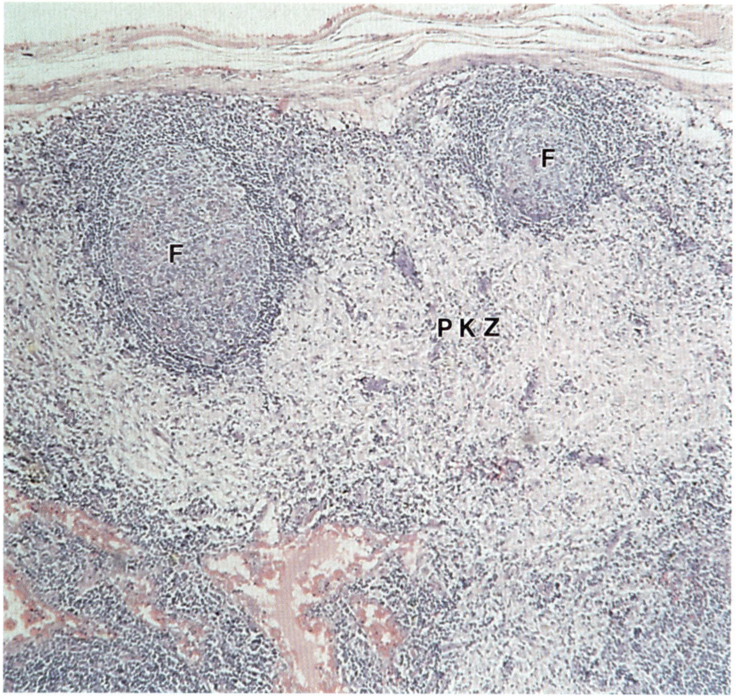

Abb. 10.**36** Dermatopathische Lymphadenitis mit stark verbreiteter Parakortikalzone (PKZ) und eher kleinen Lymphfollikeln (= F) (Giemsa, Vergr. 1 : 85)

Neoplastische Läsionen

Die Lymphknoten sind entsprechend ihrer Filterfunktion bei Tumorkrankheiten oft Absiedlungsstätten von Krebszellen. Sie können aber durch neoplastische Wucherung ihrer T- und B-Lymphozyten, aber auch ihrer Histiozyten und Mastzellen neoplastisch umgewandelt werden.

Angiofollikuläre Hyperplasie (ICD-O-9590/0)

Definition und Morphologie: Diese gutartige Läsion (Synonym: *Castleman-Tumor, benignes Lymphom*) kann bis zu 15 cm groß werden und findet sich meist im Mediastinum und Halsbereich von Jugendlichen. Typisch sind die *„ausgebrannten" Keimzentren* in einem teils hyalinisierten, teils sklerosierten lymphatischen Gewebe ohne Sinus.

Maligne Lymphome

Allgemeine Definition: Primäre Neoplasien des lymphatischen Gewebes, die sich innerhalb *(nodale Lymphome)* oder außerhalb von Lymphknoten *(extranodale Lymphome)* manifestieren können. Aufgrund nosologisch-therapeutischer Erfahrungen trennt man dabei die *Hodgkin-Lymphome* von den *Non-Hodgkin-Lymphomen* ab.

Morbidität: 3/100000 Einwohner, wobei 30% der Fälle Hodgkin-Lymphome (Lymphogranulomatose) und 70% Non-Hodgkin-Lymphome sind.

Lymphogranulomatose Hodgkin
(ICD-O-9650/3)

Definition: Unter dem Begriff Lymphogranulomatose (= Morbus Hodgkin) werden maligne Neoplasien des lymphatischen Systems zusammengefaßt, die durch große Blasten (= Hodgkin-Zellen), mehrkernige Riesenzellen (= Sternberg-Riesenzellen) und ein entzündliches Begleitinfiltrat gekennzeichnet sind.

Pathogenese: Die Histogenese der Lymphogranulomatose Hodgkin ist immer noch nicht vollständig geklärt. Viele molekularpathologische Befunde sprechen dafür, daß der Morbus Hodgkin durch die maligne Transformation mehrerer verschiedener Zelltypen (B- und T-Lymphozyten) zustande kommt und somit eine phänotypisch gemeinsame Endstrecke verschiedener Neoplasieprozesse darstellt. In manchen Fällen läßt sich auch eine Assoziation mit Epstein-Barr-Viren nachweisen. Die Hodgkin-Zellen (s. unten) und Sternberg-Zellen sind für diesen Lymphomtyp charakteristisch und werden als die eigentlichen Tumorzellen angesehen. Sie bilden Zytokine, welche um sich herum eine Entzündungsreaktion bis hin zu epitheloidzelligen Granulomen auslösen. Diese Tumorzellen sind leicht verletzlich und genetisch instabil. Sie gedeihen nur in einem Lymphknotenmilieu, das sie sich selbst vorbereiten. Dazu produzieren sie wahrscheinlich Faktoren, welche die Granulozyten und T-Lymphozyten reifen lassen, und einen, der die T-Killerzellen daran hindert, ihre zytotoxische Wirkung zu entfalten. Damit wiederum lassen sich folgende drei Phänomene der Lymphogranulomatose verstehen:

- Die hohe *Fragilität* der Hodgkin- und Sternberg-Zellen sowie das hohe zytotoxische Potential ihrer

Umgebung erklären das recht gute Ansprechen auf die Tumortherapie.

- Die *genetische Instabilität* mit Bildung therapieresistenter Subklone erklärt einerseits die Malignitätssteigerung der Lymphogranulomatose und andererseits das stark erhöhte Risiko der Hodgkin-Patienten an einer akuten myeloischen Leukämie oder einem malignen B-Zell-Lymphom zu erkranken.
- Die *gestörte T-Zell-Funktion* erklärt die Neigung der Patienten zu anergenen Hautreaktionen und zu opportunistischen Infektionen.

Morphologie: Alle Formen der Lymphogranulomatose treten primär innerhalb des lymphatischen Gewebes von Lymphknoten oder selten auch einmal von Tonsillen auf. Erst in fortgeschrittenen Stadien können sekundär auch alle anderen Organe befallen sein. So findet man bei der Obduktion einen Befall der Milz (75%), der Leber (65%), des Knochenmarkes (65%) und der Lunge (40%). Aus diesem Grunde ist für die klinische Stadieneinteilung und zur Feststellung des Therapieplanes eine laparoskopische Beurteilung von Leber und Milz und der entsprechenden regionalen Lymphknoten unerläßlich. Da ferner vieles dafür spricht, daß die hämatogene Streuung von der Milz ausgeht, wird oft splenektomiert.

Makroskopisch zeigen die Hodgkin-Lymphome auf der Schnittfläche ein fischfleischartiges Gewebe mit teils knotigem Aufbau und teils mit regressiven Veränderungen in Form von Nekrosen (Abb. 10.**37a**).

Die Milz ist je nach Stadium der Erkrankung vergrößert und mit weißlichen 2 mm bis 2 cm großen Knötchen übersät, so daß das Schnittbild (Abb. 10.**37b**) an eine grobgriebige Wurst (= *Bauernwurstmilz, Porphyrmilz*) erinnert. Die Leber ist meist diffus mit Hodgkin-Infiltraten übersät.

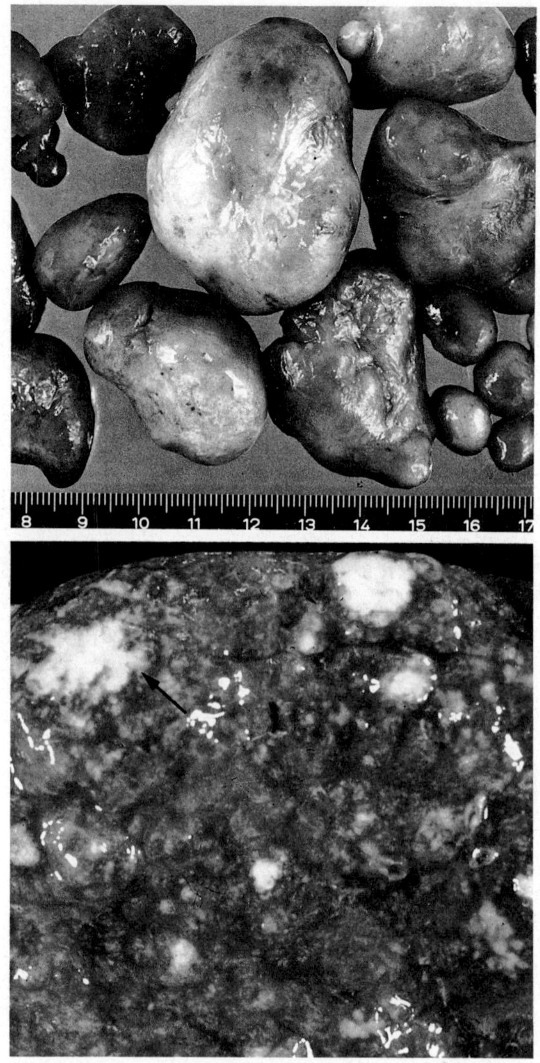

a

b

Abb. 10.**37a** u. **b** Lymphogranulomatose (Morbus Hodgkin): **a** Lymphome, **b** Bauernwurstmilz

Histologie: Für die histologische Diagnose sind die Hodgkin-Zellen und die Sternberg-Riesenzellen beweisend. Die Zusammensetzung des begleitenden Granulationsgewebes gibt Auskunft über die Prognose der Erkrankung:

- *Hodgkin-Zellen:* Dies sind große Blasten, welche im hellen Karyoplasma ihres bohnenförmigen Kerns (= Euchromatin) auffällig große Nukleolen enthalten (Abb. 10.**38a** u. **b**),

- *Sternberg-Riesenzellen:* Sie entstehen durch Fusion aus zwei oder mehreren Hodgkin-Zellen und sind 15–45 µm im Durchmesser groß. Diese Riesenzellen enthalten große, oft unregelmäßig konturierte, oft sich überlappende Zellkerne mit sehr großen, oft spiegelbildlich angeordneten Nukleolen (=Eulenaugennukleolen) (Abb. 10.**38a** u. **b**). Diese Zellkerne werden von einem breiten Zytoplasmagürtel umgeben. Der kann bei bestimmten Hodgkin-Subtypen so breit sein, daß er bei der Fixation erheblich schrumpft und die Zellen in „Höhlen" (Abb. 10.**39a** u. **b**) zu liegen scheinen (= *Lakunenzellen).*

- *Begleitendes Granulationsgewebe:* Es besteht aus T- und B-Lymphozyten, neutrophilen und eosinophilen Granulozyten, Histiozyten und Fibroblasten.

Je nach Ausprägung und Zusammensetzung des Infiltrates unterscheidet man folgende vier histologische Hodgkin-Formen. Diese und die jeweils erreichten Ausbreitungsstadien bestimmen die Prognose (Tab. 10.**15**).

Lymphozytenprädominante Form: Das histologische Bild wird bei dieser auch *Paragranulom* genannten Hodgkin-Form von reifen B-Lymphozyten beherrscht. Sternberg-Riesenzellen, Granulozyten und Nekrosen fehlen meist. Die neoplastischen Zellen – auch L & H-Zellen[1] genannt – haben vesikuläre, lo-

[1] lymphozytisch und/oder histiozytisch

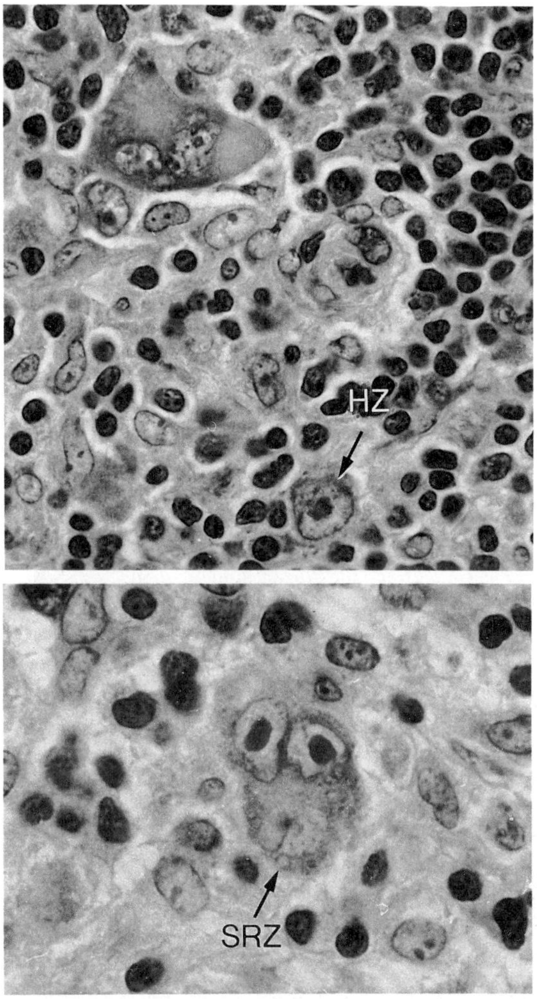

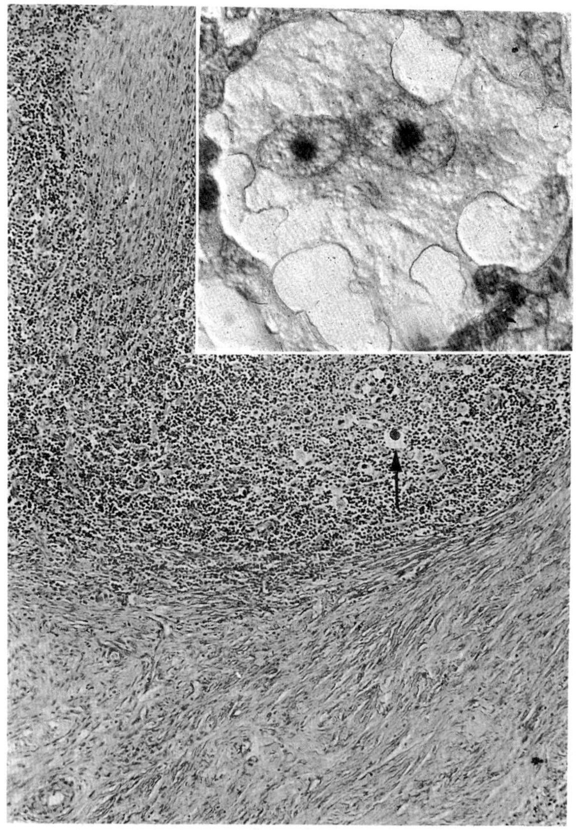

10.**39a** u. **b** Nodulär-sklerosierender Subtyp der Lymphogranulomatose:
a Sklerosierende Infiltratzergliederung (Vergr. 1 : 50)
b Lakunenzelle mit Zytoplasmaschrumpfung (Vergr. 1 : 125)

◀ Abb. 10.**38a** u. **b** Hodgkin-Zellen (HZ) und Sternberg-Riesenzellen (SRZ) mit typischerweise spiegelbildlich angeordneten sehr großen Nukleolen (Giemsa, Vergr. 1 : 600)

Tabelle 10.**15** Synopsis der Lymphogranulomatose-Subtypen: Histologie, Immunhistochemie und Klinik (Nomenklatur: revidierte europäisch-amerikanische Lymphomklassifikation)

Hodgkin-Subtyp	Neoplastische Zellen		Entzündliches Begleitinfiltrat			Histologie		Bevorzugte Lymphknotenregion	Alter Geschlecht
	Zytologie (Z. = Zellen)	CD-Muster (AG = Antigen)	Lymphozyten	Neutrophile	Eosinophile	Nekrosen	Sklerose		
lymphozytenprädominant	L & H-Z. +++ Sternberg-Z. (+)	CD30⁻ CD45⁺ B-Zell-assoz. AG⁺	++++	–	–	–	–/ streifig (+)	zervikal	jedes Alter ♂ > ♀
nodulär-sklerosierend	Sternberg-Z. ++ Lakunen-Z. ++	CD30⁺ CD45⁻ B-, T-Zell-assoz. AG⁻	++	+	++	+	streifig +++	mediastinal supraklavikulär	15–25 J. ♀ > ♂
gemischtzellig	Sternberg-Z. +++ Lakunen-Z. (+)	CD30⁺ CD45⁻ B-, T-Zell-assoz. AG⁻	+++	++	++	–	–	zervikal abdominal	adult ♂ > ♀
lymphozytenarm	Sternberg-Z. ++++ (z. T. sarkomatös)	CD30⁺ CD45⁻ B-, T-Zell-assoz. AG⁻	(+)	–	–	++	diffus +++	abdominal	senil ♂ > ♀

– = keine, (+) = vereinzelt, + = mäßig, ++ = viel, +++ = sehr viel, ++++ = vorherrschend bulierte Kerne (= Popcorn-Zellen) und kleine Nukleolen. Selten Übergang in generalisierte Form. Prognose: recht gut. Mittlere Überlebenszeit: 10 Jahre.

– nodulärer Subtyp: (= B-Zell-Lymphom) Übergang in großzelliges B-Zell-Lymphom möglich.

– diffuser Subtyp: Übergang in gemischtzelligen Typ möglich.

Nodulär-sklerosierende Form: Sie ist charakterisiert a) durch regressive Veränderungen in Form von *Nekrosen* und einer starken, bandförmigen *Vernarbung,* welche das Lymphknotengewebe knotig zergliedert, und b) durch die zahlreichen bereits erwähnten *Lakunenzellen* (in 40% der Fälle EBV-positiv), einer geschrumpften Sternberg-Zell-Variante. Granulozyten- und T-Zell-Infiltrate (vor allem eosinophile) gehören mit zum typischen Bild. Die Prognose ist günstig. Mittlere Überlebenszeit: 4 Jahre.

Gemischtzellige Form: Sie entspricht der klassischen Form des Morbus Hodgkin, welche durch ein buntes Zellbild geprägt ist. Dabei ist der Lymphknoten diffus mit Hodgkin- und Sternberg-Zellen (in 65% der Fälle EBV-positiv), T-Zellen und eosinophilen Granulozyten durchsetzt. Kleine Areale mit Nekrosen und Fibrosen können vorkommen. Die Prognose hängt vom klinischen Stadium ab und ist schlechter als bei den beiden vorhergenannten Formen.

Lymphozytenarme Form: Diese Hodgkin-Form wurde früher auch als *Hodgkin-Sarkom* bezeichnet, denn sie stellt die aggressivste Verlaufsform dar und kommt vor allem bei älteren Menschen und HIV-infizierten Patienten vor. Das histologische Bild wird beherrscht von Hodgkin- und Sternberg-Zellen, die eine vermehrte Kernanaplasie aufweisen. Das Begleitinfiltrat rekrutiert sich aus T-Zellen. Die Prognose ist in jedem Falle schlecht.

Klinik: Bei der Beurteilung der Lymphogranulomatoseausbreitung ist das Zwerchfell eine prognostisch wichtige Trennlinie. Der Ann-Arbor-Klassifikation entsprechend unterscheidet man folgende Ausbreitungsstadien:

Tabelle 10.**16** Klassifikation der B-Zell-Neoplasien (Non-Hodgkin-Lymphome, Leukämien)

Kiel-Klassifikation (Lm = Lymphom, Lk = Leukämie)	REAL-Klassifikation: revidierte europäisch-amerikanische Lymphomklassifikation
B-lymphoblastisches Lm	Vorläufer B-lymphoblastisches Lm / Lk
B-lymphozytisches Lm / B-CLL prolymphozytische Variante lymphoplasmozytoides Immunozytom	chronische lymphozytische B-Zell-Lk prolymphozytisches B-Zell-Lk kleinzellig-lymphozytisches Lm
lymphoplasmozytisches Immunozytom	lymphoplasmozytoides Lm / Immunozytom
zentrozytisches Lm	Mantelzell-Lm
zentroblastisch-zentrozytisches Lm follikulärer Subtyp	Follikelzentrum-Lm follikulärer Subtyp Grad I follikulärer Subtyp Grad II
zentroblastisches Lm follikulärer Subtyp	follikulärer Subtyp Grad III
zentroblastisch-zentrozytisches Lm diffuser Subtyp	diffus-kleinzelliger Subtyp (provisorisch)
	Marginalzonen-B-Zell-Lm extranodaler Subtyp (MALT-Lymphom)
monozytoides B-Zell-Lm	nodaler Subtyp
Haarzelleukämie	Haarzelleukämie
plasmozytisches Lm	Plasmozytom
zentroblastisches Lm diffuser Subtyp	diffus-großzelliges B-Zell-Lm
B-immunoblastisches Lm	
	mediastinaler Subtyp (S. 587)
Burkitt-Lm	Burkitt-Lm

Tabelle 10.**17** Klassifikation der T-Zell-Neoplasien (Non-Hodgkin-Lymphome, Leukämien)

Kiel-Klassifikation (Lm = Lymphom, Lk = Leukämie)	REAL-Klassifikation: revidierte europäisch-amerikanische Lymphom-klassifikation
T-lymphoblastisches Lm	Vorläufer T-lymphoblastisches Lm / Lk
T-prolymphozytische Lk	T-prolymphozytische Lk
T-lymphozytische Lk (T-Zell-CLL)	T-lymphozytische CLL
	große granuläre Lymphozyten-Lk T-zelliger Subtyp NK-zelliger Subtyp
Mycosis fungoides Sézary-Syndrom	Mycosis fungoides Sézary-Syndrom
T-Zonen-Lm	periphere T-Zell-Lymphome (unspezifiziert)
lymphoepitheliales Lm	
pleomorphes klein- / großzelliges T-Zell-Lm	
pleomorphes mittel- / großzelliges T-Zell-Lm	
T-immunoblastisches Lm	
angioimmunoblastisches Lm	periphere T-Zell-Lymphome (spezielle Varianten) angioimmunoblastisches Lm
	angiozentrisches Lm (S. 595) intestinales T-Zell-Lm (S. 714)
pleomorphes kleinzelliges T-Zell-Lm, $HTLV1^+$	adultes T-Zell-Lm / -Lk
pleomorphes mittel- / großzelliges T-Zell-Lm, $HTLV1^-$	adultes T-Zell-Lm- / Lk
anaplastisches großzelliges T-Zell-Lm	anaplastisch-großzelliges Lm T-zelliger Subtyp nullzelliger Subtyp

Stadium I: solitäre Lymphknoten entweder oberhalb oder unterhalb des Zwerchfells (oder extranoduläres Organ) betroffen,
Stadium II: zwei oder mehrere Lymphknotengruppen (evtl. mit extranodulärem Herd) auf der gleichen Seite des Zwerchfells,
Stadium III: die Lymphogranulomatose hat sich auf beiden Seiten des Zwerchfells entwickelt,
Stadium IV: disseminierter Organbefall.

Außer der Lymphknotenschwellung gehören unerklärbarer Gewichtsverlust von mehr als 10% des Körpergewichtes innerhalb der letzten 6 Monate, ungeklärtes Fieber über 38 °C (periodisches Fieber = *Pel-Ebstein-Typ*), Juckreiz und Nachtschweiß zu den klinisch relevanten Symptomen (B-Symptomatik!). Sie treten gehäuft im Stadium III und IV auf und bedeuten meist eine Verschlechterung der Prognose.

Mit entsprechender Therapie (Zytostatika, Bestrahlung) werden erhebliche Remissionen erzielt. Rezidive ereignen sich zu 60% in den ersten 2 Jahren und machen durch eine erhöhte BSG und Haptoglobinerhöhung auf sich aufmerksam. Rezidive bedeuten aber leider immer auch einen Übergang in eine malignere Hodgkin-Form.

Non-Hodgkin-Lymphome

Allgemeine Definition: Primäre maligne Neoplasien des lymphatischen Gewebes, die sich von unterschiedlich ausdifferenzierten Lymphozyten der B- oder T-Zell-Reihe herleiten und sich als nodale, teilweise aber auch als extranodale Tumoren oder als Leukämien manifestieren können.

Die Nomenklatur der Non-Hodgkin-Lymphome wird international nicht einheitlich gehandhabt. Nachstehend werden die klinisch häufigsten Lymphome nach Bezeichnungen der Kieler Klassifikation besprochen. In der neuesten REAL-Klassifikation (= revidierte europäisch-amerikanische Lymphomklassifikation) wurde versucht, bei den einzelnen Lymphomtypen zytogenetische, immunhistochemische und klinische Aspekte als diagnostisches Kriterium heranzuziehen. Sie wird im folgenden in tabellarischer Form der Kieler Klassifikation gegenübergestellt (Tab. 10.**16** und 10.**17**).

Allgemeine Ätiologie: Die Ätiologie der Non-Hodgkin-Lymphome ist noch ungeklärt. Zwar sind bei zahlreichen Tieren Viren bekannt, durch die sich

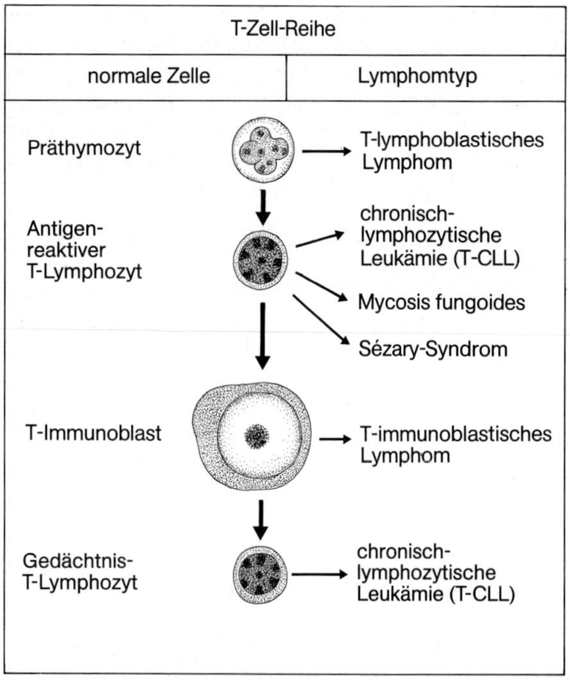

Abb. 10.**40** T-Zell-Reihe und korrelierende Lymphome: Präthymozyten (gyrierte Zellkerne) → Thymusauswanderung → T_1-Lymphozyten (wenig Zytoplasma, heterochromatisch rundlicher Kern). Nach Antigenkontakt: → T-Immunoblasten (großer Kern mit zentralem Nukleolus) → T_2-Lymphozyten als Gedächtniszelle

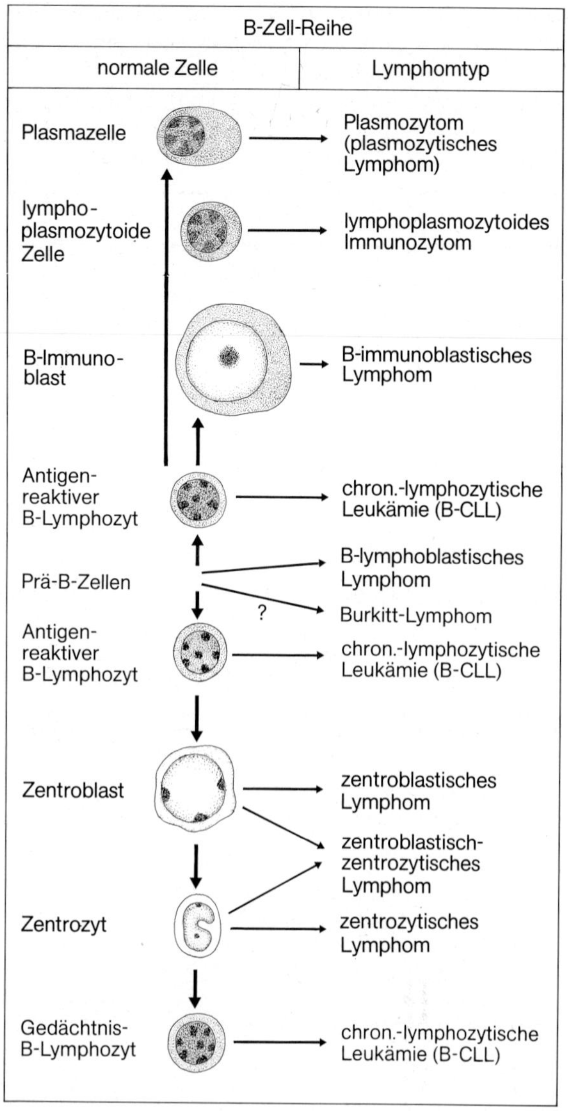

Abb. 10.**41** B-Zell-Reihe und korrelierende Lymphome: Prä-B-Zellen (klein, wenig Zytoplasma, heterochromatisch rundlicher Kern). Nach Antigenkontakt: → Keimzentren oder → B-Immunoblasten. B-Immunoblasten → basophile und lymphatische Plasmazellen (membranständiges Heterochromatin → Radspeichenstruktur). In Keimzentren: Zentroblasten (wenig Zytoplasmasaum, großer Kern mit meist membranständigen Nukleolen) → Zentrozyten (gekerbter Kern mit winzigem Nukleolus) → B-Gedächtniszellen

Lymphome induzieren lassen. Bei den menschlichen Lymphomen sind die Kenntnisse über eine Virusätiologie erst in den letzten Jahren in Bewegung geraten: Bei den B-lymphoblastischen Lymphomen vom Burkitt-Typ läßt sich bei der endemischen Form Afrikas in 95% der Fälle eine Epstein-Barr-Virusinfektion nachweisen; bestimmte Viren der HTLV-Gruppe (S. 259) und das zur Herpes-Virusgruppe gehörende HBLV (= humanes B-lymphotropes Virus) rufen bestimmte T- und B-Zell-Lymphome hervor. Da Patienten mit gestörter Immunantwort (z. B. Immunsuppression, AIDS) ein erhöhtes Lymphomrisiko haben, läßt sich vermuten, die Non-Hodgkin-Lymphome kämen durch eine anhaltende Immunstimulation bei fehlerhaftem, rückwirkendem Regulationsmechanismus zustande. Über die molekularpathologischen Läsionen im Rahmen der Lymphomentstehung wurde bereits bei den Leukämien (S. 544) berichtet.

Allgemeine Pathogenese: Formalpathogenetisch geht die Kieler Klassifikation der malignen Non-Hodgkin-Lymphome von der Annahme aus, daß sich diese Neoplasien von definierbaren Entwicklungsstufen der normalen Lymphozytopoese herleiten (Abb. 10.**40** und 10.**41**). Dabei wird ein Lymphom jeweils nach dem vorherrschenden zellulären Phänotyp benannt.

Allgemeine Morphologie: Allen malignen Lymphomen gemeinsam ist die neoplastische Zellvermehrung. Sie führt zur teilweisen bis vollständigen Durchsetzung des lymphatischen Gewebes mit den entsprechenden Tumorzellen, die auch in die Kapsel und in die Lymphknotenumgebung wuchern können. Dadurch fehlen die typischen Lymphfollikel, und die Lymphknoten sind manchmal unter sich und mit der Umgebung verbacken (fehlende Verschieblichkeit).

Klinik: Die meisten der Lymphom-Patienten suchen den Arzt wegen Lymphknotenschwellungen auf. Diese können bei allen Lymphomarten grundsätzlich multipel auftreten und in jeder Lymphknotenregion lokalisiert sein. In etwa 30% der Fälle entsteht ein Non-Hodgkin-Lymphom (NHL) extranodulär in Gastrointestinaltrakt, Skelett und Haut als Prädilektionsstellen. Die Diagnose wird durch Biopsie eines befallenen Lymphknotens oder eines extranodulären Organs histologisch gestellt.

Vor der Einleitung einer Therapie muß eine genaue Stadieneinteilung stehen. International wird die ursprünglich für Hodgkin-Lymphome konzipierte Ann-Arbor-Klassifikation (S. 572) verwendet.

– *Lymphome der B-Reihe* können monoklonale Gammopathien (S. 204) hervorrufen. Sie machen 80% aller Non-Hodgkin-Lymphome aus. Nur diejenigen B-Zell-Lymphome, die sich von Zellen herleiten, die am Aufbau der Keimzentren beteiligt sind, exprimieren teilweise noch ein follikuläres Wachstumsmuster (Tab. 10.**18**).

– *Lymphome der T-Reihe* beginnen in den T-Zonen der Lymphknoten, im Thymus selbst oder je nach Expression von sog. Aussiedler-Rezeptoren (= homing receptors) auch in extralymphatischen Organen und Geweben (→ sog. periphere T-Zell-Lymphome). Die epitheloiden Venolen, als typische T-Zonenstruktur, wuchern auch in den niedrigmalignen T-Zell-Lymphomen noch mit. Die T-Zell-Lymphome machen nur 20% aller Non-Hodgkin-Lymphome aus (Tab. 10.**19**).

Tabelle 10.**18** Morphologie, Immunhistochemie und Zytogenetik der B-Zell-Lymphome (Nomenklatur: revidierte europäisch-amerikanische Lymphomklassifikation) (Lm = Lymphom, Lk = Leukämie)

Lymphomtyp	CD5	CD10	CD23	CD43		Zytogenetik [1]	Mutterzelle[2]
B-CLL ICD-O 9820	+++	–	+++	+++		Trisomie 12 (30%) t(11;14) (25%)	rezirkulierende ($CD5^+$, $CD23^+$)-periphere, reife B-Lc.
lymphoplasmocytoides Lm ICD-O 9611	–	–	–	+		Schwer-/Leichtketten-Gen-Rag	zu Plasmazelldifferenzierung stimulierte, periphere ($CD5^-$)-B-Lc.
Mantelzell-Lm	+++	+	–	+++		t(11;14): Schwerketten-Gen ↔ bcl-1 Cyclin-D_1-Überexpression	($CD5^+$, $CD23^-$)-periphere B-Lc. des inneren Follikelmantels
Follikelzentrums-Lm ICD-O 9623	–	++	+	–		t(14;18) → bcl-2-Rag (Apoptose)	Keimzentrums-B-Lc.: Zentrozyten, Zentroblasten
Marginalzonen-Lm	–	–	–	+		Trisomie 3 (extranodal) oder t(11;18)	Marginalzonen-B-Lc. mit Homing-Rezeptoren
Haarzelleukämie ICD-O 9949/3	–	–	–		CD11c+++ CD25 +++ CD103+++	Schwer-Leichtketten-Gen-Rag	periphere B-Lc. unklarer Differenzierung
Plasmozytom ICD O 9731/3	–	–	–	–	CD45–	Rag oder Del: Schwer- und Leichtketten-Gene	Plasmazellen
diffuses großzelliges B-Zell-Lm ICD-O 9630/3	+	+			CD19+++ CD20+++ CD22+++	bcl-2-Rag (30%) c-myc-Rag (z. T.) bcl-6-Rag (25%)	proliferierende periphere B-Lc.
Burkitt-Lm ICD-O 9750/3	–	+++	–		CD19+++ CD20+++ CD22+++	häufig: t(8;14): Schwerketten-Gen ↔ c-myc selten: t(2;8), t(8;22) Leichtketten-Gen ↔ c-myc	B-Lc. unklarer Differenzierung

Antigenexpressionsnachweis +++ regelmäßig, ++ oft, + gelegentlich, – nie
[1] Rag = Rearrangement, t = chromosomale Translokation, Del = chromosomale Deletion
[2] Lc. = Lymphozyt(en)

Tabelle 10.**19** Morphologie, Immunhistochemie und Zytogenetik der T-Zell-Lymphome (Nomenklatur: revidierte europäisch-amerikanische Lymphomklassifikation)

Lymphomtyp	CD2	CD3	CD4	CD5	Immunhistochemie [1]	Zytogenetik[2]	Mutterzelle[3]
Präkursor-T-lymphoblastisches Lm	+	+++	+/–	+	TdT+++ CD7+++	variable TCR-Gen-Rag	Vorläufer-T-Lc. Präthymozyten
chronisches lymphozytisches T-Zell-Lm	+++	+++	–(65%)	+++	CD7+++	inv 14(q11;q32) TCR-Gen-Rag	zirkulierende periphere T-Lc.
große granuläre Lymphozyten-Lk	+++	+++	–	–	CD16+++	*T-Zell-Typ:* TCR-Gen-Rag	periphere $CD8^+$-Lc.
		–	–	–	CD16+++	*NK-Zell-Typ:* Germline	NK-Zelle
Mycosis fungoides	+++	+++	++	+++	S100 $^+$-IDZ $CD1a^+$-IDZ	TCR-Gen-Rag	periphere epidermotrope $CD4^+$-Lc.
peripheres T-Zell-Lm	++	++	++	++	CD7+	TCR-Gen-Rag	
adultes T-Zell-Lm/Lk	+++	+++	++	+++	CD7–	TCR-Gen-Rag HTLV1 im Genom	periphere $CD4^+$-Lc.
anaplastisches großzelliges Lm	+	+	+	+	CD30+++ EMA+	TCR-Gen-Rag t(2;5)	extrafollikuläre $CD30^+$-Blasten

Antigen-Expressionsnachweis: +++ regelmäßig, ++ oft, + gelegentlich, – nie

[1] IDZ = interdigitierende Zellen = Langerhans-Zellen, EMA = epitheliales Membranantigen, TdT = terminale Desoxynucleotidyl-Transferase

[2] Chromosomale Läsionen: Rag = Rearrangement, inv = Inversion, t = Translokation, TCR = T-Zell-Rezeptor

[3] Lc. = Lymphozyt(en)

Niedrigmaligne Lymphome

Allgemeine Definition und Morphologie: Diese Lymphome bestehen nur oder vorwiegend aus *kleinen bis mittelgroßen „-zyten"*. Ihr Zellkern ist meist unregelmäßig konfiguriert, enthält viel Heterochromatin (= scholliges Chromatin), kleine Nukleolen und wird von einem meist derart schmalen Zytoplasmasaum umgeben, daß die betreffende Zelle „nacktkernig" erscheint (Ausnahme: neoplastische Plasmazellen). Die Zellen der niedrigmalignen Lymphome sind *größtenteils diploid* und weisen somit eine *diploide Stammlinie* auf. Dementsprechend ist die Polymorphie und Heterochromasie dieser Tumorzellkerne gering. Die niedrigmalignen Lymphome verlaufen klinisch langsam und treten selten vor dem 20. Lebensjahr auf (Tab. 10.**18** und 10.**19**).

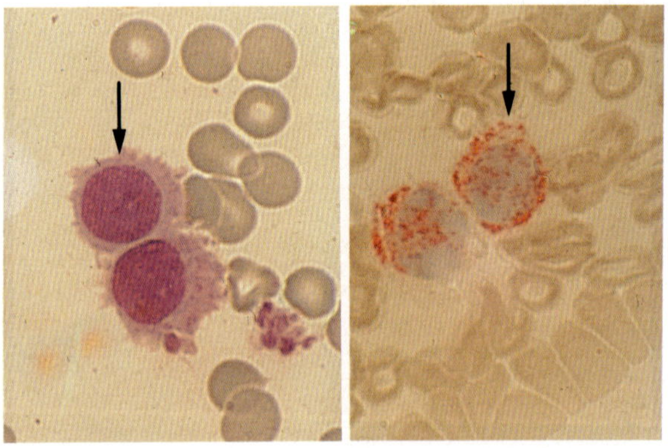

a **b**

Abb. 10.**42 a** u. **b** Haarzelleukämie **a** mit pseudopodienartigen Zytoplasmaausläufern und **b** mit positiver Reaktion für tartratresistente saure Phosphatase (Vergr. 1 : 750)

1. Lymphozytische Lymphome

Allgemeine Definition: Diese niedrigmalignen Neoplasien aus hochdifferenzierten Elementen der Lymphozytopoese machen etwa 20% aller Non-Hodgkin-Lymphome (= NHL) aus und manifestieren sich in nahezu 85% der Fälle als B- oder T-CLL (S. 552). Das ursprünglich monoton-lymphozytäre Zellbild kann durch weitere Tumorprogression in ein *Richter-Syndrom* umschlagen. Es beruht auf der Expansion und Ausschwemmung eines Klons aus polymorph-großzelligen Blasten.

Zu den wichtigsten niedrigmalignen NHL gehören:

a) lymphozytische Lymphome
- B-CLL
- T-CLL
- Haarzelleukämie
- Mycosis fungoides
- Sézary-Syndrom

b) monozytoides Lymphom (= MALT-Lymphom),
c) lymphoplasmozytoides Lymphom (= Immunozytom)
d) plasmozytisches Lymphom (= Plasmozytom)
e) zentroblastisch-zentrozytisches Lymphom.

Haarzelleukämie (ICD-O-9949/3)

Definition: Diese gar nicht so seltene Krankheitsentität gehört zu den niedrigmalignen B-Zell-Neoplasien. Sie besteht aus einer monoklonalen Wucherung mittelgroßer lymphoider Zellen, die im Blutausstrich haarartig lange Zellausläufer aufweisen (= „Haarzellen", Abb. 10.**42a** u. **b**) und tartratresistente saure Phosphatase enthalten.

Morphologie: Die Haarzelleukämie-Infiltrate kommen in Lymphknoten, Knochenmark, Leber und Milz vor. Die befallenen Lymphknoten sind kaum vergrößert und zeigen ein diffuses uniformes Infiltrat aus lymphozytoiden Zellen mit geringer Polymorphie ihrer rundlich- bis bohnenförmigen Kerne, wobei die Zellen in typischer Weise wegen ihrer langen Zellausläufer weit auseinanderliegen. Ferner findet man eine Splenomegalie mit diffuser Infiltration der roten Pulpa und progressivem Schwund der Milzfollikel, im Knochenmark eine Fibrose ohne Verknöcherung sowie eine Panhämozytopenie (Punctio sicca).

Klinik: Die Haarzelleukämie macht etwa 2–3% aller Leukämien im Erwachsenenalter aus (♂ : ♀ = 5 : 1). Chronischer Verlauf von 3–5 Jahren ohne Therapie. Komplettremission mit 2-Chlorodesoxyadenosin, wenn nicht: Splenektomie und α-Interferon.

Mycosis fungoides (ICD-O-9700/3)

Definition und Pathogenese: Dieses periphere T-lymphozytische Lymphom (Tab. 10.**18**) manifestiert sich von allen malignen Lymphomen am häufigsten in der Haut und weist wie das Sézary-Syndrom wegen epidermaler Homing-Rezeptoren einen Dermatotropismus auf. Bei den neoplastischen Zellen handelt es sich um T-Zellen, meist mit Helferzellmarkern, die in charakteristischer Weise hirnrindenartig gelappte Kerne (= zerebriforme Kerne) haben und pleomorphe Zellbilder entwickeln (Lutzner-Zellen). Sie sind um S-100-Antigen- (und CD1a) exprimierende interdigitierende Retikulumzellen (= Langerhans-Zellen) herumgruppiert.

Morphologie: Die klassische Erscheinungsform der Mycosis fungoides zeigt einen stadienartigen Verlauf:
– *Stadium I = prämykosides (ekzematoides) Stadium* in Form einer juckenden, unspezifischen Dermatitis mit einem im oberen Koriumdrittel lokalisierten perivaskulären Entzündungsinfiltrat aus kleinen Lymphozyten, Histiozyten und vereinzelten neutrophilen Granulozyten (Abb. 10.**43b**).
– *Stadium II = Plaque-Stadium* in Form plattenartiger Hauterhebungen, die histologisch jetzt folgende pathognomonische Veränderungen aufweisen: a) Einzelzellinfiltration oder Ansammlungen neoplastischer Lymphozyten in der Epidermis (Pautriersche Abszesse), b) Basalmembrandefekte, c) pleomorphes neoplastisches Infiltrat (Abb. 10.**43c**).
– *Stadium III = Tumorstadium* mit rundlichen, tomatenähnlichen oder pilzförmigen Tumoren, die häufig exulzerieren (Abb. 10.**43a**).
– *Stadium IV* mit Hauttumoren und dermatopathischer Lymphadenitis (S. 568), aber noch ohne neoplastische Lymphknotenbeteiligung.
– *Stadium V* mit neoplastischer Beteiligung der peripheren und viszeralen Lymphknoten. Dabei sind die T-Zonen durch ein neoplastisches lymphozytäres Infiltrat verbreitert, welches Lymphozyten mit zerebriformen Kernen (= Lutzner-Zellen) und selten auch Riesenzellen mit wenigen Kernen und mittelgroßen Nukleolen (= Mycosis-fungoides-Zellen) enthält. Daneben findet man Histiozyten, Granulozyten und Plasmazellen.

Klinik: Altersgipfel 6.–9. Lebensdekade. Chronischer Verlauf mit Überlebenszeit nach Diagnosestellung bis 10 Jahre.

Sézary-Syndrom (ICD-O-9701/3)

Definition und Morphologie: Dieses Syndrom zeigt einen primären leukämischen Verlauf, ähnlich dem Bilde einer CLL. Die neoplastischen Zellen gehören wie bei der Mycosis fungoides zu den T-Helfer-Zellen. Ihr lichtmikroskopisch kreisrunder Kern ist analog der Mycosis fungoides zerebriform gegliedert. Primär sind Knochenmark und Lymphknoten kaum infiltriert. Dementsprechend sind die Lymphknoten – im Gegensatz zur CLL! – auch kaum vergrößert. Demgegenüber ist die Haut diffus bis unter die Epidermis reichend mit Leukämiezellen infiltriert. Gleichzeitig entwickelt sich ein für den Patienten quälendes erythematöses Exanthem.

2. MALT-Lymphome

Definition: Seltene, zumeist niedrigmaligne Lymphome des mukosaassoziierten lymphatischen Gewebes (S. 173). Sie bevorzugen Patienten im mittleren Alter (♂ = ♀) und sind nach der REAL-Klassifikation überwiegend den extranodalen *Marginalzonen-Lymphomen* zuzuordnen.

Pathogenese: Eine Reihe von Organen enthalten ein lymphatisches Gewebe mit enger topographischer Beziehung zur Schleimhaut. Dazu gehören die Magen- und Bronchialschleimhaut sowie das Speicheldrüsen- und Schilddrüsengewebe, die als embryologische Derivate des Vormagens im Rahmen einer Autoaggressionserkrankung lymphoepitheliale Läsionen entwickeln können. Die Entstehung der MALT-Lymphome ist offenbar an die Antigenpräsenz von Helicobacter pylori gekoppelt, so daß mit der Eradikation des Keimes eine Lymphregression erzielt werden kann.

Morphologisch bestehen diese Lymphome aus einem neoplastischen Infiltrat zentrozytenartiger und/oder monozytoider B-Zellen, welches dank epithelialer Aussiedler-Rezeptoren *(= Homing-Rezeptoren)* das „Mukosa"-Epithel durchsetzt (= lymphoepitheliale Läsion), und aus Lymphfollikeln mit reaktiven Keimzentren, die später verschwinden. Übergang in hochmaligne Lymphome möglich.

Klinik: Altersgipfel 5. Lebensdekade (♂ : ♀ = 1 : 1). Durchschnittliche Überlebenszeit nach Diagnosestellung bis zu 10 Jahre.

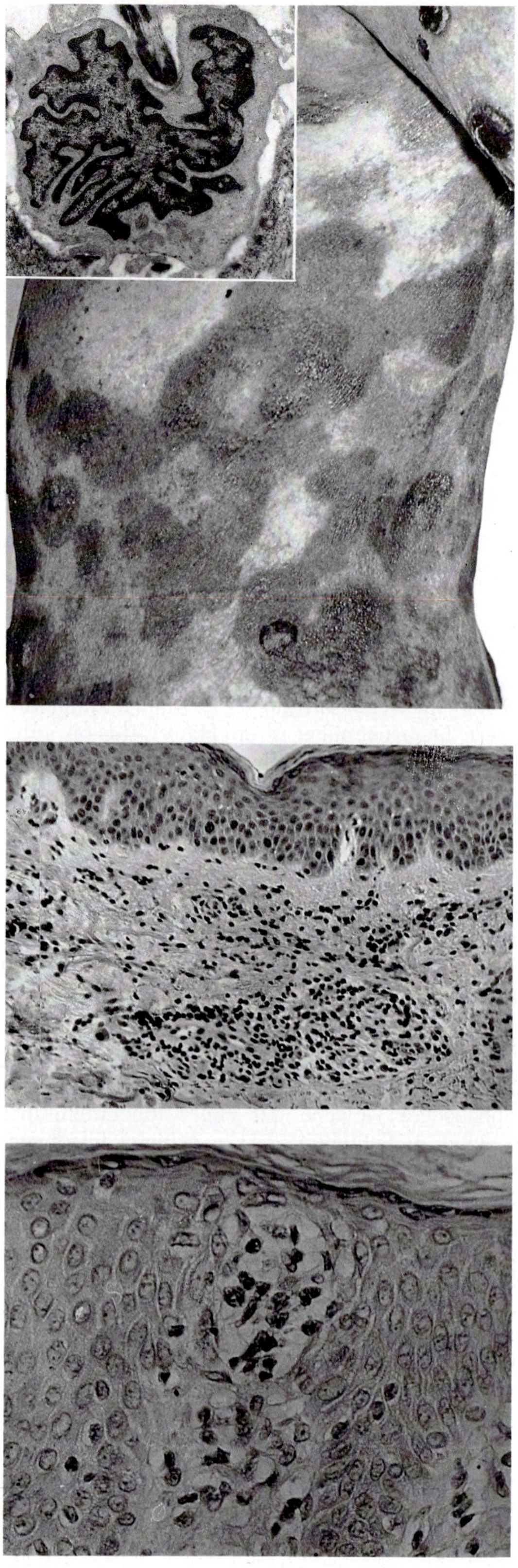

a

b

c

Abb. 10.**43a–c** Mycosis fungoides: **a** Stadium III, Einschub Elektronenmikroskopie: Lutzner-Zelle, **b** prämykosides Stadium I (Histologie) (Vergr. 1:150), **c** Pautrierscher Abszeß: Stadium II (HE, Vergr. 1:450) (Original: Hagedorn)

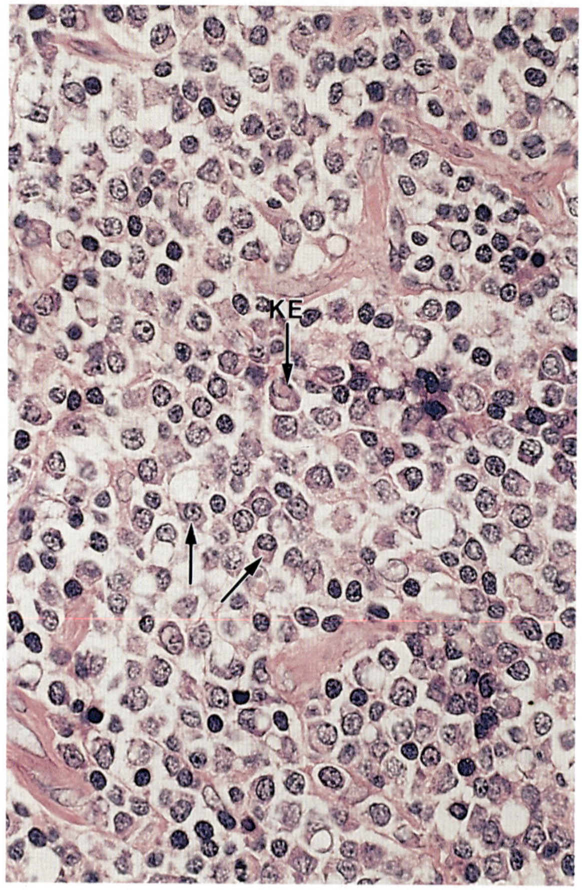

Abb. 10.**44** Lymphoplasmozytisches Lymphom (REAL-Klassifikation: lymphoplasmozytoides Lymphom): Es besteht aus einer Proliferation kleiner Lymphozyten und plasmazellartig differenzierten Zellen (Pfeile) mit nukleären Einschlußkörpern (KE) (HE, Vergr. 1:350)

3. Lymphoplasmozytoides Lymphom
(ICD-O-9611/3)

Definition: Damit wird eine Gruppe von B-Zell-Neoplasien bezeichnet, deren Zellen in unterschiedlichem Maße plasmazellenartige Differenzierungen und in ihrem Zytoplasma ein monoklonales Immunglobulin – erkennbar am einheitlichen Leichtkettentyp $\varkappa$ oder λ – aufweisen. Charakteristisch sind für sie Tumorzellen (Abb. 10.**44**) mit PAS-positiven Kerneinschlüssen (= Dutcher-Korpuskel). Neoplasien aus B-Lymphozyten und zytoplasmaarmen Plasmazellen (= plasmazytoide Zellen) werden in der Kieler Klassifikation als *lymphoplasmozytoide Lymphome* bezeichnet und in der REAL-Klassifikation der Gruppe der B-CLL zugeordnet. Neoplasien, bei denen aber auch zytologisch ausgereifte Plasmazellen vorkommen, werden in der Kieler Klassifikation *lymphoplasmozytische Lymphome* genannt. In der REAL-Klassifikation entsprechen sie den lymphoplasmozytoiden

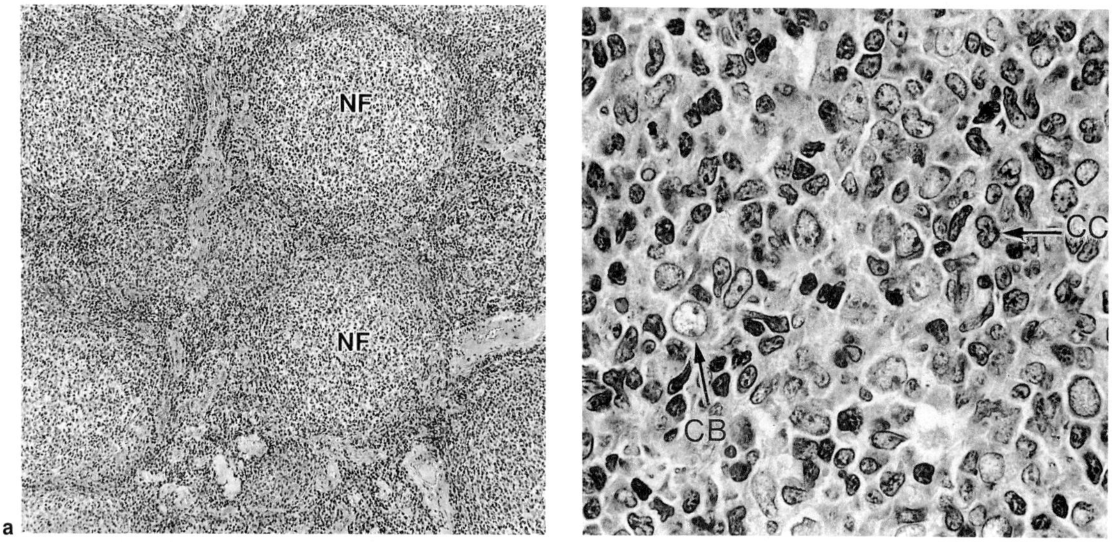

Abb. 10.**45a** u. **b** Malignes zentroblastisch-zentrozytisches Lymphom:
a Übersicht: große neoplastische Follikel (NF) ohne Keimzentren (Giemsa, Vergr. 1 : 100)
b Zellbild besteht aus gewucherten Zentrozyten (CC) und Zentroblasten (CB) (Giemsa, Vergr. 1 : 650)

Lymphomen. Damit werden solche Fälle zu einer Entität zusammengefaßt, bei denen klinisch im Serum eine monoklonale Gammopathie mit Vermehrung von IgM-Immunglobulinen nachweisbar ist und eine entsprechende Hyperviskositätssymptomatik hervorruft, was auch als Makroglobulinämie Waldenström bezeichnet wird (S. 205).

Klinik: Altersgipfel: 6. Lebensdekade. Hyperviskositätssyndrom: Sehstörungen, ZNS-Symptomatik, periphere Neuropathie und Gerinnungsstörungen. Bei 10% der Patienten zusätzlich noch Kryoglobulinämie wegen Kälteagglutinen (S. 535). Besserung durch IgM-Plasmapherese.

4. Plasmozytisches Lymphom (ICD-O-9731/3)

Definition: Dieses NHL ist sehr selten und entspricht dem *extramedullären Plasmozytom.* Es stellt eine Neoplasie dar, die nur aus einer hochdifferenzierten Plasmazellenpopulation besteht. Demgegenüber ist das medulläre Plasmozytom des Knochens (S. 1141) häufiger.

5. Zentroblastisch-zentrozytisches Lymphom

Definition und Morphologie: Dieses B-Zell-Lymphom wird in der REAL-Klassifikation *Follikelzentrumslymphom* genannt; denn es leitet sich von Follikelzentrumszellen her, die aufgrund eines genetischen Defektes das Anti-Apoptose-Gen bcl-2 nach einem entsprechenden Antigenkontakt nicht mehr ausschalten können, so daß sie quasi unsterblich werden.

Histologisch ahmt dieses NHL mehr oder weniger Lymphfollikel nach (Abb. 10.**45a** u. **b**), was ihm auch den Namen *großfollikuläres Lymphom Brill-Symmers* eingetragen hat. In diesen NHL findet man vorwiegend Zentrozyten und einige Zentroblasten, aber keine Sternhimmelzellen (= Kerntrümmermakrophagen), wie sie für eine reaktive und somit harmlose Follikelhyperplasie typisch sind (vgl. S. 563). Im Knochenmark sind die Lymphominfiltrate trabekelnahe lokalisiert.

Klinisch hat das Follikelzentrumlymphom von allen NHL die beste Prognose. Auch hier gilt die Regel: Je weniger Blasten, desto länger die Lebenserwartung. Langsames Wachstum; oft jahrelanger stationärer Verlauf. In Frühphase radiochemotherapeutisch heilbar. .

Zentrozytisches Lymphom

Definition und Morphologie: Dies ist ein B-Zell-Lymphom, welches in der REAL-Klassifikation als *Mantelzellymphom* bezeichnet wird. Es besteht nahezu ausschließlich aus *Zentrozyten,* die wegen ihrer *gekerbten Zellkerne* auffallen. Obschon es im Vergleich zum histogenetisch verwandten zentroblastisch-zentrozytischen Lymphom eher reifzelliger differenziert ist, verhält es sich prognostisch ungünstiger.

Klinik: Durchschnittliche Überlebenszeit nach Diagnosestellung: 2–3 Jahre (intermediärer Malignitätsgrad!). Altersgipfel: 7. Lebensdekade (♂ : ♀ = 2,7 : 1). Oft B-Symptomatik.

Hochmaligne Lymphome

Allgemeine Definition: Die hochmalignen Lymphome sind *mitosereiche Tumoren.* Sie bestehen nur oder vorwiegend aus *großen „-blasten“,* deren Zellkerne aufgrund des hohen Euchromatingehaltes als helle Bläschen imponieren. Diese Blasten enthalten große, je nach Zelltyp zentrale oder membranständige Nukleolen und ein Zytoplasma, das aufgrund seines Ribosomenreichtums sich mit basophilen

Farbstoffen anfärben läßt. Die Zellen der hochmalignen Lymphome haben ein teilweise *aneuploides DNS-Verteilungsmuster* (S. 370) und weisen dann eine aneuploide Stammlinie auf. Ein Teil der hochmalignen Lymphome geht aus niedrigmalignen Lymphomen hervor und verschlechtert so die Prognose in ähnlicher Weise wie der Blastenschub die CML (S. 550).

Zu den wichtigsten hochmalignen Lymphomen gehören folgende nachstehend besprochene Subtypen:

a) zentroblastisches Lymphom,
b) Burkitt-Lymphom ICD-O-9750/3,
c) T-lymphoblastisches Lymphom ICD-O-9850/3,
d) immunoblastisches Lymphom.

Klinik: Die hochmalignen Lymphome werden im Gegensatz zu den niedrigmalignen Lymphomen auch vor dem 20. Lebensjahr beobachtet und sind teilweise beim Kind sogar häufiger anzutreffen als beim Erwachsenen.

1. Zentroblastisches Lymphom

Definition und Morphologie: Dieses NHL leitet sich vornehmlich von *Zentroblasten* her, die sich in einigen Fällen noch zu Zentrozyten und B-Immunoblasten weiterentwickeln können. Folglich können den bildbeherrschenden Zentroblasten in variabler Quantität auch noch Zentrozyten und B-Immunoblasten beigemengt sein. Das zentroblastische Lymphom wächst meist diffus. Es kann aber in einigen Fällen auch ein follikuläres Wachstumsmuster bilden und wird dann nach der REAL-Klassifikation den *Follikelzentrumslymphomen* zugeordnet.

Klinik: Von allen hochmalignen Lymphomen die beste Prognose. Durchschnittliche Überlebenszeit nach Diagnosestellung: 1 Jahr. Altersgipfel 7. Lebensdekade (♂ = ♀). Sekundäre, aus einem zentroblastisch-zentrozytischen Lymphom hervorgegangene zentroblastische Lymphome haben eine schlechtere Prognose.

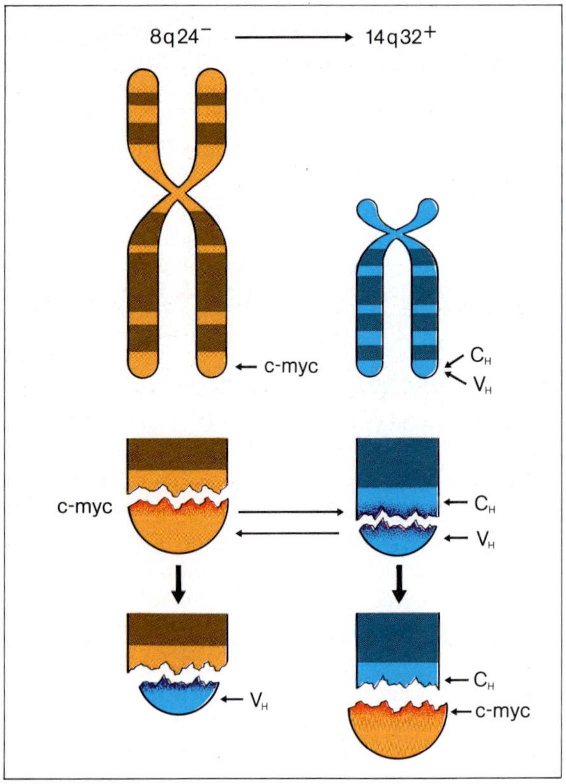

Abb. 10.**46** Zytogenetik des Burkitt-Lymphoms: Zytogenetisch liegt eine reziproke Translokation zwischen Chromosom 8 und Chromosom 14 vor. Dabei gelangt das c-myc-haltige Bruchstück von Chromosom 8 in die Nähe des Immunglobulinlokus (konstanter Teil der Schwerkette = C_H), so daß dieses Protoonkogen unter den Einfluß eines transkriptiv aktiven Gens kommt und dadurch dereguliert wird. In analoger Weise kommen Translokationen zwischen dem c-myc tragenden langen Arm des Chromosom 8 und den leichten Ketten des $\varkappa$- oder λ-Typs kodierenden Chromosom 2 resp. 22 vor (vgl. Abb. 10.**11**)

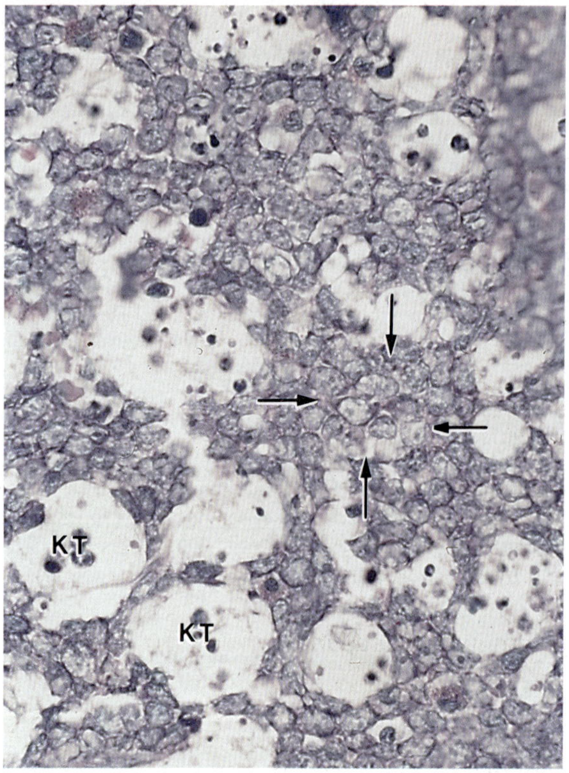

Abb. 10.**47** Burkitt-Lymphom: In einem epitheldichten und folglich zytokohäsiven Rasen aus lymphoiden, mittelgroßen Zellen mit gut entwickeltem basophilem Zytoplasma (Pfeile) sind zahlreiche sog. „Sternhimmelzellen" (= Kerntrümmermakrophagen = KT) eingestreut. Sie enthalten die Leichen der rasant wuchernden Tumorzellen, die durch spontanen Selbstmord (= Apoptose) zugrunde gegangen sind (Giemsa, Vergr. 1 : 250)

2. Burkitt-Lymphom

Definition und Morphologie: Dieser Tumor (= B-lymphoblastisches Lymphom) kommt endemisch in Zentralafrika vor, wo in 95% der Fälle eine Infektion mit Epstein-Barr-Viren (S. 254) vorausgegangen ist und wo das Lymphom meist primär im Kieferknochen auftritt. Das neoplastische Wachstum geht von noch nicht klassifizierten Elementen der B-Zell-Reihe aus, bei denen das c-myc-Protoonkogen durch Translokation in den Bereich von Immunglobulinschwer- oder -Leichtkettengenen dereguliert wird und somit außer Kontrolle gerät (Abb. 10.**46**). Im histologischen Bild dominieren lymphoide Blasten und Makrophagen. Die Blasten enthalten einen rundlichen Zellkern und einen großen, meist zentral gelegenen Nukleolus, umgeben von wenig Heterochromatin. Ihr Zytoplasma ist ribosomenreich, deshalb stark basophil und enthält kleine Fettvakuolen. Wegen einer ausgeprägten Apoptose (S. 142) der rasant proliferierenden Blasten sind die Makrophagen vollgestopft mit phagozytierten Tumorkerntrümmern und werden als *„Sternhimmelzellen"* bezeichnet (Abb. 10.**47**). Sie sind in dem epithelial anmutenden, kohäsiven Tumorgewebe reichlich eingestreut.

Klinik: Altersgipfel: 1., 5. und 7. Lebensdekade (♂ < ♀). Spontane Remissionen bei EBV-positiven Fällen.

3. T-lymphoblastisches Lymphom

Definition und Morphologie: Diese seltene hochmaligne Neoplasie nimmt ihren Ausgangspunkt von den *Stammzellen und Präthymozyten* des T-Zell-Systems, die sich teilweise noch zu T_1-Lymphozyten weiterentwickeln. Folgerichtig wird es in der REAL-Klassifikation als *Vorläufer T-lymphoblastisches Lymphom* bezeichnet. Das T-lymphoblastische Lymphom ist histologisch durch die neoplastische Wucherung von mittelgroßen, zytoplasmaarmen Zellen charakterisiert, deren Zellkern hirnrindenartig geformt ist *(= convoluted cell type)*. Der Zellverband ist nicht kohäsiv und enthält immer auch einige Sternhimmelzellen mit Apoptosekörpern. Der Tumor tritt in typischer Weise bei Jugendlichen als Mediastinaltumor auf und kann leukämisch verlaufen.

4. Immunoblastisches Lymphom

Definition und Morphologie: Diese prognostisch schlechten Neoplasien gehen meist von blastären Elementen der B-, seltener auch von der T-Zell-Reihe aus. In der REAL-Klassifikation werden die entsprechenden B-Zell-Neoplasien der Gruppe der *diffusgroßzelligen B-Zell-Lymphome* zugeordnet, während die immunoblastischen Lymphome der T-Zell-Reihe wegen diagnostischer Abgrenzungsschwierigkeiten in die provisorische Gruppe der *peripheren T-Zell-Lymphome* eingereiht werden.

Der zytologisch geprägten Kieler Nomenklatur entsprechend wird das histologische Bild von großen Zellen beherrscht, die Immunoblasten gleichen (Abb. 10.**48**) und im Zentrum ihrer großen Zellkerne einen plumpen Nukleolus aufweisen. Ihr Zytoplasma ist stark basophil. Neoplasien der B-Zell-Reihe enthalten neben den Blasten oft auch Apoptosekörper und phagozytierende Retikulumzellen (= Sternhimmelzellen), weshalb man sie früher auch als Retikulosarkom bezeichnet hat; ihnen ist gelegentlich eine Autoimmunerkrankung vorausgegangen, oder sie sind mit einem (angeborenen oder erworbenen) Immundefektsyndrom (S. 202) vergesellschaftet.

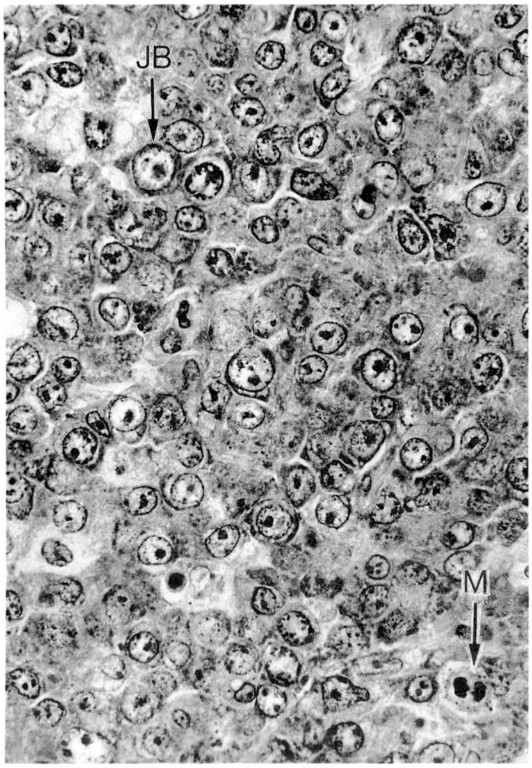

Abb. 10.**48** Immunoblastisches Lymphom, bestehend aus großkernigen Immunoblasten (JB) mit plumpen meist zentralen Nukleolen und vielen Mitosen (M) (Giemsa, Vergr. 1 : 650)

Histiozytische Proliferationen

Allgemeine Definition: Unter dem Begriff „histiozytische proliferative Syndrome" werden Läsionen in Form einer reaktiven Proliferation oder einer echten Neoplasie zusammengefaßt, die sich entweder von der Langerhans-Zelle (der Haut) ableiten oder von den Zellen des Makrophagensystems (= RHS) ausgehen. Im ersteren Falle handelt es sich um die verschiedenen Formen der Histiozytose X, im letzteren Falle um die proliferativen Non-X-Histiozytosen. Viele Befunde sprechen dafür, daß bei der Entstehung der proliferativen Non-X-Histiozytosen eine Infektion mit begleitender oder konsekutiver Immundefizienz und entsprechender, zunächst reaktiver, später autonomer Histiozytenproliferation zusammenspielen.

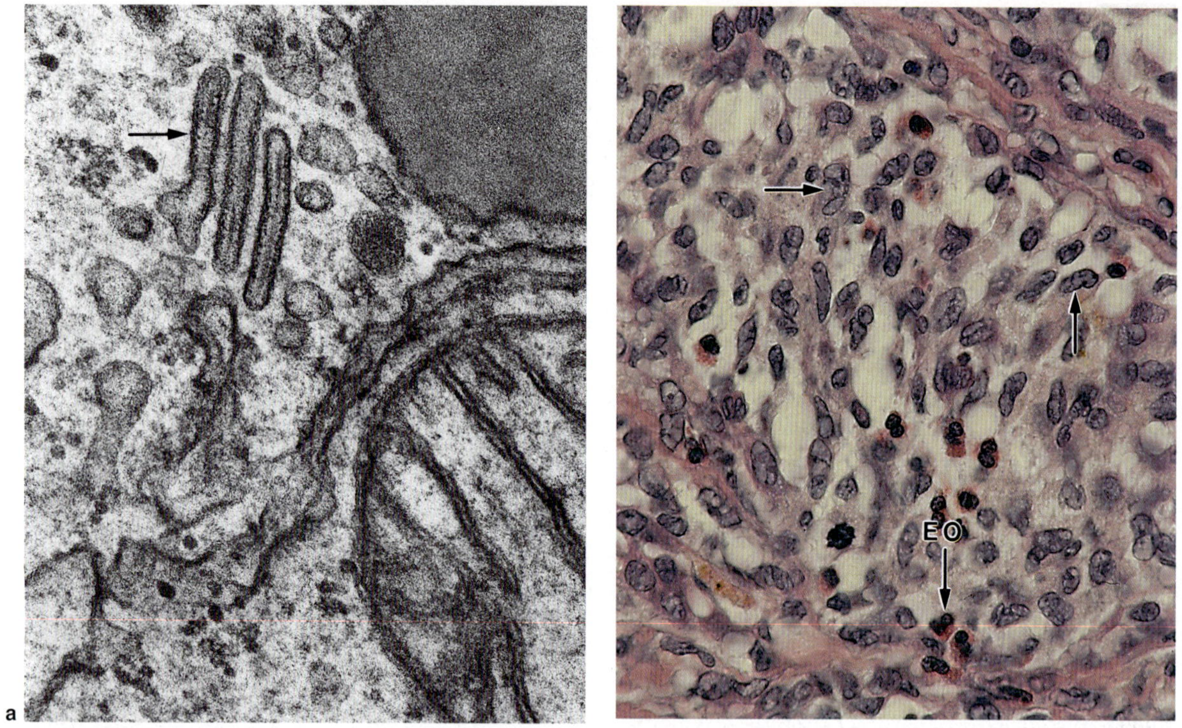

Abb. 10.**49a** u. **b** Histiozytose X:
a X-Korpuskel (= Bierbeck-Granula) (Pfeil) in Histiozytose-X-Zellen (EM, Vergr. 1:20000)
b Lymphknoten: Das dichte Infiltrat besteht aus Zellen mit dudelsackförmigen Kernen (Pfeile), denen eosinophile Granulozyten (EO) beigemengt sind (HE, Vergr. 1: 250)

1. Histiozytose X (ICD-O-7791.0)

Allgemeine Definition: Unter dem Begriff Histiozytose X werden trotz unterschiedlichem Verlauf und Prognose das eosinophile Granulom, die Hand-Schüller-Christian-Lipoidgranulomatose und die Letterer-Siwe-Krankheit zusammengefaßt; und zwar aus folgenden Gründen:

- Die drei Syndrome bilden Mischformen und können ineinander übergehen.
- Bei allen drei Syndromen liegt die Proliferation der gleichen Zellrasse zugrunde. Dabei handelt es sich um besondere Histiozyten, die S-100-Antigen exprimieren und elektronenmikroskopisch an den X-Körpern zu erkennen sind (Abb. 10.**49a**). Dies sind stäbchenförmige Korpuskel mit pentalaminärem Aufbau. Diese Histiozyten konfluieren, wie von den granulomatösen Entzündungen (S. 234) her bekannt, zu mehrkernigen Riesenzellen.

• *Lymphknotenhistiozytose X*

Morphologie: Die Lymphknoten können entweder a) im Rahmen einer disseminierten Histiozytose X oder b) bei einer isolierten Organmanifestation in der Umgebung eines eosinophilen Knochengranuloms (s. unten) mitbeteiligt sein, oder c) primär betroffen sein. In neuerer Zeit sind beim Erwachsenen auch pulmonale Histiozytose-X-Formen bekannt geworden.

Histologisch beherrscht eine Proliferation von histiozytenähnlichen Zellen das Bild, die ein Giemsagraues Zytoplasma und dudelsackartig gebuchtete Kerne aufweisen (Abb. 10.**49b**). Diese Zellproliferate breiten sich in der Pulpa auf das perinodale Gewebe übergreifend aus, wobei die lymphatische Grundstruktur des Lymphknotens partiell erhalten bleibt. Daneben kommen in typischer Weise Ansammlungen von eosinophilen Granulozyten (Abb. 10.**49b**) oft mit zentraler Nekrose (*eosinophiles Granulom* des Lymphknotens) vor, zu denen sich in wechselndem Maße Makrophagen (Schaumzellen) und mehrkernige Riesenzellen gesellen.

• *Eosinophiles Knochengranulom*

Es ist weitaus häufiger als das eosinophile Lymphknotengranulom.

Morphologie: Siehe S. 1131.

• *Morbus Hand-Schüller-Christian* (ICD-O-7792.0)

Definition und Morphologie: Bei der Hand-Schüller-Christian-Lipoidgranulomatose handelt es sich um eine *chronische Verlaufsform der Histiozytose X,* bei

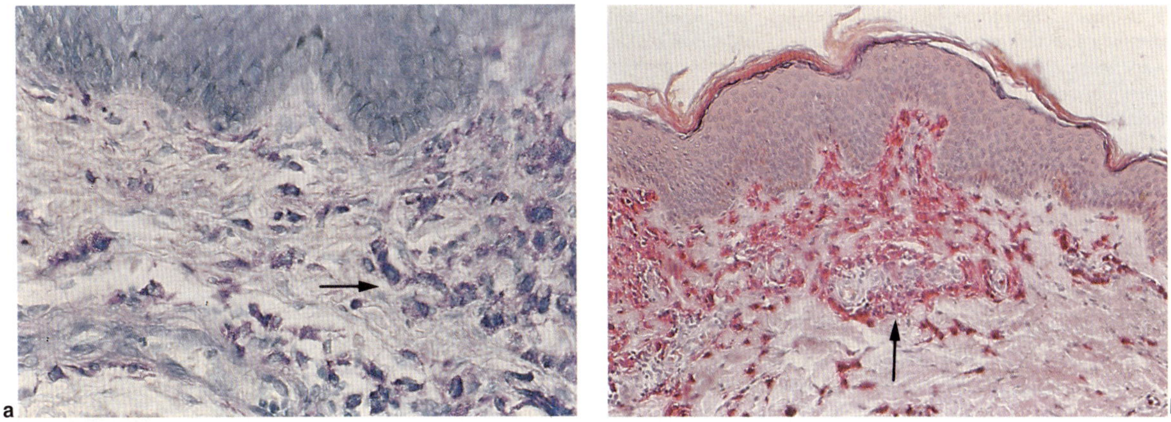

Abb. 10.**50a** u. **b** Urticaria pigmentosa:
a Zahlreiche Mastzellen mit metachromatischem (violettem) Zytoplasma (Giemsa, Vergr. 1 : 200)
b Die Infiltratzellen (rot) sind chloracetatesterasepositiv (Vergr. 1 : 150)

der die Histiozyten vermehrt Cholesterin gespeichert haben und als Schaumzellen imponieren. Die granulomartigen Gewebswucherungen führen zur landkartenartigen Zerstörung des Schädelknochens *(Landkartenschädel),* infiltrieren die Hypophyse *(Diabetes insipidus)* und die Orbita *(Exophthalmus).* Die vorwiegend bei Jugendlichen auftretende Erkrankung verläuft langsam und führt bei einem Drittel der Patienten zum Tode. Es kann jedoch auch eine vollständige Heilung eintreten.

- *Letterer-Siwe-Krankheit* (ICD-O-9722/3)

Definition und Morphologie: Dies ist die *maligne Variante (akute Verlaufsform) der Histiozytose-X.* Sie bevorzugt das Kleinkindesalter, verläuft rasant und führt bei 90% der Patienten zum Tode. Pathologisch-anatomisch findet man multiple histiozytäre Granulome, die ubiquitär in Haut, Milz, Lymphknoten, Leber und Lunge ausgebreitet sind. Die Erkrankung ist selten.

2. Histiozytische medulläre Retikulose

Definition und Morphologie: Dies ist eine nichtneoplastische systemische Histiozytenproliferation im Anschluß an eine Infektion (meist Herpes-Viren) und Immundefizienz. Aufgrund der häufig zu beobachtenden Phagozytose von Blutzellen wird diese Erkrankung auch als *infektassoziiertes hämophagozytisches Syndrom* bezeichnet. Sie manifestiert sich vor allem im Knochenmark. Das Infiltrat besteht aus aktivierten Histiozyten mit nierenförmigen Kernen und einem schaumigen Giemsa-hellgrauen Zytoplasma, umgeben von einem lymphoplasmazellulären, teils eosinophil-granulozytären Begleitinfiltrat. Derartige Veränderungen können auch im Parakortex und in der Medulla von Lymphknoten ohne Zerstörung der lymphatischen Grundstruktur vorkommen.

Klinik: Febrile Allgemeinsymptomatik. Hepatosplenomegalie, Lymphadenopathie. In 50% der Fälle letaler Verlauf wegen Blutpanzytopenie.

3. Maligne Histiozytose

Definition und Morphologie: Dies ist eine echte Neoplasie aus polymorphen, atypischen histiozytären Zellelementen mit dudelsack- bis nierenförmigen Kernen und einem breiten Giesma-hellgrauen Zytoplasma. Je nach Ausbreitungsform kommt sie in folgenden beiden Formen vor:

- *Lokalisierte Form* (besser: histiozytisches Sarkom): Sie imponiert als solider Tumor in einem Lymphknoten oder im Intestinum vorkommend. Sie wird auch als histiozytisches Lymphom bezeichnet. Bei der intestinalen Manifestation kommt es frühzeitig zu Spontanregressionen, aber auch zur Perforation.

- *Systemische Form:* In diesem Falle kommt es zu einer generalisierten Lymphadenopathie sowie zu einer Hepatosplenomegalie und zu einer papillomatösen Hauteffloreszenz. Histologisch ist die lymphatische Grundstruktur in Milz und Lymphknoten zerstört; in der Leber finden sich die Infiltrate in den Sinus und in den Portalfeldern, während in der Haut die Infiltrate sich in typischer Weise um die Hautanhangsgebilde und um die Gefäße herum gruppieren.

Prognose bei lokalisierter Form etwas besser als bei systemischer Manifestation.

Mastozytische Proliferationen

Gewebsmastzellen (= *Mastozyten*) enthalten in ihren metachromatischen (Heparingehalt), basophilen Granula Histamin. Diese wird freigesetzt, wenn Antigene an die

IgE-Oberflächen-Immunglobuline binden, die bereits auf den Mastozyten gebunden sind. Neben a) einfachen reaktiven Mastzellvermehrungen (z. B. bei lymphoplasmozytoidem Immunozytom) gibt es b) progressiv neoplastische (maligne) Mastozytosen sowie c) begrenzt autonome, rückbildungsfähige (benigne) Mastozytosen. Die Grenzen zwischen diesen Mastzellneoplasien sind oft fließend. Aus der Gruppe dieser mastozytischen proliferativen Erkrankungen werden folgende Mastozytoproliferationen besprochen:

1. Urticaria pigmentosa

Definition und Morphologie: Dies ist eine systemische Mastozytose mit Beteiligung der Haut meist in Form makulopapulöser Effloreszenzen und Beteiligung innerer Organe wie Knochenmark, Milz und Leber (= adulter Typ). Im Gegensatz dazu liegt beim juvenilen Typ keine Organbeteiligung vor. Histologisch findet man eine massive Infiltration der Dermis mit Mastzellen, die durch Histaminfreisetzung eine Urtikaria auslösen und gleichzeitig die ortsständigen Melanozyten aktivieren (keine lymphozytären Infiltrate!) (Abb. 10.**50a** u. **b**). Häufig ist das Knochenmark befallen, wo die Mastozytose in fortgeschrittenen Fällen eine Osteosklerose und Markfibrose auslöst. Die Prognose ist günstig.

2. Mastozytom (ICD-O-9741/0)

Definition und Morphologie: Beim Menschen seltener (Hund: häufig!) gutartiger, solitärer Tumor, der bei Kindern als umschriebener Hautknoten auftritt. Er besteht aus kompakt gelagerten Mastozyten, welche dicht granuliert sind.

3. Maligne Mastozytose (ICD-O-9741/3)

Definition und Morphologie: Dies ist eine bösartige Mastzellneoplasie meist ohne Hautbeteiligung, ausschließlich im höheren Lebensalter vorkommend, mit Befall der Milz (95%), Knochenmark (90%), Leber (85%) und Lymphknoten (75%). Histologisch ist die lymphatische Grundstruktur durch die Infiltration proliferierender atypischer Mastozyten mit begleitender Fibrose und Kapillarwucherung herdförmig aufgehoben. Die Prognose ist schlecht.

Literatur

Lymphknoten

Adler, C. P., U.-N. Riede: Cytophotometric measurements of the DNA in Hodgkin-lymphomas and Non-Hodgkin-lymphomas. Pathol. Res. Pract. 178 (1984) 579

Alpatuna, E., et al.: Hairy cell leukemia. Virchows Arch. B 28 (1978) 135

Arno, J.: Atlas of lymph node pathology. Current Histopathology, vol. I. MTP Press, Lancaster 1980

Burg, G., O. Braun-Falco: Cutaneous lymphomas. Springer, Berlin 1983

Burke, J. S., J. J. Buttler: Malignant lymphoma with high content of epitheloid histiocytes (Lennert's Lymphoma). Amer. J. Clin. Pathol. 66 (1976) 1

Castleman, B., et al.: Localized mediastinal lymphe node hyperplasia resembling thymoma. Cancer 9 (1956) 822

Davis, T. H., et al.: Hodgkin's disease, lymphomatoid papulosis, and cutaneous T-cell lymphoma derived from a common T-cell clone. New Engl. J. Med. 326 (1992) 1115

Dorfman, R. F.: Pathology of the non-Hodgkin's lymphomas: new classifications. Cancer Treat. Rep. 61 (1977) 945

Gerber, M. A., et al.: The aetiological agent of cat scratch disease. Lancet 1985/ I, 1236

Harris, N. L., et al.: A revised European-American Classification of lymphoid neoplasms: A proposal from the International Lymphoma Study Group. Blood 84 (1994) 1361

Hsu, S., X. Zhao: Expression of interleukin 1 in Reed-Sternberg cells and neoplastic cells from true histiocytic malignancies. Amer. J. Pathol. 125 (1986) 221

Lennert, K., A. C. Feller: Histiopathologie der Non-Hodgkin-Lymphome (nach der Kieler-Klassifikation). Springer, Berlin 1990

Lukes, R. J., et al.: Immunologic approach to non-Hodgkin's lymphomas and related leukemias. Analysis of the results of multiparameter studies of 425 cases. Sem. Hematol. 15 (1978) 322

Rappaport, H.: Non-Hodgkin's lymphoma. Round table discussion of histopathologic classifications. Cancer Treat. Rep. 61 (1977) 1037

Schwarze, E. W.: Non-Hodgkin Lymphome, Cytologie und Cytochemie. Veröffentl. Pathologie. Fischer, Stuttgart 1986

Stein, H.: Systematik der Non-Hodgkin-Lymphome. In Begemann, H.: Handbuch der inneren Medizin, Bd. II/7. Springer, Berlin 1982 (S. 1)

Stein, H., et al.: Evidence for the detection of the normal counterpart of Hodgkin and Sternberg Reed cells. Hematol. Oncol. 1 (1983) 21

Weiss, R., C. Mulder: A new human herpes virus. Nature 323 (1986) 762

Literatur

Thymus

Drenckhan, B. et al.: Myosin and actin containing cells in the human postnatal thymus. Ultrastructural and immunohistochemical findings in normal thymus and in myasthenia gravis. Virchows Arch. B. Cell Path. 32 (1979) 33

Hofmann, W. J. et al.: Thymus hyperplasia. Klin. Wochenschr. 65 (1987) 49–53

Jorge, F., Pignata, C., Panteleyev, A. A. et al.: Exposing the human *nude* phenotype. Nature 398 (1999) 473–474

Kawamoto, H. et al.: Presence of progenitors restricted to T, B or myeloid lineage but absence of multipotent stem cells, in the murine fetal thymus. J. Immunol. 161 (1998) 3799–3802

Marx, A.: Immunpathologische Grundlagen der Myasthenia gravis. Z. Herz Thorax Gefäßchir. 12 (1998) 243–249

McKenna, I. W., Morrisey, P. J.: Flt 3 ligand plus IL-7 supports the expansion of murine thymic B cell progenitors that can mature intrathymically. J. Immunol. 160 (1998) 4801–4809

Müller-Hermelink, H. K., Wilisch, A., Schultz, A., Marx, A.: Characterization of the human thymic microenvironment: lymphoepithelial interaction in normal thymus and thymoma. Arch. Histol. Cytol. 60 (1997) 9–28

Nehls, M. et al.: Two separable steps in the differentiation of thymic epithelium. Science 272 (1996) 886–889

Nehls, M., Pfeifer, D., Schorpp, M. et al.: New members of the winged-helix protein family disrupted in mouse and rat nude mutations. Nature 372 (1994) 103–107

Rosai, J., Sobin, I. H.: Histological typing of tumors of the thymus. In: WHl. International Histological Classification of Tumors. Springer Verlag (im Druck)

Suster, S., Rosai, J.: Histology of the normal thymus. Am. J. Surg. Pathol. 14 (1990) 284–303

Thymus

H. K. Müller-Hermelink und A. Marx

Der Thymus spielt als primäres lymphatisches Organ eine zentrale Rolle bei der Entwicklung der T-Lymphozyten, insbesondere jener, die αβ T-Zellrezeptoren tragen. Die physiologische und nicht reversible Abnahme des lymphatischen Thymusgewebes beginnt nach der Geburt, setzt sich bis ins hohe Alter fort und wird als *Altersinvolution* bezeichnet. Die streßinduzierte, aber lange reversible Thymusatrophie nennt man *akzidentelle Involution.* **Ontogenetische Läsionen**, wie Thymusaplasie, -hypoplasie oder -dysplasie beruhen auf T-Zellreifungsstörungen und gehen meist mit schweren kombinierten Immundefekten einher. Zu den **tumorartigen Läsionen** zählen a) die „echte" Thymushyperplasie, b) die für die meisten Myasthenia-gravis-Fälle typische lymphofollikuläre Thymushyperplasie (= Thymitis) und die c) überschießende Thymusregeneration (= rebound hyperplasia) nach Radio- oder Chemotherapie und die Thymuszysten. Zu den **neoplastischen Läsionen** werden Thymome, neuroendokrine, Keimzell- und mesenchymale Tumoren sowie maligne Lymphome gerechnet.

Embryologie und Orthologie: Die ursprünglich paarige epitheliale Thymusanlage entwickelt sich ab der 6. Schwangerschaftswoche (SSW) aus dem Entoderm der 3. Schlundtasche und wahrscheinlich auch aus Anteilen des 2.–4. Kiemenbogens und wandert bis zum Ende der 8. SSW nach mediokaudal bis vor den Aortenbogen ins vordere obere Mediastinum. Ab der 8. SSW tauchen in der Thymusanlage myotubenartige, nicht innervierte Skelettmuskelzellen (= *Myoidzellen*) auf, die fetale Azetylcholinrezeptoren exprimieren. Die Gliederung des Thymus in Rinde (Kortex) und Mark (Medulla) wird ab der 10. SSW erkennbar und ist in der 16. SSW abgeschlossen. Die kortikomedulläre Differenzierung des Thymus setzt ab der 9. SSW die Besiedlung durch unreife lymphohämatopoetische Stammzellen und deren Differenzierung zu reifen T-Zellen voraus und geht ab der 10.–12. SSW mit der Entwicklung von zwiebelschalenartig angeordneten und keratinisierten Epithelstrukturen in der entstehenden Medulla einher (Hassall-Körperchen). Ab der 12. SSW sind dendritische Zellen, ab der 16. SSW thymische B-Lymphozyten in der Medulla zu finden. Der Kortex ist selbst bei schweren Entzündungszuständen frei von B-Lymphozyten. Die Funktion des Thymus ist die Erzeugung reifer T-Lymphozyten (S. 170 ff). Der bei Geburt bis zu 35 g schwere Thymus nimmt postnatal noch wenige Wochen an Gewicht zu (bis zu ca. 50 g). Danach beginnt bis 35. Lebensjahr eine rasch-kontinuierliche Atrophie (*Altersinvolution*) des lymphoepithelialen Parenchyms auf ca. 20% der Ausgangsmenge. Die Pubertät hat darauf keinen wesentlichen Einfluß. Nach dem 35. Lebensjahr setzt sich die Involution verlangsamt bis ins hohe Alter fort. Im Rahmen von akuten oder chronischen Streßsituationen wie Trauma, Sepsis, Schock und Kachexie oder durch Kortikosteroid-, Chemo- oder Radiotherapie kann die Thymusatrophie unter bevorzugtem Verlust kortikaler Thymozyten beschleunigt werden. Diese *akzidentelle Involution* ist im Gegensatz zur Altersinvolution reversibel.

Ontogenetische Läsionen

1. Aplasie

Definition und Pathogenese: Eine Entwicklungsstörung der 3. und 4. Schlundtasche kann zur Thymusagenesie führen. Sie ist häufig mit einer Aplasie der Nebenschilddrüsen kombiniert und wird dann als *Di-George-Syndrom* (S. 204) bezeichnet. Beim inkompletten Di-George-Syndrom ist die Thymusaplasie nur inkomplett, und im Halsbereich finden sich stark hypoplastische, aber ektope, histologisch regelhafte Thymusstrukturen.

2. Thymusdysplasie

Definition und Morphologie: Sie ist gekennzeichnet durch: a) Thymusverkleinerung, b) fehlende kortikomedulläre Gliederung, c) Reduktion lymphoider Zellen und d) meist fehlende Hassall-Körperchen bei regelhafter Thymusanlage im Mediastinum.

Pathogenese: Thymusdysplasien sind immer mit schweren kombinierten Immundefekten assoziiert (S. 202). Diesen liegen jedoch kaum primäre Störungen der Thymusepithelzellen zugrunde, sondern verschiedene primäre Störungen der T-Zellentwicklung.

Klinik: Eine Knochenmarkstransplantation bei Thymusdysplasie-assoziierten Immundefekten beseitigt nicht nur den Immundefekt, sondern normalisiert auch die Thymusmorphologie. Die normale Entwicklung des Thymusepithelgerüstes hängt somit von einer regelhaften T-Zell-Entwicklung ab und weist auf ein Zwiegespräch (= Cross-Talk) zwischen Lymphozyten und Thymusepithelzellen hin. Eine Ausnahme davon bildet folgende Läsion:

- *„nude (nackt)"-Phänotyp* bei Mäusen und Ratten. Er ist charakterisiert durch Thymusdysplasie mit schwerem kombiniertem Immundefekt, Haarlosigkeit und Alopezie. Ihm liegt eine Mutation des Transskriptionsfaktors WHN (= winged helix-nude) zugrunde. WHN wird nicht in den T-Zellen, sondern selektiv in den Thymus- und Haarwurzelepithelien exprimiert. Der entsprechende, mit Alopezie einhergehende schwere Immundefekt kommt auch beim Menschen vor.
- *Ataxia teleangiectatica* und *Wiskott-Aldrich-Syndrom* (S. 204): Sie können mit einer Thymusdysplasie assoziiert sein.

Primäre B-Zell-Defekte werden nicht von Thymusentwicklungsstörungen begleitet, können aber bei rezidivierenden Infekten eine akzidentelle Involution auslösen (s. o.).

3. Ektopes Thymusgewebe

Definition und Pathogenese: Die orthotope Thymuslage setzt die physiologische Wanderung der Thymusanlage ins vordere obere Mediastinum voraus (s. o.). Durch behinderte oder überschießende Wanderung kann versprengtes Thymusgewebe ein- oder beidseitig im Hals- und Thoraxbereich zwischen Schädelbasis und Zwerchfell, meist in Nähe von Schild- und Submandibulardrüse vorkommen.

- *Akzessorisches Thymusgewebe.* Dies ist ektopes Thymusgewebe kombiniert mit orthotopem Thymus.

Klinik: *Inkomplettes Di-George-Syndrom* (s. o.). Es ist die häufigste Ursache ektopen hypoplastischen Thymusgewebes und wird von einem schweren Immundefekt begleitet. Andere Formen der Thymusektopie haben keine Auswirkung auf die Immunkompetenz.

4. Thymushypoplasie

Definition und Pathogenese: Dies ist ein für das Alter zu kleiner Thymus bei ansonsten normaler Histomorphologie meist im Rahmen eines inkompletten Di-George-Syndroms (s. o.).

Davon abzugrenzen ist die Alters- und akzidentelle Involution.

a

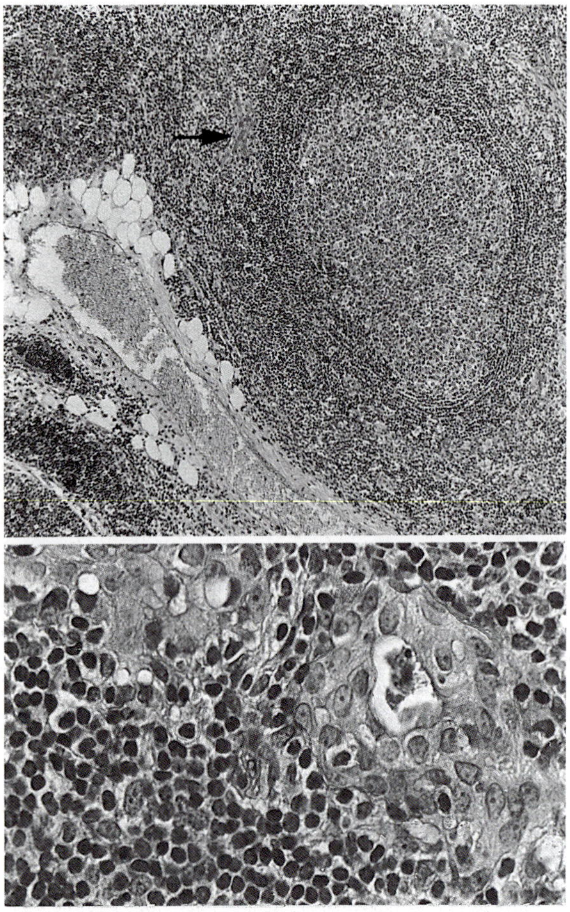

b

Abb. 10.**51 a** u. **b** Follikuläre Thymushyperplasie:
a Im Thymusgewebe finden sich keimzentrumshaltige Lymphfollikel (HE, Vergr. 1 : 85)
b Ausschnitt aus pfeilmarkierter Stelle in **a** mit lymphoepithelialem Thymusgewebe (HE, Vergr. 1 : 450)

Tumorartige Läsionen

1. Thymushyperplasie

Definition: Sie wird von vielen Autoren mit der *lymphofollikulären Thymitis* gleichgesetzt („lymphofollikuläre Thymushyperplasie" s. u.). Die *echte Thymushyperplasie* stellt demgegenüber eine altersinadäquate, nichtneoplastische Vermehrung von histologisch normalem Thymusparenchym dar.

Pathogenese: In den meisten Fällen ist die Ursache der echten Thymushyperplasie unbekannt (idiopathisch). Bekannte Ursachen sind: Morbus Addison, Anenzephalie, Beckwith-Wiedemann-Syndrom und *überschießende Thymusregeneration* (= rebound hyperplasia) nach Radio- oder Chemotherapie.

2. Lymphofollikuläre Thymitis

Definition und Pathogenese: Unter den entzündlichen Thymusveränderungen ist nur die lymphofollikuläre Thymitis von wesentlicher Bedeutung (Abb. 10.**51 a** u. **b**). Dabei handelt es sich um eine ätiologisch ungeklärte Entzündungsreaktion mit Ausbildung von Lymphfollikeln im Thymusmark (Synonym: *lymphofollikuläre Thymushyperplasie*). Im Gegensatz zur echten Thymushyperplasie ist bei der lymphofollikulären Thymitis das Thymusepithel nicht vermehrt und das kortikale T-Zellkompartiment unverändert.

Klinik und Komplikationen: Die lymphofollikuläre Thymitis kommt bei einigen Erkrankungen mit neuromuskulärer, hämato- und immunologischer Symptomatik vor:

- *Myasthenia gravis* (S. 1109).
- *Autoimmunerkrankung* wie Lupus erythematodes, rheumatoide Arthritis, Morbus Basedow und Addison. (Zusammenhang mit lymphofollikulärer Thymitis?)

- *Aplastische Anämien* in Form einer reinen Erythroblastophthise, aber auch zusammen mit Granulo- und Thrombozytopenie. (Zusammenhang mit lymphofollikulärer Thymitis?)

3. Thymuszysten (ICD-0-2650.0)

- *Kongenitale Thymuszysten*

Definition und Morphologie: Meist einkammerige und dünnwandige Zysten meist mit kubischer, selten plattenepithelialer Auskleidung. Sie haben einen serösen Inhalt und liegen oft ektop im Halsbereich.

- *Erworbene Thymuszysten*

Definition und Morphologie: Sie sind meist mehrkammerig und enthalten ein hämorrhagisches oder nekrotisches Material. Ihre Wände sind dick, können verkalken und werden meist von Platten-, selten von kubischem, zylindrischem oder respiratorischem Epithel ausgekleidet.

Pathogenese: Diese Zysten treten im Rahmen von Entzündungsprozessen oder Lymphominfiltraten auf.

Differentialdiagnose der Thymuszysten: a) zystische Thymome oder b) Keimzelltumoren, c) perikardiale und d) bronchogene Zysten.

Neoplastische Läsionen

Thymome (ICD-0-8580/0 oder 3)

Definition: Neoplasien des Thymusepithels. Sie verursachen eine Raumforderung im vorderen und meist oberen Mediastinum.

Sie sind sehr selten, in etwa 50% der Fälle benigne und bevorzugen das Erwachsenenalter. (Häufungsgipfel: 35.–70. Lebensjahr, ♂ = ♀).

Makroskopisch handelt es sich meist um 4–8 cm große, lobulär gegliederte Tumoren mit grau-weißer Schnittfläche, die bis 20 cm groß werden können.

- *Gutartige Thymome* sind bindegewebig abgekapselt und wachsen höchstens minimal invasiv.

- *Maligne Thymome* infiltrieren oft tief in mediastinales Fettgewebe, Lunge, Perikard oder große Mediastinalgefäße. Regressive Veränderungen (Nekrosen, Blutungen, Zysten) sind häufig. Am meisten metastasieren sie in die Pleura. Fernmetastasen sind selten.

Histologie: (s. Tab. 10.**20**). Als einzige Tumoren des Menschen enthalten die benignen und malignen Thymome der Kategorie I neben den neoplastischen Epithelzellen eine variable Anzahl nichtneoplastischer, CD1a-positiver unreifer T-Lymphozyten. Diese benignen und malignen Kategorie-I-Thymome können wie der normale Thymus unreife Stammzellen aufnehmen, um deren Differenzierung zu reifen T-Lymphozyten zu fördern. Sie werden daher als *thymusähnliche (organotypische) Thymome* bezeichnet; sie gehen mit einer paraneoplastischen Myasthenia gravis (S. 1109) einher. Ihre Tumorzellen weisen histologische und funktionelle Ähnlichkeiten zu den verschiedenen normalen Thymusepithelzellen in Thymuskortex oder -medulla auf und lassen sich wie folgt unterteilen:

Tabelle 10.**20** Klinisch-pathologische Klassifikation der Thymome (= Th), CA = Karzinom

Kategorie	histologischer Typ	WHO-Typ
benigne Th	medulläres Th	A
	gemischtes Th	AB
maligne Th Kategorie I	prädominant kortikales Th	B1
	kortikales Th	B2
	hochdiff. Thymus-CA	B3
maligne Th Kategorie II	Plattenepithel-CA	C
	lymphoepitheliom-ähnliches CA	
	Basalzell-CA	
	Mukoepidermoid-CA	
	Adeno-CA	
	sarkomatoides CA	
	anaplastisches CA	

- *Medulläre Thymome* (WHO Typ A): Sie sind benigne, bestehen aus spindeligen Epithelzellen (mit uniformen Kernen) in oft wirbeliger, rosetten- und/oder drüsenartiger Anordnung und enthalten nur in geringem Umfange (meist reife) Lymphozyten.

- *Gemischte Thymome* (WHO Typ AB): Diese benignen Tumoren bestehen aus folgenden 2 mehr oder weniger voneinander abgrenzbaren Komponenten:

  - epithelreiche Areale mit spindelförmigen Epithelzellen in wirbeliger oder zugförmiger Anordnung mit eingestreuten einzelnen Lymphozyten,
  - lymphozytenreiche Knoten mit einzelnen, sternförmigen Epithelien im Hintergrund.

- *Maligne Thymome* der Kategorie I: Sie sind niedrig (WHO Typ B1) bis mäßig malige (WHO Typ B3) und weisen kaum, höchstens mäßige Zellatypien auf. Lokalrezidive und Metastasen sind recht häufig.

Die Thymome dieser Kategorie sind folgendermaßen untergliedert:

Prädominant kortikale Thymome (WHO Typ B1): Sie sind meist groß, ahmen weitgehend die Differenzierung des Thymuskortex und der Medullainseln nach und sind lobulär gegliedert (Synonym: *organoide Thymome).* Sie bestehen aus

- kortikalen, lymphozytenreichen Abschnitten mit Epithelzellen und Kerntrümmermakrophagen,
- medullären Inseln mit lockeren Lymphozytenrasen und oft randlich eingestreuten Hassall-Körperchen.

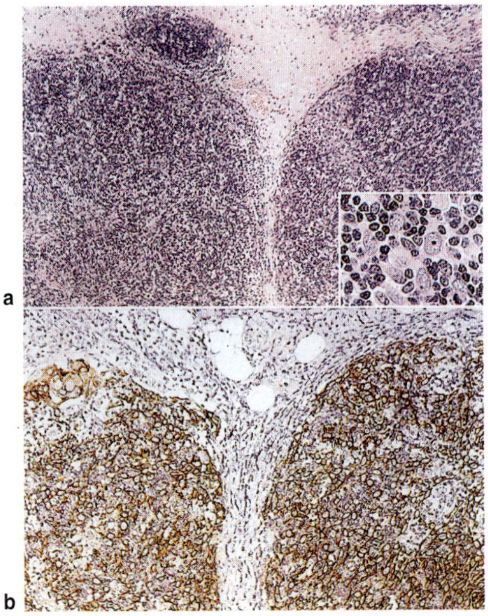

Abb. 10.**52a** u. **b** Kortikales Thymom mit lobulärer Gliederung aus epithelialen Tumorzellen umgeben von kleineren, nicht-neoplastischen unreifen T-Lymphozyten (**a** HE Vergr. 1 : 100; Inset 1 : 400; **b** Immunhistochemie, Zytokeratin, Vergr. 1 : 100)

Kortikale Thymome (WHO Typ B2): Sie sind aus breiten, bindegewebig abgegrenzten Epithelzellformationen aufgebaut, die dem äußeren Kortex des normalen Thymus ähneln. Zwischen die prominenten Epithelzellen eingestreut ist eine gleich große Zahl unreifer lymphoider CD1 a⁺-Zellen (Abb. 10.**52a** u. **b**).

Hochdifferenzierte Thymuskarzinome (WHO Typ B3): Hier überwiegen mittelgroße Epithelzellen in palisadenartiger Anordnung zu Bindegewebssepten und Gefäßen hin mit wenigen, aber konstant eingestreuten, unreifen lymphoiden CD1 a^+-Zellen.

- *Maligne Thymome der Kategorie II* (WHO Typ C) sind nicht thymomähnlich aufgebaut und gehören deshalb auch nicht zu den organotypischen Thymustumoren. Ihre Zellen weisen keine morphologisch funktionellen Ähnlichkeiten zu den normalen Epithelzellen des Thymuskortex oder der -medulla auf und sind mäßig- bis hochgradig atypisch. CD1 a^+-Zellen fehlen. Die Thymome dieser Kategorie sind mit wenigen Ausnahmen hochmaligne und nicht mit einer Myasthenia gravis assoziiert. Sie werden wie die Karzinome anderer Lokalisation typisiert (Tab. 10.**20**).

Malignitätskriterien der Thymome: Dies sind a) ein eindeutig infiltratives Wachstum durch die Thymomkapsel hindurch ins parathymische Fettgewebe und/oder in die Nachbarorgane sowie b) die Metastasierung. Diese Malignitätskriterien gelten uneingeschränkt für die Thymome der WHO-Typen B1–B3 und C. Medulläre und gemischte Thymome (WHO Typ A und AB) infiltrieren äußerst selten in Nachbarorgane und metastasieren praktisch nie. Nach vollständiger Entfernung verhalten sie sich auch dann klinisch gutartig, wenn sie bereits durch die Tumorkapsel hindurch ins mediastinale Fettgewebe und vereinzelt sogar bis in die Lunge infiltrieren.

Tabelle 10.**21** Lokalisation der Mediastinalgeschwülste

Zyste/Tumor	Lokalisation im Mediastinum (= M)
Schilddrüsentumoren	oberes M
thymogene Tumoren	oberes-vorderes M
Castleman-Tumor	mittleres M
Morbus Hodgkin	mittleres M
Non-Hodgkin-Lymphome	oberes-vorderes M
Nervenscheidentumoren	mittleres-hinteres M
neuronale Tumoren	hinteres-unteres M
Paragangliome	vorderes M
Teratome, Keimzelltumoren	vorderes M
branchiogene Zysten	axiales M
perikardiale Zysten	vorderes-unteres M
enterogene Zysten	hinteres M

Klinik: Thymome sind Zufallsbefunde oder machen durch a) Kompression der Nachbarorgane, b) obere Einflußstauung, c) Dyspnoe oder d) Dysphagie auf sich aufmerksam. Sie können mit folgenden paraneoplastischen Autoimmunerkrankungen assoziiert sein:
- Paraneoplastische *Myasthenia gravis* (S. 1109),
- (weitere) paraneoplastische *Autoimmunerkrankungen*,
- *hämatologische Läsionen* wie aplastische Anämie (S. 537), Granulo-, Panzytopenie und Hypogammaglobulinämie.

Differentialdiagnostisch muß bei den verschiedenen thymomverdächtigen Raumforderungen die Lokalisation im Mediastinum berücksichtigt werden (Tab. 10.**21**).

Seltene Thymustumoren

Neuroendokrine Tumoren (Karzinoide, kleinzellige Karzinome) sind nach der neuen WHO-Klassifikation keine Kategorie-II-Thymome, sondern eine eigene Tumorgruppe.

Keimzelltumoren: (Pathogenese?). Meist handelt es sich um Seminome, Teratome (nur bei ♂), Dottersacktumoren, embryonale Karzinome und gemischte Keimzelltumoren.

Maligne Lymphome: Sie sind häufiger als Keimzelltumoren. Meist handelt es sich um ein Hodgkin-Lymphom, T-lymphoblastisches Lymphom, großzellig-anaplastisches Lymphom, großzellig-mediastinales B-Zell-Lymphom oder um ein B-Zell-Lymphom vom MALT-Typ.

- *Großzelliges mediastinales B-Zell-Lymphom:* Dies ist ein hochmalignes Lymphom, das sich von den medullären B-Zellen des Thymus herleitet und aus zentroblastenartigen Zellen besteht. Das Lymphom wächst in charakteristischer Weise sklerosierend-infiltrativ. Es ummauert und durchsetzt so die großen mediastinalen Gefäße → Vena-cava-superior-Syndrom. (Altersgipfel: 4. Lebensdekade; ♀ >> ♂).

Literatur: S. 584

Das hämato- und lymphopoetische System übernehmen wichtige Funktionen des Stofftransportes. Im folgenden werden Erkrankungen desjenigen Organsystems besprochen, das im Austausch mit Kohlensäure der Beladung der Erythrozyten mit Sauerstoff dient und mit Schadstoffen der Atemluft fertigwerden muß: „Respiratorisches System“.

11 Respiratorisches System

U.-N. Riede und U. Costabel

Nase und Nasennebenhöhlen

U.-N. Riede

Da die Einatmungsluft oft nicht der Körpertemperatur angepaßt ist und reichlich belebte und unbelebte Stoffe enthält, die für den Organismus schädlich sein können, weist das Luftleitungssystem des Respirationstraktes in seinem Anfangsteil gewissermaßen eine Klimaanlage auf. Diese sorgt über eine venöse Gefäßschlange für die entsprechende Aufwärmung, über eine Schleimabsonderung für die Befeuchtung und über den Mukoziliarapparat für die Reinigung.

Diese funktionelle Gewebsanordnung macht verständlich, weshalb **entzündliche Läsionen** in Form von Rhinitiden und Sinusitiden zu den häufigsten Erkrankungen der Nase und der Nasennebenhöhlen gehören. Sie werden durch eine übertriebene Abwehrreaktion gegenüber Allergenen wie Blütenpollen (Heuschnupfen), durch eine vasomotorische Fehlsteuerung oder viral-bakterielle Invasionen ausgelöst, wobei eine angeborene oder erworbene Störung der Zilienmotilität das Aufflammen einer Entzündung begünstigt. Bei chronischen Entzündungsverläufen dominieren überschießend hyperplastische oder verkümmernd atrophische Reaktionsmuster der Schleimhäute, die je nach Ätiologie von granulomatösen Entzündungsreaktionen überlagert werden können. Die hyperplastischen Rhinitisformen können in ihrer Maximalvariante ebenso **tumorartige Läsionen** hervorrufen wie die Acne rosacea in Form des Rhinophyms, was einmal mehr die rege Verknüpfung der entzündlichen und tumorartigen Läsionen belegt. Bei den **neoplastischen Läsionen** dominieren die Papillome. Sie sind gelegentlich virusassoziiert und gehen ähnlich wie ein Teil der Nasenkarzinome auf Holz- oder Nickelstaubexpositionen zurück. Schließlich manifestieren sich in dieser äußersten Region des Respirationstraktes manchmal auch periphere T-Zell-Lymphome in Form des letalen Mittelliniengranuloms, die wie die Karzinome im Nasenrachen oft Epstein-Barr-Virus-assoziiert sind.

Entzündliche Läsionen

Akute Rhinitis

Die akuten Rhinitisformen haben im Gegensatz zu den chronischen eine meist virale oder allergische Genese und gehen mit einer serösschleimigen (= katarrhalischen) Entzündungsreaktion einher, welche sich klinisch in einer Verstopfung der oberen Atemwege und einem Schnupfen äußert, während die bakteriellen Rhinitiden (meist als Superinfektion) mit einer katarrhalisch-eitrigen Entzündung (= Rhinitis mucopurulenta, S. 223) einhergehen.

1. Rhinitis viralis

Siehe seröse Entzündungsformen (S. 221).

2. Rhinitis vasomotorica

Pathogenetisch beruht sie auf einer Überempfindlichkeit der Nasenschleimhaut gegenüber Faktoren wie Temperaturwechsel, Luftfeuchtigkeitsänderung, Alkohol, Staub, seelische Belastung, hormonelle Dysbalance. Das morphologische Korrelat ist eine serös-katarrhalische Entzündung.

3. Rhinitis allergica

Pathogenese: Sie beruht auf einer Überempfindlichkeitsreaktion Typ I (= *anaphylaktische Reaktion*), bei der meist Pollen blühender Pflanzen (= *Heuschnupfen*), aber auch andere Stäube (z. B. Hausstaub, Milben, Tierepithelien) als Allergene in Aktion treten und letztlich über eine Histaminfreisetzung aus den Mastzellen und basophilen Granulozyten einen serösen Exsudationsprozeß sowohl im Bereich der Nasenschleimhaut als auch der Konjunktiva auslösen.

Histologie: Das Stroma der Nasenschleimhaut ist mit dem serösen Exsudat (= Ödem) durchtränkt und mit Eosinophilen, Lymphozyten und Plasmazellen durchsetzt. Das respiratorische Epithel zeigt eine hyalin aufgequollene Basalmembran sowie eine Becherzellvermehrung; die Schleimdrüsen sind hypertrophiert (Abb. 11.**1 a–c**).

Chronische Rhinitis

Eine immer wieder auftretende allergische Rhinitis oder eine langdauernde Schleimhautreizung durch Schadstoffe oder durch Fehlbelüftung der Nase (z. B. Septumdeviation) geht mit der Zeit in eine chronische und unspezifische Entzündung über, die entweder von einer polypösen Hypertrophie oder einer Atrophie der Schleimhaut begleitet wird (Abb. 11.**2a** u. **b**). Daneben findet man in selteneren Fällen auch chronisch-granulomatöse Entzündungen der Nasenschleimhaut:

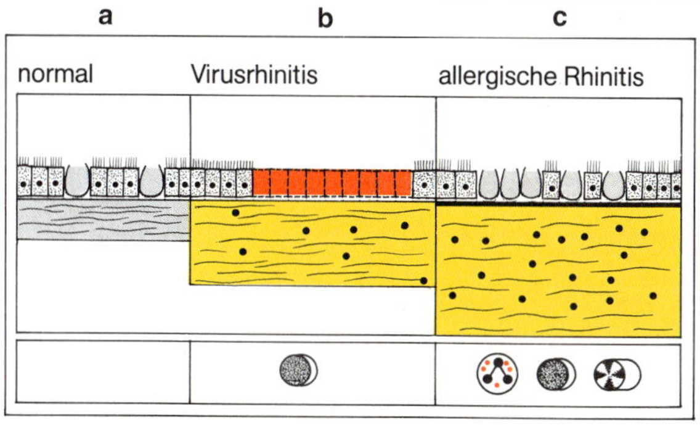

Abb. 11.**1 a–c** Akute Rhinosinusitisformen:
a Normalschleimhaut mit Flimmerepitheldecke
b Virale Form mit Epithelnekrose (rot)
c Allergische Form mit Becherzellmetaplasie, Basalmembranverdickung, lymphoplasmazellulärem Eosinophilen-Infiltrat

Abb. 11.**2 a** u. **b** Chronische Rhinosinusitisformen: ▶
a Polypöse Form mit Plattenepithelmetaplasie und Eosinophilie
b Atrophische Form mit Plattenepithelmetaplasie

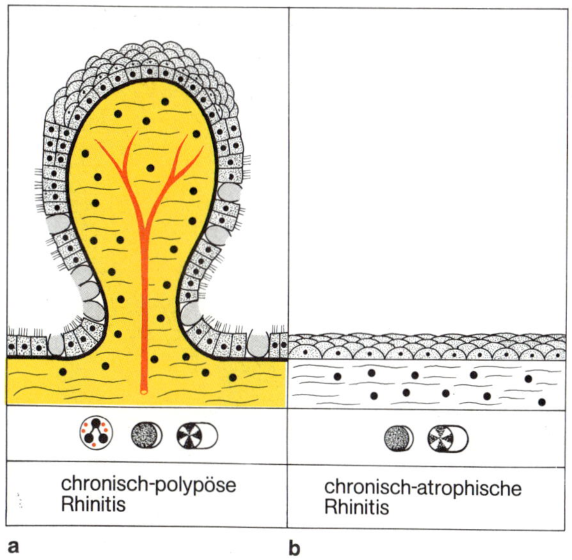

1. Chronisch-hyperplastische Rhinitis

Pathogenese und Morphologie: In diesem Fall geht die chronische Entzündung meist auf eine allergische Genese zurück. Histologisch findet man in der oft polypenartig (Abb. 11.**3**) geschwollenen Schleimhaut (=chronisch-polypöse Rhinitis/Sinusitis) hyperämische Gefäße, ein lymphoplasmozytäres Infiltrat, zum Teil in Form von Lymphfollikeln und eine Hyperplasie der Schleimdrüsen und Becherzellen. Eine Infiltration mit eosinophilen Granulozyten verrät die Überempfindlichkeitsreaktion. Durch die chronische Entzündung wird das respiratorische Epithel mehrschichtig (= regeneratorisches Epithel) und/oder wandelt sich in das physikalisch-chemisch robustere Plattenepithel (= Plattenepithelmetaplasie) um. Je länger eine chronisch-polypöse Rhinitis oder Sinusitis besteht, desto mehr ist das Schleimhautstroma sklerosiert (Abb. 11.**2a**).

2. Chronisch-atrophische Rhinitis

Pathogenese: Die pathogenetisch entscheidenden Faktoren der einzelnen chronisch-atrophischen Rhinitisformen sind in Tab. 11.**1** aufgeführt.

Morphologisch steht die fortschreitende Atrophie der Schleimhaut mit Plattenepithelmetaplasie, entzündlicher Verödung der Terminalgefäße und Atrophie des Muschelknochens im Vordergrund. Das eingedickte Sekret kann sekundär mit Fäulniskeimen besiedelt werden, so daß ein süßlich-fauliger Geruch aus der Nase strömt, was dieser Rhinitisform auch den Namen „Stinknase" (= *Ozäna*) eingetragen hat (Abb. 11.**2b**).

Tabelle 11.**1** Pathogenetische Faktoren der chronisch-atrophischen Rhinitisformen

Rhinitisform	Pathogenetische Faktoren
Rhinitis sicca anterior	staubige, trockene, heiße Luft; Teilkomponente des Sicca-Syndroms (S. 677)
Rhinitis atrophicans nonfoetida	Männer mehr als Frauen betroffen. Oft in Pubertät beginnend. Staubige, trockene, heiße Luft. Weiter Meatus nasi, Infektionen, Urämie, Bronchiektasen
Rhinitis atrophicans foetida	Frauen; meist in der Pubertät beginnend. Klebsiella-pneumoniae-ssp. ozaenae-Infektion

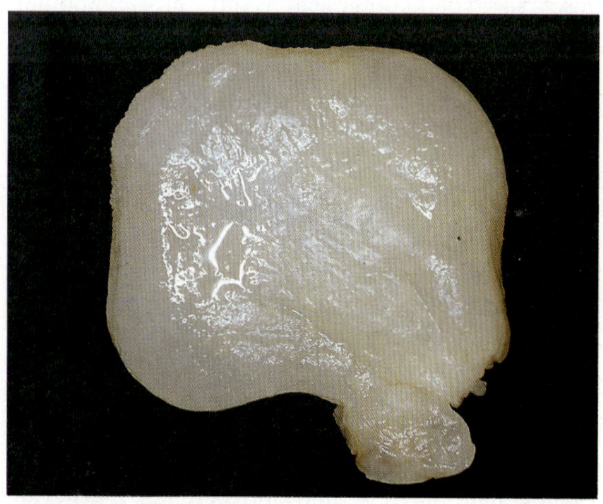

Abb. 11.**3** Inflammatorischer Nasen(schleimhaut)polyp

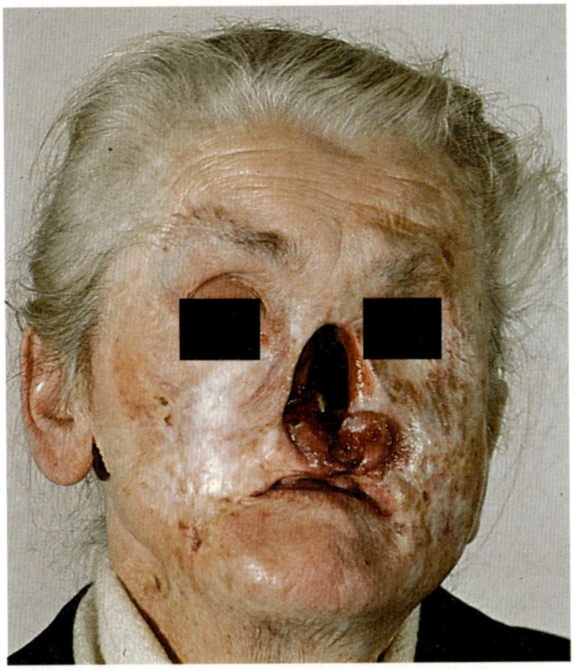

Abb. 11.**4** Lupus vulgaris bei Rhinitis tuberculosa mit Nasenseptumzerstörung (Original: Mittermayer)

Granulomatöse Rhinitis

Die Nasenschleimhaut ist seit der Antibiotikaära höchst selten noch Schauplatz der chronisch-granulomatösen Entzündungen wie Tuberkulose, Lues und Lepra.

1. Lupus vulgaris

Pathogenese: Diese ist eine tuberkulöse Hautmanifestation bei Hyperergie. Sie besteht in einem braunroten Knötchen, das im Hautniveau liegt und sich langsam destruierend ausdehnt. Der Lupus vulgaris heilt narbig unter Zerstörung akralen Gewebes (= *Mutilation*) ab. Er bewirkt im Nasenbereich eine Zerstörung des knorpeligen Nasenseptums, was klinisch als Totenkopfgesicht (Abb. 11.**4**) imponiert (psychische Belastung!).

Auch die anderen granulomatösen Rhinitisformen sind selten. Auf sie wird wegen ihres besonderen Krankheitswertes im folgenden näher eingegangen:

2. Rhinosklerom

Ätiologie: Diese chronisch-progressive granulomatöse Rhinitis wird durch den grampositiven Erreger *Klebsiella pneumoniae ssp. rhinoscleromatis* (S. 632) verursacht, der wegen seiner Schleimkapsel der Abtötung durch Phagozytose entwischt. Das Rhinosklerom ist in unseren Breiten selten, in Osteuropa, Nordafrika und Indonesien häufiger.

Morphologisch bildet die entzündlich veränderte Schleimhaut polypöse und fibrosierende Wucherungen mit Plattenepithelmetaplasien und Ulzerationen an der Oberfläche. Im lymphoplasmozytären Infiltrat findet man zahlreiche Makrophagen mit einem wabigen Zytoplasma (= Phagosomenreichtum), welche Klebsiellen enthalten (= *Mikulicz-Zellen*).

3. Wegener Granulomatose (ICD-O-4478.0)

Definition: Die von F. Wegener als rhinogene Granulomatose beschriebene und später als *pneumogene allgemeine Granulomatose* bezeichnete Entzündung ist dem Formenkreis der *Autoaggressionskrankheiten* (s. 198) zuzuordnen und wird formalpathogenetisch durch eine Granulombildung und eine nekrotisierende Vaskulitis charakterisiert. Sie bevorzugt die vierte Lebensdekade.

Ätiologie: Sie ist bei dieser Erkrankung unklar. Kausalpathogenetisch, aber auch diagnostisch stehen autoreaktive antizytoplasmatische Antikörper (ACPA) gegen die Serinprotease (= Proteinase-3) in den azurophilen Neutrophilen-Granula und in den Monozytengranula sowie auch auf der Zellmembran der beiden Zellen. Vermutlich wird dieses Zielantigen im Rahmen einer Infektion durch eine übermäßige Stimulation mit bestimmten Zytokinen wie TNFα (S. 218) so exprimiert, daß es für die ACPA (Synonym: c-ANCA) erreichbar wird. Dies hat eine Aktivierung der Granulozyten zur Folge und stellt offenbar den Auftakt zur Gefäßentzündung in Form einer zellvermittelten Vaskulitis dar.

Pathogenese: Die Wegener-Granulomatose beginnt mit einem fieberhaften Infekt, der meist in den oberen Luftwegen (= *rhinogene Granulomatose*), manchmal auch in der Lunge selbst (= *pulmogene Granulomatose*) lokalisiert ist. Sie geht in typischer Weise mit einer granulomatösen Entzündung und einer nekrotisierenden Vaskulitis (S. 68) einher, wobei die Granulome eine enge topographische Beziehung zur Vaskulitis aufweisen. Dies erklärt auch die gewebseinschmelzende, infarktähnliche Nekrose in den Granulomen, die zum geschwürigen Zerfall der anatomischen Strukturen führt (Pseudokavernenaspekt).

Morphologisch haben die Wegener-Granulome große Ähnlichkeit mit den Granulomen vom Tuberkulosetyp (S. 239): Eine zentrale Nekrose wird von einem Epitheloidzellwall und einem lymphoplasmozytären Entzündungssaum mit geordneten und ungeordneten mehrkernigen Riesenzellen und neutrophilen, gelegentlich auch eosinophilen Granulozyten umgeben. Das Vollbild der Wegener-Granulomatose wird durch folgende Trias geprägt:

- *nekrotisierende granulomatöse Entzündung im oberen, später auch im unteren Respirationstrakt* (Abb. 11.**5 a–c**),
- Immunkomplexglomerulonephritis (Abb. 14.**25 a** u. **b**),
- *generalisierte herdförmige nekrotisierende Vaskulitis*

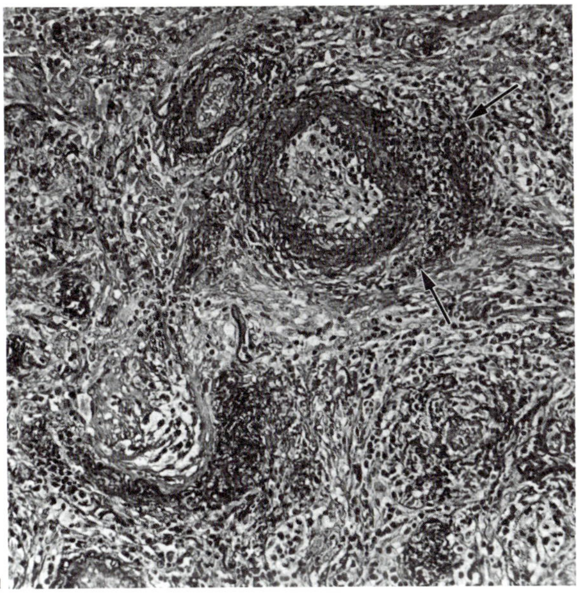

a

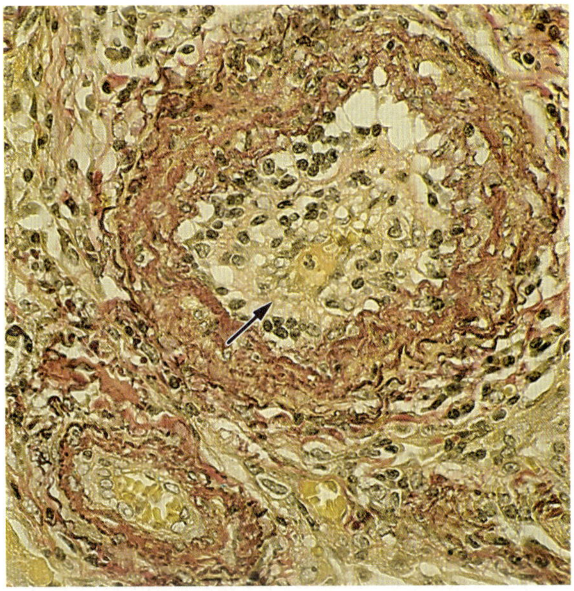

b

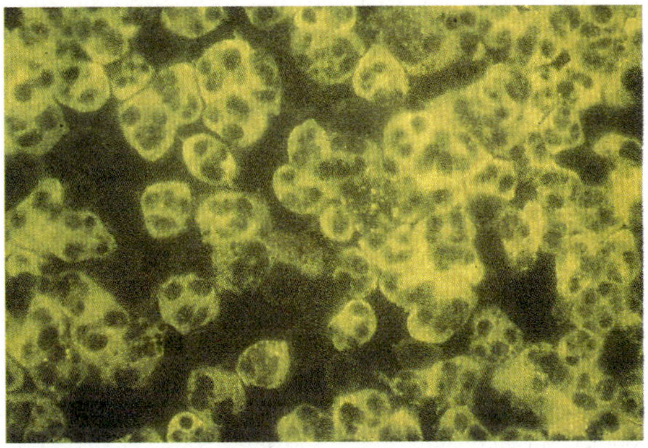

c

Abb. 11.**5a–c** Rhinogene Granulomatose Wegener:
a Fortgeschrittene nekrotisierende Vaskulitis mit perivaskulärem Entzündungsinfiltrat (Pfeile) und zentripetaler Organisation (HE, Vergr. 1 : 85)
b Beginnende nekrotisierende Vaskulitis mit entzündlicher Gefäßokklusion (EvG, Vergr. 1 : 150)
c Antizytoplasmatische Antikörper, dargestellt an humanen Granulozyten (beachte die Kernaussparung) nach Überschichtung mit Patientenserum (Anti-IgG gegen azurophile Granulozytengranula; Immunfluoreszenz, Vergr. 1 : 300; Original: Peter)

Klinik: Anfänglich lokoregionäres Initialstadium: mit antibiotikaresistenter Rhinitis-Sinusitis (Diagnose durch Schleimhautbiopsie und ACPA-Bestimmung); kanalikuläre Ausbreitung bei Laryngotracheobronchitis, Lungenrundherde; evtl. Mikrohämaturie infolge Glomerulonephritis → Generalisationsstadium mit systemischer Vaskulitis und B-Symptomatik (Gewichtsverlust, Nachtschweiß, Fieber): Episkleritis, leukozytoklastische Vaskulitis, Glomerulonephritis, pulmoalveoläre Hämorrhagie. Gelegentlich kommt der Morbus Wegener auch ohne Nierenbeteiligung vor.

Therapie: Cortison, Azathioprin, Cyclophosphamid.

Sinusitis

Pathogenese: Eine Entzündung der Nasennebenhöhlen (= Sinusitis) kann a) *rhinogen* (primäre Rhinitis), b) *sinogen* (= Entzündungsübergriff von einer Nasennebenhöhle auf die andere), c) *odontogen* (primäre Entzündung im Zahnwurzelbereich) oder d) *hämatogen* bei Allgemeininfektion verursacht sein. Die Entstehung einer Sinusitis wird zum einen durch Störungen des Sekretabflusses infolge Septumdeviation, enger Ostien, gestörter mukoziliarer Reinigungsfunktion (s. immotiles Ziliensyndrom, S. 47) und vorbestehender allergischer Rhinitis begünstigt und zum anderen durch Typ und Virulenz des Erregers bestimmt. Die formale Pathogenese der Sinusitis entspricht derjenigen der Rhinitis.

Komplikationen einer eitrigen Sinusitis:

1. *Osteomyelitis* und subperiostale Abszeßbildung und Fistelung oder
2. *Orbitalphlegmone* bzw. Orbitalabszeß oder
3. *subdurale oder epidurale Abszesse*, Leptomeningitis und Hirnabszesse,
4. *Mukozelenbildung* durch Ostienverschluß mit konsekutivem Sekretstau und Höhlenausweitung,
5. *Pilzbesiedelung* (z. B. durch Aspergillus fumigatus: Höhlenaspergillose).

Tumorartige Läsionen

Zu ihnen gehören die häufigen „Polypen“ der Nasenschleimhaut in Form der sinuchoanalen Polypen (ICD-O-7682.0), die bereits im Rahmen der chronisch-hyperplastischen Rhinitis besprochen worden sind, so wie das Rhinophym.

Rhinophym

Definition und Pathogenese: Dies ist die *Maximalvariante einer Acne rosacea,* die sich bei Männern nach der 5. Lebensdekade bemerkbar macht und sich auf die Nase konzentriert. Auslösende Faktoren sind: Alkohol („Weinnase“), heiße Getränke und Speisen sowie Gewürze. Ätiologisch wird eine Allergie auf die parasitären Talgdrüsenmilben (= Demodex folliculorum) angenommen.

Morphologisch findet man eine knollenartige Verunstaltung der Nase („Kartoffelnase“), der histologisch eine Talgdrüsenhyperplasie mit Verstopfung der Ausführgänge durch Hornmassen, begleitet von einem chronischen Entzündungsinfiltrat mit Teleangiektasien (Rötung = Rosazea), zugrunde liegt (Abb. 11.**6a** u. **b**).

Neoplastische Läsionen

Auch von den Geweben der Nase, weniger der paranasalen Sinus, gehen gelegentlich benigne und auch maligne Tumoren aus, die sich in ihrem biologischen Verhalten und histologischen Aufbau nicht von den entsprechenden Tumoren anderer Körperregionen unterscheiden (Abb. 11.**7**).

Bei den gutartigen Tumoren der Nasenregion machen die *Nasenpapillome* den Hauptanteil aus. Sie kommen in zwei histologischen Spielarten vor: als Plattenepithelpapillom und als Übergangsepithelpapillom; sie sind größtenteils virusassoziiert (HPV-Typ 6/11; S. 360).

1. Plattenepithelpapillom

Morphologie: Dieser benigne Tumor findet sich vornehmlich im Bereich des Nasenvestibulums, vereinzelt aber auch im Nasenrachen, und bevorzugt das weibliche Geschlecht. Er ist histologisch aus geschichtetem, nicht verhornendem Plattenepithel aufgebaut.

2. Übergangsepithelpapillom

Pathogenetisch wird bei diesem benignen Tumor eine chronische Entzündung (vgl. Nickelexposition) sowie auch eine virale Beteiligung diskutiert. Er macht 25% aller Nasenhöhlentumoren aus und geht vom respiratorischen Epithel aus.

Morphologie: Das Übergangsepithelpapillom ist meist in einer Nasenhöhle lokalisiert und kann sich auf die Umgebung ausdehnen oder multipel auftreten. Es sieht äußerlich wie ein Polyp aus, hat eine grauweiße Schnittfläche und blutet leicht. Das Übergangsepithelpapillom hat zwei Wachstumsmuster:

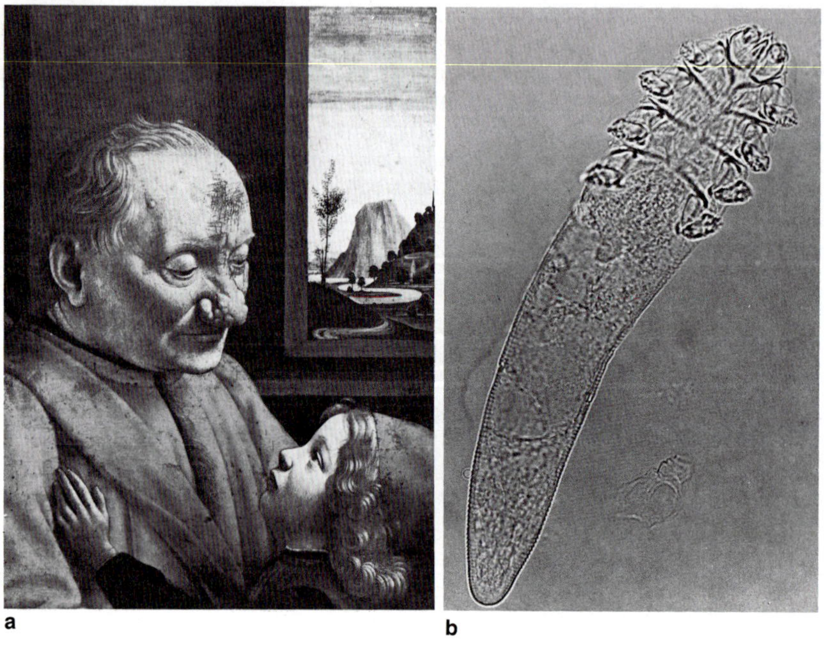

a b

Abb. 11.**6a** u. **b** Rhinophym:
a Kartoffelnase: Von D. Ghirlandaio im Jahr 1488 n. Chr. im Bild „Großvater und Enkel“ festgehalten.
Ein literarisch-prominentes Opfer dieser Erkrankung war Ovidius naso (!), der weinselige Dichter und Verfasser der Ars amandi (Liebeskunst).
b Demodex folliculorum: Die Talgdrüsenmilbe als mutmaßlicher Mitverursacher des Rhinophyms. Parasit aus dem Talg der Nasenhaut isoliert (Vergr. 1 : 200; Original: Schaefer)

• **Exophytischer Typ** (ICD-O-8121/0). Er wächst mit blumenkohlartiger Oberfläche pilzförmig über das Mukosaniveau (Sonderform: Zylinderepithelpapillom).

• **Invertierter Typ** (ICD-O-8121/1). Er wächst mit glatter Oberfläche endophytisch unter das Mukosaniveau; Lokalisation: laterale Wand Nase/Paranasalsinus. Er muß wegen seiner hohen Rezidivquote möglichst radikal entfernt werden.

Histologisch zeigt der Tumor gefältelte Bänder aus Zylinderepithel mit Plattenepithelmetaplasien auf einem lockerfaserigen Stroma. Regressive Veränderungen und entzündliche Stromainfiltrate kommen vor. Beim invertierten Typ findet man auch Plattenepitheldysplasien (S. 367) und Zellatypien. Er gilt deshalb als potentiell maligne.

Klinisch bildet das Übergangsepithelpapillom (vor allem der invertierte Typ) meist (70%) Rezidive und geht schließlich in 3% der Fälle in ein Übergangsepithelkarzinom über.

3. Nasenkarzinome

Pathogenese: Bei der pathogenetischen Erörterung der Nasenschleimhauttumoren sind *Nickel* und *Holzstaub* besonders hervorzuheben. Nickel ruft bei den Arbeitern der nickelverarbeitenden Industrie über eine chronische Rhinitis und Plattenepithelmetaplasien schließlich Plattenepitheldysplasien hervor, die, wenn sie nicht rechtzeitig zytologisch erkannt werden (Vorsorgeuntersuchung), in Plattenepithelkarzinome übergehen (als Berufserkrankung anerkannt: BeKV Nr. 4109). Ähnliches gilt für den Holzstaub, der bei entsprechender Exposition mit der Induktion von Adenokarzinomen vergesellschaftet ist (bei Eichen-, Buchenholzstaubexposition als Berufserkrankung anerkannt: BeKV Nr. 4203).

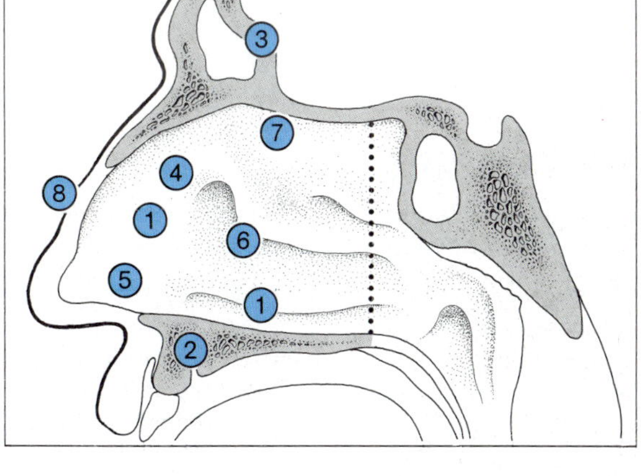

Abb. 11.**7** Lokalisation der wichtigsten Nasen- und Nasennebenhöhlentumoren:
1 = Hämangiom 5 = Papillom
2 = ossifizierendes Fibrom 6 = Sinuchoanalpolyp
3 = Osteom 7 = Olfaktorius-Neuroblastom
4 = malignes Melanom 8 = Basaliom

Unter den malignen Tumoren der Nasenregion rangiert das *Plattenepithelkarzinom,* im Bereich der äußeren Nasenhaut das *Basaliom* an erster Stelle und erstaunlicherweise das *maligne Melanom* (ca. 30%) an zweiter Stelle. Die Plattenepithelkarzinome dieser Region wachsen zunächst lokal infiltrierend, metastasieren lymphogen und nur selten hämatogen. Alle anderen Tumoren, so auch das *adenoid-zystische Karzinom* (= Zylindrom), sind in dieser Region sehr selten.

4. Letales Mittelliniengranulom

Definition: Periphere T-Zell-Neoplasie unter dem Bild eines granulomatösen Prozesses, der zum geschwürigen Zerfall des Mittelgesichts führt (= nasales T-Zell-Lymphom).

Pathogenese: Aus DNS- und immunhistochemischen Untersuchungen geht hervor, daß es sich um eine maligne Proliferation eines T-Lymphozytenklons handelt, die in eine monoklonale T-Zell-Neoplasie nach Art eines malignen Non-Hodgkin-Lymphoms vom peripheren Typ übergeht. Bei der Tumorigenese des Mittelliniengranuloms spielen meist Epstein-Barr-Viren (vor allem in China und Japan) eine entscheidende Rolle.

Morphologie: Das Granulom ist meist im Nasenvestibulum oder -septum lokalisiert. Das zelluläre Infiltrat setzt sich aus atypischen Lymphozyten zusammen, die um eine kleine Vene herum gruppiert sind (= *angiozentrisches Lymphom)* und enthält in variabler Menge auch Plasmazellen und neutrophile Granulozyten. Das Mittelliniengranulom wird von ausgedehnten Nekrosen begleitet, die für die Zerstörung des umliegenden Gewebes verantwortlich sind. Im Gegensatz zu der Wegener-Granulomatose fehlen aber die Riesenzellen und die nekrotisierende Vaskulitis.

Therapie: Lokale Bestrahlung → etliche Jahre krankheitsfrei.

Pathologische TNM-Klassifikation

– *Kieferhöhlentumoren:*
pT1 Tumor auf Antrumschleimhaut begrenzt,
pT2 Tumor infiltriert Infrastruktur, harter Gaumen, Nase,
pT3 Tumor infiltriert entweder Wange, Orbitaboden, Ethmoid, Kieferhöhlenwand,
pT4 Tumor infiltriert Orbitainhalt und benachbarte Strukturen;

pN1 ipsilaterale, solitäre Lymphknotenmetastase ≤ 3 cm,
pN2 ipsilaterale, solitäre oder multiple Lymphknotenmetastase > 3 cm bis 6 cm,
pN3 Lymphknotenmetastase > 6 cm.

Pathologische TNM-Klassifikation

– *Nasopharyngealtumoren:* S. 601.

Literatur: S. 601.

Rachen

U.-N. Riede

Der Rachen (= Pharynx) läßt sich in drei Etagen aufteilen: den Nasopharynx (= Epipharynx), den Oropharynx (= Mesopharynx) und den Hypopharynx (= Kehlkopfrachen). Sein struktureller Werdegang ist eng mit der Rückbildung der Kiemenbögen und -taschen verbunden. Eine Störung dieses Prozesses führt zu **ontogenetischen Läsionen** in Form der Halszysten und -fisteln.

Der Rachen enthält in Form der Rachen-, Gaumen- und Zungenmandeln, die zum mukosaassoziierten lymphatischen Gewebe (= *MALT)* zählen und zusammen den lymphatischen Rachenring bilden, ein wichtiges Funktionselement. Ihm kommt die Rolle eines Wach- und Sicherheitsdienstes zu, der sich mit einwandernden Mikroorganismen auseinanderzusetzen hat. Demzufolge gehören die **entzündlichen Läsionen** zu den klinisch häufigsten Reaktionsmustern dieser Region. Sie gehen mit einer tumorartigen Gewebsvermehrung einher und engen diesen Bereich des Respirationstraktes ein, was folglich als Enge (= *Angina)* bezeichnet wird. Unter den **neoplastischen Läsionen** wird das *juvenile Angiofibrom* wegen seiner Assoziation mit dem Adoleszentenalter und das *Nasopharyngealkarzinom* wegen seiner nicht seltenen Assoziation mit Epstein-Barr-Viren besonders hervorgehoben.

Ontogenetische Läsionen

Die embryologische Entwicklung des Pharynx aus dem Kiemendarm durchläuft verschiedene Stadien mit Umwandlung und Rückbildung der Kiemenbögen und der Kiementaschen (= *Schlundtaschen)*. Störungen dieser Vorgänge rufen angeborene Fehlbildungen hervor, von denen die Halsfisteln und Halszysten hervorzuheben sind:

1. Laterale Halsfisteln

Pathogenese: Laterale Halsfisteln sind angeboren und beruhen auf einer *Entwicklungsstörung des Kiemenbogenapparates* in Form einer Persistenz von Kiemengängen.

Morphologie: Die lateralen Fisteln münden über dem Vorderrand des M. sternocleidomastoideus. Der Fistelgang reicht bis ins Tonsillenbett und wird durch Platten- und Zylinderepithel ausgekleidet und ist rundzellig infiltriert. Die lateralen Halsfisteln rezidivieren postoperativ in 10% der Fälle.

2. Laterale Halszysten

Pathogenetisch leiten sie sich wie die lateralen Halsfisteln von Residuen des Kiemenbogenapparates ab. Daneben wird eine Zystenbildung von heterotopem Speicheldrüsenepithel sowie eine Verlagerung von Nasopharynxepithel diskutiert, wogegen aber die meist fehlenden Sinusstrukturen im lymphatischen Anteil der Zystenwand sprechen.

Morphologie: Die lateralen Halszysten liegen oft im Bereich des Sternokleidomastoideus-Vorderrandes, wo auch meist ihre Fistelgänge münden. Diese Zysten werden zunächst von einem respiratorischen Flimmerepithel ausgekleidet, das sich zum Zeitpunkt der klinischen Manifestation aber meist metaplastisch in Plattenepithel transformiert hat, so daß zytologisch in der Zystenflüssigkeit massenhaft Hornschuppen gefunden werden. Außen wird das Epithel von tonsillenartig organisiertem lymphatischem Gewebe ohne Sinus ummantelt. Die postoperative Rezidivquote ist mit etwa 1% gering.

Differentialdiagnose: Okkulte Tonsillen- und Hypopharynxkarzinome können gelegentlich „laterale Halszysten" in Form zystischer Lymphknotenmetastasen imitieren.

3. Mediane Halszysten

Pathogenese: Diese Halszysten stammen aus *Resten eines nicht obliterierten Ductus thyreoglossus.*

Morphologie: Die medianen Halszysten können naturgemäß vom Zungenbein bis zum Jugulum reichen und liegen in der Halsmitte. Sie sind meist von einem Zylinderepithel ausgekleidet und können gelegentlich in ihrer Wandung Schilddrüsengewebe enthalten.

Komplikationen: Iatrogene Manipulationen sind in nahezu 90% der Fälle die Ursache für eine Fistelbildung der medianen Halszysten (= mediane Halsfistel) und nur in 10% der Fälle, meist bei Kleinkindern, führt eine infektbedingte *Spontanperforation* einer medianen Halszyste zu entsprechender Fistelung. Die postoperative *Rezidivquote* der medianen Halszyste ist mit nahezu 30% sehr hoch.

Entzündliche Läsionen

Allgemeine Pathogenese: Die Pharyngitis ist eine Entzündung der Rachenschleimhaut. Die akute Form hat meist eine virale Ätiologie und umfaßt nur die oberflächliche Schleimhaut. Die chronische Pharyngitis hingegen beruht meist auf einer chronischen Schleimhautreizung durch Allergene oder physikalisch-chemische Schädlichkeiten (z. B. Tabakrauch). In diesem Falle reagieren auch die tieferen Gewebeschichten des Pharynx und führen wie bei der chronischen Rhinitis zu einer chronisch-atrophischen oder chronisch-hyperplastischen Entzündung.

Tonsillenhyperplasie (ICD-O-7229.O)

Definition und Pathogenese: Besonders im Kindesalter neigen die Rachen- (= „adenoide Vegetationen") und Gaumenmandeln zu einer oft hochgradigen Vergrößerung, der histologisch eine follikuläre Hyperplasie mit Entwicklung florider Sekundärfollikel zugrunde liegt. Insofern widerspiegelt die Tonsillenhyperplasie die im Kindesalter ausgeprägte immunologische Reaktionsbereitschaft, die schon durch minimale entzündliche Reize ausgelöst wird. Sie behindert die Nasenatmung und erzwingt eine Mundatmung.

Komplikationen vor allem der Mundatmung sind: Rhinopharyngobronchitis, Karies, Sprachbehinderung, Gaumendeformation, Tubenventilationsstörung mit Hörbehinderung infolge eines Seromukotympanons und chronisch-rezidivierender Otitis media.

Tonsillitis

Allgemeine Pathogenese: Wegen seiner anatomischen Lage und seinem einheitlichen Gewebsaufbau erkrankt bei Infektionen durch unspezifische Erreger meist der gesamte lymphatische Rachenring, wenngleich auch die eine oder andere Tonsille – vor allem die Gaumenmandel – stärker reagiert.

Die entzündliche Schwellung des lymphatischen Rachenringes bewirkt eine nahezu konzentrische Einengung des Schlundes, was sich vor allem beim Schluckakt bemerkbar macht und als *Angina* (= Enge) bezeichnet wird. Wie bereits erwähnt, ist die Rachenregion durch verschiedene Vorkehrungen gegen eine Erregerinvasion gewappnet, es sei denn, die Erreger verfügen über spezielle Haftmechanismen. Dies trifft für einige Erreger (Tab. 11.**2**) zu. Darüber hinaus ist es einigen Erregern, vor allem bestimmten Viren im Bereich des oberen Respirationstraktes möglich, passiv durch Lücken im Epithelbelag in den Organismus einzudringen (= *Persorption)*. Die darauffolgende Angina ist aber weniger Folge einer örtlichen Erregervermehrung, sondern beruht vielmehr auf folgender Kausalkette: primäre Virämie→Virusvermehrung in anderen Organen→sekundäre Virämie→Interferenz mit dem Immunsystem→Produktion von Antikörpern, die sowohl gegen die Viren als auch gegen bestimmte körpereigene Zellantigene gerichtet sind→Nekrose →bakterielle Superinfektion.

1. Angina catarrhalis

Definition: Die katarrhalische Angina stellt die frühe Form einer bakteriellen Entzündung dar. Als Erre-

Tabelle 11.**2** Kausale Pathogenese der wichtigsten Angina- und Pharyngitisformen

Pharyngitis/Angina	Erreger	Invasionsmodus
Angina catarrhalis Angina lacunaris	pyogene Streptokokken (Staphylokokken)	Erreger-M-Protein → solide Bindung mit Pharynxepithel
Angina Plaut-Vincent (nekrotisierende Angina)	Borrelia vincenti mit Fusobakterien und Mundflora (= „endogene Anaerobier")	lokale Ischämie (Nekrose) → Keimbesiedelung
Rachendiphtherie (S. 265) (nekrotisierende Angina)	Corynebacterium diphtheriae	Erregerhaftung an Epithelrezeptor
Monozytenangina = Pfeiffersches Drüsenfieber (nekrotisierende Angina) (S. 254)	Epstein-Barr-Virus (= DNS-Virus)	Erregerpersorption Lymphotropie B-Zell-Transformation T-Zonen-Hypertrophie
Maserntonsillitis (S. 258) (nekrotisierende Angina)	Morbilli-Virus (= RNS-Virus)	Erregerpersorption Unterdrückung der zellgebunden Immunität Riesenzellbildung Exanthem
Grippepharyngitis (S. 257)	Influenzaviren (Typ A, B)	Virushämagglutinin → Erregerhaftung an Epithelrezeptor Flimmerepithelschädigung bakterielle Superinfektion

ger kommen meist hämolysierende Streptokokken (= *Streptokokkenangina)* in Betracht (Tab. 11.**2**), wobei die Erreger aerogen oder durch Schleimhautkontakt (z. B. Küssen) übertragen werden und mit ihren Toxinen das Gewebe zerstören.

Morphologisch ist die betreffende Tonsille durch Hyperämie gerötet und geschwollen. Das tonsilläre Gewebe zeigt hyperplastische Lymphfollikel sowie eine Infiltration mit Lymphozyten und in zunehmendem Maße auch mit Granulozyten (= *serös-leukozytäre Entzündungsreaktion).* Meist klingt eine katarrhalische Angina nicht ab und geht in eine eitrige Angina über:

2. Angina lacunaris

Definition: Dies ist die *eitrige Tonsillitisform,* die sich pathogenetisch von der katarrhalischen Tonsillitis herleitet.

Morphologisch beherrscht eine fibrinös-eitrige Entzündungsreaktion die Szene, so daß Eiterpfröpfe, bestehend aus proteolysierten Epithelien, Leukozyten, Fibrin und Bakterienkolonien in die tonsillären Krypten abgesondert werden, welche auf der geröteten Tonsillenoberfläche als gelblich-weiße Stippchen imponieren (Abb. 11.**8a** u. **b**).

Komplikationen treten je nach Erreger in Form von intra-, peri- und retrotonsillären Abszessen oder Phlegmonen auf und können in schweren Fällen bis zur tonsillogenen Sepsis reichen, was aber seit der Einführung der Antibiotikatherapie recht selten geworden ist. Immer noch gefürchtet ist die infekt-allergische Reaktion 2 Wochen nach einer Infektion mit β-hämolysierenden Streptokokken in Form des rheumatischen Fiebers (S. 242).

3. Chronische Tonsillitis

Definition: Unter einer chronischen Tonsillitis versteht man klinisch eine allmählich entstehende, chronisch-entzündliche Veränderung der Tonsille mit wechselnd starker klinischer Symptomatik, welche innerhalb von Jahren zu lokalen oder allgemeinen Erkrankungserscheinungen führt.

Mit dieser klinischen Definition werden somit alle diejenigen chronisch-entzündlichen Tonsillenveränderungen abgegrenzt, die zwar bei jedem Erwachsenen „Tonsillenträger" vorkommen, aber keinen Krankheitswert besitzen.

Pathogenese: Die Abheilung der ulzerösen Kryptendefekte sowie der tonsillären Entzündungsschäden führt zusammen mit chronisch-rezidivierenden Entzündungsschüben einerseits zur narbigen Zergliederung des Tonsillengewebes und andererseits zur Bildung von epithelausgekleideten Kryptenzysten. In diesen Zysten staut sich Zelldetritus an, in dem auch virulente Keime gleichsam „überwintern" können (Abb. 11.**9 a, b** und 11.**10**). Dies erklärt, weshalb von solchen keimbesiedelten Kryptenzysten und von der chronischen Peritonsillitis eine Fokalinfektion ausgehen kann, welche Rezidive oder postinfektiöse Zweiterkrankungen hervorrufen:

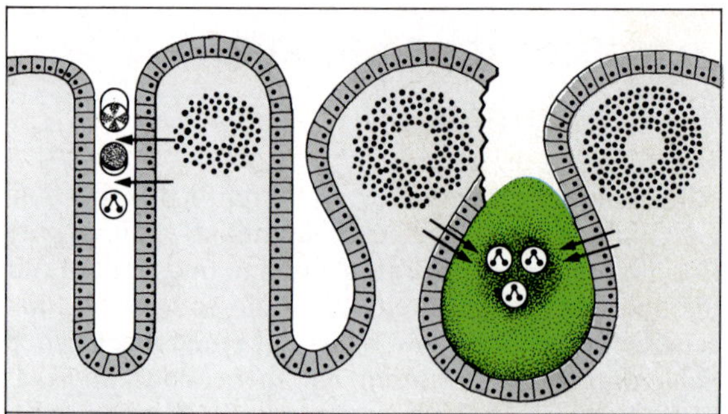

Abb. 11.**8a** u. **b** Stadien der Streptokokkenangina:
a Angina catarrhalis mit serös leukozytärer Reaktion
b Angina lacunaris mit Epitheldefekten und eitrigen Tonsillarpfröpfen

Zweiterkrankungen: Streptokokken sind schwache Antikörperbildner und erzeugen keine Immunität, sind aber in der Lage, den Organismus zu sensibilisieren und eine infekt-allergische Zweiterkrankung hervorzurufen. Dazu gehört die *Poststreptokokken-Glomerulonephritis* (S. 816) sowie das *rheumatische Fieber* (S. 242).

Nekrotisierende Tonsillitis

Bestimmte pathogene Keime und Viren (Tab. 11.**2**) führen zu einer nekrotisierenden Tonsillenentzündung. Ihre Pathogenese wird im folgenden dargestellt:

1. Angina Plaut-Vincent

Pathogenese: Die auslösenden Erreger dieser Anginaform (Tab. 11.**2**) können als „endogene Anaerobier" nur dann in Aktion treten, wenn in der Mundhöhle eine nekrosebedingte Durchblutungsstörung (z. B. Gingivitis, Zahnextraktion) besteht.

Morphologisch ist diese Anginaform durch eine nekrotisierende Entzündungsreaktion gekennzeichnet, die meist an einem oberen Tonsillenpol als schmierig belegtes Ulkus beginnt, über Wochen anhält und auf die Gegenseite übergreifen kann.

2. Monozytenangina

Pathogenese (S. 254): Das ätiologisch entscheidende Epstein-Barr-Virus infiziert die menschlichen B-Lymphozyten, so daß sie ein Membranantigen exprimieren, gegen das T-Zellen aktiviert werden. Diese aktivierten T-Lymphozyten imponieren als monozytenartige Zellen (= *Mononukleose);* die Stimulation des T-Zell-Systems bewirkt eine Volumenvergrößerung der T-Zonen (S. 566).

Morphologisch ist die Monozytenangina durch eine pseudomembranös-nekrotisierende Angina gekennzeichnet und wird von einer Schwellung der Lymphknoten (= Pfeiffer-Drüsenfieber), Tonsillen, Leber und Milz sowie von einer Vermehrung atypischer

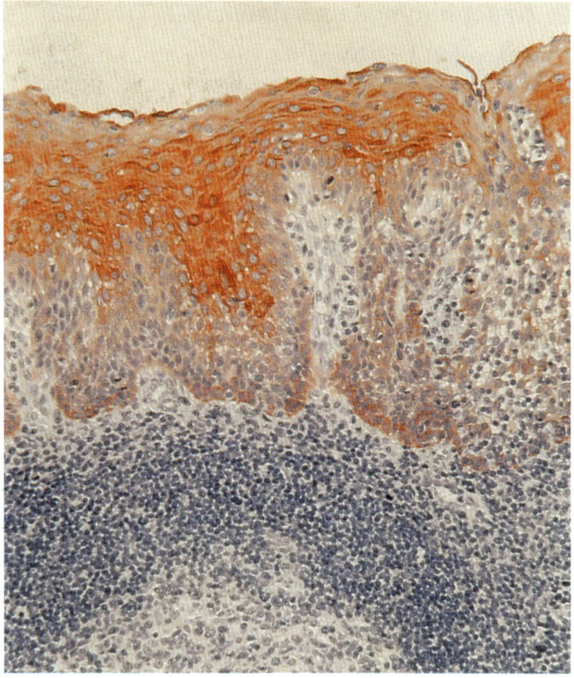
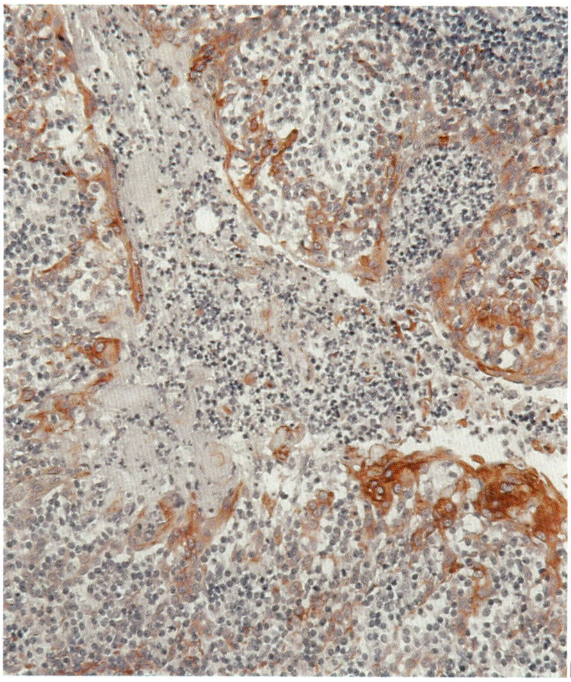

Abb. 11.**9 a** u. **b** Chronische Tonsillitis:
a Normale Tonsille mit intaktem zum Teil spongiotisch aufgelockertem Krypten(platten-)epithel oben; unten lymphatisches Gewebe
b Granulozytäre Durchwanderung des Kryptenepithels mit Zelldetritus in Krypte (rötliche Plattenepitheldarstellung mit dem Zytokeratinantigen Lu 5)
(Immunhistochemie; **a** u. **b** Vergr. 1 : 100)

Lymphozyten im Blut (= *Mononucleosis infectiosa*) begleitet. Das lymphatische Gewebe zeigt das histologische Bild einer bunten Pulpahyperplasie.

3. Masernangina

Pathogenese: Siehe S. 258. – Morphologisch fällt die Masernangina als eine nekrotisierende Tonsillitis auf. Sie markiert meist den Auftakt der Masern.

4. Diphtherietonsillitis

Pathogenese: Sie wird durch die Diphtheriebakterien (S. 265) ausgelöst und besteht pathologisch-anatomisch, ähnlich wie die streptokokkenbedingte Scharlachtonsillitis, aus einer pseudomembranös-nekrotisierenden Entzündung.

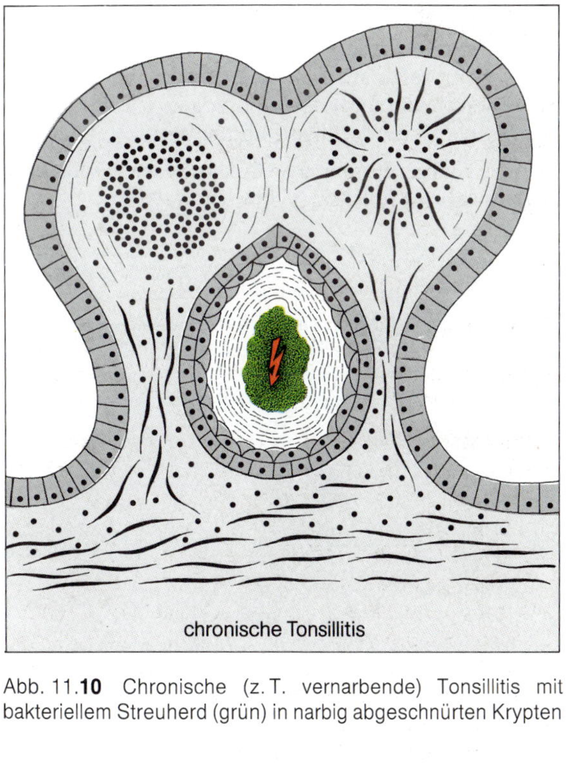

Abb. 11.**10** Chronische (z. T. vernarbende) Tonsillitis mit bakteriellem Streuherd (grün) in narbig abgeschnürten Krypten

Neoplastische Läsionen

Unter dem Begriff Rachentumoren sind im folgenden die Tumoren des Nasopharynx und Oropharynx (Abb. 11.**11**) zusammengefaßt, zumal der lymphatische Rachenring sich auf beide anatomische Regionen ausdehnt. Benigne Weichteiltumoren können sowohl im Naso- als auch im Oropharynx vorkommen, sind aber verglichen mit den malignen Neoplasien (= 10%) wesentlich seltener. Von diesen malignen Rachentumoren sind nahezu zwei Drittel *Karzinome.* Dabei ist das Tonsillenkarzinom nach dem Larynxkarzinom der häufigste Tumor der oberen Atemwege. Darüber hinaus kann der lymphatische Rachenring, auf den etwa 2,5% aller Tumoren entfallen, naturgemäß Sitz eines *malignen Lymphoms* oder einer leukämischen Manifestation sein. Schließlich können in der Rachenregion auch maligne *Schleimhautmelanome* (S. 946) vorkommen. Bei Kindern überwiegen *Sarkome.*

1. Juveniles Angiofibrom (ICD-O-9160/0)

Definition und Pathogenese: Bei diesem benignen Tumor wird eine dyshormonelle Gefäßfehlbildung (Testosteron-, aber nicht Östrogen-Progesteronrezeptorhaltig!) vermutet, welche von den Myofibroblasten ausgeht und nur bei Jünglingen bis zum Alter von 25 Jahren vorkommt. Das juvenile Angiofibrom ist in unseren Breiten selten, im Fernen Osten häufiger anzutreffen.

Morphologie: Dieser Tumor wächst breitbasig von der hinteren Rachenwand zur Schädelbasis vor, hat eine weißlich-rötliche Schnittfläche und keine Bindegewebskapsel. Histologisch besteht er aus gewucherten Blutgefäßen mit dicker und dünner Wandung und fibröser Umscheidung und wird oberflächlich von einem respiratorischen Epithel, zum Teil mit Plattenepithelmetaplasien überzogen (Abb. 11.**12**). Regressive Veränderungen sind häufig.

Klinisch können die juvenilen Angiofibrome rezidivieren und sich nach der Pubertät spontan zurückbilden.

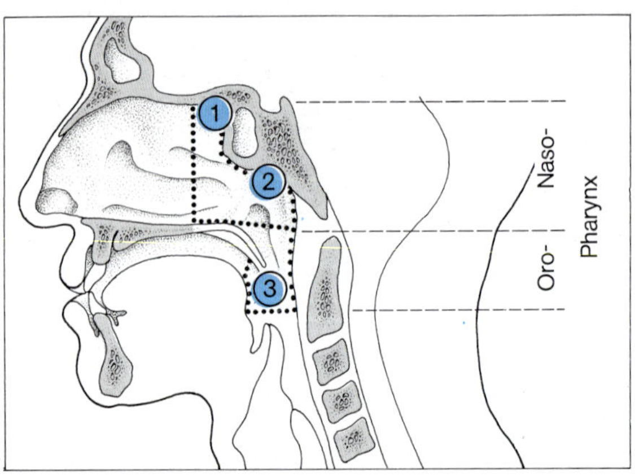

Abb. 11.**11** Lokalisation der häufigsten Tumoren im Nasopharynx- und Oropharynxbereich:
1 = juveniles Angiofibrom
2 = Nasopharyngealkarzinom in „stiller Ecke"!
3 = Tonsillenkarzinom

2. Nasopharyngealkarzinom (ICD-O-8010/3)

Pathogenese: Der Nasopharynx gilt als „stille Ecke" der malignen Neoplasien, weil seine primären Tumoren klein und symptomlos bleiben, bis sie durch Metastasen auf sich aufmerksam machen. Von allen malignen Tumoren dieser Region stehen die Karzinome mit etwa 65% an erster Stelle, gefolgt von den malignen Lymphomen mit 25% und den Sarkomen mit 5%. Das nasopharyngeale Karzinom ist zwar auf der westlichen Hemisphäre selten, kommt aber gehäuft in Afrika und China vor. Zu dieser offensichtlichen *ethnischen Prädisposition* kommt noch eine virale Genese hinzu, zumal diese Patienten hohe Antikörpertiter gegen *Epstein-Barr-Viren* aufweisen (S. 361).

Morphologie: Das nasopharyngeale Karzinom geht vom pharyngealen Plattenepithel aus und ist durch ein unterschiedlich dichtes lymphozytäres Begleitinfiltrat gekennzeichnet. Es hat seinen Hauptsitz im Dach des Nasopharynx und kommt je nach Gewebsdifferenzierung in folgenden vier Varianten vor:

- *verhornendes Plattenepithelkarzinom* (sehr selten),
- *nicht verhornendes Plattenepithelkarzinom* (selten),
- *anaplastisches Karzinom* (50%),
- *lymphoepitheliales Karzinom* (30%).

Das lymphoepitheliale Karzinom (= Schmincke-Karzinom) geht vom tonsillären Kryptenepithel aus und ist durch ein dichtes lymphozytäres Infiltrat gekennzeichnet, welches als Immunreaktion auf ein virales Antigen aufgefaßt wird. Dieser Karzinomtyp kommt

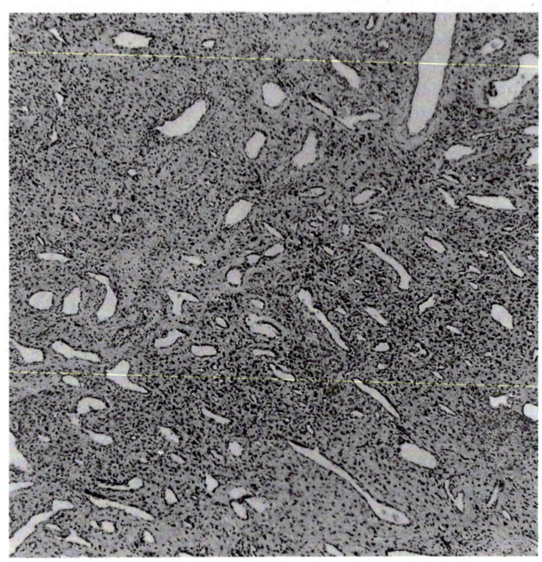

Abb. 11.**12** Angiofibrom mit fibrös umscheideten, gewucherten Gefäßen (HE, Vergr. 1 : 100)

a 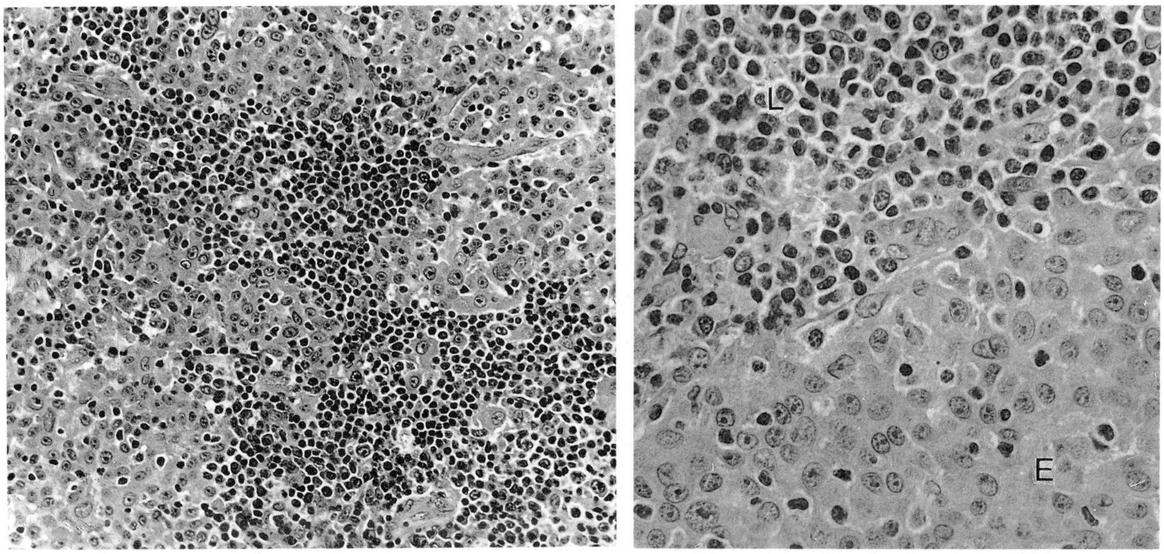

b

Abb. 11.**13a** u. **b** Nasopharyngeales Karzinom vom lymphoepithelialen Typ (L = Lymphozyten, E = Tumorepithelien). **a** Vergr. 1 : 200, **b** Vergr. 1 : 400 (HE)

außer im Nasopharynx auch im Hypopharynx und in den Tonsillen vor (Abb. 11.**13a** u. **b**). *Immunhistochemisch* sind Zytokeratin und epitheliales Membranantigen die verläßlichsten Marker des Nasopharyngealkarzinoms.

Klinik: Das nasopharyngeale Karzinom breitet sich rasch lymphogen aus und ist außerordentlich strahlensensibel. Es macht erst spät Symptome wie Nasenatmungsbehinderung. Die schlechteste Prognose haben die Karzinome mit simultaner Verhornung und Anaplasie.

Differentialdiagnose: Vom Nasopharyngealkarzinom abzugrenzen sind bestimmte lymphoblastische Lymphome, die einen epitheldichten Zellverband nachahmen können (Immunhistochemie!).

Pathologische TNM-Klassifikation der Nasopharyngealtumoren:

pT1 Tumor auf nasopharyngealen Unterbezirk begrenzt,
pT2 Tumor überschreitet nasopharyngealen Unterbezirk,
pT3 Tumor infiltriert Nasenhöhle und/oder Oropharynx,
pT4 Tumor infiltriert Schädelbasis und/oder Hirnnerv(en).

Literatur

Nase und Nasennebenhöhlen

Boysen, M., A. Reith: The surface structure of the human nasal mucosa. II. Metaplasia, dysplasia and carcinoma on nickel workers. Virchows Arch. Cell Pathol. 40 (1982) 295

Csernok, E., et al.: Ultrastructural localization of proteinase-3, the target antigen of anti-cytoplasmic antibodies in Wegener's granulomatosis. Amer. J. Pathol. 137 (1990) 1113

Fu, Y. S., K. H. Perzin: Non epithelial tumors of the nasal cavity, paranasal sinuses and nasopharynx. Cancer 43 (1979) 611

Hartung, M.: Adenokarzinom der Nase als Folge einer beruflichen Holzstaubexposition. Pathologe 5 (1984) 131

Mann, W. J., U. N. Riede: Midline malignant reticulosis. Acta Otolaryngol. 97 (1984) 365

Olsen, J. H.: Formaldehyd and the risk of squamous cell carcinoma of the sinonasal cavities. Brit. J. Indust. Med. 43 (1986) 769

Shah, I. A., U. N. Riede: Bioptic diagnosis of Wegener's granulomatosis in the absence od vasculitis and granulomas. Path. Res. Pract. 178 (1984) 407

Shanmugaratnam, K., L. H. Sobin: Histological typing of upper respiratory tract tumors. In: International Histological Classification of Tumors, WHO, Geneva 1978

Slater, D.: Epstein-Barr-Virus: An aetiologic factor in cutaneous lymphoproliferative disorders. J. Pathol. 165 (1991) 1

Van der Woude, F. J., et al.: Autoantibodies against neutrophils and monocytes: Tool for diagnosis and marker of disease activity in Wegeners granulomatosis. Lancet 1985/II, 425

Pharynx, Larynx

Berendes, J., et al.: Hals-Nasen-Ohrenheilkunde, 2. Aufl. Thieme, Stuttgart 1977

De-The, G., Y. Ito: Nasopharyngeal Carcinoma, Intern. Agency for Research on Cancer, Vol. 20. IARC Scientific Publications, Lyon 1978

Frenzel, H., et al.: Licht- und elektronenmikroskopische Untersuchungen an Stimmlippenpolypen des Menschen. Virchows Arch. A. Path. Anat. 389 (1980) 189

Gnepp, D.: Primary anaplastic small cell carcinoma of the larynx. Cancer 51 (1983) 1731

Hsu, H. C., et al.: Pathology of nasopharyngeal carcinoma. Cancer 59 (1987) 945

Köhn, K.: Nase, Nasennebenhöhlen, Kehlkopf und Luftröhre. In Doerr, W., G. Seifert, E. Uehlinger: Spezielle Pathologische Anatomie, Bd. 4. Springer, Berlin 1969

Lachner, J., et al.: Zur Ultrastruktur der kollagenen Fibrillen und elastischen Fasern des menschlichen Stimmbandes bei chronischer Heiserkeit. Verh. Anat. Ges. 78 (1984) 207

Lee, D. A., et al.: Hormonal receptor determination in juvenile nasopharyngeal fibromas. Cancer 46 (1980) 547

McGavran, M. H., et al.: Nasopharyngeal angiofibroma. Arch. Otolaryng. 90 (1969) 68

Micheau, C., et al.: Cystic metastasis in the neck revealing occult carcinoma of the tonsill. Cancer 33 (1977) 229

Möller, P., et al.: Lymphoepithelial carcinoma (Schmincke type) as a derivate of the tonsillar crypt epithelium. Virchows Arch. Path. Anat. 405 (1984) 85

Pappenheimer, A. M., D. M. Gill: Diphtheria. Science 182 (1973) 353

Snyder, R. R., K. H. Perzin: Papillomatosis of nasal cavity and paranasal sinuses. Cancer 30 (1972) 668

Steinberg, B. M., et al.: Laryngeal papillomavirus infection during clinical remission. New Engl. J. Med. 308 (1983) 1261

Stoll, E. W.: Laterale Halszysten und laterale Halsfisteln: Zwei verschiedene Krankheitsbilder. Z. Laryng. Rhinol. 59 (1980) 585

Wannamaker, L. W., J. M. Matsen: Streptococci and Streptococcal Diseases. Academic Press, New York 1972

Woodruff, J. M., et al.: Neuroendocrine carcinomas of the larynx. Amer. J. surg. Pathol. 9 (1985) 771

Kehlkopf

U.-N. Riede

Der Kehlkopf (= Larynx) ist der kranialste Teil der Luftröhre und für die Stimmbildung strukturell besonders ausgestattet. Beim Schluckakt wird er durch den Kehldeckel verschlossen. **Funktionelle Läsionen** im Bereich des Kehlkopfes machen sich deshalb klinisch in Form von Heiserkeit und/oder Verschlucken oft früh bemerkbar. Bei den **entzündlichen Läsionen,** den Laryngitiden, kommt wegen der besonderen Schwellfähigkeit der Schleimhaut im Eingangsbereich des Kehlkopfes noch eine (akute) Erstickungsgefahr hinzu. In dieser Hinsicht unterscheiden sich die Laryngitiden von den Entzündungen im Nasen- und Rachenbereich, die im übrigen die gleichen entzündlichen Reaktionsmuster aufweisen. Ähnlich wie in der Nasenregion dominieren unter den **neoplastischen Läsionen** Papillome und Karzinome. Dabei sind die *Papillome* oft mit Papillomviren, die *Larynxkarzinome* oft mit Nikotin- und Alkoholexzeß assoziiert.

Entzündliche Läsionen

Die Schleimhaut im Bereich des Kehlkopfeinganges ist besonders schwellfähig. Dies macht sich bei hämodynamisch oder bei onkotisch bedingtem Ödem (S. 430) sowie bei allergisch, entzündlich oder toxisch bedingtem Ödem in Form einer rasch fortschreitenden Erstickungssymptomatik bemerkbar. Im übrigen zeigt der Larynx die gleichen Entzündungsmuster wie der Pharynx und die Nasenregion.

1. Entzündlich-toxisches Larynxödem

Pathogenese: Dieser Ödemform liegt eine diffuse seröse Entzündung der laryngealen Schleimhaut zugrunde und wird durch folgende Faktoren ausgelöst:

- *infekttoxisch,* z. B. durch Scharlach- oder Diphtherietoxine,
- *physikalisch,* z. B. durch Hitze eines Brandherdes, Rauch,
- *chemisch,* z. B. durch ätzende Gase, Smog (= Industrieabgase), Insektengifte, Urämiegifte,
- *allergisch,* z. B. durch Arzneimittel, Nahrung, Würmer (Askariden).

2. Angioneurotisches Ödem

Definition: Beim angioneurotischen Ödem (= *Quincke-Ödem)* handelt es sich um eine Weichteilschwellung, die aus völligem Wohlempfinden spontan auftritt, 2–3 Tage anhält und über Jahre rezidiviert.

Die Ödeme sind im Gesicht, im oberen Respirationstrakt (Erstickung!) und im Intestinaltrakt (Aszites) lokalisiert.

Pathogenese: Ursächlich liegt dem Quincke-Ödem meist eine allergische, physikalische Noxe, selten ein *kongenitaler Defekt des C1-Inhibitors* (Esterasehemmer im Komplementsystem) zugrunde, wobei es episodenhaft zur C1-Aktivierung und damit verbunden zur Abspaltung des „C-Kinin" vom C2 kommt. Dieses C-Kinin steigert die Gefäßpermeabilität und löst damit die Ödembildung aus (S. 185). Gelegentlich auch idiopathische Fälle.

Morphologie: Die schwellfähige Haut der Augenlider, Lippen, Hals und Genitale zeigt unscharfe und unförmige Auftreibungen. Die Schleimhaut von Larynx, Epiglottis, Trachea und Bronchien ist ödematös geschwollen. Histologisch findet man lediglich eine ödematöse Auflockerung der Submukosa und der tiefen Koriumschichten und spärliche perivaskuläre Lymphozyteninfiltrate.

3. Akute Laryngitis

Pathogenese: Sie wird meist durch Infekte ausgelöst, weniger häufig aber auch durch Rauch-, Abgas- und Staubbelästigung. Je nach Erreger (S. 220) findet man eine serös-schleimige, eine eitrig-katarrhalische oder eine fibrinös-eitrige Entzündung. Für die Diphtherie ist die pseudomembranös-nekrotisierende Laryngitis (S. 223) typisch.

Krupp

Pathogenese: Der klassische Krupp ist die Laryngitis diphtherica, bei welcher der Rachen durch weißliche bis grün-gelbliche membranartige Beläge in Form von Pseudomembranen austapeziert sind (s. kruppöse Entzündung, S. 223). Eine damit vergleichbare Laryngitis findet man gelegentlich a) bei einer

Maserninfektion, welche überdies eine Diphtherie-superinfektion begünstigt (Masern-Krupp) und b) bei Infektionen mit Grippe auslösenden Viren (Grippe-Krupp).

Klinisch resultiert neben dem Grundleiden ein bellender Husten („Schafshusten"), inspiratorischer (manchmal auch exspiratorischer) Stridor, Dyspnoe.

Pseudokrupp

Pathogenese: Im Kleinkindesalter ist die Schleimhautentzündung im Subglottisraum (= *Laryngitis hypoglottica)* oder am Kehlkopfeingang (= *Laryngitis epiglottica)* besonders ausgeprägt. Dies erklärt den bellenden Husten, den inspiratorischen Stridor sowie die Erstickungsanfälle. Ursächlich werden vor allem Luftverschmutzungen und/oder virale Infekte (Parainfluenza) angeschuldigt.

4. Chronisch-unspezifische Laryngitis

Pathogenese: Heilt eine Kehlkopfentzündung wegen unzureichender Behandlung, Schonung oder fortbestehender Reizung (Staub, Nikotin) nicht aus, so geht die akute Laryngitis in die chronische Entzündungsform über und kann letztlich *entzündliche Pseudotumoren* (= Polypen) induzieren.

- *Chronisch-katarrhalische Laryngitis*
Morphologie: Sie manifestiert sich in einer entzündlichen walzenförmigen Stimmlippenverdickung mit vermehrter Gefäßzeichnung, die histologisch auf einer serösen Exsudation und einer lymphozytären Infiltration beruht.

- *Chronisch-hyperplastische Laryngitis*
Morphologie: Lappige, polypoide Schleimhautveränderung im Bereich der Stimm- oder Taschenfalten (oder diffus) durch ein subepitheliales Ödem (= *Reinke-Ödem)* mit Fibrosierung. Das Epithel ist reaktiv verdickt und kann verhornen (= Leukoplakie).

Klinik: Heiserkeit, Reizhusten. Jede länger als 4 Wochen andauernde Heiserkeit ist tumorverdächtig!

Sonderformen der Laryngitis

- *Stimmlippenpolyp* mit a) fibrös-teleangiektatischem oder b) gelatinösem Aufbau (= Sängerknötchen).
- *Stimmlippenknötchen* bei Überbeanspruchung mit Fibrosierung (= „Hühnerauge" der Stimmlippe).

5. Laryngitis tuberculosa

Morphologie: Sie entsteht meist *sputogen,* d.h. durch Absiedelung ausgehusteter Tuberkelkeime bei einer offenen Lungentuberkulose (S. 268), ist aber seit der Einführung der tuberkulostatischen Chemotherapie selten geworden. Makroskopisch findet man breitflächige Infiltrate, vorwiegend im Bereich der Taschenbänder und der Larynxhinterwand und an der laryngealen Epiglottisfläche. Diese Entzündungsinfiltrate führen dabei meist durch nekrotische

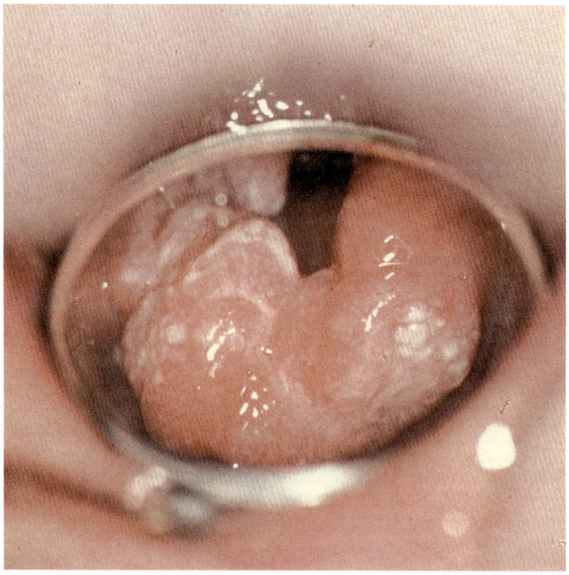

Abb. 11.**14** Laryngitis tuberculosa mit tumorähnlicher Granulationsgewebswucherung (Original: Mittermayer)

Verkäsung zu *Ulzerationen* und *Perichondritis,* seltener über eine überschießende Granulationsgewebsbildung zu *tumorähnlichen Gewebswucherungen* (Abb. 11.**14**).

Neoplastische Läsionen

Im Bereich des Larynx können selten einmal auch mesenchymale Tumoren vorkommen. Am häufigsten sind die benignen, vor allem aber die malignen Epitheltumoren.

Larynxpapillome

Allgemeine Definition: Die Larynxpapillome sind epitheliale Schleimhautwucherungen mit blumenkohlartigem Aussehen, die breitbasig oder gestielt sein können (Abb. 11.**15a** u. **b**).

Ihr *pathobiologisches Verhalten hängt vom Alter des Patienten ab.* Sie machen klinisch früh durch Heiserkeit, Husten, Dyspnoe auf sich aufmerksam.

1. Juveniles Larynxpapillom

Pathogenese: Die juvenilen Papillome kommen mehrheitlich in der ersten Lebensdekade vor und haben eine virale Genese *(humane Papillomviren Typ 6 und Typ 11).* Dafür spricht auch ihr meist multiples Auftreten in Form einer Papillomatose sowie ihre ausgesprochene Rezidivneigung, die allerdings mit zunehmendem Alter abnimmt.

Morphologisch handelt es sich um *nichtverhornende Plattenepithelpapillome* (ICD-O-8052/0), bei denen

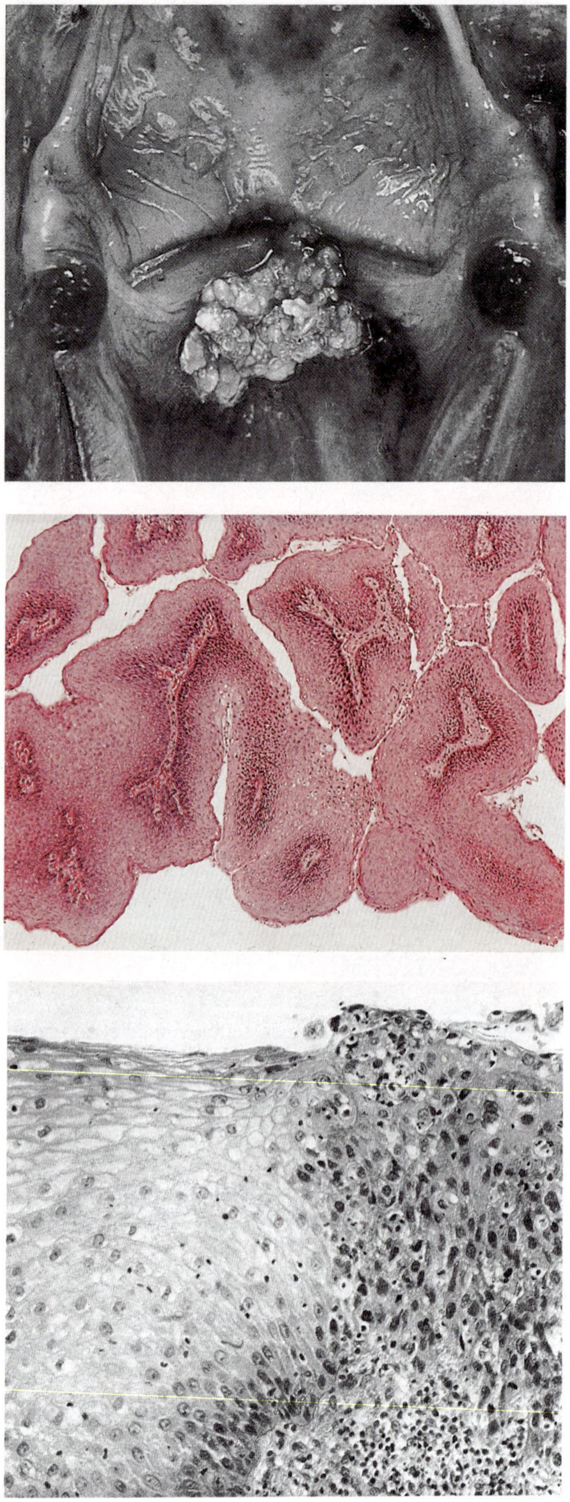

a

b

c

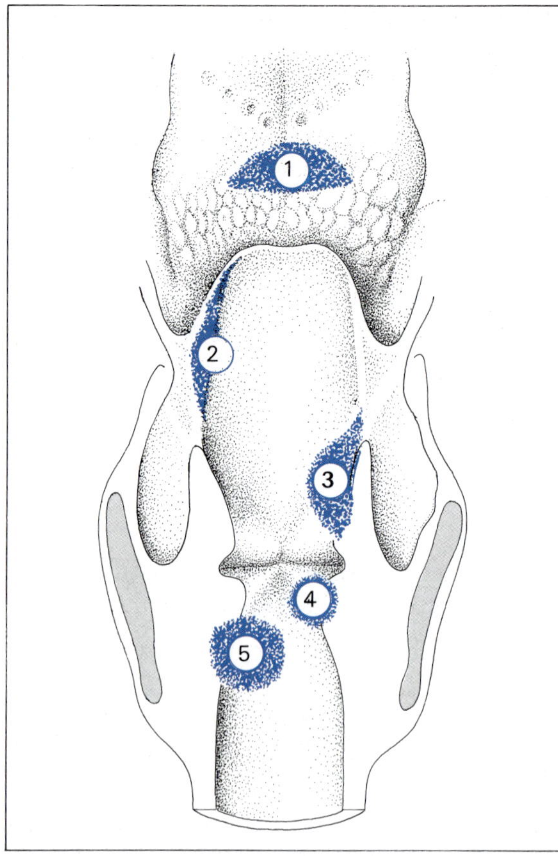

Abb. 11.**16** Etagen des Kehlkopfkarzinoms (Schema)
1 = Hypopharynxkarzinom
2 = Karzinom des Larynx-Pharynx-Randepithels (gehört zu: Supraglottiskarzinom)
3 = supraglottisches Karzinom
4 = glottisches Karzinom (Stimmbandkarzinom)
5 = subglottisches Karzinom

Abb. 11.**15 a–c** Larynxtumoren:
a Larynxpapillom (adulter Typ): breitbasiger, blumenkohlartiger Tumor im Glottisbereich
b Histologisch besteht das Papillom aus gefältelten Plattenepithelien, die einem fingerförmig sich aufzweigenden aufsitzen und plattenepitheltypisch stratifiziert sind (HE, Vergr. 1:80)
◀ **c** Larynxkarzinom: beginnend invasiv wachsendes Plattenepithelkarzinom (rechte Bildhälfte, HE Vergr. 1:100)

das gefältelte Plattenepithel auf einem spärlichen fingerförmig verzweigten Stroma sitzt. Die juvenilen Papillome dehnen sich diffus auf die Stimmbänder und die übrige Kehlkopfschleimhaut aus und können in seltenen Fällen auch den Tracheobronchialbaum und die Lunge besiedeln.

Prognose: Juvenile Papillome rezidivieren zwar, entarten aber in der Regel nie, es sei denn, sie werden bestrahlt. Eine spontane Rückbildung der Tumoren kommt vor.

2. Adultes Larynxpapillom

Pathogenese: Sie bevorzugen Männer im Erwachsenenalter und sind ebenfalls assoziiert mit humanen Papillomviren. Sie können, vor allem wenn sie rezidivieren, in etwa 20% der Fälle maligne entarten und sind deshalb aus klinischer Sicht als Präkanzerosen aufzufassen.

Morphologie: Beim adulten Typ des Larynxpapilloms (ICD-O-8052/0 oder 8052/1) handelt es sich histologisch ebenfalls um ein Plattenepithelpapillom, welches aber im Gegensatz zum juvenilen Typ Verhornungserscheinungen aufweist und meist solitär im Bereich der Stimmbänder als breitbasiger Tumor imponiert (Abb. 11.**15 a** u. **b**). Sowie Zellatypien oder Tumorrezidive vorkommen, besteht Malignitätsverdacht. In seltenen Fällen einer Papillomatose kann sich der Prozeß in Form einer *Bronchialpapillomatose* ausdehnen.

Larynxkarzinom

Definition und Pathogenese: Die Kehlkopfkarzinome machen etwa 1% aller Organkrebse aus. Dabei handelt es sich nahezu ausnahmslos um Plattenepithelkarzinome (kleinzellige Larynxkarzinome sind demgegenüber eine Rarität). Sie kommen vorwiegend bei Männern (♂ : ♀ = 10 : 1) in der 6. Lebensdekade vor und sind in über der Hälfte der Fälle Stimmbandkarzinome. Dies macht auch verständlich, weshalb bei diesen Patienten anamnestisch oft eine chronisch-hyperplastische Laryngitis mit Leukoplakie sowie ein exzessiver Zigaretten- und Alkoholgenuß eruiert werden kann. Da im Larynxbereich sich Atem- und Verdauungstrakt kreuzen, wird bei einer Karzinogenexposition immer das gesamte anatomische „Feld" geschädigt *(= Feldkanzerisierung)*. Folglich weisen diese Patienten gehäuft syn- und metachrone Karzinome im Larynx- und Ösophagusbereich auf.

Molekularpathologisch scheint der recht häufige Verlust genetischen Materials auf dem Langarm des Chromosom 7 (del7q22q34) ein frühes Ereignis in der Karzinogenese des Larynxkarzinoms zu sein und dürfte mit der Aktivierung des c-met-Protoonkogens auf dem Chromosom 7q31 in Verbindung stehen. Bei Rauchern mit Alkoholabusus häufig p53-Überexpression.

Morphologie: Die Larynxkrebse weisen mehrheitlich ein ulzerös-endophytisches, selten ein verrukös-exophytisches Wachstumsmuster auf. Dementsprechend imponieren sie meist als geschwürig zerfallende Tumoren. Histologisch kommen dabei folgende Typen des Plattenepithelkarzinoms vor:

- *Plattenepithelkarzinom* (ICD-O-8070/3): Es macht 98% der Fälle aus.
- *Verruköses Karzinom* (ICD-O-8051/3): Es kommt in 1,5% der Fälle vor mit niedrigem Malignitätsgrad und guter Prognose.
- *Spindelzelliges Plattenepithelkarzinom* (ICD-O-074/3. Es liegt in 0,5% der Fälle vor mit hohem Malignitätsgrad und schlechter Prognose (Sarkom als Differentialdiagnose!).

Lokalisation und Prognose (Abb. 11.**16**): Je nach Sitz des Larynxkarzinoms liegt eine andere Lymphknotenbeteiligung und eine andere Prognose vor:

1. *Supraglottisches Karzinom*
Es macht erst bei Übergriff auf die Stimmbänder Symptome (Heiserkeit) und hat zum Zeitpunkt der Diagnose meist schon Lymphknotenmetastasen gesetzt.

Pathologische TNM-Klassifikation:
pT1 Tumor infiltriert einen Unterbezirk, Stimmband beweglich,
pT2 Tumorausdehnung auf mehrere Unterbezirke,
pT3 Tumor auf Larynx begrenzt, Stimmbandfixation,
pT4 Tumor überschreitet Larynxregion.

2. *Glottiskarzinom* (= Stimmbandkarzinom)
Es wird wegen seiner frühen Symptomatik (Heiserkeit) und der spärlichen lymphatischen Versorgung dieser Kehlkopfetage vor der Lymphknotenmetastasierung entdeckt. Die Prognose ist deshalb günstig.

Pathologische TNM-Klassifikation:
pT1a einseitiger Stimmbandbefall, beweglich,
pT1b beidseitiger Stimmbandbefall, beweglich,
pT2 Tumorausdehnung auf Supra- und Subglottis,
pT3 Tumor auf Larynx begrenzt, Stimmbandfixation,
pT4 Tumor überschreitet Larynxregion.

3. *Subglottisches Karzinom*
Auch hier treten die Lymphknotenmetastasen vor der klinischen Diagnose auf, so daß wie beim subglottischen Karzinom die Prognose weniger günstig ist als beim Stimmbandkarzinom (Abb. 11.**68**)

Pathologische TNM-Klassifikation:
pT1 Tumor begrenzt auf Subglottis, Stimmband beweglich,
pT2 Tumorausdehnung auf Stimmband
pT3 Tumor auf Larynx begrenzt, Stimmbandfixation,
pT4 Tumor überschreitet Larynxregion.

4. *Hypopharynxkarzinom*
Hier eilt wegen der guten Lymphdrainage die metastatische Tumorzellverschleppung (Lymphknotenmetastasen im Kieferwinkel) der klinischen Symptomatik (geringe Dysphagie, Fremdkörpergefühl) noch schneller voraus. Die Prognose ist entsprechend schlecht

Pathologische TNM-Klassifikation:
pT1 Tumor auf Hypopharynxunterbezirk begrenzt,
pT2 Tumorausdehnung auf mehrere Unterbezirke, ohne Larynxfixation,
pT3 Tumorausdehnung auf mehrere Unterbezirke, mit Larynxfixation,
pT4 Tumor überschreitet Hypopharynxregion

N-Kategorien für alle Larynx-Hypopharynx-Karzinome:
pN1 ipsilaterale, solitäre Lymphknotenmetastase ≤ 3 cm,
pN2 ipsilaterale, solitäre oder multiple Lymphknotenmetastase > 3 cm bis 6 cm,
pN3 Lymphknotenmetastase > 6 cm.

Tracheobronchialsystem

U.-N. Riede und U. Costabel

Im folgenden werden Erkrankungen der Trachea und der großen Bronchien, des luftleitenden Systems also, besprochen; die Läsionen der terminalen Bronchiolen, denen bereits gasaustauschende Funktion zukommt, werden bei den Erkrankungen des Lungenparenchyms abgehandelt.

Trachea und Bronchien sind eine anatomische und funktionelle Einheit. Sie entstehen durch Ablösung aus der Vorderdarmanlage. **Ontogenetische Läsionen** gehen folglich auf Störungen dieses Prozesses zurück. Trachea und Bronchien stellen im Respirationstrakt ein luftleitendes Röhrensystem dar, das am Kehlkopf beginnt und nach zahlreichen dichotomen Aufzweigungen unter progredienter Kaliberabnahme in den terminalen Bronchiolen endet. Diese Verästelung sowie die entsprechende Wandstabilität ist bei den **metabolischen Läsionen** aufgrund von Störungen des Strukturstoffwechsels, die meist proteolytisch beherrscht werden, so beeinträchtigt, daß eine abnorme Einengung in Form von *Stenosen* oder eine abnorme Ausweitung in Form von *Bronchiektasen* resultieren. Damit aber fehlen die wesentlichen Voraussetzungen zu einem wirksamen Hustenstoß, der in Verbindung mit einem intakten Mukoziliarapparat für die Reinigung des luftleitenden Tracheobronchialsystems sorgt („man hustet mit dem Bronchus"). Eine Verschmutzung dieses Röhrensystems durch belebte oder unbelebte Partikel oder eine Überempfindlichkeit der Bronchialschleimhaut darauf, löst **entzündliche Läsionen** in Form von *Bronchitiden* aus. Sie können ihrerseits den bronchialen Strukturstoffwechsel in Mitleidenschaft ziehen, so daß ein pathogenetischer Teufelskreis entsteht. Dies erklärt, weshalb die resultierenden **funktionellen Läsionen** größtenteils darin bestehen, daß der Patient seine Ausatmungsluft nicht mehr los wird (chronisch-obstruktive Ventilationsstörung). Da die **neoplastischen Läsionen** mehrheitlich von Epithelien peripherer Bronchien und Bronchiolen ausgehen, werden die *Bronchialkarzinome* als häufigste Tumorgruppe des Respirationstraktes zusammen mit den Tumoren des gasaustauschenden Systems besprochen.

Ontogenetische Läsionen

Der Tracheobronchialbaum trennt sich in der vierten Embryonalwoche durch ein bindegewebiges Septum vom Vorderdarm ab. Wird dieser Prozeß gestört, so entstehen *Ösophagotrachealfisteln;* wird er blockiert, so fehlt eine Lungenanlage (= *Agenesie).* Störungen der Bronchialknospung können zur Bildung von *Nebenlungen* führen. Diese werden auch als *Lungensequester* bezeichnet, weil sie weder eine bronchiale Verbindung mit der Lungenhauptmasse noch zum Truncus pulmonalis besitzen, sondern über eine gesonderte Arterie direkt von der Aorta versorgt werden. Ein defekter Aufbau der Bronchialwand mit Fehlen stabilisierender Wandelemente (z. B. Knorpelspangen) ruft *kongenitale Bronchialzysten,* aber auch *Bronchiektasen* (s. unten) hervor. Sie treten solitär oder multipel auf, können einen Lungenlappen einnehmen (= *Pneumatozele)* und stehen selten noch mit dem Bronchialbaum in Verbindung.

Metabolische Läsionen

Diesen Erkrankungen des Tracheobronchialsystems liegt eine Störung des Strukturstoffwechsels mit Überwiegen der proteolytischen Schädigung der Extrazellulärmatrix zugrunde. Dies kann ein zu enges oder zu weites Bronchialsystem nach sich ziehen:

Stenosen

Allgemeine Definition: Bei den Tracheobronchostenosen handelt es sich um herdförmige, passagäre oder irreversible Lumeneinengungen, die entweder von außen (= *Kompressionsstenose),* von der Wandung (= *Deformationsstenose)* oder von innen her (= *Obturationsstenose)* erfolgt. Allen Stenosen gemeinsam ist der Sekretrückstau mit Infektneigung und einer poststenotischen Bronchienerweiterung (= *Bronchiektasen).*

Kompressionsstenosen

Pathogenese: Häufigste Ursachen dieser Stenose sind beim Erwachsenen Knotenstruma, primäre oder sekundäre Mediastinaltumoren sowie paratracheale Lymphknotenmetastasen. Beim Kind sind es vor allem die vergrößerten Hiluslymphknoten beim tuberkulösen Primäraffekt (S. 265). Diese Prozesse komprimieren die Trachea und/oder Bronchien so, daß an dieser Stelle nur noch ein sichelförmiges Restlumen zurückbleibt. Schließlich führt der fortwährende Kompressionsdruck auf die Tracheobronchialwand zur Drucknekrose. Im Trachealknorpel werden Gewebsproteasen (S. 53) aktiviert, welche das knorpelige Stützgerüst aufweichen (= *Tracheomalazie).* Das Resultat ist eine partielle *Säbelscheidentrachea.*

Deformationsstenosen

Pathogenese: Bei den Deformationsstenosen wird die Tracheobronchialwand durch entzündliche, narbige sowie degenerative Prozesse entweder so aufgeweicht oder verhärtet, daß durch die damit verbundene Wanddeformierung eine funktionelle Stenose entsteht.

1. Totale Säbelscheidentrachea

Pathogenese: Bei Männern in der 7. Lebensdekade findet man im Trachealknorpel eine *arthroseähnliche Degeneration* mit lysosomal-bedingtem Proteoglykanverlust, fehlerhafter Kollagenfasersynthese und -vernetzung (= Asbestfaserung, S. 53), Knorpelverkalkung und Knochenbildung. Im Endzustand sind die trachealen Knorpelspangen hufeisenförmig zusammengebogen und die Pars membranacea ausgeweitet. Makroskopisch imponiert dies als totale Säbelscheidentrachea.

2. Rekurrierende Polychondritis

Pathogenese: In diesem Falle werden im Rahmen eines *Autoaggressionsprozesses* durch die Bildung von Knorpelantikörpern (S. 68) unter anderem die Knorpelspangen des Tracheobronchialbaumes proteolytisch aufgeweicht, so daß das luftleitende Röhrensystem kollabiert. Dadurch wird vor allem die Exspiration erheblich erschwert, wenn nicht sogar verunmöglicht.

3. Bronchitis deformans

Pathogenese: Dieser Stenoseform begegnet man bei der Tuberkulose (S. 265) oder Silikose (S. 643) der Bronchiallymphknoten, wenn die *Bronchialwand in den Entzündungsprozeß mit einbezogen* wird. Die daraus resultierende Bronchialwandverformung ist dabei entweder Folge der entzündlichen Wandzerstörung oder der stenosierenden Vernarbung. Den gleichen pathologischen Vorgang trifft man auch bei der *Abheilung von Tracheotomiewunden* an.

4. Tracheobronchopathia osteoplastica

Pathogenese: Bei dieser 1910 zuerst von L. Aschoff in Freiburg beschriebenen Läsion kommt es aus noch ungeklärten Gründen zur Bildung von *Knorpel-Knochen-Herden* in der bindegewebigen Wandung des Tracheobronchialbaumes, und zwar zwischen den Knorpelspangen meist unterhalb der epithelialen Basalmembran. Diese Erkrankung engt zwar das Tracheobronchiallumen ein, gefährdet aber den Patienten weniger durch eine Störung der Luftleitung als durch die Behinderung der Intubation im Rahmen einer Anästhesie.

Obturationsstenosen

Pathogenese: Sie werden entweder durch *aspirierte Fremdkörper* (bei Kindern, Bewußtlosen, Geisteskranken) oder durch intrabronchial wachsende *Bronchustumoren* hervorgerufen. Sie führen, je nachdem ob sie inspiratorisch oder exspiratorisch das Lumen verschließen, zu einer Minderbelüftung (= *Herdatelektase)* oder Überblähung (= *Herdemphysem)* der abhängigen Lungenpartien.

Bronchiektasen

Allgemeine Definition: Der subsegmentäre Bronchus läßt sich von proximal nach peripher in eine Wurzel-, Mittel- und Endstrecke unterteilen. Unter einer Bronchiektase versteht man eine *Erkrankung der Bronchusendstrecke, die mit einer abnormen, irreversiblen Bronchienausweitung einhergeht.* Dabei wird der Bronchiendurchmesser wesentlich größer als der Durchmesser des begleitenden Pulmonalarterienastes, der normalerweise gleich groß ist.

Ätiologie: Die Bronchiektasen sind keine ätiologische Einheit, sondern beruhen auf verschiedenen pathogenetischen Faktoren, die teilweise auch zusammenwirken und aus noch ungeklärten Gründen die Eigenart haben, daß sie a) oft nur in einem Lungenlappen (oder sogar Segment) wirksam werden und nicht auf andere Lungenbezirke übergreifen, daß sie b) meist in der Kindheit vorkommen und c) oft mit anderen Krankheiten zusammentreffen. Die verschiedenen pathogenetisch wichtigen Faktoren sowie die entsprechende Bronchiektasenmorphologie sind in Tab. 11.**3** zusammengestellt.

Bronchiektasetypen: Aus pathologisch-anatomischer Sicht unterscheidet man *sackförmige* und *zylindrische Bronchiektasen.* Diese Einteilung stimmt zwar mit dem bronchographischen Befund überein, läßt aber keine pathogenetischen Rückschlüsse zu:

- *Sackförmige Bronchiektasen:* Sie enden blind in Gruppen blasiger bis zystischer Hohlräume, die vom subsegmentären Bronchus ausgehen, aber nie die Pleura erreichen.

- *Zylindrische Bronchiektasen:* Sie gehen von den Subsegmentbronchien aus und lassen sich bis nahe an die Pleura verfolgen.

Tabelle 11.**3** Pathogenetische Einteilung der Bronchiektasen (= B.)

Ätiologie	Morphologie	Lokalisation
Angeborene Bronchiektasen		
a) Bronchus-Entwicklungsstörung mit bronchialer Ramifikationsstörung b) Bronchus-Fehlbildung mit fehlendem Bronchialknorpel	sackförmige B.	Unterlappen
Erworbene Bronchiektasen mit genetischer Prädisposition		
a) Kartagener-Syndrom (S. 47) mit – defektem Mukoziliarapparat und – viralen Infekten	follikuläre B. (= zylindrische B.)	Unterlappen
b) zystische Fibrose (= Mukoviszidose, S. 70) mit – Dyskrinie mit Sekretretention und – Sekundärinfektion	sackförmige B.	Unterlappen
Erworbene Bronchiektasen ohne genetische Prädisposition		
a) bronchoobstruktive B. bei Bronchusverschluß (S. 607) b) bronchookklusive B. bei narbiger Bronchuseinengung	atelektatische B. (= zylindrische B.)	in abhängiger Region, oft rechter Mittellappen
c) postpneumonische B.		
– frühkindliche Viruspneumonie B.-Manifestation vor Schulalter	follikuläre B. (= zylindrische B.)	oft isolierte Segmente im linken Unterlappen
– frühkindliche Bronchopneumonie B.-Manifestation in 2. Lebensdekade	sackförmige B.	Unterlappen herdförmig betont

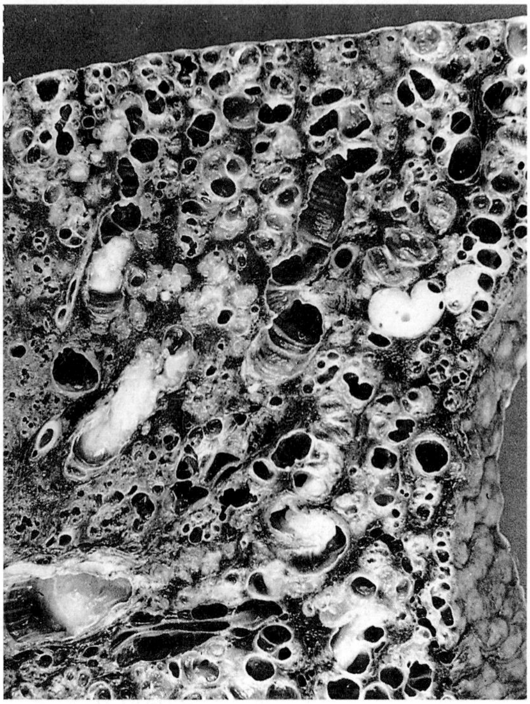

Abb. 11.**17** Angeborene sackförmige Bronchiektasen. Die Bronchiallumina sind teilweise mit eingedicktem weißlichem Sekret angefüllt

Eine andere Einteilung bezieht auch die Pathohistologie mit ein und gibt Anhaltspunkte für die Entstehung der betreffenden Bronchiektasen (Tab. 11.**3**):

1. Sackförmige Bronchiektasen

Pathogenetisch steht bei diesem Bronchiektasentyp ein Sekretstau im Vordergrund. Dieser kann verursacht sein durch:

- *angeborene Bronchusfehlbildungen* in Form einer gestörten dichotomen Bronchusverzweigung oder fehlender Knorpelspangen (Abb. 11.**17**),
- *Bindegewebsschwäche der Bronchialwand,*
- *Produktion eines viskösen Schleims bei Mukoviszidose* (S. 70) oder
- *Bronchopneumonie* im frühen Kindesalter.

Morphologie: Die sackförmigen Bronchiektasen findet man in klassischer Weise nur in einzelnen bronchopulmonalen Segmenten eines Lungenlappens. Sie sind mit eitrigen Schleimmassen gefüllt und weisen eine sehr dünne Wandung auf, in der kaum Muskulatur, Knorpel oder elastische Fasern vorkommen. Sie werden von einer lymphoplasmozytär infiltrierten Schleimhaut mit regeneratorisch verdicktem Flimmerepithel ausgekleidet, das stellenweise Plattenepithelmetaplasien aufweist. Die sackförmigen Bronchiektasen endigen entweder blind oder sind durch entzündlich-stenosierende Prozesse von poststenotischen Bronchienaufzweigungen abgeschnürt. Die venösen Gefäße in den Bronchiektasenwänden sind varikös dilatiert und bilden teilweise arteriovenöse Anastomosen (Abb. 11.**17**).

2. Atelektatische Bronchiektasen

Pathogenese: Diese Bronchiektasenform ist auf eine *Bronchusstenose* zurückzuführen, wie sie in typischer Weise bei einer Bronchusverletzung oder durch ein Karzinom beobachtet werden kann. Da der rechte Mittellappenbronchus eng, lang und besonders dicht von Lymphknoten umgeben ist und wenig Knorpelspangen in seiner Wandung enthält, manifestieren sich in ihm besonders häufig die atelektatischen Bronchiektasen.

Morphologie: Frische Bronchusstenosen führen zur bronchiektatischen Bronchusdilatation ohne strukturelle Wandveränderungen und sind deshalb nach Beseitigung des Hindernisses reversibel. Alte Bronchusstenosen verursachen durch Sekretabflußstörung zylindrische Bronchiektasen, deren Wände lymphoplasmozytär infiltriert, zum Teil auch nekrotisch und fibrotisch umgewandelt sind. Da die abhängigen Alveolen nicht mehr belüftet werden, kollabieren sie und werden atelektatisch (S. 607) (Abb. 11.**18**).

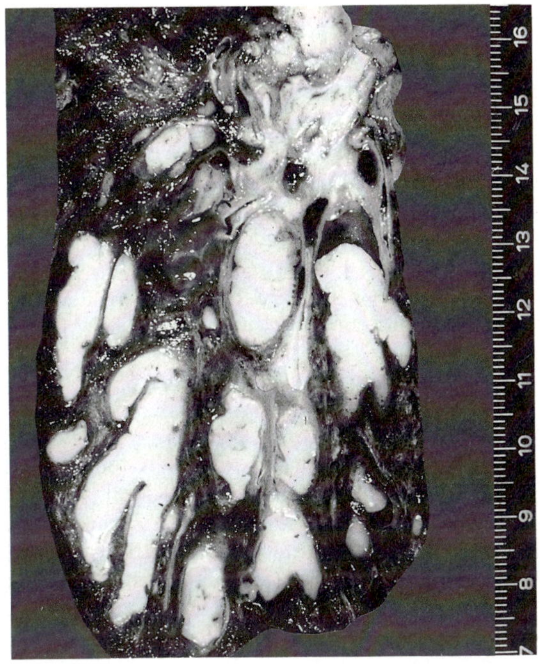

Abb. 11.**18** Zylindrische Bronchiektasen bis an die Pleura heranreichend. Die Lumina sind mit eingedicktem Sekret ausgefüllt (57jähriger Patient)

3. Follikuläre Bronchiektasen

Pathogenetisch gibt es einen Zusammenhang mit einer *Virusinfektion* und diesem Bronchiektasentyp, wobei eine *genetische Prädisposition* vorhanden sein kann oder nicht (vgl. Tab. 11.**3**).

Morphologie: Die follikulären Bronchiektasen sind meist zylindrisch, können aber bei längerdauerndem Sekretrückstau sackförmig aufgetrieben werden. Sie befallen oft einzelne bronchopulmonale Segmente im linken Lungenunterlappen. Histologisch sind sie durch dichte Lymphozyteninfiltrate mit Lymphfollikelbildung in ihrer Wandung gekennzeichnet. Schleimhautulzerationen, Plattenepithelmetaplasien und Knorpeldestruktionen kommen vor (Abb. 11.**19c**).

Klinik der Bronchiektasen: Sie sind klinisch am faulig riechenden, in großen Mengen produzierten Morgensputum (= *maulvolle Expektoration)* zu erkennen. Sie führen häufig zur *Hämoptoe,* bei Besiedelung mit pyogenen Keimen zu *Lungen-* und *Hirnabszessen* und bei Besiedelung mit dem Schimmelpilz Aspergillus fumigatus zu einer *Höhlenaspergillose* (= Aspergillom). Da in ihrem Verlauf einerseits peribronchiales Lungenparenchym zerstört und andererseits durch die Schleimobstruktion schlecht belüftet wird, führen die Bronchiektasen zur *obstruktiven Ventilationsstörung und respiratorischen Insuffizienz,* was – zusammen mit den arteriovenösen Kurzschlüssen zur Umgehung der unbelüfteten Lungenbezirke – zum *Cor pulmonale* führen kann. Schließlich kann der chronische Entzündungsherd der Bronchiektase eine *Amyloidose* (S. 61) in die Wege leiten.

a

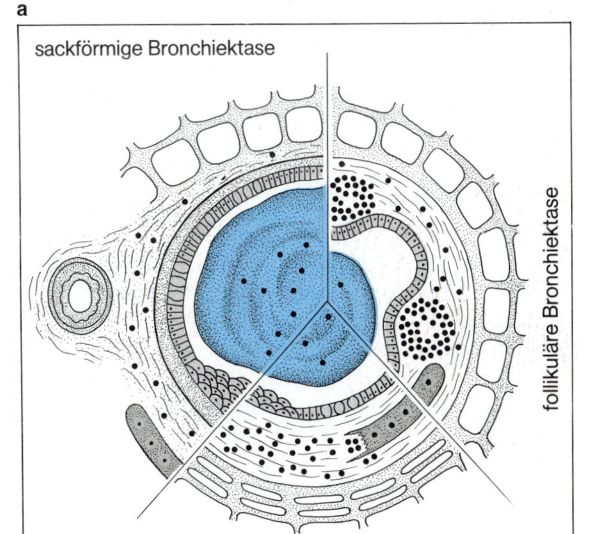

b c

Abb. 11.**19a–c** Schematische Pathohistologie der drei Bronchiektasetypen (Blau: Schleimsekret)

Entzündliche Läsionen

Akute Schleimhautentzündungen neigen dazu, sich im ganzen Respirationstrakt auszubreiten, und sind oft eine Teilkomponente einer *„Erkältungskrankheit“*, die meist im Nasenrachenraum beginnt und in die tieferen Atemwege absteigt. Die chronischen Schleimhautentzündungen hingegen sind weniger infektbedingt, sondern werden meist durch physikalisch-chemische Reizung unterhalten und von sekundären Infektionen begleitet.

Akute Tracheobronchitis

Pathogenetisch steht bei dieser Erkrankung ein *viraler Infekt* im Vordergrund, der meist bei Patienten mit geschwächter Resistenz (Kleinkinder und Greise) durch Myxo-, Adeno- oder Rhinoviren ausgelöst wird. Eine kaltfeuchte Witterung und trokkene, überheizte Wohnräume begünstigen den Entzündungsprozeß. Daneben kann aber auch eine Exposition mit *chemischen Schadstoffen* – sei es im Rahmen der Umweltverschmutzung (z. B. Schwefeldioxyd), sei es im Rahmen der beruflichen Tätigkeit (z. B. Ammoniakgase) – eine akute Schleimhautentzündung der oberen Atemwege hervorrufen. *Bakterielle Superinfektionen* komplizieren oft das Krankheitsbild.

Morphologie: Die Virustracheobronchitis beginnt mit einer lymphozytären interstitiellen Entzündung (S. 221), mündet in eine pseudomembranöse nekrotisierende Tracheobronchitis (S. 223) ein und kann schließlich über eine Bronchiolitis auf das Lungenparenchym übergreifen.

Akute Bronchitis

Je nach Ätiologie der Bronchitis beherrscht eine andere Entzündungsreaktion das histologische und klinische Bild. Die wesentlichen Bronchitisformen sind in Tab. 11.**4** zusammengestellt.

Tabelle 11.**4** Ätiologie und Entzündungsformen der akuten Bronchitiden

Bronchitisform (= B.)	Entzündungsreaktion	Ätiologie
katarrhalische B.	serös-schleimig	– Reizgase, Bordetella pertussis, Grippeviren ↓
eitrige B.	eitrig-schleimig	– pyogene Keime
fibrinöse B.	fibrinös-pseudomembranös	– Influenza- und Parainfluenzaviren – toxische Gase
nekrotisierende B.	nekrotisierend-pseudomembranös	– Corynebacterium diphtheriae – Scharlach – Transplantatpneumopathie

Chronische Bronchitis

Definition: Die chronische Bronchitis, das Lungenemphysem und die Bronchiektasen werden als „chronisch-obstruktive Lungenerkrankungen“ zusammengefaßt. Die chronische Bronchitis ist klinisch definiert: Man versteht darunter:

Eine Atemwegserkrankung mit persistierendem oder immer wieder auftretendem Husten und Auswurf an den meisten Tagen von mindestens 3 aufeinanderfolgenden Monaten während mindestens 2 aufeinanderfolgenden Jahren.

Die chronische Bronchitis beginnt meist in der 4. Lebensdekade und bevorzugt das männliche Geschlecht („Der einzige Reiz, den alte Männer haben, ist der Hustenreiz“).

Ätiologie: Die Ursache der chronischen Bronchitis ist noch nicht befriedigend geklärt. Ätiologisch sind eine Reihe von endogenen Faktoren, wie *zystische Fibrose* (= Mukoviszidose) und *IgA-Mangel* bekannt, welche die Entstehung dieses Krankheitsbildes begünstigen. Hinzu kommen folgende exogene Faktoren:

- *Zigarettenrauchexposition* (mit seinen Aldehyden, Kohlenwasserstoffen, Oxydantien und Nitrosaminen) als Raucher und passiver Mitraucher (= Raucherhusten),
- *Industrieabgase* in Form von Schwefeldioxyden und Metalloxyden,
- *berufliche Hitzeexposition* bei Stahlkochern, Gießern und Kalkbrennern,
- *klimatische Belastung* in Form von Nebel und feuchter Kälte,
- *Infektionen* mit Haemophilus influenzae und Streptococcus pneumoniae.

Pathogenese: Die chronische Bronchitis ist eine Erkrankung der großen Atemwege und beginnt, zumindest beim Raucher als Erkrankung der kleinen Atemwege (= *chronische Bronchiolitis).* Sie fängt damit an, daß die Flimmerzellen in den Bronchiolen zerstört und durch Becherzellen ersetzt werden. Diese sondern einen viskösen Schleim ab (= *Dyskrinie),* der, weil die sputogene Reflexzone erst in den Bronchien beginnt, die Bronchiolen verstopft. Gleichzeitig wird dadurch der *mukoziliäre Selbstreinigungsmechanismus* im Bronchialsystem empfindlich gestört.

Die Granulozyten und Bakterien im Bronchialsekret geben Proteasen ab, die normalerweise durch Inhibitoren weitgehend inaktiviert werden. Das Proteasen-Antiproteasen-Gleichgewicht ist aber bei der Bronchiolitis so gestört, daß die freien Proteasen in den Bronchiolen Oberhand bekommen. Die Folge davon ist schließlich eine *chronische destruktive Bronchiolitis und Peribronchiolitis,* die durch den begleitenden Fibrosierungsprozeß zunächst zur Obstruktion und zur chronischen Entzündung der

Bronchien führt und später zum *zentrolobulären Emphysem* überleitet.

Morphologie: Die chronische Bronchitis beginnt meist als katarrhalische Entzündung und kann später in eine atrophische Entzündungsform übergehen (Abb. 11.**20**). Dementsprechend unterscheidet man folgende Formen der chronischen Bronchitis:

1. Chronisch-katarrhalische Bronchitis

Pathogenese: Dies ist die häufigste Form. In diesem Falle ist die gesamte Bronchienschleimhaut auf Schleimabsonderung eingestellt: Das Flimmerepithel ist regeneratorisch verdickt und zeigt eine ausgedehnte Becherzellhyperplasie, die seromukösen Bronchialdrüsen sind hyperplastisch und weisen eine Hypertrophie ihrer mukösen Anteile auf. Die herdförmige Plattenepithelmetaplasie des Bronchialepithels hemmt den mukoziliaren Reinigungsmechanismus und begünstigt eine Keimbesiedlung. Das Stroma der Schleimhaut ist ödematös aufgelockert und mit lymphoplasmozytären Elementen sowie mit Granulozyten (z. T. Eosinophile) infiltriert. Der Bronchialknorpel ist im Gegensatz zur Bronchiektase nicht verändert; die Bronchialmuskulatur ist (wegen des Hustens) individuell verschieden hyperplastisch verdickt oder nicht.

2. Chronisch-atrophische Bronchitis

Pathogenese: Durch Besiedlung mit pathogenen Keimen kommt es durch die rezidivierenden schleimig-eitrigen Entzündungsschübe zur allmählichen Zerstörung der Bronchialwand: Das Flimmerepithel metaplasiert zu resistenterem Plattenepithel, die Bronchialdrüsen werden im Rahmen der chronischen Entzündung samt dem Bronchialknorpel durch narbiges Bindegewebe ersetzt. Dabei sind oft die Drüsenausführungsgänge der Segment- und Subsegmentbronchien so stark dilatiert, daß sie in der Bronchographie als Divertikel imponieren. Die Bronchialmuskulatur weicht in der Regel quantitativ nicht von der Norm ab, lediglich bei der sog. asthmoiden Bronchitis wird eine Muskelverbreiterung beobachtet.

Bronchiolitis

Allgemeine Definition: Im Gegensatz zur Bronchitis konzentriert sich der pathogenetische Prozeß bei den verschiedenen Formen der Bronchiolitis auf die kleinen luftleitenden Atemwege. Sie stellen meist kein eigenständiges klinisches Krankheitsbild dar, sondern sind vielmehr als Reaktionsmuster des Lungenparenchyms auf verschiedene Schädigungen aufzufassen (Abb. 11.**20**).

1. Obliterative Bronchiolitis

Definition: Eine progressive, narbig-stenosierende (Synonym: konstriktiv-obliterierende Bronchiolitis), auf die Bronchiolen beschränkte Entzündung (Synonym: reine Bronchiolitis obliterans) mit ungünstiger Prognose und Bevorzugung des Kindesalters.

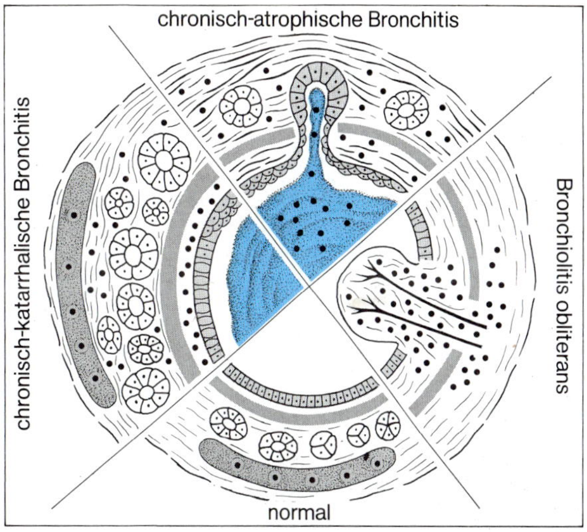

Abb. 11.**20** Schematische Pathohistologie der chronischen Bronchitisformen und der Bronchiolitis obliterans (Blau: Schleim)

Ätiologie: Auslösende Faktoren sind a) transplantationsassoziierte Immunreaktionen wie Graft-versus-Host- und Lungentransplantat-Abstoßungsreaktion, b) autoaggressive Entzündung aus Kollagenosenformenkreis, c) Arzneimittelüberempfindlichkeitsreaktion (Gold, Penicillamin), d) Infektionen mit Viren und Mykoplasmen, e) inhalative Noxen sowie f) idiopathisch.

Morphologie: Die Erkrankung beginnt mit einer Nekrose des Bronchialepithels und entzündlichen Infiltration der Bronchiolenwand durch Lymphozyten, Histiozyten und Granulozyten. Darauf folgt eine konzentrisch-einengende Wandfibrose, die bis zur narbigen Obliteration fortschreiten kann. Die distal davon gelegenen Luftwege werden lediglich überbläht.

Klinik: Rasch progrediente Dyspnoe, Husten, radiologische Lungenaufhellung ohne Infiltrate. Schlechte Prognose.

2. BOOP-Syndrom

Definition: Das *„Bronchiolitis-obliterans-organisierende Pneumonie"-Syndrom* stellt ein polyätiologisch ausgelöstes Schädigungsmuster des Lungenparenchyms dar. Es ist charakterisiert durch ein pfropfartiges Granulationsgewebe, welches von den Bronchiolen ausgeht (1. Namensteil: Bronchiolitis obliterans) und sich bis in die Alveolen hinein erstreckt (2. Namensteil: organisierende Pneumonie).

Ätiologie: Die auslösende Ursache des BOOP-Syndroms ist in den meisten Fällen unklar; vermutlich gingen ihnen Infektionen mit Adeno-, respiratori-

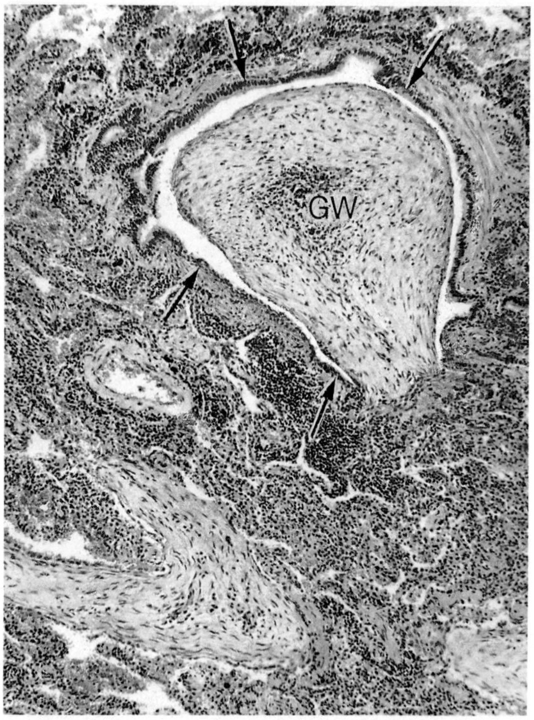

Abb. 11.**21** Bronchiolitis obliterans bei BOOP-Syndrom mit pfropfartigem Granulationsgewebe (GW) im Bronchiolenlumen (Pfeile) (HE, Vergr. 1:100)

schen Synzytial-, Masern- und Influenzaviren oder mit Bordetella pertussis voraus. Gelegentlich kommt dieses Syndrom nach Giftgasexposition, im Rahmen von Autoimmunerkrankungen und von Bronchusobstruktionen vor.

Morphologie: Am Anfang des pathogenetischen Prozesses steht die Zerstörung des Bronchiolarepithels, was eine fibrinös-eitrige Exsudation in die distalen Atemwege nach sich zieht. Diese Pfröpfe aus Fibrin, Zellschutt und Granulozyten werden von der Submukosa aus durch ein fibroblastenreiches Granulationsgewebe organisiert. Diese Granulationsgewebspfröpfe werden teilweise epithelialisiert und können die peripheren Atemwege einschließlich der Alveolen verlegen, so daß sich dort resorptiv-verfettende Makrophagen ansammeln (Abb. 11.**21**).

Klinik: Akuter Beginn mit Dyspnoe, Husten und Fieber. Radiologisch multiple Verschattungsherde. Gutes Ansprechen auf Corticosteroide. Prognose exzellent (Ausnahme: Autoimmunkrankheiten).

3. Transplantat-Pneumopathie

Pathogenese und Morphologie: Transplantationen von Herz und beiden Lungen werden vor allem bei irreversiblen Zuständen mit pulmonaler Hypertonie (S. 401) und bei Endzuständen fibrotisch-destruktiver Lungenaffektionen (S. 646) durchgeführt. Je nach zeitlichem Verlauf der Abstoßungsreaktion unterscheidet man dabei folgende Formen der Transplantatpneumopathie:

– *Akute Abstoßung:* Sie tritt im Verlaufe der ersten 3 Monate auf und macht durch Fieber, Oberlappeninfiltrate und progrediente Hypoxie auf sich aufmerksam. Histologisch notiert man ein perivaskuläres Lymphozyteninfiltrat, welches auf die Bronchien und Alveolen übergreifen kann. Bei entsprechender Gefäßthrombosierung gesellt sich noch eine akute nekrotisierende Bronchiolitis hinzu.

– *Chronische Abstoßung:* Hier steht zum einen eine obstruktive Transplantatvaskulopathie (S. 197) und zum anderen eine konstriktiv-obliterierende Bronchiolitis (s. oben) im Vordergrund.

Asthma bronchiale

Definition: Der Begriff Asthma ist so alt wie die Medizin und geht auf Hippokrates zurück. Das Asthma bronchiale ist eine häufige Erkrankung (5% der Bevölkerung leiden darunter). Sie ist pathophysiologisch definiert: Man versteht darunter eine Atemwegserkrankung mit Hyperreagibilität, welche durch eine vorübergehende (reversible), sich wiederholende Dyspnoe infolge generaliserter (entzündlicher) Bronchialobstruktion charakterisiert ist. Diese wiederum ändert sich spontan oder medikamentös, ist zumindest im Anfangsstadium voll reversibel und beruht auf einer vermehrten Reagibilität der Bronchien auf Allergene, physikalisch-chemische Reize sowie auf Irritationen des psychoneuroimmunologischen Systems (S. 205).

Ätiologie: Die auslösenden Mechanismen des Bronchialasthmas sind breit gefächert und teilweise noch wenig geklärt. Für die klinische Praxis hat sich die grobschematische Untergliederung in exogenes (extrinsic) und endogenes (intrinsic) Asthma bewährt. Mischformen kommen vor:

- *Exogen-allergisches Asthma* (= Extrinsic-Asthma): In diesem Fall setzt das Bronchialasthma meist in der Kindheit ein und ist oft mit Heuschnupfen, Ekzem oder Neurodermitis kombiniert *(Atopiker)*.

Das exogen-allergische Asthma basiert auf einer *Überempfindlichkeitsreaktion Typ I (= Sofortreaktion,* S. 190 f) und wird durch exogene Antigene, welche die IgE-Produktion stimulieren, ausgelöst. Die größte Bedeutung haben dabei Inhalationsallergene wie Pollen, Hausstaub (Milben), Mehlstaub, Tierhaare, Schuppen, Federn, Schimmelpilzsporen. Ferner können auch Nahrungsmittelallergene und Parasitenantigene einen Asthmaanfall auslösen. Manchmal kann die Bronchialobstruktion nicht als isolierte Sofortreaktion, sondern erst 2–8 Stunden nach Allergenexposition auftreten *(= Spätreaktion,* S. 194).

- *Endogenes Asthma* (= Intrinsic-Asthma): Diese Asthmaform ist nicht allergischer Genese, tritt meist erst im Erwachsenenalter auf und bevorzugt Frauen. Das endogene Asthma ist durch das Fehlen einer IgE-vermittelten Bronchialobstruktion gekennzeichnet und wesentlich häufiger als die exogen-allergische Form. Es geht in typischer Weise mit Infekten und chronisch-polypöser Rhinosinusitis einher.

Auf dem Boden des beiden Asthmaformen gemeinsamen hyperreagiblen Bronchialsystems können auch die folgenden Stimuli einen Asthmaanfall auslösen:

- *Medikamente* (z. B. Aspirin und andere Prostaglandinsynthesehemmer),
- *Infekte,*
- *körperliche Anstrengung,*
- *physikalische Inhalationsreize* (Temperaturunterschiede, Kälte, Nebel, Dämpfe, Rauch, Staub),
- *chemische Inhalationsreize* (= irritativ-toxisches Asthma),
- *psychischer Streß* (z. B. Angst).

Pathogenese: Allen Asthmaformen liegt eine pathogenetisch wenig geklärte Überempfindlichkeit der Atemwege zugrunde, was auch als *hyperreagibles Bronchialsystem* bezeichnet wird. Wegbereiter hierfür dürfte eine Entzündung und Eosinophileninfiltration der Bronchialschleimhaut sein. Die Bronchien werden normalerweise durch die Noradrenalinstimulation der β_2-Rezeptoren und eine konsekutive Erhöhung des intrazellulären c-AMP dilatiert. Dies soll bei Asthmatikern wegen einer β_2-Rezeptoreninsuffizienz gestört sein. Ferner führt eine Vagusstimulation zur Bronchokonstriktion, Vagushemmung zur Bronchodilatation. Schließlich wirken Entzündungsmediatoren wie Histamin, Leukotriene und Prostaglandine in einer konzertierten Aktion auf Bronchialmuskulatur, Schleimhaut und bestimmte Schleimdrüsen ein, wobei die Mastzellen und Makrophagen als primäre mediatorfreisetzende Zellen chemotaktisch Eosinophile anlocken und dafür sorgen, daß sich diese Zellen auf den Endothelien der Bronchialgefäße festsetzen und ins Gewebe auswandern. Dort werden sie zu den sekundären mediatorfreisetzenden Zellen. Das Resultat ist die *Trias: Bronchospasmus, Schleimhautödem* und *Dyskrinie.*

Morphologie: Unsere Kenntnisse über die pathologische Anatomie des Bronchialasthmas beschränken sich auf diejenigen Patienten, die in einem Asthmaanfall verstorben sind. Makroskopisch fallen dabei die Schleimpfröpfe in den Bronchien und das Fehlen eines destruktiven Lungenemphysems – trotz radiologischer Zeichen der Lungenüberblähung – auf. Man findet in den Bronchien als Zeichen des Bronchobronchiolospasmus eine *hypertrophierte Bronchialmuskulatur.* Die Hyperplasie der Schleimdrüsen und der Becherzellen weisen auf die Überproduktion eines zähen Schleimes hin (S. 71), der infolge eosinophileninduzierter mukoziliärer Dyskinesie mit den desquamierten Epithelien spiralartige Streifen bildet. Diese werden als *Curschmann-Spiralen* bezeichnet. In den Schleimpfröpfen der Atem-

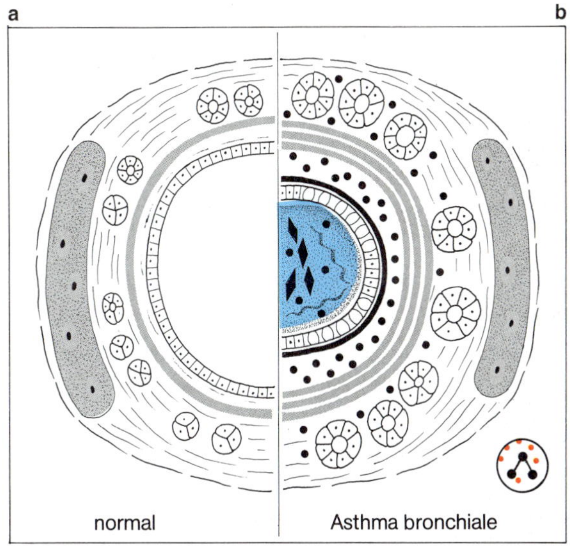

Abb. 11.**22 a** u. **b** Schematische Pathohistologie der Bronchusveränderung bei Asthma bronchiale

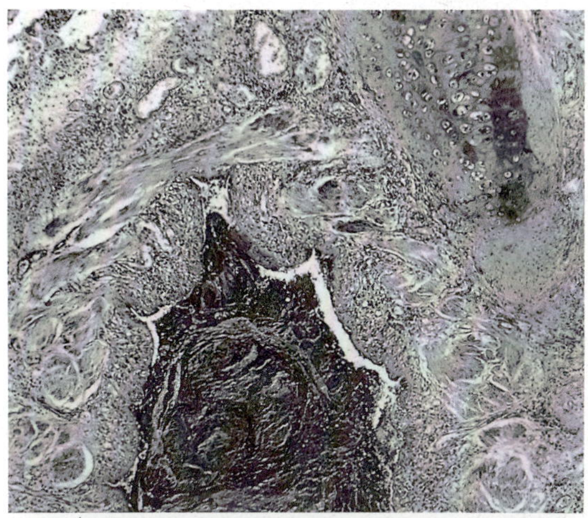

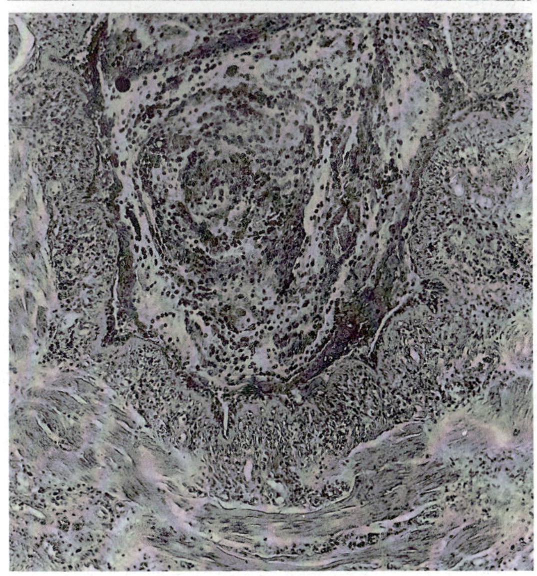

Abb. 11.**23 a** u. **b** Bronchusveränderung bei Asthma bronchiale mit Schleimobstruktion und Curschmann-Spirale. Färbung: **a** PAS (Vergr. 1 : 100), **b** HE (Vergr. 1 : 150)

wege findet man auch die wetzsteinförmigen sog. *Charcot-Leyden-Kristalle,* die sich von der Zellmembran zugrundegegangener Eosinophiler herleiten und aus Lysophospholipase bestehen. *Eosinophile Granulozyten* infiltrieren nämlich zusammen mit Lymphozyten beim Bronchialasthma die Bronchialschleimhaut. Sie setzen Epithelschäden und lösen eine ödematöse Schwellung der Submukosa (= *Endourtikaria*) und eine Aufquellung der epithelialen Basalmembran (= *Glashaut*) (Abb. 11.**22a** u. **b** und 11.**23a** u. **b**) aus.

Therapie: Sie umfaßt (wenn möglich) Allergenkarenz, Hyposensibilisierung sowie eine bronchodilatatorische und antiinflammatorische Medikation.

Merke: Trotz eines Asthmaleidens sind Patienten zu körperlichen Höchstleistungen fähig: so der Asthmatiker und 9fache Schwimm-Olympionike von 1968 und 1972 Mark A. Spitz (USA).

Neoplastische Läsionen

Die Trachea ist im Gegensatz zum Larynx und zu den Bronchien seltener Primärsitz eines Tumors. Dabei scheint beim Erwachsenen das untere Trachealdrittel eine Prädilektionsstelle zu sein. Unter den gutartigen mesenchymalen Tumoren sind die Fibrome, unter den epithelialen die Adenome am häufigsten. Trachealpapillome entwickeln sich meist im Zusammenhang mit Larynxpapillomen (S. 603). Unter den seltenen Trachealkarzinomen nimmt das Plattenkarzinom mit 75% den Löwenanteil ein, gefolgt von den adenoidzystischen Karzinomen (15%). Bei den sekundären Trachealkarzinomen handelt es sich meist um durchgebrochene Schilddrüsenkrebse.

Literatur

Tracheobronchialsystem

Ash, J. E., et al.: Tumors of the Upper Respiratory Tract and Ear, vol. 7. AFIP-Atlas, Washington 1964
Borchard, F.: Trachea. In Arnold, W. J., et al.: Disease of the Head and Neck. Thieme, Stuttgart 1987
Capeder, J., et al.: Kartagener Syndrom. Dtsch. med. Wschr. 107 (1982) 1635
Cornillie, F. J., et al.: Atypical bronchial cilia in children with recurrent respiratory tract infections. Path. Res. Pract. 178 (1984) 95
Costabel, U., J. Guzman: BOOP: what is old, what is new? Europ. resp. J. 4 (1991) 771
Csernok, E., et al.: Ultrastructural localization of proteinase-3 the target antigen of anti-cytoplasmic antibodies circulating in Wegeners-granulomatosis. Amer. J. Path. 137 (1990) 1113
Dail, D. H., S. P. Hammar: Pulmonary Pathology. Springer, Berlin 1988
Dorinsky, P. M.: Chronic bronchitis: Oxidant damage by leucocytes. Chest 89 (1986) 321
Dunnil, M. S.: Pulmonary Pathology. Churchill-Livingstone, Edinburgh 1982
Ferlinz, R.: Lungen- und Bronchialerkrankungen. Thieme, Stuttgart 1974
Hajdu, S. L., et al.: Carcinoma of the trachea. Cancer 25 (1970) 1448
Hayms, V. J., et al.: Tumors of the Upper Respiratory Tract and Ear, sec. sci. 25. AFIP-Atlas, Washington 1986
Matthys, H.: Pneumologie, 2. Aufl. Springer, Berlin 1989
Nolte, D.: Asthma: Das Krankheitsbild, der Asthmapatient, die Therapie, 5. Aufl. Urban & Schwarzenberg, München 1991
Pounder, D. J., A. S. Pietrese: Tracheopathia osteoplastica. Pathology 14 (1982) 429
Schaefer, H. E.: Virus und Respirationssystem. Verh. Dtsch. Ges. Path. 65 (1981) 107
Schultze-Werninghaus, G., M. Debelic: Asthma. Springer, Berlin 1988
Thurlbeck, W. M.: Pathology of the Lung. Thieme, Stuttgart 1988
Wegner, C. D., et al.: Intercellular adhesion molecule-1 (ICAM-1) in the pathogenesis of asthma. Science 247 (1990) 456
Yousem, S. A., et al.: Follicular bronchitis/bronchiolitis. Human Path. 16 (1985) 700

Lunge

Buchhagen, D.: Molecular mechanisms in lung cancer pathogenesis. Biochim. Biophys. Acta 1072 (1991) 159
Capewell, S., et al.: Lung cancer in life long non-smokers. Thorax 46 (1991) 565
Costabel, U.: The alveolitis of hypersensitivity pneumonitis. Europ. resp. J. 1 (1985) 5
Costabel, U., K. Maier: Lungenemphysem. Atemw.- u. Lungenkr. 17 (1991) 1
Costabel, U.: Atlas der bronchoalveolären Lavage. Thieme, Stuttgart 1994
Crystal, R., et al.: Interstitial lung diseases of unknown cause. New Engl. J. Med. 310 (1984) 154 ff, 235 ff
Crystal, R., et al.: The alpha$_1$-antitrypsin gene and its mutations. Chest 95 (1989) 196
Dail, D. H., S. P. Hammar: Pulmonary Pathology. Springer, New York 1993
Dietrich, M.: Die Pneumozystis carinii-Pneumonie. Springer, Berlin 1989
Gaffey, M. J., et al.: Clear cell tumor of the lung. Amer. J. surg. Pathol. 15 (1991) 644
Gould, V. E., et al.: Neuroendocrine cells and neuroendocrine neoplasms of the lung. Pathol. Ann. 18 (1983) 287
James, D. G.: Sarcoidosis and Other Granulomatous Disorders. Dekker, New York 1994
Janoff, A.: Elastases and emphysema. Amer. Rev. Resp. Dis. 132 (1985) 417
Joachim, H., U. N. Riede, et al.: The weight of human lungs as a diagnostic criterium. Path. Res. Pract. 162 (1978) 24
Katzenstein, A. L., F. B. Askin: Surgical pathology of nonneoplastic lung disease. In Bennington, J. L.: Major Problems in Pathology, vol. 13. Saunders, Philadelphia 1990
Konietzko, N.: AIDS und Lunge. Steinkopff, Darmstadt 1988
Konietzko, N., U. Costabel, K. M. Müller: Generalisierte Lungenparenchymerkrankungen. Steinkopf, Darmstadt 1990
Liebermann, J., et al.: Alpha$_1$-Antitrypsin Pi-types in 965 COPD patients. Chest 89 (1986) 370
Matthys, H.: Pneumologie. Springer, Berlin 1989
Mittermayer, Ch., U. N. Riede, et al.: Pathoanatomical aspects of pulmonary circulatory disturbances. Ann. Radiol. 23 (1980) 299
Mittman, C., et al.: Pulmonary emphysema and proteolysis – an encore. Amer. Rev. Resp. Dis. 132 (1985) 205
Osaun, K. E.: Lung cancer in woman. Cancer Res 51 (1991) 4893
Riede, U. N.: Entzündungsprozesse in der formalen Pathogenese von Lungenfibrosen. In Lang, H., H. Greiling: Pathobiochemie der Entzündung. Springer, Berlin 1984 (S. 138)
Rosenthal, R., A. Doermer: Der Spontanverlauf des Bronchialkarzinoms: Eine Untersuchung zur Überlebenszeit. Versicher.-Med. 41 (1989) 5
Schwarz, M. I., T. E. King: Interstitial Lung Disease. Mosby, St. Louis 1993
Sennekamp, H. J.: Exogen-allergische Alveolitis und allergische bronchopulmonale Mykosen. Thieme, Stuttgart 1984
Thurlbeck, W. M.: Pathology of the Lung. Thieme, Stuttgart 1988
Travis, W. D., et al.: Diffuse pulmonary hemorrhage. Amer. J. Surg. Pathol. 11 (1987) 702

Brustfell

Battifora, H., M. I. Kopinski: Distinction of mesothelioma from adenocarcinoma. Cancer 55 (1985) 1679
Costabel, U., Guzman, J.: Pleuradiagnostik. In Dorow, P., et al.: Bronchialkarzinom. de Gruyter, Berlin 1991 (p. 13 ff)
Gilbert, L.: Fibrinous uremic pleuritis: A surgical entity. Chest 67 (1975) 53
Guzman, J., et al.: Immunocytology in malignant pleural mesothelioma. Chest 95 (1989) 590
Hillerdal, G.: Non-malignant asbestos pleural disease. Thorax 36 (1981) 669
Katzenstein, A.-L. A., F. B. Askin: Surgical pathology of nonneoplastic lung disease. In Bennington, J. L.: Major Problems in Pathology, Vol. 13. Saunders Philadelphia 1990
Kayser, K.: Analytical Lung Pathology. Springer, Berlin 1992
Konietzko, N.: Asbest und Lunge. Med. Klin. 83 (1988) 449
Magnani, C., et al.: Mesothelioma and nonoccupational environmental exposure to asbestos. Lancet 338 (1991) 50
Meloni, A. M., et al.: del (6q) as a possible primary change in malignant mesothelioma. Cancer Genet. Cytogenet. 59 (1992) 57
Menzies, R., R. Fraser: Round atelektasis. Amer. J. Surg. Pathol. II (1987) 674
Otto, H.: Das berufsbedingte Mesotheliom in der BRD. Pathologe 2 (1980) 8
Riede, U. N., H. Friedburg: Funktionelle Pathologie der Pleura. Kongr. Ber. Wiss. Tag. Norddtsch. Ges. Lungen- und Bronchialheilk. 16 Hanseatisches Verlagskontor, Lübeck 1980 (S. 135 ff)
Riede, U. N.: Pleuraschwiele, eine dynamische Struktur. Verh. Dtsch. Ges. Path. 64 (1980) 432

Lunge

U.-N. Riede und U. Costabel

Die Hauptaufgabe der Lunge (gr. pneuma; lat. pulmo) besteht in der Vermittlung des Gasaustausches zwischen Blut und Atemluft im Bereich der alveolokapillären Membran. Wird dieser Prozeß gestört, so entwickelt sich eine respiratorische Insuffizienz in Form einer arteriellen Hypoxie mit oder ohne Hyperkapnie. Diese **funktionellen Läsionen** lassen sich folgendermaßen untergliedern:

- *Alveoläre Hypoventilation:* Sie liegt vor, wenn die Alveolen global minderbelüftet sind. In den meisten Fällen findet man die Ursache in der Lunge selbst; dies gilt vor allem für fortgeschrittene Stadien chronisch-obstruktiver Atemwegserkrankungen. Als extrapulmonale Ursachen kommen krankhafte Veränderungen der Atemmechanik oder Atemregulation in Betracht.
- *Verteilungsstörungen:* Hierbei kommt es aufgrund verschieden starker Stenosen der peripheren Atemwege zu einer inhomogenen Verteilung des eingeatmeten Luftvolumens in der Lunge mit einem Nebeneinander von hypo- und hyperventilierten Lungenabschnitten.
- *Diffusionsstörungen:* In diesen Fällen ist der diffusionsbedingte Gastransport von den Alveolen ins Lungenkapillarblut erniedrigt. Die Sauerstoffdiffusion kann in der Gasphase (Lungenemphysem), in der alveolokapillären Membran (Oberflächenreduktion oder Verdickung) oder in der Blutflüssigkeitsphase (verkürzte Kontaktzeit zwischen Erythrozyten und Membran) vermindert sein.

Um eine adäquate Durchblutung des Lungenparenchyms zu gewährleisten, verfügt die Lunge über einen eigenen sog. pulmonalen Blutkreislauf. **Zirkulatorische Läsionen** gehen auf hämodynamische Störungen zurück, die sich im Bereich der Makrozirkulation global in Form der pulmonalen Hypertonie oder fokal in Form der Lungenembolie abspielen. Betreffen sie vorwiegend die Mikrozirkulation, führen sie zu einem Lungenödem. Die **metabolischen Läsionen** umfassen diejenigen Abläufe im Struktur- und Funktionsstoffwechsel, die in der Lunge eine optimale Gasaustauschoberfläche garantieren. Dies ist zum einen die Synthese des Surfactants, eines „Mittels zur Oberflächenentspannung", welche im molekularen Bereich durch Vermeidung des Alveolenkollapses verhindert, daß die funktionelle Alveolaroberfläche verkleinert wird. Zum anderen ist es die Proteaseinhibierung im peripheren Lungengewebe, die im histologischen Bereich eine Alveolenüberblähung und damit wiederum eine Reduktion der Alveolaroberfläche verhindert. Störungen der Surfactantsynthese liegen der *Alveolarproteinose* und den verschiedenen *Atelektaseformen* zugrunde, während die *destruktiven Emphysemformen* auf proteolytischen Entgleisungen beruhen.

Die Lunge ist auch Eintrittspforte für gas- und staubförmige Schadstoffe und Mikroorganismen. Deshalb ist gerade in der Lunge die Vielfalt an **entzündlichen Läsionen** besonders groß. Ein Teil von ihnen manifestiert sich in Form von *Pneumonien,* wenn es sich um erregerbedingte Entzündungen des Lungenparenchyms handelt. Dabei stellen die Pneumonien eine beschränkte Zahl an Reaktionsmustern auf eine Vielzahl von Erregern dar, die teilweise auch wie bei der Tuberkulose von granulomatösen Entzündungsreaktionen begleitet sein können. Staublungenkrankheiten imponieren als *Pneumokoniosen* bei Exposition mit anorganischen Stäuben und als *exogen-allergische Alveolitis* bei Exposition mit organischen Stäuben. Eine Reihe von ätiologisch zum Teil noch ungeklärten entzündlichen Läsionen spielt sich hauptsächlich im interstitiellen Lungengewebe ab und mündet in ein uniformes Reaktionsmuster ein, welches letztlich zu einer *interstitiellen Lungenfibrose* führt.

Die Exposition mit gas-, staubförmigen oder mikrobiellen Noxen erklärt aber auch die Tatsache, daß die Lunge in zunehmendem Maße (vor allem durch das Zigarettenrauchen) Sitz von **neoplastischen Läsionen** ist. Unter ihnen beherrschen die *Bronchialkarzinome* die Szene, welche insgesamt eine schlechte Prognose haben. Sie manifestieren sich entweder in der Lungenperipherie (periphere Karzinome), im zentralen Lungenbereich (zentrale Karzinome) oder wachsen diffus (diffuse Karzinome). Bei den letzteren handelt es sich um vermutlich Virus-assoziierte *bronchioloalveoläre Karzinome,* die sich offenbar von Alveolarepithelien herleiten. Unter den zentralen Karzinomen dominieren die *kleinzelligen Karzinome,* deren Zellen neuroektodermale Charakteristika aufweisen, während bei den peripheren Karzinomen *nicht-kleinzellige Tumorformen* vorherrschen, bei denen – mehr oder weniger ausgeprägt – Merkmale von Platten- oder Drüsenepithelien eruierbar sind.

Zirkulatorische Läsionen

Die Lunge ist das Erfolgsorgan des kleinen Kreislaufs. Dementsprechend wirken sich Kreislaufstörungen der Lunge (z. B. Lungenembolie) immer auch auf das rechte Herz aus, und Störungen des linken Herzens (z. B. Mitralstenose) beeinträchtigen stets die Lungendurchblutung. Störungen der pulmonalen Mikrozirkulation schließlich gehen entweder von der alveolokapillären Membran aus (z. B. toxisches Lungenödem) oder ziehen sie in Mitleidenschaft (z. B. Schocklunge).

Das außerordentlich dichte Gefäßnetz der Lungenendstrombahn bringt es mit sich, daß die Lunge Blutvolumina aufnehmen kann, die weit über die Norm hinausgehen. Dieses Blut staut sich teils prä-, teils intramortal (Kammerflimmern) in der Lunge an, so daß die Obduktion oft Lungengewichte zwischen 400 g und 700 g ergibt. Wie Untersuchungen an sofort verstorbenen Opfern eines Verkehrsunfalles gezeigt haben, beträgt das durchschnittliche Normalgewicht der linken Erwachsenenlunge 230 g, das der rechten Lunge 280 g.

Pulmonale Hypertonie

Pathogenese: Sie stellt einen arteriellen Hochdruck im kleinen Kreislauf (Lungenkreislauf) dar und ist in seiner allgemeinen Kausalpathogenese bei den generalisierten Kreislaufstörungen besprochen (S. 400). Die unmittelbaren Auswirkungen der pulmonalen Hypertonie auf die Lungen widerspiegelt sich an den Veränderungen der Lungengefäße in Form der pulmonalen hypertonen Vaskulopathie. Sie wird wegen ihrer diagnostischen und prognostischen Bedeutung im folgenden besprochen:

Hypertone Pulmovaskulopathie

Pathogenese: Der erhöhte Druck schädigt die großen elastischen Lungengefäße später als die kleinen muskulären Gefäße:

Elastische Lungenarterien (= *Pulmonalsklerose):* Ähnlich wie bei der Hypertonie im großen Kreislauf läuft auch im kleinen Kreislauf die Anpassungsreaktion über die Mediamyozyten ab. Die Media wird durch Hyperplasie der Muskelzellen und der elastischen Fasern verdickt. Später proliferieren auch die Myozyten im subintimalen Raum, verbreitern ihn durch Faservermehrung und engen – histologisch als Intimafibrose imponierend – das Gefäßlumen ein (Abb. 11.**24a** u. **b**). Bei längerem Bestehen der pulmonalen Hypertonie gesellen sich eine mukoide Degeneration der Mediamyozyten (S. 52) und eine Mediawandatrophie hinzu, was gelegentlich zu einer Aneurysmabildung führt. Ähnlich wie bei der allgemeinen Arteriosklerose entstehen auch bei der Pulmonalsklerose atheromatöse Beete, welche verkalken und ulzerieren und zu thrombotischen Ablagerungen führen können.

Muskuläre Lungenarterien: Die muskulären Lungenarterien regulieren hauptsächlich die arterielle Blutversorgung in der Lunge. Die hypertoniebedingten Veränderungen dieser Lungengefäße lassen sich in zeitlich aufeinanderfolgende Schweregrade einteilen. Ihre Morphologie und ihr Vorkommen sind in Tab. 11.**5** zusammengestellt.

Lungenödem

Allgemeine Definition: Unter dem Begriff *„Lungenödem“* versteht man eine Flüssigkeitsansammlung in der Lunge, die im alveolären Interstitium beginnt und sich bis in die Alveolen fortsetzen kann. Je nach Lokalisation des Ödems spricht man von einem interstitiellen Lungenödem oder von einem intraalveolären Lungenödem.

Allgemeine Pathogenese: Das Lungenödem ist auf die gleichen pathogenetischen Faktoren zurückzuführen wie die peripheren Ödeme (S. 431). Dies sind: hydrostatischer Druck, osmotischer Druck, onkotischer Druck, Permeabilität der alveolokapillären Membran und Transportkapazität der Lymphge-

Tabelle 11.**5** Schweregrade der hypertonen pulmonalen Vaskulopathie muskulärer Lungenarterien (nach Wagenvoort)

Schweregrad	Histologie	Vorkommen (H. = pulmonale Hypertonie)
Grad 1	Mediahyperplasie Arteriolenbefall	Frühphase aller H.-Formen chronisch vasokonstriktive H.
Grad 2	Mediahyperplasie mit Intimafibroelastose konzentrische Gefäßobliteration	alle H.-Formen primäre H.
Grad 3	plexiforme Veränderungen = Kapillarwucherung (organisierter Thrombus) angiomatoide Verändrungen = angiomähnliche Wucherung	selten bei chronisch passiver H. nie bei vasokonstriktiver H. meist bei chronisch hypervolämischer H.
Grad 4	nekrotisierende pulmonale Arteriitis	Spätphase: chronisch passive und hypervolämische H. chronisch vasoobstruktive H.

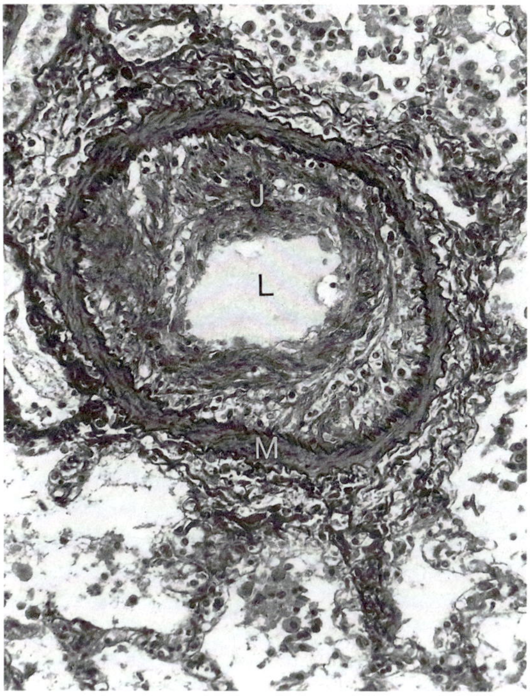

a

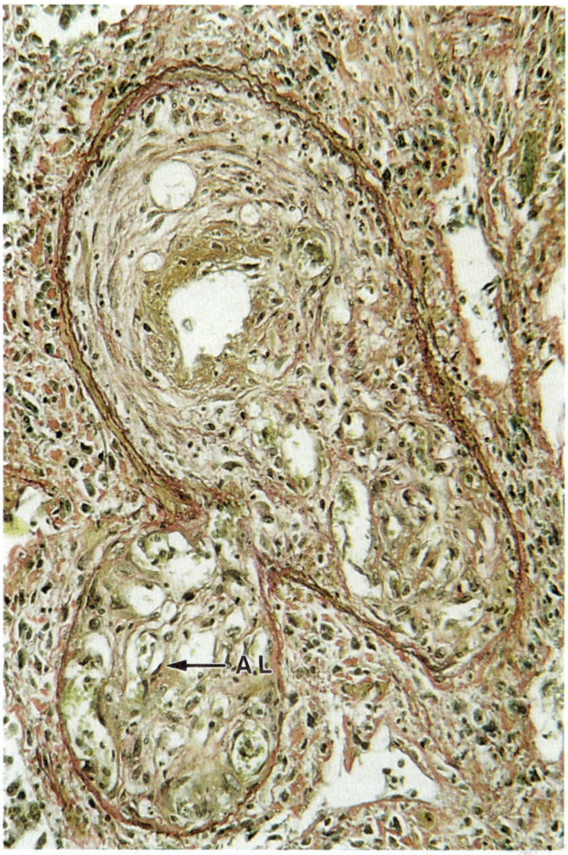

b

Abb. 11.**24a** u. **b** Hypertone pulmonale Vaskulopathie:
a Grad 2 bei primärer pulmonaler Hypertonie mit konzentrischer Intimafibrose der Lungenarterienäste (L = Gefäßlumen, I = Intima, M = Media; HE, Vergr. 1:300)
b Grad 3 mit angiomatoider Läsion (= AL; EvG, Vergr. 1:300)

fäße. Aus klinisch-pathophysiologischer Sicht unterscheidet man *kardiale* von *nicht-kardialen Lungenödemen.* Beide Ödemformen verlaufen biphasisch, wobei in der Akutphase die Exsudation (= respiratorische Transsudation) und in der Spätphase die Fibroblastenproliferation im Vordergrund steht.

1. Kardiales Lungenödem*

Pathogenese: Das kardiale Lungenödem beruht auf einem *erschwerten Blutrückfluß zum linken Herzen* und wird durch alle Herzveränderungen ausgelöst, die mit einer Insuffizienz der linken Herzkammer einhergehen. Zunächst verursacht die Blutstauung vor dem linken Herzen eine passive Hyperämie der Lunge, was auch als akute Stauungslunge bezeichnet wird. Dabei wird durch Erhöhung des intrapulmonalen Blutdruckes eine eiweißarme Flüssigkeit (= *Transsudat)* abgepreßt, die sich zunächst im Interstitium der Alveolenwand und später auch im Alveolenlumen ansammelt. Dies dürfte auf der unterschiedlichen Festigkeit der interzellulären Zellverkittungen beruhen: Die alveolären Endothelien sind durch schmale und lockere Zonulae occludentes, die alveolären Epithelien (= Alveozyten) hingegen durch breite und dichte Zonulae occludentes miteinander verbunden. Bildet sich die Lungenstauung nicht zurück, so proliferieren die Lungenfibroblasten und verfestigen das fibröse Stützgerüst der Alveolenwand, was als *chronische Stauungslunge* bezeichnet wird.

Morphologie: Das pathologisch-anatomische Korrelat des akuten kardialen Lungenödems ist die rote Stauungsinduration; bei der chronischen Stauungslunge ist es die braune Stauungsinduration:

- *Rote Stauungsinduration*

Die Lunge ist blutreich, oft über 700 g schwer und hat eine düsterrote Schnittfläche, von der eine schaumige Flüssigkeit abfließt. Histologisch fallen in den Alveolarwänden die blutgefüllten Kapillaren auf, welche manchmal sogar die Alveolenlichtung einengen können (= *angiektatische Alveolarkompression).* Das alveoläre Interstitium ist ödematös verbreitert. In den Alveolen findet man neben dem intraalveolären Ödem abgeschilferte Alveolarepithelien und selten als Hämorrhagiefolge auch Erythrozyten (Abb. 11.**25 a**).

- *Braune Stauungsinduration*

Nun ist die Lunge nicht nur durch Blutstauung, sondern auch durch die Faservermehrung verfestigt. Histologisch sind die Alveolarwände samt der alveolokapillären Membran sklerosiert und verbreitert. Dadurch werden die Kapillaren von der gasaustauschenden Oberfläche abgedrängt und die Diffusion

* Synonym: Hydrostatisches Lungenödem

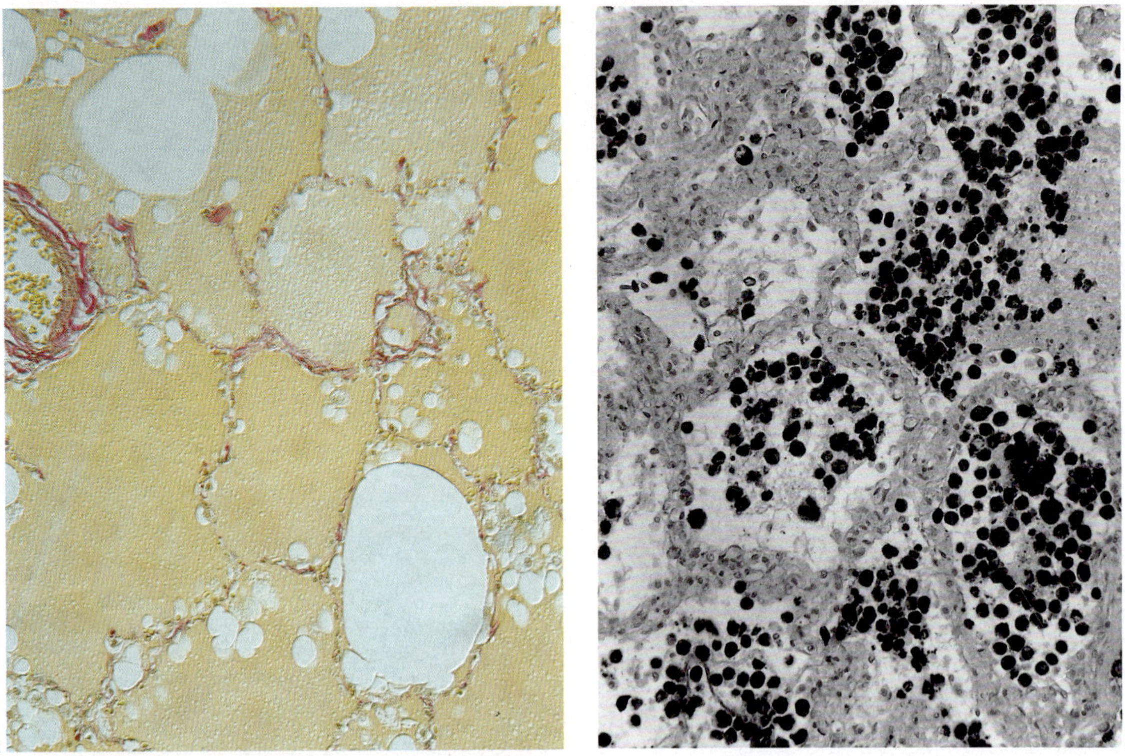

a b

Abb. 11.**25a** u. **b** Stauungslunge:
a Akutes intraalveoläres Lungenödem mit Verlegung der Alveolen durch das Ödem (EVG, Vergr. 1 : 100)
b Chronische Stauungslunge mit bindegewebig verdickten Alveolarsepten und Eisenpigment (= hämosiderin)speichernden Alveolarmakrophagen (= Herzfehlerzellen) (Berliner-Blau-Reaktion, Vergr. 1 : 100)

für den Sauerstoff erschwert. Im Alveolenlumen liegen zahlreiche Makrophagen, welche als Zeichen des Erythrozytenabbaues mit gelbbräunlichem Hämosiderin (S. 117) beladen sind. Diese werden zum Teil auch ausgehustet. Man nennt sie dann *„Herzfehlerzellen"* (Abb. 11.**25 b**). Diese histologischen Veränderungen erklären den makroskopischen Aspekt der chronischen Stauungslunge: Die Schnittfläche der Lunge ist kupferbraun und die Konsistenz vermehrt (= *braune Induration)*.

Differentialdiagnose: Von dieser stauungsbedingten Lungenhämosiderose sind die alveolar-hämorrhagischen Syndrome abzugrenzen (Tab. 11.**6**).

2. Nicht-kardiales Lungenödem*

Pathogenese: Eine ganze Reihe exogener und endogener Noxen (Tab. 11.**7**) schädigen auf dem Blut- und/oder Luftweg die alveolokapilläre Membran. Darauf reagiert das Lungengewebe mit einem monotonen Reaktionsmuster, das als *„diffuses Alveolarschaden-Syndrom (= DAS)"* bezeichnet wird. Je nachdem, ob es sich um eine inhalative oder hämatogen wirksame Noxe handelt, steht die Schädigung der Alveolarepithelien oder der alveolären Kapillaren am Anfang eines biphasischen Prozesses, der in seiner formalen Pathogenese große Ähnlichkeiten mit der Schocklunge (S. 406) hat.

* Synonym: Permeabilitäts-Lungenödem

Tabelle 11.**6** Pathologie und Klinik der alveolar-hämorrhagischen Syndrome

Krankheitsbild	1. Pathologie 2. Ätiologie	1. Nierenbeteiligung 2. Vaskulitis
Morbus Ceelen (= idiopathische Lungensiderose)	1. interstitielle Siderofibrose 2. ?	1. – 2. –
venookklusive Lungenerkrankung	1. intimafibrotischer Lungenvenenverschluß 2. ?	1. – 2. –
Goodpasture-Syndrom (S. 60)	1. alveoläre Hämorrhagie 2. Basalmembranautoantikörper	1. Glomerulonephritis (S. 821) 2. –
Wegener-Granulomatose (S. 592)	1. alveoläre Hämorrhagie 2. granulozytäre Zytoplasmaautoantikörper	1. Glomerulonephritis 2. nekrotisierende Vaskulitis, pulmonale Kapillaritis
akute Lupuspneumonitis (S. 200)	1. diffuser Alveolarschaden 2. Zellkern-Autoantikörper	1. Glomerulonephritis 2. gelegentlich Vaskulitis

- *Akutphase:*
Sie dauert etwa eine Woche und wird durch Freisetzung von Entzündungsmediatoren ausgelöst. Diese setzen eine serofibrinöse Exsudationsreaktion im Bereich der Lungenendstrombahn in Gang, die histologisch durch ein *interstitielles Lungenödem, Mikrothromben* und *hyaline Membranen* (Abb. 11.**26**) gekennzeichnet ist.

- *Spätphase:*
Sie schließt an die akute Phase an und ist durch einen fehlregeneratorischen Umbau der Alveolenwand charakterisiert. Dies liegt zum einen daran, daß die membranösen Alveozyten Typ I, welche für den Gasaustausch spezialisiert sind, als irreversibel-postmitotische Zellen bei einer Nekrose durch die intermitotischen granulären Alveozyten Typ II ersetzt werden müssen, was histologisch als kubische Epitheltransformation imponiert. Erst nach Ablauf von 48 Stunden wandeln sich diese Regeneratepithelien in die für den Gasaustausch optimal konfigurierten membranösen Alveozyten um. Hinzu kommt, daß die zerstörten Abschnitte der Lungenendstrombahn sowie das serofibrinöse Exsudat in und auf der Alveolenwand durch proliferierende Fibroblasten organisiert werden. Die Folgen für die Lungenfunktion bleiben nicht aus: Die Zerstörung der Lungenendstrombahn führt zusammen mit der mikrothrombotischen Verstopfung zu einer *Blutverteilungsstörung,* die fibrotische Verbreiterung der alveolokapillären Membran zur *Diffusionsstörung* für Sauerstoff. Dies macht es letztlich auch verständlich, weshalb die Zustandsbilder klinisch als *„akutes Atemnotsyn-*

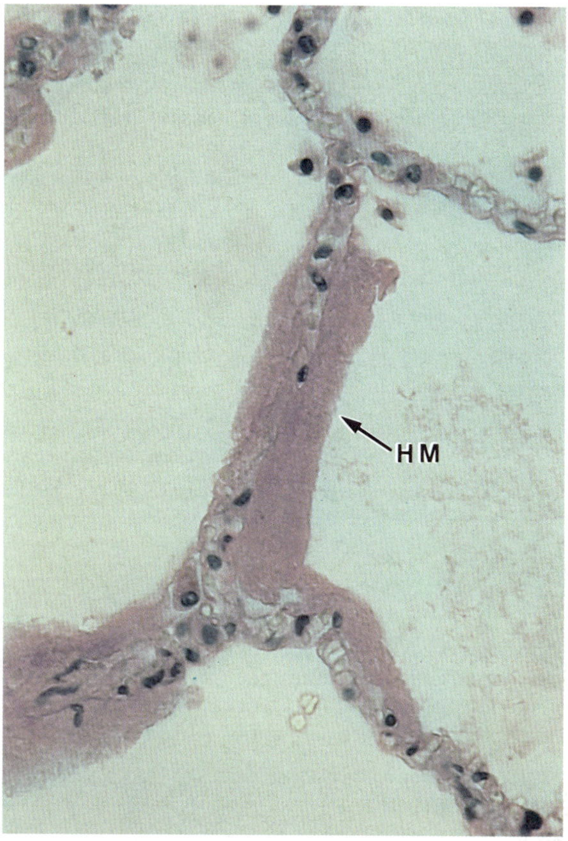

Abb. 11.**26** Hyaline Membranen (HM) bei urämischer Pneumonitis in Form rötlicher Alveolen„häutchen" (PAS, Vergr. 1:250)

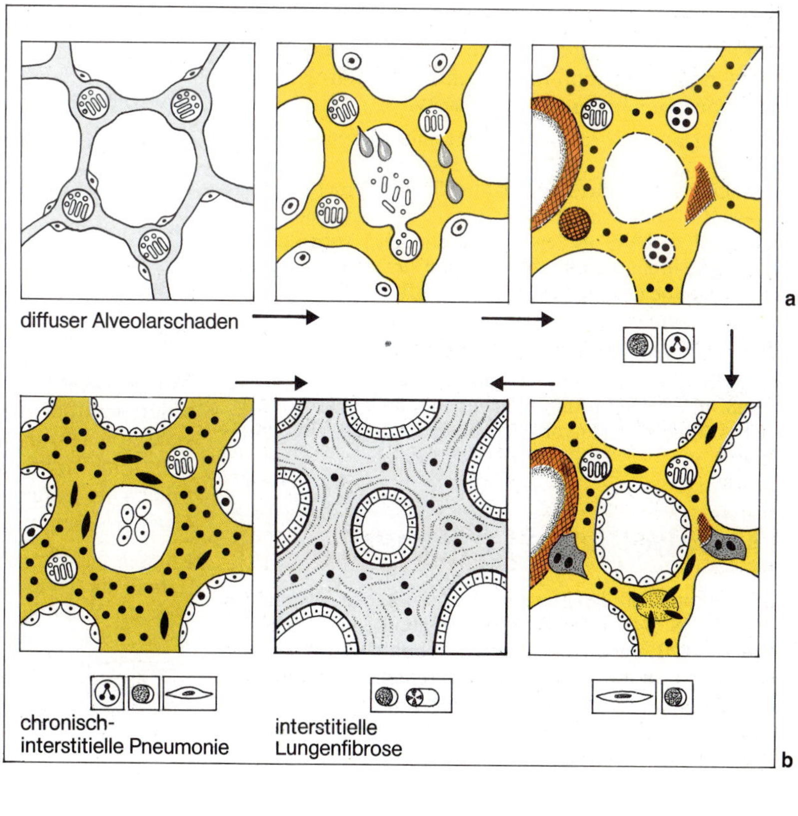

Abb. 11.**27 a** u. **b** Formale Pathogenese des diffusen Alveolarschaden-Syndroms (= DAS)
a mit toxischer Kapillarschädigung → serös-exsudative Alveolitis → Fibrinexsudation und hyalinen Membranen, beginnende Exsudatresorption → kubische Alveolarepitheltransformation, sklerosierende Alveolitis → und
b der chronisch-interstitiellen Pneumonie mit Übergang in eine interstitielle Lungenfibrose als Endzustand mit kubischer Epitheltransformation (gelb = Ödem, orange = Fibrin)

Tabelle 11.**7** Ätiologische Faktoren des „diffusen Alveolarschaden-Syndroms" (= nichtkardiales Lungenödem)

Noxe	Pathogenese	Krankheitsbild
Sauerstoff (inhalativ)	toxische Sauerstoffmetabolite→Alveozyten	Beatmungslunge (= Sauerstoffpneumonitis)
Busulfan (hämatogen)	Zytostatika → Alveozyten	Busulfanlunge
Bleomycin (hämatogen)		Bleomycinlunge
Heroin (hämatogen)	Opiate → Hypothalamus Hirndruckerhöhung ↓ adrenerge Reaktion	neurogenes Lungenödem
Urämie (hämatogen)	Urämietoxin → Lungenendothel	urämische Pneumonitis
Sepsis (hämatogen)	Endotoxin → Lungenendothel	Schocklunge (S. 404)
Bestrahlung (S. 164)	Endothel- und Alveozytenschädigung (mit Vaskulopathie im Spätstadium)	Bestrahlungspneumonitis
Virus (S. 632) (meist aerogen)	virusbedingte zytotoxische Alveozytenschädigung	Viruspneumonie (Frühphase)

drom des Erwachsenen" (= adult respiratory distress syndrome = ARDS) bezeichnet wird und weshalb die interstitielle Lungenfibrose (S. 645) die gemeinsame morphologische Endstrecke verschiedenartiger Lungenerkrankungen sein kann (Abb. 11.**27 a** u. **b**).

Lungenembolie

Pathogenese: Die Lunge stellt innerhalb des Kreislaufsystems einen *Schlammfänger* dar. Mit dem Blutstrom können Thromben, Fett, Luft, Zellen und Parasiten (Abb. 8.**17 a** u. **b**) in die Lunge verschleppt werden und im arteriellen Schenkel der Lungengefäße steckenbleiben. Dieser Vorgang wird als Lungenembolie bezeichnet. Seine Pathogenese und Folgeerscheinungen sind bei den intravaskulären Transportstörungen besprochen (S. 422).

Klinik: Das Spektrum der Lungenemboliesymptome ist groß; es reicht vom sofortigen Tod bis zur Beschwerdelosigkeit. Leider teilt die Lungenembolie die Symptomentrias Dyspnoe, Thoraxschmerz und Schock mit dem Herzinfarkt und wird deshalb oft falsch beurteilt. Die Vorgeschichte (z. B. tiefe Beinvenenthrombose) und der weitere Verlauf mit Hämoptoe und Pleurareiben sind hilfreich. Die Prognose der Lungenembolie ist bei effektiver Behandlung (Thrombolyse, Embolektomie) und Prophylaxe gut.

Komplikationen: a) Infarktpleuritis mit hämorrhagischem Erguß, b) sekundäre Infarktpneumonie und Infarktkaverne nach Auflösung der zuvor abszedierenden Infarkteinschmelzung.

Metabolische Läsionen

Die Endothelien der Lungenkapillaren haben, wie bereits erwähnt (S. 94), auch wichtige metabolische Funktionen und sind z. B. mit einer Lipase am Fettabbau beteiligt. Das gleiche gilt auch für die Alveolarepithelien und Alveolarmakrophagen, welche für die Synthese und für die Beseitigung des Antiatelektasefaktors (= *Surfactant)* verantwortlich sind. Der Surfactant (= surface active agent) besteht hauptsächlich aus Dipalmitoyl-Lecithin, wird von Alveozyten Typ II gebildet und in Form lamellärer Korpuskel intrazytoplasmatisch gespeichert. Nach seiner Sekretion und Umwandlung zu tubulärem Myelin setzt er wie ein Spülmittel die große Oberflächenspannung zwischen Luft und Alveolenwand herab. Dadurch werden die Lungenbläschen entfaltet und die Atemarbeit verkleinert. Somit können die metabolischen Lungenerkrankungen entweder von Stoffwechselstörungen des Lungengewebes selbst oder von allgemeinen Stoffwechselstörungen ausgehen. Dementsprechend zählen wir folgende Affektionen auch zu den metabolischen Lungenerkrankungen:

- *Alveolarproteinose* (Surfactantüberproduktion),
- *Atelektasen* (Surfactantsynthesestörung),
- *Emphysem* (Proteinasehemmerdefekt).

Alveolarproteinose

Pathogenese: Dieser seltenen chronisch verlaufenden Lungenerkrankung liegt eine Überproduktion oder Reuitilisationsstörung von Surfactant und Surfactantapoproteinen durch Alveozyten Typ II und eine gedrosselte Alveolenreinigung durch die Alveolarmakrophagen zugrunde, so daß in den Alveolen breite multilamelläre Gebilde aus tubulärem Myelin entstehen, die den Gasaustausch behindern.

Morphologie: Die Alveolen sind von einem kubischen Epithel, bestehend aus hyperplastischen Alveozyten Typ II austapeziert und mit einem homogenen feingranulären, PAS-positiven Material angefüllt. Die Lungenschnittfläche erscheint makroskopisch graugelb und fest.

Klinisch leiden die Patienten an progressiver Lungeninfiltration mit Dyspnoe, produktivem Husten und Infekten (gehäuft Nokardiose). Durch therapeutische Lavagen lassen sich die Lipoproteine aus den Alveolen entfernen. Die Lavagespülflüssigkeit ist pathognomonischerweise milchigtrüb (anstatt klar).

Atelektasen

Definition: Unter einer Atelektase versteht man eine kurzfristige oder dauernde Belüftungsstörung der Lunge, die mit einem teilweise reduzierten oder vollständig fehlenden Luftgehalt einhergeht und entweder die ganze Lunge oder nur Lungenteile betrifft.

Je nach Entstehungsmechanismus unterscheidet man primäre (= angeborene) und sekundäre (= erworbene) Atelektasen:

1. Angeborene Atelektasen

Pathogenese: Bei den angeborenen Atelektasen bleibt die Lunge unentfaltet, so daß sie bei der Schwimmprobe untergeht. Pathogenetisch kommen folgende Prozesse in Betracht:

- *Verstopfung der Atemwege* durch Aspiration von Fruchtwasser oder Schleim,
- *mangelhafter Atemantrieb* durch Medulla-oblongata-Schädigung,
- *Synthesestörung des antiatelektatischen Faktors* mit Ausbildung hyaliner Membranen.

Hyaline Membrankrankheit

Definition und Pathogenese: Diese Erkrankung wird auch *Atemnotsyndrom des Neugeborenen* genannt und beruht auf einem Phosphocholintransferasemangel in der Surfactantsynthese und einem Unvermögen, lamelläre Korpuskel zu tubulärem Myelin umzuwandeln, bei dem Frühgeburt, Lungenunreife, Asphyxie und diabetische Stoffwechsellage einzeln und in Kombination ausschlaggebend sind.

Morphologisch besteht bei der hyalinen Membrankrankheit eine diffuse Atelektase beider Lungen. Die Alveolen sind aufgrund des Surfactantmangels kollabiert, während der Alveolargang und die respiratorischen Bronchiolen ektatisch und mit hyalinen Membranen bedeckt sind (vgl. Abb. 11.**26**). Diese bestehen ultrastrukturell aus Fibrin und alveozytärem Zellschutt. Nach 1–2 Tagen treten Leukozyten und Makrophagen auf, welche die hyalinen Membranen auflösen und phagozytieren. Die hyaline Membrankrankheit führt trotz maschineller Beatmung in etwa 30% der Fälle innerhalb der ersten 3 Tage zum Tod in respiratorischer Insuffizienz (= respiratory distress syndrome).

2. Erworbene Atelektasen

Diese sekundären Atelektasen beruhen auf folgenden pathogenetischen Mechanismen und werden auch nach diesen benannt:

- *Kollapsatelektasen*
  Pathogenese: Normalerweise wird die Lunge durch den negativen Pleuradruck im Thorax aufgespannt. Tritt Luft in den Pleuraraum (Pneumothorax, S. 654), so schnurrt die Lunge unter Erhaltung ihrer Form hiluswärts zusammen.
- *Kompressionsatelektase:*
  Pathogenese: Pleuraergüsse, raumfordernde intrathorakale Prozesse (z. B. Tumoren, große Emphysemblasen) oder Zwerchfellhochstand pressen die Lungen zusammen. Das Resultat ist in jedem Falle eine Atelektase.
- *Resorptionsatelektasen*
  Pathogenese: In diesen Fällen wird der Bronchus durch einen Tumor, Schleimpfropf oder Fremdkörper verlegt, die Luftzufuhr unterbrochen und die Luft im poststenotischen Lungengewebe resorbiert, so daß wiederum eine Atelektase entsteht.

Klinik: *Akute Atelektasen* sind reversibel; *chronische Atelektasen* gehen in eine atelektatische Lungeninduration über, die auf einer interstitiellen Fibrosierung und Intimafibrose der kleinen Lungengefäße beruht. Klinisch führen Atelektasen zu einer restriktiven Ventilationsstörung.

Emphyseme

Definition: Das Lungenemphysem im engeren Sinne ist definiert als eine abnorme, anhaltende Erweiterung des respiratorischen Anteils der Lunge distal des terminalen Bronchiolus (= des Lungenazinus), welche durch *Destruktion* hervorgerufen wird.

Da alle Emphysemarten direkt oder indirekt mit einer Abbaustörung und/oder Synthesestörung des alveolären Stützgerüstes einhergehen, gliedern wir das Emphysem in die Gruppe der metabolischen Lungenerkrankungen ein. Im weiteren Sinne werden aber auch andere pathologische Luftfüllungszustände (s. emphysematöse Läsionen) als Lungenemphysem bezeichnet.

Pathogenese: Das Stützgerüst des Lungenazinus samt seinen Alveolarwänden besteht aus kollagenem und elastischem Fasermaterial und Proteoglykanen. Somit erstaunt es nicht, wenn man im Tierexperiment durch Verabreichung von *Elastase* oder anderen *Proteasen* (wie Proteinase-3, S. 68; 72) ein diffuses Lungenemphysem erzielen kann. Diese Enzyme kommen auch in den Alveolarmakrophagen und Neutrophilen vor und greifen in der Lunge das Elastin, aber nicht das Kollagen an. Auf disee Weise entstehen *Elastinfragmente,* die chemotaktisch wirksam sind und die Blutmonozyten als Vorläufer der Alveolarmakrophagen anlocken. Dadurch ergibt sich ein Teufelskreis, an dessen Anfang und Ende die proteolytische Zerstörung des alveolären Stützgerüstes steht. Normalerweise werden beim Menschen diese Proteasen zur Erregerabwehr eingesetzt und sowie sie im Überschuß vorhanden sind, durch Proteinaseinhibitoren im Serum, darunter das α_1-Antitrypsin (S. 54), unschädlich gemacht. Diese Proteinaseinhibitoren können nun beim Menschen entweder als genetischer Defekt in nur unzureichender Menge vorhanden sein oder durch Oxydantien aus Zigarettenrauch und aus Entzündungszellen inaktiviert werden. Schließlich führen chronische Entzündungsprozesse in der Lunge sowie cadmium- und schwefeldioxydhaltige Dämpfe zu einer derart gesteigerten Proteasenfreisetzung, daß das Proteinaseninhibitorsystem nicht ausreicht. Dies könnte

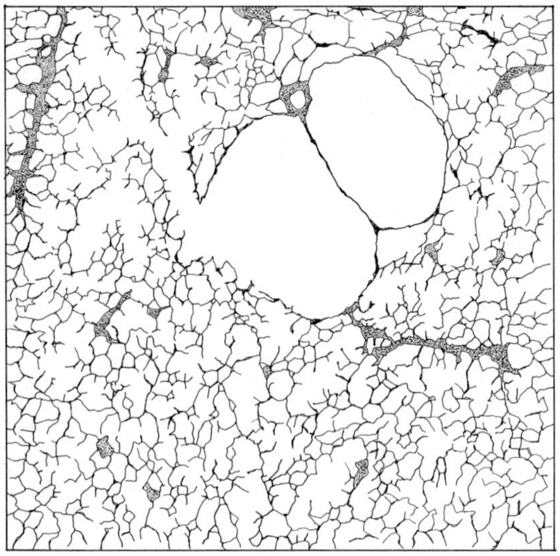

Abb. 11.**28** Zentroazinäres Lungenemphysem (Schema): Beachte den zuführenden Bronchiolus respiratorius sowie die enge Beziehung des Lungenarterienastes zum emphysematösen Hohlraum

zwar erklären, weshalb eine chronische Bronchitis, Zigarettenrauchen und Exposition mit Industrieabgasen (= air pollution) für die Entstehung des Lungenemphysems prädisponieren, schließt aber letztlich nicht die Lücken im derzeitigen pathogenetischen Verständnis des menschlichen Lungenemphysems.

Da das *Lungenemphysem morphologisch definiert* ist, ist es sinnvoll, die verschiedenen Lungenemphysemtypen auch nach morphologischen Kriterien zu klassifizieren. Dabei hat sich gezeigt, daß der Emphysemeinteilung nach Azinusbefall auch eine pathogenetische Bedeutung zukommt:

1. Zentroazinäres Emphysem

Definitionsgemäß ist bei diesem Emphysemtyp lediglich der *proximale Azinusteil* in Form der respiratorischen Bronchiolen befallen und destruktiv ausgeweitet (Abb. 11.**28**).

Er manifestiert sich in der Regel nie vor der 4., meist in der 6. Lebensdekade (♂ : ♀ = 3 : 1).

Pathogenetisch spielt beim zentroazinären Emphysem eine chronisch-destruktive Bronchiolitis (= small airway disease) eine entscheidende Vorreiterrolle, welche beim Ausatmen über einen Ventilmechanismus Luft in den Alveolen zurückhält. Je nach Staubexposition unterscheidet man folgende Emphysemformen:

- *Zentroazinäres Emphysem mit Staubeinlagerung:*

In diesem Fall gelangen die inhalierten Staubpartikel in die terminalen Bronchiolen und bleiben dort zunächst liegen, weil hier keine Flimmerepithelien und keine schleimbildenden Becherzellen die Fremdstoffe abfangen und abtransportieren. Dafür sind in diesem Bereich die Alveolarmakrophagen zuständig. Sie phagozytieren die Staubpartikel, setzen aber auch Proteasen frei und leiten eine chronische Bronchiolitis ein. Da am Übergang des terminalen Bronchiolus ins alveoläre Parenchym eine histologische Schwachstelle besteht, wird angenommen, daß häufige Hustenstöße die Alveolen in diesem Bereich zerstören (Abb. 11.**29**). Deshalb Synonym: *Bronchitis-Emphysem.*

- *Zentroazinäres Emphysem ohne Staubeinlagerung:* (Synonym: *Oxidantien-Emphysem*):

Bei Patienten mit diesem Emphysemtyp lassen sich anamnestisch meist eine chronische Bronchitis, Zigarettenrauchen und Industrieabgasexposition (Smog) eruieren. Die schädliche Wirkung dieser Faktoren konzentriert sich wiederum auf die respiratorischen Bronchiolen, weil sie über keinen mukoziliaren Reinigungsmechanismus verfügen, und löst eine chronische Bronchiolitis aus. Die gesteigerte und/oder ungebremste Proteaseaktivität der Leukozyten führt dann zusammen mit der entzündlichen Bronchiolenobstruktion zu einer Alveolarwandschädigung.

Morphologie: Das zentroazinäre Emphysem bevorzugt oft die Lungenoberlappen und führt selten zu einer nennenswerten Volumenvergrößerung der Lunge. Histologisch sind die respiratorischen Bronchiolen ausgeweitet und von einem peribronchiolären granulozyten- oder lymphozytenhaltigen Infiltrat umgeben. Die Alveolen, welche das emphysematös veränderte Lungengewebe umgeben, sind oft Sitz einer chronischen Entzündungsreaktion.

2. Panazinäres Emphysem

Definition und Pathogenese: Dieser Emphysemtyp ist seltener als das zentroazinäre Emphysem, obschon letzteres in die panazinäre Form übergehen kann. Es *betrifft alle Azinusanteile* und tritt fast regelmäßig bei Homozygoten mit α_1-Antitrypsinmangel (S. 54) (Abb. 11.**30**) auf, vor allem wenn sie Zigaretten rauchen. Heterozygote haben kein erhöhtes Emphysemrisiko (Synonym: *Proteinaseinhibitor-Emphysem*).

Dieser Emphysemtyp bevorzugt die Unterlappengebiete von Frauen in der 4. Lebensdekade. Er kann auch beim Marfan-Syndrom vorkommen (S. 60).

Morphologie: Die Lungen sind voluminös und bestehen histologisch aus abnorm großen Alveolarräumen, die durch Einrisse benachbarter alveolärer Trennwände entstanden sind und sich im subpleuralen Bereich blasenförmig ausweiten können (= Bullae). Die verbleibenden Alveolenwände sind stellenweise fibrotisch verdickt und im Vergleich zur Normallunge gefäßärmer. Entzündliche Infiltrate, wie sie für das zentroazinäre Emphysem typisch sind, fehlen (Abb. 11.**31 a** u. **b**).

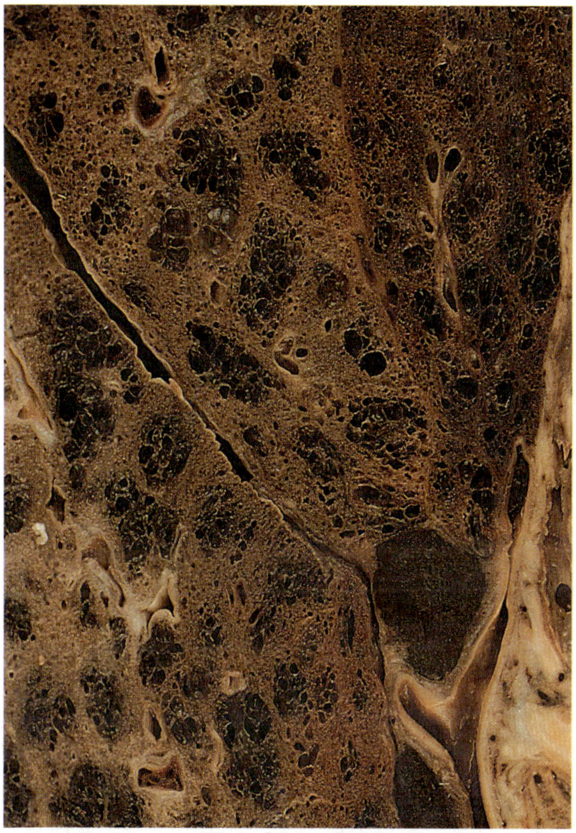

Abb. 11.**29** Zentroazinäres Lungenemphysem eines Bergarbeiters mit Staubeinlagerung (Lupenvergr. 1 : 3)

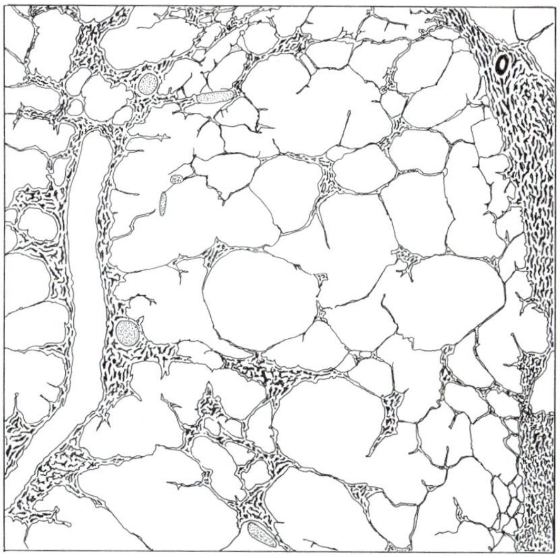

Abb. 11.**30** Panazinäres Lungenemphysem (Schema)

3. Periazinäres Emphysem

Definition und Pathogenese: Beim periazinären (= paraseptalen) Empyhsem sind die *distalen Anteile des Azinus* befallen, welche an das Bindegewebe der Pleura und/oder der Interlobularsepten angrenzen. Auch hier findet man eine histologische Schwachstelle, die darin besteht, daß die hauchdünnen Alveolen im strapazierfähigen Bindegewebe verankert sind. Häufige ruckartige Hustenstöße im Rahmen einer chronischen Bronchitis dürften sich hier mechanisch-destruktiv auswirken. Das periazinäre Emphysem ist oft mit den anderen Emphysemformen vergesellschaftet und ist meist an der Vorder- oder Rückseite der Oberlappen, manchmal auch auf der Rückseite der Unterlappen anzutreffen. Es hat Beziehungen zur *bullösen Lungenerkrankung,* einer angeborenen Lungenentwicklungsstörung sowie zum idiopathischen *Spontanpneumothorax* (S. 654).

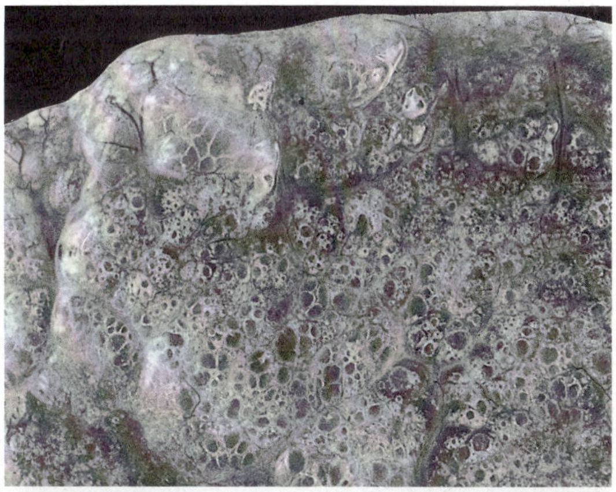

a

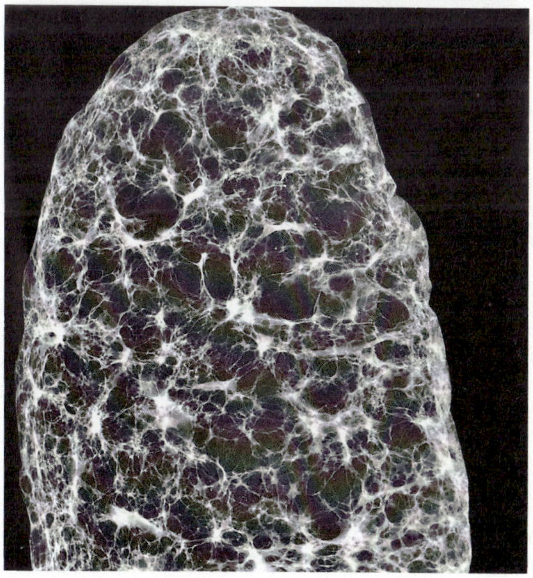

b

Abb. 11.**31 a** u. **b** Panazinäres Lungenemphysem:
a Pleuraseite, Lupenvergr. 1 : 3 (Aufsicht)
b Feingewebliche Röntgenaufnahme nach vorgängiger Formalindampffixation des Lungengewebes

4. Narbenemphysem

Definition und Pathogenese: Es läßt keine anatomische Abhängigkeit zum Lungenazinus erkennen und wird deshalb auch als *irreguläres Emphysem* bezeichnet. Definitionsgemäß liegt es immer im Einflußbereich von pulmonalen *Narbenprozessen.* Offensichtlich hat beim Narbenemphysem der Entzündungsprozeß mit seiner proteolytischen Aktivität auf das angrenzende Lungengewebe übergegriffen.

Morphologisch findet man in diesen Fällen Riesenalveolarräume, teilweise umgeben von kollabierten und vernarbten Alveolenwänden.

Klinisch hat der Patient mit einem panazinären Emphysem eine typische Symptomatik, die in allem das Gegenteil des zentraoazinären Emphysems ist. Die entprechenden klinisch-pathologischen Charakteristika sind in Tab. 11.**8** zusammengestellt.

Komplikationen: Alle Emphysemtypen führen zu einer respiratorischen Insuffizienz und schließlich zu einem Cor pulmonale (S. 400). Eigentümlicherweise findet man bei etwa 20% der Fälle peptische Magenulzera, die vermutlich auf eine rechtskardiale Stauungsgastropathie zurückzuführen sind.

Tabelle 11.**8** Klinische Unterschiede zwischen panazinärem und zentroazinärem Emphysem

Pink puffer („rosa Keucher") reiner Emphysemtyp	Blue bloater („blauer Aufgedunsener") reiner Bronchitistyp
panazinäres Emphysem mager, nicht zyanotisch schwere Dyspnoe Hypoxie, Normokapnie gelegentlicher Reizhusten	zentrozinäres Emphysem adipös, zyanotisch leichte Dyspnoe Hypoxie, Hyperkapnie produktiver häufiger Husten
Thoraxradiologie: – verminderte Gefäßzeichnung – Überblähung	Thoraxradiologie: – vermehrte Gefäßzeichnung – kaum Überblähung
Tod meist in respiratorischer Insuffizienz	Tod meist in Rechtsherzinsuffizienz

Emphysematöse Läsionen

Definition: Von diesen oben aufgeführten destruktiven Emphysemformen sind Zustandsbilder abzugrenzen, die mit einer Lungenüberblähung oder Luftansammlung in der Lunge einhergehen, aber nie zu einer chronisch-obstruktiven Symptomatik führen. Sie werden von einigen Autoren noch zum Formenkreis des Lungenemphysems gerechnet.

- *Überdehnungsemphysem*

Pathogenese: Diese Läsion (= akutes Emphysem) entspricht einer *maximalen Lungenüberblähung,* ohne daß dabei die Alveolen zerstört werden, und findet sich beim Status asthmaticus (S. 612), Ertrinkungstod und Fremdkörperaspiration mit entsprechendem Ventilmechanismus.

- *Kompensatorisches Emphysem*

Pathogenese: Es tritt in der Restlunge nach *Pneumektomie* auf und ruft zwar eine Überblähung, aber keine Zerstörung der Alveolen hervor.

- *Altersemphysem*

Pathogenese: Diese Lungenveränderung des alten Menschen wird auch als primär-atrophisches Emphysem (= *chronisch-substantielles Emphysem)* bezeichnet. Aus pathogenetischer Sicht sollte man es besser als senile Lungenüberdehnung bezeichnen, denn das Altersemphysem beruht auf einer alveolären Gefügedilatation im Rahmen der altersbedingten Degeneration des Bindegewebes. Vermutlich ist der faßartig erweiterte Thorax (= Faßthorax) bei diesen Patienten weniger Folge als mitauslösende Ursache der senilen Lungenüberdehnung. Morphologisch sind die Luftwege in einem Azinus gleichförmig ausgeweitet und die Alveolarwände geringfügig fibrotisch verstärkt. Zeichen der Entzündung oder der Destruktion fehlen.

- *Interstitielles Emphysem*

Pathogenese: Dieser Emphysemtyp wird dadurch eingeleitet, daß das Lungenparenchym durch *forcierte Inspiration bei Überdruckbeatmung, Reanimation, Keuchhusten oder Fremdkörperaspiration* einreißt, so daß Luft ins Lungeninterstitium eingepreßt wird, aber durch einen entsprechenden Ventilmechanismus in der Exspirationsphase nicht mehr entweichen kann. Die Luftblasen sammeln sich im Bindegewebe der Lungensepten und wandern zum Hilus, wo sie ein Mediastinal- oder Hautemphysem hervorrufen können.

Entzündliche Läsionen

Die Lunge ist als gasaustauschendes Organ sowohl Eintrittspforte für gas- und staubförmige Schadstoffe und Erreger als auch Ausscheidungsorgan für bestimmte Schädlichkeiten wie Alkohol und Harnstoff (Urämie!). Die Auseinandersetzung mit einer solchen Noxe kann sich dabei entweder nur an den Alveolen oder alveolärem Interstitium abspielen oder das gesamte am Gasaustausch beteiligte Lungenparenchym in Mitleidenschaft ziehen. An dieser Stelle werden folgende entzündliche Lungenerkrankungen besprochen:

- *Pneumonien* mit akutem oder chronischem Verlauf,
- *„spezifische" granulomatöse Lungenentzündungen* in Form der Tuberkulose und Sarkoidose,
- *Staublungenerkrankungen* in Form der Pneumokoniosen und exogen-allergischen Alveolitis,
- *interstitielle Lungenfibrosen* als pathogenetisch noch wenig geklärte Endzustände eines entzündlichen „diffusen Alveolarschadens".

Pneumonien

Definition: Mit Pneumonie (= Lungenentzündung) bezeichnet man im deutschen Sprachraum eine *Entzündung des am Gasaustausch beteiligten Lungenparenchyms.* Im englischen Schrifttum wird der Pneu-

Tabelle 11.**9** Klassifikation der interstitiellen Lungenerkrankungen

Bekannte Ätiologie
Inhalative Noxen
– anorganische Stäube (Silikose, Asbestose)
– organische Stäube (exogen-allergische Alveolitits)
– Gase, Dämpfe (Nitrosegase)
– chronische Aspirationspneumonie
– infektiöse Erreger
Bakterien (Tuberkulose, Klebsiellen, Sarkoidose?)
Mykoplasmen
Chlamydien (Psittakose)
Pilze (Candida, Aspergillus)
Viren (Masern, Varizellen)
Protozoen (Toxoplasma gondii)
Parasiten (Askariden, Pneumocystitis carinii)
Nichtinhalative Noxen
– Medikamente
– Paraquat
– Strahlenpneumonitis
– Kreislaufstörungen (Schocklunge)
– Lymphangiosis carcinomatosa
– Speicherkrankheiten (Morbus Gaucher, Amyloidose)
– Alveolarproteinose
Unbekannte Ätiologie
Idiopathische Lungenfibrose
Sarkoidose (s. oben)
Histiozytosis X
Assoziiert mit Kollagenosen
Lungenvaskulitiden
Lungenhämorrhagien
Eosinophile Pneumonien

moniebegriff auf die mikrobiell ausgelösten Lungenentzündungen eingeschränkt, während die physikalisch-chemisch induzierten Entzündungen als Pneumonitis und die allergisch-toxischen Lungenveränderungen als Alveolitis bezeichnet werden. Die im Lungeninterstitium ablaufenden Entzündungen werden klinisch unter dem Begriff „interstitielle Lungenerkrankungen" zusammengefaßt (Tab. 11.**9**).

Je nachdem, ob sich eine Pneumonie auf eine vorbestehende Lungenschädigung aufpfropft oder nicht, unterscheidet man:

- *primäre Pneumonie:* ohne nennenswerte Lungenvorschädigung,
- *sekundäre Pneumonie:* mit Lungenvorschädigung.

Allen Pneumonien gemeinsam ist ein zelluläres Infiltrat, welches sich bei den alveolären Pneumonieformen auf das Alveolarlumen und bei den interstitiellen Pneumonien auf das alveoläre und extraalveoläre Lungeninterstitium konzentriert. Für die formale Pathogenese einer mikrobiell ausgelösten Pneumonie ist a) *die Art und Virulenz des Erregers,* b) der *Infektionsmodus* und der Ausbreitungsweg der Entzündung sowie c) die *Resistenz* des betreffenden Patienten entscheidend, denn je nach dem, ob es seinem Organismus gelingt, durch eine entsprechende exsudative

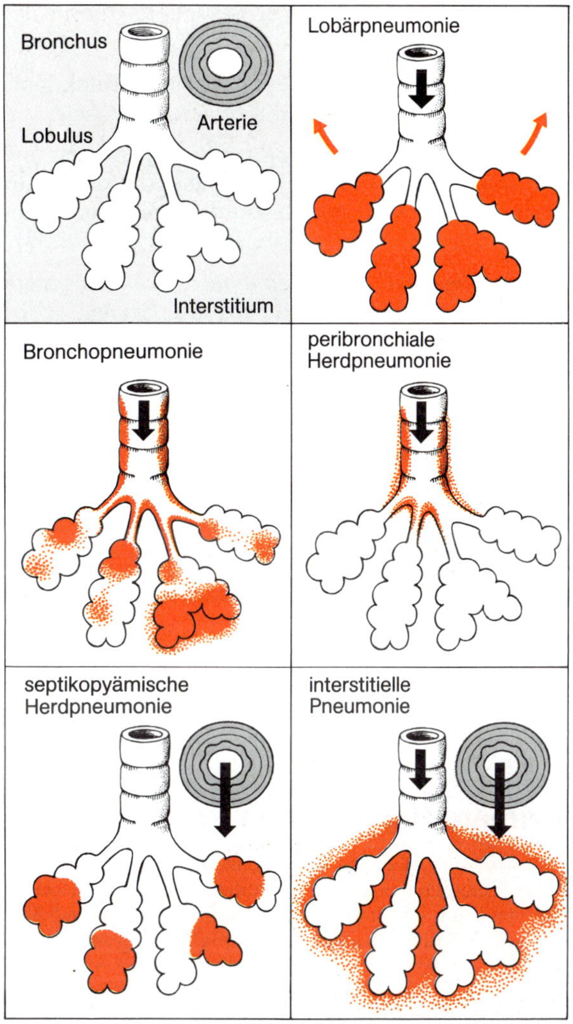

Abb. 11.**32** Schematische Darstellung der verschiedenen Pneumonietypen in bezug auf Ausbreitung und Infektionsmodus (schwarzer Pfeil; aerogen, hämatogen)

Entzündungsreaktion die Ausbreitung der Infektion in die Schranken zu weisen, findet man folgende Pneumonieausbreitungsformen:

Pneumonieausbreitungstypen

Lobärpneumonie: In diesen Fällen überrumpeln die Erreger einen Organismus mit meist verminderter Resistenz und breiten sich uneingeschränkt über das infektiöse Exsudat *in allen Alveolen eines oder mehrerer Lungenlappen aus.* Lediglich die Pleura bietet den Erregern Einhalt. Die für die Erregerabwehr geeignete Entzündungsreaktion hinkt nach (Abb. 11.**32**).

Herdpneumonie: Die Ausbreitung und Vermehrung der Keime bleibt in diesem Falle wegen der adäquaten exsudativen Entzündungsreaktion *meist auf die Lobuli beschränkt, befällt aber mehrere Lungenlappen.* Dabei kommt es je nach Infektionsmodus und

Erregerausbreitung zu einer besonderen Form der Herdpneumonie:

- *Bronchopneumonie:* Bei aerogenem Infektionsmodus und endobronchialer Erregerausbreitung,
- *konfluierte Herdpneumonie* mit Ausdehnung und Zusammenfließen der Entzündungsherde einer Bronchopneumonie bei Resistenzminderung (Alkoholiker, Agranulozytose, Greise usw.) (Abb. 11.**37**),
- *peribronchiale Herdpneumonie:* Bei aerogenem Infektionsmodus durchwandern die Erreger (z. B. Masernviren) oder deren Toxine (z. B. Diphtherie) die Bronchialwand, ohne sich weiter endobronchial ausbreiten zu können und besiedeln das peribronchiale Bindegewebe (= extraalveoläres Interstitium) und die peribronchialen Alveolen.
- *septikopyämische Herdpneumonie:* Bei hämatogenem Infektionsmodus bilden sich lungenperiphere meist subpleurale Entzündungsherde.

Interstitielle Pneumonie: Bei dieser Pneumonieform spielt sich die Entzündungsreaktion je nach Erreger im alveolären (Pneumocystis carinii) oder im extraalveolären Interstitium (Viren) ab. Sie wird vorwiegend bei Patienten mit angeborenem oder erworbenem Immundefekt beobachtet.

Primäre Pneumonien

Da den verschiedenen Pneumonieerregern kein spezifisches morphologisches Ausbreitungsmuster zugeordnet werden kann, sind im folgenden die Pneumonien nach ätiologischen Gesichtspunkten und Häufigkeit geordnet:

1. Pneumokokkenpneumonie

Definition: Die Pneumokokkenpneumonie ist eine plötzlich einsetzende Infektionskrankheit, die schlagartig einen ganzen oder mehrere Lungenlappen befällt.

Von den ambulant erworbenen Pneumonien sind bei den adulten Patienten Pneumokokken, bei den Schulkindern Mycoplasma pneumoniae die häufigste Ursache einer Lobärpneumonie.

Pathogenese: Diese Pneumonie wird durch *Streptococcus pneumoniae* (= Pneumokokken) vor allem Typ I und auch durch Typ II und III hervorgerufen. Diese Erreger sind Phagozytoseausweicher und vermehren sich vornehmlich in den Alveolen in Anwesenheit eines eiweißreichen Ödems. Aus diesem Grunde sind Patienten mit gestörtem mukoziliaren Transport (z. B. chronisch obstruktive Lungenerkrankungen) oder vorbestehendem Lungenödem (z. B. Herzinsuffizienz) besonders gefährdet. Die Pneumokokken rufen im Bereich der Alveolenwand eine seröse Exsudation hervor und schädigen die Alveolarepithelien. Darunter leidet die Surfactantsynthese. Die Auskleidung der Alveolen ist, ebenso wie der Verschluß der Alveolarporen, unzureichend, so daß sich das infektiöse Ödem rasch transalveolär auf einen oder mehrere Lungenlappen ausdehnen kann.

Morphologie: Das klassische pathologisch-anatomische Korrelat der Pneumokokkenpneumonie ist eine *Lobärpneumonie,* bei der die exsudative Entzündungsreaktion (S. 220) sich ohne adäquate Therapie stadienartig ändert (Abb. 11.**33a–d**). Darüber hinaus können die Pneumokokken auch Herdpneumonien hervorrufen.

- *Anschoppungsstadium:* Es dauert 1–2 Tage und wird formalpathogenetisch von einer serösen Entzündungsreaktion (S. 220) beherrscht. Histologisch findet man in den Alveolen ein eiweißreiches, zunächst seröses Exsudat mit Erythrozyten, abgelösten Alveolarepithelien und kaum Granulozyten. Die Kapillaren sind prall mit Blut gefüllt und ausgeweitet. Dadurch ist der befallene Lungenlappen blutreich, dunkelrot und schwer und weist eine vermehrte Konsistenz auf. Von der Schnittfläche quillt auf Druck eine trübe graurote, schaumige Flüssigkeit ab (Abb. 11.**33a**).
- *Stadium der roten Hepatisation:* Es tritt am 3. Tag ein und wird durch eine hämorrhagische und allmählich einsetzende fibrinöse Entzündungsreaktion charakterisiert. Histologisch weisen die Alveolen blutgefüllte Kapillaren auf und sind mit Erythrozytenextravasaten-Fibrin ausgefüllt. Granulozyten dringen zunächst nur vereinzelt in den Alveolarraum ein. Jetzt findet man auch eine fibrinöse Begleitpleuritis. Makroskopisch gewinnt der Lungenlappen eine leberfeste und brüchige Konsistenz (= rote Hepatisation). Die Lungenschnittfläche ist dunkelrot, gekörnt (= Fibrinpfröpfe) und trocken (Abb. 11.**33b**).
- *Stadium der grauen Hepatisation:* Das Krankheitsbild erreicht am 4.–6. Tag seinen Höhepunkt und ist jetzt dadurch gekennzeichnet, daß die fibrinöse Exsudation zunehmend von einer Granulozytentransmigration überlagert wird (Abb. 11.**34**). Histologisch sind die Alveolen, Alveolargänge und Bronchioli respiratorii mit einem dichten fibrinösen Exsudat angefüllt, das über die sog. Kohnschen Poren in die Nachbaralveolen fließt. Die Blutkapillaren sind ebenso wie die Alveolenlichtungen mit herbeigelockten neutrophilen Granulozyten angefüllt. Dies hängt damit zusammen, daß der Organismus in der Zwischenzeit typenspezifische Antikörper gegen die Pneumokokken produziert hat, welche den Makrophagen ihre phagozytotische und keimzerstörende Arbeit erleichtern. Die Makrophagen geben dabei leukotaktische Stoffe für die Neutrophilen ab und verstärken so ihr bakterizides und proteolytisches Potential. Makroskopisch ist die Schnittfläche der Lunge dadurch grau, noch körniger, trockener und brüchiger als vorher. Leberähnlich verfestigte Lungenlappen (= graue Hepatisation) erreichen mit zunehmender Exsudatmenge ein maximales Volumen und können bis 2 kg schwer werden. Sie verdrängen dadurch die anderen Lungenteile.

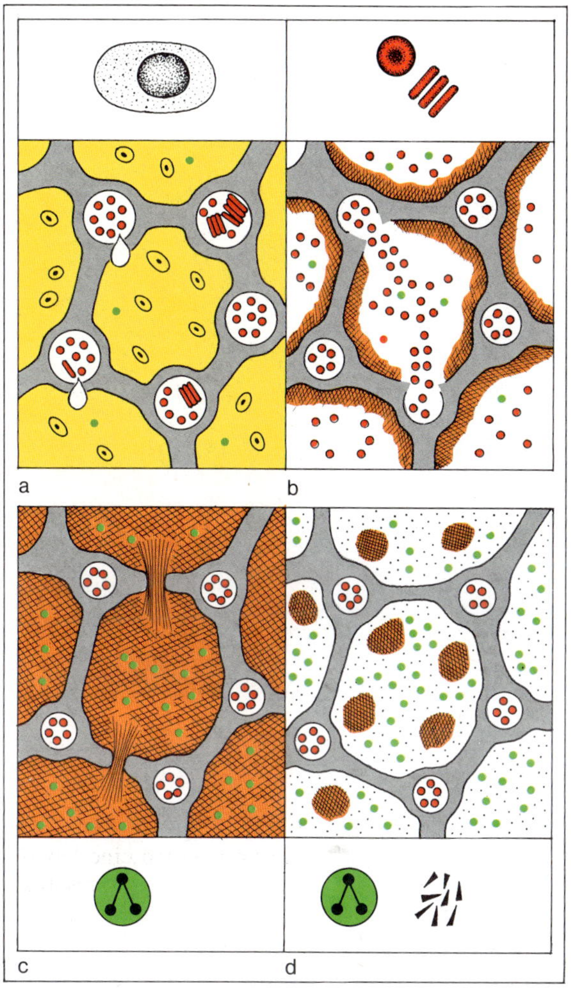

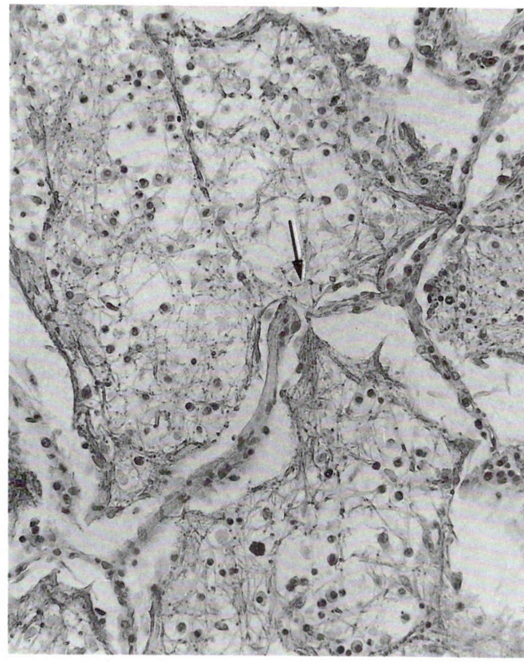

Abb. 11.**34** Lobärpneumonie: Fibrinöse Exsudation in die Alveolen, teilweise durch die Alveolarporen (= Kohn-Poren) von einer Alveole in die andere überlaufend (Pfeil) (HE, Vergr. 1:400)

◀ Abb. 11.**33 a–d** Phasen der Lobärpneumonie:
a Anschoppungsphase (seröse Entzündung)
b Rote Hepatisation (hämorrhagische Entzündung)
c Graue Hepatisation (fibrinöse Entzündung)
d Gelbe Hepatisation (Lyse mit Kerntrümmern)

• *Stadium der gelben Hepatisation:* Es beginnt mit dem 7. Tag und ist formalpathogenetisch durch eine eitrige Entzündungsreaktion in den Alveolen gekennzeichnet. Histologisch sieht man in den Alveolen die eingewanderten, zum Teil nekrotischen und verfetteten Granulozyten sowie das durch die Granulozytenproteasen aufgelöste Fibrin. Die alveoläre Mikrozirkulation ist wieder vollauf im Gange. Makroskopisch wird jetzt die Schnittfläche der Lunge feucht verwaschen und durch die fettige Degeneration der Granulozyten gelblich. Von der Schnittfläche fließt eine trübschmierige, später eitrige Masse ab (Abb. 11.**35**).

• *Stadium der Lyse:* Sie findet zwischen dem 7. und 9. Tag statt und wird durch die Fibrinolyse und Makrophagenreinigung der Alveolenlichtungen geprägt. Das verflüssigte alveoläre Exsudat wird zum einen Teil auf dem Lymphwege resorbiert und zum anderen Teil abgehustet, so daß sich die Alveolen wieder entfalten können und die Lunge wieder belüftet wird.

Klinik: Die Pneumokokkenpneumonie gehört zu den häufigsten Pneumonieformen der zu Hause erkrankten Patienten und beginnt plötzlich mit hohem Fieber und Schüttelfrost. Das entzündliche Ödem bewirkt eine perkutorische Dämpfung sowie ein Knisterrasseln (= Crepitatio indux). Später kommt zum rostbraunen erregerhaltigen Sputum oft noch ein Herpes labialis hinzu. Die Resorption dauert 4–8 Wochen und wird durch einen Fieberanfall eingeleitet, der zeitlich mit dem Auftreten typenspezifischer Pneumokokkenantikörper zusammenfällt. Die Lungen entfalten sich wieder, was am Entfaltungsknistern (= Crepitatio redux) zu erkennen ist.

Therapie: Penicillin G.

Komplikationen der Lobärpneumonien

1. *Chronische Pneumonie:* Sie tritt ein, wenn die Auflösung des Infiltrates unvollständig erfolgt, was bei entzündlicher Pulmonalarterienthrombose oder bei Bronchialobstruktion oder einer gleichzeitig bestehenden Lungenerkrankung (z. B. Bronchialkarzinom) oft der Fall ist. Dies hat zur Folge, daß ein kapillarreiches Granulationsgewebe in das fibrinreiche Exsudat einsproßt und dieses wie jede fibrinöse Entzündung (S. 220) resorbiert und organisiert (Abb. 11.**36**). Dabei wandeln schließlich die Fibroblasten das ehemals belüftete Gewebe in eine faserreiche Narbe um, so daß das Lungengewebe eine fleischartige Konsistenz erhält (= Karnifikation).

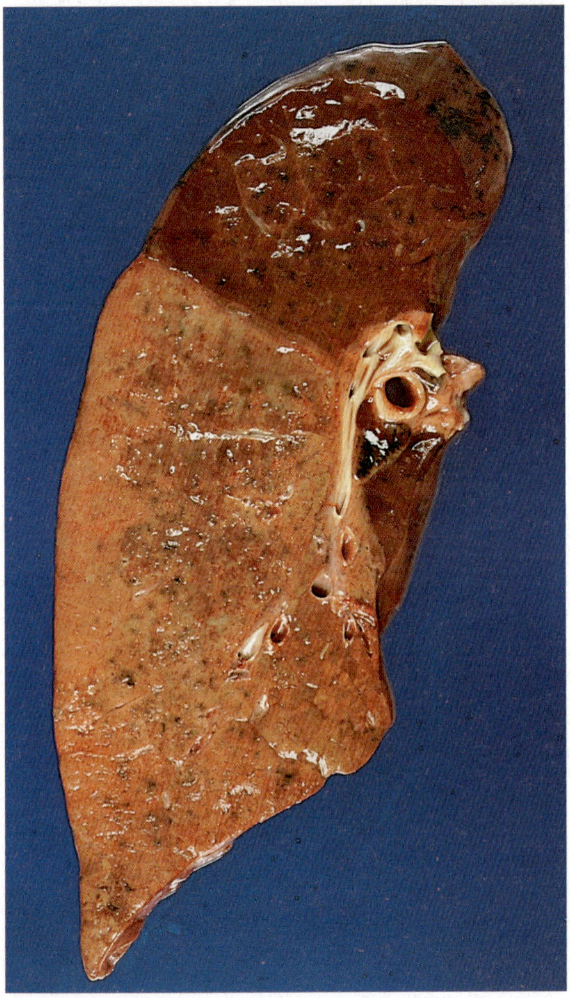

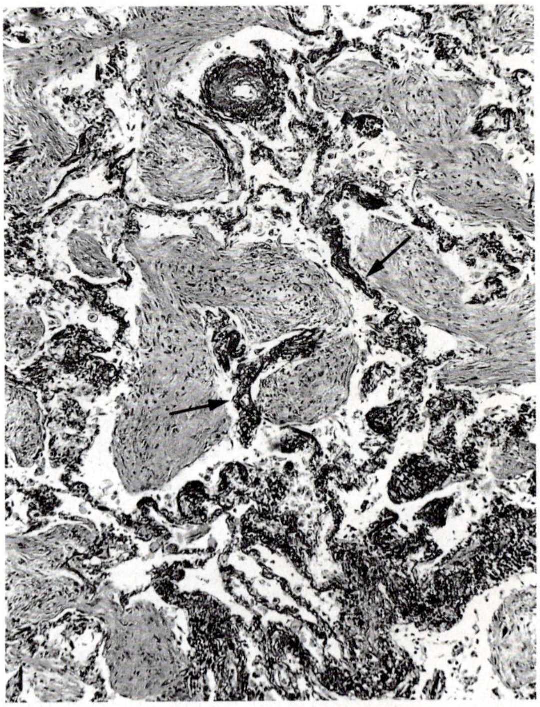

Abb. 11.**36** Chronische karnifizierende Pneumonie mit narbiger Alveolenverödung. Pfeile: elastisch fibrosierte Alveolenwände (EvG, Vergr. 1 : 200)

◀ Abb. 11.**35** Lobärpneumonie im Stadium der gelben Hepatisation (86jähriger Patient). Beachte den homogenen Befall eines ganzen Lungen(-unter-)lappens

2. *Lungenabszeß:* Bei Infektionen mit Typ-III-Pneumokokken sowie bei Alkoholikern und Diabetikern nimmt die Lobärpneumonie oft eine schwere Verlaufsform an, welche zur nekrotischen Einschmelzung von Lungengewebe in Form von Abzsessen führt.

3. *Pleuraempyem:* Jede Pneumokokkenpneumonie wird von einer fibrinösen Pleuritis (= schmerzhaftes Pleurareiben) begleitet, welche bei entsprechender Erregerbesiedelung in ein meist gekammertes Pleuraempyem übergeht (S. 655).

2. Staphylokokkenpneumonie

Pathogenese: Bei den hospitalisierten Pneumoniepatienten findet man in etwa 25% der Fälle eine Infektion mit Staphylococcus aureus. Diese Pneumonieart verläuft besonders schwer, weil es sich meist um antibiotikaresistente Keime (= *nosokomiale Infektion)* handelt. Der Infektionsmodus ist entweder aerogen-bronchogen oder hämatogen (z. B. bei Pyodermie). Die Staphylokokken rufen in der Regel eine Herdpneumonie, selten auch einmal eine Lobärpneumonie hervor.

Morphologie: Je nach Fortschreiten des Entzündungsprozesses kann man die folgenden beiden Pneumonieformen beobachten:

- *Hämorrhagische Bronchopneumonie*

Pathogenese: Sie tritt entweder als Sekundärpneumonie bei Grippenpneumonie oder bei Patienten mit vorbestehendem Lungenödem auf, das für die Erregervermehrung besonders gut geeignet ist (Abb. 11.**37** und 11.**38**).

Morphologie: Makroskopisch findet man disseminierte 3–4 cm große dunkelrote brüchige Herde, die auf der Schnittfläche erhaben sind und teilweise konfluieren (meist Unterlappen→Pleuraempyem).

Histologisch macht sich die starke Toxinwirkung bemerkbar: Die alveolären Kapillaren sind so geschädigt, daß eine hämorrhagische Entzündungsreaktion (S. 228) einsetzt. Dementsprechend sind die Alveolen mit einem erythrozytenreichen, granulozytenarmen Exsudat angefüllt (Abb. 11.**37**), während Nekrosen oder Gewebseinschmelzungen fehlen.

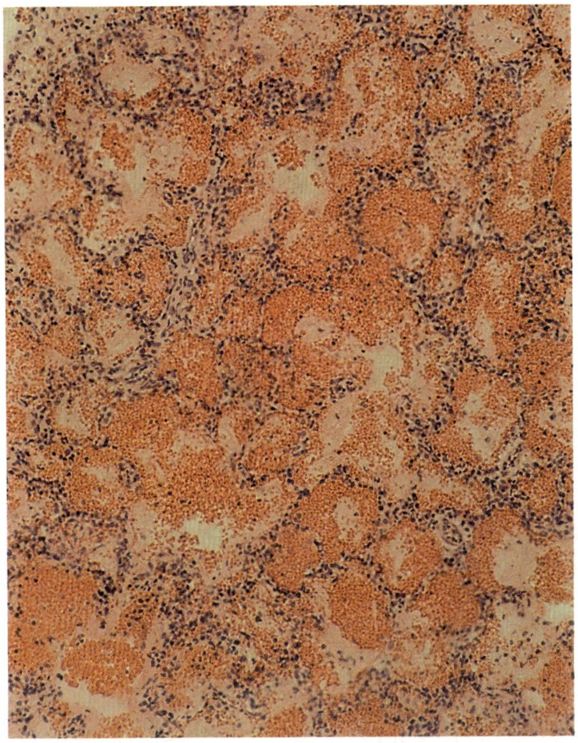

Abb. 11.**37** Hämorrhagische Staphylokokken-Bronchopneumonie als Sekundärpneumonie nach Grippepneumonie (72jährige Patientin). Die Alveolen sind strotzend mit Erythrozyten angeschoppt (HE, Vergr. 1 : 150)

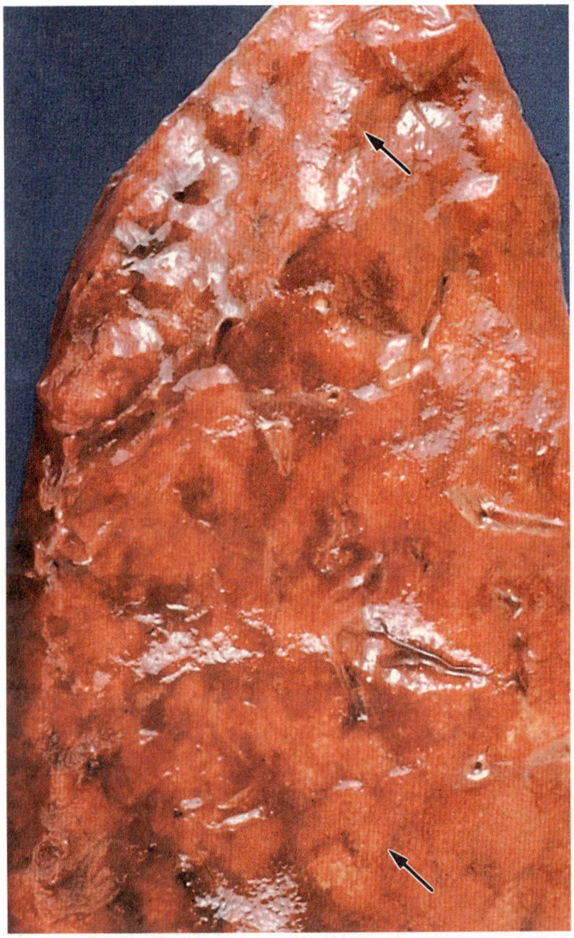

Abb. 11.**38** Konfluierende Bronchopneumonie. Beachte die Vorbuckelung der Entzündungsherde (Pfeil) auf der Schnittfläche (66jähriger Patient)

● *Eitrige Herdpneumonie*

Histologisch ist die Mukosa der Bronchien und Bronchiolen zerstört und mit einem fibrinös-eitrigen Exsudat belegt. Im Lungenparenchym selbst erkennt man verschieden große Herde mit einer eitrigen Entzündung, welche konfluieren, abszedieren und fisteln können. Die benachbarten Alveolen sind mit Granulozyten, Erythrozyten, Fibrin und Bakterienwolken angefüllt (Abb. 11.**39**).

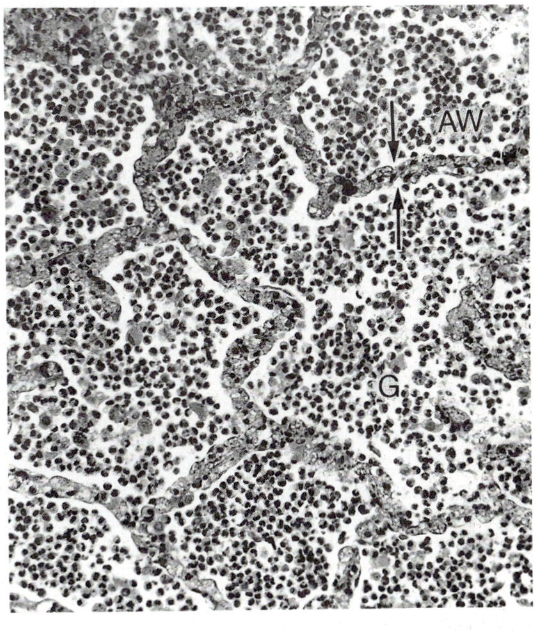

Abb. 11.**39** Eitrige Herdpneumonie bei Staphylokokkeninfektion (G = Granulozyten, AW = Alveolarwand) (HE, Vergr. 1 : 400) ▶

3. Haemophilus-influenzae-Pneumonie

Pathogenese: Das gramnegative Bakterium ist als „Phagosomen-nicht-Verschmelzer" ein klassischer Schleimhautparasit des Nasenrachens und produziert, um seine Austreibung zu vermeiden, ziliotoxische Stoffe. Patienten mit chronisch-obstruktiver oder vorgängiger viraler Lungenerkrankung sind besonders gefährdet. Von den zu Hause erkrankten Pneumoniefällen gehen etwa 20% auf eine Haemophilus-influenzae-Infektion zurück.

Morphologie: Die Infektionserkrankung beginnt als katarrhalisch-eitrige Laryngotracheobronchitis und entwickelt sich auf hämatogenem oder bronchogenem Weg zur eitrigen Bronchopneumonie mit Nekrose der Bronchialwand meist in den Unterlappen, was bei Kindern oft von einer Bronchiolitis begleitet ist. Bei Erwachsenen kommen gelegentlich auch Lobärpneumonien vor.

4. Klebsiellenpneumonie

Pathogenese: Diese Pneumonieform wird durch die gramnegative Klebsiella pneumoniae (= *Friedländer-Bazillus)* verursacht, welche aufgrund ihrer „Schleimkapsel" eine Phagosomenausweicherin ist. Die Friedländer-Pneumonie macht etwa jeweils 10% der häuslichen und der nosokomialen Pneumoniefälle aus. Chronische Alkoholiker, Diabetiker und chronisch Kranke sind besonders gefährdet. Die Krankheit geht ähnlich wie die Pneumokokkenpneumonie von den hinteren Anteilen der Oberlappen aus.

Morphologie: Klebsiellen bewirken meist eine Lobärpneumonie (selten eine Herdpneumonie), die aber im Vergleich zur Pneumokokkenpneumonie folgende unterschiedliche Merkmale aufweist:

- *Schleimbildung* durch Erreger auf der Schnittfläche als fadenziehendes Sekret erkennbar, als zähschleimiges ziegelrotes Sputum auffallend,
- *frühe Gewebsnekrotisierung* mit Abszeßneigung und Höhlenbildung nach Abhusten,
- *Tendenz zu Pleuraempyemen.*

5. Pseudomonaspneumonie

Pathogenese: Fast alle Patienten mit Pseudomonaspneumonie werden im Krankenhaus angesteckt (nosokomiale Pneumonie). Der Erreger *Pseudomonas aeruginosus* bildet zytotoxische Exotoxine, Proteasen und Phospholipasen und ist so imstande, bestimmte für die Opsonierung wichtige Komplementfaktoren (S. 184) und den Surfactant sowie auch die Granulozyten selbst zu zerstören. Besonders gefährdet sind chronisch kranke Patienten, Patienten mit Tracheostoma und Kinder mit zystischer Fibrose (S. 70).

Morphologisch verursacht Pseudomonas je nach Infektionsmodus folgende zwei Pneumonieformen:

- *Septikopyämische Herdpneumonie*

In diesen Fällen findet man eine thrombosierende Vaskulitis der kleinen Lungenarterien und -venen. Das perivaskuläre Lungenparenchym zeigt Alveolen mit nekrotischen Wänden, welche durch die Toxin- und Enzymwirkung der Erreger zwar mit einem hämorrhagischen, aber fibrin- und granulozytenarmen Exsudat angefüllt sind. Man hat diese Pneumonieform wegen des fehlenden Entzündungsinfiltrates auch als „areaktiv" bezeichnet.

Makroskopisch (Abb. 11.**40**) fallen die Entzündungsgebiete als zentimetergroße Herde mit grau-gelb-nekrotischem Zentrum und hämorrhagischem Randsaum auf, die einem Lungeninfarkt ähnlich sind (= infarktoide Pneumonie). Hämorrhagisch-eitrige Pleuraergüsse fehlen selten.

- *Inhalative Pneumonie*

Nach Kolonialisierung der oberen Atemwege und konsekutiver Aspiration lösen die Erreger eine diffuse Bronchopneumonie mit Bildung von Mikroabszessen, die hämorrhagisch umgeben sind, aus. In diesem Falle fehlt eine thrombosierende Vaskulitis, dafür steht die enzymatisch-toxische Gewebsschädigung durch den Erreger im Vordergrund.

Atypische Pneumonien

Allgemeine Definition: Klinischer Begriff für primäre Pneumonien, die symptomatologisch von der klassischen, primären bakteriellen Pneumonie abweichen und radiologisch wegen einer interstitiellen und/oder nekrotisierenden Entzündung infolge einer retikulären Lungenverschattung auffallen.

Atypische Pneumonien werden vor allem durch Viren, ungewöhnliche Bakterien und Pilze bevorzugt bei Patienten mit einer der folgenden Immunstörung hervorgerufen:

- *ältere Alkoholiker* mit konsekutivem Phagozytosedefekt,
- *Neutropenie* bei akuten Leukämien (S. 546) oder Zytostatikatherapie,
- *Defektimmunopathie* mit angeborenem oder erworbenem Mangel oder Defekt der Immunglobuline (S. 204),
- *Störungen der zellvermittelten Immunität* (S. 174).

Die häufigsten Erreger, welche bei Störungen des Immunsystems im Rahmen einer opportunistischen Infektion eine Pneumonie hervorrufen können, sind in Tab. 11.**10** zusammengestellt.

1. Legionellenpneumonie

Pathogenese: Diese meist atypisch verlaufende Pneumonie wird durch *Legionella pneumoniae* hervorgerufen. Sie steht bei den ambulant erworbenen Pneumonien mit einer Häufigkeit von 15% bereits an 3. Stelle nach der Pneumokokken- und Hämophiluspneumonie. Sie ist auch eine häufige krankenhauserworbene (nosokomiale) Pneumonieform (bis 30%!). Die Infektion erfolgt aerogen-inhalativ. Die häufigste Infektionsquelle ist kontaminiertes Wasser, z. B. von Klimaanlagen, Luftbefeuchtern und Duschen. Der erste epidemieartige Krankheitsausbruch ereignete sich 1976 nach einer Versammlung amerikanischer Kriegsveteranen (daher der Name Legionärskrankheit).

Morphologie: Das morphologische Bild ist unspezifisch: Legionellen rufen, meist zur Konfluenz neigend, eine Herdpneumonie hervor. Dabei kommt es zu intraalveolären eitrigen Exsudatansammlungen und gelegentlich auch zur Mikroabszeßbildung. Die Legionellen lassen sich im Lungengewebe durch immunspezifische Färbungen nachweisen.

Klinik: Die Erkrankung tritt häufig bei immungeschwächten Patienten auf. Bei konfluierendem Befall und Ausbreitung in mehrere Lungenlappen droht eine rasche respiratorische Insuffizienz. Die Letalität ist hoch. Auffallend ist ein allmählicher Beginn mit treppenförmigem Anstieg des Fiebers und trockenem Husten. Extrapulmonale Manifestationen: Diarrhoe, zentralnervöse Veränderungen mit Verwirrtheitszuständen.
Therapie: Erythromycin.

2. Ornithosepneumonie

Pathogenese: Der Erreger dieser Pneumonieform ist das Chlamydium psittaci, welches die Phagosomenverschmelzung verhindert und somit zum Zellparasit wird. Als Erregerquelle dienen Staubpartikel von Vögeln (= *Papageien-Krankheit*). Dementsprechend sind Vogelhalter besonders gefährdet.

Morphologisch beginnt die Erkrankung mit einer Bronchiolitis, dehnt sich von den peribronchialen Alveolen allmählich auf den gesamten Lobulus in Form einer serös-eitrigen, zum Teil auch hämorrhagischen Bronchopneumonie aus. Dabei sind die alveolären Kapillaren oft thrombotisch verschlossen und führen zu ischämischen Alveolarwandnekrosen. Die Alveolenlichtung ist mit abgeschilferten Alveolarepithelien angefüllt, welche zum Teil zytoplasmatische Einschlußkörperchen (= Levinthal-Korpuskel) aufweisen (= *Alveolarzellpneumonie*). Das

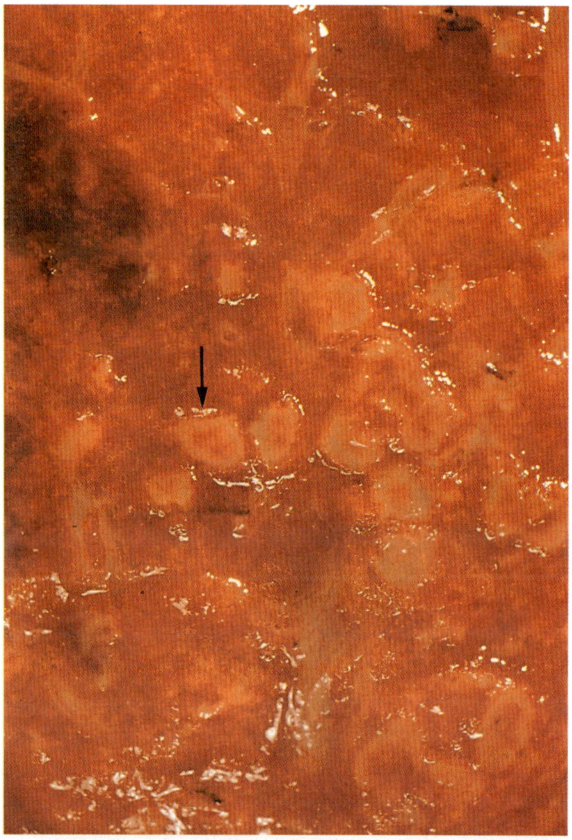

Abb. 11.**40** Infarktoide Herdpneumonie mit gelblich-gelatinösen Herden, umgeben von einem hämorrhagischen Randsaum (Pfeil) bei Infektion mit Pseudomonas aeruginosus (69jährige Patientin mit Verbrennungstrauma)

Tabelle 11.**10** Atypische Pneumonien bei immunologischen Störungen

Pneumonie (= P.)	Erreger	Pathologische Anatomie
Zytomegalie-P.	Zytomegaloviren	interstitielle P. mit diffuser Alveolarschädigung (S. 634)
Herpes-P.	Herpes-simplex-Viren	interstitielle P. mit diffuser Alveolarschädigung
Masern-P.	Masernviren	peribronchitische Herd-P. interstitielle P. (Abb. 11.**42**)
Adenovirus-P.	Adenoviren	nekrotisierende peribronchiale Herd-P. interstitielle P.
Legionellose	Legionella pneumoniae	konfluierende Herdpneumonie mit Abszedierung
Soor-P.	Candida albicans	abszedierende Herd-P. (Stadienverlauf wie Tuberkulose, s. S. 636)
Aspergillose	(meist) Aspergillus fumigatus	nekrotisierende hämorrhagische Broncho-P. eosinophile P.
Mukormykose	Mukorazeen	nekrotisierende hämorrhagische Broncho-P.
Pneumocystis-P.	Pneumocystis carinii	interstitielle Plasmazell-P. (S. 635) (Plasmazellen fehlen bei AIDS!)

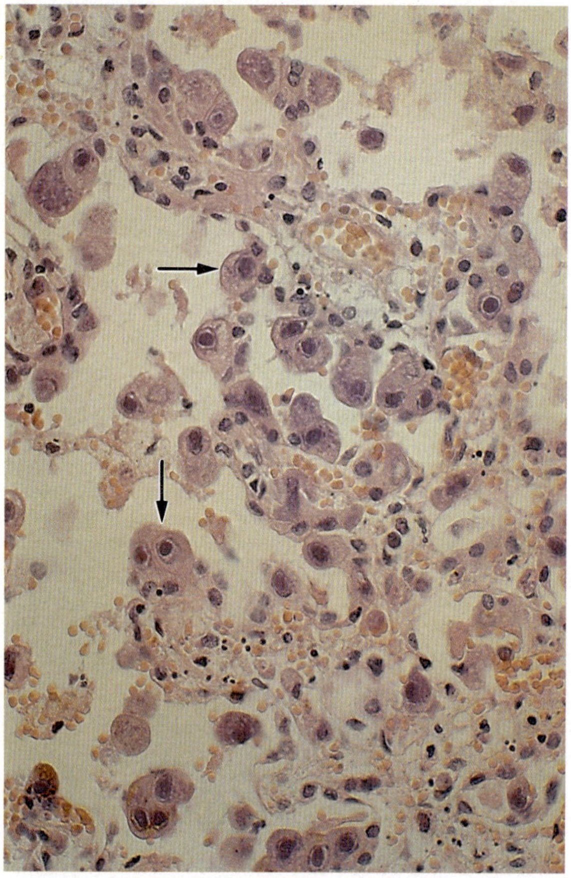

Abb. 11.**41** Zytomegalie-Pneumonie: Interstitielle Pneumonie mit gigantischen Riesenzellen (Pfeile) und virushaltigen Kerneinschlüssen (Eulenaugenkerne) (HE, Vergr. 1 : 200)

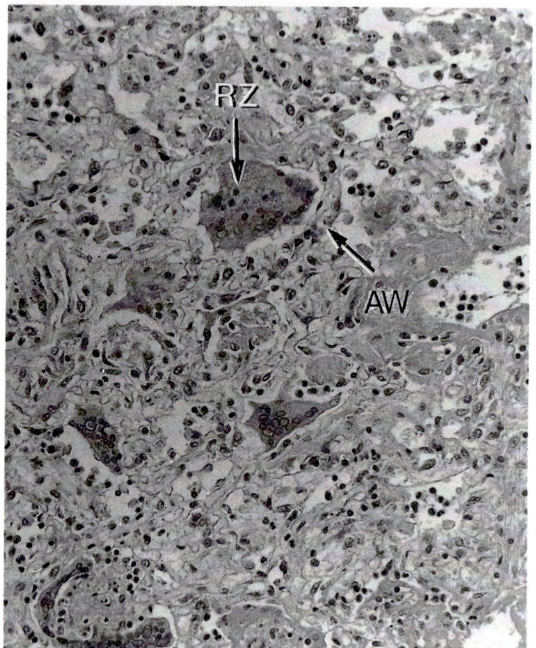

Abb. 11.**42** Masernpneumonie mit mehrkernigen Riesenzellen RZ; AW = Alveolarwand (HE, Vergr. 1 : 400)

Lungeninterstitium weist ein spärliches lymphoplasmazelluläres Infiltrat auf.

Klinik: Fieber, Epistaxis, Kopfschmerzen; grippöse, typhöse und pneumonische Verlaufsformen.

3. Mykoplasmen-Pneumonie

Pathogenese: Diese Pneumonieform wird vom wandlosen Bakterium Mycoplasma pneumoniae (S. 270) hervorgerufen und macht etwa ein Drittel aller nicht-hospitalisierten Pneumoniefälle aus. Betroffen sind meist Patienten jünger als 40 Jahre. Der Erreger haftet spezifisch auf Flimmerepithelien des Respirationstraktes, wobei ein besonderes Adhäsionsprotein (168-kD-Protein) den Fortgang der Entzündungsreaktion bestimmt. Bei einer erneuten Immunisierung damit wird das Lungengewebe noch dichter lymphohistiozytär infiltriert, die zelluläre Immunität wird vorübergehend supprimiert, die humerale Immunität zwar angekurbelt, bleibt aber ineffektiv.

Morphologie: Das Infiltrat ist meist einseitig im Unterlappen lokalisiert und wenig dicht. Histologisch liegt eine lymphohistiozytäre Entzündung vor, die sich von den Bronchiolen (akute Bronchiolitis) auf das alveoläre Interstitium (interstitielle Pneumonie) ausdehnt. Eine purulente Entzündungskomponente spricht für eine anderweitig bakterielle Superinfektion.

Klinik: Allmählicher Beginn mit trockenem Reizhusten und Fieber. Klinische Befunde oft disproportional gering im Vergleich zum Röntgenbefund. Besonders schwere Verlaufsformen bei immunkompromittierten Patienten.

4. Zytomegaliepneumonie

Pathogenese: Siehe S. 253.

Morphologie: Typisch für die Zytomegaliepneumonie ist eine interstitielle Pneumonie mit herdförmiger oder diffuser Ausprägung, bei der histologisch epitheliale, bis zu 30 µm große *Riesenzellen* mit bis zu 10 µm großen Kerneinschlußkörpern typisch sind. Diese Einschlußkörperchen findet man vorwiegend in Alveozyten (Abb. 11.**41**).

5. Masernpneumonie

Pathogenese: Siehe S. 258. – Masernviren können vorwiegend bei Kindern mit primärer oder sekundärer Störung des Immunsystems eine Pneumonie hervorrufen. Sie attackieren dabei das respiratorische Epithel bis zur Nekrose und bewirken eine Fusion der Alveozyten Typ II. Dadurch entstehen *mehrkernige Riesenzellen* mit nukleären Einschlußkörpern.

Morphologie: Das pathologisch-anatomische Korrelat einer Masernpneumonie ist eine Riesenzellenbronchitis, an die sich eine peribronchitische Herdpneumonie anschließt. Sie geht schließlich in eine diffuse interstitielle Pneumonie über. Dabei herrscht im alveolären Interstitium ein lymphoplasmozytäres Infiltrat vor (Abb. 11.**42**).

6. Grippepneumonie

Pathogenese: Die Grippepneumonie wird durch *Influenzaviren* hervorgerufen, welche eine besondere Affinität zum respiratorischen Epithel und zu den Alveolarepithelien haben (S. 257). Nach einer Infektion mit Grippeviren geht folglich die Epithelauskleidung der Bronchien- und der Alveolenwand zugrunde. Die Schädigung der Lungenkapillaren führt zunächst zu einer serösen, später zu einer hämorrhagischen Exsudatbildung. Die Bronchusschleimhaut ist dadurch gerötet und geschwollen. Die Alveolen hingegen kollabieren. Sie sind wegen der unterbrochenen Surfactantsynthese teilweise mit *hyalinen Membranen* austapeziert und enthalten ein lymphozytäres Infiltrat. Später wird das Nekrosegebiet bakteriell (oft Hämophilus influenzae oder Staphylokokken) besiedelt.

Morphologie: Die Grippepneumonie ist eine hämorrhagische Bronchopneumonie. Sie imponiert makroskopisch als *„bunte Pneumonie"*, weil hier bei bakterieller Superinfektion rote Herde (= Hämorrhagie), graue Herde (= Fibrinexsudation) und gelbe Herde (= Nekrose, Eiter) nebeneinander vorkommen. Ohne bakterielle Superinfektion dominiert eine interstitielle (hämorrhagische) Pneumonie mit nekrotisierender Bronch(iol)itis.

Komplikationen sind neben der bakteriellen Besiedelung (Antibiotikaprophylaxe) manchmal ein *Reye-Syndrom* in Form einer Leukoenzephalitis mit Leberverfettung (S. 22).

7. Pneumozystis-Pneumonie

Pathogenese: Diese Pneumonie wird durch Pneumozystis carinii (Pneumozystose) hervorgerufen. Der Erreger ist ein perfekter Phagosomenausweicher und kann erst nach Umhüllung mit spezifischen Antikörpern phagozytiert werden. Für seine Vernichtung ist offenbar aber auch eine funktionierende T-Lymphozytenabwehr notwendig. Dementsprechend trifft man die Pneumozystose nur bei Patienten mit gestörter Immunabwehr (s. AIDS). Früher fand man diese Pneumonie gehäuft auf Frühgeborenenstationen, was aber seit der UV-Bestrahlung der Raumluft zur Seltenheit geworden ist. Heute stellt die Pneumozystose die häufigste Erstmanifestation und die häufigste opportunistische Infektion bei AIDS-Patienten dar.

Morphologie: Das pathologisch-anatomische Korrelat einer Pneumozystispneumonie ist eine *diffuse interstitielle Pneumonie.* Dabei hat die dichte lymphoplasmazytäre Infiltration des alveolären Interstitiums dem Krankheitsbild die Bezeichnung interstitielle Plasmazellpneumonie eingetragen. Die Alveolarlichtungen sind mit schaumig- bis honigwabenartigen Erregermassen angeschoppt, in welchen nach Methenamin-Silberfärbung oder PAS-Reaktion die fungalen Zysten zu erkennen sind (Abb. 11.**43**). Bei AIDS-assoziierten Fällen fehlt das sonst typische plasmazelluläre Entzündungsinfiltrat weitgehend.

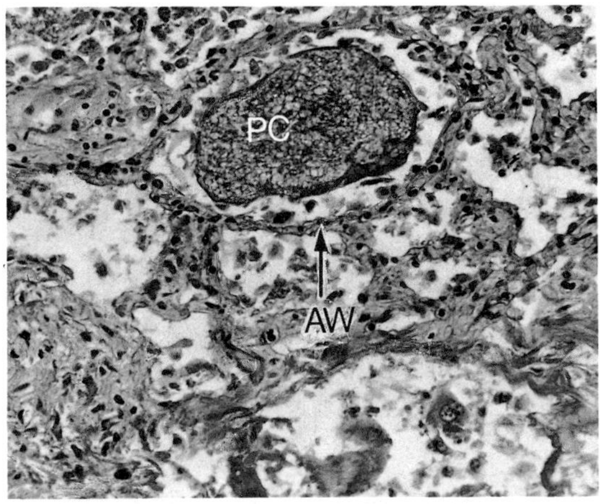

Abb. 11.**43** Pneumozystispneumonie mit schaumigem, PAS-positivem Material (PC = Erreger) im Alveolenlumen; AW = Alveolarwand (PAS, Vergr. 1 : 200)

Klinik: Trockener Husten, Dyspnoe, Fieber. Prognose: Jeder Pneumozystisinfekt bedeutet Abwehrsenkung auf ein niedereres Niveau.

8. Aspergilluspneumonie

Pathogenese: Meist handelt es sich um Aspergillus fumigatus, welcher besonders bei Patienten mit akuter Leukämie und unterdrückter Neutrophilenfunktion die Lunge invadiert. Die Schimmelpilze weisen zahlreiche Antigene und Toxine (z. B. Aflatoxin) auf. Je nach Abwehrlage kommt es zur nichtinvasiven (= allergische Form) oder zur invasiven (= nekrotisierende Form) Lungenaspergillose:

- *Allergische bronchopulmonale Aspergillose*
Sie tritt nur bei Asthmatikern auf, die Antikörper vom IgE- und IgG-Typ gegen Aspergillus fumigatus gebildet haben und beim Pilzkontakt eine Typ-I- und Typ-III-Überempfindlichkeitsreaktion gegen Aspergillusantigene entwickeln. Es handelt sich also um eine Kombination von Asthma bronchiale und exogen-allergischer Alveolitis (S. 644). Bestimmte Berufe wie Kürschner, Müller und Landwirte sind besonders exponiert.

Morphologisch ist dieses Krankheitsbild als eosinophile Herdpneumonie charakterisiert, die sich vor allem in der Lungenperipherie abspielt. Hier findet man kollabierte, mit eosinophilen Granulozyten durchwanderte Alveolen. Die Bronchienveränderungen entsprechen einer Bronchitis bei Asthma bronchiale.

Klinik: Asthma bronchiale, Eosinophilie, rezidivierende pulmonale Infiltrate mit systemischen Symptomen, Nachweis von Aspergillus fumigatus im Sputum, intrakutane Sofort- und Spätreaktion gegen Aspergillus fumigatus, spezifische IgE- und IgG-Antikörper im Serum; sackförmige zentrale Bronchiektasen.

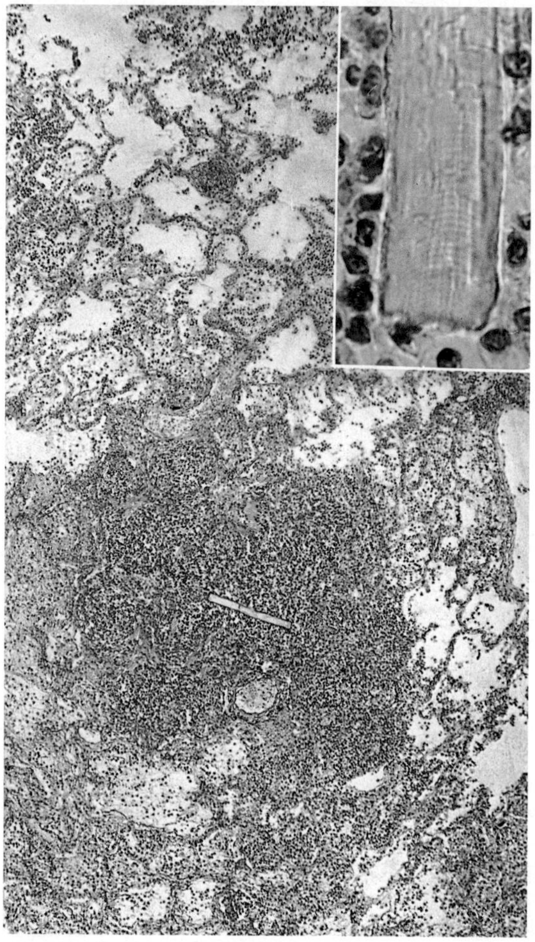

Abb. 11.**44** Chronische Aspirationspneumonie mit aspirierter quergestreifter Muskelfaser (Einschub!) als Fremdkörper (HE, Vergr. 1 : 75 und 1 : 500)

- *Nekrotisierende Aspergillusbronchopneumonie*

Betroffen sind hier Patienten mit derart gestörtem Immunsystem, daß kaum Aspergillusantikörper gebildet werden. Hinzu kommt, daß eine gleichzeitige Cortisontherapie die Phagozytose der Pilzsporen nahezu verhindert.

Morphologie: Bei dieser invasiven Aspergilloseform sind in erster Linie die kleinen Pulmonalarterien betroffen. Dabei wachsen die Pilzfäden (= Hyphen) ohne Rücksicht auf anatomische Strukturen quer durch die nekrotische Gefäßwand ins Gefäßlumen und verschließen schließlich mit entsprechender thrombotischer Ablagerung das Gefäß. Die Folge davon ist eine Koagulationsnekrose der Alveolarwände mit einer der Abwehrlage entsprechenden dürftigen Lymphozyteninfiltration. Das entzündliche Exsudat ist fibrinös-hämorrhagisch und enthält Pilze. Bleibt die Pilzinfektion über längere Zeit bestehen, so kann sie in eine granulomatöse Entzündung mit Granulomen vom Tuberkulosetyp (S. 240) übergehen.

9. Soorpneumonie

Pathogenese: Der Erreger dieser Pneumonie ist meist *Candida albicans*. Dieser Hefepilz ist ein physiologischer Schleimhautparasit, der bei Unterdrükkung der Neutrophilenfunktion, bei Immundefekten, bei Therapie mit Breitspektrumantibiotika, bei Endokrinopathien wie Diabetes mellitus, Hypoparathyreoidismus und Hypokortizismus innerhalb der physiologischen Keimflora die Oberhand gewinnt. Besonders gefährdet sind hospitalisierte Patienten. Sowie die schützende Epithelbarriere durch Entzündung, Verletzung oder Verbrennung durchbrochen ist, kommt es zur Pilzsepsis und dabei wiederum in erster Linie zur Soorpneumonie.

Morphologisch findet man eine abszedierende, peribronchiale Herdpneumonie.

Sekundäre Pneumonien

Allgemeine Definition und Pathogenese: Nahezu jede der aufgeführten primären Pneumonien kann sich als sekundäre Pneumonie einem vorbestehenden Lungenschaden aufpfropfen. Dabei neigen kardiale Lungenödeme zur viralen Besiedelung. Toxische Lungenödeme werden, ebenso wie Gewebsnekrosen, mit Bakterien überwuchert, während Lungenschäden bei Immundefekten oft mit Pilzen besiedelt werden.

1. Hypostatische Pneumonie

Pathogenese: Sie gehört zu den häufigsten Pneumonieformen und kommt dadurch zustande, daß bei bettlägerigen Patienten die paravertebralen und basalen Lungenabschnitte schlecht belüftet und durchblutet werden. Hinzu kommt noch ein Sekretstau in den Bronchien, welcher meistens den Auftakt zur bakteriellen Besiedlung gibt.

Morphologisch imponiert diese Form der Lungenentzündung als konfluierte Herdpneumonie in den Lungenunterlappen.

2. Aspirationspneumonie

Pathogenese: Das Einatmen von Fremdmaterial führt je nach Beschaffenheit des Aspirates zu Atelektasen, Pneumonie oder diffuser Alveolarschädigung. Besonders gefährdet sind benommene Bettlägerige und Bewußtlose, welche erbrechen. Besonders betroffen sind im Liegen der Schwerkraft entsprechend die dorsalen Ober- und apikalen Unterlappensegmente.

- *Akute Aspirationspneumonie*

In diesem Falle wird Magensaft (selten Äthanol oder Meerwasser) aspiriert, welcher durch seine proteolytischen und toxischen Inhaltsstoffe die Alveolarwände diffus schädigt (= Mendelson-Syndrom) und zu einem der Schocklunge ähnlichen Krankheitsbild

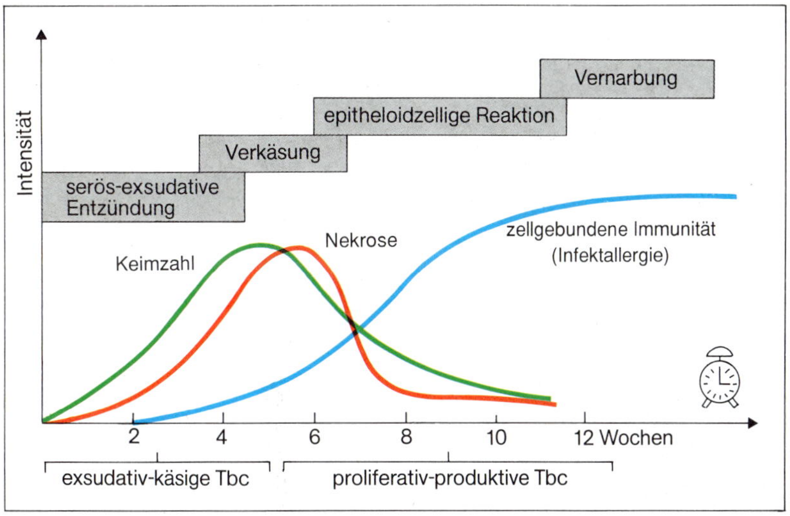

Abb. 11.**45** Kausale Pathogenese der Tuberkulose: Abhängigkeit der Entzündungsreaktion von der Infektallergie und von der zellgebundenen Immunität

(= diffuser Alveolarschaden, S. 618) führt. Erst bei bakterieller Besiedelung entsteht – mit Ausnahme von Pseudomonas (S. 632) – ein Lungenabszeß oder eine Lungengangrän.

- *Chronische Aspirationspneumonie*

Hier steht die Aspiration von nicht reizenden Fremdkörpern (z. B. Erdnüsse) im Vordergrund, welche zur Atelektase und chronischen Pneumonie führt, was als Bronchopneumonie mit segmentaler Verschattung imponiert (Abb. 11.**44**).

3. Peribronchiektatische Pneumonie

Pathogenese: Sie entsteht durch bakterielle Besiedelung des in den ausgeweiteten Bronchien rückgestauten Sekrets und führt im Thoraxröntgenbild zu streifigen Verdichtungen, vorwiegend im Bereich der basalen Unterlappensegmente.

Lungentuberkulose

Definition: Die Lungentuberkulose ist eine ansteckende Erkrankung, welche sich als akute oder als chronisch-granulomatöse Lungenparenchym-Entzündung (S. 240) manifestiert und beim Menschen vor allem durch Mycobacterium tuberculosis (Typus humanus oder Typus bovinus) ausgelöst wird.

Kausale Pathogenese: Wenn die gewebstoxische Komponente des Erregers das histologische Geschehen beherrscht, so tritt eine exsudativ-käsige Reaktion auf; wenn jedoch die zellgebundenen Immunitätsmechanismen ausgebildet sind, kommt es zur proliferativ-produktiven Reaktion (Abb. 11.**45**).

Exsudativ-käsige Reaktion

Sie beginnt in der Lunge unter dem Bild einer Pneumonie:

Gelatinöse Herdpneumonie: In dieser frühen Phase der Infektion mit hoher Keimvirulenz und geringer Resistenz breiten sich die Bakterien endobronchial aus und vermehren sich ungestört. Sie schädigen die Alveolarwand und rufen eine Desquamation der Alveolarepithelien sowie eine fibrinöse exsudative Entzündungsreaktion hervor, an der sich anfänglich auch neutrophile Granulozyten beteiligen, was makroskopisch als grau-glasige, wenige Zentimeter große Herde imponiert. Die gelatinöse Herdpneumonie wird meist im Primärstadium *(= Primärherd)* beobachtet, kann aber auch im Postprimärstadium wieder auftreten.

Käsige Bronchopneumonie: Sie geht aus der gelatinösen Herdpneumonie hervor. Formalpathogenetisch entscheidend sind dabei einerseits die Keimvermehrung und die Überempfindlichkeitsreaktion Typ IV, welche erst nach einigen Wochen voll in Gang kommt. Jetzt geht das Lungengewebe samt den Granulozyten zugrunde und erinnert makroskopisch an krümeligen Frischkäse, was dieser entzündlichen Nekroseform auch die Bezeichnung „Verkäsung" eingetragen hat (Abb. 11.**46**). Die Nekroseherde werden durch Epitheloidzellen und Makrophagen umstellt. Gelingt es ihnen, die Erreger zu vernichten, verkalkt der Entzündungsherd und heilt ab. Wenn dies nicht gelingt, entsteht die ulzerös-käsige Form:

Ulzerös-käsige Bronchopneumonie: In diesem Falle dehnt sich die nekrotische Gewebeeinschmelzung aus und die proteolytisch verflüssigten Nekrosemassen werden über einen entzündlich arrodierten Bronchus abgehustet. Zurück bleibt ein Hohlraum (= *tuberkulöse Kaverne*). Solche Pneumonieformen, die rasch fortschreiten, findet man vor allem bei Patienten mit geschwächter Resistenz; sie können im Primärstadium und im Postprimärstadium auftreten. Sie werden im Volksmund treffend als galoppierende Schwindsucht bezeichnet (Abb. 11.**47 a–d**).

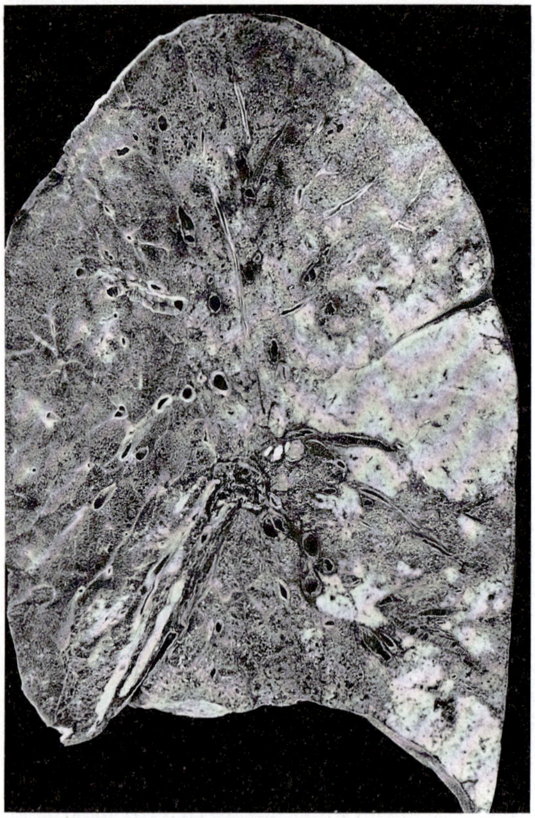

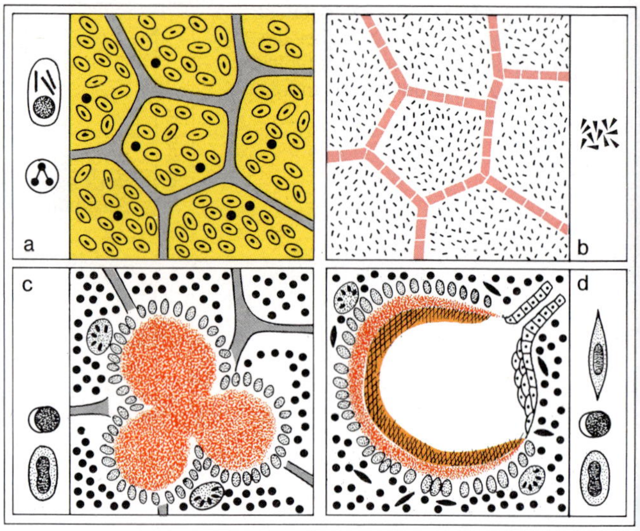

Abb. 11.**47a–d** Formalpathogenese der Lungentuberkulose:
a Beginn als seröse Entzündung mit großzelligem Exsudat
b Verkäsende Nekrose mit Kernfragmenten
c Bronchogene Streuung mit azinös-nodösen Herden
d Abtransport des nekrotischen Materials unter Zurücklassung einer Kaverne (mit Plattenepithelmetaplasie)

◀ Abb. 11.**46** Käsige, teils gelatinöse Pneumonie bei Lungentuberkulose

Proliferativ-produktive Reaktion

Durch die innerhalb von mehreren Wochen zunehmende Immunität (vornehmlich zellgebunden) nimmt die Keimzahl ab. Die restlichen Keime werden durch eine *chronisch-granulomatöse Entzündung* mit den Granulomen vom Tuberkulosetyp (Abb. 5.**54**) bekämpft. Je nachdem, ob der Entzündungsherd auf hämatogenem oder bronchogenem Weg entstanden ist, kommt es zur Ausbildung eines *Tuberkuloms* oder von *azinös-nodösen Streuherden:*

Tuberkulom: Damit wird ein mehrere Zentimeter großer tuberkulöser Rundherd bezeichnet, der auf hämatogenem Wege entstanden ist. Er entspricht in seinem histologischen Aufbau einem vergrößerten tuberkulösen Granulom (= Tuberkel).

Azinös-nodöse Streuherde: Sie gehen von einer Kaverne aus und entstehen folglich bronchogen. Diese Herde imponieren makroskopisch als einige Millimeter große, kleeblattförmige, weißgraue Herde (Abb. 11.**47c**). Histologisch entspricht jedes „Blatt" einem Tuberkel in einem Lungenazinus, der „Blattstiel" dem terminalen Bronchiolus. Bei guter Resistenz und damit bei guter Infektimmunität heilen diese Streuherde rasch ab. Es entsteht eine zirrhotische Tuberkulose:

Zirrhotische Lungentuberkulose: Sie entsteht in Form von schiefergrauen Narben anstelle des normalen Lungengewebes. Die ursprüngliche Kaverne wird dabei meist so narbig ummauert, daß sie offenbleibt und weiterstreut, so daß man oft eine zirrhotische Lungentuberkulose in den Oberlappen und azinös-nodöse Streuherde in den Unterlappen findet.

Lungentuberkulosestadien

Die Lungentuberkulose verläuft, wie die meisten chronischen Entzündungen mit Granulomen vom Tuberkulosetyp, in folgenden drei Stadien:

- Primärstadium (= Primäraffekttuberkulose),
- Sekundärstadium (= hämatogene Generalisation),
- Tertiärstadium (= Postprimärtuberkulose, Organtuberkulose).

Jedes dieser drei Stadien geht mit der Ausbildung besonderer Lungenveränderungen einher, die pathognomonisch sind und formalpathogenetisch von der jeweiligen Entzündungsreaktion bestimmt werden.

Primäraffekttuberkulose

Pathogenese: In diesem Fall beherrscht die exsudative Entzündungsreaktion die Szene, denn die Keime sind virulent, der Organismus ist jedoch ohne spezifische Antikörper schutzlos. Ebenso fehlt die Überempfindlichkeitsreaktion Typ IV, so daß der Organismus diesbezüglich eine Normergie aufweist. Da im Lungenobergeschoß ein höherer Sauerstoffpar-

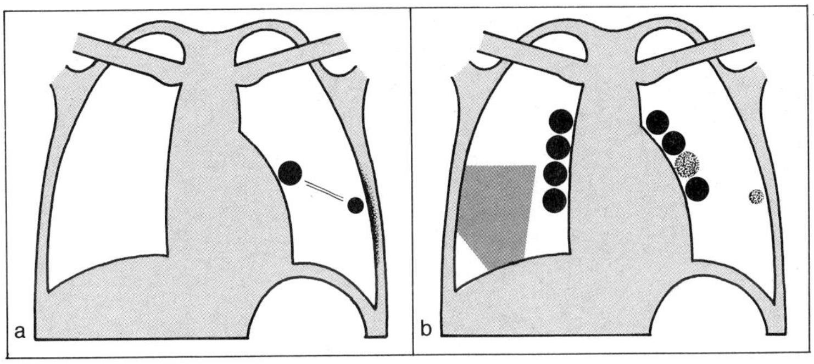

Abb. 11.**48a** u. **b** Primäraffekttuberkulose:
a Primärkomplex im Lungenmittelgeschoß mit subpleuralem Primärherd, Begleitpleuritis und käsiger Hiluslymphadenitis
b Lymphonoduläre Hilustuberkulose und Mittellappensyndrom

tialdruck vorherrscht als in den unteren Lungenregionen, stellt dieser Lungenabschnitt für die Tuberkelerreger einen optimalen Nistplatz dar. Das pathologisch-anatomische Korrelat des Primärstadiums (Abb. 11.**48 a** u. **b**) ist der Primärkomplex:

1. Primärkomplex

Morphologie: Er beginnt als subpleural gelegener Primärherd *(= Lungenpol).* Dieser (Ghon'sche Herd) ist in bestbeatmeten Lungenabschnitten nahe dem Interlobulärspalt des Lungenmittelgeschosses (unterer Teil des Lungenoberlappens oder oberer Anteil des Lungenmittel-, -Unterlappens) zu finden. Er besteht, wie erwähnt, zunächst aus einer gelatinösen, später aus einer käsigen Bronchopneumonie. Dabei wird meist auch die Pleura in den Entzündungsprozeß mit einbezogen, und es entwickelt sich eine Pleuritis sicca, die von einer Pleuritis exsudativa mit serofibrinösem Erguß abgelöst wird. Die Tuberkelbakterien werden größtenteils auf dem Lymphwege zu den regionären Hiluslymphknoten abtransportiert und rufen dort eine käsige Lymphadenitis hervor *(= Lymphknotenpol).* Meist verläuft das Primärstadium klinisch stumm. Der Lungenpol und Lymphknotenpol heilen oft bei guter Abwehrlage mit Hilfe eines granulomatösen Entzündungsgewebes ab, indem sie bindegewebig abgekapselt werden und etwa nach Ablauf eines Jahres verkalken. In solchen tuberkulösen Kalkherden können aber immer noch vitale Tuberkelbakterien vorhanden sein.

2. Lymphonoduläre Hilustuberkulose

Morphologie: Dehnt sich die lymphogene Erregerausbreitung von den Bifurkationslymphknoten auf die nachgeschalteten paratrachealen und tracheobronchialen Lymphknoten aus, so entsteht die *lymphonoduläre Hilustuberkulose,* bei der die Hiluslymphknoten knollig so verdickt sind (= *Kartoffeltuberkulose*), daß sie einen Bronchus hochgradig einengen können. Dies hat prästenotisch eine Bronchiektasie (S. 610) und poststenotisch eine Atelektasenbildung meist im Mittellappenbereich zur Folge, was klinisch auch als Mittellappensyndrom (= *Epituberkulose*) bezeichnet wird.

3. Lymphonoduläre Perforationsphthise

Morphologie: Eine ernste Komplikation ergibt sich, wenn ein verkäster Hiluslymphknoten in einen benachbarten Bronchus durchbricht, so daß keimhaltiges nekrotisches Material in das betreffende Lungensegment eingeatmet wird und zu einer Aspirationstuberkulose führt, die rasch fortschreitet. Bei schlechter Abwehrlage, wie sie bei Säuglingen oder Patienten mit Immundefekten vorhanden ist, kommt es zur Primärherdphthise:

4. Primärherdphthise

Morphologie: In diesem Fall schreitet die ulzerös-käsige Bronchopneumonie im Bereich des Primärherdes rasch zur Primärherdkaverne fort, bis schließlich die nekrotische Gewebseinschmelzung auch einen Bronchus erfaßt, so daß die Erreger bronchogen in die übrige Lunge ausgesät werden.

Hämatogene Generalisation

Pathogenese: Wird jedoch im Rahmen der Hiluslymphknotentuberkulose ein Gefäß arrodiert, so werden die Tuberkelerreger auf dem Blutwege verschleppt. Dies hat eine hämatogene Erregeraussaat in den gesamten Organismus zur Folge. Die hämatogene Generalisation geht meist von der käsigen Lymphadenitis des Primärkomplexes (= *Frühstreuung*), manchmal auch von einer reaktivierten Hiluslymphknotentuberkulose oder Organtuberkulose aus (= *Spätstreuung*). In der Regel gelangen dabei die Erreger mit der Lymphe über den Venenwinkel in den Blutstrom.

Verlaufsformen: Die hämatogene Aussaat schlägt in einer gewissen Abhängigkeit zu Alter und Resistenz des Patienten sowie Virulenz und Anzahl der Keime bestimmte Ausbreitungswege ein (Abb. 11.**49a** u. **b**):

- *Typhoide Form*

Bei hoher Virulenz und gleichzeitigem Immundefekt wird der schutzlose Organismus von den Tuberkelbakterien förmlich überrumpelt und überschwemmt. Es entsteht ein äußerst akut verlaufendes Krankheitsbild, bei dem die septisch-toxische Gewebszer-

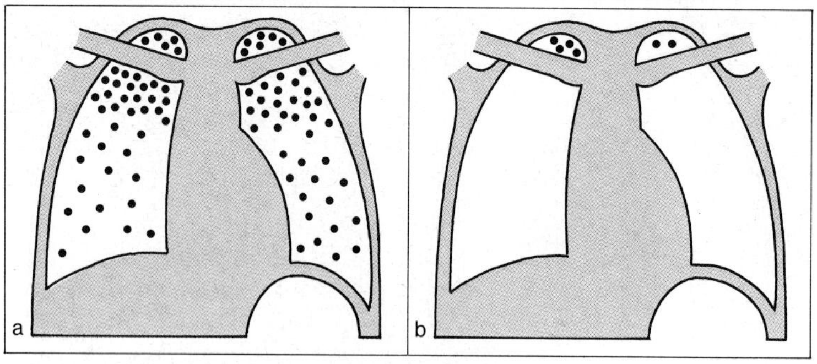

Abb. 11.**49a** u. **b** Sekundärstadium der Lungentuberkulose:
a Miliartuberkulose
b Apikaler Reinfekt (Simon-Spitzenherd)

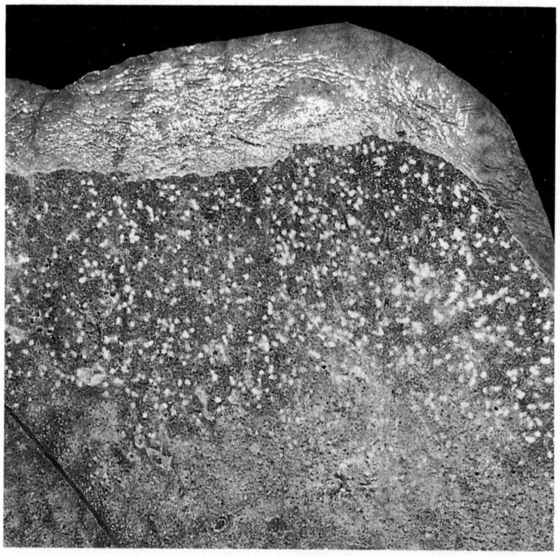

Abb. 11.**50** Makroskopie der pulmonalen Miliartuberkulose

störung dominiert und klinisch an der typhusähnlichen Symptomatik erkannt wird. Diese typhoide Form der hämatogenen Aussaat wird auch als *Landouzy-Sepsis* (= perakute Tuberkulosesepsis) bezeichnet.

- *Meningeale Form*

In diesem Fall liegt eine erhebliche Erregerüberschwemmung vor, die bei mäßiger Resistenz zur Keimabsiedelung in nahezu allen Organen (= *Miliartuberkulose*) führt, wobei die Meningitis tuberculosa das Bild und den Ausgang der Erkrankung bestimmt.

- *Pulmonale Form*

Dies ist die leichtere Form der hämatogenen Erregeraussaat. Sie konzentriert sich bei geringer Keimzahl auf die gut oxygenierte Lunge oder befällt bei etwas größerer Keimzahl auch noch wenige Organe des großen Kreislaufes. Dementsprechend unterscheidet man eine lokalisierte hämatogene Herdbildung und eine Miliartuberkulose:

1. Lokalisierte hämatogene Herdbildung

Pathogenese: In diesem Falle zeigt der Organismus eine gute Infektallergie (= *Hyperergie*) und Infektimmunität, so daß nur noch wenige Tuberkelbakterien ausgeschwemmt werden können, die mit einer proliferativen Entzündungsreaktion bekämpft werden. Sie siedeln sich mit Vorliebe in den Lungenspitzen ab, weil hier der Sauerstoffpartialdruck im Gewebe hoch, die Durchblutung jedoch relativ gering ist (= *apikaler Reinfekt*).

Morphologie: Die tuberkulösen Herde des apikalen Reinfektes werden als *Simonsche Spitzenherde* bezeichnet, sind mehrere Millimeter groß und gehen immer auch mit einer apikalen Pleuritis einher. Bei guter Infektimmunität heilt dieser Prozeß ab, so daß nur noch ein verkalktes Knötchen und eine apikale Pleuranarbe zurückbleiben, die wegen ihrer Kohlenstaubablagerung schiefrig-grau aussieht (= *schiefrig indurierte Spitzenschwiele*). Bei mäßiger Resistenz kommt es zur Verkäsung und kavernösen Einschmelzung des Spitzenherdes, was bei entsprechender Progredienz zum Einbruch in einen Bronchus und damit im Tertiärstadium zur bronchogenen Streuung führt. Sowie sich jedoch die Infektimmmunität verbessert, wird der verkäste Spitzenherd samt seinen Keimen durch Narbengewebe und Verkalkung abgekapselt (= *Kreideherd*), kann aber bei Resistenzminderung wieder aufblühen und im Tertiärstadium zum Streuherd werden.

2. Miliartuberkulose

Pathogenese: Formalpathogenetisch entspricht die Miliartuberkulose einer Septikopyämie. Sie kommt dadurch zustande, daß der Organismus eine schlechte Infektimmunität besitzt und mit Erregern überschwemmt wird. Je nach Alter des Patienten ändert sich auch die Streuquelle: Bei Säuglingen sowie bei Patienten mit Immundefekt ist es die Primärherdphthise, im Adoleszentenalter ist es meist der nicht abgeheilte Primärkomplex, beim Erwachsenen eine Organtuberkulose (tuberkulöse Epididymitis, Salpingitis, Spondylitis, bei Greisen meist eine reaktivierte Lymphknotentuberkulose.

Morphologie: Die miliare Lungentuberkulose zeichnet sich dadurch aus, daß beide Lungen sowie auch andere Organe mit zahlreichen 1–2 mm großen Knötchen durchsetzt sind, die makroskopisch als Hirsekörner (Milium = Hirsekorn) und radiologisch als „*Schneegestöber*“ imponieren (Abb. 11.**50**). Wie-

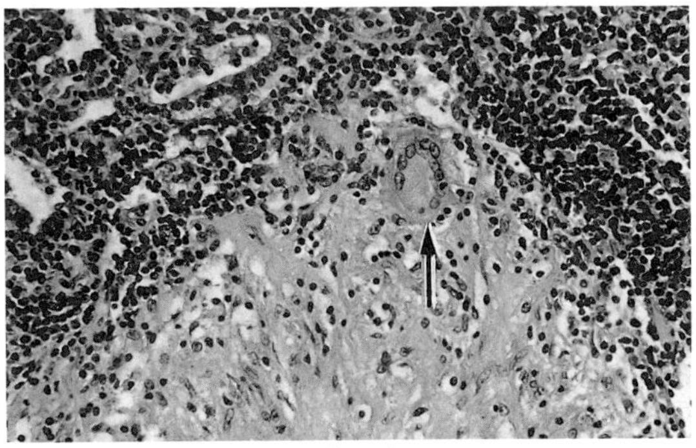
a

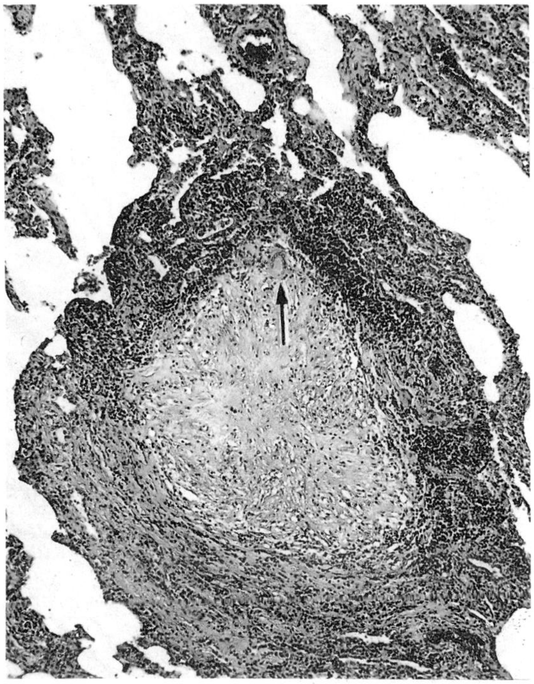
b

Abb. 11.**51 a** u. **b** Histologie der Miliartuberkulose in der Lunge. Identische Stelle mit Langhans-Riesenzelle pfeilmarkiert. **a** Vergr. 1:300, **b** Vergr. 1:100 (HE)

derum sind die Lungenobergeschosse bevorzugt. Histologisch handelt es sich je nach Infektimmunität um verkäste Herde oder um spezifische Granulome (= Tuberkel, S. 240). Eine hämatogene *Pleuritis exsudativa* fehlt selten (Abb. 11.**51 a** u. **b**).

Postprimäre Lungentuberkulose

Pathogenese: Über eine a) Reaktivierung (Exazerbation) alter (sub-)apikaler Streuherde nach unterschiedlich langer Latenz, b) Superinfektion noch nicht erloschener Läsionen oder c) Reinfektion nach abgelaufener Erkrankung werden die Erreger ausgestreut (chronische Streutuberkulose) und führen zur Parenchymzerstörung (Lungenphthise) (Abb. 11.**52 a–c**).

1. Primärherdphthise

Pathogenese: Sie kommt über die bronchogene Aussaat einer Primärherdkaverne zustande und greift so rasch um sich, daß sie innerhalb weniger Monate zum Tode führt (= galoppierende Schwindsucht).

2. Bronchialtuberkulose

Pathogenese: Sie entsteht dadurch, daß im Rahmen einer lymphonodulären Hilustuberkulose des Primärstadiums oder eines apikalen Reinfektes des Sekundärstadiums ein Bronchusast arrodiert wird, so daß sich die Keime direkt auf der Bronchialschleimhaut absiedeln können. Die Folge davon ist eine knotig-ulzeröse Bronchitis (Abb. 11.**52 a–c**).

3. Infraklavikuläres Frühinfiltrat

Pathogenese: Es kommt manchmal auf aerogenem Wege bei einem exogenen Reinfekt zustande. Meist aber entsteht es bronchogen entweder durch Reaktivierung eines *Simon-Spitzenherdes* oder eines alten Lungenherdes.

Morphologie: Das infraklavikuläre Frühinfiltrat (=*Assmann-Infiltrat*) ist 2–3 cm groß und liegt im Lungenobergeschoß. Im Thoraxröntgenbild ist es meist unterhalb des Schlüsselbeins zu finden. Das weitere Schicksal hängt von der Infektimmunität und der Therapie ab. Eine erfolgreiche Therapie führt zur Abheilung des verkästen Herdes mit Vernarbung und Verkalkung. Ist dies aber nicht der Fall, so wird der Herd des infraklavikulären Frühinfiltrates nach Einschmelzung und Abhusten zur Frühkaverne. Das gleiche Schicksal hat auch der Simon-Spitzenherd.

4. Kavernöse Lungentuberkulose

Morphologie: Sie beginnt mit der Frühkaverne und endet ohne adäquate Therapie als chronische Kaverne und stellt das morphologische Korrelat der offenen Tuberkulose dar. Als „offen" wird sie deshalb bezeichnet, weil die infektiösen Tuberkelbakterien direkt mit der Atemluft des Patienten in Kontakt kommen, durch den Hustenvorgang nach außen geschleudert werden und auf aerogenem Wege andere Menschen anstecken können.

- *Frühkaverne*

Sie kann im Primärstadium aus dem Primärherd, im Sekundärstadium aus dem Simon-Spitzenherd und im Tertiärstadium aus dem infraklavikulären Frühinfiltrat hervorgehen und steht mit dem Ableitungsbronchus in Verbindung (= *offene Tuberkulose*). Durch das Husten gelangt infektiöses Material in die übrige Lunge oder nach Verschlucken des Sputums in den Gastrointestinaltrakt. Meist bleibt es aber nicht bei der entzündlichen Arrosion des Bronchus. Auch sein Begleitgefäß wird arrodiert, so daß das Sputum blutig wird (= *Hämoptyse*). Größere Blutungen führen zum Bluthusten (= *Hämoptoe*) und bestürzen Patient und Arzt gleichermaßen.

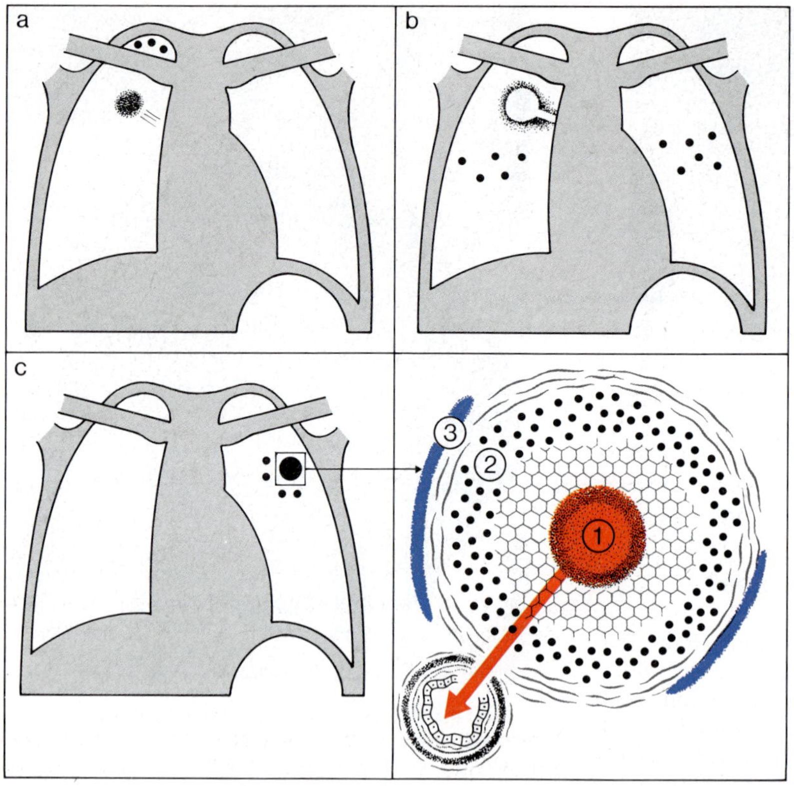

Abb. 11.**52a–c** Formen der Postprimärtuberkulose:
a Infraklavikuläres Frühinfiltrat (Assmann-Infiltrat)
b Kavernöse Lungentuberkulose mit kleeblattförmigen azinös-nodösen Tuberkuloseherden
c Tuberkulom mit typischer Schichtung:
1 = zentrale Nekrose (rot)
2 = entzündlich verändertes Lungengewebe mit perifokalem zellulärem Infiltrat
3 = und teilweise verkalkter Bindegewebskapsel (blau)

• *Chronische Kaverne*
Mit der Zeit stellt sich ein gewisser Gleichgewichtszustand zwischen entzündlicher Gewebseinschmelzung und reparativem spezifischem Granulationsgewebe ein. Die ungereinigte, mit Käsemassen ausgekleisterte Kaverne wird allmählich vom Bronchus her mit Plattenepithel austapeziert und das nekrotische Wandmaterial verkalkt, so daß die chronische, nunmehr gereinigte Kaverne offenbleibt (Abb. 11.**53**). Meist werden die Gefäße in der Kavernenumgebung durch eine entzündliche Intimafibrose (S. 446) verschlossen. In einigen Fällen schreitet aber die entzündliche Schädigung der Gefäßwand schneller fort als die fibrotische Obliteration. Dadurch entsteht über eine tuberkulöse Vaskulitis ein *mykotisches Aneurysma* (S. 453), welches durch die intrathorakale Druckerhöhung beim Husten leicht einreißt und zur tödlichen Aneurysmaruptur führt, was klinisch als *Blutsturz* imponiert (Abb. 11.**54**).

5. Azinös-nodöse Lungentuberkulose

Morphologie: Sie geht von einer Kaverne aus und entsteht bei guter Resistenz (Abb. 11.**47c**). Das morphologische Korrelat ist die Ausbildung kleeblattförmiger Streuherde (S. 636).

6. Tuberkulom

Morphologie: Darunter versteht man einen mehrere Zentimeter großen Rundherd (Abb. 11.**52c**), der mit einer vernarbten und verkalkten Bindegewebskapsel virulente Erreger enthalten kann und folglich ruht, bis er aktiviert wird. Manchmal schreitet die verkäsende Nekrose in ihm jedoch fort, bis ein Anschluß an einen Bronchus gefunden ist. Dies hat eine bronchogene Streuung, eine Bronchialtuberkulose und/oder eine schubweise fortschreitende Lungentuberkulose zur Folge.

Komplikationen der Lungentuberkulose

1. *Narbenemphysem* (S. 624) durch narbigen Ersatz des tuberkulös zerstörten Lungengewebes.
2. *Tuberkulöse Lungenzerstörung* (= destroyed lung) im Rahmen einer zirrhotischen Lungentuberkulose mit Vernarbung, Atelektasen und Bronchiektasen.
3. *Narbenkarzinom* (= Kavernenkarzinom) in der Lungenperipherie gelegene Adenokarzinome. Sie entstehen meist über die Epitheldysplasien in den chronischen Lungenkavernen (S. 651).
4. *Cor pulmonale* (S. 401) durch die restriktive und obstruktive Ventilationsstörung.
5. *Aspergillom* (S. 272) infolge sekundärer Besiedelung des nekrotischen Kavernenmaterials mit Aspergilluskeimen (= sog. Höhlenaspergillose).
6. *Mykotisches Aneurysma* (S. 453) infolge Übergriffs der Entzündung auf die Gefäßwand. Bei Ruptur Hämoptoe und Blutsturz.
7. *Pleuraempyem* bei Übergriff eines subpleuralen Käseherdes auf die Pleura, meist mit der Bildung einer bronchopulmonalen Fistel verbunden.

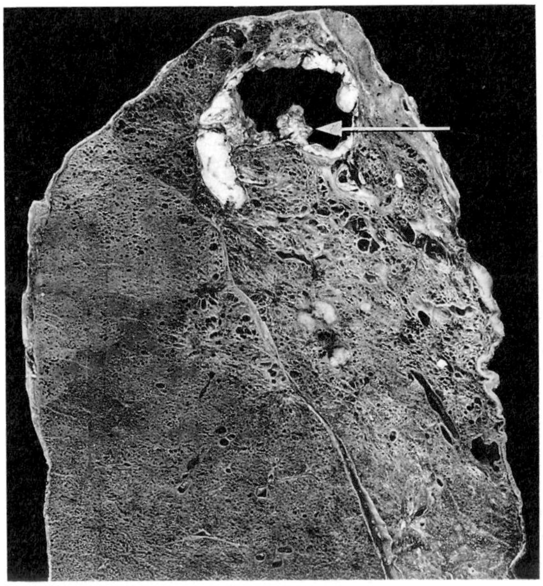

Abb. 11.**53** Tuberkulöse Oberlappenkaverne (Pfeil)

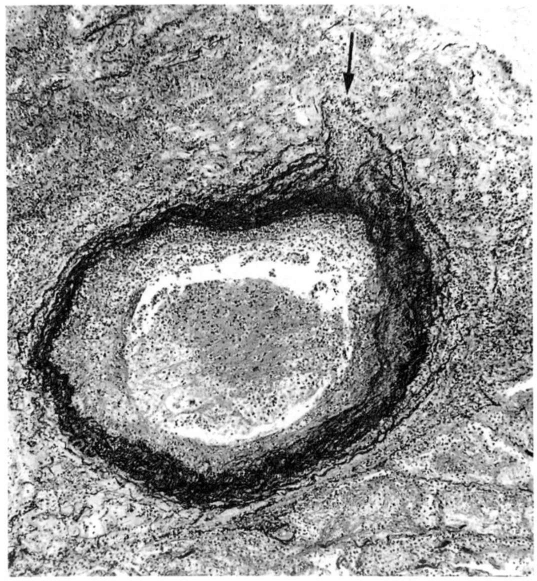

Abb. 11.**54** Mykotisches Aneurysma eines Gefäßes (Pfeil) im Wandbereich einer tuberkulösen Kaverne (EvG, Vergr. 1:80)

8. *Sekundäre Amyloidose* (S. 61) im Rahmen der chronischen Entzündung.
9. *Terminale gelatinöse Pneumonie* oder miliare Aussaat bei Zusammenbruch der Infektabwehr (= Anergie).

Sarkoidose

Definition: Bei der Sarkoidose (= Morbus Boeck) handelt es sich um eine mehr oder minder generalisierte Mykobakterien-assoziierte Erkrankung, die mit einer granulomatösen Entzündungsreaktion einhergeht und vor allem die Lungen sowie die tracheobronchialen Lymphknoten befällt.

Pathogenese: Siehe S. 236. – Immunologisch ist die Krankheit durch eine verstärkte zelluläre Immunreaktion in den befallenen Organen charakterisiert. Im Gegensatz hierzu ist die zelluläre Immunität im peripheren Blut abgeschwächt, was sich in einer verminderten Anzahl zirkulierender T-Lymphozyten und negativen Hauttests (= kutane Anergie) äußert. Gleichzeitig ist die B-Zell-Aktivität gesteigert.

Morphologie: Die Sarkoidose geht histologisch mit Epitheloidzellgranulomen einher. Fast immer sind Hiluslymphknoten und Lungen befallen. Dem bereits geschilderten pathogenetischen Konzept entsprechend (S. 236) lassen sich in der Lunge histologisch folgende Stadien unterscheiden:

- *Initialstadium* mit lymphozytenreicher Alveolitis und wenigen kleinen Granulomen,
- *mittleres Stadium* mit floriden zellreichen Granulomen,
- *Spätstadium* mit Vernarbung der Granulome und ausgedehnter interstitieller Lungenfibrose.

Während die Lungenveränderungen in den beiden ersten Stadien noch reversibel sind, bleiben im Fibrosestadium Funktionsausfälle zurück.

Weitere Organmanifestationen sind:
- Uveoparotitis (= Heerfordt-Syndrom: 5–20%),
- Hautbefall (etwa 10%),
- Leberbefall (60%),
- Milzbefall (25%),
- Knochenbefall (= Ostitis cystica multiplex Jüngling: 5%),
- Herzbefall (5–30%),
- ZNS-Befall (5%).

Klinik: Die beste Prognose hat die von Anfang an akut verlaufende Sarkoidoseform (Löfgren-Syndrom) mit Hiluslymphomen, Fieber, Erythema nodosum, Arthralgien. Sie bildet sich in den meisten Fällen im Verlaufe von 1 bis 2 Jahren spontan zurück. Ungünstiger ist die primär-chronische Verlaufsform der Sarkoidose, die wenig Symptome macht. Therapie: Cortison.

Staublungenkrankheiten

Normalerweise werden die Staubpartikel der Einatmungsluft in den oberen Atemwegen abgefangen und über den Mukoziliarapparat wieder aus dem Organismus geschafft. Lediglich Staubpartikel, welche kleiner als 5 µm im Durchmesser sind, erreichen die terminalen Bronchiolen und gelangen schließlich in die Alveolen. Je nachdem, ob es sich um anorganische oder organische Stäube handelt, beherrscht eine physikalisch-chemisch ausgelöste (= Pneumokoniose) oder eine allergische (= exogen-allergische Alveolitis) Entzündungsreaktion das Bild:

Pneumokoniosen

Allgemeine Definition: Pneumokoniosen stellen Lungenerkrankungen dar, die durch inhalierte anorganische Stäube ausgelöst werden. Sie sind größtenteils als *Berufserkrankungen* anerkannt.

Bei den meisten Pneumokoniosen ist das pathogene Staubmaterial kristallin und enthält Quarz (= SiO_2) oder Silikate (= Me_x-SiO_4).

Allgemeine Pathogenese: Die inhalierten Staubpartikel werden, in den Alveolen angelangt, zunächst von den Alveolarmakrophagen phagozytiert und anschließend via alveoläres Interstitium zu dem im peribronchovaskulären Bindegewebe beginnenden Lymphgefäßsystem abtransportiert. Die siliziumhaltigen Mikrokristalle „verkleben" durch kovalente Bindungen mit der Phagosomenmembran, so daß sie im Rahmen der physiologischen Zytoplasmabewegung einreißt (S. 35). Dadurch aber werden lysosomale Proteasen freigesetzt, welche ihrerseits eine seröse Entzündungsreaktion in Gang bringen und auch die Makrophagen aktivieren. Nun folgt ein Teufelskreis, der folgendermaßen aussieht: Staubpartikelphagozytose → Makrophagenaktivierung mit Proteasenfreisetzung, Prostaglandinsynthese, Proteasenfreisetzung und T-Helferzell-Stimulation → Entzündung → Staubpartikelfreisetzung (zelluläre Regurgitation). Die Makrophagen, welche nicht mit den aufgenommenen Staubteilchen fertig werden (= *Koniophagen*), geben nun Faktoren wie γ-Interferon, IL-1, PDGF, Fibronektin (S. 218) ab, welche die Lungenfibroblasten zur Proliferation und zur Kollagensynthese antreiben. Auf diese Weise entsteht eine chronische granulomatöse Entzündung mit Granulomen vom Fremdkörpertyp (S. 246). Durch den parallel dazu verlaufenden Vernarbungsprozeß wird ein Teil der pathogenen Staubpartikel ins hyalinisierte Bindegewebe eingemauert, so daß das Granulom schichtweise an Größe zunimmt. Durch die fortgesetzte Staubexposition und durch den im Lungengewebe stetig sich wiederholenden Prozeß *„Staubphagozytose ⇌ Staubfreisetzung"* treten aber an der Granulomperipherie immer wieder freie Staubpartikel auf und unterhalten den chronischen Entzündungsvorgang im Lungeninterstitium. Dies zieht eine interstitielle Lungenfibrose und ein zentroazinäres Lungenemphysem (S. 622) nach sich.

1. Silikose

Definition: Unter einer Silikose versteht man eine im allgemeinen *chronisch fortschreitende Lungenfibrose, welche durch die Inhalation von quarzhaltigem Staub verursacht* wird.

Ätiologie: Die Silikose wird nur nach Inhalation von Quarzstaub (= *Siliziumdioxyd*) oder von quarzhaltigen Mischstäuben beobachtet. Die pathogenen Staubpartikel müssen „lungengängig" sein und eine Teilchengröße von 0,5–6 μm haben. Gefährdet sind Arbeiter im Bergbau, der steinbearbeitenden Industrie, Keramik- und Putzmittelindustrie sowie Gußputzer und Sandstrahlreiniger. Die Silikose tritt nach einer Staubexpositionszeit zwischen 18 Monaten und 30 Jahren auf.

Morphologie: Das pathologisch-anatomische Charakteristikum einer Lungensilikose sind die 2–5 mm großen Silikosegranulome (Abb. 11.**55**). Sie sind histologisch konzentrisch geschichtet und lassen ein zellfreies Zentrum aus hyalinisiertem Bindegewebe erkennen, welches von einem zellarmen kollagenreichen Gewebe umgeben ist. Darin findet man Gewebespalten mit eingeschlossenen doppelbrechenden Silikatkristallen. In der äußersten Schicht spielt sich eine chronische Entzündung mit zahlreichen staubphagozytierenden Makrophagen (= *Koniophagen*) und einem Lymphozyteninfiltrat ab. Da bei der Silikose die granulomatöse Entzündung dort entsteht, wo die staubbeladenen Makrophagen gleichsam ihren Müll abladen, findet man die Silikosegranulome im perivaskulären und im periobronchiolären Bindegewebe. Aus diesem Grunde können in älteren Silikosegranulomen oft noch Reste obliterierter Gefäße und Bronchiolen nachgewiesen werden (Abb. 11.**56a** u. **b**).

Makroskopisch findet man diese Granulome vornehmlich in den Mittelgeschossen der Lunge. Sie konfluieren später zu mehreren zentimetergroßen Konglomeratknoten und treten entsprechend der Lymphabtransportroute auch in den paratracheobronchialen Lymphknoten sowie im subpleuralen Bindegewebe auf. In der Folge reagiert das extraalveoläre Lungeninterstitium (= peribronchovaskuläres Bindegewebe) mit einer progressiven Fibrose und das Pleuragewebe mit einer Pleurafibrose.

Klinik: Die Silikose verläuft in drei Stadien mit unterschiedlichem Schweregrad:
Silikosegrad I: mit Hiluslymphknotenvergrößerung und fein-retikulärer Zeichnung der Lungenperipherie,
Silikosegrad II mit knötchenförmiger Verschattung in den Mittelfeldern (= Schneegestöberlunge),
Silikosegrad III: mit Verschmelzung der Knötchen zu größeren Schwielen (= Ballungen).

Komplikationen:

1. *Chronische Bronchitis* (S. 611),
2. *Narben- und/oder zentroazinäres Lungenemphysem* (S. 624),
3. *Silikotuberkulose* als Verbindung einer Silikose mit einer aktiven Lungentuberkulose. Quarzstaubexponierte Patienten erkranken etwa 100mal häufiger an Tuberkulose als die übrige Bevölkerung.
4. *Cor pulmonale:* Die Silikose führt mit der Zeit zu einer restriktiven und obstruktiven Ventilationsstörung und kann schließlich im chronischen Cor pulmonale enden (S. 401).

2. Silikatosen

Definition: Silikatosen sind progressive Lungenfibrosen, welche durch die Inhalation von Silikaten (= Siliziumtetroxyd) hervorgerufen werden.

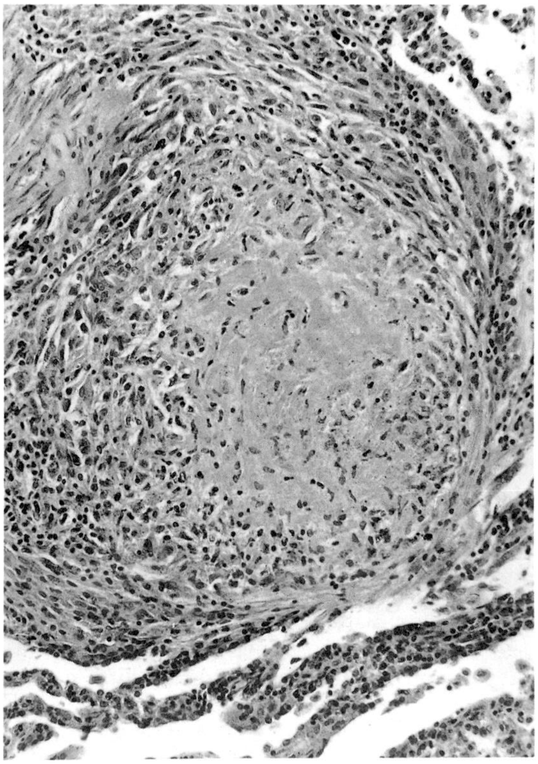

Abb. 11.**55** Nicht ganz frisches silikotisches Granulom in der Lunge mit zentraler kollagenfaseriger Hyalinisierung und einem Kranz aus „staubfressenden" Histiozyten (= Koniophagen) (HE, Vergr. 1 : 200)

a

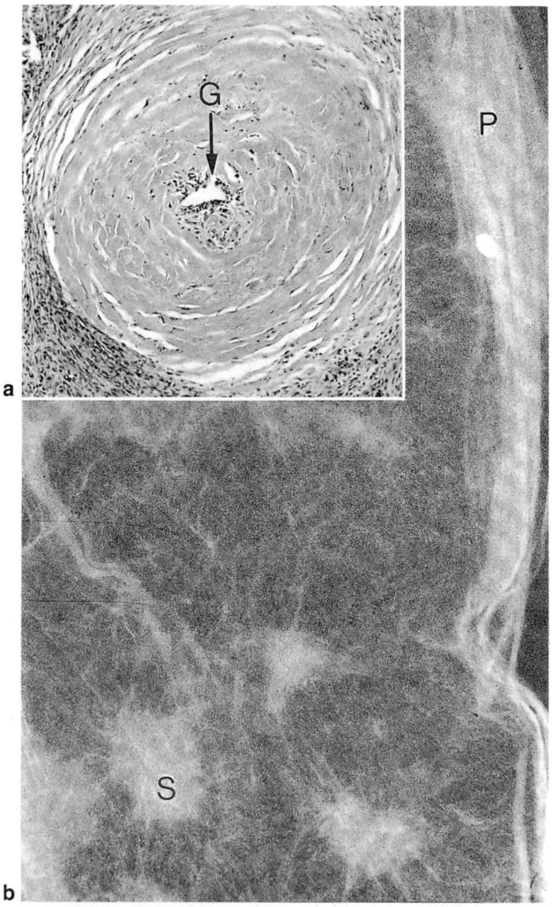

b

Abb. 11.**56a** u. **b** Feingewebliches Röntgenbild einer Lungensilikose nach vorgängiger Formalindampffixation. P = Pleura; S = Silikoseknötchen. Einschub: altes Silikoseknötchen mit zentralem Gefäß (G) (HE, Vergr. 1 : 100)

Die Ätiologie und Pathologie der wichtigsten Silikatosen ist in Tab. 11.**11** zusammengestellt. Die Asbestose wird im folgenden gesondert besprochen, weil sie im Gegensatz zu den anderen Pneumokoniosen maligne Lungen- oder Pleuratumoren hervorruft.

Pathogenese: Die *Asbestose* wird durch hydratisierte Silikate hervorgerufen. Diese sind vor allem als Industrie- und Umweltstäube von besonderer Bedeutung (S. 151) und rufen über den bereits beschriebenen Mechanismus eine chronische Entzündung hervor, unter der die Bronchial- und Alveolarepithelien sowie die Pleuramesothelien besonders leiden (Tab. 11.**11**).

Morphologie: Die *Asbestose* beginnt als desquamative interstitielle Pneumonie mit Abschilferung der geschädigten Alveolarepithelien und intraalveolärer Anhäufung von asbestfaserphagozytierenden Makrophagen. Später mündet die Asbestose in eine diffuse interstitielle Lungenfibrose ein, deren Schweregrad von der herdförmigen bis zur fibrös-zystischen Fibrose reicht. Sie ist besonders in den Mittel- und Unterfeldern ausgeprägt. Histologisch beweisend sind die Asbestkörperchen. Diese sind etwa 20 μm lang, haben keulenförmige Enden und werden von einem eisenhaltigen Mantel umhüllt (Abb. 4.**16**). Als Asbestexpositionsindikatoren gelten die Pleuraplaques (S. 656).

Komplikationen:
1. *Periphere Adenokarzinome* im Bereich der Unterlappenbronchien,
2. *Mesotheliome* der Pleura und des Peritoneums (S. 656),
3. *Cor pulmonale* (S. 400).

3. Kohlenstaubpneumokoniose

Definition: Es handelt sich um eine Lungenerkrankung, die bei Kohlenbergarbeitern nach 10–20 Jahren Bergarbeit durch Einatmung von Kohlenstaub hervorgerufen wird und entweder als einfache Kohlenstaubpneumokoniose oder als progressiv-massive Fibrose vorkommt.

Die Kohlenstaubpneumokoniose gehört zu den ältesten Berufserkrankungen des Menschen.

Tabelle 11.**11** Ätiologie und pathologische Anatomie der Silikatosen

Silikatose	Ätiologie (Beruf)	Pathologische Anatomie
Asbestose	hydratisierte (S. 151) faserförmige Silikate	interstitielle Lungenfibrose periphere Lungenadenokarzinome Mesotheliome (S. 656)
Bauxitfibrose (= Aluminiumlunge)	Silikate und Aluminiumhydroxyd	interstitielle Lungenfibrose Pleuraverschwartung
Berylliose	a) Beryllium-Aluminium-Silikate (Berylliumbergbau) b) Berylliummetallpulver (Leuchtröhren)	interstitielle Lungenfibrose mit Granulomen vom Sarkoidosetyp (S. 237)
Kaolinpneumokoniose	hydratisiertes Aluminiumsilikat (Papier-, Keramikindustrie)	herdförmige interstitielle Lungenfibrose
Siderokoniose	eisenhaltige Silikate und Quarz (Erzbergbau)	interstitielle Lungenfibrose mit Silikosegranulomen (Abb. 11.**54**)
Talkumpneumokoniose	hydratisierte, faserförmige Magnesiumsilikate (Gummiverarbeitung)	interstitielle Lungenfibrose mit Granulomen vom Fremdkörpertyp (S. 246)

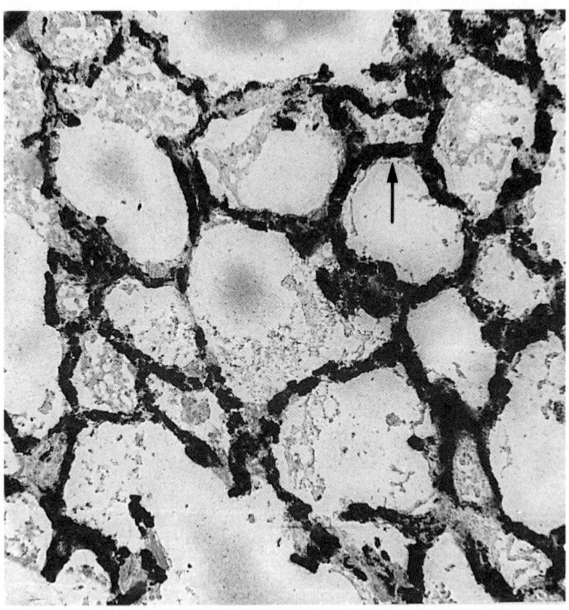

Abb. 11.**57** Anthrakoselunge (reine Anthrakose) mit spangenförmiger Kohlestaubeinlagerung in Alveolenwände (Pfeil) (HE, Vergr. 1 : 150)

Pathogenese: Für das Ausmaß der Lungenschädigung ist der Quarzanteil des inhalierten Staubes ausschlaggebend. Da Kohlenstaub eine große Absorptionsfläche für Serumproteine bildet, wird angenommen, daß solche Staubproteinkomplexe antigene Eigenschaften haben, auf welche der Organismus reagiert. Dies könnte auch erklären, weshalb in einigen Fällen die Kohlenstaubpneumokoniose von einer rheumatoiden Arthritis begleitet wird (= *Caplan-Syndrom*):

- *Einfache Kohlenstaubpneumokoniose* (= *reine Anthrakose*)

In diesem Fall wird der Kohlenstaub in den Alveolen rund um die respiratorischen Bronchiolen herum abgelagert und ruft über eine Bronchiolitis ein zentroazinäres Lungenemphysem hervor (Abb. 11.**57**). Das gesamte subpleurale Lungengewebe wird schwarz (= Anthrakose).

- *Progressiv-massive Fibrose* (= *Anthrakosilikose*)

Bei massiver fortgesetzter Kohlenstaubexposition in Kombination mit Silikaten tritt zum zentroazinären Emphysem noch eine erhebliche Lungendestruktion hinzu. Histologisch findet man spinnenförmige Staubknötchen, bestehend aus Kohlenstaub und einstrahlenden Kollagenfasern. In der Peripherie der Staubknötchen sieht man ein lymphozytäres Infiltrat, im Zentrum oft ein obliteriertes oder zerstörtes Gefäß. Manchmal findet man in den größeren Staubknötchen Gewebszerfallshöhlen (= *Phthisis atra*), die auf die lokale Ischämie zurückzuführen sein dürften. Sie veranlaßt auch zusammen mit der Entzündung den fibrotischen Lungenumbau und das perifokale Emphysem. Die Hiluslymphknoten sind oft durch die Speicherung des anthrakotischen Staubes so entzündlich vergrößert, daß sie Gefäße und Bronchien erheblich stenosieren.

Exogen-allergische Alveolitis

Definition: Unter dem Begriff exogen-allergische Alveolitis werden Lungenerkrankungen zusammengefaßt, die durch Inhalation von organischen Stäuben mit allergenen Eigenschaften hervorgerufen werden (= *Überempfindlichkeitspneumonie*).

Bei dem pathogenen Staubmaterial handelt es sich vor allem um thermophile Aktinomyzeten, Schimmelpilze und Vogelproteine. Bei entsprechender Exposition als Berufserkrankung anerkannt (BeKV Nr. 4201).

Pathogenese: Die ätiologisch entscheidenden Inhalationsantigene und die entsprechenden Krankheitsbilder der exogen-allergischen Alveolitis sind in Tab. 11.**12** aufgeführt. Weshalb und wodurch es bei den einzelnen Patienten nach entsprechender Staubexposition zu dieser Lungenerkrankung kommt, ist immer noch nicht befriedigend erklärt. Es wird vermutet, daß in diesen Fällen, ähnlich wie bei der Sarkoidose, das *Zusammenspiel des T- und B-Zell-Systems unausgewogen* ist. Viele Befunde weisen darauf hin, daß die betroffenen Patienten auf das inhalierte Antigen mit Überempfindlichkeitsreaktionen vom Typ III sowie vom Typ IV (S. 194) reagieren. Für eine immunkomplexvermittelte Gewebsschädigung (Typ III) sprechen die IgG-Antikörper (= Präzipitine) gegen das Inhalationsantigen im Serum sowie der akute zeitliche Ablauf der Erkrankung (Symptome 6–24 Stunden nach Exposition). Für eine zellvermittelte Reaktion (Typ IV) sprechen die für die Erkrankung typischen Granulome vom Sarkoidosetyp.

Morphologie: Die exogen-allergische Alveolitis ist histologisch als *granulomatöse interstitielle Lungenentzündung* charakterisiert. Typisch für diese Entzündung ist ein lymphoplasmozytäres Infiltrat, welchem Epitheloidzellen, Makrophagen und mehrkernige Riesenzellen beigemengt sind. Dieses Infiltrat verdichtet sich zu miliaren Granulomen (Überempfindlichkeitsgranulome) vom Sarkoidosetyp (S. 237). Es beginnt in der Nähe des terminalen Bronchiolus und setzt sich später bis in die Alveolen fort. Ein BOOP-Syndrom (S. 611) fehlt selten.

Im Spätstadium nach chronischer Allergenexposition trifft man einen zystisch-fibrotischen Umbau des Lungenparenchyms an, was äußerlich an der knotigen leberzirrhoseähnlichen Pleurabuckelung zu erkennen ist.

Klinisch findet man bei den Fällen exogen-allergischer Alveolitis in der Anamnese eine entsprechende Staubexposition, welche zu einer restriktiven Ventilations- und Diffusionsstörung führt. Nur bei entsprechender Expositionsprophylaxe ist die Prognose gut.

Interstitielle Lungenfibrose

Definition: Unter dem Begriff „interstitielle Lungenfibrose“ werden Lungenerkrankungen zusammengefaßt, die aus einer im Lungeninterstitium sich abspielenden Entzündung hervorgehen. Die interstitielle Lungenfibrose wird deshalb von einigen Autoren auch als *chronische interstitielle Pneumonie* bezeichnet.

Ätiologisch lassen sich die interstitiellen Lungenfibrosen in folgende drei Gruppen unterteilen:

- *Idiopathische interstitielle Lungenfibrosen*
In diesen Fällen läßt sich anamnestisch und klinisch keine Entzündungsursache (mehr?) ermitteln. Man vermutet, daß dieser Fibrosetyp klinisch und pathologisch eine gemeinsame unspezifische Endstrecke verschiedenartig ausgelöster Entzündungsprozesse darstellt.

- *Diffuses Alveolarschaden-Syndrom* (S. 618)
Er wird durch a) pathogene Keime (z. B. Viren), b) toxische Gase, Dämpfe und Stäube, c) Zytostatika, d) Bestrahlung, e) Urämie und f) Kreislaufschock hervorgerufen. Der diffuse Alveolarschaden beginnt als exsudative Alveolitis mit einem nichtkardialen Lungenödem und mündet in eine sklerosierende Alveolitis ein, in deren Verlauf die Endstation interstitielle Lungenfibrose erreicht wird. Dabei kann oft der ursächliche Entzündungsprozeß völlig ausgebrannt sein.

- *Systemerkrankungen*
Eine interstitielle Lungenfibrose kann auch im Gefolge einer Kollagenose (S. 56) oder Sarkoidose (S. 237) u. a. auftreten oder selbst auf ein autoaggressives Geschehen zurückgehen.

Idiopathische Lungenfibrose

Pathogenese: Die kausale Pathogenese der idiopathischen interstitiellen Lungenfibrose ist definitionsgemäß unbekannt. Die Fortschritte in der biopti-

Tabelle 11.**12** Ätiologische Faktoren der Lungenerkrankungen mit exogen-allergischer Alveolitis

Krankheitsbezeichnung	Inhaliertes Allergen	Antigenquelle
Vogelzüchterlunge	Proteine aus Exkreten, Federn und Blut	Züchter und Halter von Tauben, Hühnern, Wellensittichen usw.
Farmerlunge	Thermoactinomyces vulgaris	schimmeliges Heu
Drescherlunge	Micropolyspora faeni	schimmeliges Getreide
Befeuchterfieber	Thermoactinomyces candidus	verunreinigte Luftbefeuchter
Bagassose	Thermoactinomyces saccharii	schimmelige Zuckerrohrrückstände
Korkstaublunge	Penicillium frequentans	Korkproduktion
Sequoiose	Graphium-Arten	Rotholzsägereien
Malzarbeiterlunge	Aspergillus clavatus	Malzproduktion
Käsewäscherlunge	Penicillium casei	Schimmel auf Käselaibern

schen Untersuchung von Lungenerkrankungen erlauben es aber, die einzelnen Erscheinungsformen der idiopathischen interstitiellen Lungenfibrose zu folgender noch hypothetischer Formalpathogenese zusammenzustellen:

Im Rahmen einer ätiologisch noch nicht geklärten Alveolarschädigung (Immunkomplexe?) werden die Alveolarmakrophagen aktiviert, und es wandern Blutmonozyten in die Alveolen ein. Diese Zellen geben Entzündungsmediatoren ab. Dadurch bleiben die Granulozyten in der Lungenendstrombahn hängen (= Leukostase), wandern in die Alveolen aus (nachweisbar in der bronchoalveolären Lavage) und setzen Proteasen, zytotoxische Sauerstoffverbindungen und Eikosanoide frei. Dies hat zur Folge, daß die Alveozyten und die Kapillarendothelien der Lunge geschädigt werden. Die Alveozyten und Alveolarmakrophagen lösen sich von ihrer Unterlage ab (= *Desquamation*) (Abb. 11.**27a** u. **b**). Wie wir es von den viralen Pneumonien her wissen, kann es in dieser Phase zu einer *synzytialen Verschmelzung der Alveolarmakrophagen* kommen, die dann im Interstitium als mehrkernige Riesenzellen imponieren. Die Schädigung der Lungenkapillaren hat einen alveolären Entzündungsprozeß zur Folge, der sich zunächst als exsudative Alveolitis manifestiert und vom alveolären Interstitium auf das extraalveoläre Interstitium übergreift. Schließlich sezernieren die Alveolarmakrophagen fibrosefördernde Faktoren und setzen die Fibrosierung des Lungeninterstitiums in Gang. Die *exsudative Alveolitis* geht dadurch in eine *fibrosierende Alveolitis* über. Dies hat zur Folge, daß das Kapillarbett narbig verödet wird und die Alveolen entweder durch kubische Regeneratepithelien neu ausgekleidet oder in ein Narbenfeld umgewandelt werden. Da der Entzündungsprozeß jedoch im Lungeninterstitium weiterschwelt, werden immer mehr Alveolen zerstört. Diese werden in zunehmendem Maße durch wuchernde Myofibroblasten organisiert, bis schließlich das Lungenparenchym nicht mehr aus zarten Alveolen, sondern nur noch aus breiten Narbenfeldern (= muskuläre Lungenzirrhose) mit zystischen epithelialisierten Hohlräumen (= *Wabenlunge*) besteht.

Gewöhnliche interstitielle Pneumonie

Morphologie: In der floriden Phase imponiert diese häufigste Form (= usual interstitial pneumonia = UIP) der idiopathischen interstitiellen Lungenfibrosen (*Hamman-Rich-Syndrom,* s. Klinik) als fibrosierende Alveolitis mit einem lymphoplasmozytären Infiltrat im alveolären Interstitium, dem einige Neutrophile beigemischt sind (Abb. 11.**58**). Die Alveolen sind meist durch kubische Regeneratepithelien ausgekleidet und enthalten einzelne Alveolarmakrophagen. Die Fibrosierung spielt sich dabei sowohl im alveolären als auch extraalveolären Interstitium ab und kommt auch dadurch zustande, daß Alveolen kollabieren und nachträglich flächig-narbig organisiert werden (Kollapsfibrosen).

Im Endstadium imponiert die Erkrankung als Wabenlunge (Abb. 11.**59**) mit bereits makroskopisch erkennbaren Zysten. Im Interstitium ist das Kapillarbett durch gewucherte Myofibroblasten und kollagenreiche Narben verödet, die bis in die peribronchioläre Bindegewebsscheide wuchern (= muskuläre Lungenzirrhose) (Abb. 11.**60a** u. **b**).

Klinisch fällt diese Erkrankung bei Patienten in der 3. bis 5. Lebensdekade als respiratorische Insuffizienz mit Husten, Dyspnoe und Zyanose auf, die im Durchschnitt 4 Jahre nach der Diagnosestellung zum Tode des Patienten führt. Bezeichnenderweise sprechen diese Fälle nicht oder nur schlecht auf Corticosteroide an.

Die Bezeichnung „Hamman-Rich-Syndrom" sollte den besonderen fulminanten Verlaufsformen (innerhalb von Monaten Exitus letalis) vorbehalten bleiben.

Desquamative interstitielle Pneumonie

Morphologie: Bei dieser selteneren Form der interstitiellen Pneumonie (= DIP) soll nach Ansicht des Erstbeschreibers A. Liebow das Krankheitsgeschehen auf einer frühen Schädigungsstufe verharren. Die meisten Autoren trennen die DIP als eigenständiges Krankheitsbild von der UIP ab. Histologisch sind die Alveolen dicht mit abgeschilferten Alveolarmakrophagen angeschoppt und mit kubisch transformierten Regeneratepithelien ausgekleidet. Der Entzündungs- und Fibrosierungsprozeß im Lungeninterstitium ist, verglichen mit der gewöhnlichen interstitiellen Pneumonie, weniger stark ausgeprägt. Nekrosen und hyaline Membranen fehlen.

Klinik: Die desquamative interstitielle Pneumonie betrifft eine jüngere Patientengruppe als die gewöhnliche interstitielle Pneumonie. Sie verläuft im Gegensatz zur UIP weniger progredient und spricht auf Corticosteroide gut an.

GVHD-Pneumopathie

Im Rahmen einer Graft-versus-host-disease wird die Lunge in Form folgender pulmonaler Reaktionsmuster in Mitleidenschaft gezogen:

- *Komplikation durch Pneumonien,* ausgelöst durch (aufgezählt in der Reihenfolge ihrer Häufigkeit): CMV, Bakterien, seltener: HSV, Pilze, Pneumocystis carinii.
- *idiopathische interstitielle Pneumonie* (bei GVHD-Dauer länger als 3 Monate) in Form von:
  a) chronisch-interstitieller Pneumonie, not otherwise specified (=CIP-NOS),
  b) lymphozytärer interstitieller Pneumonie (=LIP),
  c) diffusem Alveolarschadensyndrom (=DAS) mit hyalinen Membranen und kubischer Epitheltransformation,
  d) obliterativer Bronchiolitis,
  e) lymphozytärer Bronchiolitis (sehr selten).

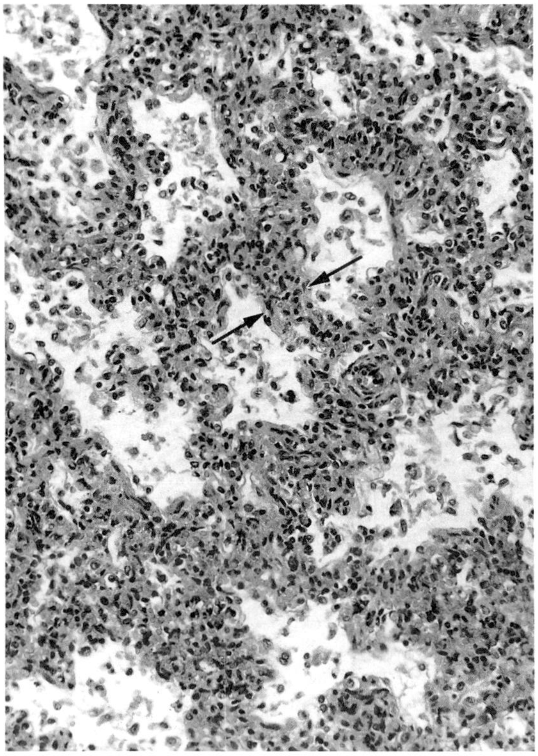

Abb. 11.**58** Gewöhnliche interstitielle Pneumonie (= UIP): Floride Phase mit Alveolarwandverbreiterung durch entzündliches Infiltrat (Pfeile) (HE, Vergr. 1 : 100)

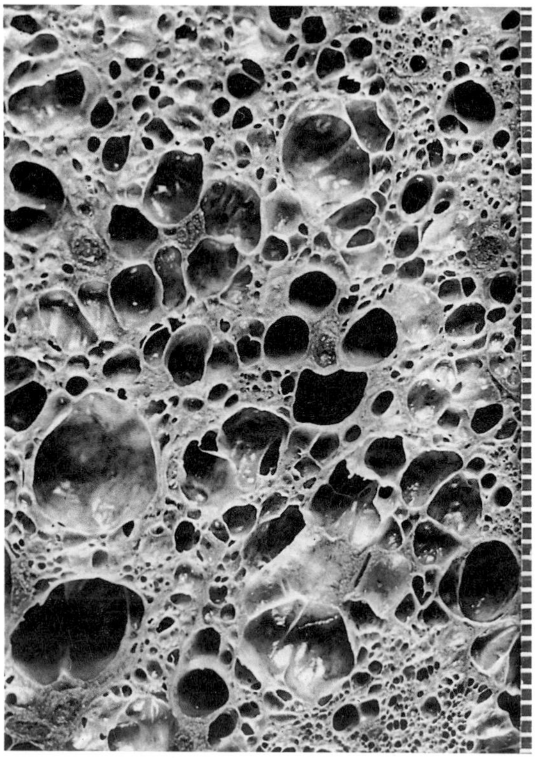

Abb. 11.**59** Endstadium der gewöhnlichen interstitiellen Pneumonie mit überblähten restlichen Lufträumen im Lungenparenchym in Form einer „Wabenlunge" (= honeycomb lung)

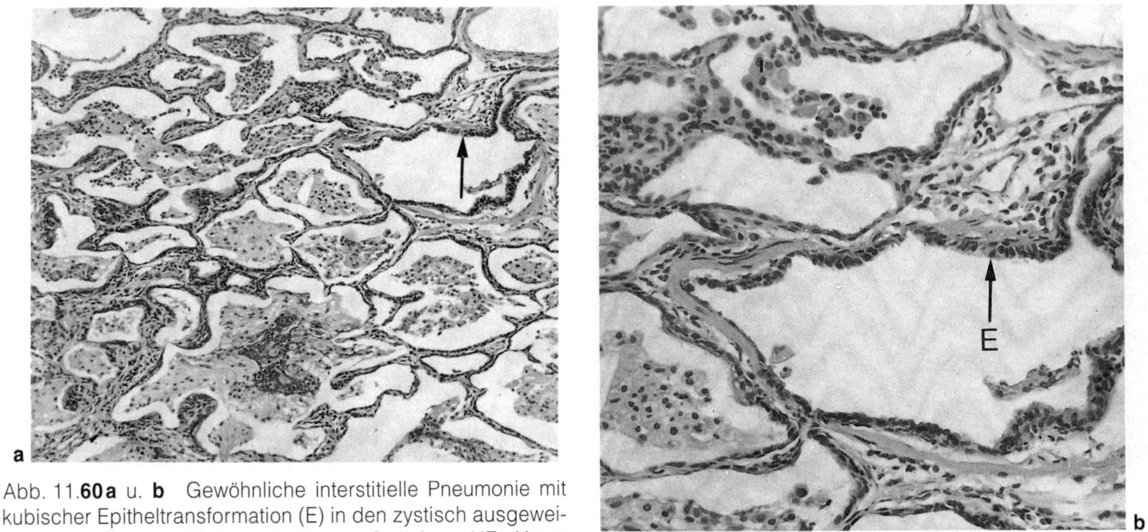

Abb. 11.**60a** u. **b** Gewöhnliche interstitielle Pneumonie mit kubischer Epitheltransformation (E) in den zystisch ausgeweiteten Lufträumen (Pfeil = identische Stelle). **a** HE, Vergr. 1 : 100, **b** HE, Vergr. 1 : 350

Neoplastische Läsionen

Die Lunge muß mit ihrer großen gasaustauschenden Oberfläche während eines Menschenlebens mit einer riesigen Menge an belebten (z. B. Bakterien) und unbelebten Noxen (z. B. Rauch) fertig werden. Sie ist deshalb auch ein häufiger Sitz von Primärtumoren, unter denen die Bronchialkarzinome überwiegen, und von Metastasen.

Unter den an sich seltenen nicht-epithelialen Tumoren wie Lipome, Fibrome, Neurofibrome, Leiomyome und Angiome sind die Hamartochondrome am häufigsten. Der benigne *Klarzelltumor,* der sich von Zellen der Melanogenese (HMB-45-Expression) herleitet, ist differentialdiagnostisch von Metastasen eines Nierenzellkarzinoms abzutrennen. Die überwiegend gutartigen mesenchymalen Tumoren sind ebenso wie die seltenen gutartigen Bronchialadenome und das Bronchuskarzinoid (S. 652) oft symptomlos und werden in der Regel bei Röntgenreihenuntersuchungen zufällig entdeckt.

Hamartochondrom (ICD-O-9220/0)

Definition: Ein gutartiger Tumor – von der WHO zu den hamartomatösen Fehlbildungen gezählt – aus gewuchertem Knorpelgewebe mit Bronchialepithelspalten bestehend.

Er manifestiert sich zwischen dem 4. und 5. Lebensjahrzehnt.

Morphologie: Der Tumor imponiert als peripher gelegener Rundherd und wird von einer Pseudokapsel atelektatischen Lungengewebes umgeben. Histologisch besteht er hauptsächlich aus reifem Knorpelgewebe, welches hirschgeweihartig Bronchialepithelspalten mit anhaftendem fibroadipösem Gewebe umschließt (Abb. 11.**61**).

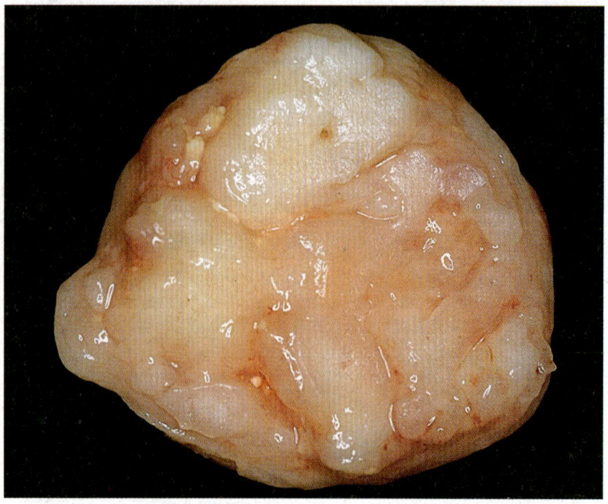

Abb. 11.**61** Hamartochondrom der Lunge: solider abgekapselter Tumor (42jähriger Patient)

Bronchialkarzinome

Allgemeine Definition: Unter dem Begriff Bronchialkarzinome werden hochmaligne Lungentumoren bezeichnet, die sich entweder von den Oberflächenepithelien der Bronchial- oder Bronchiolenwand herleiten oder vom bronchialen APUD-System ausgehen.

Die extrem seltenen Karzinome der Bronchialwanddrüsen (meist adenoid-zystische Karzinome) werden nicht dazu gerechnet.

Allgemeine Ätiologie: Bösartige Tumoren der Atmungsorgane waren in den Sektionsstatistiken des vergangenen Jahrhunderts noch eine Seltenheit. In den letzten Jahrzehnten haben aber die Lungenkrebse in ihrer Häufigkeit so zugenommen, daß sie zum Spitzenreiter der Krebsstatistiken geworden sind. Die Bronchialkarzinome manifestieren sich in der Regel in der 6. Lebensdekade und bevorzugen zur Zeit das männliche Geschlecht etwa fünfmal mehr als das weibliche. Dies ist vor allem auf den Zigarettenkonsum zurückzuführen. Dies wird sich in den nächsten Jahren ändern, da mittlerweile die rauchende Frau „gesellschaftsfähig" ist und von der Zigarettenindustrie durch entsprechende Reklame „bearbeitet" wird. Es ist sattsam bekannt, daß im Zigarettenkondensat Karzinogene und Kokarzinogene in Form von polyzyklischen Kohlenwasserstoffen angereichert sind. Dies vermag zwar Ärzte, aber nicht den Raucher zu überzeugen. Vielmehr beansprucht der Zigarettenraucher für sich das Bild des Abenteurers, des Draufgängers, Kosmopoliten und Individualisten. Dieses Raucher-Image wird von der Zigarettenindustrie gezielt in ihrer Werbung genutzt. Außer dem Tabakrauch sind noch weitere inhalative Noxen bekannt, welche die Entstehung von Lungenkrebsen begünstigen: a) *radioaktive Stäube* (z. B. Uranbergbau), b) *Asbest* (S. 151), c) *Silikate* (S. 643), d) *Arsen* (z. B. Winzer), e) *Chromdämpfe*, f) *Kokereirohgase* und g) *Nickeldämpfe*. Sie bedeuten je nach Exposition eine gewerbliche Krebsgefährdung des Berufstätigen, machen aber weniger als 1% aller Bronchialkarzinome aus (S. 363).

Molekularpathologie: Die Entstehung der Bronchialkarzinome vollzieht sich in mehreren Stufen, bei denen eine genetische Prädisposition in bezug auf Karzinogenaktivierungs- und -desaktivierungsenzyme erklärt, weshalb manche Individuen trotz entsprechender Exposition kein Karzinom entwickeln. In einer frühen Phase der Karzinomentstehung findet man (vor allem beim kleinzelligen Karzinom) einen Allelverlust der Chromosomen 3p, 13q und 17p. Damit geht den betreffenden Zellen beim Chromosom 3 Genmaterial für die Codierung eines Rezeptors von Thyroxin und Retinsäure – beides Differenzierungsfaktoren – verloren, während beim Chromosom 13q das RB- und beim Chromosom 17p das p53-Tumorsuppressorgen abhanden kommt. Im weiteren Verlauf gesellt sich noch eine Aktivierung von Onkogen aus der myc- und ras-Familie (S. 347) hinzu. Bei den bronchioloalveolären Karzinomen wird, nachdem der gleiche Tumortyp beim Schaf durch Retroviren ausgelöst wird, eine virale Ätiologie vermutet.

Allgemeine Makroskopie: Die Bronchialkarzinome werden am häufigsten in der rechten Lunge, und dort wiederum im Oberlappen, getroffen, was vermutlich auf die bessere Belüftung sowie auf die Häufung der Narbenkarzinome in diesem Bereich zurückzuführen sein dürfte. Je nachdem in welchem Abschnitt des Bronchialsystems der Krebs entsteht, unterscheidet man folgende Karzinomtypen:

- *Zentrales hilusnahes Bronchialkarzinom:*
Dies ist mit etwa 70% der häufigste topographische Typ. Er geht bevorzugt von der Schleimhaut der Segment- und Subsegmentabschnitte aus und liegt zwar im röntgenologisch schwer faßbaren Bereich des Lungenkerns, ist aber bronchoskopisch zugänglich. Poststenotisch findet sich meist eine Retentionspneumonie. Histologisch dominieren hier *kleinzellige Karzinome* (65%) und Plattenepithelkrebse (30%) (Abb. 11.**62a** u. **b**).
- *Periphere Bronchialkarzinome:*
Sie machen etwa 25% aller topographischen Typen aus. Sie haben im Gegensatz zu den zentralen Karzinomtypen keine makroskopisch nachweisbare Beziehung zu einem größeren Bronchus und entstehen im Lungenmantel als röntgenologischer Rundherd. Histologisch handelt es sich dabei meist um Adenokarzinome (Abb. 11.**63a** u. **b**) und großzellige Bronchialkarzinome (s. unten), sehr selten um pulmonale Blastome (ICD-O-8981/3, S. 386).

Sonderform

– *Pancoast-Tumor:*
Diese „Tumoren der oberen Thoraxbucht" gehen größtenteils vom Lungengewebe aus (überwiegend Plattenepithelkarzinome), indem sie in der Lungenspitze entstehend, frühzeitig und direkt die Thoraxwand, den Plexus brachialis und den Halssympathikus infiltrieren. Dies führt klinisch zu Schmerzen, Armschwäche und Horner-Syndrom (Miose, Lidptose und Enophthalmus).

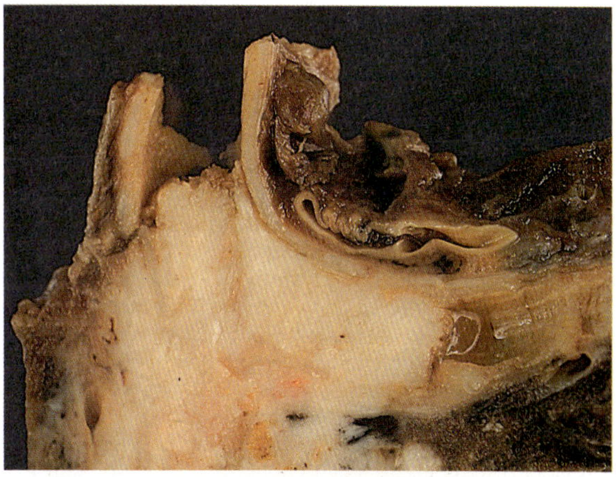
a

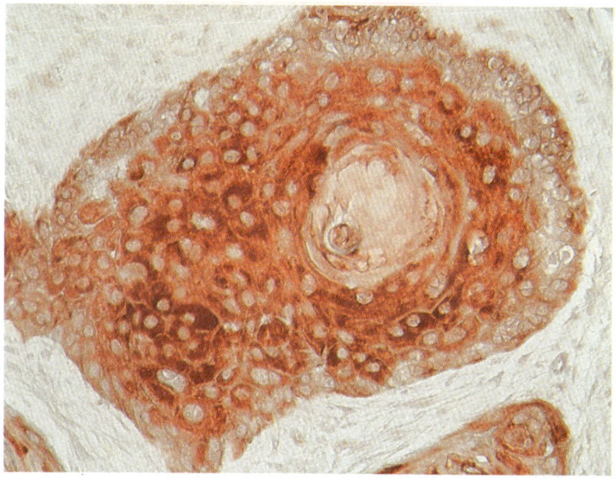
b

Abb. 11.**62a** u. **b** Zentrales Bronchialkarzinom. Histologisch: verhornendes Plattenepithelkarzinom (immunhistochemische Zytokeratindarstellung, Vergr. 1:200)

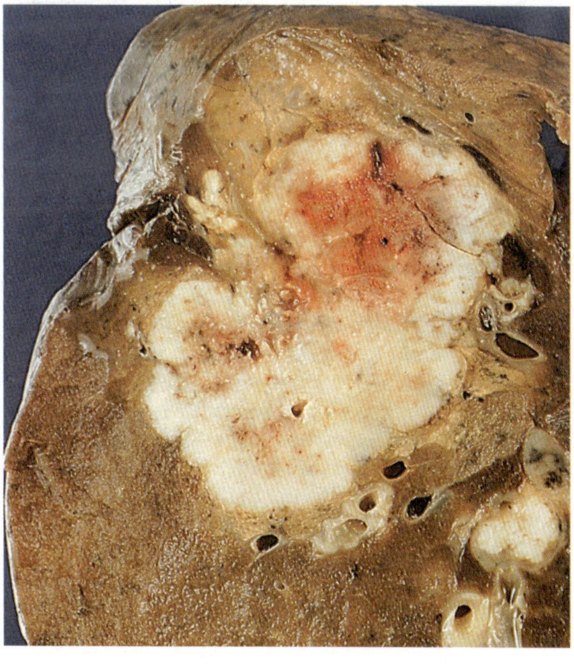
a

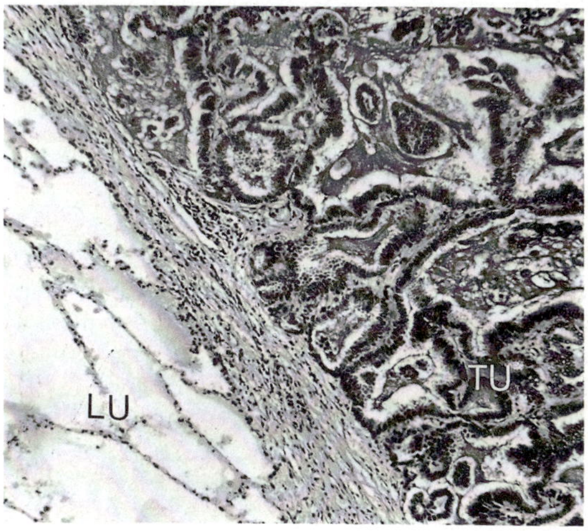

b

Abb. 11.**63a** u. **b** Peripheres Bronchialkarzinom. Histologisch: Adenokarzinom (LU = normales Lungenparenchym, TU = Tumorgewebe) (PAS, Vergr. 1:150)

• *Diffus infiltrierende Lungenkarzinome:*
Sie gehören mit 2,5% zu den seltenen topographischen Typen. Histologisch sind es meist bronchioloalveoläre Karzinome (s. unten). Sie bilden schleimig-glasige Infiltrate und ahmen das Bild einer Pneumokokken- oder Klebsiellenpneumonie nach.

Allgemeine Histogenese: Das Epithel des Tracheobronchialbaums einschließlich der Alveolen ist entwicklungsgeschichtlich ein Kopfdarmderivat; es ist somit entodermalen Ursprungs und differenziert sich zu Flimmerepithelien, schleimbildenden Becherzellen, Clara-Zellen und Alveozyten. Die Bronchialschleimhaut enthält aber auch Zellen des sog. „diffusen endokrinen Systems" (S. 1011), welche unter hypoxischen Bedingungen proliferieren und eine Reihe von Neuropeptidhormonen produzieren. Die Histogenese der Bronchialkarzinome ist noch unklar. Plausibel scheint ihre Herleitung von einer „primitiven entodermalen Stammzelle mit vielseitigem Differenzierungspotential". Dafür spricht die Tatsache, daß in der Lunge ein beträchtlicher Teil der Plattenepithelkarzinome drüsige und nahezu alle Adenokarzinome plattenepitheliale Gewebsmuster exprimieren, die beim kleinzelligen Bronchialkarzinom gelegentlich sogar kombiniert vorkommen.

Plattenepithelkarzinom (ICD-O-8070/3)

Definition und Pathogenese: Es entsteht als häufigster Tumor des unteren Respirationstraktes auf dem Boden irritativer Plattenepithelmeta- und später -dysplasien der Schleimhautepithelien an den Aufzweigungsstellen der Segment- und Subsegmentbronchien. Es beginnt unizentrisch als kleine stenosierende Plaque, wächst relativ langsam, erst exophytisch-ulzerierend ins Bronchuslumen (Sputumzytologie!) und dann infiltrativ ins angrenzende Lungenparenchym und breitet sich oft zentripetal in den peribronchialen Bindegewebsstrumpf aus und metastasiert so früh in die regionalen Hiluslymphknoten.

Es macht etwa 40% aller Bronchialkarzinome aus, ♂ > ♀.

Makroskopisch ist der Tumor grauweiß markig und zeigt oft regressive Veränderungen in Form von Nekrosen, Blutungen und Zysten.
Histologisch weist dieser Karzinomtyp je nach Differenzierungsgrad Merkmale eines Plattenepithels auf. Diese bestehen a) in intrazytoplasmatischer Keratinbildung, erkennbar am gleißend-eosinophilen Zytoplasma und extrazytoplasmatischer Verhornung in Form der Hornkugeln; b) in Desmosomen (S. 41) in Form von Interzellularbrücken (Abb. 11.**62a** u. **b**).

Klinik: Die Plattenepithelkarzinome der Lunge produzieren in einigen Fällen ein parathormonähnliches Polypeptid, welches im Rahmen eines *paraneoplastischen Syndroms* eine Hyperkalzämie (S. 389) hervorruft (Tab. 11.**13**). Frühestes Symptom: Husten. Therapie der Wahl ist die operative Radikaloperation des Tumors. Von allen Bronchialkarzinomen haben die hochdifferenzierten verhornenden Plattenepithelkarzinome die bessere Prognose (Spätmetastasen). Die mittlere Überlebenszeit ohne Behandlung beträgt 7 Monate.

Tabelle 11.**13** Endokrine paraneoplastische Syndrome bei Bronchialkarzinomen (in der Reihenfolge der Häufigkeit)

Ektopes Hormon	Klinische Symptomatik
ACTH	Cushing-Syndrom
ADH	Schwartz-Bartter-Syndrom
Calcitonin	Hypokalzämiesyndrom
Parathormon	Hyperkalzämiesyndrom
Serotonin	Karzinoidsyndrom
Gonadotropin	Gynäkomastie
STH	Akromegalie
Insulin	Hypoglykämiesyndrom
MSH	Hyperpigmentation

Kleinzelliges Bronchialkarzinom
(ICD-O-8042/3)

Definition: Ein hochmaligner Lungentumor aus anaplastischen, zytoplasmaarmen Zellen, welche Reste einer neuroendokrinen Differenzierung aufweisen.

Er wird von einigen Autoren samt dem Bronchuskarzinoid (s. u.) zu den bronchialen „neuroendokrinen Karzinomen" gezählt. Er ist mit 15% das zweithäufigste Bronchialkarzinom, ♂ = ♀.

Pathogenese: Es ist eng mit inhalativen Noxen wie dem Zigarettenrauch korreliert und entsteht folglich mit Vorliebe in den zentralen Abschnitten des Bronchialbaums.

Morphologie: Die kleinzelligen Bronchialkarzinome wachsen sehr rasch und weisen dementsprechend oft regressive Veränderungen in Form von Nekrosen auf. Sie breiten sich frühzeitig fingerförmig in den peribronchialen und perivaskulären Lymphspalten aus, so daß knotige Wuchsformen dieses Tumors mit Schleimhautulzerationen im Gegensatz zum Plattenepithelkarzinom sehr selten sind. Dafür aber metastasieren diese Karzinome sehr früh lymphogen in hiläre Lymphknoten und hämatogen nach dem Lungentyp (S. 376). Dieser Prozeß kann dem primären Tumorgeschehen oft vorauseilen, so daß der Tumor manchmal erst an seinen Metastasen erkannt wird. Histologisch besteht der Tumor in charakteristischer Weise aus Zellen mit einer extrem verschobenen Kern-Plasma-Relation. Die Tumorzellkerne sind homogen heterochromatisch dicht, so daß histologisch die Nukleolen nicht erkennbar sind, und dellen sich gegenseitig oft ein. Die Zellgrenzen sind undeutlich.

Da sich die Zellen dieser Lungenkarzinome von Zellen mit neuroendokriner Differenzierungspotenz herleiten, bilden sie entsprechende histologische Muster in Form von Pseudorosetten (vgl. S. 1076), Tubuli und Rippen und exprimieren die embryonale Form des neuralen Zelladhäsionsmoleküls (N-CAM), was die schlechte Zellkohäsivität und leichte Quetschbarkeit des Gewebes bei der Entnahme erklärt (Abb. 11.**64a**, **b** und 11.**65a**, **b**). Immunhistochemisch exprimieren diese in 70% der Fälle Synaptophysin, praktisch nie Chromogranin, kein hoch-, dafür aber niedermolekulares Zytokeratin.

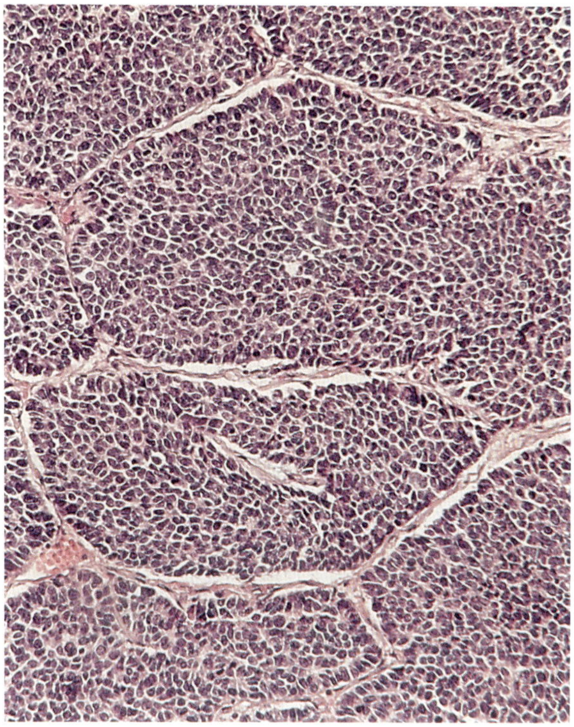

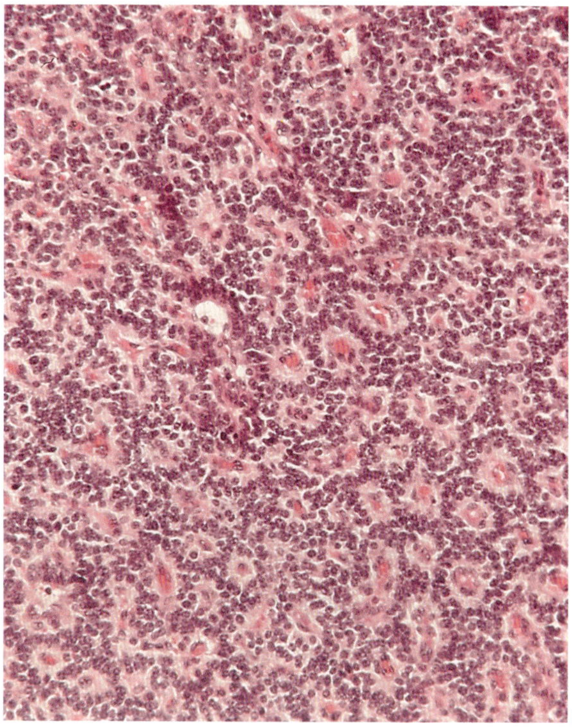

Abb. 11.**64 a** u. **b** Kleinzelliges Bronchialkarzinom **a** mit solidem, **b** mit pseudorosettenartigem Wachstumsmuster, was die histogenetische Abkunft von einem atypischen Karzinoid nahelegt. **a** PAS, Vergr. 1 : 100, **b** HE, Vergr. 1 : 150

Die internationale Lungenkrebskommission empfiehlt folgende histologische Einteilung:

- *(reine) kleinzellige Karzinome:* aus rundlichen bis spindelförmigen Zellen mit spärlichem Zytoplasmasaum,
- *klein- und großzellige Karzinome* mit einer großzelligen Subpopulation (s. unten),
- *kombinierte kleinzellige Karzinome* mit Plattenepithel- und/oder Adenokarzinomanteilen.

Klinik: Die Tumorzellen produzieren in vielen Fällen Polypeptide mit Hormonaktivität (= ektope Hormonbildung) und/oder immunologisch aktive Substanzen mit Autoantikörpereigenschaften. Die wichtigsten *paraneoplastischen Syndrome*, die, wenn auch seltener, auch bei anderen Bronchialkarzinomen auftreten können, sind in Tab. 11.**13** zusammengestellt. Kleinzellige Bronchialkarzinome sind sehr zytostatika- und strahlensensibel und haben eine sehr schlechte Prognose. Eine noch schlechtere Prognose haben die gemischten kleinzelligen Karzinome. Die durchschnittliche Überlebenszeit ohne Behandlung beträgt 2 Monate.

Adenokarzinome

Definition und Pathogenese: Sie sind von allen Lungenkrebsen am dritthäufigsten. Die Adenokarzinome sind der *häufigste Krebstyp der Raucherinnen und der Nichtraucher.* Sie kommen besonders häufig in der Lungenperipherie vor, wo auch die meisten Narbenprozesse stattfinden. Dementsprechend sind die Adenokarzinome auch die häufigste histologische Form der *Narbenkrebse.* Sie leiten sich a) von den schleimbildenden Epithelien der Bronchien her oder b) nehmen ihren Ursprung von den Clara-Zellen und/oder Alveozyten Typ II. Im ersten Falle handelt es sich um die eigentlichen bronchogenen Adenokarzinome, im zweiten Falle um die bronchioloalveolären Adenokarzinome:

1. Bronchogene Adenokarzinome

Makroskopisch sind die Tumoren rundlich, weißgelblich mit zentralen Nekrosen und je nach gebildeter Schleimmenge auch glasig; sie penetrieren oft in die Pleura.

Histologisch (Abb. 11.**65 b**) liegen sie in folgenden Differenzierungsformen vor (Abb. 11.**63 a** u. **b**):

- azinär (tubulär) zum Teil verschleimend (ICD-O-8550/3),
- papillär (ICD-O-8260/3),
- adenosquamös (ICD-O-8560),
- solid mit Einzelzellverschleimung (ICD-O-8230/3).

Metastasierung: Die bronchogenen Adenokarzinome brechen früh in die Pleurahöhle durch und setzen kavitäre Metastasen (Pleurakarzinose). Ebenso metastasieren sie früh lymphogen (oft ohne nennenswerte Lymphknotenvergrößerung), vor allem hämatogen nach dem Lungentyp (S. 376); und setzen häufiger als die anderen Bronchialkarzinomtypen intrapulmonale Metastasen.

Klinik: Alle bronchogenen Adenokarzinome zeigen wegen ihrer Kopfdarmherkunft eine Doppelexpression von CEA (S. 355) und Keratin; sie bilden oft Amylase vom Speicheldrüsentyp und gehen gelegentlich mit einer hypertrophischen Osteoarthropathie (hyperplastische Periostitis im Diaphysenbereich, Trommelschlegelfinger mit Weichteil-

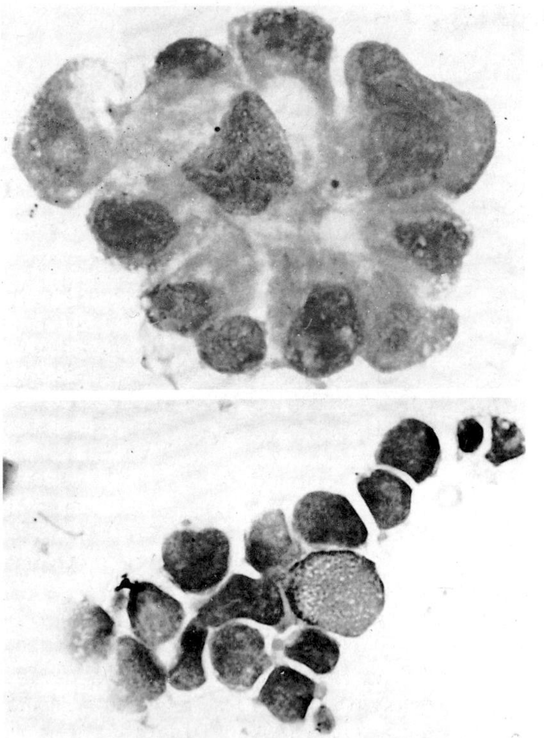

a

b

Abb. 11.**65 a** u. **b** Feinnadelaspirationszytologie: **a** Adenokarzinom, **b** kleinzelliges Bronchialkarzinom mit Kerneindellungen (Papanicolaou-Färbung, Vergr. 1 : 1000)

schwellung), vereinzelt auch mit Phlebitis saltans (S. 463) einher. Die adenosquamösen Karzinome (halb Adeno-, halb Plattenepithelkarzinom) haben eine schlechtere Prognose als die reinen Adenokarzinome.

2. Bronchioloalveoläres Adenokarzinom
(ICD-O-8250/3)

Definition und Morphologie: Dieses Karzinom wird auch als *Alveolarzellkarzinom* bezeichnet. Es kompliziert gehäuft fibrosierende Lungenerkrankungen und entsteht multifokal. Dadurch infiltriert das Karzinom diffus ins Lungengewebe und ahmt eine Lobärpneumonie oder karnifizierende Pneumonie nach. Histologisch findet man schleimbildende Zylinderepithelien, welche in typischer Weise die vorbestehenden Alveolarsepten austapezieren (Abb. 11.**66**). Da der Tumor sehr große Schleimmassen produzieren kann (große Sputummengen!) und kaum Kernanaplasien aufweist, wurde er früher auch als *Lungenadenomatose* bezeichnet.

Klinik: Der Tumor setzt früh hämatogene Metastasen, hat aber im Vergleich zu den übrigen bronchogenen Adenokarzinomen eine bessere Prognose. Ihre mittlere Überlebenszeit ohne Behandlung beträgt 8 Monate.

Großzellige Bronchialkarzinome
(ICD-O-8012/3)

Definition: Dies ist keine einheitliche Tumorkategorie, sondern wie elektronenmikroskopische Untersuchungen zeigten, ein *histologischer Sammeltopf aus entdifferenzierten Plattenepithel- und Adenokarzinomen,* vereinzelt aber auch neuroendokrinen Karzinomen.

Sie machen 10% aller Bronchialkarzinome aus, ♂ > ♀.

Morphologie: Die recht scharf begrenzten, rundlichen Tumoren mit grauweißlicher Schnittfläche bevorzugen die Lungenperipherie. Sie bestehen histologisch aus großen zytoplasmareichen Tumorzellen (Extrem: klarzellige Variante) mit plumpen Nukleolen und deutlichen Zellgrenzen sowie manchmal auch bizarren Riesenzellen, die in unterschiedlicher Menge β-HCG exprimieren können. Die meisten dieser Tumoren sind zytokohäsiv; die nicht-zytokohäsiven sind dicht entzündlich infiltriert.

Klinik: Die großzelligen Karzinome verhalten sich biologisch wie die Adenokarzinome und metastasieren früh hämatogen nach dem Lungentyp (S. 376). Ihre mittlere Überlebenszeit ohne Behandlung beträgt 4 Monate. Die schlechteste Prognose hat der riesenzellige Subtyp des großzelligen Karzinoms.

Bronchuskarzinoid (ICD-O-8240/3)

Definition: Ein niedrig maligner Tumor des „diffusen neuroendokrinen Systems“ (S. 1011).

Er macht 2% aller Bronchialkarzinome aus und häuft sich in der 4. Lebensdekade, ♂ : ♀ = 1 : 1.

Pathogenese: Der Tumor weist keine kausale Beziehung zum Rauchen auf und ist biologisch mit den gastrointestinalen Karzinoiden vergleichbar. Er gehört zur gleichen histogenetischen Tumorfamilie wie die kleinzelligen Bronchialkarzinome und exprimiert N-CAM (S. 314) und NSE, im Unterschied zu diesen aber auch Chromogranin.

Morphologie: Die Tumoren sind rundlich, scharf begrenzt; sie haben eine weißlich-rosa Schnittfläche meist ohne Nekrosen und werden zwar oft von einer intakten Schleimhaut überzogen (negative Sputumzytologie!), haben aber bei ihrer Diagnose meist die Bronchialknorpelgrenze bereits überschritten. Durch ihr infiltratives Wachstum können sich sanduhrförmige Tumoren mit endobronchialen, intramuralen und extrabronchialen Anteilen entwickeln. Der intrabronchiale Anteil ragt oft zapfenförmig ins Bronchiallumen und führt zur Stenose mit prästenotischer Sekretretention, Atelektase und Retentionspneumonie.
Je nach Topographie unterscheidet man:

- zentrale (hilusnahe) Karzinoide (80%) und
- periphere (pleuranahe) Karzinoide (20%).

Klinik: Die Bronchuskarzinoide sind teilweise endokrin aktiv und bilden dann vor allem Serotonin. Die zentralen Karzinoide wachsen langsam und metastasieren kaum, die peripheren selten. 5-Jahre-Überlebenszeit 90%.

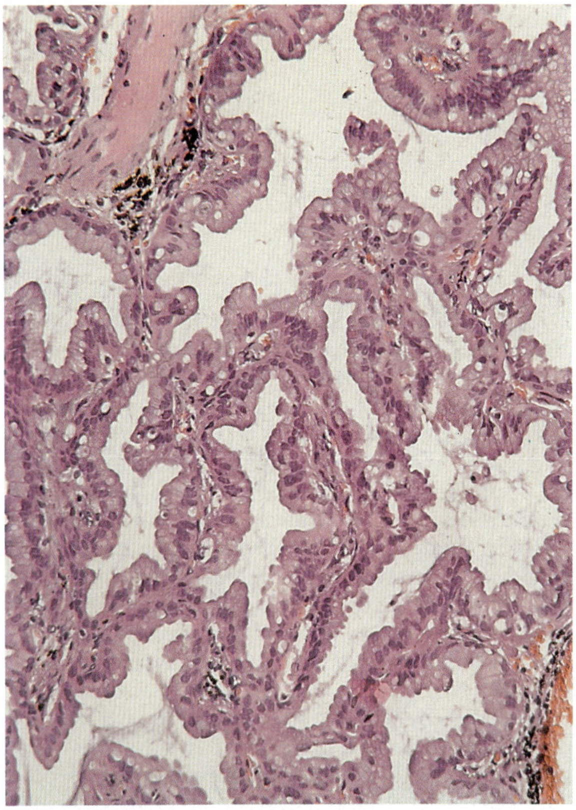

Abb. 11.**66** Alveolarzellkarzinom (HE, Vergr. 1 : 100)

Sonderform:

– *Atypisches Karzinoid:*
Es gehört wie das „gewöhnliche" Karzinoid zu den Tumoren des „diffusen neuroendokrinen Systems" und exprimiert Chromogranin; seine Zellatypien, Proliferationsrate (Mitosen!) und Metastasierungstendenz sind jedoch größer und die Prognose dementsprechend schlechter. Folglich hat es einen intermediären Malignitätsgrad.

Pathologische TNM-Klassifikation der Lungentumoren

pT1 Tumor < 3 cm auf Lunge begrenzt (Hauptbronchus frei),

pT2 Tumor > 3 cm, Befall von Hauptbronchus und viszeraler Pleura; subtotale Atelektase oder Obstruktionspneumonie,

pT3 Tumor jeglicher Größe mit Infiltration in Brustwand, Zwerchfell, mediastinale Pleura und parietales Perikard; totale Atelektase oder Obstruktionspneumonie,

pT4 Tumor jeglicher Größe mit Infiltration in Mediastinum, Herz, große Gefäße Trachea, Ösophagus, Wirbelkörper oder Pleuritis carcinomatosa.

pN1 Ipsilaterale peribronchiale und/oder hiläre Lymphknotenmetastase,

pN2 ipsilaterale mediastinale und/oder subkarinale Lymphknotenmetastase,

pN3 wie N1, 2 aber kontralateral.

Metastasen

Nahezu die Hälfte aller bösartigen Tumoren metastasiert von einer gewissen Größe ab in die Lunge. Meist handelt es sich dabei um Einzelmetastasen, die einer chirurgischen Resektion zugänglich sind. Zellen extrapulmonaler Primärtumoren können auf dem Blut-, Lymph- oder Luftweg in die Lungen gelangen und zu Metastasen heranwachsen oder im Rahmen einer Systemerkrankung die Lunge mit erfassen:

Lymphogene Metastasen: Sie imponieren als feinfiligranes Netzwerk der mit Tumorzellen angeschoppten Lymphgefäße auf der Pleuraoberfläche und entlang der Lungensepten. Dieser Prozeß wird als Lymphangiosis carcinomatosa und Pleurakarzinose bezeichnet und kompliziert vor allem Magen- und Mammakarzinome.

Hämatogene Metastasen: Sie entstehen durch Verschleppung über das Hohlvenensystem, manchmal nach vorgängiger Ausbreitung im Ductus thoracicus. Sie stammen meist von Nierenzell- und Kolorektalkarzinomen her, welche häufig nur einzelne Lungenmetastasen setzen und folglich einer Metastasenchirurgie zugänglich sind. Die meisten embolisierten Zellen gehen in Fibrin- oder Plättchenthromben zugrunde, die anderen bilden Rundherde, nachdem sie die Kapillarwand durchwachsen haben oder wachsen in den großen Gefäßen zu Tumorzapfen heran.

Aspirationsmetastasen findet man fast nur bei entarteter Larynxpapillomatose (S. 604).

Systemerkrankungen wie Leukämien (S. 544) und maligne Lymphome (S. 569) beziehen oft die Lunge in den Krankheitsprozeß mit ein.

Literatur: S. 614.

Brustfell

U.-N. Riede

Die Pleura (= Brustfell) bekleidet als Pleura parietalis (= Rippenfell) die Thoraxwand, setzt sich an der Lungenwurzel auf die Lungen fort und überzieht sie als Pleura visceralis (= Lungenfell). Durch einen negativen Druck im Pleuraraum bleibt die Lunge darin entfaltet und funktionsfähig. Die Bewegungsfreiheit der Lungen während der Atemexkursion garantiert die unter dem Mesothel liegende bindegewebige Verschiebeschicht. In ihr verläuft die Drainage von Lymphe aus dem pleuranahen Lungenparenchym. Sie wird wesentlich durch die Atmungsbewegungen unterstützt, welche durch Zug und durch Retraktion auf die Lymphgefäße einwirken. Überschüssige Pleuraflüssigkeit wird rasch durch Vermittlung der Mesothelzellen aus dem Pleuraspalt resorbiert, solange der onkotische Druck im Blut wesentlich größer ist als die Summe aus dem hydrostatischen Druck im großen und kleinen Kreislauf und dem onkotischen Druck in der Pleura selbst.

Daraus ergibt sich, daß die häufigsten Pleuraaffektionen als **funktionelle Läsionen** auf sich aufmerksam machen, denn jede Änderung des Pleurainhaltes in Form von Luft (*Pneumothorax*), Serum (*Hydrothorax*), Blut (*Hämatothorax*) oder Lymphe (*Chylothorax*) vermindern die Effektivität der Atemtätigkeit. Ebenso klinisch bedeutsam sind die **entzündlichen Läsionen**, denn das seröse Exsudat führt wiederum zum Hydrothorax und das fibrinöse Exsudat zum schmerzhaften Aufeinanderreiben, mit der Zeit auch zur Verwachsung der Pleurablätter. Diese Brustfellentzündungen werden als Pleuritis bezeichnet. Bei den **neoplastischen Läsionen** überwiegen die *metastatischen* Absiedelungen von Zellen extrapleuraler Primärtumoren über die primären Pleuratumoren in Form der *Mesotheliome*. Letztere sind meist maligne und bei entsprechender Asbestexposition als Berufserkrankung anerkannt.

Funktionelle Läsionen

Normalerweise trifft man im Pleuraraum einen negativen Druck und nur wenige Milliliter einer bernsteinfarbenen serösen Flüssigkeit. Alle krankhaften Veränderungen gehen in der Regel mit einer Veränderung des Pleurainhaltes einher. Da dieser pathologische Inhalt die Entfaltung der Lunge und damit auch den Gasaustausch erheblich einschränken kann, muß er mit Hilfe einer Punktionskanüle entfernt und zytologisch auf Malignität überprüft werden. Jeder pathologische Pleurainhalt bedeutet aber auch eine erhebliche Funktionsbeeinträchtigung der Lunge.

1. Pneumothorax

Definition und Pathogenese: In diesen Fällen findet man Luft oder Gas (z. B. Narkosegas) im Pleuraraum (= Gasbrust). Je nach Pathogenese unterscheidet man einen *traumatischen Pneumothorax* und einen *Spontanpneumothorax*. Der letztere ist vornehmlich auf eine geplatzte Emphysemblase zurückzuführen und geht mit einer *reaktiven eosinophilen Pleuritis* einher.

2. Hydrothorax

Allgemeine Definition: In diesen Fällen ist der Pleuraraum mit größeren Mengen seröser Flüssigkeit angefüllt (= Pleuraerguß), was pathogenetisch auf einem entzündlichen oder nichtentzündlichen Prozeß beruht:

- *Nichtentzündliche Pleuraergüsse*

Pathogenese: Bei der Linksherzinsuffizienz wird der Pleuraerguß durch eine Drucksteigerung vor dem linken Herzen in den Lungenkapillaren abgepreßt. Bei der Rechtsherzinsuffizienz beruht der Pleuraerguß auf einem venösen Rückstau vor dem rechten Herzen, der einerseits eine Drucksteigerung im venösen Kapillarschenkel und andererseits eine Abflußbehinderung der pleuralen Lymphdrainage mit sich zieht. Dieser Mechanismus wird durch die Natriumretention im Rahmen eines sekundären Aldosteronismus noch unterstützt. Er kann aber auch durch eine Adiuretinfehlregulation mit entsprechender Wasserretention erreicht werden, wie dies oft im Rahmen eines paraneoplastischen Syndroms (Schwartz-Bartter-Syndrom) oder von Pneumonien der Fall ist. Ein nichtentzündlicher Pleuraerguß kann aber auch auf eine Lymphabflußstörung im Rahmen einer Lymphangiosis carcinomatosa oder auf eine Dysproteinämie mit entsprechender Verminderung des onkotischen Druckes zurückzuführen sein (S. 431).

- *Entzündliche Pleuraergüsse*

Pathogenese: Die entzündlichen Pleuraergüsse sind das Resultat einer exsudativen Entzündungsreaktion (S. 220). Je nach Menge des Exsudates unterscheidet man *trockene* und *feuchte Pleuritisformen:*

3. Hämatoserothorax

Definition und Pathogenese: Er ist dadurch gekennzeichnet, daß der Pleuraerguß größere Blutmengen enthält. Der Hämatoserothorax bedeutet immer, solange er nicht traumatisch entstanden ist, ein *Signum mali ominis.* Er sollte in jedem Fall die Fahndung nach einem primären oder metastatischen Pleuratumor veranlassen. Lungeninfarkte, Lungentuberkulose und Asbestpleuritis kommen erst in zweiter Linie in Betracht.

4. Chylothorax

Definition und Pathogenese: Beim Chylothorax findet man einen milchig-fettigen Pleuraerguß. Er beruht meist auf einer tumorbedingten Stenose oder traumatischen Verletzung des Ductus thoracicus, seltener auf einer Klappeninsuffizienz der pulmonalen und mediastinalen Lymphgefäße oder Thrombosierung der linken V. subclavia.

Entzündliche Läsionen

1. Pleuritis sicca

Pathogenese: Sie beruht auf einem toxischen Kapillarschaden und ist als fibrinöse Pleuritis dadurch gekennzeichnet, daß die Pleuragefäße hyperämisch und die Pleurablätter leukozytär infiltriert und mit Fibrinausschwitzungen überzogen sind (Abb. 11.**67 a** u. **b**). Das Fibrinnetz wird durch die Atembewegung der Lunge zottenförmig zusammengeschoben (vgl. Zottenherz, Abb. 9.**70**). Auskultatorisch ist dieser schmerzhafte Prozeß als *„Lederreiben"* zu erkennen. Die Pleuritis sicca ist meist nur ein Durchgangsstadium zu einer exsudativen Pleuritis. Bei der Ausheilung der trockenen Pleuritis verwachsen die entzündlich geschädigten Pleurablätter und werden bei längerem Entzündungsverlauf zu Pleuraschwarten. Sie entstehen durch eine Wucherung von Myofibroblasten, welche abartig vernetztes Kollagen (= Hyalin) und Elastinvorläufer produzieren. Aus diesem Grunde imponieren die *Pleuraschwarten* oft als zukkergußähnliche Platten, welche die Lungen fokal wie ein kontraktiles Korsett einschnüren und zu sog. peripheren *Rundatelektasen* führen können.

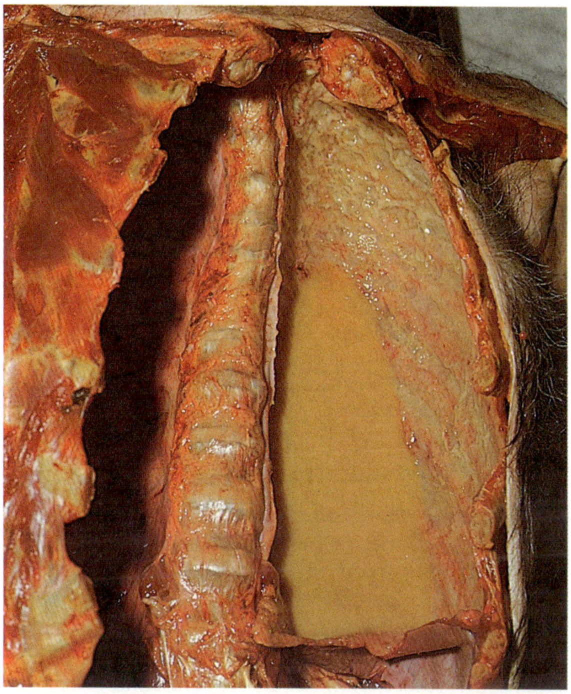

a

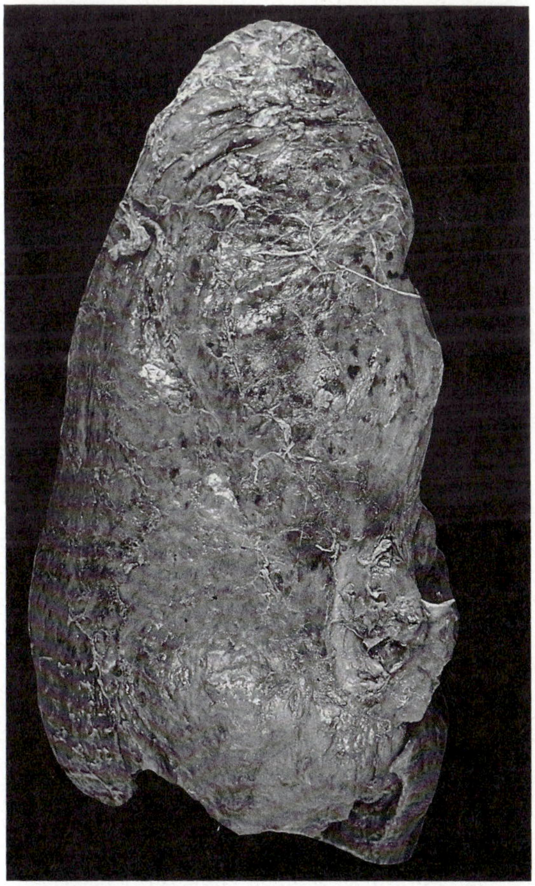

b

Abb. 11.**67 a** u. **b** Eitrige Pleuritis: **a** Pleuraempyem mit **b** fibrinös-eitriger Pleuritis parietalis (76jähriger Patient)

Differentialdiagnostisch von der Pleuraschwarte abzugrenzen sind die Pleuraplaques:

– *Pleuraplaques:*
Dies sind umschriebene Verdickungen der parietalen Pleura aus Kollagen-Typ-I-reichem Bindegewebe. Sie kommen fast nur bei asbestexponierten Patienten vor. Typisch sind der beidseitige Befall mit Bevorzugung der lateralen Brustwand und des Diaphragmas unter Aussparung der kostophrenischen Winkel sowie eine Größenzunahme innerhalb von 5 Jahren. Das Risiko eines Pleuraplaque-Trägers, ein Bronchialkarzinom zu entwickeln, ist etwa 2- bis 3mal so hoch wie bei Personen mit vergleichbarer Asbestexposition, aber ohne Pleuraplaquesbildung. Pleuraplaques selbst haben keinen Krankheitswert, ein Bronchialkarzinom in Verbindung mit Pleuraplaques wird als asbestbedingte Berufskrankheit anerkannt.

2. Pleuritis exsudativa

Pathogenese: Auch diese Pleuritisform beruht auf einer exsudativen Entzündungsreaktion, geht aber immer mit größeren Flüssigkeitsansammlungen im Pleuraraum einher. Der Pleuraerguß kann dabei je nach Ätiologie serofibrinös (Tuberkulose), eitrig (Eitererreger) oder hämorrhagisch (Tumoren) sein. Die serofibrinöse Pleuritis ist die häufigste Form der Pleuraentzündung und findet sich vor allem bei Pneumonien, Tuberkulose, Urämie und Lungeninfarkt. Da im Gegensatz zur fibrinösen Pleuritis die entzündeten Pleurablätter durch einen Erguß voneinander getrennt sind, klagt der Patient nicht über respiratorische Pleuraschmerzen. Mitunter entwikkelt sich im Anschluß an eine Pneumonie mit Eitererregern (S. 629 und Abb. 11.**67a**) eine purulente Pleuritis und damit ein *Pleuraempyem.* Der Resorptionsprozeß eines solchen eiterhaltigen Ergusses ist langwierig und wird oft von einer allmählich einsetzenden Pleuraverwachsung eingeholt, die das Empyem abkapselt.

Sonderformen der Pleuritis exsudativa:
Exsudative Asbestpleuritis: Sie tritt schon nach kurzer Latenzzeit von 3–5 Jahren nach Asbestexposition auf und imponiert oft als hämorrhagischer, gelegentlich auch beidseitiger Erguß. Diese Pleuritis kann unter Bildung einer Kugelatelektase („Pseudotumor"!) ausheilen.

Komplikation der Pleuritis: Bricht eine eitrige Pneumonie mit oder ohne Pleuraempyem ins Mediastinum durch, so entsteht eine Mediastinitis. Ihr pathogenetisches Spektrum wird im folgenden besprochen:

Mediastinitis

Pathogenese: Diese lebensbedrohliche, meist arteriell ausgelöste Entzündung des Mediastinalraumes tritt unter folgenden Bedingungen auf:

- *Deszendierende Entzündung* der Mundhöhle (Mundbodenphlegmone), Oropharynx (Retrotonsillarabszeß) und Larynx,
- *traumatische* oder *iatrogene* (Broncho-, Ösophago-, Mediastinoskopie),
- *fremdkörper- oder tumorbedingte Perforation* von Bronchus, Pleura oder Ösophagus,
- *selten hämatogen oder lymphogen* von benachbarten Eiterherden ausgehend.

Morphologie: Die Mediastinitis ist meist im oberen Mediastinum lokalisiert und kommt in folgenden morphologischen Varianten vor:

- *Akute phlegmonös-eitrige Mediastinitis:* Sie ist selten, prognostisch ungünstig und breitet sich rasch diffus aus. Sie geht mit einer eitrigen Thrombophlebitis zahlreicher kleiner Venen einher.
- *Chronisch-abszedierende Mediastinitis* mit Ausbildung eines umschriebenen Mediastinalabszesses: Sie ist prognostisch günstiger, weil der Eiterprozeß lokal beschränkt bleibt.
- *Tuberkulöse Mediastinitis:* Sie imponiert als kalter Abszeß und stammt von einer tuberkulösen Osteomyelitis der Umgebung her. Sie macht kaum klinische Symptome.

Neoplastische Läsionen

Die Pleura ist Sitz der gar nicht so seltenen und arbeitsmedizinisch wichtigen *Mesotheliome* sowie der häufigen Tumormetastasen (= Pleurakarzinose).

1. Pleuramesotheliom

Definition: Mesotheliome sind Tumoren, die von den serösen Häuten ausgehen und Wachstumsmuster des Zölomepithels imitieren.

Die jährliche Inzidenz der Mesotheliome beträgt $2{,}8 \cdot 10^{-6}$ für das männliche und $0{,}7 \cdot 10^{-6}$ für das weibliche Geschlecht. Die Mesotheliome kommen vorwiegend in der Pleura (70%) und im Peritoneum (28%), nur selten im Perikard und lediglich vereinzelt in der Tunica vaginalis testis und im Ovar vor.

Pathogenese: In den meisten Fällen mit einem malignen Mesotheliom läßt sich eine berufliche und/oder umweltbedingte Exposition mit Asbest- oder Glasfaserstäuben (S. 151) eruieren. Aus diesem Grunde wird das maligne Mesotheliom als Berufserkrankung anerkannt (BeKV Nr. 4105). Außerdem spielt auch eine Veränderung des mesothelialen Genoms durch Bestrahlung, Radioisotope und Viren eine pathogenetisch wichtige Rolle.

Molekularpathologisch scheint der Verlust von genetischem Material auf dem Langarm des Chromosom 6, welches die genetische Information für Protoonkogene wie c-myb und c-ros und Wachstumsfaktoren wie IGF-2 enthält, ein Schlüsselereignis in der Tumorigenese des malignen Mesothelioms zu sein. Daneben geht von Fall zu Fall verschieden auch genetisches Material auf den Chromosomen 1, 4, 22 und 30 verloren.

Morphologie: Die Dignität des Mesothelioms läßt sich bereits am makroskopischen Bild ablesen: benigne Mesotheliome sind umschriebene derbe, 1–3 cm große Knoten; maligne Mesotheliome hingegen sind diffus-emphysemartig wachsende, knötchenhaltige Tumoren (Abb. 11.**68a** u. **b**). Aus dem histologischen Aufbau der Pleura mit Serosadeckzellen (= Mesothelien) und bindegewebiger Endopleura ergibt sich zwangsläufig, daß die Mesotheliome eine epithe-

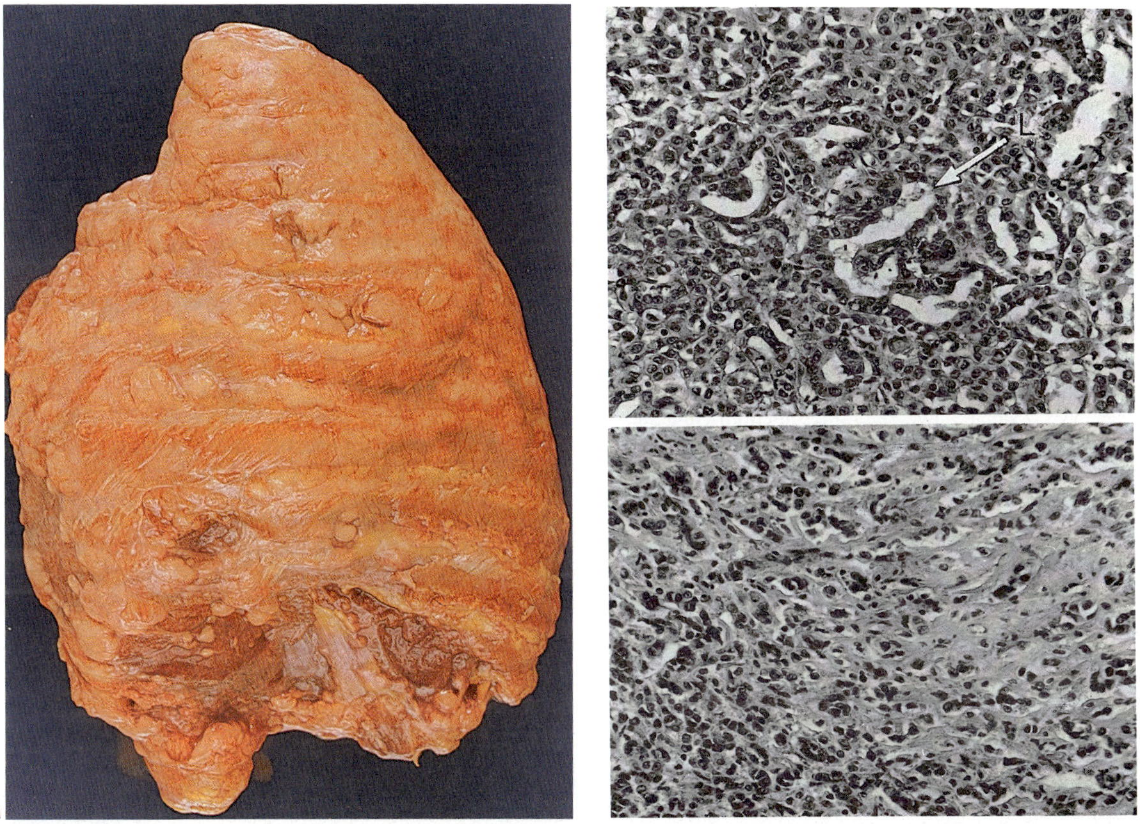

Abb. 11.**68a–c** Biphasisches malignes Pleuramesotheliom: 17 Jahre nach Asbestexposition mit mesothelialer (**b**) und sarkomatöser Komponente (**c**) (L = Lumenbildungen) (HE, Vergr. 1 : 300)

liale und mesenchymale Komponente enthalten. Je nach Vorherrschen der einen, der anderen oder beider Komponenten unterscheidet man folgende Mesotheliomtypen:

- fibröses Mesotheliom (ICD-O-9051/3),
- mesotheliales Mesotheliom (ICD-O-9052/3),
- biphasisches Mesotheliom (ICD-O-9053/3).

Der mesotheliale Typ dominiert im Peritoneum, der fibröse (= sarkomatöse) Typ hingegen in der Pleura. Histologisch findet man in einem mesenchymalen Stroma plumpe Tumorepithelien mit frustraner Hohlraumbildung in Form von Tubuli, Zysten und Spalten. Darin läßt sich typischerweise ein PAS-negativer (nichtepithelialer) Schleim nachweisen. Ultrastrukturell weisen die Tumorzellen Bürstensaumstrukturen (Abb. 11.**69**) und Desmosomen auf. *Immunhistochemie:* Die Mesotheliome exprimieren Zytokeratin und epitheliales Membranantigen (= EMA), die fibrösen Formen auch Vimentin. Da sich die Mesotheliome im Gegensatz zu den Bronchialkar-

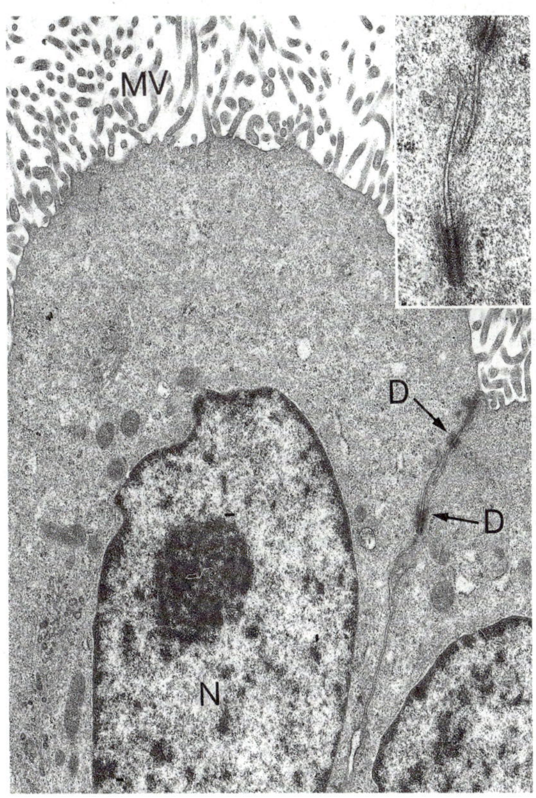

Abb. 11.**69** Ultrastruktur einer malignen Mesotheliomzelle (N = Nucleus) (Vergr. 1 : 5000) mit epithelialen Differenzierungen in Form von Desmosomen (D) und Bürstensaum (MV) (Einschub, Vergr. 1 : 15 000)

zinomen nicht vom Kopfdarmgewebe herleiten, exprimieren sie in der Regel auch kein karzinoembryonales Antigen (= CEA; S. 355), dafür aber Calretinin.

Klinik: Die malignen Mesotheliome breiten sich primär diffus in den Pleurablättern aus und metastasieren selten (thorakale, hiläre und mediastinale Lymphknoten, kontralaterale Pleura und Lunge, Leber). Dyspnoe, Husten und Thoraxschmerzen mit hämorrhagischem Erguß mit ipsilateraler Mediastinalverschiebung (einfacher Pleuraerguß: kontralaterale Mediastinalverschiebung!) sind die häufigsten Symptome. Die meist hämatogene Metastasierung erfolgt in 30–50% der Fälle nach dem Lungentyp. Die Prognose ist schlecht: 3-Jahres-Überlebensrate nach radikaler Pleurektomie 15–40%. Die mittlere Lebensdauer nach Diagnosestellung beträgt beim epithelialen Typ 17 Monate, beim sarkomatösen Typ 7 Monate. Die Pleuramesotheliom-Nadelbiopsie muß zur Vermeidung einer Impfmetastase immer an derselben Stelle entnommen werden, damit sie der Chirurg bei der Mesotheliomresektion mitentfernen kann.

Pathologische TNM-Klassifikation

pT1 Tumorbefall der ipsilateralen parietalen und/oder viszeralen Pleura,
pT2 Tumorinfiltration in ipsilaterale Lunge, endothorakale Faszie, Zwerchfell, Perikard,
pT3 Tumorinfiltration in ipsilaterale Brustwandmuskulatur, Rippen, Mediastinalgewebe,
pT4 Tumorinfiltration in kontralaterale Pleura, Lunge, Peritoneum, Intraabdominalorgane, Halsgewebe.
pN1 Ipsilaterale peribronchiale und/oder hiläre Lymphknoten,
pN2 ipsilaterale mediastinale Lymphknotenmetastasen,
pN3 kontralaterale mediastinale Skalenus- oder Supraklavikular-Lymphknotenmetastasen.

2. Lokalisierter fibröser Pleuratumor

Definition: Wenig häufiger, meist gutartiger, der Pleura aufsitzender Tumor des submesothelialen Bindegewebes mit geringer Rezidivneigung.

Morphologie: Der bis zu kleinmandarinen-große Tumor sitzt der Pleura visceralis auf; er enthält spindelige Zellen, die zusammen mit ihrer fibrösen Extrazellulärmatrix ein fasrig-wirbeliges Gewebsmuster exprimieren. Die Tumorzellen leiten sich von primitiven mesenchymalen Zellen her und exprimieren dementsprechend CD34, einen Marker primitiver (hämatopoetischer) Stammzellen. Bei unvollständiger Resektion neigt der Tumor zur Rezidivierung. Gelegentlich kann der Tumor eine maligne Gangart einschlagen. Dies ist histologisch an (fokalen) Zellpolymorphien und -nekrosen erkennbar.

3. Metastasen

Dies sind Tumormetastasen, die auf lympho- oder hämatogenem Wege die Pleura erreicht haben.

Lymphogene Pleurametastasen gehen meist von Bronchial-, Magen- und Mammakarzinomen aus und imponieren als *Lymphangiosis carcinomatosa* (sarcomatosa).

Hämatogene Pleurametastasen gehen meist von extrathorakalen Primärtumoren aus und führen zu einer Übersäung der Pleuraoberfläche mit Tumorknötchen, was auch als *Pleurakarzinose* bezeichnet wird. Eine Pleurakarzinose ist immer mit einer (oft hämorrhagischen) Ergußbildung und einer Tumorzellabschilferung verbunden. Dies macht die zytologische Untersuchung des Pleurapunktates zu einem wichtigen diagnostischen Hilfsmittel.

Literatur: S. 614.

Das respiratorische System gewährleistet die ausreichende Beladung der Erythrozyten mit dem für die Zellatmung wichtigen Sauerstoff. Sie ermöglicht aber auch auf dem gleichen Wege die Entsorgung von Kohlensäure, die bei der Zellatmung übrig bleibt. Somit konzentriert sich in der Lunge die Aufnahme und Abgabe von Stoffen ganz auf den oxydativen Stoffwechsel. Damit aber alle funktionell miteinander verzahnten Stoffwechselvorgänge uneingeschränkt ablaufen können, muß der Organismus relativ große Nahrungsmengen aufnehmen, um daraus nach entsprechender mechanischer, chemischer und enzymatischer Aufarbeitung in einem eigens dafür geschaffenen Organsystem eine relativ geringe Menge geeigneter organischer und anorganischer Verbindungen auslesen zu können. Dieses Organsystem stellt eine eingestülpte innere Oberflächenstruktur dar und wird wie die äußere Oberfläche unseres Körpers teilweise bakteriell besiedelt. Seine Erkrankungen werden im folgenden besprochen: *„Digestorisches System"*.

12 Digestorisches System

U.-N. Riede, A. von Herbay, H.-E. Schaefer und G. R. Krekeler

Mundhöhle

G. R. Krekeler, A. von Herbay und U.-N. Riede

Die Mundhöhle bildet den Anfangsteil des Verdauungstraktes und der Atemwege. Ihre komplizierte Entwicklung ist eng mit der der Nasenhöhle verbunden und äußerst störanfällig. Dies erklärt, weshalb *Gesichtsasymmetrien* praktisch bei jedem Menschen vorkommen und *Gesichtsspalten* zu den häufigsten **ontogenetischen Läsionen** gehören. Die Mundhöhle ist auch Eintrittspforte für ein großes Heer von Schadstoffen. Folglich ist sie mit Sondereinrichtungen ausstaffiert, die eine Erregerinvasion und somit auch eine **entzündliche Läsion** verhindern. Dazu gehören die intakte Epitheldecke, die sich gegenseitig in Schach haltenden bakteriellen Keime der Mundflora, der Spüleffekt des Speichels und der lymphatische Rachenring. Dementsprechend sind bakterielle Entzündungen der Mundschleimhaut nicht so gravierend wie die viral oder mykotisch bedingten. Physikalisch-chemische Irritationen lösen im Unterschied zu Bakterien, Viren oder Pilzen weniger entzündliche, sondern vor allem **tumorartige**, wenn nicht sogar **präkanzeröse Läsionen** aus, die nicht wegwischbare weißliche Flecken (*Leukoplakien*) hervorrufen. Sie können in echte **neoplastische Läsionen** übergehen; unter ihnen dominiert das *Mundhöhlenkarzinom*.

Ontogenetische Läsionen

Embryologie: Die Eingangsöffnung in die primäre Mundhöhle, der Mundspalt, wird von 5 Wülsten begrenzt, die durch ihre Vereinigung das Gesicht bilden und deshalb Gesichtsfortsätze heißen. Die so entstandene primäre Mundhöhle wird durch zwei vom Oberkiefer nach kaudal und medial vorwachsende Gaumenleisten in ein oberes und unteres Stockwerk unterteilt. Das obere bildet die bleibende Nasenhöhle, das untere die bleibende Mundhöhle. Auf die Vereinigungsstelle der Gaumenleisten stößt die von der Schädelbasis herabwachsende Nasenscheidewand und verschmilzt mit ihr, so daß von nun an die beiden Nasenhöhlen völlig voneinander getrennt sind. An jeder der beiden Gaumenleisten wird dorsal ein Zäpfchen (= Uvula) gebildet, die später miteinander verschmelzen. Störungen dieser Entwicklung führen zu folgenden Fehlbildungen:

1. Gesichtsspalten

Seitliche Lippenspalte (= *Cheiloschisis, Hasenscharte*): Sie betrifft die *Oberlippe* und liegt seitlich des Philtrums. Sie ist als ausgebliebene Verschmelzung des medialen Nasenfortsatzes mit dem Oberkieferfortsatz zu erklären. Diese Spalte kann entweder nur die Lippe oder auch den Oberkiefer betreffen. Im letzteren Falle handelt es sich dann um Kieferspalten.

Kieferspalten (= Gnathoschisis): Sie sind eine Komplikation der Lippenspalten und gehen stets zwischen seitlichem Schneidezahn und Eckzahn hindurch.

Gaumenspalten (= Palatoschisis): Sie entstehen dadurch, daß sich die beiden Gaumenleisten, die vom Oberkiefer nach kaudal vorwachsen, nicht vereinigen, so daß eine offene Kommunikation zwischen der Mund- und Nasenhöhle bestehen bleibt (Abb. 12.**1 a** u. **b**).

Wolfsrachen: Er ist eine Kombination einer Gaumenspalte mit einer doppelseitigen Hasenscharte und Kieferspalte (= Cheilognathopalatoschisis). Da diese kombinierten Störungen der Gesichts- und Gaumenentwicklung den Saug- und Schluckakt erheblich stören und die Gefahr der Speiseaspiration mit sich bringen, ist eine frühzeitige kieferchirurgische Behandlung notwendig. Bemerkenswerterweise treten diese Spaltbildungen an der Lippe und am Gaumen nicht selten zusammen mit Spaltbildungen an der Wirbelsäule oder Defekten des Brustbeines auf, was nicht verwundert, wenn man berücksichtigt, daß solche Fehlbildungen auf einer fehlerhaften Expression von Musterkontrollgenen in Form der Hox-Gene (S. 310) beruht.

2. Gesichtsfehlbildungen

Komplexe Gesichtsfehlbildungen beruhen auf Hox-Gendefekten und sind folglich häufig mit anderen Skelettfehlbildungen kombiniert. Zu den klinisch relevanten Formen gehören folgende Syndrome:

(Pierre-) Robin-Syndrom: Es umfaßt eine Mikrogenie, Glossoptose und Gaumenspalte.

Franceschetti-Syndrom (= Dysostosis mandibulofacialis) kommt durch eine Entwicklungsstörung der Abkömmlinge der ersten und zweiten Kiemenbogens zustande. Dadurch entsteht eine typische Dysmorphie des Gesichtes (Vogelgesicht) mit Mikrogenie und Retrognathie, Ohrfehlbildungen, Augenfehlbildungen und Makrostomie (Abb. 12.**1 c**).

3. Zungenfehlbildungen

Lingua plicata: Diese Zungenveränderung findet man sehr häufig bei *Oligophrenen;* sie prädisponiert zu Schleimhautentzündungen und imponiert makroskopisch als meist symmetrisch im vorderen Teil der Zunge auftretende Einkerbung und Erhebung der Zunge mit Einstrahlen von Zungenmuskulatur in die Faltenberge.

Glossitis rhombica mediana: Es handelt sich um ein papillenfreies, glattes rhombisches Schleimhautareal vor dem V-förmigen Sulcus terminalis und stellt einen *Überrest des Tuberculum impar* der Embryonalentwicklung dar, welches zu rezidivierenden erosiven Entzündungen neigt.

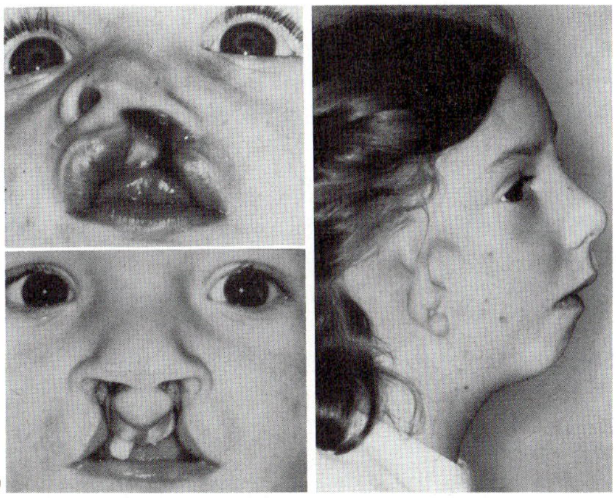

Abb. 12.**1 a–c** Gesichtsfehlbildungen:
a Vollständige linksseitige Lippen-Kiefer-Gaumen-Spalte
b Vollständige beidseitige Lippen-Kiefer-Gaumen-Spalte („Wolfsrachen“)
c Dysostosis mandibulofacialis: fliehendes Kinn, Ohrdysplasie

Metabolische Läsionen

Die Mundhöhle ist als Abkömmling des Kopfdarmes oft ein Manifestationsort von folgenden Stoffwechselstörungen:

Xerostomie (= Mundtrockenheit): Bei Vitamin-A-, -B-, Eisenmangel, aber auch bei Speicheldrüsenentzündungen (S. 83).

Schwarze Haarzunge (= lingua nigra): Sie beruht auf einer Verhornung der filiformen Papillen infolge Mangelernährung, Nikotinabusus oder Antibiotikatherapie.

Zungenpapillenatrophien: Bei perniziöser Anämie, Diabetes mellitus und Leberkrankheiten.

Ulzerös-nekrotisierende Gingivitis: Bei Vitamin-C-Mangel (= Skorbut).

Pseudomembranöse Stomatitis: Bei chronischer Niereninsuffizienz.

Bleisaum: In Form einer schwarzen marginalen Gingivaveränderung im Rahmen einer chronischen Bleivergiftung (Bleisulfidbildung durch Fäulniserreger in Zahnfleischtaschen, S. 149).

Bläuliche Zungenverfärbung: Bei Methämoglobinämie. Bronzefarbene Mundschleimhaut bei Morbus Addison.

Makroglossie: Bei Akromegalie, Myxödem im Rahmen einer Hypothyreose, Amyloidose.

Gingivahyperplasie: Bei antiepileptischer Hydantoinmedikation und Schwangerschaft.

Zahnfleischblutungen: Bei Skorbut, hämorrhagischer Diathese, Leukämie.

Entzündliche Läsionen

Entzündungen im Bereich der Mundschleimhaut (= Stomatitis) können sich je nach Ätiologie auf Zahnfleisch (= Gingivitis), Zunge (= Glossitis) oder Lippen (= Cheilitis) beschränken. Ursächlich kommen Erreger wie Viren, Bakterien und Pilze, physikalische Noxen wie Hitze oder Prothesen, chemische Noxen wie Rauchen und Alkohol oder allergische Reaktionen in Betracht. Das morphologische Korrelat dieser Entzündungen entspricht der Klassifikation der allgemeinen Entzündungslehre (S. 210).

1. Stomatitis catarrhalis

Pathogenese: In diesem Falle führt die *entzündliche Hyperämie und Exsudation* zu einer starken Rötung und Schwellung der Schleimhaut mit vermehrter Epithelabschilferung. Ursächlich kommt neben mechanischen, chemischen und physikalischen Reizen auch eine Mitbeteiligung bei Allgemeininfektionen in Betracht. In diesem Zusammenhang sind folgende Entzündungsformen besonders hervorzuheben:

- *Scharlachglossitis:* Sie geht mit einer Zungenschwellung einher, wobei das Epithel der geschwollenen Papillen abgelöst wird, so daß diese als kleine Wärzchen sich vom dunkelroten Hintergrund abheben („*Himbeerzunge*“).
- *Masernstomatitis:* Im Prodromalstadium findet man im Bereich der Mundschleimhaut gegenüber den Backenzähnen stecknadelkopfgroße Entzündungsherde in Form weißlicher Flecken mit entzündlich rotem Randsaum (= *Koplik-Flecken*). Ähnliche Veränderungen findet man auch bei Röteln.

- *Möller-Hunter-Glossitis:* Dies ist eine chronische Glossitis mit Schleimhautatrophie und hyperämisch-entzündlichen Arealen im Rahmen einer Anämie (vor allem *perniziösen Anämie*, S. 538).

2. Stomatitis herpetica

Definition: Es handelt sich um eine *bläschenförmige, durch Herpes-simplex-Viren Typ 1 verursachte*, sehr häufige *Mundschleimhautentzündung*. Sie tritt als Infektion der Lippen (= *Herpes labialis*) oder der Mundschleimhaut (= *Stomatitis aphthosa*) auf. In den meisten Fällen führt eine einmalige Infektion im Kindesalter zu Immunität.

Pathogenese: Siehe S. 250. – Die Herpes-simplex-Viren Typ 1 üben auf die Wirtszellen einen zytopathischen Effekt aus, der sich letztlich in einer Bläschenbildung mit ballonierender Degeneration (S. 928) äußert und sich klinisch als vesikuläre Stomatitis manifestiert (Abb. 12.**22**). Diese Bläschen sind leicht mechanisch lädierbar und lassen nach ihrer Ruptur flache Schleimhauterosionen zurück, die durch Fibrinausschwitzung makroskopisch trüb weißgelblich aussehen (= Stomatitis aphthosa).

Differentialdiagnose: Ähnliche Stomatitisformen findet man nach Infektion mit Herpes-zoster-Viren und Coxsackieviren (Herpangina).

3. Stomatitis aphthosa recidivans

Definition und Pathogenese: Sie beruht auf einer zellvermittelten zytotoxischen Aktivität des Immunsystems als Antwort auf HLA oder Fremdantigene. Die als Aphthen bezeichneten Schleimhautulzera können rezidivieren oder über längere Zeit persistieren (= Aphthenkrankheit). Therapie: topische Steroide.

4. Morbus Behçet

Definition und Pathogenese: Dies ist eine besonders schwere, manchmal tödlich verlaufende Aphthenkrankheit, bei der zirkulierende autoreaktive Antikörper gegen Schleimhautepithel auftreten. Die vermutlich viral ausgelöste autoaggressive Stomatitis manifestiert sich in Form einer ausgedehnten Aphthenbildung im Mund, Magen, Darm und Genitalbereich sowie Uveitis, Erythema nodosum, Thrombophlebitis und Polyarthritis (♂ : ♀ = 2 : 1). Therapie: α-Interferon.

5. Stomatitis necroticans

Pathogenese: Sie begleitet häufig eine *Agranulozytose*, kommt aber auch unter anderen Bedingungen einer nekrotisierenden Entzündung vor (S. 228). Eine besonders schwere Verlaufsform einer nekrotisierenden Stomatitis wird als *Noma* (= Wasserkrebs) bezeichnet, wobei der nekrotisierende Prozeß an der Gingiva beginnt und auf die gesamte Mundschleimhaut übergreift. Betroffen sind vor allem Kleinkinder mit zytostatischer Therapie.

6. Stomatitis mycotica

Definition: Eine in der Regel milde mukokutane Infektion durch Pilze der Gattung Candida (= Soorstomatitis).

Pathogenese: Siehe S. 271.

Morphologisch manifestiert sich der Soor im Oropharynxbereich als:

- *oberflächlich epimuköse Form* mit weißlichen abstreifbaren Schleimhautbelägen, bevorzugt auf Wangen, Gaumen und Zunge,
- *tiefe, granulomatöse Form* mit fest haftenden grauweißen Plaques, vor allem im Bereich des Zungenrückens und der Mundwinkel.

Histologisch bestehen die Beläge aus nekrotischen Zellen, die mit Pilz-Pseudomyzelien durchwachsen sind. Eigenartigerweise stoßen die Erreger ohne Rücksicht auf natürliche Gewebsbarrieren senkrecht in die Tiefe und werden von einem entzündlichen Infiltrat umgeben (vgl. Abb. 12.**20 a** u. **b**).

7. Zervikofaziale Aktinomykose

Definition: Eine *chronische, nicht ansteckende Infektionskrankheit durch anaerobe Bakterien der Gattung Aktinomyzes* (= „Strahlenpilz").

Pathogenetisch geht diese Erkrankung von alterativen Prozessen im Zahn-, Gingiva- und Tonsillenbereich aus und führt zu einer tumorartigen chronisch abszedierenden und fistelnden Entzündung, bei der man in Eiterherden die typischen schwefelgelben Aktinomyzesdrusen erkennen kann und die von einer chronisch-granulierenden sowie fibrosierenden Umgebungsentzündung umsäumt wird (derbe Konsistenz). Diese Entzündung breitet sich entlang der Gewebsschichten aus und die Fistelungen tendieren sich via Haut nach außen zu entleeren. Keine Lymphknotenbeteiligung! (S. 266).

8. Stomatitis granulomatosa

Pathogenese: Erreger von pulmonalen oder Allgemeininfektionen können in der Mundhöhle ihre Erstmanifestation zeigen. So ist zum Beispiel die Mundhöhle seltener Ort des Primäraffektes der Tuberkulose. Primäraffekte der Lues können in der Mundhöhle (Lippe, Zunge) auftreten. Hier können auch im Sekundärstadium nässende Papeln („Plaques muqueuses") mit starker Infektiosität vorkommen. Die im Tertiärstadium auftretenden Gummen können zur Zerstörung des Gaumens und der Zungenmandel führen (Lingua glabra).

Sonderform

- *Melkersson-Rosenthal-Syndrom*

Definition: Rezidivierende Granulomatose mit Ausbildung a) einer rezidivierenden Lippenschwellung (Cheilitis granulomatosa), b) Fazialisparese und c) Lingua plicata unbekannter Genese. Histologisch finden sich Epitheloidzellgranulome mit und ohne Nekrose.

9. Lichen ruber planus

Siehe S. 664, 931.

10. Lingua geographica

Dies ist eine *erosive Entzündung der Zungenschleimhaut* unbekannter Ätiologie, die von verschiedenen Primärherden zentrifugal fortschreitet. Diese Herde sind in typischer Weise landkartenförmig.

Tumorartige Läsionen

1. Zungengrundstruma

Definition: Tumorartige Zungengrundverdickung, hervorgerufen durch *heterotopes Schilddrüsengewebe* (vgl. Schilddrüsenfehlbildungen, S. 992).

2. Retentionsmukozele

Definition: *Schleimhaltige Zyste*, die von den seromukösen Schleimhautspeicheldrüsen der Mundhöhle oder der großen Mundspeicheldrüsen ausgeht.

Pathogenetisch liegt eine Schleimretention durch Verschluß der Drüsenausführungsgänge vor.

Morphologisch imponiert die Mukozele als rundliche Erhebung mit prall-elastischer Konsistenz. Diese Zyste ist mit einem homogenen Schleim ausgefüllt, eine Epithelauskleidung ist oft nicht vorhanden, doch findet man in der Umgebung Granulationsgewebe. Schleimretentionszysten im Bereich des Mundbodens, die von den Ausführungsgängen der Glandula submandibularis oder sublingualis ausgehen, werden als *Ranula* bezeichnet. Sie können mehrere Zentimeter groß werden.

3. Granuloma pyogenicum (ICD-O-4444.0)

Definition: Pilzförmige Überschußbildung von Granulationsgewebe (vgl. Abb. 7.**7**), das im Anschluß an eine Mundschleimhautverletzung entsteht, rasch wächst und wegen seines außerordentlichen Gefäßreichtums leicht blutet. Ein oberflächlicher Epithelüberzug fehlt. Analoge Läsionen sind auch von der äußeren Haut bekannt (S. 340).

4. Entzündliche papilläre Hyperplasie

Definition: *Reaktive Plattenepithelwucherung*, die nach Wegfall des Entzündungsreizes *rückbildungsfähig* ist. Ihr Hauptsitz ist der Gaumen. Eine Alters- oder Geschlechtsbevorzugung gibt es nicht.

Pathogenese: Als Reizeinwirkung kommen schlecht sitzende Prothesen, Viren und bakterielle Infektionen in Betracht.

Morphologisch erscheint die papilläre Hyperplasie als ein dichter Rasen rötlich-papillärer Strukturen, denen histologisch eine Hyperplasie der Plattenepithelien mit Ausbildung einer Akanthose zugrunde liegt, die von einer starken Entzündungsreaktion begleitet wird.

5. Irritationsfibrom

Definition: Es handelt sich nicht um eine autonome Gewebsneubildung, sondern um eine *reaktive fibröse Hyperplasie entzündlicher Genese*, die nach chirurgischer Exzision rezidivieren kann.

Das Irritationsfibrom tritt bevorzugt an mechanisch exponierten Stellen der Mundhöhle wie Wangenschleimhaut, Zunge, Alveolarkamm und Lippen auf und bevorzugt das weibliche Geschlecht.

Morphologisch findet man eine breitbasige oder gestielte Geschwulst mit regelrechter Schleimhautbedeckung, die histologisch aus einem dichten, zellarmen Kollagenfaserfilz besteht. Dieser kann regressive Veränderungen aufweisen.

Präkanzeröse Läsionen

In der Mundhöhle können ohne instrumentellen Aufwand eine Reihe von Schleimhautveränderungen beobachtet werden, die entweder gelegentlich (= *fakultative Präkanzerosen*) oder immer (= *obligate Präkanzerosen*) in einen invasiv wachsenden Mundhöhlenkrebs übergehen:

1. Leukoplakie (ICD-O-7283.0)

Definition: Die Leukoplakie ist klinisch definiert als weißer, nicht wegwischbarer Fleck der Mundschleimhaut, der klinisch keiner anderen Krankheit zugeordnet werden kann. Sie stellt eine *fakultative Präkanzerose* dar.

Die orale Leukoplakie ist eine Erkrankung des höheren Lebensalters (♂ : ♀ = 3:1) und bevorzugt Schleimhautstellen wie inneren Mundwinkel, Wangeninnenseite, Mundboden, Sublingualraum, Zunge sowie Ober- und Unterkieferalveolarfortsätze und harten Gaumen.

Ätiologie: An der Entstehung der Leukoplakie sind folgende Faktoren beteiligt:

- *Tabak:* in gekauter Form für die Backentaschenleukoplakie, in gerauchter Form für die Unterlippenleukoplakie.
- *Alkohol:* meist in Kombination mit Nikotinabusus.
- *Mechanische Faktoren* wie Prothesen, kariöse Zähne, Wangen-, Zungenbeißen.

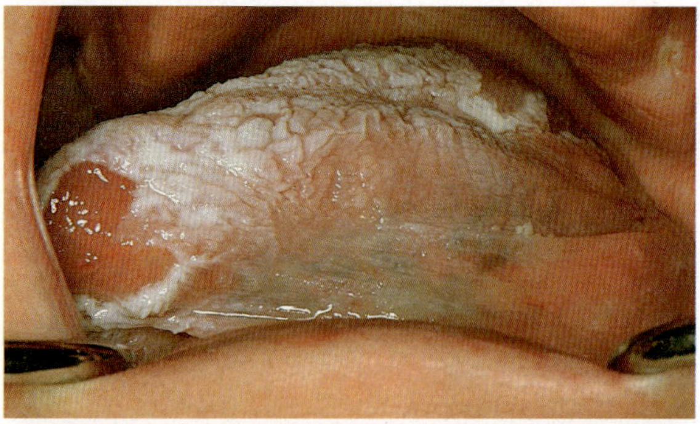
a

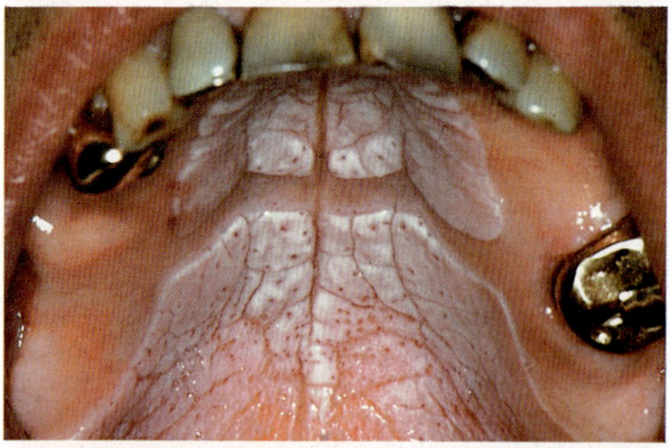
b

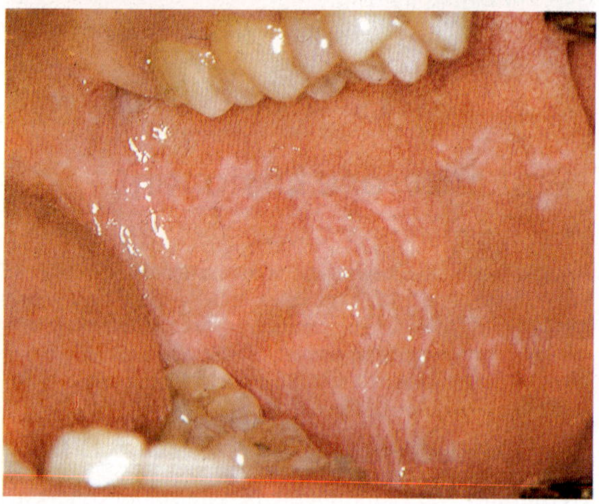
c

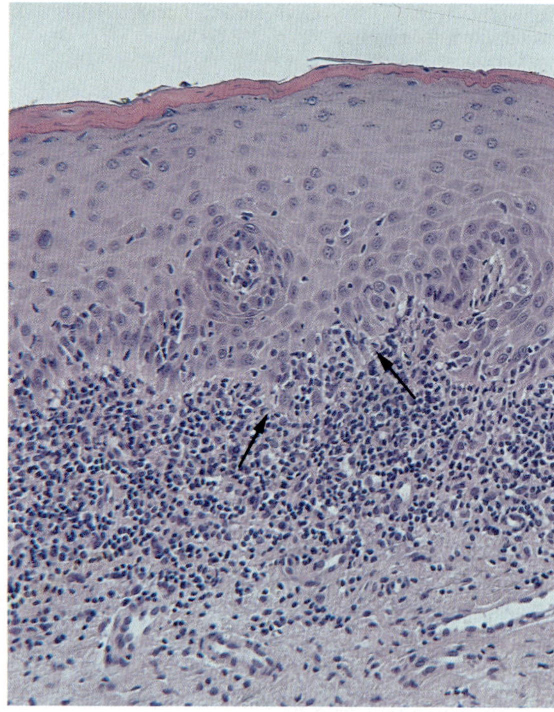
d

Abb. 12.**2a–d** Leukoplakische Läsionen:
a Getüpfelte Leukoplakie des Zungenrandes infolge chronischer Reizung durch kariösen Zahn
b Raucherleukokeratose in der prothesenfreien Zone des harten Gaumens
c Lichen ruber planus mit sich überkreuzenden netzigen Verhornungserscheinungen (Wickhamsche Streifen) im Bereich des Planum buccale
d Lichen ruber planus: bandartiges subepitheliales Lymphozyteninfiltrat auf Epithel übergreifend (HE, Vergr. 1 : 100)

- *Physikalische Faktoren* wie Sonnenexposition und Austrockung der Lippen.
- *Hypovitaminosen A, B.*
- *Chronische Infekte* wie Lues und Soor.

Pathogenetisch scheint bei der Leukoplakie die Expression des Protoonkogens c-erbB typisch zu sein (S. 348).

Morphologisch sind alle Leukoplakien durch eine abnorme Verhornung und eine Verminderung des epithelialen Glykogengehaltes ausgezeichnet. Es lassen sich folgende Leukoplakietypen mit unterschiedlicher Prognose voneinander unterscheiden:

- *Plan-homogene Form:* Sie imponiert als flacher weißer Fleck. Das Plattenepithel ist insgesamt verbreitert, der Dysplasiegrad niedrig. Dementsprechend ist das Malignitätsrisiko gering und die Prognose günstig.
- *Gefleckte oder getüpfelte Form:* Sie fällt durch eine rauhe, manchmal zottige Oberfläche auf (Abb. 12.**2a**). Histologisch ist das Epithel papillär (entweder endophytisch oder exophytisch) gewuchert. Der Dysplasiegrad ist oft erhöht (vgl. S. 367). Dieser Leukoplakietyp ist zwar wesentlich seltener als der plane Typ, weist aber ein höheres Malignitätsrisiko auf und ist ohne chirurgische Intervention prognostisch ungünstig.

Therapie: Kryochirurgie, Retinoide bei ausgedehntem Befall.

Differentialdiagnostisch müssen folgende weißfleckigen Veränderungen von den Leukoplakien abgegrenzt werden:

- *Raucherleukokeratose* meist im Gaumenbereich (Abb. 12.**2b**),
- *Lichen ruber planus* in Form netzförmiger streifenartiger Epithelveränderungen (Abb. 12.**2c**),

- *chronischer Soor,*
- *heterotope Talgdrüsen* in Form weißer Schleimhautgranula (= Fordyce-Anomalie),
- *Pemphigus und Pemphigoid* der Mundschleimhaut,
- *Erythema exsudativum multiforme,*
- *Lupus erythematodes,*
- *„haarige" Leukoplakie* mit Viruseinschlüssen in papilläre Epithelwucherungen bei homosexuellen AIDS-Kranken (= orales Condyloma planum),
- *„weißer Schwammnävus" (= Naevus spongiosus albus)*, eine hereditäre Mundschleimhauthyperplasie mit hydropischer (fokaler) Epithelschwellung.

2. Obligate Präkanzerosen

Dazu gehören: *Morbus Bowen* (S. 938) und *Lentigo maligna* (S. 944): Es ist anzunehmen, daß die malignen Melanome in der Mundhöhle ebenfalls ein präkanzeröses Stadium durchlaufen. Wegen der geringen Fallzahl der oralen malignen Melanome steht aber der sichere Beweis dafür noch aus.

Neoplastische Läsionen

1. Plattenepithelpapillom (ICD-O-8052/0)

Definition: Gutartiger Tumor des *Plattenepithels,* der gestielt oder breitbasig der Unterlage aufsitzen kann und eine feinzottige Oberfläche aufweist.

Man findet diese Tumoren ohne Bevorzugung von Geschlecht und Alter vor allem im Bereich des Gaumens, der Wangen, Lippeninnenseite und Zunge (vgl. S. 382).

Pathogenetisch spielen (HPV-)Viren eine auslösende Rolle.

2. Granularzelltumor (ICD-O-9580/0)

Definition: Ein benigner Tumor aus Zellen mit charakteristischer, eosinophiler Zytoplasmagranulierung und immunhistochemischen Merkmalen neuraler Zellen (= *Abrikossoff-Tumor*).

Der Tumor kann überall im Körper vorkommen, am häufigsten aber im Zungenbereich. Er findet sich gelegentlich bei neugeborenen Mädchen im Bereiche des Alveolarkamms als *„Epulis connata"* (= kongenitaler Granularzelltumor).

Morphologie: Der Granularzelltumor besteht aus einem kohäsiven Zellverband großer heller Zellen. Diese weisen scharfe Zellgrenzen und ein reichliches Zytoplasma auf, in dem grobe, meist eosinophile Granula liegen. Diese Granula bestehen elektronenmikroskopisch aus zahlreichen Telolysosomen und enthalten zum Teil Myelinvorstufen.

Der Tumor führt zu einer proliferativen Mitreaktion des Epithels in Form einer papillären (pseudokarzinomatösen) Hyperplasie (Abb. 12.**3a** u. **b**). Die Tumorzellen umgeben gern Nervenfasern und können

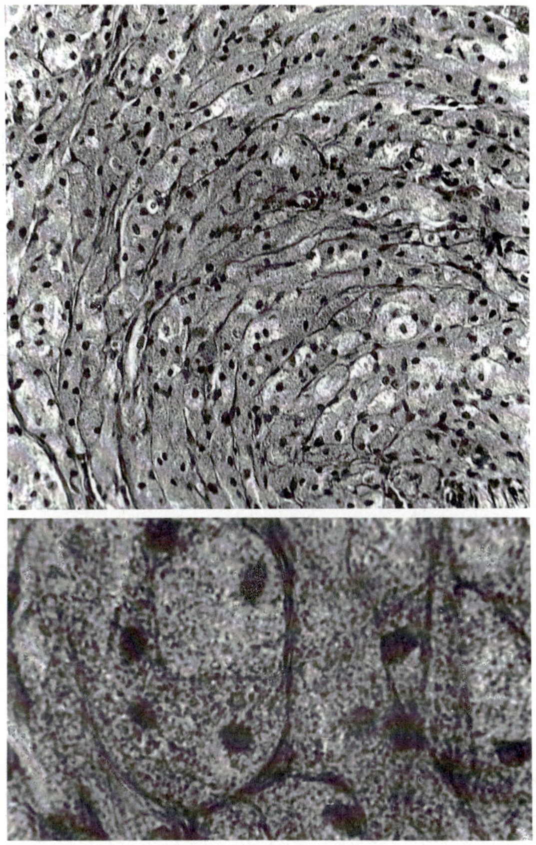

Abb. 12.**3a** u. **b** Granularzelltumor:
a Der Tumor besteht aus einem kohäsiven Zellverband (HE, Vergr. 1 : 150)
b Die Tumorzellen sind zytoplasmareich und enthalten charakteristischerweise meist eosinophile Granula (HE, Vergr. 1 : 400)

„pseudoinvasiv" sogar in Lymphknoten vordringen, was dennoch keiner Metastasierung entspricht.

Immunhistochemisch exprimieren die Tumorzellen S-100-Antigen.

Therapie und Prognose: In etwa 1% der Fälle Rezidiv bei unvollständiger Exzision möglich. Selten kommt der Granularzelltumor als maligne Variante vor.

3. Mundhöhlenkarzinom

Definition: Dies ist ein maligner Tumor der größtenteils vom *oralen Plattenepithel* der Mundhöhle ausgeht (Adenokarzinome der seromukösen Mundschleimhautdrüsen sind selten).

Das Mundhöhlenkarzinom tritt meist zwischen der 5. und 7. Lebensdekade auf (♀:♂ = 1:2). Die Mortalität an Mundhöhlenkarzinom ist geographisch unterschiedlich verteilt: in Irland, Frankreich oder Schweiz ist sie viermal so hoch wie in Deutschland und Dänemark.

Pathogenese: Der Mundhöhlenkrebs teilt sich die ätiologischen Faktoren mit den oralen Leukoplakien. Er entsteht *oft multifokal,* was seine hohe Rezidivquote erklärt.

Molekularpathologie: Im Rahmen der Tumorigenese der Mundhöhlenkarzinome als Vertreter der Kopfdarmtumoren wird eine Reihe von Genen aus der Chromosom-11 q13-Region amplifiziert. Neben den Onkogenen c-ras und c-myc gehören vor allem a) die Onkogene c-hst-1 und c-int-2, welche für Mitglieder aus der Familie des Fibroblastenwachstumsfaktors kodieren, und b) das PRAD-1, welches für das Cyclin-D1 kodiert, dazu. Dieses Cyclin steuert den Eintritt der Zelle in die Mitosephase und den Beginn der Transkription in der G1-Phase. Ein frühes Ereignis der Tumorigenese scheint die Mutation des p53-Tumorsuppressorgens, ein spätes die PRAD-1-Amplifikation zu sein.

Morphologie: Das oropharyngeale Plattenepithelkarzinom präsentiert sich entweder in einem endophytischen oder in einem exophytischen Wachstumsmuster. Es geht aus einer leukoplakischen Läsion hervor und ist meist zentral ulzeriert. Sein histologischer Differenzierungsgrad kann auch innerhalb ein und desselben Tumors stark variieren *(Tumorheterogenität)*. Seine Prognose ist je nach Lokalisation unterschiedlich. So haben Lippenkarzinome eine bessere Prognose als Mundboden- oder Zungenkarzinome.

Seltene histologische Sonderformen:

1. Verruköses Plattenepithelkarzinom
Ein warzenähnlicher, exophytischer Tumor mit histologisch guter Differenzierung. Er wächst langsam, lokal expansiv und destruierend, und metastasiert erst spät.

2. Papilläres Plattenepithelkarzinom
Sehr seltene, exophytische Variante eines invasiven Plattenepithelkarzinoms. Hier bilden die Tumorzellen papillenartige Komplexe. Die histologische Differenzierung ist geringer, das Wachstum aggressiver als beim verrukösen Karzinom. Es besteht keine Assoziation zu Papillomen als Vorläuferläsion oder zu einer HPV-Infektion.

3. Basaloides Plattenepithelkarzinom
Ein invasiver Tumor aus vornehmlich basaloiden Zellen mit meist nestförmigem, gelegentlich auch lochsiebartigem (kribriformem) Wachstumsmuster. In der Peripherie der Zellkomplexe sind die Tumorzellen palisadenartig zum Stroma hin ausgerichtet.

4. Adenoides Plattenepithelkarzinom
Diese Variante weist pseudoglanduläre Verbände neoplastischer Keratinozyten auf. Dieses Wachstumsmuster kommt dadurch zustande, daß als Ausdruck des Differenzierungsverlustes die Tumorzellen im Zentrum der Zellkomplexe keine Interzellulärbrücken mehr ausbilden (Akantholyse) und zugrunde gehen. Verwechslungen mit Adenokarzinomen sind möglich.

5. Spindelzelliges Karzinom
Seltene, gering differenzierte Variante des Plattenepithelkarzinoms mit hoher Aggressivität und sehr schlechter Prognose. In 15% der Fälle bilden sich gleichzeitig oder später weitere Karzinome des oberen Verdauungstraktes. Der meist polypoide Tumor besteht histologisch aus einer noch als Plattenepithelkarzinom erkennbaren Komponente und einer „sarkomatös" imponierenden spindelzelligen, zytokin-exprimierenden Komponente (daher Synonym: „sarkomatoides Karzinom"). Oft zusätzlich Vimentin-Expression.

6. Adenosquamöses Karzinom
Seltener Tumor, der wahrscheinlich von den Gängen der kleinen Speicheldrüsen ausgeht. Er zeigt ein Nebeneinander von adenoiden und plattenepithelialen Gewebsmustern (♂ : ♀ = 17 : 1).

Pathologische TNM-Klassifikation der Mundhöhlenkarzinome

pT1 Tumor ≤ 2 cm
pT2 Tumor > 2 cm ≤ 4 cm,
pT3 Tumor > 4 cm,
pT4 Tumor infiltriert Nachbarstrukturen wie Knochen, Zunge, Halshaut.
pN0 keine Lymphknotenmetastasen
pN1 Solitäre, ipsilaterale Lymphknotenmetastase (≤ 5 cm)
pN2 > 3 cm, ≤ 6 cm; multiple ipsilaterale Lymphknotenmetastasen; bilaterale oder kontralaterale Lymphknotenmetastasen (≤ 6 cm)
pN3 jede regionäre Lymphknotenmetastase > 6 cm

Literatur: Siehe S. 673.

Kauapparat

U.-N. Riede, A. von Herbay und G. R. Krekeler

Ontogenetische Läsionen der Zähne spielen lediglich in Form des fehlerhaften Aufbaus von Schmelz und Dentin, den beiden Hartgeweben des Zahns, eine klinische Rolle. Bei den **entzündlichen Läsionen** gehören die Karies als bakterielle inszenierte Zersetzung der Zahnsubstanz sowie die *Gingivitis* und die *Parodontitis* als bakteriell verursachte Entzündungen des Zahnfleisches und -halteapparates zu den am weitest verbreiteten Erkrankungen. Die recht häufigen **tumorartigen Läsionen** beruhen vorwiegend auf der enormen proliferativen Kapazität der Gingivafibroblasten im Rahmen hormonaler und entzündlicher Reize. Die **neoplastischen Läsionen** dieser Region sind selten. Sie können von den epithelialen und/oder ektomesenchymalen Komponenten der am Zahnaufbau beteiligten Gewebe ausgehen, die sich wie bei der Zahnentwicklung gegenseitig induktiv beeinflussen können.

Ontogenetische Läsionen

Embryologie: Die Milchzahnanlage geht im 2. Embryonalmonat von knospenartigen Wucherungen der ektodermalen Zahnleiste aus und nimmt im 3. Embryonalmonat Glockenform an. Die Epithelglocke besteht aus einem inneren und äußeren Schmelzepithel, umschließt ein zellreiches Mesenchym (= Zahnpapille) und wird von einem Bindegewebe umkapselt (= Zahnsäckchen). Dieses odontogene Mesenchym leitet sich von der Neuralleiste ab und wird auch als „Mesektoderm" bezeichnet. Odontogenes Ektoderm stehen in einer induktiven Wechselbeziehung zueinander: Überall dort, wo das Schmelzepithel mit dem Mesenchym in Berührung steht, induziert es dessen Umwandlung zu Odontoblasten. Diese bilden das Dentin, welches seinerseits die Reifung des inneren Schmelzepithels zu Ameloblasten induziert, so daß Zahnschmelz auf das Dentin abgelagert wird. Nach der Geburt, wenn die Zähne durchbrechen, wandelt sich die innere Zellschicht des Zahnsäckchens zu Osteoblasten um, welche für die Zahnzementablagerung zuständig sind (= Zementoblasten). Die äußere Zellschicht des Zahnsäckchens bildet die Wurzelhaut (= Parodont).

Störungen dieser Entwicklung führen zu Fehlbildungen, unter anderem zu Mikrodontie, Makrodontie oder zu Dentes confusi. Sie spielen aber klinisch keine Rolle. Bedeutung haben dagegen die folgenden Entwicklungsstörungen sowie die nachfolgend besprochenen odontogenen Tumoren.

Amelogenesis imperfecta: Diese rein ektodermale Odontopathie ist genetisch bedingt und geht mit einer *Dysplasie des Zahnschmelzes* in Form von Hypoplasie, Unreife und Hypokalzifikation einher.

Dentinogenesis imperfecta: Die genetisch bedingte mesodermale Zahnfehlbildung manifestiert sich im Milch- und im bleibenden Gebiß und stellt eine Teilkomponente der Osteogenesis imperfecta (S. 52) dar.

Schmelz- und Dentinhypoplasien: Diese Defekte der Zahnoberfläche sind während der Zahnbildung entstanden. *Ätiologie:* Infektionen, Traumata, Ernährungsstörungen, Allgemeinerkrankungen wie Hypovitaminosen (Rachitis) oder Pharmaka (Fluor).

Entzündliche Läsionen

1. Zahnkaries

Definition: Unter Zahnkaries versteht man einen bakteriell ausgelösten Prozeß, der, von der Zahnoberfläche ausgehend, die Zahnhartsubstanz zerstört und in der Regel eine Entzündung der Zahnpulpa nach sich zieht.

Pathogenese: Bakterien wie Streptococcus mutans besiedeln die Zahnoberfläche und haften durch Dextranbildung aus Saccharose daran fest. Sie sind in der Lage, Kohlenhydrate zu organischen Säuren abzubauen und die Schmelzsubstanz zu demineralisieren. Diese Lyse des Calciumapatits führt zu einer Aufweichung der Zahnoberfläche. Durch Fluoridierung kann zu diesem Zeitpunkt der Prozeß noch zum Stehen gebracht werden. Wenn nicht, wird die Schmelzoberfläche aufgelöst und das Dentin zerstört.

2. Pulpitis

Definition: Entzündungen des Zahnmarks, ausgelöst

- *bakteriell* durch penetrierende Karies,

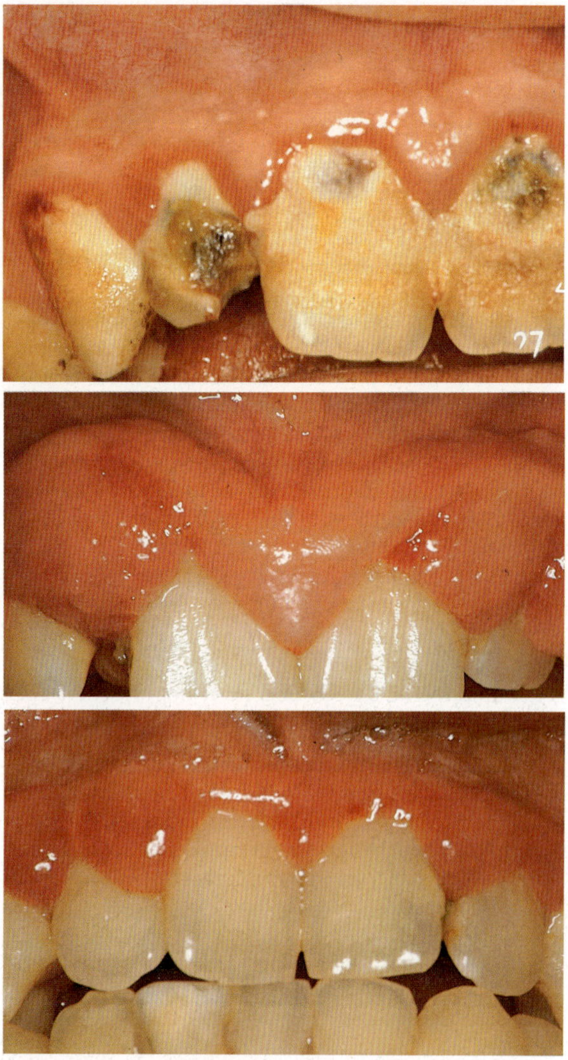

Abb. 12.**4a–c** Zahnfleischveränderungen:
a Gingivitis als Reaktion auf massiven Zahnbelag
b Hormonell bedingte Gingivahyperplasie (Schwangerschaft)
c Medikamentös bedingte Gingivahyperplasie (Hydantoin)

– *chemisch-toxisch* durch Füllungsmaterialien wie z. B. Kunststoffe oder lokal applizierte Medikamente,
– *thermisch* durch Überhitzen bei der Zahnpräparation.

Pathogenetisch besteht die Pulpitis in einer akuten oder chronischen Entzündung und kann zur Pulpanekrose führen. Greift der entzündliche Prozeß via Foramen apicale auf das periapikale Gewebe über, so resultiert eine chronisch-granulierende Entzündung (= *apikales Zahngranulom*).

Klinisch äußern diese Entzündungen in massiven Zahnschmerzen, deren lebensvergällender Effekt Wilhelm Busch (1832–1907) eine philosophische Tiefe zu geben verstand:

Das Zahnweh, subjektiv genommen,
ist ohne Zweifel unwillkommen;
doch hat's die gute Eigenschaft,
daß sich dabei die Lebenskraft,
die man nach außen oft verschwendet,
auf einen Punkt nach innen wendet
und hier energisch konzentriert.

3. Gingivitis

Definition: Entzündung der Gingiva, ausgelöst durch Bakterien, Viren, Traumata, chronische Irritation oder Medikamente.

Pathogenese: Die Morbidität der Gingivitis beträgt nahezu 100%. Das den Zahn umsäumende Gewebe stellt einen Locus minoris resistentiae dar Bakterienansammlungen in diesem Bereich lockern die Epithelbarriere der Gingiva auf und führen über eine chronisch-proliferative Entzündung zur Ausbildung einer Zahnfleischtasche (Abb. 12.**4a–c**). Immunpathologische Mechanismen beeinträchtigen die Gingivafibroblasten und leiten die Auflösung des Zahnhalteapparates ein. Unbehandelt geht die Gingivitis häufig in eine Parodontitis über (Abb. 12.**5a** u. **b**).

Sonderform

– *Akute nekrotisierende Gingivitis*
Sie wird bei entsprechender Prädisposition durch einen fusospirochätalen Mikrobenkomplex (S. 229, Tab. 5.**8**) ausgelöst. Sie wird auch als Plaut-Vincent-Stomatitis bezeichnet und geht oft mit einer ulzerös-nekrotisierenden Tonsillitis einher (S. 598).

a b

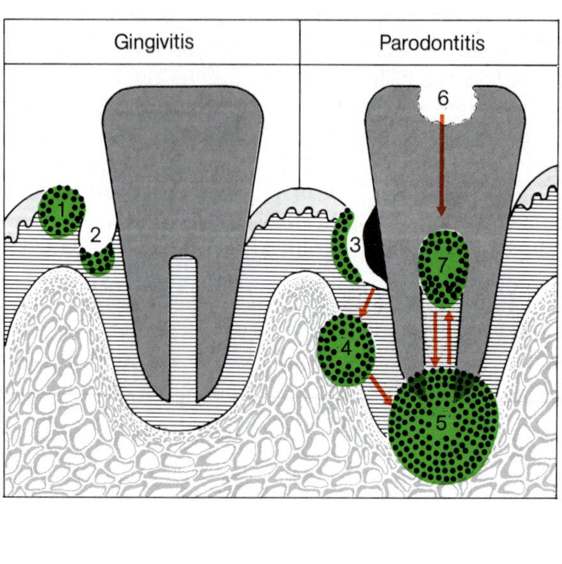

◀ Abb. 12.**5a** u. **b** Formalpathogenese der Gingivitis und Parodontitis:

1 = Marginale Gingivitis
2 = Taschenbildung
3 = Zahnsteinbildung in Zahnfleischtasche
4 = Parodontitis marginalis mit Knochenschwund
5 = periapikales Granulom mit Wurzelspitzenresorption (Parodontitis apicalis profunda)
6 = Karies
7 = Pulpitis

4. Parodontitis

Definition: Unter einer Parodontitis versteht man eine bakteriell verursachte Entzündung des Zahnhalteapparates, deren kausale und formale Pathogenese je nach Lebensalter unterschiedlich ist:

- *Juvenile Parodontitis:* In diesem Fall stehen Funktionsdefekte der Granulozyten wie Phagozytoseschwäche im Vordergrund. Die Erkrankung verläuft progredient und führt rasch zum Zahnausfall.
- *Erwachsenenparodontitis:* Häufigste Parodontitisform. Sie tritt nach dem 35. Lebensjahr auf, ist ebenfalls bakteriell bedingt und führt erst nach Jahren zum Zahnverlust.

Tumorartige Läsionen

1. Gingivitis hyperplastica

Definition und Pathogenese: Diese *diffuse Wucherung der zahnumsäumenden Gingiva* (Abb. 12.**4c**) kann idiopathisch vorkommen und wird bei hormoneller Umstellung (Pubertät, Schwangerschaft) beobachtet. Am häufigsten aber wird sie durch Medikamente wie Diphenylhydantoin oder Cyclosporin-A ausgelöst, die auf die Gingivafibroblasten mitogen wirken. Letzteres scheint über eine Hemmung der zytotoxischen T-Zellen eine Infektion mit tumorigenen Viren (HPV, Epstein-Barr-Viren) zu begünstigen.

2. Fibröse Hyperplasie

Definition: Gingivawucherung aus derbem kollagenreichem Bindegewebe (= Epulis fibromatosa), das gestielt oder breitbasig der Gingiva aufsitzt und auf einen chronischen Reiz hin meist von der Interdentalpapille ausgeht.

3. Peripheres Riesenzellgranulom
(ICD-O-4411.0)

Definition und Pathogenese: Entzündlich-granulomatöser Pseudotumor (Abb. 12.**6a–c**) in Form einer lokalen Wucherung von Fibroblasten und Gefäßen, durchsetzt mit zahlreichen Riesenzellen vom Osteoklastentyp (=Epulis gigantocellularis, Riesenzellepulis). Mechanische Irritationen lösen Mikroblutungen mit histiozytärer Resorption aus. Der Osteoklastenreichtum kann eine Zerstörung des Alveolarknochens zur Folge haben. Diese Geschwulst bildet sich nicht spontan zurück, sie neigt zu Rezidiven und bevorzugt das weibliche Geschlecht (♂ : ♀ = 1 : 3).

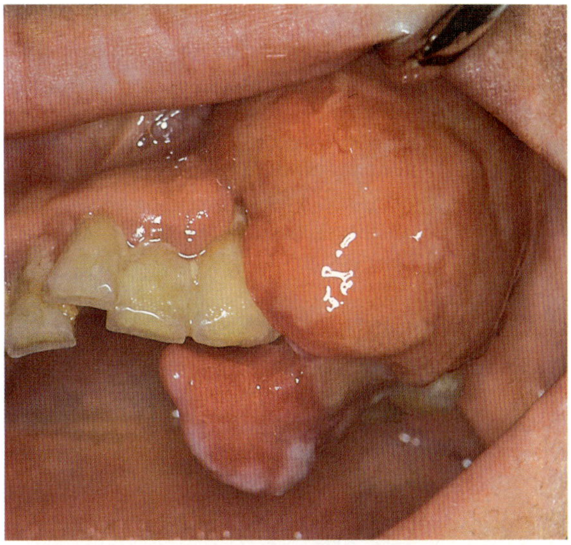
a

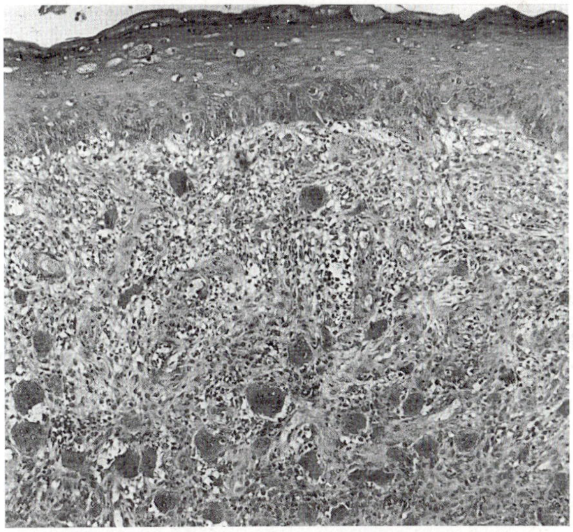
b

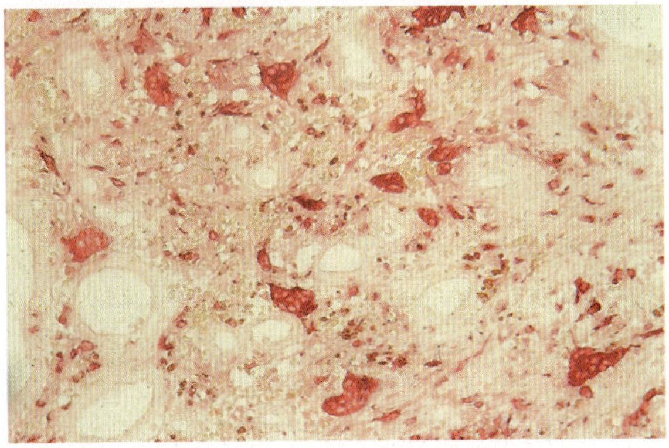
c

Abb. 12.**6a–c** Riesenzellepulis: Granulationsgewebe mit mehrkernigen Riesenzellen, **b** HE, Vergr. 1 : 250
c Diese sind histiozytären Ursprungs und mit den Osteoklasten nahe verwandt (positive Reaktion für tartratresistente saure Phosphatase, Vergr. 1 : 250)

4. Zentrales Riesenzellgranulom (ICD-O-4413.0)

Definition: Eine intraossäre osteolytische Läsion (zentrales reparatives Riesenzellgranulom), welche histologisch identisch aufgebaut ist wie das periphere Riesenzellgranulom (= Riesenzellepulis).

Die gutartige Läsion bevorzugt den Unterkiefer von Frauen in der 3. Lebensdekade und treibt den Alveolarfortsatz unter fortschreitender Zahnresporption auf.

5. Cherubismus (ICD-O-7998.0)

Definition: Benigne, selbstlimitierende Läsion, welche multipel im Kieferknochen auftritt und eine familiäre Häufung aufweist. Die Läsion beginnt im frühen Kindesalter und stellt ihre Progression in der Pubertät ein.

Histologisch besteht die Läsion aus einem anfänglich faserarmen gefäßreichem Gewebe mit zahlreichen mehrkernigen Riesenzellen vom osteoklastären Typ. Mit zunehmender Progression nimmt das Fasergewebe zu, und es wird Knochengewebe gebildet (Differentialdiagnose: fibröse Dysplasie).

6. Fibröse Dysplasie (Siehe S. 1132)

7. Kieferzysten (Tab. 12.1)

Definition: Sammelbegriff für Hohlräume im Kieferknochen, die mit Epithel ausgekleidet sind.

Bei 3% aller Erwachsenen finden sich Zysten im Zusammenhang mit dem Zahnsystem, 95% von ihnen sind radikulären Ursprungs.

Pathogenetisch leiten sie sich von fehldifferenzierten Resten der embryonalen Kiefer- oder Zahnanlage ab. Osmotische Vorgänge und Anstau abgeschilferten Hornmaterials treiben ihr „Wachstum" voran. Durch langsame, schubweise Ausdehnung wird das umgebende Gewebe zerstört oder verdrängt.

Tabelle 12.**1** Odontogene und nichtodontogene Zysten

Odontogene Zysten				
Zystenart	Ursprung	Lokalisation	Zysten-Auskleidung	Komplikationen
radikuläre Zyste ICD-O-4380.0	Entzündung Malassezsche Epithelinseln	Wurzelspitze (OK : UK = 2 : 1)	Plattenepithel mehrere Zellagen	fokale sklerosierende Osteitis
Residualzyste ICD-O-4380.0		OK und UK	wie radikuläre Zyste	
follikuläre Zyste (zahnhaltig) ICD-O-2556.0	Schmelzepithel	hauptsächlich UK	Plattenepithel 5% mit Verhornung 2 Zellagen breit	selten Übergang in Ameloblastom expansives Wachstum → Knochendestruktion
Keratozyste (Primordialzyste ohne Zahn) ICD-O-2553.0	Schmelzepithel	hauptsächlich UK	Plattenepithel oft verhornend 5 Zellen breiter Zystenbalg	Rezidive! destruktiv-expansives Wachstum
Nichtodontogene Zysten				
Zystenart	Ursprung	Lokalisation	Auskleidung	Komplikationen
nasopalatine Zyste ICD-O-2660.0	Tractus nasopalatinus	OK-Mitte	Plattenepithel oder respiratorisches Flimmerepithel	Auseinanderdrängen der Frontzähne
nasolabiale Zyste ICD-O-2665.0	Ductus nasolacrimalis	frontal im Processus maxillaris (Weichteilgewebe)	Zylinderepithel mit Becherzellen	Infektion wegen oberflächlicher Lage

OK = Oberkiefer, UK = Unterkiefer

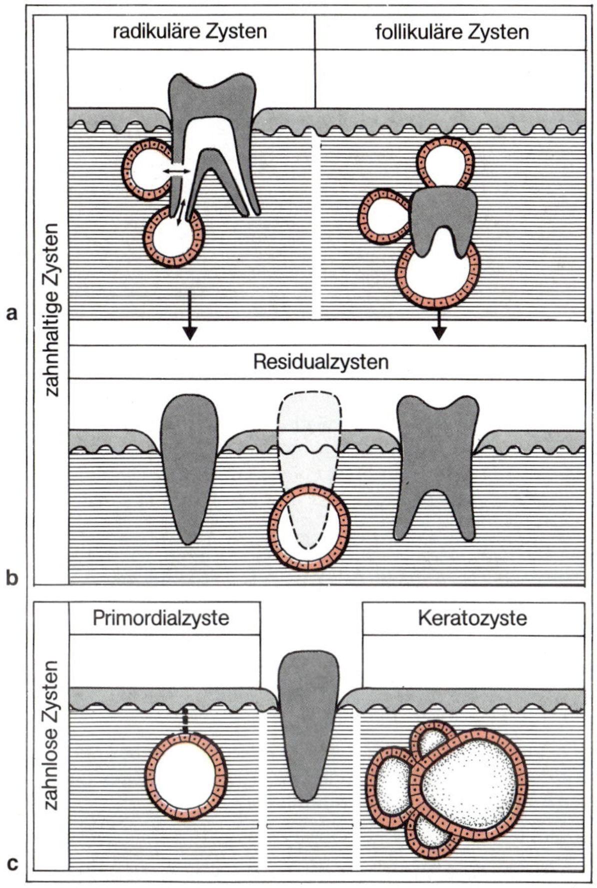

Abb. 12.**7a–c** Odontogene Zysten:
a apikale und laterale radikuläre Zyste; koronare, laterale und periradikuläre follikuläre Zyste,
b follikuläre Residualzyste,
c Primordialzyste und mehrkammerige Keratozyste

Makroskopie, Histologie und Klinik: Tab. 12.**1** und Abb. 12.**7a–c**.

Sonderformen der Kieferzysten:

1. *Kalzifizierende odontogene Zyste*
Sie nimmt eine Zwischenstellung zwischen Zyste und echter Neoplasie ein und imponiert radiologisch als zystische Aufhellung mit Verschattungsarealen. Das die Zysten auskleidende Epithel erinnert ans Schmelzepithel; der Zysteninhalt besteht aus nekrotischen ausgeblichenen Plattenepithelstreifen, welche teilweise verhornen und verkalken. Oft mit odontogenen Tumoren wie Odontom und ameloblastischem Fibrodentinom vergesellschaftet.

2. *Nävoides Basaliomsyndrom*
Dies autosomal dominant vererbte, auch als Gorlin-Goltz-Syndrom bekannte Leiden manifestiert sich als Kombination folgender Läsionen:
- multiple (gekammerte) Keratozysten des Kiefers,
- multiple Basaliome der Haut,
- Skelettanomalien (Rippenanomalien, Minderwuchs),
- ovarielle Fibrome,
- palmoplantare Dyskeratosen.

Neoplastische Läsionen

Grundsätzlich können von allen Geweben, die am Aufbau der Zähne und des Zahnhalteapparates beteiligt sind, Tumoren ausgehen. Für die zahnärztliche Praxis haben vor allem Knochentumoren wie das ossifizierende Fibrom (S. 1140) und odontogene Tumoren eine besondere Bedeutung. Letztere werden im folgenden besprochen:

Odontogene Tumoren

Allgemeine Definition und Pathogenese: Diese Tumoren leiten sich vom Gewebe der embryonalen Zahnanlage her (Embryologie, S. 667) und sind meist benigne, bevorzugen das Kindesalter und gehen offenbar zumindest teilweise auch auf ontogenetische Läsionen zurück. Diese Zahnanlage besteht aus dem Schmelzepithel in Form der Zahnglocke, welches sich aus dem Ektoderm hervorgeht, sowie aus der Zahnpapille und dem Zahnsäckchen (Dentalfollikel). Zahnpapille und -follikel sind mesenchymalen Ursprungs und stehen in einem induktiven Wechselverhältnis zum Schmelzepithel. Dementsprechend unterscheidet man folgende Formen odontogener Tumoren:

- *Ameloblastische Tumoren:* Sie leiten sich vom Schmelzepithel her.
- *Ameloblastisch-mesenchymale Tumoren:* Sie gehen aus Schmelzepithel und odontogenem Mesenchym hervor, so daß im Tumorgewebe Dentin und Zahnschmelz induziert werden kann.
- *Mesenchymale Tumoren:* Sie stammen von odontogenen Mesenchym, dem Mesektoderm her, wobei im Ursprungsgewebe Schmelzepithelreste eingeschlossen sein können.

Ameloblastische Tumoren

1. Ameloblastom (ICD-O-9310/0)

Definition: Gutartiger, aber lokal invasiv wachsender Tumor, der sich vom Schmelzorgan (= Epithelglocke) ableitet.

Das Ameloblastom kommt bevorzugt im Unterkiefer – meist Kieferwinkel – von Männern in der 3. bis 5. Lebensdekade vor.

Pathogenetisch leitet sich der Tumor vom inneren Schmelzepithel (= Ameloblasten) her, ist aber nicht bindegewebig abgekapselt und wächst deshalb ohne scharfe Begrenzung in den Markraum der Kieferknochen ein. Etwa 30% der Ameloblastome gehen von follikulären Zysten aus.

Morphologie: Der Tumor wächst anfangs solide und geht später häufig in ein zystisches Wachstum über. Röntgenologisch (Abb. 12. **8a**) imponiert der Tumor folglich als polyzystisches, gelegentlich monozystisches Gebilde mit *seifenblasenartiger* Kieferaufhellung. Histologisch kommt der Tumor vorwiegend in folgenden Gewebsmustern vor:

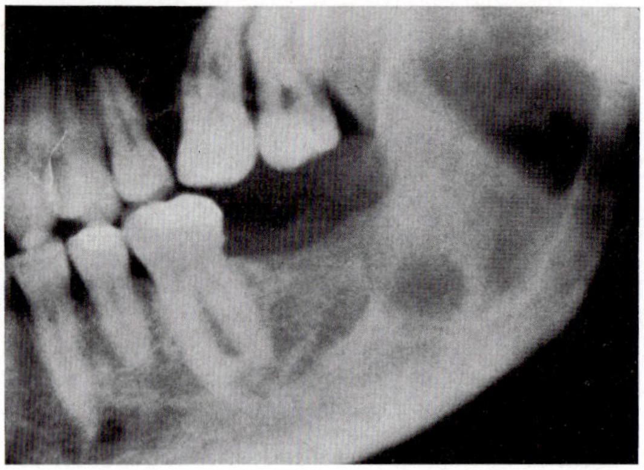

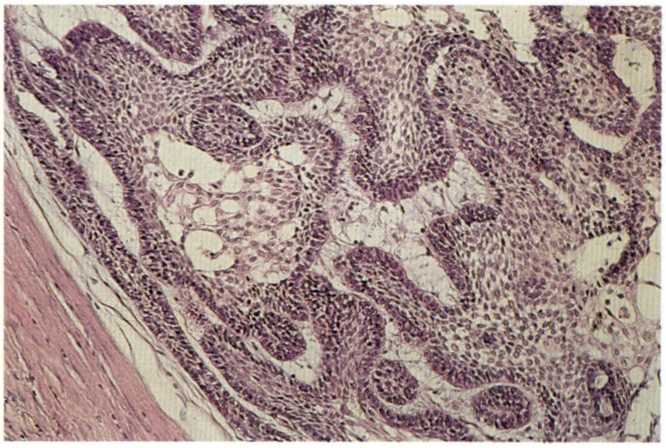

Abb. 12.**8a** u. **b** Ameloblastom: **a** Seifenblasenartige Kieferaufhellung im Röntgenbild, **b** proliferiertes odontogenes Epithel in fibrösem Stroma (HE, Vergr. 1:250)

- *Follikulärer Typ:* Hier gehen die palisadenförmig angeordneten Zylinderepithelkomplexe in eine retikulär strukturierte Zellmasse über, aus der sich Zysten bilden können.

- *Plexiformer Typ:* Vorwiegend aus soliden netzförmigen Epithelsträngen bestehend (Abb. 12.**8b**).

Klinik: Große Rezidivneigung (25%).

2. Kalzifizierender epithelialer odontogener Tumor (ICD-O-9340/0)

Definition und Morphologie: Lokal invasiver epithelialer Tumor (= *Pindborg-Tumor*), der intraepitheliale Strukturen mit Amyloidcharakteristik entwikkelt, die ihrerseits freigesetzt werden und verkalken können.

Klinik: Der gutartige Tumor bevorzugt die maxilläre Molarregion von Patienten zwischen der 2. und 6. Lebensdekade.

3. Plattenepithelialer odontogener Tumor (ICD-O-9312/0)

Definition: Ein benigner, lokal infiltrativer Tumor aus Plattenepithelinseln in einem fibrösen Stroma. Radiologisch als Zyste imponierend. Die Plattenepithelkomplexe weisen gelegentlich zystische Degenerationsherde aus.

4. Malignes Ameloblastom (ICD-O-9310/3)

Definition: Ein bösartiger Tumor mit ameloblastomartigem Wachstumsmuster und histologischen und zytologischen Merkmalen der Malignität (Invasion ins umliegende Gewebe, Metastasierung). Der Tumor kann aus einem präexistenten Ameloblastom hervorgehen oder de novo entstehen.

Ameloblastisch-mesenchymale Tumoren

1. Odontom

Definition: Harmloser *Fehlbildungstumor* aus ektodermalem Epithelanteilen und Zahnschmelz sowie mesenchymalen Anteilen (Dentin, Zahnzement und Pulpa). Der Tumor wächst nur während der Phase der Zahnbildung. Je nach Konsistenz unterscheidet man folgende Tumorformen:

- *Komplexes Odontom* (ICD-O-9282/0). Es besteht vorwiegend aus mesenchymalem Gewebe (weiches Odontom). Lokalisation: Seitenzahnbereich.

- *Komposites Odontom* (ICD-O-9281/0). Es besteht aus allen am Zahnaufbau beteiligten Geweben (hartes Odontom). Lokalisation: Frontzahnbereich.

2. Ameloblastisches Fibrom (ICD-O-9330/0)

Definition: Abgekapselter benigner Tumor aus zahnpulpaartigem Mesenchym, welches schmale Bänder aus proliferiertem odontogenem Epithel umgibt. Lokalisation: mandibuläre Prämolarregion. Röntgenbild: zystische Läsion. Prädilektionsalter: 1.–2. Lebensdekade.

3. Ameloblastisches Fibrodentinom (ICD-O-9290/0)

Definition: Histologisch ähnlich aufgebauter benigner Tumor wie das ameloblastische Fibrom mit zusätzlicher Fähigkeit Dentin und/oder Zahnschmelz zu bilden.

Mesenchymale Tumoren

1. Odontogenes Fibrom (ICD-O-9321 rsp. 9322/0)

Definition: Benigner vom Parodont (oft retinierter Zähne) ausgehender Fibroblastentumor mit wechselnden Beimengungen inaktiven odontogenen Epithels.

2. Odontogenes Myxom (ICD-O-9320/0)

Definition: Lokal invasiv-wachsender, rezidivfreudiger Tumor des Kindesalters aus einem gewuchertem gallertigem Bindegewebe (vielzipflige Zellen in myxoidem Stroma). Oft bei retinierten Zähnen. Röntgenbild: „Seifenblasenaspekt“ des Kieferknochens.

3. Zementoblastom (ICD-O-9273/0)

Definition: Gutartiger im Wurzelspitzenbereich der Prä- oder Molarzähne gelegener Tumor mit irregulärer Zementbildung. Prädilektionsalter: 2.–3. Lebensdekade.

Pathologische TNM-Klassifikation der odontogenen Tumoren ist zur Zeit noch nicht etabliert.

Literatur

Abenoza, P., R. K. Sibley: Granular cell myom and Schwannoma. Ultrastruct. Path. 11 (1987) 19

Burkhardt, A.: Praemaligne Veränderungen der Mundschleimhaut. Pathologe 6 (1985) 119

Burkhardt, A., R. Maerker: Vor- und Frühstadien des Mundhöhlenkarzinoms. Hauser, München 1981

Koblin, J., et al.: Odontogene Weichteilinfektion. Dtsch. zahnärztl. Z. 33 (1978) 788

Kramer, I. H. R., et al.: Histological Typing of Odontogenic Tumours WHO-International Histological Classification of Tumours, 2 nd ed. Springer, Berlin 1992

Krekeler, G., U. N. Riede: Klinisch-morphologische Korrelationsstudie über die marginale Gingivitis des Menschen. Dtsch. zahnärztl. Z. 36 (1981) 55

Krüger, E.: Zahn-, Mund- und Kieferheilkunde. Fischer, Stuttgart 1985

Lakhanpal, S., et al.: Pathologic features of Behçet's Syndrome, Human. Path. 16 (1985) 790

Lavelle, Ch. L. B., D. W. Proctor: Clinical pathology of the oral mucosa. Harper & Row, New York 1978

Lucas, R. B.: Pathology of tumours of the oral tissues. 4th. Ed. Churchill-Livingstone, Edinburgh 1984

Mittermayer, Ch.: Oralpathologie. Schattauer, Stuttgart 1984

Mittermayer, Ch., U.-N. Riede: Präkanzerose der Mundhöhle. Aktuelles Wissen, Hoechst 1980

Morgenroth, K., et al.: Pathologie der Mundhöhle. 3. Aufl. Thieme, Stuttgart 1996

Morgenroth, K.: Mundhöhle, Zähne und Kiefer, Waldeyer-Rachenring, Oro- und Hypopharynx. In Remmele, W.: Pathologie, Bd. II. Springer, Berlin 2. Aufl. 1996

Pindborg, J. J.: Oral Cancer and Precancer. Weight, Bristol 1982

Pindborg, J. J., et al.: Histological typing of cancer and precancer of the oral mucosa. WHO international classification of tumor. 2nd. ed. Springer (1997)

Rateitschak, K. H., et al.: Farbatlanten der Zahnmedizin. Thieme, Stuttgart 1985

Regezi, I. A., et al.: Odontogenic tumors. J. Oral Surg. 36 (1978) 771

Sauerwein, E.: Kariologie, 2. Aufl. Thieme, Stuttgart 1981

Schaefer, H. E.: Symptom Mundschleimhautblutungen. Dtsch. Z. Mund-Kiefer Ges. Chir. 5 (1981) 71

Schroeder, H. E., et al.: Orale Strukturbiologie, 2. Aufl. Thieme, Stuttgart 1982

Shklar, G.: Oral Leukoplakia. New Engl. J. Med. 315 (1986) 1544

Mundspeicheldrüsen

U.-N. Riede und G. R. Krekeler

Alle Speicheldrüsen bestehen aus enzym- und muzinbildenden Drüsenazini und einem Ausführgangsystem, in dem Wasser und Elektrolyte rückresorbiert werden können. Abschnürungs- oder Verzweigungsstörungen der Ausführgänge verursachen die seltenen zystischen Speicheldrüsenveränderungen im Rahmen der **ontogenetischen Läsionen**, während die meisten **funktionellen Läsionen** auf Behinderungen des Sekrettransportes oder auf Defekte der neurohumoralen Steuerung zurückgehen. Die **entzündlichen Läsionen** in der Form der *Sialadenitiden* können viral oder bakteriell ausgelöst werden oder, wie bei der autoaggressiven Sialadenitis, auf einem selbstzerstörerischen Entzündungsprozeß beruhen. Grundsätzlich können von allen am Aufbau der Speicheldrüsen beteiligten Gewebe **neoplastische Läsionen** ausgehen. Die häufigsten unter ihnen sind die *Speicheldrüsenadenome*. Da ihr Hauptvertreter eine vielfältige mesenchymale Komponente aufweist, wird er als *pleomorphes Adenom* bezeichnet. Von diesen grundsätzlich gutartigen Tumoren mit Rezidivneigung sind die *Speicheldrüsenkarzinome* abzugrenzen. Sie können von Azinus- oder Gangepithelien ausgehen und sich je nach Differenzierungsgrad unterschiedlich aggressiv verhalten.

Ontogenetische Läsionen

Kongenitale Fehlbildungen der Speicheldrüsen sind selten. Hin und wieder begegnet man Fällen, bei denen eine Speicheldrüse fehlt (= *Aplasie*). Akzessorische Speicheldrüsen besitzen einen eigenen Ausführgang und sind voll funktionsfähig. Ektope Speicheldrüsen, meist in der Supraklavikulargrube oder am oberen Schilddrüsenpol auftretend, haben kein eigenes Gangsystem und sind funktionslos. Durch Gangabschnürungen während der Organogenese entstehen Gangzysten (= *Sialozelen*), durch Gangverzweigungsstörungen polyzystische Drüsen. Die häufigste unter ihnen ist die *Ranula* (S. 663).

Funktionelle Läsionen

1. Sialorrhoe

Definition: Eine *gesteigerte Speichelabsonderung* findet man bei Stomatitiden, Vergiftungen, ZNS-Schädigungen und Schwangerschaft. Die Sialorrhoe bei Cerebralparetikern beruht auf einem fehlerhaften Lippenschluß infolge Tiefensensibilitätsstörung.

2. Hyposialie

Definition: Eine *Verminderung der Speichelabsonderung* tritt bei Exsikkose, Alkoholismus und Kachexie auf.

3. Dyschylie

Definition: Darunter versteht man eine *Speichelsekretionsstörung*, die sowohl bei der Sekretbildung als auch beim Sekrettransport auftreten kann und eine Speicheleindickung, Speichelrückstau und Speichelaustritt ins Gewebe zufolge hat.

Ätiologisch spielen Stoffwechselstörungen (z. B. zystische Fibrose, S. 70), Mangelernährung, Leberzirrhose, Exsikkose und neurohormonale Störungen eine Rolle.

Morphologisch führt die Sekreteindickung zur zystischen Ektasie des Gangsystems und/oder zu Schleimaustritten aus dem Gangsystem mit Bildung eines Speichelgranuloms.

4. Sialolithiasis

Pathogenese: *Speichelsteine* treten vor allem bei Männern im 4. Lebensjahrzehnt auf und stellen die wichtigste Komplikation einer Dyschylie dar. Sie kommen in 80% der Fälle in der Submandibulardrüse vor.

Pathogenetisch geht die Speichelsteinbildung von einem Kern eingedickten Schleims, abgeschilferten Epithelien und Zelltrümmern aus, um den schalenartig Calciumphosphate und Calciumcarbonate abgelagert werden. Direkte Folge eines Speichelsteins ist ein Sekretrückstau und eine lokale Speicheldrüsenentzündung mit progressiver Vernarbung (= obstruktive Sialadenitis).

5. Sialadenose

Definition: Nicht entzündliche, schmerzlose und doppelseitige Speicheldrüsenschwellung.

Pathogenese: Diese Speicheldrüsenschwellung tritt gehäuft bei endokrinen Störungen wie Diabetes mellitus, Hoden- und Schilddrüsenunterfunktion auf und begleitet auch Zustände mit Eiweißmangel. Ätiologisch vermutet man eine Dysregulation der Speicheldrüsen durch das autonome Nervensystem.

Morphologisch sind die Drüsenazini durch Hypertrophie der einzelnen Epithelien vergrößert. Sie enthalten retinierte und gequollen erscheinende Sekretgranula. Funktionell findet man eine Hyposialie und Dyschylie.

Entzündliche Läsionen

Entzündungen der Speicheldrüsen treten häufig bei Resistenzschwäche auf, wie sie im Rahmen einer Tumorkachexie, Infektionskrankheit, Urämie oder fortgeschrittenen Stoffwechselkrankheit vorkommt, und sind meist in der Parotis lokalisiert. Ursächlich kommen virale, bakterielle und autoaggressive Entzündungen in Betracht.

1. Virale Sialadenitis

Parotitis epidemica

Definition: Es handelt sich um eine *generalisierte Virusinfektion mit doppelseitiger, entzündlicher Parotisschwellung* (= Mumps). Die Erkrankung bevorzugt Knaben im schulpflichtigen Alter.

Ätiologisch liegt eine Infektion mit dem Mumpsvirus (RNS-Virus) zugrunde (S. 257).

Morphologisch zeigt die Parotis eine Nekrose der Azinuszellen mit leukozytärer Reaktion und serofibrinöser Exsudation ins Interstitium. Diese Veränderungen können folgenlos abheilen oder bakteriell superinfiziert werden.

Komplikationen: Im Rahmen der Virämie können auch andere Organe wie Hoden, Eierstock, Pankreas und ZNS in den Entzündungsprozeß miteinbezogen werden. Die Spätfolge einer Orchitis kann Infertilität sein (S. 901).

Sialadenitis cytomegalica

Definition: Diese Erkrankung, auch *Speicheldrüsenviruskrankheit* genannt, beruht auf einer Infektion durch das Zytomegalovirus (DNS-Virus). Dieses Virus kompliziert oft eine Schwächung der Immunabwehr (S. 253).

Morphologisch findet man eine interstitielle Entzündung mit Riesenzellen, die große Kerneinschlüsse (DNS-Viren) enthalten.

2. Bakterielle Sialadenitis

Pathogenese: Sie wird meist durch Staphylokokken ausgelöst, die im Rahmen einer Hyposialie oder Dyschylie von der Mundhöhle über das Gangsystem in die Parotisdrüse gelangen. Dort rufen sie eine eitrige Parotitis hervor.

3. Autoaggressive Sialadenitis

Sjögren-Syndrom

Definition: Es handelt sich um eine von J. v. Mikulicz 1882 zuerst beschriebene Autoimmunerkrankung, die sich in einem symmetrischen Befall der Tränen- und Mundspeicheldrüsen äußert und klinisch durch ein „trockenes Auge" infolge Dacryoadenitis sicca mit Xerophthalmie und Keratoconjunctivitis sicca sowie einem „trockenen Mund" infolge Sialadenitis und Xerostomie auffällt.

Der Begriff „benigne lymphoepitheliale Läsion" wurde erst später von Godwin (1952) eingeführt und bezieht sich auf einen pathognomonischen Teilaspekt einer mit fortschreitender Azinusatrophie verbundenen, lymphozytär geprägten Entzündungsreaktion. Die aus dieser Atrophie resultierende Mundtrockenheit (= Xerostomie) und Unterfunktion der Tränendrüse mit der Folge einer sog. Keratitis filiformis ist von H. S. Sjögren hervorgehoben worden, wobei das vollentwickelte Sjögren-Syndrom die Bildung von autoreaktiven Antikörpern, Rheumafaktoren, rheumatoider Arthritis und weiteren fakultativen Komplikationen miteinschließt. Die Erkrankung bevorzugt Frauen nach der Menopause (♂ : ♀ = 1 : 10).

Pathogenetisch spielt bei dieser Erkrankung einerseits die Assoziation mit gewissen Immunregulationsantigenen wie HLA-DR-3 und andererseits das Auftreten autoreaktiver Antikörper gegen Ausführgangsepithelien der Speichel- und Tränendrüsen eine wichtige Rolle.

Morphologisch beruht die Schwellung der betroffenen Drüsen auf einer dichten, vorwiegend lymphozytären Infiltration mit progressiver Atrophie der Drüsenazini und eigentümlicher, lymphozytär durchsetzter Wucherungen (Abb. 12.**9**) von myoepithelähnlich-metaplastischen Schaltstückepithelien (= lym-

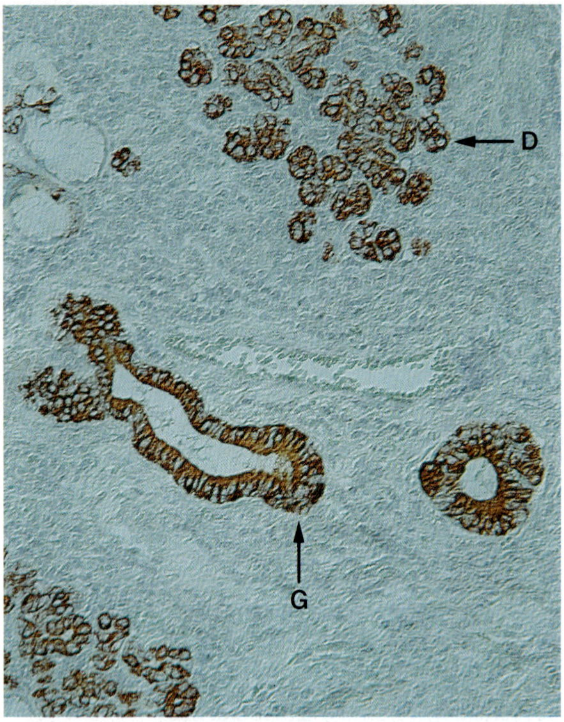

Abb. 12.**9** Autoaggressive Sialadenitis: Die Zytokeratin exprimierenden Ausführgangsepithelien (G) und Drüsenepithelien (D) sind von einem dichten Lymphozyteninfiltrat umgeben (Immunhistochemie, Vergr. 1 : 150)

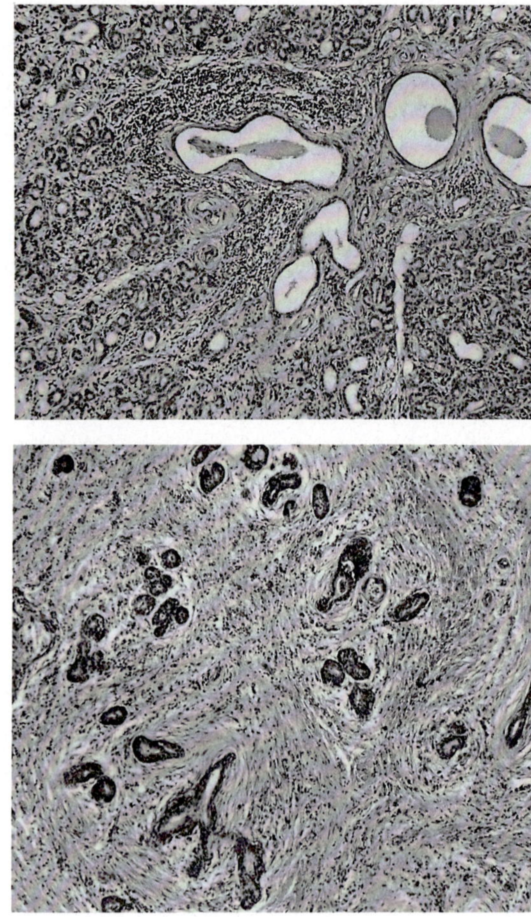

Abb. 12.**10 a** u. **b** Chronische Sialadenitis mit weitgehender Zerstörung des Drüsenparenchyms in der Spätphase (**b**) (HE) **a** Vergr. 1 : 75, **b** Vergr. 1 : 250

phoepitheliale Läsion) in den großen Speicheldrüsen. In den kleinen, oft bioptisch untersuchten Speicheldrüsen (Lippenbiopsie!) sind dagegen nur lymphozytäre Infiltrate anzutreffen.

Komplikationen:

1. *Sicca-Syndrom:* Folge der destruktiven Adenitis ist eine Austrocknung der Schleimhäute im Mund-Augenbereich. Hinzu kommt noch in einigen Fällen eine
2. *rheumatoide Arthritis* (S. 1152) und/oder eine
3. *primär biliäre Zirrhose* der Leber (S. 778), sowie
4. *Speicheldrüsen-Lymphome* (in 5% der Fälle) in Form von MALT-Lymphomen und Non-Hodgkin-Lymphom: Sie gehen aus dem lymphatischen Infiltrat der „lymphoepitheliomatösen Läsion“ (S. 676) hervor.

4. Chronische Sialadenitis

Chronisch-rezidivierende Parotitis

Pathogenese: Diese Erkrankung kommt vor allem im Säuglingsalter und bei Frauen vor und besteht in einer schmerzhaften rezidivierenden Infektion des Speicheldrüsengewebes mit Eitererregern. Histologisch konzentriert sich die Entzündung auf das periduktuläre Gewebe. Die Folge ist eine Azinusatrophie und Hyposialie (Abb. 12.**10 a** u. **b**).

Sklerosierende Sialadenitis submandibularis

Definition und Pathogenese: Dieses Krankheitsbild geht mit einer tumorartigen Verhärtung der einen Submandibulardrüse einher *(„Küttner-Tumor“)* und bevorzugt das männliche Geschlecht. Histologisch steht eine lymphozytäre Infiltration des Interstitiums mit einem sklerotischen Umbau des Speicheldrüsenparenchyms im Vordergrund. Die Ätiologie ist unbekannt.

Heerfordt-Syndrom

Definition: Es handelt sich um eine besondere Manifestation der Sarkoidose (S. 237) mit epitheloidzellig-granulomatöser Parotitis (Abb. 12.**11 a** u. **b**), chronischer Uveitis und Fieber (*„Febris uveoparotidea subchronica“*).

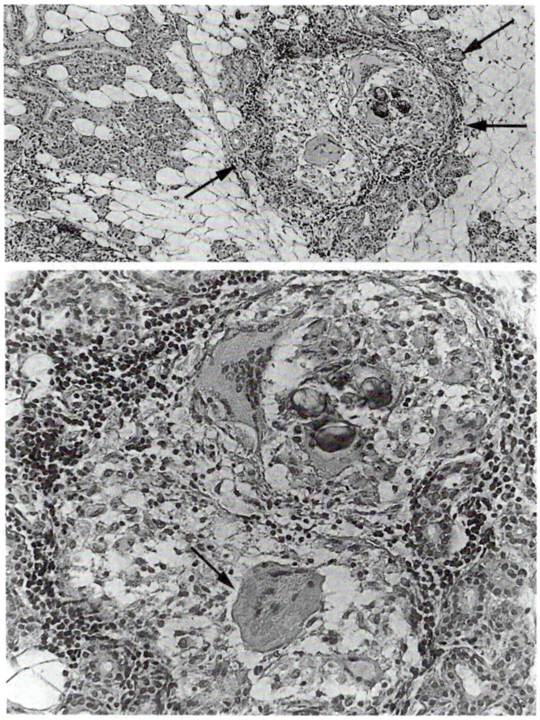

Abb. 12.**11 a** u. **b** Heerfordt-Syndrom. **a** Granulome vom Sarkoidosetyp (Pfeile). **b** In mehrkernigen Riesenzellen erkennt man Konchoidkörperchen (Pfeil)
a Vergr. 1 : 250, **b** Vergr. 1 : 500 (HE)

Neoplastische Läsionen

Die meisten Speicheldrüsentumoren leiten sich von den Epithelien des Speichelgangsystems her und treten in 80% der Fälle in der Parotis auf. Mesenchymale Tumoren machen im Erwachsenenalter nur 2% aller Speicheldrüsentumoren aus, im Kleinkindesalter hingegen ist das Parotishämangiom der häufigste Tumor.

Speicheldrüsenadenome

Die Speicheldrüsenadenome sind epitheliale mit grundsätzlich gutartigem Charakter. Ein Großteil von ihnen hat aber die Eigenart, bei unvollständiger chirurgischer Entfernung gelegentlich zu rezidivieren und selten auch maligne zu entarten. Ein Teil von ihnen scheint von Speicheldrüsengangeinschlüssen in angrenzenden Lymphknoten auszugehen und simuliert einen Lymphknoteneinbruch. Bei den meisten Adenomen dominiert entweder ein onkozytäres, ein basaloides, ein myoepitheliales oder ein sebazoides Wachstumsmuster, oder ein buntes Nebeneinander von epithelialen und bindegewebigen Differenzierungen. Extrem selten gehen Speicheldrüsenadenome auch von Gangepithelien aus und bilden duktale Papillome.

1. Pleomorphes Adenom (ICD-O-8940/0)

Definition: Dies ist ein umschriebener Tumor bei dem epitheliales Gewebe mit einem mukoid, myxoid oder chondroid anmutenden Gewebe vermischt ist (= *Speicheldrüsenmischtumor*) mit unterschiedlicher bindegewebiger Abkapselung. Aufgrund seiner vielfältigen Histoarchitektur (und weniger wegen seiner Zellstruktur) wird er als „pleomorph“ bezeichnet.

Dieser weitaus häufigste Speicheldrüsentumor kommt bevorzugt bei Frauen in der 5. Lebensdekade vor.

Pathogenese: Der Tumor leitet sich von Zellen her, deren Zytoskelett sowohl epitheliale (= Präkeratin) als auch mesenchymale (= Vimentin, Aktin) Anteile aufweist und somit große Ähnlichkeit mit den vielzipfligen Myoepithelien (= Korbzellen) und den Schaltstückepithelien aufweisen. In einigen Fällen ist eine chromosomale Translokation t(3;8) (3p25; 8q21) sowie eine c-neu Überexpression nachgewiesen worden.

Morphologisch ist der Tumor durch eine knotigzystische Schnittfläche gekennzeichnet, an der gelegentlich auch schleimige oder knorpelige Bezirke auffallen. Histologisch findet man ein buntes Bild. Die epithelialen Teile formen solide, teils tubulär adenoide Strukturen, die ohne scharfe Grenze in mesenchymale Bezirke übergehen. Darin findet man vielzipflige Zellen, umgeben von einer schleimigen Grundsubstanz, in bienenschwarmartiger Anordnung, in der man gelegentlich auch knorpelähnliche Gewebe finden kann (Abb. 12.**12 a** u. **b**).

Klinik: Der Tumor neigt bei unvollständiger Entfernung zu Rezidiven. Bei Patienten im höheren Lebensalter entwickelt sich bei etwa 5% der pleomorphen Adenome ein Karzinom. Derartige Karzinome entsprechen den Karzinomtypen, die auch als primäre Speicheldrüsentumoren wachsen und werden als *Karzinom im pleomorphen Adenom* (ICD-O-8940/3) bezeichnet.

2. Warthin-Tumor (ICD-O-8561/0)

Definition: Ein drüsiger Tumor aus onkozytär transformierten Epithelien in zystisch-papillärer Anordnung (= „Adenolymphom“) mit einem follikelhaltigen, lymphatischen Stroma.

Der Tumor bevorzugt die Parotis von Männern nach der 6. Lebensdekade und kann gelegentlich bilateral auftreten. Er macht 15% aller Speicheldrüsenadenome aus.

Pathogenetisch liegt bei dem Tumor eine mitochondriale DNS-Schädigung mit onkozytärer Zytoplasmatransformation (Oxyphilie!) vor. Er geht vermutlich von heterotopem Speicheldrüsengewebe in benachbarten Lymphknoten aus.

Morphologisch weist der gut abgegrenzte Tumor eine meist feinzystische Schnittfläche auf. Die tubulär-zystischen Gebilde werden histologisch von einem doppelreihigen Epithel mit feingranulärem, eosinophilem Zytoplasma ausgekleidet und von einem lymphatischen Gewebe mit Lymphfollikeln umgeben (Abb. 12.**13 a–c**).

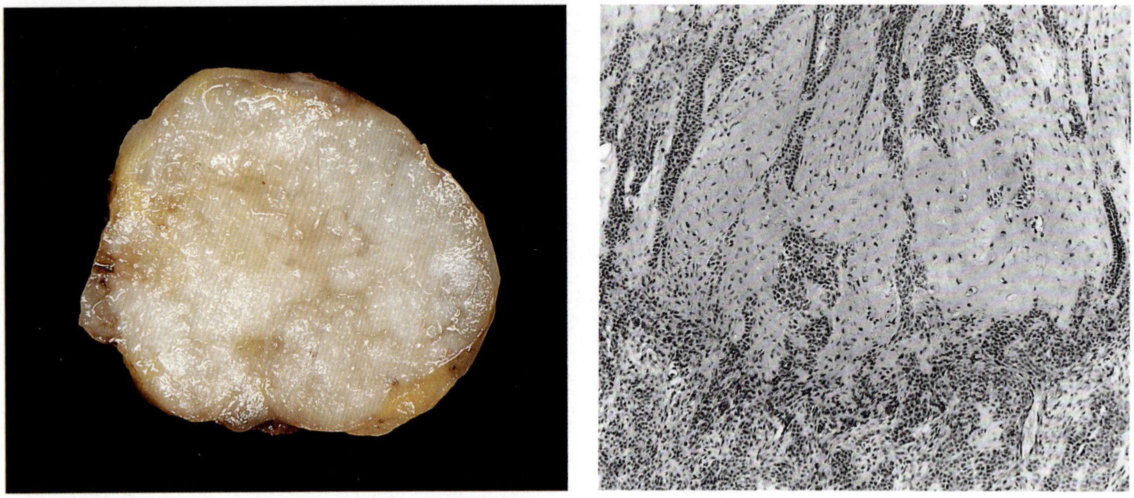

Abb. 12.**12a** u. **b** Pleomorphes Adenom mit knorpelartigem Zwischengewebe (HE, Vergr. 1 : 125)

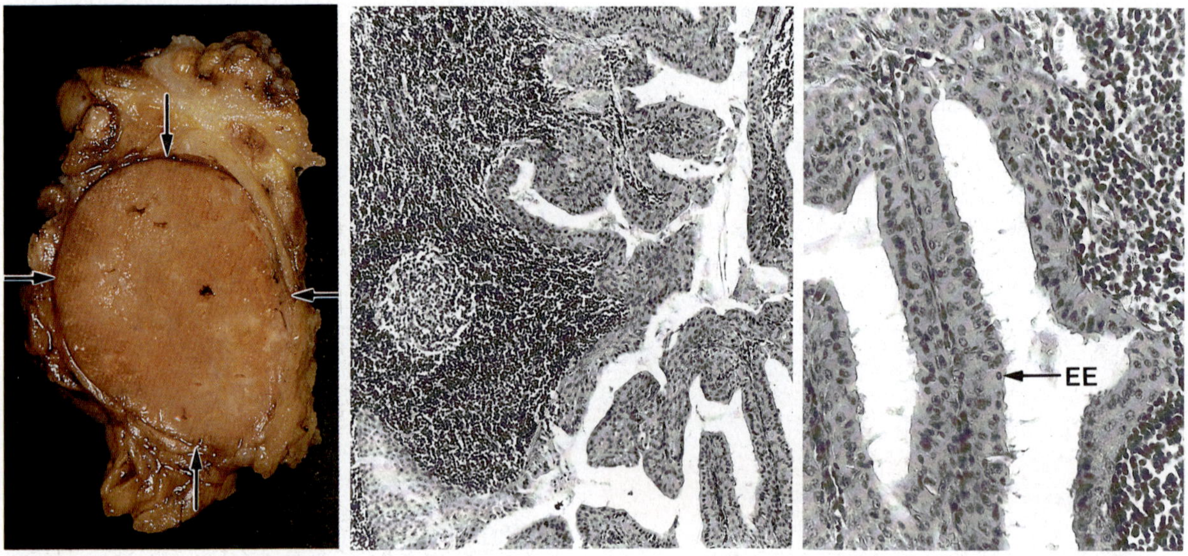

Abb. 12.**13a–c** Adenolymphom: **a** Brauner (Cytochromgehalt!) abgekapselter Tumor; **b** u. **c** mit onkozytär transformierten eosinophilen Epithelien (EE), umgeben von einem lymphatischen Gewebe (HE); **b** Vergr. 1 : 100, **c** Vergr. 1 : 250

3. Onkozytom (ICD-O-8290/0)

Definition: Ein sehr seltener Tumor aus onkozytär transformierten (Schaltstück-)Epithelien in solider, trabekulärer oder tubulärer Anordnung (= oxyphiles Adenom). Aufgrund seines Mitochondrienreichtums ist der Tumor makroskopisch braun. Er bevorzugt die Parotis von alten Damen in der 7. Lebensdekade. Selten maligne Entartung (= onkozytäres Karzinom).

4. Basalzelladenom (ICD-O-8147/0)

Definition: Ein Tumor aus basaloiden Zellen mit prominenter Basalzellschicht auf einer markanten Basalmembran, ohne mukoide Stromakomponente (wie beim pleomorphen Adenom).

Der Tumor macht etwa 2% aller Speicheldrüsentumoren aus; er bevorzugt die Parotis von Frauen nach der 6. Lebensdekade. Selten maligne Entartung (= Basalzelladenokarzinom).

Morphologie: Der Tumor bildet solide, trabekulär-tubuläre Wachstumsmuster (Abb. 12.**14**) sowie gelegentlich exzessive Basalmembranablagerungen (membranöse Variante).

5. Myoepitheliom (ICD-O-8982/0)

Definition: Ein seltener, nur aus Myoepithelien bestehender Tumor mit immunhistochemisch nachweisbarer Expression von S-100-Antigen, Aktin und/oder Myosin. Die Tumorzellelemente sind entweder spindelig-plasmazellartig, epitheloid, hellzellig oder eine Kombination davon. Sie bilden ein meist solides Wachstumsmuster. Gelegentlich maligne Entartung (= malignes Myoepitheliom).

Maligne Tumoren

1. Adenoid-zystisches Karzinom (IDC-O-8200/3)

Definition: Ein infiltrierender maligner Speicheldrüsentumor mit dem histologischen Charakteristikum siebartig durchlöcherter Epithelstränge und zunächst mäßiggradiger Aggressivität.

Der Tumor weist histogenetische Merkmale von Gangepithelien und von Myoepithelien auf; er macht etwa 10% aller Speicheldrüsentumoren aus.

Morphologisch bilden die Tumorzellen je nach Ausmaß der siebartigen Durchlöcherung der Epithelstränge in Form von zylindrischen Hohlräumen (frühere Bezeichnung: „Zylindrom") a) ein kribriformes (glanduläres) Muster („Schweizer-Käse-Aspekt"), b) ein tubuläres Muster oder c) ein solides Muster mit nur wenigen „zylindrischen" Durchlöcherungen. Die Zellpolymorphie ist gering. Typisch ist seine Neigung zur Ausbreitung entlang der Nervenscheiden (Abb. 12.**15 a** u. **b**).

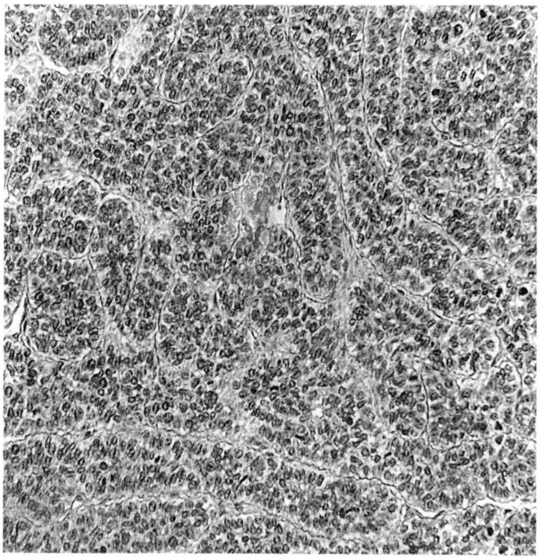

Abb. 12.**14** Basalzelladenom ohne nennenswerte bindegewebige Zwischensubstanz (HE, Vergr. 1:250)

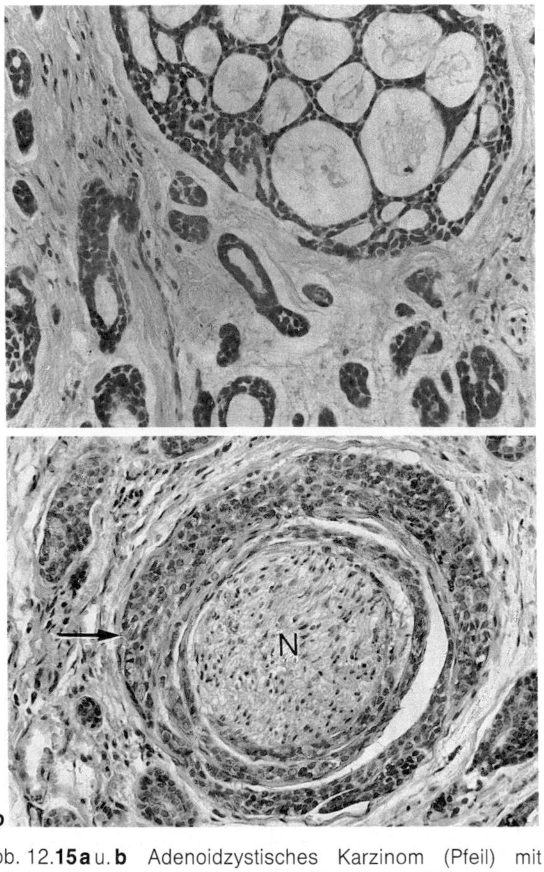

Abb. 12.**15 a** u. **b** Adenoidzystisches Karzinom (Pfeil) mit typischer Nervenscheideninfiltration (N = Nerv) (HE). **a** Vergr. 1:250, **b** Vergr. 1:250

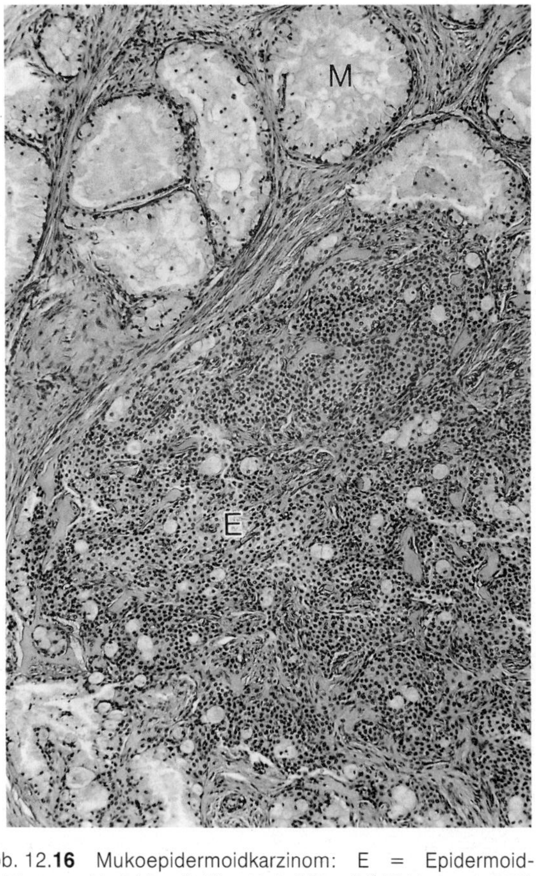

Abb. 12.**16** Mukoepidermoidkarzinom: E = Epidermoid- (= Plattenepithel-)Anteil, M = Mukoidanteil (HE, Vergr. 1:250)

Klinik: Der Tumor hat eine hohe Rezidivquote. Er setzt gelegentlich Lungenmetastasen und 25% der Fälle frühzeitig Lymphknotenmetastasen, wobei ein solides Wachstumsmuster vorherrscht. Tumoren, die vornehmlich ein solides Wachstumsmuster exprimieren, haben eine schlechtere Prognose. Langzeitprognose trotz langsamer Progredienz schlecht.

2. Mukoepidermoidkarzinom (ICD-O-8430/3)

Definition: Dies ist ein sowohl aus Plattenepithelien als auch aus Schleim sezernierenden Zellen aufgebauter maligner Tumor, der ohne sichere histologische Kriterien in etwa 70% der Fälle *lokal infiltrierend wächst, Rezidive bildet* und in etwa 15% der Fälle metastasiert.

Dieser Speicheldrüsentumor kommt in einer gering- und in einer hochmalignen Variante vor. Er macht etwa 5% aller Speicheldrüsentumoren aus (70% Parotis, 30% kleine Speicheldrüsen); er bevorzugt Frauen in der 5. Lebensdekade.

Morphologisch ist der Tumor zwar gut umschrieben, weist aber meist keine Kapsel auf. Auf der Schnittfläche erkennt man zystische Hohlräume. Histologisch ist der Tumor aus Nestern nichtverhornender Plattenepithelien aufgebaut, die an schleimbildende Becherzellhaufen angrenzen. Bei höher differenzierten Tumorformen sammelt sich der reichlich abgesonderte Schleim in Zysten an, während bei niedrig differenzierten Tumorformen die Schleimbildung nur noch rudimentär ist (Abb. 12.**16**).

3. Azinuszellkarzinom (ICD-O-8550/3)

Definition: Ein niedrigmaligner Tumor, dessen Zellen seröse Azinuszellen imitieren und folglich amylasehaltige Sekretgranula aufweisen können.

Der Tumor kommt vor allem in der Parotis (80%) und in jedem Lebensalter (mit Gipfel in der 5. Lebensdekade) vor (♀ > ♂).

Morphologisch besteht der Azinuszelltumor aus strang- und/oder drüsenförmig angeordneten Zellen mit feingranulärem basophilem Zytoplasma (= Sekretgranula).

Pathologische TNM-Klassifikation der Karzinome der großen Speicheldrüsen

pT1 Tumor ≤ 2 cm, ohne extraparenchymale Ausdehnung
pT2 Tumor ≥ 2 cm, ≤ 4 cm, ohne extraparenchymale Ausdehnung
pT3 Tumor > 4 cm, ≤ 6 cm, mit extraparenchymaler Ausdehnung
pT4 Tumor > 6 cm oder mit Infiltration der Schädelbasis
pN1 Solitäre, ipsilaterale Lymphknotenmetastase (≤ 3 cm),
pN2a solitäre, ipsilaterale Lymphknotenmetastase (> 3 cm, ≤ 6 cm),
pN2b multiple, ipsilaterale Lymphknotenmetastasen (< 6 cm),
pN2c bi- und kontralaterale Lymphknotenmetastasen (< 6 cm),
pN3 multiple Lymphknotenmetastasen > 6 cm.

Literatur

Ellis, E. L., P. L. Auclair: Tumors of the salivary glands. AFIP-Atlas of tumor pathology. 3rd series fasc. 17. 1996
Erlandson, R., et al.: Histogenesis of benign pleomorphic adenoma (mixed tumor) of the major salivary glands. Amer. J. Surg. Path. 8 (1984) 803
Eveson, J. W., R. A. Cawson: Tumours of the minor (oropharyngeal) salivary glands. J. oral. Path. 14 (1985) 500
Gray, S. R., et al.: Oncocytic neoplasm of salivary glands. Cancer 38 (1976) 1306
Kahn, H. J., et al.: Expression and amplification of neu-oncogen in pleomorphic adenomas of salivary glands. Arch. Pathol. Lab. Med. 116 (1992) 80
Kjörell, U., Y. Östberg: Distribution of intermediate filaments and actin microfilaments in parotid autoimmune sialoadenitis of Sjögren Syndrome. Histopathol. 8 (1984) 991
Lam, R. M. Y.: An electron microscopic histochemical study of the histogenesis of major salivary gland pleomorphic adenoma. Ultrastruc. Path. 8 (1985) 207
Maran, A. G. D., et al.: Recurrent pleomorphic adenomas of the parotid gland. Arch. Otolaryngol. 110 (1984) 167
Seifert, G., et al.: Speicheldrüsenkrankheiten, Thieme, Stuttgart 1984
Seifert, G., R. Wopersnow: Die obstruktive Sialadenitis. Pathologe 6 (1985) 177
Seifert, G.: Histological typing of salivary gland tumors. WHO international classification of tumors. 2nd ed. Springer (1991)
Thackray, A. G., R. B. Lucas: Tumors of the Major Salivary Glands. AFIP Atlas of tumor pathology fasc. 10. Washington, 1974
Warner, T. F. C. S.: Immune cytochemistry of acinic cell carcinomas and mixed tumors of salivary glands. Cancer 56 (1985) 2221
Yunis, J. J.: The chromosomal basis of human neoplasias. Science 221 (1983) 227

Speiseröhre

U.-N. Riede, A. von Herbay und H.-E. Schaefer*

Die Speiseröhre *(Ösophagus)* geht wie die Luftröhre aus der Vorderdarmanlage hervor. Folglich bestehen die häufigsten **ontogenetischen Läsionen** aus pathologischen tracheoösophagealen Verbindungen. Die übrigen Läsionen erklären sich größtenteils aus dem besonderen anatomischen Aufbau des Ösophagus. Dabei stellen Texturänderungen im Übergangsbereich von der Schlund- zur Ösophagusmuskulatur sowie im Durchtrittsbereich der Speiseröhre durch das Zwerchfell *strukturelle* Schwachstellen dar, die zu „Ausbauchungen" (= *Divertikel*) oder zu Verlagerungen (= *Hernien*) des Ösophagus führen. Die glatte Muskulatur im unteren Ösophagusdrittel dagegen kann eine *funktionelle* Schwachstelle sein und durch spastische Krämpfe *(Achalasie)* **funktionelle Läsionen** nach sich ziehen. Auch die **zirkulatorischen Läsionen** sind durch den besonderen funktionellen Aufbau des Ösophagus zu erklären, denn sein Gefäßnetz kann bei Blockaden im Pfortadersystem das entsprechende venöse Blut in die Hohlvene umleiten. Rupturgefährdete *Varizen* sind die Folge. Die **entzündlichen Läsionen** der Speiseröhre in Form der Ösophagitiden sind ebenfalls zu einem Großteil auf Schwachstellen ihrer funktionellen Anatomie zurückzuführen. Die gilt vor allem dann, wenn der angesäuerte Speisebrei wegen eines undichten Ösophagusabschlusses aus dem Magen zurückläuft *(Refluxösophagitis)*. Unter den **neoplastischen Läsionen** dominiert das *Ösophaguskarzinom*. In diesem Falle erlaubt die für den Schluckakt wichtige Nachgiebigkeit von Ösophaguswand und -umgebung dem Tumor, sich unbemerkt auszudehnen, so daß prognostisch günstigere Frühstadien, ja oft auch operable Stadien verpaßt werden.

Ontogenetische Läsionen

Aus der embryonalen Vorderdarmanlage geht nicht nur der Ösophagus, sondern auch die Trachea hervor. Aus diesem Grunde bestehen die häufigsten und wichtigsten Fehlbildungen des Ösophagus in einer gestörten Trennung von Luft- und Speiseröhre während der Organentwicklung. Ösophagusduplikaturen und angeborene Ösophagusdivertikel sind demgegenüber selten.

1. Atresien / Ösophagotrachealfisteln

Definition: Bei einer Atresie mit freier Kommunikation zwischen Ösophagus und Trachea handelt es sich um eine Ösophagotrachealfistel. Wird die intraösophageale Lumenbildung beeinträchtigt, so resultiert eine Ösophagusstenose, bleibt diese aus, so handelt es sich um eine Ösophagusatresie.

Die verschiedenen Formen der Ösophagotrachealfisteln sind in Abb. 12.**17 a–f** wiedergegeben. Sie gehören zu den häufigsten Fehlbildungen des Neugeborenen.

Pathogenetisch liegt eine Störung der Organentwicklung während des 2. Schwangerschaftsmonats zugrunde. Oft sind ösophagotracheale Fehlbildungen mit anderen Entwicklungsstörungen vergesellschaftet. Hierzu gehört das *VATER-Syndrom:* **v**ertebrale Defekte, **A**nalatresie, **T**rachealdysplasie, **Ö**sophagusdysplasie (engl.: **e**sophagus), **r**enale Dysplasie, welches auf einer Mutation eines Hox-Gen-Codes (S. 310) beruht.

Klinik: Ösophagusatresien und ösophagotracheale Fisteln verursachen häufig ein Polyhydramnion, da die Amnionflüssigkeit nicht über eine entsprechende Dünndarmresorption zur Plazenta zurückgeführt werden kann. Nach der Geburt sind Erstickungsanfälle und Aspirationspneumonien durch Übertritt von Milch aus dem Ösophagus in die Trachea die gefürchteten Komplikationen: daher frühzeitige Operation!

2. Vorderdarmzysten

Definition: Zysten mit muskulärer Wandung und Zylinderepithel-, selten auch Plattenepithelauskleidung, die entweder direkt mit der Ösophaguswand in Verbindung stehen oder isoliert im benachbarten (meist hinteren) Mediastinum liegen. Sie entsprechen einer segmentalen Duplikationsstörung des Ösophagus ohne Kommunikation mit dessen Lumen.

---

* Neubearbeitung auf der Grundlage des gleichnamigen Kapitels der 1. Auflage (1986) von U.-N. Riede, H. Wehner und H. K. Koch.

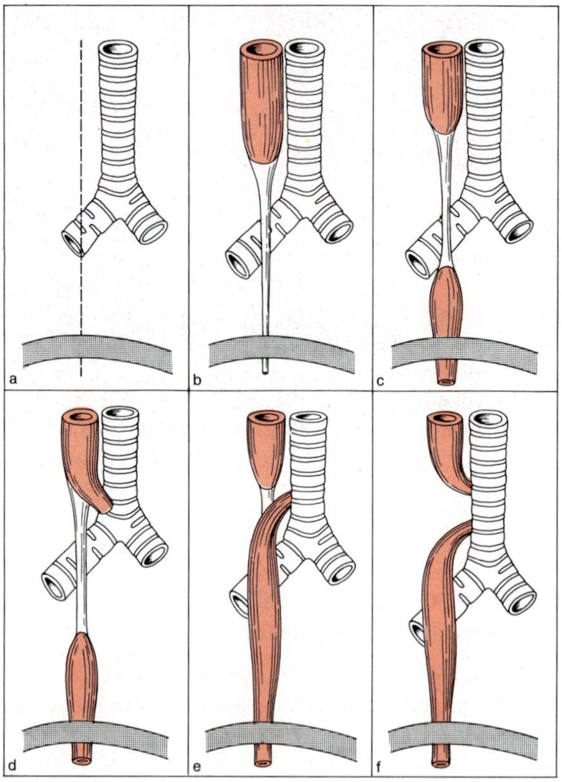

Abb. 12.**17a–f** Ösophagusfehlbildungen:
a Ösophagusagenesie
b Distale Ösophagusatresie
c Ösophagusatresie im mittleren Abschnitt
d u. **e** Ösophagusatresie mit unterer Ösophagotrachealfistel
f Ösophagusatresie mit oberer und unterer Ösophagotrachealfistel

3. Magenschleimhaut-Heterotopien

Pathogenese: Dies sind versprengte Magenschleimhautinseln, welche im unteren Ösophagus vorkommen. Sie können peptisch ulzerieren, zu narbigen Stenosen führen und sind meist ein gastroskopischer Zufallsbefund.

Funktionelle Läsionen

1. Achalasie

Definition: Unter einer Achalasie (= *Kardiospasmus*) versteht man eine ätiologisch noch ungeklärte Erkrankung mit folgenden drei Charakteristika:

- fehlender Öffnungsreflex des unteren gastroösophagealen Sphinkters,
- Peristaltikstörung im distalen Ösophagusdrittel,
- Ösophagusdilatation durch Speisebreiretention (idiopathischer Megaösophagus).

Von der Erkrankung sind Frauen (Manifestationsalter meist 2.–4. Lebensjahrzehnt) häufiger betroffen als Männer.

Pathogenese: Die Ätiologie dieses Leidens (vgl. S. 44) ist unbekannt. Pathogenetisch muß eine verschiedenartige Störung im Zusammenspiel der tonisierenden und relaxierenden, intramuralen Nervenplexus angenommen werden, denn die chronische Entzündung des ösophagealen Plexus myentericus, die manometrischen Befunde und die pharmakologische Beeinflußbarkeit des Leidens sind bei den einzelnen Patienten uneinheitlich.

Komplikationen: Wegen der ösophagealen Passagestörung bleibt der Speisebrei längere Zeit im Ösophagus zurück, zersetzt sich und ruft sowohl eine erosive Entzündung, eine Ösophagusdilatation (Megaösophagus!) als auch einen üblen Mundgeruch hervor. Vor allem in Horizontallage (Schlaf) wird häufig Speisebrei regurgitiert, was die Gefahr einer Aspirationspneumonie mit sich bringt. Als Langzeitkomplikation besteht bei den Patienten (5–10% der Fälle) auf dem Boden von Ulzerationen und Epitheldysplasie ein erhöhtes Karzinomrisiko.

Differentialdiagnose: Von der Achalasie sind bei gleicher klinischer Symptomatik abzugrenzen:

- Chagas-Krankheit (S. 273) sowie der
- diffuse Ösophagospasmus.

2. Dysphagia lusoria

Definition: Kompression des oberen Ösophagusdrittels (in geringerem Maße auch der Trachea) durch abnormen Verlauf eines der großen Gefäße im oberen Mediastinum mit Schluckbeschwerden (Abb. 12.**18**).

Ätiologie:

- *Doppelter Aortenbogen* infolge Rückbildungshemmung der embryonalen Aortendoppelanlage mit Umgreifung des Ösophagus und der Trachea.

- *Aberrierende A. subclavia* infolge eines Linksursprungs und retroösophagealen Verlaufs der rechten A. subclavia (= A. lusoria).

3. Hiatushernien

Definition: Verlagerung von Bauchhöhleninhalt (meist Magen- und abdominelle Ösophagusteile) durch den Hiatus oesophageus in den Brustraum.

Diese sehr häufige Veränderung macht meist nach dem 50. Lebensjahr Beschwerden.

Pathogenese: Der Ösophagus wird beim Durchtritt durch das Zwerchfell durch die bindegewebige Membrana phrenicooesophagea verankert. Die luftgefüllte Magenfundusblase wölbt sich seitlich über das Kardianiveau. Der sichere Verschluß des Ösophagus gegen den Magen wird einerseits durch den über die Magenfundusblase auf die Pars abdominalis des Ösophagus fortgeleiteten intraabdominellen Druck und andererseits durch einen sog. angiomuskulären Dehnverschluß gewährleistet, der durch das Zusammenwirken des Venenplexus mit den gegenläufig-spiralförmig angeordneten Muskelfasern zustande kommt. Dieser funktioniert aber nur solange die Speiseröhre unter einer Längsspannung steht. Dieser angiomuskuläre Dehnverschluß kann konstitutionell *(„Bindegewebsschwächling“)*, altersbedingt, traumatisch, durch intraabdominelle Raumforderung oder durch entzündlich vernarbende Ösophagusverkürzung (= *Brachyösophagus*) insuffizient werden.

Je nach Form und Lage des hernierten Magenteils und Ösophaguslänge unterscheidet man folgende drei Hiatushernienformen:

- *Ösophagogastrale Gleithernie*

Morphologisch handelt es sich um eine direkte Zwerchfellhernie, deren Bruchsack durch die peritonealen Umschlagfalten gebildet wird. Sie kommt durch eine pathologische Beweglichkeit des Ösophagus im Hiatus oesophageus mit Verlagerung von Kardiateilen durch das Zwerchfell in den Thoraxraum (= *axiale Gleithernie*) zustande. Sie macht etwa 80% aller Hiatushernien aus.

- *Paraösophagealhernie*

Morphologie: In diesem Falle kommt es zu einer Herniation proximaler Magenteile (Fundus) durch einen ausgeweiteten Hiatus oesophageus neben der Magenkardia vorbei in den Thoraxraum bei normaler Länge und Fixation des Ösophagus. Dieser Hernientyp ist selten.

- *Brachyösophagus*

Morphologie: Dies ist eine narbig-entzündlich bedingte Verkürzung der Speiseröhre mit Verlagerung proximaler Magenanteile in den Thoraxraum.

Komplikationen und Klinik: Durch die Insuffizienz des Zwerchfellabschlusses kommt es über einen Reflux sauren Mageninhaltes in den Ösophagus bei der axialen Gleithernie zu einer Refluxösophagitis und bei der Paraösophagealhernie zu einer erosiven Gastritis und Strangulation des hernierten Magenanteils. Weitere Komplikationen sind Blutungen, peptische Schleimhautulzera und Strikturen.

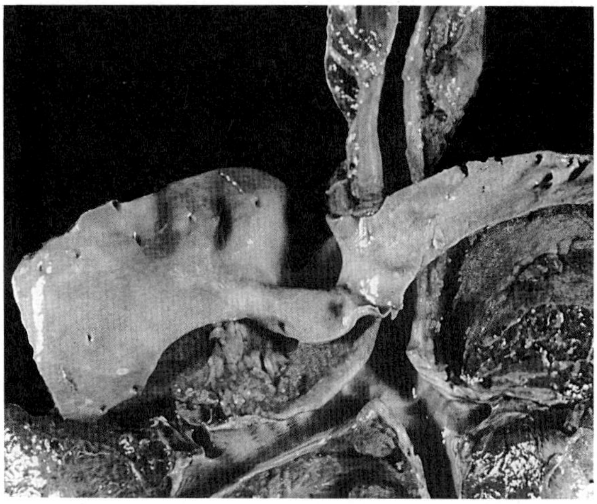

Abb. 12.**18** Dysphagia lusoria bei retroösophagealem Verlauf der rechten A. subclavia (Original: Ihling)

4. Ösophagusdivertikel

Definition: Lokale Aussackungen der Ösophaguswandung meist alle Wandschichten betreffend. Sie können entweder dysontogenetisch (= *angeborene Divertikel*) oder erworben sein (= *erworbene Divertikel*). Bei den letzteren werden je nach Entstehungsmechanismus folgende Divertikelformen unterschieden:

- *Pulsionsdivertikel*

Pathogenese: Sie beruhen auf einem erhöhten intraösophagealen Druck (z. B. Verschlingen großer Nahrungsbissen). Sie können entweder ventral unterhalb des Krikoids oder dorsal in einer Muskellücke zwischen dem M. constrictor pharyngis inferior und dem Beginn der Ösophagusringmuskulatur, selten auch in Kardianähe liegen (= Zenker-Divertikel). Ausgestülpt sind nur Mukosa und Submukosa.

- *Traktionsdivertikel*

Pathogenetisch gehen sie auf eine zipfelförmige Ausziehung der Ösophaguswandung durch Narbenzug chronisch-entzündlich veränderter Mediastinallymphknoten zurück und liegen auf der Höhe der Trachealbifurkation.

Komplikationen und Klinik: Chronische Ösophagitis mit Perforation, Ösophagotrachealfistel, Mediastinitis oder mit narbiger Stenosierung; erhöhtes Karzinomrisiko. Dysphagie, Aspirationspneumonie.

Zirkulatorische Läsionen

Die Durchblutungsstörungen des Ösophagus bestehen in erster Linie aus Ösophagusblutungen. Die dafür in Betracht kommenden Blutungsquellen lassen sich durch die besondere Angioarchitektur in der Ösophaguswandung (Abb. 12.**19**) erklären. Die Speiseröhre besitzt ein starkes adventitielles und submuköses Venengeflecht, welches über die V. acygos Verbindung zur Hohlvene und über die V. coronaria ventriculi zur Pfortader hat.

Je nach Blutungsquelle unterscheidet man Schleimhaut- oder Varizenblutungen:

1. Schleimhautblutungen

Pathogenese: Sie gehen auf eine hämorrhagische Diathese oder auf eine erosiv-ulzerierende Entzündung zurück → Anämie.

2. Varizenblutungen

Pathogenese: Ösophagusvarizen sind variköse Erweiterungen der ösophagealen Venenplexus. Je nach hämodynamischer Störung unterscheidet man folgende Varizenformen:

- *Stromaufwärts-Varizen* (Abb. 12.**20**) infolge portaler Hypertonie (S. 403) sowie
- *Stromabwärts-Varizen* infolge Abflußbehinderung des oberen Hohlvenengebietes.

Komplikationen: Da die ösophagealen Venenplexus unmittelbar unter der Ösophagusschleimhaut liegen, sind sie peptischen Erosionen oder mechanischen Läsionen beim Schluckakt besonders ausgesetzt und platzen leicht. Solche venösen Arrosionsblutungen unterliegen kaum einer spontanen Blutstillung und sind meist lebensbedrohlich. Etwa 40% der Patienten sterben während der ersten Blutungsepisode.

Entzündliche Läsionen

Allgemeine Definition: Unter einer *Ösophagitis* versteht man eine Entzündung des von Plattenepithel überzogenen Ösophagusabschnittes. Die endoskopisch stärker gerötete Kardiaschleimhaut des Magens dehnt sich auf den terminalen Ösophagus aus und kann eine Entzündung vortäuschen.

1. Alterative Ösophagitis

- *Druckulzera*

Pathogenese: Bei langer Bewußtlosigkeit (Koma, Reanimation) drückt der Larynx den Ösophagus auf die Wirbelsäule, so daß im Bereich der Angustia cricoidea Drucknekrosen der Ösophagealschleim-

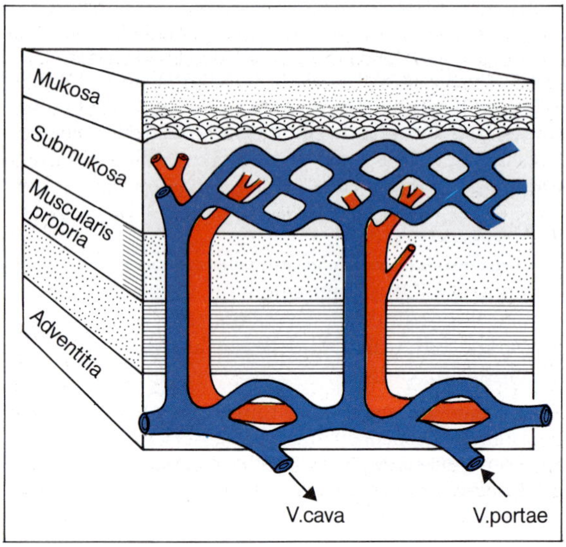

Abb. 12.**19** Schematische Darstellung der Gefäßtopographie im Ösophagus: Weite Venenplexus mit Verbindung zum Pfortadersystem in der Submukosa

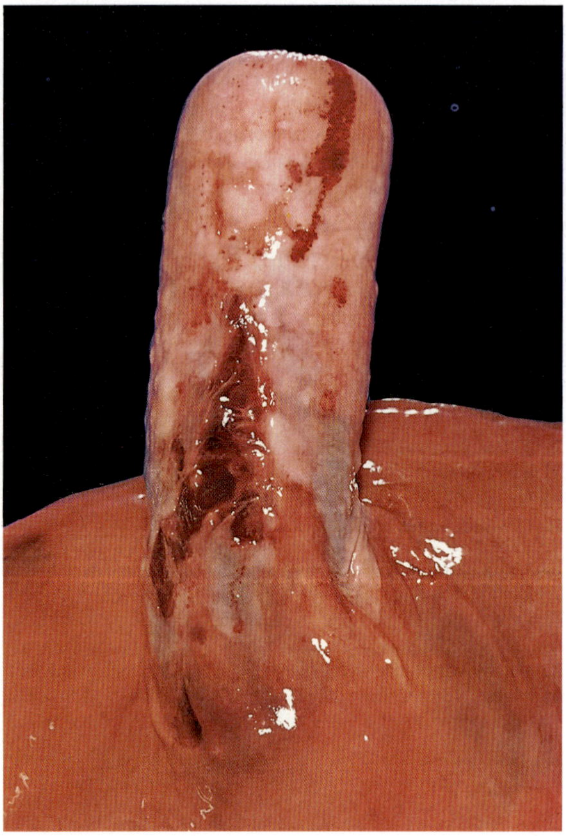

▶ Abb. 12.**20** Ösophagusvarizen bei portaler Hypertonie (bei der Obduktion wurde der Ösophagus vor der Abtrennung ligiert und danach umgestülpt, so daß die Schleimhaut nach außen zu liegen kommt)

haut *(Dekubitalulkus)* entstehen. Lange liegende Sonden zur Blutstillung von Ösophagusvarizen oder steckengebliebene Fremdkörper führen zu mechanischen Epithelschäden mit entsprechender Entzündungsreaktion im mittleren und unteren Ösophagusteil aus.

Komplikationen: Ösophagusperforation, fortgeleitete Mediastinitis.

2. Verätzungsösophagitis

Pathogenese: Versehentlich („Haushaltsunfall" von Kindern) oder in suizidaler Absicht getrunkene Säuren oder Laugen rufen eine schwere nekrotisierende Ösophagitis hervor.

- *Säureverätzungen* lösen dabei eine Koagulationsnekrose der oberflächlichen Ösophaguswandung hervor und sind meist weniger ernst, weil sie durch eine heftige Schmerzreaktion zum Erbrechen führen.

- *Laugenverätzungen* hingegen bewirken eine Kolliquationsnekrose der Ösophaguswandung mit örtlicher Gefäßthrombosierung. Diese Gewebsverflüssigung greift rasch auf die gesamte Ösophaguswandung über und birgt die Gefahr der Perforation und der fortgeleiteten Mediastinitis.

Komplikationen: Wird die Ösophagusverätzung überlebt, so heilt sie mit einer stenosierenden Vernarbung aus. Die Folge davon sind Ösophagusstrikturen und lebenslange Dysphagie. *Spätkomplikation:* Narbenkarzinom.

3. Refluxösophagitis

Definition: Diese ist eine der häufigsten Ösophagusentzündungen, welche durch den abnormen Reflux von Magensaft und/oder anderen Verdauungssekreten hervorgerufen wird.

Pathogenese: Da tagsüber auch physiologischerweise ein gastroösophagealer Reflux (vor allem postprandial) beobachtet werden kann, ist der pathologisch verlängerte Kontakt des zurückgeflossenen Mageninhalts mit der Ösophagusschleimhaut pathogenetisch entscheidend. Er ist beim Refluxkranken vor allem in der Schlafphase gesteigert. Dabei läßt sich durch kontinuierliche pH-Messung ein pH unter 4 oberhalb des unteren Ösophagschließmuskels messen. Da zwar fast alle Patienten mit Refluxkrankheit eine Hiatushernie haben, aber nur wenige Hiatushernienträger an einer Refluxkrankheit leiden, ist die Stellung der axialen Hiatusgleithernie in der Pathogenese der Refluxösophagitis noch unklar. Ob es bei einer Refluxösophagitis zu einer Schleimhautschädigung kommt oder nicht, hängt vom Gleichgewicht zwischen den bislang noch unbekannten *ösophagealen Defensivfaktoren* und den *ösophagealen Aggressionsfaktoren* ab. Zu den letzteren gehören ein insuffizienter angiomuskulärer Dehnverschluß des Ösophagus, eine verzögerte Magenentleerung, eine vermehrte Magenfüllung sowie Alkohol und Zigarettenrauch.

Makroskopisch findet man nur in schweren Fällen herdförmige, weißliche Epithelverdickungen, dazwischen fleckförmige Rötungen und Erosionen der Ösophagusschleimhaut.

Histologisch beginnt die Refluxösophagitis mit einer gesteigerten Plattenepithelproliferation und einem schütteren granulozytären Stromainfiltrat. Bei schweren Ösophagitisformen ist das Plattenepithel in plumpen Zapfen verbreitert und samt dem Stroma dicht granulozytär infiltriert. An der Oberfläche findet man oft eine parakeratotische Verhornung sowie fokale Epithelnekrosen, die sich bis zu Schleimhauterosionen unter Freilegung der Stromapapillen und zu Schleimhautulzerationen weiterentwickeln können. Sie können zur Quelle einer oberen *Gastrointestinalblutung* werden, die chronisch-rezidivierend einen Eisenmangel bedingen können.

Komplikationen: Im Verlaufe chronischer, erosiver Entzündungen kann das ösophageale Plattenepithel durch ein metaplastisches Zylinderepithel ersetzt werden (= Barrett-Ösophagus) → Anämie.

Barrett-Ösophagus:

Definition: Zustand, bei dem der distale Ösophagus oberhalb der Angustia diaphragmatica statt durch Plattenepithel durch gastrales und/oder intestinales Zylinderepithel ausgekleidet wird.

Pathogenetisch liegt eine Refluxösophagitis zugrunde, was eine Zerstörung des ursprünglichen ösophagealen Plattenepithels zur Folge hat. Dieses wird durch pluripotente Stammzellen ersetzt, die sich a) zu einem magenmukosaähnlichen Zylinderepithel (Abb. 12.**21**) mit intestinaler Metaplasie (s. unten), b) zu einer kardiaähnlichen Mukosa, oder c) zu einer (atrophischen) korpusähnlichen Mukosa umwandelt. Allerdings entwickeln sich unter dem chronischen Entzündungsreiz – ähnlich wie im Magen – Epitheldysplasien, wobei es durch Genominstabilitäten zur Aneuploidisierung einzelner oder mehrerer Zellklone kommt. Aus diesen gehen Adenokarzinome hervor: Je mehr aneuploide Zellklone, desto höher das Karzinomrisiko (s. unten). Das Karzinomrisiko dieser Patienten ist insgesamt 30fach erhöht.

4. Infektiöse Ösophagitis

Bei einigen Infektionskrankheiten wie Masern, Scharlach, Diphtherie, tritt eine Ösophagitis als Begleitreaktion auf. Bei Patienten mit hochgradiger Resistenzschwäche, wie man dies bei Immundefekten (vor allem Immunsuppression, AIDS) und bei Tumorpatienten (vor allem Leukämien, maligne Lymphome) beobachten kann, findet man gelegentlich auch eine Herpesösophagitis oder eine Zytomegalie-Ösophagitis, häufig jedoch eine Soorösophagitis.

- *Herpesösophagitis*

Pathogenese: Diese Ösophagitis wird fast ausschließlich durch HSV-Typ I ausgelöst.

Morphologie: Endoskopisch findet man aphthoide Schleimhautläsionen mit Blutungssäumen. Am Rand der Läsionen weist das Plattenepithel geschwollene Zellen mit Milchglaskernen und/oder intranukleären Viruseinschlüssen sowie epitheliale mehrkernige Riesenzellen auf (Abb. 12.**22**).

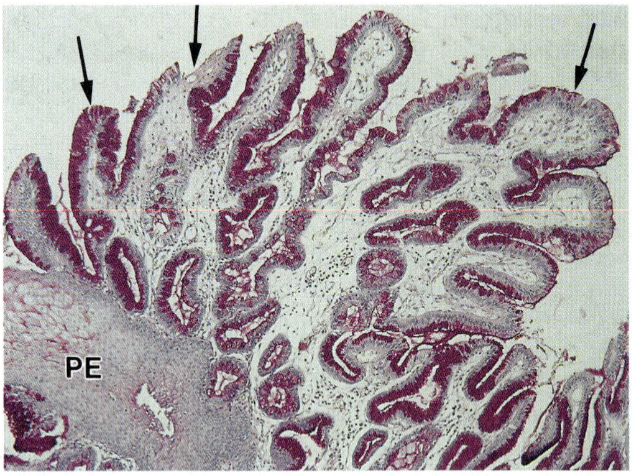

Abb. 12.**21** Barret-Ösophagus: Polypoide Hyperplasie des metaplastischen magenmukosaartigen Epithels mit Becherzellmetaplasien, daher rötliche Anfärbung; PE = restliches ösophageales Plattenepithel (PAS, Vergr. 1 : 100)

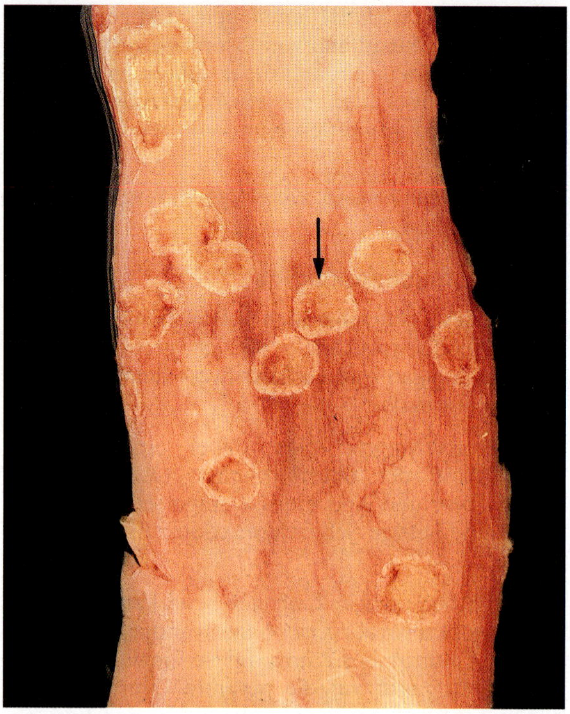

Abb. 12.**22** Oesophagitis herpetica: Die Herpesinfektion hat ▶ aphthoide Geschwürchen (Pfeil) hervorgerufen. Sie stellen geplatzte Vesikel dar, die letztlich das Resultat des viralen zytopathischen Effektes sind

● *Sooròsophagitis*

Pathogenese: Diese mykotische Entzündung wird durch Candida albicans hervorgerufen. Sie tritt unter den gleichen pathogenetischen Bedingungen auf wie im Oropharynx (S. 271) und kommt isoliert auch ohne gleichzeitige Soorstomatitis vor, mit der sie die morphologischen Charakteristiken teilt (Abb. 12.**23 a** u. **b**).

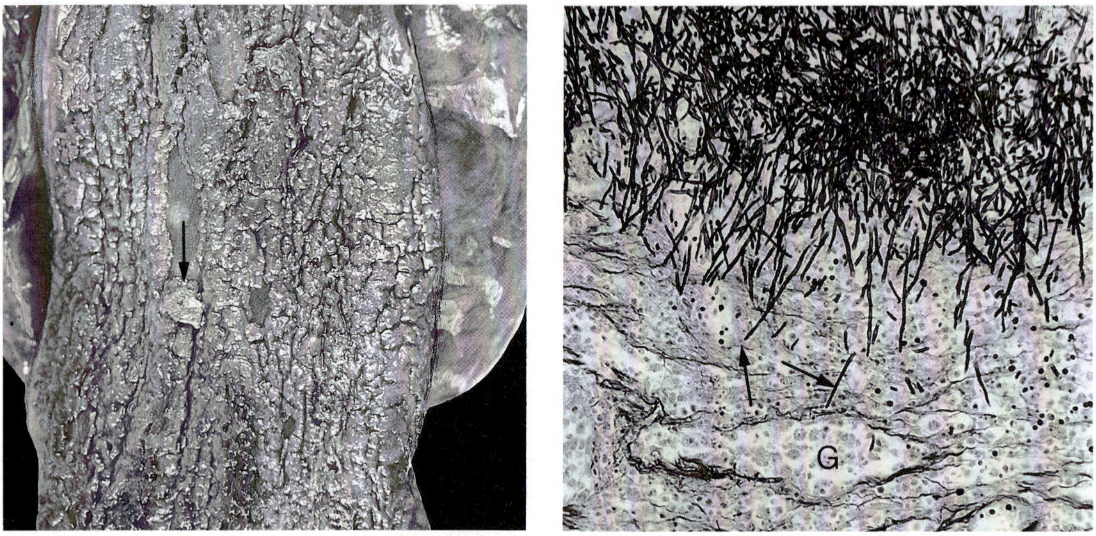

a b

Abb. 12.**23 a** u. **b** Soor-Ösophagitis als Beispiel eine Oesophagitis mycotica:
a Makroskopisch ist die Ösophaguswandung mit weißlichen Belägen in Form von Pseudomembranen belegt.
b In diesen Belägen findet sich ein Pilzmyzel, welches senkrecht durch die Gefäße (G) hindurch in die Tiefe vorwächst (Grokott, Vergr. 1 : 400)

Neoplastische Läsionen

Gutartige Ösophagustumoren sind selten. Unter ihnen dominieren die mesenchymalen und neuralen Geschwülste. Meist handelt es sich dabei um Leiomyome (gelegentlich als diffuse Leiomyomatose wachsend) oder um Fibrome, die als polypöse Tumoren in das Ösophaguslumen vordringen. Wesentlich häufiger dagegen sind maligne Ösophagustumoren. Sie gehören zu den häufigsten bösartigen Geschwülsten und machen etwa 10% aller Gastrointestinalkrebse aus. Ösophageale Sarkome sind eine ausgesprochene Rarität.

Ösophaguskarzinom

Definition: Ein maligner Tumor, der in etwa 95% vom ösophagealen Plattenepithel und in etwa 5% entweder von den mukösen Ösophagealdrüsen, von den Magenschleimhautheterotopien oder vom metaplastischen Zylinderepithel des *Barrett-Ösophagus* ganz vereinzelt auch von den APUD-Zellen ausgeht (bzw. diese Zellen nachahmt).

Das Ösophaguskarzinom ist vorwiegend im Bereich der drei „physiologischen" Engen lokalisiert: Kardia 45%, hinter der Bifurkation 40%, Ösophagusmund 15%. Es weist in den westlichen Industrienationen eine Inzidenz von drei bis vier Tumorfällen pro 100000 Einwohner pro Jahr auf und bevorzugt das männliche Geschlecht (♂:♀ = 5:1) mit einem Häufungsmaximum zwischen dem 35. und 65. Lebensjahr. Demgegenüber beträgt seine Inzidenz in Nordchina 240/100000, in Kasachstan 545/100000 und bei südafrikanischen Farbigen 100/100000.

Pathogenese: Aus epidemiologischen Studien geht hervor, daß in den westlichen Industrienationen für das Zustandekommen eines Ösophaguskarzinoms vom plattenepithelialen Typ das Zusammenwirken exogener und endogener Faktoren anzunehmen ist, die letztlich zu einer Hyper- oder Dysregeneration des Plattenepithels führen (Tab. 12.**2**). Diese gehen über eine Dysplasie und Carcinoma in situ in ein invasives Plattenepithelkarzinom über (S. 367). Ätiologische Risikofaktoren sind Zigaretten und Alkohol. Beide wandeln über eine Induktion von Zytochrom-P450 und entsprechende Mischoxidasenaktivierung die in ihnen enthaltenen Nitrosamine zu ultimalen Kanzerogenen um. Dies hat eine *Feldkanzerisierung* des oberen Aerodigestivtraktes mit multizentrisch syn- und metachron entstehenden Tumoren zur Folge (S. 605).

Das ösophageale Adenokarzinom ist in der Regel mit einem Barett-Ösophagus und einer entsprechenden Refluxösophagitis infolge HCl-Schädigung assoziiert.

Molekularpathologie: Der Auftakt zur Entwicklung eines plattenepithelial- oder adenoid differenzierten Ösophaguskarzinoms bildet eine Beeinträchtigung des p53-Tumorsuppressorgens, was auf eine Mutation (beim Plattenepithelkarzinom gelegentlich auch auf einer Inaktivierung durch HPV-Genprodukte) zurückgeht. Dadurch wird das Genom instabil, so daß genetisches Material und damit auch Tumorsuppressorgene (wie RB, APC, MCC) verlorengehen. In einem weiteren Schritt wird der Rezeptor der EGF-Familie überexprimiert und damit Voraussetzung zu einem autokrinen Zyklus mit den Wachstumsfaktoren TGFa und EGF geschaffen, so daß die Zellteilung perpetuiert, bis diese durch die Amplifizierung der Onkogene CyclinD/int-2 schließlich völlig außer Kontrolle gerät. Beim ösophagealen Adenokarzinom kommt noch eine Aktivierung der Onkogene c-myc, h-ras (durch Mutation) und des c-erbB2 (durch Überexpression) hinzu.

Tabelle 12.**2** Pathogenetische Faktoren des Ösophaguskarzinoms vom plattenepithelialen Typ

Endogene Faktoren
- familiäre palmoplantare Keratose (= Tylosis)
- Plummer-Vinson-Syndrom bei Sideropenie
- glutensensitive Enteropathie
- Achalasie, Divertikel

Exogene Faktoren
- heiße Getränke (Tee)
- Obstschnäpse (Nitrosamine)
- Nikotinabusus (Nitrosoverbindungen)
- Zinkmangel → Vitamin-A-Mangel
- Folsäuremangel
- postinflammatorische Strikturen

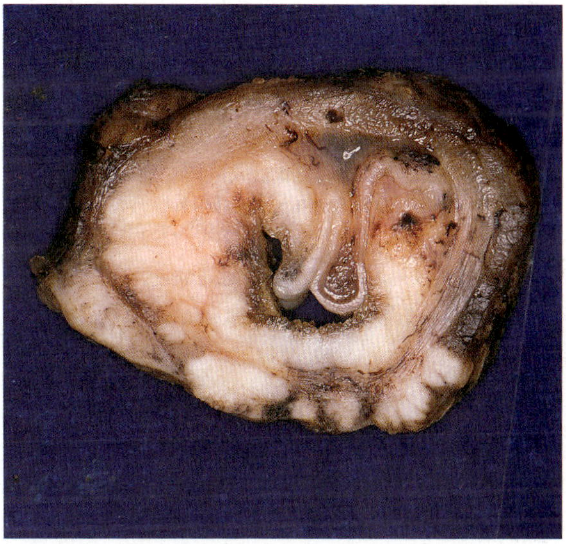

Abb. 12.**24** Ösophaguskarzinom (Querschnitt): Das wenig verhornende Plattenepithelkarzinom hat zu einem zentralen Schleimhautdefekt geführt. Der größte Teil des Tumors verbirgt sich als Infiltrat in der Wandung und in der Umgebung

Makroskopisch wächst das Ösophaguskarzinom in folgenden drei Formen (Abb. 12.**24**):

- *polypoid-exophytische Form:* ins Ösophaguslumen vorwachsend (15%),
- *ulzerierend-endophytische Form:* horizontal in die Ösophaguswandung, vertikal in die Nachbarorgane hineinwachsend (60%),

– *primär infiltrierende Form:* mit primär intramuraler Ausbreitung und Ausbildung sanduhrartiger Stenosen (25%).

Histologisch handelt es sich a) größtenteils um verhornende Plattenepithelkarzinome, b) sehr selten um spindelzellige Plattenepithelkarzinome, die als Karzinosarkome imponieren können, und c) selten um Adenokarzinome.

Verlauf: Die Plattenepithelkrebse breiten sich in typischer Weise kontinuierlich oder diskontinuierlich entlang von Lymphspalten in der Ösophaguswandung und in die Nachbarorgane (vor allem Trachea) aus. Durch Gewebszerfall können ösophagotracheale Fisteln entstehen. Der Tumor metastasiert frühzeitig lymphogen in die regionalen Lymphknoten und setzt spät und selten hämatogene Fernmetastasen, meist vom Kava- oder Pfortadertyp (S. 376).

Klinik: Die klinische Symptomatik *(progressive Dysphagie)* hinkt meist dem Tumorwachstum nach, so daß bei der Diagnosestellung nur noch die Hälfte der Patienten operabel ist. Tumoren, welche die Submukosa noch nicht überschritten haben, weisen eine günstigere Prognose auf. Die 5-Jahres-Überlebensrate beträgt etwa 5–10%.

Pathologische TNM-Klassifikation:
pT1 Tumorinfiltration bis in Submukosa,
pT2 Tumorinfiltration bis in Muscularis propria,
pT3 Tumorinfiltration in Adventitia,
pT4 Tumorinfiltration in Nachbarstrukturen.

pN1 Regionäre Lymphknotenmetastasen.

Literatur

Ösophagus

Borchard, F.: Esophagus. In Arnold, W. J., et al.: Disease of the Head and Neck. Thieme, Stuttgart 1987 (p. 10.2)
De Meester, T. R., B. Levin: Cancer of the Esophagus. Grune & Stratton, New York 1985
Gal, A. A.: Esophageal carcinoma with prominent spindle cells. Cancer 60 (1987) 2244
Ming, S.-C.: Tumors of the esophagus and stomac. AFIP-Atlas, Suppl. (1985)
Noda, T.: Angioarchitectural study of esophageal varices. Virchows Arch. Path. Anat. 404 (1984) 381
Rabinovitch, P. S., et al.: Progression to cancer in Barretts-esophagus is associated with genomic instability. Lab. Invest. 60 (1988) 65
Sons, H. V., F. Borchard: Esophageal cancer. Arch. Path. Lab. Med. 108 (1984) 983
Spechler, S. J., R. K. Goyal: Barrett's esophagus New Engl. J. Med. 315 (1986) 362

Magen

Borchard, F., et al.: Uni-, bi- oder multidirektionale Differenzierung in Magenkarzinomen. Verh. Dtsch. Ges. Pathol. 74 (1990) 639
Boren, T., et al.: Attachment of Helicobacter pylori to human gastric epithelium mediated by blood group antigens. Science 262 (1993) 1892
Dixon, M. F., et al.: Lymphocytic gastritis: relationship to campylobacter pylori infection. J. Pathol. 154 (1988) 125
Green, P. H., et al.: Early gastric cancer. Gastroenterology 81 (1981) 247
Hazell, S. L., A. Lee: Campylobacter pyloridis, urease, hydrogenion back diffusion and gastric ulcus. Lancet 1986/I, 15
Hosemann, W.: Die Exulceratio simplex Dieulafoy. Pathologe 4 (1983) 41
Hotz, J., H. Goebell: Akute gastroduodenale Streßerosionen und -ulzerationen. Dtsch. Ärztebl. 79 (1982) 33
Ishikura, H., et al.: Hepatoid adenocarcinoma of the stomach. Cancer 58 (1986) 119
La Vecchia, C., et al.: Food temperature and gastric carcinoma. Int. J. Cancer 46 (1990) 432
Lee, S. T., et al.: Long-term follow-up of 2529 patients reveals gastric ulcers rarely become malignant. Mig. Dis. 35 (1990) 763
Marshall, B. J., et al.: Attempt fo fulfill Koch's postulate for pyloric campylobacter. Med. J. Amst. 142 (1985) 436
Mittermayer, C., U.-N. Riede: Pathology of the gastrointestinaltract in shock. In Hardaway, R. M.: Shock: The Reversible Stage of Dying. PSG Publishing, Littleton Mass. 1988 (p. 408)
Morson, B. C., I. M. P. Dawson: Gastrointestinal pathology, 2. ed. Blackwell, Oxford 1979
Mortinko, R. M., et al.: Prognostic significance of Lauren and Ming classifications in gastric carcinoma. Cancer 47 (1981) 780
Mulligan, R. M., R. R. Rember: Histogenesis and biologic behavior of gastric carcinoma. Arch. Pathol. 58 (1954) 1
Myren, J.: The natural history of peptic ulcer – views in the 1980. Scand. J. Gastroent. 18 (1983) 993
Rau, W.: Zur Formursache des Magengeschwürs. Langenbecks Arch. Chir. 360 (1982) 43
Sarfeh, I. J., A. Tarnawski: Gastric mucosal vasculopathy in portal hypertension. Gastroenterology 93 (1987) 1129
Schaefer, H.-E.: Feinstrukturelle Untersuchungen zur Campylobacter-pyloridis-Gastritis. Verh. Dtsch. Ges. Path. 71 (1987) 358
Schaefer, H.-E.: Das licht- und elektronenmikroskopische Erscheinungsbild der Campylobakter-Gastritis unter besonderer Berücksichtigung des Aspektes der praktischen Diagnostik. In: Ottenjann, R., W. Schmitt: Aktuelle Gastroenterologie – Campylobacter pylori. Springer, Berlin 1988 (S. 75)
Schaefer, H.-E., M. Kist: Die Campylobacter-pyloridis-Gastritis. Verh. Dtsch. Ges. Path. 70 (1986) 565
Schumpelick, V., et al.: Refluxkrankheiten des Magens; Grundlagen, Diagnostik, Therapie. Enke, Stuttgart 1970

Dünn-, Dickdarm

Bishop, T., H. J. W. Thomas: The genetics of colorectal cancer. Cancer Surv. 9 (1990) 585
Boyle, P., et al.: Descriptive epidemiology of colorectal cancer. Int. J. Cancer 36 (1985) 9
Brown, R., et al.: Yersinia colitis. Digest. Dis. Sci. 31 (1986) 548
Bünte, H.: Prognose der Divertikelkrankheit. Lebensversicherungsmedizin 7 (1982) 161
Butler, C.: Surgical pathology of acute appendicitis. Human Path. 12 (1981) 870
Cerniak, B., et al.: Ras onkogen p21 as a tumor marker in the cytodiagnosis of gastric and colonic carcinomas. Cancer 60 (1987) 2432
Cohn, K. H., et al.: Association of nm23-H1 allelic deletions with distant meastasis in colorectal carcinoma. Lancet 338 (1991) 722
Goldman, H., D. A. Antonioli: Mucosal biopsy of the rectum, colon, and distal ileum. Hum. Pathol. 13 (1982) 981
Grigioni, W. F., et al.: Atypical juvenile polyposis. Histopathology 5 (1981) 361
Haggit, R. C., B. J. Reid: Hereditary gastrointestinal polyposis syndromes. Amer. J. Surg. Path. 10 (1986) 871
Jass, J. R., L. H. Sobin: Histological Typing of Intestinal Tumours. International Histological Classification of Tumours, 2nd ed. Springer, Berlin 1989
Levine, D. S.: Solitary rectal ulcer syndrome. Gastroenterology 92 (1987) 243
Lindström, C. G.: Kollagen-Kolitis. Pathologe 7 (1986) 22
Lipper, S., et al.: Multiple juvenile Polyposis. A study of the pathogenesis of juvenil polyps and their relationship to colonic adenomas. Hum. Pathol. 12 (1981) 804
Moore, J. D., et al.: Arteriovenous malformations of the gastrointestinal tract. Arch. Surg. 111 (1976) 381
Okabe, N., et al.: Immunological studies on Crohn's disease. III Defective natural killer cell activity. J. clin. Lab. Immunol. 17 (1985) 143
Pignatelli, M., et al.: Integrin cell adhesion molecules and colorectal cancer. J. Pathol. 162 (1990) 95
Rodrigues, N. R., et al.: p53 mutations in colorectal cancer. Cancer (1992) 37
Saraga, P., et al.: Lymphomas and pseudolymphomas of the alimentary tract. Hum. Pathol. 12 (1981) 713
Schaefer, H.-E.: Zur Pathophysiologie des Ileus. Inaug. Diss. Med., Bonn 1962
Sleisenger, M. H., J. S. Fordtran: Gastrointestinal Disease. Saunders, Philadelphia 1983
Sonnenberg, A.: Occupational distribution of inflammatory bowel disease among Germany employees. Gut 31 (1990) 1037
Stryker, S. J., et al.: Natural history of untreated colonic polyps. Gastroenterology 93 (1987) 1009
Vogelstein, B., et al.: Genetic alterations during colorectaltumor development. New Engl. J. Med. 319 (1988) 525
Weidner, N., P. Zekan: Carcinosarcoma of the colon. Cancer 58 (1986) 1126
Weiss, L., et al.: Haematogenous metastatic patterns in colonic carcinoma. J. Path. 150 (1986) 195

Magen

U.-N. Riede, A. von Herbay und H.-E. Schaefer*

Der Magen entsteht wie die Mundhöhle und die Speiseröhre aus dem Vorderdarm und macht entwicklungsbedingte Drehungen mit. Unter den seltenen **ontogenetischen Läsionen** ist die *infantile Pylorusstenose* infolge einer Innervationsstörung am häufigsten. Die besondere Angioarchitektur des Magens in Form von arteriellen Netzarterien bringt es mit sich, daß bei **zirkulatorischen Läsionen** im Rahmen venöser Abflußhemmnisse, Mikrozirkulationsstörungen oder beeinträchtigter Blutgerinnung diffuse Schleimhautblutungen auftreten, die in ihrer Gesamtheit als *„obere Gastrointestinalblutung"* imponieren.

Der Magen ist nicht nur ein Nahrungsbehälter, sondern auch ein Verdauungsorgan, das die Aufspaltung und nachfolgende Resorption von Nährstoffen einleitet. Folglich bildet er Salzsäure für die Eiweißdenaturierung und Pepsin für die Eiweißspaltung. Damit enthält der Magen einen aggressiven Inhalt, dem nur eine Magenschleimhaut widerstehen kann, die optimal durchblutet ist, genügend „zytoprotektive" Faktoren in Form von Schleim und Bicarbonaten absondert und über einen optimal abgestimmten Regelmechanismus der Salzsäurebildung verfügt (Abb. 12.**25**). Widerstand gegen eine Eigenverdauung leistet auch die permanente Regeneration des Oberflächenepithels. Nach dem Tode erlöscht sie, und die Magenwand löst sich rasch auf (= *Gastromalacia acida*). Wird dieses Gleichgewicht zwischen aggressiven und defensiven Faktoren diffus in einem ganzen Magenabschnitt zugunsten der aggressiven Faktoren verschoben, so zieht dies **entzündliche Läsionen** in Form von *Gastritiden* nach sich. Diese werden entweder durch eine autoaggressive Selbstzerstörung (Typ-A-Gastritis) oder Bakterien wie Helicobacter pylori (Typ-B-Gastritis) oder chemische Schadstoffe wie zurückfließender Duodenalsaft (Typ-C-Gastritis) eingeleitet. Das Gleichgewicht zwischen aggressiven und defensiven Faktoren kann aber auch in ganz umschriebenen Schleimhautbereichen gestört werden und ihre Selbstverdauung auslösen, so daß Geschwüre *(peptische Ulzera)* entstehen.

Unter den seltenen **tumorartigen Läsionen** dominieren die hyperplastischen *Schleimhautpolypen.* Bei den **neoplastischen Läsionen** ist vor allem das *Magenkarzinom* hervorzuheben. Es hat nur, solange es als Frühkarzinom die Submukosagrenze nicht überschreitet, eine gute Prognose. Es beruht auf der synergistischen Wirkung von prädisponierenden (familiäre Gendefekte), peristatischen (Schimmelpilzgifte) und induktiven Faktoren (Helicobacter pylori). Ähnlich wie das Ösophaguskarzinom ist die schlechte Prognose des fortgeschrittenen Magenkarzinoms vor allem darauf zurückzuführen, daß der Magen enorm dehnfähig ist, so daß sich ein Tumor lange Zeit unbemerkt ausbreiten kann. Wie alle Karzinome des Gastrointestinaltraktes kommt das Magenkarzinom als primär in die Tiefe eindringender oder als primär über die Oberfläche hinauswachsender Tumor vor, der mit der Zeit geschwürig zerfällt.

Ontogenetische Läsionen

Magenfehlbildungen in Form einer *Mikrogastrie* (meist kombiniert mit kardialen Fehlbildungen), *Duplikaturen* (meist kombiniert mit zystischer Wandveränderung im distalen Magenbereich) und eine präpylorische Septenbildung sind Raritäten. Selten sind auch die Magendivertikel. Relativ häufig kommt im Magenantrum heterotopes Pankreasgewebe vor (ca. 1–2% der Bevölkerung).

Die klinisch wichtigste Magenfehlbildung ist die infantile, hypertrophe Pylorusstenose:

Infantile hypertrophe Pylorusstenose

Pathogenese: Diese angeborene Anomalie wird bei etwa 0,3% der Neugeborenen beobachtet (♂ : ♀ = 3 : 1). Sie beruht auf einem Fehlen der interstitiellen Zellen von Cajal. Dies führt bereits beim Säugling zu einer Tonussteigerung und wulstartigen Hypertrophie der Pylorusmuskulatur mit Magenausgangsstenose.

Klinik: Schwallartiges Erbrechen kurze Zeit nach der Fütterung meist von der 3. bis 4. Lebenswoche an.

* Neubearbeitung auf der Grundlage des gleichnamigen Kapitels der 1. Auflage (1986) von U.-N. Riede, H. K. Koch und H. Wehner.

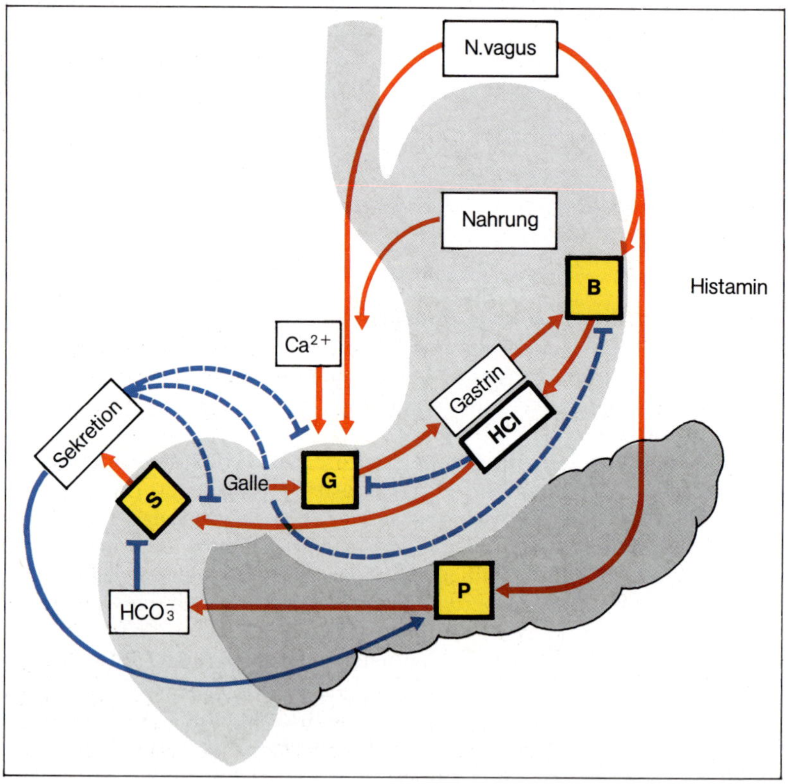

Abb. 12.**25** Kontrolle der Salzsäuresekretion im Magen:
B = Belegzellen im Magenfundus
G = Gastrinzellen im Magenantrum
S = Sekretinzellen im Duodenum
P = exokrine Pankreaszellen
Rot: Aktivierung
Blau: Hemmung

Zirkulatorische Läsionen

1. Kongestive Gastropathie

Definition: Bei der *Stauungs-„Gastritis" handelt es sich um eine Pseudogastritis,* die nur endoskopisch, aber nicht histologisch wie eine Gastritis aussieht. Sie beruht auf einer venösen Abflußbehinderung im Rahmen einer Rechtsherzinsuffizienz oder einer portalen Hypertonie.

Morphologisch steht die Ektasie der Endstrombahn im Vordergrund: Bei der Rechtsherzinsuffizienz findet man endoskopisch eine vermehrte kapilläre Gefäßzeichnung, gelegentlich kombiniert mit petechialen Blutungen, sowie eine vermehrte Schleimabsonderung, während bei der portalen Hypertonie endoskopisch ein Mosaikmuster aus einem weißlich retikulären Maschenwerk der Mukosa zu finden ist, welches gerötete zentrale Schleimhautabschnitte umsäumt.

2. Magenblutungen

Allgemeine Pathogenese: Sie verursachen meist eine obere Gastrointestinalblutung, die häufig lebensbedrohlich ist. Die Art und Lokalisationen solcher Magenblutungen erklären sich teilweise aus der Besonderheit der gastralen Angioarchitektur (Abb. 12.**26**):

Petechiale Schleimhautblutungen

Pathogenese: Diese flohstichartigen Blutungen in der Magenschleimhaut bevorzugen die Region des Magenfundus und gehen auf eine Diapedese-Blutung (S. 410) oder auf eine hämorrhagische Diathese (S. 410) zurück.

Hämorrhagische Erosionen

Definition: Darunter versteht man multiple Substanzdefekte, die auf die Magenschleimhaut begrenzt sind, diese entweder teilweise (= inkomplette Erosionen) oder ganz (= komplette Erosionen) erfassen und mit einer diffusen Blutung aus den eröffneten Kapillarnetzen (= weeping stomach) einhergehen.

Pathogenetisch wird, ähnlich wie beim peptischen Magenulkus (s. dort), die Balance zwischen aggressiven Faktoren (Salzsäure, Pepsin, Gallesäuren) und zytoprotektiven Faktoren (Durchblutung, Schleimsekretion, Epithelregeneration) gestört. Auslösende Ursachen sind dabei Streßsituationen, Kreislaufschock, Verbrauchskoagulopathie, Toxine oder Magenüberdehnung (S. 401). Beim hämorrhagisch-hypovolämischen Schock und beim Verbrennungsschock steht dabei die Minderdurchblutung der

Magenschleimhaut, beim septisch-toxischen Schock die endotoxinbedingte Kapillarschädigung im Vordergrund. Innerhalb weniger Stunden entstehen wegen dieser Mikrozirkulationsstörung multiple Schleimhautdefekte (Abb. 12.**27**), so daß die Kapillaren in der Mukosa eröffnet werden und eine diffuse Magenblutung entsteht. Da in diesen gastromukösen Kapillaren das fibrinolytische Potential pathologisch gesteigert ist, können solche hämorrhagischen Erosionen lange anhalten und zu lebensbedrohlichen Magenblutungen werden.

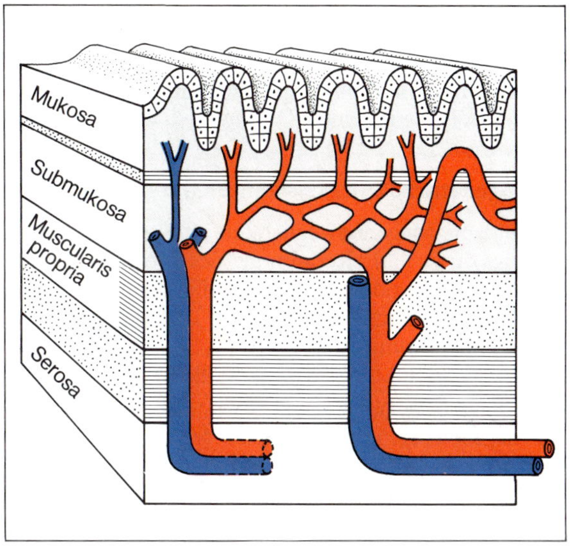

Abb. 12.**26** Gefäßtopographie im Magen. Die großen Äste der Aa. gastricae und gastroepiploicae durchqueren nahezu rechtwinklig die Muscularis propria und steigen, sich verästelnd, in die Submukosa auf. Dort kommunizieren sie untereinander und bilden arterielle Netze (= Netzarterien). Gelegentlich – vor allem im Bereich der oberen Magenhälfte, unter Aussparung der Kurvaturen – wölben sich großkalibrige Gefäße (bis 1,7 mm Durchmesser!) schlingenartig gegen die Magenmukosa vor

Mallory-Weiss-Syndrom

Definition: Eine akute gastrointestinale Blutung infolge von Schleimhauteinrissen im Bereich der Kardia- und Fundusregion nach krampfartigem Erbrechen.

Pathogenese: Zu den pathogenetisch wichtigsten Faktoren gehören: Alkoholexzeß, ösophagogastrale Karzinome, Cortisonbehandlung, Röntgenbestrahlung und Kreislaufschock. Sie alle führen zu einer Schädigung des mesenchymalen Stützgerüstes und/oder zu einer Vaskulopathie mit/ohne Mikrothrombosierung. Ausgelöst wird dieses Syndrom schließlich durch eine Überdehnung des anfänglich spastisch-enggestellten Kardiasegmentes im Verlauf des Erbrechens (selten Hustensalven).

Morphologisch findet man längsgestellte Schleimhauteinrisse (Abb. 12.**28**) im Bereich der Kardia- und Magenfundusregion.

Klinik: Massive obere Gastrointestinalblutung.

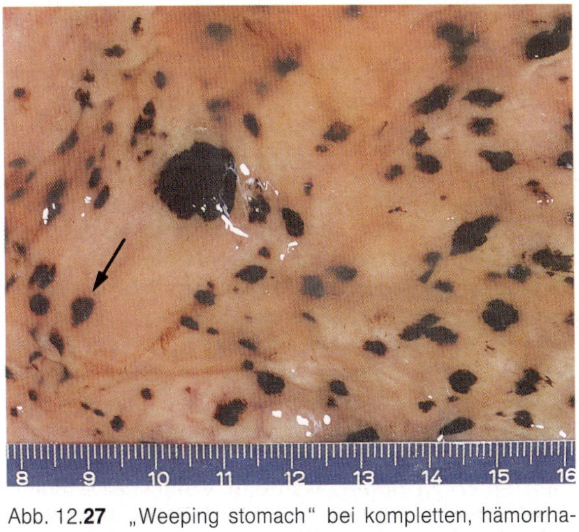

Abb. 12.**27** „Weeping stomach" bei kompletten, hämorrhagischen Schleimhauterosionen. Wegen der postmortal prolongierten Salzsäureeinwirkung und der konsekutiven Hämatinbildung erscheinen die Erosionsherde schwarz (Original: Institutssammlung, Freiburg)

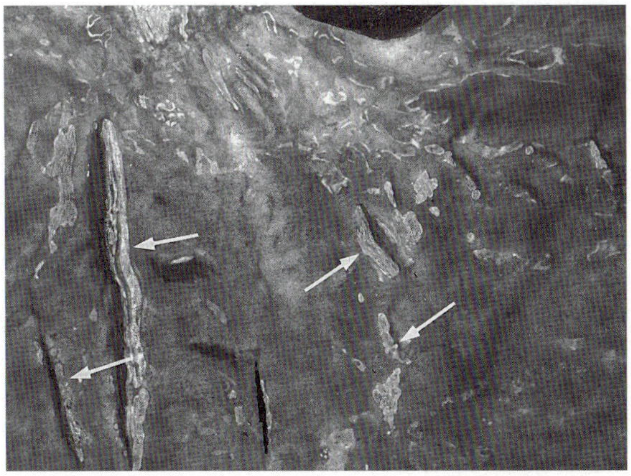

Abb. 12.**28** Mallory-Weiss-Syndrom mit tiefen Schleimhauteinrissen im Kardiabereich (Pfeile), aus denen der Patient verblutete (Original: Mittermayer)

3. Magenvolvulus

Definition: Diese Erkrankung ist selten und besteht in einer Magendrehung um die Längsachse (= *organoaxiale Form*) oder Querachse (= *mesenterioaxiale Form*).

Pathogenetische Voraussetzungen dazu sind:

- abnorme Magenbeweglichkeit infolge rascher Abmagerung und Reduktion des periintestinalen Fettgewebes oder mangelhafte Fixation,
- Magenverdrängung durch intraabdominelle Raumforderung (z. B. Tumor),
- Hyper- oder Antiperistaltik (z. B. Erbrechen).

Komplikationen: Durch den Magenvolvulus wird einerseits die Magenpassage und andererseits der venöse Abfluß so gedrosselt, daß ohne chirurgische Intervention ein hämorrhagischer Mageninfarkt entsteht.

Entzündliche Läsionen

Allgemeine Definition: Da in der Magenschleimhaut physiologischerweise keine Lymphozyten vorkommen, ist eine „Gastritis" histologisch grundsätzlich definiert als eine Magenschleimhautveränderung durch Granulozyten (akut) oder durch Plasmazellen und/oder Lymphozyten (chronisch) mit entsprechender Gewebsschädigung. Der klinische Begriff „Gastritis" richtet sich demgegenüber nach der Symptomatik und dem endoskopischen Befund und ist nicht immer mit der pathohistologischen Diagnose kongruent.

Damit die histologische Beurteilung von Magenschleimhautbiopsien eine klinische Relevanz erhält, soll nach ausreichender endoskopischer Untersuchung die Biopsieentnahme aus allen Magenregionen erfolgen. Aus didaktischen Gründen werden im folgenden die wichtigsten Gastritisformen aus nosologischer Sicht besprochen:

Akute Gastritis

Definition: Eine Entzündung der Magenschleimhaut mit histologischer Granulozytendominanz im Entzündungsinfiltrat und kurzer Verlaufsdauer (wenige Tage).

Ätiologie: Die akute Gastritis ist sehr selten. In vielen Fällen ist die Ursache der akuten Gastritis unbekannt. Gelegentlich tritt sie im Anschluß an Alkoholexzeß, Medikamenteneinnahme (Salicylate, Phenylbutazon), Streß (Schädel-Hirn-Trauma, Verbrennung) oder Verätzung durch Säure- oder Laugeneinnahme (*Gastritis corrosiva*) auf. Akute infektiöse Gastritiden sind Einzelfälle. Es handelt sich dabei meist um opportunistische Infektion mit Zytomegalo- oder Herpes-simplex-Viren im Rahmen eines Immundefektsyndroms. Eine akute Infektion mit Helicobacter pylori ist im Gegensatz zu den chronischen Verlaufsformen eine Rarität. Ebenfalls vereinzelt sind die Fälle mit eitriger Gastritis (= *Gastritis purulenta*) im Rahmen einer Septikopyämie. Eine akute Gastritis wird meist nur klinisch oder autoptisch, selten bioptisch erfaßt. Formalpathogenetisch geht eine akute Gastritis auf ein Ungleichgewicht zwischen protektiven und aggressiven Faktoren der Magenschleimhaut (S. 698) zurück.

Morphologie: Das endoskopische Spektrum der akuten Gastritis reicht je nach Schweregrad von einer geröteten Schleimhautschwellung mit vermehrter Schleimsekretion (= *katarrhalische Gastritis*) über eine Schleimhauthyperämie mit Blutung (Abb. 12.**29**) bis hin zur Gewebszerstörung auf den Schleimhautkämmen mit Bedeckung durch gräuliche Fibrinschlieren (= *erosive Gastritis*) (Abb. 12.**29**) mit Blutungen (hämorrhagische Gastritis). Histologisch ist im geringgradigen Fall die Magenschleimhaut nur in foveolären Abschnitten und somit nur in oberflächlichen Abschnitten ödematös geschwollen und granulozytär infiltriert (= *Oberflächengastritis*). In schweren Fällen gesellen sich dazu noch Nekrosen der Magenschleimhaut, die abgestoßen und fibrinös demarkiert werden (Abb. 12.**30**). Im Rahmen einer schweren bakteriellen Infektion und/oder Septikopyämie kann selten auch eine abszedierende oder eine phlegmonöse Gastritis entstehen.

Klinik: Diffuser Druck bis intensiver Schmerz im Epigastrium, bei Nahrungsaufnahme sich verstärkend. Gelegentlich obere Gastrointestinalblutung bei erosiver-hämorrhagischer Gastritis.

Chronische Gastritis

Allgemeine Definition: Eine Entzündung der Magenschleimhaut mit histologischer Dominanz eines lymphoplasmazellulären Infiltrates hat einen wochen- bis jahrelangen Verlauf. Sie kann sich je nach Schweregrad nur auf das obere Schleimhautdrittel (= *oberflächliche Gastritis*) oder auf die gesamte Schleimhaut einschließlich der Magendrüsen ausdehnen (= *transmuköse Gastritis*), was im Extremfall zu einem Schleimhautumbau mit Atrophie führen kann (= *atrophische Gastritis*).

Endoskopisch fällt eine chronische Gastritis durch eine Rötung, Schwellung und erhöhte Verletzlichkeit der Magenschleimhaut auf, was mit einer Verplumpung der Schleimhautfalten (= *Hyperrugosität*) einhergehen kann. Schleimhauterosionen fallen als mehrere Millimeter große Defekte entweder in örtlich flacher oder erhabener Mukosa auf; sie können zu kleinen Blutungen führen. Eine dünne Schleimhaut mit durchscheinendem Gefäßnetz und abgeflachtem Faltenrelief (= *Hyporugosität*) sind Zeichen einer Atrophie, während weißliche Schleimhautflecken auf intestinale Metaplasien (s. unten) hinweisen.

Nosologische Klassifikation: Je nach auslösender Ursache lassen sich nachstehend aufgeführte Gastritisformen voneinander unterscheiden:

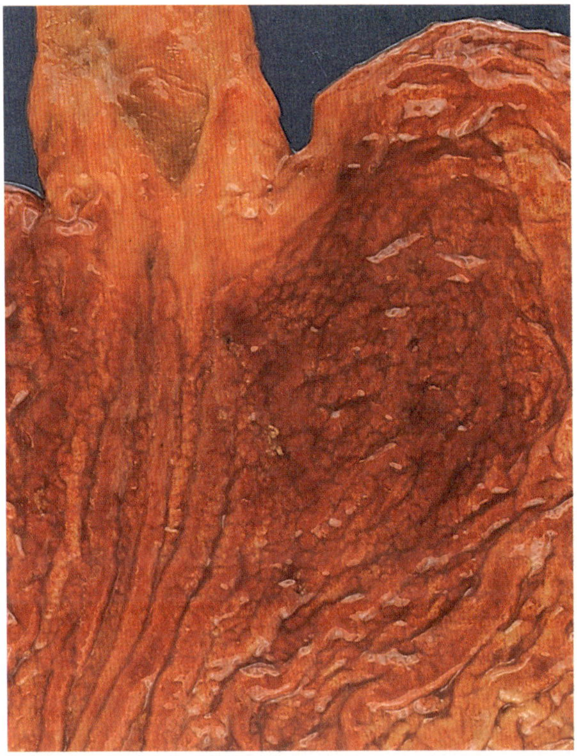

Abb. 12.**29** Akute hämorrhagisch-erosive Gastritis mit tiefrot verplumpten Schleimhautfalten (Hyperrugosität) (57jähriger Patient)

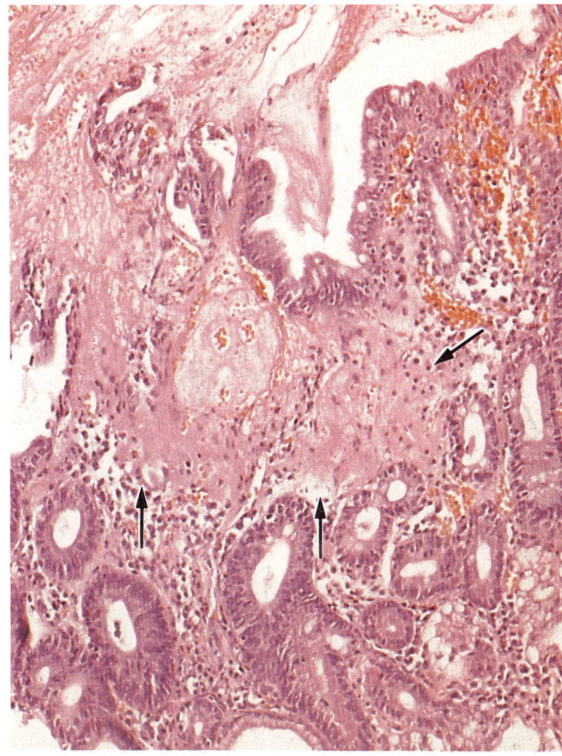

Abb. 12.**30** Akute erosive Gastritis mit beginnender Zerstörung des oberflächlichen Epithels (Pfeile) und oberflächlichen Fibrinschlieren (HE, Vergr. 1 : 150)

1. Autoaggressionsgastritis

Definition: Eine chronische Gastritis, die zum Formenkreis der **a**utoaggressiven Erkrankungen gehört und in etwa 20% der Fälle in eine perniziöse Anämie übergeht und sich vorwiegend im Magenkorpusbereich manifestiert (= *prädominante Korpusgastritis vom autoaggressiven Typ; Gastritis Typ* **A**).

Die Autoimmungastritis (= *Gastritis Typ* **A**) ist eine seltene Gastritisform (Prävalenz: 2–4% der Erwachsenenbevölkerung, ♀ > ♂).

Pathogenese: Für eine Autoaggressionskrankheit spricht die Beobachtung, daß bei den meisten Patienten Antikörper gegen Magenbelegzellen (= *Parietalzellantikörper*) und oft auch gegen den von ihnen produzierten Vitamin-B_{12}-Resorptionsfaktor (Intrinsic factor) in Form von *Intrinsic-factor-Antikörpern* (= *IFA*) und gehäuft autoaggressive Endokrinopathien auftreten. Die Parietalzellantikörper liegen als oberflächenreaktive oder als mikrosomalreaktive Form vor. Die ersteren sind für eine antikörperabhängige zytotoxische Parietalzellzerstörung, letztere für eine Behinderung der kanalikulären Protonenpumpe in den Belegzellen verantwortlich.

Histologisch (Abb. 12.**31 a** u. **b**) konzentriert sich der Entzündungsprozeß zunächst auf das obere Schleimhautdrittel (= oberflächliche Gastritis) (Abb.

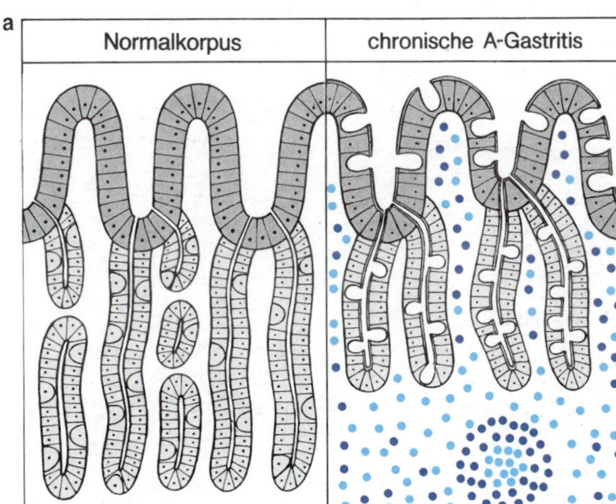

Abb. 12.**31 a** u. **b** Schematische Darstellung der chronischen Typ-A-Gastritis mit lymphoplasmozellulärem Infiltrat (Atrophie und intestinaler Metaplasie)

12.**32 a**). Das entzündliche Infiltrat ist reich an Lymphozyten, vor allem aber an Plasmazellen (Abb. 12.**32 b**). Allmählich macht sich die Zytotoxizität der autoreaktiven T-Effektorzellen durch einen Verlust der Beleg- und Hauptzellen in den Magendrüsen

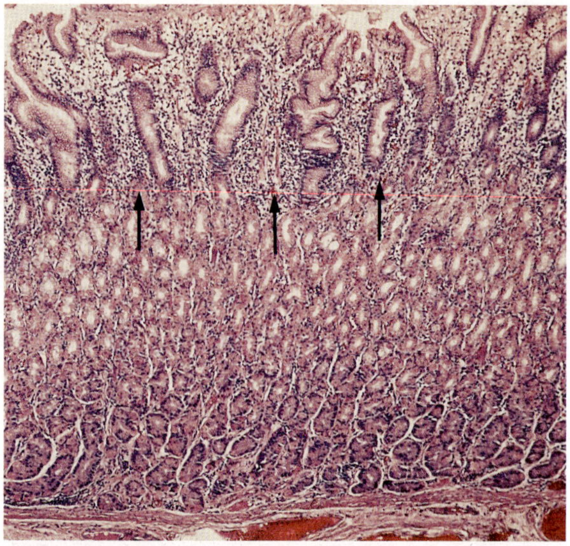

a

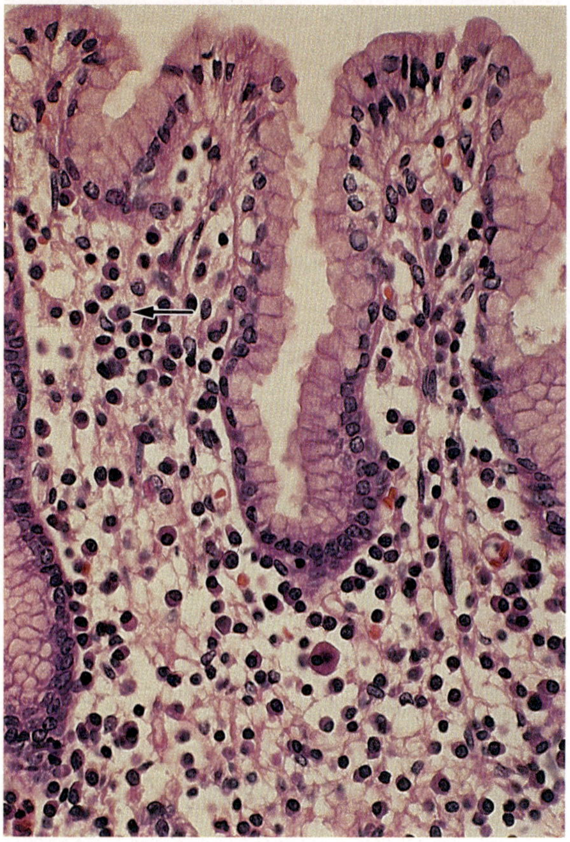

b

Abb. 12.**32a** u. **b** Beginnende chronische Gastritis Typ A der Korpusschleimhaut:
a Entzündung auf Mukosa beschränkt (HE, Vergr. 1 : 85)
b Lymphoplasmazelluläres Entzündungsinfiltrat im Stroma (Pfeil; HE, Vergr. 1 : 350)

bemerkbar; sie werden im weiteren Krankheitsverlauf durch mukoide Drüsenepithelien ersetzt (= *chronisch-atrophische Gastritis*, s. unten).

Klinisch ist die HCl-Sekretion stark reduziert und der Gastrinspiegel bei konsekutiver G-Zell-Proliferation kompensatorisch erhöht. In etwa 20% der Fälle entwickelt sich bei diesen Patienten eine megaloblastäre Anämie (S. 538). Der anhaltende trophische G-Zell-Stimulus erklärt das gehäufte Auftreten von Karzinoiden (S. 1011). Das Magenkarzinomrisiko ist erhöht.

2. Helicobacter-Gastritis

Definition: Eine Gastritis, ausgelöst durch eine **b**akterielle Infektion mit Helicobacter pylori (= *Gastritis Typ* **B**). Die Läsion spielt sich in 98% der Fälle im Antrum (= prädominante Antrumgastritis) und gelegentlich aber auch im gesamten Magen (= Pangastritis) ab. Eine korpusdominante Form kommt zwar vor, ist aber eine Rarität.

Diese Gastritis Typ B (Abb. 12.**33** und 12.**34a, b**) ist wesentlich häufiger als die Autoimmungastritis. Ihre Inzidenz hängt mit dem sozioökonomischen Status ab. Prävalenz in Industrieländern: 10% bei 20jährigen, 40% bei 60jährigen.

Pathogenese: Der Helicobacter pylori (Abb. 12.**35a**) hat eine sehr hohe Ureaseaktivität und sammelt sich an der Oberfläche der Magenschleimhautepithelien (dort vor allem im Bereich der Zellgrenzen) an. Durch die Harnstoffhydrolyse des Erregers steigt an diesen Stellen der pH an; die Ammoniumproduktion behindert die H^+-Produktion (Transport?), so daß es zumindest passagär zur Hypochlorhydrie kommt. Zusammen mit einer chemotaktischen Anlockung der Granulozyten und einer ammoniakbedingten Störung der Na^+-K^+-ATPase werden die Epithelien in den Magenfoveolen geschädigt.

Histologisch findet man zusätzlich zum chronischen lymphoplasmazellulären Infiltrat noch eine granulozytäre Entzündungskomponente. Dabei durchwandern die Granulozyten in typischer Weise die Epithelien der Magenschleimhautfoveolen und zerstören sie (Abb. 12.**35b**), so daß oberflächliche Schleimhautpartien erodiert werden (erosive Gastritiskomponente). Sie werden durch Fibrinschlieren vorerst abgedeckt (Abb. 12.**33**). Die kommaförmigen Erreger sind bei Routine-HE-Färbung nachweisbar; sie sind der Mukosaepitheloberfläche angelagert (Abb. 12.**34a**).

Klinisch oft symptomarm, daneben aber auch Mundgeruch, Sodbrennen, Aufstoßen und Völlegefühl.

Komplikationen:

1. *Gastroduodenalulkus:* Die Ulkuskrankheit (S. 698) ist mit der Helicobacter-induzierten chronischen Gastritis assoziiert (wie?). Dabei haben Patienten mit einer Pan- oder antraldominanten Gastritis ein 10fach erhöhtes Risiko für Duodenalulzera, während Patienten mit antraldominanter Gastritis und Schleimhautatrophie mehr zum Magenulkus neigen.

a

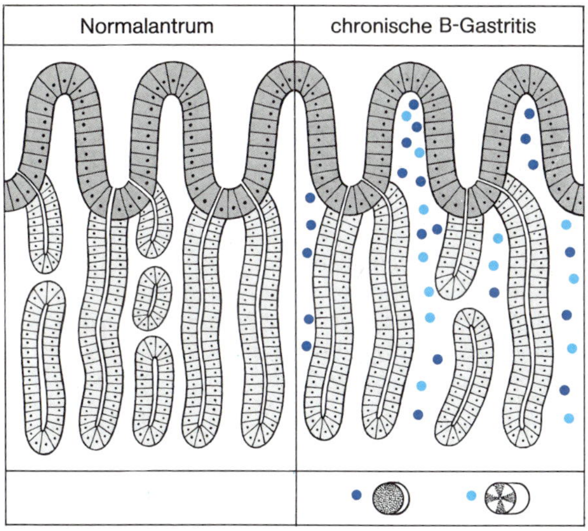

b

Abb. 1233**a** u. **b** Schematische Darstellung der einfachen chronischen Typ-B-Gastritis mit lymphoplasmozellulärem Infiltrat im Vergleich zur Normalschleimhaut (**a**)

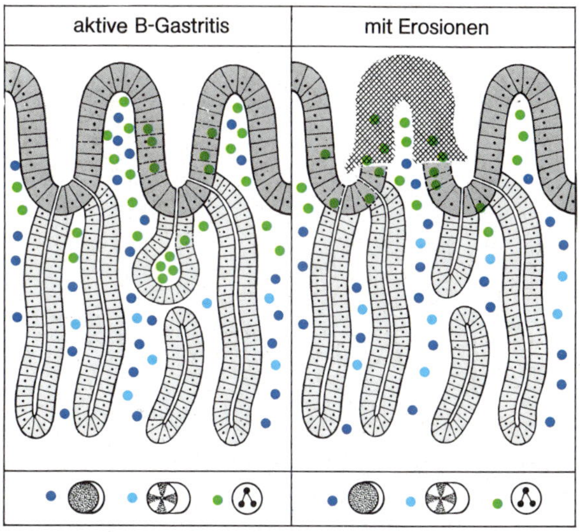

a b

Abb. 12.**34a** u. **b** Schematische Darstellung der chronischen Typ-B-Gastritis: **a** Mit aktiver (granulozytärer) Entzündung, **b** mit Fibrinschlieren bedeckten Erosionen

2. *Magenkarzinom:* In etwa der Hälfte der Fälle mit Magenkarzinom ist eine chronische Helicobacterinfektion nachweisbar.

3. *Autoimmungastritis:* Diese Erreger scheinen bei entsprechender Prädisposition bei einigen Patienten auch eine Vorreiterrolle für eine autoaggressive Verlaufsform zu haben.

4. *MALT-Lymphome*: Die chronische Helicobacterinfektion bedeutet einen chronischen Antigenstimulus, was zur Folge hat, daß die Magenschleimhaut durch B-Lymphozyten besiedelt wird und ein mukosaassoziiertes lymphatisches Gewebe (= MALT) erhält. Aus diesem können MALT-Lymphome hervorgehen, die nur in Gegenwart des Antigens wachsen.

3. Chemisch-toxische Gastritis

Definition: Eine Gastritis (= Gastritis Typ **C**), ausgelöst durch a) die enzymatisch-toxische Wirkung von Galle und/oder Duodenalflüssigkeit bei Patienten mit duodenogastralem Reflux, b) chronischem Alkoholkonsum oder c) Arzneimittel (Salicylate).

Histologisch ist die Schleimhaut in typischen Fällen ödematös aufgeworfen, ihre Leistenspitzen verdickt und die Foveolae gastricae deformiert und überhöht (Abb. 12.**36** und 12.**37**). Das Granulozyteninfiltrat konzentriert sich – im Gegensatz zur Helicobacter-assoziierten Gastritis – auf das interfoveoläre Stroma.

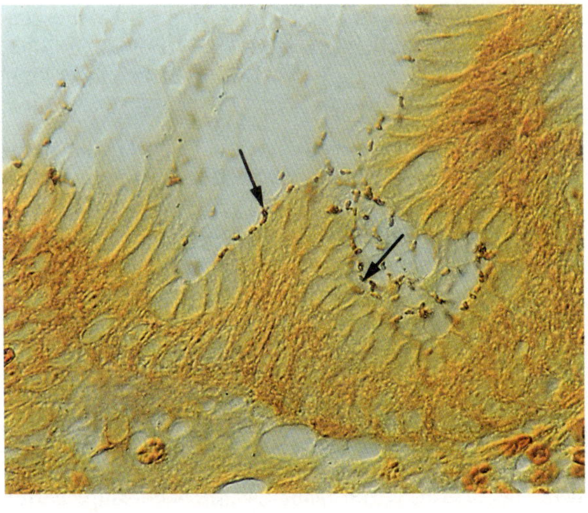

a

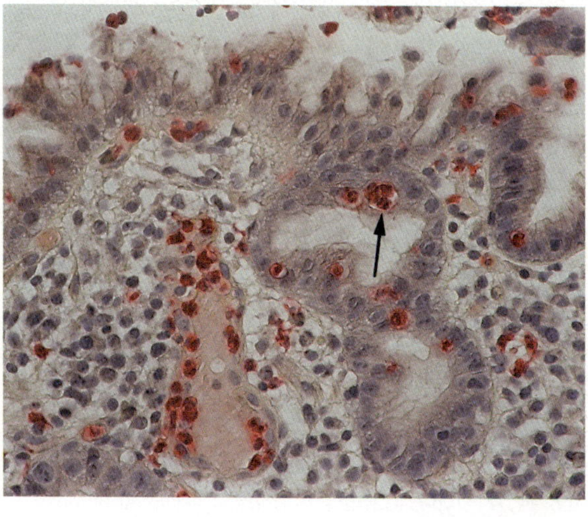

b

Abb. 12.**35a** u. **b** Typ-B-Gastritis:
a Helicobacter pylori (Pfeile) an Mukosaepitheloberfläche angelagert mit zytopathischem Effekt (Dieterle-Versilberung, Interferenzkontrast, Vergr. 1 : 500)
b Typische chronisch-aktive Gastritis mit Granulozytendurchwanderung (rot) der Magendrüsenhälse bei Helicobacterinfektion (Chlorazetatesterase, Vergr. 1 : 350)

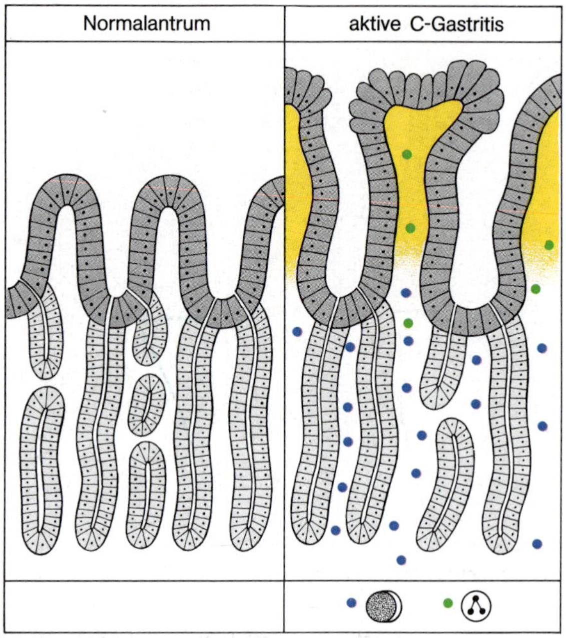

Abb. 12.**36a** u. **b** Schematische Darstellung der Typ-C-Gastritis mit granulozytärer Stromainfiltration und ödematös verdickten Leistenspitzen im Vergleich zur Normalschleimhaut (**a**)

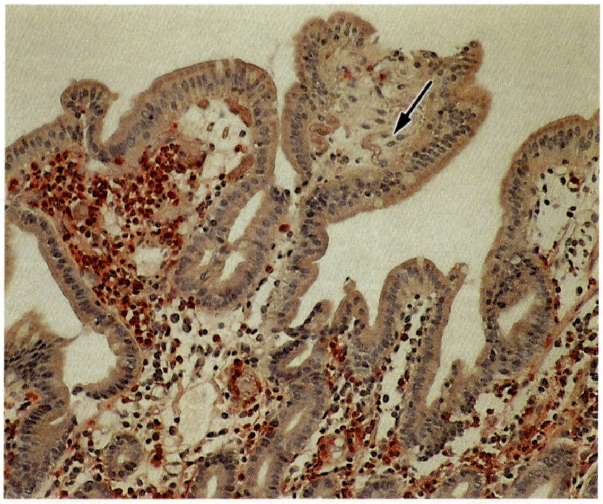

Abb. 12.**37** Typ-C-Gastritis: Chronisch-aktive Antrumgastritis bei duodenogastralem Reflux (ohne Helicobacterinfektion) mit Leistenspitzenhypertrophie (Pfeil). Beachte die granulozytäre Infiltration des Stromas (Granulozyten mit rotem Reaktionsprodukt), aber nicht des Epithels (Chloracetatesterase, Vergr. 1:350)

Formalpathogenetische Klassifikation

Mit Ausnahme der Autoimmungastritis und einzelnen Fällen mit Helicobacter-assoziierter Gastritis beginnt eine chronische Gastritis im Magenantrum, dehnt sich allmählich auf den Korpusbereich aus und wird zur Pangastritis. Dabei imponiert sie histologisch in folgenden Mustern:

- *(Einfache) chronische Gastritis:* Das entzündliche Infiltrat besteht lediglich aus Lymphozyten und Plasmazellen und dehnt sich in verschiedenen Schweregraden meist auf die gesamte Magenschleimhaut aus (Abb. 12.**33**). Selten beschränkt es sich nur auf die oberflächliche Mukosaschicht.

- *Chronisch-aktive Gastritis* (Abb. 12.**34a**): Zu der schwelenden chronischen Entzündung kommen nun noch Infiltrate aus neutrophilen Granulozyten hinzu, was mit einer Mukosaepithelschädigung verbunden ist, die bis zur – auf die Mukosa beschränkte – Defektbildung (Abb. 12.**34b**) fortschreiten kann (= chronisch-aktive Gastritis mit Erosionen). Bei geringgradiger Entzündungsaktivität findet man einzelne interstitielle und intraepitheliale Granulozyten, bei hochgradiger Aktivität ein dichtes Granulozyteninfiltrat mit Ausbildung von intrafoveolären Mikroabszessen (Abb. 12.**34a**).

- *Chronisch-atrophische Gastritis:* Sie kommt praktisch nur im Korpusbereich bei der Autoimmungastritis vor. In diesem Fall greift das lymphoplasmazelluläre Infiltrat auf die Magendrüsen über, so daß sie numerisch reduziert werden. Im weiteren Verlauf werden die Hauptdrüsen durch mukoide Drüsen partiell oder vollständig ersetzt (Abb. 12.**31**). Dadurch wird die Schleimhaut schmäler und flach.

- *Chronische Gastritis mit Metaplasien:* Bei langem Bestehenbleiben der entzündungsauslösenden Noxe wird das einschichtige, schleimbildende Oberflächenepithel, welches auch die Foveolen auskleidet, durch Bürstensaumenterozyten, Paneth-Körnerzellen und Becherzellen ersetzt (Abb. 12.**38**), wie dies für den Dünndarm typisch ist. Dies bezeichnet man als:

– *komplette intestinale Metaplasie* (Typ I): Sie kann die Schleimhaut herdförmig oder diffus erfassen (Abb. 12.**38**); anders die

– *inkomplette Metaplasie:* Hier sind entweder Becherzellen zwischen die ursprünglichen Zylinderepithelien der Magenschleimhaut eingestreut (Typ II), oder die Foveolen werden in Form (Abb. 12.**39**) kolonähnlicher Krypten mit Becherzellbesatz umgestaltet (Typ III).

Sydney-Klassifikation:

Diese Gastritis-Klassifikation von 1990 entspricht einem Vorschlag eines internationalen Expertenteams. Dabei wird eine Gastritis mit Hilfe nachstehend aufgeführter Kriterien (Abb. 12.**40**) klassifiziert, so daß eine zusammengesetzte Diagnose der Gastritis resultiert wie z. B. „Helicobacter-assoziierte mittelgradige, chronische Pangastritis mit geringgradiger Aktivität und bakterioskopischem Helicobacter-Nachweis“. Dazu bedient man sich folgender Kriterien:

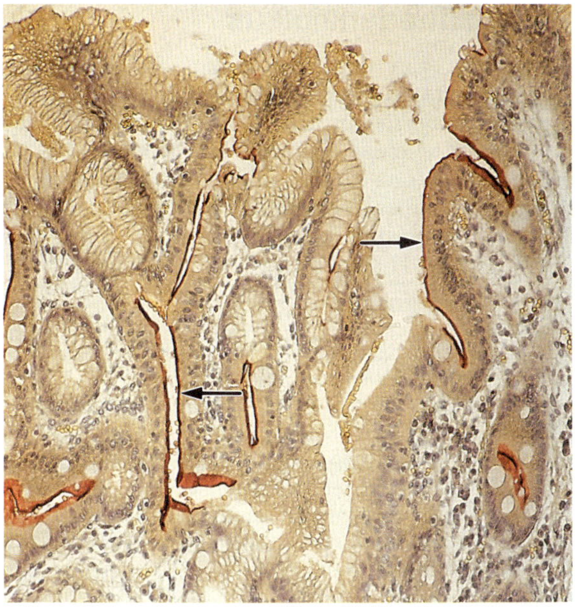

Abb. 12.**38** Herdförmige komplette intestinale Metaplasien mit dünndarmtypischer alkalischer Bürstensaumphosphatase (Pfeile) bei chronischer Gastritis

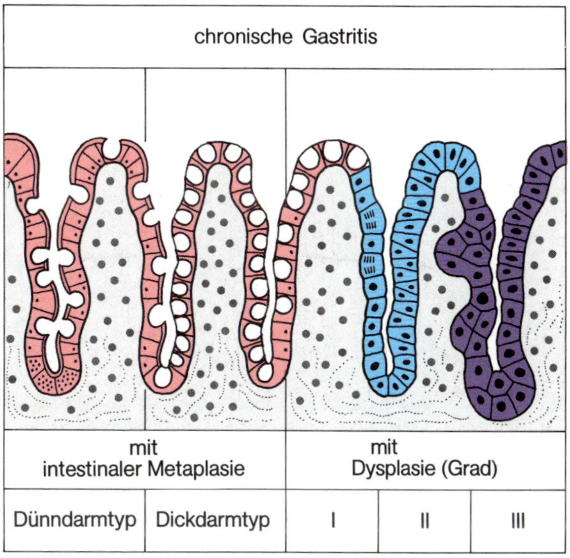

Abb. 12.**39** Schematische Darstellung der Komplikationen bei der chronischen Gastritis

– *Ätiologische Faktoren* (soweit bekannt): Infektion mit Helicobacter pylori oder anderen Keimen, Autoaggression, chemische Noxen;
– *Verlaufsformen:* akut oder chronischer Verlauf oder Sonderformen;
– *Topographie der Entzündung:* mit dominierender Entzündung im Antrum, Korpus oder im gesamten Magen (Pangastritis);
– *Entzündungsbesonderheit:* Aktivität mit entsprechender granulozytärer Epithelschädigung, Schleimhautatrophie, intestinale Schleimhautmetaplasie und Helicobacter-Nachweis;
– *Entzündungsgraduierung:* gering-, mittel- bis hochgradige Entzündung.

Komplikationen der chronischen Gastritis
Die chronische entzündliche Zerstörung der differenzierten gastralen Oberflächen- und Drüsenepithelien bringen folgende Komplikationen mit sich:

1. *Maldigestion* mit Gewichtsverlust und Eisenmangelanämie in Folge völliger Zerstörung der HCL- und pepsinproduzierenden Zellen.
2. *Dysplasien:* Im Rahmen der chronischen Zellzerstörung bleibt die Differenzierung in den proliferierenden Oberflächenepithelien aus. Sie werden polymorph und bilden unter Verlust der polaren Zelldifferenzierung mehrreihige Epithelschichten, welche die Fähigkeit zur Schleimproduktion verloren haben. Diese Dysplasien nehmen unterschiedliche Schweregrade ein und sind als Präkanzerosen zu werten (Abb. 12.**39**).

Klinik der chronischen Gastritis:
Eine histologisch verifizierte chronische Gastritis verursacht oft keine Beschwerden. Lediglich ein auf gewisse Speisen empfindlicher Magen mit Druckgefühl und Inappetenz scheinen indikativ zu sein.

Sonderformen der chronischen Gastritis

1. Lymphozytäre Gastritis

Histologie: In diesen seltenen Gastritisfällen mit gelegentlich varioliformen Erosionen wird die Schleimhaut dicht lymphozytär durchsetzt, wobei die Lymphozyten (T-Zellen) die Foveolenepithelien nicht zerstören, sondern sich lediglich zwischen ihren Interzellularspalten durchzwängen (Abb. 12.**41**). Kausalpathogenetisch wird eine zytotoxische Reaktion auf eine Helicobakterinfektion vermutet.

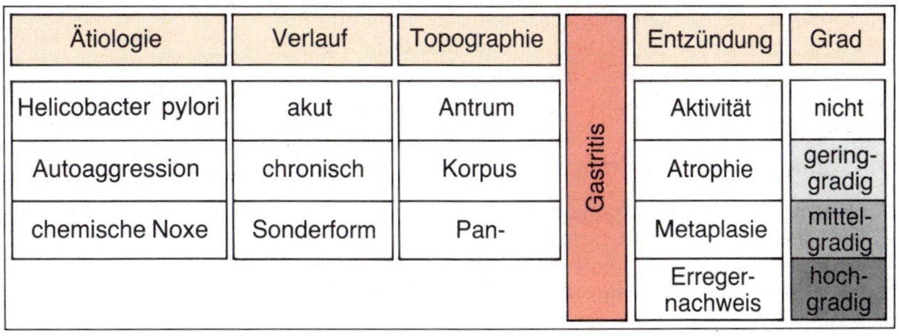

Abb. 12.**40** Sydney-Klassifikation der Gastritis: Schematische Darstellung der einzelnen Diagnosebausteine

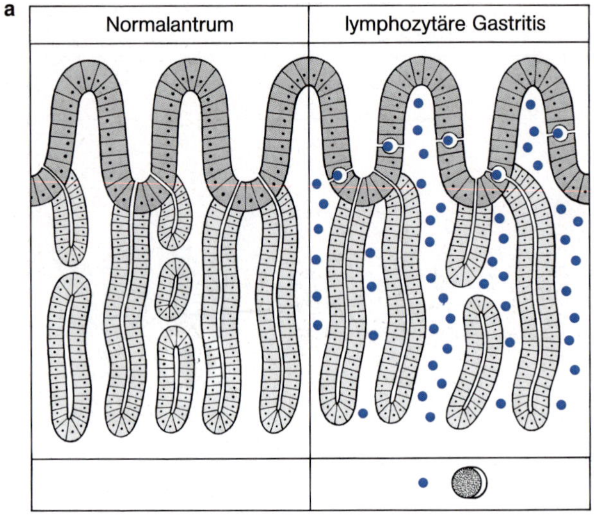

Abb. 12.**41 a** u. **b** Schematische Darstellung der lymphozytären Gastritis (mit lymphozytärer Epithelinfiltration)

2. Gastritis follicularis

Morphologie: Diese Gastritisform kann gelegentlich aus einer chronisch-atrophischen Gastritis hervorgehen, findet sich aber auch bei chronisch-peptischem Ulkus und in Fällen mit Magenfrühkarzinom. Sie ist charakterisiert durch ein lymphoplasmazelluläres Infiltrat mit Lymphfollikelbildung in der Submukosa, so daß endoskopisch ein „Gänsehautaspekt" entsteht. Gelegentlich kann die lymphatische Reaktion so stark sein, daß der Eindruck eines Lymphoms (= Pseudolymphom) entsteht, was endoskopisch als Pflastersteinaspekt imponiert. Dieser Prozeß kann mit einer Zerstörung der Drüsenepithelien einhergehen (= *pseudolymphomatös-destruktive Form der Gastritis)* und in ein MALT-Lymphom einmünden.

3. Eosinophile Gastritis

Pathogenese und Morphologie: Bei dieser chronisch verlaufenden Gastro(enter)itis liegt in der Hälfte der Fälle eine (Nahrungsmittel-)Allergie vor. Sie spielt sich vor allem in der Antrum-Pylorus-Region ab und geht mit einer Vergröberung der Schleimhautfalten durch ein entzündliches Infiltrat einher, welches vor allem aus eosinophilen Granulozyten mit Beimengung einzelner lymphoplasmazellulärer Elemente besteht. Lokal akzentuierte Formen dieser Gastritis präsentieren sich als gelegentlich ulzerierte entzündliche Pseudotumoren (= *eosinophiles Granulom* des Magens).

4. Mykotische Gastritis

Pathogenese: Meist handelt es sich um eine Infektion mit *Candida albicans* (= Soor) im Rahmen einer opportunistischen Infektion (S. 271) oder als indikative Begleiterscheinung eines Magenkarzinoms.

5. Granulomatöse Gastritis

Pathogenese: Eine Mitbeteiligung des Magens im Rahmen einer Tuberkulose oder Lues ist eine Rarität. Meist handelt es sich bei einer granulomatösen Gastritis um eine Teilmanifestation eines Morbus Crohn (S. 712) oder einer Sarkoidose (S. 237).

Gastroduodenalulkus

Definition: Ein peptisches Ulkus im Magen (= *Magengeschwür*) oder im Duodenum (= *Zwölffingerdarmgeschwür*) ist ein Substanzdefekt, der die Muscularis mucosae überschreitet. Peptische Ulzera können grundsätzlich überall dort entstehen, wo eine Magenschleimhaut vorhanden ist und/oder eine Magensaftexposition besteht. Sie treten in der Reihenfolge ihrer Häufigkeit auf im:

- oberen Duodenum,
- Magen,
- unterem Ösophagus,
- Jejunum beim Zollinger-Ellison-Syndrom,
- Meckelschen Divertikel mit Magenschleimhautheterotopie.

Etwa 98% der peptischen Ulzera sind im Duodenum und Magen lokalisiert, wobei das Zwölffingerdarmgeschwür in unseren Breiten etwa fünfmal häufiger ist als das Magenulkus. Das Ulkusleiden manifestiert sich vorwiegend nach dem 40. Lebensjahr (♂ : ♀ = 2 : 1).

Pathogenetisch beruht das gastroduodenale Ulkus grundsätzlich auf einem Mißverhältnis zwischen den a) *schleimhautprotektiven Faktoren* wie Schleimbildung, Bicarbonatsekretion, Durchblutung, Prostaglandine der E-Reihe und epithelialen Regenerationsvermögen und den b) *schleimhautaggressiven Faktoren* wie Salzsäure, Pepsin, Gallensäuren sowie der Durchwanderung der Schleimhautepithelien durch Granulozyten mit deren Aktivierungsfolgen (S. 215) bei chronisch-aktiver Gastritis.

Zur Zeit werden für die Ulkusgenese folgende pathogenetische Mechanismen (vermutlich kumulativ) diskutiert:

– *Genetik*: Das Gastroduodenalulkus kommt familär vor. Verwandte von Patienten mit einem Magenulkus erkranken dreimal häufiger an einem Ulcus ventriculi (aber nicht an einem Ulcus duodeni) und umgekehrt. Es tritt bei Patienten mit Blutgruppe 0 gehäuft auf (mehr Rezeptoren für Helicobacter pylori).

– *Hyperazidität:* Der Satz „Ohne Säure kein Ulkus" hat auch heute noch Gültigkeit. Damit will man nicht sagen, daß die Magensäure und das Pepsin die primäre Ursache für die Entwicklung eines peptischen Ulkus seien. Diese Hyperaziditätstheorie scheint besonders für jene tiefsitzende Magengeschwüre und Duodenalulzera zuzutreffen, bei denen die Säuresekretion abnorm gesteigert und die Säureneutralisation durch Pankreassaft eher vermindert ist. Beim hochsitzenden Magenulkus hingegen ist die Salzsäuresekretion eher gedrosselt, so daß man für die Ulkusentstehung in dieser Region eine verminderte Schleimhautresistenz und/oder eine besondere Schleimhautaggression annehmen muß. Die Magensäure ist somit ein permissiver Faktor bei der Ulkusentstehung. Diese Hyperaziditätstheorie wird ex juvantibus durch H_2-Rezeptor-Antagonisten mit kompetitiver Verdrängung des Histamins von den H_2-Rezeptoren der Belegzellen und durch den Therapieerfolg von Antazida unterstützt.

– *Schleimhautresistenzminderung:* Viele Magengeschwüre entstehen auf dem Boden einer chronischen Gastritis, zumal die entzündete Magenschleimhaut wegen ihres insuffizienten Schleimmantels wesentlich säureempfindlicher ist als eine intakte.

– *Medikamente* wie Acetylsalicylat sowie bestimmte nichtsteroidale Antirheumatika drosseln die Synthese von Prostaglandinen der E-Reihe, was eine verminderte Schleimsekretion und damit einen Zusammenbruch der Mukosabarriere zur Folge hat.

– *Duodenogastraler Reflux* von Gallensäure und Pankreasenzymen wird bei Patienten mit Magenulkus häufiger beobachtet als bei Gesunden.

– *Magenwandischämie:* Die Durchblutung, Motorik und Sekretion in den verschiedenen Magenabschnitten sind zeitlich aufeinander abgestimmt. Bei übergeordneten Funktionsstörungen kann in der Sekretionsphase die Antrumwandung aufgrund ihrer besonderen Angioarchitektur schlechter durchblutet und folglich geschädigt werden. Ein ähnlicher Mechanismus wird auch für die Duodenalwandung diskutiert. Herdförmige Durchblutungsstörungen der Magenwandung sind auch an der Entwicklung des „Streßulkus", „Schockulkus" und „hepatogenem Ulkus" vor allem bei der alkoholischen Leberzirrhose mit portaler Hypertonie beteiligt.

– *Helicobacterinfektion* (S. 694): Sie ruft eine ulzerogene Gastritis hervor. Epidemiologischen Studien zufolge besteht eine enge Beziehung zwischen der Helicobacterinfektion des Magens und dem Ulcus duodeni: Diese Infektion wird bei >80% der Patienten mit Duodenalulkus gefunden.

Morphologie:

– *Magenulzera* liegen am häufigsten in der Magenstraße der kleinen Kurvatur, und zwar an der Grenzzone Korpus-Antrum-Schleimhaut, am zweithäufigsten im Bereich des präpylorischen Antrums.

– *Duodenalulzera* bevorzugen einen Bereich, der bis 2 cm distal des Pylorus reicht (Bulbus duodeni). Sie treten häufiger multipel auf als die Magenulzera.

Die Morphologie eines peptischen Ulkus läßt auch eine Aussage über die Zeitdauer des Prozesses zu. Dabei unterscheidet man ein akutes Ulkus von einem chronischen Ulkus (Abb. 12.**42a** u. **b**):

• *Akutes Ulkus:* Es liegt meist im Schleimhautniveau und ist makroskopisch kreisrund. Durch die Retraktion der umgebenden Muscularis mucosae werden die Ulkusränder retrahiert, so daß die graugelben Ulkusränder treppenartig gestaltet sind. Histologisch ist der graugelbliche Ulkusgrund mit einer fibrinoiden Nekrose bedeckt und wird granulozytär demarkiert.

• *Chronisches Ulkus:* Das klassische peptische Ulkus (Ulcus chronicum) imponiert makroskopisch als ein scharf begrenzter, rundlicher tiefer Gewebsdefekt mit steilem oralen Rand, den die Schleimhautränder lippenförmig überragen können, und einem treppenförmigen aboralen Rand (Abb. 12.**43a**). Histologisch ist der Ulkusgrund typischerweise von innen nach außen durch folgenden zonalen Aufbau gekennzeichnet (Abb. 12.**43b**):

- *Detrituszone* mit nekrotischem Zellschutt, Fibrinausschwitzung und Granulozyteninfiltration,
- *peptische (fibrinoide) Nekrosezone* (S. 56),
- *Granulationsgewebszone* (S. 336),

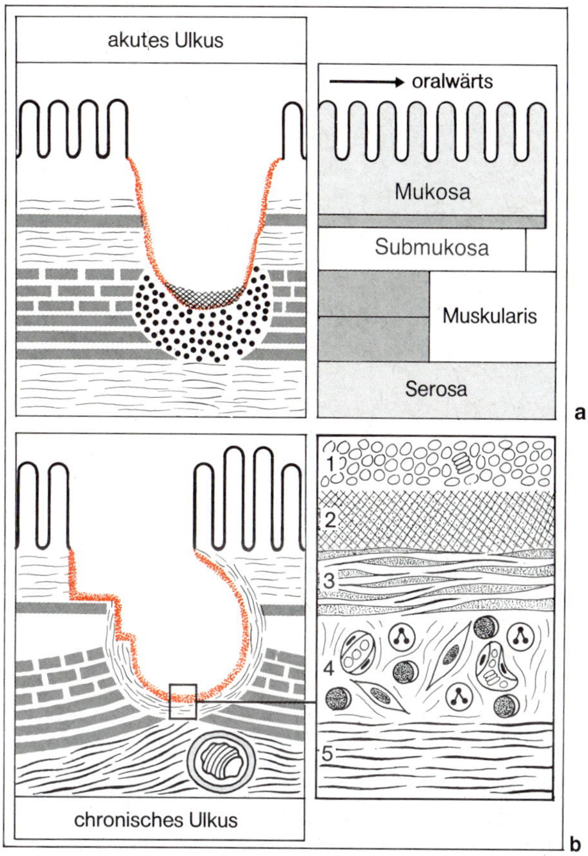

Abb. 12.**42a** u. **b** Schematische Darstellung des akuten (**a**) und chronischen Gastroduodenalulkus (**b**) mit typischer Ulkuswandschichtung: 1 = Blutung, 2 = Zelldetritus mit Fibrin, 3 = fibrinoide Kollagenfasernekrose, 4 = Granulationsgewebe, 5 = Narbengewebe

– *Narbenzone* mit reaktiver Intimafibrose und Thrombosierung der submukösen Arterienäste.

Klinik: Episodenhafter Decrescendo-Schmerz im Epigastrium mit strenger Lokalisation auf den Umkreis einer Fingerkuppe; bei Duodenalulkus ohne Schmerz. Oft auch Schmerz in konstantem Zeitablauf zur Nahrungsaufnahme.

Komplikationen des peptischen Ulkus

1. Blutung durch peptische Arrosion submuköser Arterienäste. Sie wird meist durch eine reaktive Intimafibrose und Thrombosierung verhindert.

2. Freie Perforation: Besonders akute Ulzera im präpylorischen Bereich (häufig) und in der Magenvorderwandregion können in die freie Bauchhöhle durchbrechen und eine diffuse Peritonitis nach sich ziehen.

3. Gedeckte Perforation: Bei chronischen Ulzera greift die reaktive Entzündung allmählich auf die Serosa und Nachbarorgane über, welche durch eine entsprechende fibrinöse Verklebung mit anschließender fibröser Verwachsung den Ulkuskanal gegen die freie Bauchhöhle abschirmen. Die fortschreitende peptische Gewebszerstörung hat dann eine Penetration in Nachbarorgane (Pankreaskopf) zur Folge.

4. Narbenstenosen in der Ulkusumgebung: Im Pylorusbereich führt dies zur Ausbildung eines „Sanduhrmagens".

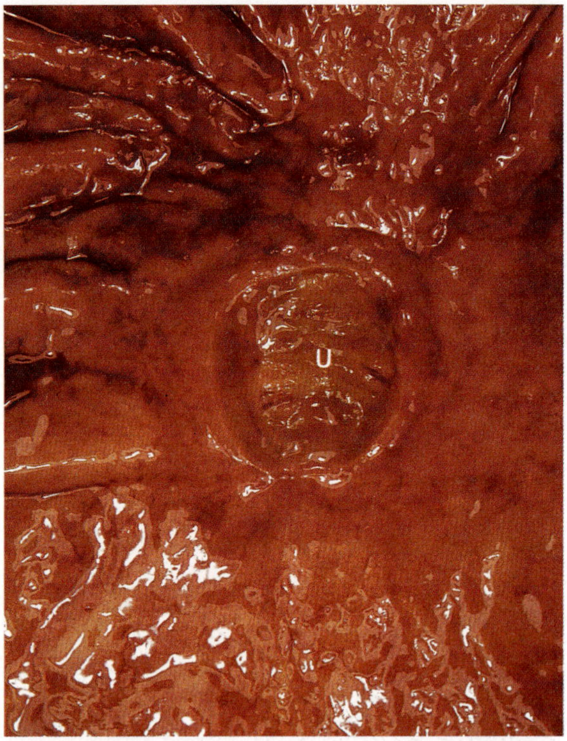

a

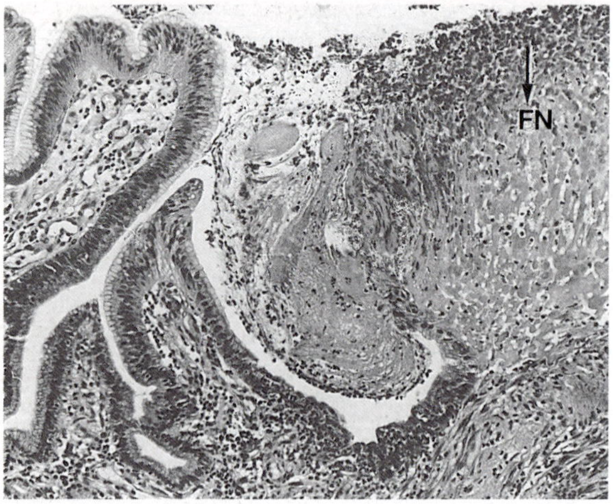

b

Abb. 12.**43a** u. **b** Chronisches Ulkus (U) **a** mit sternförmig verlaufenden Schleimhautfalten und **b** histologischem Wandaufbau (FN = fibrinoide Nekrose) (vgl. Abb. 12.**42**)

5. *Ulcus callosum:* Nach 3–4 Wochen sind nahezu die Hälfte aller Magengeschwüre durch Reepithelialisierung und Vernarbung ausgeheilt. Übrig bleiben sternförmig angeordnete Schleimhautfalten, die radial zum ehemaligen Ulkuskrater angeordnet sind (= *narbige Faltensterne*). Ein Teil der Ulzera weist jedoch einen verzögerten Heilungsprozeß auf. In diesen Fällen ist der Ulkusrand durch eine zellarme und gefäßlose Narbenplatte ummauert und dementsprechend verhärtet (= *Ulcus chronicum callosum*), was die Abheilung nahezu unmöglich macht.

6. *Ulkuskarzinom:* Das Ulcus pepticum chronicum entartet praktisch nie (höchstens in etwa 1% der Fälle).

Sonderformen des Gastroduodenalulkus

1. Exulceratio simplex Dieulafoy

Pathogenese: Es handelt sich um ein (oft sehr kleines) akutes Ulkus im kardianahen Fundusbereich mit lebensbedrohlicher Arrosionsblutung aus einer großkalibrigen abnormen Gefäßschlinge in der Submukosa (Abb. 12.**26**).

2. Zollinger-Ellison-Syndrom

Definition und Pathogenese: Dieses Syndrom besteht aus folgenden Komponenten:

- *fulminante peptische Geschwürsbildung* meist im Duodeum oder Jejunum und Magen,
- *Hypergastrinämie,* entweder durch ein Gastrinom (S. 1019) oder eine Hyperplasie der antralen G-Zellen mit einer entsprechenden
- *Magensafthypersekretion.*

Histologisch findet man im Magen eine glanduläre Hyperplasie mit Vermehrung und Vergrößerung der Belegzellen in den Hauptdrüsen der Korpus-Fundus-Schleimhaut. Resultat: diffus polypöse Fundusschleimhautverdickung.

Tumorartige Läsionen

Riesenfaltenhypertrophie

Definition und Morphologie: Bei dieser auch als Morbus Ménétrier (= hypertrophe Gastropathie) bezeichneten Läsion findet sich aus ungeklärter Ursache eine hirnrindenartige Vergröberung des Faltenreliefs (= *Riesenfaltenmagen*). Histologisch besteht eine diffuse foveoläre Hyperplasie mit numerischer Vermehrung der schleimbildenden Zellen, welche die Haupt- und Belegzellen verdrängen. Ein entzündliches Infiltrat kann fehlen.

Klinisch ist meist die Säuresekretion vermindert und die Schleimbildung gesteigert, so daß die Symptome einer Dyspepsie und/oder ein schwerer gastraler Eiweißverlust (Hypalbuminämie) im Vordergrund stehen.

Schleimhautpolypen

Allgemeine Definition: Unter dem Begriff „Polyp" (gr.: „Vielfüßler") werden ohne pathogenetischen Bezug *alle Erhebungen über ein Schleimhautniveau* bezeichnet.

Zur Abklärung des zugrundeliegenden Prozesses (Hyperplasie, Neoplasie) ist deshalb immer eine histologische Untersuchung erforderlich. Im folgenden werden nur die epithelialen Magenschleimhautpolypen besprochen.

1. Drüsenkörperzysten

Definition und Morphologie: Es handelt sich um eine zystische Ausweitung der Hauptdrüsen und/

oder Foveolen im Korpus-Fundus-Bereich. Pathogenetisch wird bei diesen harmlosen „Polypen" eine funktionell-sekretorische Störung vermutet.

2. Fokale foveoläre Hyperplasie

Definition und Morphologie: Dies ist keine Neoplasie, sondern eine überschießende Epithelregeneration im Rahmen einer chronischen Gastritis und im Ulkusrandbereich (S. 699). Zusammen mit den Drüsenkörperzysten der Korpusschleimhaut stellen sie die häufigste Form der Magenschleimhautpolypen dar. Histologisch sind die Foveolae gastricae herdförmig, hyperplastisch und durch Schlängelung verlängert; die Leistenspitzen sind knopfartig vorgestülpt. Ein Entartungsrisiko besteht nicht.

3. Hyperplastischer Polyp

Definition und Morphologie: Dies ist der zweithäufigste Magenschleimhautpolyp. Er geht immer aus der fokalen foveolären Hyperplasie hervor, ist meist kirschgroß, breitbasig oder gestielt. Histologisch zeigt er überhöhte Foveolae mit gesteigerter Schleimbildung des Oberflächenepithels. Die Foveolen sind teilweise zystisch ausgeweitet und werden durch ein ödematöses und proliferiertes Stroma verdrängt. Selten findet man auch adenomatöse Drüsenproliferate. Dieser nicht neoplastische Polyp weist zwar ein geringes Entartungsrisiko auf, kommt aber recht oft zusammen mit einem Magenkarzinom vor *(Karzinomindikator!)*

Klinik: Patienten mit epithelialen Magenschleimhautpolypen und/oder Drüsenkörperzysten weisen in nahezu der Hälfte der Fälle Kolonpolypen auf, die recht häufig präkanzerös verändert sind. Diese Patienten stellen somit eine zusätzliche Risikogruppe für kolorektale Karzinome dar.

4. Hamartomatöse Polypen

Sie sind im Magen wesentlich seltener als im Dünndarm und kommen als „Fundusdrüsenpolyp" (selten auch als Polypose), oder als Peutz-Jeghers-Polyp (S. 714) vor.

- *Peutz-Jeghers-Polyp:* (Morphologie S. 714). Dieser Polyp ist Teil eines familiären Syndroms, das als „präkanzeröse Kondition" auf einer Keimbahnmutation eines Tumorsuppressorgens (STK-II = Serin-/Threoninkinase) beruht. Er entartet kaum maligne. In über einem Drittel der Fälle entwickeln sich im Verlauf von mehreren Jahren Karzinome (Mamma, Ovar, Uterus, Lunge).

Neoplastische Läsionen

Nicht-epitheliale Tumoren

Allgemeine Morphologie: Diese Magentumoren gehen von den tieferen Wandschichten aus und rufen eine rundliche, unterschiedlich große Schleimhautvorwölbung hervor, die sekundär ulzerieren kann. Dabei handelt es sich in der Häufigkeit ihres Vorkommens um folgende Tumoren:

- *Neurinome, Neurofibrome* (S. 1093) mit bindegewebiger Kapsel.
- *Leiomyom*[1], stecknadel- bis faustgroß ohne bindegewebige Kapsel.
- *Leiomyoblastom*[1] (ICD-O-8891/1), ein polypoider Tumor mit epitheloid anmutenden Leiomyozyten fraglicher Dignität. Leiomyoblastome größer als 10 cm mit mehr als 10 Mitosen pro 10 Gesichtsfelder (starke Vergrößerung) sind malignitätsverdächtig.
- *MALT-Lymphome* (S. 575): Sie machen etwa 1% aller malignen Magentumoren aus und stehen bevorzugt auf dem Boden solcher Läsionen, die mit einer follikulären Hyperplasie des MALT einhergehen, dazu gehören die Autoaggressionsgastritis und auch bestimmte Fälle mit Helicobacter-pylori-Infektion. Daneben kommen im Magen auch andere Non-Hodgkin-Lymphome vor.

Lipome, Angiome des Magens sind Raritäten.

Epitheliale Tumoren

1. Adenom

Definition und Morphologie: Die Magenadenome (= *adenomatöse Polypen*) sind relativ selten und werden zu den echten Neoplasien der Magenschleimhaut gezählt. Histologisch zeigen sie ähnlich wie die Kolonadenome einen tubulären, villösen oder tubulovillösen Aufbau (S. 730). Etwa die Hälfte der villösen Adenome weist schwere Epitheldysplasien auf und hat ein dementsprechend hohes Entartungsrisiko. In einem Teil dieser Adenome ist die Abgrenzung zur polypösen Wachstumsform eines Magenfrühkarzinoms schwierig.

2. Polyposis ventriculi

Definition und Morphologie: Darunter versteht man das gehäufte Vorkommen von Schleimhautpolypen im selben Magen. Oft ist die Polyposis ventriculi eine Teilkomponente einer gastrointestinalen Polypose (S. 714). Histologisch sind diese Polypen meist als Drüsenkörperzysten und hyperplastische Polypen, im Falle der gastrointestinalen Polypose auch als Adenome einzustufen.

Die *Polyposis ventriculi* kommt auch bei Syndromen mit hamartomatösen Polypen (S. 714) vor. Die Karzinomquote dieser Polyposemägen ist recht hoch.

---

[1]) Da diese Tumoren immunhistochemisch z. T. neurale und/oder glattmuskuläre Antigene oder nur Vimentin als mesenchymalen Marker exprimieren, werden sie einheitlich als gastro-intestinale Stromatumoren (= GIST) bezeichnet.
– Leiomyom → spindelzelliger Stromatumor,
– Leiomyoblastom → epitheloidzelliger Stromatumor.

Magenkarzinom

Definition: Häufigster, maligner epithelialer Tumor (90%) des Magens, von der Magenschleimhaut ausgehend.

Neben den Kolorektalkarzinomen ist es das zweithäufigste Gastrointestinalneoplasma. Die Häufigkeit des Magenkarzinoms zeigt große geographische Unterschiede: So beträgt die jährliche Mortalität pro 100 000 männliche Einwohner in Japan 65, in der BRD 30 und in den USA 10. Seine Inzidenz hat in den letzten 50 Jahren in den westlichen Industrienationen deutlich abgenommen. Mittleres Tumormanifestationsalter: 55. bis 65. Lebensjahr (♂ : ♀ = 2 : 1) (S. 365).

Pathogenese: Der Magen ist anatomisch in Kardia, Korpus und pylorisches Antrum unterteilt. Von jedem dieser Regionen gehen Karzinome aus, welche auf einer synergistischen Wirkung prädisponierender, peristatischer und induktiver Faktoren beruhen, sich aber epidemiologisch, histologisch und biologisch voneinander unterscheiden. Meist entwickeln sie sich stufenweise über nicht-invasive Veränderungen des Drüsenepithels (= Dysplasien) zu invasiven (Adeno-)Karzinomen. Selten können sie auch von stammzellartigen Elementen ausgehen, was erklärt, weshalb in solchen Fällen Karzinome mit plattenepithelialen, neuroendokrinen und/oder hepatoiden Differenzierungen resultieren.

– *Antrumkarzinome*: Sie bevorzugen Männer in der 7. Lebensdekade und kommen vor allem in Populationen mit Unterernährung und Helicobacter-pylori-Infektion vor, zu der sich oft noch eine Aflatoxin-Exposition aus schimmelnder Nahrung aufpfropft. Vorläuferläsionen sind Oberflächengastritis, chronisch-atrophische Gastritis mit intestinalen Metaplasien und Dysplasien. Diese Tumoren exprimieren histologisch meist ein zytokohäsives adenoides Wachstumsmuster (→ intestinaler Typ) und setzen diskrete Lebermetastasen.

– *Karzinome des nicht-atrophischen Korpus*: Sie bevorzugen jüngere Patienten (< 50 Jahre) mit der Blutgruppe A und sind oft mit einer Oberflächengastritis und einer Helicobacter-pylori-Infektion assoziiert. Sie entstehen gelegentlich – wie beim Family-cancer-Syndrom – auch ohne erkennbare Vorläuferläsion. Dies weist auf einen familiären Defekt bestimmter Tumorsuppressorgene hin, der die betreffenden Patienten für Umweltkarzinogene wie Helicobacter pylori, heiße Getränke, Aflatoxin und Nitrosamine aus Pökelsalz empfänglicher macht. Diese Tumoren exprimieren histologisch ein zytodiskohäsives diffuses Wachstumsmuster (→ diffuser Typ) und setzen früh Peritonealmetastasen. Bei Frauen führt dies zu Ovarialmetastasen in Form des Krukenberg-Tumors (S. 855).

– *Karzinome des atrophischen Korpus* resultieren aus einer autoaggressiven Gastritis im Rahmen einer perniziösen Anämie. Dementsprechend geht dem Tumorleiden eine chronisch-atrophische Gastritis mit intestinalen Metaplasien und wegen der kompensatorischen G-Zell-Hyperplasie eine Hypergastrinämie voraus, welche auf die Magenmukosa einen trophischen Effekt ausübt. Diese Tumoren exprimieren histologisch meist ein zytokohäsives adenoides Wachstumsmuster (→ intestinaler Typ).

– *Kardiakarzinome* entstehen a) im Magenstumpf nach subtotaler Gastrektomie wegen nicht-neoplastischer Magenläsion, b) in Familien mit nicht-polypösem Kolonkarzinomsyndrom, c) bei übergewichtigen Rauchern mit Magenübersäuerung und chronischer Refluxösophagitis und d) beim Morbus Ménétrier. Diese Tumoren sind patho- und histogenetisch kaum vom Barrett-Karzinom des Ösophagus abzutrennen; sie exprimieren histologisch ein zytokohäsives adenoides Wachstumsmuster (→ intestinaler Typ).

Molekularpathologie: Sie variiert mit dem histologischen Expressionsmuster des jeweiligen Magenkarzinoms. Als früheste Läsion findet man eine Alteration des p53-Tumorsuppressorgens und eine konsekutive Genominstabilität. Dadurch geht beim *Magenkarzinom vom intestinalen Typ* genetisches Material und somit auch weitere Tumorsuppressorgene wie APC und DCC verloren und die Zellen werden proliferationsfreudig. Da das DCC-Gen für ein Zelladhäsionsmolekül kodiert (S. 732), verlieren sie auch ihre Zytokohäsivität. Dies wird durch die Aktivierung des c-met-Onkogens unterstützt; denn es befreit die Zellen von ihrer „Einbindungsverpflichtung“ in den Zellverband. In einem weiteren Schritt wird der Rezeptor der EGF-Familie und das Onkogen c-erbB2 überexprimiert und damit Voraussetzung zu einem autokrinen Zyklus mit epithelialen Wachstumsfaktoren geschaffen, so daß die Zellteilung perpetuiert und durch die Aktivierung des c-ras Onkogens (durch Mutation) schließlich auch außer Kontrolle gerät.

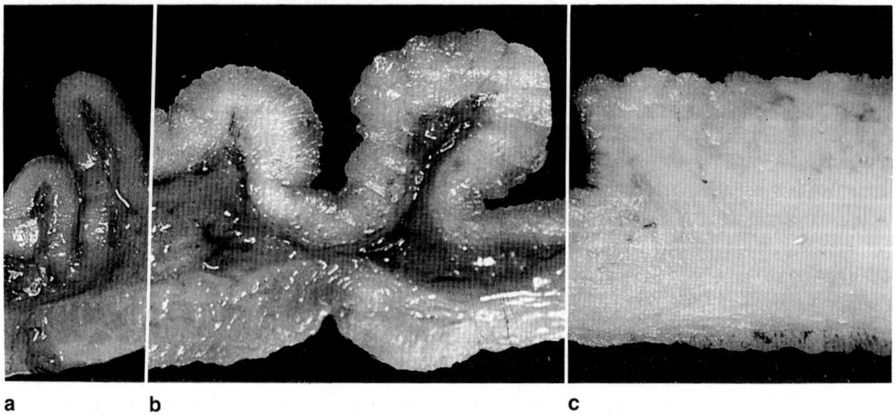

a **b** **c**

Abb. 12.**44a–c** Makroskopie des Magenfrühkarzinoms (**b**) und des fortgeschrittenen Karzinoms (**c**) im Vergleich zum Normalmagen (**a**). Beachte, daß sich das Magenfrühkarzinom ganz auf die Mukosa beschränkt. Die Muskularisschicht ist deutlich abgegrenzt. Das fortgeschrittene Karzinom durchsetzt alle Wandschichten (**c**)

Bei den *Magenkarzinomen vom diffusen Typ* folgt auf die Alteration des p53-Tumorsuppressorgens eine Entgleisung der Zellproliferation vor allem durch Aktivierung der Onkogene c-ras (durch Mutation) und k-sam. In erster Linie werden aber auch durch eine Mutation bestimmter Zelladhäsionsmoleküle wie E-Cadherin und durch Überexpression des c-met (s. oben) die Mechanismen des epithelialen Zellzusammenhalt aufgehoben, so daß das zytokohäsive Tumorwachstum in ein zytodiskohäsives umschlägt. Die Aktivierung des c-hst-Onkogens, welches für einen Fibroblastenwachstumsfaktor kodiert, dürfte die szirrhotische Begleitkomponente dieses Magenkarzinomtyps erklären. Die übliche Expression von CEA in allen Magenkarzinomtypen ist ein Zeichen der Entdifferenzierung (S. 348 und 355).

Je nachdem, ob ein Magenkarzinom früh in die Magenwand hineinwächst und lymphogen metastasiert oder nicht, liegt ein „Magenfrühkarzinom" oder ein „fortgeschrittenes Magenkarzinom" vor:

1. Magenfrühkarzinom (ICD-O-8143/3)

Definition: Ein Magenkarzinom (= early cancer), dessen Ausbreitung zunächst entweder auf die Mukosa (= *Mukosatyp*) oder auf die Submukosa (= *Submukosatyp*) beschränkt bleibt.

Dieses noch begrenzt lokale Tumorwachstum schließt eine (lymphogene) Metastasierung nicht aus. Es macht in Japan etwa 30% und in Europa 5% aller Magenkarzinome aus (Früherkennung!). Die 5-Jahres-Überlebensrate des Magenfrühkarzinoms ist nach chirurgischer Behandlung höher als 90%.

Makroskopisch sind die Magenfrühkarzinome meist 0,2–2 cm^2 groß, können aber auch Handtellergröße erreichen. Je nach Wachstumsverhalten unterscheidet man folgende makroskopisch-endoskopische Formen:

- *Polypoide Form* (Typ I) mit exophytischem Wachstum (Abb. 12.**44b**),
- *oberflächliche Form* (Typ II) mit oberflächlichem, leicht erhabenem (Typ II a), komplett flachem (Typ II b) Wachstum oder mit leichter Ulzeration (Typ II c),
- *ulzeröse Form* (Typ III).

Die histologische Subtypisierung teilt sich das Magenfrühkarzinom mit dem fortgeschrittenen Magenkarzinom.

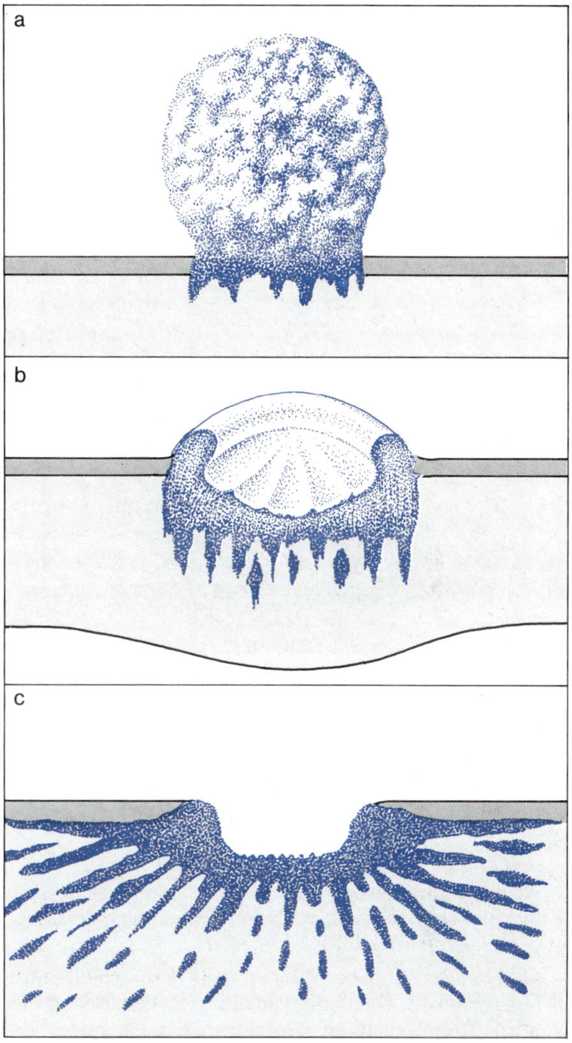

Abb. 12.**45a–c** Schematische Darstellung der makroskopischen Magenkarzinomtypen im Querschnitt:
a Polypös-blumenkohlartige Form mit exophytischem Wachstum
b Schüsselförmig exulzerierte Form mit wallartigen Rädern
c Flächenhaft infiltrierende Form mit endophytischem Wachstum

2. Fortgeschrittenes Magenkarzinom

Makroskopisch zeigt dieses invasive und frühmetastasierende Karzinom folgende drei Wachstumsformen auf (Abb. 12.**45a–c**):

- *Polypöses Karzinom* mit exophytischem Wachstum und blumenkohlartiger Oberfläche. Diese Karzinome zeigen histologisch mehrheitlich einen organoiden Gewebsaufbau mit Darmepithelähnlichkeit (Abb. 12.**46a**).
- *Schüsselförmig ulzerierendes Karzinom* mit wallartigem Rand (= „Ringwallkarzinom"): Es geht meist auf eine zentrale Nekrose eines ursprünglich polypös gewachsenen Adenokarzinoms zurück (Abb. 12.**46b**).
- *Diffus-infiltrierendes Karzinom* mit endophytischem Wachstum. Bei transmuraler Ausbreitung in alle Wandschichten erhält der Magen ein feldflaschenähnliches Aussehen (= *Linitis plastica*). Histologisch liegt in diesen Fällen meist ein diffuses szirrhöses Wachstumsmuster vor (Abb. 12.**46c**).

Histologisch handelt es sich größtenteils um Adenokarzinome, die ihrer enteralen Herkunft entsprechend in unterschiedlichem Maße Schleim bilden können und sich folgendermaßen unterteilen lassen:

- *papilläres Adenokarzinom:* mit papillenartigen Tumorformationen;
- *tubuläres Adenokarzinom:* mit tubulären Epithelschläuchen;

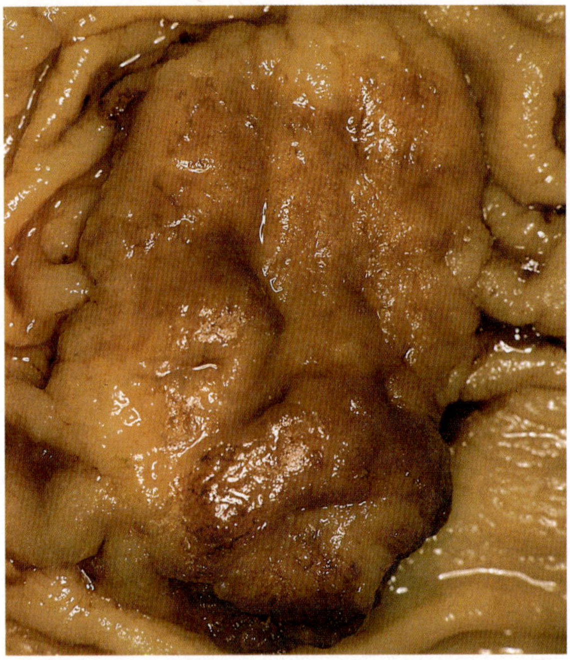

a

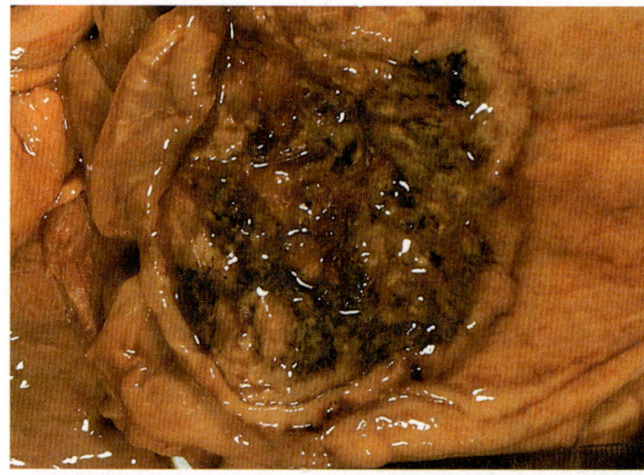

b

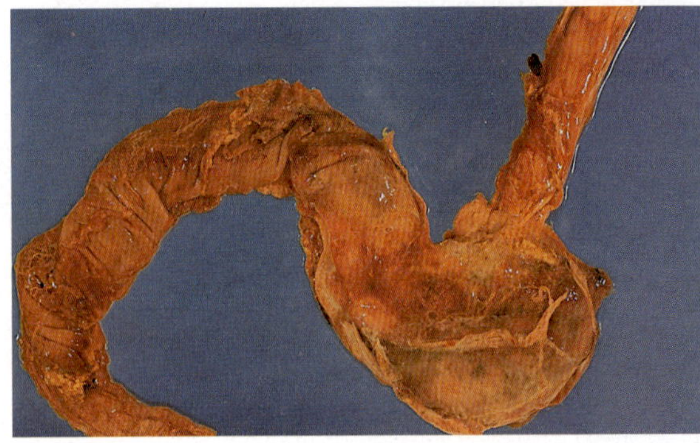

c

Abb. 12.**46 a–c** Makroskopische Magenkarzinomtypen:
a Polypöse Form
b Schüsselförmig exulzerierte Form (= Ringwallkarzinom)
c Diffus-infiltrierende Form (Feldflaschenmagen)

– *muzinöses Adenokarzinom:* mit derart exzessiver Schleimbildung, daß extrazelluläre Schleimseen entstehen (Gallertkarzinom; selten);

– *Siegelringzellkarzinom:* hier erinnert nur noch die intrazytoplasmatische Schleimansammlung in den isoliert liegenden Tumorzellen an den adenoiden Charakter des Tumorgewebes (= monozellulär verschleimendes Adenokarzinom) (Abb. 12.**47 a** u. **b**).

Bei allen Magenkarzinomformen können zentrale Nekrosen entstehen, die mit Soormyzelien durchsetzt sind. Mykotisch besiedelte Nekrosen im Biopsiematerial sind folglich tumorverdächtig.

In prognostischer Hinsicht hat sich die pragmatische grobe Aufgliederung der Magen(adeno)karzinome in folgende zwei Typen (Einteilung nach Laurèn) bewährt:

- *Intestinaler Typ:* Er bildet überwiegend Drüsen, und zwar aus Zellen, die den Enterozyten gleichen und deutlich Schleim produzieren. In etwa 5% der Fälle bilden die Zellen nur gastrale Muzine und

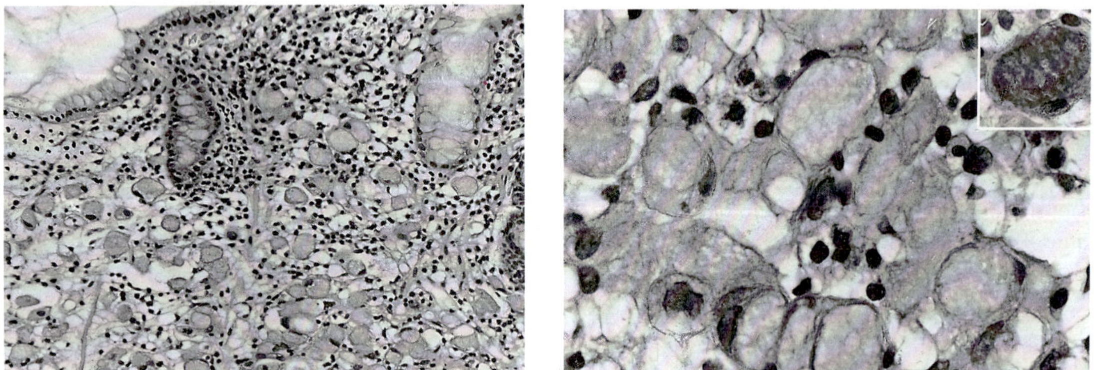

a b

Abb. 12.**47 a** u. **b** Siegelringzellkarzinom des Magens mit Schleimansammlung in den Tumorzellen (= Einzelzellverschleimung) (HE). **a** Vergr. 1 : 120, **b** Vergr. 1 : 250. Einschub: intrazelluläre Schleimdarstellung mit PAS-Reaktion

Pepsinogen („gastrale Differenzierung"), in etwa 30% nur intestinale Muzine und Sekretprodukte („intestinale Differenzierung") in über 60% der Fälle beides („Mischdifferenzierung"). Makroskopisch handelt es sich um polypöse oder um Ringwallkarzinome.

• *Diffuser Typ:* Dabei handelt es sich entweder um solide entdifferenzierte Adenokarzinome oder um Tumoren mit erheblicher Zelldissoziation infolge zytodiskohäsivem Wachstum (Abb. 12.**46c**) oder um Siegelringzellkarzinome. Makroskopisch sind diese Karzinome unscharf abgegrenzt und vom diffus-infiltrierenden Typ. Die Prognose ist schlechter als beim intestinalen Typ.

Metastasierung: Das fortgeschrittene Magenkarzinom (vor allem diffuser Typ) breitet sich kontinuierlich auf die Nachbarorgane aus und macht klinisch oft primär nur durch seine Fernmetastasen auf sich aufmerksam:

- *Lymphogen metastasiert* es in regionale Lymphknoten und über den Ductus thoracicus in die linksseitigen Supraklavikularlymphknoten („Virchow-Drüse"), aber auch in Abdominallymphknoten,
- *hämatogen metastasiert* es nach dem Pfortadertyp zunächst in die Leber, aber auch in andere Organe; und durch
- *kavitäre Metastasierung* (S. 376) setzt es vor allem als Siegelringzellkarzinom früh peritoneale Metastasen und Ovarialmetastasen (Krukenberg-Tumor, S. 855).

Pathologische TNM-Klassifikation

pT1 Tumorinfiltration in Mukosa oder bis in Submukosa,
pT2 Tumorinfiltration bis in Subserosa,
pT3 Tumorpenetration ins viszerale Peritoneum (Serosa),
pT4 Tumorinfiltration benachbarter Strukturen.

pN1 Metastasen in 1–6 perigastrische Lymphknoten.
pN2 Metastasen in 7–15 perigastrische Lymphknoten.
pN3 Metastasen in $\geq$ 16 regionäre Lymphknoten.
pM1 Fernmetastasen.

Klinisch ist das Magenkarzinom oft lange stumm. Der Dichter Theodor Storm (1817–1888), selbst einem Magenkarzinom erlegen, hat dessen Symptomarmut folgendermaßen geschildert:

Ein Punkt nur ist es, kaum ein Schmerz
nur ein Gefühl, empfunden eben;
und dennoch spricht es stets darein,
und dennoch stört es Dich zu Leben.

Wenn Du es andern klagen willst,
so kannst Du's nicht in Worte fassen.
Du sagst Dir selber: „Es ist nichts!"
und dennoch will es Dich nicht lassen.

So seltsam fremd wird Dir die Welt
und leis verläßt Dich alles Hoffen,
bis Du es endlich, endlich weißt,
daß Dich des Todes Pfeil getroffen.

Prognose: Die 5-Jahres-Überlebensrate aller Patienten beträgt 15–30%. Es gilt die Regel:

Die Prognose eines Magenkarzinoms ist um so schlechter:
- je jünger der Patient,
- je höher das Karzinom im Magen lokalisiert ist,
- je größer der Tumor,
- je tiefer der Tumor die Magenwandung infiltriert und
- je diffuser und undifferenzierter der Tumor ist.

Dünndarm

U.-N. Riede, A. von Herbay und H.-E. Schaefer*

Der Dünndarm macht im Verlauf seiner Entwicklung ein ausgedehntes Längenwachstum mit virtuellen Drehungen durch. Deren Störungen ziehen eine Reihe **ontogenetischer Läsionen** nach sich. Zu den häufigsten Fehlbildungen gehört eine Rückbildungsstörung des embryonalen Dottergangs in Form des *Meckel-Divertikels*. Der Dünndarm wird durch Äste der Bauchaorta versorgt, die miteinander über Kollateralen in Verbindung stehen. Damit es zu einer **zirkulatorischen Läsion** in Form eines *Mesenterialinfarktes* kommt, ist meist der Verschluß von mehr als einem arteriellen Endast erforderlich. Die verschiedenen **entzündlichen Läsionen** des Dünndarms haben recht unterschiedliche Ursachen. Diese umfassen in erster Linie mikrobielle alimentäre und oftmals auch noch unbekannte Faktoren (idiopathische Enteritis). Im Rahmen verschiedener entzündlicher Dünndarmerkrankungen kommt es zu einem strukturellen Umbau der Mukosa mit subtotaler oder totaler Zottenatrophie. Häufige Ursache für einen solchen *sprueartigen* Umbau der Dünndarmschleimhaut ist die Unverträglichkeit gegenüber dem Getreideprotein Gluten. Das entsprechende Krankheitsbild wird im Kindesalter als *Zöliakie* und beim Erwachsenen als *glutensensitive Sprue* bezeichnet. Da der Dünndarm überwiegend im Dienste der Nährstoffaufnahme aus dem Darminhalt steht (Absorption), gehen die meisten Dünndarmerkrankungen mit Störungen der Absorption *(Malabsorption)* einher. In Anbetracht der Gesamtlänge des Dünndarms von etwa 4–6 m ist verständlich, daß **funktionelle Läsionen** nicht nur aus Absorptionsdefekten, sondern auch aus Passagestörungen bestehen können. Ein solcher inkompletter oder kompletter Stopp der Darmpassage wird als *Ileus* bezeichnet. Die verschiedenen **tumorartigen Läsionen** imponieren wie im übrigen Magen-Darm-Trakt als Schleimhautpolypen. Echte **neoplastische Läsionen** des Dünndarms sind wesentlich seltener als im Magen oder Dickdarm, was offenbar auf die rasche Dünndarmpassage des Nahrungsbreis zurückgeht.

Ontogenetische Läsionen

(vgl. S. 718)

Embryologie: Nach Abfaltung vom Dottersack stellt der Magen-Darm-Schlauch ein annähernd gerades Rohr dar. Zunächst wird der Magen um die vertikale Längsachse und später um die sagittale Achse gedreht. Da das übrige Darmrohr schneller in die Länge wächst als die Wirbelsäule, bildet es zunächst eine nach vorn konvexe Schleife (= *Nabelschleife*). Am Scheitel dieser Schleife mündet der Dottergang (= *Ductus omphaloentericus*). Normalerweise obliteriert dieser Dottergang vollständig. Es setzt ein ausgiebiges Längenwachstum des ganzen Darmes ein, so daß dieser teilweise vorübergehend in das Nabelstrangzölom eingelagert wird (= *physiologischer Nabelstrangbruch*). Im übrigen erfolgt die Unterbringung des rasch in die Länge wachsenden Darmes durch Drehung der Nabelschleife um eine durch den Dottergang gegebene Drehungsachse entgegen dem Uhrzeigersinn um etwa 270 Grad.

1. Meckel-Divertikel

Definition: Blindsackförmige Ausbuchtung des Ileums, 30–70 cm von der Ileozökalklappe entfernt, gegenüber dem Mesenterialansatz.

Pathogenetisch beruht dieses echte Divertikel auf einer Persistenz des Dottergangs. Wird die Verbindung zum Ileum fibrös verschlossen, so bezeichnet man dies als *Dottergangzyste*, bleibt der Dottergang in seiner ganzen Länge offen, so handelt es sich um eine *Dottergangfistel*. Gelegentlich enthalten die Meckel-Divertikel heterotopes Pankreasgewebe,

* Neubearbeitet auf der Grundlage des gleichnamigen Kapitels der 1. Auflage (1986) von U.-N. Riede, H. K. Koch und H. Wehner.

Duodenum-, Jejunum-, Kolonanteile oder Magenschleimhautinseln, von denen Entzündungen, peptische Ulzerationen oder Blutungen ausgehen können.

Klinik: In zwei Dritteln der Fälle Kombination mit anderen Mißbildungen.

2. Omphalozele

Definition: Sackartige Ausweitung der Nabelschnur durch nicht in die Leibeshöhle zurückgekehrte Darmschlingen. Außen wird der Bruchsack durch Amnion und innen durch Peritoneum ausgekleidet.

3. Darmdrehungsstörungen

Pathogenese: Die Drehentwicklung in der Darmanlage kann in der Fetalperiode auf jeder Stufe stehenbleiben oder teilweise sogar invers verlaufen. Das Resultat ist dann eine Malrotation. Zökum und Appendix liegen im Oberbauch, Kolon und Dünndarm haben ein gemeinsames Mesenterium *(= Mesenterium commune)*. Durch Verdrehung der Darmschlingen um die Achse des Mesenterium commune kann ein Volvulus zustande kommen, der durch Abklemmung der Mesenterialvenen eine hämorrhagische Infarzierung des zugehörigen Darmabschnittes hervorrufen kann.

4. Stenosen, Atresien

Definition: Bei der *Atresie* handelt es sich um eine segmentäre angeborene Verödung der Darmlichtung, bei der *Stenose* um eine klappen- oder schlauchförmige Enge des Darmlumens. Stenosen und Atresien können im gesamten Intestinalrohr vorkommen, sind aber meist im Dünndarm anzutreffen.

Zirkulatorische Läsionen

Intestinale Durchblutungsstörungen können entweder auf einer a) arteriellen Mangeldurchblutung oder auf einer b) venösen Abflußstörung oder auf einer c) schockbedingten Minderdurchblutung des Splanchnikusgebietes beruhen. Das Ausmaß der Darmwandschädigung hängt dabei von der Schwere und von der Zeitdauer der Zirkulationsstörung ab.

1. Okklusiv-arterielle Läsionen

Allgemeine Pathogenese: Mit Ausnahme des Duodenums, das größtenteils über einen Gefäßbogen versorgt wird, in dem Äste des Truncus coeliacus und der A. mesenterica superior miteinander anastomieren, wird der Dünndarm durch die A. mesenterica superior durchblutet. Da aber zwischen dem Truncus coeliacus, A. mesenterica superior und inferior zahlreiche Kollateralen bestehen, müssen mindestens zwei dieser Gefäße stenosiert sein, um klinisch relevante Durchblutungsstörungen hervorzurufen.

Angina abdominalis

Pathogenetisch liegt dieser intestinalen Durchblutungsstörung (= *Morbus Orthner*) eine relative, meist arteriosklerotisch bedingte Stenose der A. mesenterica superior zugrunde, welche der gesteigerten Solldurchblutung nach der Nahrungsaufnahme entgegenwirkt, so daß sie zu einer effektiven Stenose wird. Kausalpathogenetisch liegt somit eine temporär-akute, relative Ischämie vor (S. 427), was im Darm narbige Fibrosen und/oder Schleimhautulzerationen nach sich zieht; diese auch als *Claudicatio intestinalis* bezeichnete Durchblutungsstörung prädisponiert zum Mesenterialinfarkt.

Arterieller Mesenterialinfarkt

Pathogenese: Der Mesenterialinfarkt wird am häufigsten durch eine Embolie (Quellthrombus meist linker Herzventrikel bei Myokardinfarkt) und am zweithäufigsten durch eine Mesenterialarterienthrombose ausgelöst. Dies hat kausalpathogenetisch eine absolute, anhaltende Ischämie zur Folge (S. 426).

Formalpathogenetisch liegt anfänglich ein anämischer Infarkt vor, welcher durch einströmendes Blut aus benachbarten Gefäßen hämorrhagisch wird.

Morphologisch ist der Darm gebläht und weist eine düster-rote, durch die Nekrose zundrig-brüchige Wandung auf (Abb. 8.**22**). Im Serosabereich findet man die Zeichen einer fibrinösen Peritonitis.

Komplikationen: Diffuse Peritonitis, Ileus, Kreislaufschock, Aufpfropfung einer Mesenterialvenenthrombose, hohe Letalität.

Klinik: 3-Phasen-Verlauf. Initiale Trias: akutes Abdomen – Schock – blutige Diarrhoe; symptomarmes Intervall; Endstadium: Ileus-Peritonitis.

2. Non-okklusiv-arterielle Läsionen

Definition: Eine durch Gefäßspasmen oder Versagen der Kreislaufperipherie bedingte funktionelle intestinale Durchblutungsstörung. Je nachdem ob nur der Dünndarm oder auch der Dickdarm betroffen ist, bezeichnet man das Krankheitsbild als ischämische Enteritis oder ischämische Enterokolitis (besser: *ischämische Entero[kolo]pathie*).

Pathogenetisch liegt eine Minderdurchblutung des Splanchnikusgebietes entweder a) im Rahmen einer schockbedingten Kreislaufzentralisation (S. 403) oder b) infolge Herzinsuffizienz oder c) infolge medikamentös ausgelöster Gefäßspasmen (S. 426) vor.

Morphologie: Je nach Größe der betroffenen Gefäßprovinz und der kollateralen Blutversorgung werden nur die oberflächlichen Schleimhautanteile oder die gesamte Darmwand geschädigt. Die hämorrhagischen Nekrosen sind meist herdförmig oder segmental angeordnet (Abb. 8.**22**) und betreffen nur selten den gesamten Dünndarm. Die zerstörte Mukosa kann durch ein – oft pseudopolypös wucherndes – Granulationsgewebe organisiert werden und in Form narbiger Strikturen ausheilen.

3. Mesenterialvenenthrombose

Pathogenese: In den meisten Fällen ist die Ursache nicht geklärt. Ansonsten tritt sie bei allen Zuständen mit *Hyperkoagulabilität, venöser Abflußbehinderung* (Tumor, Briden, Pfortaderhochdruck) oder *Venenwandschädigung* auf.

Morphologisch findet man ein gleichartiges Bild wie beim Mesenterialinfarkt.

Entzündliche Läsionen

Allgemeine Definition: Eine Entzündung des Dünn- und Dickdarms kann mikrobiell, chemisch, mechanisch, aktinisch und über eine Autoaggression ausgelöst werden. Sie beschränkt sich selten nur auf den Dünndarm (= *Enteritis*), sondern bezieht meist den Magen (= *Gastroenteritis*) oder den Dickdarm (= *Enterokolitis*) mit ein.

Formal-pathogenetische Enteritistypen

Je nach Vorherrschen der akuten oder chronischen Entzündungsreaktion unterscheidet man folgende Enteritistypen:

- *Serös-katarrhalische Enteritis*
Morphologie (vgl. S. 710): Makroskopisch ist die Darmschleimhaut gerötet und die geschwollenen hyperämischen Zotten sind mit teilweise zähem Schleim bedeckt, welcher sich manchmal in den Krypten zurückstaut und diese zystisch ausweitet (= *Enteritis cystica*). Hinzu kommen granulozytäre Infiltrate gelegentlich in Verbindung mit Epithelnekrosen. Die Peyer-Plaques sind vor allem bei Kindern hyperplastisch (= *Enteritis follicularis*).

- *Eitrige Enteritis*
Morphologie: Selten nimmt eine Enteritis abszedierende oder phlegmonöse Formen an. Dabei tritt die akute phlegmonöse Jejunitis bevorzugt bei 50jährigen Patienten zwar sehr selten, aber als eigenständiges Krankheitsbild auf.

- *Ulzerierende Enteritis*
Morphologie: Neben einer entzündlichen Rötung und Schwellung kommt es zu unterschiedlich tief reichenden Schleimhautnekrosen, die fibrinös und granulozytär herdförmig demarkiert werden. Dadurch entstehen auf der entzündeten Darmoberfläche *Pseudomembranen*. Nach deren Abstoßung bleiben Schleimhautdefekte zurück, die später wieder abheilen. Somit durchläuft eine ulzerierende Enteritis formal-pathogenetisch eine nekrotisierend erosive → pseudomembranöse → ulzerierende Phase (vgl. Abb. 12.**59**).

- *Granulomatöse Enteritis*
Morphologie: In diesem Falle macht die Entzündung vor allem durch Ausbildung von Granulomen (S. 237) auf sich aufmerksam. Die Schleimhaut wird dabei meist so geschädigt, daß Geschwüre entstehen.

Kausal-pathogenetische Enteritistypen

Das Spektrum der enteritisauslösenden Erreger umfaßt vor allem Bakterien, gelegentlich auch Viren (Rota-, Parvoviren), in unseren Breiten selten auch Pilze (vor allem Soor), Protozoen (vor allem Giardia lamblia) und Würmer (vor allem Ancylostoma duodenale). Im folgenden werden die in unseren Breiten wichtigsten Enteritisformen besprochen. Sie lassen sich folgendermaßen aufgliedern:

- mikrobiell invasive Enteritiden,
- mikrobiell nichtinvasive Enteritiden und
- autoaggressive Enteritiden.

Mikrobiell invasive Enteritis

Allgemeine Pathogenese: Diese akuten infektiösen Enteritiden kommen dadurch zustande, daß bakterielle Erreger wie Salmonellen, Shigellen, Yersinien, Campylobacter jejuni, E. Coli und Vibrionen oder bestimmte Viren (s. oben) ins Gewebe eindringen und eine entzündliche Gewebszerstörung auslösen.

1. Virusenteritis

Pathogenese: Von den infektiösen Diarrhöen sind gut ein Drittel viral ausgelöst, wobei Rotaviren (Gruppe A, B, C), enterische Adenoviren und Norwalk-Viren die häufigsten Erreger darstellen. Da die Rotaviren der Gruppe A die Haupterreger der schweren dehydrierenden Gastroenteritiden im Kleinkindesalter darstellen, werden sie im folgenden gesondert besprochen:

- *Rotaviren-Enteritis*
Pathogenese und Morphologie: Diese RNS-Viren (REO-Viren) haben folgende Besonderheiten: sie besitzen ein Hämagglutenin (VP4), welches für die Virulenz entscheidend ist. Um damit in die Zielzelle (= Enterozyt) eindringen zu können, muß das VP4 durch das Pankreastrypsin proteolytisch halbiert werden. Dieser Prozeß findet im Dünndarm statt, wo dann das Virus nur die reifen Enterozyten auf den Zottenspitzen heimsucht. Die Folge davon ist eine geringe Zottenverkürzung mit Kryptenhyperplasie und lymphohistiozytärem Infiltrat in der Mukosa. Die pathophysiologische Konsequenz ist eine Kohlenhydratmalabsorption (S. 96) mit konsekutiver osmotischer Diarrhoe.

2. Typhus abdominalis

Definition: Eine durch Salmonella typhi ausgelöste Infektionskrankheit, die sich in erster Linie als Enteritis, gelegentlich auch als Enterokolitis manifestiert und nach hämatogener Streuung zu metastatischen Entzündungen in anderen Organen führen kann (Erregerreservoir: Mensch!).

Pathogenese: Die Salmonellen penetrieren die Enterozyten und gelangen lymphogen via Peyersche Plaques, regionale Lymphknoten, Ductus thoracicus in die Blutbahn (Sepsis). Sie vermehren sich dort und werden über die Galle in den Darm ausgeschieden, wo sie in den Histiozyten die Möglichkeit haben, weiter zu gedeihen. Am Ende der ersten Woche setzt in den solitären Lymphfollikeln des Dünndarms und in den mesenterialen Lymphknoten eine massive B-Zell-Reaktion ein, was am erhöhten Titer humoraler Antikörper (Widal-Reaktion) abgelesen werden kann. Infolgedessen werden die Erreger im Rahmen einer Antigen-Antikörper-Reaktion zerstört. Das dadurch freigesetzte Erregerendotoxin löst einerseits hohes Fieber aus und ist andererseits zusammen mit der Immunreaktion am massiven Untergang von Lymphozyten des im Darm assozziierten lymphatischen Gewebes verantwortlich.

Morphologie: Dieser pathogenetische Ablauf widerspiegelt sich am Darm in folgenden morphologisch faßbaren Stadien:

1. Stadium: Markige Schwellung in Form beetförmiger Verdickung der Peyerschen Plaques mit makroskopisch hirnmarkartiger Schnittfläche, begleitet von einer mesenterialen Lymphknotenschwellung.

Histologisch findet man eine Entzündung im darmassoziierten lymphatischen Gewebe sowie eine Lymphadenitis mit einem mischzelligen, oft unscharf umschriebenen Granulom (= Typhom), das hauptsächlich aus großen Histiozyten (= Rindfleischzellen) besteht, welche oft phagozytierte Zelltrümmer enthalten. Dazu gesellen sich einige Lymphozyten und Plasmazellen, wenige Lymphozyten und kaum Granulozyten (Blutneutro- und -lymphopenie!). Selten kommen darin auch Nekrosen vor.

2. Stadium: Verschorfung: Das darmassoziierte lymphatische Gewebe geht zugrunde, so daß an diesen Stellen ein bröckelig graugelblicher Nekrosebezirk entsteht, der bis zur Muscularis propria reichen kann (Abb. 12.**48**).

3. Stadium: Geschwürsbildung: Das nekrotische Gewebe wird granulozytär infiltriert und demarkiert, proteolytisch aufgeweicht und abgestoßen. Dadurch entstehen Schleimhautgeschwüre in Darmlängsrichtung (Blutungs-, Perforationsgefahr!).

4. Stadium: Geschwürsüberhäutung durch vernarbendes Granulationsgewebe vom Ulkusgrund sowie durch Reepithelialisierung vom Ulkusrand her.

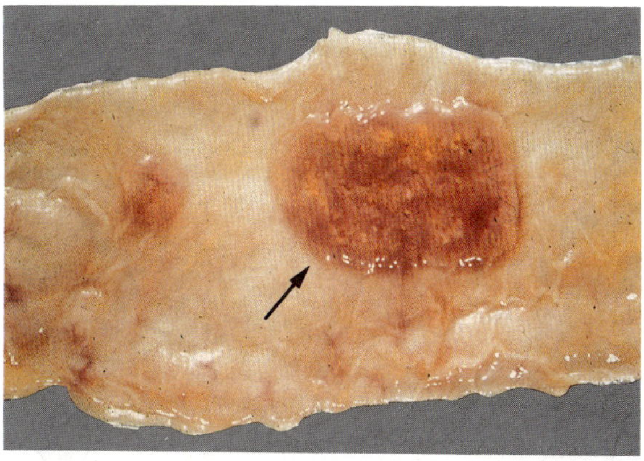

Abb. 12.**48** Typhus abdominalis (Salmonellentyphus): Stadium der markigen Schwellung mit retikulärer Oberfläche der geschwollenen Peyerschen Plaques (Original: Institutssammlung Freiburg)

Komplikationen (meist nur ohne Antibiotikatherapie): Darmblutungen, -perforationen, kotige Peritonitis; Splenomegalie mit anämischem Infarkt und/oder eitriger Einschmelzung; Hepatomegalie; Mesenteriallymphadenitis; Septikopyämie mit Typhusgranulomen in anderen Organen. Rezidive; Myokarditis; Zenkersche Degeneration der Bauchmuskulatur.

Klinik: Hohes Fieber, Benommenheit (Typhus, gr.: Nebel), erythematös-makulöses Hautexanthem (= Roseola), Leukopenie, Diarrhoe (Erbsensuppenstühle).

Differentialdiagnose: vom Typhus abzutrennen ist der **Paratyphus,** welcher durch Salmonella paratyphi (Typ a, b) hervorgerufen wird und mit ähnlichen morphologischen Veränderungen einhergeht wie der Abdominaltyphus.

3. Yersinia-Enteritis

Pathogenese: Sie wird durch die gramnegativen Erreger *Yersinia enterocolitica* und *Yersinia pseudotuberculosis* hervorgerufen, die nach gezielter Anheftung an die Enterozyten von diesen endozytisch aufgenommen werden. Von der Submukosa aus werden sie durch Makrophagen zu den Lymphknoten transportiert. Je nach Alter des Patienten ruft eine Yersinia-Infektion eine andere Darmentzündungsform hervor:

- *Kleinkindesalter:* Hier löst eine Infektion mit Yersinia enterocolitica eine unspezifische Gastroenteritis aus, während sie im

- *Erwachsenenalter* eine pseudomembranöse Enterokolitis hervorruft, die histologisch der Colitis ulcerosa (S. 725) ähnlich ist und von einer unspezifischen Lymphadenitis der mesenterialen Lymphknoten begleitet wird.

- *Adoleszentenalter:* Hier findet man vor allem Infektionen mit Yersinia pseudotuberculosis. Sie ruft vor allem appendizitische Zustandsbilder hervor, die histologisch, vor allem wegen der Granulome vom Pseudotuberkulosetyp, dem Morbus Crohn (S. 712) gleichen.

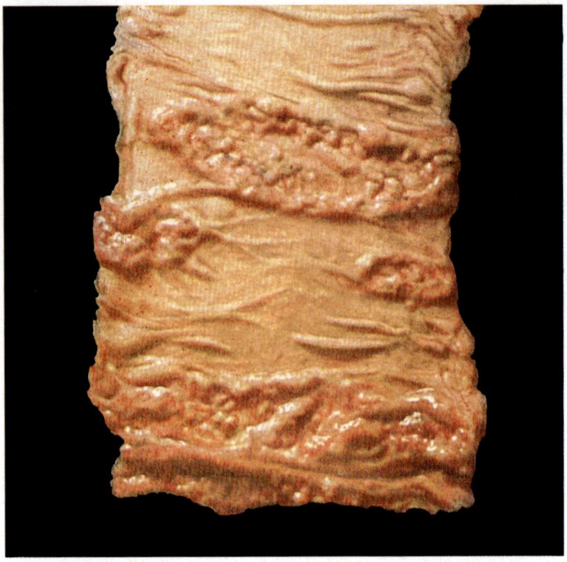

Abb. 12.**49** Dünndarmtuberkulose mit zirkulären Schleimhautulzera (Original: Roessle)

4. Campylobacter-Enteritis

Pathogenese: Sie wird durch den gramnegativen Erreger *Campylobacter* meist vom *Typ jejuni-coli* ausgelöst und geht morphologisch mit einer geringgradig-erosiven granulozytären Schleimhautinfiltration (zum Teil mit Kryptenabszeßbildung) einher.

Klinik: Diarrhoe mit Blutbeimengung, kolikartige Bauchschmerzen, Erbrechen, Fieber.

5. Enteritis tuberculosa

Pathogenese: S. 268.

Morphologie: Die tuberkulöse Darmentzündung ist mittlerweile eine Rarität geworden. Sie manifestiert sich makroskopisch in folgenden drei Formen:

- *ulzeröse Form* mit zirkulären, den Lymphgefäßen folgenden Schleimhautgeschwüren (Abb. 12.**49**);
- *hypertrophische Form* infolge Vernarbungstendenz;
- *ulzerös-hypertrophische Mischform* mit Crohnähnlichem „Pflastersteinbild" der inneren Darmoberfläche (S. 712).

Mikrobiell nichtinvasive Enteritis

Allgemeine Pathogenese: Bei diesen Enteritisformen wird die Durchfallserkrankung dadurch ausgelöst, daß nicht die Erreger selbst, sondern deren Toxin die Enterozyten schädigt *(Enterotoxin)*. Die betreffenden Erreger siedeln sich hauptsächlich im Dünndarm an, durchwandern nicht die Schleimhaut, sondern heften sich lediglich an der Enterozytenoberfläche an. Folglich findet sich praktisch nie eine Bakteriämie im Sinne einer Sepsis und nie ulzeröse Schleimhautdefekte mit entsprechenden blutigen Stühlen. In der Regel kommt es durch die massive, oft halbstündlich sich wiederholende, diarrhöische Darmentleerung auch zur „Ausschwemmung" des Erregers. Dies kann bei adäquater Flüssigkeitssubstitution eine Selbstheilung bedeuten. Orale Antibiotika sind deshalb oft unnütz (Resistenzen!).

1. Cholera asiatica

Definition und Pathogenese: Dies ist eine durch *Vibrio cholerae* (= gramnegative Stäbchen) ausgelöste Lokalinfektion des oberen Dünndarmabschnittes. Erregerreservoir ist der Mensch. Die Übertragung der Cholera erfolgt im wesentlichen durch infiziertes Wasser (z. B. Waschzeremoniell der Hindus im Ganges) oder direkten Kontakt. Die Choleravibrionen vermehren sich im Darmlumen und werden mit den Fäzes ausgeschieden. Sie durchdringen die Darmwand nicht, sondern heften sich mit Hilfe der B-Komponente des Choleraexotoxins (= *Choleragen*) an GM_1-Ganglioside der Enterozytenmikrovilli (vor allem Jejunum) an. Dadurch gelangt die zweiteilige A-Komponente durch die Zellmembran, wo sie die *Adenylatcyclase* aktiviert und zu einer vermehrten cAMP-Produktion führt. Dies hat letztlich eine Aktivierung von Proteinkinasen mit einer exzessiven Elektrolyt- und Wasserabgabe (bis zu 20 l pro Tag) zur Folge.

Morphologie: Der Dünndarm ist paralytisch ausgeweitet, die Serosa und auch die Mukosa katarrhalisch gerötet und gelegentlich mit petechialen Blutungen durchsetzt. Die histologischen Veränderungen sind diskret. Lediglich elektronenmikroskopisch findet man als Zeichen eines gestörten Membrantransportes im Bereich der Mikrovilli ein apikales Zellödem (Abb. 2.**30 f**; S. 39).

Klinik: Tenesmen, Fieber, Brechdurchfälle mit nahezu geruchlosen, reiswasserähnlichen Darmentleerungen, Exsikkose, Kreislaufschock.

2. Escherichia-coli-Enteritis

Definition und Pathogenese: Es handelt sich um Darmentzündungen, die durch pathogene E.-coli-Stämme hervorgerufen werden. Diese lassen sich je nach enteropathogenem Mechanismus einteilen in:

- *Enteropathogene E. coli* ohne Enterotoxinbildung, aber mit besonderer Bindungsaffinität zu den Enterozytenmikrovilli (Kausalpathogenese?). Sie sind für die infantilen Sommerdiarrhöen verantwortlich.
- *Enterotoxische E. coli* mit Produktion eines, den transzellulären Membrantransport schädigenden Enterotoxins (vgl. Choleratoxin). Sie trüben meistens die Erlebnisreisen in ferne Länder („Montezumas Rache").
- *Enteroinvasive E. coli* mit Enterozyteninvasion und direkter Darmepithelschädigung. Sie rufen somit eine bakteriell-invasive Enteritis hervor.

• *Enterohämorrhagische E. coli:* Mit einem sehr starken Exotoxin (shigaartigen Toxin) werden über eine irreversible Proteinsynthesehemmung sowohl die Enterozyten als auch die Gefäßendothelien geschädigt. Das Resultat sind blutige Durchfälle wegen einer hämorrhagischen (Entero-)Kolitis sowie das hämolytisch-urämische Syndrom (S. 413).

3. Salmonellen-Enteritis

Pathogenese: Eine Reihe von Salmonellen (vor allem Salmonella enteritidis) rufen besonders zur Sommerzeit *„Lebensmittelvergiftungen"* mit gastroenteritischen Brechdurchfällen hervor, die sich am Darm morphologisch meist als Dilatation, Schleimhautödem (u. U.: Ulzerationen) äußern und von einer regionalen unspezifischen Lymphadenitis begleitet werden. Neben dieser enterotoxischen Form gibt es auch bakteriell-invasiv ausgelöste Salmonellenenteritisformen.

Nahrungsmittel-Enteritis

Allgemeine Definition: Gruppe von Dünndarmerkrankungen, die auf eine Unverträglichkeit bestimmter Nahrungsbestandteile zurückgehen.

Wichtigster Vertreter dieser Enteritisgruppe ist die glutensensitive Enteropathie.

Glutensensitive Enteropathie

Definition: Ein primäres, chronisches Malabsorptionssyndrom, das auf einer Unverträglichkeit des Weizen-Kleber-Proteins (= *Gluten, Gliadin*) beruht, die bei Ernährung mit glutenfreier Diät vollständig reversibel ist. Je nach Manifestationsalter wird die Erkrankung auch bezeichnet als:

• *Zöliakie:* bereits im Kindesalter auftretend (Altersgipfel 2. Lebensjahr), oder

• *einheimische (nicht-tropische) Sprue:* Manifestation im Erwachsenenalter (Altersgipfel 4.–5. Lebensdekade).

Die Zöliakie wurde bislang nur bei Kindern europäischer Eltern beobachtet (♀ = ♂).

Pathogenetisch dominiert eine Entzündung, die aufgrund folgender Fakten autoaggressive Züge haben dürfte:

– Die glutensensitive Enteropathie ist in 80% der Fälle mit HLA-DR3/7 und HLA-DQ2 assoziiert.

– Patienten produzieren Antikörper gegen Gliadin.

– Gluten hat Lektineigenschaften und bindet an Bürstensaum-Glykoproteine der Enterozyten. Dadurch soll es toxisch wirken und/oder eine Immunreaktion auslösen. Hinzu kommt, daß auf den enteralen Becherzellen eine Neoexpression terminaler Galaktosegruppen auftritt, an welche ihrerseits bestimmte Lektine (wie PNA) und Antigene binden.

– Bei den Zöliakie-Patienten werden bei der Gliadinexposition nichtkollagene Strukturproteine wie Retikulin und eine Gewebs-Transglutaminase (Endomysium) offenbar zu Selbstantigenen, die von γ/δ-T-Zellen den α/β-T-Zellen präsentiert werden, so daß autoreaktive Antikörper gegen diese Strukturproteine gebildet werden.

Morphologie: Radiologisch ist das Vollbild der glutensensitiven Enteropathie an einer Dilatation der Dünndarmschlingen, einem Verlust der Reliefzeichnung *(Wachsausgußaspekt)* und Wandödem bedingter Schlingendistanzierung zu erkennen. Bei Lupenvergrößerung sind die Dünndarmzotten – in herdförmiger Ausprägung – stummelartig verkürzt oder fehlen vollständig *(Flat mucosa)*.

Histologisch findet man folgende charakteristische Veränderungen der Darmschleimhaut (Abb. 12.**50 a–d**):

– *Zottenepitheldegeneration:* mit unregelmäßiger Epithelhöhe und Kernanordnung sowie mit Bürstensaumverlust und entsprechender Aktivitätsminderung der Bürstensaumenzyme (S. 45).

– *Lymphoplasmazelluläres Entzündungsinfiltrat:* in der Dünndarmschleimhaut mit zahlreichen T-Zellen im Mukosaepithel und einer Plasmazellanreicherung im Schleimhautstroma.

– *Kryptenhyperplastische Zottenatrophie:* Das Zotten-Kryptenlängen-Verhältnis (normaler Dünndarm 6 : 1) wird tiefgreifend verändert; die Schleimhautzotten sind durch Atrophie sehr stark verkürzt, während die Krypten – bei gesteigerter mitotischer Aktivität – hyperplastisch verlängert sind. Die Zottenatrophie ist mitunter herdförmig ausgeprägt (falsch negatives Biopsieresultat!), ihr Ausmaß hängt von der Schwere der Erkrankung ab.

Komplikationen:

1. *Malabsorptionssyndrom* mit salbenartigen, übelriechenden, voluminösen Fettstühlen (= Steatorrhoe), Eisen-Mangel-(Anämie), Mangel an fettlöslichen Vitaminen (D-Hypovitaminose, Osteomalazie).

2. *Dermatitis herpetiformis:* Häufige sprueassoziierte, bullöse Hauterkrankung mit Mikroabszeßbildung im Bereich des Papillarkörpers infolge gluteninduzierter Bildung von autoreaktiven Antikörpern gegen epidermale Verankerungsproteine.

3. *Maligne Lymphome:* Etwa 5% der erwachsenen Patienten erkranken im weiteren Verlauf an einem malignen Gastrointestinaltumor. Dabei handelt es sich größtenteils um sog. MALT-Lymphome (vgl. S. 173) oder um intestinale, periphere T-Zell-Lymphome (S. 714).

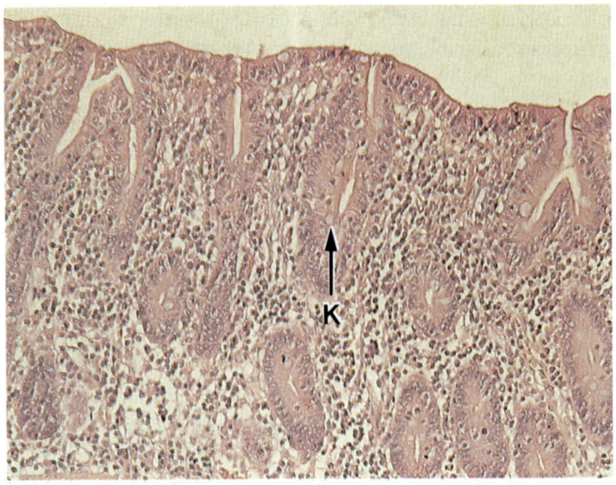

a

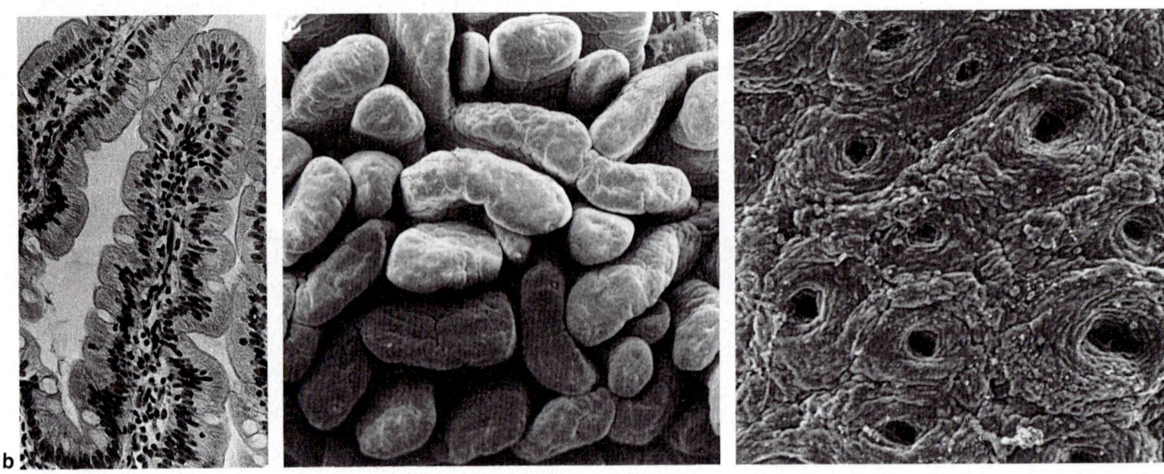

b c d

Abb. 12.**50a–d** Zöliakie:
a Jejunumbiopsat mit vollständiger Zottenatrophie und Kryptenhyperplasie (K) sowie einem lymphoplasmazellulären Entzündungsinfiltrat (HE, 1 : 150)
b u. **c** Zotten einer normalen Jejunumschleimhaut („Zottenmukosa") eines 3jährigen gesunden Knaben (**b** histologisch, **c** rasterelektronenmikroskopisch; Original: Koch)
d Rasterelektronenmikroskopie einer sog. „Flachmukosa" (= flat mucosa) bei einem Zöliakie-Patienten: keine Zotten mehr, nur noch kraterförmig sich öffnende Krypten; dadurch Verlust der Resorptionsoberfläche (Vergr. 1 : 600) (Original: Koch)

Morbus Crohn

Definition: Eine chronisch-ulzeröse Entzündung des Intestinaltraktes. Sie tritt häufig im Dünndarm auf (= *Ileitis terminalis*), neigt zu segmentalem Darmbefall (= *Enteritis regionalis*) und kann sich auf alle Darmabschnitte ausdehnen (zweithäufigste Lokalisation: Kolon!).

Der Morbus Crohn weist eine Inzidenz von etwa 5/100000 Einwohnern auf und zeigt einen Altersgipfel in der 2. und 3. Lebensdekade (♀ = ♂).

Pathogenese: Als ursächliche Faktoren dieser ätiologisch noch ungeklärten Erkrankung werden diskutiert:

– *Genetik:* Der Morbus Crohn scheint multifaktoriell vererbt zu werden und weist eine familiäre Häufung auf.
– *Infektion:* Durch Viren (?), atypische Mykobakterien (?).
– *Pathologische Immunreaktion:* Der (nicht regelmäßige) Nachweis von zirkulierenden RNS-Antikörpern und von autoreaktiven Antikörpern gegen Kolonenterozyten und gegen Lymphozyten (S. 725) sowie die Aktivitätsdrosselung der natürlichen Killerzellen weist auf ein autoaggressives Geschehen, die Epitheloidzellgranulome auf eine T-Lymphozytenbeteiligung hin. Dazu paßt auch die Beobachtung, daß bei Crohn-Patienten häufig auch immunologische Begleiterkrankungen wie Erythema nodosum, Konjunktivitis und Arteriitis auftreten.
– *Ernährung:* Aus epidemiologischen Studien geht hervor, daß in Ländern mit hoher Crohn-Inzidenz auch der Pro-Kopf-Verzehr an gehärteten Fetten und raffinierten Kohlenhydraten mit Stabilisatorzusätzen wie Carragenine hoch ist; aber auch orale Antikontrazeptiva erhöhen das Erkrankungsrisiko. Zigarettenrauchen (vor allem bei Frauen) prädestiniert zum Morbus Crohn und fördert die Rezidivneigung.

Formalpathogenetisch steht eine chronisch-ulzeröse Entzündung im Vordergrund. Sie führt zu umschriebenen Defekten der Darmschleimhaut, welche gelegentlich keilförmig die ganze Darmwand erfassen können (= *fissurale Entzündung*) und das Krankheitsbild durch Perforation, chronische Abszedierung und/oder Fistelung komplizieren. Der Entzündungsprozeß ist diskontinuierlich und überspringt gesunde Darmsegmente (= *„Skip-Läsion"*) und bezieht die regionalen Mesenteriallymphknoten mit ein. Gleichzeitig wird der entzündliche Gewebsschaden fortlaufend durch Epithelregeneration, Granulationsgewebe und Vernarbung wieder ausgebessert. Dieses Nebeneinander von entzündlicher Gewebsschädigung und Gewebsreparation bestimmt auch den morphologischen Aspekt des Morbus Crohn:

Morphologie: Das Vollbild des Morbus Crohn äußert sich am Darm in folgenden, segmental ausgeprägten makroskopischen Veränderungen:

- *„Gartenschlauchphänomen“:* Das befallene Darmsegment ist durch Fibrosierung verdickt, stenosiert und bewegungsarm.
- *„Pflastersteinaspekt“:* Zwischen tiefreichenden entzündlichen Darmwandfissuren und Schleimhautulzerationen findet man entzündliche Darmschleimhautbezirke, die ins Darmlumen vorspringen (Abb. 12.**51 a**).
- *„Entzündlicher Konglomerattumor“:* Die entzündlichen Fissuren können die Darmwand penetrieren und/oder zu Abszessen oder Fisteln in benachbarte Darmabschnitte, Haut oder Peritoneum führen. Durch Verklebung von Darmabschnitten mit dem zentral gelegenen entzündeten Dünndarmsegment, welches von narbig verändertem Fettgewebe und entzündlich vergrößerten Mesenteriallymphknoten umgeben ist, entsteht ein entzündlicher Konglomerattumor (Fehldiagnose: Karzinom!).

Histologisch wird die Szene durch eine transmurale Entzündung mit einem lymphoplasmazellulären Infiltrat bestimmt, dem Granulozyten (zum Teil eosinophil), auch Histiozyten und einige Mastzellen beigemengt sind. Diese Entzündung weist folgende Besonderheiten auf:

– *Granulombildung* (60% der Fälle): Dabei handelt es sich einerseits um Epitheloidzellgranulome, die in allen Darmwandabschnitten sowie in den regionalen Mesenteriallymphknoten angetroffen werden, und andererseits um Mikrogranulome. Letztere bestehen aus Histiozyten, Lymphozyten und enthalten oft auch eosinophile Granulozyten. Sie liegen bevorzugt in der Nähe tieferer Kryptenabschnitte (Abb. 12.**51 b**).

– *Herdförmige Lymphozytenansammlungen* mit oder ohne Bildung von Lymphfollikeln im Bereich der Mukosa-Submukosa-Grenze, in der Submukosa und in der Subserosa.

– *Fissurale Entzündung* mit keilförmiger transmuraler Darmwandzerstörung ausgehend von flachen aphthoiden Schleimhautulzerationen.

Klinisch fallen die Patienten wegen chronischer Diarrhoe, Abdominalschmerz, Gewichtsverlust, Fieber und entzündlicher Blutbildveränderung auf. Tritt die Erkrankung vor dem 40. Lebensjahr auf, so ist die Sterblichkeit sechsmal höher als bei der Gesamtbevölkerung.

Therapie: Steroide, Salazopyridin, Metronidazol evtl. Kombination mit Azathioprin, Teilresektion.

Komplikationen:

1. *Darmstenosen* (30%) mit prästenotischer Muskelhypertrophie.

2. *Fistelbildung* (20%) in Abdominalorganen (innere Fistel), in Haut- und/oder Analregion (äußere Fistel). Sie kann mit einer Perforation oder Blutung in die freie Bauchhöhle einhergehen (selten!).

3. *Malabsorptionssyndrom* bei Dünndarmbeteiligung mit interenterischen Fisteln (10%).

4. *Erhöhtes Karzinomrisiko* (meist Adenokarzinome des Kolons, weniger häufig auch des Dünndarms).

5. *Systembeteiligung* in Form von Arthritis (30%), Ophthalmopathie (häufig Uveitis) und Erythema nodosum.

6. *Lokalrezidiv* im Anastomosenbereich (50%).

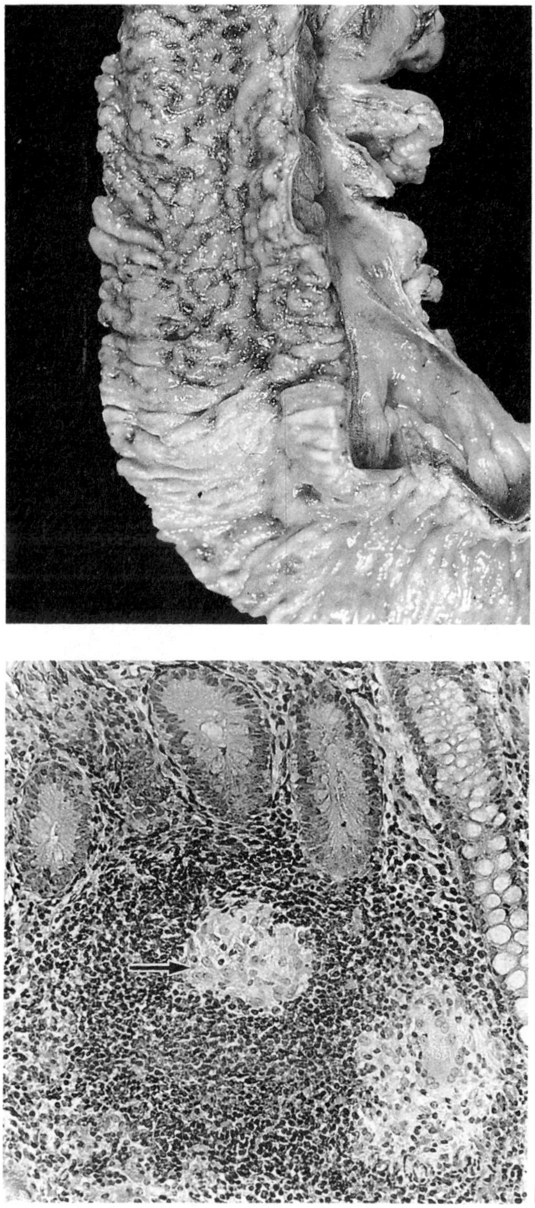

Abb. 12.**51 a** u. **b** Morbus Crohn:
a Kopfsteinpflasterartiges Schleimhautrelief im Ileum
b Epitheloidzellgranulome (Pfeil) in der Mukosa (HE, Vergr. 1:250)

Tumorartige Läsionen

Neben a) Gewebsheterotopien wie Pankreasheterotopie, vor allem im Duodenum, und Magenschleimhautheterotopie, vor allem in Meckelschen Divertikeln, sowie b) polypösen Wucherungen der submukösen Duodenaldrüsen (= Brunner-Drüsenadenom) sind vor allem die c) Schleimhautpolypen an dieser Stelle besonders hervorzuheben:

1. Peutz-Jeghers-Syndrom (ICD-O-7563.0)

Definition: Seltenes autosomal-dominant vererbtes Leiden, charakterisiert durch:

- *mukokutane, mittelbraune Pigmentflecken,* vor allem Lippen- und Wangenschleimhautbereich;
- *gastrointestinale Polyposis* mit Bevorzugung des Dünndarms (Jejunum 65–95%). Diese intestinalen Polypen sind unterschiedlich groß, können breitbasig oder gestielt sein und bestehen in typischer Weise aus einer baumartig sich verästelnden Muscularis mucosae, die von einer Dünndarmmukosa bedeckt wird (vergl. S. 701).

Komplikationen: Polypinduzierte Darminvagination; Spontanregression. Oft vergesellschaftet mit a) ♀: besonderen Ovarialtumoren (= Keimleistentumor mit annulären Tubuli), Mamma-, Uteruskarzinom, b) ♂: testikulärem Sertoli-Zelltumor, c) Gastrointestinalkarzinomen (Kolon > Dünndarm > Magen).

2. Juvenile Polyp(ose) (ICD-O-7564.0)

Häufigkeit: Dickdarm > Dünndarm. Morphologie S. 729.

Neoplastische Läsionen

Obschon der Dünndarm 75% der gesamten Verdauungstraktlänge ausmacht, gehen von ihm lediglich 5% aller intestinalen Tumoren aus, wobei das Ileum häufiger betroffen ist als das Jejunum. Die Hälfte davon ist bösartig.

1. Nichtepitheliale Tumoren

Grundsätzlich können von allen mesenchymalen Strukturen des Dünndarms Tumoren ausgehen. Meist handelt es sich, in der Reihenfolge ihrer Häufigkeit, um Leiomyome, Neurofibrome, Lipome und maligne Lymphome. Letztere sind die dritthäufigsten malignen Dünndarmtumoren.

- *Leiomyom* (ICD-O-8890/0)[1]

Morphologie: Dieser Tumor besteht aus wirbelförmig angeordneter glatter Muskulatur, ist gut begrenzt und liegt meist subserös. Er kann sehr groß werden und regressiv verändert sein. Das Dünndarmleiomyom kann maligne entarten. Klinisch macht es, wie fast alle Darmtumoren, als Passagehindernis auf sich aufmerksam.

- *intestinale Non-Hodgkin-Lymphome*

Dies sind maligne Lymphome mit besonderer Affinität zu Intestinalepithelien wegen sog. Aussiedler-Rezeptoren (= Homing-Rezeptoren).

– *MALT-Lymphom* (S. 576)

– *peripheres intestinales T-Zellymphom:*
Eine primär im jejunalen Drüsen- und Mukosaepithel sich ausbreitende Neoplasie aktivierter mittelgroßer Zellen (Expression von CD25 und CD30) mit Schleimhautulzeration(-en).

Klinik: Betroffen sind Erwachsene mit oder ohne längerandauernder glutensensitiver Enteropathie (S. 711). Komplikation: Ulkusperforation → Tod.

2. Adenome (ICD-O-8140/0)

Sie sind im Dünndarm sehr selten und bevorzugen das Duodenum. Morphologie und Klinik teilen sie sich mit den wesentlich häufigeren Dickdarmadenomen (S. 731).

3. Dünndarmkarzinoid

Definition (S. 1011): Dieser wenig häufige Tumor tritt vor allem im Ileum auf.

Morphologie: Dünndarmkarzinoide sind solitäre, meist aber multiple Tumoren, die unterschiedlich groß sein können. Sie weisen eine gelbliche Schnittfläche auf, werden von der Mukosa überzogen und infiltrieren die angrenzende Muscularis propria und Serosa. Histologisch (S. 1011) handelt es sich meist um argentaffine Karzinoide (Abb. 12.**52**).

Klinik: Altersgipfel: 6. Lebensdekade (♂ = ♀). Metastasierungsneigung. Von allen Karzinoiden schlechteste Prognose.

4. Dünndarmkarzinom

Morphologie: Karzinome sind im Dünndarmbereich eine Rarität, was vermutlich auf der schnellen Dünndarmpassage des Nahrungsbreis und der damit verbundenen kurzen Kontaktzeit der Darmschleimhaut mit einem möglichen Karzinogen beruht. Histologisch handelt es sich fast ausnahmslos um frühzeitig lymphogen metastasierende *Adenokarzinome.* Makroskopisch imponieren sie in der Regel als geschwürig zerfallende Tumoren.

Pathologische TNM-Klassifikation der Dünndarmtumoren

pT1 Tumorinfiltration bis in Submukosa,
pT2 Tumorinfiltration der Muscularis propria,
pT3 Tumorinfiltration in Subserosa oder in nicht peritonealisiertes Gewebe (Mesenterium, Retroperitoneum) in einem Bereich kleiner als 2 cm,
pT4 Tumorinfiltration direkt in andere Organe oder Strukturen (Mesenterium, Retroperitoneum) in einem Bereich größer als 2 cm.

pN1 Regionäre Lymphknotenmetastasen.

[1]) Da diese Tumoren immunhistochemisch z. T. neurale und/ oder glattmuskuläre Antigene oder nur Vimentin als mesenchymale Marker exprimieren, werden sie einheitlich als gastro-intestinale Stromatumoren (= GIST) bezeichnet.
– Leiomyom → spindelzelliger Stromatumor,
– Leiomyoblastom → epitheloidzelliger Stromatumor.

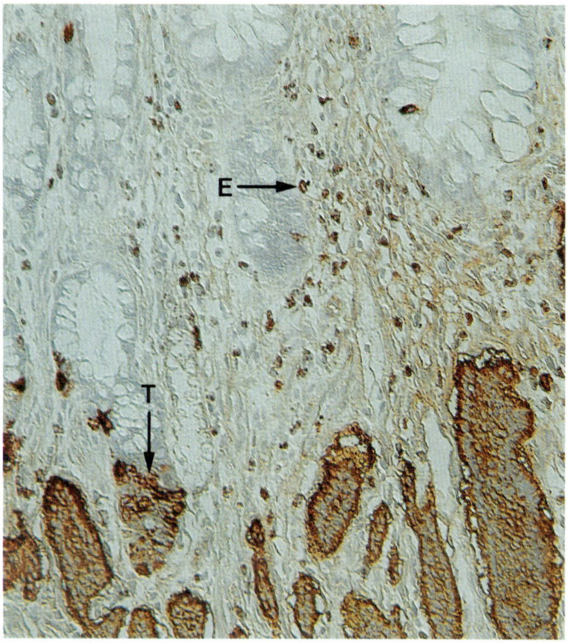

Abb. 12.**52** Dünndarmkarzinoid: Immunhistochemischer Serotoninnachweis in Tumorzellen (T) und enterochromaffinen Zellen (E) (Interferenzkontrast, Vergr. 1:150)

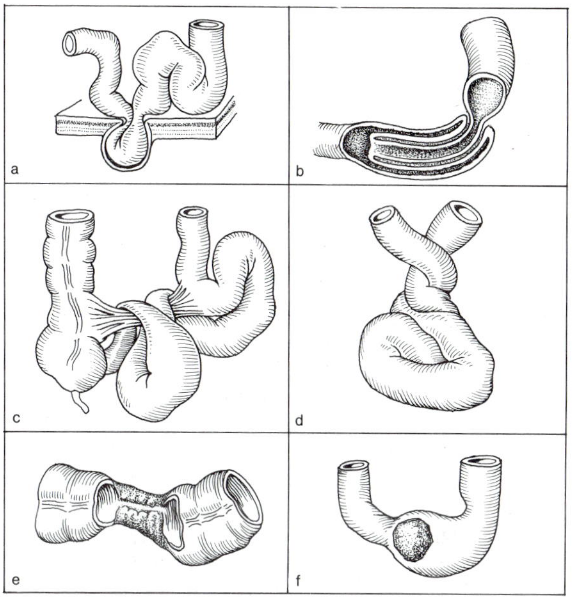

Abb. 12.**53a–f** Ursachen des Darmverschlusses: **a** Hernieninkarzeration, **b** Darminvagination, **c** Strangulation durch Briden, **d** Volvulus, **e** Tumorstenose, **f** Gallenstein (Fremdkörper)

Funktionelle Läsionen

Ileus

Allgemeine Definition: Als Ileus (= *Darmverschluß*) wird ein inkompletter oder kompletter Stopp der normalen Darmpassage bezeichnet, der entweder auf einer dynamischen Störung oder Lähmung (= *funktioneller Ileus*) oder auf einem mechanischen Hindernis (= *mechanischer Ileus*) beruht.

Dementsprechend unterscheidet man folgende Ileusformen:

1. Mechanischer Ileus

Pathogenese: Je nachdem, ob bei der Darmpassagestörung die Mesenterialgefäße abgeschnürt werden oder nicht, werden folgende Verschlußmechanismen beobachtet (Abb. 12.**53a–f**):

Strangulationsverschlüsse mit Abschnürung der Mesenterialgefäße durch

- *Einklemmung* (= Inkarzeration) von Darmanteilen in Bruchpforten und Mesenteriallücken,
- *Volvulus* infolge eines langen, schlaffen Mesenteriums oder Mesenterium commune bei Malrotation,
- *Invagination* (= Intussuszeption): Im Kindesalter mit Einscheidung des Dünndarms (Abb. 12.**54a**) an der Ileozökalklappe in den Dickdarm unbekannter Genese; im Erwachsenenalter meist mit Einscheidung von Darmtumoren.

Obturationsverschlüsse ohne Abschnürung der Mesenterialgefäße durch

- *Verwachsungen* (= Briden), Darmstenosen, -atresien, -hernien,
- *Tumoren,* Mekoniumverschlüsse, Gallensteine (Abb. 12.**54b**), Fremdkörper, Megakolon.

2. Funktioneller Ileus

Pathogenetisch liegt entweder eine Lähmung der Darmmuskulatur *(paralytischer Ileus)* oder eine spastikbedingte Darmpassagestörung vor *(spastischer Ileus)*. Der funktionelle Ileus wird durch folgende Faktoren ausgelöst:

- *Toxisch:* durch Peritonitis, Pneumonie, Urämie, Azidose, Porphyrie, Bleivergiftung, Elektrolytentgleisung.
- *Reflektorisch:* durch postoperativen Streß, Gallen-, Nierensteinkolik, Pankreatitis, Bauch- und Retroperitonealtrauma, Torsion intraperitonealer Organe, Myokardinfarkt.
- *Vaskulär:* bei Mesenterialgefäßverschluß.

3. Gemischter Ileus

Pathogenetisch liegt eine Kombination eines mechanischen mit einem funktionellen Ileus vor, was einerseits auf einer lokalen Peritonitis mit Darmlähmung

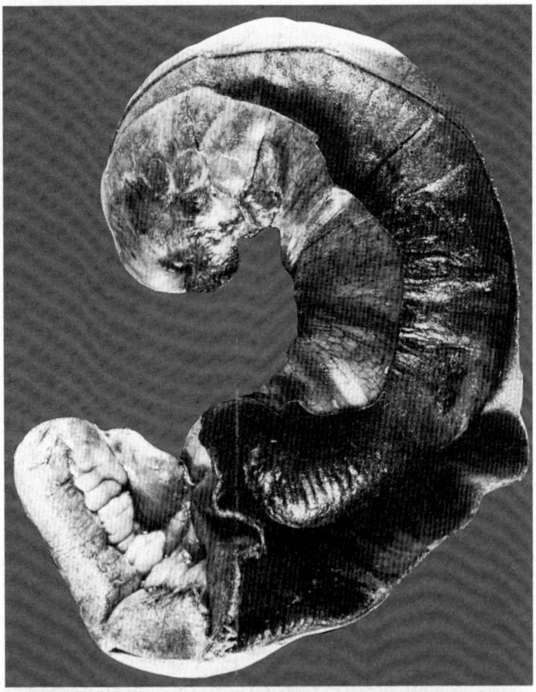

a

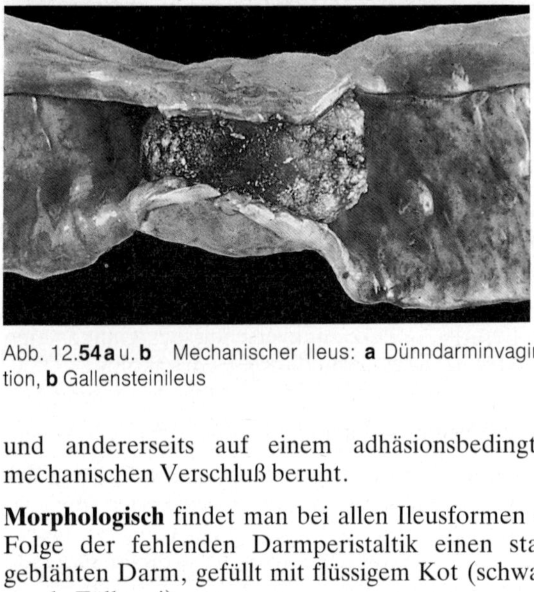

b

Abb. 12.**54a** u. **b** Mechanischer Ileus: **a** Dünndarminvagination, **b** Gallensteinileus

und andererseits auf einem adhäsionsbedingten mechanischen Verschluß beruht.

Morphologisch findet man bei allen Ileusformen als Folge der fehlenden Darmperistaltik einen stark geblähten Darm, gefüllt mit flüssigem Kot (schwappende Füllung!).

Komplikationen und Klinik: Allen Ileusformen gemeinsam ist die Passagebehinderung, Motorikstörung und Dilatation des betroffenen Darmabschnittes.

1. Mechanischer Ileus: Das mechanische Passagehindernis hat zusammen mit einer Gasbildung eine Lumenerweiterung und Wanddehnung im prästenotischen Darmabschnitt zur Folge. Die Mikrozirkulation der Darmwandung wird gestört, so daß die Bakterien durchwandern und infolge Resorptionsstörung große Flüssigkeitsmengen samt Elektrolyten im Darm versacken (radiologisch: Flüssigkeitsspiegel, auskultatorisch: metallisches Plätschern). Dies zieht letztlich eine Durchwanderungsperitonitis und einen hypovolämischen Schock nach sich. Vor allem der hochsitzende Dünndarmverschluß bedingt infolge unstillbarem Erbrechen und ausbleibender Rückresorption der gastropankreatischen Sekrete einen rasch einsetzenden und lebensbedrohlichen Elektrolytverlust.

2. Funktioneller Ileus: Hier kommt es durch die spastische oder schlaffe Darmlähmung zu einer Darmausweitung mit Gasansammlung und Darmwandüberdehnung. Im Gegensatz zum mechanischen Ileus zeigt hier das gesamte Interstinum auskultatorische und radiologische Ileuszeichen.

Malassimilationssyndrome

Allgemeine Definition: Malassimilation ist ein Oberbegriff und umfaßt folgende Darmfunktionsstörungen:

- *Maldigestion:* Störung der hydrolytischen Aufspaltung von Nahrungsfetten, -kohlenhydraten oder -proteinen infolge (angeboren oder erworben) unzureichender Sekretion von Magen-Pankreas-Saft oder Galle.
- *Malabsorption:* Transportstörung normal verdauter Nahrungsstoffe vom Darmlumen durch die Enterozyten ins intestinale Lymph- oder Blutgefäßsystem (eigentlich: „Malresorption").

Allgemeine Ätiologie: Grundsätzlich kann ein Malabsorptionssyndrom durch folgende Störungen hervorgerufen werden:

- Angeborener Defekt spezifischer, für die Resorption verantwortlicher Transportsysteme in den Enterozyten (S. 45),
- numerische Reduktion der resorptionsfähigen Enterozyten durch operative Darmverkürzung,
- Reduktion der resorbierenden Zottenoberfläche bei normaler Darmlänge durch chronische Entzündung,
- Verödung oder Verstopfung des submukösen Lymph- und/oder Blutgefäßsystems bei intakter Resorptionsoberfläche durch Entzündung, Bestrahlung oder Amyloidablagerung,
- Verkürzung der Resorptionszeit infolge beschleunigter Darmpassage durch entzündliche Diarrhoe, operative Darmpassagenverkürzung, Endokrinopathien oder endokrine Paraneoplasien.

Kausalpathogenetisch unterscheidet man folgende Formen der Malabsorption:

- *primäre Formen:* mit angeborener Bereitschaft zu einer Schädigung der resorbierenden Darmschleimhaut,
- *sekundäre Formen:* mit erworbener, qualitativer oder quantitativer Darmwandveränderung.

Zu den Malassimilationen gehören u. a. folgende eigenständige Krankheitsbilder:

1. Zöliakie

Siehe S. 711.

2. Tropische Sprue

Pathogenese: Dieses primäre Malabsorptionssyndrom unklarer Ätiologie beruht nicht auf einer Glutenunverträglichkeit, sondern wahrscheinlich auf einer (antibiotisch beeinflußbaren) Infektion. Es kommt in tropischen Ländern – sowohl bei Bewohnern als auch Touristen – endemisch bei Erwachsenen vor. Im Gegensatz zur glutensensitiven Enteropathie ist der ganze Dünndarm befallen und die Mukosa nur partiell atrophiert.

3. Morbus Whipple

Definition: Der Morbus Whipple ist eine bakteriell ausgelöste Dünndarmerkrankung, die meist auch mit extraintestinalen (= systemischen) Manifestationen einhergeht.

Die Erkrankung ist selten und betrifft vor allem Männer in der 6. Lebensdekade (♂ : ♀ = 4 : 1).

Pathogenese: Der Erkrankung liegt bei entsprechender immunologischer Prädisposition (welche?) eine Infektion mit einem gram-positiven Stäbchenbakterium, *Tropheryma whippelii,* zugrunde, das genetisch mit den Aktinomyzeten verwandt ist und dessen natürliches Habitat man noch nicht kennt (Umweltbakterium?).

Nach peroraler Infektion invadieren die Bakterien die Schleimhaut des oberen Dünndarms, wo sie von den Makrophagen zwar phagozytiert, aber nur langsam zerstört werden und somit längerfristig in deren Heterophagievakuolen in Form von PAS-positiven Partikeln quasi zwischengelagert werden. Mit der Zeit gelangen die bakterienbeladenen Makrophagen über den Lymphstrom zu den mesenterialen Lymphknoten. Dies behindert den lymphatischen Abfluß, so daß Lipide in der Dünndarmschleimhaut und in abdominalen Lymphknoten zurückgestaut werden. Über den Lymphabfluß zum Ductus thoracicus ist eine hämatogene Aussaat der Infektion möglich, insbesondere ins Gehirn.

Morphologie: Die Dünndarmmukosa enthält ein meist dichtes Infiltrat aus Makrophagen, die Zotten werden hierdurch kolbig verbreitert (Abb. 12.**55a**). Elektronenmikroskopisch lassen sich extra- und intrazelluläre Stäbchenbakterien nachweisen (Abb. 12.**55b**). Ablagerungen von Lipidtropfen (Abb. 12.**55c**) führen zu einer makroskopisch sichtbaren weißlichen Stippchenfelderung der Mukosa.

Klinik: Das Krankheitsbild ist bemerkenswert vielgestaltig (häufige Differentialdiagnose!). Nur etwa 75 % aller Patienten entwickeln ein Malabsorptionssyndrom (Gewichtsverlust, Diarrhoe, Steatorrhoe). Weitere mögliche Symptome sind: Arthralgien, Fieber, abdominale oder periphere Lymphknotenschwellung, seröse Ergüsse, Endokarditis, Haut-Hyperpigmentierungen, Anämie, verschiedene zerebrale Störungen. Bei effizienter antibiotischer Behandlung ist meist eine komplette Remission möglich. Ohne Therapie endet die Krankheit tödlich.

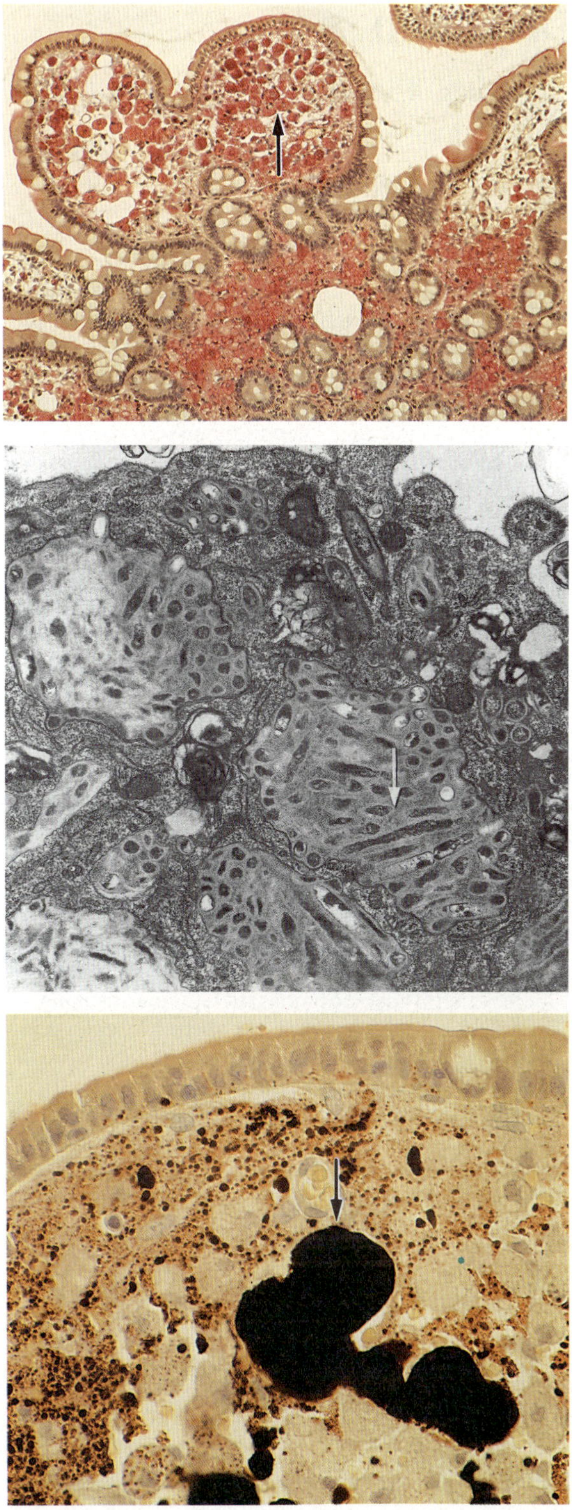

Abb. 12.**55a–c** Morbus Whipple:
a Die Mukosa ist mit Makrophagen (Pfeil) dicht infiltriert (Makrophagenmarkierung [rotbraun] mit saurer Phosphatase, Vergr. 1 : 300)
b Die Makrophagen enthalten große Lysosomen mit phagozytierten Stäbchenbakterien (Pfeil) (EM, Vergr. 1 : 8000)
c In der Fettfärbung stellt sich das in die Mukosa rückgestaute Fett dar (Pfeil) (OBS-Färbung, Vergr. 1 : 300)

Literatur

Dietrich, W., et al.: Identification of tissue transglutaminase as the tissue autoantigen of celiac disease. Nature Medicine 3 (1997) 797

Mäki, M. P., P. Collen: Celiac disease. Lancet 349 (1997) 1755

Relman, D. A., et al.: Identification of the uncultered bacillus of Whipple's disease. New Engl. J. Med. 327 (1992) 293

Ribeiro, M. B., et al.: Adenocarcinoma of the small intestine in Crohn's disease. Surg. Gynecol. Obstet. 173 (1991) 343

Dickdarm

U.-N. Riede, A. von Herbay und H.-E. Schaefer*

Der Dickdarm entsteht aus dem Entoderm und untergliedert sich in das Colon caecum (Blinddarm) mit der Appendix vermiformis, das Colon ascendens, Colon transversum, Colon descendens, Colon sigmoideum und das Colon rectum (Mastdarm). Das Rektum grenzt unmittelbar an den Analkanal an, der ein ektodermaler Abkömmling ist. Die wichtigsten **ontogenetischen Läsionen** bestehen in fehlerhaften Abläufen der embryonalen Darmdrehung *(Malrotationen)* und des programmierten Zelltodes im Bereich des zukünftigen Darmlumens, so daß eine doppelte *(Duplikation)* oder gar keine Lumenbildung *(Atresie)* im entsprechenden Darmabschnitt resultiert. Es können sich ferner auch Fehler in der Innervierung *(Aganglionosen)* und der Vaskularisierung *(Angiodysplasie)* einschleichen. Sie sind allerdings sehr selten. Hierher gehören auch die örtlichen Ausbauchungen der Darmschleimhaut in Form der *Divertikulose,* die offenbar auf angeborene Bindegewebsschwächen zurückgehen und oft entzündlich überlagert werden *(Divertikulitis).*

Aus der teilweise sich überlappenden Funktion, aus dem kontinuierlichen Übergang des Dünndarms in den Dickdarm sowie aus der teilweise gemeinsamen Blutversorgung des Dünndarms und der rechten Kolonhälfte durch die obere Mesenterialarterie ergeben sich auch Gemeinsamkeiten sowohl bei den **funktionellen Läsionen** in Form des Ileus als auch bei den **zirkulatorischen Läsionen** in Form des *Mesenterialinfarktes* und der *ischämischen Enterokolopathie.* Ähnliches gilt auch für die **entzündlichen Läsionen** in Form der Kolitiden. Sie werden ebenfalls unterteilt in mikrobiell-invasive, mikrobiell-nichtinvasive und weitere Formen. Allerdings ist der Dickdarm im Vergleich zum Dünndarm reichlicher mit symbiotischen Keimen besiedelt, die in ihrer Gesamtheit die Darmflora ausmachen. Wird diese durch eine antibiotische Therapie aus dem Gleichgewicht gebracht, können einzelne Keime überwuchern und schädlich werden. Sie rufen besondere Kolitisformen *(pseudomembranöse Kolitis)* hervor. Idiopathische Entzündungen manifestieren sich im Kolon vor allem als ulzerierender Prozeß *(Colitis ulcerosa).* Bei den **tumorartigen Läsionen** dominieren wie im Dünndarm die *Schleimhautpolypen.* Sie können dysontogenetischen, entzündlichen und neoplastischen Charakter haben, multipel und familiär gehäuft auftreten und auch ineinander übergehen. Die neoplastischen Polypen werden als *Adenome* bezeichnet. Sie sind im Dickdarm wesentlich häufiger als im Dünndarm. Dies erklärt sich aus der verlangsamten Darmpassage zur Wasserresorption und dem damit verbundenen Verweilen und Anreichern eines Karzinogens im Kolon. Die **neoplastischen Läsionen** des Dickdarms bestehen folglich vor allem aus den *Adenomen* und den daraus sich entwickelnden *kolorektalen Karzinomen.* Ihre in mehreren Schritten ablaufende Entstehung ist molekularpathogenetisch schon recht gut aufgeklärt und geht auf die Entwicklung von familiär bedingten oder spontan auftretenden Gendefekten sowie auf die Einwirkung von alimentären Schadstoffen zurück.

Ontogenetische Läsionen

Die sehr seltenen Dickdarmatresien treten vor allem im Colon ascendens und Colon sigmoideum auf und sind ohne chirurgischen Eingriff letal. Die bereits beschriebenen Störungen der intestinalen Drehentwicklung (= *Malrotation*) sind relativ häufig und führen zu Fehllagerungen des Dickdarms.

Innervationsstörungen

Allgemeine Definition: Diese recht häufigen, angeborenen Kolonerkrankungen beruhen auf einer Hemmungsfehlbildung der Dickdarminnervation (Mutation des Hox-Gen-Codes, S. 310) und manifestieren sich bereits im frühen Kindesalter als Megakolon.

Je nach Ausdehnung und Lokalisation des fehlerhaft innervierten Kolonsegmentes unterscheidet man dabei folgende Formen:

---

* Neubearbeitet auf der Grundlage des gleichnamigen Kapitels der 1. Auflage (1986) von U.-N. Riede, H. K. Koch und H. Wehner.

1. Totale Aganglionose

Pathogenetisch beruht diese Erkrankung (= Zuelzer-Wilson-Syndrom) auf einer Entwicklungshemmung in der 7. bis 8. Embryonalwoche. Dabei wandern die parasympathischen Neuroblasten im Bereich des gesamten Dickdarms nicht in die Darmwandung ein. Es entsteht kein intramuraler *Plexus submucosus* (Meissner) und kein *Plexus myentericus* (Auerbach), der die spasmogene Wirkung des extramuralen Parasympathicus drosseln könnte. Dadurch kommt es zu einer spastischen *Dauerkontraktion* der Kolonringmuskulatur.

Morphologie: Das gesamte Kolon ist makroskopisch unauffällig oder enggestellt und histologisch ganglienzellfrei.

2. Morbus Hirschsprung

Pathogenese: Bei dieser Fehlbildung (= *Megacolon congenitum*) wird das Einwandern von parasympathischen Neuroblasten in der 9. bis 12. Embryonalwoche gehemmt, so daß es – je nach Zeitpunkt der Störung – zu einem kurzen oder langen terminalen Kolonsegment kommt, bei dem – wie bei der totalen Aganglionose – die modulierende Wirkung des intramuralen parasympathischen Plexus auf den extramuralen Plexus fehlt. Diese wiederum hat zur Folge, daß es in der Kolonwandung zu einer Hyperplasie von parasympathischen Nervenfasern kommt, die von extramuralen Ganglienzellen ausgehen (Abb. 12.**56 b** u. **c**).

Morphologisch findet man dementsprechend ein aganglionäres Kolonsegment, welches makroskopisch normal oder verengt sein kann und histologisch keine Ganglienzellen der submukösen und myenterischen Plexus enthält.

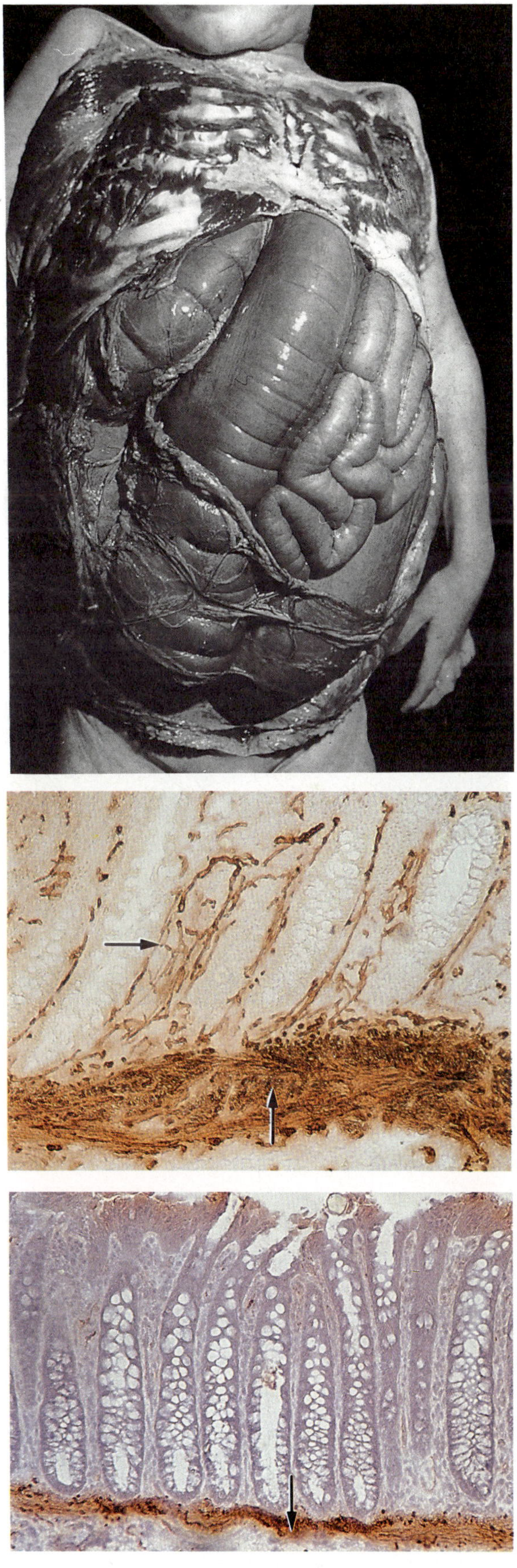

a

b

c

Abb. 12.**56 a–c** Megacolon congenitum (= Morbus Hirschsprung):
a Als sekundäre Veränderung findet sich eine drastische, prästenotische Kolonerweiterung
b Aganglionäres Kolonsegment mit Vermehrung extramuraler parasympathischer Fasern in der Mukosa und in der Muscularis mucosae (Pfeil)
c Normalkolon: kaum parasympathische Fasern in der Mukosa (Pfeil) (Acetylcholinesterase) (Vergr. 1 : 120; Original: Böhm und v. Deimling)

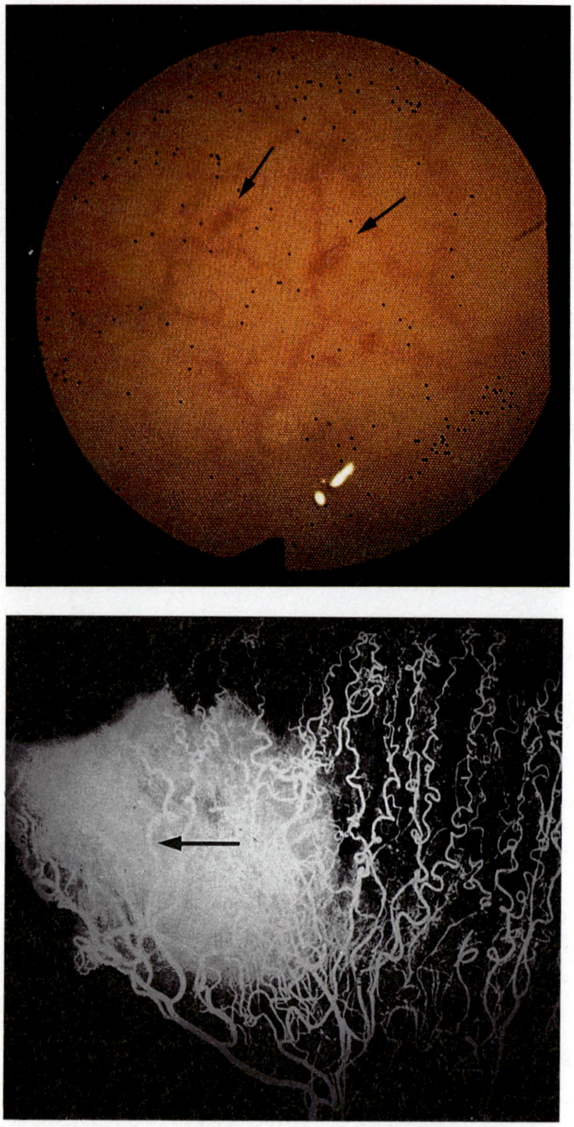

a

b

Abb. 12.**57a** u. **b** Kolon-Angiodysplasie: **a** Endoskopischer Aspekt: kolbig endende wandschwache Gefäße bilden teilweise kleine Knäuel. **b** Nach Füllung mit Röntgenkontrastmittel läßt sich der Austritt von Kontrastmittel aus defekten ektatischen Gefäßknäuel darstellen (Original: Nöldge)

3. Kolonhypoganglionose

Definition und Pathogenese: Diesem Leiden liegt eine numerische Reduktion parasympathischer Ganglienzellen in der Dickdarmwand zugrunde, ohne daß es dabei, wie bei Morbus Hirschsprung, zu einer kompensatorischen Hyperplasie der parasympathischen Nervenfasern kommt, die von extramuralen Ganglienzellen ausgehen. Dementsprechend sind die parasympathischen Nervenfasern in der Kolonwandung insgesamt hypoplastisch.

Die Kolonhypoganglionose kann als eigenständiges Krankheitsbild auftreten oder bei Morbus Hirschsprung als Übergang zwischen aganglionärem Segment und normaler Darmwand vorkommen.

4. Neuronale intestinale Dysplasie

Pathogenetisch handelt es sich um eine angeborene Entwicklungsstörung der Darminnervation durch den Sympathikus, die in folgenden beiden Formen vorliegt:

– *Typ A (Sympathikusaplasie/-hypoplasie):* Sympathikusnervenfasern sprossen nicht in Kolonwandung ein. Dadurch fehlt die hemmende Sympathikuswirkung am Plexus myentericus (aber auch an Arterien und Mukosa), so daß das betreffende Kolonsegment in einer spastischen Kontraktion bleibt.

– *Typ B (Plexus-submucosus-Dysganglionose):* Aufgrund einer Anlagestörung des Plexus submucosus wandern keine funktionstüchtigen Nervenzellen aus, so daß in der Mukosa Druckrezeptoren fehlen und das Kolonsegment sich zu einem „Megakolon" ausweitet. Der Plexus submucosus ist dafür hyperplastisch und enthält auch abnorme Riesenganglien.

Klinisch kommt es bei all diesen Innervationsstörungen zu einer Darmdilatation (Megakolon) des prästenotischen (oder betroffenen) Kolonabschnitts (Abb. 12.**56a**), chronischer, schmerzhafter Obstipation und ileusartigen Zustandsbildern.

Differentialdiagnose: Von diesen angeborenen Innervationsstörungen des Kolons müssen Krankheitsbilder abgetrennt werden, bei denen im Rahmen einer Entzündung der extra- und intramurale Parasympathikus degeneriert.

Gefäßfehlbildungen

Sie kommen in etwa 5% der Endoskopiepatienten vor und bestehen entweder in Hämangiomen (S. 464), aus Angiodysplasien, angeborenen arteriovenösen Fehlbildungen oder Teleangiektasien (Morbus Osler, S. 410) oder Kolonvarizen und stellen intestinale Blutungsquellen dar:

1. Angiodysplasie (= vaskuläre Ektasie)

Definition und Pathogenese: Werden im Kolon die Venen durch ungewöhnliche Wanddrücke bei ihrem Durchtritt durch die Muskularisschicht eingeengt, so staut sich das Blut in den „venulo-kapillar-arteriolären Mukosaring" zurück und weitet die arteriovenösen Anastomosen aus. Die Folge davon sind ektatisch-geschlängelte und wandschwache Gefäße in Mukosa und Submukosa (Abb. 12.**57a** u. **b**), aus denen es wegen ihrer besonderen Verletzbarkeit leicht blutet. Diese offenbar erworbene Läsion imponiert als 1,5 cm großer Herd (Prädilektionsstelle: rechte Kolonhälfte).

2. Kolonvarizen

Definition und Morphologie: Geknäuelte Venenektasien, meist sekundär im Rahmen einer portalen Hypertonie (vermutlich im Zusammenhang mit kongenitaler Gefäßanomalie), Rechtsherzinsuffizienz, Mesenterialvenenthrombose oder chronischer Pankreatitis mit Milzvenenthrombose entstanden. Morphologisch imponieren sie als bläuliche Venenknäuel.

Divertikel

Definition: Je nach Wandaufbau und örtlicher Häufigkeit unterscheidet man folgende Divertikelformen:

- *Graser-Divertikel*
Dies sind erworbene Ausstülpungen innerer Darmwandschichten (Mukosa und Submukosa) durch Schwachstellen in der Darmwandung und folglich als Pseudodivertikel (Abb. 12.**58**) zu bezeichnen. Sie treten bevorzugt im Sigma auf. Ihr multiples Vorkommen wird als Divertikulose bezeichnet. Die Häufigkeit einer Kolondivertikulose beträgt bei 50- bis 70jährigen etwa 10%.

- *Echte Kolondivertikel*
Sie sind meist solitär, bestehen aus allen Darmwandschichten und beruhen auf einer kongenitalen Fehlbildung. Sie sind meist im Colon coecum und Colon ascendens zu finden (rezidivierende Blutungen).

Auch im Dünndarm kommen, wenn auch wesentlich seltener als im Dickdarm, multiple erworbene Pseudodivertikel (vor allem im Jejunum) oder solitär angeborene Divertikel (vor allem im Ileum) vor.

Pathogenetisch sind die Graser-Divertikel letztlich noch ungeklärt. Diskutiert werden folgende, vermutlich zusammenwirkende Faktoren:

- *Druckerhöhung im Darmlumen* durch segmentale Kontraktur der Ringmuskulatur, wobei eine pflanzenfaserarme Kost unterstützend wirken soll.
- *Kolonwandschwäche:* Die Schleimhaut stülpt sich durch anatomisch präformierte Schwachstellen in der Muscularis propria (Gefäßlücken) aus. Dementsprechend sind die Graser-Divertikel an beiden Seiten der ein- und ausmündenden Gefäße und somit rechts und links der Arterien anzutreffen. Eine Schwächung des intestinalen Bindegewebes infolge Kollagensynthesestörung (S. 50) und/oder Alterung dürfte die mechanische Belastbarkeit dieser Schwachstellen entscheidend herabsetzen.

Morphologie: Die Graser-Divertikel sind 0,5–2 cm groß, haben einen intramuralen dünnen Hals und einen kugeligen Kopf in der Subserosa. Histologisch besteht ein solches Divertikel aus einer Schleimhautausstülpung mit Hyperplasie der Muscularis propria in der Umgebung (Abb. 12.**58**). Die umgebende Darmmuskulatur ist immer hyperplastisch (Ursache? Folge?).

Komplikationen:

1. *Divertikulitis* (30%): Meist kommt es zu einer Retention und Eindickung von Kot im Divertikelkopf, was infolge Druckerosion der Schleimhaut eine chronisch-granulierende Entzündung, gelegentlich mit abszedierendem oder gangräneszierendem Charakter nach sich zieht.
2. *Perforation* (10%): Bricht eine Divertikulitis durch, so entsteht eine Perforation mit perikolischem Abszeß, später auch mit Peritonitis.
3. *Fistelung* (10%): Meist kolovesikal, selten kolokutan oder koloenterisch.
4. *Darmstenosen* (20%): Infolge narbiger Schrumpfung.
5. *Karzinom* (selten).

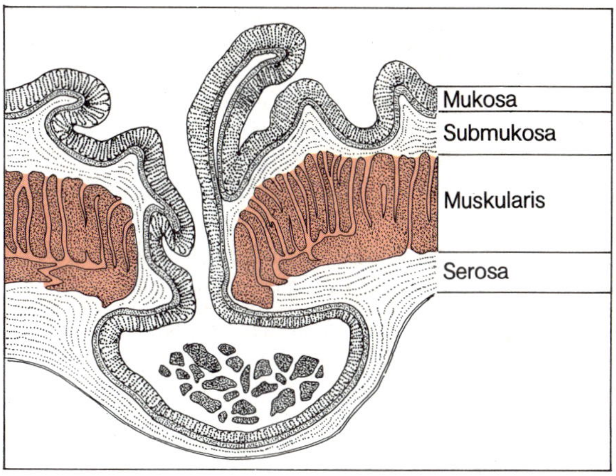

Abb. 12.**58** Kolondivertikel mit Schleimhautausstülpung der Mukosa durch die Muscularis propria in die Serosa (Pseudodivertikel!)

Zirkulatorische Läsionen

1. Arterielle Läsionen

Siehe S. 707.

2. Venöse Läsionen

Siehe S. 708.

3. Ulcus recti simplex

Definition und Pathogenese: Die Resultante a) einer Bindegewebsschwäche mit einem entsprechenden Schleimhautvorfall im Rektumbereich, b) eines gesteigerten analen Schließmuskeltonus und c) einer ischämischen Schleimhautschädigung durch Abklemmung scheint das Ulcus recti simplex (= Mukosaprolapssyndrom) zu sein. Es imponiert als eine meist solitäre, ulzeröse gelegentlich auch polypöse Läsion 4–18 cm vom Analrand entfernt. Das Ulkus ist flach und durch eine gering entzündlich irritierte, aber fibroleiomyozytär obliterierte Mukosa unter Verdrängung der hyperplastischen Krypten gekennzeichnet. Gelegentlich werden Kryptenabschnitte in die Submukosa abgedrängt, was als „Colitis cystica profunda" bezeichnet wird.

Entzündliche Läsionen

Allgemeine Definition: An dieser Stelle werden alle diejenigen primären Darmentzündungen besprochen, die vorwiegend das Kolon betreffen *(Kolitis),* teilweise aber auch den Dünndarm miteinbeziehen können *(Enterokolitis)* oder sich nur auf die Appendix vermiformis beschränken *(Appendizitis).*

Sie werden im folgenden nach den gleichen pathogenetischen Kriterien eingeteilt wie die Dünndarmentzündungen (Enteritiden):

Mikrobiell invasive Kolitis

Allgemeine Pathogenese: S. 708.

1. Bazillenruhr

Definition: Eine pseudomembranös-nekrotisierende Kolitis (= Bazillendysenterie), hervorgerufen durch Erreger der Shigellengruppe (= Shigellose). Meist handelt es sich um eine Kolitis, selten um eine Enterokolitis.

Pathogenese: Die Bazillenruhr wird dadurch hervorgerufen, daß die *gramnegativen Shigellen* (S. dysenteriae, S. flexneri, S. boydii, S. sonnei) durch kontaminierte Nahrung oder Flüssigkeit in den Magen-Darm-Trakt gelangen. Pathogene Shigellen besitzen Gene, welche ihre Fähigkeit zur Invasion und Vermehrung innerhalb der Mukosaepithelien steuern; sie produzieren nach der Zellinvasion ein *Exotoxin,* welches stark zytotoxisch ist (= Shigatoxin, vgl. S. 413). Ob dieses Exotoxin in ähnlicher Weise wie das Choleratoxin (S. 710) für die wäßrigen Durchfälle mit entsprechendem Wasser- und Elektrolytverlust verantwortlich ist, bedarf noch weiterer Klärung.

Morphologie: Das Vollbild einer Bazillenruhr besteht in einer geschwollenen und geröteten Kolonschleimhaut mit schmutzig-grauen, herdförmigen Belägen (Abb. 12.**59**), welche histologisch aus fibrinhaltigen *Pseudomembranen* bestehen und flache *Schleimhautulzera* abdecken. Diese Geschwüre sind granulozytär demarkiert und zeigen im Gegensatz zu den Typhusulzera keine topographische Beziehung zu den Peyerschen Plaques. Meist heilen diese Ulzera durch Vernarbung ab, selten dehnen sie sich so weit aus, daß der Darm perforiert.

Fernkomplikationen (fast nur bei nicht antibiotisch behandelten Patienten): Als Folge einer Endotoxinämie und zirkulierender Immunkomplexe findet man eine Arthritis, Myokarditis, Keratokonjunktivitis, hämolytisch-urämisches Syndrom (S. 413).

Klinik: Fieber, *Dysenterie* (= Durchfallserkrankung mit Unterbauchschmerz und wäßrig-eitrigen Stühlen). Der Brechdurchfall ist anfänglich grauweiß-schleimig *(weiße Ruhr),* später blutig *(rote Ruhr).*

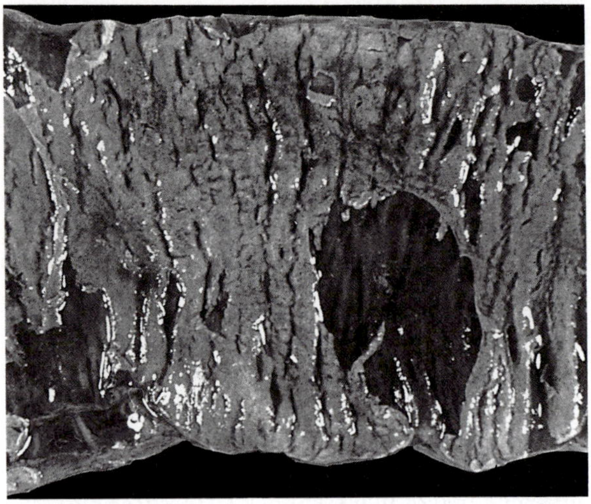

Abb. 12.**59** Bazillenruhr: pseudomembranös-nekrotisierende Kolitis infolge Shigellose (56jähriger Patient)

2. Amöbenruhr

Definition: Als Amöbiasis bezeichnet man eine Infektion mit *Entamoeba histolytica* (Abb. 12.**60 a** u. **b**), unabhängig davon, ob Krankheitssymptome vorhanden sind oder nicht. Die Amöbenruhr ist die *invasive* Darmamöbiasis. Daneben gibt es auch die asymptomatisch verlaufende nicht-invasive Darmamöbiasis (S. 275).

Morphologisch entwickelt sich aus den durch die Magnaform produzierten Gewebsnekrosen ein *flaschenförmiges Ulkus* bis in die Submukosa hinein mit unterminierten Rändern, in welchen die (oft Erythrozyten phagozytierenden) Erreger nachgewiesen werden können. Der Ulkusgrund ist histologisch mit Fibrin und Zelldetritus belegt und unterschiedlich dicht granulozytär demarkiert. Bei chronischem Verlauf entsteht aus diesen Entzündungsherden oft ein „Amöbom" in Form einer chronisch-granulierenden, fibrosierenden Entzündung, in deren Mitte Trophozoiten (Magnaform) nachgewiesen werden können. Sie führt zu serviettenringartigen karzinomverdächtigen Stenosen.

Komplikationen: Darmwandperforationen, enterokolische Fisteln, perineale/perianale Hautperforationen, Darmstrikturen, Blutungen.

Klinik:
- *Nichtinvasive intestinale Amöbiasis:* Asymptomatisch.
- *Invasive intestinale Amöbiasis:* Chronisch-rezidivierende Diarrhoe oder Dysenterie mit wäßrig-breiigen Durchfällen und Meläna.
- *Extraintestinale Amöbiasis:* Nach Invasion ins Blutgefäßsystem und Verschleppung in innere Organe entstehen vor allem in der Leber nekrotisierende abszedierende Entzündungen.

Der Amöbenruhr morphologisch und klinisch sehr ähnlich ist die seltene, durch Balantidium coli ausgelöste *Balantidienruhr* (Abb. 12.**61**).

3. Schistosomendysenterie

Definition: Dies ist eine durch *Schistosomen* (vor allem S. mansoni oder S. japonica) hervorgerufene, intestinale Manifestationsform einer *Bilharziose.*

Pathogenese: Allgemeiner Generations- und Wirtswechsel s. S. 279.

Morphologie: In der akuten Phase findet man in der geröteten Schleimhaut gelbliche, zum Teil erodierte Erhebungen mit Bilharzioseeiern (Blutstühle). Daraus entwickeln sich später Granulome vom Pseudotuberkulosetyp mit eosinophilem und granulozytärem Begleitinfiltrat, welche auch in der Submukosa auftreten (chronisch-granulomatöse Kolitis). Gelegentlich reagiert die Darmschleimhaut in Form entzündlicher Polypen (S. 727).

Klinik: Blutstühle, Diarrhoe, portale Hypertonie.

4. Colitis tuberculosa

Pathogenese und Morphologie teilt sie sich mit der Enteritis tuberculosa, wobei allerdings im Kolon die hypertrophische Form vorherrscht (S. 710).

Mikrobiell nichtinvasive Kolitis

Antibiotika-Enterokolitis

Definition: Eine *pseudomembranöse Enterokolitis* während oder nach *Antibiotikatherapie* infektiös-toxischer Genese.

Pathogenese: Diese Darmentzündung wird dadurch ausgelöst, daß durch die antibiotische Behandlung die normale Bakterienflora so unterdrückt wird, daß bestimmte Keime, wie *Clostridium difficile,* selektioniert werden. Derartige Keime bilden Enterotoxine und zerstören (im Kryptenbereich beginnend) die oberflächliche Darmmukosa (S. 267).

Morphologie: Dickdarm (oft auch Dünndarm) sind mit graugelben membranartigen Belägen übersät, die bei endoskopischer Ablösung bluten. Histologisch findet man anfänglich Kryptenabszesse (Differentialdiagnose: *Colitis ulcerosa!*), die sich später in Schleimhauterosionen mit oberflächenbetonter granulozytärer Entzündung ausdehnen. Sie werden von pilzförmigen Pseudomembranen aus Fibrin und Zelldetritus überdeckt.

Klinik: Profuse Durchfälle mit akutem Beginn unter oder nach Antibiotikaeinnahme. Tenesmen, Meteorismus, gelegentlich toxisches Megakolon. Diese Kolitis ist infektiös: Patientenisolation!

Differentialdiagnose: Ähnliche Formen der pseudomembranösen Kolitis findet man bei

- *Urämie* (Ausscheidung harnpflichtiger Substanzen),
- *Schwermetallintoxikation* (Giftausscheidung),
- *Ischämie* (Kreislaufschock).

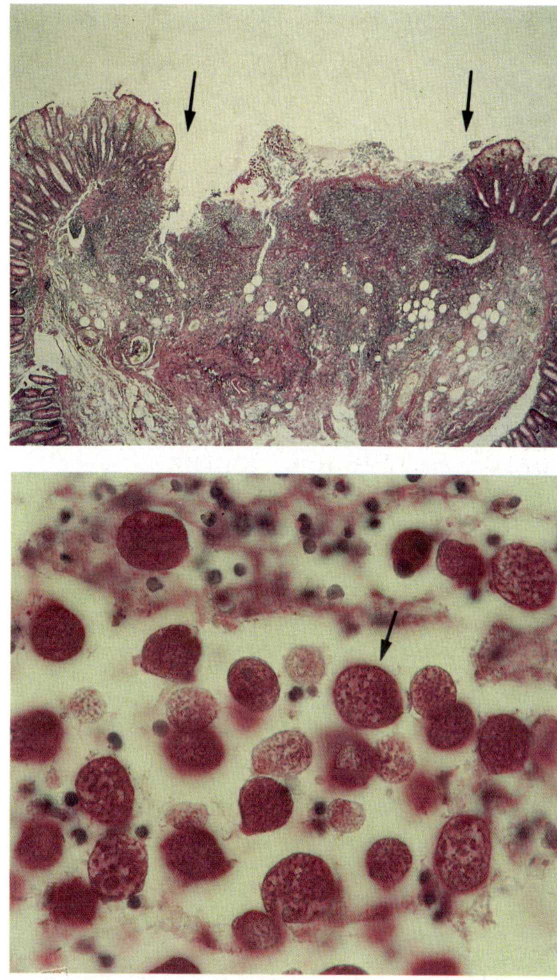

a

b

Abb. 12.**60a** u. **b** Amöbenruhr:
a Entzündliches Ulkus mit typisch unterminierten Schleimhauträndern (Pfeile). Im zentralen Detritusmaterial Amöben
b Amöben aus Detritus (Pfeil)
(PAS, Vergr. **a** 1 : 75, **b** 1 : 250)

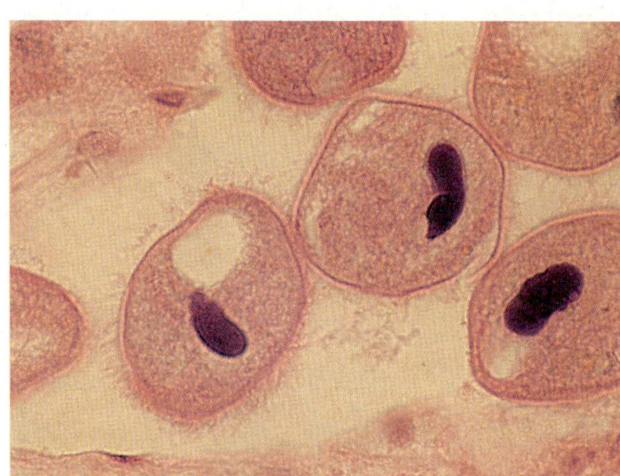

Abb. 12.**61** Kolitisauslösende Parasiten: Balantidium coli, der Erreger der Balantidienruhr (HE, Vergr. 1 : 400)

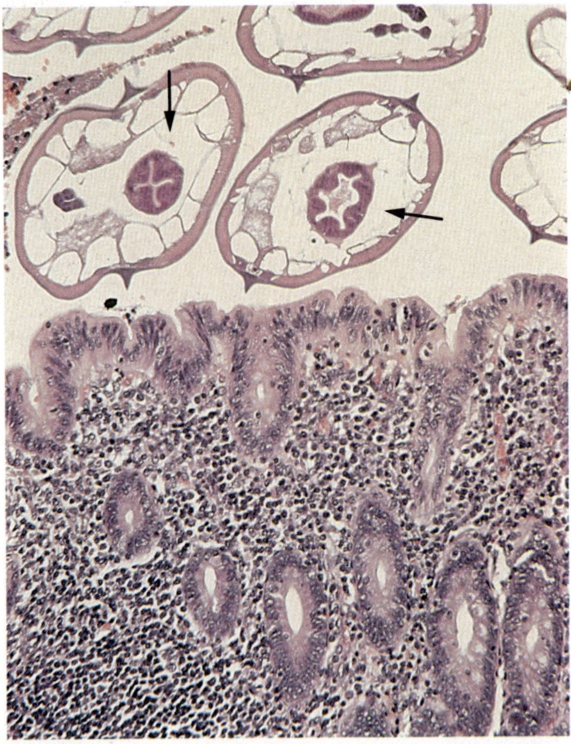

Abb. 12.**62** Appendicitis oxyurica mit Oxyuren (Pfeile) im Lumen (HE, Vergr. 1 : 250)

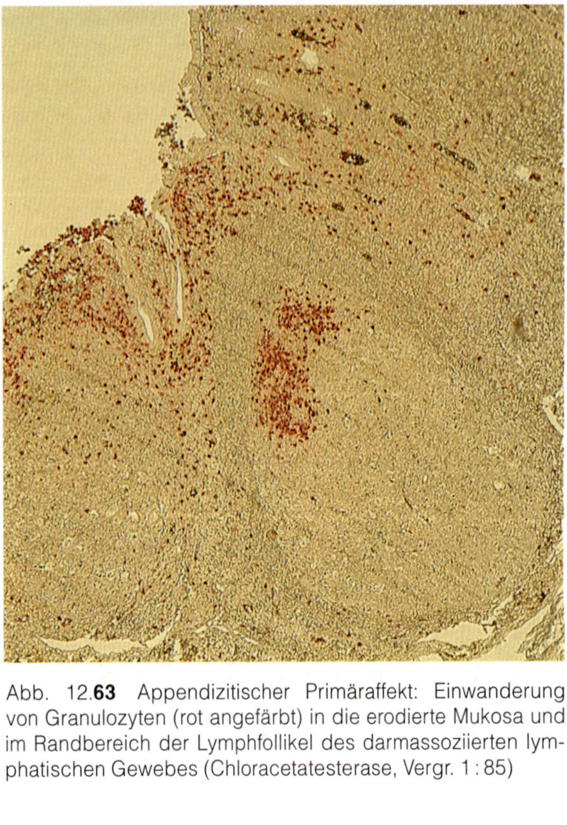

Abb. 12.**63** Appendizitischer Primäraffekt: Einwanderung von Granulozyten (rot angefärbt) in die erodierte Mukosa und im Randbereich der Lymphfollikel des darmassoziierten lymphatischen Gewebes (Chloracetatesterase, Vergr. 1 : 85)

Appendizitis

Definition: Ein eigenständiges Krankheitsbild in Form einer isolierten Entzündung des Wurmfortsatzes. Diese häufigste Darmentzündung weist ohne Geschlechtsbevorzugung einen Altersgipfel in der 2. und 3. Lebensdekade auf; ihre Morbidität beträgt 5/1000 Einwohner pro Jahr.

Ätiologie (in der Reihenfolge ihrer Häufigkeit): Keime der Darmflora; Darmparasiten wie Oxyuren (Abb. 12.**62**); Mitbeteiligung bei Tuberkulose, Morbus Crohn, Masern.

Pathogenetisch sind für das Zustandekommen einer Appendizitis folgende Faktoren entscheidend:

- *Entleerungsbehinderung* durch Kotsteine (= Koprolithen), Fremdkörper (Pflanzensamen), Parasiten (z. B. Oxyuren), postinflammatorische Narbenstenosen, lymphatische Hyperplasie in der Appendixschleimhaut, Lageveränderungen und Tumoren.
- *Bakterielle Infektionen:* Folge der Entleerungsstörung ist eine venöse Stauung mit ischämischer Schädigung. Dadurch wird die Appendixschleimhaut durch Keime der Darmflora (E. coli, Enterokokken) im Sinne einer opportunistischen Infektion besiedelt. Ein hämatogener Infektionsmodus ist eine Rarität.
- *Überempfindlichkeitsreaktionen:* Sie werden für die Appendizitiden im Kindesalter mit lymphatischer Hyperplasie mit oder ohne Abflußbehinderung diskutiert.

Morphologisch läuft die akute eitrige Appendizitis nahezu fahrplanmäßig in folgenden Stadien ab:

- *Appendicitis erosiva* (6 Stunden): Makroskopisch ist bei diesem appendizitischen Primäraffekt die Serosa gerötet. In der distalen Appendix findet sich eine Schleimhauterosion mit keilförmigem Granulozyteninfiltrat (Abb. 12.**63**).

- *Appendicitis phlegmonosa* (12 Stunden): Makroskopisch ist die Appendix gerötet und verdickt. Das entzündliche Infiltrat breitet sich transmural aus und erfaßt die gesamte Appendix.

- *Appendicitis ulcerophlegmonosa* (24 Stunden): Makroskopisch ist die gerötete Serosa mit Fibrinbelägen überzogen. Die Mukosa geht an mehreren Stellen zugrunde, so daß multiple Schleimhautulzerationen entstehen (Abb. 12.**64**).

- *Appendicitis ulcerophlegmonosa et abscedens* (48 Stunden): Infolge entzündungsbedingter Mikroinfarkte entstehen multiple intramurale Abszeßherde.

- *Appendicitis gangraenosa* (72 Stunden): Die fortschreitende Gewebseinschmelzung wird mit Fäulniserregern besiedelt. Makroskopisch ist die Appendix zundrig-schwarzrot, histologisch ist sie nekrotisch. In solchen Stadien greift die Entzündung auch auf das appendixumgebende Bindegewebe über (Periappendizitis).

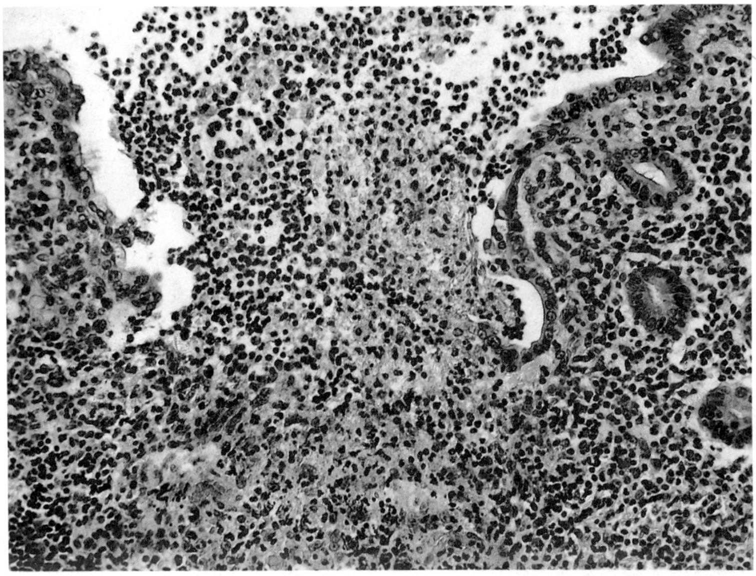

Abb. 12.**64** Beginnende ulzerophlegmonöse (eitrige) Appendizitis (HE, Vergr. 1 : 250)

Verlauf und Komplikationen:

1. *Perforation:* Sie ist die häufigste Komplikation ohne rechtzeitige Diagnose und chirurgische Intervention.

2. *Diffuse eitrige Peritonitis:* Nach Perforation in die freie Bauchhöhle.

3. *Perityphlitisches Empyem:* Bei fibrinöser Verklebung der entzündeten Appendix mit Darmschlingen und parietalem Peritoneum um eine zentrale Eiteransammlung.

4. *Pylephlebitischer Leberabszeß:* Bei Entzündungsübergriff auf die Venen des Mesenteriolums in Form einer eitrigen Thrombophlebitis, die sich auf die Pfortader ausdehnt.

5. *Stenosierung:* Grundsätzlich kann nur die erosive Appendizitis vollständig ausheilen. Bei allen weiteren fortgeschrittenen Stadien ist nur noch eine Defektheilung möglich. Sie äußert sich in Form einer narbigen Obliteration vor allem der Appendixspitze.

6. *Chronisch-rezidivierende Appendizitis:* Sie wird durch narbige Stenosen, sowie durch Schleimhautpseudodivertikel begünstigt.

7. *Bridenileus* infolge Verwachsung der Appendix mit der Abdominalwand.

8. *Mukozele:* Schleimretention infolge narbigen Verschlusses des Appendixhalsteiles (gelegentlich auch infolge vermehrter Schleimproduktion bei Appendixtumoren; selten bei Mukoviszidose). Platzt eine solche Mukozele, so entsteht ein *Pseudomyxoma peritonei* (S. 740).

9. *Erworbene Appendix(pseudo)divertikel:* Infolge Abflußbehinderung mit intraluminaler Druckerhöhung entstehen Mukosahernien durch Schwachstellen in der Appendixwandung. Die Appendizitis des älteren Patienten ist meist eine akute Appendixdivertikulitis.

10. *Neurogene Appendikopathie:* Sie beruht auf einer narbenneuromartigen Proliferation neuraler Elemente und ist gelegentlich auch mit einer Wucherung neuroendokriner Zellen verbunden, die als Mutterzellen bestimmter *Appendixkarzinoide* angesehen werden. Sie kann gelegentlich auch spontan auftreten.

Klinik der akuten Appendizitis: Appetitlosigkeit, Übelkeit, Erbrechen, rechtsseitiger Unterbauchschmerz, Leukozytose (über 10 000).

Idiopathische Kolitis

Allgemeine Definition: Unter diesem Begriff reihen wir – ähnlich wie bei der Enteritis – Kolitisformen ein, deren Ätiologie noch ungeklärt ist.

1. Morbus Crohn

Pathogenese (S. 712): Der Morbus Crohn kann grundsätzlich vom oralen bis analen Ende des Verdauungsschlauches auftreten. In 30 % der Fälle liegt eine Enterokolitis, in 20 % eine isolierte Kolitis und in etwa 25 % eine perianale Manifestation vor.

2. Colitis ulcerosa

Definition: Eine chronisch-rezidivierende Durchfallerkrankung unbekannter Ätiologie mit Schleimhautulzerationen, welche sich von distal nach proximal ausbreitet. In 90 % der Fälle ist zumindest das Rektum befallen (alleinige Rektumerkrankung: *Proctitis haemorrhagica*). In 20 % der Fälle liegt eine Pankolitis vor. Eine retrograde Ausdehnung in das prävalvuläre Ileum ist möglich.

Pathogenese: Wie beim Morbus Crohn diskutiert man ein Zusammenwirken genetischer (familiäre Häufung) und toxischer Faktoren (Kotinhaltstoffe) mit immunregulatorischen Faktoren, was letztlich eine chronische Entzündungsreaktion zur Folge hat.

Am Anfang steht eine Mukosaschädigung mit verminderter IgA-Bestückung (genetisch, viral, bakteriell bedingt?).

a

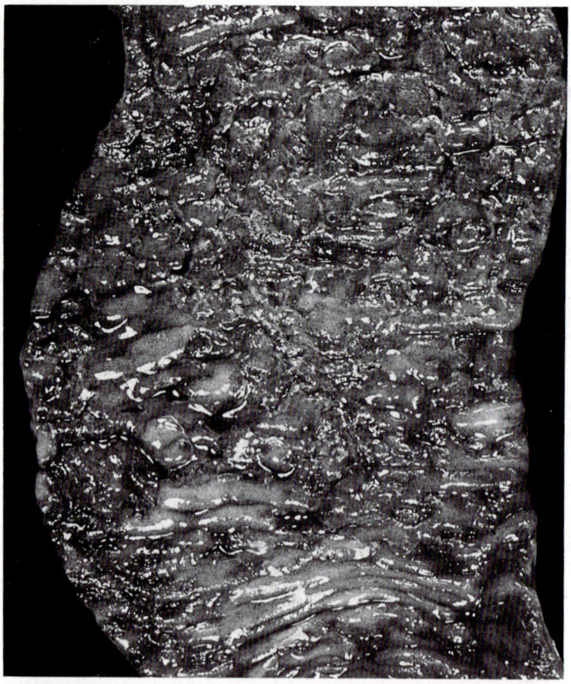

b

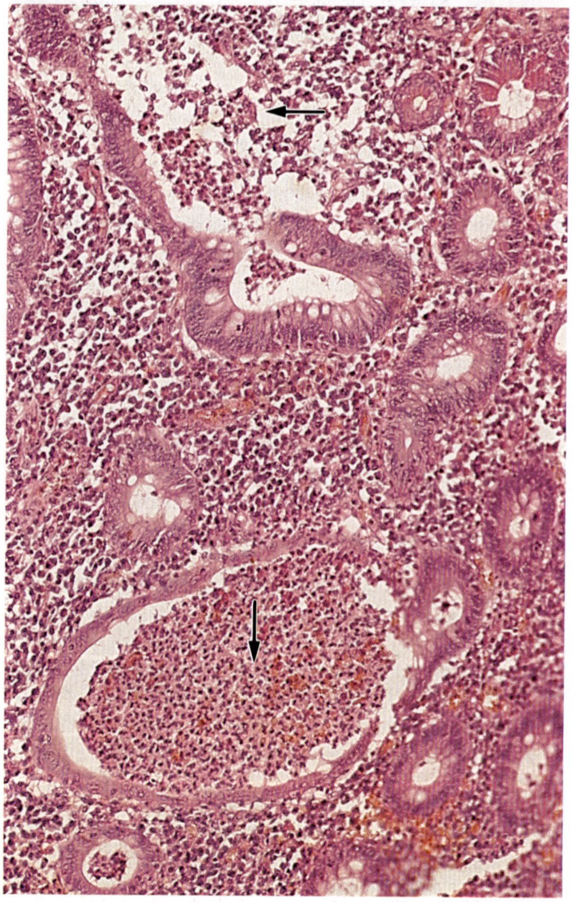

Abb. 12.**65a** u. **b** Colitis ulcerosa: **a** Makroskopischer Aspekt mit zahlreichen Schleimhautulzerationen und prominenter Restschleimhaut. **b** Kryptenabszesse aus zum Teil eosinophilen Granulozyten bei Kryptendeformation (Pfeile) (HE, Vergr. 1:250)

Dies hat eine Überschwemmung der Darmschleimhaut mit bakteriellen (Enterobakterien) oder alimentären Antigenen und eine entsprechende B-Zell-Stimulation und Immunglobulinüberproduktion sowie die Bildung a) von Antikörpern, die gegen Kolonenterozyten gerichtet sind und mit bestimmten Koliwandantigenen kreuzreagieren, und b) von Antikörpern, die gegen zytoplasmatische Epitope neutrophiler Granulozyten in perinukleärer Lage (= pANCA: perinukleäre Anti-Neutrophilen-Zytoplasma-Antikörper) gerichtet sind. Dadurch entstehen komplementaktivierende Antigen-Antikörper-Komplexe, die ihrerseits einen Entzündungsprozeß mit granulohistiozytärer Beteiligung in die Wege leiten. Gleichzeitig werden auch *zytotoxische T-Lymphozyten* und *antikörperabhängige Killerlymphozyten* aktiviert, welche gegen Kolonepithelien gerichtet sind und die Schleimhaut(selbst)zerstörung fortsetzen.

Makroskopisch und endoskopisch zeigt die Colitis ulcerosa folgendes Bild:

- *Schleimhautulzerationen:* Sie entstehen in einer diffus entzündlich geröteten, leicht verletzlichen Schleimhaut. Sie sind anfänglich klein und flach, später durch Konfluenz landkartenartig.
- *Pseudopolypenbildung:* Sie entstehen durch Granulationsgewebsbildung und Überschießen der Regeneration der stehengebliebenen Schleimhaut (Abb. 12.**67 a**).
- *Schleimhautabflachung* und -austrocknung im späten Stadium infolge Becherzellverarmung der Schleimhaut.

Histologisch finden sich zeitlich gestaffelt folgende Veränderungen:

- *Schleimhautinfiltration:* Durch ein lymphohistiozytäres, plasmazelluläres sowie durch ein granulozytäres (z. T. auch Eosinophile) Infiltrat wird die Kryptenbasis der Kolonschleimhaut von der Muscularis mucosae abgehoben, während die Muscularis mucosae intakt bleibt.
- *Kryptenabszesse:* Die Zerstörung einzelner Kryptenepithelien hat die Einwanderung von Granulozyten in die Kryptenlichtungen zur Folge, wo sie zusammen mit Zelldetritus Kryptenabszesse bilden (Abb. 12.**65 b**).
- *Ulzeration:* Die Epithelschädigungen dehnen sich aus, es bilden sich flache Ulzerationen, die sich nur geringgradig über die Muscularis mucosae hinaus ausdehnen und oft die benachbarte Schleimhaut unterwühlen. Im Rahmen der fortwährenden Epithelschädigung werden in zunehmendem Maße die Becherzellen durch Regeneratepithelien ersetzt, so daß die Krypten deformiert werden und an Becherzellen verarmen.
- *Entzündliche (Pseudo-)Polypenbildung:* Sie entsteht durch eine überschießende Granulationsgewebsbildung und Regeneration in den ulkusnahen Schleimhautresten und bleibt auch nach Abheilung der Geschwüre noch längere Zeit bestehen (Abb. 12.**65 a**).
- *Remissionsphase:* Die Kryptenabszesse verschwinden, und das entzündliche Infiltrat – vor allem die granulozytäre Komponente – lichtet sich. Die Ge-

schwüre werden reepithelialisiert, jedoch bleibt eine atrophische Schleimhaut zurück. Deformierte, becherzellverarmte Krypten mit regeneratorischer und/oder dysplastischer Epitheldecke sowie muzinspeichernde Histiozyten (= Muziphagen) verraten die abgelaufene Kryptenschädigung. Die Haustrierung geht meist im Bereich großflächiger Schleimhautulzerationen verloren (makroskopischer Aspekt: *„Ofenrohrkolon“*).
- *Rezidive:* Akute Entzündungsschübe können in einer Schleimhaut mit vollständiger Remission oder Partialremission (lymphatischer Hyperplasie und einzelne Kryptenabszesse) auftreten.

Komplikationen: Dickdarmstrikturen, Fissuren, Fisteln, Abszesse und Blutungen sowie – besonders hervorzuheben – das toxische Megakolon und die maligne Entartung:

1. *Toxisches Megakolon:* Damit bezeichnet man das plötzliche Auftreten von Diarrhöen mit progressiver toxischer Dickdarmdilatation, transmuraler, bis zur Gangrän reichenden Entzündung aller Darmwandschichten. Dieses lebensbedrohliche Krankheitsbild kann auch andere Enterokolitiden komplizieren.
2. *Maligne Entartung:* Die jahrelange Schleimhautregeneration begünstigt die Karzinomentstehung. Die Karzinomgefährdung soll in den ersten 10 Krankheitsjahren etwa 3%, nach 25 Jahren etwa 10% betragen. Solchen Karzinomen gehen präkanzeröse Veränderungen voraus, wobei im Genom dieser Zellen molekulargenetisch sog. Mikrosatellit-Instabilitäten auftreten, welche den DNS-Reparaturmechanismus in Mitleidenschaft ziehen. Sie bestehen in leichten Dysplasien (hypertrophe Krypten mit mehrreihigem Zylinderepithel und basalen Kernen) bis zur schweren Dysplasie (hyperplastische Krypten mit mehrschichtigem Epithel ohne Kernpolarität). Gelegentlich dehnt sich die entzündliche Läsion der Colitis ulcerosa auf das terminale Ileum aus. Dies erhöht das karzinomatöse Entartungsrisiko. Tauchen in einer Kolonschleimhautbiopsie echte, d.h. nichtentzündlich-regeneratorische Dysplasien auf, so folgt in absehbarer Zeit ohne entsprechende Kolektomie eine karzinomatöse Entartung.

Klinik: Monatelanger Verlauf; blut-, schleimhaltige Diarrhöen mit Tenesmen und Unterbauchschmerzen, Fieber und Gewichtsverlust. Ähnlich wie bei Morbus Crohn findet man *extra-gastrointestinale Begleiterkrankungen* der Haut (Erythema nodosum), des Skelettsystems (Arthritis, Morbus Bechterew), der Augen (Episkleritis, Uveitis) des hepatobiliären Systems (Pericholangitis, primär-sklerosierende Cholangitis in 30%) und des Blutes (autoimmunhämolytische Anämie).

3. GVHD-Kolopathie

Definition: Entzündliche Selbstzerstörung der Kolonschleimhaut nach Knochenmarkstransplantation durch Lymphozyten, die unter der Immuntoleranz die Schleimhautepithelien zum apoptotischen Zellselbstmord bringen.

Morphologischer Fahrplan der GVHD-Kolitis:

Grad 1: Auftauchen von einzelnen Apoptosekörpern („explodierende Kryptenepithelien“) in den Kryptenepithelien.

Grad 2: kryptale Apoptosehäufung mit Ausschleusung in Krypten („Kryptenabszesse“).

Grad 3: apoptotischer Totalschaden des Kryptenepithels („Kryptennekrosen“).

Grad 4: Schleimhautulzeration wie nach einer ischämischen Läsion.

Später kommt noch eine submuköse Fibrose mit Verkalkungen hinzu.

Tumorartige Läsionen

Allgemeine Definition: Als „Polyp“ (gr.: Vielfüßler) wird jede makroskopisch erkennbare Gewebsvermehrung bezeichnet, die sich über das Schleimhautniveau erhebt und somit ins Darmlumen hineinragt.

Je nach Nosologie und Prognose unterscheidet man dabei folgende Polypenformen:

- *Nichtneoplastische Polypen:* Tumorartige Läsionen ohne erhöhtes Karzinomrisiko.
- *Neoplastische Polypen:* Als epitheliale Tumoren werden sie auch als Adenome bezeichnet. Sie haben eine unterschiedliche Neigung maligne zu entarten. Da, wie noch zu besprechen, zwischen nichtneoplastischen und neoplastischen Polypen Übergänge zu beobachten sind, werden sie im folgenden zusammen besprochen (Abb. 12.**66 a–g**).

1. Entzündliche Polypen

Entzündlicher Polyp(ose) (ICD-O-7682.0)

Pathogenese: Er entsteht im Rahmen einer Kolitis oder Proktitis durch überschießende Granulationsgewebsbildung (vgl. Caro luxurians) und wird auch als „entzündlicher Pseudopolyp“ bezeichnet. Daneben gibt es einzelne Fälle mit entsprechender familiärer Polypose (Abb. 12.**67**).

Lymphoider Polyp(ose) (ICD-O-7688.0)

Pathogenetisch liegt eine Hyperplasie des mukosa-assoziierten lymphatischen Gewebes vor, in welchem keimzentrumshaltige Lymphfollikel sowie auch plasmazelluläre Infiltrate vorhanden sind.

2. Hamartomatöse Polypen

Peutz-Jeghers-Polyp(ose) (ICD-O-7563.0)

Morphologie: S. 714. – Diese Polypen kommen zwar multipel im Dünndarm vor, können sich aber, in der Hälfte der Fälle, auch im Kolon und Rektum entwikkeln. Sie prädestinieren zu Kolorektalkarzinomen.

3. Dyskinetische Polypen

Allgemeine Definition: Unter diesem Begriff werden im folgenden Polypen zusammengefaßt, welche formalpathogenetisch auf eine bezüglich Ablauf und/oder Lokalisation gestörte (regeneratorische) Epithelproliferation zurückgehen. Dabei steht ein Ungleichgewicht zwischen Zellnachschub und Zellabraum im Vordergrund.

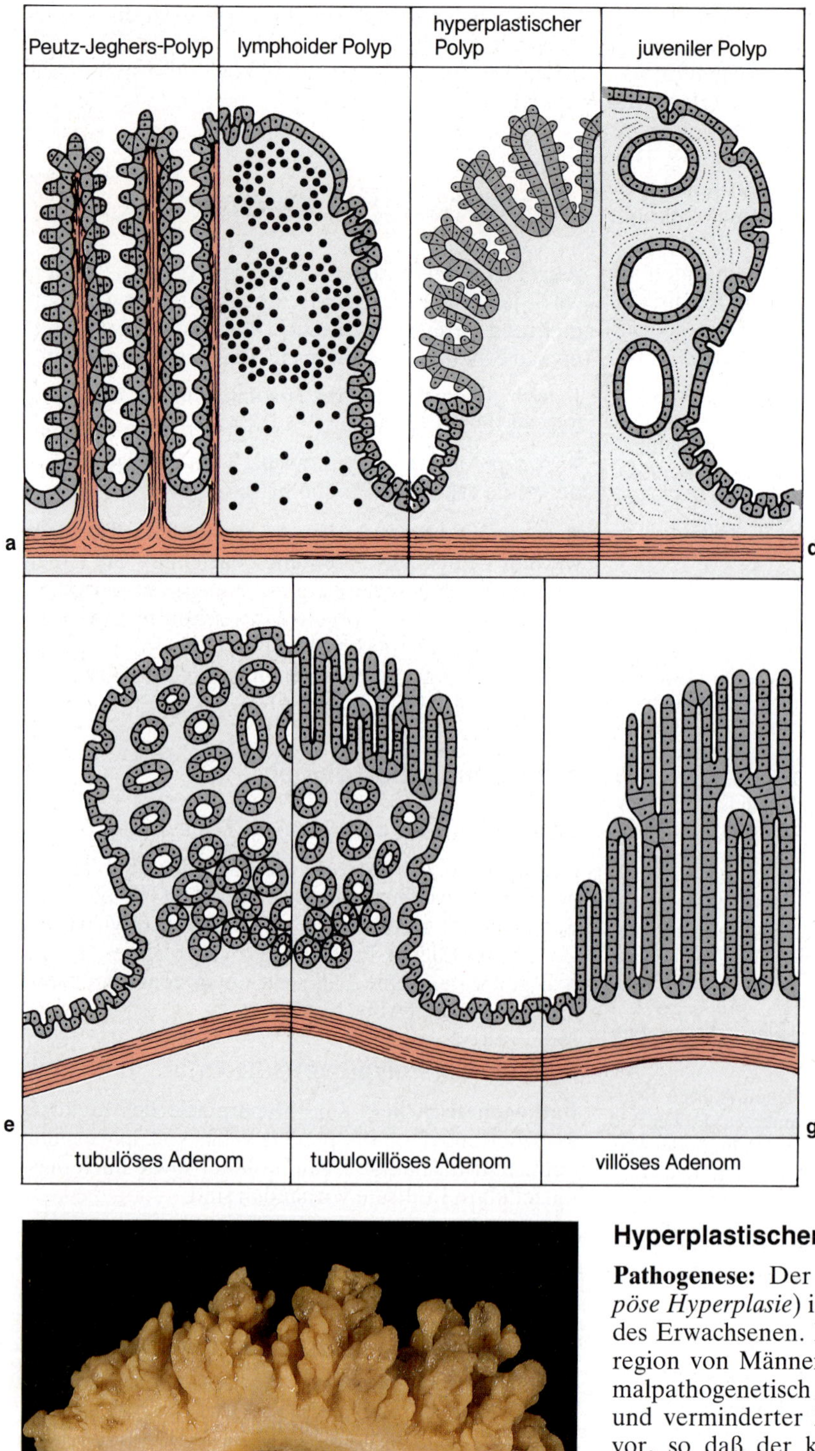

Abb. 12.**66a–g** Schematische Histologie der intestinalen Polypen: **a–d** = „Polypen“, **e–g** = kolorektale Adenome

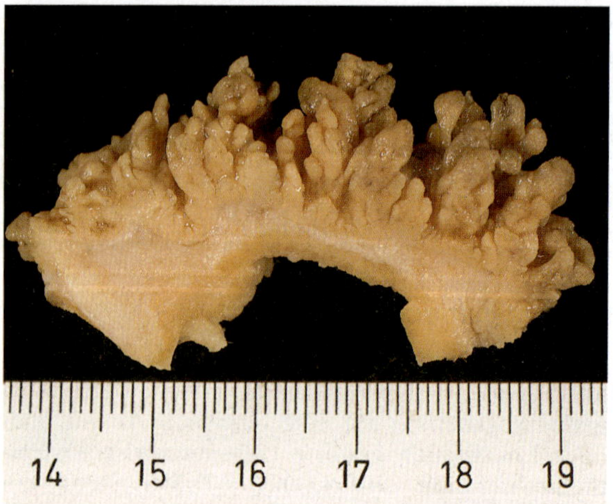

Abb. 12.**67** „Entzündliche Polypose“ im Rahmen einer Colitis ulcerosa (36jähriger Patient)

Hyperplastischer Polyp(ose) (ICD-O-7204.0)

Pathogenese: Der hyperplastische Polyp (= *polypöse Hyperplasie*) ist der häufigste kolorektale Polyp des Erwachsenen. Er bevorzugt die Sigma-Rektumregion von Männern in der 5. Lebensdekade. Formalpathogenetisch liegt eine verlängerte Ausreifung und verminderter Zellabbau in den Kryptenhälsen vor, so daß der kryptobasale Zellnachschub dazu führt, daß das Epithel gegen die Oberfläche hin aufgefaltet wird („*Sägeblattaspekt*“, Abb. 12.**68a**). Die Krypten sind von einem regelrechten fibrösen Stroma umgeben. Hyperplastische Polypen sind oft (20%) Bestandteil juveniler Polypen (s. unten), und kommen gelegentlich auch neben neoplastischen epithelialen Polypen (s. unten) vor; sie werden oft in Nachbarschaft von *Dickdarmkarzinomen* gefunden.

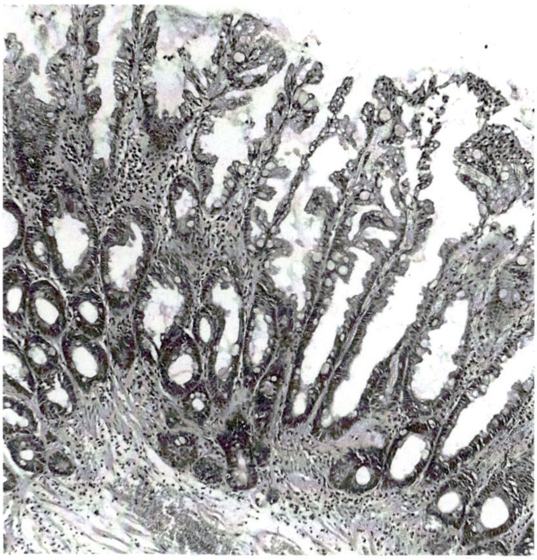

a

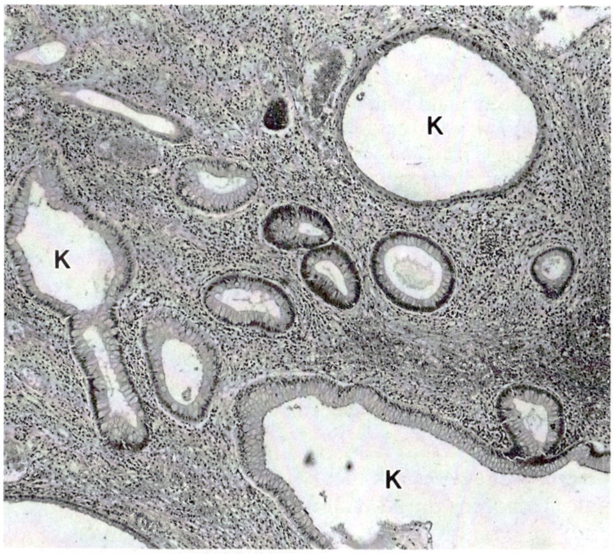

b

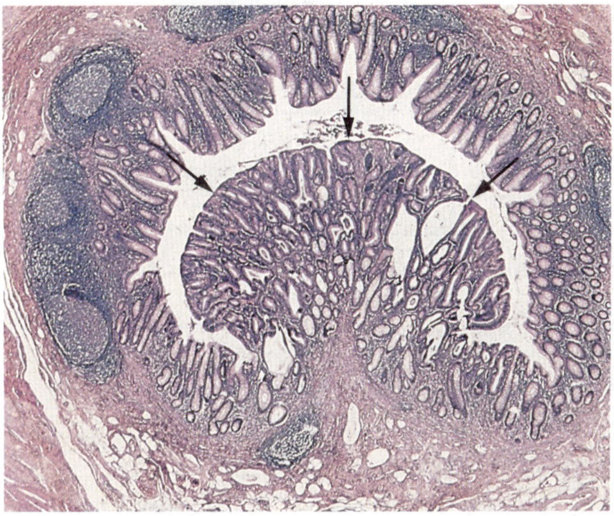

c

Abb. 12.**68 a–c** Dickdarmpolypen:
a Hyperplastischer Polyp: das wuchernde Epithel faltet sich an der Kryptenoberfläche auf: „Sägeblattaspekt" (HE, Vergr. 1:125)
b Juveniler Polyp („Retentionspolyp"): zystisch ausgeweitete, gewucherte Krypten (K) in einem überreichlichen Stroma (HE, Vergr. 1:125)
c Neoplastischer „Polyp" in Form eines frühen tubulären Adenoms (Polypenknospe) im Appendixlumen (HE, Vergr. 1:25)

Juveniler Polyp(ose) (ICD-O-7564.0)

Pathogenese: Dies ist der häufigste Polyp des Kindesalters; er ist hauptsächlich im Enddarmbereich anzutreffen. Formalpathogenetisch scheint er bei familiären Formen durch entzündliche Überlagerung aus einem hyperplastischen Polypen hervorzugehen. Der juvenile Polyp ist meist breitbasig gestielt, hat eine glatte, oft entzündlich erodierte Oberfläche und eine zystisch veränderte Schnittfläche. Histologisch (Abb. 12.**68 b**) kennzeichnend sind die gewucherten durch Retention zystisch ausgeweiteten Krypten, die von einem exzessiv gewucherten, fibroblastenreichen Stroma umgeben sind. Juvenile Polypen können vereinzelt in neoplastische epitheliale Polypen (= kolorektale Adenome) übergehen und maligne entarten. Patienten mit multiplen juvenilen Polypen nach Art einer juvenilen *Polyposis coli* sind für Kolorektalkarzinome prädestiniert.

Sonderformen:

- *Cowden-Syndrom:* Autosomal dominantes Leiden in Form einer juvenilen Polypose assoziiert mit Trichilemmomen, oralen Papillomen und gehäuften Karzinomen in Schilddrüse, Mamma und weiblichen Genitalorganen.
- *Cronkhite-Canada-Syndrom:* Nichterbliches Leiden in Form einer juvenilen Polypose, assoziiert mit Hautläsionen (Alopezie, Nagelatrophie und Hyperpigmentierung).

Neoplastische Polypen

Allgemeine Definition: Um den Tumorcharakter dieser Polypen hervorzuheben, werden sie als *„kolorektale Adenome"* bezeichnet. Dies sind benigne *Tumoren,* die vom Epithel der Darmschleimhaut ausgehen, exophytisch wachsen und verschiedenartige *Dysplasiegrade* aufweisen können. Ihre besondere klinische Bedeutung besteht darin, daß die meisten kolorektalen Karzinome von Adenomen ausgehen. Aus diesem Grunde sollten alle Adenome, die 1 cm oder größer sind, operativ entfernt werden.

Molekularpathologie: Die kolorektalen Adenome kommen sporadisch und familiär vor. Beiden Formen liegt ein Allelverlust des Chromosom 5q21 zugrunde, was einem Verlust des *FAP-Gens* (= familiäre adenomatöse Polypose), einem Tumorsuppressorgen (S. 352) gleichkommt. Anders als bei den übrigen Antionkogenverlust-Tumoren genügt in diesem Falle der Verlust des einen Allels (warum?). Damit ist offenbar eine Prädisposition für die Entwicklung von kolorektalen Karzinomen gegeben, wobei Ernährungsfaktoren wie faserarme und fettreiche Kost mit Darmpassagenverzögerung ausschlaggebend zu sein scheinen. Dafür spricht auch die positive Korrelation zwischen Größe, Anzahl und Dysplasiegrad der kolorektalen Adenome mit dem jeweiligen Schweregrad der Atherosklerose (S. 367).

Formalpathogenetisch handelt es sich um monoklonale Tumoren. Sie kommen dadurch zustande, daß die Proliferationszone sich nicht auf die Kryptenbasis beschränkt, sondern sich bis zur Schleimhautoberfläche ausdehnt (Abb. 12.**69**) und sich sogar noch steigert *(„auf den Kopf gestellte Proliferationszone“)*. Somit findet man anfänglich im Bereich der Kryptenbasis ein zunächst noch regelrecht differenziertes Epithel und nur im Bereich des Kryptenapex eine neoplastische Epithelauskleidung. Solche Adenomfrühstadien werden als Polypenknospen (= *initiale Adenome*) bezeichnet.

Allgemeine Morphologie: Die kolorektalen Adenome können *gestielt* oder *breitbasig* (= sessil) sein und finden sich vor allem im distalen Kolon (60% im Sigma-Rektum-Bereich). Je nach histologischem Aufbau unterscheidet man folgende Adenomtypen (Abb. 12.**66 e–g**):

- *Tubuläres Adenom* (ICD-O-8211/0)

Morphologie: Dies ist mit 50% das häufigste kolorektale Adenom; es bevorzugt die Rektosigmoidregion und Männer im 6. Lebensjahrzehnt. Meist breitet es sich in horizontaler Richtung aus (= *breitbasiges Adenom*). Durch die Darmmotorik kann aber die Basis des Adenoms auch stielartig ausgezogen werden (= *gestieltes Adenom*).

Makroskopisch weisen die tubulären Adenome eine glatte Oberfläche auf und sind höchstens 2 cm groß. Größere Adenome sind karzinomverdächtig.

Histologisch findet man drüsig-tubuläre Wucherungen, die von einem meist vermindert schleimbildenden Zylinderepithel ausgekleidet und von einem spärlichen Stroma umgeben werden; räumlich handelt es sich um *knäuelartig gewundene Kryptenschläuche* (Abb. 12.**70**).

- *Villöses Adenom* (ICD-O-8261/1)

Morphologie: Es macht 15% aller kolorektalen Adenome aus und manifestiert sich ohne Geschlechtsbevorzugung meist nach dem 60. Lebensjahr.

Makroskopisch weist das villöse Adenom eine zottige Oberfläche auf. Es wächst meist breitbasig und ist häufig größer als 2 cm. Dementsprechend ist seine endoskopische Totalentfernung schwierig; seine Rezidivrate und Neigung zur malignen Entartung ist hoch.

Histologisch besteht der Tumor aus einem fingerförmig sich aufzweigenden Stroma, das von einem schleimbildenden Epithel bedeckt wird. Solche gewucherte Schleimhautzotten reichen bis zur Muscularis mucosae und stellen räumlich *hüllblattförmige Papillen* dar.

- *Tubulovillöses Adenom* (ICD-O-8263/0)

Morphologie: Es macht 30% aller kolorektalen Adenome aus und häuft sich ohne Geschlechtsbevorzugung nach dem 60. Lebensjahr. Tubulovillöse Adenome gehen offenbar aus vorbestehenden tubulären Adenomen hervor und weisen neben den drüsigen Abschnitten eines tubulären Adenoms an der Oberfläche noch zottig-papilläre Strukturen auf. Mit zunehmendem Adenomwachstum geht der tubuläre Aufbau zugunsten villöser Strukturen verloren.

Makroskopisch weist das tubulovillöse Adenom eine zottige Oberfläche auf; es kann gestielt oder breitbasig sein und ist oft größer als 1 cm. Es entartet häufiger als das rein tubuläre Adenom.

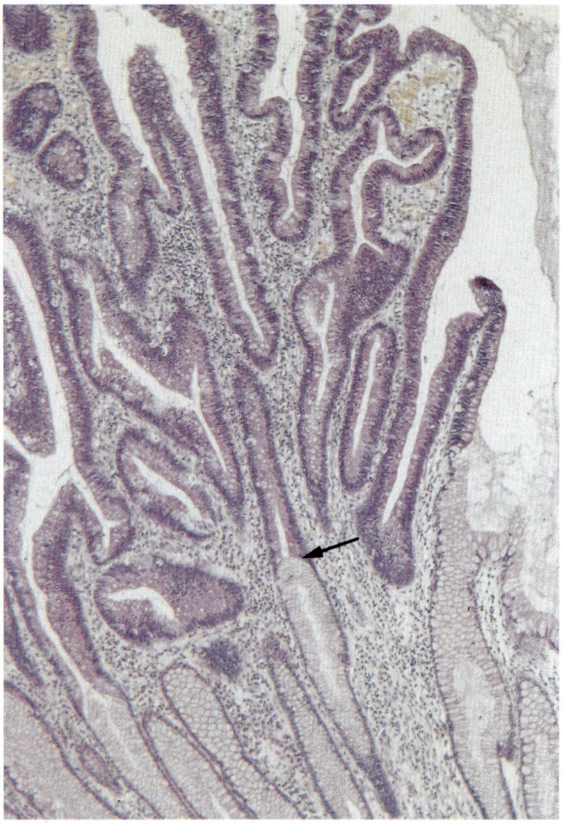

Abb. 12.**69** „Polypenknospe“ mit auf den Kopf gestellter deutlich basophiler Proliferationszone (Übergang: pfeilmarkiert) (HE, Vergr. 1 : 200)

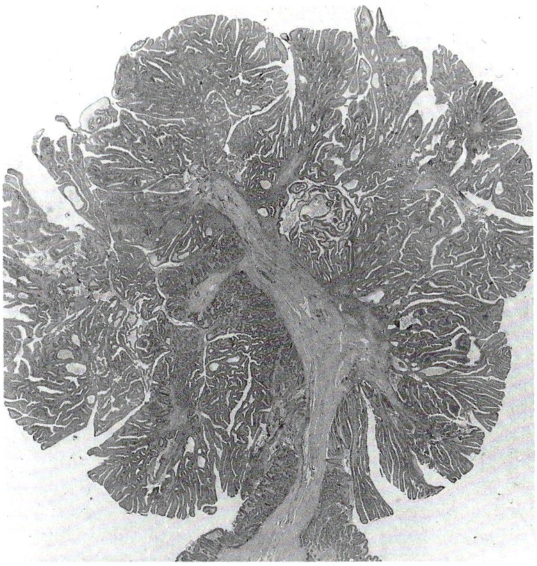

Abb. 12.**70** Gestieltes tubuläres Adenom mit glatter Oberfläche (Original: Koch)

Neoplastische Läsionen

Dickdarmtumoren sind nahezu vierzigmal häufiger als Dünndarmtumoren und bestehen in über 90% der Fälle aus den bereits besprochenen neoplastischen Polypen in Form der kolorektalen Adenome. Bei den bösartigen Tumoren dominieren die kolorektalen Karzinome (95%) über die Dickdarmkarzinoide (5%; S. 1012). Da im Dickdarm grundsätzlich die gleichen mesenchymalen Tumorformen vorkommen wie im Dünndarm (S. 714), werden im folgenden nur die epithelialen Dickdarmtumoren besprochen:

Kolorektale Adenome

Pathogenese und Morphologie: S. 729. – Sie sind mit einem malignen Entartungsrisiko behaftet. So beträgt das kumulative Risiko, daß an der Stelle eines Adenoms ein Karzinom entsteht, nach einem Beobachtungszeitraum von 5 Jahren 2,5%, nach 10 Jahren 7,5% und nach 20 Jahren 25%. Bei Adenomträgern mit positiver Familienanamnese ist das Risiko, ein kolorektales Karzinom zu entwickeln 2- bis 3mal höher als in der Vergleichspopulation.

Da die karzinomassoziierten Adenome zu über 95% im Colon descendens-sigmoideum lokalisiert sind, ist eine endoskopische (aber auch digitale) Untersuchung oft erfolgreich. Die maligne Entartung der kolorektalen Adenome vollzieht sich in mehreren Schritten (Abb. 12.**72**), was morphologisch in Form von Epitheldysplasien erkennbar ist. Diese sind in oberflächlichen Adenombezirken ein recht häufiger Befund. Je nach Ausmaß der Dysplasie unterscheidet man folgende Adenomformen:

- *Adenome mit geringgradiger Dysplasie,*
- *Adenome mit hochgradiger Dysplasie:* In diesem Fall findet sich innerhalb der Mukosa (ohne Durchbruch durch die Muscularis mucosae) ein Mikrofokus von atypischen Drüsenschläuchen, die entweder eine Rücken-an-Rücken-Stellung und/oder ein Drüsen-in-Drüsen-Wachstum (= kribriformes Wachstum) aufweisen. Sowie die Lamina muscularis mucosae von den atypischen Drüsen durchdrungen ist, liegt ein mikroinvasives Adenokarzinom mit Metastasierungspotenz vor.

Differentialdiagnostisch davon abzutrennen sind harmlose Drüsenverlagerungen durch die Muscularis mucosae durch Ziehen und Drehen gestielter Adenome im Rahmen der Darmtätigkeit. Zeichen einer Umgebungsblutung bestätigen dies.

Familiäre adenomatöse Polypose

Definition: Die familiäre adenomatöse Polypose (=FAP) ist eine hereditäre Erkrankung mit autosomal-dominant vererblicher Mutation im APC-Gen, die sich in der Entwicklung von mehr als 100 adenomatösen Polypen im gesamten Kolon (Abb. 12.**71 a** u. **b**) auswirkt. Meist liegen zusätzlich noch multiple adenomatöse Polypen im Duodenum oder anderen Abschnitten des Gastrointestinaltraktes sowie weitere Läsionen (s. u.) vor.

Molekularpathologie des APC-Gens s. S. 352.

Formale Pathogenese: Aufgrund der familiären Punktmutation im APC-Gen kommt es zur Entstehung von Hunderten kleiner (< 0,5 cm), gut differenzierter Adenome (Abb. 12.**71 a**). Diese sind meist erst ab dem 20. Lebensjahr makroskopisch nachweisbar. Dadurch, daß zur Ausgangspunktmutation noch sporadische genetische Ereignisse hinzukommen, schreiten einzelne der kleinen Adenome im Laufe von vielen Jahren zu größeren Tumoren fort (Abb. 12.**71 b**), und es bilden sich fokal auch hochgradig dysplastische Epithelkomplexe. Durchschnittlich mehr als 20 Jahre nach dem Auftreten der ersten kleinen Adenome manifestiert sich ein invasives Karzinom, das bei 20% der Patienten multipel ist. Bei unbehandelten FAP-Patienten liegt langfristig (nach > 35 Jahren Beobachtungsdauer) die kumulative Inzidenz von kolorektalen Karzinomen bei 100%.

Histologisch handelt es sich meist um tubuläre Adenome (Abb. 12.**70**); villöse Adenome sind seltener.

FAP-assoziierte Läsionen:

- multiple Drüsenkörperzysten im Magen-Corpus und -Fundus ohne Malignitätspotential,
- mesenteriale Fibromatose (historische Bezeichnung: „Desmoidtumor“; früher zusammen mit FAP als Gardner-Syndrom zusammengefaßt); sie erscheint meist 1–2 Jahre nach abdominaler Operation, mitunter auch spontan,
- *C*ongenital *H*ypertrophy of *R*etinal *P*igment *E*pithelium (CHRPE),
- Osteome im Unterkiefer,
- multiple kutane Zysten (sog. „Atherome“).

a

b

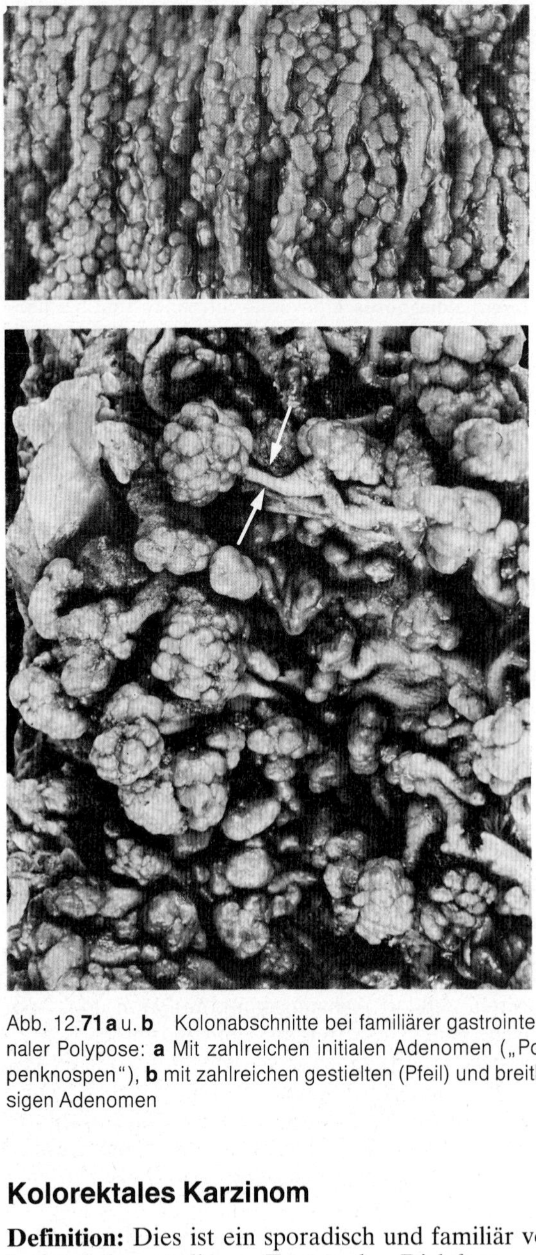

Abb. 12.**71 a** u. **b** Kolonabschnitte bei familiärer gastrointestinaler Polypose: **a** Mit zahlreichen initialen Adenomen („Polypenknospen"), **b** mit zahlreichen gestielten (Pfeil) und breitbasigen Adenomen

Kolorektales Karzinom

Definition: Dies ist ein sporadisch und familiär vorkommender, maligner Tumor des Dickdarms mit häufig eruierbarer positiver Familienanamnese und Vorläuferläsionen in Form von Adenomen (= „Polypen").

Dieses Karzinom manifestiert sich meist in der 6. Lebensdekade (♀ > ♂), bei familiärer Adenom- und/oder Karzinombelastung 10–20 Jahre früher. Es ist in den westlichen Industrienationen wesentlich häufiger als in Afrika, Südamerika und Asien.

Pathogenese: Für das kolorektale Karzinom sind folgende Vorläuferläsionen bekannt:

– *Präkanzeröse Läsionen* in Form von kolorektalen Adenomen besonders bei familiärer Prädisposition und/oder „Polypose".
– *Präkanzeröse Konditionen:* Dazu gehören vor allem a) das familiäre nicht-polypöse Kolorektalkarzinom und b) das „Cancer family syndrome" mit Prädisposition zur Entwicklung von Kolon-, Endometrium-, Ovarial- und Magenkarzinom und ferner auch nach mehr als 10jährigem Verlauf die Colitis ulcerosa und der Morbus Crohn.

Molekularpathologisch vollzieht sich die kolorektale Karzinogenese in mehreren Schritten, die sich modellhaft folgendermaßen skizzieren läßt (Abb. 12.**72**):

In einer recht frühen Phase büßt das APC-Gen – sei es durch Allelverlust, sei es durch Mutation – seine Kontrollfunktion über das aufeinander abgestimmte Wachstum der Drüsenepithelien ein. Durch Mutation eines Gens[1], welches selbst Basenfehlpaarungen repariert und damit das Genom vor Mutationen bewahrt (= hMSH2-Gen), wird das Genom destabilisiert und wird für jedwede Schädigung empfänglich, so daß sich in der Folge weitere Chromosomendefekte häufen. Die vermehrt zu beobachtenden c-ras-Mutationen (sowie auch von c-erb und c-myc) und die damit verbundene Onkogenaktivierung mit Fehlsteuerung der proliferativen Signaltransduktion dürfte nicht zuletzt darauf zurückzuführen sein und löst eine Dauerproliferation der Enterozyten aus („proliferierendes Adenom"). Im weiteren Verlauf der Kolontumorigenese wird das DCC-Tumorsuppressorgen[2] durch Allelverlust oder Mutation beschädigt. Mit seinem Genprodukt, einem Zelladhäsionsmolekül (N-CAM) aus der Integrinfamilie, hält es den epithelialen Zellverband zusammen. Durch eine DCC-Ineffizienz sind die einzelnen Epithelien nicht mehr an den Zellverband gebunden und machen sich frei, außerdem nimmt bei ihnen die Empfänglichkeit gegenüber von Kanzerogenen zu („atpisches Adenom"). Die progressive Entdifferenzierung der neoplastischen Zellen geht auf die Beeinträchtigung (durch Allelverlust und/oder Mutation) des p53-Tumorsuppressorgens[3] zurück (S. 352). Darunter leidet wiederum die Genomstabilität. Als Zeichen der Entdifferenzierung exprimieren die Tumorzellen das karzinoembryonale Antigen (CEA-Serumdiagnostik!). Wenn schließlich noch das pNM23-Antimetastasierungsgen beschädigt wird, breitet sich der Tumor systemisch aus und setzt Metastasen. Die zeitliche Reihenfolge dieser Genomschäden kann von Tumor zu Tumor variieren (S. 373).

Morphologie: Das Kolorektalkarzinom kommt am häufigsten im Rektum (50%), am zweithäufigsten im Sigmakolon (25%) vor und läßt sich folglich größtenteils sogar digital explorieren. In 5% der Fälle ist der Tumor multizentrisch.

Makroskopisch finden sich ähnliche Wachstumsmuster wie beim Magenkarzinom (Abb. 12.**73 a–c**).
– *polypös-exophytisch gewachsener Typ:* blumenkohlartiger Tumor, scharf gegen das gesunde Darmschleimhautgewebe abgesetzt (Abb. 12.**73 a**). Bei längerem Bestehen übergehend in:
– *schüsselförmig-exulzerierter Typ:* mit aufgeworfenen, kraterartigen Rändern und zentraler Ulzeration (Abb. 12.**73 b**), häufigster Typ (Ringwallkarzinom);
– *diffus-infiltrierender Typ:* seltener Typ mit meist geringer Differenzierung.

---

[1] hMSHS-Genlokus: 2p
[2] DCC-Genlokus: 18q21
[3] p53-Genlokus: 17p13

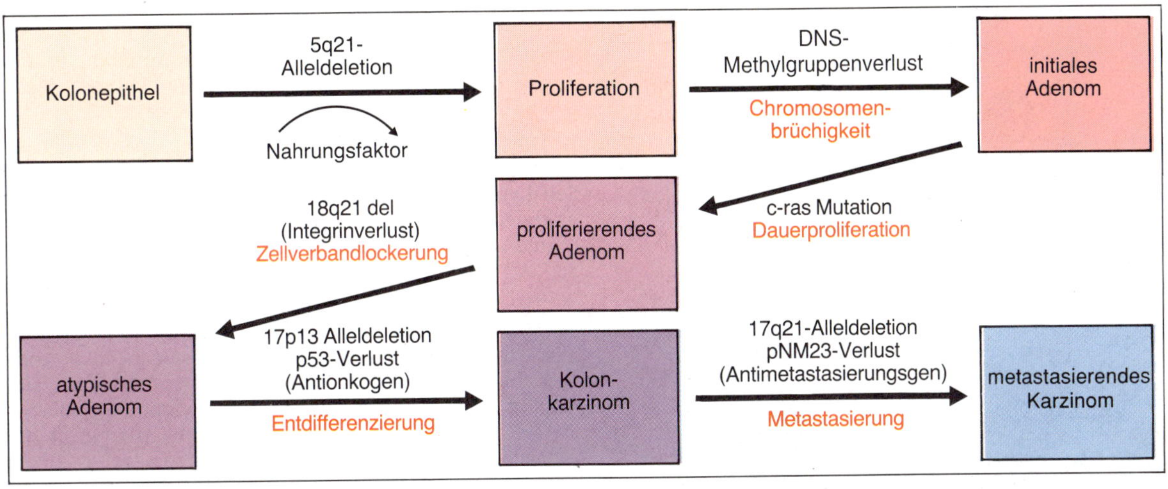

Abb. 12.**72** Modellhafter Ablauf der molekularpathologischen Prozesse bei der Entstehung des Kolorektalkarzinoms. Beachte: Die einzelnen gesicherten Chromosomenschäden können gelegentlich auch in anderer Reihenfolge ablaufen

Histologisch ist das Kolorektalkarzinom meist ein Adenokarzinom, welches unterschiedlich stark Schleim produziert (PAS-Reaktion) und unterschiedlich hoch differenziert ist.

- *Adenokarzinom* (ICD-O-8140/3)

Es macht 95% aller Dickdarmkarzinome aus und besteht aus tubulären, azinären, kribriformen oder papillären Strukturen, in denen man je nach Diffe-

a

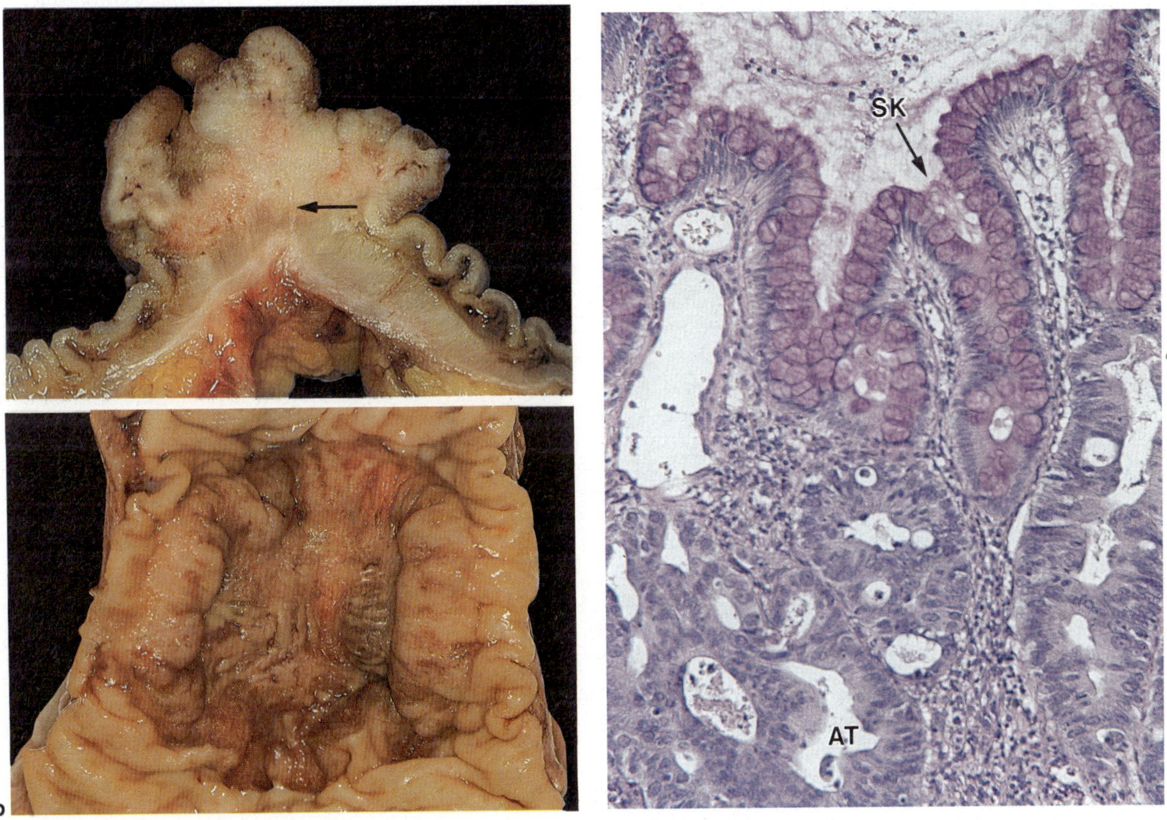

b c

Abb. 12.**73a–c** Kolorektalkarzinom:
a Exophytisch-polypöse Wachstumsform, der Tumor erreicht die Muscularis propria (Pfeil)
b Schüsselförmig-ulzerierende Wachstumsform (= Ringwallkarzinom)
c Histologisch handelt es sich überwiegend um Adenokarzinome aus atypischen Tubuli (AT) in den differenzierteren Tumorabschnitten, vgl. dazu die regulären ortsständigen Schleimhautkrypten (SK) (PAS, Vergr. 1:250)

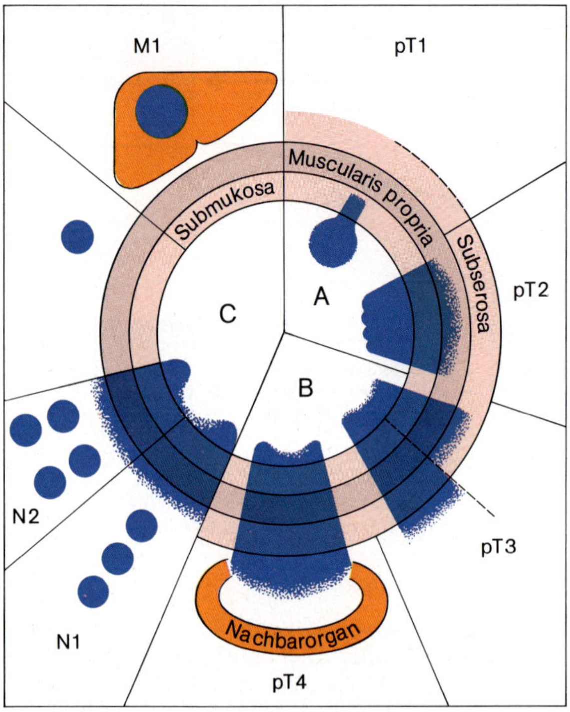

Abb. 12.**74** Postoperative histopathologische Klassifikation der Kolonkarzinome: pTNM-Stadien und Dukes-Stadien A, B, C

renzierung noch eine Schleimsekretion beobachten kann. Die hochdifferenzierten Adenokarzinome haben eine markige Schnittfläche, wachsen langsam und haben eine recht gute, die wenig differenzierten (erkennbar an der erheblichen Zellpolymorphie) eine schlechtere Prognose.

- *Muzinöses Adenokarzinom* (ICD-O-8480/3)

Diese Variante des Dickdarmkarzinoms zeichnet sich durch eine massive Produktion und Retention von Schleim aus, was dem Tumor eine gallertig-glasige Schnittfläche verleiht (Synonym: Gallertkarzinom). Seine Prognose ist schlechter als bei den reinen Adenokarzinomen des Kolons.

- *Siegelringzellkarzinom* (ICD-O-8490/3)

Diese seltene kolorektale Karzinomform (< 1 %) wird vor allem bei Patienten unter 40 Jahren beobachtet. Es ist durch eine intrazelluläre Schleimanhäufung in seinen diffus aneinanderliegenden Zellen charakterisiert. Meist wird es erst in fortgeschrittenen Stadien erkannt. Seine Prognose ist schlecht (S. 704).

Histologische Sonderformen des Kolorektalkarzinoms: Außer diesen drei Haupttypen kommen noch weitere histologische Formen des Kolorektalkarzinoms vor, die aber insgesamt außerordentlich selten sind. Dabei können die Tumoren eine a) plattenepitheliale, b) klarzellige, c) choriokarzinomatöse (HCG-Expression!) oder kleinzellige (Synaptophysin-Expression) Differenzierung aufweisen.

Metastasierung der Kolorektalkarzinome (Abb. 12.**74**):

– *Per continuitatem* infiltriert der Dickdarmkrebs in das angrenzende perikolische-perirektale Fettgewebe, greift aber nur selten auf benachbarte Organe über.

– *Lymphogene Metastasierung* in die parakolischen, paraaortalen, beim Rektumkarzinom auch in die inguinalen Lymphknoten. Die meisten hochdifferenzierten kolorektalen Karzinome metastasieren recht spät. Ausgedehnte Tumoren metastasieren über den Ductus thoracicus in den linken supraklavikulären Lymphknoten (*„Virchow-Drüse“*).

– *Hämatogene Metastasierung:* Tiefsitzende Rektumkarzinome metastasieren, einem Kavatyp entsprechend, vorwiegend in die Lungen. Demgegenüber metastasieren alle andern Kolonkarzinome zunächst über einen Pfortadertyp in die Leber, von dort aus über einen Lebertyp in die Lungen und von dort aus über einen Lungentyp in die Organe des großen Kreislaufs *(Kaskadenmodell)*.

– *Kavitäre Metastasierung* ins Peritoneum, vor allem im Bereich der Excavatio rectouterina (Frau) und rectovesicalis (Mann).

Pathologische TNM-Klassifikation der Kolorektalkarzinome

pT1 Tumorinfiltration der Submukosa,
pT2 Tumorinfiltration der Muscularis propria,
pT3 Tumorinfiltration in Subserosa oder in nicht peritonealisiertes perikolisches oder perirektales Gewebe,
pT4 Tumorinfiltration direkt in andere Organe oder Strukturen und/oder durchsetzt das viszerale Peritoneum.
pN0 Keine regionalen Lymphknotenmetastasen,
pN1 Metastasen in 1–3 perikolische (-rektale) Lymphknoten,
pN2 Metastasen in 4 oder mehr perikolische (-rektale) Lymphknoten.

Komplikationen der Kolorektalkarzinome

1. *Okkulte Blutungen:* Sie entstehen durch oberflächliche Ulzerationen der meist polypösen Tumoren (Frühdiagnostik!).

2. *Lumeneinengung:* Mit fortschreitendem Tumorwachstum infiltrieren die Tumoren meist die Dickdarmwandung zirkulär, so daß manschettenförmige Dickdarmstenosen mit prästenotischem Kotstau (Ileus!) entstehen.

3. *Perforation* entweder in die freie Bauchhöhle (Peritonitis) oder in Nachbarorgane (Fistelbildung).

Literatur: S. 688

Analregion

U.-N. Riede und A. von Herbay

Kein Abschnitt des Darmtraktes wird so uneinheitlich definiert wie der Analkanal. Aktuell ist er anatomisch und funktionell definiert als jener Endabschnitt des Dickdarms, der durch den externen Sphinktermuskel umscheidet wird. Demgemäß beginnt der Analkanal bereits 2 cm oberhalb der *Linea dentata* und endet nach etwa 4 cm Länge am *Analrand.* Die makroskopisch definierte Linea dentata entspricht dabei einem Zusammentreffen von Ausläufern angedeutet wulstig-vertikaler Auffaltungen der Mukosa vom unteren Analkanal (= *Valvulae anales*). Der obere Analkanal hat eine Mukosa vom Rectumtyp, der mittlere Abschnitt eine Mukosa vom Transitionalzonen-Typ, der untere Abschnitt des Analkanals wird von Plattenepithel ausgekleidet. **Ontogenetische Läsionen** entsprechen vornehmlich fehlerhaften Lichtungsbildungen im Bereich der embryonalen Kloake (gr. Kanal), des Septum urogenitale bzw. der ektodermalen Kloakenmembran *(anorektale Atresien).* Die Abdichtung des Darms (Kontinenz) wird durch einen willkürlichen und durch einen unwillkürlichen Schließmuskel sowie durch einen Schwellkörper (Corpus cavernosus recti) gewährleistet. Werden die daran beteiligten Gefäße durch Texturstörungen geschwächt und/oder durch Abflußbehinderung gestaut, so resultieren **zirkulatorische Läsionen** in Form von inneren *Hämorrhoiden.* Die äußeren Hämorrhoiden sind nichts anderes als thrombosierte perianale Venen. Über diesem Schwellkörper liegen längsverlaufende Schleimhautfalten (Columnae rectales), die sich distalwärts zu segelartigen Querfalten verbinden (Valvulae anales). Zwischen den Schleimhautfalten finden sich die Sinus anales. In sie münden die beim Menschen nur noch rudimentär angelegten Proktodäaldrüsen. Sie können Ausgangspunkt für **entzündliche Läsionen** in Form von anorektalen Abszessen und Fisteln sein. Unterhalb der Valvulae anales liegt die Region der ehemaligen Kloakenmembran. Das sog. Übergangszonenepithel im mittleren Analkanal kann Ausgangspunkt von **neoplastischen Läsionen** sein. Dementsprechend handelt es sich meist um unterschiedlich differenzierte Plattenepithelkarzinome. Selten können von den Proktodäaldrüsen auch Adenokarzinome und von den Melanozyten maligne Melanome ausgehen. Ihnen können **präkanzeröse Läsionen** vorausgehen. Die Karzinome der Rektumschleimhaut wurden bei den Dickdarmtumoren besprochen.

Ontogenetische Läsionen

Anorektale Atresien

Definition und Pathogenese: Es handelt sich um die häufigste *angeborene Fehlbildung* des Enddarms (Inzidenz: 1/5000 Lebendgeburten), welche auf einem Nichtperforieren der *embryonalen Analmembran* beruht. In diesem Falle endet das Rektum entweder oberhalb (40%) oder in der Höhe (15%) oder unterhalb (40%) des Beckenbodens. Oft besteht in diesen Fällen eine Fistel des Enddarms (= *Rektalfistel*) in die Harnblase, Urethra oder Vagina.

Zirkulatorische Läsionen

1. Hämorrhoiden

Definition: Es handelt sich um eine variköse Dilatation und pathologische Hyperplasie des arteriell gespeisten Corpus cavernosum recti (= rektaler Schwellkörper), was klinisch den *„inneren Hämorrhoiden"* entspricht. Betroffen sind etwa 50% aller Erwachsenen jenseits des 30. Lebensjahres.

Pathogenese: Hämorrhoiden kommen durch das Zusammenwirken folgender Faktoren zustande:

- *familiäre Disposition* („Bindegewebsschwächling"),
- *chronische Obstipation* mit venöser Abflußbehinderung,
- *Mehrfachschwangerschaft* mit venöser Stase in der Beckenregion,
- *Analprolaps.*

Obschon das Corpus cavernosum recti auf der venösen Seite portokavale Anastomosen besitzt, werden beim Pfortaderhochdruck (S. 770) *nie* so hohe arterielle Druckwerte erreicht, daß es zu einem Rückstau ins Corpus cavernosum recti kommen könnte.

Morphologisch findet man knotig ausgeweitete und sklerosierte Gefäßkonvolute des Corpus cavernosum recti, die von einem unterschiedlich dichten rundzelligen Entzündungsinfiltrat umgeben werden. Oberflächlich findet sich ein Überzug durch ein anales, nicht verhornendes Plattenepithel. Werden diese Gefäßkonvolute durch harte Kotballen verletzt, so kann es zu einer massiven arteriellen Blutung kommen. Durch Einklemmung im Analkanal thrombosieren die Gefäßknoten. Sie werden später nach Organisation fibrös umgewandelt und imponieren als *fibroepitheliale Polypen* (= Marisken).

2. Perianalthrombose

Definition und Pathogenese: Es handelt sich um eine schmerzhafte Thrombosierung zirkum-analer Venen, was klinisch als *„äußere Hämorrhoiden"* imponiert (Abb. 12.**75**). Oft wird die Thrombose durch Prolaps und Einklemmung ausgelöst. Nach fibröser Organisation werden sie klinisch als *Marisken* bezeichnet.

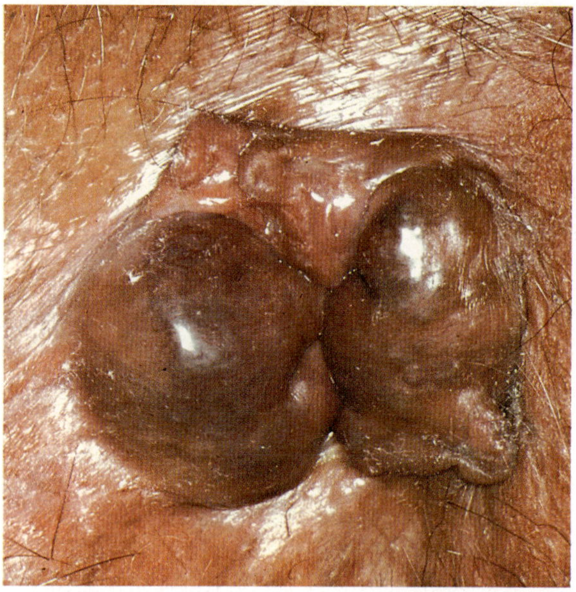

Abb. 12.**75** „Äußere Hämorrhoiden" (Original: Brühl)

Entzündliche Läsionen

1. Anorektale Abszesse

Pathogenese: Sie gehen von eitrig-entzündeten Analkrypten im Übergangsbereich des analen Plattenepithels in das rektale Schleimhautepithel aus, wo auch die *Proktodäaldrüsen* einmünden. Der Abszeß breitet sich zunächst von innen nach außen aus und greift später auf die perirektalen Bindegewebsräume über.

2. Anorektale Fisteln

Pathogenese: Sie können entweder von anorektalen Abszessen ausgehen oder primär entstehen; sie können blind in einem perirektalen Bindegewebsraum endigen oder Anschluß an die äußere Haut finden. Dabei verlaufen die anorektalen Fisteln entweder innerhalb oder außerhalb des Sphinkters oder sie durchbohren ihn.

Differentialdiagnose: Morbus Crohn (S. 712).

3. Pilonidalsinus

Pathogenese: Dies ist ein meist 2 cm großer Hautbalg in der Sakralgegend, der durch eine oder mehrere Fisteln mit der Hautoberfläche kommuniziert. Der Pilonidalsinus geht von eingepreßten Haarfollikeln *(„Fernseh-Hintern")* aus und ist histologisch an einer Fremdkörperentzündungsreaktion zu erkennen.

Präkanzeröse Läsionen

Im Analrandbereich kommen ähnliche präkanzeröse Veränderungen vor wie in der Cervix uteri. Man findet sie vor allem bei Homosexuellen mit analen Kohabitationspraktiken. Zu diesen Präkanzerosen gehören:

- *anale intraepitheliale Neoplasien* (Dysplasien, Carcinoma in situ; vgl. S. 367),
- *kondylomatöse Läsionen* mit koilozytärer Dysplasie, oft vergesellschaftet mit HPV-Infektion (vgl. S. 360) in Form von Condylomata acuminata (S. 871).
- *Morbus Bowen* (S. 938) und *bowenoide Papulose* (S. 887), ebenfalls vergesellschaftet mit einer HPV-Infektion.

Neoplastische Läsionen

Mesenchymale Tumoren (Leiomyome) sind in dieser Darmregion selten. Häufiger sind die Plattenepithelkarzinome. Die Adenokarzinome der Rektumschleimhaut sind bei den Kolorektaltumoren abgehandelt.

1. Plattenepithelkarzinom

Morphologie: Es handelt sich um verhornende oder nichtverhornende Plattenepithelkarzinome, welche je nach Lokalisation prognostisch unterschiedlich zu bewerten sind:

- *Analkanalkarzinom*
Dies ist ein meist schüsselförmig ulzeriertes, meist nicht verhornendes Plattenepithelkarzinom, welches in das umgebende Fettgewebe und in den unteren Anteil des Rektums vorwächst und offenbar im mittleren oder unteren Analkanalbereich seinen Ursprung nimmt. Lymphknotenmetastasen findet man in der Inguinalregion und an der lateralen Wand des kleinen Beckens. Hämatogene Fernmetastasen treten erst spät auf.

- *Analrandkarzinom*
Es entsteht im Bereich der Linea anocutanea, wächst makroskopisch meist flächenhaft infiltrierend (Abb. 12.**76**) und ist histologisch als ein hochdifferenziertes verhornendes Plattenepithelkarzinom mit niedrigem Malignitätsgrad einzustufen. Es ist zwar wesentlich seltener als sein Gegenstück im Analkanal, hat aber eine bessere Prognose. Hierher gehört auch das anale Paget-Karzinom, welches durch sein ekzemoid-ulzerierendes Wachstum auffällt und von den intraepidermalen apokrinen Drüsen ausgeht (vgl. S. 736). Es metastasiert bevorzugt in die inguinalen Lymphknoten, aber kaum hämatogen.

2. Kloakogenes Karzinom (ICD-O-8124/3)

Morphologie: Dieser Tumor geht vom Übergangsepithel im mittleren Analkanal aus. Histologisch handelt es sich um eine Variante des Plattenepithelkarzinoms mit *basaliomähnlichem Gewebsmuster.* Der Tumor ist meist oberflächlich ulzeriert und wächst zirkulär. Verlauf und Ausbreitung entsprechen dem des Plattenepithelkarzinoms.

3. Malignes Melanom
(S. 943)

Morphologie: Etwa 1% aller malignen Melanome liegen im Anorektalbereich und verhalten sich sehr bösartig. Sie gehören zur Gruppe der *juxtakutanen malignen Melanome,* die von der oralen, respiratorischen, vaginalen und anorektalen Schleimhaut ausgehen. Sie metastasieren frühzeitig lymphogen und hämatogen.

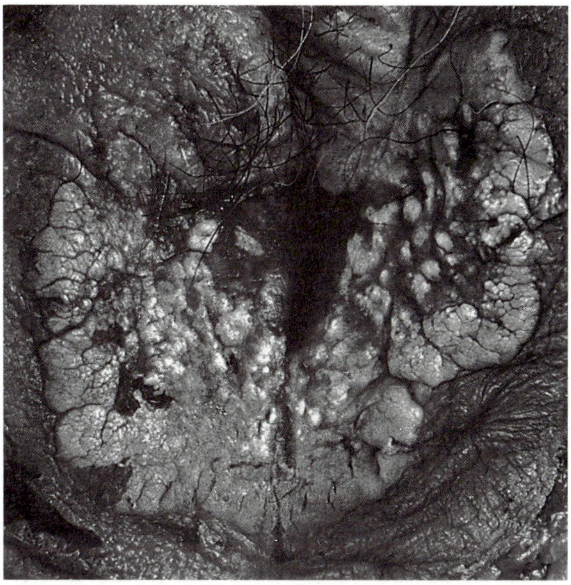

Abb. 12.**76** Bowenoides Analrandkarzinom mit flächenhafter Tumorausbreitung

Histologie: S. 944ff.

Pathologische TNM-Klassifikation
der Analkanalkarzinome

pT1 Tumorgröße ≤ 2 cm,
pT2 Tumorgröße > 2 cm – 5 cm,
pT3 Tumorgröße > 5 cm,
pT4 Tumor jedweder Größe mit Nachbarorganinfiltration.

pN1 Perirektale Lymphknotenmetastasen,
pN2 inguinale und/oder unilaterale Lymphknotenmetastasen an A. iliaca interna,
pN3 perirektale und inguinale und/oder bilaterale Lymphknotenmetastasen an A. ilica interna.

Pathologische TNM-Klassifikation
der Analrandkarzinome wie bei den Hauttumoren.

Literatur: S. 740

Bauchfell

U.-N. Riede

Das Bauchfell weist eine erhebliche Resorptionskapazität auf und ist ähnlich wie eine Dialysemembran in der Lage, Elektrolyte und Wasser auszutauschen. Diese Tatsache wird in Form der chronisch-ambulanten Peritonealdialyse niereninsuffizienter Patienten bereits klinisch genutzt, macht aber auch verständlich, weshalb die **funktionellen Läsionen** des Bauchfells sich in pathologischen Flüssigkeitsansammlungen manifestieren, die man unter dem Begriff *Aszites* zusammenfaßt. Das Bauchfell kleidet als Peritoneum parietale die ganze Bauchhöhle aus und überzieht als Peritoneum viscerale die intraperitoneal gelegenen Teile der Bauch- und Beckeneingeweide. Seine große Kontaktfläche mit den Darmschlingen macht es zum Manifestationsort von **entzündlichen Läsionen.** Sie werden als *Peritonitis* bezeichnet und können akut oder chronisch verlaufen, örtlich begrenzt sein oder sich diffus ausbreiten. Die lokalen Peritonitisformen manifestieren sich als akutes Abdomen. Unter den **neoplastischen Läsionen** sind die sekundären Tumoren in Form von *Metastasen* häufig, während die primären Peritonealtumoren, wie das *Mesotheliom,* sehr selten sind.

Funktionelle Läsionen

Aszites

Definition: Unter einem Aszites (= *Bauchwassersucht*) versteht man eine durch Transsudation entstandene Ansammlung einer klaren, bernsteinfarbenen Flüssigkeit in der Bauchhöhle. Der Eiweißgehalt liegt meist unter 3%; die Übergänge zu einer exsudativen Peritonitis sind fließend.

Ätiologisch liegen häufig a) ein Pfortaderhochdruck, b) chronisches Rechtsherzversagen mit venöser Stauung, c) Verminderung der Plasmaproteine mit Reduktion des onkotischen Druckes und kapillärer Permeabilitätsstörung vor. Von diesen pathogenetisch häufigsten Aszitesformen sind folgende Sonderformen abzugrenzen:

- *Hämorrhagischer Aszites:* Blutbeimengung vor allem bei Tuberkulose und Peritonealkarzinose.
- *Chylöser Aszites:* infolge Obstruktion der Cysterna chyli oder großer Lymphgefäße mit Übertritt fetthaltiger Lymphe in das Transsudat.

Entzündliche Läsionen

Allgemeine Definition: Entzündliche Erkrankungen des Bauchfells (= Peritonitis) sind häufig. Sie können entweder das gesamte Peritoneum erfassen (= *diffuse Peritonitis*) oder örtlich begrenzt (= *lokale Peritonitis*) sein. Je nach zeitlichem Verlauf unterscheidet man akute von chronischen Formen.

1. Akute Peritonitis

Definition: Dies ist eine Bauchfellentzündung, welche klinisch mit einem *„akuten Abdomen“* einhergeht und bei diffuser Ausbreitung – vor allem in Kleinkindes- und Greisenalter – ein schweres Krankheitsbild darstellt.

Pathogenese: Die akute Peritonitis wird meist bakteriell durch Keime der normalen Darmflora hervorgerufen (= *eitrige Peritonitis*), geht aber auch auf chemische Noxen im Rahmen einer Urämie (= *urämische Peritonitis*) oder bei Galleübertritt in die freie Bauchhöhle (= *Galle-Peritonitis*) zurück. Physikalische Ursachen wie Talkum nach Laparotomie führen mehr zu lokalen Peritonitiden (= *nicht-eitrige Peritonitis*).

Meist geht eine akute eitrige Peritonitis von entzündeten Eingeweiden (z. B. Appendizitis) aus. Je nach Erregerverschleppung kommt es dabei zu folgenden pathogenetisch unterschiedlichen Peritonitisformen:

• *Durchwanderungsperitonitis:* dabei durchwandern die Erreger benachbarte Organe und gelangen per contingentatem ins Peritoneum;

• *Perforationsperitonitis:* mit Verschleppung der Erreger durch eine Bauchdecken- oder Organperforation in die freie Bauchhöhle;

• *metastatische Peritonitis:* mit Verschleppung der Erreger auf hämatogenem Wege ins Peritoneum im Rahmen einer Sepsis.

Komplikationen

1. *Paralytischer Ileus* (S. 715).

2. *Interenterische Verwachsung:* Durch das fibrinöse Exsudat verkleben die Eingeweide untereinander. Dadurch kann eine Infektionsquelle u. U. hermetisch abgeriegelt werden, so daß verhindert wird, daß aus einer lokalen Peritonitis eine diffuse Verlaufsform wird. Überlebt ein Patient eine derartig akute Peritonitis, so geht sie in eine chronische Form über. Die fibrinöse Verklebung der Eingeweide wird organisiert. Dadurch wird aus der Verklebung eine Verwachsung.

3. *Mechanischer Ileus* (S. 715): Durch derartige Verwachsungsstränge können die Darmdurchblutung und/oder die Darmpassage regional so zugeschnürt werden, daß es zu einer Darmlähmung kommt.

4. *Interenterische Empyeme:* Bleibt das eitrige Exsudat in solchen abgekapselten Peritonealabschnitten bestehen, so bezeichnet man dies als interenterische Empyeme. Beim *„subphrenischen Abszeß“* (besser: Empyem) findet dabei die Eiteransammlung unter dem Zwerchfell, beim *„Douglas-Abszeß“* im Douglas-Raum (= Excavatio rectovesicalis beim Mann, rectouterina bei der Frau) statt.

2. Chronisch-unspezifische Peritonitis

Pathogenese: Sie kann zum einen von einer akuten bakteriellen Peritonitis ausgehen, zum anderen durch chemisch-physikalische Noxen wie Fremdkörper (z. B. Talkum, liegengebliebene Tupfer) hervorgerufen werden (Fremdkörperperitonitis).

Sonderform

• *Sklerosierende obstruktive Peritonitis*

Pathogenese: Diese chronische Bauchfellentzündung tritt vor allem bei Patienten mit kontinuierlicher ambulanter Peritonealdialyse auf, die bereits einige bakterielle Peritonitiden durchgemacht haben. Eine Entgleisung des Prostaglandinstoffwechsels mit Freisetzung oder Einschwemmung von fibroplastischen Substanzen (z. B. Fibrinsplits, Interleukin-I) scheint dabei pathogenetisch mitentscheidend zu sein.

Morphologisch geht die sklerosierende Peritonitis mit einer plattenartigen, weißlich-derben Verdikkung des viszeralen und parietalen Peritoneums einher. Diese Bindegewebsplatte weist aufgrund einer Myofibroblastenwucherung, kontraktile Eigenschaften auf und führt zu umschriebenen Obstruktionen und zu poststenotischen Dilatationen des Dünndarms. Die Mesenterialwurzel und der Dickdarm bleiben in typischer Weise frei. Histologisch findet man in der Bindegewebsplatte ein oberflächliches Fibrinexsudat und ein schütteres granulozytäres Infiltrat mit zahlreichen gewucherten Myofibroblasten in einem sklerosierten, zum Teil hyalinisierten Fasergewebe.

3. Peritonitis tuberculosa

Pathogenese: Sie steht an erster Stelle der chronisch-spezifischen Peritonitiden und geht entweder direkt von einer retroperitonealen Lymphknotentuberkulose oder von einer Salpingitis tuberculosa aus oder entsteht im Rahmen einer hämatogenen Streuung.

Morphologisch manifestiert sie sich in folgenden zwei Formen:

• *Peritonitis tuberculosa* als rasch verlaufende, exsudativ-verkäsende Entzündung mit starker serofibrinöser, meist auch hämorrhagischer Aszitesbildung;

• *Tuberculosis peritonei* als Peritonitis sicca mit Ausbildung von meist tumorartig konfluierenden Tuberkeln (S. 240).

Neoplastische Läsionen

1. Diffuse peritoneale Leiomyomatose

Definition und Morphologie: Das Peritoneum ist diffus übersät mit leiomyomartigen Knötchen von 0,5–10 cm Größe. Betroffen sind meist Frauen im gebärfähigen Alter. Die Läsion kann zwar rezidivieren, eine maligne Entartung ist aber extrem selten.

2. Zystisches Peritonealmesotheliom

Morphologie: Dieser aus traubenförmig angeordneten Zysten zusammengesetzte, seltene solitäre Tumor wurde früher oft mit zystischen Lymphangiomen verwechselt. Seine Zysten werden jedoch von Zellen ausgekleidet, die immunzytochemisch (Keratinexpression) und ultrastrukturell (Mikrovilli, Desmosomen) alle Merkmale von Mesothelzellen aufweisen. Die oft voluminösen Tumoren sind gutartig, neigen aber zu Rezidiven.

3. Malignes Peritonealmesotheliom

Morphologie: Dieser Tumor geht von den Peritonealmesothelien aus. Pathogenese und histologischer Aufbau teilt er sich mit dem Pleuramesotheliom (S. 656). Im Gegensatz zum benignen zystischen Mesotheliom besteht das maligne Pleuramesotheliom ausschließlich aus diffus, den Peritonealraum durchsetzenden, oft papillären Mesothelproliferaten.

4. Metastasen

Pathogenese: Sie sind häufiger als die primären Peritonealtumoren und gehen meist von Karzinomen des Magens, Kolons, der Ovarien, Gallenblase, Pankreas und Uterus aus. Sie entstehen entweder dadurch, daß sich die Tumorzellen kontinuierlich auf dem Lymphweg ins Peritoneum ausbreiten oder daß sie durch Darmperistaltik oder Aszites aus ihrem Zellverband losgelöst werden. Die Tumorzellen besiedeln vor allem den Mesenterialansatz und sinken in den Douglas-Raum ab.

Morphologisch imponiert eine solche peritoneale Tumoraussaat als miliare grauweißliche Knötchen (= *Peritonealkarzinose*) und wird oft von einem serofibrösen oder hämorrhagischen Aszites, gelegentlich auch von Verwachsungen in Form eines Konglomerattumors begleitet.

Sonderform der Peritonealmetastasen

- *Pseudomyxoma peritonaei* (ICD-O-8480/6)

Pathogenese: Dieses ernste Krankheitsbild entsteht dadurch, daß ein *muzinöses Ovarialzystadenom* oder eine *Mukozele der Appendix* platzt, so daß ihr gallertartiger Inhalt samt schleimbildenden Epithelien in die freie Bauchhöhle gelangt. Dort setzen sie nach ihrer Absiedelung die Schleimbildung fort, was zu Verwachsungen, Ileus und Exitus letalis führen kann.

Literatur

Analregion

Buchmann, P.: Lehrbuch der Proctologie. Huber, Bern 1988
Clark, J., et al.: Epidermoid carcinoma of the anal canal. Cancer 57 (1986) 400
Fenger, C.: Histology of the anal canal. Amer. J. surg. Pathol. 12 (1988) 41
Hansen, H., F. Stelzner: Proktologie. Springer, Berlin 1987
Kröpfl, A., et al.: Bowenoides Carcinoma in situ, bowenoide Papulose der Analregion. Colo-Proctol. 6 (1984) 9
Singh, R., et al.: Malignant epithelial tumors of the anal canal. Cancer 48 (1981) 411
Staubesand, J., et al.: Über die „Goldenen Adern", ein Beitrag zur Histophysiologie der sog. Glomerula venosa haemorrhoidalia. Morph. Jb. 104 (1963) 405
Stein, E.: Das anorectale Melanom. Colo-Proctol. 6 (1984) 142
Stelzner, F.: Das Corpus cavernosum recti und seine Hyperplasie – die Hämorrhoiden. Dtsch. Ärztebl. 87 (1990) 1578

Bauchfell

Augustin, R.: Peritonitis in CAPD. Contrib. Nephrol. 57 (1986) 1
Kannerstein, M., J. Churg: Peritoneal mesothelioma. Hum. Pathol. 8 (1977) 83
Limber, G. K., et al.: Pseudomyxoma peritonei. Ann. Surg. 178 (1973) 587
Otto, H. F., et al.: Peritoneum. In Dörr, W., G. Seifert, E. Uehlinger: Spezielle pathologische Anatomie. Bd. II/2. Springer, Berlin 1976 (S. 632ff.)
Remmele, W.: Peritoneum, Retroperitoneum, Hernien. In Remmele, W.: Pathologie. Springer, Berlin 1984 (S. 539ff.)
Thor, D., et al.: Pathology of the fallopian tube, broad ligament, peritoneum and pelvic soft tissue. Hum. Pathol. 22 (1991) 856
Wacha, H., E. Ungeheuer: Die sekundäre diffuse Peritonitis. Dtsch. Ärztebl. 81 (1984) 2240
Wilms, H., H. B. Steinhauer, U. N. Riede: Die sklerosierende Peritonitis nach kontinuierlicher ambulanter Peritoneal-Dialyse. Chirurg 57 (1986) 737

Der Gastrointestinaltrakt dient der Aufbereitung des Nahrungsbreis zu resorbierbaren Nähr- und Baustoffen. Was unverdaubar übrigbleibt, wird als Kot ausgeschieden. Damit dieser Verdauungsprozeß reibungslos ablaufen kann, schaltet der Organismus noch eine Reihe von enzymatischen Zerkleinerungsmaschinen in Form proteolytischer Sekrete der Bauchspeicheldrüse, aber auch Fettemulgierungsmittel in Form der in der Leber gebildeten Galle ein. Im folgenden Kapitel werden deshalb Erkrankungen solcher Organe besprochen, welche Zulieferorgane des Magen-Darm-Traktes sind: das *„hepatopankreatische System"*.

13 Hepatopankreatisches System

U.-N. Riede, H. Denk, M. Stolte und H.-E. Schaefer

Leber

U.-N. Riede, H. Denk und H.-E. Schaefer*

Die Leber (lat. hepar) kann ihre zahlreichen Aufgaben nur dann erfüllen, wenn ihr funktioneller Aufbau eine ordnungsgemäße Durchblutung und einen ungestörten Gallenabfluß gewährleistet. Dieser Anforderung wird bereits in der Organogenese Rechnung getragen, so daß sich die meisten **ontogenetischen Läsionen** in Störungen der Gefäß- und/oder Gallegangsarchitektur äußern. Auf der Suche nach der kleinsten, morphologisch faßbaren Funktionseinheit der Leber wurden verschiedene Modelle entwickelt (Abb. 13.**1**). Unter ihnen hat das Leberläppchen einen deskriptiven, der Leberazinus einen funktionellen Stellenwert.

Als größte Drüse des menschlichen Organismus – sie wiegt normalerweise 1500 g – nimmt die Leber Stoffe aus dem Blut, vor allem des intestinalen Einzugsgebietes, auf, verstoffwechselt und entgiftet sie. Daneben baut sie aber auch die recht beträchtlichen Mengen von Blutfarbstoff aus der Erythrozytenmauserung ab und sorgt für die Cholesterinausscheidung über die von ihr produzierte Galleflüssigkeit. Da die Leber wegen ihrer organspezifischen Makrophagen ein Mitglied des Makrophagensystems (RHS) ist, verwundert es nicht, daß sie in einige angeborene Stoffwechselstörungen involviert ist, und sei es nur, daß sie bestimmte Schlüsselstoffe speichert. Demzufolge sind alle **metabolischen Läsionen** der Leber gewissermaßen auch **funktionelle Läsionen**. Die klinisch auffälligsten darunter sind dabei Störungen der Bilirubin- und Galleausscheidung, die bereits bei den Störungen des Pigmentstoffwechsels besprochen worden sind.

Entzündliche Läsionen können je nach Ätiologie und Erreger granulomatösen oder abszedierenden Charakter haben. Bei einigen viralinszenierten Erkrankungen ist die Leber nur ein Seitenschauplatz einer allgemeinen Infektionskrankheit. Solche Leberaffektionen werden deshalb als *Virusbegleithepatitis* bezeichnet und von den eigentlichen *Virushepatitiden* abgegrenzt. Diese werden nämlich durch solche Viren ausgelöst, die es ganz besonders auf die Leberzellen abgesehen haben (Hepatotropismus). Dabei wird der Leber manchmal der Übereifer aggressiv umgestimmter T-Lymphozyten zum Verhängnis, der vielen Leberzellen das Leben kostet. Diese lymphozytären Scharmützel können sich verselbständigen und sich in Form einer *chronischen Hepatitis* monatelang hinziehen, bis schließlich die ursprüngliche Histoarchitektur der Leber nicht mehr zu erkennen ist. Dazu sind aber auch einige chemische Schadstoffe wie Alkohol und Arzneimittel im Rahmen **toxischer Läsionen** sowie bestimmte Abfallprodukte des Stoffwechsels im Rahmen metabolischer Läsionen imstande. Dank ihrer außergewöhnlichen Regenerationsfähigkeit – die Leber steckt Zweidrittelschäden ohne weiteres weg! – kann sie eine permanente oder schubweise Zellzerstörung bis zu einem gewissen Grade ausgleichen. Berühren die Leberschäden aber die funktionelle Histoarchitektur, so daß diese notdürftig durch Narbengewebe gedeckt werden muß, resultiert ein knotiger Leberumbau mit narbiger Schrumpfung, was man als *Leberzirrhose* bezeichnet. Diese **funktionelle Läsion** ist gleichsam eine gemeinsame Endstrecke aller schweren ontogenetischen, metabolischen, entzündlichen und toxischen Läsionen und impliziert eine tiefgreifende **Leberschädigung.** Sie stellt letztlich ein Bindeglied zu den **neoplastischen Läsionen** in Form der *Leberzellkarzinome* dar. Entsprechend dem Gefäßreichtum der Leber dominieren unter den benignen Tumoren die *Hämangiome.* Dieser Gefäßreichtum macht die Leber auch zu einem häufigen Absiedlungsort für Tumorzellen aus anderen Organen.

Die außerordentliche Anpassungsfähigkeit der Leber drückt sich histologisch darin aus, daß sie auf Zellschädigungen mit bestimmten Reaktionsmustern reagiert, welche auch bei den verschiedenen Lebererkrankungen auftreten. Sie werden deshalb im folgenden besprochen und den eigentlichen Lebererkrankungen vorangestellt:

* Neubearbeitung auf der Grundlage des gleichnamigen Kapitels der 1. Auflage (1986) von H. K. Koch und U.-N. Riede.

Subletale Hepatozytenschäden

Subletale Zellschädigungen führen definitionsgemäß nicht zum Zelltod (S. 135) und bedeuten deshalb immer, daß die Leberzelle, wenn auch mit Einschränkung, noch lebensfähig ist:

Milchglaszellen sind vergrößerte Hepatozyten mit verstärkt eosinophilem, milchglasartigem Zytoplasma (Abb. 13.**2**). Sie sind das morphologische Korrelat einer ausgeprägten Hyperplasie des glatten endoplasmatischen Retikulums, welche entweder durch Hepatitis-B-Viren oder durch Arz-

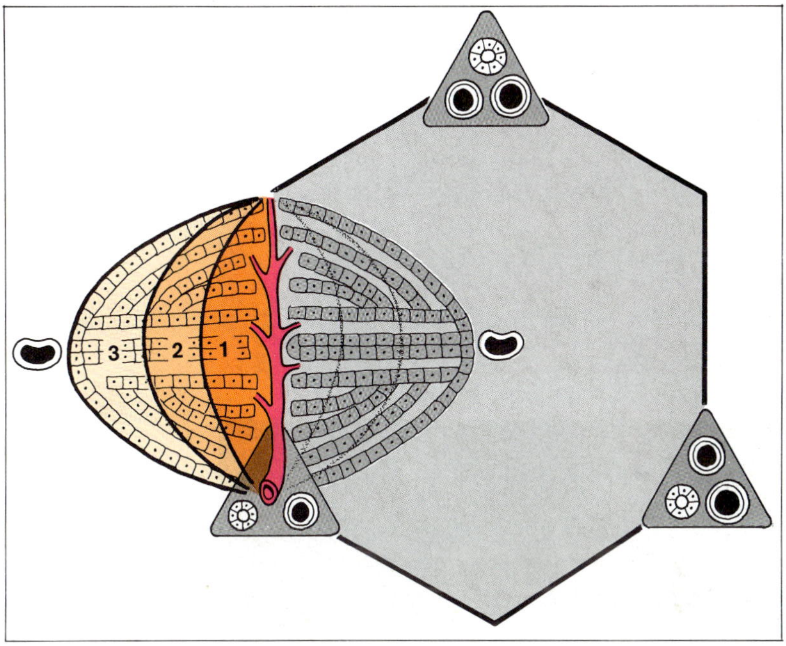

Abb. 13.**1** Schematische Darstellung der beiden wichtigsten Modelle der kleinsten morphologisch faßbaren Funktionseinheit der Leber: Grau: das sechseckige Kiernan-Leberläppchen (Lobulus) mit der Zentralvene im Zentrum und den Portalfeldern in der Peripherie. Es wird immer noch zur Beschreibung von Leberparenchymschäden benutzt. Farbig: der ovaloide Rappaport-Leberazinus mit einem terminalen Pfortaderast (rot) als Achse und der Zentralvene in der Peripherie. In diesem Leberazinus lassen sich drei metabolische Zonen abgrenzen. Die Zone 1 ist nährstoffreich, die Zone 3 nährstoffarm. Diese zonale Gliederung tritt besonders bei Blutstauung und ischämischen Nekrosen zutage

neimittel wie Barbiturate ausgelöst werden kann. Im ersteren Fall kommt es zur Speicherung viraler Hüllproteine; im letzteren zur Induktion entgiftender Enzyme.

Schollige Zytoplasmabasophilie: Basophile Zytoplasmaschollen beruhen auf einer herdförmigen Hyperplasie des rauhen endoplasmatischen Retikulums mit entsprechender intrazytoplasmatischer RNS-Anhäufung. Sie sind Ausdruck einer Regeneration und werden meist von einer entsprechenden Zellkern- und Nukleolenvergrößerung und Unregelmäßigkeiten in der Anordnung der Leberzellbalken begleitet.

Hydropische Zellschwellung: In diesem Falle sind die Hepatozyten geschwollen und weisen histologisch ein aufgehelltes, strähniges Zytoplasma auf (vgl. Abb. 2.**8**). Im Gegensatz zu den lytischen Nekrosen (s. unten) sind jedoch die Zellgrenzen noch deutlich erkennbar. Ultrastrukturell liegt eine Vakuolisierung und Ballonierung der Zellorganellen zugrunde, was Ausdruck einer schweren, aber oft noch reversiblen Zellschädigung ist (Abb. 13.**6**).

Netzdegeneration („federige Degeneration"): Durch Retention von Gallebestandteilen (Gallensäuren), kommt es infolge Membranschädigung (Detergenseffekt) zu netzartigen Zytoplasmaveränderungen (Abb. 13.**6**).

Leberzellverfettung: Histologisch unterscheidet man eine Leberzellverfettung, bei der weniger als 50% aller Hepatozyten betroffen sind, von einer Fettleber, bei der mehr als 50% der Hepatozyten verfettet sind. Herdförmige Verfettungen können entweder regellos oder zonal verteilt sein. Im letzteren Falle weisen läppchenzentrale Verfettungen meist auf eine Hypoxie, periportale Verfettung auf eine Fettmast hin. Je nach Ausmaß und Größe der Fetttropfen in den einzelnen Leberzellen spricht man von folgenden Verfettungsformen (Abb. 13.**3**):

– *Kleintropfige Verfettung:* Bei diesem Verfettungstyp, welcher immer am Anfang einer Leberverfettung steht, finden sich mehrere kleine lipidhaltige Vesikel im hepatozellulären Zytoplasma. In besonderen Fällen weist er auf eine tiefgreifende hepatozelluläre Stoffwechselstörung hin

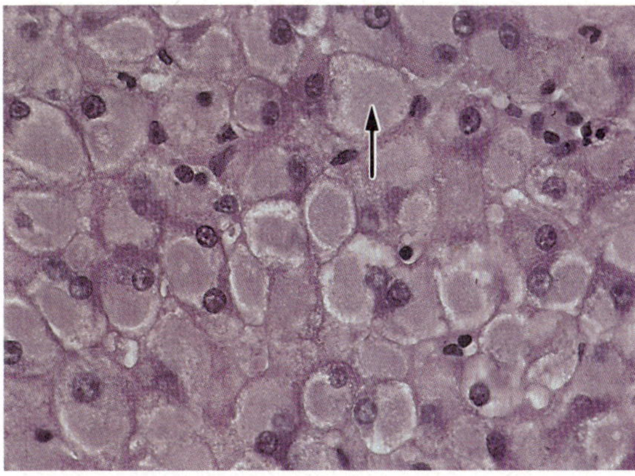

Abb. 13.**2** Milchglashepatozyten: Mit homogenem, feingranulärem Zytoplasma (Pfeil) als Ausdruck einer SER-Hyperplasie, in diesem Fall HBs-Antigen im glatten endoplasmatischen Retikulum (HE, Vergr. 1 : 350)

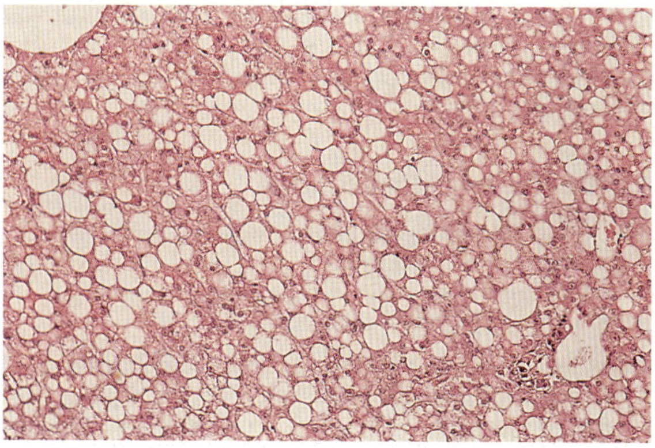

Abb. 13.**3** Großtropfige Leberzellverfettung bei Fettleber (HE, Vergr. 1 : 150)

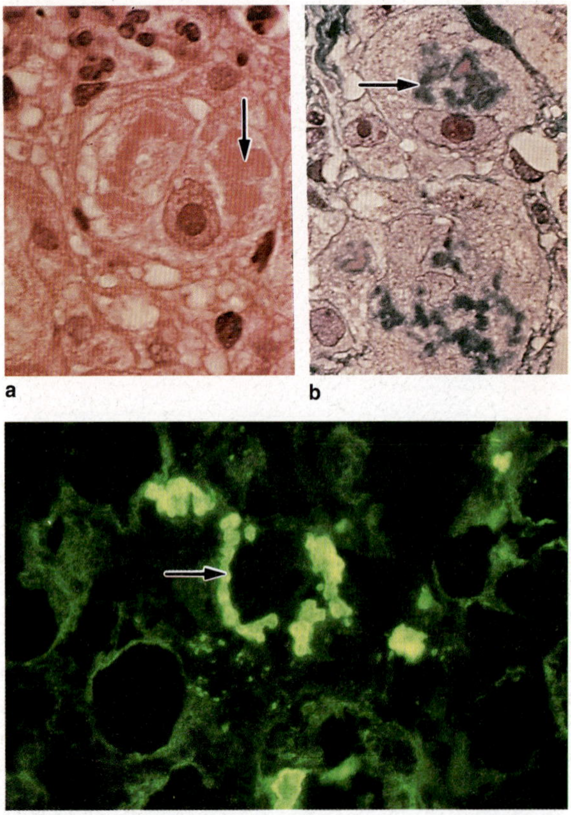

a b c

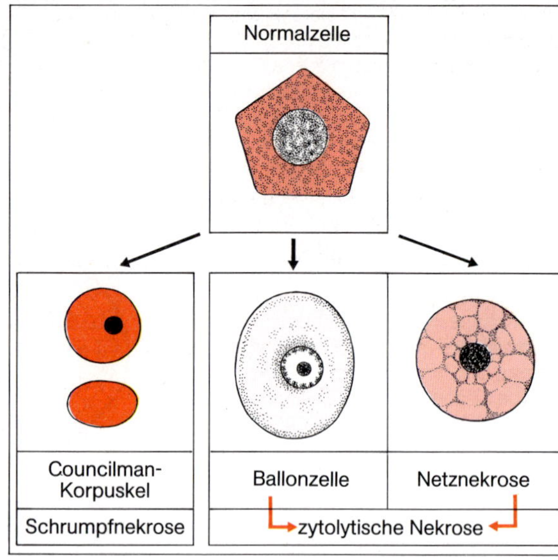

Abb. 13.**5** Formen der Leberzellnekrosen (Schema)

◀ Abb. 13.**4 a–c** Mallory-Körper in den Hepatozyten als hirschgeweihförmiges, intrazytoplasmatisches, alkoholisches Hyalin (Pfeile):
a HE, Vergr. 1 : 350
b CAB, Vergr. 1 : 350
c Immunfluoreszenzmikroskopisch reagieren die Mallory-Körper (Pfeil) spezifisch mit Keratinantikörpern (Vergr. 1 : 350)

(Tetracycline, Schwangerschaftsleber, Alkoholfettleber, Reye-Syndrom).

– *Großtropfige Verfettung:* Die betroffene Leberzelle ist mit einzelnen großen Lipidvakuolen angefüllt, welche den Zellkern an die Zytoplasmaperipherie verdrängen.

Fokale Zytoplasmadegeneration: Dabei handelt es sich um folgende Veränderungen:

- Fokale Zytoplasmanekrosen (Abb. 4.**5**),
- Mallory-Körper in Form unregelmäßig begrenzter eosinophiler Zytoplasmaeinschlüsse (Abb. 2.**32** und Abb. 13.**4a–c**),
- leuchtend eosinophile Proteintropfen bei hepatozellulärer Sekretionsstörung (α_1-Antitrypsin, Fibrinogen),
- Megamitochondrien (S. 22).

Lipofuszinose: Die Ablagerung des Lipofuszinpigmentes (S. 34) tritt physiologischerweise im höheren Alter auf (braune Leberatrophie). Die gleiche Veränderung findet man auch bei schweren Erkrankungen, die mit einer Kachexie einhergehen.

Letale Hepatozytenschäden

Eine letale Zellschädigung führt definitionsgemäß zum Zelltod und damit zur Nekrose (S. 134). In der Leber (Abb. 13.**5**) begegnet man dabei meist Schrumpfnekrosen (s. S. 137) oder zytolytischen Nekrosen.

Schrumpfnekrosen: In diesem Falle schrumpfen die abgestorbenen Leberepithelien und fallen als eosinophile Korpuskel (eosinophile Körperchen, Councilman-Körperchen = Apoptosekörper) (S. 139; Abb. 13.**5**, 13.**18**) auf.

Zytolytische Nekrosen: Dieser Nekrosetyp ist durch eine Zellschwellung in Form von Ballonzellen gekennzeichnet, so daß es zur nachfolgenden Auflösung der Zellgrenzen sowie Karyolyse oder Karyorrhexis kommt. Sie sind das Resultat einer zytotoxischen Schädigung. Die Netznekrose wird vor allem unter dem Einfluß von Gallensäuren (extrahepatische Cholestase) beobachtet. Ihr Vorstadium ist die federige Zytoplasmadegeneration (Abb. 13.**11**).

Da Funktion und Regeneration des Leberparenchyms eng mit der Histoarchitektur verbunden sind, ist es wichtig zu wissen, in welchem Umfang und Verteilungsmuster der Nekroseprozeß die Läppchenstruktur oder den Leberazinus zerstört hat (Abb. 13.**6**).

– *Einzelzellnekrosen* können entweder regellos verteilt (disseminiert) sein oder in bestimmten Zonen des Leberläppchens auftreten.

– *Disseminierte Nekrosen* sind als Einzelzellnekrosen oder als Gruppennekrosen regellos im Leberläppchen verteilt.

– *Zonale Nekrosen* kommen als zentrolobuläre oder als peripherolobuläre Nekrosen vor.

– *Submassive Nekrosen* (= konfluierende Nekrosen) erfassen größere Läppchenpartien.

– *Massive Nekrosen* zerstören das ganze Leberläppchen.

– *Multilobuläre Nekrosen* erfassen zusammenhängende Abschnitte mehrerer Leberläppchen.

– *Brückennekrosen* reichen von einer Zone in die andere. Dabei kann es zu venovenösen Brückenbildungen, portovenösen Brückenbildungen und portoportalen Brückenbildungen der Nekrosebezirke (Abb. 13.**6**) kommen.

– *Mottenfraßnekrose:* Bei den Mottenfraßnekrosen (= Piece-meal-Nekrosen) handelt es sich um eine besondere

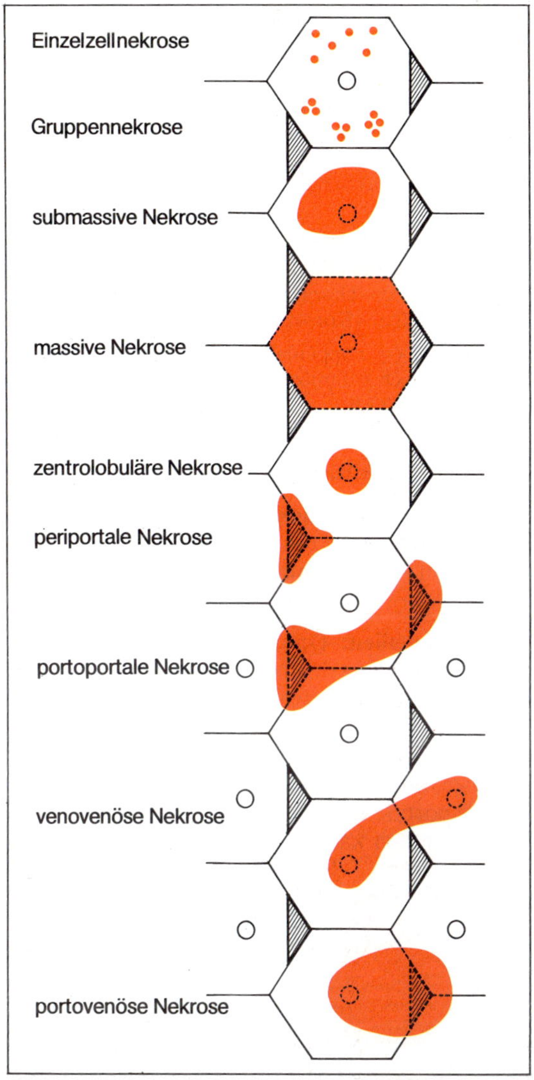

◀ Abb. 13.**6** Schematische Darstellung der verschiedenen Lebernekrosetypen in bezug auf ihre Ausdehnung

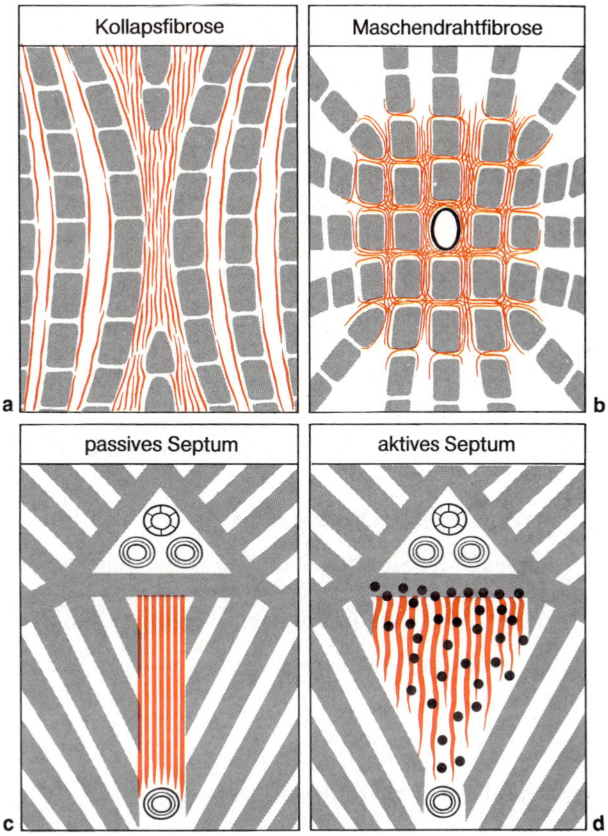

Abb. 13.**7a–d** Leberfibrosetypen (Schema)

Nekroseform, bei der kleine Leberzellgruppen im Grenzbereich zwischen Portalfeld und Leberparenchym (= parenchymatöse Grenzlamelle) in Form zytolytischer Leberzellnekrosen zugrunde gehen. Diesen Nekrosen kriechen dichte lymphozytäre Infiltrate aus dem Portalfeld hinterher. Die überlebenden Hepatozyten proliferieren rosettenartig. Diese Nekroseform tritt im Rahmen autoaggressiver Entzündungen oder anderer immunpathologischer Prozesse auf (Abb. 13.**28a**).

Fibrosen

Gruppennekrosen können nur bei kurzzeitiger Noxeneinwirkung folgenlos ausheilen, ansonsten werden sie durch Narbengewebe ersetzt, wobei folgende Fibrosetypen entstehen:

- *Maschendrahtfibrose:* Sie ist eine Sonderform der Fibrose. Dabei werden die Hepatozyten durch Kollagenfasern so umrahmt, daß ein maschendrahtartiger Aspekt entsteht. Diese imponiert als perisinusoidale und als intersinusoidale Fibrose (Abb. 13.**7b**).
- *Kollapsfibrose:* Die Gruppennekrose hat zum Kollaps des Retikulumfasergerüstes geführt und wird durch ein Kollagentyp-I-reiches Fasergewebe ersetzt (Abb. 13.**7a**).
- *Passive Septen:* Dabei handelt es sich um eine Narbenbildung mit gestreckt verlaufenden Kollagenfaserbündeln im Bereich von Brückennekrosen nach vorherigem Kollaps des Gitterfasernetzes (= Kollapssepten) (Abb. 13.**7c**).
- *Aktive Septen* bestehen aus lockeren Kollagenfaserbündeln mit Entzündungszellen, zwischen welchen man noch einzelne übriggebliebene Hepatozyten finden kann. Sie entwickeln sich im Gefolge von Mottenfraßnekrosen und verlaufen, der radialen Entzündungsausbreitung folgend, meist vom Portalfeld zur Zentralvene hin (Abb. 13.**7d**).

Ikterus

Siehe S. 118.

Ontogenetische Läsionen

Embryologie: Bei der Entwicklung des intrahepatischen Gallengangssystems bildet sich zunächst um die Portalvene und um ein portales gallengangsloses Mesenchym eine schmale Leberzellplatte (= primitive Grenzlamelle). Aus ihr entstehen als Vorläufer der Gallengänge Epithelbläschen, die aber mit den Leberzellen in Verbindung stehen (= *kribriforme Zellplatte*). Die hepatozellulären Bläschen wandeln sich zu Duktulusepithelien um, und die primitiven Duktuli anastomosieren zu einem geschlossenen Netz um das primitive Portalfeld (= *Duktalplatte*). Dieses duktuläre Netzsystem bildet sich zurück und wandelt sich zum definitiven portalen Gallengang mit den abgehenden terminalen Duktuli um, welche an die Kanalikuli anschließen.

1. Anatomische Leberanomalien

Leberagenesie: Sie ist äußerst selten und wird in der Regel von weiteren schweren Organfehlbildungen begleitet, die nicht mit dem Leben vereinbar sind.

Lageanomalien kommen im Rahmen eines Situs inversus totalis oder eines Situs inversus abdominalis oder bei angeborenen Zwerchfellhernien vor (vgl. Abb. 2.**40**).

Akzessorische Leberlappen sind gar nicht so selten. Sie haben meist keinen Krankheitswert. Der medial der Gallenblase gelegene Lobus accessorius Riedel geht vom rechten Leberlappen aus und kann bei der palpatorischen Untersuchung der Gallenblase mit einem Gallenblasentumor verwechselt werden.

Von den angeborenen Leberformanomalien sind folgende erworbene Formen abzugrenzen:

Zwerchfellfurchen: Sie verlaufen sagittal meist auf der Kuppe des rechten Leberlappens und werden durch den Druck hypertrophierter Zwerchfellmuskelbündel gegen die Leber ausgelöst. Dem entsprechend sind sie ein Zeichen für chronisch-obstruktive Lungenerkrankungen (vor allem Lungenemphysem).

Schnürfurchen: Sie verlaufen quer über die Oberfläche vor allem des rechten Leberlappens. Sie gehen auf Deformierungen der unteren Thoraxapertur (z. B. Kyphoskoliose) oder Schnürleibchen (Korsetts) zurück (Abb. 13.**8**).

Hepar lobatum (= Lappenleber): Infolge tiefer narbiger Einziehungen nach gummöser Hepatitis im Rahmen einer Tertiärlues (Abb. 13.**9**).

2. Gefäßanomalien

Leberarterienaberrationen: Sie sind recht häufig, funktionell meist bedeutungslos, aber für die Interpretation von Angiogrammen der Leberpforte wichtig.

Pfortaderanomalien: Das Spektrum der Pfortaderanomalien umfaßt a) den präduodenalen Verlauf der Pfortader, b) obstruktive, intravasale Klappenbildungen, c) Pfortaderduplikaturen, d) kavernöse Pfortadertransformation sowie e) Pfortaderhypoplasie, -atresie. Die stenosierenden Pfortaderanomalien rufen eine portale Hypertonie (S. 770) hervor.

Gelegentlich kann die Leber auch im Rahmen der hereditären Teleangiektasie (Morbus Osler, S. 411) mitbetroffen sein.

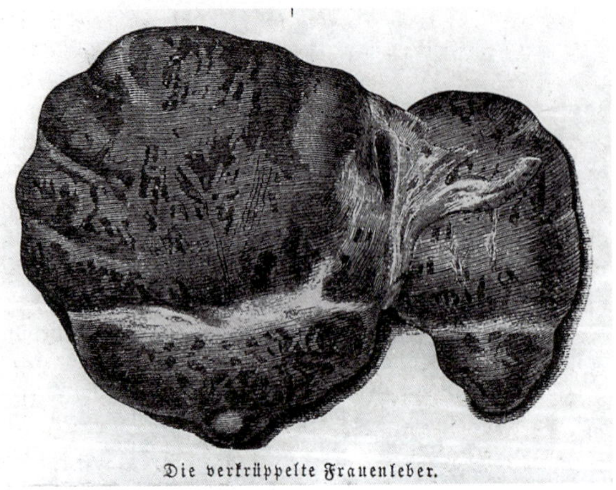

Abb. 13.**8** Beispiel einer erworbenen Formveränderung der Leber mit quer über die Oberfläche verlaufender Korsettschnürfurche und sagittal verlaufenden Zwerchfellschnürfurchen. Ein zeitkritisches Dokument zur Anprangerung der ungesunden Lebensweise der ein modisches Schnürkorsett tragenden Frauen (aus: „Die Gartenlaube"; Illustriertes Familienblatt. Ernst Keil Verlag, Leipzig 1855, S. 213)

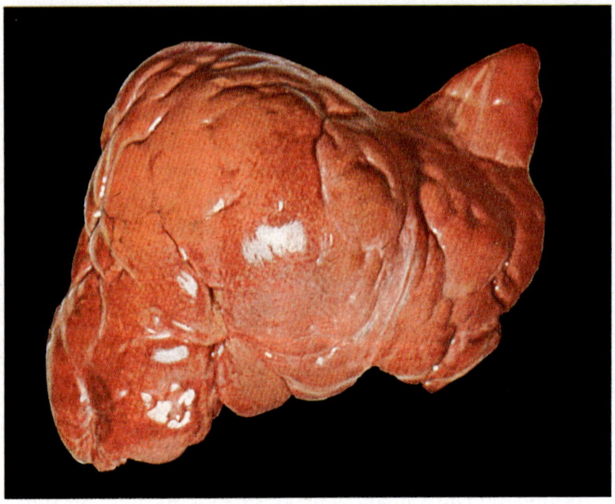

Abb. 13.**9** Hepar lobatum: Die schweren Parenchymschäden im Rahmen der luischen Hepatitis werden durch tiefe narbige Einziehungen ersetzt, die der Leber ein lappiges Aussehen geben (Original: Roessle)

Tabelle 13.1 Formen der konnatalen Leberzysten

	Zystische Leberfehlbildung	Erbgang Pathogenese	Morphologie	Klinik
Typ I	einfache Zyste	? z. T. sporadisch	solitäre Leberzyste	Verdrängungssymptomatik Karzinomentstehung möglich
Typ II	kongenitale polyzystische Erkrankung:			
	a) infantiler Typ	autosomal rezessiv, kein Anschluß der intrahepatischen Gallengangsanlagen an Abführgänge	multiple kommunizierende Leberzysten mit Zystennieren	frühe Mortalität portale Hypertonie
	b) adulter Typ	autosomal dominant	mehrere große Leberzysten, z. T. mit Nierenzysten	portale Hypertonie
Typ III	Mikrohamartome (v.-Meyenburg-Komplexe)	Duktalplattenpersistenz	5 mm große, grauweiße Herde mit gewucherten, z. T. zystischen Gallengängen – einzeln → – multipel (exzessiv) →	 keine Symptome portale Symptome
Typ IV	Caroli-Krankheit	Duktalplattenpersistenz mit entzündlicher Kanalikulusstriktur	divertikelartige Dilatation intrahepatischer Gallengänge in fibrosierten Portalfeldern	Cholangitis Cholelithiasis (Gallengangskarzinome)
Typ V	Choledochuszysten	(s. extrahepatische Gallenwegserkrankung, S. 781)		Zusammenhang mit Turner-Syndrom

3. Konnatale Leberzysten

Morphologie: Sie gehen oft mit anderen Organfehlbildungen einher und müssen differentialdiagnostisch von den parasitären Leberzysten (S. 764) abgegrenzt werden. Die konnatalen Leberzysten sind oft multipel und werden meist von einem Zylinderepithel ausgekleidet.

Komplikationen: Sind die Leberzysten groß und zahlreich, so wirken sie raumfordernd und können über einen präsinusoidalen Block einen Pfortaderhochdruck auslösen. Im Ultraschall sind sie echofrei.

Klinisch werden fünf Formen der konnatalen Leberzysten voneinander abgegrenzt. Sie sind in Tabelle 13.**1** zusammengestellt.

4. Infantile obstruktive Cholangiopathie

Allgemeine Definition: Unter diesem Begriff wird eine Reihe hepatobiliärer Erkrankungen mit (post-) infektiöser und/oder genetischer Ätiologie zusammengefaßt, die früher als kongenitale Fehlbildungen gedeutet wurden. Dazu gehören:

- *neonatale Riesenzellhepatitis* (S. 749),
- *extrahepatische Gallengangsatresie,*
- *intrahepatische Gallengangsatresie.*

Sie können allesamt unterschiedliche Ursachen haben und stehen in Beziehung zur kongenitalen hepatischen Fibrose und dem Morbus Caroli sowie zur Cholangiodysplasie und zu den von Meyenburg-Komplexen:

Intrahepatische Gallengangsatresie

Definition: Eine Krankheitsgruppe mit mangelhafter Ausbildung der intrahepatischen Gallengänge („Armut an intrahepatischen Gallengängen"), die entweder syndromatisch oder nichtsyndromatisch vorkommen:

- *Syndromatische Form (arteriohepatische Dysplasie, Alagille-Syndrom):* Bei dieser angeborenen Leberfehlbildung findet man gleichzeitig kraniofaziale Dysplasien, Herz- und Skelettfehlbildungen.
- *Nichtsyndromatische Formen:* Sie kommen beim α_1-Antitrypsin-Mangel, bei der Mukoviszidose, Zellweger-Syndrom, kongenitalem Röteln-, Zytomegalovirusinfekt, Gallensäurestoffwechselstörungen vor.

Morphologie: Makroskopisch ist die Leber ikterisch (gelb) verfärbt. Histologisch findet man wenige, kaum fibrosierte Portalfelder mit einer Armut an intrahepatischen Gallengängen. Zum Teil fehlen auch Blutgefäße ganz oder teilweise. Als Reaktion auf den behinderten Galleabfluß kommt es zu entzündlichen Reaktionen des Leberparenchyms, die zum zirrhotischen Leberumbau führen können.

Therapie: Lebertransplantation (S. 781).

Kongenitale hepatische Fibrose

Definition: Eine fibrosierende Lebererkrankung mit autosomal rezessivem Erbgang, welche sich meist im Kindesalter bemerkbar macht.

Pathogenese: Bei dieser ätiologisch noch ungeklärten Erkrankung dürfte formalpathogenetisch eine Duktalplattenpersistenz mit Fibrose vorliegen. Diesbezüglich besteht auch eine Beziehung zum *Morbus Caroli,* bei dem jedoch die intrahepatischen Gallengänge divertikelartig ausgeweitet sind (Tab. 13.**1**).

Morphologie: Die Leber ist hart und wird auf der Schnittfläche von grauweiß-netzigen Bindegewebssträngen durchzogen. Histologisch besteht eine diffuse periportale und perilobuläre Fibrose. Die entsprechenden Bindegewebssepten umrahmen einzelne Leberläppchen oder Läppchengruppen und enthalten zahlreiche dilatierte Gallengänge (Duktuli), die vor allem entlang der Grenzplatte (äußere Begrenzung des Leberläppchens) angeordnet sind.

Komplikationen: Portale Hypertonie; biliäre Infektionen mit Cholangitis.

Metabolische Läsionen

Die Leber ist als Drehscheibe im Intermediärstoffwechsel bei nahezu allen Stoffwechselstörungen direkt oder indirekt beteiligt. In diesem Abschnitt werden nur diejenigen angeborenen Stoffwechselkrankheiten näher besprochen, bei denen die Leber von Anfang an im Mittelpunkt des Krankheitsprozesses steht.

1. Hämochromatose

Definition: Die idiopathische Hämochromatose (= *Siderophilie)* ist eine autosomal rezessiv vererbte Eisenspeicherkrankheit; sie gehört zu den häufigsten Erbkrankheiten.

Pathogenese: S. 83.

Morphologie: Makroskopisch fällt die Leber im Anfangsstadium nur durch die rostbraune Parenchymfarbe auf, zu der sich im Spätstadium ein feinknotiger zirrhotischer Umbau in Form einer sog. *Pigmentzirrhose* hinzugesellt. Sie ist von der alkoholtoxischen Leberzirrhose mit verstärkter Eisenspeicherung (eisenhaltige Alkoholika) zu unterscheiden.

Histologisch findet man eine vom Portalfeld zur Zentralvene hin abnehmende Hämosiderinbeladung in Form einer *Parenchymsiderose* (anfänglich ohne Mesenchymsiderose, s. unten). Bei der Hämochromatose speichern auch die Gallengangsepithelien Hämosiderin, was jedoch auch bei Eisenüberladung im Rahmen einer sekundären Siderose vorkommen kann. Durch die zytotoxische Wirkung des ionisierten Eisens gehen die periportalen Leberzellen, welche am stärksten eisenhaltig sind, zugrunde. Dies hat eine reaktive Entzündung und eine um sich greifende portale Fibrose zur Folge. Mit fortschreitender Parenchymzerstörung bilden sich portoportale Narbensepten aus und leiten den zirrhotischen Umbau des Leberparenchyms ein (Abb. 13.**7 c** u. **d**). Mit zunehmender Krankheitsdauer speichern auch die Kupffer-Zellen das eisenhaltige Pigment, so daß die ursprüngliche Parenchymsiderose in zunehmendem Maße auch von einer Mesenchymsiderose begleitet wird.

Differentialdiagnose: Zur diagnostischen Unterscheidung einer primären Siderose (= Hämochromatose) von *sekundären Siderosen* ist eine Magenschleimhautbiopsie wegleitend: Bei der Hämochromatose speichern die Epithelien der Korpusdrüsen Hämosiderin, bei den sekundären Siderosen jedoch praktisch nie.

Therapie: Entleerung der Eisenspeicher durch Aderlaß. Frühdiagnostik!

2. Morbus Wilson

Definition: Eine autosomal rezessiv vererbte Kupferspeicherkrankheit.

Pathogenese: S. 85.

Morphologie: Diese Störung des Kupferstoffwechsels beginnt in der Leber mit einer asymptomatischen Kupferanhäufung und endet mit einer Leberparenchymzerstörung:

- *Asymptomatisches Stadium:* Die Leber ist makroskopisch weitgehend unauffällig. Histologisch sind die Leberzellen ungleich groß und meist feintropfig verfettet. Periportal findet man in den Hepatozyten eine Lipofuszinose oft zusammen mit kupferhaltigen Granula (Orcein-, Rhodamin-Färbung) sowie Glykogenlochkerne. Die Portalfelder sind geringradig lymphozytär infiltriert. Sowie die zytotoxische Schwelle des gespeicherten Kupfers überschritten wird, gehen die Hepatozyten zugrunde (Abb. 13.**10** und 13.**11**). Dabei kommt es aufgrund individueller Unterschiede zu folgendem klinischen und pathohistologischen Leberschädigungsmuster:

- *Akute Hepatitis:* Histologisch stehen lytische Einzelzellnekrosen mit lymphozytärem Entzündungsinfiltrat im Vordergrund, zu dem sich eine hepatozelluläre und kanalikuläre Cholestase (S. 122) hinzugesellt.

- *Fulminante Hepatitis:* Sie tritt vor allem bei jüngeren Patienten auf und geht mit derart ausgedehnten Leberparenchymnekrosen einher, daß ein Leberkoma (S. 772) resultiert. Die massive Kupferfreisetzung aus dem nekrotischen Lebergewebe bewirkt eine systemische Kupfervergiftung mit entsprechender hämolytischer Anämie.

- *Chronisch-aggressive Hepatitis:* Gelegentlich geht die Leberschädigung auch mit Mottenfraß- und Brückennekrosen einher, welche periportale fibröse Septen nach sich ziehen. Hinzu kommen Duktulusproliferationen. In diesem präzirrhotischen Stadium fällt der histochemische Kupfernachweis im Lebergewebe fast immer positiv aus.

- *Leberzirrhose:* Oft verläuft der Morbus Wilson subklinisch und wird meist erst dann erkannt, wenn

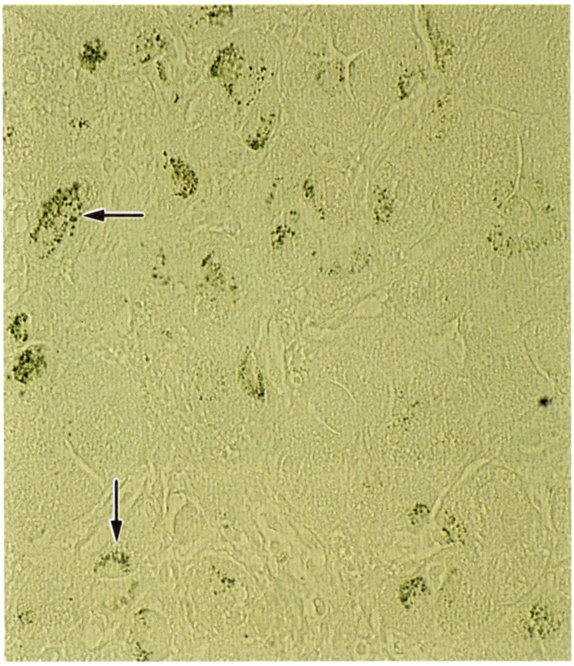

Abb. 13.**10** Morbus Wilson: Peribiliäre Kupferretention in Form kleiner schwarzer Körnchen (Pfeile) in den Hepatozyten (Orcein, Vergr. 1 : 200); vgl. Abb. 2.**13a**, S. 23

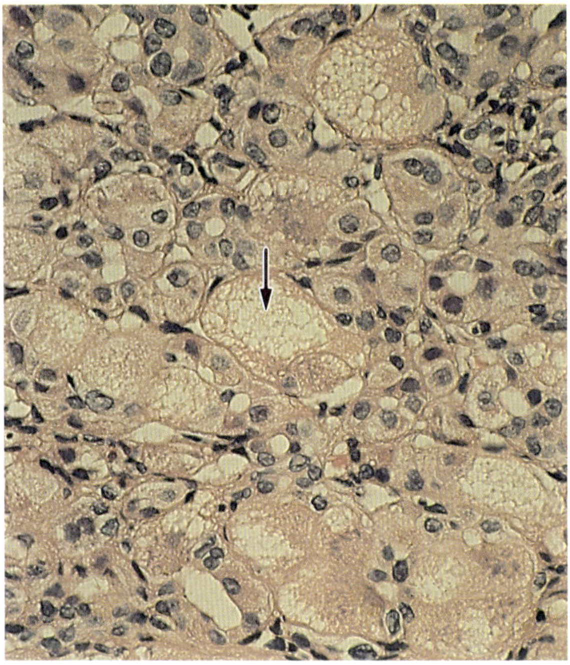

Abb. 13.**11** Morbus Wilson: Chronisch-aggressive Hepatitis mit lymphozytärer Parenchymzerstörung und Netznekrosen der Hepatozyten (Pfeil) (HE, Vergr. 1 : 200)

das Endstadium einer meist makronodulären (gelegentlich auch mikronodulären) Leberzirrhose vorliegt. Histologisch fehlen die Mottenfraßnekrosen nie. Charakteristisch sind ferner unterschiedlich breite, oft sogar nur schmale Fasersepten.

Klinischer Verlauf:
Phase I: Asymptomatische Kupferspeicherung in der Leber.
Phase II: Zytotoxischer Kupfereffekt auch mit Leberzellnekrose, Kupferfreisetzung und hämolytischer Anämie.
Phase III: Asymptomatische Kupferspeicherung in Gehirn und anderen Organen. Manifestation des Kayser-Fleischer-Kornealringes.
Phase IV: Neurologische Störungen in Folge Kuprotoxikose.
Therapie: D-Penicillamin.

3. α_1-Antitrypsin-Mangel

Definition: Genetisch determinierte Erkrankung mit verminderter Produktion des darüber hinaus auch noch defekten Proteinase-Inhibitors α_1-Antitrypsin.

Pathogenese: S. 54.

Morphologie: Der α_1-Antitrypsin-Mangel manifestiert sich an der Leber in folgenden drei Formen:

- *Neonatale (Riesenzell-)Hepatitis*

Sie tritt vor allem beim PiZZ-Phänotyp in etwa 10% der Fälle auf. Histologisch findet man eine hepatozelluläre und kanalikuläre Cholestase sowie eine Ballonierung der Hepatozyten, die bis zu lytischen Epithelnekrosen mit entsprechender Entzündungsreaktion fortschreiten. Im Rahmen der Leberzellregeneration neigen die Hepatozyten des Neugeborenen zu Riesenzellen zu fusionieren (Riesenzellhepatitis!). In den verbreiterten Portalfeldern findet man in einigen Fällen eine intrahepatische Gallengangsatresie (S. 747). Nach der 12. Lebenswoche lassen sich im hepatozellulären Zytoplasma die PAS-positiven, diastaseresistenten Kugeln meist nur beim PiZZ-Typ nachweisen. Diese Kugeln entsprechen retiniertem α_1-Antitrypsin.

- *Infantile Leberzirrhose*

Meist liegt eine mikronoduläre Leberzirrhose vor, welche alle Leberläppchen betrifft. Die Portalfelder sind fibrös verbreitert, vorwiegend lymphozytär infiltriert und enthalten duktuläre Proliferate. Als Ursache der Leberparenchymschädigung werden folgende Mechanismen diskutiert:

- Der nicht ausscheidungsfähige Proteinaseinhibitor staut sich in den Hepatozyten an und führt zur Zellschädigung.
- Im Rahmen der Zellnekrosen und der Begleitentzündung werden Proteasen freigesetzt, welche ungehemmt die Gewebsschädigung verstärken.

- *Adulte Lebererkrankung*

Etwa 15% aller Patienten vom PiZZ-Typ (selten andere Phänotypen) entwickeln erst im Erwachsenenalter eine Lebererkrankung in Form einer chronisch-aktiven Hepatitis oder in Form einer meist makronodulären Leberzirrhose.

Klinik und Verlauf: Die neonatale Hepatitis manifestiert sich als prolongierter cholestatischer Neugeborenenikterus. Sie schreitet in einem Teil der Fälle im frühen Kindesalter zur infantilen Leberzirrhose fort und führt entweder über eine portale Hypertonie oder über eine Leberinsuffizienz zum Tode. In einem Teil der Fälle mit neonataler Hepatitis klingt der Leberparenchymschaden ab und die Leberenzymwerte sowie das histologische Bild normalisieren sich. In diesen Fällen kommt es dann im frühen Erwachsenenalter zur Ausbildung eines destruktiven Lungenemphysems (S. 621). Das Risiko für ein hepatozelluläres Karzinom scheint erhöht zu sein.

Zirkulatorische Läsionen

Durchblutungsstörungen der Leber treten bei systemischer Beeinträchtigung der Blutzirkulation auf oder beruhen auf einer Gefäßveränderung, die prä-, intra- oder posthepatisch lokalisiert sein kann. Aus hämodynamischer Sicht unterscheidet man dabei Zuflußstörungen und Abflußstörungen der Leber:

Systemische Läsionen

Die Leber ist aufgrund ihrer venösen Sinusoide ein wichtigies Blutauffangsystem und enthält in Form der läppchenzentralen Parenchymzonen eine mit Sauerstoff kritisch versorgte Kreislaufperipherie. Dementsprechend gehen ein Rechtsherzversagen (S. 484), ein Kreislaufschock (S. 401) sowie eine Verbrauchskoagulopathie (S. 415) an der Leber nicht spurlos vorüber.

1. Stauungsleber

Definition: Damit bezeichnet man eine passive venöse Hyperämie der Leber, die entweder auf ein Rechtsherzversagen oder eine Pericarditis constrictiva zurückgeht und somit zu den Abflußstörungen gezählt wird.

Je nachdem wie lange die Blutstauung bestanden hat, kommt es zu unterschiedlichen Leberveränderungen:

- *Akute Stauungsleber*

Pathogenetisch liegt eine erst seit wenigen Stunden bestehende Blutstauung vor.

Makroskopisch ist die Leber dunkel-blaurot, vergrößert und weist abgerundete Ränder auf. Auf der Schnittfläche fallen rote, punktförmig eingesunkene Bezirke auf. Sie entsprechen den blutreichen Zentralvenen und den erweiterten läppchenzentralen Sinusoiden.

Histologisch findet man bei der einfachen akuten Blutstauung im Bereich des Läppchenzentrums ausgeweitete Zentralvenen und strotzend mit Blut gefüllte Lebersinusoide. Diese drücken auf die Hepatozyten und verschmälern sie. Sowie sich zur Blutstauung noch ein Kreislaufschock hinzugesellt, gehen die läppchenzentralen Hepatozyten (= Zone III des Leberazinus) zugrunde.

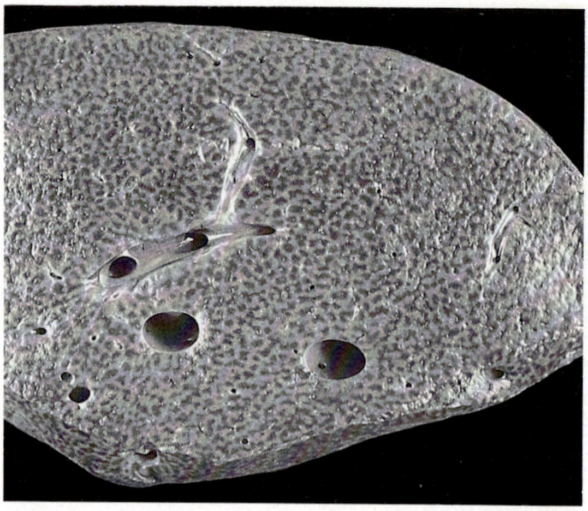

Abb. 13.**12** Subakute Blutstauung der Leber: Die dunkel eingesunkenen Bezirke entsprechen atrophischem, blutgestautem Lebergewebe

- *Subakute Stauungsleber*

Pathogenese: Die Blutstauung besteht seit einigen Tagen. Hämodynamisch pfropft sich auf eine passive venöse Hyperämie noch eine Hypoxie in den zentrolobulären Regionen auf.

Makroskopisch zeigt die Leber eine Schnittfläche, die an welkendes Herbstlaub erinnert (= *Herbstlaubleber).* Dabei findet man ein Netzwerk von dunklen blauroten Stauungsstraßen, welches von gelbbraunen verfetteten Leberparenchymherden umsäumt wird (Abb. 13.**12**).

Histologisch gesellen sich zur passiven Hyperämie in den läppchenzentralen Leberanteilen eine hypoxische Verfettung und Nekrose des Parenchyms hinzu, deren Ausprägung gegen die Portalfelder hin abnimmt.

- *Chronische Stauungsleber*

Pathogenese: Die Blutstauung besteht anhaltend oder intermittierend mehrere Wochen.

Makroskopisch ist die Leber anfänglich vergrößert, erst in Spätstadien verkleinert und dunkel-blaurot. Auf der Schnittfläche fallen dunkelrote Stauungsstraßen auf. Sie verbinden die Läppchenzentren miteinander und sind durch Druckatrophie der Leberzellbalken entstanden. Die Schnittfläche erinnert an einen Durchschnitt einer Muskatnuß (= *Muskatnußleber).*

Histologisch entwickelt sich bei langanhaltender Blutstauung um die zentral- und sublobulären Venen herum eine Fibrose, die sich teilweise auch auf die Lebersinusoide erstreckt (= *Stauungsinduration).* Die Fibrosierung der stauungsgeschädigten Zone III des Leberazinus führt zu venovenösen und teilweise auch zu portovenösen Septen (Abb. 13.**13**), so daß manchmal die Leber eine knotige Schnittfläche aufweist (= *„Cirrhose cardiaque“),* was bei einer *Pericarditis constrictiva* besonders rasch eintritt.

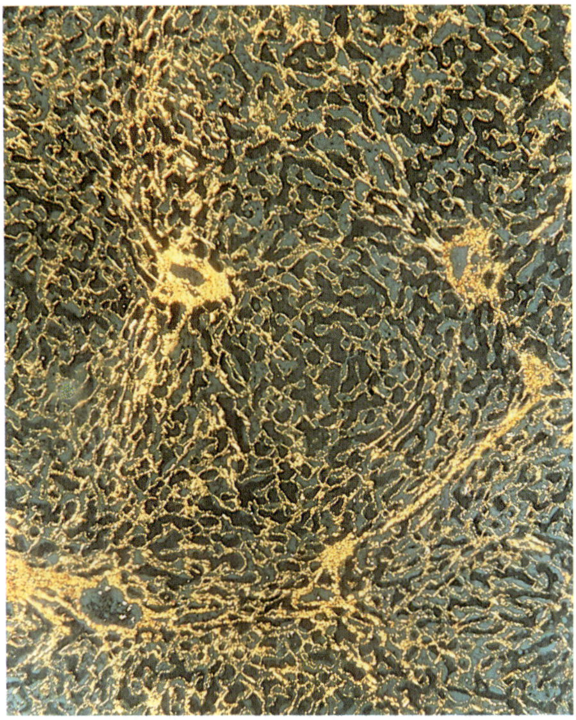

Abb. 13.**13** Chronische Blutstauung der Leber mit fibrotischem Parenchymumbau. Kollagenfasernetz gelb aufleuchtend (Gomori-Versilberung, Polarisationsoptik; Vergr. 1 : 50)

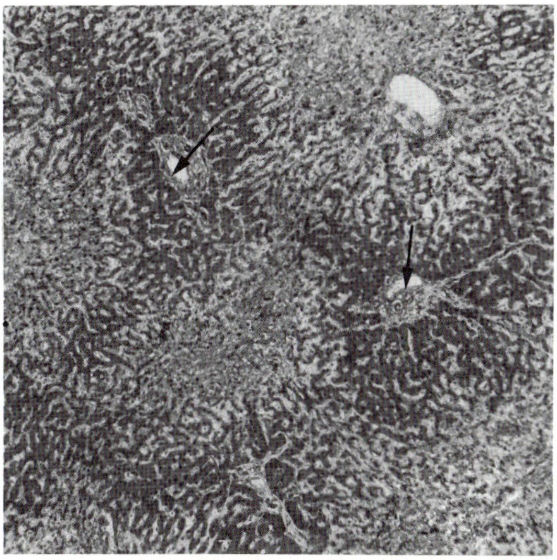

a

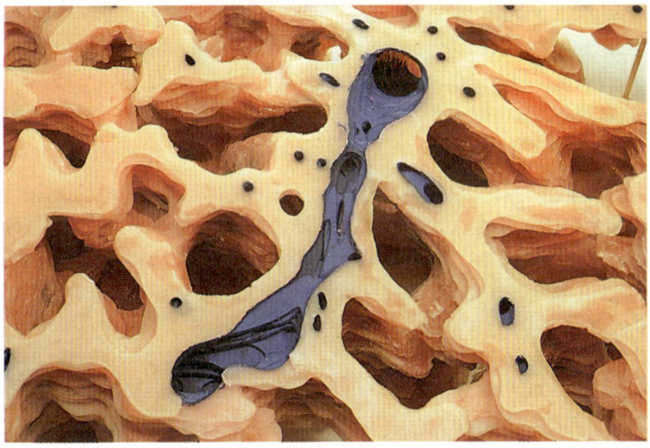

b

Abb. 13.**14a** u. **b** Zentrolobuläre (peripheroazinäre) Lebernekrose beim Kreislaufschock: **a** Histologie (Pfeil: Zentralvene) (HE, Vergr. 1 : 250). **b** Die dreidimensionale Rekonstruktion des erhaltenen Lebergewebes mit Wachsplatten zeigt, daß die Azini ein schwammartiges Continuum bilden (blau angefärbt: arterielle Gefäße)

2. Schockleber

Pathogenese: Bei anhaltendem Kreislaufschock (S. 402) versagt auch in der Leber die Kreislaufperipherie infolge einer Zuflußstörung. Die zentrolobulären Gewebsabschnitte gehen zugrunde, so daß gelegentlich diejenige metabolische Zone, die arteriell besonders gut versorgt ist (Zone I des Leberazinus), geradezu skelettiert wird (Abb. 13.**14a** u. **b**).

3. Eklampsieleber

Definition und Pathogenese: Als Eklampsie wird eine Spätgestose (S. 891) kurz vor, während oder nach der Geburt bezeichnet, die mit einer disseminierten intravasalen Gerinnung und entsprechender Verbrauchskoagulopathie einhergeht. Sie wird dadurch ausgelöst, daß Gewebsthrombokinase (z. B. vorzeitige Plazentalösung) in die Zirkulation gelangt. Infolgedessen kommt es zur Fibrinausfällung in den Lebersinusoiden und auch in den portalen Kapillaren (nie in den Pfortaderästen), was in der Leber disseminierte Gruppennekrosen zur Folge hat. Somit handelt es sich bei der Eklampsieleber um eine sinusoidale Durchblutungsstörung.

Intrahepatische Kreislaufstörungen

Diese Form der Kreislaufstörung wird durch Strömungshindernisse in der Leber selbst verursacht. Dabei ist pathophysiologisch entscheidend, ob der zirkulatorische Engpaß vor den Sinusoiden (= präsinusoidal) oder nach der Einmündung der Lebersinusoide in die Lebervenen (= postsinusoidal) liegt, denn im einen Fall sind die Zuflußwege (= *Zuflußstörungen),* im anderen Fall die Abflußwege (= *Abflußstörungen)* beeinträchtigt:

1. Postsinusoidaler Block

Allgemeine Definition: Darunter versteht man ein Strömungshindernis nach der Einmündung der Lebersinusoide in die Lebervenen (= Abflußstörung).

Der postsinusoidale Block kommt in folgenden zwei Formen vor:

Budd-Chiari-Syndrom

Definition: Als Budd-Chiari-Syndrom werden all jene Veränderungen zusammengefaßt, die durch die teilweise oder vollständige Verlegung der großen Lebervenen hervorgerufen werden (*trunkuläre Form* der Lebervenenobstruktion).

Die Erkrankung ist selten und kommt meist in der 2. und 3. Lebensdekade vor.

Pathogenese: Meist handelt es sich um einen thrombotischen Verschluß der großen Lebervenen. Ursächlich lassen sich folgende Grundkrankheiten ermitteln:

- *Hämatologisch:* Myeloproliferatives Syndrom, Sichelzellanämie, paroxysmale nächtliche Hämoglobinurie,
- *neoplastisch:* Leberzellkarzinom, Lebermetastasen, Nierenzellkarzinom mit Kavaeinbruch,
- *entzündlich:* Leberabszesse, Lupus erythematodes, Colitis ulcerosa,
- *toxisch:* Kontrazeptiva, Gravidität, anabole Steroide, Thioguanin, Senecio-Alkaloide,
- *traumatisch:* Leberverletzung,
- *aktinisch:* Strahlenschädigung.

Morphologie: Je nachdem, ob der Gefäßverschluß rasch oder langsam, total oder subtotal erfolgt, weist die Leber das Bild einer akuten, subakuten oder chronischen Blutstauung auf. Dabei stehen bei einem schnellen Verschluß histologisch die ausgedehnten zentrolobulären Parenchymnekrosen im Vordergrund, während bei einem langsamen Verlauf die Schnittfläche durch Blutungen, Nekrosen, Vernarbungen und Gefäßverschlüsse sehr bunt wird.

Klinik: Bauchschmerzen, Hepatomegalie mit Vergrößerung des Lobus caudatus im Computertomogramm (typisch!), portale Hypertonie, Aszites, mäßiger Ikterus.

Venookklusionskrankheit

Definition: Als Venookklusionskrankheit (= *Endophlebitis hepatica obliterans)* wird eine Durchblutungsstörung der Leber bezeichnet, welche auf einem progredienten Verschluß der kleinen und mittelgroßen intrahepatischen Venen beruht (*radikuläre Form* der Lebervenenobstruktion).

Pathogenese: Da diese postsinusoidale Blockierung des Leberkreislaufs in Jamaica und im Mittleren Osten endemisch vorkommt, wo aus Senecio- und Krotalaria-Arten Tee hergestellt wird, welcher (ähnlich wie Huflattichtee) Pyrrolizidinalkaloide enthält, wird angenommen, daß solche und ähnliche Pflanzengifte über den Intestinaltrakt zum Pfortadersystem gelangen, wo sie die Endothelien der kleinen Gefäße schädigen. Dies zieht einen Entzündungsprozeß mit Blockierung der Lebersinusoideinmündung in die Lebervenen durch Fibrin- und Plättchenthromben nach sich *(Endophlebitis),* so daß es allmählich über eine stenosierende Intimafibrose zum völligen Venenverschluß kommt. In Europa sind Einzelfälle bei immunsuppressiver, zytostatischer Therapie und Knochenmarkstransplantation beschrieben worden.

Morphologisch findet man eine bindegewebige Obliteration der intrahepatischen Lebervenen. In ihrem Drainagegebiet sind im frischen Stadium die Lebersinusoide strotzend mit Erythrozyten gefüllt und die zentrolobulären Leberabschnitte nekrotisch. Diese Parenchymveränderung ist so umschrieben, daß sie teilweise einem Zahnschen Infarkt (S. 753) entspricht. Später werden diese Veränderungen durch Parenchymatrophie und zentrolobuläre Fibrose ersetzt.

Klinik: Portale Hypertonie, Hepatomegalie.

2. Sinusoidaler Block

Peliosis hepatis

Definition: Es handelt sich um rundliche, höchstens 1 cm große Blutzysten im Leberparenchym, die mit den Lebersinusoiden in Verbindung stehen.

Die Peliosis hepatis kommt in folgenden zwei Varianten vor:

- *parenchymatöser Typ* ohne Endothelauskleidung (Abb. 13.**15**),
- *phlebosklerotischer Typ* mit endothelialer oder fibrotischer Begrenzung.

Beide Varianten kommen beim selben Patienten nebeneinander vor, können ineinander übergehen und werden immer von einer erheblichen Dilatation der Lebersinusoide im Restparenchym begleitet.

Pathogenetisch ist die Peliosis hepatis noch nicht geklärt. Es wird vermutet, daß sie von einer „Aufweichung" des sinusoidalen Stützgerüstes eingeleitet wird, die durch Zellnekrosen oder Verschlüsse der Sinusoideinmündung in die Zentralvenen ausgelöst wird. Die Peliosis hepatis ist pathognomonisch für eine Behandlung mit Kontrazeptiva und anabolen Steroiden sowie für schwere chronische Erkrankungen (Tuberkulose, Tumorkrankheit).

3. Präsinusoidaler Block

Allgemeine Definition: In diesem Fall liegt das Strömungshindernis vor der Einmündung der Lebersinusoide in die Sublobulär- und Lebervenen in Form eines extra- oder intrahepatischen Verschlusses der Pfortader oder Leberarterie.

Ob es durch diese hämodynamische Zuflußstörung zu umfangreicheren Leberschäden kommt oder nicht, hängt von folgenden Faktoren ab:

- individuelle Unterschiede in der arteriellen Blutversorgung der Leber,
- Größe des intrahepatischen Strömungswiderstandes,
- Höhe des posthepatischen Blutdruckes.

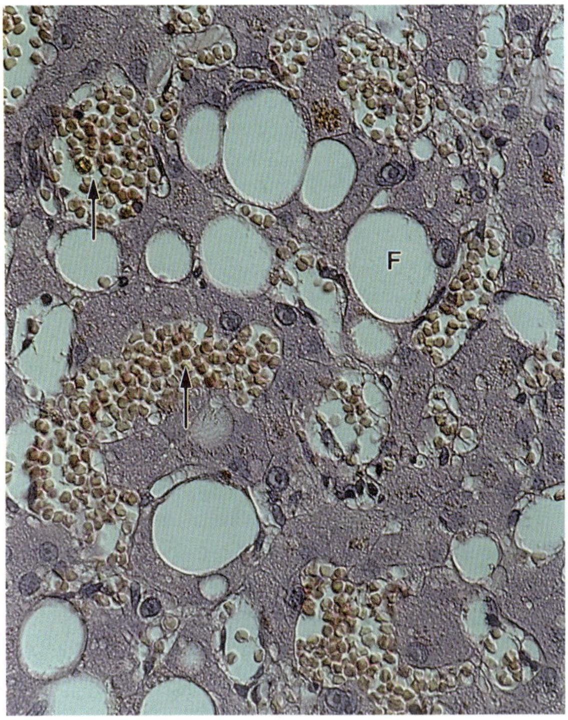

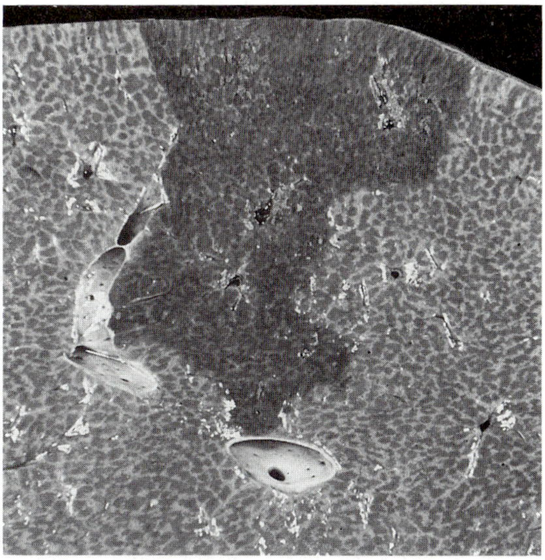

Abb. 13.**16** Zahnscher (Pseudo-)Infarkt der Leber

◀ Abb. 13.**15** Peliosis hepatis vom parenchymatösen Typ mit hochgradig ausgeweiteten (Pfeil) Sinusoiden (bei gleichzeitiger Leberverfettung; F = intrazelluläre Fettvakuole) (HE, Interferenzkontrast, Vergr. 1:350)

Pfortaderthrombose

Pathogenetisch gilt die thrombogene Trias *„Hyperkoagulabilität – Hämostase – Vaskulopathie"* auch für die Pfortader. Dementsprechend findet man die Pfortaderthrombose unter folgenden Bedingungen:

- verlangsamter venöser Blutabfluß bei Leberzirrhose, Leberzellkarzinom mit Pfortadereinbruch;
- erhöhte Blutgerinnbarkeit bei Verbrauchskoagulopathie (Eklampsie), myeloproliferativem Syndrom, Leberquetschung, oraler Antikonzeption, Schwangerschaft;
- entzündliche Pfortaderveränderung bei fortgeleiteter Appendizitis, Nabelvenenentzündung, Thrombophlebitis migrans, extrahepatischer Cholangitis, Leberabszeß, Zytostatika.

Morphologie: Die Auswirkung der Pfortaderthrombose hängt davon ab, wo und wie die Pfortader verschlossen ist:

- *Akuter thrombotischer Pfortaderstammverschluß*
Er bewirkt die rasche Entwicklung einer portalen Hypertonie mit Splenomegalie, Ösophagusvarizenblutung oder hämorrhagische Dünndarminfarzierung. Der Tod tritt meist im hypovolämischen Schock ein.

- *Langsamer Pfortaderstammverschluß*
Dabei kann das verschlossene Gefäßstück durch einen Kollateralkreislauf umgangen werden. Der Thrombus wird teilweise rekanalisiert.

Klinik: Splenomegalie, normale Lebergröße, normale Leberfunktion, Ösophagusfundusvarizen, Aszites.

Zahnscher Infarkt

Definition und Pathogenese: Es handelt sich um einen *Pseudoinfarkt* der Leber in Form einer Hyperämie, der auf einen Verschluß eines intrahepatischen Pfortaderastes zurückgeht. Liegt zusätzlich eine Stauungshyperämie vor, reicht die Blutzufuhr zwar noch aus, die Sinusoide mit Blut zu füllen, der Blutdruck im Strömungsgebiet ist aber so gering, daß nur eine verlangsamte Parenchymdurchströmung möglich ist. Es kommt zur Leberatrophie.

Morphologie: Der Zahn-Infarkt imponiert als dunkelroter, keilförmiger Herd, der mit seiner Basis der Leberkapsel aufsitzt (Abb. 13.**16**). Histologisch findet man Zeichen einer hochgradigen passiven Hyperämie mit Sinusoiddilatation und Verschmälerung der Leberzellplatten, meist jedoch keine nennenswerten Parenchymnekrosen.

Leberinfarkt

Pathogenese: Beim thrombotischen Verschluß des Leberarterienstammes kann es auch bei durchgängiger Pfortader zu ausgedehnten ischämischen Parenchymnekrosen (Abb. 13.**17**) kommen in Form von Infarkten, da die Pfortader die Sauerstoffversorgung der Leber nicht immer allein gewährleistet. Diese sind lehmgelb.

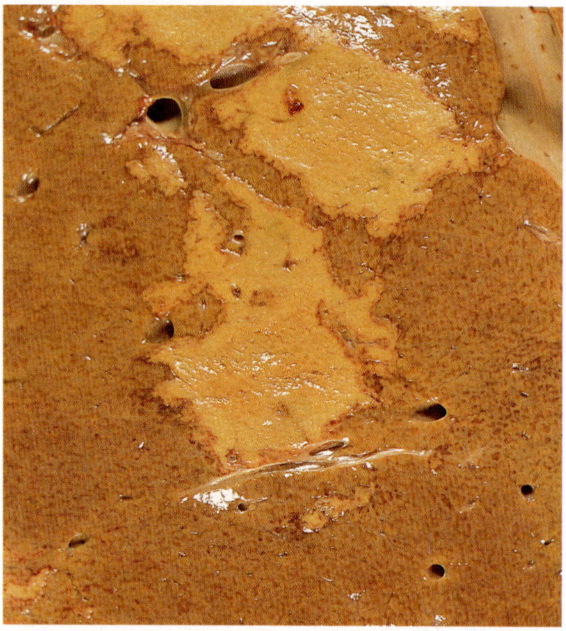

Abb. 13.**17** Nicht ganz frischer lehmgelber Leberinfarkt nach thrombembolischem Verschluß des Leberarterienstammes bei Endocarditis ulceropolyposa (Original: Ihling)

Entzündliche Läsionen

Allgemeine Definition: Als *Hepatitis* bezeichnet man eine entzündliche Schädigung des Leberparenchyms mit laborchemischen Zeichen des *Leberzellschadens (Transaminasenerhöhung)* und Zeichen der *Leberfunktionsstörung.*

Eine Hepatitis kann im Rahmen einer Infektion oder Intoxikation entstehen oder auf einer Entgleisung des Immunsystems beruhen (= *primäre Hepatitis*). Sie muß von den Leberfolgeentzündungen abgegrenzt werden, die primär von den Gallenwegen (= Cholangitis) ausgehen (= *sekundäre Hepatitis*). Die meisten Viruserkrankungen zeigen eine bestimmte Organbevorzugung, was man als Organotropismus bezeichnet. Diese Tropismen überschneiden sich aber meistens. Demzufolge ist es sinnvoll, diejenigen Hepatitiden, die durch hepatotrope Viren ausgelöst werden, als *Virushepatitiden* zu bezeichnen und sie von denjenigen Leberentzündungen abzugrenzen, welche systemische Viruserkrankungen begleiten können (= *Virusbegleithepatitis*).

1. Virushepatitis

Allgemeine Definition: Bei der Virushepatitis handelt es sich um eine *nekrotisierende Leberparenchymentzündung,* die bei intakter immunologischer Abwehr zeitlich limitiert ist und durch primär-hepatotrope Viren wie Hepatitis-A-Virus (HAV), Hepatitis-B-Virus (HBV), Hepatitis-C-Virus (HCV), Hepatitis-D-Virus (HDV) und Hepatitis-E-Virus (HEV) ausgelöst wird.

- *Hepatitis A:* Ihre Häufigkeit ist in Ländern mit hohem Lebensstandard und entsprechend guter Hygiene rückläufig. Sie war früher eine typische Infektion des Kindesalters und durchseuchte die Bevölkerung Mitteleuropas zur Hälfte, diejenige der Mittelmeerländer nahezu vollständig. Sie macht etwa 20% aller akuten Virushepatitiden aus.
- *Hepatitis B:* Sie gehört mit etwa 160 Millionen ansteckungsfähiger Virusträger weltweit zu den häufigsten Infektionskrankheiten. Sie macht etwa 50% aller akuten Virushepatitiden aus (USA, Schweden).
- *Hepatitis C:* Sie nimmt etwa 20% des hepatischen Krankengutes ein. Hepatitis C und Hepatitis E wurden früher als Non-A-Non-B-Hepatitis zusammengefaßt.
- *Hepatitis D:* Sie findet man in 10% aller akuten Virushepatitisfälle.

In Tab. 13.**2** werden die wesentlichen pathogenetischen und klinischen Merkmale der Virushepatitiden dargestellt.

Allgemeine Morphologie: Alle akuten Virushepatitiden haben in ihrem pathologisch-anatomischen Bild gemeinsame Wesenszüge (Abb. 13.**18**). Sie werden im folgenden besprochen. Je nachdem, ob dabei die Nekrose rasch oder langsam um sich greift, unterscheidet man folgende akute Hepatitisformen:

- *Lobuläre Hepatitis mit Einzelzellnekrosen*

Makroskopisch weist die vergrößerte und gerötete Leber eine verminderte Konsistenz, eine vermehrte Kapselgefäßzeichnung und je nach Ausprägung des Ikterus auch eine grüngelbe Verfärbung auf. Das histologische Bild verändert sich mit dem Entzündungsablauf (Abb. 13.**18**) in folgenden beiden Phasen:

Akutphase: Die ödematös aufgelockerten Portalfelder sind durch Lymphozyten, Histiozyten und wenige Plasmazellen infiltriert. Die Leberzellbälkchen sind wegen der Schwellung, Nekrose und gleichzeitigen Regeneration ihrer Epithelien unregelmäßig strukturiert. Die Hepatozyten gehen vorwiegend in Form von Einzelzellnekrosen *(Councilman-Körperchen* und lytische Nekrosen) zugrunde. Diese sind meist disseminiert und in zentrolobulären oder peripheren Läppchenregionen zu finden. Sie werden von Lymphozyten und aktivierten Kupffer-Zellen umgeben, zu denen sich einzelne Plasmazellen hinzugesellen (Abb. 13.**19**).

Abräumphase: Mittlerweile sind die Leberzellnekrosen durch knötchenförmig angeordnete Histiozyten abgeräumt (vgl. Abb. 13.**18**). Als Zeichen ihrer lebhaften Phagozytosetätigkeit bleibt Pigment in Form von Siderin und Zeroid (S. 34) im Zytoplasma zurück. Durch die Leberzellregeneration wird der Gewebsschaden wieder ausgebessert. Die Hepatozyten weisen dabei eine Anisonukleose auf, und die Lebertrabekel sind unregelmäßig verdickt. Das lymphozytäre Infiltrat im Leberläppchen wird vermindert und verschwindet schließlich. Als Residualver-

Tabelle 13.**2** Charakteristika der verschiedenen Virushepatitiden

	Hepatitis A	Hepatitis B	Hepatitis C	Hepatitis D	Hepatitis E
Erreger	RNS-Virus	DNS-Virus (Hepadna-Gruppe)	RNS-Virus	inkomplettes RNS-Virus B-Viren als Helfer	RNS-Virus
Erregernachweis	Stuhl	Blut, Sekrete	Blut, Sekrete	Blut	Stuhl
Endemiegebiet	Mittelmeerländer	Asien, Afrika	weltweit	Süditalien, Südamerika	Indien, Afrika, Südost- und Zentralasien, Mexiko
Risikogruppen	Urlauber	Drogenabusus, Homosexuelle, Promiskuität, Ärzte	Transfusion, Drogenabusus	Transfusion, Drogenabusus	Urlauber
Übertragungsmodus	fäkal-oral	parenteral, Intimkontakt	parenteral	parenteral	fäkal-oral
Inkubationsdauer	15–45 Tage	45–160 Tage	14–180 Tage	~ 100 Tage	40 Tage
Krankheitsverlauf	etwa 4 Wochen, meist unkompliziert	4–9 Wochen, meist schwer	9 Wochen, häufig protrahiert	simultan oder bimodal zu B-Hepatitis	wie Hepatitis A (erhöhte Letalität in der Schwangerschaft)
Chronizität	–	+	+	+	–
Carrier-Status	–	+	+	+	–

änderung bleiben schließlich herdförmige Proliferate von zeroidspeichernden Kupffer-Zellen in Form von Pigmentrestknötchen und Phagozytennestern sowie ein unruhiges Bild der Lebertrabekel zurück.

- *Lobuläre Hepatitis mit Brückennekrosen*

Morphologie: Bei dieser Hepatitisform sind die konfluierenden Nekrosen und Brückennekrosen ein Schlüsselbefund. Dadurch geht ein beträchtlicher Teil des Leberparenchyms zugrunde, die Leber wird kleiner. Eine Defektheilung mit Ausbildung von Kollapsfibrosen (Abb. 13.**7c** u. **d**) ist möglich.

- *Panlobuläre Hepatitis mit massiven Nekrosen*

Morphologie: In diesem Falle beherrschen massive und multilobuläre Lebernekrosen die Szene und füh-

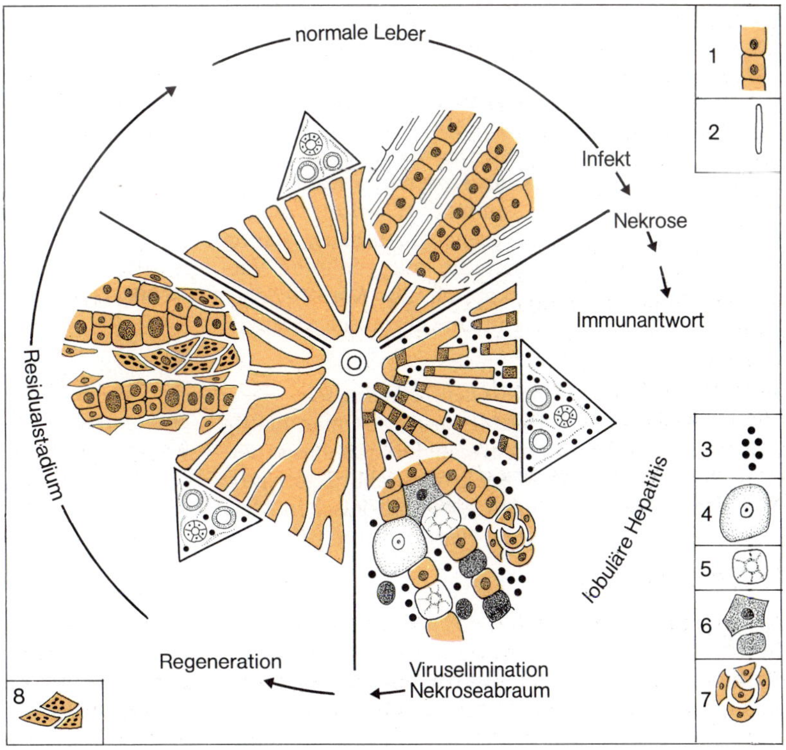

Abb. 13.**18** Stadienartiger Verlauf der Virushepatitis mit Darstellung der Lebertrabekelanordnung und ausschnittsmäßig der Hepatozytenläsionen:
1 = normale Leberzellbalken (Hepatozyten)
2 = Kupffer-Zellen
3 = Lymphozyten
4 = hydropische Hepatozytendegeneration (lytische Nekrose),
5 = Netznekrose der Hepatozyten
6 = eosinophile Einzelnekrosen
7 = Histiozytenknötchen
8 = Histiozyten mit Zeroidpigment

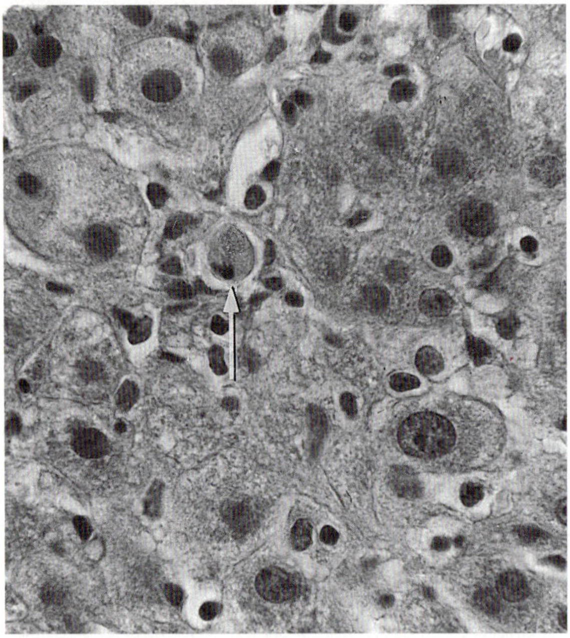

Abb. 13.**19** Akute Virushepatitis mit Councilman-Korpuskel in Form eosinophiler Zellklümpchen (Pfeil) (HE, Vergr. 1 : 250)

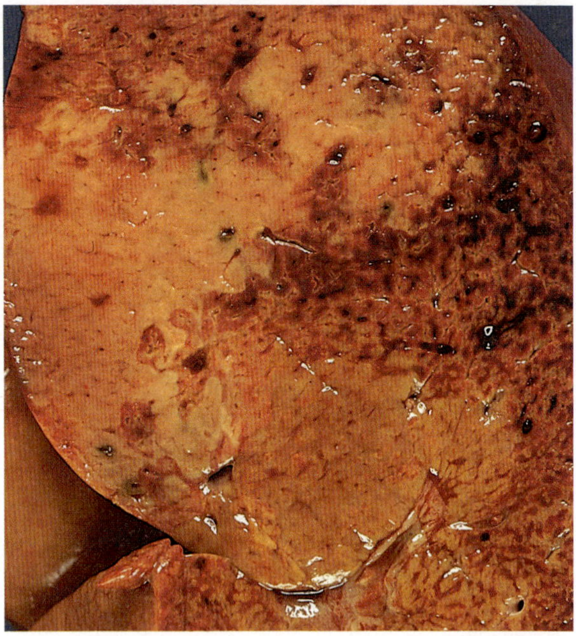

Abb. 13.**20** Subakute gelbe (und rote) Leberdystrophie mit ausgedehnter Verfettung, Nekrosen und Hämorrhagien bei fulminanter Virushepatitis

ren zu großen Parenchymverlusten (= *fulminante Hepatitis)*. Dies äußert sich makroskopisch darin, daß durch den akuten Parenchymverlust die Leberkapsel viel zu groß und deshalb gerunzelt ist. Man bezeichnete diese Hepatitisform früher auch als *„akute gelbe Leberdystrophie“* (Abb. 13.**20**). Histologisch ist das Retikulumfasergerüst über große Areale nur noch mit Zellschutt angefüllt. Lediglich die Portalfelder sind noch erhalten und werden von wenigen Lymphozyten infiltriert. Periportal sind auch kleine Gruppen überlebender Hepatozyten zu sehen. Wird durch Hämofiltration die Leberinsuffizienz überbrückt, so kann der Patient erhebliche Parenchymverluste dank der Regenerationskraft der Leber überleben. Dabei kommt es selten zur völligen Wiederherstellung des Parenchymaufbaus, häufig jedoch zu knotigen Regeneraten, ausgedehnten Narbenfeldern, was makroskopisch als *Kartoffelleber* imponiert. Ein Übergang in eine chronische Hepatitis (S. 761) ist möglich.

- *Lobuläre Hepatitis mit Mottenfraßnekrosen*

Morphologie: Diese Hepatitisform trifft man häufig bei Patienten mit intravenösem Drogenabusus an. Sie ist durch Mottenfraßnekrosen charakterisiert, welche auf die Möglichkeit eines chronischen Verlaufes hinweisen (= akute Hepatitis mit Chronizitätszeichen).

Hepatitis A

Pathogenese: Nach oraler Aufnahme der Hepatitis-A-Viren gelangen sie während der infektiösen Phase über die Galle in den Stuhl (Nachweis). Die maximale Virusausscheidung findet sich bereits vor der klinischen Hepatitismanifestation. Hepatitis-A-Viren können sich nur in den Hepatozyten, aber nicht in der Darmschleimhaut vermehren. Als zellschädigende Mechanismen werden diskutiert:

- *zytopathischer Effekt* des Virus und
- *Immunreaktionen.*

Dabei werden ausreichend virusneutralisierende Antikörper vom IgM- und IgG-Typ (Diagnose!) produziert. Dadurch können alle Viren aus dem Organismus eliminiert werden, und die Hepatitis heilt ab.

Morphologie: Bei der A-Hepatitis kommen zur allgemeinen Hepatitismorphologie (S. 754) noch folgende Besonderheiten hinzu: Die Einzelzellnekrosen konzentrieren sich bei der klassisch-lobulären Hepatitisform auf die periportale Zone.

Klinik: Die A-Hepatitis verläuft akut und wird nie chronisch. Im Erwachsenenalter zeigt diese Hepatitis in etwa 90% der Fälle ikterische, im Kindesalter in etwa 65% der Fälle anikterische Verläufe.

Weitere klinische Symptome: Diarrhoe (Kinder 60%), Arthralgie (Erwachsene 30%), Emesis (Kinder 65%, Erwachsene 25%). Nach Ablauf der Erkrankung resultiert eine bleibende Immunität.

Hepatitis B

Pathogenese: Das Hepatitis-B-Virus besteht aus einem Kern (Core) und einem Mantel aus Hüllproteinen mit antigener Eigenschaft (HB_s-Antigen = Surface-Antigen). Das Core des Virus enthält DNS, DNS-Polymerase mit Charakteristiken einer reversen Transkriptase (S. 259) sowie HB_c-Antigen und

HB_e-Antigen. Diese Antigene lassen sich (Ausnahme: HB_e) immunhistochemisch im Gewebe nachweisen, das HB_c-Antigen ist dabei im Zellkern, das HB_s-Antigen in Hepatozytenzytoplasma lokalisiert (Abb. 13.**21 a** u. **b**). Die Hepatitis B ist als *Transfusionshepatitis* stark zurückgegangen, seitdem die Blutspender routinemäßig daraufhin untersucht werden. Dennoch gehört sie klinisch zu den häufigsten Hepatitisformen. Die Hepatitis-B-Viren werden parenteral übertragen. Die Erreger sind im Blut und in Drüsensekreten vorhanden (Erregernachweis!) und gelangen durch Bluttransfusion, Hämodialyse und durch Schleimhautkontakte (Geschlechtsverkehr) in den Organismus.

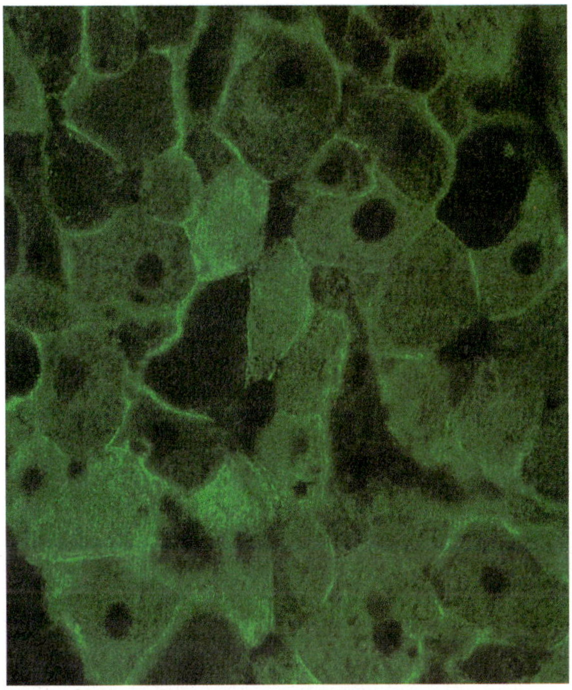
a

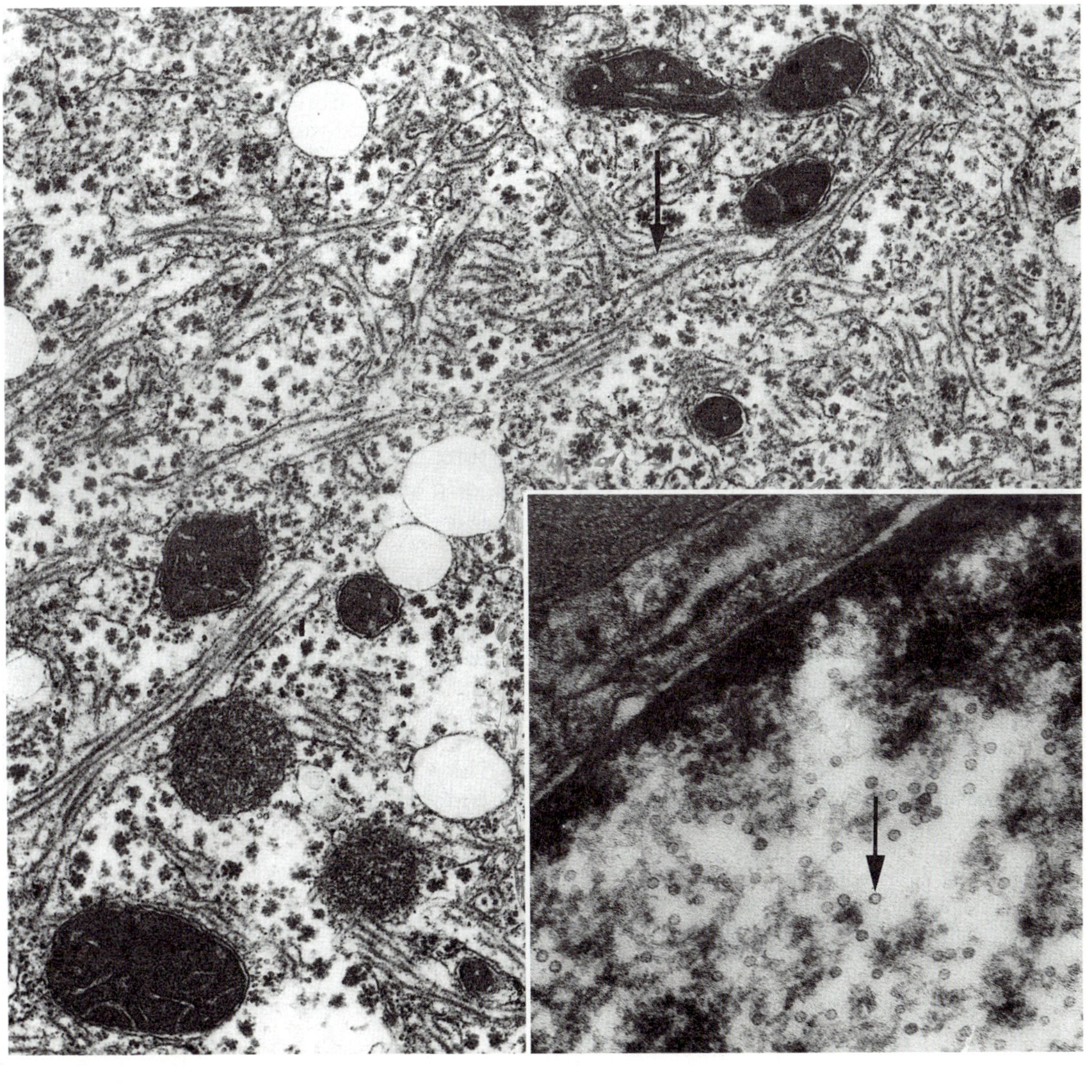
b
c

Abb. 13.**21 a–c** Virushepatitis B:
a Immunfluoreszenzmikroskopische Darstellung des HB_s-Antigens im Zytoplasma der infizierten Hepatozyten unter Aussparung der Zellkerne (Vergr. 1 : 100)
b Elektronenmikroskopische Darstellung des HB_s-Antigens im SER (Pfeil) des Hepatozytenzytoplasmas
c HB_C im Zellkern (Pfeil) (EM, Vergr. 1 : 20 000; Original: Gudat)

Auf welchem Wege die Leberzellschädigung bei der B-Hepatitis zustande kommt, ist noch unklar. Ein direkter zytopathogener Effekt der Hepatitis-B-Viren ist unwahrscheinlich, zumal bei Patienten mit chronischen Hepatitisverläufen immer wieder eine massive Virusproduktion in den Leberzellen ohne begleitende Leberzellschädigung beobachtet werden kann. Um diese Infektionskrankheit erfolgreich zu überstehen, setzt der Organismus eine zelluläre Immunreaktion sowie HBV-neutralisierende Antikörper ein. Für die Vernichtung der virusinfizierten Hepatozyten kommen humorale und zelluläre Immunreaktionen des Organismus (durch Vermittlung von zytotoxischen T-Zellen, Killerzellen und Makrophagen) auf virale oder virusinduzierte oder virusmodifizierte Antigene der Leberzellmembran in Frage. In der Mehrzahl der Fälle gelingt dies, so daß die Hepatitis folgenlos ausheilen kann. In 10% der Fälle nimmt die Hepatitis einen chronischen Verlauf. Als Ursache dafür werden folgende beiden Mechanismen diskutiert:

- Störung der Wechselbeziehungen zwischen Viren und Hepatozyten in Form einer defekten Virusreplikation und/oder unvollständigen Antigenpräsentation,
- Störung der zellulären Immunität mit fehlerhafter Immunantwort.

Morphologisch kommen zur allgemeinen Virushepatitismorphologie (S. 754) bei der B-Hepatitis noch folgende Besonderheiten hinzu: Bei der klassisch-lobulären Hepatitisform konzentrieren sich die Nekrosen meist auf die Läppchenzentren. Daneben sind in 1% der Fälle fulminante Verlaufsformen mit massiven oder submassiven Nekrosen mit oder ohne Ikterus (oft infolge von HDV-Superinfektionen) sowie Übergänge in eine chronische Hepatitis (S. 760) zu beobachten.

Klinik und Verlauf: Je nachdem, ob es dem Organismus gelingt, sich der Viren zu entledigen oder nicht, heilt die B-Hepatitis aus, oder der Patient bleibt über längere Zeit HBV-Träger. Virusträger (= Carrier) können zwar klinisch gesund, aber ansteckungsfähig sein oder verschiedene Formen einer chronischen Virushepatitis aufweisen. Der klinische Verlauf ist zum Teil an folgenden Mustern der Virusantigenexpression im Lebergewebe erkennbar:

– *Eliminationstyp:* Die Immunantwort ist effizient; alle virusbefallenen Hepatozyten werden eliminiert, so daß im Lebergewebe keine HBV-Komponenten nachgewiesen werden. Dies ist die häufigste Reaktion auf eine HBV-Infektion bei der klassischen akuten B-Hepatitis.

– *HB_c-Prädominanztyp:* Wird die Immunantwort hochgradig gedrosselt (z. B. Immunsuppression), so wird das HB_c-Antigen toleriert und nahezu alle Leberzellkerne enthalten HB_c-Antigen. Dieser Immunsuppressionstyp geht mit einer chronischen, nicht aggressiven Virushepatitis einher.

– *HB_s-Prädominanztyp:* Aufgrund der selektiven Toleranz des HB_s-Antigens weisen große Areale des Leberläppchens HB_s-haltige Hepatozyen auf. Das histologische Korrelat ist eine chronische, nicht aggressive Hepatitis.

– *Fokaler HB_c-Typ:* In diesem Fall sind unregelmäßig über das Leberläppchen verstreut einzelne Hepatozytenkerne HB_c-antigenhaltig. Vereinzelt findet man auch HB_s-Antigen im Zytoplasma. Meist liegt eine chronisch-aggressive Hepatitis (S. 760) vor.

Symptomatik: Serumtransaminasenerhöhung, Eisenkonzentrationserhöhung im Serum, normale alkalische Phosphatasewerte, gelegentlich Antikörper gegen glatte Muskulatur (= Aktin); extrahepatische Symptomatik (infolge zirkulierender Antikörper), Arthritis, systemische Vaskulitis, Glomerulonephritis, essentielle Kryoglobulinämie.

Hepatitis D

Definition: Damit wird eine Virushepatitis bezeichnet, welche durch ein inkomplettes RNS-Virus (= D-Hepatitisvirus = HDV) ausgelöst wird (Abb. 13.**22**), B-Hepatitisviren als Helferviren benötigt und somit gleichzeitig oder im Anschluß an eine HBV-Hepatitis auftritt.

Pathogenetisch scheint das HDV direkt zytopathogen zu sein. Histologisch sind konfluierende Nekrosen bei akuter Virushepatitis (S. 755) mit zentroazinärer Bevorzugung recht typisch.

Hepatitis C

Definition und Pathogenese: Es handelt sich dabei um eine (häufig parenteral) durch Blut und Blutprodukte übertragene Form der Virushepatitis (parenteral übertragene Form der früher als Non-A-Non-B-Hepatitis bezeichneten Leberentzündung). Das Hepatitis-C-Virus ist ein lineares einfachsträngiges RNS-Virus. Ein sehr hoher Prozentsatz (ca. 90%) der Posttransfusionshepatitiden sind heute als Hepatitis C zu klassifizieren (Beweis durch den Nachweis von Antikörpern gegen Hepatitis-C-Virus). Wie bei Hepatitis B dürften auch bei dieser Erkrankung Immunmechanismen für die Leberzellschädigung verantwortlich oder zumindest daran beteiligt sein.

Morphologisch findet sich kein pathognomonisches Bild. Oft sind akute und chronische Formen histologisch schwer auseinanderzuhalten. Auch kommen – besonders bei chronischen Verlaufsformen – Gallengangsläsionen häufiger vor als bei der B-Hepatitis.

Klinisch verläuft die Erkrankung meist protrahiert und oft (in ca. 50% der Fälle) chronisch.

Hepatitis E

Definition und Pathogenese: Sie wird durch ein im Stuhl nachweisbares RNS-Virus (= Hepatitis-E-Virus) auf fäkal-oralem Wege (z. B. über Trinkwasser) hervorgerufen (früher in die Gruppe der enteral übertragbaren Non-A-Non-B-Hepatitis eingereiht). Die Erkrankung tritt vor allem in Indien, Südost- und Zentralasien und Mexiko auf. Die Pathogenese der Leberzellschädigung ist noch unklar.

Morphologisch findet sich kein pathognomonisches Bild.

Klinisch verläuft die Erkrankung ähnlich einer Hepatitis A. Bei Schwangeren kann sie mit hoher Letalität verbunden sein. Chronische Verlaufsformen werden nicht beobachtet.

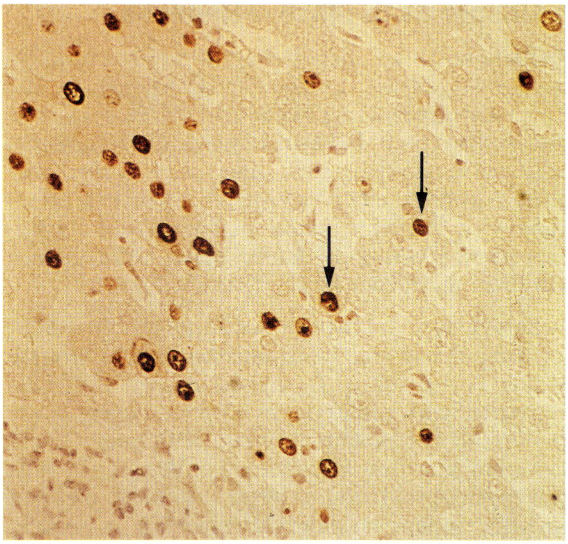

Abb. 13.**22** D-Hepatitis: Nachweis von Hepatitis-D-Virus-Antigen in Leberzellkernen mit Immunperoxydasereaktion. Die virushaltigen Zellkerne (Pfeile) sind durch ein braunes Reaktionsprodukt markiert (Vergr. 1 : 200)

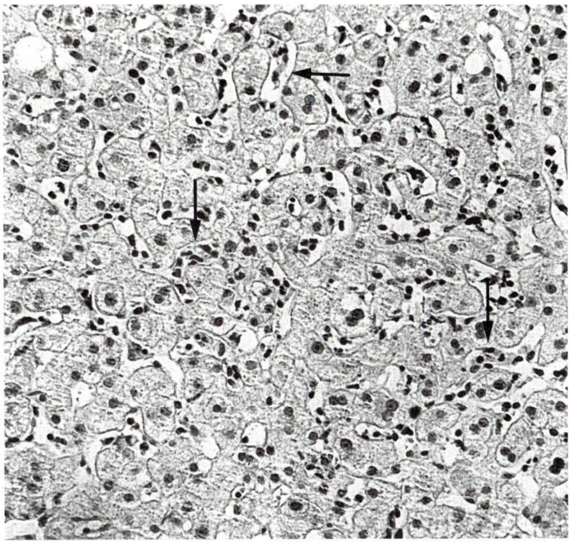

Abb. 13.**23** Begleithepatitis bei Mononucleosis infectiosa: lymphozytäres Entzündungsinfiltrat in den Sinus ohne nennenswerte Hepatozytenschädigung (HE, Vergr. 1 : 250)

2. Virusbegleithepatitis

Definition: Damit bezeichnet man eine durch Viren hervorgerufene Leberentzündung, die im Rahmen einer systemischen Virusinfektion auftreten kann und meist keinen obligaten Bestandteil des allgemeinen Krankheitsbildes darstellt (Ausnahme: Gelbfieberhepatitis).

Pathogenese: Zu den auslösenden Erregern gehören (Tab. 13.**3**) in Mitteleuropa das Herpes-simplex-Virus, Zytomegalovirus, Varizellen-Zoster-Virus und Epstein-Barr-Virus. Sie schädigen die Organe durch einen direkten zytopathogenen Effekt. Selten, und auch dann nur bei Kleinkindern, können auch Coxsackie-Viren eine Begleithepatitis auslösen. In Mittel- und Südamerika und Afrika kommt das Gelbfiebervirus endemisch vor. Im übrigen betrifft eine Virusbegleithepatitis, mit Ausnahme schwangerer Frauen, nur selten völlig gesunde Menschen. Meist ist die Immunabwehr beeinträchtigt.

Histologisch findet man bei den einzelnen Virushepatitiden kein pathognomonisches Bild (Abb. 13.**23**). Diejenigen histologischen Besonderheiten, die bei den einzelnen Virusbegleithepatitiden diagnostisch wegleitend sein können, sind in Tab. 13.**3** zusammengestellt.

Tabelle 13.**3** Besonderheiten der Virusbegleithepatitiden

Virus	Kerneinschlüsse	Zellschädigung	Mesenchymreaktion
Herpes-simplex-Virus	++	Gruppennekrosen	inadäquat (Nekrose > Entzündung)
Varicella-Zoster-Virus	(+)	fokale Einzelnekrosen	selten Epitheloidzellgranulome
Zytomegalovirus	(+) (vgl. Abb. 11.**41**)	herdförmige Nekrosen z. T. Verfettung, Cholestase, Histologie wie Hepatitis A, B	interstitielle Fibrose, Reduktion der intrahepatischen Gallengänge
Epstein-Barr-Virus (Mononucleosis infectiosa)	–	Einzelnekrosen	lymphozytäre Parenchyminfiltrate aus Sinusoide übergreifend (Abb. 13.**23**)
Gelbfiebervirus	(+)	mediolobuläre Gruppennekrose; Cholestase	inadäquat (Nekrose > Entzündung)

– nie, (+) selten, ++ häufig

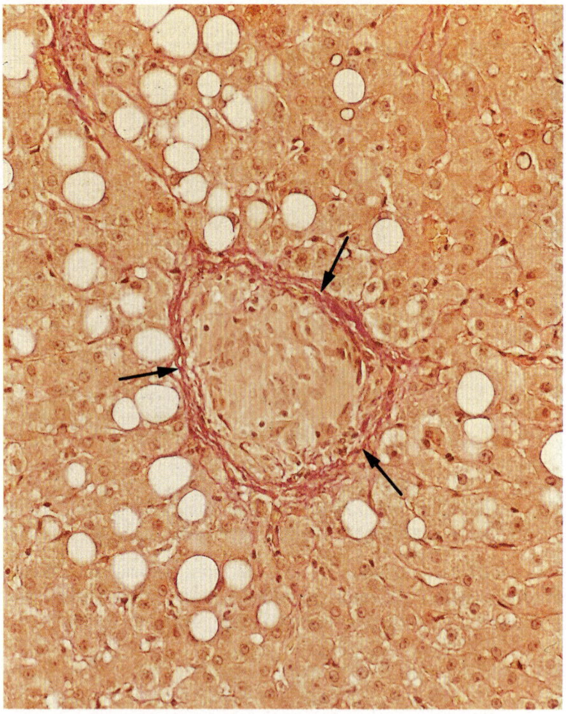

Abb. 13.**24** Granulomatöse Hepatitis bei Sarkoidose mit typischem Epitheloidzellgranulom (Pfeile) (VG, Vergr. 1 : 250)

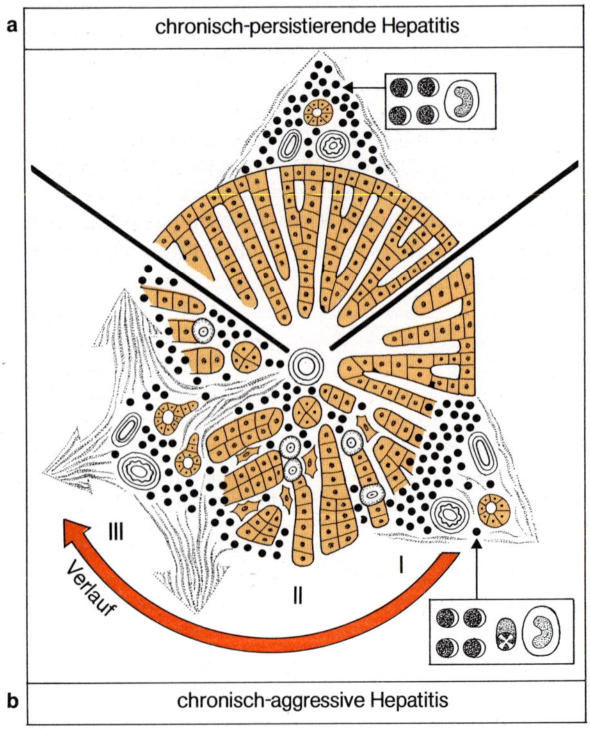

Abb. 13.**25 a** u. **b** Chronische Hepatitisformen:
a Chronisch-persistierende Hepatitis mit auf das Portalfeld beschränktem lymphohistiozytärem Entzündungsinfiltrat
b Chronisch-aggressive Hepatitis: beginnend mit periportalem Rundzellinfiltrat und Mottenfraßnekrosen (I), zusätzlich lytische Nekrosen (II), Leberparenchymzergliederung durch aktive Fibrosesepten (III)

3. Unspezifisch-reaktive Hepatitis

Definition: Unter diesem Begriff werden herdförmige oder diffuse Entzündungsreaktionen in der Leber als unspezifische Begleitreaktionen des Lebermesenchyms (z. B. bei Entzündungs- oder Tumorgeschehen) zusammengefaßt, die zwar häufig, aber nicht Ausdruck einer eigenständigen Lebererkrankung sind. Solange keine pathologischen Leberenzymwerte vorliegen, haben diese histologischen Veränderungen auch keinen Krankheitswert.

Histologisch findet man in herdförmiger oder diffuser Ausprägung eine lymphohistiozytäre Infiltration in den Portalfeldern. Im Leberläppchen trifft man aktivierte und proliferierte Kupffer-Zellen sowie vereinzelte lymphogranulozytäre Infiltrate. Gesellt sich zum portalen Entzündungsinfiltrat noch eine Gallengangsproliferation hinzu, so weist dies auf eine Entzündung im Pfortadergebiet hin (= portales Muster). Beherrscht läppchenzentral betont ein sinusoidales Entzündungsinfiltrat mit begleitenden Einzelzellnekrosen die Szene, so liegt eine Antwort der Leber auf abdrainierte Zerfalls- und Stoffwechselprodukte im Rahmen fieberhafter Infekte, Darmerkrankungen, Stoffwechselstörungen oder Medikamentengaben vor.

4. Granulomatöse Hepatitis

Allgemeine Definition: Als granulomatöse Hepatitis bezeichnet man eine Begleithepatitis, die mit Granulombildung einhergeht und im Rahmen einer Infektionskrankheit, Systemerkrankung oder Arzneimittelreaktion auftritt (Abb. 13.**24**). Sie stellt eine Reaktion des hepatischen Makrophagensystems dar, wobei es je nach Ätiologie zu histiozytären Granulomen oder zu Epitheloidzellgranulomen kommt.

Ätiologie und Pathologie der granulomatösen Hepatitiden sind in Tab. 13.**4** zusammengestellt.

5. Chronische Hepatitisformen

Allgemeine Definition: Dies ist ein Sammelbegriff für entzündliche Leberkrankheiten unterschiedlicher Ätiologie, die ohne Besserung mindestens 6 Monate andauern.

Die chronischen Verlaufsformen der unspezifisch-reaktiven Hepatitis sowie der Alkoholhepatitis (alkoholinduzierten Fettleberhepatitis) werden nicht dazugezählt. Aufgrund histologischer Kriterien lassen sich zwei klinisch unterschiedliche Hauptformen der chronischen Hepatitis abgrenzen (Abb. 13.**25 a** u. **b**).

Chronisch-persistierende Hepatitis

Definition: Es handelt sich um eine Lebererkrankung, die entweder durch Infektion mit hepatotropen Viren oder durch medikamentös-toxische Einflüsse hervorgerufen werden kann.

Zur Diagnose gehören neben einer Krankheitsdauer von mehr als 6 Monaten eine lymphozytäre Portalfeldentzün-

Tabelle 13.**4** Granulomursachen und differentialdiagnostisch bedeutsame Kriterien

Ursache	Granulomtyp	Begleitveränderungen	Klinik/Serologie
Sarkoidose	Epitheloidzellgranulom mit zentripetaler Fibrose	gering	mediastinale Lymphome; Tuberkulintest negativ
primär-biliäre Zirrhose	meist portale Epitheloidzellgranulome	Gallengangsläsionen	antimitochondriale Antikörper
maligne Lymphome	verschiedene Granulomtypen	Mesenchymaktivierung	Systemerkrankung
Morbus Crohn	Epitheloidzellgranulome	herdförmige Verfettung, cholangitische Komponente, Gewebseosinophilie	intestinale Symptomatik
Tuberkulose	Tuberkulosetyp	reaktive Hepatitis	Tuberkulinreaktion positiv, Allgemeinsymptomatik!
Lues	Tuberkulosetyp	plasmazellreiches Infiltrat	positive serologische Reaktionen
Brucellose	mischzellige Granulome	ausgeprägte unspezifische reaktive Hepatitis	klinisches Bild (Fieberyp), Serologie
Pilze	z. T. Pseudotuberkulosetyp (Pilznachweis)	reaktive Hepatitis	Serologie
Schistosomiasis	Pseudotuberkulosetyp (Wurmeier)	Gewebseosinophilie, grobes Kupffer-Zellpigment	Serologie, Anamnese (Reisen)
Medikamente	Epitheloidzellgranulome im Parenchym oder Portalfeld	Gewebseosinophilie, hepatozelluläre Cholestase	Medikamentenanamnese
Fremdkörper	Fremdkörpertyp (polarisationsoptische Untersuchung)	unspezifisch-reaktive Hepatitis	Anamnese (Drogenabusus, Hämodialyse)

dung ohne Mottenfraßnekrosen (Biopsie!) sowie ein gutartiger Verlauf.

Virale Pathogenese: In diesem Fall persistiert die Virusinfektion. Die entsprechende Immunantwort besteht in einer auf die Portalfelder beschränkten Infiltration mit T-Lymphozyten. Immunhistochemisch liegen bei HBV-Infektion folgende beiden Typen der Virusantigenexpression im Lebergewebe vor (S. 758):

- *HB_s-Prädominanztyp:* Die Patienten sind serologisch HB_s-positiv. Im Leberläppchen werden häufig zahlreiche und oft in Gruppen zusammengelagerte Milchglashepatozyten (Abb. 13.**2**), also Zellen mit HB_s-Antigenspeicherung, beobachtet.
- *HB_c-Prädominanztyp* (S. 758): Hier führt eine Immunsuppression (z. B. Organtransplantation) zu künstlicher Immuntoleranz und generalisierter HB_c-Expression in den Leberzellkernen (Sandkerne); bei Aufhebung der Immunsuppression erfolgte hier allerdings meist der Übergang in eine chronisch-aggressive Hepatitis.

HCV-Infektionen zeigen ebenfalls häufig chronische Verlaufsformen.

Medikamentös-toxische Pathogenese: Sie beruht darauf, daß ein Arzneimittel entweder selbst eine Immunantwort auslöst oder daß es nach vorgängiger Zellschädigung Neoantigene bildet, die ihrerseits das Immunsystem stimulieren.

Morphologie: Makroskopisch ist die Leber meist unauffällig. Das histologische Hauptkennzeichen der chronisch-persistierenden Hepatitis besteht in einem scharf auf die Portalfelder begrenzten entzündlichen lymphohistiozytären Infiltrat, manchmal mit Lymphfollikelbildung (Abb. 13.**25a** und 13.**26**). Gelegentlich können Lymphozyten auch in den Lebersinusoiden vorkommen. Im Leberläppchen finden sich Kupffer-Zellknötchen sowie spärliche Einzelzellnekrosen, aber keine Mottenfraßnekrosen.

Klinik: Die Erkrankung hat eine gute Prognose und heilt häufig nach Jahren aus, ohne in eine Leberzirrhose überzugehen. Allerdings kann bei Fällen mit chronisch-persistierender Hepatitis, denen eine HBV-Infektion (vor allem bei HB_s-Ag- und HB_c-Ag-positiver Serologie) zugrunde liegt, unter besonderen Umständen, wie Immunsuppression, und Superinfektion mit HDV, ein Umschlag in die prognostisch ungünstige chronisch-aktive Hepatitis vorkommen.

Chronisch-aggressive Hepatitis

Definition: Bei der chronisch-aggressiven Hepatitis (= *chronisch-aktive Hepatitis)* handelt es sich um eine chronische Entzündung, die durch verschiedene ätiologische Faktoren ausgelöst werden kann.

Sie dauert länger als 6 Monate und hat eine zweifelhafte Prognose. Bei schweren Fällen erfolgt der rasche Übergang in eine manifeste Leberzirrhose, während bei mild-progredienten Verläufen eine allmähliche Ausheilung beobachtet werden kann.

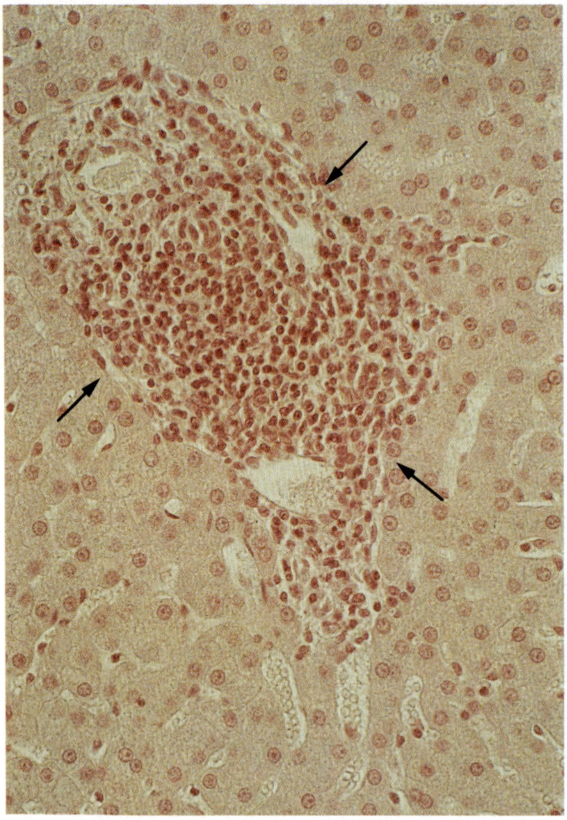

Abb. 13.**26** Chronisch-persistierende Hepatitis mit ausgeprägter Portalfeldentzündung (Pfeile) (VG, Vergr. 1 : 85)

Ätiologisch lassen sich die chronisch-aktiven Hepatitiden in der Reihenfolge ihrer Häufigkeit folgendermaßen unterteilen:

- *Virushepatitisformen:* HBV-Infektion, HCV-Infektion,
- *medikamentöse und toxische Formen:* Oxyphenisatin, α-Methyl-Dopa, INH, Alkohol,
- *autoaggressive Formen:* S. 762
- *metabolische Formen:* Morbus Wilson (S. 748); α_1-Antitrypsinmangel (S. 749),
- *kryptogene Formen:* ohne Virusmarker und ohne Autoaggressionsphänomenologie.

Pathogenese:

● *Virale Formen:*
Die zytolytische Hepatozytenzerstörung wird immunpathogenetisch durch die zytotoxischen T-Zellen vermittelt, welche bei HBV-Infektionen virusinfizierte Zellen mit HB_c in Zellkern und Zellmembran beseitigen; im Serum findet man anfänglich HB_s-Antigen, HBV-DNS und HBV-DNS-Polymerase. Später kommt es zur Serokonversion: Das HB_s-Antigen verschwindet aus dem Serum, anstatt dessen tritt Anti-HB_s-Antigen auf; HB_c-Antigen ist nicht mehr auf der Oberfläche der Hepatozyten vorhanden, so daß diese nicht mehr dem Zugriff der zytotoxischen T-Zellen ausgesetzt sind. Die Serokonversion ist mit einer ätiologisch ungeklärten (autoaggressive Entzündung?) Exazerbation der Immunantwort und mit einem entsprechenden Transaminasenanstieg verbunden. Die meisten Patienten sezernieren weiterhin HB_s, welches vermutlich in Hepatozyten mit integriertem HBV-Genom gebildet wird (Abb. 13.**27a** u. **b**).

● *Autoimmunformen (= autoimmune Hepatitis)*
Sie sind häufig mit der Expression von HLA-B8, -DR3 und -4 assoziiert und lassen sich in folgende Subtypen untergliedern:

– *Typ 1 (= „lupoide Hepatitis"):* Er bevorzugt Frauen in der 5.–7. Lebensdekade (♂ : ♀ = 1 : 4) und ist oft mit Dysendokrinien wie Oligomenorrhoe und Hirsutismus kombiniert. Typisch sind Antikörper gegen doppelstränge (DNS) antinukleäre Antikörper = ANA) und gegen glattmuskuläres Aktin (= Anti-Aktin).

– *Typ 2:* Er bevorzugt das Kindesalter und ist durch eine Antikörperbildung gegen mikrosomale Antigene (Cytochrom P-450-db1) aus Leber und Niere (= anti-LKM1) charakterisiert; er geht oft mit Autoimmunendokrinopathien wie Hashimotothyreoiditis und Diabetes Typ I einher (S. 993, 1016).

Bei anderen Subtypen treten Antikörper gegen zytoplasmatische Leber- und Pankreasantigene (= anti-LP) auf. Überlappungen mit primär biliärer und primär sklerosierender Cholangitis kommen vor (S. 780).

Morphologie: Makroskopisch sind entzündliche Gefäßinjektionen, Fibrose und Zeichen eines beginnenden Leberparenchymumbaus (Chagrinierung) der Oberfläche verdächtig. Das histologische Schlüsselphänomen ist eine erhebliche Entzündung der Portalfelder in Verbindung mit Mottenfraßnekrosen. Das entzündliche Infiltrat besteht vorwiegend aus Lymphozyten, einigen Histiozyten und Plasmazellen (plasmazellreiches Infiltrat bei lupoider Hepatitis; Abb. 13.**28a** u. **b**) sowie einigen eosinophilen Granulozyten. Je nach Ausmaß der Parenchymzerstörung lassen sich bei der chronisch-aggressiven Hepatitis verschiedene Schweregrade mit prognostischer Relevanz voneinander abgrenzen:

– *Milde Form:* Die Mottenfraßnekrosen sind nur gering ausgeprägt und nur in einzelnen Portalfeldern zu finden. Klinische Symptome fehlen; bis zweifach erhöhte Lebertransaminasewerte.

– *Mäßiggradige Form:* Die Mottenfraßnekrosen sind stärker ausgeprägt, haben aber die Läppchenarchitektur noch nicht zerstört; lediglich die Leberzellplatten sind durch lytische Nekrosen unregelmäßig geworden. Klinische Symptome sind mäßig: bis zehnfach erhöhte Lebertransaminasewerte.

– *Schwere Form:* Die Mottenfraßnekrosen sind sehr ausgedehnt, und es finden sich auch konfluierende und brückenbildende Nekrosen; die portalen Rundzellinfiltrate kriechen zungenförmig in das Läppchen hinein (Abb. 13.**28b**). Sie ziehen eine Fibrose in

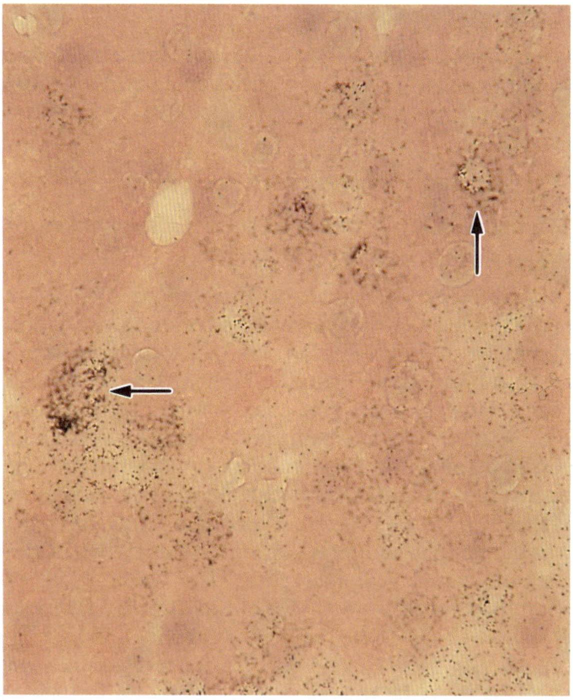
a

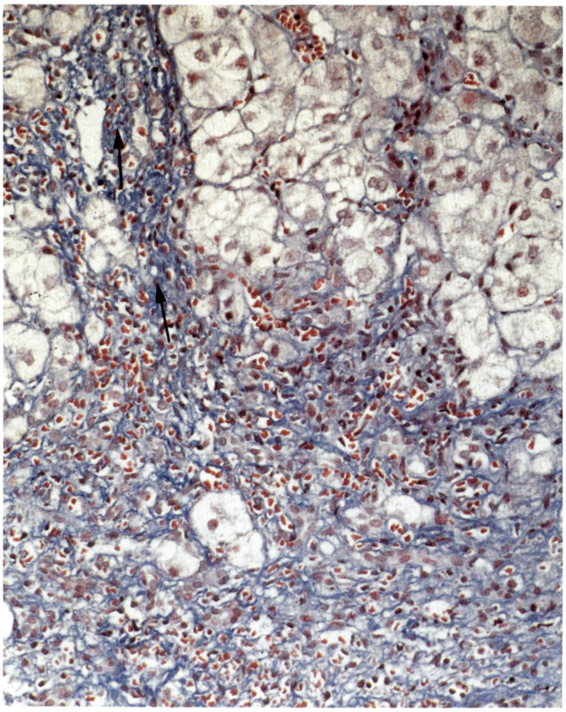
b

Abb. 13.**27a** u. **b** Chronisch-aggressive Hepatitis, virale Form:
a HBV-DNS-Nachweis (Pfeil) in Hepatozytenkernen (DNS-In-situ-Hybridisierung) (Vergr. 1 : 250; Original: Gudat)
b Die Zerstörung der Leberläppchenarchitektur mit Ausbildung von bindegewebigen Septen (in der CAB-Färbung blau dargestellt; Pfeile) (vgl. Abb. 13.**7d**) ist deutlich sichtbar (CAB) Vergr. 1 : 200

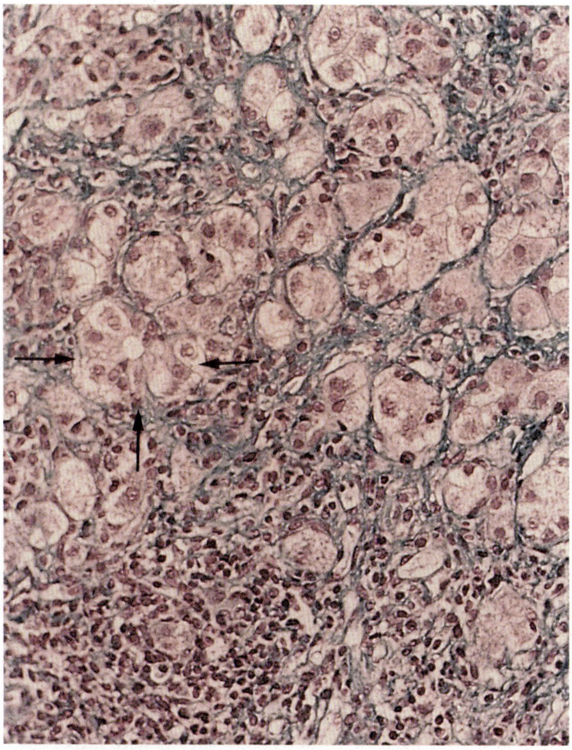
a

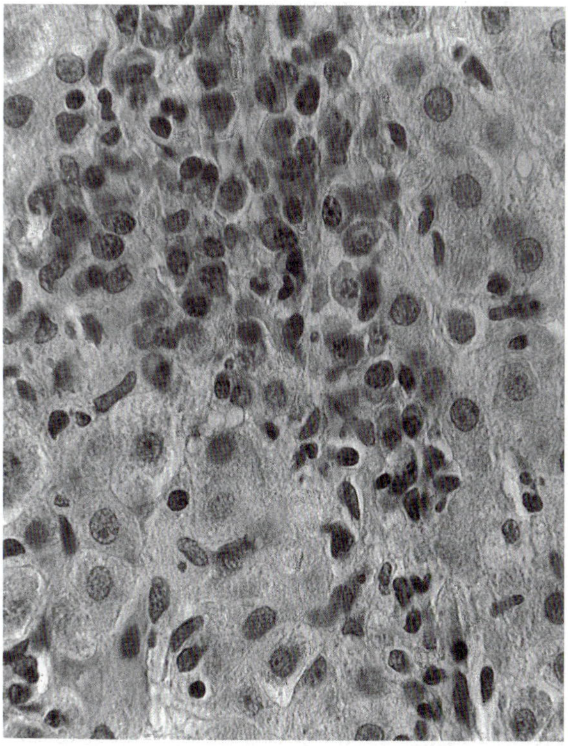
b

Abb. 13.**28a** u. **b** Chronisch-aggressive Hepatitis, Autoimmunform (lupoide Hepatitis), bei einem jungen Mädchen mit Zerstörung der Läppchenarchitektur und pseudorosettenartiger Leberzellanordnung (**a**) und plasmazellreichem Entzündungsinfiltrat (**b**) **a** CAB, Vergr. 1 : 250, **b** HE, Vergr. 1 : 350

Form aktiver Septen nach sich, welche das Läppchengefüge zergliedern. Als Ausdruck der Regeneration bilden die Leberepithelien teilweise pseudorosettenartige Formationen. Häufig ist auch eine entzündliche Veränderung der kleinen Gallengänge und Cholangiolen zu beobachten.

Klinik: Bei etwa 30% aller Fälle beginnt die Erkrankung akut und unterscheidet sich nicht von einer akuten Virushepatitis. In anderen Fällen beginnt sie schleichend. Der weitere Krankheitsverlauf ist sehr variabel: Eine rasch progrediente Verschlechterung mit Leberversagen und/oder Leberzirrhose (histologisch schwere Formen) ist ebenso häufig wie ein protrahierter, schubweiser Verlauf mit Phasen der Spontanremission und der Verschlechterung.

Klinische Symptomatik ausgeprägt: zehnfache Erhöhung der Lebertransaminasen, erhebliche Immunglobulinerhöhung.

6. Leberabszesse

Allgemeine Pathogenese: Leberabszesse werden durch Bakterien oder Parasiten ausgelöst, die auf hämatogenem, kanalikulärem oder lymphogenem Wege oder per contingentatem in die Leber gelangt sind. Formalpathogenetisch unterscheidet man folgende Formen des Leberabszesses:

- *Pylephlebitischer Abszeß*
In diesem Falle sind die Erreger (meist Coligruppe) über die Pfortader in die Leber gelangt. Ausgangspunkt ist entweder eine phlegmonöse Appendizitis, eine ulzeröse Entzündung im portalen Quellgebiet oder ein neonataler Nabelinfekt. Die pylephlebitischen Abszesse sind multipel, gelb und den Pfortaderastaufzweigungen entsprechend kleeblattartig in der Tiefe des Parenchyms zu finden.

- *Amöbenabszesse*
Sie entstehen ebenfalls auf portalem Wege, wenn Entamoeba histolytica (Abb. 5.**86**) im Rahmen einer Amöbenruhr vom Dickdarm in die Leber gelangt. Zunächst bilden sich multiple, abgekapselte Gewebezerfallshöhlen, die nachträglich durch bakterielle Besiedelung und Leukozytenemigration zu gelben Abszessen umgewandelt werden können (S. 277).

- *Septikopyämische Abszesse*
Sie sind das Resultat einer Bakterienembolie in die Leberarterienäste und treten im Rahmen einer Sepsis (Septikopyämie) auf. Sie sind meist stecknadelkopfgroß, gelb und subkapsulär zu finden.

- *Cholangitische Abzsesse*
Sie gehen von einer eitrigen Cholangitis (S. 778) aus und sind den Gallengangsaufzweigungen entsprechend röhrenförmig oder blattartig geformt. Sie sind oft gelbgrün und in der Tiefe des Leberparenchyms anzutreffen.

7. Parasitäre Hepatopathien

Unter den parasitären Lebererkrankungen stehen in den Alpenländern die Echinokokkose, in Asien die Bilharziose an erster Stelle.

Leberechinokokkose

Definition: Durch den kleinen Hundebandwurm *Echinococcus granulosus* oder den Fuchsbandwurm *Echinococcus multilocularis* ausgelöste Leberparasitose.

Erreger und Pathogenese: S. 281.

Morphologie: Sie weist je nach Echinokokkenspezies folgende Charakteristiken auf:

- *Echinococcus-granulosus*-Infestation: In diesem Falle bilden sich vorwiegend im rechten Leberlappen singuläre, im Extremfall bis zu kinderkopfgroße, prall mit Flüssigkeit gefüllte Finnenzysten (= Hydatiden). Umschlossen von einer narbigen Faserkapsel des Wirtes, die von einem epitheloidzelligen Granulationsgewebe mit Eosinophilen umgeben wird, besteht die parasitäre Zystenaußenschicht aus einer achatartig geschichteten, kernfreien Chitinmembran (= Membrana laminans), die innen von einer Keimzellschicht ausgekleidet wird. Aus deren Proliferation resultieren Brutkapseln mit multiplen Skolizes.

Klinik: Ab einer Größe von 10 cm rufen Hydatiden eine Verdrängungssymptomatik hervor, wobei die fluktuierenden Tochterzysten darin einen typischen Palpationsbefund („Hydatidenschwirren") mit sich bringen. Die Hydatidenflüssigkeit ist ein starkes Antigen, → humorale Antikörper (IgE, IgG). Bei Zystenruptur besteht deshalb die Gefahr eines anaphylaktischen Schocks.

- *Echinococcus multilocularis:* Sein Leberbefall äußert sich in multiplen, kaum millimetergroßen, dicht gelagerten Zysten (= Echinococcus alveolaris). Beim Menschen bilden sich darin meist keine Skolizes, weil für ihn die Wachstumsbedingungen zu schlecht sind. Trotzdem kann er zu einer tumorartigen, infiltrativ-destruktiven Wucherung mit zentraler Nekrose führen.

Klinik: Je nach Pathogenität des Bandwurmstammes und der HLA-Typ-abhängigen Wirtsimmunität kommt es zur ausgedehnten, tödlich verlaufenden Leberdestruktion oder zur latenten, spontan ausheilenden Infestation unter Zurücklassung von narbig verkalkten Residuen. Zur Rezidivvermeidung Resektion wie ein bösartiger Tumor: „weit im Gesunden".

Hepatolienale Bilharziose

Definition: Parasitäre Erkrankung, die durch Schistosoma mansoni oder japonica hervorgerufen wird.

Pathogenese (S. 279): Die in der Mesenterialvene und Milzvene abgelegten Parasiteneier gelangen über die Pfortader zur Leber und rufen eine rezidivierende Pylephlebitis (Pfortaderentzündung) mit periadventitieller Fibrose hervor. Infolgedessen werden die Pfortaderäste pfeifengerade verengt (sog. Pfeifenstiel-Fibrose). Gelegentlich wird das Leberparenchym in den allgemeinen granulomatösen Entzündungsprozeß, wie er durch die Bilharziose-Eier (Abb. 13.**30**) ausgelöst wird, mit einbezogen, so daß Granulome vom Pseudotuberkulosetyp (S. 241) beobachtet werden können.

Klinik: Hepatosplenomegalie, portale Hypertonie; u. U. zirrhotischer Leberumbau.

8. Transplantathepatopathie

Pathogenese und Morphologie: Je nach zeitlichem Verlauf und therapeutischer Strategie unterscheidet man:

– *Hyperakute Abstoßung:* Sie beruht auf einer antikörpervermittelten Typ-II-Überempfindlichkeitsreaktion. Bei ihr dominiert die Endothelzerstörung.

– *Akute Abstoßung:* Hier werden infolge einer zellvermittelten Typ-IV-Überempfindlichkeitsreaktion in erster Linie die Gallengangsepithelien und venösen Endothelien und erst in zweiter Linie die Hepatozyten attackiert. Daraus resultieren entzündliche Portalfeldinfiltrate aus Lymphozyten, untermischt mit Neutrophilen und Eosinophilen, denen in zunehmendem Maße die Gallengangsepithelien zum Opfer fallen, sowie eine lymphozytäre Infiltration der venösen Gefäße mit Endothelzerstörung (= Endothelialitis). Dazu können sich herdförmige Hepatozytenzerstörungen hinzugesellen. Diese Läsionen können sich bei adäquater Therapie wieder auflösen oder in eine chronische Abstoßungsreaktion übergehen.

– *Chronische Abstoßung:* Sie ist gekennzeichnet
a) durch eine chronisch-obliterative Transplantatvaskulopathie mit konsekutiver Hepatozytenballonierung und inselförmigem Parenchymschwund,
b) durch eine progrediente Zerstörung der Gallengangsepithelien nach Art einer primär biliären Zirrhose = „Gallengangsschwund-Syndrom".

9. GVHD-Hepatopathie

Allgemeine Pathogenese (s. S. 197). Sie verläuft nach folgendem Fahrplan:

– *Lymphozytäre Endothelialitis* (s. o.).

– *Cholangioduktale Epithelschädigung:* Das Epithel intralobulärer Gallengänge wird lymphozytär unterwandert, vakuolisiert und nekrotisch geschädigt.

– *Gallengangsschwund-Syndrom* (= vanishing bile duct syndrome) im chronischen Stadium → zirrhotischer Leberumbau.

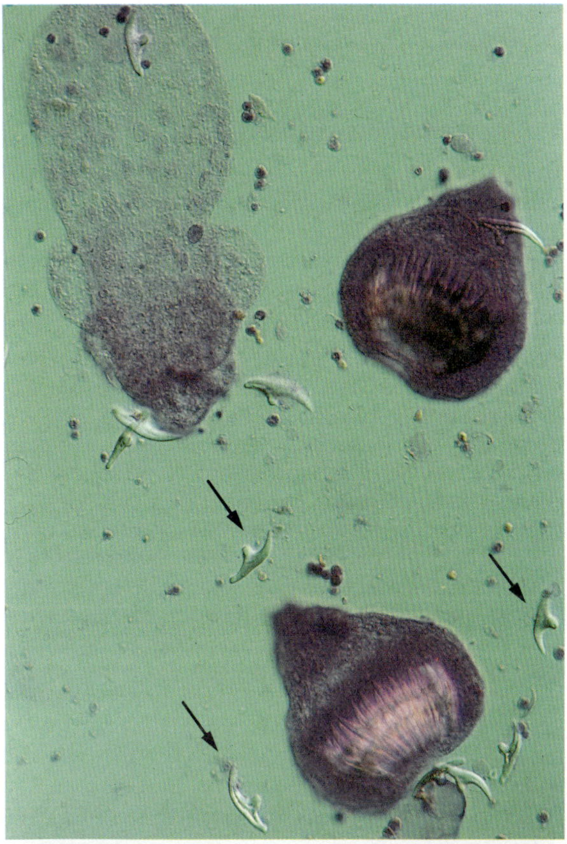

a

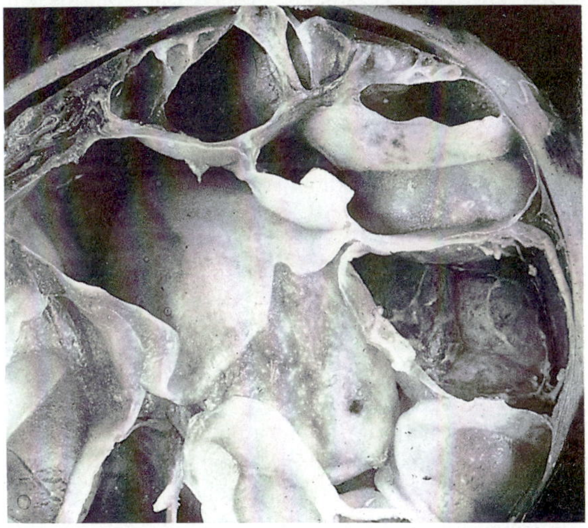

b

Abb. 13.**29a** u. **b** Leberechinokokkus:
a Skolizes aus der Echinokokkusblase sowie mehrere typische Häkchen (Pfeil) (PAS, Interferenzkontrast; Vergr. 1 : 250)
b Echinococcus hydatidosus der Leber, mit mehreren großen Blasen durch eine äußere Kapsel umgeben (verkleinert 1 : 3)

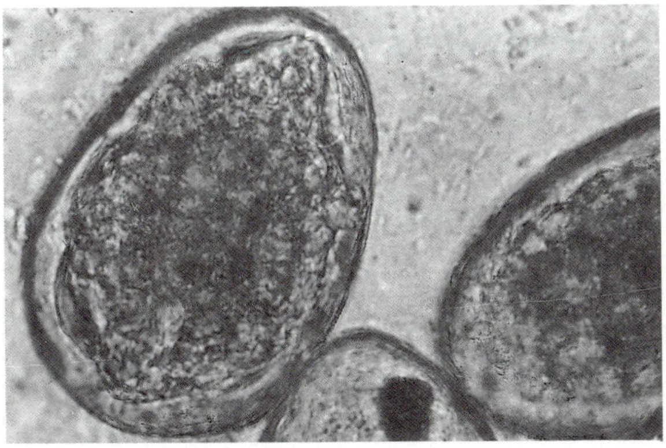

◀ Abb. 13.**30** Bilharziose: Eier von Schistosoma japonicum aus dem Lebergewebe eines 153 v. Chr. gestorbenen chinesischen Landrates (Original: Wu Zhongbi, Wuhan V. R. China; Vergr. 1 : 350)

Toxische Läsionen

1. Alkoholhepatopathien

Definition: Diese Leberparenchymschäden werden durch regelmäßigen Alkoholkonsum verursacht und manifestieren sich in der Reihenfolge des Schweregrades als Alkoholfettleber, Alkoholhepatitis und Alkoholzirrhose. Sie gehören zu den häufigsten Leberschäden.

Pathogenese: Zwischen Dauer und Menge des Alkoholkonsums und der nachfolgenden Leberparenchymschädigung besteht eine signifikante, lineare Beziehung. Grundsätzlich sind allerdings Frauen gegenüber Alkohol empfindlicher als Männer. Bei einem regelmäßigen Konsum von mehr als 60 g Alkohol pro Tag tritt bei allen Menschen eine Alkoholfettleber auf, die sich aber nach entsprechender Abstinenz innerhalb weniger Wochen wieder vollständig zurückbilden kann. Wird mehr als 120 g Alkohol pro Tag konsumiert, so ist die Entwicklung einer Alkoholhepatitis die Regel.

Die kausale Pathogenese des alkoholtoxischen Leberparenchymschadens ist noch nicht geklärt. Folgende Faktoren scheinen dabei wesentlich zu sein und zusammenzuwirken:

- acetaldehydbedingte Zellschädigung,
- Interferenz mit dem mikrosomalen Entgiftungssystem (= mikrosomales mischfunktionelles Oxydationssystem),
- intrazellulärer Peroxydanstau mit Zellmembranschädigung durch gesteigerte Lipidperoxydation,
- Fettsäureoxydationsverminderung; Neutralfettsynthesesteigerung, hepatische Lipidabgabeverzögerung, vermehrte VLDL-Produktion, Hyperlipidämie,
- Hypovitaminose A, B_1, B_6, B_{12}, K und D,
- Fibrose: Sie entsteht einerseits auf dem Boden einer entzündlichen Vernarbung und andererseits durch Umwandlung der Fettspeicherzellen (= Ito-Zellen) der Leber in Fibroblasten.

Alkoholfettleber

Morphologisch findet man zunächst eine läppchenzentral, teils auch herdförmig betonte mittelgroßtropfige Verfettung der Leberzellen (keine Transaminaseerhöhung). Allmählich gehen exzessiv verfettete Hepatozyten in Form lytischer Einzelzellnekrosen zugrunde. Sie werden von Kupffer-Zellen abgeräumt *(Resorptionsknötchen)*. Wird dabei Fett frei, so gruppieren sich darum Histiozyten, einige Lymphozyten und Granulozyten zu Lipophagengranulomen. In den Portalfeldern zeichnet sich eine unspezifisch-reaktive Hepatitis ab (geringe Transaminasenerhöhung).

Alkoholhepatitis

Morphologie: Sie entwickelt sich meist in einer Alkoholfettleber und beginnt mit einer hydropischen Degeneration der Hepatozyten meist im Läppchenzentrum, die in ihrem Zytoplasma *Mallory-Körper* (alkoholisches Hyalin) (S. 41) enthalten. Solche geschädigten Hepatozyten locken neutrophile Granulozyten an und werden von ihnen teilweise rosettenartig umlagert (Abb. 13.**31a** u. **b**). Zum Teil durch die Nekrose-induzierte Entzündung, zum Teil durch eine direkte Stimulation der faserbildenden Zellen selbst, setzt im Läppchenzentrum beginnend eine ausgeprägte Faserneubildung ein. Sie ruft eine perivenöse (um die Zentralvenen lokalisierte) Sklerose sowie eine Umrahmung einzelner Leberepithelien in Form einer *Maschendrahtfibrose* hervor (Abb. 13.**31c**). Sie kann schon vor der Entwicklung einer Leberzirrhose über einen postsinusoidalen Block zu einer portalen Hypertonie führen.

Im weiteren Verlauf dehnt sich dieser Sklerosierungsprozeß der Zone III des Rappaport-Azinus entlang zum Portalfeld hin aus. Die alkoholische Läsion betrifft aber nicht nur die Hepatozyten, sondern auch die kleinen Gallengänge: Sie sind teilweise durch ein chronisches Rundzellinfiltrat umgeben, dazu gesellen sich eine Duktulusproliferation und eine periduktuläre Faserbildung.

Alkoholzirrhose

Morphologie: Schließlich entstehen portoportale und portovenöse (= portozentrale) aktive Bindegewebssepten, welche das Leberparenchym zirrhotisch umbauen.

Klinik der Alkoholhepatopathien:

– *Alkoholfettleber:* Hepatomegalie mit vollständiger Reversibilität bei Alkoholabstinenz.

– *Alkoholhepatitis:* Sie zeigt folgende Verlaufsformen: Die asymptomatisch-anikterische Form, welche bis auf eine perivenöse Sklerose bei strenger Alkoholkarenz reversibel ist, und die akute Form, die rasch progredient verläuft und zum Leberversagen führen kann.

– *Zieve-Syndrom:* Es ist charakterisiert durch eine Alkoholfettleber (oder Alkoholhepatitis), Hyperlipoproteinämie Typ V, hämolytische Anämie (Hämosiderose) mit Cholestase.

– *Hepatische Porphyria cutanea tarda* mit Uroporphyrinurie bei entsprechender genetischer Prädisposition durch Alkoholabusus auslösbar.

– *Alkoholzirrhose* s. auch S. 772.

2. Toxische Hepatopathien

Definition und Pathogenese: Es handelt sich um Leberschäden, die durch chemische Stoffe (Gifte, Arzneimittel) ausgelöst werden. Die betreffenden Schadstoffe werden je nach Dosis-Wirkungs-Beziehung als obligate oder fakultative Hepatotoxine bezeichnet:

● *Obligate Hepatotoxine*
Sie rufen voraussagbar bei allen Individuen nach Überschreiten einer Grenzdosis Leberschäden hervor, die tierexperimentell reproduzierbar sind und ein konstantes Schädigungsmuster zeigen.

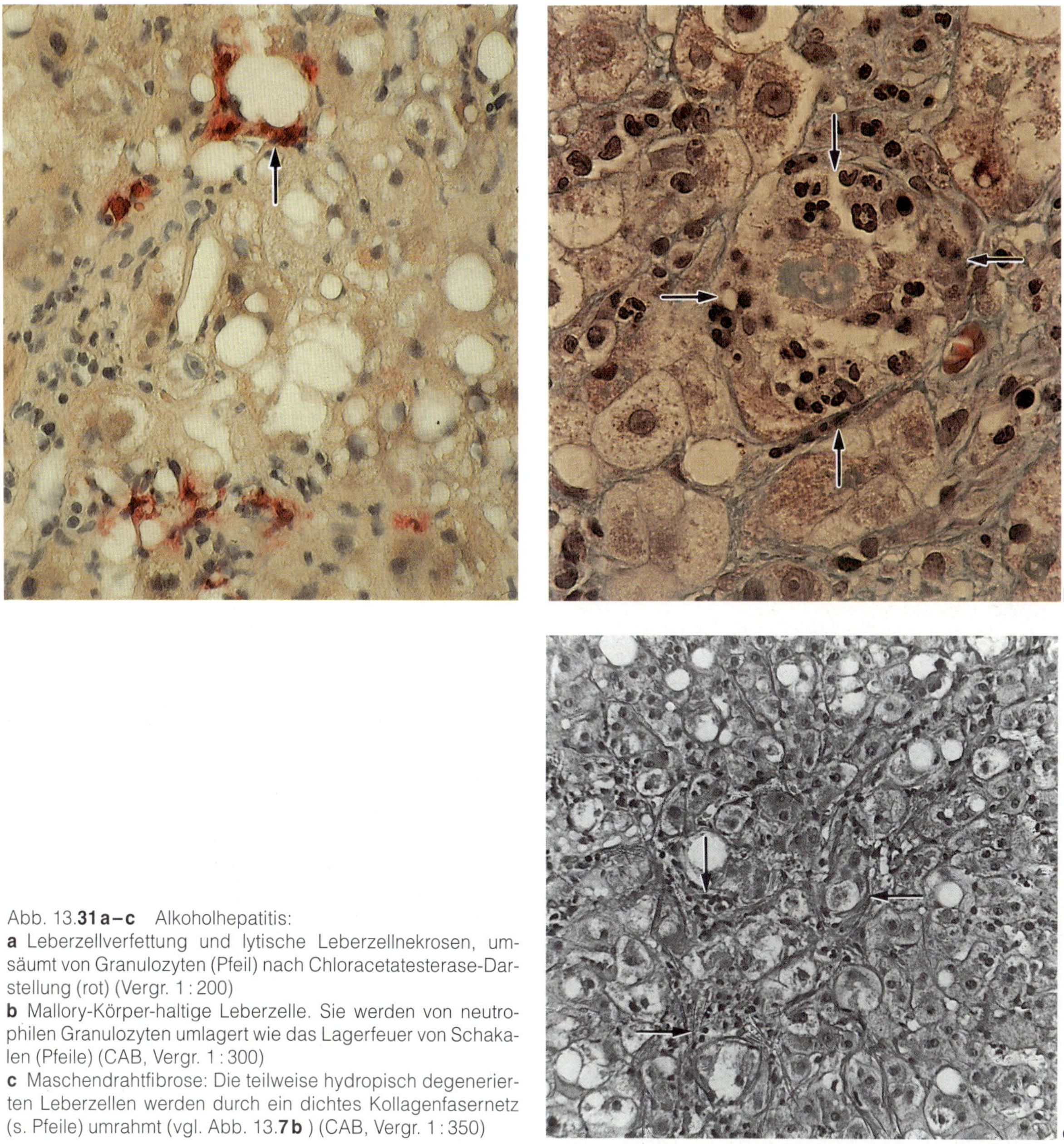

a b c

Abb. 13.**31 a–c** Alkoholhepatitis:
a Leberzellverfettung und lytische Leberzellnekrosen, umsäumt von Granulozyten (Pfeil) nach Chloracetatesterase-Darstellung (rot) (Vergr. 1 : 200)
b Mallory-Körper-haltige Leberzelle. Sie werden von neutrophilen Granulozyten umlagert wie das Lagerfeuer von Schakalen (Pfeile) (CAB, Vergr. 1 : 300)
c Maschendrahtfibrose: Die teilweise hydropisch degenerierten Leberzellen werden durch ein dichtes Kollagenfasernetz (s. Pfeile) umrahmt (vgl. Abb. 13.**7 b**) (CAB, Vergr. 1 : 350)

– *Direkte obligate Hepatotoxine* tun dies, indem sie selbst oder ihr Metabolit auf physikalisch-chemischem Wege die Leberzellen schädigen. Dazu gehören CCl_4, Chloroform, Pilzgifte (Amanitin im Knollenblätterpilz) und Phosphor. Das Resultat ist eine Leberzellverfettung, die bis zur Nekrose fortschreiten kann.

– *Indirekte obligate Hepatotoxine* schädigen die Leberzelle nicht selbst, sondern führen zu spezifischen Stoffwechselstörungen. Die Folge davon sind Leberzellverfettung, Nekrose und Cholestase. Vertreter dieses Typs sind vor allem Medikamente wie Zytostatika (Antimetabolite), Antibiotika (Tetracycline), Hormone (C-17-Steroide), Analgetika (Paracetamol) sowie Antirheumatika (Phenylbutazon).

Die Leberzellverfettung geht auf eine Beeinträchtigung der Protein-, Apolipoprotein- und VLDL-Synthese zurück und kann feintropfig oder grobtropfig sein. Die Zellnekrosen, wie sie durch obligate Hepatotoxine ausgelöst werden, können ganz bestimmten Läppchenzonen (meist zentrolobulär) zugeordnet werden. Die Cholestase ist entweder die Folge einer selektiven Störung des Bilirubinstoffwechsels (S. 118) oder einer Beeinträchtigung der Gallensekretion.

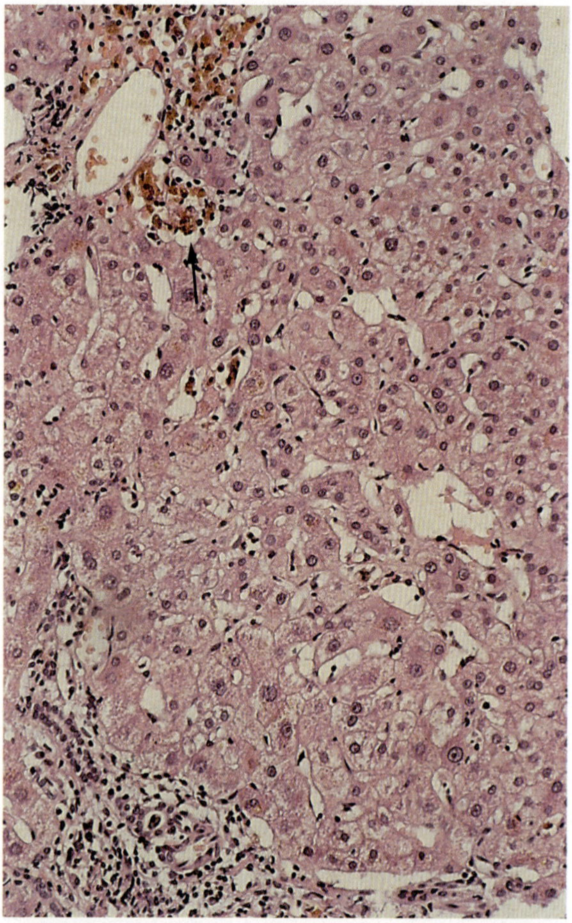

a

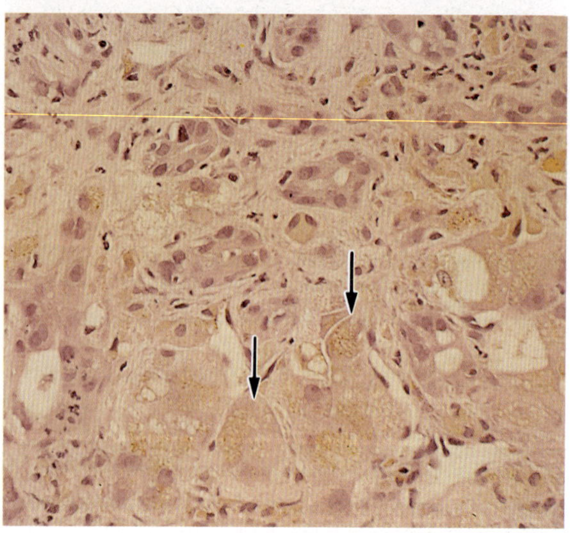

b

Abb. 13.**32a** u. **b** Arzneimittelhepatitis:

a Arzneimittelhepatitis vom Virustyp bei tuberkulostatischer Therapie (INH) mit Entzündung und Pigment(stern)zellknötchen (Pfeil) (HE, Vergr. 1 : 150)

b Arzneimittelhepatitis vom Cholestasetyp bei Methotrexat-Therapie mit ausgeprägter Fibrose und Leberzellballonierung mit Gallenpigmenteinlagerung (HE, Vergr. 1 : 200)

- *Fakultative Hepatotoxine*

Sie rufen dosisunabhängig und nur bei einer kleinen Patientengruppe Leberschäden hervor. Die entsprechenden Leberschäden lassen sich im Tierexperiment nicht reproduzieren und beruhen entweder auf einer Überempfindlichkeitsreaktion im Sinne einer Allergie (S. 191) und/oder auf einer vorbestehenden Stoffwechselabnormität des Patienten selbst. Auch die fakultativen Hepatotoxine sind meist Medikamente und lösen zytotoxische oder cholestatische Leberschäden aus. Die Nekrosen verteilen sich dabei diffus ohne zonale Bevorzugung über das ganze Leberläppchen.

Morphologie: Gelegentlich rufen Medikamente, die zur Gruppe der fakultativen Hepatotoxine gehören, folgende Leberschäden hervor:

- *Medikamentöse Hepatitis vom Virustyp*

Medikamente wie Tuberkulostatika, Monoaminooxydasehemmer, Isoniazid rufen eine Leberentzündung hervor, die histologisch und klinisch eine akute Virushepatitis nachahmt. Oxyphenisatin, α-Methyl-Dopa, Nitrofurantoin, INH, Propylthiouracil und auch Halothan lösen eine Leberveränderung aus, die wie eine chronisch-aggressive Hepatitis aussehen kann (Abb. 13.**32a**).

- *Medikamentöse Hepatopathien vom Cholestasetyp*

Dabei unterscheidet man die folgenden beiden Formen:

– *Medikamentöse Cholestase ohne Entzündung:* Sie wird nach Verabreichung von Steroidhormonen, Ajmalin, Tranquillizern und Antidepressiva beobachtet und beruht auf einer Beeinträchtigung der Gallensekretion mit hepatozellulärer und kanalikulärer Cholestase.

– *Medikamentöse cholestatische Hepatitis:* In diesen Fällen wird durch Medikamente wie Chlorpromazin, Erythromyzin und Ajmalin eine unspezifische Hepatitis kombiniert mit einer Cholestase und häufig mit Infiltraten aus eosinophilen Granulozyten hervorgerufen (Abb. 13.**32b**).

- *Medikamentöse granulomatöse Hepatitis*

Medikamente wie Allopurinol, Phenylbutazon, Sulfonamide, aber auch andere lösen im Lebergewebe eine granulomatöse Entzündung, meist begleitet von einer Eosinophilie, aus.

- *Unspezifische medikamentöse Hepatitis*

Sie imponiert histologisch als unspezifisch-reaktive Hepatitis ohne Cholestase und wird nach Verabreichung einer Vielzahl von Medikamenten wie Penicillin, Antirheumatika und Thyreostatika beobachtet.

- *Medikamentöse Hepatopathie mit Fibrose*

Alle chronisch verlaufenden Hepatopathien führen zu einer Bindegewebsvermehrung, meist im Sinne einer periportalen Fibrose. Kommen ausgedehnte Parenchymnekrosen und eine noduläre Leberzellregeneration hinzu, so resultiert eine Leberzirrhose mit portaler Hypertonie. Bestimmte Hepatotoxine wie anorganische Arsenverbindungen, Vinylchlorid und Kupfersulfat behindern durch eine perisinusoidale und periportale Fibrose den Abfluß des Pfortaderblutes, so daß es auch ohne Zirrhose zur portalen Hypertonie kommen kann.

- *Medikamentöse Hepatopathien mit Vaskulopathie* Siehe S. 752.

3. Graviditätshepatopathie

Bereits die normale Schwangerschaft ist mit folgenden hepatobiliären Funktionsänderungen verbunden:

- erhöhte Cholesterinsekretion in die Galle,
- verminderte Gallensäuresynthese,
- verminderte enterohepatische Gallensäurenzirkulation,
- erhöhte Lithogenität der Galle.

Dies macht verständlich, weshalb sich zusätzliche Belastungen (relativ oder absolut) pathologisch auswirken. Je nachdem, ob eine Lebererkrankung bei schwangeren Frauen unabhängig von der Schwangerschaft auftritt oder im Zusammenhang mit der Schwangerschaft steht, unterscheidet man folgende beide Ikterusformen:

Icterus in graviditate

Definition und Pathogenese: In diesem Falle steht die Lebererkrankung nicht im Zusammenhang mit der Schwangerschaft.

- *Mütterliche Virushepatitis:* Üblicherweise wird durch die Schwangerschaft eine Virushepatitis nicht verschlechtert. Ebensowenig kommt es zu fetalen Fehlbildungen. Bei der Geburt besteht im Falle einer B-Hepatitis ein Infektionsrisiko des Kindes.

- *Chronisch-aggressive Hepatitis:* Sie wurde ebenso wie eine primär-biliäre Zirrhose oder ein Morbus Wilson bei Schwangeren beobachtet. Komplikationen ergeben sich für den Fetus durch die medikamentöse Therapie.

- *Drogenikterus:* Chlorpromazin wegen Hyperemesis; Nitrofurantoin wegen Pyelonephritis; Tetracycline mit prognostisch schlechter Leberverfettung.

- *Cholelithiasis:* Das Gallensteinleiden mit seinen Begleiterscheinungen wie mechanische Cholestase, Cholezystitis und akute Pankreatitis kommen bei Schwangeren wegen der vermehrten Gallelithogenität und der verminderten Gallenblasenkontraktilität häufiger vor.

Icterus e graviditate

Definition und Pathogenese: In diesem Falle hängt die Lebererkrankung ursächlich mit der Schwangerschaft zusammen (abnorme kindliche Metabolite und/oder abnorme Leberfunktion der Mutter?).

- *Schwangerschaftscholestase:* Sie soll im Zusammenhang mit einer hormonellen Umstellung während der Schwangerschaft entstehen, wobei es Hinweise auf eine familiäre Prädisposition gibt. Die Erkrankung beginnt meist im letzten Schwangerschaftsdrittel mit Juckreiz und wechselnd intensiv ausgeprägtem Ikterus. Dieser bildet sich nach der Entbindung zurück. In der Leberbiopsie finden sich Cholestasezeichen mit Gallethromben in den Gallekanalikuli ohne entzündliche Veränderungen.

- *Akute Schwangerschaftsfettleber:* Diese Erkrankung ist pathogenetisch noch ungeklärt. Histologisch finden sich in zentrolobulären Abschnitten vergrößerte Leberzellen mit kleintropfiger Verfettung und feinvakuolärer Degeneration.

Klinik: Epigastrische Schmerzen, Kopfschmerzen, Übelkeit, Erbrechen, Ikterus und schließlich Koma. Es kommen aber auch asymptomatische Fälle vor.

Prognose: Hohe maternale und fetale Letalität. Bei Früherkennung und Geburtseinleitung ist eine Restitutio ad integrum möglich.

- *Eklampsie und Präeklampsie:* S. 751.

Funktionelle Läsionen

Leberzirrhose

Allgemeine Definition: Die Leberzirrhose ist ein durch Nekrose, Entzündung, Regeneration und Bildung von Bindegewebssepten verursachter knotiger Leberumbau mit Septenbildung, welcher die Durchblutung und Funktion des Organs beeinträchtigt. Sie ist kein eigenständiges Leiden, sondern eine gemeinsame Endstrecke ätiologisch unterschiedlicher Lebererkrankungen. Sind in der zirrhotisch umgebauten Leber Zellnekrosen und Entzündungsinfiltrate nachweisbar, so handelt es sich um eine floride oder *fortschreitende (= aktive) Leberzirrhose;* fehlen diese Veränderungen, so spricht man von einer ruhenden oder *stationären (= inaktiven) Leberzirrhose.*

Ätiologische Zirrhosetypen: Bei einem Teil der Leberzirrhosen kann die Ursache klinisch oder pathohistologisch eruiert werden. Dementsprechend unterscheidet man folgende ätiologische Zirrhosetypen:

- *Alkoholische Leberzirrhose:* In westlichen Industrienationen der häufigste Zirrhosetyp (60%). Vorangehende alkoholtoxische Leberschäden sind bekannt; im Restparenchym zum Teil noch eine floride Alkoholhepatitis oder perivenöse Maschendrahtfibrose erkennbar (Abb. 13.**31c**).

- *Posthepatitische Leberzirrhose:* Weltweit häufigster Leberzirrhosetyp: dominierend in Mittelmeerländern, Afrika und Asien (in Mitteleuropa etwa 20%); pathognomonisch ist die Expression von Virusantigenen.

- *Metabolische Leberzirrhose:* Endstadium angeborener Stoffwechselstörungen wie Hämochromatose, Morbus Wilson, α_1-Antitrypsinmangel.

- *Biliäre Leberzirrhose:* Folge einer primären oder sekundären Gallenwegsentzündung mit oder ohne Gallenwegsfehlbildung; Häufigkeit in Mitteleuropa etwa 5% (vgl. Gallenwegserkrankungen, S. 778).

- *Medikamentös-toxische Leberzirrhose:* Stauungszirrhose (kongestive Zirrhose) bei Budd-Chiari-Syndrom und Venookklusionskrankheit.

- *Kryptogene Leberzirrhose* mit ungeklärter Ätiologie; Häufigkeit in Mitteleuropa etwa 10%.

Formalpathogenetische Zirrhosetypen: Je nachdem, ob der zirrhotische Umbau durch Parenchymnekrosen, Parenchym- oder Gallengangsentzündung zustande kommt, unterscheidet man:

- *postnekrotische Zirrhose* durch Vernarbung im Anschluß an massive Nekrosen und Brückennekrosen,

- *posthepatische Zirrhose* im Rahmen chronischer oder selten auch akuter Entzündungsprozesse (z. B. fulminante Hepatitis) im Leberparenchym mit Bildung aktiver Bindegewebssepten,

- *biliäre Zirrhose* durch aktive von den Portalfeldern ausgehende Bindegewebssepten im Anschluß an chronische Gallenwegserkrankungen und dadurch bedingte gallige Leberzellschädigungen.

Der Reiz für den Fibrosierungsprozeß geht von der Leberzellschädigung aus, indem bestimmte Signalstoffe (Fibronektin? Komplementfaktoren?) Granulozyten, Lymphozyten und Makrophagen ins Nekrosegebiet chemotaktisch anlocken. Diese Zellen bewirken über Mediatorstoffe die Umwandlung von Ito-Zellen zu Myofibroblasten, so daß diese ins Leberparenchym einwandern und durch Vermittlung von Makrophagen (Kupffer-Zellen) und Lymphozyten gebildeten Wachstumsfaktoren proliferieren und mit der zur Fibrose führenden Kollagensynthese beginnen.

Prognose: (5-Jahres-Überlebenszeit von 25%) schlecht.

Mikronoduläre Leberzirrhose

Definition und Pathogenese: Sie entspricht der monolobulären, portalen, septalen und *Laennec-Zirrhose* alter Nomenklatur und wird durch folgende Prozesse ausgelöst:

- *metabolische Störungen* (angeborene Stoffwechselkrankheiten, s. oben),
- *nutritiv-toxische Leberschädigung* (Alkohol, Hepatotoxine),
- *Leberparenchymentzündungen* (chronisch-aggressive Hepatitis),
- *biliäre Abflußstörungen* (verschiedene Cholangitisformen, Cholangiodysplasie),
- *venöse Abflußstörungen* (kongestive Zirrhose).

Makroskopisch ist die derbe Leber meist verkleinert. Die Schnittfläche besteht aus gleichmäßigen, maximal 5 mm großen Parenchymknoten (Abb. 13.**33a**).

Histologisch sind die Leberläppchen durch aktive Bindegewebssepten in kleine Segmente zerlegt, aus welchen Regeneratknoten hervorgehen. Diese stellen folglich Pseudoleberläppchen dar und enthalten nur selten eine Zentralvene (monolobuläre Leberzirrhose). In den Portalfeldern proliferieren oft die Gallengänge und dringen in die Septen ein (Abb. 13.**13c**).

Makronoduläre Leberzirrhose

Definition und Pathogenese: Dieser Begriff entspricht der früheren Bezeichnung wie postnekrotische oder multilobuläre Leberzirrhose. Ursächlich liegt eine nekrotisierende Leberschädigung vor, die durch eine Regenerationsphase abgelöst oder schubweise unterbrochen wird. Dementsprechend findet man diesen Zirrhosetyp bei Virushepatitis, chronisch-aggressiver Hepatitis, rezidivierenden Intoxikationen, Morbus Wilson, α_1-Antitrypsin-Mangel sowie Spätstadien einer Alkoholzirrhose.

Makroskopisch ist die harte Leber meist verkleinert, und ihre Schnittfläche besteht aus unterschiedlich großen Parenchymknoten von 3 mm bis 3 cm Größe (Abb. 13.**33b**).

Histologisch findet man als Folge einer multilobulären Parenchymnekrose breite Bindegewebssepten. Sie umrahmen Leberparenchyminseln, in denen mehrere Portalfelder und Zentralvenen durch Parenchymkollaps zusammengerückt sind. Aus Regeneration solcher Parenchyminseln entstehen deshalb immer multilobuläre Knoten, in denen man noch eine gewisse Läppchenstrukturierung erkennen kann. Eine makronoduläre Leberzirrhose kann auch nach Beseitigung des Hepatotoxins, wie Alkohol, von regenerierenden monolobulären Knoten ausgehen. Aus diesem Grunde ist es meist nicht möglich, aufgrund der Zirrhosemorphologie einen Rückschluß auf die auslösende Ursache zu ziehen.

Komplikationen der Leberzirrhose

1. Intrahepatische Zirkulationsstörungen

Der Organumbau führt zu intrahepatischen Zirkulationsstörungen. Sie beruhen auf folgenden drei Mechanismen:

- *Störung des Blutabflusses* aus dem Parenchym (post- und intrasinusoidaler Block) durch bindegewebige Abriegelung der Pseudolobuli von den Zentralvenen;

- *Störung des Bluteinflusses* ins Parenchym (präsinusoidaler Block) durch Abriegelung der Pseudolobuli von den Portalfeldern;

- *Bildung intrahepatischer Umgehungskreisläufe* durch portovenöse und arterioportale Shunts.

Es resultiert eine Erhöhung des Blutdruckes im Pfortadersystem (= portale Hypertonie) sowie eine unzureichende Leberfunktion, da Substanzen, welche vom Pfortaderblut in die Leber transportiert und normalerweise dort aufgenommen und transformiert werden, durch intrahepatische Umgehungskreisläufe teilweise am Leberparenchym vorbeigehen (= zirkulatorische Leberinsuffizienz).

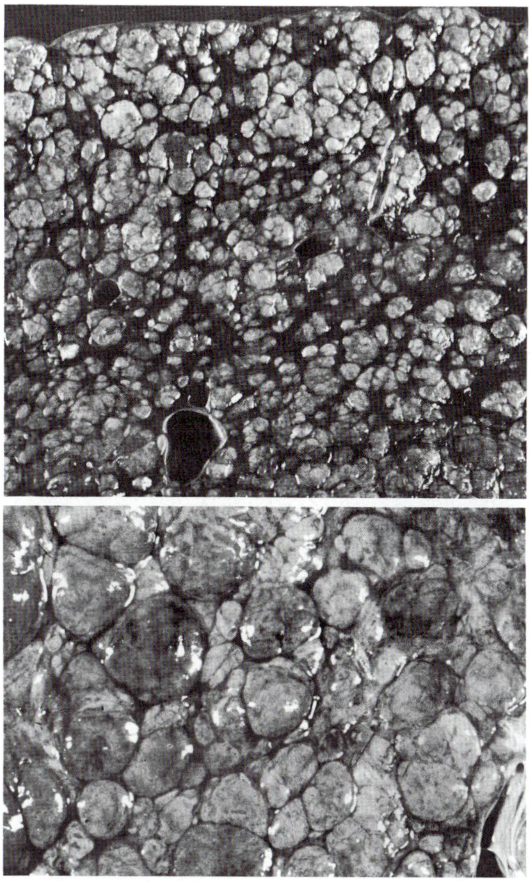

a

b

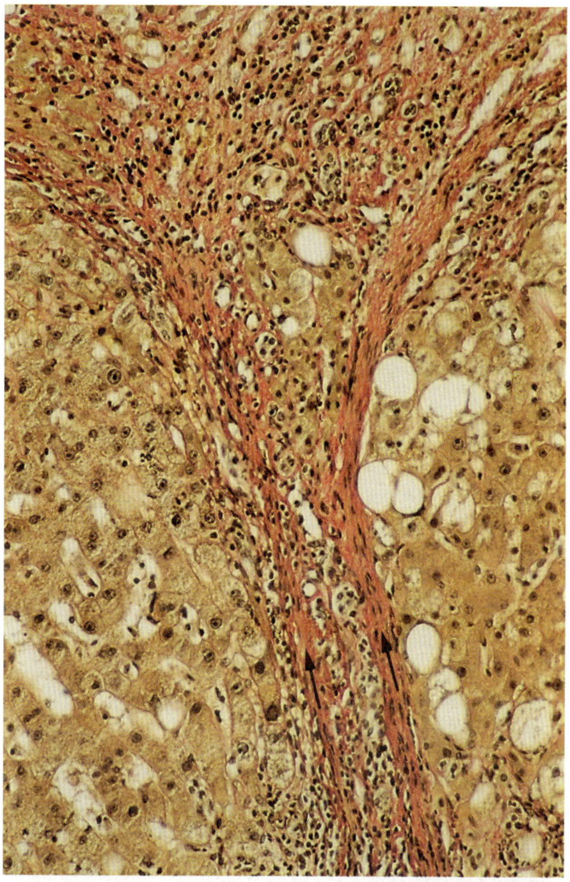

c

Abb. 13.**33a–c** Leberzirrhose:
a Mikronoduläre Leberzirrhose mit feinknotig umgebautem Leberparenchym. Die Knoten sind maximal 5 mm groß; die Leberkapsel ist nahezu glatt
b Makronoduläre Leberzirrhose mit grobknotigem Umbau des Leberparenchyms. Die Knoten sind bis zu 3 cm groß. Die Leberkapsel ist höckerig
c Histologie einer Leberzirrhose (alkoholische Fettzirrhose) mit fibrös-narbiger Parenchymzergliederung. Rot = Kollagenfaserzüge (VG, Vergr. 1 : 120)

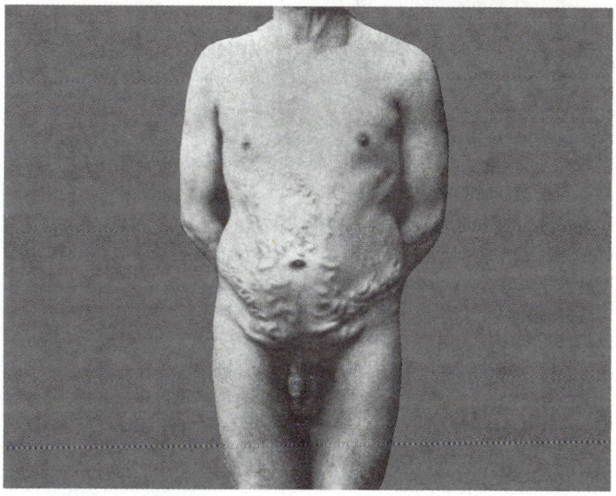

Abb. 13.**34** Caput medusae in Form subkutaner, auf den Nabel zulaufender Varizen (54jähriger Mann). Die namengebende Gorgo medusa, ein Ungeheuer der griechischen Mythologie, hatte anstatt Haare Schlangen auf dem Kopf, was so schrecklich war, daß jeder, der dies sah, tot umfiel ▶

Diese Störung der Leberfunktion wird durch zusätzliche extrahepatische Shuntbildung infolge der portalen Hypertonie noch verstärkt, da wegen der Druckerhöhung im Pfortadersystem das Blut, dem Weg des geringsten Widerstandes folgend, über vorbestehende, normalerweise hämodynamisch nicht beanspruchte Anastomosen an der Leber vorbei in die Hohlvene fließt. Diese Umgehungskreisläufe werden dabei zu varikösen Venengeflechten ausgeweitet. Bei der portalen Hypertonie sind folgende Umgehungskreisläufe von klinischer Bedeutung:

- *Ösophagusvarizen:*
Durch Rückstau des Pfortaderblutes in die Magenvenen werden submuköse Venengeflechte im Magenfundus und im distalen Ösophagus zu Varizen erweitert. Aus diesen Venen fließt das Blut über die V. azygos der V. cava superior zu. Diese Varizen liegen im Ösophagus und Magenfundus unter einer dünnen Schleimhautschicht und sind deshalb leicht verletzlich. Mehr als 30% der Zirrhosepatienten mit Ösophagusvarizen erliegen binnen 5 Jahren einer tödlichen Varizenblutung.

- *Caput medusae* (Abb. 13.**34**)
Diese konzentrisch auf den Nabel zulaufenden subkutanen Varizen entstehen durch Wiedereröffnung der Nabelvene im Lig. teres hepatis und führen das Blut der oberen und

der unteren Hohlvene zu. Weitere Anastomosen bestehen zwischen den Mesenterialvenen und den Vv. testiculares-ovaricae und können ebenfalls varikös erweitert werden. Hämorrhoiden sind keine Folge einer portalen Hypertonie (S. 770).

2. Aszites

Definition: S. 430.

Pathogenese: Diese häufige Komplikation einer Leberzirrhose beruht auf dem Zusammenwirken folgender Faktoren:

- vermehrter Flüssigkeitsaustritt aus den Kapillaren infolge Pfortaderhochdruck (erhöhter hydrostatischer Druck),
- vermehrte Lymphproduktion,
- verminderter onkotischer Druck infolge Hypalbuminämie
- sekundärer Hyperaldosteronismus mit gesteigerter Natriumrückresorption infolge Blutversackung im prähepatischen Stromgebiet mit entsprechender Hypovolämie und verminderter Nierendurchblutung.

Klinik: Mit dem Auftreten eines Aszites verschlechtert sich die Prognose der Leberzirrhose wegen der dadurch bedingten weiteren Komplikationen:

- erhöhtes Risiko einer Gastrointestinalblutung,
- spontane bakterielle Peritonitis,
- hepatorenales Syndrom,
- kardiopulmonale Funktionseinschränkung.
- *Alkoholzirrhose:* Neben den Symptomen der portalen Hypertonie kommen oft noch folgende Läsionen hinzu:
- Splenomegalie, Osteoporose, Palmarerythem, Spinnenangiome der Haut, Palmarfibromatose sowie Speichel- und Tränendrüsenvergrößerungen.
- Bei Männern hat die pathologische Östrogenmetabolisierung in der Leber eine Gynäkomastie und Abdominalglatze (Geschlechtsbehaarungsverlust), bei Frauen gelegentlich eine Virilisierung zur Folge.

3. Hepatische Enzephalopathie

Definition: Unter diesem Begriff faßt man neurologische und psychische Symptome zusammen, welche im Rahmen von Lebererkrankungen mit entsprechenden Stoffwechselstörungen auftreten. Sie sind potentiell reversibel und können bis zum Coma hepaticum reichen.

Pathogenetisch ist die hepatische Enzephalopathie noch nicht geklärt. Zur Zeit werden die folgenden beiden Mechanismen diskutiert:

– *Unzureichende Elimination endogener Neurotoxine:* Das über intra- und extrahepatische Umgehungskreisläufe an der Leber vorbeigeführte Blut aus dem Intestinaltrakt enthält Substanzen wie Ammonium sowie durch Darmbakterien gebildete Merkaptane, kurz- und mittelkettige Fettsäuren und Phenole. Sie werden normalerweise durch die Leber aus dem Pfortaderblut eliminiert oder entgiftet. Vermutlich wirken diese Gifte (Neurotoxine) bei der Auslösung der hepatischen Enzephalopathie synergistisch.
– *Veränderungen intrazerebraler Neurotransmitter samt Rezeptoren:* Besonders zu erwähnen ist hier die γ-Aminobuttersäure (= GABA; von Darmbakterien gebildet), welche infolge Veränderung der Blut-Liquor-Schranke bei Lebererkrankungen eine neurodepressive Wirkung hat. Hinzu kommt eine erhöhte Dichte von GABA-Rezeptoren in synaptischen Membranen. Das Serotonin löst eine gesteigerte Schlafbereitschaft und erniedrigte motorische Aktivität aus.

Klinik: Latentes Vorstadium ohne augenfällige Symptome; manifeste Formen der hepatischen Enzephalopathie reichen von Störung der Feinmotorik (Stadium I) bis zur Bewußtlosigkeit (Koma, Stadium IV).

4. Leberkoma

Definition: Als Leberkoma (= Coma hepaticum) bezeichnet man das Endstadium einer hepatischen Enzephalopathie, wobei aus pathogenetischer Sicht folgende beiden Komaformen unterschieden werden können:

- *Leberausfallskoma:* Es entsteht in der Regel stufenweise über ein präkomatöses Stadium, wenn durch schwerwiegende Stoffwechselstörungen die metabolische Leistung der Leber ausfällt. Beispiele hierfür sind: Alkoholhepatitis, Schwangerschaftsfettleber, Arzneimittelintoxikationen und Reye-Syndrom (akutes Leberversagen mit Enzhephalopathie nach vorausgegangenem Virusinfekt).

- *Leberzerfallskoma:* Es tritt im Rahmen einer fulminanten Leberzellnekrose (akute Leberdystrophie) auf, wobei kausal-pathogenetisch die in den Kreislauf eingeschwemmten Leberzerfallsprodukte ausschlaggebend sind. Beispiele hierfür sind: fulminante Virushepatitis und Lebernekrose nach Knollenblätterpilzvergiftung.

Folgende Faktoren können zu einer plötzlichen Verschlimmerung einer hepatischen Enzephalopathie und damit zu einem Leberkoma führen:

- *Nekroseschub,*
- *Gastrointestinalblutung* mit portalem Blutdruckabfall und hepatischer Minderdurchblutung sowie (Blut-)Eiweißbelastung des Gastrointestinaltraktes,
- *funktionelle Überlastung* des Restleberparenchyms durch Diätfehler (Nahrungseiweiße!) oder Toxineinschwemmung aus dem Darm (schockbedingte Enterokolopathie) oder Arzneimittelbelastung.

5. Hepatorenales Syndrom S. 827

6. Akute Leberinsuffizienz

Definition: Klinische Situation, welche durch ausgedehnte Leberparenchymzerstörung mit entsprechender Beeinträchtigung der Lebergesamtfunktion hervorgerufen wird.

Pathogenese: Bei einer Leberinsuffizienz fallen nicht nur die Entgiftungsfunktion, sondern auch entscheidende intermediäre Stoffwechselwege und die Synthese verschiedener Serumfaktoren sowie die Exkretionsfunktion aus. Die Synthesestörung äußert sich in einer Hypalbuminämie sowie in einer Verminderung der von der Leber produzierten Gerinnungsfaktoren (Blutungsneigung!). Der exkretorische Funktionsausfall äußert sich in einem Ikterus. Die metabolische Funktionsbeeinträchtigung betrifft a) den Kohlenhydratstoffwechsel in Form eines hepatischen Diabetes (reduzierte Glukosetoleranz, verminderte Glykogensynthese) sowie Hypoglykämien, b) Laktatazidose sowie c) auch eine gestörte Inaktivierung von Steroidhormonen und geringerer Toleranz gegenüber bestimmten Arzneimitteln.

7. Hepatozelluläres Karzinom

Definition: S. 774. Dieser Tumor entwickelt sich in 10–15% der zirrhotisch umgebauten Lebern.

Neoplastische Läsionen

Benigne Tumoren

1. Kavernöses Hämangiom

Definition: Dies ist der häufigste gutartige Lebertumor vaskulärer Histogenese.

Makroskopisch wird der Tumor bis zu 2 cm groß, liegt subkapsulär und kann gelegentlich diagnostische (Leberpunktion!) oder operative Eingriffe (Cholezystektomie!) durch Blutungen komplizieren.

Histologie: S. 465.

2. Juveniles Hämangiom
(ICD-O-9131/0, 1)

Definition und Morphologie: Dieser an sich sehr seltene Tumor ist der häufigste mesenchymale Lebertumor des Kindes und manifestiert sich in der Regel innerhalb der ersten 6 Lebensmonate. Er kann als solitärer Knoten oder als multizentrischer Tumor ohne Bindegewebskapsel auftreten. Er geht mit kardiovaskulären Fehlbildungen, Hämolysen und Thrombozytopenie einher. Histologisch besteht der Tumor aus anastomosierenden Gefäßräumen, die durch ein einschichtiges (Typ I) oder mehrschichtiges (Typ II) Endothel ausgekleidet werden. Diese Gefäßräume dringen im Gegensatz zu den Hämangiomen zwischen die Lebertrabekel vor. Der Tumor ist an sich gutartig, Metastasen kommen vereinzelt (Typ II) vor.

3. Leberzelladenom (ICD-O-8170/0)

Definition: Ein seltener, benigner Tumor, aufgebaut aus Epithelien, die weitgehend normalen Hepatozyten gleichen.

Der seltene Tumor tritt vor allem bei Frauen im gebärfähigen Alter auf, gehäuft nach Einnahme kontrazeptiver Steroide. Seine Inzidenz hat in den vergangenen 20 Jahren zugenommen.

Makroskopisch sind die Leberzelladenome 2–15 cm groß, weich, scharf abgegrenzt und weisen eine gelbliche Schnittfläche auf.

Histologisch besteht der Tumor aus Leberzelltrabekeln, die im Gegensatz zu den einschichtigen normalen Lebertrabekeln aus mehreren Hepatozytenlagen aufgebaut sind. Die Leberepithelien werden von einem regelrechten Retikulumfasergerüst umgeben und weisen aufgrund ihres Glykogenreichtums ein entsprechend helles Zytoplasma auf. Die Lebersinusoide sind meist schlitzförmig komprimiert und gelegentlich ektatisch (Ruptur und Blutungsneigung!). Portalfelder fehlen (Abb. 13.**35**).

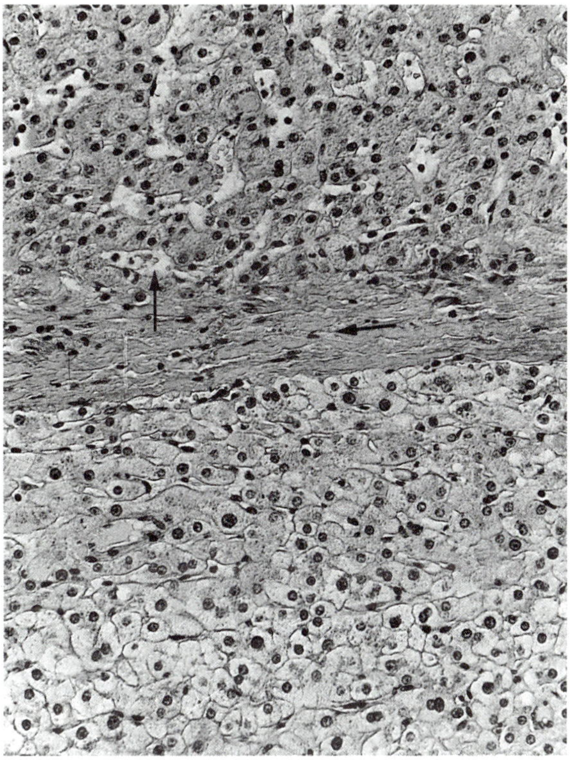

Abb. 13.**35** Leberzelladenom mit Bindegewebskapsel (Pfeil): Obere Bildhälfte zeigt die Normalleber mit Sinusoiden (Pfeil), die untere Bildhälfte ein Tumorgewebe ohne Sinusoide (HE, Vergr. 1 : 100)

Differentialdiagnose:

1. *Fokal-noduläre Hyperplasie:* Die Läsion läßt sich steckbriefartig als „fokale Leberzirrhose" bezeichnen; Portalfelder sind vorhanden. Sie enthalten zahlreiche proliferierte Duktuli und Gefäße mit Intimaverbreiterung.
2. *Noduläre Transformation* (= noduläre regenerative Hyperplasie): multiple Herde hyperplastischer Hepatozyten (evtl. assoziiert mit portaler Hypertonie).
3. *Hochdifferenziertes trabekuläres Leberzellkarzinom* (s. unten).

4. Gallengangsadenom (ICD-O-8180/0)

Definition und Morphologie: Diese gutartigen Tumoren der Gallengangsepithelien sind selten und finden sich bei Patienten im mittleren Lebensalter. Sie bestehen aus Wucherungen englumiger Gallengänge, welche von einem dunkelkernigen einreihigen Zylinderepithel ausgekleidet werden.

Differentialdiagnostisch sind sie von den *Mikrohamartomen* (S. 747) (= von-Meyenburg-Komplexe) abzugrenzen.

Maligne Tumoren

1. Hämangioendothelsarkom

Siehe S. 466.

2. Hepatoblastom (ICD-O-8970/3)

Definition: Es handelt sich um einen bösartigen, embryonalen Lebertumor, der aus einer epithelialen und mesenchymalen Komponente aufgebaut ist (= bösartiger *embryonaler Lebermischtumor*), wobei die epithelialen Zellelemente primitiven Leberparenchymzellen gleichen.

Das Hepatoblastom ist ein Tumor des frühen Kindesalters (etwa 5% aller malignen frühkindlichen Tumoren) und bevorzugt das männliche Geschlecht. In einigen Fällen ist der Tumor eine Teilkomponente des Beckwith-Wiedemann-Syndroms (S. 834).

Makroskopisch ist der Tumor oft sehr groß, gut abgegrenzt und auf der Schnittfläche von Blutungen und Nekrosen durchsetzt.

Histologisch besteht die mesenchymale Komponente aus einem primitiven zellreichen Bindegewebe, das gelegentlich zu Knorpel oder Osteoid ausdifferenzieren kann. Je nach Ausdifferenzierung der epithelialen Komponente unterscheidet man folgende Hepatoblastomtypen:

- *Embryonaler Typ:* Bei ihm besteht die epitheliale Komponente aus kleinen spindeligen Zellen, welche rosetten- und strangförmig angeordnet sind.
- *Fetaler Typ:* Hier ist die epitheliale Komponente mehrschichtig trabekulär angeordnet; Lebersinusoide und Gallekanälchen sind vorhanden; zwischen den Tumortrabekeln kommen extramedulläre Blutbildungsherde vor.

Klinik: Sehr rasches Tumorwachstum; frühe Teilhepatektomie oder Lebertransplantation kann Heilung bringen; ansonsten führt der Tumor rasch infolge Blutung, Leberversagen und Metastasierung zum Tode.

3. Leberzellkarzinom (ICD-O-8170/3)

Definition: Das Leberzellkarzinom (= hepatozelluläres Karzinom) ist als maligner epithelialer Lebertumor in den westlichen Industrienationen zwar selten, hat aber weltweit – vor allem in China, Südostasien, Äquatorialafrika – eine hohe Inzidenz.

Das Leberzellkarzinom manifestiert sich in Zonen mit hoher Inzidenz meist vor, in Zonen mit niedriger Inzidenz meist nach dem 50. Lebensjahr (♂ : ♀ = 4 : 1).

Pathogenese: Von allen Faktoren, die an der Tumorgenese des Leberzellkarzinoms beteiligt sind (Tab. 13.**5**), spielt in den westlichen Industrienationen der Alkohol (Alkoholzirrhose) die Hauptrolle, während es in Afrika und Südostasien die Mykotoxine (Aflatoxin) und das Hepatitis-B-Virus sind.

Tabelle 13.**5** Pathogenetisch relevante Faktoren primärer Lebertumoren

Viren	Hepatitis-B-Viren, Hepatitis-C-Viren
Chemikalien	Monovinylchlorid (häufig: Angiosarkom), Arsen, Nitrosamine
Medikamente	androgene Steroide → Karzinome östrogene Steroide → Adenome
Nahrungsgifte	Alkohol, Mykotoxine
Strahlung	Thorotrast (häufig: Angiosarkome)
Stoffwechsel-erkrankung	Hämochromatose, α_1-Antitrypsin-Mangel, Tyrosinämie, Galaktosämie

Molekularpathologisch scheint es wichtig zu sein, daß es im Rahmen eines zirrhotischen Leberparenchymumbaus in solchen Leberzellen zu chromosomalen Umstrukturierungen (rearrangements) im Bereich der Chromosomen 1 (mit Deletionen) und 9 kommt, von denen als Leber-„Stammzellen" die Regeneration sowohl der Leberzellbalken als auch der interhepatischen Gallengänge nach einer Leberschädigung ausgeht. Diese Zellen liegen im periportalen Bereich und werden durch das Zusammenwirken mehrerer Faktoren am Ausreifen gehindert. So lösen HBV-Viren mit ihrem X-Onkogen, dessen Genprodukt ein aktivierender Transkriptionsfaktor ist, sowie durch eine Interaktion mit dem Cyclin-A (S. 361) bei ihnen eine Dauerproliferation aus. Hepatotoxine wie Mykotoxine (vor allem Aflatoxin-B1) und Pyrrolizidine wirken dabei als Synkarzinogene und synthetische Östrogene als Kokarzinogene; Aflatoxin-B1 unterstützt die Dauerproliferation und Ausreifungshemmung der Leberstammzellen, indem es eine Mutation des p53-Tumorsuppressorgens auslöst.

Makroskopisch wächst das Leberzellkarzinom in folgenden drei Varianten (Abb. 13.**36 a–c**):

- *Großknotiges Karzinom:* Es bevorzugt jüngere Patienten ohne Leberzirrhose, mißt oft mehr als 15 cm im Durchmesser und weist eine bunt-schekkige, gelbrote teils auch grünbraune Schnittfläche auf (Abb. 13.**36a**).
- *Multizentrisches Karzinom:* Man findet es gehäuft bei Leberzirrhosepatienten. Die Tumorknoten heben sich dabei von den zirrhotischen Parenchymknoten durch ihre hellere Farbe, Ikterus und Blutungen und vergrößerten Durchmesser ab (= zirrhotomimetisches Karzinom) (Abb. 13.**36b**).
- *Diffuses Karzinom:* Dies ist die seltenste Leberzellkarzinomform. Auf der Schnittfläche fallen schlecht abgegrenzte, derbe Areale, welche leicht mit Narbenfeldern verwechselt werden können, auf. Sie haben die Tendenz, in Gefäße einzubrechen (Abb. 13.**36c**).

Histologisch weist das Leberzellkarzinom folgende Wachstumsmuster auf (Abb. 13.**37 a–c**):

- *Trabekulärer Typ:* Dies ist das häufigste histologische Wachstumsmuster, von dem sich die anderen Typen herzuleiten scheinen. Dementsprechend handelt es sich um hochdifferenzierte Karzinome, bei welchen die polygonalen, hepatozytenähnlichen Tumorzellen in mehrschichtigen Zellbalken wachsen

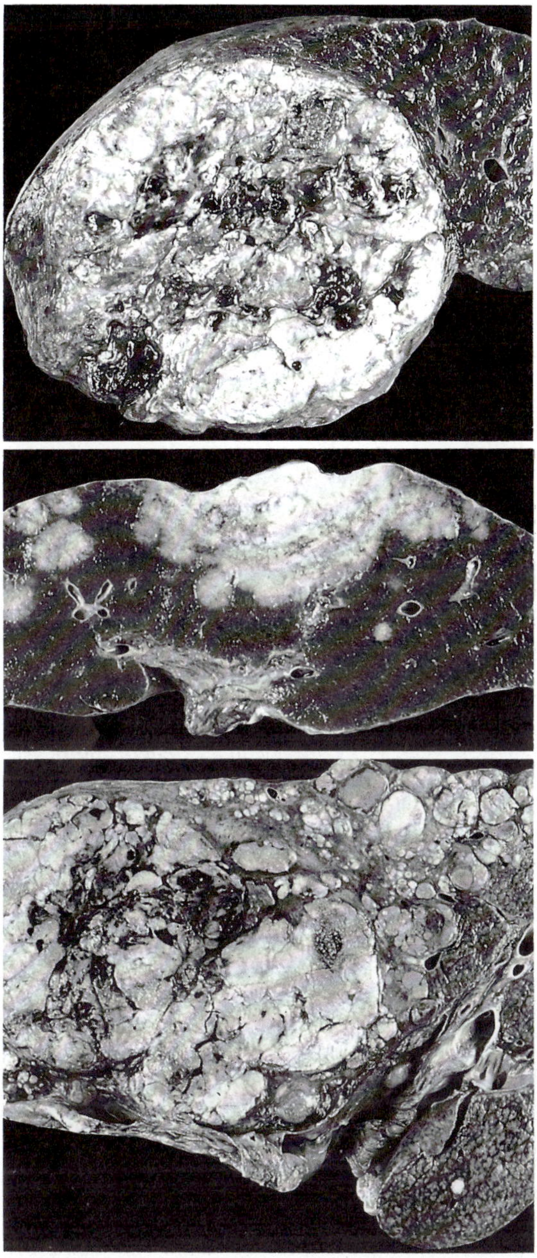

a
b
c

Abb. 13.**36 a–c** Makroskopie der hepatozellulären Karzinome:
a Großknotiges Karzinom
b Multizentrisches Karzinom
c Diffuses Karzinom
(Originale: Koch)

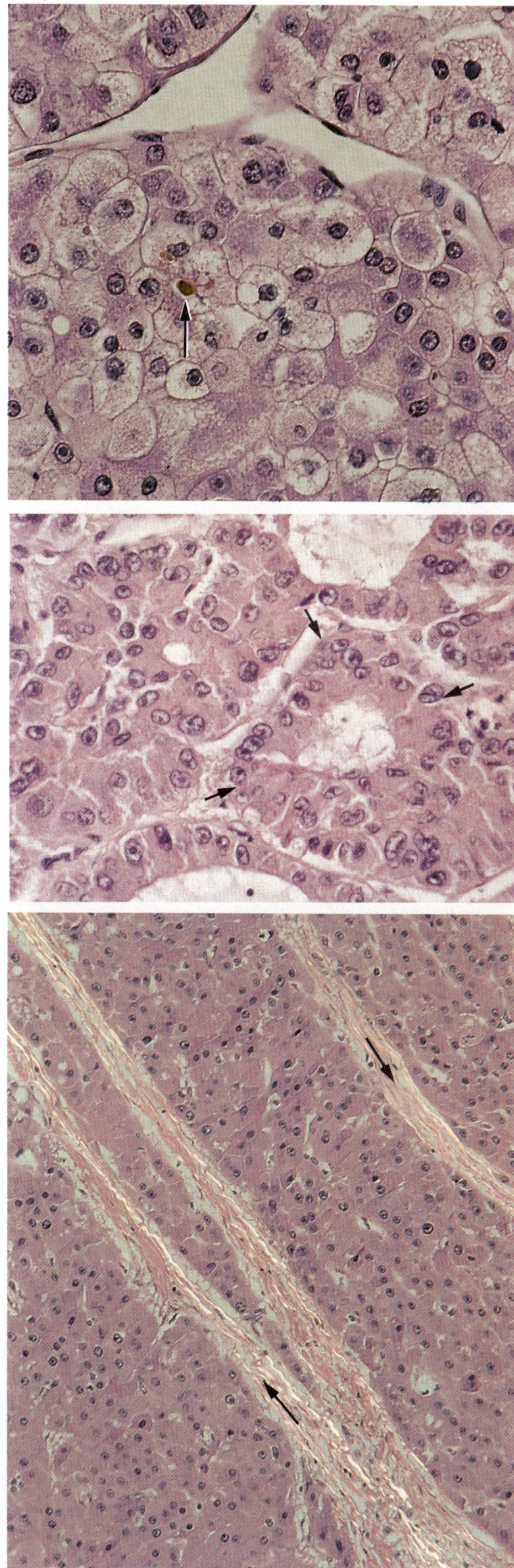

a
b
c

Abb. 13.**37 a–c** Leberzellkarzinom: ▶
a Trabekulärer Wachstumstyp mit Cholestase (Pfeil) (HE, Vergr. 1 : 250; Original: Schaefer)
b Pseudoglandulärer Typ, Pfeile: „Pseudodrüse" (HE, Vergr. 1 : 200)
c Fibrolamellärer Typ, Pfeile: kollagenfasrige Lamellen (HE. Polarisationsoptik, Vergr. 1 : 85)

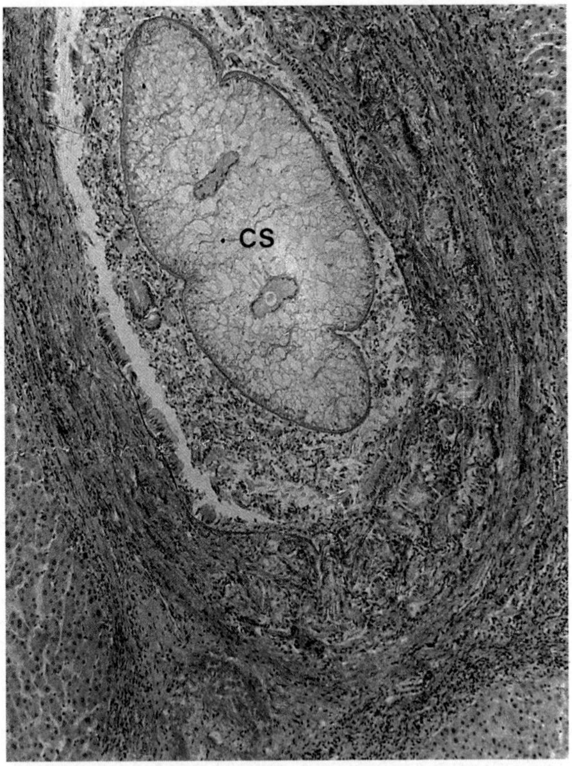

Abb. 13.**38** Leberegel (Clonorchis sinensis = CS) in einem Gallengang mit Cholangitis und beginnender Leberzirrhose (HE, Vergr. 1:85)

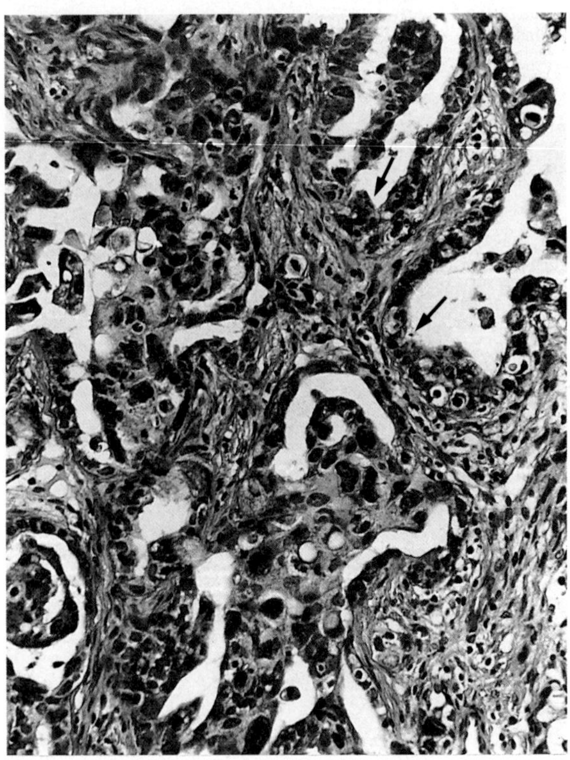

Abb. 13.**39** Cholangiokarzinom mit neoplastischen Gallengangswucherungen (Pfeile) (HE, Vergr. 1:250)

und weite endothelausgekleidete Bluträume umschließen (Abb. 13.**37 a**).

- *Pseudoglandulärer Typ:* Es kommt meist in Kombination mit dem trabekulären Typ vor, wobei die meist hochdifferenzierten Tumorzellen drüsenartige Strukturen bilden (Abb. 13.**37 b**).

- *Szirrhöser Typ:* Er ist durch eine exzessive Ablagerung eines zellarmen sklerosierten Bindegewebes zwischen den meist mäßig differenzierten Tumorzellsträngen charakterisiert. Dieses Wachstumsmuster wird vor allem nach Bestrahlung, Chemotherapie und Nekrosen beobachtet.

- *Solider Typ:* Bei diesem sehr seltenen Typ handelt es sich um undifferenzierte Leberzellkarzinome, bei denen das trabekuläre Gewebsmuster verloren gegangen ist und die Tumorzellen eine erhebliche Zellpolymorphie aufweisen (polymorphzellige Variante).

- *Hellzelliger Typ:* aus hellzytoplasmatischen Tumorepithelien.

Sonderformen des Leberzellkarzinoms

- *Fibrolamelläres Leberzellkarzinom:* Es macht 2% aller Leberzellkarzinome aus, ist nicht mit einer Leberzirrhose oder HBV-Infektion assoziiert und bevorzugt den linken Leberlappen jüngerer Patienten. Es ist abgekapselt (folglich besser resezierbar) und besteht aus soliden, eosinophil-zytoplasmatischen Zellbalken mit bindegewebigen Septen (Abb. 13.**37 c**). Zentral finden sich Nekrosen. Der Tumor metastasiert vorwiegend lymphogen, weniger hämatogen (dann vom Cava-Typ und auch kavitär in Form einer Peritonealkarzinose).

- *Sklerosierendes Leberzellkarzinom:* Es macht 3% aller Leberzellkarzinome aus und ist in 50% der Fälle mit einer Leberzirrhose assoziiert. Der Tumor weist eine auffällige, zentral-betonte Sklerosierung auf und imitiert dadurch ein Krebsnabel-artiges Bild. Typisch für ihn ist eine Erhöhung des Serumkalziums bei erniedrigten Phosphatwerten, ohne daß Knochenmetastasen vorliegen. Der Tumor metastasiert vorwiegend lymphogen, weniger hämatogen (dann vom Cava-Typ und auch kavitär in Form einer Peritonealkarzinose).

Zytologisch besteht das Leberzellkarzinom in der Regel aus polygonalen Tumorzellen mit heterochromatisch dichten Kernen und scholligem, basophilem Zytoplasma. Eine Galleproduktion läßt sich nicht in jedem Leberzellkarzinom nachweisen (Abb. 13.**37 a**). Häufig findet man jedoch als Zeichen einer gestörten Proteinsekretion hyaline Zytoplasmaeinschlußkörper, die sich immunhistochemisch als α_1-Antitrypsin, α-Fetoprotein (S. 353) oder als Fibrinogen identifizieren lassen. Gelegentlich findet man auch Mallory-Körper (S. 744). Bei der klarzelligen Variante sind die Tumorzellen durch Glykogenspeicherung hellzytoplasmatisch.

Klinik: Die Prognose des Leberzellkarzinoms ist schlecht (Überlebenszeit zwischen Diagnose und Tod 0,5 bis 4

Jahre) (Ausnahme fibrolamellärer Karzinomtyp); es hat eine große Neigung, sich über die intrahepatischen Venen auszubreiten und führt zur Thrombose dieser Gefäße. Es breitet sich erst spät und spärlich lymphogen in die regionalen Lymphknoten der Leberpforte aus, setzt noch seltener hämatogene Fernmetastasen in Knochen, Lungen oder Nebennieren.

Paraneoplastische Syndrome (S. 389) wie Polyglobulie, Hypercholesterinämie und Hypoglykämie kommen vor.

Therapie: Resistent gegenüber Strahlen- und Chemotherapie. Deshalb palliative Hemihepatektomie, Lebertransplantation (S. 781).

4. Cholangiokarzinom (ICD-O-8180/3)

Definition: Dies ist ein maligner Lebertumor, der von intrahepatischen Gallengangsstrukturen ausgeht (= intrahepatisches Gallengangskarzinom).

Es ist – mit Ausnahme von Südostasien – seltener als das Leberzellkarzinom und manifestiert sich in der 6. Lebensdekade.

Pathogenese: Das Cholangiokarzinom hat im Gegensatz zum Leberzellkarzinom keine kausalpathogenetische Beziehung zur Leberzirrhose oder zur B-Virushepatitis. Seine hohe Inzidenzrate in Südostasien geht vor allem auf eine Infestation mit Leberegeln (vorwiegend *Clonorchis sinensis*) zurück, welche als Larven in die intrahepatischen Gallengänge einwandern und dort ausreifen (Abb. 13.**38**). Daneben spielen *Kokarzinogene* wie Nitrosamine, Aflatoxine und anabole Steroide und obstruktive Gallenwegserkrankungen eine Rolle. Ausgangszelle der Cholangiokarzinome der Leber dürfte wiederum die bereits beschriebene Leberstammzelle der Periportalzone sein (S. 774).

Makroskopisch findet man ähnlich wie beim Leberzellkarzinom ein knotiges oder diffuses Wachstumsmuster, wobei die Schnittfläche durch den großen Bindegewebsgehalt derb-weißlich erscheint. Zum Zeitpunkt der Diagnose hat der Tumor meist die großen Gallengänge komprimiert und einen obstruktiven Ikterus (Cholestase) ausgelöst sowie portale Lymphknotenmetastasen gesetzt.

Histologisch handelt es sich meist um gut differenzierte sklerosierende Adenokarzinome, wobei die kubisch-zylindrischen Tumorzellen gallengangsartige tubuläre Formationen nachahmen, welche in einem gefäßarmen Stroma eingebettet sind (Abb. 13.**39**). Die Tumorzellen können Schleim bilden und exprimieren immunhistochemisch – im Gegensatz zu den Hepatozyten – das Zytokeratin CK-19.

Klinik: Das Cholangiokarzinom wächst langsam und ruft wegen seiner meist peripheren Lokalisation erst spät klinische Symptome (Oberbauchbeschwerden, Appetitlosigkeit, Gewichtsabnahme, Ikterus) hervor. Es breitet sich zunächst intrahepatisch aus, metastasiert lymphogen (70%) und erst zuletzt hämatogen. Es spricht auf Chemotherapie nicht an. Die einzige kurative Therapie ist eine chirurgische Resektion oder Lebertransplantation. Dennoch ist die Prognose sehr schlecht. Nur wenige Patienten leben länger als 1 Jahr nach der Diagnosestellung.

Pathologische TNM-Klassifikation der Lebertumoren

pT1 Solitärer Tumor ≤ 2 cm ohne Gefäßinvasion,

pT2 solitärer Tumor > 2 cm mit Gefäßinvasion oder multiple Tumoren begrenzt auf 1 Lappen (keiner größer als 2 cm) ohne Gefäßinvasion oder solitärer Tumor > 2 cm, ohne Gefäßinvasion oder

pT3 solitärer Tumor > 2 cm, mit Gefäßinvasion oder multiple Tumoren begrenzt auf 1 Lappen (keiner größer als 2 cm) mit Gefäßinvasion oder multiple Tumoren begrenzt auf 1 Lappen (einer davon größer als 2 cm) mit/ohne Gefäßinvasion,

pT4 multiple Tumoren in mehr als 1 Lappen oder Tumor(en) mit Befall eines größeren Astes der A. oder V. portae oder Vv. hepaticae.

pN1 Regionäre Lymphknotenmetastasen.

5. Lebermetastasen

Sekundäre Lebertumoren sind die häufigsten Tumoren in der Leber. Sie fallen makroskopisch als markig-weißliche Knoten auf, die infolge eines zentralen Zerfalls eine oberflächliche Eindellung (= Krebsnabel) aufweisen.

Hämatogene Metastasen: Liegt der Primärtumor im Magen-Darm-Bereich, so erfolgte die Metastasierung nach dem Pfortadertyp; liegt der Primärtumor anderswo, so setzte er Metastasen vom Lungentyp oder vom Kavatyp (S. 376).

Lymphogene Metastasen: Sie gehen meist von Krebsen der großen Gallenwege oder von Magen-Pankreas-Karzinomen aus.

Maligne Systemerkrankungen – wie Leukämien oder maligne Lymphome (S. 564) – beziehen ebenfalls die Leber in den Krankheitsprozeß mit ein. Dabei dehnt sich das Tumorinfiltrat bei der myeloischen Leukämie diffus auf das Leberparenchym aus, während es sich bei Neoplasien der lymphatischen Reihe vor allem auf die Portalfelder konzentriert (Abb. 10.**21**).

Literatur

Alter, H. J.: The hepatitis C-virus. J. Gastroent. Hepatol. 1, Suppl. (1990) 78

Chen, P. J., et al.: Structure and replication of the genom of the hepatitis δ-virus. Proc. Natl. Acad. Sci. 83 (1986) 8774

Dunk, A. A., et al.: Hepatocellular carcinoma. Int. J. Cancer 41 (1988) 17

Gerber, M. A., et al.: Histology of the liver. Amer. J. Surg. Path. 11 (1987) 709

Gerok, W., et al.: Alkohol und Leber. Schattauer, Stuttgart 1971

Gerok, W.: Hepatologie. Urban & Schwarzenberg, München 1987

Houghton, M., et al.: Molecular biology of the hepatitis C Virus. Hepatology 14 (1991) 381

Kew, M. C.: The development of hepatocellular carcinoma in humans. Cancer Surv. 5 (1986) 719

Koufos, A.: Loss of heterozygosity in three embryonal tumours suggests a common pathogenetic mechanism. Nature 316 (1985) 330

Remmer, H., et al.: Primary liver tumor. MTP Press, Lancaster 1978

Simon, D., et al.: Chromosomes of human hepatoma cell lines. Int. J. Cancer 30 (1982) 27

Weitere Literatur s. S. 786

Gallenwege

U.-N. Riede und H. Denk*

Für die Emulgierung von Fetten werden im Dünndarm große Mengen an Galleflüssigkeit benötigt. Dementsprechend produziert die Leber täglich etwa ½ l Galle und leitet sie über intra- und extrahepatische Gallengänge in den Dünndarm ab. Einen Teil davon hält sie, um Engpässe im Nachschub zu vermeiden, in der Gallenblase zurück. **Ontogenetische Läsionen** bestehen vor allem in zu engen oder in zu weiten Gallengängen. Ersteres hat einen Gallenrückstau in der Leber (= *Cholestase*), letzteres einen Keimaufstieg aus dem Darm zur Folge. Da mit der Gallenflüssigkeit ein Teil des Cholesterins und des Bilirubins ausgeschieden wird, gehen die wichtigsten **metabolischen Läsionen** der extrahepatischen Gallengänge von einer Übersättigung der Galle mit solchen Stoffen aus. Dies führt letztlich zur Gallensteinbildung *(Cholelithiasis)* und zieht **entzündliche Läsionen** in Form einer Gallengangs- oder Gallenblasenentzündung *(Cholangitis, Cholecystitis)* nach sich. Umgekehrt kann aber auch eine primäre Gallenwegsentzündung, sei es durch Störung des Gallenabflusses, sei es durch Störung der Gallenzusammensetzung, eine Cholelithiasis inszenieren. Außerdem können sich an den Gallenwegen auch Entzündungsprozesse abspielen, die, einmal begonnen, autoaggressiven Charakter bekommen und mit der Zeit das Leberparenchym in Mitleidenschaft ziehen. Das Resultat ist wiederum eine *Leberzirrhose*. **Neoplastische Läsionen** können zum einen von den kleinsten intrahepatischen Gallengängen, den Cholangiolen, ausgehen und zu den bereits bei den Lebertumoren besprochenen *cholangiolären Karzinomen* führen, zum anderen in den extrahepatischen Gallengängen oder der Gallenblase beginnen.

Intrahepatische Gallenwege

Entzündliche Läsionen

1. Eitrige Cholangitis

Pathogenetisch liegt meist eine aufsteigende Keimbesiedelung aus den großen extrahepatischen Gallenwegen bei behindertem Galleabfluß vor. Daneben kommen auch hämatogene Keimeinschleppungen vor.

Histologisch findet man in den Portalfeldern eine Infiltration mit Granulozyten, welche in leichten Fällen die Gallengänge nur umgeben, sie in schweren Fällen zerstören (Abb. 13.**40**) und die Entwicklung biliärer Leberabszesse einleiten. Bleibt der Entzündungsreiz (meist extrahepatische Obstruktion) bestehen, so entwickelt sich eine chronische, intrahepatische Cholangitis, wobei das periduktale entzündliche Infiltrat im Verlaufe von Monaten und Jahren von einer progressiven periduktalen Fibrose begleitet wird. Schließlich kann sich eine sekundäre biliäre Leberzirrhose entwickeln.

Klinik: Die steinbedingte, obstruktive Cholangitis ist durch die Charcot-Trias charakterisiert: Fieber – Ikterus – Oberbauchschmerz. Die chronische Cholangitis ist vor allem im Alter symptomarm.

2. Primär-biliäre Zirrhose

Definition: Es handelt sich um eine autoaggressive Erkrankung mit Destruktion intrahepatischer Gallengänge, welche mit einer *„chronischen, nicht eitrigen, destruierenden Cholangitis"* beginnt und zur chronischen Cholestase und zum *zirrhotischen Leberumbau* führt.

Die Erkrankung bevorzugt Frauen in der 5. Lebensdekade (♂ : ♀ = 1 : 10). Inzidenz: 5 Fälle pro 1 Mill. Einwohner.

Pathogenese: Ursache und Entstehungsweise der primär-biliären Zirrhose sind noch nicht bekannt. Immunologische Phänomene wie zirkulierende antimitochondriale Antikörper (Abb. 13.**41 a** u. **b**) in Form von Anti-M2 (in 95% der Fälle) sowie Antikörper gegen Gallengangsepithelien, glatte Muskulatur, Zellkerne und positive Rheumafaktoren legen eine pathologische Immunreaktion nahe. Dabei werden eine Überempfindlichkeitsreaktion Typ III mit Bildung histotoxischer Immunkomplexe sowie eine Überempfindlichkeitsreaktion Typ IV mit zellver-

---

* Neubearbeitung auf der Grundlage des gleichnamigen Kapitels der 1. Auflage (1986) von H. K. Koch und U.-N. Riede

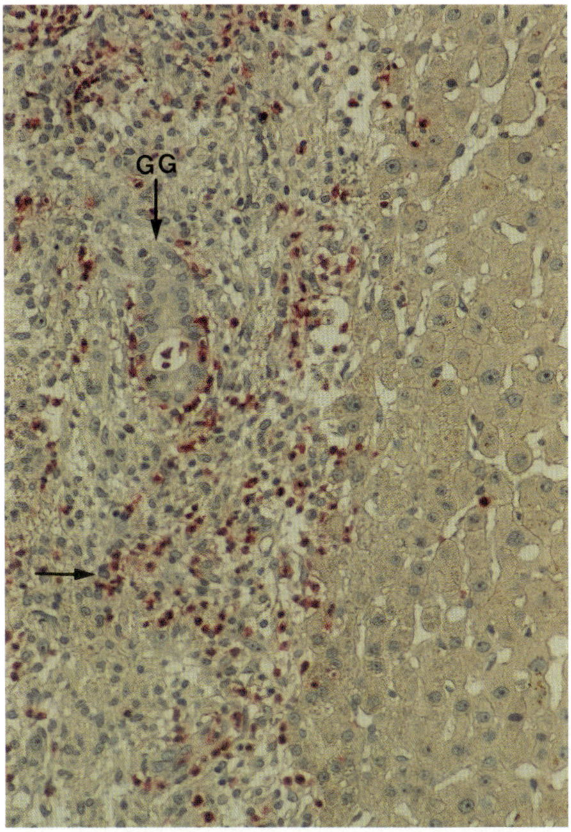

Abb. 13.**40** Eitrige Cholangitis: Das Portalfeld der Leber vor allem aber die Gallengänge (GG) sind durch neutrophile Granulozyten (Pfeil) infiltriert, welche wegen einer Chloracetatesterasereaktion ein rotes Reaktionsprodukt enthalten (Vergr. 1 : 200)

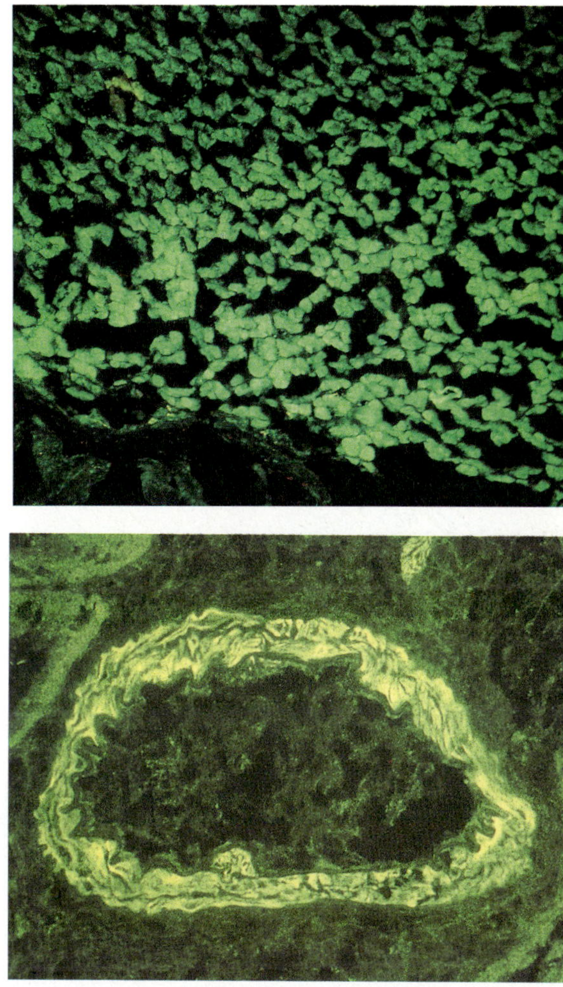

a

b

Abb. 13.**41 a** u. **b** Primär-biliäre Zirrhose:
a Autoreaktive Antikörper gegen Mitochondrien (= AMA): Immunfluoreszenzmikroskopischer Nachweis derselben durch Überschichtung eines mitochondrienreichen Gewebes (hier: Belegzellen der Rattenmagenschleimhaut) mit Patientenserum
b Autoreaktive Antikörper gegen Gefäßwandmuskulatur (= ASMA). Immunfluoreszenzenmikroskopischer Antikörpernachweis durch Überschichtung eines gefäßhaltigen Gewebes mit Patientenserum (Vergr. 1 : 150; Original: Peter)

mittelter Autoaggression ähnlich einer Graft-versus-host-Reaktion (S. 197) diskutiert. Letztere würde die Bildung epitheloidzelliger Granulome (Infektallergie?) erklären. Hinzu kommt, daß die Mitochondrien und die gramnegativen Bakterien gleiche (für die primär-biliäre Zirrhose spezifische) Antigendeterminanten besitzen, wie sie von Mutanten aus der Enterobactergruppe mit defekter Polysaccharidkapsel in immunogener Form gebildet werden.

Makroskopisch ist die Leber meist vergrößert. Im Endstadium findet man eine mikronoduläre Leberzirrhose mit ausgeprägter Cholestase.

Histologisch läuft die Erkrankung in folgenden vier Stadien ab (Abb. 13.**42 a–c**):

- *Stadium I:* Im Initialstadium sind die Portalfelder lymphoplasmazellulär infiltriert, wobei teilweise lymphfollikelartige Infiltratherde auftreten. Die Lymphozyten zerstören das Gallengangsepithel samt Basalmembran. In der Nachbarschaft finden sich häufig epitheloidzellige Granulome (Abb. 13.**43 a** u. **b**).
- *Stadium II:* Nun setzt in der Peripherie der entzündlich infiltrierten Portalfelder eine Proliferation der kleinen Gallengänge und Duktuli ein.
- *Stadium III:* Allmählich veröden und vernarben die Portalfelder.
- *Stadium IV:* Die Folge davon sind aktive Bindegewebssepten, welche von den fibrosierten und an Gallengängen verarmten Portalfeldern abgehen. Sie leiten den zirrhotischen Umbau des Leberparenchyms ein, so daß die Ausscheidungsfunktion der Leber beeinträchtigt wird. Dies drückt sich in einer diffusen Cholestase und hepatozellulären Kupferablagerung aus.

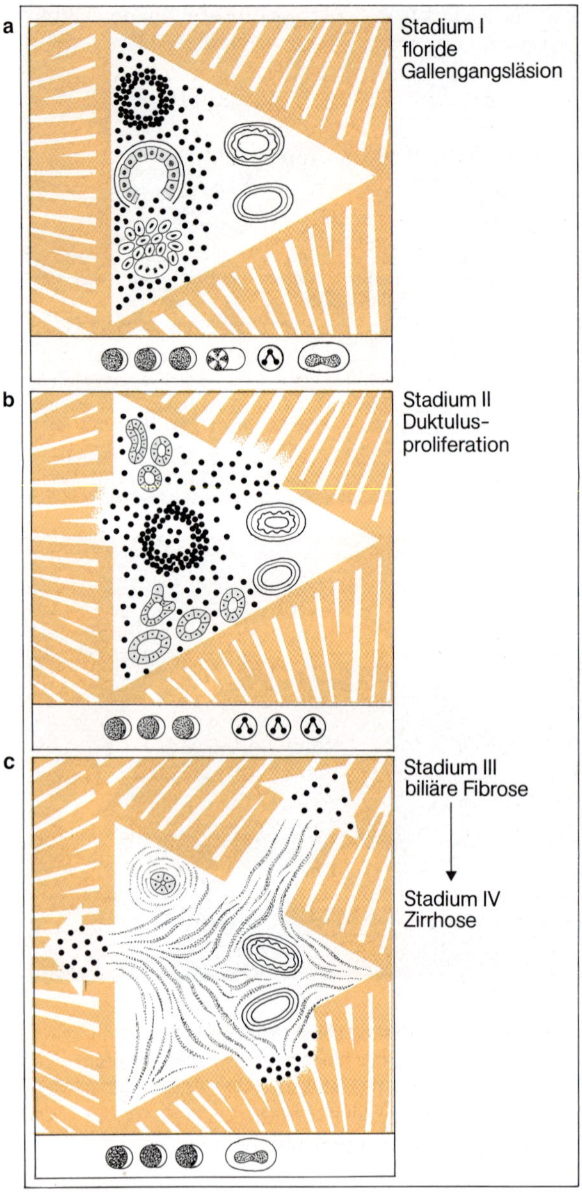

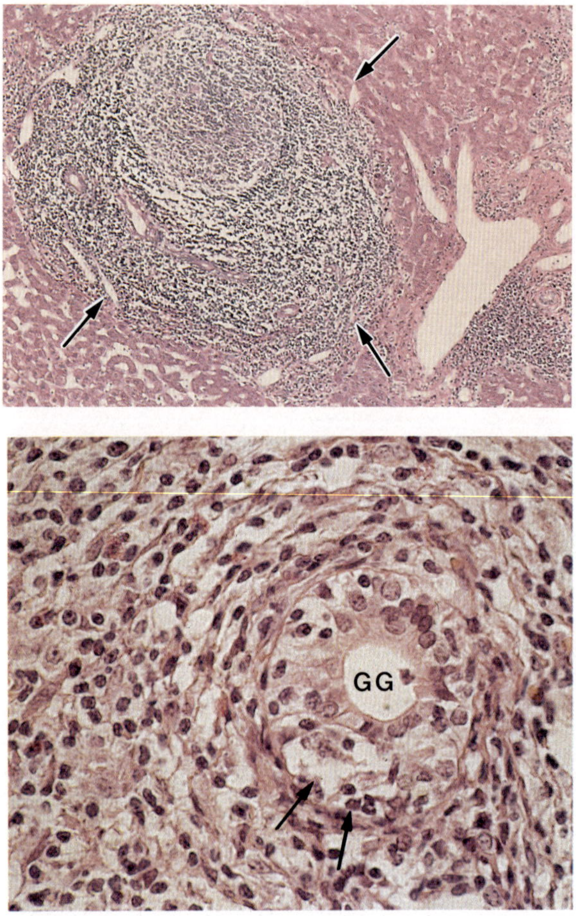

Abb. 13.**43** Histologie der primär-biliären Zirrhose im Stadium I:
a Portalfeld durch lymphoplasmazelluläres Infiltrat mit Follikelbildung durchsetzt (HE, Vergr. 1 : 75)
b Die Lymphozyten infiltrieren die Gallengänge (GG) und killen die Gallengangsepithelien (Pfeile) (HE, Vergr. 1 : 250)

Abb. 13.**42 a–c** Stadien der primär-biliären Zirrhose (Schema)

Diagnostik: Die beschriebenen histologischen Veränderungen befallen die Leber herdförmig und zu unterschiedlichen Zeitpunkten, so daß in kleinen Leberbiopsiezylindern eine stichprobenbedingte Fehlbeurteilung der Erkrankung möglich ist.

Klinik: Zunächst asymptomatischer Verlauf von 5–10 Jahren. Treten Juckreiz (primäres Leitsyndrom), Xanthombildung und Zeichen einer Cholestase auf (alkalische Phosphataseerhöhung bei normalen Transaminasenwerten), so entsteht meist innerhalb von 5 Jahren eine Leberzirrhose. Die mittlere Überlebenszeit korreliert mit der klinischen Symptomatik: Bei asymptomatischen Patienten ist sie kaum eingeschränkt; bei ausgeprägtem Ikterus beträgt sie kaum mehr als 2 Jahre.

3. Primär-sklerosierende Cholangitis

Definition: Eine seltene, wahrscheinlich autoaggressive Erkrankung der intra- und/oder extrahepatischen Gallenwege mit stenosierenden Kaliberschwankungen ohne vorausgegangene Gallenwegserkrankung.

Die Erkrankung manifestiert sich meist zwischen dem 25. und 40. Lebensjahr (♂ : ♀ = 2 : 1).

Pathogenese: Ätiologisch ist die primär-sklerosierende Cholangitis nicht geklärt. Folgende pathogenetische Faktoren scheinen ausschlaggebend zu sein:

- *Genetische Faktoren* infolge überzufälliger Assoziation mit HLA-B8-Histokompatibilitätsantigenen;
- *autoaggressive Faktoren* infolge zirkulierender Immun-

komplexe sowie der gehäuften Kombination mit Colitis ulcerosa (mehr als 50% der Patienten) und der gelegentlichen Assoziation mit anderen Autoaggressionserkrankungen (pANCA-Autoantikörper, S. 199) wie Colitis ulcerosa.

Makroskopisch ist die Leber oft etwas vergrößert, ikterisch verfestigt und in Spätstadien zirrhotisch umgebaut.

Histologisch ist die Erkrankung oft nur herdförmig charakteristisch ausgeprägt, während in anderen Abschnitten eine unspezifische Cholangitis vorliegt. Typisch ist eine Portalfeldverbreiterung infolge periduktalen Ödems mit geringem, vorwiegend plasmazellulärem Entzündungsinfiltrat. Daraus entwickelt sich eine zwiebelschalenartige Fibrose um die Gallengänge. Diese werden allmählich atrophisch und narbig zerstört. Schließlich treten an den Portalfeldgrenzen Mottenfraßnekrosen auf, und durch aktive Bindegewebssepten wird allmählich der zirrhotische Umbau eingeleitet. Reaktiv kommt es zu einer Anhäufung duktaler Gallengangsregenerate.

Klinisch fallen eine obstruktive Cholestase sowie eine Erhöhung der alkalischen Phosphatase und der γ-Glutamyl-Transferase auf, und im endoskopisch-retrograden Cholangiogramm findet man die typischen perlschnurartig abwechselnden Gallengangsdilatationen und -stenosen. Ein Großteil der Patienten wird erst im Zirrhosestadium erkannt. Mehr als 50% der Patienten versterben innerhalb von 6 Jahren nach Diagnosestellung im Leberversagen.

Extrahepatische Gallenwege

Ontogenetische Läsionen

1. Gallengangsatresie

Definition: Darunter versteht man den angeborenen Zustand einer Lumenreduktion oder Obliteration der extrahepatischen Gallengänge.

Die extrahepatische Gallengangsatresie gehört in den Formenkreis der *„infantilen obstruktiven Cholangiopathie“* (S. 747). Sie ruft mit einer Inzidenz von 1 : 8000 lebendgeborener Kinder einen verlängerten unphysiologischen Neugeborenenikterus hervor.

Pathogenese: S. 747.

Morphologie: Die Atresie kann entweder nur die extrahepatischen Gallengänge *(Typ I),* die intrahepatischen Gallengangsabschnitte (Gallengangshypoplasie; *Typ II)* oder extra- und intrahepatische Gallengänge *(Typ III)* betreffen. Auf Querschnitten durch das Lig. hepatoduodenale in Höhe der Gallengangsatresie findet man anstelle eines Gallenganges entweder nur einen Bindegewebsstrang oder kleine Gangreste.

Klinik: Ohne chirurgische Intervention sterben die Kinder innerhalb der ersten 2 Lebensjahre an Kernikterus, Leberversagen oder Leberzirrhosefolgen.

2. Gallengangsektasie

Definition: Bei der idiopathischen Gallengangsektasie (extrahepatische Gallengangszysten, Choledochuszysten) handelt es sich um zystische Ausweitungen der extrahepatischen Gallenwege.

Sie sind nicht allzu selten und bei den Japanern häufiger als bei den Weißen. Manifestationsalter meist nach dem 10. Lebensjahr.

Pathogenetisch wird eine angeborene Wandschwäche oder eine konnatale Entzündung vermutet.

Morphologisch liegt eine zystische Gallengangsausweitung vor, die sich auf die extrahepatischen und/oder intrahepatischen Gallenwege erstrecken kann.

Histologisch ist die Zystenwandung dünn und wird von einer gallig verfärbten Schleimhaut ausgekleidet. Nach abgelaufener Entzündung kann sie narbig verdickt sein. Gelegentlich kommt es zur Gallekonkrementbildung.

Komplikation: Aszendierende Cholangitis, Cholangiolithiasis, Pankreatitis, Zystenwandkarzinom.

3. Gallenblasenfehlbildungen

Formanomalien der Gallenblase in Form von Agenesie oder einer Gallenblasenverdoppelung sind sehr selten und meist ohne klinische Bedeutung. Lediglich die intrahepatische Gallenblase geht oft mit Entzündung und Konkrementbildung einher.

Metabolische Läsionen

1. Cholesteatose

Definition: Als Cholesteatose (= *Stippchengallenblase, Cholesterose*) versteht man eine Lipidstoffwechselstörung der Gallenblasen-Schleimhaut mit hoher Inzidenz.

Pathogenese und Morphologie: Der Cholesteatose liegt eine pathologisch vermehrte Resorption von Lipiden (vor allem Cholesterin) zugrunde, welche in Histiozyten der Gallenblasenschleimhaut gespeichert werden. Ursächlich kommen ein erhöhter Cholesteringehalt der Blasengalle, eine intravesikale Gallenstauung und eine murale Lymphabflußstörung in Betracht. Durch die nesterförmige Ansammlung von lipidspeichernden Histiozyten (Schaumzellen) entstehen in der Gallenblasenschleimhaut stecknadelkopfgroße, teils netzig-konfluierende gelbliche Stippchen.

2. Cholelithiasis

Definition: Darunter versteht man das Auftreten von Konkrementen (= *Gallensteinen*), die aus Gallebestandteilen zusammengesetzt sind, in der Gallenblase (= *Cholezystolithiasis*) und/oder in den Gallengängen *(Cholangiolithiasis)*.

Das Gallensteinleiden ist in den westlichen Industrienationen häufig und fehlt z. B. bei der Massai-Bevölkerung Ostafrikas. Betroffen sind vor allem Frauen mit den Risikofaktoren Fettleibigkeit, mehreren Schwangerschaften und höheres Lebensalter (♂ : ♀ = 1 : 2).

Pathogenetisch wirken bei der Cholelithiasis exogene und endogene Faktoren zusammen. Dabei müssen folgende beiden Voraussetzungen erfüllt sein: eine Übersättigung der Galle mit präzipitierenden Substanzen, wie Cholesterin, Bilirubin und Calciumionen, sowie ein Überwiegen von Nukleationsfaktoren, wie in den Gallenwegen produzierte Muzine, welche Cholesterin zum Ausfällen bringen. Sind diese beiden Voraussetzungen erfüllt, so entstehen Mikrokristalle, welche unter dem Einfluß weiterer Faktoren, wie verzögerte Gallenblasenentleerung, zu Gallensteinen heranwachsen.

– *Biliäre Cholesterinübersättigung:* Sie beruht entweder auf einer gesteigerten biliären Cholesterinsekretion, wie dies für adipöse Steinträger typisch ist, oder auf einer – wie bei nicht adipösen Steinträgern beobachtet – verminderten Sekretionsrate der Gallensäuren, welche das Cholesterin über Mizellen in Lösung halten.

– *Biliäre Bilirubinübersättigung:* Im Gegensatz zum konjungierten Bilirubin ist das unkonjugierte Bilirubin wenig wasserlöslich. Die Freisetzung von β-Glukuronidase aus Bakterien oder Gallenwegsepithelien führt zu einer Zunahme des unkonjugierten biliären Bilirubins. Eine vermehrte Freisetzung von Calciumionen aus den Gallengangsepithelien im Rahmen einer Entzündung geht Hand in Hand mit einer Vermehrung der biliären Gallensäurensekretion und präzipitiert Bilirubincarbonat und -phosphat. Solche Präzipitate können dann als Nukleationskeime für die weitere Steinbildung dienen. Schließlich kann eine biliäre Bilirubinübersättigung durch eine Verminderung der Lösungsvermittler, wie Gallensäuren, hervorgerufen werden. Auch Hämolysen tragen zur Entwicklung von Pigmentsteinen bei.

Morphologie:

- *Cholesterinsteine* sind meist solitär. Ihre Oberfläche ist glatt bis feinhöckrig und ihre Bruchfläche gelblich radiär-strahlig und leicht transparent (Abb. 13.**44**). Formalpathogenetisch lassen sich Cholesterinsteine als *„Stoffwechselsteine“* apostrophieren, denn sie treten bei Adipositas, Diabetes mellitus Typ II, Hyperlipoproteinämie Typ IV, bei Malabsorption von Gallesäuren im Rahmen terminaler Ileumerkrankungen und bei Therapie mit „Antihypercholesterinämika“ auf.

- *Cholesterin-Pigment-Steine:* Sie machen etwa 80% aller Gallensteine aus und haben die gleichen Risikofaktoren wie die Cholesterinsteine. Sie kommen entweder als solitäre rundliche Steine (= *Tonnensteine*) (Abb. 13.**45**) oder multipel in Form facettierter Steine mit pyramidenartiger Grundform oder in Form von Maulbeersteinen mit höckeriger Oberfläche vor. Auf der Bruchfläche findet man eine jahresringartige Schichtung mit gelblichen, braunschwarzen und weißlichen Anteilen.

- *Schwarze Pigment-Kalk-Steine* sind 2–6 mm groß, schwarz, multipel und haben eine maulbeerförmige Oberfläche (Abb. 13.**46**). Sie entstehen ohne biliäre Infektion bei Verminderung des Gallensäurepools mit verminderter biliärer Gallensäurenexkretion im Rahmen von *Leberzirrhose* sowie bei *Hämolysen* (gesteigerte Ausscheidung unkonjugierten Bilirubins?).

- *Braune (erdige) Pigmentsteine* sind eiförmig oder zylindrisch, krümelig und rotbraun. Sie gehen auf eine Infektion der Gallenwege durch β-Glukuronidase- und phospholipasebildende Bakterien (E. coli) zurück. Zu *Galleabflußstörungen* führende Erkrankungen sind Risikofaktoren. Die häufigen bakteriellen und parasitären Infektionen des biliären Systems erklären das gehäufte Auftreten der braunen Pigmentsteine im Orient und in Japan.

Klinisch kommt die Cholelithiasis in drei Schweregraden vor:

- „stummer“ Gallenstein ohne Symptome,
- symptomatischer Gallenstein mit Cholestase und/oder Gallenkoliken,
- „akute Galle“ mit akuter Gallenwegsentzündung.

Komplikationen rufen die Gallensteine durch Gallenwegsobstruktion und/oder Entzündung hervor:

1. *bakterielle Cholezystitis,* Cholangitis,
2. *Wandulzeration* durch steinbedingte Drucknekrosen,
3. *diffuse Peritonitis* infolge Perforation der Gallenblasenwand,
4. *biliodigestive Fistel* bei Ausdehnung der entzündlichen Gewebszerstörung auf Nachbarorgane. Durch eine derartige Fistel treten gelegentlich Steine hindurch und verursachen
5. *Gallensteinileus* infolge Verlegung des Darmlumens,
6. *Gallenkoliken* durch Übertritt von Steinen mit einem Durchmesser kleiner als 1 cm in die Gallenwege,
7. *mechanischen Ikterus* (= Cholestase) infolge Obstruktion des Ductus hepaticus oder Choledochus durch Gallenstein, der bei länger anhaltendem Verschluß überführt zur
8. *cholangitischen (sekundär-biliären) Leberzirrhose,* Gallenblasen- oder Choledochuskarzinomen,
9. *akute biliäre Pankreatitis* bei gemeinsamer Mündung des Ductus choledochus und des Ductus pancreaticus,

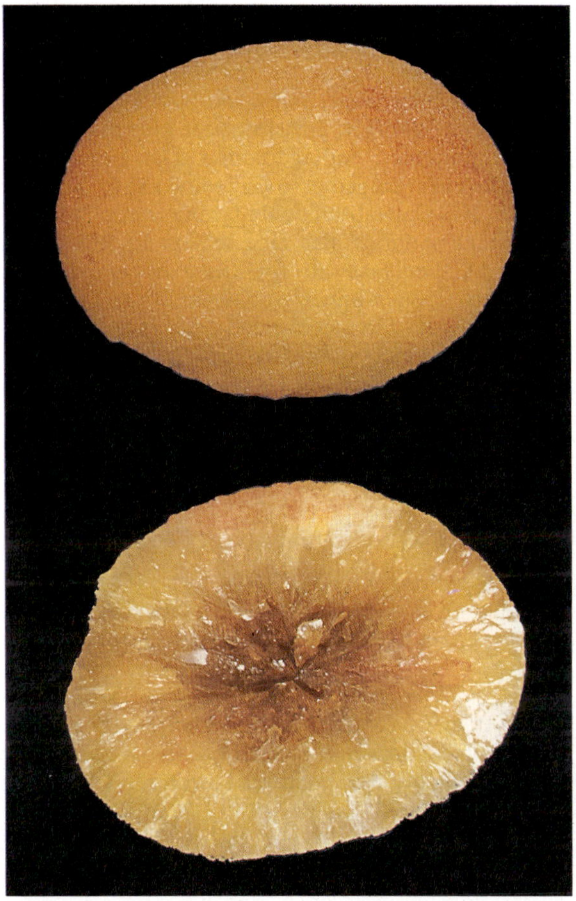

Abb. 13.**44** Cholesterinstein (Aufsicht und Bruchfläche)

10. *Mirizzi-Syndrom* infolge steinbedingtem Druckulkus im Ductus cysticus mit zunehmender Stenosierung des Ductus hepaticus.

Entzündliche Läsionen

1. Akute Cholezystitis, Cholangitis

Definition: Dies sind bakteriell und/oder mechanisch-chemisch ausgelöste, akute Entzündungen der Gallenblasenwand und/oder der extrahepatischen Gallenwege.

Betroffen sind vor allem Frauen (♂ : ♀ = 2 : 3) besonders bei Adipositas, Diabetes mellitus und Gravidität. Diese Entzündungen manifestieren sich meist jenseits der 4. Lebensdekade.

Pathogenese:

- *Akute Cholezystitis:* Hier spielen mechanisch-chemische Faktoren wie Gallensteine mit Abflußbehinderung und eine cholesterinübersättigte (lithogene) Galle eine Hauptrolle bei der Entzündungsauslösung.

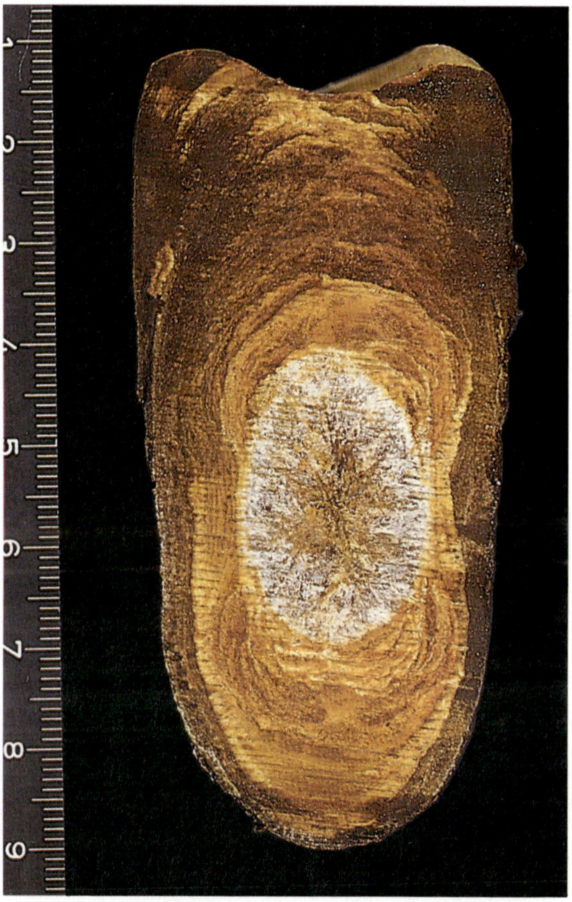

Abb. 13.**45** Cholesterin-Pigment-Stein (Tonnenstein): Schnittfläche

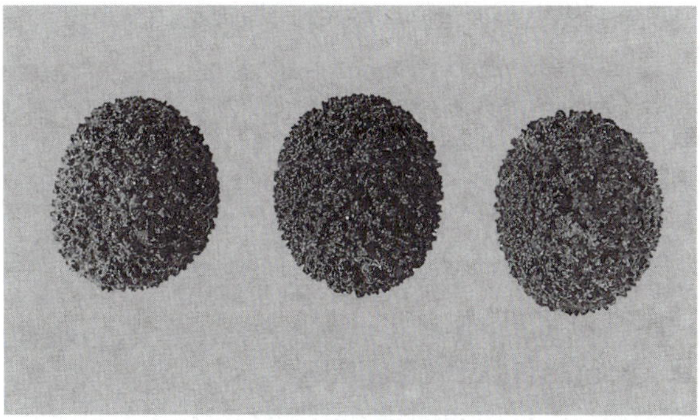

Abb. 13.**46** Schwarze Pigment-Kalk-Steine

- *Akute Cholangitis:* Im Gegensatz zur Cholezystitis spielt hier meist eine zusätzliche Keimbesiedelung, überwiegend aszendierend, seltener hämatogen (E. coli, Enterokokken, Streptokokken) eine Rolle. Begünstigend wirkt ein Reflux von Pankreassaft. Dies erklärt, weshalb nach Papillotomie oder endoskopisch-retrograder Cholangiographie eitrige Gallenwegsentzündungen häufig sind.

Morphologie:

- *Akute Cholezystitis:* Die Gallenblase ist meist vergrößert und weist eine gerötete Serosa mit Fibrinauf-

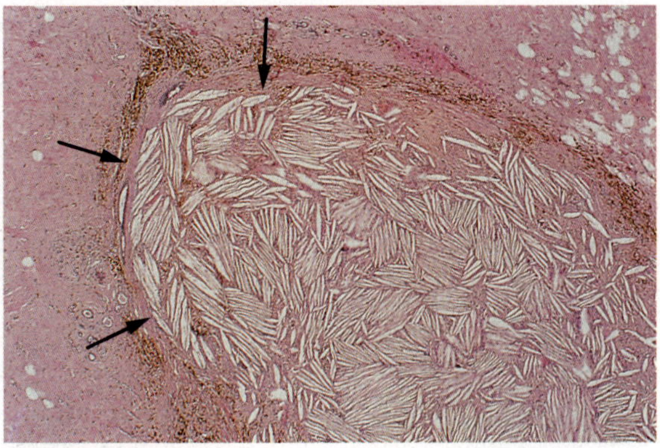

Abb. 13.**47** Intramurales Cholegranulom bei chronischer Cholezystitis (Pfeile) mit zahlreichen Cholesterinkristallücken (HE, Vergr. 1 : 75)

lagerungen auf; die Gallenblasenwandung ist meist ödematös verdickt. Je nach Schweregrad der Entzündungsreaktion beobachtet man histologisch Schleimhauterosionen oder Ulzerationen (= *ulzeröse Cholezystitis*), oft vergesellschaftet mit Blutungen (= *hämorrhagisch-ulzeröse Cholezystitis*), was zur Hämobilie führen kann. Gelegentlich durchsetzt das granulozytäre Infiltrat diffus die gesamte Gallenblasenwand (= *ulzerophlegmonöse Cholezystitis*), was oft entzündlich-thrombotische Gefäßverschlüsse mit konsekutiver Wandnekrose nach sich zieht (= *gangränöse Cholezystitis*). Bei entsprechender Abflußstörung sammelt sich das eitrige Exsudat im Lumen an (= *Gallenblasenempyem*). Bei Infektionen mit gasbildenden Erregern (vor allem Diabetiker!) läßt sich dies radiologisch in den Gallenwegen nachweisen (= *emphysematöse Cholezystitis*).

- *Akute Cholangitis:* Hier findet man die gleichen histologischen Veränderungen wie bei der Cholezystitis.

Klinik: Kolikartiger oder dumpfer Oberbauchschmerz, Fieber, Übelkeit, Erbrechen.

Komplikationen (ohne adäquate Therapie): Perforation, Peritonitis, Sepsis; Pankreatitis; Leberabszesse.

2. Chronische Cholezystitis

Definition: Eine über mehrere Monate sich erstreckende, meist in Schüben verlaufende Gallenblasenentzündung, welche sich meist an eine akute Cholezystitis anschließt *(sekundär-chronische Cholezystitis),* gelegentlich auch ohne akute Initialstadium entstehen kann *(primär-chronische Cholezystitis).*

Die chronische Cholezystitis ist die häufigste Gallenwegserkrankung und kann von einer chronischen Cholangitis begleitet werden.

Pathogenetisch liegen die gleichen Faktoren vor, wie bei der akuten Cholezystitis, wobei in den meisten Fällen eine Gallensteinbildung Hauptursache ist. Eine (opportunistische) Infektion läßt sich nur in etwa 30% der Fälle beobachten.

Makroskopisch ist die Gallenblase durch narbige Wandverdickung anfänglich etwas vergrößert. Die Schleimhaut ist entweder narbig atrophisch und abgeflacht oder zeigt, falls eine zusätzliche floride Entzündung vorliegt, umschriebene Ulzera mit fetzigen grünbraunen Auflagerungen. Das Lumen enthält eine meist eingedickte Galle und häufig Konkremente. Bei Galleabflußbehinderung durch Steineinklemmung sammelt sich eine schleimige Flüssigkeit in der Gallenblase an (= *Gallenblasenhydrops*). Enthält sie eine schmierig-milchige Masse (viel Calciumcarbonat), so bezeichnet man dies als *Kalkmilchgalle.* Nach jahrelangem Krankheitsverlauf schrumpft schließlich die Gallenblase zu einem kleinen narbigen Gebilde, welches oft Konkremente eng umfaßt (= *Schrumpfgallenblase*), oder die vernarbte Wand hyalinisiert und verkalkt (= *Porzellangallenblase*).

Histologisch gibt es folgende beiden Haupttypen:

- *Hyperplastische Form*

Dabei kann es entweder zu einer einfachen Schleimhauthypertrophie (= *Cholecystitis hypertrophicans*) oder zu einer Schleimdrüsenhyperplasie (= *Cholecystitis glandularis proliferans*), zu einer Hyperplasie und Verlagerung des Schleimhautepithels in eine hypertrophe Muscularis (= *Adenomyomatose*) oder zu einer Hyperplasie neuraler Strukturen (= *Neuromatose*) kommen.

- *Atrophische Form*

Hier herrschen die sklerosierende Wandfibrose und Schleimhautatrophie vor (= *Cholecystitis scleroatrophicans*), zu der sich eine Verkalkung hinzugesellen kann (= *Cholecystitis calcificans*). Schließlich kann bei beiden Formen Galle in intramuralen Schleimhautausstülpungen präzipitieren, so daß es um die Cholesterinkristalle zu einer granulomatösen Entzündungsreaktion in Form von Cholegranulomen (Abb. 13.**47**) oder einer *xanthogranulomatösen Cholezystitis* kommen kann.

Komplikationen:

1. Gallensteinbildung (Cholelithiasis, s. oben),
2. Gallenblasenperforation mit Cholaskos und Peritonitis,
3. biliodigestive Fisteln (in Duodenum, Kolon oder Magen),
4. retrograde Cholangitis mit sekundär-biliärer Zirrhose,
5. Gallenblasenkarzinom (vor allem bei Cholezystitis chronica calcificans).

Neoplastische Läsionen

Im Bereich der Gallenblase und der extrahepatischen Gallenwege kommen als Rarität auch Adenome und mesenchymale Tumoren vor. Am häufigsten aber sind die Karzinome:

1. Adenokarzinom extrahepatischer Gallengänge

Definition: Dies ist ein maligner Tumor, der von den Epithelien der extrahepatischen Gallengänge ausgeht und meist (95%) tubulo-papilläre Strukturen bildet.

Der Tumor manifestiert sich zwischen der 5. und 8. Lebensdekade (♂ : ♀ = 3 : 1) und kommt besonders häufig bei Juden, Indianern und Japanern vor.

Pathogenese: Die Ätiologie dieser Karzinome ist unbekannt. Nur in etwa 40% der Fälle liegt eine Kombination mit Cholelithiasis vor. Ein erhöhtes Risiko für ein extrahepatisches Gallengangskarzinom besteht bei länger als 10 Jahre dauernder Colitis ulcerosa sowie bei Gallenwegsparasitose (z. B. Clonorchis sinensis).

Morphologie: Makroskopisch imponieren diese Tumoren – vor allem bei szirrhösem Wachstumsmuster – als Strikturen oder diffuse Wandverdickungen; papilläre Adenokarzinome behindern die Gallenwegsdurchlässigkeit durch polypöse Tumormassen. Im klinischen Krankengut treten die Gallengangskarzinome am häufigsten im Bereich des Ductus cysticus auf. Histologisch ist die desmoplastische Stromareaktion recht typisch.

Klinik: Obstruktiver Ikterus mit tastbarer, vergrößerter und steinfreier Gallenblase (= Courvoisier-Zeichen). Lokalisierter Druckschmerz in 80% der Fälle. Der Tumor wächst frühzeitig in die Leber ein und metastasiert in regionale Lymphknoten, Leber, Lunge und Peritoneum. Ferner infiltriert er die Nervenscheiden (Schmerzen!). Die Prognose ist schlecht.

Sonderformen des Gallengangskarzinoms

- *Bifurkationskarzinom (= Klatskin-Tumor)*
Dieser am Zusammenschluß des linken und rechten Ductus hepaticus gelegene Tumor ist meist sehr klein und wird oft als entzündliche Stenose fehlgedeutet. Er wächst langsam, zeigt regressive Verkalkungen und führt selten zu Fernmetastasen. Er zeichnet sich durch das klinische Bild: kleine leere Gallenblase, cholestatischer Ikterus, Pruritus und Gewichtsverlust aus.

- *Papillenkarzinom*
Sie können sich von der Papille (40%), Pankreaskopf (40%), Duodenum (10%) und Ductus choledochus (10%) entwickeln. Das von der Papille selbst ausgehende Karzinom hat zwar eine bessere Prognose als die anderen Karzinome der Papillenregion, geht aber häufig mit Blutung, Cholangitis und Pankreatitis einher (s. auch S. 795).

2. Gallenblasenkarzinom

Definition: Maligne Tumoren, die vom Gallenblasenepithel ausgehen.

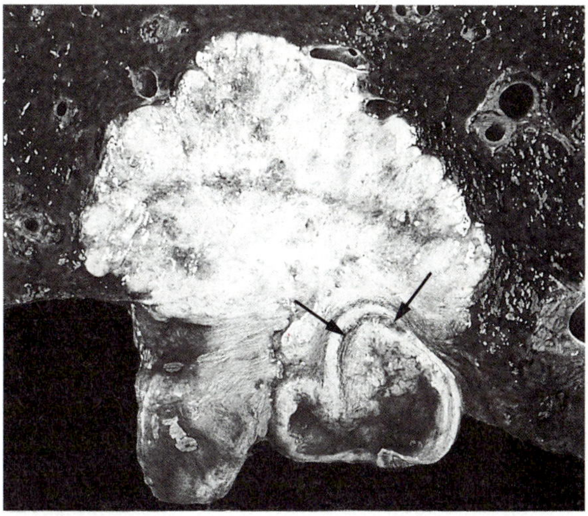

Abb. 13.**48** Gallenblasenkarzinom mit Infiltration in die Leberpforte (Pfeile: Gallenblasenwand) (Original: Koch)

Das Gallenblasenkarzinom hat in den westlichen Industrienationen eine jährliche Inzidenz von 2,5 Fällen pro 100 000 Einwohner. Es bevorzugt – im Gegensatz zum extrahepatischen Gallengangskarzinom – das weibliche Geschlecht (♂ : ♀ = 1 : 3) und manifestiert sich meist nach der 5. Lebensdekade.

Pathogenese: Die Ursache der Gallenblasenkarzinome ist noch ungeklärt. Als Risikofaktoren gelten chronisch-rezidivierende Cholezystitiden und Gallensteine, welche sich in 90% der Fälle nachweisen lassen.

Morphologie: Gallenblasenkarzinome sind überwiegend schleimbildende Adenokarzinome, welche entweder diffus infiltrierend (Abb. 13.**48**) oder polypoid-exophytisch wachsen. Sie können in einer chronisch-entzündlich veränderten Steingallenblase leicht übersehen werden. Lediglich weißlich-markige Infiltrate in der Gallenblasenwand mit Einbeziehung des Leberbetts oder Lig. hepatoduodenale sind tumorverdächtig. Histologisch sind die Adenokarzinome unterschiedlich hoch differenziert und weisen eine szirrhöse Stromareaktion sowie eine Nervenscheideninfiltration auf.

Komplikationen: Gallenblasenkarzinome werden oft erst in einem fortgeschrittenen Stadium entdeckt; sie entwikkeln frühzeitig portale Lymphknotenmetastasen, Lebermetastasen und eine Peritonealkarzinose. Durch Einengung der großen Gallengänge entsteht – oft Spätsymptom – ein schmerzloser Ikterus.

Pathologische TNM-Klassifikation von Tumoren der extrahepatischen Gallengänge

pT1a Tumor infiltriert Schleimhaut,
pT1b Tumor infiltriert Muskularis,
pT2 Tumor infiltriert perimuskuläres Bindegewebe,
pT3 Tumor infiltriert Nachbarstrukturen wie Leber, Pankreas, Duodenum, Gallenblase, Kolon und Magen.

pN1 Metastasen in Lymphknoten am Ductus cysticus, um den Ductus choledochus und/oder am Leberhilus,
pN2 Metastasen in Lymphknoten um den Pankreaskopf, in periduodenale, periportale, zöliakale und/oder mesenteriale Lymphknoten.

Literatur

Gallenwege

Arias, I., et al.: The Liver. Raven Press, New York 1982

Bianchi, L.: Liver biopsy interpretation in hepatitis. Path. Res. Pract. 178 (1983) 2, 180

Blumberg, B. S., W. T. London: Hepatitis B virus and the prevention of primary cancer of the liver. J. nat. Cancer Inst. 74 (1985) 267

Chapman, R. W.: Primary sclerosing cholangitis. J. Hepatol. 1 (1985) 179

Davis, M.: Drugs and hepatotoxicity. In Williams, R., W. C. Maddrey: Gastroenterology 4, Liver. Butterworths, London 1984 (p. 133)

Dickson, E. R., R. H. Wiesner, W. P. Baldus: Primary biliary cirrhosis. In Williams, R., W. C. Maddrey: Gastroenterology 4, Liver. Butterworths, London 1984 (p. 121)

Dossing, M., P. Skinhoj: Occupational liver injury. Present state of knowledge and future perspective. Int. Arch. Occup. Environ. Health 56 (1985) 1

Greenfield, S. M., R. D. Soloway: Classification of chronic hepatitis. In Cohen, S., R. D. Soloway: Chronic Active Liver Disease. Churchill Livingstone, New York 1983 (p. 1)

Hall, P. de la M.: The pathological spectrum of alcoholic liver disease. Pathology 17 (1985) 209

Jones, E. A., et al.: The GABA hypothesis of the pathogenesis of hepatic encephalopathy. Current status. Yale J. Biol. Med. 57 (1984) 301

Kojiro, M., et al.: Thorium Dioxide-related angiosarcoma of the liver. Arch. Path. Lab. Med. 109 (1985) 853

MacSween, R. N., et al.: Pathology of the Liver. Churchill Livingstone, Edinburgh 1979

Maddrey, W. C.: Alcoholic hepatitis. In Williams, R., W. C. Maddrey: Gastroenterology 4, Liver. Butterworths, London 1984 (p. 226)

Milward-Sadler, G. H.: Histological aspects of cholestasis. Top. Gastroent. 10 (1982) 211

Mowat, A. P.: alpha$_1$-Antitrypsin deficiency in liver disease. In Williams, R., W. C. Maddrey: Gastroenterology 4, Liver. Butterworths, London 1984 (p. 52)

Müting, D., R. Fischer: Leber- und Gallenwegserkrankungen. Schattauer, Stuttgart 1982

Okuda, K., et al.: Hepatic tumors. In Arias, I. M., M. Frenkel, J. H. P. Wilson: The Liver Annual 3/83. Elsevier, Amsterdam 1983 (p. 336)

Poulsen, H., P. Christoffersen: Atlas of liver Biopsies. Munksgaard, Copenhagen 1979

Rappaport, A. M., et al.: The scarring of the liver acini. Virchows Arch. Pathol. Anat. 402 (1983) 107

Rizetto, M., G. Verme: Delta hepatitis. Present status. J. Hepatol. 1 (1985) 187

Scheuer, P. J.: Liver Biopsy Interpretation, 3rd ed. Bailliere Tindall, London 1980

Shattock, A. G., et al.: Increased severity and morbidity of acute hepatitis in drug abusers with simultaneously acquired hepatitis B and hepatitis D virus infection. Brit. med. J. 290 (1985) 1377

Sherlock, S.: Diseases of the Liver and the Biliary System. Blackwell, Oxford 1981

Sherlock, S., O. Epstein: Primary biliary cirrhosis: the present position. In Bianchi, L., W. Gerok, H. Popper: Trends in Hepatology. MTP Press, Lancaster 1985 (p. 81)

Silk, D. B. A.: Liver failure, Pathophysiology. In Jewell, D. P. A., H. A. Shepherd: Topics in Gastroenterology. Blackwell, Oxford 1983 (p. 51)

Sleisenger, M. H., J. S. Fordtran: Gastrointestinal Disease, 3rd ed. Saunders, Philadelphia 1983

Stemerowicz, R., et al.: Are antimitochondrial antibodies in primary biliary cirrhosis induced by R (rough)-mutants of enterobacteriaceae? Lancet 1988/II, 1166

Tabor, E.: The three viruses of Non-A, Non-B hepatitis. Lancet (1985) 743

Thaler, H.: Leberkrankheiten. Springer, Berlin 1982

Triger, D. R.: Primary biliary cirrhosis: recent advances in epidemiology and therapy. Top. Gastroent. 10 (1982) 231

Wright, R.: Hepatitis B. Natural history. Top. Gastroent. 11 (1983) 107

Zakim, D., T. D. Boyer: Hepatology. Saunders, Philadelphia 1982

Pankreas

Beger, H. G., M. Büchler: Acute Pancreatitis. Springer, Berlin 1987

Cuzick, J.: Epidemiology of pancreatic cancer. Top. Gastroent. 12 (1985) 89

Durbec, J. P., H. Sarles: Multicenter study of the etiology of pancreatic diseases: relationship between the relative risk of developing chronic pancreatitis and alcohol, protein and lipid composition. Digestion 18 (1978) 337

Ehrenthal, D., et al.: Familial pancreatic adenocarcinoma. Cancer 59 (1987) 1661

Fitzgerald, P. J., A. B. Morrison: The Pancreas. International Academy of Pathology Monograph. Williams & Wilkins. Baltimore 1980

Gregg, J. A.: Pancreas divisum, its association with pancreatitis. Amer. J. Surg. 134 (1977) 539

Heitz, P. U., G. Klöppel: Pathomorphology of pancreatitis – summary. In Gyr, K. E., M. V. Singer, H. Sarles: Pancreatitis – Concepts and Classification. Elsevier, Amsterdam 1984 (p. 83)

Hübner, K.: Das Pankreas im Verbund der Oberbaucheinheit. Verh. Dtsch. Ges. Path. 71 (1987)

Imrie, C. W.: The treatment of acute pancreatitis. Gastroent. 9 (1981) 245

Klöppel, G., et al.: Pathomorphology of acute pancreatitis. In Gyr, K. E., M. V. Singer, H. Sarles: Pancreatitis – Concepts and Classification. Elsevier, Amsterdam 1984 (p. 29)

Klöppel, G., P. U. Heitz: Pancreatic Pathology. Churchill-Livingstone, Edinburgh 1984

Malagelada, J. R.: Pancreatic cancer: an overview of epidemiology, clinical presentation, and diagnosis. Mayo Clin. Proc. 54 (1979) 459

Mallory, A., F. Kern: Drug-induced pancreatitis: a critical review. Gastroenterology 78 (1980) 813

Rösch, W.: Die segmentäre Pankreatitis. Leber Magen Darm 13 (1983) 49

Stolte, M.: Chronische Pankreatitis. Verh. Dtsch. Path. Ges. 71 (1987) 175

Pankreas

U.-N. Riede und M. Stolte*

Das Pankreas (= Bauchspeicheldrüse) geht aus einer als *hepatopankreatischer Ring* bezeichneten Zone hervor. Diese muß sich zum Erreichen der endgültigen Gestalt zu einer einheitlichen Organanlage zusammenlagern. **Ontogenetische Läsionen** bestehen folglich meist in einem ringförmigen oder zweigeteilten Organ. Das Pankreas produziert täglich etwa 1 l Bauchspeichel. Dieser Prozeß wird im Rahmen **metabolischer Läsionen** beeinträchtigt, sei es, daß überschüssiges Fettgewebe das Drüsengewebe verdrängt *(Pankreaslipomatose),* sei es, daß eine exzessive Eisenspeicherung das Drüsengewebe zerstört *(Hämochromatose),* sei es, daß fehlerhafte Chloridkanäle das Sekret untransportierbar machen *(Mukoviszidose).* Der Bauspeichel enthält eiweiß-, fett- und kohlenhydratspaltende Enzyme, die zur Aufschließung des Nahrungsbreis im Dünndarm benötigt werden. Damit diese ätzenden Substanzen aber nicht ihre eigene Produktionsstätte angreifen, werden die Proteasen und Phospholipasen in einer inaktiven Form abgegeben, während die Lipasen, für die es im Pankreasgangsystem kein Substrat gibt, in aktiver Form freigesetzt werden. Die Sekretion und Zusammensetzung des Bauchspeichels unterliegt einer vagalen und endokrinen Steuerung. Dabei löst die gastrale Salzsäure sowie eine Vagusreizung die Absonderung eines wäßrig-dünnflüssigen Bauchspeichels *(Hydrochylus)* aus, wohingegen Fette und Proteine im Nahrungsbrei für die Abgabe eines enzymreichen Bauchspeichels *(Proteochylus)* sorgen. Die Tatsache, daß im Pankreasgewebe solche gewebsaggressiven Stoffe täglich in großen Mengen gebildet werden, birgt aber auch die Gefahr, daß Lücken im Sicherungssystem auftreten. Das Resultat sind **entzündliche Läsionen** in Form einer *Pankreatitis.* Diese können akut zur Nekrose des ganzen Pankreas und des umliegenden Fettgewebes führen oder als chronische Pankreatitis so lange schubweise verlaufen, bis das ganze exokrine Gewebe zerstört ist. Die nekrotischen Bezirke imponieren nach entsprechendem Abräumen nekrotischen Materials als *Pseudozysten.* Sie stellen **tumorartige Läsionen** dar, von denen die echten **neoplastischen Läsionen** abzutrennen sind. Unter ihnen sind die gutartigen Pankreastumoren im Vergleich zu den *Pankreaskarzinomen* seltener.

Ontogenetische Läsionen

Embryologie: Die meisten Pankreasfehlbildungen basieren auf einer Störung der Organogenese: Die Bauchspeicheldrüse entwickelt sich aus dem Entoderm des Darmes in der Zone, die als hepatopankreatischer Ring des Duodenums bezeichnet wird. Das Pankreas selbst entsteht aus einer dorsalen und einer ventralen Anlage, die durch Aneinanderrücken zu einem einheitlichen Organ verschmelzen. Die ventrale Pankreasanlage liefert das Material für den unteren Pankreaskopfteil und bildet sich nicht zurück; die dorsale Pankreasanlage liefert die Hauptmasse der Bauchspeicheldrüse. Während ursprünglich die Ausführungsgänge der beiden Pankreasanlagen als selbständige Gänge in das Duodenum münden, bilden sich nach der Verschmelzung der Pankreasanlagen eine Ganganastomose aus, so daß der Endteil des Ductus pancreaticus major vom Ausführungsgang der ventralen Anlage gebildet wird. Der Endteil des Ductus pancreaticus major mündet zusammen mit dem Ductus choledochus in der Papilla major duodeni, während der Ausführungsgang der dorsalen Anlage über den Ductus pancreaticus minor in der Papilla minor duodeni mündet. Letztere bildet sich allerdings in etwa einem Drittel der Fälle zurück.

1. Pankreasagenesie

Pathogenese: Selten wird das Pankreas überhaupt nicht angelegt oder verkümmert während der Organogenese. Dies kommt meist nur bei nicht lebensfähigen Feten zusammen mit multiplen Organfehlbildungen vor. Ebenfalls selten ist eine Pankreashypoplasie durch Verkümmerung der dorsalen Anlage.

2. Lageanomalien

Pathogenese: Sie sind selten und kommen im Rahmen eines kompletten Situs inversus oder bei angeborenen Zwerchfellhernien vor.

* Neubearbeitung auf der Grundlage des gleichnamigen Kapitels der 1. Auflage (1986) von H. K. Koch und U.-N. Riede.

3. Pancreas anulare

Pathogenese: Ein ringförmiges Pankreas kommt selten in seiner primitiven Form vor, in dem das Pankreas einen Gewebsring bildet, welcher das Duodenum umschließt. Meistens ist ein Ringteil in Verbindung mit regelrechter Korpus- und Schwanzregion ausgebildet (Abb. 13.**49**). Gelegentlich verursacht diese Fehlbildung eine Duodenalstenose oder Duodenalatresie; die Duodenalstenose kann aber auch später auftreten, wenn es im Rahmen einer chronischen Pankreatitis zu Vernarbungen kommt.

4. Pancreas divisum

Definition und Pathogenese: Diese Fehlbildung beruht auf einer ausbleibenden Vereinigung der dorsalen Pankreasanlage mit der ventralen, so daß zwei getrennte Drüsen vorliegen (extrem selten!). Meist ist dabei der Ductus pancreaticus minor der Hauptausführungsgang. Der Ductus pancreaticus major ist davon abgetrennt, hypoplastisch und liegt im Kopfteil. Daneben wird von den Gastroenterologen auch dann von einem Pancreas divisum gesprochen, wenn sich zwar die beiden Drüsenanlagen zu einer kompakten Bauchspeicheldrüse vereinigt haben, ohne daß dabei die Ausführungsgänge die Vereinigung mitmachen. Dies entspricht einem „embryonalen Gangverlaufstyp". Er kommt etwa bei 10% der Menschen vor, wobei der Ausführungsgang der dorsalen Anlage immer den Hauptausführungsgang bildet.

Komplikationen: Ein Zusammenhang mit der chronischen Pankreatitis ist noch nicht bewiesen.

5. Heterotopien des Pankreasgewebes

Pathogenese: Heterotopes Pankreasgewebe kann entweder nur aus dem Gangsystem oder sowohl aus Drüsen als auch aus Ganganlagen (mit oder ohne Pankreasinseln) bestehen. Pankreasgewebsheterotopien kommen fast überall im Gastrointestinaltrakt vor: im Magen, Duodenum (am häufigsten) und übrigen Dünndarm, manchmal auch innerhalb eines Meckel-Divertikels. Solche Heterotopien können Ausgangspunkt für eine akute ektope Pankreatitis sein (S. 706). Selten findet man Pankreasgewebe auch in der Gallenblase oder in der Leber.

6. Angeborene Pankreaszysten

Pathogenese: Im Rahmen angeborener zystischer Erkrankungen finden sich auch im Pankreas Zysten. Sie sind von einem einschichtigen Epithel ausgekleidet und können solitär oder multipel (Zystenpankreas, Abb. 13.**50**) sein. Sie sind von entzündlichen und neoplastischen Zystenbildungen im Pankreasgewebe abzugrenzen (S. 714).

Metabolische Läsionen

1. Pankreaslipomatose

Definition und Pathogenese: Es handelt sich um eine Stoffwechselstörung im weitesten Sinne. Sie manifestiert sich als eine interstitielle Fettgewebsvermehrung im Pankreas mit (= lipomatöse Atrophie) oder ohne (= lipomatöse Pseudoatrophie) begleitendem Schwund exokrinen Pankreasparenchyms. Aufgrund morphometrischer Analysen scheint es sich meist um eine lipomatöse Pseudoatrophie zu handeln.

Die Pankreaslipomatose stellt gleichsam das Endstadium einer unvollständigen Azinusregeneration dar. Sie kann herdförmig oder diffus ausgeprägt sein und spart sowohl das Gangsystem als auch die Pankreasinseln aus. Pathogenetisch besteht eine im einzelnen noch ungeklärte Beziehung zur Adipositas, zu den Hyperlipidämien sowie zur Organalterung.

Komplikationen: Keine exo- oder endokrinen Funktionsausfälle (weil meist Pseudoatrophie). Bei der Pankreatitis kann das intrapankreatische Fettgewebe zum Ausgangspunkt (lipolytischer) Fettgewebsnekrosen werden.

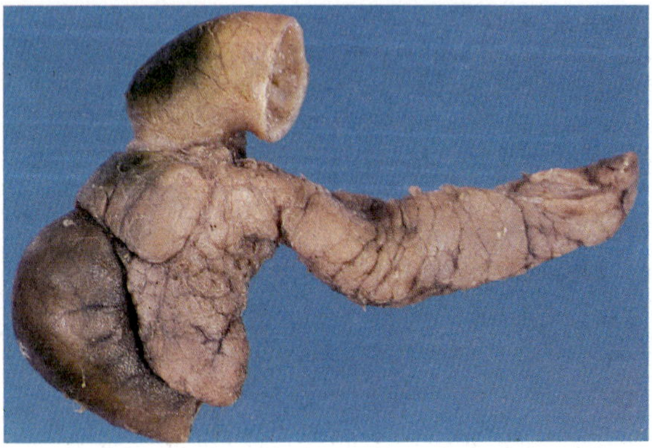

Abb. 13.**49** Pancreas anulare

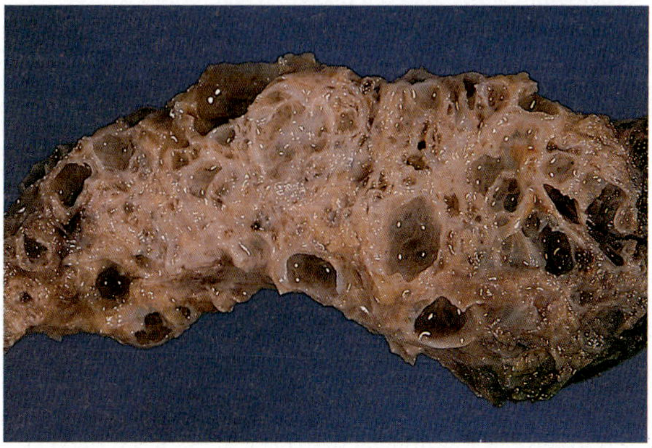

Abb. 13.**50** Zystenpankreas

2. Zystische Pankreasfibrose

Pathogenese: S. 70.

Morphologie: Durch den für die zystische Pankreasfibrose (= Mukoviszidose) typischen Sekretstau sind bereits beim Säugling die noch kaum ausdifferenzierten Drüsenazini ektatisch und weisen bereits atrophierte Epithelien auf. Im Drüseninterstitium macht sich in zunehmendem Maße eine Fibrose breit. Mit zunehmender Krankheitsdauer weitet das zähe Sekret hier Ausführungsgänge samt den Azini zystisch aus und dickt zu geschichteten Sekretkugeln ein, von denen eine Speichelsteinbildung ausgehen kann. Nun tritt im Interstitium zur Fibrose noch ein resorptives Entzündungsinfiltrat aus lymphoplasmazellulären Elementen und Histiozyten hinzu. Dadurch wird der Untergang des Drüsenparenchyms vorangetrieben. Nach ein bis zwei Jahren ist das Endstadium der Pankreaserkrankung erreicht. Die Bauchspeicheldrüse ist stark geschrumpft und die Azini sind größtenteils zerstört oder kleinzystisch umgewandelt. Sie enthalten ebenso wie die zystisch ausgeweiteten Ausführungsgangsreste ein eingedicktes Sekret (Abb. 13.**51 a** u. **b**).

3. Hämochromatose

Pathogenese (S. 84): Im Rahmen dieser idiopathischen Eisenspeicherkrankheit, die zunächst die Leber betrifft, wird nach Eisenfreisetzung aus der Leber und Umverteilung im Körper auch der exokrine und endokrine Anteil des Pankreas geschädigt. Dies zieht eine Hämosiderinablagerung sowie eine progrediente Parenchymfibrose nach sich.

Morphologie: Makroskopisch ist die Bauchspeicheldrüse durch die Eisenablagerung rostbraun und durch die Fibrose „eisenhart" verfestigt („Rost-Pankreaszirrhose"). Histologisch findet man eine diffuse fibröse Parenchymzerstörung mit Hämosiderinablagerung in Interstitium, Drüsenazini und Pankreasinseln.

Klinisch wird nur selten eine exokrine Pankreasinsuffizienz, jedoch häufig ein Diabetes mellitus beobachtet. Dies hat der idiopathischen Hämochromatose zusammen mit der bräunlichen Hautpigmentierung (S. 84) die Bezeichnung *Bronzediabetes* eingetragen.

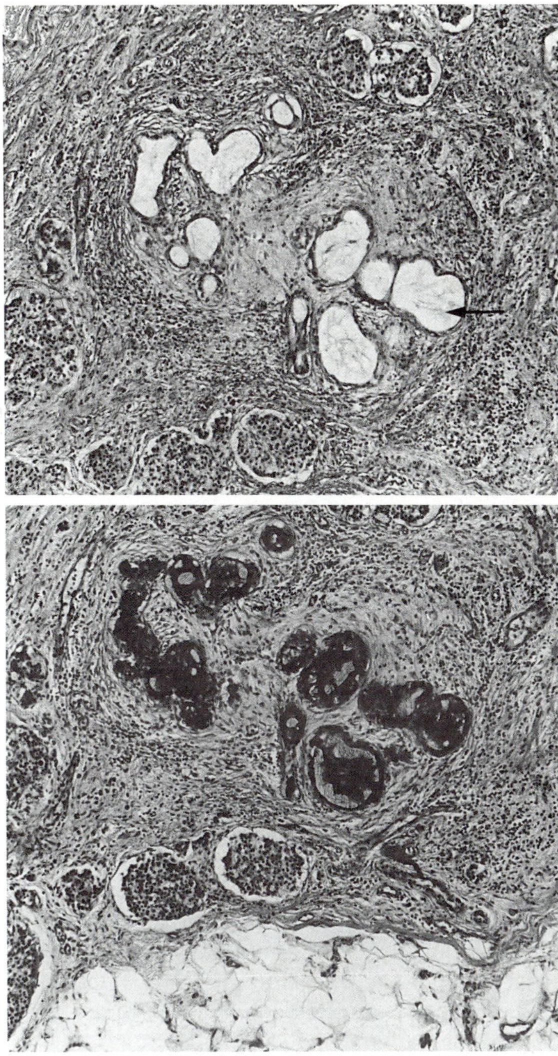

Abb. 13.**51 a** u. **b** Zystische Pankreasfibrose: Die zystisch ausgeweiteten Ausführungsgangreste (Pfeil) enthalten ein eingedicktes Sekret
a HE, **b** PAS-positiver violetter Schleim, schwarz dargestellt (Vergr. 1 : 250)

Entzündliche Läsionen

Allgemeine Definition: Als *Pankreatitis* wird eine Erkrankung der Bauchspeicheldrüse bezeichnet, bei welcher die Selbstverdauung des Pankreasparenchyms (= Autodigestion) vorherrscht und mit Entzündungs- und Vernarbungsprozessen einhergeht.

Eine Pankreatitis kann ein einmaliges Ereignis sein oder schubweise verlaufen. Man unterscheidet zwei Hauptformen der Pankreatitis, welche sich in bezug auf Manifestationsalter, Geschlecht und Hauptrisikofaktoren voneinander unterscheiden:

- *Akute Pankreatitis:* Sie ist eine akut einsetzende Erkrankung, welche sich ohne Geschlechtsbevorzugung in der 5. Lebensdekade manifestiert. Sie geht vor allem auf Gallenwegserkrankungen und chronischen Alkoholismus zurück. Wenn sich die auslösende Ursache und/oder aufgetretenen Komplikationen (s. unten) eliminieren lassen, ist eine klinische und biologische Erholung des Pankreasgewebes möglich. Die akute Pankreatitis soll nur selten in eine chronische Form übergehen.
- *Chronische Pankreatitis:* Dies ist eine rezidivierende oder persistierende Erkrankung, welche Männer in der 4. Lebensdekade bevorzugt. Ätiologisch

dominiert hier ein chronischer Alkoholabusus über die Cholelithiasis. Bei allen Formen der chronischen Pankreatitis mit Ausnahme der obstruktiven Form sind die morphologischen Gewebsveränderungen irreversibel und führen zu einer exokrinen und endokrinen Pankreasinsuffizienz.

• *Begleitpankreatitis:* Selten kommt eine akute Pankreatitis auch im Rahmen einer allgemeinen Infektionserkrankung wie Mumps, Zytomegalie, Coxsackie-Virusinfektion vor. Die entsprechende Entzündung spielt sich dann meist im Interstitium (interstitielle Pankreatitis) ab. Diese Pankreatitissonderform ist von der autodigestiven Pankreatitis abzugrenzen.

Akute Pankreatitis

Kausalpathogenetisch stehen bei den akuten Pankreatitisformen die Gallenwegserkrankungen (USA 30%, GB 50%) und chronischer Alkoholismus (USA 50%, GB 10%) im Vordergrund. Sie treten auch im Anschluß an Oberbauchoperationen (5%) und Pankreasgangobstruktionen (2%) auf. Daneben spielen metabolische Ursachen wie Hyperkalzämie bei Hyperparathyreoidismus, Urämie und Hyperlipoproteinämie Typ I (S. 100) eine eher untergeordnete Rolle. Schließlich kompliziert eine akute Pankreatitis gelegentlich auch die medikamentöse Therapie mit Azathioprin, Diuretika (Thiazide, Furosemid), Tetracycline und Östrogene. Ob beim Menschen eine akute Pankreatitis ebenfalls durch Überempfindlichkeitsreaktionen Typ III (S. 194) im Sinne einer Arthus-Reaktion ausgelöst werden kann, bedarf noch weiterer Klärung. Virale Infektionen (z. B. Coxsackie-Virusinfektionen) lösen im Tierexperiment erst bei gleichzeitiger bakterieller Infektion eine entsprechende Pankreatitis aus.

• *Biliäre Pankreatitis:* Sie ist pathogenetisch noch ungeklärt. Entgegen früheren Untersuchungen gehen sie nicht auf einen biliären Reflux, sondern auf eine Pankreasgangstenosierung zurück, denn die entscheidenden entzündlichen Veränderungen spielen sich nicht im periduktalen, sondern peripankreatischen Gewebe und im Bereich der Pankreasperipherie ab, zumal ein Gallenstein im distalen Ductus choledochus oder in der Duodenalpapille zu einem temporären Verschluß des Pankreasganges in seinem präampullären Teil führen kann. Dies wiederum hat zur Folge, daß Bauchspeichel in das periphere Pankreasinterstitium übertritt und ein Speichelödem entsteht. Wenn innerhalb dieses Speichelödems Enzyme aktiviert werden oder wenn die Pankreaslipase auf intrapankreatisches (z. B. bei Pankreaslipomatose) oder peripankreatisches Fettgewebe einwirken kann, so entstehen lipolytische Gewebsnekrosen (S. 141).

• *Alkoholpankreatitis:* Sie tritt im Gefolge eines chronischen, schweren, über Jahre dauernden Alkoholabusus – selten nach einmaligem Alkoholexzeß – auf. Dabei dürfte die Sekretin-Cholezystokinin-Stimulation mit Sekretion eines Proteochylus zu einer Sekretionsverzögerung führen, zu der sich eine Verminderung der Proteaseinhibitoren hinzugesellt.

Kausalpathogenetisch ist bei der akuten Pankreatitis die Freisetzung von Trypsin aus Trypsinogen und die daran anschließende Aktivierung der Phospholipase A2 ausschlaggebend. Wie dies trotz bestehender Schutzmechanismen gegen die Trypsinaktivierung geschehen kann, ist noch nicht geklärt. Aufgrund von experimentellen Befunden kommen dazu folgende Mechanismen in Betracht:

- *Stase des Pankreassekretes:* Sie führt zur Sekreteindikkung und Erhöhung der Trypsinogenkonzentration mit nachfolgender Umwandlung in aktives Trypsin.
- *Trypsinselbstaktivierung:* Dabei setzen geringe Mengen von aktivem Trypsin, das entweder primär im Sekret vorhanden ist oder „spontan" aus Trypsinogen gebildet wird, nach Stabilisierung durch Calciumionen weiteres Trypsinogen zu Trypsin um.
- *Proteasenaktivierung:* Proteasen wie Kathepsien B und Elastase, die sowohl in Granulozyten als auch in den Pankreasazinuszellen vorkommen, können an der Aktivierungskaskade der tryptischen Pankreasenzyme teilnehmen, vorausgesetzt, es spielen sich entsprechende Entzündungsprozesse ab.
- *Inaktivierung der Proteaseinhibitoren* durch Erhöhung der Calciumionenkonzentration im Pankreasgewebe (Hemmung des Trypsininhibitors) oder durch Erhöhung von toxischen Sauerstoffverbindungen im Rahmen einer Entzündung (S. 215).
- *Lipase- und Phospholipase A2* durch Gallensäuren.

Morphologie: Das pathologisch-anatomische Bild der akuten Pankreatitis hängt von der Dauer und vom Schweregrad der Erkrankung ab. Dementsprechend unterscheidet man eine milde und eine schwere Verlaufsform.

• *Milde, akute Pankreatitisform*
Eine akute Pankreatitis beginnt mit peripankreatischen Fettgewebsnekrosen, während pankreatische Parenchymnekrosen in der Regel fehlen. Wenn die Ursache der Autodigestion nicht beseitigt wird, so bleibt das interstitielle Ödem (Speichelödem) bestehen und kann zu weiteren lipolytischen Nekrosen führen. Dieses konzentriert sich vor allem auf das perivaskuläre und periduktuläre Bindegewebe. Das Pankreas ist dabei geschwollen, grau verfärbt und zeigt eine etwas verwaschene Azinusstruktur. Durch den Abtransport des Speichelödems über die Lymphgefäße in die Blutbahn läßt sich laborchemisch in diesem Stadium der Pankreatitis eine Hyperamylasämie und Hyperlipasämie nachweisen. Bei persistierendem Ödem kann dieses bindegewebig organisiert werden, so daß nach Ablauf des akuten Schubes eine interstitielle Fibrose bestehen bleibt.

• *Schwere, akute Pankreatitisform*
Bei Persistenz der Ursache(n) der akuten autodigestiven Pankreatitis kommt es zusätzlich zu den lipolytischen Nekrosen über eine Proteasenaktivierung zu

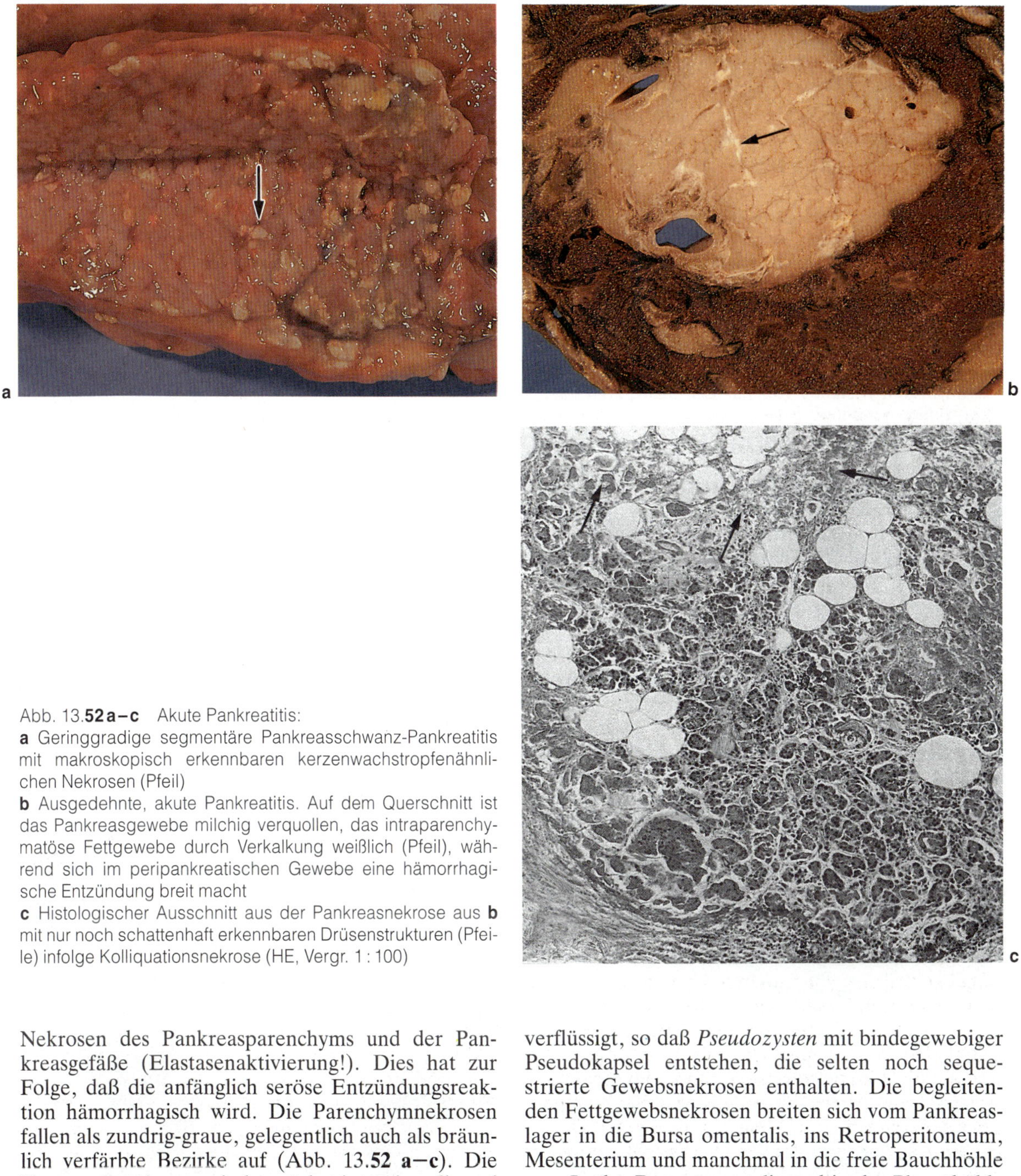

Abb. 13.**52 a–c** Akute Pankreatitis:
a Geringgradige segmentäre Pankreasschwanz-Pankreatitis mit makroskopisch erkennbaren kerzenwachstropfenähnlichen Nekrosen (Pfeil)
b Ausgedehnte, akute Pankreatitis. Auf dem Querschnitt ist das Pankreasgewebe milchig verquollen, das intraparenchymatöse Fettgewebe durch Verkalkung weißlich (Pfeil), während sich im peripankreatischen Gewebe eine hämorrhagische Entzündung breit macht
c Histologischer Ausschnitt aus der Pankreasnekrose aus **b** mit nur noch schattenhaft erkennbaren Drüsenstrukturen (Pfeile) infolge Kolliquationsnekrose (HE, Vergr. 1 : 100)

Nekrosen des Pankreasparenchyms und der Pankreasgefäße (Elastasenaktivierung!). Dies hat zur Folge, daß die anfänglich seröse Entzündungsreaktion hämorrhagisch wird. Die Parenchymnekrosen fallen als zundrig-graue, gelegentlich auch als bräunlich verfärbte Bezirke auf (Abb. 13.**52 a–c**). Die Fettgewebsnekrosen sind zunächst intensiv gelb und meist hämorrhagisch umrandet; später bilden sich in ihnen durch Reaktion der freigesetzten Fettsäuren mit Calciumionen Kalkseifen aus. Diese imponieren als grauweißtrockene, kerzenwachsspritzerartige Herde und werden als „Kalkspritzernekrosen" bezeichnet. Infolge der ausgedehnten Pankreasparenchymnekrosen mit Gefäßschädigung treten Blutungen, zum Teil auch Thrombosen auf (= hämorrhagische Nekrosen). Diese Läsionen können entweder lokalisiert oder diffus das ganze Organ erfassen. Durch Autodigestion werden die nekrotischen Pankreasbezirke im Rahmen der Kolliquationsnekrose verflüssigt, so daß *Pseudozysten* mit bindegewebiger Pseudokapsel entstehen, die selten noch sequestrierte Gewebsnekrosen enthalten. Die begleitenden Fettgewebsnekrosen breiten sich vom Pankreaslager in die Bursa omentalis, ins Retroperitoneum, Mesenterium und manchmal in die freie Bauchhöhle aus. In der Bursa omentalis und in der Pleurahöhle (oft nur linksseitig) sammeln sich vielfach Reizergüsse an.

Komplikationen: Wenn die auslösende Ursache und/oder die Begleitkomplikationen (z. B. Pseudozysten) der akuten milden Pankreatitis eliminiert worden sind, so erholt sich das Pankreas in der Regel klinisch, funktionell und pathologisch-anatomisch vollständig. Gelegentlich können Narben und Pseudozysten persistieren. Ansonsten kommt es zu folgenden Komplikationen:

1. *autodigestive Nekrosen angrenzender Hohlorgane,*
2. *Pseudozystendurchbruch* in die freie Bauchhöhle mit/ohne Einbeziehung der Nachbarorgane (Magen, Leber, Querkolon),

3. *gastrointestinale Arrosionsblutungen,*

4. *toxischer Kreislaufschock* infolge proteolytischer Aktivierung der Entzündungsmediatorkaskaden (S. 217), mit Schocklunge und Nierenversagen,

5. *Verbrauchskoagulopathie* infolge Blutgerinnungsstörung durch eingeschwemmte Proteasen (S. 415),

6. *Stoffwechselentgleisung* (Hyperglykämie, Hypertriglyzeridämie und Hypokalzämie).

Klinik: Akut einsetzende gürtelförmige Abdominalschmerzen mit Erhöhung der α-Amylase und Lipase im Serum und/oder Urin. Da diese Pankreasenzymwerte meist nur in den ersten 24 Stunden im Blutserum erhöht sind, schließen entsprechende Normalwerte eine akute Pankreatitis nicht aus. Der Nachweis eines Speichelödems oder von Pankreasnekrosen durch Ultraschall oder Computertomographie ist aussagekräftiger, da sie mehrere Tage nach Pankreatitisbeginn bestehen bleiben. Die akute Pankreatitis kann tödlich verlaufen, ein einmaliges Ereignis sein oder rezidivieren.

Chronische Pankreatitis

Kausalpathogenese: Grundsätzlich spielen bei den chronischen Pankreatitisverlaufsformen die gleichen kausalpathogenetischen Faktoren zusammen wie bei der akuten Pankreatitis. Meist erfassen sie auf einmal nur kleinste Parenchymherde und führen selten zu solchen nekrotischen Katastrophen wie bei der akuten Pankreatitis. Folgerichtig kann eine chronische Pankreatitis auch auf rezidivierende Schübe einer akuten Pankreatitis zurückgehen. Je nachdem, ob einer chronischen Pankreatitis eine Gangobstruktion zugrunde liegt oder nicht, unterscheidet man a) obstruktive und b) nichtobstruktive chronische Pankreatitisformen:

1. Nichtobstruktive Formen

Für die chronische Pankreatitis typisch ist ein postinflammatorischer Fibrosierungsprozeß, welcher segmental oder diffus das Pankreasparenchym erfassen kann.

- *Chronische Pankreatitis mit diffuser Fibrose*

Morphologie: In dem Pankreasparenchym findet man in 10% der Fälle fokale autodigestive Nekrosen und in 40% der Fälle postpankreatitische Pseudozysten, die ebenfalls autodigestiver Natur sind und granulozytär umsäumt werden (= chronische Pankreatitis mit fokaler Nekrose). Die fibrosierende Parenchymvernarbung beginnt perilobulär, greift auf die Azini über, bis schließlich das exokrine Pankreasparenchym nahezu total narbig ersetzt ist (Abb. 13.**53**). Hand in Hand geht damit die reaktive Intimafibrose der intrapankreatischen Arterien sowie die narbige Verziehung und Dilatation des Ductus pancreaticus major und seiner kleinen Nebenäste. In Anbetracht der intrapankreatischen Sekretabflußbehinderung wundert es nicht, wenn in den Ausführungsgängen das Sekret eindickt (= Proteodyschylie) und mit fortschreitender Parenchymvernarbung auch Speichelsteine (Abb. 13.**54**) auftreten (= *chronische Pankreatitis mit Speichelsteinbildung*), während in Bauchspeicheldrüsen mit beginnender Vernarbung noch keine Steinbildungen zu erkennen sind (= *chronische Pankreatitis ohne Speichelsteinbildung*). Da die Ausführungsepithelien, die Pankreasinseln und die Blutgefäße gegenüber der tryptischen Autodigestion unempfindlicher sind als die Azinusepithelien, findet man im vernarbten, gering lymphozytär infiltrierten Pankreasgewebe nur noch a) ektatische Ausführungsgänge mit mukoider Transformation oder papillärer Hyperplasie oder Platten-

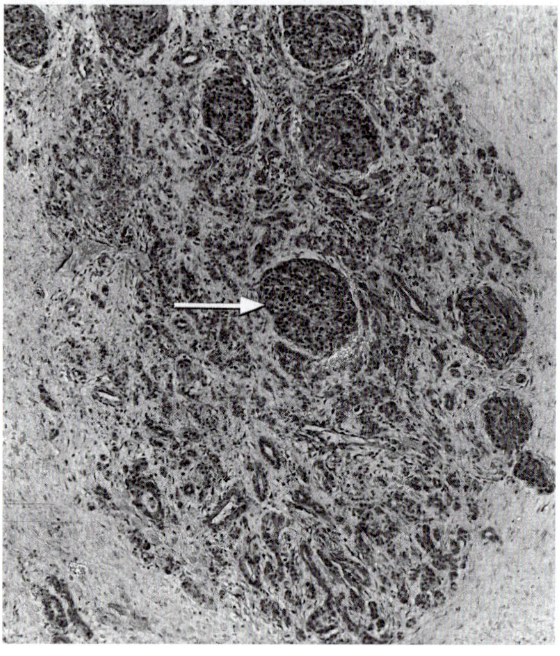

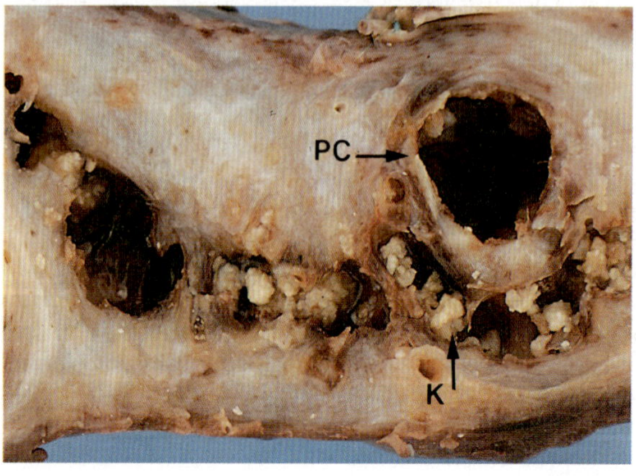

Abb. 13.**54** Chronische Pankreatitis mit Speichelsteinbildung: Weitgehende Vernarbung des exokrinen Pankreasparenchyms, Pseudozysten (Pc) und Kalksteine (K) im Ductus pancreaticus major

Abb. 13.**53** Chronische Pankreatitis mit fibrotisch-sklerosierten Pankreas-Inseln (Pfeil) und kleinen fibrosierten Parenchymresten (HE, Vergr. 1:350)

epithelmetaplasie des Gangepithels, b) periinsulär fibrosierte Insulae pancreaticae und c) fibrotisch-obliterierte Arterienäste neben kleinen Parenchymresten (Abb. 13.**53**). Recht häufig (80%) ist die Duodenalwand in den Vernarbungsprozeß der chronischen Pankreatitis miteinbezogen, so daß es zu ausgeprägten Duodenalwandstenosen mit Einbeziehung des Ductus choledochus kommen kann und regelrechte Duodenalwandzysten entstehen. Daneben führt die exokrine Insuffizienz der Bauchspeicheldrüse auch zu einer Stimulation der Brunnerschen Duodenaldrüsen in Form einer diffusen Hyperplasie.

- *Chronische Pankreatitis mit segmentaler Fibrose*

Morphologie: In über 40% der Fälle ist die chronische, nichtobstruktive Pankreatitis kein diffuser, sondern ein segmentaler Prozeß, welcher vorwiegend geringgradig ausgeprägt ist und wesentlich seltener mit Konkrementbildungen einhergeht.

Da es je nach Lokalisation des entzündlich-veränderten Pankreassegmentes zu klinischen Fehldiagnosen kommen kann, ist eine weitere Unterteilung der chronischen Pankreatitis mit segmentaler Fibrose sinnvoll:

Sonderformen der chronischen Pankreatitis mit segmentaler Fibrose:

1. *Schwanzpankreatitis:*
In diesem Falle beschränkt sich der Entzündungsprozeß auf die Pankreasschwanzregion, was oft nach traumatischen oder chirurgischen intraabdominellen Gewebsschäden, aber auch nach abgelaufener akuter Pankreatitis der Fall ist (Abb. 13.**55**).

2. *Rinnenpankreatitis:*
Sie ist im Operationsgut recht häufig und morphologisch durch eine segmentale Vernarbung des dorsokranialen Pankreaskopfes gekennzeichnet, die zu einer peripankreatischen Narbenplatte in der anatomischen „Rinne" zwischen Pankreaskopf, Ductus choledochus und Duodenum führt (Abb. 13.**56**). Dieser Vernarbungsprozeß ruft häufig Duodenal- und Choledochusstenosen hervor, was vom Kliniker oft fälschlicherweise als Tumor fehlgedeutet werden kann. Die Rinnenpankreatitis dürfte ein Restzustand einer abgelaufenen segmentalen akuten Pankreatitis oder einer abgelaufenen Pankreatitis in einer duodenalen Pankreasheterotopie darstellen.

3. *Divisumpankreatitis:*
In diesem Fall liegt ein (entzündlicher) Fibrosierungsprozeß des exokrinen Pankreas mit Verschmelzung beider Organanlagen bei embryonalen Gangsystemen vor. Dabei können sowohl die Drainagegebiete des Ductus pancreaticus major als auch des Ductus pancreaticus minor vom Entzündungsgeschehen betroffen sein. Die kausale Pathogenese dieser Pankreatitis ist noch unklar; ein Bauchspeichelabflußhindernis im Bereich der großen oder kleinen Papille werden diskutiert.

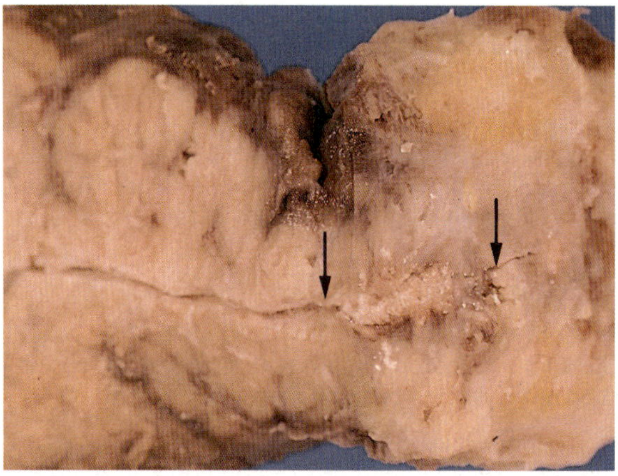

Abb. 13.**55** Segmentäre, chronische Pankreasschwanz-Pankreatitis (Pfeilmarkierung)

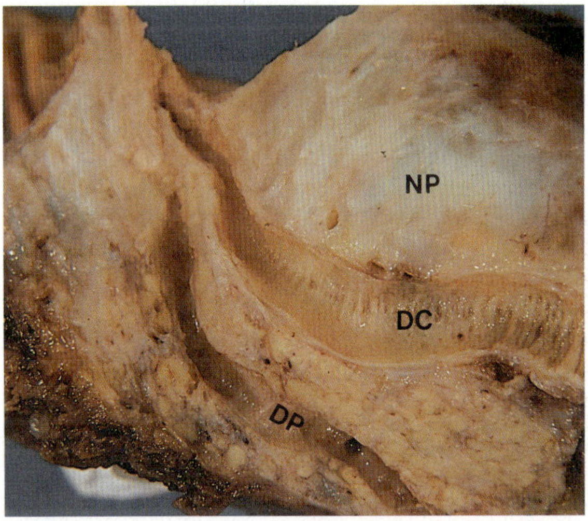

Abb. 13.**56** „Rinnenpankreatitis": Narbenplatte (NP) in der anatomischen „Rinne" zwischen Pankreaskopf, Duodenalwand und Ductus choledochus (DC = Ductus choledochus, DP = Ductus pancreaticus)

2. Obstruktive Formen

Pathogenese und Morphologie: Die chronisch-obstruktive Pankreatitis geht auf eine Verlegung des Ductus pancreaticus major durch eine Pseudozyste, oder einen Tumor oder Narbe zurück. Gewissermaßen stromaufwärts vom Passagehindernis ist das exokrine Pankreasgewebe atrophisch und vor allem periduktal fibrosiert, so daß die Pankreasinseln dichter zusammenliegen. Das Gangsystem ist hochgradig ausgeweitet. Eine Hyperplasie der Brunner-Duodenaldrüsen sowie eine Speichelsteinbildung fehlen. Nach früher Beseitigung des Sekretabflußhindernisses ist eine morphologische und funktionelle Erholung des Pankreas möglich.

Klinik: Rezidivierende oder persistierende Abdominalschmerzen (epigastrischer Gürtelschmerz) sind Zeichen der Pankreasinsuffizienz: Obstipation, Diarrhö, Diabetes mellitus, Steatorrhö.

Komplikationen der chronischen Pankreatitiden:
Gastrointestinale Blutungen, Pseudozysten, Duodenal-, Kolonstenose, obstruktiver Ikterus, Maldigestionssyndrom, pankreatogener Diabetes mellitus.

Tumorartige Läsionen

Pankreaszysten lassen sich in echte Zysten und Pseudozysten unterteilen. Sie können dysontogenetischer, mechanischer, entzündlicher oder neoplastischer Natur sein.

1. Echte Zysten

- *Kongenitale Zysten*

Sie sind angeboren und können gelegentlich zusammen mit Zystennieren und Zystenleber vorkommen.

- *Retentionszysten*

Sie beruhen auf einer Obstruktion und konsekutiven Auftreibung eines kleinen Gangseitenastes. Sie treten oft im Rahmen einer chronischen Pankreatitis auf. Sie sind klein, multipel und stehen fast immer mit dem Ductus pancreaticus major in Verbindung. Ihre Wandung wird durch Gangepithel ausgekleidet.

- *Neoplastische Zysten:*

Dabei handelt es sich größtenteils um Zystadenome oder Zystadenokarzinome. Diese Tumoren können gelegentlich die Gestalt einer einkammrigen Zyste einnehmen, die sich von postpankreatitischen Pseudozysten mit klinischen bildgebenden Verfahren kaum unterscheiden lassen. Ihre Wandung wird durch Tumorepithelien gebildet. Aus diesem Grunde ist eine intraoperative Schnellschnittuntersuchung jeder Pankreaszystenwand unbedingt erforderlich.

2. Pseudozysten

Sie gehen entweder auf eine akute Pankreatitis oder ein Pankreastrauma zurück und entstehen durch Autodigestion des Pankreasgewebes. Dabei kann eine Verbindung zum Gangsystem bestehen bleiben. Die Pseudozysten des Pankreas enthalten entweder eine seröse oder hämorrhagische Flüssigkeit, manchmal auch nekrotische Gewebssequester. Ihre Wandung besteht aus narbigem Bindegewebe.

Neoplastische Läsionen

An dieser Stelle werden nur die exokrinen Pankreastumoren besprochen. Sie machen etwa 10% aller Tumoren des Verdauungstraktes aus. Die endokrinen Pankreastumoren sind im Kapitel endokrines System abgehandelt (S. 1015). Im Pankreasgewebe können grundsätzlich auch mesenchymale Tumoren vorkommen, sie sind jedoch ausgesprochen selten. Die Mehrzahl der gutartigen und bösartigen Pankreastumoren leitet sich histogenetisch entweder von den Azinuszellen (selten) oder von den Ausführungsgangepithelien (häufig) her.

Pankreasadenome

Diese gutartigen Pankreastumoren sind sehr selten. Sie können von duktalen (zentroazinären) Zellen, von Azinuszellen oder von beiden (gelegentlich mit Beimischung von insulären Zellen) ausgehen. Sie imponieren dabei entweder als Papillome, als solide Adenome oder können zystische Wachstumsmuster aufweisen.

Bei den Zystadenomen unterscheidet man das mikrozystische Zystadenom, welches nicht maligne entartet, vom muzinösen Zystadenom, welches häufig in ein muzinöses Zystadenokarzinom übergeht.

1. Muzinöses Zystadenom (ICD-O-8470/1)

Definition: Dies ist ein Tumor, der bei sorgfältiger histologischer Aufarbeitung meist histologische Malignitätskriterien aufweist und folglich besser als „muzinöse zystische Neoplasie mit potentieller Malignität“ zu bezeichnen ist.

Morphologie: Der 3–20 cm große Tumor wächst vorwiegend im Korpus-Schwanz-Bereich des Pankreas und bildet große Zysten. Sie werden von einem einreihigen, schleimbildenden Zylinderepithel ausgekleidet, welches papillenartige Strukturen bildet. Die muzinösen Zystadenokarzinome wachsen jedoch langsamer und metastasieren später als die soliden Pankreaskarzinome.

2. Mikrozystisches Adenom (ICD-O-8441/0)

Definition und Morphologie: Dieser benigne Pankreastumor ist sehr selten und bevorzugt Frauen in höherem Lebensalter. Der Tumor wird oft größer als 10 cm und weist auf der Schnittfläche eine typische schwammartige Struktur auf (Abb. 13.**57**). Histologisch besteht er aus kleinen Zysten, die durch eine kubische Epithelreihe ausgekleidet sind. Das Zytoplasma der Tumorepithelien ist wegen seines Glykogenreichtums hell.

Klinik: Das mikrozystische Adenom muß bei alten, symptomfreien Patienten nicht entfernt werden. Sitzt der Tumor jedoch im Pankreaskopfbereich und ruft eine Obstruktionspankreatitis oder einen Verschlußikterus hervor, so ist eine operative Beseitigung erforderlich.

Pankreaskarzinome

Der überwiegende Teil der bösartigen Pankreasgeschwülste sind Karzinome. Die wesentlich selteneren Sarkome treten bevorzugt im Kindesalter auf und kommen lediglich bei 1% aller malignen Pankreastumoren vor.

1. Adenokarzinom (ICD-O-8211/3)

Definition: Dieser Tumor ist meist im Pankreaskopfbereich lokalisiert (Pankreaskopfkarzinom). Er geht vom Gangepithel aus (= duktales Adenokarzinom) und macht 80% aller Pankreaskarzinome aus.

Seine Inzidenz beträgt in den westlichen Industrienationen 10 Fälle pro 100 000 Einwohner pro Jahr. Er ist besonders häufig in den USA und weniger häufiger in der BRD,

Schweiz und Italien. Das Pankreaskarzinom manifestiert sich zwischen dem 40. und 60. Lebensjahr (♂ : ♀ = 1,5 : 1).

Pathogenese: Die Ursache der Pankreaskarzinome ist immer noch unklar. Umfangreiche epidemiologische Studien haben keine harten Risikofaktoren erbracht; lediglich Nikotinabusus, fettreiche Ernährung und Diabetes mellitus scheinen prädisponierend zu sein. Familiäre Häufungen des Pankreaskarzinoms kommen (selten) vor. Im Tierexperiment lassen sich Pankreaskarzinome durch Nitrosaminverbindungen induzieren.

Molekularpathologisch liegt meist eine mutationsbedingte Aktivierung des ras-Onkogens und Inaktivierung der Suppressorgene p53, p16[1] und DPC412[2] vor, was sich offenbar vornehmlich in den duktalen Stammzellen des exokrinen Pankreas abspielt.

Makroskopisch sind diese Tumoren derb-weißlich und weisen sowohl im Primärtumor als auch in den Metastasen neben zentralen Nekrosen auch perifokale Bindegewebsneubildungen auf. Die ohnehin schon unscharfen Tumorränder werden dadurch noch undeutlicher, zumal sie in den Vernarbungsprozeß der begleitenden chronisch-obstruktiven Pankreatitis miteinbezogen werden. Die Gangabschnitte proximal des Tumors sind durch die Obstruktion stark ausgeweitet (Abb. 13.**58**).

Histologisch weisen die duktalen Adenokarzinome des Pankreas verschiedene Grade der Gewebsausreifung auf. Gut differenzierte Tumoren bilden dichtgelagerte Tumordrüsenschläuche mit polarer Anordnung der wenig polymorphen Zylinderepithelien bei gleichmäßiger Schleimproduktion aus (= schleimbildendes Adenokarzinom). Für die weniger differenzierten Karzinome ist das Nebeneinander hochdifferenzierter Drüsenformationen und wenig ausgereifter tubulärer Strukturen typisch. Charakteristisch ist die intensive desmoplastische Stromareaktion, was den Tumoren histologisch einen szirrhösen, makroskopisch einen derben Aspekt verleiht, sowie die Nervenscheideninvasion (90%). Immunhistochemisch exprimieren die duktalen Pankreaskarzinome CEA (S. 355).

Histologische Sonderformen

1. *muzinöses Adenokarzinom* (= Gallertkarzinom),
2. *Siegelringkarzinom* mit Einzelzellverschleimung,
3. *adenosquamöses Adenokarzinom* mit verhornenden Plattenepithelanteilen,
4. *pleomorph-riesenzelliges Karzinom* mit mehrkernigen Riesenzellen; gelegentlich als Teilkomponente eines duktalen Karzinoms (bessere Prognose),
5. *undifferenzierter Typ* (schlechtere Prognose).

Klinik: Die duktalen Adenokarzinome des Pankreas werden meist erst im symptomatischen und somit fortgeschrittenen Stadium diagnostiziert. Hinzu kommt, daß sie zum

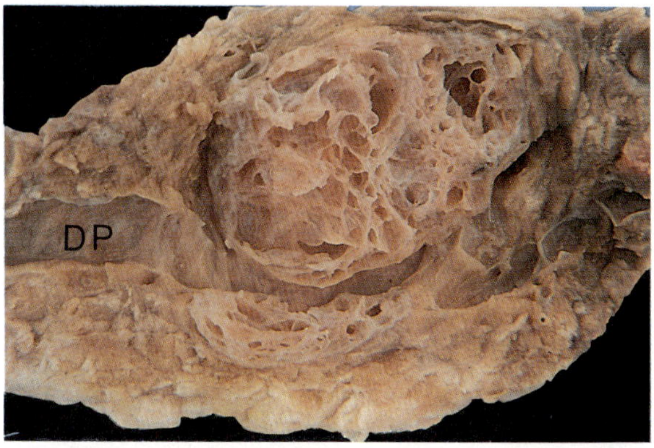

Abb. 13.**57** Mikrozystisches Pankreasadenom (DP = Ductus pancreaticus)

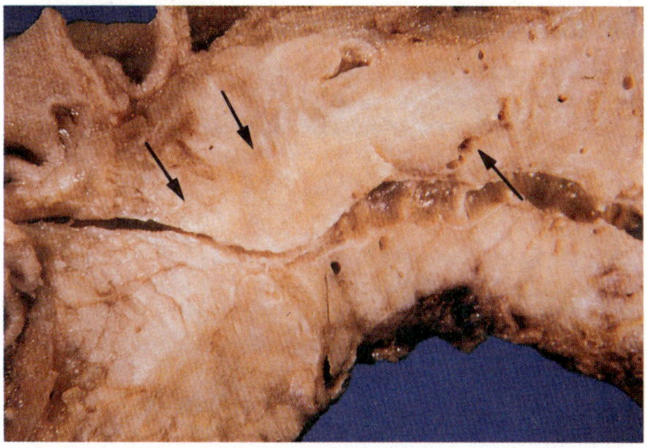

Abb. 13.**58** Pankreaskopfkarzinom (Pfeile) mit Stenose des Ductus pancreaticus major

Zeitpunkt ihrer Diagnose oft die Organgrenze bereits überschritten haben, ins peripankreatische Gewebe und in Lymphgefäße eingebrochen sind. Sie haben wegen ihrer ausgesprochenen Metastasenfreudigkeit, die in keiner Beziehung zur Größe des Primärtumors steht, eine schlechte Prognose. Sie metastasieren in erster Linie lymphogen zunächst in die regionalen Lymphknoten. Die hämatogenen Metastasen findet man vorwiegend in der Leber und in den Lungen. Bemerkenswert ist die Tatsache, daß die Pankreaskarzinome gelegentlich als Teil eines paraneoplastischen Syndroms von Venenthrombosen der unteren Körperhälfte begleitet werden. Dabei kann manchmal eine Thrombophlebitis migrans der klinischen Karzinommanifestation vorauseilen.

Topographische Sonderform

- *Papillenkarzinom*

Definition und Morphologie: Dabei handelt es sich meist um Adenokarzinome im Bereich der Papilla duodeni major (besser: Ampulla Vateri). Sie gehen von der Ampullenschleimhaut aus und springen als kleine Tumorknoten in das Duodenum vor (Abb. 13.**59a** u. **b**). Sie zeigen ähnlich wie die kolorektalen Karzinome eine Adenom-Karzinom-Sequenz (S. 732), so daß bioptisch oft nur der Adenomanteil erfaßt wird.

Klinik: Die Prognose der Papillenkarzinome ist besser als die der Pankreaskarzinome, weil sie klinisch sehr früh durch einen intermittierenden Verschluß auf sich aufmerk-

[1] p16 = Cyclin-Kinase N2
[2] DPC4 = deleted in pancreatic carcinom locus 4 → Signalübertragung von Genen der TGFβ-Familie.

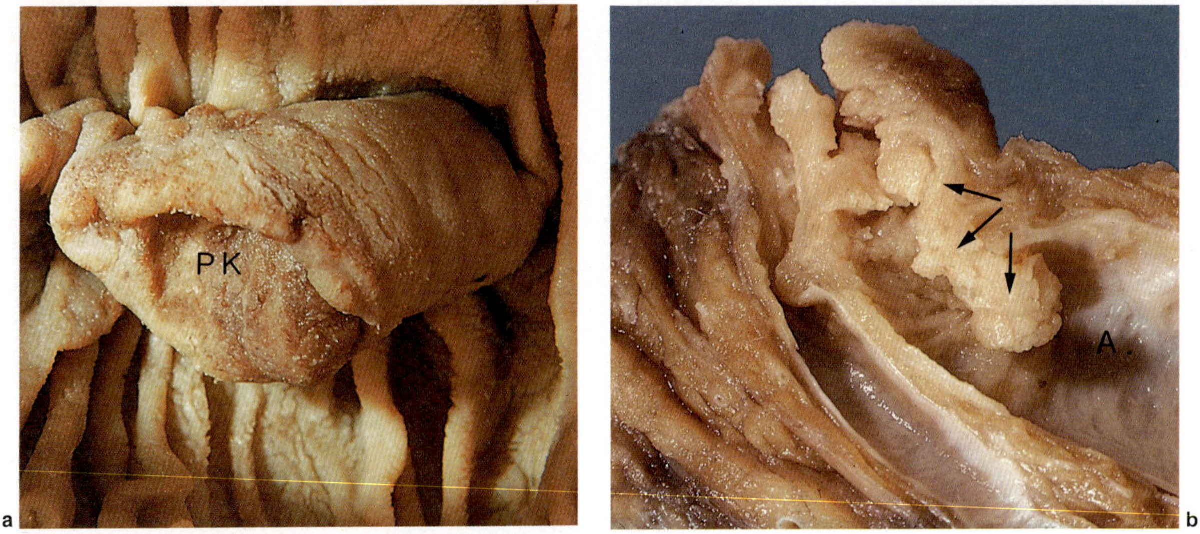

Abb. 13.**59a** u. **b** Papillenkarzinome des Pankreas:
a Karzinom der Pankreaspapille: Es (PK) stülpt sich knopfartig ins Duodenallumen vor
b Intraampulläres Papillenkarzinom des Pankreas (Pfeile): Es weitet durch Sekretstau die Ampulle (A) aus

sam machen. Eine sekundäre Pankreatitis entsteht erst, wenn nicht nur die große Papille mit Ductus pancreaticus major, sondern auch das „Überlaufventil“, kleine Papille mit Ductus pancreaticus minor, verstopft werden.

2. Azinuszellkarzinom (ICD-O-8550/3)

Definition: Dieser seltene maligne Pankreastumor geht von den Drüsenazini aus.

Er macht etwa 1% aller Pankreaskarzinome aus, häuft sich in der 5. Lebensdekade und ist meist im Pankreasschwanz lokalisiert (♀ : ♂ = 1 : 2,5).

Makroskopisch unterscheidet sich das Azinuszellkarzinom kaum vom duktalen Adenokarzinom.

Histologisch findet man in gut differenzierten Tumorarealen azinäre und trabekuläre Zellverbände. Die Tumorzellen haben ein eosinophiles, feinkörniges Zytoplasma und weisen eine PAS-positive Reaktion in ihrem apikalen Zellpol, aber nicht im Azinuslumen auf. Sie enthalten elektronenmikroskopisch nachweisbare Zymogengranula mit Amylase, α_1-Antitrypsin sowie Lipase und sind als pathobiologische Besonderheit sekretorisch aktiv.

Klinik: Bei einer Reihe von Patienten, überwiegend Männer älter als 60 Jahre, kommt es bei sekretorisch-aktiven Azinuszellkarzinomen gelegentlich zu einem Lipaseübertritt ins Blut, was mit einer disseminierten Pannikulitis, Polyarthropathie und Bluteosinophilie einhergeht. Die Azinuszellkarzinome metastasieren – wenn überhaupt – erst sehr spät. Somit ist ihre Prognose relativ gut.

Pathologische TNM-Klassifikation der Pankreastumoren:
- **pT1a** Tumor ≤ 2 cm auf Pankreas begrenzt,
- **pT1b** Tumor > 2 cm auf Pankreas begrenzt,
- **pT2** Tumor infiltriert direkt Duodenum, Ductus choledochus und/oder peripankreatisches Gewebe,
- **pT3** Tumor infiltriert direkt Magen, Milz, Kolon und/oder große Nachbargefäße.

Pathologische TNM-Klassifikation der Papillenkarzinome:
- **pT1** Tumor auf Papille (Ampulle) begrenzt,
- **pT2** Tumorinfiltration in Duodenalwand,
- **pT3** Tumorinfiltration ≤ 2 cm ins Pankreasgewebe,
- **pT4** Tumorinfiltration > 2 cm ins Pankreasgewebe oder in Nachbarorgane.

Literatur: S. 786.

In der Leber werden Stoffe auf- und umgebaut und viele davon auch in eine ausscheidungsfähige Form gebracht. Einen Teil davon, wie die Abbauprodukte des Blutfarbstoffes, entsorgt die Leber über die Galle selbst. Den anderen Teil sowie die in kleinen Mengen stetig anfallenden Stoffwechselschlacken reicht sie an ein Organsystem weiter, welches sich im Verlauf der Entwicklung auf die Absonderung und Ausscheidung solcher Schadstoffe spezialisiert hat. Die Erkrankungen dieses Systems werden im folgenden Kapital besprochen: *„Uropoetisches System“*.

14 Uropoetisches System

U.-N. Riede, H. Wehner und N. Freudenberg

Nieren

U.-N. Riede und H. Wehner

Die beiden Nieren eines Erwachsenen wiegen zusammen 250 g. Die kleinste morphologisch faßbare Funktionseinheit der Nieren ist das Nephron. Es besteht aus dem Glomerulus und den verschiedenen Tubulusabschnitten sowie dem Sammelrohr. Entwicklungsgeschichtlich geht die Niere aus dem metanephrogenen Gewebe und der Ureterknospe hervor, die sich gegenseitig induktiv beeinflussen. Läuft dabei etwas „schief", resultieren **ontogenetische Läsionen.** Die wichtigsten darunter sind die verschiedenen Formen der Zystennieren *(polyzystische Nierenerkrankungen).* Um das tägliche Soll an 150 l Primärharn produzieren zu können, müssen die Nieren pro Minute von 1 l Blut durchströmt werden. Dies erklärt, weshalb Störungen der Nierendurchblutung, sei es durch Verlegung, sei es durch funktionelle Ausschaltung von bestimmten Gefäßstrecken des großen Kreislaufs, zu **zirkulatorischen Läsionen** führen. Diese können folglich auf hämodynamische oder auf vaskuläre Störungen zurückgehen. Da aus den 150 l Primärharn 148,5 l täglich in den Harnkanälchen wieder zurückgewonnen werden, erstaunt es nicht, daß bestimmte Enzym- und/oder Membrandefekte **metabolische Läsionen** zur Folge haben. Dabei werden bestimmte Stoffe – meist Metabolite des Eiweiß- oder Kohlenhydratstoffwechsels – entweder pathologischerweise im Harn ausgeschieden oder im Nierengewebe abgelagert. Je nach auslösender Ursache gehen diese Prozesse von den Glomeruli *(Glomerulonephrosen)* oder den Tubuli *(Tubulusnephrosen)* aus. Je nachdem, ob die Glomeruli oder das Interstitium primärer Schauplatz einer **entzündlichen Läsion** sind, handelt es sich um eine *Glomerulonephritis* oder um eine *interstitielle Nephritis.* Die verschiedenen Glomerulonephritiden stellen Reaktionsmuster dar, bei denen In-situ- und zirkulierende Immunkomplexe sowie T-Zell- und Komplementaktivierungen eine wichtige Rolle spielen. Im Gegensatz zu den meisten anderen Geweben tritt bei einer Glomerulonephritis das zelluläre Entzündungsinfiltrat nur in wenigen Fällen in den Vordergrund. Das histologische Bild wird vielmehr durch eine reaktive, oft überschießende Vermehrung von Endothel, Mesangium und Kapselepithel geprägt. Dazu gesellen sich mehr oder weniger ausgeprägte Veränderungen der Basalmembran, die ja bei entsprechender Exposition die Antigene absiebt. Da die interstitielle Nephritis meist als bakteriell inszenierte Entzündung der ableitenden Harnwege beginnend über das Nierenbecken (= Pyelon) ins Nierenparenchym aufsteigt, um es schließlich entzündlich zu zerstören, werden diese Nephritisformen als *Pyelonephritis* bezeichnet. Von ihnen lassen sich die etwas selteneren nichtdestruierenden Formen der interstitiellen Nephritis abgrenzen. Sie werden nicht durch Bakterien selbst ausgelöst, vielmehr stellen sie eine Art Überempfindlichkeitsreaktion auf virale oder bakterielle Erreger oder Arzneimittel (Analgetika!) dar, wenn sie nicht autoaggressiv oder idiopathisch sind. Lange schwelende Entzündungen der Niere führen schließlich nach entsprechender Vernarbung zur glomerulonephritischen oder pyelonephritischen *Schrumpfniere.* Solche Nieren sind funktionsuntüchtig und bewirken eine **funktionelle Läsion** in Form einer *terminalen Niereninsuffizienz.* Grundsätzlich können von allen Geweben, die am Aufbau der Niere beteiligt sind, **neoplastische Läsionen** ausgehen. Die klinisch wichtigsten unter ihnen sind das im Kindesalter nicht seltene *Nephroblastom* (Wilms-Tumor) und das im Erwachsenenalter häufige *Nierenzellkarzinom.* Der Wilms-Tumor ist durch einen Verlust des WT1-Tumorsuppressorgens charakterisiert, welches normalerweise das Tumorwachstum unterdrückt und die Gewebsdifferenzierung fördert. Dementsprechend ist der Wilms-Tumor aus einem embryonal anmutenden Gewebe aufgebaut und oft mit anderen Fehlbildungen assoziiert. Das Nierenzellkarzinom geht von den offenbar am meisten karzinogenexponierten Strukturen des Nierengewebes aus: den Tubuli. Es ist mit genetischen Defekten assoziiert, die sowohl Tumorsuppressorgene als auch mitochondriale DNS-Abschnitte betreffen können. Der mesodermale Charakter der Nierenzellkarzinome drückt sich darin aus, daß sie zu hämatogenen Metastasen und zu sarkoiden Wachstumsmustern neigen.

Ontogenetische Läsionen

Embryologie: In der frühen Embryogenese entwickelt sich aus dem intermediären Mesoderm der linke und rechte nephrogene Gewebsstrang. Aus ihm gehen nacheinander unter dem Einfluß von Hox-Genen (S. 310) drei Nierengenerationen in Form des Pro-, Meso- und Metanephros hervor. Während sich die beiden ersteren in kraniokaudaler Richtung nacheinander wieder zurückbilden, entsteht die permanente Nachniere (= Metanephros) aus zwei Anlagen: a) metanephrogenes Gewebe und b) Ureterknospe (= Ausstülpung aus Urnierengang = Wolff-Gang). Bleibt die Ureterknospenbildung infolge einer Differenzierungsstörung des Wolff-Ganges in seinem kaudalen Ende aus, so resultiert eine *Nierenagenesie.* Beide Anlagen beeinflussen sich gegenseitig in ihrem weiteren Wachstum und in ihrer Differenzierung induktiv. Eine Störung dieses Prozesses führt zur *zystischen Nierendysplasie.* Im weiteren Verlauf wandert die Ureterknospe in dorsokranialer Richtung vor und dringt in das metanephrische Blastem ein, das sich kappenförmig über die Ureterknospe legt. Das kraniale Ende der Ureterknospe wird zum Nierenbecken, der Stiel zum Ureter. Das Nierenbecken teilt sich weiter in Nierenkelche auf, von denen jeweils die Sammelrohre unter dichotomer Teilung auswachsen. Jedes blind endende Sammelrohr induziert im angrenzenden metanephrischen Mesenchym die Ausbildung der Glomeruli und der uropoetischen Tubuli. Standen früher im pathogenetischen Verständnis der *Zystennieren* ein gestörter Anschluß der neugebildeten Nephrone an das Sammelrohrsystem im Vordergrund, werden heute morphogenetische Störungen im Verlaufe der Organogenese in Form von Hox-Genläsionen (S. 310) oder in Form einer überschießenden Reagibilität auf Wachstumsfaktoren im Bereiche der Glomeruli und Tubuli wahrscheinlich gemacht, auf die sich noch eine tubuläre Funktionsbeeinträchtigung mit konsekutiver Proteinurie aufpfropft. Die Nieren werden zunächst im kleinen Becken angelegt, verlagern sich aber im Verlaufe der Entwicklung in die Lumbalregion, wobei sie durch eine arterielle Gabel hindurchtreten, die durch die Umbilikalarterien gebildet wird. Störungen dieses Prozesses führen zur *Nierendystopie.*

1. Nierenagenesie

Dabei handelt es sich um das ein- oder doppelseitige Fehlen der Nieren, Nierenarterien und Ureteren.

- *Doppelseitige Nierenagenesie (Arenie):* Sie ist mit dem Leben nicht vereinbar und häufig mit Gesichtsfehlbildungen (renofaziale Dysplasie) kombiniert.
- *Einseitige Nierenagenesie:* Sie ist häufig mit Fehlbildungen der Genitalorgane kombiniert (Abb. 6.**14a** u. **b**).

2. Nierendystopien

- *Beckenniere:* In diesem Fall steigt die Niere nicht aus der Beckenregion auf. Die Ureteren bleiben kurz; die Blutversorgung erfolgt aus der tiefen Bekkenaorta oder den Iliakalgefäßen.
- *Hufeisenniere:* Sie entsteht dadurch, daß beide Nieren beim Durchtritt durch die Arteriengabel so nahe aneinandergedrückt werden, daß sie am unteren Pol miteinander verwachsen. Ihr Aszensus wird durch eine Verbindung mit der A. mesenterica inferior verhindert.

Klinisch prädisponieren diese Lageanomalien der Nieren zu Pyelonephritiden und sind gelegentlich ein Geburtshindernis.

3. Zystennieren

Allgemeine Pathogenese: Zystische Veränderungen der Nieren sind recht häufig und werden bei 1–3% aller Autopsien festgestellt. Sie sind mit anderen zystischen Organfehlbildungen kombiniert und sind eine Teilkomponente einiger kompletter Fehlbildungssyndrome. Als mögliche Ursachen für die Zystenbildung werden folgende drei Mechanismen diskutiert:

- Intratubuläre Druckerhöhung infolge distaler Tubulusobstruktion (Epithelhyperplasie) und/oder tubulärer Funktionsstörung mit konsekutiver Proteinurie (vermutlich bei Narbennieren und dialysepflichtigen Nieren).
- Basalmembrandefekt mit pathologischer Nachgiebigkeit der tubulären Wandung (vermutlich bei familiärer juveniler Nephronophthise) und
- morphogenetisch bedingte, tubuläre Epithelhyperplasie mit / infolge Synthesestörung basalmembranartiger extrazellulärer Matrix (vermutlich bei polyzystischer Nephropathie).

Je nach Pathogenese und Manifestationsalter unterscheidet man verschiedene Formen der Zystenniere. Diese sind in Tab. 14.**1** zusammengestellt. Die wichtigsten unter ihnen werden im folgenden besprochen:

Polyzystische Nephropathie adulter Typ

Definition: Dies ist eine autosomal dominant vererbte Nierenfehlbildung (= autosomal dominante polyzystische Nephropathie) mit vorwiegend doppelseitiger polyzystischer Degeneration des Nierenparenchyms (= *Zystennieren*).

Sie macht sich meist zwischen dem 20. und 40. Lebensjahr klinisch bemerkbar. Inzidenz 1 : 1000.

Morphologie: Die Nieren sind stark vergrößert, mehrere Kilogramm schwer und enthalten massenhaft bis zu mehrere Zentimeter große Zysten (Abb. 14.**1b**). Diese können in allen Abschnitten der Nephren auftreten, sind dünnwandig und werden von einem kubischen Epithel ausgekleidet. Sie enthalten eine urinartige, meist klare, gelegentlich trübe Flüssigkeit. Die Tubuli sind trotz Zysten durchgängig. Zwischen den Zysten findet man zahlreiche normale Nephren. Das Interstitium ist oft fibrosiert und entzündlich verändert.

Klinik: Die adulte Form der Zystenniere ist häufig kombiniert mit Leberzysten (40%), seltener mit Pankreas-, Milz-Lungenzysten sowie mit Aneurysmen der Hirnbasisarterien (40%). Gelegentlich gleichzeitig Mitralklappenprolapssyndrom. Die Erkrankung wird häufig durch eine Pyelonephritis kompliziert, die zur Urämie führt. Erste Symptome in der 5. Lebensdekade.

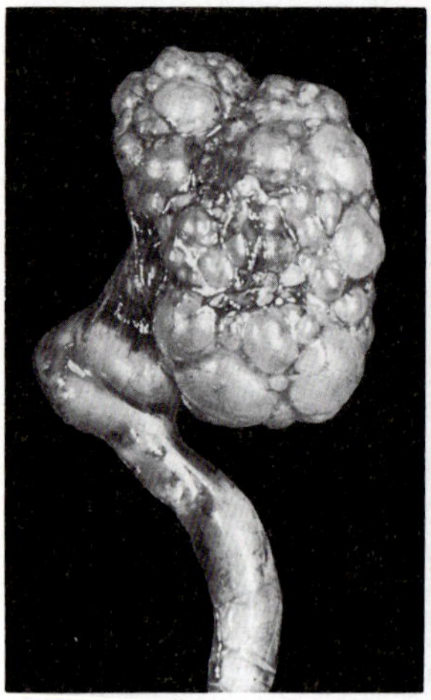

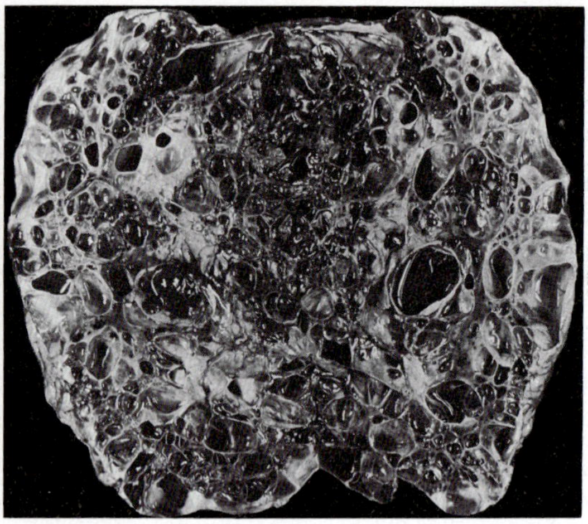

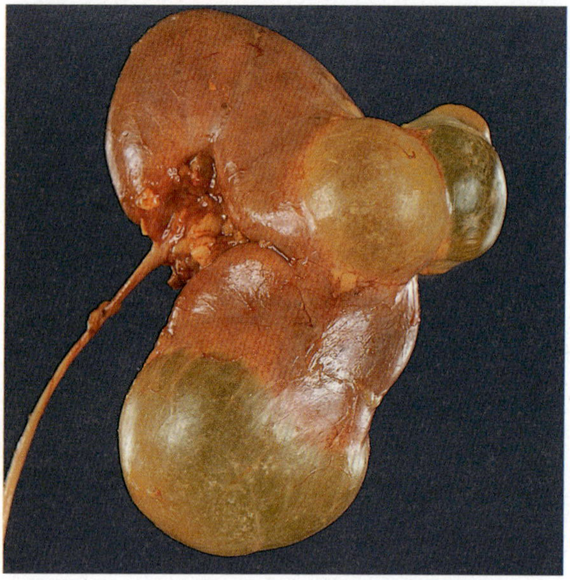

Abb. 14.**1 a–c** Zystennieren:
a Infantile dysplastische Zystenniere (Typ Potter II) (Vergr. 1 : 2)
b Adulte polyzystische Niere (Typ Potter III) (Vergr. 1 : 3)
c Solitäre Nierenzysten (Vergr. 1 : 3)

Polyzystische Nephropathie infantiler Typ

Definition: Diese zystische Degeneration des Nierenparenchyms ist immer doppelseitig und wird autosomal rezessiv vererbt *(= autosomal rezessive, polyzystische Nephropathie)*.

Diese Nephropathie manifestiert sich im Kindesalter. Inzidenz: 1 : 10 000–40 000.

Morphologie: Die Nieren sind bereits bei der Geburt symmetrisch vergrößert und mit zahlreichen, bis zu 2 mm großen Zysten (Sammelrohrzysten) durchsetzt, was den Nieren einen schwammartigen Aspekt verleiht *(= Schwammniere)*. Die Nierenoberfläche ist glatt, Nierenbecken und Nierenkelche sind proportional zum übrigen Nierenparenchym vergrößert.

Klinik: Oft Kombination mit Leberfibrose vom cholangiodysplastischen Typ. Manifestation der Niereninsuffizienz meist im Neugeborenen-, seltener im späteren Kindesalter. Im letzteren Falle stehen die Symptome der Leberfibrose im Vordergrund.

Zystische Nierendysplasie

Morphologie: Diese Nierenfehlbildung kann einseitig oder doppelseitig vorkommen und ist durch eine meist vergrößerte Niere gekennzeichnet. Häufig findet sich noch eine obstruktive Läsion im Bereich der ableitenden Harnwege. Bei den Zysten handelt es sich um kortikale Zysten, die von den proximalen Tubuli ausgehen. Dazwischen finden sich unterschiedlich große Inseln eines undifferenzierten Mesenchyms.

Klinik: Bei Einseitigkeit normale Lebenserwartung nach Nephrektomie; bei Beidseitigkeit nach einigen Jahren Niereninsuffizienz.

Zirkulatorische Läsionen

Arterielle Störungen

1. Anämischer Niereninfarkt

Pathogenese: Anämische Niereninfarkte sind Folge einer absolut anhaltenden Ischämie (S. 426) und werden meist durch embolische Verschlüsse der Nierenarterienstämme oder ihrer Äste, seltener durch stenosierende Arteriosklerose oder Panarteriitis nodosa hervorgerufen.

Morphologie: Größe und Form der anämischen Niereninfarkte entsprechen dem Versorgungsgebiet der verschlossenen Endarterie: Bei Verschluß einer *A. arcuata* resultiert ein trapezförmiger, bei Verschluß einer *Interlobulararterie* ein keilförmiger Infarkt, und bei Verschluß des *Nierenarterienstammes* kann die ganze oder die halbe Niere infarziert sein. Der anämische Niereninfarkt (Abb. 4.**6**) selbst ist als lehmgelbes Areal mit hämorrhagischer Randzone zu erkennen: lediglich ein schmaler subkapsulärer Streifen ist noch vital, weil er über Kollateralen der Kapselarterien versorgt wird. Im Verlaufe von Monaten wird das Infarktgebiet in eine eingesun-

Tabelle 14.1 Formen der Zystennieren

Zystennierentyp (Potter-Typ)	Manifestationsalter Vererbungsmodus Lokalisation	Morphologie	Komplikationen Begleiterkrankungen
infantile, polyzystische Nephropathie (Typ I) (autosomal rezessive polyzystische Nierenerkrankung)	Neugeborene, Säuglinge autosomal rezessiv doppelseitig	stark vergrößerte Nieren mit 1–2 mm Ø großen Sammelrohrzysten	Niereninsuffizienz Leberfibrose
dysplastische Zystenniere (Typ II)	Säuglinge, Kleinkinder nicht erblich ein-/doppelseitig	polyzystische Nieren ohne normale Nephren kortikale Zysten (Abb. 14.**1a**)	obstruktive Ureteren- und Blasenfehlbildungen rezidivierende Harnwegsinfekte
adulte polyzystische Nephropathie (Typ III) (autosomal dominante polyzystische Nierenerkrankung)	20.–40. Lebensjahr autosomal dominant doppelseitig	stark vergrößerte Nieren mit Zysten in allen Nephronabschnitten	häufig Leberzysten Hirnbasisarterienaneurysmen Pyelonephritis Hypertonie, Urämie
familiäre Nephronophthise	– Jugendalter: autosomal rezessiv – Erwachsenenalter: autosomal dominant – Adoleszentenalter: sporadisch doppelseitig	Schrumpfnieren mit feingranulärer Oberfläche chronisch-sklerosierende interstitielle Nephropathie mit distalen Tubuluszysten	Nephronophthisenkomplex: Schwachsinn, Retinopathia pigmentosa, Leberfibrose, Knochenanomalie, Ataxie, Kolobom, renaler Salzverlust, Urämie
Markschwammniere	Erwachsene sporadisch 80% bilateral	Sammelrohrzysten in den Papillen mit Konkrementen	rezidivierende Harnwegsinfekte, Urolithiasis
erworbene zystische Nephropathie	jedes Lebensalter dialysebedingt	ähnlich wie adulte polyzystische Nephropathie	chronische Niereninsuffizienz
einfache Nierenzysten	jedes Lebensalter nicht erblich einseitig oder doppelseitig	solitäre oder multiple bis 5 cm Ø große Zysten (Abb. 14.**1c**)	selten Pyelonephritis

kene, grauweiße Narbe umgewandelt (Abb. 14.**2** und 14.**3a**).

Klinik: Akuter Flankenschmerz, Hämaturie.

2. Nierensubinfarkt

Pathogenese: Er beruht auf einer chronisch anhaltenden, relativen Ischämie (S. 428). Diese wird durch eine stenosierende Arteriopathie (arteriosklerotischer, entzündlicher oder neoplastischer Natur) hervorgerufen. Infolgedessen schrumpft die Niere ganz oder teilweise (meist Nierenpol) auf Kosten der Nierenrinde.

Morphologie: Makroskopisch fallen diese Subinfarkte an der Nierenoberfläche als trichterförmig eingezogene Areale auf (Abb. 14.**3b**).

Histologisch ist das Nierenparenchym, vor allem die Hauptstücke, hochgradig atrophisch, während die Glomeruli lange unverändert bleiben, weil sie gegenüber Sauerstoffmangel weniger vulnerabel sind als die Tubuli. Die Glomeruli liegen aber wegen der tubulären Atrophie auffallend dicht beieinander.

Klinik: Renale Hypertonie.

Venöse Störungen

1. Stauungsnieren

Pathogenese: Sie werden durch eine venöse Einflußstauung vor dem insuffizienten rechten Ventrikel hervorgerufen. Die Nieren sind dadurch vergößert und blutreich, wobei auf der Schnittfläche vor allem das Mark dunkelblaurot erscheint. Bei länger dauernder Stauung werden die Nieren durch eine interstitielle Fibrosierung (= *Stauungsinduration)* verfestigt (Abb. 14.**2**).

2. Hämorrhagischer Niereninfarkt

Pathogenese: Er geht auf eine sich rasch entwikkelnde Thrombose einer großen Nierenvene zurück. Bei langsamer Thromboseentstehung können sich noch Kollateralen entwickeln und den hämorrhagischen Infarkt verhindern.

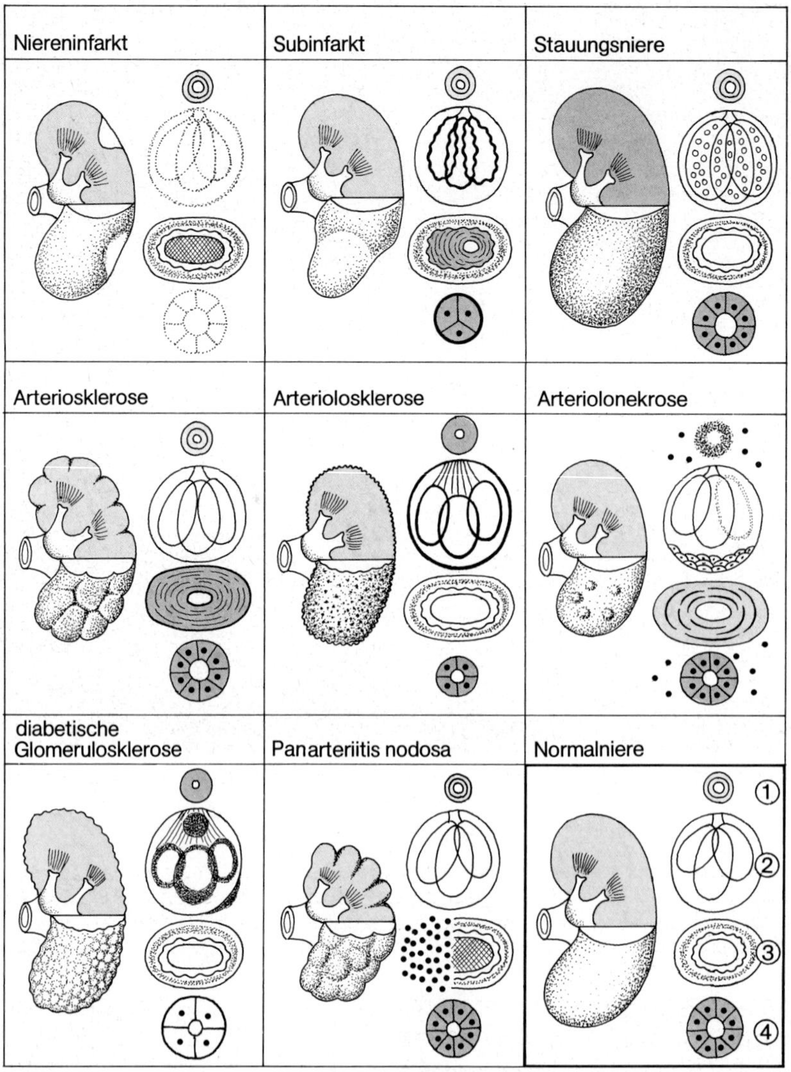

Abb. 14.**2** Makroskopische und histologische Veränderungen der Niere bei Durchblutungsstörungen und Gefäßerkrankungen (obere Hälfte der Niere = Schnittfläche, untere Hälfte der Niere = Oberfläche). 1 = Arteriole, 2 = Glomerulus mit Schlingenkonvolut, 3 = Arterie, 4 = Tubulus

Kreislaufschock

Definition: Als Schocknieren bezeichnet man diejenigen pathologisch-anatomischen Nierenveränderungen beim Kreislaufschock, die mit einer rasch auftretenden, potentiell reversiblen Niereninsuffizienz einhergehen.

Pathogenese: S. 406.

Morphologie: Beim akuten Nierenversagen sind die Nieren durch funktionelle Ausschaltung aus dem Blutkreislauf makroskopisch durch einen erhöhten Wassergehalt schwer, weich und blaß. Durch eine massive Hämostase im Bereich der Mark-Rinden-Grenze infolge einer Flüssigkeitsverschiebung aus dem Interstitium und den Gefäßen in die Tubuli einerseits und durch eine Vasokonstriktion der Vasa afferentia infolge Resorptionsstörungen in den proximalen Tubuli mit konsekutiver Natriumüberladung in den distalen Tubuli andererseits hebt sich in der Niere die Mark-Rinden-Grenze scharf ab: die Rinde ist blaß (Ischämie), das Mark düsterrot (Hämostase). Histologisch findet man dann Tubuli mit flachen nekrotischen (Einzel-/Gruppennekrosen) Epithelien sowie ein ausgeprägtes interstitielles Ödem mit lymphozytären Infiltraten an der Rinden-Mark-Grenze, was formalpathogenetisch einer *„exsudativen, nicht-destruktiven, interstitiellen Nephritis“* entspricht (S. 824). Ferner findet man in den Tubuli hyaline Zylinder (Tamm-Horsfall-Proteinzylinder) begleitet von Zellfragmentzylindern als abgeschnürte apikale Blasen (Stalagmose; S. 38) der ischämisch geschädigten Tubuli.

Beim akuten Nierenversagen durch embolische Verstopfung der Arteriolen und Glomeruli im Rahmen einer disseminierten intravasalen Koagulopathie (geburtshilflicher, septischer Schock und Endotoxinschock) findet man bilaterale ischämische Nierenrindennekrosen. Diese sind 1–2 mm groß und reichen oft bis zur Mark-Rinden-Grenze (Abb. 14.**4a–c**).

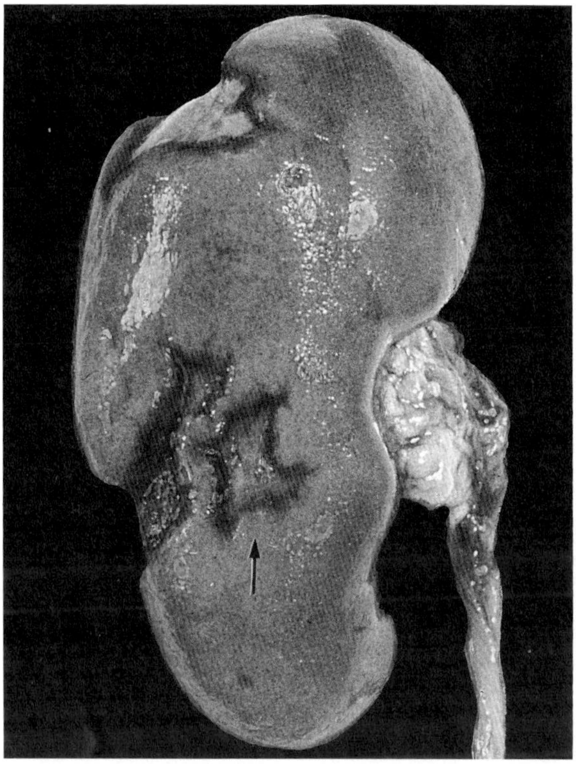

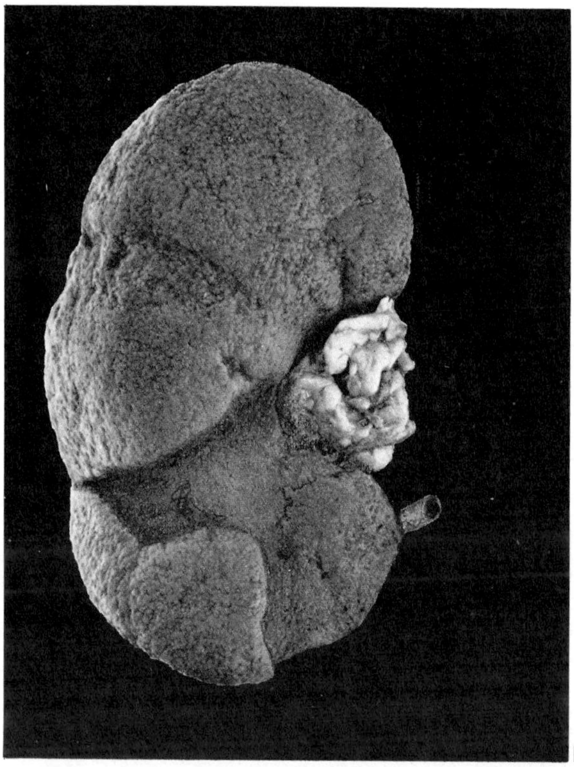

a b

Abb. 14.**3a** u. **b** Niereninfarkte: **a** Anämische Niereninfarkte mit hämorrhagischen Randzonen (Pfeil) (Original: Bohle). **b** Subinfarkt mit Schrumpfung des unteren Nierenpols infolge hochgradiger Gefäßstenose

Klinisch besteht eine plötzliche (akute) Ausscheidungsstörung der Niere mit meist reduzierter oder fehlender Konzentrationsleistung (spezifisches Gewicht!). Häufig folgt eine polyurische Phase. Die Prognose ist heute dank der Hämodialyse nicht ungünstig, hängt jedoch vom Grundleiden und auch von der Schwere des initialen interstitiellen Ödems (Übergang in diffuse interstitielle Fibrose!) ab.

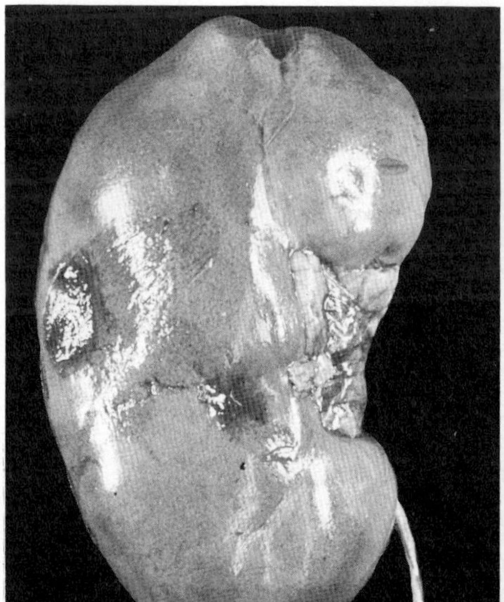

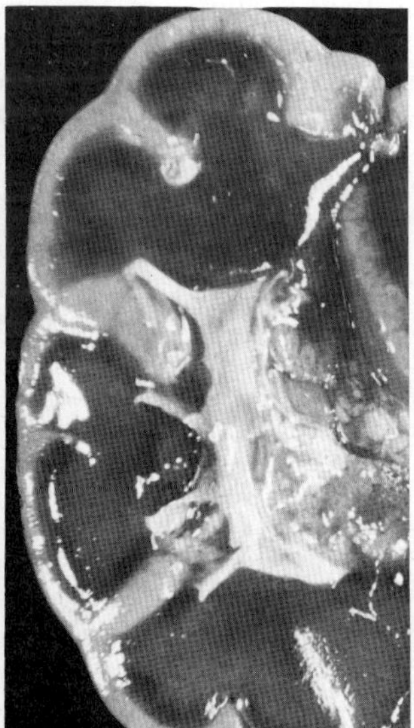

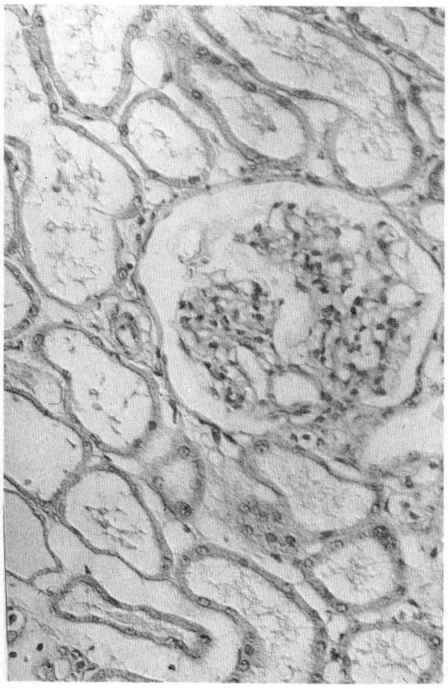

a b c

Abb. 14.**4a–c** Niere bei akutem Nierenversagen (ANV):
a Oberfläche: blaß, durch die flüssigkeitsbedingte Kapselspannung glatt
b Schnittfläche: blasse, anämische Rindenzone; düsterrote, blutgestaute Markzone, scharfe Mark-Rinden-Grenze
c Histologie: durch ischämiebedingte Zytoplasmastalagmose ausgeweitete, abgeflachte Tubulusepithelien (Interferenzkontrast, HE, Vergr. 1 : 200)

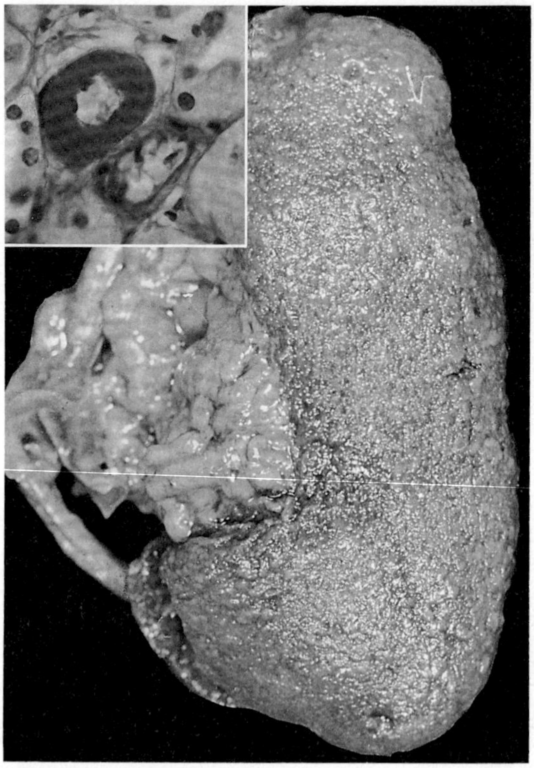

Abb. 14.**5** Rote Granularatrophie bei benigner Nephrosklerose. Einschub: Homogene Hyalinose einer Arteriole (PAS-Reaktion, Vergr. 1:600)

Renovaskulopathien

1. Arteriosklerose

Pathogenese: Im Rahmen der allgemeinen Arteriosklerose wird auch die Niere betroffen. Je nachdem, ob vor allem der Hauptstamm der Nierenarterie oder die peripheren intrarenalen Arterienäste verändert sind, unterscheidet man folgende Formen:

- *Periphere Nierenarteriosklerose:* Sie führt zu unregelmäßig begrenzten, dunkelroten, narbigen Einziehungen der Nierenoberfläche.

- *Zentrale Nierenarteriensklerose:* Sie hat eine Minderdurchblutung der ganzen Niere und eine entsprechende zentralarterielle Schrumpfniere zur Folge.

Histologisch entsprechen die Veränderungen einem Subinfarkt der Nieren (Abb. 14.**3b**).

2. Arteriolosklerose

Definition: Dies ist eine Nierengefäßveränderung im Rahmen einer nichtmalignen Hypertonie mit klinisch recht guter Prognose.

Betroffen sind vor allem Patienten nach dem 60. Lebensjahr (♀ = ♂).

Pathogenese: Hypertonie (S. 394).

Morphologie: Makroskopisch sind die Nieren verkleinert und weisen eine rote, feingranulierte Oberfläche auf (= *rote Granularatrophie*). Diese Granulierung kommt durch 1–3 mm große Schrumpfungsherde mit dazwischenliegenden Rindengebieten zustande, die noch gut durchblutet und daher rot sind. Die Nieren sind insgesamt klein und lassen auf der Schnittfläche eine verschmälerte Rindenzone und ein gut erhaltenes Mark erkennen. Histologisch findet man neben den arteriolosklerotischen Gefäßveränderungen eine Mesangiumverbreiterung, die in eine herdförmige, segmentale, hyaline Glomerulusverödung einmündet (Abb. 14.**2** und 14.**5**).

Klinik: ♀ = ♂ nach 60. Lebensjahr. Hypertonie. Nur wenige Patienten sterben an Urämie; daher Bezeichnung: „benigne Hypertonie".

3. Arteriolonekrose

Definition: Nierengefäßveränderung im Rahmen einer primären oder sekundären „malignen" Hypertonie.

Kausalpathogenetisch unterscheidet man 2 Formen:

- *primäre maligne Nephrosklerose* bei hämolytisch-urämischem Syndrom (vorwiegend bei Kindern),

- *sekundäre maligne Nephrosklerose* bei entgleister arterieller Hypertonie (vorwiegend bei Erwachsenen).

Die Gefäßveränderungen an den Interlobulararterien sind bei beiden Formen nicht voneinander zu unterscheiden.

Pathogenese: Maligne Hypertonie (S. 445).

Morphologie: Die Nieren sind meist nicht verkleinert und zeigen auf der Oberfläche petechiale Blutungen. Histologisch findet man neben der Arteriolonekrose eine zwiebelschalenartige stenosierende Fibrosierung der Interlobulararterien (= produktive Endarteriitis Fahr) (Abb. 9.**8b**, S. 444). In einigen Glomeruli sind die Schlingen ischämisch kollabiert, wenn nicht sogar nekrotisch, und ihre Basalmembranen girlandenförmig gefältelt (Abb. 14.**2**). Im juxtaglomerulären Apparat sind die Renin-produzierenden epitheloiden Zellen hyperplasiert. Bei exzessiver Hypertonie findet man vor allem in Hilusnähe segmentale Mesangium- und Kapillarwandnekrosen.

Klinik ist je nach Pathogenese verschieden:

– *Primäre maligne Nephrosklerose:* ♂ = ♀. Anfänglich dialysepflichtige Urämie → in 25% der Fälle: Normalisierung der Nierenfunktion. Merke: Je älter, desto schlechter die Prognose.

– *Sekundär maligne Nephrosklerose:* ♂ > ♀. Symptomenquartett: 1) „akzelerierte Hypertonie" mit krisenhafter Entgleisung, 2) hypertone Retinopathie, 3) Niereninsuffizienz sowie 4) Proteinurie.

4. Panarteriitis nodosa

Gefäßveränderungen s. S. 454.

Morphologie: Etwa 90% aller Patienten mit Panarteriitis nodosa zeigen einen Nierenbefall. Morphologisch sind die Nieren durch multiple Infarkte (typisch!), Infarktnarben, Subinfarkte und dazwischenliegende hypertrophische Parenchymbezirke verändert (Abb. 14.**2**).

Klinik: Angiographischer Nachweis der intrarenalen entzündlichen Aneurysmata. Die meisten Patienten entwickeln eine Hypertonie. Die 5-Jahres-Überlebensrate beträgt 20%.

Metabolische Läsionen

Allgemeine Definition: Primär-nichtentzündliche Läsionen, bei denen ursächlich oder konsekutiv die tubuläre Rückresorption und/oder tubuläre Integrität gestört ist, so daß Stoffe in den Tubulusepithelien gespeichert oder in den Tubuluslumina zu zylinderartigen Pfröpfen angereichert werden, die histologisch oder im Harnsegment als Zylinder auffallen.

Klinisch imponieren diese Läsionen meist als *nephrotisches Syndrom.*

1. Nierenamyloidose

Pathogenese (S. 61): Die Niere ist bei der AL-Amyloidose (15%), AA-Amyloidose (über 50%) und der AF-Amyloidose (25%) mitbetroffen, die alle immunhistochemisch differenziert werden können.

Morphologie: Makroskopisch sind die Nieren vergrößert, blaß-gelb und von gummiartiger Konsistenz; eine Nierengewebsscheibe kann je nach Menge des eingelagerten Amyloids glasig transparent sein. Histologisch unterscheidet man folgende beide Formen:

- *Glomeruläre Amyloidose*
  Hier steht von Anfang an eine Amyloidablagerung im Mesangium im Vordergrund. Sie dehnt sich allmählich auf die Peripherie der Glomerulusschlingen aus, indem die Basalmembran durchsetzt wird und die Schlingenlichtungen obliterieren, was eine Verödung der Glomeruli zur Folge hat. Die Amyloidfibrillen werden zuerst in den proteoglykanreichen Anteilen der Basalmembran abgelagert. Dies könnte den Verlust der glomerulären Filterfunktion mit Proteinurie erklären. Mit zunehmender Progredienz veröden die Glomeruli, und das Amyloid wird auch in den Gefäßen abgelagert. Gleiche Histologie bei allen Amyloidformen.
- *Vaskuläre Amyloidose*
  Hier findet die Amyloidablagerung vor allem in den Arterienästen und Arteriolen mit Einbeziehung des glomerulären Gefäßpols statt.

Klinik: Nephrotisches Syndrom, Niereninsuffizienz, Hypertonie, schlechte Prognose.

2. Plasmozytomniere

Definition: Eine glomeruläre, vaskuläre und tubulointerstitielle Nierenschädigung im Rahmen eines Plasmozytoms *(Myelomniere).*

Pathogenetisch kommt diese Nierenerkrankung durch das Zusammenwirken folgender Faktoren zustande:

- *Paraproteine* in Form von Leichtkettenproteinen fallen in den distalen Tubulusabschniten bei saurem pH-Wert aus (= Tamm-Horsfall-Protein), welche die Tubuli verlegen und direkt toxisch schädigen. Immunhistologisch bestehen die tubulären Zylinder aus λ- oder ϰ-Leichtketten (Bence-Jones-Protein).
- *Hyperkalzämie* infolge begleitender Osteolyse (S. 81) mit einer hyperkalzämischen Tubulopathie.
- *Rezidivierendes akutes Nierenversagen* infolge hyperkalzämischer Perioden, mit polyurischer Phase, Erbrechen und Dehydratation sowie infolge begleitender Amyloidose (besonders bei IgG-α-Plasmozytom) und Pyelonephritis.

Morphologie: Die Nieren sind blaß, groß und fest. Histologisch treten bei voll ausgebildeten Krankheitsbildern (reichliche Produktion von L-Ketten) in den distalen Tubulusabschnitten hyaline, lamelläre Zylinder auf, die von resorptiven mehrkernigen Riesenzellen umgeben werden. Das Interstitium ist meist fibrosiert und rundzellig infiltriert (Abb. 14.**6**).

Beim Morbus Waldenström (S. 205) können ähnliche Veränderungen auftreten.

Klinik: In 30–60% der Fälle besteht eine Proteinurie, selten auch eine Bence-Jones-Proteinurie (= prognostisch ungünstig). Es kann relativ schnell eine Niereninsuffizienz auftreten, welche die Prognose entscheidend beeinflußt.

3. Diabetische Nephropathie

Definition: Damit werden Nierenläsionen im Spätstadium eines Diabetes mellitus zusammengefaßt, die sich als diabetische Glomerulosklerose (= *Kimmelstiel-Wilson-Syndrom)* vorwiegend an den Glomeruli abspielen, aber auch die zusätzlichen tubulären, vaskulären und interstitiellen Schäden mit einbeziehen.

Pathogenese: Die diabetische Glomerulosklerose ist eine Manifestationsform der diabetischen Mikroangiopathie, welche beim Typ-I-Diabetes häufiger ist als beim Typ-II-Diabetes. Formalpathogenetisch steht die Basalmembranverbreiterung im Vordergrund. Sie beruht auf einem gesteigerten Anbau und einem verminderten mesangiozytären Abbau von Basalmembrankollagenen. Diese enthalten vermehrt Glukosyl-Galaktosyl-Disaccharide und vermindert Sialinsäure und Heparansulfat. Dies hat zur Folge, daß die Filtrationsbarriere gegenüber kleinmolekularen Proteinen funktionell erheblich beeinträchtigt wird, folglich resultiert eine glomeruläre Permeabilitätsstörung.

Morphologie: Makroskopisch sind die Nieren leicht vergrößert und weisen bei begleitender Arteriolosklerose eine fein granuläre Oberfläche auf (Abb. 14.**2**). Je nach Diabetesdauer findet man folgende histologische Veränderungen:

- *Diabetes-Frühstadium:* Die Glomeruli sind meßbar vergrößert und zeigen eine Mesangiumzellproliferation.
- *Diabetes-Spätstadium:* Hier steht die Glomerulosklerose im Vordergrund. Dabei handelt es sich um eine Verbreiterung des Mesangiums durch eine zunächst diffuse, später noduläre Ablagerung eines

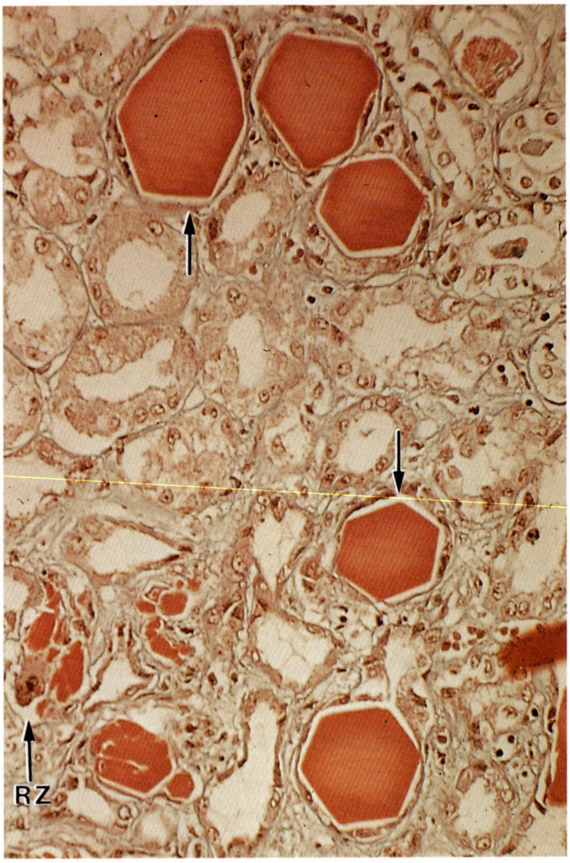

Abb. 14.**6** Plasmozytomniere mit ausgeprägter intratubulärer Zylinderbildung sowie eine Fremdkörperentzündung (RZ = resorptive Riesenzellen) (Trichromfärbung, Vergr. 1 : 20; Original: Schaefer)

PAS-positiven Materials im Mesangium. Häufig wird dieses Material auch tropfenförmig zwischen der Bowmanschen Kapsel und dem Kapselepithel deponiert (Kapseltropfen), und Plasmasubstanzen sickern zwischen Basalmembran und Deckzellen ein (fibrinoide Kappen). Die glomerulären Basalmembranen sind histologisch homogen verbreitert (Abb. 14.**7a–c** sowie Abb. 3.**9a** u. **b**, S. 93).

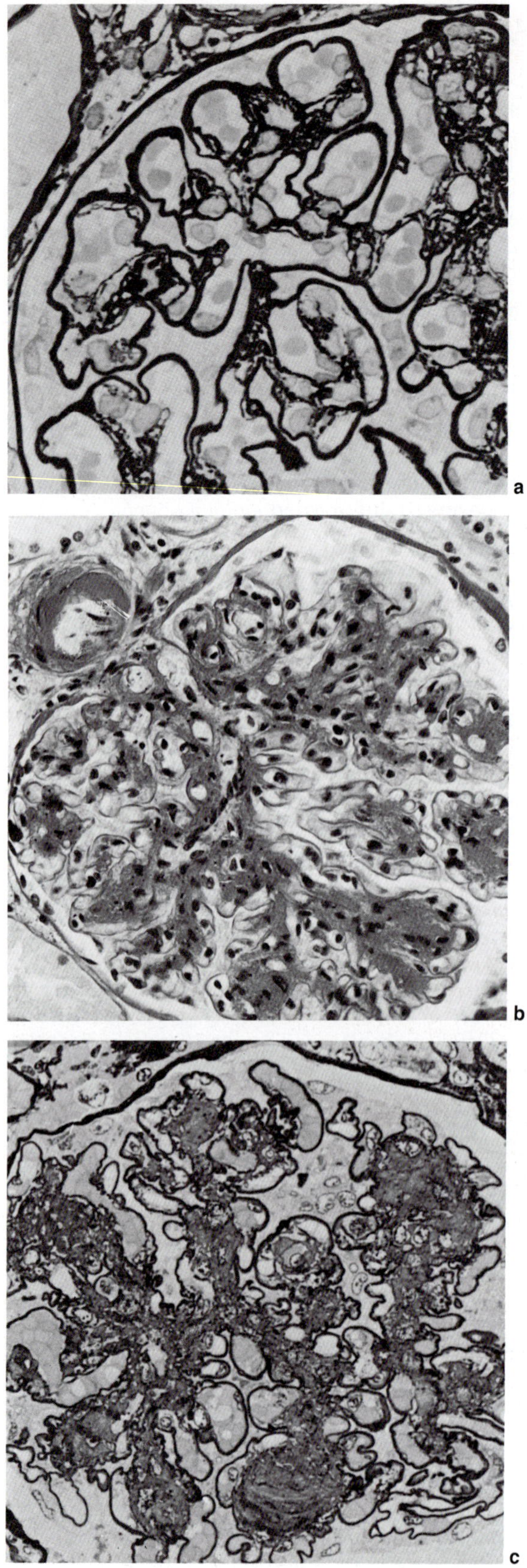

Abb. 14.**7a–c** Diabetische Glomerulosklerose: ▶
a Homogene Basalmembranverbreiterung (versilberter Semidünnschnitt, Vergr. 1 : 550)
b Diffuse Glomerulosklerose mit Arteriolosklerose (PAS, Vergr. 1 : 300)
c Noduläre Glomerulosklerose (versilberter Semidünnschnitt, Vergr. 1 : 300)

Bei der diabetischen Nephropathie kommen noch folgende Veränderungen hinzu: die glomerulären Hilusgefäße sind im Sinne einer Arteriolosklerose verändert. In den Tubulusepithelien kann es bei schwerer Glukosurie (Blutzuckerspiegel über 500 mg%) zur Glykogenspeicherung kommen, so daß die Hauptstückepithelien ein pflanzenzellartiges Aussehen erhalten *(Armanni-Ebstein-Zellen)* (Abb. 14.**8**). Schließlich kann das Krankheitsbild noch durch eine Pyelonephritis und Papillenspitzennekrosen kompliziert werden.

Klinik: Anfänglich glomeruläre Hyperfiltration und Proteinurie sowie renale Hypertrophie, später schleichend langwieriger Verlauf bis zur Niereninsuffizienz.

4. Harnsäurenephropathie

Ätiologie und Pathogenese dieses seltenen tubulären und interstitiellen Nierenschadens s. Gicht, S. 113.

Morphologie: Makroskopisch findet man in den Nierenpapillen graugelbliche Streifen, bei denen es sich histologisch um kristalline Ablagerungen von Natrium- und Ammoniumurat in den Sammelrohren handelt. Diese Veränderungen werden als Harnsäureinfarkte bezeichnet. Diese Harnsäurekristalle können von den Tubuluslichtungen in das Interstitium gelangen, wo sie eine Entzündung vom Fremdkörpertyp auslösen und ähnlich wie bei den Gelenken (S. 114) zu Gichttophi aggregieren können (= Gichtniere). Hinzu kommen:

- *Arteriolosklerose* (Ursache oder Folge der Hypertonie),
- *Glomerulosklerose* mit reaktiver Mesangiumverbreiterung bis zur Hyalinisierung und
- *Pyelonephritis,* gelegentlich bis zur Schrumpfniere fortschreitend, und Urolithiasis.

Klinik: Todesursache meist Urämie, Hyperurikämie, Hypertonie.

5. Nephrokalzinose

Definition: Es handelt sich um eine Nierenfunktionsstörung infolge einer metabolischen Verkalkung im Rahmen einer Hyperkalzämie (= Nephrokalzinose).

Ätiologie: Tab. 3.**2**.

Pathogenese: S. 83.

Morphologie: Die ersten Calciumablagerungen treten in Mitochondrien und Lysosomen auf (Zellverkalkung), was lichtoptisch nachzuweisen ist. Später treten Kalkablagerungen im Bereich der tubulären Basalmembran auf, die im Mark ausgeprägter als in der Rinde sind, weil die medulläre Calciumkonzentration höher als die kortikale ist. Darüber hinaus treten Kalkzylinderablagerungen und Kalkschollen im Interstitium auf. Massive Kalkablagerungen und Zylinderbildungen werden in Analogie zur Gicht als *Kalkinfarkt* bezeichnet. Von der Verkalkung sind auch die Arterien betroffen.

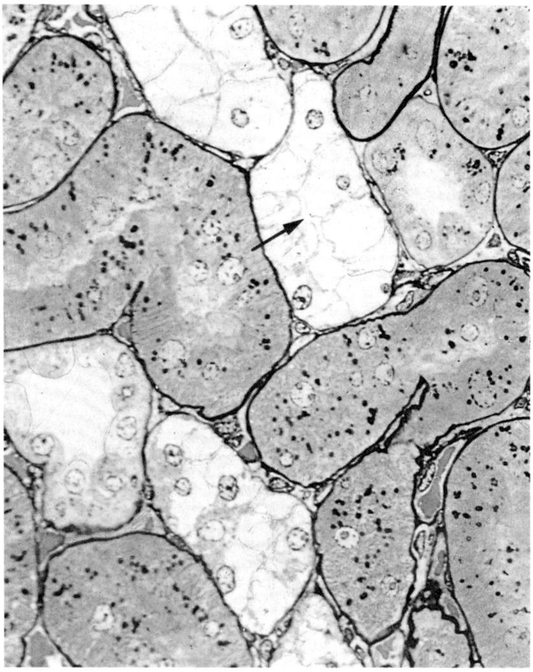

Abb. 14.**8** Armanni-Ebstein-Zellen in diabetischen Hauptstückepithelien (versilberter Semidünnschnitt, Vergr. 1 : 600)

Klinik: Mangelhafte Konzentrationsleistung mit Übergang in progressives Nierenversagen im chronischen Stadium.

6. Eklampsie-Niere

Definition: Dies ist eine *Nierenerkrankung im letzten Schwangerschaftsdrittel, die klinisch mit Ödemen* **(E)**, *Proteinurie* **(P)** *und Hypertonie* **(H)** *einhergeht (EPH-Gestose).*

Pathogenetisch spielen vermutlich folgende Faktoren eine Rolle:

- Glomerulotoxische Stoffe aus der Plazenta,
- Gerinnungsprodukte und
- Hypertonie.

Morphologie: Makroskopisch sind die Nieren vergrößert, blaß und weisen eine glatte Oberfläche auf. Das histologische Bild wird durch eine vakuoläre Degeneration (S. 18) der glomerulären Endothel- und Mesangiumzellen (Endotheliose) beherrscht. Hinzu kommen gelegentlich Fibrinthromben in den Glomerulusschlingen und Hämoglobinzylinder in den Tubuli.

Kongenitale Tubulopathien

Allgemeine Definition: Es handelt sich um angeborene Störungen der tubulären Rückresorption infolge von genetisch bedingten Enzymdefekten entweder des Aminosäurestoffwechsels oder des Transportes durch die Tubulusmembranen.

Pathogenese, Klinik und Morphologie der wichtigsten kongenitalen Tubulopathien sind in Tab. 14.**2** beschrieben.

Tabelle 14.**2** Formen der angeborenen Tubulopathien

Tubulopathie	Vererbung/Pathogenese	Klinik/Pathologie
renale Glukosurie Typ A Typ B	autosomal-dominant tubulärer Glukoserezeptormangel verminderte Glukoserezeptoraffinität	isolierte Glukosurie bei Normoglykämie
Phosphatdiabetes	X-dominant, reduzierte Phosphatrückresorption und reduzierte enterale Calcium-Phosphat-Resorption	Hypophosphatämie, Hyperphosphaturie
Zystinurie	autosomal rezessiv, gestörte tubuläre und enterale Transportmechanismen für dibasische Aminosäuren	erhöhte Ausscheidung dibasischer Aminosäuren (Zystinurie) (S. 112)
Zystinose	autosomal rezessiv, lysosomale Speicherkrankheit (transmembranöse Transportstörung?)	Fanconi-Syndrom (S. 111)
renotubuläre Azidose	autosomal-dominant/H^2-Ionenrückresorptionsdefekt in	Azidose
Typ A	– distalen Tubuli	
Typ B	– proximalen Tubuli	
Fanconi-Syndrom	hereditär oder erworben, tubuläre Transportstörung von Glucose, Elektrolyten und Aminosäuren	Glukosurie, Aminoazidurie, Hyperkaliurie, Hyperphosphaturie, Hyperkalzurie, Proteinurie

Erworbene Tubulopathien

1. Ischämische Tubulopathie

(Akutes Nierenversagen, S. 826)

2. Toxische Tubulopathien

Pathogenese: Sie werden durch verschiedene Tubulotoxine (Tab. 4.**4** u. 14.**3**) ausgelöst, die sich in den Tubulusepithelien nach der Rückresorption anreichern und nach entsprechender Epithelschädigung ein akutes Nierenversagen hervorrufen.

Ätiologie und Pathogenese: Sie werden nach Rückresorption in den Tubulusepithelien angereichert und rufen dadurch eine Zellschädigung hervor. Die wichtigsten Nephrotoxine sind in Tab. 14.**3** zusammengestellt.

Morphologisch sind die Tubulusepithelien entweder vakuolär degeneriert oder hydropisch geschwollen oder es liegen Epithelnekrosen vor. Lediglich bei den Diäthylenglykolvergiftungen (mit Frostschutzmittel gepanschter Wein!) sind in den Tubuluslichtungen reichlich Calciumoxalatkristalle abgelagert (sekundäre Oxalose) (Abb. 14.**9**).

Klinik: Es besteht ein akutes Nierenversagen mit weitgehend gleichartiger funktioneller Pathogenese wie bei der Schockniere; β_2-Mikroglobulinurie.

3. Hypokaliämische Tubulopathie

Ätiologisch liegt ein chronischer Kaliumverlust zugrunde (Tab. 3.**2**).

Tabelle 14.**3** Die wichtigsten Tubulotoxine und ihre Wirkungen (ANV = akutes Nierenversagen)

Tubulotoxin	Tubulusschädigung	Klinik
Quecksilber	Nekrosen des proximalen Tubulus	ANV
Blei	Bleieinschlußkörperchen in proximalen Tubulusepithelkernen, Glomerulosklerose	Fanconi-Syndrom
Cadmium	Cadmiumspeicherung in proximalen Tubulusepithelien	Fanconi-Syndrom
Tetrachlorkohlenstoff	Nekrosen proximaler Tubulusepithelien	ANV
Diäthylenglykol	proximale Tubulusepithelnekrosen mit intraluminalen Calciumoxalatablagerungen	ANV
Gentamycin	proximale Tubulusepithelnekrosen	ANV

Morphologisch findet man in den Hauptstückepithelien eine grobe Vakuolisierung und in den Sammelrohren PAS-positive Granula.

Klinik: Reversible gestörte Konzentrationsleistung der Niere (Isosthenurie), Übelkeit, Diarrhöe.

4. Tubuläre Speicherungen

Definition: Darunter versteht man eine Speicherung verschiedener Substanzen in den Tubulusepithelien infolge vermehrten Antransportes, verminderten

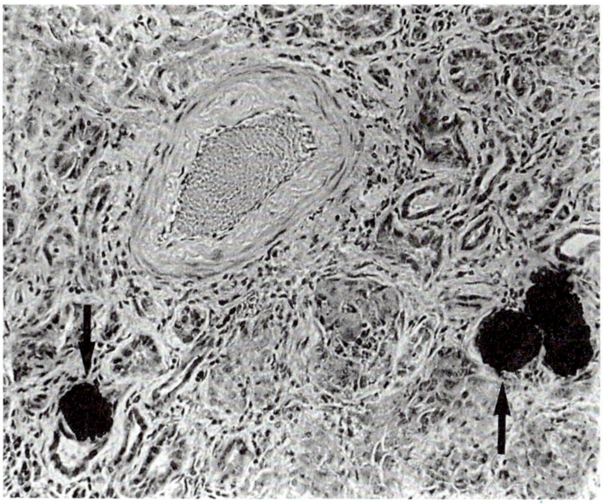

Abb. 14.**9** Diäthylenglykolvergiftung mit intratubulären Calciumoxalatablagerungen (Pfeile; HE, Vergr. 1 : 90)

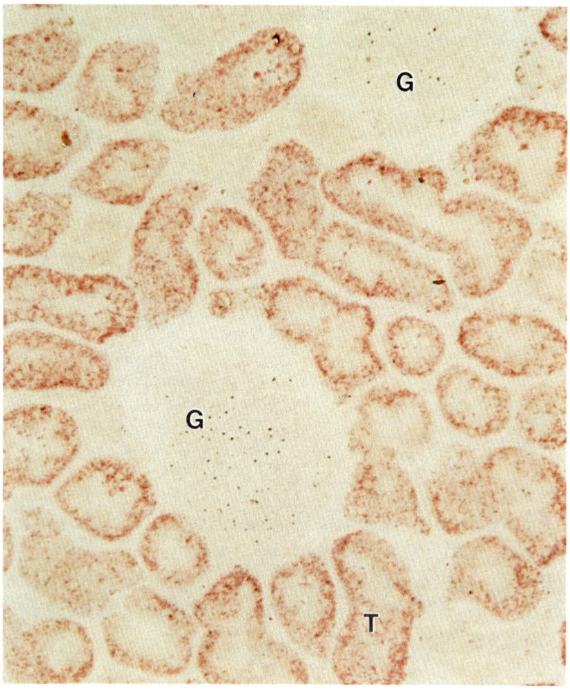

Abb. 14.**10** Lipoidnephrose mit tubulärer Lipidspeicherung; ▶ G = Glomerulus, T = uropoetische Tubuli (Fettfärbung, Vergr. 1 : 100)

Abtransportes oder verminderten Abbaues endozytotisch aufgenommener Substanzen. Die damit verbundene Nierenfunktionsstörung wurde früher unter dem Begriff der *Nephrosen* zusammengefaßt.

- *Eiweißspeicherung*
Sie äußert sich in einer starken Zytoplasmaeosinophilie der Hauptstückepithelien mit Schwellung und Ablagerung PAS-positiver hyaliner Tropfen (= hyalintropfige Veränderung; *Proteinnephrose)*.

- *Myoglobinspeicherung*
Gespeichert werden Myoglobin und Hämoglobin (Chromoproteine) nach Myolysen und Hämolysen (Hämolyseniere). Die Substanzen werden in den Hauptstücken gespeichert und können zu Chromoproteinzylindern mit bräunlicher Eigenfarbe in den Tubuluslichtungen ausfallen (= *Chromoproteinnephrose)*.

Klinisch resultiert ein akutes Nierenversagen mit einer ähnlichen funktionellen Pathogenese wie bei der Schockniere.

- *Bilirubinspeicherung*
Die Nieren sind gelbgrün und vergrößert. Bei schwerer Hyperbilirubinämie kann Bilirubin in Tropfenform in den Hauptstückepithelien gespeichert werden. Bei der Cholestase treten in den Tubuluslichtungen grüngelbe Gallepigmentzylinder (Abb. 3.**28**) auf (= Hyperbilirubinämie = ikterische Nephrose, Cholestase = *cholämische Nephrose*).

- *Fettspeicherung*
Bei gravierenden Proteinurien können neben den Eiweißen rückresorbierte Lipoproteine in den Hauptstückepithelien (Abb. 14.**10**) und auch in Histiozyten des Interstitiums gespeichert werden. Die gelblich blassen Nieren sind vergrößert und haben eine glatte Oberfläche (= *Lipoidnephrose*).

- *Zuckerspeicherung*
Sie beruht auf der vermehrten Rückresorption von Zuckerlösung (z. B. Dextran) und ist an einer feinvakuolären Schwellung der Hauptstückepithelien erkennbar (= *osmotische Nephrose*), was auf ultrastruktureller Ebene einem Lysosomenhydrops entspricht und auch in den Leberepithelien, Kupffer-Zellen und in den Knochenmarksmakrophagen zu finden ist.

Entzündliche Läsionen

Glomerulonephritis

Allgemeine Definition: Die Glomerulonephritis (= GN) ist eine beidseitige entzündliche Nierenerkrankung, bei der die ersten Reaktionen innerhalb der Glomeruli auftreten und oft zur chronischen Niereninsuffizienz führt.

Allgemeine Pathogenese: Die Ätiologie der GN ist bei der Mehrzahl der Fälle nicht geklärt. Nur in einem kleinen Prozentsatz ergeben sich Anhaltspunkte für eine anderweitige Grundkrankheit oder ein auslösendes Antigen. Je nachdem, ob sich das GN-auslösende Antigen aus dem Nierenparenchym rekrutiert oder nicht, unterscheidet man folgende Antigengruppen:

Tabelle 14.**4** Kausalpathogenetische Glomerulonephritis-(GN-) Typen

GN-Typen	Humanpathologisches Korrelat
In-situ-Immunkomplex-GN	
a) durch renale Antigene	
– Masugi-Nephritis	extrakapilläre GN
– Heyman-Nephritis	membranöse GN
b) durch nicht-renale Antigene	
– Poststreptokokken-GN	endokapilläre GN
zirkulierende Immunkomplex-GN	Poststreptokokken-GN mesangioproliferative GN
T-Zell-vermittelte GN	„Minimal-change"-GN
komplementvermittelte GN	membranoproliferative GN Typ 2

• *Renale Antigene:*
Dazu gehören a) epitheliale Antigene aus Akanthosomen und Plasmalemm, b) endotheliale Antigene (Plasmalemm, Podoendin), c) Basalmembranantigene (Goodpasture-Antigen, Laminin, Endaktin, Nidogen) und d) mesangiale Antigene.

• *Nicht-renale („Planted")-Antigene:*
Dazu gehören Streptokokken-, Staphylokokken-, Treponemen-, Malaria-Antigene, virale und medikamentöse Antigene sowie autologe nicht-renale Antigene wie DNS, und tumorassoziierte Antigene.

Formalpathogenetisch zählen die GN zum Formenkreis der Überempfindlichkeitsreaktionen und lassen sich auf folgende vier Grundtypen zurückführen, die sich teilweise im Tierexperiment reproduzieren lassen (Tab. 14.**4**):

1. Zirkulierende Immunkomplex-GN

Serumnephritis: Sie ist das klassische Experiment zur Erzeugung dieser GN (Abb. 14.**11**). Dabei wird Kaninchen im Antigenüberschuß Rinderalbumin als Fremdantigen intravenös injiziert. Die im Kaninchen gebildeten Antikörper gegen das Rinderalbumin

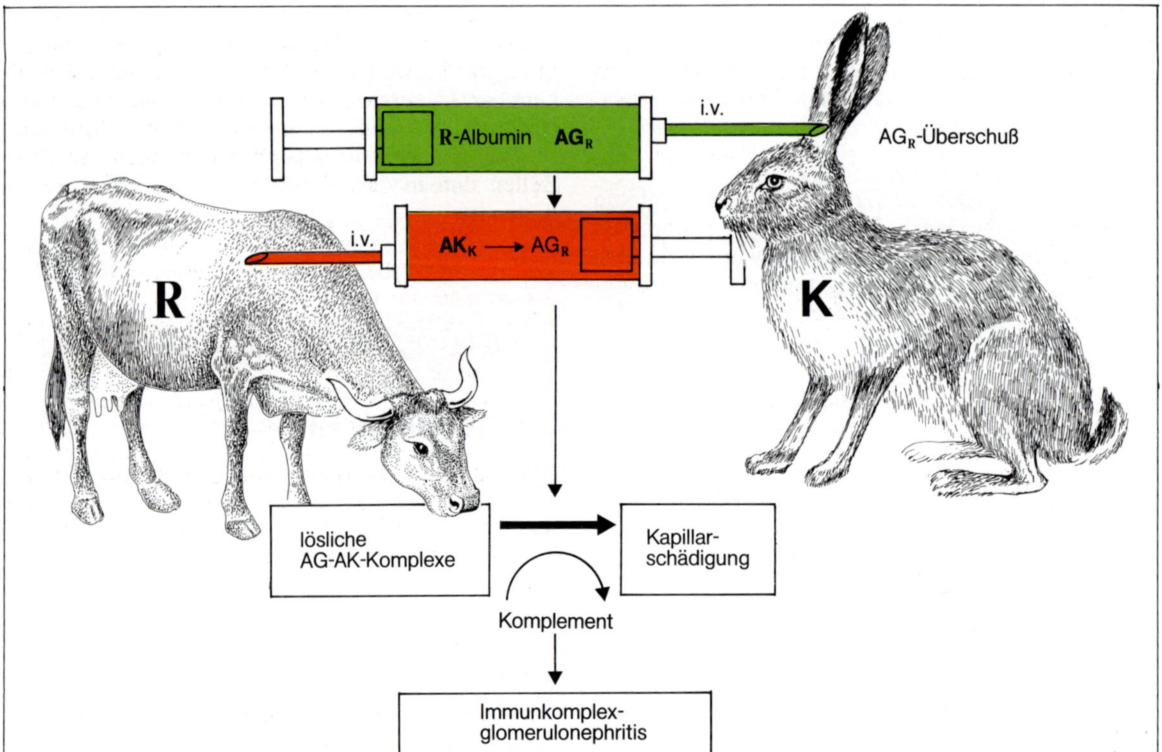

Abb. 14.**11** Darstellung der Versuchsanordnung zur Erzeugung einer Immunkomplexnephritis (= Serumnephritis). AG_R = (Albumin) Antigen vom Rind; AK_K = Antikörper gegen Rinderalbumin vom Kaninchen

werden dem Rind injiziert. Es bilden sich lösliche Antigen-Antikörper-Komplexe, die Komplement aktivieren. Sie zirkulieren im Blut und erzeugen bei ihrer Passage durch die glomeruläre Basalmembran eine akute entzündliche Reaktion mit Schlingenschädigung (Erhöhung der Durchlässigkeit) und Zellproliferation. Sie penetrieren die glomeruläre Basalmembran und werden auf der Basalmembranaußenseite (subepithelial) als höckerartige Gebilde (= Humps) abgefangen. Immunfluoreszenzmikroskopisch resultiert ein peripheres granuläres Ablagerungsmuster (Abb. 14.**12**). Das humanpathologische Korrelat dazu ist die Poststreptokokken-GN.

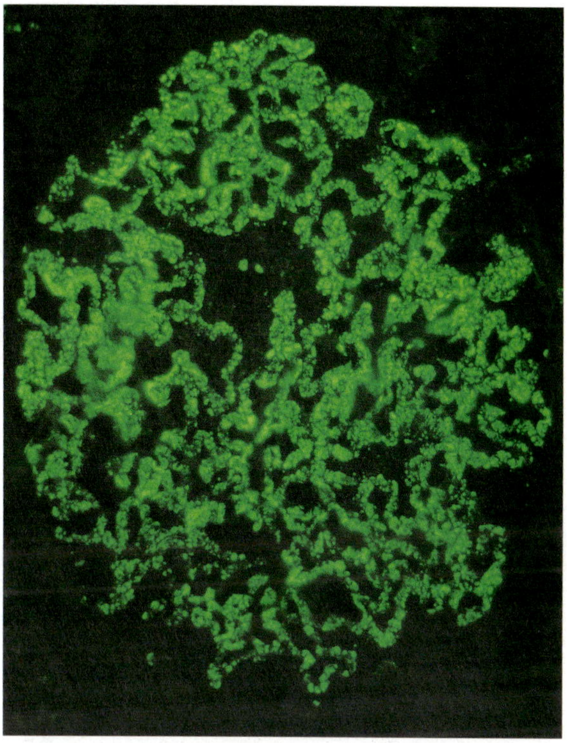

Abb. 14.**12** Granuläres Ablagerungsmuster von IgG. Immunfluoreszenz (IgG) bei membranöser Glomerulonephritis (Vergr. 1:200)

2. In-situ-Immunkomplex-GN

Heymann-Nephritis: Sie ist das klassische Experiment zur Erzeugung einer solchen GN und wird dadurch erzeugt, daß man Ratten mit Bürstensaumanteilen proximaler Nierentubuli aus körpereigenem Nierenrindengewebe immunisiert. Bei dem auslösenden Antigen handelt es sich um ein Glykoprotein (= gp330), das sowohl im tubulären Bürstensaum als auch in den glomerulären Podozyten vorkommt und dort vermutlich die Funktion eines Rezeptors oder eines Transportproteins erfüllt. In diesen Zellen wird es über die Achse RER-Golgi-Feld zu den Akanthosomen (= coated pits) auf der Zellmembranoberfläche gebracht und mit einem Neuraminsäuremantel bedeckt. Demzufolge wird seine Antigenität erst nach Neuraminidaseeinwirkung (neuraminidasehaltige Bakterien und Viren!) frei. Die autoreaktiven Antikörper binden nun an die gp330-haltigen Akanthosomen der glomerulären Epithelzellen im Bereiche der Fußfortsätze, was eine Komplementaktivierung zur Folge hat. Allmählich werden die Immunkomplexe von der epithelialen Zellmembran abgeschilfert (shedding) und aggregieren in der autologen Phase zu größeren immunhistochemisch nachweisbaren Immundepots im Bereiche der epithelialen Filtrationsschlitze. Diese experimentelle GN scheint am ehesten der membranösen GN des Menschen gleichzukommen.

Ein weiteres Beispiel einer In-situ-Immunkomplex-GN ist die Antibasalmembran-GN:

Masugi-Nephritis: Bei dieser experimentellen Antibasalmembran-GN wird Enten Kaninchennierenbrei mit den darin befindlichen Basalmembranantigenen injiziert. Sie entwickeln Antikörper (heterologe AK) gegen dieses Basalmembranantigen, die ihrerseits Kaninchen injiziert werden (Abb. 14.**13**). Diese Antikörper werden schnell an die glomeruläre Basalmembran fixiert, aktivieren das Komplementsystem, und es entwickelt sich ein leukotoxischer Schlingenschaden (= 1. heterologe Phase). Eine 2. autologe Phase besteht darin, daß eine superponierte Antigen-Antikörper-Reaktion auftritt, wobei sich Kaninchenantikörper (autologe AK) mit dem Komplex, der aus Entenantikörper und Basalmembranantigen des Kaninchens besteht, verbinden. Diese 2. Phase spielt sich unter Komplementaktivierung in den Glomeruli ab, und es entsteht eine GN. Das humanpathologische Äquivalent dieser experimentellen GN ist die extrakapilläre GN. Immunfluoreszenzmikroskopisch findet sich ein lineares Ablagerungsmuster der Immunkomplexe entlang der Basalmembran (Abb. 14.**14a** u. **b**).

Ablagerungsmuster der Immunkomplexe:
Die Lokalisation der in den glomerulären Schlingen abgefangenen Immunkomplexe hängt zum einen von Ladung und struktureller Integrität der Basalmembran und zum anderen von der Größe und Ladung der Immunkomplexe ab. Treten unlösliche, im Antikörperüberschuß gebildete große Immunkomplexe auf, so werden sie ohne an den Glomeruli Schaden anrichten zu können, vom RHS eliminiert. Treten stark kationische Immunkomplexe mittlerer Größe auf, so werden sie vor allem auf der Basalmembranaußenseite als höckerartige Gebilde (Humps) abgelagert. Stark anionische Antigene und die damit in Verbindung stehenden Immunkomplexe mittlerer Größe werden dagegen vor allem auf der Basalmembraninnenseite subendothelial abgelagert, was bei ladungsneutralen Antigenen vorwiegend im Mesangium der Fall ist (Abb. 14.**15**).

3. Zellvermittelte GN:

Bei einigen GN-Formen wie den glomerulären Minimalveränderungen lassen sich zwar keine Immunglobulinablagerungen, jedoch Infiltrate aus Lymphozyten feststellen, die in vitro mit glomerulären Antigenen reagieren.

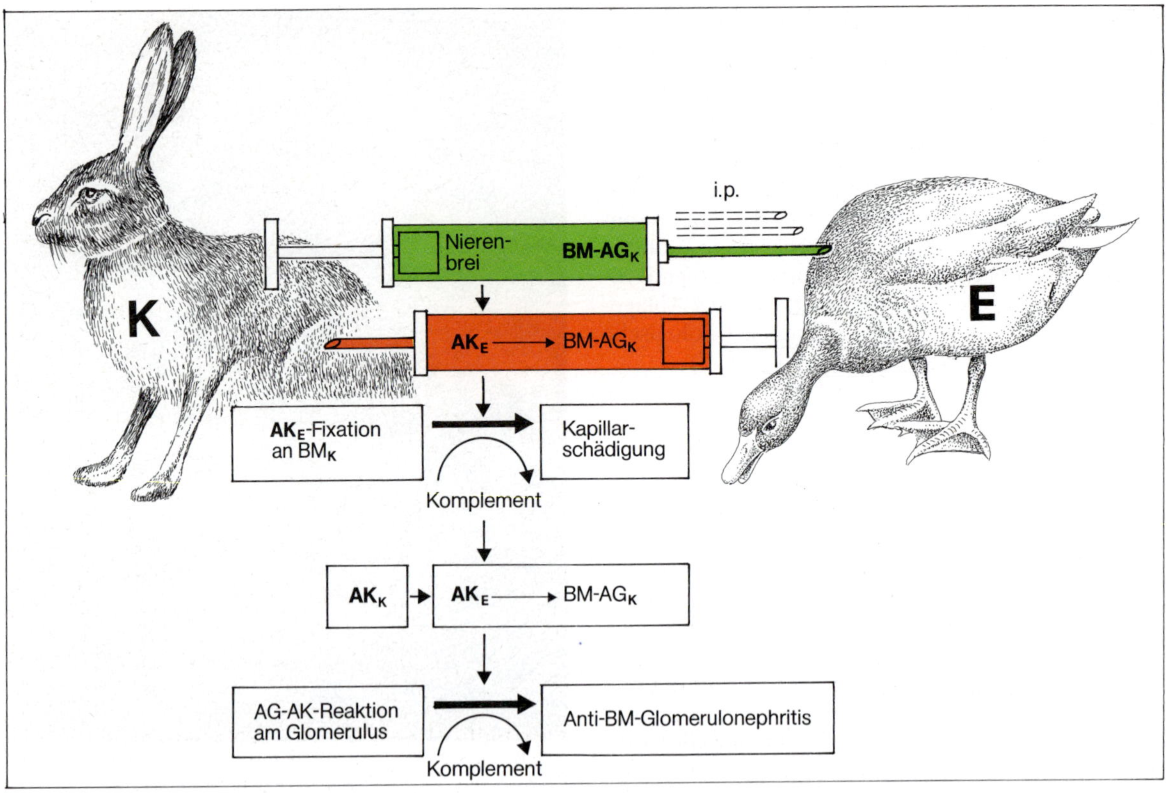

Abb. 14.**13** Darstellung der Versuchsanordnung zur Erzeugung einer Antibasalmembranglomerulonephritis (Masugi-Nephritis): BM-AG$_K$ = Basalmembranantigen von Kaninchenniere (K); AK$_E$ = Antikörper gegen BM-AG$_K$ von der Ente (E)

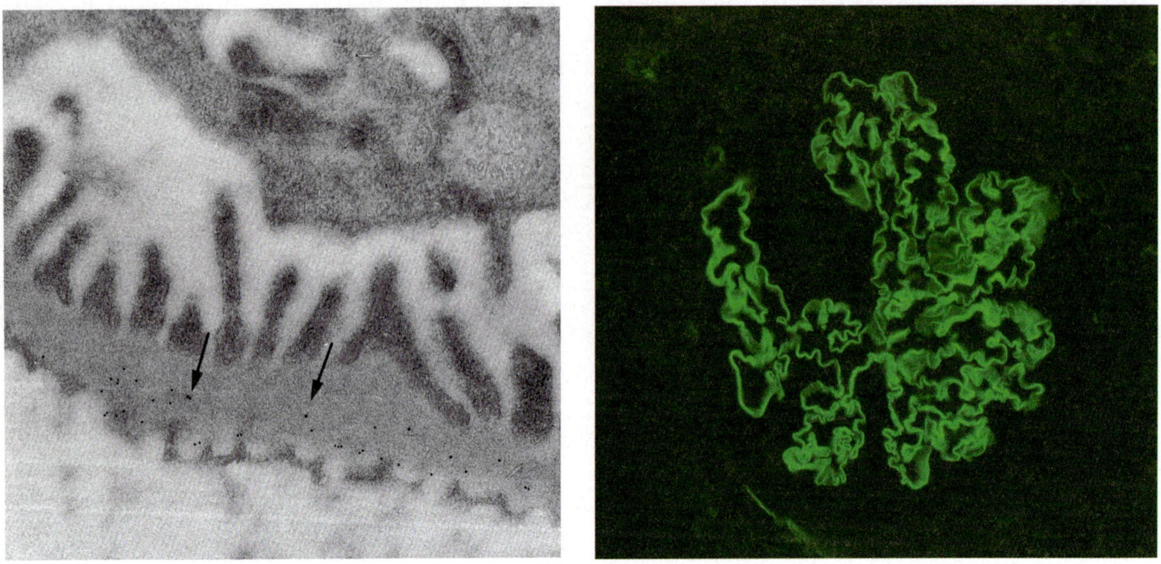

Abb. 14.**14a** u. **b** Antibasalmembran-Glomerulonephritis:

a Masugi-Nephritis mit immunelektronenmikroskopischem Nachweis der immunogoldmarkierten Antibasalmembran-Antikörper in der glomerulären Basalmembran (EM, Vergr. 1:5000; Original: Ihling)

b Goodpasture-Syndrom mit typischer Antibasalmembran-Glomerulonephritis: ultralineares Ablagerungsmuster von IgG (Immunfluoreszenz, Vergr. 1:200; Original: Mihatsch)

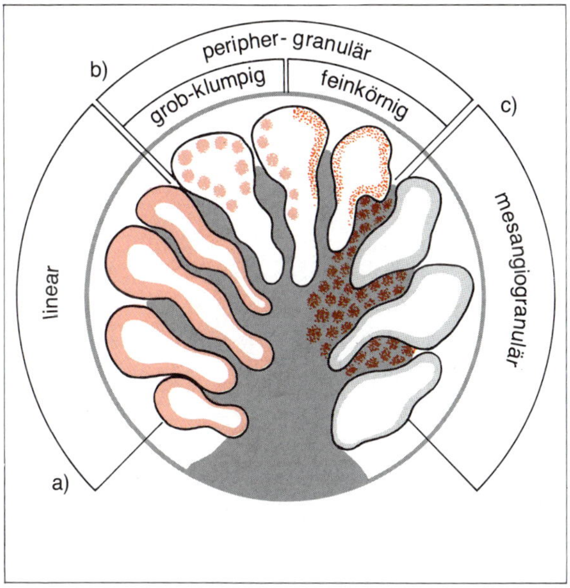

Abb. 14.**15** Immunfluoreszenzmuster bei GN:
a Lineares Muster: Prototyp: extrakapilläre GN
b periphergranuläre Muster:
- grobklumpig: Prototyp: endokapilläre GN;
- feinkörnig-konfluierend: Prototyp: membranoproliferative GN;

c mesangiogranuläres Muster: Prototyp: IgA-GN

4. Komplementvermittelte GN:

Bei der „Dense-deposit"-GN (membranoproliferative GN Typ II) wird das Komplementsystem über den alternativen Weg aktiviert, was eine entzündliche Glomerulusschädigung ohne Immunglobulinablagerung zur Folge hat.

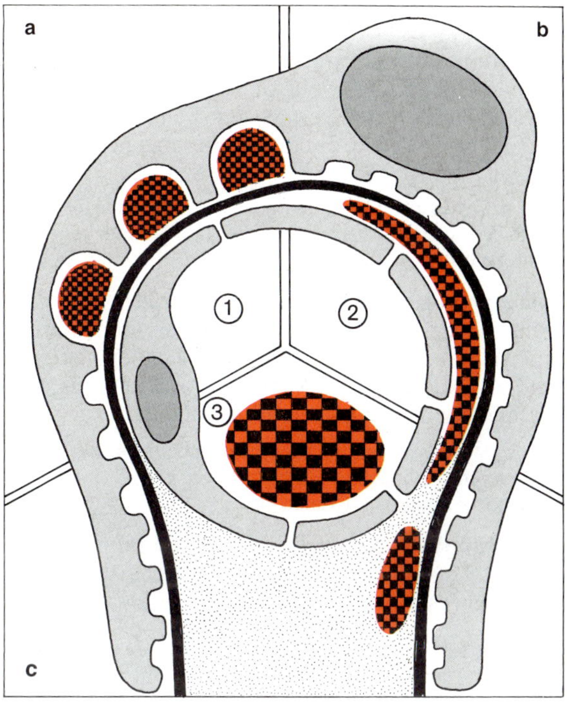

Abb. 14.**16 a–c** Immunkomplexgröße und -ablagerungsort bei GN. **a** subepitheliale Ablagerungen (= humps), **b** subendotheliale Immunkomplexe, **c** Eliminierung unlöslicher Immunkomplexe

Formalpathogenetische GN-Formen

Im folgenden werden die verschiedenen Glomerulonephritisformen nach formalpathogenetischen Gesichtspunkten klassifiziert (Tab. 14.**5**):

Tabelle 14.**5** Formalpathogenetische Klassifikation der Glomerulonephritis (= GN)

	WHO-Nomenklatur	Synonyma	Klinisches Leitsymptom		
			Hämaturie, Proteinurie	Nephrotisches Syndrom	Hämaturie
	minimale glomeruläre Abnormitäten	„Minimal-change"-GN		+	
	fokale und segmentale Glomerulosklerose	fokale Sklerose		+	(+)
	fokale GN	fokal-segmental nekrotisierende (proliferative oder sklerosierende) GN		+	(+)
diffuse GN	endokapilläre GN	exsudativ-proliferierende GN	+		
diffuse GN	mesangioproliferative GN	mesangioproliferative GN	+	(+)	(+)
diffuse GN	extrakapilläre GN	Halbmond-GN rapid-progressive GN	+		
diffuse GN	membranoproliferative GN Typ I	mesangiokapilläre GN		+	(+)
diffuse GN	membranoproliferative GN Typ II	intramembranöse GN „Dense-deposit"-GN		+	(+)
diffuse GN	membranöse GN	epi-/perimembranöse GN		+	(+)

1. Endokapilläre GN

Definition: Diffuse glomeruläre Erkrankung, bei der fast alle Glomeruli sowohl im Mesangium als auch in den Kapillaren einen vermehrten Zellgehalt aufweisen (daher Synonym: endotheliomesangiale GN).

Die Erkrankung tritt im Anschluß an eine Infektion (= postinfektiöse GN) auf und macht im Einsendegut weniger als 5% aller GN aus. Sie betrifft vor allem das jugendliche Lebensalter (♂ : ♀ ~ 2 : 1).

Kausalpathogenetisch handelt es sich um eine Immunkomplexnephritis, vergleichbar mit der tierexperimentellen Serumnephritis, mit einer überwiegenden Endothelzellreaktion. Die Erkrankung tritt häufig, aber nicht ausschließlich, auf nach

- *Streptokokken*infektion (nephritogene Streptokokken),
- *Virus*infektion (HBV, EBV),
- Protozoeninfektion (Malaria).

Makroskopisch sind die Nieren hyperämisch und geschwollen und mit kleinen, flohstichartigen Blutungen übersät.

Histologisch sind die Glomeruli vergrößert und weisen eine starke Zellvermehrung sowohl im Mesangium als auch von Endothelzellen auf. In *frühen Stadien* finden sich im Mesangium und in der Kapillarlichtung zahlreiche Granulozyten und Monozyten. Hinzu können Kapillarthromben und Ablösungen von Endothelzellen von der Basalmembran treten, wodurch die Kapillarlichtung erheblich eingeengt wird (Abb. 14.**17**). An der Außenseite der Basalmembran werden elektronenmikroskopisch, vor allem in den ersten Krankheitswochen, häufig höckerartige, subepitheliale Ablagerungen (= Humps, engl. Höcker) gefunden, die anfänglich nur aus C3-Komplement bestehen. Immunfluoreszenzmikroskopisch findet sich ein peripher granuläres Ablagerungsmuster vom grob-klumpigen Typ in der peripheren Schlingenbasalmembran, aber auch im Mesangium. Diese bestehen in wechselnder Kombination aus IgG, IgM, IgA und C3-Komplement. In der Spätphase wird das Mesangium infolge Vermehrung der Mesangiumzellen und infiltrierten Monozyten verbreitert, ohne daß die mesangiale Matrix vermehrt wird. Jetzt sind die Glomerulusschlingen teilweise wieder erythrozyten-, gelegentlich aber auch monozytenhaltig.

Klinik: Nach einer Latenzperiode von 1 bis 2 Wochen, häufig im Anschluß an Streptokokkeninfekte, tritt plötzlich ein akutes nephritisches Syndrom auf, das bedeutet plötzliches Auftreten einer Hämaturie, Proteinurie, Hypertonie, verminderter glomerulärer Filtration und Retention von Natrium und Wasser (Ödembildung).

Insgesamt ist die Prognose sehr gut: In 80% der Fälle heilt sie mit einer Restitutio ad integrum aus; nur in 20% geht sie in eine mesangioproliferative GN mit Entwicklung einer terminalen Niereninsuffizienz über.

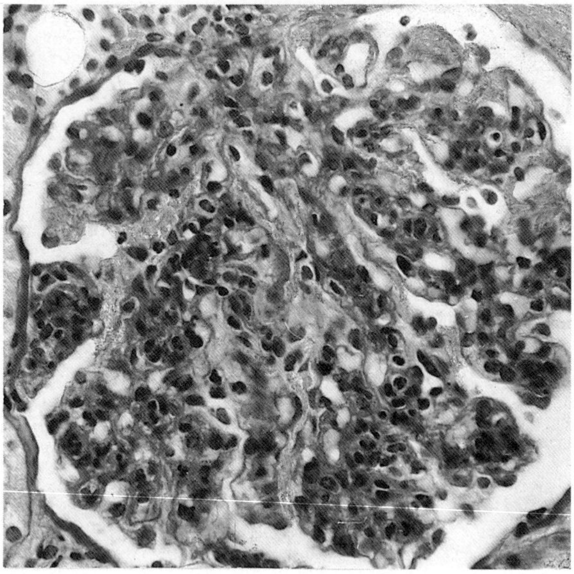

Abb. 14.**17** Endokapilläre Glomerulonephritis mit Granulozyteninfiltraten und Endothelzell-(Mesangiumzell-)proliferation (PAS, Vergr. 1 : 300)

2. Mesangioproliferative GN

Definition: Es handelt sich um eine glomeruläre Erkrankung, die charakterisiert ist durch eine Proliferation von Mesangiumzellen mit gleichzeitiger Verbreiterung des Mesangiums.

Sie macht 50% aller GN im Einsendematerial aus. Das mittlere Alter liegt bei 30 Jahren (♂ > ♀). Sie tritt auf als

- Folgephase der endokapillären GN,
- Systemerkrankungen wie Lupus erythematodes oder Purpura Schoenlein-Henoch und als
- idiopathische Form (selten).

Morphologie: Makroskopisch erscheinen die Nieren vergrößert und blaß. Lichtmikroskopisch fällt eine teils fingerförmige, teils inselförmige Verbreiterung des Mesangiums auf, was auf eine Proliferation der Mesangiumzellen (vereinzelt auch Monozyten) zurückgeht, die vermehrt mesangiale Matrix bilden. In fortgeschrittenen Fällen tritt die Zellvermehrung in Hinter-, die Sklerosierung in den Vordergrund. In der Immunfluoreszenz imponiert ein mesangiogranuläres Ablagerungsmuster für IgG, IgM, IgA und C3-Komplement in wechselnder Kombination (Abb. 14.**18**).

Klinik: Isolierte Hämaturie und/oder Proteinurie, oder nephrotisches Syndrom oder Makrohämaturie. Die Prognose ist gut; gelegentlich Ausheilung. Übergang in ein chronisches Nierenversagen ist möglich, aber selten.

3. Extrakapilläre GN

Definition: Es handelt sich um eine rasch fortschreitende GN, die ein Reaktionsmuster verschiedener Erkrankungen ist.

Sie macht etwa 5% aller GN aus (♀ = ♂). Ungünstige Prognose.

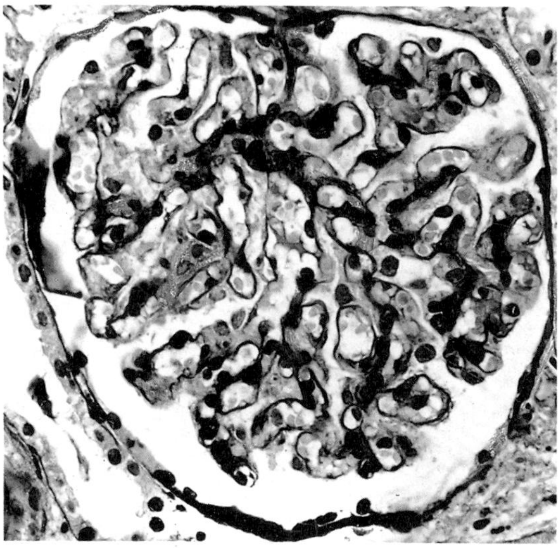

Abb. 14.**18** Mesangioproliferative Glomerulonephritis mit Mesangiumzellproliferation und Mesangiumverbreiterung (PAS, Vergr. 1:300)

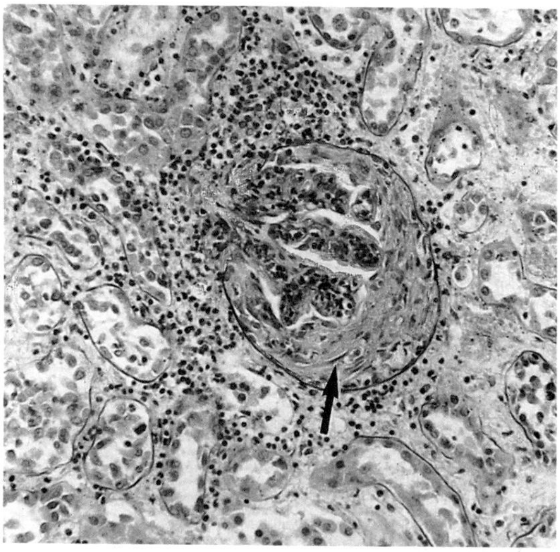

Abb. 14.**19** Halbmondbildung (Pfeil) bei rapid-progressiver Glomerulonephritis (Goodpasture-Syndrom) (PAS, Vergr. 1:100)

Kausalpathogenetisch handelt es sich um eine Immunkomplexnephritis oder um eine Antibasalmembran-GN. Sie kommt gehäuft bei Systemerkrankungen wie Goodpasture-Syndrom, Wegener-Granulomatose, Panarteriitis nodosa vor, tritt aber auch idiopathisch auf.

Morphologie: Die Nieren sind makroskopisch leicht vergrößert und mit einzelnen punktförmigen Blutungen übersäht. Da diese GN-Form schubweise verläuft, können zeitlich unterschiedliche Läsionen nebeneinander vorkommen. Dadurch wird das histologische Bild bunt. Das diesbezüglich auffälligste Merkmal sind die halbmondförmigen Proliferationen des Kapselepithels mit Untermischung durch einzelne Monozyten (Abb. 14.**19**); sie können innerhalb von wenigen Tagen auftreten. Die glomeruläre Umgebung ist oft entzündlich infiltriert (Periglomerulitis). Die mesangiale Proliferation verhält sich meist umgekehrt proportional zum Ausmaß der Halbmondbildung. Elektronenmikroskopisch sind die Glomerulusschlingen rupturiert und dementsprechend der Kapselraum mit Fibrin angefüllt. Immunfluoreszenzmikroskopisch kommen folgende drei Ablagerungsmuster vor:

- lineares Ablagerungsmuster von IgG mit oder ohne C3-Komplement,
- peripher-granuläres Ablagerungsmuster von IgG, oft auch mit C3-Komplement,
- keine Immundepots (= Pauci-immune GN).

Klinik: Oligoanurie, Makrohämaturie, Proteinurie; Hypertonie, rasch progredienter Verlauf mit terminaler Niereninsuffizienz; tritt oft auch im Nierentransplantat wieder auf.

4. Membranoproliferative GN (Typ I)

Definition und Pathogenese: Es handelt sich um eine prognostisch ungünstige GN, die durch eine entzündlich-reaktive Basalmembranvermehrung gekennzeichnet ist.

Sie macht etwa 3% aller GN aus; ihre Inzidenz hat in den letzten Jahren abgenommen (♀ = ♂).

Kausalpathogenetisch handelt es sich um eine Immunkomplex-GN, deren auslösende Ursache größtenteils unbekannt ist. Sie tritt gehäuft auf bei Virushepatitis B, bei Hydrozephalus-Shunt-Infektionen, bei bakterieller Endokarditis und bei Streptokokkeninfekten.

Morphologie: Die Glomeruli sind diffus vergrößert, enthalten in den zum Teil deutlich lobulierten Kapillarschlingen ein lymphomonozytäres Infiltrat und subendotheliale Ablagerungen von Immunkomplexen. Dies hat zur Folge, daß die Mesangiumzellen proliferieren und infolge ihrer Aufräumfunktion für Immunkomplexe mit ihren Zellausläufern zwischen Endothel und Basalmembran vordringen (mesangiale Interposition). Alsbald bilden die Endothel- und auch die Mesangiumzellen überschießend Basalmembranen, so daß diese eine charakteristische Doppelkonturierung erhalten (Straßenbahnschienenaspekt). Immunhistologisch findet sich ein grobklumpiges Ablagerungsmuster in der Kapillarschlingenperipherie (IgG und C3-Komplement) (Abb. 14.**20a** u. **b**).

Klinik: Nephrotisches Syndrom oder Proteinurie oder Makrohämaturie. 5-Jahres-Überlebensrate etwa 50%.

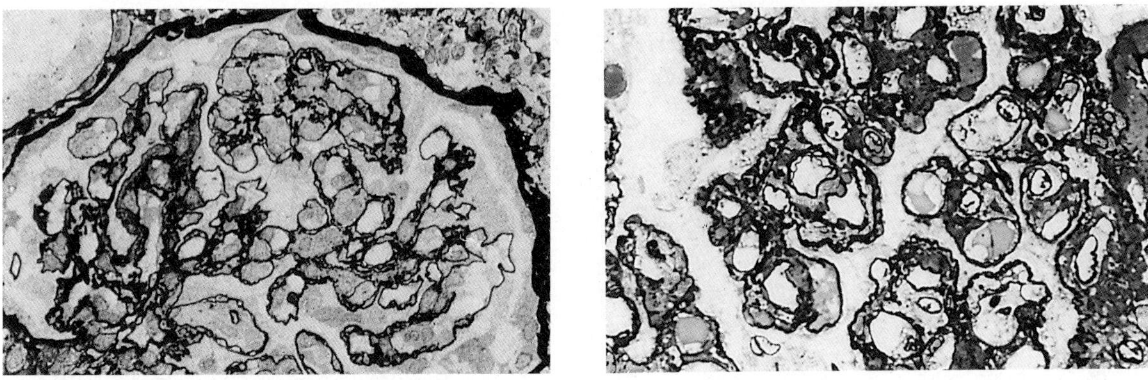

a b

Abb. 14.**20 a** u. **b** Typ-I-membranoproliferative GN (Doppelkonturierung der Basalmembran im versilberten Semidünnschnitt). **a** Vergr. 1 : 250, **b** Vergr. 1 : 400

5. Membranoproliferative GN (Typ II)

Definition: Eine seltene GN (1% der Nierenbiopsien) offenbar aus dem Formenkreis der Autoaggressionskrankheiten mit Bevorzugung des Kindesalters.

Kausalpathogenetisch besteht die Aktivierung des Komplementsystems auf dem alternativen Weg im Mittelpunkt (S. 184), die durch den sog. C3-Nephritis-Faktor ausgelöst wird. Dieser stellt einen autoreaktiven Antikörper vom IgG-Subtyp III gegen den C3bBb-Enzymkomplex dar. Er stabilisiert diesen Komplex derart, daß es zu einem permanenten C3-Verbrauch kommt, was sich klinisch in einer C3-Hypokomplementämie zeigt.

Morphologie: Weitgehend ähnlich wie bei der membranoproliferativen GN Typ I. Die glomeruläre, zum Teil auch tubuläre Basalmembran wird aber dadurch verdickt, daß ein elektronendichtes Material (Lipidkomponente) in die Lamina densa (Abb. 14.**21**) in Form von dichten Depots *(dense deposit-disease)* eingelagert wird. Immunfluoreszenzmikroskopisch lassen sich keine Immunglobuline, dafür aber kurze lineare C3-Ablagerungen (teilweise auch granulär im Mesangium) erkennen.

Klinik: Wie Typ I membranoproliferative GN. Tritt in Transplantatniere wieder auf. 5-Jahres-Überlebensrate: etwa 70%.

6. Membranöse GN

Definition und Pathogenese: Diese Immunkomplex-GN, vermutlich vom In-situ-Typ, findet sich in Europa gehäuft bei Patienten mit HLA-DR3.

Sie kommt in etwa 10% der Nierenbiopsien vor. Mittleres Alter: 40 Jahre (♂ : ♀ = 2 : 1). Die membranöse GN ist die häufigste De-novo-GN in einem Nierentransplantat.

Je nach Pathogenese unterscheidet man folgende beiden Formen:

- *Idiopathisch-primäre Form*

Nach Exposition eines endogenen Antigens, welches leicht lösliche Immunkomplexe bildet, die subepithelial abgelagert werden.

- *Symptomatisch-sekundäre Form*

Bei ihr spielen exogene Antigene eine Rolle, die über einen beschränkten Zeitraum einwirken. Dazu gehören folgende Antigene:

- Medikamente (D-Penicillamin, Gold, Quecksilber, Captopril).

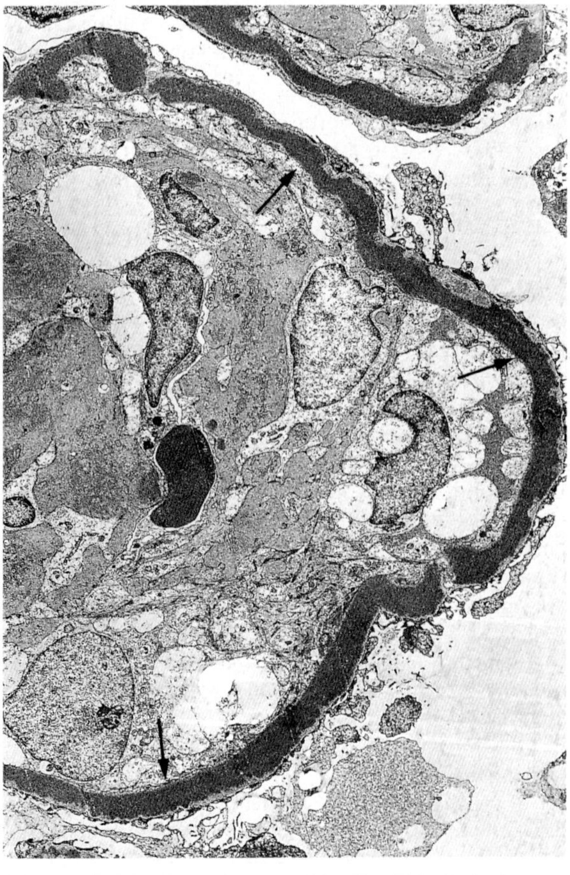

Abb. 14.**21** Typ-II-membranoproliferative GN mit elektronendichten Ablagerungen (Pfeile) in der Lamina densa der Basalmembran (EM, Vergr. 1 : 2500; Original: Mihatsch)

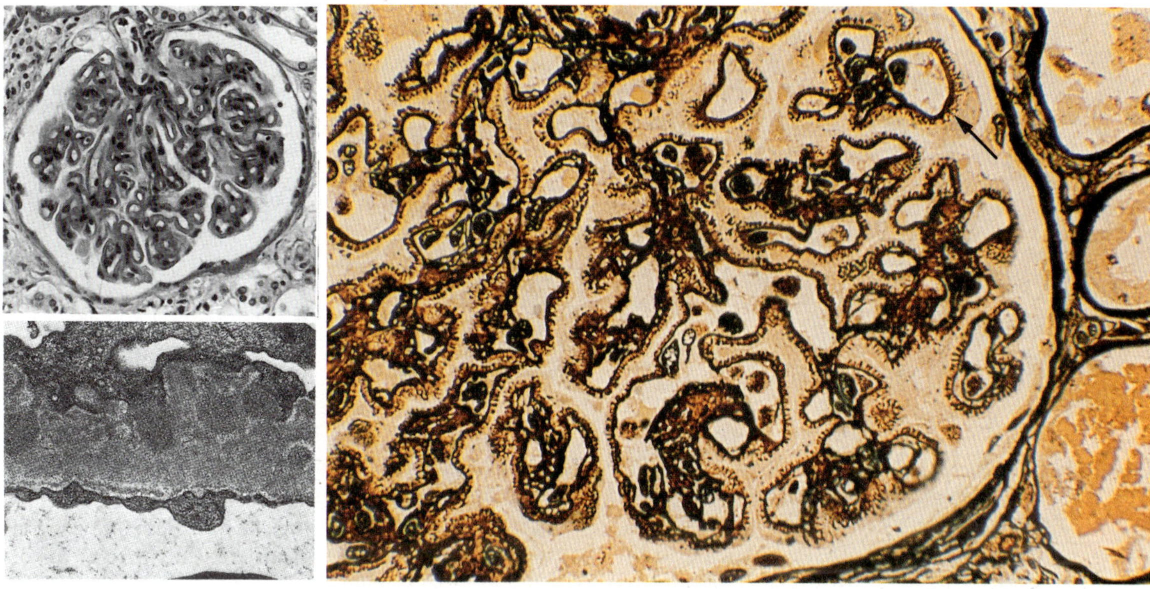

a c b

Abb. 14.**22a–c** Membranöse Glomerulonephritis:
a Übersichtsvergrößerung: auffällige Verbreiterung der glomerulären Basalmembran (PAS, Vergr. 1 : 100)
b Hochvergrößerung Semidünnschnitt: zahnradartige Deformierung der glomerulären Basalmembran durch spikesartige Basalmembranneubildungen (Pfeil), dazwischen etwas heller erscheinende Immunkomplexablagerungen (Methenaminsilber-Reaktion, Vergr. 1 : 1000)
c Elektronenmikroskopie: elektronendichte (endomembranöse) Immunkomplexablagerungen in verbreiterter Basalmembran, fusionierte Fußfortsätze der Podozyten (Vergr. 1 : 5000) (Originale: Mihatsch)

- Virusantigen (Hepatitis B),
- mikrobielle Antigene (Lues, Malaria),
- tumorassoziierte Antigene (Paraneoplasie),
- Autoantigene bei Lupus erythematodes, Diabetes mellitus und Heroinsucht.

Histologisch steht eine zahnradartige Verdickung der glomerulären Basalmembran im Vordergrund (fast keine glomeruläre Zellproliferation!). Anhand von Semidünnschnitten und elektronenmikroskopischen Untersuchungen zeigt es sich, daß diese Veränderung auf einer subepithelialen Ablagerung von Immunkomplexen (peripher-granuläres Muster aus IgG, IgM, IgA und C3-Komplement) besteht. Diese Basalmembranveränderung verläuft in folgenden Stadien:

- Subepitheliale Depotbildung.
- Spikes-artige Basalmembranneubildung zwischen den Depots (Abb. 14.**22**) mit zahnradartiger Basalmembranverformung.
- Umhüllung der Depots durch neugebildetes Basalmembranmaterial.
- Auflösung der Depots (Kettengliedaspekt) und Reparation und Abheilung oder Progredienz zu fokaler segmentaler Glomerulosklerose.

Klinik: Nephrotisches Syndrom, später Hypertonie und Hämaturie. 5-Jahres-Überlebensrate über 75 %.

7. Minimale glomeruläre Abnormitäten

Definition: Sie wird auch *Minimal-change-GN* oder „Lipoidnephrose des Kindes" genannt.

Sie kommt vor allem bei Kindern vor (♂ > ♀) und macht etwa 50% der pädiatrischen und 30% aller Nierenbiopsien aus.

Pathogenese: Folgende Fakten sprechen dafür, daß es sich bei der Minimal-change-GN um eine T-Zell-vermittelte GN handelt:

- Assoziation mit HLA-DR8 und -DR7;
- Assoziation mit Störungen des T-Zell-Systems wie Immunisierung, Maserninfektion und Morbus Hodgkin;
- Assoziation mit Überempfindlichkeitsreaktionen Typ I;
- Therapieerfolg mit Cyclosporin-A und Steroiden.

Morphologie: Die Nieren sind groß und blaß. Histologisch sind die betroffenen Glomeruli nicht von normalen zu unterscheiden (Abb. 14.**23a**). Lediglich elektronenmikroskopisch sind die Fußfortsätze der Epithelzellen (Podozyten) miteinander verschmolzen, was auf einen Verlust des glomerulären Polyanions mit negativer Basalmembranladung zurückzuführen ist, und morphometrisch lassen sich Mesangiumzellproliferationen nachweisen. In den Hauptstücktubuli finden sich hyalintropfige Eiweiß- sowie auch rückresorbierte Lipidablagerungen *(= Lipoidnephrose).* Immunfluoreszenzmikroskopisch in der Regel keine pathologischen Ablagerungen.

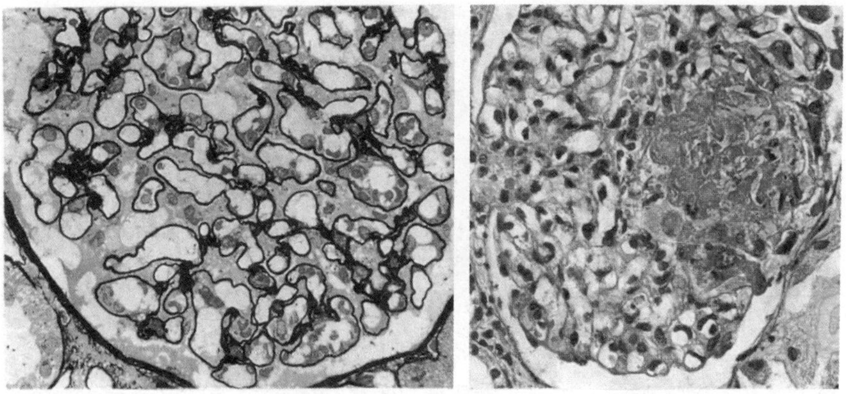

a b

Abb. 14.**23a** u. **b** Nicht-diffuse GN:
a Minimal-change-GN mit unauffälligen Glomeruli (Versilberung, Vergr. 1 : 300)
b Löhlein-Herdnephritis mit Thrombokapillariitis (PAS, Vergr. 1 : 200)

Klinik: Nephrotisches Syndrom mit selektiver Proteinurie, Hypoproteinämie, Hypercholesterinämie und Ödemen. Prognose – besonders bei steroidreaktiven Fällen – gut.

8. Fokale, segmentale Glomerulosklerose

Definition: Dies ist eine unspezifische glomeruläre Reaktion, die grundsätzlich bei jeder Nierenerkrankung vorkommen kann.

Pathogenetisch scheint sie mit der Minimal-change-GN verwandt zu sein. Grundsätzlich lassen sich folgende drei Formen unterscheiden:

- *idiopathische Form* mit steroidresistentem nephrotischem Syndrom,
- *aufgepfropfte Läsion* bei jedweder GN,
- *Überlastungsglomerulopathie* bei stark eingeschränkter Nierenfunktion infolge glomerulärer Podozytenschädigung.

Morphologie: Histologisch sind in den unterschiedlich stark betroffenen Glomeruli Segmente zu erkennen, in welchen die Kapillarschlingen durch riesige Depots eines PAS-positiven Materials hyalinisiert sind. Immunfluoreszenzmikroskopisch zeigen diese bei entsprechend segmentaler und fokaler Verteilung ein grob-granuläres Ablagerungsmuster von IgM und/oder C3-Komplement. Die betroffenen Glomerulusschlingen sind teilweise mit der Glomeruluskapsel verwachsen (Synechie) und vernarben. Die nicht betroffenen Glomeruli erscheinen histologisch völlig normal.

Klinik: Meist steroidresistentes nephrotisches Syndrom mit und ohne Hämaturie. 5-Jahres-Überlebensrate: 70%.

9. Fokale GN

Definition und Pathogenese: Diese auch als segmental-fokal proliferative GN bezeichnete GN gehört zum Formenkreis der Immunkomplex-GN und ist dadurch gekennzeichnet, daß nur einige Glomeruli betroffen sind und dies auch nur in einzelnen glomerulären Segmenten. Es handelt sich um ein glomeruläres Reaktionsmuster, welches man vor allem bei Systemerkrankungen beobachten kann.

Morphologie: Histologisch finden sich ähnliche Veränderungen wie bei der endokapillaren oder mesangioproliferativen GN, jedoch in segmentaler und fokaler Ausprägung, was gelegentlich von Halbmondbildungen begleitet sein kann. Das gleiche gilt für das Immunfluoreszenzmuster.

Klinik: Anfänglich Hämaturie und/oder Proteinurie, später nephrotisches Syndrom. Fünf-Jahres-Überlebensrate (ohne Halbmondbildungen) mehr als 80%.

Sonderform der fokalen GN:

– *Löhlein-Herdnephritis*
Es handelt sich um eine nichtpurulente GN-Form im Rahmen einer subakuten bakteriellen Endokarditis, welche auf eine embolische Verstopfung der Schlingenkapillaren mit Fibrinthromben zurückgeht (embolische Herdnephritis) und zu einer herdförmig entzündlichen Schlingenzerstörung (Thrombokapillariitis) führt. Diese Fibringerinnsel sind das morphologische Äquivalent zu denjenigen auf der Herzklappe und sind wie diese bakteriell induziert (Abb. 14.**23b**).

GN bei Systemerkrankungen (Tab. 14.**6**)

1. Goodpasture-Syndrom

Definition: Diese Erkrankung aus dem autoaggressiven Formenkreis ist charakterisiert durch Lungenblutungen (intraalveoläre Hämorrhagien) und einer GN, welche formal-pathogenetisch als Antibasalmembran-GN einzustufen ist.

Bevorzugung der 3. Lebensdekade (♂ : ♀ = 3 : 1).

Pathogenese: Bei dem betroffenen Patienten dominiert HLA-DR2. Bei ihm kommt es aus noch ungeklärten Gründen nach einer Virusinfektion, nach Kohlenwasserstoffinhalation, nach Medikamenteneinnahmen wie Rifampicin und D-Penicillamin und im Rahmen einer Tumorerkrankung zur Freilegung des ansonsten verborgenen (kryptogenen) sog. *Goodpasture-Antigens* (S. 60) – dies ist die nichtkollagene Domäne 1 der α3-Kette des Typ-IV-Kollagens der Basalmembran – mit entsprechender Antikörperbildung dagegen. Dementsprechend findet man immunfluoreszenzmikroskopisch eine lineare Ablagerung (Abb. 14.**14a** u. **b**) der IgG-haltigen Antibasalmem-

Tabelle 14.**6** Glomerulonephritis (GN) bei Systemkrankheiten

Krankheit	1. Ätiologie 2. Pathogenese
Goodpasture-Syndrom	1. autoreaktive AK gegen 28-kD-Peptid des NC1-Kollagen-α3 (IV) (= sog. „Goodpasture-Antigen") 2. Antibasalmembran-GN
Alport-Syndrom	1. Fehlen des 28-kD-Peptids des NC1-Kollagens-α3 (IV) 2. Filtrationsstörung
systemischer Lupus erythematodes	1. autoreaktive AK gegen DNS, Histone 2. Immunkomplexvaskulitis
Morbus Wegener	1. autoreaktive antizytoplasmatische AK 2. zellvermittelte Vaskulitis
Purpura Schoenlein-Henoch	1. AK gegen Erreger-AG, Allergene 2. Immunkomplexvaskulitis (small-vessel-disease)
IgA-Nephritis (= Morbus Berger)	1. ? (Viren?) 2. Ähnlichkeit mit Purpura Schönlein-Henoch; Mukosa-IgA-haftende Antigene (?)

branantikörper entlang der Basalmembran der Nierenglomeruli und der Lungenalveolen.

Morphologie und Klinik: Wie bei der extrakapillären GN, aber mit pulmonaler Alveolarhämorrhagie.

2. Alport-Syndrom

Definition und Pathogenese: Es handelt sich um eine genetisch heterogene Erkrankung, die autosomal dominant, autosomal rezessiv oder X-chromosomal dominant vererbt wird. Der chromosomale Defekt betrifft ein 28-kD-Peptid des NC1-Kollagen α3(IV) der Basalmembranen in Niere, Auge, Innenohr, Lunge und Gehirn. Diesem Kollagentyp-IV-Peptid kommt eine wichtige Rolle in der embryonalen Entwicklung der glomerulären Basalmembran zu, in dem es die Fusion der epithelialen und der endothelialen Basalmembran steuert (S. 60).

Morphologie: In den Nierenglomeruli imponieren meist doppelläufige, unregelmäßig verdickte oder verschmälerte Basalmembranen (Fusionsdefekt!). Darin sind Lipidtropfen, körnige Filtrationsrückstände und auch zirkulierende Immunkomplexe abgelagert (Abb. 14.**24**). Mit zunehmender Krankheitsdauer tritt eine fokale und segmentale Glomerulosklerose auf, die bis zur Glomerulusverödung führt. Daneben findet sich eine interstitielle Nephritis mit progredienter Tubulusatrophie.

Klinische Symptomatik:

- Familiäre Nephritis mit Hämaturie, Proteinurie und progredientem Nierenversagen.
- Lenticonus anterior (= kegelartige Ausstülpung des vorderen Augenlinsenpols).
- Innenohrschwerhörigkeit.

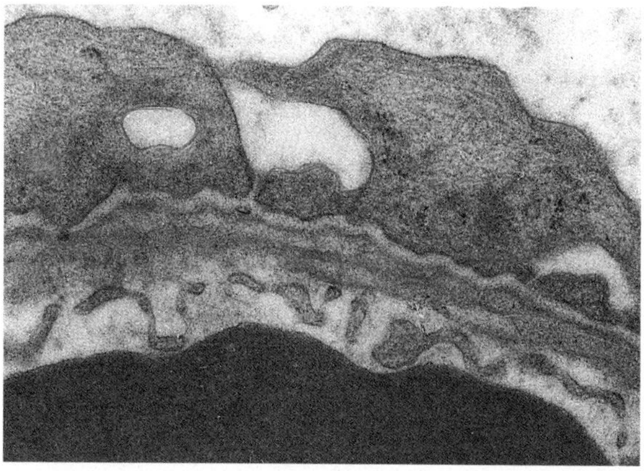

Abb. 14.**24** Glomeruläre Basalmembran beim Alport-Syndrom mit lamellärer Strukturierung und Verbreiterung (EM, Vergr. 1 : 20 000, Original: Rohrbach)

Komplikationen: Bei etwa 5% der transplantierten Patienten entwickelt sich ein De-novo-Basalmembran-GN.

3. Lupus erythematodes disseminatus

Definition und Pathogenese (S. 200): Bei dieser Autoimmunerkrankung kommt es in 70% der Fälle zu einer Nierenaffektion in Form der sog. *Lupusnephritis.*

Morphologie: Die morphologischen Läsionen der Lupusnephritis werden nach einem Vorschlag der WHO folgendermaßen klassifiziert:

- *Klasse-I-Läsionen:* normales Nierengewebe,
- *Klasse-II-Läsionen:* mesangiale GN,
- *Klasse-III-Läsionen:* fokale GN,
- *Klasse-IV-Läsionen:* diffuse (proliferative) GN,
- *Klasse-V-Läsionen:* membranöse GN,
- *Klasse-VI-Läsionen:* sklerosierende GN.

4. Wegener Granulomatose

Definition und Pathogenese (S. 592): Bei dieser Autoaggressionskrankheit sind autoreaktive Antikörper gegen Neutrophilengranula entscheidend. Die Niere weist Läsionen vom Typ einer Immunkomplex-GN auf (S. 811).

Morphologie: Makroskopisch sind die Nieren leicht vergrößert mit einzelnen punktförmigen Blutungen übersät. Das histologische Bild entspricht meist demjenigen einer fokalen GN, gelegentlich auch einer extrakapillären GN (Abb. 14.**25 a** u. **b**).

5. IgA-Nephritis

Definition und Pathogenese: Dies ist die weltweit häufigste GN, charakterisiert durch eine dominante IgA-Ablagerung im glomerulären Mesangium. Sie bevorzugt junge Männer. Pathogenetisch wird ein Defekt im Abfangen von Immunkomplexen mit IgA in der Allgemeinblutzirkulation vermutet. Dies erklärt, weshalb die Erkrankung gehäuft bei Patienten mit chronischen Entzündungen der IgA-haltigen Mukosa-

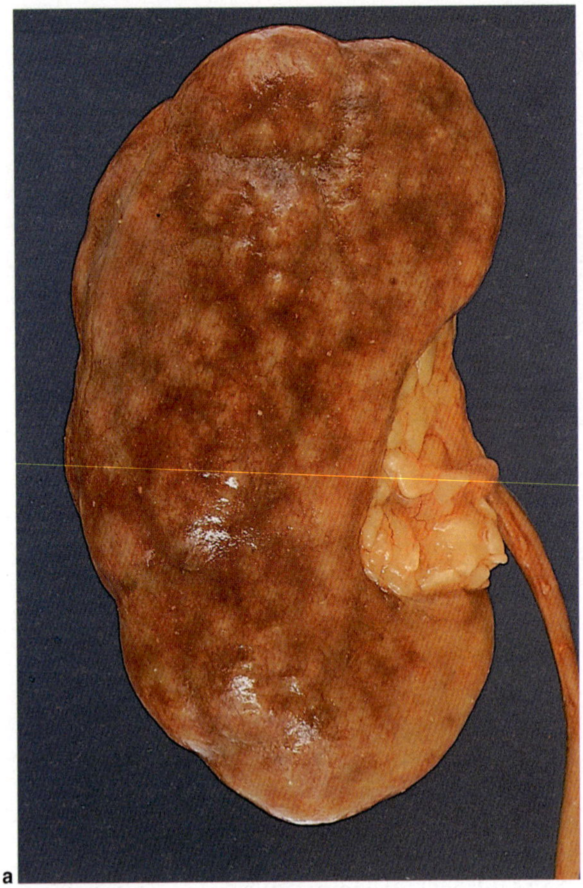

a

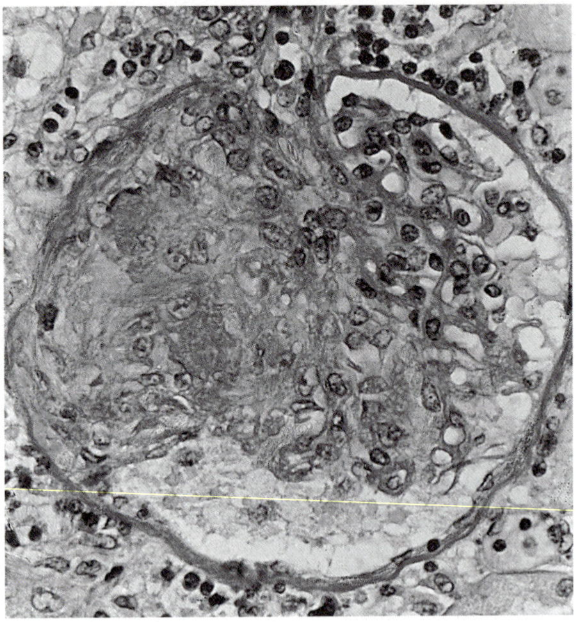

b

Abb. 14.**25a** u. **b** Morbus Wegener. **a** Nekrotisierende Glomerulonephritis mit punktförmigen Blutungen. **b** Glomeruläre Nekrose (PAS, Vergr. 1:320)

oberflächen (Glutenenteropathie, Morbus Crohn, chronische Bronchitis) vorkommt. Diese Immunkomplexe rufen eine Zytokinproduktion und Proliferation der Mesangiumzellen hervor.

Morphologie: Histologisch findet man alle Formen (außer der membranösen und membranoproliferativen GN) wie

- *Minimal-change-GN* (15%),
- *mesangioproliferative GN* (25%),
- *fokale GN* (55%).

Immunfluoreszenzmikroskopisch stellt sich ein mesangiales granuläres Ablagerungsmuster in erster Linie von IgA, gelegentlich und in geringem Maße auch von IgG, IgM und C3-Komplement dar (Abb. 5.**22**; S. 194), zusätzlich Depots an glomerulärer Basalmembran.

Klinik: Makrohämaturie oder Mikrohämaturie mit Proteinurie, mit der Zeit auch Hypertonie, langsame Progredienz.

6. Purpura Schoenlein-Henoch

Pathogenese (S. 412): Es liegt eine leukozytoklastische Vaskulitis mit IgA-Ablagerungen zugrunde. Dementsprechend findet man in der Niere häufig histologische Läsionen wie bei IgA-Nephritis.

GN-Schrumpfniere

Definition: Dies sind Endstadien nicht mehr zu klassifizierender GN mit Nieren, deren Gewicht zumindest 30% unter der Norm liegt.

Makroskopisch weisen die blassen Nieren eine grobgranulierte Oberfläche (= *weiße Granularatrophie*), eine verwaschene Mark-Rinden-Grenze auf und sind schlecht dekapsulierbar.

Histologisch sind die Nierenkörperchen komplett hyalinisiert (mehr als 70% der Glomeruli) und zeigen folgende Veränderungen:

- *Verdickte Bowman-Kapseln* mit alten Halbmonden,
- *Verwachsungen* zwischen den glomerulären Kapillaren und der Kapsel,
- *Pseudotubulusbildungen* (= endothelialisierte Hohlräume zwischen Bowman-Kapsel und verwachsenen glomerulären Schlingen) (Abb. 14.**26a** u. **b**),
- Atrophie der Tubuli,
- *Fibrose des Interstitiums* und
- eine deutliche *Intimafibrose der Gefäße* (hypertone Vaskulopathie).

Klinik: Urämie, Dialyse-Patient.

Interstitielle Nephritis

Allgemeine Definition: Unter diesem Begriff werden entzündliche Läsionen zusammengefaßt, die sich prädominant im renalen Interstitium abspielen und sich auf die Tubuli ausdehnen können (daher Synonym: *„tubulointerstitielle Nephritis"*).

Im Gegensatz zur Glomerulonephritis sind sie meist einseitig, oder zumindest einseitig betont und weisen klinisch keine glomerulären Schädigungszeichen auf. Je nachdem, ob eine solche Nephritis akut oder chronisch verläuft oder mit einer Destruktion der Nephrone einhergeht, unterscheidet man folgende Formen der interstitiellen Nephritis:

1. Akute Pyelonephritis

Definition: Dies ist eine akut auftretende, unspezifisch-bakteriell ausgelöste Entzündung des renalen Interstitiums mit destruierend-abszedierendem Einschlag (= *akut-destruierende interstitielle Nephritis)* und Einbeziehung der Nierentubuli (= *akut-destruierende tubulointerstitielle Nephritis*) sowie manchmal – aber nicht immer – auch des Nierenbeckens (Name: „Pyelo"-nephritis!).

Bei aszendierendem Infektionsmodus (s. unten) ist diese Nephritisform ein- oder doppelseitig, bei hämatogenem Infektionsmodus meist doppelseitig ausgeprägt (♀ : ♂ = 3 : 1).

Ätiologie: Als Erreger kommen vor allem uropathogene E. coli, seltener Klebsiellen und Proteus in Betracht, wobei bestimmte metabolische Läsionen wie Diabetes mellitus, Gicht, Oxalose und Hyperkalzämie durch eine entsprechende Nierenparenchymschädigung das Terrain für den Entzündungsprozeß quasi vorbereiten.

Pathogenetisch unterscheidet man folgende beiden Entstehungsmechanismen:

- *Aszendierende Entstehung:* In diesen Fällen liegen meist Harnabflußstörungen, wie Tumoren, Prostatahyperplasie, Urolithiasis und Fehlbildungen vor, die eine urostatisch bedingte Schleimhautschädigung auslösen und damit eine kanalikulär-aufsteigende Keimbesiedelung ermöglichen. Diese erfolgt primär in der Urethra. Da diese bei den Frauen wesentlich kürzer ist als bei den Männern, dominiert bei Patienten mit akuter Pyelonephritis unter 40 Jahren das weibliche Geschlecht, während bei Patienten über 50 Jahren wegen der sich entwickelnden Prostatahyperplasie die Männer überwiegen. Danach dringen die Erreger über die Harnblase ins Nierenbekken vor und lösen eine akute Nierenbeckenentzündung (akute eitrige Pyelitis) aus. Von dort aus dehnt sich die Entzündung auf die Papillenspitzen und später auf das renale Interstitium aus (Abb. 14.**27 a–c** und 14.**29**).

- *Hämatogene Entstehung:* Sie ist weniger häufig als die aszendierende Entstehung und tritt vorwiegend im Rahmen einer Septikopyämie auf. Nur selten stammen die Erreger von einer Harnwegsinfektion mit nephrotropen Keimen.

Die septikopyämischen Nierenläsionen lassen sich oft erst autoptisch nachweisen. Dabei werden virulente, hämatogen verschleppte Keime (meist Staphylokokken) bereits in den Glomeruli (1. Kapillarfilter) abgefangen, wo sie einen embolisch-eitrigen Entzündungsherd (= *embolisch-eitrige Herdglomerulitis*) hervorrufen, was auch als embolisch-eitrige Herdnephritis bezeichnet wird. Demgegenüber bleiben niedrig-virulente Bakterien (gleiches gilt für Pilze!) erst in den Vasa recta der Markregion (2. Kapillarfilter) stecken. Dort rufen sie wiederum eine embolisch-eitrige Entzündung hervor (= *embolisch-eitrige Marknephritis*), die als längliche kleine Eiterausscheidungsherde imponieren (= *Ausscheidungsnephritis*). Von diesen embolischen Eiterherden kann, wenn es der Patient erlebt, der Entzündungsprozeß sich weiter ausdehnen.

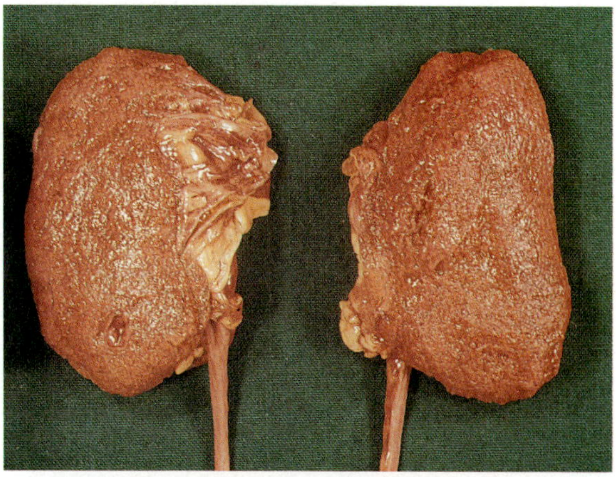
a

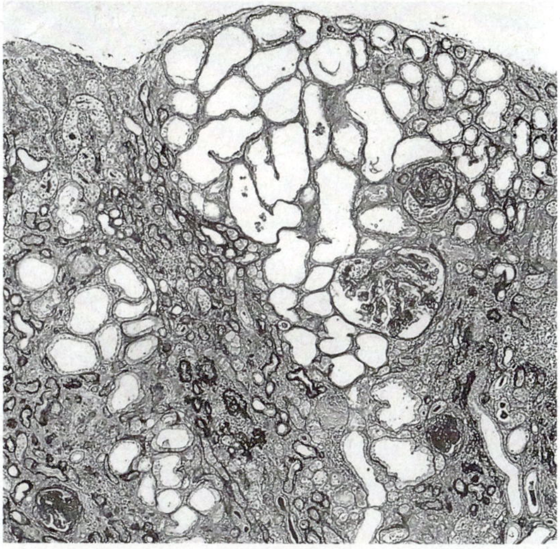
b

Abb. 14.**26 a** u. **b** Glomerulonephritische Schrumpfniere (Endstadiumniere):
a Beidseitig hochgradig geschrumpfte Nieren.
b Atrophie, Fibrose und Ausweitungen der Nephrone (PAS, Vergr. 1 : 50; Original: Bohle)

Makroskopisch sind die Nieren meist vergrößert. Ihre Oberfläche ist mit stecknadelkopfgroßen, gelblichen Eiterherden übersät, die von einem hämorrhagisch-roten Randsaum umgeben werden und gelegentlich konfluieren können (Abb. 14.**27 a**). Auf der Schnittfläche sind die eitrigen Abszeßherde

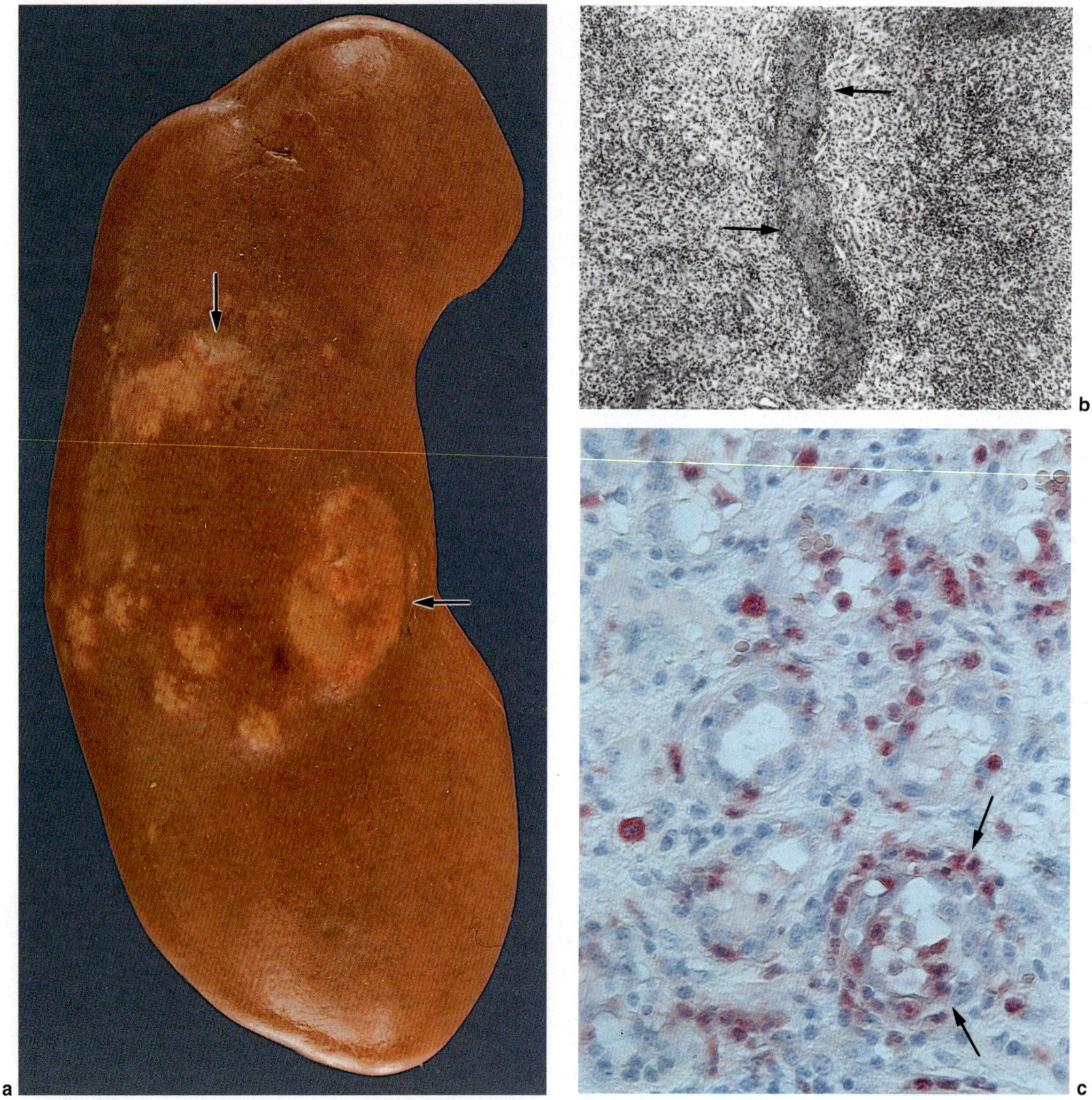

Abb. 14.**27a–c** Akute abszedierende Pyelonephritis:
a Auf der Rindenoberfläche mehrere Abszesse (Pfeile)
b Übersicht: Abszeßstraße (Pfeile) mit dichtem granulozytärem Entzündungsinfiltrat im Interstitium (HE, Vergr. 1 : 80)
c Ausschnitt aus Markbereich: die Tubuli werden von Granulozyten durchwandert und zerstört (Pfeile). Chlorazetat-esterase-Darstellung (rot) der neutrophilen Granulozyten (Vergr. 1 : 250)

meist streifenförmig angeordnet (= „Eiterstraßen") und in der Markregion häufiger zu beobachten als im übrigen Nierenparenchym. Die subkapsulären Abszesse (= *perinephritische Abszesse*) können sich gelegentlich ins pararenale Fettgewebe ausdehnen (= *paranephritische Abszesse*).

Histologisch findet man im renalen Interstitium abszedierende oft straßenförmige Einschmelzungsherde (Abb. 14.**27b**) mit dichter granulozytärer Infiltration, zu der bei einer Septikopyämie noch Bakterienrasen hinzukommen können. Die entzündliche Destruktion umfaßt definitionsgemäß Interstitium samt Tubuli, kann aber manchmal auch auf Glomeruli übergreifen. Dementsprechend findet man in der epithelialen Wandung sowie im Lumen der Tubuli reichlich Granulozyten (Abb. 14.**27c**). Das entsprechende Korrelat im Urinsediment sind die granulären Zylinder (Leukozytenzylinder).

Klinik: Fieber, Flankenschmerz, Bakteriurie sowie häufiges (Pollakisurie) und schmerzhaftes Wasserlösen (Dysurie). Bei schweren Verläufen Oligoanurie. Tödlicher Ausgang infolge Urosepsis möglich. Bei Abheilung radiäre Narbenbildung. Oft Übergang in chronische Pyelonephritis.

2. Chronische Pyelonephritis

Definition: Chronische, durch Bakterien und/oder Bakterienbestandteile ausgelöste Entzündung des Niereninterstitiums mit in Schüben fortschreitender Parenchymdestruktion (= *chronisch-destruierende interstitielle Nephritis;* tubulointerstitielle Nephritis).

Häufigkeit im Autopsiegut: 7%. ♀ : ♂ = 3:1. Je nach Entstehungsmechanismus handelt es sich um obstruktive oder um nicht-obstruktive (meist Reflux-Nephropathie) Formen.

Pathogenese: Sie ist bei dem chronischen Krankheitsverlauf nachträglich meist nicht mehr sicher zu bestimmen. In einigen Fällen liegen obstruktive Harnwegsprozesse mit Infektionen (E. coli, Enterokokken, Staphylococcus aureus) vor, in anderen werden autoreaktive Antikörper gegen Bakterienanteile (Lipid A aus E.-coli-Wand) oder Tubuluswandmaterial diskutiert.

Morphologie: Makroskopisch sind die Nieren verkleinert. Sie zeigen eine höckerige Oberfläche mit flachen, großen, narbigen und rötlichen Einziehungen (Abb. 14.**28**), zum Teil mit zackiger Begrenzung. Nur selten führt diese Erkrankung zu einer homogenen Nierenschrumpfung mit feingranulärer Oberfläche. Histologisch findet man im vernarbten Interstitium schüttere bis dichte lymphoplasmazelluläre Infiltrate. Die Tubuli sind in den Narbenbezirken atrophisch und zeigen verbreiterte Basalmembranen. In Randbereichen treten Nephrone mit kompensatorisch hypertrophierten Tubuli auf. Hinzu kommen Gruppen von Tubuli, die von einem abgeflachten Epithel ausgekleidet werden und die in den ausgeweiteten Lichtungen PAS-positives, kolloidartiges Material enthalten, so

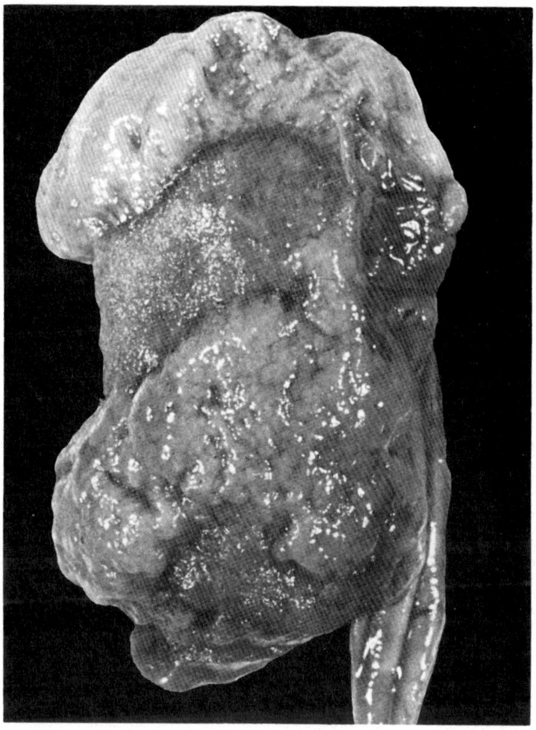

Abb. 14.**28** Pyelonephritische Schrumpfniere

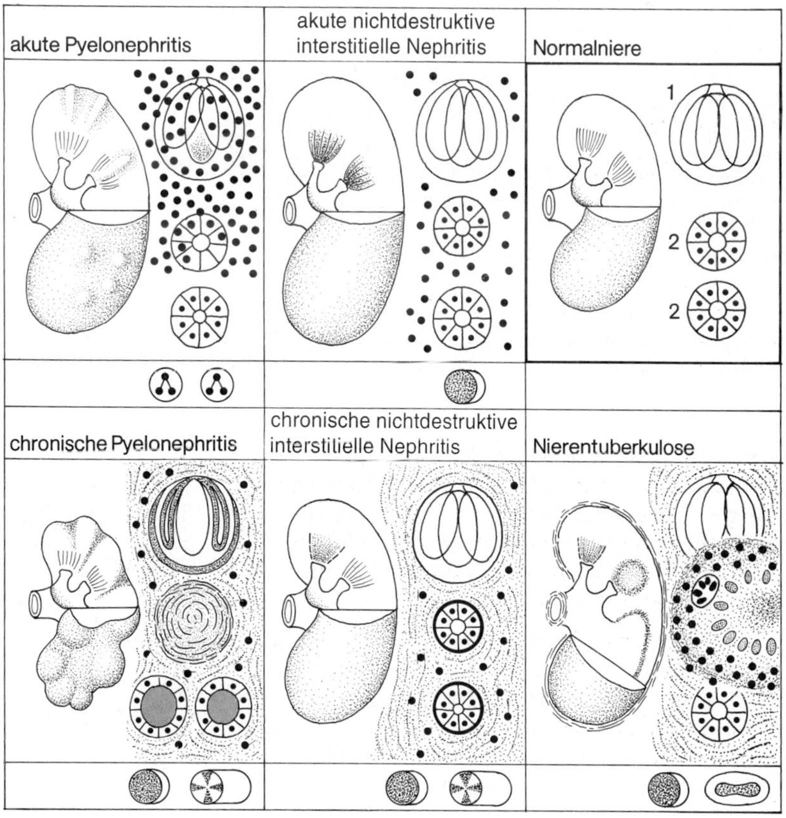

Abb. 14.**29** Verschiedene Formen der tubulo-interstitiellen Nephritis und der Nierentuberkulose (obere Nierenhälfte = Schnittfläche, untere Nierenhälfte = Oberfläche, 1 = Glomerulus, 2 = Tubuli). Beachte, daß die granulomatöse Entzündungsreaktion bei der Nierentuberkulose im Gegensatz zur granulomatösen nichtdestruierenden interstitiellen Nephritis die Glomeruli und die Tubuli zumindest teilweise zerstört.

daß ein strumaartiges Gewebsbild entsteht (= *Pseudostrumaaspekt*). In diesem Material (Harnmukoid) läßt sich das *Tamm-Horsfall-Protein* nachweisen. Dieses kann durch Tubuluswanddefekte in das Interstitium austreten und soll dadurch den chronischen Entzündungsprozeß unterhalten. In den Narbenfeldern sind die Glomeruli größtenteils hyalinisiert oder zeigen einen Schlingenkollaps. Die intrarenalen Gefäße weisen bei stärkerer Schrumpfung eine reaktive Intimafibrose (S. 446) auf, die durch eine hypertone Vaskulopathie (S. 443) überlagert werden kann (Abb. 14.**29**). Das Nierenkelchsystem ist durch Vernarbungsprozesse verzogen (Radiologie!).

Klinik: Langer, symptomloser Verlauf; Klopfschmerz des Nierenlagers, Leukozyturie, subfebrile Temperaturen, Hypertonie. In Spätstadien Niereninsuffizienz. Die Prognose ist, besonders bei Doppelseitigkeit, ungünstig.

Sonderformen der chronischen Pyelonephritis:

- *Xanthomatöse Pyelonephritis*
Aus unbekannter Ursache treten in diesen Fällen vor allem bei Proteus- oder Coliinfektion neben den bereits beschriebenen Veränderungen im Interstitium auch lipidhaltige Schaumzellen (Histiozyten) und manchmal epitheloidzellige Granulome mit Riesenzellen auf. Die Pyelonephritis ist dabei immer einseitig und wird von folgender Trias begleitet: Harnwegsobstruktion, Phosphatsteine, Leukozytenfunktionsstörung (welche?).

- *Refluxnephropathie*
Pathogenetisch beruht die refluxbedingte Pyelonephritis darauf, daß Urin bei einer intravesikalen Druckerhöhung (Miktion) in Ureter, Nierenbecken und Niere zurückströmt. Voraussetzung dazu ist entweder eine anlagebedingte, rechtwinklige Einmündung der Ureteren in die Harnblase in Form eines sog. *Golfloch-Orifiziums* (vesikoureteraler Reflux) oder eine anlagebedingte rechtwinklige Einmündung der Sammelrohre (tangential) in die Papille in Form sog. Refluxpapillen (intrarenaler Reflux). Bei entsprechender Harnwegsinfektion führt dies schließlich zur Pyelonephritis. Sie tritt häufig im Kindesalter auf und fällt als scharf begrenzte rote Narbe am oberen oder unteren Nierenpol auf, die histoloigsch nahezu ausschließlich aus Pseudostrumaherden bestehen. Klinisch oft symptomarm.

3. Akute, nichtdestruierende interstitielle Nephritis

Definition: Dies ist eine akut verlaufende, doppelseitige nichtbakterielle Entzündung, die sich ohne Parenchymdestruktion im Interstitium abspielt.

Sie kommt ohne Bevorzugung von Alter und Geschlecht als primäre (idiopathische) Form und als sekundäre Form (Begleitnephritis) vor.

Pathogenese: Die akute, nichtdestruktive, interstitielle Nephritis tritt unter folgenden Bedingungen auf:

- *Idiopathisch* ohne erkennbare Ursache,
- *infektiös-toxisch (parainfektiös)*: im Rahmen viraler oder bakterieller Infektionen (z. B. Röteln, Q-Fieber, Scharlach, Abdominaltyphus),
- *medikamentös-allergisch:* im Rahmen einer Antibiotikabehandlung (Sulfonamide, Penicilline, Tetracycline) oder nach Analgetikaeinnahme (Novalgin),
- *autoaggressiv*: im Rahmen von Autoaggressionskrankheiten und/- oder anderweitiger Immunkomplexnephritiden mit autoreaktiven Antikörpern gegen tubuläre Basalmembranantigene oder infolge tubulärer Immunkomplexablagerungen.

Morphologie: Die Nieren sind makroskopisch groß, bis zu 700 g schwer, leicht dekapsulierbar. Sie haben eine blasse Schnittfläche mit verwaschener Mark-Rinden-Grenze und düsterroten Papillen. Histologisch tritt diese Nephritis je nach Pathogenese in folgenden beiden Formen auf (Abb. 14.**29**):

- *Seröse Form:* Sie kommt vor allem beim Kreislaufschock vor. Die Tubuli sind durch ein interstitielles Ödem auseinandergedrängt. Das entzündliche Infiltrat konzentriert sich auf die Mark-Rinden-Grenze und besteht aus Lymphozyten, Plasmazellen und Histiozyten.

- *Zelluläre Form:* Sie tritt besonders bei infekttoxischer oder medikamentös-allergischer Genese auf und ist durch ein perivaskulär betontes, lymphoplasmazelluläres Infiltrat des Niereninterstitiums charakterisiert. Bei allergischer Genese gesellen sich noch eosinophile Granulozyten hinzu.

- *Granulomatöse Form:* Sie tritt als hypererge Reaktion im Rahmen einer Medikamentenunverträglichkeit (Antibiotika, Diuretika) auf.

Klinik: Plötzlicher Beginn mit einer akuten Niereninsuffizienz, Fieber, Exanthem- und Bluteosinophilie. Meist folgenlose Ausheilung.

4. Chronische, nichtdestruierende interstitielle Nephritis

Definition: Dies ist eine *abakterielle Entzündung,* die *beide Nieren betrifft,* sich im *Interstitium abspielt* und zur Parenchymsklerosierung führt.

Pathogenese: Nur in einzelnen Fällen geht diese Nephritisform aus einer nicht ausgeheilten akuten interstitiellen Nephritis hervor. Weitere seltene Ursachen sind Marchiafava-Hämoglobinurie, chronische Schwermetallvergiftung (Blei, Cadmium), Refluxnephropathien und Systemkrankheiten wie Lupus erythematodes. In den Balkanländern tritt sie aus immer noch unbekannten Gründen endemisch auf (sog. *Balkannephritis*). Ferner kompliziert sie Nierenfehlbildungen wie Nephronophthise und medulläre Zystennieren (S. 801).

In den meisten Fällen (90%) geht sie auf einen langjährigen Abusus von Analgetika zurück. Ursächlich handelt es sich dabei in erster Linie um Phenacetin- oder Paracetamol-Metabolite, die sich unter dem Einfluß von mikrosomalen Mischoxygenasen in reaktive Metabolite umwandeln; sie binden sich kovalent an Zellproteine und lösen somit eine

Zellschädigung aus, wobei die Menge des eingenommenen Arzneimittels (in Kilogramm!) Hand in Hand mit der Schwere der Erkrankung geht. Da sich die toxischen Arzneimittelmetabolite im Markbereich anreichern, schädigen sie dort die Kapillarendothelien und Tubulusepithelien. Die Folge davon ist eine lumenverschließende Kapillarsklerose mit nachfolgender Tubulus-, später Papillennekrose, was seinerseits wiederum einen Harnrückstau ins Nierenparenchym im Sinne einer Nephrohydrose nach sich zieht.

Morphologie: Makroskopisch handelt es sich meist um Schrumpfnieren mit einer glatten oder grobhökkerigen Oberfläche und einer verwaschenen Mark-Rinden-Grenze auf der Schnittfläche. Die Papillen weisen sehr oft Nekrosen auf (Abb. 14.**30**) und sind zum Teil vollständig sequestriert (= *Papillennekrosen*). Histologisch findet man in 80% aller Analgetika-Abuser eine homogene Basalmembranverbreiterung der Kapillaren im Nierenmark und der submukösen Kapillaren in Harnblase und Ureter (= *Kapillarosklerose*). Die Tubuli enthalten (bei Phenacetinabusus) ein feingranuläres Lipofuscinpigment, sind atrophisch und werden ebenfalls von einer homogen verbreiterten Basalmembran umgeben. Das Niereninterstitium, von einem schütteren, lymphoplasmohistiozytären Infiltrat durchsetzt, zeigt anfänglich eine Fibrosierung, später eine zunehmende Sklerosierung (Abb. 14.**29**).

Klinik: Schleichende Einschränkung der Nierenfunktion. Bei Phenacetin-Abusern mit Anämie und Café-au-lait-Hautkolorit, 13fach erhöhtes Risiko für Tumoren des Harntraktes (S. 839).

5. Pyelonephritische Schrumpfniere

Definition: Endstadien nicht mehr klassifizierbarer Pyelonephritiden mit erheblicher Nierenschrumpfung (Nierengewicht bis zu 40 g!).

Makroskopisch zeigen die Nieren eine meist grobhöckerige Oberfläche mit narbigen roten Einziehungen und sind wegen ausgedehnter Kapselverwachsungen kaum dekapsulierbar. Auf der Schnittfläche ist die Rindenzone verschmälert, die Mark-Rinden-Grenze verwaschen, das Hilusfettgewebe im Sinne einer Vakatfettwucherung vermehrt und die Papillen entweder entzündlich „angenagt" oder nekrotisch.

Histologisch finden sich neben einer chronischen, zum Teil rezidivierenden Entzündung im Interstitium eine ausgeprägte Fibrose und radiäre Narben, wobei die entsprechenden Glomeruli oft lange erhalten bleiben, aber enger zusammenrücken. Die Tubuli der betroffenen Nephrone sind atrophiert und dilatiert und enthalten ein kolloidähnliches Uromukoid (sog. *Pseudostrumafelder*). Die Nierenarterienäste weisen unterschiedliche Grade einer hypertonen Vaskulopathie mit entsprechender Intimafibrose auf.

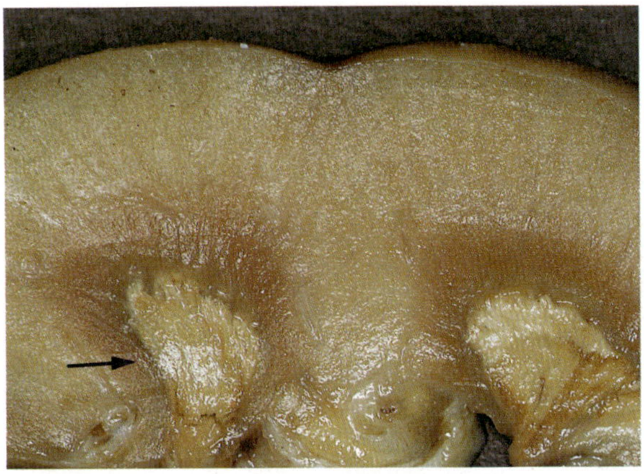

Abb. 14.**30** Nekrose der Nierenpapillen (Pfeil)

Granulomatöse Nephritis

Allgemeine Definition: Dies sind Entzündungen des Nierenparenchyms im Rahmen von infektiösen Allgemeinerkrankungen, die mit einer chronisch-granulomatösen Entzündungsreaktion einhergehen.

1. Urogenitaltuberkulose

Pathogenese: Die Urogenitaltuberkulose ist die häufigste Form einer extrapulmonalen Organtuberkulose und entwickelt sich bei 5% aller Patienten mit Lungentuberkulose. Von einem pulmonalen, seltener von einem anderen Primärherd aus kommt es im Rahmen einer hämatogenen Generalisation zur Infektion beider Nieren im Rindengebiet. Damit beginnt das parechymatöse Stadium:

- *Parenchymatöses Stadium:* Im Nierenrindenbereich findet man kleine miliare Tuberkel. Diese können ausheilen oder nach einer Latenzzeit von etwa 10 Jahren in ein ulzerokavernöses Stadium übergehen.
- *Ulzerokavernöses Stadium I:* Dabei verkäsen die tuberkulösen Rindenherde, so daß die Tuberkelbazillen über die Tubuli in die Nierenpapillen gelangen und dort ein tuberkulöses Geschwür hervorrufen, welches in den Nierenkelch durchbricht. Dadurch werden nun Tuberkelbazillen und Granulozyten im Urin ausgeschieden: Die deszendierend-kanalikuläre Urotuberkulose beginnt. Übrig bleiben offene Kavernen. Nun greift die tuberkulöse Gewebezerstörung auf die Nachbarpapillen über.
- *Ulzerokavernöses Stadium II:* mit Papillendestruktionen und Kavernen in ein bis zwei Kelchgruppen.
- *Ulzerokavernöses Stadium III:* In diesem irreparablen Endstadium der Nierentuberkulose sind nahezu sämtliche Kelchgruppen zerstört. Gesellt sich nun noch eine entzündliche Stenose des Harnleiters hinzu, bleibt das verkäste Material im Nierenbecken liegen. Der Verkäsungsprozeß dehnt sich allmählich

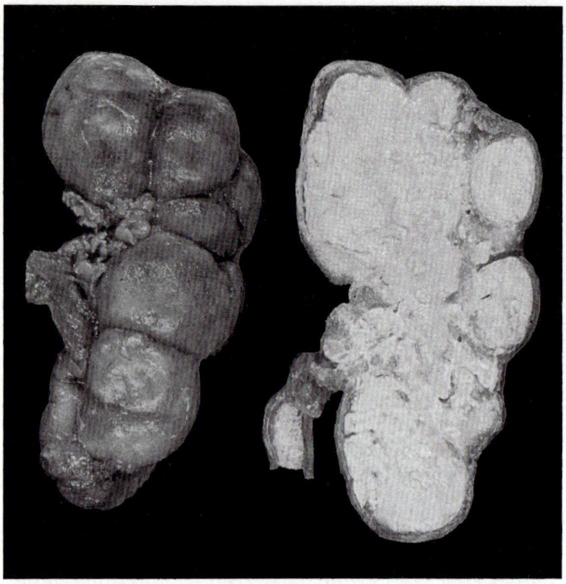

Abb. 14.**31** Tuberkulöse Mörtelniere mit eingedicktem Nekrosematerial (Original: Mihatsch)

auf das ganze Nierenparenchym aus, so daß vom ursprünglichen Nierengewebe nur noch eine wenige Millimeter dicke Narbenkapsel übrigbleibt. Diese enthält mörtelartig eingedicktes und verkalktes Nekrosematerial (= *Kittniere, Mörtelniere)* (Abb. 14.**29** und 14.**31**). Durch narbigen Verschluß des Harnleiters kann der tuberkulöse Prozeß abgeriegelt werden, so daß die Granulozyten- und Bakterienausscheidung im Harn aufhört. Schleimhautveränderungen im Harnleiter und in der Harnblase können abklingen, so daß bei gesunder zweiter Niere der Eindruck einer Heilung entsteht: „Autonephrektomie". Allerdings ist auf eine solche Spontanheilung kein Verlaß, denn in den Kittnieren finden sich unzählige Tuberkelbazillen, die erneut auf dem Blutweg in die Lunge streuen können.

Klinik: Zu jedem Zeitpunkt einer Harnwegstuberkulose kann von dort auch eine Genitaltuberkulose entstehen, die ersten Tuberkuloseherde findet man dabei in der Prostata und in den Samenblasen. Von hier aus erfolgt die kanalikuläre Entzündungsausdehnung auf Samenleiter und Nebenhoden.

2. Nierenaktinomykose

Morphologie: Sie tritt im Rahmen einer generalisierten Erkrankung auf. Die Nieren werden von Einschmelzungsherden durchsetzt, in deren Randbereich man histologisch neben Aktinomyzesdrusen auch Granulome vom Pseudotuberkulosetyp erkennen kann. Häufige Komplikationen sind Papillenspitzennekrosen und eine Urolithiasis. Ähnliche histologische Veränderungen findet man auch bei der *Aspergillose.*

Funktionelle Läsionen

1. Akutes Nierenversagen

Definition: Dies ist ein Oberbegriff für ein pathogenetisch vielseitiges Krankheitsbild, gekennzeichnet durch einen rasch einsetzenden, grundsätzlich aber reversiblen Ausfall der Nierenfunktion.

Je nach Hauptgewicht der Schädigungsursache unterscheidet man folgende Formen:

- *Prärenale Form:* charakterisiert durch eine renovaskuläre Widerstandserhöhung mit Durchblutungs- und Filtratabnahme ohne Nachweis einer geschädigten Tubulusfunktion.
- *Renale Form:* infolge primärer Schädigung der Tubulusepithelien.
- *Postrenale Form:* infolge Abflußbehinderung.

Pathogenese: Während die prärenale Form hauptsächlich auf einen Kreislaufschock zurückgeht, bei dem nur vereinzelte Gruppen und einzelne Tubuluszellen zum Opfer fallen, wird die renale Form durch Nephrotoxine (Tab. 4.**4**, S. 148) ausgelöst, die meist große Teile des proximalen Tubulus schädigen. Die Pathophysiologie der gedrosselten glomerulären Filtrationsrate teilen sich die renalen Formen mit den prärenalen und postrenalen Formen.

2. Chronische Niereninsuffizienz

Definition: Damit bezeichnet man die Unfähigkeit der Nieren zur ausreichenden Ausscheidung harnpflichtiger Endprodukte des Eiweißstoffwechsels mit entsprechender Konzentrationserhöhung dieser N-Substanzen (vor allem Kreatinin und Harnstoff) im Blut. Das Terminalstadium einer chronischen Niereninsuffizienz wird als Urämie (= Harnstoff im Blut) bezeichnet.

Jährlich gelangen fünf von 100000 Einwohnern aufgrund folgender Grundkrankheiten in die terminale Niereninsuffizienz: Glomerulonephritis (50%), Pyelonephritis (20%), Zystennieren (8%), vaskuläre Nierenerkrankungen (4,5%).

Pathogenese: Durch die allmählich erlöschende Nierenfunktion werden Wasser, Elektrolyte und harnpflichtige Schlackenstoffe im Organismus retiniert. Dazu gehören Harnstoff, Kreatinin, Harnsäure und verschiedene toxische Stoffe wie Guanidine, Phenolderivate, Kresole und toxische Peptide, die als „Urämiegifte" an den vielfältigen Organschäden teilhaben. Ihr Zustandekommen beruht auf dem Zusammenwirken folgender pathogenetischer Prozesse:

- *Niedermolekulare „Urämiegifte":* Sie sind – therapeutisch nutzbar – dialysabel und reichern sich nach vorheriger Diffusion an den inneren und äußeren Körperoberflächen an. Dort schädigen sie die Kapillaren und die bedeckenden Schleimhäute oder serösen Häute und rufen eine serofibrinöse Entzündungsreaktion (S. 220) hervor. Dies gilt vor allem für den Harnstoff, welcher die Quartärstruktur der Proteine schädigt, falls nicht gleichzeitig (wie physiologischerweise der Fall) protektive Metabolite vom Typ Methylamin vorhanden sind.

- *Störung des Elektrolythaushaltes* mit Natrium- und Kaliumretention und Störung des Säure-Basen-Haushaltes mit gestörter H-Ionen-Sekretion und Bicarbonatrückresorption: Dadurch entwickelt sich eine metabolische Azidose.

- *Urämische Osteomalazie:* Da die *Phosphatresorption* natriumabhängig ist, kommt es erst spät zu einer *Phosphatretention.* Durch die entsprechende Hyperphosphatämie gelangt Phosphat in das Darmlumen und bildet dort schwer lösliche Calciumkomplexe, welche die intestinale Calciumresorption einschränken. Darüber hinaus kommt es bei Überschreitung des Löslichkeitsproduktes von Calciumphosphat zur Ausfällung von Calciumphosphaten im Gewebe. Dadurch sinkt die Plasmakonzentration des ionisierten Calciums ab, was durch die verminderte Bildung des biologisch wirksamen 1,25-Dihydroxycholecalciferols in der Niere unterstützt wird. Die resultierende Hypokalzämie löst einen sekundären Hyperparathyreoidismus aus und erzeugt eine urämische Osteomalazie (S. 1122). Gleichzeitig scheint dem Parathormon auch eine toxische (zumindest neurotoxische) Wirkung zuzukommen, die sich durch Parathyreoidektomie beheben läßt.

- *Anämie:* Der *Schwund metabolisch aktiven Nierenparenchyms* hat darüber hinaus auch einen Erythropoetinmangel mit entsprechender Anämie zur Folge.

Morphologie: Die wichtigsten klinischen und pathologisch-anatomischen Befunde, die das terminale Stadium einer chronischen Niereninsuffizienz charakterisieren, sind in Tab. 14.**7** zusammengestellt.

Klinisch verläuft die chronische Niereninsuffizienz in folgenden Stadien:

- *Stadium der vollständigen Kompensation:* Mit Einschränkung der glomerulären Filtrationsrate ohne Erhöhung der Retentionswerte.
- *Stadium der kompensierten Retention:* Mit erhöhten Retentionswerten (Kreatinin über 1,2 mg%). Bestehen klinisch keine weiteren Urämiesymptome, so wird dieser Zustand als Azotämie bezeichnet.
- *Stadium der dekompensierten Retention (Präurämie):* Mit Auftreten von urämischen Symptomen (Tab. 14.**7**), die durch eine konservative Therapie beherrschbar sind.
- *Terminalstadium (Urämie)*: Mit konservativ-therapeutisch nicht beherrschbaren Urämiesymptomen (Tab. 14.**7**). Eine Besserung ist nur noch mit chronischer Hämodialyse oder durch Nierentransplantation möglich.

Tabelle 14.**7** Pathologie der Urämiesymptome

Klinisches Symptom	Morphologie	Pathogenese
Psychosyndrom Coma uraemicum	Hirnödem (S. 1047)	Hyperparathyreoidismus Elektrolytstörung „Urämiegifte"
Polyneuritis	demyelinisierende Neuropathie (S. 1091)	Elektrolytstörung
Foetor uraemicus		„Urämiegift"-Ausscheidung azidotische Hyperventilation (Kußmaul-Atmung)
paralytischer Ileus		Elektrolytstörung
Diarrhoe gastrointestinale Blutung	katarrhalische bis pseudomembranöse Gastroenterokolitis (S. 722)	„Urämiegift"-Ausscheidung
interstitielles Lungenödem (urämische Flüssigkeitslunge)	diffuses Alveolarschadensyndrom (S. 149)	„Urämiegift"-Ausscheidung
Pleurareiben	fibrinöse Pleuritis	„Urämiegift"-Ausscheidung
Perikardreiben	fibrinöse Perikarditis (Zottenherz, Abb. 9.**70**, S. 517)	„Urämiegift"-Ausscheidung
Herzrhythmusstörungen		Elektrolytstörung
renale Anämie	normozytäre Anämie	Erythropoetinmangel, toxische Hämolyse
hämorrhagische Diathese		urämisch-toxische Thrombozyten-Kapillarschädigung
Uridiosis	Harnstoffkristalle auf der Haut (urämischer „Schnee")	Harnstoffausscheidung durch Schweißdrüsen
blaßgelbe Haut		Anämie
renale Osteopathie	Osteoidvermehrung Fibroosteoklasie Knochenmassenänderung (S. 1124)	sekundärer Hyperparathyreoidismus (S. 1009)

3. Hepatorenales Syndrom

Definition: Darunter versteht man eine funktionelle Niereninsuffizienz ohne vorbestehende Nierenerkrankung bei dekompensierter Leberzirrhose mit verminderter Natriumausscheidung.

Pathogenetisch werden sowohl ein Mangel an einem natriuretischen Hormon sowie die Störung des Renin-Angiotensin-Aldosteron-Systems (mangelnde Inaktivierung durch die Leber?) diskutiert.

Histologisch zeigen die Tubuli häufig Veränderungen im Sinne eines akuten Nierenversagens, das

Interstitium gelegentlich ein Ödem, während die Glomeruli unverändert sind.

Vom hepatorenalen Syndrom abzugrenzen ist die *hepatische Glomerulosklerose*. Sie tritt zwar auch im Rahmen von Leberzirrhosen auf, geht aber mit einer diffusen Vermehrung mesangialer Matrix ohne Zellvermehrung und häufiger Ablagerung von IgA einher.

Klinik: Oligurie mit verminderter Natriumausscheidung.

4. Transplantatniere

Seitdem Anfang 1950 J. Hamburger in Frankreich und D. Hume in Boston die ersten Nieren verpflanzten, werden weltweit Nierentransplantationen routinemäßig durchgeführt. Trotz dieses großen medizinischen Erfolges besteht auch heute noch die Gefahr einer Transplantatabstoßung (S. 195) sowie von abstoßungsunabhängigen Störungen der Transplantatfunktion (Abb. 5.**23a–c**) in Form folgender Läsionen:

Rekurrierende GN im Transplantat
Dabei handelt es sich um die pathogenetisch und morphologisch gleiche GN, wie sie in der Originalniere vorlag. Prinzipiell kann jede GN im Transplantat erneut auftreten. Besonders häufig geschieht dies jedoch bei der Antibasalmembran-GN, der membranoproliferativen GN, gelegentlich bei der perimembranösen GN. Schließlich kann auch eine De-novo-GN im Transplantat auftreten, die durch exogene Antigene ausgelöst wird.

Akutes Nierenversagen im Transplantat
Ein akutes Nierenversagen kann im Transplantat dann auftreten, wenn eine schockgeschädigte Niere (Verkehrstod!) transplantiert wird.

Hämolytisch-urämisches Syndrom
Siehe S. 413.

Neoplastische Läsionen

U.-N. Riede

Das uropoetische Nierenparenchym ist mesodermalen Ursprungs. Eine Untergliederung der Nierentumoren in mesenchymale und epitheliale Tumoren ist somit phänomenologisch und nicht histogenetisch. Dementsprechend können die „Nierenkarzinome“ sarkomatöse Züge annehmen und metastasieren – wie Sarkome – bevorzugt hämatogen.

Mesenchymale Tumoren

Die mesenchymalen Nierentumoren sind überwiegend gutartig und sind wegen ihrer meist geringen Größe klinisch überwiegend bedeutungslos. Unter ihnen sind lediglich folgende 3 Tumoren hervorzuheben:

1. Leiomyom (ICD-O-8890/0)

Diese gutartigen Tumoren der Nierenrinde entstehen entweder aus dem pluripotenten Nierenblastem oder gehen von der Gefäßwand aus.

2. Medulläres Fibrom

Dieser Tumor geht von den Interstitiumzellen des Nierenmarks aus und imponiert als scharf begrenzter, grauweißer Knoten aus gewucherten, längsovalen Zellen in einem kollagenfaserigen Stroma.

Klinisch bedeutungsvoll ist seine Prostaglandinproduktion.

3. Angiomyolipom (ICD-O-8860/0)

Morphologie: Dieser gutartige Tumor setzt sich aus gewuchertem, reifem Fettgewebe, glatter Muskulatur und geschlängelten, dickwandigen Gefäßen zusammen (Abb. 14.**32**). Da die Muskelzellen zahlreiche Mitosen und eine Kernpolymorphie mit Riesenzellbildung aufweisen, wird der Tumor oft als Sarkom fehlgedeutet. In 30% der Fälle wächst der Tumor invasiv ins perirenale Fettgewebe, ins Nierenbecken oder sogar in Nierenvenen ein. Der Tumor macht 1% aller operierten Nierentumoren aus und ist gelegentlich multifokal.

Klinik: Das Angiomyolipom kommt in 80% der Fälle mit tuberöser Sklerose (S. 1086) vor. Der Tumor metastasiert nicht. Heilung bei vollständiger Tumorentfernung.

Epitheliale Tumoren

1. Nierenadenom

Definition: Dies ist eine Bezeichnung für gut differenzierte tubulopapilläre Tumoren des Nierenparenchyms ohne histologische Malignitätszeichen. Da diese Tumoren sich weder durch Größe noch durch histologische oder immunologische Kriterien, noch im Manifestationsalter von hochdifferenzierten papillären Nierenkarzinomen unterscheiden lassen, werden sie im angloamerikanischen Sprachraum als *kleine, langsam wachsende Nierenkarzinome bezeichnet, die noch nicht metastasiert haben.*

Morphologisch imponieren diese Tumoren als subkapsuläre gelbliche Knoten, die aus tubulopapillären Epithelformationen bestehen, deren Einzelzellelemente weitgehend monomorph sind.

2. Nierenonkozytom

Definition: Ein sehr langsam wachsender gutartiger Tumor, der etwa 4% aller Nierentumoren ausmacht und selbst bei beträchtlicher Tumorgröße nicht metastasiert. Der enorme Mitochondrienreichtum (S. 23) der Tumorzellen geht auf eine Mutation der mitochondrialen DNS zurück, widerspiegelt sich in dem feingranulären eosinophilen Zytoplasma und verleiht dem Tumor eine bräunliche Eigenfarbe.

3. Nierenzellkarzinom (ICD-O-8312/3)

Definition: Maligner epithelialer Tumor des Nierenparenchyms mit immunhistochemischen Merkmalen von uropoetischen Tubulusepithelien.

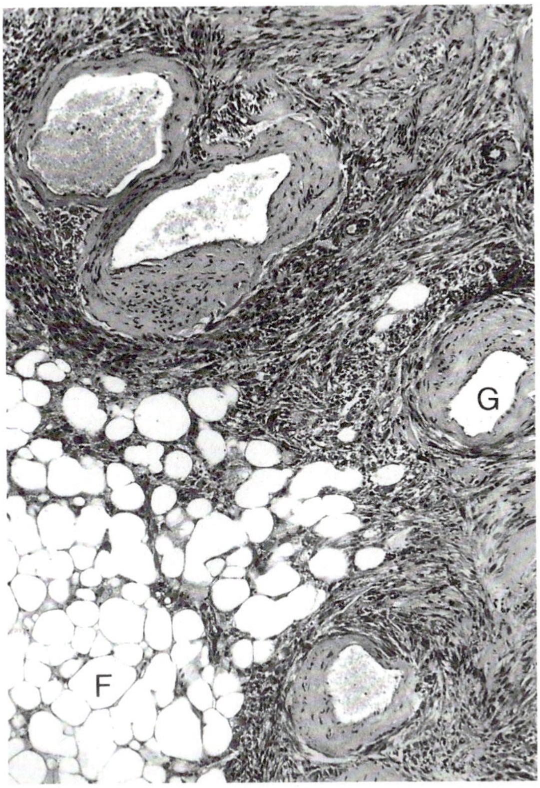

Abb. 14.**32** Angiomyolipom der Niere mit Proliferation von Gefäßen (G), glatter Muskulatur und Fettgewebe (F) (EvG, Vergr. 1:250)

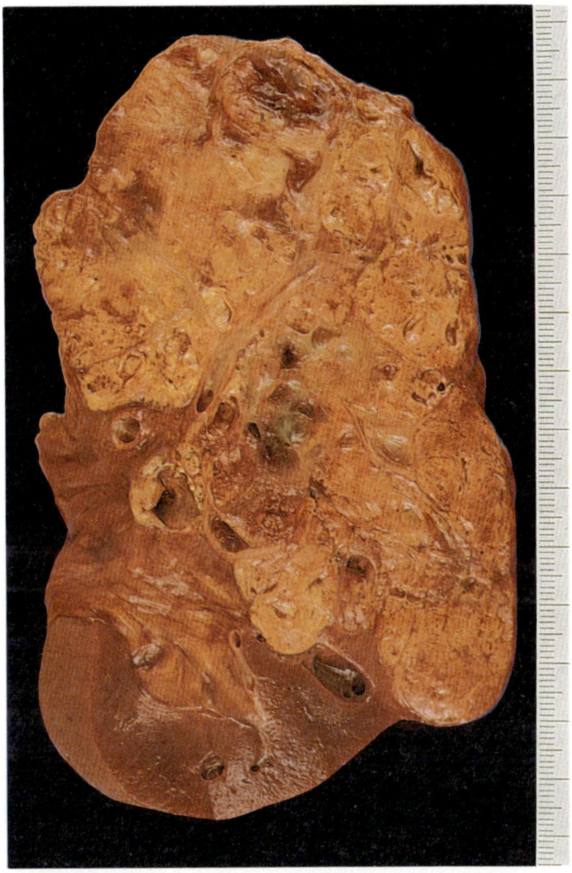

Abb. 14.**33** Nierenkarzinom (Synonym: Nierenzellkarzinom): Buntes makroskopisches Schnittbild mit gelblichen Nekrosen, markigen Abschnitten und roten Hämorrhagien

Nierenzellkarzinome (Abb. 14.**33**) machen beim Erwachsenen 85% aller bösartigen Nierengeschwülste und 3% aller bösartigen Tumoren überhaupt aus. Es tritt meist sporadisch (d. h. nichtfamiliär) auf, kommt aber gelegentlich auch familiär vor und ist beim autosomal rezessiv vererbten von-Hippel-Lindau-Syndrom eine häufige Tumormanifestation (Tab. 9.**2**). Die sporadischen Tumorformen manifestieren sich selten vor dem 40. Lebensjahr (Altersgipfel: 60 Jahre). Die familiären Tumorformen treten demgegenüber früher auf und sind oft doppelseitig und/oder multifokal.

Pathogenese: Während im Tierexperiment Nierenzellkarzinome durch aromatische Kohlenwasserstoffe, aromatische Amine, Nitrosamine, Aflatoxine, Östrogene, Blei, Bestrahlung und Geflügelleukämieviren ausgelöst werden können, liegen für die Nierenzellkarzinome des Menschen noch keine zuverlässigen ätiologischen Anhaltspunkte vor. Besonders gefährdet sind Cadmiumarbeiter, Zigarren- und Pfeifenraucher.

Für das Zustandekommen eines Nierenzellkarzinoms dürfte beim Menschen die funktionelle Beeinträchtigung oder Verlust eines „Tumor-Suppressorgens" (S. 351) auf dem kurzen Arm des Chromosom 3 ausschlaggebend sein, zu dem im späteren Verlauf ein Verlust von Antimetastasierungsgenen hinzukommen.

Makroskopisch ist das Nierenzellkarzinom zum Zeitpunkt seiner Entdeckung 3–15 cm groß und nimmt gewöhnlich einen Nierenpol ein. Aufgrund des meist hohen Fettgehaltes der Tumorzellen weist der Tumor eine gelbe Eigenfarbe auf. In den meisten Fällen wird die Schnittfläche von Nekrosen, Blutungen und Verkalkungen, selten auch von Zysten durchsetzt, so daß die Tumorschnittfläche außerordentlich bunt ist (gelb, rot, grauweiß, braun). Häufig bildet das durch den Tumor komprimierte Nierenparenchym eine deutlich abgrenzende Pseudokapsel (Abb. 14.**34a–e**). Erst im fortgeschrittenen Stadium bricht das Nierenzellkarzinom in die Nierenvene, ins perirenale Fettgewebe und/oder ins Nierenbecken ein.

Molekularpathologie: Anhand zytogenetischer Untersuchungen lassen sich die Nierenzellkarzinome in zwei Gruppen untergliedern, die grob mit dem histologischen Wachstumsmuster Hand in Hand gehen. Die papillären Formen machen 10% aller Nierenzellkarzinome aus. Bei ihnen liegt eine Trisomie 7,17 sowie ein Verlust des Y-Chromosoms vor, zu denen sich im weiteren Tumorverlauf noch Trisomien der Chromosomen 16,12 hinzugesellen. Die nichtpapillären Nierenzellkarzinome sind demgegenüber wesentlich häufiger. Ihren sporadischen und familiären Formen (Teilkomponente des Hippel-Lindau-Syndroms)

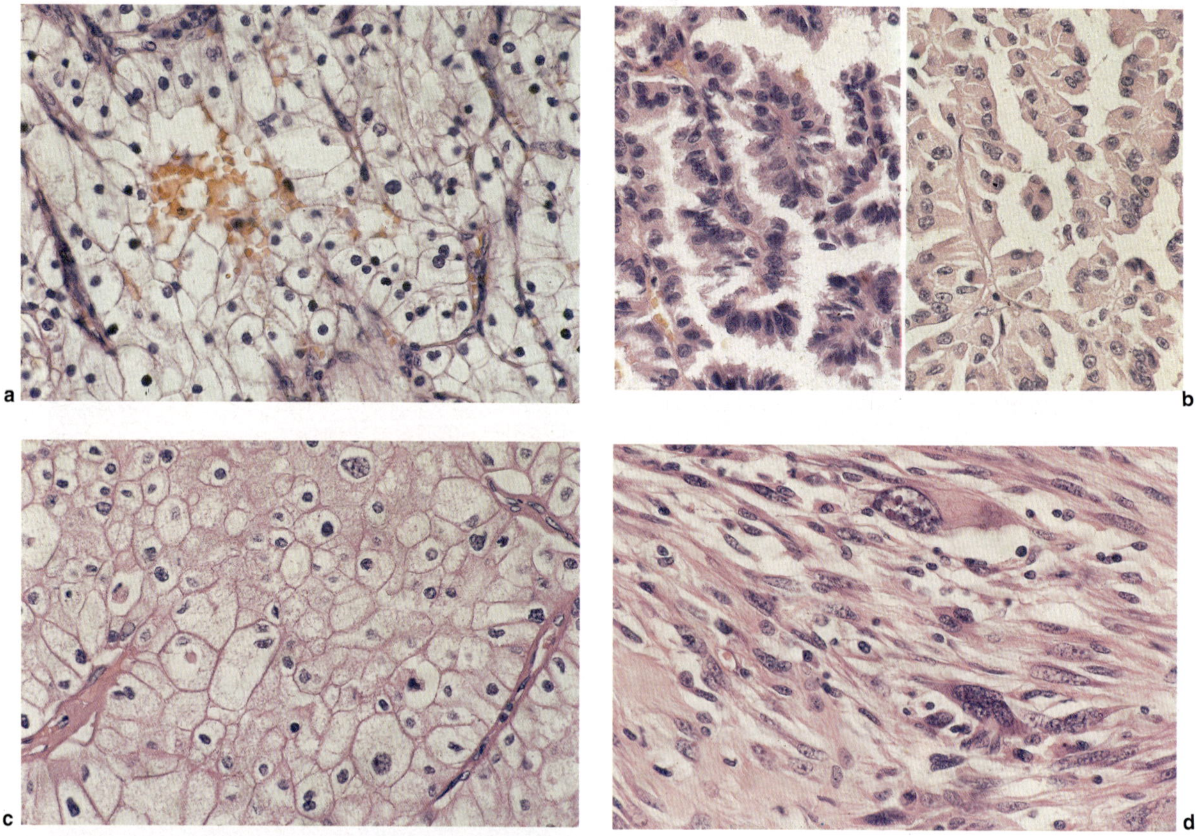

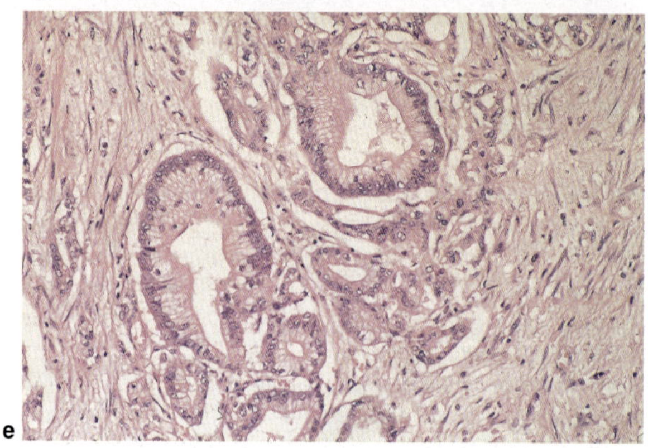

Abb. 14.**34a–e** Histologische Typen des Nierenzellkarzinoms (nach Thoenes):
a Klarzelliger Typ
b Chromophiler Typ (basophile/eosinophile Variante) mit papillärem Wachstumsmuster
c Chromophober Typ
d Spindelzelliger Typ
e Bellini-Gang-Typ
(HE, Vergr. 1 : 150; Originale: Thoenes)

liegt ein Allelverlust des Chromosoms 3p zugrunde. Bei den chromophoben Nierenzellkarzinomen (s. unten) findet man multiple chromosomale Verluste sowie Veränderungen der mitochondrialen DNS, bei Onkozytomen keine spezifischen Chromosomenaberrationen, dafür aber Veränderungen der mitochondrialen DNS.

Histogenese: Die Nierenzellkarzinome gehen von unterschiedlich differenzierten Zellen des Nephrons aus und exprimieren in ihrem Zytoskelett meist epitheliale (Keratin) und mesenchymale (Vimentin) Anteile. Ferner tauchen bei ihnen wieder metanephrische Differenzierungen auf, die sie vorher nicht hatten. Die Tumorzellen können dabei alle histoarchitektonischen Abwandlungen eines Tubulus aufweisen und bilden entweder zystische, tubulopapilläre oder solide Wachstumsmuster (Abb. 7.**53**, S. 383).

- *Klarzelliger Typ* (80%)

Dies ist der häufigste Nierenzellkarzinomtyp. Er weist immunhistochemische Merkmale proximaler Tubuli auf. Seine Zellen sind groß und haben wegen des hohen Gehaltes an Glykogen ein helles Zytoplasma, was ihnen einen pflanzenzellartigen Aspekt verleiht, der an Zellen der Nebennierenrinde erinnert (daher frühere Bezeichnung *hypernephroides Karzinom*). Ihre Kerne sind gewöhnlich klein, chromatinreich, mäßig polymorph und weisen wenige Mitosen auf. Dieser Tumortyp bevorzugt ein eher solides Wachstumsmuster (Abb. 14.**34a**).

- *Chromophiler Typ* (10%)

Er weist ebenfalls Merkmale des proximalen Tubulus auf. Seine Zellen haben ein basophiles oder eosinophiles Zytoplasma und wachsen vorwiegend in tubulopapillären Mustern (Abb. 14.**34b**). In über der Hälfte der Fälle findet man ferner Vorläuferläsionen in Form von papillären Epithelverbänden, die offenbar metanephrogenen Hamartomen entsprechen. Demzufolge können papilläre Nierenzellkarzinome zum Zeitpunkt der Resektion multipel sein, wobei die kleinen Satellitentumoren als papilläre Nierenadenome imponieren.

- *Chromophober Typ* (5%)

Er gleicht den Zellen der Sammelrohr-Schaltstücke, die sich bekanntlich nicht vom Metanephros, sondern von der Ureterknospe herleiten. Diese Zellen weisen ein transparentes feinretikuläres Zytoplasma auf und bevorzugen ein solides Wachstumsmuster (Abb. 14.**34c**). Im Gegensatz zum klarzelligen und chromophilen Typ exprimiert er nur ein keratinhaltiges Zytoskelett und hat eine günstigere Prognose.

- *Spindelzelltyp* (1%)

In diesem Falle sind die Tumorzellen spindelig, proliferationsaktiv und wachsen oft sarkomartig aggressiv in die Umgebung ein (Abb. 14.**34d**). Dieses Tumorverhalten läßt sich zum einen an der Expression von Vimentin (vor allem) und Keratin, zum anderen an der ausgebliebenen Expression von Zelladhäsionsmolekülen (A-CAM und Desmogelin) nachvollziehen. Die Prognose ist schlecht.

- *Bellini-Gang-Typ*

Dieses seltene, Sammelrohrhauptzellen imitierende Nierenzellkarzinom liegt vornehmlich in der Markzone und zeichnet sich durch eine starke Invasivität und dementsprechend schlechte Prognose aus (Abb. 14.**34e**).

Metastasierung: Charakteristisch für das Nierenzellkarzinom ist die Tatsache, daß es bereits metastasiert, bevor der Primärtumor bemerkt worden ist. Dies erklärt sich aus seiner Neigung, in Blutgefäße einzubrechen. Es metastasiert lymphogen (35%), vor allem aber hämatogen nach dem Kavatyp in Lungen (50%), Skelettsystem (30%), Leber (30%), Gehirn und auch in die andere Niere. Ein weiteres Verlaufscharakteristikum sind Spätmetastasen.

Klinik: Hämaturie (50%), Flankenschmerz, Fieber (15%), Polyglobulie (10%), infolge Erythropoetin-Freisetzung. Gelegentlich paraneoplastischer Hyperparathyreoidismus. Das Nierenzellkarzinom ist strahlenunempfindlich. Die 5-Jahres-Überlebensrate beträgt bei Patienten ohne Metastasen 70%. Bei den papillären Nierenzellkarzinomen ist die Prognose etwas besser als bei den nicht-papillären Formen. Die Exstirpation des Primärtumors hat vielfach eine Regression der Sekundärtumoren zur Folge.

Pathologische TNM-Klassifikation der Nierenzellkarzinome:

pT1 Tumor ≤ 2,5 cm auf Niere begrenzt,
pT2 Tumor > 2,5 cm auf Niere begrenzt,
pT3a Tumorinfiltration innerhalb der Gerota-Faszie,
pT3b makroskopischer Veneneinbruch,
pT3c makroskopische Tumorausbreitung oberhalb des Zwerchfells,
pT4 Tumorinfiltration außerhalb Gerota-Faszie.

pN1 Solitäre Lymphknotenmetastase (≤ 2 cm),
pN2 Lymphknotenmetastase > 2 cm; multipel ≤ 5 cm,
pN3 Lymphknotenmetastase > 5 cm,
pM1 Fernmetastasen

4. Nierenmischtumoren

Allgemeine Definition: Tumoren, die blastemartig aus epithelialen und mesenchymalen Komponenten (= nephroblastische Tumoren) zusammengesetzt sind und nahezu ausschließlich im Kindesalter vorkommen.

In diese Tumorgruppe gehören a) das Nephroblastom, b) das mesoblastische Nephrom (fetales Hamartom) und c) das multilokulär-zystische Nephrom. Von einigen Autoren werden diese drei Tumoren auch pragmatisch als verschieden differenzierte Nephroblastome bezeichnet.

Nephroblastom (ICD-O-8960/3)

Definition: Maligner Tumor (= *Wilms-Tumor*), der aus primitivem, nephroblastischem Gewebe besteht, embryonale Strukturen bildet und überwiegend bei Kindern auftritt.

Das Nephroblastom macht etwa 25% aller bösartigen Tumoren des Kindesalters aus, manifestiert sich meist zwischen dem 2. und 3. Lebensjahr (♀ = ♂).

Pathogenese: Der Wilms-Tumor ist ein Beispiel eines dysontogenetischen Tumors, der von embryonal-gebliebenen Zellen des metanephrischen Blastems seinen Ausgang nimmt.

Molekularpathologisch geht der Wilms-Tumor auf einen Allelverlust des Chromosom 11 (del 11p13) zurück, was einem Verlust der beiden Tumorsuppressorgene WT-1 und WT-2 (S. 351) gleichkommt. Beides sind Kontrollgene (Transkriptionsfaktoren), welche in der Embryogenese die Expression von Entwicklungsgenen steuern. Sie sind an der Differenzierung des Blastems in einen epithelialen und mesenchymalen Phänotyp sowie an der Gonaden- und Urogenitalentwicklung beteiligt. Dies wirkt sich offenbar in einer Beeinflussung der Zell-Zell-Kommunikation aus, was sich auch darin äußert, daß die Tumorzellen (immer noch) die embryonale Form des N-CAM-Adhäsionsmoleküls exprimieren, welches normalerweise nur im embryonalen Hirngewebe und in der Ureterknospe vorkommt und dort die für die morphogenetische Bewegung hinderliche Zell-Zell-Adhäsion aufhebt. Der Ausfall des WT-1- und des WT-2-Gens bringt es mit sich, daß die Proliferation der embryonal gebliebenen Zellen enthemmt wird und daß eine Bereitschaft zur Entwicklung von Mehrfachtumoren entsteht. Dazu kommt noch eine unterschiedlich stark ausgeprägte Neigung der Patienten zu Urogenitalfehlbildungen (vgl. S. 43).

Für das Zustandekommen des Wilms-Tumors und der Urogenitalfehlbildungen ist in vielen Fällen eine autokrine Stimulation mit dem insulinartigen Wachstumsfaktor (IGF) sowie eine unvollständige Synthese von Gonadotropin nachgewiesen worden (S. 310).

Die Genloci für den IGF (samt Rezeptor) sowie für die Gonadotropin-β-Kette sind ebenfalls auf dem Chromosom 11p lokalisiert.

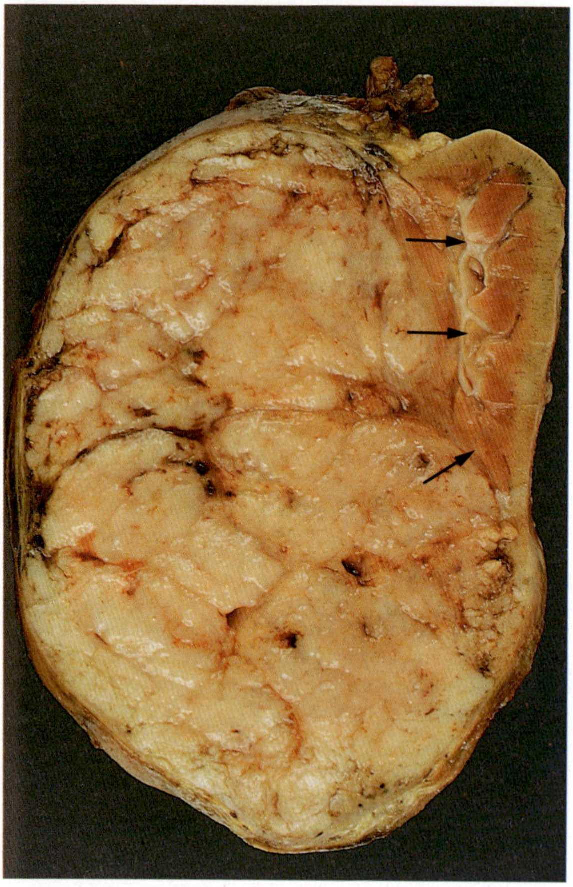

a

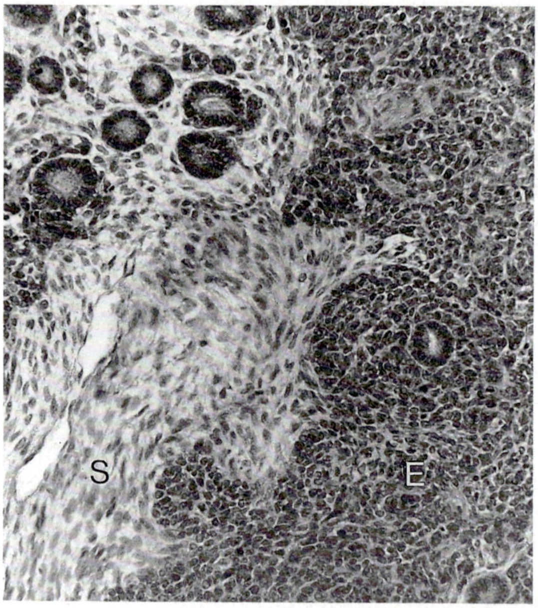

b

Abb. 14.**35a** u. **b** Nephroblastom (Wilms-Tumor): **a** Großer fleischiger Tumor mit Verdrängung der Restniere (Pfeile), **b** mit epithelialer (E), blastemischer und Stromakomponente (S) (HE, Vergr. 1 : 150). Der Erstbeschreiber M. Wilms rettete im 1. Weltkrieg einem französischen „Feind" mit Kehlkopfdiphtherie durch Laryngotomie das Leben, infizierte sich aber daran selbst und starb 1918

Morphologie: Makroskopisch ist das Nephroblastom bis zu 500 g schwer und zeigt eine fischfleischartige Schnittfläche mit Blutungs-, Nekroseherden und Zysten. Histologisch ist der klassische Nephroblastomtyp triphasisch aufgebaut und enthält eine

- *epitheliale Komponente,* bestehend aus primitiven tubulären Strukturen mit Lumina (sowie unreifen Glomeruli),
- *blastemische Komponente* in Form zellreicher Areale aus zytoplasmaarmen Zellen mit kleinen, hyperchromatischen Kernen und eine
- *Stromakomponente* aus einem fibrös-myxoiden Gewebe (Abb. 14.**35a** u. **b**).

Tumoren mit geringer Anaplasie enthalten sehr viele Tubuli, solche mit hoher Anaplasie keine Tubuli oder zeigen eine Sarkomkomponente (z. B. Rhabdomyosarkom) im Stroma.

Klinik: Der Tumor macht sich durch sein enormes Größenwachstum bemerkbar (großer, palpabler, abdominaler Tumor). Zum Zeitpunkt der Diagnose findet man bei einem Viertel der Patienten Fernmetastasen (Lunge, Leber). Solange sich der Tumor auf eine Niere beschränkt, ist er resezierbar. In den anderen Fällen läßt sich durch eine kombinierte Bestrahlungs- und Chemotherapie bei Kindern unter 2 Jahren eine 5-Jahres-Überlebensrate von 90% erreichen.

Nephroblastome stellen häufiger als andere solide Tumoren des Kindesalters einen Teil eines Fehlbildungssyndroms dar. Ferner kommen auch häufig Assoziationen mit Anomalien des Urogenitaltraktes oder Zentralnervensystems vor.

Assoziierte klinische Syndrome:

- *Wilms-Aniridie-Syndrom* (= WAGR-Syndrom): Assoziation von Wilms-Tumor, Aniridie des Auges, Urogenitalabnormitäten (Kryptorchismus, Hypospadie, Hermaphroditismus) (S. 290).
- *Beckwith-Wiedeman-Syndrom:* Omphalozele-Makroglossie-Gigantismus, Niere-Pankreas-Leber-Viszeromegalie, unreif-dysplastische Nierenüberschuß-Fehlbildung mit Nebeneinander von Mark- und Rindengewebe (Abb. 14.**36**) untermischt mit nephroblastären Knötchen, aus denen sich Wilms-Tumoren bilden (= Nephroblastomatose). Gehäuftes Auftreten von Hepatoblastomen, Rhabdomyosarkomen und Nebennierenrindenkarzinomen.
- *Perlman-Syndrom:* Fetaler Gigantismus, bilaterale Nephromegalie, mit Nephroblastomatose und Kryptorchismus sowie mit Wilms-Tumor.
- *Drash-Syndrom:* Männlicher Pseudohermaphroditismus, progressive Niereninsuffizienz, Wilms-Tumor.

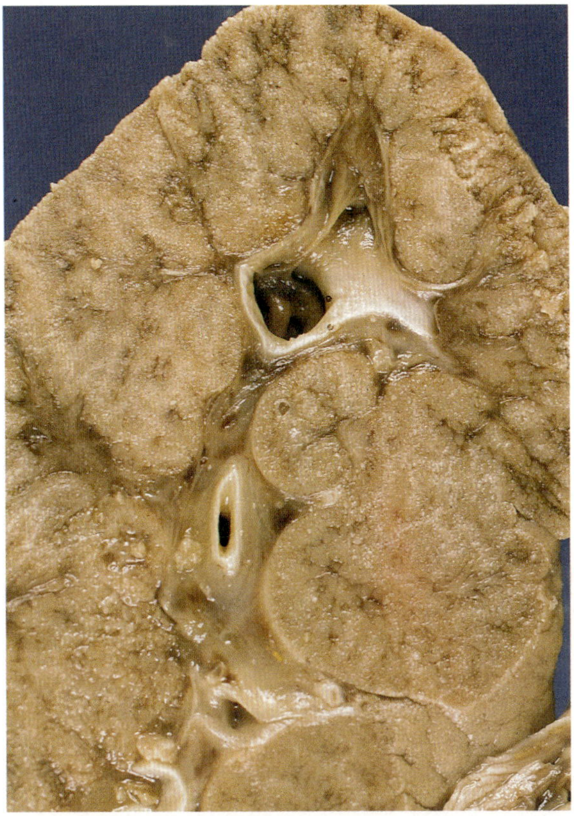

Abb. 14.**36** Nephroblastomatose beim Beckwith-Wiedemann-Syndrom als morphologisches Korrelat eines Tumorsuppressorgen-Defektes (Suppressorgen = Differenzierungsgen):
Die abnorm vergrößerten Nieren zeigen anstatt einer geordneten Mark-Rinden-Gliederung ein Mischmasch aus hellem, hyperplastischem Rindengewebe und dunkelbraunem, hypoplastischem Markgewebe. Die Nierenpapillen sind nur als dünne Stränge angelegt (Original: Böhm)

Pathologische TNM-Klassifikation der Nephroblastome:

pT1 abgekapselter intrarenaler Tumor, komplette Exzision,
pT2 Tumor überschreitet Kapsel oder Nierenparenchym, komplette Exzision,
pT3 Tumor überschreitet Kapsel oder Nierenparenchym, inkomplette Exzision,
pT3a mikroskopisch Tumorreste im Tumorbett,
pT3b makroskopischer Tumorrest, Tumordissemination oder maligner Aszites,
pT3c bei chirurgischer Exploration nicht resezierbarer Tumor,
pT4 bilateraler Tumor.

pN1a vollständig entfernte Regional-Lymphknotenmetastasen,
pN1b unvollständig entfernte Regional-Lymphknotenmetastasen.

Literatur

Nieren

Abt, A. B.: Familial renal disease. Mod. Pathol. 4 (1991) 529–549
Alpers, C. E., R. S. Cotran: Neoplasia and glomerular injury. Kidney Intern. 30 (1986) 465
Bennington, J. L., J. B. Beckwith: Tumors of the kidney, renal pelvis, and ureter. Atlas of Tumor Pathology, Sec. Ser., Fasc. 12, AFIP, 1975
Bhan, A. K., et al.: Studies with monoclonal antibodies against brush border antigens in Heymann nephritis. Lab. Invest. 53 (1985) 421
Churg, J., R. S. Cotran et al.: Renal disease. Classification and Atlas of tubulo-interstitial diseases. Igaku-Shoin, Tokio 1985
Couser, W. G.: Mechanisms of glomerular injury in immunecomplex disease. Kidney Int. 28 (1985) 569
Cybulsky, A. V., et al.: Anti-FX 1A induces association of Heymann nephritis antigens with microfilament of cultured glomerular visceral epithelial cells. Amer. J. Pathol. 129 (1987) 373
Fillit, H. M., J. B. Zabriskie: New concepts of glomerular injury. Lab. Invest. 51 (1984) 117
Gallo, G. R., et al.: Nephritogenicity and differential distribution of glomerular immune complexes related to immunogen charge. Lab. Invest. 48 (1983) 353
Gardner, K. D.: Cystic kidneys. Kidney Int. 33 (1988) 610
Habner, D. A., et al.: Alternative splicing and genomic structure of the wilms tumor gene WT1. Proc. nat. Sci. 88 (1991) 9618
Hudson, B. G., et al.: Biology of disease. Goodpasture syndrome: molecular architecture and function of basement membrane antigen. Lab. Invest. 61 (1989) 256–269
Klein, M., Q. Vensi: Proximal tubular adenomas of kidney with so-called oncocytic features. Cancer 38 (1976) 906
Kleinmann, K. S., L. G. Fine: Prognostic implications of renal hypertrophy in diabetes mellitus. Diabet. Metas. Rev. 4 (1988) 179
Kovacs, G.: Papillary renal cell carcinoma. Amer. J. Path. 134 (1989) 27
Kovacs, G., et al.: Consistent chromosom 3p deletion and loss of heterozygosity in renal cell carcinoma. Proc. Nat. Acad. Sci 85 (1988) 1571
Laberke, H. G.: Drug – associated nephropathy, part II: Tubulo-interstitial lesions. A. Acute interstitial nephritis, nephrotoxic lesions, analgetic nephropathy. In: Drug induced pathology. Curr. Top. Pathol. 69 (1980) 183
Lee, J. A., et al.: Urea: is urea more important than we think. Lancet 338 (1991) 1438
Mancilla-Jimenez, R., et al.: Papillary renal cell carcinoma. Cancer 38 (1976) 2469
Mihatsch, M. J., C. Knüsli: Phenacetin abuse and malignant tumors. An autopsy study covering 25 years (1953–1977). Klin. Wschr. 60 (1982) 1339
Obseg, T. G., et al.: Pathogenesis of haemolytic uraemie syndrome. Lancet 1987/II, 687
Pritchard-Jones, K., N. D. Hastie: Wilms tumour as a paradigm for the relationship of cancer to development. Cancer Surv. 9 (1990) 555
Roth, J., et al.: Reexpression of poly (sialic) units of the neural cell adhesion molecule in Wilms-Tumor. Proc. Nat. Acad. Sci 85 (1988) 2999
Schasdun, G. H. C., L. W. Statius van Eps: β_2-microglobuline: Its significance in the evaluation of renal function. Kidney Int. 32 (1987) 635
Schubert, G. E.: Die pathologische Anatomie des akuten Nierenversagens. Ergebn. allg. Path. 49 (1967) 1
Schwarz, H.: Analgesic-associated nephropathy. Klin. Wschr. 65 (1987) 1
Stahl, R. A. K., F. Thaiss: Eicosanoids: Biosynthesis and function in the glomerulus. Renal Physiol. 10 (1987) 1
Thoenes, W., et al.: Histopathology and classification of renal cell tumors. Path. Res. Pract. 181 (1986) 125
Zollinger, H. U.: Niere und ableitende Harnwege. In Doerr, W., E. Uehlinger: Spezielle pathologische Anatomie, Bd. III. Springer, Berlin 1966
Zollinger, H. U., M. J. Mihatsch: Renal Pathology in Biopsy. Springer, Berlin 1978

Ableitende Harnwege

Bichler, K. M., R. Harzmann: Das Harnblasenkarzinom. Springer, Berlin 1984
Hofstädter, F., et al.: Urothelial dysplasia and carcinoma in situ of the bladder. Cancer 57 (1986) 356
Jakse, G., F. Hofstädter: Further experiences with the specific red cell adherence test (SRCA) in bladder cancer. Eur. Urol. 4 (1978) 356
Koss, L. G.: Tumors of the urinary bladder. Atlas of tumor pathology. Sec. Ser. Fasc. 11, AFIP, 1975
Kühn, W., J. Dembrowski: Beziehung zwischen Grading und Staging von Urotheltumoren. Pathologe 1 (1980) 188
Slattery, M. L., et al.: Smoking and bladder cancer. Cancer 61 (1988) 402
Smith, L. M.: Pathogenesis of renal stones. Mineral Electrolyte Metab. 13 (1987) 214
Vahlensieck, W., U. N. Riede: β-Human chorionic gonadotropin-positive extragonadal germ cell neoplasia of the renal pelvis. Cancer 67 (1991) 3146
Wehner, H.: Urinary tract morphometry. An overview. Analyt. Quant. Cytol. Histol. 8 (1986) 358

Ableitende Harnwege

U.-N. Riede, N. Freudenberg und H. Wehner

Die ableitenden Harnwege werden von den Nierenbecken, den Ureteren, der Harnblase und der Urethra gebildet. Fast alle ableitenden Harnwege sind von einem Übergangsepithel (= Urothel) ausgekleidet und weisen ein gleichartiges histologisches Reaktionsmuster auf. Aus diesem Grunde werden die entsprechenden Erkrankungen der einzelnen Harnwegsabschnitte gemeinsam abgehandelt.

Unter den **ontogenetischen Läsionen** der ableitenden Harnwege ist die Spaltharnblase *(Ecstrophia vesicae)* am häufigsten. Vielfach gehen die Harnwegsfehlbildungen mit Einengungen des ureteropelvinen Übergangs einher. Dies hat einen Harnaufstau im Nierenbecken mit entsprechender Ausweitung desselben zur Folge, was als *Hydronephrose* bezeichnet wird, und dies schädigt letztlich den harnbereitenden Apparat. Die Hydronephrose kann aber auch durch erworbene Obstruktionen hervorgerufen werden. Bei den **metabolischen Läsionen** ist das Harnsteinleiden *(= Urolithiasis)* am bedeutsamsten. Es kann auf Störungen des Intermediär- und Elektrolytstoffwechsels und/oder Harnwegsinfekte zurückgehen und seinerseits **entzündliche Läsionen** nach sich ziehen. Solche Erkrankungen werden je nach topographischer Lokalisation als *Urozystitis, Ureteritis, Urethritis* oder als *Pyelitis* bezeichnet. Ein Teil davon, vor allem wenn sie sich im distalen Harnröhrenbereich abspielen, manifestieren sich als **tumorartige Läsionen.**

Von großer klinischer Relevanz sind die **neoplastischen Läsionen** des Urothels, da dieses den im Harn konzentrierten karzinogenen Verbindungen besonders ausgesetzt ist. Solche Urotheltumoren entwickeln sich stufenweise, machen durch Bluthamen auf sich aufmerksam und lassen sich im Urin zytologisch aufspüren. Die Urotheltumoren können an einer oder mehreren Stellen gleichzeitig auftreten und bilden entweder papilläre oder solide Karzinome. Nach mehreren Rezidiven schlagen sie oft eine aggressivere Gangart ein.

Ontogenetische Läsionen

1. Kelchdivertikel

Definition: Dies sind zystenartige Hohlräume (= Kalyxzysten) im Hilusgebiet, die, von Urothel ausgekleidet, durch einen schmalen Gang mit einem Nierenkelch in Verbindung stehen. Sie gehen auf kongenitale Fehlbildungen, Steinverklemmungen sowie auf gereinigte und nachträglich epithelialisierte Abszesse zurück. Die Kalyxdivertikel können Ausgangspunkt rezidivierender Infekte sein.

2. Numerische Ureteranomalien

Ureter duplex: Er zeichnet sich dadurch aus, daß über den gesamten Verlauf, von der Harnblase bis zur Niere, zwei Ureteren (= Doppelureter) mit zwei Ureterostien und zwei Nierenbecken vorliegen.

Ureter fissus: In diesem Fall besteht eine vorzeitige Uretergabelung (= Spaltureter) in kranialer Richtung, wobei der Ureter in zwei Nierenbecken einmündet.

Ureter bifurcatus: Dies ist eine blind endende Duplikation des Ureters, gelegentlich kompliziert durch Infektionen und Steinbildung im blinden Ende.

3. Ureterlageanomalien

Heterotope Uretermündungen: Sie beruhen auf einer gestörten Trennung der Ureterknospe vom Wolffschen Gang und äußern sich darin, daß das kaudale Ureterende in verschiedenen Bereichen des Urogenitaltraktes einmündet (Trigonum vesicae, Pars prostatica urethrae, Ductus ejaculatorius, Gartner-Gang).

Klinik: Bei Frauen Harninkontinenz, bei Männern Dys- und Pyurie.

Retrokavaler Ureter: Er geht auf eine Entwicklungsstörung des unteren Hohlvenensystems zurück. Der rechte Ureter verläuft dabei hinter der V. cava inferior, was Harnabflußstörungen zur Folge hat.

4. Ureterformanomalien

Megaureter: Er besteht in einer hochgradigen Ureterausweitung. Liegt gleichzeitig eine Peristaltikstörung im distalen Ureterdrittel (unbekannter Ursache) vor, so kommt es zum vesikoureteralen Reflux.

Ureterabgangsfalten: Sie beruhen auf einer passageren Überschußbildung der Schleimhaut oder auf einer Verklemmung durch untere Polgefäße und haben klinisch sekundäre Harnwegsinfekte zur Folge.

5. Kongenitale Harnblasenhypertrophie

Definition: Dabei handelt es sich um eine idiopathische Harnblasenwandhypertrophie und -dilatation *ohne* vorbestehendes Abflußhindernis unbekannter Ätiologie. Betroffen ist fast nur das männliche Geschlecht.

6. Urachusfistel

Definition: Bildet sich der Urachus an der kranialen Harnblasenhälfte nur unvollkommen zurück, so resultiert daraus eine vesikoumbilikale Fistel. Sie wird durch Zylinder- oder Übergangsepithelien ausgekleidet und von glatter Muskulatur umgeben. Im residualen Urachus können Epithelreste persistieren, die zur Ausbildung mehrkammeriger Urachuszysten führen. Differentialdiagnostisch muß die Urachuszyste von Zysten des Ductus omphaloentericus abgegrenzt werden.

Klinik: Infektionen, Ausgangspunkt für Urachuskarzinome (S. 843).

7. Ecstrophia vesicae

Definition und Pathogenese: Dies ist die klinisch wichtigste und häufigste Harnblasenfehlbildung (Inzidenz 1 : 10 000 Lebendgeborene; ♂ : ♀ = 1 : 8). Ursächlich liegt eine Hemmungsfehlbildung im Bereich der vorderen Kloakenmembran vor. Letztere verhindert, daß sich die vordere Bauchwand unterhalb des Nabels, die Harnblasenvorderwand, der Genitalhöcker und die Symphyse entwickeln. Beim späteren Einbruch der Kloakenmembran entsteht ein großer Defekt in der vorderen Bauchwand. Darin liegt der Blasenboden mit den Uretermündungen (= Spaltharnblase). Die Harnblasenschleimhaut geht in die Bauchhaut über. Der Penis zeigt eine komplette Epispadie, die Glans penis fehlt, die Symphyse ist nicht geschlossen.

Klinisch prädisponiert diese Harnblasenfehlbildung zu Pyelonephritiden und Harnblasenkarzinomen (S. 839).

8. Kongenitale Harnblasendivertikel

Pathogenese: Sie beruhen auf einer angeborenen Wandschwäche mit frühzeitiger Ausstülpung der Harnblasenwandung (alle Wandschichten). Die Divertikel können sehr groß werden (über 5 l Fassungsvermögen) und sind nicht selten multipel.

Klinik: Prädisposition zu sekundären Entzündungen und Steinbildungen.

Tabelle 14.**8** Ursachen der Hydronephrosen

Kongenital	Urethra-Atresie Vas aberrans zum unteren Nierenpol Klappenbildungen in Ureter/Urethra Nephroptose vesikoureteraler Reflux
Erworben	Nierenbecken- oder Ureterstein sequestrierte Papillennekrose Tumoren (Niere, Urothel, Portio) Prostatitis, Prostatatumoren Ureteritis, Urethritis retroperitoneale Fibrose (S. 1156) Strahlenfibrose, Ureterstenose postinflammatorische Narbenstrikturen neurogene Harnblasenlähmung Schwangerschaft (reversibler Harnstau) Uterusprolaps

9. Hydronephrosen

Definition: Darunter versteht man eine Ausweitung des Nierenbeckens und der Nierenkelche mit sekundärer Druckatrophie des umgebenden Nierengewebes infolge Abflußstörung in den ableitenden Harnwegen. Kommt noch eine eitrige Entzündung im Nierenbecken hinzu, so wird dies als *Pyonephrose* bezeichnet.

Pathogenese: Die zugrundeliegende Abflußbehinderung des Urins mit Harnstau kann auf kongenitalen oder erworbenen Ursachen beruhen (Tab. 14.**8**).

Bei einer einseitigen Hydronephrose muß die Abflußbehinderung oberhalb der Harnblase liegen. Doppelseitige Hydronephrosen hingegen gehen auf eine Abflußstörung unterhalb der Ureteren zurück. Auch bei kompletter Obstruktion der Harnwege bleibt die glomeruläre Filtration noch über lange Zeit erhalten. Infolgedessen steigt vorübergehend der intraluminale Flüssigkeitsdruck oberhalb des Abflußhindernisses an, und die Lichtungen der ableitenden Harnwege werden ausgeweitet. Später nimmt der Flüssigkeitsdruck wieder ab, die Nierendurchblutung sinkt, und das Nierenparenchym atrophiert. Ob die Nierenparenchymreduktion vor allem auf eine Druckatrophie oder auf eine druckbedingte Minderdurchblutung zurückzuführen ist, ist noch unklar. In jedem Fall begünstigt eine Urostase die bakterielle Infektion der ableitenden Harnwege, die Entstehung von Harnsteinen und führt bei doppelseitiger Hydronephrose zur Urämie.

Angeborene Hydronephrose

Pathogenetisch ist eine Einengung des ureteropelvinen Übergangs (unklarer Ätiologie) ausschlaggebend.

Morphologie: Nierenbecken und Nierenkelche bilden einen gemeinsamen Hohlraum mit papierdünner Wandung, dem das atrophische Nierenparenchym schalenförmig aufsitzt. Der prall gefüllte Sack enthält eine klare, bernsteinfarbene Flüssigkeit.

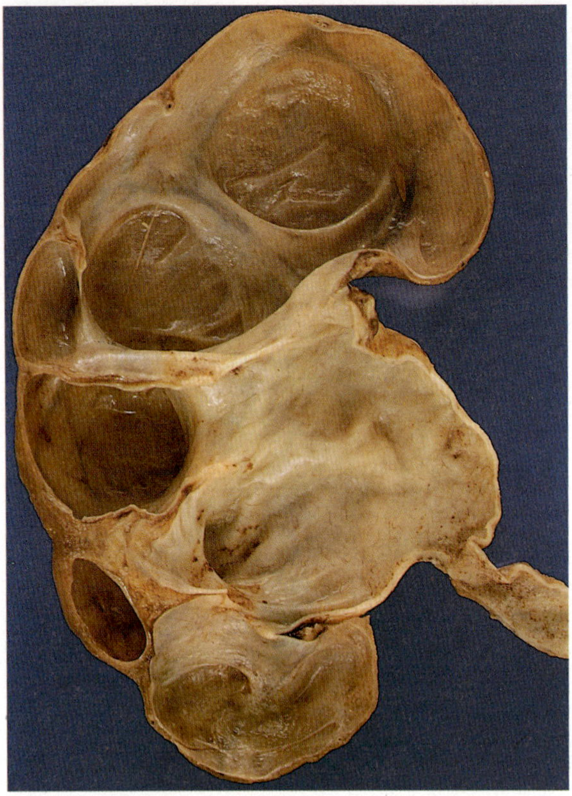

Abb. 14.**37** Hydronephrotische Sackniere

Klinik: Die angeborene Hydronephrose manifestiert sich vor allem im Kleinkindesalter und ist an sich symptomlos. Sie wird jedoch häufig durch sekundäre Infekte mit Pyelonephritis und Pyurie kompliziert.

Erworbene Hydronephrose

Pathogenese: Tab. 14.**8**, S. 835.

Morphologie: Die betroffenen Nieren sind makroskopisch erheblich vergrößert (bis zu 20 cm im Längsdurchmesser). Auf der Schnittfläche beherrscht eine hochgradige Dilatation des Nierenbeckens das Bild. Das Nierenparenchym ist druckatrophisch, die Pyramiden sind abgeflacht und die Papillen obliteriert (= *hydronephrotische Sackniere)* (Abb. 14.**37**). Bei tiefer Harnwegsobstruktion kommt noch eine Uretererweiterung im Sinne eines Hydroureters hinzu. Histologisch findet man in einer solchen hydronephrotischen Sackniere atrophische Tubuli und ein fibrosiertes Interstitium, während die Glomeruli relativ spät veröden. Die anfänglich hypertrophierte glatte Muskulatur des Nierenbeckens (und/oder des Ureters) wird später fibrös ersetzt.

Klinik: Bilaterale komplette Harnwegsobstruktion führt zur Urämie. Einseitige Hydronephrosen sind klinisch oft stumm, da die Funktion durch die andere Niere gewährleistet wird. Der Harnstau begünstigt Infektionen mit Auftreten einer Pyelonephritis und Urolithiasis.

Metabolische Läsionen

Urolithiasis

Definition: Es handelt sich um Konkrementbildungen von Harnbestandteilen im Lumen und in Blindsäcken der ableitenden Harnwege.

Im deutschsprachigen Raum leiden etwa 5% der Bevölkerung an Harnsteinen *(Urolithiasis)*. Bei der reinrassigen schwarzen Bevölkerung hingegen ist das Harnsteinleiden sehr selten. Auffällig ist die geographische Häufung der Urolithiasis in trockenen, heißen und gebirgigen Regionen mit hoher Schweißabsonderung. In Hungerzeiten nimmt die Häufigkeit des Steinleidens ab. Die Erkrankung manifestiert sich zwischen dem 3. und 5. Lebensjahrzehnt (♂ > ♀).

Pathogenese: Die Ätiologie und die Kausalpathogenese sind in der Mehrzahl der Fälle unbekannt. Für die Entstehung von Harnsteinen ist das für jeden Steintyp zu gewichtende Zusammenwirken folgender Faktoren entscheidend:

- *Konzentration der im Urin gelösten Salze:* Sie wird allgemein durch Dehydratation gesteigert. Calciumreiche Steine, wie Calciumoxalat-, Calciumphosphat-, teilweise auch Calciumcarbonatsteine entstehen mehrheitlich im Rahmen einer Hyperkalzämie (S. 83), wobei gastrointestinale Erkrankungen (Steatorrhoe) mit vermehrter Oxalatresorption zusätzlich die Calciumoxalatsteinbildung fördern sollen. Bei Urat- und Cystinsteinen liegt eine entsprechende angeborene Stoffwechselkrankheit mit vermehrter Ausscheidung dieser Substanzen im Urin vor (S. 112).

- *Mangel an Komplexbildnern:* Die Ausfällung von Calcium wird durch Phosphat, von Oxalat durch Magnesium verhindert, was sich zum Teil therapeutisch nutzen läßt.

- *Urin-pH-Wert:* Er hat auf die Löslichkeit der verschiedenen Urinsalze einen entscheidenden Einfluß. So begünstigt ein alkalischer Urin, wie er bei Vorhandensein harnstoffspaltender Bakterien vorkommt, die Bildung von Magnesium-, Ammonium-, Phosphat- und Calciumphosphatsteinen, während ein stark saurer Urin das Auftreten von Uratsteinen fördert.

- *Steinbildungsinhibitoren* kommen natürlicherweise im Urin als Pyrophosphate und Peptide vor. Ihr Mangel begünstigt die entsprechende Kristallbildung.

- *Kristallnukleatoren:* Bestimmte Substanzen wie das Uromukoid, Zelldetritus (Papillensequester), Blutkoagel und Bakterien spielen eine wichtige, zum Teil noch ungeklärte Rolle als Kristallisationszentren.

Morphologie: Die Harnsteine werden hauptsächlich in den Kelchen des Nierenbeckens und in der Harnblase gebildet; sie sind in 80% der Fälle einseitig zu finden. Ihre Größe kann vom *Nierenbeckenausguß-stein* bis zum *Nierensand* reichen (Abb. 14.**38**). Die Beschaffenheit der Nierensteine hinsichtlich Form, Farbe, Konsistenz und Brüchigkeit hängt von ihrer chemischen Zusammensetzung ab (Tab. 14.**9**) und läßt deshalb schon makroskopisch gewisse Rückschlüsse zu.

Klinik: Kleine Steine, die in den Ureter abgehen, lösen eine Nierenkolik aus, die häufig mit einer Hämaturie kombiniert ist. Die Konkremente können den Harnabfluß beeinträchtigen und eine Infektion begünstigen.

Therapie: Chirurgische Entfernung, Stoßwellenlithotrypsie.

Entzündliche Läsionen

Die verschiedenen Abschnitte der ableitenden Harnwege sind histologisch gleichartig aufgebaut. Dementsprechend reagieren sie auf einen Entzündungsreiz mit gleichartigen pathohistologischen Mustern. Infolgedessen ist es sinnvoll, die verschiedenen Entzündungsformen der ableitenden Harnwege in Form der Urozystitis, Ureteritis und Pyelitis gemeinsam zu besprechen. Im folgenden wird zur Vereinfachung nur die Urozystitis angeführt.

Allgemeine Pathogenese: Der Harntrakt wird vornehmlich durch die Spülwirkung des Urins nahezu keimfrei gehalten. Die gesunde männliche Urethra ist bis auf das letzte Drittel annähernd bakterienfrei, die kurze weibliche Urethra mit ihrer anatomischen Nähe zum Anus nicht. Dies ist ein wesentlicher Grund dafür, daß Frauen im geschlechtsreifen Alter etwa zehnmal häufiger an Harnwegsinfekten leiden als gleichaltrige Männer.

Infektiöse Keime können somit nur dann im Harntrakt pathogen sein, wenn:

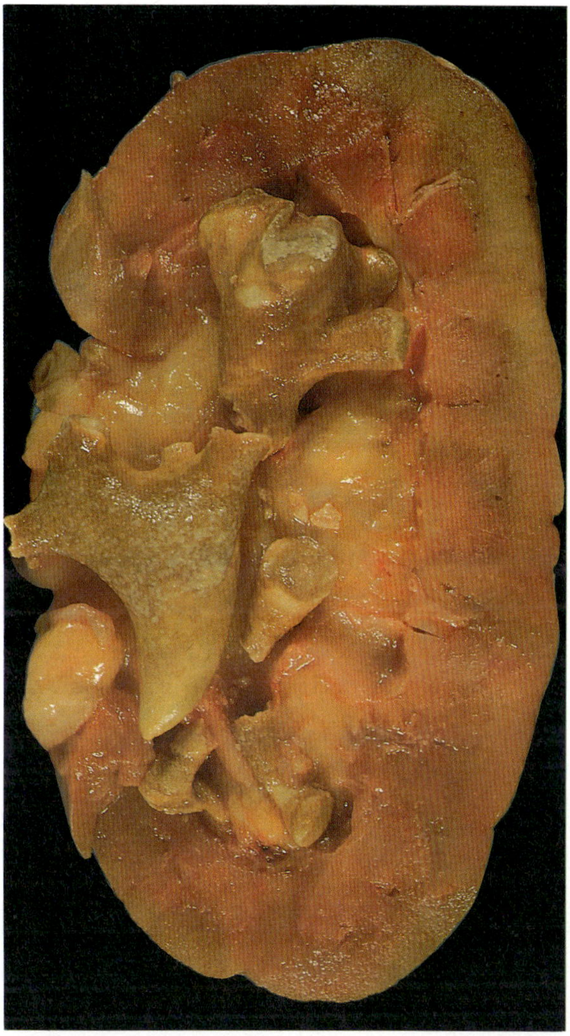

Abb. 14.**38** Nephrolithiasis mit multiplen Ausgußsteinen (Original: Mihatsch)

Tabelle 14.**9** Urolithiasis

Steinzusammensetzung	Häufigkeit %	Oberfläche, Form, Größe	Konsistenz, Farbe	Urin-pH	Grunderkrankung
Calciumoxalat, (Whewellit-Monohydrat, Weddelit-Bihydrat)	60	unregelmäßig, maulbeerförmig	hart, braun bis schwarz	überwiegend pH-unabhängig	Oxalose (S. 110), intestinale Resorptionsstörung, unklare Ätiologie
Calciumoxalatphosphat	10	0,5–1 cm			
Calciumphosphat	9	glatt, unregelmäßig, mehrere cm	brüchig, grauweiß	alkalisch	Hyperkalzurie, unklare Ätiologie
Magnesium-Ammonium-phosphat (Tripelphosphat, Struvit)	9	rauh, hirschgeweihförmig, mehrere cm	hart/bröckelig, weißgelblich	alkalisch	Harnwegsinfekte
Uratsteine	5	glatt, ovalär, groß	weich/hart, gelbbraun	sauer	Hyperurikämie (Gicht, S. 113)
Cystinsteine	5	glatt, kristallin, groß	wachsartig, gelblichgrün	sauer	Zystinurie (S. 112)

- der *Spüleffekt des Urins* durch Stase oder Reflux aufgehoben ist oder
- wenn die *schützende Urothelschicht* oder das Schleimhaut-IgA zerstört ist (Dauerkatheter) oder
- wenn die *Keime* selbst, wie z. B. Neisseria gonorrhoeae oder E. coli, über eine besondere Urothelhaftstruktur verfügen. Uropathogen sind nämlich nur solche Colistämme, welche auf ihrer Oberfläche dünne Proteinfortsätze (= Fimbrien) besitzen, die Ankern gleich, an einem Glykosphingolipid festmachen, das sowohl auf Harnwegsepithelien als auch auf Blutzellen in Form des P-Blutgruppenantigens exprimiert wird. Dieses Blutgruppenantigen ist weit verbreitet. Menschen mit fehlender P_1-Blutgruppe bleiben von Harnwegsinfektionen weitgehend verschont.

1. Akute bakterielle Urozystitis

Pathogenese: Die bakterielle Entzündung der ableitenden Harnwege ist eine häufige Erkrankung des Kleinkindalters und erwachsener Frauen. Die auslösenden Erreger rekrutieren sich dabei meist aus der Fäkalflora, allen voran das Erregerquartett E. coli, Enterokokken, Proteus, Staphylokokken. Diabetes mellitus, Schwangerschaft, Harnabflußstörungen, Harnsteine, mechanische Reizung (Katheterismus), Harnwegsfehlbildungen, Analgetikaabusus wirken dabei ebenso prädisponierend wie die anatomisch kurze Urethra des weiblichen Geschlechts. Die bakterielle Urozystitis kann *deszendierend-kanalikulär* von einer Pyelonephritis oder *aszendierend-kanalikulär* von der Harnröhre aus (vor allem bei Frauen) entstehen sowie lymphogen oder hämatogen von einer Adnexitis ausgehen.

Morphologie: Die Schleimhaut der ableitenden Harnwege reagiert, wie die Schleimhaut anderer Organe, auf einen akuten Entzündungsreiz mit einer Rötung, Schwellung und einer Sensibilitätssteigerung. Je nach vorherrschendem Exsudatcharakter handelt es sich um eine seröse, hämorrhagische, eitrige oder pseudomembranös-nekrotisierende Urozystitis, deren histologisches Korrelat bereits im Rahmen der exsudativen Entzündungsreaktionen (S. 210) besprochen worden ist.

Klinik: Die Füllungsdehnung wird von der hypersensiblen Harnblasenschleimhaut als Entleerungsreiz empfunden und ruft einen häufigen Harndrang (= Pollakisurie) hervor. Bei der Endkontraktion berührt sich die entzündlich veränderte Harnblasenschleimhaut im Halsbereich, was einen typischen Endschmerz (= Algurie) und eine Schleimhautblutung (= Hämaturie) zur Folge hat.

2. Chronisch-unspezifische Urozystitis

Pathogenese: Die chronische Harnwegsentzündung entsteht meist als Rezidiv oder auf dem Boden einer akuten bakteriellen Entzündung, die noch nicht vollständig ausgeheilt ist.

Morphologisch sind die betroffenen Schleimhautbezirke graurot getrübt und weisen histologisch ein unspezifisches Granulationsgewebe mit Kapillarneubildung und einem lymphoplasmohistiozytären Infiltrat auf, zu dem sich Epithelregenerate und eine interstitielle Fibrose hinzugesellen.

3. Chronisch-granulomatöse Urozystitis

Urocystitis tuberculosa

Sie geht hauptsächlich kanalikulär-deszendierend und lymphogen von einer Nierentuberkulose (S. 825) aus. Morphologisch findet man dabei in der Gegend der Ureterostien multiple, hirsekorngroße, graugelbliche Herde (= miliare Tuberkel), die durch Verkäsung ulzerieren können.

Bilharziosis urogenitalis

Diese parasitäre Erkrankung ist in Afrika und im Nahen Osten weit verbreitet und wird durch Schistosoma haematobium verursacht (S. 279). Die Wurmeier rufen im Bereich der Harnblase eine granulomatöse Entzündung hervor, was makroskopisch anfänglich als polypoide Schleimhautvorwölbung, später als feingranuläre Schleimhautveränderung imponiert. Die Granulome vom Pseudotuberkulosetyp enthalten im Zentrum abgestorbene, zum Teil auch noch lebende Schistosomeneier (Abb. 14.**39**). Das Urothel macht im Verlaufe der Urogenitalbilharziose Veränderungen durch, die von einer einfachen Hyperplasie über atypische Plattenepithelmetaplasien bis zum Plattenepithelkarzinom reichen. Begleitende Ureterstenosen begünstigen die Entstehung von Hydronephrosen und Pyelonephritiden.

Sonderformen der Urozystitis

1. Urocystitis follicularis (ICD-O-4308.0)

Mit einer lymphozytären Infiltration der Lamina propria unter Ausbildung keimzentrenhaltiger Lymphfollikel, welche die Schleimhaut in Hirsekorngröße vorbuckeln.

2. Urocystitis cystica (ICD-O-7337.0)

Dabei handelt es sich um intraepitheliale Zysten mit dünner Wandung, die von Zylinder- (Urotheltyp) oder schleimbildenden (Kolontyp) Epithelien ausgekleidet sind und eine klare Flüssigkeit enthalten. Sie entstehen innerhalb submuköser Epithelaussprossungen (Von-Brunn-Epithelnester) und ragen in Form bläschenförmiger Gebilde ins Lumen hinein, was gelegentlich ein Harnabflußhindernis darstellen kann.

3. Papilläre Urozystitis (ICD-O-7682.0)

Sie wird durch ein proliferierendes Granulationsgewebe mit papillärer Wucherung des Urothels charakterisiert. Dieser chronischen Entzündungsform begegnet man oft in der Harnblase. Sie soll nach Kathetertrauma Vorstufe eines Urothelkarzinoms (S. 841) sein.

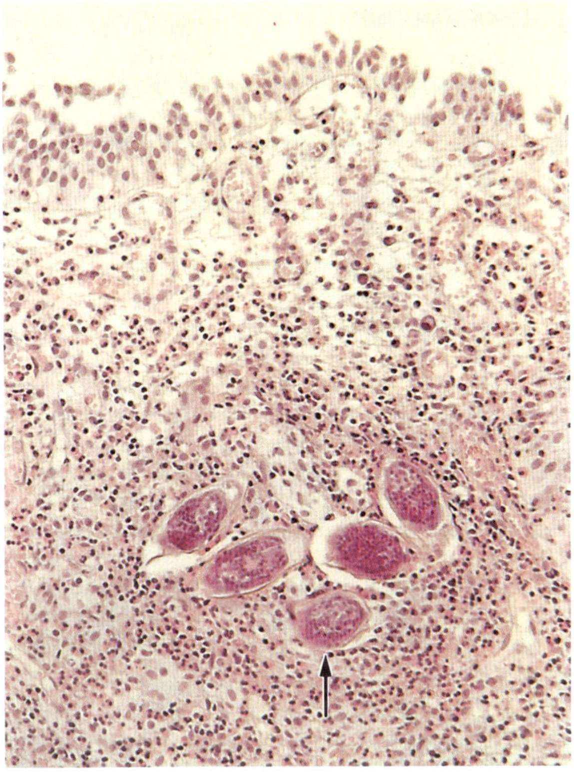

Abb. 14.**39** Bilharziose-Urozystitis mit vitalen Bilharzioseeiern (Pfeil) (PAS, Vergr. 1 : 170)

4. Chronisch-interstitielle Urozystitis

In diesem Fall dehnt sich der Entzündungsprozeß (Autoimmungeschehen?) auf alle Harnblasenwandschichten aus und führt zur Schleimhautnekrose *(Hunner-Ulkus)* mit Verkalkungen. Das entzündliche Infiltrat ist lymphozytenreich und enthält eosinophile Granulozyten, Mastzellen und mehrkernige Riesenzellen. Bei längerem Verlauf entsteht eine Schrumpfharnblase.

5. Hämorrhagische Urozystitis

Bei ihr ist die Schleimhaut durch eine hämorrhagische Entzündungsreaktion charakteristisch verändert. Ursächlich liegen folgende Gegebenheiten zugrunde: a) Endotoxin-Therapie bei Tumorleiden, b) BK-Virus-Infektion (S. 256), wie sie im Rahmen einer Transplantatabstoßungstherapie auftritt (im Urin nachweisbar) oder c) Adenovirus-Infektion.

6. Malakoplakie (ICD-O-4318.0)

Diese seltene Entzündungsform manifestiert sich vorwiegend in der Harnblase, weniger häufig in Urethra und Nierenbecken. Sie imponiert als wenige Zentimeter große, gelbliche Schleimhautvorwölbungen, in denen man histologisch zahlreiche Histiozyten erkennen kann. Diese enthalten mikrongroße, konzentrisch geschichtete, verkalkte und eisenhaltige Korpuskel *(Michaelis-Gutmann-Körper)*, die lymphoplasmazellulär umgeben werden. Ätiologisch handelt es sich bei diesen Korpuskeln um unvollständig lysosomal abgebautes Kolibakterienmaterial (S. 35).

Tumorartige Läsionen

1. Urethralkarunkel

Definition: Hierbei handelt es sich um eine tumorartige entzündlich reaktive Veränderung im Bereich des Meatus externus der Harnröhre älterer Frauen.

Morphologie: Makroskopisch sieht man eine solitäre, bis 2 cm im Durchmesser große knotige, rote und bei Berührung leicht blutende tumorähnliche Schleimhautveränderung. Histologisch besteht die Läsion aus einem stark vaskularisierten Granulationsgewebe, das teilweise von Plattenepithel überhäutet wird.

2. Condyloma acuminatum (ICD-O-7672.0)

Definition: Virusinduzierte (HPV-6-Virus) Papillome des Plattenepithels im Bereich des Meatus externus urethrae, sie kommen in gleicher Form im anogenitalen Bereich beider Geschlechter vor und werden als tumorartige Läsion zum Formenkreis der sexuell übertragbaren Krankheiten gerechnet.

Morphologie: Makroskopisch finden sich multiple, maximal 1 cm lange, spitze warzenartige Tumoren von grauroter Farbe. Histologisch zeigen sie einen schlanken Bindegewebsstiel, der von einem hyperplastisch-dysplastischen Plattenepithel mit Dyskeratosen und Koilozyten (= Plattenepithelzellen mit perinukleärer Spaltbildung und dysplastischen Kernen) überzogen wird.

Komplikationen: Die spitzen Kondylome können, wenn auch selten, maligne entarten und in verruköse Plattenepithelkarzinome mit recht guter Prognose übergehen. Das Riesenkondylom (ICD-O-7673.0) scheint dabei eine Zwischenstufe zu sein.

Neoplastische Läsionen

Bei den Geschwülsten des Nierenbeckens, der Ureteren und der Urethra handelt es sich entweder um tumorartige Läsionen oder um Urothelkarzinome (s. unten), wobei das Nierenbeckenkarzinom dreimal so häufig ist wie die Ureterenkarzinome.

Bei den Harnblasentumoren handelt es sich fast ausschließlich um *Neoplasien des Übergangsepithels* (= Urothel oder Transitionalepithel). Mesenchymale Tumoren (Leiomyome, Neurofibrome, Hämangiome) sind demgegenüber eine Rarität.

Urothelneoplasien

Kausalpathogenese: Als chemische Verbindungen, die beim Menschen Urotheltumoren erzeugen, sind 4-Aminodiphenyl, Benzidin und 2-Naphtylamin gesichert. Nach entsprechender Bioaktivierung (S. 357), Sulfatierung und Glucuronisierung werden

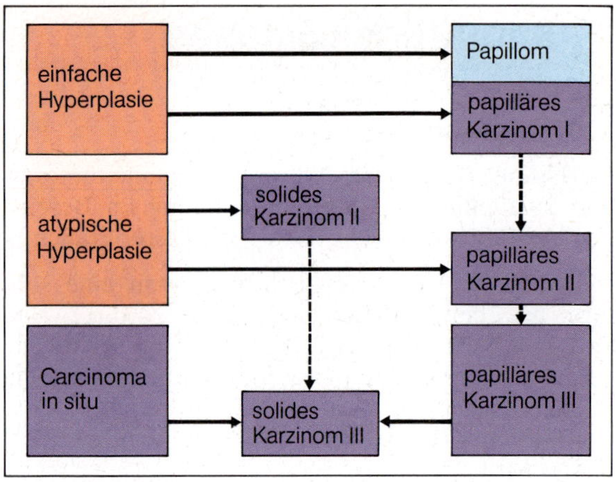

Abb. 14.**40** Formale Pathogenese (Histogenese) der Urotheltumoren und ihrer Vorstufen (nach Koss)

sie harngängig, um schließlich durch die Uringlucuronidase im Harntrakt als „aktive Kanzerogene" freigesetzt zu werden. Ein genetischer Defekt der Glutathion-S-Transferase wirkt dabei als Schrittmacher der Tumorentwicklung. Die Latenzzeit vom ersten Kontakt mit dem Kanzerogen bis zum Auftreten des Urothelkarzinoms beträgt wenigstens 20 Jahre. Neben diesen chemischen Karzinogenen sind folgende Kokarzinogenesefaktoren bekannt, die das Risiko für eine Urothelneoplasie erhöhen:

- *Zigarettenrauchen,*
- *Phenacetinabusus,*
- *chronische Entzündung* der ableitenden Harnwege (Dauerkatheter, Bilharziose, HPV),
- *Balkan-Nephropathie,*
- *abnormer Tryptophanmetabolismus* bei Patienten mit gestörter zellvermittelter Immunität,
- *Immunsuppression mit Cyclophosphamid.*

Molekularpathologie: Jedem invasiven Urothelkarzinom geht eine präneoplastische oder nicht-invasive Läsion voraus (Abb. 14.**40**). Sie beruht auf einer Transformation einer einzigen Mutterzelle und ist – in mehreren Fällen gesichert – auf der Transformation einer einzigen immortalisierten Mutterzelle oder einer viral immortalisierten, urothelialen Basalzelle zurückzuführen und folglich monoklonal. Die frühen molekulargenetisch faßbaren Schäden spielen sich je nach Urothelkarzinomtyp an verschiedenen Chromosomen ab: Beim nicht-invasiven papillären Karzinom ist dies ein Allelverlust des 9q (Tumorsuppressorgen), während bei urothelialen Carcinoma in situ dies das 17p (p53-Tumorsuppressorgen) ist. Bei der Umwandlung in ein oberflächlich invasives Karzinom kommen bei beiden Typen noch zusätzliche Mutationen hinzu. Sie betreffen das 13q (Rb-Tumorsuppressorgen), das 11p und mit dem 18q das DCC-Gen, welches für eine adäquate Zellkohäsion verantwortlich ist. Morphologisch drückt sich dies darin aus, daß die interurothelialen Haftorganellen, die urothelialen Stratifizierungsproteine und die damit verbundene Zytokohäsivität verloren gehen. Als Folge davon lösen sich die Zellen aus dem Urothelverband (Spülzytologie!). Zusammen mit der vermehrten Expression von Wachstumsfaktoren wie dem bFGF (→ Angioneogenese) und EGF sowie einer Mutation des c-ras und einem 3p-Allelverlust wird schließlich aus dem Tumor ein muskelinvasives und metastasierendes Karzinom.

1. Präkanzerosen

● *Einfache Hyperplasie* (ICD-O-7200.0)
Morphologie: Diese nur histologisch erkennbare Veränderung zeigt bei Erhaltung der regelrechten Epithelreihung eine Verbreiterung des Urothels (mehr als 7 Zellreihen in der Harnblase) mit vermehrt basalzellähnlichen Epithelien. Sie kann in ein Papillom übergehen.

● *Urothelpapillom* (ICD-O-8120/1)
Morphologie: Makroskopisch findet sich ein schmalbasiger papillärer Tumor. Histologisch besteht er aus einem regelrechten, maximal siebenreihigen Urothel mit typischen Umbrellazellen an der Oberfläche und einem zarten fibrovaskulären Stroma. Unter strenger Beachtung dieser histologischen Kriterien ist das Harnblasenpapillom (entsprechend einem papillären Urothelkarzinom Grad 0) selten. In einigen Fällen dehnt sich das Urothelpapillom vorwiegend unter dem allgemeinen Niveau des bedeckenden Urothels aus und weist folglich eine endoskopisch glatte Oberfläche auf. Dieser Tumor (Abb. 14.**42**) wird als *invertiertes Urothelpapillom* bezeichnet (ICD-O-8121/1).

● *Atypische Hyperplasie* (ICD-O-7200.5)
Morphologie: Makroskopisch findet man hierbei eine uncharakteristisch gerötete Harnblasenschleimhaut von samtartiger Beschaffenheit (Differentialdiagnose: Entzündung, Carcinoma in situ). Histologisch sieht man dysplastische Epithelveränderungen mit mäßigen Kernanaplasiezeichen und vermehrt Mitosen (= schwere Dysplasie). Übergang in solides oder papilläres Karzinom möglich.

● *Carcinoma in situ* (ICD-O-8120/2)
Morphologie: Makroskopisch bietet sich das gleiche uncharakteristische Bild wie bei der atypischen Hyperplasie. Histologisch wird das Urothel von Tumorzellen durchsetzt, wodurch die reihenartige Anordnung des regelrechten Übergangsepithels nicht mehr nachweisbar ist. Dabei kann das atypische Urothel entweder aus kleinen monomorphen oder aus polymorph-atypischen, zum Teil riesigen malignen Zellformen bestehen (Abb. 14.**41**). Subourothelial findet sich eine ausgeprägte Angioneogenese (Zystoskopie: Entzündungsbild!).

Klinik: Die diagnostische Erfassung der Präneoplasien und des Carcinoma in situ der Harnblase ist schwierig, weil diese Veränderungen weder diagnoseweisende klinische Symptome noch charakteristische zystoskopische Schleimhautveränderungen zeigen und dadurch gezielte Biopsien unmöglich machen. Aufgrund der hochmalignen Potenz des Carcinoma in situ (Vorstufe des soliden Grad-III-Karzinoms) ist jedoch ein früher Nachweis dieser Epithelveränderung außerordentlich wichtig. Regelmäßige zytologische Überwachungen von gefährdeten Personen (s. kausale Pathogenese, S. 839) sind erforderlich. Dem zytologischen Tumorzellnachweis in der Blasenspülzytologie (Abb. 14.**41**) muß eine „Quadrantenbiopsie" der Harnblase zur exakten Lokalisierung und histologischen Typisierung folgen.

a
b
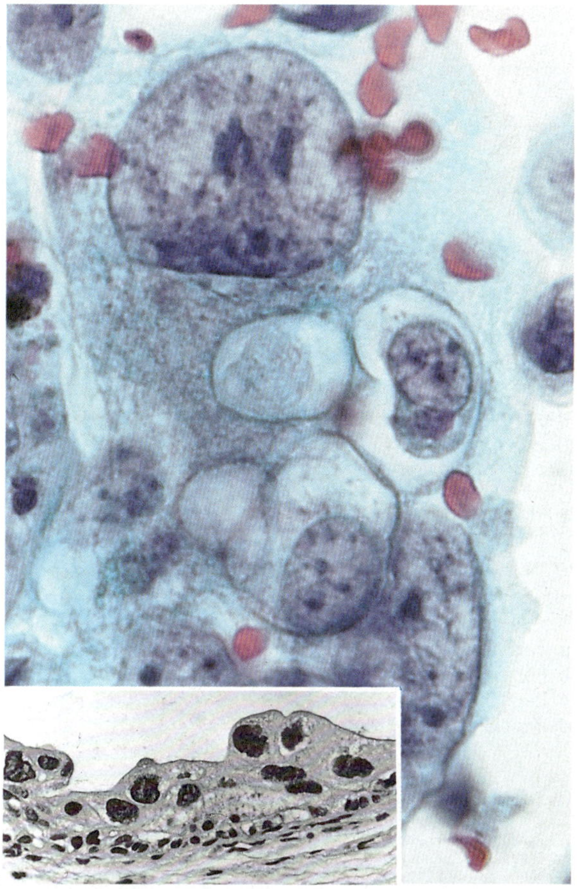

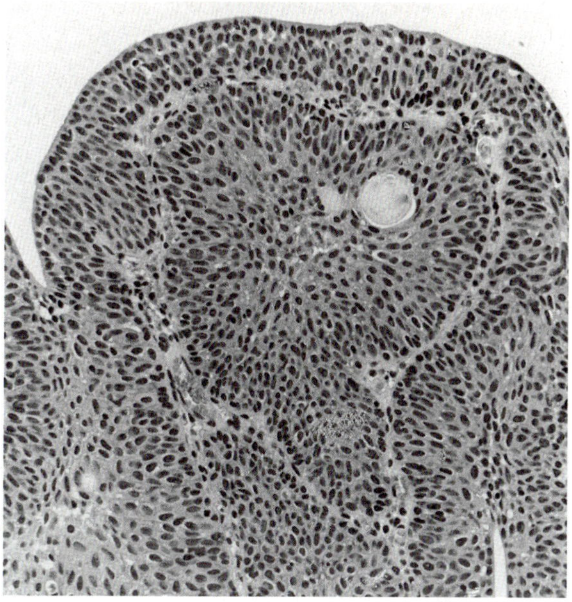

Abb. 14.**42** Invertiertes Harnblasenpapillom mit Überdeckung durch ein weitgehend reguläres Urothel (HE, Vergr. 1 : 400)

◀ Abb. 14.**41 a** u. **b** Carcinoma in situ des Urothels: **a** Blasenspülzytologie (Pap., Vergr. 1 : 1000). **b** Histologie mit neoplastischen bizarren Tumorzellen auf der Lumenseite, die sich leicht von der Unterlage ablösen (HE, Vergr. 1 : 400)

2. Urothelkarzinome

Allgemeine Definition: Dies sind die häufigsten malignen Tumoren der ableitenden Harnwege. Sie gehen vom Übergangsepithel aus (= *Transitionalzellkarzinome*) und können in rein papillärer oder in prädominant solider Form auftreten. Alle Urothelkarzinome exprimieren hochmolekulares Zytokeratin.

Die Urothelkarzinome bevorzugen Männer nach dem 60. Lebensjahr (♂ : ♀ = 4 : 1).

Papilläres Urothelkarzinom (ICD-O-8130/3)

Morphologie: Hierbei handelt es sich um Tumoren des Übergangsepithels, die Zeichen der Anaplasie und/oder des invasiven Wachstums aufweisen und bereits makroskopisch als papilläre Geschwülste imponieren (Abb. 14.**43 a** u. **b**). *Histologisch* lassen sich die Harnblasenkarzinome wie folgt graduieren:

Grad I: Histologisch unterscheidet sich das papilläre Urothelkarzinom Grad I vom Urothelpapillom durch deutlich mehr als sieben Zellreihen. Dabei finden sich häufig leichte Kernatypien und vor allem ein Verlust der Umbrellazellen. 70% aller Harnblasenkarzinome sind nicht-invasive papilläre Urothelkarzinome Grad I (Abb. 14. **44 a**).

Grad II: Hierbei kann es sich um nicht-invasive oder um invasive Formen handeln, die histologisch durch mäßige Zellatypien und einen zunehmenden Reihungsverlust des neoplastischen Urothels gekennzeichnet sind (Abb. 14.**44 b**).

Grad III: Diese meist invasiv wachsende Karzinomform zeigt histologisch einen Verlust der Epithelreihung, eine vermehrte mitotische Aktivität sowie bizarre große und teilweise mehrkernige Tumorriesenzellen (Abb. 14.**44 c**).

Solides Urothelkarzinom (ICD-O-8120/3)

Morphologie: Makroskopisch erkennt man einen pilzartigen, plump ins Harnblasenlumen ragenden, häufig exulzerierten Tumor, der in die Blasenwandung hineinwächst. Histologisch handelt es sich grundsätzlich um invasiv wachsende Karzinome der Grade II und III (Abb. 14.**45 a** u. **b**), wobei die zytologischen Kriterien der papillären Karzinome Grad II und III gelten.

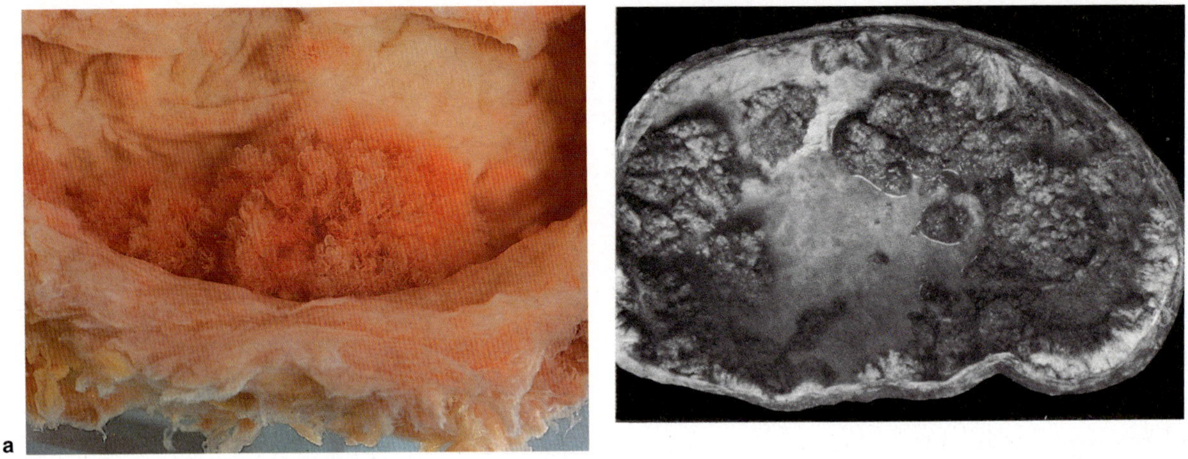

Abb. 14.**43a** u. **b** Papilläres Urothelkarzinom der Harnblase:
a Flottierende zottenartige Papillenstrukturen des Tumors bei Unterwasseraufnahme
b Multiple, blumenkohlartige Tumorherde infolge multifokaler Ausprägung (Originale: Mihatsch)

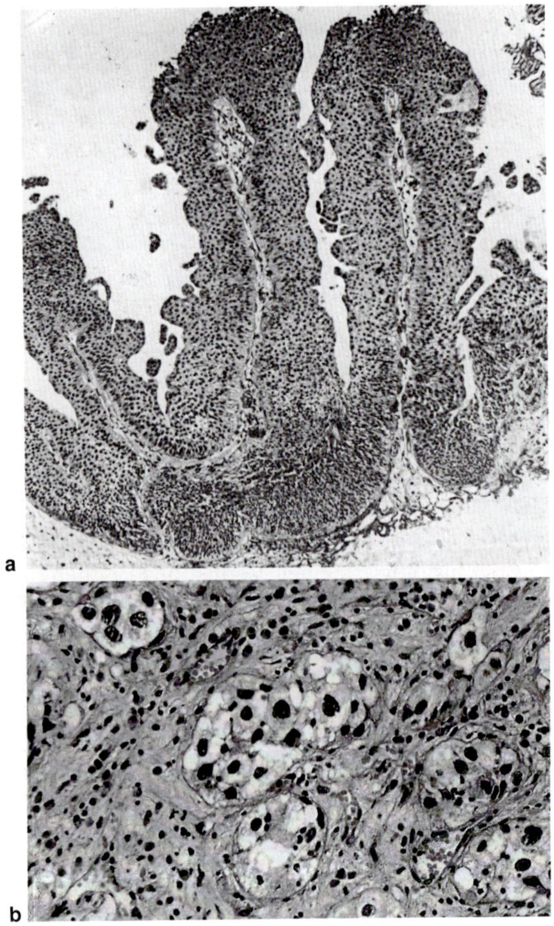

Abb. 14.**44a–d** Histologie der Urothelkarzinome:
a Papilläres, nicht-invasives Karzinom
b Invasives Grad-II-Karzinom
c Papilläres Grad-I-Karzinom
d Papilläres Grad-II-Karzinom

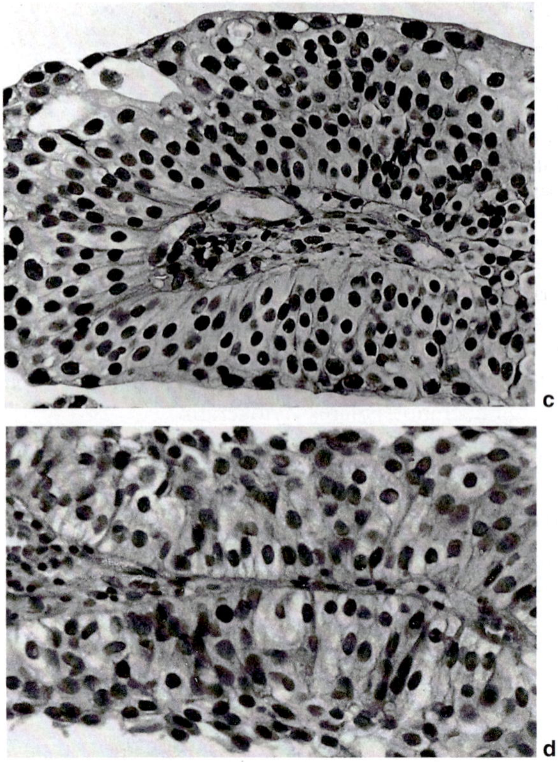

Klinik der Urothelkarzinome

Leitsymptom der Harnblasenkarzinome ist die schmerzlose Hämaturie. Therapeutisch werden chirurgische Verfahren (Elektroresektion, Zystektomie) und Zytostatika angewandt.

Hauptkomplikationen der Urothelkarzinome

1. *Rezidiv* (meist mit Steigerung des Malignitätsgrades im Rezidivtumor)
2. *Uretereninfiltration* (mit Harnstau)
3. *Metastasierung* (regionale Lymphknoten, hämatogen in Leber, Lunge, Knochenmark).

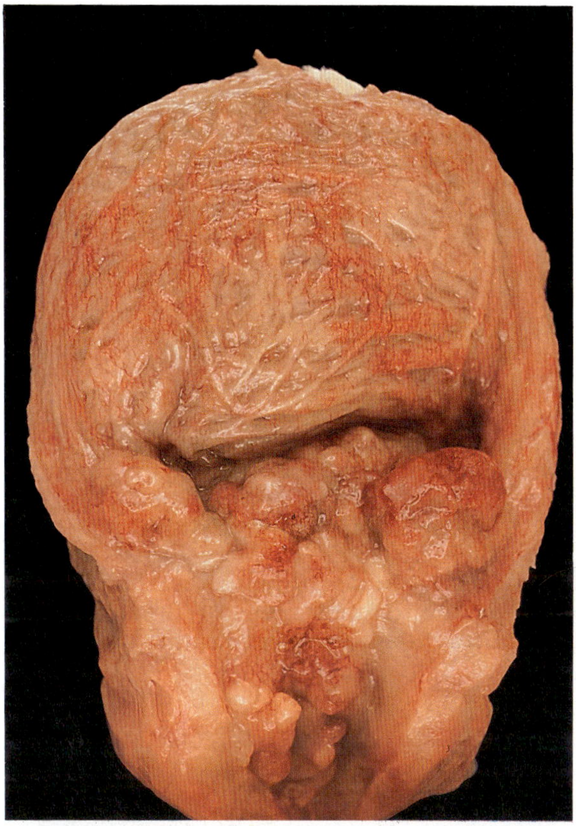

a

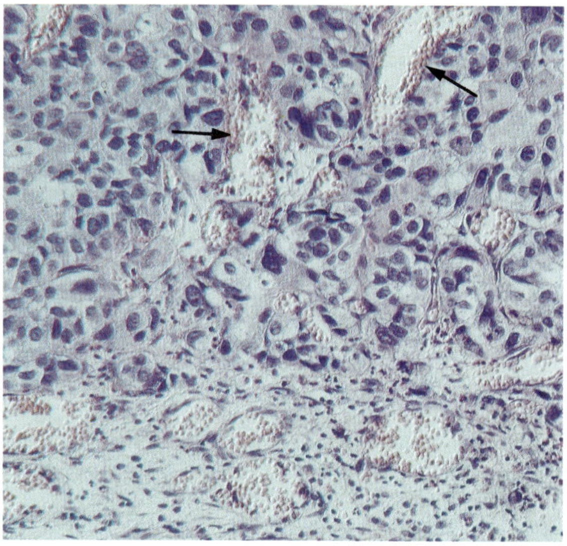

b

Abb. 14.**45a** u. **b** Solides Urothelkarzinom der Harnblase:
a Plump-pilzartig ins Harnblasenlumen einwachsende Tumormassen
b Histologisch sind die soliden Urothelverbände mit zahlreichen Kapillaren durchsetzt, was Folge der Tumorangioneogenese ist und die Blutungsneigung der Tumoren (Makrohämaturie) erklärt (HE, Vergr. 1 : 400)

Prognose: Sie hängt vom histologischen Typ, dem Differenzierungsgrad und dem Tumorstadium ab (Abb. 14.**46**). Papilläre Tumoren haben eine bessere Prognose als solide Neoplasien, Urothelkarzinome eine bessere als Plattenepithelkarzinome. 5-Jahres-Überlebensraten je nach Tumorstadien, T1: 80–30%, T2: 30–10%, T3 und T4: 10–0%. Weiteres prognostisches Merkmal von Urotheltumoren ist der Verlust von Blutgruppen-Antigen-Eigenschaften der Tumorepithelien im Erythrozytenadhäsionstest (SRCA-Test). Dieser deutet auf ein aggressives Verhalten der Neoplasie mit einer erhöhten Komplikationsrate hin.

Pathologische TNM-Klassifikation der urothelialen Nierenbecken-, Harnleiter und Harnblasentumoren:

pTa Nicht-invasiver papillärer Tumor,
pTis Carcinoma in situ,
pT1 Tumor infiltriert bis ins Suburothelialgewebe,
pT2 Tumor infiltriert bis in innere Muskularis,
pT3a Tumor infiltriert bis in äußere Muskularis,
pT3b Tumor infiltriert in Perivesikalgewebe,
pT4 Tumor infiltriert in Nachbarorgane.

pN1 Solitäre Lymphknotenmetastase < 2 cm,
pN2 solitäre Lnn-Metastase > 2 cm > 5 cm (multiple < 5 cm),
pN3 Lymphknotenmetastase > 5 cm.

Pathologische TNM-Klassifikation der Urethraltumoren:
pTa Nicht-invasiver papillärer Tumor,
pTis Carcinoma in situ,
pT1 Tumor infiltriert bis ins Suburothelialgewebe,
pT2 Tumor infiltriert Corpus spongiosum oder Prostata oder Periurethralmuskulatur,
pT3 Tumor infiltriert Corpus cavernosum oder über Prostatakapsel hinaus oder in vordere Vagina oder in Blasenhals,
pT4 Tumor infiltriert in Nachbarorgane.

pN-Stadien s. oben.

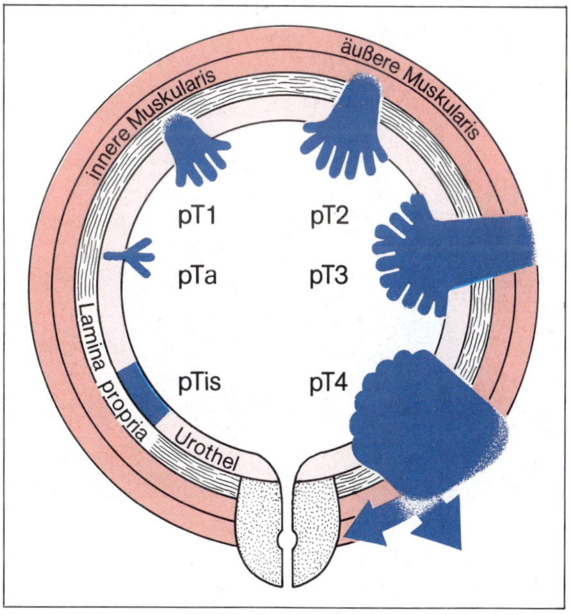

Abb. 14.**46** Stadieneinteilung des Harnblasenkarzinoms (pTa = papillär-nicht-invasives Karzinom; vgl. Abb. 14.**40**, S. 840; pTis = Carcinoma in situ)

Sonderformen der Harnblasenmalignome

1. **Plattenepithelkarzinom** (ICD-O-8070/3): Diese Tumorform der Harnblase kommt in den westlichen Industrienationen selten vor. Gehäuft findet man diesen Karzinomtyp der Harnblase bei Bilharziosekranken (S. 838).

2. **Adenokarzinom** (ICD-O-8140/3): Dieses seltene Harnblasenkarzinom soll von den Urachusresten des Blasendaches (= *Urachuskarzinom*) oder von den periurethralen und periprostatischen Drüsen ausgehen. Eine Urocystitis cystica mit Epithelmetaplasien vom Kolontyp gilt als Präkanzerose. Differentialdiagnose: in Harnblase infiltrierendes Adenokarzinom der Prostata.

3. **Rhabdomyosarkom** (ICD-O-8900/3) (S. 1110): Es tritt besonders bei Kindern auf. In der Harnblase wächst es in seiner embryonalen Variante in charakteristischer traubenförmig-polypoider Form *(Botryoid-Sarkom).*

Die Entwicklung der Harnorgane hängt, vor allem während der frühen Embryonalentwicklung, eng mit der Entstehung des Reproduktionssystems in Form der Geschlechtsorgane zusammen. Auch beim Erwachsenen ist die enge Beziehung beider Systeme noch erkennbar. So funktioniert beim Mann die distale Harnröhre als Ableitungsweg für Harn und Samen, bei der Frau sind Vagina und Urethra zwar getrennt, münden aber in ein gemeinsames Vestibulum ein. Die weiblichen Geschlechtsorgane stellen aus entwicklungsgeschichtlicher Sicht gleichsam eine Grundausstattung dar, die im Gegensatz zu den männlichen Genitalorganen auch ohne Mithilfe der Gonaden entstehen. Im folgenden Kapitel werden deshalb im Anschluß an das uropoetische System die Erkrankungen des weiblichen Genitale vor denjenigen des männlichen besprochen (die Erkrankungen der Brustdrüse als modifizierte Schweißdrüse werden bei den Hautkrankheiten abgehandelt): *„Weibliches Genitalsystem“.*

15 Weibliches Genitalsystem – Plazenta

J. Torhorst, U.-N. Riede und N. Freudenberg

Innere Geschlechtsorgane

Eierstöcke (Ovar)
Tuben (Salpinx)
Uterus
Endometrium
Myometrium
Cervix uteri
Scheide (Vagina)

Äußere Geschlechtsorgane

Äußeres Genitale (Vulva)

Plazenta

Maternofetoplazentare Einheit

Eierstöcke

J. Torhorst

Für die Ausbildung eines normalen Eierstocks (= Ovars) ist das Vorhandensein von zwei X-Chromosomen Voraussetzung. Die Gonosomen bringen im weiteren Verlauf lediglich die initiale Determination der Geschlechtsorgane in Gang; das endgültige morphologische Geschlecht beruht auf der inkretorischen Funktion der Gonaden. Die **ontogenetischen Läsionen** der Ovarien fallen in Form einer Zwittrigkeit *(Intersexualität)* und/oder *Gonadendysgenesie* auf. Die Ovarien entwickeln sich wie die Hoden aus der Keimdrüsenfalte. Das peritoneale Mesothel (Zölomepithel) an dieser Stelle wurde früher Keimepithel genannt. Es umgibt das reife Ovar und stülpt sich ebenso wie die einwandernden Urgeschlechtszellen ins ovarielle Stroma ein. Dieses Epithel reagiert auf Geschlechtshormone. Aus Resten des Zölomepithels können *Zysten* hervorgehen, die als **tumorartige Läsionen** auffallen. Die **neoplastischen Läsionen** können entweder vom Zölomepithel, von den potentiell endokrin aktiven Stromazellen oder von Keimzellen ausgehen. Tumoren des Zölomepithels neigen zur Doppelseitigkeit und Malignität. Sie sind meist serös oder muzinös differenziert. Ihr Sekretprodukt staut sich im Tumorinnern an, so daß Zysten entstehen *(Zystadenome)*. Daneben kann das neoplastische Zölomepithel aber auch urotheliale, plattenepitheliale und endometrioide Differenzierungsmuster aufweisen. Ihre Fähigkeit, Hormone zu bilden, behalten die Stromazellen des Ovars oft auch nach neoplastischer Transformation bei. Bei den Keimzelltumoren des Ovars findet man die gleichen histologischen Typen wie beim Hoden. Die seltenen **entzündlichen Läsionen** entstehen meist über eine fortgeleitete *Salpingitis*.

Ontogenetische Läsionen

1. Hermaphroditismus verus

Ätiologisch liegt in 80% der Fälle eine Chromosomenkonstellation 46 XX, gelegentlich Mosaike, vereinzelt 46 XY vor.

Morphologisch ist in diesen Fällen bei ein und demselben Patienten eindeutig differenziertes Hoden- und Ovarialgewebe vorhanden. Dieses kommt entweder in einer gemeinsamen Gonade *(Ovotestis)* oder in zwei verschiedenen Gonaden *(Ovar und Testis)* getrennt vor. Ein Uterus ist meist vorhanden.

2. Gonadendysgenesie

Ätiologie: In diesen Fällen wird immer eine numerische Aberration der Geschlechtschromosomen beobachtet. In der Hälfte der Fälle liegt eine 45-X-Monosomie vor.

Morphologie: Während in der frühen Fetalperiode noch Keimzellen vorhanden sind, finden sich bei allen Patienten in der Pubertät anstelle der Ovarien nur strangförmige Gebilde (Abb. 15.**1**), die aus Ovarialstroma ohne Keimzellen bestehen *(Streak-Gonaden)*. Tuben, Uterus und Vagina sind zwar angelegt, bleiben aber infantil.

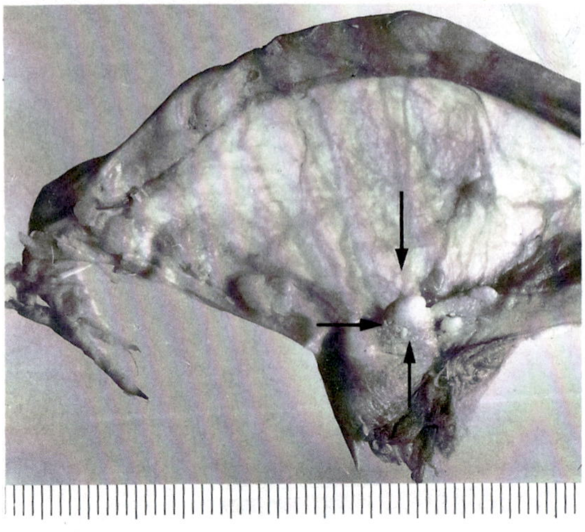

Abb. 15.**1** Turner-Syndrom: Tube und dysgenetisches Ovar (Pfeile: Streak-Gonade)

Klinik des Turner-Syndroms: s. Tab. 6.**5**.

Entzündliche Läsionen

Pathogenese: Entzündliche Veränderungen des Ovars (= Oophoritis) entstehen nahezu ausnahmslos im Rahmen einer Salpingitis und führen zu einem entzündlichen Konglomerattumor aus Tube und Ovar. Dabei sind Tubo-Ovarial-Abszesse eine typische Form der Ovarialbeteiligung. Die Entzündung bleibt in diesen Fällen meist auf die Ovarialoberfläche beschränkt und behindert die zyklischen Ovarprozesse nicht.

Tumorartige Läsionen

Komplikationen: Alle Ovarialgeschwülste (Zysten und Tumoren) machen bei folgenden Komplikationen klinisch durch ein akutes Abdomen auf sich aufmerksam:

1. *Stieldrehung*
Sie wird durch abrupte Bewegungen (Tanzen, Springen) ausgelöst und führt durch Unterbindung des venösen Rückflusses zu einer hämorrhagischen Infarzierung. Dadurch erscheint die Geschwulst bei der Operation ödematös und düsterrot verfärbt. Dabei kommt es bei einem Teil der zystischen Ovarialtumoren gelegentlich auch zu Rupturen.

2. *Ruptur*
Der Zysteninhalt entleert sich ins freie Abdomen, was entweder eine (Fremdkörper-)Peritonitis oder ein Pseudomyxoma peritonei (S. 740) oder eine peritoneale Tumoraussaat zur Folge haben kann.

1. Ovarialzysten

Allgemeine Pathogenese: Sie sind sehr häufig und gehen von Derivaten der Follikel sowie von Einstülpungen oder Heterotopien des Zölomepithels aus.

Follikelzysten

Pathogenese: Meist anovulatorischer (persistierender) Follikel.

Morphologie: Die Follikelzysten können einzeln oder multipel in einem oder in beiden Ovarien vorkommen und bis zu 10 cm groß werden. Sie enthalten eine wasserklare Flüssigkeit. Histologisch werden sie durch eine regressiv veränderte Granulosa und eine teilweise luteinisierte Thekazellschicht ausgekleidet.

Theka-Lutein-Zysten

Pathogenese: Sie entstehen durch kontinuierliche Gonadotropinstimulation ohne Follikelsprung. Ursache für den hohen Gonadotropinspiegel sind Trophoblasttumoren oder eine medikamentöse Ovulationsinduktion.

Morphologie: Diese Zysten treten einzeln oder multipel auf und werden histologisch durch eine Granulosa- und luteinisierte Theka-interna-Schicht ausgekleidet. Hinzu kommt die herdförmige Luteinisierung des übrigen Ovarialstromas *(= Hyperthekose).*

Stein-Leventhal-Syndrom

Definition: Dieses Syndrom umfaßt doppelseitige, polyzystische Ovarien mit Oligo-/Amenorrhoe, Sterilität und oft auch mit Hirsutismus und Adipositas.

Betroffen sind Frauen vor allem in der 2. und 3. Lebensdekade.

Pathogenetisch liegt offensichtlich auf der einen Seite eine hypothalamische Regulationsstörung und auf der anderen Seite eine defekte Steroidsynthese in den Thekazellen vor, die eine vermehrte Androgenbildung zur Folge hat. Im Fettgewebe werden die Androgene in Östrogene umgewandelt. Diese hormonellen Veränderungen unterhalten die Anovulation; der kontinuierliche Hyperöstrogenismus erhöht das Risiko für ein Endometriumkarzinom (u. U. auch Mammakarzinom).

Morphologie: Beide Ovarien sind vergrößert und zeigen auf der Schnittfläche eine verbreiterte Rindenzone mit zahlreichen, höchstens 1 cm großen Follikelzysten, die perlschnurartig subkapsulär angeordnet sind. Histologisch ist die Tunica albuginea der Ovarialoberfläche bindegewebig verbreitert, was aber kein mechanisches Ovulationshindernis darstellt, da eine medikamentöse Ovulationsinduktion noch möglich ist.

Corpus-luteum-Zysten

Pathogenese: Sie entwickeln sich dadurch, daß die *Verödung eines zystischen Corpus luteum* so verlangsamt ist, daß die Lichtung durch Fibroblasten ausgekleidet und die Rückbildung der Granulosa-Lutein-Zellen aufgehalten wird. Infolgedessen geht die Progesteronbildung weiter, was klinisch einer Corpus-luteum-Persistenz gleichkommt. Mit der Zeit hyalinisieren die Luteinzellen: Aus der Corpus-luteum-Zyste wird eine endokrin inaktive Corpus-albicans-Zyste.

Klinik: Amenorrhoe.

Zölomepithelzysten

Pathogenese: Sie entstehen dadurch, daß *Einstülpungen des Zölomepithels in die Ovarialrinde* durch Retention der von den Epithelien gebildeten serösen Flüssigkeit zystisch ausgeweitet werden.

Morphologie: Die Zysten werden nur wenige Millimeter groß und werden von mesothelartigen Zellen ausgekleidet.

Endometriosezysten

Pathogenese: S. 863.

Morphologie: Makroskopisch unterscheidet man folgende zwei Formen:

- Multiple, wenige Millimeter große, violettrote Zysten an der Ovarialoberfläche und
- solitäre oder multiple, mehrere Zentimeter große Zysten mit eingedickten, dunkelbraunroten Blutmassen (= Schokoladenzysten).

Beide Formen können zu zyklischen, intraperitonealen Blutungen und damit zu ausgedehnten Verwachsungen führen. Histologisch ist für die Diagnosesicherung der Nachweis von Endometriumdrüsen samt umgebendem endometrialem Stroma notwendig. In alten Endometriosezysten wird das auskleidende Epithel durch Narbengewebe zerstört. Darin findet man zahlreiche hämosiderinspeichernde Histiozyten.

2. Ovarialstromahyperplasie

Pathogenese: Sie tritt bei peri- oder postmenopausalen Frauen bilateral auf und besteht in einer tumorartigen Rindenverbreiterung. Histologisch besteht diese aus einem zellreichen Ovarialstroma mit eingestreuten Luteinisierungsherden. Die Ovarialstromahyperplasie kann zum Hyperöstrogenismus mit entsprechend erhöhtem Endometriumkarzinomrisiko führen. Eine seltene Form der Stromahyperplasie ist das *Schwangerschaftsluteom,* welches einseitig, meist im 3. Trimenon auftritt und sich nach der Geburt spontan zurückbildet. In diesem Falle sind ⅓ der Mütter und ⅔ der Töchter bei der Geburt virilisiert.

3. Ovarialstromaödem

Pathogenese: Diese seltene, meist einseitig bei Kindern oder jungen Erwachsenen auftretende Stromaveränderung soll auf einer Torsion des Ovars beruhen und kann ebenfalls zur Virilisierung führen. Das Ovar ist durch ein Ödem erheblich vergrößert. Histologisch findet man im ödematös aufgelockerten Stroma in einigen Fällen luteinisierte Zellen.

Neoplastische Läsionen

Dem histologischen Aufbau des Ovars entsprechend, werden die Ovarialtumoren von der WHO und FIGO in folgende Gruppen unterteilt:

- Epitheliale Ovarialtumoren vom Zölomepithel (Oberflächenepithel) ausgehend, zur Doppelseitigkeit neigend, gelegentlich multipel im Peritonealraum entstehend.
- Stromatumoren und
- Keimzelltumoren.

Benigne Epitheltumoren

Das Zölomepithel hat die Potenz, sich zu einem Plattenepithel, Urothel, muzinösen oder endometrioiden Epithel zu differenzieren.

1. Seröses Zystadenom (ICD-O-8441/0)

Definition: Ein benigner, ein- oder mehrkammriger zystischer Tumor mit serösem Inhalt und unterschiedlichem Stromagehalt.

Diese Tumoren machen etwa 25% aller gutartigen Ovarialtumoren aus, kommen ein- oder doppelseitig vor und manifestieren sich zwischen der 3. und 5. Lebensdekade.

Morphologie: Makroskopisch imponiert der Tumor als mehrere Zentimeter große Zyste mit pergamentartiger, dünner Wandung. Er kann mehrfach gekammert sein (Abb. 15.**2**) und enthält eine klare, bernsteinfarbene Flüssigkeit. Die einfachen serösen Zystadenome weisen eine spiegelnd glatte, die papillären serösen Zystadenome eine teilweise warzige Innenfläche auf. Histologisch wird die Zystenwand samt den papillären Strukturen von einem einreihigen, regelmäßigen Epithel bedeckt, das demjenigen der Tubenschleimhaut entspricht. Im Tumorstroma kommen in etwa 25% der Fälle Psammomkörper vor.

Sonderformen:

1. *Zystadenofibrome* weisen als Variante der serösen Zystadenome plumpere Papillen und größere Stromaanteile auf.
2. *Adenofibrome* stellen die solide Variante des Zystadenofibroms dar.

Klinik: Ein Viertel der Fälle produziert Amylase, welche im Serum nachgewiesen werden kann. CEA-negative Immunhistochemie und Serologie. Die Patientinnen werden durch operative Tumorbeseitigung geheilt.

2. Muzinöses Zystadenom (ICD-O-8470/0)

Definition: Ein benigner, ein- oder mehrkammriger zystischer Tumor mit fadenziehendem Inhalt.

Es macht 20% aller benigner Ovarialtumoren aus, manifestiert sich meist zwischen dem 3. und 5. Lebensjahrzehnt und ist selten doppelseitig.

Morphologie: Makroskopisch sind diese Tumoren meist sehr groß und können über 10 kg schwer werden. Sie sind meist gekammert und enthalten einen zähen Schleim. Histologisch ist die Zysteninnenwand glatt und papillär gestaltet und wird von einem schleimbildenden (weniger als 4 Zellagen breiten) Zylinderepithel ausgekleidet, wie es in der Cervix uteri vorkommt. Darin eingestreut findet man in einigen Fällen auch neuroendokrine Zellen (Abb. 15.**4a**).

Klinik: CEA-Expression nur in 15% der gutartigen Fälle, keine Amylasebildung. Die Prognose ist bei muzinösen Zystadenomen gut, solange sie nicht rupturieren. In diesem Falle kann es zum Pseudomyxoma peritonei kommen (S. 740).

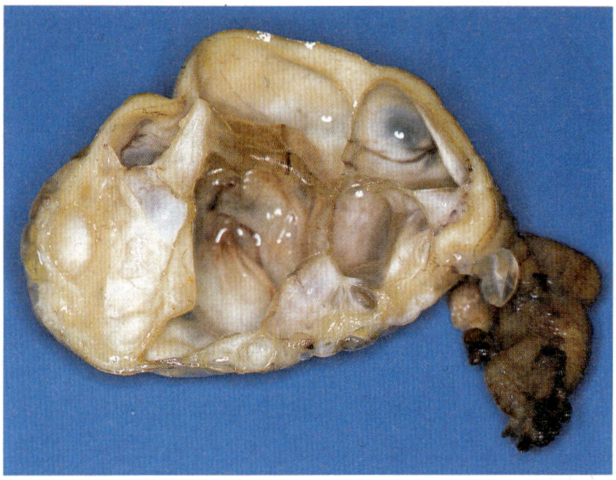

Abb. 15.**2** Zystadenom des Ovars, aufgebaut aus mehreren Zysten mit glatter Innenfläche

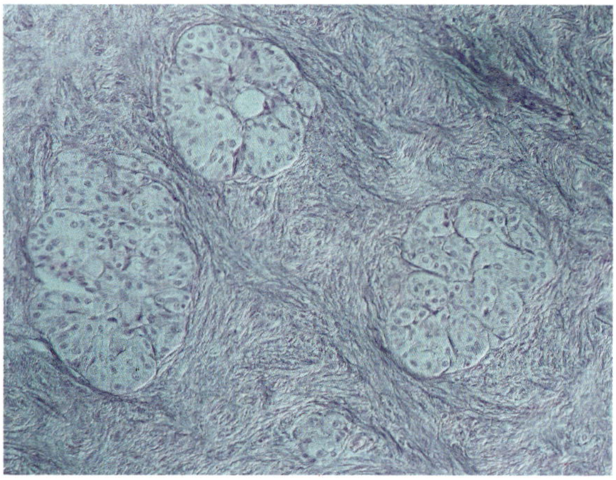

Abb. 15.**3** Brenner-Tumor des Ovars mit soliden, teilweise auch kleinzystischen Epithelinseln (HE, Interferenzkontrast, Vergr. 1:200)

3. Brenner-Tumor (ICD-O-9000/0)

Definition: Ein von F. Brenner als Oophoroma folliculare beschriebener ovarieller Zweikomponententumor aus Epithelnestern und Tumorstroma.

Dieser Tumor macht etwa 1,5% aller Ovarialtumoren aus und bevorzugt Frauen in der 5. Lebensdekade. Histologisch leitet er sich vom Zölomepithel her mit histologischen und ultrastrukturellen Ähnlichkeiten zum Urothel. Er ist in 25% der Fälle mit einem muzinösen Zystadenom kombiniert.

Morphologie: Makroskopisch handelt es sich um einen derben, rundlichen, mehrere Zentimeter großen Tumor, der histologisch aus folgenden zwei Komponenten aufgebaut ist (Abb. 15.**3**).

- *Solide oder kleinzystische Epithelinseln:* Diese sind aus rundlichen, urothelähnlichen Zellverbänden aufgebaut, die kaffeebohnenförmig gekerbte, monomorphe Kerne enthalten, wie sie auch in den Walthard-Zellnestern vorkommen.

- *Kollagenfaserreiches Stroma* mit spindelförmigen Zellelementen.

Klinik: Die meisten Brenner-Tumoren verhalten sich klinisch benigne, können zum Teil Östrogen produzieren; nur etwa 0,5–9% der Brenner-Tumoren sind maligne.

Maligne Epitheltumoren

Die malignen Ovarialtumoren machen etwa 25% aller weiblichen Genitaltumoren aus. Davon sind etwa 90% epithelial. Diese Ovarialkarzinome manifestieren sich zwischen der 5. und 6. Lebensdekade. Über 75% aller Ovarialkarzinome haben erhöhte Serumwerte für den Marker CA-125 (= cancer antigen-125).

Pathogenese: Die Ätiologie des Ovarialkarzinoms ist unbekannt. Als Risikofaktoren gelten a) familiäre Veranlagung (Ovarialkarzinomfamilien, Ovarial-Mamma-Karzinomfamilien, Li-Fraumeni-Syndrom, Kolonkarzinomfamilien), b) lange reproduktive Phase mit anovulatorischen Zyklen, c) Rötelninfektion in der Pubertät und d) Asbestexposition.

Molekularpathologisch geht bei den Ovarialkarzinomen oft Genmaterial im Bereich der Chromosomen 1p, 3p, 6q, 17q (brca-1-Gen) und 11p und damit entsprechende Tumorsuppressorgene verloren. Zusätzlich kann das c-ras überexprimiert werden.

Niedrig-maligne Karzinome

Allgemeine Definition: Bei diesen auch als *Borderline-Tumoren* bezeichneten Geschwülsten sind Gewebe- und Zellatypien nachweisbar. Trotz ausführlicher histologischer Untersuchung (ein Gewebeblock pro 1 cm Tumordurchmesser) kann aber kein invasives Tumorwachstum nachgewiesen werden. Sie werden auch (noch) nicht-invasive Karzinome oder Karzinome mit niedrigem Malignitätspotential genannt.

Diese Tumoren machen etwa 5–30% aller Ovarialkarzinome aus und treten in etwas mehr als 10% der Fälle in beiden Ovarien auf.

Morphologie: Makroskopisch können die niedrigmalignen Ovarialkarzinome nicht von den entsprechenden Zystadenomen unterschieden werden. Allerdings sind Nekroseherde ein Signum mali ominis. Histologisch charakteristisch ist ein mehrschichtiges Epithel mit geringen Kernatypien und vereinzelten Mitosen, ohne daß ein invasives Wachstum nachgewiesen werden kann (Abb. 15.**4b**).

- *Seröse Borderline-Tumoren* bilden mehrschichtige Epithelknospen mit vereinzelten Mitosen und Epithelatypien.

- *Muzinöse Borderline-Tumoren:* Bei ihnen darf die neoplastische Epitheldecke nicht breiter als 3 Zellagen sein.

Prognose: In etwa 15–20% der Fälle treten Metastasen auf. Dennoch ist die Prognose mit einer 10-Jahres-Überlebenszeit von 70–90% gut.

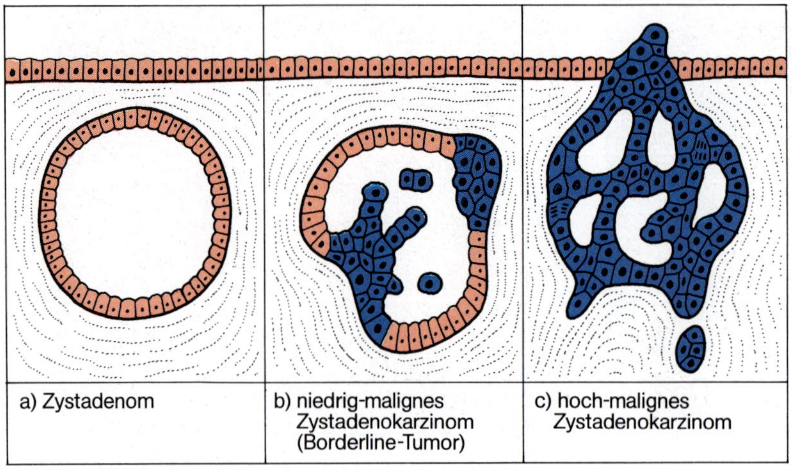

Abb. 15.**4a–c** Histologische Dignitätskriterien epithelialer Ovarialtumoren:
a Zystadenom: scharf begrenzte Zyste mit einreihigem regelmäßigem Epithelbelag
b Niedrigmalignes Zystadenokarzinom: scharf begrenzte Zyste mit Proliferation des Epithels ins Lumen sowie mit Epithelatypien
c Hochmalignes Zystadenokarzinom: Invasives Wachstum zusätzlich zu den Kriterien von **b**

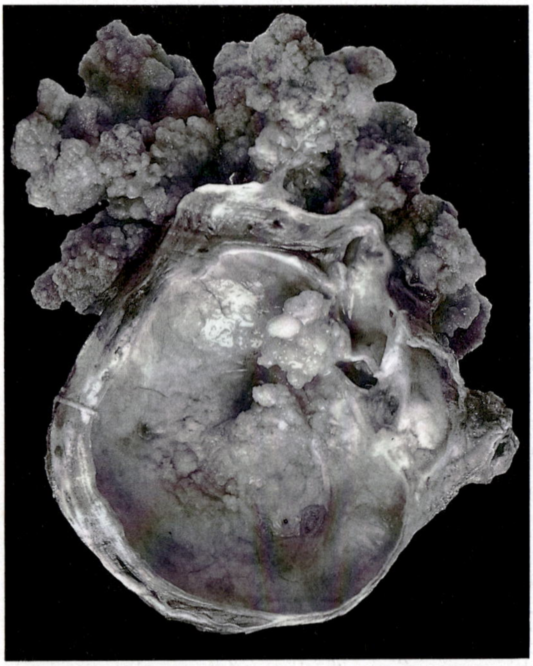

Abb. 15.**5** Hochmalignes Zystadenokarzinom des Ovars mit papillären Proliferationen sowohl in die Zyste selbst als auch zur Peritonealhöhle hin

Hoch-maligne Karzinome

1. Seröses Zystadenokarzinom (ICD-O-8441/3)

Definition: Zystischer und/oder solider, maligner Ovarialtumor mit Nekrosen und Hämorrhagien.

Dies ist der häufigste histologische Typ der Ovarialkarzinome (35–70%). Der Tumor manifestiert sich zwischen der 5. und 6. Lebensdekade und tritt mit fortschreitendem Tumorstadium auch bilateral (30–50%) auf (Abb. 15.**4c**).

Morphologie: Makroskopisch sind die Tumoren meist mehrere Zentimeter groß, mehrkammerig und weisen solide und papilläre Partien auf (Abb. 15.**5**). Letztere werden regelmäßig auch auf der Tumoroberfläche beobachtet. Verwachsungen mit der Umgebung lassen vermuten, daß der Tumor über das Ovar hinaus infiltriert ist. Histologisch (Abb. 15.**6a**) ist die Ausbildung filigraner Epithelpapillen charakteristisch, die teilweise Psammomkörper enthalten. Daneben kommen aber auch solide Areale und Drüsenformationen vor. Zell- und Kernatypien sind unterschiedlich ausgeprägt.

Verlauf: Der Tumor metastasiert vor allem kavitär ins Peritoneum und setzt lymphogene sowie selten hämatogene Metastasen.

Klinik: Die moderne Standardtherapie beim Ovarialkarzinom mit Metastasen besteht in einer möglichst radikalen chirurgischen Entfernung von Primärtumor und Metastasen, anschließend adjuvante Polychemotherapie. Der Therapieerfolg wird mittels nicht-invasiver (Ultraschall, Computertomographie) und invasiver (Spülzytologie, Laparoskopie, Second-look-Laparotomie) Techniken kontrolliert. Da ein Teil der Ovarialkarzinome auch Steroidhormonrezeptoren exprimiert, wird zusätzlich eine endokrine Therapie erwogen.

2. Muzinöses Zystadenokarzinom (ICD-O-8470/3)

Definition: Zystischer und/oder solider, maligner Ovarialtumor mit Nekrosen, Hämorrhagien und schleimiger Schnittfläche.

Er macht etwa 5–20% aller invasiver Ovarialkarzinome aus und befällt nur in 10–20% der Fälle beide Ovarien.

Morphologie: Makroskopisch sind diese Tumoren bis zu 50 cm groß und weisen neben zystischen Partien auch solide Areale auf. Sie enthalten Schleim. Papilläre Strukturen sind sehr viel seltener als bei den serösen Ovarialkarzinomen. Histologisch (Abb. 15.**6b**) werden die zystischen Formationen von einem atypischen, schleimbildenden Epithel ausgekleidet, welches stellenweise mehr als drei Zellagen bildet. Da diese drüsigen Formationen bereits von Bindegewebe umgeben sind, ist die Beurteilung des invasiven Verhaltens schwieriger als bei den serösen Ovarialkarzinomen. Immunhistochemisch exprimieren alle muzinösen Zystadenokarzinome CEA.

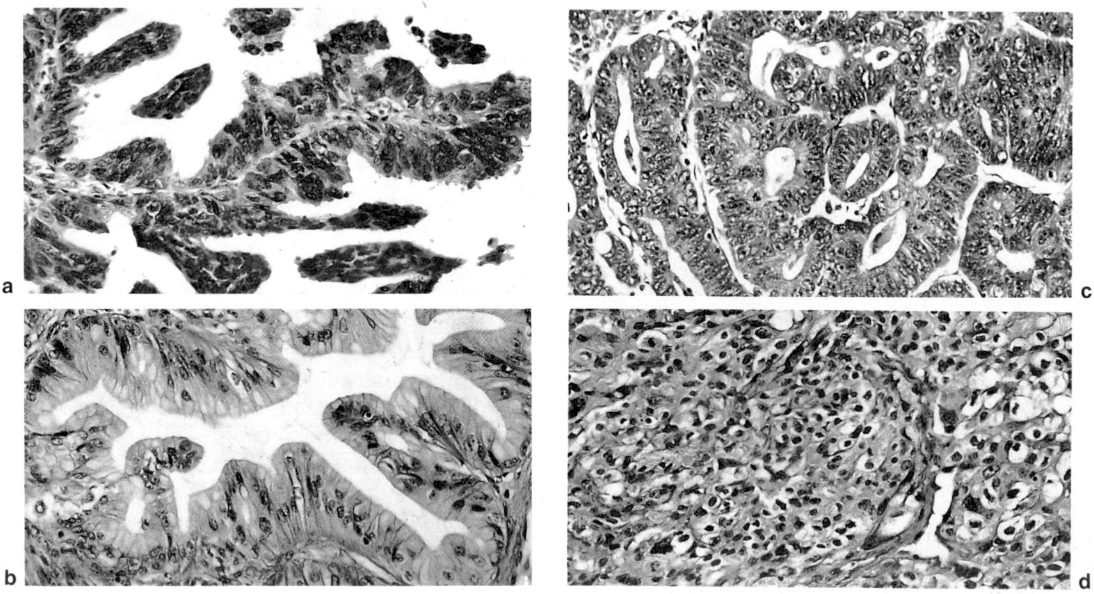

Abb. 15.**6a–d** Histologische Typen des Ovarialkarzinoms (HE, Vergr. 1 : 180):
a Serös: filigranartige Papillen, kleine zytoplasmaarme Tumorzellen
b Muzinös: gröbere Papillen und schleimbildendes Epithel
c Endometroid: entsprechend einem reifen Adenokarzinom des Endometriums
d Undifferenziert: solide wachsend und nicht in die Gruppen **a–c** einzuordnen

Verlauf: Muzinöse Zystadenokarzinome wachsen vor allem in die umgebenden Gewebe ein und zeigen eine geringere Tendenz zur lymphogenen Metastasierung als die serösen Ovarialkarzinome.

Therapie: s. „Seröses Zystadenokarzinom".

3. Endometrioides Karzinom (ICD-O-8380/3)

Definition: Es macht 10–25% der invasiven Ovarialkarzinome aus. Diese Streubreite erklärt sich teilweise durch die unterschiedlichen diagnostischen Kriterien: Ein Teil der Autoren fordert das gleichzeitige Vorkommen einer Endometriose. Diese ist aber keine diagnostische Bedingung, denn sie wird lediglich in 5–10% der Fälle gefunden.

Bilateralität 15–30%; Koinzidenz mit uterinem Endometriumkarzinom etwa 10%.

Morphologie: Makroskopisch sind diese Tumoren meist solide; histologisch gleichen sie einem Endometriumkarzinom (Abb. 15.**6c**). Entsprechende Borderline-Tumoren ähneln einer atypischen Hyperplasie endometrialer Drüsen (S. 865).

Klinik: Wie bei den serösen Zystadenokarzinomen.

4. Klarzelliges Karzinom (ICD-O-8310/3)

Definition und Pathogenese: Dieser Tumor (früher: mesonephroides Karzinom) macht 5–10% aller Ovarialkarzinome aus und bevorzugt die 5. Lebensdekade. Die häufige Assoziation des hellzelligen Ovarialkarzinoms mit Endometriose (25–50%), mit entsprechenden Tumoren des Endometriums sowie mit dem endometrioiden Ovarialkarzinom rechtfertigen die Annahme, daß sich es vom Zölomepithel herleitet.

Morphologie: Makroskopisch unterscheidet sich dieser Tumor nicht von den anderen, bisher erwähnten Ovarialkarzinomen. Histologisch ist er charakterisiert durch trabekuläre, zystische oder papilläre Drüsenformationen, die aus hellen Epithelien (Glykogenreichtum) aufgebaut sind. Daneben finden sich in typischer Weise „Kragenknopfzellen", die ein spärliches Zytoplasma, aber große, hyperchromatische Zellkerne aufweisen und sich ins Drüsenlumen vorstülpen (Abb. 15.**7**).

5. Undifferenzierte Ovarialkarzinome

Definition: Dies sind Tumoren, welche keine der bisher erwähnten histologischen Strukturen aufweisen, sie machen etwa 5–20% aller Ovarialkarzinome aus. Sie haben eine schlechte Prognose, da sie häufig erst in einem fortgeschrittenen Stadium entdeckt werden (Abb. 15.**6d**).

6. Karzinosarkom (ICD-O-8951/3)

Definition: Dieser sehr seltene Ovarialtumor hat eine sehr schlechte Prognose und entspricht histologisch dem endometrialen Karzinosarkom.

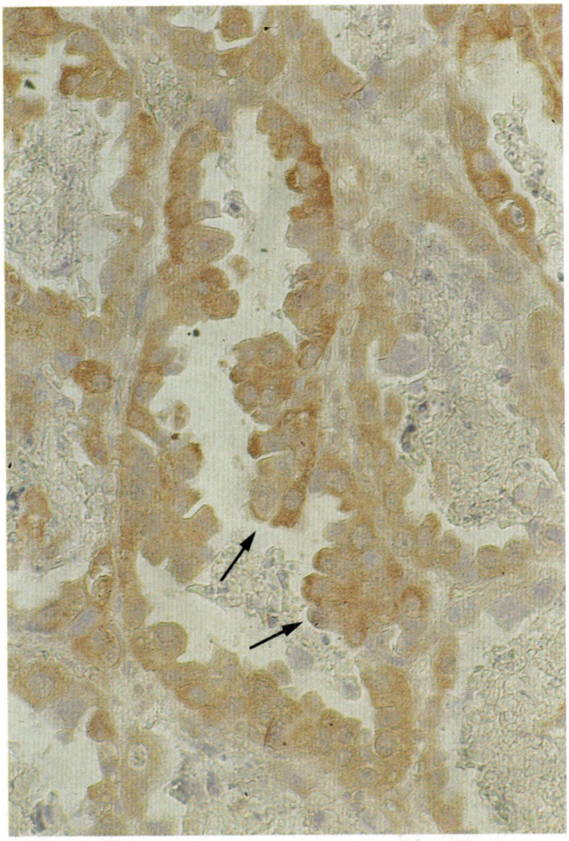

Abb. 15.**7** Klarzelliges Ovarialkarzinom mit zystisch-papillärem Wachstumsmuster. Beachte die kragenknopfartig ins Tumordrüsenlumen vorspringenden Zellkerne (immunhistochemischer Nachweis des Östrogen-Rezeptorproteins, Vergr. 1:150; Original: Hellerich)

Stromatumoren

Allgemeine Definition: Die immer noch anhaltende Kontroverse über die histogenetische Herkunft dieser Tumorgruppe drückt sich auch in der WHO-Bezeichnung *„Sex-cord-stromal-tumors"* aus. Als Ursprungsgewebe dieser Tumoren werden einerseits die Zölomepithelstränge *(Sex-cords)* und andererseits das endokrin aktive Ovarialstroma angesehen.

Klinik: Die meisten Stromatumoren sind gutartig. Sie können Steroidhormone produzieren. In mehr als der Hälfte der Fälle findet man klinische Zeichen einer endokrinen Aktivität, und je nachdem, welches Sexualhormon von dem Tumor gebildet wird, findet man folgende Symptome:

- *Hyperöstrogenismus:* In der Präpubertät als Pubertas praecox, postpubertär Blutungsstörungen infolge Endometriumhyperplasie oder -karzinom.
- *Hyperandrogenismus* mit Virilisierung (selten).

Prognose: Eine Eigentümlichkeit dieser Tumoren ist die Tatsache, daß der morphologische Befund nicht mit dem biologischen Verhalten des Tumors korreliert: meist benigne.

1. Granulosazelltumor (ICD-O-8620/1)

Definition: Ein potentiell maligner Tumor aus granulosazellartigen Tumorzellen.

Dieser Tumor macht etwa 1–2% aller Ovarialtumoren und etwa 30% aller ovariellen Stromatumoren aus. Er ist der häufigste östrogenproduzierende Tumor, kann aber auch Progesteron und Testosteron bilden. Er manifestiert sich meist nach dem 40. Lebensjahr, kommt aber auch im Kindesalter vor.

Morphologie: Makroskopisch sind die Tumoren häufig kleiner als 15 cm, weisen einen lappigen Aufbau und eine solide, weißgelbe Schnittfläche auf, die durch Blutungen und Nekrosen zystisch umgewandelt sein kann. Histologisch besteht der Tumor aus granulosazellartigen Tumorzellen in follikulärer, trabekulärer oder diffus-insulärer Anordnung. Die mikrofollikulären Anteile enthalten in kleinen Hohlräumen geschichtete Basalmembrandepots und apoptotische Tumorzellen (= *Call-Exner-Körper),* während die makrofollikulären Anteile aus Zysten bestehen, die an Graaf-Follikel erinnern (Abb. 15.**8a** u. **b**).

Eine trabekuläre und diffuse (sarkomartige) Wuchsform sind Zeichen einer geringeren Differenzierung. Die neoplastischen Granulosazellen enthalten einen großen ovalen Kern mit kaffeebohnenartiger Einkerbung, umgeben von einem spärlichen Zytoplasma, und zeigen eine Koexpression von Keratin und Vimentin. Zwischen den Granulosazellen kommen auch Thekazellwucherungen vor, wobei die Thekazellpartien reich an versilberbaren Retikulinfasern sind, die Granulosazellpartien jedoch nicht (vgl. S. 43).

Verlauf: Jeder Granulosazelltumor muß als potentiell maligne betrachtet werden. Etwa 30% von ihnen verhält sich klinisch maligne, indem sie sich lokal infiltrierend ausdehnen, aber selten metastasieren. Spätrezidive sind möglich.

2. Thekazelltumor (ICD-O-8600/0)

Definition: Ein aus verfetteten Stromazellen bestehender, fast ausnahmslos benigner Ovarialtumor, der sehr oft Östrogen produziert.

Der Tumor ist selten und tritt vorwiegend nach der Menopause auf.

Morphologie: Makroskopisch ist der Tumor kugelig scharf begrenzt und weist eine derbe, gelbhomogene Schnittfläche auf (Abb. 15.**9b**). Histologisch sind die epitheloiden Thekazellen mit wasserklarem Zytoplasma feuerradartig oder wirbelförmig angeordnet, werden von Kollagenfasern umsponnen und enthalten in ihrem Zytoplasma Lipide.

Klinik: Prämenopausentumor: (sekundäre) Amenorrhoe; Postmenopausentumor: Endometriumstimulation.

3. Ovarialfibrom (ICD-O-8810/0)

Definition: Ovarialtumor aus spindeligen kollagenfaserbildenden Zellen.

Sie machen etwa 4% aller Ovarialtumoren aus. Ihr mittleres Manifestationsalter ist 50 Jahre; Ausnahme: Basalzellnävussyndrom mit bilateralen Ovarialtumoren bei jüngeren Patientinnen.

Morphologie: Makroskopisch handelt es sich um kugelige, derbe Tumoren mit weißlicher Schnittfläche. Sie bestehen histologisch aus kollagenfaserreichen, zum Teil storiformen Zügen mit eingeschlossenen Fibroblasten (Abb. 15.**9a** u. **b**).

Klinik: Die Tumoren sind nahezu ausnahmslos benigne und gehen in einem Drittel der Fälle mit einer Aszitesbildung und nur in etwa 1% mit einem Meigs-Syndrom (Aszites und Hydrothorax) einher.

4. Androblastome (ICD-O-8630/1)

Definition: Diese seltene Ovarialtumorgruppe sollte besser beschreibend als Sertoli-Leydig-Zelltumoren bezeichnet werden, weil nur ein Teil von ihnen Hormone produziert, und zwar nicht nur Androgene, sondern auch Östrogene.

Diese Tumoren leiten sich von den Zölomepithelsträngen (= sex cords) und dem embryonalen Gonadenstroma her. Sie treten vorwiegend bei jungen Frauen auf; nur etwa 10% der Patientinnen sind älter als 45 Jahre.

Sertoli-Zelltumor (ICD-O-8640/0)

Definition und Morphologie: S. 910.

Klinik: In 70% der Fälle Hyperöstrogenismus; in 20% der Fälle Defeminisierung (Virilisierung). Ein maligner Verlauf ist selten.

Sertoli-Leydig-Zelltumor (ICD-O-8631/0)

Morphologie: Makroskopisch weisen die kugeligen Tumoren einen Durchmesser von 0,5–22 cm auf. Sie sind auf der Schnittfläche solide oder zystisch und graugelb. Histologisch bestehen sie aus folgenden drei Komponenten:

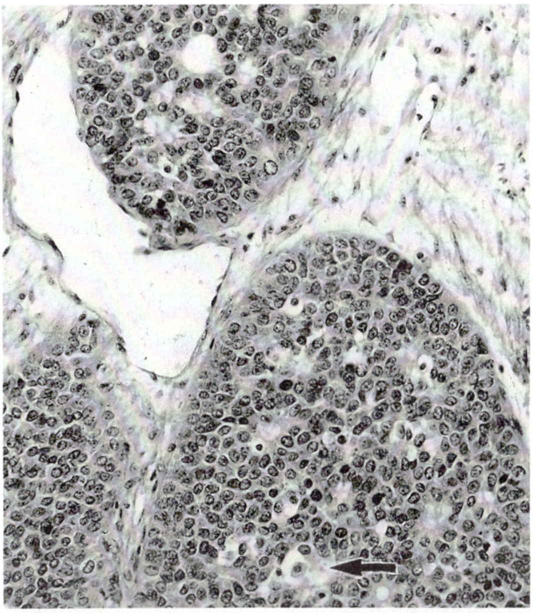
a

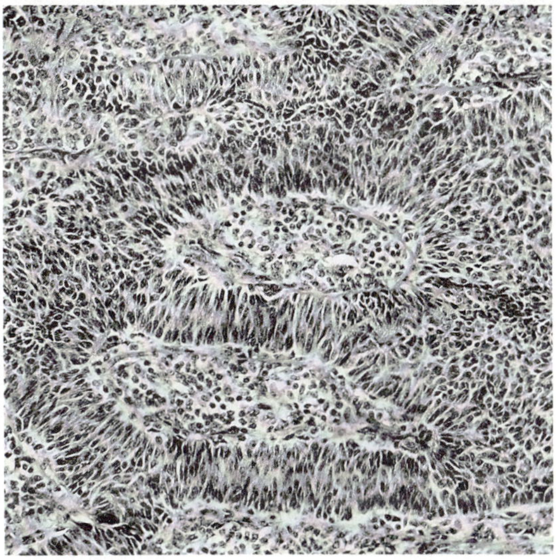
b

Abb. 15.**8a** u. **b** Granulosazelltumor des Ovars: ▶
a Mikrofollikulär gebaute Tumorstränge mit Call-Exner-Körperchen (Pfeil) HG, Vergr. 1 : 200
b Trabekulär-solider Tumoraufbau (HE, Vergr. 1 : 150)

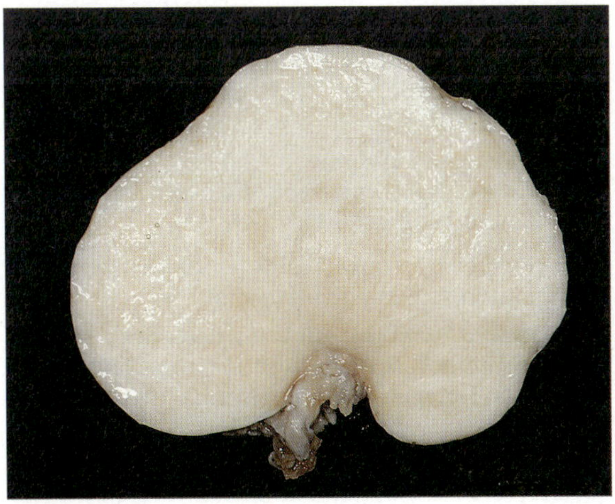
a

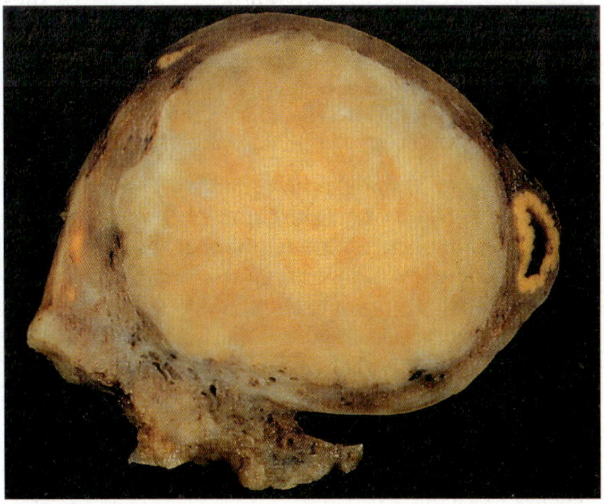
b

Abb. 15.**9a** u. **b**
a Ovarialfibrom mit derber weißlicher Schnittfläche, **b** Thekazelltumor mit gelblicher homogener Schnittfläche

– *Sertoli-Zellen* mit blassem Zytoplasma in trabekulär-tubulärer Anordnung und Koexpression von Vimentin und Keratin,
– *Leydig-Zellnester* mit eosinophil-feingranulärem Zytoplasma und
– *undifferenziertes Stroma,* teils mit chondroider, teils mit rhabdomyoider Differenzierung.

Große Areale von undifferenziertem blastemartigem Stroma werden bei Tumoren mit malignem Verlauf beobachtet.

Klinik: Eine Defeminisierung und Virilisierung tritt in 50–80% der Patientinnen auf. Eigentümlicherweise sind diese endokrinen Manifestationen bei den hoch-differenzierten Tumorformen seltener (25%) als bei den weniger differenzierten (75%). Bei den wenig-differenzierten Tumoren kommen in 7–27% lokale Rezidive und/oder Metastasen vor. Einzelfälle mit familiärer Häufung!

Leydig-Zelltumor (ICD-O-8650/0)

Definition: Diese Tumoren leiten sich von den Hiluszellen ab, welche in 80% aller Ovarien vorkommen.

Morphologie: S. 909, Abb. 16.**14.**

Klinik: Die Mehrzahl der Tumoren geht mit einer Virilisierung einher; auch Einzelfälle mit Hyperöstrogenismus sind beschrieben. Ein maligner Verlauf ist extrem selten.

Keimzelltumoren

Allgemeine Definition: Diese Tumoren gehen von den Keimzellen des Ovars aus; histologisch ähnliche Tumoren kommen auch im Hoden vor.

Bei 95% dieser Ovarialtumoren handelt es sich um differenzierte, gutartige Teratome.

1. Dysgerminom (ICD-O-9060/3)

Definition und Pathogenese: Das Dysgerminom leitet sich von pluripotenten, undifferenzierten Keimzellen ab; bei weniger als 5% der Patientinnen ging eine Ovarialdysgenesie voraus.

Der Tumor manifestiert sich vorwiegend zwischen dem 10. und 30. Lebensjahr und macht 1–3% aller Ovarialmalignome und etwa 40% aller malignen Keimzelltumoren aus. Etwa 15% dieser Tumoren sind doppelseitig.

Morphologie: Makroskopisch handelt es sich um solide, kugelige Tumoren (Durchmesser bis 50 cm), mit weicher, homogener, graugelblicher Schnittfläche. Die Histologie des Dysgerminoms entspricht derjenigen des Hodenseminoms, wobei die Tumorzellverbände durch Stromasepten lobuliert sind und aus großen, zytoplasmareichen Tumorzellen mit großen, bläschenförmigen Kernen und prominenten Nukleolen bestehen. Die Tumorzellen sind PAS-positiv, enthalten alkalische Phosphatase, aber kein Zytokeratin (vgl. Abb. 16.**9a–c**). HCG-haltige Trophoblastriesenzellen (vgl. Abb. 15.**42b**) können vereinzelt nachgewiesen werden. Der Aufbau des Tumorstromas ist sehr variabel: In den einen Tumoren besteht es lediglich aus zarten Septen, in anderen Tumoren kommt noch eine ausgedehnte lymphoplasmohistiozytäre Infiltration, gelegentlich sogar mit Ausbildung von tuberkuloiden Granulomen vor.

Klinik: Das Dysgerminom metastasiert lymphogen. Dank seiner ausgeprägten Strahlensensibilität ist die 10-Jahres-Überlebensrate 80–90%. Kombination mit anderen aggressiveren Keimzelltumoren wie Chorionkarzinom, Dottersacktumor, embryonales Karzinom kommen vor und bestimmen die Prognose.

2. Teratome

Definition: S. 909.

Pathogenese: Diese Tumoren stammen „parthenogenetisch" von Keimzellen nach der 1. Meiose ab und sind infolgedessen aus Elementen aller drei Keimblätter aufgebaut, die je nach Differenzierungsgrad reif oder unreif sein können.

Differenzierte (gutartige) Teratome (ICD-O-9080/0)

Diese Tumorgruppe macht etwa 20% aller Ovarialtumoren und etwa 95% aller Keimzelltumoren aus und manifestiert sich größtenteils zwischen dem 2. und 6. Lebensjahrzehnt. Ein bilateraler Befall wird in 10–15% der Fälle beobachtet.

Morphologie: Meist handelt es sich um einen zystischen Tumor mit Derivaten aller drei Keimblätter. Makroskopisch sind diese Tumoren bis zu 50 cm groß und enthalten in ihren Zysten Talg oder seröse Flüssigkeit. Auf der Schnittfläche fallen ein oder mehrere *„Kopfhöcker"* auf, die Haare und/oder Zähne enthalten (Abb. 15.**10**). Große Areale mit Nervengewebe sind durch ihre homogene, weiche Beschaffenheit gekennzeichnet und sollen ausführlich untersucht werden, da undifferenziertes und somit malignes Gewebe am ehesten hier gefunden wird. Histologisch findet man am häufigsten (75%) ausdifferenzierte Haut samt Anhangsgebilden, Fettgewebe und glatte Muskulatur, seltener (30–60%) respiratorische Schleimhaut, Knochen-, Knorpel-, Gehirn-, Gastrointestinal- und Schilddrüsengewebe. Daneben kommen auch monophasische Teratome vor, bei denen nur Gewebsdifferenzierungen eines Keimblattes vorliegen:

Monophasische Teratome

- *Epidermoidzyste mit reiner Epidermisauskleidung* ohne Hautanhangsgebilde,
- *Struma ovarii,* ausschließlich oder überwiegend aus Schilddrüsengewebe bestehend,
- *Karzinoid,* vom gastrointestinalen oder respiratorischen Epithel eines reifen Teratoms ausgehend (S. 1011). Gelegentlich mit Struma ovarii kombiniert.

Klinik: Die Prognose ist gut. Häufigste Komplikation (15%) ist die Torsion; eine maligne Entartung (meist Plattenepithelkarzinome) ist selten (2%) und tritt fast ausschließlich in der Postmenopause auf.

Malignes Teratom (ICD-O-9080/3)

Dieser sehr seltene Tumor macht etwa 2% aller Ovarialmalignome aus und kommt nahezu ausschließlich bei Kindern und Jugendlichen vor.

Morphologie: Makroskopisch ist der Tumor meist sehr groß, weist eine solide oder kleinzystische Schnittfläche mit weicher Konsistenz auf und enthält histologisch wenig differenzierte Abkömmlinge aller drei Keimblätter, die mit embryonalen Zellstrukturen untermischt sind.

Klinik: Rasches Tumorwachstum, frühe Metastasierung; spricht schlecht auf Bestrahlung und auf Chemotherapie an. In mehr als 50% der Fälle AFP-positiv; Serumwerte!

3. Dottersacktumor (ICD-O-9071/3)

(vgl. Kapitel 16, S. 907)

Von den malignen Keimzelltumoren des Ovars sind 20–35% Dottersacktumoren; die Hälfte der Patientinnen sind jünger als 20 Jahre. Die Prognose ist schlecht: 90% der Patientinnen sind nach 2 Jahren bereits gestorben.

Pathologische TNM-Klassifikation der Ovarialtumoren:

pT1 Tumor auf Ovar beschränkt:
- **pT1a** einseitig, intakte Kapsel,
- **pT1b** beidseitig, intakte Kapsel,
- **pT1c** Kapseldurchbruch, Peritonealkarzinose.

pT2 Tumorausbreitung im Becken:
- **pT2a** Uterus-Tuben-Befall,
- **pT2b** andere Beckengewebe,
- **pT2c** Peritonealkarzinose.

pT3 Peritonealmetastase jenseits Becken und/oder Lymphknotenmetastasen:
- **pT3a** mikroskopische Metastasen,
- **pT3b** makroskopische Metastasen (≤ 2 cm),
- **pT3c** makroskopische Metastasen (> 2 cm).

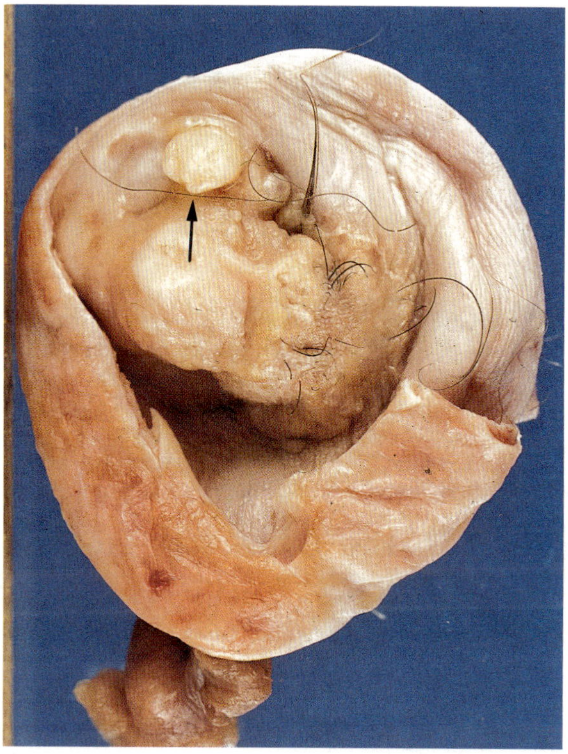

Abb. 15.**10** Reifes zystisches Teratom des Ovars: Nach Entleerung der Talgmasse im Zysteninnern werden der Kopfhökker mit Haarbüschel sowie ein vollständig ausgebildeter Zahn sichtbar (Pfeil)

Metastasen

10–15% der malignen Ovarialtumoren sind Metastasen. Sie sind meist bilateral entwickelt. Der Primärtumor ist in etwa 30% der Fälle ein Endometriumkarzinom; Mammakarzinome und gastrointestinale Tumoren in jeweils 15–20%. Eine besondere, klinisch bedeutsame morphologische Form der Ovarialmetastasen ist der Krukenberg-Tumor:

Krukenberg-Tumor (ICD-O-8490/6)

Morphologie: Primärtumor ist in der Reihenfolge der Häufigkeit: ein Gastrointestinal-, Mamma- oder Genitaltumor bei meist jüngeren Patientinnen, der oft jeweils sehr viel kleiner als die Ovarialmetastase ist.

Dabei ist das Ovarialstroma von einzelnen oder kettenartig angeordneten *Tumorsiegelringzellen* durchsetzt. Darauf reagiert das Ovarialstroma mit einer starken Proliferation und Zellaktivierung (Abb. 15.**11**). Ein Hyperöstrogenismus sowie eine Virilisierung kommen in einzelnen Fällen vor.

Literatur: S. 859.

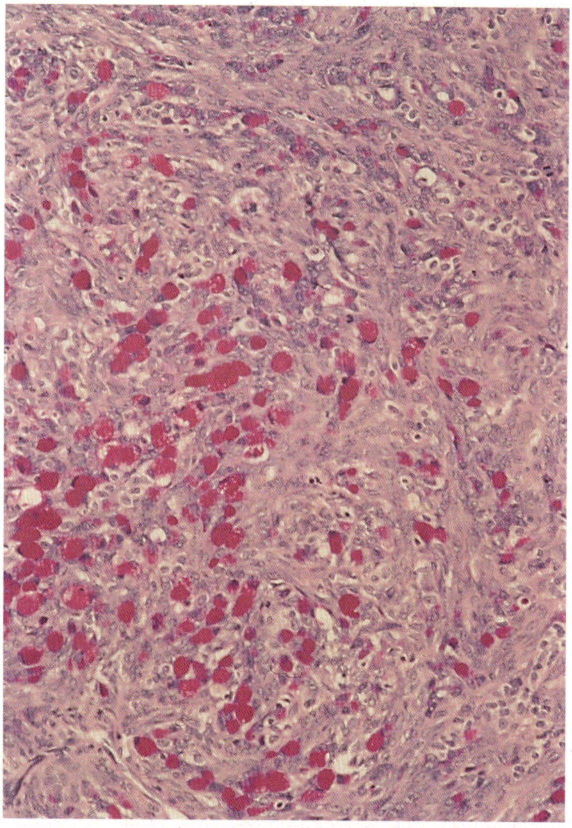

Abb. 15.**11** Krukenberg-Tumor: Siegelringzellkarzinom-Metastase im Ovar bei primärem Magenkarzinom (PAS, Vergr. 1:180)

Eileiter

J. Torhorst

Ein Eileiter (= Tuba uterina, Salpinx) entwickelt sich wie der Uterus aus den Müller-Gängen. **Ontogenetische Läsionen** treten deshalb meist zusammen mit Uterusfehlbildungen auf. Aus Resten von Müller- und Wolff-Gängen können Zysten entstehen. Sie imponieren als **tumorartige Läsionen.** Da die Tuben über die Gebärmutterhöhle und Scheide direkt mit der Außenwelt in Verbindung stehen, gehen **entzündliche Läsionen** meist mit entsprechenden Gebärmutterentzündungen einher. Sie werden als *Salpingitis* bezeichnet und beziehen oft die Ovarien über eine kanalikulär aufsteigende Infektion mit ein. Eine solche *Salpingo-Oophoritis* wird auch *Adnexitis* genannt. Daneben kommen aber auch hämatogen inszenierte Salpingitiden vor. Vermutlich werden im Rahmen solcher Entzündungen endometriale Schleimhautepithelien verschleppt und wachsen in der Tubenwand an, so daß weitere tumorartige Läsionen entstehen *(Endometriose, Salpingitis isthmica nodosa).* Alle entzündlichen Tubenwandumbauten verzögern den Transport des befruchteten Eies, so daß es sich bereits in der Tubenwand einnistet. Das Resultat ist eine *Tubargravidität.*

Ontogenetische Läsionen

Sie treten meist im Zusammenhang mit Uterusfehlbildungen auf (S. 858). Eine isolierte Tuben-Doppelfehlbildung ist selten. Demgegenüber wesentlich häufiger ist die beidseitige Tubenhypoplasie:

Tubenhypoplasie

Definition und Morphologie: Diese gar nicht seltene Läsion unbekannter Ätiologie betrifft beide Eileiter. Sie imponiert bei der makroskopischen Inspektion als mäanderförmig gewundene Tuben, deren muskuläre Wandanteile ausgesprochen hypoplastisch sind, so daß das Gefäßnetz durchscheint und prominent wird.

Klinik: Konzeptionserschwernis, primäre Sterilität.

Entzündliche Läsionen

1. Akute Salpingitis

Pathogenese: Die Salpingitis *(= Tubenentzündung)* ist in den letzten 10 Jahren erheblich häufiger geworden. Früher wurde sie vor allem durch Neisseria gonorrhoeae verursacht, was heute nur noch für etwa ein Drittel der Fälle zutrifft. Die wichtigsten Erreger sind heute Staphylokokken, Streptokokken, E. coli und Proteus. Etwa 30% der Salpingitiden werden bei Trägerinnen von Intrauterinpessaren beobachtet. In diesen Fällen sind Chlamydien (oft klinisch stumm) oder Aktinomyzeten häufige Salpingitiserreger. Gleichzeitige Mehrfachinfektionen sind nicht selten. Die Salpingitis geht meist von einer Zervizitis oder Endometritis aus und entsteht kanalikulär aszendierend.

Morphologie: Makroskopisch ist die Tube hyperämisch und geschwollen. Aus dem Fimbrienende entleert sich bei den eitrigen Salpingitiden anfänglich Eiter, der sich später in der Tube zu einer Pyosalpinx aufstaut. Histologisch ist das Stroma der ödematösen Schleimhautfalten unabhängig vom Erreger granulozytär infiltriert. Das Tubenepithel ist stellenweise zerstört, so daß die Schleimhautfalten miteinander verkleben können. In schweren Fällen entwickelt sich eine phlegmonöse Salpingitis, die von einer fibrinös-eitrigen Peritonitis begleitet wird.

Klinik: Fieber, Unterbauchschmerzen.

2. Chronisch-unspezifische Salpingitis

Pathogenese: Wird eine akute Salpingitis nicht durch eine adäquate Behandlung abgefangen, so geht sie in das chronische Stadium über; sie kann aber auch im Rahmen von Reinfekten entstehen. Im Gegensatz zur akuten Salpingitis bleibt die Entzündung aber nicht auf die Tube beschränkt, sondern greift auch auf das gleichseitige Ovar über. Damit wird die akute Salpingitis zur chronischen Salpingo-Oophoritis *(= Adnexitis).*

Morphologie: Makroskopisch ist das Fimbrienende entzündlich verschlossen, die Tubenlichtung mit Eiter *(= Pyosalpinx)* oder nach dessen Resorption mit Exsudat *(= Hydrosalpinx)* gefüllt. Nahezu ausnahmslos ist die Tube mit dem Ovar oder anderen Organen des kleinen Beckens verwachsen, so daß eiterhaltige Hohlräume entstehen können *(= Tuboovarialabszesse)*. Histologisch treten zum granulozytären Infiltrat noch Lymphozyten, Plasmazellen, Histiozyten und Fibroblasten hinzu. Die Schleimhautfalten sind durch Bindegewebswucherungen labyrinthartig miteinander verwachsen. Herdförmig, vor allem im Bereich des ehemaligen Fimbrienendes, kommt es zur reaktiven Hyperplasie des Tubenepithels in Form unregelmäßiger Drüsenformationen, die nicht mit einem Karzinom verwechselt werden dürfen. Auch das Mesothel im Bereich der Serosaverwachsungen kann reaktiv hyperplastisch sein und eine karzinomatöse Veränderung vortäuschen.

Klinik: Anhaltende Unterbauchschmerzen, subfebrile Temperaturen, Komplikationen in Form von Tubargravidität oder Sterilität.

3. Salpingitis tuberculosa

Pathogenese: Zwar werden nur 5% aller Salpingitiden durch Mycobacterium tuberculosis hervorgerufen, die tuberkulöse Salpingitis stellt aber die *häufigste Form der weiblichen Genitaltuberkulose* dar. Betroffen sind vor allem Frauen zwischen dem 20. und 35. Lebensjahr. Die Infektion erfolgt meist hämotogen, selten lymphogen von einer primären Darmtuberkulose oder Harnblasentuberkulose ausgehend (S. 825).

Morphologie: Meist sind beide Tuben befallen. Makroskopisch entspricht der Befund einer chronischen, unspezifischen Adnexitis, wobei allerdings der Fimbrientrichter meist offen bleibt. Knötchenförmige Granulome an der Serosaoberfläche werden nur selten angetroffen. Auch histologisch steht das Bild einer unspezifisch-chronischen Salpingitis im Vordergrund. Diagnostisch wegleitend sind Proliferationen des Tubenepithels und Granulome vom Tuberkulosetyp. Der Nachweis säurefester Stäbchen gelingt nicht immer.

Differentialdiagnose: Weitere, jedoch seltenere Ursachen einer *granulomatösen Salpingitis* sind Sarkoidose, Morbus Crohn, Schistosomiasis oder Fremdkörper im Anschluß an eine Salpingographie.

Tumorartige Läsionen

1. Zysten

Hydatiden: Dies sind Zysten mit papierdünner Wandung und einreihiger Epithelauskleidung, die eine klare, seröse Flüssigkeit enthalten. Sie leiten sich von Einschlüssen des Zölomepithels her.

Parovarialzysten: Diese Zysten sind dünnwandig; sie werden von einem einreihigen, kubischen Epithel ausgekleidet und können mehrere Zentimeter groß werden. Sie leiten sich von den *Resten des Wolff-Ganges* her. Durch Stieldrehung können sie klinische Symptome verursachen.

2. Salpingitis isthmica nodosa (ICD-O-7420.0)

Definition: Dies ist eine tumorartige Läsion, bei der zahlreiche, kleindrüsige Strukturen die Tubenwandung durchsetzen und knotenförmig auftreiben.

Diese Veränderung tritt uterusnah meist doppelseitig auf und bevorzugt Frauen im geschlechtsreifen Alter.

Pathogenese: Ursächlich werden eine Entzündung oder eine Adenomyosis der Tube diskutiert.

Morphologisch findet man divertikelartige Ausstülpungen der Tubenschleimhaut in der Pars isthmica der Tube. Die reaktive Hyperplasie der umgebenden Muskulatur führt zu knotigen, bis zu 2 cm im Durchmesser großen Auftreibungen der Tube.

Klinik: Häufigste Komplikationen: Extrauteringravidität, Sterilität.

3. Endometriose

Siehe S. 863, Abb. 15.**15**, Abb. 15.**22a** u. **b**.

4. Tubargravidität

Pathogenese: Ursache der ektopischen Implantation des befruchteten Eies ist eine Verzögerung des Eitransportes, was meist auf Serosa- oder Mukosaverwachsungen nach Salpingitis, Schleimhautdivertikeln oder auf eine Salpingitis isthmica nodosa zurückzuführen ist. Durch den verzögerten Eitransport bildet sich der Trophoblast des befruchteten Eies bereits in der Tube und gewinnt hier auch Anschluß an die mütterlichen Gefäße. Da eine ausreichende, die Chorionepithelinvasion hemmende Deziduaentwicklung der Tubenschleimhaut fehlt, durchsetzt der Trophoblast meist die gesamte Tubenwandung. Die mangelhafte Ausbreitungsmöglichkeit der Fruchtanlage führt zu einem tubaren Abort mit Fruchtabgang in die Tubenlichtung oder zu einer Tubenruptur nach außen mit intraperitonealer Blutung (Abb. 15.**36**).

Klinik: Bei klinischem Verdacht einer Tubargravidität kann heute durch Humanchoriongonadotropin-Bestimmung im Blut und Ultraschalluntersuchung die Diagnose frühzeitig gestellt werden, so daß die lebensgefährlichen Blutungskomplikationen verhindert werden können.

Neoplastische Läsionen

Gutartige Tubentumoren wie Adenomatoidtumoren (S. 912), Leiomyom (S. 869), benignes Teratom, Hämangiom, Lipom, Neurinom und Wolff-Adenom sind ebenso selten wie die Adenokarzinome oder Sarkome der Tube.

Gebärmutter

J. Torhorst

Der Uterus (= Gebärmutter) einer gesunden, nicht schwangeren Frau ist birnengroß und läßt sich untergliedern in den Gebärmutterkörper (Corpus uteri), welcher als Trag-, Ernährungs- und Austreibungsorgan des Schwangerschaftsproduktes dient, und in den Gebärmutterhals (Cervix uteri), der die Funktion einer Keimbarriere hat. Die Zervix ragt mit der Portio vaginalis in die Scheide hinein. Die Uteruswand ist bei der gesunden, nicht graviden Frau 1–2 cm dick und dreischichtig aufgebaut. Sie besteht aus Endometrium, Myometrium und Parametrium. Im folgenden werden zunächst die **ontogenetischen Läsionen** der Gebärmutter als Ganzes besprochen. Danach werden die Erkrankungen der Zervix, des Endo- und Myometriums abgehandelt, da sie neben einer unterschiedlichen Funktion auf Noxen auch unterschiedlich reagieren. Da der Uterus wie die Vagina durch Verschmelzung der beiden Müller-Gänge entsteht, fallen seine ontogenetischen Läsionen durch vollständige oder unvollständige Verdoppelungen von Uterus und/oder Vagina auf.

Ontogenetische Läsionen

Normalerweise entsteht der Uterus (= Gebärmutter) durch Verschmelzung der mittleren Abschnitte der beiden Müller-Gänge. Eine fehlende Verschmelzung an bestimmten Stellen oder entlang des gesamten Verlaufes der Müller-Gänge sind die Ursache für alle Doppelfehlbildungen des Uterus.

Klinisch können die Fehlbildungen zu Aborten oder Frühgeburten führen. Wenn bei Doppelfehlbildung ein Uterushorn keinen Anschluß an den Introitus vaginae hat (Abb. 15.**12i**), dann kommt es zu einer schmerzhaften Hämatometra durch Retention des Menstrualblutes.

Uterus duplex

Das durch die Gangverschmelzung entstandene Septum zwischen den beiden Gängen bildet sich nicht zurück. Dadurch entsteht ein doppelter Uterus. Bei gleichzeitiger Vaginaverdoppelung handelt es sich um einen Uterus didelphys (Abb. 15.**12a**, **b** u. **g**).

Uterus bicornis

Bei vielen Säugetieren ist dieser Zustand normal. Er beruht auf einer fehlenden Fusion des distalen Teiles der beiden Müller-Gänge. Dadurch hat der Uterus zwei Hörner, die in eine gemeinsame Vagina einmünden (Abb. 15.**12b** u. **c**).

Uterus arcuatus

Das bei der Fusion entstandene Septum zwischen den beiden Müller-Gängen bleibt in seinem proximalen Anteil erhalten, so daß der Fundus uteri in der Mitte leicht eingezogen ist.

Uterus bicornis unicollis

Er entsteht durch eine Rückbildung des Septums in der Zervix bei Septumpersistenz im Corpus uteri (Abb. 15.**12c**).

Testikuläre Feminisierung

In diesem Falle besteht ein weiblicher Phänotyp (Chromosomenkonstellation 46 XY). Der Sinus urogenitalis ist scheidenähnlich ausgebildet. Ein *Uterus fehlt meist,* kann aber rudimentär ausgebildet sein (S. 900, Tab. 16.**1**, Abb. 16.**2c**).

Konnatales adrenogenitales Syndrom

Das weibliche Genitale zeigt eine Virilisierung (Chromosomenkonstellation 46 XX). *Uterus und Ovarien sind hypoplastisch.* Der Vaginaleingang kann durch eine Leiste verschlossen sein (S. 983, Abb. 18.**15a**).

Abb. 15.**12a–i** Fehlbildungen von Uterus und Vagina:
a Uterus didelphys
b Uterus duplex, bicornis (septus)
c Uterus bicornis unicollis
d Uterus septus
e Uterus subseptus
f Uterus unicornis
g Uterus didelphys mit Vagina septa
h Normaler Uterus mit unvollständig septierter Vagina
i Uterus didelphys mit einem hypoplastischen Horn, unvollständige Vagina dieses Horns

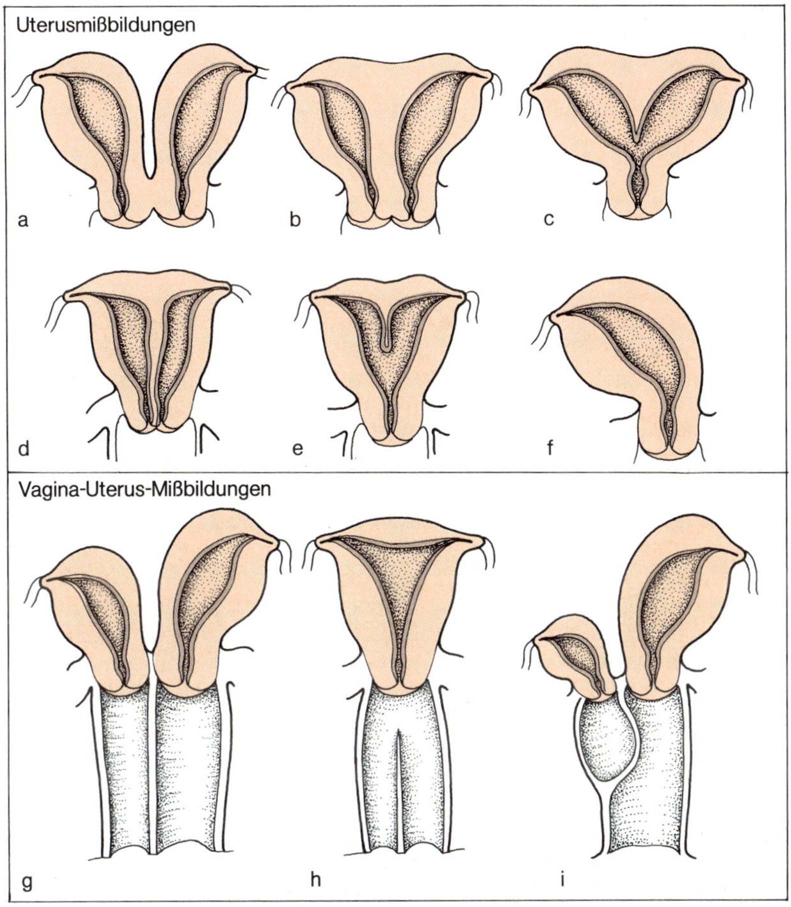

Literatur

Uterus, Ovar, Tuben

Averette, H. E., et al.: Screening in gynecologic cancers. Cancer 72 (1993) 1043

Blaustein, A.: Pathology of the female Genital tract, 3rd ed. Springer, Berlin 1987

Dallenbach-Hellweg, G.: Histopathology of the Endometrium, 4th. ed. Springer, Berlin 1987

DeVita, V. T., jr., et al.: Cancer, Principles and Practice of Oncology, 4th ed. Lippincott, Philadelphia 1993

Ditfurth, M., et al.: Der immunologisch bedingte Frühabort. Z. Geburtsh. Perinat. 193 (1989) 247

Goetsch, M. F.: Vulvar vestibulitis. Amer. J. Obstet. Gynecol. 164 (1991) 1609

Kaiser, R., A. Pfleiderer: Lehrbuch der Gynäkologie, 16. Aufl. Thieme, Stuttgart 1989

Koss, L. G.: Diagnostic cytology and its Histopathologic bases, vol. I and II. Lippincott, Philadelphia 1979

Nogales, F.: Ovarian pathology. Curr. top. Path. 78 (1989) 1

Poulsen, H. E., et al.: International Histological Classification of Tumours, Nr. 13. Histological typing of female genital tract tumours. World Health Organization, Geneva 1975

Prat, J.: Pathology of vulvar intraepithelial lesions and early invasive Carcinoma. Hum. Pathol. 22 (1991) 878

Ridley, M. C., et al.: New nomenclature for vulvar disease. Obstet. Gynecol. 160 (1989) 769

Robboy, S. J., et al.: Selected topics in the pathology of the vagina. Human. Pathol. 22 (1991) 869

Schiffman, M. H.: Recent progress in defining the epidemiology of human papillomavirus infection and cervical neoplasia. J. nat. Cancer Inst. (Wash.) 84 (1992) 394

Seldenrijk, C. A., et al.: Malignant Brenner tumor. Cancer 58 (1986) 754

Serov, S. F., et al.: International Histological Classification of Tumours, No. 9. Histological typing of ovarian tumours. WHO, Geneva 1973

Soost, H. J., S. Baur: Gynäkologische Zytodiagnostik, Lehrbuch und Atlas. 5. Aufl. Thieme, Stuttgart 1990

Speroff, L., et al.: Clinical Gynecologic Endocrinology and Infertility, 4th ed. Williams & Wilkins, Baltimore 1989

Sternberg, S. S., S. E. Mills: Surgical Pathology of the Female Reproductive System and Peritoneum. Raven Press, New York 1991

Thor, D., et al.: Pathology of the fallopian tube, broad ligament, peritoneum and pelvic soft tissue. Hum. Pathol. 22 (1991) 856

Endometrium

J. Torhorst

Das Endometrium ist ein Endorgan für die Östrogene (Follikelhormon) und das Progesteron (Gelbkörperhormon). Die Konzentration ihrer Rezeptoren variiert im Endometrium während des Monatszyklus. Unter dem Östrogeneinfluß proliferieren die endometrialen Drüsenepithelien und Stromazellen *(Proliferationsphase)*, unter dem Progesteroneinfluß hingegen setzt die Drüsensekretion und die deziduale Stromazellumwandlung *(Sekretionsphase)* ein (Abb. 15.**13a** u. **b**). Am Ende des Monatszyklus wird die Schleimhaut schließlich wieder bis auf die Basalschicht abgestoßen. Folglich treten **entzündliche Läsionen** *(Endometritis)* vor allem bei der Retention von körpereigenem Gewebe (endometriale Reste) oder körperfremdem Material (Intrauterinpessar) oder bei erloschener Endometriumabstoßung (Greisenalter) auf. **Funktionelle Läsionen** fallen klinisch an Zyklusanomalien, histologisch an nicht-zyklusgerechtem Endometriumaufbau auf. Sie können auf einem abnormen Hormongehalt oder auf einer abnormen Rezeptorbestückung des endometrialen Gewebes beruhen. Dabei beeinträchtigen Follikelfunktionsstörungen die proliferative, Corpus-luteum-Störungen die sekretorische Endometriumtätigkeit. Eine abnorme Östrogeneinwirkung leitet aber auch die Entstehung von **tumorartigen Läsionen** ein. Dabei kommt es gelegentlich zur Verlagerung von Endometriumdrüsen ins gleichzeitig verdickte Myometrium *(Endometriose)*, und bei örtlicher hoher Rezeptordichte entstehen Schleimhautpolypen. Eine durch Östrogene ausgelöste Dauerproliferation kann schließlich in eine **präkanzeröse Läsion** übergehen, die als *Endometriumhyperplasie* auf sich aufmerksam macht und ohne ärztliches Eingreifen in ein *Endometriumkarzinom* übergehen kann. **Neoplastische Läsionen** des Endometriums können – wenn auch viel seltener – von den Stromazellen *(endometriale Stromatumoren)* oder von pluripotenten Zellen der Müller-Gänge ausgehen. Letzteres führt zu Tumoren, die aus einem Epithel-Stromazell-Gemisch bestehen (Müller-Mischtumoren).

Zirkulatorische Läsionen

Apoplexia uteri

Pathogenetisch wird diese diffuse Blutung ins Korpusendometrium durch eine Stauungshyperämie vor allem bei Rechtsherzinsuffizienz und bei lokaler Blutabflußstörung ausgelöst, wobei eine Gefäßsklerose im senil-involutierten Endometrium prädisponierend ist. Histologisch sind die oberflächlichen Anteile des endometrialen Stromas diffus durch frischere oder ältere Hämorrhagien durchsetzt.

Funktionelle Läsionen

Die zyklischen Veränderungen der Steroidhormone (Östrogen und Progesteron) werden durch hypothalamische Freisetzungshormone und Gonadotropine gesteuert. Normalerweise reagiert das Korpusendometrium homogen auf eine Veränderung der Hormonspiegel. Infolgedessen weist ein nichtzyklusgerechter histologischer Aufbau des Endometriums auf einen gestörten hormonellen Zyklus hin. Ob die Ursache dieser Zyklusstörung im Ovar, in der Adenohypophyse oder im Hypothalamus liegt, läßt sich nur durch Hormonanalysen ermitteln.

Klinisch äußert sich eine solche Störung in Zyklusanomalien oder in Infertilität. Bei den Zyklusanomalien unterscheidet man dabei folgende beide Blutungstypen:

– *Metrorrhagie* in Form einer nicht zyklusgerechten Abstoßungsblutung (bei fehlender Schwangerschaft oder hämorrhagischer Diathese) sowie die
– *Menorrhagie* in Form einer abnormen (zu lang, zu kurz) Menstruationsblutung.

Je nachdem, welche Hormonstörung im Vordergrund steht, kommt es zu folgenden funktionellen Endometriumsveränderungen.

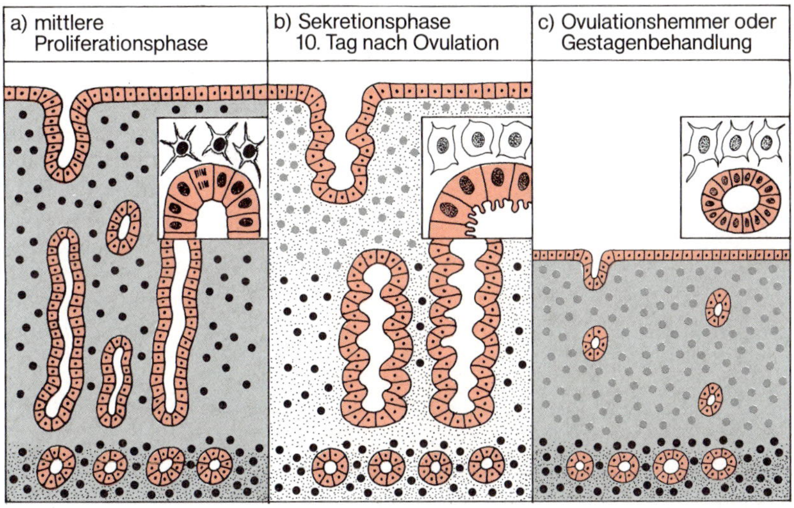

Abb. 15.**13a–c** Aufbau des Endometriums im Zyklus und unter Ovulationshemmerbehandlung: Die Zona basalis reagiert nicht auf die unterschiedlichen Hormonspiegel. In der Zona spongiosa finden sich viele Drüsen und wenig Stroma. In der Zona compacta (nahe dem Uteruskavum) wenig Drüsen und viel Stroma. Einschub: Ausschnittsvergrößerung der Drüsenepithelien und Stromazellen: **a** In der Proliferationsphase zeigen Drüsenepithel und Stroma viele Mitosen. **b** In der späten Sekretionsphase (ab dem 10. Tag nach der Ovulation) sind die Stromazellen pseudodezidual umgewandelt. **c** Nach Ovulationshemmerbehandlung ist die Schichtung in Kompakta und Spongiosa aufgehoben, die Stromazellen pseudodezidual umgewandelt, die Drüsen im Gegensatz zur Sekretionsphase atrophisch

1. Fehlende Ovarialfunktion

Pathogenese: Fehlende Funktion beider Ovarien durch Aplasie, Ovarektomie oder Bestrahlung.

Morphologisch ist das Endometrium atrophisch. Es enthält in einem dichten, spindelzelligen Stroma nur noch spärliche Drüsenreste mit abgeflachten Epithelien.

2. Follikelinsuffizienz

Pathogenese: In diesem Falle bildet der Follikel nur noch unzureichende Östrogenmengen.

Morphologisch ruht dementsprechend das Endometrium und enthält in einem dichten, spindelzelligen Stroma schmale Endometriumdrüsenschläuche mit kubischer Epithelauskleidung.

3. Follikelpersistenz

Pathogenese: Bleibt infolge fehlenden LH-Anstieges, was in der Menarche oder in der Menopause der Fall ist, die Ovulation aus, so platzt der Follikel nicht. Er bleibt eine gewisse Zeit bestehen und bildet Östrogen. Diese kontinuierliche Östrogenproduktion ohne entsprechende Progesteronwirkung ruft, je nach Östrogenmenge, eine Proliferation oder eine Hyperplasie des Endometriums hervor (Mitosen!).

- *Unterwertige Proliferation*

Pathogenese: Sie geht entweder auf einen insuffizienten persistierenden Follikel oder auf einen anovulatorischen Zyklus zurück. Das Endometrium verharrt während des ganzen Zyklus in einer frühen Proliferationsphase.

- *Gesteigerte Proliferation*

Pathogenese: Bei langdauernder Follikelpersistenz, bei gehäuft anovulatorischen Zyklen oder bei progesteronrefraktärem Endometrium proliferiert das Endometrium unter dem Östrogeneinfluß ununterbrochen und verbreitert sich. Die unterschiedlich weiten Drüsen werden von einem hochzylindrischen Epithel ausgekleidet und sind von einem spindelzelligen, herdförmig ödematösen Stroma umgeben. Die gesteigerte Proliferation ist das *Vorstadium der glandulär-zystischen Hyperplasie* (S. 864, Abb. 15.**18a** u. **b**).

4. Corpus-luteum-Insuffizienz

Pathogenese: Entwickelt sich nach dem Eisprung das Corpus luteum nicht regelrecht oder verschiebt sich das Östrogen-Progesteron-Verhältnis anderweitig zugunsten des Östrogens, so kann sich im Endometrium keine normale Sekretionsphase entwickeln. Es resultiert eine unterwertige Sekretionsphase. Je nach Ursache der Corpus-luteum-Insuffizienz findet man folgende Endometriumveränderungen:

- *Unterwertige Sekretion mit koordinierter Reifungsstörung*

Sie beruht auf einem zentralen Defekt der LH-Produktion. In diesem Falle zeigt am Zyklusende das Endometrium eine homogene, gleichartige Verzögerung der zyklischen Entwicklung.

- *Unterwertige Sekretion mit dissoziierter Reifungsstörung*

Sie beruht auf einer ovariell bedingten Corpus-luteum-Insuffizienz und äußert sich histologisch in einem Nebeneinander a) von Endometriumdrüsen,

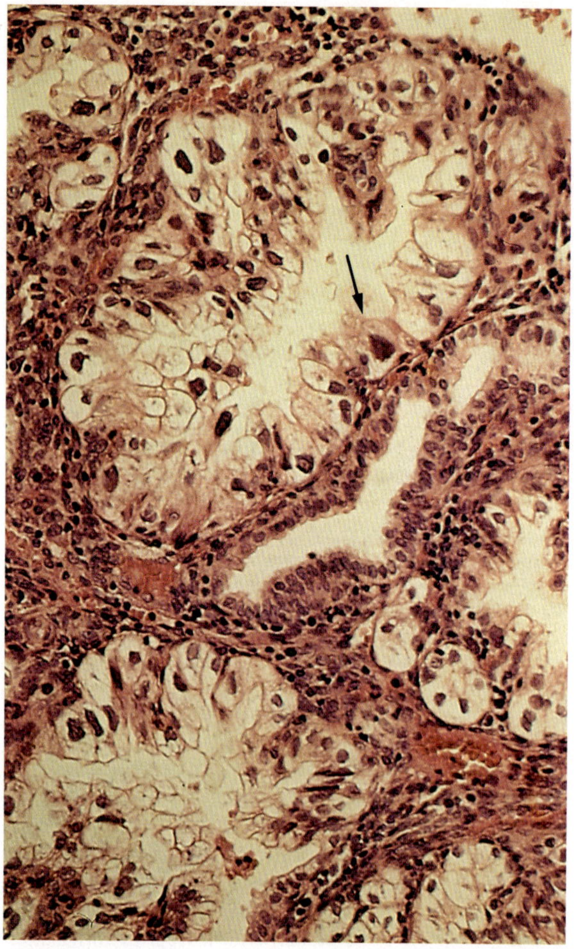

Abb. 15.**14** Endometrium: Arias-Stella-Phänomen mit polymorphen heterochromatischen Zellkernen in sternförmig konfigurierten Endometriumdrüsen (HE, Vergr. 1:200)

in einem dem Zyklustag entsprechenden Sekretionsstadium und b) von unterentwickelten Endometriumdrüsen mit abortiven Sekretionszeichen.

5. Corpus-luteum-Persistenz

Pathogenese: Im Rahmen einer zentralen Regulationsstörung oder wegen einer Corpus-luteum-Zyste produziert das Corpus luteum in diesen Fällen ohne gleichzeitig bestehende Schwangerschaft über den 28. Zyklustag hinaus noch Progesteron. Dadurch kann sich das Endometrium nicht auflösen. Die Abstoßung ist verzögert.

Morphologisch sind die sezernierenden Endometriumdrüsen stellenweise sternförmig kollabiert, hämorrhagisch durchsetzt oder noch stellenweise erhalten. Im zelldichten Stroma findet man Fibrinthromben.

Unter dem Einfluß hoher Steroidspiegel bei hohem Gonadotropinspiegel oder Clomiphen proliferiert das Drüsenepithel des Endometriums herdförmig stark. Die Endometriumdrüsen sind sternförmig konfiguriert und bestehen aus hellen Zellen mit polymorphen, hyperchromatischen Zellkernen (= *Arias-Stella-Phänomen*). Diese Veränderung (Abb. 15.**14**) ist recht typisch für eine abgestorbene Gravidität mit primärem Fruchttod (bei intra- oder extrauteriner Schwangerschaft) sowie für eine Blasenmole (S. 894), denn in beiden Fällen produziert das Trophoblastepithel weiterhin bzw. überschießend Gonadotropine. Gelegentlich wird das ganze Endometrium entweder als Membranstück oder in Form eines Uterusausgusses abgestoßen (= *Dysmenorrhoea membranacea*).

Therapieeffekte exogener Sexualhormone

- *Alleinige Östrogenbehandlung*
Sie unterdrückt die Ovulation und bewirkt eine unregelmäßige Proliferation der Endometriumdrüsen, welche in eine Hyperplasie übergehen kann.

- *Alleinige Progesteronbehandlung*
Sie verhindert über einen Feed-back-Mechanismus die Ovulation. Bei Langzeitbehandlung verschwinden die Endometriumdrüsen vollständig (fibröse Atrophie), was sich bei der Endometriose (S. 863) und neoplastischen Endometriumhyperplasie therapeutisch nutzen läßt.

- *Kombinierte Ovulationshemmerbehandlung*
Ovulationshemmer mit Östrogen und Progesteron führen nach längerer Einnahme zu einer Drüsenatrophie, kombiniert mit großzelliger Umwandlung des Stromas (Abb. 15.**13c**).

Entzündliche Läsionen

Da die Zona functionalis des Endometriums, die meist von den Entzündungen betroffen ist, zyklisch abgestoßen wird, ist die Endometriumentzündung (= Endometritis) im Vergleich zu den anderen Entzündungen des weiblichen Genitales sehr selten.

1. Akute, unspezifische Endometritis

Pathogenese: Sie tritt meist nach Aborten oder langdauernden Geburten auf, wobei retiniertes Plazenta- oder Deziduagewebe die aufsteigende Infektion begünstigt. Andere, leicht infizierbare Läsionen sind nekrotische Endometriumpolypen oder nekrotisches Endometrium über submukösen Myomen. Erreger sind meist Streptokokken, E. coli, Bacteroides fragilis und Pseudomonas. Obwohl die Salpingitis gonorrhoica kanalikulär-aszendierend entsteht, ist eine akute Endometritis mit diesem Erreger eine Rarität.

Histologisch findet man eine dichte granulozytäre Infiltration des Endometriums mit Zerstörung der Drüsenepithelien und Ausbildung von Mikroabszessen. Die Entzündung kann ohne entsprechende Behandlung auf das Myometrium, Parametrium und Adnexe übergreifen.

2. Chronisch-unspezifische Endometritis

Pathogenese: Wie bei der akuten Endometritis. Prädisponierend wirken Intrauterinpessare. Von ihnen gehen des öfteren Aktinomykosen des kleinen Beckens aus. Weiterhin gefährdet ist auch das senilatrophische Endometrium nach der Menopause, denn es ist gegenüber aufsteigenden Infekten weniger resistent und erfährt keine Funktionalisabstoßung mehr. Durch entzündlich-narbige Obliteration des Zervikalkanales kann es durch Rückstau des entzündlichen Sekretes zu einer *Pyometra* kommen, während entzündliche Verwachsungen des Cavum uteri zur sekundären Amenorrhoe führen *(Asherman-Syndrom)*.

Morphologisch ist vor allem das lumennahe Endometrium (Stroma und Drüsenepithelien) durch ein lymphoplasmazelluläres Infiltrat durchsetzt.

3. Endometritis tuberculosa

Pathogenese: Sie ist in den westlichen Industrienationen selten. Sie entsteht fast immer im Rahmen einer Salpingitis tuberculosa und führt zur Sterilität. Histologisch findet man die typischen Granulome vom Tuberkulosetyp, allerdings meist ohne Verkäsung (S. 240).

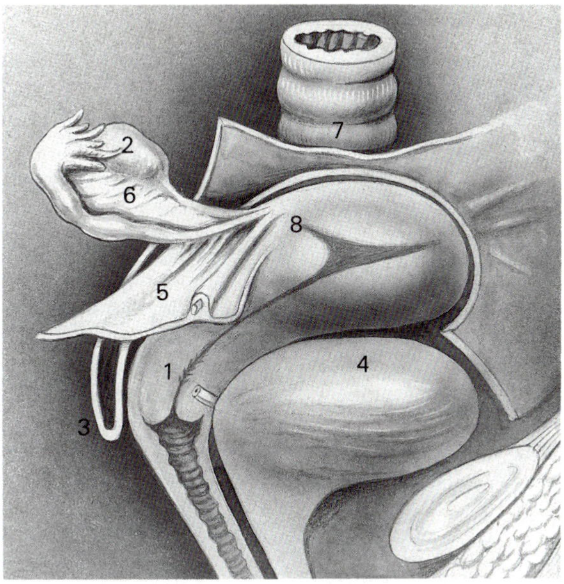

Abb. 15.**15** Lokalisationen der Endometriosis externa:
1 = Cervix uteri (60%)
2 = Ovarien (55%)
3 = Cavitas rectouterina (25%)
4 = Harnblasendach (20%)
5 = Lig. latum (10%)
6 = Mesosalpinx (8%)
7 = intestinale Foci (5%)
8 = Salpingitis isthmica nodosa (4%)

Tumorartige Läsionen

1. Endometriose

Allgemeine Definition: Unter einer Endometriose versteht man eine Endometriumektopie, die an den zyklischen Veränderungen teilnimmt. Sie wird je nach Lokalisation bezeichnet als

- *Endometriosis interna* (= Adenomyosis) mit Verlagerung von Endometrium ins Myometrium,
- *Endometriosis externa* mit Verlagerung von Endometrium in extrauterine Gewebe.

Adenomyosis (ICD-O-7651.0)

Pathogenese: Im Gegensatz zur früheren Meinung gilt heute als gesichert, daß sich die Adenomyosis (vermutlich unter vermehrter Östrogeneinwirkung) von der normalen Endometriumauskleidung des Cavum uteri herleitet. Der auslösende Stimulus betrifft aber auch das Myometrium und bewirkt eine Myometriumhyperplasie. Es scheint, daß einige Adenokarzinome des Corpus uteri von solchen Adenomyosisherden ausgehen.

Morphologie: Der Uterus ist meist vergrößert und seine Wandung diffus verdickt (dicker als 2 cm). Um die makroskopisch rot erscheinenden, kleinen Endometrioseherde proliferiert die glatte Muskulatur, so daß eine wirblig knotige Myometriumstrukturierung entsteht. Histologisch sind die Adenomyosisherde aus Drüsen und zytogenem Stroma des Endometriums zusammengesetzt, die am Monatszyklus teilnehmen und folglich Blutungsreste enthalten können (Abb. 15.**22a** u. **b**).

Klinik: Betroffen sind meist Frauen in der 4. und 5. Lebensdekade. In etwa 25% der Fälle besteht eine gleichzeitige Endometriosis externa. Leitsymptom ist eine Dysmenorrhöe.

Endometriosis externa (ICD-O-7650.0)

Pathogenese: Für ihre Entstehung wird heute eine *Metaplasie des Zölomepithels* des kleinen Beckens favorisiert; die seltenen Endometrioseherde außerhalb der Genitalorgane und des Peritoneums (Abb. 15.**15**) sollen durch eine hämatogene Verschleppung (Sectio caesarea!) entstehen.

Morphologie: Zunächst tritt die Endometriose meist in Form kleiner, rötlicher Knötchen in Erscheinung. Da diese zyklisch bluten, dehnen sie sich zu blutig durchsetzten Bezirken oder Zysten *(= Schokoladezysten)* aus. Diese Blutungsherde werden durch ein Granulationsgewebe organisiert, was Verwachsungen und narbige Stenosen zur Folge haben kann. Gelegentlich bleibt von Endometrioseherden nur noch ein Narbengewebe mit hämosiderinbeladenen Histiozyten zurück.

Klinik: Zyklische Unterbauchbeschwerden.

2. Endometriumpolyp (ICD-O-7680.0)

Definition: Dies ist eine lokalisierte, gestielte oder breitbasige Endometriumwucherung (Abb. 15.**16**) im Sinne einer hormonell stimulierten umschriebenen Hyperplasie und nicht eines echten Tumors.

Der Endometriumpolyp gehört zu den häufigsten Veränderungen im Kürettagenmaterial und ist oft multipel.

Morphologie: Histologisch bestehen die Endometriumpolypen aus meist ruhenden, atrophischen oder zystisch umgewandelten Drüsenschläuchen in einem fibrosierten, oft auch gefäßreichen Stroma. Bleiben die Endometriumpolypen längere Zeit im Uterus cavum, so nehmen sie an Größe zu und werden sekundär durch die Entzündung und oberflächliche Nekrosen oder Stieldehnung verändert. Eine maligne Entartung ist möglich (2%).

Klinik: Blutung.

3. Plazentarpolyp

Pathogenese: Dies sind polypöse Reste von Dezidua und/oder Plazentarzotten nach der Geburt; ein Tumor liegt somit nicht vor.

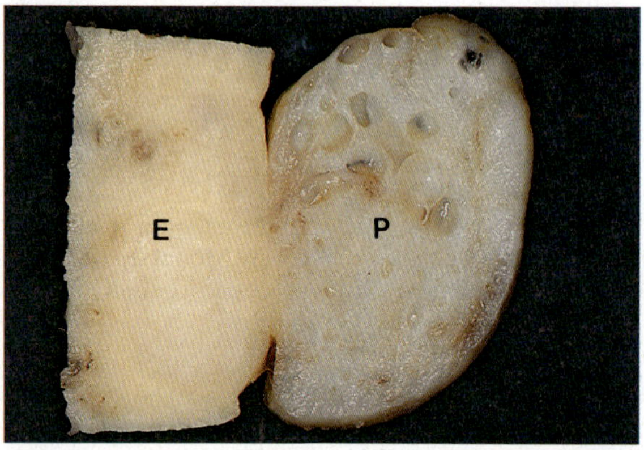

Abb. 15.**16** Gestielter Schleimhautpolyp (P) des Endometriums (E) mit fibrös-zystischer Schnittfläche (Matronenpolyp)

Präkanzeröse Läsionen

Im wesentlichen handelt es sich dabei um präkanzeröse *Endometriumhyperplasien,* die in einem unausgewählten Kürettagenkollektiv etwa 8–10% ausmachen.

Pathogenese: Wichtigster ätiologischer Faktor ist der Hyperöstrogenismus, hervorgerufen durch a) anovulatorische Zyklen, b) vermehrte Umwandlung von Androstendion der Nebennierenrinde zu Östrogenen im Fettgewebe bei Adipositas oder c) Östrogentherapie in der Perimenopause oder selten d) östrogenproduzierende Ovarialstromatumoren oder Ovarialstromahyperplasien (Hiluszellhyperplasien).

Morphologie: Makroskopisch ist das hyperplastische Endometrium breiter als 5 mm und kann das Endometrium diffus oder herdförmig betreffen. Histologisch unterscheidet man die folgenden drei Hyperplasieformen (Abb. 15.**17a–c**):

- glandular-zystische Hyperplasie (= einfache H.),
- adenomatöse Hyperplasie (= komplexe H.),
- atypische Hyperplasie.

● *Glandulär-zystische Hyperplasie*
Das Endometrium ist ausgesprochen verdickt und läßt schon bei schwacher Vergrößerung eine zystische Durchsetzung (Schweizer-Käse-Aspekt) erkennen. Das Drüsenepithel ist (abhängig vom Dilatationsgrad der Zysten) einreihig bis mehrschichtig und zeigt, zusammen mit dem reichlichen Stroma die Charakteristiken der späten Proliferationsphase. Sowie das Endometrium eine für die Ernährung kritische Höhe erreicht hat, treten herdförmige, hämorrhagische Nekrosen und Fibrinthromben in den dilatierten Venen auf (Abb. 15.**18a** u. **b**). Die glandulär-zystische Hyperplasie kann in eine adenomatöse Hyperplasie übergehen.

Klinik: Verlängerte und verstärkte anovulatorische Abbruchblutung.

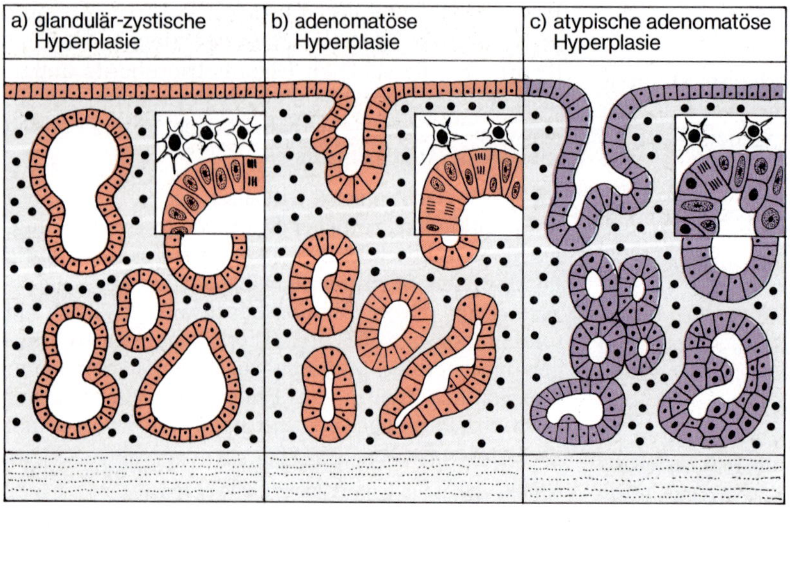

Abb. 15.**17a–c** Verschiedene Formen der Endometriumhyperplasie: Bei allen ist die Schichtung in Zona spongiosa und compacta aufgehoben. Von der glandulär-zystischen zur atypischen adenomatösen Hyperplasie nehmen die Zahl der Drüsen pro Flächeneinheit und die Mitoseaktivität zu, der Anteil des Stromas nimmt ab. Bei der atypischen adenomatösen Hyperplasie finden sich Epithelatypien sowie eine Dos-à-dos-Stellung der Drüsen und intrapapilläre Epithelwucherungen (vgl. Abb. 15.**18b**)

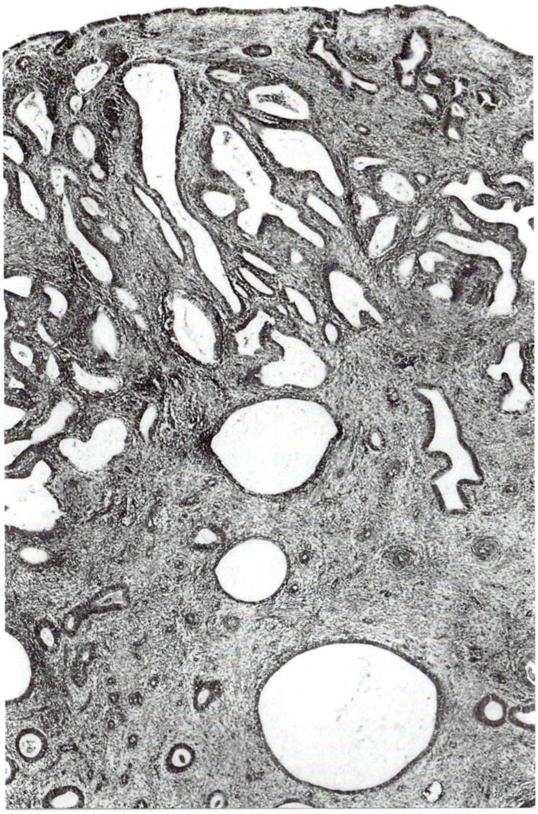

a

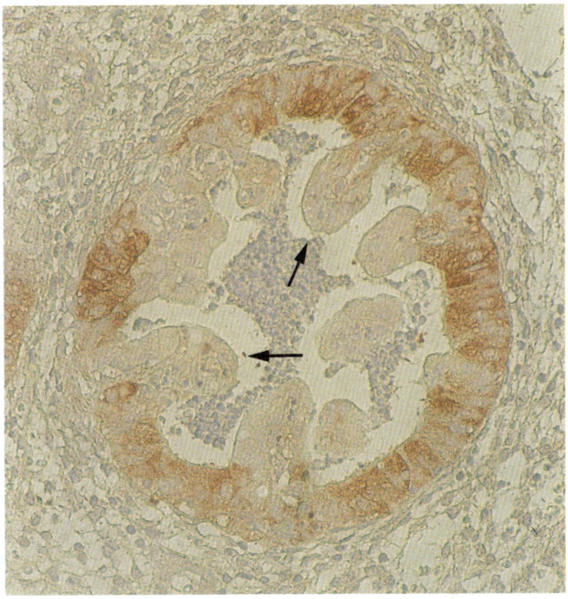

b

Abb. 15.**18a** u. **b** **a** Endometrium mit den Charakteristika der glandulär-zystischen (unten) und der adenomatösen Hyperplasie (oben) (HE, Vergr. 1:30)
b In Zonen mit einem Übergang in eine adenomatöse Hyperplasie finden sich intraglanduläre Papillenformationen, die oft keine Östrogenrezeptoren (Pfeile) mehr aufweisen (Autonomie!) (Immunhistochemie, ER-D5; Vergr. 1:100; Original: Hellerich)

- *Adenomatöse Hyperplasie*

Sie entsteht durch eine massive Drüsenproliferation. Die mitotisch-aktiven Drüsen werden von einem mehrreihigen Zylinderepithel ohne Kernatypien ausgekleidet, sie entsprechen histologisch Drüsen in der Proliferationsphase. Diese sind meist englumig und werden nur noch durch wenig Stroma voneinander getrennt. Dazwischen findet man Herde endometrialer Schaumzellen (Abb. 15.**17b**).

- *Atypische adenomatöse Hyperplasie*

Sie ist dadurch charakterisiert, daß durch die exzessive Proliferation der Drüsenepithelien teilweise intraglanduläre, papillenartige Wucherungen entstehen und daß die Endometriumdrüsen teilweise ohne dazwischenliegendes Stroma Rücken an Rücken liegen. Das Drüsenepithel ist oft mehrschichtig. Hinzu kommen Epithelatypien in Form einer Zytoplasmaeosinophilie und Kernpolymorphie (Abb. 15.**17c**).

Prognose und Therapie: Nach einer Beobachtungszeit von 1–20 Jahren erkranken 1–5% der Patientinnen mit glandulär-zystischer Hyperplasie, 25% der Patientinnen mit adenomatöser Hyperplasie und 50–90% der Patientinnen mit atypisch adenomatöser Hyperplasie an einem Endometriumkarzinom (Abb. 15.**19**). Die Abgrenzung einer solchen atypischen adenomatösen Hyperplasie vom Frühstadium eines hochdifferenzierten Adenokarzinoms kann schwierig sein, so daß heute in beiden Fällen die Patientinnen hysterektomiert werden. Frauen in der Peri- und Postmenopause mit einer Endometriumhyperplasie werden in jedem Fall hysterektomiert (evtl. kombiniert mit Adnexektomie), bei jungen Frauen mit Kinderwunsch kann nach Abklärung der Hyperöstrogenismusquelle eine Gestagentherapie versucht werden.

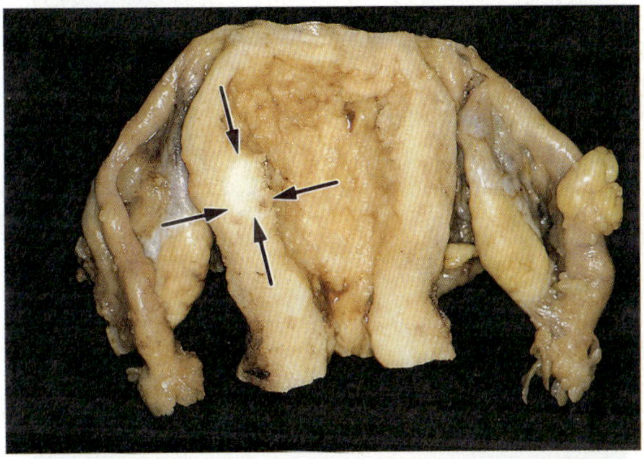

Abb. 15.**19** Adenomatöse Hyperplasie des Endometriums (knotige Schleimhautoberfläche!) mit Übergang (Pfeile) in ein Endometriumkarzinom (Hysterektomiepräparat)

Neoplastische Läsionen

Endometriumkarzinome

Adenokarzinom (ICD-O-8140/3)

Definition: Dies ist ein maligner Tumor, aufgebaut aus Epithelzellen, die denjenigen der Endometriumdrüsen gleichen und der mit einer Drüsenbildung einhergeht.

Der Tumor macht etwa 40% aller Geschwülste des weiblichen Genitaltraktes aus und manifestiert sich vor allem zwischen dem 5. und 6. Lebensjahrzehnt.

Pathogenese: Die *kokarzinogene Wirkung der Östrogene* auf das Endometrium ist heute gesichert. Patientinnen, die wegen Menopausebeschwerden oder Osteoporose mit Östrogen behandelt werden, sollten in guter ärztlicher Überwachung stehen. Endometriumkarzinome werden deshalb in dieser Risikogruppe in fast ausschließlich heilbaren Frühstadien entdeckt. Übergewichtigkeit steigert, Zigarettenrauch mindert das Endometriumkarzinomrisiko (mikrosomale Enzyminduktion→Östrogenspiegelsenkung) (S. 367).

Molekularpathologisch findet man bei den Endometriumkarzinomen gehäuft und in mehreren Chromosomen Allelverluste. Dies gilt vor allem für das Chromosom 17p. Hinzu kommen mutationsbedingte Inaktivierungen des p53-Tumorsuppressorgens (S. 351).

Morphologie: Makroskopisch wachsen die meisten Endometriumkarzinome polypös-exophytisch, selten endophytisch infiltrierend (Abb. 15.**20a** u. **b**).

Histologisch handelt es sich größtenteils um Adenokarzinome mit unterschiedlicher Differenzierung, aber einheitlichem immunhistochemischem Muster: CEA-negativ, Doppelexpression von Keratin (Zytokeratin 18) und Vimentin. Die Tumoren bestehen aus gewucherten, englumigen Drüsen, die teilweise papilläre intraluminale Proliferationen sowie eine dichte Rücken-an-Rücken-Stellung aufweisen. Die mitotisch aktiven Tumorepithelien enthalten plumpe Nukleolen.

In 60% der Fälle sind die Tumoren endometrial-drüsig differenziert *(Adenokarzinom endometrioider Typ)*; in 20% der Fälle sind die Tumordrüsen endozervikal differenziert *(muzinöses Adenokarzi-*

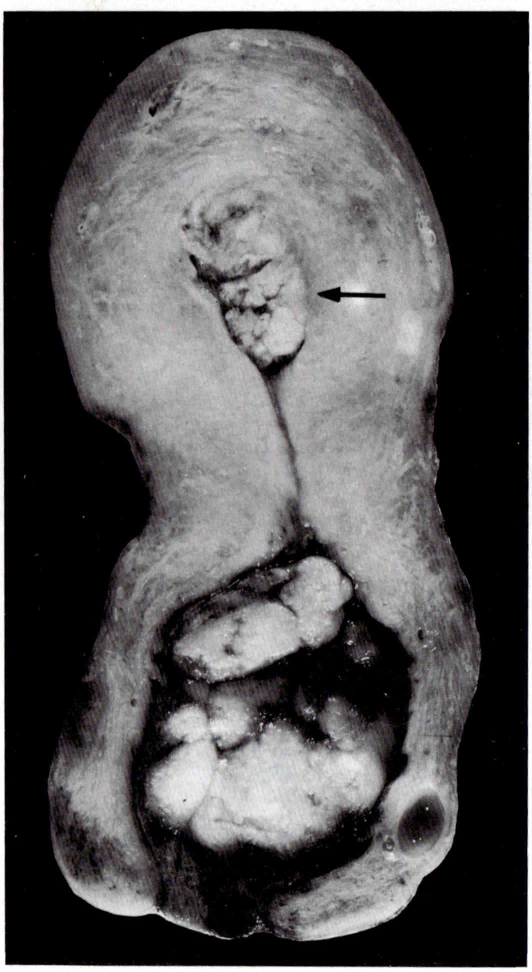
a

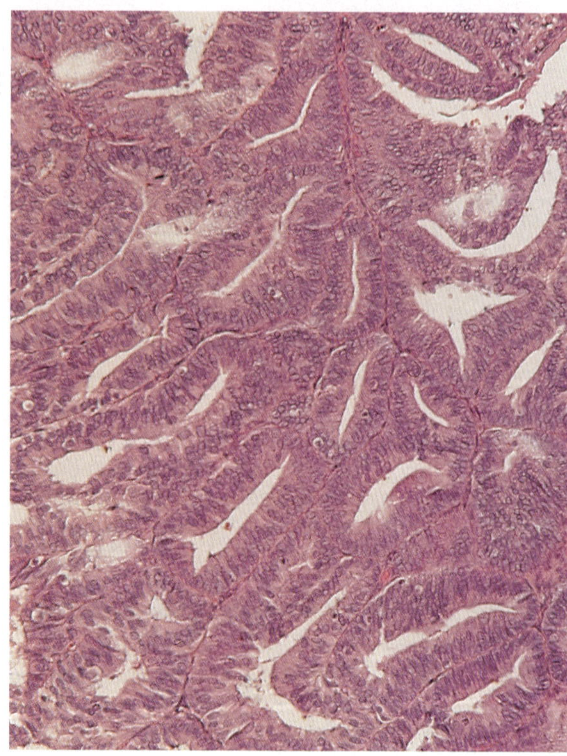
b

Abb. 15.**20a** u. **b** Endometriales Adenokarzinom
a Der polypöse Tumor geht vom Endometrium aus (Pfeil) und wächst infiltrativ bis zur Zervix (unten) vor (Stadium pT2)
b Histologisch ist der Tumor gut differenziert (Grad I), er besteht aus tubulären Proliferaten in Rücken-an-Rücken-Stellung (HE, Vergr. 1 : 150)

nom); in etwa einem Drittel der Fälle finden sich Plattenepithelmetaplasien. Sind diese gutartig, handelt es sich um ein *Adenokankroid,* sind sie bösartig, handelt es sich um ein *adenosquamöses Karzinom.* Bei *wenig-differenzierten Tumoren* ist das drüsenimitierende Wachstumsmuster durch solide Tumorzellstränge ganz oder teilweise ersetzt.

Sonderformen des Endometriumkarzinoms

1. *Klarzelliges Karzinom* (ICD-O-8310/3): Diese Tumorform wird heute häufiger beobachtet. Dies liegt daran, daß in der Postmenopausentherapie statt Östrogenen vermehrt Gestagene (hochpotente!) und Tamoxifen (= Antiöstrogen) eingesetzt werden. Sie rufen eine klarzellige Metaplasie der Endometriumdrüsen hervor, die offenbar im Zusammenhang mit der Entstehung dieser Tumoren stehen. Die klarzelligen Karzinome bestehen aus solid-drüsig und/oder papillär angeordneten, hellen, zum Teil kragenknopfförmigen Epithelien (vgl. Abb. 15.**7**, S. 852).

2. *Mukoepidermoides Adenokarzinom:* Charakterisiert durch eine uni- und/oder multizelluläre Schleimbildung in plattenepithelialen Metaplasieherden (CEA-positiv!). Bei Greisinnen auftretend. Hochmaligner Tumor, früh metastasierend.

3. *Sekretorisches Adenokarzinom:* Mit Umwandlung der Tumorepithelien wie in der Sekretionsphase bei Progesteronapplikation.

4. *Serös-papilläres Adenokarzinom:* Es bevorzugt ebenfalls alte Frauen, entsteht oft in Endometriumpolypen und gleicht histologisch den serös-papillären Ovarialkarzinomen (S. 851).

5. *Plattenepithelkarzinom:* Extrem selten mit ektozervikaler Differenzierung; meist auf dem Boden einer Plattenepithelmetaplasie in Form der Ichthyosis uteri (S. 342).

Klinik und Verlauf: Die Mehrzahl der Endometriumkarzinome macht sich in Form von peri- oder postmenopausalen Blutungsstörungen bemerkbar. In diesen Fällen ist zur Diagnosestellung und Stadienbestimmung eine fraktionierte Kürettage angezeigt. Die Adenokarzinome des Endometriums infiltrieren lokal umliegende Bindegewebe und Organe; lymphogen metastasieren sie in regionale Lymphknoten (vor allem paraaortal und iliakal) (Abb. 15.**21**). Die hämatogene Metastasierung erfolgt meist als Kavatyp. Die 5-Jahres-Überlebenszeit beträgt bei den Adenokarzinomen zusammen nach operativer Therapie fast 75%; sie ist bei den sekretorischen Sonderformen besser, bei den klarzelligen und papillären Adenokarzinomen schlechter. Je höher differenziert ein Korpuskarzinom, desto stärker die Expression von Hormonrezeptoren und desto besser das Ansprechen auf eine Gestagentherapie. Diese wird nur bei inoperablen Fällen im fortgeschrittenen Tumorstadium angewandt.

Endometriumsarkome

Definition: Dies sind maligne Tumoren mit histologischen Merkmalen des endometrialen Stromas.

Diese Tumoren sind sehr selten, machen in Westeuropa etwa 5% aller Endometriumkrebse aus, in den USA bei der schwarzen Bevölkerung 20%. Die Mehrzahl der Patientinnen befindet sich in der Postmenopause.

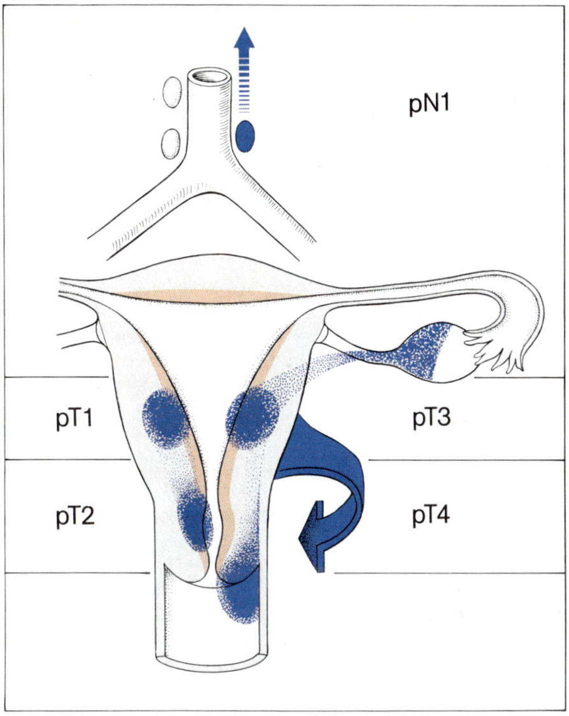

Abb. 15.**21** Tumorstadien des invasiven Korpuskarzinoms:
pT1 (FIGO I): Tumor auf das Korpus beschränkt,
pT2 (FIGO II): Tumorinfiltration der Zervix,
pT3 (FIGO III): Tumorinfiltration außerhalb des Uterus, aber innerhalb des kleinen Beckens,
pT4 (FIGO IVa): Tumorinfiltration der Schleimhaut von Harnblase oder Rektum und/oder Ausbreitung außerhalb des kleinen Beckens,
pN1: Metastasen in den regionären Lymphknoten

Morphologie: Makroskopisch handelt es sich meist um große, polypöse Tumoren mit ausgedehnten Nekrosen. Dementsprechend ist das Abradatmaterial bröckelig und graurot. Histologisch unterscheidet man die folgenden Sarkomgruppen:

1. Endometriale Stromatumoren

Definition: Diese Tumoren gehen vom Stroma des Endometriums aus und kommen in folgenden Varianten vor:

- *Stromaknoten:* Umschriebener, kleiner Tumor meist im Endometrium, bestehend aus Stromazellen mit histologischen Charakteristiken der Proliferationsphase (weniger als 10 Mitosen pro 10 Gesichtsfelder bei 400facher Vergrößerung). Gutartig.

- *Gering-malignes Stromasarkom* (= endolymphatische Stromamyose; (ICD-O-8931/1): Infiltrierender Tumor mit und ohne Gefäßeinbrüche. Er kann über den Uterus hinauswachsen und kommt gelegentlich auch extrauterin vor. Er besteht aus Stromazellen mit Charakteristiken der Proliferationsphase (bis zu 15 Mitosen pro 10 Großvergrößerungsgesichtsfelder). Der Tumor kann viele Jahre nach der Hysterektomie rezidivieren und metastasieren.

- *Hochmalignes Stromasarkom* (= undifferenziertes Stromasarkom; (ICD-O-8930/3). Ein rasch wachsendes, frühzeitig metastasierendes Sarkom aus polymorph-atypischen Spindelzellen zum Teil mit leio-, rhabdomyo- und osteosarkomatöser Differenzierung (mehr als 15 Mitosen pro 10 Großvergrößerungsgesichtsfelder).

2. Müller-Epitheltumoren

Definition: Diese seltenen Endometriumtumoren gehen von pluripotenten Stammzellen des Müller-Ganges aus. Je nachdem, welche Komponente maligne entartet ist, unterscheidet man folgende Tumorformen:

- *Adenofibrom:* Diese benigne Variante besteht aus plump-papillären, epithelial-bedeckten Drüsenformationen mit großer Ähnlichkeit zu den Mamma-Adenofibromen. Man findet sie in der Postmenopause und meist in der Zervix.

- *Adenosarkom:* Es geht durch maligne Entartung des Stromas aus einem Adenofibrom hervor. Dementsprechend findet man tubuläre Formation mit Ähnlichkeit zu proliferierenden Endometriumdrüsen in einem sarkomatösen Stroma. Letzteres besteht entweder nur aus entarteten Stromazellwucherungen, oder enthält darüber hinaus noch rhabdomyo- und chondroblastäre Elemente. Der polypoide oder sessile, oft auch zystische Tumor hat wegen seiner geringen Myoinvasivität einen geringen Malignitätsgrad. Betroffen sind ältere Frauen.

- *Maligner mesodermaler Mischtumor* (= maligner Müller-Mischtumor, Karzinosarkom): In diesem Falle ist sowohl die epitheliale als auch die Stromakomponente maligne entartet, so daß muzinöse, klarzellige oder endometriode oder plattenepitheliale Karzinomformationen neben fibrosarkomatösen und/oder chondro-, rhabdomyosarkomatösen Anteilen nebeneinander vorkommen. Der Tumor ist hoch-maligne.

Klinik: Alle Endometriumsarkome fallen durch eine rasche Volumenzunahme des Uterus und Blutungen auf. Die Tumoren metastasieren frühzeitig lymphogen in regionale Lymphknoten und hämatogen nach dem Kavatyp. Da sie bei der Diagnosestellung in etwa 75% der Fälle bereits metastasiert haben oder bereits ins kleine Becken infiltriert sind, ist die Prognose schlecht (5-Jahres-Überlebensrate 10–40%).

Pathologische TNM-Klassifikation der Corpus-uteri-Tumoren:

pT1 Tumor auf Corpus uteri beschränkt:
- **pT1a** auf Endometrium begrenzt,
- **pT1b** Tumorinfiltration ≤ Myometriumhälfte,
- **pT1c** Tumorinfiltration > Myometriumhälfte.

pT2 Tumorausbreitung nur in Cervix uteri:
- **pT2a** auf Endozervixdrüsen beschränkt,
- **pT2b** Ausdehnung auf Zervixstroma.

pT3a Tumorbefall der Serosa, Adnexe, Peritonealkarzinose,
pT3b Tumorbefall der Vagina,
pT4 Tumorinfiltration: Harnblase, Darmschleimhaut.

pN1 Regionäre Lymphknotenmetastasen.

Literatur: S. 879.

Myometrium

J. Torhorst

Das Myometrium ist als Muskelschicht des Uterus recht weit von der Gebärmutterhöhle entfernt. Folglich sind seine **entzündlichen Läsionen** selten und dann meist Begleiterscheinungen einer Endometritis. Da das Myometrium vorwiegend aus glatten Muskelzellen aufgebaut ist, bestehen seine **neoplastischen Läsionen** vor allem aus glattmuskulären Tumoren. Die gutartigen von ihnen, die *Leiomyome,* sind sehr häufig und gehen aus einer Mutterzelle hervor: sie sind monoklonal. Eine maligne Entartung eines solchen Tumors zu einem *Leiomyosarkom* ist sehr selten.

Tumorartige Läsionen

Endometriose

Siehe S. 863 und Abb. 15.**15**, 15.**22a** u. **b**.

Neoplastische Läsionen

1. Leiomyom (ICD-O-8890/0)

Definition: Ein gutartiger Tumor, bestehend aus glatten Muskelzellen mit unterschiedlichem Kollagenfasergehalt.

Diese Tumoren sind im Uterus häufig multipel und werden bei etwa 30% der geschlechtsreifen Frauen gefunden.

Pathogenese: Diese Tumoren stammen von einer einzigen Mutterzelle des Myometriums (vermutlich auch von den Gefäßwandmyozyten) ab und sind folglich „monoklonale Tumoren".

Molekularpathologisch spielen Wachstumsfaktoren wie EGF, PDGF und Insulin (S. 310, 347) eine wachstumsregulierende Rolle. Das gleiche gilt für die Östrogene, denn im reproduktiven Alter enthalten die Leiomyome Östrogenrezeptoren, während sie sich in der Postmenopause sowie durch Gonadotropin-releasing-Hormonantagonisten (und entsprechenden Hypoöstrogenismus) wieder zurückbilden können. Eine maligne Entartung ist selten (0,1–0,7%) und geht meist von symplastischen (atypischen) Leiomyomen (s. unten) aus, welche eine sog. Double-minute-Chromosomenläsion aufweisen.

Morphologie: Die Myome sind größtenteils im Corpus uteri zu finden. Je nach Lokalisation innerhalb der Uteruswandung unterscheidet man folgende Myomtypen (Abb. 15.**23**):

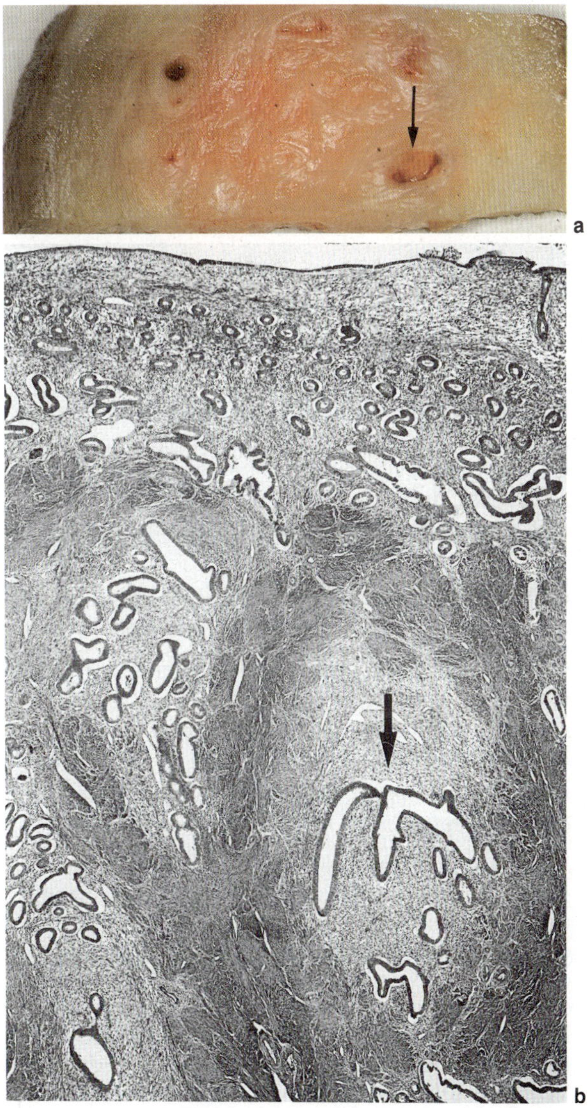

Abb. 15.**22a** u. **b** Endometriose des Uterus: Endometriuminseln (Pfeil) im Myometrium (HE, Vergr. 1 : 20)

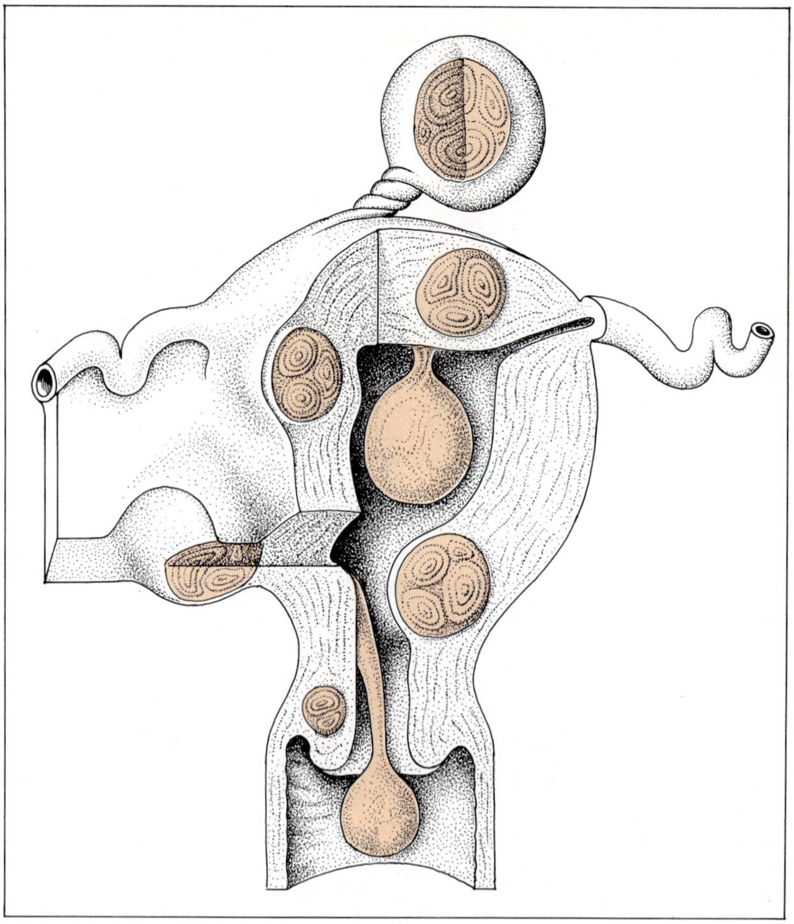

Abb. 15.**23** Verschiedene Lokalisationsmöglichkeiten und Komplikationen von Leiomyomen des Uterus:
- subserös, intraligamentär → Stieldrehung → akutes Abdomen
- intramural: Verdrängungssymptomatik
- submuköses Myom → Uteruskontraktion, Menometrorrhagien, Expulsion in Vagina

- *Subseröse Myome:* Sie sind manchmal gestielt und entwickeln sich entweder in die Peritonealhöhle oder ins Lig. latum (intraligamentäre Myome) hinein. Durch Stieldrehung und nachfolgende hämorrhagische Infarzierung können sie zu einem akuten Abdomen führen.
- *Intramurale Myome* (häufigste Lokalisation): Sie deformieren den Uterus zu einem knolligen Gebilde.
- *Submuköse Myome* (seltene Lokalisation): Sie entwickeln sich ins Cavum uteri hinein und schädigen das Endometrium, so daß es zur Metrorrhagien kommt. Sie können gestielt sein.
- *Uterus myomatosus* mit multiplem Auftreten von Myomen im gesamten Uterus.

Makroskopisch imponieren die Myome als scharf begrenzte Kugelgeschwülste mit faserig-weißer Schnittfläche. Gelblich homogene Areale sind sarkomverdächtig. Histologisch bestehen die Myome aus Bündeln sich durchflechtender, teils wirbelförmig angeordneter, glatter Muskulatur, die in ein unterschiedlich stark ausgeprägtes kollagenfaseriges Stroma eingebettet ist. Regressive Veränderungen in Form von Verkalkungen oder Hyalinisierungen kommen vor. Nekrosen können vor allem in submukösen Leiomyomen vorkommen, sind aber immer malignitätsverdächtig.

Sonderformen des Leiomyoms:

1. *Zellreiches Leiomyom* mit erhöhtem Zellreichtum (im Vergleich zur Umgebung) mit weniger als 4 Mitosen pro 10 Gesichtsfelder (400fache Vergrößerung).
2. *Symplastisches Leiomyom* mit vergrößerten, polymorphen Kernen, mitunter auch Bildung von mehrkernigen Riesenzellen; jedoch weniger als 4 Mitosen pro 10 Gesichtsfelder (400fache Vergrößerung).
3. *Intravenöse Leiomyomatose* mit Gefäß-„einbruch" und wurmartigem, intravaskulärem Weiterwachstum (u. U. bis in rechten Herzventrikel).
4. *Potentiell-malignes Leiomyom* mit mehr als 5 und weniger als 10 Mitosen pro 10 Gesichtsfelder (400fache Vergrößerung).

2. Leiomyosarkom (ICD-O-8890/3)

Definition: Ein maligner Tumor der glatten Muskulatur (mit mehr als 10 Mitosen in 10 Gesichtsfeldern bei 400facher Vergrößerung oder mehr als 5 Mitosen pro 10 Gesichtsfelder bei gleichzeitiger Zellpolymorphie).

Der Tumor macht etwa 1% aller Uteruskrebse aus, kommt erst nach dem 3. Lebensjahrzehnt vor und betrifft meist Frauen in der 6. Lebensdekade.

Pathogenese: Die Leiomyosarkome gehen meist aus atypischen (symplastischen) Leiomyomen hervor,

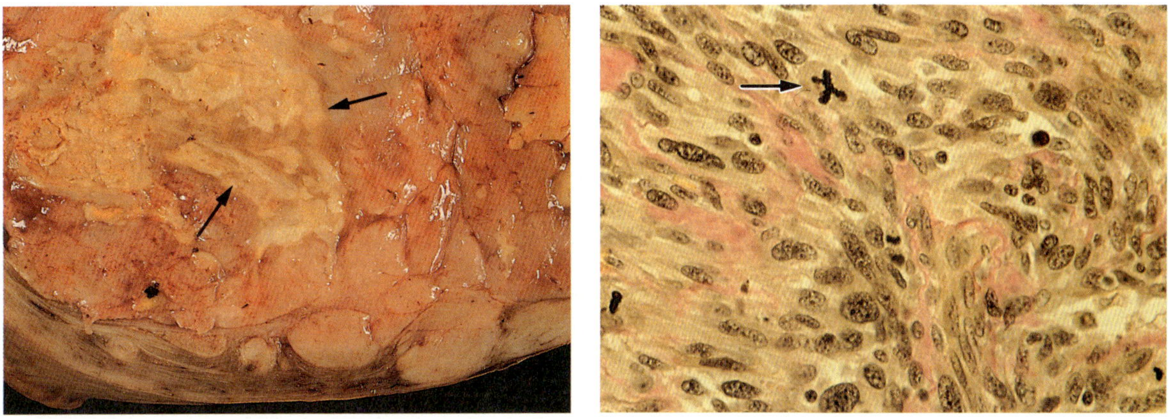

a b

Abb. 15.**24a** u. **b** Leiomyosarkom des Uterus:
a Fischfleischartige knotige Tumorwucherungen mit Infiltration ins Myometrium und Nekrosen (Pfeil)
b Spindelförmige glatte Muskelzellen mit atypischen Kernen und atypischen Mitosen (Pfeil = Tetrade) (EVG, Vergr. 1:250)

wobei mehrfach eine Deletion des RB-Tumorsuppressorgens (S. 291) beobachtet wurde.

Morphologie: Makroskopisch ist ein Teil der Leiomyosarkome nicht von einem Leiomyom zu unterscheiden. Homogen weiche, gelbliche Tumoren mit Infiltration ins Myometrium, Endometrium, Parametrium oder mit Gefäßinvasion oder mit Nekrose sind bereits makroskopisch sarkomverdächtig. Histologisch findet man im Gegensatz zu einem Myom keinen geflechtartigen Aufbau mehr. Die Zellen zeigen polymorphe, hyperchromatische Kerne und bilden teilweise auch Riesenzellen. Das relevanteste Malignitätskriterium sind jedoch neben einer Gefäßinvasion der Mitosereichtum und die Nekrosen (Abb. 15.**24a** u. **b**).

Klinik: Rasche Uterusvergrößerung mit Blutungen; vorwiegend hämatogene Metastasierung; 5-Jahres-Überlebensrate 50%.

3. Adenomatoidtumor (ICD-O-9054/0)

Definition und Morphologie: Dieser seltene, *gutartige Tumor leitet sich vom Mesothel* ab undt tritt bei geschlechtsreifen Frauen subserös im Bereich der Tubenecken auf und kommt gelegentlich auch im Myometrium vor. Makroskopisch erinnert er an ein Leiomyom oder an einen Endometrioseherd.

Histologie: S. 912.

Literatur: S. 879.

Cervix uteri

J. Torhorst und N. Freudenberg

Die Zervix verschließt als Gebärmutterhals den Zugang zur Gebärmutterhöhle (Cavum uteri) und erfüllt zwei wichtige Aufgaben: zum einen verhindert sie den unerwünschten Austritt der Leibesfrucht, zum anderen den unerwünschten Eintritt von infektiösen Erregern. Dieser Grenzwächterfunktion zufolge spielen sich die meisten Auseinandersetzungen der Gebärmutter mit Erregern im Zervixbereich ab. Das Aufeinanderstoßen des zervikalen Drüsenepithels mit dem vaginalen Plattenepithel in der sog. *Transformationszone* macht diese Zone zu einer besonders exponierten Stelle im weiblichen Genitale. Denn das auf die Portiooberfläche verlagerte Drüsenepithel ist dem unablässigen Dauerbeschuß von Glykogenolyse und Proteolyse seitens der Scheidenflora nicht gewachsen; es ist gezwungen, die permanent auftretenden Zelldefekte durch eine auf Hochtouren laufende Regeneration zu decken. Das labile Gleichgewicht dieser Dauerreparation wird durch jede zusätzliche Belastung gestört. Die meisten infektiösen Erreger rufen erosive Gewebsveränderungen hervor. Gelegentlich wird bei solchen **entzündlichen Läsionen** *(Zervizitis)* ein Drüsenepithelabschnitt besonders für Gestagene sensibel und beginnt sich polypös oder papillär zu vermehren. Ein gesteigertes Zellwachstum des Plattenepithels kann aber auch durch bestimmte Viren (Papillomviren) – oft aber auch ohne faßbare Ursache – ausgelöst werden, so daß im einfachsten Fall zur Zervixentzündung noch eine sog. *kondylomatöse Gewebsveränderung* hinzukommt. Auf deren Boden entstehen **präkanzeröse Läsionen** in Form von Plattenepithelatypien, die ohne adäquate Behandlung in ein *Zervixkarzinom* übergehen können. Offenbar kann die entzündlich-regenerative Dauerläsion der Zervix bei unphysiologischer Belastung zu einer **neoplastischen Läsion** ausufern.

Entzündliche Läsionen

Zervizitis

Allgemeine Definition und Pathogenese: Die Cervix uteri ist häufig chronisch entzündlich lädiert. Einen wichtigen Schutzfaktor spielt dabei der zervikale Schleimpfropf, der unter Östrogeneinfluß flüssiger wird und in der Menstruationsphase fehlt.

Hinzu kommt die zweiteilige zervikale Epitheldecke aus unverhornendem vaginalen Plattenepithel und aus zervikalem schleimbildenden Drüsenepithel, die im Bereiche der sog. Transformationszone aufeinanderstoßen. Beim Kind liegt diese Transformationszone am Anfang des Zervikalkanals, bei der geschlechtsreifen Frau verschiebt sie sich vor allem in der Schwangerschaft und bei gestagenhaltigem Antikonzeptivakonsum auf die Portiooberfläche, was als *Ektopie* bezeichnet wird. Bei der Greisin liegt diese Zone wieder im Zervikalkanal. Dieses Drüsenepithel ist den glykogenolytischen und proteolytischen Attacken seitens der Scheidenflora nicht gewachsen. Es befindet sich deshalb in einem reparativen Dauerzustand und wandelt sich unablässig in ein resistenteres Plattenepithel um (Plattenepithelmetaplasie). Diese Transformationszone ist deshalb eine besonders gefährdete Stelle im weiblichen Genitale. Zusätzliche Schädigungen der Zylinderepitheldecke rufen deshalb eine akute oder chronische Entzündung der Cervix uteri (Zervizitis) hervor. Dabei haben infektiöse Keime vor allem dann einen biologischen Vorteil, wenn einer oder mehrere der folgenden Faktoren die Zervixschleimhaut belasten:

- hormonelle Umstellung mit Androgeneinfluß,
- Promiskuität mit Spermienproteolyse,
- Menometrorrhagie mit pH-Erhöhung,
- Hygienemangel,
- fehlender Zervixschleimpfropf bei Menstruation, Abort, Geburt und diagnostischen Eingriffen.

Das Erregerspektrum umfaßt in erster Linie Trichomonas vaginalis, Haemophilus vaginalis, Chlamydia trachomatis, Candida albicans und Neisseria gonorrhoeae, während Streptokokken, Staphylokokken und Enterokokken eine untergeordnete Rolle spielen. Infektionen mit Herpesviren gehen lediglich mit herdförmigen Bläschenbildungen und Erosionen einher, lösen aber keine klinisch manifeste Zervizitis aus.

Morphologie: Kolposkopisch fällt bei den betroffenen Frauen eine verquollene, unebene Zervixschleimhaut mit flammender Rötung und Gefäßinjektionen auf. Darüber hinaus ist die Portio mit einem gelblichen klebrigen Sekret bedeckt (Abb. 15.**25a** u. **b**). Histologisch findet man meist eine unspezifische Entzündung, die teilweise mit Schleimhauterosionen (= entzündliche echte Erosionen) einhergehen und nach ihrer Ausheilung zu Schleimretentionszysten (= Ovula Nabothii) führen kann. Die Regeneration von Zylinder- und Plattenepithelien sieht gelegentlich präkanzerösen Epithelatypien ähnlich.

Klinik: Brennen bei der Miktion, eitriger (infektiöser!) Fluor. Chlamydien- und gonorrhoische Zervizitis sind sexuell übertragbar!

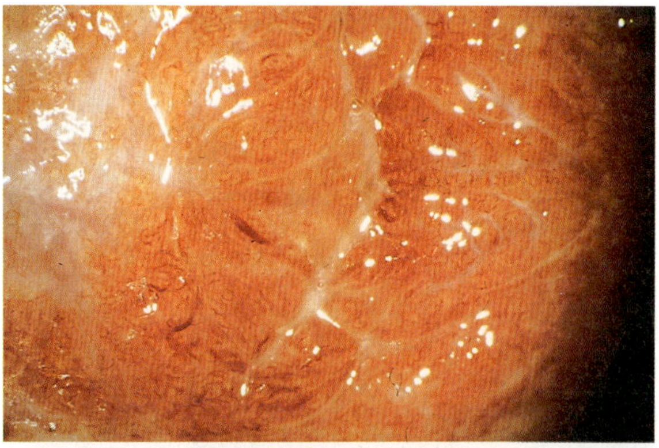

a

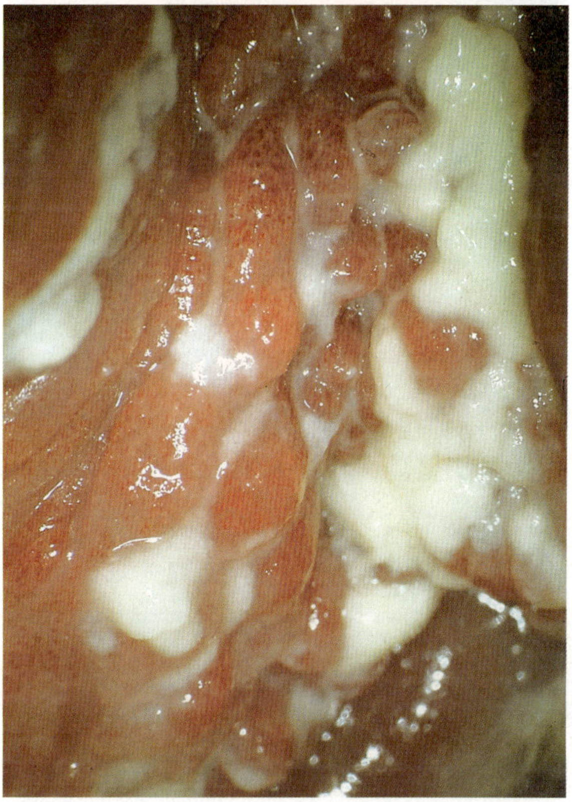

b

Abb. 15.**25a** u. **b** Infektiöse Zervizitis:
a Chlamydien-Zervizitis mit flammender Rötung infolge Gefäßinjektionen und einem zum Teil weggewischten gelblich-klebrigen Sekret
b Soor-Zervizitis (Originale: Petersen)

Tumorartige Läsionen

1. Glandulär-papilläre Ektopie

Definition und Morphologie: Sie kommt im geschlechtsreifen Alter oder unter künstlicher Hormonzufuhr (Ovulationshemmerbehandlung) vor, wobei sich die Transformationszone Platten-Zylinder-Epithel in der Peripherie der Portio vaginalis uteri verschiebt, so daß der größte Teil der Ektozervix von Zylinderepithel bedeckt wird. Die Schleimhaut erscheint polypös hyperplastisch, was histologisch auf einer mikroglandulären Hyperplasie der Zervixschleimhaut beruht und nicht mit einem Tumor verwechselt werden darf (= Pseudoerosion).

Differentialdiagnose: In der Schwangerschaft kann auch das Stroma der hyperplastischen Zervixschleimhaut dezidual umgewandelt sein, so daß eine Verwechslungsmöglichkeit mit einem Plattenepithelkarzinom besteht.

2. Zervixpolyp

Definition und Morphologie: Es handelt sich um eine *Schleimhauthyperplasie* (infolge abnormer Hormonsensibilität?), die breitbasig oder gestielt von der Endozervix ausgeht und nur selten größer als 3 cm wird. Histologisch findet man je nach Vorherrschen von Epithel oder Stroma zystische oder fibröse Polypen. Oberflächliche Nekrosen, Entzündungen und Plattenepithelmetaplasien sowie eine Dezidualisierung des Stromas während der Schwangerschaft kommen vor.

Klinik: Die Zervixpolypen sind meist symptomlos. Sie können Fluor oder Kontaktblutungen hervorrufen. Eine maligne Entartung ist extrem selten.

3. Endometriose

Siehe S. 863.

4. Kondylomatöse Läsion

Pathogenese und Morphologie: Die kondylomatöse Läsion *(= Condyloma planum)* ist bedingt durch die Infektion der zervikalen Plattenepithelzellen mit humanem Papillomvirus (HPV). Aus der Morphologie kann nicht geschlossen werden, welcher Virussubtyp die Infektion verursacht hat. Die Identifikation der Subtypen hat klinische Bedeutung, da ein Teil der kondylomatösen Läsionen mit präkanzerösen Plattenepithelveränderungen und Karzinomen assoziiert ist. In diesen werden durch Hybridisierungstechniken vor allem die Typen 16, 18, 31 und 33 gefunden, während in gutartigen Läsionen die Typen 6, 11 und 42 vorherrschen. Histologisch besteht das teilweise verbreiterte Plattenepithel aus vergrößerten Zellen, de-

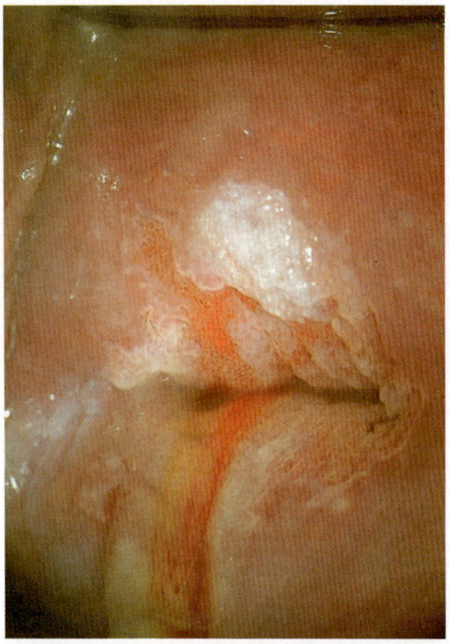

a

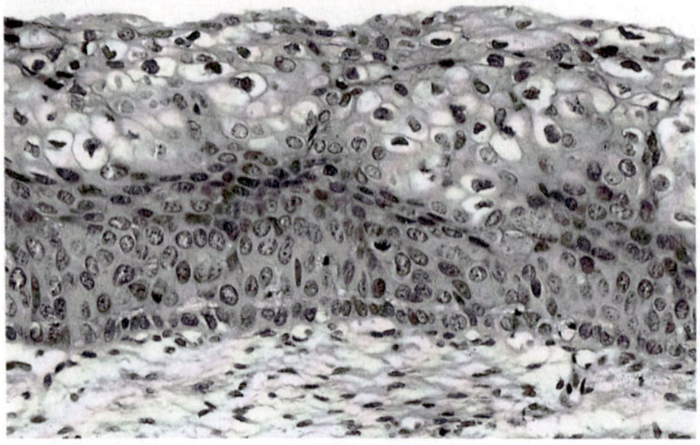

b

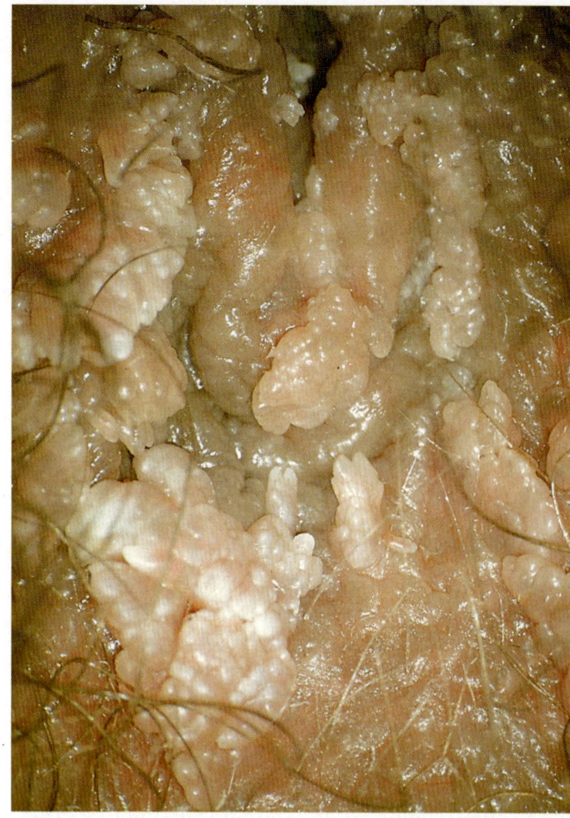

c

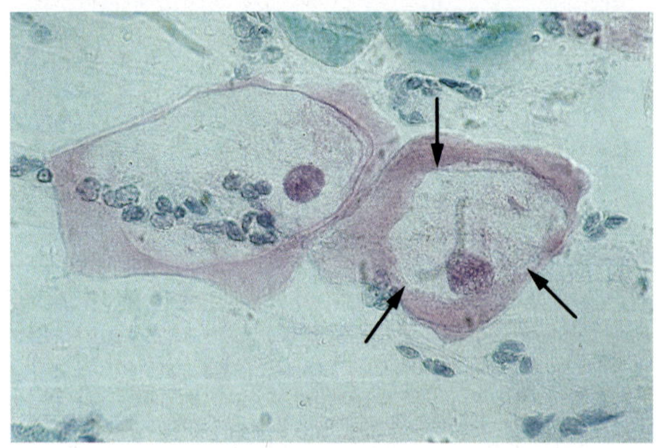

d

Abb. 15.**26a–d** Kondylomatöse Läsionen:
a Flache kondylomatöse Läsion (= Condyloma planum) des Plattenepithels der Portio
b Zytoplasmavakuolisierung und Kernpyknose in der oberflächlichen Epithelschicht (HE, Vergr. 1 : 200)
c Condyloma acuminatum der Vulva (**a** u. **c** Originale: Petersen)
d Koilozytäre leichte Dysplasie der Plattenepithelien mit perinukleärer Hofbildung (Pfeile) und Kernheterochromasie (Interferenz-Kontrast, Pap.-Vergr. 1 : 600)

ren Zytoplasma pflanzenzellartig umgewandelt ist (Zytoplasmaödem), während die Zellkerne pyknotisch, polymorph erscheinen und von einer perinukleären Spalte umgeben werden (= koilozytäre Veränderung). Außerdem findet man gelegentlich mehrkernige epitheliale Riesenzellen (Abb. 15.**26a–d**).

Präkanzeröse Läsionen

Definition: Alle Präkanzerosen der Portio, von der leichten Dysplasie bis zum Carcinoma in situ, werden unter dem Begriff *zervikale, intraepitheliale Neoplasie (= CIN)* zusammengefaßt. Sie spielt sich in erster Linie am Plattenepithel ab, kann aber auch (extrem selten) nur die zervikalen Drüsen betreffen.

Pathogenese: An keinem anderen Gewebe des Menschen ist die Karzinomentwicklung morphologisch so

a
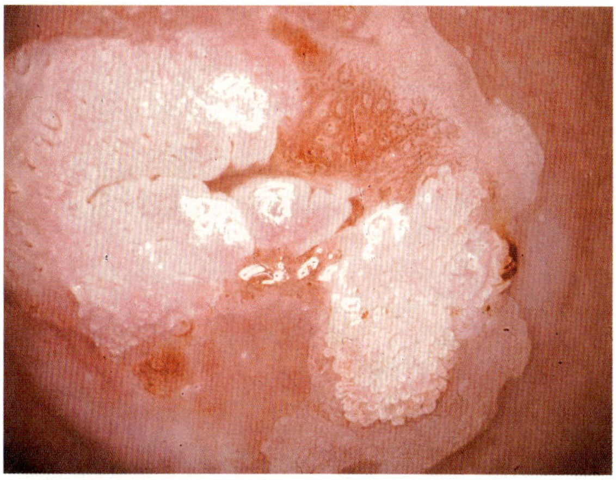
b
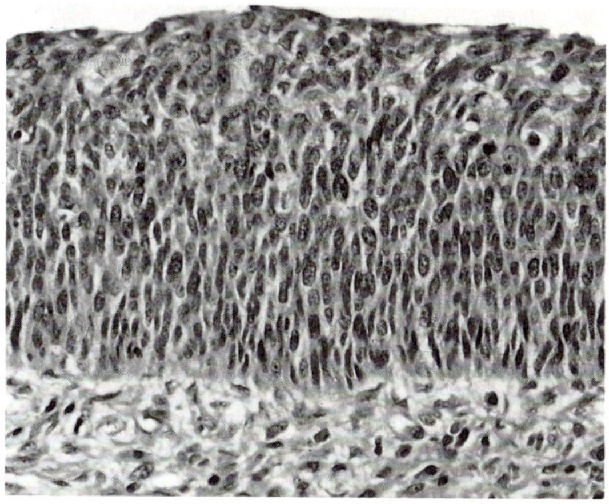

Abb. 15.**27a** u. **b** Carcinoma in situ der Portio:
a Epithelverdickung und Gefäßneubildungen auf der Portio (kolposkopischer Aspekt; Original: Wagner)
b Vertikale Schichtung undifferenzierter zytoplasmaarmer Zellen des Plattenepithels (HE, Vergr. 1 : 200)

ausführlich untersucht worden wie am Plattenepithel der Cervix uteri. Sie spielt sich in der Grenzzone Plattenepithel – Zylinderepithel ab. Diese Zone liegt während der Geschlechtsreife im Bereich der Ektozervix und verschiebt sich mit zunehmendem Alter (vor allem nach der Menopause) in den Zervikalkanal. Dies hat zur Folge, daß bei älteren Frauen Präkanzerosen kolposkopisch schwieriger zu erfassen sind als bei jüngeren Frauen. Das diagnostische Schwergewicht liegt in diesen Fällen auf einer endozervikalen Zytologie oder Histologie.

Wesentliche Voraussetzung für die Entstehung von Plattenepithelatypien ist die Plattenepithelmetaplasie des zervikalen Zylinderepithels. Diese geht von der Reservezellschicht aus. Etwa 75% der Dysplasien und fast 100% der In-situ-Karzinome werden im metaplastisch entstandenen Plattenepithel der Umwandlungszone gefunden. Ursächlich wird in zunehmendem Maße eine Infektion mit *humanen Papillomviren* (S. 360) in Verbindung mit gleichzeitiger Herpes-, Zytomegalovirus- und Chlamydieninfektion in Betracht gezogen, wobei früher Geschlechtsverkehr, häufiger Partnerwechsel, mangelnde Hygiene, chronische Entzündungen, Behandlung mit oralen Antikonzeptiva und Zigarettenrauchen prädisponierend wirken (S. 365).

Morphologie der zervikalen intraepithelialen Neoplasien (= CIN): Als Dysplasie bezeichnet man eine Läsion, bei der das Epithel ganz oder teilweise durch Zellen unterschiedlicher Atypiegrade ersetzt ist (Abb. 7.**35**).

- *Leichte Dysplasie (CIN I):* Hier findet man nur eine leichte Veränderung der Polarität und der basoapikalen Epithelschichtung. Die Zellkerne sind etwas vergrößert und etwas ungleich groß.

- *Mittelschwere Dysplasie (CIN II):* Die Veränderungen liegen zwischen einer leichten und schweren Dysplasie.

- *Schwere Dysplasie (CIN III):* Hier steht die Zellatypie im Vordergrund. Die Epithelschichtung ist weitgehend aufgehoben; lediglich die oberflächlichen Zellen zeigen noch eine gewisse Ausreifung, indem sie in abgeflachter Form die Oberfläche bedecken. Das atypische Plattenepithel kann auch auf der Schiene der Basalmembran in Zervixdrüsen vorwachsend diese verdrängen. Schwere (koilozytäre) Dysplasien sind meist mit einer HPV-Infektion assoziiert, wobei HPV-Typ 16 und Typ 18 zur malignen Entartung prädestinieren.

- *Carcinoma in situ (CIN III):* In diesem Falle zeigt das Epithel alle zellulären Merkmale eines Karzinoms. Eine basoapikale Differenzierung und Polarisierung fehlt. Anstatt horizontal sind die Zellen meist vertikal zur Oberfläche ausgerichtet. Mitosen sind häufig. Die Basalmembran wird nicht durchbrochen (Abb. 15.**27a** u. **b**).

Je nach zytologischem Bild unterscheidet man folgende beide Typen des Carcinoma in situ:

– *Reservezelltyp:* Dieser häufigste histologische Typ leitet sich von den parabasalen Reservezellen des Plattenepithels her und imponiert durch ein monotones Zellbild innerhalb der ganzen Epitheldecke.
– *Plattenepitheltyp:* Dieser Typ ist seltener und im Vergleich zum Reservezelltyp polymorph und zeigt Verhornungsneigungen der einzelnen dysplastischen Epithelien.

Zytologie der zervikalen intraepithelialen Neoplasien.*

Die Zytodiagnostik der Cervix uteri ist eine etablierte Methode bei der Krebsvorsorge der Frau und hat wesentlich dazu beigetragen, daß die Inzidenz des invasiven Zervixkarzinoms zurückgegangen ist. Die Beurteilung eines ekto- und endozervikalen Abstrichs (Exfoliativzytologie) erfolgt nach der von Papanicolaou angegebenen Gruppen-

* N. Freudenberg

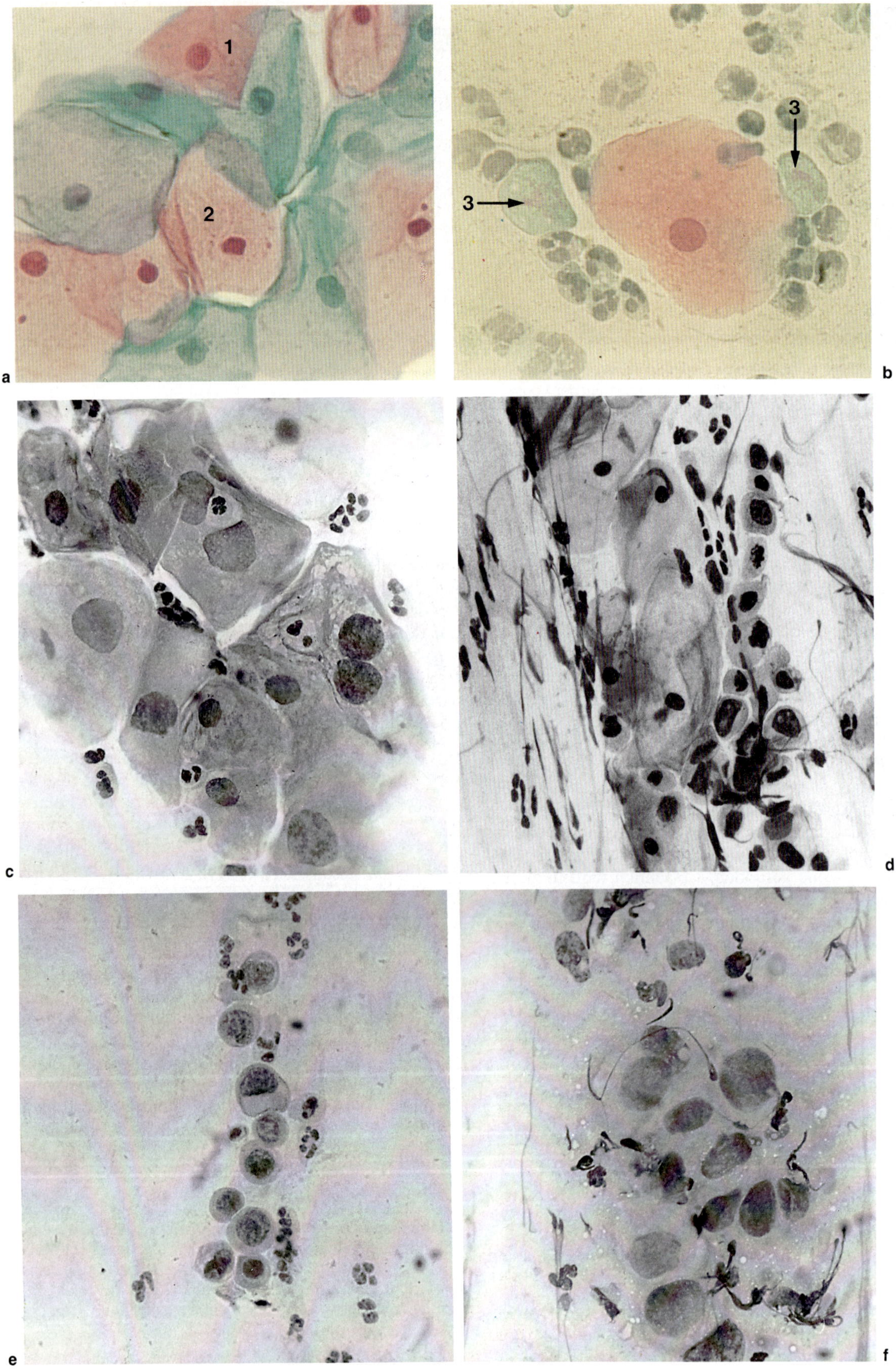
1
2
3
3
a
b
c
d
e
f

einteilung (Gruppen nach Pap I bis V). Die zytologischen Befunde der einzelnen Pap-Gruppen und ihre klinischen Konsequenzen sind in Tab. 15.**1** und Abb. 15.**28a–f** dargestellt.

Klinik: Die Epithelatypien können sich bei mindestens 3jähriger Nachkontrolle in 40–60% der Fälle mit Dysplasien und in 25% der Fälle mit Carcinoma in situ wieder zurückbilden. Ein Teil der Läsionen bleibt jedoch jahrelang bestehen. In etwa 50–70% der Fälle entwickelt sich aus einem Carcinoma in situ ein invasives Karzinom. Demzufolge ist das *Carcinoma in situ* als *Präkanzerose* einzustufen.

Im Mittel benötigt eine Dysplasie bis zur Entwicklung eines Carcinoma in situ 3–12 Jahre, ein Carcinoma in situ bis zur Entwicklung eines makroinvasiven Karzinoms noch einmal 3–15 Jahre. Die Behandlung der zervikalen Präkanzerosen wird heute bei Frauen, die eine Hysterektomie ablehnen, mit nichtinvasiven Techniken durchgeführt (Kryochirurgie, CO_2-Laser, Elektrokauterisierung, Messerkonisation).

Neoplastische Läsionen

Zervixkarzinome

Allgemeine Pathogenese: Die invasiven Zervixkarzinome machen etwa 20% aller Malignome des weiblichen Genitaltraktes aus. Dabei handelt es sich in etwa 90% der Fälle um Plattenepithelkarzinome, bei den restlichen 10% um Adenokarzinome. Die Hälfte aller Zervixkarzinome wird durch HPV-Typ-16 und 18 (sowie 52, 58) (mit)verursacht, wobei deren E7-Onkoprotein einerseits das RB-Tumorsuppressorgen inaktiviert und andererseits mit dem ras-Onkogen kooperiert. Dadurch wird das Zellwachstum enthemmt und beschleunigt (S. 350, 360).

Tabelle 15.**1** Klassifizierung zytologischer Befunde des Zervixkarzinoms und seiner Vorstadien nach Papanicolaou (Gruppen nach Pap)

Gruppe nach Pap	Zytologischer Befund mit folgendem Zellbild	Empfohlene klinische Maßnahme
I	regelrecht	–
II	entzündliche, metaplastische, regenerative oder degenerative Veränderungen; Hyper- und Parakeratosezellen	eventuell: Abstrichkontrolle nach Entzündungsbehandlung
III	unklar infolge schwer entzündlicher oder degenerativer Veränderungen oder schlechter Zellerhaltung, Präkanzerosen oder Karzinom nicht auszuschließen; abnorme Endometriumzellen in Postmenopause	sofortige Abstrichkontrolle nach empfohlener (Entzündungs- oder Hormon-) Therapie Abrasio
III D	leichte Dysplasie (= CIN I) oder mittelschwere Dysplasie (= CIN II)	Abstrichkontrolle nach 3 Monaten
IVa	schwere Dysplasie (= CIN III) oder Carcinoma in situ (= CIN III)	histologische Klärung, je nach Lokalisation der Läsion (Ekto- oder Endozervix) Laserabtragung oder Konisation, Kryochirurg.
IVb	schwere Dysplasie oder Carcinoma in situ, invasives Karzinom nicht auszuschließen	histologische Klärung, je nach Schweregrad der Läsion und abhängig von der Familienplanung der Patientin (Kinderwunsch oder abgeschlossene Familienplanung), Konisation, Kryochirurgie, CO_2-Laser oder Hysterektomie
V	invasives Karzinom	histologische Klärung, dann erweiterte Hysterektomie
O	zytodiagnostisch nicht verwertbar (fehlende Fixation, zu wenig Zellmaterial)	sofortige Abstrichwiederholung

◀ Abb. 15.**28a–f** Zytologie der Cervix uteri nach dem Klassifizierungsschema von Papanicolaou (Gruppen nach Pap) (Papanicolaou-Färbung, Vergr. 1 : 600):
a Regelrechte Superfizial- (1) und Intermediärzellen (2) einer geschlechtsreifen Frau (Pap I)
b Entzündliches Zellbild mit Trichomonaden (3), Gruppe nach Pap II
c Dyskaryosen (präkanzeröse Plattenepithelien) der oberen und mittleren Portiozellschicht (Pap III D)
d Dyskaryosen tiefer Epithelschichten bei schwerer Dysplasie der Cervix uteri (Pap IVa)
e Uniform atypische Zellen („Carcinoma-in-situ-Zellen") aus einer Gruppe nach Pap IVb
f Polymorph atypische Zellen bei einem invasiven Plattenepithelkarzinom (Pap V)

1. Plattenepithelkarzinom (ICD-O-8070/3)

Pathogenese: Dieses Karzinom stellt den häufigsten Genitalkrebs der Frauen unter 50 Jahren dar, ist aber bei jüdischen Frauen (bessere Sexualhygiene der Männer wegen Beschneidung) sehr viel seltener. Die Ätiologie ist bei den zervikalen intraepithelialen Neoplasien besprochen (S. 366, 875).

Morphologie: Das Zervixkarzinom liegt im Frühstadium nahezu ausschließlich innerhalb der Umwandlungszone Plattenepithel → Zylinderepithel. Dabei können folgende drei Formen des invasiven Wachstums unterschieden werden:

- *Carcinoma in situ mit minimaler Stromainvasion (pT1a1)*

Dabei findet man, ausgehend von einem Carcinoma in situ, lediglich Tumorzellgruppen, welche die Basalmembran durchbrechen. Derartige Veränderungen findet man bei höchstens 10% aller Carcinomata in situ.

Therapie: Konisation oder einfache Hysterektomie. Rezidivrate 2%.

- *Mikrokarzinom (pT1a2)*

In diesem Falle dringt der Tumor höchstens 5 mm, von der Basalmembran aus gemessen, ins darunterliegende Stroma ein und dehnt sich an der Oberfläche maximal 10 × 10 mm aus.

Therapie: Bei Mikrokarzinomen ohne Gefäßinvasion ist eine Hysterektomie allein ausreichend. Rezidivrate 5%.

- *Makrokarzinom*

Damit bezeichnet man Plattenepithelkarzinome mit bereits klinisch auffälliger Invasivität. Makroskopisch wächst das Zervixkarzinom entweder exophytisch-blumenkohlartig oder endophytisch infiltrierend (Abb. 15.**29**) oder ulzerierend. Histologisch kommt der Tumor in einer a) verhornenden Variante (häufig), b) großzelligen nichtverhornenden Variante (selten) und c) kleinzelligen nichtverhornenden Variante (Rarität) vor. Letztere verhält sich besonders aggressiv.

Metastasierung: Das Zervixkarzinom breitet sich mit Vorliebe kontinuierlich auf die Nachbarorgane aus und setzt in vielen Fällen frühzeitig Lymphknotenmetastasen. Hämatogene Metastasen vom Kavatyp treten erst spät auf (Abb. 15.**30**).

Therapie: Neben der Radikaloperation kann durch Hochvoltbestrahlung die gleiche Heilungsrate erreicht werden. Dabei muß berücksichtigt werden, daß ein Großteil der Patientinnen bei der Diagnosestellung jung ist (30% unter 45 Jahre) und eine gute Prognose hat (5-Jahres-Heilung 70%). Bei solch langen Überlebenszeiten macht sich einerseits die Strahleneinwirkung am Bindegewebe (Urozystitis, Proktitis, Retroperitonealfibrose) und andererseits die Möglichkeit einer strahlenbedingten Tumorinduktion bemerkbar.

2. Adenokarzinom (ICD-O-8140/3)

Pathogenetisch kann oft eine langjährige Einnahme gestagenhaltiger Hormonpräparate zugrunde liegen. Sie machen das endozervikale Drüsenepithel für HPV-Viren empfänglicher.

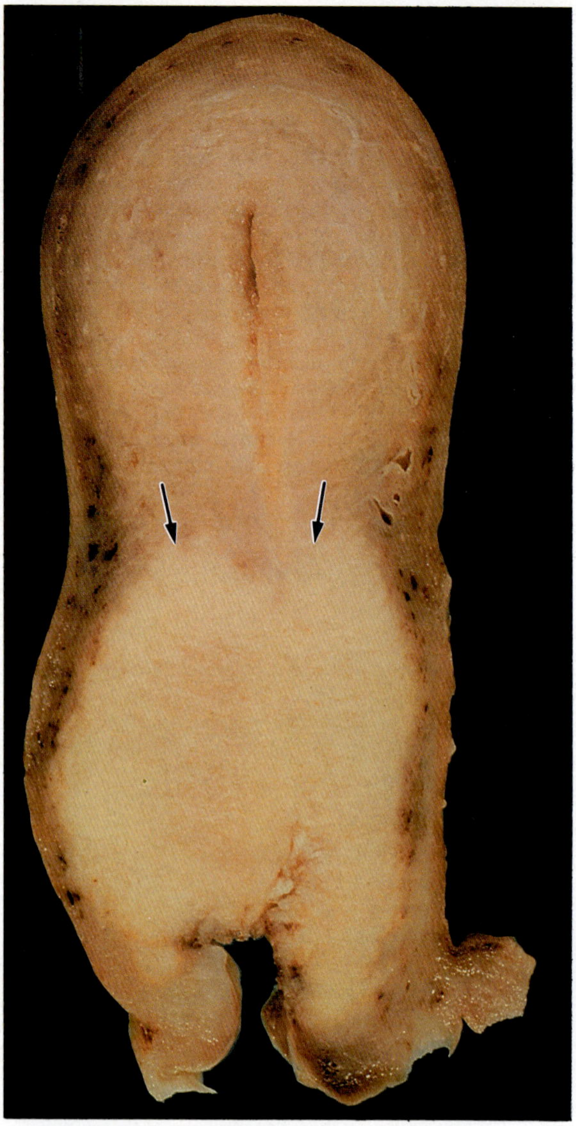

Abb. 15.**29** Makrokarzinom der Cervix uteri: Infiltration und Destruktion der Zervix durch ein Plattenepithelkarzinom (pfeilmarkiertes weißes Gewebe)

Morphologie: Die zervikalen Adenokarzinome unterscheiden sich von ihren histologischen Endometriumgegenstücken durch die Expression von CEA (S. 355). Man unterscheidet folgende Formen:

– *Minimal abweichende Adenokarzinome:* Sie fallen als granuläre Zervixaufrauhung auf. Histologisch finden sich hochdifferenzierte Tumordrüsenkomplexe mit teilweise intraluminaler Papillenbildung, schwacher desmoplastischer Stromareaktion und Verlagerung der Drüsen in die Tiefe. Die Prognose ist trotz guter Differenzierung schlecht.

– *Muzinöses Adenokarzinom:* In fortgeschrittenen Fällen als polypöse Masse aus dem äußeren Muttermund quellend. Histologisch bestehen sie aus gewucherten atypischen, schleimbildenden Drüsen.

– *Endometrioides Adenokarzinom:* Histologie wie Endometriumkarzinom. Prognose von allen Zervixkarzinomen am besten.

– *Adenosquamöses Karzinom:* Histologie wie beim Endometriumkarzinom. Setzt früher pelvine Lymphknotenmetastasen als reine Adenokarzinome. Schlechte Prognose.

– *Klarzelliges Karzinom:* Pathogenetisch besteht Zusammenhang mit Diaethylstilboestroltherapie in utero. Histologie wie beim entsprechenden Endometriumkarzinomtyp (S. 881).

Prognose: Schlechter als beim Plattenepithelkarzinom.

Pathologische TNM-Klassifikation der Cervix-uteri-Tumoren (Abb. 15.**30**):

pT1 Tumor auf Uterus begrenzt:
- **pT1a** Diagnose durch Histologie,
- **pT1a1** minimale Stromainvasion,
- **pT1a2** Invasionstiefe: ≤ 5 mm, -breite: ≤ 7 mm,
- **pT1b** Tumor > T1a2.

pT2 Tumorausbreitung jenseits des Uterus (Beckenwand, unteres Vaginaldrittel tumorfrei):
- **pT2a** Parametrien frei,
- **pT2b** Parametrien infiltriert.

pT3 Tumorausdehnung jenseits T2:
- **pT3a** Tumorbefall unteres Vaginadrittel,
- **pT3b** Tumorbefall der Beckenwand.

pT4 Tumorinfiltration: Harnblase, Rektum jenseits kleines Becken.

pN1 Regionäre Lymphknotenmetastasen

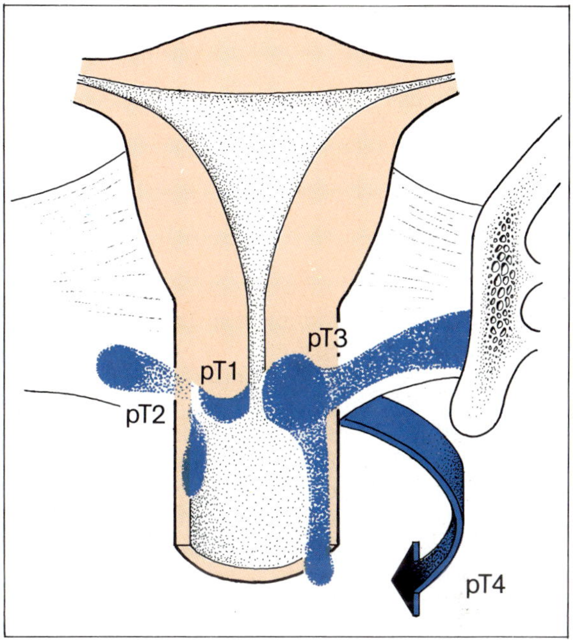

Abb. 15.**30** Tumorstadien des invasiven Zervixkarzinoms:
pT1 (FIGO I): Tumor auf die Zervix beschränkt,

pT2 (FIGO II): Tumorinfiltration der proximalen 2/3 der Vagina und/oder des uterusnahen Parametriums,

pT3 (FIGO III): Tumorinfiltration des unteren Drittels der Vagina und/oder bis zur Beckenwand,

pT4 (FIGO IVa): Tumorinfiltration der Schleimhaut von Harnblase oder Rektum und/oder Tumorinfiltration außerhalb des kleinen Beckens

Literatur

Endometrium, Myometrium, Cervix uteri und Scheide

Blaustein, A.: Pathology of the female Genital tract, 3rd ed. Springer, Berlin 1987

Dallenbach-Hellweg, G., H. Poulsen: Atlas der Histo-Pathologie des Endometrium. Springer, Berlin 1984

Dyson, N., et al.: The human papilloma virus-16 E7 oncoprotein is able to bind to the retinoblastoma gene product. Science 243 (1989) 934

Fayed, Y. M., et al.: Human uterine leiomyoma cells: Binding and growth responses to epidermal growth factor, platelet derived growth factor and insulin. Lab. Invest. 60 (1989) 30

Friend, S. H., et al.: Deletion of a DNA sequence in retinoblastomas and mesenchymal tumors. Proc. Nat. Acad. Sci. 84 (1987) 9059

Huang, S. J., et al.: Histologic classification and behavior of endometrial hyperplasia. Lab. Invest. 58 (1988) 40

Mabuchi, K., et al.: Epidemiology of cancer of the vulva. Cancer 55 (1985) 1843

Meisels, A., C. Morin: Cytopathology of the uterine cervix. Amer. Soc. Clin. Pathology Press, Chicago 1990

Poulsen, H. E., et al.: International Histological Classification of Tumours, Nr. 13. Histological typing of female genital tract tumours. World Health Organization, Geneva 1975

Schiffman, M. H.: Recent progress in defining the epidemiology of human papillomavirus infection and cervical neoplasia. J. nat. Cancer Inst. (Wash.) 84 (1992) 394

Schneider, A., et al.: Papillomavirus infection of the lower genital tract. Detection of viral DNA in gynecological swabs. Int. J. Cancer 35 (1985) 443

Soost, H. J., S. Baur: Gynäkologische Zytodiagnostik, Lehrbuch und Atlas. 5. Aufl. Thieme, Stuttgart 1990

Speroff, L., et al.: Clinical Gynecologic Endocrinology and Infertility, 4th ed. Williams & Wilkins, Baltimore 1989

Sternberg, S. S., S. E. Mills: Surgical Pathology of the Femal Reproductive System and Peritoneum. Raven Press, New York 1991

Scheide

J. Torhorst

Die Vagina (= Scheide) entsteht durch Verschmelzung der Müller-Gänge und des Sinus urogenitalis zu einer anfänglich soliden, später ausgehöhlten Vaginalplatte. Störungen dieses Prozesses führen zu **ontogenetischen Läsionen** in Form einer fehlenden oder fehlerhaften vaginalen Durchgängigkeit. Veränderungen im Aufbau des hormonsensiblen Plattenepithels wirken sich auch auf die vaginale Flora aus und rufen **entzündliche Läsionen** in Form von Kolpitiden hervor. Treten dabei örtlich überschießende granulierende Entzündungsreaktionen auf, so können sie als **tumorartige Läsionen** imponieren. Die **neoplastischen Läsionen** der Vagina gehen meist vom auskleidenden Plattenepithel aus. Ihnen gehen ähnlich wie im Vulva- und Zervixbereich meist **präkanzeröse Läsionen** voraus. Selten können Vaginaltumoren sich auch von Resten des Müller- und des Urnierenganges ableiten, was einmal mehr zeigt, daß ontogenetische und neoplastische Läsionen sich überschneiden können.

Ontogenetische Läsionen

Embryologie: Die Vagina (= Scheide) entsteht durch Verschmelzung der entodermalen Müller-Gänge und des mesodermalen Sinus urogenitalis. Das blinde Ende der medial fusionierten Müller-Gänge wächst als solide Gewebsplatte (Vaginalplatte) gegen den Sinus urogenitalis vor. Durch Aushöhlung dieser Bindegewebsplatte entsteht die Vagina. Das Vaginallumen bleibt zunächst von der Lichtung des Sinus urogenitalis durch eine dünne Bindegewebsplatte (Hymen) getrennt. Die ursprünglich parallel zu den Müller-Gängen verlaufenden Wolff-Gänge bilden sich beim weiblichen Geschlecht wieder zurück.

● *Hymenalatresie:* Infolge fehlenden Durchbruches des Müller-Hügels.

● *Aplasia vaginae:* Sie entsteht infolge Agenesie der Vaginalplatte. Der Uterus ist, wenn überhaupt vorhanden, rudimentär. *Mayer-v.-Rokitansky-Küster-Hauser-Syndrom:* In diesem Falle liegt eine Kombination von Fehlbildungen der Niere (Agenesie, Bekkenniere), Uterus (Aplasie) und Vagina (Aplasie) vor.

● *Atresia vaginae:* Infolge ausgebliebener Aushöhlung der Vaginalplatte.

● *Vagina septa:* Infolge ausgebliebener Resorption des zentralen Vaginalplattenanteils wird die Vagina durch ein sagittales Bindegewebsseptum unterteilt. Diese Hemmungsfehlbildung wird bei Mädchen beobachtet, deren Mütter im ersten Drittel der Schwangerschaft mit *Diaethylstilboestrol* (S. 356) zur Abortprophylaxe behandelt worden sind. Damit vergesellschaftet ist auch eine Adenosis vaginae sowie hellzellige Adenokarzinome der Vagina (bei 7- bis 28jährigen).

● *Vagina duplex:* Infolge Fusionsstörung der Müller-Gänge kommt es zur Doppelfehlbildung von Vagina, Uterus und oft auch Urethra (Abb. 15.**12g–i**).

Entzündliche Läsionen

Allgemeine Pathogenese: Jede Störung des vaginalen pH-Wertes begünstigt die Besiedelung der Vagina mit pathogenen Keimen. Dementsprechend findet man bei Kindern vor der Pubertät und bei Frauen nach der Menopause häufig eine Vaginalentzündung (= *Kolpitis*). In beiden Fällen ist der pH-Wert neutral: zum einen weil die östrogeninduzierte Plattenepithelproliferation noch nicht, zum anderen, weil sie nicht mehr vorhanden ist.

1. Trichomonadenkolpitis

Pathogenese: Diese häufige Vaginalentzündung wird durch das Protozoon *Trichomonas vaginalis* hervorgerufen und durch *Geschlechtsverkehr übertragen.*

Morphologie: Das histologische Bild der akuten oder chronischen Entzündung ist unspezifisch. Erosionen, Ulzera oder Pseudomembranbildungen kommen vor. Im zytologischen Abstrich können durch die Entzündung präkanzeröse Epithelatypien vorgetäuscht werden. In der symptomlosen Latenzphase lassen sich Erreger im Zervix- oder Urethraabstrich nachweisen (Abb. 15.**31h**) (S. 275).

Klinik: Trichomonadenkolpitis wird in der späten Sekretionsphase des Menstruationszyklus oder während der

Schwangerschaft symptomatisch. Man findet eine akute Kolpitis mit gelblich-schaumigem, übelriechendem Fluor, später auch eine Vulvitis mit Juckreiz.

2. Hämophiluskolpitis

Pathogenese: Diese unspezifische Kolpitis ist häufig und wird durch Haemophilus vaginalis (Gardnerella vaginalis) hervorgerufen. Die Infektion erfolgt durch Geschlechtsverkehr. Der Erreger ist als kurzes, gramnegatives Stäbchen im Vaginalsekret innerhalb der Plattenepithelien nachweisbar. Da der Erreger nur die oberflächlichen Plattenepithelzellen befällt, kommt es nicht zu einer Entzündung des Schleimhautstromas.

Klinische Symptome: Unangenehm riechender Fluor sowie Juckreiz und Brennen der Vagina.

3. Soorkolpitis

Pathogenese: S. 271.

Tumorartige Läsionen

1. Adenosis vaginae (ICD-O-7420.0)

Morphologie: Diese drüsigen Wucherungen gehen auf liegengebliebene Reste des Müller-Ganges zurück und werden gehäuft bei Mädchen beobachtet, deren Mütter mit *Diaethylstilboestrol* behandelt worden sind (S. 356). Histologisch handelt es sich um gewucherte Drüsen, welche von einem Epithel ausgekleidet werden, wie es im Zervix-Korpus-Bereich oder in der Tube vorkommt. Das Epithel kann auch auf die Vaginaloberfläche hinauswachsen. Diese Bezirke sind dann jod-negativ. Eine maligne Entartung kommt zwar vor, ist aber selten.

2. Retentionszysten

Pathogenese: Sie gehen entweder von traumatisch verlagertem Plattenepithel, von Müller- oder Gartner-Gangresten oder von Endometrioseherden aus.

3. Fornixgranulationen

Pathogenese: Bei den meisten tumorähnlichen Vaginalveränderungen handelt es sich um überschießendes, entzündliches Granulationsgewebe *(Caro luxurians,* S. 338) nach Hysterektomie oder nach Trauma. Der Zellreichtum, die Kernpolymorphie und mitotische Aktivität dürfen nicht zur Verwechslung mit einem mesenchymalen Tumor führen, zumal Fibrome oder Fibroleiomyome im Vergleich zum Uterus in der Vagina extrem selten sind.

Präkanzeröse Läsionen

Die vaginalen Präkanzerosen entsprechen histologisch denjenigen an der Vulva und Portio (S. 887).

Neoplastische Läsionen

1. Plattenepithelkarzinom (ICD-O-8070/3)

Pathogenese: Das primäre Vaginalkarzinom ist selten und macht nur etwa 1% aller bösartigen Geschwülste des weiblichen Genitaltraktes aus. In 95% der Fälle handelt es sich um Plattenepithelkarzinome. Das mittlere Erkrankungsalter liegt bei 60 Jahren. Als Risikofaktoren werden mechanische Reize, wie Pessar, Prolaps, Hysterektomie und chronisch-entzündliche Reize angenommen. Hinzu kommen in etwa 20% der Fälle HPV-Typ-16-Infektionen. Der Tumor entsteht gelegentlich multizentrisch. In etwa 25% der Fälle ist ein Portiokarzinom vorausgegangen.

Morphologie: Das Vaginalkarzinom wächst wie das Vulvakarzinom entweder papillär exophytisch oder ulzerierend endophytisch und imponiert histologisch als Plattenepithelkarzinom mit unterschiedlichem Ausreifungsgrad. Der Tumor dehnt sich kontinuierlich auf das umliegende Bindegewebe und auf die umliegenden Organe aus, metastasiert lymphogen in die regionalen Lymphknoten, aber selten hämatogen.

2. Adenokarzinom (ICD-O-8140/3)

Pathogenese: Ursächlich kommt vor allem eine Behandlung der Mutter während der Gravidität mit *Diaethylstilboestrol* in Betracht. Das Adenokarzinom geht dabei von einer *Adenosis vaginae* aus und manifestiert sich vor allem zwischen dem 10. und 20. Lebensjahr.

Morphologie: Die polypösen Wucherungen im oberen Vaginadrittel bestehen histologisch aus einem hellzelligen Adenokarzinom, wie es auch in Zervix, Endometrium und Ovar vorkommt.

3. Sarcoma botryoides (ICD-O-8910/3)

Pathogenese: Bei diesem seltenen Vaginalsarkom handelt es sich um eine Sonderform des embryonalen Rhabdomyosarkoms (S. 1110), das vermutlich von embryonal verlagerten Zellen der Urnierenanlage ausgeht. Der Tumor kommt meist bei Kindern vor.

Morphologie: Der Tumor imponiert makroskopisch als traubenförmig polypös gewuchertes Gewebe, meist gallertiger Konsistenz, das die ganze Vagina ausfüllen kann. Histologisch sind die fibroblastenähnlichen Tumorzellen unterhalb des Schleimhautepithels verdichtet (Kambium) und liegen in einer myxoiden Grundsubstanz. Ultrastrukturell lassen sich in den Zellen primitive Sarkomeren darstellen (vgl. Abb. 20.**16a–c**).

Prognose: Der Tumor metastasiert frühzeitig lymphogen und hämatogen, er hat eine sehr schlechte Prognose.

Pathologische TNM-Klassifikation der Vaginaltumoren:

pT1 Tumor auf Vagina begrenzt,
pT2 Tumorausbreitung auf Paravaginalgewebe (ohne Beckenwand),
pT3 Tumorausdehnung auf Beckenwand,
pT4 Tumorinfiltration: Harnblasenmukosa, Rektummukosa, jenseits kleines Becken.

pN1 Becken-Lymphknotenmetastasen.

4. Metastasen

Metastasen werden in der Vagina doppelt so häufig angetroffen wie primäre Karzinome. Dabei handelt es sich in 50% der Fälle um primäre Zervixkarzinome, in 15% der Fälle um primäre Endometrium- und in 10% der Fälle um primäre Nierenzellkarzinome.

Literatur s. S. 879.

Äußeres Genitale

J. Torhorst

Das äußere Genitale der Frau (= Vulva) leitet sich vom Ektoderm ab. **Ontogenetische Läsionen** in Form von Hemmungsmißbildungen kommen hier nicht vor. Die seltenen Fehlbildungen der Vulva treten meist im Rahmen von anorektalen oder urogenitalen Fehlbildungssyndromen auf. Entwicklungsstörungen wie Klitorishypertrophie, Labienverschmelzung und Vulvahypoplasie gehen entweder auf mütterliche oder exogene Androgene oder auf eine abnorme Androgensynthese zurück. Da die Vulva in dem mit unverhorntem Plattenepithel ausgekleideten Abschnitt durch Vaginalsekret permanent feucht gehalten, aber nicht wie die Mundhöhle durch Speichel gespült wird, stellt sie ein geeignetes Terrain für die Entstehung **entzündlicher Läsionen** dar. Wegen ihrer besonderen Exposition beim Geschlechtsverkehr ist sie ein Hauptmanifestationsort von *Geschlechtskrankheiten.* Ihre topographische Nähe zum After erklärt, weshalb sie auch bei einer oralen *Soormykose* (Transport der Keime durch Verschlucken) mitmacht. Viele genitale Soorfälle sind überdies mit einer temporär insuffizienten Ovarialfunktion assoziiert. Unter den **tumorartigen Läsionen** sind wie beim Penis die spitzen *Kondylome* hervorzuheben. Diejenigen Vulvaerkrankungen, die sich ganz auf das vulväre Plattenepithel konzentrieren, werden – wie der Lichen sclerosus – in nichtneoplastische Epithelläsionen, in vulväre intraepitheliale Neoplasien (VIN) und in gemischte Epithelläsionen untergliedert. Die verschiedenen VIN-Stadien gehören zur Gruppe der **präkanzerösen Läsionen** und gehen gehäuft ohne ärztliche Intervention in invasive *Vulvakarzinome* über. Die **neoplastischen Läsionen** der Vulvaregion können aber auch von den Drüsen dieser Region ausgehen.

Entzündliche Läsionen

Die ständig feucht gehaltene Vulvaregion ist bei mangelhafter Hygiene ein günstiges Milieu für die Entstehung von Infekten. Außerdem können unsachgemäße Kleidung (enge Jeans), übermäßiger Gebrauch von Desinfektionsmitteln, Seifen, Intimsprays auf mechanisch-chemischem Wege zu Entzündungen führen.

1. Vulvavestibulitis

Pathogenese: Neben den mikrobiell ausgelösten Vulvitiden gibt es gar nicht selten eine sog. Vulvavestibulitis, bei der keine Erreger, wohl aber eine lymphozytäre Entzündungsreaktion, verbunden mit einer schmerzhaften Überempfindlichkeit des Vestibulum vaginae, beobachtet werden, was eine Dyspareunie zur Folge hat.

2. Ulcus molle

Definition: Beim Ulcus molle (= weicher Schanker) handelt es sich um eine akute, fast ausschließlich durch Geschlechtsverkehr übertragene bakterielle ulzeröse Vulvitis, die durch Haemophilus ducreyi hervorgerufen wird. Die Erkrankung ist in Mitteleuropa selten (Tab. 5.**17**, S. 263).

Makroskopisch findet man zackig begrenzte Ulzera von 1–2 mm Durchmesser, die später zu größeren Gewebsdefekten konfluieren. Die umgebende Vulva ist geschwollen, aber nicht verhärtet.

Histologisch unterminiert das Ulkus die Haut oder Schleimhaut und wird durch ein Granulationsgewebe demarkiert, welches später vernarbt.

Klinik: Die Erkrankung ist schmerzhaft. Regionaler Lymphknotenbefall in 30% der Fälle. Züchtung der Keime aus dem Ulkusabstrich ist schwierig.

3. Lymphogranuloma venereum

Definition: Dies ist eine durch Geschlechtsverkehr übertragene granulomatöse Vulvitis, die durch Chlamydien (S. 270) hervorgerufen wird und klinisch vor allem wegen der regionalen Lymphadenitis auffällt.

Makroskopisch besteht die Primärläsion in einem schmerzlosen, kleinen Ulkus der Vulva, das nach einigen Tagen abheilt. Nach wenigen Tagen bis Wochen tritt eine massive regionäre Lymphadenitis der inguinalen und parailiakalen Lymphknoten auf. Die Lymphknoten schmelzen ein, so daß es mit der Zeit zu Haut- oder Darmfisteln kommt. Narbenstadium: Nach mehreren Jahren entwickeln sich Strikturen der befallenen Hohlorgane und, als Folge der Lymphabflußstörung, eine Elephantiasis der Anogenitalregion (S. 432).

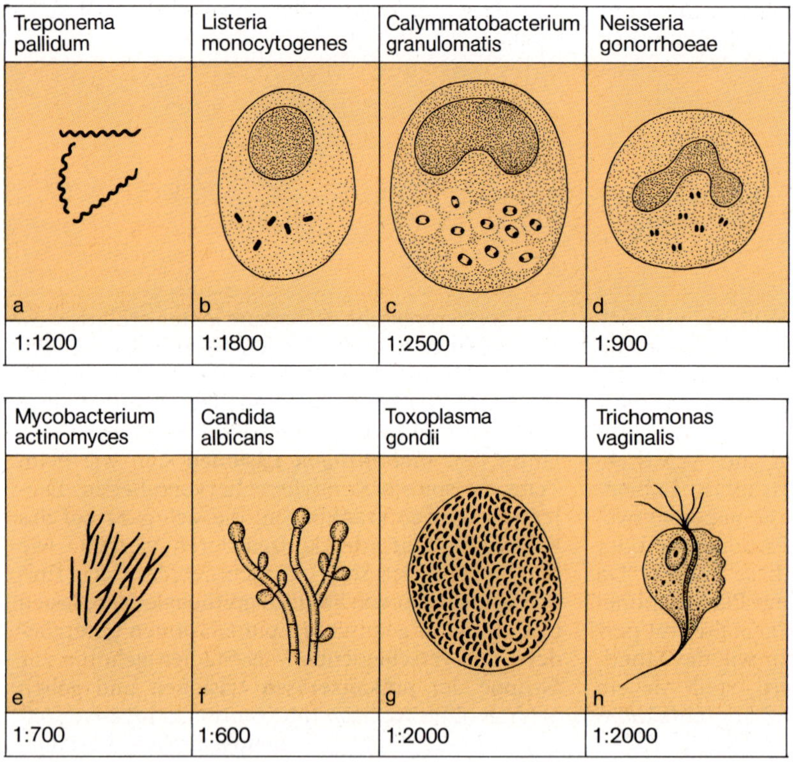

Abb. 15.**31 a–h** Wichtige Erreger gynäkologischer Infektionen (schematische Darstellung mit Vergrößerungsangabe)
a Lues: korkenzieherartig gewundene Spirochäten
b Listeriose: kurze plumpe Stäbchen im Zytoplasma von Histiozyten
c Granuloma inguinale: kurze plumpe Stäbchen mit verdichteten Enden im Zytoplasma von Histiozyten (= Donovan-Körperchen)
d Gonorrhoe: Diplokokken im Zytoplasma von neutrophilen Granulozyten
e Aktinomykose: fadenförmige myzelähnlich angeordnete Bakterien
f Soor: Pseudomyzel aus septierten Pseudohyphen ohne echte Verzweigungen mit Sporen am Ende der Hyphen oder im Bereich der Septen
g Toxoplasmose: halbmond- oder sichelförmige Bradyzoiten in einer Zyste
h Trichomoniasis: Protozoon mit mehreren Geißeln und undulierender Zellmembran

Histologisch findet man das typische Bild einer retikulozytärabszedierenden Lymphadenitis mit Granulomen vom Pseudotuberkulosetyp (Abb. 5.**57** und S. 241).

Klinik: Die Inkubationszeit beträgt wenige Wochen. Erregernachweis im aspirierten Eiter, durch Intrakutantest nach Frei und Komplementbindungsreaktion.

4. Granuloma inguinale

Definition: Dies ist eine durch Geschlechtsverkehr übertragbare, chronisch-ulzeröse Infektionskrankheit, die vor allem Haut und Lymphgefäße des Anogenitalbereiches befällt und durch *Calymmatobacterium granulomatis* hervorgerufen wird.

Makroskopisch entwickelt sich aus einer Papel ein Ulkus im Vulvabereich, welches im Verlaufe von Jahren auf die Haut, Anus, Leisten und Unterbauch übergreifen kann. Eine wesentliche Lymphadenitis besteht nicht.

Histologisch findet man im Bereich des Ulkusgrundes ein unspezifisches Granulationsgewebe mit unscharf begrenzten mischzelligen Granulomen mit großen Histiozyten (Abb. 15.**31 c**). Diese enthalten in zahlreichen Vakuolen die Erreger (= Donovan-Körperchen). Im Randbereich der Geschwüre findet man eine pseudokarzinomatöse Proliferation des Plattenepithels.

5. Syphilis

Definition und Pathogenese: S. 269.

- *Luischer Primäraffekt*

Makroskopisch entwickelt sich nach einer Inkubationszeit von 3–4 Wochen eine derbe Papel, die in ein derbes Geschwür mit scharfem Rand übergeht *(Ulcus durum)* und nach 4–6 Wochen spontan abheilt. Multiple Herde sind im weiblichen Genitale durch Abklatscheffekt häufiger als beim Mann. Eine regionäre Lymphadenitis tritt 3–4 Tage nach dem Primäraffekt auf.

Histologisch besteht die Papel aus einem kapillarreichen Bindegewebe mit fibrinoiden Nekrosen, das zunächst von neutrophilen Granulozyten, später von Lymphozyten und Plasmazellen durchsetzt wird. Die Gefäße in diesem Bereich zeigen eine Endarteriitis (S. 452) mit entsprechender lokaler Durchblutungsstörung.

- *Luische Sekundärläsion*

Makroskopisch kann im Rahmen der hämatogenen Streuung etwa 2–5 Monate nach der Primärinfektion das generalisierte *makulopapulöse Exanthem* auch an der Vulva beobachtet werden, wo es infolge lokaler Besonderheiten zur Entstehung des *Condyloma latum* kommt. Dabei handelt es sich um breite, erodierte Papeln, die histologisch neben dem Granulationsgewebe noch eine massive Plattenepithelhyperplasie aufweisen (S. 922, Abb. 16.**24 b**).

- *Luische Tertiärläsion*

Makroskopisch werden an der Vulva bei der tertiären Syphilis (etwa 5–30 Jahre nach Primärinfektion) selten Gummata (S. 269) getroffen. Die knotigen Infiltrate sind im Zentrum nekrotisch und können durch Ulzeration eine ausgedehnte Gewebszerstörung herbeiführen. Histologisch findet man am Rande der Nekrosen Granulome vom Tuberkulosetyp (Abb. 5.**54** und S. 240). Die Treponemen (Abb. 15.**31a**) sind in allen drei Stadien durch Versilberung histologisch nachweisbar.

6. Herpesvulvitis

Definition und Pathogenese: Dies ist eine durch Herpesvirus hominis Typ II (selten Typ I) ausgelöste Vulvaentzündung (= Vulvitis herpetica), die nach einer Inkubationszeit von 2–5 Tagen zur Bildung intraepidermaler oder subepidermaler Blasen führt (S. 250). Die Vulvitis herpetica ist häufiger als die bisher erwähnten venerischen Vulvainfektionen.

Morphologie: Am Rande der intra- oder subepidermalen Blase zeigt das Plattenepithel Milchglaskerne und/oder charakteristische intranukleäre Einschlußkörperchen sowie epitheliale, mehrkernige Riesenzellen (Abb. 15.**32a** u. **b**). Solche Zellen sind auch im zytologischen Abstrich nachweisbar. Bei Ulzerationen sind die charakteristischen Epithelveränderungen weniger leicht zu finden.

Klinik: Die Ulzera sind sehr schmerzhaft. Vagina oder Portio sind häufig mitbefallen.

7. Soorvulvitis

Pathogenese (S. 271): Diese durch verschiedene Candidaarten ausgelöste Vulvainfektion wird in etwa 20% eines unausgewählten gynäkologischen Krankengutes beobachtet.

Morphologie: Auf der geröteten und geschwollenen Vulva finden sich grauweiße bis gelbliche Beläge, in denen man histologisch und zytologisch die Pilze nachweisen kann (Abb. 15.**31f**).

Klinik: Starker Juckreiz; Vagina meist mitbefallen.

8. Unspezifische Bartholinitis

Pathogenese: Die vulvovaginal gelegenen Bartholin-Drüsen können bakteriell infiziert werden. Die häufigsten Erreger sind dabei Neisseria gonorrhoeae, gelegentlich auch Staphylokokken. Im Rahmen der chronisch vernarbenden Entzündung kommt es zum Verschluß des Ausführungsganges und entsprechenden Sekretstau, was als *Zyste* imponiert und klinisch tumorverdächtig erscheint.

Tumorartige Läsionen

1. Condyloma acuminatum

Siehe S. 874, Abb. 15.**26c**.

2. Molluscum contagiosum

Siehe S. 250, Abb. 5.**63**.

3. Endometriose (ICD-O-7650.0)

Pathogenese (S. 863): Die Vulva ist eine seltene Lokalisation der Endometriose. Sie kann sich in

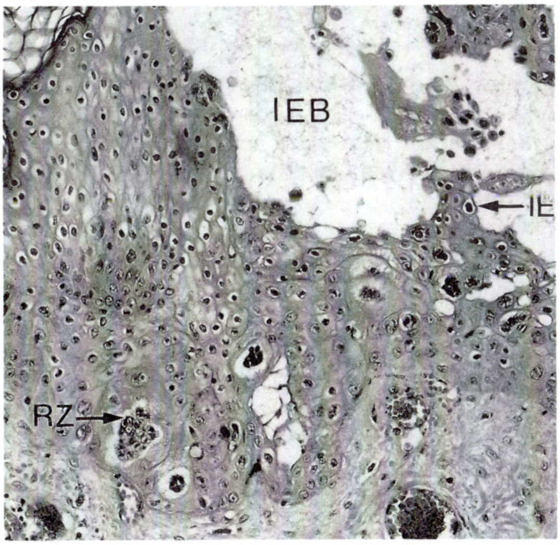

a

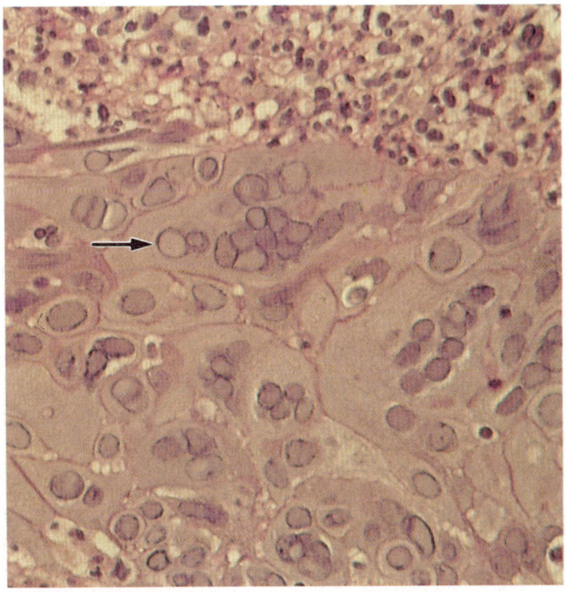

b

Abb. 15.**32a** u. **b** Herpesvulvitis:
a Links oben: intraepidermale Blase (IEB), links unten: mehrkernige epitheliale Riesenzellen (RZ), intranukleäre Einschlußkörper (IE), rechts: normales Plattenepithel (HE, Vergr. 1 : 55)
b Milchglaskerne in den infizierten Epithelien mit mehrkernigen Riesenzellen (Pfeil) (HE, Vergr. 1 : 250)

Operationsnarben entwickeln. Typisch sind zystische Endometriumveränderungen in den Endometrioseherden. Die rezidivierenden Blutungen führen zu starker Fibrose.

4. Vulvazysten

Retentionszysten: Sie können im Rahmen einer chronischen Entzündung von Bartholin-Drüsen (Bartholin-Zyste), Vestibulardrüsen oder Hautanhangsdrüsen ausgehen und zu einer tumorartigen Vergrößerung der befallenen Drüsen führen.

Traumatische Epithelzysten: Sie sind meist von Plattenepithel ausgekleidet.

Dysontogenetische Zysten: Sie leiten sich vom Sinus urogenitalis ab und enthalten ein schleimbildendes Zylinderepithel.

5. Gartner-Gang-(Wolff-Gang-)Zysten

Dabei wird das auskleidende kubische Epithel von glatter Muskulatur umgeben.

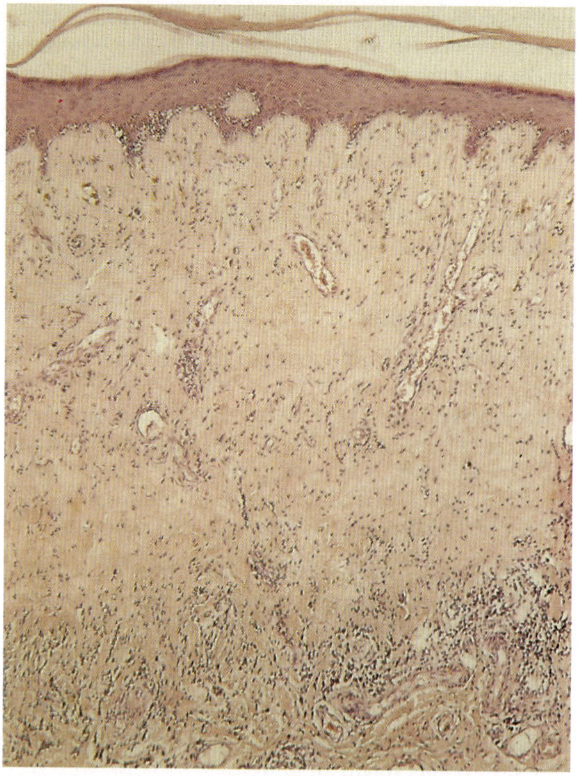

Abb. 15.**33** Lichen sclerosus mit hyalinsklerosierter Dermis und bandförmigem Lymphozyteninfiltrat (HE, Vergr. 1 : 75)

Präkanzeröse Läsionen

Einer internationalen Nomenklaturempfehlung zufolge werden die (nicht-infektiösen) Erkrankungen des vulvären Plattenepithels folgendermaßen eingeteilt:

- nicht-neoplastische Epithelläsionen,
- vulväre intraepitheliale Neoplasien,
- gemischte Epithelläsionen.

Nicht-neoplastische Epithelläsionen

1. Lichen sclerosus

Definition: Diese Läsion, auch als Lichen sclerosus et atrophicus vulvae oder *Craurosis vulvae* bezeichnet, ist eine chronisch-entzündliche Vulvaveränderung, die nur selten in ein Vulvakarzinom übergeht, aber in 50% der Fälle mit ihm vergesellschaftet ist.

Sie entsteht häufig multizentrisch; dementsprechend hoch ist ihre Rezidivquote nach lokaler Behandlung. Betroffen sind vor allem Frauen nach der Menopause; kann aber sogar bei Kindern vorkommen.

Pathogenetisch ist der Lichen sclerosus noch ungeklärt. Endokrine Faktoren, wie Östrogenmangel und ungenügendes Ansprechen auf Androgene, werden diskutiert.

Morphologie: Betroffen ist die Vulva einschließlich der großen und kleinen Schamlippen, gelegentlich auch das Perineum und die Perianalregion. Dabei ist die Haut weißlich, pergamentartig atrophisch und der Introitus vaginae eingeengt. Histologisch ist das Plattenepithel der Vulva unter Verlust der Retezapfen verschmälert, das subepitheliale Stroma hyalinisiert und bandartig lymphozytär infiltriert (Abb. 15.**33**). Übergänge zu hypertrophischen Epithelläsionen sind häufig. Zusätzlich können präkanzeröse Epithelatypien auftreten.

2. Plattenepithelhyperplasie

Definition und Pathogenese: Meist liegt eine chronische Irritation auf dem Boden einer Neurodermitis zugrunde. Spezifische Läsionen oder vulväre Dermatosen werden nicht dazu gezählt. Der größte Teil der Patientinnen ist prämenopausisch. Die Läsion besteht in einer plattenartigen weißlichen Epithelverdickung im Bereich der großen Labien oder Mons pubis. Histologisch geht sie mit einer Hyperplasie (Akanthose, Papillomatose) sowie zum Teil mit einer parakeratotischen Verhornung des Vulvaplattenepithels (= Leukoplakie) einher. Das subepitheliale Stroma ist nur gering ödematös aufgelockert und unterschiedlich dicht durch Lymphozyten infiltriert. Ohne gleichzeitige Epithelatypie ist das Entartungsrisiko minimal.

Vulväre intraepitheliale Neoplasien

Definition: Unter diesem Begriff werden alle präkanzerösen Läsionen des Vulvaepithels von der leichten Dysplasie bis zum Carcinoma in situ zusammengefaßt.

Pathogenese (Assoziation mit HPV-Viren) und Morphologie teilen sie sich mit den zervikalen intraepithelialen Neoplasien (S. 875).

Ferner gehört auch der Morbus Bowen, das vulväre Paget-Karzinom (s. unten) und das Melanoma in situ (S. 944) sowie die bowenoide Papulose hierher.

Bowenoide Papulose

Pathogenese: Sie tritt bei jungen Frauen (oft während der Schwangerschaft) als pigmentierte Papeln auf und wird zumindest teilweise durch Papillomviren (einschließlich HPV-Typ 16) (mit-)ausgelöst. Diese Vulvaveränderung ist multizentrisch und kann histologisch nicht eindeutig von einem Morbus Bowen abgegrenzt werden. Spontane Rückbildungen werden ebenso beobachtet wie Übergänge in ein Morbus Bowen oder in ein invasives Karzinom.

Neoplastische Läsionen

Die Morphologie der meisten benignen Vulvatumoren wird in Kapitel 17 „Haut und Anhangsgebilde" besprochen. An dieser Stelle besonders zu erwähnen ist das Hidradenom.

Etwa 3% aller malignen Tumoren des weiblichen Genitaltraktes sind Vulvatumoren. Hauttumoren, wie Morbus Paget (S. 887), Basaliom (S. 939), malignes Melanom (S. 943) und Weichteilsarkome (S. 946) kommen zwar im Vulvabereich vor, sind aber selten. Der mit 90% weitaus häufigste Vulvakrebs ist das Plattenepithelkarzinom:

1. Hidradenom (ICD-O-8400/0)

Definition und Morphologie: Dies ist ein seltener, häufig asymptomatischer Tumor, der von den apokrinen Schweißdrüsen der Vulva ausgeht. Der Tumor ist meist kleiner als 2 cm und scharf begrenzt. Er besteht histologisch aus stark verzweigten, papillär-adenomatösen Epithelproliferaten, die ein invasives Wachstum vortäuschen können. Sie lassen aber, ähnlich wie die intraduktalen Papillome der Mamma, zwei Zelltypen (Epithelzellen und Myoepithelzellen) erkennen.

2. Plattenepithelkarzinom (ICD-O-8070/3)

Pathogenese: Dieser maligne Tumor entsteht in 25% der Fälle multizentrisch, wobei Erkrankungen wie Lichen sclerosus in Verbindung mit Epithelatypien, Condyloma acuminatum und chronische venerische Infektionskrankheiten prädisponierend sind.

Morphologie: Das Vulvakarzinom (Abb. 15.**34**) wächst entweder ulzerierend-endophytisch oder polypös-exophytisch mit nachträglich geschwürigem Zerfall. Histologisch handelt es sich meist um hochdifferenzierte Plattenepithelkarzinome. Das *verruköse Karzinom* ist eine seltene Sonderform mit geringer Invasionstendenz.

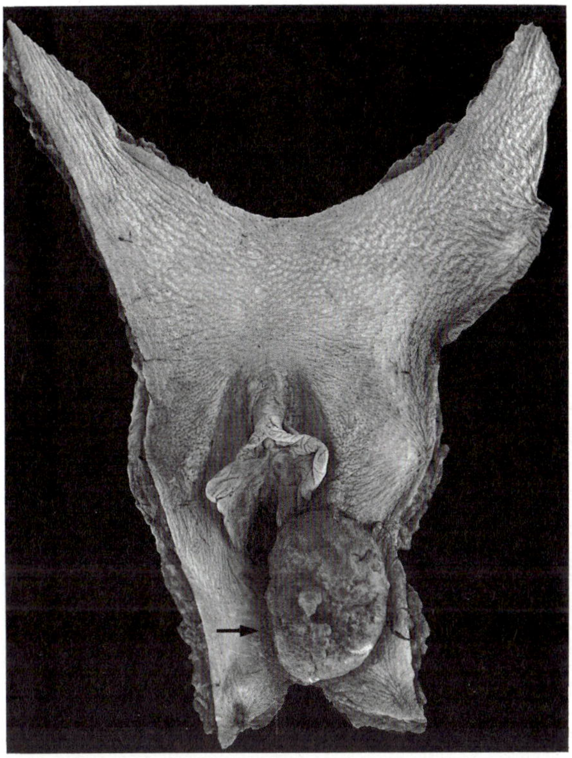

Abb. 15.**34** Polypös-exophytisches Vulvakarzinom (Pfeil) (radikales Vulvektomiepräparat)

3. Bartholin-Drüsen-Karzinom (ICD-O-8140/3)

Definition und Morphologie: Dieser Tumor macht etwa 1% aller Vulvakrebse aus. Histologisch handelt es sich um ein Adenokarzinom des Drüsenparenchyms oder um ein Plattenepithelkarzinom des Ausführganges. Da das Karzinom der Bartholin-Drüse oft als Zyste fehlgedeutet wird, kommt die Therapie meist zu spät. Dementsprechend ist die Prognose schlecht.

4. Vulväres Paget-Karzinom (ICD-O-8542/3)

Ein superfiziell die Epidermis infiltrierendes Karzinom mit Hautrötung in Analogie zum Paget-Krebs der Mamille. Histogenetisch werden ein Schweißdrüsenkarzinom oder eine Entartung pluripotenter Basalzellen diskutiert (vgl. S. 959, Abb. 17.**46b**).

Pathologische TNM-Klassifikation der Vulvatumoren:

pT1 Tumor ≤ 2 cm auf Vulvaperineum begrenzt,
pT2 Tumor > 2 cm auf Vulvaperineum begrenzt,
pT3 Tumor in untere Urethra, Vagina, Anus,
pT4 Tumor in Harnblasen, Rektum, obere Urethra, Knochen,

pN1 unilaterale Lymphknotenmetastasen,
pN2 bilaterale Lymphknotenmetastasen.

Literatur: S. 879.

Plazenta

J. Torhorst

Die menschliche Plazenta (= Mutterkuchen) besteht aus einem mütterlichen (maternalen) und kindlichen (fetalen) Teil. Ersterer umfaßt die Dezidua und die Plazentarsepten, letzterer die von Amnionepithel bedeckte Chorionplatte mit den Zottenbäumen. **Ontogenetische Läsionen** können die Nabelschnur, die Eihüllen oder die Plazenta selbst betreffen (wobei sich die wichtigsten plazentaren Fehlbildungen auf die Zottenstruktur konzentrieren) oder in einer falschen Implantation in der Gebärmutterhöhle bestehen. Sie ziehen **funktionelle Läsionen** nach sich. Der enorme Gefäßreichtum der Plazenta erklärt, weshalb bei ihr **zirkulatorische Läsionen** häufig sind. Sie beruhen in erster Linie auf Gefäßverengungen oder -verstopfungen und können **funktionelle Läsionen** in Form einer verfrühten Ablösung *(Abort)* nach sich ziehen. **Entzündliche Läsionen** *(Plazentitis)* entstehen entweder auf- oder absteigend den Genitalwegen entlang oder hämatogen im Rahmen einer allgemeinen Infektionskrankheit. Die **neoplastischen Läsionen** der Plazenta werden in nichttrophoblastäre und in trophoblastäre Geschwülste unterteilt. Letztere nehmen unter den Tumoren insofern eine Sonderstellung ein, als sie sich vom kindlichen Gewebe herleiten und folglich für den mütterlichen Organismus ein körperfremdes Gewebe darstellen, welches überdies die genuine Neigung besitzt, ins mütterliche Gewebe einzudringen. Unter diesen *schwangerschaftstrophoblastären Läsionen* gibt es Proliferationen abnormer Trophoblasten, die als **tumorartige Läsionen** einzustufen sind, sowie echte trophoblastäre Tumoren. Prototyp letzterer Gruppe ist das *Chorionkarzinom.*

Ontogenetische Läsionen

• *Solitäre Nabelschnurarterie*
Sie kommt bei Einlingsgeburten und bis zu 6% bei Zwillingsgeburten vor.

Komplikationen: Kindstod 14%; zusätzliche Fehlbildungen 20–50%.

• *Nabelschnurverkürzung*
Eine zu kurze Nabelschnur (unter 30 cm) kann unter der Geburt durch Zugwirkung zu einer Minderdurchblutung, zu vorzeitiger Plazentalösung oder, extrem selten, zu einer Uterusinversion führen.

• *Nabelschnurüberlänge*
Eine zu lange Nabelschnur (über 70 cm) birgt die Gefahr des Nabelschnurvorfalls, der Nabelschnurumschlingung oder -knotenbildung und dadurch der fetalen Mangeldurchblutung.

• *Falsche Nabelschnurknoten*
Sie entstehen entweder durch variköse Gefäßausweitungen, durch umschriebene, knäuelartige Gefäßverlängerungen oder durch eine herdförmige Verdickung der Wharton-Sulze. Sie sind klinisch bedeutungslos.

Amnionstränge

Pathogenese: Sie entstehen durch Einrisse oder Abrisse des Amnions (z. B. nach Traumen) und können zu Abschnürungen an der Kopf-Nacken-Beuge oder an Extremitäten führen. Dabei bleiben die Amnionstränge mit diesen Stellen des Fetus verwachsen.

Amnion nodosum

Pathogenese: In diesem Falle finden sich knotige Auflagerungen, die aus amorphem Material oder Plattenepithel bestehen. Letzteres entwickelt sich entweder durch Metaplasie des Amnionepithels oder durch Implantation fetaler Epidermis im Rahmen eines chronischen Fruchtwassermangels (Oligohydramnion).

Plazentare Formabweichungen

Pathogenese: Sie gehen auf eine Implantation des befruchteten Eies an einem ungewöhnlichen Ort zurück. Dadurch wird die Zottenrückbildung an denjenigen Plazentastellen mit der geringsten Versorgung durch mütterliches Blut gestört. Eine der häufigsten Veränderungen dabei ist die

• *Placenta bi- bzw. tripartita* mit einem mehrfach gelappten Aufbau der Plazenta;

- *Nebenplazenta* mit Trennung von der Hauptplazenta durch einen Eihautsteg.

In beiden Fällen kann die Nabelschnur zwischen den Lappen inserieren *(= velamentöser Nabelschnuransatz).* Da auch die versorgenden chorialen Gefäße ohne Stabilisierung durch Plazentarzotten auf der Eihaut liegen, können sie, vor allem, wenn die Gefäße im Bereich des Geburtsweges liegen, einreißen und zur fetalen Blutung und Hypoxie führen.

- *Placenta extrachorialis:* Dabei ist der Durchmesser des Zottenkörpers größer als derjenige der Chorionplatte (Unterschied mindestens 4 cm). Durch eine Falte aus Chorion, Amnion und nekrotischen Zotten entsteht auf der kindlichen Seite ein weißer Wall (Placenta circumvallata). Diese Veränderung hat nur selten klinische Bedeutung.

Zottenreifungsstörungen

Definition: Darunter versteht man eine qualitative, quantitative und/oder zeitliche Störung der Zottenverzweigung und der Zottenstruktur, die herdförmig oder diffus ausgeprägt sein kann.

- *Zottenreifungsverzögerung* (= Maturitätsarrest):

Pathogenetisch werden folgende Faktoren diskutiert:

- Eibett-Mißverhältnisse,
- maternale Stoffwechselstörung (Diabetes mellitus),
- Intrauterininfektion,
- Chromosomenanomalie,
- Nabelschnur-Arteriendysplasie,
- Rhesus-Blutgruppen-Inkompatibilität.

Morphologie: Die Chorionzottenausreifung bleibt auf einem frühen Entwicklungsstadium stehen. Die Zottendurchmesser sind groß (geringe spezifische Oberfläche); das Zottenstroma ist hypovaskularisiert und hydropisch geschwollen (Abb. 15.**35**). Das Trophoblastepithel ist hypoplastisch und neigt zu pseudozystenartigen Invaginationen.

- *Zottenfrühreife* (= Prämaturität)

Pathogenetisch werden hierfür nachstehende Faktoren diskutiert:

- plazentare Durchblutungsstörung,
- gesamtmaternale Durchblutungsstörung (Raucher),
- plazentare Hypoplasie.

Morphologie: Die Zotten reifen lange vor dem Geburtstermin aus, was mit einer Hypervaskularisierung der Zotten einhergeht.

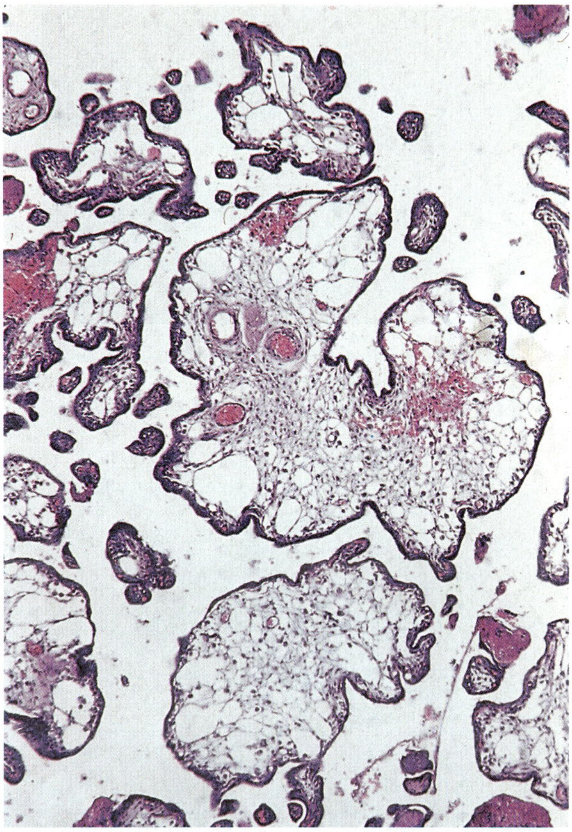

Abb. 15.**35** Zottenreifungsstörung in einer Plazenta bei Triploidie: Zottenverplumpung mit zystischer hydropischer Zottendegeneration („Lochzotten") und Hypovaskularisierung (HE, Vergr. 1 : 85)

Funktionelle Läsionen

Insertionsstörungen

Pathogenese: S. 856.

- *Ektope Gravidität*

Pathogenese: Über 90% der ektopen Graviditäten (= Extrauteringravidität) kommen in der Tube vor (Abb. 15.**36**), der Rest in Ovar, Peritonealhöhle oder Cervix uteri. Eine Eiimplantation im Bereich der Zervix führt zur Entwicklung einer *Placenta praevia* (0,5% aller Geburten). Ein Drittel aller Blutungen in der Spätschwangerschaft gehen darauf zurück. Ein gemeinsames Charakteristikum der ektopen Schwangerschaften ist eine unterentwickelte Dezidua.

- *Placenta accreta*

Pathogenese: Eine *Placenta accreta, increta* und *percreta* sind verschiedene Formen einer intrauterinen Insertion bei fehlender Dezidua. Die Veränderung betrifft meist nur einen Teil der Plazenta und wird bei etwa 20% der Fälle mit einer Placenta praevia (Abb. 15.**37**) beobachtet, weil sich in der Zervix-

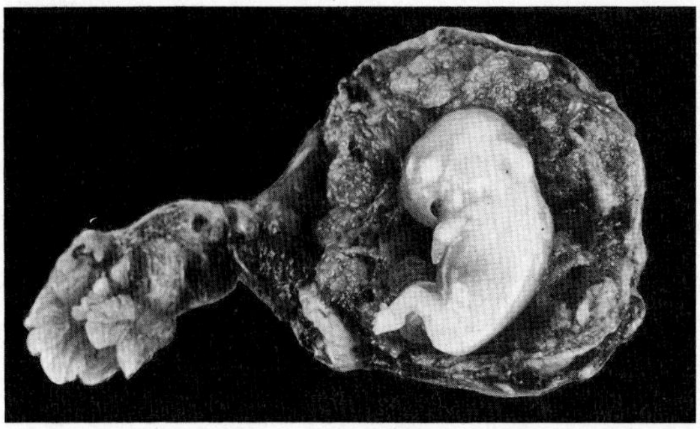

Abb. 15.**36** Tubenschwangerschaft als Beispiel einer Extrauteringravidität: 8 Wochen alter Embryo mit getrennten Zehen und physiologischem Nabelbruch; links Fimbrientrichter

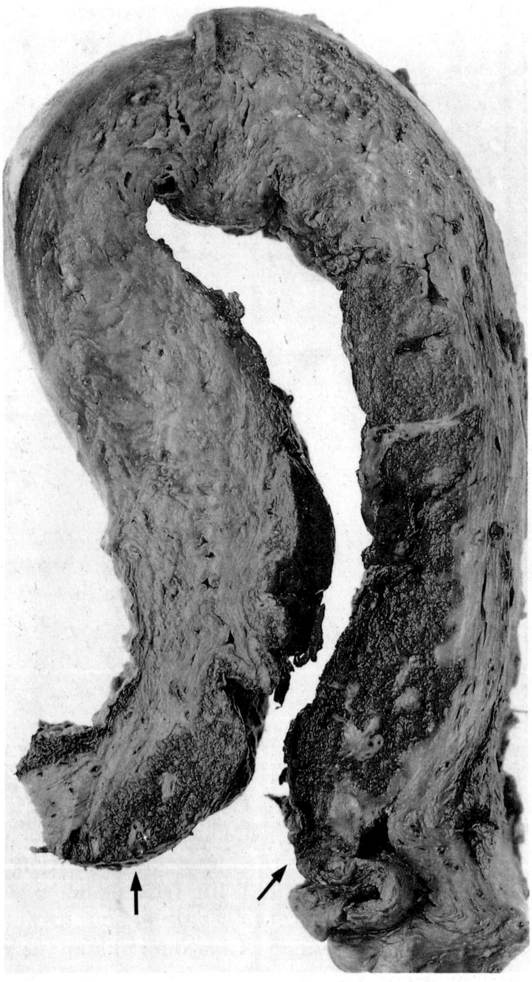

Abb. 15.**37** Uterus mit Placenta praevia: Die Plazenta (dunkles Band an beiden Uteruswänden) ist bei der Geburt vom Kind durchstoßen worden

schleimhaut keine regelrechte Dezidua entwickeln kann. Das gleiche gilt bei submukösen Leiomyomen oder bei Endometriumvernarbungen. Bei der Placenta accreta sind die Zotten dem Myometrium lediglich angelagert, bei der Placenta increta oder percreta wird das Myometrium von den Zotten infiltriert oder durchbrochen.

Klinik: Unvollständige Endablösung bei der Geburt mit der Gefahr uteriner Blutungen und aufsteigenden Infekten.

Ablösungsstörungen

1. Abort

Definition: Schwangerschaftsbeendigung bis zur 20. Schwangerschaftswoche bei einem Fetusgewicht unter 500 g.

Pathogenese: Die Frage nach dem Anteil der Schwangerschaften, die mit einem Spontanabort enden, ist nicht genau zu beantworten. Man vermutet etwa 50%. Besonders in der sehr frühen Schwangerschaft kann es zu unbemerkten Spontanaborten kommen. In letzter Zeit hat diese Frage wieder an Aktualität gewonnen, da der Anteil ausgetragener Schwangerschaften nach In-vitro-Fertilisation mit der Erfolgsrate von normalen Schwangerschaften verglichen werden muß.

Als Ursache eines Frühabortes kommen folgende Prozesse in Betracht:

- *Eientwicklungsstörungen:* Bei Aborten bis zur 6. Woche wird in 70% der Fälle und bei späteren Aborten in 20–50% der Fälle eine Chromosomenanomalie nachgewiesen. Eine weitere wichtige Abortursache ist die Infektion des Fetus. Die häufigsten Erreger, welche zur Embryopathie führen, sind Rötelnviren, Zytomegalieviren und Listeria monocytogenes (S. 253, 256, 266).

- *Implantationsbettstörungen:* Primäre Störungen des Implantationsbettes beruhen auf Uterusfehlbildungen, submukösen Leiomyomen, chronischer Endometritis oder Gefäßveränderungen in Myometrium und Dezidua bei Hypertonie oder Diabetes mellitus. Eine ungenügende Produktion von Humanchoriongonadotropin durch den Trophoblasten hat zur Folge, daß das Corpus luteum im Ovar nur noch unzureichende Östrogen- und Progesteronmengen bildet. Dadurch ist das Endometrium nicht mehr in der Lage, den Embryo regelrecht zu ernähren.

- *Fehlende Immuntoleranz:* Normalerweise wird das haplodifferente „Transplantat“ Embryo/Fetus vom „Empfänger“ Mutter durch blockierende Faktoren gegen väterliche, vererbte Fremdantigene des Embryos nicht abgestoßen. Bei vielen Frauen mit habituellem Abort fehlen diese Schutzfaktoren.

Morphologisch wird bei der Abortkürettage nach Absterben des Embryos häufig eine hydropische Zottenumwandlung beobachtet. Dabei ist das Zottenstroma gefäßlos und ödematös aufgetrieben, teilweise auch hyalinisiert, das Trophoblastenepithel normal oder atrophisch. Die histologischen Veränderungen bei Plazentarinfekten werden auf S. 892 besprochen. Die Kürettage nach induziertem Abort (z. B. nach Prostaglandingaben) zeigt regelrechtes Plazentargewebe und Anteile einer herdförmig nekrotischen, granulozytär infiltrierten Dezidua ohne bakteriellen Infekt.

2. Unvollständige Plazentalösung

Pathogenese: Die häufigste Ursache einer unvollständigen Plazentalösung ist die Placenta accreta (S. 889). Das zurückgebliebene Plazentargewebe kann zu Blutungsstörungen führen und einen aufsteigenden Infekt begünstigen.

3. Vorzeitige Plazentalösung

Pathogenese: Wenn sich die Plazenta mit der innersten Deziduaschicht von der übrigen Schleimhaut ablöst, bevor das Kind geboren ist, dann entsteht ein *Retroplazentarhämatom.* Infolgedessen kann sich der Uterus nicht kontrahieren, und die Blutzufuhr zu den eröffneten Spiralarterien wird nicht gedrosselt. Die Ursache eines solchen Retroplazentarhämatoms können Deziduagefäßveränderungen bei EPH-Gestose oder andere Gefäßerkrankungen oder selten auch einmal ein Trauma sein. Die entsprechende Blutung bleibt entweder auf den Retroplazentarraum beschränkt oder nimmt Anschluß an die Vagina oder an die Amnionhöhle, selten dehnt sie sich auf das Myometrium aus.

Morphologie: Makroskopisch haftet der Plazenta auf der mütterlichen Seite ein Blutgerinnsel an, welches die Kotyledonen komprimiert und in die Plazenta eindringt.

Klinik: Kindliche Mortalität 30–60%; Gefährdung der Mutter durch eine Verbrauchskoagulopathie (S. 415) durch Einschwemmung von Thrombokinase in die mütterliche Blutbahn.

Komplikationen

Fruchtwasserembolie: Bei schneller, mit starken Kontraktionen ablaufender Geburt oder selten auch nach Oxytocinstimulation des Myometriums wird Fruchtwasser in die mütterliche Zirkulation gepreßt, was infolge Thromboplastinausschwemmung einen Kreislaufschock und eine disseminierte, intravasale Gerinnungsstörung zur Folge haben kann (S. 401, 415).

Zirkulatorische Läsionen

1. Plazentarinfarkt

Pathogenese: Ursache eines Plazentarinfarktes ist eine Störung im mütterlichen Kreislauf: Bei Erkrankungen wie Hypertonie, EPH-Gestose und Nikotinabusus kommt es zunächst zu Gefäßspasmen und später zu thrombotischen Gefäßverschlüssen und dadurch zur Perfusionsbeeinträchtigung des intervillösen Raumes. In der Folge legen sich die Zotten aneinander, Fibrin wird an der Zottenoberfläche ausgefällt, und schließlich geht das Trophoblastepithel samt dem Zottenstroma zugrunde. Kleine umschriebene Infarkte in Randbezirken reifer Plazenten sind physiologisch. Bei Erkrankungen des mütterlichen Gefäßsystems hingegen können sie sehr ausgedehnt sein und zur fetalen Mangelentwicklung oder sogar zum Fruchttod führen.

Klinik: Die funktionelle Bedeutung einer bindegewebigen Gefäßobliteration oder eines thrombotischen Verschlusses der Zottengefäße ist nicht einfach zu beurteilen, da sie meist bei Totgeburten beobachtet werden. Diese Veränderungen können deshalb sowohl Ursache als auch Folge einer Plazentarinsuffizienz und des Fruchttodes sein. Sicher sind sie nicht als Ursache eines Plazentarinfarktes anzusehen.

2. Fetofetales Transfusionssyndrom

Pathogenese: In 15–30% der monochoreal-diamniotischen Zwillinge kommt es zum fetofetalen Transfusionssyndrom: Über Gefäßanastomosen in der Plazenta erhält dabei der eine Zwilling einen Teil des Blutes vom zweiten Zwilling. Der anämische Zwilling ist kleiner und leichter und zeigt große, ödematöse Zotten mit engen Gefäßen, während der blutreiche Zwilling normal entwickelt ist und altersentsprechende Zotten mit prall gefüllten Gefäßen erkennen läßt (Abb. 6.**32a** u. **b**).

3. EPH-Gestose

Definition: Dies ist ein variables, schwangerschaftsspezifisches Syndrom, welches klinisch mit Ödem **(E)**, Proteinurie **(P)** und Hypertonie **(H)** einhergeht. Die EPH-Gestose (Präcklampsie) ist eine der häufigsten Grundkrankheiten, die zu einer Plazentainsuffizienz führen.

Pathogenese: Die Ätiologie dieses Syndroms ist nach wie vor ungeklärt. Pathogenetisch steht eine uteroplazentare Minderdurchblutung mit Gefäßveränderungen und Freisetzung von Thromboxan und vasokonstriktorischer Substanzen im Mittelpunkt.

Morphologie: Am Gefäßsystem der Mutter spielen sich die wichtigsten pathologischen Veränderungen ab: In der Frühphase einer EPH-Gestose werden die Uterusarterien durch α-adrenerge Stimulation verengt. Im weiteren Verlauf entwickeln sich eine fibrinoide Nekrose und obliterierende Intimafibrose. Durch die mangelnde Blutversorgung kommt es zu sekundären Plazentaveränderungen:

- *Retroplazentarhämatom* mit vorzeitiger Plazentalösung (15%),
- *Plazentarinfarkte* (häufiger und ausgedehnter als in Normalplazenten),
- *Obliteration von Stammzottenarterien* (30%).

Histologisch entwickeln die Endzotten in den minderdurchbluteten Plazentaarealen Synzytiotrophoblasten-Kernhaufen. Das Zottenstroma ist gefäßarm. Die Basalmembranen von Gefäßen und Trophoblastenepithel sind verdickt.

Entzündliche Läsionen

1. Akute bakterielle Plazentitis

Pathogenese: Die Infektionen der Plazenta erfolgen am häufigsten a) kanalikulär-aszendierend von der Vagina, seltener b) hämatogen über das Blut der Mutter oder von einem Infektionsherd in der Dezidua oder c) kanalikulär-deszendierend von einer Salpingitis.

Von der bakteriellen Infektion werden zuerst die Eihäute erfaßt *(= Chorioamnionitis)*, von dort aus kann sich die Entzündung auf die Chorionplatte der Plazenta und die Nabelschnur ausbreiten. Die Plazentazotten selbst sind nur sehr selten betroffen; in diesen Fällen kommt es zur Sepsis des Fetus.

Morphologie: Makroskopisch sind die Eihäute sulzig graugrün verfärbt. Histologisch (Abb. 15.**38**) finden sich die Zeichen einer akuten eitrigen Entzündung (S. 223).

Klinik: In etwa 10–20% aller Geburten wird eine aszendierende Plazentainfektion nachgewiesen. Sie wird durch vorzeitigen Blasensprung, langen Geburtsverlauf oder unsachgemäße Abortinduktion begünstigt. Erreger sind meist E. coli, Staphylokokken, Streptokokken oder Gardnerella vaginalis.

2. Placentitis listerica

Pathogenese: In diesem Falle tritt die Plazentaentzündung im Rahmen einer Allgemeininfektion mit *Listeria monocytogenes* (Abb. 5.**75**) (versilberbares Stäbchen) auf. Die Listeriose ist für etwa 1% der perinatalen Todesfälle verantwortlich. Von der Listerienplazentitis ausgehend, kann es zu einer tödlichen Allgemeininfektion des Fetus mit kleinherdiger Nekrose in vielen Organen *(= Granulomatosis infantiseptica)* kommen (S. 325, Abb. 6.**40a** u. **b**).

Histologisch beobachtet man eine akute granulozytäre Villitis mit Zottennekrose oder Granulome vom Pseudotuberkulosetyp.

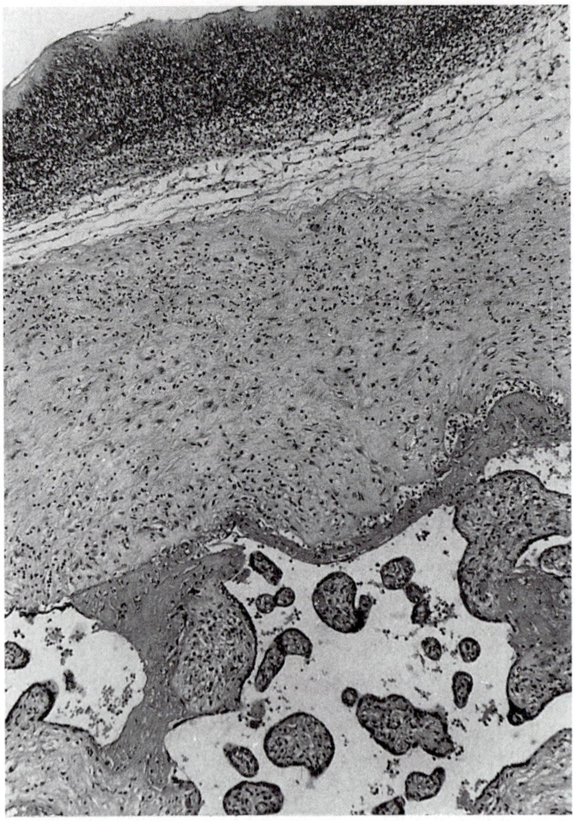

Abb. 15.**38** Eitrige Chorioamnionitis (HE, Vergr. 1 : 100)

3. Placentitis toxoplasmotica

Pathogenese: Nach diaplazentarem Erregerübertritt kommt es zur *lymphoplasmazellulären Villitis.* Granulome (Abb. 10.**32**, S. 567) sowie eine Endangiitis sind selten. Die Parasiten sind am ehesten als Zysten in den Eihäuten zu finden (Abb. 5.**87a**, S. 277).

4. Placentitis luica

Pathogenese: Die diaplazentare Übertragung von *Treponema pallidum* erfolgt nach dem 3. Schwangerschaftsmonat, ist aber heute eine extreme Rarität geworden. Die entsprechenden histologischen Veränderungen können nicht sicher von einer Zottenfibrose und Gefäßobliteration unterschieden werden, wie sie im Rahmen eines Fruchttodes anderer Ursache auftreten. Gelegentlich findet man eine herdförmige Villitis und Perivaskulitis von Stammzottenarterien (Abb. 15.**31a**; S. 884).

5. Placentitis rubeolica

Pathogenese: Das Rötelvirus kann bei einer Infektion im ersten Trimenon neben Fehlbildungen zu jeder Zeit der Schwangerschaft auch eine Plazentitis hervorrufen. Diese ist histologisch durch Endothelnekrosen mit typischen eosinophilen Einschlußkörperchen sowie herdförmigen Trophoblastenepithel-

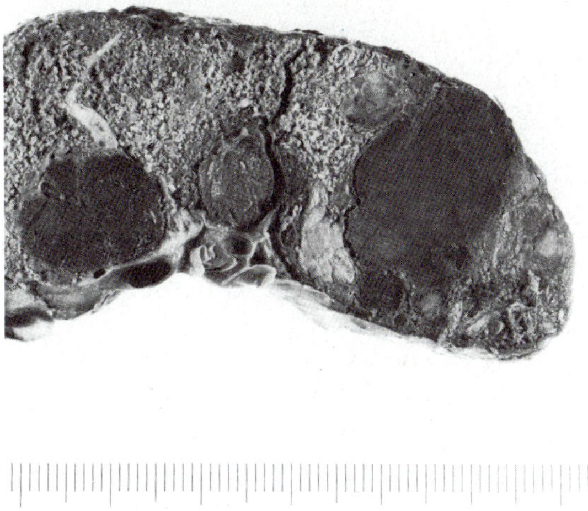

a

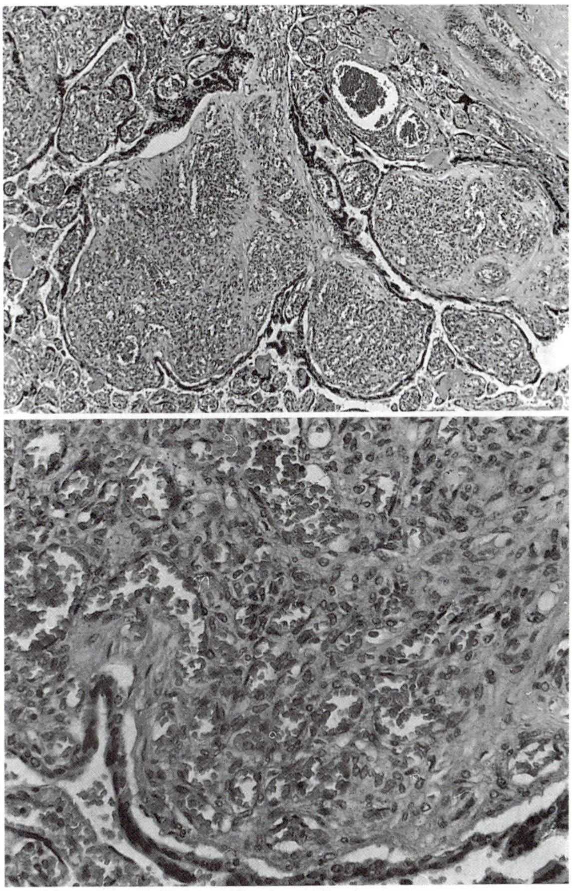

b

c

Abb. 15.**39a–c** Multiple Chorangiome:
a Dunkle kugelige Herde in sonst normaler Plazenta
b u. **c** Neoplastische Kapillarwucherungen (HE, Vergr. 1 : 50 u. 1 : 150)

nekrosen gekennzeichnet. Im Spätstadium kommt noch eine obliterierende Endangiitis hinzu (S. 257).

6. Placentitis cytomegalica

Pathogenese: Eine Infektion mit Zytomegaloviren führt zu einer granulozytären oder lymphoplasmazellulären Infiltration des Zottenstromas. Typische Einschlußkörperchen finden sich in den stark vergrößerten Endothel- oder Stromazellen (vgl. S. 253).

Neoplastische Läsionen

Die tumorartigen Proliferationen und die echten Tumoren der Plazenta sind nicht häufig. Sie werden folgendermaßen eingeteilt:

a) nicht-trophoblastäre Tumoren:
   - Chorangiome,
   - Teratome,
   - Metastasen;
b) schwangerschaftstrophoblastäre Läsionen (= gestational trophoblastic diseases): diese umfassen Proliferationsstörungen abnormer Trophoblasten sowie echte trophoblastäre Tumoren:
   - Blasenmole,
   - invasive Blasenmole,
   - Chorionkarzinom,
   - trophoblastärer Plazentabettumor.

1. Chorangiom (ICD-O-9120/0)

Definition und Pathogenese: Dies ist eine Gefäßgeschwulst entsprechend einem gutartigen Hämangiom. Das Chorangiom ist durch eine herdförmige Proliferation von Angioblasten bei der Plazentaentwicklung entstanden und wird in etwa 1% aller Plazenten beobachtet.

Morphologie: Makroskopisch (Abb. 15.**39a**) wird der kugelige Tumor durch eine Bindegewebskapsel umgeben; die Schnittfläche ist dunkelrot oder grau. Histologisch entsprechen die grauen Bezirke einer soliden Angioblastenproliferation, die roten Partien einer Kapillarproliferation (Abb. 15.**39b** u. **c**).

Klinik: Komplikationen sind selten, aber in Form von Blutungen schwerwiegend.

2. Blasenmole (ICD-O-9100/0)

Definition: Dies ist eine proliferative Läsion aus dem Formenkreis der „gestational trophoblastic diseases" mit präkanzeröser Potenz, charakterisiert durch eine ödematöse, gefäßlose Zottenauftreibung, begleitet von einer abnormen Wucherung des Zyto- und Synzytiotrophoblastepithels.

Diese Läsionen manifestieren sich meist bei jungen Erwachsenen und treten in Mitteleuropa mit einer Häufigkeit von 1 : 1500–2000 Geburten auf. Je nachdem, ob die Läsionen die Plazenta ganz oder nur teilweise erfassen, handelt es sich um eine *komplette* oder um eine *partielle Blasenmole*.

Pathogenese: Die Ursache dieser Trophoblastenwucherung ist ungeklärt. Als Risikofaktoren gelten a) alte Erstgebärende und b) junge Erstgebärende mit vorangegangener Blasenmole.

Kausalpathogenetisch liegt den Blasenmolen eine abnorme Eizellbefruchtung zugrunde, die bei der partiellen Blasenmole anders ist als bei der kompletten:

- *Komplette Blasenmole:* In diesem Fall wird eine Eizelle ohne funktionierende DNS (sog. „leere" Eizelle) entweder a) durch ein haploides Spermium befruchtet (= 90%), so daß bei der nachfolgenden DNS-Reduplikation eine Eizelle mit einem homozygoten väterlichen 46XX-Genom resultiert (46YY-Zellen sind nicht lebensfähig!), oder b) durch zwei Spermien mit jeweils einem 23X und 23Y-Genom befruchtet (= 10%), so daß ein heterozygotes väterliches 46XY-Genom entsteht.
- *Partielle Blasenmole:* Hier liegt eine Triploidie infolge Befruchtung einer haploiden Eizelle mit zwei haploiden Spermien oder mit einem meiotisch nicht reduzierten, diploiden Spermium zugrunde. Folglich resultiert meist eine XXY- (60%) und XXX- (40%) und nur selten eine XYY-Konstellation. Der umgekehrte Fall, daß eine meiotisch nicht reduzierte diploide Eizelle von einem haploiden Spermium befruchtet wird, führt zwar zur Triploidie, aber nicht zur Molenschwangerschaft.

Formalpathogenetisch soll die blasige Zottenauftreibung entweder auf einer fehlerhaften Entwicklung der Zottenendstrombahn, und/oder auf einer abnormen und übermäßigen Trophoblastenwucherung beruhen.

Morphologie: Makroskopisch (Abb. 15.**40**) sind die tumorösen Plazentarzotten in bis zu 2 cm große Blasen umgewandelt. Ihr Zottenstroma ist gefäßlos oder durch ein Ödem ersetzt. Das Trophoblastenepithel zeigt eine unterschiedlich starke Proliferation mit Kernatypien (Abb. 15.**41a** u. **b**).

Klinik: Blutung in der ersten Schwangerschaftshälfte; ein im Vergleich zur Schwangerschaftsdauer zu großer Uterus (35%). Schneeflockenmuster im Ultraschallbild. Massiv erhöhte HCG-Werte im Serum. Vergrößerung der Ovarien durch zystische Follikel (30%). Symptome einer EPH-Gestose (20%). Hyperthyreosesymptome (10%).

Prognose: Insgesamt 15% aller Blasenmolen entwickeln sich zu einer invasiven Blasenmole (ICD-O-9100/1) oder zu einem Chorionkarzinom (ICD-O-9100/3). Die Gefahr einer Chorionkarzinomentwicklung ist bei den kompletten Blasenmolen größer als bei den inkompletten. Durch die Kontrolle des HCG-Titers kann die maligne Entartung einer Blasenmole frühzeitig erfaßt werden.

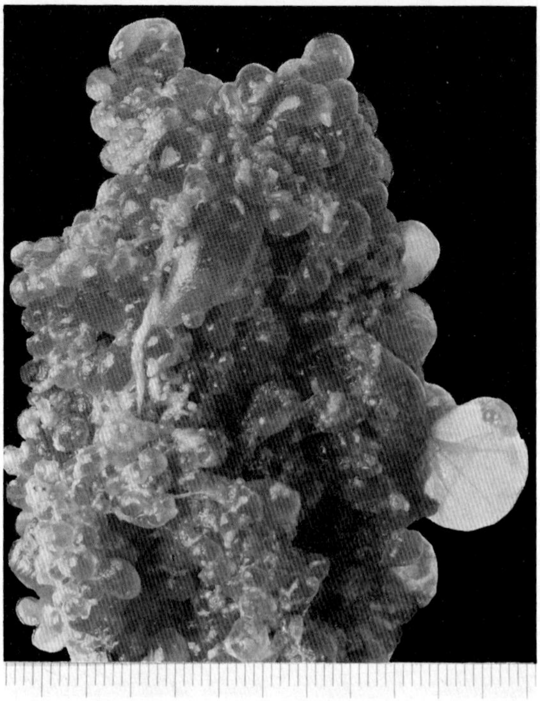

Abb. 15.**40** Blasenmole der Plazenta: Makroskopischer Aufbau aus multiplen, bis zu 1,5 cm großen Blasen

3. Invasive Blasenmole (ICD-O-9100/1)

Definition: Dies ist eine Blasenmole, die destruktiv in die Uteruswandung eindringt.

Morphologie: Das charakteristische Merkmal einer invasiven Blasenmole ist das Eindringen von hydropischen Zotten (mit proliferierten Trophoblasten) ins Myometrium. Die Diagnose kann somit nur am Hysterektomiepräparat und nicht am Kürettagematerial gestellt werden. Die übrige Morphologie entspricht der einer nichtinvasiven Blasenmole.

Klinik: Bei Persistenz eines hohen HCG-Titers nach Blasenmolentherapie besteht der Verdacht auf eine invasive Blasenmole.

- SP1: HCG-Quotient $\gg$ 1 indikativ für Blasenmole,*
- SP1: HCG-Quotient $<$ 1 indikativ für Chorionkarzinom.*

4. Postpartales Chorionkarzinom (ICD-O-9100/3)

Definition: Dies ist ein maligner Tumor, bestehend aus einem proliferierenden Trophoblastepithel (ohne Plazentazotten) aus dem Formenkreis der „gestational trophoblastic diseases" mit Invasion, Destruktion und Vermehrung in mütterlichem Gewebe.

---

* (SP1 = schwangerschaftsspezifisches β-1-Glykoprotein).

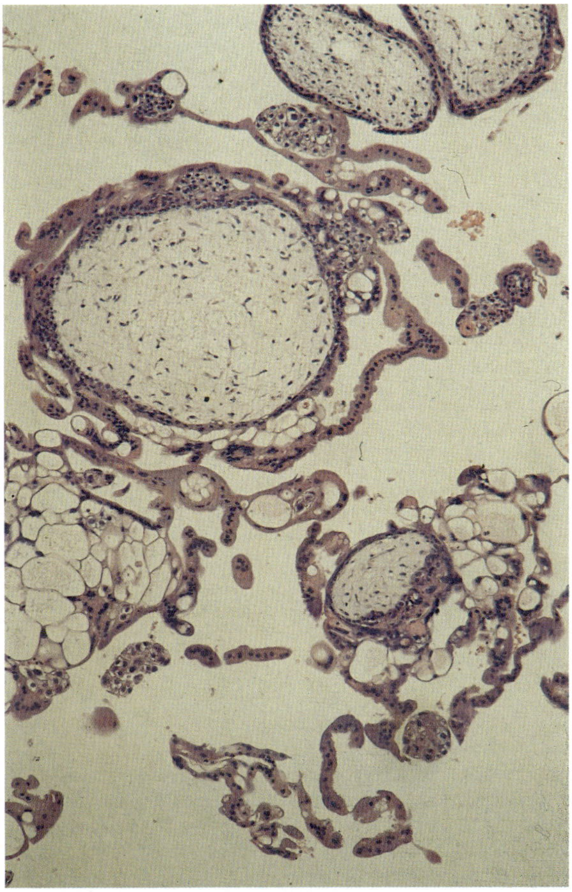
a

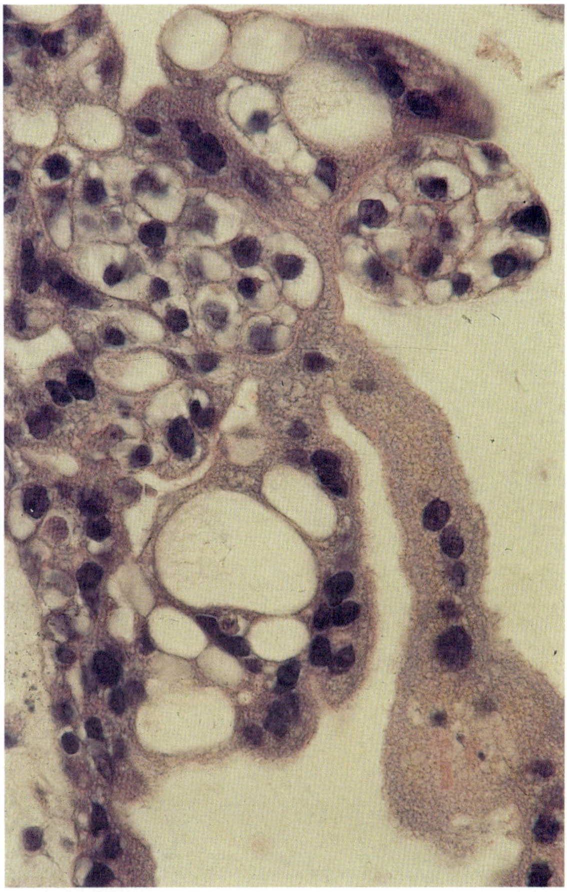
b

Abb. 15.**41 a** u. **b** Blasenmole der Plazenta:
a Blasig aufgetriebene Zotten ohne Gefäße, breite Trophoblastepithelschicht (HE, Vergr. 1 : 20)
b Starke Proliferationsaktivität und geringgradige Atypie des Trophoblastepithels (Synzytiotrophoblast und Zytotrophoblast) (HE, Vergr. 1 : 60) (Originale: Schaefer)

Etwa die Hälfte aller postpartalen Chorionkarzinome entsteht auf dem Boden einer Blasenmole, etwa ein Drittel im Anschluß an einen Abort, 25% nach intrauteriner Schwangerschaft und 2% nach Tubargravidität. Einzelfälle mit gleichzeitig vorhandenem Fetus sind bekannt. Die meisten Chorionkarzinome entstehen innerhalb von 2 Jahren nach vorangegangener Schwangerschaft.

Morphologie: Makroskopisch sind Primärtumor und Metastasen durch ihren schwammig-hämorrhagischen Aspekt charakterisiert. Im Uterus wächst der Tumor polypös und/oder invasiv ins Myometrium. Histologisch besteht das Chorionkarzinom aus atypischen Zytotrophoblasten und Synzytiotrophoblasten (Abb. 15.**42a** u. **b**), die einen Resorptionsbürstensaum aufweisen und im Gegensatz zur invasiven Blasenmole keinem Zottenstroma aufsitzen. Der Tumor infiltriert Myometrium und Blutgefäße (→ Hämorrhagien). Die Tumorzellen bilden große HCG-Mengen.

Klinik: Hohe HCG-Titer, uterine Blutungen. Der Tumor metastasiert vor allem in die Lungen (80%), häufig auch in Vulva und Vagina (30%), aber auch ins kleine Becken (20%), Leber und Gehirn (10%). Durch Chemotherapie besteht auch beim metastasierenden postpartalen Chorionkarzinom eine gute Heilungschance (80%), ausgenommen Patientinnen mit Hirnmetastasen.

5. Trophoblastärer Plazentabettumor

Definition und Morphologie: Dies ist ein echter Tumor aus dem Formenkreis der „gestational trophoblastic diseases“. Er besteht in einer neoplastischen Wucherung der sog. Intermediärtrophoblasten (mononukleär wie Zytotrophoblasten, zytoplasmareich wie Synzytiotrophoblasten) mit Eindringen derselben ins Myometrium (Synonym: placental site trophoblastic tumor).

Der sehr seltene Tumor kommt bei Frauen nach normaler und nach Molenschwangerschaft vor, meist läßt sich kein zeitlicher Bezug zu einer Schwangerschaft herstellen.

Die wuchernden Intermediärtrophoblasten dringen ins Myometrium ein, indem sie sich in vorbestehenden Gewebsspalten ausdehnen. Keine Destruktion der Myometriummuskelzellen mit perifokaler Destruktion der Myometriummuskelzellen mit peri-

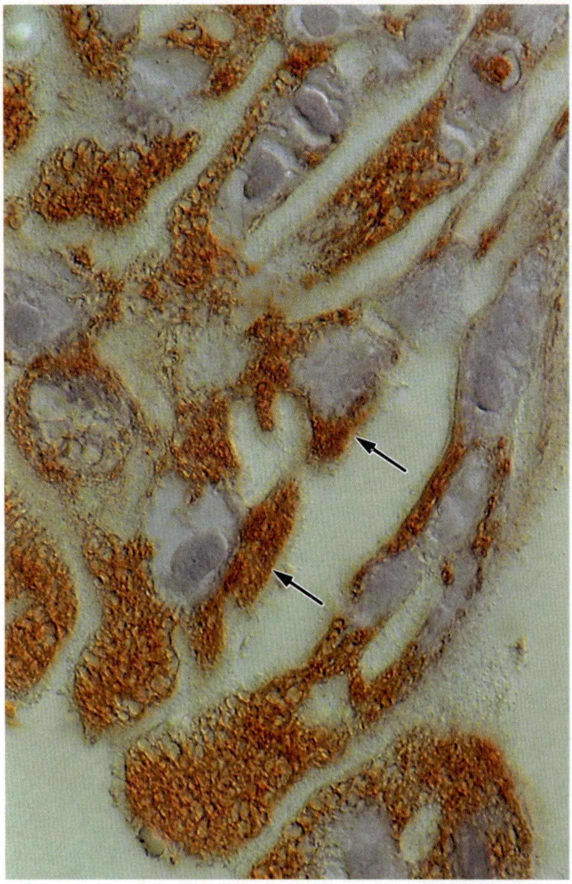

a

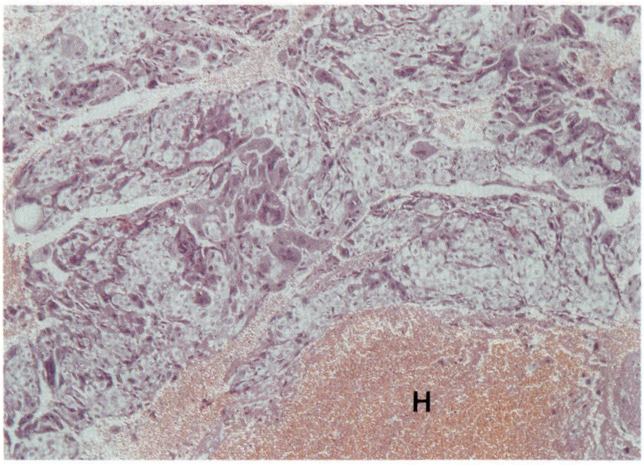

b

Abb. 15.**42a** u. **b** Chorionkarzinom (Chorionepitheliom)
a Atypische, gewucherte Zyto- und Synzytiotrophoblasten mit Hämorrhagie und **b** mit positiver immunhistochemischer Reaktion für β-HCG und Bürstensaum (Pfeile) (Interferenzkontrast, Vergr. 1:300; Original: Schaefer)

fokaler Hämorrhagie wie beim Chorionkarzinom. Immunhistochemisch exprimieren die Tumorzellen kaum β-HCG, aber Zytokeratin, vor allem aber Mel-CAM (= Melanomzell-Adhäsionsmolekül), der für intermediäre Trophoblastzellen typisch ist.

Literatur

Becker, V., et al.: Die Plazenta des Menschen. Thieme, Stuttgart 1981

Böhm, N.: Kinderpathologie. Schattauer, Stuttgart 1984

Eckstein, R. P., et al.: Placental site trophoblastic tumour. Histopathology 6 (1982) 211

Fox, H., C. W. Elston: Pathology of the placenta. In: Major Problems in Pathology, Vol. VII. Saunders, Philadelphia 1978

Kaplan, C.: Placental pathology for the nineties. Pathol. Ann. 28 (1993) 15

Naeye, R. L.: Functionally important disorders of the placenta, umbilical cord and fetal membranes. Human. Path. 18 (1987) 680

Novak, R. F.: A brief review of the anatomy, histology and ultrastructure of the full-term placenta. Arch. Pathol. Lab. Med. 115 (1991) 654

Shanklin, D. R., et al.: The pathology of maternal mortality. Amer. J. Obstet. Gynecol. 165 (1991) 1127

Sternberg, S. S.: Surgical Pathology of the Femal Reproductive System and Peritoneum. Raven Press, New York 1992

Die Entwicklung der weiblichen und männlichen Genitalorgane hat viele Gemeinsamkeiten, wobei sich das weibliche Genitale zumindest im Gegensatz zum männlichen Genitalsystem auch ohne Gegenwart der Gonaden ausbilden kann. Aus diesem Grunde werden im nächsten Kapitel die männlichen Genitalorgane im Anschluß an die weiblichen besprochen: „Männliches Genitalsystem".

16 Männliches Genitalsystem

U.-N. Riede, A. Böcking und H. Wehner

„Innere" Geschlechtsorgane

Hoden
Nebenhoden
Samenleiter, Samenblase
Prostata (Vorsteherdrüse)

„Äußere" Geschlechtsorgane

Penis
Skrotum

Hoden

U.-N. Riede und H. Wehner

Der Hoden entwickelt sich aus einer paarigen Mesenchymverdickung (Keimdrüsenfalte) medial von der Urnierenfalte. Frühzeitig wandern aus dem Dottersackgebiet Urgeschlechtszellen in dieses Gebiet ein. Die anfänglich bipotente Gonadenanlage wird in Anwesenheit des Y-chromosomalen TDF (= Testis-Determinations-Faktor) zur Hodenentwicklung gebracht, fehlt er, so entwickelt sich ein Ovar. Störungen dieses Prozesses führen zur Zwittergeschlechtlichkeit *(Intersexualität)*. Die Ductuli efferentes bilden sich aus Kanälchen der Urniere, während Schwanz und Körper des Nebenhodens sowie Ductus deferens und Samenblasen sich vom Wolff-Gang herleiten. Im weiteren Entwicklungsverlauf wandert der Hoden kaudal durch den Leistenkanal und erreicht den Skrotalsack meist bereits vor der Geburt. **Ontogenetische Läsionen** des Hodens, bei denen dieser Descensus testis unterbrochen ist, führen zu den klinisch häufigen Bauch- oder Leistenhoden (= *Kryptorchismus)*. Bleibt beim Hodendeszensus der Processus vaginalis vollständig offen, können Teile von Bauchorganen übertreten, was einem angeborenen Leistenbruch *(Inguinalhernie)* entspricht. Bleiben nur proximale Anteile davon geringgradig offen, so sammelt sich in der Tunica vaginalis Flüssigkeit an. Dies wird als Wasserbruch *(Hydrozele)* bezeichnet. Mit der Pubertät reifen die Geschlechtsorgane aus. Die Spermienbildung hängt von der normalen endokrinen Sekretion des Hodens ab. Sie wird vor allem durch die Leydig-Zwischenzellen des Hodens wahrgenommen. Diese Zellen produzieren Androgene; in geringerem Umfang sind dazu auch die Sertoli-Zellen in der Lage. Das Hodengewebe untersteht dem Einfluß der hypophysären Gonadotropine und letztlich auch dem Hypothalamus.

Funktionelle Läsionen machen sich in einer *Infertilität* bemerkbar. Sie können auf Störungen der geschilderten endokrinen Achse oder auf **entzündlichen Läsionen** beruhen. Letztere werden *Orchitis* genannt und können durch virale oder bakterielle Infektionen ausgelöst werden oder auf einer autoaggressiv verlaufenden Entzündung beruhen. Gelegentlich tragen auch **zirkulatorische Läsionen** zur Infertilität bei. Sie basieren zur Hauptsache darauf, daß die venösen Samenstranggeflechte entweder zu Krampfadern ausgesackt *(Varikozele)* oder miteinander verquirlt sind *(Hodentorsion)*. Sie imponieren teilweise auch als **tumorartige Läsionen.** Die **neoplastischen Läsionen** sind zwar nicht häufig, aber meist maligne. Sie gehen entweder von den Keimzellen *(Keimzelltumoren)* oder von den gonadalen Stromazellen *(Stromatumoren)* aus. Bei den Keimzelltumoren spielt die induktive Wirkung des Entwicklungsfeldes eine wichtige Rolle. Aufgrund der therapeutischen Konsequenzen werden die Keimzelltumoren des Hodens in *Seminome* und *nichtseminomatöse Tumoren* unterteilt.

Ontogenetische Läsionen

1. Anorchie

Definition und Pathogenese: Bei etwa 5% aller männlichen Patienten, die wegen eines ausgebliebenen Hodendeszensus operiert werden, fehlt entweder der eine oder beide Hoden. Häufig findet man anstatt dessen kleine knotige Bindegewebsstrukturen mit eingelagerten Leydig-Zellen. Offenbar war bei diesen Patienten in der entscheidenden Phase der intrauterinen Geschlechtsdifferenzierung ein funktionstüchtiger Hoden vorhanden, der aber intrauterin oder postnatal einer regressiven Veränderung anheimgefallen ist, denn die Hoden sind für die männliche Geschlechtsdifferenzierung unerläßlich.

2. Kryptorchismus

Definition: Darunter versteht man einen fehlerhaften Hodendeszensus in den Skrotalsack mit Steckenbleiben des Hodens im Abdominalbereich (Bauchhoden) oder im Leistenkanal (Leistenhoden).

Der Kryptorchismus ist recht häufig und kommt bei etwa 0,8% aller Schuljungen vor.

Pathogenese: Die Ursache dieser Hodenfehllagerung ist meist unbekannt. Endokrine Störungen, mechanische Hindernisse und Hodendysplasie werden diskutiert. Häufig ist der Kryptorchismus nur ein Teilsymptom einer übergeordneten Entwicklungsstörung, die mit einer fehlerhaften Geschlechtsentwicklung einhergeht.

Morphologie: Bleibt der Hodendeszensus länger als 2 Jahre aus, dann treten je nach Altersphase des Patienten folgende Veränderungen auf:

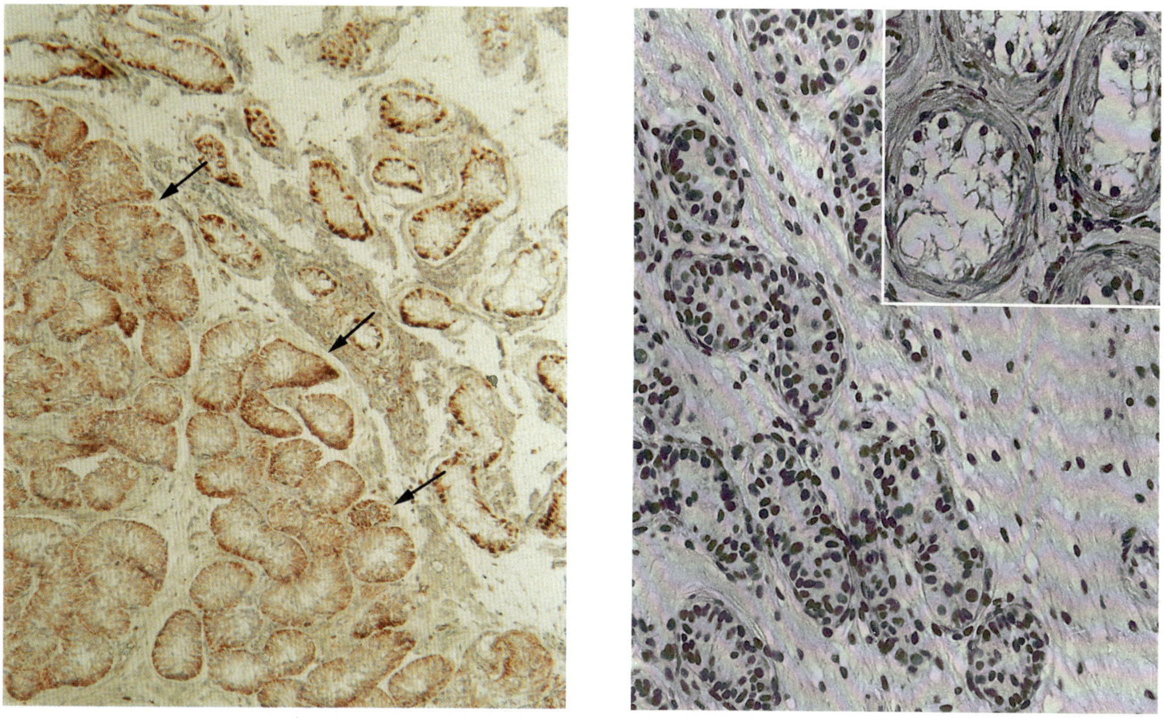

a b

Abb. 16.**1 a** u. **b** Hoden bei postpubertärem Kryptorchismus
a: mit herdförmiger Persistenz unreif gebliebener Tubuli (Pfeilmarkierung) in Form eines sog. Pick-Adenoms. Die übrigen Hodentubuli sind atrophisch
b Zone unreifer keimepithelfreier Kanälchen mit Basalmembranverdickung (Einschub) (**a** Immunhistochemie: AFP, Vergr. 1 : 50, **b** HE, Vergr. 1 : 150)

- *Präpubertärer Kryptorchismus:*
  - verminderte Anzahl keimzelltragender Tubuli,
  - Tubuluslichtungsverschmälerung,
  - Reduktion der Sertoli-Zellen,
  - Spermatogonienverminderung.
- *Postpubertärer Kryptorchismus:*
  - fehlende postpubertäre Tubulusausreifung,
  - hyaline tubuläre Basalmembranverbreiterung,
  - Spermatogonienverlust,
  - progressive Keimzellatrophie, so daß nur noch Sertoli-Zellen übrigbleiben. Von diesen können noduläre Sertoli-Zell-Hyperplasien (sog. Pick-Adenome) ausgehen (Abb. 16.**1a**),
  - interstitielle, peritubuläre Fibrose (Abb. 16.**1b**),
  - oft auch Leydig-Zell-Hyperplasie.

Komplikationen: Kryptorche Hoden sind Traumata und Torsionen besonders ausgesetzt, führen zur Infertilität und sind mit einem erhöhten *Tumorrisiko* behaftet. Etwa 5% aller Hodentumoren gehen von kryptorchen Hoden aus.

3. Hodenektopie

Definition: Hierbei handelt es sich um eine Verlagerung des Hodens an eine Stelle, die nicht auf dem Weg des normalen Hodendeszensus liegt. Ektope Hoden unterliegen den gleichen pathologisch-anatomischen Veränderungen wie die kryptorchen Hoden.

4. Intersexualität

Allgemeine Definition: Unter dem Begriff Intersexualität (= Zwitterbildung) faßt man alle organischen Krankheitsbilder zusammen, die entweder a) mit einer Abwandlung des Genitales und/oder der sekundären Geschlechtsmerkmale im gegengeschlechtlichen Sinne einhergehen (in diesen Fällen kann bei ein und demselben Patienten entweder das äußere Genitale nicht zu den vorhandenen Gonaden passen (Abb. 16.**2a–e**) oder es können die Gonaden beiderlei Geschlechts vorhanden sein) oder b) das *chromosomale Geschlecht* ist durch eine numerische Aberration der Geschlechtschromosomen entweder nicht eindeutig oder nicht in allen Zellen (Mosaikform) festgelegt.

Die wesentlichen Formen der Intersexualität sind in Tab. 16.**1** zusammengestellt.

Allgemeine Pathogenese: Für das Verständnis der Zwitter-Bildung (Intersexualität) ist die Kenntnis folgender pathogenetischer Eckpfeiler wichtig:

1. Die frühe Gonadenanlage ist bei beiden Geschlechtern bipotent.
2. Ohne hormonelle Stimulation und ohne Gonaden entwickelt sich bei beiden Geschlechtern das Genitale in weiblicher Richtung.
3. Die Entwicklung eines weiblichen Genitales hängt vom Vorhandensein von 2 X-Chromosomen ab.

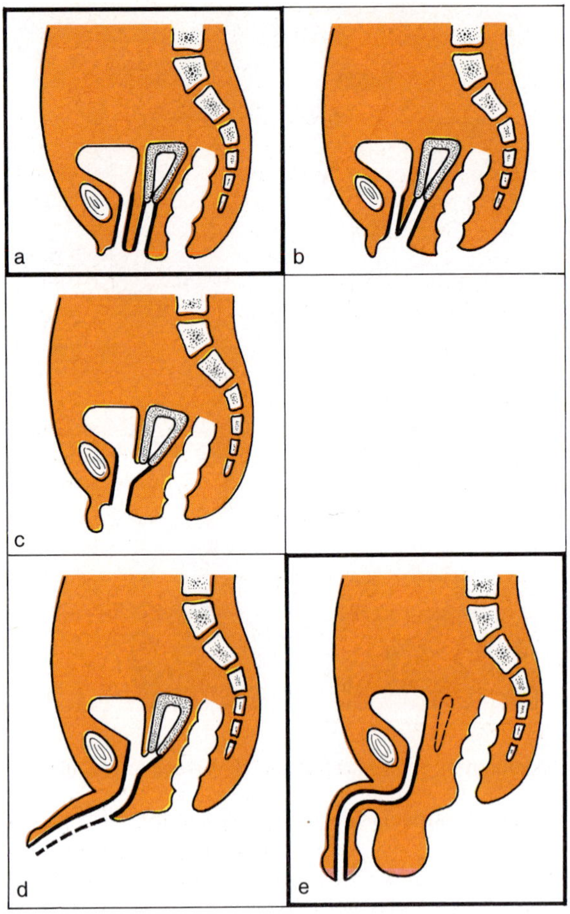

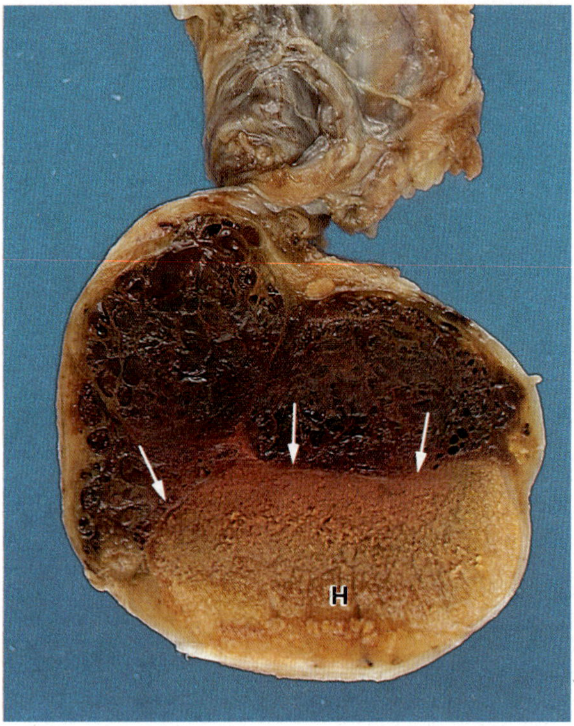

Abb. 16.**3** Hodentorsion mit hämorrhagischem Hodeninfarkt (Pfeile: H = Hodengewebe) (Original: Böhm)

Abb. 16.**2a–e** Grundtypen des Urogenitalsystems: von der rein „weiblichen Form" (**a**) bis zur rein „männlichen Form" (**e**) **b, c, d** intersexuelle Typen

Tabelle 16.**1** Pathogenese und Morphologie der Intersexualität (korrespondiert mit Abb. 16.**2a–e**)

Intersexform	Urogenitaler Grundtyp	Gonaden	Karyotyp	Pathogenese
Hermaphroditismus verus	Typ a–e	– Ovar und Testis, – Ovotestes	46,XX 46,XY 46,XX/XY	Defekt des SRY-Gens (Testes-Determinations-Faktor = TDF)
Pseudohermaphroditismus masculinus				gonadale HCG-LH-Unempfindlichkeit
– mit vorwiegend ♀ äußerem Genitale	Typ b–c	Testes	46,XY	Testosteronsynthesestörung Mangel an Müller-Gang-Hemmfaktor (= Anti-Müller-Hormon) dysgenetische Hoden
– mit vorwiegend ♂ äußerem Genitale	Typ d–e	Testes	46,XY	
testikuläre Feminisierung (hairless woman)	Typ a	Leistenhoden	46,XY	Endorganresistenz infolge Androgen-Rezeptordefekt
Pseudohermaphroditismus femininus	Typ c	Ovar	46,XX	Cortisolbiosynthesestörung (adrenogenitales Syndrom S. 983), androgenproduzierende Tumoren der Mutter Androgentherapie in Gravidität
chromosomale Intersexe				
– Kinefelter-Syndrom	Typ e	Mikroorchie	47,XXY	Androgen-Rezeptordefekt
Turner-Syndrom	Typ a	Mikroovarien	45,XO	
XX-Syndrom	Typ e	Mikroorchie	46,XX	SRY-Geninsuffizienz
Swyer-Syndrom	Typ a	Gonadendysgenesie	46,XY	SRY-Ausfall

4. Für eine männliche Geschlechtsentwicklung ist das Vorhandensein eines Y-Chromosoms oder zumindest des für den TDF-Faktor (= Testes-Determinations-Faktor) kodierenden Gens auf dem Kurzarm des Y-Chromosoms während der entscheidenden Embryonalphase. Wird dieses Gen durch Deletion oder Mutation geschädigt, läuft die Geschlechtsentwicklung in weiblicher Richtung ab →XY-Frau mit Gonadendysgenesie. Das TDF-kodierende Gen kann anfänglich vorhanden, später verloren gehen: →XX-Männer.
5. Für die Entwicklung eines äußeren Genitales vom männlichen Typ sind ausreichende Mengen von Dihydrotestosteron notwendig.
6. Ohne Dihydrotestosteronstimulus entwickelt sich ein äußeres Genitale vom weiblichen Typ.

Zirkulatorische Läsionen

Allgemeine Pathogenese: Die Durchblutungsstörung des Hodens kann (a) auf einem Verschluß der A. spermatica interna (sehr selten!) mit konsekutivem, anämischem Hodeninfarkt, (b) auf einem thrombotischen oder torsionsbedingten Verschluß des Plexus pampiniformis im Samenstrang oder (c) stauungsbedingt bei Neugeborenen nach Steisslagengeburt beruhen.

1. Varikozele

Definition: Abnorme Dilatation und Schlängelung der Plexus-pampiniformis-Venen im Samenstrang. Sie treten meist linksseitig auf und komplizieren gelegentlich Nierenzellkarzinome. Varikozelen können die Spermatogenese des betreffenden Hodens beeinträchtigen.

2. Hodentorsion

Definition: Die Hodentorsion stellt eine Rotation der Hoden um ihre eigene Achse mit Verquirlung des Samenstranges und Abklemmung der abführenden Venen dar.

Pathogenetisch liegt meist ein unvollständiger Hodendeszensus, fehlendes Gubernaculum testis, Hodenatrophie und exzessive Hodenmobilität zugrunde. Die Hodendurchblutung wird erst ab einer Torsion von 720 Grad blockiert. Dabei sind die Spermatogenien empfindlicher als die Leydig-Zellen. Ohne chirurgischen Eingriff kommt es zum hämorrhagischen Infarkt (Abb. 16.**3**).

Klinisch imponiert die Hodentorsion als schmerzhafte Hodenschwellung und ist ein chirurgischer Notfall, denn um eine Keimepithelzerstörung zu verhindern, muß spätestens 6 bis 10 Stunden nach Eintritt der Torsionssymptomatik eingegriffen werden.

Entzündliche Läsionen

Allgemeine Pathogenese: Eine Hodenentzündung (= Orchitis, Didymitis) kann (a) bakteriell ausgelöst werden, (b) im Rahmen einer viralen Infektionskrankheit auch den Hoden erfassen und (c) auf eine autoaggressive Entzündung zurückgehen.

Eine Orchitis greift meist auch auf die Tunica vaginalis über und macht sich in einer schmerzhaften, derben Hodenschwellung bemerkbar. Die Entzündungsreaktion spielt sich dabei vor allem im Hodenzwischengewebe ab, bezieht aber meist auch die Hodenkanälchen mit ein.

Allen Orchitisformen gemeinsam ist die Gefahr der weitgehenden Destruktion der Hodenkanälchen und des Keimepithels, was die Fertilität der betroffenen Patienten beeinträchtigt.

Infektiöse Orchitits

In bezug auf Häufigkeit und klinische Relevanz sind folgende Orchitisformen besonders hervorzuheben:

1. Orchitis purulenta

Pathogenese: Die bakterielle Infektion des Hodens entstehen entweder a) *kanalikulär* im Rahmen einer fortgeleiteten Urethritis oder Prostatitis oder b) *per contingentatem* bei einer Entzündung im Bereich der Hodenhüllen oder des Nebenhodens oder c) *metastatisch* bei Sepsis oder allgemeinen Infektionskrankheiten wie Abdominaltyphus.

Der eitrige Entzündungsprozess dehnt sich wegen der engen Nachbarschaft vom Hoden auf den Nebenhoden aus (= Orchidoepididymitis). Von dort aus kann er sich gelegentlich auch auf die Hodenhüllen ausdehnen, so daß sich darin Eiter ansammelt (= Pyocele testis) und der ohnehin schon beeinträchtigte Hoden auch noch komprimiert wird (Abb. 16.**4**).

2. Mumpsorchitis

Pathogenese: Die viral ausgelöste Parotitis epidemica (= Mumps) wird bei den Erwachsenen in 25% der Fälle durch eine gleichzeitige Orchitis kompliziert, die in 30% der Fälle doppelseitig ist und in der Hälfte der Fälle in einer Hodenatrophie ausklingt. Sie ist vor der Pubertät selten (S. 257).

Histologisch findet man in der *Akutphase* eine serofibrinöse exsudative Entzündungsreaktion mit lymphozytärer Infiltration des Interstitiums, was von einer unterschiedlich stark ausgeprägten granulozytären Infiltration zugrundegehender Tubuli begleitet wird. In der *Spätphase* sind die Hodenkanälchen größtenteils verödet und hyalinisiert, während die Leydig-Zwischenzellen kaum betroffen sind. Dementsprechend sind die Hoden dieser Patienten verkleinert: → Infertilität.

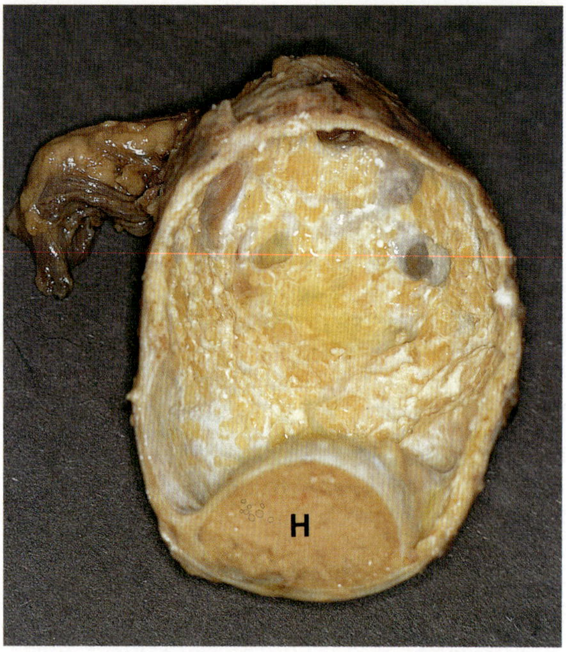

Abb. 16.**4** Pyocele testis als Endzustand einer Orchitis purulenta; H = atrophierter Hoden

3. Orchitis tuberculosa

Pathogenese (S. 268): Der Hoden ist im Gegensatz zum Nebenhoden gegenüber der Tuberkulose nicht besonders anfällig. Mit Ausnahme der Miliartuberkulose erkrankt der Hoden deshalb nur, wenn der Entzündungsprozeß vom Nebenhoden auf die Gonaden übergreift.

4. Orchitis luica

Pathogenese (S. 269): Diese Orchitisform tritt je nach Infektionsmodus in folgenden beiden histologischen Formen auf und greift sekundär auf Nebenhoden über:

- *Interstitiell-fibroblastische Orchitis*
Man findet sie vor allem bei der konnatalen Lues. Diese ist histologisch durch eine diffuse, rundzellige Durchsetzung des Interstitiums gekennzeichnet, zu der sich eine Bindegewebsproliferation hinzugesellt. Gelegentlich findet man syphilitische Granulome.

- *Orchitis gummosa*
Sie tritt im Tertiärstadium der Erkrankung auf und geht mit der Ausbildung spezifischer Granulome einher, die im Zentrum ausgedehnte Nekrosen aufweisen.

Autoaggressive Orchitis

Bei diesen nicht-infektiösen Orchitiden entstehen im Verlaufe der Entzündung autoreaktive Antikörper oder Lymphozyten, welche das Hodenparenchym zerstören, so daß eine Infertilität resultiert.

1. Chronisch-pseudogranulomatöse Orchitis

Definition und Pathogenese: Es handelt sich um eine chronisch-unspezifische, vermutlich autoaggressive Hodenentzündung, bei der sich die Entzündungszellen um die Tubuli herum konzentrieren und so Entzündungsgranulome vortäuschen. Diese Orchitisform ist selten und kommt bevorzugt bei älteren Männern im 6. Lebensjahrzehnt vor, betrifft meist nur einen Hoden. Sie wird auch als granulomatöse Orchitis bezeichnet.

Histologisch findet man vor allem eine Destruktion des Keimepithels durch ein entzündliches Infiltrat aus Histiozyten, Lymphozyten, Plasmazellen und Granulozyten, zu denen sich gelegentlich mehrkernige Riesenzellen hinzugesellen.

2. Immunkomplexorchitis

Definition und Pathogenese: Es handelt sich um eine Läsion der Hodentubuli, die auf das Auftreten von zirkulierenden Antispermien- und/oder Antitubulus-Antikörpern zurückgeht. Dabei tritt passager ein lymphohistiozytäres Infiltrat auf. Das Resultat ist eine Tubulusverödung mit jahresringartiger Basalmembranverdickung (Elektronenmikroskopie!) und letztlich eine Infertilität.

Funktionelle Läsionen

Infertilität

Allgemeine Pathogenese: Etwa 10% aller Ehen sind ungewollt kinderlos. Die Ursache dieser Infertilität (= Sterilität) liegt in der Hälfte der Fälle beim Mann. Zur Abklärung einer Infertilität sollten endokrinologische, bioptische (möglichst aus beiden Hoden) und Ejakulationsuntersuchungen herangezogen werden. Bei den meisten infertilen Männern sind die Spiegel des FSH, LH und Testosterons im Normalbereich. Nur bei schwerem Keimzellverlust ist das FSH erhöht, während bei hypogonadotropen Patienten die FSH-, LH- und Testosteronwerte erniedrigt sind.

1. Obstruktive Infertilität

Pathogenese: In diesem Fall muß an eine Gangobstruktion oder eine Varikozele gedacht werden. Gelegentlich ist jedoch die Infertilitätsursache histologisch nicht zu klären. Hodenhistologie: normal!

2. Präpubertäre hypopituitäre Infertilität

Pathogenetisch liegt häufig ein präpubertärer *Hypopituitarismus* wie bei hypogonadotropen Eunuchoiden und organischen Hypophysenschäden zugrunde. Aber auch ein präpubertärer Androgenüberschuß wie bei adrenogenitalem Syndrom, androgenproduzierenden Tumoren und Androgentherapie kommen dafür in Betracht.

Histologisch sind die Hoden dieser Patienten auf einem präpubertären Stadium stehengeblieben. Dementsprechend findet man keine peritubulären, elastischen Fasern und keine reifen Leydig-Zellen.

3. Postpubertäre hypopituitäre Infertilität

Pathogenese: S. 972.

Histologisch sind die Tubuli sklerosiert, die Leydig-Zwischenzellen größtenteils zerstört und somit numerisch reduziert. Hinzu kommt ein verminderter Serumtestosteronspiegel. Dieses histologische Bild findet man auch beim postpubertären Androgen- oder Östrogenexzeß.

4. Hypospermatogenetische Infertilität

Pathogenese: Als Ursache einer Hypospermatogenese (= Keimzellhypoplasie) kommen Chromosomenanomalien wie die neuerlich als recht häufig einzustufende Deletion im Y-Chromosomenbereich (Yq 11.22–23), welche das Steuergen der Spermatogonien tangiert, in Betracht. Ferner findet man eine Keimzellhypoplasie auch beim Down-Syndrom und Klinefelter-Syndrom, bei fortgeschrittenem Alter, Mangelernährung, Fieber, Hitzeexposition (Hochofenarbeiter), Insektizide, Gangobstruktion und Hyperthyreose.

Histologisch sind die Durchmesser der Hodenkanälchen normal groß und von einer verdickten Tunica fibrosa umgeben. Die Keimzellen sind zwar vorhanden, aber in ihrer Anzahl vermindert. Bei ausgeprägter Keimzellverminderung beherrschen die Sertoli-Zellen das Bild.

5. Spermatogener Reifungsarrest

Pathogenese: Für einen spermatogenen Reifungsarrest kommen folgende Störungen in Betracht: Down-Syndrom, zystische Fibrose, Sichelzellanämie, adrenogenitales Syndrom, postpubertärer Gonadotropinmangel, Hyperkortizismus, Fieber, Hitzeexposition, chemische Noxen, Mumpsorchitis und Vasektomie.

Histologie: Der spermatogene Reifungsprozeß wird meistens bereits auf der Stufe der primären Spermatozyten eingestellt. Die in ihrer Entwicklung arretierten Keimzellen werden in die Tubuluslichtungen abgeschilfert, so daß keine Spermien gebildet werden. Das Resultat ist eine Oligo- oder Azoospermie (Abb. 16.**5**).

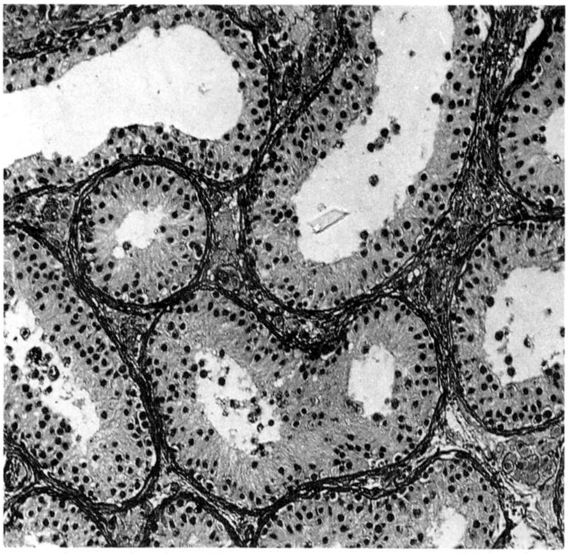

Abb. 16.**5** Hoden bei spermatogenem Reifungsarrest: keine Spermienbildung (HE, Vergr. 1 : 150)

6. Sertoli-cell-only-Syndrom

Pathogenese: Dieses Krankheitsbild wird auch als *Keimzellaplasie* und in seiner primären Form als *Del-Castillo-Syndrom* bezeichnet; es kann kongenital oder beim Down-Syndrom (S. 289, Abb. 6.**3a** u. **b**) auftreten, wird aber auch als sekundäre Form nach Chemotherapie, Strahlenschädigung, Mumpsorchitis und Urämie beobachtet.

Histologisch ist das Sertoli-cell-only-Syndrom folgendermaßen charakterisiert: Die Hodenkanälchen sind nur noch von Sertoli-Zellen ausgekleidet, Elemente des eigentlichen Keimepithels fehlen. Die Leydig-Zwischenzellen sind regelrecht angelegt (Abb. 16.**6**).

Klinisch besteht eine Azoospermie; der FSH-Spiegel ist erniedrigt.

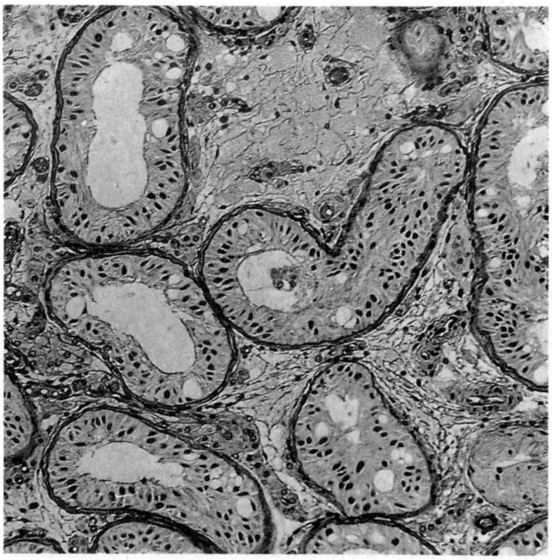

Abb. 16.**6** Hoden bei „Sertoli-cell-only"-Syndrom mit vollkommenem Verlust des Keimepithels; Kanälchen enthalten nur noch Sertoli-Zellen (HE, Vergr. 1 : 150)

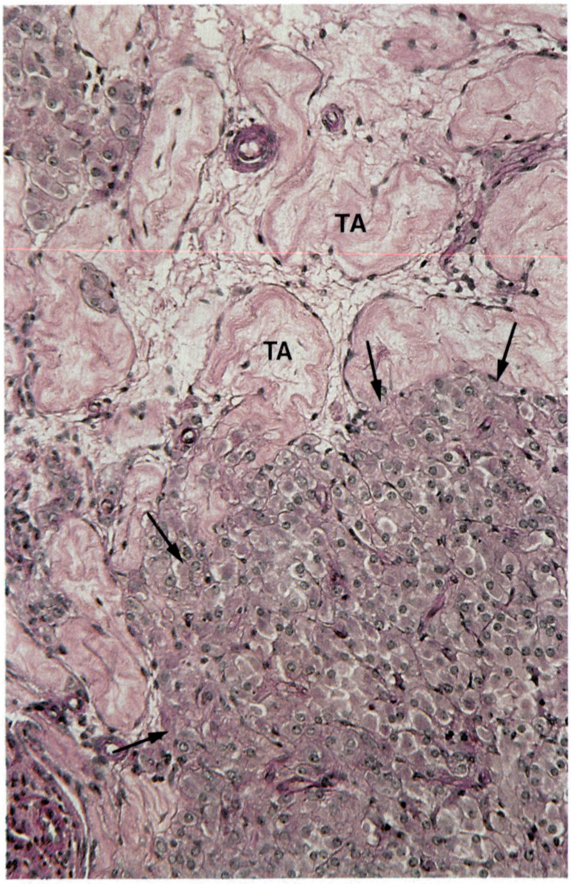

Abb. 16.**7** Hoden bei Klinefelter-Syndrom. Vollständige Atrophie und Hyalinisierung der Kanälchen (TA), im Interstitium (Pfeil) knotenförmige Leydig-Zellenwucherung (Vergr. 1 : 150)

7. Klinefelter-Syndrom

Pathogenese (S. 292): Liegt eine XXY-Konstellation vor, sind die Leydig-Zellen vermehrt und die Tubuli fibrotisch verödet (Abb. 16.**7**). Liegt ein XXY-Mosaik vor, dann fehlen meist die elastischen, peritubulären Fasern. Meist lassen sich in diesen Fällen mehr reife Keimzellen nachweisen als bei der klassischen Form.

8. Fibrotische Tubulusatrophie

Pathogenese: Außer bei idiopathischen Fällen treten diese Veränderungen bei folgenden Krankheitsbildern auf: Klinefelter-Syndrom, adrenogenitales Syndrom, Östrogenexzess, postpubertärer Androgenexzess, Diabetes mellitus, zystische Fibrose, chronische Orchitis (meist vom Immunkomplextyp), Hodentrauma, Hodendurchblutungsstörung, Varikozele, Strahlenschädigung und Alkoholismus.

Histologie: In jedem Hoden sind einige Hodenkanälchen fibrosiert. Wenn aber mehr als 10% der Tubuli betroffen sind, wird die Fertilität beeinträchtigt. Der Fibroseprozeß ist je nach Patient unterschiedlich ausgeprägt, dementsprechend ist der Grad der Keimzellschädigung verschieden groß. Im Endstadium sind die meisten Tubuli völlig obliteriert und hyalinisiert, die Zahl der Leydig-Zellen jedoch meist nur geringgradig vermindert.

Tumorartige Läsionen

Varikozele

Siehe S. 901.

Hydrozele

Definition: Ansammlung bernsteinfarbener, klarer Flüssigkeit in der Tunica vaginalis testis.

Pathogenese: Hydrozelen sind meist die Folge eines unvollständigen oder fehlenden Verschlusses des Processus vaginalis testis und können spontan, traumatisch oder im Rahmen eines Entzündungsprozesses entstehen. Je nach Lage der Flüssigkeitsansammlung unterscheidet man: a) *Hydrocele testis,* b) *Hydrocele funiculi spermatici* und c) *Hydrocele testis et funiculi spermatici.* Bei längerem Bestehen einer Hydrozele gesellt sich oft eine chronische Entzündung dazu, so daß die Hydrozelenwand fibrotisiert, gelegentlich auch verkalkt *(Periorchitis chronica fibrosa).*

Spermatozele

Definition: Es handelt sich in diesem Fall um größere Zysten, die vom Nebenhoden oder vom Rete testis ausgehen. Sie werden von einem flachen Epithel ausgekleidet und enthalten im Gegensatz zu Zysten der Appendix testis oder der Paradidymis Spermien.

Neoplastische Läsionen

Vorkommen: Hodentumoren sind zwar nicht häufig, aber meist maligne. Sie machen beim männlichen Geschlecht etwa 1% aller Krebse aus. Ihre Inzidenz ist in den letzten 20 Jahren angestiegen und beträgt zur Zeit etwa ein bis vier Fälle pro 100 000 Einwohner. Hodentumoren können in jedem Alter vorkommen, zeigen aber einen Häufungsgipfel in der 3. Lebensdekade. Ihr seltenes Vorkommen bei der schwarzen Bevölkerung weist auf eine genetische Prädisposition hin. Auf die neoplastische Gefährdung der kryptorchen Hoden wurde bereits hingewiesen.

Nach histogenetischen Gesichtspunkten unterscheidet man folgende beide Hauptgruppen der Hodentumoren:

- *Keimzelltumoren,* die sich von den Keimzellen des Hodens herleiten,
- *Stromatumoren,* die von Zellen des gonadalen Stromas abstammen.

Keimzelltumoren

Allgemeine Pathogenese: Aus jüngsten DNS-zytophotometrischen Untersuchungen geht hervor, daß – mit wenigen Ausnahmen – alle Keimzelltumoren von Semimomen auszugehen scheinen. Das histogenetische Konzept dieser Tumoren sieht demnach folgendermaßen aus:

Der 1. Schritt in der malignen Transformation (Initiation) erfolgt intrauterin und geht mit einer Polyploidisierung der betroffenen Zellen einher: Die dysplastischen Gameten im Carcinoma in situ (resp. Seminoma in situ) sind dementsprechend tetraploid. Die Progression in ein invasives Seminom geht mit einem Chromosomen- und damit auch DNS-Verlust (Isochromosom 12p, Tumorsuppressorgenverlust 12q) einher: Die entsprechenden Seminomzellen (s. unten) sind aneuploid. Bei jeder weiteren Tumorprogression geht zusätzlich DNS-Material verloren. Dadurch entstehen nicht-seminomatöse Keimzelltumoren ohne spermatogonienartige Differenzierung. Da sie sich aggressiver verhalten als reine Seminome, manifestieren sie sich in einem früheren Lebensalter. Das biologische Verhalten eines Keimzelltumors ist aber nicht nur von einer Progression, sondern auch von seiner histologischen Differenzierung abhängig. So zeigen Tumoren mit chorialen Differenzierungen eine ausgeprägte Gefäßinvasivität, Tumoren mit Ausdifferenzierungen aller drei Keimblätter (= Teratome) eine geringe Malignität. Am undifferenziertesten sind embryonale Karzinome mit einer hohen Malignität.

Da die nicht-seminomatösen Keimzelltumoren demnach aus Seminomen hervorgehen, können auch Mischtumoren entstehen, die sowohl seminomatöse (noch nicht entdifferenzierte) Anteile und nicht-seminomatöse (entdifferenzierte) Anteile aufweisen. Ihr biologisches Verhalten hängt von der nicht-seminomatösen Komponente ab. Eine Ausnahme in diesem Konzept bilden die spermatozytischen Seminome und der infantile Dottersacktumor. Beide Tumoren haben ein diploides DNS-Muster, eine günstige Prognose und offenbar auch eine andere noch ungeklärte Entstehungsgeschichte.

Tierexperimentell können embryonale Karzinome dadurch erzeugt werden, daß man Zellen normaler Mausembryonen aus dem Entwicklungsfeld mit seinen Wachstums- und Differenzierungsregulatoren bringt, indem man sie an einen extrauterinen Ort verpflanzt, und umgekehrt: solche Karzinomzellen verlieren, sowie sie unter dem Einfluß eines Entwicklungsfeldes wie Blastozyste gelangen, ihre Malignität (Abb. 16.**8**).

Aufgrund ihrer besseren Prognose werden bei den Keimzelltumoren die Seminome von den nicht-seminomatösen Tumoren abgegrenzt:

Seminome (ICD-O-9061/3)

Definition: Damit wird ein Tumor bezeichnet, der aus uniformen Zellen mit hellem Zytoplasma und deutlichen Zellgrenzen besteht. Er ahmt primitive Keimzellen (Spermatogonien) nach.

Mit 40% ist das Seminom der häufigste Hodentumor. Hauptmanifestationsalter ist das 4. Lebensjahrzehnt. Seminome können beidseitig vorkommen und werden selten auch extragonadal im vorderen Mediastinum, präsakral, im Retroperitoneum, in der Pinealregion, als Rarität in Leber, Prostata oder in Hirnhemisphären angetroffen (Keimbahn!).

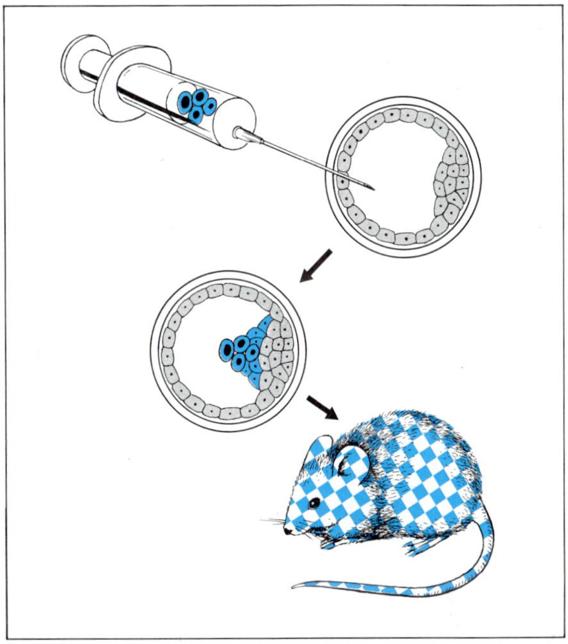

Abb. 16.**8** Rolle des Entwicklungsfeldes und der Differenzierungsfaktoren bei der Tumorigenese der Keimzelltumoren: Werden Zellen eines embryonalen Hodenkarzinoms eines pigmentierten Mäusestamms (blau) einer Albinomaus im Blastozystenstadium injiziert, so werden diese Tumorzellen in die innere Zellmasse der Empfängerblastozyste integriert: es entwickelt sich eine gesunde chimärische Maus (blau-weiß-kariert)

Makroskopisch sind die Seminome gut abgegrenzt, aber nicht eingekapselt und zeigen eine weißlich-markige Schnittfläche, die gelegentlich von Nekrosen und Blutungen durchsetzt sein kann.

Histologisch wächst das Seminom in folgenden fünf Mustern:

- *Tubuläre intraepitheliale Neoplasie* (= TIN)

Mit atypischen polymorphen, PLAP[1]-exprimierenden Keimzellen innerhalb der Tubuli.

- *Klassisches Seminom:*

Es ist durch eine ballenartige Anordnung der Tumorzellen charakterisiert, die von Bindegewebssepten umgeben sind. Die typische Seminomzelle ist groß und rundlich und weist im Zentrum einen *großen, hyperchromatischen Zellkern* mit plumpem Nukleolus auf. Ein weiteres charakteristisches Merkmal der Seminome ist die *lymphozytäre Infiltration des Stromas,* die gelegentlich bis zur Ausbildung tuberkuloider Granulome mit mehrkernigen Riesenzellen gehen kann. Diese lymphozytäre Infiltration gilt als prognostisch günstiges Zeichen (Abb. 16.**9a–c**).

- *Anaplastisches Seminom:*

In diesem Falle findet man eine *hochgradige Zell- und Kernpolymorphie* sowie zahlreiche atypische Mitosen. Meist fehlen in diesen Fällen lymphozytäre Infiltrate und granulomatöse Reaktionen. Ihr biologisches Verhalten ist besonders aggressiv.

---

[1] PLAP = plazentare alkalische Phosphatase

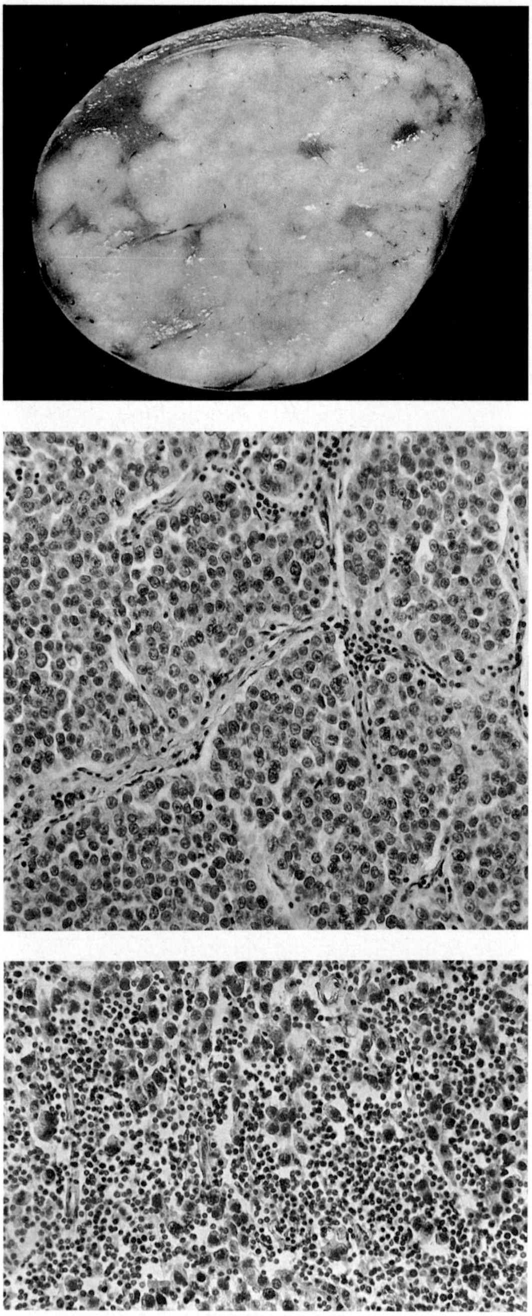

Abb. 16.**9a–c** Seminom des Hodens:
a Makroskopisch gut abgegrenzter Tumor
b Typische Seminomzellen mit großen Zellkernen und zentralen Nukleolen (HE, Vergr. 1 : 150)
c Lymphozytäre Stromainfiltration (HE, Vergr. 1 : 150)

- *Spermatozytisches Seminom* (ICD-O-9063/3): Diese Seminom-Sonderform leitet sich histogenetisch nicht von haploiden Spermatozyten, sondern von unvollständig ausgereiften Vorstufen her. Sie macht 5% aller Seminome aus und wird nie bei Patienten unter 50 Jahren beobachtet. Makroskopisch sind diese Tumoren weich und weisen eine graugelbe Schnittfläche mit gelatinösen oder zystischen Arealen auf. Histologisch besteht diese Seminom-Sonderform aus folgenden drei Zelltypen:

– *mittelgroße Zellen* mit rundem Zellkern und eosinophilem Zytoplasma,
– *kleine, lymphozytenartige Zellen,* die an Spermatozyten erinnern (Name!),
– *mehrkernige Tumorriesenzellen.*

Infiltrate und granulomatöse Reaktionen fehlen. Sie zeichnen sich durch eine deutlich bessere Prognose aus als die anderen Seminome und metastasieren praktisch nie.

- *Seminome mit trophoblastären Riesenzellen:* Diese Zellen haben eine gewisse Ähnlichkeit mit den *Synzytiotrophoblasten* und produzieren Choriongonadotropin (HCG, S. 355).

Komplikationen: Seminome setzen meist lymphogene Metastasen in die paraaortalen und parakavalen Lymphknoten, können aber gelegentlich auch hämatogen metastasieren. Lediglich das spermatozytische Seminom metastasiert praktisch nie. Histologisch können die Metastasen in einigen Fällen, dem Seminom-Progressionskonzept entsprechend, *entdifferenziertere Anteile* enthalten, die an embryonale Karzinome, Chorionkarzinome oder Teratome erinnern.

Prognose: Seminome haben im allgemeinen eine gute Prognose und sind sehr strahlensensibel. Die Therapie besteht deshalb in einer Orchiektomie und nachfolgender Bestrahlung. Die bereits erwähnte entzündliche Stromareaktion kann sowohl im Hoden als auch in den Lymphknotenmetastasen zu einer weitgehenden Zerstörung des Tumorgewebes führen, was dann als *ausgebranntes Seminom* bezeichnet wird.

Nichtseminomatöse Tumoren

Von den strahlensensiblen Seminomen sind die wenig strahlensensiblen nichtseminomatösen Keimzelltumoren abzugrenzen, die frühzeitig lymphogen metastasieren. Dazu gehören folgende Tumoren:

1. Embryonales Karzinom (ICD-O-9070/3)

Definition: Hierbei handelt es sich um einen hochmalignen Tumor, der aus primitiven, multipotenten Zellen mit epithelialem Charakter aufgebaut ist.

Er macht etwa 20% aller Hodentumoren aus und weist einen Altersgipfel in der 3. Lebensdekade auf.

Makroskopisch sind die embryonalen Karzinome meist kleiner als die Seminome und zeigen auf der Schnittfläche häufig regressive Veränderungen in Form von Nekrosen, Blutungen und Zysten.

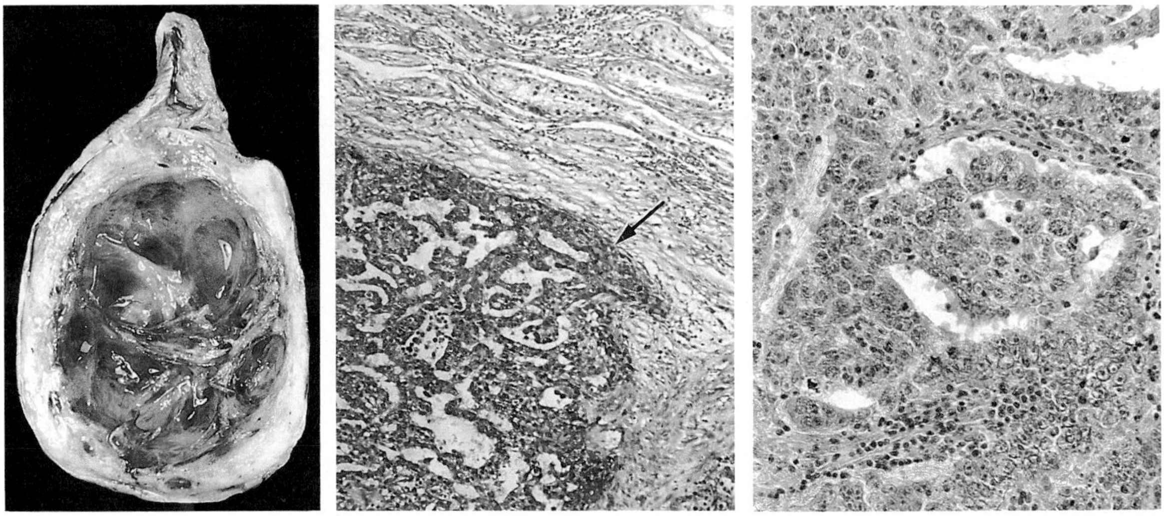

a b c

Abb. 16.**10 a–c** Embryonales Hodenkarzinom:
a Regressiv zystische Veränderungen auf der Schnittfläche
b u. **c** Drüsig papilläre Formationen des anaplastischen Epithels, in das umliegende Hodengewebe infiltrierend (Pfeil)
b PAS, Vergr. 1 : 120, **c** HE, Vergr. 1 : 350

Histologisch besteht ein buntes Bild aus tubulären, papillären Formationen, aus soliden Arealen mit Ausbildung spaltförmiger Hohlräume. Die Tumorzellen erinnern an ein anaplastisches Epithel, zeigen eine starke Kernpolymorphie sowie ein helles Zytoplasma. Die Zellgrenzen sind im Vergleich zum Seminom etwas unschärfer. Gelegentlich kommen Riesenzellen und Mitosen vor. Eine entzündliche Stromainfiltration fehlt (Abb. 16.**10 a–c**).

Prognose: Die Therapie besteht in einer Orchiektomie und retroperitonealen Lymphknotenausräumung. Die Tumoren sprechen gut auf eine kombinierte Chemotherapie an. Dennoch ist die Prognose schlecht.

2. Dottersacktumor (ICD-O-9071/3)

Definition: Es handelt sich um einen Tumor, der durch Gewebsstrukturen charakterisiert ist, die in der frühen Embryogenese auftreten und an extraembryonales Gewebe (Dottersack) erinnern (Abb. 16.**11 a** u. **b**). Der Dottersacktumor wird auch als *endodermaler Sinustumor, infantiles embryonales Karzinom* oder *Orchioblastom* bezeichnet.

Während der Tumor beim Erwachsenen selten ist, gehört er (als Orchioblastom) zu den häufigsten Hodentumoren bei Kindern unter 3 Jahren. Vereinzelt extragonadale Lokalisation (Epiphysis cerebri).

Makroskopisch ist ein Dottersacktumor gut umschrieben, weist eine gelbliche Schnittfläche, teilweise mit regressiven Veränderungen auf und liegt meist innerhalb der Tunica vaginalis testis.

Histologisch besteht der Tumor aus undifferenzierten Tumorzellen großer Variationsbreite, die von endothelialen bis zu zylindrischen Epithelformationen reicht. Diese Zellen weisen oft glomerulusähnliche Gewebsspalten auf, bilden aber auch glanduläre, papilläre oder solide Strukturen. Diese glomeruloiden Gebilde (Abb. 16.**12 a** u. **b**) werden als *Schiller-Duval-Körperchen* bezeichnet und erinnern an Dottersackstrukturen. Das netzig-ödematöse Zwischengewebe gleicht dem Dottersackmesenchym (= Magma reticulare). Im Tumorgewebe findet man intra- und extrazelluläre, hyaline PAS-positive Kugeln, die, immunhistologisch nachweisbar, α-Fetoprotein und α_1-Antitrypsin enthalten (S. 353).

Prognose: Trotz Orchiektomie und Chemotherapie ist die Prognose beim Erwachsenen schlecht, beim Kleinkind dagegen recht gut.

3. Chorionkarzinom (ICD-O-9100/3)

Definition: Es handelt sich um einen hochmalignen Tumor, der aus Zellelementen aufgebaut ist, die den Aufbau der Synzytiotrophoblasten und Zytotrophoblasten der Plazenta nachahmen.

Dieser seltene Tumor befällt Patienten in der 2. und 3. Lebensdekade und kommt vereinzelt auch extragonadal in der Mittellinie (Mediastinum, Epiphysis cerebri, Harnblase) vor.

Makroskopisch ist der grauweiß-markige Tumor in typischer Weise hämorrhagisch durchsetzt.

Histologisch sollte die Diagnose eines Choriokarzinoms nur dann gestellt werden, wenn HCG-positive Strukturen vorhanden sind, die aus Tumorzellen ähnlich den Zytotrophoblasten und Synzytiotrophoblasten aufgebaut sind. Das Vorkommen von synzy-

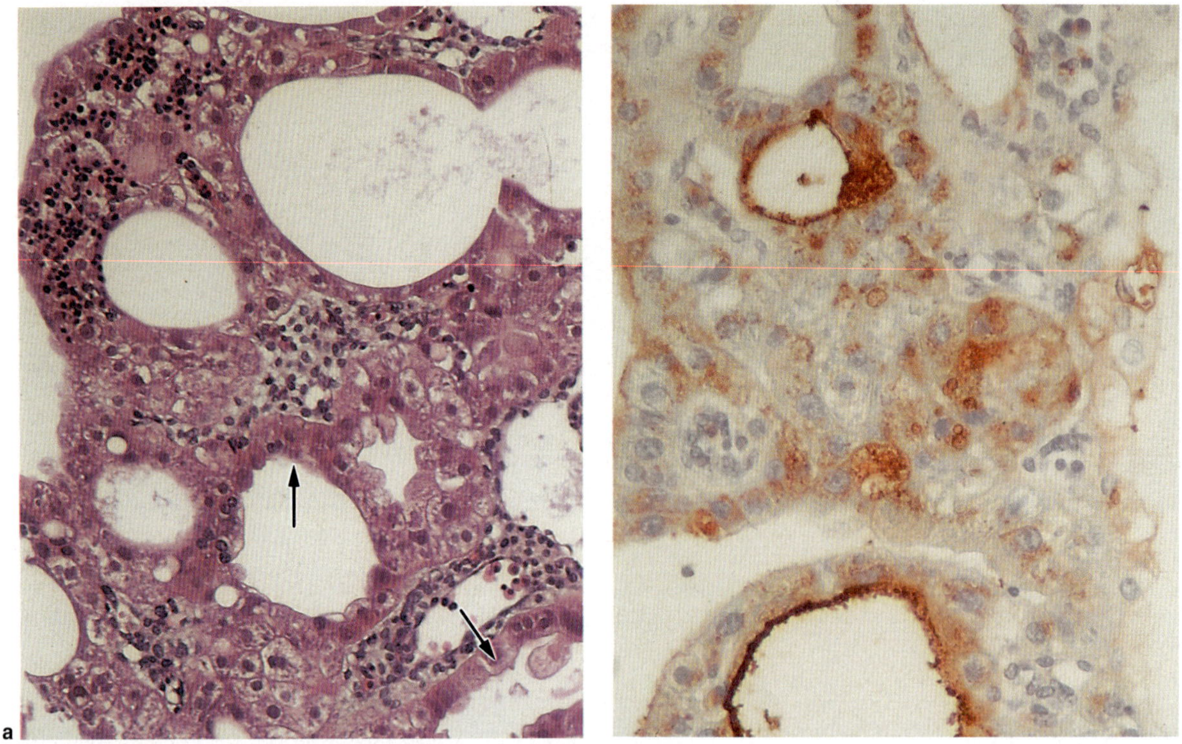

Abb. 16.**11a** u. **b** Dottersack eines normalen menschlichen Embryos (SSL 11 mm):
a Tubuläre dottersacktypische Formationen (Pfeile) (vgl. 16.**12b**) (HE, Vergr. 1:250)
b Positive immunhistochemische Reaktion (rotbraunes Reaktionsprodukt) für α-Fetoprotein (AFP, Vergr. 1:350) (Original: Böhm)

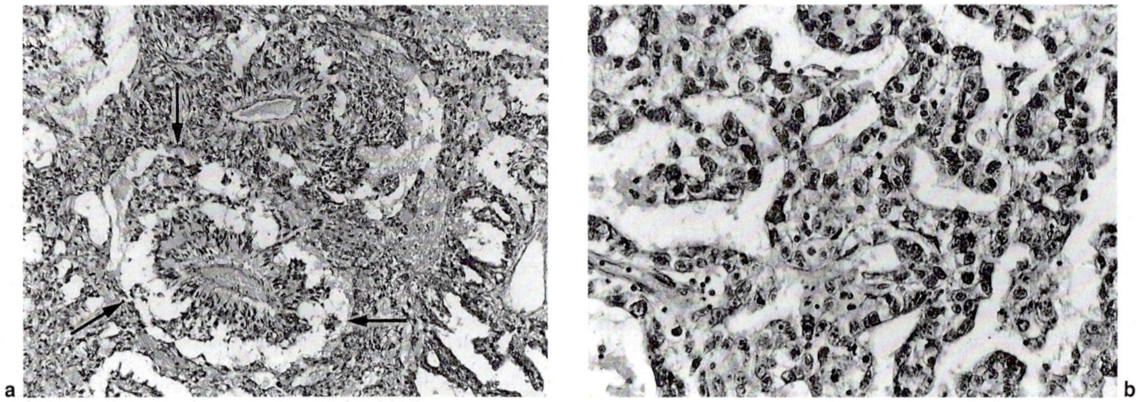

Abb. 16.**12a** u. **b** Dottersacktumor des Hodens:
a Pathognomisch (pfeilmarkiert) sind die glomeruloiden Strukturen (= Schiller-Duval-Korpuskel) mit einem zentralen kleinen Gefäß, welches innen von einem lockeren Bindegewebe, außen von einer Epithelschicht umsäumt wird (43jähriger Mann) (HE, Vergr. 1:130)
b Typisch sind auch tubulärpapilläre Formationen. Vgl. tubuläre Gebilde im normalen Dottersack in Abb. 16.**11a** (HE, Vergr. 1:350)

tialen Zellen allein reicht zur Diagnosestellung nicht aus, denn sie können auch bei anderen Keimzelltumoren auftreten. Bei den *Synzytiotrophoblasten* handelt es sich um große, mehrkernige Riesenzellen mit basophilem Zytoplasma und Bürstensaum (vgl. Abb. 15.**42a** u. **b**). Die *Zytotrophoblasten* hingegen sind mittelgroß und enthalten einen bläschenförmigen Kern; ihre Zellgrenzen sind deutlich.

Klinik: Beim Chorionkarzinom läßt sich stets eine starke *Erhöhung des HCG-Spiegels* nachweisen, dieses Hormon wird von den Synzytiotrophoblasten gebildet. α-Fetoprotein ist weder im Serum noch im Gewebe zu finden. Bei

10% der Fälle besteht eine Gynäkomastie. Der Tumor ist hochmaligne und metastasiert vor allem hämatogen. Trotz chirurgischen und chemotherapeutischen Bemühungen führt das nicht-postpartale Chorionkarzinom meist innerhalb von 9 Monaten zum Tode (vgl. aber S. 895).

4. Teratome

Definition: Das Teratom stellt einen Tumor dar, der, von totipotenten Stammzellen ausgehend, sich aus Elementen aller drei Keimblätter aufbaut, die je nach Differenzierungsgrad reif oder unreif sein können.

Diese Tumoren machen 2–9% aller Hodentumoren aus, sie kommen vor allem in den ersten 3 Lebensdekaden vor.

Makroskopie: Diese Tumoren sind meist auf der Schnittfläche gut umschrieben und können Zysten, gelatinös-muzinöse und solide Areale mit Knorpelgewebe und Nekrosen enthalten.

Histologisch muß man folgende drei Teratomformen voneinander unterscheiden:

- *Reife Teratome* (ICD-O-9080/0): Sie bestehen aus voll differenzierten Elementen wie Neuralgewebe, Muskulatur, Knorpelgewebe, Fettgewebe, Plattenepithel und Bronchialepithel, die zu einem kunterbunten Mischmasch zusammenliegen. Mitosen sind selten (Abb. 16.**13**). Im Gegensatz zu analogen Tumoren im Ovar, sind sie im Hoden extrem selten.
- *Unreife Teratome* (ICD-O-9080/3): Bei diesem malignen Tumor findet man ebenfalls Abkömmlinge der drei Keimblätter, jedoch sind die Gewebe weniger ausgereift. Für den Malignitätsgrad entscheidend ist der Gehalt an unreifem neuroektodermalem Gewebe und dessen mitotische Aktivität: große neuroektodermale Herde mit viel Mitosen = signum mali ominis!
- *Teratom mit maligner Transformation:* In diesem Fall enthält ein Teratom einen bekannten malignen Tumor wie Karzinoid oder Adenokarzinom. Dementsprechend wird das Teratom auch bezeichnet (z. B. Teratom mit Plattenepithelkarzinom).

Prognose: Reife Teratome sind bei Kindern im allgemeinen benigne. Beim erwachsenen Mann können hingegen selbst scheinbar reife Teratome metastasieren, da meist kleine, unreifere Gewebskeime am Tumoraufbau beteiligt sind. Der Tumor sollte chirurgisch angegangen werden, und nach anschließender Chemotherapie mit cis-Platin hat er eine recht gute Prognose.

Gonadale Stromatumoren

Mit dieser Nomenklatur wollte die WHO keinen Beitrag zur Hodenembryogenese leisten, sondern die Parallelität zu entsprechenden Ovarialtumoren hervorheben. Die gonadalen Stromatumoren sind größtenteils gutartig, können aber – meist bei Erwachsenen – gelegentlich auch metastasieren. Die Dignität dieser Tumoren ist oft nicht aufgrund histologischer Kriterien vorherzusagen. Mitosen, Gefäßeinbrüche und infiltratives Wachstum gelten dabei als Hinweis auf Bösartigkeit.

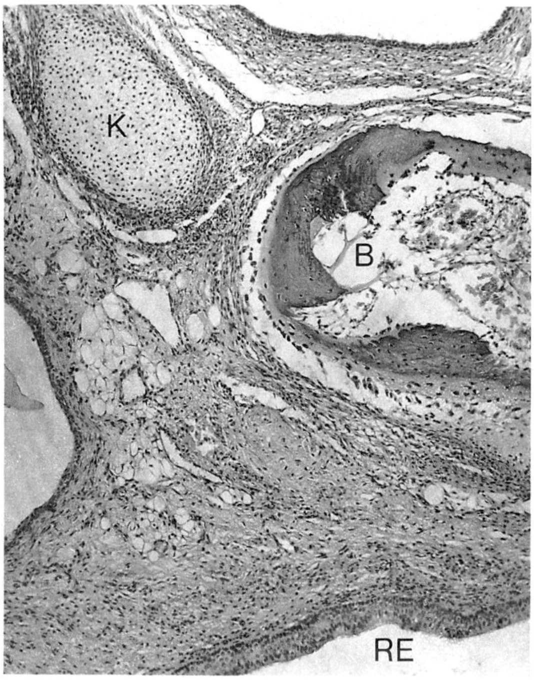

Abb. 16.**13** Reifes Teratom des Hodens mit respiratorischem Zylinderepithel (RE), Knochenbildung (B), Knorpelbildung (K) (HE, Vergr. 1 : 130)

1. Leydig-Zell-Tumor (ICD-O-8650/1)

Definition: Dies ist ein Tumor, der aus Zellen zusammengesetzt ist, die strukturell oft auch funktionell Leydig-Zellen nachahmen.

Er macht etwa 1% aller Hodentumoren aus und kommt vor allem beim Erwachsenen, aber auch beim Kind vor und befällt manchmal auch beide Hoden.

Makroskopisch sind diese Tumoren etwa 2–5 cm groß, kugelig, solide und haben eine gelbbraune Schnittfläche.

Histologisch erinnern die Tumorzellen an normale Leydig-Zellen. Sie sind polygonal. Ihr Zytoplasma ist eosinophil und enthält einen rundlichen Kern mit kleinem Nukleolus (Abb. 16.**14**). In vielen Fällen findet man (pathognomonisch!) im Zytoplasma die länglichen *Reinke-Kristalle.*

Klinik: Die meisten Leydig-Zell-Tumoren produzieren Testosteron und Östradiol. Bei Knaben vor der Pubertät führt dies zur Pubertas praecox mit Hirsutismus, Makrogenitosomie (= Vergrößerung des äußeren Genitales) und tiefer Stimme. Beim Erwachsenen überwiegt die Östrogenbildung, die sich u. a. in der Entwicklung einer Gynäkomastie äußert. Bösartige Leydig-Zell-Tumoren metastasieren oft erst viele Jahre nach der Orchiektomie in die retroperitonealen Lymphknoten.

2. Sertoli-Zell-Tumor (ICD-O-8640/1)

Definition: Es handelt sich um einen *Tumor, der aus Sertoli-Zellen-ähnlichen Elementen aufgebaut ist.*

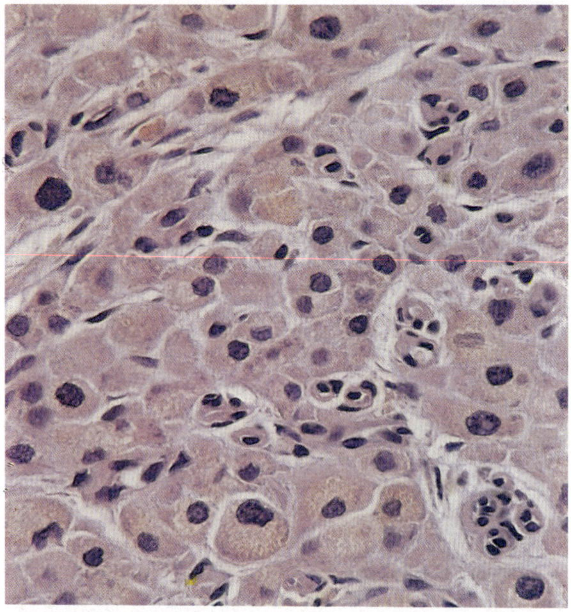

Abb. 16.**14** Leydig-Zell-Tumor: polygonale Zellen mit eosinophilen Zytoplasma (HE, Vergr. 1:120; Original: Böhm)

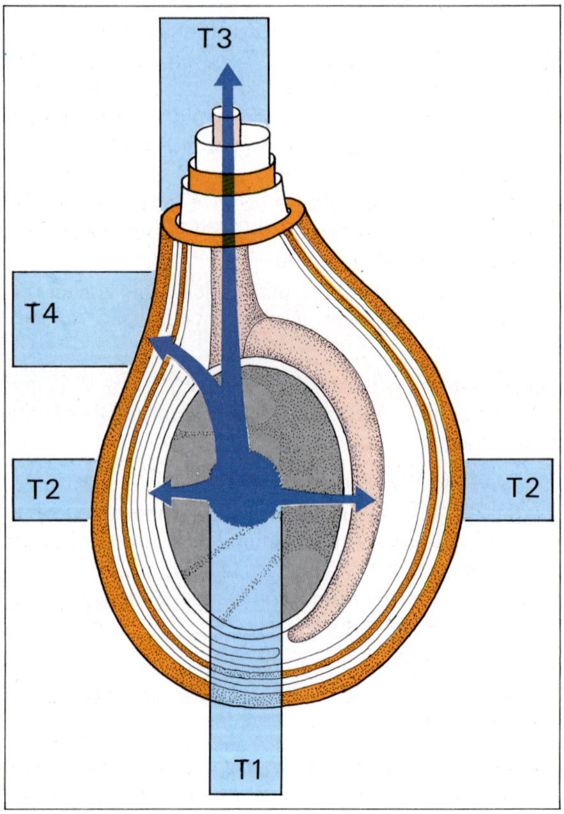

Abb. 16.**15** Stadieneinteilung der malignen Hodentumoren

Morphologie: Makroskopisch weisen diese Tumoren Durchmesser von 2–28 cm auf; sie sind kugelig derb, solide, mit gelb oder rosa Schnittfläche. Histologisch findet man einen tubulären oder einen trabekulär-soliden Aufbau. Im Tubuluslumen liegt ein hyalines, basalmembranartiges Material. Die einzelnen Tumorzellen sind zylindrisch, weisen ovaläre, gleichförmige Zellkerne in einem teilweise lipidhaltigen Zytoplasma auf.

Klinisch ist bei einem Drittel aller Tumoren ein feminisierender Effekt nachweisbar. In 10% der Fälle sind die Sertoli-Zelltumoren maligne, wachsen aber langsam.

3. Granulosazelltumor (ICD-O-8620/1)

Der Granulosazelltumor ist im Hoden eine Rarität. Er entspricht morphologisch und biologisch dem Granulosazelltumor des Ovars (S. 852).

4. Kombinationstumoren (ICD-O-9073/1)

Dysgenetische Gonaden und kryptorche Hoden neigen zu Hodentumoren, die sowohl Keimzell- als auch gonadale Stromatumoranteile enthalten.

Maligne Lymphome

Etwa 2% aller malignen Hodentumoren sind maligne Lymphome. Sie treten meist im Rahmen der Generalisierung auf, können aber manchmal auch initial im Hoden auftauchen. Für diese Hodentumoren ist die Infiltration des Interstitiums mit Aussparung der Tubuli typisch.

Metastasierung der Hodentumoren:

Die Hodentumoren metastasieren in erster Linie lymphogen in parailiakale und paraaortale Lymphknoten, später in mediastinale und sinistro-supraklavikuläre Lymphknoten und sparen die inguinalen Lymphknoten aus (Keimbahn!). Sie setzen erst spät hämatogene Metastasen in Lunge, Leber, Gehirn und Knochen. Das Chorionkarzinom setzt, den Synzytiotrophoblasten-Eigenschaften entsprechend, vorwiegend und früh hämatogene Metastasen.

Pathologische TNM-Klassifikation der Hodentumoren:

pTis intratubulärer Tumor („Seminoma in situ"),
pT1 Tumorbeschränkung auf Hoden, Rete testis,
pT2 Infiltration in Tunica albuginea oder Nebenhoden,
pT3 Samenstranginfiltration,
pT4 Skrotuminfiltration,

pN1 solitäre Lymphknotenmetastase $\leq$ 2 cm,
pN2 solitäre Lymphknotenmetastase $>$ 2 cm $\leq$ 5 cm oder multiple Metastasen $\leq$ 5 cm,
pN3 solitäre Lymphknotenmetastase $>$ 5 cm.

Literatur: S. 914.

Nebenhoden

U.-N. Riede und H. Wehner

Der Nebenhoden besteht aus einem duktulären Drainagesystem des Hodens. Dabei geht der eigentliche Nebenhodengang (Ductus epididymis) aus dem Wolff-Gang hervor. Aus Resten des Wolff-Ganges sowie aus Mesonephronresten können sich kleine Zysten mit wäßrigem Inhalt in Form sog. *Hydatiden* ableiten. Sie stellen meist harmlose **ontogenetische Läsionen** dar. Der Nebenhoden steht in enger Beziehung zum Hoden, so daß **entzündliche Läsionen** des Hodens oft auf den Nebenhoden übergreifen *(Orchidoepididymitis)*. Das Ursachenspektrum der Nebenhodenentzündung *(Epididymitis)* ändert sich mit dem Lebensalter: Beim Neugeborenen sind es die urogenitalen Fehlbildungen, beim jungen Erwachsenen die Andenken an sexuelle Abenteuer (Gonokokken-, Chlamydieninfektion), während im späteren Leben Koliinfektionen dominieren. **Neoplastische Läsionen** des Nebenhodens sind selten. Unter ihnen ist der *Adenomatoidtumor,* der sich von Mesothelien der Hodenhüllen herleitet, am häufigsten.

Entzündliche Läsionen

Epididymitis

Pathogenese: Die Ätiologie der *Epididymitis* (= Nebenhodenentzündung) ändert sich mit dem Alter des Patienten:

- Bei Neugeborenen tritt die Epididymitis meist im Rahmen urogenitaler Fehlbildungen auf.
- Bei jungen Männern hingegen wird die Epididymitis meist in Form einer Gonokokken- oder Chlamydien-Epididymitis venerisch erworben.
- Bei Männern über 35 Jahren handelt es sich schließlich meist um eine Koliepididymitis.

Grundsätzlich können Nebenhodenentzündungen kanalikulär über den Samenstrang fortgeleitet entstehen oder auf hämatogenem oder lymphogenem Wege zustande kommen oder per contingentatem über eine Orchitis entstehen (= Orchidoepididymitis).

Morphologie:

- *Akute Epididymitis:* Sie tritt als einseitige schmerzhafte Nebenhodenschwellung in Erscheinung, bei der die Nebenhodenkanälchen samt Zwischengewebe leukozytär infiltriert sind. Gelegentlich greift dieser Prozeß auf die Hodenhüllen über oder führt zur Gewebseinschmelzung mit entsprechender Abszeßbildung.

- *Chronische Epididymitis:* In diesem Fall ist der vergrößerte Nebenhoden grauweiß verfestigt, fibrosiert und weist im Interstitium ein entzündliches Infiltrat auf. Dabei können die Nebenhodenkanälchen zum Teil zerstört werden, was eine Samenabflußstörung zur Folge haben kann. Ein Drittel aller Männer mit Urogenitaltuberkulose leidet initial an einer Nebenhodentuberkulose. Sie ist meist im Schwanzbereich lokalisiert und imponiert als 1–2 cm große, verkäsende Knoten.

Neoplastische Läsionen

1. Adenomatoidtumor (ICDO-M-9054/0)

Definition: Es handelt sich um einen gutartigen, seltenen Tumor, der auf eine Mesothelwucherung zurückgeführt wird.

Er ist als häufigster Nebenhodentumor meist im unteren Pol dieses Organs lokalisiert, kann auch bei Frauen im Ovar vorkommen.

Makroskopisch imponiert der Tumor als abgekapselter graugelblicher Knoten.

Histologisch baut sich der Tumor aus drüsenschlauchähnlichen Gebilden auf, die von mesothelartigen Zellelementen ausgekleidet werden, wobei die „Drüsen"-lichtungen häufig von Zytoplasmaausläufern durchzogen werden. Im Tumorstroma erkennt man zahlreiche glatte Muskelfasern und ein unterschiedlich dichtes Lymphozyteninfiltrat (Abb. 16.**16a–c**).

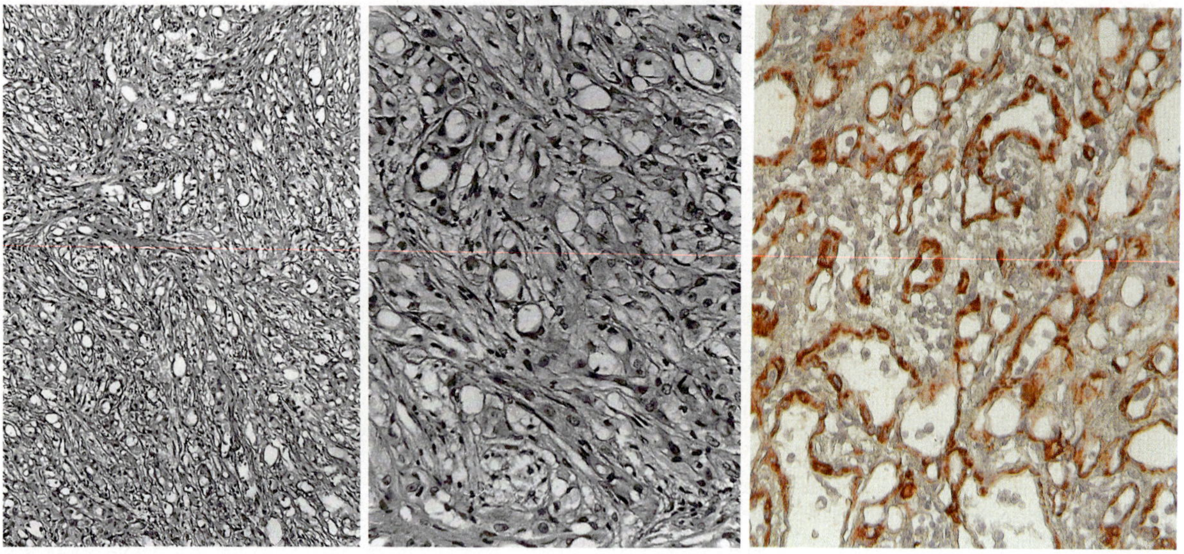

a b c

Abb. 16.**16a–c** Adenomatoidtumor des Nebenhodens mit typischen epithelausgekleideten, drüsenähnlichen Gebilden (49jähriger Mann)
a HE, Vergr. 1 : 50, **b** HE, Vergr. 1 : 150;
c Zytokeratinnachweis, Vergr. 1 : 250

2. Papilläres Zystadenom

Definition und Morphologie: Diese hellzytoplasmatischen Tumoren kommen im Nebenhoden und im Rete testis vor, sind in 50% der Fälle beidseitig vorhanden und sehr selten. Meist treten sie in Verbindung mit dem Hippel-Lindau-Syndrom auf. Sie sind vor allem gegen papilläre Nierenzellkarzinome abzugrenzen.

Literatur: S. 914.

Samenleiter und Samenblase

U.-N. Riede und H. Wehner

Entzündliche Läsionen des Samenstrangs und der Samenblase sind meist Begleiterscheinungen von Hoden-, Nebenhoden- oder Prostataerkrankungen und als solche klinisch in der Regel bedeutungslos. Selten werden diese anatomischen Strukturen in eine Allgemeinerkrankung miteinbezogen. Lediglich die Folgeerscheinungen einer *Vasektomie* (Samenstrangdurchtrennung) in Form eines Spermagranuloms hat besondere klinische Relevanz. Während **neoplastische Läsionen** des *Samenstranglipoms* gar nicht so selten sind, stellen Samenblasentumoren eine absolute Rarität dar.

Neben den gar nicht seltenen Tumoren wie Samenstranglipom (Abb. 16.**17**) oder Samenstrangleiomyom haben folgende Krankheitsbilder eine besondere Bedeutung:

Samenleiterverschluß

Pathogenese: Er ist entweder Vernarbungsfolge einer durchgemachten Entzündung oder erwünschte Folge einer Vasektomie.

Weshalb bei der zu Sterilisationszwecken vorgenommenen Samenstrangdurchtrennung (= Vasektomie) ein doppelt so hohes Risiko für eine Urolithiasis und allgemeine Krebsentwicklung besteht, wie bei der Vergleichspopulation, ist noch ungeklärt.

Spermagranulom

Pathogenese: Dabei handelt es sich um eine granulomatöse Entzündungsreaktion im Bereich des oberen Nebenhodenpols oder des Vas deferens, vor allem nach vorausgegangener Vasektomie. Ein Spermagranulom kommt dadurch zustande, daß Spermien durch Infektionen oder Trauma in das umliegende Gewebe gelangen und aufgrund ihrer säurefesten Lipidsubstanzen eine granulomatöse Entzündung auslösen. Dabei findet man zahlreiche Histiozyten, die teilweise phagozytierte Spermatozoen enthalten.

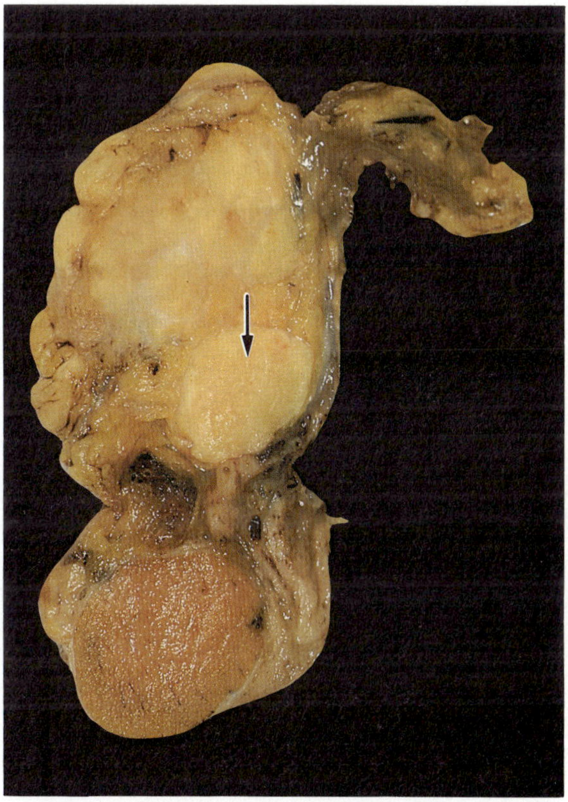

Abb. 16.**17** Samenstranglipom (gelber Knoten) mit lipogranulomatöser Umgebungsentzündung (54jähriger Mann)

Samenblase

Die Samenblasen (= Vesiculae seminales) zeigen selten eigenständige Erkrankungen. Sie sind teilweise in systemische Krankheitsprozesse, wie Amyloidose, Entzündung und Tumorkrankheit involviert.

Obschon die Samenblase und die Prostata die gleiche embryologische Herkunft haben und der gleichen hormonellen Regulation unterstehen, sind aus noch ungeklärten Gründen Prostatakrebse häufig, Samenblasentumoren aber eine absolute Rarität.

Zytologisch sind die Samenblasenepithelien wichtig, denn sie sind polyploid und somit tumorverdächtig, aber an ihrer Zytoplasmabeladung mit Lipofuszingranula identifizierbar.

Literatur

Hoden, Nebenhoden, Samenstrang und Samenblase

Berta, Ph., et al.: Genetic evidence equating SRY and the testis determining factor. Nature 348 (1990) 448

Comhaire, F. H.: Varicocele infertility: an enigma Int. J. Androl. 6 (1983) 401

Damjanov, J.: Human Yolk sac carcinoma antigens. Lab. Invest. 57 (1987) 347

Dehner, L. P.: Gonadal and extragonadal germ cell neoplasia in childhood. Human Path. 14 (1983) 493

Giovannucci, E., et al.: A long term study of mortality in men who have undergone vasectomy. New Engl. J. Med. 326 (1992) 1392

Graaf, W., et al.: Ploidy of testicular seminoma in situ. Lab. Invest. 66 (1992) 166

Grover, R. K., et al.: Testicular germ cell tumors. Cancer 56 (1985) 1251

Hedinger, Ch.: Pathologie der Hodentumoren. Pathologe 1 (1980) 179

Jäger, R. J., et al.: A human XY femal with a frame shift mutation in the candidate testis-determining gene SRY. Nature 348 (1990) 452

Javadpour, N.: Principles and Management of Testicular Cancer. Thieme, New York 1986

Johnson, S. G.: Testicular biopsy score count – A method for registration of spermatogenesis in human testes: Normal values and results in 335 hypogonadal males. Hormones 1 (1970) 2

Koopman, P., et al.: Expression of a candidate sex-determining gene during mouse testis differentiation. Nature 348 (1990) 450

Kronmal, R. A., et al.: Vasectomy and urolithiasis. Lancet 1988/II, 22

Küchemann, K.: Papillary cystadenoma of the epididymis with psammoma bodies. Beitr. Path. 153 (1974) 406

Lee, M. C., et al.: Lectin histochemistry of classic and spermatocytic seminoma. Arch. Path. Lab. Med. 109 (1985) 938

Logothetis, C.: Carcinoma in-situ of the testis. Lancet 1987/II, 977

Miettinen, M., et al.: Intermediate filament proteins in human testis and testicular germ cell tumors. Amer. J. Path. 120 (1985) 402

Mostofi, F. K., E. B. Price: Tumors of the male genital system. Atlas of Tumor Pathologie, Sec. Ser., Fasc. 8, AFIP 1973

Mostofi, F. K., L. H. Sobin: Histological Typing of Testis Tumors. WHO 16, Genf 1977

Oosterhuis, J. W., et al.: Ploidy of primary germ cell tumors of the testis. Lab. Invest. 60 (1989) 14

Pugh, R. C. B.: Pathology of the Testis. Blackwell, Oxford 1976

Rosai, J.: Ackerman's Surgical Pathology, 7th. ed. Mosby, St. Louis 1989

Salomon, F., et al.: Immune complexorchitis in infertile man. Lab. Invest. 47 (1982) 555

Schirren, C.: Praktische Andrologie. Karger, Basel 1982

Skakkebaek, N. E., C. G. Heller: Quantification of human seminiferous epithelium: I. Histological studies in twenty-one fertile men with normal chromosome complements. J. Reprod. Fert. 32 (1973) 379

Städtler, F.: Männliches Genitale. In Remmele, W.: Pathologie 3, Ein Lehr- und Nachschlagebuch. Springer, Berlin 1984 (S. 131)

Talerman, A., et al.: Spermatocytic seminoma. Lab. Invest. 51 (1984) 343

Talerman, A., L. M. Roth: Pathology of the Testis and its Adnexa. Churchill Livingstone, New York 1986

Teilum, G.: Special Tumors of Ovary and Testis. Munksgaards, Copenhagen 1976

Wurster, K.: Klassifizierung testikulärer Keimzellgeschwülste. Thieme, Stuttgart 1976

Vorsteherdrüse

Böcking, A., J. Kiehn, M. Heinzel-Wach: Combined histological grading of prostatic carcinoma. Cancer 50 (1982) 288

Böcking, A.: Diagnostic DNA-cytometry of prostatic cancer. Diagn. Oncol. 2 (1992) 90

Bookstein, R., et al.: Promotor deletion and loss of retinoblastoma gene expression in humane prostate carcinoma. Proc. nat. Acad. Sci. 87 (1990) 7762

Dhom, G., N. Wernert: Malignitätsgrad und klinisches Stadium T0–T3 beim Prostatakarzinom. Verh. dtsch. Ges. Path. 69 (1985) 478

Duncan, W.: Prostate Cancer. Recent Results in Cancer Research, Vol. 78. Springer, Berlin 1981

Epstein, J. I.: Prostate biopsy interpretation. In Silverberg, S. G.: Biopsy Interpretation Series. Raven Press, New York 1989

Helpap, B., Th. Senge, W. Vahlensieck: Prostatakarzinom. pmi Verlag, Frankfurt 1984

Helpap, B., et al.: Klassifikation, histologisches und zytologisches Grading sowie Regressionsgrading des Prostatakarzinoms. Pathologe 6 (1985) 3

Helpap, B.: Pathologie der ableitenden Harnwege und der Prostata, Springer, Berlin 1989

Jacobi, G. H., R. F. Hohenfellner: Prostate Cancer. Williams & Wilkins, Baltimore 1981

Kastendieck, H.: Prostatic carcinoma. Aspects of pathology, prognosis and therapy. J. Cancer Res. Clin. Oncol. 96 (1980) 131

Mostofi, F. K., et al.: Histological typing of prostate tumors. WHO Monogr. Ser. Nr. 22, Geneva 1980

Tannenbaum, M.: Urologic Pathology: The Prostate. Lea & Febiger, Philadelphia 1977

Thompson, T. C.: Growth factors and oncogenes in prostate cancer. Cancer Cells II (1990) 345

Tribukait, B.: Nuclear deoxyribonucleic acid determination in patient with prostatic carcinomas. Eur. Urol. 23 (1993) 64

Vorsteherdrüse

A. Böcking und U.-N. Riede

Die kastaniengroße Vorsteherdrüse (= Prostata) eines gesunden Erwachsenen mündet in die Urethra und umschließt sie am Harnblasengrund. **Entzündliche Läsionen** der Prostata in Form der Prostatitis treten vor allem bei sexuell aktiven Männern auf, wobei das Erregerspektrum demjenigen der Vaginalflora gleicht. Daneben können Prostataentzündungen auch auf iatrogene Manipulationen *(Katheterismus)* oder auf einen Sekretstau mit Steinbildung *(Prostatolithiasis)* zurückgehen. Funktionell und entwicklungsgeschichtlich besteht die Prostata aus einer mehr zentral-kranialen und einer mehr peripher-kaudalen Zone. Die Innenzone leitet sich als Derivat des periurethralen Drüsengebietes aus dem Wolff-Gang, die Außenzone aus dem Sinus urogenitalis her. Von der Innenzone gehen die klinisch wichtigen **tumorartigen Läsionen** in Form der Prostatahyperplasie aus. Sie schnürt die Harnröhre ab und behindert das Urinieren. Die Prostatahyperplasie beruht auf dem Unvermögen des alternden Prostatastromas, überschüssiges Dihydrotestosteron unwirksam zu machen, so daß es über ortsständige Wachstumsfaktoren letztlich selbst seine knotige Wucherung einleitet. **Neoplastische Läsionen** in Form des *Prostatakarzinoms* gehen meist von der Außenzone aus und behindern folglich die Miktion erst im fortgeschrittenen Tumorstadium. Sie sind mit zytogenetischen Defekten assoziiert und können sich dem Patienten gegenüber je nach Differenzierungsgrad wie „Haustier-" oder wie „Raubtier-Krebse" verhalten.

Fehlbildungen kommen nur selten im Zusammenhang mit Harnblasenfehlentwicklungen vor.

Entzündliche Läsionen

Allgemeine Pathogenese: Die durch Mikroorganismen hervorgerufene Prostatitis kommt gehäuft bei sexuell aktiven Männern vor. Das Erregerspektrum ähnelt dem der vaginalen Keimflora. Bei den Erregern handelt es sich meist um grampositive Bakterien wie Staphylococcus epidermidis *(„Akne der Prostata");* seltener sind Gonokokken, Trichomonaden, Tuberkelbakterien, Pilze, Mykoplasmen oder Viren.

Der Infektionsweg ist meist retrograd kanalikulär von der Fossa navicularis des Penis aus. Oft geschieht die Keimeinschleppung auch infolge Katheterisierung der Harnblase oder nach anderen instrumentellen Eingriffen in die Urethra. Außerdem kann eine Prostatitis auch durch Sekretstau mit konsekutiver Konkrementbildung hervorgerufen werden. Die Prostatitis beschränkt sich meist herdförmig auf die periphere Organzone und nahe dem Colliculus seminalis. Morphologisch lassen sich folgende klinisch relevante Prostatitisformen abgrenzen:

1. Akute eitrige Prostatitis

Pathogenese: Diese Entzündungsform kann sich auf die ganze Prostata ausbreiten und über eine Gewebseinschmelzung (Abb. 16.**18a** u. **b**) auch zum Prostataabszeß führen, der gelegentlich in Urethra, Rektum oder Harnblase durchbricht. Die akute eitrige Prostatitis kann mit einer akuten Harnverhaltung einhergehen. Die histologische oder zytologische Untersuchung von Prostatabiopsien vermag zur Diagnose und damit zur kausalen Therapie der Prostatitis beizutragen. Bei der eitrigen Entzündung besteht allerdings die Gefahr, daß durch die Nadelbiopsie die Keime verschleppt und septische Zustandsbilder ausgelöst werden (S. 230).

2. Chronisch-unspezifische Prostatitis

Pathogenese: Ein Sekretstau in der Prostata führt häufig zur Bildung kleinster, lamellär geschichteter Körperchen in den Drüsenlichtungen (= Corpora amylacea), die, solange sie klein sind, keinen Krankheitswert haben. Sowie sie jedoch mehrere Millimeter groß werden und verkalken, lösen sie eine chronische Prostataentzündung aus. Solche Prostatasteine (Prostatolithiasis) sind braunschwarz, sie erwecken auf der Gewebeschnittfläche das Bild der *„Schnupftabaksprostata"*.

3. Prostatitis gonorrhoica

Pathogenese: Früher galt die Gonorrhoe als häufigste Ursache der akuten Prostatitis, heute ist die

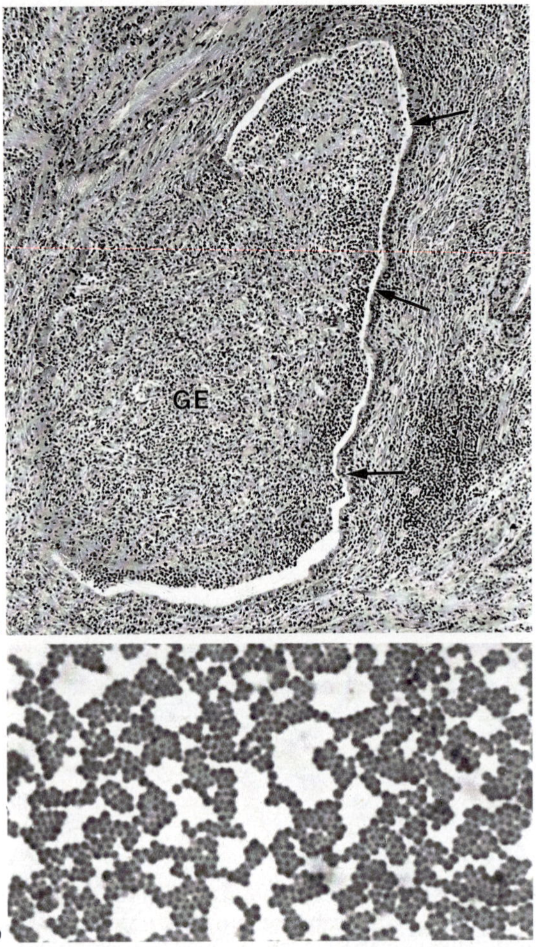

a

b

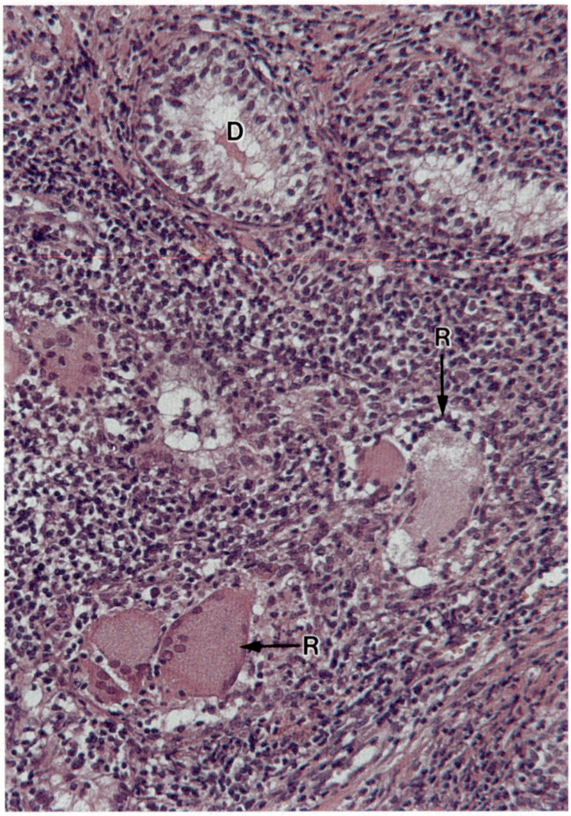

Abb. 16.**19** Granulomatöse Prostatitis mit dichtem entzündlichen Infiltrat und zahlreichen mehrkernigen Riesenzellen (R); D = Drüsen (HE, Vergr. 1 : 150)

Abb. 16.**18a** u. **b** Akute eitrige Prostatitis (73jähriger Mann):
a Mit Zerstörung des Drüsenepithels (Pfeilmarkierung); GE = Eitriges Exsudat im Drüsenlumen (HE, Vergr. 1 : 50)
b Bei Infektion mit Staphylococcus epidermis nach mehrmaliger Katheterisierung (Gram, Vergr. 1 : 1200)

gonorrhoische Prostatitis selten. Nach einer Inkubationszeit von 2–4 Tagen entsteht eine schmerzhafte, eitrige Urethritis, von der aus die Infektion mit Neisseria gonorrhoeae auf Prostata, Nebenhoden und Samenleiter übergreifen kann. Die Entzündung kann abszedieren und chronisch werden. Die Diagnose erfolgt durch Bakteriennachweis im Ausstrich von Prostatasekret nach Gram-Färbung und durch anaerobe Kultur (Abb. 5.**73**, S. 265).

4. Prostatitis granulomatosa

Pathogenese: Sie entsteht ohne Erreger, als allergische oder Autoaggressionserkrankung, möglicherweise infolge von ins Interstitium ausgetretenem Sekret (z. B. iatrogen durch palpatorische Prostatamassage). Sie ist charakterisiert durch eine granulomatöse Entzündung mit Destruktion von Drüsenepithelien, mehrkernigen Riesenzellen, eosinophilen Granulozyten, Histiozyten (Schaumzellen) und Fibroblasten (Abb. 16.**19**). Palpatorisch ist die granulomatöse Prostatitis oft kaum vom Prostatakarzinom zu unterscheiden. Beide Diagnosen kann daher nur der Pathologe stellen.

5. Prostatitis tuberculosa

Pathogenese: Diese Entzündungsform ist meist Folge einer Tuberkulose des oberen Harntraktes, so daß Tuberkelbakterien wegen der kanalikulären Bakterieneinschleppung nicht nur im Prostatasekret, sondern auch im Urin nachweisbar sind. Konfluierte tuberkulöse Käseherde können in die Umgebung durchbrechen (S. 827).

Tumorartige Läsionen

Prostatahyperplasie (ICD-O-7244.0)

Definition: Bei der gutartigen, nodulären Prostatahyperplasie (= Adenomyomatose) handelt es sich um eine mit knotigem Umbau einhergehende Vergrößerung der Drüse bei hormoneller Dysbalance im Alter.

Die Inzidenz der Prostatahyerplasie nimmt mit dem Alter so stark zu, daß alle über 70jährigen betroffen sind, wovon aber nur die Hälfte behandlungsbedürftig ist.

Pathogenese: Da die Erkrankung außer beim Menschen nur beim Hund auftritt, werden für die Ätiologie Domestifikationsfaktoren wie Alter, Ernährung oder Umwelteinflüsse vermutet. Eine enge Verknüpfung der Geschlechtshormon-Dysbalance und der Prostatahyperplasie ergibt sich auch aus der Beobachtung, daß sich bei präpubertalen Kastraten keine, bei kryptorchen, leberzirrhotischen oder sexuell extrem aktiven Männern selten eine Prostatahyperplasie entwickelt. Die derzeitigen Kenntnisse über die Pathogenese der Prostatahyperplasie lassen sich folgendermaßen zusammenfassen:

- Das Prostatagewebe ist reich an Wachstumsfaktoren, vor allem der FGF-, TGF- und EGF-Familie, deren Expression (S. 310 und 347) mit Wachstums- und Differenzierungsvorgängen in Verbindung steht. Diese Polypeptid-Wachstumsfaktoren unterliegen dem Einfluß von Androgenen und steuern offenbar die Expression der Protoonkogene c-ras, c-myc und c-erbB-2, was eine fördernde oder drosselnde Wirkung auf die Proliferation und Differenzierung des Prostatagewebes hat. An diesem Prozeß nimmt auch das Prostatastroma teil, indem es auf die Differenzierung und Morphogenese des Drüsenepithels (vermutlich über Matrix gebundene Wachstumsfaktoren) einwirkt.

- Die Prostatahyperplasie beruht kausalpathogenetisch auf einer *Testosteron-Östrogen-Dysbalance* infolge einer Hormonverwertungsstörung in der Prostata. Dabei kommt es aus noch unbekannter Ursache zu einer Aktivitätszunahme der 5α-Reduktase im Prostatastroma und danach wiederum zur unphysiologischen Anhäufung des androgenen Wirkungsvermittlers Dihydrotestosteron und seines Metaboliten Androstendiols sowie 17-β-Östradiol.

- Beide führen synergistisch über die Expression von entsprechenden Wachstumsregulatoren (s. oben) zur *Stromaproliferation mit Aktivierung der glatten Muskelzellen* (vgl. Arteriosklerose, S. 437).

- Formalpathogenetisch ist die Prostatahyperplasie charakterisiert durch eine *quantitativ unterschiedlich ausgeprägte primäre Stromavermehrung.*

Morphologie: Makroskopisch sieht man graugelbe Gewebsknoten mit siebförmig durchlöcherter Schnittfläche, von der ein milchiges Sekret abfließt. Die Proliferation betrifft vor allem die kranial-zentrale Zone der Prostata, wodurch der peripher-kaudale Teil kapselförmig komprimiert wird (= *„chirurgische Kapsel“*). Dies wiederum führt frühzeitig zur Kompression der Urethra und zur Harnabflußstörung. Häufig bildet sich median am Harnröhreneingang ein in die Harnblase ragender hyperplastischer Knoten (*Home-Mittellappen,* Abb. 16.**20a** u. **b**). Das hyperplastische Prostatagewebe ist knotenförmig angeordnet, was einen Sekretrückstau mit retentionszystischem Drüsenumbau zur Folge hat. In manchen dieser Knoten kann die Proliferation glatter Muskelzellen in Form myomartiger Wucherungen überwiegen. Obschon die sekretorische Aktivität der neugebildeten Drüsen vermindert ist, gleichen die hyperplastischen den präexistenten Drüsen. Durch den Wachstumsdruck des wuchernden Prostatagewebes werden gelegentlich die Gefäße so komprimiert, daß es in etwa 20% der Fälle zu ischämischen Nekrosen kommt (= *Prostatainfarkte*). Sie werden oft von Plattenepithelmetaplasien der Drüsenepithelien umsäumt.

Komplikationen: Die Erschwerung des Harnabflusses durch die knotig vergrößerte Prostata führt zu einer kompensatorischen Hypertrophie der Harnblasenmuskulatur in Form einer sog. *Balkenharnblase* mit Pseudodivertikeln (Abb. 16.**21**). Hinzu kommen rezidivierende Infektionen

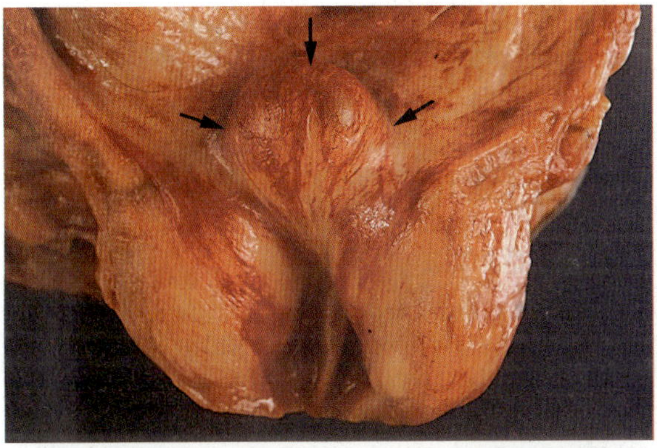
a

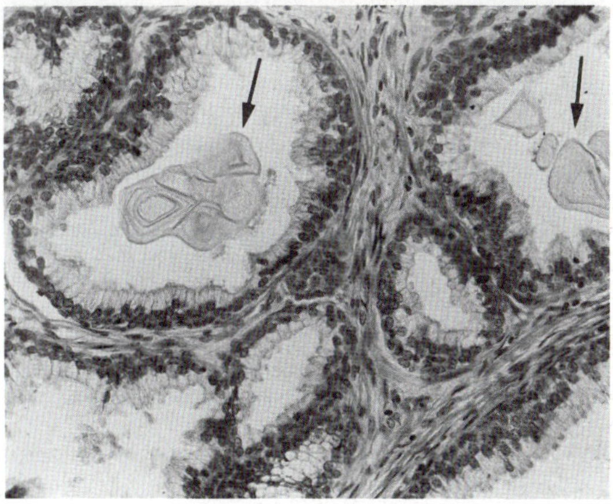
b

Abb. 16.**20a** u. **b** Noduläre Prostatahyperplasie:
a Mit hyperplastischem Mittellappen (Pfeile)
b Histologisch aus hyperplastischen Prostatadrüsen bestehend, die von glattmuskulären Zellen umgeben werden. Pfeile: Konkremente (Vergr. 1 : 150)

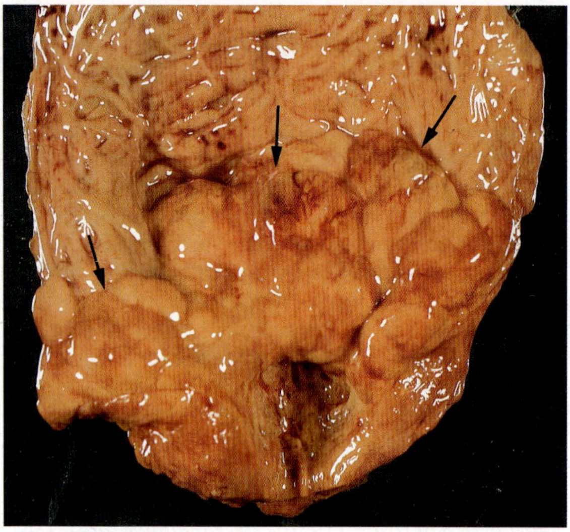

Abb. 16.**21** Prostatakarzinom (Pfeile) mit Infiltration des Harnblasenbodens und der Samenblasen nach vorgängiger Prostataresektion. Beachte die retentionsbedingte Balkenharnblase im oberen Harnblasenabschnitt

der Harnblase, Ureteren und Nieren mit u. U. lebensbedrohlicher Urosepsis oder Urämie wegen Hydronephrose und Schrumpfnieren. Bei Prostatainfarkten: häufig akutes Harnverhalten und Makrohämaturie.

Neoplastische Läsionen

Prostatakarzinom

Definition: Das Prostatakarzinom ist ein Tumor, der meist von den Epithelien der peripheren Drüsenanteile ausgeht und eine sehr unterschiedliche Malignität aufweisen kann.

Das Prostatakarzinom ist meist ein Leiden der etwa 70jährigen. Beim seltenen „multiplen primär-malignen Neoplasiesyndrom" tritt es gehäuft in Kombination mit Harnblasen-, Kolonkarzinomen und malignen Lymphomen auf. In einem unausgewählten Obduktionsgut beträgt der Anteil der an einem Prostatakarzinom verstorbenen Krebstoten etwa 3,5%. Die Inzidenz des Prostatakarzinoms zeigt starke geographische und rassische Unterschiede. Sie ist besonders niedrig bei Angehörigen der gelben Rassen und besonders hoch bei den in den USA lebenden Schwarzen. Die Letalität des Prostatakarzinoms beträgt ca. 50%.

Je nachdem, ob das Prostatakarzinom klinisch auf sich aufmerksam gemacht hat oder nicht, unterscheidet man folgende Formen:

- *PIN* (= *prostatische intraepitheliale Neoplasie*). Diese Präkanzerose ist histologisch durch eine mehrschichtige, z. T. papilläre, intraduktale Proliferation aus dysplastischen Epithelien (Zellpolymorphie, Nukleolenprominenz) gekennzeichnet. Die Basalmembran ist vollständig, die hochmolekulares Zytokeratin exprimierende Basalzellschicht z. T. noch intakt.

- *Latente Prostatakarzinome:* Diese Prostatakarzinome sind klinisch noch nicht manifest, symptomlos und werden nur anläßlich einer Autopsie entdeckt. Ihre Häufigkeit ist mit ca. 40% der über 50jährigen und 50% der über 80jährigen Männer erschreckend hoch. Histologisch meist hoch-differenzierte, niedrig-maligne Tumoren.

- *Inzidentelle Prostatakarzinome*
Dies sind Karzinome, die zufällig histologisch entdeckt werden, so in etwa 15% der wegen benigner Prostatahyperplasie durchgeführten transurethralen Resektionen (pT1-Tumoren). Histologisch zumeist hoch-differenzierte, niedrig-maligne Tumoren.

- *Okkultes Prostatakarzinom*
Tumor, der anhand histologischer Untersuchungen an Metastasen als Prostatakarzinom identifiziert worden ist, ohne daß in der Prostata der Primärtumor selbst gefunden werden konnte (Abb. 16.**23**).

Pathogenese: Neben fettreicher Ernährung und hormonellen Faktoren (Eunuchen entwickeln keine Prostatakarzinome) spielen genetische Faktoren eine zentrale Rolle. Seine Heritabilität ist größer als beim Mammakarzinom, und Verwandte von Mammakarzinompatientinnen haben ein größeres Prostatakarzinomrisiko. Das Prostatakarzinom scheint von den basalen Epithelien der tubuloalveolären Drüsen auszugehen.

Molekularpathologisch spielen bei der Prostatakarzinogenese folgende Faktoren zusammen: a) Überexpression des Proliferationsfaktors c-myc; b) Überexpression des für den Epithelwachstumsfaktor-Rezeptor kodierenden c-erbB-2, welches durch Androgene aufreguliert wird; c) Allelverluste auf den Chromosomen 1p, 8p, 10q und 16q mit Beschädigung von Tumorsuppressor- und Differenzierungsgenen; d) Überexpression des Apoptose-Suppressorgens bcl-2; e) Allelverlust eines Antimetastasierungsgens auf Chromosom 11p11.2–13 mit permissiver Wirkung auf Invasivität und Metastasierung; f) Veränderungen der Zytoskelettproteine mit Sekretionsstörung (z. B. saure Prostataphosphatase).

Morphologie: Das Prostatakarzinom nimmt in 95% der Fälle seinen Ausgang von der äußeren Hälfte des Organs. Alle vier Quadranten sind etwa gleich häufig befallen. Der Tumor entsteht meist multizentrisch. Die Ausbreitung erfolgt zunächst intraprostatisch in der äußeren und mittleren Organzone (pT2). Der periurethrale, innere Drüsenbereich wird erst gegen Ende der intraprostatischen Ausbreitung infiltriert. Erst in diesem fortgeschrittenen Stadium kommt es deshalb zur Harnwegsobstruktion. Dieses Symptom ist somit für eine Frühdiagnose untauglich. Zu einer Invasion der Kapsel kann es dagegen schon in einem frühen Stadium des Tumors kommen, was prognostisch irrelevant ist. Erst spät erfolgt eine Kapselpenetration. Dies bedeutet eine Verschlechterung der Prognose. Schließlich werden die Samenblasen und der Harnblasenboden infiltriert (pT3) (Abb. 16.**21**). Das Tumorgewebe ist meist markiggelblich und homogener als das umgebende mikrozystisch durchsetzte Prostatarestgewebe (mit altersentsprechender knotiger Hyperplasie).

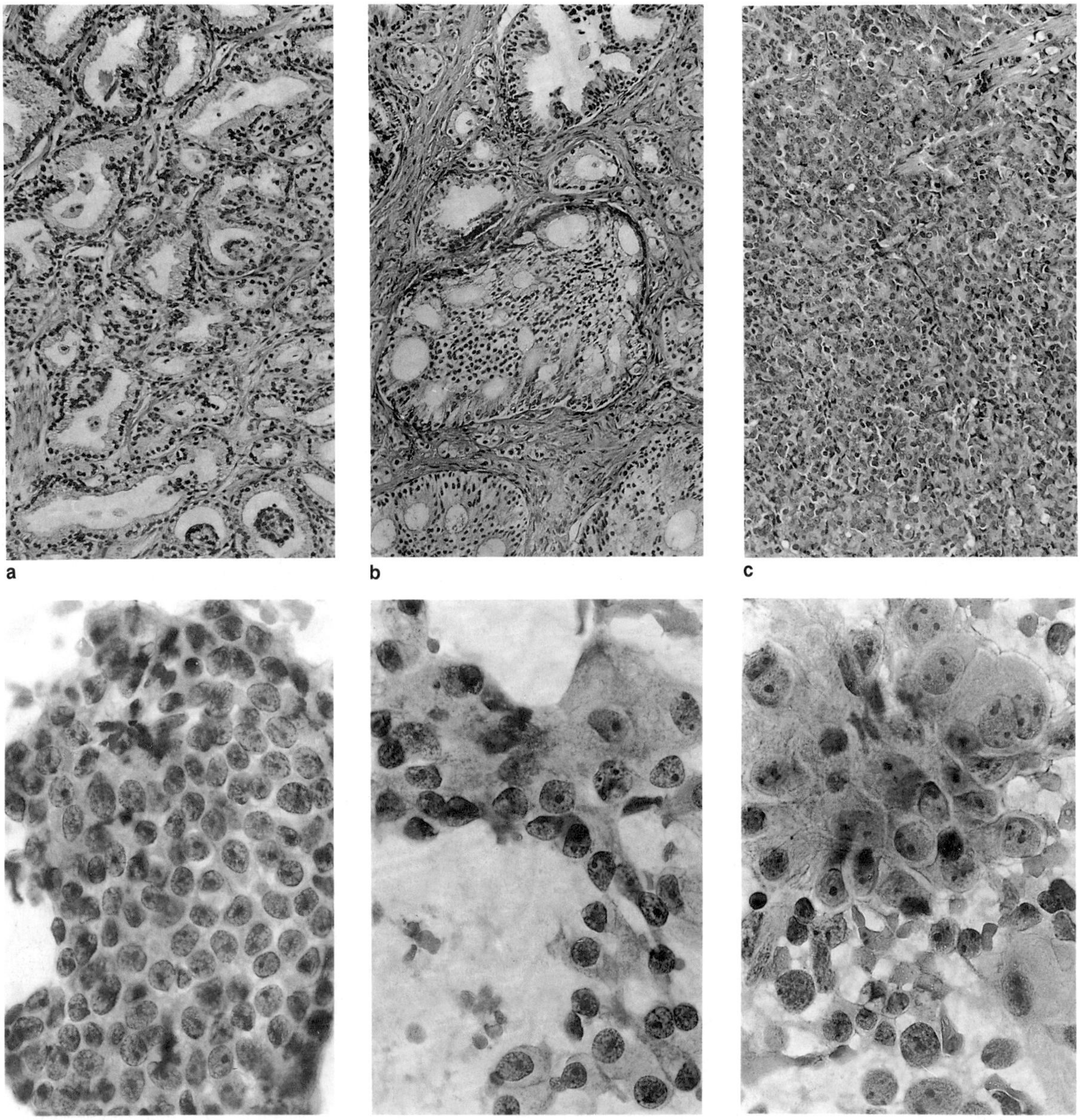

a b c d e f

Abb. 16.**22a–f** Mehrstufige Malignitätsgraduierung des Prostatakarzinoms:
a Histologisch Grad 1: hoch- und wenig-differenziertes Adenokarzinom mit geringer Kernanaplasie, **b** Grad 2: wenig-differenziertes und kribriformes (Drüsen-in-Drüsen-Muster) Adenokarzinom mit mittlerer Kernaplasie, **c** Grad 3–4: solides, undifferenziertes Adenokarzinom mit starker Kernanaplasie (**a–c:** HE, Vergr. 1 : 120)
d Zytologisch Grad 1; **e** zytologisch Grad 2, **f** zytologisch Grad 3–4 (**d–e:** Papanicolaou-Färbung, Vergr. 1 : 1000)

Histologisch handelt es sich in 97% aller Prostatakrebse um Adenokarzinome. Diese bilden verschiedene Wachstumsmuster und kommen entweder in Form eines hoch-, wenig-differenzierten glandulären, kribriformen oder soliden Karzinoms vor. Dabei haben die hoch-differenzierten glandulären eine niedrige, die soliden Prostatakarzinome eine hohe Malignität. Bei den meisten Prostatakarzinomen findet man mehrere dieser Wachstumsmuster nebeneinander (= *pluriforme Karzinome*). Sowohl am histologischen Schnitt als auch am zytologischen Ausstrichpräparat ist eine dreistufige Malignitätsgradierung möglich (Abb. 16.**22a–f**). Der Tumor wird immer nach dem am wenigsten differenzierten Anteil benannt. Patienten mit einem reinen Grad-1-Prostatakarzinom (*„Haustierkrebs“*) haben eine gegenüber Gesunden kaum verminderte Überlebenszeit und weisen fast nie Metastasen auf. Fast alle Patienten, die an einem Prostatakarzinom verstorben sind, weisen dagegen ein Grad-2- oder -3-Karzinom auf *(„Raubtierkrebs“).*

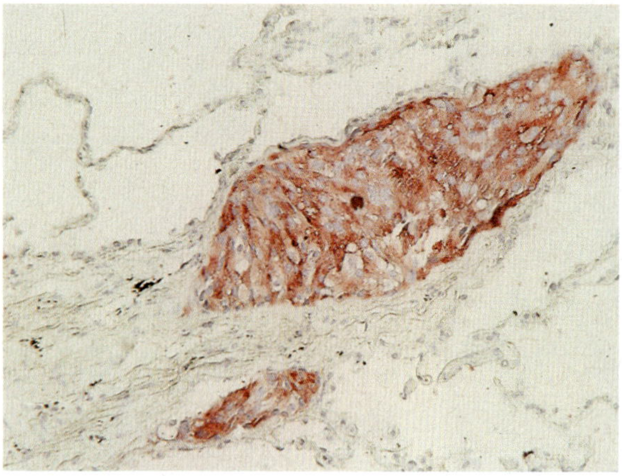

Abb. 16.**23** Lungenmetastase eines Prostatakarzinoms mit (bräunlicher) positiver Reaktion der prostataspezifischen sauren Phosphatase (Immunhistochemie, Vergr. 1 : 200)

Sonderformen:
Histologische Sonderformen des Prostatakarzinoms sind: endometrioides Karzinom, Transitionalzell-, Plattenepithel- und adenoid-zystisches Karzinom.

Diagnostik:
Patienten mit PIN-Läsionen müssen engmaschig klinisch-palpatorisch und serologisch (PSA) untersucht werden.

Serologie: Die Treffsicherheit der histologischen und zytologischen Diagnostik des Prostatakarzinoms ist sich nahezu ebenbürtig. Die Prostatakarzinomzelle sezerniert wie die gesunde Drüsenzelle eine spezifische *saure Phosphatase* (PAP = saure Prostataphosphatase), die aber, statt in ein Drüsenlumen, ungerichtet ins Interstitium und Serum gelangt. Daher ist die Aktivität dieses Enzyms im Serum von Prostatapatienten erhöht (Abb. 16.**23**). Ein empfindlicher Marker des Prostatakarzinoms ist das prostataspezifische Antigen (= PSA).

DNS-Zytophotometrie: Die Bestimmung des DNS-Gehaltes der Tumorzellen mittels Einzelzell- oder Durchflußzytophotometrie erlaubt eine objektivere Beurteilung der malignen Potenz des Prostatakarzinoms als die zytologische und histologische Untersuchung. Prostatakarzinome mit diploiden DNS-Stammlinien entwickeln nur selten (4%) Metastasen und zeigen ein geringes Progressionsrisiko (10%). Sie sind einer Hormontherapie zugänglich, wobei eine Androgen-Deprivationstherapie offenbar über die Auslösung eines Zellsuizids (Apoptose) vor allem zur Abschilferung der intraduktalen Epithelwucherungen führt. Schließlich verkürzen diese Karzinome die Lebenserwartung ihrer Träger nicht signifikant.

Metastasierung: Das Prostatakarzinom metastasiert zunächst in die regionären Beckenlymphknoten, später in die juxtaregionären Lymphknoten.

Die Häufigkeit eines Lymphknotenbefalls ist abhängig vom Ausmaß des Tumorbefalls der Prostata (T1-Tumor bis 25%, T2-Tumor bis 35% und T3-Tumor bis zu 75%) sowie vom Differenzierungsgrad des Tumors. Anläßlich der Obduktion werden in etwa 50% der Fälle *Lymphknotenmetastasen* und in 40% *osteoplastische Skelettmetastasen* mit Bevorzugung der unteren Wirbelsäule, des Kreuzbeines und des Beckens gefunden. Hämatogene Fernmetastasen in Leber und Lunge (Abb. 16.**23**) sind seltener.

Pathologische TNM-Klassifikation der Prostatatumoren:

pT1 Klinisch inapparenter Tumor (weder tast-, noch sichtbar):
- **pT1a** Zufallsbefund in ≤ 5% des Biopsiegutes (= inzidentelles Prostatakarzinom),
- **pT1b** Zufallsbefund in > 5% des Biopsiegutes (= inzidentelles Prostatakarzinom),
- **pT1c** nadelbioptische Diagnose wegen PSA-Erhöhung.

pT2 Palpabler Tumor innerhalb Prostata:
- **pT2a** Tumor ≤ eine Lobushälfte,
- **pT2b** Tumor > eine Lobushälfte,
- **pT2c** Tumor in beiden Lobi.

pT3 Tumor-Kapseldurchbruch:
- **pT3a** unilateral extrakapsulär,
- **pT3b** bilateral extrakapsulär,
- **pT3c** Samenblaseninfiltration.

pT4 Fixierter Tumor/Infiltration in andere Nachbarstrukturen als Samenblase:
- **pT4a** Infiltration in Blasenhals/Sphincter externus/ Rektum,
- **pT4b** Infiltration in Levatormuskel/fixiert an Bekenwand.

pN1 Solitäre Lymphknotenmetastase ≤ 2 cm,
pN2 solitäre Lymphknotenmetastase > 2 cm ≤ 5 cm oder multiple Metastasen ≤ 5 cm,
pN3 solitäre Lymphknotenmetastase > 5 cm.

pM1a Fernmetastase in nicht-regionale Lymphknoten,
pM1b Knochenmetastasen,
pM1c andere Lokalisationen.

Therapie: Für die Therapie des Prostatakarzinoms gibt es für das Frühstadium (T1-, T2-Karzinom) allgemein anerkannte Richtlinien: Eine Heilung ist möglich durch die radikale Prostatektomie und die Strahlentherapie. Bei älteren Patienten mit Prostatakarzinom Grad 1 im Frühstadium ist eine abwartende Haltung zu erwägen. Beim fortgeschrittenen und metastasierenden Prostatakarzinom gibt es zur Zeit noch keine allgemein anerkannten Richtlinien. Folgende Therapieformen finden Anwendung:

- *hormonell* bzw. kontrasexuell: Orchidektomie; LH-RH-Analoga, Antiandrogene,
- *sekundär:* Zytostatika, z. B. Estramustinphosphat oder reine Zytostatika.

Tumorregression: 6 Monate nach der Hormontherapie, 12 bis 18 Monate nach Bestrahlungstherapie muß die Tumorregression beurteilt werden. Dabei unterscheidet man folgende Regressionsgrade eines Prostatakarzinoms:

Grad 1: Noch große Tumorausbreitung, nur fokale regressive Tumorvakuolisierung und Kernpyknose.
Grad 2: Noch große Tumorausbreitung mit großen Regressionsherden.
Grad 3: Nur noch winzige Tumorzellen nachweisbar.
Grad 4: Keine Tumorzellen mehr nachweisbar.

Literatur: S. 914.

Äußeres Genitale

U.-N. Riede und H. Wehner

Das äußere Genitale des Mannes stammt vom Sinus urogenitalis, den Geschlechtshöckern, -wülsten und -falten ab. Letztere umgeben die Urogenitalrinne. Wird sie durch eine fehlerhafte Verschmelzung der Genitalfalten unvollständig verschlossen, so resultieren als **ontogenetische Läsionen** *Harnröhrenspalten* (Hypo-, Epispadie). **Entzündliche Läsionen** betreffen entweder den epidermalen Überzug des Penis, der ähnliche Reaktionsmuster aufweist wie die übrige äußere Haut, oder die gefäßreichen Schwellkörper *(Kavernitis)*. Letztere können zu **zirkulatorischen Läsionen** in Form einer Schwellkörperthrombose führen, was sich klinisch in einer Dauererektion (Priapismus) äußert. Entzündliche Läsionen leiten offenbar auch die Entstehung von **tumorartigen Läsionen** ein. So führen offenbar Mikrotraumata oder eine „alterative" Entzündung zur Fibromatose des Penisschaftes und Infektionen mit Papillomviren zu spitzen Kondylomen. Daneben können entzündliche Läsionen auch **präkanzeröse Läsionen** nach sich ziehen, die entweder als weißliche (Leukoplakie) oder rötliche (Erythroplakie) Gewebs-„platten" auffallen. Unter den **neoplastischen Läsionen** des äußeren männlichen Genitales dominieren das *Peniskarzinom,* welches mit soziohygienischen Faktoren, und das *Skrotumkarzinom,* welches mit beruflichen Schadstoffen assoziiert ist.

Ontogenetische Läsionen

Das äußere Genitale stammt vom Sinus urogenitalis, den Geschlechtshöckern und Geschlechtswülsten ab und beginnt dort, wo der Urnierengang und die Müller-Gänge einmünden. Beim männlichen Keimling wächst der Geschlechtshöcker stark in die Länge und richtet sich auf. Er wird zum Penis. Die ihn umfassenden Geschlechtswülste vereinigen sich miteinander und bilden das Skrotum (im Gegensatz zum weiblichen Keimling, wo sie die großen Labien bilden). Die freien Ränder der Geschlechtsfalten verwachsen zentral miteinander in der Mittellinie und bilden die Harnsamenröhre (im Gegensatz zum weiblichen Keimling, wo sie die kleinen Labien bilden).

Bleibt die ventrale Geschlechtsfaltenverwachsung aus, so ergibt sich daraus eine *untere Harnröhrenspalte,* betrifft dies jedoch den dorsalen Bereich der Geschlechtsfalten, so resultiert eine *ventrale Harnröhrenspalte.*

1. Hypospadie

Definition: Sie entspricht einer *unteren Harnröhrenspalte* und betrifft meistens das männliche Geschlecht.

Sie gehört mit einer Inzidenz von 1:1000 zu den häufigsten Fehlbildungen des äußeren Genitales. Die Hypospadie tritt sporadisch auf, kann aber auch dominant vereblich sein oder im Rahmen von Chromosomenanomalien und/oder Intersexualität auftreten (S. 900).

Morphologie: Pathologisch-anatomisch ist jede Hypospadieform gekennzeichnet durch eine dystope Harnröhrenmündung und eine urethralwärts gerichtete Penisverkrümmung. Diese dystope Harnröhrenmündung kann entweder im Bereich der Glans penis, Penisschaft, Skrotum oder Perineum gelegen sein und führt dementsprechend zu einer Störung der Miktion und Kohabitation.

2. Epispadie

Definition: Damit wird die *ventrale Harnröhrenspalte* bezeichnet. Sie ist wesentlich seltener als die Hypospadie und betrifft meist das männliche Geschlecht. Bei schwerwiegenden Epispadieformen ist auch der Blasenschließmuskel in Form einer Blasenspalte mit betroffen.

3. Phimose

Definition: Man versteht darunter eine Vorhautenge und das Unvermögen, die Peniseichel durch Zurückstreifen des Präputiums zu entblößen.

Pathogenese: Eine Phimose kann entweder eine kongenitale Anomalie sein oder auf einer entzündlichen Vernarbung beruhen. In jedem Falle kommt es zu einer Smegmaretention unter dem Präputium, was im einfachsten Falle eine Entzündung der Vorhaut *(= Posthitis)* und Entzündung der Eichel *(= Balanitis)* zur Folge hat. In einigen Fällen (meist nach dem 50. Lebensjahr) ist eine Phimose auch das Resultat eines Lichen sclerosus et atrophicus (S. 887) im Bereich der Glans penis und der Vorhaut, was auch als *Balanoposthitis xerotica obliterans* bezeichnet wird und gelegentlich in ein Plattenepithelkarzinom übergehen kann. Eine akute Komplikation der Phimose ist die *Paraphimose* (= spanischer Kragen).

a
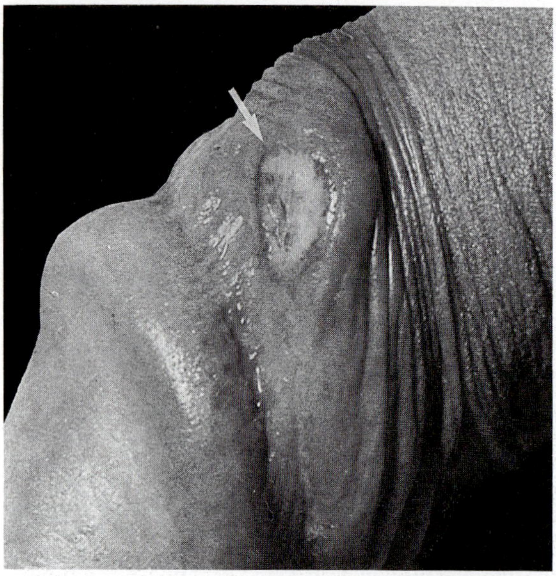

b
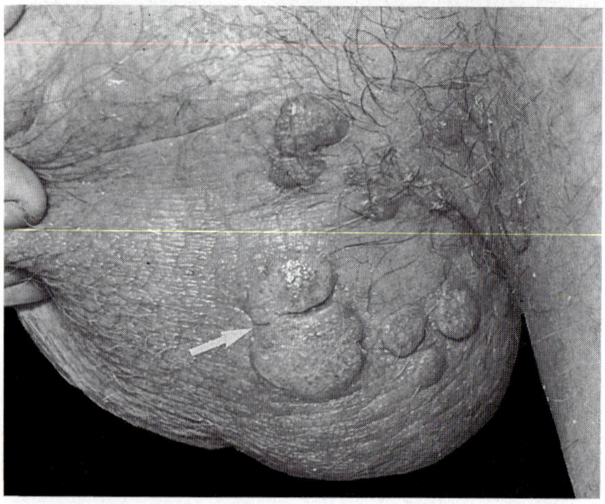

Abb. 16.**24a** u. **b** Genitale Luesmanifestationen:
a Luischer Primäraffekt des Penis mit Ulcus durum (Pfeil) (Original: Schuppli)
b Condylomata lata im Skrotalbereich (Pfeil) (Original: Hagedorn)

Sie entsteht dadurch, daß die zurückgestreifte Vorhaut dicht hinter der Eichel einschnürt. Dies kann ohne chirurgische Intervention eine Gangrän der betroffenen Weichteile zur Folge haben.

Zirkulatorische Läsionen

Priapismus

Definition und Pathogenese: Als Priapismus wird eine Dauererektion des Penis bezeichnet, die auf einer (entzündlich ausgelösten) Thrombose oder auf einer Venostase infolge AML-induzierter Blasten-Leukostase des Schwellkörpers beruht und außerordentlich schmerzhaft ist.

Entzündliche Läsionen

Die Entzündungen des Penis betreffen entweder die Haut mit analogen entzündlichen Erkrankungen wie an der übrigen Haut (S. 930) oder die Gefäßwände der Schwellkörper (Kavernitis). Die klinisch wichtigsten Entzündungsformen des Penis sind die Balanoposthitis und die Lues (vgl. S. 269).

1. Balanoposthitis xerotica obliterans

Siehe Lichen sclerosus, S. 887.

2. Fournier-Gangrän

Definition und Pathogenese: Dies ist eine subkutane gangräneszierende Entzündung der äußeren Genitalien (Abb. 4.**10b**), die bei vorher gesunden jüngeren Patienten abrupt beginnt. Sie ist entweder a) idiopathisch oder b) sekundär im Anschluß an Urethralstrikturen mit Urinextravasation oder an eine Chemotherapie bei hämatologischen Neoplasien.

3. Syphilis

Definition und Pathogenese: S. 269.

Luischer Primäraffekt: Der genitale Primäraffekt der Lues manifestiert sich beim Mann im Bereich der Corona glandis penis, Penisschaft und Skrotum in Form eines rundlichen, scharf abgegrenzten und derben Infiltrates, das überall dort, wo Gelegenheit zur Mazeration besteht, ulzeriert (= *Ulcus durum,* Abb. 16.**24a**).

Luische Sekundärläsion: Im Sekundärstadium der Lues können auch beim Mann an solchen Körperstellen, wo die Haut infolge Faltenbildung einer besonders starken Reibung und Mazeration ausgesetzt ist (anogenitale Region), papillomatöse Epidermiswucherungen entstehen, die zusammen mit dem Granulationsgewebe breitbasige warzenartige Strukturen (= *Condyloma latum*) bilden (Abb. 16.**24b**).

Luische Tertiärläsionen: Im Tertiärstadium der Lues machen sich granulomatöse ulzeröse Gewebeveränderungen bemerkbar, die selten im Bereich des äußeren männlichen Genitales als luische Granulome (= *Gumma,* S. 884) auftreten.

Tumorartige Läsionen

1. Penile Fibromatose (ICD-O-7610.0)

Definition: Bei dieser Peniserkrankung handelt es sich um eine Fibromatose des dorsalen Penisschaftes mit Verkrümmung und schmerzhafter Erektion, sie wird auch Induratio penis plastica (= Morbus Peyronie) genannt.

Diese Erkrankung trifft Männer im mittleren Lebensalter und begleitet gelegentlich andere Fibromatosen wie den Morbus Dupuytren (S. 1156).

Pathogenese: Die genaue Ätiologie ist unbekannt (Mikrotraumen des Penisschaftes?). Histologisch findet man in der Initialphase oft ein perivaskuläres Lymphozyteninfiltrat, das später durch eine Proliferation eines faserreichen und sklerosierenden Bindegewebes abgelöst wird, welches seinerseits die Corpora cavernosa veröden kann.

Condyloma acuminatum (ICD-O-7672.0)

Definition und Pathogenese: S. 874.

Morphologie: Sie treten meist in der Mehrzahl auf, liegen an der Kranzfurche, vorwiegend am Präputiumrand, und imponieren als warzenförmige Gebilde.

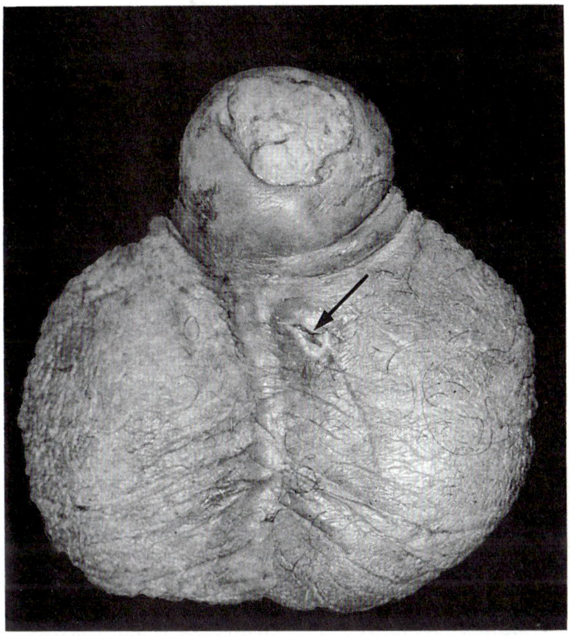

Abb. 16.**25** Peniskarzinom: Die Glans penis ist vollständig vom Tumor zerstört. Tumordurchbruch ins Skrotum (Pfeil)

Präkanzeröse Läsionen

Leukoplakie (ICD-O-7283.0)

Definition und Morphologie: Es handelt sich um eine hyperkeratotische Epithelverbreiterung der Vorhaut, Kranzfurche und Eichelpartie, die als weißfleckige Veränderung imponiert. Sie ist in der Regel die Folge eines chronischen Entzündungsreizes und entspricht histologisch den Leukoplakien im Oral- und Vulvabereich (S. 663).

Erythroplasie Queyrat (ICD-O-8083/2)

Definition: Damit wird eine Standortvariante des Morbus Bowen bezeichnet. Sie ist als Carcinoma in situ eines Plattenepithelkarzinoms eine obligate Präkanzerose (S. 938).

Neoplastische Läsionen

1. Peniskarzinom

Definition: Diese wichtigste maligne Geschwulst des männlichen Genitales entwickelt sich meist an der Eichel, weniger häufig an der Vorhaut oder im Balanopräputialsulcus und tritt in der Regel im höheren Alter auf.

Pathogenese: Jedes Peniskarzinom hat seine eigene „Geschichte“; meist ist dem Patienten eine chronisch-rezidivierende Balanoposthitis im Rahmen einer Phimose lange Zeit bekannt gewesen. Für eine derartige Reiztheorie spricht das seltene Vorkommen von Peniskarzinomen bei Völkern mit ritueller Vorhautbeschneidung. In Lateinamerika macht es bis zu 10% aller Karzinome aus; etwa die Hälfte dieser Fälle sind mit Papillomviren (HPV-Typ 16) assoziiert (S. 360).

Morphologisch liegt vielfach ein hoch-differenziertes Plattenepithelkarzinom vor, das meist blumenkohlartig exophytisch (Abb. 16.**25**), selten endophytisch ulzerierend und vereinzelt als verruköses Karzinom wächst und je nach Wuchsform ein unterschiedliches Invasionsverhalten an den Tag legt:

Wuchsformen des penilen Plattenepithelkarzinoms:

- *Superfiziell-spreitendes Karzinom:* Ein biphasisches Karzinom mit flachen, zentrifugal wachsenden Carcinoma in situ-Anteilen (Leukoplakie) und einer vertikal in die Tiefe, oberflächlich ulzerierenden Komponente. Vorkommen an mehr als einer Prädilektionsstelle.

- *Vertikal-endophytisches Karzinom:* Ein hochmalignes, rasch wachsendes Karzinom mit knotig-ulzerierendem Wachstum und Einbruch ins Corpus cavernosum/spongiosum. Lymphknotenmetastasen meist bereits bei Diagnosestellung.

- *Verruköses Karzinom:* Ein hochdifferenziertes, niedrigmalignes, langsam exophytisch wachsendes Karzinom, welches zwar lokal destruktiv wächst, aber selten metastasiert. Es kann solitär oder multizentrisch sein.

- *Multizentrisches Karzinom:* Multizentrisch entstehendes und gewachsenes Karzinom in allen drei Prädilektionsstellen. Vermutlich ist das ganze Penis-Plattenepithel im Sinne einer „Feldkanzerierung" lädiert.

Die Peniskrebskrankheit verläuft stadienweise:

Verlauf: Zunächst ist die Tumorinvasion auf die Eichel und Vorhaut beschränkt und greift erst später auf den Penisschaft und die Schwellkörper über. Für das Peniskarzinom typisch ist seine frühzeitige und doppelseitige Metastasierung in die Leistenlymphknoten, die nach außen durchbrechen können. Daraus kommt es zu Fernmetastasen. Die erste Lymphknotenstation, welche die ersten Tumorzellen gleichsam als Vorhut abfängt, ist die Gruppe der Nodi lymphatici inguinales superolaterales.

Prognostisch ist das Peniskarzinom trotz Amputation und Röntgenbestrahlung ernst.

Pathologische TNM-Klassifikation der Penistumoren:

pTis Carcinoma in situ,
pTa nichtinvasives verruköses Karzinom,
pT1 Tumorinfiltrat in Subepithelialgewebe,
pT2 Tumorinfiltrat in Corpus spongiosum und cavernosum,
pT3 Tumorinfiltrat in Urethra oder Prostata,
pT4 Tumorinfiltrat in Nachbarstrukturen.

2. Skrotalhautkarzinom

Pathogenese: Das Plattenepithelkarzinom der Skrotalhaut wurde bereits Ende des 18. Jahrhunderts in England bei Schornsteinfegerbuben beschrieben, die sich durch die Rußschächte zwängen mußten (= Schornsteinfegerkrebs); ein trauriges Beispiel einer chemischen Karzinogenese durch Kohlenwasserstoffe (S. 358).

Daneben sind auch Paraffin-, Teer-Arbeiter sowie auch Baumwollspinner und Metallarbeiter (Mineralölkontakt) für Skrotalhautkarzinome prädisponidert. Das Karzinom entsteht dabei nie in der intakten Haut, sondern entwickelt sich immer auf dem Boden einer chronischen Entzündung der Haut und ihrer Anhangsgebilde.

Warum manifestiert sich bei entsprechender Exposition der Krebs ausgerechnet im Bereich der Skrotalhaut? Dies liegt zum einen daran, daß die Skrotalhaut gerunzelt ist und somit gegenüber der Oberschenkel- oder Inguinalhaut eine wesentliche größere Oberfläche für die Absorption kanzerogener Stoffe hat; zum anderen weist die Skrotalhaut je nach Lipidlöslichkeit des Karzinogens eine 10- bis 40mal größere Permeabilität als die umgebende Oberschenkel- und Bauchhaut auf.

Literatur

Bahlmann, C. M., et al.: Fourniers gangren. Brit. J. Urol. 55 (1983) 85
Bredt, W.: Diagnostik der infektiösen nicht-gonorrhoischen Urethritis. Dtsch. med. Wschr. 106 (1981) 909
Brühl, P.: Das Peniskarzinom. Dtsch. Ärztebl. 76 (1978) 1129
Fraley, E. E., et al.: Cancer of the penis. Cancer 55 (1985) 1618
McDonald, M. W.: Carcinoma of the scrotum. Urology 19 (1982) 269
Merrin, C. E.: Cancer of the penis. Cancer 45 (1980) 1973
Wild, R. M. et al.: Dermal graft repair of Peyronie's disease. J. Urol. 121 (1979) 47

Die Krankheiten des gastropulmonalen Systems sind Reaktionsmuster der Entodermabkömmlinge, während diejenigen des kardiovaskulären und urogenitalen Systems mesodermale Reaktionsmuster repräsentieren. Die folgenden Kapitel wenden sich den Ektodermderivaten zu. Durch sie nimmt der Organismus Kontakt mit der Umwelt auf und reagiert auf sie. Dies gilt besonders für das Hautorgan mit einer Oberfläche von nahezu 2 m^2. Mit ihr grenzt sich der Organismus von der Umwelt ab und setzt sich gegen deren Angriffe zur Wehr. Das Hautorgan steht somit im besonderen Maße im Dienste der Individualitätswahrung. Aus diesem Grunde spielen sich an ihm auch viele entzündliche und neoplastische Prozesse ab, die durch exogene Noxen ausgelöst werden: *„Epidermodermales System"*.

17 Epidermodermales System

U.-N. Riede, Ch. Wittekind und W. Sterry

Hautorgan

U.-N. Riede und W. Sterry

Die Haut entwickelt sich aus dem Ektoderm (Epidermis, Melanozytensystem) und dem Mesoderm (Korium). Das epidermale Plattenepithel ist wegen seines keratinhaltigen Zytoskeletts, wegen seiner Haftorganellen (Desmosomen) und wegen seiner Fähigkeit, sich in kernlose Hornzellen umzuwandeln *(Orthokeratose)*, gegenüber physikalisch-chemischen Einwirkungen recht widerstandsfähig. Eine Reihe von Noxen löst eine überstürzte Keratinozytenverhornung aus, so daß Hornzellen kernhaltig werden *(Parakeratose)*. Sie sind ein wichtiges Merkmal schuppender Hauterkrankungen. Andere Noxen wiederum greifen die epidermalen Haftorganellen an, so daß die mechanische Hautfestigkeit verloren geht. Dadurch entstehen Bläschen, nach deren Aufplatzen Hautdefekte übrig bleiben.

Die Epidermis wird durch Diffusion über die im Korium gelegenen Blutgefäße ernährt. Dieses Gefäßnetz stellt eine terminale Strombahn entlang der Körperoberfläche dar. Es liegt in der Nähe zahlreicher sensibler Nervenendigungen, die auch für den Juckreiz *(Pruritus)* zuständig sind. Demzufolge kontaktiert die Epidermis über eine riesige epidermale Oberfläche die Außenwelt. Gleichzeitig verfügt die Epidermis über ein dichtes Antigenmeldesystem, welches aus Langerhans-Zellen (= interdigitierende Retikulumzellen) und dermal assoziierten T-Lymphozyten besteht (Abb. 17.**1**). Damit wird verständlich, daß am Hautorgan zahlreiche entzündliche Noxen angreifen können. Sie werden von morphologisch faßbaren Reaktionsmustern beantwortet, die man als *Effloreszenzen* bezeichnet. Diese Effloreszenzen bilden ein Alphabet, mit dem sich jeweils die Diagnose einer bestimmten Krankheit buchstabieren läßt. Im folgenden werden einige entzündliche Läsionen besprochen, die eine Gruppe gleichartiger Hauterkrankungen repräsentieren.

Die **neoplastischen Läsionen** der Haut können von den Epidermiszellen, den Melanozyten und den dermalen Immunzellen sowie vom korialen Bindegewebe und den Hautanhangsgebilden ausgehen. Dabei ist bemerkenswert, daß es unter den Epidermistumoren keine gutartigen Tumoren, sondern nur (meist) viral induzierte **tumorartige Läsionen** und Karzinome gibt. Diesen neoplastischen Epidermisläsionen können **präkanzeröse Läsionen** vorausgehen, die meist auf einer UV-bedingten DNS-Schädigung beruhen. Dies sollte eigentlich durch das Melanozytensystem verhindert werden. Je nach Melanintyp, familiärer Belastung und UV-Exposition können die Melanozyten aber auch selbst zum Ausgangspunkt neoplastischer Läsionen werden. Schließlich können im Hautorgan auch Tumoren entstehen, die sich von Zellen des Immunsystems oder der epidermalen Umgebung herleiten.

Effloreszenzen

Alle Veränderungen an der Haut müssen als Voraussetzung für die Diagnosestellung einer objektiven Befunderhebung unterzogen werden. Hierfür stehen eine Reihe von definierten Begriffen zur Verfügung, die prototypische Hautveränderungen, die Effloreszenzen, beschreiben. In der *Effloreszenzenlehre* wird auf die Definition dieser Begriffe und ihre Anwendung eingegangen (Abb. 17.**2a–j**). Prinzipiell lassen sich zwei Gruppen von Effloreszenzen unterscheiden:

- *Primäreffloreszenzen* treten auf unveränderter Haut auf und besitzen daher eine große diagnostische Bedeutung;
- *Sekundäreffloreszenzen* entwickeln sich auf bereits bestehenden Hautveränderungen.

Nichterhabene Primäreffloreszenzen

Makula

Definition: Makeln (Makula, Fleck) sind umschriebene Hautareale, deren Farbe von der normalen Haut des betreffenden Individuums abweicht.

Pathogenese: Umschriebene Farbänderungen des Hautorgans ohne weitere Veränderungen können durch eine Vielzahl pathogenetischer Mechanismen verursacht sein. Man unterscheidet:

- *Rötung (Erythem):* Am häufigsten durchscheinendes Hämoglobin, seltener exogene rote Pigmente (z. B. Henna). Das Hämoglobin kann intravasal in Erythrozyten liegen und läßt sich dann bei der Untersuchung mit dem Glasspatel (Diaskopie) wegdrücken. Hämoglobin in extravasalen Erythrozyten, wie es beispielsweise bei Hämorrha-

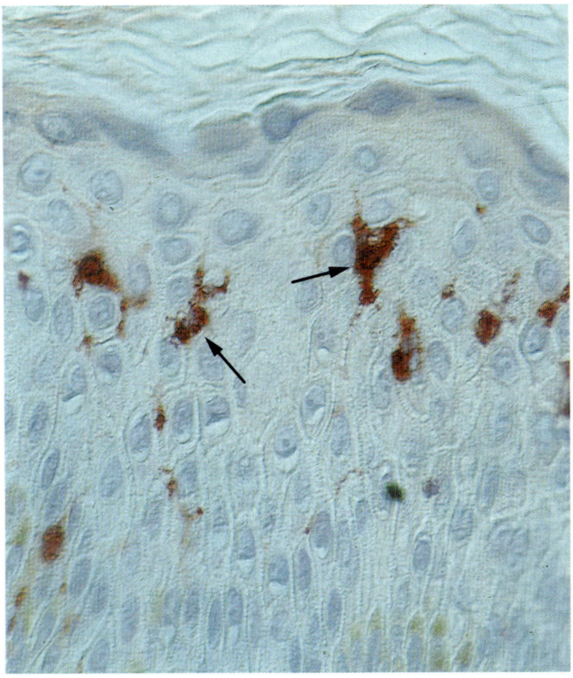

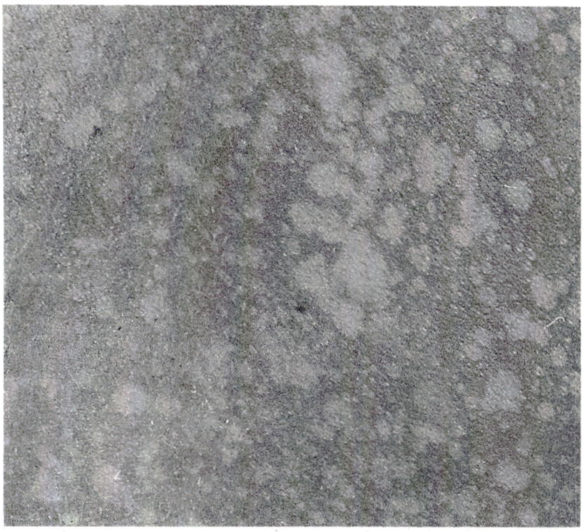

Abb. 17.**3** Makula: Depigmentierte Flecken bei Pityriasis versicolor (S. 125) infolge umschriebener Melanozytentoxizität der Pityrosporumpilze (Original: Schuppli)

◀ Abb. 17.**1** Langerhans-Zellen in der Haut als Antigenpräsentatoren (Immunhistochemie, S-100-Antigen, Vergr. 1 : 250)

gien in der Haut vorkommt, verschwindet dagegen unter Glasspateldruck nicht.

- *Braunfärbung* (Abb. 17.**3**): Die wichtigsten Pigmente der Haut sind das braune oder braunschwarze Eumelanin und das rotbraune Phäomelanin (S. 125). Bei entzündlichen Veränderungen im oberen Korium können die Keratinozyten ihre Melaningranula auch zur Tiefe hin abgeben, wo sie in Makrophagen (hier: Melanophagen) langfristig gespeichert werden.

Ebenfalls einen bräunlichen Farbton besitzt Hämosiderin als Abbauprodukt des Hämoglobins (S. 117).

- *Blaufärbung:* Tiefer im Korium gelegene Pigmente wir-

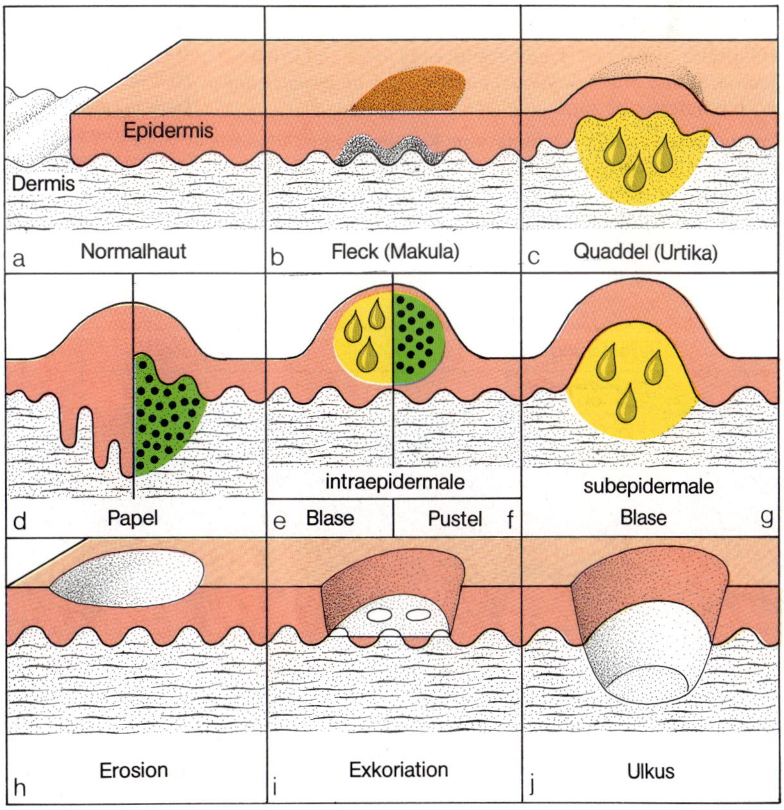

Abb. 17.**2a–j** Hauteffloreszenzen als dermatologische Elementarbegriffe:
a–c Nichterhabene oder flüchtig-erhabene Effloreszenzen
d–g Erhabene, resistente Effloreszenzen
h–j Effloreszenzen infolge von Hautdefekten
(gelb = Ödem, grün = Eiter[zellen], braun = Pigment)

ken blau; neben Melanin, z. B. im Mongolenfleck (einer makulären Variante des blauen Nävus) seien noch exogene Pigmente (z. B. Schmucktätowierungen) erwähnt, die ebenfalls meist einen blauen Farbton ergeben (S. 115).

- *Weißfärbung:* Eine Weißfärbung der Haut entsteht in der Regel durch Melaninverlust oder fehlende Melaninbildung, selten durch fokale Hautkapillarhypoplasie: Naevus anaemicus.
- *Gelb- oder Grünverfärbung:* Am häufigsten durch Abbauprodukte des Hämoglobins bedingt (S. 118).

Erhabene Primäreffloreszenzen

Ohne makroskopische Flüssigkeitsansammlung

Papel

Definition: Die Papel (= Knötchen) ist eine erhabene Hautveränderung mit einem Duchmesser von weniger als 5 mm.

Pathogenese: Eine Papel kann durch Volumenzunahme der Epidermis (z. B. Warze), der Dermis (z. B. Dermatofibrom) oder beider entstehen. Papeln sind jedoch nicht immer durch eine Proliferation von ortsständigem Gewebe bedingt, sondern können beispielsweise auch durch Ein- oder Ablagerungen (z. B. Amyloidose) oder sogar durch eine Reduktion des dermalen Bindegewebes mit hernienartiger Vorwölbung der verbliebenen Haut durch den Druck des darunterliegenden subkutanen Fettgewebes (z. B. dehiszente Narbe oder Anetodermie [= Schlaffhaut infolge lokalen Elastikaverlustes in der Kutis]) entstehen.

Nodus

Definition: Erhabene Hautveränderung ohne makroskopisch sichtbare Flüssigkeitsansammlung, die mehr als 5 mm im Durchmesser beträgt.

Pathogenese: Die Entstehung von Knoten kommt durch dieselben Mechanismen zustande, wie sie für die Papel angegeben wurden. Knoten sind in der Regel solitär (Abb. 17.**4**), während Papeln bei einer Reihe von Krankheitsbildern auch generalisiert auftreten können.

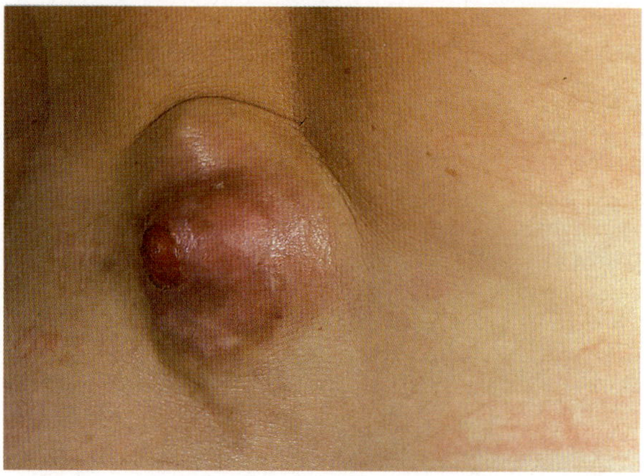

Abb. 17.**4** Nodus: Dermatofibrosarcoma protuberans. Hier faustgroßes knotiges Wachstum dieses Bindegewebstumors (S. 947)

Plaque

Definition: Flächenhafte, leicht erhabene Hautveränderungen. Eine Erkrankung, bei der das Auftreten von Plaques typisch ist, ist die Psoriasis (Schuppenflechte); auch bei dem niedriggradig malignen Helfer-T-Zell-Lymphom der Haut, der Mycosis fungoides, treten typischerweise Plaques auf (S. 577).

Mit makroskopischer Flüssigkeitsansammlung

Vesikula

Definition: Eine makroskopisch erkennbare Ansammlung von seröser Flüssigkeit in der Haut, deren Durchmesser weniger als 5 mm beträgt (Abb. 17.**2**).

Pathogenese: Bläschen liegen histologisch meist innerhalb der Epidermis. Die drei häufigsten Pathomechanismen bei der intraepidermalen Blasenbildung sind (Abb. 17.**5 a–c**):

- *Bläschenbildung durch ballonierende Degeneration:* Werden Keratinozyten durch Viren der Herpesgruppe infiziert, so kommt es zu einem relativ raschen Zelltod. Ein

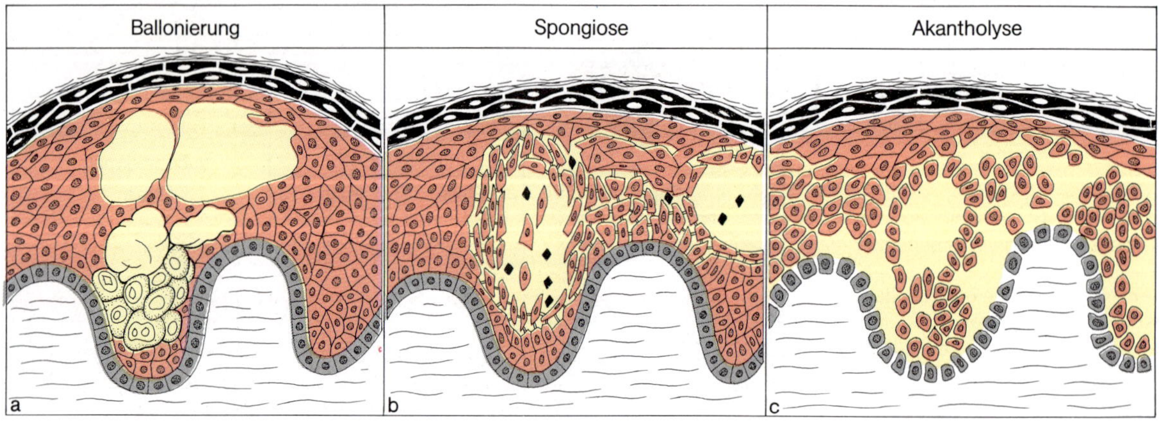

Abb. 17.**5 a–c** Formale Pathogenese der epidermalen Blasenbildung durch Ballonierung, Spongiose oder Akantholyse (gelb = Exsudat)

massives intrazelluläres Ödem mit Akantholyse (s. unten) geht voraus, bei dem der betroffene Keratinozyt ballonartig aufquillt (ballonierende Degeneration) und dann mit anderen infizierten Keratinozyten unter Ausbildung von Riesenzellen verschmilzt. Schließlich entsteht durch Zytolyse ein Bläschen (S. 252).

- *Spongiotische Bläschenbildung:* Hier kommt es durch ein Ödem zwischen den Keratinozyten (histologisch: Spongiose) zur Bläschenbildung.
- *Akantholytische Bläschenbildung:* Auflösung der desmosomalen Interzellularkontakte im Bereich der Stachelzellschicht (akanthos: stachelig) durch autoreaktive Antikörper oder mutierte epidermale Strukturproteine führt ebenfalls zu intraepidermaler Bläschenbildung (S. 43).

Bulla

Definition: Eine Blase stellt eine makroskopisch sichtbare Flüssigkeitsansammlung in der Haut dar, die größer als 5 mm ist (Abb. 17.**6**).

Pathogenese: Voraussetzung für das Entstehen von Flüssigkeitsansammlungen von Blasengröße ist in der Regel der subepidermale Sitz, während intraepidermal entstandene Flüssigkeitsansammlungen wegen der dünnen Blasendecke rasch zerplatzen. Die Epidermis löst sich vom Korium entweder bei (auto)entzündlichen Prozessen oder durch mechanische Einwirkung (defekte Strukturproteine, Trauma) ab (S. 43).

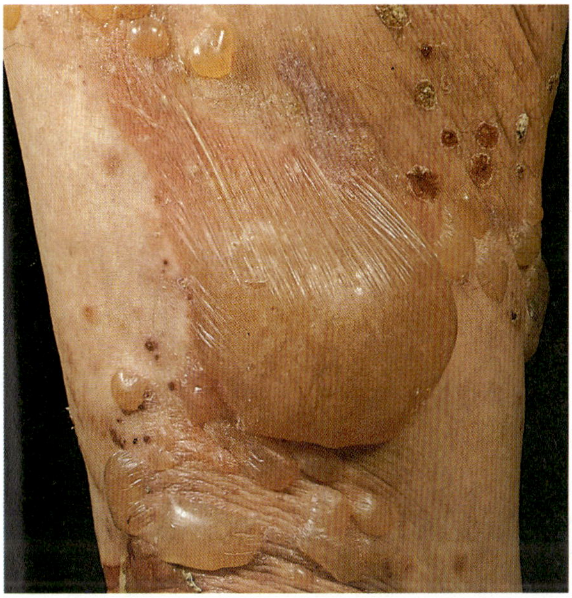

Abb. 17.**6** Bulla: Ausgedehnte Blasenbildung bei bullösem Pemphigoid, einer durch autoreaktive Antikörper gegen die Basalmembran ausgelösten Autoimmunerkrankungen

Pustel

Definition: Makroskopisch sichtbare Ansammlung von Eiter (Pus) im Haarfollikel oder intraepidermal.

Pathogenese: Mikrobielle Infektionen mit Freisetzung chemotaktisch aktiver Substanzen sind die häufigste Ursache. Seltener wandern Granulozyten, chemotaktischen Stimuli folgend, in die Haut, ohne daß Erreger vorhanden sind, z. B. bei der pustulösen Psoriasis (sterile Pusteln) (Abb. 17.**7**).

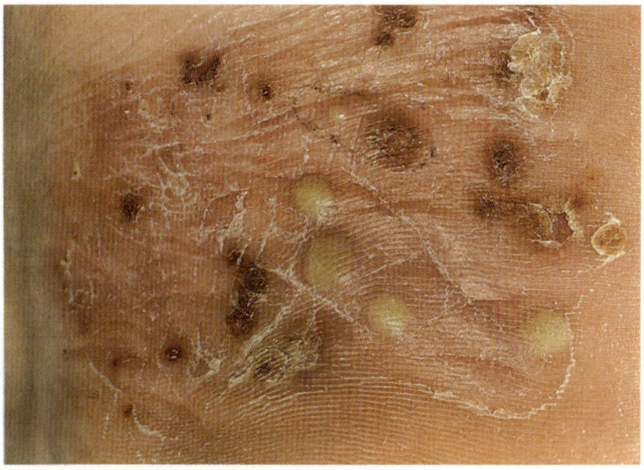

Abb. 17.**7** Pustel: Psoriasis pustulosa der Fußsohle mit linsengroßen Pusteln, die unter Krustenbildung abheilen

Sekundäreffloreszenzen

Squama

Definition: Die Squama (= Schuppe) ist eine makroskopisch sichtbare Aggregation von Hornzellen.

Pathogenese: Nachdem die Keratinozyten beim Durchwandern der Hornschicht für kurze Zeit eine hochwirksame Barriere aufgebaut haben, werden sie nach außen durch fein geregelte Mechanismen abgestoßen. Geringste Störungen in diesem Gleichgewicht reichen aus, um Schuppen verschiedener Größe und Textur hervorzurufen; Form und Größe der Schuppen sind für den Dermatologen wichtiger Bestandteil eines Befundes (Abb. 17.**8** und Abb. 17.**10 a**).

Crusta

Definition: An der Hautoberfläche eingetrocknetes Serum oder mit Erythrozyten vermengtes Serum (Blutkruste, Schorf).

Hautdefekte

- *Erosion*

Definition: Oberflächlicher, auf die Epidermis beschränkter Zellverlust.

- *Exkoriation*

Definition: Oberflächlicher Defekt, der bis in das Stratum papillare reicht. Typisch sind feine Blutungen aus dem Papillarkörper. Beispiel: Abschürfung.

- *Ulkus*

Definition: Chronischer, das Epithel zur Tiefe hin überschreitender Gewebsdefekt mit schlechter Heilungstendenz. Ulzera können flach oder tief sein.

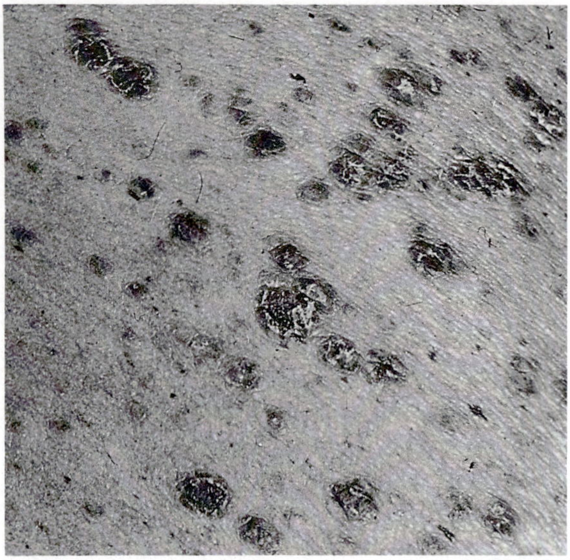

Abb. 17.**8** Squama: Psoriasis guttata als Beispiel einer schuppenden epidermalen Papel

Entzündliche Läsionen

Entzündungen der Haut sind außerordentlich häufig und reichen von banalen reaktiven Entzündungsvorgängen bis hin zu ausgedehnten schweren, ja sogar lebensbedrohlichen Krankheitsbildern. Im Rahmen des vorliegenden Lehrbuches soll nicht die Systematik derartiger Entzündungsvorgänge abgehandelt, sondern ihre Spannweite anhand einiger charakteristischer Krankheitsbilder, die als Stellvertreter für Gruppen von gleichartigen entzündlichen Hautkrankheiten gelten können, herausgestellt werden.

1. Kontaktdermatitis

Definition: Häufigste, durch exogene Reize ausgelöste Entzündungsform der Haut mit stereotypem Ablauf (= *Kontaktekzem*). Sie ist durch eine charakteristische, vom Stadium der Entzündung abhängige Morphologie charakterisiert (Abb. 17.**9 a–c**) und sowohl durch toxische als auch durch immunologische (allergische) Mechanismen auslösbar.

a
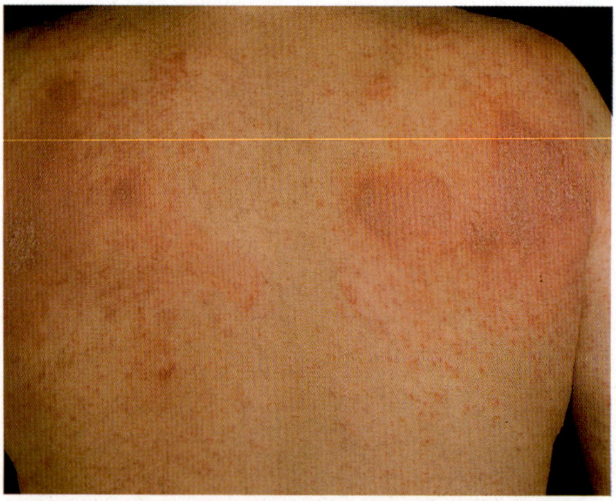

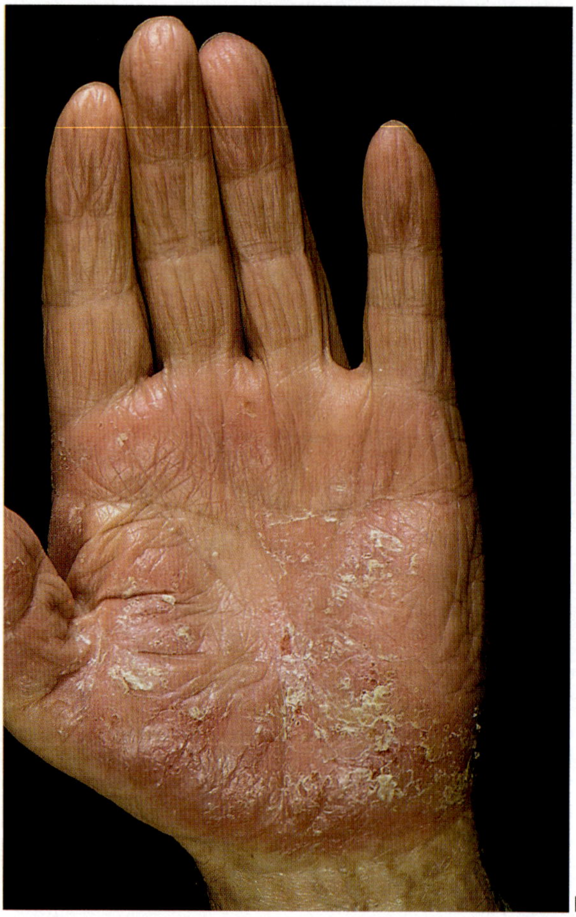
b

c
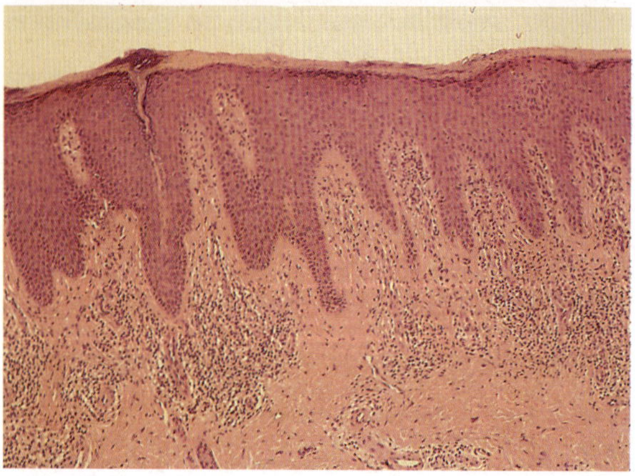

Abb. 17.**9 a–c** Kontaktdermatitis:
a Subakute Kontaktdermatitis am Rücken bei überschießender Reaktion im Rahmen einer Epikutantestung. Beachte die kleinen Papulovesikel im Randbereich der größeren Ekzemherde
b Chronische Kontaktdermatitis des Handtellers mit Hyperkeratose, mäßiger Rötung sowie einzelnen Rhagaden
c Chronische Kontaktdermatitis; akanthotisch verbreiterte Epidermis mit Hyperparakeratose. Relativ dichte lymphohistiozytäre Infiltrate um die Gefäße des oberen dermalen Plexus sowie des Papillarkörpers (HE, Vergr. 1 : 75)

Pathogenetisches Modell für berufsbedingte Hautekzeme, toxische Ekzeme, atopische Dermatitis, photoallergische Ekzeme:

Pathogenese: Einige Stunden nach Einwirkung des entzündungsauslösenden Agens kommt es zur Einwanderung von CD4+-T-Zellen des Memory-Phänotyps (CD45RO+) in das obere Korium, die Homing-Rezeptoren für Hautkapillarendothelien tragen. Dieses Infiltrat führt über Zytokinfreisetzung zur Ausbildung eines interzellulären Ödems innerhalb der Epidermis (Abb. 17.**9c**) (schwammartiges Aussehen im histologischen Bild: Spongiose), welches zu kleinen Bläschen konfluiert. Während bei einer toxischen Auslösung, die mannigfaltige Ursachen haben kann (chemisch, physikalisch, mechanisch), die T-Zell-Einwanderung und -Aktivierung primär antigen-unabhängig abläuft, ist bei der allergischen Auslösung ein antigenspezifischer Erkennungsmechanismus vorgeschaltet. Dieser führt zur Aktivierung von T-Zellen, die einen Rezeptor für das entsprechende Antigen tragen, und dann zur weiteren Rekrutierung überwiegend antigenunspezifischer T-Zellen aus dem peripheren Blut.

Morphologie:

- *Akute Kontaktdermatitis:* Sie ist durch eine hellrote Farbänderung des Hautorgans charakterisiert, auf der sich kleinste, spitzkegelige, meist 1–2 mm große Papeln erkennen lassen, in deren Zentrum sich ein winziges Bläschen befindet (Papulovesikel) (Abb. 17.**9a**). Dieser Befund ist hochcharakteristisch für die Dermatitis und gestattet eine sichere klinische Diagnose.

- *Subakute Dermatitis:* Hier stehen Sekundäreffloreszenzen wie Krustenbildung bei nachlassender Rötung im Vordergrund des klinischen Bildes. Kommt es dagegen zu einer ständigen Wiederholung der auslösenden Reize, so entwickelt sich eine chronische Kontaktdermatitis (Abb. 17.**9b**).

- *Chronische Kontaktdermatitis:* Sie ist im wesentlichen durch reaktive Epidermisveränderungen charakterisiert. Gewissermaßen als Schutzmechanismus wird eine – allerdings defekte – verdickte Hornschicht produziert (Abb. 17.**9c**), der jedoch die Elastizität der gesunden Hornschicht fehlt, so daß es zu tiefen Einrissen kommt. Die entzündliche Komponente ist dagegen bei der chronischen Kontaktdermatitis weitgehend in den Hintergrund gerückt.

Differentialdiagnose: Zahlreiche entzündliche Dermatosen können mit Rötung und Schuppung einhergehen (sog. erythematosquamöse Krankheitsbilder); sie alle sind differentialdiagnostisch zu berücksichtigen. Dem Erfahrenen wird es jedoch durch Analyse der Detailmorphologie, den klinischen Sitz der Veränderungen sowie anamnestische Angaben in der Regel gelingen, eine Dermatitis richtig einzuordnen.

Sonderform der Dermatitis:
Atopische Dermatitis: Eine besondere Form der Dermatitis mit bislang ungeklärtem pathogenetischen Ablauf bei hereditärer Komponente ist die *atopische Dermatitis* (= endogenes Ekzem, Neurodermitis). Bei diesem Krankheitsbild treten rezidivierend ekzematöse Hautveränderungen auf; bemerkenswert ist die Beobachtung, daß bei diesem Krankheitsbild Langerhans-Zellen über IgE-Rezeptoren IgE auf ihrer Oberfläche tragen und so perkutan bei defekter Hornschichtbarriere Typ-I-Allergene aufnehmen können.

2. Psoriasis vulgaris

Definition: Die Psoriasis vulgaris (= *Schuppenflechte*) ist ein häufiges, mit rötlich schuppenden Plaques einhergehendes Krankheitsbild, welches chronisch rezidivierend verläuft.

Pathogenetisches Modell für Genodermatosen (= angeborene Dermatosen) mit Hautentzündung, psoriasisartige Hautläsionen bei Morbus Reiter, Syphilis, HIV-Infketionen.

Pathogenese: Kennzeichnend ist bei genetischer HLA-assoziierter Prädisposition eine plötzlich einsetzende Hyperproliferation der Epidermis, so daß sich die zuvor gesunde Haut verdickt und von einer groben, silbrig-weißen Schuppung bedeckt wird. In diese Herde wandern bei lebhafter Entzündungsmediatorgenerierung (IL8) neutrophile Granulozyten und T-Zellen ein. Nach Abklingen eines Krankheitsschubes ist die vorher befallene Haut wiederum nicht mehr von unbefallener Haut zu unterscheiden! Die eigentlichen pathogenetischen Mechanismen, welche das Krankheitsbild förmlich an- und auch abstellen, sind bisher nicht bekannt.

Morphologie: Scharf begrenzte, leicht erhabene Plaques unterschiedlicher Größe mit groblamellärer silbrig-weißer Schuppung (Abb. 17.**10a**). Prädilektionsstellen sind Streckseiten der Extremitäten, Ileosakralregion sowie die behaarte Kopfhaut.

Histologie: Verbreiterung der Epidermis (= Akanthose), die tief zwischen die nach oben ausgezogenen Papillen (= Papillomatose) reicht (Abb. 17.**10b**). Erhaltene Zellkerne in der Hornschicht (= Parakeratose) deuten auf eine pathologische Verhornung und eine verminderte Barrierefunktion des Stratum corneum hin. Subkorneal herdförmige Ansammlung von neutrophilen Granulozyten, im oberen Korium und der gesamten Epidermis aktivierte T-Zellen. Die Gefäße im Papillarkörper sind vermehrt, dilatiert und geschlängelt (Abb. 17.**10b**).

3. Lichen ruber

Definition: Ein Krankheitsbild, das durch kleine flache Papeln mit typischem klinischen und histologischen Aussehen charakterisiert ist.

Pathogenetisches Modell: für Arzneimittelreaktionen, chronische Graft-versus-host-Krankheit, zellulär-zytotoxische Autoaggressionsreaktionen.

Pathogenese: Das Auftreten Lichen-ruber-artiger Hautveränderungen bei der chronischen Graft-versus-host-Reaktion sowie ähnlicher Veränderungen

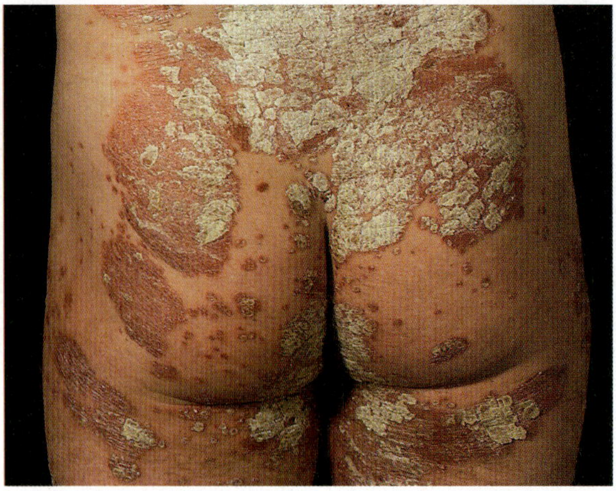

a

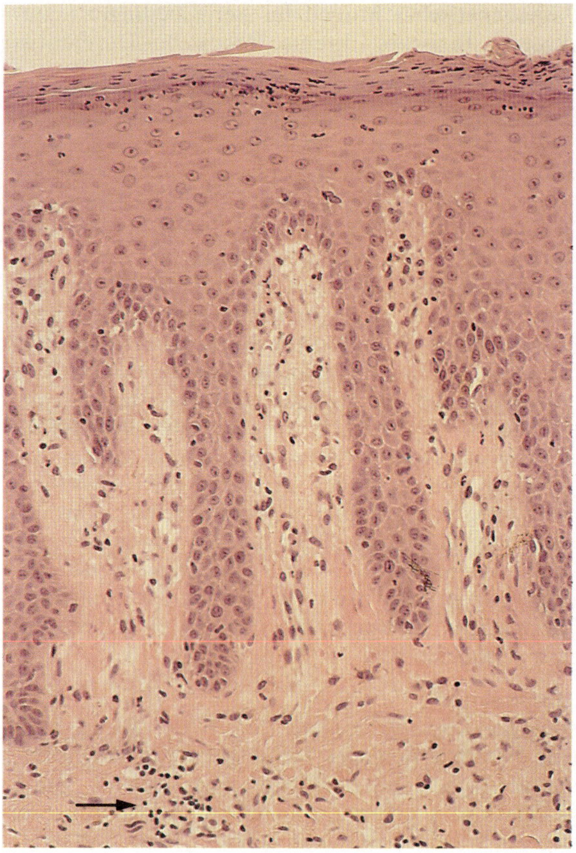

b

Abb. 17.**10 a** u. **b** Psoriasis vulgaris:
a Große, scharf begrenzte rötliche Plaques mit grober weißlich-silbriger Schuppung.
b Hyperparakeratose bei fehlendem Stratum granulosum, Akanthose und Papillomatose. Um die Gefäße des Papillarkörpers erkennt man neutrophile Granulozyten, die auch in die Epidermis einwandern und bis in die Hornschicht gelangen. Um die Gefäße des oberen dermalen Plexus ein spärliches lymphozytäres Rundzellinfiltrat (Pfeil; HE, Vergr. 1:150)

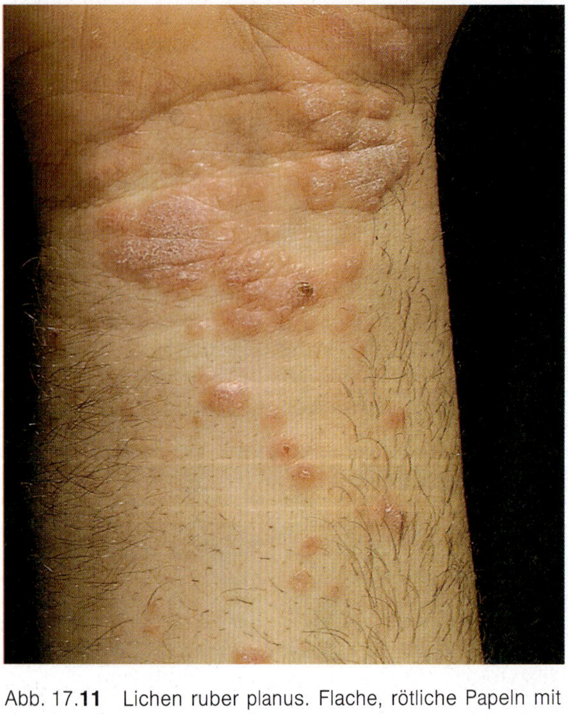

Abb. 17.**11** Lichen ruber planus. Flache, rötliche Papeln mit feiner netzförmiger Streifung auf der Oberfläche. Hier Prädilektionsstelle: Handgelenk

als Zeichen einer Arzneimittelunverträglichkeit deuten auf eine immunologische Entstehung des Krankheitsbildes hin. Wahrscheinlich kommt es zu einer Zerstörung der basalen Epidermisanteile durch zytotoxische T-Zellen. Nicht selten leiden die Patienten gleichzeitig an einer Virushepatitis.

Morphologie: Kennzeichnend sind flache, 3–5 mm große blaurote Papeln mit polygonaler Begrenzung (Abb. 17.**11**). An ihrer Oberfläche weisen sie ein feines netzförmiges weißliches Muster auf (= *Wickham-Streifen;* Abb. 12.**2 c**), das sich in gröberer Form häufig auch an der Mundschleimhaut dieser Patienten erkennen läßt. Häufig wird starker Juckreiz angegeben. Seltener sind ausgedehnte (exanthematische) oder blasenbildende Formen des Lichen ruber.

Histologie: Hyperkeratose, Hypergranulose (Verbreiterung des Stratum granulosum) sowie Akanthose mit sägezahnartig ausgefransten Papillen. Diese Ausfransung wird durch ein bandförmiges Entzündungsinfiltrat aus zytotoxischen T-Zellen an der dermoepidermalen Grenzfläche bedingt, das die Zellen des Stratum basale zerstört. Letztere bleiben als kleine eosinophile Körperchen im oberen Korium zurück.

4. Diskoider Lupus erythematodes

Definition: Chronisch verlaufende kutane Manifestationsform des Lupus erythematodes (S. 200).

Pathogenetisches Modell für Autoaggressionskrankheiten vom humoral-zytotoxischen Typ, Arzneimittelreaktionen.

Pathogenese: Im Zentrum des pathogenetischen Geschehens steht die Bildung von autoreaktiven Antikörpern, vornehmlich gegen DNS, RNS sowie assoziierte Proteine (S. 199). Derartige Antikörper lagern sich auch unterhalb der Basalmembranzone der Epidermis ab und führen dort zusammen mit einem lymphozytären Infiltrat zu entzündlichen Veränderungen.

Morphologie: Der diskoide Lupus erythematodes beginnt mit rötlichen, flachen Papeln und Plaques, meist im Gesichtsbereich (Abb. 17.**12a**). In den Haarfollikeln finden sich Hyperkeratosen, die auch auf die angrenzende Epidermis übergreifen und beim Abheben schmerzhaft sind. Während sich diese Herde in der Peripherie langsam ausdehnen, kommt es im Zentrum zur Atrophie und Narbenbildung, die unbehandelt daruntergelegene knorpelige Partien von Nase oder Ohren zerstören kann.

Histologie: Hyperkeratose mit follikulärer Betonung (follikuläre Pfropfbildung) bei atrophischer Epidermis. Degeneration einzelner Keratinozyten im Bereich des Basalzellagers (Abb. 17.**12b**). Die Basalmembran ist durch Immunglobulinablagerungen verbreitert. Dies läßt sich besonders in der PAS-Färbung darstellen. Um die Gefäße des oberen und tiefen dermalen Plexus findet sich ein manschettenförmiges dichtes lymphohistiozytäres Infiltrat.

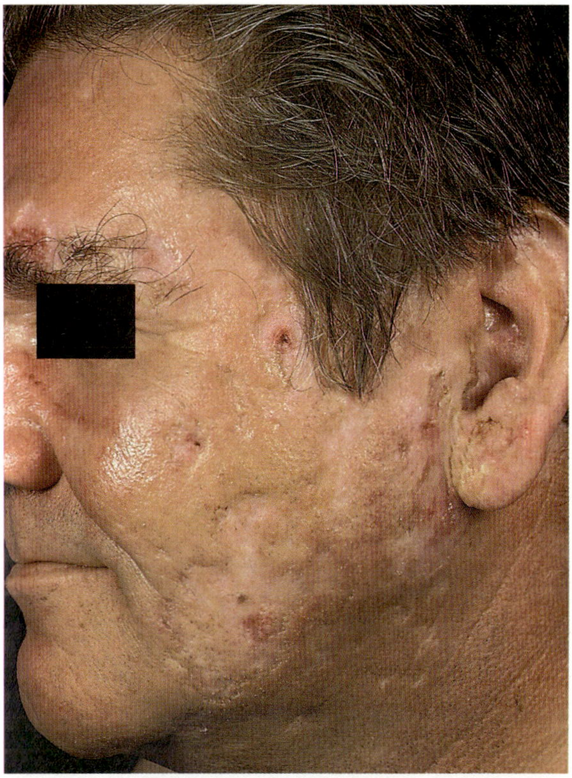
a

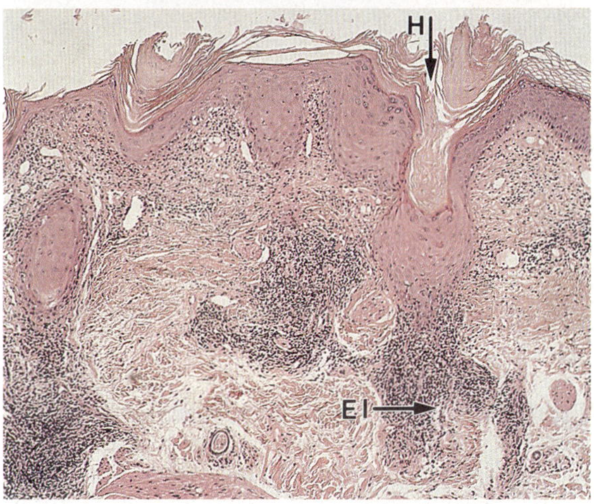

b

Abb. 17.**12a** u. **b** Diskoider Lupus erythematodes:
a Typisch sind erythematosquamöse, mit follikulären Keratosen einhergehende Plaques in den lichtexponierten Arealen, die atrophisch abheilen
b Histologisch stehen follikuläre Hyperkeratosen bei teils akanthotischer, teils atrophischer Epidermis mit hydropischer Degeneration des Basalzellagers im Vordergrund. Charakteristisch sind fernerhin fleckförmige lymphohistiozytäre Infiltrate im oberen und tiefen Korium (H = follikulärer Hornpfropf; EI = lymphohistiozytäres Entzündungsinfiltrat; HE, Vergr. 1 : 175)

5. Pemphigus vulgaris

Definition: Durch autoreaktive Antikörper ausgelöste blasenbildende Dermatose, die ohne Behandlung letal verläuft. HLA-assoziierte Prädisposition.

Pathogenetisches Modell für blasenbildende Dermatosen, Autoimmunkrankheiten mit Antikörperbildung gegen zelluläre Adhäsionsmoleküle.

Pathogenese: Antikörper gegen ein 130-kD-desmosomales Adhäsionsmolekül aus der Cadherinfamilie (Abb. 17.**13c**) aktivieren extrazelluläre Proteasen (Plasminogen – Plasmin-System). Eine hierdurch induzierte Auflösung der desmosomalen Kontakte führt zur Ablösung der einzelnen Keratinozyten voneinander (akantholytische Blasenbildung, S. 43, Abb. 2.**35**).

Morphologie: Beginn meist in der Mundschleimhaut mit schmerzhaften, nicht abheilenden Erosionen. Nach Monaten dann erste Hauterscheinungen, meistens im Bereich der behaarten Kopfhaut, mit krustigen und erosiven Veränderungen. Nach einigen weiteren Wochen oder Monaten generalisierter Hautbefall mit zahlreichen kleinen Bläschen und Erosionen (Abb. 17.**13a**). Der Krankheitsprozeß hat nun das ganze Hautorgan erfaßt, so daß mit dem Finger auch in klinisch unbefallener Haut die Epidermis auf dem Korium verschoben werden kann (= *Nikolski-Phänomen*).

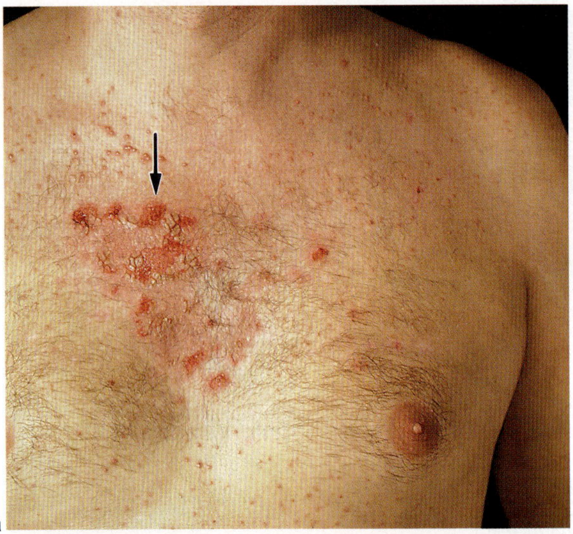

a

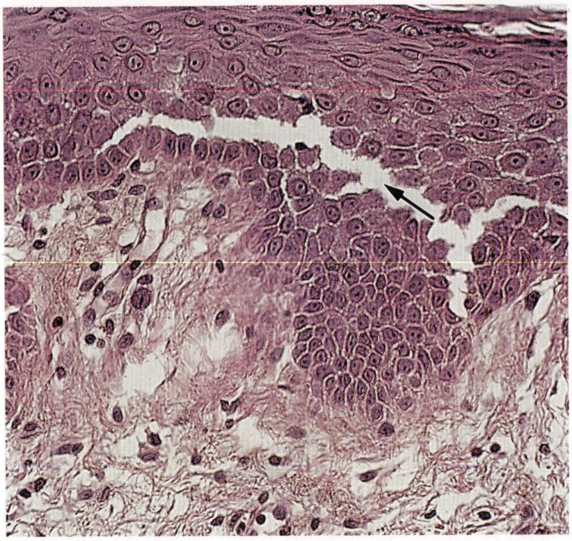

b

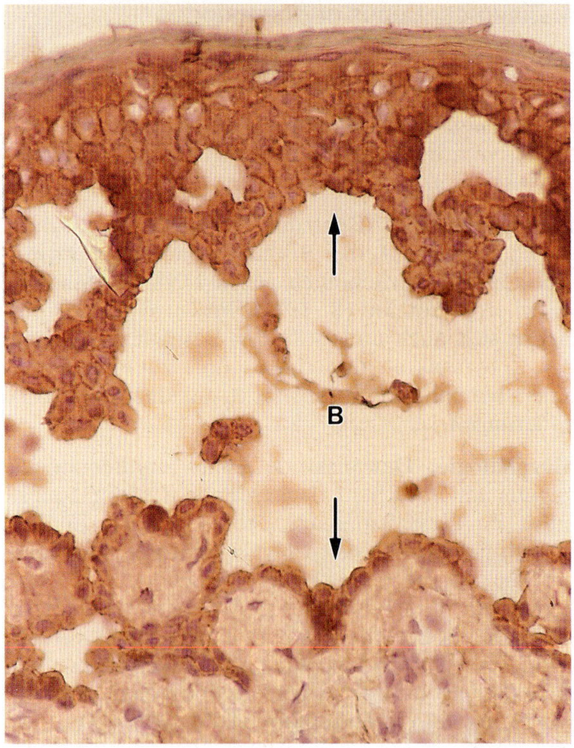

c

Abb. 17.**13a–b** Pemphigus vulgaris:
a Wegen der dünnen Blasendecke sind meist keine Bläschen erkennbar, sondern klinisch imponieren Erosionen und Krustenbildung (Pfeil) im Bereich zunächst der Mundschleimhaut, später auch des Stamms
b Initialstadium. Man erkennt die Ablösung (Pfeil) der einzelnen Keratinozyten voneinander, wobei sich diese unter Verlust der Desmosomen abrunden (Akantholyse)
c Direkte Immunperoxidase-Darstellung des gebundenen Autoantikörpers beim Pemphigus vulgaris. Man erkennt deutlich die interzelluläre Ablagerung des Autoantikörpers (braune Farbrekation) (B = intraepidermale Blase) (Vergr. 1:200)

Histologie: Intraepidermale Blasenbildung mit abgerundeten, jedoch nicht abgestorbenen Keratinozyten im Blasenlumen. In den Randbereichen der Blase erkennt man eine beginnende Ablösung des Stratum spinosum vom Stratum basale (Abb. 17.**13b**). Diese initialen suprabasalen Spaltbildungen lassen sich häufig auch in den oberen Anteilen der Hautanhangsgebilde nachweisen.

6. Vasculitis allergica

Definition: Durch Immunkomplexablagerungen bedingte okklusive Gefäßentzündung (= leukozytoklastische Vaskulitis) im Bereich kleinerer Venolen des oberen Koriums.

Pathogenetisches Modell für Immunkomplexkrankheiten, infektallergische Dermatosen.

Pathogenese: Das morphologisch einheitliche Krankheitsbild der *Vasculitis allergica* kann nach Bindung zahlreicher exogener und endogener Antigene durch entsprechende Antikörper mit nachfolgender Präzipitation in kleinen Hautgefäßen ausgelöst werden (S. 412). Unter den Antigenen finden sich bakterielle Bestandteile oder Arzneimittel (S. 148); aber auch Paraproteine und Kryoglobuline können sich in diesem Gefäßbereich niederschlagen (S. 158).

Morphologie: Man findet zu Beginn meist in den abhängigen Partien auftretende petechiale Hämorrhagien, die sich rasch zu größeren rötlichen und zentral nekrotischen Papeln umwandeln und häufig exulzerieren.

Histologie: Im Zentrum des Präparates nekrotische Epidermis. Darunterliegend verquollene oder nekrotische Endothelzellen (Abb. 17.**14**), Entzündungszellen in der Gefäßwand und perivaskuläre Fibrinablagerungen. Extravasal zahlreiche zerfallende neutrophile Granulozyten (= Leukozytoklasie) sowie massenhaft extravasale Erythrozyten. Das tiefe Korium zeigt meist geringere gleichartige feingewebliche Veränderungen oder ist frei.

Klinik: Gleichzeitig besteht oft eine mäßige Beeinträchtigung des Allgemeinbefindens und Gelenkbeschwerden.

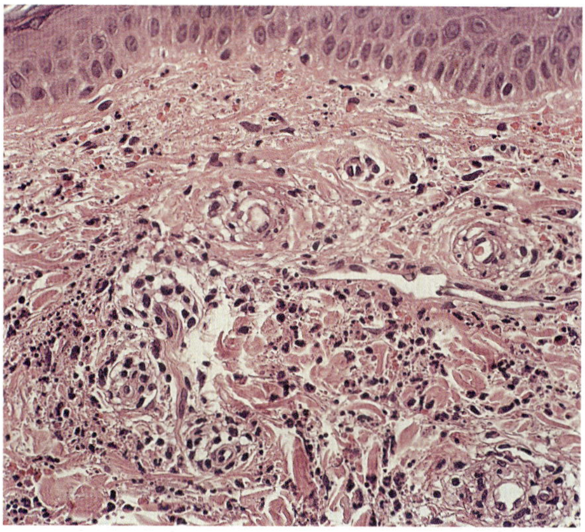

Abb. 17.**14** Leukozytoklastische Vaskulitis: Beachte die verquollenen Kapillarendothelien und das perivaskuläre Granulozyteninfiltrat (HE, Vergr. 1 : 250)

7. Granuloma anulare

Definition: Gutartige, selbstlimitierende knötchenförmige Hautentzündung mit umschriebener Ablagerung saurer Mukopolysaccharide zwischen den Kollagenfaserbündeln und histiozytärer Entzündungsreaktion.

Pathogenetisches Modell: Das Granuloma anulare steht stellvertretend für eine Gruppe ätiologisch unklarer Entzündungen im Bereich des dermalen Bindegewebes mit umgebender histiozytärer Reaktion, wie der Necrobiosis lipoidica und den Rheumaknoten (S. 244).

Pathogenese: Im oberen und mittleren Korium kommt es zur Ablagerung saurer Mucopolysaccharide zwischen den Kollagenfaserbündeln, die eine deutliche Entzündungsreaktion aus histiozytären Zellelementen, manchmal auch Riesenzellen auslösen. Die Ursache für die Mucopolysaccharidablagerungen ist nicht bekannt.

Morphologie: 3–5 mm große, zentral häufig eingedellte hautfarbene Papeln, die typischerweise multipel in Form eines 1–2 cm großen Rings angeordnet sind (Abb. 17.**15a**). Kennzeichnend ist die akrale Lokalisation, beispielsweise Hand- oder Fußrücken.

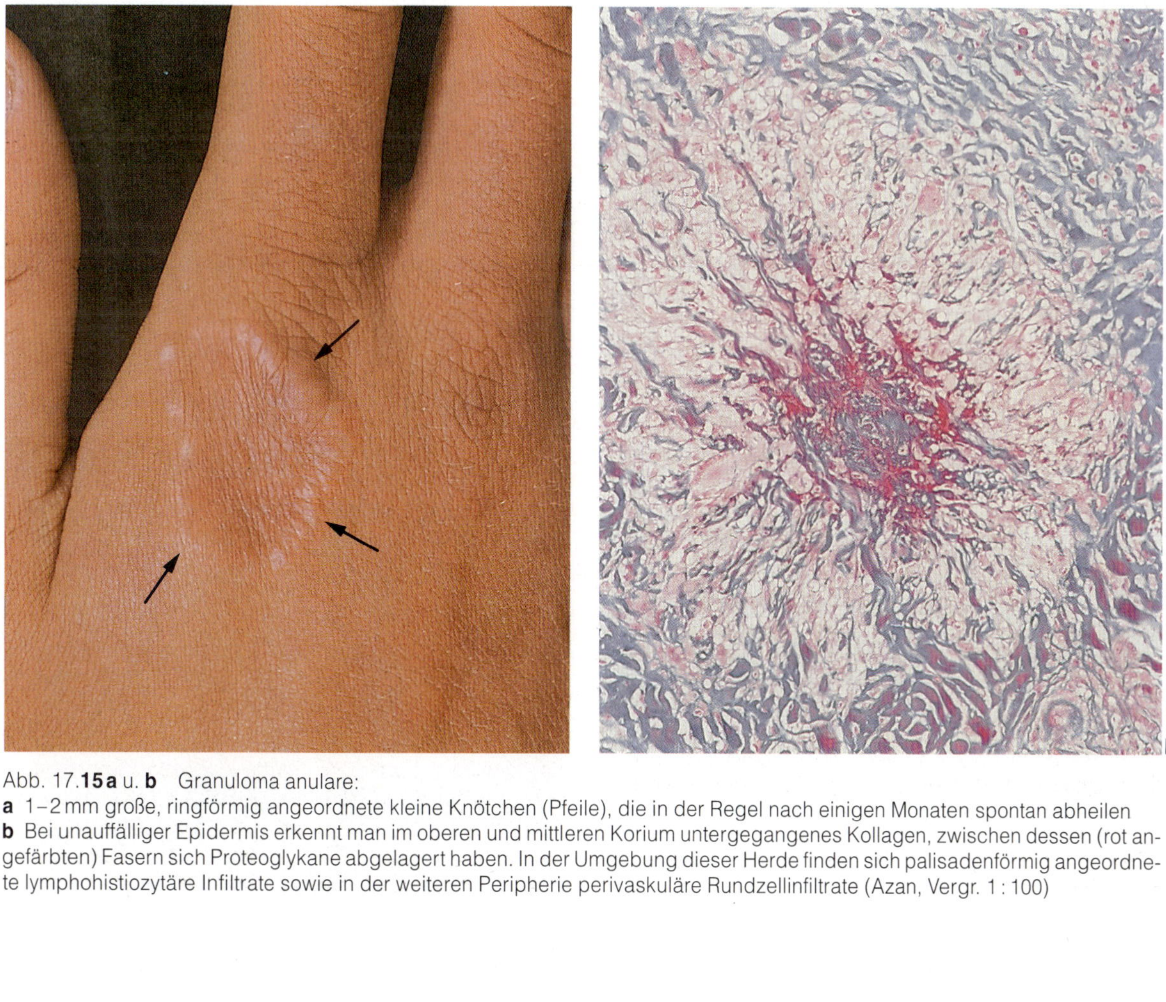

a

b

Abb. 17.**15a** u. **b** Granuloma anulare:

a 1–2 mm große, ringförmig angeordnete kleine Knötchen (Pfeile), die in der Regel nach einigen Monaten spontan abheilen

b Bei unauffälliger Epidermis erkennt man im oberen und mittleren Korium untergegangenes Kollagen, zwischen dessen (rot angefärbten) Fasern sich Proteoglykane abgelagert haben. In der Umgebung dieser Herde finden sich palisadenförmig angeordnete lymphohistiozytäre Infiltrate sowie in der weiteren Peripherie perivaskuläre Rundzellinfiltrate (Azan, Vergr. 1 : 100)

Histologie: Unauffällige Epidermis. Im oberen und mittleren Korium zwischen den Kollagenfaserbündeln Ablagerungen metachromatischer Mucopolysaccharide (Giemsa-Färbung, Alzianblau-Färbung). In der Umgebung dieser Herde lymphohistiozytäres Infiltrat, das eine palisadenförmige Anordnung der Makrophagen aufweist. Dazwischengestreut immer wieder einzelne Riesenzellen (Abb. 17.**15b**).

Klinik: Keine Schmerzhaftigkeit oder sonstige subjektive Symptomatik. Spontane Abheilung meist innerhalb von 1–2 Jahren.

Tumorartige Läsionen

Die Haut ist wegen ihres teils ektodermalen, teils mesodermalen Ursprungs Sitz epithelialer und mesenchymaler Tumoren unterschiedlicher Dignität. Dazu kommen noch die Neubildungen der Melanozyten und der Nervenhüllzellen.

Eine Reihe von Noxen, vor allem Viren und UV-Licht, rufen eine tumorartige Epidermishyperplasie hervor. Echte gutartige Epidermistumoren gibt es nach der WHO-Einteilung nicht (Tab. 17.**1**).

1. Virusakanthome (ICD-O-7660.0)

Definition: Tumorartige Akanthose (= Akanthom), zum Teil auch Papillomatose durch Besiedlung der Keratinozyten mit Papillomviren (HPV-Viren). Diese bewirken eine tumorigene Transformation der Zellen mit abnormem Wachstum.

Morphologie: Das Aussehen dieser Akanthome wie Condyloma acuminatum (S. 874), Verruca vulgaris, tiefe Palmoplantarwarze, Verruca plana und Molluscum contagiosum wird einerseits von der Virusunterart, andererseits vom Entstehungsort bestimmt (S. 256). Bei allen Virusakanthomen ist das Epithel massiv verbreitert und von wechselnd ortho- und parakeratotischen Verhornungen bedeckt (Abb. 17.**16a–c**).

In den oberen Schichten des Stratum granulosum ist das Keratohyalin verklumpt; die Zellen sind zum Teil vakuolisiert und enthalten pyknotische Kerne sowie basophile Einschlußkörperchen (= parakristalline Virushaufen).

2. Seborrhoische Warze (ICD-O-7275.0)

Definition: Tumorähnliches Papillom (seborrhoische Keratose), welches sich von den basalen Epidermiszellen herleitet (= Basalzellpapillom).

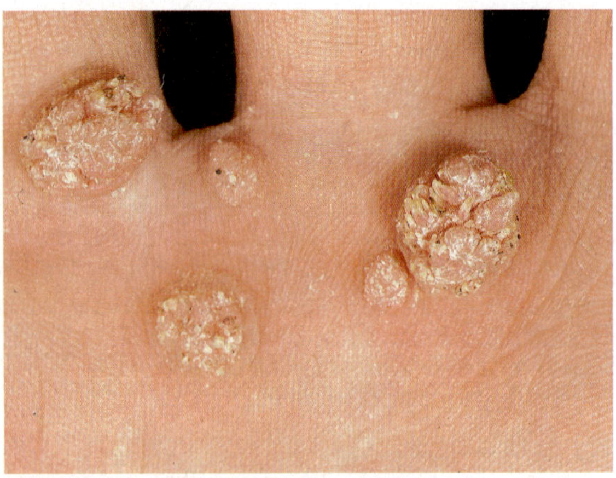

a

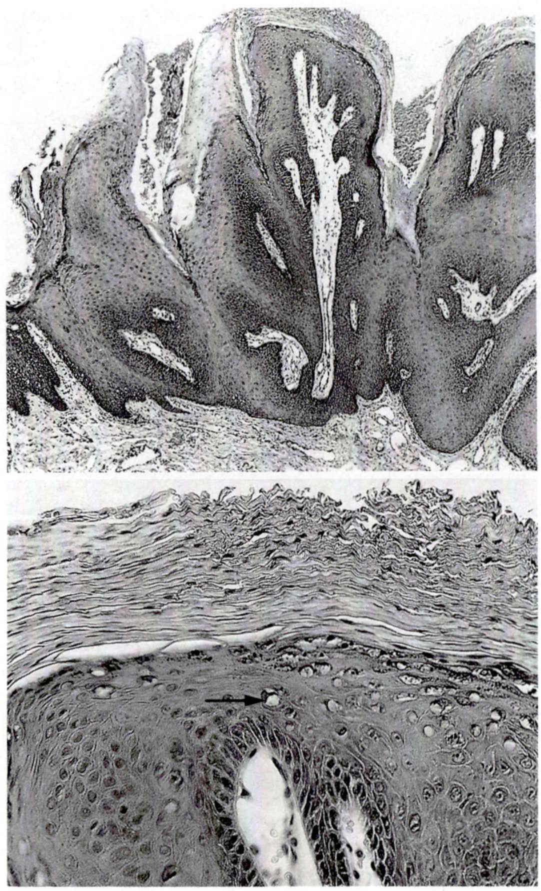

b

c

Abb. 17.**16a–c** Verruca vulgaris als Beispiel einer Virusakanthose:
a Makroskopisch-klinisch imponiert die Hautwarze als solide Papel, die mit einer weißlichen Verhornungsschicht bedeckt ist
b Histologisch besteht die Warze aus einer Papillomatose (epitheliale Aufwärtswucherung) und Akanthose (epitheliale Abwärtswucherung) sowie aus einer Hyper- und Parakeratoseschicht (HE, Vergr. 1 : 100)
c Bei stärkerer Vergrößerung ist die Hornschicht kernhaltig (= Parakeratose), und im Stratum granulosum finden sich Epidermiszellen mit Zytoplasma-Einschlußkörperchen (Pfeil) (Original: Kühnl-Petzold; HE, Vergr. 1 : 250)

Es kommt oft multipel vor und tritt vor allem bei älteren Menschen (Verruca senilis) im Bereich von Stamm, Armen und Gesicht auf.

Morphologie: Die Knötchen sind scharf begrenzt, bräunlich pigmentiert und verhornen oft stark. Histologisch bestehen sie aus soliden Basalzellwucherungen mit eingeschlossenen Pseudohornzysten (Abb. 17.**17**). Die unterste Zellschicht ist oft hyperpigmentiert.

3. Keratoakanthom (ICD-O-7286.0)

Definition: Schnellwachsender, selbstheilender tumorartiger Knoten, der von wuchernden Keratinozyten des Haarfollikeltrichters ausgeht.

Morphologie: Die Läsion tritt in UV-exponierten Hautarealen älterer Menschen auf und imponiert als hautfarbener Tumor mit zentralem Krater. Dieser wird vom seitlichen Epithel lippenartig umsäumt und enthält Hornmassen und Zellschutt. Der untere Epithelrand ist mitosereich, unregelmäßig und durch ein entzündliches Infiltrat demarkiert. Das Keratoakanthom kann sich spontan zurückbilden.

4. Epidermiszysten

Definition: Alle Hautzysten (Abb. 17.**18**) werden klinisch unter dem Begriff *Atherom* zusammengefaßt und können von den Epithelien sowohl der Epidermis als auch der Hautanhangsgebilde ausgehen.

- *Piläre Zysten* (= Atherom; ICD-O-3347.0) enthalten Keratin (= Haarkeratin) und entwickeln sich familiär gehäuft, besonders in der Kopfhaut des Erwachsenen.
- *Epidermale Zysten* (ICD-O-3344.0) enthalten Horn (= epidermales Keratin).
- *Dermoidzysten* (ICD-O-9084/0) enthalten in ihrer Wandung Plattenepithel, Haarfollikel und Talgdrüsen.

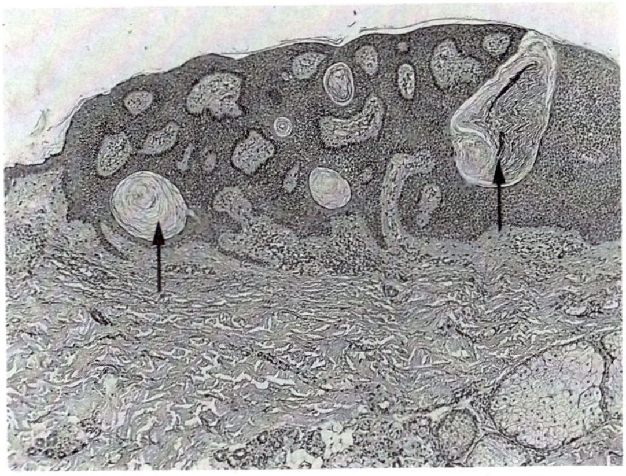

Abb. 17.**17** Seborrhoische Warze mit knötchenartiger Epidermis-„Abwärtswucherung" in Form einer Akanthose sowie einer Hyperkeratose, die sich pseudozystenhaft in die Epidermis einstülpt (Pfeile) (Original: Kühnl-Petzold; HE, Vergr. 1 : 100).

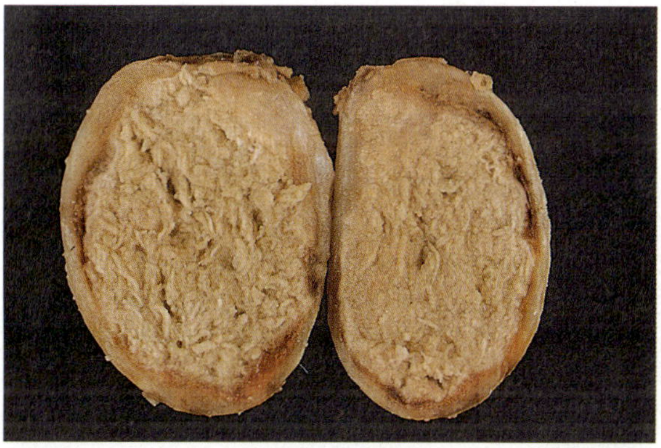

Abb. 17.**18** Atherom (= Grützbeutel) im Falle einer epidermalen Zyste mit gelblich-salbigem Inhalt

Tabelle 17.**1** Systematik epithelialer Geschwülste der Haut

Ausgangszelle	Tumorartige Läsionen	Gutartige Tumoren	Präkanzerosen, Carcinoma in situ	Maligne Tumoren
Keratinozyten				
Basalzellen	seborrhoische Warze („Basalzellpapillom")			Basalzellkarzinom („Basaliom")
Stachelzellen			solare Keratose Morbus Bowen	Plattenepithelkarzinom („Spinaliom")
	Virusakanthome epidermale Zysten			
Schweißdrüsen		gutartige Schweißdrüsentumoren		maligne Schweißdrüsentumoren
Talgdrüsen	Naevus sebaceus, Talgdrüsenhyperplasie	Talgdrüsenadenom		Talgdrüsenkarzinom
Haarfollikel	piläre Zyste	gutartige Follikeltumoren, z. B. Pilomatrixom, Keratoakanthom		maligne Follikeltumoren

Präkanzeröse Läsionen

Kann die Auswirkung der karzinogenen Stimuli nicht mehr repariert werden, beginnen die Zellen gesteigert zu proliferieren (= Präkanzerose). Sie können nach wechselnd langer Zeit maligne entarten. Der Begriff Präkanzerose umfaßt alle Zellsysteme; bei initialen epithelialen Tumoren spricht man von einem Carcinoma in situ, solange die neoplastische Zellpopulation auf die Epidermis beschränkt ist.

1. Xeroderma pigmentosum (ICD-O-7404.0)

Definition: Dieses autosomal rezessiv vererbte Leiden beruht auf verschiedenen Defekten in der Reparatur UV-Licht-induzierter DNS-Schäden (S. 11). Die gewöhnliche Sonnenbelichtung führt deshalb schon im Kindesalter zu Plattenepithelkarzinomen, Basaliomen, seltener auch zu malignen Melanomen (Abb. 17.**19**).

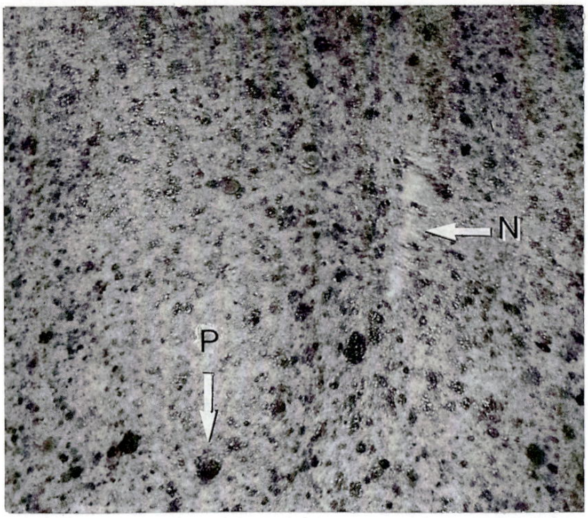

Abb. 17.**19** Xeroderma pigmentosum: Scheckige Mischung von hyperkeratotischen Herden in Form von Schuppen und Warzen, von depigmentierten Narben (N) sowie von fokalen Hyperpigmentierungen (P) einer pergamentartig dünnen, atrophischen Haut (14jähriges Mädchen) (Original: Jung)

2. Aktinische Keratose (ICD-O-7285.0)

Definition: *Präkanzerose der UV-exponierten Haut* (Gesicht, Unterlippe, Handrücken) älterer Menschen. Sie wird deshalb auch als *senile (solare) Keratose* bezeichnet.

Morphologie: Scharf begrenzter, schuppender, leicht geröteter Fleck. Die Verhornung kann sehr ausgeprägt sein und im Extremfall zu einem Hauthorn (= Cornu cutaneum) ausufern. Histologisch sind die aktinisch geschädigten Keratinozyten durch Proliferate atypischer Zellen ersetzt. Dadurch ist die für das Plattenepithel typische basoapikale Schichtung aufgehoben. Je nachdem, ob bei der Zellschädigung die Nekrose oder die Proliferation überwiegt, findet man entsprechend *akantholytische, atrophische* oder *hypertrophe* Varianten, die immer von einer Parakeratose bedeckt sind.

3. Morbus Bowen (ICD-O-8081/2)

Definition: Diese Läsion ist das *Carcinoma in situ der Epidermis.* Sie entsteht unter anderem durch Einwirkung von UV-Licht oder systemische Arsengaben.

Morphologie: Die scharf begrenzten Herde sind gerötet und schuppen oft.

Histologisch proliferieren atypische Keratinozyten in einem ungeordneten Epithelverband. Dazwischen sind dyskeratotische Zellen und riesige Monsterzellen eingestreut (Abb. 17.**20a** u. **b**). Diese entstehen entweder durch heterophagischen Zellkannibalismus, oder sie sind durch letale Mitosen mehrkernig geworden. Der Morbus Bowen geht obligat in ein Plattenepithelkarzinom über, wobei der Zeitpunkt unter anderem von der zellulären Immunität abhängt.

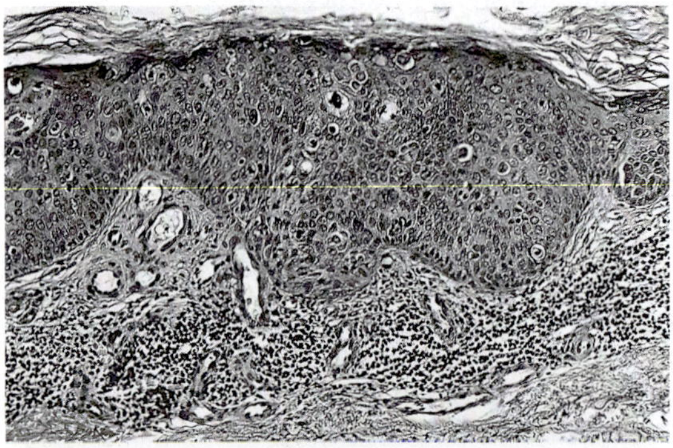
a

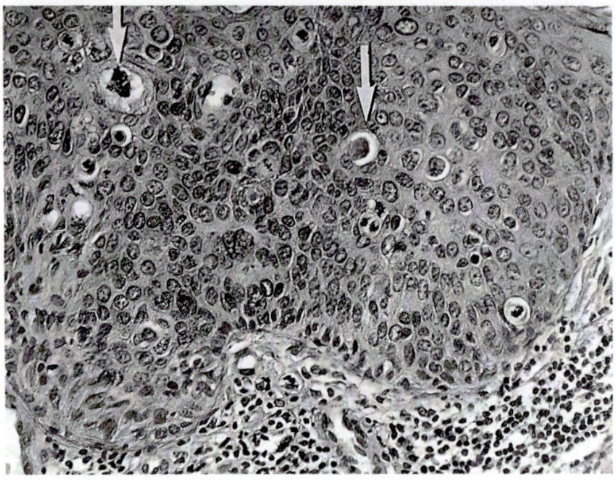
b

Abb. 17.**20a** u. **b** Morbus Bowen: Beachte die zahlreichen atypischen Keratinozyten (Pfeil: Monsterzelle) innerhalb der Epidermis ohne Durchbruch durch die Basalmembran
a Vergr. 1 : 100, **b** Vergr. 1 : 250 (HE)

Sonderform des Morbus Bowen

Erythroplasie Queyrat (ICD-O-8083/2): Sie ist eine *Standortvariante des Morbus Bowen* im Bereich der genitalen und oralen Schleimhaut.

Neoplastische Läsionen

Die Hauttumoren können entweder a) von Epithelien der Epidermis oder der Hautanhangsgebilde (Haarwurzelscheide, Talg-, Schweißdrüsen) oder b) von melanozytären Abkömmlingen oder c) von mesenchymalen Zellen der Kutis/Subkutis ausgehen.

Epitheliale Tumoren

Während sich von der Epidermis keine echten gutartigen Tumoren ableiten, können solche Tumoren von den epithelialen Hautanhangsgebilden ausgehen. Stellvertretend für diese Tumorgruppe wird nachstehend das Pilomatrixom besprochen.

1. Pilomatrixom (ICD-O-8110/0)

Definition: Ein gutartiger, tiefsitzender Tumor, der von normaler Haut bedeckt wird und von Zellen der epithelialen Haarmatrix (= Haarwurzel) ausgeht.

Morphologie: Der bindegewebig abgekapselte, gutartige Tumor tritt vorwiegend im Gesicht- und Extremitätenbereich auf. Er besteht histologisch aus unregelmäßig gestalteten Epithelinseln. Diese sind in typischer Weise aus basophilen Epithelien und eosinophilen Schattenzellen aufgebaut. Die basophilen Zellen gleichen dabei den epidermalen Basalzellen und gehen im Rahmen einer Nekrobiose kontinuierlich in die Schattenzellen über. Diese werden von mehrkernigen Riesenzellen umlagert (Abb. 17.**21a** u. **b**). Recht häufig findet man in den Epithelinseln ausgedehnte Verhornungen und Verkalkungen (daher frühere Bezeichnung: *Epithelioma calcificans Malherbe*).

Maligne Tumoren der Epidermis können entweder von den Keratinozyten des Stratum spinosum (= *„Spinaliom“*) oder von pluripotenten Zellen des Stratum basale (= *„Basaliom“*) herstammen (Tab. 17.**1**).

2. Basaliom

Definition: Dieser *semimaligne Tumor* (= Basalzellkarzinom) wächst zwar lokal infiltrierend und destruierend, metastasiert aber nicht.

Er tritt nie in unbehaarten Hautbereichen auf. Lokalisation: in 75% der Fälle im Kopf-(Nasen-)Bereich. Alter: 6. Lebensjahrzehnt (♀ : ♂ = 1 : 1).

Molekularpathologie: Bei Patienten mit dem autosomal dominant vererbten „nävoiden Basaliomsyndrom“ (= Gorlin-Goltz-Syndrom, S. 671) tritt das Basaliom multipel auf. Bei ihnen ist – ähnlich wie bei sporadischen Basaliomfällen – ein Allel auf dem Chromosom 9q verlorengegangen und damit ein Tumorsuppressorgen ineffizient geworden. Auf diese Läsion pfropft sich noch eine UV-induzierte Mutation des p53-Suppressorgens sowie eine Expression des apoptosehemmenden bcl-2 Onkogens (→ Immortalisierung) auf.

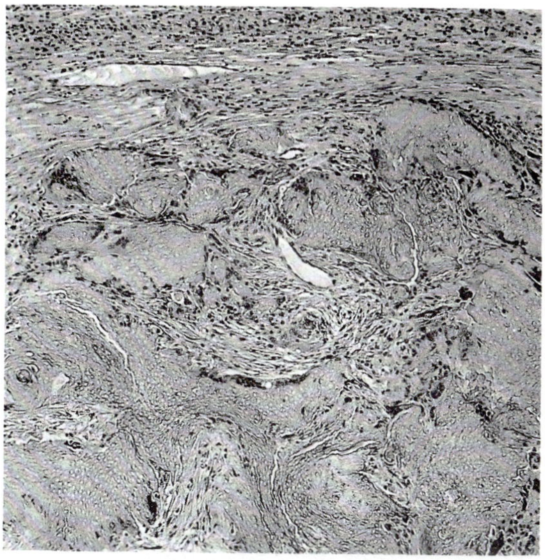
a

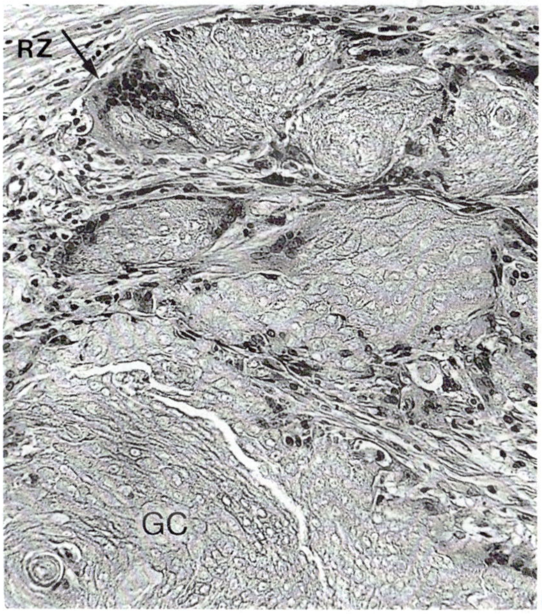

b

Abb. 17.**21a** u. **b** Pilomatrixom: Nekrotische „ghost-cells“ (GC), Fremdkörperriesenzellen (RZ) und gewucherte Epithelien des Haarschaftes. **a** Vergr. 1 : 125, **b** Vergr. 1 : 250 (HE)

Formalpathogenetisch beginnt ein Basaliom als haarkeimartige Proliferationsknospe, die vom Stratum basale der Epidermis ausgeht. Der enge Kontakt mit der Basalmembran bewirkt eine palisadenartige Ausrichtung der peripheren Zellen, während die Zellen im Inneren des Tumorknötchens eher regellos angeordnet sind. Eine Besonderheit des Basalioms ist seine morphologische Wechselbeziehung zum Stroma, welches desmoplastisch wuchern und das Tumorgewebe strangförmig zergliedern kann. Der organoiden Pluripotenz der Tumorzellen im Sinne der Haaranlage (Haarfollikel, apokrine und Talgdrüse) ist die zwar vielfältige, aber dennoch unreif bleibende Gewebedifferenzierung zu verdanken, die zusammen

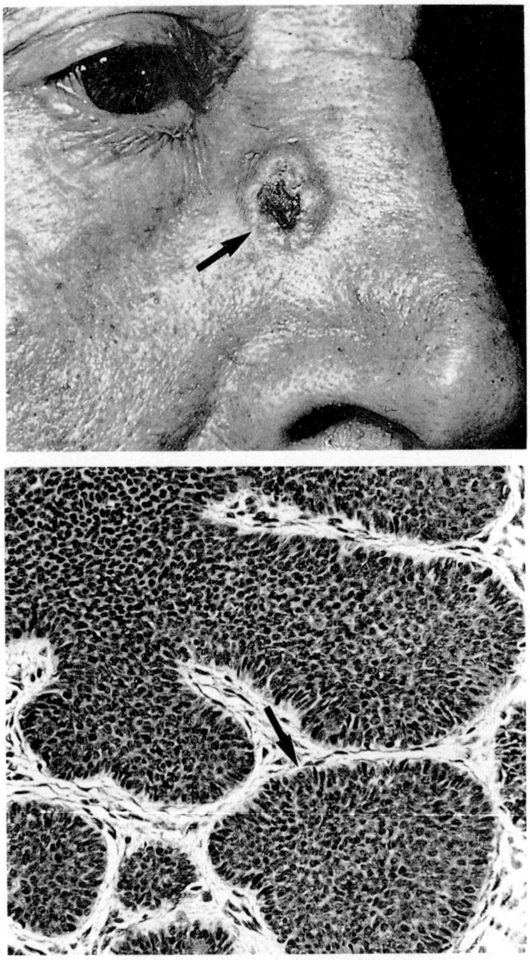

Abb. 17.**22a** u. **b** Basaliom (Basalzellkarzinom):
a Nodulär-ulzeröses Basaliom (Pfeil) im Nasenbereich
b Solider Tumoraufbau mit typischer palisadenartiger Anordnung (Pfeil) der peripheren Zellen; desmoplastisches Stroma (HE, Vergr. 1:250)

mit regressiven Veränderungen zu folgenden Basaliomtypen führt:

- *Nodulär-ulzeröses Basaliom* (ICD-O-8090/3)
Dieser häufigste Typ kommt durch ein vorwiegend exophytisches Tumorwachstum zustande und bevorzugt den Gesichtsbereich (Abb. 17.**22a**). Er besteht meist aus soliden, manchmal auch zystischen und adenoiden Tumorzellkomplexen (Abb. 17.**22b**). Gelegentlich können diese sogar talgdrüsenartig ausdifferenzieren.

- *Multizentrisches Basaliom* (ICD-O-8091/3)
Dieser Typ kommt meist an der Rumpfhaut vor. Er ist aus Tumorknospen zusammengesetzt, die untereinander anastomosierend an der Epidermisunterseite aufgereiht sind und nur oberflächlich ins Korium einwachsen (oberflächlich-infiltratives Wachstumsmuster).

- *Sklerodermiformes Basaliom* (ICD-O-8092/3)
In diesem Fall dominiert die neoplastische Wucherung des Tumorstromas, welches die aktinreichen und kontraktionsfähigen Tumorzellen zu schmalen Zellbändern zergliedert. Der Tumor hat eine große Infiltrations- und Rezidivneigung.

- *Fibroepitheliales Basaliom* (ICD-O-8093/3)
Das Tumorparenchym proliferiert stark und bewirkt eine netzartige Zergliederung der Basaliomstränge. Die Maschenlücken sind mit Stroma ausgefüllt. Dieser Basaliomtyp bevorzugt die Lumbosakralgegend.

Therapie aller Basaliomvarianten: Exzision mit Sicherheitsabstand und/oder Bestrahlung.

Sonderform des Basalioms:
– *Metatypisches Basaliom* (ICD-O-8095/3)
In diesem Fall hat der Tumor sowohl Basaliom- als auch Plattenepithelkarzinomcharakter, besitzt ein hohes invasives Potential und kann gelegentlich metastasieren. Er wird deshalb von den Basaliomen abgegrenzt.

3. Plattenepithelkarzinom (ICD-O-8070/3)

Definition: Invasiv wachsendes und metastasierendes Karzinom, das von den Keratinozyten ausgeht und sonnenexponierte Hautstellen wenig pigmentierter Menschen bevorzugt.

Molekularpathologisch lassen sich UV-induzierte Mutationen des p53-Tumorsuppressorgens nachweisen in Form von C → T-Übergängen bei Doppelpyridinstellen sowie in Form von hochcharakteristischen CC → TT-Übergängen. Dazu kommt noch eine Expression des bcl-2-Onkogens, welches über eine Unterdrückung der Apoptose die Zellen immortalisiert.

Morphologie: Das Plattenepithelkarzinom imponiert klinisch als unscharf begrenzter derber Knoten, der oberflächlich exulzeriert und mit seiner Unterlage verwachsen ist. Histologisch besteht der Tumor aus Epithelzapfen, die oft miteinander zusammenhängen und von einem entzündlich infiltrierten Stroma umsäumt werden. Je nach Differenzierungsgrad des Karzinoms ist die Fähigkeit der Tumorzellen zur Verhornung mit entsprechender Epithelschichtung gestört. Bei gut differenzierten Stachelzellkarzinomen ist sie noch so weit vorhanden, daß typische zwiebelschalenartige *Hornkugeln* zustandekommen (Abb. 7.**52a** u. **b**). Wenig differenzierte Krebszellen können dies nicht mehr. Sie weisen auch eine ausgeprägte Kernanaplasie auf, lassen aber die plattenepitheltypischen Interzellularbrücken (= Desmosomen) sowie keratinhaltige Intermediärfilamente (S. 42) erkennen.

Prognose: Die Überlebenswahrscheinlichkeit für Patienten mit Plattenepithelkarzinom ist sehr gut. Wenn ihr Durchmesser kleiner als 2,0 cm ist, metastasieren sie selten. Therapie wie bei Basaliom.

Seltenere Hauttumoren

Neben diesen häufigen epithelialen Tumoren der Epidermis gibt es auch maligne Tumoren, die von Schweißdrüsen, Talgdrüsen, Haarfollikeln und neuroendokrinen Zellen ausgehen. Sie sind jedoch wesentlich seltener (Tab. 17.**1**).

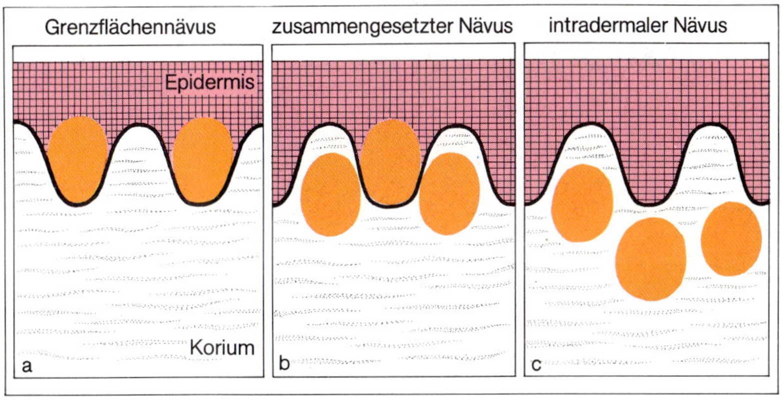

Abb. 17.**23a–c** Formale Pathogenese der Nävuszellnävi:
a Grenzflächennävus (= Junktionsnävus),
b epidermodermaler Nävus (= zusammengesetzter Nävus).
c intradermaler Nävus

Melanozytäre Tumoren

Allgemeine Pathogenese: Diese Tumoren leiten sich von den melaninbildenden Zellen *(= Melanozyten)* her und weisen ultrastrukturell auch in nicht pigmentierten Tumorformen Melanosomen (S. 24) auf. Die Melanozyten wandern als Melanoblastenklone in der 8. Schwangerschaftswoche von der Neuralleiste in die Epidermis und die Haarfollikel aus und haben folglich eine neuroektodermale Herkunft. Diese Wanderung erklärt, weshalb sich gelegentlich melanozytäre Tumoren von Zellklonen in der Dermis *(= dermale Melanozyten),* die meisten jedoch von Zellklonen in der Epidermis *(= epidermale Melanozyten)* herleiten. Bei den gutartigen melanozytären Tumoren werden die Tumorzellen als *Nävuszellen* bezeichnet, welche sich von den normalen, nichtneoplastischen Melanozyten dadurch unterscheiden, daß sie keine histologisch erkennbaren Dendriten (Zellausläufer) besitzen und oft in „Zellnestern" zusammenliegen.

Allgemeine klinische Regel der Melanozytentumoren: Hinter jeder pigmentierten Hautveränderung kann sich sowohl ein gutartiger Melanozytennävus als auch ein malignes Melanom verbergen. Deshalb muß jeder Pigmentfleck (= Muttermal) dermatologisch und gegebenenfalls durch Exzision im Gesunden (keine Probeexzision!) auch histologisch untersucht werden, der durch die Merkmale der ABCD-Regel auffällt:

- **A** → **A**symmetrie der Läsion,
- **B** → **B**egrenzung der Läsion unregelmäßig,
- **C** → **C**olorierung (Pigmentierung) unregelmäßig,
- **D** → **D**urchmesser der Läsion > 6 mm.

Lentigo simplex (ICD-O-5725.0)

Definition: Nicht-tumoröse pigmentierte Läsion der Haut, die auf einer Proliferation der epidermalen Melanozyten zusammen mit einer Hyperplasie der Reteleisten beruht.

Morphologie: Braunschwarzer, scharf begrenzter Fleck mit glatter Oberfläche, meist kleiner als 5 mm. Sie tritt beim Jugendlichen und Erwachsenen auf. Histologisch sieht man eine lineare Vermehrung von Melanozyten in der Basalschicht der Epidermis. Sie weisen keine Atypien auf. Die Reteleisten sind verlängert (= lentiginöse Hyperplasie). Häufig ist die gesamte Epidermis stark pigmentiert.

Melanozytische Nävi

Definition: Pigmenttumoren, die aus Nävuszellen aufgebaut sind und deshalb auch als Nävuszellnävi bezeichnet werden.

1. Erworbener Nävuszellnävus (ICD-O-8720/0)

Definition und Pathogenese: Die gewöhnlichen Muttermale treten gehäuft im frühen Kindesalter auf. Sie machen einen „Lebenszyklus" durch (Abb. 17.**23a–c**): Bei Kindern beginnen sie als Nävuszellproliferate an der Grenzfläche zwischen Epidermis und Dermis (= *Junktionsnävus*). Mit dem Nävuswachstum „tropfen" diese nesterartigen Zellproliferate in das Stratum papillare ab (= *epidermodermaler Nävus,* Compound-Nävus). Beim Erwachsenen liegen schließlich die Nävuszellen meist nur noch in der Dermis (= *intradermaler Nävus*). Jetzt ist die Proliferationstätigkeit der Nävuszellen erloschen und eine Stromawucherung kann die Nävuszellen auseinanderdrängen (= *fibrosierter Nävus*).

Morphologie: Gewöhnliche erworbene Nävuszellnävi sind bis zu 6 mm große, erhabene und scharf begrenzte Tumoren mit oft gefurchter Oberfläche. Ihre Pigmentierung nimmt meist mit dem Alter ab. Histologisch bestehen diese Nävi aus ovalen Nävuszellen mit bläschenförmigem Zellkern (Abb. 17.**24**). Sie liegen je nach Nävustyp nester- und strangförmig in unterschiedlichen Etagen der Haut. Gegen die Tiefe der Dermis reifen die Nävuszellen aus und werden kleiner (= vertikale Maturation).

2. Kongenitaler Nävuszellnävus (ICD-O-8761/1)

Definition: Variante des Nävuszellnävus, die schon bei der Geburt vorhanden ist.

Morphologie: Diese Nävuszellnävi sind unterschiedlich braun und oft behaart (= *Tierfellnävus*). Sie können klein sein oder aber auch große Flächen der Haut bedecken. Histologisch bestehen sie aus zwei Populationen von Nävuszellen: In der Tiefe liegen diffus kleine, nicht pigmentierte Nävuszellen, die wahrscheinlich ältere Tumoranteile darstellen. Oberflächlich proliferieren nestförmig pigmentierte Nävuszellen wie bei dem erworbenen Nävuszellnävus.

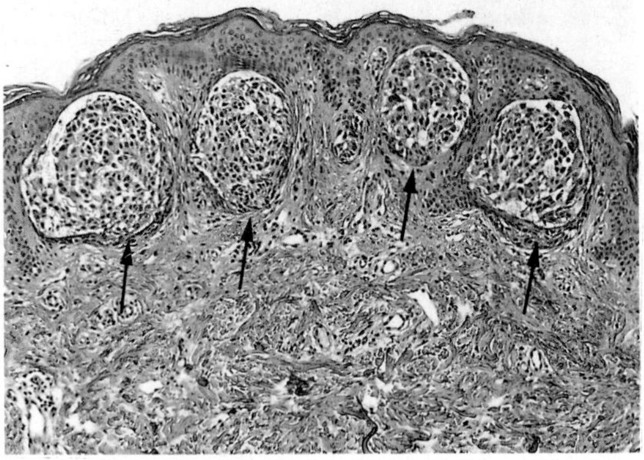

Abb. 17.**24** Junktionsnävus (= Grenzflächennävus) mit scharfbegrenzten Nestern aus spindeligen Nävuszellen in den Retezapfen (Pfeile), vgl. Abb. 17.**23a–c** (HE, Vergr. 1 : 250; Original: Kühnl-Petzold)

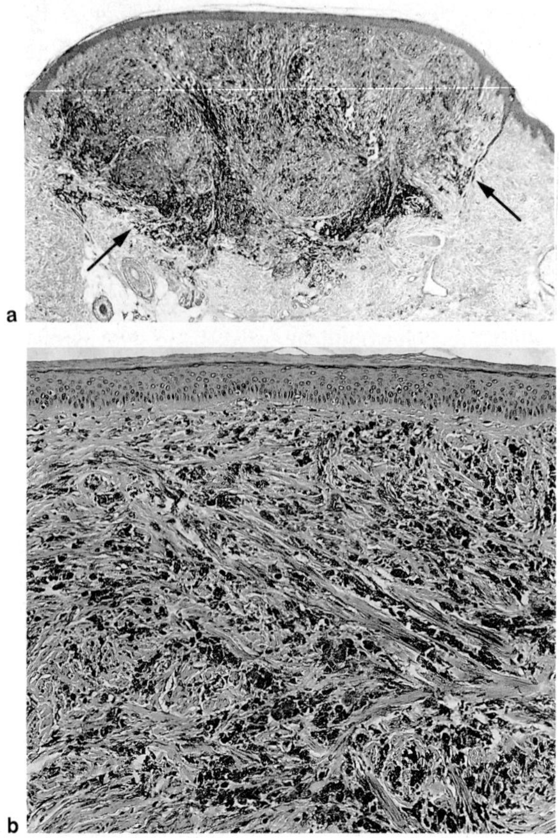

Abb. 17.**25a** u. **b** Blauer Nävus (= Naevus coeruleus):
a Übersicht: ein unscharf begrenzter, nodulärer Tumor in der Dermis (HE, Vergr. 1 : 40)
b Der Tumor besteht aus vielzipfligen, melaninhaltigen Melanozyten. Er hat keine Beziehung zur Epidermis (HE, 1 : 150; Originale: Kühnl-Petzold)

3. Spitznävus (ICD-O-8770/0)

Definition: Gutartiger Nävus mit histologischer Ähnlichkeit zum malignen Melanom (= benignes juveniles Melanom, Epitheloid- und/oder Spindelzellnävus).

Das „juvenile Melanom" kommt meist bei Kindern und jugendlichen Erwachsenen vor, oft im Gesichtsbereich.

Morphologie: Der rötlich-hellbraune Tumor ist halbkugelig vorgewölbt und hat eine glatte Oberfläche. Er besteht aus epitheloiden und/oder spindelförmigen Nävuszellen in Epidermis oder Dermis, die deutliche Kern- und Zellatypien aufweisen. Häufig sind mehrkernige große Nävuszellen im Bereich der Epidermis-Dermis-Grenze, Teleangiektasien und ein Rundzellinfiltrat.

4. Blauer Nävus (ICD-O-8780/0)

Definition: Pigmenttumor von einem Klon dermaler Melanozyten, die vermutlich bei der Wanderung aus der Neuralleiste in der Dermis liegengeblieben sind.

Morphologie: Flaches Knötchen mit glatter Oberfläche und schwarzblauer Farbe. Es besteht histologisch aus spindeligen oder verzweigten melaninbeladenen Melanozyten in der Dermis (Abb. 17.**25a** u. **b**).

5. Dysplastisches Nävussyndrom

Definition: Erblich bedingte Vermehrung von besonders großen Nävuszellnävi.

In den Familien dieser Patienten kann ein erhöhtes Melanomrisiko bestehen. Beim voll ausgebildeten Syndrom finden sich mehrere Angehörige, die übersät sind mit flachen, großen Melanozytennävi. Diese treten meistens erst nach der Pubertät auf und vergrößern sich bis zum Ende des 2. Lebensjahrzehnts. In der 4. bis 5. Dekade können nochmals Wachstumsschübe auftreten. Diese sind dann besonders verdächtig auf die Entstehung eines malignen Melanoms.

Morphologie: Beim dysplastischen Nävussyndrom ist der Patient vor allem im Rumpfbereich übersät mit unterschiedlich geformten und unterschiedlich pigmentierten Nävuszellnävi (Abb. 17.**26**). Sie haben unregelmäßige, zerlaufende Ränder. Ihr Durchmesser kann mehr als 1 cm betragen. Die Farbe ist bräunlich-gescheckt, häufig auch rötlich. Im Zentrum oft kleiner erhabener papillomatöser Anteil.

Histologisch zeigen die dysplastischen Nävi eine intraepidermale Proliferation stark atypischer Melanozyten. Diese sind häufig spindelig und konfluieren in Nestern parallel zur Oberfläche. Gefäßproliferation, Fibroplasie und Entzündung des Papillarkörpers sind ausgeprägt. Gelegentlich imponieren sie als Grenzflächennävi.

Prognose: Es gibt Menschen, die als einzige Familienmitglieder mit dysplastischen Nävi übersät sind. Diese Patienten haben dann „sporadische dysplastische Nävi". Es ist bisher völlig ungewiß, ob diese Patienten mit einem erhöhten Melanomrisiko behaftet sind. Haben mehrere Blutsverwandte dysplastische Nävi, spricht man vom „dysplastischen Nävussyndrom". Hier muß man von einer genetisch bedingten Neigung zur malignen Entartung der Melanozyten ausgehen (Abb. 17.**27**).

Malignes Melanom (ICD-O-8720/3)

Definition: *Bösartiger Melanozytentumor.* Das maligne Melanom gehört zu den Tumoren mit der höchsten Zuwachsrate der Inzidenz; es entsteht meist a) in der Haut, manchmal aber auch b) in hautnahen Schleimhautregionen, c) in der Uvea und Iris und d) in den Meningen.

Molekularpathologisch ist eine Reihe von Faktoren bekannt, welche die Melanomentstehung begünstigt.

So findet man beim dysplastischen Nävussyndrom einen Allelverlust des Chromosoms 9p, was offenbar einem Suppressorgendefekt gleichkommt. Von einer derartigen Prädisposition betroffen sind vor allem Patienten mit heller Haut und roten Haaren (Phäomelanin). Sie reagieren bereits bei geringen UV-Dosen mit einem Erythem und einem Geschwister-Chromatidaustausch (Chromosomenbrüchigkeit; S. 292). Folglich müssen sie eine UV-Exposition meiden.

Ein solches Zusammenwirken von genetischer Disposition und UV-Licht bei der Entstehung maligner Melanome läßt sich besonders eindrücklich am Naturexperiment „Australien" zeigen. Auf diesem äquatornahen Kontinent lebt die durch Selektion an die extreme Sonnenbelichtung adaptierte und folglich dunkelpigmentierte Urbevölkerung (= Aborigines) zusammen mit den vorwiegend britischen Einwanderern. Diese sind als Nachfahren der Kelten hellhäutig und oft rothaarig (s. Phäomelanin) und folglich ohne wirksamen Schutz gegen die australische Sonne. Die Folge davon ist, daß die „weiße" Bevölkerung Australiens die höchste Melanominzidenz der ganzen Welt aufweist, während die „farbige" Bevölkerung wesentlich seltener an Melanomen erkrankt.

Beim Übergang zum malignen Melanom kommt zum Suppressorgendefekt eine Genumstrukturierung der Chromosomen 6, 7, 10 und 11 hinzu, was von einer Expression des c-myb-Onkogens und des Rezeptors für b-FGF begleitet wird, so daß die Zellen einer Dauerproliferation unterworfen werden. Als nächster Schritt geht schließlich ein Allel des Chromosoms 1p verloren. Dadurch kommt offenbar ein Antimetastasengen zu Schaden, und die Metastasierung beginnt (Abb. 17.**27**) (S. 348).

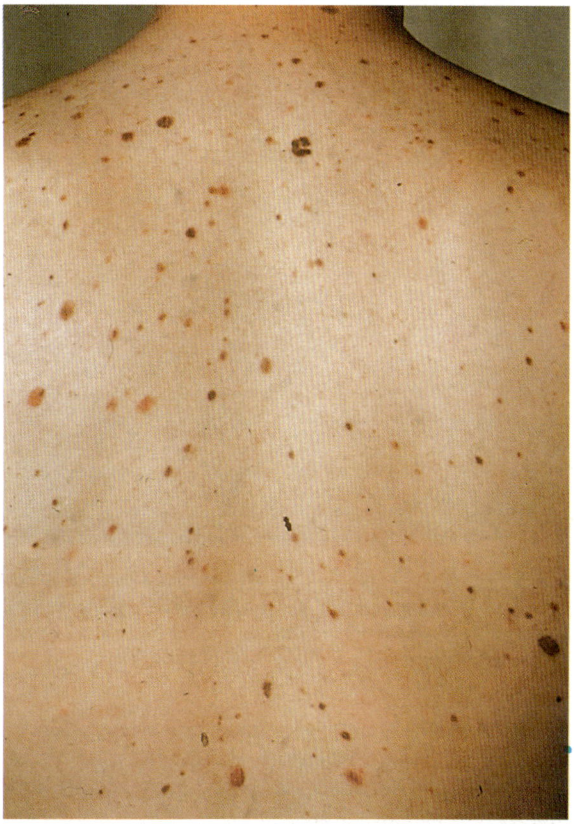

Abb. 17.**26** Dysplastisches Nävussyndrom

Formalpathogenetisch entstehen die malignen Melanome – mit Ausnahme des malignen blauen Nävus, der in der Dermis entstehen kann – als epidermale Melanozytenproliferation. Erst sieht man Einzelzellen in allen Schichten der Epidermis, später entstehen konfluierende Nester von atypischen Melanozyten. Bis es die Basalmembran durchbricht, wird ein solch atypisches Melanozytenproliferat als *Melanoma in situ* bezeichnet. Während dieser Phase haben die Melanomzellen noch die Fähigkeit, sich bei ihrem Wachstum an der epidermalen Umgebung zu orientieren, und breiten sich flächig darin aus *(= horizontales*

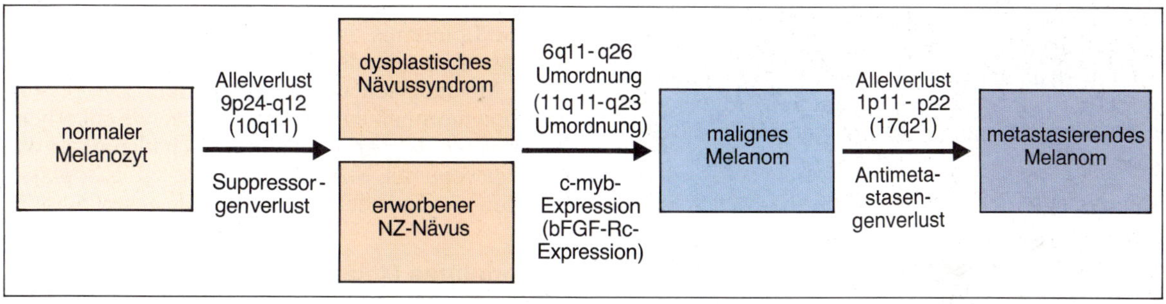

Abb. 17.**27** Molekularpathologisches Modell der Tumorigenese beim malignen Melanom. In mehreren Schritten wird in Melanozyten eine Chromosomenstörung erreicht, die mit dem Verlust von Tumorsuppressorgenen einhergeht. Aufgeführt sind die häufigsten Mutationen; ihre Reihenfolge ist hier modellhaft skizziert

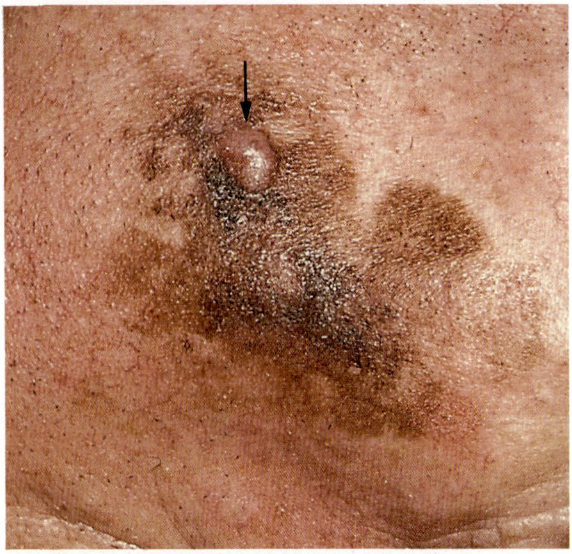

Abb. 17.**28** Lentigo-maligna-Melanom (LMM-Melanom) im Kinnbereich: Der Tumor ist unregelmäßig begrenzt, unscharf konturiert und nicht erhaben. Pfeil: knotiges Wachstum (= vertikales Wachstum)

Wachstum). Nach unterschiedlich langer Zeit durchbrechen die Tumorzellen die Basalmembran, wachsen in die Tiefe der Haut vor und bilden einen Tumorknoten *(= vertikales Wachstum).*

Immunhistochemisch exprimieren die Melanomzellen das S-100-Antigen sowie den Melanommarker HMB-45.

Nach Lokalisation und Wachstumsart werden im Hautbereich 4 Melanomtypen (Abb. 17.**28**–17.**30a** u. **b**) unterschieden (in der Reihenfolge ihrer Häufigkeit):

1. superfiziell spreitendes Melanom (SSM),
2. Lentigo-maligna-Melanom,
3. noduläres Melanom,
4. akral-lentiginöses Melanom.

1. Superfiziell spreitendes Melanom (ICD-O-8743/3) (= Melanom vom SSM-Typ)

Definition und Pathogenese: Es umfaßt etwa 65% aller malignen Melanome und tritt an allen Körperstellen mit Ausnahme der Handteller und Fußsohlen auf. Es bevorzugt beim Mann den Rücken und bei der Frau die Waden. In der horizontalen Wachstumsphase breiten sich die Melanomzellen oberflächlich innerhalb und dicht unterhalb der Epidermis aus; meist erst Jahre später folgt beim SSM-Melanom die vertikale Wachstumsphase mit Entstehung invasiver Tumorknoten.

Morphologie: Klinisch imponiert das Melanom vom SSM-Typ bei Diagnosestellung als fleckförmige oder leicht erhabene Hautveränderung von mehr als 6 mm Durchmesser; Kriterien für seine Erkennung sind in der ABCD-Regel (s. S. 941) zusammengefaßt (Abb. 17.**29a**). Umschriebene Aufhellungen und partielle Rückbildungen sind Ausdruck einer immunologisch bedingten Tumorregression; prognostisch ist die Regression ein ungünstiges Zeichen! Nach oft jahrelangem Bestand entstehen Knoten im Bereich des SSM-Melanoms (sekundär-knotigen SSM-Melanoms), die den Übergang in die vertikale Wachstumsphase mit erhöhtem Metastasierungsrisiko signalisieren (Abb. 17.**29b**).

Histologisch findet man in allen Schichten der verbreiterten Epidermis und in der oberflächlichen Dermis polymorphe, zytoplasmareiche und scharfkonturierte Tumorzellen (Abb. 17.**29b**), die sich pagetoid in der Epidermis ausbreiten (vgl. Abb. 17.**46b**). Der später entstehende Tumorknoten unterscheidet sich nicht von dem eines primär knotig wachsenden Melanoms.

2. Lentigo-maligna-Melanom (ICDO-M-8742/3)

Definition: Melanomvariante auf sonnengeschädigter Haut (auf dem Boden einer intraepithelialen Vorstufe) vor allem im Gesicht.

Im Gegensatz zu den anderen beiden Melanomformen, die ihren Häufigkeitsgipfel um das 50. Lebensjahr haben, tritt das Lentigo-maligna-Melanom bei Patienten um das 65. Lebensjahr auf. Es macht etwa 10% aller malignen Melanome aus.

Pathogenese: Das Lentigo-maligna-Melanom entsteht immer auf einer obligaten Präkanzerose, der Lentigo maligna:

- *Lentigo maligna* (ICD-O-8742/2): Sie imponiert morphologisch als unscharf begrenzter, von Hellbraun bis Schwarz variierender Fleck, der nie erhaben ist, und stellt eine Hyperplasie atypischer Melanozyten dar, die auf die Epidermis beschränkt ist. Sobald die atypischen Melanozyten die Basalmembran durchbrechen, ist ein Lentigo-maligna-Melanom entstanden.

Morphologie: Dieser LMM-Melanomtyp unterscheidet sich von den anderen durch seine Lokalisation in chronisch lichtexponierter Haut sowie die oftmals 5–10 cm messende Größe (Abb. 17.**28**). Auch hier kann durch Übergang in die vertikale Wachstumsphase ein knotiger Anteil entstehen.

Histologisch zeigen die intraepidermalen Anteile eines Lentigo-maligna-Melanoms immer eine atrophische Epidermis. In ihren basalen Schichten proliferieren unterschiedlich große und bizarr konfigurierte Melanozyten mit vakuolisiertem Zytoplasma und polymorphen hyperchromatischen Zellkernen. Als Zeichen der chronischen Lichtschädigung ist das Bindegewebe im Stratum papillare zu basophilen Schollen umgewandelt (aktinische Elastose).

3. Noduläres Melanom

Definition und Pathogenese: Diese Melanome wachsen schnell und gehen ohne horizontales Wachstum gleich in die vertikale Wachstumsphase über. So

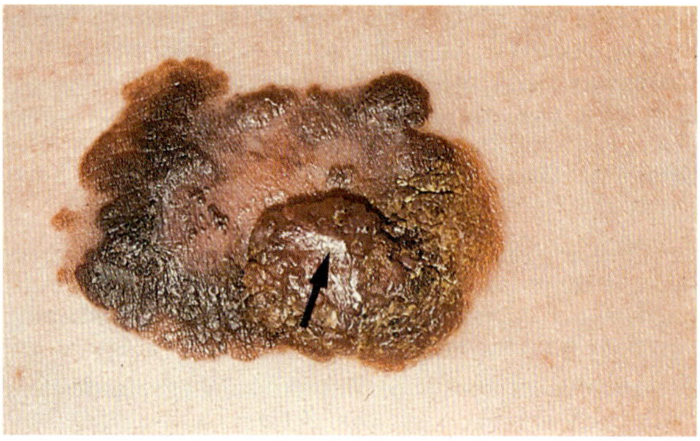
a

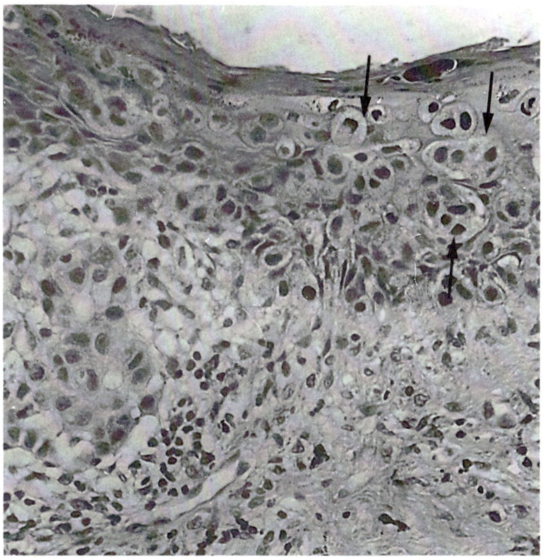
b

Abb. 17.**29a** u. **b** Superfiziell spreitendes Melanom (SSM-Melanom) im Rückenbereich:
a Fleckförmiger leicht erhabener, unscharf konturierter Tumor; Pigmentierung ungleichmäßig in der Peripherie dunkelbraun, im Zentrum perlmuttweißlich. Pfeil: Knotenbildung (= vertikales Wachstum).
b Die zytoplasmareichen Tumorzellen infiltrieren „pagetoid" in die Epidermis (HE, 1 : 250; Originale: Kühnl-Petzold)

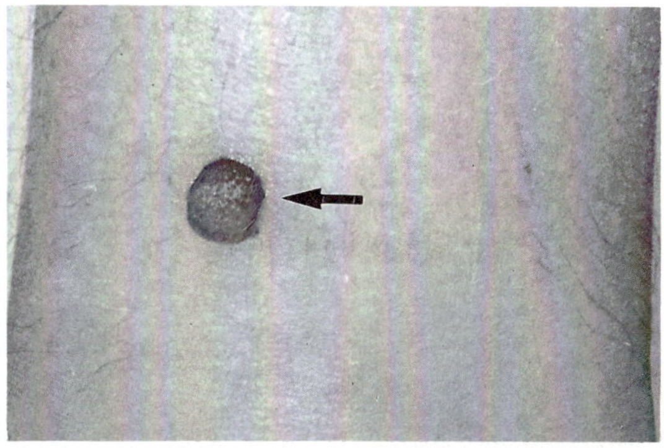
a

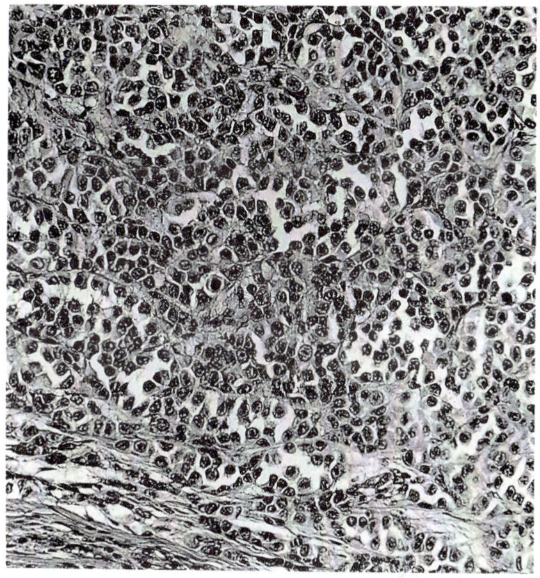
b

Abb. 17.**30a** u. **b** Primär noduläres Melanom:
a Makroskopisch (Pfeil) scharf begrenzter Knoten,
b histologisch aus polymorphen epitheloiden Zellen bestehend (HE, Vergr. 1 : 250; Original: Kühnl-Petzold)

dringen sie rasch in die Tiefe des Koriums, wuchern ebenso schnell exophytisch über das Hautniveau hinaus und machen etwa 25% aller malignen Melanome aus und können überall auf der Haut vorkommen.

Morphologie: Das primär knotig wachsende Melanom imponiert als scharf begrenzter Knoten von unterschiedlichem Durchmesser (> 5 mm!) (Abb. 17.**30a**). Es neigt zur Ulzeration und ist je nach Pigmentgehalt braunschwarz bis rötlich (Abb. 17.**30a**). Histologisch besteht der Tumorknoten aus polymorphen und polychromatischen epitheloiden oder globoiden Zellen (Abb. 17.**30b**). Die seitliche Epidermisbegrenzung enthält keine intraepithelialen Tumorzellen, wird aber oft lymphozytär demarkiert.

Metastasierung der Hautmelanome

Unabhängig von ihrer Entstehungsart metastasieren die malignen Melanome manchmal satellitenartig in die Haut der näheren Umgebung des Primärtumors und frühzeitig lymphogen in die regionalen Lymphknoten. Daran schließt sich die hämatogene Tumorabsiedlung vor allem in Lunge und Leber an.

Pathologische TNM-Klassifikation der Hautmelanome:

pTis Melanoma in situ (atypische Melanozytenhyperplasie).
pT1 Tumordicke ≤ 0,75 mm, mit Infiltration des Stratum papillare,
pT2 Tumordicke > 0,75 mm ≤ 1,5 mm und/oder Infiltration bis zur Stratum-papillare-reticulare-Grenze,
pT3a Tumordicke > 1,5 mm ≤ 3,0 mm und/oder Infiltration ins Stratum reticulare,
pT3b Tumordicke > 3,0 mm ≤ 4,0 mm und/oder Infiltration ins Stratum reticulare,

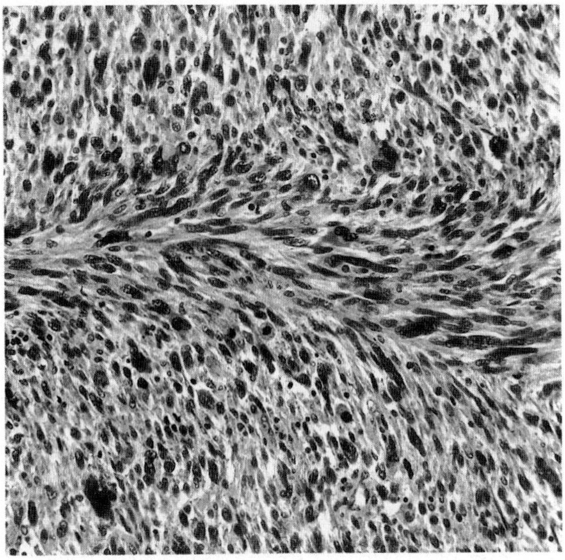

Abb. 17.**31** Fibrosarkom mit histologisch typischem Fischgrätenmuster der polymorphen, spindeligen Tumorzellen (HE, Vergr. 1:250)

pT4a Tumordicke > 4,0 mm und/oder Subkutisinfiltration,
pT4b Tumor-Satelliten innerhalb 2 cm vom Primärtumor.

pN1 Regionäre Lymphknotenmetastase ≤ 3 cm,
pN2a regionäre Lymphknotenmetastase > 3 cm,
pN2b In-transit-Metastase = Haut-Subkutis-Metastase weiter als 2 cm vom Primärtumor (aber nicht jenseits der Regionallymphknoten) entfernt,
pN2c Lymphknotenmetastasen > 3 cm und In-transit-Metastasen.

pM1a Haut, Subkutis-, Lymphknotenmetastasen jenseits der Regionallymphknoten,
pM1b Viszeralmetastasen.

Prognose: Die Überlebenswahrscheinlichkeit von Melanompatienten wird hauptsächlich von der Wachstumsgeschwindigkeit des Tumors und damit von der Eindringtiefe des Melanoms in die Haut bestimmt. Sie hat sich als der wichtigste prognostische Parameter erwiesen, da sie offenbar ein gutes Maß für das Tumorvolumen darstellt. Frühe und dünne Melanome können durch adäquate Exzision geheilt werden; bei einer Tumordicke unter 0,75 mm liegt die 10-Jahres-Überlebenswahrscheinlichkeit bei 98%. Bei einer Tumordicke über 3 mm (High-risk-Melanom) liegt dagegen die 10-Jahres-Überlebensrate nur noch bei 30%.

Weitere prognostische Faktoren: Frauen haben durchweg eine bessere Überlebenswahrscheinlichkeit als Männer mit gleich dicken Melanomen. Außerdem spielt die Lokalisation des Melanoms eine Rolle für das Überleben des Patienten. Melanome an den Extremitäten haben eine viel bessere Prognose als die an Rumpf und Kopf. Ulzerierte Melanome haben darüber hinaus eine wesentlich schlechtere Prognose als nicht ulzerierte Melanome gleicher Dicke.

Sonderformen des Melanoms

Da die Melanozyten Mitglieder des sog. „diffusen neuroendokrinen Systems" sind und als solche definitionsgemäß kein kompaktes einheitliches Organ bilden, sondern dispers im Organismus verteilt sind, wird verständlich, weshalb Melanome vor allem in der Haut und in der Uvea vorkommen, aber, wenn auch sehr selten, multipel oder im Haut-Schleimhaut-Übergangsbereich, in den Hirnhäuten und Schleimhäuten innerer Organe (wie Ösophagus, Gallenblase und Sinunasal- und Tracheobronchialsystem) anzutreffen sind.

1. *Akral-lentiginöses Melanom:* Es kommt in der unbehaarten Haut der Palmoplantar- sowie Ungual- und Periungualregion vorwiegend bei der farbigen Bevölkerung vor. Sehr schlechte Prognose.

2. *Juxtakutanes Melanom:* Im oroösophageotrachealen, aber auch anorektovaginalen Schleimhautbereich. Sehr schlechte Prognose.

3. *Uveamelanom:* Häufigster Augentumor des Erwachsenen (hellhäutig, blauäugig; ♂ : ♀ = 1 : 8). Diskoider Wachstumsbeginn → Pigmentepitheldurchbruch → pilzförmig exophytisches Wachstum (Nekrose) → endophytische Orbitainfiltration. Tumor stimuliert durch Tumorantigene immunologische Abwehrreaktion → Regression. Uveamelanome vom Spindelzelltyp haben eine bessere Prognose als vom Epitheloidzelltyp. 5-Jahres-Überlebensrate 50–70%.

Mesenchymale Tumoren

Ein Großteil dieser Bindegewebstumoren geht von Zellen mit einem vimentinhaltigen Zytoskelett aus, die als Fibroblasten oder als Histiozyten bezeichnet werden. Bei diesen Tumorfibroblasten handelt es sich um spindelförmige Zellen, die vor allem wegen ihrer Synthese von Kollagen-Typ-I-Fasern auffallen. Sie können aber auch Aktin bilden, so daß sie kontraktile Eigenschaften gewinnen und zu Myofibroblasten werden.

Die „Tumorhistiozyten" stammen von pluripotenten Mesenchymzellen ab, die im Gegensatz zu den Blutmonozyten kein Lysozym, kein S-100-Antigen, aber meist α_1-Antitrypsin enthalten. Sie haben eine vielzipflige Zellform und sind an ihrer Lipidphagozytose und ihrer Neigung zur Riesenzellbildung zu erkennen. Schließlich spricht vieles dafür, daß auch die Tumorzellen der Liposarkome fibrohistiozytäre Eigenschaften besitzen und sich von pluripotenten Mesenchymzellen perivaskulären Ursprungs herleiten.

1. Fibroma durum (ICD-O-8810/0)

Definition und Morphologie: Fibrome sind knötchenförmige, vorwiegend subkutan gelegene Fibrozytenproliferate mit harter Konsistenz. Der Zellgehalt ist oft unterschiedlich, die Produktion von Kollagen-Typ-I-Fasern jedoch ausgeprägt. Regressive Veränderungen wie Hyalinisierung und mukoide Degeneration sind häufig. Diese benignen Tumoren rezidivieren nach chirurgischer Entfernung nicht.

2. Fibrosarkome (ICD-O-8810/3)

Definition: Invasiv wachsende, metastasierende Fibroblastenwucherungen. Sie gehören zu den häufigsten Weichteiltumoren.

Sie haben in einigen Fällen eine pathogenetische Beziehung zu Verbrennungsnarben, chronischen Hautulzera und chronischer Injektionstherapie. Sie bevorzugen das männliche Geschlecht im 5. Dezenium und liegen gehäuft im Bereich der Oberschenkel und Arme.

Morphologisch werden die Fibrosarkome mehrere Zentimeter groß und sind auf der Schnittfläche fischfleischartig. Sie sind abgekapselt und weisen häufig regressive Veränderungen auf. Die Tumorzellen produzieren reichlich Kollagen Typ I und weisen an typischer Stelle eine fischgrätenähnliche Faser- und Zellanordnung auf (Abb. 17.**31**). Der Malignitätsgrad der Fibrosarkome wird durch den Mitose- und Zellreichtum bestimmt.

Klinik: Die Fibrosarkome sind kaum strahlensensibel und metastasieren meist hämatogen in Leber und Lunge.

3. Fibröses Histiozytom (ICD-O-8830/0)

Definition: Gutartiger umschriebener, aber nicht abgekapselter Tumor aus fibroblasten- und histiozytenartigen Zellen, die oft ein spiralnebelartiges Muster (storiformes Muster) bilden.

Morphologie: Das Histiozytom ist ein bräunliches, kaum erhabenes Knötchen in der Dermis. Es tritt in der Regel nach der Adoleszenz auf und ist meist an den Extremitäten zu finden. Histologisch sind diese Tumoren aus sternförmigen Fibroblasten, dünnwandigen Kapillaren und hämosiderinbeladenen Histiozyten aufgebaut. Das Tumorstroma ist reich an Retikulinfasern (= Kollagen Typ III) und arm an Kollagen-Typ-I-Fasern. Die bedeckende Epidermis reagiert mit einer akanthotischen Hyperplasie.

4. Dermatofibrosarcoma protuberans (ICD-O-8832/3)

Definition: Morphologische (aber nicht histogenetische) Entität mit dem charakteristischen Wachstumsmuster undifferenzierter Fibroblasten (z. T. auch mit Schwann-Zell-artigem Einschlag) und intermediärer Malignität.

Morphologie: Das Dermatofibrosarcoma protuberans ist eine multilokuläre, leicht rötliche Krustenplatte, aus der Tumorknollen hervorgehen, oft im Schulter-Stamm-Bereich. Der größte Teil des Tumors ist aber meist unter dem Hautniveau verborgen („Eisbergtumor"), weswegen seine Resektion oft unvollständig ist.

Der Tumor ist auf der Schnittfläche grauweiß, wird mehrere Zentimeter groß und wächst knollenförmig über das Hautniveau hinaus (Abb. 17.**4**). Histologisch besteht er aus proliferierten Fibroblasten mit geringer Kernpolymorphie, die sich teilweise histiozytenartig abrunden. Diese Tumorzellen wachsen in einem spiralnebel- oder strohmattenförmigen Muster *(= storiformen Muster)*.

Klinik: Der Tumor hat einen niedrigen Malignitätsgrad, wächst langsam und invasiv; er metastasiert selten, rezidiviert aber oft. Deshalb muß er lokal sehr weit im Gesunden exzidiert werden.

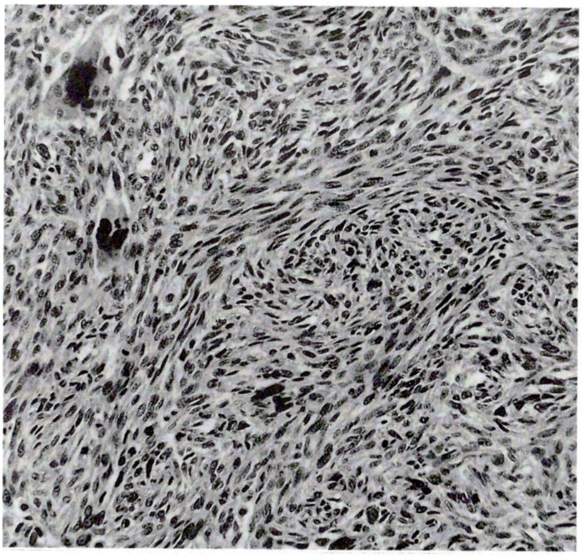
a

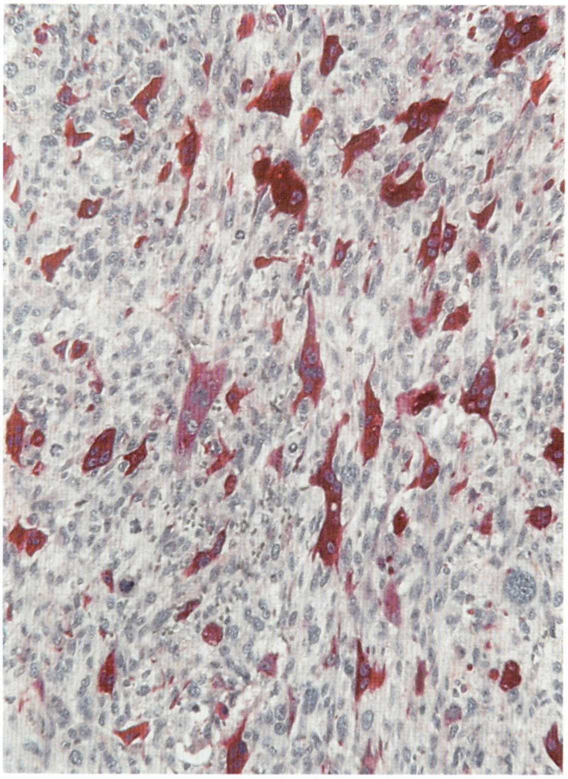
b

Abb. 17.**32a** u. **b** Malignes pleomorphes Histiozytom:
a Spiralnebelartige Anordnung der pleomorphen Zellen und Tumorriesenzellen (HE, Vergr. 1 : 250)
b Positive Reaktion der für Makrophagen typischen tartratresistenten sauren Phosphatase (Vergr. 1 : 250)

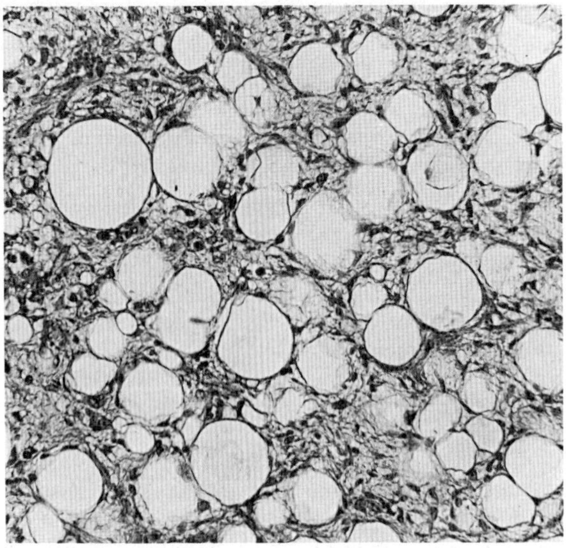

Abb. 17.**33** Hoch-differenziertes Liposarkom mit deutlicher Nachahmung eines Fettgewebes aus multivakuolären Fettzellen (= Präadipozyten) (HE, Vergr. 1:250)

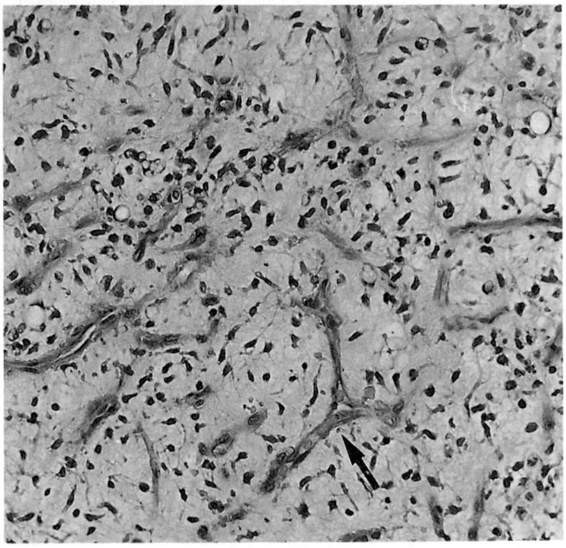

Abb. 17.**34** Myxoides Liposarkom, nur noch vereinzelte, vakuolisierte Fettzellen zu erkennen; typische hühnertrittartige Kapillaranordnung (Pfeil) in einem myxoiden Stroma (HE, Vergr. 1:250)

5. Malignes fibröses Histiozytom (ICD-O-8830/3)

Definition und Morphologie: *Tumoren* in der Haut, im Weichteil- und Knochengewebe, die aus Bindegewebszellen („Histiozyten") aufgebaut werden, meist aber von (mehrkernigen) Makrophagen durchsetzt sind (Abb. 17.**32 b**), die selbst nicht zur neoplastischen Zellpopulation gehören und oft zu ungeordneten und geordneten Riesenzellen fusionieren. Die Tumorzellen weisen ein *storiformes Wachstumsmuster* auf. Die malignen fibrösen Histiozytome sind potentiell hochmaligne Tumoren und haben eine geringe Strahlenempfindlichkeit (Abb. 17.**32 a** u. **b**). Zytogenetisch weisen sie oft telomerische chromosomale Fusionen auf (S. 1140).

Histologisch lassen sich die malignen fibrösen Histiozytome (= MFH) in folgende Subtypen untergliedern:

- storiform-pleomorphes MFH (häufigster Subtyp),
- myxoides MFH: myxoide Anteile (= Myofibrosarkom),
- riesenzelliges MFH (= maligner Weichteilriesenzelltumor)
- inflammatorisches MFH (= malignes Xanthogranulom),
- angiomatoides MFH: zystisch-hämorrhagisch (Tumorzellen Faktor-VIII-negativ).

MFH-Sonderform:

- *Inflammatorischer Subtyp* = malignes (retroperitoneales) Xanthogranulom.

Der Tumor imponiert als paraaortale plattenförmige Fettgewebsinfiltrate, welche die Gefäße ummauern und gelegentlich auch infiltrieren. Histologisch findet man ein MFH mit lymphoplasmazellulärer Überlagerung und zahlreichen fettresorbierenden Schaumzellen („Histiozyten"), die zu mehrkernigen Riesenzellen fusionieren können. Bei subtotaler Resektion des langsam wachsenden Tumors → tödlicher Ausgang der Neoplasie.

6. Lipome (ICD-O-8850/0)

Definition und Morphologie: Gutartige Tumoren, die sich von den reifen Fettzellen (= Adipozyten) herleiten. Sie kommen meist im subkutanen Fettgewebe und gelegentlich auch intramuskulär (Rezidivneigung) vor. Sie ahmen perfekt reifes Fettgewebe nach, weisen aber keine lobuläre Gliederung auf.

Molekularpathologie: Viele Befunde sprechen dafür, daß im chromosomalen Bereich 12q 13–14 Loci liegen, welche für die Fettzelldifferenzierung entscheidend sind. Wird dieses genetische Material gleichmäßig mit Material anderer Chromosomen ausgetauscht, so entstehen Lipome; wird es jedoch auf das Chromosom 16 übertragen in Form einer Translokation t (12; 16)(q13; p11), so resultiert ein myxoides Liposarkom.

7. Liposarkome (ICD-O-8850/3)

Definition: Maligne Tumoren aus gewucherten Zellen, welche reife und unreife Fettzellen nachahmen. Je nachdem, welcher Fettzellvorläufer vorherrscht, unterscheidet man Liposarkome mit unterschiedlichem Malignitätsgrad.

Die Liposarkome bevorzugen Männer in der 5. Lebensdekade und finden sich meist im Bereich der Oberschenkel, des Rückens und des Retroperitoneums. Sie können manchmal multizentrisch auftreten.

Morphologie: Die Liposarkome sind feste, gelblichweiße, gelatinöse Tumoren oft mit regressiven Veränderungen. Der histologische Malignitätsgrad verhält sich umgekehrt zum intrazytoplasmatischen Fettgehalt und proportional zur Zellpolymorphie.

• *Hoch-differenziertes Liposarkom* (ICD-O-8851/3): Hier dominiert der atypische oligovakuoläre Adipozyt (Abb. 17.**33**). Der Tumor gleicht einem Lipom und hat einen niedrigen Malignitätsgrad.

• *Myxoides Liposarkom* (ICD-O-8852/3): Dies ist der häufigste Liposarkomtyp. Bei ihm dominieren Prälipozyten, die ein fettvakuolenreiches Zytoplasma aufweisen (Abb. 17.**34**). Bei diesem Tumor kommt die histogenetische Abhängigkeit zu den perikapillären Zellen und damit zum Kapillarnetz zum Vorschein, indem die sternförmigen Prälipozyten eng mit den Kapillaren in Verbindung stehen, die ihrerseits hühnertrittähnlich angeordnet sind (= plexiforme Kapillaren) und von einem myxoiden proteoglykanhaltigen Stroma umgeben sind. Das myxoide Liposarkom ist strahlensensibel und hat einen niedrigen Malignitätsgrad.

• *Rundzelliges Liposarkom* (ICD-O-8853/3) Dieses Liposarkom ist hochmaligne und sehr zellreich. Es besteht aus rundlichen lipoblastenartigen Zellen (= lipoblastisches Liposarkom) mit vakuolisiertem Zytoplasma und einem faserarmen Stroma.

• *Pleomorphes Liposarkom* (ICD-O-8854/3) Bei diesem ebenfalls hoch-malignen Tumor beherrschen bizarre, teils riesige Tumorzellen mit fettvakuolenreichem Zytoplasma die Szene. Das Stroma ist ähnlich wie beim myxoiden Liposarkom aufgebaut.

Immunhistochemisch exprimieren die meisten Liposarkome – im Gegensatz zu den malignen fibrösen Histiozytomen – das S-100-Antigen. Bei undifferenzierten Liposarkomen kann der Unna-Lochkern (intranukleäres Lipid) diagnostisch weiterhelfen.

Klinik: Die niedrig-malignen Liposarkome rezidivieren häufig, metastasieren praktisch nie; die hoch-malignen Liposarkome metastasieren dagegen häufig in Leber, Lunge und Skelett.

Seltene Tumoren der Haut

Daneben kommen in der Haut auch Tumoren der Gefäße (S. 464), der peripheren Nerven (S. 1093), der glatten Gefäßwandmuskulatur (= Angioleiomyome), der glatten Muskulatur im Skrotum, großen Labien und Brustwarze (= genitale Leiomyome) und der Mm. arrectores pilorum (= Piloleiomyome) vor. Histologisch gleichen sie den Leiomyomen anderer Lokalisation (S. 869). Sehr selten sind kutane Osteome oder Knorpeltumoren. Schließlich kann die Haut auch Manifestationsort von Leukämien (vor allem Monozytenleukämie) und malignen Lymphomen (vor allem Mycosis fungoides, S. 577) oder von Tumormetastasen sein.

Pathologische TNM-Klassifikation der Hautkarzinome:

Tis Carcinoma in situ,
T1 Tumor ≤ 2 cm,
T2 Tumor > 2 cm ≤ 5 cm,
T3 > 5 cm,
T4 Tumor infiltriert extradermale Nachbargewebe (Skelettmuskel, Knorpel, Knochen),
pN1 Regional-Lymphknotenmetastasen.

Pathologische TNM-Klassifikation der Haut-Weichteil-Tumoren (eingeschlossen sind u. a. Fibrosarkom, Leiomyosarkom, Liposarkom, malignes fibröses Histiozytom):

pT1 Tumor $\leqslant 5$ cm,
pT2 Tumor > 5 cm,
pN1 Regional-Lymphknotenmetastasen.

Literatur

Hautorgan

Ackermann, A. B.: Histologic Diagnosis of Inflammatory Skin Diseases. Lea & Febiger, Philadelphia 1978
Bolen, J. W., D. Thorning: Liposarcomas. Amer. J. Surg. Pathol. 8 (1984) 3
Briggs, J. C.: Melanoma precusors lesion and borderline melanomas. Histopathology 9 (1985) 1251
Czarnetzki, B. M., H. Kerl, W. Sterry: Lehrbuch der Dermatologie und Venerologie mit Repetitorium. De Gruyter, Berlin 1991
Enzinger, F. M., S. W. Weiss: Soft Tissue Tumors. Mosby, St. Louis 1984
Korting, G. W.: Dermatologie in Praxis und Klinik für die fachärztliche Weiterbildung. Thieme, Stuttgart 1980
Kuehnl-Petzoldt, Ch., et al.: Histology of congenital nevi during the first year of life. Amer. J. Dermatopathol. 6, Suppl. 1 (1984) 81
Lever, W., G. Schaumburg-Lever: Histopathology of the Skin, 7th ed. Lippincott, Philadelphia 1990
Luger, A., F. Gschnait: Dermatologische Onkologie. Urban & Schwarzenberg, München 1983
Macher, E., et al.: Malignes Melanom. Dtsch. Ärztebl. 83 (1986) 407
Mandahl, N., et al.: Lipomas have characteristic structural chromosomal rearrangements of 12q 13-q14. Int. J. Cancer 39 (1987) 685
Mc-Govern, V. J.: Malignant Melanoma. Wiley, New York 1976
McLean, I. W., et al.: Uveal melanoma. Hum. Pathol. 13 (1982) 123
Tritsch, H., H. Sack: Hauttumoren. Dtsch. Ärztebl. 83 (1986) 110

Brustdrüse

Azzopardi, J. G.: Problems in Breast Pathology. Saunders, London 1979
Bässler, R.: Pathologie der Brustdrüse. In: Doerr, W., et al.: Spezielle Pathologische Anatomie, Bd. 11. Springer, Berlin 1978
Barnes, D. M., et al.: An immunohistochemical evaluation of c-erb B_2 expression in human breast carcinoma. Brit. J. Cancer 58 (1988) 448
Fisher, E. R., et al.: The pathology of invasive breast cancer. Cancer 36 (1975) 1
Haagensen, C. D.: Diseases of the Breast, 2nd ed. Saunders, Philadelphia 1971
Henderson, C., G. Canellos: Cancer of the breast. The past decade. New Engl. J. Med. 302 (1980) 17
International Histological Classification of Tumours: Histological Typing of Breast Tumours. 2nd ed. WHO 1981
Klein, P. J., et al.: Secretions associated lecitin binding sites as a parameter of hormone dependence in mammary carcinoma. Brit. J. Cancer 44 (1981) 746
Lee, E. Y. H. P., et al.: Inactivation of the retinoblastoma susceptibility gene in human breast cancers. Science 241 (1988) 218
McGuire, G.: Breast Cancer, vol. 1–4. Plenum Medical Book Company, New York 1977, 1978, 1979, 1981
Nagel, G. A., H. E. Wander: Metastasierende Mammakarzinome. Therapieplanung. Dtsch. Ärztebl. 6 (1981) 399
Price, J. E.: The biology of metastatic breast cancer. Cancer 66 (1990) 1313
Rosen, P. P., et al.: Florid papillomatosis of the nipple. Amer. J. Surg. Path. 10 (1986) 87
Schauer, A., et al.: Die Multizenterstudie „Kleines Mammakarzinom". Dtsch. Ärztebl. 87 (1990) 2125

Brustdrüse

Ch. Wittekind und U.-N. Riede

Die Mamma (= Brustdrüse) gehört als modifizierte Schweißdrüse zu den Hautanhangsgebilden und entsteht im Bereich der embryonalen Milchleiste. Diese reicht von der Axilla bis zu den großen Labien. Im Milchleistenbereich sind auch die meisten **ontogenetischen Läsionen** anzutreffen. Alle Drüsenendstücke – im Pathologenjargon als „Azini" bezeichnet – die zu einem kleinen Milchgang gehören, werden von einem besonderen Stroma (= Mantelgewebe) zu einem Lobulus zusammengefaßt (Abb. 17.**35**). Alle am Aufbau eines Lobulus beteiligten Strukturelemente unterliegen einer hormonellen Regulation. Unterlaufen dabei Fehler, resultieren **tumorartige Läsionen** in Form einer diffusen Gewebsvermehrung *(Gynäkomastie, Makromastie)* oder in Form von lokal-knotigen Gewebswucherungen *(Mastopathie)*. Bei solchen lokalen Gewebsproliferationen können sich auch Dysplasien einschleichen, so daß die Grenze zu den **neoplastischen Läsionen** oft schmal ist. Da hier die übereilig proliferierenden Zellen zugrunde gehen und verkalken, sind Mikroverkalkungen eine klinisch wichtige Fährte auf der Spurensuche von *Mammakarzinomen.* Diese gehen meist von den Milchgängen aus (duktales Karzinom) oder leiten sich von den Azini der Lobuli her (lobuläres Karzinom). Von diesen häufigen Karzinomformen lassen sich seltenere Karzinomtypen mit etwas geringerer Malignität abgrenzen. Außerdem können Mammatumoren nicht nur vom Epithel, sondern auch vom Stroma der Mamma oder beidem *(Phylloidestumoren)* abstammen.

Das in den „Azini" gebildete Sekret wird in die Milchgänge abgegeben und gelangt letztlich über die Ausführgänge im Brustwarzenbereich (Mamille) nach außen. Demzufolge besteht eine Kommunikation zwischen dem mammären Drüsenkörper mit der Keimflora der äußeren Haut. Dies macht verständlich, weshalb vor allem in der Stillzeit solche Erreger über die Milchgänge ins Drüsengewebe aufsteigen und eine **entzündliche Läsion** der Mamma *(Mastitis)* auslösen können.

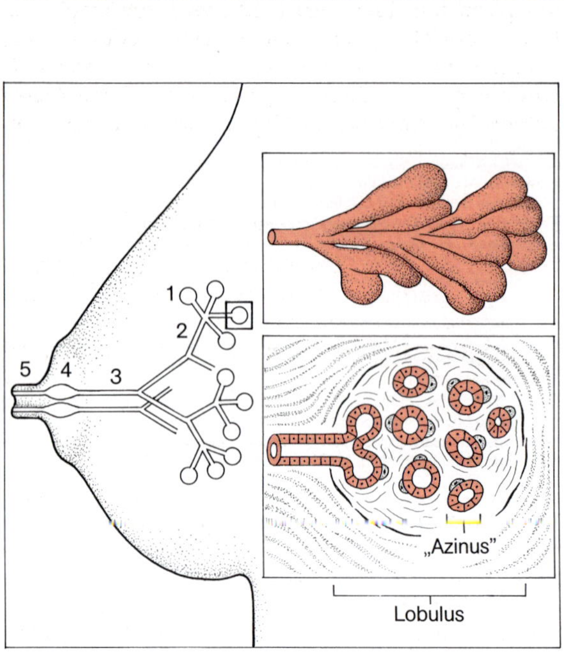

Abb. 17.**35** Anatomischer Aufbau des Milchgangsystems: 1 = Drüsenendstück, 2 = kleiner Milchgang, 3 = großer Milchgang, 4 = Milchsäckchen Sinus lactiferi, 5 = Ausführgang im Bereich der Mamille
Die einzelnen tubuloalveolären Drüsen werden durch Mantelgewebe zu einem Lobulus zusammengefaßt. Das Drüsenendstück („Azinus") besteht aus apokrinen Drüsen, umgeben von Myoepithelien

Ontogenetische Läsionen

Die weibliche Brustdrüse entwickelt sich an einer Stelle der embryonalen Milchleiste. Diese reicht von den Axillen bis zu den großen Labien. Fehlbildungen der Mamma sind selten und entstehen überwiegend entlang dieser Milchleiste.

Beim Neugeborenen (beiderlei Geschlechts) ist die Brustdrüse etwas vergrößert und besteht aus wenig verzweigten Milchgängen, welche in ihren weiten Lumina Sekret („Hexenmilch") enthalten. Dieses Sekret wird unter dem Einfluß der mütterlichen Hormone von den Milchgangsepithelien gebildet. Diese Brustdrüsenvergrößerung bildet sich spätestens nach 2 Monaten wieder zurück.

Amastie

Bei dieser seltenen Fehlbildung ist *weder der Drüsenkörper noch die Mamille* auch nur andeutungsweise angelegt. Sie kann ein- und beidseitig auftreten und kommt in Verbindung mit anderen Defekten der Thoraxwand vor.

Aplasie

In diesem Falle ist *nur die Mamille vorhanden und die ganze Organanlage der Brustdrüse mangelhaft* entwickelt.

Polymastie

Überschußfehlbildungen kommen als Überzahl von Brustwarzen (= *Polythelie*) oder von Brustdrüsen (= *Polymastie*) vor und entstehen im Gebiet der Milchleiste. In einer größeren Untersuchungsreihe haben die Überschußfehlbildungen der Mamma eine Inzidenz von 3% und sind somit recht häufig.

Aberrierende Mamma

Dabei handelt es sich um einen unscharf abgegrenzten *Knoten,* der vorwiegend *neben dem Hauptdrüsenkörper in der Axilla* liegt, außerdem grundsätzlich überall auf der Milchleiste. Klinisch ist eine aberrierende Mamma deshalb von Bedeutung, weil sie ein Ausgangspunkt gutartiger oder bösartiger Tumoren sein kann.

Entzündliche Läsionen

Grundsätzlich können *Mammaentzündungen* in jedem Lebensalter auftreten, häufen sich aber in der Laktationsperiode.

1. Akute eitrige Mastitis

Pathogenese: Sie kommt meist als *Mastitis puerperalis* vor. Zu ihrer Entstehung sind einerseits Brustwarzen-Rhagaden und/oder invertierte Warzen und andererseits pathogene Eitererreger ausschlaggebend.

Interstitielle Mastitis

Pathogenese: Bei dieser häufigen Mastitisform werden die Keime über den Mund des Kindes übertragen und gelangen aufgrund von Rhagaden in das bindegewebige Stroma der Brustdrüse. Dort rufen sie eine *phlegmonöse Entzündung* hervor.

Parenchymatöse Mastitis

Pathogenese: Diese seltene Mastitisform entsteht duktogen, indem Keime in die Milchgänge gelangen, sich dort ausbreiten und eine eitrige Entzündung der Milchgänge (= *Galaktophoritis*) hervorrufen. Von da aus wird auch das periduktale Bindegewebe in den Entzündungsprozeß einbezogen und eitrig eingeschmolzen. Das Resultat ist eine *abszedierende Mastitis.* Ein hämatogener Infektionsweg der Mastitis ist selten.

Klinisch ist die entzündete Mamma hart, geschwollen, gerötet und druckschmerzhaft.

2. Chronische Mastitis

Chronische Mastitiden können gelegentlich aus einer akuten eitrigen Mastitis hervorgehen oder als besondere Manifestationsform einer granulomatösen Entzündung auftreten. Häufiger aber sind sie Folge eines Sekretstaues mit konsekutiver Milchgangsektasie.

Chronisch-unspezifische Mastitis

Pathogenese: Meist handelt es sich dabei um *nicht erkannte,* ursprünglich *akute Abszesse,* die mit der Zeit von einer dicken vernarbten Bindegewebskapsel umgeben werden, was oft klinisch zu Verwechslungen mit einem Mammakarzinom führt.

Periduktale Mastitis

Pathogenese: Bei dieser chronischen Mastitisform (= Komedomastitis) handelt es sich um eine recht häufige *nicht-eitrige Mastitis* älterer, meist mehrgebärender Frauen. Ausgangspunkt ist eine Ektasie der Milchgänge in Mamillennähe, die durch Sekretstau zustandegekommen ist. Das eingedickte Sekret führt zunächst zu einer intraduktalen Entzündung, nach Epithelzerstörung zu einer reaktiven periduktalen Entzündung mit Vorherrschen der Plasmazellen (= *„Plasmazellmastitis"*). Schließlich rufen die lipidhaltigen Sekretinhaltsstoffe im Stroma oft auch Granulome vom Pseudotuberkulosetyp hervor, in deren Zentrum man fettspeichernde Makrophagen (= Schaumzellen) und mehrkernige Riesenzellen erkennen kann. Zusammen mit einer reaktiven Vergrößerung der axillären Lymphknoten kann dieser Prozeß leicht mit einem Mammakarzinom verwechselt werden.

Chronisch-granulomatöse Mastitis

Granulomatöse Mastitiden sind selten und kommen bei *Tuberkulose, Sarkoidose* und einigen *Pilzerkrankungen* vor. Dabei herrscht je nach Infektimmunität der geschwürige Gewebszerfall oder die bindegewebige Vernarbung vor.

Fettgewebsgranulom (ICD-O-4404.0)

Pathogenese: Diese Veränderung beruht auf einer *Fettgewebsnekrose,* die auf ein Trauma zurückgeht. Besonders betroffen sind adipöse Frauen. Im Bereich der Fettgewebsnekrose bildet sich ein lipophages Granulom aus. Diese Granulome werden von Schaumzellen (= Lipophagen) umsäumt, enthalten im Zentrum Ölzysten und Fremdkörperriesenzellen und können gelegentlich verkalken.

Tumorartige Läsionen

Mammahypertrophie

Allgemeine Definition: Die nichtneoplastische *Vergrößerung einer oder beider Brustdrüsen* infolge hormoneller Fehlstimulation wird bei der Frau als Makromastie und beim Mann als Gynäkomastie bezeichnet.

1. Makromastie

Definition und Pathogenese: Die exzessive Vergrößerung der weiblichen Brustdrüse kommt einerseits als *Pubertätshyperplasie* und andererseits als *Graviditätshyperplasie* vor. Pathogenetisch wird in beiden Fällen eine abnorme Reaktionsbereitschaft des Mammaparenchyms auf hormonale Reize angenommen. Beide Hyperplasieformen bilden sich meist spontan zurück.

Morphologie: Das histologische Bild ist uneinheitlich: Oft überwiegt ein sklerosiertes Stroma, in dem ektatische Ausführungsgänge mit azinusartigen Gangsprossen eingelagert sind.

Klinik: Die Bedeutung der Makromastie liegt in den Folgen der übergroßen Brustdrüse in Form von Haltungsschäden, Wirbelsäulenveränderungen und psychischer Beeinträchtigung.

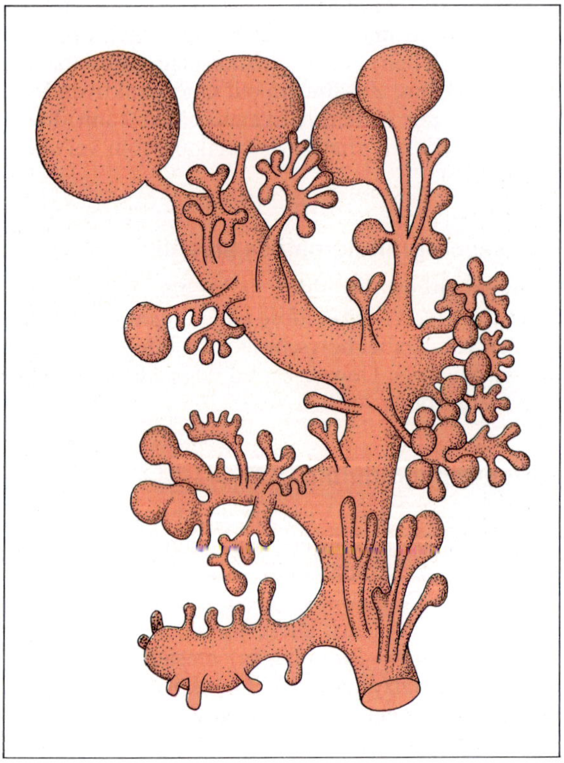

Abb. 17.**36** Fibrös-zystische Mastopathie: Dreidimensionale Rekonstruktion der Milchgangsausweitung und Milchgangsproliferation

2. Gynäkomastie (ICD-O-7100.0)

Definition: Damit wird eine Vergrößerung der männlichen Brustdrüse bezeichnet, die einseitig (25%) oder doppelseitig (75%) auftreten kann. Die Gynäkomastie hat zwei Häufigkeitsgipfel, einen in der Pubertät und einen im Senium.

Pathogenese: Die Gynäkomastie ist im allgemeinen ein sekundäres Symptom und beruht auf einer hormonellen Dysbalance mit Überwiegen der Östrogene. Dementsprechend wird im jugendlichen Alter die Gynäkomastie bei verschiedenen Formen des Hypogonadismus (z. B. Klinefelter-Syndrom, Hodenatrophie nach Mumps-Orchitis) beobachtet. Selten kommen auch endokrin aktive Hodentumoren (S. 909) oder Hypophysentumoren (S. 969) in Betracht. Beim alten Manne ist die Gynäkomastie meist Folge eines Hyperöstrogenismus bei vermindertem Östrogenabbau in der Leber (S. 772) oder bei Östrogenbehandlung des Prostatakarzinoms.

Morphologisch ist die Gynäkomastie durch eine Hyperplasie der mesenchymalen und epithelialen Drüsenanteile gekennzeichnet. Dabei sind die Drüsengänge ausgeweitet, bilden teilweise papilläre Episprossen und werden von einem myxomatösen periduktalen Mantelgewebe umhüllt.

Mastopathien (ICD-O-7432.0)

Allgemeine Definition: Unter dem Begriff Mastopathie versteht man eine Proliferation der hormonabhängigen, mesenchymalen und epithelialen Mammastrukturen, die mit Zystenbildung (Mastopathia fibrosa cystica) und regressiven Veränderungen einhergehen und klinisch als Knotenbildung imponieren (Abb. 17.**36**).

Mastopathien sind häufig und werden bei Frauen zwischen dem 35. und 50. Lebensjahr meist im äußeren oberen Quadranten diagnostiziert. Je nachdem, welche morphologischen Veränderungen als pathologisch angesehen werden, schwankt in den einzelnen Untersuchungsreihen die Häufigkeitsangabe zwischen 40% und 90%.

Pathogenese: Die Ätiologie dieser Mastopathien ist noch ungeklärt. Vermutet wird eine hormonale Dysregulation (chronischer Hyperöstrogenismus mit latenter Hyperprolaktinämie), zumal – wie bereits erwähnt – die hormonsensiblen Strukturen des Drüsenkörpers auf den monatlichen Hormonzyklus der Frau regional verschieden reagieren. Während der Schwangerschaft und Stillzeit sowie in der Menopause ist dieser Hormonzyklus stillgelegt, was oft regressive Veränderungen des Drüsenkörpers nach sich zieht.

Je nachdem, ob im Drüsenkörper die mesenchymale oder epitheliale Proliferation vorherrscht, werden die folgenden Mastopathieformen unterschieden:

1. Nichtproliferierende Mastopathie

Die Mastopathia fibrosa cystica simplex (= Mastopathie Grad I) macht 70% aller Mastopathieformen aus. Histologisch findet man eine *Faservermehrung innerhalb der Lobuli und im Läppchenzwischengewebe.* Die Milchgänge sind zystisch und ektatisch umgewandelt (Abb. 17.**36**). Die Duktulusepithelien zeigen gleichzeitig eine Hypertrophie, Atrophie und Metaplasie. Die Epithelien der Milchgänge oder der Zysten weisen dabei teilweise eine apokrine Metaplasie auf (Abb. 17.**37a** u. **b**). Dabei treten besonders in der Wandauskleidung von Zysten Epithelien auf, die ein ausgeprägt eosinophiles Zytoplasma mit Kuppensekretion aufweisen und insofern einen Zelltyp nachahmen, wie er für apokrine Duftdrüsen (Achselregion) typisch ist.

2. Proliferierende Mastopathie ohne Zellatypie

Dies ist die Mastopathie Grad II; sie macht 20% aller Mastopathieformen aus und besteht aus einer *Proliferation der Azinus- und Milchgangsepithelien* (= Epitheliose). Die proliferierenden Epithelien (immer 2 Zellrassen: Epithelien und Myoepithelien) bilden in wechselnder Menge intraduktale adenoide und/oder papilläre Formationen (Abb. 17.**38a** u. **b**) und/oder solide Zellhaufen. Mitosen, Nekrosen Mikroverkalkungen sind sehr selten. Davon abzutrennen ist die Adenosis.

Adenosis mammae (ICD-O-7420.0)

Hierbei handelt es sich um eine bündelartige Proliferation kleiner Gangsegmente und Endstücke, welche in unterschiedlichem Maße von einer Vermehrung des lobulären Mantelgewebes begleitet wird. Ist die Sklerosierung des Mantelgewebes ausgeprägt, wird dies als *sklerosierende Adenose* bezeichnet.

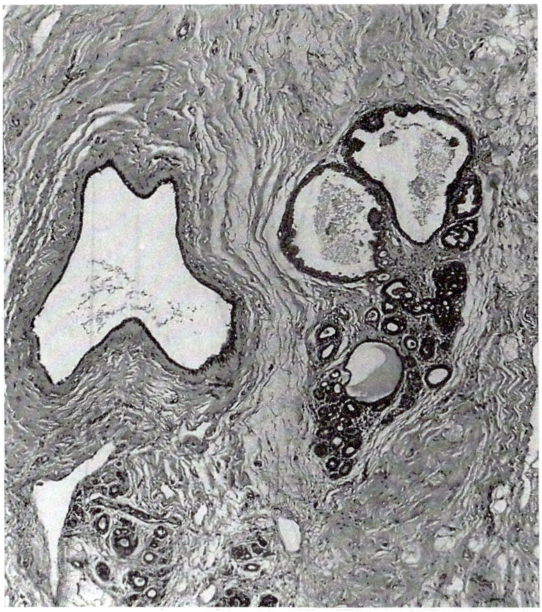

a

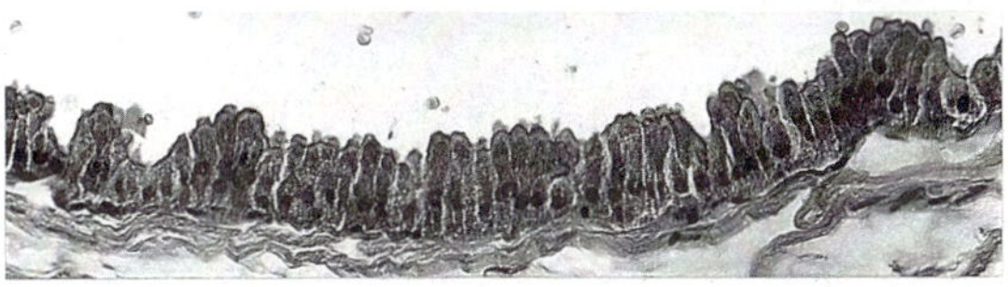

b

Abb. 17.**37a** u. **b** Fibrös-zystische Mastopathie einer 36jährigen Frau.
a Fibröse Umrahmung der zum Teil zystisch ausgeweiteten Milchgänge (HE, Vergr. 1 : 125)
b Apokrine Metaplasie des auskleidenden „Zysten"-Epithels (HE, Vergr. 1 : 350)

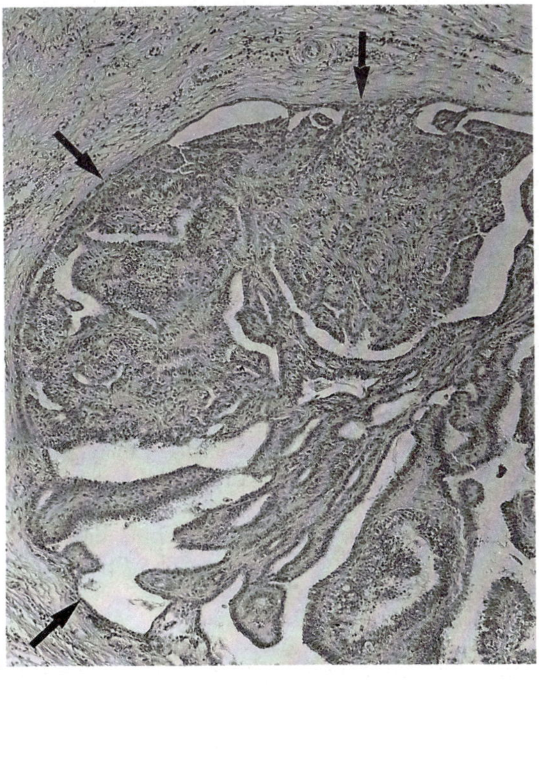

a

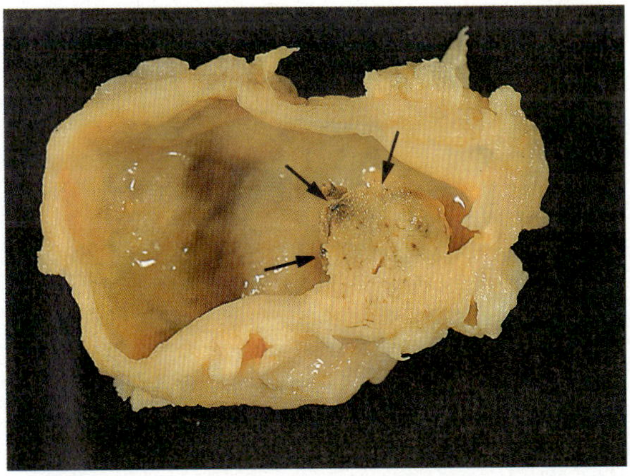

b

Abb. 17.**38a** u. **b** Proliferierende Mastopathie ohne Atypien:
a In einem ausgeweiteten Milchgang bildet das auskleidende Epithel papilläre Proliferate (Pfeile) mit fibrösem Stroma (HE, Vergr. 1 : 150)
b Makroskopisches Korrelat: zystisch ausgeweiteter Milchgang mit intraluminaler (Epithel-)Wucherung (Pfeile)

3. Proliferierende Mastopathie mit Zellatypie

Sie ist mit 5% die seltenste Mastopathieform (= Mastopathie Grad III). Man findet bei ihr ebenfalls eine *duktale und/oder lobuläre Hyperplasie der Drüsenepithelien.* Im Gegensatz zur Mastopathie Grad II treten aber bei der Mastopathie Grad III *Zell- und Kernatypien* auf (= atypische Epitheliose). Solange sich in den Epithelproliferaten Drüsenepithelien von Myoepithelien unterscheiden lassen, ist eine Abgrenzung gegenüber einem Carcinoma in situ noch möglich.

Prognose: Der Zusammenhang zwischen Mastopathie und Mammakarzinom ist noch nicht abschließend geklärt. Gesichert scheint zu sein, daß Patientinnen mit einfacher Mastopathie kein erhöhtes Mammakarzinomrisiko haben, während Patientinnen mit proliferierender Mastopathie ein zweifach erhöhtes, Patientinnen mit atypischer Mastopathie ein fünffach erhöhtes Karzinomrisiko aufweisen als die brustgesunde Vergleichspopulation. Besonders betroffen sind Patientinnen über 55 Jahre mit familiärer Krebsbelastung (S. 364).

Neoplastische Läsionen

Die Mammatumoren gehen entweder von den Epithelien und/oder von dem mesenchymalen Gewebe aus. Da die Drüsenepithelien der Mamma aber bereits physiologischerweise einer größeren proliferativen Aktivität unterliegen, sind sie auch wesentlich häufiger Ausgangspunkt von gutartigen und bösartigen Tumoren.

1. Intraduktales Papillom (ICD-O-8503/0)

Definition: Dabei handelt es sich um gutartige *Tumoren,* die höchstens 3 cm im Durchmesser groß werden und *von den Gangepithelien ausgehen.* Sie kommen entweder solitär in den größeren Milchgängen vor oder treten multipel in den kleineren und größeren Milchgängen auf.

Histologisch sind diese Tumoren bäumchenartig papillär aufgebaut und weisen gelegentlich drüsenartige Differenzierungen auf. Die papillärdrüsigen Strukturen lassen immer eine innere und äußere Zellage, d. h. zwei verschiedene Zelltypen erkennen (oberflächlich: Drüsenepithelzone, basal: hellzellige Myoepithelschicht). Dies ist ein wesentliches Benignitätskriterium. Die Tumorepithelien sind samt ihren Zellkernen gleichförmig.

Prognostisch sind die multiplen Papillome insofern bedeutsam, als sie im Gegensatz zu den solitären Papillomen häufiger maligne entarten.

2. Mamillenadenom (ICD-O-8506/0)

Definition und Morphologie: Dieser Tumor ist selten und tritt am häufigsten bei Frauen im Menopausenalter auf. Er geht von den Epithelien der intramamillären Ductus lactiferi aus, erreicht oft Erbsgröße und ist histologisch entweder papillär oder solid aufgebaut. Die Einziehung der Brustwarze, die das Adenom verursachen kann, darf klinisch nicht zu der Diagnose eines Mammakarzinoms verleiten.

Sonderformen: Die sehr seltenen reinen Adenome wurden früher zu den Fibroadenomen oder Mastopathie gezählt und werden heute als eigenständige Tumoren aufgefaßt. Zu diesen reinen Adenomen gehören das *tubuläre Adenom* sowie das *laktierende Adenom.* Die Prognose aller Adenome ist gut.

3. Fibroadenom (ICD-O-9010/0)

Definition: Das Fibroadenom stellt den häufigsten gutartigen Mammatumor dar. Es ist ein Mischtumor des Lobulus und geht mit einer Proliferation epithelialer und mesenchymaler Lobulusanteile einher.

Der Tumor tritt mit einer Häufung im 3. und 4. Lebensjahrzehnt, d. h. nach der Pubertät und vor der Menopause auf (in 10% der Fälle multipel).

Pathogenetisch wird eine hormonale Dysregulation der Gonadotropine, Östrogene und Gestagene vermutet. Bei den meisten Fibroadenomen findet man Progesteronrezeptoren, aber keine Östrogenrezeptoren.

Morphologie: Die Fibroadenome sind meist 1–2 cm groß und in den beiden oberen Quadranten der Mamma lokalisiert. Makroskopisch imponieren sie als grauweiße, manchmal feinlobuliert aussehende Knoten mit grobkörniger Schnittfläche.

Das histologische Bild wird durch das Wechselspiel zwischen azinären und duktulären Proliferaten einerseits und der lobulären Mantelgewebswucherung andererseits geprägt (Abb. 17.**39a** u. **b**). Bei der *perikanalikulären Form* umscheidet das oft myxoide Mantelgewebe die gewucherten Drüsenanteile des Lobulus; bei der *intrakanalikulären Form* komprimiert das gewucherte Mantelgewebe die Gangproliferate derart, daß ihre Lumina nur noch als hirschgeweihartig verästelte Spalten zu erkennen sind. Regressive Veränderungen in Form von Hyalinisierung, Verkalkung und Verknöcherung kommen vor. Die morphologische Unterscheidung zwischen intra- und perikanalikulärer Form hat keine prognostische Bedeutung.

4. Phylloidestumor (ICD-O-9020/0-3)

Definition: Dieser Mammamischtumor (= Cystosarcoma phylloides) ist selten und gleicht histologisch einem intrakanalikulären Fibroadenom. Er unterscheidet sich aber von ihm durch folgende Besonderheiten:

Makroskopisch ist er größer als das Fibroadenom (mittlerer Durchmesser 5 cm) und bildet fingerartige Ausläufer in das umgebende Mammagewebe (Rezidivgefahr) und kann nach Druckatrophie der Haut blumenkohlartig nach außen „durchbrechen" (Abb. 17.**40**).

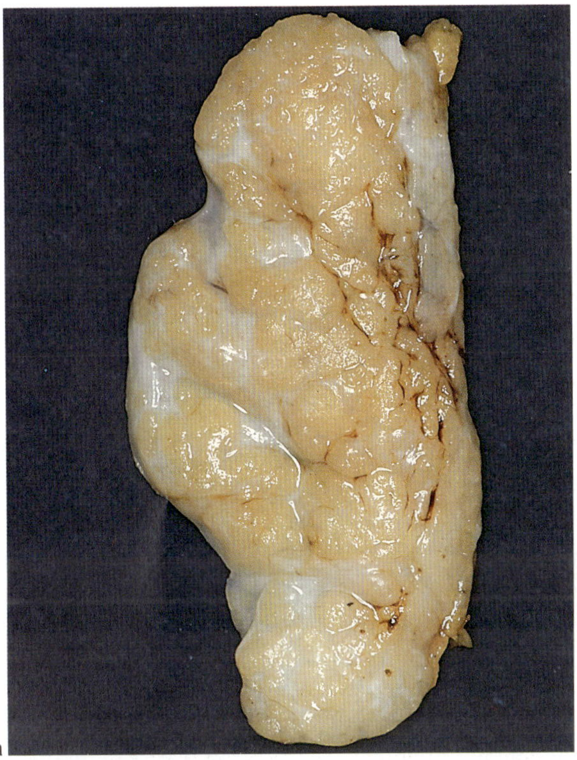

a

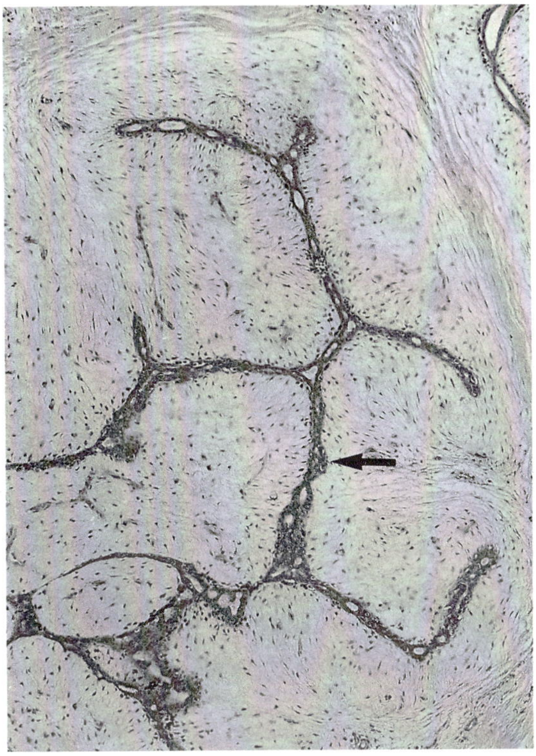

b

Abb. 17.**39a** u. **b** Fibroadenom der Mamma: Proliferation des lobulären Gangsystems mit hirschgeweihartiger Kompression (Pfeil) durch proliferiertes Mantelgewebe (HE, Vergr. 1 : 200)

Histologisch ist die Stromawucherung ausgeprägter und zellreicher als beim Fibroadenom und wird oft von Zellatypien begleitet. Regressive Veränderungen in Form von Nekrosen, Zysten und Blutungen kommen vor.

Prognose: Das biologische Verhalten des Phylloidestumors ist anhand morphologischer Kriterien wie Mitosen, Zellreichtum und Zellatypien nicht immer einwandfrei vorauszusagen. Lokale Rezidive des Phylloidestumors sind häufig, Metastasen hingegen selten. Der Tumor muß in jedem Fall weit im Gesunden entfernt werden.

Mammakarzinome

Definition: Unter dem Sammelbegriff Mammakarzinom (= Brustkrebs) werden diejenigen bösartigen Tumoren zusammengefaßt, die von den Epithelien mit Merkmalen von Milchgängen (= duktale Karzinome) oder von lobulären Drüsenendstücken (= lobuläre Karzinome) ausgehen.

In den westlichen Industrieländern ist das Mammakarzinom die häufigste Tumorerkrankung der Frau und manifestiert sich meist in der 5. Lebensdekade. Vor dem 20. Lebensjahr ist das Mammakarzinom sehr selten. Jede 10. Frau muß damit rechnen, im Laufe ihres Lebens an Brustkrebs zu erkranken. Beim Mann ist Brustkrebs eine Rarität.

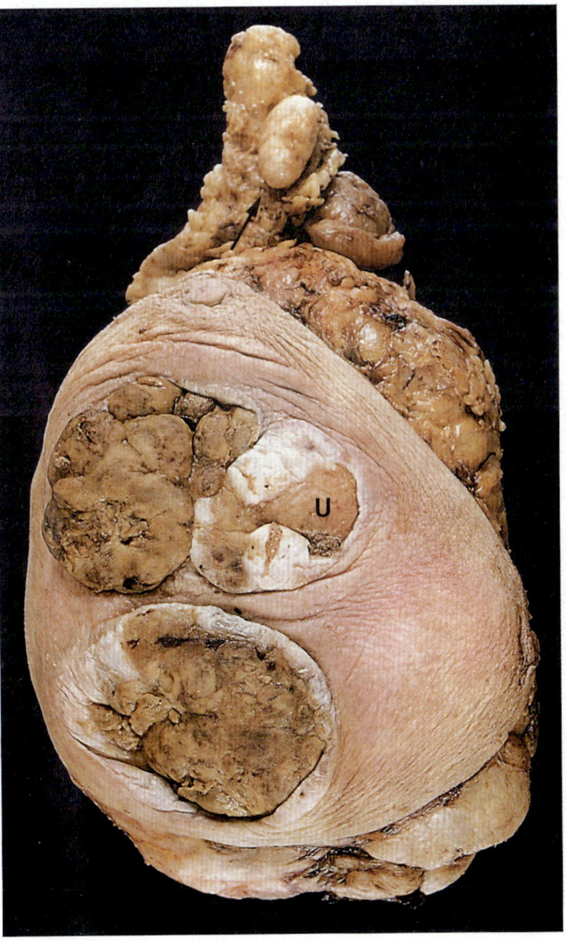

Abb. 17.**40** Malignes Cystosarcoma phylloides mit Hautulzeration (U) und axillären Lymphknotenmetastasen (Pfeil) ▶

Epidemiologische Studien haben gezeigt, daß die Inzidenz des Brustkrebses mit einem Häufungsmaximum in den USA und einem Minimum in Japan eine unterschiedliche geographische Verteilung aufweist.

Pathogenese: Die Tatsache, daß der Brustkrebs in mehreren Herden gleichzeitig und auch in der gegenseitigen Brust auftreten kann, läßt eine Erkrankung des gesamten laktierenden Systems vermuten. Zu den Risikofaktoren des Brustkrebses gehören:

- *Familiäre Disposition* mit einem zwei- bis neunmal größeren Erkrankungsrisiko. Mütter von Kindern mit Osteosarkomen haben ein dreifach erhöhtes Mammakarzinomrisiko.
- *Brustanamnese* mit erhöhtem Erkrankungsrisiko der gegenseitigen Mamma nach operativ beseitigtem Erstkarzinom (vor allem bei familiärer Disposition) sowie erhöhtem Risiko bei atypischer Mastopathie.
- *Regelanamnese* mit erhöhtem Erkrankungsrisiko bei früher Menarche und später Menopause.
- *Graviditätsanamnese:* Nulliparität mit höherem, lange Stillzeit mit niedrigem Erkrankungsrisiko. Der Gebrauch von oralen Antikonzeptiva erhöht das Brustkrebsrisiko nicht.
- *Ernährung:* Erhöhtes Erkrankungsrisiko bei vermehrter Nahrungsfettaufnahme, niedriges Risiko bei fleischloser Ernährung.

Molekularpathologisch wird das Szenarium „Mammakarzinom" durch eine proliferative Dauerstimulation seitens der Onkogene c-ras und c-myc beherrscht, welche durch Allelverluste bestimmter Tumorsuppressorgene einen entscheidenden Aufwind erhält. Zu den letzteren gehören vor allem das „Brustkrebs-Markergen"[1] BRCA-1, aber auch Tumorsuppressorgene (= TSG) wie VHL-TSG[2], p53-TSG[3] und RB-TSG[4]. Im Verlaufe der Karzinogenese werden überdies die Zellen so verändert, daß sie zunehmend nicht auf Östrogene als Proliferationssignal angewiesen sind, sondern vermehrt auf Wachstumsfaktoren der FGF-Familie reagieren. Bei den Östrogenrezeptor-negativen Fällen dominiert das c-erb-B2-Onkogen, welches für einen durch Punktmutation verstümmelten und folglich kaum zu bremsenden Rezeptor für den Epithelwachstumsfaktor EGF kodiert. Demgegenüber exprimieren die Östrogenrezeptor-positiven Fälle kein c-erb-B2.

Formalpathogenetisch soll das Mammakarzinom in 85% der Fälle von den Duktulusepithelien ausgehen. In vielen, wenn nicht sogar in allen Fällen, hält sich das Mammakarzinom zunächst noch an die natürlichen Grenzen der Milchgänge oder der Läppchen, dabei können sich solche In-situ-Karzinome auf unbeteiligte Abschnitte der Milchgänge oder Drüsenläppchen ausdehnen. Letzteres wird als lobuläre Kanzerisierung bezeichnet. Das lobuläre Carcinoma in situ hingegen ist ein Tumor, der im Läppchen selbst entstanden ist. Er geht weniger häufig in ein

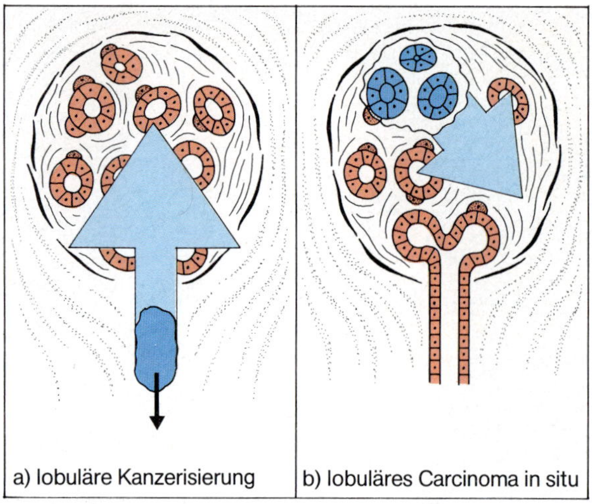

Abb. 17.**41 a** u. **b** Blau = Tumor:
a Lobuläre Kanzerisierung: Einwachsen eines vom Milchgang ausgehenden Karzinoms in das lobuläre Gangsystem
b Lobuläres Carcinoma in situ: Karzinomentstehung und -ausbreitung auf lobuläre Drüsenendstücke beschränkt

invasives Karzinom über als die in situ wachsenden duktalen Karzinome (Abb. 17.**41 a** u. **b**). Im Verlaufe der Zeit zerstört das Karzinom die Basalmembran der Milchgänge (= *invasives Karzinom*) und wächst ins angrenzende Stroma, später auch in die Lymphspalten und Blutgefäße ein.

Allgemeine Morphologie: Das Mammakarzinom ist am häufigsten im äußeren oberen Quadranten lokalisiert, am zweithäufigsten im Mamillenbereich; es tritt gelegentlich multifokal oder beidseitig auf. Das makroskopische Bild des Brustkrebses ist vielfältig. Am häufigsten imponiert dieser Tumor als unscharf begrenzter harter Knoten (Abb. 17.**42 a–d**). Dieser weist oft Nekrosen und Mikroverkalkungen auf.

Allgemeine Histologie: Man unterteilt die häufigsten Mammakarzinome in lobuläre und duktale Karzinome. Die invasiven darunter haben einen hohen Malignitätsgrad. Von diesen sind einige, zwar seltene Mammakarzinomtypen abzugrenzen, die einen deutlich geringeren Malignitätsgrad aufweisen.

Duktale Mammakarzinome

Histogenetisch leiten sich diese Karzinomformen von den Milchgängen ab und haben je nach Invasionsverhalten eine andere Prognose.

- *Intraduktales Karzinom* (ICD-O-8500/2)

Morphologie: Das intraduktale Karzinom wächst – nicht invasiv – innerhalb der Lichtung der Milchgänge und überschreitet folglich deren anatomische Grenzen nicht. Die Tumorepithelverbände bilden in wechselndem Maße a) solide, b) papilläre oder c) „Drüsen-in-Drüsen"-artige (= kribriforme) Muster. Vielfach gehen die Tumorzellen im Milchgangsinneren zugrunde und verkalken (Mikrokalk), so daß sie

---

[1] BRCA = breast-cancer-gen, Chromosomenlokus 17q21 → früher Beginn von Mamma- und Ovarialkarzinom
[2] VHL-Tumorsuppressorgen: Verlust → Hippel-Lindau-Syndrom-assoziiertes Nierenzellkarzinom (Chromosomenlokus: 3p13)
[3] p53-Tumorsuppressorgen (Chromosomenlokus: 17p13)
[4] RB-TSG = Retinoblastom-Tumorsuppressorgen (Chromosomenlokus: 13q14)

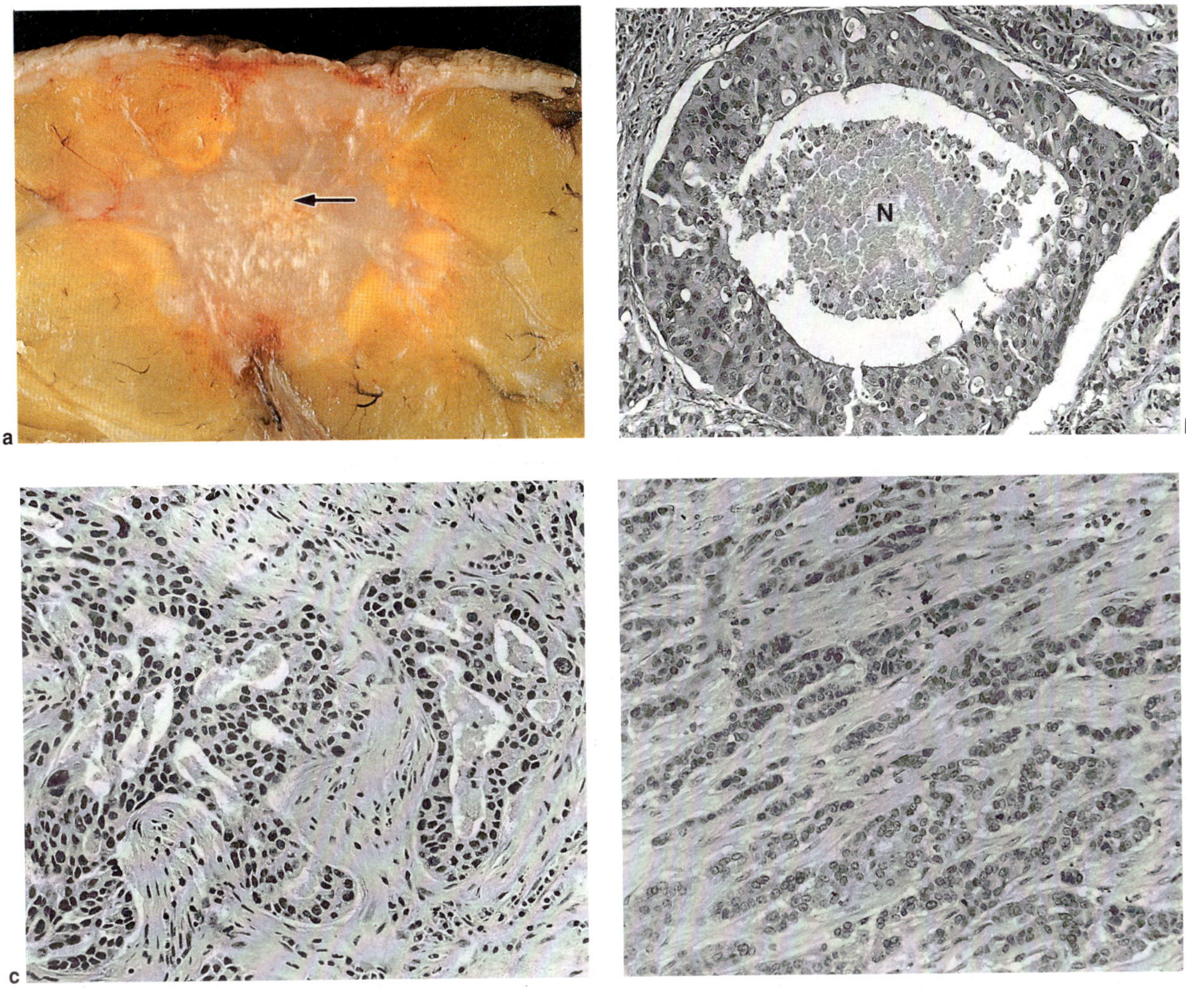

Abb. 17.**42 a–d** Invasiv-duktales Mammakarzinom:
a Makroskopie: 2,1 cm großer Tumor mit gelblichen Nekrosen (Pfeil) im Zentrum und Hautinfiltration
b Invasiv-duktales Mammakarzinom mit prädominant intraduktaler Ausbreitung: ausgeweitete, von Tumorzellen austapezierte Milchgänge mit zentraler Tumorzellnekrose (N) (= Komedo-Karzinom)
c Mäßiggradige histologische Differenzierung mit neoplastischen Drüsenimitaten.
d Geringe Tumordifferenzierung mit mehrschichtig soliden Zellbalken, keine Drüsenlichtungsbildungen (HE, Vergr. 1 : 200)

sich wie ein Hautmitesser herausdrücken lassen (Abb. 17.**42 a** u. **b**). Ein Tumor, bei dem dieses Ereignis dominiert, wird als *Komedokarzinom* bezeichnet.

Klinik: Leider wird das intraduktale Karzinom selten vor seinem Übergang in ein invasives Karzinom erkannt, denn es hat bei vollständiger Entfernung eine sehr gute Prognose.

- *Invasives duktales Karzinom* (ICD-O-8500/3)

Morphologie: Dies ist mit 80% der häufigste Karzinomtyp der Brustdrüse, der sich histologisch in verschiedenen Mustern manifestiert. Dabei können die Tumorzellen entweder Drüsenschläuche nachahmen (Abb. 17.**42 c**) oder nur noch solide Zellbalken bilden (Abb. 17.**42 d**). Ferner haben die Tumorzellen einen unterschiedlich ausgeprägten induktiven Effekt auf das Stroma, was sich in einer entsprechend unterschiedlichen Stromabildung äußert. Ist das Tumor-Stroma-Verhältnis ausgewogen, so wurde dieses früher als Carcinoma solidum simplex bezeichnet (Abb. 17.**42 d**). Herrscht die Stromabildung vor, so nannte man dies ein szirrhöses Karzinom. Das invasiv-duktale Karzinom zeigt oft eine ausgeprägte Kernpolymorphie und infiltriert ins umgebende Fettgewebe der Mamma und weist insgesamt einen höheren Malignitätsgrad auf.

Klinik: Die Prognose dieser Karzinome hängt unter anderem von der Größe des Tumors zum Zeitpunkt der Diagnose und von der Anzahl der Lymphknotenmetastasen ab. Allerdings sollen invasiv-duktale Karzinome mit prädominierender intraduktaler Komponente eine bessere Prognose haben.

Lobuläre Mammakarzinome

Histogenese: Diese Tumorformen gehen von den „Azini" der Lobuli aus. Auch hier lassen sich präinvasive Epithelveränderungen von invasiven Karzinomen abgrenzen.

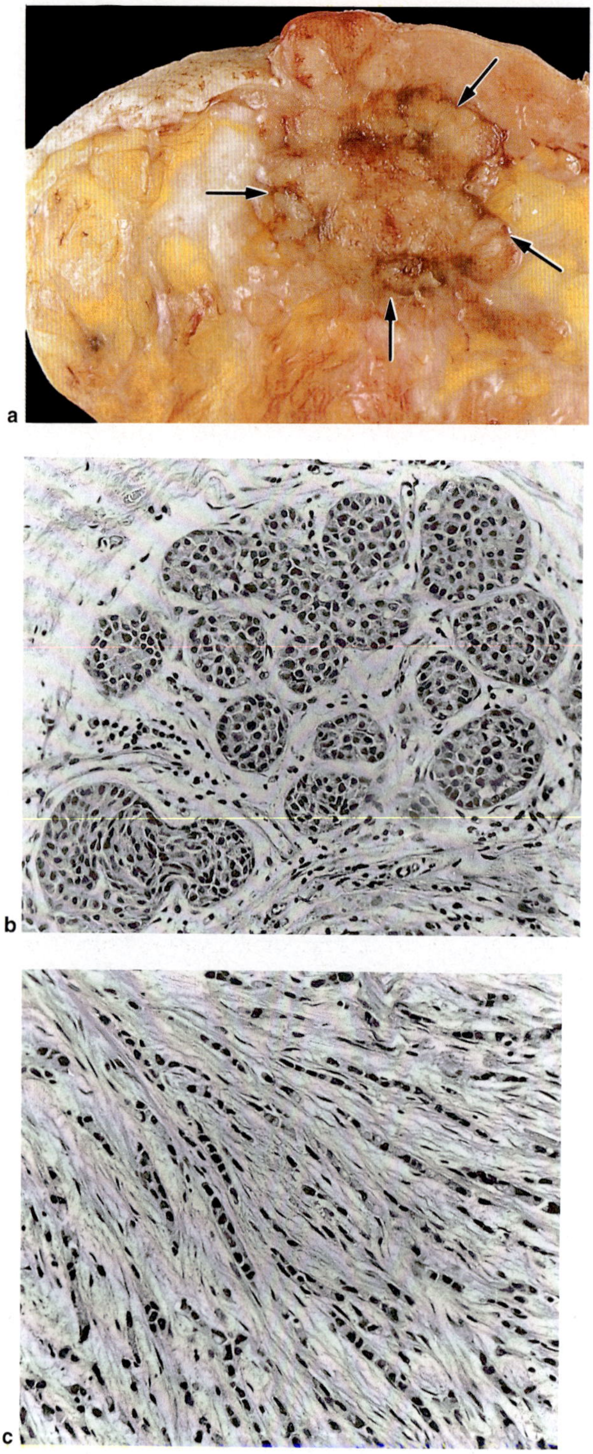

Abb. 17.**43a–c** Lobuläres Mammakarzinom:
a Makroskopie: 3,3 cm großer, markiger Tumor mit Haut und Mamilleninfiltration (invasiver Tumortyp!)
b Lobuläres Carcinoma in situ: Tumor besteht aus neoplastischen Lobuli (besser: „Azini"), keine Tumorinvasion.
c Invasiv-lobuläres Mammakarzinom: gänsemarschartige Anordnung der ingesamt eher kleinen Tumorzellen (sog. „indian filing") in nur einer Zellage (vgl. invasiv-duktales Karzinom) (HE, Vergr. 1:200)

• *Lobuläres Carcinoma in situ* (ICD-O-8520/2)
Morphologie: In diesem Fall konzentriert sich das neoplastische Geschehen auf die lobulären Drüsenendstücke (= „Azini"). Seine häufige Multizentrizität, Bilateralität und Vergesellschaftung mit invasiven Karzinomformen machen es zu einer gefährlichen Brustveränderung. Histologisch sind die Azini durch gewucherte, nahezu gleichförmige Zellen mit kleinen Kernen angefüllt (Abb. 17.**43b**). Eine Tumorzellinvasion des lobulären Mantelgewebes fehlt. Einige Autoren bezeichnen das lobuläre Carcinoma in situ lediglich als lobuläre Neoplasie und unterstreichen damit seine fragliche maligne Potenz (jahrelanger „In-situ" Status!).

• *Invasives lobuläres Karzinom* (ICD-O-8520/3)
Morphologie: Dieses höher maligne Karzinom läßt häufig noch Anteile eines lobulären In-situ-Karzinoms erkennen und ist durch folgende histologische Merkmale charakterisiert:

- Gänsemarschartige Tumorzellreihen, die von einem reichlichen Stroma umgeben sind (szirrhöser Aspekt) und diffus ins umliegende Gewebe infiltrieren (Abb. 17.**43a** u. **c**).
- Die Tumorzellen umscheiden oft die Milchgänge (Schießscheibenmuster).
- Intra- und interzelluläre Lumenbildungen in Form von Siegelringzellen oder tubulären Formationen kommen vor.

Weniger maligne Karzinome

Eine Reihe von Mammakarzinomen haben eine wesentlich bessere Prognose als die bisher genannten invasiven Karzinome. Sie sind allerdings wesentlich seltener; sie werden auch als „Sonderformen" des Mammakarzinoms bezeichnet. Prädilektionsalter: Postmenopause.

• *Tubuläres Karzinom* (ICD-O-8211/3)
Morphologie: In diesem Falle hat der gut umschriebene Tumor eine recht hohe Gewebsreife und besteht aus Gangwucherungen in tubulären Formationen. Diese Tubuli werden durch eine einzige Reihe uniformer Epithelien austapeziert. Sie sind reichlich von sklerosierendem Stroma umgeben und wachsen ins Mammafettgewebe ein (G1-Tumor).

• *Papilläres Karzinom* (ICD-O-8503/3)
Morphologie: Dieser Karzinomtyp ist weich und bröckelig. Er besteht histologisch aus papillären Formationen. Diese werden durch mehrere Zellreihen breiter Epithelzapfen gebildet, in denen man im Gegensatz zu den gutartigen Milchgangspapillomen nur einen einzigen Zelltyp (keine Myoepithelien) erkennen kann (Abb. 17.**44**).

• *Muzinöses Karzinom* (ICD-O-8480/3)
Morphologie: Dieser Tumor wächst in Form eines gut abgegrenzten Knotens mit gallertiger Schnittfläche. Dies ist darauf zurückzuführen, daß die Tumorepithelien exzessive Schleimmengen produzieren und sie in Form von Schleimseen größtenteils im Extrazellulärraum deponieren. Die uniformen

Tumorzellen bilden solide, manchmal drüsenartige Zellzapfen und enthalten manchmal auch in ihrem Zytoplasma noch Schleim (Abb. 7.**55a** u. **b**, S. 384).

- *Medulläres Karzinom* (ICD-O-8510/3)

Morphologie: Das medulläre Karzinom fällt als gut abgegrenzter markiger Knoten auf. Histologisch ist der Tumor sehr zellreich und stromaarm. Er besteht aus großen und differenzierten Zellen, welche dichte Zellnester bilden. Das spärliche Stroma ist unterschiedlich stark durch Lymphozyten und Plasmazellen infiltriert (Abb. 17.**45a** u. **b**). Dies dürfte auf eine gute Immunabwehr hinweisen, denn der Tumor hat trotz Mitosereichtum und geringer Gewebsdifferenzierung eine bessere Prognose als die invasiven duktalen Karzinome.

Seltene Sonderformen: Selten können in der Brustdrüse die entarteten Milchgänge auch histologische Wuchsformen annehmen, wie sie für Tumoren der Speicheldrüsen (= *adenoidzystisches Karzinom*) oder der Schweißdrüsen (= *apokrines Karzinom*) typisch sind. In beiden Fällen handelt es sich dann um Mammakarzinome mit niedriger Malignität.

Schließlich können alle mesenchymalen Gewebe der Mamma Ausgangspunkt von gutartigen oder bösartigen Tumoren sein. Dies ist aber genauso selten wie die Manifestation systemischer Hämoblastosen (S. 546 und 572) in der Brustdrüse.

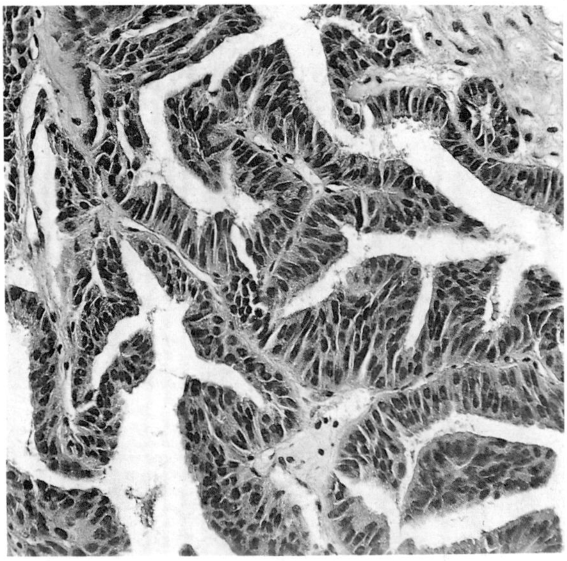

Abb. 17.**44** Mammakarzinom-Sonderform: Papilläres Karzinom; beachte: Tumor besteht nur aus einem Zelltyp (HE, Vergr. 1:300)

Wachstumsformen der Mammakarzinome

- *Vertikale Ausbreitung:* Karzinome des inneren Quadranten wachsen oft in fortgeschrittenen Stadien in die Tiefe und infiltrieren so die Pektoralismuskulatur. Bei zentral gelegenen Mammakarzinomen kommt es oft zur Mamillenretraktion.

- *Ulzeration:* Mammakarzinome (vor allem des oberen äußeren Quadranten) brechen manchmal nach außen durch, zerfallen oberflächlich und bilden ein Krebsgeschwür.

- *Horizontale Ausbreitung:* Bei flächenhafter Ausbreitung in Hautlymphgefäßen kommt es zur panzerartigen Thoraxeinschnürung (= Panzerkrebs) durch das Mammakarzinom. Bei subepidermaler flächenhafter Tumorausbreitung mit Infiltration der Talgdrüsen und Blockade des Lymphabflusses kommt es zu großporiger Hautveränderung (= Orangenhaut).

- *Mammäres Paget-Karzinom* (ICD-O-8540/3)

Definitionsgemäß handelt es sich um einen auf die mammäre Haut (zunächst) beschränkten neoplastischen Prozeß, der klinisch als ein chronisches Ekzem

a 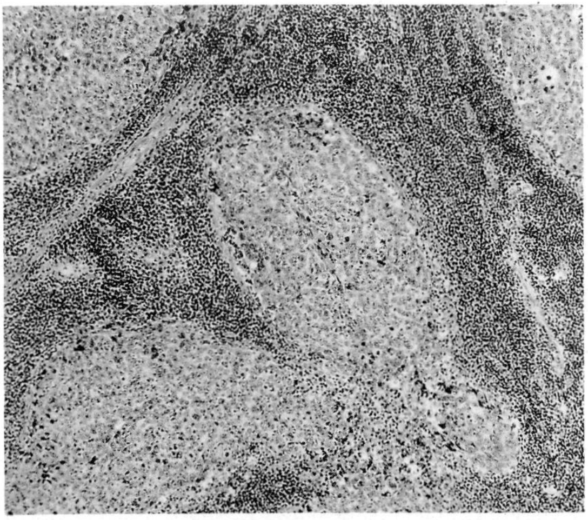 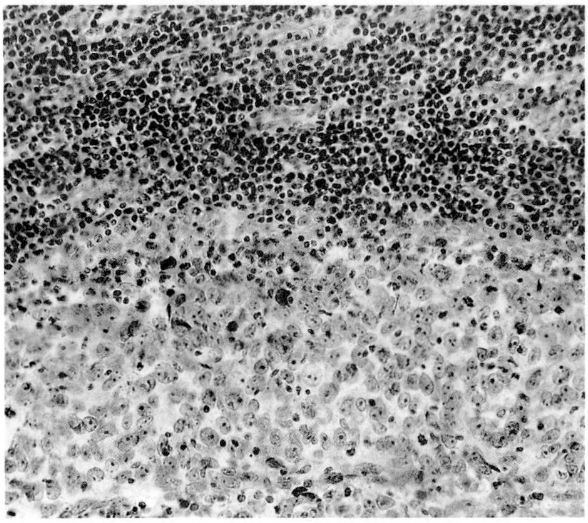 b

Abb. 17.**45a** u. **b** Mammakarzinom-Sonderform: Medulläres Karzinom; polymorphe, dicht gepackte Tumorzellen, dichte, vorwiegend lymphozytäre Stromainfiltration. **a** Vergr. 1:100, **b** Vergr. 1:300 (HE)

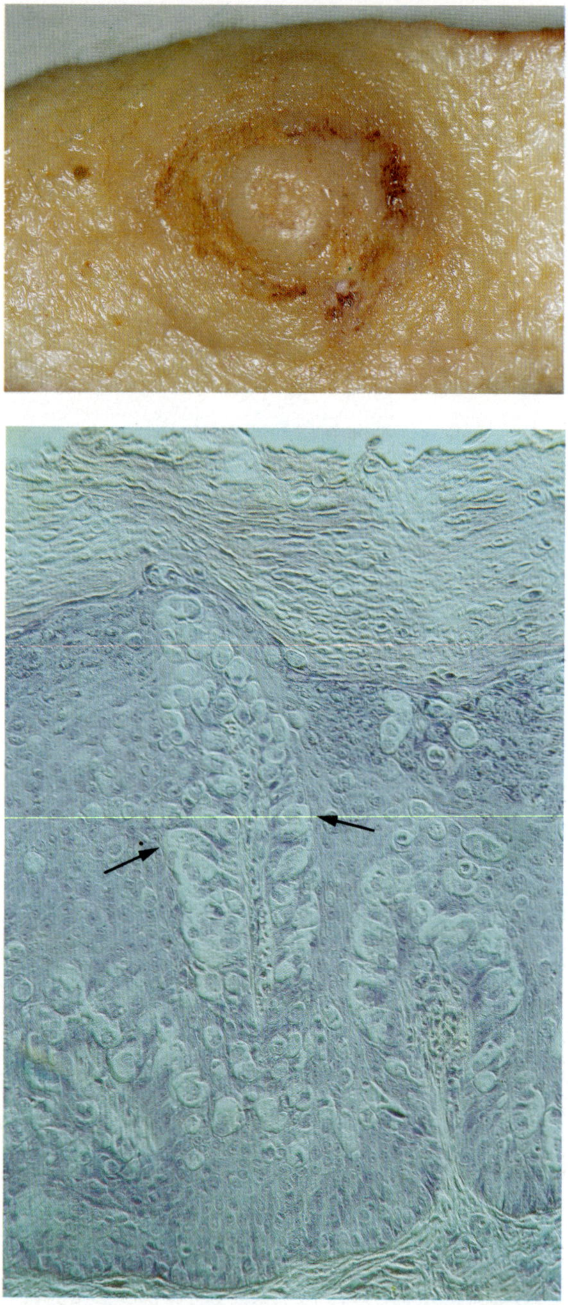

Abb. 17.**46a** u. **b** Mamilläres Paget-Karzinom (= Morbus Paget der Mamille):
a Ekzemoider Tumor der Mamille
b Helle zytoplasmareiche Tumorzellen infiltrieren die Epidermis und breiten sich darin aus. Ähnliche Tumoren kommen auch im Vulva- und Analbereich vor (HE, Vergr. 1 : 200)

imponiert (mammärer Morbus Paget). Ursächlich liegt ein intraduktales (selten invasives) Milchgangskarzinom der intra- oder submamillären Region vor, das offenbar eine epidermotrope Ausbreitungsneigung aufweist. Histologisch fallen in der akanthotisch verdickten Epidermis einzelne oder gruppenförmig zusammengelagerte große sog. Paget-Zellen mit auffällig hellem Zytoplasma (Abb. 17.**46a** u. **b**) auf.

Metastasierung der Mammakarzinome

Grundsätzlich gilt für die Prognose des Mammakarzinoms folgende Regel:

Je früher die Tumorerfassung (mammographische Mikroverkalkungen!), je kleiner der Primärtumor, je geringer die Mitosezahl, je niedriger sein histologischer Anaplasiegrad, desto geringer seine Neigung zur lymphogenen Ausbreitung und desto besser seine Prognose (Abb. 17.**47**).

Leider gibt es von dieser Regel Ausnahmen: So kommen manchmal sehr kleine Brustkrebse vor, die rasch metastasieren, aber auch solche, die ohne Fernmetastasierung so groß geworden sind, daß sie bereits die Haut infiltriert haben. Schließlich gehört es zur biologischen Eigenheit des Brustkrebses, recht früh Fernmetastasen zu setzen, die über Jahre und Jahrzehnte klinisch stumm bleiben können („schlafende Metastasen").

- *Lymphogene Metastasierung:*

Das lymphogene Ausbreitungsmuster hängt von der Quadrantenlokalisation des Tumors ab. Karzinome im äußeren oberen Quadranten der Mamma siedeln sich in die chirurgisch gut erreichbaren axillären Lymphknoten ab. Medial gelegene Karzinome breiten sich in die Tiefe durch die Thoraxwand (entlang der Lymphgefäße) hindurch aus und metastasieren in die retrosternalen und supraklavikulären Lymphknoten, so daß schließlich die Pleura, das Mediastinum und die gegenseitige Mamma mit Tumorzellen besiedelt werden können.

- *Hämatogene Metastasierung:*

Sie kann gleichzeitig oder nach der lymphogenen Metastasierung erfolgen. Dabei findet man oft abhängig vom Rezeptorstatus folgende Tumorabsiedelungsmuster:

- *Knochenmetastasen:* Sie sind am häufigsten (70%); Vorkommen in Becken, Wirbelkörper und Schädelkalotte. Die Primärtumoren sind meist Östrogenrezeptor-positiv.
- *Weichteilmetastasen:* Meist in Lunge (60%), Leber (50%) und Gehirn. Die entsprechenden Primärtumoren sind meist Östrogenrezeptor-negativ.

Pathologische TNM-Klassifikation der Mammakarzinome

pTis Carcinoma in situ,
pT1a Tumor ≤ 0,5 cm,
pT1b Tumor > 0,5 cm ≤ 2 cm,
pT1c Tumor > 1 cm ≤ 2 cm,
pT2 Tumor > 2 cm ≤ 5 cm,
pT3 Tumor > 5 cm,
pT4 Tumor jeder Größe mit folgenden Kriterien:
pT4a Brustwandinfiltration,
pT4b Ödem (inkl. Orangenhaut), Hautulzeration, Satellitenmetastasen der Ipsilateralhaut,
pT4c Kombination 4a und 4b,
pT4d inflammatorisches Karzinom.

pN1 Bewegliche ipsilaterale Axillar-Lymphknotenmetastasen:
pN1a nur Mikrolymphknotenmetastasen, keine > 0,2 cm,
pN1b Lymphknotenmetastasen, zumindest eine > 0,2 cm,
I 1–3 Lymphknotenmetastasen, eine > 0,2 cm, aber alle ≤ 2 cm,
II > 4 Lymphknotenmetastasen, eine > 0,2 cm, aber alle ≤ 2 cm,
III Lymphknotenmetastasen mit Kapseldurchbruch, aber alle ≤ 2 cm,
IV Lymphknotenmetastase > 2 cm;
pN2 fixierte ipsilaterale Axillarlymphknotenmetastase,
pN3 Lymphknotenmetastasen entlang der A. mammaria interna.

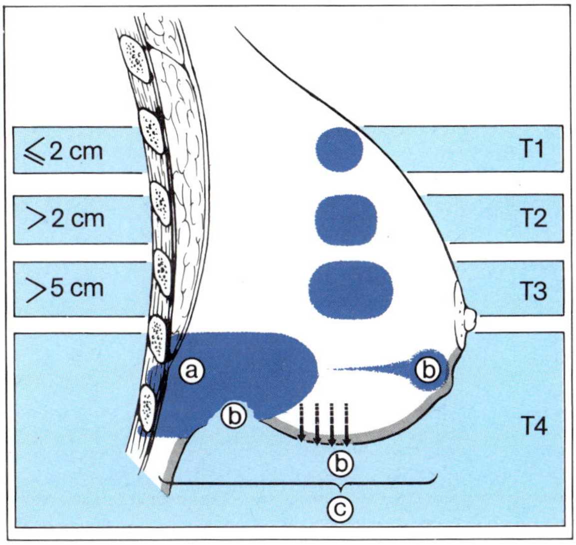

Abb. 17.**47** Stadieneinteilung (TNM) der Mammakarzinome

Klinik der Mammakarzinome: Mammakarzinome verhalten sich biologisch recht unterschiedlich. Ein Teil der Mammakarzinome besteht aus Zellen, welche Steroidhormonrezeptoren (Östrogen, Progesteron) exprimieren (Abb. 17.**40**) und damit noch einer gewissen hormonalen Regulation unterstehen. Es handelt sich dabei meist um Tumoren mit hoch- bis mittelgradiger Differenzierung. Sie sprechen auf eine Antiöstrogentherapie an.

Die äußere und innere Körperoberfläche ist dicht mit sensorischen „Fühlern" bestückt, die den Organismus über die aktuellen physikalisch-chemischen Einflüsse orientieren. Überschreiten diese exogenen Reize bestimmte Schwellenwerte, wird eine Meldung an ein diffus über den Organismus verstreutes Zellsystem gemacht, welches durch entsprechende Signalstoffe Gegenmaßnahmen auslöst. Daran ist in vielen Fällen auch das Immunsystem beteiligt, was wegen dessen Einbindung ins *„immunoneuroendokrine Netzwerk"* (S. 205) nicht verwundert. Dieses diffus über den Organismus verstreute Zellsystem wird als *„diffuses neuroendokrines System"* bezeichnet, weil die dazugehörenden Zellen kein histologisch einheitliches Organgewebe, in einigen Fällen nicht einmal ein zusammenhängendes Gewebe bilden. All diesen Zellen gemeinsam ist die Fähigkeit, Regulatorpeptide und -amine zu bilden sowie vielfach auch Kontrolle durch dieselben Differenzierungsgene auszuüben. Zu diesem Zellsystem gehören mit Ausnahme des follikulären Schilddrüsengewebes und der Nebennierenrinde auch alle anderen klassischen endokrinen Organe. Ihre Erkrankungen werden im folgenden Kapitel besprochen: *„Endokrines System"*.

18 Endokrines System

U.-N. Riede, W. Saeger, G. Klöppel und M. Oberholzer

Endokrine Organe

Hypothalamisch-neurohypophysäres System
Adenohypophyse (HVL)
Nebennierenrinde (NNR)
Nebennierenmark (NNM)
Paraganglionäres System
Schilddrüse
Nebenschilddrüsen (Epithelkörperchen)

Disperse endokrine Zellen

Diffuses neuroendokrines Zellsystem
Inselorgan (Insulae pancreaticae)
Endokrine Zellen der Gonaden (S. 846 und 898)

Hypothalamisch-neurohypophysäres System

U.-N. Riede und W. Saeger

Die Hypophyse entwickelt sich zum einen aus dem Epithel der ektodermalen Mundbucht, zum anderen aus einer Ausstülpung des Zwischenhirns, dem sog. Infundibulum. Aus dem ersteren wird die Adenohypophyse (Hypophysenvorderlappen), aus dem letzteren die Neurohypophyse (Hypophysenhinterlappen) samt Hypophysenstiel. Dies erklärt, weshalb Hypothalamus und Neurohypophyse, über den Hypophysenstiel verbunden, eine strukturelle und funktionelle Einheit bilden und weshalb **ontogenetische Läsionen** dieser Region meist Hypothalamus und Neurohypophyse zusammen betreffen. **Zirkulatorische, entzündliche** und **neoplastische Läsionen,** die sich isoliert in diesen Regionen abspielen, sind eine Seltenheit und werden lediglich der Vollständigkeit halber aufgeführt. Unter den **funktionellen Läsionen** ist in erster Linie der Vasopressinausfall hervorzuheben, der sich klinisch als Diabetes insipidus manifestiert.

Ontogenetische Läsionen

Neurohypophysendystopien

Sie sind sehr selten und können in drei verschiedenen Formen auftreten: a) Entweder ist die Neurohypophyse an das Tuber cinereum verlagert oder b) bildet nur eine umschriebene Auftreibung am Hypophysenstiel oder c) liegt im Durchtrittsbereich des Stiels durch das Diaphragma sellae.

Anenzephalie

Definition: Dies ist die häufigste Fehlbildung im Hypothalamus-Neurohypophysen-System. Dabei fehlen die Neurohypophyse und der Hypothalamus als Teile des Gehirns entweder vollständig oder sind nur rudimentär entwickelt.

Kallmann-Syndrom

Definition: Kombination einer Agenesie (oder Hypoplasie) der Bulbi olfactorii mit Anosmie und Hypogonadismus, bei dem auch eine Hypoplasie des Hypothalamus vorliegen kann.

Molekularpathologisch liegt eine genetische Umverteilung auf dem Chromosom Xp22.3 vor. Darunter leidet das dortige Kalig-1-Gen, welches für einen neuronalen Migrationsfaktor kodiert. Folglich kann sich der Bulbus olfactorius nicht entwickeln und die Gonadotropin-releasing-Hormon-bildenden Zellen können nicht wie üblich über den Olfaktoriusnerv in die Hypothalamus-Präoptikusregion einwandern.

Zirkulatorische Läsionen

Pathogenese: Durchblutungsstörungen des Hypophysenstiels durch Verletzungen, Operationen, Geschwülste oder Entzündungen ziehen anämische Nekrosen der Adenohypophyse nach sich, weil die Blutversorgung der Hypophyse größtenteils im Stiel verläuft. Demgegenüber weist die Neurohypophyse bei Stieldefekten eine geringere Nekrosen- und Blutungsneigung auf, doch schwinden in ihr die Nervenfasern wie bei der Wallerschen Degeneration (S. 1089). Die hypothalamischen Nervenzellen werden atrophisch, wenn ihre Fasern im Stiel unterbrochen sind.

Bei der *postpartalen Hypophysennekrose* (S. 967) bleibt der Hinterlappen oft unbeteiligt. Zeigt er aber Nekrosen, so ziehen diese eine Atrophie des Nucleus supraopticus nach sich. Andere hypothalamische Kerngebiete können durch den Ausfall der Adenohypophyse eine Zellhypertrophie entwickeln, was Ausdruck einer regulativen Überstimulierung sein dürfte.

Klinisch findet man bei nekrotisierenden Prozessen im Stielbereich häufig a) einen Diabetes insipidus durch Ausfall von Vasopressins, b) eine Hyperprolaktinämie durch Ausfall des Prolaktin-Inhibitor-Hormons und c) eine Minderfunktion der übrigen Vorderlappenhormone bei Störung der stimulierenden hypothalamischen Einflüsse. Ist nur der Hinterlappen betroffen, so entwickelt sich lediglich ein Diabetes insipidus. Dieser entsteht nicht, wenn Hypophysenvorderlappen und -hinterlappen gemeinsam ausfallen (S. 965, 967).

Entzündliche Läsionen

Pathogenese: Im Rahmen einer *Sepsis* sind im Hinterlappen häufig septikopyämische Herde anzutreffen. Bei einer generalisierten Enzephalitis oder Meningitis können auch der Hypothalamus und der Hypophysenhinterlappen mitbeteiligt sein. Eine Poliomyelitis betrifft gelegentlich den Nucleus supraopticus.

Bei der *Sarkoidose* (S. 237) findet man manchmal epitheloidzellige Granulome auch im Hypothalamus und in der Neurohypophyse. Eine hypothalamische *Tuberkulose* kommt zwar vor, ist aber eine Rarität.

Komplikationen: Als Folgen einer Entzündung des Hypothalamus wurden Diabetes insipidus, Infantilismus und Adipositas beschrieben (S. 97).

Tumorartige Läsionen

Morbus Hand-Schüller-Christian

Bei diesem Teilbild der *Histiozytose X* sind häufig der Hypophysenstiel und die Neurohypophyse mitbetroffen (S. 581).

Intermediärzonen-Zysten

Sie sind sehr häufig, erreichen aber selten eine beträchtliche Größe und werden von verschiedenen Epithelarten ausgekleidet. Ihre pathophysiologische Bedeutung besteht nur in ihrer Druckwirkung auf die Nachbarstrukturen.

Neoplastische Läsionen

Hypothalamus: Hier können sich besonders am Infundibulum und am Chiasma opticum Gliome entwickeln. Dabei sind die *Chiasmagliome* oft mit der Neurofibromatose (Morbus von Recklinghausen) kombiniert. Ferner können sich *Hamartome, Gangliozytome, Lipome, maligne Lymphome* und ektope *Pinealome* entwickeln. Im Kindesalter führen diese Tumoren oft zu einer Pubertas praecox; Gangliozytome können in seltenen Fällen das Wachstumshormon Releasing-Hormon bilden und so eine Akromegalie induzieren (S. 973).

Neurohypophyse: Sie enthält oft kleine Herde mit dicht gelagerten Pituizyten (= modifizierte Gliazellen), die man als *Choristome* bezeichnet. Sehr selten können aus ihnen *Granularzelltumoren* (vgl. S. 665) hervorgehen, die gelegentlich zu einer intrasellären oder suprasellären Raumforderung führen. Nicht selten kommen hier auch Metastasen (Mamma-, Bronchus-, Kolon-, Prostatakarzinom) vor.

Funktionelle Läsionen

– *Läsionen im vorderen Hypothalamus:* Sie könen Hypogonadismus, Kachexie oder Hyperthermie induzieren.
– *Defekte des Infundibulums oder des mittleren Hypothalamus:* Sie bewirken einen Diabetes mellitus, Ausfallerscheinungen hypophysärer Hormone oder Hyperprolaktinämie.
– *Läsionen im dorsalen Hypothalamus:* Sie (vor allem Tumoren) können zu einer Hypothermie und im Kindesalter zu einer Pubertas praecox führen.

1. Schwartz-Bartter-Syndrom

Definition: Es wird auch als Syndrom der unangemessenen Adiuretinsekretion bezeichnet und durch eine Übersekretion des im Hypothalamus (Nucleus supraopticus und paraventricularis) gebildeten Vasopressins (= Adiuretin) ausgelöst.

Pathogenese: Als Ursache dieser abnormen Vasopressinstimulation wird ein Ausfall hemmender Reize durch intrakranielle Raumforderung, Entzündungen oder auch Streßzustände vermutet. Es kommen in Betracht:

- abnorme Stimulation der Vasopressinbildung,
- Stimulation der Barorezeptoren bei pulmonalen Prozessen,
- ektope Vasopressinbildung im Rahmen eines paraneoplastischen Syndroms,
- Medikamente.

Klinik: Die Symptome des Schwartz-Bartter-Syndroms leiten sich von der Vasopressinwirkung her und bestehen in einer Hyponatriämie mit hypotoner Hypervolämie, in einer Hypernatriurie mit hypertonem Harn und einem normalen Blutdruck.

2. Diabetes insipidus

Pathogenese: Dieses Krankheitsbild beruht auf dem Ausfall des Vasopressins. Dieser wird nicht nur durch Parenchymläsionen oder Tumoren im Hypothalamus-Neurohypophysen-System (z. B. Kraniopharyngeom, Metastasen) hervorgerufen, sondern wird auch als hereditäre Störung, gelegentlich sogar als idiopathische Form ohne sicheres morphologisches Substrat (Rezeptorstörung?) beobachtet.

Klinisch ist der Diabetes insipidus durch eine Polyurie mit einer täglichen Urinmenge von mehr als 10 l und einem starken Durstgefühl (= Polydipsie) gekennzeichnet. Ohne entsprechende Flüssigkeitszufuhr kommt es zur Exsikkose, Fieber, Delirium und Kreislaufkollaps. Vom hypophysären Diabetes insipidus ist der renale, meist hereditäre Diabetes insipidus abzugrenzen. In diesem Falle wird zwar das Vasopressin normal gebildet, hat aber an der Niere keinen Effekt.

Literatur

Caviness, V. S.: Kallmann-Syndrome. New Engl. J. Med. 326 (1992) 1775
Sheehan, H. L., K. Kovacs: Neurohypophysis and hypothalamus. In Bloodworth, J. M. B.: Endocrine Pathology. General and surgical, 2nd ed. Williams & Wilkins, Baltimore 1982 (p. 45)

Adenohypophyse

U.-N. Riede und W. Saeger

Die Adenohypophyse (= Hypophysenvorderlappen) gehört zum „diffusen neuroendokrinen System". Sie entwickelt sich aus einer Epitheltasche der ektodermalen Mundbucht (Rathke-Tasche), die durch ein Loch in der Sella turcica auf das vom Dienzephalon kommende Infundibulum zuwächst. Im weiteren Verlauf der Entwicklung obliteriert die epitheliale Verbindung zur Mundbucht. Bleibt sie selbst oder eine Verbindung zum Subarachnoidalraum bestehen, resultieren **ontogenetische Läsionen.** Ersteres führt zur *Rachendachhypophyse*, letzteres zum *„Leeren-Sella-Syndrom"*. **Zirkulatorische Läsionen** treten meist im Rahmen traumatischer Gefäßverletzungen oder im Gefolge eines Kreislaufschocks auf. Sie sind ebenso selten wie die **entzündlichen Läsionen** in Form einer *Adenohypophysitis*. Diese kann bakteriell oder autoaggressiv inszeniert sein. Unter den **neoplastischen Läsionen** der Sellaregion sind die Hypophysenadenome am häufigsten. Sie gehen teilweise auf genetische Defekte und/oder eine gestörte Signaltransduktion, vermutlich aber auch auf eine hypothalamische Dysregulation zurück und können auch Teilkomponente des multiplen endokrinen Neoplasiesyndroms (*MEN Typ I*) sein. Ihr biologisches Verhalten hängt weitgehend vom histologischen Typ ab. Sie wachsen teilweise verdrängend expansiv, teilweise aber auch invasiv und werden nach dem von ihnen produzierten Hormontyp bezeichnet. Schließlich kommen auch Hypophysentumoren vor, die sich von Resten der Rathke-Tasche herleiten (*Kraniopharyngeom*). Hier überschneiden sich offenbar ontogenetische und neoplastische Prozesse.

Die Adenohypophyse ist einer hypothalamischen Kontrolle unterstellt, reagiert aber auch auf Signale anderer endokriner Systeme. Sie bildet STH (Somatotropin) und Prolaktin in den azidophilen Zellen, TSH (Thyreotropin), Gonadotropine und ACTH in den mukoiden Zellen. STH, Prolaktin sowie Gonadotropine können aber auch in verschiedenen Zellen voneinander getrennt gebildet werden. In vielen ACTH-synthetisierenden Zellen werden auch MSH (= melanozytenstimulierendes Hormon), Lipotropin und Endorphine produziert. **Funktionelle Läsionen** mit langdauernder Überstimulation induzieren folglich **tumorartige Läsionen** in Form einer *Hyperplasie* eines ganz bestimmten Zelltyps, während chronische Suppressionszustände von einer numerischen Atrophie des entsprechenden Zelltyps begleitet werden. Solche funktionellen Läsionen können klinisch entweder als Überfunktionssyndrome (*Hyperpituitarismus*) oder als Unterfunktionssyndrome (= *Hypopituitarismus)* imponieren. Dabei kann die Bildung von einem oder mehreren oder von allen in der Adenohypophyse produzierten Hormonen betroffen sein.

Ontogenetische Läsionen

Empty-Sella-Syndrom

Definition: Als primäres Empty-Sella-Syndrom (= Syndrom der leeren Sella) wird eine hernienartige liquorgefüllte Ausweitung des Subarachnoidalraums in die Sella hinein bezeichnet.

Pathogenese: Ursache für die primäre Form ist ein nur rudimentär angelegtes Diaphragma sellae, so daß sich der Subarachnoidalraum dem Liquordruck nachgebend in die Sella hinein ausdehnen kann. Die sekundären Formen sind das Resultat von Nekrose, Infarkt, Tumorexstirpation oder Bestrahlungsatrophie.

Morphologisch ist bei der primären Form die Sella nicht leer. Die Hypophyse ist lediglich an den Rand verdrängt und dementsprechend schalenartig umgestaltet. Endokrinologische Unterfunktionszustände sind bei diesem Syndrom nur selten zu beobachten (Abb. 18.7).

Zelluläre Aplasien

Die Aplasien einzelner hypophysärer Zelltypen (mit bestimmter Hormonbildung) sind angeboren und sehr selten. Sie ziehen eine Insuffizienz der betroffenen Partialfunktion nach sich (S. 973, 981).

Zirkulatorische Läsionen

Kreislaufschock

Pathogenese: Im Rahmen der schockbedingten Mikrozirkulationsstörung im Hypophysenstiel entstehen bei etwa einem Viertel aller Fälle in der Adenohypophyse multiple ischämische Nekroseherdchen (Abb. 18.**1**). Während der Geburt reagiert die Hypophyse besonders empfindlich auf Schockzustände mit ausgedehnten Nekrosen, die dann eine Hypophyseninsuffizienz (= *Sheehan-Syndrom*) zur Folge haben (S. 973). Ähnliche adenohypophysäre Nekrosen treten beim Diabetes mellitus (Mikroangiopathiefolge), beim erhöhten Hirndruck, beim zerebralen Kreislaufstillstand mit dissoziiertem Hirntod und bei Durchtrennung des Hypophysenstiels auf.

Schädel-Hirn-Trauma

Pathogenese: Dabei werden nicht selten auch Kapselblutungen, Hämorrhagien und Zerreißungen im Bereich des Hypophysenstiels sowie Parenchymnekrosen beobachtet. Subarachnoidalblutungen dehnen sich häufig in die Sella hinein aus.

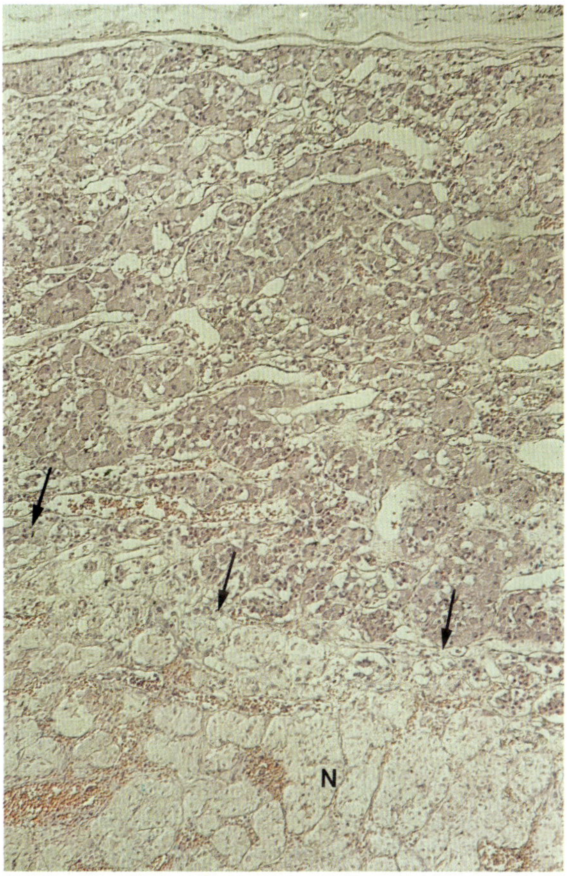

Abb. 18.**1** Sheehan-Syndrom: Ischämischer Nekroseherd (N) in der Adenohypophyse bei geburtshilflichem Kreislaufschock (HE, Interferenzkontrast, Vergr. 1 : 150)

Metabolische Läsionen

Hämochromatose

Pathogenese: Bei dieser Eisenstoffwechselstörung (S. 84) werden die basophilen Zellen stärker mit Eisen beladen als die azidophilen Zellen. Durch Eisenablagerungen in den gonadotropen Zellen kann es zu einer Insuffizienz ihrer Partialfunktion kommen.

Amyloidose

In Form von perisinusoidalen Altersamyloidablagerungen (Hypophyse von allen Organen am häufigsten befallen). Auch bei der generalisierten Amyloidose ist die Hypophyse oft mitbeteiligt.

Entzündliche Läsionen

1. Eitrige Hypophysitis

Sie ist meist auf die Hypophysenkapsel beschränkt (Perihypophysitis) und geht auf Entzündungen der Keilbeinhöhlenschleimhaut, des Knochens, der Meningen sowie auf eine Thrombophlebitis des Sinus cavernosus zurück. Eine septische Hypophysitis mit Mikroabszessen ist selten.

2. Autoimmunhypophysitis

Dies ist eine lymphozytäre Entzündung der Hypophyse. sie betrifft nur Frauen und ist meist mit einer Hashimoto-Thyreoiditis, einer perniziösen Anämie oder einer lymphozytären Parathyreoiditis kombiniert (S. 198).

3. Granulomatöse Hypophysitis

Sie kann sehr selten im Rahmen einer Tuberkulose oder Sarkoidose auch einmal die Hypophyse befallen oder stellt eine idiopathische Riesenzellhypophysitis dar.

Tumorartige Läsionen

Hyperplasie (ICD-O-7200.0)

Allgemeine Definition: Meistens ist in der Adenohypophyse nur ein Zelltyp hyperplastisch. Eine Hyperplasie, welche alle Zelltypen betrifft, ist nicht vorstellbar, da oft die Hyperplasie des einen Zelltyps mit der Hypoplasie des anderen Zelltyps verbunden ist. Man unterscheidet folgende Hyperplasiearten:

- *Relative Hyperplasie:* In diesem Fall wird ein Zelltyp auf Kosten eines anderen vermehrt.
- *Absolute Hyperplasie:* Damit wird die Vermehrung eines Zelltyps ohne Einbuße des anderen bezeichnet, die zur Vergrößerung der Hypophyse führt.

Auf histologischer Ebene unterscheidet man eine
- *diffuse Hyperplasie* mit einer gleichförmigen Vermehrung eines Zelltyps und eine
- *noduläre Hyperplasie* mit einer kleinstknotigen Vermehrung eines Zelltyps.

STH-Zell-Hyperplasie

Sie kann sich gelegentlich bei chronischer Hypoglykämie oder beim instabilen juvenilen Diabetes mellitus entwickeln.

Prolaktinzell-Hyperplasie

Sie ist während der Schwangerschaft und der Stillzeit physiologisch (und finden sich auch bei längerdauernder Östrogentherapie). Diese Zellen sind dann vergrößert und granulaarm (= Schwangerschaftszellen). Ferner findet man eine Hyperplasie dieser Zellen immer dann, wenn die Hemmung durch das Prolaktin-Inhibitor-Hormon wegfällt, so daß die Prolaktinzellen stimuliert werden, wie dies bei der Stieldurchtrennung, Tumoren, Traumen und Entzündungen der Fall ist (S. 976).

ACTH-Zell-Hyperplasie

Sie findet sich gehäuft im höheren Lebensalter und bei arterieller Hypertonie und kann in seltenen Fällen auch ein Cushing-Syndrom verursachen. Übergänge in ACTH-Zell-Adenome kommen vor (S. 974).

TSH-Zell-Hyperplasie

Sie entwickelt sich bei langjähriger primärer Hypothyreose besonders dann, wenn diese nicht oder nur insuffizient behandelt wurde (S. 1004).

Gonadotropinzell-Hyperplasie

Sie sind nach Gonadenexstirpationen besonders stark ausgeprägt und treten bei Frauen vorübergehend nach der Menopause auf, bei Männern nach Orchidektomie (Kastrationszellen: Granuladepletion, vakuoläre Transformation).

Neoplastische Läsionen

Unter den neoplastischen Läsionen der Sellaregion sind die meist intrasellär gelegenen Hypophysenadenome am häufigsten. Daneben kommen aber auch Tumoren der Hypophysenstielgegend in Form von Kraniopharyngeomen (S. 971) und sehr selten Granularzelltumoren (S. 965) vor.

Hypophysenadenome

Allgemeine Pathogenese und Morphologie: Damit werden Tumoren bezeichnet, die von den endokrinen Zellen der Adenohypophyse ausgehen und überwiegend gutartig sind. Sie machen etwa 10% aller intrakranieller Tumoren aus und sind gelegentlich auch eine Teilkomponente des multiplen endokrinen Neoplasiesyndroms (MEN Typ I) (S. 1013). Kausalpathogenetisch wird für einige Adenome eine primäre hypothalamische Dysregulation angenommen, die über eine noduläre Hyperplasie zum Tumor führt. Vielen STH-Zell-Adenomen liegt eine Störung der STH-induzierten Signaltransduktion zugrunde, indem es infolge einer Punktmutation des c-gsp-Onkogens, welches für eine Kette des G-Proteins kodiert (S. 350), zur Dauerstimulation der STH-produzierenden Zellen führt. Makroskopisch wachsen sie zunächst expansiv und verdrängen das restliche Drüsengewebe an den Rand. Eine eigene Bindegewebskapsel haben sie nicht. Auf der Schnittfläche sind die Adenome entweder medullär (kein Stroma) oder solid (wenig Stroma) aufgebaut und neigen zu regressiven Veränderungen in Form von Kolliquationsnekrosen, Hämorrhagien und Fibrosierungen (Abb. 18.2). Je nach intraoperativer Größe unterscheidet man:

- *Mikroadenome* (< 10 mm) von
- *Makroadenomen* (> 10 mm).

Das biologische Verhalten der hypophysären Adenome ist weitgehend vom histologischen Typ unabhängig und unterliegt keiner Gesetzmäßigkeit. Über ein Drittel der klinisch bedeutsamen Adenome wachsen invasiv und durchsetzen vorgegebene Gewebsspalten der Hypophysenkapsel, des Sellaknochens oder des Subarachnoidalraums. Die übrigen Adenome wachsen ausschließlich expansiv-verdrängend. Dabei werden zunächst die Sella aufgetrieben und das Dorsum sellae steil gestellt (röntgenologisches Zeichen!). Oft entwickeln sich die Adenome suprasellär in den Subarachnoidalraum, wobei das Chiasma opticum und der Hypothalamus geschädigt werden (Abb. 18.7).

Histologische Klassifizierung: Histologisch können die Hypophysenadenome diffuse (solide), sinusoidale (trabekuläre) oder pseudopapilläre Wachstumsmuster bilden. Früher wurden sie nach ihrem färberischen Verhalten folgendermaßen eingeteilt:

- *azidophile* (eosinophile) Adenome (ICD-O-8280/0) wenn sich ihre Granula (und damit ihr Zytoplasma) mit sauren Farbstoffen anfärben lassen,
- *basophile* Adenome (ICD-O-8300/0), wenn sie PAS-positive Granula enthalten (Synonym: mukoidzellig),
- *chromophobe* Adenome (ICD-O-8270), wenn sich ihre spärlichen Granula weder mit HE noch mit PAS anfärben lassen,
- *onkozytäre Adenome* (ICD-O-8290), wenn sie wegen ihres Mitochondrienreichtums ein eosinophil-feingranuläres Zytoplasma aufweisen.

Immunhistochemische Klassifizierung: Da die Adenomeinteilung nach deskriptiv-histologischen Gesichtspunkten die klinisch wichtige Frage nach der Hormonproduktion durch den Tumor nicht beantwortet, wurde eine neue Klassifikation erarbeitet. In ihr werden die Tumoren nach der hormonproduzierenden Zelle bezeichnet. Dabei unterscheidet man folgende Adenomtypen:

- *monohormonale Adenome* aus Zellen, welche ein einziges Hormon bilden,

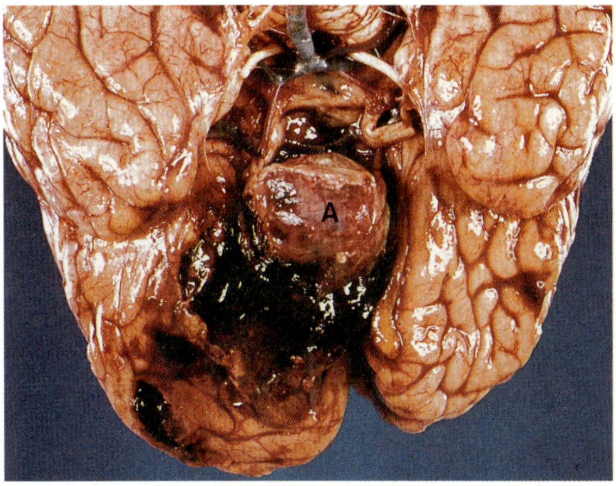

Abb. 18.**2** Hypophysenadenom mit Hämorrhagien (A)

- *bihormonale Adenome,* die zwei Hormone entweder in zwei verschiedenen oder in einem Zelltyp produzieren,
- *polyhormonale Adenome* mit Bildung mehrerer Hormone und/oder Hormonvorstufen in verschiedenen Tumorzellen oder in ein und derselben Tumorzelle,

Tabelle 18.**1** Hypophysenadenom-Typen: Hormonbildung, Invasivität und Klinik

Adenomtyp (A) (Subtypen)	Hormon	Färbung: azidophil	Färbung: chromophob	Färbung: basophil	Größe: Mikro-A.	Größe: Makro-A.	Invasivität	Inzidenz	Klinik
Prolaktinzell-A. dicht granuliert	Prolaktin	x			30%*	70%*	50%*	1%*	Amenorrhoe Galaktorrhoe Impotenz
wenig granuliert			x					30%	
STH-Zell-A. dicht granuliert	STH	x			10%	90%	50%	10%	Akromegalie oder Gigantismus
wenig granuliert			x						
STH-Prolaktin-Zell-A.	Prolaktin STH	x	x		30%	70%	30%	5% / 2%	Akromegalie oder Gigantismus, Hyperprolaktinämie
azidophiles Stammzell-A.	Prolaktin (STH)	x				x	x	3%	meist klinisch stumm oder leichte Akromegalie (Hyperprolaktinämie)
ACTH-Zell-A.	ACTH			x	90%	10%	10%	10%	– Morbus Cushing
	Endorphine u. ä.		x	x	30%	70%	80%	2%	– Nelson-Syndrom
	inaktives Hormon		x	x		x	80%	3%	– klinisch stumm (evtl.)
FSH-/LH-Zell-A.	FSH, LH } β-Kette		x	x		x	20%	10%	Hypogonadismus
TSH-Zell-A.	TSH (oft α-Kette)		x	x		x	x	1%	Hypothyreoidismus (selten Hyperthyreoidismus
α-Untereinheit-A.	α-Ketten		x					1%	Hypopituitarismus
Nullzell-A. nononkozytär	Glykoproteine		x			x	40%	15%	Hypopituitarismus (evtl.)
onkozytär		x	x			x	40%	5%	

(* Häufigkeit in Prozent)

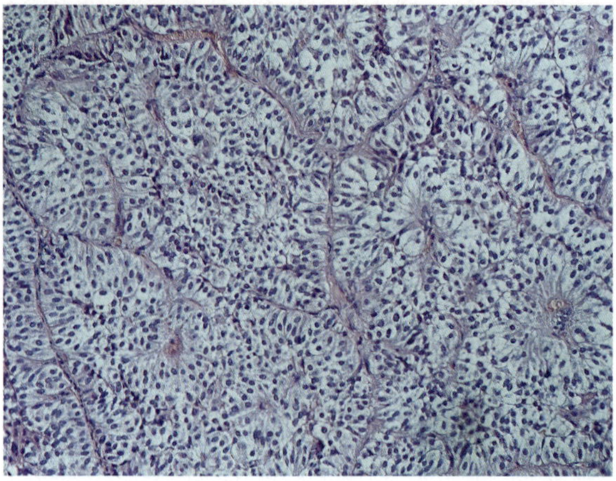

Abb. 18.**3** Chromophobes Hypophysenadenom mit herdförmig pseudorosettenartigem Wachstumsmuster (HE, Interferenzkontrast, Vergr. 1 : 150)

- *α-Ketten-/α-Untereinheiten-Adenome,* bei denen nur die α-Kette oder α-Untereinheiten eines Hormons gebildet werden.
- *Null-Zell-Adenome*, welche weder klinisch noch immunhistochemisch einem hormonbildenden Zelltyp zugeordnet werden können.

Je nachdem, ob dabei die Tumorzellen viel oder wenig hormonhaltige Granula aufweisen, was meist auch ihren Differenzierungsgrad widerspiegelt, kann man bei den häufigsten und klinisch wichtigsten Adenomen folgende Subtypen unterscheiden:

- *Dicht-granulierte Adenome:* meist großzellig, isomorph und gut differenziert; kaum invasiv wachsend.
- Wenig granulierte Adenome: meist kleinzellig, pleomorph und mäßig- bis wenig-differenziert; gehäuft invasiv wachsend.

Hormonbildung, Invasivität und Klinik der wichtigsten Adenome sind in Tab. 18.**1** zusammengestellt.

1. Prolaktinzell-Adenom

Definition: Dies ist ein Tumor, welcher aus prolaktinproduzierenden Zellen besteht (= laktotropes Adenom).

Er macht 40% aller endokrin-aktiven Hypophysenadenome aus. Er bevorzugt die 4. Lebensdekade (♂ : ♀ = 1 : 3).

Histologie: Die dicht-granulierten Prolaktinome sind sehr selten. Ihre Zellen gleichen den normalen Prolaktinzellen der Hypophyse und sind azidophil. Die meisten Prolaktinome sind wenig-granuliert und bestehen aus langgestreckten, chromophoben (vgl. Abb. 18.**3**), gelegentlich im Zytoplasma feingestreiften Zellen. Für einen Teil sind zahlreiche Mikroverkalkungen typisch.

Therapieeffekt: Die heute gebräuchliche Therapie der prolaktinbildenden Adenome mit Dopaminagonisten führt häufig zu einer starken Schrumpfung der Adenome, was morphologisch auf einer Abnahme des Zellvolumens beruht. Gering-granulierte Adenome können somit zu Tumoren werden, die strukturell Null-Zell-Adenomen sehr ähnlich sind, immunhistologisch aber weiterhin Prolaktin exprimieren.

2. STH-Zell-Adenom

Definition: Ein Tumor aus Wachstumshormon-(STH-) bildenden Zellen (= somatotropes Adenom).

Sie machen etwa 20% aller Hypophysenadenome aus und häufen sich in der 5. Lebensdekade (♂ = ♀).

Histologie: Ein geringer Teil dieser Tumoren besteht aus gut differenzierten, azidophilen Zellen, die einen hohen Gehalt an endokrinen Granula aufweisen (dicht-granulierte Adenome) und normalen STH-bildenden Zellen gleichen. Mehrheitlich handelt es sich aber um Tumoren, die aus pleomorphen Zellen bestehen, deren Zytoplasma sich wegen des geringen Granulagehalts chromophob verhält (wenig-granulierte Adenome). Sie enthalten ultrastrukturell paranukleär eosinophile Korpuskel aus Zytokeratinwirbeln.

Therapieeffekt: Die Behandlung von STH-bildenden Adenomen mit Somatostatin-Analoga führt nur zu diskreter Granulaanreicherung und einem perivaskulären Ödem.

3. ACTH-Zell-Adenom

Definition: Tumor aus ACTH-produzierenden Zellen (= kortikotropes Adenom). Diese Tumoren sind entweder a) hormonell aktiv und induzieren einen Morbus Cushing oder gehen mit einem Nelson-Syndrom einher oder b) sezernieren ein endokrin inaktives ACTH.

Die hormonell aktiven Adenome machen etwa 7% aller endokrin wirksamen Hypophysenadenome aus und bevorzugen die 4. Lebensdekade (♀ < ♂).

Histologisch sind die Tumorzellen durch PAS-positive Granula gekennzeichnet, was ihnen die frühere Bezeichnung „mukoidzelliges Adenom" eingetragen hat. Wiederum gleichen die Zellen der dicht-granulierten Adenomtypen normalen ACTH-bildenden Zellen und sind geringgradiger pleomorph als bei den wenig-granulierten Adenomformen. Beim Morbus Cushing enthalten die Adenome gelegentlich und ganz vereinzelt sog. *Crooke-Zellen* (S. 973).

Kraniopharyngeome (ICD-O-9350/1)

Definition: Diese Tumoren gehen von plattenepithelialen Zellen am Hypophysenstiel aus, welche sich entweder vom Hypophysengang der primitiven Mundbucht (= Rathke-Tasche) oder von Plattenepithelmetaplasien adeno-hypophysärer Parenchymzellen herleiten.

Sie machen etwa 8% aller Hypophysentumoren aus und entwickeln sich in über der Hälfte der Fälle vor dem 20. Lebensjahr. Sie entstehen am Hypophysenstiel primär supraselär (55%) oder infraselär (15%) oder im Durchtrittsbereich des Hypophysenstiels (30%).

Makroskopie: Die Kraniopharyngeome wachsen oft zunächst im Subarachnoidalraum und komprimieren

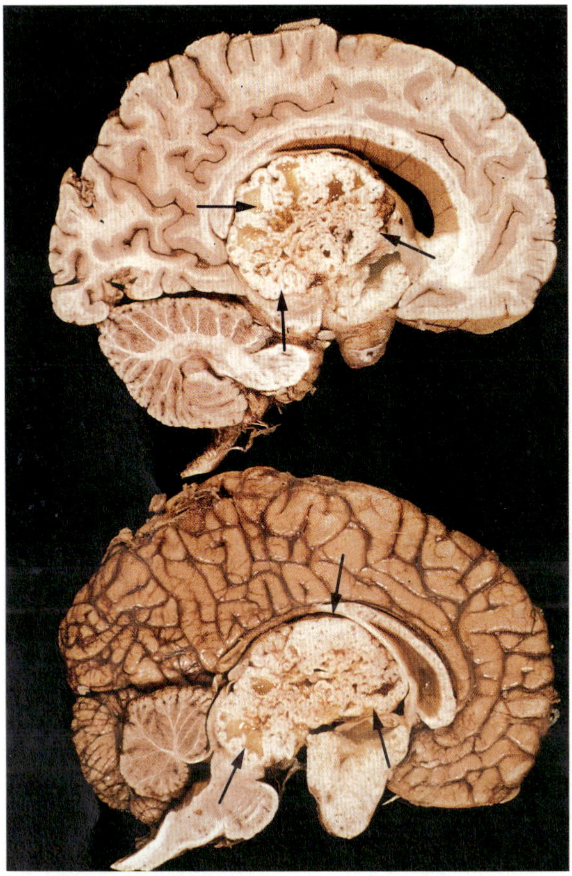

Abb. 18.**4** Kraniopharyngeom: makroskopischer Aspekt; solider, knolliger Tumor mit Ventrikelkompression auf verschiedenen Schnittstufen (Original: Volk)

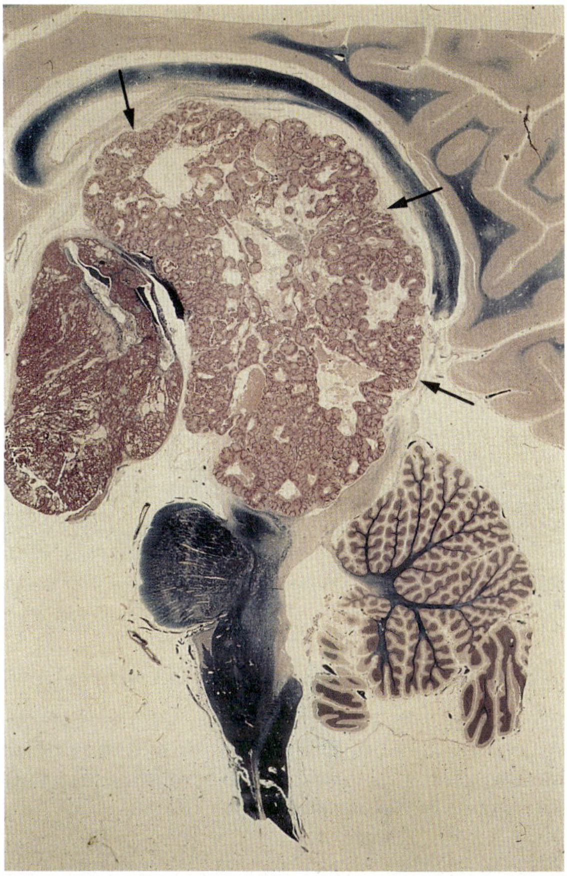

Abb. 18.**5** Kraniopharyngeom: Großflächenschnitt mit regressiv-zystischem Aufbau (Original: Volk)

allmählich den Boden des 3. Ventrikels und das Chiasma opticum und sind meist walnußgroß, können aber auch selten einmal Faustgröße erreichen (Abb. 18.**4**). Auf der Schnittfläche sind die Tumoren bunt: gelblich-verfettete, regressiv-zystische, verkalkte und graurosa durchblutete Bezirke wechseln sich ab (Abb. 18.**5**).

Histologisch bestehen die meisten Kraniopharyngeome aus netzförmig miteinander kommunizierenden Epithelsträngen. Diese sind vornehmlich aus basaloiden Zellen aufgebaut, die zum umgebenden Tumorstroma hin palisadenartig ausgerichtet sind. An mehreren Stellen lösen sich diese Epithelverbände in ein retikulär-aufgelockertes Gewebe auf und imitieren das histologische Bild eines Ameloblastoms des Kieferknochens (sog. Adamantinom). Schließlich kommen an verschiedenen Stellen auch plattenepitheliale Metaplasien mit Verhornungen vor (Abb. 18.**6a** u. **b**).

Viele dieser Tumoren neigen zu starken regressiven Veränderungen mit zystischer Umwandlung und Verkalkung des Gewebes. Von den Zelltrümmern bleiben schließlich Cholesterinkristalle übrig, die eine granulomatöse Fremdkörperreaktion auslösen können. Außer diesem ameloblastomartigen Kraniopharyngeomtyp (= adamantinöser Typ) trifft man sehr selten und nur im Erwachsenenalter noch einen papillären Typ an.

Klinik: Diese Tumoren machen durch ihre Kompressionserscheinungen auf sich aufmerksam. Visusbeeinträchtigungen, Hydrozephalus und endokrinologische Störungen wie Wachstumsverzögerung, Diabetes insipidus und reaktive Hyperprolaktinämie sind die Folge. Sie selbst sind endokrin inaktiv. Wenn die Kraniopharyngeome supraselläar lokalisiert sind, können sie oft chirurgisch nicht radikal reseziert werden und bilden folglich Rezidive.

Maligne Tumoren (ICD-O-8140/3)

1. Adenokarzinome

Sie sind extrem selten. Da eine Zellpolymorphie und ein destruktiv-invasives Wachstum auch bei vielen Adenomen beobachtet werden kann, sind Karzinome nur an einer Metastasierung zu erkennen.

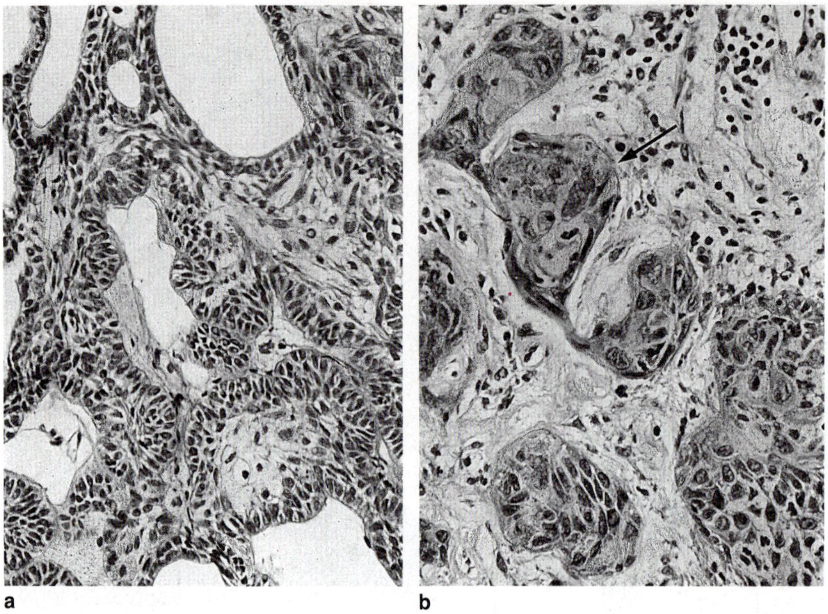

Abb. 18.**6a** u. **b** Kraniopharyngeom:
a Histologisch findet man beim häufigsten Typ, dem adamantoiden Typ, vgl. Abb. 12.**8b**, S. 672, komplexe Epithelstränge basaloider Zellen
b mit herdförmigen Plattenepithelmetaplasien (HE, Vergr. 1 : 150)

2. Plattenepithelkarzinome (ICD-O-8070/3)

Sie sind in der Hypophyse noch seltener als die Adenokarzinome und ebenfalls nur aufgrund einer Metastasierung in ihrer Entität beweisbar. Sie entsprechen malignen Kraniopharyngeomen.

3. Metastasen

Etwa 1% aller Sektionsfälle mit malignen Geschwülsten (meist Mammakarzinom) lassen bei der Obduktion Metastasen in der Adenohypophyse erkennen.

Funktionelle Läsionen

Hypopituitarismus

Definition: Damit bezeichnet man klinische Zustände, die auf einer Unterfunktion der Adenohypophyse beruhen. Betrifft dabei die Unterfunktion alle Partialfunktionen der Adenohypophyse, so spricht man von einem *Panhypopituitarismus.* Beschränkt sich die Unterfunktion nur auf eine oder mehrere adenohypophysäre Funktionen, so wird dies als *partieller Hypopituitarismus* bezeichnet.

Pathogenese: Ursächlich kommen sowohl Nekrosen, Entzündungen, Tumoren oder angeborene Zelldefekte der Adenohypophyse als auch Hypothalamusläsionen mit Verlust der stimulierenden Einflüsse auf den Hypophysenvorderlappen in Betracht (Abb. 18.**7**). Klinisch entscheidend ist, wie ausgedehnt und an welchen Stellen die ursächlichen Herde liegen.

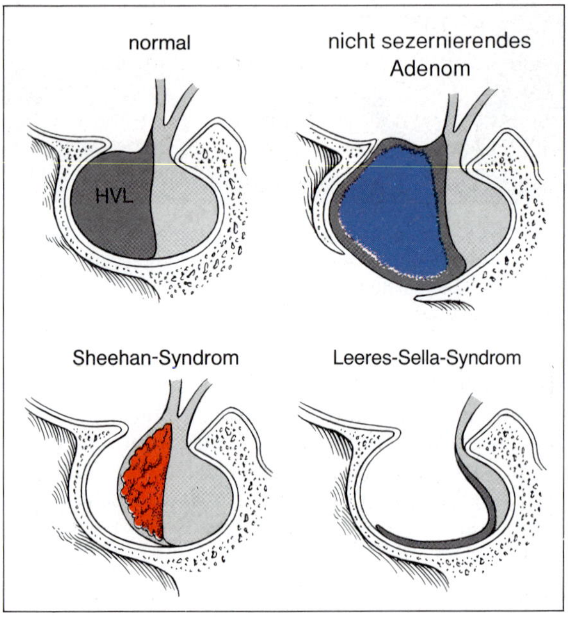

Abb. 18.**7** Schematische Darstellung der drei Hauptursachen des Hypopituitarismus (= Unterfunktion der Adenohypophyse) (blau = Tumor, rot = Nekrose, HVL = Hypophysenvorderlappen)

1. Panhypopituitarismus

Pathogenese: Zu seiner Entstehung ist der Verlust von mindestens mehr als zwei Dritteln des adenohypophysären Parenchyms notwendig.

Klinik: Beim Erwachsenen führen klinisch die Symptome einer Nebennierenrinden- und Schilddrüseninsuffizienz. Im Kindesalter hingegen stehen der Gonadotropin- und STH-Ausfall im Vordergrund. Ein Panhypopituitarismus wird im allgemeinen nur dann lebensbedrohlich, wenn schwere Infekte oder Streßzustände hinzukommen, die ein Mehr an Hypophysenhormonen erforderlich machen.

Sheehan-Syndrom

Definition: Diese Form des Panhypopituitarismus beruht auf ausgedehnten Nekrosen der mütterlichen Hypophyse nach postpartalen Schockzuständen (Abb. 18.**1**). Eine Kachexie entsteht dabei nicht (S. 967).

2. Partieller Hypopituitarismus

STH-Mangel

Ätiologie: Er ist auf einen Mangel an STH-Releasing-Hormon, auf eine hypothalamische und/oder hypophysäre Zelldestruktion mit STH-Mangel, auf einen Überschuß an Somatostatin oder auf eine genetisch bedingte molekulare Fehlstruktur des STH zurückzuführen.

Klinik: Im Kindesalter (meist Kraniopharyngeom) resultiert ein Wachstumsdefizit, im Erwachsenenalter gelegentlich eine Splanchnomikrie (= kleine Eingeweide).

ACTH-Mangel

Ätiologie: Er ist meist durch intra- oder supraselläre Tumoren oder auch subarachnoidale Blutungen bedingt. Konnatale Hypoplasien oder Aplasien des ACTH-Zellsystems wurden beschrieben.

Klinisch resultiert ein hypophysärer Morbus Addison. Wegen des gleichzeitigen MSH-Ausfalls wird die Melaninsynthese (S. 124) gedrosselt. Aus diesem Grunde bezeichnet man das klinische Krankheitsbild im Gegensatz zum primär adrenalen Morbus Addison (S. 981) als „Weißen Morbus Addison".

Gonadotropinmangel

Dieser Hormonausfall tritt häufig bei raumfordernden Prozessen der Hypophyse oder der Hypophysenumgebung zuerst isoliert auf. Bei Fortschreiten des Prozesses kommen schließlich auch Störungen anderer Partialfunktionen hinzu. Fälle mit genetisch bedingtem Gonadotropinausfall sind beschrieben. Hypothalamische Prozesse können einen Ausfall des LH-Releasing-Hormons bedingen und zum *Hypogonadotropismus* führen.

Klinisch äußert er sich im Kindesalter in einem Ausbleiben der Pubertät. Knaben bekommen einen eunuchoiden Habitus, Mädchen werden hochwüchsig, und die Mammae sowie die Pubes- und Axillarbehaarung bilden sich nur mangelhaft aus. Bei erworbenen Formen im Erwachsenenalter bleibt der äußere Habitus unverändert, die Pubes- und Axillarbehaarung bilden sich zurück, Libido und Potenz schwinden.

Hyperpituitarismus

Allgemeine Definition und Pathogenese: Damit werden Krankheitsbilder bezeichnet, die auf einer Überfunktion der Adenohypophyse beruhen.

- *Primärer Hyperpituitarismus:* Hier liegt die Ursache der Überfunktion in der Hypophyse selbst oder ist auf eine Überstimulation der Hypophyse durch hypothalamische Releasing-Hormone zurückzuführen. Am häufigsten sind dabei Prolaktin- und STH-Überschußsyndrome; demgegenüber ist ein TSH-Überschuß selten und ein Gonadotropinüberschuß eine Rarität. Durch Hypophysenadenome bedingte Überfunktionen sind gar nicht selten plurihormonal und betreffen somit mehrere hypophysäre Partialfunktionen.
- *Sekundärer Hyperpituitarismus:* Er wird durch Reaktionen des Hypophysenvorderlappens vor allem auf Unterfunktionen untergeordneter endokriner Drüsen ausgelöst. Dies führt zu einer Hypertrophie, Vakuolisierung und Granulaverarmung in denjenigen Hypophysenzellen, welche das entsprechende Stimulationshormon bilden. Derart überstimulierte Zellen werden in der Hypophyse nach langjährigem unbehandelten Hypothyreoidismus als „Thyreoidektomiezellen", beim primär-adrenalen Morbus Addison als „Crooke-Russell-Zellen" (S. 974) und nach Kastration oder Menopause als „Kastrationszellen" bezeichnet. Die entsprechenden Hypophysenzellen können im Rahmen der frustranen Überstimulation auch hyperplasiogene Läsionen bilden.

Im folgenden werden die klinisch wichtigsten Formen des primären Hyperpituitarismus besprochen:

1. STH-Überschuß

Ätiologie eines STH-Überschusses ist in den weitaus meisten Fällen ein STH-bildendes Hypophysenadenom. Sehr selten kann auch eine STH-Zellhyperplasie für die Überfunktion verantwortlich sein, wenn pankreatische Inselzelltumoren, Karzinoide des Bronchus oder des Duodenums oder auch Gangliozytome der Sellaregion (S. 965) den STH-Releasingfaktor sezernieren.

Klinik: Die STH-Mehrsekretion führt vor dem Abschluß des Körperwachstums zum Gigantismus, im Erwachsenenalter zur Akromegalie.

Akromegalie

Definition: Dieses seltene Krankheitsbild ist durch eine Vergrößerung der inneren Organe und der Akren gekennzeichnet. Es bestehen oft zusätzlich ein Diabetes mellitus und eine Prolaktinerhöhung. Symptome: Kopfschmerzen, Weichteilödeme, Polyneuropathien, Amenorrhoe.

2. Prolaktinüberschuß

Ätiologie: Die Hyperprolaktinämie ist die häufigste hypophysäre Überfunktion.

- *Primäre Hyperprolaktinämie:* Hier bilden Hypophysenadenome (meist gering granulierte Prolaktinzelladenome) Prolactin selbst. Eine ektope Prolaktinbildung im Rahmen einer Paraneoplasie ist extrem selten.

- *Sekundäre Hyperprolaktinämie:* Hier sind der Syntheseort oder der Transportweg des Prolaktin-Inhbiting-Hormons vom Hypothalamus zur Hypophyse gestört, so daß die hemmenden Einflüsse auf die Hypophyse reduziert werden und die stimulierenden Faktoren überwiegen. Ursächlich kommen dabei Tumoren, Verletzungen, Blutungen oder Entzündungen in Betracht. Ferner greifen verschiedene Medikamente aus der Neuroleptika-, Antihypertensiva-, Antihistaminika- und Östrogengruppe in den Neurotransmitterstoffwechsel ein und führen dadurch zur Hyperprolaktinämie.

Klinik: Durch die Prolaktinerhöhung werden die Gonadotropine gehemmt. Frauen erleiden eine Amenorrhoe mit Sterilität. 30–80% der Fälle zeigen dabei eine Galaktorrhoe, wobei die Brustdrüse lobuläre Hyperplasien, Gangektasien und Sekretionszeichen erkennen läßt. Männer leiden an Libidoverlust, Impotenz, Gynäkomastie.

3. ACTH-Überschuß

Morbus Cushing

Ätiologie: Beim Morbus Cushing liegt ein ACTH-bildender Hypophysentumor vor. Gelegentlich ist er so klein, daß er bei der Operation übersehen wird. In seltenen Fällen mit hypothalamisch-hypophysärem Cushing-Syndrom (S. 983) lassen sich keine Adenome, sondern nur noduläre ACTH-Zellhyperplasien (S. 968) nachweisen.

Pathogenese: Im Vordergrund steht der erhöhte Cortisolspiegel (Klinik s. S. 983). Im tumorfreien Hypophysenvorderlappen findet man bei erhöhten Cortisolwerten (also auch bei primär adrenalen Cushing-Fällen) immer Crooke-Zellen. Sie stellen supprimierte ACTH-Zellen dar und sind an ihrer ringförmigen intrazytoplasmatischen Hyalinisierung, paranukleären Vakuolen und spärlichen mukoiden Restgranulierung identifizierbar.

Nelson-Syndrom

Definition und Pathogenese: Damit bezeichnet man die Symptome eines ACTH-bildenden Hypophysentumors (Hauthyperpigmentierung durch MSH-Erhöhung, ggf. Ausfallserscheinungen durch supra- oder paraselläres Tumorwachstum), der sich nach einer bilateralen Adrenalektomie wegen eines hypothalamisch-hypophysären Cushing-Syndroms mit Nebennierenrindenhyperplasie entwickelt hat. Man nimmt an, daß kleine präexistente Adenome wegen völligen Wegfalls der ohnehin schon pathologisch reduzierten Hemmwirkung durch das erhöhte Cortisol zu einem rascheren Wachstum angeregt werden.

4. TSH-Überschuß

Pathogenese: Eine Schilddrüsenüberfunktion durch ein nur TSH-bildendes Adenom ist selten. Etwas häufiger ist eine begleitende TSH-Erhöhung bei der Akromegalie. Außerdem sind Fälle mit TSH-bildenden und immunhistologisch TSH-positiven Adenomen beobachtet worden, die nicht zu einer Hyperthyreose führten, weil vermutlich die Schilddrüse auf das TSH nicht ansprach. Andererseits sind Hyperthyreosefälle mit hohem TSH, aber ohne gleichzeitigen Hypophysentumor bekannt, denen vermutlich eine TSH-Zellhyperplasie zugrunde liegt (S. 968). Die TSH-bedingte Hyperthyreose unterscheidet sich nicht wesentlich von der Überfunktion durch stimulierende Immunglobuline, soll aber seltener mit einem Exophthalmus einhergehen.

5. Plurihumoraler Überschuß

Pathogenese: Kombinierte Überfunktionssyndrome ergeben sich aus der Tatsache, daß viele Adenome mehr als ein Hormon bilden. Sehr häufig sind Kombinationen von STH und Prolactin. Prolactin kann aber auch ebenso wie die Gonadotropine oder TSH bei allen anderen Überfunktionssyndromen erhöht sein. Eine gemeinsame Überfunktion von STH und ACTH ist selten.

Literatur

Gharib, H., et al.: Co-existent primary empty sella syndrome and hypoprolactinemia. Arch. Int. Med. 143 (1983) 1383

Heitz, Ph. U.: Multihormonal pituitary adenomas. Horm. Res. 10 (1979) 1

Horvath, E., et al.: Propylthiouracil-induced hypothyroidism results in reversible transdifferentiation of somatotrophs into thyreoidectomy cells. Lab. Invest. 63 (1990) 511

Kovacs, K., E. Horvath: Tumors of the pituitary gland. In: Atlas of Tumor Pathology, Sec. ser., fasc. 21. Armed Forces Institute of Pathology, Washington 1986 (p. 1)

Lloyd, R. V.: Surgical Pathology of the Pituitary Gland. Major Problems in Pathology, Vol. 27. Saunders, Philadelphia 1993 (p. 1)

McKeever, P. E., M. Blaivas: The brain, spinal cord, and meninges. In Sternberger, S. S.: Diagnostic Surgical Pathology, Vol. 1. Raven Press, New York 1989 (p. 315)

Melmed, S., et al.: Pathophysiology of acromegaly. Endocr. Rev. (1983) 271

Mösli, B., C. Hedinger: Noduläre Hyperplasie und Adenome des Hypophysenvorderlappens bei Hypothyreose. Acta endocr. (Kbh.) 58 (1968) 507

Saeger, W.: Hypophyse. In Doerr, W., et al.: Spezielle pathologische Anatomie. Ein Lehr- und Nachschlagewerk, Bd. 14: Endokrine Organe, Teil 1. Springer, Berlin 1981 (S. 1)

Saeger, W.: Effect of drugs on pituitary ultrastructure. Microsc. Res. Techn. 20 (1992) 162

Scheithauer, B. W., et al.: The pituitary gland in untreated Addison's disease. A histologic and immunocytologic study of 18 adenohypophyses. Arch. Path. Lab. Med. 107 (1983) 484

Scheithauer, B. W.: The pituitary and sellar region. In: Diagnostic Surgical Pathology. Raven Press, New York 1989 (p. 371 ff)

Sheehan, H. L., J. C. Davis: Pituitary necrosis. Brit. med. Bull. 24 (1968) 59

Smulders, J., W. Smets: Les métastáses des carcinomes mammaires. Fréquence des métastáses hypophysaires. Bull. Cancer 47 (1960) 434

Spaziante, R., et al.: The empty sella. Surg. Neurol. 16 (1981) 418

Trouillas, J., et al.: Human pituitary gonadotropic adenoma: histological, immunocytochemical, and ultrastructural and hormonal studies in eight cases. J. Path. 135 (1981) 315

Nebennierenrinde

U.-N. Riede und W. Saeger

Beide Nebennieren wiegen normalerweise zusammen etwa 11 g. Sie enthalten jeweils zwei endokrine Systeme, die sich bezüglich ihrer Entstehung und ihrer Funktion unterscheiden: die Nebennierenrinde und das Nebennierenmark. Die Nebennierenrinde (= NNR) entsteht aus dem Zölomepithel an der dorsalen Bauchwand zwischen dem Ansatz des Mesenteriums und der Urogenitalfalte. In diese Nebennierenrindenanlage dringen neuroektodermale Zellen aus dem Sympathikusgrenzstrang ein. Sie bilden das Nebennierenmark. Folglich ist die Nebennierenrinde mesodermal, das Nebennierenmark neuroektodermal. Die enge topographische Beziehung zu den Nieren drückt sich auch in den **ontogenetischen Läsionen** aus, denn Nierenaplasien induzieren Nebennierendystopien. **Zirkulatorische NNR-Läsionen** sind entweder das Resultat von Unwegsamkeiten in der Makrozirkulation oder von Toxinschäden in der Mikrozirkulation. Unter den **entzündlichen Läsionen** in Form der *Adrenalitis* ist neben den seltenen viralen und bakteriellen Entzündungen vor allem die sog. Autoimmunadrenalitis hervorzuheben, die oft im Gefolge anderweitiger Autoaggressionskrankheiten vorkommt.

Die funktionelle Zonierung der NNR ist in groben Zügen auch morphologisch faßbar. So bildet die Zona glomerulosa Mineralokortikoide (Aldosteron) und reagiert auf Signale des Reninsystems, während die Zona fasciculata auf ACTH-Stimuli hin die Glucocorticoidsynthese in Gang setzt. Letzteres kann aber auch die Zona reticularis tangieren, die ansonsten vorwiegend Androgene produziert. Bei entsprechender Fehlsteuerung auf der hypothalamisch-hypophysären Achse, bei adrenalen Enzymdefekten oder bei extraadrenaler Hormonbildung geraten die einzelnen NNR-Zonen unter Beschuß stimulierender Signale. Sie beantworten sie mit einer *Hyperplasie* der entsprechenden NNR-Zone. Solche **tumorartigen Läsionen** können ebenso wie die neoplastischen Läsionen endokrine Störungen nach sich ziehen. Andererseits wird durch Zellzerstörung oder hormonelle Minderstimulation (aber nicht durch Alterung!) der NNR-Querschnitt stark reduziert. Eine solche NNR-Atrophie beruht dann vorwiegend auf einer Verschmälerung der Zona fasciculata. Unter den **neoplastischen Läsionen** sind die *NNR-Adenome* am häufigsten. Sie gehen aus den verschiedenen NNR-Zelltypen hervor und entarten gelegentlich maligne. Demgegenüber sind mesenchymale NNR-Tumoren selten. Alle diese NNR-Störungen rufen schließlich **funktionelle Läsionen** hervor. Sie können sich in Unter- *(Hypokortizismus)* oder in Überfunktionssyndromen *(Hyperkortizismus)* äußern. Beim Hypokortizismus sind alle NNR-Funktionen reduziert. Beim Hyperkortizismus kann grundsätzlich jede NNR-Teilfunktion betroffen sein. Die resultierenden Krankheitsbilder werden nach dem jeweils überschüssig produzierten Hormon bezeichnet.

Ontogenetische Läsionen

Nierenfehlbildungen führen oft zu sekundären Formvariationen der Nebennieren. *Dystopien* können in der Nieren- oder Leberkapsel vorkommen. *Doppelungen* der dabei regelrecht lokalisierten Nebennieren kommen vor. *Akzessorisches NNR-Gewebe* kann im Retroperitonealraum weiter kaudal, aber auch im Hoden, Nebenhoden, Samenstrang, Ovar und im Lig. latum lokalisiert sein. *Doppelseitige Aplasien* sind beschrieben, ihr Nachweis bedarf aber einer Serienschnittuntersuchung des gesamten Retroperitonealraums. *Einseitige Aplasien* sind besonders bei ipsilateralen Nierenaplasien möglich (Abb. 6.**14a**, S. 301).

Metabolische Läsionen

1. Hämochromatose

Siehe S. 84. – Bei dieser Erkrankung speichert die NNR regelmäßig Eisen, vor allem in der Zona glomerulosa, was bis zur Funktionsminderung gehen kann.

2. Amyloidose

Siehe S. 61. – Bei der generalisierten und bei der Altersamyloidose ist die Nebenniere häufig mitbetroffen. Dabei wird das Amyloid vorwiegend in die Sinuswände der Zona fasciculata eingelagert. Bei besonders starker Ausprägung wird auch die Zona reticularis betroffen. Wegen der Perfusionsstörung und der mechanischen Verdrängung durch das Amyloid atrophieren die Parenchymzellen, so daß eine Unterfunktion resultieren kann.

3. Fettige Metamorphose

Damit bezeichnet man die Umwandlung einer NNR-Zelle in eine univakuoläre Fettzelle. Dies soll auf einer lokalen Stoffwechselstörung beruhen und betrifft vor allem die Zellen der Zona fasciculata. Eine ähnliche Veränderung findet man auch beim Morbus Wolman (S. 102).

Sonderformen metabolischer Läsion

– *Myeloadipöse Metamorphose:* Sie ist definiert als eine Ansammlung von Fettzellen zusammen mit knochenmarksähnlichen Rundzellen, die nicht zweifelsfrei als Knochenmarkszellen identifiziert werden können. Dieser Prozeß geht auf eine lokale Gewebedegeneration zurück und kann so große Ausmaße annehmen, daß ein Tumor entsteht, den man als *Myelolipom* (S. 979) bezeichnet.

– *Spironolactonkörper:* Sie treten etwa 10 Tage nach einer Behandlung mit dem Aldosteronantagonisten Spironolacton in der Zona glomerulosa auf. Sie bestehen aus zwiebelschalenartig geordnetem SER in Form eines „endoplasmatischen Nebenkerns" (S. 20).

– *Pseudozytomegalie:* In der Perinatalperiode zeigen etwa 5% aller Nebennieren in der fetalen Innenzone eigentümliche Riesenzellen mit hyperchromatischen, bis 40 µm großen Kernen und telolysosomalen Einschlüssen (S. 32). Sie treten gehäuft bei Fehlbildungen und Rhesusinkompatibilität auf.

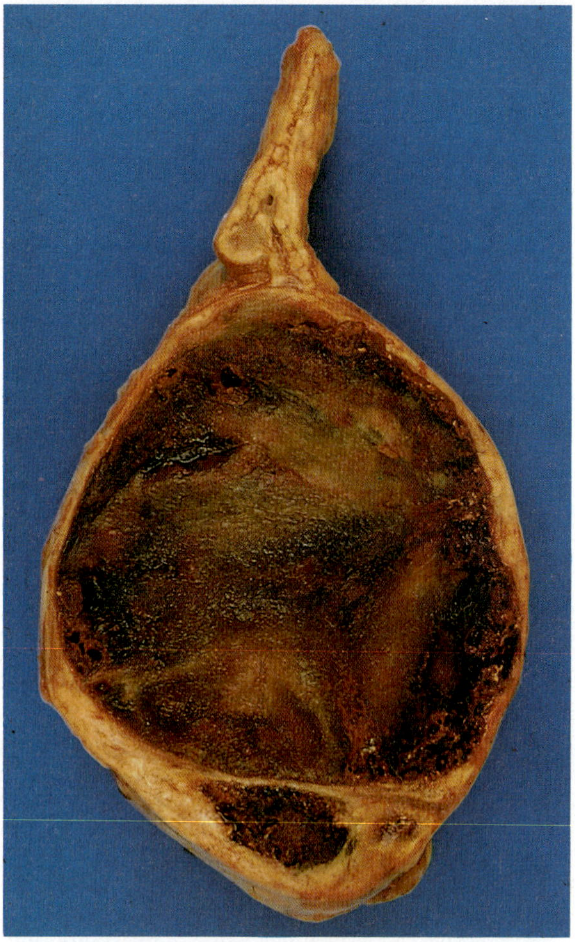

Abb. 18.**8** Nebennierenblutung mit ballonartiger Auftreibung

Zirkulatorische Läsionen

1. Anämischer Infarkt

Pathogenese und Morphologie: Ihn findet man bei sklerotischen oder thrombotischen *Verschlüssen der zuführenden Arterien* oder der Aorta. Er betrifft meist nur einen Pol und stellt sich makroskopisch als weißgelber Herd dar. Histologisch erkennt man je nach Infarktalter a) eine schollige Zellhomogenisierung, b) einen Zellzerfall oder c) eine histiozytäre Resorption und Fibrosen.

2. Hämorrhagischer Infarkt

Pathogenese: Er entsteht nur selten bei venösen Thromben im Rahmen einer *schweren Rechtsherzinsuffizienz*. Er ist in erster Linie das Resultat einer *Mikrothrombosierung* im Rahmen infektiös-toxischer Zustandsbilder (vgl. S. 230).

3. Hämorrhagische Nekrosen

Pathogenese: Nebennierenblutungen sind kein seltenes Ereignis und kommen bei Neugeborenen in 2%, bei Kindern in 6,8% und bei Erwachsenen bei 0,8% aller Fälle in einem unausgewählten Sektionsgut vor. Sie können als klinisch unbedeutende, *kleine umschriebene Hämorrhagien* vorliegen oder in Form einer *Nebennierenapoplexie* das gesamte Organ erfassen (Abb. 18.**8**). Im Extremfall ist die Nebenniere sackartig umgestaltet, wobei der Inhalt aus flüssigem oder koaguliertem Blut besteht. Schließlich kann die Blutung so stark sein, daß die Kapsel einreißt und das ausfließende Blut ein retroperitoneales Hämatom bildet. Je nach Alter der Patienten findet man ein anderes Ursachenspektrum:

- *Neugeborenenalter:* Hier gehen Nebennierenblutungen fast ausschließlich auf ein Geburtstrauma zurück. Vermutlich spielen venöse Abflußbehinderungen im Rahmen der intraabdominellen Druckerhöhung der Mutter eine entscheidende Rolle. Ferner können in diesem Alter Schockzustände über eine disseminierte intravasale Gerinnungsstörung zu hämorrhagischen Nebennierennekrosen führen. Schließlich findet man physiologischerweise kleinste Nebennierenblutungen beim Involutionsprozeß der fetalen hyperämischen NNR.

• *Kindesalter:* Hier ist die Sepsis mit Meningokokken (und anderen gramnegativen Erregern) Hauptursache hämorrhagischer Nebennierennekrosen. Dieses fulminant verlaufende Krankheitsbild bezeichnet man als *Waterhouse-Friderichsen-Syndrom:* Bei einer Sepsis mit Meningokokken wird innerhalb weniger Stunden eine große Endotoxinmenge freigesetzt. Diese Endotoxinämie hat zur Folge, daß die Wände kleiner Gefäße innerhalb weniger Minuten so geschädigt werden, daß es zu fontänenartigen Blutungen im umgebenden Gewebe kommt.

Klinik: Im weiteren Verlauf entwickelt sich ein Endotoxinschock (S. 402), so daß das klinische Vollbild folgendermaßen charakterisiert ist: Fulminante gramnegative Sepsis mit bilateralen hämorrhagischen Nebennierennekrosen, diffusen petechialen Hautblutungen, Myokarditis und Schock.

• *Erwachsenenalter:* Hier stehen ätiologische Antikoagulantientherapie sowie operative Eingriffe oder Arteriographien in der Nebennierennachbarschaft im Vordergrund. In der Gravidität kommen hämorrhagische Nebennierennekrosen im Rahmen eines septischen Abortes, einer vorzeitigen Plazentalösung, einer Eklampsie oder einer Fruchtwasserembolie vor und sind auf eine disseminierte, intravasale Gerinnungsstörung (S. 415) zurückzuführen.

3. Tuberkulöse Adrenalitis

Pathogenese: Die Nebennierentuberkulose entsteht im Rahmen einer hämatogenen Streuung und kann ein- oder doppelseitig auftreten. Die Nebennieren sind dabei oft vergrößert und knotig umgestaltet. Ihr Gewicht kann über 20 g betragen. Die Schnittflächen sind durch die typischen, konfluierend-verkäsenden Knoten und dazwischenliegendes Narbengewebe gekennzeichnet. In alten Herden sind manchmal nur noch Narbengewebe und keine Granulome mehr nachweisbar. Knotige Hyperplasien als Regenerate des Restparenchyms können selbst bei ausgedehnter, bilateralter Tuberkulose die Nebennierenfunktion aufrechterhalten und eine adrenale Insuffizienz verhindern (S. 268).

4. Virale Adrenalitis

Die NNR wird gelegentlich auch bei Infektion mit Zytomegaloviren (bei AIDS in 40% der Fälle) mitbetroffen und zeigt dann in den Kernen vieler Parenchymzellen die charakteristischen Einschlußkörperchen, während im gitterfaserhaltigen Interstitium das begleitende lymphoplasmazelluläre Infiltrat nachgewiesen werden kann.

Entzündliche Läsionen

1. Unspezifische Adrenalitis

Pathogenetisch vermutet man einen Zusammenhang mit chronischen Infektionen; die überzufällig häufige, begleitende lymphozytäre Thyreoiditis spricht auch für ein autoaggressives Geschehen.

2. Autoaggressive Adrenalitis

Definition: Eine Autoaggressionsadrenalitis (= Autoimmunadrenalitis) wird klinisch durch den Nachweis *zirkulierender NNR-Antikörper* im Serum diagnostiziert und kann in jedem Lebensalter auftreten. Sie wird häufig von einer perniziösen Anämie, einem Diabetes mellitus und einer Hypothyreose begleitet, was auf eine übergeordnete immunologische Störung hinweist.

Morphologisch sind die Nebennieren meist stark verschmälert, so daß ihr Gewicht weniger als 2 g betragen kann. In der Rindenzone findet man ein kollabiertes Gitterfasergerüst und Fibrosierungen, aber keine ausgedehnten Narben. Dazwischen liegen variable Parenchymreste mit lipidarmen Zellen, deren Kerne vergrößert sein können. Die lymphoplasmazellulären Infiltrate nehmen mit zunehmender Parenchymzerstörung ab.

Komplikationen: Die Autoaggressionsadrenalitis gilt heute als die häufigste Ursache des Morbus Addison (S. 981).

Tumorartige Läsionen

Echte Zysten

Sie werden von Drüsenzellen ausgekleidet, leiten sich wahrscheinlich von Resten des Wolff-Körpers her und sind sehr selten. Lymphangiomatöse Zysten kommen etwas häufiger vor.

Pseudozysten

Sie treten als Restzustände älterer Hämatome und Nekrosen auf und besitzen nur eine narbige Hülle, die kaum Rückschlüsse auf die Pathogenese zuläßt.

Hyperplasien (ICD-O-7200.0)

Allgemeine Definition: Wenn beide Nebennieren im Sektionsgut mehr als 15 g wiegen und als Operationspräparat mehr als 12 g, so sind sie übergewichtig und hyperplastisch. Dies geht dann auf eine Parenchymzellvermehrung der NNR zurück.

Allgemeine Pathogenese: Eine NNR-Hyperplasie beruht entweder a) auf einer Regulationsstörung der Hypothalamus-Hypophysen-NNR-Achse oder b) auf einer hypophysären oder ektopen ACTH-Bildung oder c) auf einem Enzymdefekt der NNR mit verminderter Cortisolsekretion und fehlender negativer Rückkoppelung. Einer NNR-Hyperplasie begegnet man aber auch im *Streß:*

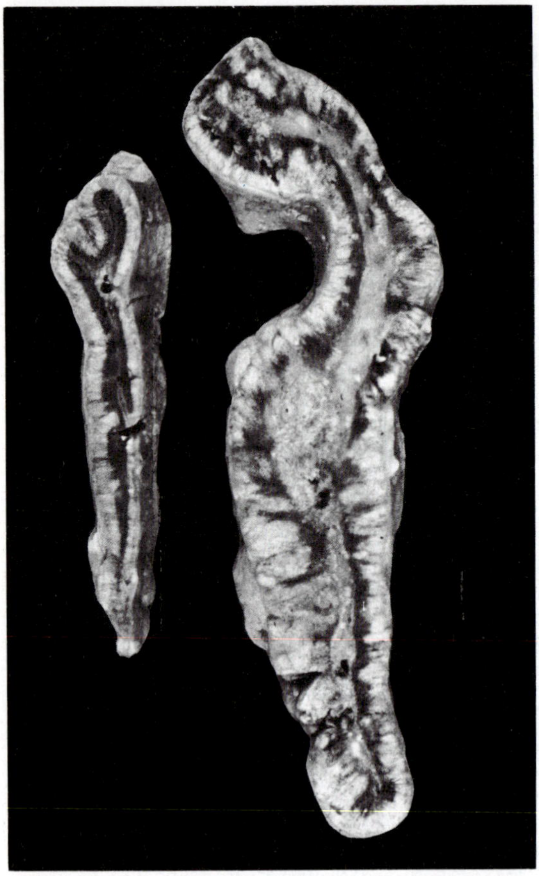

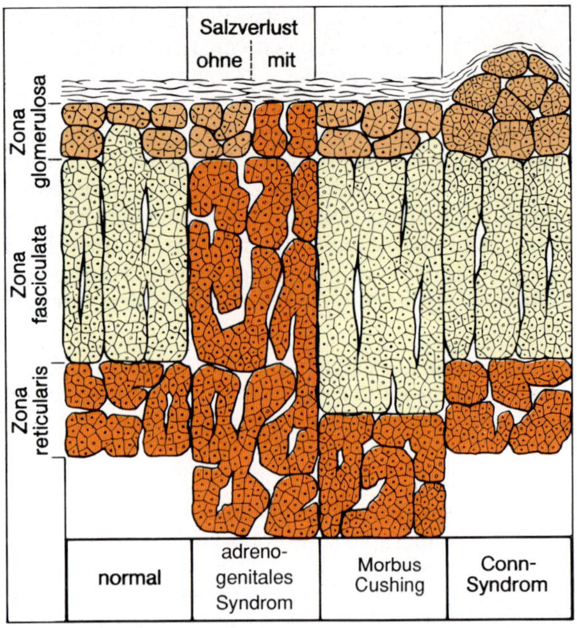

Abb. 18.**10** NNR-Veränderungen beim Hyperkortizismus (quantitative Histoarchitektur; die Glomerulosa ist aus didaktischen Gründen durchgehend gezeichnet): a) Normalzustand, b) adrenogenitales Syndrom (mit/ohne Salzverlustsyndrom) mit erheblicher Retikularisverbreiterung, c) Morbus Cushing mit Faszikulataverbreiterung, d) Hyperaldosteronismus mit nodulärer Glomerulosahyperplasie

◀ Abb. 18.**9** Diffuse und noduläre NNR-Hyperplasie bei Morbus Cushing

Dabei kommt es in der Alarmphase über eine sympathikoadrenerge Reaktion zur Adrenalinausschüttung, später zur Freisetzung des Corticotropin-Releasing-Faktors, was eine vermehrte ACTH- und Cortisolbildung zur Folge hat. In der Resistenzphase wird die NNR durch die dauernde Stimulation hyperplastisch, um in der Erschöpfungsphase schließlich wieder atrophisch zu werden.

Die NNR-Hyperplasie kann entweder diffus oder so herdförmig betont sein, daß Knoten entstehen (Abb. 18.**9**). Dabei sind nie alle drei Rindenzonen gleichermaßen betroffen. Dementsprechend unterscheidet man histologisch folgende Hyperplasietypen (Abb. 18.**10**).

1. Glomerulosahyperplasie

Morphologie: Da diese Zone nur einen kleinen Rindenteil ausmacht, geht dieser Hyperplasietyp nur selten mit einer signifikanten Gewichtszunahme der Nebenniere einher.

Histologisch findet man einen kontinuierlichen subkapsulären Streifen von Glomerulosazellen, die sich scharf von der Zona fasciculata abgrenzen lassen und zu Mikronoduli aggregiert sein können. Die tieferen Rindenschichten sind meist unauffällig.

Klinisch gehen viele Glomerulosahyperplasien mit einem Hyperaldosteronismus einher.

2. Fasciculata-reticularis-Hyperplasie

Morphologie: Meist sind beide Zonen gleichzeitig hyperplastisch. Die Hyperplasie ist in 35% der Fälle rein diffus, in 25% rein nodulär und in 40% kombiniert diffus und nodulär. Eine verläßliche morphologische Unterscheidung zwischen funktionell überaktiven Hyperplasieformen bei Hyperkortizismus und normaktiven Formen bei essentieller arterieller Hypertonie ist nicht möglich.

- *Noduläre Hyperplasie:* In diesen Fällen sind die Noduli selten größer als 1 cm, wölben die Kapsel vor und sind gelegentlich durch ein verdichtetes Fasergerüst demarkiert. Das angrenzende Parenchym kann druckatrophisch sein. Innerhalb der Knoten findet man meistens lipidreiche Zellen. Die Differentialdiagnose zwischen normaktiven Noduli und funktionell hyperaktiven kleinen Adenomen ist schwierig. Ein kritischer Durchmesserwert liegt bei 2–3 cm; es sind aber auch kleinere Adenome (besonders beim Hyperaldosteronismus) bekannt, die funktionell eindeutig hyperaktiv waren. Ist die normale Gewebsstruktur völlig aufgehoben und eine zelluläre Pleomorphie vorhanden, so muß ein Adenom angenommen werden.

Neoplastische Läsionen

Allgemeine Morphologie: Epitheliale Tumoren der NNR sind gar nicht so selten. Dabei kann gelegentlich die Unterscheidung zwischen Adenom und Karzinom recht schwierig sein, da in beiden Tumoren eine gewisse Zellpolymorphie vorhanden ist. Lediglich der histologische Nachweis einer eindeutigen Gefäßinvasion oder einer Metastasierung beweist ein malignes Wachstum. Es gilt jedoch die

Faustregel: *Je höher das Gewicht eines NNR-Tumors, desto größer die Wahrscheinlichkeit seiner Malignität* (Grenzgewichte: 15 g für inaktive Adenome, 100 bis 250 g für cortisolsezernierende Adenome, 200 g für aldosteronsezernierende Adenome, 400 g für androgensezernierende Adenome).

1. NNR-Adenome (ICD-O-8370/0)

Allgemeine Definition: NNR-Adenome sind benigne, gut abgegrenzte Tumoren, die von adrenokortikalen Zellen ausgehen.

Diese seltenen Geschwülste kommen in jedem Lebensalter vor: Bei jungen Patienten sind sie meist hormonell aktiv, bei alten Menschen können sie etwas häufiger endokrin inaktiv sein. Die Mehrzahl dieser Adenome ist solitär. Beim Conn-Syndrom können sie gelegentlich auch multipel auftreten und sind dann nur durch eine gewisse zelluläre Pleomorphie von einer nodulären Hyperplasie abgrenzbar.

Makroskopie: Die NNR-Adenome variieren in ihrer Größe: Beim Conn-Syndrom können sie nur 1 cm groß sein, während sie bei androgen- und cortisolproduzierenden Adenomen und inaktiven Adenomen mehrere Zentimeter groß und bis zu 200 g schwer sein können. Noch schwerere und endokrin inaktive Tumoren sind fast immer maligne. Die NNR-Adenome besitzen eine Faserkapsel und sind gegenüber der Restnebenniere scharf abgegrenzt (Abb. 18.**11a** u. **b**). Ihre Schnittfläche ist je nach Lipid- und Pigmentgehalt goldgelb, gelbbraun oder tiefbraun.

Histologisch erinnert die Architektur gelegentlich an die Zona glomerulosa, fasciculata oder reticularis. Je nach vorherrschendem Zelltyp unterscheidet man folgende NNR-Adenome:

- *Klarzelliges Adenom* (ICD-O-8373/0)
Diese Adenome bestehen fast ausschließlich aus massiv fettbeladenen Zellen (= Spongiozyten) mit einem kleinen, dunklen Zellkern in der Peripherie des vakuolisierten Zytoplasmas. Derartige Adenome sind oft die Ursache eines Conn-Syndroms.

- *Kompaktzelliges Adenom* (ICD-O-8371/0)
Es besteht hauptsächlich aus Zellen mit einem kompakten, nicht vakuolisierten, eosinophil-granulären Zytoplasma. Diese Adenome bilden oft Androgene.

- *Glomerulosazelliges Adenom* (ICD-O-8374/0)
Dieser Tumor ist häufig mit einem Conn-Syndrom vergesellschaftet.

- *Gemischtzelliges Adenom* (ICD-O-8375/0)
Solche Adenome werden aus mehr als einem Zelltyp aufgebaut (Abb. 18.**11b**) und nehmen unter allen NNR-Adenomen den größten Anteil ein. Das Cushing-Syndrom kommt bei diesem Adenomtyp häufig vor (S. 982).

2. NNR-Karzinome (ICD-O-8370/3)

Definition: Dies sind seltene maligne Tumoren, die von allen adenombildenden Zelltypen ausgehen können.

Diese Tumoren können in jedem Lebensalter auftreten, sind aber im Kindesalter dreimal häufiger als die Adenome.

Makroskopie: NNR-Karzinome können sehr groß werden und ein Gewicht von 5 kg erreichen. Bei kleinen Karzinomen ist eine dünne Kapsel vorhanden, bei größeren findet man eine Infiltration in die Umgebung. Auf der Schnittfläche sieht man ausgedehnte Nekrosen, die sich gegenüber dem gelbbraunen Restparenchym abheben.

Histologisch gleichen diese Tumoren nur selten noch dem normalen NNR-Gewebe. Die Histoarchitektur ist meist medullär; die Zellen sind polymorph und mit unregelmäßigen, zum Teil vergrößerten, chromatinreichen Kernen ausgestattet. Mitosen kommen vor. Das Zytoplasma ist meistens lipidarm und gelegentlich schollig konturiert. Das Stroma kann bandförmig fibrosiert und verkalkt sein. Die Tumorgefäße sind sehr dünnwandig, so daß Tumorgewebe leicht in die Blutbahn einbrechen kann (Abb. 18.**12**). Immunhistochemie: Vimentin-Expression (Keratin-Negativität).

3. Nichtepitheliale NNR-Tumoren

Fibrome, Myome, Lipome und *Neurinome* der Nebennierenrinde sind eine Rarität und meist ein Obduktionszufallsbefund, weil sie keine klinischen Symptome hervorrufen. Die ebenfalls sehr seltenen Hämangiome kommen gelegentlich auch doppelseitig vor und können tödliche Retroperitonealblutungen setzen. NNR-Sarkome sind bisher nicht bekannt.

Myelolipom (ICD-O-8870/0)

Morphologie: Sie sind etwas häufiger als die anderen Weichteiltumoren, bleiben meist klein, können aber vereinzelt auch bis 1 kg schwer werden. Mit bloßem Auge gleichen sie Lipomen. Histologisch sind diese Tumoren vorwiegend aus univakuolären Fettzellen aufgebaut, zu denen sich gelegentlich adrenokortikale Zellen und herdförmige Rundzellen hinzugesellen, die wie Knochenmarkszellen imponieren. Diese Tumoren werden heute als regressiv veränderte Rindenknoten aufgefaßt (S. 976).

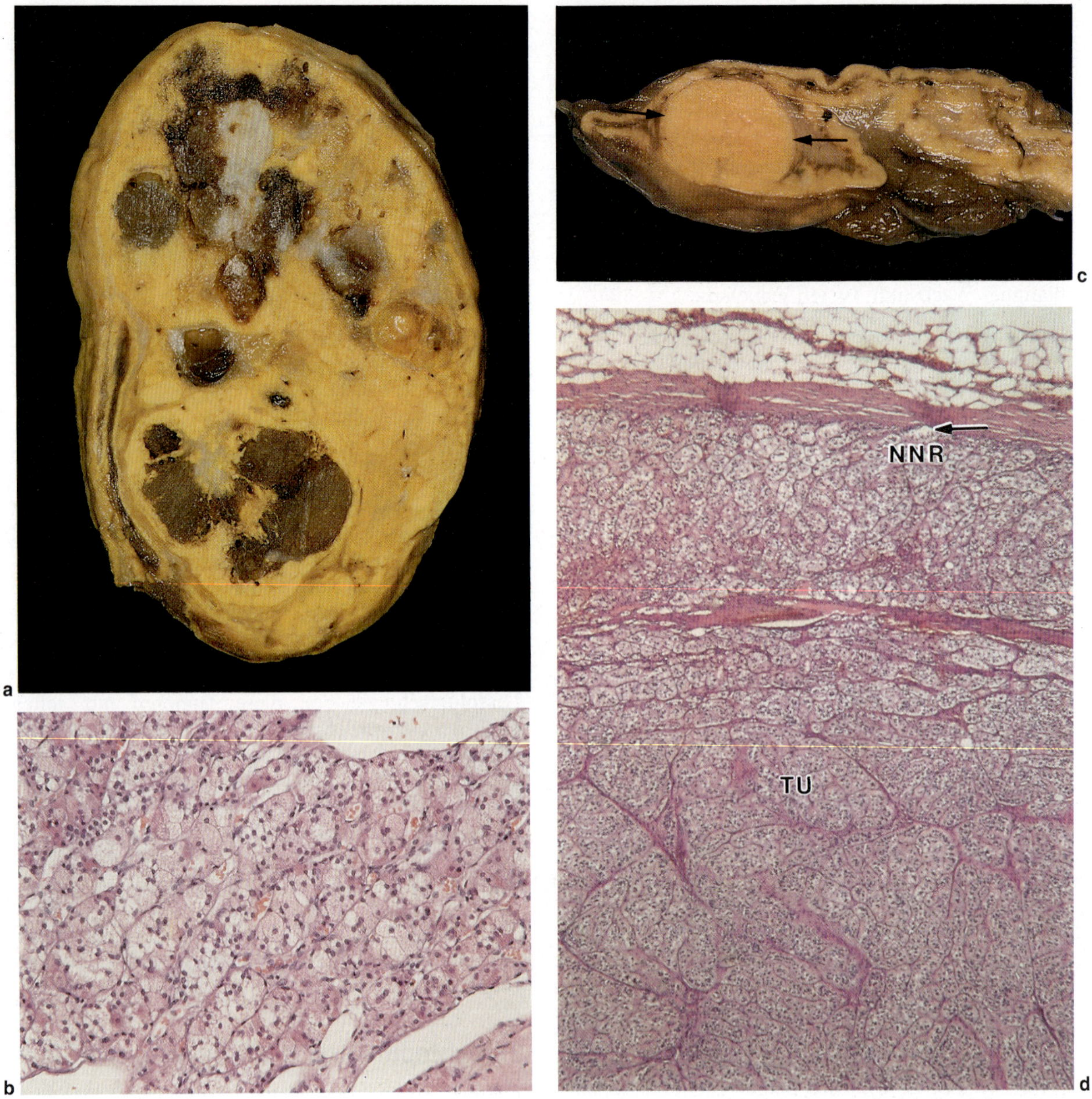

Abb. 18.**11 a–d** Nebennierenadenome:
a u. **b** Gemischtzelliges Adenom bei Cushing-Syndrom: braun-gelb gescheckter Tumor mit trabekulären bis soliden Nestern aus lipidreichen und lipidarmen Zellen (**b** HE, Vergr. 1 : 250)
c u. **d** Klarzelliges Adenom bei Conn-Syndrom: homogen-gelber kleiner Tumor mit glomerulär-alveolärer Anordnung lipidreicher (deshalb klarzelliger) Zellen. Pfeil = fehlende Glomerulosa (**d** HE, Vergr. 1 : 75)

4. NNR-Metastasen

Sie sind häufig, werden bei etwa ⅕ aller Krebstoten beobachtet. Etwa die Hälfte aller Bronchialkarzinome (kleinzelliger Typ) und Mammakarzinome zeigen oft sehr kleine Geschwulstabsiedelungen in der NNR. Ferner metastasieren auch maligne Melanome häufig in die Nebenniere.

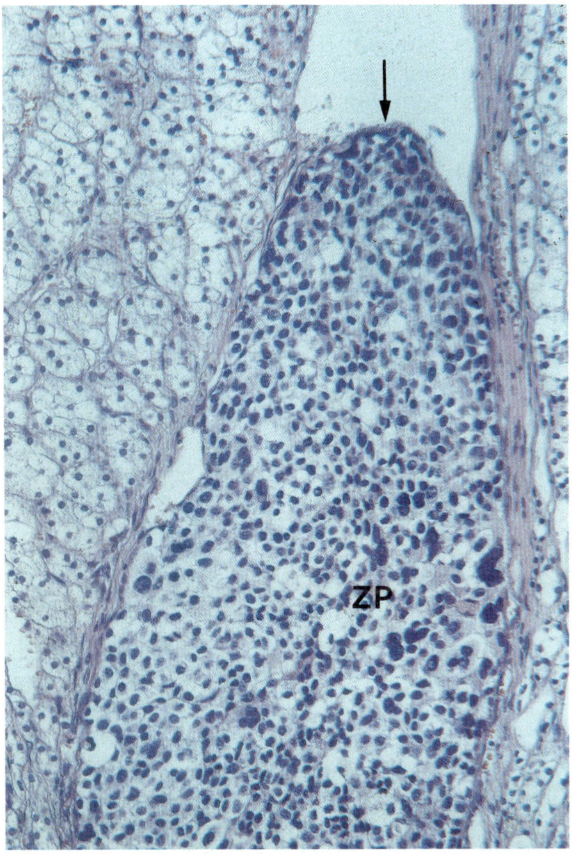

Abb. 18.**12** Nebennierenrindenkarzinom mit Gefäßeinbruch (Pfeil). Beachte die erhebliche Zellpolymorphie des Tumors (ZP) im Vergleich zum normalen NNR-Gewebe (HE, Interferenzkontrast, Vergr. 1 : 200)

Funktionelle Läsionen

Die endokrine Leistung der Nebennierenrinde (= NNR) kann entweder in Form einer Verminderung (= Hypokortizismus) oder Steigerung (= Hyperkortizismus) verändert sein.

Hypokortizismus

Morbus Addison

Definition: Als Morbus Addison bezeichnet man eine *Unterfunktion der adrenalen Glucocorticoide.* Beim primären Morbus Addison beruht diese Unterfunktion auf einer Beeinträchtigung der NNR selbst, während der sekundäre Morbus Addison auf einen ACTH-Ausfall zurückzuführen ist.

Ätiologie des primären Morbus Addison

- *Autoimmunadrenalitis:* Häufigste Ursache.
- *Nebennierentuberkulose:* Sie war früher häufiger.
- Abgelaufene überlebte *Nebennierenblutung* (S. 976).
- *Metastasen* werden erst bei mehr als 90%iger Parenchymzerstörung klinisch auffällig.
- *Amyloidose.*
- *Morbus Schilder:* Dies ist eine X-chromosomal vererbte Lipidstoffwechselkrankheit, welche mit einer diffusen Zerebralsklerose und einer Atrophie der Zona fasciculata und reticularis der Nebenniere einhergeht. Dabei weisen die betroffenen Zellen eine eigentümliche Streifung auf, welche ultrastrukturell als Lamellenkörper imponiert.
- *X-chromosomale NNR-Hypoplasie vom zytomegalen Typ:* Sie betrifft nur Knaben und macht durch Riesenkerne mit Zytoplasmaeinschlüssen (vgl. Pseudozytomegalie) auf sich aufmerksam.
- *Adrenogenitales Syndrom* (S. 983): In diesem Falle ist eine Insuffizienz der Glucocorticoide mit einer Mehrsekretion von Androgenen verbunden. Der zugrunde liegende Enzymdefekt bedingt eine insuffiziente Cortisolsynthese und hat einen Morbus Addison zur Folge, während die angereicherten, androgen wirkenden Hormonvorstufen zum adrenogenitalen Syndrom führen.
- *Kongenitale Lipidzellhyperplasie:* Sie beruht auf einem Defekt der 20, 22-Desmolase. Deshalb sind nicht nur die glucocorticoidbildenden Zellen, sondern auch die Leydig-Zellen betroffen: Knaben zeigen dabei ein verweiblichtes äußeres Genitale. Die Nebennieren sind vergrößert, plump konturiert und intensiv gelb. Die Rindenzellen scheinen vergrößert und sehr lipidreich. Regressive Veränderungen kommen vor.

Ätiologie des sekundären Morbus Addison

- *Hypophysennekrosen* (S. 967).
- *Hypophysentumoren.*
- *Hirnfehlbildungen* mit ACTH-Ausfall.
- *Angeborene Hypophysendefekte* (vgl. S. 966).
- *Zustand nach Glucocorticoidbehandlung:* Glucocorticoide führen je nach Präparat zu einer unterschiedlichen Hemmung der ACTH-Sekretion, was eine deutlich verminderte Sekretion von endogenem Cortisol zur Folge hat, die noch Tage bis Wochen nach Absetzen der Therapie persistieren kann.

Histologisch findet man bei allen Formen des ACTH-Mangels eine Hypoplasie der NNR mit gleichmäßigen Verschmälerungen des ganzen Organs. Die Zona fasciculata ist sehr schmal und besteht aus kleinen Zellen. Die Zona glomerulosa ist davon nicht betroffen.

Klinisch stehen Schwächezustände und eine Hypotonie im Vordergrund. Die eosinophilen Granulozyten können samt ihren Vorstufen ebenso vermehrt sein wie die Lymphozyten. Die Sekundärbehaarung ist reduziert.

- *Primärer (adrenal bedingter) Morbus Addison* (= Bronzehautkrankheit). Endokrinologisch sind die Glucocorticoide, Androgene und Aldosteron erniedrigt und ACTH erhöht. Man findet eine verstärkte Pigmentierung der Haut und Mundschleimhaut, da regulativ nicht nur das ACTH, sondern auch das MSH erhöht ist (S. 125; „Bronzehautkrankheit").

- *Sekundärer (hypophysär bedingter) Morbus Addison:* Endokrinologisch sind das ACTH und dadurch auch die Glucocorticoide, nicht aber die Mineralocorticoide niedrig. Da das MSH mit dem ACTH zusammen erniedrigt ist, resultiert eine verminderte Hautpigmentierung (= weißer Morbus Addison). Das Aldosteron bleibt unverändert, weil es über das Renin-Angiotensin-System reguliert wird. Eine verminderte Androgenbildung durch die NNR spielt klinisch keine Rolle, da dies die Gonaden in vollem Umfang ausgleichen können.

Hyperkortizismus

Jede Teilfunktion der Nebennierenrinde kann isolierte Überfunktionszustände entwickeln. Ursächlich findet man dabei meist eine NNR-Hyperplasie oder NNR-Tumoren. Besonders bei den letzteren sind auch kombinierte Überfunktionszustände möglich.

Hyperaldosteronismus

Allgemeine Definition: Je nachdem, ob die Überproduktion von Mineralocorticoiden auf eine adrenale oder extraadrenale Ursache zurückzuführen ist, bezeichnet man sie als primären (adrenalen) oder sekundären (extraadrenalen) Hyperaldosteronismus:

1. Primärer Hyperaldosteronismus

Ätiologie: Diese Form des Hyperaldosteronismus ist durch einen niedrigen Reninspiegel gekennzeichnet und basiert in vielen Fällen (60%) auf einem einseitigen aldosteronproduzierenden NNR-Tumor, was als *Conn-Syndrom* bezeichnet wird. In etwa 30% der Fälle findet man eine bilaterale mikronoduläre Glomerulosahyperplasie und in 10% der Fälle ist eine sichere Unterscheidung zwischen einer makronodulären Rindenhyperplasie und einem Rindenadenom nicht möglich.

- *NNR-Adenom*

Morphologie: Es ist meist unilateral, klein (weniger als 6 g), selten multipel. Diese weichen Tumoren ragen in der Regel aus dem Parenchym hervor, sind scharf begrenzt und weisen eine goldgelbe Schnittfläche auf. Histologisch handelt es sich dabei meist um Adenome vom hellzelligen Typ, seltener vom Glomerulosazelltyp. Nur etwa 3% der aldosteronbildenden Tumoren sind maligne.

- *NNR-Hyperplasie*

Morphologie: Sie ist immer bilateral, kann fokal nodulär oder auch diffus strukturiert sein. Bei der diffusen Hyperplasie ist die Zona glomerulosa meist durchgehend verbreitert. Bei der nodulären Hyperplasie sind die Noduli oft von kleinen Adenomen kaum zu unterscheiden. Ihre Zellen ähneln oft mehr Spongiozyten der Zona fasciculata.

Klinisch geht der Hyperaldosteronismus (in der Reihenfolge der Häufigkeit) mit arterieller Hypertonie, Hypokaliämie, Proteinurie, Muskelschwäche, Polyurie (Diabetes insipidus renalis wegen hypokaliämisch bedingter Tubulopathie) sowie Parästhesien einher und ist im Falle von Adenomen durch eine einseitige, im Falle einer bilateralen Hyperplasie durch eine beidseitige Adrenalektomie zu behandeln.

2. Sekundärer Hyperaldosteronismus

Ätiologie: In diesem Falle erfolgt die Stimulation der Aldosteronproduktion durch extraadrenale Faktoren, wie Angiotensin II, Natriumentzug, Kaliumzufuhr und ACTH. Solche Zustände findet man bei a) *nephrotischem Syndrom,* b) *Leberzirrhose,* c) reninproduzierenden Tumoren, d) *Schwartz-Bartter-Syndrom,* e) *chronischer Herzinsuffizienz* und f) *Diabetes insipidus.* Die NNR ist dabei häufig, aber nicht immer im Sinne einer diffusen Hyperplasie der Zona glomerulosa verändert.

Cushing-Syndrom

Allgemeine Definition: Unter einem *Hyperkortisolismus* versteht man denjenigen Überfunktionszustand der NNR, bei dem hauptsächlich Cortisol (= Hydrocortison) vermehrt produziert und sezerniert wird und zu einem scharf umrissenen klinischen Bild, dem *Cushing-Syndrom,* führt.

Pathogenetisch unterscheidet man folgende vier Formen des Cushing-Syndroms (Abb. 18.**13** und 18.**14**):

- primär hypothalamisch-hypophysäre Form,
- primär adrenale Form,
- paraneoplastische Form,
- iatrogene Form.

1. Primär hypothalamisch-hypophysäre Form

Pathogenese: Die ist der eigentliche *Morbus Cushing* (Abb. 18.**14b**). In diesem Fall liegt ein Adenom, selten eine Hyperplasie des Hypophysenvorderlappens vor, der kontinuierlich ACTH sezerniert und die NNR chronisch überstimuliert. Ursächlich soll eine hypothalamische Regulationsstörung sein. Der Morbus Cushing macht 70% aller Cushing-Syndrom-Fälle aus.

Morphologisch werden demzufolge die ACTH-abhängigen Rindenschichten (Zona fasciculata und reticularis) hyperplastisch und die gesamte Nebenniere schwerer. Auf der Schnittfläche sieht man dann eine unregelmäßig verbreiterte, braune Innenschicht und eine verbreiterte, gelbliche Außenzone. In einem Viertel der Fälle sind außerdem Noduli entwickelt, die bis zu 3 cm im Durchmesser groß werden können (Abb. 18.**14b** u. **c**). Histologisch ist nur das innere Rindendrittel kompaktzellig aufgebaut, die äußeren zwei Drittel sind größtenteils spongiozytär.

2. Primär adrenale Form

Pathogenese: Sie macht 20% aller Cushing-Syndrom-Fälle aus und kommt dadurch zustande, daß benigne oder maligne NNR-Tumoren unabhängig vom hypophysären ACTH Cortisol produzieren und dadurch die kortikotrope Hypophysenfunktion des Patienten unterdrücken. Infolgedessen atrophiert die gegenseitige gesunde Nebenniere.

Morphologisch sind die Adenome meist gemischtzellig und wiegen mehrheitlich weniger als 100 g. Sehr selten ist eine Adenomatose (oder sog. primäre noduläre Dysplasie) Ursache eines Cushing-Syndroms. Cortisolproduzierende Karzinome wiegen fast immer mehr als 100 g, sind medullär aufgebaut und mit Mitosen durchsetzt.

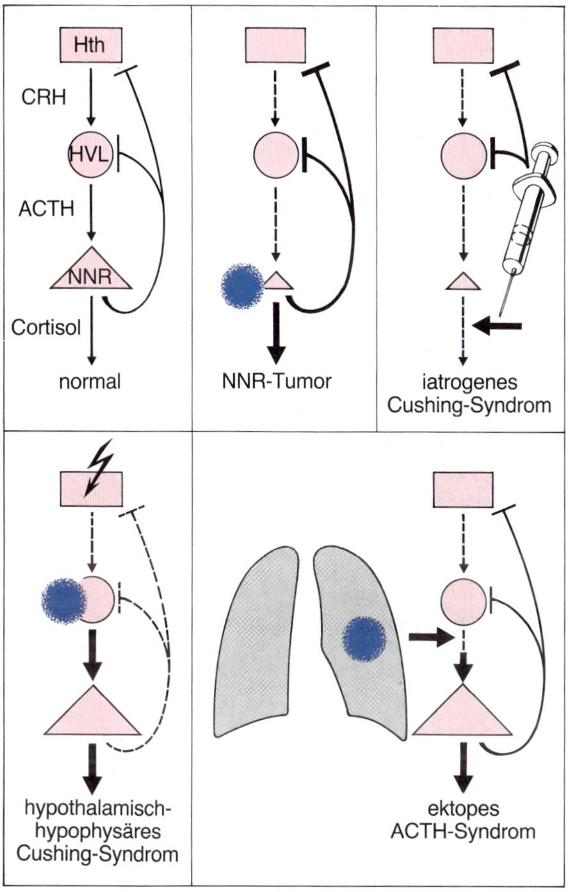

◄ Abb. 18.**13** Hypophysär-adrenaler Regelkreis bei den verschiedenen Formen des Cushing-Syndroms. Hth = Hypothalamus, HVL = Hypophysenvorderlappen, NNR = Nebennierenrinde, CRH = Corticotropin-Releasing Hormon (→ Stimulation, —| rückgekoppelte Hemmung). Die hypothalamisch-hypophysäre Form des Cushing-Syndroms ist der eigentliche Morbus Cushing!

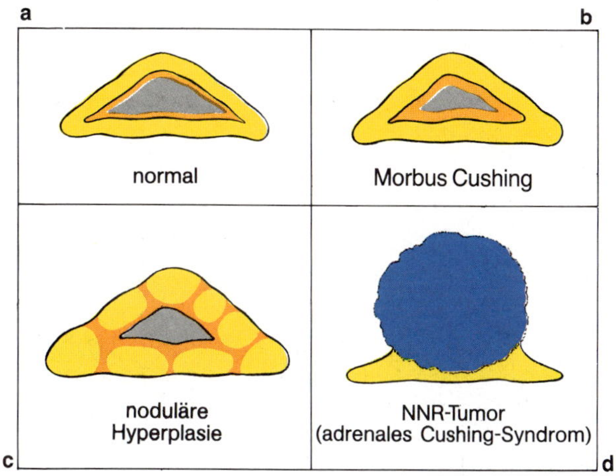

Abb. 18.**14a–d** Schematische Darstellung der Hyperkortisolismusformen mit den entsprechenden typischen NNR-Veränderungen. Gelb = Faszikulata, braun = Retikularis, blau = Tumor

3. Paraneoplastische Form

Pathogenese: Sie kommt in 7,5% der Fälle mit Cushing-Syndrom vor und wird durch Tumoren außerhalb der Hypophyse und der NNR verursacht, die unabhängig vom endogenen Cortisolspiegel ein ACTH-ähnliches Polypeptid bilden. Daher auch die Bezeichnung *ektopes ACTH-Syndrom.* Am häufigsten liegen dann kleinzellige Bronchialkarzinome (50%), Thymome oder Pankreaskarzinome vor.

Morphologisch findet man in diesen Fällen eine erhebliche diffuse Fasciculata-Reticularis-Hyperplasie.

4. Iatrogene Form

Pathogenese: Sie entsteht als unerwünschte Nebenwirkung im Rahmen einer Therapie mit Glucocorticoiden oder ACTH.

Morphologisch führt die Glucocorticoidtherapie zur Nebennierenatrophie mit regressiven Veränderungen der Zona fasciculata und reticularis; eine langdauernde ACTH-Therapie hingegen verändert die Nebennierenrinde wie ein primär hypothalamisch-hypophysäres Cushing-Syndrom.

Klinik: Die Auswirkungen des Hyperkortisolismus betreffen nahezu den gesamten Organismus: Das Skelett wird osteoporotisch (S. 1118). Die Skelettmuskulatur zeigt einen Schwund der Typ-II-Fasern; das lymphatische System wird atrophisch; die eosinophilen Granulozyten schwinden; die Haut wird dünn und zeigt oft Striae rubrae. Ferner findet man eine Stammfettsucht kontrastierend mit dünnen Extremitäten infolge Muskelschwund („Spatzenbeine"). Am Herzen sieht man oft Zeichen einer arteriellen Hypertonie. 15% der Kranken leiden an einem Diabetes mellitus. Das hypothalamisch-hypophysär bedingte Cushing-Syndrom sollte durch Adenomexstirpation der Hypophyse, das adrenale Cushing-Syndrom durch eine einseitige Adrenalektomie therapeutisch angegangen werden.

Adrenogenitales Syndrom

Definition: Unter dem Begriff „adrenogenitales Syndrom (= AGS)" faßt man alle Krankheitsbilder zusammen, die auf eine Überproduktion adrenaler Sexualhormone zurückzuführen sind.

Je nach Ursache unterscheidet man dabei folgende Formen:

- *AGS mit kongenitaler NNR-Hyperplasie*

Ätiologie: Diese Form des adrenogenitalen Syndroms – häufigster genetischer Enzymdefekt insgesamt – basiert auf verschiedenen Enzymdefekten in

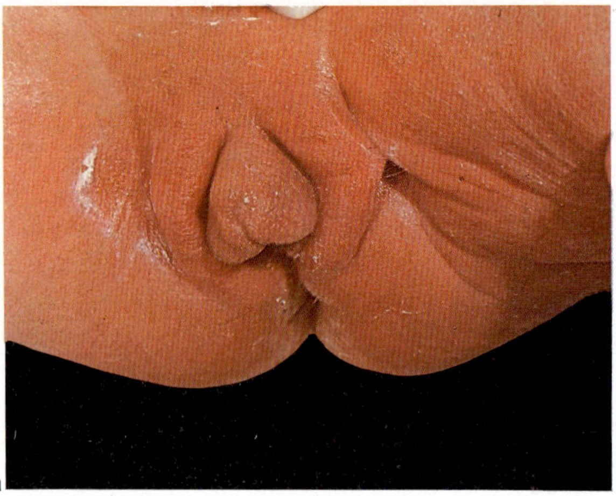

a

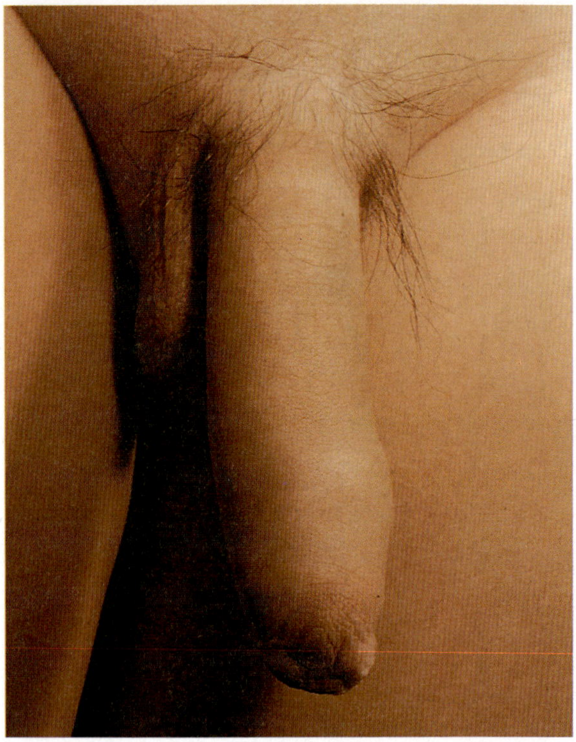

b

Abb. 18.**15a** u. **b** Adrenogenitales Syndrom
a Vulva eines neugeborenen Mädchens mit Hypertrophie der Klitoris als Virilisierungszeichen (heterosexuelle Scheinfrühreife)
b Penis eines 3jährigen Knaben. Als Zeichen der Pubertas praecox ist der Penis hypertrophiert, und die Geschlechtsbehaarung hat, was als prämature Pubarche bezeichnet wird, bereits eingesetzt (isosexuelle Scheinfrühreife) (Originale: Müller)

der Steroidhormonbiosynthese. Dabei kommt es je nach Angriffspunkt des defizienten Enzyms zur Anreicherung von Hormonvorstufen mit androgener Wirkung. Bei einigen Syndromformen (21-Hydroxylasemangel) besitzen die Steroidvorstufen einen natriuretischen Effekt, so daß ein Wassersalzverlust mit Atrophie der Zona glomerulosa resultiert. In einigen schweren Fällen kann dabei auch ein Hypoaldosteronismus entstehen. Blockiert der Enzymdefekt (meist 21-Hydroxylasemangel) die Cortisolsynthese, entwickelt sich ein Morbus Addison. Das regulativ erhöhte ACTH führt zur Sekretionssteigerung der Cortisolvorstufen und zur NNR-Hyperplasie mit Verbreiterung der Zona fasciculata bzw. reticularis (letztere kompaktzellig). Diese kann erhebliche Ausmaße annehmen.

Klinisch findet man bei Mädchen oft eine Klitorishypertrophie (Abb. 18.**15a**). Bei schwersten Formen mündet der Canalis urogenitalis an der Spitze eines Phallus, während das innere Genitale normal bleibt. Der Behaarungstyp ist maskulin. Bei Knaben findet man meist eine verstärkte Pigmentierung der Skrotalhaut; es gibt aber auch seltene Formen mit intersexuellem Genitale. Knaben und Mädchen wachsen zunächst schneller, entwickeln aber bereits um das 10. Lebensalter einen vorzeitigen Schluß der Epiphysenfugen, was einen Minderwuchs zur Folge hat. Bei schweren Fällen mit Morbus Addison bleiben die Follikelreifung und die Gelbkörperbildung in den Ovarien aus, während bei Knaben die normale Hodenreifung fehlt. Zur Behandlung sind die Steroidhormone zu substituieren, so daß sich die erhöhten ACTH-Spiegel normalisieren und die vermehrte Sekretion von Steroidvorstufen ausbleibt.

● *AGS mit erworbener NNR-Hyperplasie*

Ätiologie: Diese Form des adrenogenitalen Syndroms wurde nur bei Frauen beschrieben; es ist aber noch nicht entschieden, ob es sich dabei überhaupt um ein eigenständiges Krankheitsbild handelt oder ob diese Fälle nicht zu den leichten Formen eines bislang nicht erkannten konnatalen adrenogenitalen Syndroms zuzuordnen sind.

Morphologisch findet man in diesen Fällen in normal großen Nebennieren kleine Noduli; bei gleichzeitigem Hyperkortisolismus weisen die Patientinnen auch vergrößerte Nebennieren auf. Bei erwachsenen Männern ist die Diagnose eines erworbenen adrenogenitalen Syndroms nicht möglich, da hohe Androgenspiegel physiologisch sind.

Komplikation: Ätiocholanolonfieber.

– *Ätiocholanolonfieber*

Pathogenese: Das Ätiocholanolon ist ein Abbauprodukt des Testosterons und tritt gelegentlich bei erworbenem adrenogenitalen Syndrom und bei Nebennierenkarzinomen auf, kann aber auch als idiopathische Form, als sekundäre Form beim Morbus Hodgkin und anderen Granulomatosen vorkommen. Das Syndrom weist keine Alters- und Geschlechtsbevorzugung auf und ist nicht an einem einheitlichen morphologischen Substrat zu erkennen. Das Ätiocholanolon wirkt pyrogen und führt deshalb klinisch zu attackenartigen Fieberzuständen, die durch eine rechtzeitige Steroidtherapie verhindert werden können.

Virilisierende NNR-Tumoren

Definition: Diese androgene Hormone bildenden Tumoren sind etwa in 50% der Fälle bösartig; in vielen Fällen ist eine sichere Malignitätsbeurteilung gar nicht möglich.

Androgenbildende Tumoren treten gehäuft im Kindesalter auf (50% unter 12 Jahren). Sie sezernieren meist Androstendion und Testosteron (♀ ≫ ♂).

- *Androgenbildende Adenome* sind meist vom kompaktzelligen Typ.
- *Androgenbildende Karzinome* können bis zu 3 kg schwer werden. Ihre Kapsel ist oft infiltriert. Die Schnittfläche ist markig und von Nekrosen durchsetzt.

Klinik: Bei Mädchen findet man eine Klitorishypertrophie, eine beschleunigte Knochenreife und Virilismus. Die erwachsene Frau hingegen leidet an einer tiefen Stimme, einer Uterus- und Mammaatrophie sowie einer gesteigerten Libido. Beim Mann kann das Hodenwachstum betroffen sein. Zusätzlich kommt in einigen Fällen die Symptomatik eines Hyperkortisolismus hinzu. Zur Behandlung ist eine Adrenalektomie mit Entfernung des Tumors vorzunehmen.

Feminisierende NNR-Tumoren

Definition: NNR-Tumoren (aber nicht Hyperplasien) können selten auch Östrogene bilden und dadurch die klinischen Symptome einer Feminisierung hervorrufen. Diese seltenen Tumoren sind meist (80%) bösartig und können selbst bei fehlenden histologischen Malignitätskriterien metastasieren. Grundsätzlich sind diese Tumoren schwerer als die anderen adrenokortikalen Tumortypen und weisen eine stärkere histologische Polymorphie auf.

Klinik: (♂ ≫ ♀). Meist sind Männer zwischen dem 25. und 50. Lebensjahr betroffen, die dann an Gynäkomastie, Libido- und Potenzverlust leiden. Dabei weisen sie einen weiblichen Behaarungstyp und eine Hodenatrophie mit Azoospermie auf. Die Tumoren wurden auch bei Kindern und Frauen beobachtet.

Literatur

Dhom, G.: Die Nebennierenrinde. In Doerr, W., et al.: Spezielle pathologische Anatomie, Bd. 14: Pathologie der endokrinen Organe. Teil 2. Springer, Berlin 1981 (S. 729)

Griffel, B.: Focal adrenalitis. Its frequency and correlation with similar lesions in the thyroid and kidney. Virchows Arch. A. Path. Anat. 364 (1974) 191

Hough, A. J., J. W. Hollifield, D. L. Page: Prognostic factors in adrenal cortical tumors. A mathematical analysis of clinical and morphologic data. Amer. J. clin. Pathol. 72 (1979) 390

Mackay, A.: Atlas of human adrenal cortex ultrastructure. In Symington, Th.: Pathology of the Human Adrenal Gland. Livingstone, Edinburgh 1969 (p. 446)

Meador, C. K., et al.: Primary adrenocortical nodular hyperplasia: a rare cause of Cushing's syndrome. J. clin. Endocr. Metab. 27 (1967) 1255

Mitschke, H., W. Saeger: Ultrastructural pathology of the adrenal glands in Cushing's syndrome. Curr. Top. Path. 60 (1975) 113

Mitschke, H., et al.: Feminizing adrenocortical tumor. Histological and ultrastructural study. Virchows Arch. A. Path. Anat. 377 (1978) 301

Neville, A. M., M. J. O'Hare: The human adrenal gland: aspects of structure, function and pathology. In James, V. H. T.: The Adrenal Gland. Raven Press, New York 1979 (p. 1)

Neville, A. M., M. J. O'Hare: The Human Adrenal Cortex. Pathology and Biology. An integrated approach. Springer, Berlin 1982 (p. 1)

Page, D. L., R. A. DeLellis, A. J. Hough: Tumors of the adrenal. In: Hartmann, W. H., L. H. Sobin: Atlas of Tumor Pathology, sec. series, fasc. 23. Armed Forces Institute of Pathology, Washington 1986 (p. 1)

Prader, A., M. Zachmann: Das adrenogenitale Syndrom. In Labhardt, A.: Klinik der inneren Sekretion, 3. Aufl. Springer, Berlin 1978 (S. 363)

Rotterdam, H., F. Dembitzer: The adrenal gland in AIDS. Endocr. Pathol. 4 (1993) 4

Symington, Th.: The adrenal cortex. In Symington, Th.: The Adrenal Gland. Livingstone, Edinburgh London 1969 (p. 3)

Van Slooten, H., A. Schaberg, D. Smeenk: Morphologic characteristics of benign and malignant adrenocortical tumors. Cancer 55 (1985) 766

Vlaho, M., W. Hirschmann: Ätiocholanolon-Fieber. Med. Welt 26 (1975) 455

Weiss, L. M.: Comparative histologic study of 43 metastasizing and nonmetastasizing adrenocortical tumors. Amer. J. surg. Pathol. 8 (1984) 163

Wolman, M., et al.: Primary familial xanthomatosis with involvement and calcification of the adrenals. Report of two more cases in siblings of a previously described infant. Pediatrics 28 (1961) 742

Nebennierenmark

U.-N. Riede und W. Saeger

Das Nebennierenmark (= NNM) ist als neuroektodermaler Abkömmling ein Teil des vegetativen Nervensystems und gehört zum „diffusen neuroendokrinen System". Es enthält neben den chromaffinen Zellen auch sympathische Ganglienzellen. Es bildet mit den Paraganglien eine strukturelle und funktionelle, aber keine topographische Einheit. **Ontogenetische Läsionen** in Form von NNM-Dystopien und -Heterotopien, bei denen das NNM-Gewebe allein oder zusammen mit Rindengewebe verlagert ist, sind selten. Unter den übrigen NNM-Läsionen stehen die **neoplastischen Läsionen** im Vordergrund. Sie gehen entweder von den chromaffinen Zellen oder von den Sympathikus-Ganglienzellen aus, die im Gegensatz zu den ZNS-Ganglienzellen ihre mitotischen Fähigkeiten auch nach der Geburt beibehalten. Im ersteren Fall handelt es sich um das *Phäochromozytom,* das herkunftsgemäß Adrenalin und/oder Noradrenalin produzieren kann; im letzteren Fall liegt ein *Neuroblastom* vor. Dieser an sich hochmaligne Tumor des Kindesalters hat die erstaunliche Eigenschaft, zu Ganglienzelltumoren ausreifen zu können. Da die Paraganglien die Funktion des NNM übernehmen können, sind **funktionelle Läsionen** infolge einer NNM-Unterfunktion selten. NNM-Überfunktionen sind meist mit den genannten neoplastischen Läsionen assoziiert.

Neoplastische Läsionen

Eine NNM-Hyperplasie (selten) kann bei plötzlichem Kindtod, zystischer Fibrose (S. 70) und arterieller Hypertonie (S. 394) nachweisbar sein. Eine Gewichtsverdoppelung zeigt das Markgewebe bei multipler endokriner Neoplasie Typ II (S. 1014). Aus der Hyperplasie können sich multiple Noduli entwickeln, die sich in einheitliche Tumoren vom Phäochromozytomtyp transformieren können. Im Kindesalter ist der häufigste NNM-Tumor das Neuroblastom (S. 987), während im Erwachsenenalter Phäochromozytome dominieren. In der WHO-Klassifikation werden die folgenden adrenomedullären Tumoren unterschieden:

1. Neuroendokrine Tumoren

Phäochromozytom (ICD-O-8700/0)

Definition: Dies ist ein Tumor, welcher sich von Neuralleistenabkömmlingen herleitet. Die Tumorzellen sind den adrenomedullären Zellen sehr ähnlich. Sie speichern szintigraphisch nachweisbar (^{131}J) Metaiodobenzylguanidin (Diagnostik, Therapie!). Viele dieser Tumoren gehen mit einer Noradenalin- und/oder Adrenalinsekretion einher.

Etwa bei 1% aller Patienten mit arterieller Hypertonie ist mit einem Phäochromozytom zu rechnen. Der Tumor ist in etwa 25% der Fälle hereditär, kann in 10% der Fälle in beiden Nebennieren entwickelt sein und kann auch in Ganglien außerhalb des NNM auftreten. Meist sind Erwachsene zwischen dem 20. und 50. Lebensjahr ohne Geschlechtsbevorzugung betroffen. Familiäre, autosomal dominant vererbte Phäochromozytome sind oft beidseitig und treten auch bei Neurofibromatose, Morbus Von-Hippel-Lindau und MEN Typ II (S. 1014) auf. Folgerichtig sind die Tumorsuppressorgene, die diesen Erkrankungen zugrunde liegen, entsprechend mutiert.

Morphologisch können die Tumoren recht klein sein, gelegentlich aber bis zu 3 kg wiegen. Sie weisen eine braungraue Schnittfläche und eine kapselartige Abgrenzung auf (Abb. 18.**16a–c**). Histologisch bestehen die Phäochromozytome aus ballenartig angeordneten großen, vieleckig konturierten Zellen (mit hyperchromatischen Kernen), deren Zytoplasma schwach basophil ist und chromaffine Giemsa-blaue Granula (dies aber nur nach adäquater Vorfixierung) aufweist. Die Kaliumchromatreaktion auf Katecholamine ist meist, aber nicht immer positiv. Immunhistologisch sind die neuroendokrinen Marker neuronspezifische Enolase, Synaptophysin und Chromogranin darstellbar (dagegen: Vimentin- und Keratin-Negativität!). Die Stützzellen exprimieren das S-100-Protein. Die Phäochromozytome sind mehrheitlich gutartig. Nur etwa 10% sind maligne, was aber nur aufgrund einer Metastasierung (paraaortale Lymphknoten, Leber, Skelett) zu beweisen ist, denn eine Zellpolymorphie sowie eine Gefäß- und Kapselinfiltration können auch bei gutartigen Tumorvarianten vorkommen.

Klinisch führen unter den Symptomen eine arterielle Hypertonie und/oder paroxysmale hypertensive Krisen, die gelegentlich lebensbedrohend sind. 30% dieser Patienten leiden auch an einer Cholelithiasis.

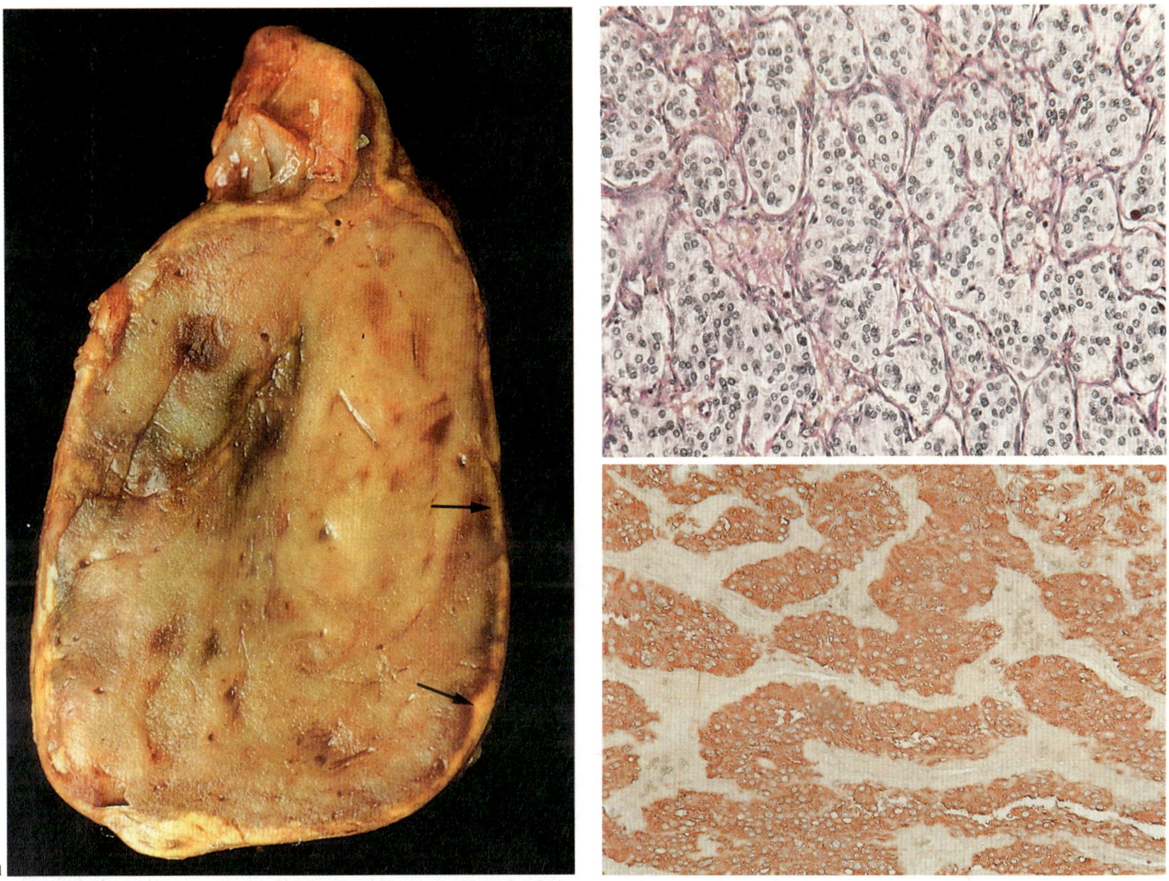

Abb. 18.**16a–c** Phäochromozytom:
a Makroskopisch bräunlich-fleischiger Tumor, umgeben von tiefgelbem NNR-Saum (Pfeil)
b Histologischer Aufbau des Tumors aus polygonalen Zellen (z. T. Zellballenanordnung)
c Immunhistochemisch positive Reaktion (rotbraun) für Chromogranin, einem Marker neuroendokriner Zellen (Vergr. 1 : 200)

2. Neurale Tumoren

Neuroblastom (ICD-O-9500/3)

Definition: Ein *hochmaligner Tumor,* der zu den häufigsten Tumoren im Kindesalter gehört und szintigraphisch nachweisbar (^{131}J) Metaiodobenzylguanidin speichert.

Bevorzugte Lokalisationen sind: Nebenniere (35%), abdominale Ganglien (20%), Thorax (15%).

Formale Pathogenese: Da im reifen zentralen Nervensystem die Ganglienzellen obligat postmitotisch sind, im vegetativen Nervensystem aber ihre Teilungsfähigkeit noch nach der Geburt beibehalten, kommen Ganglienzelltumoren im Gehirn (wie Ästhesioneuroblastome) sehr selten vor, während sie im Sympathikusgewebe beim Kind die häufigste extrakranielle Tumorgruppe darstellen. Diese Tumoren sind meist im Abdomen (Nebenniere, Sympathikusganglien), gelegentlich aber auch im Mediastinum anzutreffen. Die Zellelemente der Sympathikusneuroblastome enthalten Katecholamingranula und gehören somit zum APUD-System.

Neuroblastome sind in einzelnen Fällen erblich, wobei molekularpathologisch eine Deletion des Chromosom 1p31 sowie eine Amplifikation des N-myc-Onkogens mitspielt. Sie kommen gelegentlich zusammen mit Fehlbildungen vor. Da kleine In-situ-Neuroblastome bei 1,5% aller Kinderobduktionen beobachtet werden können, manifeste Neuroblastome hingegen sehr viel seltener sind, dürften sich die meisten In-situ-Neuroblastome wieder spurlos zurückbilden. Neuroblastome können sekundär entdifferenzieren, aber auch sekundär zu Ganglioneuromen ausreifen oder sogar vernarben.

Morphologie: Sympathikusneuroblastome sind solide, weiche Tumoren mit einer graurötlichen Schnittfläche, auf der regressive Veränderungen in Form von Hämorrhagien, Nekrosen und Verkalkungsherden beobachtet werden können. Histologisch ist ein solcher Tumor von unregelmäßigen Bindegewebssepten durchzogen und besteht aus kleinen, nacktkernigen Zellelementen mit monotonen hyperchromatischen Kernen. Diese sind in eine neurofibrilläre Matrix eingebettet und bilden teilweise abortive Pseudorosetten.

Etwa ein Drittel dieser Geschwülste zeigt eine zumindest herdförmige Ausdifferenzierung der Tumorzellen, erkennbar an einem deutlich geschwänzten Zytoplasma (Zellausläufer!) und deutlichen Nukleolen in nicht hyperchromatischen Kernen bis hin zu reifen Ganglienzellen.

Klinik: Prognostisch günstig sind: Säuglingsalter, eine fortgeschrittene Ausdifferenzierung der Tumorzellen bei geringer Ausbreitung des Tumors sowie eine Tumorlokalisation im Mediastinum. Neuroblastome sind strahlenempfindlich.

Metastasierung: Die Neuroblastome werden nach der Organotropie ihrer Metastasierung folgendermaßen eingeteilt:

- *Typ Pepper* setzt ausschließlich Lebermetastasen,
- *Typ Smith* ruft vorwiegend Hautmetastasen hervor,
- *Typ Hutchinson* mit isolierter Skelettmetastasierung,
- *generalisierter Metastasierungstyp.*

Ganglioneurom (ICD-O-9490/0)

Definition und Morphologie: Dies ist ein gutartiger Tumor, der von reifen Ganglienzellen ausgeht und Neurofibrillen bildet. Er kommt in jedem Lebensalter vor und liegt häufiger paravertebral als im NNM und ist 10mal seltener als ein Neuroblastom. Assoziation mit MEN Typ IIa s. S. 1014. Histologisch findet man in typischer Weise ausdifferenzierte Ganglienzellen in einem neurofibrillären Gewebe, die von Schwann-Zellen umgeben werden. Immunhistologisch exprimieren die Ganglienzellen die neuronspezifische Enolase, die Schwann-Zellen das S-100-Protein. Neurofilamente sind reichlich darstellbar.

Ganglioneuroblastom (ICD-O-9490/3)

Definition und Morphologie: Das Ganglioneuroblastom ist ein bösartiger Tumor, der aus Neuroblasten und Ganglienzellen verschiedener Differenzierungsstadien aufgebaut ist. Man unterscheidet zwei Typen: der eine zeigt alle Übergangsformen der Differenzierung von reifen Ganglioneuromen bis zu undifferenzierten Neuroblastomen, der andere enthält reife Ganglioneuromanteile und übergangslos daneben Neuroblastombereiche. Immunhistologisch zeigen die reifen Anteile eine gleiche Markerexpression wie die Ganglioneurome. In den neuroblastären Elementen ist die neuronspezifische Enolase darstellbar. Elektronenmikroskopisch findet man wiederum in typischer Weise Neurosekretgranula.

Funktionelle Läsionen

NNM-Unterfunktionen

Beim Ausfall des NNM übernimmt das paraganglionäre Gewebe die Funktion, so daß dadurch keine Insuffizienz entwickelt wird. Syndrome mit Minderfunktion des autonomen Nervensystems und des NNM sind deshalb selten.

- *Idiopathische Kleinkind-Hypoglykämie*

Bei dieser Störung reagiert vermutlich der Hypothalamus nicht auf die Hypoglykämie. Ein Sympathikusreiz fehlt. Adrenalin wird nicht ausgeschüttet. Diese Störung heilt meist nach dem 6. Lebensjahr spontan aus.

- *Idiopathische Positionshypotonie*

Dieses Krankheitsbild ist durch einen Blutdruckabfall bei der Körperaufrichtung mit gleichzeitiger Hypoglykämie und Sympathikusstörung gekennzeichnet. Ursache ist wahrscheinlich eine fehlende Noradrenalinausschüttung zentraler Ursache.

NNM-Überfunktionen

Pathogenese: Eine Überfunktion des NNM beruht auf einer Hypersekretion von Katecholaminen. Ursächlich liegt dabei meist ein Phäochromozytom, gelegentlich auch ein Neuroblastom oder ein Ganglioneuroblastom vor.

Klinisch findet man eine Hypertonie und einen Hypermetabolismus mit verminderter Glucosetoleranz, Hyperglykämie und Hyperlipolyse. Die Hypertonie ist bei Noradenralinhypersekretion persistierend und bei einer Sekretion beider Katecholamine anfallsartig. In jedem Fall ist die Vanillinmandelsäure-Ausscheidung in typischer Weise erhöht.

Literatur: S. 991.

Paraganglionäres System

U.-N. Riede und W. Saeger

In oder an peripheren vegetativen Nerven, Plexus und Ganglien lassen sich sog. paraganglionäre Zellen (= Hauptzellen) nachweisen, die als Neuralleistenabkömmlinge einzeln verstreut oder in strang- bis ballenförmigen Aggregaten vorkommen und von Hüllzellen (= Sustentakularzellen) umgeben werden. Sie gehören zum *„diffusen neuroendokrinen System"*. Diese makroskopisch faßbaren Zellaggregate werden als Paraganglien bezeichnet. Ein Teil von ihnen spricht auf pH-Verschiebungen im Blut an und stellt besondere Chemorezeptoren dar. Die Paraganglien liegen als Glomus caroticum in der Karotisgabel, als Glomus jugulare in der Wand des Mittelohrs; ferner findet man sie entlang des N. vagus im Halsbereich und im Mediastinum sowie entlang des N. hypoglossus, im Kehlkopf- und Orbitabereich sowie entlang der Aorta und im Retroperitoneum. Von diesen paraganglionären Zellen gehen **neoplastische Läsionen** aus. Dies sind die Paragangliome. Da auch die Zellen des Nebennierenmarkes zum paraganglionären Zellsystem gehören, wurden die Phäochromozytome als Nebennierenmarktumoren früher auch als *„adrenale Paragangliome"* apostrophiert und von den außerhalb der Nebennieren gelegenen chromaffinen Paragangliomen als *„extraadrenale Paragangliome"* abgetrennt. **Entzündliche, zirkulatorische** oder **metabolische Läsionen spielen** in der Pathologie der Paraganglien keine praktische Rolle.

Neoplastische Läsionen

Paragangliome

Definition: Im Hinblick auf die Chemorezeptorfunktion der wichtigsten Paraganglien, von denen diese Tumoren ausgehen, wurden die Paragangliome früher auch als Chemodektome bezeichnet. Die frühere Unterscheidung der Paragangliome in chromaffine (= sympathische) und nicht-chromaffine (= parasympathische) Subtypen beruhte darauf, daß katecholaminspeichernde Zellen sich mit Chromsalzen anfärben. Mittlerweile weiß man aber, daß auch nicht-chromaffine paraganglionäre Zellen Katecholamine bilden und – wenn auch in kleinen Mengen – speichern. Folglich sind alle Paragangliome dem sympathischen Nervensystem zuzuordnen. Aus diesem Grunde werden die Paragangliome nach topographischen Gesichtspunkten klassifiziert.

Die meisten Paragangliome liegen im Bereich der Karotisgabel (52%); 37% findet man im Bereich des Mittelohrs. Paragangliome sind Tumoren des Erwachsenenalters und können gelegentlich auch multipel vorkommen. Eine geographische Häufung dieser Tumoren und entsprechender Hyperplasien ist offensichtlich bei Bewohnern extremer Höhenlagen, wie sie in den Anden und in Mexiko gegeben sind, zu beobachten.

- *Glomus-caroticum-Tumor* (ICD-O-8692/1)

Diese Paragangliome können bis zur Schädelbasis, Kehlkopf und Gaumen vordringen (Abb. 18.**17a** u. **b**). Etwa 2–9% von ihnen metastasieren ohne histologische Anzeichen einer Bösartigkeit und sind deshalb als potentiell *maligne* einzustufen.

- *Glomus-jugulare Tumor* (ICD-O-8690/1)

Dieses Paragangliom ist die häufigste Geschwulst des Mittelohrs (Abb. 18.**18a** u. **b**). Sie wächst zur mittleren und hinteren Schädelgrube vor, so daß eine vollständige Tumorresektion oft nicht möglich ist. Dementsprechend sind Rezidive häufig.

- *Vagale Paragangliome* (ICD-O-8682/1)

Sie liegen meist in Nähe des Foramen jugulare, können sich aber auch an anderen Stellen des N. vagus entwickeln. Ihre Malignitätsrate liegt mit 15% höher als bei den anderen Paragangliomen.

- *Mediastinale Paragangliome* (ICD-O-8691/1)

Diese Tumoren (= Glomus-aorticum-Tumor) wachsen im vorderen Mediastinum entlang der Pulmonalarterie um den Aortenbogen und setzen in 10% der Fälle Metastasen.

- *Retroperitoneale Paragangliome* (ICD-O-8681/1)

Sie entwickeln sich im Retroperitoneum meist ventral oder lateral der Bauchaorta (in Nähe des Sympathikus-Grenzstranges oder der Aortenbifurkation). Metastasierung in 10% der Fälle.

Morphologie: Die Parangliome sind meist kleine, weiche Tumoren mit weißrötlicher oder bräunlicher Schnittfläche und scharfer Abgrenzung. Histologisch zeigen sie ein lobuläres Zellballenmuster, welches wie ein Hyperplasieprodukt der jeweiligen Paraganglien anmutet. Zytologisch bestehen die Tumoren entweder überwiegend aus Hauptzellen, die trotz

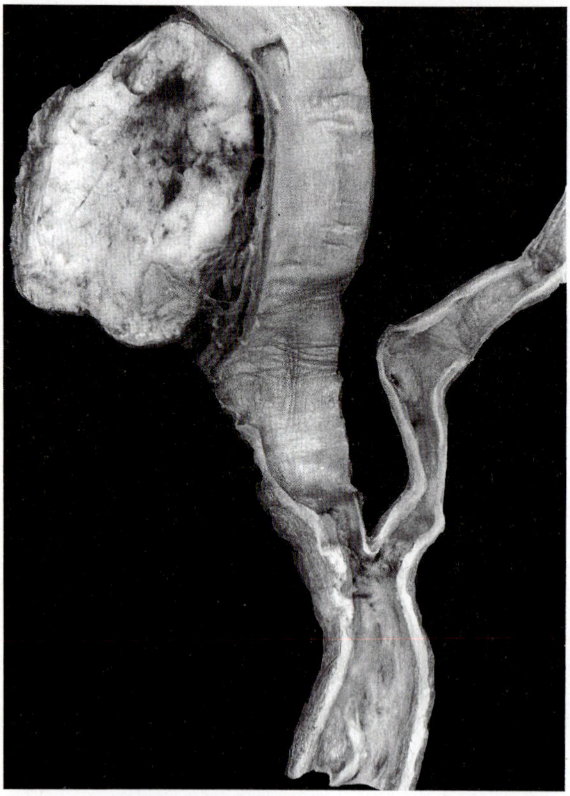
a

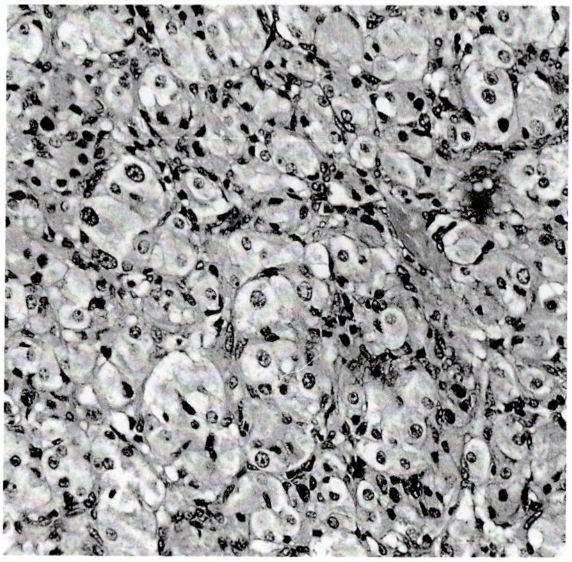
b

Abb. 18.**17a** u. **b** Paragangliom: Glomus-caroticum-Tumor:
a Abgekapselter Tumor an der Karotisgabel
b Histologischer Tumoraufbau aus ballenförmig angeordneten, mäßig polymorphen Zellen (= Zellballen) (HE, Vergr. 1:250; Original: Klöppel)

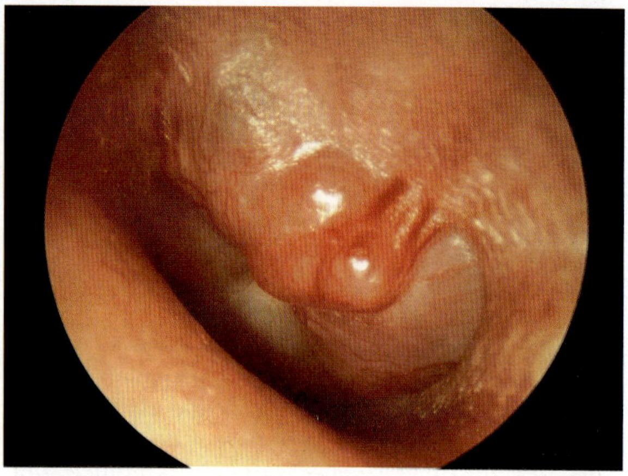
a

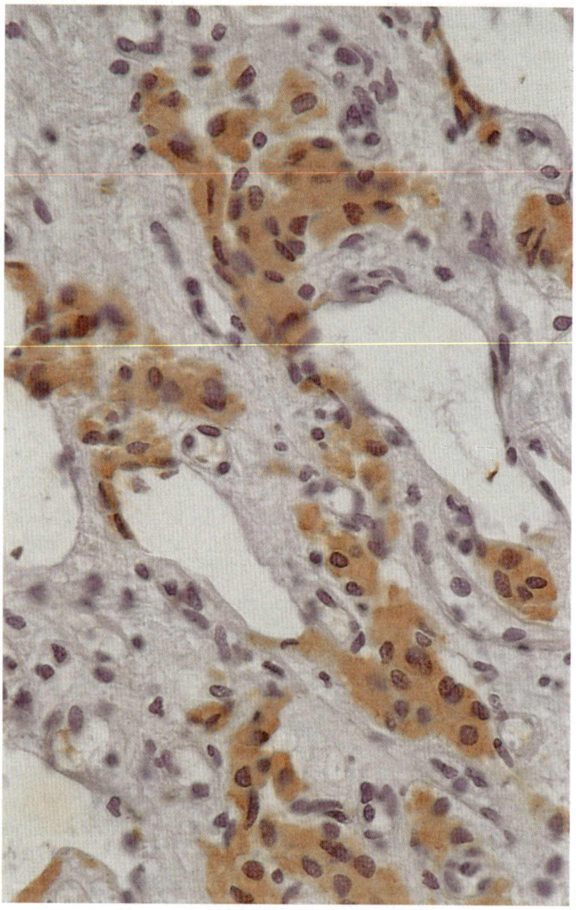
b

Abb. 18.**18a** u. **b** Paragangliom: Glomus-tympanicum-Tumor:
a Polypoider Tumor im Mittelohr (Original: Strutz)
b Zellballen endokriner Hauptzellen mit positiver immunhistochemischer Reaktion für Synaptophysin, einem neuroendokrinen Marker (Vergr. 1:280)

ihres Katecholamingehaltes nur schwach chromierbar sind, oder vor allem aus S-100-Antigen exprimierenden Sustentakularzellen. Angiomatöse und adenomatöse Varianten kommen vor.

Klinik: Die Paragangliome sind selten endokrin aktiv. Sie können Noradrenalin, Dopamin und 5-Hydroxytryptamin bilden, wobei dann meistens eine Phäochromozytomsymptomatik auftritt. Durch lokale Einwirkung kann man bei den Glomus-caroticum-Tumoren ein Karotissinus-Syndrom auslösen, das durch einen Kreislaufkollaps mit Bradykardie und Hypotonie gekennzeichnet ist. Ferner können auch langdauernde schwere Hypotonien resultieren.

Pathologische TNM-Klassifikation des Neuroblastoms im Kindesalter

pT1 vollständige Entfernung des Tumors; Resektionsränder tumorfrei,
pT2 entfällt,
pT3 Residualtumor,
pT3a mikroskopischer Residualtumor,
pT3b makroskopischer Residualtumor oder makroskopisch inkomplette Resektion,
pT4 multizentrischer Tumor;

pN1a regionäre Lymphknotenmetastase komplett reseziert,
pN1b regionäre Lymphknotenmetastase inkomplett reseziert.

Literatur

Atuk, N. O.: Pheochromocytoma. Hosp. Pract. 4 (1983) 187

Enzinger, F. M., S. W. Weiss: Soft Tissue Tumors, 2nd ed. Mosby, St. Louis 1988

Gould, V. E., S. C. Sommers: Adrenal medulla and paraganglia. In Bloodworth, J. M. B.: Endocrine Pathology. General and surgical, 2. ed. Williams & Wilkens, Baltimore 1982 (p. 473)

Harms, D., et al.: Neuroblastomvorstadien-Morphologie und prospektive Potenz. Verh. dtsch. Ges. Path. 63 (1979) 339

Hellerich, U., et al.: Zur Differentialdiagnose echter Paragangliome und paragangliomähnlicher Tumoren der Schilddrüse. Verh. Dtsch. Ges. Path. 70 (1986) 290

Helpap, B.: Extraadrenale Paraganglien und Paragangliome. In Bargmann, W., W. Doerr: Normale und pathologische Anatomie, Bd. 37. Thieme, Stuttgart 1978

Hoefnagel, C. A., et al.: Radionuclide diagnosis and therapy of neural crest tumors using Jodine-131-Metaiodobenzylguanidine. J. Nucl. Med. 28 (1987) 308

Labhart, A., et al.: Das Nebennierenmark. In Labhart, A.: Klinik der inneren Sekretion, 3. Aufl. Springer, Berlin 1978 (S. 423)

Lack, E. E.: Hyperplasie of vagal and carotid body paraganglia in patients with chronic hypoxia. Amer. J. Path. 91 (1978) 119

Lack, E. E., et al.: Extraadrenal paragangliomas of the retroperitoneum. A clinicopathological study of 12 tumours. Amer. J. Surg. Path. 4 (1980) 109

Lloyd, R. V.: Endocrine Pathology. Springer, New York 1990

Shulkin, B. L., et al.: Jodine-131 MIBG Scintigraphy of the extremities in metastatic phaeochromocytoma and neuroblastoma. J. Nucl. Med. 28 (1987) 315

Tischler, A. S.: The adrenal medulla and extra-adrenal paraganglia. In Kovacs, K., S. L. Asa: Functional Endocrine Pathology, Vol. 2. Blackwell, Boston 1991 (p. 509)

Tsuda, T., et al.: Analysis of N-myc amplification in relation to disease stage and histological types in human neuroblastomas. Cancer 58 (1988) 488

Schilddrüse

U.-N. Riede, M. Oberholzer und G. Klöppel

Die Schilddrüse (kurz: Thyreoidea) besteht aus zwei endokrinen Systemen. Das eine umfaßt die thyroxinbildenden Thyreozyten, das andere die calcitoninbildenden C-Zellen. Die Schilddrüse entwickelt sich aus dem Mundbuchtentoderm in der Medianlinie zwischen 1. und 2. Schlundtasche durch eine Epithelproliferation. Diese wird zum Ductus thyreoglossus und steigt normalerweise bis zu den Trachealringen ab. Aus zwei Seitensprossen gehen schließlich die Schilddrüsenlappen hervor. **Ontogenetische Läsionen** basieren vor allem auf Störungen des Schilddrüsendeszensus, der Ductus-thyreoglossus-Rückbildung oder auf einer fehlenden Organanlage.

Entzündliche Läsionen werden *Thyreoiditis* genannt. Sie sind selten bakteriell ausgelöst und eitrig. Die klinisch relevanten Thyreoiditiden sind nicht-eitrig. Ihr histologisches Bild wird entweder durch ein autoaggressiv-lymphozytäres Infiltrat *(Hashimoto-Thyreoiditis),* durch eine granulomatös-resorptive Entzündung *(De-Quervain-Thyreoiditis)* oder durch eine perithyreoidal-vernarbende Entzündung *(Riedel-Thyreoiditis)* geprägt. Die **tumorartigen Läsionen,** die mit einer Schilddrüsenvergrößerung einhergehen, werden als *Struma* (Kropf) bezeichnet. Sie können auf einem mangelhaften Jodangebot *(euthyreote Struma),* einer mangelhaften Jodverwertung *(hypothyreote Struma)* oder auf einer endokrinen Dauerstimulation *(hyperthyreote Struma)* beruhen und entsprechende funktionelle Läsionen nach sich ziehen.

Sowohl von den Thyreozyten als auch von den parafollikulären C-Zellen können sich **neoplastische Läsionen** ableiten. Dabei entwickeln sich aus den Thyreozyten benigne und maligne Tumoren. Die Karzinome darunter können kolloidspeichernde follikuläre sowie papilläre Wachstumsmuster bilden oder anaplastisch sein. Die C-Zellen, welche als Neuralleistenabkömmlinge über die Ultimobranchialkörperchen der 4. und 5. Schlundtasche in die Schilddrüse aufgenommen werden, sind Ausgangspunkt von malignen, calcitoninbildenden Tumoren. Daneben kommen in der Schilddrüse gelegentlich auch Sarkome vor.

Alle Läsionstypen der Schilddrüse können letztlich als **funktionelle Läsionen** auf sich aufmerksam machen. Sie äußern sich klinisch entweder in einem Über- *(Hyperthyreose)* oder in einem Unterfunktionssyndrom *(Hypothyreose).* Die Hyperthyreosen beruhen meist auf einer endokrinen Fehlregulation. Demgegenüber sind die Hypothyreosen zum einen darauf zurückzuführen, daß die Schilddrüse zuwenig Jod bekommt, daß sie damit nichts anfangen kann, oder daß sie selbst – sei es entzündlich oder iatrogen – „Federn gelassen hat", zum anderen können sie die Folge davon sein, daß sich die Schilddrüse ganz oder teilweise der Hypophysenkontrolle nicht mehr unterwirft.

Ontogenetische Läsionen

Aplasie

Eine totale Aplasie der Schilddrüse mit Fehlen jeglichen Schilddrüsengewebes ist sehr selten und führt klinisch zu einer schweren Schilddrüsenunterfunktion (S. 1004).

Dystopie

In diesen Fällen bleibt der entwicklungsgeschichtliche Deszensus der Schilddrüse aus, so daß die Schilddrüsenanlage im Zungengrundbereich liegen bleibt und dort zu einer *Zungengrundstruma* heranwächst. Es sind jedoch auch Verlagerungen von Schilddrüsengewebe bis ins Zwerchfell und gelegentlich auch in Halslymphknoten möglich.

Klinisch sind die Aplasie und die hypoplastische Dystopie die häufigsten Ursachen einer kongenitalen Schilddrüsenunterfunktion.

Mediane Halszyste (ICD-O-2650.0)

Sie geht auf eine Persistenz des Ductus thyreoglossus zurück (S. 596).

Entzündliche Läsionen

Akute eitrig-abszedierende Schilddrüsenentzündungen sind selten und entstehen infolge einer Septikopyämie (S. 230); chronische granulomatöse Schildrüsenentzündungen im Rahmen einer Tuberkulose, Sarkoidose und Lues oder Brucellose sind Raritäten. Am häufigsten wird das Schilddrüsengewebe durch folgende nicht-eitrige Entzündungen (Abb. 18.**19a–d**) zerstört:

1. Chronisch-lymphozytäre Thyreoiditis

Definition: Diese autoaggressive Thyreoiditis (= *Hashimoto-Thyreoiditis)* ist durch eine diffuse lymphozytäre Infiltration und Vergrößerung der Schilddrüse charakterisiert (= Struma lymphomatosa) und gehört zu den Immunthyreopathien.

Sie kommt bei etwa 3% der Bevölkerung vor, macht etwa 80% aller Schilddrüsenentzündungen aus und bevorzugt Frauen in der Prämenopause (♀ : ♂ = 10 : 1). Wie beim Morbus Basedow findet sich auch bei der Hashimoto-Thyreoiditis nicht selten eine Assoziation mit anderen Autoaggressionskrankheiten. Dazu gehören perniziöse Anämie, Morbus Addison (= Schmidt-Syndrom), aber auch Typ-1-Diabetes, primär–biliäre Leberzirrhose und Sjögren-Syndrom.

Pathogenese: Ursächlich wird ein möglicherweise viral oder bakteriell initiierter Autoaggressionsprozeß angenommen, der durch eine genetisch-prädisponierte Störung der Immuntoleranz ermöglicht wird. Dafür sprechen a) die familiäre Häufung, b) die HLA-DR5-Prädominanz, c) die Übergänge in andere Immunthyreopathien wie Morbus Basedow und e) die Assoziation mit anderen Autoaggressionskrankheiten.

Die Pathogenese der Hashimoto-Thyreoiditis wird durch autoreaktive Antikörper dominiert. Am häufigsten sind diese gegen Thyreoglobulin und gegen Mikrosomen gerichtet (Abb. 18.**20c** u. **d**). Außerdem finden sich auch Antikörper gegen TSH-Rezeptoren, die je nach Epitopspezifität die Schilddrüse zur vermehrten Hormonproduktion oder zu vermehrtem Wachstum stimulieren. Dies erklärt die begleitende Schilddrüsenvergrößerung (Struma lymphomatosa!) und die anfängliche Schilddrüsenüberfunktion. Daneben treten aber auch Antikörper auf, welche die TSH-Rezeptoren (bzw. deren Funktion) blockieren. Diese sowie die progrediente lymphozytäre Zerstörung des Schilddrüsenparenchyms machen die häufige Schildrüsenunterfunktion im Spätstadium der Erkrankung verständlich. Die begleitenden, organunspezifischen antinukleären Antikörper (Abb. 18.**20d**) weisen auf eine multispezifische Aktivierung von autoaggressiven Reaktionen hin.

Morphologie (Abb. 18.**19a**):

• *Hyperplastische Form* (= klassische Form)
Makroskopisch ist in diesem Falle die Schilddrüse oft asymmetrisch vergrößert (Gewicht um 200 g), von

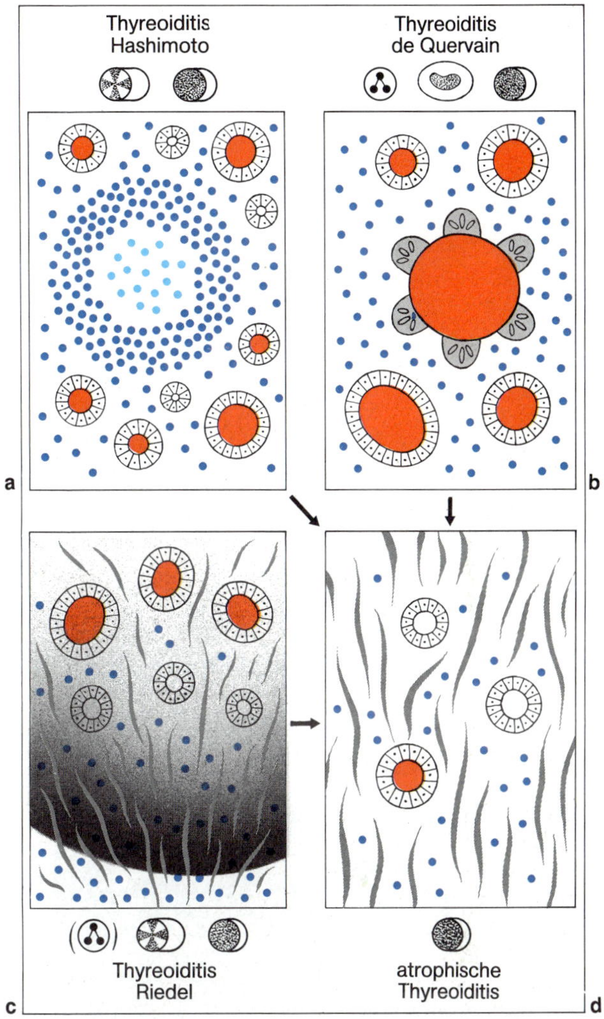

Abb. 18.**19a–d** Schematische Darstellung der wichtigsten Thyreoiditisformen (rot = Kolloid, blau = Entzündungszellen, graue Fasern = Vernarbung)

fester, gummiartiger Konsistenz und blaßbrauner Farbe. Histologisch ist eine unterschiedlich dichte Infiltration des Schilddrüsenparenchyms durch Lymphozyten und Plasmazellen zu finden. In diesem Infiltrat entwickeln sich Lymphfollikel mit Keimzentren. Die Lymphozyten dringen zwischen die Thyreozyten vor. Dabei werden die Thyreozyten eosinophil großzellig umgewandelt (= onkozytäre Transformation, S. 23) und die Schilddrüsenfollikel zerstört (Abb. 18.**20a–d**).

• *Atrophische Form* (= fibröse Form)
Sie kommt in etwa 10% aller Hashimoto-Thyreoiditisfälle vor und macht nahezu 80% aller erworbenen Hypothyreosen (Schilddrüsenunterfunktion) aus. Sie stellt offenbar das eine Ende der Hashimoto-Thyreoiditis dar und kommt vor allem bei älteren Patienten vor. Makroskopisch ist die Schilddrüse meist verkleinert, derb und hypothyreot. Dementsprechend sieht man histologisch ein mehr oder weniger stark vernarbtes Schilddrüsenparenchym, das unter-

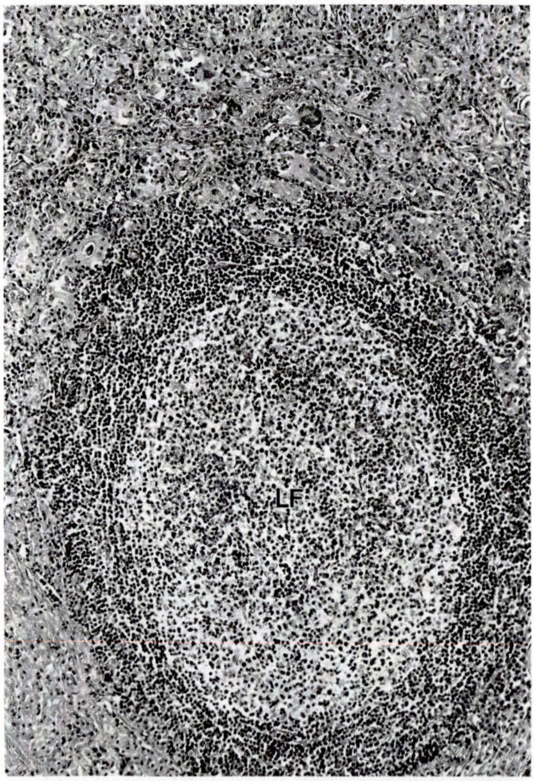

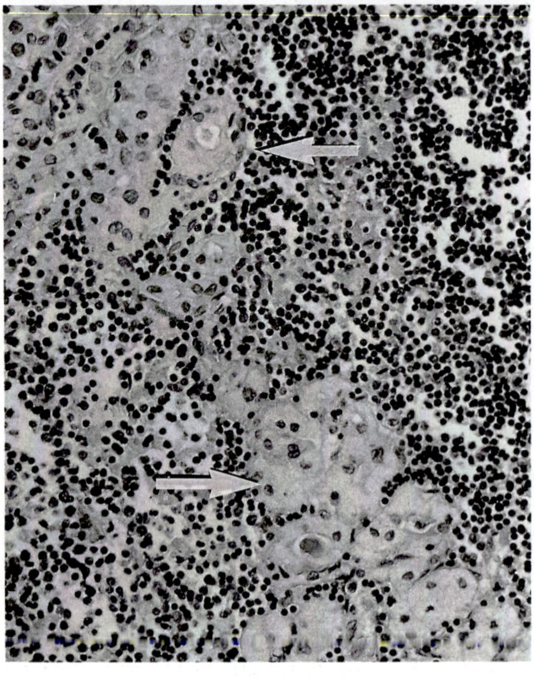

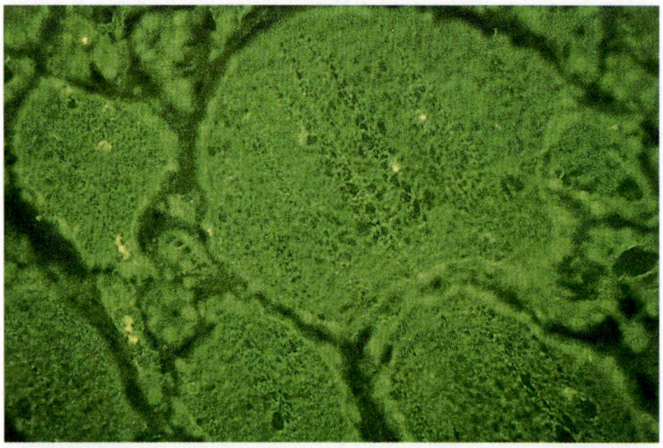

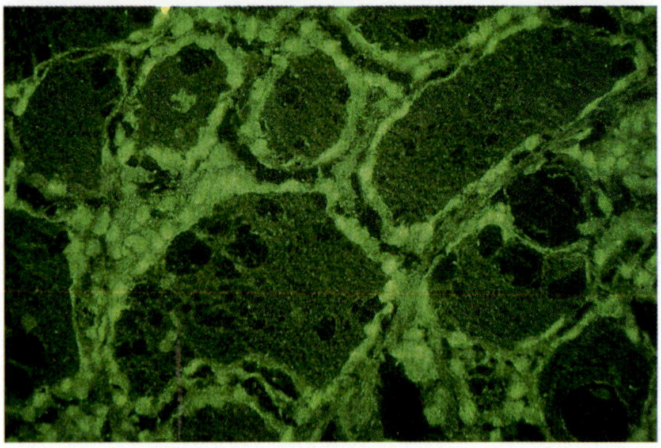

Abb. 18.**20a–d** Chronisch-lymphozytäre Thyreoiditis Hashimoto (Autoimmunthyreoiditis):
a Lymphozytäre Infiltration des Schilddrüsengewebes mit Ausbildung von keimzentrumshaltigen Lymphfollikeln (LF) und Zerstörung des follikulären Schilddrüsengewebes (HE, Vergr. 1:125)
b Lymphozytäre Zerstörung des Schilddrüsenparenchyms und onkozytäre Metaplasie der Restfollikel (Pfeile) (HE, Vergr. 1:250)
c Immunhistochemischer Nachweis von Thyreoglobulinantikörpern und mikrosomalen Antikörpern (Überschichtung normalen Schilddrüsengewebes mit Patientenserum-IgG; Original: Peter)
d Mikrosomale Antikörper und antinukleäre Antikörper (Überschichtung: Patientenserum-IgG auf Normalgewebe, Vergr. 1:100; Original: Peter)

schiedlich stark von Lymphozyten und Plasmazellen durchsetzt ist.

Klinik: Die Erkrankung beginnt schleichend (oft euthyreot) und wird häufig erst bei Abklärung einer Struma oder einer Schilddrüsenfehlfunktion erkannt. Die Progredienz ist individuell sehr unterschiedlich; Remissionen kommen nicht vor; gelegentlich Übergang in Thyreotoxikose (= Hashitoxikose). Die Erkrankung prädestiniert nicht zu Schilddrüsenkarzinomen, ist jedoch mit einem erhöhten Risiko für Non-Hodgkin-Lymphome assoziiert.

2. Subakute Thyreoiditis

Definition: Sie wird auch als *De-Quervain-Thyreoiditis* bezeichnet und ist durch eine granulomatöse Entzündungsreaktion gekennzeichnet (= *granulomatöse Thyreoiditis*).

Sie macht knapp 1% aller Schilddrüsenerkrankungen aus und bevorzugt Frauen zwischen der 4.–6. Lebensdekade (♀ : ♂ = 2,5 : 1).

Ätiologisch ist die Erkrankung in erster Linie auf eine Virusinfektion (Adeno-, Myxo-, Paramyxoviren) zurückzuführen, zumal sie meist 2–3 Wochen im Anschluß an eine solche Allgemeinerkrankung auftritt.

Morphologie: Die Schilddrüse ist schmerzhaft vergrößert und kann mit der Umgebung verwachsen sein. Histologisch sieht man eine ausgeprägte Destruktion des Schilddrüsengewebes durch riesenzellhaltige Granulome, wobei die ungeordneten Riesenzellen um Kolloidreste herumgelagert sind. Eine Spontanheilung mit Ausbildung umschriebener Narbenherde ist häufig (Abb. 18.**19b**, 18.**21**).

Klinik: Die Erkrankung beginnt mit einer fieberhaften Allgemeinreaktion, einer raschen, schmerzhaften Schwellung der Schilddrüse, die nach einigen Wochen unter Beeinflussung der Schilddrüsenfunktion spontan abklingt.

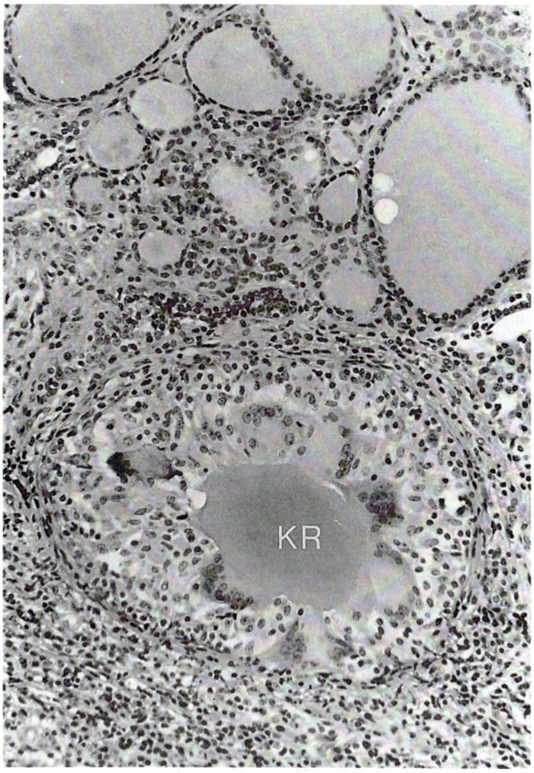

Abb. 18.**21** Unspezifisch-granulomatöse Thyreoiditis de Quervain mit riesenzellhaltigen Granulomen um Kolloidreste (KR) entzündlich zerstörten Schilddrüsengewebes (HE, Vergr. 1 : 200)

3. Chronische perithyreoidale Thyreoiditis

Definition: Diese Schilddrüsenentzündung wird auch als *Riedel-Thyreoiditis* bezeichnet. Sie gehört zum Formenkreis der entzündlichen Fibrosklerosen und geht mit einer massiven, offenbar von außen auf die Schilddrüse übergreifenden entzündlichen Sklerosierung einher, so daß sie auffällig hart wird (= *eisenharte Struma Riedel*).

Die Riedel-Thyreoiditis ist sehr selten und bevorzugt Frauen in einem mittleren Alter (♀ : ♂ = 4 : 1).

Ätiologisch ist diese Erkrankung unklar; autoreaktive Antikörper gegen Schilddrüsengewebe fehlen. Auffällig ist die gelegentliche Assoziation mit einer Takayasu-Arteriitis (S. 457), retroperitonealen oder mediastinalen Fibrose (S. 1156), primär sklerosierenden Cholangitis (S. 780) und entzündlichem Orbitapseudotumor (S. 997).

Morphologie: Die Schilddrüse ist entweder im ganzen oder nur in einem Lappen vergrößert, auffallend hart und mit der Umgebung verwachsen. Histologisch wird das Schilddrüsenparenchym durch ein herdförmig betontes Lymphozyteninfiltrat durchsetzt und narbig umgewandelt. Definitionsgemäß greift dabei die Entzündung (wie die Retroperitonealfibrose) aus der perithyreoidalen Umgebung auf das Schilddrüsengewebe, aber auch auf das zervikale Gewebe über. Dadurch können Rekurrensparesen und Trachealstenosen entstehen. Das nicht betroffene Schilddrüsengewebe ist histologisch intakt (Abb. 18.**19c**).

Klinisch ist diese Schilddrüsenentzündung oft kaum von einem Schilddrüsenkarzinom zu unterscheiden. Die Abklärung erfolgt durch eine Biopsie. Meist kommt die Erkrankung spontan zum Stillstand.

Tumorartige Läsionen

Allgemeine Definition: Alle sicht- und/oder tastbaren Vergrößerungen der Schilddrüse werden vom Kliniker als *Kropf* oder als *Struma* bezeichnet. Die im folgenden aufgeführten Strumen beruhen auf einer regulativen Hyperplasie der Schilddrüsenfollikel und Thyreozyten.

1. Euthyreote Struma (ICD-O-7166.0)

Definition: Alle diffusen oder knotigen Strumen mit ausreichender Schilddrüsenhormonproduktion, nicht-entzündlicher und nicht maligne-neoplastischer Provenienz werden als euthyreote (= blande) Strumen (= nicht-toxische Struma) bezeichnet. Dabei unterscheidet man je nach Inzidenz folgende Strumaformen:

- *endemische Struma:* wenn mehr als 10% der Bevölkerung Kropfträger ist;

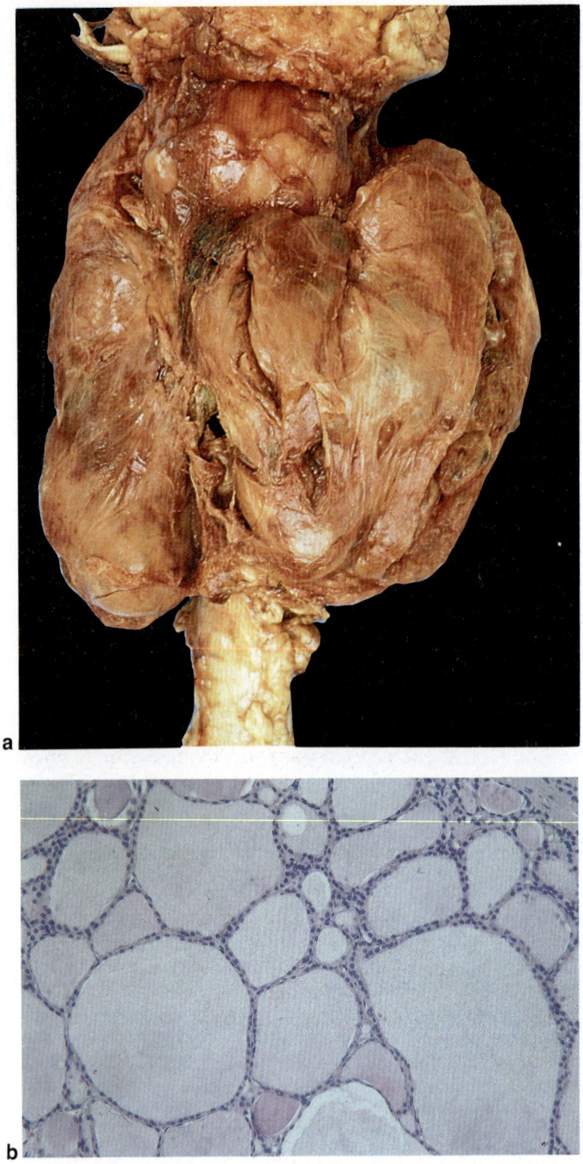

Abb. 18.**22a** u. **b** Euthyreote Knotenstruma:
a Mit knotiger Organveränderung
b Mit kolloidgefüllten, hormonell inaktiven Makrofollikeln (HE, Vergr. 1 : 250)

– *sporadische Struma,* wenn die Inzidenz unter 10% liegt.

Die blanden Strumen machen über 90% aller Schilddrüsenläsionen aus und gehören zu den häufigsten Endokrinopathien (♂ : ♀ = 7 : 1).

Pathogenese: Eine euthyreote Struma ist vor allem Folge eines relativen oder absoluten Jodmangels. Dafür spricht a) das endemische Auftreten in Jodmangelgebieten (Alpen) und b) die häufige Strumaentwicklung in Lebensabschnitten wie Pubertät, Gravidität und Klimakterium, in denen das Endokrinium starke Veränderungen erfährt und offensichtlich ein Mehrbedarf an T_3/T_4-Hormonen besteht. In Gegenden ohne Jodmangel können auch thyreostatische Substanzen wie Goitrin (= Aminosäure) aus Raps und Kohl sowie eine Inhalation von p-tertiär-Butylphenol (Berufserkrankung: BeKV Nr. 1314) eine Struma hervorrufen.

Formalpathogenetisch scheint der epidermiale Wachstumsfaktor (= EGF) entscheidend zu sein. Denn der Jodmangel stimuliert über den EGF die Thyreozytenproliferation. Dadurch kommt es bei intaktem Regelkreis zur Hyperplasie des follikulären Schilddrüsenparenchyms. Anfangs ist diese Hyperplasie diffus; später aber tritt bei ausgeglichener Hormonbildung allmählich eine knotige Parenchymumwandlung ein (Ursache?), die mit stark regressiven Veränderungen unterworfen ist (S. 310).

Morphologie: Zunächst entwickelt sich eine diffuse Hyperplasie von meist kleinen Follikeln, die wenig Kolloid enthalten. Dabei ist die Schilddrüse mäßig vergrößert (= *Struma parenchymatosa).* Sowie ein Hormongleichgewicht erreicht ist, wird Kolloid gespeichert, was eine unregelmäßige Ausweitung der Follikel und eine Atrophie des Follikelepithels zur Folge hat. Dadurch erhält die Schnittfläche einen speckigen Glanz. Treten noch ein herdförmig betontes (knotiges) Follikelwachstum sowie regressive Veränderungen in Form von Vernarbungen, Blutungen, Verkalkungen und Zystenbildungen hinzu, so liegt das Vollbild einer multinodulären Kolloidstruma (Abb. 18.**22a** u. **b**) vor (= *Struma nodosa colloides).* Diese kann bis zu 2000 g schwer werden und besonders bei retrosternaler Lage die Trachea atemsynchron komprimieren (Tauchkropf). Da die Follikelproliferate sich oft adenomähnlich abkapseln, wird die Unterscheidung zu echten Schilddrüsenadenomen (s. unten) schwierig. So ist ein Knoten nur dann eindeutig als Adenom zu klassifizieren, wenn er isoliert in einem normalen Schilddrüsengewebe liegt.

Klinik: Der klinische Verlauf einer euthyreoten Struma wird durch ihr Wachstum und ihre Ausdehnung bestimmt. Das Wachstum kann durch Einnahme von Schilddrüsenhormonen kontrolliert werden. In Ländern mit gesetzlicher Jodprophylaxe (Schweiz) ist die Kropfhäufigkeit erheblich zurückgegangen.

2. Hypothyreote Struma

Definition: Dies ist eine Struma, die mit einer Hypothyreose einhergeht und auf einem kongenitalen Enzymdefekt der Hormonsynthese beruht (= *Jodfehlverwertungsstruma).*

Pathogenese: Die zugrundeliegenden Hormonsynthesefehler werden vorwiegend autosomal rezessiv vererbt und beruhen auf einem Unvermögen der Schilddrüse, a) Jodid zu speichern, b) Jodid in eine organische Verbindung überzuführen, c) Jodthyrosine zu koppeln, d) Jodprotein zu bilden und zu sezernieren, e) Jodthyrosine zu dejodieren oder f) auf einem Proteasemangel. Infolgedessen kommt es zu einem peripheren Schilddrüsenhormondefizit und zu einer ausgeprochen massiven TSH-Sekretion, was schließlich eine diffuse, später auch eine knotige Struma nach sich zieht. Das histologische Korrelat der Hormonsynthesestörung sind kolloidarme Schilddrüsenfollikel, ausgekleidet durch aktivierte anisomorphe und auch polyploide Thyreozyten (Abb. 14.**1 b**, S. 129).

3. Hyperthyreote Strumen

Allgemeine Definition: Darunter versteht man Strumen (= toxische Strumen), die mit einer diffusen oder herdförmigen Überfunktion der Schilddrüse einhergehen.

Diffuse hyperthyreote Struma

Definition: Diese Strumaform wird auch als *Morbus Basedow* (Grave's disease) bezeichnet. Sie ist die häufigste Ursache einer Hyperthyreose (= Schilddrüsenüberfunktion) und geht mit einer diffusen Hypertrophie und Hyperplasie der thyreoidalen Follikelepithelien einher. Sie beruht auf einer fehlerhaften TSH-Rezeptorfunktion und zählt zu den Immunthyreopathien.

Der Morbus Basedow ist gelegentlich (aber nicht immer) mit einem Exophthalmus und einem prätibialen Ödem kombiniert. Er manifestiert sich vor allem bei Frauen in der Prämenopause (♀ : ♂ = 5 : 1). Gehäuft Assoziation mit anderen Autoimmunkrankheiten wie perniziöse Anämie, SLE, rheumatoide Arthritis, Morbus Addison und Typ-1-Diabetes-mellitus.

Pathogenese: Der Morbus Basedow tritt familiär gehäuft auf und ist mit der Expression von HLA-DR3-Antigen (S. 188) assoziiert. Damit dürfte ein Defekt antigenspezifischer T-Suppressorzellen mit konsekutiver Überfunktion autoreaktiver B-Zellen verbunden sein. Tatsächlich spielen beim Morbus Basedow autoreaktive Antikörper vom IgG-Typ vor allem gegen TSH-Rezeptorantigene eine wichtige Rolle. Je nachdem, gegen welches Epitop solche Antikörper gerichtet sind, unterscheidet man a) Immunglobuline, die an den TSH-Rezeptor binden und über eine Aktivierung der Adenylatzyklase zu einer „Dauerstimulation" der Schilddrüsenepithelien mit exzessiver T_3/T_4-Hormon-Produktion führen; sowie b) Immunglobuline, die nach Bindung an den TSH-Rezeptor ein exzessives Wachstum der Thyreozyten auslösen.

Daneben kommen auch autoreaktive Antikörper gegen Mikrosomen, Thyreoglobulin und Kolloidglykoproteine vor. Da die TSH-Rezeptor-Antikörper nur in 90% der Fälle vorkommen und nur wenig mit dem Krankheitsverlauf korrelieren, wird eine anderweitig (viral oder bakteriell?) ausgelöste Störung der rezeptorvermittelten Signaltransduktion als krankheitsauslösender Mechanismus vermutet. Für den Exophthalmus scheinen die neuerdings beobachteten autoreaktiven Antikörper gegen Augenmuskulatur sowie die Stimulation der retroorbitalen Fibroblasten durch die TSH-Rezeptor-Antikörper verantwortlich zu sein. Die Ursache des prätibialen Ödems ist noch nicht geklärt.

Morphologie: Die Schilddrüse ist symmetrisch vergrößert (Gewicht bis zu 90 g) und zeigt eine fleischige, blutreiche, rotbraune Schnittfläche. Histologisch sind die Schilddrüsenfollikel durch Einfaltungen und papilläre Zellknospen der hochzylindrischen Thyreozyten (= *Sanderson-Polster)* sternförmig umgestaltet. Der Kolloidgehalt ist stark vermindert, und im blassen Restkolloid finden sich randständige Resorptionsvakuolen. Im Interstitium findet man häufig ein Lymphozyteninfiltrat, gelegentlich mit Lymphfollikelbildung (Abb. 18.**23 a** u. **b**).

Unter der üblichen präoperativen Jodidtherapie werden diese Schilddrüsenveränderungen deutlich abgeschwächt: Die Thyreozyten werden kleiner, und die Schilddrüsenfollikel beginnen wieder, Jod zu speichern. Wird präoperativ hingegen das thyreostatisch wirksame Thiouracil gegeben, so verstärkt sich die Hyperplasie der Schilddrüsenfollikel und die Kolloidarmut.

Klinik: Merseburger Trias: Kropf, Exophthalmus, Tachykardie. Dazu noch Abmagerung, Tremor, feuchtwarme Haut.

Komplikationen: Unter den extrathyreoidalen Läsionen steht der Exophthalmus (meist symmetrisch) im Vordergrund.

1. *Exophthalmus:* Er wird etwa in 15% der Fälle beobachtet und beruht auf einer Hypertrophie der extraokulären Muskulatur mit Einlagerung eines muzinösen Ödems. Dazu gesellt sich noch eine Fibroblastenproliferation, welche bei fortbestehender Exophthalmusdauer für eine entsprechende Fibrose verantwortlich ist. Zusätzlich treten noch Lymphozytenansammlungen auf.

2. *Maligner Exophthalmus:* Der Exophthalmus kann trotz Hyperthyreoserückgang fortbestehen und über einen ungenügenden Lidschluß sowie eine Überdehnung des N. opticus zu Hornhautschädigungen und Visusverlust führen.

3. *Prätibiales Ödem:* Etwa in 3% der Fälle.

4. *Hypertrophische Osteoarthropathie* mit Periostitis und Trommelschlegelfingern ist noch seltener.

5. *Thyreotoxische Krise:* Sie ist eine gefürchtete Komplikation der Hyperthyreose, die sich unter einer Jodzufuhr (z. B. Röntgenkontrastmittel) entwickeln und in einem tödlichen Kreislaufschock enden kann.

Therapiekonzepte: Sie basieren auf der Verabreichung von Thyreostatika, einer subtotalen Strumektomie und einer Radiojod-Behandlung. Dabei wirken hochdosierte Jodpräparate und Thyreostatika bei schwangeren Frauen auch auf die Schilddrüse des Fetus ein, was schließlich zu einer Struma neonatorum führt. Unbehandelt hat der Morbus Basedow eine schlechte Prognose.

Differentialdiagnose: Von diesem endokrinen Exophthalmus sind folgende entzündliche Exophthalmusformen abzugrenzen:

- *Entzündliche Exophthalmus:* Er wird durch unspezifische oder spezifische Entzündungen in der Orbita hervorgerufen, gelegentlich auch durch einen Pseudotumor.
- *Idiopathisch-entzündlicher Pseudotumor der Orbita,* der histologisch durch ein lymphoplasmazelluläres Infiltrat mit Histiozyten, Epitheloidzellen und mehrkernigen Riesenzellen gekennzeichnet ist und der selten auch mit einer mediastinalen und retroperitonealen Fibrose oder Riedel-Thyreoiditis (S. 995) kombiniert sein kann.

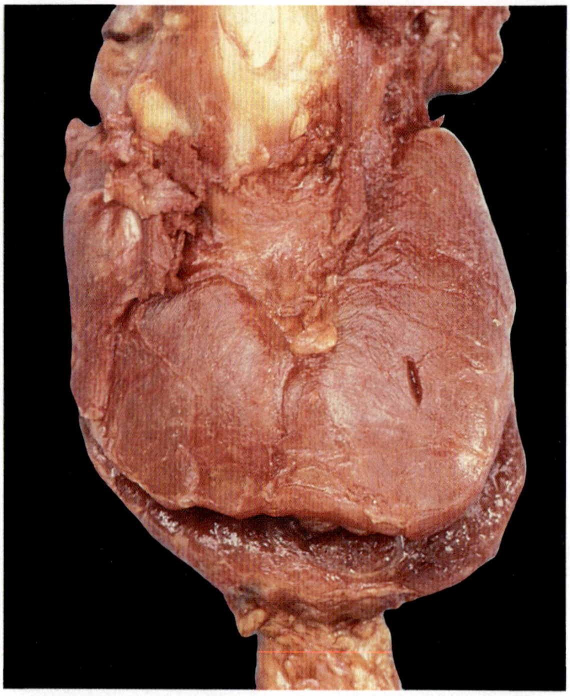

a

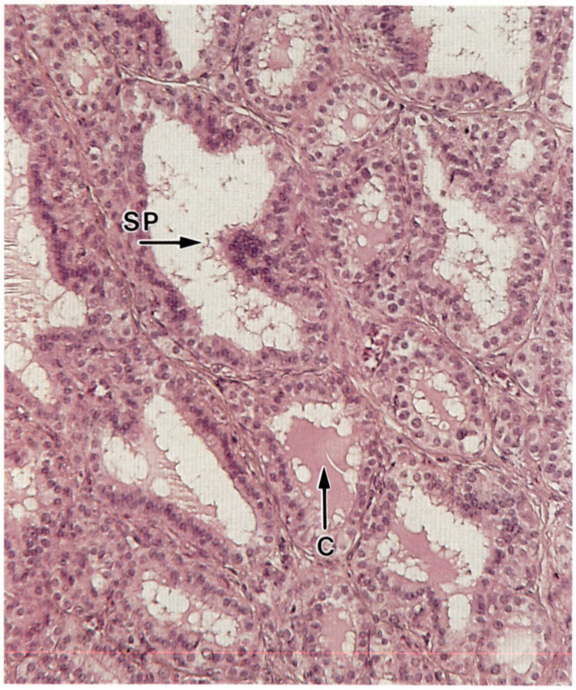

b

Abb. 18.**23a** u. **b** Hyperthyreote diffuse Struma bei Morbus Basedow:
a Mit gleichmäßiger Organvergrößerung
b Mit histologisch aktivierten Epithelien der kolloidarmen Follikel (SP = Sanderson-Polster, C = Restkolloid mit randlichen Resorptionsvakuolen) (HE, Vergr. 1 : 250)

Hyperthyreote Knotenstruma

Definition: Diese Schilddrüsenläsion wird auch als *„multinodulär toxische Struma"* oder als „sekundäre Hyperthyreose in vorbestehender Knotenstruma" bezeichnet. Sie beruht auf einer endokrinen Autonomie bestimmter thyreoidaler Parenchymbezirke. Manifestationsalter meist nach dem 55. Lebensjahr.

Der gelegentlich synonym verwendete Begriff „Struma basedowificata" stammt aus der Zeit, als eine Hyperthyreose durch Messung des Grundumsatzes bestimmt wurde. Da er Hyperthyreosefälle umfaßt, die entweder durch immunpathologische Prozesse oder durch Parenchymautonomie ausgelöst werden, hat er nur noch historischen Wert.

Pathogenese: Warum es in einer vorbestehenden euthyreoten Struma Inseln autonom wachsender und gleichzeitig autonom überfunktionierender Zellverbände gibt, welche meist im Verlaufe von Jahren zu einer Hormonüberschwemmung des Organismus führen, ist noch nicht bekannt. In einzelnen Fällen wird die vorbestehende Parenchymautonomie erst bei hohen Jodgaben manifest (sog. Jod-Basedow-Phänomen).

Morphologie: Die Knotenstruma weist Follikel auf, die bezüglich Größe, Epithelhöhe und Kolloidgehalt sehr variabel sind.

Klinik: Differentialdiagnostisch wichtig ist das Fehlen eines Exophthalmus sowie eines prätibialen Myxödems. Weiterhin äußern sich diese Hyperthyreosen oft nur oligosymptomatisch, z. B. nur durch eine Kardiomyopathie (S. 506).

Neoplastische Läsionen

Follikuläres Adenom (ICD-O-8330/0)

Definition: Ein gutartiger Tumor, der von den Schilddrüsenfollikeln ausgeht.

Er ist der häufigste gutartige Tumor der Schilddrüse und bevorzugt junge Frauen.

Morphologie: Das follikuläre Adenom ist ein gut abgekapselter Tumor von festerer Konsistenz und hellerer Farbe als das normale Schilddrüsengewebe. Histologisch bilden die follikulären Adenome verschiedene Gewebsmuster, die man entsprechenden Differenzierungsstufen der pränatalen Schilddrüse zuordnen kann: Demzufolge kann man morphologisch ausgereifte follikuläre Adenome von unausgereiften trabekulär-mikrofollikulären Adenomen mit unterschiedlichem Kolloidgehalt sowie onkozytäre Adenome unterscheiden. Diese Subklassifizierung ist aber klinisch irrelevant. Vielfach entwickeln sich im Zentrum der Adenome ausgedehnte regressive Veränderungen in Form von Verkalkungen und Fibrosen.

Klinik: Die meisten Schilddrüsenadenome sind endokrin inaktiv und stellen sich nach Radiojodgabe szintigraphisch als *„kalte Knoten"* dar. Endokrin aktive Adenome (=*autonome Adenome*) imponieren klinisch als *„heiße Knoten„* und können eine Hyperthyreose verursachen (S. 1003). Histologisch sind sie an kolloidarmen Follikeln mit kubischer Epithelauskleidung und einem funktionell supprimierten, umgebenden Schilddrüsengewebe zu erkennen.

Atypisches Adenom (ICD-O-8140/1)

Definition und Morphologie: Damit bezeichnet man einen nichtinvasiven Schildrüsentumor, der trotz ungewöhnlicher histologischer und zytologischer Differenzierung (Zellreichtum, Zellpolymorphie, Mitosenreichtum) weder einen Kapseldurchbruch noch eine Gefäßinvasion aufweist (vgl. Abb. 18.**24**).

Schilddrüsenkarzinome

Allgemeine Pathogenese: Diese malignen Tumoren der Schilddrüse gehen entweder vom *Follikelepithel* oder den *C-Zellen* aus und weisen eine Inzidenz von 2 Fällen pro 100000 Einwohner auf. Die relative Häufigkeit der einzelnen Karzinomtypen schwankt zwischen Strumaendemiegebieten und den übrigen Regionen erheblich. Beim Menschen ist eine Strahlenexposition der Schilddrüse bislang die einzige gesicherte Ursache der Schilddrüsenkarzinome (S. 167). Erhöhte TSH-Spiegel oder eine Knotenstruma scheinen die Karzinomentwicklung nicht zu begünstigen.

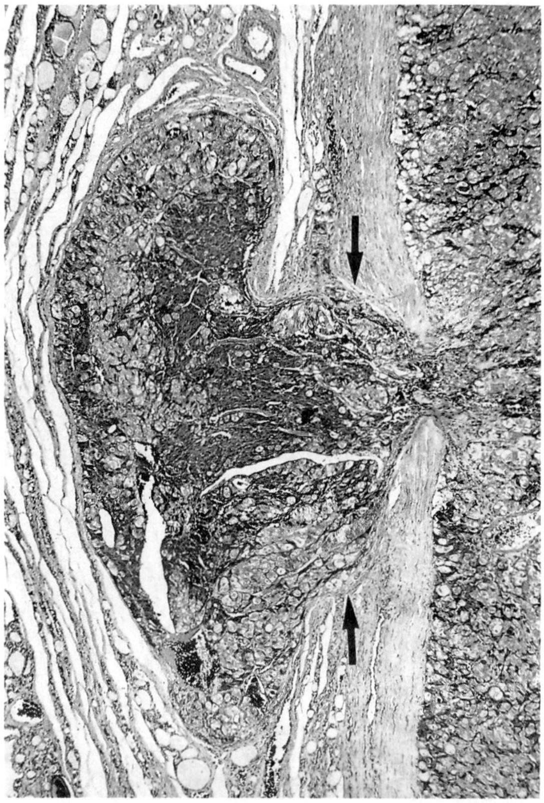

Abb. 18.**24** Schilddrüsenkarzinom mit Kapseldurchbruch (Pfeile) in das umgebende Schilddrüsenparenchym als Malignitätskriterium (MG-Färbung, Vergr. 1:40; Original: Schröder)

1. Follikuläres Karzinom (ICD-O-8330/3)

Definition: Dies ist ein maligner epithelialer Tumor mit einem Gewebsaufbau, der dem Wachstumsmuster der ausgereiften (follikulärer Typ) oder sich entwickelnden Schilddrüse (trabekulärer Typ) weitgehend ähnlich ist. Definitionsgemäß dürfen in diesen Tumoren keine papillär gestalteten Strukturen enthalten sein.

Follikuläre Karzinome speichern in vielen Fällen Radiojod. Sie sind in Endemiegebieten und in Knotenstrumen häufiger als die papillären Karzinome (s. unten) und bevorzugen Frauen in der 4. und 5. Lebensdekade. Sie metastasieren in erster Linie hämatogen.

Makroskopisch können bei den follikulären Karzinomen folgende klinisch relevante Typen voneinander unterschieden werden:

- *„Abgekapseltes", minimal-invasives follikuläres Karzinom.* Es imponiert als abgekapselter, szintigraphisch kalter, durchschnittlich 4 cm großer Knoten. Der Tumor kann histologisch so hoch-differenziert sein, daß er sich nur aufgrund einer Kapselinfiltration und/oder Gefäßinvasion von einem Adenom abgrenzen läßt (Abb. 18.**24** und 18.**25a**).
- *Grobinvasives follikuläres Karzinom:* Es durchsetzt meist als grauweißer Tumor diffus das Schilddrüsengewebe.

Histologisch findet man je nach Gewebeausreifung ein Tumorgewebe aus unterschiedlich großen kolloidhaltigen Follikeln. Zytologische Merkmale wie Kernpolymorphie besagen wenig. Malignitätsbeweisend ist nur die Tumorinvasion in ein Gefäß, wobei die diagnostisch verwertbaren Tumorzellaggregate entweder endothelialisiert oder mit einem Thrombus assoziiert sein müssen.

Histologisch findet man ein Nebeneinander von follikulären, trabekulären und soliden Gewebsmustern (Abb. 18.**25b** u. **c**). Eine besonders unreife solide Variante wird in Strumaendemiegebieten beobachtet und wurde früher als „wuchernde Struma Langhans" bezeichnet. Follikuläre Karzinome aus oxyphilen Zellen (= Onkozyten) haben wahrscheinlich keine klinisch-pathologische Sonderstellung, speichern aber kein Radiojod, da sie funktionell stumm sind.

Klinik: Follikuläre Schilddrüsenkarzinome vom gut differenzierten Typ weisen auch bei länger dauernder Tumorkrankheit eine frappante Konstanz ihres Gewebsbildes auf, während Tumoren von schlecht differenziertem Typ gelegentlich in anaplastische Karzinome übergehen. Eine Besonderheit der follikulären Karzinome besteht in ihrer Neigung, hämatogene Fernmetastasen in Lunge, Skelett und Gehirn zu setzen. Demgegenüber sind Lymphknotenmetastasen selten. Die 10-Jahres-Überlebenszeit für Patienten mit abgekapseltem follikulärem Karzinom entspricht der eines Nicht-Tumorträgers. Bei Patienten mit grobinvasivem follikulärem Karzinom reduziert sie sich auf etwa 30%. Die 5-Jahres-Überlebensrate liegt im Mittel bei etwa 65%.

2. Papilläres Karzinom (ICD-O-8260/3)

Definition: Alle *Schilddrüsenkarzinome mit zumindest herdförmig papillären Drüsenstrukturen* werden

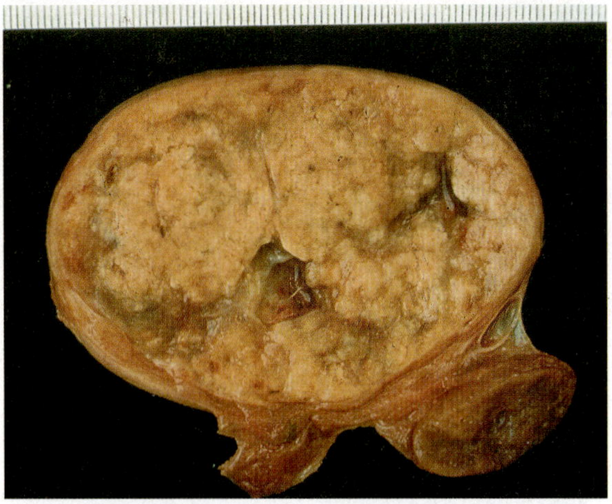
a

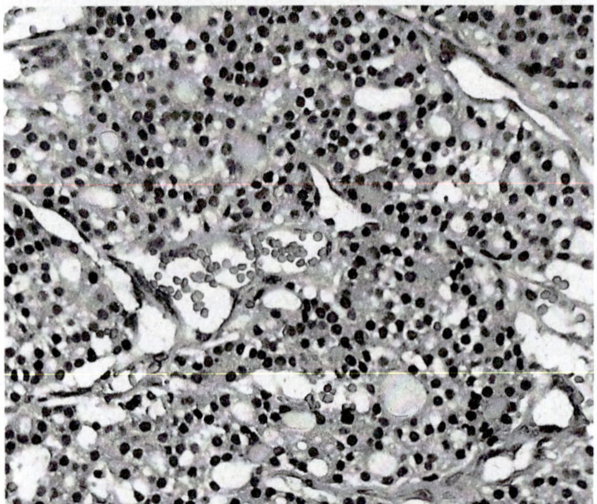
b

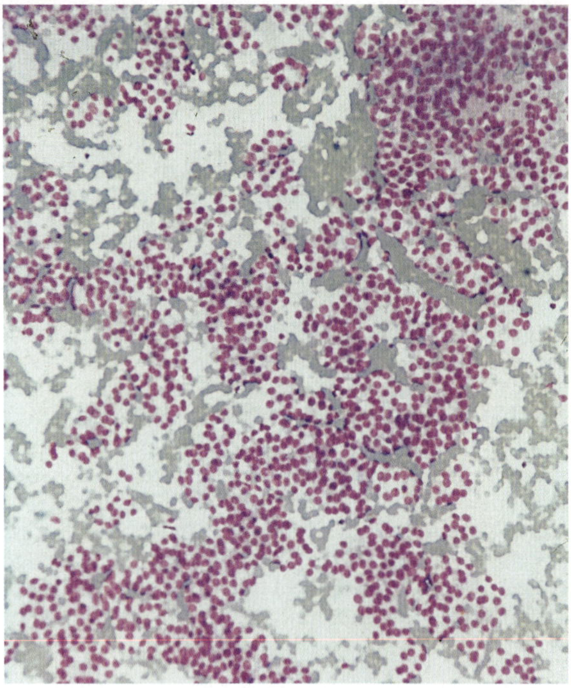
c

Abb. 18.**25a–c** Follikuläres Schilddrüsenkarzinom:
a Der markige Tumor ist scharf gegenüber dem umgebenden Parenchym abgegrenzt (Original: Schröder)
b Histologisch mäßige, follikuläre Differenzierung (HE, Vergr. 1:250)
c Zytologie: papilläre Neoplasie mit girlandenförmigen (follikel-imitierenden) Anhäufungen isomorpher Zellen (MGG, Vergr. 1:500; Original: Freudenberg)

unter die papillären Karzinome eingereiht, sofern sie nicht aufgrund anaplastischer Anteile zu den undifferenzierten Karzinomen gerechnet werden müssen. Auch *Karzinome mit follikulärem Muster, aber mit Milchglaskernen* (= Lindsay-Tumoren) werden den papillären Karzinomen zugeordnet.

Die papillären Karzinome sind die häufigsten Schilddrüsenkarzinome. In den Nicht-Strumaendemiegebieten sind sie doppelt so häufig wie die follikulären Karzinome. Sie bevorzugen jüngere Frauen (30–50 Jahre). Sie metastasieren in erster Linie lymphogen (vgl. Abb. 18.**26b**).

Molekularpathologie: Diese Tumoren gehen von den Schilddrüsenfollikelepithelien aus und entstehen gelegentlich auch multifokal. In 30% der Fälle liegt ein Rearrangement des c-ret als somatische Mutation (ret/PTC-Onkogen) vor.

Morphologie: Die papillären Karzinome imponieren als große, teils solide, teils zystische Knoten mit grauweißer Schnittfläche. Je nach Kapselbegrenzung und Größe lassen sie sich in folgende klinisch relevante Subtypen unterteilen:

- *Abgekapseltes papilläres Karzinom:* In diesem Fall findet man einen abgekapselten, etwa 3 cm im Durchmesser großen Tumorknoten.
- *Papilläres Mikrokarzinom:* Tumoren dieses Typs sind durchschnittlich 1 cm groß und imponieren als kleine strahlenförmige Narbe.
- *Grobinvasives papilläres Karzinom:* Dies ist ein mehrere Zentimeter großer Tumor mit unscharf begrenzter, grauweißer Schnittfläche (Abb. 18.**26a**).
- *Diffus sklerosierendes papilläres Karzinom:* mit diffuser Tumorinfiltration, dichter Sklerose, schlechterer Prognose.

Histologisch bilden diese Tumoren definitionsgemäß hochdifferenzierte papilläre Drüsenformationen mit einem fibrovaskulären Stroma aus und können in 80% der Fälle auch follikuläre Anteile haben. Typisch sind die häufig zu beobachtenden, blassen Tumorzellkerne (Abb. 18.**26d**) (= Milchglaskerne), die ultrastrukturell durch eine Zytoplasmaeinstülpung zustande kommen und teilweise einen Kaffeebohnenaspekt vermitteln. Weiteres Charakteristikum sind Psammomkörper in Form kleiner, rundlicher, verkalkter Korpuskel.

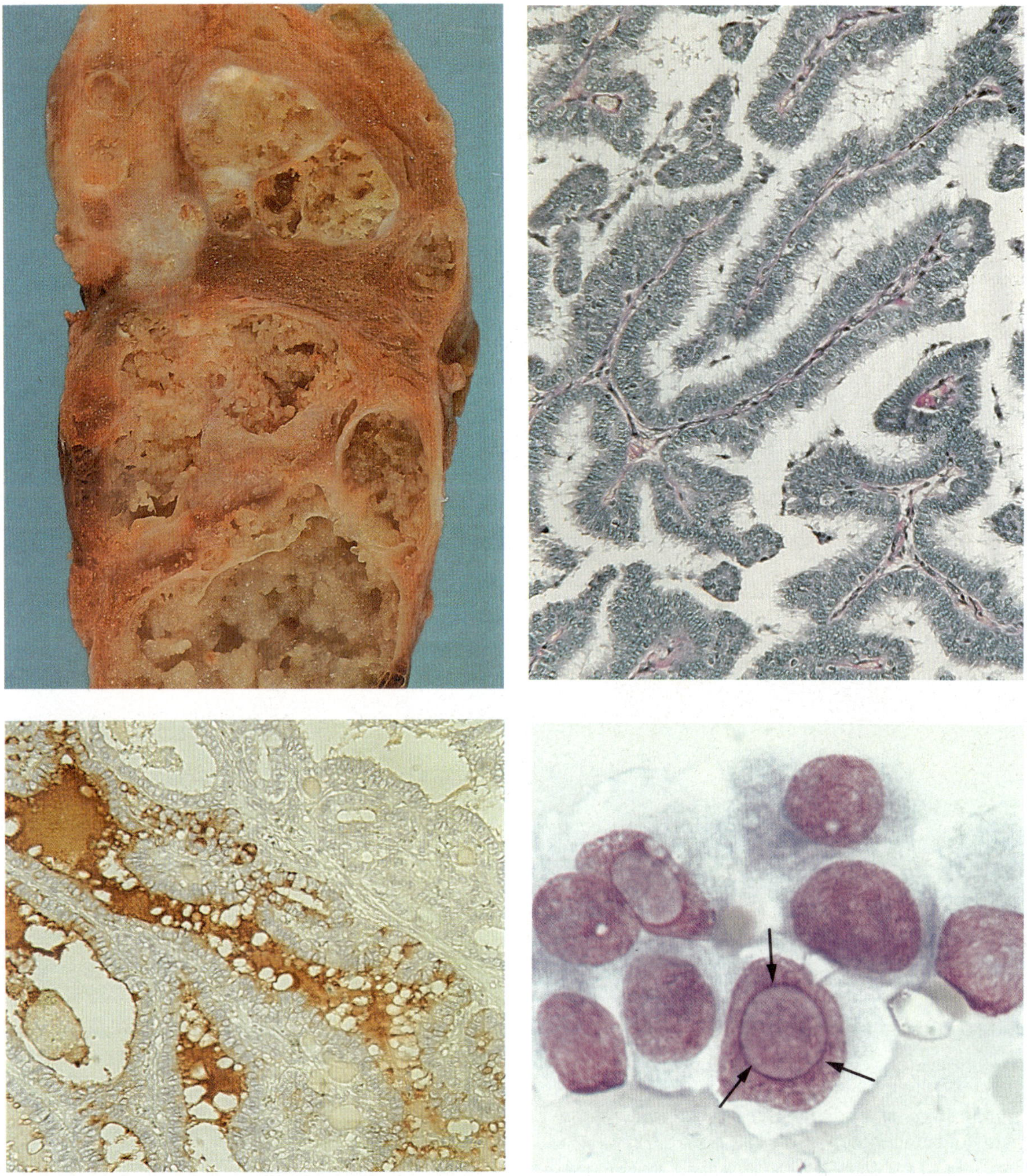

a c b d

Abb. 18.**26a–d** Papilläres Schilddrüsenkarzinom:

a Makroskopie: unscharfe Tumorbegrenzung mit Infiltration ins Schilddrüsenparenchym und makropapillären Strukturen

b Immunhistochemie: positiver Thyreoglobulinnachweis in follikulären Strukturen in einer Lymphknotenmetastase (PAAP-Methode, Vergr. 1 : 250)

c Histologie: papilläre Drüsenformationen (HE, Vergr. 1 : 250)

d Zytologie (Feinnadelaspirationszytologie): Tumorzelle mit intranukleären Zytoplasmainklusionen (MGG, Vergr. 1 : 670; Original: Freudenberg)

Klinik: Die papillären Karzinome sind generell die prognostisch günstigsten Tumoren der Schilddrüse. Im Gegensatz zu den follikulären Schilddrüsenkarzinomen neigen sie recht früh zu einer lymphogenen Metastasierung in die regionalen Lymphknoten. Okkulte und abgekapselte papilläre Karzinome haben eine bessere Prognose als die grob invasiven Karzinomformen. Die 10-Jahres-Überlebensrate liegt bei den intrathyreoidalen papillären Karzinomen über 90%; bei extrathyreoidaler Invasion verringert sie sich auf etwa 55%. Da sie wie die follikulären Karzinome in etwa 70% Jod aufnehmen, sind sie einer Radiojodtherapie zugängig (vgl. Abb. 18.**26b**).

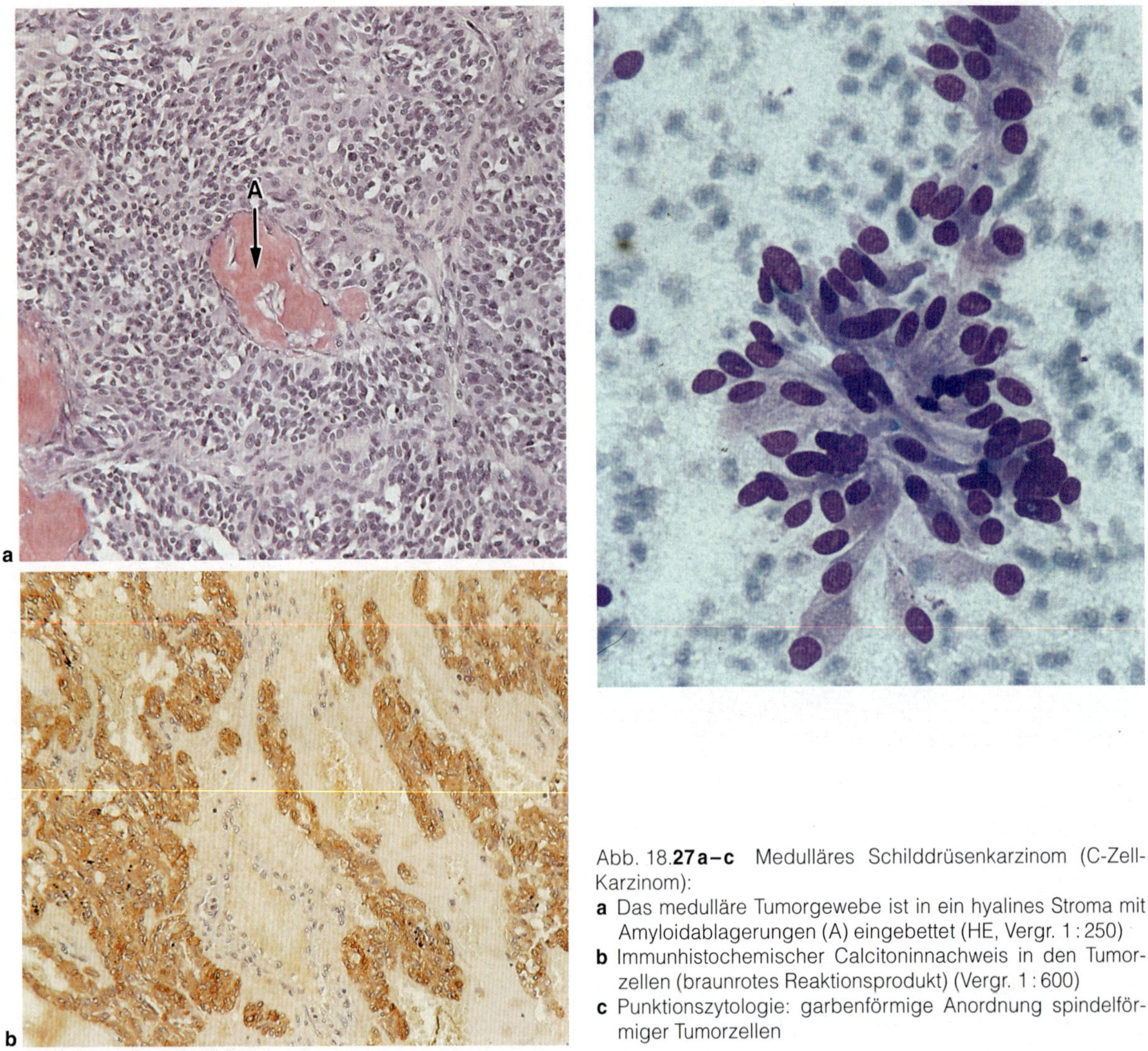

Abb. 18.**27a–c** Medulläres Schilddrüsenkarzinom (C-Zell-Karzinom):
a Das medulläre Tumorgewebe ist in ein hyalines Stroma mit Amyloidablagerungen (A) eingebettet (HE, Vergr. 1 : 250)
b Immunhistochemischer Calcitoninnachweis in den Tumorzellen (braunrotes Reaktionsprodukt) (Vergr. 1 : 600)
c Punktionszytologie: garbenförmige Anordnung spindelförmiger Tumorzellen

3. Medulläres Karzinom (ICD-O-8510/3)

Definition: Dies ist ein bösartiger Tumor, der von den C-Zellen ausgeht (= C-Zell-Karzinom), Calcitonin produziert und mit der Ablagerung von AE-Amyloid einhergeht.

Diese Tumoren machen etwa 5% aller Schilddrüsenkarzinome aus, kommen in jedem Lebensalter, gehäuft aber zwischen dem 40. und 70. Lebensjahr vor (♂ = ♀).

Pathogenese: Der größte Teil dieser Tumoren tritt sporadisch auf (nicht somatische Mutation des c-ret-Onkogens, S. 1004), die übrigen familiären Formen zeigen einen autosomal dominanten Erbgang (somatische Mutation des c-ret-Onkogens, S. 1004) und sind Teil der familiären multiplen endokrinen Neoplasie Typ II (S. 1014). In diesen Fällen sind sie mit einem Phäochromozytom und gelegentlich auch mit einer Nebenschilddrüsenhyperplasie gekoppelt.

Morphologie: Makroskopisch bildet der Tumor solide Knoten variabler Größe mit einer grauweißen oder graubraunen Schnittfläche. Eine Tumorkapsel fehlt. Die familiären Formen sind meist bilateral entwickelt. Mikroskopisch liegen strangförmige bis medulläre Zellkomplexe vor, die von hyalinen Stromabändern (Abb. 18.**27a–c**) durchzogen werden. Darin läßt sich meist AE-Amyloid nachweisen (S. 63). Zytologisch sind die Tumorzellen rundlich bis spindelförmig und besitzen ein helles Zytoplasma, in dem man immunzytochemisch Calcitonin nachweisen kann. Die endokrinen Granula sind argyrophil. Zudem kann in diesen Tumoren immunzytochemisch CEA, gelegentlich auch Somatostatin und Serotonin nachgewiesen werden. Bei den familiären Fällen findet man außerhalb der medullären Karzinome zwischen den Schilddrüsenfollikeln hyperplastische C-Zell-Nester, die offensichtlich der Tumorentwicklung vorangehen.

Klinik: Diese Schilddrüsenkarzinome speichern kein Radiojod. Trotz hoher Calcitoninspiegel sind die meisten Patienten normokalzämisch; 30% der Patienten leiden an einer Diarrhoe, die nicht auf die Calcitoninproduktion, sondern auf die gleichzeitige Prostaglandinsynthese durch den Tumor zurückgeführt wird. Der Tumor metastasiert lymphogen und hämatogen; seine Prognose ist schlechter als bei den hochdifferenzierten Karzinomen des Follikelepithels, jedoch besser als bei den anaplastischen Schilddrüsenkarzinomen. *Therapie:* Radikaloperation.

4. Undifferenziertes Karzinom

Definition: Als undifferenzierte (anaplastische) Karzinome bezeichnet man alle malignen, epithelialen Schilddrüsentumoren, die so wenig differenziert sind, daß sie keinem der bisherigen Karzinome zugeordnet werden können.

Sie können aus differenzierten Schilddrüsenkarzinomen hervorgehen und sind vor dem 60. Lebensjahr selten (♀ > ♂). Sie machen etwa 15% aller Schilddrüsenkarzinome aus.

Morphologie: Die anaplastischen Karzinome präsentieren sich meist als schnellwachsende, die Schilddrüse zerstörende Tumoren mit lokaler Infiltration der Halsweichteile und einer grauweißfarbenen Schnittfläche. Histologisch sind diese Tumoren aus Spindelzellen, Riesenzellen und kleinen Zellen in wechselnden Proportionen aufgebaut, auch sarkomatöse Anteile können vorkommen.

Klinik: Diese Karzinome haben eine sehr schlechte Prognose (Überlebenszeit: 5–7 Monate) und metastasieren frühzeitig hämatogen und lymphogen. Eine Kropfanamnese besteht bei diesen Tumoren nicht.

5. Hämangiosarkom (ICD-O-9130/3)

Definition: Unter den insgesamt sehr seltenen Schilddrüsensarkomen ist dieser maligne Gefäßtumor hervorzuheben, welcher bevorzugt in endemischen Strumen entsteht.

Morphologie: S. 466. Da sowohl in den anaplastischen Schilddrüsenkarzinomen als auch in den thyreoidalen Hämangioendothelsarkomen Marker epithelialer und endothelialer Differenzierungen koexprimiert werden, wird eine gemeinsame maligne Stammzelle angenommen.

Funktionelle Läsionen

Die endokrine Leistung des Schilddrüsengewebes kann im Sinne einer Minderfunktion (= Hypothyreose) oder Überfunktion (= Hyperthyreose) verändert sein:

Hyperthyreosen

Allgemeine Definition: Als Hyperthyreose (veraltete Bezeichnung: Thyreotoxikose) bezeichnet man eine *Schilddrüsenüberfunktion,* die klinisch durch einen Hypermetabolismus infolge erhöhter Schilddrüsenhormonwerte im Blut mit Gewichtsverlust, Tachykardie (infolge Erhöhung der Aktin- und Ca^{2+}-stimulierten Myosin-ATPase-Aktivität), vermehrter Schweißproduktion, Hitzeunverträglichkeit und innerer Unruhe charakterisiert ist.

Die Hyperthyreosen machen etwa 5% aller Schilddrüsenerkrankungen aus. Betroffen sind vor allem Frauen zwischen dem 30. und 60. Lebensjahr (♀ : ♂ = 5 : 1).

Allgemeine Pathogenese: Eine Hyperthyreose kann verschiedene Ursachen haben und sich unter verschiedenen Krankheitsbildern manifestieren. Diese sind in Tab. 18.**2** und in Abb. 18.**28** zusammengestellt.

Pathologische TNM-Klassifikation der Schilddrüsentumoren;

pT1 Tumor ≤ 1 cm auf Schilddrüse begrenzt,
pT2 Tumor > 1 ≤ 4 cm auf Schilddrüse begrenzt,
pT3 Tumor > 4 cm auf Schilddrüse begrenzt,
pT4 Tumor infiltriert Schilddrüsenumgebung.

pN1a ipsilaterale Lymphknotenmetastasen,
pN1b bi-, kontralaterale, mediastinale Lymphknotenmetastasen.

Tabelle 18.**2** Pathogenese der Hyperthyreosen

Pathogenese	Krankheit
exzessive Thyreoideastimulation	– Morbus Basedow (diffuse toxische Struma)
autonome Thyreoideafunktion	– uninodulär toxische Struma (toxisches Adenom) – multinodulär toxische Struma (hyperthyreote Knotenstruma)
exzessive thyreoidale Schilddrüsenhormonfreisetzung	– subakute Thyreoiditis (De-Quervain-Thyreoiditis)

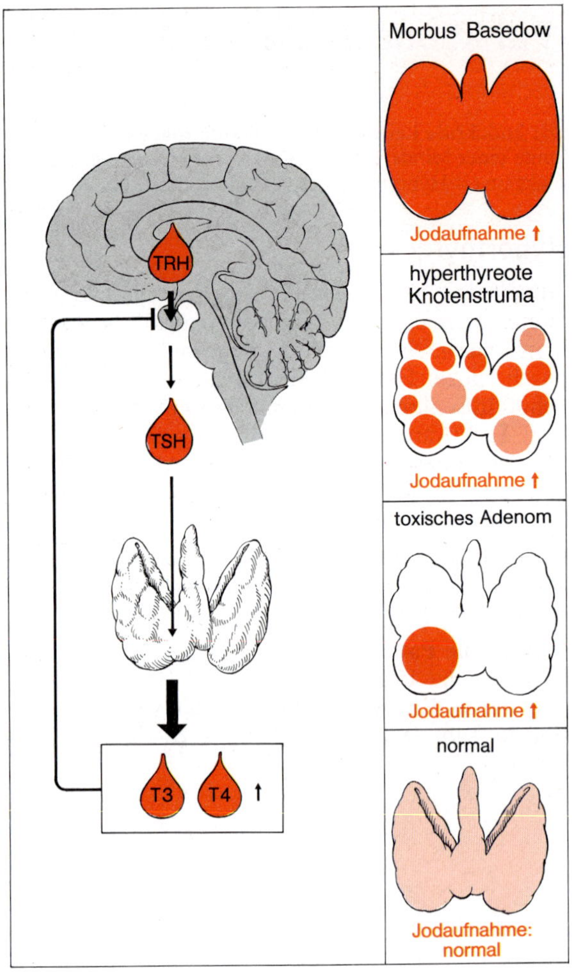

Abb. 18.**28** Pathogenese und Formen der Hyperthyreose: Normalerweise (linke Bildhälfte) führen die Thyroxine (T_3, T_4) zu einer negativen Rückkoppelung der TSH-Ausschüttung aus dem HVL:
TRH = thyroxin-releasing-Hormon
Rechte Bildhälfte: Rot im Schilddrüsenparenchym gibt Ort und Menge der Jodaufnahme als Rotwerte wieder

1. Morbus Basedow

Siehe S. 997.

2. Toxisches Adenom (ICD-O-8330/0)

Definition: Diese Schilddrüsenläsion wird auch als lokalisierte Hyperthyreose (Morbus Plummer) oder als uninodulär toxische Struma bezeichnet.

Pathogenese: Es handelt sich um einen umschriebenen Bezirk der Schilddrüse, der unabhängig von regulierenden Impulsen übergeordneter Zentren autonom Schilddrüsenhormon produziert und morphologisch als Adenom, klinisch als palpabler Knoten (szintigraphisch: „heißer Knoten") imponiert.

Molekularpathologisch liegt eine Störung in der thyroxininduzierten Signaltransduktion zugrunde, wobei es infolge einer Punktmutation des c-gsp-Onkogens, welches für eine Kette des G-Proteins kodiert, zur Thyreozytendauerstimulation kommt.

3. Multinodulär toxische Struma

Siehe S. 998

Hypothyreose

Allgemeine Definition: Als Hypothyreose bezeichnet man eine *langanhaltende Mindersekretion der Schilddrüsenhormone*. Je nachdem, ob die pathogenetische Seite der Störung in der Schilddrüse selbst liegt oder nicht, unterscheidet man:

- *Primäre Hypothyreose:* Sie beruht auf einer Erkrankung der Schilddrüse selbst und geht mit einer reaktiven hypophysären TSH-Erhöhung einher.

- *Sekundäre Hypothyreose:* In diesem Fall liegt eine mangelnde TSH-Stimulierung durch eine hypophysäre (und/oder hypothalamische) Läsion vor.

Eine Hypothyreose kann angeboren oder erworben sein und geht mit oder ohne Struma einher. Das klinische Bild der Hypothyreose hängt davon ab, ob der Hormonmangel seit der Geburt besteht (Kretinismus) oder erst im Erwachsenenalter erworben wurde (Myxödem).

1. Kongenitale primäre Hypothyreose

Pathogenese: Hier ist der Hormonmangel während der Fetalzeit prägend, der je nach Ausmaß, Beginn und Dauer zu irreversiblen Defekten an Skelett und Zentralnervensystem führt. Diese Veränderungen werden unter dem Begriff *Kretinismus* subsummiert.

Die pathogenetisch wirksamen Ursachen sind exogener oder endogener Natur und decken sich weitgehend mit denjenigen der endemischen oder sporadischen Struma. Dementsprechend unterteilt man den Kretinismus in eine endemische und eine sporadische Form:

- *Endemischer Kretinismus:* Er kommt definitionsgemäß in Kropf-Endemiegebieten vor und beruht hauptsächlich auf einem exogenen Jodmangel während der Schwangerschaft.

Klinisch imponieren diese Patienten als dysproportionierte, kleinwüchsige und plumpknochige Oligophrene.

- *Sporadischer Kretinismus:* Dieser Kretinismusform liegen endogene Faktoren zugrunde. Dabei findet man entweder Schilddrüsenfehlbildungen in Form von Aplasie oder dystoper Hypoplasie (S. 992) oder angeborene Enzymdefekte der Schilddrüsenhormonsynthese (S. 996) oder (ganz selten) eine Endorganresistenz gegenüber an sich erhöhten Schilddrüsenhormonwerten infolge fehlerhafter Signaltransduktion nach der Rezeptorbindung. Selten können aber auch exogene Ursachen, wie eine Medikation der Mutter mit antithyreoidal wirkenden Arzneimitteln in der Schwangerschaft, in Betracht kommen.

Klinik: Oligophrenie, Schwerhörigkeit, dysproportionierter Minderwuchs, kretinoide Fazies mit breitem Gesicht, wulstigen Lippen und Makroglossie sowie trockene myxödematös veränderte Haut (generalisiertes Myxödem, S. 71).

2. Erworbene primäre Hypothyreose

Pathogenese: Sie geht auf eine postnatale Schilddrüsenschädigung zurück. In über 80% der Fälle wird diese Hypothyreoseform durch eine entzündliche Schilddrüsenzerstörung (Hashimoto-Thyreoiditis) verursacht, selten dagegen durch therapeutische Maßnahmen wie Strumektomie oder Bestrahlung. Gelegentlich kann aber auch ein Morbus Basedow nach längerer thyreostatischer Therapie in eine Hypothyreose übergehen.

Klinik:
Meist sind Frauen (♀ : ♂ = 4 : 1) zwischen dem 40. und 60. Lebensjahr betroffen.

– Im Kindesalter liegen einer erworbenen Hypothyreose Entwicklungsstörungen zugrunde, die jedoch im Gegensatz zu den Fällen mit angeborener primärer Hypothyreose reversibel sind.

– Im Erwachsenenalter beherrschen die metabolischen Auswirkungen des Schilddrüsenhormonmangels das klinische Bild in Form des generalisierten Myxödems (S. 71). Pathogenetisch entscheidend ist dabei die Einlagerung hydrophiler Proteoglykane in fast alle Körpergewebe. Dadurch wird die Haut teigig, die Zunge grob vergrößert (Makroglossie), und die Reflexabläufe werden verlangsamt.

3. Sekundäre Hypothyreose

Pathogenese: Sie geht auf einen Ausfall des thyreotropen Hormons (= TSH) des Hypophysenvorderlappens zurück (meist Tumoren oder postpartale Nekrosen). In diesen Fällen ist pathogenetisch bedeutsam, daß auch nach Ausfall des TSH die ansonsten intakte Schilddrüse eine gewisse Basisfunktion aufrechterhält.

Klinisch kommt es deshalb im Gegensatz zur primären Hypothyreoseform nicht zu einem Myxödem und nicht zu einer Struma.

Literatur

Böcker, W.: Morphologie der Funktionsstörungen der Schilddrüse. Verh. dtsch. Ges. Path. 61 (1977) 162

Hedinger, C., L. H. Sobin: Histological Typing of Thyroid Tumours. International Histological Classification of Tumours, 2nd ed. Springer, Berlin 1988

Klein, I., G. S. Levy: Silent thyreotoxic thyreoiditis. Ann. Intern. Med. 96 (1982) 242

Lang, W., et al.: Die differentiation of atypical adenomas and encapsulated follicular carcinomas in the thyroid gland. Virchows Arch. A 385 (1980) 125

Lietz, H., W. Böcker: Schilddrüse. In Doerr, W., et al.: Spezielle pathologische Anatomie, Bd. 14: Pathologie der endokrinen Organe. Springer, Berlin 1981 (p. 295)

Schimke, R. N.: Multiple endocrine neoplasia. New. Engl. J. Med. 314 (1986) 1315

LiVolsi, V. A.: Riedels disease. In Sternberg, S. S.: Diagnostic Surgical Pathology. Raven Press, New York 1989 (p. 400)

O'Sullivan, C., et al.: Activating point mutations of the gsp-oncogene in human thyroid adenomes. Molec. Carcinogen. 4 (1991) 345

Sommers, S. C.: Thyroid gland. In Bloodworth jr., J. M. B.: Endocrine Pathology, General and Surgical, 2nd ed. Williams & Wilkins, Baltimore 1982 (p. 155)

Utiger, R. D.: Pathogenesis of Grave's ophthalmopathy. New Engl. J. Med. 326 (1992) 1772

Wilkin, T. J.: The primary lesion theory of autoimmunity. Autoimmunity 7 (1990) 225

Wilkin, T. J.: Receptor autoimmunity in endocrine disorders. New Engl. J. Med. 323 (1992) 1318

Woolf, P. D.: Transient painless thyreoiditis with hyperthyroidism: a variant of lymphocytic thyroidism. Endocr. Rev. 1 (1980) 411

Nebenschilddrüse

U.-N. Riede und G. Klöppel

Die Nebenschilddrüsen (Epithelkörperchen; kurz Parathyreoidea) gehören zum *„diffusen neuroendokrinen System“*. Sie leiten sich ähnlich wie die Thymusanlage von der 3. und 4. Schlundtasche her und machen durch das starke Längenwachstum des Halses eine erhebliche Wanderung. Dies erklärt, weshalb **ontogenetische Läsionen** aus Verlagerungen (Dystopien) bestehen oder als Epithelkörperchenaplasien mit Thymusfehlbildungen assoziiert sind. **Entzündliche Läsionen** nach Art einer *Autoimmun-Parathyreoiditis* kommen vor, sind aber sehr selten. Demgegenüber sind **tumorartige Läsionen** in Form von Epithelkörperchen-Hyperplasien häufiger. Sie können sporadisch auftreten oder als Bestandteil eines multiplen endokrinen Neoplasiesyndroms *(MEN Typ I, II)* vererbt sein und äußern sich klinisch in funktionellen Läsionen. Gelegentlich versucht der Organismus durch eine solche Hyperplasie aber auch eine Hypokalzämie auszugleichen.

Unter den **neoplastischen Läsionen** herrschen die Adenome vor. Die Adenome sind im Gegensatz zu den Hyperplasien monoklonal und beruhen teilweise darauf, daß der häufige Einsatz des Parathormongens auf das Gen eines daneben liegenden Proliferationsregulators „abfärbt“. Wie die Hyperplasien kommen auch die *Adenome* gelegentlich familiär vor und gehen mit **funktionellen Läsionen** einher. Sie bestehen meist in Überfunktionssyndromen in Form eines *Hyperparathyreoidismus*. Dieser beruht auf der einen Seite auf einer Wucherung endokrin-aktiver Zellen (innerhalb oder außerhalb der Epithelkörperchen), oder er wird durch eine Hypokalzämie ausgelöst; er kann aber auf der anderen Seite auch durch eine nicht mehr bremsbare Dauertätigkeit der Epithelkörperchen hervorgerufen werden. Der *Hypoparathyreoidismus* schließlich ist das Resultat einer zu geringen endokrin aktiven Parenchymmenge oder einer fehlerhaften Signaltransduktion.

Ontogenetische Läsionen

Aplasie

Sie ist als Entwicklungsstörung der 3. und 4. Schlundtasche immer mit einer Hemmungsfehlbildung des Thymus kombiniert. Daraus resultiert eine Hypokalzämie mit tetanischen Krämpfen. Die Verbindung mit einer defekten zellulären Immunität wird als Di-George-Syndrom bezeichnet (S. 204).

Dystopie

Die Anzahl und die Lage der Nebenschilddrüsen variiert von Individuum zu Individuum. Dystopien der Epithelkörperchen, besonders ihre Verlagerung in die Submukosa des Pharynx, können mit einer Unterfunktion einhergehen.

Entzündliche Läsionen

Einzelne Lymphozyten sind im Epithelkörperchenstroma keine Seltenheit und nicht pathologisch. Allerdings können diese endokrinen Drüsen in einen septischen Entzündungsprozeß involviert sein.

Autoimmunparathyreoiditis

Pathogenese: Bei der seltenen Typ-I-Autoimmun-Polyendokrinopathie* sind in erster Linie die Epithelkörperchen durch ein lymphozytäres Infiltrat betroffen. Gelegentlich kommt noch eine Hauptzellhyperplasie hinzu. Klinisch: Hypoparathyreoidismus.

Tumorartige Läsionen

Primäre Hyperplasie (ICD-O-7200.0)

Definition: Dies ist eine diffuse und/oder noduläre Hyperplasie aller 4 Epithelkörperchen unbekannter Ätiologie, welche prädominant von den Hauptzellen oder von den wasserhellen Zellen ausgeht.

---

* Autosomal rezessive Autoimmunerkrankung (Genlokus: 21q22) mit Zerstörung der endokrinen Zellen in Epithelkörperchen, Thyreoidea, NNR und Gonaden sowie der B-Inselzellen und Magenbelegzellen.

1. Hauptzellhyperplasie

Pathogenese und Morphologie: In den meisten Fällen tritt sie sporadisch auf, in etwa 30% der Fälle ist sie die Ursache eines primären Hyperparathyreoidismus oder ein Teil eines multiplen endokrinen Neoplasiesyndroms (MEN Typ I, II) (S. 1013). Die Epithelkörperchen sind ungleich diffus oder nodulär hyperplastisch. Gesamtgewicht aller 4 Epithelkörperchen bis zu 10 g und mehr; Schnittfläche braunrötlich. Histologisch finden sich nodulär angeordnete Hauptzellkomplexe mit solidem Muster, eingestreuten Follikeln und einzelnen oxyphilen Zellgruppen. In makroskopisch unauffälligen Epithelkörperchen äußert sich die Hyperplasie in einer Verdrängung der Stromafettzellen durch die hyperplastischen Hauptzellen. Gelegentlich ist die Epithelkörperchenhyperplasie so stark nodulär, daß sie sich von einem Adenom histologisch nicht abgrenzen läßt, solange der histologische Befund der anderen Epithelkörperchen nicht vorliegt.

Differentialdiagnose Adenomhyperplasie (im Schnellschnittverfahren):

1. Epithelkörperchen vergrößert, hyperzellulär, keine Zellverfettung (Sudanfettfärbung): Dies kann ein Adenom oder Hyperplasie sein; daher erneute Biopsie.
2. Epithelkörperchen vergrößert, normohyperzellulär mit Zellverfettung: d. h., die 1. Läsion war ein Adenom.

Klinik: Bei einer Hyperplasie muß im Gegensatz zum Adenom eine subtotale Parathyreoidektomie durchgeführt werden, um ein Rezidiv zu vermeiden. Adenomatöse Hyperplasien werden häufig bei der multiplen endokrinen Neoplasie Typ I beobachtet und gehen mit einer Hyperkalzämie einher, während beim Typ IIa die Hyperplasie nur geringgradig ausgebildet ist und eine Hyperkalzämie meist fehlt. Beim konnatalen Hyperparathyreoidismus und bei der familiären hyperkalziurischen Hyperkalzämie findet sich nur eine geringe Hauptzellhyperplasie.

2. Wasserhelle-Zellen-Hyperplasie

Pathogenese und Morphologie: Eine seltene, sporadisch und nicht-familiär auftretende Läsion, welche einen primären Hyperparathyreoidismus auslöst (♀ < ♂). Die Drüsen sind etwas größer als bei der Hauptzellhyperplasie. Schnittfläche: mahagonibraun, mit Zystchen. Typisch sind pseudopodienartige Formationen. Histologisch liegt eine nichtknotige Wucherung von wasserhellen Zellen vor (nierenzellkarzinomähnliches Bild) mit vakuolig-hellem Zytoplasma.

Klinik: Primärer Hyperparathyreoidismus. Nach totaler Parathyreoidektomie mit autologer Transplantation von Epithelkörperchengewebe unter die Haut des Unterarms besteht eine ebensogute Langzeitprognose wie beim operativ entfernten Adenom.

Sekundäre Hyperplasie

Definition: Eine Vergrößerung aller Epithelkörperchen als Folge einer Hypokalzämie bekannter Ursache (meist chronische Niereninsuffizienz).

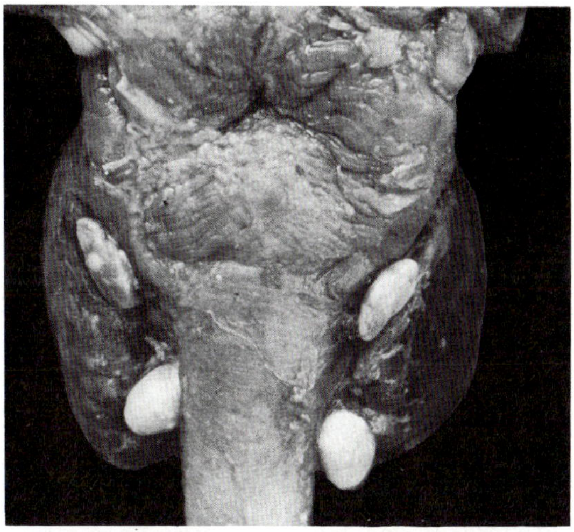

Abb. 18.**29** Sekundäre Hyperplasie aller vier Nebenschilddrüsen bei chronischer Niereninsuffizienz und sekundärem Hyperparathyreoidismus

Morphologie: Die Nebenschilddrüsen sind trotz negativer Korrelation zum Serumcalciumspiegel ungleichmäßig vergrößert und können bis zu mehreren Gramm schwer werden (Abb. 18.**29**). Frühestes histologisches Zeichen ist eine Verdrängung der Stromafettzellen durch Hauptzellen. Später kann sich eine noduläre Hyperplasie entwickeln, die ohne Kenntnis des Krankheitsbildes nicht von den primären, nodulären Hyperplasien zu unterscheiden ist.

Klinik: Bei nachgewiesenem, schwerem, sekundärem Hyperparathyreoidismus ist wegen der starken Fibroosteoklasie und der Gefahr der extraossären Weichteilverkalkung eine subtotale Parathyreoidektomie notwendig.

Neoplastische Läsionen

Adenom (ICD-O-8321/0)

Definition: Dies sind benigne, langsam wachsende Tumoren, die von den Epithelien der Nebenschilddrüse ausgehen.

Sie verursachen in 80% der Fälle einen primären Hyperparathyreoidismus, kommen in jedem Lebensalter, gelegentlich auch familiär vor (♀ : ♂ = 3 : 1).

Pathogenese: Im Gegensatz zu den Hyperplasien sind sie monoklonal (von einer Zelle abstammend). Ein Teil von ihnen beruht auf einer Überexpression des Cyclin-D (ein Zellzyklusregulator), dessen Genlokus neben demjenigen des Parathormons liegt (S. 350).

Morphologie: Die Tumoren sind meist solitär und wiegen durchschnittlich 3 g. Sie liegen häufig im Bereich der unteren Schilddrüsenpole (Abb. 18.**30**), können aber auch ektopisch, insbesondere im Mediastinum gefunden werden. Die glatt begrenzten, bindegewebig abgekapselten Tumoren sind von ela-

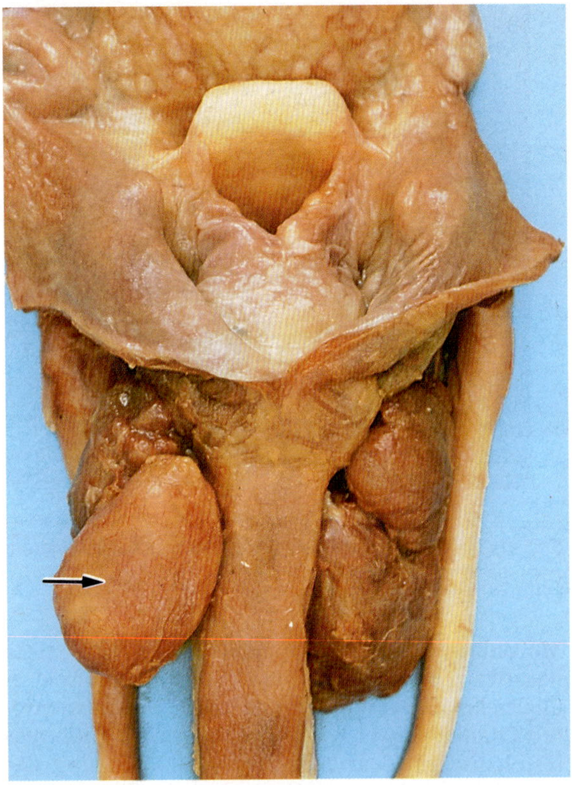

Abb. 18.**30** Nebenschilddrüsenadenom: Solitärer scharf begrenzter Tumor am linken unteren Schilddrüsenpol (Pfeil) klinisch mit primärem Hyperparathyreoidismus

stisch-weicher Konsistenz und homogen braungelb. Histologisch bieten sie solide, trabekuläre, tubuläre und follikuläre Muster (Abb. 18.**31a** u. **b**). Zytologisch handelt es sich vor allem um Hauptzelladenome, seltener um oxyphile, wasserhelle oder riesenkernige Adenome. Beim follikulären Wachstumsmuster kann die Abgrenzung zum Strumaknoten schwierig sein. Hier hilft der immunzytochemische Nachweis von Parathormon. Um die Nebenschilddrüsenadenome sieht man gelegentlich einen schmalen Saum mit atrophischem, supprimiertem Nebenschilddrüsengewebe mit intrazytoplasmatischen Fettvakuolen.

Prognose: Es bestehen keine Korrelationen zwischen Größe oder Typ der Adenome einerseits und zwischen Ausmaß des Hyperparathyreoidismus andererseits. Die Adenomentfernung ist kurativ; die Knochenveränderungen zeigen eine gute Rückbildungsfähigkeit. Kommt es zu Rezidiven des Hyperparathyreoidismus, so hat wahrscheinlich kein Adenom, sondern eine primäre Nebenschilddrüsenhyperplasie oder ein Nebenschilddrüsenkarzinom vorgelegen.

Nebenschilddrüsenkarzinom (ICD-O-8321/3)

Morphologie: Diese malignen Tumoren sind sehr selten und sind vor allem an ihrem infiltrativen Wachstum in die angrenzenden Halsweichteile (Rekurrensparese!) zu erkennen. Sie metastasieren selten und spät und gehen in der Regel mit einem schweren *Hyperparathyreoidismus* einher.

a
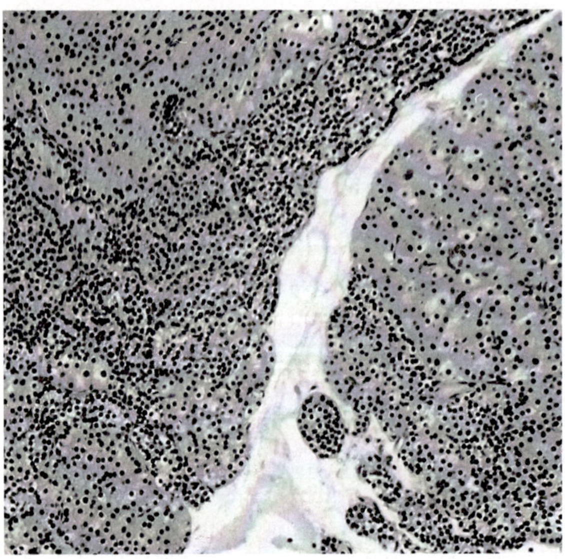

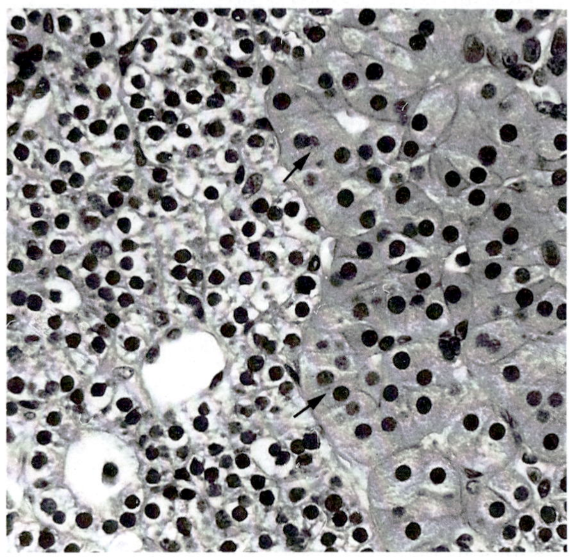
b

Abb. 18.**31a** u. **b** Nebenschilddrüsenadenom:
a Übersicht mit solidem Zellmuster (HE, Vergr. 1 : 125)
b Oxyphile Zellgruppen (Pfeile) innerhalb monomorpher Hauptzellkomplexe (HE, Vergr. 1 : 600) (Original: Dietel)

Funktionelle Läsionen

Die endokrine Leistung der Glandula parathyreoidea kann entweder gedrosselt (= Hypoparathyreoidismus) oder gesteigert sein (= Hyperparathyreoidismus).

Hyperparathyreoidismus

Allgemeine Definition: Die Überfunktion der Nebenschilddrüsen (= Hyperparathyreoidismus = HPT) wird je nach auslösender Ursache bezeichnet als:

- *Primärer HPT:* In diesem Fall liegt eine Nebenschilddrüsenerkrankung mit spontan erhöhter Sekretion von Parathormon zugrunde.
- *Ektoper (paraneoplastischer) HPT:* Er beruht auf einer Parathormonproduktion durch Tumoren außerhalb der Epithelkörperchen.
- *Sekundärer (regulativer) HPT:* Er entsteht bei Hypokalzämie infolge Niereninsuffizienz oder chronischen Malabsorptionssyndromen.
- *Tertiärer HPT:* Dieser Begriff wurde für die Endzustände des sekundären HPT mit nicht mehr regulierbarer, autonomer Epithelkörperchenüberfunktion geprägt.

1. Primärer HPT

In 90% der Fälle liegt dem primären HPT ein Adenom, in 2,5% ein Karzinom und in 7,5% eine primäre Hyperplasie der Nebenschilddrüsen zugrunde (♂ : ♀ = 1 : 2,5). Die Ursache dieser Läsionen ist mit Ausnahme der familiär auftretenden Fälle unbekannt.

Bei 5% aller Patienten mit primärem HPT steht im Gegensatz zu den übrigen Patienten ein Harnsteinleiden im Vordergrund. Dies liegt daran, daß in diesen Fällen vermehrt 1,25-Dihydroxycholecalciferol im Blut zirkuliert (Ursache?), so daß die Nebennieren etwas supprimiert werden; das Calcium wird im Darm resorbiert und in der Niere vermehrt ausgeschieden.

- *Familiärer HPT:* Er entwickelt sich bei der multiplen endokrinen Neoplasie Typ I (S. 1013). Diese geht mit einer adenomatösen Hyperplasie aller vier Epithelkörperchen einher.
- *Primärer konnataler HPT* (familiäre hypokalziurische Hyperkalzämie): Sie wird ebenfalls autosomal dominant vererbt und wird von einer Epithelkörperchenhyperplasie begleitet.
- *Spontaner primärer HPT:* Er tritt bevorzugt bei Frauen im Erwachsenenalter auf. Die Symptomatik beginnt schleichend und ist durch die Komplikationen der Hyperkalzämie (S. 25 u. 83) geprägt.

Klinik des HPT: Gastrointestinale Beschwerden (85%); Ulkuskrankheit (15%); Urolithiasis (20%); Knochenläsionen (65%) (S. 1124).

2. Sekundärer HPT

- *Renale Form:* In diesem Fall wird durch die Niereninsuffizienz vermehrt Calcium ausgeschieden, Phosphat dagegen retiniert. Außerdem ist die enzymatische Umwandlung von 25-Hydroxycholecalciferol in 1,25-Dihydroxycholecalciferol im distalen Tubulus reduziert. Dies führt zu einer Verstärkung des renalen Calciumverlustes und zu einer Verminderung der enteralen Calciumresorption. Dadurch entsteht eine, die Nebenschilddrüsen stimulierende Hypokalzämie mit nachfolgender Epithelkörperchenhyperplasie. Im Skelettsystem entwickelt sich ein Kombinationsbild zwischen der HPT-induzierten Fibroosteoklasie und einer durch ungenügende Kalzifizierung der Osteoidsäume bedingten Osteomalazie (= renale Osteopathie, S. 1124).
- *Glanduläre Form:* In 50% der Fälle mit renaler HPT treten blockierende Parathormon-Rezeptor-Antikörper mit hormoneller Dauerstimulation auf.
- *Intestinale Form:* Hier ist durch ein Malabsorptionssyndrom (z. B. Zöliakie) die Calciumresorption beeinträchtigt. Dadurch kommt es zur Hypokalzämie, Epithelkörperchenhyperplasie und Osteomalazie (S. 1122).

3. Paraneoplastisches Hyperkalzämiesyndrom

Dieses Syndrom (ohne HPT) beobachtet man vor allem beim Mamma-, Bronchial- oder Ovarialkarzinom sowie beim Plasmozytom. In einem Teil dieser Tumoren (kleinzelliges Bronchialkarzinom, Ovarialkarzinom) liegt eine ektope Parathormonsekretion infolge Umordnung des entsprechenden Hormongenlokus zugrunde. Daneben produzieren einige Karzinome auch ein dem Parathormon verwandtes Protein.

Hypoparathyreoidismus

Allgemeine Definition: Die konstant verminderte Funktion der Nebenschilddrüsen wird als Hypoparathyreoidismus bezeichnet.

- **Hypoparathyreoidismus:** Diese Nebenschilddrüsenunterfunktion wird meist a) iatrogen durch eine versehentliche Epithelkörperchenentfernung im Rahmen einer Strumektomie ausgelöst, kann aber selten auch b) auf einer kongenitalen Epithelkörperchenaplasie oder c) auf eine Autoimmunerkrankung zurückgehen (Abb. 18.**32**). Diese geht entweder mit der Bildung von autoreaktiven Antikörpern gegen Nebenschilddrüsenzellen (bei Autoimmunparathyreoiditis) oder von Parathormonantikörpern oder von Parathormon-Rezeptor-Antikörpern einher.
- **Pseudohypoparathyreoidismus:** In diesem Falle bilden die Nebenschilddrüsen (genetisch bedingt) zwar Parathormon, die Zielzellen (Nierentubulusepithelien) sind aber nicht in der Lage, das hormonelle Signal im Rahmen der Rezeptoraktivierung in eine Bildung von zyklischem AMP umzusetzen. Infolgedessen bleibt das Parathormon wirkungslos (= *Endorganresistenz*), die Epithelkörperchen morphologisch unverändert. Da diese Signaltransduktionsstörung auch für andere Hormone wie Thyreotropin gilt, resultieren folgende Krankheitsbilder:

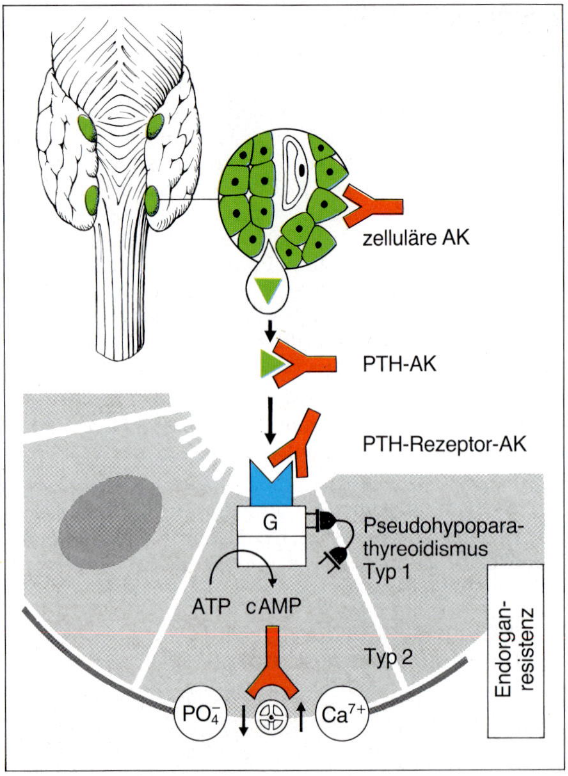

Abb. 18.**32** Pathogenese der verschiedenen autoaggressiven Hypoparathyreoidismusformen. AK = Antikörper, PTH = Parathormon, G = G-Protein

Klinik:

– *Albright-Syndrom Typ I:* Hypoparathyreoidismus-Symptomatik mit Kleinwuchs, Rundgesicht, Brachydaktylie, Brachymetakarpalien und Oligophrenie.

– *Albright-Syndrom Typ II:* Bei diesen Patienten ist ebenfalls die Signaltransduktion des Parathormons gestört, wobei zwar cAMP als Zweitbotenstoff gebildet, aber durch entsprechende Membranantikörper (in Einzelfällen nachgewiesen!) nicht in die gewünschte Zelleistung umgemünzt wird. In diesen Fällen kommen zu den Symptomen des Pseudohypoparathyreoidismus noch Nagel-, Schädel- und Zahnanomalien hinzu.

- *Pseudo-Pseudohypoparathyreoidismus:* Hier findet man die gleichen klinischen Symptome wie beim Pseudohypoparathyreoidismus bei normalen Calciumphosphatwerten im Serum.

Literatur

Altenähr, E.: Nebenschilddrüsen. In Doerr, W., et al.: Spezielle pathologische Anatomie, Bd. 14: Pathologie der endokrinen Organe. Springer, Berlin 1981 (S. 418)

Arnold, A., et al.: Monoclonality and abnormal parathyroid hormone genes in parathyroid adenomas. New Engl. J. Med. 318 (1988) 658

Broadus, A. E.: Nephrolithiasis and hyperparathyreoidism. Hosp. Pract. 98 A (1982)

Delling, G.: Morphologie der Knochenveränderungen bei primärem und sekundärem Hyperparathyreoidismus. In Rothmund, M.: Hyperparathyreoidismus. Thieme, Stuttgart 1980 (S. 140)

Dietel, M., et al.: Pathogenese des primären Hyperparathyreoidismus. Dtsch. med. Wschr. 108 (1983) 1648

Golden, A., D. M. Kerwin: The parathyroid glands. In Bloodworth jr., J. M. B.: Endocrine Pathology, General and Surgical, 2nd ed. Williams & Wilkins, Baltimore 1982 (p. 205)

Haas, H. G.: Knochenstoffwechsel und Parathyreoideaerkrankungen. Thieme, Stuttgart 1966

Motokura, T., et al.: A novel cyclin encoded by a bcl-1 linked candidate oncogen. Nature 350 (1991) 513

Nussbaum, S. R., et al.: Hypercalcemia and ectopic secretion of parathyroid hormone by an ovarian carcinoma with rearrangement of the gene for parathyroid hormone. New Engl. J. Med. 323 (1990) 1324

Wilkin, T. J.: Receptor autoimmunity in endocrine disorders. New Engl. J. Med. 323 (1990) 1318

Ziegler, R.: Krankheiten der Nebenschilddrüsen (einschließlich der ultimobranchialen Zellen). In Kühn, H. A., J. Schirmeister: Innere Medizin, 4. Aufl. Springer, Berlin 1982 (S. 1044)

Diffuses neuroendokrines System

U.-N. Riede und G. Klöppel

Unter dem Begriff *„diffuses neuroendokrines System“* werden alle jene Zellen zusammengefaßt, die nicht zu einem makroskopisch kompakten Organ zusammengelagert sind, sondern vereinzelt oder gruppenweise im Organismus verstreut vorkommen. Solche Zellen sind am Aufbau klassischer endokriner Organe wie Adenohypophyse, Nebennierenmark und Paraganglien, C-Zellen und Nebenschilddrüsen sowie Pankreasinseln beteiligt. Sie kommen aber auch in den Schleimhäuten des Gastrointestinal- und Respirationstraktes vor und finden sich auch in der äußeren Haut in Form der Merkel-Zellen und Melanozyten. Allen Zellen des „diffusen neuroendokrinen Systems“ ist die Fähigkeit gemeinsam, biogene Amine und/oder Peptide (oder Transmittersubstanzen) zu bilden und zu speichern. Diese Zellprodukte können als Hormone auf endokrinem Weg entfernte, auf parakrinem Wege benachbarte Zielzellen stimulieren oder als Neurotransmitter fungieren. Aufgrund seiner Eigenschaft in Form von „Amine precursor uptake and decarboxylation“ wurde dieses Zellsystem früher auch unter dem Akronym *APUD-System* zusammengefaßt. Immunhistochemisch sind diese Zellen daran zu erkennen, daß sie neuronale Marker wie die neuronspezifische Enolase (NSE), Chromogranin (in Sekretgranula) und Synaptophysin (in der Membran präsynaptischer Vesikel) exprimieren.

Im folgenden werden Erkrankungen des diffus in den Schleimhäuten und der Haut vorkommenden neuroendokrinen Zellsystems besprochen. Dabei handelt es sich vorwiegend um **neoplastische Läsionen.** Sie werden von der WHO als *Karzinoide* bezeichnet. Diese sind hochdifferenziert und langsam wachsende Karzinome. Sie kommen als Einzeltumoren vor, treten aber auch, dem Aufbau eines „diffusen Zellsystems“ entsprechend, in Form eines *multiplen endokrinen Neoplasiesyndroms* auf. Die Erkrankungen der Pankreasinseln werden im nachfolgenden Abschnitt geschildert.

Tumorartige Läsionen

Bislang sind nur wenige gesicherte, tumorähnliche Läsionen des diffusen neuroendokrinen Systems bekannt geworden. Dazu gehören:

G-Zell-Hyperplasie (ICD-O-7200.0)

Pathogenese: Man findet sie in klassischer Weise bei der chronisch-atrophischen Korpusgastritis im Rahmen einer perniziösen Anämie. Durch die fehlende Salzsäureproduktion mit konsekutiver Achlorhydrie wird ein beständiger Reiz auf die Gastrinsekretion ausgeübt, so daß es zu einer G-Zell-Hyperplasie kommt. Beim operierten Magen nach Billroth II findet sich ebenfalls eine G-Zell-Hyperplasie in den Antrumresten (Anastomosenulzera!).

ECL-Zell-Hyperplasie*

Sie findet sich bei der chronisch-atrophischen Korpusgastritis; sie kann zum Ausgangspunkt von multiplen kleinen Karzinoiden werden (s. Magenkarzinoide S. 1013).

* *e*ntero*c*hromaffin-*l*ike

Neoplastische Läsionen

Karzinoide (ICD-O-8240/1)

Allgemeine Definition: Alle Tumoren des diffusen neuroendokrinen Systems, die von dispers im Organismus liegenden Zellen ausgehen, werden nach der WHO-Klassifikation als Karzinoide bezeichnet.

Der Begriff APUDom wurde von der WHO nicht übernommen. Die Karzinoide sind Karzinome mit der Besonderheit, daß sie in den allermeisten Fällen aufgrund ihrer hohen Differenzierung nur sehr langsam wachsen. Sie sind äußerst selten und können in allen Lebensabschnitten auftreten (♀ = ♂).

Allgemeine Morphologie: Karzinoide kommen überall dort vor, wo neuroendokrine Zellen gefunden werden. Schwerpunkte sind der Magen-Darm-Trakt und das Bronchialsystem. Hier entstehen die Karzinoide typischerweise submukös; später dringen sie in die Muscularis propria ein und metastasieren zunächst lymphogen (Metastase oft größer als Primärtumor!) (Abb. 18.**34**) und später auch hämatogen. Die Tumorzellkomplexe werden von einem fibrösen, gelegentlich hyalinen Stroma umgeben, welches den Tumoren eine feste Konsistenz gibt. Zytologisch sind

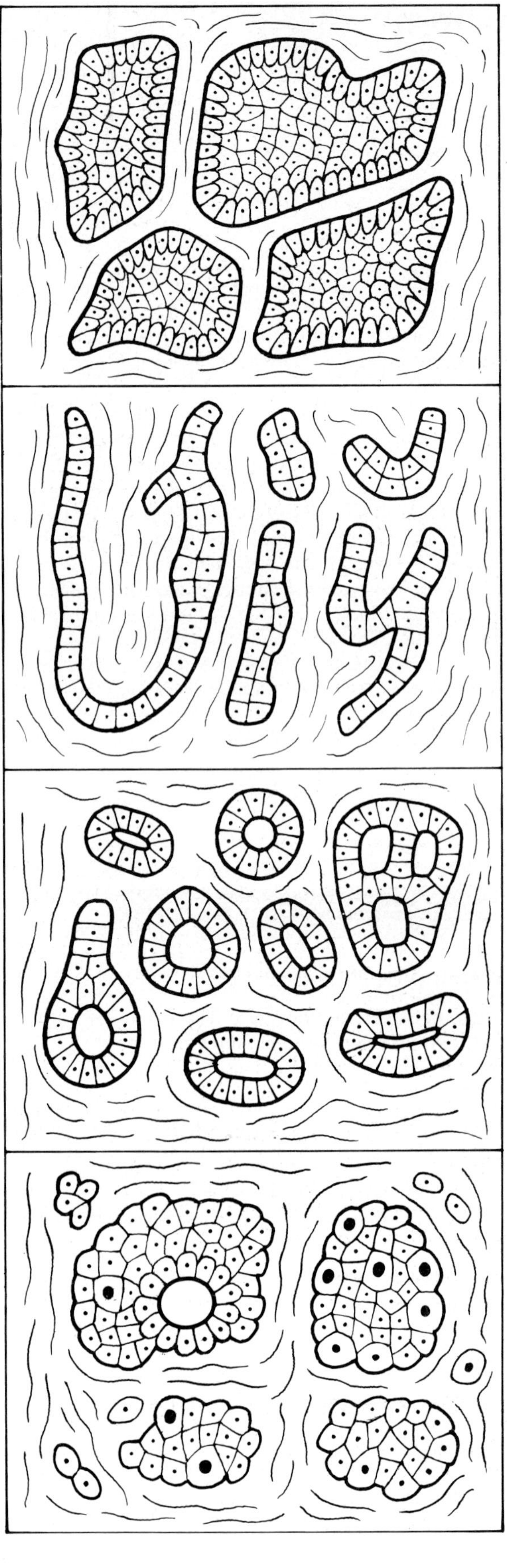

a

b

c

d

die Zellen isomorph und zeigen ein gut entwickeltes, oft fein-granuläres Zytoplasma. Eine nähere Differenzierung der Karzinoide gelingt durch Versilberungsmethoden. So lassen sich *argentaffine Karzinoide* (ICD-O-8241/0) von *nichtargentaffinen Karzinoiden* (ICD-O-8242/1) unterscheiden. Die Argentaffinität korreliert dabei mit dem Nachweis von Serotonin in den Zellen. Der spezifische Hormonnachweis (z. B. Serotonin, Substanz P, Gastrin u. a.) gelingt ebenso wie der Nachweis neuroendokriner Marker (neuronspezifische Enolase, Chromogranin, Synaptophysin) nur mit Hilfe der Immunhistochemie.

Je nach produziertem Hormon (Karzinoide sind nicht selten multihormonal!) und Zelltyp unterscheidet man folgende Karzinoidtypen:

- *enterochromaffine Karzinoide* (= argentaffine Karzinoide) mit Serotoninproduktion,
- *G-Zell-Karzinoide* (Gastrinome),
- andere Karzinoide,
- *Mukokarzinoide* mit Differenzierung in schleimbildende Epithelien.

Histologisch unterscheidet man je nach Zellanordnung folgende Typen (Abb. 18.**33a–d**):
Typ A = lobulär-solid,
Typ B = trabekulär-rippenartig (Abb. 18.**34b**),
Typ C = tubulär,
Typ D = wenig-differenziert (medullär).

Spezielle Morphologie:

● *Appendixkarzinoid* (45%)
Es stellt zumeist einen Zufallsbefund bei einer Appendektomie wegen appendizitischer Beschwerden dar (♀ > ♂). Der Tumor (meist Typ A) füllt das distale Appendixlumen aus und ist selten größer als 1 cm. Er kann gelegentlich die Mesoappendix infiltrieren. Mukokarzinoide kommen vor.

Klinik: Da eine Metastasierung nur ganz selten beobachtet wird, ist der Patient durch die Appendektomie kuriert. Appendixkarzinoide produzieren Serotonin. Ein Karzinoidsyndrom tritt jedoch nicht auf, da das Serotonin in der Leber abgebaut wird.

● *Ileumkarzinoid* (28%)
Bevorzugt im terminalen Ileum lokalisiert, hat es meist zum Zeitpunkt seiner Entdeckung bereits metastasiert (Abb. 18.**34a**). Histologisch Typ A.

Klinisch wird das Ileumkarzinoid entweder wegen eines Obstruktionsileus oder Karzinoidsyndroms entdeckt. Letzteres ist gleichbedeutend mit einer Metastasierung des Tumors in der Leber, da nur auf diese Weise Serotonin, welches ansonsten in der Leber abgebaut wird, in den großen Kreislauf gelangt.

◀ Abb. 18.**33a–d** Histologische Karzinoidtypen:
a Lobulär-solider Typ (A)
b Trabekulär-rippenartiger Typ (B)
c Tubulärer Typ (C)
b Wenig-differenzierter Typ (D)

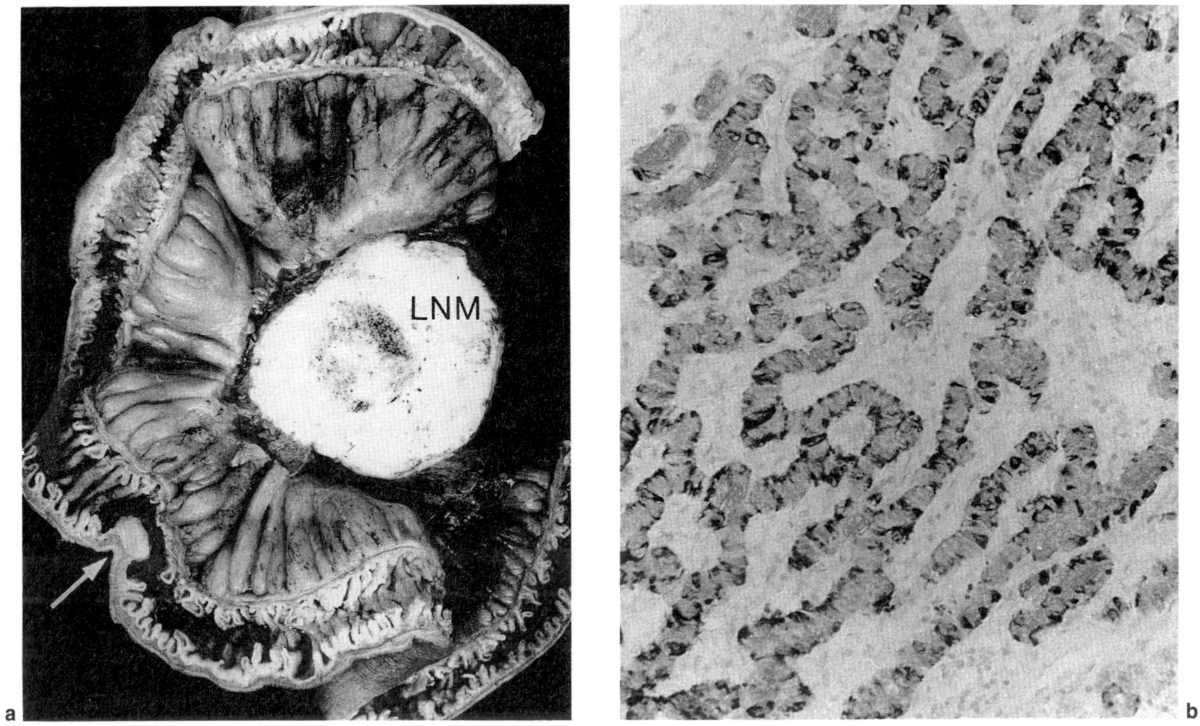

Abb. 18.**34a** u. **b** Karzinoide:
a Ileumkarzinoid: Kleiner submuköser Primärtumor (Pfeil) mit großer regionaler Lymphknotenmetastase (LNM) (vgl. hierzu Abb. 12.**52**, S. 715)
b Typ-B-Karzinoid mit immunohistochemischem Chromograninnachweis (Vergr. 1:250)

– *Karzinoidsyndrom:* Es ist charakterisiert durch eine anfallsweise Flush-Symptomatik, wäßrige Diarrhöe, kolikartige Schmerzen und Bronchuskonstriktion. Diese Symptome beruhen hauptsächlich auf der Wirkung von Serotonin, Substanz P, Bradykinin und Prostaglandinen. Im weiteren Verlauf kann es zu Teleangiektasien der Haut, einer Endokardfibrose des rechten Herzens (S. 497) und Pulmonalstenose kommen.

- *Rektumkarzinoid* (16%)

Derartige Karzinoide werden heute durch den häufigen Einsatz der Endoskopie meist früh als kleine Schleimhautpolypen entdeckt und sind dabei selten größer als 1 cm. Sind sie auf die Submukosa beschränkt, können sie zumeist endoskopisch vollständig abgetragen werden. Diese Tumoren bilden überwiegend Glucagon und pankreatisches Polypeptid und führen auch bei fortgeschrittener Metastasierung nicht zu einer hormonellen Symptomatik.

- *Duodenalkarzinoid* (5%)

Es hat zum Zeitpunkt seiner Entstehung in mindestens einem Viertel der Fälle metastasiert. Produziert es Gastrin (Gastrinom), so kann es in typischer Weise zu einem Zollinger-Ellison-Syndrom führen (S. 1019). Somatostatinproduzierende Duodenalkarzinoide liegen oft in der Papilla Vateri und können mit einer Neurofibromatose Recklinghausen kombiniert sein. Histologischer Typ B oder C.

- *Magenkarzinoid* (2%)

Es kommt solitär und multipel vor. Multiple kleine Karzinoide ohne funktionelle Symptomatik finden sich vor allem bei Patienten mit chronisch-atrophischer Korpusgastritis bei langzeitig verlaufender perniziöser Anämie. Multiple Karzinoide haben eine sehr gute Prognose.

- *Bronchuskarzinoid* (1%) (S. 652)

Es liegt meist hilusnah und verursacht durch submuköses Wachstum (meist histologischer Typ A oder B) eine Bronchusstenose mit entsprechender Obstruktionssymptomatik. Gelegentlich hat es klinisch ein Karzinoidsyndrom (enterochromaffines Karzinoid), selten auch ein Cushing-Syndrom (ACTH-Produktion) oder eine Calcitoninbildung zur Folge; dann meist histologischer Typ B, C und D.

- *Merkel-Zelltumor*

Neuroendokriner Tumor der Haut (meist histologischer Typ B), gelegentlich lymphogen metastasierend.

Multiple endokrine Neoplasie Typ I

Definition: Ein pluriglanduläres, endokrines Neoplasiesyndrom (= *Wermer-Syndrom),* charakterisiert durch Parathyreoideahyperplasie, Hypophysenadenom, endokrine Duodenum- und Pankreastumoren.

Molekularpathologie: Dieses seltene Leiden wird meist autosomal dominant vererbt (sporadische Formen kommen vor) und beruht auf einem Allelverlust der Chromosomenregion 11q13. Dies betrifft offenbar ein als „MEN-1" bezeichnetes Tumorsuppressorgen, welches an der Differenzierung der diffusen neuroendokrinen Zellen beteiligt sein dürfte (vgl. S. 351).

Morphologie: In der Nebenschilddrüse kommt es zu adenomatösen Hyperplasien, während in der Hyophyse, im Duodenum und vor allem im Pankreas multiple Mikro- und einzelne Makrotumoren entstehen, die verschiedenste Hormone produzieren. Makrotumoren mit Gastrin- oder Insulinproduktion sind die Ursache eines Zollinger-Ellison-Syndroms bzw. eines Hypoglykämiesyndroms (S. 1018). Hinzu kommen oft noch multiple kutane Leiomyome.

Multiple endokrine Neoplasie Typ II a

Definition und Morphologie: Ein pluriglandulär erbliches Syndrom (= Sipple-Syndrom) mit medullärem Schilddrüsenkarzinom und (meist bilateralem und extraadrenalem) Phäochromozytom; oft vergesellschaftet mit Parathyreoideahyperplasie.

Molekularpathologisch liegt eine somatische Mutation des c-ret-Protoonkogens vor (d. h. alle Körperzellen betroffen), welches auf dem Chromosom 10q11 liegt und für ein Tyrosinkinase-Rezeptor kodiert. Die Mutation bei der multiplen endokrinen Neoplasie Typ II a betrifft den *extrazellulären* Anteil des c-ret-Onkoproteins, welcher cadherin-ähnlich ist und offenbar über den Zell-Zell-Kontakt die Morphogenese und Differenzierung beeinflußt. Das c-ret wird bei neuroektodermalen Tumoren des Menschen wie Neuroblastom, medulläres Schilddrüsenkarzinom und Phäochromozytom exprimiert und spielt bei der Differenzierung und beim Proliferationsverhalten neuraler Zellabkömmlinge eine Rolle.

Multiple endokrine Neoplasie Typ II b

Definition und Morphologie: Ein pluriglandulär erbliches Syndrom (= Gorlin-Syndrom) mit medullärem Schilddrüsenkarzinom und Phäochromozytom vergesellschaftet mit multiplen mukokutanen Neuromen (Frühsymptom: schwulstige Lippen); manchmal auch multiple Ganglioneurome im Intestinaltrakt und Polyposis coli sowie korneale Nervenwucherungen und marfanoider Habitus.

Molekularpathologisch liegt ebenfalls eine somatische Mutation des c-ret-Protoonkogens vor, betrifft aber bei der multiplen endokrinen Neoplasie Typ II b den *intrazellulären* Anteil des c-ret-Onkoproteins, welcher Ähnlichkeiten mit verschiedenen Wachstumsfaktoren hat.

Literatur

Arnold, A., et al.: Monoclonality and abnormal parathyroid hormone genes in parathyroid adenomas. New Engl. J. Med. 318 (1988) 658

Chejfee, G., et al.: Neuroendocrine tumors of the gastrointestinal tract. Pathol. Res. Pract 183 (1988) 143

Creutzfeldt, W.: Gastrointestinale Endokrinologie. Verh. dtsch. Ges. Path. 61 (1977) 66

Gloor, F., et al.: Das neuroendokrine Merkelzellkarzinom der Haut. Schweiz. med. Wschr. 112 (1982) 141

Heitz, Ph. U.: The neuroendocrine system of the gastrointestinal tract. Path. Res. Pract. 165 (1979) 333

Kaplan, E. L.: Carcinoid syndromes. In Friesen, S. R., R. E. Bolinger: Surgical Endocrinology: Clinical Syndromes. Lippincott, Philadelphia (p. 120)

Klöppel, G., Ph. U. Heitz: Die disseminierten (diffusen) endokrinen Zellen. In Doerr, W., G. Seifert: Spezielle pathologische Anatomie, Bd. 14: Pathologie der endokrinen Organe. Springer, Berlin 1981 (S. 1079)

Lammie, G. A., G. Peters: Chromosom 11q13 abnormalities in human cancer. Cancer Cells. 3 (1991) 413

Moertel, C. G., et al.: Carcinoid tumor of the appendix. New Engl. J. Med. 317 (1987) 1699

Sanders, R. J.: Carcinoids of the Gastrointestinal Tract. Thomas, Springfield 1973

Pearse, A. G. E.: Islet development and the APUD concept. In Klöppel, G., Ph. U. Heitz: Pancreactic Pathology. Churchill Livingstone, Edinburgh 1984 (p. 125)

Williams, E. D., M. Sandler: The classification of carcinoid tumors. Lancet 1983/I, 238

Inselorgan (endokrines Pankreas)

U.-N. Riede und G. Klöppel

Die Langerhans-Inseln des Pankreas gehören ebenfalls zum *„diffusen neuroendokrinen System“*. Sie bilden in ihrer Gesamtheit das sog. *Inselorgan* und bestehen aus mehreren Zelltypen, die verschiedene Hormone bilden. So produzieren die A-Zellen Glukagon, die B-Zellen Insulin, die D-Zellen Somatostatin und die PP-Zellen ein pankreatisches Polypeptid.

Unter den Erkrankungen des Inselorgans (endokrines Pankreas) dominieren die **funktionellen Läsionen.** Sie gehen letztlich auf entzündliche, metabolische oder neoplastische Läsionen zurück und äußern sich klinisch in Über- oder Unterfunktionssyndromen. Der *Hypoinsulinismus* geht mit einer Hyperglykämie einher. Das entsprechende Krankheitsbild ist der Diabetes mellitus. Der *Typ-I-Diabetes* ist durch eine vermutlich viral inszenierte **entzündliche Läsion** mit autoaggressiver B-Zell-Zerstörung charakterisiert. Demgegenüber beruht der *Typ-II-Diabetes* auf einer **metabolischen Läsion,** welche die Synthese von bestimmten „Neuro“-peptiden so beeinträchtigt, daß die B-Zell-Funktion durch „Irrläufermoleküle“ erstickt wird. Die B-Zellen können aber auch einer allgemeinen Zerstörung von Pankreasgewebe zum Opfer fallen (sekundärer Diabetes). Von den Zellen des Inselorgans gehen auch **neoplastische Läsionen** aus. Es handelt sich dabei um sog. *endokrine Pankreastumoren.* Sie werden nach dem im Tumorgewebe vorherrschenden Hormon bezeichnet. Sie können sich benigne oder maligne verhalten.

Funktionelle Läsionen

Hierzu gehört eine Reihe von endokrinen Überfunktionszuständen (= Hyperinsulinismus) oder Unterfunktionssyndromen (= Hypoinsulinismus). Erstere gehen meist auf neoplastische Läsionen zurück, letztere werden multifaktoriell (genetisch, entzündlich oder metabolisch) ausgelöst.

1. Diabetes mellitus

Definition: Der Diabetes mellitus (= Zuckerkrankheit) ist eine Glucosestoffwechselstörung mit chronischer Hyperglykämie, bedingt durch einen absoluten oder relativen Insulinmangel (= Hypoinsulinismus).

Er gehört zu den multifaktoriell verursachten Krankheiten (S. 297), bei denen das Zusammenwirken von endogenen und exogenen Faktoren eine entscheidende Rolle spielt. Etwa 3% der Gesamtbevölkerung ist in den westlichen Industrienationen zuckerkrank. Nach klinischen Gesichtspunkten unterscheidet die WHO folgende Diabetesformen (Abb. 18.**35**):

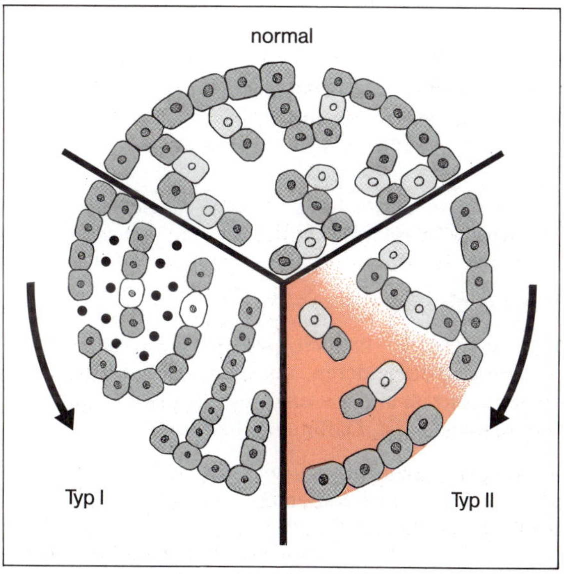

Abb. 18.**35** Schematische Histoarchitektur einer Langerhans-Insel bei den verschiedenen Diabetestypen:
Typ I mit lymphzytärer Insulitis im Anfangsstadium und nahezu totalem B-Zell-Verlust im Endstadium
Typ II mit progressiver Amyloidose ohne B-Zell-Verlust (rosa).
A-Zellen = dunkel, B-Zellen = hell

- *Typ-I-Diabetes* (Synonym: IDDM = insulin dependent diabetes mellitus): 4,5% aller Diabetesformen.
- *Typ-II-Diabetes* (Synonym: NIDDM = non insulin dependent diabetes mellitus): 95% aller Diabetesformen.

Unterformen:
- nicht Adipositas-assoziierter NIDDM,
- Adipositas-assoziierter NIDDM,
- MODY (= maturity onset diabetes of the young).

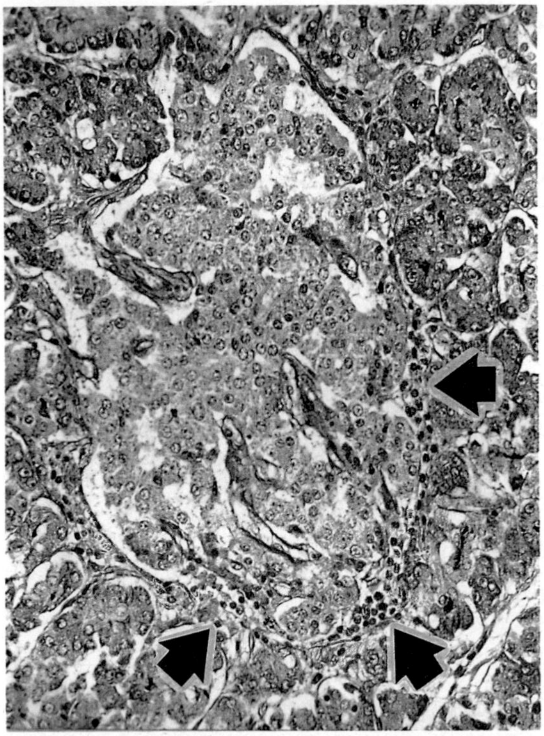

Abb. 18.**36** Typ-I-Diabetes im Anfangsstadium: große Insel mit geringer periinsulärer Lymphozyteninfiltration (Pfeile) als Ausdruck einer Insulitis (PAS-Reaktion, Vergr. 1 : 250)

• *Sekundärer Diabetes:* Er beruht entweder auf einer Pankreasstörung bekannter Genese (z. B. chronische Pankreatitis) oder auf der Hypersekretion von Hormonen mit insulinantagonistischer Wirkung.

• *Schwangerschaftsdiabetes:* Diabetesentwicklung in der Schwangerschaft (Typ I oder II).

Typ-I-Diabetes

Pathogenese: Es handelt sich um eine Autoaggressionserkrankung, deren auslösende Ursache noch nicht geklärt ist und mit einer genetischen Prädisposition verbunden ist. Dafür sprechen folgende Befunde:

– *Genetische Prädisposition:* Bis auf wenige Ausnahmen tragen alle Patienten HLA-DR 4- und/oder HLA-DR 3-Antigen.

– *Exogene Noxen:* Bei eineiigen Zwillingen entwikkelt sich nur in der Hälfte der Fälle bei beiden Zwillingen ein Typ-I-Diabetes. Folglich müssen zur genetischen Prädisposition noch exogene Noxen hinzukommen. Dabei könnte es sich a) um Infektionen mit Röteln-, Coxsackie- oder Picornaviren handeln oder b) um chemische Noxen, welche die B-Zellen so schädigen, daß zelluläre Bestandteile freigesetzt werden, die als „Auto"-Antigene fungieren. Auf diese reagiert das Immunsystem mit der Bereitstellung von autoreaktiven Lymphozyten und Antikörper.

– *Autoreaktive Lymphozyten:* Sie finden sich als lymphozytäre Infiltrate um die Inseln und bestehen größtenteils aus zytotoxischen T-Lymphozyten, die offenbar die insulinbildenden B-Zellen angreifen und zerstören.

– *Autoreaktive Antikörper:* Sie treten bei Typ-I-Diabetikern zu Beginn der Erkrankung auf. In der Reihenfolge ihrer Häufigkeit handelt es sich um a) autoreaktive Antikörper gegen Glucosetransportprotein der B-Inselzellen und b) Glutaminsäure-Decarboxylase (bereits in Frühfällen) sowie c) Insulin (meist in Spätfällen).

Morphologie: Bei Patienten, die kurze Zeit nach Krankheitsbeginn versterben, sind die Inseln von einem Lymphozyteninfiltrat umgeben (= Insulitis) und enthalten deutlich weniger B-Inselzellen (Abb. 18.**36** sowie 18.**37 a** u. **b**). Im Verlaufe von Monaten und Jahren werden die B-Inselzellen progredient zerstört, und das autoaggressive Lymphozyteninfiltrat verschwindet wieder. Die zurückgebliebenen Inseln enthalten nur noch A-, D- und PP-Zellen (keine Amyloidablagerungen!). Erst wenn 80% der Inselzellen zerstört sind, manifestiert sich der Diabetes mellitus.

Typ-II-Diabetes

Pathogenese: Der Typ-II-Diabetes beruht auf einer genetischen Prädisposition und einer B-Zell-Funktionsstörung mit begleitender Insulinresistenz in der Peripherie (Endorganresistenz).

– *Genetische Prädisposition:* Obschon der Typ-II-Diabetes gehäuft familiär auftritt und sich bei eineiigen Zwillingen in nahezu 100%iger Konkordanz entwickelt, fehlt im Gegensatz zum Typ-I-Diabetes ein besonderes HLA-Expressionsmuster.

– *Inselamyloid-Polypeptid:* Die B-Zellen der Pankreasinseln synthetisieren und sezernieren zusammen mit dem Insulin ein auch als Amylin bezeichnetes Insel-Amyloid-Polypeptid (IAPP). Es ist zur Hälfte mit dem vermutlich als Neurotransmitter fungierenden Neuropeptid CGRP (Calcitonin Gene Related Peptide) identisch. Dieses Amylinmolekül weist einen Abschnitt auf, der nach proteolytischer Zerkleinerung zu Amyloidfibrillen polymerisiert. Das Amylin antagonisiert (in vitro gezeigt) die Insulinwirkung in den peripheren Geweben. Mit zunehmendem Alter wird vermehrt Amylin gebildet. Das Amylin lagert sich als AE-Amyloid in und um B-Inselzellen ab, wobei es möglicherweise deren Funktionsstoffwechsel beeinträchtigt.

– *Periphere Insulinresistenz:* Sie ist pathogenetisch letztlich noch nicht geklärt, steht aber offenbar im Zusammenhang mit der häufig bei Typ-II-Diabetikern zu beobachtenden Adipositas.

Morphologie: Im Gegensatz zum Typ-I-Diabetes enthalten die Inseln des Typ-II-Diabetikers unabhängig von Dauer und Schwere der Erkrankung B-Zellen (Abb. 18.**38 a** u. **b**). Histologisch finden sich bei etwa

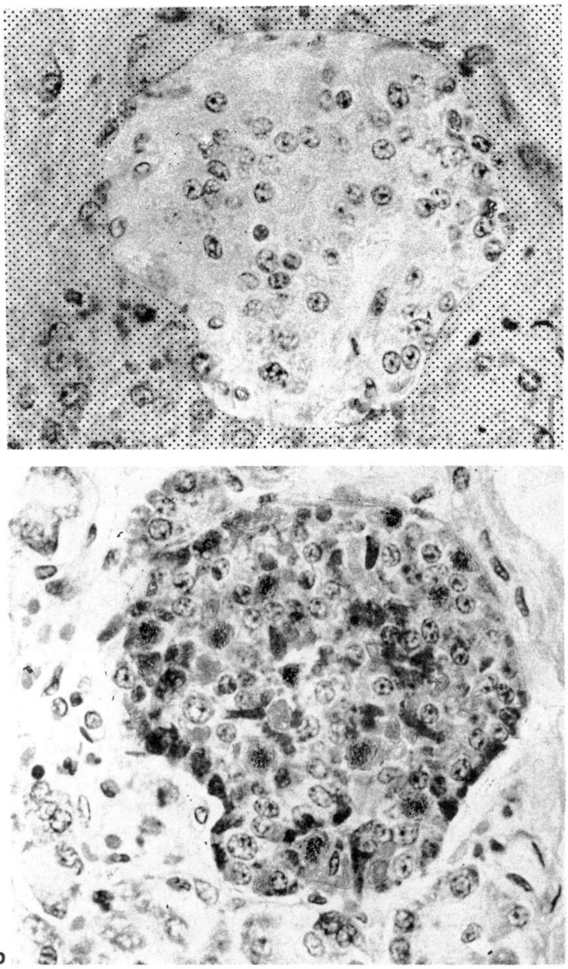

Abb. 18.**37a** u. **b** Typ-1-Diabetes bei chronischem Krankheitsverlauf: Auf zwei Folgeschnitten durch ein und dieselbe Pankreasinsel läßt sich zeigen, daß
a die insulinbildenden B-Zellen verschwunden sind,
b die glukagonbildenden Zellen erhalten bleiben (immunhistochemischer Hormonnachweis, Vergr. 1 : 250)

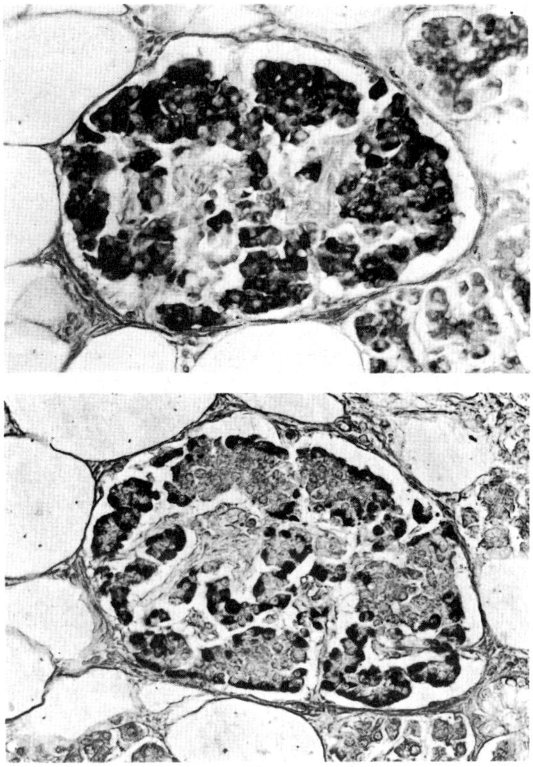

Abb. 18.**38a** u. **b** Typ-II-Diabetes: immunzytochemische Darstellung von Insulin (**a**) und Glucagon (**b**) in Folgeschnitten einer Insel. Im Gegensatz zum Typ-I-Diabetes kein Verlust an insulinproduzierenden B-Zellen (Vergr. 1 : 250)

80% der Patienten in den Inseln AE-Amyloidablagerungen zwischen den Kapillaren und B-Zellen sowie innerhalb der B-Zellen (Abb. 18.**39**) → Inselamyloidose. Mit zunehmender Amyloidablagerung wird die Inselarchitektur verändert.

Sonderform:

– *Jugendliche Form des NIDDM (= MODY):*
Autosomal dominante Diabetesform mit Manifestation vor dem 25. Lebensjahr mit Insulinsekretionsstörung und fehlender Insulinresistenz. Molekularpathologisch liegen Mutationen der Glucokinase (= Hexokinase IV) in B-Zelle und Leber vor.

Sekundärer Diabetes

Ätiologie: Die sekundären Diabetesformen haben unterschiedliche Ursachen:

- *Hormonelle Überfunktionszustände* wie Cushing-Syndrom (S. 982), Akromegalie (S. 973), Conn-Syndrom, Hyperthyreose und Phäochromozytom: Hier ist der kontrainsulinäre Effekt der jeweiligen Hormone von Bedeutung.

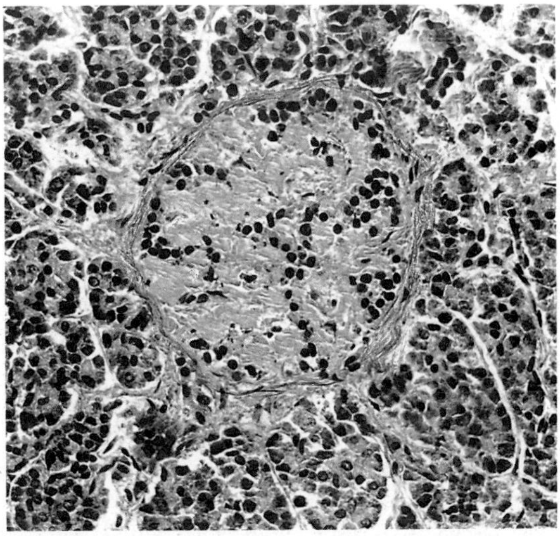

Abb. 18.**39** Typ-II-Diabetes eines alten Patienten mit fortgeschrittener Inselamyloidose (PAS-Reaktion, Vergr. 1 : 250)

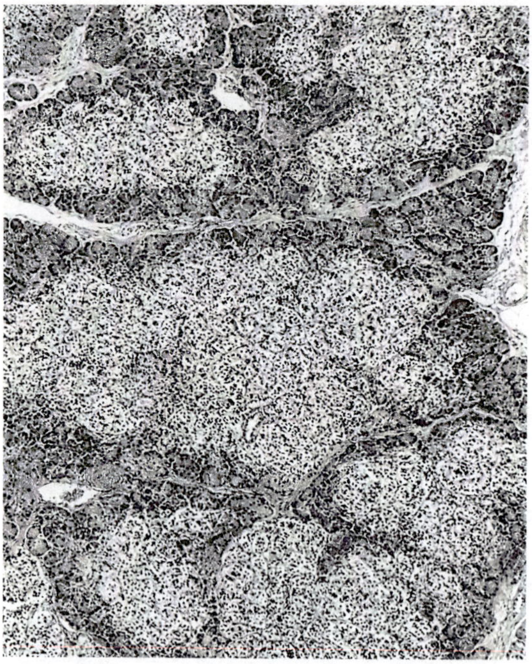

Abb. 18.**40** Fokale Inselzellhyperplasie bei kongenitaler Nesidioblastose mit Hypoglykämiesyndrom des Neugeborenen infolge persistierendem Hyperinsulinismus. Große konfluierende endokrine Zellkomplexe (PAS-Reaktion, Vergr. 1 : 40)

- *Fortgeschrittene chronische Pankreatitis* (S. 789). Hier spielt die Vernarbung des exokrinen Pankreas eine entscheidende Rolle. Während die chronische Pankreatitis in den westlichen Industrienationen eine seltene Diabetesursache darstellt, scheint sie in Indien und anderen tropischen Ländern für viele Fälle mit jugendlichem Diabetes verantwortlich zu sein.
- *Zystische Pankreasfibrose* (S. 70).
- *Hämochromatose:* Hier führt die Eisenablagerung in den B-Inselzellen zu ihrer Zerstörung (S. 4).

Klinik und Komplikationen des Diabetes mellitus sind im Stoffwechselkapitel (S. 91) dargestellt.

2. Hypoglykämiesyndrome (= HGS)

HGS ohne Hyperinsulinismus

Mit diesem Fall ist nur bei den paraneoplastischen Hypoglykämien (S. 93) mit einem morphologischen Substrat in Form eines malignen Tumors zu rechnen.

HGS mit Hyperinsulinismus

Hier liegt immer, je nach Lebensalter verschieden, eine morphologische Veränderung des endokrinen Pankreas vor:

- *Beim Neugeborenen* besteht die Veränderung in einer diffusen oder fokalen reaktiven B-Zell-Hyperplasie des Inselzellsystems. Sie wird als *Nesidioblastose* bezeichnet. Ihre Ursache ist unbekannt. Die diffuse Form der Nesidioblastose zwingt zur subtotalen Pankreasresektion (Abb. 18.**40**).
- *Beim älteren Kind und Erwachsenen* läßt sich für das HGS ein insulinproduzierender Pankreastumor (s. unten) nachweisen.

Neoplastische Läsionen

Allgemeine Definition: Unter dem Begriff endokrine Pankreastumoren werden alle benignen und malignen Tumoren des Pankreas zusammengefaßt, welche folgende Charakteristika des diffusen endokrinen Systems aufweisen: a) Bildung von biogenen Aminen und/oder b) Peptidhormonen und c) Expression von neuronspezifischer Enolase (NSE) und Synaptophysin im Zytoplasma.

In den insgesamt seltenen endokrinen Pankreastumoren kann grundsätzlich jedes Hormon des diffusen endokrinen Systems gebildet werden; am häufigsten wird Insulin produziert. Die „Tumorhormone" rufen charakteristische klinische Syndrome hervor. Dies hat wie bei den Hypophysenadenomen dazu geführt, daß man die Tumoren nach den von ihnen gebildeten, immunhistochemisch nachweisbaren Hormonen bezeichnet.

Allgemeine Pathogenese: Die Ätiologie der endokrinen Pankreastumoren ist mit Ausnahme jener Fälle, die im Rahmen der autosomal dominant vererbten, multiplen endokrinen Neoplasie Typ I auftreten, unbekannt. Histogenetisch scheinen die endokrinen Pankreastumoren aus Abkömmlingen endokriner Zellen hervorzugehen, die im Gangepithel liegen.

Allgemeine Morphologie: Makroskopisch liegt bei den meisten Fällen ein solitärer, runder Tumor im Pankreasparenchym vor, dessen Durchmesser zwischen 1–5 cm variiert. Eine bevorzugte Lokalisation gibt es nicht. Histologisch finden sich solide, trabekuläre und pseudoglanduläre Anordnungen der monomorphen Tumorzellen (Abb. 18.**41**). Zwischen den Tumorzellformationen ist meist ein hyalines Stroma ausgebildet, welches besonders beim Insulinom AE-Amyloid (aus Amylin) enthalten kann. Die Hormonproduktion in den Tumorzellen läßt sich eindeutig mit immunhistochemischen Techniken charakterisieren. Ultrastrukturell finden sich membranumhüllte Hormongranula, die in gut differenzierten Tumoren die Form der normalen Peptidhormongranula weitgehend nachahmen. Als sichere Malignitätskriterien gelten allein der Nachweis von Metastasen, meist in regionären Lymphknoten und der Leber, oder ein infiltrativinvasives Wachstum in die angrenzenden Organe.

Prognose: Die endokrinen Pankreastumoren wachsen in der Regel langsam. Wird die hormonelle Symptomatik frühzeitig erkannt, so daß der Tumor vor einer Metastasierung entfernt werden kann, so ist die Prognose günstig. Allerdings sind lange Nachbeobachtungszeiten notwendig. Tumoren, die zum Zeitpunkt der Operation bereits metastasiert haben, können oft chemotherapeutisch angegangen werden.

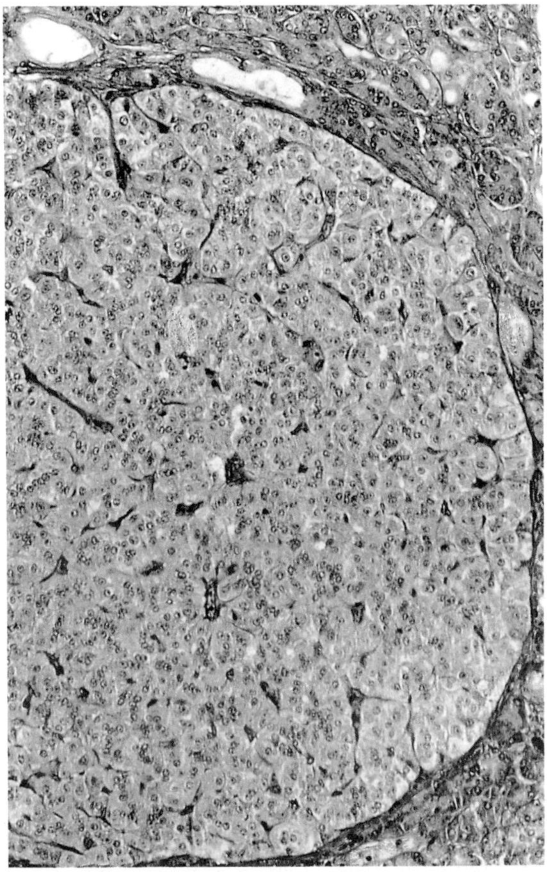

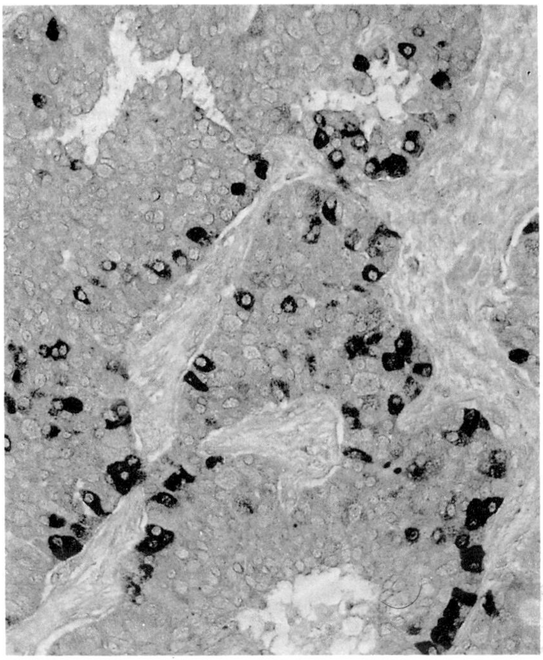

Abb. 18.**42** Endokriner Pankreastumor mit immunhistochemisch nachweisbarer Gastrinproduktion (Gastrinom) (Vergr. 1 : 250)

◀ Abb. 18.**41** Endokriner Pankreastumor mit bindegewebiger Abkapselung und solider Tumorzellanordnung (PAS Reaktion, Vergr. 1 : 200)

1. Insulinom (ICD-O-8151/0 oder 3)

Definition: Dies ist ein endokriner Tumor mit weitgehend ungeregelter Insulinproduktion und -sekretion.

Das Insulinom gehört zu den häufigsten endokrinen Pankreastumoren. Etwa 10% von ihnen sind maligne. Betroffen sind alle Altersklassen (♂ = ♀).

Morphologisch sind die meisten Insulinome solitär, etwa 1–2 cm groß. Histologisch entsprechen die Tumorzellen weitgehend den normalen B-Inselzellen.

Klinisches Leitsymptom: Hypoglykämiesyndrom.

Whipple-Trias: Hypoglykämie nach Fasten; Blutzuckerwerte < 1,65 mmol/l; Besserung nach i. v. Glucosegabe.

2. Gastrinom (ICD-O-8153/1 oder 3)

Definition: Dieser endokrine Pankreastumor ist durch eine Gastrinhypersekretion gekennzeichnet.

Er ist der zweithäufigste endokrine Pankreastumor und kommt im Erwachsenenalter vor. Im Gegensatz zu den Insulinomen haben die Gastrinome zum Zeitpunkt ihrer Diagnose meist bereits schon metastasiert. Malignitätsrate 60–90% (♂ = ♀).

Morphologie: Die pankreatischen Gastrinome sind im Durchschnitt zwischen 2–4 cm groß. Gastrinome entwickeln sich in der Hälfte der Fälle auch außerhalb des Pankreas, wobei vor allem das proximale Duodenum betroffen ist (s. diffuses endokrines System, Karzinoide S. 1011). Ein Auftreten zusammen mit multiplen anderen endokrinen Pankreastumoren wird im Zusammenhang mit einer multiplen endokrinen Neoplasie Typ I beobachtet. Ultrastrukturell zeigen die Tumorzellen mit Gastrinbildung nur selten Ähnlichkeiten mit den normalen G-Zellen des Antrums und Duodenums (Abb. 18.**42**). Immunhistochemisch sind die Gastrinome meist multihormonell.

Klinisch verursacht die Gastrinsekretion ein *Zollinger-Ellison-Syndrom* mit Magenhyperazidität, rezidivierenden Ulzera und Diarrhoe (S. 700).

3. VIPom

Definition: Dies ist ein in 50% der Fälle maligner Tumor, der ein vasoaktives, intestinales Polypeptid (= *VIP*) produziert. Der Tumor kommt sehr selten vor (♂ : ♀ = 2 : 3).

Klinisch ruft das VIPom ein Verner-Morrison-Syndrom hervor mit wäßrigen Durchfällen, Hypokaliämie und Achlorhydrie (pankreatisches Cholerasyndrom).

4. Glukagonom (ICD-O-8152/0)

Definition: Dies ist ein A-Zell-Tumor mit *exzessiver Glucagonproduktion.*

Er kommt selten vor (vor allem im Pankreasschwanz) und ist meist (60%) maligne (♂ < ♀).

Klinisch führt ein solcher Tumor zu einem Diabetes mellitus, einem paraneoplastischen nekrolytischen migratorischen Erythem (Dermatose) und einer Anämie.

5. Nicht-funktionelle Tumoren

Pathogenese: Etwa 10–30% der endokrinen Pankreastumoren – sie sind oft sehr groß – zeigen keine hormonelle Symptomatik. Viele dieser Tumoren produzieren ein pankreatisches Polypeptid. Klinisch fallen sie erst auf, wenn sie in umliegende Organe einwachsen oder in die Leber metastasieren.

Literatur

Heitz, Ph. U.: Pancreatic endocrine tumours. In Klöppel, G., Ph. U. Heitz: Pancreatic Pathology. Churchill Livingstone, Edinburgh 1984 (p. 206)

Heitz, P. U., G. Klöppel: Endokrine Pankreastumoren. In Begner, H. G., R. Bittner: Das Pankreas-Karzinom. Springer, Berlin 1986

Heitz, Ph. U., M. Kaspar, J. M. Polak, G. Klöppel: Pancreatic endocrine tumors. Immunocytochemical analysis of 125 tumors. Hum. Pathol. 13 (1982) 263

Johnson, K. H., et al.: Islet amyloid, islet-amyloid polypeptide, and diabetes mellitus. New Engl. J. Med. 32 (1989) 513

Johnson, K. H., et al.: Newly identified pancreatic protein islet amyloid polypeptide. What is its relationship to diabetes? Diabetes 40 (1991) 310

Julier, C., et al.: Insulin-IGF2-region on chromosom 11p encodes a gene implicated in HLA-DR4-dependent diabetes susceptibility. Nature 354 (1991) 155

Karjalainen, J., et al.: A bovine albumin peptide as a possible trigger of insulin-dependent diabetes mellitus. New Engl. J. Med. 327 (1992) 302

Klöppel, G.: Endokrines Pankreas und Diabetes mellitus. In Doerr, W., G. Seifert: Spezielle pathologische Anatomie, Bd. 14: Pathologie der endokrinen Organe. Springer, Berlin 1981 (S. 634)

Klöppel, G.: Islet histopathology in diabetes mellitus. In Klöppel, G., Ph. U. Heitz: Pancreatic Pathology. Churchill Livingstone, Edinburgh 1984 (p. 154)

Klöppel, G., Ph. U. Heitz: Nesidioblastosis: A clinical entity with heterogeneous lesions of the pancreas. In Falkmer, S., R. Hakanson, F. Sundler: Evolution and Tumour Pathology of the Neuroendocrine System. Elsevier, Amsterdam 1984 (p. 349)

Kümmerle, F., K. Rückert: Chirurgie des endokrinen Pankreas. Thieme, Stuttgart 1983

Lammie, G. A., G. Peters: Chromosome 11q13 abnormalities in human cancer. Cancer Cell 3 (1991) 413

Schimke, R. N.: Multiple endocrine neoplasias. New Engl. J. Med. 314 (1986) 1315

Beim endokrinen System steht die Herstellung von Signalstoffen im Vordergrund. Im folgenden gilt das Interesse denjenigen Geweben, die sich auf die Aufnahme, Verarbeitung, Speicherung und Weitergabe von Signalen spezialisiert haben: das Hirn- und Nervengewebe. Die an ihrem Aufbau beteiligten Zellen sind so hoch spezialisiert und zu so „feinverdrahteten" Steuermodulen verbunden, daß sie sich nicht mehr vermehren dürfen. Entsteht durch ihre Schädigung ein Gewebsdefekt, so wird dieser durch eine hirneigene Reparaturkolonne in Form der Gliazellen wieder gedeckt. Wegen ihrer erhaltenen Proliferationsfähigkeit sind die Gliazellen Ausgangspunkt der meisten Tumoren. Die krankheitsbedingten Reaktionsmuster dieser Gewebe werden im folgenden Kapitel besprochen: *„Nervensystem"*.

19 Nervensystem

W. Schlote, U.-N. Riede und O. D. Wiestler

Zentralnervensystem (= ZNS)

Gehirn
Rückenmark
Hirnhäute

Peripheres Nervensystem

Zentralnervensystem

W. Schlote, U.-N. Riede und O. D. Wiestler

Das Nervengewebe leitet sich von der ektodermalen Neuralplatte her, deren Ränder sich zu Neuralfalten aufwerfen, um anschließend zum Neuralrohr zu verschmelzen. Aus ihm gehen die Nervenzellen (=Ganglienzellen) sowie die Neuroglia hervor. Zu letzteren gehören die Astrozyten u.a. als *„Ionenmilieu-Kontrolleure"* sowie die Oligodendrozyten als *„Nervenfaser-Isolateure"*. Die Mikrogliozyten als *„Mülltransporteure"* wandern als Mitglieder des Makrophagensystems ins Hirngewebe ein.

Ontogenetische Läsionen des Zentralnervensystems (=ZNS) kommen im Rahmen einiger chromosomaler Krankheiten vor, die von Migrationsstörungen begleitet werden. Bei den häufigsten ZNS-Fehlbildungen handelt es sich um Störungen des Neuralrohrschlusses *(dysrhaphische Störungen)* oder um Störungen der Liquorbildung und/oder -ableitung *(Hydrozephalus)*. Das Hirngewebe hält es nicht lange ohne ausreichende Sauerstoffversorgung aus, so daß **zirkulatorische Läsionen** meist schwere Hirnschäden nach sich ziehen. Dabei gehen bei den *Hypoxidosen* in erster Linie die sauerstoffempfindlichen ZNS-Regionen und Zelltypen zugrunde. Bei der Verstopfung einer Arterie wird ihr ganzes Versorgungsgebiet in Form eines anämischen *Hirninfarktes* nekrotisch, während bei einer Venenverstopfung hämorrhagische Infarkte resultieren. Daneben kann das weiche Hirngewebe auch durch Wühlblutungen geschädigt werden. Die Blutmassen sammeln sich in solchen Fällen entweder im Hirn selbst, zwischen den Hirnhäuten und/oder der Schädelkalotte an. Letztere schützt zwar das Hirngewebe, leitet aber die einwirkende äußere Gewalt ans Gehirn weiter, so daß **traumatische Läsionen** entstehen. Ganz besonders empfindlich ist das Gehirn von Kindern, die vor dem regelrechten Geburtstermin zur Welt kommen. Frühgeborene, die eine **perinatale Hirnläsion** überstanden haben, büßen dies meist mit einer lebenslangen Bewegungsstörung *(Morbus Little)*.

Eine der wichtigsten **funktionellen Läsionen** der Astroglia betrifft die Flüssigkeitsregulation im Gehirngewebe. Sie äußert sich in einem lebensgefährdenden *Hirnödem*. Unter dem Begriff **metabolische Läsionen** werden im folgenden Hirnerkrankungen zusammengefaßt, die dem heutigen Kenntnisstand zufolge auf Störungen des neuronalen Struktur- oder Funktionsstoffwechsels basieren. Zum einen können sie von anderweitigen Stoffwechselstörungen ausgehen (Hauptreaktionsmuster: *spongiforme Dystrophie*) oder durch Vergiftungen *(toxische Läsionen)* ausgelöst werden. Zum anderen können sie auch das Ergebnis von angeborenen Enzymopathien sein, die die weiße *(Leukodystrophie)* oder graue Substanz *(Poliodystrophie)* schädigen oder sich in Systemdegenerationen *(neurodegenerativen Läsionen)* äußern.

Die **entzündlichen ZNS-Läsionen** können entweder im Nervengewebe selbst entstehen oder von außen auf das ZNS übergreifen. Sie werden im folgenden nach topographischen Gesichtspunkten unterteilt, zumal die Lokalisation und Ausbreitung einer Entzündung gewisse Rückschlüsse auf ihre Ätiologie zulassen. So sind die Hirnhautentzündungen *(Meningitis)* oft mikrobiell ausgelöst. Spielt sich die Entzündung hingegen in der grauen Substanz ab *(Polioenzephalitis)*, ist sie meist viral induziert. Enzephalitiden, die mit einer Entmarkung einhergehen, beruhen auf autoaggressiv verlaufenden Prozessen. Eine Eigenheit des Hirngewebes ist es, daß an die Stelle einer Infiltration durch Entzündungszellen aus dem Blut eine knötchenförmige Gliazellreaktion treten kann. Eine weitere Eigenheit des Hirngewebes sind die sog. *Slow-virus-Infektionen*. Sie werden durch infektiöse Proteine *(Prions)* hervorgerufen. Ihr physiologisches Gegenstück scheint Rezeptoreigenschaften zu besitzen. In einigen Familien sind diese infektiösen Proteine das Resultat eines fehlerhaften genetischen Codes, so daß die entzündliche Läsion letztlich auf einer ontogenetischen Läsion beruht. Ähnliches gilt auch für viele **neoplastische ZNS-Läsionen.** So basieren einige *neuroepitheliale Tumoren* (meist *Gliome*) sowie Tumoren der Hirnhäute *(Meningeome)* und der Hirnnerven *(Neurinome, Neurofibrome)* auf gemeinsamen genetischen Defekten, die bei manchen Patienten angeboren sind. Leider verhalten sich die meisten ZNS-Tumoren biologisch maligne, obschon sie nicht extrakraniell metastasieren.

Reaktionsmuster der Nervenzellen

Zentrale Chromatolyse: Sie besteht in einer Desintegration der Polyribosomen (Nissl-Substanz) ohne Ribosomenverlust und einer Verlagerung des Zellkerns in die Zellperipherie. Sie tritt bei Axotomie („axonale Reaktion der Nervenzelle, primäre Reizung"), Skorbut und Pellagra auf und bildet sich nach 2 Wochen wieder zurück, sofern die Zelle nicht zugrunde gegangen ist.

Periphere Chromatolyse (= Tigrolyse): Sie ist durch den Verlust der Nissl-Substanz gekennzeichnet und wird auch „Erbleichung" genannt. Sie stellt eine Veränderung der Nervenzellen nach Hypoxämie und Ischämie im Rahmen selektiver Parenchymnekrosen dar und ist reversibel.

Granulovakuoläre Zellveränderung: Dies ist eine schwere vakuoläre Zelldegeneration bei Zeichen einer gestörten Proteinsynthese vor allem im Ammonshorn bei Morbus Alzheimer (S. 1055).

Vakuoläre Zytoplasmadegeneration: Vakuolenbildung mit Rarifizierung der Nissl-Substanz tritt nach epileptiformen Krampfanfällen unterschiedlicher Genese, auch bei Intoxikationen und bei den transmissiblen präsenilen spongiformen Dystrophien (z. B. Jakob-Creutzfeldt-Krankheit) auf.

Einfache Nervenzellatrophie: Verkleinerung der Nervenzelle nach Deafferenzierung in Form einer Inaktivitätsatrophie tritt in nachgeschalteten Neuronen auf, wenn die vorgeschalteten Neurone zugrunde gegangen und keine oder nur wenige andere afferente Verbindungen vorhanden sind.

Degenerative Zellschrumpfung (= *Zellsklerose*): Bei degenerativen Prozessen mit einem langsamen, sich über Wochen und Monate hinauszögernden Zelluntergang schrumpft der Zelleib samt Zellkern und hinterläßt eine Zelle mit unregelmäßiger Konturierung. Als Ausdruck einer Transkriptionsstörung ist das Chromatin feinfleckig kondensiert (Hyperheterochromasie, Abb. 2.**4**), und die Nukleolen sind segregiert, d.h. in einzelne fleckförmige Depots unterteilt (Abb. 2.**6**). Histologisch sind solche Nervenzellen verkleinert, irregulär gestaltet und enthalten Zellkerne mit gesprenkeltem Chromatinmuster. Die degenerative Zellschrumpfung wird z.B. bei Systemdegenerationen, beim Morbus Alzheimer und Morbus Pick, bei degenerativen Poliodystrophien sowie bei Slow-virus-Enzephalopathien beobachtet.

Stapelungsdystrophie (= Speicherung): In den Nervenzellkörpern häufen sich Stoffe an, entweder infolge eines Enzymdefektes oder einer fehlgesteuerten Proteinsynthese, mit Bildung nicht abbaufähiger Syntheseprodukte. Man findet die Stapelungsdystrophie bei Sphingolipidosen (S. 103), Mukopolysaccharidosen (S. 72), Mukolipidosen (S. 73), Glykogenosen, Zeroidlipofuszinose, Morbus Alzheimer, Morbus Pick, Myoklonusepilepsie und Paralysis agitans.

Eosinophile (ischämische) Zellveränderung: Diese irreversible Zellschädigung tritt frühestens 8 Stunden nach Ischämie- oder Hypoxiebeginn auf und besteht in einer „Schrumpfnekrose" der Nervenzelle (S. 135). Dabei ist die verkleinerte Zelle „erstarrt", ihre Konturen sind „eckig", der Zellkern pyknotisch, und der Zelleib enthält keine basophilen Substanzen (Ribosomen) mehr, so daß er eosinophil wird. Im Rahmen der Nekrobiose wird die Zellmembran durchlässig, so daß der Zelleib mit Fremdproteinen, Kalk und Metallsalzen durchtränkt wird. Bei Hypoxie und Ischämie kommt es aber auch zu Kolliquationsnekrosen (S. 130) der Nervenzellen. Diese treten als Zytolyse in Erscheinung.

Zytolyse (= Nissls schwere Ganglienzellerkrankung): Die Zeitspanne vom Beginn der Störung bis zum Eintritt dieser irreversiblen Zellschädigung hängt von der Körpertemperatur, der Dauer des präfinalen hypoxischen Zustandes und von Vorerkrankungen (Azidose) ab. Histologisch findet man im Zytoplasma eine Auflösung der Nissl-Schollen zu einem feinkörnigen Staub sowie eine Pyknose des Zellkerns zu einem kompakten, am Rande fein ausgefransten Gebilde, schließlich eine Auflösung der gesamten Zelle (= Nekrolyse). Ähnliche Veränderungen finden sich auch bei Entzündungen und Intoxikationen. Die Zellreste werden von Gliazellen abgebaut.

Neuronophagie: Nach einer ischämischen oder schweren entzündlichen Nervenzellschädigung werden Gliazellen (vorwiegend Mikroglia) aktiviert. Diese Zellen sammeln sich um zugrunde gegangene Nervenzellen an und phagozytieren sie.

Ontogenetische Läsionen

Allgemeine Definitionen. *Gehirnfehlbildungen* (Synonym: Gehirnmißbildungen) sind die irreversible lokale Folge meist kurzfristig wirksamer Störungen des in Entwicklung befindlichen Nervensystems. Da die Entwicklung in den verschiedenen Teilen des Nervensystems zeitlich versetzt ist, liegen in bestimmten Entwicklungsstadien unreife neben ausgereiften Strukturen vor. Eine Noxe trifft im allgemeinen nur den in Entwicklung befindlichen, unreifen Hirnteil, während benachbarte, bereits ausgereifte Hirnabschnitte unberührt bleiben.

Allgemeine Ätiologie: Bei den Hirnfehlbildungen ist derjenige Zeitraum in der Entwicklung, in dem eine teratogene Noxe eine Fehlbildung hervorrufen kann (= Determinationsperiode) ausschlaggebend für den Typ der Fehlbildung. In den meisten Fällen werden die Gehirnfehlbildungen multifaktoriell ausgelöst, wobei sich häufig exogene Schäden (teratogene Noxen) mit endogenen Faktoren kombinieren. Als sicher teratogen gelten:

- *physikalische Noxen,* wie ionisierende Strahlen und Hyperthermie (S. 154),
- *metabolische Noxen,* wie mütterlicher Diabetes mellitus und Hypothyreose,
- *infektiöse Noxen,* wie Toxoplasmose, Zytomegalie und Röteln,
- *chemische Noxen,* wie Alkohol, Zytostatika, Antiepileptika, Drogen.

Allgemeine Pathogenese:

Aus dem Neuralrohr entstehen zunächst durch mitotische Teilung Neuroblasten, die entlang primitiver Stützzellen auswandern (Migration) und im Telenzephalon eine primitive Rindenplatte bilden. Der Rindenaufbau erfolgt zeitlich in umgekehrter Reihenfolge zur Schichtenfolge in der Hirnrinde, d.h. die obersten Rindenschichten entstehen zuletzt. Zeitlich den Neuroblasten folgend entwickeln sich Glioblasten, aus denen zunächst Astrozyten, später Oligodendrozyten hervorgehen.

– *Myelinisierungsstörungen:* Bei einer Störung der Oligodendroglia-Entwicklung können die Astrozy-

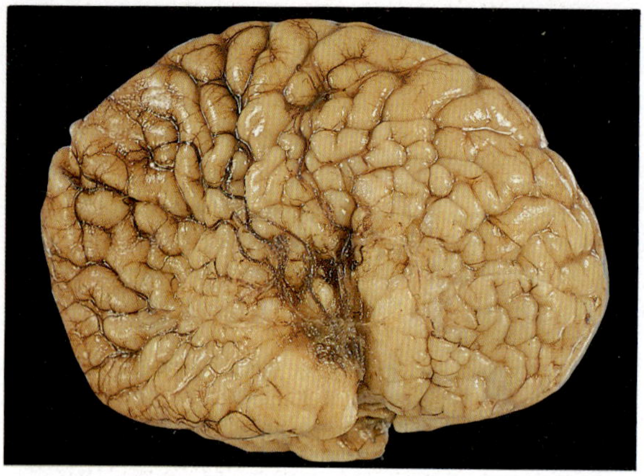

Abb. 19.**1** Gehirnfehlbildung: Mikropolygyrie mit zu vielen und zu kleinen Hirnwindungen

ten die für dieses Zellsystem vorgesehenen Plätze einnehmen, so daß nicht genügend oder gar keine Oligodendrozyten zur Verfügung stehen und dementsprechend kein Myelin gebildet wird. Neben dieser astrogliabedingten Markscheidenbildungsstörung (Alexander-Krankheit) gibt es Markbildungsstörungen, die im Stoffwechsel der Oligodendrogliazellen selbst begründet sind (Leukodystrophien).

– *Migrationsstörungen:* Sie beruhen auf einer Störung der morphogenetisch wichtigen Zell(aus)wanderungsvorgänge (S. 313). Neuronale Migrationsstörungen bei genetisch fixierten Fehlbildungssyndromen können zu einer Vielzahl von Aufbauhemmungen der Hirnrinde führen, so daß Hirnwindungsverplumpungen (= Pachygyrie) oder Hirnwindungsverschmälerungen (= Mikrogyrie, Abb. 19.**1**) entstehen. Außerdem können neuronale Migrationsstörungen Heterotopien (Persistenz grauer Substanz in Marklager) hervorrufen. Auch bei übergeordneten Stoffwechselstörungen wie Trichopoliodystrophie (S. 85) und Zellweger-Syndrom (S. 28) kann es zu einer Migrationshemmung kommen.

Trisomiesyndrome

Bei vielen Fehlbildungen und Entwicklungsstörungen des Nervensystems liegt eine Chromosomenaberration vor. Betroffen sind dabei vor allem die Chromosomengruppen 13–15 (D), 17–18 (E) und 21.

1. Down-Syndrom (Trisomie 21)

Definition und Pathogenese: S. 288.

Morphologie: Neben den bereits erwähnten klinischen Symptomen (Tab. 6.**1**) findet man eine schwere Hirnentwicklungsstörung, die aber makroskopisch kaum erkennbar ist. Das Gehirn ist manchmal untergewichtig und weist plumpe Großhirnwindungen (= Pachygyrie) auf. Histologisch sind die entscheidenden Veränderungen erst nach Versilberung der Nervenzellen und ihrer Fortsätze nachweisbar: Dabei zeigt sich, daß die Zahl der Dendritendornfortsätze (Dendritic spines) an den Spitzendendriten der Pyramidenzellen vermindert ist. Dies ist gleichbedeutend mit einer numerischen Reduktion der Synapsen und folglich auch der Verschaltungen, über welche die einzelne Nervenzelle verfügt. Mit fortschreitendem Alter (zu Beginn des 4. Lebensjahrzehnts) entwickeln alle Down-Patienten eine Alzheimer-Krankheit (S. 1055).

2. Edwards-Syndrom (Trisomie 18)

Definition und Pathogenese: S. 288. Formalpathogenetisch läßt sich am Beispiel dieses Syndroms (Trisomie 18) zeigen, daß eine genetisch festgelegte Fehlsteuerung der Hirnentwicklung sich erst spät, nach Ablauf einer störungsfreien Entwicklungsperiode, manifestieren kann. Diese Störung betrifft einerseits die Wanderung der reifenden Nervenzellen aus der Matrix in die Zielgebiete (Groß- und Kleinhirnrinde), andererseits die Entwicklung des dendritischen Fortsatzgeflechtes.

Morphologisch findet man neben den bereits erwähnten klinischen Symptomen (Tab. 6.**1**) am Gehirn Windungsfehlbildungen, besonders im Bereich der ersten Schläfenlappenwindung und im Ammonshorn, an der Basis des Stirnhirns und in der vorderen und hinteren Zentralwindung. Außerdem kommt ein Balkenmangel vor. Als Zeichen einer Migrationsstörung liegen heterotope Nervenzellgruppen in der Marksubstanz und Matrixzellhaufen im Kleinhirn, besonders im Bereich des Nucleus dentatus sowie periventrikulär vor. Mit Hilfe der Versilberungsmethode wird eine reduzierte Zahl sowie eine Fehlgestaltung der Dendritenfortsätze aufgedeckt.

3. Patau-Syndrom (Trisomie 13)

Definition und Pathogenese: S. 288.

Morphologie: Neben den bereits erwähnten klinischen Symptomen (Tab. 6.**1**) findet man am Gehirn eine Holoprosenzephalie mit kleinem Gehirn und Fusion der beiden Großhirnhälften mit den Seitenventrikeln und mit fehlenden Hirnwindungen (=*Agyrie*) oder einer nur geringgradig ausgebildeten Unterteilung der Großhirnrinde in Windungen (=*Lissenzephalie*). Oft fehlt auch die Hypophyse. In den weniger schweren Formen des Syndroms beschränkt sich die Fehlbildung der Großhirnhemisphären auf ein Fehlen der Bulbi und Tractus olfactorii (=*Arhinenzephalie*).

Es muß betont werden, daß einerseits Fälle mit Trisomie 13 auch ohne Holoprosenzephalie und Arhinenzephalie und daß andererseits diese Fehlbildungen auch ohne nachweisbare Chromosomenanomalien vorkommen können.

Dysrhaphische Läsionen

Allgemeine Definition: Als Schließungsstörungen des Neuralrohrs (= dysrhaphische Läsionen) faßt man ein weitgefächertes Spektrum von Fehlbildungen unterschiedlichen Schweregrades zusammen, welches darauf beruht, daß der Schluß der Neuralrinne zum Neuralrohr vollständig oder teilweise gestört ist.

Hohe Inzidenz in Irland, Schottland und Kanada.

Allgemeine Pathogenese: Die Determinationsperiode der dysrhaphischen Störungen liegt in der 3. und 4. Embryonalwoche. Aus tierexperimentellen Untersuchungen ist bekannt, daß solche Neuralrohrdefekte letztlich darauf beruhen, daß bestimmte Musterkontrollgene, wie das Hox 1.6-Gen, nicht adäquat exprimiert werden. Beim Menschen dürfte dies durch endogene Faktoren (Gendeletion) und/oder exogene (teratogene) Faktoren (z. B. Carbamazepine) sowie durch einen Mangel an physiologischen Wirkstoffen (Vitamine) hervorgerufen werden. Erhöhte Werte von α-Fetoprotein und Acetylcholinesterase in der Amnionflüssigkeit ermöglichen eine *pränatale Diagnostik.*

1. Akranie

Definition und Pathogenese: Damit bezeichnet man das Fehlen von desmal gebildetem Schädelknochen bei erhaltener, wenn auch abnormer Gesichtsschädelbildung. Das Zentralnervensystem besteht nur aus einer ungeordneten Ansammlung von Bindegewebe, Gefäßen und Nervenzellhaufen.

2. Anenzephalie

Pathogenese: In diesem Fall wird, z. B. als Folge eines Folatmangels, die Gehirnentwicklung erst nach Ausbildung des Augenbechers gestört. Infolgedessen sind die Retinae und die Augen regelrecht entwickelt und bilden als „Froschaugen" die höchste Stelle des Kopfes. Das Großhirn und der Hirnschädel fehlen (= *Akranie),* während Teile des Kleinhirns und des Stammhirns meist vorhanden sind. Der Gesichtsschädel ist breit und flach, der Hals kurz und die Ohren klein, dysplastisch und nach vorn geschlagen (Abb. 19.**2a** u. **b**). Der Hypophysenvorderlappen ist meist erhalten, während die Neurohypophyse fehlt.

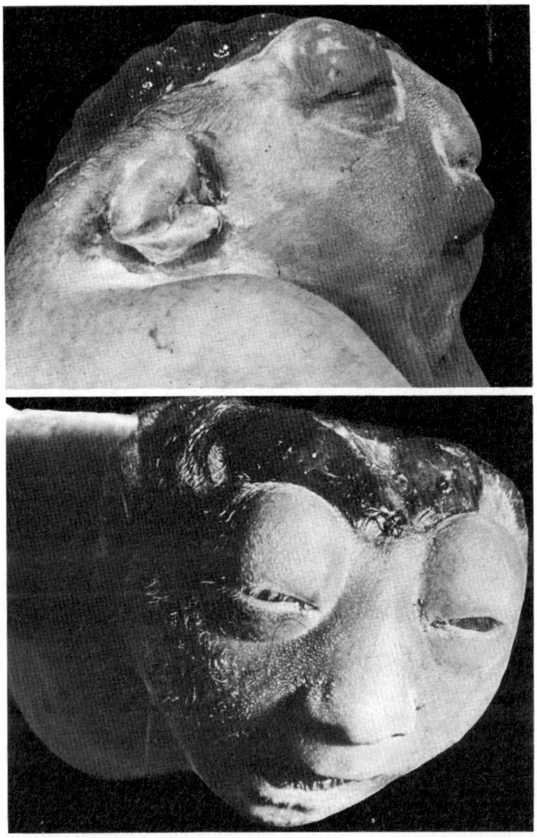

a

b

Abb. 19.**2a** u. **b** Anenzephalie (= Fehlen des Großhirns) mit Akranie (= Fehlen des Hirnschädels): breiter, flacher Gesichtsschädel, Froschaugen, dysplastische Ohren und Kraniorachischisis (Originale: Müntefering/Müller)

3. Enzephalozelen

Definition: Knochendefekte des Gehirnschädels mit Vorstülpung von Teilen des Gehirns und seiner Häute in der Mittellinie, meist okzipital, seltener frontal und parietal.

Morphologie: Die vorgestülpten Hirnteile enthalten eine abnorm verteilte graue und weiße Substanz, manchmal auch normal ausgebildetes Hirngewebe (Abb. 19.**3**). Bei großen Enzephalozelen ist die Hautdeckung unvollständig. In diesen Fällen ist die Infektionsgefahr und eine Komplikation durch eine eitrige Meningitis-Enzephalitis besonders hoch. Enzephalozelen sind meist vergesellschaftet mit weiteren Gehirnfehlbildungen, vor allem Balkenfehlbildungen und Hydrozephalus.

Klinik: Nur selten überleben „Enzephalozelen"-Kinder (auch nach Frühoperation) länger als einige Jahre.

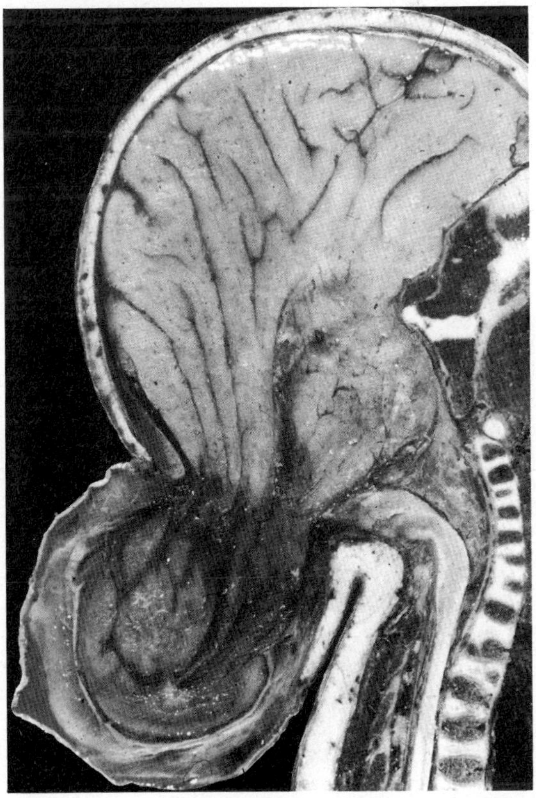

Abb. 19.**3** Okzipitale Enzephalozele (Original: Müntefering)

4. Spina bifida, Myelozelen

Definition: Damit bezeichnet man eine dysrhaphische Störung im Bereich des Rückenmarkes mit einem Defekt der Wirbelbögen oder Spaltbildungen in den Wirbelbögen, mit Vorstülpung von Teilen des Rückenmarks und seiner Häute in der dorsalen Mittellinie, meist lumbosakral, selten thorakal oder zervikal. Je nachdem, ob Rückenmarksteile durch den Wirbelbogendefekt vorgestülpt sind oder nicht, unterscheidet man eine Spina bifida occulta von einer Spina bifida cystica (Abb. 19.**4a–d**).

Spina bifida occulta

Pathogenese: Sie entsteht durch unvollständige Fusion der hinteren Wirbelbögen in einem oder mehreren Wirbelsäulensegmenten und ist häufig ein radiologischer Nebenbefund. Die Spina bifida occulta ist mit geringen Fehlbildungen des Rückenmarks in dem betreffenden Gebiet verbunden, geht jedoch ohne Rückenmarksausstülpung einher. Im Bereich der bedeckenden Haut findet sich ein abnormes Haarbüschel und/oder eine milchkaffeeähnliche Pigmentierung. Fisteln können von der Haut bis zum intramedullären Raum ziehen (= *Dermalsinus*). Am Ort der Fehlbildung entstehen gelegentlich Dermoidzysten und Lipome. Schließlich kann die Spina bifida occulta mit einer Aufspaltung des Rückenmarks in zwei meist asymmetrische Hälften verknüpft sein (= *Diastematomyelie*), wobei jede Hälfte ihre eigenen harten und weichen Rückenmarkshäute besitzt.

Klinik: Leichte neurologische Ausfallerscheinungen, Harninkontinenz, Muskelschwäche der Beine.

Spina bifida cystica

Pathogenese: Sie ist seltener als die Spina bifida occulta und geht stets mit einer Ausstülpung von Teilen des Rückenmarks und/oder seiner Häute einher.

- *Zystische Meningozele:* Hier ist der intraspinale Raum nach dorsal ohne Beteiligung des Rückenmarks zystisch ausgeweitet.
- *Myelomeningozele:* Hier enthält der zystische Hohlraum noch Rückenmarksanteile. Er ist manchmal nur unvollständig von äußerer Haut bedeckt, so daß die weichen Rückenmarkshäute freiliegen (Abb. 19.**5**). Sind diese ihrerseits defekt, so liegt der Wirbelkanal offen (Infektionsgefahr!). Der Zentralkanal ist über der Fehlbildung meist zu einer Zyste ausgeweitet. Diese nimmt den größten Teil des Rückenmarksquerschnittes ein (= Hydromyelie).

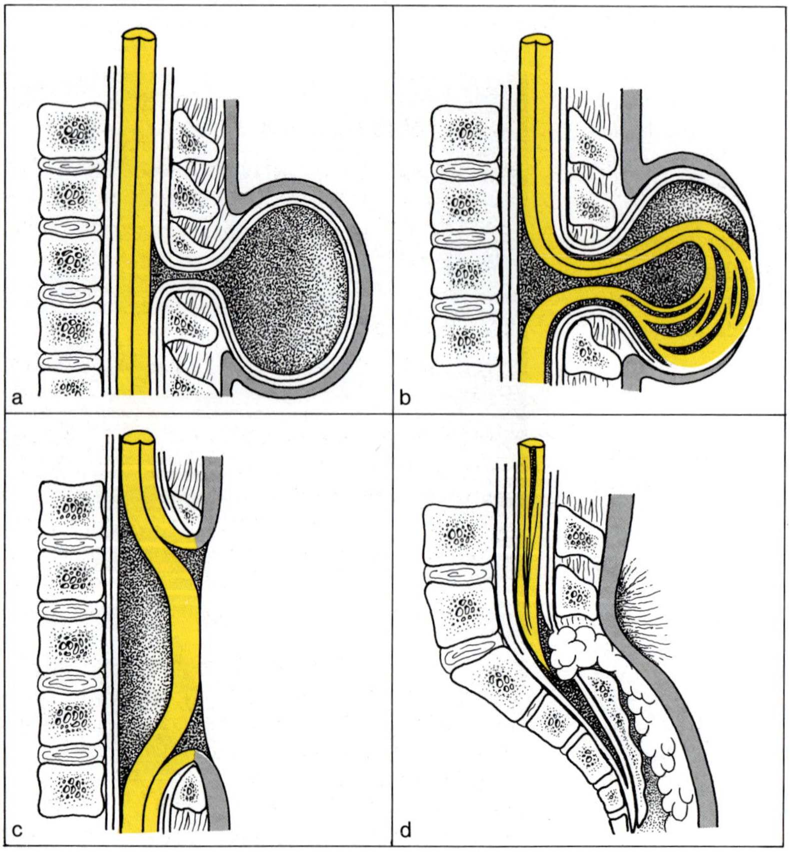

Abb. 19.**4a–d** Schematische Darstellung der spinalen Dysrhaphien:
a Meningozele,
b Myelomeningozele,
c Myelozele,
d Spina bifida occulta mit Lipom

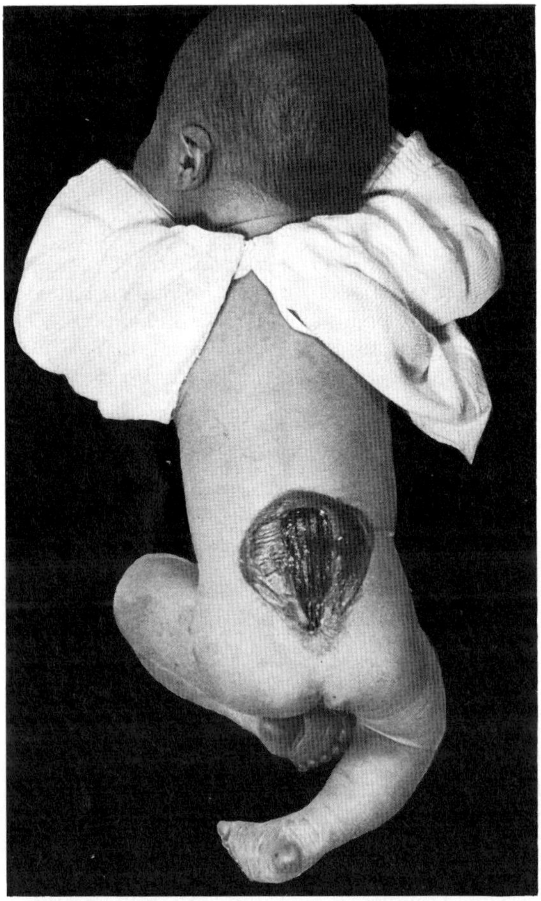

Abb. 19.5 Spina bifida cystica (aperta) (Original: Müller)

Klinik: Patienten mit Myelomeningozelen sind meist harn- und stuhlinkontinent, leiden an einer schlaffen Beinparese und an schweren Sensibilitätsausfällen. Ferner weisen sie oft eine lumbale Kyphose der Wirbelsäule auf. Den Preis für eine erhöhte Überlebensrate, dank einer entsprechenden Frühoperation, bezahlen die betroffenen Kinder mit einer zeitlebens anhaltenden motorischen und sensorischen Behinderung.

5. Arnold-Chiari-Syndrom

Definition: Verlagerung von Teilen des Kleinhirnunterwurms und der Kleinhirntonsille durch das erweiterte Foramen occipitale magnum kaudalwärts in den Wirbelkanal.

Morphologie: Diese Fehlbildung tritt meist in Verbindung mit einer zervikalen Spina bifida und einem Hydrocephalus internus (s. unten) auf. Die Medulla oblongata ist meist verlängert und mit Teilen des 4. Ventrikels und des Plexus choroideus nach kaudal verlagert. Die unteren Hirnnerven und die oberen Zervikalwurzeln werden mitgezogen. Mikropolygyrien der Großhirnrinde kommen zusätzlich vor. Das Hinterhauptbein weist röntgenologisch Lücken auf (= kraniale Lakunen).

6. Dandy-Walker-Syndrom

Definition: Zystische Erweiterung des 4. Ventrikels bei Hypoplasie des Kleinhirnwurms und schwerem Hydrocephalus internus (s. unten).

Morphologie: Diese Fehlbildung tritt oft zusammen mit einer zervikalen Spina bifida oder mit einer okzipitalen Meningozele auf. Sie ist mit einer ausladenden Erweiterung des Hinterhauptbeines verbunden. Die Kleinhirnhemisphären sind neben dem Wurm teilweise auch betroffen und hyperplastisch. Die Foramina Luschkae und Magendii sind verschlossen. Dies führt zu einem schweren, nichtkommunizierenden Hydrocephalus internus. Die besonders starke zystische Erweiterung des 4. Ventrikels ist auf das Fehlen des Kleinhirnwurmes zurückzuführen.

Fehlbildungen, die gemeinsam mit den bisher beschriebenen Dysrhaphien auftreten können, aber gelegentlich auch isoliert vorkommen, sind:

- Hydrozephalus,
- Syringomyelie,
- Aquäduktstenosen.

7. Hydrozephalus

Definition: Unter einem Hydrozephalus (= Wasserkopf) versteht man eine Erweiterung der Liquorräume auf Kosten der Hirnsubstanz.

Je nachdem, ob die Hirnkammern oder das Spatium subarachnoidale erweitert sind, handelt es sich um einen Hydrocephalus internus oder um einen Hydrocephalus externus.

Hydrocephalus externus

Pathogenetisch geht er meist auf eine Atrophie der Großhirnrinde zurück, was eine Ausweitung der äußeren Liquorräume zur Folge hat (= Hydrocephalus e vacuo, s. unten).

Hydrocephalus internus

Pathogenetisch unterscheidet man bei ihm folgende drei Formen:

- *Okklusiver Hydrocephalus internus:* In diesem Fall liegt eine Durchflußstörung im Bereich des Aquaeductus cerebri oder der Foramina Luschkae und Magendii vor. Da hier die inneren Liquorräume nicht mit den äußeren kommunizieren, kann der Liquor nicht nach außen abfließen und staut sich im Kammersystem an (= nichtkommunizierender Verschlußhydrocephalus).

Im Zusammenhang mit Fehlbildungen tritt der Hydrocephalus internus meist infolge einer Aquäduktfehlbildung (Aquäduktstenose) oder infolge fehlender sekundärer Öffnung der Foramina Luschkae und Magendii auf. Er kann aber auch durch eine frühkindliche Hirnschädigung, Tumoren oder durch entzündlich-narbige Verklebung der beiden zuletzt

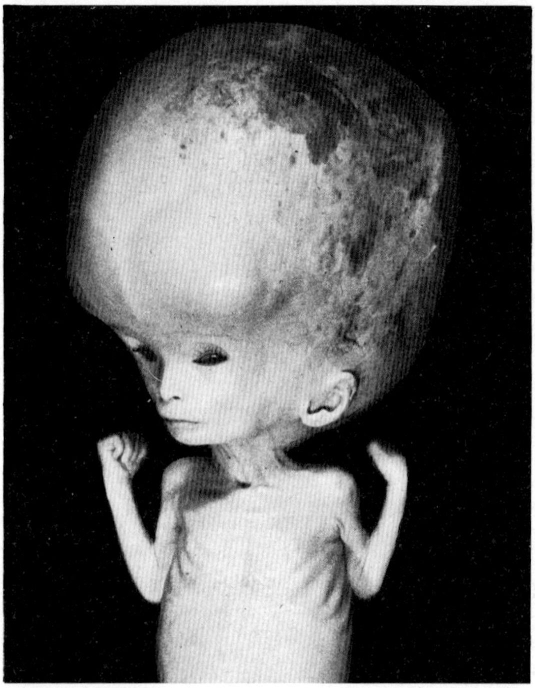

Abb. 19.**6** Kongenitaler okklusiver Hydrocephalus internus mit monströser Vergrößerung des Hirnschädels (Original: Müntefering)

genannten Foramina oder durch gliotische Verschlüsse des Aquädukts zustande kommen. Bei Kindern führt die Ventrikelerweiterung im Rahmen eines Verschlußhydrozephalus rasch zur Kompression des Hirngewebes, zur Zunahme des Kopfumfanges und zum Auseinanderweichen der Schädelnähte (Abb. 19.**6**). Die Anlage eines künstlichen Abflusses (= Shunt) durch den Neurochirurgen kann die Ventrikelerweiterung rückgängig machen und sekundäre Hirnschäden verhindern.

- *Normaldruckhydrozephalus* (kommunizierender Hydrozephalus): Er beruht auf einem Mißverhältnis zwischen Produktion und Resorption des Liquors (Hydrozephalus malresorptivus), was eine langsam zunehmende Ventrikelerweiterung zur Folge hat.

- *Hydrocephalus e vacuo:* Dieser stellt eine räumliche Kompensation bei Minderlage, Schrumpfung oder Schädigung von Hirngewebe dar. Bei diffusen markzerstörenden Prozessen kommt es zu einer Erweiterung der inneren Hirnräume *(Hydrocephalus internus),* während bei Rindenschädigung die äußeren Liquorräume erweitert werden *(Hydrocephalus externus).* Aber auch bei Volumenverminderung des Markes kann es zur Erweiterung der äußeren Liquorräume kommen, die dann wie bei der HIV-Leukenzephalopathie einen Hydrozephalus vortäuscht.

Klinik des Hydrozephalus: Übelkeit, Benommenheit, Kopfschmerzen, Schwäche und spastische Tonuserhöhung der Beine. Hinzu tritt bei längerer Dauer eine bilaterale Optikusatrophie, Taubheit und Gesichtsmuskellähmung und schließlich Großhirnrindenschäden und eine Entwicklungsverzögerung.

Therapie: Anlage einer Verbindung zwischen den erweiterten Hirnkammern und dem venösen Anschnitt des Gefäßsystems (Shunt).

8. Syringomyelie

Definition: Darunter versteht man Höhlenbildungen im Rückenmark oder in der Medulla oblongata (dann Syringobulbie genannt), die **neben** *dem Zentralkanal* liegen, aber mit ihm oder mit dem 4. Ventrikel kommunizieren können (gr. Syrinx = Hirtenflöte).

Die Syringomyelie stellt ein morphologisches und klinisches Syndrom dar, das sich meist erst in der 2. oder 3. Lebensdekade klinisch manifestiert und verschiedene Ursachen hat.

Pathogenese: Eine Syringomyelie kommt als angeborene Fehlbildung und als sekundäre, erworbene Form vor. Eine fehlende sekundäre Öffnung der Foramina Luschkae und Magendii können neben einem Hydrocephalus internus auch eine Syringomyelie und Syringobulbie zur Folge haben. Dabei wird angenommen, daß Liquor aus den gestauten Ventrikel- und Zentralkanalabschnitten in das umgebende Gewebe eindringt, so daß flüssigkeitsgefüllte Hohlräume im Rückenmark und in der Medulla oblongata entstehen. Ähnliche pathogenetisch wirksame Flüssigkeitsverschiebungen können im Rahmen von Traumata, Tumoren und Entzündungen oder im Rahmen von Permeabilitätsstörungen im Läsionsgebiet auftreten und eine *sekundäre Syringomyelie* hervorrufen.

Morphologie: Makroskopisch findet man lokale Auftreibungen des Rückenmarks und der Medulla oblongata, denen auf Querschnitten Höhlenbildungen zugrundeliegen, die neben dem Zentralkanal liegen. Diese Höhlen sind histologisch von gliösem Gewebe umschlossen, werden aber nicht von Ependym ausgekleidet. Oft ist eine umschriebene Gliawucherung mit Faserbildung neben oder um die Höhlen herum entstanden (= *Stiftgliose).* In den betroffenen Abschnitten ist der Zentralkanal erweitert (= *Hydromyelie).*

Klinik: Meist Kyphoskoliose der Wirbelsäule; dissoziierte Empfindungstörung mit Verlust der Schmerz- und Temperaturempfindung bei überwiegend erhaltener Tastempfindung; Abschwächung der Muskeleigenreflexe; Schwäche und Atrophie der distalen, oberen Extremitätenmuskeln bei leichter spastischer Parese im Bereich der unteren Extremität. Bei Syringobulbie kommen noch ein Horner-Syndrom und andere Hirnnervenausfälle sowie eine zerebelläre Ataxie und Nystagmus hinzu. Nicht selten ist die Syringomyelie mit einer Spina bifida und/oder einem okklusiven Hydrocephalus internus vergesellschaftet.

Zirkulatorische Läsionen

Das Gehirn verbraucht etwa 15% des Herzminutenvolumens, wobei die Großhirnrinde etwa fünfmal stärker durchblutet wird als die Marksubstanz und die graue Substanz etwa fünfmal mehr Sauerstoff verbraucht als die weiße. Ein verläßlicher Maßstab dafür, ob das Gehirn ausreichend mit Sauerstoff versorgt wird, ist der in den großen abführenden Venen (Sinus sagittalis, V. jugularis) gemessene Sauerstoffpartialdruck. Er beträgt normalerweise 35 mmHg.

Allgemeine Pathogenese: Bei Hirndurchblutungsstörungen unterscheidet man folgende Stufen der Minderung des Sauerstoffpartialdruckes, gemessen in den abführenden Venen des Gehirns:

- *Indifferenzbereich* (pO_2 35–28 mmHg): Dabei wird durch Reaktion der Chemorezeptoren in den Gefäßwänden die Hirndurchblutung gesteigert und das Sauerstoffdefizit behoben.
- *Umstellungsbereich* (pO_2 28–19 mmHg): Hierbei treten erste EEG-Veränderungen auf, die Chemorezeptoren reagieren intensiv, eine Dauerschädigung der Nervenzellen ist noch nicht zu erwarten.
- *Kritischer Bereich* (pO_2-Werte unter 19 mmHg): Die vaskulären Chemorezeptoren reagieren nicht mehr, so daß die Hirndurchblutung nicht verbessert wird; es tritt ein Bewußtseinsverlust ein. Ob es dabei zu einer Nervenzellschädigung kommt oder nicht, hängt von der Dauer dieses Zustandes ab.

Sauerstoffmangeltoleranz der Nervenzellen: Wie lange tolerieren die Nervenzellen des Gehirns einen totalen Kreislaufstillstand ohne irreversible Schädigung?

Man weiß heute, daß diese Zeit (= *Wiederbelebungszeit,* S. 79) wesentlich länger sein kann als 5–6 Minuten, wie fälschlich früher angenommen wurde. Tierexperimentelle Untersuchungen haben gezeigt, daß eine 30minütige totale Ischämie nicht zu einem wesentlichen Nervenzellausfall führen muß, wenn dafür gesorgt wird, daß nach Wiedereinsetzen der Blutzirkulation alle Hirnteile gleichmäßig mit dem erforderlichen Perfusionsdruck durchblutet werden. Dies hängt vom allgemeinen Blutdruck, vom Zustand des Blutes (Ausschaltung von Thrombenbildung) und dem Zustand der Hirngefäße ab. Ungünstig wirkt sich eine in der Ischämiezeit auftretende hypoxische Schwellung der zerebralen Endothelzellen aus, denn sie verlegen das Lumen und erschweren die Wiederdurchblutung (No-reflow-Phänomen). Sie läßt sich experimentell durch Perfusion des Gefäßsystems mit physiologischen Salzlösungen während der Ischämiezeit verhindern. Findet die Ischämie am unterkühlten Organismus statt, so daß der Energiebedarf der Nervenzellen gedrosselt ist, kann tierexperimentell noch nach 60minütigem Kreislaufstillstand eine vollständige zerebrale Erholung erzielt werden, jedoch nicht in jedem Fall, wiederum abhängig von der vollständigen oder unvollständigen Reperfusion.

Das Gehirn ist aus morphologisch und funktionell verschiedenartigen Nervenzellen aufgebaut, die gegenüber Sauerstoffmangel und anderen Schädlichkeiten unterschiedlich empfindlich sind. Bei Einwirkung exogener Noxen, aber auch bei endogenen, genetisch bedingten Stoffwechselstörungen interferiert der entsprechende Störfaktor mit der zelltypischen „Vulnerabilität“. Infolgedessen fallen bestimmte Hirngebiete aus, während andere erhalten bleiben. Diesen Zustand bezeichnet man als *topischen Hirngewebsschaden.* Auch der Sauerstoffmangel gehört zu den topistisch wirksamen Faktoren, wobei das Schädigungsmuster davon abhängt, ob ein Sauerstoffmangel allein oder in Kombination mit einem Durchblutungsmangel vorgelegen hat.

Akute globale Ischämie

Allgemeine Pathogenese: Bei einer akuten globalen temporären Ischämie (S. 427) infolge eines vorübergehenden Herz- oder Atemstillstands oder einer Kreislaufstörung mit Absinken des Blutdrucks unter 70 mmHg und Überschreiten der Wiederbelebungszeit ist der Sauerstoffvorrat des Gehirns nach 5–8 Sekunden aufgebraucht. Nach 8–12 Sekunden schwindet das Bewußtsein, nach 15–20 Sekunden fällt die Spannung der Aktionspotentiale im EEG auf 0. Der Stoffwechsel wird auf anaerobe Glykolyse umgestellt, wodurch noch 6–8 Minuten lang geringe ATP-Mengen gebildet werden können. Kommt nach einer absoluten temporären Ischämie die Hirndurchblutung nicht rechtzeitig oder nicht vollständig wieder in Gang, so entstehen ausgedehnte Schäden am Hirngewebe.

In ihrem Verteilungsmuster sind diese Hirnschäden infolge Durchblutungsstörungen genau festgelegt, wobei vor allem Groß- und Kleinhirnrinde, Striatum, Thalamus, Ammonshorn und die Oliva inferior der Medulla oblongata betroffen sind. Die vegetativen Kerngebiete im Hypothalamus, die Hirnnervenkerne und das Rückenmark bleiben bei Ischämie häufig verschont. Diese Neigung einzelner Gehirngebiete, unter pathologischen Bedingungen elektiv betroffen zu werden, wird als *„Pathoklise“* bezeichnet.

Die Vulnerabilität der Nervenzellen gegenüber Sauerstoffmangel wird durch die Aktivität afferenter glutaminerger Neuronensysteme gesteuert. Es hat sich herausgestellt, daß Zellsysteme mit glutaminerger Afferenz bereits bei kurzer Anoxiezeit (5 Minuten) irreversibel geschädigt werden und daß diese hohe Vulnerabilität gemindert wird, wenn das betreffende Fasersystem vorher von seinen Afferenzen abgetrennt wird. Eine weitere Besonderheit der hochvulnerablen Nervenzellen ist, daß sie zwar bereits nach kurzer Anoxiedauer irreversibel geschädigt sind, daß sich die Schädigung morphologisch aber erst nach mehr als 30 Stunden darstellt („verzögerter Nervenzelltod“). Bei längerer Anoxiedauer, die zahlreiche neuronale Systeme schädigt, ergibt sich daher die paradoxe Situation, daß beispielsweise bei Untersuchung des Gehirns nach 12 Stunden die geringer vulnerablen Neurone bereits schwere hypoxische Veränderungen zeigen, die hochvulnerablen Bezirke aber noch ungeschädigt erscheinen, obwohl auch sie bereits irreversibel geschädigt sind.

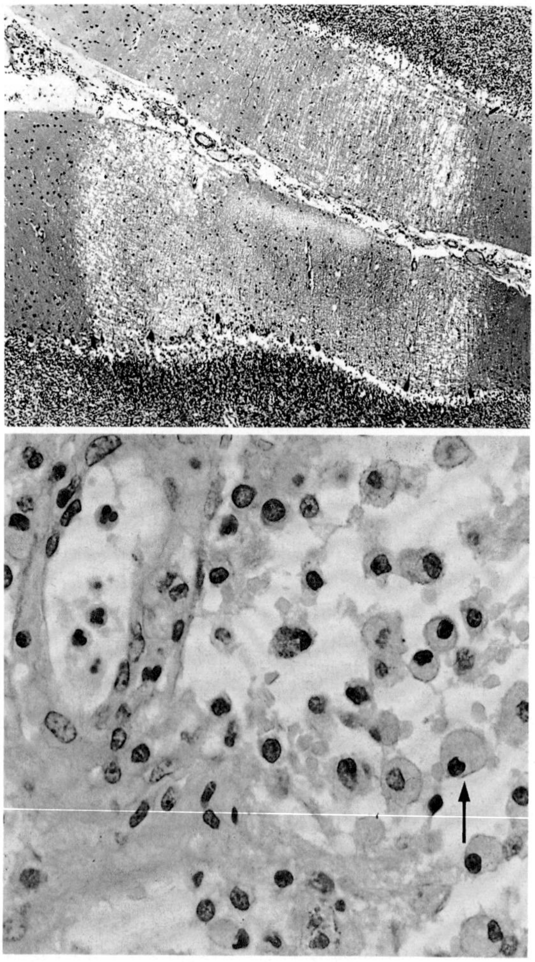

a

b

Abb. 19.**7a** u. **b** Histologie der Enzephalomalazie:
a Frischer sektorförmiger anämischer Infarkt der Kleinhirnrinde mit ödematösem Randsaum (Goldner, Vergr. 1 : 50)
b Anämischer Hirninfarkt im Abräumstadium mit zahlreichen Fettkörnchenzellen (Pfeil) (v. Gieson, Vergr. 1 : 400)

Morphologie der Zellschädigung: Der Schweregrad der Hirn- und Rückenmarksschädigung nach Ischämie/Oligämie oder nach Anoxie/Hypoxie hängt von der Dauer der Schädigung ab. Die entsprechenden Gewebsschäden lassen sich qualitativ nicht voneinander unterscheiden.

In zeitlicher Reihung treten folgende Zell- und Gewebsveränderungen auf:

- *Tigrolyse:* Sie ist etwa 20 Minuten nach Beginn des Energiedefizites zu beobachten und ist noch reversibel. Wenn viele Nervenzellen eines Bezirkes derart geschädigt sind, spricht man von einer „Erbleichung“, da sich die Zellen zwar mit basischen Farbstoffen nicht mehr anfärben, aber phasenkontrastmikroskopisch noch unverändert darstellbar sind.

- *Eosinophile Zellnekrose:* Diese bei einem Energiedefizit ab etwa 30 Minuten Dauer auftretende, irreversible Zellschädigung ist durch Formveränderungen (starre Dreiecksform), Kernpyknose und eine Zytoplasma-Eosinophilie gekennzeichnet. Der Abbau derart geschädigter Zellen erfolgt durch Mikro- und Astrogliazellen, die sich um die geschädigten Nervenzellen ansammeln (= Neuronophagie).

- *Elektive Parenchymnekrosen:* In diesem Fall gehen nach einem Energiemangel in einem betroffenen Hirngebiet alle Nervenzellen in Form einer Zytolyse zugrunde, während die Gliazellen und das Gefäßmesenchym erhalten bleiben. Der entstandene Nervenzelldefekt wird durch Astrogliavermehrung gedeckt.

- *Vollständige Nekrose* (ischämischer, anämischer Infarkt): Bei länger als etwa 60 Minuten dauernden Energiemangelzuständen sind Nervenzellen und Gliazellen irreversibel in Form einer Kolliquationsnekrose geschädigt. Der entstandene Defekt wird durch eine Proliferation von Astrozyten und durch eine Kapillarproliferation ausgeglichen. Oft gelingt dies nur am Rande des Schädigungsgebietes, so daß eine Pseudozyste ohne epitheliale, aber mit bindegewebiger Auskleidung zurückbleibt.

Morphologie der Kolliquationsnekrose (*formale Pathogenese* s. S. 130). Die Vorgänge im Bereich einer Kolliquationsnekrose des Hirngewebes lassen sich in drei Stadien unterteilen, aus denen der Entstehungszeitpunkt des Infarktes abzuschätzen ist:

- *Stadium 1 (Nekrose, Demarkation):* Es dauert 0–3 Tage. Das geschädigte Gebiet ist makroskopisch leicht geschwollen und aufgeweicht. Histologisch ist der Bezirk nur schwach anfärbbar. Er wird von einem Saum ödematös aufgelockerten Gewebes umgeben und demarkiert (Abb. 19.**7a**).

- *Stadium 2 (Resorption, Abräumung):* Es dauert 2–14 Tage. Vom 2. Tag an treten Makrophagen im Nekrosebezirk, und zwar zunächst an den Rändern, auf. Sie phagozytieren die Myelinbruchstücke (Abb. 19.**8a, b** und 19.**9**). Ihr Zytoplasma enthält dementsprechend zahlreiche lipidhaltige Vakuolen (Fettkörnchenzellen). Makroskopisch erscheint das Gewebe in diesem Stadium verflüssigt („kalkmilchartige Metamorphose“).

- *Stadium 3 (Organisation, Zystenbildung):* Es dauert 1–8 Wochen. Während des Abräumungsstadiums, vor allem aber im Organisationsstadium, vermehren sich im geschädigten Gebiet die Kapillaren. Um sie herum sammeln sich die den Gewebsschutt abtransportierenden Makrophagen (Fettkörnchenzellen) an (Abb. 19.**7b**). Das nekrotische Gewebe wird abgeräumt. Anschließend wird die entstandene Höhle mit Glia und kollagenem Bindegewebe abgedeckt. Am Rande des Infarktes bilden die unterbrochenen Axone als Reaktion auf die Kontinuitätstrennung kugelige oder ovale Auftreibungen („Axonkugeln“). Sie entstehen durch Anhäufung von Mitochondrien, Axonfilamenten und Lysosomen im Axoplasma der Stümpfe.

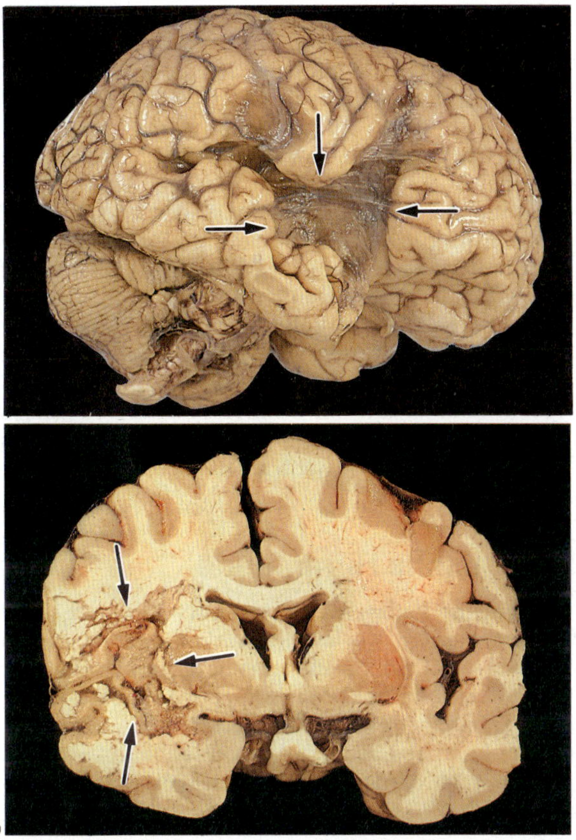

Abb. 19.**8a** u. **b** Anämischer Hirninfarkt (Stadium 2 und 3 im Versorgungsgebiet der A. cerebri media, rechts: **a** Seitansicht, Stadium 3; **b** Querschnitt, Stadium 2 (Original: Volk)

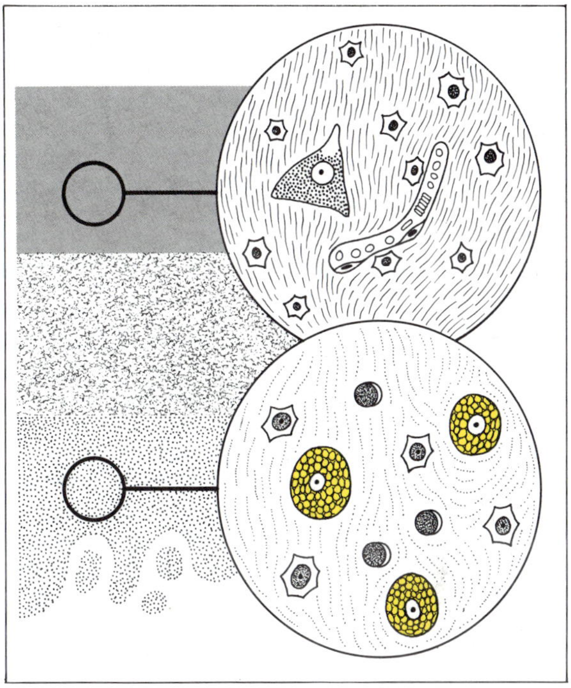

Abb. 19.**9** Schematische Darstellung der histologischen Veränderungen in einem Enzephalomalazieherd.
Oben: vitales Hirnparenchym mit Ganglienzellen, Gliazellen und Gefäßen;
unten: Abräumzone, keine Ganglienzellen mehr, dagegen Mikrogliazellen und Fettkörnchenzellen (= Makrophagen)

Morphologie der Koagulationsnekrose *(formale Pathogenese* s. S. 137): Diese seltene Form der Hirngewebsnekrose wurde früher gelegentlich auch im Rahmen einer Strahlenspätschädigung beobachtet und kommt in Verbindung mit Gefäßfehlbildungen vor. Dabei wird das nekrotische Hirngewebe nicht verflüssigt, sondern bleibt weitgehend unabgebaut als verfestigte Masse liegen.

1. Apallisches Syndrom

Definition: Wird im Rahmen einer absoluten temporären Ischämie die gesamte Großhirnrinde geschädigt (Abb. 19.**10**), so tritt ein Zustand auf, der als *„apallisches Syndrom"* (= Coma prolongé) bezeichnet wird.

Klinik des „apallischen Syndroms": In diesem Fall sind die Patienten unfähig, Sinnesreize kortikal zu verarbeiten und Willkürreaktionen durchzuführen. Die vegetativen Funktionen bleiben wegen des unversehrten Hirnstammes (mit Substantia reticularis) meist ungestört.

2. Intravitaler Hirntod

Definition und Pathogenese: Wird bei einer absoluten globalen temporären Ischämie nicht nur die

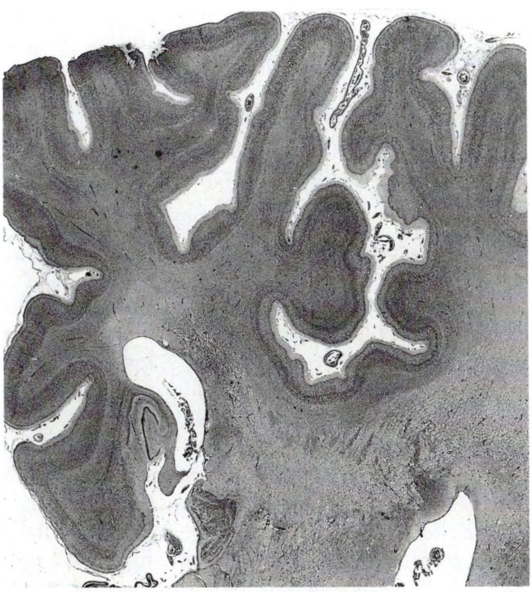

Abb. 19.**10** Apallisches Syndrom: Rindenatrophie nach hypoxämischer Rindenbandschädigung infolge Herzstillstand bei Narkosezwischenfall (59jähriger Mann)

Überlebenszeit des Hirngewebes überschritten, sondern werden auch die Hirngefäße irreversibel geschädigt, dann tritt nach Wiedereinsetzen der Blutzirkulation Flüssigkeit in das Hirngewebe, vor allem in die Marksubstanz, aus. Die Folge davon ist ein massives Hirnödem, das so lange zunimmt, bis der intrakranielle Druck den Perfusionsdruck in den das Gehirn versorgenden großen Arterien übersteigt. Das Gehirn wird dann als einziges Organ nicht mehr mit Blut versorgt und stirbt subtotal oder total ab (= *intravitale Totalnekrose* des Gehirns).

Morphologie: Die Obduktion ergibt nach mehrtägigem Intervall ein weiches, nahezu verflüssigtes Gehirn; lediglich Teile der Stirnhirn- und Schläfenhirnbasis können noch erhalten sein. Die Medulla oblongata und Teile des Kleinhirns sind durch den massiv gesteigerten intrakraniellen Druck durch das Foramen occipitale magnum in den Spinalkanal gedrückt worden (vgl. Abb. 19.**28**). Nach kurzer Manifestationszeit findet man nur hypoxische Nervenzellschädigungen.

Klinik: Der Patient ist bewußtlos, atmet nicht mehr spontan, da das Atemzentrum der Medulla oblongata zerstört ist, das Herz schlägt jedoch weiter. Dieser Zustand wird als dissozierter Hirntod (= *Coma dépassé)* bezeichnet.

Der Hirntod ist im Unterschied zum klinischen Tod (Herzstillstand), also durch den erhaltenen Blutkreislauf unter Aussparung des Gehirns, gekennzeichnet. Zur Feststellung des Hirntodes bedarf es strenger klinischer Prüfungen. Es ist den Ärzten im Einvernehmen mit den Angehörigen des Patienten auferlegt zu entscheiden, wie lange ein Mensch, genauer gesagt, seine Organe, am Leben erhalten werden sollen.

Differentialdiagnose: Der intravitale Hirntod mit subtotaler oder totaler Nekrose und Autolyse des Gehirns wird beobachtet nach:

- schwerem Schädel-Hirn-Trauma,
- schwerer Hirnmassenblutung,
- schwerer Sauerstoffschädigung,
- schwerer Virusenzephalitis,
- schwerer Intoxikation,
- schwerer Enzephalomalazie.

In nahezu allen Fällen ist ein schweres irreversibles Hirnödem als pathogenetisches Zwischenglied wirksam.

Akute globale Hypoxie

Pathogenese: Im Unterschied zum Kreislaufstillstand (= Ischämie) sind nach chronischem Sauerstoffmangel (= Hypoxie) oder Sauerstoffabwesenheit (= Anoxie) vor allem Pallidum, Nucleus subthalamicus, Zona rubra der Substantia nigra, Nucleus dentatus, aber zusätzlich auch Groß- und Kleinhirnrinde sowie der Sommersche Sektor des Ammonshorns betroffen. Dieses Schädigungsmuster mit symmetrischen Pallidumschädigungen wird vor allem bei Hypoxien infolge CO-Vergiftungen, CN-Vergiftungen, bei Höhenkrankheit, bei zentralen Atemstörungen mit Asphyxie, schweren Anämien und fetaler Erythroblastose gefunden. Es kommt aber auch bei Barbiturat- und Morphinintoxikationen vor. Vermutlich ist diese Topographie der Läsionen darauf zurückzuführen, daß die Zellen in den betroffenen Gebieten selbst bei intakter Blutzirkulation kaum in der Lage sind, die angelieferten Substrate anaerob abzubauen, da sie auf einen Stoffwechsel mit oxydativer Energiegewinnung angewiesen sind. Dafür spricht die hohe Konzentration eisenhaltiger Enzyme der Atmungskette und der entsprechend hohe Eisengehalt im Pallidum und Zona rubra der Substantia nigra. Da eine Hypoxie stets auch lokale Blutverteilungsstörungen auf dem Boden einer behinderten Mikrozirkulation mit sich bringt, wird das Schädigungsmuster vom *Hypoxidosetyp* oft noch durch Schäden vom *Ischämietyp* überlagert. Hypoxien kombiniert mit Mikrozirkulationsstörungen führen auch als Folge von Krampfanfällen zu Gewebsschäden, vor allem im Bereich des Ammonshorns.

Anämische Hirninfarkte

Allgemeine Pathogenese: Anämische Infarkte einer Hirnregion (= *weiße Enzephalomalazie)* beruhen entweder auf einer stenosierenden Erkrankung oder auf einem Verschluß der sie versorgenen Hirngefäße mit anhaltender Ischämie im Versorgungsgebiet. Dabei kann aus der Infarktlokalisation auf den Ort der Durchblutungsstörung zurückgeschlossen werden (Abb. 19.**11** und 19.**12**).

Je nachdem, ob das Versorgungsgebiet einer großen Hirnarterie oder eines kleinen Hirngefäßes zugrunde geht, kommt es zu einem großräumigen Infarkt oder zu multiplen kleinen Infarkten und Mikroinfarkten.

1. Totalinfarkt

Pathogenese: In diesem Fall wird das gesamte Versorgungsgebiet einer großen Hirnarterie (Abb. 19.**11** und 19.**12**) in Form eines Totalinfarktes (= Massenmalazie) aufgrund einer oder mehrerer der folgenden Gefäßerkrankungen geschädigt.

- *Atherosklerose* (S. 437): Grundsätzlich gelten für die Atherosklerose der Hirngefäße die gleichen pathogenetischen Bedingungen wie für die anderen Körperarterien. Hinzu kommt aber bei den intrazerebralen Gefäßen noch eine abweichende Histoarchitektur der intrakraniellen Gefäße in Form einer fehlenden Elastica externa und einer schmalen Media sowie vermehrter Aufzweigungen und Richtungsänderungen im Gefäßverlauf mit entsprechender Wirbelbildung. Selten führt der stenosierende Skleroseprozeß allein zum Durchblutungsstopp. Meist pfropft sich, wie beim Myokardinfarkt, noch ein thrombotischer Verschluß des Restlumens auf. Die zerebrale Atherosklerose spielt sich vorwiegend an den Gefäßen des Circulus arteriosus Willisii und den Anfangsteilen der drei großen Hirnarteien ab.

- *Thrombembolie der Hirngefäße:* Sie ist meist kardialen Ursprungs und kompliziert einen Myokardinfarkt, Vorhofflimmern, Herzvitien und Endokarditiden (S. 421).

Abb. 19.**11** Schema der arteriellen Hirnversorgungsgebiete (Lateralaspekt) und der Infarktgebiete bei entsprechendem Gefäßverschluß

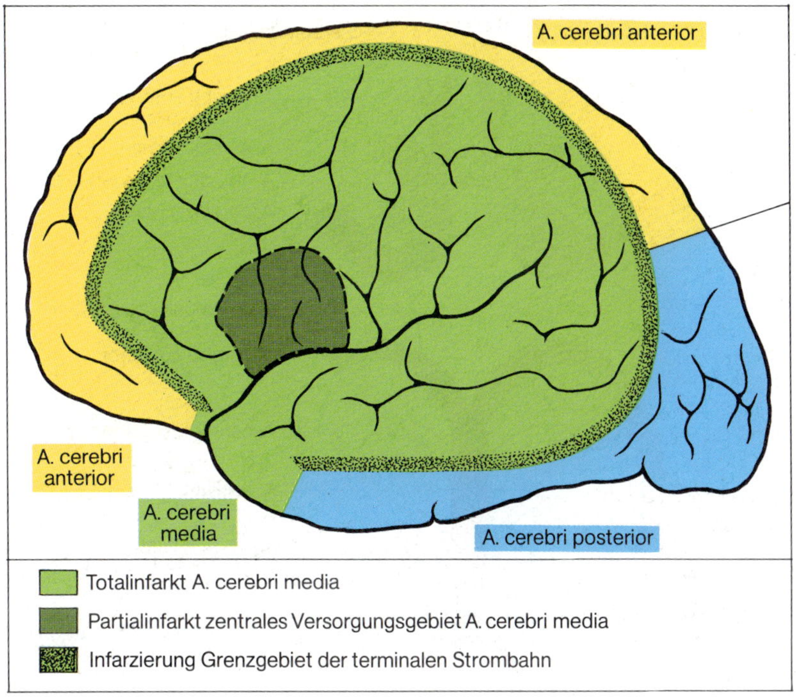

Abb. 19.**12** Schema der arteriellen Versorgungsgebiete (Medialaspekt) und der Infarktgebiete bei entsprechendem Gefäßverschluß

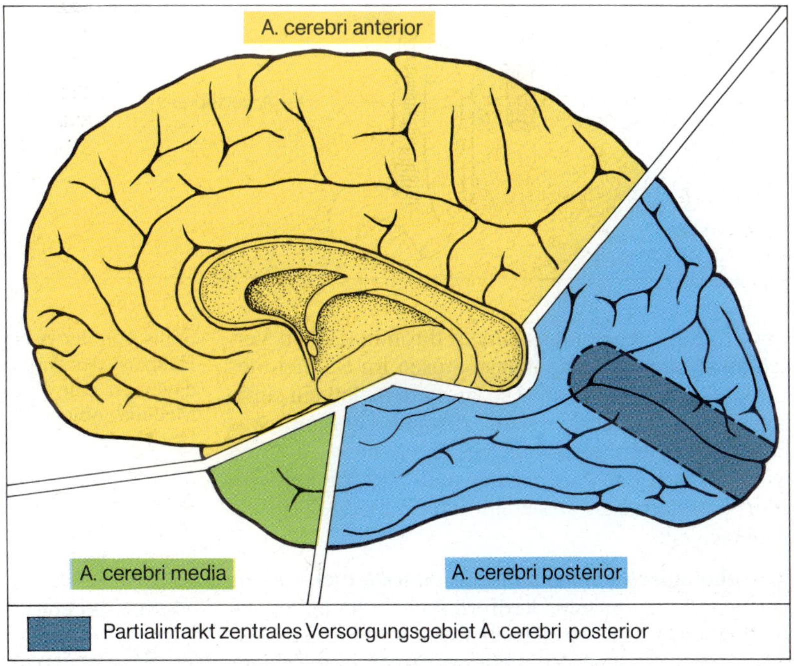

- *Zerebrovaskuläre Insuffizienz:* Meist liegt kein vollständiger Verschluß des betreffenden Hirngefäßes zugrunde, so daß man in vielen Fällen als Ursache einen Abfall des Blutdruckes unter den kritischen Wert bei stenosierender Hirnarteriosklerose annehmen muß.
- *Arteriitiden:* Sie können, wenn auch selten, einen anämischen Hirninfarkt auslösen. Dies gilt vor allem für die a) Thrombangiitis obliterans (S. 458), b) Panarteriitis nodosa (S. 454) und c) die Lupusvaskulitis sowie d) im Bereich einer basalen Meningitis tuberculosa.

Pathogenese: Die großräumigen Hirninfarkte werden häufig bei arteriosklerotischem oder thrombotischem Verschluß der basalen Hirnarterien beobachtet (Abb. 19.**13a** u. **b**), zu denen die Anfangsteile der drei Hirnarterien gehören. Die Größe des Infarktes hängt dabei wesentlich von der Geschwindigkeit des

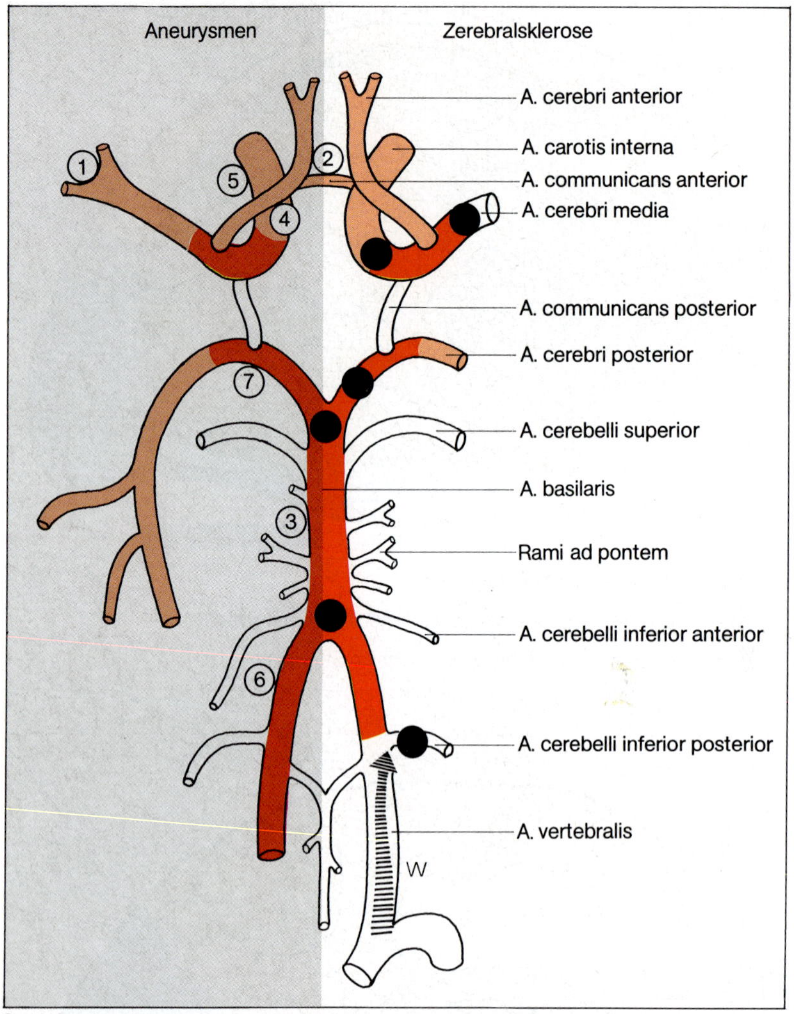

Abb. 19.**13a** u. **b** Pathologie der Hirnbasisgefäße:
a Lokalisation der Gehirnarterienaneurysmen (Zahl = Reihenfolge der Häufigkeit)
b Lokalisation der häufigsten Gefäßverschlüsse (schwarz) und der arteriosklerotischen Gefäßveränderungen nach Schweregrad (dunkelrot = schwer, hellrot = gering)
W = Verschluß bei Wallenberg-Syndrom

Verschlusses ab: Bei langsamem thrombotischen Verschluß können sich die Anastomosen im Bereich des Circulus arteriosus cerebri so ausweiten, daß ein suffizienter Umgehungskreislauf zustande kommt, was bei raschem embolischem Verschluß nicht möglich ist. Zwischen der Ausprägung und Wirksamkeit solcher Anastomosen bestehen interindividuell große Unterschiede.

Morphologisch sind anämische Infarkte meist an einer scharf begrenzten, keilförmigen Schädigung (= Erweichung) des betroffenen Rinden-Mark-Gebietes mit nachfolgender Kolliquationsnekrose und Zystenbildung zu erkennen.

Klinisch kommt es dabei auf der Gegenseite des Infarktes zur Halbseitenlähmung und/oder Werkzeugstörungen wie Aphasie. Er kann aber auch langsam-progredient entstehen. In Europa ist jährlich mit einer Million solcher Schlaganfälle zu rechnen; ein Drittel davon endet letal.

Sonderform des anämischen Hirninfarktes:

– *Wallenberg-Syndrom*

Pathogenese: Dieses seltene Krankheitsbild geht meist auf einen thrombotischen Verschluß des Abganges der A. vertebralis von der A. subclavia zurück und dehnt sich bis zum Haupttast der A. cerebelli inferior posterior aus. Die Folge davon ist eine Infarzierung der dorsolateralen Anteile der Medulla oblongata in Form einer Myelomalazie (Abb. 19.**14**).

Klinisch kommt es dabei auf der Seite des Infarktes zu Gesichtsparästhesien (Trigeminus), Paresen (Fazialis) sowie Gaumensegellähmung und Heiserkeit (Hypoglossus, Vagus, Glossopharyngeus) und zur Ataxie (Tractus spinocerebellaris), auf der Gegenseite zu Empfindungsstörungen und oft auch zu Pyramidenzeichen.

2. Stumpfinfarkt

Pathogenese: Der Infarkt beschränkt sich in diesem Falle auf die unmittelbare Nachbarschaft des verschlossenen Gefäßes, weil die peripheren Bezirke ausreichend über Gefäßanastomosen versorgt werden.

3. Grenzzoneninfarkt, Granularatrophie

Pathogenese: Bei Oligämie infolge Blutdruckabfall treten Infarkte vor allem in den Grenzgebieten der arteriellen Versorgungsbereiche auf, da diese als *„letzte Wiesen“* (S. 427) nicht mehr ausreichend perfun-

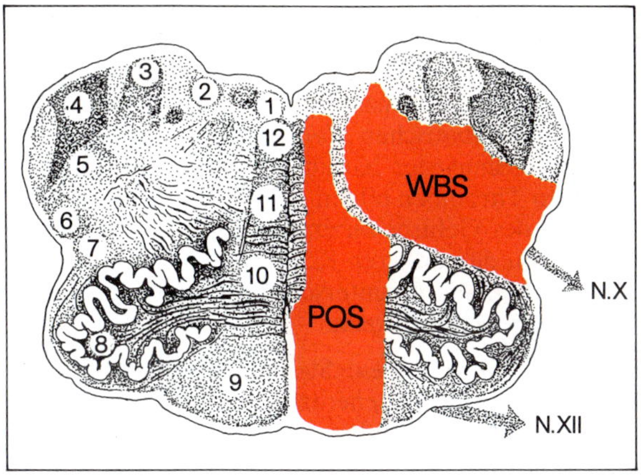

▲

Abb. 19.**14** Infarkte in der Medulla oblongata
Paramedianes Oblongatasyndrom (POS): 1 = Hypoglossuskern (Zungenatrophie), 8 = Olive (Hemihypästhesie, -ataxie), 9 = Pyramidenbahn Lemniscus medialis (Hemihypästhesie ohne Zungenatrophie), 10 = Tractus olivocerebellaris, 11 = Tractus spinothalamicus anterior, 12 = Fasciculus longitudinalis dorsalis (Nystagmus)
Wallenberg-Syndrom (WBS): 2 = Sensorischer/dorsaler Vaguskern, 3 = Tractus vestibulospinalis, 4 = Pedunculus cerebellaris inferior, 5 = Nucleus tractus n. trigemini (Gesichtsschmerz), 6 = Tractus spinocerebellaris und rubroreticulospinalis (Hemiataxie), 7 = Tractus spinothalamicus lateralis

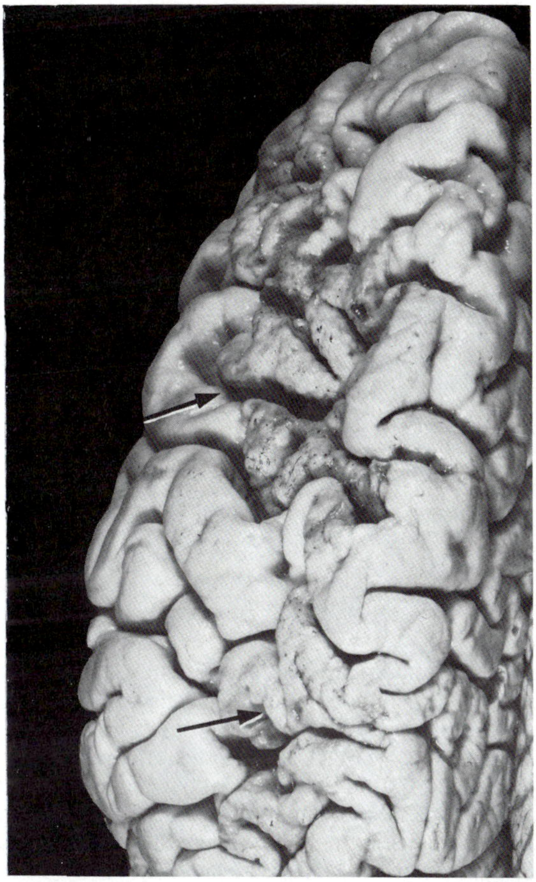

Abb. 19.**15** Granuläre Atrophie der Hirnrinde (Pfeile) im ▶ Grenzgebiet des Versorgungsbereiches der A. cerebri anterior und media bei Thrombangiitis obliterans (49jähriger Mann)

diert werden. Die daraus resultierenden Hirninfarkte sind streifenförmig entlang dieser Grenzzonen (Abb. 19.**11**) angeordnet. Eine ähnliche Verteilung der Infarktbezirke findet man auch bei der Thrombangiitis obliterans, wenn sich diese in den kleinen Hirnarterien der Grenzzonen abspielt und in den nachgeschalteten Hirnbezirken zu hypoxämischen Zuständen führt, so daß dementsprechend feinverteilte multiple Hirninfarkte entstehen.

Makroskopisch imponieren diese kleinen Rindeninfarkte als kleine narbige Einziehungen, Narben oder Zysten, vor allem in den Windungstälern, was bei multiplem Vorkommen, vor allem bei der Thrombangiitis obliterans, den Hirnwindungen einen feingranulären Aspekt verleiht und auch als *„Granularatrophie" der Hirnrinde* bezeichnet wird (Abb. 19.**15**).

4. Mikroinfarkte

Pathogenese: Dies sind multipel auftretende Infarkte im Versorgungsbereich kleiner Hirnarterien oder Hirnarteriolen. Mikroinfarkte treten bei folgenden Krankheitsbildern auf:

- Status lacunaris cerebri,
- Binswanger-Enzephalopathie,
- Multiinfarkt-Enzephalopathie und
- Thrombembolien.

Status lacunaris cerebri

Pathogenese: Dies ist eine besondere Manifestationsform der atherosklerotischen Durchblutungsstörung im Versorgungsgebiet der Aa. striatolenticulares, so daß in den Kaudatumköpfen und Putamina (Striatum) und im Thalamus (= Stammganglienbereich) multiple, wenige Millimeter große Erweichungsherde (= Zysten) auftreten. Häufig liegt eine arterielle Hypertonie zugrunde.

Klinisch findet man extrapyramidal-motorische Störungen (muskuläre Hypertonie), pseudobulbär-paralytische Symptome und Zwangshandlungen (Thalamus!).

Differentialdiagnose:
Status cribrosus cerebri: Vom Status lacunaris abzutrennen ist der Status cribrosus (= erweiterte perivaskuläre Räume), der im Rahmen einer Hirnatrophie einen perivaskulären Parenchymschwund anzeigt, aber nicht auf einem Gefäßverschluß beruht.

Binswanger-Enzephalopathie

Pathogenese: Diese seltene Variante einer atherosklerotischen Hirnschädigung besteht aus konfluierenden Nekrosen und Entmarkungen im Großhirnmarklager und Stammganglienbereich unter weitgehender Verschonung der Rinde bei einer gleichzeitigen Gefäßwandhyalinose (S. 443). Trotz der Ähnlichkeit der Gefäßveränderungen mit einer hyperto-

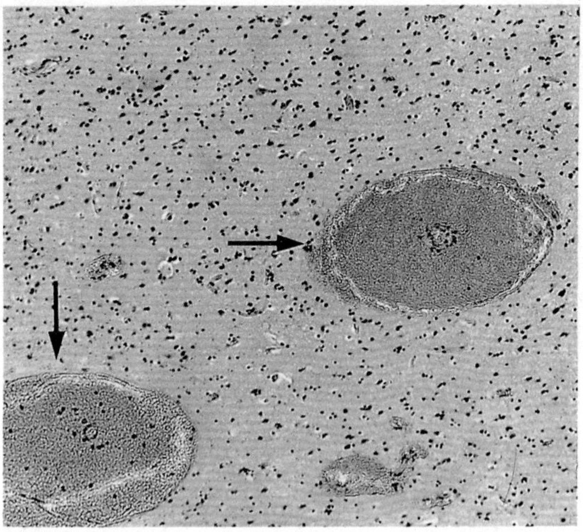

Abb. 19.**16** Ringblutung (Pfeile) bei zerebraler Fettembolie (HE, Vergr. 1 : 150)

nen Vaskulopathie ist bei diesen Patienten nicht immer ein Bluthochdruck nachweisbar. Die Pathogenese dieses Leidens ist noch weitgehend unklar. Neben einer Mangelversorgung der Grenzbereiche wird eine pathologische Gefäßwandpermeabilität angenommen, was außer anämischen Infarkten diffuse ödembedingte Markschäden und Entmarkungen zur Folge hat. Deshalb Synonym: *Encephalopathia chronica progressiva subcorticalis.*

Makroskopisch wirkt das Bild dieses Prozesses in Frontalscheiben durch das Gehirn zunächst wie eine Entmarkungskrankheit (S. 1067). Erst die histologische Analyse der Hirngefäße deckt das wahre Grundleiden auf.

Klinik: Über Jahre langsam fortschreitende Wesensveränderungen, Merkfähigkeitssstörungen, Desorientierung und Dysarthrie; Endstadium: Demenz (= Binswanger-Demenz).

Multiinfarkt-Enzephalopathie

Pathogenese: Sind multiple Mikroinfarkte über die gesamte Großhirnrinde verteilt, dann entwickelt sich eine schwere Intellekt- und Verhaltensstörung mit Demenz, neurologische Ausfallserscheinungen fehlen meist oder sind gering (sog. vaskuläre Demenz).

Mikroembolie

Pathogenese: Im Rahmen einer Fettembolie (S. 424), Luftembolie (S. 425) oder schockbedingten disseminierten intravasalen Gerinnungsstörung (S. 415) entstehen Mikroinfarkte. Sie werden aufgrund der gleichzeitig bestehenden hämorrhagischen Diathese ringförmig umblutet (Abb. 19.**16**) (Ringblutung).

Makroskopisch kann dieser Prozeß bei massiver Ausprägung als Purpura cerebri imponieren.

Hämorrhagische Hirninfarkte

Pathogenese: Hämorrhagische Infarkte einer Hirnregion (= rote Enzephalomalazie) beruhen auf einem thrombotischen Verschluß der Gehirnvenen oder der Sinus der harten Hirnhaut. Die entsprechenden Thromben bilden sich in den venösen Bluträumen des Gehirns unter ähnlichen Voraussetzungen wie in den anderen Körpervenen (S. 418). Formalpathogenetisch unterscheidet man dabei folgende Thromboseformen:

- *Blande Thrombosen:* Sie sind durch das Fehlen einer primären Venenentzündung gekennzeichnet und gehen auf hämodynamische Faktoren, Hyperkoagulabilität des Blutes, Schädel-Hirn-Trauma oder tumorbedingte, intrakranielle Druckzunahme zurück.

- *Septische Thrombosen:* Sie werden durch Infektionen der näheren oder weiteren Umgebung der betreffenden Hirnvenen oder durch eine Sepsis ausgelöst (= Thrombophlebitis).

Die Lokalisation und Ausdehnung der hämorrhagischen Hirninfarkte werden durch die Versorgungsgebiete der Sinus- oder Piavenen bestimmt. Prädilektionsstellen sind Mantelkante, Stammganglien und Okzipitallappen des Großhirns und die Kleinhirnoberfläche (Abb. 19.**17a, b** und 19.**18a, b**).

Morphologie: Makroskopisch ist das infarzierte Gebiet geschwollen, aufgeweicht und anfänglich düster blaurot, später in infarktnahen Bereichen bräunlich verfärbt. (Abb. 19.**19**).

Die hämorrhagische Komponente der roten Enzephalomalazie kommt dadurch zustande, daß sich das Blut im venösen System zurückstaut. Dies wiederum hat eine hypoxische Gefäßschädigung mit anschließender Diapedeseblutung zur Folge, so daß das geschädigte Gebiet blutig durchtränkt wird. Nekroseabräumung und Narbenbildung entsprechen den beim anämischen Infarkt beschriebenen Vorgängen (vgl. Abb. 19.**8a**). Zusätzlich findet man im Randbereich älterer Schadensgebiete zahlreiche hämosiderinbeladene Histiozyten (= Siderophagen), die dem Gewebe einen bräunlichen Farbton verleihen (= *braune Enzephalomalazie).*

Klinik: Einleitendes Stauungsödem, Kopfschmerzen, Erbrechen, Bewußtseinstrübung, Krampfanfälle und blutiger Liquor. Darauf kann das Syndrom eines apoplektischen Insultes mit Halbseitenlähmung folgen.

Differentialdiagnose: Von solchen primär-hämorrhagischen Infarkten sind die *sekundär-hämorrhagischen* Infarkte abzugrenzen. Sie entstehen dadurch, daß während der Bildung oder Abräumung eines anämischen Infarktes der venöse Blutabfluß gestört wird, z. B. durch Hirndrucksteigerung infolge eines perifokalen Ödems, und eine Diapedeseblutung in das Infarktgebiet nach sich zieht. Die Form und Ausdehnung des Infarktes bleibt dabei aber auch durch das betroffene arterielle Versorgungsgebiet bestimmt.

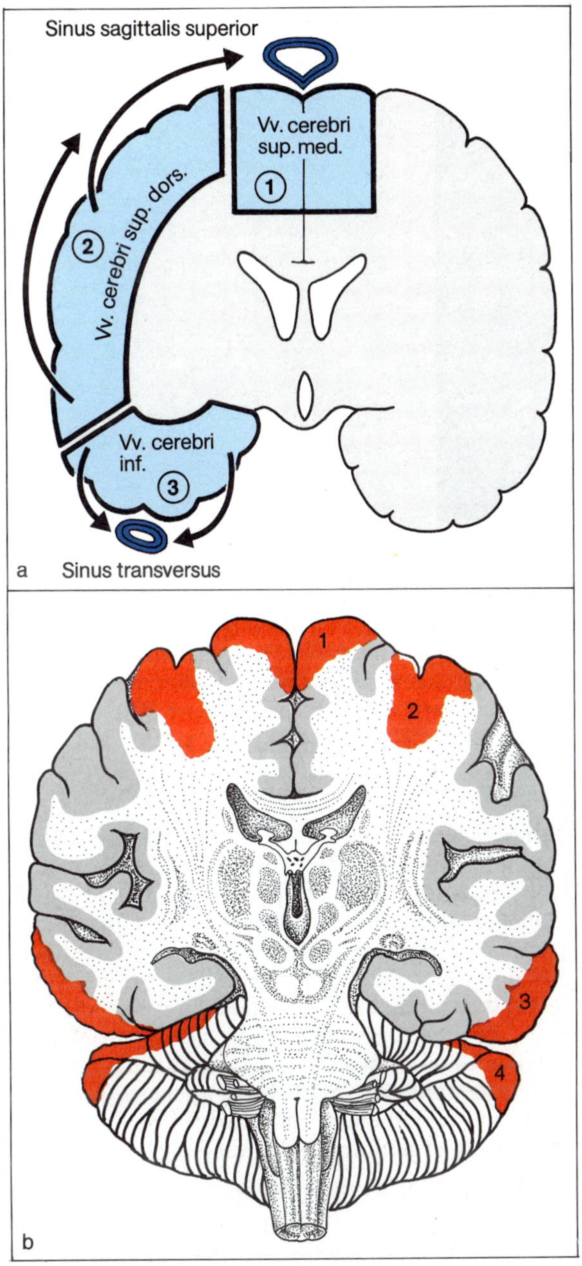

Abb. 19.**17a** u. **b**
a Wichtigste Lokalisation hämorrhagischer Infarkte bei Piavenen- und/oder Sinusthrombosen der äußeren Hirnnerven mit **b** symmetrischen Infarkten im Bereich von 1 = Mantelkante, 2 = Scheitellappen, 3 = Schläfenlappen, 4 = Kleinhirnoberfläche. Nicht im Bild: 5 = mediobasale und 6 = laterobasale Infarkte im Okzipitalbereich

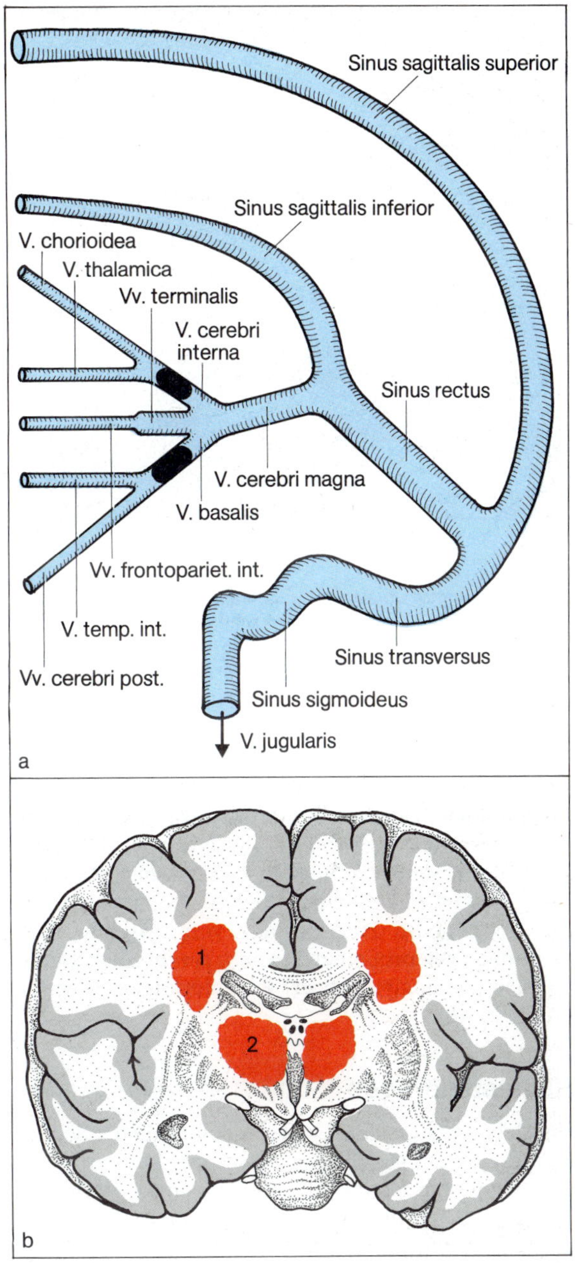

Abb. 19.**18a** u. **b**
a Wichtigste Lokalisation der Verschlüsse bei Venen- und/oder Sinusthrombosen der inneren Hirnvenen mit **b** symmetrischen hämorrhagischen Hirninfarkten im Bereich von 1 = Großhirnmarklager, 2 = Stammganglien

Intrakranielle Blutungen

1. Hirnblutungen

Definition: Blutungen ins Hirngewebe sind die Folge sehr unterschiedlicher Grunderkrankungen und beruhen formalpathogenetisch entweder auf einer Diapedeseblutung oder auf einer Rhexisblutung (S. 409).

Diapedeseblutungen

Sie kommen vor bei:

- *traumatischer, gedeckter Hirnschädigung* (Rindenprellungsherd, Kontusionsherd),
- *hämorrhagischen Infarkten* bei Sinus- und Piavenenthrombose,
- *disseminierter intravasaler Gerinnungsstörung* (S. 415), vor allem bei Endotoxinschock, Sepsis und Hepatopathien,

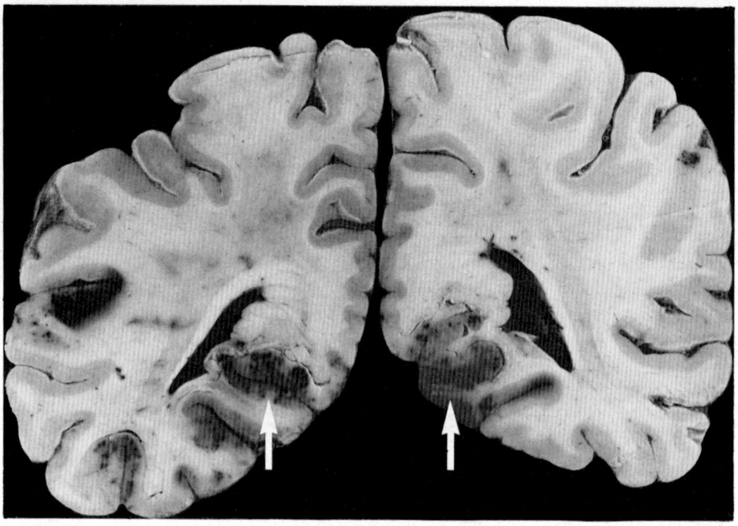

Abb. 19.**19** Symmetrische hämorrhagische Infarkte (Pfeile) im temporomedialen Bereich bei einer puerperalen Sinusthrombose (32jährige Frau)

- *akuter hämorrhagischer Leukoenzephalitis* vom Typ Hurst, einer akuten hyperergischen Reaktion des Hirngewebes (z. B. bei Penicillin-Allergie),
- *Blutungen aus Tumorgefäßen,* vor allem bei Glioblastomen und Karzinommetastasen,
- *Leukämien* mit Stase und Peristase infolge Anschoppung und Infiltration der Gefäßwände mit leukämischen Zellen.

Morphologie: Bei disseminierten intravasalen Gerinnungsstörungen, zerebraler Fettembolie, leukämischer Hirnbeteiligung und hyperergischen Reaktionen mit akuter hämorrhagischer Leukenzephalitis ist oft die gesamte Hirnsubstanz von disseminierten Blutungen in Form einer *Purpura cerebri* durchsetzt, die sich histologisch oft als Ringblutungen erweisen (Abb. 19.**16**).

Rhexisblutungen

Im Gegensatz zu den Diapedeseblutungen, die sich im Bereich der Kapillaren abspielen, kommt es bei den Rhexisblutungen (S. 409) zu einer arteriellen Blutung ins Hirngewebe in Form einer *Massenblutung*. Sie kommen vor bei:

- arterieller Hypertonie,
- Schädel-Hirn-Trauma,
- Hirnarterien-Aneurysma,
- zerebrale Amyloid-Angiopathie,
- zerebralen „Angiomen" (S. 1039) und
- Hirnstammdruckblutungen.

Hypertone Massenblutung

Pathogenese: Auf dem Boden einer hypertonen Vaskulopathie (S. 443), meist bei primärer oder renaler Hypertonie, kommt es zunächst oft zu einem Status lacunaris infolge Minderdurchblutung der Stammganglien. Die kleinen intrazerebralen Arterien verlieren dadurch ihr Widerlager, so daß Blutdruckkrisen die hypertoniegeschädigten Gefäße (S. 445; Abb. 19.**20a** u. **b**) zum Bersten bringen. Das austretende Blut ergießt sich dann in die durch den Status lacunaris aufgelockerten Räume und wühlt sich in die umgebende normale Hirnsubstanz. Derartige Massenblutungen treten aber auch ohne vorgängigen Status lacunaris auf. Auf diese Weise entstehen im Hirngewebe mehrere Zentimeter große, mit Blut angefüllte Höhlen, deren Wand zunächst nur aus fetzig zerrissenem Hirngewebe besteht.

Morphologie: Anfänglich findet man eine große Blutungshöhle mit zerfetztem Hirngewebe als Wandung (Abb. 19.**20a**) und einem perifokalen Ödem sowie gelblicher Verfärbung (Bilirubin) der Umgebung. Später wird das nekrotische Gewebe der Höhlenwandung durch Fettkörnchenzellen abgeräumt und die Blutkoagel durch Mikrogliazellen resorbiert, die durch ihren Hämosideringehalt als Siderophagen auffallen und der Wandung insgesamt eine bräunliche Farbe verleihen. Schließlich wuchern die Gliazellen und bilden einen gliös-fasrigen Saum um die mittlerweile geglättete Höhlenwandung herum.

Lokalisation: Diese Massenblutungen sind am häufigsten im Bereich der Stammganglien (= äußere Kapsel zwischen Putamen und Klaustrum, Thalamus) und im Großhirn, seltener im Bereich des Kleinhirns und der Brücke zu finden.

Neben solchen Massenblutungen findet man bei der Hypertonie auch kleinere kugelförmige Blutungen in der Hirnrinde (Kugelblutungen).

Klinik: Akute Massenblutung → plötzliche Apoplexie (Schlaganfall) mit Bewußtlosigkeit. Nach Erlangen des Bewußtseins → schlaffe, später spastische Lähmung. Bei geringem Gewebsschaden: Rückbildung der klinischen Symptome möglich. Blutungseinbruch ins Ventrikelsystem → Haematocephalus internus.

Schädel-Hirn-Trauma

Pathogenese: Diapedese- und kleine Rhexisblutungen in den Kontusionsherden der Rinde: Massenblu-

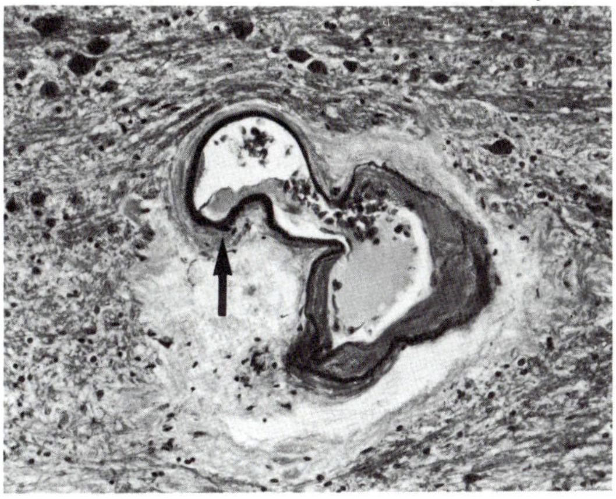

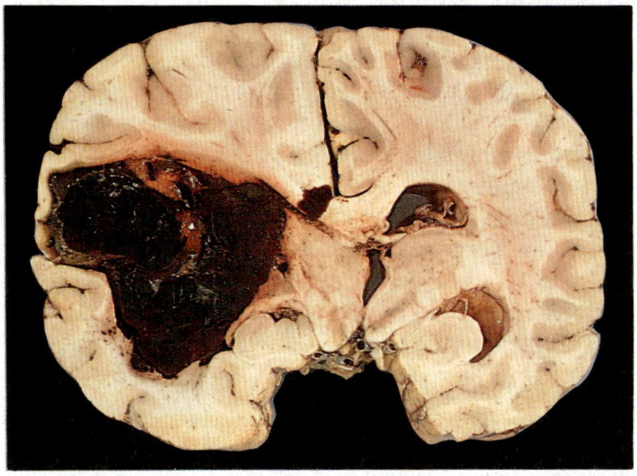

Abb. 19.**20a** u. **b** Hypertone Massenblutung:
a Hypertone Arteriopathie mit Fibrininsudation und aneurysmatischer Gefäßwandaussackung (Pfeil) einer kleinen Arterie im Bereich des Großhirnmarklagers (vgl. Abb. 9.**9**, S. 445) (v. Gieson, Vergr. 1 : 70)
b Hypertone Massenblutung im Stammganglienbereich (typische Lokalisation)

tungen infolge Zerreißung vor allem der Markgefäße (Abscherwirkung).

Hirnarterien-Aneurysmen

Morphologie: Sie liegen meistens im Bereich der Hirnbasis (Abb. 19.**13** und 19.**21**) und kommen in folgenden Varianten vor:

- *Kongenitale (beerenförmige) Aneurysmen* im Bereich des Circulus arteriosus cerebri. Sie machen 90% aller Zerebralaneurysmen aus. Komplikation: Ruptur zwischen 30. bis 60. Lebensjahr, meist mit Wühlblutung in die Gehirnbasis.
- *Atherosklerotische (spindelförmige) Aneurysmen* im Basilarisbereich. Komplikation: Thrombosierung (u. U. Ponsinfarkt oder größere Infarkte).
- *Mykotische Aneurysmen* im Mediaaufzweigungsbereich infolge Embolisierung durch bakterienhaltige Thromben. Komplikation: intrazerebrale oder subarachnoidale Hämorrhagie oder eitrige Meningitis.
- *Charcot-Bouchard-Aneurysmen* (oft multipel und spindelförmig) im Bereich von Parenchymarteriolen als Hypertoniefolge.

Zerebrale Amyloidangiopathie

Definition und Morphologie: Eine Läsion der kleinen und mittleren Arterien im oberflächlichen Kortex- und Leptomeningenbereich infolge Ablagerung von β-A4-Amyloid in der Media. Betroffen sind vor allem Greise. Die auch als kongophile Angiopathie bezeichnete Läsion kommt auch als Teilkomponente des Morbus Alzheimer vor (S. 1055).

Komplikationen: Im mittleren Alter: Massenblutungen; im höheren Alter: kleinere Intrazerebralblutungen (meist Kugelblutungen), kortikale Mikroinfarkte.

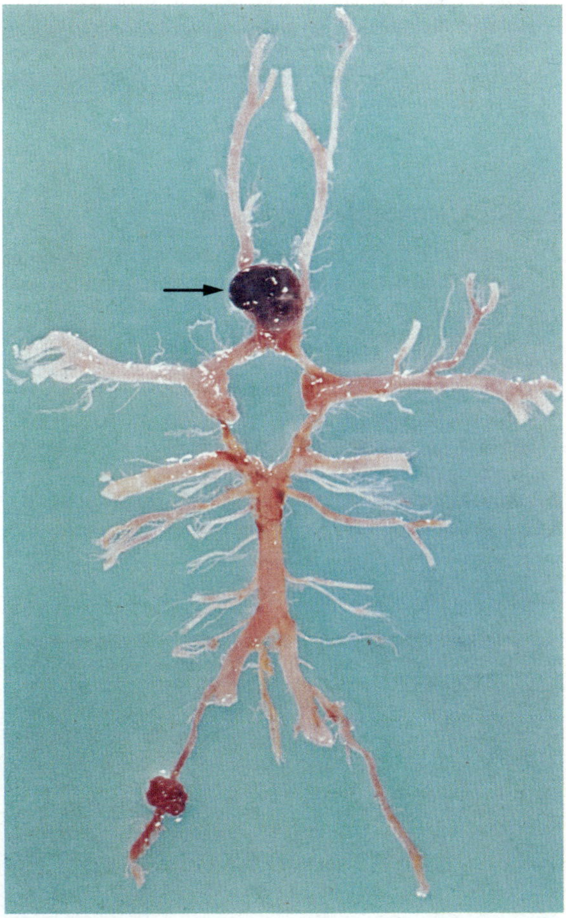

Abb. 19.**21** Beerenförmiges Aneurysma (Pfeil) der A. communicans anterior

Zerebrale Angiome

Definition: Dabei handelt es sich um *hamartöse Gefäßneubildungen,* die meist im Bereich der Leptomeninx, aber auch im Hirngewebe selbst lokalisiert sind.

Hirnstammdruckblutungen

Pathogenese: Wenn bei länger andauerndem erhöhtem Hirndruck (z. B. bei Tumoren der Großhirnhemisphären) die intrapontinen oder mesenzephalen Arterien einreißen, kommt es zu den gefürchteten „Druckblutungen" des Hirnstammes. Sie sind bedingt durch Axialverschiebung des Hirnstamms in Richtung Foramen occipitale magnum und Zerrung an dem fest mit der Schädelbasis und dem leptomeningealen Bindegewebe verbundenen Gefäßbaum. Sie können zum Tode führen.

Komplikationen der Hirnblutungen:
- *Haematocephalus internus:* Hirnmassenblutungen erreichen häufig die Ventrikelwände, können in das Ventrikellumen einbrechen und es in seltenen Fällen auch vollständig ausfüllen.
- *Tod durch Kreislaufversagen:* Bei partiellem Ventrikeleinbruch ist entscheidend, ob der Boden des 3. Ventrikels von den Blutmassen erreicht wird oder nicht. Dies hat meist den Tod durch Kreislaufversagen zur Folge, weil die das vegetative Nervensystem steuernden Kerngebiete im hinteren Hypothalamus (Nuclei posteriores hypothalami) durch den fremden Ventrikelinhalt erheblich funktionell irritiert werden.
- *Subarachnoidalblutungen* durch Einbruch einer Hirnmassenblutung in den Subarachnoidalraum.

2. Subarachnoidalblutungen

Definition: Blutansammlung im Cavum subarachnoidale zwischen Arachnoidea und Pia mater (Abb. 19.**22**).

Pathogenese: Sämtliche Rhexisblutungen können sich nicht nur ins Hirngewebe, sondern auch in den Subarachnoidalräumen ausbreiten. Dies gilt vor allem für geplatzte Aneurysmen der Hirnbasisgefäße, bei denen die Blutung gewöhnlich im Subarachnoidalraum beginnt und sich erst dann ins Hirngewebe einwühlt. Regelmäßig findet man auch Subarachnoidalblutungen bei gedeckten Hirnschädigungen über den Rindenprellungsherden (= Kontusionsherden).

Komplikationen der Subarachnoidalblutungen:
1. *Spasmen leptomeningealer Arterien:* Sie halten lange an und sind eine Folge von akuten Subarachnoidalblutungen. Sie können zu sekundären anämischen Infarkten führen.
2. *Hydrocephalus internus occlusus:* Haben Subarachnoidalblutungen die Foramina Luschkae und Magendii erreicht und werden sie überlebt, so können sich diese Verbindungen zwischen inneren und äußeren Liquorräumen narbig verschließen und zu einem Hydrocephalus internus führen.
3. *Hydrocephalus aresorptivus* (Normaldruck-Hydrozephalus): Kommt es nach einer Subarachnoidalblutung zu narbigen Veränderungen an den liquorresorbierenden Venenplexus der Pacchionischen Granulationen an der Arachnoidea-Dura-Grenze, so tritt ebenfalls ein Hydrozephalus auf (vgl. S. 1027).

3. Subduralblutungen

Definition: Subdurale Hämatome sind Blutansammlungen zwischen Dura mater und Arachnoidea nach Schädel-Hirn-Verletzung (Abb. 19.**23a**).

Allgemeine Pathogenese: Meist werden sie durch einen Riß einer „Brückenvene" (= Verbindung zwischen Piavene und Sinus durae matris) verursacht. Sie können aber auch durch Piaarterienrisse oder Schäden an den Arteriolen des inneren Durablattes entstehen.

Je nachdem, ob das Hämatom rasch oder allmählich, posttraumatisch (postoperativ) oder spontan auftritt, unterscheidet man folgende Formen subduraler Blutungen:

Akutes Subduralhämatom

Pathogenese: Das Blut breitet sich subdural rasch aus und kann innerhalb von Stunden zu einer massiven Zunahme des intrakraniellen Druckes führen

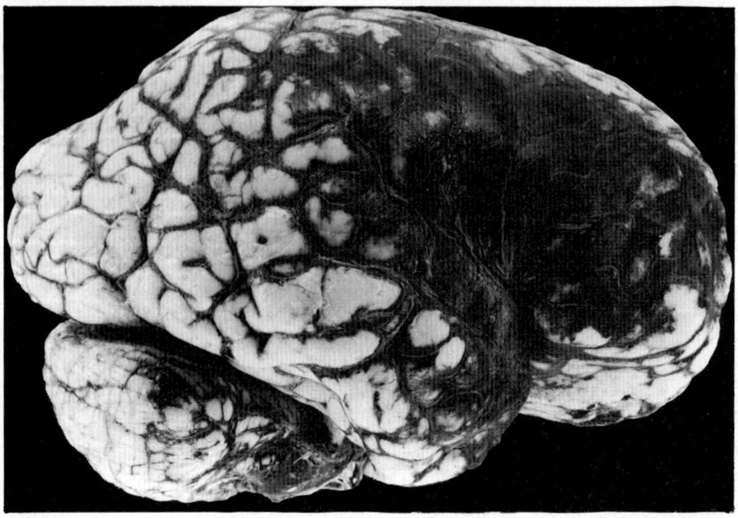

Abb. 19.**22** Subarachnoidalblutung: infolge einer Thrombose der Sinus sagittalis, transversus und sigmoideus bei einem 40jährigen Mann (bewußtlos auf der Straße aufgefunden)

(„erhöhter Hirndruck“), der zum operativen Eingreifen zwingt.

Chronisches Subduralhämatom

Pathogenese: Bei der Abräumung und bindegewebigen Organisation von nicht oder nicht vollständig operativ entfernten Blutungen kann am inneren Rand des inneren Durablattes ein persistierendes, kapillarreiches Granulationsgewebe entstehen, aus dessen Gefäßen es spontan zu geringen Blutungen kommt. Dieser Vorgang (Blutung-Organisation-Blutung) wiederholt sich in manchen Fällen mehrfach; die Dura nimmt an dieser Stelle erheblich an Dicke zu und übt Druck auf das Gehirn aus, so daß ein erneuter operativer Eingriff notwendig wird (= *chronisches subdurales Hämatom)*. Das entfernte Narbengewebe enthält neben Fibroblasten, Histiozyten, Granulozyten, Lymphozyten und Plasmazellen eine Fülle von Siderophagen (Hämosiderin = eisenpositives Blutpigment). Sie treten am 3. bis 4. Tag nach der Blutung auf. Vom 11. Tag nach der Blutung an kann man im Narbengewebe auch Makrophagen nachweisen, die mit Hämatoidin (= eisennegatives Blutpigment) beladen sind. Die obligaten Siderophagen sind ein Beweis dafür, daß a) Blutungen stattgefunden haben und daß b) diese Blutungen mindestens 3 bis 4 Tage alt sind. Die Siderophagen bleiben im Gewebe liegen und werden auch noch in ehemaligen Blutungsgebieten gefunden, die Wochen bis Jahre alt sind.

Klinik: Nach einem freien Intervall von einigen Tagen bis wenigen Wochen führen die rezidivierenden Blutungen zu einer allmählichen Verstärkung des Hirndruckes, jedoch meist ohne Herdsymptome. Ohne rechtzeitige operative Therapie ist die Störung tödlich.

Pachymeningiosis haemorrhagica interna

Definition und Pathogenese: Damit bezeichnet man ein meist doppelseitiges chronisches subdurales Hämatom, das spontan, d. h. ohne vorangegangenes Schädel-Hirn-Trauma, entsteht und durch Mikroblutungen im inneren Durablatt, meist doppelseitig, ausgelöst wird. Die Erkrankung tritt im mittleren Lebensalter auf, wobei Alkoholismus und Malabsorption eine kausalpathogenetisch wichtige Rolle spielen. Pathogenetisches Zwischenglied ist vermutlich eine erhöhte Durchlässigkeit der Gefäßwände im Sinne einer Schrankenstörung im Bereich des inneren Durablattes, wozu im mittleren Lebensalter eine Neigung besteht. Makroskopisch findet man auf der Durainnenseite, bevorzugt über der Großhirnkonvexität, bräunliche oft mehrschichtige Membranen mit dazwischen gelagerten frischen und älteren Blutungen. Selten finden sich Verflüssigungen des ursprünglich schokoladefarbenen Inhaltes bis zur reinen *Hygrombildung* mit wasserhellem Inhalt.

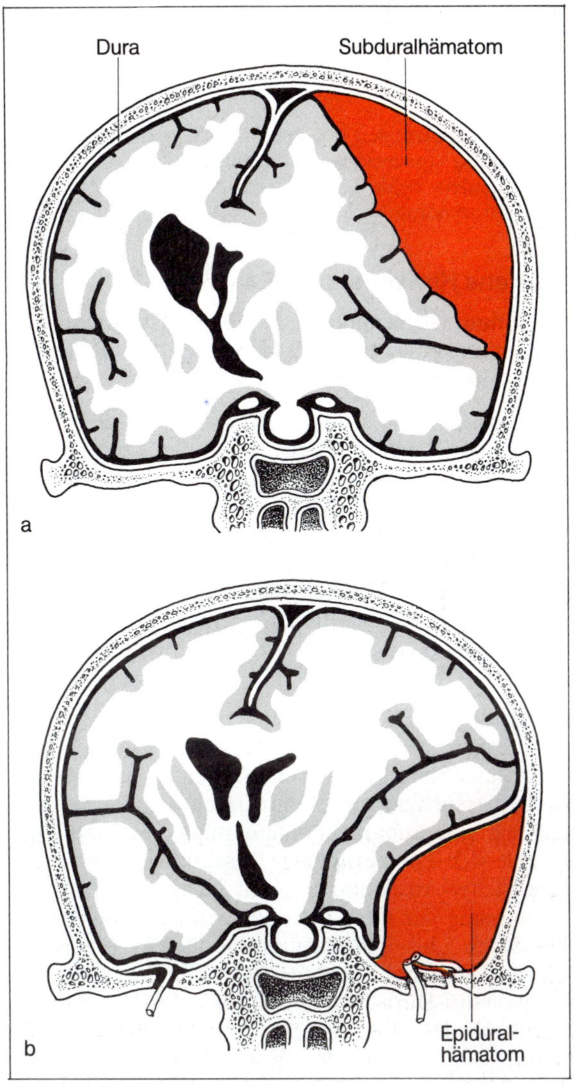

Abb. 19.**23a** u. **b** Formale Pathogenese des Subduralhämatoms und Epiduralhämatoms

4. Epiduralblutungen

Definition: Blutungen zwischen Dura und Schädelkalotte mit langsamer Abhebung der Dura (Abb. 19.**23b**).

Pathogenese: Ein epidurales Hämatom entsteht durch eine traumatische Ruptur der A. meningea media oder ihrer Äste bei Berstungsfraktur der Schläfenschuppe. Die daraus resultierende Blutung breitet sich zwischen Schädeldach und Dura mater kissenförmig aus.

Klinik: Aufgrund der arteriellen Blutung mit zerebraler Massenverschiebung und Hirndrucksteigerung kommt es innerhalb weniger Stunden zu einer Halbseitensymptomatik, herdseitiger Mydriasis und zunehmender Benommenheit. Sofortige Operation erforderlich.

Traumatische Läsionen

Bei den Verletzungen des zentralen Nervensystems sind geschlossene (gedeckte) Verletzungen von offenen zu unterscheiden: beide können klinisch mit oder ohne ein Commotiosyndrom verlaufen.

1. Offene Hirnverletzung

Definition: Hirnwunde mit Kontinuitätstrennung der Dura mater mit offener Verbindung des Gehirngewebes mit der Außenwelt.

Pathogenese: Die offene Hirnwunde ist die Folge einer penetrierenden Verletzung der Dura durch scharfkantige Gegenstände oder Geschosse. Da sich die einwirkende Gewalt an der Auftrefffläche des Schädels erschöpft, bleibt im Gegensatz zur gedeckten Hirnverletzung ein Gegenstoß aus. Dementsprechend ist eine Commotio cerebri selten. Da die offene Hirnwunde definitionsgemäß eine Verbindung zur Außenwelt aufweist, besteht Infektionsgefahr.

Morphologie: Die Hirnwunde besteht von innen nach außen aus einer Trümmerzone, Quetschzone mit Rhexisblutung und einer Reaktionszone mit Gefäßmesenchym- und Gliavermehrung. Stets liegt zugleich eine Subarachnoidalblutung vor; stets entwickelt sich ein perifokales Marködem mit unterschiedlicher Ausdehnung. Nach 2 Tagen beginnt die Abräumung der Gewebstrümmer durch Makrophagen. Nach 3 bis 4 Wochen ist die Defektheilung im Gange. Es entsteht an der Oberfläche eine bindegewebige Hirn-Dura-Narbe in Form eines Verlötungsringes mit der Dura mater im bunten Wechsel mit Gehirngewebsresten. In dieser Narbe findet man stets Makrophagen (Fettkörnchenzellen), Siderophagen und gelegentlich entzündliche Infiltrate oder Granulozytenhaufen in Form von Mikroabszessen.

Sofortige Todesursachen bei offenem Hirntrauma sind:

- *ausgedehnte Gehirngewebszerstörung* vor allem bei Einbeziehung des Zwischenhirns und des Hirnstammes,
- *akutes subdurales Hämatom* bei akuter Blutung aus eingerissenen Brückenvenen oder Sinus,
- *ausgedehnte Markblutungen* u. U. mit Ventrikeleinbruch und Haematocephalus internus infolge Einriß der Markgefäße.

Komplikationen:

1. *Frühabszeß oder Phlegmone* (meist Markphlegmone).
2. *Spätabszeß* mit Kapselbildung.
3. *Posttraumatisches Spätödem:* Es tritt am 3. bis 7. Tag nach einem freien Intervall auf und beruht auf folgender Kausalkette: Schädigung der Gefäße in der Umgebung der Hirnwunde mit Permeabilitätserhöhung; Austritt von Flüssigkeit, die sich vor allem in der Marksubstanz rasch ausbreitet und die gesamte Hemisphäre und über den Balken auch die Gegenseite erreichen kann; Erhöhung des intrakraniellen Druckes. Dieser kann zum Austritt von Hirngewebe durch die traumatische Schädelöffnung führen (= Hirnprolaps) oder eine Druckblutung des Mittelhirns zur Folge haben.
4. *Eitrige Leptomeningitis* oder Meningoenzephalitis vom Infektionsherd ausgehend: Sie bleibt lokal begrenzt oder breitet sich über die gesamte Hirnoberfläche aus. Auch subdurale Empyeme kommen vor.
5. *Eitrige Ependymitis* (= Subependymitis): Eitrige Ventrikelwandentzündungen kommen immer dann zustande, wenn zwischen Hirnwunde und Ventrikelsystem eine Verbindung entsteht. Die Folge davon ist ein Pyocephalus internus oder eine indirekte eitrige Meningitis durch Fortleitung der Eitererreger durch die Foramina Luschkae und Magendii.
6. *Hydrocephalus internus occlusus:* Nach narbig ausheilender Ventrikelinfektion und Aquäduktverschluß infolge polsterförmiger Verdickung der Ventrikelwand durch Fasergliavermehrung und Gliafaserfilze (= Ependymitis granularis).
7. *Chronisches subdurales Hämatom* (S. 1040).
8. *Liquorfistel* bei Frakturen des Os frontale mit Rhinoliquorrhoe (= Nasenträufeln), bei Schädelbasisfrakturen mit Otoliquorrhoe (= Ohrträufeln).
9. *Epileptiforme Krampfanfälle* infolge Duranarbe.

2. Offene Rückenmarksverletzungen

Pathogenese: Sie sind aufgrund der geschützten Lage des Rückenmarks im Wirbelkanal selten und werden durch Stich- oder Schußverletzungen ausgelöst. Sie führen fast immer zu einer Querschnittslähmung.

Morphologisch findet man zusätzlich zu Trümmerzone, Quetschzone und Reaktionszone noch eine Zone grobspongiös-ödematös aufgelockerten Gewebes („Lückenfeld") mit zahlreichen kugeligen Axonauftreibungen, die an den durchtrennten Faserstümpfen entstehen. In den folgenden Wochen gehen die distalen Abschnitte der durchtrennten Nervenfasern auf dem Wege der sekundären Wallerschen Faserdegeneration zugrunde (auf- und absteigende Strangdegeneration, Abb. 19.**24a** u. **b**). Die Abräumung der Axon- und Myelinzerfallsprodukte wird mit einer Vermehrung faserbildender Astrozyten und einer gliösen Narbe (Fasergliose) abgeschlossen.

Klinik: Meist Querschnittssymptomatik.

3. Geschlossene Hirnverletzungen

Definition: Unter einer geschlossenen (= gedeckten) Hirnverletzung, auch Contusio cerebri genannt, versteht man eine anatomische Schädigung des Gehirns und seiner Häute ohne Kontinuitätstrennung der Dura mater.

Pathogenese: Die geschlossene Hirnverletzung entsteht überwiegend durch Einwirkung stumpfer Gewalt mit großer Auftrefffläche, wie Stoß, Fall und Schlag. Sie ist keine direkte Folge der Gewalteinwirkung, sondern beruht auf der Weiterleitung der Gewalt vom knöchernen Schädel über den inkompressiblen Liquor cerebrospinalis auf das Gehirn. Experimentelle Untersuchungen haben ergeben, daß

a

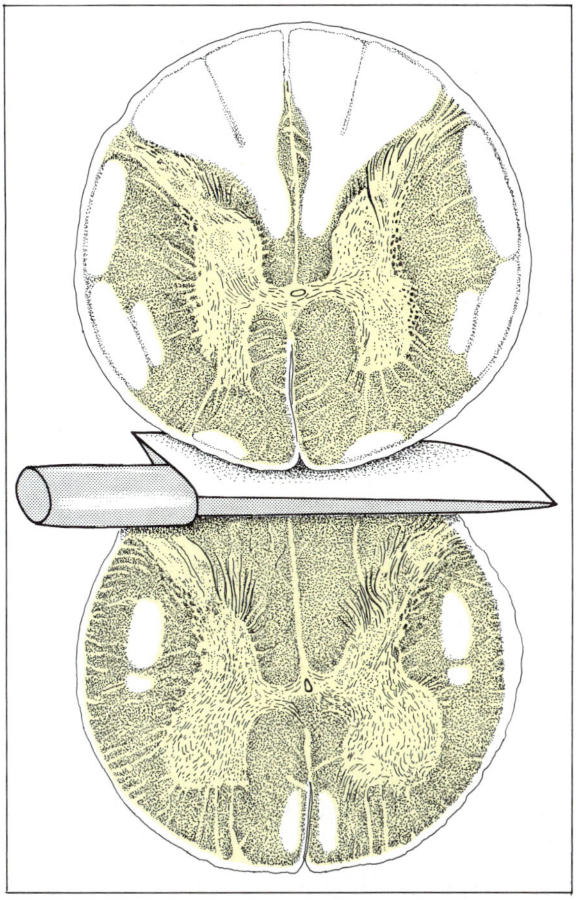

b

Abb. 19.**24a** u. **b** Wallersche Degeneration am Beispiel einer traumatischen Rückenmarksdurchtrennung (**a** Brustmark Th6, **b** Lendenmark L2). Helle Bezirke = Degenerationsherde

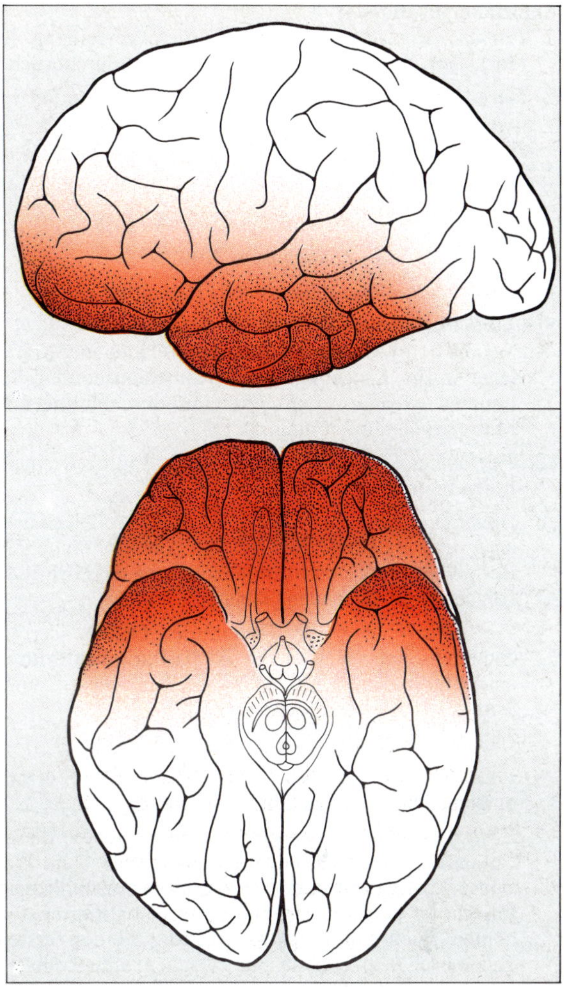

a

b

Abb. 19.**25a** u. **b** Prädilektionsorte der Rindenprellungsherde (Kontusionsherde) bei stumpfem Schädel-Hirn-Trauma. Die basalen Stirn- und Schläfenlappengebiete sind vorwiegend betroffen

beim Aufprall das Gehirn in Richtung auf die Aufprallfläche beschleunigt und sofort wieder zurückgeschleudert wird. Die Kompression des Hirngewebes beim Aufprall wirkt dabei nicht mit Sicherheit schädigend, wohl aber die Sogwirkung auf das Gehirn beim Zurückschnellen. Die Zone mit einem maximal-negativen Druck liegt etwa im Bereich der mittleren Rindenschichten. Dort reißen das Hirngewebe und die darin befindlichen Gefäße ein *(Rindenprellungsherd, Kontusionsherd)*. Dies geschieht zuerst an einem Bezirk, welcher der Auftreffläche gegenüber liegt – bei Aufprall vorn also hinten *(Gegenstoßherd)* –, da das Gehirn beim Aufprall von dort weggerissen wird. Unmittelbar danach entsteht an der Aufprallstelle ein Stoßherd. Gelegentlich ist der Gegenstoßherd größer als der Stoßherd.

Prädilektionsstellen der Rindenprellungsherde sind die basalen Rindengebiete des Stirn- und Schläfenlappens (Abb. 19.**25a** u. **b**). Dort fehlt nämlich ein Liquorkissen, so daß das Hirngewebe unmittelbar der Schädelbasis aufliegt (Impressiones digitatae!). Bei Stößen in schräg seitlicher oder seitlicher Richtung treten zu den Stoßherden zusätzlich noch Gegenstoßherde auf.

Morphologie: Im Gegensatz zu den ischämischen Läsionen, bei denen auch die Windungstäler betroffen sind, entstehen die Prellungsläsionen vorwiegend auf den Kuppen der Hirnwindungen.

Frische Rindenprellungsherde sind an der blutigen Verfärbung der Hirnrinde erkennbar. Sie werden stets von Subarachnoidalblutungen begleitet. In den folgenden Tagen schmilzt das geschädigte Hirngewebe ein, so daß nach seiner Abräumung ein von der Leptomeninx überzogener keilförmiger Defekt von Rinde und subkortikalem Mark zurückbleibt, dessen Ränder und Grund durch die Hämosiderinablagerung braungelb pigmentiert sind.

Klinik: Ein subtiles Zeichen einer leichten gedeckten frontalen Hirnschädigung ist die ein- oder beidseitige Riechstörung, da Bulbus und Tractus olfactorius bei frontobasaler Läsion meist mitbetroffen sind, bei ausgedehnten frontobasalen Hirnschädigungen treten Wesensveränderungen, vor allem Antriebsminderung, Affektlabilität, sexuelle Enthemmung und Kritiklosigkeit auf.

Sofortkomplikationen:

1. *Primäre Markblutungen* infolge Gefäßzerreißung im Marklager, gelegentlich auch mit Ventrikeldurchbruch.
2. *Duret-Berner-Blutungen:* Rotationstraumen treffen infolge Abscherwirkung gegenüber dem Großhirn vor allem den Hirnstamm. Dort findet man Kontusionsherde an der Oberfläche sowie radiär um den Aquädukt; periventrikuläre Rhexisblutungen aus kleinen Arterien, in Brücke, Mittelhirn oder Medulla oblongata.
3. *Akutes subdurales Hämatom,* S. 1040.
4. *Akutes epidurales (subperiostales) Hämatom.*

Spätkomplikationen:

1. *Sekundäre hypoxämische Infarkte* in Rinde und Marklager in der Umgebung eines Kontusionsherdes. Sie beruhen auf einer verminderten Hirndurchblutung und Mikrozirkulationsstörung.
2. *Perifokales Spätödem:* Am 3. bis 7. Tag nach einem freien Intervall (s. oben).
3. *Apallisches Syndrom:* Durch Risse im Großhirnmarklager und Balkenbereich gefolgt von großräumigem Zerfall der Marksubstanz und Isolierung der Hirnrinde von den tiefer gelegenen Gebieten.
4. *Traumatische arterielle Thrombose:* Die A. carotis communis, interna oder die A. basilaris kann durch einen Intimaeinriß geschädigt werden, der zu einer Thrombose mit Gefäßverschluß führt.
5. *Chronisches subdurales Hämatom,* S. 1041.
6. *Posttraumatische Epilepsie* infolge narbiger Verzahnung mit dem umgebenden Hirngewebe.
7. *Zentrale pontine Myelinolyse:* Die Pathogenese dieser Entmarkung im zentralen Brückenbereich ohne Gewebsnekrose, mit Gliaproliferation und entzündlichem Infiltrat ist noch unklar. Bei polytraumatisierten Patienten spielt eine Elektrolytstörung in den ersten Tagen nach dem Trauma eine entscheidende Rolle (S. 1050).
8. *Fettembolie* (S. 424) mit multiplen Diapedeseblutungen. Klinisch treten als Spätfolge Wesensveränderungen (posttraumatische Enzephalopathie) auf.
9. *Posttraumatischer Parkinsonismus* bei symmetrischer Läsion der Substantia nigra.
10. *Posttraumatische hypophysär-hypothalamische Störungen* bei traumatischer Läsion von Hypothalamus, Hypophysenstiel oder Hypophyse.
11. *Posttraumatische Boxer-Enzephalopathie* (= Dementia pugilistica) bei über Jahre sich aufsummierenden Hirnkontusionen; morphologisch treten Gewebsveränderungen wie bei präseniler Demenz (Morbus Alzheimer) auf (S. 1055).

4. Geschlossene Rückenmarksverletzung

Pathogenese: Morphologie und Folge einer Rückenmarksverletzung hängen wesentlich vom Verletzungsmechanismus ab:

- *Schleuder-, Rotationstrauma:* Bei Kinnhaken oder Auffahrunfällen schnellt der Kopf nach rückwärts wie eine Peitschenschnur beim Schlag, was diesem Verletzungsmechanismus auch die Bezeichnung *Peitschenschlagphänomen* eingebracht hat. Die Folge ist eine Zerrung und Zerreißung zervikaler Nervenwurzeln und Gefäße mit Rhexisblutungen und Halsmarknekrosen.

- *Verstauchungstrauma:* Bei Sturz auf die Füße oder auf das Becken wird die Halswirbelsäule und das Halsmark gegen die Schädelbasis gestaucht, was Rhexisblutungen und Halsmarknekrosen nach sich zieht. Bei Ausheilung bleibt oft eine Zyste neben dem Zentralkanal zurück (= posttraumatische Syringomyelie).

- *Traumatische Querschnittsläsion:* Eine umschriebene Gewalteinwirkung auf die Wirbelsäule führt durch Wirbelfraktur mit Dislokation zu Blutungen ins Rückenmark (= Hämatomyelie) und Rückenmarksnekrosen mit entsprechenden klinischen Ausfällen.

- *„Spinaler Schock“:* Initial kann auch bei einer leichten Gewalteinwirkung, die keine Rückenmarksschäden erzeugt, eine schlaffe Lähmung der Extremitäten auftreten. Sie klingt nach einigen Stunden langsam wieder ab und wird als Funktionsstörung der peripheren und supraspinalen (extrapyramidalen) Afferenzen an den motorischen Vorderhornzellen erklärt.

- *Zervikozephales Syndrom:* Es tritt als funktionelle Sofortwirkung nach einem geschlossenen stumpfen Trauma der Halswirbelsäule auf, gleicht einer Commotio cerebri und weist kein morphologisches Substrat auf.

- *„Migraine cervicale“:* Sie tritt in den auf das Trauma folgenden Wochen auf und wird wahrscheinlich durch Wandveränderungen oder Dauerspasmen der Vertebralarterien ausgelöst.

Frühkindliche Läsionen

U.-N. Riede

Definition: Darunter werden alle diejenigen Hirnschäden zusammengefaßt, die intrauterin oder perinatal entstanden sind und folglich das noch unreife Gehirn betroffen haben. Die Diagnose *„infantile Zerebralparese“ (= Little-Syndrom)* ist ein klinisch-pathologisch-anatomischer Sammelbegriff für Endzustände solcher Hirnschäden.

Da mit der Intensivierung geburtshilflicher und neonatologischer Maßnahmen mehr hirngeschädigte Kinder die ersten Lebensjahre überleben, nimmt die Zahl der Zerebralparetiker zu. Zur Zeit entwickeln von 1000 Lebendgeborenen drei eine Zerebralparese.

Pathogenese: Das sehr unreife Gehirn in der Pränatalperiode antwortet auf die Einwirkung exogener Noxen und auf O_2- und Substratmangel mit einer raschen und reaktionslosen Gewebseinschmelzung (gelegentlich mit Beeinträchtigung der weiteren Hirnentwicklung), und zwar aus folgenden Gründen:

Zum Zeitpunkt der Geburt, und erst recht vorher, ist die Gehirnreifung noch nicht abgeschlossen: Die Entwicklung der Oligodendrogliazellen, welche für die Markscheidenbildung verantwortlich sind, ist noch im Gange. Dementsprechend sind die Großhirnhemisphären noch weitgehend unbemarkt. Die Hirngefäße sind noch dünnwandig und fragil. Ferner werden die Leukozyten erst vom 5. pränatalen Monat an gebildet, was zur Folge hat, daß das Hirngewebe erst nach diesem Zeitpunkt zu einer regelrechten zellulären Entzündungsreaktion fähig ist.

Die wichtigsten Ursachen einer infantilen Zerebralparese sind in Tab. 19.**1** zusammengestellt.

Bei Frühgeburten ist das Risiko einer pränatalen Hirnschädigung um ein Mehrfaches höher als bei Reifgeborenen, weil a) das Atemzentrum Frühgeborener noch unreif (noch nicht voll funktionsfähig) ist, b) die Hirngefäße leichter einreißen als bei Reifgeborenen und c) die hepatischen Enzymsysteme, welche Bilirubin ausscheidungsfähig machen, ihre volle Aktivität noch nicht erreicht haben. In den meisten Fällen beruht die Zerebralparese auf einer Noxenkette mit Addition der schädigenden Faktoren. Die häufigsten und wichtigsten Glieder dieser Kette sind: Frühgeburt → Sauerstoffmangel → ischämische Hirngefäßschädigung (vor allem der V. thalamostriata) → perinatale Hirnblutung (vor allem unter der Außenwand der Seitenventrikel).

Morphologie:

Je nach Art, Zeitpunkt und Schweregrad der Schädigung findet man die folgenden Gehirnveränderungen.

- *Ulegyrie (Narbenwindungen):* Dies ist eine charakteristische Vernarbungsform der primär regelrecht angelegten Großhirnrinde nach einer ischämischen Schädigung in der prä- oder perinatalen Periode. Sie betrifft vor allem die Windungstäler und geht mit einem Nervenzelluntergang sowie einer dichten Fasergliose einher. Oft kommt noch eine Eisen-Kalk-Inkrustation der Zelleichen hinzu. Prädilektionsorte sind die Versorgungsgebiete der A. carotis interna und A. cerebri media.

- *Lobäre Sklerose:* In diesem Fall erstreckt sich die ischämische Schädigung nicht nur auf die Hirnrinde, sondern zieht auch größere Anteile der Marksubstanz eines Lappens in Mitleidenschaft. Die Folge ist wiederum eine Atrophie und gliotische Vernarbung. Prädilektionsorte sind die Versorgungsgebiete der großen Hirnarterien. Dehnt sich die Rindenatrophie (z. B. bei einseitigem perinatalem Karotisverschluß) über eine gesamte Großhirnhemisphäre aus, so resultiert eine *Hemiatrophia cerebri* (Abb. 19.**26**).

- *Porenzephalie:* Als Folge einer perinatalen Ischämie oder Traumatisierung entsteht ein trichter- oder grubenförmiger Defekt in den Großhirnhemisphären mit entsprechender Höhlenbildung in der Marksubstanz, die nicht von gliös-mesenchymalem, defektdeckendem Gewebe erfüllt sind, weil das unreife Hirngewebe zu dieser Reaktion noch gar nicht fähig ist. Diese Höhlen sind glattwandig, liquorgefüllt und reichen von der Hirnoberfläche bis ins Ventrikelsystem. Prädilektionsort ist das Versorgungsgebiet der A. cerebri media.

Tabelle 19.**1** Ätiologie der infantilen Zerebralparesen

Sauerstoffmangel:
Plazentarinfarkt
vorzeitige Plazentalösung
Nabelschnurumschlingung
Geburtsasphyxie
Fruchtwasseraspiration
Geburtstrauma:
intrapartale Schädelkompression mit Einriß der
– Brückenvenen im Tentoriumbereich
– V. cerebri magna oder thalamostriata
Rückenmarkskompression
Intoxikationen:
mütterlicher Diabetes mellitus
Schwangerschaftsgestose
Tokolytika (Wehenhemmstoffe)
Icterus gravis neonatorum
Pränatale Infektionen:
virale Meningoenzephalitis
Toxoplasmose
Listeriose
Zytomegalie
Blutgruppenunverträglichkeit:
intravasale Hämolyse
fetale Erythroblastose
vermehrte Bildung von Blutabbaustoffen
(= Bilirubinintoxikation)

- *Hydranenzephalie:* Dies ist die extremste Form einer Hirndurchblutungsstörung. Meist infolge doppelseitigem Karotisverschluß bei erhaltener Basilarisversorgung (Nabelschnurumschlingung!) kommt es dabei zu einer Nekrose beider Großhirnhemisphären bis auf Reste des Okzipitallappens und Teile der Stammganglien. Dadurch wird das Großhirn in eine mit Liquor gefüllte Blase umgewandelt.

Während die bisher genannten Schädigungsmuster zwar im Rahmen einer infantilen Zerebralparese in Verbindung mit

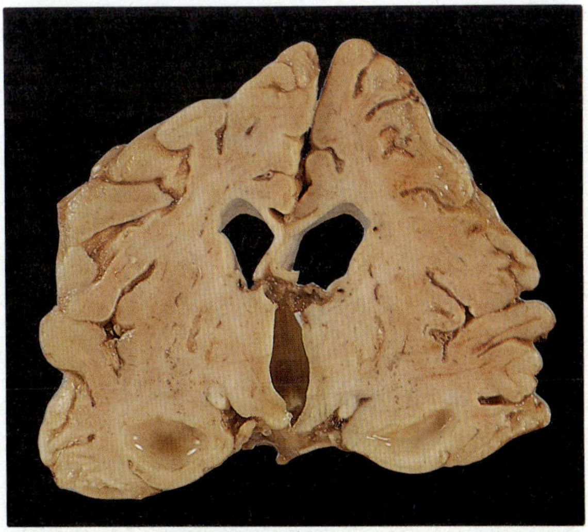

Abb. 19.**26** Frühkindlicher perinataler Hirnschaden: rechtsbetonte Hemisphärenatrophie (rechter Seitenventrikel weiter als links)

Epilepsie vorkommen, aber nicht mit einem typischen klinischen Bild verbunden sind, führen die beiden folgenden Schädigungsmuster zu einer charakteristischen klinischen Symptomatik.

- *Status marmoratus:* Dies ist eine makroskopisch marmoriert erscheinende Narbenbildung im Striatumgebiet, die auf einen Ersatz des Parenchymdefektes durch remyelinisierte Axone und Axongeflechte sowie Gliafasern zurückzuführen ist. Ursächlich liegt meist eine Geburtsasphyxie vor. Klinisch resultiert eine doppelseitige Choreoathetose.

- *Status dysmyelinisatus:* Dabei handelt es sich um eine Parenchymnekrose im Pallidumbereich mit einer diffusen Gliafaserwucherung und partieller Entmarkung. Ursächlich liegt oft ein *Kernikterus* (S. 330) vor.

Klinik der infantilen Zerebralparese
Athetose, Rigor mit extrapyramidalen Bewegungsstörungen und spastischer Parese. Je nach Lokalisation des Hirndefektes kommt es zu einer andersartigen Fehlsteuerung des Muskeltonus und der Bewegungskoordination:

1. Tetraspastik infolge Hirnrindenschädigung,
2. Tetraspastik mit rigidem Muskelhypertonus infolge Mitbeteiligung der Stammganglien,
3. Athetose mit unkoordinierten überschießenden Bewegungen und abruptem Tonuswechsel infolge Stammganglienschädigung (Abb. 19.**27**),
4. spastische Halbseitenlähmung (= Hemiplegie) infolge Schädigung der kontralateralen Großhirnhemisphäre,
5. Ataxie mit mangelhaft koordinierter Muskelaktivität infolge Kleinhirnschädigung.

Durch Erkennung und Behandlung der Zerebralparesen im frühesten Säuglingsalter mit Hilfe der von Bobath und Vojta entwickelten Methoden ist eine Besserung des Behinderungsgrades zu erreichen. Dabei werden dem Kind Bewegungsmuster antrainiert, mit denen es später eine „Ersatz-Statomotorik“ aufbaut.

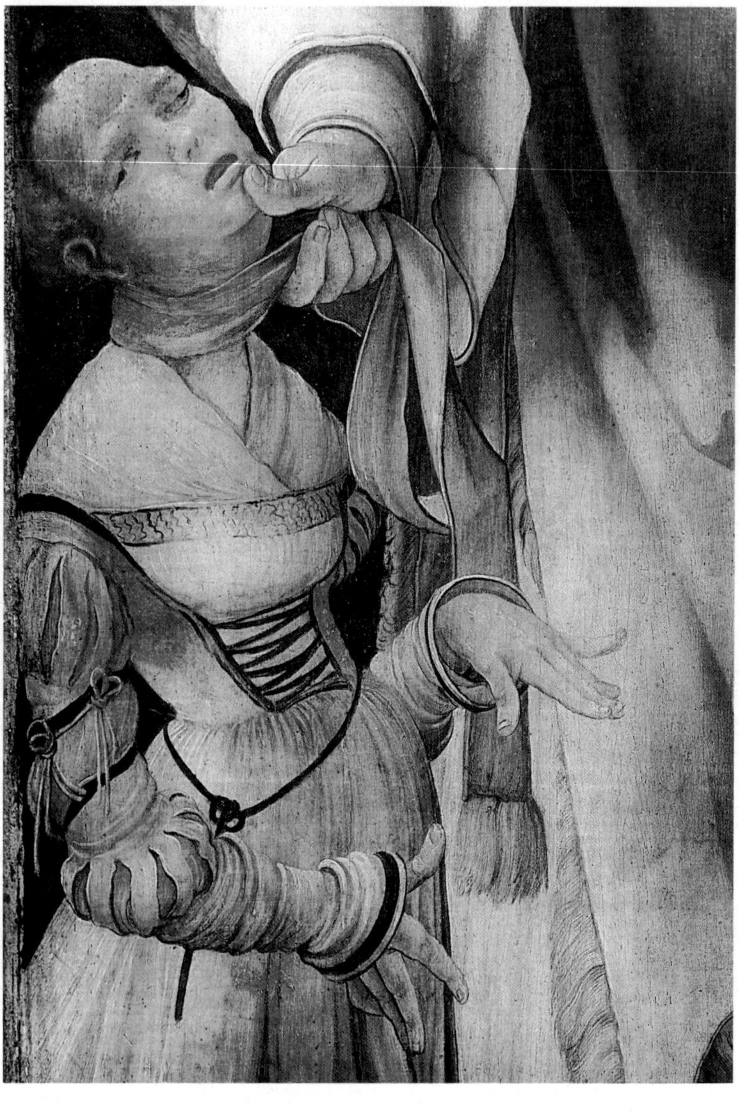

Abb. 19.**27** Spastische Diplegie mit athetotischer Komponente. Typisch sind Bajonettstellung der Finger, Strabismus divergens und mangelhafte Kopfkontrolle. Ausschnitt aus dem Cyriakus-Altar von Matthias Grünewald 1509 n. Chr. Dargestellt ist die angeblich vom bösen Geist befallene Tochter des Diokletian, welcher der Heilige Cyriakus mit seiner Stola den bewegungsunkontrollierten Kopf fixiert und mit dem Daumen gewaltsam den Mund öffnet, damit der Teufel entweichen kann (Original: Städelsches Kunstinstitut, Frankfurt a. M.). Dieses „Auf-Teufel-komm-raus“-Korrekturbedürfnis der Nichtbehinderten ist auch heute noch gängig. Es behindert die Toleranz und die Bereitwilligkeit, jeden einzelnen von uns mit all seinen großen und kleinen Behinderungen zu akzeptieren. Literarisch hat W. Shakespeare (1564–1616) die frühkindliche Zerebralparese erkannt und beschrieben. So läßt er Richard III., der daran und darunter litt, in der gleichnamigen Tragödie klagen:

„Ich, um dieses schöne Ebenmaß verkürzt,
von der Natur um Bildung falsch betrogen,
entstellt, verwahrlost, vor der Zeit gesandt[1]
in diese Welt des Atmens[2],
halb kaum fertig gemacht,
und zwar so lahm und ungeziemend,
daß Hunde bellen, hink ich wo vorbei[3]“.

---

[1] also „Frühgeburt“
[2] Unreife des „Atmungszentrums“
[3] also „Hemiplegie“

Funktionelle Läsionen

Hirnödem

Orthologie der Blut-Hirn-Schranke: Diese Schranke schützt das Hirngewebe bis zu einem gewissen Grade a) vor einem Substratüberangebot, b) vor unkontrolliertem Flüssigkeits- und Ioneneinstrom und c) vor toxischen Stoffen. Die Schrankenfunktion fehlt lediglich in einigen Gebieten des Hypothalamus (Nucleus supraopticus und paraventricularis, im Infundibulum, Neurohypophyse, Eminentia mediana) sowie der Area postrema der Medulla oblongata, Epiphyse und im Stroma der Plexus chorioidei. Neben einer Schrankenwirkung für Proteine bildet die Blut-Hirn-Schranke auch eine Barriere für hydrophile Moleküle jeder Art. So können Wasser und wasserlösliche Substanzen, also auch Elektrolyte, die Blut-Hirn-Schranke nicht passiv durchdringen.

Anatomie: Träger der Schrankenfunktion sind die zerebralen Gefäßendothelien. Sie haben folgende drei Eigenschaften:

- sie sind nur geringgradig zur Pinozytose fähig,
- sie tragen in der lumenseitigen Zellmembran die für den selektiven Stofftransport zuständigen und sättigungsfähigen Enzymsysteme,
- sie sind untereinander flächenhaft durch Schlußleisten (Zonulae occludentes, S. 44) verbunden. Stoffe, welche die Endothelschicht überwunden haben und in die angrenzenden, von Basalmembranen besetzten Räume gelangt sind, verteilen sich nahezu ungehindert im Extrazellulärraum des Hirngewebes.

Zwischen dem Hirngewebe und den äußeren Liquorräumen (Subarachnoidalraum) gibt es keine Schranke: Stoffe, die sich in den extrazellulären Räumen des Hirngewebes befinden, gelangen ungehindert in die äußeren Liquorräume und umgekehrt.

Von den inneren Liquorräumen (= Ventrikelsystem) ist das Hirngewebe durch die Ependymzellschicht getrennt. Diese Zellen kontrollieren den Stofftransport in beiden Richtungen, sind aber im Vergleich zu den Endothelzellen der Blut-Hirn-Schranke durchlässiger. Eine dichte Schranke liegt dagegen in der Epithelzellschicht der Plexus chorioidei vor. Sie bildet das strukturelle Korrelat der Blut-Liquor-Schranke.

Allgemeine Definition: Flüssigkeitsvermehrung im Gehirn, die zu einer Volumenzunahme des Hirngewebes und zu erhöhtem intrakraniellen Druck führen kann. Ursächlich unterscheidet man vasogene, zytotoxische und interstitiell-hydrozephale Hirnödeme:

1. Vasogenes Hirnödem

Es ist am häufigsten und entsteht durch eine primäre Schädigung der Blut-Hirn-Schranke in der Umgebung von Herdprozessen (perifokales Ödem) wie Hirntumoren, Hirninfarkten, Verletzungsherden, Massenblutungen, Abszessen, entzündlichen Granulomen und parasitären Erkrankungen. Es breitet sich von hier aus kontinuierlich über die Extrazellulärräume auf die Hirnsubstanz aus, zunächst gleichseitig, danach über den Balken auch auf die Gegenseite. Ein vasogenes Ödem kann nach hypoxischer oder toxischer Schädigung der Blut-Hirn-Schranke auch primär diffus über das gesamte Gehirn verteilt sein.

2. Interstitielles, hydrozephales Ödem

Es ist durch einen Einstrom von Liquor durch das Ependym der Hirnventrikel oder des Zentralkanals des Rückenmarks in die Marksubstanz bzw. in das Rückenmark bei Liquorabflußstörungen (Hydrocephalus internus) gekennzeichnet. Dabei ist der Zusammenbruch der ATP-abhängigen Natriumpumpe an der apikalen Oberfläche der Ependymzellen pathogenetisch entscheidend. Diese Ödemform spielt im Rückenmark bei der Entstehung der Syringomyelie eine besondere Rolle (S. 1028).

Formale Pathogenese: Die Flüssigkeitsvermehrung findet beim vasogenen und interstitiellen Hirnödem vorwiegend in der Marksubstanz statt. Dort sind die extrazellulären Räume zwischen Markfasern und Gliazellen leicht bis massiv erweitert. In den grauen Substanzen (z. B. Hirnrinde) dagegen bleiben die extrazellulären Räume eng, die überschüssige Flüssigkeit wird hier sofort von den Astrozyten aufgenommen. Diese sind unterschiedlich stark geschwollen (= Zellödem), denn als Osmoregulatoren sind sie fähig, relativ viel Flüssigkeit aufzunehmen, ohne strukturell Schaden zu nehmen. Diese Tatsache beruht auf ihrer Fähigkeit, Natrium aus einer lipidgebundenen Speicherform in eine freie ionale, osmotisch wirksame Form umzuwandeln; auf diese Weise wird vermieden, daß während der Aufnahme größerer Flüssigkeitsmengen die Zellen durch einen verminderten intrazellulären osmotischen Druck zugrunde gehen. Sobald die Ursache des Hirnödems beseitigt ist, können die Astrozyten die aufgenommene Flüssigkeit wieder an das Blut abgeben (= reversible Schwellung). In diesem Zusammenhang bemerkenswert ist, daß das unreife kindliche Gehirn weniger ödemanfällig ist als das reife Erwachsenengehirn.

3. Zytotoxisches Hirnödem

Es beruht auf einer toxischen Schädigung vor allem der Astrozyten durch verschiedene Zellgifte wie Zyanid, Kohlenmonoxyd und $HgCl_2$ mit entsprechender Zellschwellung und Flüssigkeitseinstrom in die intra- und extrazellulären Räume. Ein weiterer Mechanismus des zytotoxischen Ödems ist die hypoxisch-ischämische Ganglienzellschädigung mit dem Ausfall von Ionenpumpen und Flüssigkeitseinstrom in die Zellen. Er wird bei Hirninfarkten wirksam.

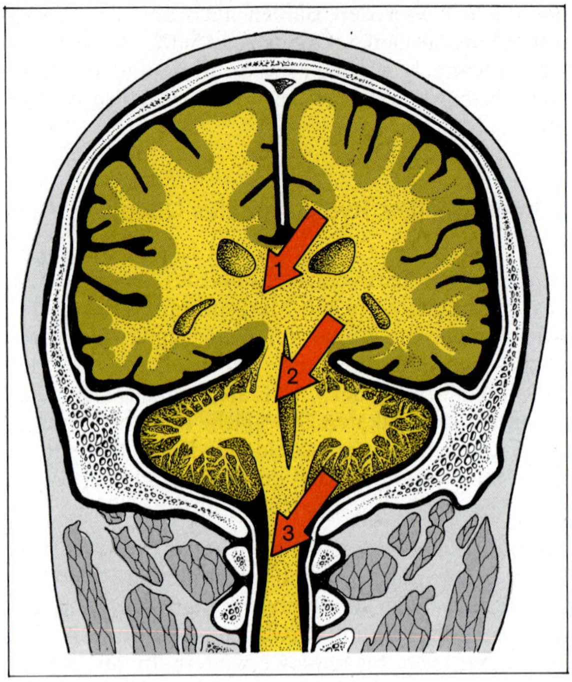

Abb. 19.**28** Hirnherniationen bei intrazerebraler Raumforderung durch Ödem oder Tumor (Frontalschnitt): 1 = subfalzinäre Herniation des Gyrus cinguli, 2 = transtentorielle Herniation des Uncus und Gyrus hippocampi, 3 = transforaminale Herniation des Zerebellums (Kleinhirndruckkonus)

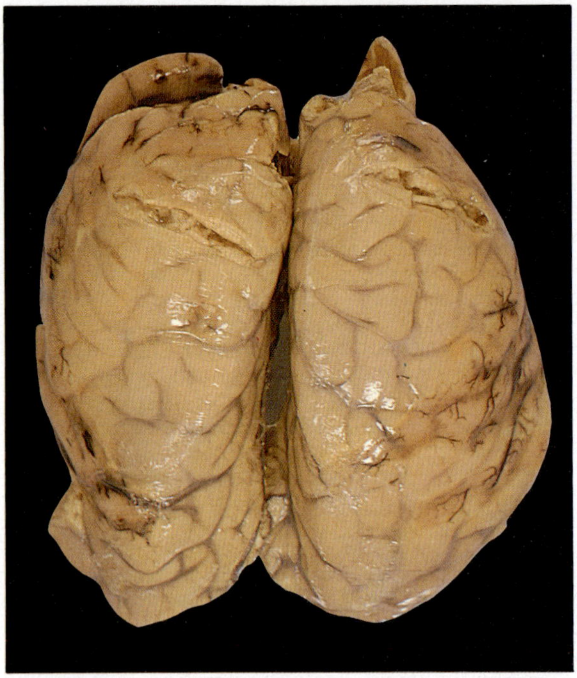

Abb. 19.**29** Ausgeprägtes Hirnödem mit abgeplatteten Gyri und verstrichenen Sulci

Komplikationen des Hirnödems:
Im Rahmen der ödembedingten Volumenzunahme kommt es im Schädelbinnenraum zu einem Zuviel an Hirngewebe. Dieses wird zunächst in Richtung der Reserveräume (Subarachnoidal- und Ventrikelräume) verschoben, so daß sich diese verkleinern. Sind sie „aufgebraucht", so erhöht sich der intrakranielle Gewebedruck, was folgende Konsequenzen hat: Makroskopische Zeichen eines erhöhten intrakraniellen Druckes sind abgeplattete Hirnwindungen im Großhirnbereich, deutlich hervortretende Kleinhirntonsillen (Gewebsteile beiderseits des Hirnstammes an der Basalfläche des Kleinhirns) in Form eines Kleinhirndruckkonus und tiefe Furchen an der Basalfläche des Ammonshorns, ausgelöst durch Einpressen des freien Randes des Tentorium cerebelli in den Uncus gyri hippocampi („Unkus-Schnürfurchen"). Bei schwerstem Hirnödem werden Teile des Kleinhirns durch das Foramen occipitale magnum in den Wirbelkanal gepreßt und finden sich auch auf Schnittflächen durch das Halsmark seitlich neben dem Rückenmark (Abb. 19.**28** und 19.**29**).

Durch eine ödembedingte Steigerung des intrakraniellen Druckes wird die Hirndurchblutung vermindert. Daher findet man histologisch bei länger bestehendem Hirnödem ausgedehnte Marknekrosen (= *Ödemnekrosen)*. Hirnödeme leichteren Grades führen lediglich zu einem Zerfall der Markscheiden, die sehr empfindlich gegenüber einer Flüssigkeitszunahme im Gewebe sind (= *ödembedingte Entmarkung);* die Axone bleiben erhalten. Wird dieser Zustand überlebt, so wird der Defekt durch Gliafaserbildung gedeckt (= *Ödemsklerose)*.

Klinisch macht sich ein erhöhter Hirndruck durch Kopfschmerzen, Übelkeit und Sehstörungen bemerkbar.

Metabolische Läsionen

Allgemeine Definition: Damit werden ZNS-Erkrankungen zusammengefaßt, die auf eine Störung des Zell- und Gewebsstoffwechsels zurückgehen.

Ein Teil von ihnen beruht auf Enzymdefekten *(Enzymopathien),* auf erworbenen Störungen des Intermediärstoffwechsels *(erworbene Stoffwechselstörungen)* oder auf Defekten des Energiestoffwechsels (Mitochondriopathien). Andere metabolische Läsionen werden durch giftige Substanzen ausgelöst *(toxische Läsionen).* Schließlich gehören auch diejenigen ZNS-Läsionen hierher, bei denen die Störung des Struktur- und Funktionsstoffwechsels mit einem apoptotischen Nervenzelluntergang verbunden ist. Sie werden als degenerative Gehirnerkrankungen bezeichnet *(Systemdegenerationen).*

Morphologisch gehen die meisten metabolischen Läsionen mit einem der nachstehenden Reaktionsmuster einher:

- *Spongiforme Dystrophie:* In Form einer schwammförmigen Auflockerung des Hirngewebes.
- *Speicherzellen* („Schaffer-Zellen"): Infolge Anreicherung von nicht weiter abbaubaren Metaboliten in den Nerven- und Gliazellen mit entsprechender Aufblähung des Zelleibes.
- *Zytoskelettschädigung:* Dabei sammeln sich abnorme Zytoskelettbestandteile in den Nervenzellen an.

– *Amyloidablagerung:* Infolge Ansammlung von fehlerhaft synthetisierten oder abgebauten Zellproteinen im Rahmen der pathologischen Alterung und beim Morbus Alzheimer.

• *Spongiforme Dystrophien*

Allgemeine Definition: Unter diesem Begriff werden Erkrankungen und Gewebsveränderungen zusammengefaßt, deren histologisches Reaktionsmuster als schwammige (= spongiöse) Auflockerung der grauen oder weißen Substanz imponiert.

Allgemeine Pathogenese: Bei der *spongiformen Dystrophie* handelt es sich um ein Reaktionsmuster des Zentralnervensystems, welches im Rahmen metabolischer, toxischer, aber auch viraler Schädigungen auftreten (Slow-virus-Erkrankungen, S. 1073) und unterschiedliche Ausmaße annehmen kann. Es reicht von feinsten Vakuolenbildungen im Neurophil bis hin zum *Status spongiosus.* Dieser wiederum ist als Lückenbildung im Hirngewebe nach disseminierten Gewebsausfällen gekennzeichnet, die nicht ausreichend durch gliöses Narbengewebe gedeckt werden, sondern mit Flüssigkeit angefüllt sind. Als *Lückenfelder* schließlich werden lokal begrenzte spongiöse Gewebsschäden mit Axonauftreibungen sowie lokalen Entmarkungsvorgängen bezeichnet. Von manchen Autoren wird nicht zwischen spongiöser Degeneration und dem Status spongiosus unterschieden.

Erworbene Stoffwechselstörungen

Einige Stoffwechselstörungen sind mit einer spongiformen Dystrophie assoziiert. Dabei sind die erworbenen Stoffwechselstörungen etwas häufiger als die angeborenen Enzymopathien. Die wichtigsten unter ihnen sind die funikuläre Myelose und die hepatogenen Enzephalopathien:

• *Funikuläre Myelose*

Pathogenese: Als wesentlicher pathogenetischer Faktor gilt bei der funikulären Myelose (= *funikuläre Spinalerkrankung*) eine B_{12}-Hypovitaminose meist im Rahmen einer perniziösen Anämie (S. 538).

Morphologie: Typisch sind unregelmäßig verteilte, spongiöse Herde („Lückenfelder“) in den Hinter-, Seiten- und Vordersträngen des Rückenmarks (Abb. 19.**30**). Darin sind die Markscheiden zerfallen, die Axone bilden lokale Auftreibungen und eine Gliazellreaktion führt zu einer fasergliotischen Vernarbung. Diese Lückenfelder sind oft Ausgangspunkt weiterer, sekundärer Strangdegenerationen (Waller-Degeneration, S. 1089).

Klinik: Ataxie, Sensibilitätsstörungen, Pyramidenzeichen (oft der Perniziosa vorausgehend!).

• *Hepatogene Enzephalopathien*

Pathogenese: Spongiöse Veränderungen im Striatum und in der Großhirnrinde sind ein führendes histologisches Merkmal bei den chronischen Hepatopathien mit Störung der normalen Leberdurchblutung. Sie zeigen zusätzlich eine auffällige Vermehrung von Astrozyten mit großen, hellen Kernen und spärlichem Zytoplasma (nackte, große Gliakerne, „Leberglia“ oder Alzheimer-II-Gliazellen, S. 1055). Diese Veränderungen findet man in besonderem Maße bei der hepatolentikulären Degeneration (= Morbus Wilson), wo die grünliche Kupferablagerung besonders den Linsenkern betrifft (S. 85).

Toxische Läsionen

Sie können einerseits durch Zellatmungsgifte, anorganische oder organische Verbindungen, andererseits durch Arznei- oder Suchtmittel, aber auch durch Tumorzerfallsprodukte ausgelöst werden. Einige dieser Stoffe – vor allem der Äthylalkohol – können dabei zu einem oder mehreren der folgenden Krankheitsbilder führen:

• *Wernicke-Enzephalopathie*

Pathogenese: Es handelt sich um eine pathologisch-anatomisch nachweisbare Hirnschädigung infolge B_1-Hypovitaminose mit konsekutiver Störung der thiaminabhängigen Enzyme und letztlich der ATP-Bildung. Ursächlich liegt meist ein chronischer Alkoholabusus, gelegentlich eine anderweitige gastrointestinale Resorptionsstörung vor.

Formalpathogenetisch steht eine Glia- und Gefäßproliferation mit frischen und alten Hämorrhagien (Siderophagen) sowie eine spongiöse Gewebsauflockerung im Vordergrund. Die Nervenzellen

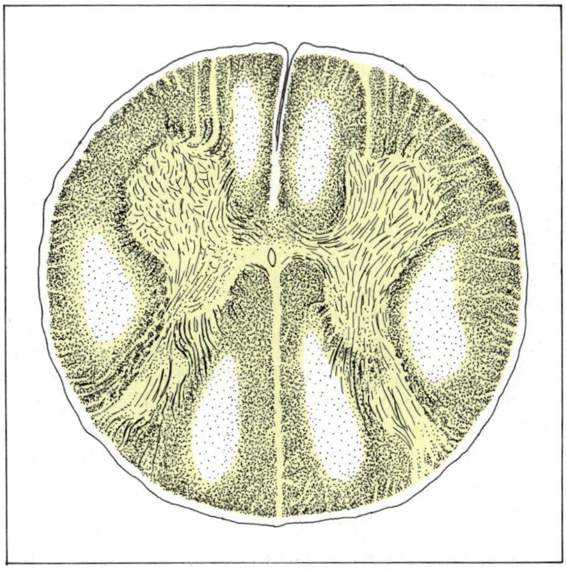

Abb. 19.**30** Funikuläre Myelose: Spongiöse Zerfallsherde (hell) meist in den Hintersträngen des Rückenmarks

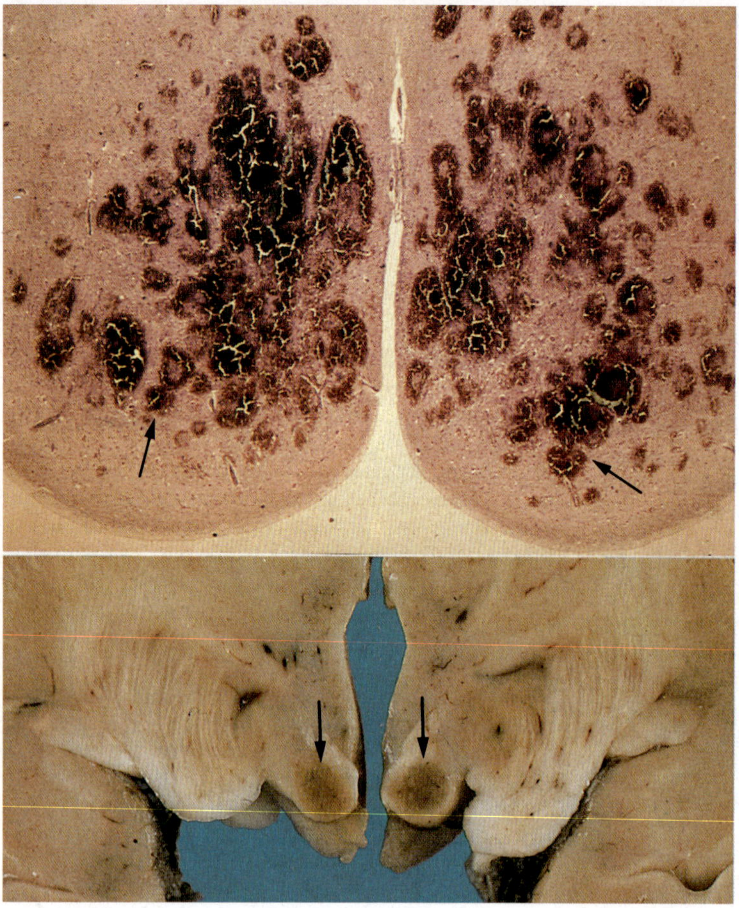

Abb. 19.**31 a** u. **b** Wernicke-Enzephalopathie bei chronischem Alkoholismus
a mit ausgeprägten Hämorrhagien in den Mamillarkörpern (Pfeile) (Nissl, Vergr. 1 : 20)
b mit brauner Atrophie der Mamillarkörper (Pfeile) (Originale: Volk)

bleiben relativ gut erhalten. Die Prädilektionsstellen dieser Veränderungen sind (Abb. 19.**31 a** u. **b**):

- Corpora mamillaria,
- hypothalamische Kerngebiete in der 3. Ventrikelwandung,
- untere Vierhügelregion,
- Aquäduktumgebung mit den Okulomotoriuskerngebieten.

Klinisch beobachtet man entsprechend Augenmuskellähmungen, Somnolenz, Hypothermie und Hyperhidrose. Die Mamillarkörperschädigung geht mit einer Störung der Merkfähigkeit, mit Konfabulationen und Desorientierung einher (Korsakow-Syndrom).

• *Zentrale pontine Myelinolyse*

Pathogenetisch steht eine Markscheidenschädigung im Vordergrund, die oft im Rahmen eines chronischen Alkoholismus, häufiger aber bei Elektrolytstörungen, malignen Tumoren und Intoxikationen (Heroin) beobachtet wird. Dabei spielt ein überschießender Ausgleich einer Hyponatriämie eine entscheidende Rolle.

Morphologie. Die charakteristischen Läsionen bestehen in einer Entmarkung zentraler Teile des Brückenfußes (Abb. 19.**32**) mit Axonschwellung und Astrozytenproliferation. Die Entmarkung kann auf die Medulla oblongata und das Kleinhirnmark übergreifen.

Klinisches Korrelat sind Augenmuskelstörungen, Dysarthrie, Fazialisparese; in schweren Fällen Tetraparese (Pyramidenbahn!) und Somnolenz bis Bewußtlosigkeit (Substantia reticularis!).

1. Zellatmungsgifte

Kohlenmonoxyd: Pathogenese (S. 149)

• *Akute CO-Vergiftung:* Das Hirngewebe hat eine auffällige hellrosa bis gelborange Farbe. Die Piagefäße sind erweitert. In der Marksubstanz findet man flohstichartige Blutungen sowie bis zur Nekrose reichende hypoxische Zellschäden im Pallidum beidseits, manchmal auch in der Substantia nigra. In diesen beiden Gebieten läßt sich biochemisch ein besonders hoher Gehalt an Nicht-Hämoglobineisen nachweisen, was auf eine hohe Konzentration der Atmungskettenenzyme hinweist.

• *Chronische CO-Vergiftung:* Sie tritt meist im Anschluß an eine akute Vergiftung nach Ablauf eines symptomfreien Intervalles auf, kann sich aber auch primär chronisch entwickeln. Am Gehirn findet man vor allem Entmarkungen im Groß- und Kleinhirnmarklager mit konsekutiver Astrozytenvermehrung und Fasergliose (= CO-Leukenzephalopathie). Vermutlich ist diese Markschädigung Folge eines hypoxisch bedingten, chronischen Marködems, das seinerseits auf hypoxische Schädigung der Blut-Hirn-Schranke im Bereich der Markgefäße zurückgeführt werden muß.

Klinik: Mnestische Störungen, extrapyramidale Symptome, Demenz.

Cyanide: Die Blausäure (HCN) wird unter anderem bei der Reinigung von Metallen, Härtungsprozessen und in der Fotographie eingesetzt und kommt auch in Kernen von Steinfrüchten vor. Cyanide gehören zu den giftigsten Stoffen überhaupt. Die hohe Toxizität der Blausäure beruht auf ihrer Fähigkeit, rasch mit dem dreiwertigen Eisen der Cytochromoxydase zu reagieren. Das Enzym bildet mit dem Cyanid einen Komplex und wird dadurch inaktiviert. Infolgedessen wird die oxydative Energiegewinnung unterbrochen. Das Resultat ist eine schwere histotoxische Hypoxidose (S. 25), welche alle Organe betrifft. Am Gehirn findet man im akuten Vergiftungsfall eine Hyperämie des Hirngewebes und der weichen Häute, selten auch intrazerebrale und subarachnoidale Blutungen. Charakteristisch ist der Bittermandelgeruch bei Eröffnung der Schädelhöhle. Wird die akute Vergiftungsphase überlebt, so daß sich die Gewebeschäden manifestieren können, so entstehen schwere hypoxische Zell- und Gewebsveränderungen (S. 78). Wie bei der CO-Vergiftung gibt es auch intervalläre Verlaufsformen mit großräumiger Entmarkung.

Sonderfälle: Zu pathogenetisch ähnlichen zytotoxischen Hypoxidosen führt auch eine Vergiftung mit *Natriumacid* (NaN_3) mit symmetrischen Striatumnekrosen sowie eine *Schwefelwasserstoffvergiftung* (H_2S). Letztere kommt in wechselnden Konzentrationen in verunreinigter Luft, in Petroleumraffinerien und Bergwerken vor. Das Hirngewebe färbt sich dabei nach längerem Liegen schwarz.

2. Anorganische Verbindungen

Blei: Pathogenese (S. 149). – Bei der akuten Bleivergiftung stehen Hyperämie, Hirnödem und petechiale Blutungen im Vordergrund, bei der chronischen Bleivergiftung eine Proliferation der kapillären und präkapillären Gefäße im Bereich der Groß- und Kleinhirnrinde. Gelegentlich kommt noch eine Gliaproliferation in Form von Gliaknötchen hinzu.

Quecksilber: Quecksilber wird in *Industrie, Gewerbe* und *Landwirtschaft* vielseitig verwendet. Die Hauptgefährdung des Menschen besteht vor allem in unsachgemäßer Abfallaufarbeitung und Einleitung in Industrieabwässer: So erkrankten in den 70er Jahren massenweise japanische Fischer, die kontaminierte Fische und Muscheln aus der Minamatabucht gegessen hatten, an einer chronischen Quecksilbervergiftung mit Unruhe, Intentionstremor und weiteren Kleinhirnfunktionsstörungen. Pathologisch-anatomisch findet man eine Nervenzelldegeneration und spongiöse Hirnveränderungen in Groß- und Kleinhirn sowie eine Entmarkung der Rückenmarkhinterstränge.

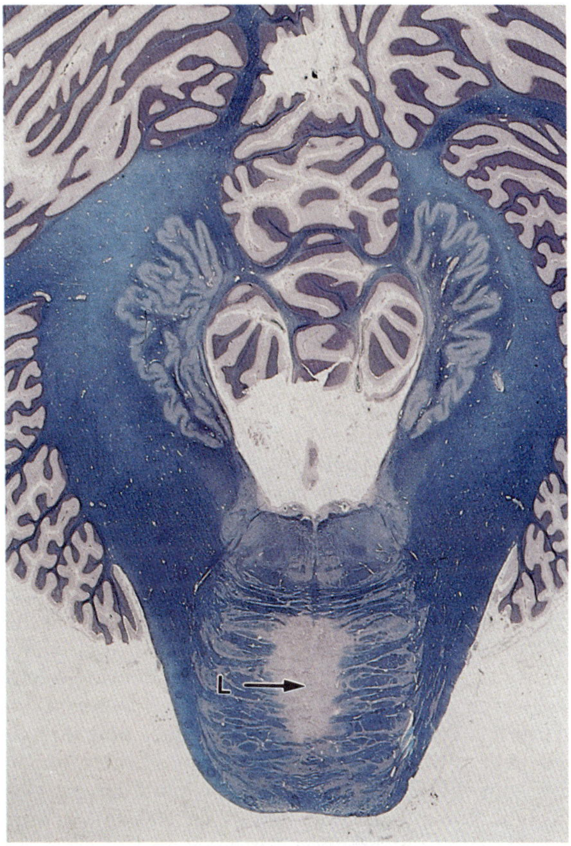

Abb. 19.**32** Zentrale pontine Myelinolyse bei chronischem Alkoholismus mit Entmarkung der Brückenmitte (L = Lyseherd; Markscheidenfärbung; Original: Volk)

Mangan: Dieses Metall (Braunstein) wird industriell zur Herstellung von *Stahl* und *Trockenbatterien* gebraucht. Gefährdend wirkt eine Exposition mit manganhaltigem Staub oder Wasser. Mangan senkt durch Hemmung der Adenylatcyclase den intrazellulären cAMP-Spiegel und wirkt damit vor allem durch eine Störung der Katecholaminsynthese auf das zentrale Nervensystem. Morphologisch treten elektive Gewebsschäden in Striatum und Pallidum (vor allem inneres Pallidumglied) auf. Außerdem wird im Gehirn die Blutzirkulation gestört, so daß auch in Groß- und Kleinhirnrinde fakultativ leichte bis schwere Gewebsausfälle auftreten. Mangan reichert sich im Plexus chorioideus an und kann dort nachgewiesen werden.

Klinik: Parkinson-Symptomatik.

Thallium: Dieses Schwermetall ist ein Hauptbestandteil der *Rattengifte.* Eine Intoxikation hat eine Schwellung und Chromatolyse, jedoch keine Zellausfälle an den Neuronen von Großhirnrinde, Pallidum, Substantia nigra und motorischen Vorderhornzellen zur Folge.

Klinik: Alopezie, Ataxie, Lethargie, Polyneuropathie mit Gliederschmerzen, Sensibilitätsstörungen und Muskelatrophie.

3. Organische Verbindungen

Organische Phosphorsäureester: Hauptvertreter dieser als *Schädlingsbekämpfungsmittel* und *Kampfgase* eingesetzten Gruppe ist das Parathion. Es reichert sich im Gehirn, in den autonomen Ganglien sowie in den parasympathischen und motorischen Nervenendigungen an. Eine Vergiftung führt zur Hyperämie des Gehirns und einem schweren Hirnödem. Wird die Vergiftung längere Zeit überlebt, so findet man Axonschwellungen, Entmarkungen und Diapedeseblutungen.

Aromatische Kohlenwasserstoffe: Verbindungen wie Benzol, Toluol und Xylol finden als organische *Lösungsmittel* in *Industrie* und *Haushalt* eine weite Verbreitung. Sie führen auf dem Umweg einer schweren Anämie zu einer chronischen hypoxischen Hirnschädigung, die von vollständigen und unvollständigen Nekrosen, kleinfleckigen Hirnblutungen bis zum Bild der Hirnpurpura reichen können. Das Toluol kommt auch in gewissen *Klebstoffen* vor. *„Schnüffler"* nutzen diese Tatsache zur Befriedigung ihrer Inhalationssucht. Koordinationsstörungen, Ataxie und Dysarthrie sowie eine Hirnatrophie können dabei die Folge sein. Ferner kann auch das periphere Nervensystem geschädigt werden (toxische Neuropathie).

Nitroverbindungen: Die zu dieser Gruppe gehörenden Substanzen wie *Nitrosegase, Stickoxyd, Stickstoffdioxyd, Nitrobenzol* führen zur Umwandlung von Hämoglobin in Methämoglobin. Die Folge davon ist eine hypoxische Schädigung des Gefäßendothels mit Blutungen, die bis zur Hirnpurpura reichen können.

Hexachlorophen: Diese Substanz wird als *Desinfektionsmittel* verwendet. Sie führt bei versehentlicher Einnahme (Kinder!) zu einer schweren spongiösen Auflockerung der Marksubstanz in Groß- und Kleinhirn, Brücke und Medulla oblongata, was auf eine Aufsplitterung der Markscheiden im Bereich der Zwischenlinie, also nicht durch Erweiterung der extrazellulären Markräume, bedingt ist.

Methylalkohol (= Holzgeist) wird als Lösungsmittel und zur Vergällung von Äthanol verwendet. Eine akute Vergiftung (oral, kutan, per inhalationem) führt am Gehirn zu einer Hyperämie, Schrankenstörung und Hirnödem und gelegentlich zu Blutungen. Wird die Vergiftung überlebt oder verläuft sie chronisch, so findet man fleckförmige, wahrscheinlich vaskulär bedingte Nekrosen in Groß- und Kleinhirnrinde, symmetrische Nekrosen des Putamens und Linsenkerns sowie eine schwere Schädigung der regionalen Ganglienzellen mit konsekutivem Faserzerfall im N. opticus.

Klinisch kann dies eine totale Erblindung zur Folge haben.

4. Suchtmittel

Äthylalkohol: Pathogenese (S. 152)

- *Akute Äthylalkoholvergiftung:* Sie führt zur Hyperämie der weichen Häute, kleinen Blutungen und Hirnödemen. Da Äthylalkohol blutdrucksteigernd wirkt, kann bei vorbestehendem Bluthochdruck und hypertoner Vaskulopathie (S. 443) eine Hirnmassenblutung ausgelöst werden.

- *Chronischer Alkoholismus:* Organschädigungen (S. 766). Die Läsionen im Zentralnervensystem haben eine charakteristische Verteilung, denn die alkoholinduzierte Schädigung kann in erster Linie Nervenzellen oder die Glia und die Hirngefäße oder die Markscheiden betreffen. Meist liegen Kombinationen vor.

Pathologisch-anatomisch beobachtet man beim chronischen Alkoholismus folgende Veränderungen am Zentralnervensystem, die aber auch eine nichtalkoholische Pathogenese haben können:

- Wernicke-Enzephalopathie (S. 1049),
- zentrale pontine Myelinolyse (S. 1050),
- Marchiafava-Bignami-Syndrom (Entmarkungen im Balken-, Großhirn),
- Lückenfelder (S. 1050),
- Pachymeningosis haemorrhagica interna (S. 1041).

Der chronische Alkoholismus kann ferner zu degenerativen Nervenzellausfällen und Atrophie des Groß- und Kleinhirns (besonders des Oberwurms) mit entsprechenden ataktischen Störungen führen.

Heroin: Eine Heroinsucht kann über Mangelernährung, Luftembolie (Injektionsfehler) und Schockzustände (diffuser Alveolarschaden, S. 618) das Gehirn schädigen. Heroin selbst hemmt das Atemzentrum, was hypoxische Hirngewebsschäden und ein akutes hypoxisches Hirnödem zur Folge haben kann. Auch Leukenzephalopathien können auftreten.

5. Arzneimittel

Barbiturate: Eine Überdosierung von Barbitursäurederivaten, meist in suizidaler Absicht, äußert sich klinisch durch Bewußtseinsstörungen, Nystagmus, zerebelläre Ataxie, verwaschener Sprache und Tonusminderung. Wird die Vergiftung unmittelbar überlebt, findet man in Frühtodesfällen eine Hyperämie, Hirnödem und Purpura, in Spätfällen eine unvollständige Nekrose in Groß- und Kleinhirnrinde sowie symmetrische Pallidumnekrosen.

Chloroquin: Dieses *Antirheumatikum* hemmt in hohen Dosen den intralysosomalen Abbau vor allem von Gangliosiden, so daß diese Stoffe in den Lysosomen vor allem der Spinalganglienzellen, retinalen Ganglienzellen und Nervenzellen des Nucleus supraopticus und paraventricularis des Hypothalamus gespeichert werden (Speicherdystrophie).

Methotrexat (Zytostatikum) nach intrathekaler Verabreichung bei kindlichen Leukosen: Multifokale nekrotisierende Leukenzephalopathie infolge Entmarkung. Sie tritt vor allem nach gleichzeitiger Schädelbestrahlung auf.

Kongenitale Enzymopathien

Vorkommen: Spongiforme Dystrophien kommen auch bei den genetisch bedingten Aminoazidurien (S. 107) und Lipoidosen (S. 103) vor, bei denen die zugrunde liegenden Stoffwechseldefekte ausgedehnte spongiöse Läsionen in Rinde und Mark des Großhirns hervorrufen können. Besonders zu erwähnen ist dabei die *Phenylketonurie* (S. 107).

Darüber hinaus findet man spongiöse Dystrophien auch bei einigen Mitochondriopathien wie dem Canavan-van-Bogaert-Syndrom (S. 1054), welches zu den Leukodystrophien zählt, und bei den Poliodystrophien wie dem Alpers-Syndrom. Manche dieser Stoffwechselstörungen sind von den Erstbeschreibern nach derartigen phänomenologisch-topographischen Gesichtspunkten klassifiziert worden, bevor die zugrundeliegenden molekularen Störungen bekannt waren.

1. Poliodystrophien

Definition: Eine heterogene Gruppe degenerativer Erkrankungen des Kindesalters, die vor allem die Großhirnrinde betreffen und *nicht* auf einer perinatalen Hirnschädigung infolge Hypoxydose, sondern auf einer mitochondrialen Enzymopathie beruhen.

Pathogenetisch liegt ein mitochondrialer Enzymdefekt im Glucoseabbau, bei der Pyruvatutilisation, der Substratdehydrierung oder der Atmungskette (z. T. infolge Mutation der mitochondrialen DNS) vor, was meist mit einer Strukturveränderung der neuronalen Mitochondrien (mitochondriale Enzephalopathien) und/oder der Skelettmuskelmitochondrien (mitochondriale Enzephalomyopathien) einhergeht.

Die Poliodystrophien sind selten. Nachstehend werden nur das Alpers- und das Leigh-Syndrom besprochen. Die übrigen Poliodystrophien sind in Tab. 19.**2** zusammengestellt.

- *Infantile progressive spongiforme Poliodystrophie*

Sie geht auf einen genetischen Defekt der neuronalen Mitochondrien mit Pyruvatutilisationsstörung in Großhirnrinde und Stammganglienbereich zurück, was eine spongiöse Veränderung mit sich bringt. Ultrastrukturell: Mitochondrienvermehrung, Riesenmitochondrien.

Klinik: Spastische Paresen, extrapyramidale Bewegungsstörung, Krampfanfälle.

- *Subakut nekrotisierende Enzephalopathie*

Dieses auch als „infantiles Wernicke-Syndrom" bezeichnete Leiden geht ebenfalls auf einen angeborenen Mitochondriendefekt (S. 23) im oberen Hirnstamm zurück und bewirkt eine spongiforme Neuropildegeneration mit Übergang in Nekrose und heftiger Glia- und Gefäßproliferation.

Klinik: Muskelhypotonie, Hirnnervenausfälle, Tod im 1.–4. Lebensjahr.

Tabelle 19.**2** Pathogenese, Pathologie und Lokalisation der wichtigsten Poliodystrophien

Poliodystrophieform	Störung	1. Pathologie 2. Lokalisation
infantile, progressive spongiforme Poliodystrophie (Alpers-Syndrom)	Pyruvatutilisation	1. spongiforme Dystrophie 2. Hirnstamm
Trichopoliodystrophie (S. 85)	Kuproenzyme Atmungskette	1. Atrophie 2. Kleinhirnrinde
mitochondriale Enzephalomyopathie mit Ragged red fibres (MERRF)	Mutation der mitochondrialen DNS	1. spongiforme Dystrophie Ragged red fibres (S. 1104) 2. Groß-, Kleinhirn
mitochondriale Enzephalopathie mit Laktatazidose und Anfällen (MELAS)	Mutation der mitochondrialen DNS	1. spongiforme Dystrophie 2. Großhirn
subakut-nekrotisierende Enzephalopathie (Leigh-Syndrom)	Pyruvat-dehydrogenase-Komplex; Cytochrom-c-Reduktase	1. spongiforme Dystrophie 2. Hirnstamm, Stammganglien

2. Leukodystrophien

Definition: Damit bezeichnet man eine pathogenetisch heterogene Gruppe von Entmarkungskrankheiten, die im wesentlichen das Zentralnervensystem betreffen und nicht auf einer entzündlichen Erkrankung, sondern auf einer Stoffwechselstörung beruhen (= degenerative Entmarkungsprozesse).

Pathogenese: Bei einigen Fällen ist die Entmarkungsursache noch nicht geklärt, während in anderen Fällen dafür ein Enzymdefekt mit entsprechender Stoffwechselstörung verantwortlich gemacht werden konnte (= Enzymopathien). Allen Leukodystrophien gemeinsam ist sowohl eine Entmarkung als auch eine Stapelung von lipid- bzw. fettsäurehaltigem Material in den Abräumzellen des Zentralnervensystems. Je nach dem, wie dieses Speichermaterial histochemisch reagiert, unterscheidet man formalpathogenetisch folgende Leukodystrophieformen:

- *Metachromatische Leukodystrophie* mit Anhäufung von lipidhaltigem Speichermaterial, das sich nach Färbung mit essigsaurem Kresylviolett metachromatisch braun verhält.
- *Orthochromatische (= sudanophile) Leukodystrophien,* die bei Fettfärbung mit dem Farbstoff Sudan III eine positive orangerote Reaktion abgeben.

Die wichtigsten Leukodystrophieformen sind in Tab. 19.**3** zusammengestellt.

Morphologie: Allen Leukodystrophien gemeinsam ist die ausgedehnte, meist *diffuse Entmarkung im Groß- und Kleinhirnmarklager.*

Sie fällt makroskopisch durch eine Graufärbung der Marksubstanz sowie durch eine zu weiche (in Frühstadien) oder infolge Gliafaserbildung zu harte Konsistenz (in Spätstadien) auf. Die subkortikale Fibrae arcuatae (= U-Fasern) sind meist gut erhalten. Ebenso bleiben Balken, Fornix, vordere und hintere Kommissur häufig vom Entmarkungsprozeß verschont. Histologisch zeigt sich in den betroffenen Bezirken bei der Markscheidenfärbung eine diffuse Abblassung der Marksubstanz. Die Myelinscheiden zerfallen bei chronisch verlaufenden Prozessen derart langsam, daß Myelinabbauprodukte und Myelophagen kaum nachweisbar sind. Bei raschem Ablauf der Entmarkung hingegen treten massenhaft mikrogliöse oder hämatogene Myelophagen (= Fettkörnchenzellen) auf, die sich perivaskulär ansammeln (= „mobiler Abbau"), und sogar die Astrozyten beladen sich mit Myelinzerfallsprodukten (= „fixer Abbau"). Die Oligodendrozyten sind zunächst erhalten und gehen später zugrunde. Ähnliches gilt auch für die Axone. Das Resultat ist schließlich ein Gewebsdefekt mit Zystenbildung im Marklager, der einem zirkulatorischen Schaden ähneln

Tabelle 19.**3** Formen und Pathogenese der wichtigsten Leukodystrophien

Leukodystrophieformen (= LD)	Pathogenese
metachromatische LD (S. 105)	Zerebrosidsulfatasemangel: Sphingolipidabbaustörung, Lipidspeicherung
orthochromatische (= sudanophile) LD:	
– globoidzellige LD (= Morbus Krabbe) (S. 104)	Defekt der galactosylceramidspezifischen Galaktosidase: Sphingolipidabbaustörung, Lipidspeicherung
– Adrenoleukodystrophie (S. 28)	Peroxysomen-Mitochondriendefekt, Abbauhemmung langkettiger Fettsäuren, Fettsäurespeicherung in ZNS-Abräumzellen, Schwann-Zellen und NNR-Zellen
– Aminosäurestoffwechselstörungen (S. 107)	Ahornsirupkrankheit (S. 112), Phenylketonurie (S. 107)
– infantile spongiforme Enzephalopathie (Canavan-van-Bogaert-Enzephalopathie)	Mitochondriopathie mit Cristaemembranverlust und parakristallinen Einschlüssen: Astrozytenschwellung
– Alexander-Krankheit	angeborene Astrozytendysplasie mit Proteolipidablagerung in Astrozytenfortsätzen (= Rosenthal-Fasern)
– zerebrohepatorenales Syndrom Zellweger (S. 28)	Peroxysomendefekt: u. a. Markscheidenbildungsstörung, Fehlbildungen
– kongenitale leukodystrophische Hypomyelinisierung (= Morbus Pelizaeus-Merzbacher)	Punktmutation (Valin-Leuzin) in dem für Myelin-Proteolipidprotein kodierenden Gen. Schwere Markreifungsstörung kombiniert mit Myelinzerfall

kann, aber wegen seiner besonderen Lokalisation und Ausdehnung von diesem abzugrenzen ist.

Die Defektdeckung wird bei den Leukodystrophien fast ausschließlich von der Astroglia übernommen. Diese bildet im Mark ein dichtes Gliafasernetz (= Marksklerose). Oft findet man bei den Leukodystrophien frühe und späte Stadien der Erkrankung bunt gemischt nebeneinander.

- *Infantile spongiforme Enzephalopathie*

Sie beruht auf einer (autosomal rezessiv?) vererbten Funktionsstörung der Astrozytenmitochondrien. Dementsprechend sind die Mitochondrien atypisch strukturiert. Folge davon ist eine Schwellung der Astrozyten in der Rinde und eine vakuolig-ballonisierende Aufspaltung der Markscheiden im Rinden-Mark-Grenzbereich, was eine spongiöse Auflockerung nach sich zieht.

Klinik: Muskelhypotonie → Tetraspastik → Krampfanfälle → Tod im 1.–5. Lebensjahr.

Neurodegenerative Läsionen

Allgemeine Definition: Unter dem Begriff *neurodegenerative Erkrankungen* werden oft erbliche Erkrankungen des Nervensystems zusammengefaßt, bei denen letztlich über einen apoptotischen Zelltod eine numerische Atrophie erzeugt wird. Demzufolge fallen sie als Verkleinerung eines oder mehrerer Hirn- oder Rückenmarksgebiete und des peripheren Nervensystems auf, was makroskopisch als „Atrophie" imponiert. Die degenerativen Prozesse können sich dabei vorwiegend an funktionell zusammengehörigen neuronalen Systemen abspielen (= Systematrophien).

Die Begriffe *Atrophie* (vgl. S. 131) und *Degeneration* (vgl. S. 128) werden bei diesen Erkrankungen häufig synonym verwendet. Benutzt man diese Begriffe im strengen Sinne ihrer Definition, so ist dies nicht zulässig. Bei den degenerativen Nervensystemerkrankungen sind nämlich die Nervenzellen nicht nur verkleinert, sondern auch noch qualitativ verändert.

Allgemeine Pathogenese: Die degenerativen Erkrankungen des Nervensystems treten oft familiär, aber auch sporadisch auf. Ursächlich lassen sich toxische und/oder mutationsbedingte Veränderungen von Strukturproteinen, mitochondrialen Funktionsproteinen und Neurotransmittern nachweisen, die letztlich den apoptotischen Selbstmord von Nervenzellen und damit einen neurodegenerativen Prozeß in bestimmten Gebieten des Gehirns, Rückenmarks und den peripheren Nerven auslösen, der in folgenden Mustern das Nervensystem erfassen kann:

- Diffuse degenerative Erkrankungen mit Erfassung zahlreicher Nervensystembereiche (Typ: Morbus Alzheimer).
- Systemdegenerationen mit Bevorzugung bestimmter Nervenzellsysteme (Typ: amyotrophe Lateralsklerose).
- Multisystemdegenerationen mit kombinierter Erfassung mehrerer Nervenzellsysteme, wobei in der gleichen betroffenen Familie die Kombinationen variieren können (Typ: olivopontozerebelläre Atrophie).

Möglicherweise sind zelltypenspezifische Besonderheiten des Stoffwechsels dafür verantwortlich, daß sich der genetisch fixierte Defekt jeweils nur in einem oder in einigen bestimmten Nervenzellsystemen auswirken kann. Hinzu kommt, daß stets mit sekundär-atrophischen Vorgängen in den dem betroffenen System nach- oder vorgeschalteten Gebieten zu rechnen ist (= *anterograde oder retrograde transsynaptische Atrophie*). Dies liegt daran, daß Nervenzellsysteme, die keine Impulse mehr erhalten (= deafferenzierte Systeme) oder die ihre Impulse nicht mehr auf nachgeschaltete Gebiete übertragen können (= Target-Verlust), einer Inaktivitätsatrophie (S. 132) unterliegen können.

Lokalisation, Morphologie und Klinik dieser degenerativen Nervensystemerkrankungen sind in Tab. 19.**4**–19.**7** zusammengestellt.

1. Morbus Alzheimer

Definition: „Vorzeitige Gehirnalterungskrankheit" mit Verfall der geistigen Fähigkeiten.

Sie tritt im Präsenium (40–50 Jahre) als präsenile Demenz auf, kommt aber auch im Senium als senile Demenz vom Alzheimer-Typ vor. Topographischer Schwerpunkt: Schläfen- und Scheitellappen.

Die Inzidenz des Morbus Alzheimer nimmt zwischen der 6. und 7. Lebensdekade drastisch zu. Die Krankheit kommt sporadisch und auch in vererbter familiärer Form vor. Etwa 5 % aller über 65jährigen leiden darunter (♀ > ♂).

Pathogenese und Morphologie (Tab. 19.**4**): Morphologisch sind die Gehirnläsionen beim Morbus Alzheimer charakterisiert durch die Trias: Alzheimer-Plaques, Alzheimer-Fibrillen und Amyloidangiopathie.

- *Alzheimer-Plaques* (= senile Plaques):

Dies sind bis 100 µm große Herde im Neuropil. Sie finden sich im Assoziationskortex, im basalen Vorderhirn und vor allem im Hippokampus. Sie bestehen aus einer zentralen Ablagerung von β-Amyloid (Amyloid-Core), welche von einem Hof dystrophischer Nervenzellfortsätze und Mikrogliazellen umgeben werden (corona). Hierfür ist die Mutation folgender Proteine ausschlaggebend: a) Präsenilin-I[1] und II[2] bei familiären Fällen, b) Apolipoprotein-E4 (= Apo-E4) bei vielen sporadischen Fällen und c) das β-Amyloid-precursor-Protein[3] (= β-APP) bei Down-Syndrom-Fällen. Das β-APP ist physiologischerweise in der Zellmembran integriert und weist Strukturhomologie mit bestimmten Proteinaseinhibitoren auf. Dieses β-APP wird beim Morbus Alzheimer entweder abartig gespalten oder durch Mutation verstümmelt, so daß

---

[1] Chromosom 14, [2] Chromosom 1, [3] Chromosom 21, [4] Chromosom 19

Tabelle 19.**4** Diffuse degenerative Erkrankungen (Lokalisation, Morphologie, Klinik)

Krankheit	Lokalisation (Nc. = Nucleus)	Morphologie	Klinik
senile Demenz vom Alzheimer-Typ, Alzheimer-Krankheit (präsenile Demenz)	Stirn- und Scheitelhirn, Schläfenlappen, subthalamische Kerngebiete, Hypothalamus, Locus coeruleus (Mittelhirn)	Rindenatrophie, Ventrikelerweiterung, Nervenzellausfall, senile Plaques, Alzheimer-Fibrillen	Demenz, Sprachzerfall
progressive supranukleäre Lähmung (Steel-Olszewski) = präsenile argyrophile subkortikale Dystrophie	Pallidum, Nc. subthalamicus Luysi, Nc. ruber, Substantia nigra, Tectum opticum, N. dentatus, Cortex cerebri	Nervenzellausfall, Fasergliose, Alzheimer-Fibrillen	vertikale Blicklähmung, Dysarthrie, Parkinson-ähnliche Symptome, Demenz, pseudobulbäre Symptome

ein aus 43 oder 44 Aminosäuren bestehendes Polypeptid in Form des β-APP resultiert. Dieses führt über die Bildung freier Radikale zur Apoptose. Seine Wirkung wird durch Verbindung mit dem Apo-E4 so verstärkt, daß es zu Amyloidfibrillen polymerisiert und sich am Neuropil als Amyloid-Core ablagert. Bei den sporadischen Fällen werden toxische Substanzen (Aluminium) und virale Produkte diskutiert, die über eine zytokininduzierte Bildung von Akutphasenproteinen zur Amyloidbildung führen sollen. Dies könnte erklären, weshalb in den entsprechenden Amyloidablagerungen (Abb. 19.**33a**, 19.**34**) auch α1-Antichymotrypsin nachweisbar ist. Das β-Amyloid wird auch in den Gefäßwänden abgelagert: Amyloidangiopathie (S. 1039; 61).

- *Alzheimer-Fibrillen* (neurofibrilläre Bündel):

Dies sind agyrophile fibrilläre Auftreibungen des Zytoskeletts von Ganglienzellen. Sie bestehen aus dicht gepackten, helikalen Doppelfilamenten (paired helical filaments), welche hyperphosphorylierte Neurofilamentproteine, mikrotubuliassoziierte Proteine (tau-Protein, MAP-Protein) und das Streßprotein Ubiquitin enthalten. Die Alzheimer-Fibrillen (Abb. 19.**33b**) sind somit das morphologische Korrelat einer Zytoskelettstörung, was sich auch darin äußert, daß in den Pyramidenzellen des Hippokampus Tubulinanhäufungen in Vakuolen (= *granulovakuoläre Korpuskel*) und stäbchenförmige Aktinhaufen *(Hirano-Korpuskel)* auftreten. Die Nervenendigungen mit pathologischen Fibrillen können die Amyloid-Cores kranzförmig umgeben („neuritische Plaques") oder kommen unabhängig von den Plaques vor.

Weitere diffuse degenerative ZNS-Läsionen sind in Tab. 19.**4** zusammengestellt.

2. Morbus Pick

Definition und Morphologie: Diese seltene Krankheit (= *lobäre Sklerose)* manifestiert sich wie der Morbus Alzheimer als präsenile Demenz und geht mit einer Zytoskelettläsion einher (Tab. 19.**5**). Typischerweise ist der Frontal- oder Temporallappen atrophiert (Abb. 19.**35**). Die betroffenen Rindengebiete sind scharf begrenzt. Sie sind an Neuronen verarmt. Der Degenerationsprozeß wird von einer Astrogliose begleitet. Residuale Ganglienzellen sind durch argentophile Einschlüsse aufgetrieben. Diese auch als *Pick-Kugeln* bezeichneten Veränderungen bestehen aus Neurofilamenthaufen und dem Streßprotein Ubiquitin.

3. Morbus Parkinson

Definition: Neurodegenerative Krankheit mit gestörter Neuromelaninbildung und Extrapyramidalsymptomatik (= Paralysis agitans; Tab. 19.**5**).

Pathogenese: Ein Zusammenspiel von a) (Umwelt-) Neurotoxin (welches?), b) Punktmutationen der mitochondrialen DNS mit konsekutiver Störung der Atmungskette und c) Parkin-Mutation, einem Kontrollgen für Wachstum und Differenzierung, löst den mitochondrialen Apoptoseweg neuromelaninhaltiger dopaminerger Nervenzellen in der Zona nigra (= compacta) der Substantia nigra aus, deren Axone zum Linsenkern (bestehend aus Globus pallidus und Putamen) ziehen. Dies hat eine Abblassung der Substantia nigra zur Folge. Das frei werdende Neuromelanin verteilt sich in der Zona compacta *(„Pigmentstreuung")* und wird von Gliazellen phagozytiert (Abb. 19.**36a** u. **b**). Als Zeichen der Zytoskelettläsion findet man in den Ganglienzellen kreisrunde Lewy-Korpuskel in Form eosinophiler Zytoplasmaeinschlüsse (Abb. 19.**36c**). Sie bestehen aus Neurofilamenthaufen und dem Streßprotein Ubiquitin. Da die Anoxe der Substantia-nigra-Zellen zum Neostriatum (Putamen) zielen, kommt es hier zu einem Ausfall der dopaminergen Impulse und zu einem Ungleichgewicht der Transmittersubstanzen zugunsten der cholinergen Einflüsse (S. 126).

Klinik: Tremor, Rigor, Akinese mit Gliederschmerzen und Verstimmungszuständen in der Initialphase und Verarmung an Ausdrucks- und Mitbewegungen, Speichelfluß, Retro- und Propulsionsbewegungen in der Spätphase.

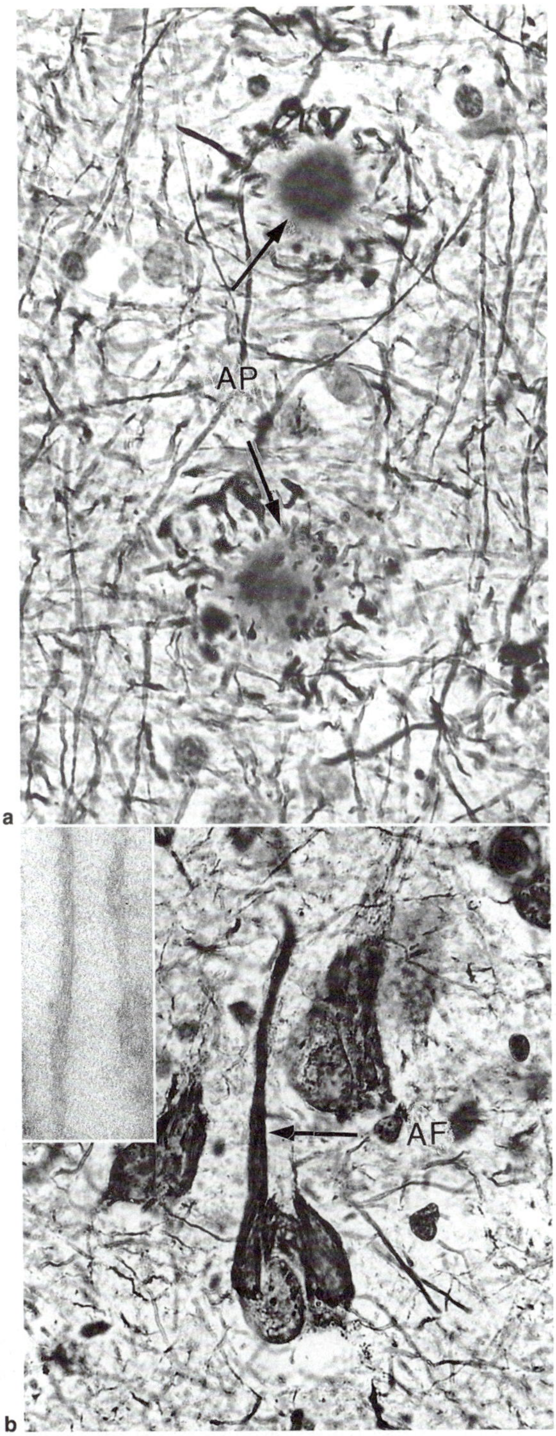

a

b

Abb. 19.**33a** u. **b** Morbus Alzheimer

a Alzheimer-Plaques (AP) mit Amyloid-core (Bodian-Versilberung, Vergr. 1 : 200; Original: Volk)

b Alzheimer-Fibrillen (AF) in Zytoplasma und Dendrit von Ganglienzellen im Parietalkortex eines 63 Jahre alt gewordenen Mannes mit Alzheimer-Demenz (Bodian-Versilberung, Vergr. 1 : 200)
Einschub: Helikale Doppelfilamente (= paired helical filaments) mit 800 Å-Periodik als ultrastrukturelles Korrelat der Fibrillenveränderung (Vergr. 1 : 80 000; Originale: Volk)

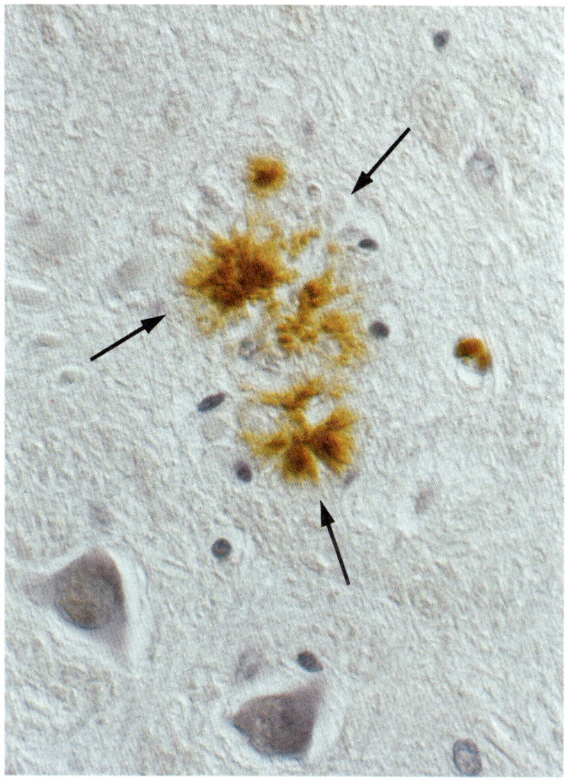

Abb. 19.**34** Immunhistochemische Darstellung einer Alzheimer-Plaque (= neuritische Plaque) mit einem Antikörper gegen β-APP-Amyloid (Pfeile) (Interferenzkontrast, Vergr. 1 : 400)

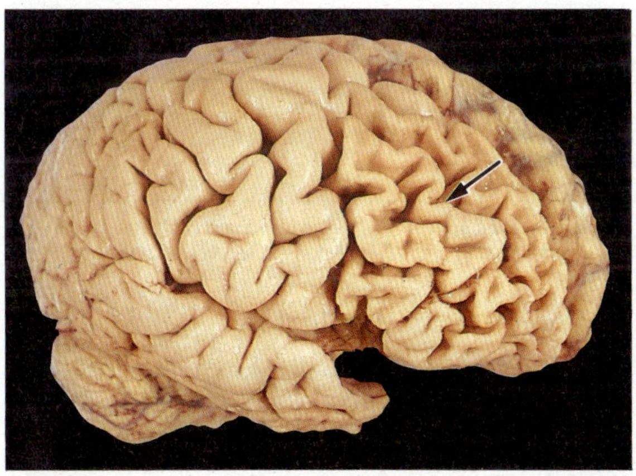

Abb. 19.**35** Rindenatrophie bei präseniler Demenz (Morbus Pick) mit schmalen Gyri und breiten Sulci im Stirnhirnbereich (Pfeil) (59jährige Frau)

Tabelle 19.**5** Systematische degenerative Erkrankungen (Lokalisation, Morphologie, Klinik)

Krankheit	Lokalisation (Nc. = Nucleus)	Morphologie	Klinik
Morbus Pick	Stirnhirn, Schläfenhirn	Nervenzellausfall, Status spongiosus der Rinde, „Pick"-Kugeln in Nervenzellen	Wesensänderung, Enthemmung, Antriebs- und Spracharmung, Demenz
Chorea major (Huntington-Chorea)	Nc. caudatus, Putamen, Pallidum	Nervenzellausfall, Nc. caudatus-Atrophie, Lipofuszinose	Hyperkinese, Muskelhypotonie
Paralysis agitans (Parkinson-Krankheit)	Zona nigra der Substantia nigra	Nervenzellausfall mit „Pigmentstreuung" des Neuromelanins, Lewy-Korpuskel	Hypokinese, Amimie, Rigor, Ruhetremor, kleinschrittiger Gang
progressive Pallidumatrophie	große Striatumnervenzellen, Pallidumnervenzellen	Nervenzellausfall und -degeneration	zunehmende Tonuserhöhung in den Beinen, Hyperkinese der oberen Extremität
Torsionsdystonie	Nc. subthalamicus (Luysi)	Nervenzellausfall	unwillkürliche Rotationsbewegungen des Kopfes
striatonigrale Degeneration	Putamen Nc. caudatus	Gliose der GABA-ergen, zur Pars reticularis substantia nigrae ziehenden Fasern der Putamen-caudatus-Nervenzellen	Bewegungsarmut, Rigor, Sprach- und Schluckstörungen, Amimie, Mikrographie
choreoathetotische neuroaxonale Dystrophie*	Pallidum, Zona rubra der Substantia nigra	Nervenzellausfälle, Axonauftreibungen, Ablagerung eisenhaltigen Pigmentes	rigorartige oder spastische Tonuserhöhung, Extrapyramidalstörung (choreoathetotisch)
infantile neuroaxonale Dystrophie (Seitelberger)	Groß- und Kleinhirnrinde, Hirnstamm, peripheres Nervensystem	Axonauftreibungen, Kleinhirnatrophie vom Purkinje- oder Körner-Zell-Typ	psychische und motorische Störungen, Nystagmus, Taubheit, Blindheit, Demenz
Shy-Drager-Syndrom	Seitenhörner des Rückenmarks, Nc. caudatus, Substantia nigra, Hirnnervenkerne	Nervenzellausfall: Nc. caudatus, neuromelaninhaltige Zellen des Hirnstamms, Purkinje-Zellen	progressives Versagen autonomer Funktionen, orthostatische Hypotonie, parkinsonistische Züge
Myoklonusepilepsie	vor allem in Großhirnrinde und Kleinhirnrinde (Nc. dentatus)	Zytoplasmaeinschlüsse in Dendriten und Axonen der Nervenzellen in Form von Lafora-Körperchen	rasch progredient generalisierte Krämpfe, Myoklonien, Demenz, Tod

* Diese Läsion wurde von J. Hallervorden und H. Spatz zuerst beschrieben. Beide waren „Ärzte des 3. Reiches" und führten Versuche an lebenden Juden und KZ-Häftlingen durch. Wir nennen deshalb die Erkrankung nicht mehr nach diesen Autoren.

4. Chorea major Huntington

Definition und Morphologie: Eine autosomal dominant vererbte Läsion (Tab. 19.**5**), bei der die Expression eines abnormen Gens (Huntington) auf Chromosom 4p zu einer schweren Stoffwechselstörung und zum Untergang (mit Glutaminsäure-Decarboxylase-Mangel) kleiner Zwischenneurone führt. Makroskopisch ist der Nucleus caudatus hochgradig atrophiert und die Ventrikelvorderhörner sind ausgeweitet (Abb. 19.**37 a–c**; S. 1060).

Klinik: Im Corpus striatum sind die Programme für zielgerichtete Bewegungsabläufe gespeichert. Sie unterdrücken unwillkürliche sich wiederholende Bewegungsmuster und verleihen dadurch den von der motorischen Hirnrinde ausgehenden Bewegungsimpulse die erforderliche Exaktheit. Bei den Choreapatienten verselbständigen sich diese Bewegungsmuster. Dadurch Hyperkinese, muskuläre Hypotonie, choroathetotische Bewegungen, Demenz.

5. Amyotrophe Lateralsklerose

Definition: Eine gar nicht so seltene Systemerkrankung des Rückenmarks mit Symptomen der Muskelatrophie und der Pyramidenbahnläsion infolge „Degeneration" des 1. und 2. Motoneurons.

Molekularpathologie: Bei der familiären Form (10%) ist das für die Superoxyddismutase kodierende Gen auf Chromosom 21 mutiert. Bei den sporadischen Fällen sind autoreaktive Antikörper gegen muskuläre Calciumkanalproteine mit im Spiel.

Morphologie: Betroffen sind das 1. und das 2. motorische Neuron. Folglich sind die Pyramidenzellen der motorischen Hirnrinde (vordere Zentralwindung), die Vorderhornzellen des Rückenmarks und die Motoneurone des Hirnstamms (Abb. 19.**38**) betroffen. Das Resultat ist eine Degeneration und Atrophie der kortikospinalen Bahnen (Tab. 19.**6**).

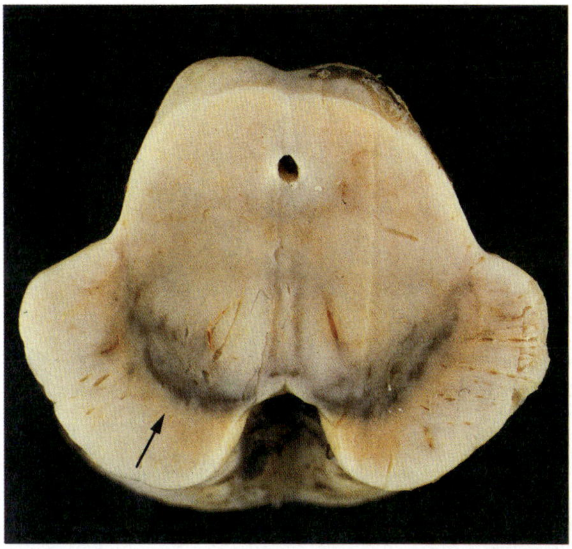
a

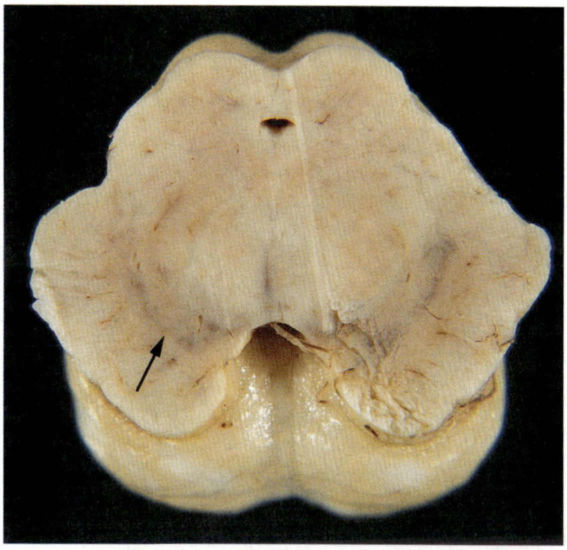
b

Abb. 19.**36a–c** Morbus Parkinson (Paralysis agitans): Bei dieser neurodegenerativen Läsion gehen die neuromelaninhaltigen dopaminergen Nervenzellen in der Zona nigra der Substantia nigra zugrunde.

a Normale Substantia nigra mit halbmondförmiger bräunlicher Pigmentierung (Pfeil)

b Ausgeprägte Depigmentierung (Pfeil) der Substantia nigra bei Parkinson-Patient

c Lewy-Korpuskel (Pfeil) in einem Neuron der Substantia nigra als Zeichen einer Zytoskelettschädigung bei einem Parkinson-Patienten (HE, Vergr. 1 : 200)

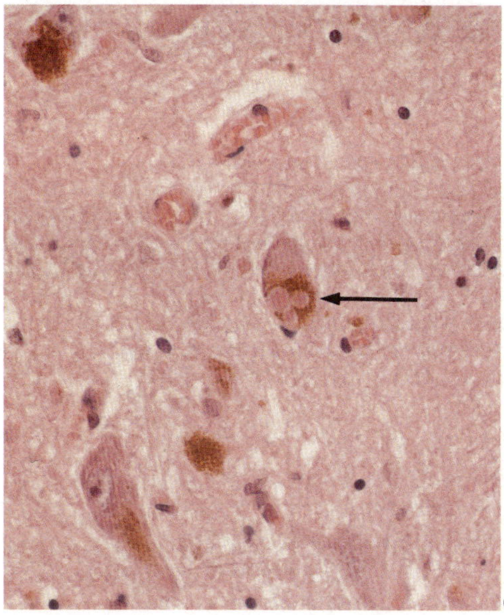
c

Tabelle 19.**6** Systematische degenerative Prozesse mit Bevorzugung motorischer Systeme

Krankheit	Lokalisation	Morphologie	Klinik
spinale Muskelatrophie: – infantile Form (Werdnig-Hoffmann) – juvenile Form (Kugelberg-Welander) – adulte Form (Duchenne-Aran)	2. motorisches Neuron	Nervenzellausfälle in den Vorderhörnern des Rückenmarkes	– schwere Muskelhypotonie und -atrophie, Ateminsuffizienz – Muskelatrophie mit Begleitmyopathie – Muskelschwäche und -atrophie
bulbäre Muskelatrophie (progressive Bulbärparalyse)	motorische Hirnnervenkerngebiete	Nervenzelldegeneration und -ausfälle	Sprach- und Schluckstörungen, Augenmuskellähmung, Atemlähmung
spastische Spinalparalyse (Strümpel)	1. motorisches Neuron	Nervenzelldegeneration und -ausfall im motorischen Kortex, Pyramidenbahndegeneration	spastische Parese
amyotrophe Lateralsklerose	1. und 2. motorisches Neuron	Nervenzelldegeneration und -ausfall, zytoplasmatische Einschlußkörperchen	spastische Lähmungen, spontane faszikuläre Muskelzuckungen, Muskelatrophie

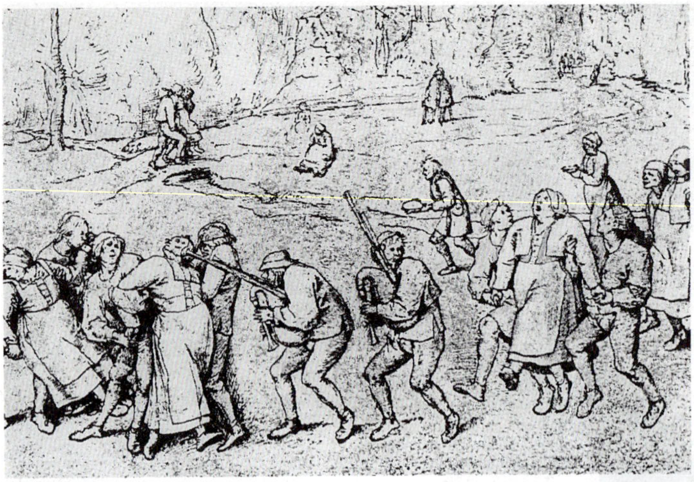

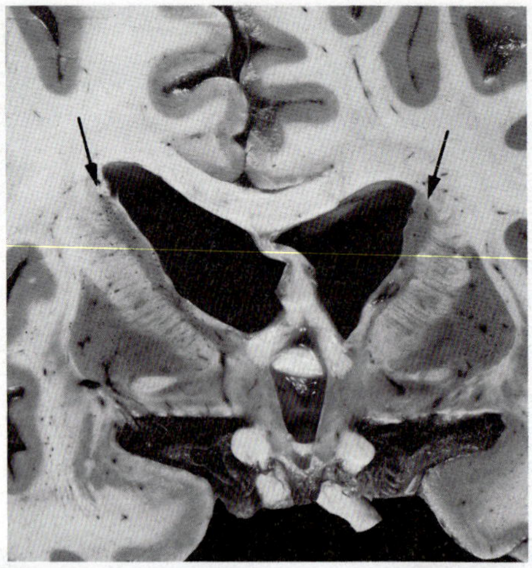

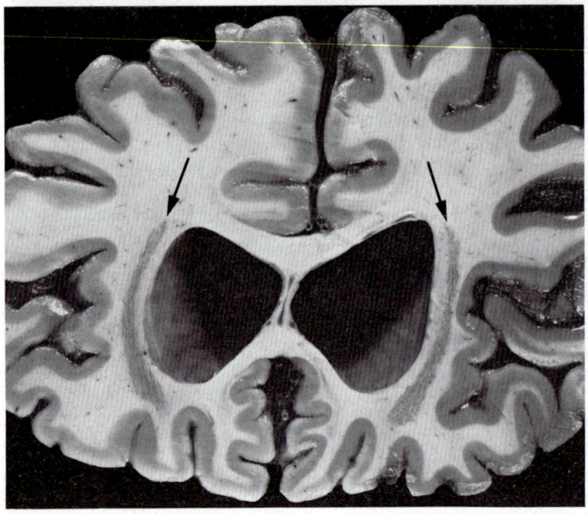

Abb. 19.**37 a–c** Chorea major Huntington:
a Veitstanz (= Chorea Vitii): So werden die unwillkürlichen Zukkungen und Schüttelbewegungen der Choreapatienten im Volksmund bezeichnet. Sie riefen wegen ihrer induktiven Wirkung auf die Mitmenschen im Mittelalter Massenpsychosen hervor (Pieter Breughel 1556 n. Chr.)
b und **c** Gehirn-Befund: Erweiterung der Ventrikel bis in die Vorderhörner, Atrophie des Nucleus caudatus des Streifenkörpers in Kopf- und Körperbereich (Pfeile)

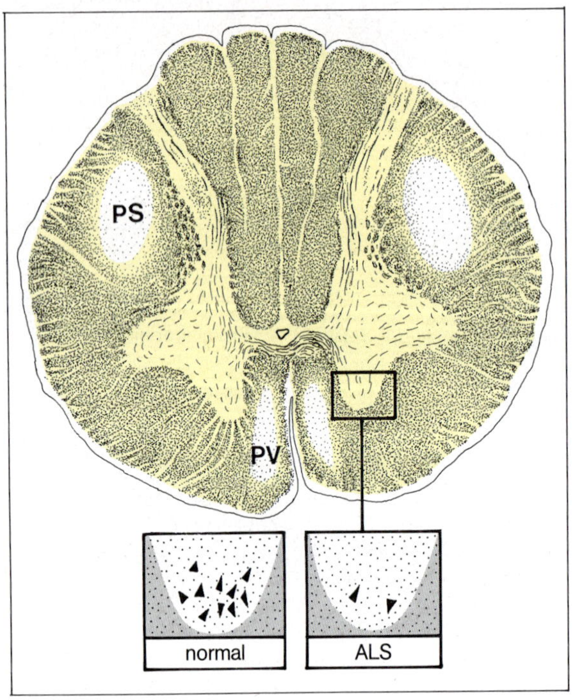

Klinik: Muskelatrophie, Faszikulationen, spastische Lähmung, Pseudobulbärparalyse, Schluckstörungen, Dysarthrie, finale Atemmuskellähmung.

Weitere degenerative Systemläsionen des ZNS sind in den Tab. 19.**6** und 19.**7** zusammengestellt.

◀ Abb. 19.**38** Amyotrophe Lateralsklerose (ALS): Ausfall der großen motorischen Vorderhornganglienzellen mit Verschmälerung des Vorderhornareals, Pyramidenseiten- (PS) und Vorderstrangdegeneration (PV)

Tabelle 19.**7** Systemische degenerative Erkrankungen mit Bevorzugung der spinozerebellären Bahnen und/oder des Kleinhirns und seiner Verbindungen

Krankheit	Lokalisation (Nc. = Nucleus)	Morphologie	Klinik
zerebelläre Atrophie, zentrifugaler Typ (Marie-Foix-Alajouannie)	Kleinhirn	Purkinje- und Körner-Zell-Degeneration und -Ausfall	Rumpfataxie, Muskelhypotonie, Tiefensensibilitätsstörung
zerebelläre Atrophie, zentripetaler Typ (Nonne-Pierre-Marie)	Kleinhirnseitenstränge und Rückenmarkhinterstränge, Kleinhirnkörnerschicht	Entmarkung der betroffenen Bahnen, Nervenzellausfälle in Kleinhirn- und Rückenmarkvorderhörnern	Gang- und Gliedmaßenataxie, Dysarthrie, leichte Spastik
spinozerebelläre Atrophie (Friedreich) (Abb. 19.**39**)	Kleinhirnseitenstränge, Rückenmarkshinterstränge, Kleinhirn-Purkinje-Zellen	Entmarkung der betroffenen Bahnen, Nervenzellausfälle in Spinalganglien und Kleinhirn	Tremor, Dysphagie, Rumpf- und Extremitätenatrophie, Areflexie
progressive Kleinhirnataxie Louis-Bar (Ataxia teleangiectasia)	Kleinhirnwurm-Purkinje-Zellen (gestörte DNS-repair)	Nervenzellausfälle, konjunktivale und dermale Teleangiektasien	Ataxie, Choreoathetose, Strahlensensibilität, hohe Malignomrate
olivopontozerebelläre Atrophie	Kleinhirn, Brücke, Oliva inferior, Kleinhirnseitenstränge, Pyramidenbahnen	Bahnentmarkung, Nervenzellausfälle	Rumpf- und Gangataxie, Entwicklungsverzögerung, Dysarthrie
Dentatum-Ruber-Pallidum-Luysi-Atrophie	Nc. dentatus, Pallidum, Nc. subthalamicus Luysi, Nc. ruber, Oliva inferior	Nervenzellausfälle	Ataxie, extrapyramidale Störungen (vorwiegend choreoathetotisch)
Dentatum-Bindearm-Atrophie	Nc. dentatus des Kleinhirns, Bindearme (=Pedunculi cerebellares superiores)	Nervenzellausfälle, Bindearmatrophie	Ataxie
Dyssynergia myoclonica Hunt	Nc. dentatus des Kleinhirns, Nc. ruber, Oliva inferior, Kleinhirnseitenstränge	Nervenzellausfälle, Bahnentmarkung	Ataxie, Myoklonien, Tremor, explosive Sprache, Choreoathetose
Dégénérescence systematisée optico-cochleodentelée	Hirnnervenkerne (III, IV, VI), Nc. dentatus, Tractus opticus	Nervenzellausfälle	Hypotonie, später Rigor und Spastik
Marinesco-Sjögren-Syndrom	Kleinhirn, Oliva inferior	Atrophie der Purkinje-Zellen und der Körner-Zellen, Heterotopien im Kleinhirn	Entwicklungsverzögerung, Hypotonie, Rumpf- und Extremitätenataxie
Dystasia areflexia (Roussy-Lévy-Syndrom)	Kleinhirnseitenstränge, Rückenmarkhinterstränge, Hinterwurzeln, periphere Nerven	Bahnentmarkung, Entmarkung der peripheren Nerven	Rumpf- und Gangataxie, Tremor, Steppergang

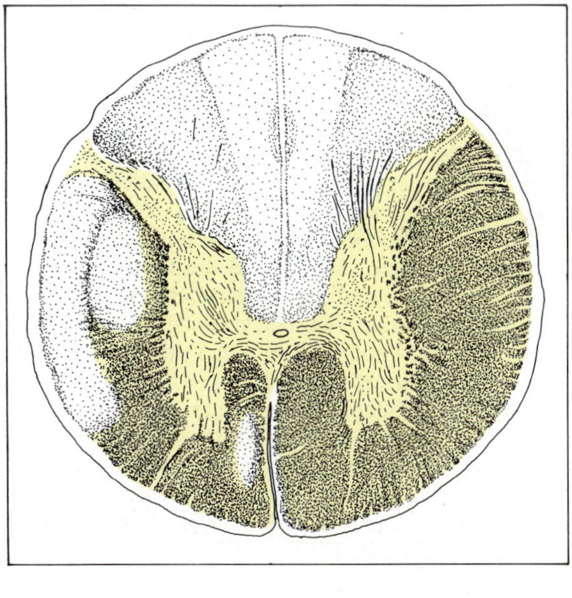

Abb. 19.**39** Rückenmarksveränderung bei Friedreich-Ataxie: Atrophie (weiße Bezirke) der Hinterstränge mit Schwerpunkt im Fasciculus gracilis (Gollscher Strang). Der Prozeß dehnt sich auf den Tractus spinocerebellaris aus und zieht die Pyramidenseiten- und Vorderstränge in wechselnder Weise in Mitleidenschaft (asymmetrisch eingezeichnete Degenerationsherde sind fakultativ) = spinozerebelläre Atrophie. Ursächlich ist das auf Chromosom 9 kartierte Frataxin-Protein mutiert. Folge davon ist eine oxidative Mitochondrienschädigung mit Verfall des mitochondrialen transmembranösen Potentials, was den mitochondrialen Apoptoseweg (S. 136) auslöst.

Entzündliche Läsionen

Allgemeine Pathogenese: Die entzündlichen Prozesse, die sich in den Gehirn- und Rückenmarksgeweben abspielen, können entweder erreger- oder nicht-erregerbedingt sein (z. B. immunreaktive Enzephalomyelitis). Sie können ferner primär im Nervensystem selbst entstehen oder von Entzündungsprozessen in anderen Organen kontinuierlich (bei Osteomyelitis) oder metastatisch (metastatische Herdenzephalitis) auf das zentrale Nervensystem übergreifen. Da die Lokalisation und Verteilung der Gehirn- und Rückenmarksentzündungen meist Rückschlüsse auf die Ätiologie zuläßt, werden die Entzündungskrankheiten des zentralen Nervensystems nach ihrem Ausbreitungstyp eingeteilt. Hiernach unterscheidet man die folgenden Entzündungstypen:

- Meningoenzephalitis,
- metastatische Herdenzephalitis,
- kontinuierliche Polioenzephalitis,
- fleckförmige Entmarkungsenzephalomyelitis,
- diffuse Entmarkungsenzephalomyelitis,
- diffuse perivenöse Herdenzephalitis.

Das histologische Bild der entzündlichen Gewebsreaktion, die sich bevorzugt perivaskulär abspielt, ist ein wichtiger Wegweiser zur Aufklärung der Ätiologie (S. 220ff):

- *Akute exsudative Entzündungsreaktion:* Hier treten neben zellfreien Exsudaten je nach Art des Erregers und/oder der Immunreaktion granulozytäre (= „polynukleäre") oder mononukleäre (Lymphohistiozyten, Plasmazellen) Entzündungsinfiltrate auf.

- *Produktive Entzündungsreaktion:* In ihrem Rahmen beherrschen Fibroblasten, Histiozyten sowie Kollagenfasern das histologische Bild.

- *Chronisch-granulomatöse Entzündungsreaktion:* In diesem Falle ist das Entzündungsinfiltrat knötchenförmig verdichtet. Die entsprechenden Granulome (S. 233) gleichen weitgehend denjenigen in anderen Organen.

- *Gliöse Reaktion:* Neben oder anstelle der akuten exsudativen oder chronisch-granulierenden Entzündungsreaktionen kann im zentralen Nervensystem eine entzündliche Gewebsreaktion aus einer gliösen Reaktion bestehen. Daran sind die Gliazellen (vor allem Astrozyten und Mikrogliazellen) beteiligt; sie bilden meist charakteristische knötchenförmige Zellhaufen (= Gliaknötchen), seltener findet man eine diffuse Vermehrung der Astrozyten (= Gliarasen). Die Mikrogliazellen können dabei eine Stabform annehmen (= mikrogliöse Stäbchenzellen). Aus diesem Grunde ist im zentralen Nervensystem auch bei ausschließlich gliöser Reaktion an eine entzündliche Erkrankung zu denken (z. B. Fleckfieberenzephalitis, HIV-Enzephalitis).

Je nach Akuität, Schwere und Dauer einer entzündlichen Erkrankung des zentralen Nervensystems reichen die Parenchymveränderungen vom Nervenzellausfall bis zur Gewebsnekrose:

- *Nekrotisierende Entzündungen* (z. B. Herpes-, Toxoplasmoseenzephalitis): In diesen Fällen werden ganze Gewebsbezirke in Form einer entzündlichen Nekrose oder Erweichung eingeschmolzen.

- *Demyelinisierende Entzündungen* (z. B. perivenöse parainfektiöse Enzephalomyelitis nach Maserninfektion): Dabei beschränkt sich der Schaden vorübergehend oder endgültig auf eine perivaskuläre Entmarkung. Bei den nichterregerbedingten, immunreaktiven Entzündungen ist dies vorwiegend auf einen Angriff der immunkompetenten Zellen auf die Markscheiden der Nervenfasern zurückzuführen (z. B. multiple Sklerose, S. 1069).

- *Degenerationsprozesse imitierende Entzündungen:* Während bei den durch neurotrope Viren ausgelösten Entzündungen die Schädigung der Nervenzellen mit der entzündlichen Gewebsreaktion Hand in Hand geht, kann bei einer Infektion mit sog. langsamen Viren (= „slow-virus") eine entzündliche Gewebsreaktion sowie die Bildung von antiviralen Antikörpern fehlen. Demzufolge ist in diesen Fällen histologisch nur eine Nervenzellschädigung und manchmal auch eine gliöse Reaktion zu beobachten, so daß ein degenerativer Prozeß nachgeahmt wird (z. B. Jakob-Creutzfeldt-Krankheit). Auch konventionelle Viren, die bei Befall des Zentralnervensystems gewöhnlich eine heftige Entzündungsreaktion auslösen (wie z. B. das Masernvirus: Masernenzephalitis) können wie „slow-viruses" wirken. Sie erzeugen dann eine andersartige, subakute bis chronische Erkrankung mit nur geringer entzündlicher Gewebsreaktion (defektes Masernvirus: subakute sklerosierende Panenzephalitis).

Im folgenden werden die einzelnen Entzündungskrankheiten des Zentralnervensystems nach ihrem Ausbreitungstyp gegliedert besprochen:

Meningoenzephalitis

Allgemeine Definition: Darunter versteht man eine *Entzündung des Zentralnervensystems,* die sich schwerpunktsmäßig im Bereich der *Hirnhäute* manifestiert und von dort aus auch auf das Hirnparenchym übergreift.

Je nachdem, ob sich dabei die Entzündung auf die äußere Hirnhaut (= Pachymeninx, Dura mater) oder auf die innere Hirnhaut (= Leptomeninx) konzentriert, handelt es sich entweder um eine Pachymeningitis oder um eine Leptomeningitis.

Pachymeningitis

- *Pachymeningitis purulenta*

Sie entsteht entweder hämatogen-metastatisch oder per continuitatem im Rahmen einer offenen Schädel-Hirn-Verletzung oder einer eitrigen Schädel- oder Wirbelkörperosteomyelitis.

• *Pachymeningitis chronica*
Sie kann im Anschluß an ein Trauma oder an eine Tuberkulose als narbenbildende subdurale Entzündung im Halsbereich auftreten und Rückenmark samt Wurzeln komprimieren (Pachymeningitis cervicalis hypertrophicans).

Leptomeningitis

Pathogenese: Entzündungen der weichen Hirnhäute werden durch Bakterien, Viren, Pilze, selten auch durch Parasiten ausgelöst. Sie breiten sich häufig von der Leptomeninx über die Virchow-Robin-Räume (= piale Gefäßtrichter), oft aber auch per continuitatem, auf das angrenzende oberflächennahe Hirngewebe aus. Die Entzündungszellen dringen in den Liquor cerebrospinalis ein, so daß aus dem Liquorzellbild auf den Entzündungstyp zurückgeschlossen werden kann.

Klinisch sind für alle Leptomeningitiden kennzeichnend: Kopfschmerzen, Fieber, Nackensteifigkeit („Meningismus"), Übelkeit und Erbrechen, positives Kernig- und Lasègue-Zeichen.

Akute Leptomeningitis

• *Leptomeningitis serosa*
Sie ist eine Begleitkrankheit bei bakteriellen und viralen Entzündungen (z. B. Influenza), bei Intoxikationen, bei hyperergischen Reaktionen und bei Insolation (Sonnenstich).

• *Leptomeningitis purulenta*
Sie dehnt sich meist über der Hirnkonvexität aus (= *Haubenmeningitis,* Abb. 19.**40a**) und entsteht entweder hämatogen-metastatisch (bei Endokarditis, Furunkulose), lokal bei Schädel-Hirn-Verletzungen oder fortgeleitet bei Osteomyelitis, Otitis media, eitriger Sinusitis, Thrombophlebitis. Als Erreger kommen Pneumokokken, Staphylokokken, Streptokokken, Meningokokken oder Kolibakterien in Betracht. Die Entzündung kann vom Subarachnoidalraum über die Foramina Luschkae und Magendii auf das Ventrikelsystem übergreifen; eine *eitrige Ependymitis* ist die Folge (Abb. 19.**41**). Wird diese überlebt, so bleiben warzenförmige Polster im Bereich der Ventrikelwand zurück, die aus fibrillärer Glia und Gliafaserfilzen bestehen (= *Ependymitis granularis).* Dabei kann ein narbiger Verschluß der genannten Foramina zum Hydrocephalus internus (S. 1027) führen.

Chronische Leptomeningitis

1. Meningitis tuberculosa

Pathogenese: Die tuberkulöse Meningitis (bzw. tuberkulöse Meningoenzephalitis) entsteht immer hämatogen, meist im Rahmen einer Miliartuberkulose (S. 268) und beschränkt sich meist auf die Hirnbasis (= *Basalmeningitis,* vgl. Abb. 19.**40b**) und die Zisternen, wo die Hirnhäute von einem trüben sulzigen Exsudat durchtränkt sind. Längs der Arterien

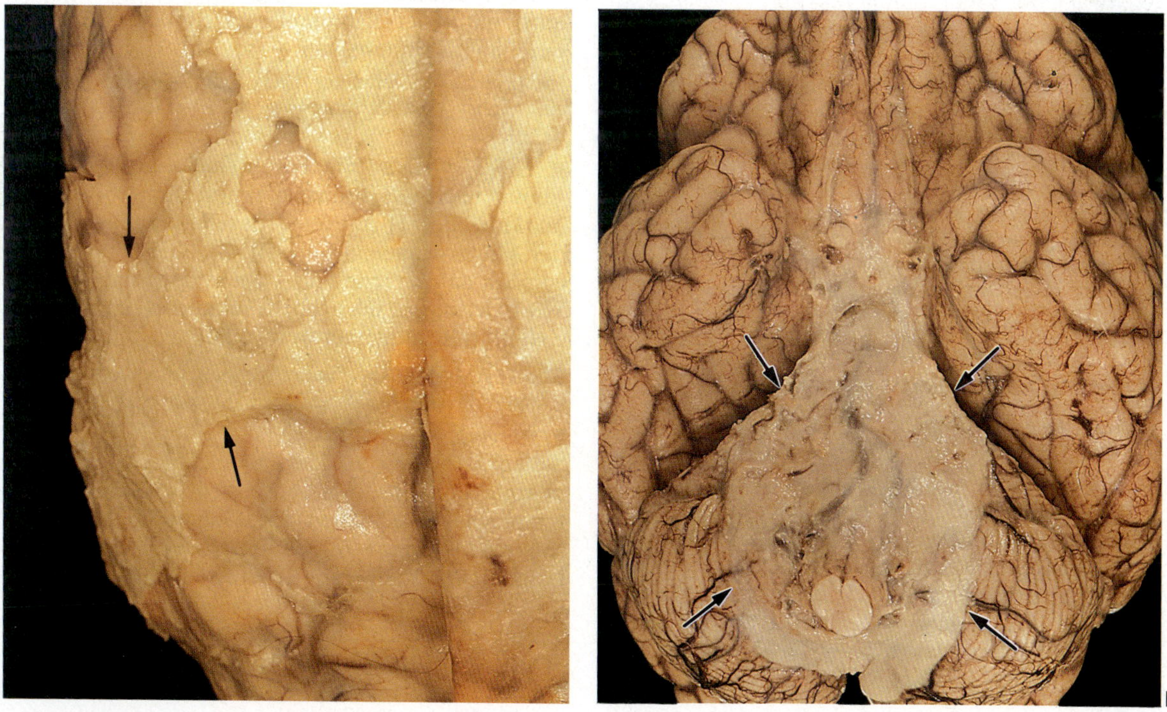

a b

Abb. 19.**40a** u. **b** Leptomeningitisformen:
a Eitrige Haubenmeningitis (Leptomeningitis purulenta) mit fibrinös-eitrigen Auflagerungen (Pfeile)
b Tuberkulöse Basalmeningitis (Pfeile)

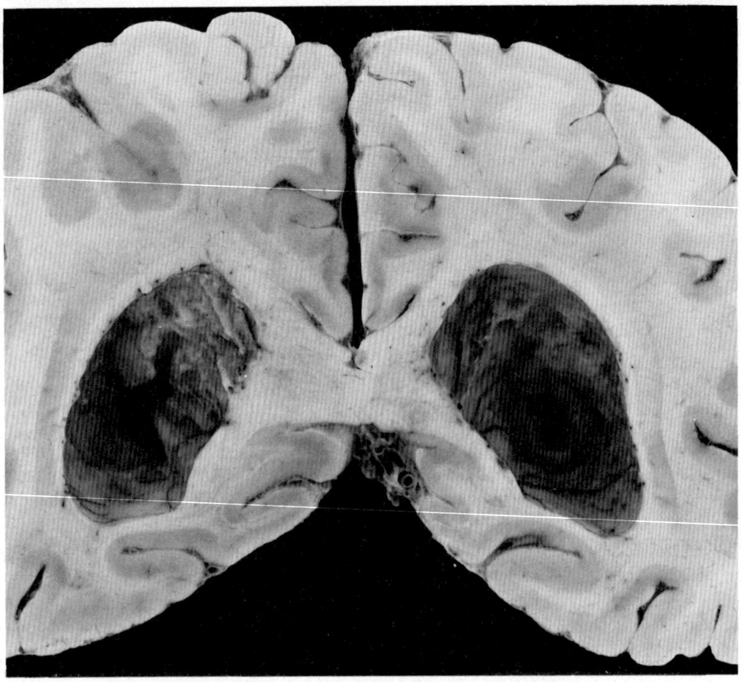

Abb. 19.**41** Eitrige Ependymitis (Ventrikelwandinfektion) bei eitriger Meningitis nach offenem Schädel-Hirn-Trauma (60jähriger Patient)

und Arterienäste findet man kleine, teilweise stecknadelkopfgroße grauweiße Knötchen (= Tuberkel). Die tuberkulöse Entzündung breitet sich entlang der Fissura Sylvii beidseits und entlang der Fissura interhemisphaerica auf die angrenzenden Hirnteile aus. Histologisch findet man eine dichtzellige Entzündungsreaktion mit Granulomen vom Tuberkulosetyp (S. 240).

Komplikationen: Diese Entzündung zieht stets die pialen Gefäße in Mitleidenschaft. Dies hat einen entzündlichen Gefäßverschluß mit anämischen Infarkten im Thalamus, Hypothalamus, Striatum und Parietallappen zur Folge. Die Tuberkulose greift auch auf die Plexus chorioidei über und bewirkt ein Absinken des Liquorzuckerspiegels. Durch Verklebung der weichen Hirnhäute mit konsekutiver Abflußbehinderung kann es zu einem akuten Hydrocephalus internus kommen. In seltenen Fällen entstehen auch große tumorähnliche Granulome in Groß- und Kleinhirn, die scharf gegen die Umgebung abgegrenzt sind und raumverdrängend wirken.

2. Meningoencephalitis luica

Pathogenese: Sie kann durch Übertritt der Spirochäten in den Liquorraum im *Sekundärstadium* der Lues an der Großhirn- und Kleinhirnoberfläche auftreten und ist immer im Bereich der basalen Zisternen am stärksten ausgeprägt. Sie ist histologisch durch lymphoplasmazelluläre Infiltrate in der Leptomeninx und in der Hirnrandzone gekennzeichnet. Sie kann auch, wie die tuberkulöse Meningitis, auf die Ventrikelwände übergreifen und einen Hydrocephalus internus (S. 1027) nach sich ziehen.

Im Tertiärstadium begegnet man der Lues cerebrospinalis:

- *Lues cerebrospinalis*

Diese Manifestationsform einer tertiären Lues spielt sich vorwiegend an den pialen und intrazerebralen Gefäßen ab, und zwar in Form einer Heubnerschen Endarteriitis (S. 269) und/oder einer granulomatösen („gummösen") Arteriitis. Bei einem entsprechenden Gefäßverschluß können anämische Hirninfarkte entstehen. Daneben kann eine Lues cerebrospinalis auch mit einer lymphoplasmazellulären Meningoenzephalitis einhergehen.

Im *Quartärstadium* einer Lues kann – heute selten! – eine Tabes dorsalis oder eine progressive Paralyse auftreten:

- *Tabes dorsalis:* Sie beruht auf einer bis zu 20 Jahren nach der Primärinfektion ausgelösten Entmarkung der Hirnstränge des Rückenmarkes und der Hinterwurzeln (Abb. 19.**42**). Die Pathogenese ist noch unklar: man findet nur geringe entzündliche Veränderungen, die auch als sekundäre „resorptive" Zellinfiltrate aufgefaßt werden können.

Klinik: Anfallsweise Schmerzzustände, in beide Beine ausstrahlend, lokomotorische Ataxie, Parästhesien.

- *Progressive Paralyse*

Sie kann noch bis zu 25 Jahre nach der luischen Primärinfektion einsetzen und besteht in einer diffusen lymphoplasmazellulären Entzündung in der Großhirnrinde und im Striatum mit Gliavermehrung (Mikroglia) und Ablagerung eines eisenhaltigen Pigmentes in Gliazellen und Gefäßwandzellen. Ferner kommt es zu einem Nervenzellausfall in der Hirnrinde. An den Hirngefäßen beobachtet man gelegentlich granulomatöse Entzündungsherde (= Gummata) wie bei der Lues cerebrospinalis.

Klinisch stehen schwere psychische Veränderungen bis zur Demenz im Vordergrund.

3. Sarkoidose-Meningoenzephalitis

Pathogenese (S. 236): Diese epitheloidzellige Granulomatose tritt – wie die tuberkulöse Meningitis – an der Hirnbasis auf; sie kann aber auch andere Bereiche der Hirnoberfläche, das Rückenmark und die peripheren Nerven erfassen. Eine Sonderform der Sarkoidose manifestiert sich als granulomatöse Angiitis der pialen und intrazerebralen Gefäße.

4. Listerienmeningitis

Pathogenese: Die durch Listeria monocytogenes (Abb. 5.**75**) hervorgerufene Krankheit wird durch Tiere (vor allem Nager) auf den Menschen und von der Mutter auf das Kind (transplazentar oder perinatal) übertragen. Die intrauterin erworbene Listeriose geht mit dem Bild einer *Granulomatosis infantiseptica* einher und verläuft meist tödlich. Die im Erwachsenenalter erworbene Listeriose verläuft ebenfalls oft tödlich und wird von einem grippeähnlichen Bild und einer Hirnstammsymptomatik begleitet.

Morphologisch zeigt die Listerienmeningitis granulomatöse Entzündungsherde mit mischzelligen Granulomen (S. 266).

5. Toxoplasmosis cerebrospinalis

Pathogenese: Die Toxoplasma-Infektion (Abb. 19.**43**) erfolgt entweder prä- oder postnatal im Kindesalter oder als nosokomiale Infektion bei Immundefektzuständen im Erwachsenenalter (S. 277). Bei der Toxoplasmosis cerebrospinalis findet man eine gemischte granulozytär-lymphoplasmazelluläre, zum Teil auch granulomatöse Entzündung (S. 240), vor allem dort, wo es zu einer Ruptur der erregerhaltigen Zysten und zu einer frischen Erregerstreuung in das angrenzende Gewebe gekommen ist. Von den resultierenden Marknekrosen ist vor allem die Umgebung der Hirnventrikel betroffen. Aber auch die Leptomeninx wird vom Entzündungsprozeß erfaßt. Die zerebralen Gewebsnekrosen neigen, vor allem im Bereich ihrer Ränder, zur Verkalkung (Röntgendiagnostik!; Abb. 6.**41a** u. **b**).

Komplikationen: Häufig werden durch eine Ependymitis granularis die Foramina Luschkae und Magendii oder der Aquädukt verlegt.

Klinik: Im Kindesalter: spastische Lähmung, Chorioretinitis; im Erwachsenenalter: Fieber, Lähmung, Anfallsleiden. Bei 25% der AIDS-Patienten: Toxoplasmoseenzephalitis.

6. Meningoencephalitis mycotica

Pathogenese: Zu den Erregern, die in Mitteleuropa am häufigsten eine Pilzinfektion des Zentralnervensystems hervorrufen können, gehören Candida albicans, Aspergillus und Cryptococcus neoformans.

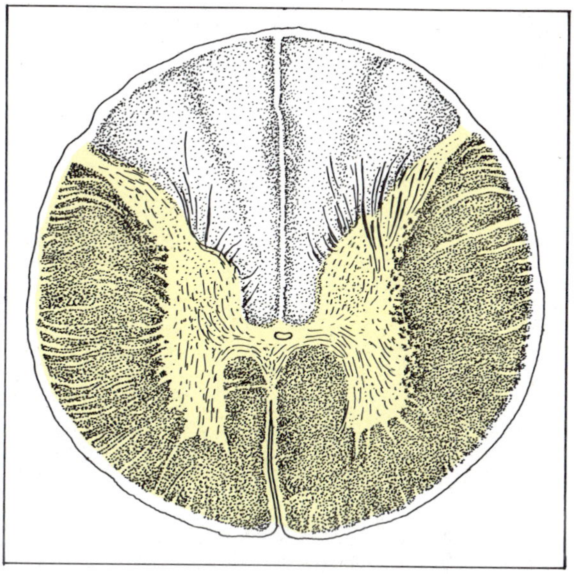

Abb. 19.**42** Rückenmarksveränderungen bei Tabes dorsalis mit Degeneration der Hinterstränge (Fasciculus gracilis [Goll-Strang] und Fasciculus cuneatus [Burdach-Strang])

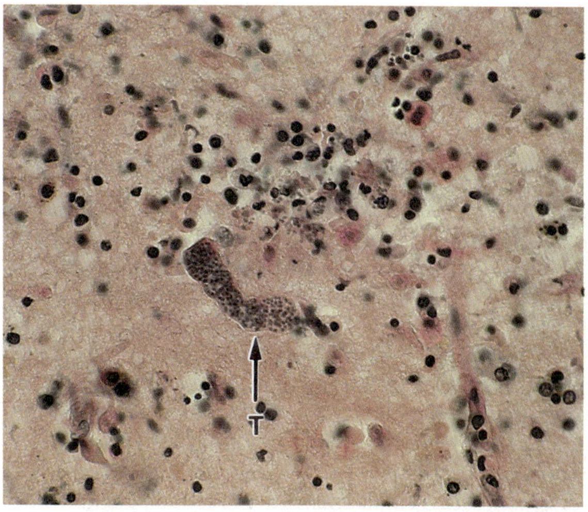

Abb. 19.**43** Toxoplasmosis cerebrospinalis mit erregerhaltiger Pseudozyste in der pfeilmarkierten Bildmitte (Nissl, Vergr. 1 : 180, Original: Schaefer)

Morphologisch findet man chronisch-granulomatöse Meningitiden mit teilweise dichten, tumorartigen Granulomen (S. 243) sowie Nekrosen infolge lokaler Gewebseinschmelzung. Diese mischzelligen Granulome können in allen Teilen des Gehirns auftreten. Gelegentlich tritt auch eine metastatisch-septische Herdenzephalitis auf. Die Erreger sind im Liquor cerebrospinalis und im Gehirn zytologisch und histologisch nachweisbar (Abb. 19.**44a** u. **b**).

a
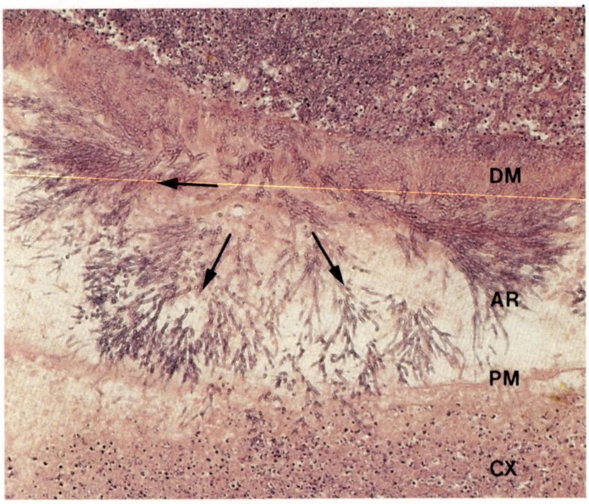

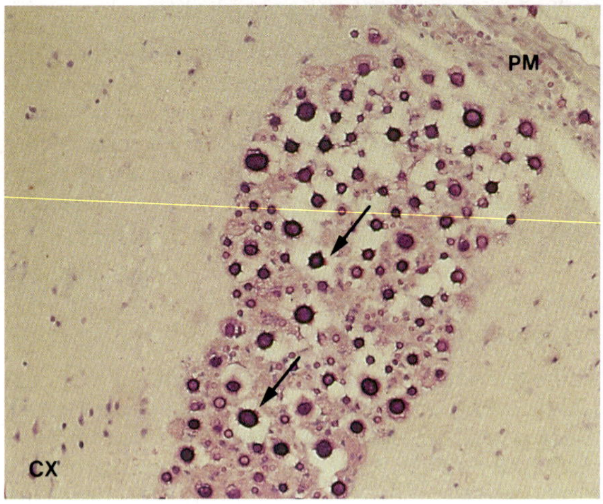

b

Abb. 19.**44a** u. **b** Mykotische Meningoenzephalitisformen (Vergr. 1 : 100):
a Aspergillose: Das Pilzmyzel (Pfeile) penetriert via Dura (DM), Arachnoidalraum (AR), Pia (PM) in den Hirnkortex (CX)
b Kryptokokkose: rundliche Pilzzellen mit Schleimkapsel; daher leere Höfe (Pfeile) in PAS-Färbung

Metastatische Herdenzephalitis

Allgemeine Definition: Unter diesem Begriff werden herdförmige, umschriebene lokale Gehirnentzündungen zusammengefaßt, gleichgültig, ob sie einzeln oder multipel auftreten.

1. Eitrig-metastatische Herdenzephalitis

Pathogenese und Morphologie: Sie ist Folge einer bakteriellen oder mykotischen Sepsis (häufige Streuquellen: eitrige Bronchitis, Bronchopneumonie, Endokarditis). Das Gehirn wird dabei ebenso wie das Rückenmark von der mikroembolischen Erregerstreuung betroffen. Überall dort, wo die Erregeremboli steckenbleiben, entstehen perivaskuläre, kleine Abszesse, zu denen sich ein lymphoplasmazelluläres Infiltrat hinzugesellt. Diese oft nur mikroskopisch erkennbaren Herdchen treten vor allem in der kapillarreichen grauen Substanz, seltener in der weißen Substanz und in den Leptomeningen auf.

2. Hirnabszeß

Pathogenese und Morphologie: Ein solitärer Hirnabszeß kann auf folgenden Wegen entstehen:

- als *Frühabszeß* in den ersten Tagen nach einer offenen Schädel-Hirn-Verletzung,
- als *fortgeleiteter Abszeß* bei eitrigen Entzündungen im Mittelohr, Gesichts-, Nasennebenhöhlen- und Kopfhautbereich,
- als *metastatischer Abszeß* im Rahmen einer eitrigen metastatischen Herdenzephalitis.

Hirnabszesse verdrängen das umliegende Gewebe, wirken folglich als raumfordernder Prozeß und werden oft als Tumor mißgedeutet.

Komplikationen: Ohne operative Entleerung nehmen sie einen chronischen Verlauf, umgeben sich mit einer bindegewebigen Kapsel und können verkalken.

3. Parasitäre Herdenzephalitis

Pathogenese und Morphologie: Infektionen (Infestationen) mit Parasiten, bei denen der Mensch einen Zwischenwirt darstellt, lösen eine herdförmige chronisch-granulomatöse Entzündung im Zentralnervensystem aus. Die häufigeren Erkrankungen dieser Art sind:

- *Zystizerkose:* Sie wird durch das Vorhandensein von Bandwurmfinnen im menschlichen Organismus ausgelöst; im Gehirn und in der Leptomeninx findet man parasitenhaltige Zysten, umgeben von einem Granulationsgewebe. Abgestorbene Parasiten können fibrosieren und verkalken.
- *Echinokokkose* (S. 281) mit parasitenhaltigen Zysten (vgl. Abb. 13.**29a** u. **b**) in Gehirn und Leptomeninx, umgeben von einem Granulationsgewebe. Auch in diesem Fall können die Zysten absterben und verkalken.
- *Bilharziose* (S. 279) mit Granulomen vom Pseudotuberkulosetyp um Parasiteneier (vgl. Abb. 13.**30a** u. **b**) in Gehirn und Rückenmark.
- *Trichinose* (S. 281) mit Granulomen um zugrundegegangene Muskeltrichinen, die anschließend oft verkalken (vgl. Abb. 20.**12**; S. 1107).

Polio-, Panenzephalitis

Allgemeine Definition: Entzündliche Prozesse, die vor allem die grauen Substanzen wie Hirnrinde, Stammganglien und Rückenmark befallen, werden unter dem Begriff *Polioenzephalitis* (bzw. Poliomyelitis) zusammengefaßt. Spielt sich dabei die Entzündung sowohl in der grauen als auch in der weißen Substanz ab, so liegt eine *Panenzephalitis* vor.

Allgemeine Pathogenese: Diese Enzephalitisgruppe wird vor allem durch Viren ausgelöst. Histologisch findet man dabei neben fleckförmigen lymphozytären, lymphogranulozytären oder lymphoplasmazellulären Infiltraten auch eine meist knötchenförmige Gliazellvermehrung (Gliaknötchen), wozu sich bei Nervenzelluntergang Neuronophagien (S. 1023) hinzugesellen (= fleckförmige Polioenzephalitis). In wechselnder Häufigkeit sind auch – diagnostisch oft wegleitend – intranukleäre und/oder intrazytoplasmatische Einschlußkörperchen anzutreffen, in denen elektronenmikroskopisch Viren oder virale Bestandteile nachgewiesen werden können.

Die zugrundeliegende Hirnentzündung kann auch auf die Leptomeninx übergreifen (= *Enzephalomeningitis),* so daß im Liquor cerebrospinalis eine Zell- und Eiweißvermehrung auffällt.

Klinisch stehen bei dieser Enzephalitisgruppe erhöhte Temperaturen, Erbrechen, Bewußtseinsstörungen, Lähmungen, epileptiforme Anfälle und extrapyramidale Bewegungsstörungen im Vordergrund.

Eine Therapie gibt es bisher nur für wenige Enzephalitisformen (Herpes-simplex-Enzephalitis). Gegen einige Enzephalitiden (Poliomyelitis anterior, Tollwut, Varizellen) schützt man sich durch eine entsprechende Impfung.

Ätiologie, Morphologie und *Klinik* der einzelnen Polio- und Panenzephalitiden sind in Tab. 19.**8** zusammengestellt. Da die Herpes-simplex-Enzephalitis und mittlerweile auch die HIV-Enzephalitis recht häufig vorkommen und behandelt werden können, werden sie im folgenden ausführlicher besprochen:

1. Encephalitis herpetica

Pathogenese: Diese neben der HIV-Enzephalitis derzeit häufigste Enzephalitis wird in erster Linie durch Herpes-simplex-Viren Typ 1 (HSV-1) ausgelöst. Der Ausbreitungsweg des Virus geht dabei meist von den Nasenschleimhäuten aus und schreitet über den Tractus olfactorius zur Hirnbasis fort. Von dort aus greift die Infektion auf das limbische System, Ammonshorn, temporobasale Hirnrinde, Mandelkern, Gyrus cinguli und Inselrinde über (= *zentripetaler intraaxonaler Ausbreitungsweg*).

Daneben wird auch eine latente Infektion des Trigeminusganglion diskutiert, von dem aus bei wechselnder Immunitätslage das reaktivierte HSV-1-Virus entlang der Trigeminusfasern zur basalen Leptomeninx und von dort aus zum Hirn gelangen soll (= *retrograder intraaxonaler Ausbreitungsweg*).

Morphologisch liegt in den betroffenen Gebieten eine granulolymphozytäre Zellinfiltration und eine fleckförmige bis kontinuierliche Gewebsnekrose vor. Diese beschränkt sich meist auf die temporobasale Hirnrinde (= *nekrotisierende temporobasale Enzephalitis*). In den Zellkernen geschädigter, aber auch in noch intakten Nervenzellen sind oft rundliche Einschlußkörperchen nachweisbar, die aus einer eosinophilen, von einem hellen Hof („Halo") umgebenen Masse gebildet werden. Immunhistochemisch lassen sich darin mit spezifischen Antikörpern HSV-1-Viren nachweisen und damit die Diagnose sichern.

Klinik: Die Erkrankung beginnt mit psychotischen Symptomen, wie Halluzinationen, Verwirrtheitszuständen und Merkfähigkeitsstörungen, später treten Anosmie und zunehmende Somnolenz und Krämpfe hinzu. Ohne Therapie tritt der Tod innerhalb von 3 bis 14 Tagen ein. *Therapie:* Azyclovir (Virostatikum).

2. HIV-Enzephalitis

Definition: Im Rahmen eines AIDS kann eine HIV-assoziierte Enzephalitis auftreten, welche HIV-Enzephalitis oder als HIV-Enzephalopathie bezeichnet wird (Abb. 19.**45a** u. **b**).

Pathogenese: Die HIV-Viren werden durch die Makrophagen via Hirngefäße oder Liquor cerebrospinalis in Gehirn und Rückenmark transportiert. Das Virus kann sich in den Makrophagen und Mikrogliazellen vermehren. Die infizierten Makrophagen fusionieren zu mehrkernigen sog. HIV-Riesenzellen (HIV-Leukenzephalopathie). Nervenzellen werden von HIV nicht infiziert (S. 259).

Histologisch können lockere lymphozytäre Infiltrate sowohl in der Leptomeninx als auch im Hirngewebe (Marksubstanz) auftreten. Auffälliger sind multiple Zellknötchen aus Mikro- und Makrogliazellen und lymphohistiozytären Elementen. Pathognomonisch sind einzeln oder in Gruppen auftretende, PAS-positive Makrophagen, die ein- oder mehrkernig sein können (HIV-Enzephalitis = „Makrophagen-Enzephalitis") und vor allem im zentralen Marklager des Großhirns, daneben aber auch in Kleinhirn, Stammganglien und Hirnstamm auftreten.

Bei der HIV-Enzephalopathie kommen noch Marksubstanzschäden des Großhirns (HIV-Leukenzephalopathie) dazu. Am häufigsten sind es kleine Entmarkungsherde im Bereich von Makrophageninfiltraten. Das zerfallende Myelin wird von den infizierten Makrophagen phagozytiert und teilweise abgebaut (PAS-Positivität!).

Klinik: Die HIV-Enzephalopathie allein ist nicht lebensgefährlich. Sie kann jedoch schwere neuropsychologische Defizite bis zur Demenz verursachen. Die im Gehirn zum Tode führenden Prozesse rühren von opportunistischen Keimen (S. 260) und/oder konkomitierenden Virusinfekten her.

Entmarkungsenzephalomyelitis

Allgemeine Definition: Entzündliche Prozesse, die einen Zerfall und Abbau der Markscheiden zur Folge haben, während Axone und Nervenzellkörper zunächst weitgehend intakt bleiben.

Allgemeine Pathogenese: Den meisten Fällen liegt ein immunologischer Prozeß zugrunde. Dieser wird vermutlich durch Erreger ausgelöst, welche entwe-

Tabelle 19.**8** Ätiologie, Morphologie und Klinik der fleckförmigen Polio- und Panenzephalitiden

Enzephalitis (= E.)	Ätiologie (Erreger)	Morphologie (E. = Enzephalitis)	Klinik
Herpes-simplex-E.	Herpes-simplex-Virus (Typ 1, 2)	nekrotisierende, frontobasale E. intranukleäre Einschlußkörper	psychische, affektive Störungen, Bewußtseinsveränderungen bis zur Somnolenz
Herpes-B-E.	Herpes-simiae-(B)-Viren Überträger: Affen	Nervenzellausfälle und Entmarkungen in Rückenmark und Medulla oblongata	Meningismus, Ataxie, Lähmungen, Landry-Paralyse (S. 1093)
Herpes-zoster-E.	Varizella-Zoster-Virus	Ganglioradikulitis (S. 1093), selten Myelitis und E.	Schmerzen, Landry-Paralyse
Varizellen-E.	Varizella-Zoster-Virus	lymphozytäre, z. T. hämorrhagische E.-Myelitis	Meningismus, Bewußtseinsstörungen, Querschnittssymptomatik
Zytomegalie-E.	Zytomegalovirus	nekrotisierende E. mit Verkalkungen, intranukleäre Einschlußkörper (Eulenaugenzellen)	bei intrauteriner Infektion: Fehlbildungen
Masern-E.	Masernvirus	lymphozytäre E.-Meningitis mit perivenöser Entmarkung, intranukleäre Einschlußkörper	Kopfschmerzen, Meningismus, Aphasie und andere Herdzeichen
Zecken-E.	Zeckenenzephalitisvirus	lymphozytäre Meningitis oder E.-Myelitis (Hirnstamm, Rückenmark)	Meningismus, Somnolenz, Lähmungen, extrapyramidale Störungen, Hirnnervenausfälle
Poliomyelitis acuta anterior	Poliomyelitisviren Typ 1, 2, 3	Motoneuronenausfall des Rückenmarks (Abb. 19.**46a** u. **b**)	schlaffe Lähmungen (vor allem proximale Muskulatur), Blasen-, Mastdarminkontinenz
Coxsackieviren-E.	Coxsackieviren A, B	Motoneuronenausfall im Rückenmark, Nervenzellausfall in Seitenhörnern und Clarkscher Säule	schlaffe Lähmungen, Sensibilitätsstörungen
Enzephalitis lethargica epidemica (Economo)	Viren?	Hirnstamm-E., Nervenzellausfall in Zona compacta der Substantia nigra	Apathie, Akinese bis Hyperkinese, Rigor (postenzephalitischer Parkinsonismus)
Hirnstamm-E. (Bickerstaff)	verschiedene Ursachen (u. a. Tollwut)	lymphozytäre Infiltrate vor allem im Tegmentum mes- und metencephali	Dysarthrie, Dysphagie, Ataxie
Tollwut	Tollwutvirus	lymphozytäre Infiltrate, Nervenzellausfälle und Gliaknötchen in allen Hirnteilen; intrazytoplasmatische Einschlußkörper (= Negri-Korpuskel)	Kopfschmerzen, Übelkeit, Wutanfälle, Schlundkrämpfe, terminales paralytisches Stadium
HIV-Enzephalitis	HIV-Viren	Riesenzell-E.	Bewußtseinsstörungen, psychische Veränderungen, Leistungsabfall bis Demenz, Herdzeichen
subakute, sklerosierende Pan-E. (SSPE)	defektes Masernvirus	diffuse lymphoplasmazelluläre E.-Myelitis (vor allem parieto-okzipital) in Spätstadien: Entmarkung und Fasergliose (= Sklerose)	Myoklonien, extrapyramidale Störungen, spastische Lähmung, Demenz, terminal: Enthirnungsstarre
Fleckfieber-E.	Rickettsia prowazecki Überträger: Kleiderläuse	verbreitet Gliaknötchen (= „Gliaknötchen-E."), daneben perivaskuläre Lymphozyteninfiltrate	Bewußtseinsstörungen, Delir, bulbäre und extrapyramidale Ausfälle, Lähmungen

der den Markscheiden autoantigenen Charakter verleihen und/oder das Immunsystem autoreaktiv stören, so daß es zu einer fehlgesteuerten Immunreaktion kommt, welcher letztlich die Markscheiden zum Opfer fallen.

Die Entmarkungsenzephalomyelitiden manifestieren sich entweder nur im zentralen oder nur im peripheren Nervensystem (= *Neuroradikulitis Guillain-Barré*, S. 1093), was auf verschiedene Antigenstrukturen im zentralen Myelin (von Oligodendrozyten ge-

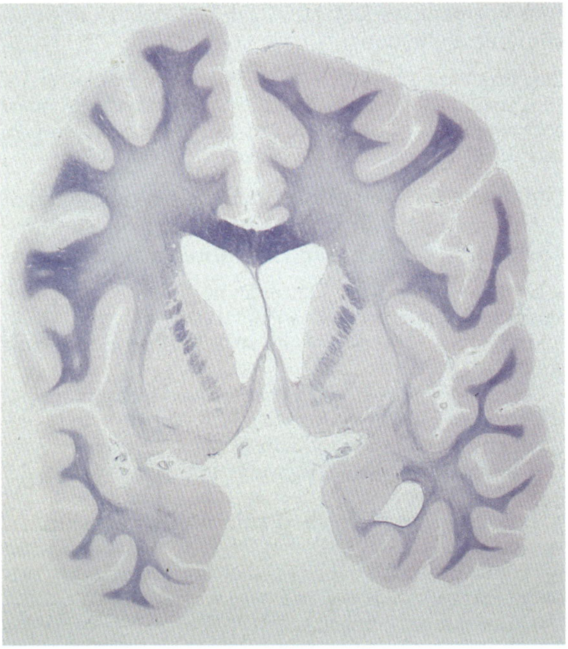
a

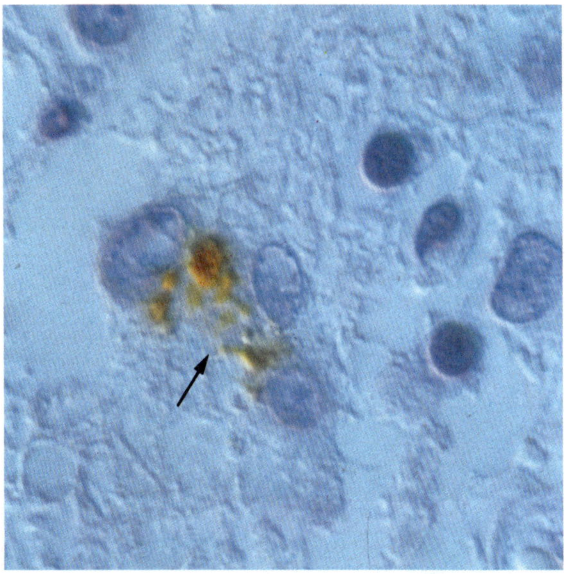
b

Abb. 19.**45a** u. **b** HIV-Enzephalopathie:
a Hemisphären-Großschnitt mit ausgeprägter Demyelinisierung im Marklager der Großhirnhemisphären (Blau-Färbung der Markscheiden mit Luxol).
b Immunhistochemischer Nachweis von p24-Protein des HIV-Virus in einer mehrkernigen Riesenzelle bei HIV-Enzephalopathie (Pfeil) (Vergr. 1 : 350)

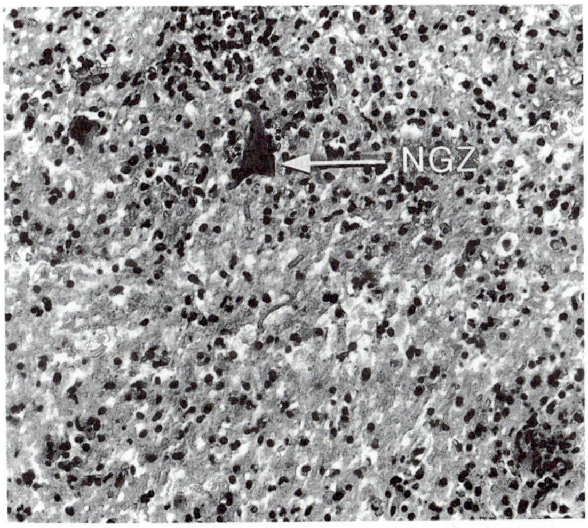

a

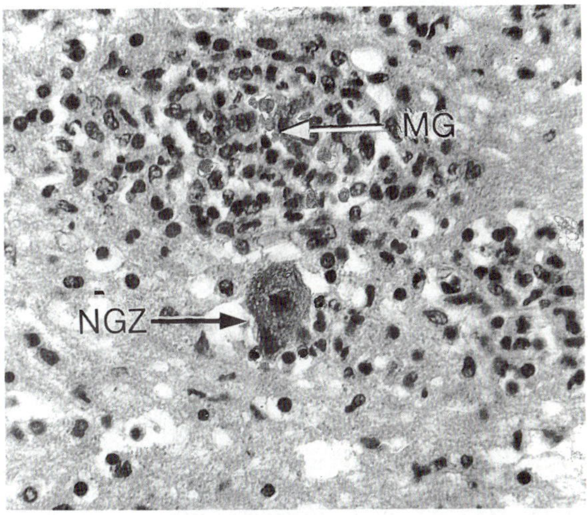

b

Abb. 19.**46a** u. **b** Poliomyelitis anterior acuta (Heine-Medin):
a Nekrotische Ganglienzellen (NGZ) in den Vorderhörnern (Rückenmarkgrau), umgeben von einem lebhaften lymphozytären Infiltrat, an dem auch zahlreiche Granulozyten teilhaben (HE, Vergr. 1 : 135)
b Nekrotische Ganglienzelle (NGZ) wird von lymphogranulozytärem Infiltrat und proliferierter Mikroglia (MG) abgeräumt (= Neuronophagie) (HE, Vergr. 1 : 350)

bildet) und im peripheren Myelin (von Schwann-Zellen gebildet) rückschließen läßt. Nur in seltenen, schweren Fällen greift ein solcher immunreaktiver Entzündungsprozeß von den peripheren Nerven über die Wurzelfasern auf das Rückenmark über und kann bis zum Hirnstamm aufsteigen (= *aszendierende Landry-Paralyse*).

1. Multiple Sklerose

Definition: Die multiple Sklerose (= Encephalomyelitis disseminata) ist eine *schubweise verlaufende Erkrankung,* die auf dem Boden *autoreaktiver Immunprozesse mit einer herdförmigen Entmarkung* des zentralen Nervensystems einhergeht. Sie gehört

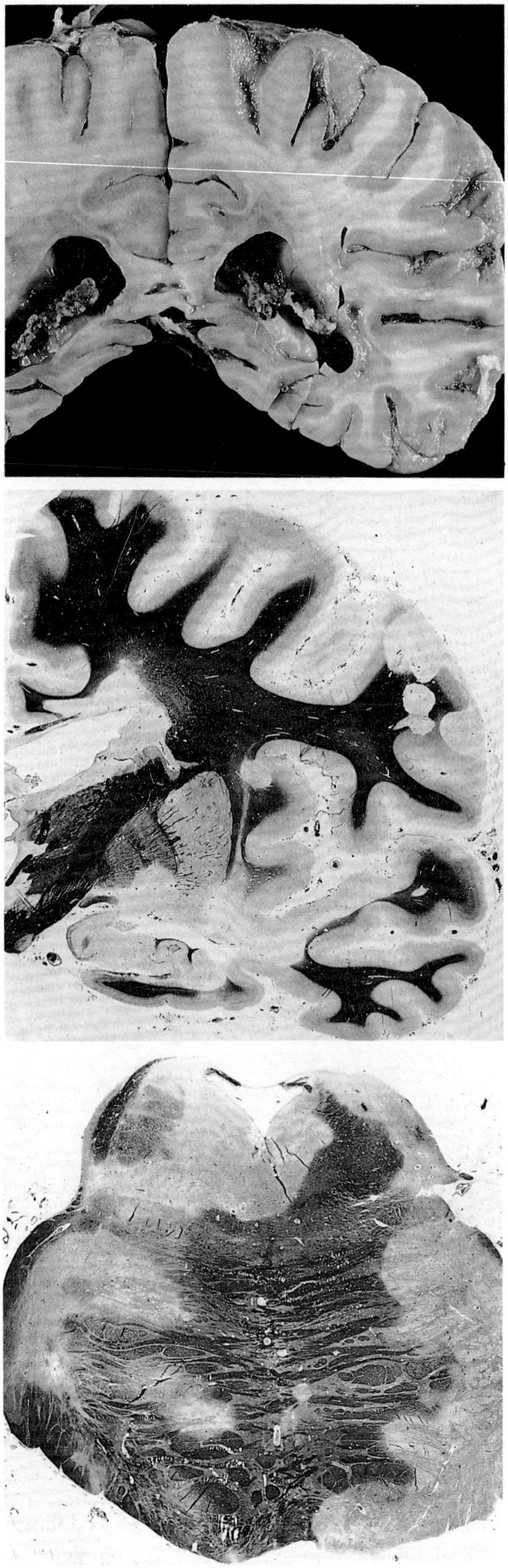

a

b

c

Abb. 19.**47a–c** Multiple Sklerose (32jährige Frau):
a Multiple Entmarkungsherde am frischen Hirnschnitt
b Entmarkungsherde im Schnittpräparat nach Markscheidenfärbung, großer Herd periventrikulär (Frontalschnitt)
c Entmarkungsherde der Brücke (= helle Bezirke)

zum Formenkreis der HLA-DR2-assoziierten Autoimmunkrankheiten.

Ihre Inzidenz ist in Mittel- und Nordeuropa, Nordamerika, Südkanada, Neuseeland und Südaustralien besonders hoch, während sie in Asien, Afrika, Südamerika, Alaska und Grönland besonders niedrig ist (♀ : ♂ = 6 : 4).

Pathogenese: Nach heutigem Kenntnisstand handelt es sich um eine Autoaggressionskrankheit, an deren Zustandekommen folgende Faktoren involviert sind:

- *Genetische Faktoren:* Die multiple Sklerose zeigt eine familiäre Häufung; Patienten mit Expression von HLA-A3, -B7 oder -DR2 (vor allem) sind für diese Erkrankung prädestiniert.
- *Geographische Faktoren:* Patienten aus Hochrisikogebieten nehmen, wenn sie vor dem 15. Lebensjahr in ein Niedrigrisikogebiet auswandern, das hohe Erkrankungsrisiko mit. Es wird deshalb eine virale Infektion in der frühen Jugend vermutet.
- *Autoaggressive Faktoren:* Bestimmte Bestandteile des Myelins in Form des basischen Myelinproteins fungieren als Autoantigen, was auf einem molekularen Mimikry zwischen Erregerstrukturen, HLA-Klasse-II-Molekülen und Myelinstrukturen beruhen soll.

In diesem Zusammenhang entstehen auch Antikörper gegen eine Reihe von Zelladhäsionsmolekülen und Myelinepitope. Dies könnte die Demyelinisierung und die astrozytäre Oligodendrozytenphagozytose mit konsekutiver Remyelinisierungsstörung erklären.

Morphologie: Auf lockere lymphoplasmazelluläre „Frühinfiltrate" in der grauen und weißen Substanz des Zentralnervensystems sowie in den Meningen folgen dichtzellige entzündliche Zellansammlungen, vor allem in der weißen Substanz. In diesen Bereichen zerfallen die Markscheiden. Die Entmarkungsherde sind meist scharf begrenzt und finden sich im Großhirnmarklager vor allem an den Ventrikelwänden (Abb. 19.**47a–c** und 19.**48a–c**), in den Sehnerven, in Kleinhirn, Brücke und Rückenmark, selten auch an der Rinden-Mark-Grenze des Großhirns. Sobald die Myelinzerfallsprodukte abgeräumt sind (= Fettkörnchenzellen), wuchert die Astroglia und bildet im Herdbereich einen dichten Gliafaserfilz (= Fasergliose), was auch als gliöse Sklerose bezeichnet wird (Abb. 19.**49**).

Klinik: Die Krankheit verläuft in Schüben mit Sehstörungen, Ataxie, Dysarthrie, spastischer Lähmung und Blasen-Mastdarm-Inkontinenz. Die multiple Sklerose ist mit dem Leben vereinbar, weil die Kreislauf- und Atemzentren zwischen Hirn und verlängertem Mark nicht angegriffen werden. Für die Diagnose wichtig sind eine Vermehrung von Lymphozyten, das Erscheinen von Lymphoblasten und Plasmazellen im Liquorzellbild sowie eine stark erhöhte IgG-Fraktion in der Liquorelektrophorese.

Therapie: Behandlungsversuche mit Corticosteroiden, Immunsuppressiva und Antilymphozytenserum führen nur vorübergehend zu einer Besserung. Eine kausale Therapie gibt es bisher noch nicht.

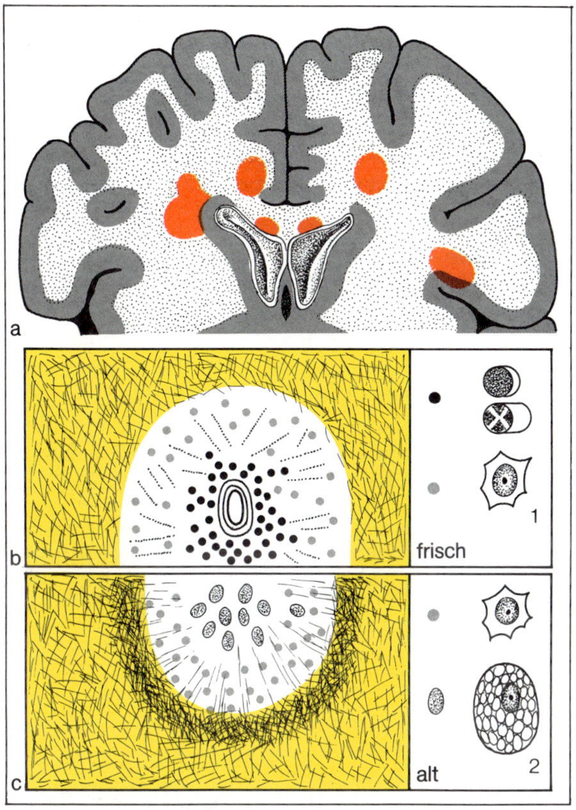

Abb. 19.**48 a–c** Schematische Darstellung der morphologischen Charakteristika der multiplen Sklerose:
a Typische Lokalisation der Entmarkungsherde (rot) mit Bevorzugung um die Ventrikelwinkel im Bereich der Vorderhörner sowie um die Hinterhörner
b Histologische Veränderungen in einem frischen Entmarkungsherd mit einer perivenösen lymphoplasmazellulären Infiltration, Markscheidenzerfall und Proliferation faserbildender Astrozyten (1)
c Alter Entmarkungsherd mit vollständigem Markscheidenverlust, dichter Fasergliose, Astrozyten und abräumende Fettkörnchenzellen (2)

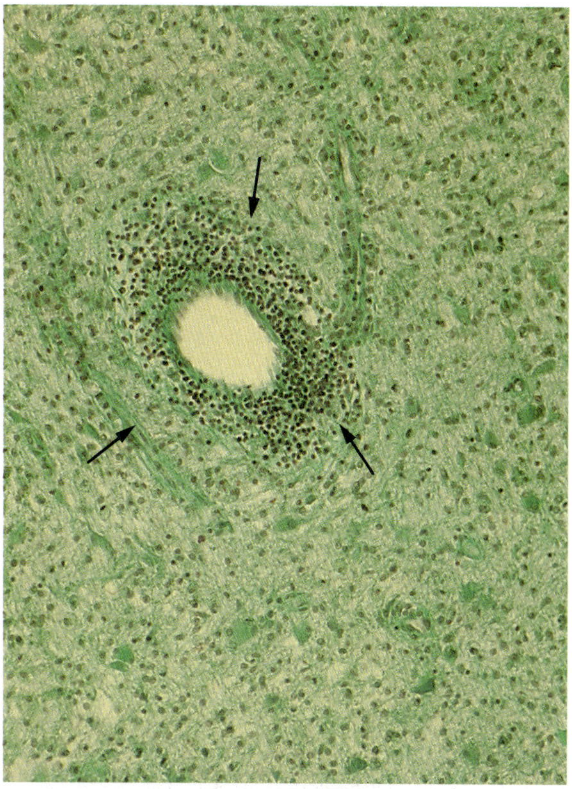

Abb. 19.**49** Multiple Sklerose: astrozytäre Fasergliose und perivenöses Lymphozyteninfiltrat (Pfeile) (vgl. Abb. 19.**47 a** u. **b**) (Goldner; Vergr. 1 : 150)

Sonderformen der multiplen Sklerose

- *Akute multiple Sklerose:* Diese stürmisch ablaufende MS-Variante ist bezüglich Ätiologie und Pathogenese wahrscheinlich nicht mit der schubweise verlaufende MS-Form identisch.
- *Neuromyelitis optica (= Devic-Syndrom*): Die ätiologisch uneinheitliche, akute MS-Sonderform betrifft nur das Rückenmark und den N. und Tractus opticus. Die Erkrankung beginnt mit einer Sehschwäche, die bis zur Erblindung fortschreiten kann; spinale Symptome folgen.
- *Konzentrische Sklerose (Balo-Krankheit):* Bei dieser MS-Sonderform treten die Entmarkungsherde schichtförmig-konzentrisch im zentralen Großhirnmarklager auf (Zwiebelschalenmuster).

2. Diffuse entzündliche Sklerose

Definition: Die ätiologisch noch ungeklärte Entmarkungsenzephalitis wird auch als *Schilder-Krankheit* bezeichnet und bevorzugt das jüngere Lebensalter. Übergangsformen zur multiplen Sklerose kommen vor, ohne daß daraus auf eine gemeinsame Ätiologie geschlossen werden kann.

Morphologisch geht die Erkrankung mit ausgedehnten, zusammenhängenden Entmarkungsgebieten in den Großhirnhemisphären einher, die von dichten lymphoplasmazellulären Entzündungsinfiltraten und von abräumenden „Makrophagen" astrozytärer und histiozytärer Abkunft durchsetzt werden. Diese imponieren als Fettkörnchenzellen. Gleichzeitig geht in den betroffenen Gebieten ein Teil der Axone zugrunde. In den Spätstadien kommt es über eine grob spongiöse Gewebsauflockerung zu zystenartigen Gewebsdefekten und einer Fasergliose.

Klinik: Zunehmende spastische Lähmungen, Seh-, Hör- und Sprachstörungen, epileptiforme Anfälle, Demenz. Die Krankheit verläuft stets tödlich.

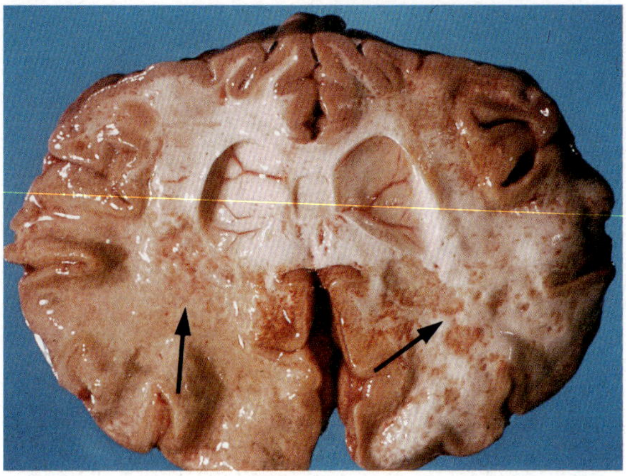

Abb. 19.**50** Progressiv-multifokale Leukenzephalopathie. Ausgelöst durch Papova-Viren, treten scharf begrenzte Entmarkungsherde (Pfeile) auf (aufgeschnittenes und unfixiertes Gehirn; Original: Schaefer)

3. Progressiv-multifokale Leukenzephalopathie

Pathogenese: Sie tritt als *Zweitkrankheit* vorwiegend im Verlaufe von malignen lymphoproliferativen Erkrankungen (S. 571), Sarkomen, Karzinomen und bei AIDS (S. 204) auf und kompliziert gelegentlich eine immunsuppressive oder zytostatische Therapie. Die Erkrankung wird durch Papova-Viren ausgelöst, die latent im Organismus vorliegen und sich als Folge einer Immunabwehrschwäche in den Oligodendrozyten vermehren („opportunistische Viren"). Die betroffenen Bezirke in Großhirn, Kleinhirn, Hirnstamm und Rückenmark sind meist rundlich und scharf begrenzt (Abb. 19.**50**). Darin gehen die Oligodendrozyten und Markscheiden zugrunde. Die noch erhaltenen Oligodendrozyten fallen durch intranukleäre Viruseinschlußkörperchen auf. Perivaskulär findet man lymphozytäre Infiltrate (S. 256).

Klinik: Halbseitenlähmungen, Aphasie.

Diffus-perivenöse Herdenzephalitis

Allgemeine Definition: Damit bezeichnet man entzündliche Entmarkungskrankheiten, die als Ausdruck einer Immunreaktion entweder eine Virusinfektion begleiten (= *parainfektiöse Enzephalomyelitis*) oder einer antiviralen Impfung (= *postvakzinale Enzephalomyelitis*) folgen.

Allgemeine Pathogenese: Während und nach Infektionen mit Masern-, Varizellen-, Mumps- Rubeolen- und Influenzaviren können bei Kindern perivenös betonte, Gehirn und Rückenmark erfassende Herdenzephalomyelitiden auftreten. Die zeitliche Versetzung zwischen Erkrankungsbeginn und Ausbruch der zentralnervösen Symptomatik sowie der häufig negative Virusnachweis im Hirngewebe sprechen dafür, daß es sich meist um eine immunologisch ausgelöste Reaktion des Nervengewebes auf die Virusinfektion handelt und nicht um eine durch das Virus selbst ausgelöste Gewebszerstörung. Die gleiche enzephalitische Reaktion kann auch in Einzelfällen nach einer Pockenimpfung mit Kuhpockenviren, noch seltener nach einer Masern-, Poliomyelitis- und Tollwutimpfung ausgelöst werden (= *Impfenzephalitis*).

Allgemeine Morphologie: Das histologische Bild wird in sehr charakteristischer Weise durch ein saumförmiges, perivenös betontes lymphozytäres Entzündungsinfiltrat und die darumherum gelagerten Entmarkungshöfe bestimmt (Abb. 19.**51**). Diese bieten bei der Markscheidenfärbung einen streifen- und fleckförmigen Aspekt. Stets sind auch die Leptomeningen geringgradig lymphoplasmazellulär infiltriert (Abb. 19.**52a** u. **b**).

Klinisch kommen akute, tödliche Verläufe und subakute, oft ausheilende Verläufe mit epileptiformen Anfällen, Lähmungen, Sprach- und Sehstörungen sowie extrapyramidaler Symptomatik vor.

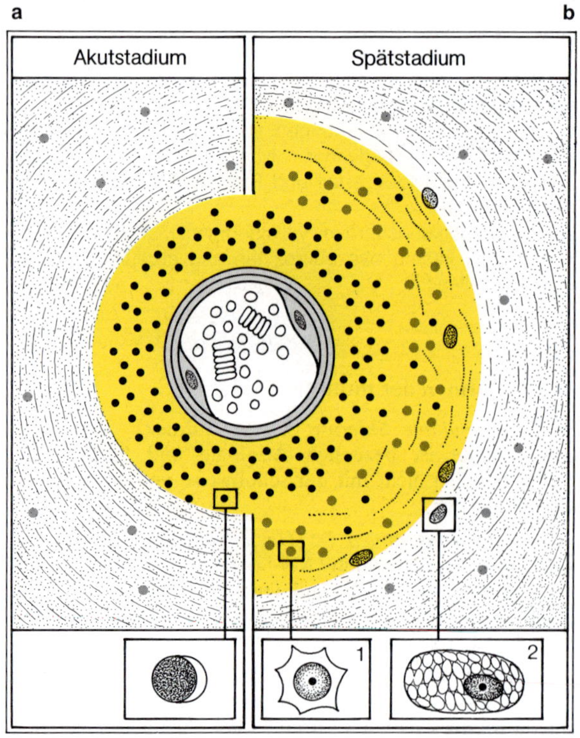

Abb. 19.**51a** u. **b** Schematische Darstellung der histologischen Charakteristika einer perivenösen Enzephalitis:
a Im Akutstadium ein dichtes perivenöses lymphozytäres Infiltrat
b Im Spätstadium kommt eine perivenöse Entmarkung mit Markscheidenzerfall, Mikrogliaproliferation (1) und abräumenden Fettkörnchenzellen (2) hinzu (gelb: Ödem)

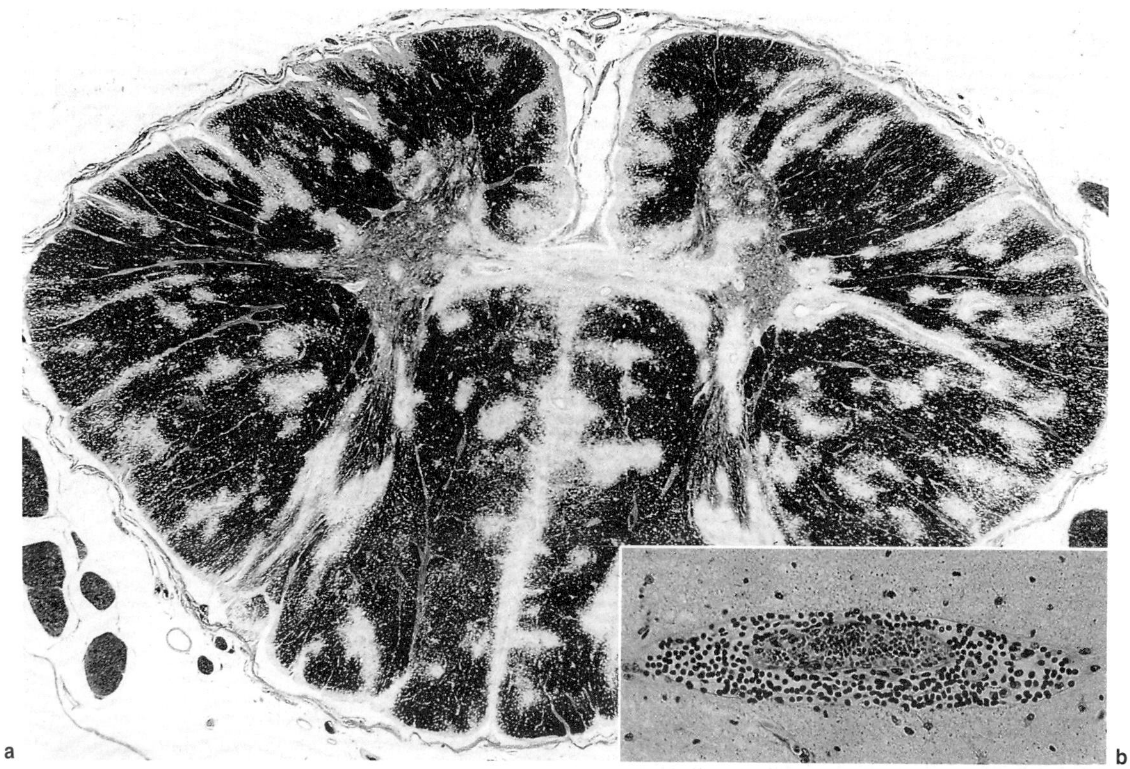

Abb. 19.**52 a** u. **b** Perivenöse parainfektiöse (postvakzinale) Enzephalomyelitis: **a** Querschnitt durch das Halsmark mit (hellen) Entmarkungsherden (Original: Krücke). **b** perivenöse Entzündungsherde (Vergr. 1 : 250) (7jähriges Mädchen)

Akute hämorrhagische Leukenzephalitis

Pathogenese: Diese Leukoenzephalitis Typ Hurst tritt als anaphylaktische Reaktion nach Influenzavirusinfektionen und bei Penicillinallergie auf und ruft am Gehirn verbreitete diapedetische Blutaustritte, Kugelblutungen, Ringblutungen und kleine Massenblutungen (Purpura cerebri) sowie kleine Gewebsnekrosen hervor. Sie verläuft stets tödlich. Übergangsfälle zur perivenösen Enzephalomyelitis sind beschrieben.

Prionen-Krankheiten

Allgemeine Definition: Überbegriff für Enzephalopathien mit folgenden Charakteristiken:

- *Übertragbarkeit* durch Prionen[1], die auch als „infektiöse Proteine" bezeichnet werden;
- *Schädigungsmuster:* spongiöse Gewebsschädigung ohne Entzündungs- und/oder Immunreaktion (Synonym: transmissible spongiforme Enzephalopathie);
- *Verlauf:* mehrjährig nach Inkubationszeit von Monaten bis Jahrzehnten → Tod.

Die Prionen-Krankheiten wurden früher wegen ihrer sehr langen Inkubationszeit auch als „Slow-virus-Krankheiten" bezeichnet und folglich nosologisch solchen Enzephalopathien zugeordnet, die zwar durch konventionelle Viren ausgelöst werden, aber ebenso nach ungewöhnlich langer Inkubationszeit langwierig verlaufen. Zu diesen Viruskrankheiten gehören:

- subakut sklerosierende Panenzephalitis (= SSPE) (Erreger: Masernviren),
- progressiv multifokale Leukenzephalopathie (= PML) (Erreger: Papova-Viren).

Kausalpathogenese: Bei dem Prion handelt es sich um ein als PrP^{Sc} bezeichnetes infektiöses Sialoglykoprotein, welches als nicht-infektiöses PrP^{C} bereits physiologischerweise vorkommt und seinen Genlokus auf dem Chromosom 20p hat. Das PrP^{C} ist in die Zellmembran integriert und weist Strukturhomologien mit einem Acytylcholinrezeptor auf; es spielt bei der Zelladhäsion und bei der Signaltransduktion mit, indem es die Synapsenfunktion drosselt. Das infektiöse PrP^{Sc}-Prion unterscheidet sich vom nichtinfektiösen PrP^{C}-Prion dadurch, daß es proteaseresistent geworden ist, was beim Morbus Gerstmann-Sträussler durch autosomal dominante (Punkt-)Mutationen er-

---

[1] *Prion = proteinaceus infectious particle* = Scrapie-Agens. Dies ist ein Glykoprotein ohne Nukleinsäuren. Resistenz gegen Hitze, Kälte, Austrocknung, Proteasen und Formaldehyd. Zerstörung durch Mehrfachautoklavierung oder 1N NaOH.

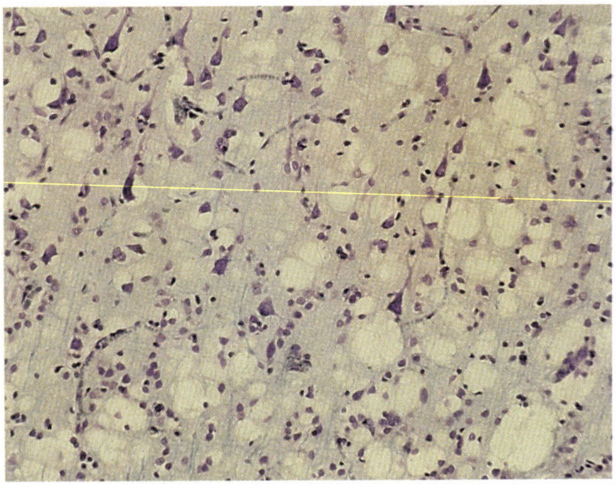

Abb. 19.**53** Spongiforme Dystrophie bei Jakob-Creutzfeldt-Krankheit mit Vakuolenbildung im Neuropil bei noch erhaltenen Nervenzellen (Weigert, Vergr. 1 : 250)

reicht wird. Dadurch reichern sich die Prionen in den Lysosomen an, assoziieren sich mit heparansulfathaltigen Proteoglykanen zu Amyloidfibrillen und bilden Amyloidplaques.

Infektiologie: Der Infektionsweg dieser Slow-virus-Erkrankungen ist noch nicht vollständig geklärt. Bisher nachgewiesen ist die Infektion iatrogen durch Hornhauttransplantation, durch Verwendung infizierter chirurgischer Instrumente und durch Behandlung mit Wachstumshormonen aus menschlichen Hypophysenextrakten. Ein hämatogener oder inhalagener Infektionsweg ist bisher nicht bekannt. Am ehesten sind Schmierinfektionen über die Eintrittspforte Auge → Sehnerv → Gehirn denkbar.

Morphologie: Makroskopisch findet man eine Hirnatrophie mit Ventrikelerweiterung. Histologisches Hauptmerkmal ist dabei die *spongiöse Gewebsauflockerung* in der grauen Substanz, vor allem in der Großhirnrinde und in den Stammganglien (= *spongiforme Dystrophie,* Abb. 19.**53**). Die Nervenzellen sind abschnittsweise erhalten, geschwollen oder untergegangen, während die Astroglia deutlich vermehrt ist. Die Purkinje-Zellen des Kleinhirns sind rarefiziert. Die Groß- und Kleinhirnrinde sowie das subkortikale Marklager enthalten in wechselnder Häufigkeit sternförmige Amyloidplaques mit PrP-Amyloid (= *Kuru-Plaques*), bei denen im Unterschied zu den senilen (= neuritischen) Plaques Axon- und Dendritenschwellungen (Abb. 19.**54**) fehlen. In ihrer Umgebung treten gehäuft Mikrogliazellen auf.

Klinik: Prionenerkrankungen mit spongiformen Enzephalopathien treten nicht nur beim Menschen, sondern auch bei Nutztieren wie Schaf, Ziege, Rind und Nerz auf, vor allem wenn zur Aufzucht Schlächtereiabfall wiederverwendet wird.

- *Jakob-Creutzfeldt-Krankheit:* Erworben, selten familiär, ubiquitär vorkommend; Inzidenz 1 : 1 Million Einwohner pro Jahr. Krankheitsbeginn: höheres Lebensalter. Nach mehrjährigem Verlauf kommt es über leichte neurologische Ausfälle (Gang-, Sprachstörungen, -ataxie) zu spastischen Paresen, Myoklonien und schließlich zur Demenz. Tod in Dezerebrationsstarre innerhalb von Monaten.
- *Gerstmann-Sträussler-Krankheit:* Familiär-hereditäres Leiden; sporadische Fälle kommen vor. Klinisch dominiert eine spinozerebelläre Ataxie mit Demenz. Exitus letalis.

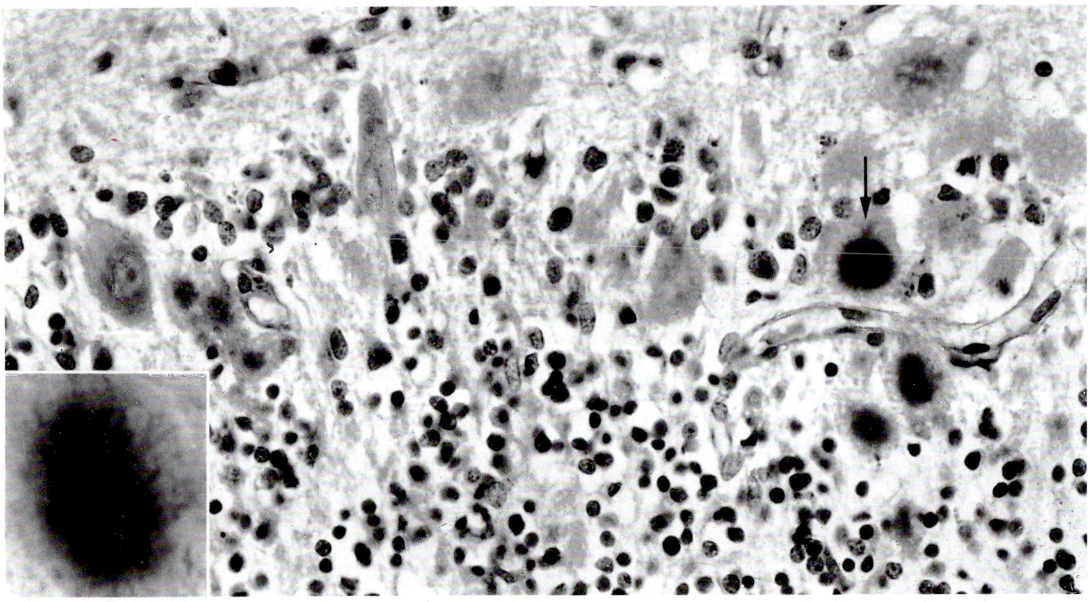

Abb. 19.**54** Die Jakob-Creutzfeldt-Krankheit mit „Kuru"-Plaques in der Kleinhirnrinde (Einschub, Vergr. 1 : 400) (Vergr. 1 : 200; Original: Krücke)

- *Kuru:* Durch rituelles Verspeisen von Gehirnen Verstorbener übertragene Enzephalopathie der Urbevölkerung Neuguineas. Ohne Demenz bereits im Jugendalter einsetzend. Exitus letalis.
- *Scrapie* (=Traberkrankheit): Epidemisch auftretende transmissible Enzephalopathie bei Schafen und Ziegen. Klinisch: Pruritus, Koordinationsstörungen, Gangataxie und Tod.
- *Bovine spongiforme Enzephalopathie* (= Rinderwahnsinn): Klinische Symptome wie bei Scrapie. Auf Katzen übertragbar. Übertragbarkeit auf Mensch wird diskutiert.

Neoplastische Läsionen

Allgemeine Pathogenese: Im Tierexperiment lassen sich Hirntumoren durch RNS-Viren, durch topische Applikationen von karzinogenen Kohlenwasserstoffen und durch systemisch wirkende Alkylantien hervorrufen (S. 356). Bei den chemisch induzierten Tumoren handelt es sich hauptsächlich um Gliome und um Neurinome, während sich durch Viren vorwiegend Sarkome und nur selten Gliome erzeugen lassen. Prädilektionsort der experimentellen Tumorinduktion ist die subependymale Platte um den Hirnventrikel, wo offenbar noch teilungsfähige karzinogenempfindliche Zellen vorkommen.

Über die Ursache menschlicher Hirntumoren weiß man noch wenig. Für eine virale oder chemische Karzinogenese gibt es keine sicheren Hinweise. Für einige Hirntumoren, vor allem solche, die im Rahmen von sog. neurokutanen Fehlbildungssyndromen (Phakomatosen) auftreten, sind genetische Läsionen gesichert (Abb. 19.**57**). Außerdem gibt es molekularpathologische Hinweise dafür, daß eine Amplifikation von c-erb-B (EGF-Rezeptor) und von Mitgliedern der myc-Familie sowie Defekte von Tumor-Suppressorgenen wie RB-1, NF-1, -2 und p53 (S. 351) in die Tumorigenese des Nervensystems involviert sind.

Formale Pathogenese: Aufgrund der geringen Raumreserve innerhalb der Schädelhöhle führt jeder intrakranielle Tumor, wenn er eine kritische Größe erreicht hat, zu einer lebensbedrohlichen Hirndrucksteigerung. Die in der allgemeinen Tumorpathologie gültigen Malignitätskriterien (vgl. Tab. 7.**3** und 7.**4**) lassen sich in der Neuroonkologie nur beschränkt anwenden (extrem seltene Metastasierung), zumal das klinische Verhalten eines Hirntumors nicht nur durch seine Histologie, sondern auch durch seine Topographie bestimmt wird.

Tumorklassifikation: Dank des immunhistochemischen Nachweises von zellspezifischen Antigenen ist es in den meisten Fällen möglich, einen ZNS-Tumor histogenetisch einzuordnen. (Ausnahme: undifferenzierte Tumoren und Tumoren mit Expression von Antigeneigenschaften mehrerer Zelltypen.) Die wichtigsten Antigene sind dabei:

- GFAP: saures Gliafaserprotein der Astrozyten,
- NSE: neuronenspezifische Enolase (neuronales Protein),
- Synaptophysin: synaptisches Vesikelprotein,
- Neurofilamentproteine,
- S-100: Ca^{2+}-bindendes Protein (Glia-, Schwann-Zelle)

Die biologische Wertigkeit der ZNS-Tumoren läßt sich einem WHO-Vorschlag zufolge in nachstehende vier Kategorien untergliedern:

Grad I: Hochdifferenzierter, sehr langsam wachsender, benigner Tumor mit einer geringen bis mittleren Zelldichte; kaum Zellpolymorphie, kaum Mitosen.
Grad II: Sog. semimaligner Tumor mit geringer Wachstumstendenz, erhöhter Zelldichte und/oder geringer Zellpolymorphie; wenige Mitosen.
Grad III: Anaplastischer Tumor mit erhöhter Mitoseaktivität, Zelldichte und -polymorphie sowie pathologischen (glomeruloiden) Gefäßen.
Grad IV: Hochmaligner, rasch wachsender Tumor mit geringer Differenzierung, zahlreichen Mitosen und Nekrosen.

Dieses therapeutisch und prognostisch relevante WHO-Graduierungsschema ist in Tab. 19.**9** am Beispiel der Astrozytome dargestellt. Die Tumoren des Nervensystems werden von den WHO-Experten in folgende Tumorgruppen gegliedert:

- neuroepitheliale Tumoren,
- Tumoren der kranialen und spinalen Nerven,
- Tumoren der Meningen,
- ZNS-Lymphome,
- ZNS-Keimzelltumoren und
- Metastasen.

Neuroepitheliale Tumoren

Allgemeine Pathogenese: Diese große Tumorgruppe umfaßt a) Gliome, die sich von Gliazellen und den Vorstufen herleiten, b) neuronale Tumoren sowie c) Tumoren aus ZNS-Vorläuferzellen. Dabei machen die Gliome mehr als die Hälfte aller neuroepithelialen Tumoren aus. Ein Merkmal mancher dieser Tumoren ist ihre Fähigkeit, sich zu rosettenartigen Gebilden zusammenzulagern, was offenbar auf Reste des morphogenetischen Programms aus der Neuralrohrphase in der embryonalen Entwicklung zurückgeht. Histologisch resultieren dabei Pseudorosetten oder echte Rosetten (Abb. 19.**55a–d**):

- *Pseudorosetten:* In diesem Fall handelt es sich um eine radiäre Kernanordnung der Tumorzellen um ein zentrales Gefäß oder um ein virtuelles Zentrum, wobei die Zellfortsätze stempelartig der Gefäßwand aufsitzen, während die entsprechenden Zellkerne in der Peripherie liegen.
- *Echte Rosetten:* Hier sind die Zellen samt ihren Kernen radiär und auf ein nichtvaskuläres Lumen ausgerichtet, wobei die Zellfortsätze im Rosettenzentrum, die Kerne in der Rosettenperipherie liegen.

Molekularpathologisch findet man bei den astrozytären Gliomen häufig eine Alleldeletion auf Chromosom 17p, was offenbar das p53-Suppressorgen tangiert. Mit fortschreitender Entdifferenzierung des Tumors gesellen sich weitere Gendefekte (Abb. 19.**57**), eine Vervielfältigung des c-erbB-Onkogens und beim Glioblastom ein charakteristischer Verlust des Chromosom 10 hinzu. Die molekularpathologischen Verflechtungen der wichtigsten ZNS-

Tabelle 19.**9** Histologie, biologische Wertigkeit und Lokalisation der astrozytären Tumoren

Subtyp ICD-0-Nr. (A. = Astrozytom)	Histologische Besonderheit	1. WHO-Grad 2. Lokalisation 3. Manifestationsalter
pilozytisches A. 9421/3	derb-schwammiger Tumor aus bipolaren Zellen mit langen gliafibrillenreichen Fortsätzen = Rosenthal-Fasern. Frühere Bezeichnung: Spongioblastom	1. Grad I 2. Kleinhirn, III. Ventrikel, Hirnstamm, selten Großhirn 3. Kinder, Jugendliche
Riesenzell-A. 9384/1	ZNS-Manifestation der tuberösen Sklerose (S. 1086). Tumor aus riesigen, astrozytären Zellen	1. Grad I 2. Umgebung der Seitenventrikel, Schläfenlappen 3. Jugendliche
fibrilläres A. 9420/3	derber, oft zystischer Tumor aus Zellen mit Zytoskelett aus saurem Gliafibrillenprotein	1. Grad II 2. Großhirn 3. Erwachsene
protoplasmatisches A. 9410/3	weicher mikrozystischer Tumor aus zytoplasmareichen, gliafibrillenarmen Zellen	1. Grad II 2. Großhirn 3. Erwachsene
gemistozytisches A. 9411/3	weicher, zellreicher Tumor aus großleibigen gliafibrillenhaltigen Zellen	1. Grad II 2. Großhirn, neigt zur Entdifferenzierung 3. Erwachsene
anaplastisches A. 9401/3	weicher Tumor aus anaplastischen Zellen eines A.-Subtyps; erhöhte Mitoserate; Gefäßproliferate	1. Grad III 2. Großhirn; Hirnstamm (Kinder) 3. Erwachsene, Kinder
Glioblastom 9440/3	weicher zellreicher Tumor aus polymorphen Zellen (oft mehrkernig und bizarr vergrößert), strichförmige Nekrosen	1. Grad IV 2. Großhirn, Hirnstamm 3. Erwachsene
pleomorphes Xanthoastrozytom 9424/3	weicher zellreicher Tumor „schaumzelliges Astrozytom" polymorphes Zellbild	1. Grad I–III 2. Temporallappen, Tumor erreicht Leptomeninx; oft meningeale Lokalisation („extrazerebrales" A.) 3. jüngere Patienten

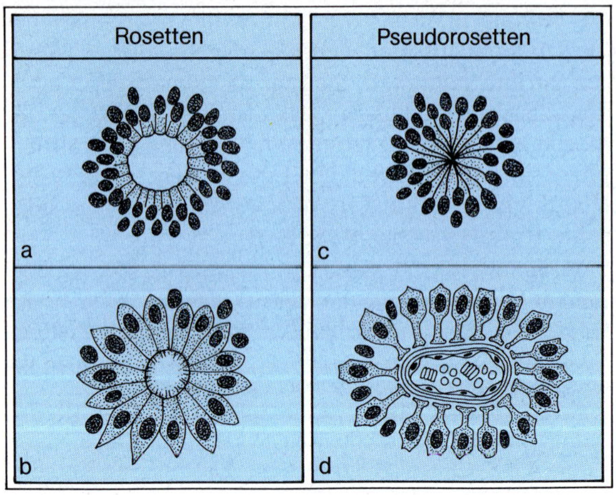

Abb. 19.**55a–d** Rosettentypen in neuralen Tumoren:
a Flexner-Winterstein-Rosette (Retinoblastom)
b Ependymomrosette (Bailey-Rosette)
c Homer-Wright-Rosette (Neuroblastom, Medulloblastom)
d Perivaskuläre Pseudorosette (Ependymom, Astroblastom, gemistozytisches Astrozytom)

Tumoren sind in Abb. 19.**57** dargestellt. Immunhistochemisch exprimieren astrozytäre Tumoren GFAP.

1. Astrozytome

Definition: Diese Tumoren leiten sich von Astrozyten ab und kommen in mehreren Subtypen mit unterschiedlichem histologischem Wachstumsmuster und unterschiedlicher biologischer Wertigkeit vor.

Astrozytome gehören zu den häufigsten ZNS-Tumoren. Sie treten vor allem im Kindesalter und in der 4.–5. Lebensdekade auf, wobei sie je nach Manifestationsalter unterschiedliche Prädilektionsstellen aufweisen: Wichtige Merkmale der astrozytären Tumoren sind in Tab. 19.**9** wiedergegeben.

Morphologie: Es handelt sich um meist diffus-infiltrierende und folglich unscharf begrenzte Tumoren mit mikrozystischer Degeneration. Ein gutartiger Astrozytomtyp ist das *pilozytische Astrozytom* des Kindesalters. Mit „pilozytisch" meint man ein „haarzelliges" Muster, das durch parallele Bündel elongierter, fibrillärer (GFAP-positiver) Zytoplasmaausläufer zustande kommt. Gewissermaßen die Visitenkarte der pilozytischen Astrozytome sind die Rosenthal-Fasern. Sie imponieren bereits in der Routinefärbung als rundlich bis stabförmige Gebilde aus GFAP-positiven Gliafilament-Agglomeraten. Die histologischen Merkmale und Lokalisation der übrigen Astrozytome faßt Abb. 19.**56a–f** und Tab. 19.**9** zusammen.

Klinik: Die Symptomatik hängt von der Tumorgröße und von der Tumorlokalisation ab. Die Kleinhirnastrozytome (pilozytische Astrozytome des Kleinhirns) haben von allen Astrozytomen die beste Prognose und lassen sich chirurgisch entfernen. Die Großhirnastrozytome werden chirurgisch angegangen; bei anaplastischen Astrozytomen (Grad-III- bis -IV-Tumoren) wird auch strahlen- und chemotherapeutisch behandelt. Die postoperative 5-Jahres-Überlebensrate liegt je nach WHO-Grad des Tumors zwischen 10 und 60%.

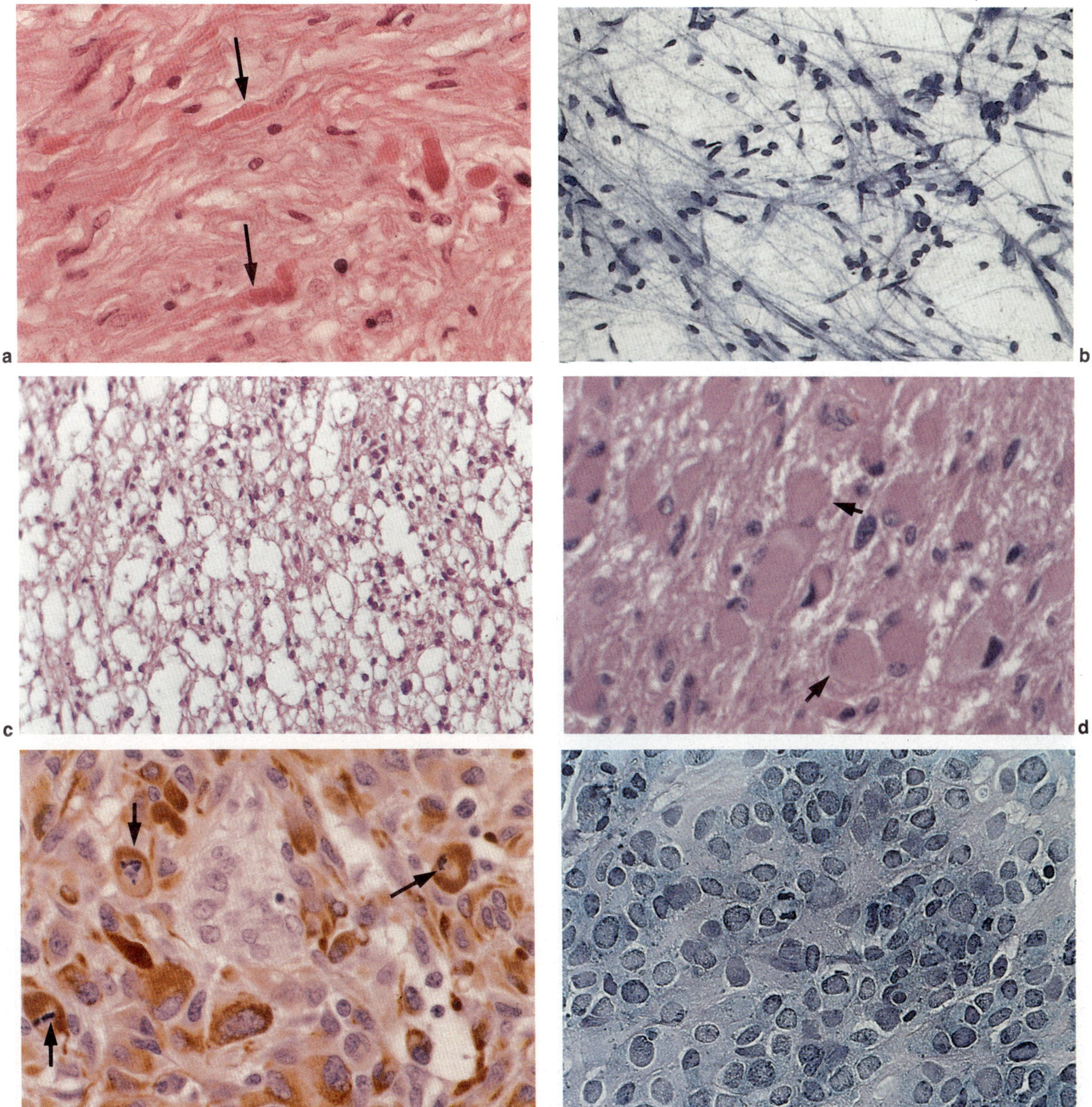

Abb. 19.**56a–f** Histologische Astrozytom-Typen:

a Pilozytisches Astrozytom (WHO-Grad I) mit Rosenthalfasern (Pfeil) (HE, Vergr. 1 : 350)

b Pilozytisches Astrozytom als stereotaktisch gewonnenes Quetschpräparat (Toluidinblau, Vergr. 1 : 350; Original: Volk)

c Fibrilläres Astrozytom (WHO-Grad II) (Vergr. 1 : 200)

d Gemistozytisches Astrozytom (WHO-Grad II) mit charakteristischen (Pfeil) großleibigen Tumorzellen (Vergr. 1 : 350)

e Anaplastisches Astrozytom (WHO-Grad III) mit ausgeprägter Zellpolymorphie, Gefäßproliferation und mitotischer Aktivität (Pfeile). Immunhistochemische Darstellung der sauren Gliafaserproteine (GFAP) (Vergr. 1 : 400)

f Anaplastisches Astrozytom als stereotaktisch gewonnenes Quetschpräparat (Toluidinblau, Vergr. 1 : 350; Original: Volk)

2. Glioblastom (ICD-O-9440/3)

Definition: Dies ist der bösartigste und häufigste astrozytäre Tumor (Grad IV) mit dem höchsten Anaplasiegrad. Ein Glioblastom, das als Rezidiv eines ursprünglich höher differenzierten Astrozytoms entsteht, wird als sekundäres Glioblastom bezeichnet.

Die Glioblastome häufen sich zwischen dem 45. und 55. Lebensjahr und können gelegentlich multifokal auftreten (♂ > ♀) (Molekularpathologie s. Abb. 19.**57**).

Morphologie: Das Glioblastom ist vor allem in den Großhirnhemisphären lokalisiert und breitet sich häufig schmetterlingsförmig über den Balken auf die balkennahen Regionen der Gegenseite aus. Die Tumorschnittfläche (Abb. 19.**58**) ist charakteristischerweise durch Nekrosen (gelb) und zystische Zerfallshöhlen, Hämorrhagien (rot) und zellreiche Anteile (weiß) bunt. Histologisch ist der rasch wachsende Tumor sehr zelldicht aufgebaut und besteht aus entdifferenzierten Tumorzellen (meist Astrozyten), die im Rahmen der Zellpolymorphie groteske Riesenformen annehmen können, aber gleichwohl GFAP-Antigen exprimieren. Typisch sind auch die ausgeprägte glomeruloide Gefäßproliferation[1]) sowie die strichförmigen und flächenhaften Nekrosen (Abb. 19.**59** und 19.**60 a–c**). Je nachdem, ob bei einem Glioblastom rundliche oder spindelförmige Zellelemente oder ob monströse Riesenzellen vorherrschen, lassen sich kleinzellige und fusiforme Glioblastome von Riesenzellglioblastomen abgrenzen. Sind gliomatöse und neoplastisch-

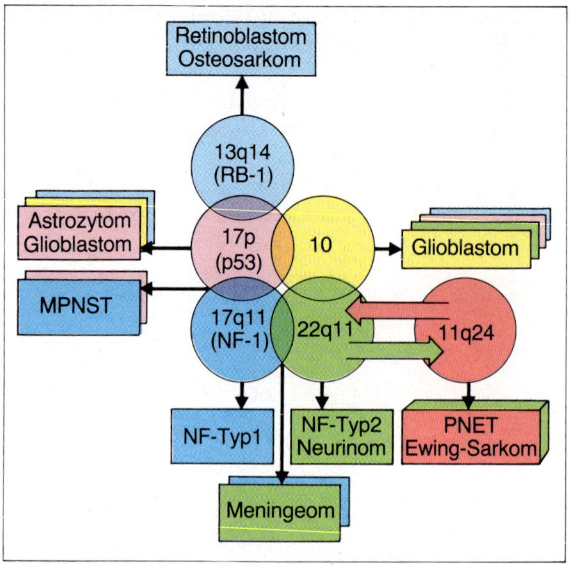

Abb. 19.**57** Molekularpathologie der wichtigsten Hirntumoren:
Die wichtigsten Hirntumoren gehen mit zum Teil überlappenden molekulargenetischen Läsionen einher, die im wesentlichen die Deletion von wichtigen Differenzierungsgenen bzw. Tumor-Suppressorgenen betrifft. Diese sind nach ihrem Genlocus auf dem entsprechenden Chromosom benannt. RB-1 = Retinoblastom-Suppressorgen, p53 = p53-Suppressorgen, NF-1 = Neurofibromatose-Suppressorgen. MPNST = maligner peripherer Nervenscheidentumor, PNET = primitiver neuroektodermaler Tumor. Die molekulargenetischen Überlappungen sind in Form von Venn-Diagrammen skizziert

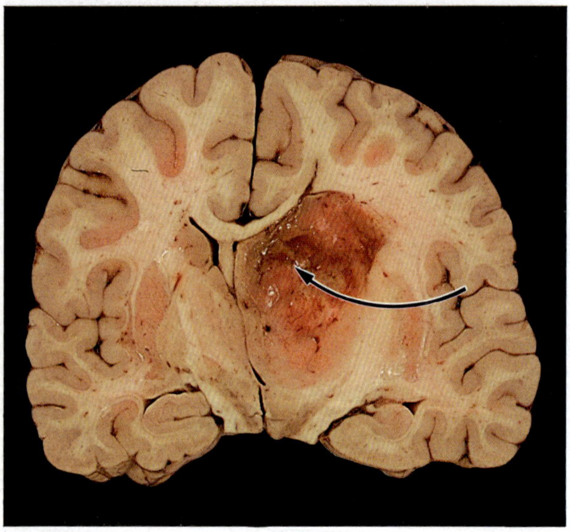

Abb. 19.**58** Glioblastom des Großhirnmarklagers, welches den Seitenventrikel komprimiert und verschiebt (Pfeil)

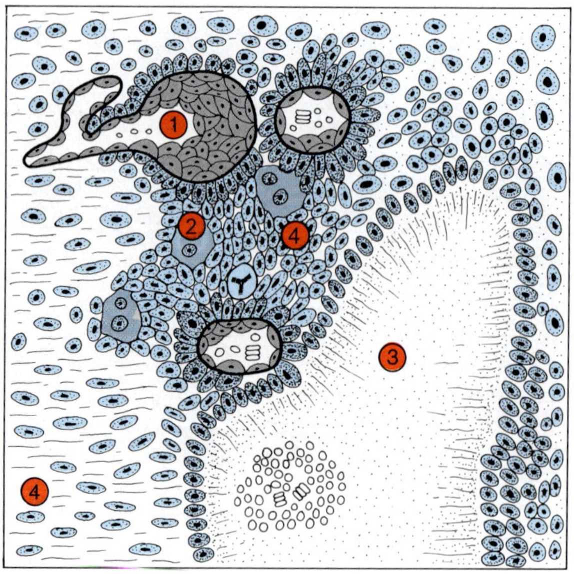

Abb. 19.**59** Morphologische Charakteristika eines Glioblastoms:
1 = Tumorgefäße mit glomerulusähnlichen Endothelproliferaten und perivaskulär erhaltenem Tumorzellkranz,
2 = Tumorzellpolymorphie mit mehrkernigen Tumorriesenzellen,
3 = ausgedehnte Nekrosen und Blutungen mit Pseudopalisadenstellung der Tumorzellen,
4 = kleinzellig-undifferenzierte Tumorkomponente

[1] Gefäßproliferation wird durch den tumoreigenen VEGF (= vascular endothelial growth factor) induziert.

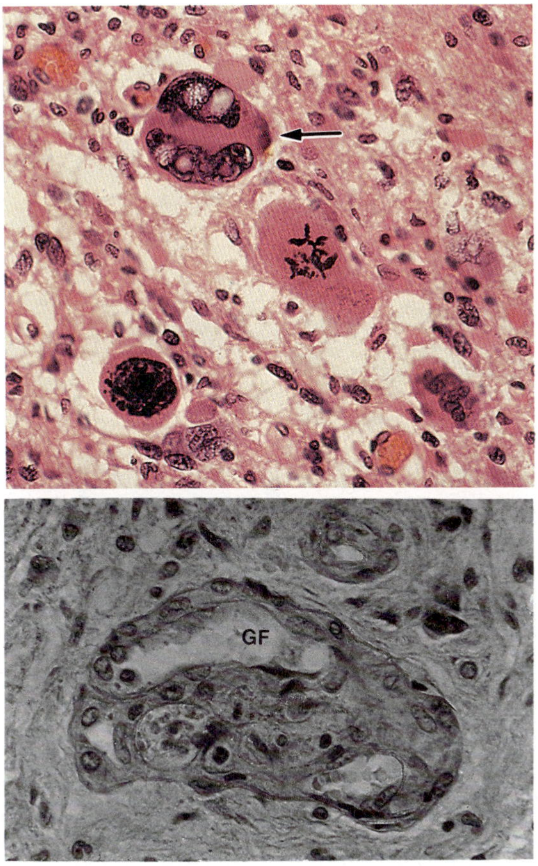

a

c

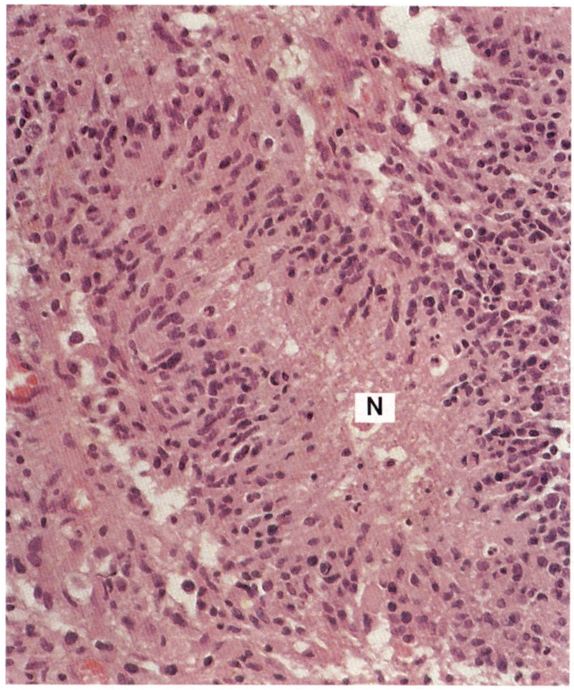

b

Abb. 19.**60a–c** Histologischer Aufbau eines Glioblastoms (**a, b**) mit polymorphen Zellen und ausgedehnten strichförmigen Nekrosen infolge pseudopalisadenartiger Anordnung der Tumorzellen um Nekrose (N) herum (HE, Vergr. 1 : 130), **c** Glomeruloide Gefäßneubildungen (GF) mit Endothelproliferation (HE, Vergr. 1 : 350; Original: Volk)

mesenchymale (Gefäß-, Fibroblastenproliferate) Formationen im Tumor zu gleichen Teilen vorhanden, so bezeichnet man ihn als *Gliosarkom.*

Klinik: Trotz kombinierter Chemo- und Strahlentherapie ist die Prognose schlecht. Die postoperative Überlebenszeit beträgt durchschnittlich 6 Monate.

3. Oligodendrogliom (ICD-O-9450/3)

Definition: Die Oligodendrogliome bilden nach dem WHO-Vorschlag eine eigene Hirntumorgruppe. Sie stellen langsam wachsende Tumoren (meist Grad II) dar, deren Zellen Oligodendrozyten gleichen (aber keine bisher bekannten Oligodendrozytenmarker exprimieren).

Oligodendrogliome kommen meist im Großhirn vor und bevorzugen die 4. und 5. Lebensdekade (♂ = ♀). Sie machen etwa 5% aller neuroepithelialen Tumoren aus.

Morphologie: Die Oligodendrogliome entstehen vorwiegend in der Großhirnhemisphäre. Sie weisen eine graue Eigenfarbe auf. Der Tumor neigt zu regressiven Veränderungen in Form von Blutungen, Zysten und Verkalkungen. Das histologische Bild wird von kleinen und gleichförmigen Gliazellen geprägt. Diese liegen so dicht beisammen, daß sie mit ihren dunklen Kernen im hellen (von einer deutlichen Zellmembran umgebenen) Zytoplasma ein Bienenwabenmuster bilden (Abb. 19.**61a** u. **b**).

Klinik: Klassisches Symptom: epileptische Anfälle. Die wenig strahlenempfindlichen Oligodendrogliome sind chirurgisch zu entfernen. Ihre Prognose ist etwas günstiger als die der Astrozytome. Die 5-Jahres-Überlebensrate beträgt 40–70%.

Sonderformen des Oligodendroglioms:

- *Mischgliom* (= Oligoastrozytom): Hierbei handelt es sich um gemischte Grad-II-Tumoren mit einer Astrozytom- und einer Oligodendrogliom-Komponente.
- *Anaplastische Oligodendrogliome:* Grad-III-Tumoren mit erhöhter Mitoseaktivität, mehrkernigen Tumorriesenzellen, atypischen Gefäßwucherungen und Nekrosen.

4. Ependymom (ICD-O-9391/3)

Definition: Ependymome sind langsam wachsende Tumoren (meist Grad II), die sich von Zellen des Ventrikelependyms herleiten.

Da die Ependymzellen die liquorgefüllten Hohlräume des zentralen Nervensystems auskleiden, treten die Ependymome im Bereich der Hirnkammern, manchmal auch im Spinalkanal auf. Die supratentoriellen Ependymome bevorzugen keine bestimmte Altersgruppe, während sich die infratentoriellen Ependymome vorwiegend im Kindesalter manifestieren. Sie machen beim Erwachsenen etwa 5% aller neuroepithelialen Tumoren aus; bei Kindern nach Astrozytomen und Medulloblastomen dritthäufigster Tumortyp.

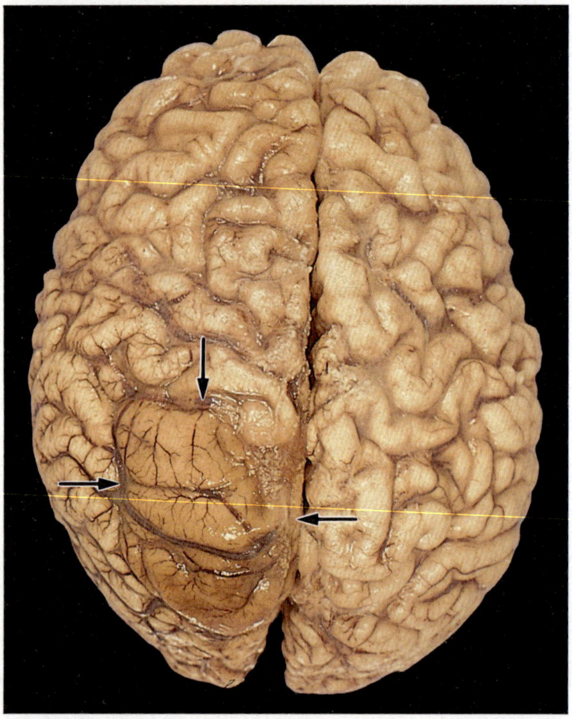

a

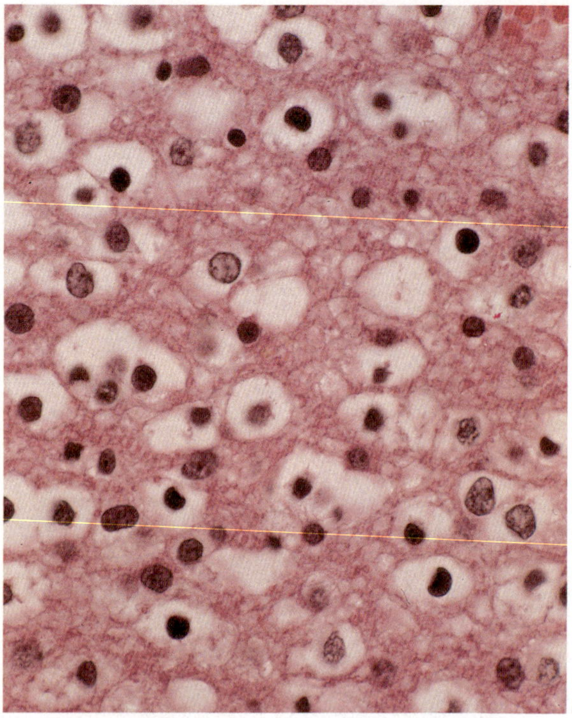

b

Abb. 19.**61a** u. **b** Oligodendrogliom:
a In der Hirnrinde (typisch!) gelegener Tumor (Pfeilmarkierung)
b Histologie: Typisches sog. „Bienenwabenmuster" bezüglich der Tumorzellanordnung (HE, Vergr. 1 : 350)

Morphologisch sind die Ependymome gut abgegrenzte, weißliche Geschwülste, die exophytisch ins Ventrikellumen vorwachsen. Histologisch (Abb. 19.**62a** u. **b**) sind sie zellreich und bestehen aus differenzierten rundlichen, gelegentlich polygonalen Zellelementen, die in ihren Zellfortsätzen GFAP-haltige Fibrillen aufweisen. Für die Ependymome typisch ist ihre Neigung, sich rosettenartig zusammenzulagern (Abb. 19.**62b**).

Klinik: Die Ependymome wachsen in der Regel langsam, können gelegentlich aber maligne entarten, sich im Subarachnoidalraum ausbreiten und metastasieren: anaplastische Ependymome Grad III. Die Ependymome sind wenig strahlensensibel und müssen operativ beseitigt werden. Die mittlere Überlebenszeit beträgt 3 Jahre.

5. Plexuspapillom (ICD-O-9390/0)

Definition: Die Tumoren des Plexus choroideus werden von der WHO als „Choroid-Plexus-Tumoren" bezeichnet. Der häufigste unter ihnen ist das Plexuspapillom (= Choroid-Plexus-Papillom). Das Plexuspapillom ist ein gutartiger Grad-I-Tumor, der aus Epithelien des ventrikulären Plexus choroideus entsteht.

Die Plexuspapillome sind selten und meist im Bereich des 4. Ventrikels, gelegentlich auch im Bereich der Seitenventrikel zu finden. Sie treten gehäuft in der ersten Lebensdekade auf (♂ > ♀).

Morphologie: Der gut abgegrenzte Tumor wächst exophytisch und weist eine blumenkohlartig gestaltete Oberfläche auf. Seine Schnittfläche ist rötlich und zeigt häufig kleine Verkalkungsherde. Histologisch bestehen die papillären Zellformationen (Abb. 19.**63**) aus einem gefäßreichen Stroma, das von einem einschichtigen kubischen bis zylindrischen Epithel bedeckt wird. Immunhistochemisch läßt sich bei den Plexuspapillomen eine wechselnd intensive Expression von Zytokeratinen, GFAP und S-100 (S. 1075) nachweisen.

Klinik: Gelegentlich Hydrocephalus internus oder Blutungen. Bei vollständiger Entfernung des Papilloms ist der Patient geheilt. Plexuspapillome können in seltenen Fällen auch maligne sein und Anaplasiezeichen aufweisen (= Plexuskarzinom).

6. Neuronale Tumoren

Allgemeine Definition: Diese Tumorgruppe wird von der WHO als „neuronal und gemischte neuronal-gliale Tumoren" bezeichnet. Dabei handelt es sich um Tumoren, die aus Ganglienzellen unterschiedlicher Ausdifferenzierung und Gliazellen zusammengesetzt sind.

Je nach Anteil der Gliaelemente und der reifen oder unreifen Ganglienzellen am Geschwulstgewebe unterscheidet man dabei nachstehende Tumortypen:

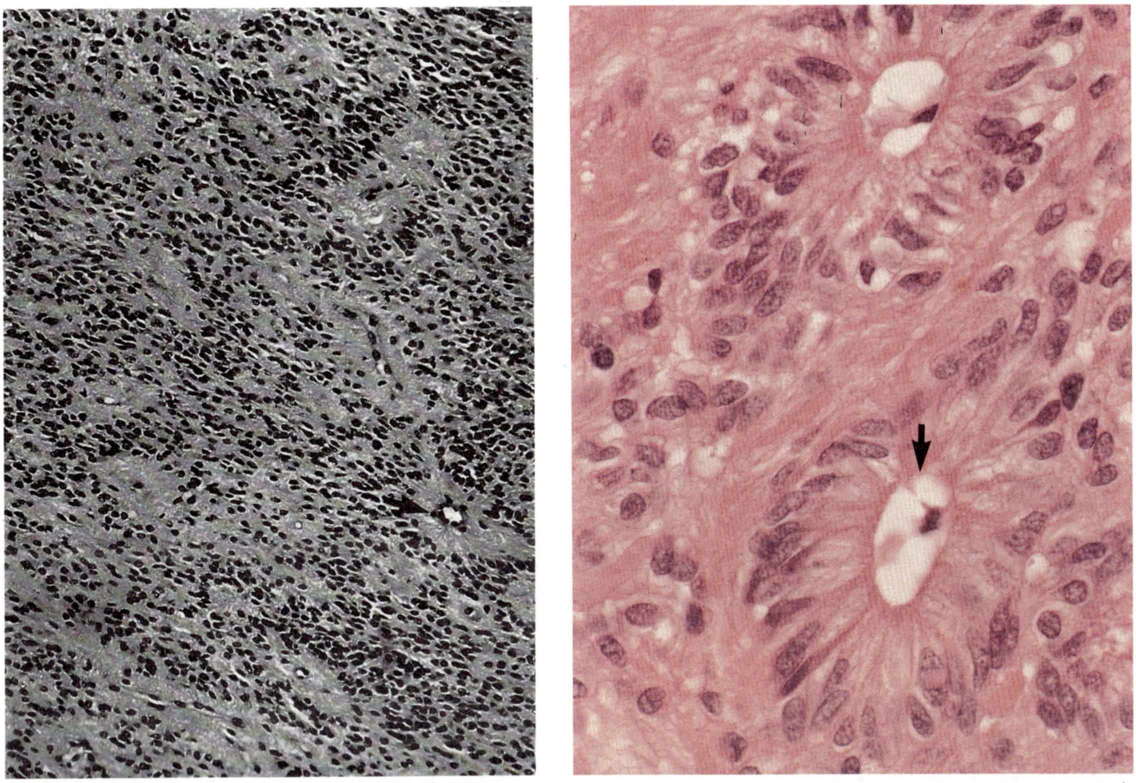

a b

Abb. 19.**62a** u. **b** Ependymom mit histologisch typischem Leopardenfellmuster:
a Mit pfeilmarkierten perivaskulären Pseudorosetten (HE, Vergr. 1 : 150)
b Mit pfeilmarkierten echten Rosetten (= Ependymomrosetten, = Bailey-Rosetten) (HE, Vergr. 1 : 350)

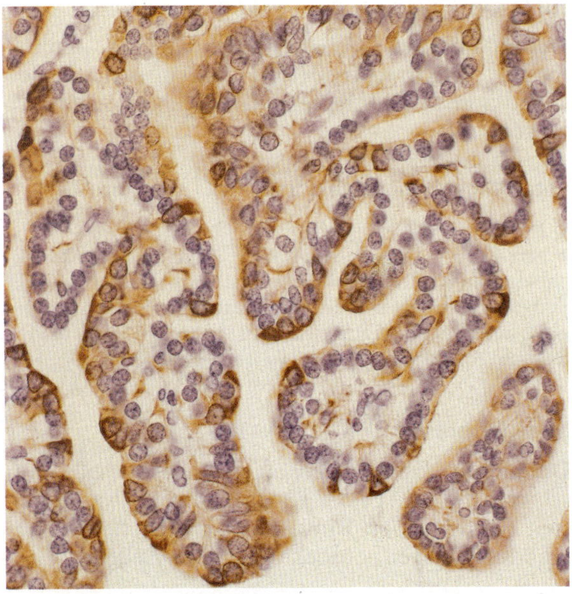

Abb. 19.**63** Plexuspapillom: Immunhistochemischer Nachweis von panepithelialem Zytokeratinantigen (Vergr. 1 : 250)

- *Gangliozytom* (ICD-O-9490/0): Ein benigner Grad-I-Tumor, der hauptsächlich aus reifen Ganglienzellen, umgeben von nicht-neoplastischen Gliazellelementen, besteht (Abb. 19.**64a**).

- *Gangliogliom* (ICD-O-9505/1): Ein Grad-I-Tumor, zusammengesetzt aus atypischen Ganglienzellen und neoplastischen Gliaelementen.

- *Zentrales Neurozytom* (ICD-O-9506/0): Ein benigner Grad-I-Tumor aus neuronalen Zellen, der überwiegend bei jüngeren Erwachsenen im Bereich des Septum pellucidum der Seitenventrikel auftritt und eine immunhistochemisch homogene Expression von Synaptophysin erkennen läßt (Abb. 19.**64b**).

- *Ganglioneuroblastom* (ICD-O-9490/1): Ein Grad-IV-Tumor mit reifen Ganglienzellen und einem beträchtlichen Anteil an unreifen Neuroblasten.

- *Neuroblastom* (ICD-O-9490/3): Ein undifferenzierter neuraler Tumor (Grad IV) aus Neuroblasten aufgebaut (S. 987); selten familiär auftretend. Er wird auch den sog. primitiven neuroektodermalen Tumoren (= PNET) zugeordnet (S. 1082).

7. Pinealistumoren

Definition: Dies sind Tumoren, die von den Parenchymzellen der Zirbeldrüse (= Corpus pineale, Epi-

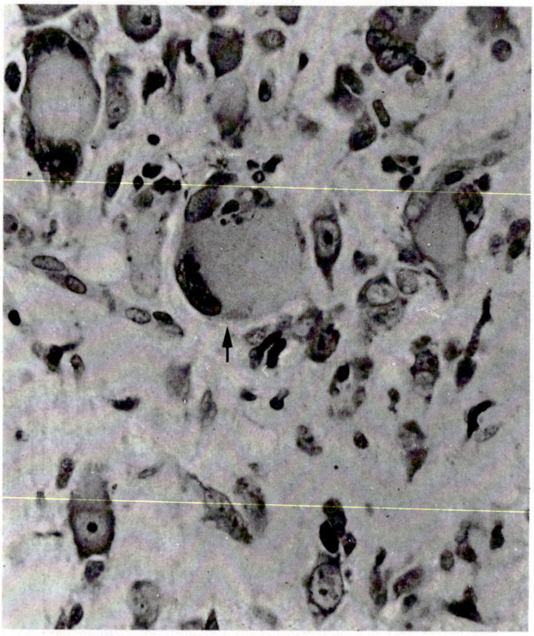

a

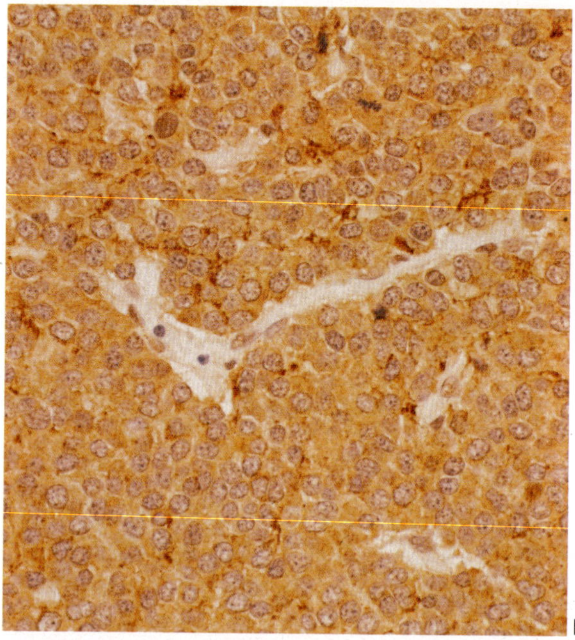

b

Abb. 19.**64a** u. **b** Neuronale Tumoren:
a Gangliozytom mit großen ganglienzellartigen Tumorelementen (Kresylviolett, Vergr. 1 : 250; Original: Volk)
b Zentrales Neurozytom: Immunhistochemischer Synaptophysinnachweis (= Beleg für neuronale Zelldifferenzierung) (Vergr. 1 : 250)

physis cerebri) ausgehen. Je nach histologischer Ausreifung werden sie folgendermaßen unterteilt:

- *Pineozytom* (ICD-O-9361/1): Reife Tumorvariante (WHO-Grad I); meist umschrieben und nicht invasiv. Histologisch ähneln sie in ihrem Aufbau dem normalen Epiphysengewebe. Die Tumorzellen weisen mittgelgroße, dunkle Kerne auf. Ihr Zytoplasma ist eosinophil. Gelegentlich bilden die Tumorzellen Rosetten mit argyrophilen Fibrillen im Zentrum. Immunhistochemisch homogene Expression von NSE und Synaptophysin (S. 1075).
- *Pineoblastom* (ICD-O-9362/3): Unreife Tumorvariante (WHO-Grad IV). Sie ist zellreicher und ahmt in ihrem Aufbau Medulloblastome mit Rosettenbildung nach. Die Tumorzellkerne sind hyperchromatisch und werden von einem schmalen Zytoplasmasaum umgeben. Biologisch verhalten sich diese Tumoren wie die Medulloblastome und werden auch den primitiven neuroektodermalen Tumoren (= PNET) zugerechnet (s. unten).

Klinik: Beide Tumorvarianten können Melatonin, ein melatoninsynthetisierendes Enzym (Hydroxyindol-O-Methyltransferase), und Gonadotropin-Releasing-Hormon enthalten. Fälle mit einer Pubertas praecox sind auf diese Sekretprodukte zurückzuführen, während Fälle mit einer verzögerten Sexualentwicklung vermutlich auf einer Melatoninbildung im Tumorgewebe beruhen.

8. Embryonale Tumoren

Zu dieser Gruppe von Hirntumoren werden a) das Medulloepitheliom, b) das Neuroblastom, c) das Ependymoblastom sowie d) die nachstehend näher besprochenen sog. „primitiven neuroektodermalen Tumoren“ (= PNET) gerechnet.

Primitive neuroektodermale Tumoren (ICD-O-9473/3)

Definition: Dies ist eine Gruppe maligner, undifferenzierter neuroepithelialer Tumoren, deren Zellen Charakteristika pluripotenter ZNS-Stammzellen aufweisen.

Je nach Manifestationsalter und Lokalisation unterscheidet man dabei folgende Tumoren:

- *Medulloblastom:* = „Kleinhirntumor des Kindesalters“,
- *zerebraler oder spinaler PNET:* = biologisch und morphologisch von Medulloblastom nicht zu unterscheidender Tumor außerhalb des Kleinhirns; histogenetisch und histologisch auch mit dem Ewing-Sarkom verwandt (Molekularpathologie Abb. 19.**57**).

Medulloblastom (ICD-O-9470/3)

Definition: Diese hochmaligne embryonale Geschwulst (Grad IV) des Kleinhirns stellt den häufigsten Hirntumor im Kindesalter dar. Er besteht aus undifferenzierten neuroektodermalen Zellen.

Morphologie: Das Medulloblastom wächst gegen den IV. Ventrikel vor, verursacht durch Abflußbehinderung einen Okklusionshydrozephalus und setzt Liquormetastasen. Der meist scharf umschriebene Tumor weist eine homogene markige Schnittfläche (Abb. 19.**65a**) auf und ist sehr zellreich. Typisch für den Tumor ist seine Neigung, neuroblastische Rosetten zu bilden (Abb. 19.**65b**). Die einzelnen Tumorzellen sind klein und weisen hyperchromatische Kerne auf. Immunhistochemisch weist ein Teil der Tumoren eine neuronale oder (selten) astrozytäre Differenzierung auf.

Klinik: Aufgrund seiner großen Strahlen- und Chemotherapieempfindlichkeit ist heute in bis zu 50% der Fälle eine Heilung möglich. Wegen der Gefahr einer Metastasierung über den Liquorweg müssen der gesamte Schädel sowie der gesamte Spinalkanal in die Bestrahlung miteinbezogen werden.

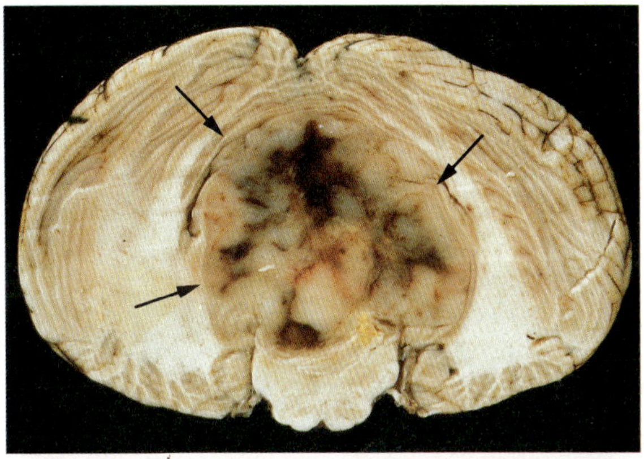

a

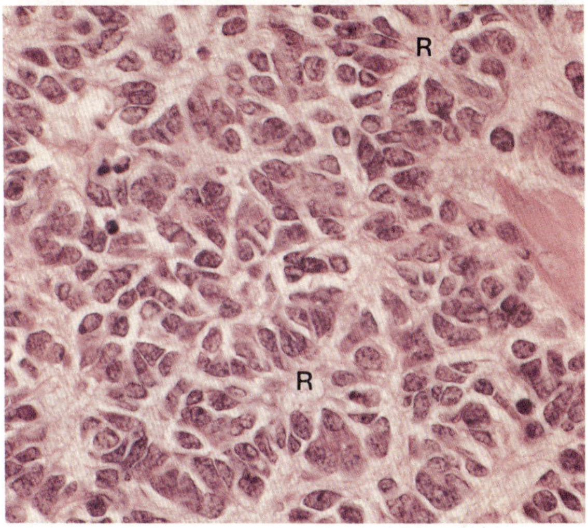

b

Abb. 19.**65a** u. **b** Medulloblastom als Beispiel eines primitiven neuroektodermalen Tumors aus der Gruppe der embryonalen Tumoren:

a Großer Tumor im Kleinhirn mit Kompression des 4. Ventrikels

b Histologie: Kleinzelliger Tumor mit Ausbildung von Homer-Wright-Rosetten (R) (Vergr. 1 : 350)

Kraniospinale Nerventumoren

Hierbei handelt es sich um Tumoren, die von Schwann-Zellen und/oder perineuralen Fibroblasten ausgehen.

1. Neurinom

Definition: Ein häufiger, gutartiger Tumor (Grad-I-Tumor), der von den Schwann-Zellen der kraniospinalen und der peripheren Nerven ausgeht (= Schwannom, Neurilemmom).

Der Tumor kommt meist solitär vor. Er tritt jedoch als intra- und extrakranieller Tumor im Rahmen der sog. Neurofibromatose Typ 2 (s. unten) auch multipel auf. Manifestationsalter ist das mittlere Lebensalter; bei Neurofibromatose früher (♀ : ♂ = 1 : 1). (Molekularpathologie s. Abb. 19.**57**).

Morphologie: Die intrakranialen Neurinome (Abb. 19.**66a**) sitzen bevorzugt im Kleinhirnbrückenwinkel (= Akustikusneurinom) oder im Bereich des N. trigeminus und treten selten auch im Spinalkanal als Sanduhrgeschwülste mit einem Teil innerhalb und einem Teil außerhalb des Spinalkanals auf. Die Neurinome sind meistens bindegewebig abgekapselte, derbe und rundliche Geschwülste mit weißlicher Schnittfläche (gelegentlich mit regressiv-zystischen Veränderungen, s. Abb. 19.**73**). Histologisch beste-

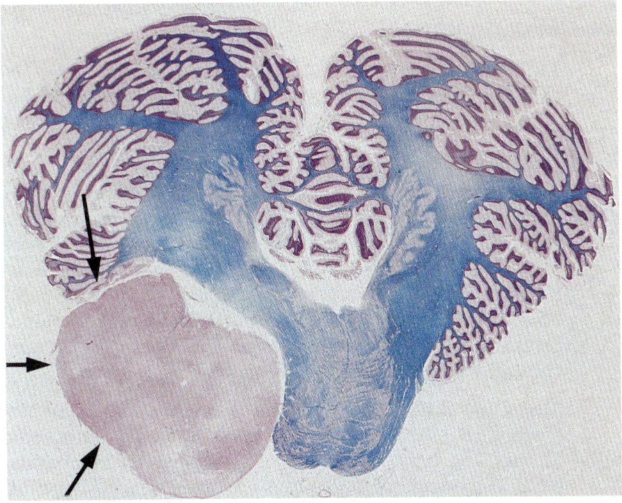

a

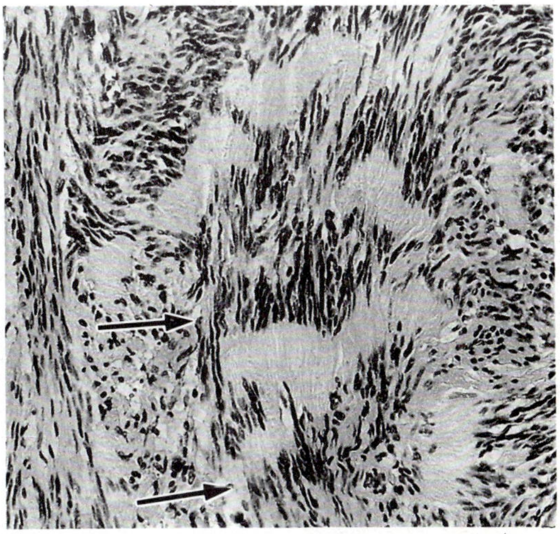

b

Abb. 19.**66a** u. **b**

a Neurinom (= Schwannom) des N. vestibulocochlearis im Kleinhirnbrückenwinkel in Form eines die Brücke und das Kleinhirn komprimierenden Tumors (Pfeile)

b mit faszikulärem Wachstumsmuster und rhythmischer Kernanordnung (Pfeile) (HE, Vergr. 1 : 350; Originale: Riede)

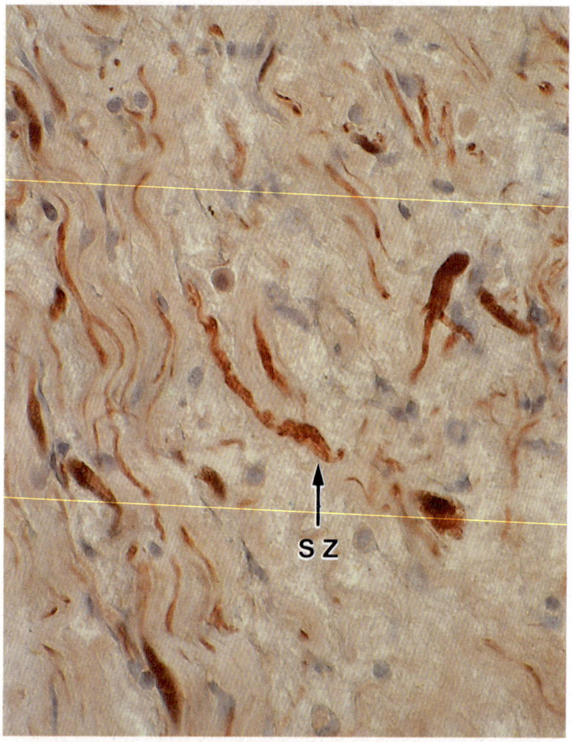

Abb. 19.**67** Neurofibrom: Die spindelförmigen Tumorzellen (= Schwann-Zellen, SZ) sind in einen locker-welligen Faserfilz eingebettet. Immunhistochemische Darstellung der neuroektodermalen Tumorzellen mit dem S-100 Antigen (Vergr. 1 : 170)

hen sie aus gewucherten Schwann-Zellen, die von einer Basalmembran umgeben werden, immunhistochemisch das S-100-Protein* exprimieren und deren spindelförmige Zellkerne wenig Chromatin besitzen. Die Tumorzellen werden von einem Retikulinfasernetz (Kollagentyp III) umgeben und sind in folgenden beiden Wachstumsmustern angeordnet:

- *Antoni-Typ A:* Diese Tumorareale sind zellreich. Bei den dicht parallel angeordneten Zellen liegen die Kerne meist auf gleicher Höhe, so daß ein fischzug- oder palisadenförmiges Kernmuster (= faszikuläres Muster) resultiert (Abb. 19.**66 b**).
- *Antoni-Typ B:* Diese Tumorareale sind regressiv verändert und zellarm. Dabei liegen die Tumorzellen in einem mikrozystisch aufgelockerten Retikulinfasernetz. Hinzu kommen Makrophageninfiltrate und gelegentlich Verfettungen (= retikuläre Muster).

Klinik: Heilung durch Resektion. Fälle mit maligner Entartung sind eine Rarität. Kardinalsymptom beim Akustikusneurinom: ipsilateraler Hörverlust.

2. Neurofibrom (ICD-O-9540/0)

Definition: Dies ist ein benigner, lokal oder diffus wachsender Tumor (Grad-I-Tumor) aus gewucherten Schwann-Zellen und endo- und perineuralen Fibroblasten. Er findet sich meist extrakranial, vor allem als Hauttumor, selten intrakraniell. Nachstehend aufgeführte Formen kommen vor:

- *Solitäres Neurofibrom:* Vorwiegend im frühen Erwachsenenalter auftretend mit negativer Familienanamnese;
- *plexiformes (multiples) Neurofibrom:* meist bereits im späten Kindesalter auftretend mit positiver Familienanamnese (= Neurofibromatose);
- *diffuses Neurofibrom* im Rahmen einer Neurofibromatose (selten).

Morphologie: Die Neurofibrome im Bereich des ZNS sind weiche, grauweiße Geschwülste und imponieren als kolbige Nervenauftreibungen. Sie bestehen histologisch aus einem dünnen, locker-welligen Kollagenfaserfilz, zum Teil mit einer mukoiden Faserdegeneration, in dem ovale bis spindelförmige Zellelemente (Fibroblasten, Fibrozyten und Schwann-Zellen) mit spitz zulaufenden Kernenden eingebettet sind (Abb. 19.**67**).

3. Maligner peripherer Nervenscheidentumor (ICD-O-9540/3)

Definition und Morphologie (s. S. 1094)
Dieser Grad-III-Tumor kommt vor allem im Bereich der großen Nervenstämme vor einschließlich N. ischiadicus, Plexus brachialis und Plexus sacralis. Da er im Kopfbereich extrem selten ist, wird er bei den extrakraniellen peripheren Nerventumoren besprochen (Molekularpathologie s. Abb. 19.**57**).

Meningeale Tumoren

Diese Gruppe intrakranieller Primärtumoren umfaßt die (häufigen) meningothelialen Tumoren, aber auch mesenchymale Tumoren, maligne Melanome sowie die Hämangioblastome und Hämangioperizytome im Bereich der Meningen.

Meningeome (ICD-O-9530/0)

Definition: Diese meist gutartigen Tumoren (meist Grad-I-Tumoren) leiten sich von den Arachnoidalzellen ab, die auch als „Meningothelien" bezeichnet werden.

Sie gehören mit etwa 25% der ZNS-Tumoren zu den häufigsten intrakraniellen Tumoren des Erwachsenenalters und stellen nach den Neurinomen die zweithäufigsten Tumoren im Spinalkanal dar. Meningeome treten gehäuft in der 5. und in späteren Lebensdekaden auf (♀ > ♂). Sie können gelegentlich, vor allem im Rahmen einer Neurofibromatose Typ 2, multipel sein. Die Prognose ist nach chirurgischer Resektion des Tumors günstig.

Molekularpathologie: Zytogenetisch läßt sich bei den Meningeomen ein charakteristischer Defekt auf Chromosom 22 (del 22q oder Monosomie 22) nachweisen, wobei das NF-2 Tumorsuppressorgen (auf Chromosom 22q11) betroffen ist (Abb. 19.**57**).

Formale Pathogenese: Meningeome sind kugelige oder gelappte Tumoren, die sich unterhalb der Dura

---

* S-100-Protein = Kalziumkanalprotein

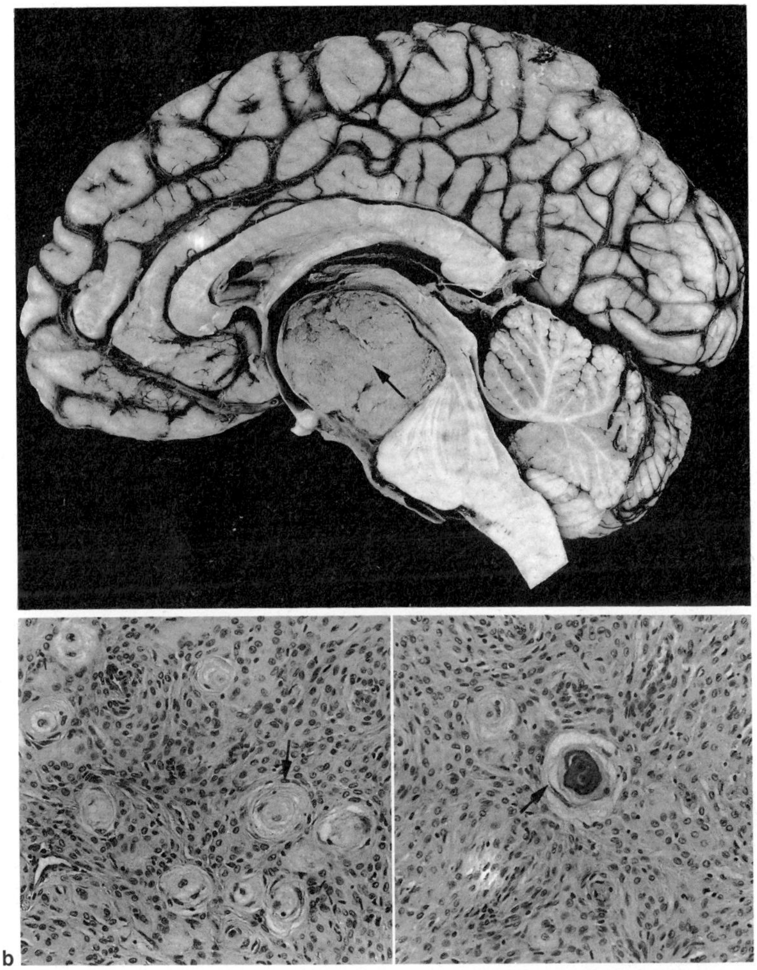

a

b

c

Abb. 19.**68 a** u. **b** Meningeom:
a Keilbeinmeningeom mit Verdrängung des III. Ventrikels und der Brücke (63jährige Frau)
b Histologie eines meningothelialen Meningeoms mit zwiebelschalenartiger Zellanordnung und
c teilweiser Psammomkörperbildung (Pfeile) (HE, Vergr. 1 : 250)

mater zwischen und in den weichen Hirnhäuten entwickeln. Sie wölben das innere Durablatt so gegen das Gehirn vor, daß es eine Tumorkapsel bildet. An ihrer Konvexität grenzen die Meningeome, nur von leptomeningealem Bindegewebe abgeschirmt, an das Hirngewebe. Solange diese Kapsel intakt ist, wachsen die Meningeome expansiv. Recht typisch ist die reaktive Hyperostose des Schädelknochens mit Spikulabildung, die mit einer Tumorinfiltration der Markräume des Knochens verbunden sein kann (= *meningeales Osteom*). Gelegentlich können die Meningeome auch diffus flächenförmig wachsen (= *Meningeom en plaque*). Mehrheitlich sind die Meningeome langsam wachsende und gutartige Geschwülste; nicht selten wachsen sie aber auch kontinuierlich in präformierte Räume der angrenzenden Gewebe und Sinus ein, was aber nicht als Malignitätszeichen zu werten ist.

Um ihrer Aufgabe als Uferzellen der Zerebrospinalflüssigkeit und als Teil der Hirnumhüllung gerecht zu werden, müssen die pialen Mesenchymzellen und die Arachnoidalzellen als Stammzellen der Meningeome sowohl epitheliale als auch mesodermale Eigenschaften haben. Diese morphologische Anpassungsfähigkeit drückt sich auch in der Vielfalt der histologischen Meningeomsubtypen aus:

Morphologie: Die Meningeome sind makroskopisch derbe Tumoren mit grauer, durch Verkalkungen gelegentlich körniger Schnittfläche (Abb. 19.**68 a**). Sie sitzen bevorzugt im Bereich der Falx cerebri und des Keilbeinrands, in der Olfaktoriusrinne, im Tentorium und Spinalkanal, selten auch intraventrikulär. Immunhistochemisch exprimieren alle Meningeome Vimentin und Desmoplakin (Desmosomen!), häufig auch epitheliales Membranantigen (= EMA). Histologisch unterscheidet man die folgenden Subtypen:

- *Meningotheliales Meningeom* (ICD-O-9531/0)

Dies ist der häufigste Subtyp. Histologisch besteht er aus einer soliden, bindegewebig lobulierten Zellmasse, deren Einzelzellelemente ultrastrukturell dicht miteinander verzahnt sind und Synzytien ausbilden. Die Zellkerne sind rundlich, heterochromatinreich und enthalten oft Zytoplasmaeinstülpungen in Form von Kerninklusionen sowie kleine Nukleolen. Meist kommen zwiebelschalenartige Zellanordnungen und Psammomkörper (s. unten) vor.

- *Fibroblastisches Meningeom* (ICD-O-9537/0)

Bei diesem Meningeomtyp dominieren spindelförmige Tumorzellen, die durch ihre polare Orientierung fibroblastenähnlich sind. Sie bilden große, kollagenfaserreiche Zellzüge und Zellwirbel. Zwiebelschalenartige Zellanordnungen und Psammomkörper sind selten.

• *Transitionales (gemischtes) Meningeom* (ICD-O-953270)
In diesem Falle kommen synzytiale und fibroblastische Anteile im selben Tumor vor. Für ihn sind die zwiebelschalenartigen Zellanordnungen der schmalen Tumorzellen mit ihren langen ausgezogenen Zellausläufern (gelegentlich um ein zentrales Gefäß angeordnet) typisch. Wenn diese Zellhaufen von innen nach außen verkalken, so resultieren geschichtete Psammomkörper (Abb. 19.**68b**).

• *Psammomatöses Meningeom* (ICD-O-9534/0)
In diesem Falle wird das histologische Bild des Meningeoms durch Psammomkörper geprägt. Diese Variante trifft man vor allem bei Frauen im Spinalkanal.

Sonderformen

– *Atypisches Meningeom:* Erhöhte mitotische Aktivität bei ansonsten typischem histologischem Bild. Diese Grad-II-Tumoren haben eine Neigung zu Rezidiven.

– *Anaplastische Meningeome:* Diese-Grad-III-Tumoren weisen eine erhöhte Mitoseaktivität, Kernpolymorphie, sowie Tumornekrosen auf und wachsen infiltrierend ins Gehirn. Postoperative Radiotherapie erforderlich.

Primäre ZNS-Lymphome

Definition und Morphologie: Maligne Non-Hodgkin-Lymphome können primär auch im ZNS-Bereich auftreten, wo sie im Gegensatz zu den sekundären Lymphomen nicht die Leptomeningen, sondern periventrikuläre Bereiche des Gehirnparenchyms bevorzugen. Bei etwa der Hälfte der Patienten liegt eine Immundefizienz (z. B. AIDS) vor, die häufig von einer Epstein-Barr-Virusinfektion begleitet wird. Histologisch handelt es sich in den meisten Fällen um B-Zell-Lymphome vom zentroblastisch-zentrozytischen Typ (S. 578).

Therapie: Kombinierte Radiochemotherapie; 2jährige Überlebenszeiten möglich.

Keimzelltumoren

Sie treten bevorzugt im Bereich der Zirbeldrüse auf und imponieren als Germinome, Dottersacktumoren, Chorionkarzinome oder Teratome. Das histologische Bild entspricht weitgehend dem der gonadalen Keimzelltumoren (S. 905).

Germinom (ICD-O-9064/3)

Definition: Diese auch als atypische Pinealisteratome bezeichneten Tumoren entwickeln sich meist in der 2. und 3. Lebensdekade, wachsen infiltrativ in die Umgebung und können über den Liquorweg metastasieren (♀ > ♂).

Histologisch gleichen diese Tumoren den Seminomen des Hodens und den Dysgerminomen des Ovars. Charakteristisch ist die Kombination vom größeren, hellen, polygonalen Zelltyp und Lymphozyten sowie die Expression von plazentarer alkalischer Phosphatase.

Klinik: Häufig Pubertas praecox. Hohe Strahlenempfindlichkeit. Bei hormonal aktiven Tumoren: AFP- oder HCG-Nachweis im Liquor.

Phakomatose-assoziierte Tumoren

Allgemeine Definition: Phakomatosen sind autosomal dominant vererbte Syndrome mit variabler Penetranz, die mit Tumoren oder tumorartigen Fehlbildungen des Nervensystems, der Haut und der inneren Organe einhergehen. Die wichtigsten phakomatoseassoziierten Tumoren werden nachstehend besprochen.

1. Neurofibromatosen

Definition: Damit bezeichnet man autosomal dominant vererbte Tumorleiden, welche in folgenden, klinisch und genetisch voneinander getrennten Formen auftreten:

• *Neurofibromatose* Typ 1 (= Neurofibromatose von Recklinghausen)
Der Morbus von Recklinghausen ist mit einer Inzidenz von 1 : 3000 und einer hohen Spontanmutationsrate eines der häufigsten Erbleiden und beruht auf einem Defekt des NF-1-Tumorsuppressorgens (Abb. 19.**57**) auf dem Chromosom 17q11. Der Morbus von Recklinghausen ist charakterisiert a) durch das Auftreten von multiplen Neurofibromen, vor allem in der Haut (aber auch Knochen und inneren Organen), b) durch Café-au-lait-Flecken in Form einer herdförmigen Hautüberpigmentierung (Abb. 19.**69a** u. **b**), c) Iris-Hamartome (= Lisch-Knötchen) und d) durch simultanes Auftreten anderer neuraler Tumoren wie pilozytische Astrozytome des N. opticus und nichtneuraler Tumoren wie Meningeome. Bei langem Bestehen der Krankheit können einzelne Neurofibrome maligne entarten. In diesem Fällen scheint das p53-Tumorsuppressorgen eine Rolle zu spielen.

• *Neurofibromatose* Typ 2 (= zentrale Neurofibromatose; bilaterale Akustikus-Neurofibromatose)
Hier liegt ein Defekt des NF-2-Tumorsuppressorgens auf dem Chromosom 22q11 vor. Dieses Tumorleiden ist wesentlich seltener als die Neurofibromatose Typ 1 und weist folgende Charakteristiken auf: a) bilateralc Neurinome des N. statoacusticus, b) multiple Neurinome der Spinalwurzeln, Meningeome, Astrozytome sowie Hamartome der Hirnrinde.

2. Tuberöse Sklerose

Definition: Diese auch als *Bourneville-Pringle-Syndrom* bezeichnete Läsion ist genetisch heterogen mit

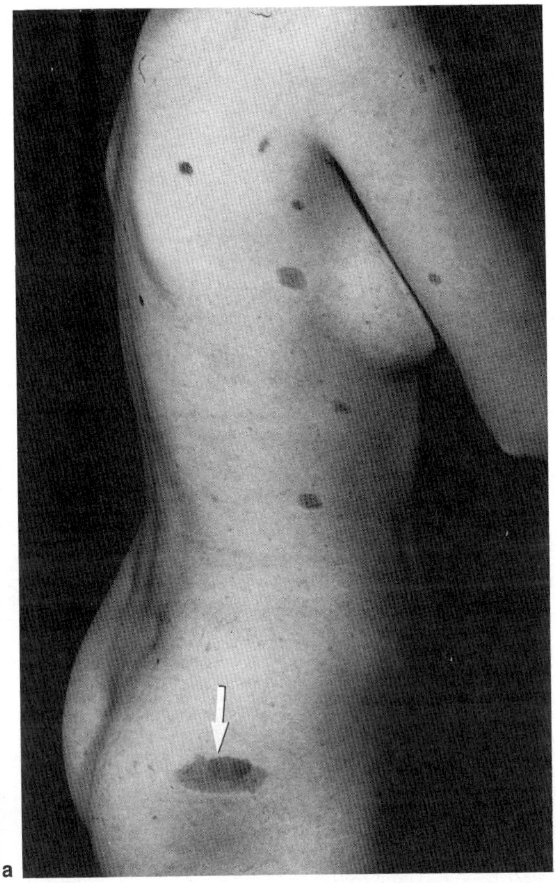

a

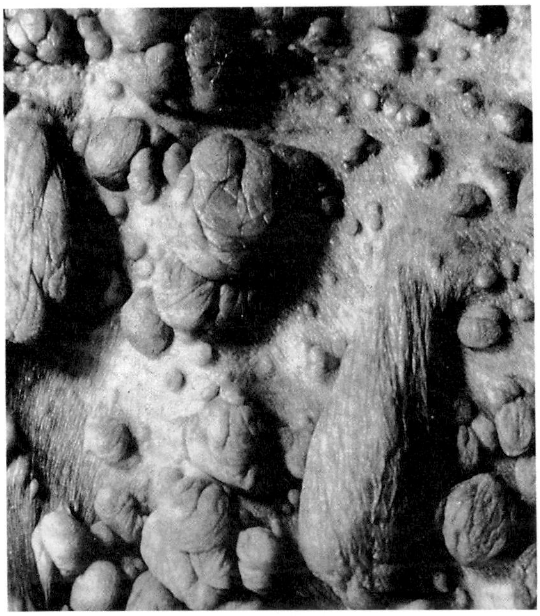

b

Abb. 19.**69 a** u. **b** Neurofibromatose Typ I (Morbus von Recklinghausen):
a Mit schwacher Expressivität, gekennzeichnet durch zahlreiche „Café-au-lait-Flecken" der Haut (Pfeil). Zur Diagnose müssen wenigsten 6 derartige Flecken von mindestens 1,5 cm Durchmesser vorliegen
b Mit starker Expressivität, gekennzeichnet durch multiple, zum Teil gestielte Neurofibrome der Haut (Originale: Schuppli)

defekten Genloci auf den Chromosomen 9 (TSC1-Gen) und 16 (TSC2-Gen). Sie bevorzugt Knaben (Prävalenz 1 : 100000) und besteht aus folgenden Veränderungen: a) knotenförmige Gliawucherungen in einzelnen Hirnwindungen (= Tubera) sowie im Bereich der Seitenventrikel in Form subependymaler Riesenzell-Astrozytome oder Gangliogliome. Hinzu kommen b) Angiofibrome im Nasolabialfalten-, Stirn- und Kinnbereich (frühere Fehlbezeichnung: Adenoma sebaceum; Talgdrüsen sind aber atrophisch und fibrosiert!), c) unguale Fibrome, d) kardiale Rhabdomyome und Angiomyolipome vor allem in Niere und anderen Organen (S. 828), wozu sich manchmal auch e) noch andere Fehlbildungen hinzugesellen können.

Klinik: Krampfanfälle, Oligophrenie, Lähmungen.

3. Von-Hippel-Lindau-Syndrom

Definition: Autosomal dominant vererbte Phakomatose mit einer Prävalenz von 1 : 40000 infolge defektem Tumorsuppressorgen auf dem Chromosom 3p25. Hauptmanifestationen dieses Leidens sind: a) Hämangioblastome im Kleinhirn und anderen ZNS-Regionen (= sog. Lindau-Tumoren) sowie ein- oder beidseitige Angiomatose in der Retina, b) hellzellige Nierenkarzinome, c) Phäochromozytome und d) polyzystische Organe (Leber, Pankreas, Niere) (S. 747, 788, 799).

4. Sturge-Weber-Syndrom

Definition: Dieses Syndrom (= zerebrofaziale oder zerebrotrigeminale Angiomatose der Leptomeninx) besteht aus einem Naevus flammeus im Gesichtsbereich und einer Angiomatose der Leptomenix, die mit Verkalkung der intrakortikalen Kapillaren im benachbarten Hirngewebe und einer Rindenatrophie einhergehen (S. 465).

Klinik: Meist epileptische Anfälle.

Metastasen

1. Karzinommetastasen

Metastasen machen etwa 25% aller zerebralen Tumoren im Erwachsenenalter aus. Demgegenüber wird das Rückenmark weniger durch intramedulläre Metastasen als durch Wirbelmetastasen beeinträchtigt. Die Hirnmetastasen gehen größtenteils von kleinzelligen Bronchialkarzinomen (30%), Mammakarzinomen (30%), malignen Hautmelanomen (15%) und Nierenkarzinomen (20%) aus. Hirnmetastasen können bei Bronchial- und Nierenzellkarzinomen als Erstmanifestation auftreten.

Morphologie: Hirnmetastasen treten in typischer Weise an mehreren Stellen auf und imponieren als scharf begrenzte Herde (neuroradiologischer „Rundherd") mit perifokalem Ödem. Ein diffuser Befall des Subarachnoidalraumes wird als Meningeosis carcinomatosa bezeichnet (Tumorzellen im Liquor nachweisbar!).

2. Leukämien

Bis zu 20% aller Leukämie-Patienten zeigen bei der Autopsie einen Befall der Meningen (= Meningeosis leucaemica). Wird die Blut-Hirn-Schranke durchbrochen, so treten außerdem perivaskuläre und diffuse leukämische Infiltrate in Gehirn und Rückenmark auf. Da bei der üblichen zytostatischen Behandlung der Leukämien die Blut-Hirn-Schranke den Übertritt von Zytostatika behindert, können die hier angesiedelten Leukämiezellen Ausgangspunkt für ein Rezidiv sein (S. 546). Eine Liquoruntersuchung ist deshalb bei der Behandlung der kindlichen Leukämien außerordentlich wichtig.

Komplikation: tödliche Hirnblutungen.

Pathologische TNM-Klassifikation der Hirntumoren

– *Supratentorielle Tumoren*

pT1 Tumor ≤ 5 cm in größter Ausdehnung, begrenzt auf eine Seite,
pT2 Tumor > 5 cm in größter Ausdehnung, begrenzt auf eine Seite,
pT3 Tumor infiltriert Ventrikelsystem,
pT4 Tumor überschreitet Gehirn-Mittellinie, infiltriert gegenseitige Hemisphäre oder intratentoriell.

N-Klassifikation nicht anwendbar.

– *Infratentorielle Tumoren*

pT1 Tumor ≤ 3 cm in größter Ausdehnung, begrenzt auf eine Seite,
pT2 Tumor > 3 cm in größter Ausdehnung, begrenzt auf eine Seite,
pT3 Tumor infiltriert Ventrikelsystem,
pT4 Tumor überschreitet Gehirn-Mittellinie, infiltriert in die andere Seite oder supratentoriell.

N-Klassifikation nicht anwendbar.

Literatur

Adams, J., et al.: Greenfield's Neuropathology, 4. ed. Arnold, London 1992
Adams, J. H., D. I. Graham: An Introduction to Neuropathology. Churchill Livingstone, Edinburgh 1993
Arendt, A.: Taschenbuch der klinischen Neuropathologie. VEB Gustav Fischer, Jena 1980
Brown, P., et al.: The new biology of spongiform encephalopathy: infectious amyloidosis with a genetic twist. Lancet 337 (1991) 1019
Cervós-Navarro, J., R. Ferszt: Brain edema. Advances in Neurology, vol. 28. Raven Press, New York 1980
Cervós-Navarro, J., R. Ferszt: Klinische Neuropathologie. Thieme, Stuttgart 1989
Friede, R. L.: Developmental Neuropathology. Springer, Wien 1975
Hesdorfer, D. C., W. A. Hauser: Spina bifida in infants of women taking carbamazepine. New. Engl. J. Med. 325 (1991) 663
Hirano, A.: Praktischer Leitfaden der Neuropathologie. Springer, Berlin 1983
Kleihues, P., et al.: Chemical Carcinogenesis in the nervous system. Int. Rev. exp. Path. 15 (1976) 153
Kleihues, P., et al.: DNA-modification and repair in the experimental induction of nervous system tumors by chemical carcinogens. Ann. N. Y. Acad. Sci. 381 (1982) 290
Kleihues, P., et al.: Histological Typing of Tumours of the Central Nervous System. World Health Organization International Classification of Tumours. Springer, Berlin 1993
Koprowski, H., et al.: Multiple sclerosis and human T-lymphotropic retroviruses. Nature 318 (1985) 154
Kurtzke, J. F., et al.: Multiple sclerosis: chanching times. Neuroepidemiology 10 (1991) 197
Lewis, A. J.: Mechanisms of Neurological Diseases. Little, Brown & Co., Boston 1976
Lund, R. D.: Development and Plasticity of the Brain. An introduction. Oxford University Press, New York 1978
Manetto, V., et al.: Ubiquitin is associated with abnormal cytoplasmic filaments characteristic of neurodegenerative disease. Proc. Natl. Acad. Sci. 85 (1988) 4501
Meldrum, B., H. J. Garthwaite: Excitatory amino acid neurotoxicity and neurodegenerative disease. Trans. Pharmacol. Sci. 11 (1990) 379
Okazaki, H.: Fundamentals of Neuropathology. Igaku-Shoin, New York 1983
Peiffer, J.: Neuropathologie. In Remmele, W.: Pathologie, Bd. IV. Springer, Berlin 1984
Prineas, J. W., et al.: Interactions of astrocytes and newly formed oligodendrocytes in resolving multiple sclerosis lesions. Lab. Invest. 63 (1990) 624
Prineas, W., et al.: Multiple sclerosis. Lab. Invest. 61 (1989) 489
Reddy, E. P., et al.: Amplification and molecular cloning of HTLV-I sequences from DNA of multiple sclerosis patients. Science 243 (1989) 529
Roberts, G. W.: Playing clue with Prion disease. Lab. Invest. 65 (1991) 607
Rose, F. C.: Modern Approaches to the Dementias. Karger, Basel 1985
Russell, D. S., L. J. Rubinstein: Pathology of Tumors of the Nervous System, 4. ed. Arnold, London 1977
Ule, G., F. W. Kolkmann: Pathologische Anatomie der Kreislaufstörungen. In Gänshirt, H.: Der Hirnkreislauf. Physiologie, Pathologie, Klinik. Thieme, Stuttgart 1972 (S. 47)
Ulrich, J.: Grundriß der Neuropathologie (Heidelberger TB Nr. 155). Springer, Berlin 1975
Volk, B.: Alkohol und Nervensystem. Pharmazeutische Verlagsgesellschaft, München 1985
Wallace, D., et al.: Familial mitochondrial Encephalomyopathy: Characterization of a mitochondrial DNA disease. Cell 55 (1988) 601
Wekerle, H.: Immunopathogenesis of multiple sclerosis. Acta Neurol. 13 (1991) 197
Weller, R. O., et al.: Clinical Neuropathology. Springer, Berlin 1983
Zülch, K. J.: Biologie und Pathologie der Hirngeschwülste. In Olivecrona, H., W. Tönnis: Handbuch der Neurochirurgie, Bd. III. Springer, Berlin 1956

Peripheres Nervensystem

W. Schlote und U.-N. Riede

Das periphere Nervensystem beginnt an den Wurzelaustrittsstellen, wo auch die Blut-Hirn-Schranke endet und die Axone durch die Schwann-Zellen und die von ihnen gebildeten Markscheiden umhüllt werden. Das Myelinisierungsgebiet einer Schwann-Zelle wird als Internodium bezeichnet (Abb. 19.**70a**). Im Axon findet ein lebhafter Stofftransport statt (Axonfluß), der sowohl antero- als auch retrograd verlaufen kann.

Je nachdem, an welcher Stelle ein peripherer Nerv beschädigt wird, reagiert er mit einer anderen Degenerationsform. Ist seine Stoffwechsellage prekär, so verkümmert der distale Nervenabschnitt, und die entsprechende Degeneration schreitet retrograd fort. Sie wird als *axonale Degeneration* (Dying-back-Neuropathie) bezeichnet. Ähnliches gilt auch für den Fall einer Axondurchtrennung *(Waller-Degeneration)*. Wird jedoch primär eine Schwann-Zelle geschädigt, sei es durch Hypoxie, bakterielle oder chemische Giftstoffe, sei es durch überbordende T-Lymphozyten-Attacken, zerfällt die von ihr versorgte Markscheide. Das Resultat ist eine *segmentale Demyelinisierung*. Diese Degenerationsformen stellen Reaktionsmuster des peripheren Nervensystems dar, welche die nichtneoplastischen Nervenerkrankungen in Form der **peripheren Neuropathien** charakterisieren. Diese können die motorischen und/oder sensorischen und/oder vegetativen Nerven betreffen.

Die **entzündlichen Läsionen** beruhen auf Infektionen mit Erregern, die es entweder besonders auf die peripheren Nerven abgesehen haben oder Immunreaktionen auslösen, die besonders die peripheren Nerven beuteln. Die **neoplastischen Läsionen** gehen von den Nerven-Hüllzellen (= Schwann-Zellen) aus, denn die Nervenzellen selbst können sich nicht mehr vermehren.

Periphere Neuropathien

Allgemeine Definitionen und Pathogenese: Unter dem Begriff „periphere Neuropathien“ werden im folgenden nicht-neoplastische Krankheiten des peripheren Nervensystems zusammengefaßt, die erworben oder genetisch bedingt sein können. Dabei unterscheidet man folgende Formen:

- *Mononeuropathie:* Ausfall eines Nerven,
- *Polyneuropathie:* Ausfall mehrerer Nerven,
- *Mononeuritis multiplex:* regelloser Ausfall mehrerer Nerven.

Je nachdem, welches Nervensystem in Mitleidenschaft gezogen ist, unterscheidet man:

- *motorische Neuropathien:* beim Befall motorischer Nerven,
- *sensorische Neuropathien:* beim Befall peripherer Äste von Spinalganglienzellen und sensorischer intrakranieller Ganglienzellen,
- *autonome Neuropathien:* beim Befall von Fortsätzen autonomer Ganglienzellen.

Diesen Neuropathien liegt entweder eine axonale Degeneration oder eine segmentale Demyelinisierung zugrunde:

- *Waller-Degeneration*

Definition: Damit bezeichnet man den Untergang des distalen Axonanteils nach (physikalischer, chemischer oder toxischer) Kontinuitätsunterbrechung des Axons (= Sonderform der axonalen Degeneration).

Formale Pathogenese: Im proximalen Axonabschnitt kommt es innerhalb weniger Stunden nach der Kontinuitätsunterbrechung durch den anterograden Axonfluß zu einem Aufstau an Zytoskelettanteilen und Organellen mit entsprechender Axonschwellung (Abb. 19.**70a–d**). Die Markscheiden ziehen sich etwas vom Axonstumpf zurück. Auch der distale Axonabschnitt schwillt an (retrograder Axonfluß). Nach einigen Tagen geht der gesamte distale Axonabschnitt samt den Markscheiden zugrunde. Der Zerfall der Markscheiden ist hierbei ein sekundäres Phänomen, weil nach dem Zugrundegehen der Axone der innere Druck fehlt, der die Markscheiden in ihrer Röhrenform erhält; sie kollabieren und brechen in Myelinballen auseinander. Nach knapp 2 Wochen beginnen die Schwann-Zellen und die eingewanderten Histiozyten, die Trümmer der distalen Axonabschnitte und Myelinballen zu resorbieren; die Schwann-Zellen proliferieren und bilden ein dem ursprünglichen Nervenfaserverlauf folgendes Band (= Hanke-Büngnersches Band). Daran orientieren sich die bereits wenige Tage nach der Kontinuitäts-

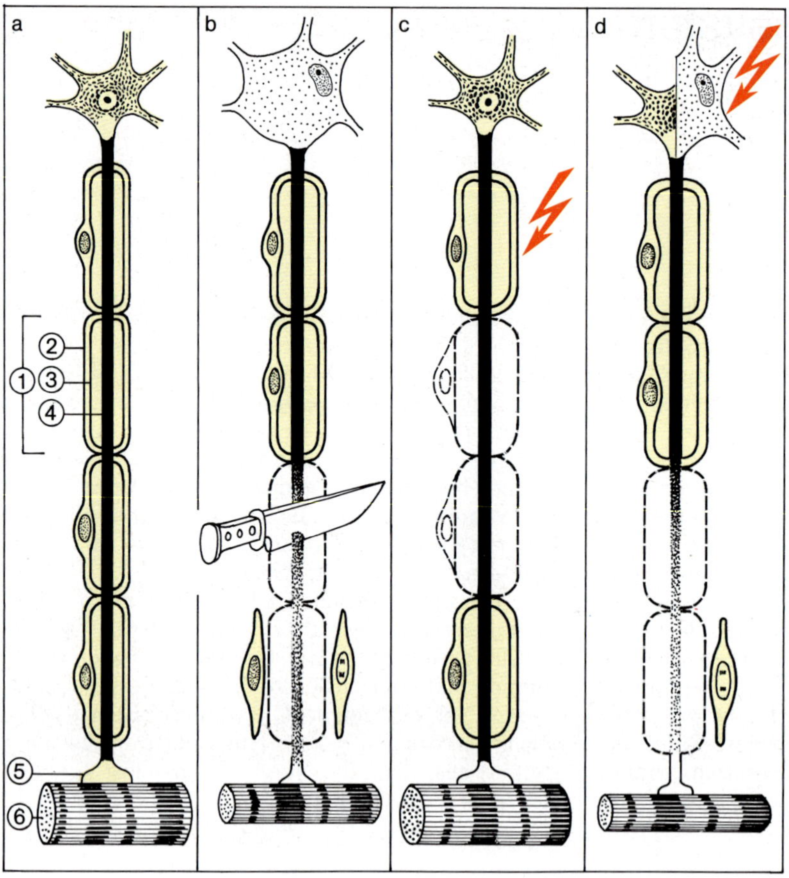

Abb. 19.**70a–d** Degenerationsformen peripherer Nerven:
a Normal
b Waller-Degeneration
c Segmentale Demyelinisierung
d Axonale Degeneration
1 = Internodium, begrenzt durch Ranvier-Schnürringe
2 = Schwann-Zellen
3 = Markscheiden
4 = Axon
5 = motorische Endplatte
6 = Muskelfaser

unterbrechung aussprossenden Axone. Gelingt dies ihnen nicht, so wachsen sie zu einem Knäuel aus, der als *Narbenneurom* (s. Abb. 7.**13**, S. 341) bezeichnet wird.

Gelingt dagegen der Anschluß an die Schwann-Zellsäulen, so wachsen die Axone bis in das ursprüngliche Terminalgebiet vor und bilden wieder Synapsen mit den quergestreiften Muskelfasern und/oder wachsen in sensible Endformationen (z. B. Tastkörperchen) hinein. Danach werden die regenerierten Axone aufsteigend von distal nach proximal wieder myelinisiert.

- *Axonale Degeneration*

Definition: Dies ist eine neuronale Dysfunktion, bei der das Neuron unfähig ist, die strukturelle Integrität seines axonalen Zellfortsatzes aufrechtzuerhalten (= neuroaxonale Dystrophie).

Formale Pathogenese: Die Läsion beginnt in typischer Weise in der Axonperipherie, wobei die Degeneration zentripetal fortschreitet und oft von einer Chromatolyse des Nervenzellkörpers begleitet wird. In den vom Axonzerfall betroffenen Abschnitten der Nervenfasern gehen auch die Markscheiden zugrunde. Die Axone weisen vor ihrem Zerfall oft eine Reihe charakteristischer ultrastrukturell-pathologischer Veränderungen auf. Dazu gehören: Membranstapel, multivesikuläre Körperchen, Riesenmitochondrien und Lysosomen.

- *Segmentale Entmarkung*

Definition: Damit bezeichnet man einen Markscheidenuntergang, der auf einer primären Schädigung einiger Schwann-Zellen innerhalb eines peripheren Nerven beruht und deshalb – im Gegensatz zur Waller-Degeneration – nur einzelne Internodien betrifft und nicht zum Axonuntergang führt. Die segmentale Entmarkung ist ein Analogon zur primären Entmarkung im Gehirn.

Formale Pathogenese (Abb. 19.**70a–d**): Nachdem die Markscheiden internodal zugrunde gegangen sind, kann es zu einer Remyelinisierung durch die verbliebenen Schwann-Zellen kommen, welche proliferieren. Gelegentlich wiederholen sich mehrere Demyelinisierungs- und Remyelinisierungsvorgänge hintereinander, so daß sich die Schwann-Zellen samt den von ihnen produzierten Kollagenfasern zwiebelschalenartig anhäufen. Das dazugehörige Axon bleibt aber in jedem Fall erhalten (= „Zwiebelschalen-Neuropathie"). Bei den hereditären motorisch-sensorischen Neuropathien (S. 1092) entstehen auch Zwiebelschalenformationen um virtuelle Zentren (Abb. 19.**71a** u. **b**).

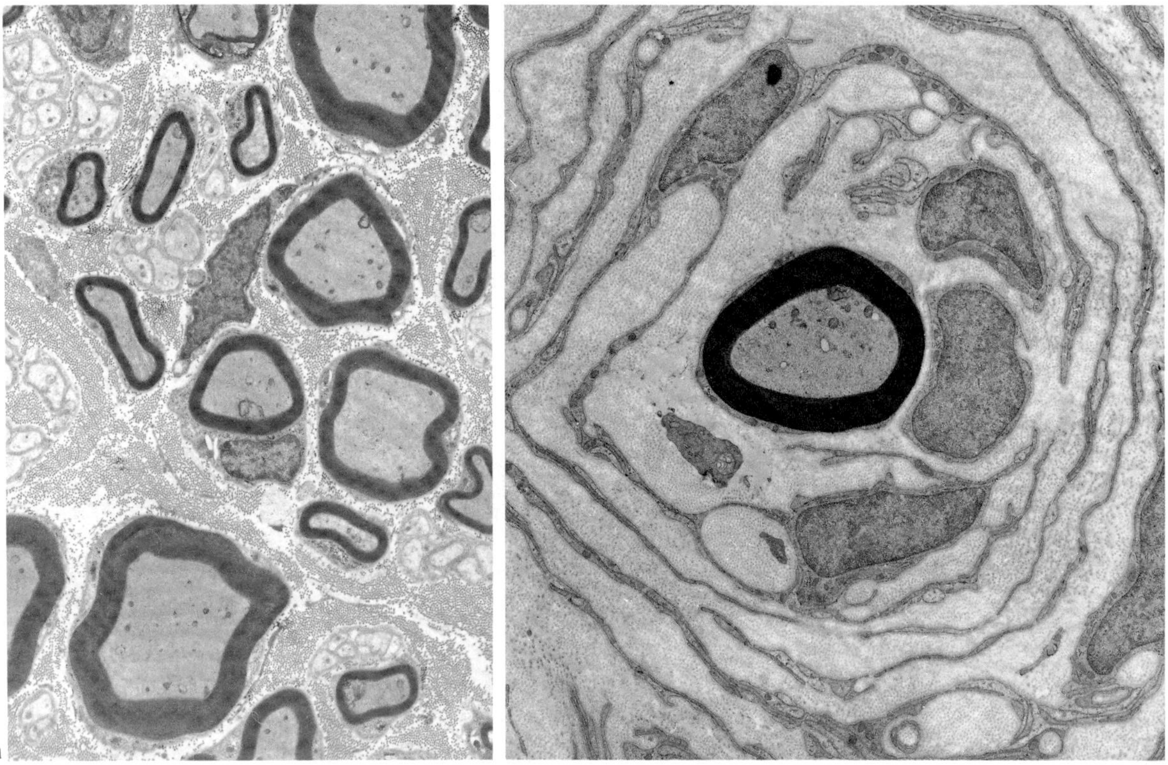

a b

Abb. 19.**71** **a** u. **b**
a Normaler Querschnitt eines peripheren Nervs (N. suralis) (EM, Vergr. 1 : 4000)
b Hereditäre motorisch-sensorische Neuropathie mit zwiebelschalenartiger, konzentrischer Schichtung der Schwann-Zellfortsätze

Polyneuropathien

Allgemeine Definition: Es handelt sich um meist symmetrische Erkrankungen der peripheren Nerven, die zu sensiblen, motorischen und vegetativen Störungen führen und durch neurotoxische Prozesse oder neurometabolische Prozesse ausgelöst werden.

Vom Kliniker werden oft die klinisch ähnlich verlaufenden Polyneuritiden hinzugerechnet, die pathologisch-anatomisch jedoch in den meisten Fällen eindeutig von diesen unterschieden werden können (s. unten).

Je nachdem, ob der auslösende neurotoxische Prozeß am Perikaryon der Nervenzelle, am Axon oder an der Markscheide angreift oder sich im gefäßtragenden interstitiellen Bindegewebe der Nerven abspielt, unterscheidet man die folgenden Formen der Polyneuropathien:

- *Neuronale Polyneuropathien*

Pathogenese: Gifte wie Adriamyzin, Vincristin, Quecksilber, Aluminium und Cadmium greifen direkt am Perikaryon der Nervenzellen an. Sie stören sowohl die Proteinsynthese als auch den anterograden Axonfluß, so daß die Nervenperipherie und damit das Axon abstirbt. Dieser Schädigungstyp kommt auch bei der amyotrophen Lateralsklerose, bei der spinalen Muskelatrophie und beim Friedreich-Syndrom vor (S. 1061).

- *Axonale Polyneuropathien*

Pathogenese: Hier greift die Noxe entweder am ganzen Axon oder nur am distalen Axonanteil an, so daß es zu einer axonalen Degeneration kommt. Im ersteren Falle kann beispielsweise eine Hemmung glykolytischer Enzyme im Rahmen eines Diabetes mellitus, einer Alkoholintoxikation oder einer Urämie zugrunde liegen, was eine Desintegration des gesamten Axons und einen Markscheidenzerfall nach Art einer Waller-Degeneration zur Folge hat. Im letzteren Falle wird das axonale Zytoskelett im distalen Bereich der Nervenfaser geschädigt. Dadurch erlahmt der retrograde Axonfluß und das Axon stirbt in zentripetaler Richtung ab (= sog. axonodistale Neuropathie). Der Markscheidenzerfall folgt nach. Auslösende Noxen sind Acrylamid, Colchicin, Karbondisulfid, Vitamin B_1- und B_6-Mangel.

- *Demyelinisierende Polyneuropathien*

Pathogenese: Bei ihnen wird primär die Schwann-Zelle, aber nicht das Axon geschädigt, so daß eine segmentale Demyelinisierung des betreffenden Nerven resultiert. Durch wiederholte Remyelinisierungsepisoden ordnen sich die Schwann-Zellen samt ihren Fortsätzen zwiebelschalenartig und konzentrisch an, so daß der geschädigte Nerv eine palpable Verdickung erfährt. Zu den auslösenden Ursachen gehören:

– *Metabolische Störungen:* mit Schädigung der Schwann-Zellen durch gespeicherte, nicht weiter abbaubare Myelinbestandteile (Sphingolipidosen,

Diabetes mellitus, Paraproteinämien, hereditäre Neuropathien) (s. Tab. 19.**10**);
- *Überempfindlichkeitsreaktionen* Typ II, Typ IV mit immunkomplexbedingter oder lymphozytärer Markscheidenschädigung (Neuritis Guillain-Barré, s. unten);
- *toxische Schädigung* der Schwann-Zellen (z. B. durch Blei, Isoniazid, Diphtherietoxin).

● *Interstitielle Polyneuropathien*
Pathogenese: Bei diesen Neuropathieformen kommt es infolge Ischämie und/oder einer Gefäßerkrankung bei Diabetes mellitus, Panarteriitis nodosa, Lupus erythematodes, Lues III, lepromatöser Lepra und Gefäßamyloidose zu Gewebsschäden und einer Entzündungsreaktion, die sich im Bereich des Endo- und Perineuriums abspielt oder die Vasa vasorum betrifft. Die meist stenosierenden Gefäßveränderungen erschweren die Diffusionsernährung und führen zu einer Nervenfaserdegeneration mit konsekutiver Vernarbung des interstitiellen Bindegewebes (endoneurale Fibrose), was eine sekundäre Beeinträchtigung der Nervenfaserernährung nach sich ziehen kann.

Klinisch resultiert meist eine nicht-symmetrische *„Mononeuritis multiplex"*.

Hereditäre Neuropathien

Allgemeine Pathogenese: Diese Gruppe vererblicher Erkrankungen des peripheren Nervensystems ist sehr selten. Sie geht überwiegend auf eine Entmarkung, aber auch auf axonale Degeneration peripherer Nerven zurück und hat ihre Ursache in teilweise noch ungeklärten Stoffwechselstörungen der Schwann-Zellen, aber auch der Ganglienzellen. Hierher gehören auch die verschiedenen Formen der heredofamiliären Amyloidosen mit Ausbildung hereditärer sensorischer und autonomer Neuropathien. Die wichtigsten Formen der hereditären Neuropathien sind in Tab. 19.**10** zusammengestellt.

Entzündliche Läsionen

Allgemeine Definition: Bei einer Neuritis (Polyneuritis) liegt meist ein erregerbedingtes Entzündungsgeschehen mit spezifischer Immunreaktion (vorwiegend vom zellgebundenen Typ) gegen die Spinalganglienzellen und die peripheren Nerven, besonders der Wurzelnerven, vor. Je nachdem, in welchem

Tabelle 19.**10** Hereditäre Neuropathien: Vererbungsmodus, Pathologie, Klinik

Krankheit	Vererbung	Pathologie	Klinik
HMSN Typ I (Morbus Charcot-Marie-Tooth) peroneale Muskelatrophie	AD	Entmarkung, „Zwiebelschalen-NP", distale Axondegeneration	distale motorische und sensorische Störungen: Beinmuskelatrophie – Storchenbeine, Hohlfuß – milder Verlauf – stark reduzierte Nervenleitung
HMSN Typ II (Morbus Charcot-Marie-Tooth) peroneale Muskelatrophie	AD	wie Typ I, ohne „Zwiebelschalen-NP" geringe Entmarkung, distale Axondegeneration	wie Typ I – gering reduzierte Nervenleitung
HMSN Typ III (Morbus Déjerine-Sottas)	AR	wie Typ I „Zwiebelschalen-NP" distale Axondegeneration	distale motorische und sensorische Störungen wie Typ I, jedoch – schwerer Verlauf
HMSN Typ IV (Morbus Refsum)	AR	wie Typ I „Zwiebelschalen-NP" distale Axondegeneration	s. Phytansäurelipidose (S. 100)
HSAN-Typ I (akrodystrophische NP)	AD	distale Axondegeneration ohne nennenswerte Entmarkung	distale sensorische Störungen – Beginn in Adoleszenz – Mutilationen im Finger-, Zehenbereich
HSAN Typ II (akrodystrophische NP)	AR	distale Axondegeneration Verlust markhaltiger Fasern	distale sensorische Störungen – Beginn im Kindesalter – Mutilationen im Finger-, Zehenbereich
HSAN Typ III (Riley-Day-Syndrom) familiäre Dysautonomie	AR	Nervenzellverlust in spinalen sensorischen und peripheren autonomen Ganglien	– Thermoregulationsverlust – Dysästhesie – Hyposmie, Alakrimie

HMSN = hereditäre motorische und sensorische Neuropathie
HSAN = hereditäre sensorische und autonome Neuropathie
NP = Neuropathie
AD = autosomal dominant, AR = autosomal rezessiv

Nervenabschnitt die Entzündung vorherrscht, spricht man von einer *Neuritis, Radikuloneuritis* oder *Ganglioradikuloneuritis*.

1. Herpes-zoster-Neuritis

Definition: Der Herpes zoster ist durch eine segmentale Entzündung der spinalen und/oder kranialen Nerven samt den zugehörigen Ganglien sowie durch eine band- oder gürtelförmige vesikulöse Dermatitis (S. 928) im Ausbreitungsgebiet der befallenen sensorischen Nerven (Gürtelrose) charakterisiert.

Pathogenese: S. 252.

Morphologisch liegt an den Spinalganglien der betroffenen Segmente eine Ganglioradikuloneuritis vor. Dabei gehen einige Ganglienzellen zugrunde, was eine Degeneration ihrer Axone samt Markscheiden nach sich zieht. Das bindegewebige Interstitium des betreffenden peripheren Nerven sowie der Spinalganglien ist lymphohistiozytär infiltriert und durch ein seröses Exsudat aufgelockert (Abb. 19.**72**). Zusätzlich kann eine Zostervaskulitis mit Gefäßverschluß auftreten, die zu sekundären Gewebsschäden führt, bisher aber vorwiegend bei Zosterenzephalitisfällen im Gehirn gefunden wurde.

2. Guillain-Barré-Polyneuritis

Definition: Dies ist eine akute demyelinisierende Entzündung des peripheren Nervensystems, die sich oft im Anschluß an einen viralen Infekt entwickelt, meist die Rückenmarkswurzeln besonders betrifft (Polyradikulitis) und zu einer aufsteigenden Parese führen kann.

Pathogenetisch ist diese Neuritisform nur teilweise geklärt. Offenbar kommt es im Anschluß an eine Virusinfektion (Herpes-, Zytomegalo-, Epstein-Barr-, HIV-, Influenzaviren), an eine antivirale Impfung (Tollwut), eine Campylobacter-jejuni-Infektion, im Rahmen einer Serumkrankheit oder Paraneoplasie zur Sensibilisierung von T-Lymphozyten gegen Myelinkomponenten peripherer Nerven, welche Makrophagen veranlassen, die Myelinscheiden zu zerstören. Außerdem werden auch Antikörper gegen Kalziumkanalproteine gebildet, welche das Krankheitsbild mitbestimmen.

Morphologie: Die Entzündung betrifft die Spinalganglien und die Rückenmarkswurzeln zugleich. Aus den entzündeten Wurzeln tritt ein eiweißreiches Exsudat in den Subarachnoidalraum über, so daß im Liquor zwar die Eiweißfraktion, aber nicht die Zellzahl erhöht ist (= *albuminozytologische Dissoziation)*. Die betroffenen Nerven werden vor allem in ihrem proximalen Bereich durch Lymphozyten und Histiozyten infiltriert, die durch Angriff auf die Markscheiden deren Zerfall in Form einer segmentalen Entmarkung einleiten. Die Myelinfasern werden dabei wie bei einer demyelinisierenden Polyneuropathie von proliferierenden Schwann-Zellen phagozytiert.

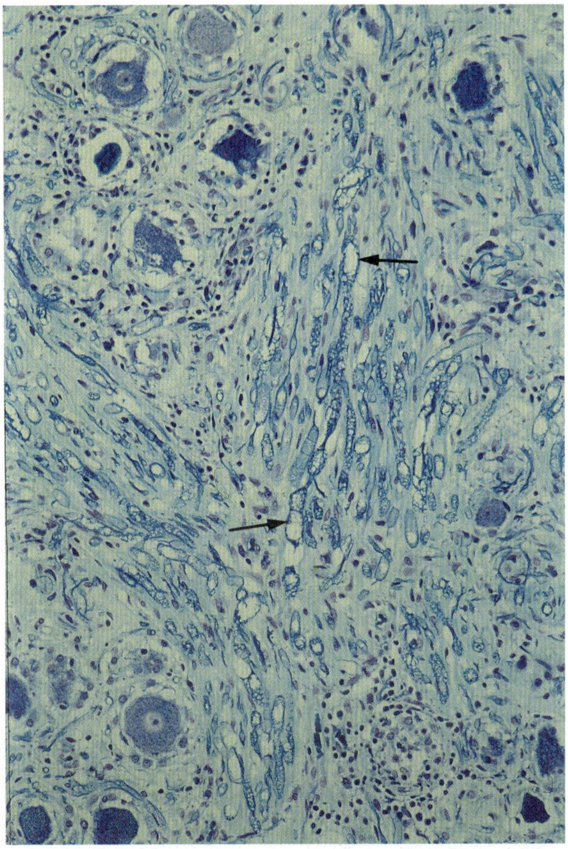

Abb. 19.**72** Neuritis zosterica (= Herpes-zoster-Neuritis) mit vakuolärer Axonendegeneration (Pfeile) und lymphohistiozytärem Entzündungsinfiltrat in einem Spinalganglion (Toluidinblau; Vergr. 1 : 350; Original: Schaefer)

Klinik: Die Erkrankung steigt durch Übergriff von einem Wurzelpaar aufs andere rasch auf und führt zu einer Parese, die bei Erreichen der C4-Wurzeln eine Atemlähmung zur Folge haben kann (= *aszendierende Landry-Paralyse*). Rückbildung und Besserung nach spätestens 4 Wochen. Prognose: gut.

Neoplastische Läsionen

1. Neurinom (ICD-O.9560/0)

Definition und Morphologie: S. 1083.
Die extrakraniellen Neurinome bevorzugen die Nn. sympathicus, vagus, peroneus und ulnaris. Folglich kommen sie gehäuft im Bereich des Kopfes, Nackens, der unteren und oberen Extremität und des Stammes vor. Die im Hautbereich häufigen Neurinome haben eine echte bindegewebige Kapsel und imponieren als exzentrische Geschwülste der betroffenen Nerven (Abb. 19.**73**).

2. Neurofibrom

Definition und Morphologie: S. 1084.
Die extrakraniellen Neurofibrome imponieren, wenn sie von größeren Nerven ausgehen, als kolbige Auftreibungen und liegen in tiefen Hautschichten. Meist gehen sie aber von kleinen Nerven der Subkutis aus, sind nicht bindegewebig abgekapselt und dehnen sich in das umgebende Weichteilgewebe aus (Abb. 19.**74**).

3. Maligner peripherer Nervenscheidentumor

Definition: Dies ist ein maligner Weichteiltumor (Grad-III-Tumor), der sich von Schwann-Zellen, perineuralen Zellen und/oder Nervenscheidenfibroblasten herleitet (= malignes Schwannom, neurogenes Sarkom).

Diese Tumoren können als primär maligne Tumoren auftreten oder sich entweder aus einem Neurinom oder als Komplikation der Neurofibromatose aus einem Neurofibrom entwickeln. Sie manifestieren sich meist im Erwachsenenalter, vor allem Gesäß, Bein- und Armbereich.

Morphologie: Die meist großen Tumoren haben eine fischfleischfarbige Schnittfläche (z. T. mit Blutungen und Nekrosen) und weisen ein lokal aggressives Wachstum auf. Histologisch ist bei einigen Tumoren noch eine Ähnlichkeit mit einem Neurinom oder Neurofibrom erkennbar; bei fortgeschrittener Tumorprogression sind die Tumoren sarkomatös-entdifferenziert. Sie sind aus polymorphen spindelförmigen Zellen mit hoher mitotischer Aktivität und mit variabler Expression von S-100-Antigen aufgebaut, die in einem lockeren Retikulinfaserfilz (Kollagen Typ III) eingebettet sind.

Klinik: Rasch wachsender, lokal-aggressiver Tumor. Metastasierung möglich. Hohes Rezidivrisiko.

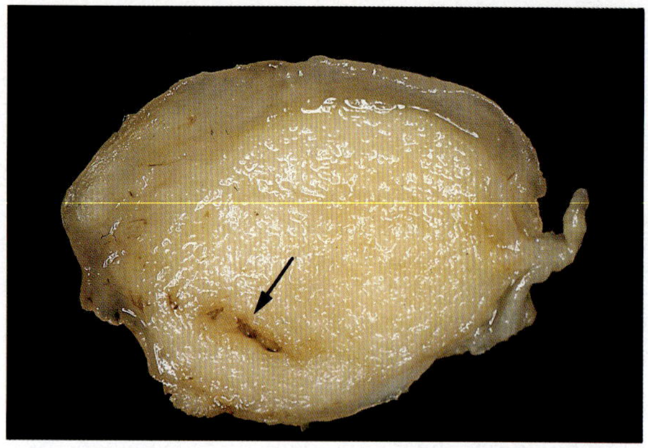

Abb. 19.**73** Neurinom eines peripheren Nervs. Dieser ist am rechten Bildrand als kleiner Reststummel noch erkennbar. Der Tumor selbst ist kugelig und bindegewebig abgekapselt und weist auf der Schnittfläche regressiv-zystische Läsionen (Pfeil) auf

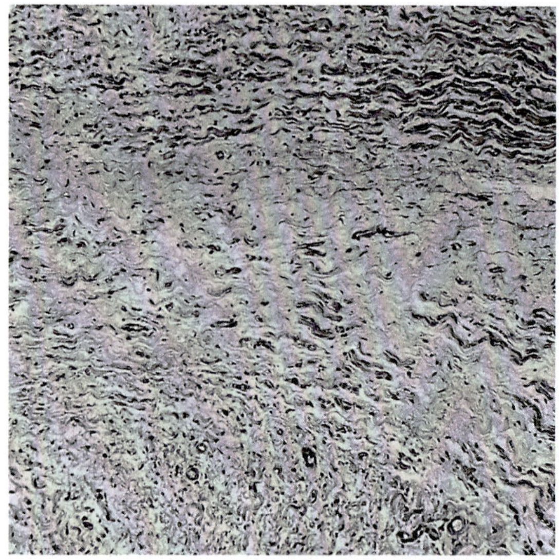

Abb. 19.**74** Neurofibrom eines peripheren Nervs mit typisch welliger Anordnung der Tumorzellen in einem lockeren Faserfilz (HE, Vergr. 1 : 150)

Literatur

Berthold, F.: Neuroblastom. Dtsch. Ärztebl. 82 (1985) 3170

Burger, P. D., F. S. Vogel: Surgical Pathology of the Nervous system and its Coverings. 2nd ed. Wiley & Sons, New York 1982

Dyck, P. J., et al.: Peripheral Neuropathy, 2 vol., 2nd ed. Saunders, New York 1984

Harkin, J. C., R. J. Reed: Tumors of the Peripheral nervous System. Atlas of Tumor Pathology, 2nd ser., Fasc. 3. A. F. I. P. Washington 1969

Krücke, W.: Pathologie der peripheren Nerven. In: Handbuch der Neurochirurgie, Bd. VIII/3. Springer, Berlin 1974

Ludin, H. P., W. Tackmann: Polyneuorpathien. Thieme, Stuttgart 1984

Matsunou, H., et al.: Histopathologic and immunohistochemical study of malignant tumors of peripheral nerve sheath (malignant Schwannoma). Cancer 56 (1985) 2269

Peiffer, J.: Neuropathologie. In Remmele, W.: Pathologie 4. Springer, Berlin 1984 (S. 5)

Peters, G.: Klinische Neuropathologie, 2. Aufl. Thieme, Stuttgart 1970

Ropper, A. H.: The Guillain-Barré-Syndrome. New Engl. J. Med. 326 (1992) 1130

Treuner, J.: Weichteilsarkome im Kindesalter. Dtsch. Ärztebl. 82 (1985) 3172

Weller, R. O., J. Cervos-Navarro: Pathology of Peripheral Nerves. Arnold, London 1976

Das Nervensystem nimmt Signale auf und verarbeitet sie; es bildet aber auch neue Signale und leitet sie an die entsprechenden Erfolgsorgane weiter. Auf diese Weise koordiniert es die Funktion der verschiedenen Organe und setzt zum richtigen Zeitpunkt auch das körpereigene Fortbewegungssystem in Gang. Dessen Hauptaufgabe besteht darin, den Organismus zur Entfaltung seiner verschiedenen Funktionen in den jeweils optimalen Lebensraum zu befördern. Im folgenden werden die Erkrankungen derjenigen Gewebe besprochen, die für den aufrechten Gang und das manuelle Geschick verantwortlich sind: *„Lokomotorisches System“.*

20 Lokomotorisches System

U.-N. Riede, C. P. Adler, A. J. Olah, W. Schlote, W. Mohr, H.-E. Schaefer und W.-W. Höpker

Skelettmuskulatur

W. Schlote, U.-N. Riede und H.-E. Schaefer

Eine Skelettmuskelfaser stellt eine durch Fusion mehrerer Myoblasten entstandene „Vielkernzelle" dar. Ihr Stoffwechsel, ihre Struktur und ihr Kaliber hängen von der neuromuskularen Impulsübertragung ab. Die enzymhistochemisch unterschiedlichen Typ-I- und -II-Fasern liegen normalerweise in einem *„Schachbrettmuster"* nebeneinander und werden von verschiedenen Neuronen innerviert. Geht der Neurit eines peripheren Nervs zugrunde, dann wird sein Versorgungsgebiet vom Nachbarneuriten synaptisch mitversorgt. Dadurch entstehen größere Felder enzymhistochemisch einheitlich reagierender Muskelfasern, was als *„Fasertypengruppierung"* bezeichnet wird (Abb. 20.**1a** u. **b**). Diese ist für neurogen ausgelöste Muskelerkrankungen in Form der **neurogenen Muskelatrophien** typisch. Davon abzutrennen sind die **Myopathien,** welche auf eine Erkrankung der Skelettmuskulatur selbst zurückgehen. Hier sind die Muskelfasern regellos betroffen und weisen Sarkoplasmadefekte, Nekrosen und Regenerate auf. Die **entzündlichen Läsionen** der Skelettmuskulatur umfassen die seltenen infektiösen Myositiden sowie die häufigen autoaggressiven Muskelentzündungen und können gelegentlich als **tumorartige Läsion** imponieren. Schließlich kann die Skelettmuskulatur auch durch Schädigungen der motorischen Endplatte **(Endplattenläsionen)** beeinträchtigt sein. Ursächlich kommen dabei autoaggressive Antikörper und bestimmte Bakteriengifte in Betracht. Die **neoplastischen Läsionen** der quergestreiften Muskulatur in Form der *Rhabdomyome* und *Rhabdomyosarkome* sind selten und entstehen noch seltener in der Skelettmuskulatur selbst.

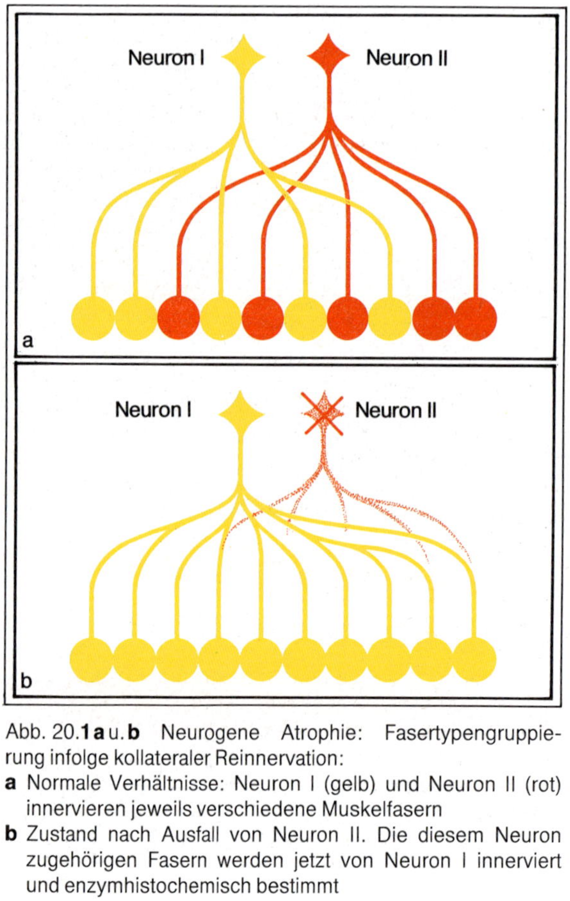

Abb. 20.**1a** u. **b** Neurogene Atrophie: Fasertypengruppierung infolge kollateraler Reinnervation:

a Normale Verhältnisse: Neuron I (gelb) und Neuron II (rot) innervieren jeweils verschiedene Muskelfasern

b Zustand nach Ausfall von Neuron II. Die diesem Neuron zugehörigen Fasern werden jetzt von Neuron I innerviert und enzymhistochemisch bestimmt

Allgemeine Definitionen: Nach kausal-pathogenetischen Gesichtspunkten lassen sich die Krankheiten der Skelettmuskulatur folgendermaßen unterteilen:

- *Neurogene Muskelkrankheiten* (= neurogene Muskelatrophien): Sie beruhen auf einer Störung oder Erkrankung der innervierenden Nervenfasern und treten bei degenerativen Prozessen des zentralen und/oder peripheren Nervensystems auf.
- *Myopathien:* Unter diesem Begriff werden alle diejenigen Muskelerkrankungen zusammengefaßt, die entweder auf einen krankhaften, in der Skelettmuskulatur selbst entstandenen Prozeß zurückgehen (kongenitale Myopathien, mitochondriale Myopathien, Muskeldystrophien) oder auf einer Mitbeteiligung der Skelettmuskulatur bei einer Allgemeinerkrankung des Organismus beruhen (metabolische, endokrine, ischämische, vaskuläre, toxische und paraneoplastische Myopathien).
- *Endplattenläsionen (= Erkrankungen der motorischen Endplatte)* mit entsprechender Störung der Impulsübertragung (Myasthenia gravis).

Neurogene Muskelatrophien

Definition: S. 1096.

Ätiologie: Neurogene Muskelatrophien treten vor allem bei folgenden Erkrankungen auf:

- *Spinale/bulbäre Muskelatrophie* infolge Schädigung oder Erkrankung der motorischen Vorderhornzellen des Rückenmarks und/oder der motorischen Hirnnervenkerne,
- *Polyneuropathie/Polyneuritis* infolge Schädigung oder Erkrankung des peripheren Nervs durch exogene Noxeneinwirkung,
- *hereditäre motorisch-sensorische Neuropathien* infolge genetisch bedingter Erkrankung des peripheren Nervs.

Die spinale Muskelatrophie, die hereditären Neuropathien, die Polyneuropathien und Polyneuritiden sind im Abschnitt „Peripheres Nervensystem" (S. 1090) besprochen.

Allgemeine Morphologie: Nach Nervendurchtrennung oder Ausfall des innervierenden Neurons wird der betroffene Skelettmuskel kleiner *(= Atrophie)* und erschlafft *(= muskuläre Hypotonie)*. Histologisch fällt dabei eine Verkleinerung des Muskelfaserkalibers und eine Formveränderung der Muskelfasern mit eckigen Querschnitten auf (Abb. 20.**2a** u. **b**). Die Muskelzellkerne rücken dicht aneinander und erscheinen vermehrt (= relative Kernvermehrung); sie bilden oft auch Kernhaufen (= „myogene mehrkernige Riesenzellen"). Die Zahl der Myofibrillen in der Muskelfaser nimmt bis auf einige wenige ab, die Muskelzellmembranen falten sich auf, ebenso ihre Basalmembranen, so daß sie als für die betreffende Zelle „zu weit" erscheinen. Auch bei hochgradiger neurogener Muskelatrophie gehen die Muskelzellen zunächst nicht zugrunde, sondern existieren in Form einer „Vita minima" weiter. Erst bei längerer Dauer des Krankheitszustandes zerfallen die Muskelfasern unter Zurücklassung ihrer leeren Basalmembranhüllen. Eine charakteristische, bei neurogener Atrophie fakultativ auftretende Strukturveränderung in den nicht mehr innervierten Muskelfasern ist das *Target-Phänomen:* Hierbei zerfallen die Myofibrillen nur in einem rundlichen, scharf abgegrenzten Bereich. In seinem Zentrum tritt ein dichtes bandförmiges Material auf. Am Defektrand häufen sich ringförmig Mitochondrien an. Das Resultat ist eine im Querschnitt schießscheibenartig erscheinende Strukturveränderung der Muskelfasern. Sie wird als Zeichen eines gestörten Stoffwechsels bei Wegfall der Innervation aufgefaßt (Abb. 20.**2b**).

Die neurogene Muskelatrophie nach Nervenschädigung führt zu einer Verkleinerung sowohl der

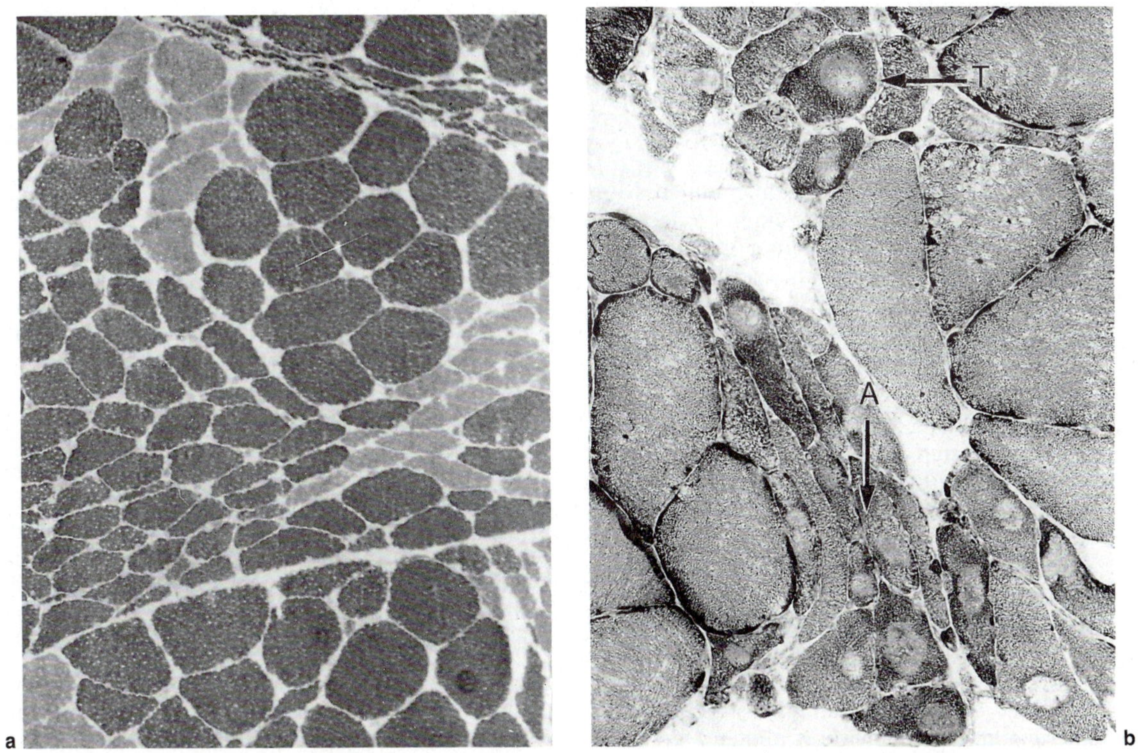

Abb. 20.**2a** u. **b** Neurogene Muskelatrophie:
a Fasertypengruppierung nach Darstellung der NADH-Dehydrogenase, die Typ-I-Fasern sind NADH-Dehydrogenase-positiv, die Typ-II-Fasern nicht (Vergr. 1 : 430)
b Gruppen atrophischer Fasern (A). Target-Phänomen (T) nach Darstellung der NADH-Dehydrogenase (Vergr. 1 : 600)

Typ-I- als auch der Typ-II-Fasern, wobei letztere Fasern im allgemeinen stärker betroffen sind. Eine selektive Typ-II-Faseratrophie findet sich bei Stilllegung des Muskels ohne Nervenläsion *(= Inaktivitätsatrophie)* und bei metabolisch induzierter Inaktivität (z. B. Anorexia nervosa, Tumorkachexie).

Myopathien

Definition: S. 1096.

Hierzu gehören folgende Krankheiten:

- kongenitale Myopathien,
- progressive Muskeldystrophien,
- mitochondriale Myopathien,
- metabolische Myopathien,
- toxische Myopathien.

Allgemeine Morphologie: Bei den Myopathien sind die Muskelfasern regellos betroffen, ihr Kaliber variiert von einer Faser zur anderen und viele Zellkerne sind in die Fasermitte verlagert. Im Sarkoplasma fallen strukturelle Veränderungen wie z. B. mottenfraßartige Defekte oder auch Verdichtungen vom Core-Typ (s. unten) auf, die bei neurogen-atrophischen Muskelfasern fehlen. Oft treten Fasernekrosen und Faserregenerate auf.

Kongenitale Myopathien

Allgemeine Definition: Dies sind Muskelkrankheiten, die bereits bei oder kurz nach der Geburt auffallen und daher wahrscheinlich auch schon pränatal bestanden haben. In seltenen Fällen machen sich die Erkrankungen erst im Jugend- oder Erwachsenenalter bemerkbar (Tab. 20.**1**).

Allgemeine Pathogenese: Die kongenitalen Myopathien beruhen vermutlich auf einem genetischen Defekt. Für einige von ihnen ist ein dominanter oder autosomal rezessiver Erbgang bekannt, die Mehrzahl der Fälle tritt sporadisch auf.

Allgemeine Morphologie (Abb. 20.**4a–d**): Meist findet man auf Muskelquerschnitten eine leichte bis mäßige Schwankung des Muskelfaserkalibers. Enzymhistochemische Reaktionen zeigen, daß gelegentlich ein Fasertyp stärker von der Muskelfaserverschmälerung betroffen ist als die anderen (Typ-I-Faseratrophie). Dieses Phänomen ist besonders bei der kongenitalen Fasertypendisproportionierung ausgeprägt. Hier findet man durchwegs atrophische Typ-I-Fasern bei normalen oder hypertrophischen Typ-II-Fasern. Viele kongenitale Myopathien sind durch charakteristische Strukturveränderungen gekennzeichnet, die licht- und elektronenmikroskopisch erkannt werden können (Tab. 20.**1**). Diese Veränderungen zeigen den kongenitalen Defekt an, korrelieren aber nicht mit dem Schweregrad der Erkrankung.

Klinik: Diese Kinder leiden meist von Geburt an unter einer extremen Verminderung des Muskeltonus (Hypotonie) und Bewegungsarmut (Hypokinese); es besteht eine

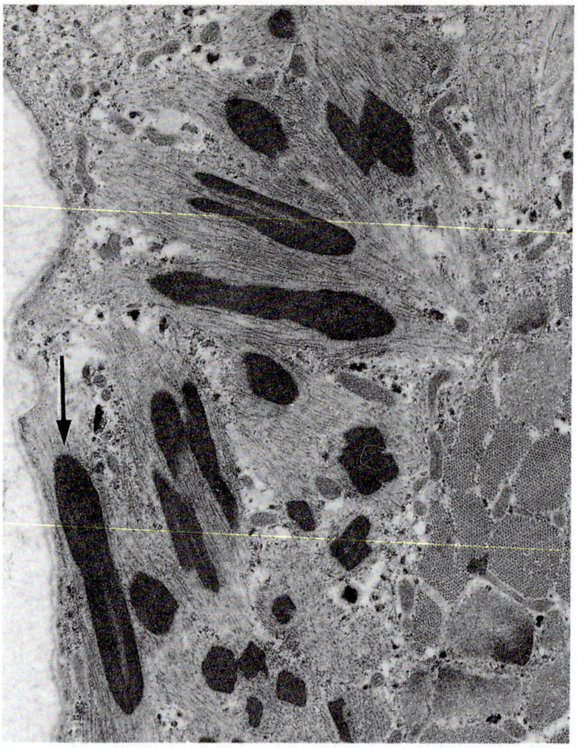

Abb. 20.**3** Kongenitale Myopathien: Nemaline-Myopathie mit Stabkörpern (Pfeil) am Rande einer Muskelfaser (EM, Vergr. 1 : 5200)

Hypo- bis Areflexie, da die neurogenen Impulse nicht ausreichend beantwortet werden können. Aus diesem Grund werden die Kinder häufig als „floppy infants" bezeichnet. In den folgenden Monaten stellen sich sekundäre Skelettanomalien ein. Insgesamt ist der Krankheitsverlauf jedoch bei den meisten kongenitalen Myopathien eher gutartig und nicht progredient. Er kann sich sogar mit fortschreitendem Alter des Patienten bessern. Viele Patienten lernen mit der Muskelschwäche zu leben und können einen Beruf ergreifen. Es gibt jedoch auch schwere progrediente Verlaufsformen, die durch Befall der Atemmuskulatur zum Tod durch Ateminsuffizienz oder durch begleitende Kardiomyopathie zum Tod durch Herzinsuffizienz führen.

Progressive Muskeldystrophien

Allgemeine Definition: Fortschreitende, meist erbliche Krankheitsprozesse mit mäßiger bis schwerer Muskelschwäche, die ohne entsprechende Veränderungen am zentralen oder peripheren Nervensystem in der frühen Kindheit (nicht unmittelbar nach der Geburt), selten erst im Jugend- oder Erwachsenenalter einsetzen und zur Körperbehinderung führen.

Allgemeine Pathogenese: Die Pathogenese der Muskeldystrophien ist noch weitgehend unbekannt und wahrscheinlich uneinheitlich. Es wird angenommen, daß unter anderem ein genetisch programmierter Strukturdefekt der Muskelzellmembran (= Sarkolemm) einen unkontrollierten Ioneneinstrom aus dem Extrazellularraum ins Innere der „Muskelzellen" nach sich zieht, wobei die erhöhte intrazelluläre

Tabelle 20.**1** Kongenitale Myopathien und kongenitale Muskeldystrophie

Myopathie (MP)	Klinik	Morphologie
zentronukleäre MP (Syn.: myotubuläre MP)	allgemeine schwere Muskelschwäche; meist Lidptose, Areflexie *Beginn:* Säuglings-, Kindesalter, selten Jugend-, Erwachsenenalter	zentrale Lage der Muskelzellkerne; frühkindliche Fälle: reduzierte Faserkaliber mit schmalem, perinukleärem Sarkoplasmasaum (Muskelschlauch – „Myotubus" – ist ein Erscheinungsbild fetaler unreifer Muskelfasern) *Betroffener Fasertyp:* häufig Typ-I-Faser-Atrophie
Central-core-MP und Multicore-MP	allgemeine Muskelschwäche und -hypotonie, proximale betonte motorische Entwicklungsverzögerung *Skelettanomalien:* Hüftgelenksdysplasie, hoher Gaumen, Scapula alata *Verlauf:* meist gutartig, Neigung zur malignen Hyperthermie (S. 155)	scharf begrenzte Destruktionsherde im Muskelfaserinnern (ein oder mehrere Herde pro Faser); *im Destruktionsherd:* Myofilament- und Z-Streifen-Zerfall, Fehlen oxydativer Enzyme *Herdperipherie:* erhöhte Enzymaktivität *Betroffener Fasertyp:* bei Central-core-MP Typ-I-Fasern bei Typ-II-Faserverlust
Stabkörper-MP (Syn.: Nemaline-MP; Rod-body-MP)	allgemeine Muskelschwäche und -hypotonie, motorische Entwicklungsverzögerung *Habitus:* längsovales Gesicht, Facies myopathica, hoher Gaumen *Verlauf:* meist gutartig, selten progredient tödlich *Vorkommen:* Stabkörper-MP und Central-core-MP können in ein und derselben Familie vorkommen	stäbchenförmige Muskelfasereinschlüsse subsarkolemmal; ultrastrukturell und biochemisch weitgehend den Z-Streifen entsprechend *Betroffener Fasertyp:* progressiver Typ-II-Faser-Verlust (Abb. 20.**3**)
MP mit Myofibrillenverlust	Muskelschwäche, motorische Entwicklungsstörung	subsarkolemmale Myofibrillenauflösung in Myosin-ATPase-positives feingranuläres Material *Betroffener Fasertyp:* meist Typ-I-Fasern atrophisch und überzählig (Typ-I-Faser-Prädominanz)
MP mit myofibrillären Zytoplasmakörperchen	proximal betonte Muskelschwäche *Verlauf:* meist gutartig, selten progredient, tödlich (respiratorische Insuffizienz)	dichte rundliche Zytoplasmakörperchen in den Muskelfasern aus feingranulärem, enzyminaktivem (desminhaltigem) Material; radiäre Anordnung der randständigen Myofibrillen *Betroffener Fasertyp:* selektiv Typ-II-Fasern
Sphäroidkörper-MP	mäßig ausgeprägte Muskelschwäche, im Kindesalter beginnend *Verlauf:* mild	kugelförmige Körperchen aus feinfilamentärem Material in subsarkolemmaler Lage *Betroffener Fasertyp:* vor allem Typ-I-Fasern
kongenitale Fasertypendisproportionierung	allgemeine Muskelschwäche und -hypotonie *Habitus:* häufig Skelettanomalien (Hüftgelenksdysplasie, Kyphoskoliose) und Gelenkkontrakturen *Verlauf:* meist gutartig, selten tödlich (respiratorische Insuffizienz)	*Betroffene Fasertypen:* Typ-I-Fasern schmal (hypoplastisch), numerisch vorherrschend (Typ-I-Faser-Prädominanz) Typ-II-Fasern normal oder verdickt (hypertrophisch)
Mitochondrien-Lipid-Glykogen-MP (Syn.: megakoniale MP)	allgemeine Muskelschwäche und -hypotonie außer Augenmuskeln, fehlende Eigenreflexe; Hepatomegalie, Makroglossie *Verlauf:* gutartig, Rückbildungstendenz	massenhaft Lipid- und Glykogenablagerungen zwischen den Myofibrillen; Vermehrung von Mitochondrien und Megamitochondrien mit intrakristäalen parakristallinen Einschlüssen (S. 23) als Zeichen einer entkoppelten, aber intakten oxydativen Phosphorylierung
kongenitale Muskeldystrophie	Muskelschwäche und -hypotonie seit Geburt (Differentialdiagnose: progressive Muskeldystrophien) betont im Schulter-, Becken- und Gesichtsbereich *Verlauf:* meist tödlich, selten gutartig	unsystematische Faserkalibervariationen, massive Binde- und Fettgewebswucherung im Muskel (dystrophischer Umbau), Fasernekrosen

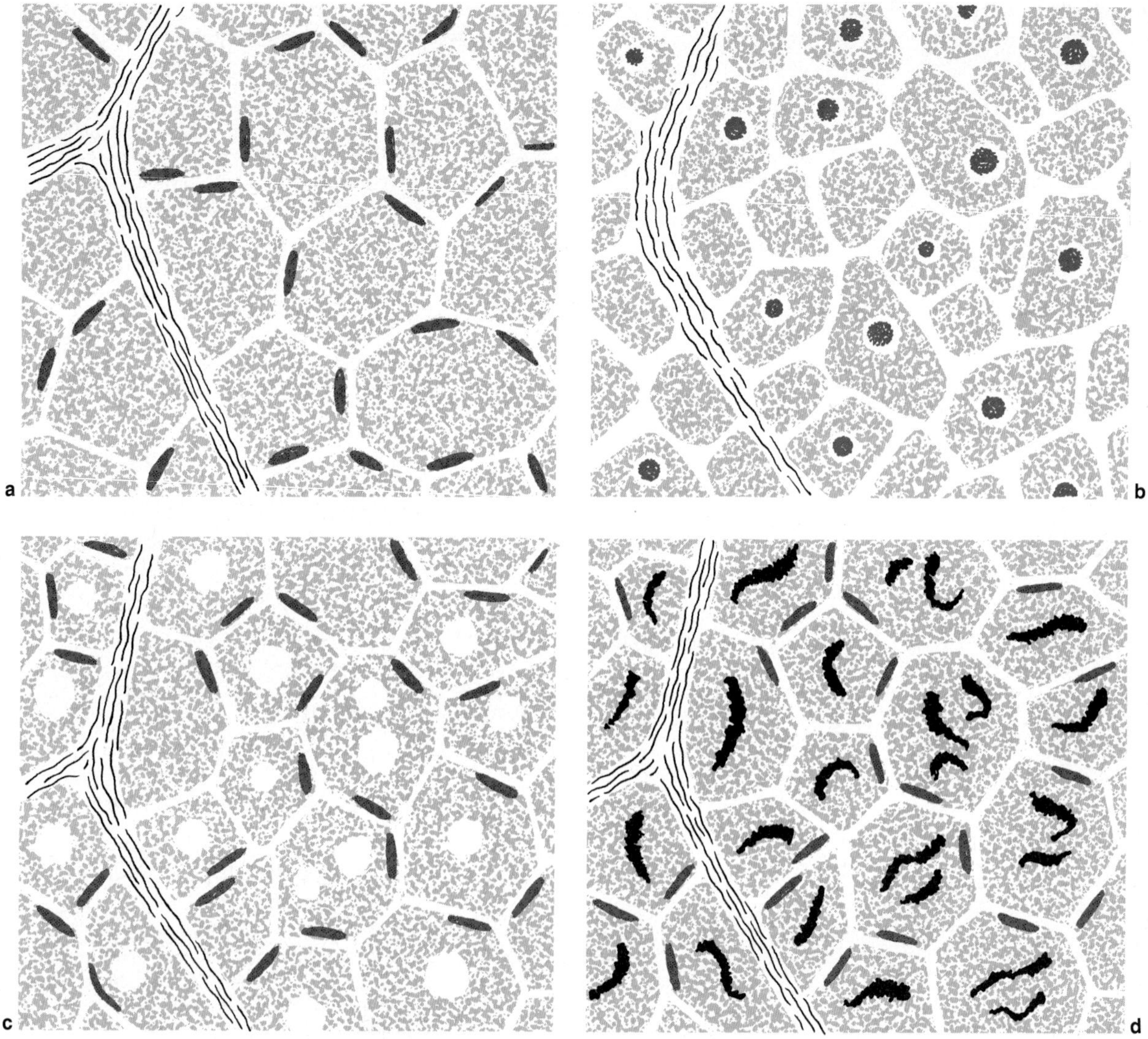

Abb. 20.**4a–d** Schematische Darstellung der histologischen Läsionen der wichtigsten kongenitalen Myopathien (MP): **a** Normalmuskel, **b** zentronukleäre MP. **c** Zentralherd-MP (= central core MP), **d** Stabkörper MP

Calciumionenkonzentration degenerative Schäden an den Zellorganellen und an der Zelle selbst zur Folge hat. Diese Vermutung wird durch jüngste molekularbiologische Untersuchungen bei der *Duchenne-Muskeldystrophie* unterstützt. Diese haben gezeigt, daß bei dieser Erkrankung ein Gen fehlt, dessen Genprodukt ein Protein (= Dystrophin) darstellt. Dieses Protein ist mit der terminalen Zisterne des T-Systems (= Plasmalemmeinstülpung) assoziiert, welches bekanntlich über eine Calciumfreisetzung eine wichtige Rolle beim Kontraktionsvorgang spielt (Abb. 20.**5a** u. **b**).

Allgemeine Morphologie (Abb. 20.**6** und 20.**7**): Bei den progressiven Muskeldystrophien beherrscht eine exzessive Kaliberschwankung der Muskelfasern ohne Bevorzugung eines Fasertyps bei unregelmäßiger Verteilung der verschiedenkalibrigen Fasern das Bild. Charakteristische Merkmale sind:

- zentral liegende Muskelzellkerne,
- Strukturdefekte innerhalb der Muskelfasern,
- Fasernekrosen und Faserregenerate,
- Faserhyalinisierung,
- Vermehrung des interstitiellen Bindegewebes (Endomysium) mit fettgewebiger Transformation (bindegewebig-lipomatöser Umbau des Muskelparenchyms),
- spärliche resorptive lymphohistiozytäre Infiltrate.

Klinik (Tab. 20.**2**): Der Muskelfaserzerfall und die entsprechende Muskelschwäche betreffen vorwiegend proximale Muskelgruppen wie Schulter- und Beckengürtel. Daneben ist meist aber auch die Wadenmuskulatur in Mitleidenschaft gezogen. Hier kommt es durch eine kompensatorische, überschießende Vermehrung von Binde- und Fettgewebe zu einer auffälligen Dickenzunahme *(Gnomenwaden)*. Daneben sind aber auch Dystrophieformen bekannt, die sich vorwiegend im Gesichts- und Augenmuskelbereich manifestieren *(okuläre Muskeldystrophien)*.

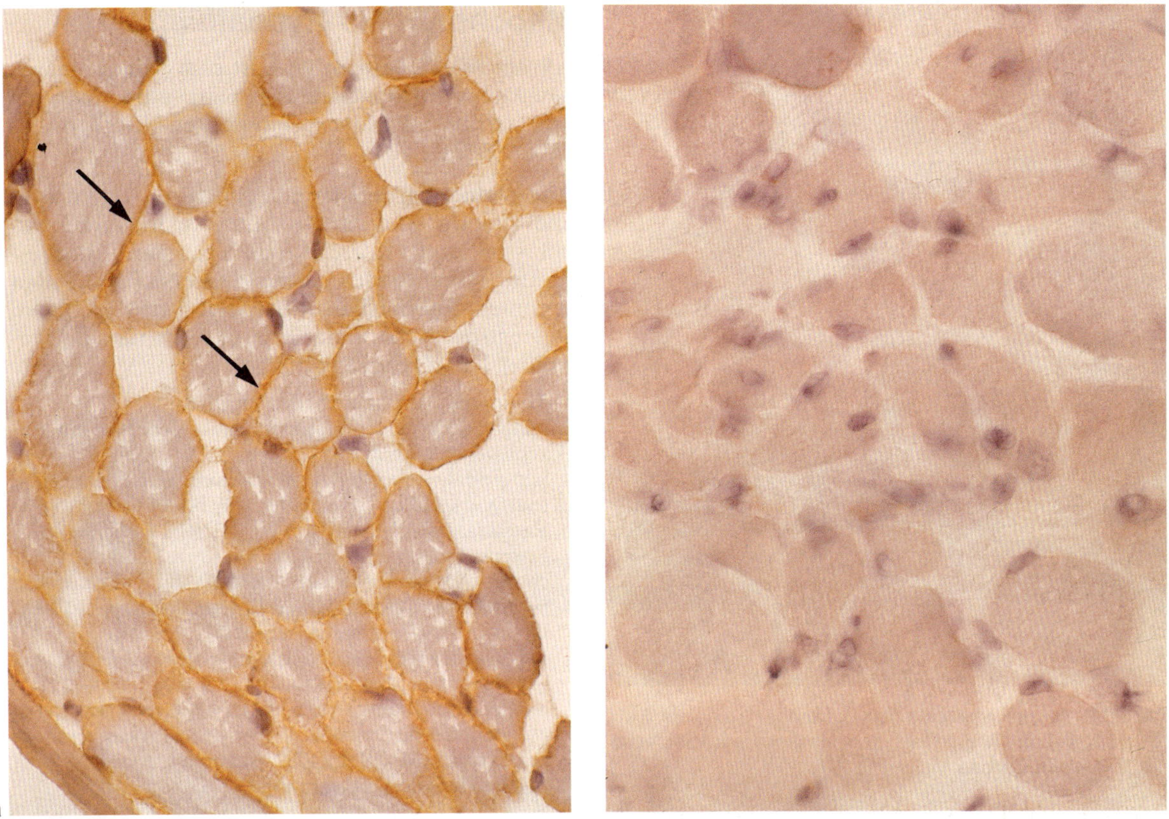

a b

Abb. 20.**5 a** u. **b** Progressive Muskeldystrophie Typ Duchenne: immunhistochemischer Nachweis des T-System-assoziierten sog. Dystrophin-Proteins
a Normalmuskel: membranständige Expression von Dystrophin (Pfeil)
b Duchenne-Dystrophiemuskel (2jähriger Patient): vollständiges Fehlen einer Dystrophin-Expression
(**a** u. **b** Vergr. 1 : 250; Original: Wiestler)

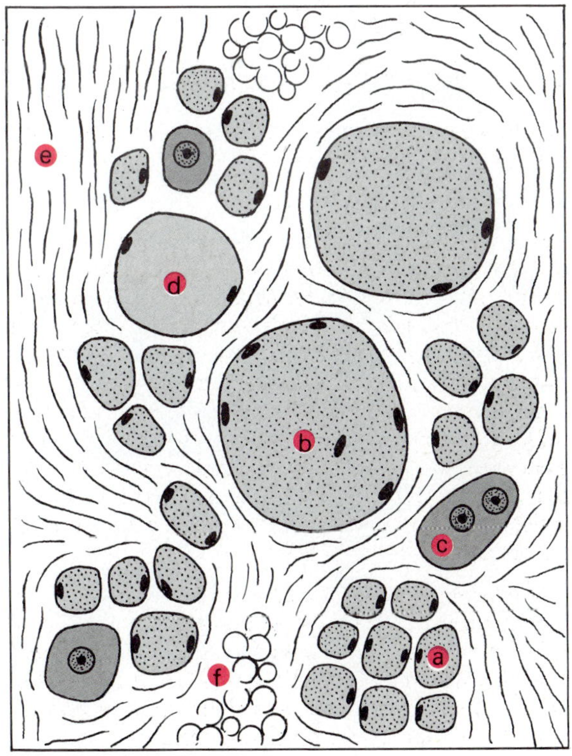

Abb. 20.**6** Progressive Muskeldystrophie Typ Duchenne (schematische Histologie):
a) atrophische Fasern,
b) hypertrophierte Fasern,
c) Regeneratfasern,
d) hyalinisierte Fasern,
e) endomysiale Fibrose,
f) fettgewebige Transformation (Umbau)

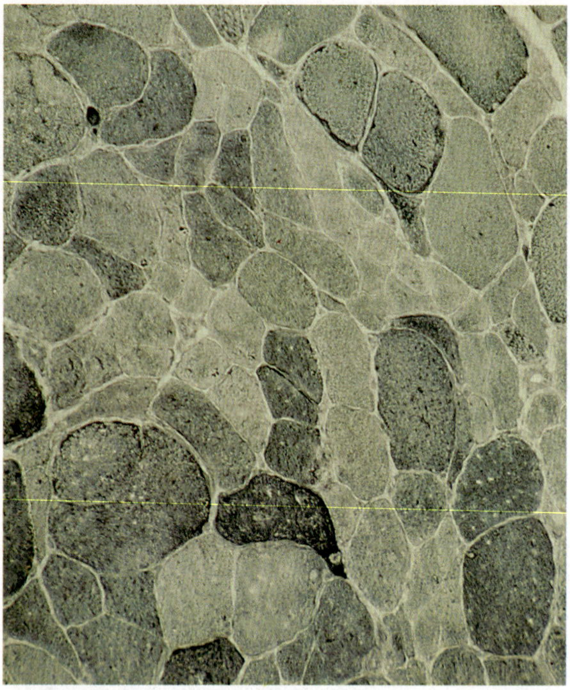

Abb. 20.**7** Muskeldystrophie Typ Duchenne: Irreguläre Kalibervariation und Abrundung der Muskelfaserquerschnitte (NADH-Dehydrogenase, Vergr. 1 : 200)

Mitochondriale Myopathien

Allgemeine Definition: Dies ist eine pathogenetisch heterogene Myopathiegruppe mit ultrastrukturell und/oder biochemisch nachweisbarer Mitochondriopathie (S. 24).

Allgemeine Pathogenese: Vermehrte, vergrößerte und abnorm strukturierte Mitochondrien sind das ultrastrukturelle Korrelat einer Energiestoffwechselstörung, die entweder nur die Muskelfasern oder den gesamten Intermediärstoffwechsel betreffen kann. Dementsprechend findet man mitochondriale Myopathien bei folgenden Störungen:

- Mutationen der mitochondrialen DNS,
- kongenitaler mitochondrialer Fumarasedefekt mit Enzephalomyopathie,
- kongenitale mitochondriale Defekte der Elektronentransportkette im Bereich der Ubichinon-Cytochrom-c-Reduktase (b/c1-Komplex) (= MERF: mitochondriale Enzephalopathie mit Ragged red fibres) und der Cytochrom-c-Oxydase (Cytochrom a/a3) mit Laktatazidose (= MELAS: mitochondriale Enzephalopathie mit Laktatazidose und Krämpfen [seisures]),
- ungeklärte angeborene Stoffwechselstörungen (z. B. angeborener nichtthyreogener Hypermetabolismus),
- als Begleitphänomen bei anderen Muskelerkrankungen wie periodische Paralyse, Polymyositis, hypo- und hyperthyreoide Myopathie, fazioskapulohumerale Myopathie und spinale Muskelatrophie.

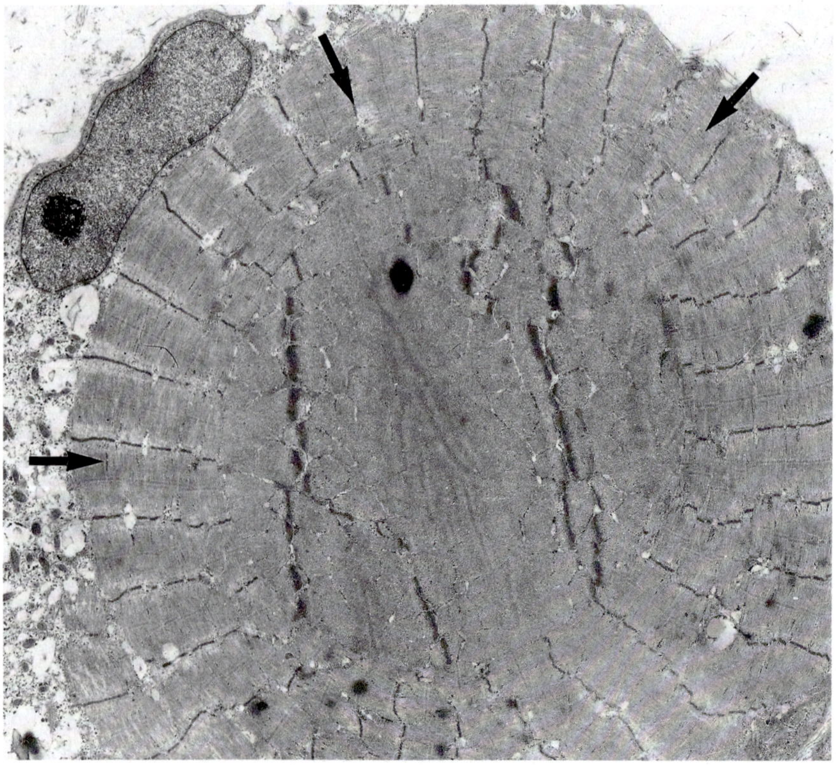

Abb. 20.**8** Myotonische Dystrophie Curschmann-Steinert: Querschnitt durch eine Muskelfaser mit „Ringbinde" (Pfeilmarkierung) (EM, Vergr. 1 : 4600)

Tabelle 20.**2** Progressive Muskeldystrophien

Muskeldystrophie (MD)	Klinik	Morphologie
progressive MD Typ Duchenne	*Erbgang:* X-chromosomal rezessiv *Beginn:* 1. bis 3. Lebensjahr *Betroffen:* vorwiegend Beckengürtel und untere Extremitäten („Gnomenwaden" durch fettgewebige Ersatzwucherung) *Verlauf:* maligne, tödlich	irreguläre Kalibervariationen der Muskelfasern, Fasernekrosen, Faserregenerate, hypertrophische Muskelfasern; schwerer Muskelparenchymschwund mit Ersatz durch Binde- und Fettgewebe
progressive MD Typ Becker-Kiener	*Erbgang:* X-chromosomal rezessiv *Beginn:* Kindes- und Jugendalter *Betroffen:* Beckengürtel, zum Schultergürtel aufsteigend *Verlauf:* benigne *Vorkommen:* selten	wie bei Typ Duchenne, jedoch wegen wesentlich langsamerem Verlauf nur histologische Veränderungen
fazioskapulohumerale MD (Landouzy-Déjérine)	*Erbgang:* autosomal dominant, zum Teil sporadisch *Beginn:* Jugendalter *Betroffen:* Gesicht (Lidschluß!), Mimik (facies myopathica), Schultergürtel, Arme *Verlauf:* langsam	Kalibervariationen der Muskelfasern, zentrale Muskelzellkerne, hypertrophische Fasern, einzelne Fasernekrosen, gelegentlich Gruppen atrophischer Fasern (wie bei neurogener Atrophie) einzelne entzündliche Infiltrate (reaktiv-resorptiv)
progressive MD vom Gliedergürteltyp (Leyden-Möbius)	*Erbgang:* in manchen Fällen autosomal-rezessiv *Beginn:* Kindes-, Jugend- und Erwachsenenalter *Betroffen:* Schulter- und Beckengürtel *Verlauf:* langsam, gutartig	Kalibervariationen der Muskelfasern, oft reichlich zentrale Muskelzellkerne und Muskelfaser-Splitting, Faserregenerate; mäßige Bindegewebsvermehrung
progressive myotonische MD (Curschmann-Steinert)	*Erbgang:* autosomal dominant *Beginn:* Jugend- oder Erwachsenenalter *Betroffen:* Gesichts-, Schlundmuskulatur, Kaumuskulatur, Hals-, distale Arm- und Beinmuskulatur *Diagnostik:* myotone Reaktion der betroffenen Muskulatur beim Beklopfen (verzögerte Entspannung)	irreguläre Kalibervariationen der Muskelfasern, atrophische und hypertrophische Fasern, Vermehrung zentraler Muskelkerne („Kernreihen" im Längsschnitt), zirkulär verlaufende Filamentbündel am Faserrand („Ringbinden"), Fasernekrosen und Faserregenerate (Abb. 20.**8**)
skapuloperoneale MD	*Erbgang:* zum Teil autosomal dominant, X-chromosomal rezessiv, sporadisch *Beginn:* Jugend - oder Erwachsenenalter *Betroffen:* Schultergürtel-, Unterschenkelmuskulatur *Verlauf:* gutartig, langsam-progredient	Kalibervariation der Muskelfasern, zentrale Muskelzellkerne, Vermehrung des interstitiellen Bindegewebes, Abgrenzung gegenüber spinalen (neurogenen) skapuloperonealen Muskelatrophien (Typ Stark-Kaeser) ist oft schwierig. Hinweis auf die atrophische Form: Gruppen kantiger Fasern, Fasertypengruppierung und Target-Fasern
distale MD	*Erbgang:* autosomal dominant *Betroffen:* distale Extremitätenabschnitte *Verlauf:* gutartig, langsam	Kalibervariation der Muskelfasern, Fasernekrosen, Bindegewebsvermehrung

Allgemeine Morphologie: Bei der Trichromfärbung fallen auf Muskelquerschnitten irregulär konfigurierte Muskelfasern mit roten Granula auf, die sich vor allem im Bereich der Muskelfaserränder anhäufen. Diese Granula stellen aufgrund ihrer enzymhistochemischen Merkmale Mitochondrien dar, die elektronenmikroskopisch meist vergrößert und abnorm gebaut sind, indem sie innerhalb der Cristae parakristalline Einschlüsse (S. 23) enthalten. Meist sind die Typ-I-Fasern befallen, die dann als *„ragged red fibres"* bezeichnet werden. Die betroffenen Muskelfasern können ansonsten entweder unverändert sein oder eine Myofibrillendestruktion aufweisen.

Wegen ihrer besonderen Bedeutung für das Verständnis der „Mitochondrienerkrankungen" werden die folgenden drei mitochondrialen Myopathietypen ausführlicher dargestellt:

1. Zytochrom-b-Mangel-Myopathie

Definition und Pathogenese: Es handelt sich um eine Myopathie, bei der die Elektronentransportkette sowohl in der Skelettmuskulatur als auch im Nervensystem defekt ist. Biochemisch ist der Gehalt der Muskelmitochondrien an Cytochrom b, einem Enzym der Ubichinon-Cytochrom-c-Reduktase (= b/

c1-Komplex) in der Atmungskette, infolge mitochondrialer DNS-Deletion erniedrigt. Dementsprechend ist die oxydative Phosphorylierung gestört.

Klinik: Die Erkrankung manifestiert sich meist erst in der zweiten Lebensdekade in Form von Muskelschwäche, -schmerzen und -krämpfen, vor allem im Bereich der proximalen Muskelgruppen. Außerdem kann noch eine Ataxie, sensible Störungen und eine Chorioretinitis hinzukommen. Die motorische Nervenleitgeschwindigkeit ist meist erniedrigt. Im Elektromyogramm treten neurogene und myopathische Veränderungen auf.

2. Luftsche Krankheit

Definition und Pathogenese: Dies ist eine Myopathie mit angeborenem, nichtthyreogenem Hypermetabolismus. Dementsprechend ist der Grundumsatz ohne Störung der Schilddrüsenfunktion verdoppelt oder verdreifacht. Biochemisch ist in den Muskelmitochondrien a) die Koppelung der Zellatmung mit der oxydativen Phosphorylierung reduziert, b) die Fähigkeit, Calciumionen zu speichern, vermindert und c) der Calciumionenaustausch erhöht. Die Mitochondrien sind frei von pathologischen Einschlüssen, jedoch numerisch vermehrt und weisen ein vergrößertes Einzelvolumen auf.

Klinik: Die Erkrankung tritt meist nach dem ersten Lebensjahrzehnt auf. Sie kann auch im Erwachsenenalter beginnen. Sie ist durch allgemeine Muskelschwäche, eine erhöhte Hauttemperatur mit verstärktem Schwitzen, Polydipsie, Polyphagie, Untergewicht und erhöhter Gelenküberstreckbarkeit gekennzeichnet und führt meist zum Tode des Patienten.

3. Okuläre Muskeldystrophie

Definition und Pathogenese: Bei dieser, auch als progressive externe Ophthalmoplegie bezeichneten autosomal rezessiv vererbten Erkrankung handelt es sich um eine allgemeine Mitochondriopathie infolge mitochondrialer DNS-Deletion.

Morphologie: Die charakteristischen „ragged red fibers" (Abb. 20.**9**) mit traubenförmiger Anhäufung von normalen und abnormalen Mitochondrien mit oder ohne parakristallinen Einschlüssen (Abb. 2.**13c**) finden sich in den betroffenen Augenmuskeln, aber auch in Skelettmuskeln. Ferner findet man derartige abnorme Mitochondrien auch in zerebellären Astrozyten (bei spongiöser Dystrophie des Kleinhirnmarklagers), in Hepatozyten und in ekkrinen Schweißdrüsen.

Klinik: Charakteristisch ist die Trias: äußere Ophthalmoplegie (= Lähmung der äußeren Augenmuskeln) mit entsprechender beidseitiger Lidptose, Retinopathia pigmentosa und Herzrhythmusstörungen. Meist kommen noch Schluckstörungen, Skelettmuskelschwäche, Innenohrschwerhörigkeit, periphere Neuropathie, Kleinhirnataxie, Optikusatrophie und Demenz hinzu („Ophthalmoplegie plus").

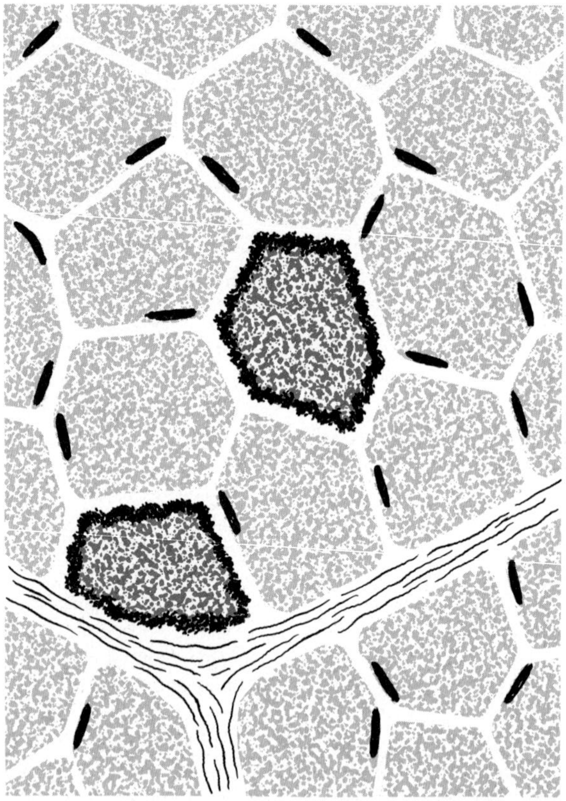

Abb. 20.**9** Mitochondriale Myopathie mit ausgefransten roten Muskelfasern (= sog. ragged red fibres)

Metabolische Myopathien

Definition und Pathogenese: Unter dem Begriff metabolische Myopathie werden alle Struktur- und Funktionsstörungen der Skelettmuskulatur zusammengefaßt, die durch Stoffwechselveränderungen ausgelöst werden. Diese beruhen entweder auf einer Enzymopathie (Glykogen- und Lipidspeichermyopathien) und manifestieren sich vorwiegend oder ausschließlich an Skelettmuskelgewebe oder sind die Folgen übergeordneter Stoffwechselstörungen und erfassen neben anderen Organen auch die Skelettmuskulatur (z. B. Myopathien bei Diabetes mellitus). Ferner gehören zu den metabolischen Myopathien auch die Muskelaffektionen bei *Erkrankungen endokriner Drüsen,* beim *Karzinoidsyndrom* (S. 1013), bei der *Osteomalazie* (S. 1122), beim *Morbus Whipple* (S. 717) und bei der *malignen Hyperthermie* (S. 155).

Morphologie: Die morphologischen Veränderungen an der Skelettmuskulatur sind bei den metabolischen Myopathien vielfältig und meist unspezifisch, so daß man aus einer strukturellen Veränderung nur bedingt Rückschlüsse auf die zugrundeliegende Störung ziehen kann. Dies gilt vor allem für die enzymopathischen Glykogen- und Lipidspeichermyopathien, da eine Glykogen- und Lipidstapelung auch sekundär und unspezifisch im Rahmen anderer Stoff-

Tabelle 20.**3** Morphologie und Klinik der metabolischen Myopathien: Glykogenspeicherungsmyopathien (= Glykogenosen, vgl. Tab. 3.**3**) und Lipidspeicherungsmyopathien (vgl. S. 89 und 99)

Myopathie	Klinik	Morphologie (Muskulatur)
Glykogenose Typ II (Morbus Pompe)	infantile Form (häufig): schwere Muskelhypotonie mit proximaler Betonung, Ateminsuffizienz, tödlicher Verlauf; adulte Form (selten): atypischer protrahierter Verlauf	schwere nekrotisierende Muskelfaserveränderungen mit massiver intralysosomaler Glykogenspeicherung
Glykogenose Typ III (Morbus Forbes-Cori)	infantile Form (häufig): Muskelschwäche; adulte Form selten	inkonstant: vakuoläre Muskelfaserschädigung; Glykogen-(= Grenzdextrin-)Speicherung in nichtlysosomalen Vakuolen und benachbartem Sarkoplasma
Glykogenose Typ IV (Morbus Andersen)	nur infantiler Typ bekannt: Muskelschwäche und -atrophie	Ablagerung eines abnormen (amylopektinähnlichen) Glykogens im Muskel
Glykogenose Typ V (Morbus McArdle)	Manifestation im Adoleszenten- und Erwachsenenalter: rasche Ermüdbarkeit, Muskelschwäche und -schmerzen, fehlender Lactatanstieg im Ischämietest, oft Myoglobinurie	Glykogenspeicherdepots interfibrillär und subsarkolemmal im Sarkoplasma; nekrotische und atrophische Muskelfasern
Glykogenose Typ VII (Morbus Tarui)	meist Kinder betroffen; Muskelschwäche, Muskelschmerzen bei Belastung	Glykogenspeicherung wie bei Typ V
Carnitinmangelmyopathie (S. 99)	Muskelschwäche und Lähmungen proximaler und distaler Muskelgruppen zum Teil belastungsabhängig, gelegentlich zentralnervöse Störungen	intravakuoläre Lipidspeicherung vor allem in Typ-I-Fasern; nekrotische und atrophische Muskelfasern
Carnitin-Palmityltransferase-mangel-Myopathie	Muskelschwäche und -krämpfe, anfallsweise Myoglobinurie	Enzym überträgt langkettige Fettsäuren auf Carnitin; intravakuoläre Lipidspeicherung in Typ-I-Fasern

wechselstörungen auftreten kann. Aus diesem Grunde müssen die metabolischen Myopathien histologisch und biochemisch abgeklärt werden. Die Klinik und Morphologie der Glykogenspeichermyopathien und der Lipidspeichermyopathien sind in Tab. 20.**3** zusammengefaßt.

Toxische Myopathien

Allgemeine Definition: Als toxische Myopathie bezeichnet man alle diejenigen strukturellen und funktionellen Skelettmuskelschäden, die durch Gifte, Arzneimittel oder Drogen ausgelöst werden. Toxische Myopathien sind selten.

1. Steroidmyopathie

Definition und Pathogenese: Sie stellt eine subakute oder chronische Myopathie dar und kompliziert eine langdauernde Behandlung mit Corticosteroiden (vor allem fluorierte Steroide). Die Steroidmyopathie setzt im allgemeinen sehr langsam ein und wird daher erst später erkannt. Der Schweregrad der Myopathie korreliert mit der verabreichten Steroiddosis.

Morphologie: In der Muskelbiopsie findet man eine Atrophie der Skelettmuskelfasern (vor allem Typ II), Fasernekrosen, vakuoläre Faserveränderungen sowie eine Zunahme des Lipid- und Glykogengehaltes.

Klinik: Die Kreatininausscheidung im Urin ist erhöht, während die Kreatin-Phosphokinase-Aktivität im Serum normal ist. Dies ist ein Zeichen eines unter der Steroidtherapie erhöhten katabolen Stoffwechsels mit Abbau von Muskelfaserproteinen. Die Muskulatur ist schlaff und atrophisch. Die Muskelschwäche betrifft vor allem die proximale Muskulatur (Beine mehr als Arme). Hinzu treten weitere Symptome des Cushing-Syndroms (S. 982).

Bei der Steroidbehandlung von Myositiden ist es wichtig, eine sich aufpfropfende Steroidmyopathie von der Myositis abzugrenzen. Zunehmende Muskelschmerzen verweisen eher auf eine Verschlimmerung der Myositis als auf eine sich anbahnende Steroidmyopathie.

Differentialdiagnose: Eine subakute oder chronische toxische Myopathie, welche der Steroidmyopathie weitgehend gleicht, findet man auch bei Langzeitbehandlung mit *Chloroquin, Perhexilen, Barbiturat*intoxikation (Abb. 20.**10**) sowie bei *Heroin- und Alkoholsucht.* Sie ist morphologisch ebenfalls durch eine Typ-II-Faseratrophie gekennzeichnet, wobei im Falle der Chloroquinmyopathie noch degenerative Gefäßwandveränderungen hinzukommen.

Zum Formenkreis der subakuten oder chronischen toxischen Myopathien gehören auch diejenigen Medikamente, welche eine *hypokaliämische periodische Paralyse* auslösen können. Dazu sind Diuretika, Laxantien, Süßholzextrakte und Alkoholkonsum zu rechnen.

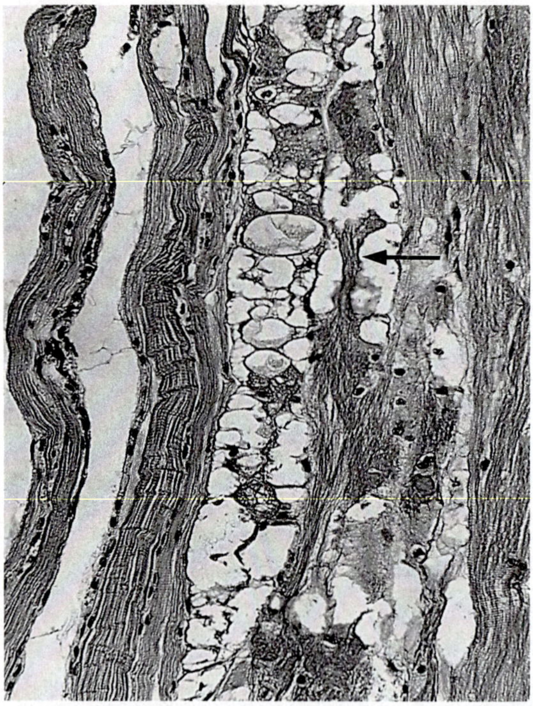

Abb. 20.**10** Vakuoläre Muskelfasernekrosen (Pfeil) bei Barbituratintoxikation (Suizidversuch), 27jährige Frau (HE, Vergr. 1:250)

2. Schmerzhafte proximale Myopathie

Pathogenese: Sie tritt bei Alkoholikern und Drogensüchtigen (Heroin!) sowie bei langdauernder Antikoagulantienbehandlung (ε-Aminocapronsäure) auf.

Morphologie: In der Muskelbiopsie stehen Fasernekrosen und Faserregenerate im Vordergrund; in schweren Fällen kommt es zur Auflösung der Muskelfasern (= Rhabdomyolyse) und Myoglobinurie.

Klinik: Die akut oder subakut verlaufende Myopathie tritt innerhalb weniger Tage auf und geht mit Muskelschwäche und schmerzhaften Zuständen, vor allem in der proximalen Muskulatur, einher. Die Kreatinphosphokinase-Aktivität ist mäßig erhöht.

Differentialdiagnose: Muskelfasernekrosen mit Begleitödem und Myoglobinurie findet man auch nach Vergiftungen mit CO oder Schlafmitteln. Sie äußern sich in ischämischen Muskelkontrakturen.

Entzündliche Läsionen

Die entzündlichen Erkrankungen der Skelettmuskulatur umfassen die seltenen infektiösen Myositiden, die häufigen nichtinfektiösen Myositiden mit Autoimmuncharakter und die entzündlichen tumorartigen Läsionen mit fokaler Symptomatik.

Neben den eindeutig durch Virusinfektion ausgelösten Muskelentzündungen wie Coxsackie-B-Infektion (= Bornholm-Krankheit) und Influenzavirusmyositis gibt es auch bakteriell und parasitär ausgelöste Muskelentzündungen.

Bakterielle Myositis

Allgemeine Pathogenese: Da das normale Skelettmuskelgewebe gegenüber bakteriellen Infektionen außerordentlich resistent ist, sind eitrige Myositiden und septikopyämische Abszesse in der Skelettmuskulatur eine Rarität. Nicht ganz so selten kommen granulomatöse Myositiden im Rahmen einer Tuberkulose, Sarkoidose, Lues oder Lepra vor. Wesentlich häufiger sind Myositiden in Form eines Spritzenabszesses oder im Randbereich einer infizierten Wunde. In beiden Fällen kann sich dabei der Entzündungsprozeß im Sinne einer Muskelphlegmone oder eines Muskelabszesses entwickeln. Wegen seiner hohen Letalität nimmt unter den bakteriellen Myositiden der Gasbrand eine Sonderstellung ein:

Clostridienmyositis

Pathogenese: Diese Muskelentzündung (= Gasbrand) wird durch die anaeroben Clostridien (perfringens, novii und septicum) ausgelöst und kompliziert häufig Verletzungen, welche die Blut- und Sauerstoffversorgung des Gewebes beeinträchtigen und bei denen es zu einer Kontamination der Wunde mit Erde und/oder Fäkalien kommt. Die Clostridien rufen durch ihre Ektotoxine, welche unter anderem aus Lezithinasen, Kollagenasen und Hyaluronidasen bestehen, eine akute nekrotisierende Myositis hervor und bilden Fäulnisgase.

Morphologie: Das betroffene Muskelgewebe sieht makroskopisch grau-schmutzig, „wie gekocht" aus und riecht übel. Das akute entzündliche Ödem sowie die Gasbildung bringen das Gewebe unter eine starke Spannung. Histologisch ist der Gasbrand durch eine Koagulationsnekrose (S. 137) mit vollständiger Sarkomerenauflösung (Abb. 20.**11**) gekennzeichnet. Da die Blutversorgung ausbleibt, fehlen Granulozyten weitgehend und treten nur in der Demarkationszone auf.

Klinik: Eine sofortige chirurgische Entfernung des nekrotischen Muskelgewebes, eine hyperbare Sauerstofftherapie und Antibiotika werden zur Bekämpfung der hohen Gasbrandletalität eingesetzt.

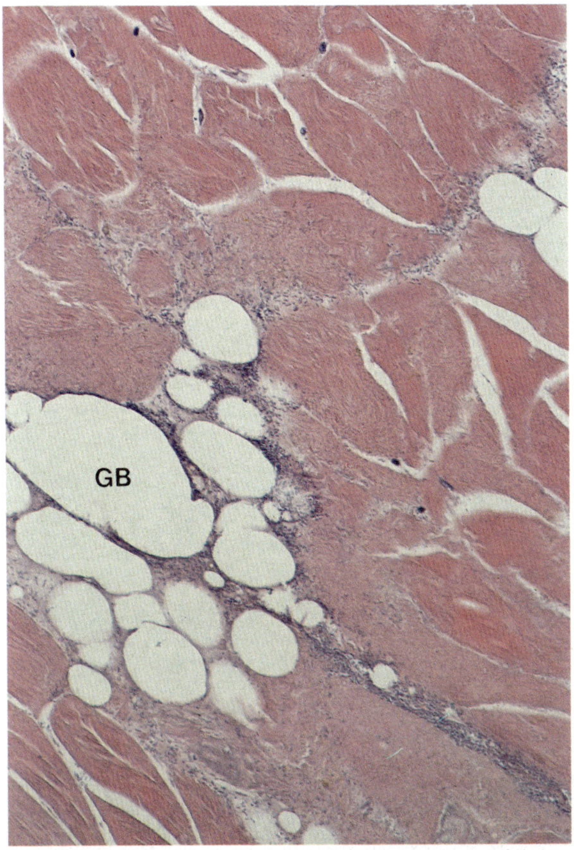

Abb. 20.**11** Gasbrand (Clostridien-Myositis) mit „verkochter" nekrotischer Muskulatur und Gasblasenbildung (GB) (HE, Vergr. 1 : 100)

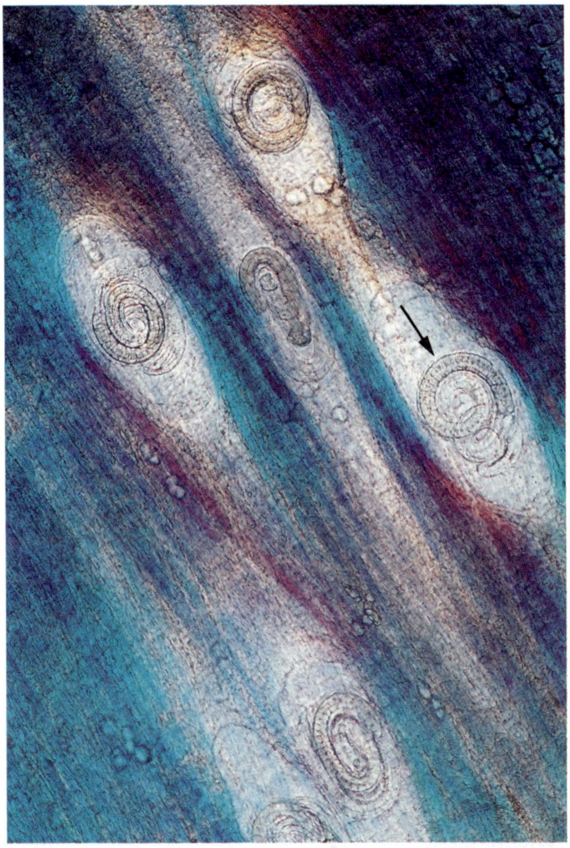

Abb. 20.**12** Trichinose: Spiralförmig aufgerollte (Pfeil) und einkapselte Trichinella-spiralis-Larve im Skelettmuskel (Quetschpräparat; Polarisationsoptik; Vergr. 1 : 150)

Parasitäre Myositis

Sowohl protozoische als auch metazoische Parasiten können die Muskulatur befallen. Über die auf das Protozoen Trypanosoma cruzi zurückgehende Chagas-Krankheit wird an anderer Stelle berichtet (S. 273). – Unter den metazoischen Parasiten kommen dem Finnenstadium von Taenia solium und dem Larvenstadium von Trichinella spiralis eine pathogene Bedeutung für die Muskulatur zu.

Zystizerkose

Pathogenese: Unter dem Begriff einer Zystizerkose versteht man den ausnahmsweisen Befall des Menschen durch *Finnen* des Schweinebandwurmes (= Taenia solium), normalerweise beherbergt der Mensch Taenia solium im Dünndarm als Endwirt. Im seltenen Fall einer Autoinfestation können sich die Larven im Finnenstadium jedoch in der Herz- und Skelettmuskulatur einnisten und bilden dort 3–10 mm große, weißliche, knotenförmige Gebilde, die makroskopisch sichtbar sind (Abb. 5.**90**). Finnen können jedoch auch in der Lunge und der Leber (S. 281) vorkommen. Gefürchtet ist der Befall des Gehirns mit der Entwicklung eigentümlicher traubenförmig-zystischer Parasitenstrukturen, die sich subarachnoidal verdrängend ausdehnen (= Cysticercus racemosus).

Trichinose

Definition und Pathogenese: Dies ist eine durch den Fadenwurm Trichinella spiralis ausgelöste Erkrankung (Ätiologie, s. S. 281).

In der Phase der aktiven Larvenausbreitung im Blut entwickelt sich ein akutes und lebensbedrohliches (Letalität bis zu 30%) Krankheitsbild, das aus einer akuten Myositis (Muskelschmerzen), Myokarditis und Lungenkomplikationen als Fieber mit hoher Bluteosinophilie und Ödembildung (besonders in den Augenlidern) besteht. Diese Erscheinungen verschwinden, sobald sich die Larven in der Muskulatur angesiedelt haben und dort von einer zum Teil bindegewebigen Kapsel umgeben worden sind. Die in diesen „Trichinenkapseln" eingeschlossenen spiralförmig aufgerollten Larven sind (Abb. 20.**12**) bis zu 30 Jahre lebensfähig. Absterbende Muskeltrichinen gehen in Verkalkung über und lösen eine resorptive chronische Entzündungsreaktion aus.

Autoaggressive Myositis

Diese Gruppe der Muskelentzündungen macht mit der Polymyositis/Dermatomyositis etwa 30% des muskelbioptischen Untersuchungsgutes aus. Daneben sind noch folgende seltenere Krankheitsbilder bekannt:

- *Myositis orbitalis* (Pseudotumor der Orbita): Ein absolut gutartiger entzündlicher Pseudotumor mit lymphozytärer Infiltration des orbitalen Bindegewebes (S. 997).
- *Eosinophile Polymyositis:* Oft ohne Hinweis auf eine parasitäre Ätiologie.
- *Polymyalgia rheumatica:* Oft in Verbindung mit Riesenzellarteriitiden (S. 456) ohne Entzündungsinfiltrate im Muskelgewebe, aber mit selektiver Typ-II-Faseratrophie.

Polymyositis/Dermatomyositis

Definition: Die Polymyositis stellt eine *entzündliche Muskelerkrankung* dar, die als Dermatomyositis bezeichnet wird, wenn charakteristische Hautveränderungen hinzukommen. Sie wird zum *Formenkreis der „Kollagenosen“* (S. 56) gezählt und kommt auch gelegentlich im Rahmen eines paraneoplastischen Syndroms (S. 392) vor.

Pathogenese: S. 201.

Histologisch zeigen in den meisten Fällen unterschiedlich dichte, oft perivaskulär betonte lymphoplasmohistiozytäre Infiltrate das entzündliche Gewebssyndrom an. Das Muskelgewebe selbst weist folgende degenerative Veränderungen auf:

- unregelmäßige Kalibervariationen der Muskelfasern,
- zahlreiche atrophische Muskelfasern, die an den Faszikelrändern gehäuft auftreten (= perifaszikuläre Atrophie),
- ältere und frischere Muskelfasernekrosen,
- regenerierende Muskelfasern, meist in gruppenförmiger Anordnung und
- bindegewebig-lipomatöser Umbau des Muskelgewebes in Abhängigkeit von der Erkrankungsdauer.

Der Entzündungsprozeß ist bei der Polymyositis herdförmig ausgeprägt und kann das Muskelgewebe streckenweise aussparen. Aber auch in diesen Bezirken weisen Kalibervariationen und disseminierte Atrophien und Nekrosen der Muskelfasern auf den destruierenden Prozeß hin. In seltenen Fällen kann die Polymyositis auch unter dem Bild einer *nekrotisierenden Myopathie* ohne zelluläre Entzündungsinfiltrate erscheinen (Abb. 20.**13a** u. **b**).

Klinik: Im Vordergrund der Beschwerden stehen Muskel-, Gelenkschmerzen und Muskelschwäche; Hautveränderungen sind fakultativ. Die Muskelschwäche beschränkt sich meist auf die proximalen Muskelgruppen und erfaßt gelegentlich auch die Pharynxmuskulatur (Dysphagie, Dysarthrie), selten die Gesichts- und Augenmuskulatur (okuläre

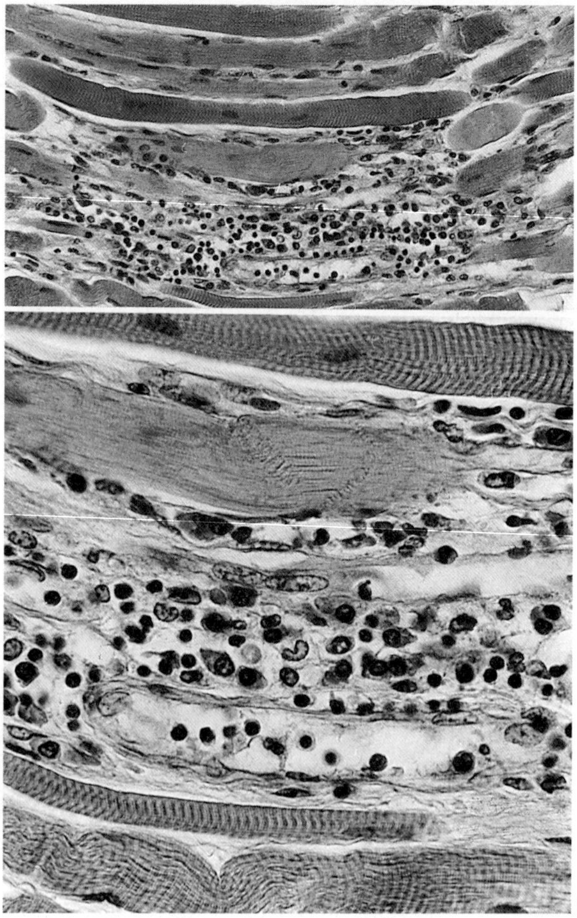

a

b

Abb. 20.**13a** u. **b** Autoaggressive Polymyositis mit lymphohistiozytärem Infiltrat (HE, Vergr. 1 : 75, 1 : 250)

Myositis) und distale Muskelgruppen. Höchst selten kommt es auch zu einer Beteiligung der Herzmuskulatur (Arrhythmien). Die Erkrankung kann entweder einen schweren, tödlich endenden Verlauf nehmen oder langsam ablaufen und sich über Monate bis Jahre hinziehen (subakute bis chronische Verlaufsform). In vielen dieser subakut verlaufenden Fälle kommt die Erkrankung spontan zum Stillstand. Corticoidtherapie (Komplikationen: Steroidmyopathie, S. 1105).

Differentialdiagnose: Entzündliche Zellinfiltrate können auch bei neurogenen Myopathien und bei Muskeldystrophien vorkommen, sind aber hier resorptiver Natur und weniger dicht. Hinzu kommt, daß hypertrophisch-vergrößerte Muskelfasern, die für Muskeldystrophien typisch sind, bei der Polymyositis in der Regel fehlen. Eine autoaggressive akute Polymyositis kann gelegentlich durch D-Penicillamingaben ausgelöst werden.

Endplattenläsionen

1. Myasthenia gravis

Definition: Muskelkrankheit mit abnormer Schwäche willkürlich innervierter Muskeln nach wiederholter Aktivierung und längerer Anspannung.

Die Myasthenia gravis gehört zum Formenkreis der Autoimmunkrankheiten. Je nach Alter und Pathogenese unterscheidet man folgende Formen:

- *neonatale Form* bei Kindern myasthenischer Mütter.
- *jung-adulte Form* bei jüngeren Patienten (20–30 Jahre; ♀ >> ♂) mit lymphofollikulärer Thymitis; starke Assoziation mit HLA-DR3 und -B8.
- *senile paraneoplastische Form* bei älteren Patienten (50–60 Jahre; ♂ = ♀) mit organotypischen Thymomen (Tab. 10.**20**); keine nennenswerte HLA-Assoziation.

Pathogenetisch handelt es sich um eine funktionelle Störung der motorischen Endplatte. Diese kommt dadurch zustande, daß zirkulierende autoreaktive Antikörper vom IgG-Typ die Acetylcholinrezeptoren zunächst blockieren und nach entsprechender Komplementaktivierung eine lytische Zerstörung der postsynaptischen Membran in Gang setzen, so daß die Impulsübertragung vom Nerv auf den Muskel gestört wird. Die entsprechenden autoreaktiven Antikörper haben je nach Myasthenieform einen anderen Entstehungsweg:

- *Thymitis-assoziierte Form:* Im Rahmen der Thymitis kontaktieren dendritische Zellen die Azetylcholinrezeptorhaltigen Muskelelemente des normalen Thymusgewebes (=*Myoidzellen*) → Antigen-Prozessierung und -Präsentation → B-Zell-Stimulation → Bildung autoreaktiver Antikörper gegen Azetylcholinrezeptor (Abb. 20.**14**).
- *Thymom-assoziierte Form:* In Thymus-ähnlichen Thymomen ist die T-Zellreifung gestört (wie, weshalb?) → Bildung potentiell autoaggressiver T-Zellen → via Besiedelung peripherer lymphatischer Organe → B-Zellstimulation und Bildung autoreaktiver Antikörper gegen Azetylcholinrezeptor sowie gegen Strukturproteine quergestreifter Muskulatur und neuronaler Antigene (daher keine Besserung nach Thymomexstirpation).

Morphologie: Histologisch findet man eine geringgradige Lymphozyteninfiltration entlang der Muskelfasern (=Lymphorhagie). Bei längerer Myastheniedauer kann eine Muskelatrophie mit bindegewebigem Ersatz hinzukommen.

Klinik: Abnorme Muskelschwäche und Ermüdbarkeit mit Verarmung der Mimik (Facies myopathica), Ptose, Seh-, Sprach- und Schluckstörungen. Besserung mit Cholinesterasehemmern (Tensilon).

Differentialdiagnostisch davon abzugrenzen ist vor allem das

- *myasthenisches Syndrom Eaton-Lambert:* Dies ist eine neuromuskuläre Paraneoplasie bei kleinzelligen Bronchialkarzinomen. Sie beruht auf einer Antikörperbildung gegen Calciumkanalproteine und spricht auf Cholinesterasehemmer nicht an.

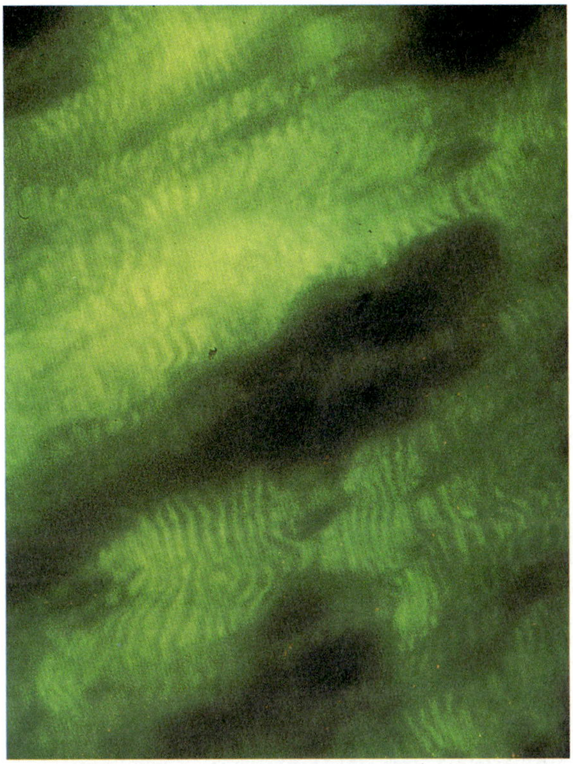

Abb. 20.**14** Myasthenia gravis (paraneoplastischer Typ): mit Antikörperbildung gegen Aktin-Myosin-Komplexe (Immunfluoreszenz, Vergr. 1 : 180; Original: Peter)

2. Tetanus

Definition: Beim Tetanus (= Wundstarrkrampf) handelt es sich um eine lebensbedrohliche krampfhafte Muskelkontraktion nach Intoxikation mit dem Ektotoxin des Clostridium tetani nach tiefen Verletzungen, die dem Erreger anaerobe Bedingungen bieten.

Pathogenese: Das Clostridium tetani ist ubiquitär verbreitet (Erdboden, Pferdemist, feuchtes Klima) und dringt im Rahmen einer Wundverunreinigung ins Gewebe ein. Das Tetanustoxin breitet sich entlang der peripheren Nerven retrograd aus und vermindert die synaptische Tätigkeit der hemmenden Interneurone im Rückenmark, was zu einer Erregbarkeitssteigerung an den α-Motoneuronen führt. Das Toxin kann auch direkt an den motorischen Endplatten angreifen und blockiert die normale Hemmung der motorischen Endneurone durch afferente Kleinhirnimpulse. Möglicherweise löst es auch direkt eine Kontraktion der quergestreiften Muskulatur aus und beeinflußt das sympathische Nervensystem. Folge davon sind Spasmen und erhöhte Muskelrigidität.

Morphologisch findet man trotz des eindrucksvollen neurologischen Krankheitsbildes kaum Veränderungen an der Muskulatur.

Klinik: Inkubationszeit 4–20 Tage. Danach Opisthotonus, Trismus (Kiefersperre), Risus sardonicus in Form einer „süß-sauer" lächelnden Grimassierung (sardoa herba = heimische Sauerampferart). Laryngospasmus.

Komplikationen: Hypoxische Hirnschäden, Aspirationspneumonie, Wirbelfrakturen durch Spastik.

3. Botulismus

Pathogenese: S. 267. – Nach Genuß verdorbener Lebensmittel, in denen unter anaeroben Bedingungen Clostridium botulinum wachsen konnte, wird das stärkste bekannte Gift, das „Botulinus-Neurotoxin" resorbiert. Dieses blockiert die Reizübertragung an den motorischen Endplatten durch Exozytosestopp von acetylcholinhaltigen Vesikeln.

Klinik: Doppelsehen, Dysphagie, Obstipation, Tod in Atemlähmung.

Tumorartige Läsionen

Myositis ossificans (ICD-O-7341.0)

Definition: Dies ist eine gutartige tumorähnliche Reaktion der quergestreiften Skelettmuskulatur auf ein Trauma mit dystrophischer Verkalkung und heterotoper Knochenbildung.

Die Myositis ossificans kommt bevorzugt im Arm- und Hüftbereich bei jungen Männern vor.

Morphologie: Die meist ovaloide Veränderung ist gut abgegrenzt, oft über 15 cm groß und weist ein zystisch-hämorrhagisches Zentrum auf. Histologisch dominiert in der Frühphase eine mesenchymale Proliferation zusammen mit absterbenden und/oder regenerierenden Muskelfasern. Mit der Zeit kommt gegen die Peripherie hin eine ektope Bildung spongiösen Knochengewebes, zum Teil mit kallusartigen Strukturen, hinzu. Diese Veränderungen werden oft als Sarkom mißgedeutet. Ein Übergang in ein osteogenes Sarkom, in einzelnen Fällen beschrieben, erscheint fragwürdig.

Klinik: Heilung durch lokale Exzision.

Myositis proliferans (ICD-O-4678.0)

Definition: Dies ist ein rasch wachsender, entzündlicher Pseudotumor der Skelettmuskulatur. Im Gegensatz zur Myositis ossificans entsteht er meist ohne vorausgegangenes Trauma bei Patienten nach dem 45. Lebensjahr.

Morphologie: Die wenig umschriebene Geschwulst ist meist in der Tiefe der Schulter-Oberarm- oder Hüft-Rücken-Region anzutreffen und besteht histologisch aus proliferierenden Fibroblasten und ganglienzellartigen Riesenzellen vom pleomorphhistiozytären Typ in nestförmiger Anordnung (Abb. 20.**15a** u. **b**).

Klinik: Heilung durch lokale Exzision.

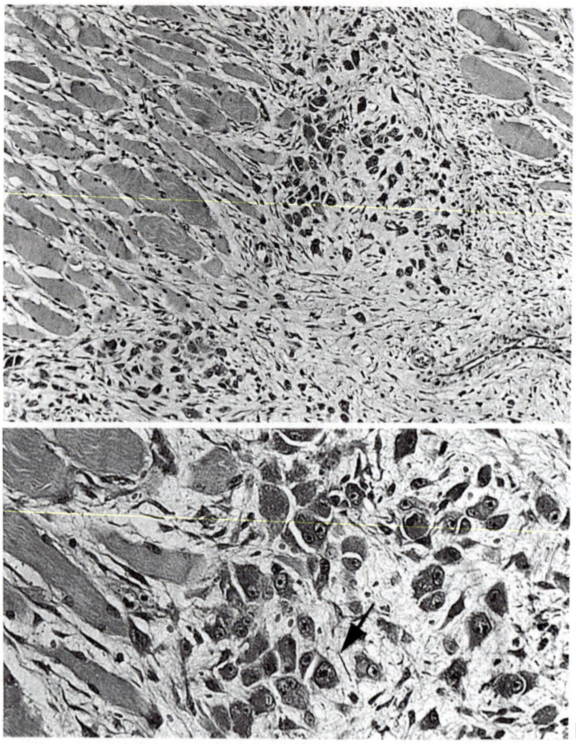

Abb. 20.**15a** u. **b** Myositis proliferans mit ganglienzellartigen Riesenzellen (Pfeil)
a HE, Vergr. 1 : 100, **b** HE, Vergr. 1 : 250

Neoplastische Läsionen

Rhabdomyom (ICD-O-8900/0)

Definition: Ein sehr seltener benigner Tumor der quergestreiften Muskulatur.

Er kommt im Herzen und extrakardial im Zungen-, Nasenhöhlen-, Larynx-Nacken-Bereich sowie in der Vulvovaginalregion vor (♂ > ♀).

Morphologie: Histologisch besteht das Rhabdomyom aus polygonalen Zellen mit einem glykogenvakuolenhaltigen eosinophilen Zytoplasma (= Spinnenzellen), die teilweise Querstreifung aufweisen und immunhistochemisch Myosin und Desmin enthalten.

Klinik: Heilung durch lokale Exzision.

Rhabdomyosarkom (ICD-O-8900/3)

Definition: Dieser seltene *bösartige Tumor* gehört zu den häufigsten *Weichteilsarkomen* bei Kindern unter 15 Jahren und geht von der quergestreiften Muskulatur oder von primitiven, noch pluripotenten Mesenchymzellen aus, die ein desmin- und myoglobinhaltiges Zytoskelett entwickeln.

Es ist gelegentlich mit dem Beckwith-Wiedemann-Syndrom (S. 832), Li-Fraumeni-Syndrom oder dem familiären Retinoblastom assoziiert.

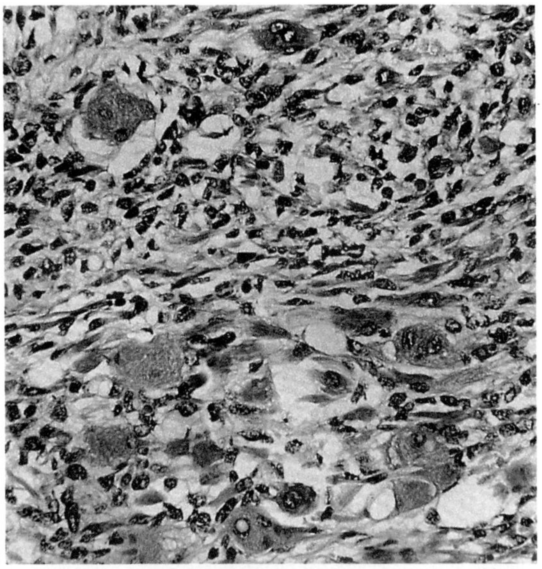
a

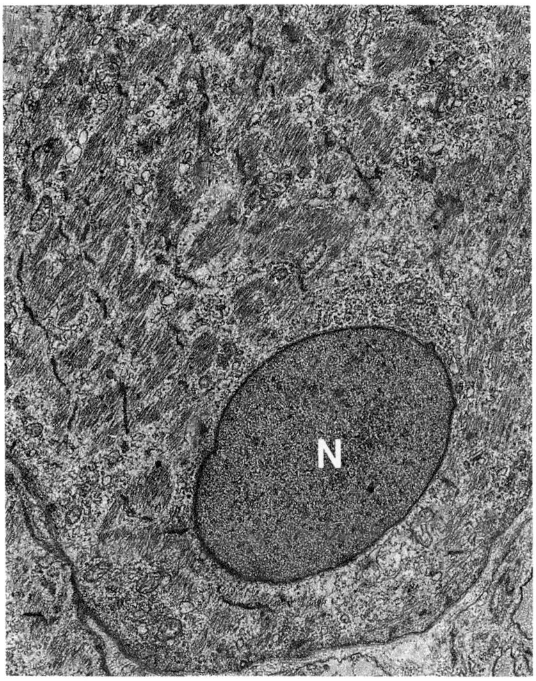
b

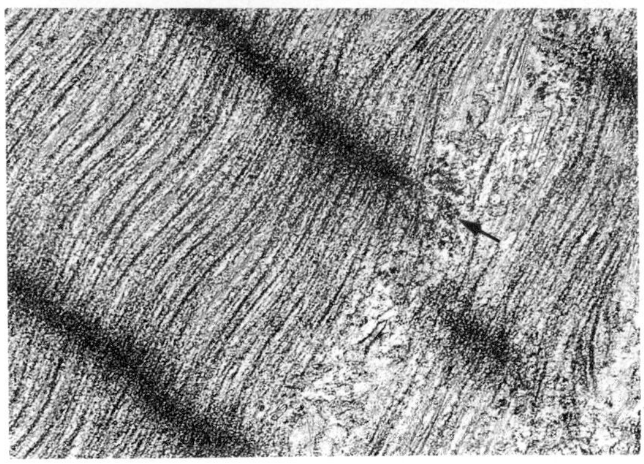
c

Abb. 20.**16a–c** Embryonales Rhabdomyosarkom:
a Histologischer Aspekt mit typischen geschwänzten, kaulquappenähnlichen Tumorzellelementen (HE, Vergr. 1 : 250)
b Diese enthalten im Zytoplasma primitive Sarkomeren (N = Zellkern) (EM, Vergr. 1 : 2500)
c Tumorsarkomeren aus parallel nebeneinander liegenden Aktin- und Myosinfilamenten und Z-Streifen (Pfeil) bestehend (EM, Vergr. 1 : 15 000)

Morphologisch handelt es sich um unscharf begrenzte Weichteilgeschwülste mit weicher Konsistenz und graurötlicher Schnittfläche, die teilweise nekrotisch verändert sein kann. Exophytisch wachsende Tumoren können unabhängig vom histologischen Typ ein traubenförmiges Wachstumsmuster annehmen (= Sarcoma botryoides). Je nach histologischer Ausdifferenzierung und Wachstumsmuster unterscheidet man folgende Rhabdomyosarkomformen:

• *Embryonales Rhabdomyosarkom* (ICD-O-8910/3)
Diese Tumorvariante weist einen Häufigkeitsgipfel innerhalb der ersten 5 Lebensjahre auf und ist meist im Kopf-Hals-Bereich und im Urogenitaltrakt zu finden (= „infantiles Rhabdomyosarkom“).

Histologisch besteht der Tumor vorwiegend aus einem primitiven mesenchymalen Gewebe mit myxomatösen Arealen. Darin liegen oft retikulär-synzytial angeordnete Tumorzellen. Diese sind rundlich, sternförmig und/oder spindelförmig und haben ein eosinophiles PAS-positives Zytoplasma. Diagnostisch beweisend sind bipolare Spindelzellen mit gelegentlicher Querstreifung in ihren Zytoplasmaausläufern *(= „Spindelzellsarkom“)*. Je nach Schnittebene können diese Tumorrhabdomyoblasten auch Kaulquappenform annehmen (Abb. 20.**16a–c**).

• *Alveoläres Rhabdomyosarkom* (ICD-O-8920/3)
Dieser Tumor weist einen Häufigkeitsgipfel im adoleszenten Alter auf und tritt bevorzugt im Extremitätenbereich auf (= „juveniles Rhabdomyosarkom“).

Histologisch werden die Tumorzellen durch Bindegewebssepten zu alveolären Komplexen zusammengefaßt, wobei im Zentrum der Pseudoalveolen die Zellkohäsion aufgehoben ist. Die einzelnen Tumorzellen sind meist rundlich, zytoplasmaarm und weisen nur selten eine Querstreifung auf *(= „Rundzellsarkom“)*. Daneben kommen auch mehrkernige Tumorriesenzellen vor.

• *Pleomorphes Rhabdomyosarkom* (ICD-O-8901/3)
Dieses Rhabdomyosarkom kommt fast nur im Erwachsenenalter vor und ist meist im Extremitäten-Rumpf-Bereich lokalisiert (= „adultes Rhabdomyosarkom“).

Histologisch imponiert die außerordentliche Pleomorphie des Zellbildes *(„pleomorphes Spindelzellsarkom“)*. Viele Tumorzellen haben ein besonders reichliches, tief eosinophiles Zytoplasma, in dem allerdings histologisch nur selten eine Querstreifung erkennbar ist.

Klinik: Die Rhabdomyosarkome setzen frühzeitig hämatogene Metastasen vom Kavatyp, während Lymphknotenmetastasen (mit Ausnahme des alveolären Rhabdomyosarkoms) zum Zeitpunkt der Diagnose meist fehlen. Eine günstige Prognose haben Rhabdomyosarkome in der Orbitalregion, während parameningeale Rhabdomyosarkome eine schlechte Prognose haben. Alveoläre Rhabdomyosarkome haben unabhängig von ihrer Lokalisation eine ungünstigere Prognose als die anderen Rhabdomyosarkome.

Therapie: Chirurgische Entfernung kombiniert mit Chemotherapie.

Pathologische TNM-Klassifikation der Rhabdomyosarkome im Kindesalter:

pT1 Tumor auf Ausgangsorgan (-gewebe) beschränkt; komplette Exzision, histologisch tumorfreie Resektionsränder,
pT2 Tumorinvasion jenseits des Ausgangsorgans (-gewebes); komplette Exzision, histologisch tumorfreie Resektionsränder,
pT3 Tumorinvasion jenseits des Ausgangsorgans (-gewebes); inkomplette Exzision,
pT3a mikroskopischer Residualtumor,
pT3b makroskopischer Residualtumor,
pT3c bei chirurgischer Exploration nicht resezierbarer Tumor.

pN1 regionäre Lymphknotenmetastasen,
pN1a regionäre Lymphknotenmetastasen vollständig reseziert,
pN1b regionäre Lymphknotenmetastasen unvollständig reseziert.

Literatur

Adams, R. D.: Diseases of Muscles, 3rd ed. Harper & Row, New York 1975
Bethlem, J.: Myopathies. Elsevier/North-Holland, Amsterdam 1980
Bonilla, E., et al.: Duchenne muscular dystrophy: Deficiency of dystrophin at the muscular cell surface. Cell 54 (1988) 447
Carpenter, S., G. Karpati: Pathology of Skeletal Muscle. Churchill-Livingstone, New York 1984
Dubowitz, V.: Muscle Biopsy. A Practical Approach. Baillière Tindall, London 1985
Dubowitz, V., M. H. Brooke: Muscle Biopsy. Saunders, London 1983
Hargis, A. M., et al.: Dermatomyositis. Amer. J. Pathol. 120 (1985) 323
Heffner, R. R.: Muscle Pathology. Churchill-Livingstone, New York 1984
Jerusalem, F.: Muskelerkrankungen, 2. Aufl. Thieme, Stuttgart 1991
Kerr, D. S.: Lactic acidosis and mitochondrial disorders. Clin. Biochem. 24 (1991) 331
Mair, W. G. P., F. M. S. Tomé: Atlas of the Ultrastructure of Diseased Human Muscle. Churchill-Livingstone, Edinburgh 1972
Mastaglia, F. L., S. J. Walton: Skeletal Muscle Pathology. Churchill-Livingstone, Edinburgh 1982
NIH Conference: Current concepts in the idiopathic inflammatory myopathies. Ann. intern. Med. III (1989) 143
Peiffer, J., H. E. Schäfer: Angeborene Stoffwechselkrankheiten. In Remmele, W.: Pathologie, 4. Springer, Berlin 1984 (S. 479)
Randall, T.: Mitochondrial DNA. J. Amer. mech. Ass. 266 (1991) 1739
Riede, U. N., C. Thomas: Zur formalen Pathogenese experimentell induzierter Weichteiltumoren der Ratte. Exp. Path. 13 (1977) 162
Schröder, J. M.: Pathologie der Muskulatur. In Doerr, W., et al.: Spezielle pathologische Anatomie, Bd. 15. Springer, Berlin 1982
Schröder, J. M.: Skelettmuskulatur. In Remmele, W.: Pathologie, 4. Springer, Berlin 1984 (S. 419)
Swash, M., M. S. Schwartz: Neuromuscular Diseases. Springer, Berlin 1981
Walton, J.: Disorders of Voluntary Muscle, 4th ed. Churchill-Livingstone, Edinburgh 1981
Warhol, M. J., et al.: Skeletal muscle injury and repair in marathon runners after competition. Amer. J. Pathol. 118 (1985) 331

Knochengewebe

U.-N. Riede, A. J. Olah und C. P. Adler

Die **ontogenetischen Läsionen** des Skelettsystems gehen größtenteils auf angeborene oder erworbene Störungen der enchondralen und/oder desmalen Ossifikation zurück. Sie äußern sich in Form- und/ oder Längenveränderungen einzelner Skelettabschnitte. Das Knochengewebe ist zwar durch Verkalkung sehr tragfähig, wird aber durch *modellierende Umbauprozesse* permanent den aktuellen Anforderungen angepaßt. Dabei unterliegt der systemische Knochenumbau den *osteotropen Hormonen* (Parathormon, Calcitonin und 1,25-Dihydroxycholecalciferol), während die lokalen Knochenumbauprozesse durch Wachstumsfaktoren kontrolliert werden, die von den Osteoblasten in die Knochenmatrix „einzementiert“ und von den Osteoklasten wieder „ausgegraben“ werden, so daß Knochenab- und -anbau nahtlos ineinander übergehen. Daraus wird verständlich, daß endokrine Störungen am ganzen Skelettsystem Strukturschäden verursachen. Offenbar sind dazu auch bestimmte Viren imstande (Ostitis deformans Paget). Alle diese Knochenumbaustörungen werden im folgenden unter dem Begriff **metabolische Läsionen** zusammengefaßt.

Da die bakteriell ausgelösten **entzündlichen Läsionen** des Knochengewebes sich vorwiegend im Markraum abspielen, werden sie als *„Osteomyelitis“* bezeichnet. Die Knochennekrosen können durch eine „alterative“ oder bakterielle Entzündung ausgelöst werden oder im Rahmen **zirkulatorischer** oder **traumatischer Läsionen** vorkommen. Sie treten aber auch als Eigenheit des Knochengewebes spontan auf (idiopathische *Knochennekrosen*). Eine weitere Eigenheit des Skelettsystems ist die Bildung von **tumorartigen Läsionen,** die zwar nicht autonom wachsen, aber gelegentlich multipel auftreten und rezidivieren. Demgegenüber beruhen die **neoplastischen Läsionen** auf einem autonomen Wachstum. Es kann vom Knochen-, Knorpel- oder vom Bindegewebe ausgehen. Daneben gibt es aber auch Knochentumoren, die histiozytären Charakter haben oder als osteomyelogene Tumoren von Plasmazellvorläufern oder von undifferenzierten Zellen abstammen. Schließlich ist das Knochengewebe auch Schauplatz von Tumorabsiedelungen. Ihr Gewebsmuster wird im wesentlichen dadurch bestimmt, ob sie osteoblastenaktivierende Faktoren bilden *(osteoplastische Metastasen)* oder osteoklastenaktivierende Wachstumsfaktoren aus der Knochenmatrix „ausgraben“ *(osteolytische Metastasen).*

Ontogenetische Läsionen*

Allgemeine Pathogenese: Die Skelettfehlbildungen sind größtenteils auf eine angeborene oder erworbene Störung der enchondralen Ossifikation zurückzuführen. Diese spielt sich in der knorpeligen Epiphysenfuge ab und ist in histologische Zonen gegliedert, die den Ablauf der enchondralen Ossifikation widerspiegeln:

Im folgenden werden die Abläufe der enchondralen Ossifikation und die krankhaften Veränderungen des jeweiligen Ossifikationsprozesses zusammen dargestellt:

Krankheitsbilder in pathogenetischer Reihung:

Epiphysenknorpel, enchondrale Ossifikation: Der Lebenszyklus eines Chondrozyten in der Epiphysenfuge beginnt in der *Zone des ruhenden Knorpels:* Hier findet die Umwandlung der mesenchymalen Zellelemente zu spindelförmigen Chondroblasten statt. Dies sind die Stammzellen (Stammzellpool) der epiphysären Chondrozyten (Abb. 20.**17**).

---

* U.-N. Riede und C. P. Adler

1. Achondrogenesis

Pathogenese: Bei dieser autosomal rezessiv vererbten, letalen Skelettdysplasie ist die Teilungsfähigkeit der Knorpelstammzellen durch eine genetisch bedingte Differenzierungshemmung des skelettbildenden Mesenchyms gestört. Infolgedessen wird eine abartige Knorpelsubstanz gebildet und die Proliferationszone fehlt. Dadurch wiederum werden alle weiteren Schritte in der enchondralen und auch der desmalen Ossifikation blockiert. Das Resultat ist ein disproportionierter Zwergwuchs mit Stummelextremitäten *(= Mikromelie)* sowie eine fehlende intramedulläre Blutbildung.

Enchondrale Ossifikation (Fortsetzung): Auf die Zone des ruhenden Knorpels folgt die *Zone des proliferierenden Knorpels:* Die einzelnen Zellelemente sind zwar immer noch spindelförmig, aber bereits zu Zellsäulen angeordnet (= Säulenknorpel). Sie sind mit ihrem lebhaften Proliferationsstoffwechsel für die Ausdehnung des Epiphysenknorpels in der transversalen und longitudinalen Richtung verantwortlich und bestimmen die Wachstumsgeschwindigkeit der Röhrenknochen.

Enchondrale Ossifikation	Histologie	Krankheiten
ruhender Knorpel: Stammzellpool	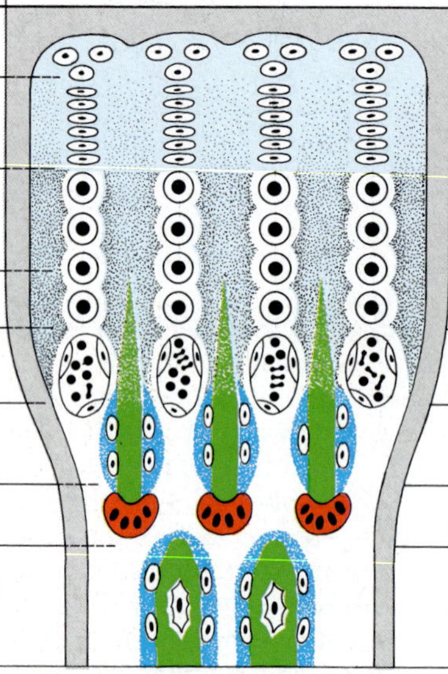	Achondrogenesis Chondrodysplasie
Proliferationszone: Zellteilung		Achondroplasie Strahlenschäden Endokrinopathien
Blasen-Knorpel-Zone: Matrixsynthese		Chondrodystrophie M. Pfaundler-Hurler Enzymopathien
Verkalkungszone:		Rachitis, Lues Plumbismus
Eröffnungszone: Chondrolyse		Rachitis, Lues
primäre Spongiosa: Osteoidablagerung		Osteogenesis imperfecta
osteoklastärer Knochenumbau		Osteopetrosis Fluorose
sekundäre Spongiosa: lamellärer Knochen		Enzymopathien Endokrinopathien

Abb. 20.**17** Schematische Darstellung der enchondralen Ossifikation in einer Epiphysenfuge eines langen Röhrenknochens und die zonenmäßige Zuordnung verschiedener Wachstumsstörungen.
Hellblau: unmineralisiertes Knorpelgewebe;
dunkelblau: Osteoid;
grün: mineralisiertes Gewebe;
rot: Osteoklasten.

Die einzelnen Knorpelzellsäulen einer Epiphysenfuge sind durch Knorpelgrundsubstanz in Form der interlakunären Septen voneinander getrennt. In diesen setzen die Knorpelzellen Vesikel frei (s. Matrixvesikel, S. 26), welche teilweise lysosomale Proteasen oder ATPase und Pyrophosphatase enthalten.

2. Endokriner Zwergwuchs

Das STH stimuliert allgemein das Zellwachstum und wirkt – ähnlich wie das Thyroxin – auf die Chondrozyten der Epiphysenfuge mitogen. Dabei bewirkt das STH in der Leber die Synthese von besonderen Wachstumsfaktoren, den Somatomedinen (vor allem Somatomedin C, S. 134), die ihrerseits von einer gewissen Konzentration an die Freisetzung von Somatostatin veranlassen, welches die anfängliche STH-Produktion wieder drosselt.

Pathogenese: Ein Mangel an STH-Wirkung oder an Thyroxin drosselt in den Epiphysenfugen den Proliferationsstoffwechsel und äußert sich in einem proportionalen Zwergwuchs. Definitionsgemäß gelten ausgewachsene Menschen mit einer Körpergröße um 60 cm zu den „Zwergen".

- *STH-Mangel-Zwerge:*

Diese Zwergwuchsformen beruhen auf folgenden Störungen:

- *Hypothalamische Läsion* mit kongenitalem oder idiopathischem GHRH-Mangel, der durch exogene STH-Gaben ausgeglichen werden kann.
- *Hypophysäre Läsion* a) mit Destruktion STH-produzierender Zellen oder b) mit Produktion molekular-defektem STH. Mit exogenem STH behandelbar.
- *STH-Endorganresistenz:* a) infolge STH-Rezeptordefekte in den STH-abhängigen Zellen (Hepatozyten) ist im Serum der STH-Spiegel zwar hoch, der Somatomedin-C-Spiegel = 0 (= Laron-Zwerg), b) infolge Mangelernährung beim Kwashiorkor (S. 134) wird in der Leber kein Somatomedin gebildet (= Kwashiorkor-Zwerge); c) infolge genetisch bedingter Läsion bilden die Hepatozyten keine Somatomedine (= Pygmäen-Zwerge). Zwerge infolge STH-Endorganresistenz sprechen auf exogene STH-Gaben nicht an.

- *Hypothyreote Zwerge:*

Da die Wirkung des Parathormons und des Vitamin D_3 offenbar wesentlich von der Gegenwart des Thyroxins abhängt, ruft eine kongenitale Hypothyreose schwere Skelettwachstumsstörungen hervor: Die Ossifikationszentren treten multipel und verzögert auf, und die Epiphysenfugen bleiben verlängert offen; Osteonekrosen im Schenkelhalsgebiet rufen eine frühzeitige Koxarthrose hervor (Kretinhüfte). Das Resultat ist ein sekundär disproportionierter Zwergwuchs.

3. Hypophysärer Riesenwuchs

Pathogenese: S. 973. – Durch den hohen STH-Spiegel und entsprechende Somatomedinüberproduktion ist die Proliferation im Epiphysenknorpel gesteigert und die Epiphysenfuge zeigt keine altersentsprechende Ausreifung; sie bleibt offen. Das Resultat ist ein proportionierter Riesenwuchs. Definitionsgemäß gelten Frauen größer als 190 cm und Männer größer als 220 cm zu den „Riesen".

Enchondrale Ossifikationen (Fortsetzung): Auf die Proliferationszone folgt gegen die Metaphyse hin die *Reifungszone.* Die Zellen hypertrophieren blasenförmig (= Blasenknorpel), produzieren lebhaft Kollagen Typ II und Proteoglykane und unterliegen einem apoptotischen Zelltod.

4. Chondrodystrophie

Definition: Häufigste, nicht letale Form eines disproportionalen (großschädlig-kleingliedrigen) Zwergwuchs *(= Achondroplasie).*

Inzidenz: 1 : 15 000. Manifestation bereits intrauterin, daher auch Bezeichnung: Chondrodystrophia fetalis.

Molekularpathologie: Die Chondrodystrophie beruht auf einer spontan auftretenden (80%) oder autosomal dominant vererbten Mutation des Rezeptors für den Fibroblastenwachstumsfaktor FGF. Dieser steuert physiologischerweise die Proliferation und die Differenzierung der Chondrozyten. Seine Mutation hemmt die Umwandlung von proliferierendem in reifen Knorpel; die Sekretion von Proteoglykanen und Kollagen Typ II ist gestört. Dadurch fehlt der Säulenknorpel, das Knorpelgewebe mineralisiert viel zu früh, so daß auch das Substrat für die primäre Spongiosa fehlt.

Morphologie: Histologisch ist der Säulenknorpel etwas irregulär angeordnet und anstelle einer Eröffnungszone findet man zusammengesinterte Knorpelreste, die in plumpe Spongiosabälkchen übergeführt werden (Abb. 20.**18a–c**).

Klinisch handelt es sich um einen disproportionierten Zwergwuchs mit relativ langer Wirbelsäule und kurzen Extremitäten (Dackeltyp). Da die desmale Ossifikation von der Erkrankung nicht betroffen ist, wachsen Seitenwände und Dach des Schädels normal, während die Schädelbasis klein bleibt (Gesichtsdysmorphie). Die periostale Ossifikation ist ungestört, die Lebenserwartung normal.

5. Enchondrale Dysostosen

Pathogenese: Dies ist ein Sammelbegriff für heterogene Skelettfehlbildungen mit gestörter enchondraler Ossifikation. Allen gemeinsam ist eine Störung der Proteoglykansynthese und/oder -sekretion (z. B. multiple epiphysäre Dysplasie) oder des Proteoglykanabbaus (z. B. Mukopolysaccharidosen, S. 72). Bei der *multiplen epiphysären Dysplasie* hat dies zur Folge, daß die Verkalkung vorzeitig an mehreren Stellen des Säulenknorpels losgeht, was den regulären Umbau des Knorpelgewebes in primäre Spongiosa verzögert.

Enchondrale Ossifikation (Fortsetzung): Auf die Reifungszone folgt die *Verkalkungszone:* Sie setzt im unteren Teil des Blasenknorpels, und zwar in den interlakunären Knorpelsepten, ein. Die Knorpelverkalkung geht so vor sich, daß calciumbindende Proteine wie das Osteocalcin im Diffusionsbereich der metaphysären Kapillaren unter Vermittlung von Matrixvesikeln (S. 26) vor allem Calcium abfangen, während sich das anorganische Phosphat in den Kollagenfibrillen anreichert. Durch den relativ hohen Sauerstoffpartialdruck im Diffusionsbereich der metaphysären Kapillaren werden schließlich die proteolytischen Enzyme freigesetzt, so daß die verkalkungshemmenden Proteoglykane partiell abgebaut werden können. Dadurch wiederum kann das Calcium nicht mehr in Lösung gehalten werden und fällt aus.

6. Moeller-Barlow-Syndrom

Pathogenese: Beim *Skorbut* (= Moeller-Barlow-Syndrom) des Kindes wird der Proliferations-, vor allem aber der Funktionsstoffwechsel der Chondrozyten und Osteoblasten gestört. Dadurch fehlt die Anordnung zum Säulenknorpel, und die primären Knochenbälkchen (s. unten) sind nicht tragfähig. Dies hat zur Folge, daß hier Mikrofrakturen ein

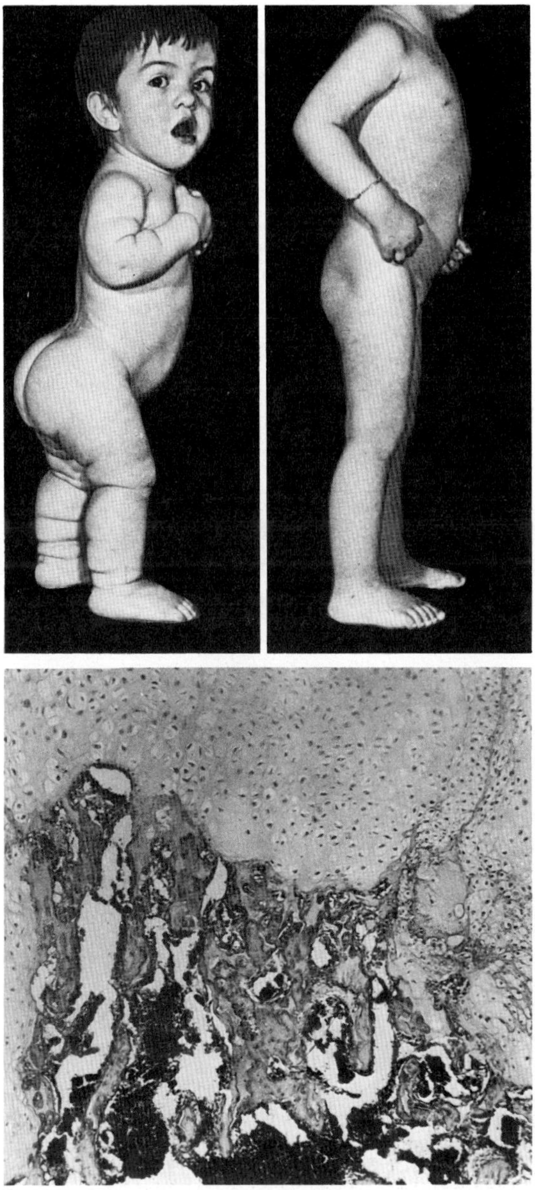

Abb. 20.**18a–c** **a** Chondrodystrophischer Zwerg und zum Vergleich ein **b** gleichaltriges Kind. **c** Histologisch fehlt eine regelrechte Blasenknorpelzone und Eröffnungszone. Dadurch wird der Umbau der primären Spongiosa in die reife sekundäre Spongiosa in Mitleidenschaft gezogen (HE, Vergr. 1 : 65)

Trümmerfeld hinterlassen und das Knochenwachstum verzögern (vgl. S. 50).

Enchondrale Ossifikation (Fortsetzung): Die Knorpelresorption findet in der *Eröffnungszone* statt. Hier werden die Knorpelzellhöhlen (= Lakunen) von blind endigenden Kapillaren arrodiert, die von der Metaphysenseite in die Epiphysenfuge einsprossen (Abb. 20.**19a–c**). Dabei ist die Geschwindigkeit der Knorpelhöhleneröffnung genau auf den Knorpelzellnachschub abgestimmt. Wesentliche histologische Voraussetzungen dazu sind die regelrecht angelegten und mineralisierten interlakunären Knorpelsepten. Der eigentliche Abraum des enzymatisch angedauten Epiphy-

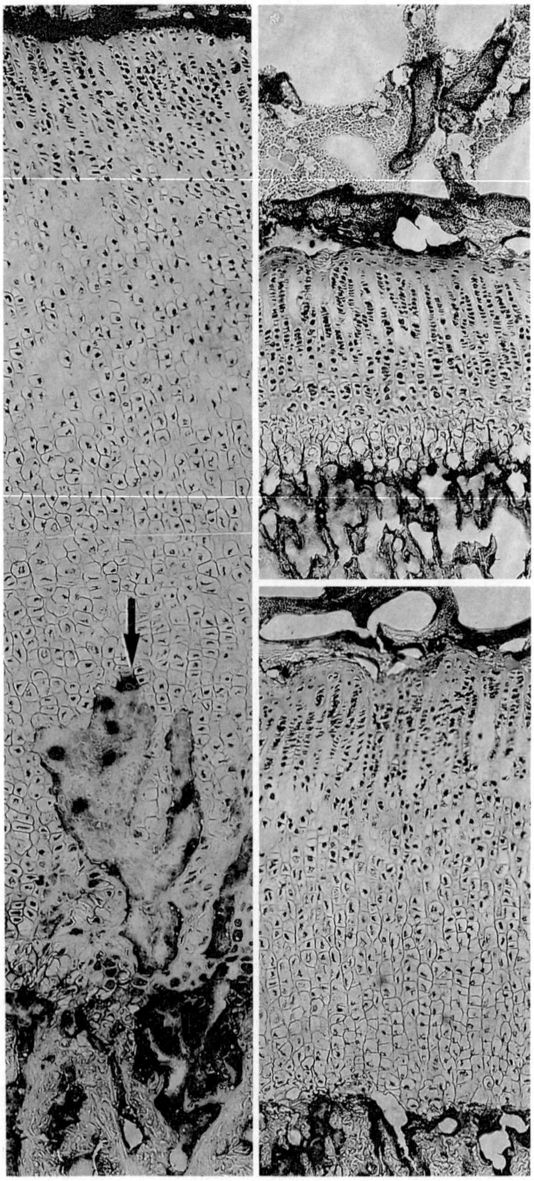

Abb. 20.**19a–c** Experimentelle Vitamin-D-Mangel-Rachitis der Ratte. **a** Nach 4wöchigem Vitamin-D-Mangel. Knorpelmineralisation und -resorption sind gestört. Dadurch ist die Epiphysenfuge aufgetrieben, der Epiphysenknorpel durch ein kapillarreiches Mesenchym, **c** nach 3wöchiger Behandlung (Pfeil) zergliedert, **b** Kontrolle (Kryostatschnitt, histochemische Reaktion für saure Phosphatase, Vergr. 1 : 60)

senknorpels wird durch Makrophagen und Resorptionsriesenzellen (= Chondroklasten) bewerkstelligt. Sie lassen nur die verkalkten longitudinalen Knorpelsepten zurück.

7. Vitamin-D-Mangel-Rachitis

Pathogenese: In diesem Fall wird durch den Vitamin-D-Mangel sowohl die Calciumresorption als auch die Synthese des Calciumtransportproteins beeinträchtigt. Dadurch steht dem Knorpelgewebe zu wenig Calcium zur Verfügung. Hinzu kommt, daß der Vitamin-D-Mangel sowohl die chondrozytäre Kollagen- und Proteoglykansynthese als auch die proteolytische Aufspaltung der Knorpelgrundsubstanz in Mitleidenschaft zieht und auch noch auf diesem Weg die Knorpelmineralisation verzögert. Dadurch werden auch die nächsten Schritte der enchondralen Ossifikation blockiert. Dies ist die Knorpelresorption.

Die Folge davon ist, daß die Säulen- und Blasenknorpelzone erheblich aufgetrieben werden. Die Kapillaren sprossen nur unregelmäßig in den Epiphysenknorpel ein und zergliedern ihn (Abb. 20.**19a–c**). Gleichzeitig sind wiederum die weiteren Schritte der enchondralen Ossifikation blockiert, die primäre Spongiosa wird nicht abgebaut, und das abgelagerte Osteoid verkalkt nicht.

Klinik: Die wichtigsten Folgeerscheinungen sind Knochenerweichungen in Form von a) Kraniotabes (Scheitelbeinerweichung) und Caput quadratum mit vorspringenden Tubera frontalia der beiden Ossa frontalia; b) Hühnerbrust mit perlschnurartig verdickter Knorpel-Knochen-Grenze der Rippen (Rosenkranz); c) Kyphoskoliose; d) Valgisierung und Varisierung der unteren Extremität; e) aufgetriebene Metaphysen mit Doppelfurche im Hand-/Fußgelenkbereich; f) Glockenbrust und Froschbauch infolge Muskelhypotonie (Abb. 20.**20**).

Enchondrale Ossifikation (Fortsetzung): Auf die Eröffnungszone folgt die *Zone der primären Spongiosa:* An die verkalkten longitudinalen Knorpelsepten lagern sich Osteoblasten an und überziehen sie mit Knochenmatrix (= Osteoid). Die „verknöchernden" Knorpelbälkchen bilden in ihrer Gesamtheit die primäre Spongiosa. Diese wird einer zweiten, jetzt osteoklastären Resorption unterworfen. Die daran angeschlossene sekundäre Knochenneubildung (= sekundäre Spongiosa) führt zur Bildung eines reifen Knochengewebes. Seine Osteone sind durch Kittlinien miteinander verbunden und weisen eine parallele Lamellenstruktur (= Lamellenknochen) auf.

8. Osteogenesis imperfecta

Pathogenese: Bei dieser Bindegewebskrankheit (S. 52) bilden die Osteoblasten Kollagen Typ III statt Typ I, das nicht die mechanische Stabilität von Kollagen Typ I besitzt. Infolgedessen läuft die enchondrale Ossifikation bis zur Stufe der primären Spongiosa mehr oder weniger normal ab. Lediglich der Umbau zur sekundären Spongiosa ist fehlerhaft und verzögert. Dementsprechend persistieren in der sekundären Spongiosa Knorpelinseln, welche darüber hinaus aus abnormen Faserknochen besteht. Der physiologische Knochenumbau bleibt aus. Die Kortikalis ist brüchig.

Klinik: Erhöhte Brüchigkeit und Deformierung der Röhrenknochen, Wirbelsäule und Thorax (= Glasknochenkrankheit), kraniofaziale Deformierung mit Ossifikationsverzögerung.

9. Osteopetrose

Definition und Pathogenese: Diese seltene Heredopathie *(= Morbus Albers-Schönberg)* beruht auf einem enzymatischen Unvermögen der Osteoklasten, die knorpeligen Anteile der primären Spongiosa abzubauen. Bei der autosomal rezessiv vererbten, infantilen Form resultiert eine letale Anämie (S. 52), die bei der juvenilen Variante nur gering ausgeprägt ist und bei der adulten autosomal dominant vererbten Form ganz fehlt. Dies hat zur Folge, daß der Markraum mit primärer Spongiosa ausgefüllt und die Schnittfläche marmorartig verdichtet (= *Marmorknochenkrankheit)* wird. Durch insuffiziente subperiostale Knochenresorption an der Metaphysenoberkante werden die Metaphysenenden der Röhrenknochen keulenförmig aufgetrieben.

Molekularpathologisch liegt bei einer osteopetrotischen Mäusemutante ein Defekt des Protoonkogens c-fos vor, was einen Differenzierungsblock der Osteoklastenvorläufer zur Folge hat.

Morphologisch zeichnen sich alle Varianten der Osteopetrose durch eine mehr oder weniger ausgeprägte Persistenz verkalkter Knorpelreste aus, die aus der primären Spongiosa persistieren und von überschießenden Osteoidmassen umgeben werden. Demzufolge kommt es zur von den Epiphysenfugen schaftwärts fortschreitenden Sklerosierung der Markhöhle.

Die entsprechenden Knochenverdichtungen stellen sich radiologisch als geschichtete Verdichtungsbänder (Sandwich-Aspekt) dar, die senkrecht zur Hauptwachstumsrichtung des betroffenen Knochens angeordnet sind.

Klinik: Je nach Ausprägungsform: Anämie, Fraktur nach Bagatelltraumata, Einengung der ossären Foramina der Hirnnerven mit entsprechender Irritation.

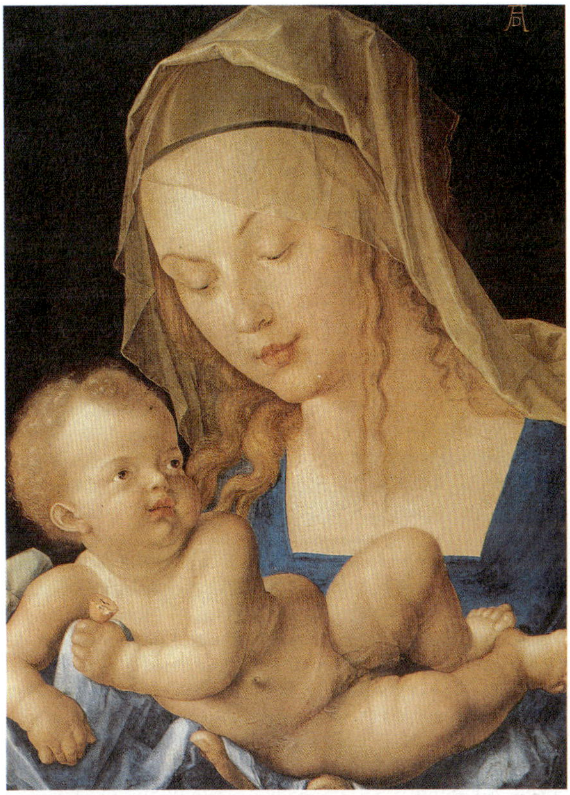

Abb. 20.**20** Floride Vitamin-D-Mangel-Rachitis am Beispiel „Maria mit Kind" von A. Dürer 1502. Beim Modell des Christuskindes deutlich erkennbar sind Doppelfurche der Handgelenke, Froschbauch und Caput quadratum

Metabolische Läsionen

A. J. Olah

Orthologie: Das Knochengewebe wird permanent umgebaut. Der zeitlich und örtlich koordinierte Ablauf von Knochenabbau durch die Osteoklasten und Knochenneubildung durch die Osteoblasten sorgen dafür, daß die Knochenstruktur erhalten bleibt und sich dauernd an die wechselnde biomechanische Beanspruchung des Skeletts anpassen kann. Die mit dem Knochenumbau gekoppelte Mobilisation und Deposition von Knochenmineral ist zudem für die Regulation des Calcium-Phosphat-Haushaltes von großer Bedeutung. Änderungen der mechanischen Belastung oder des Calcium-Phosphat-Haushaltes werden vom Knochengewebe durch gezielte Umbauvorgänge beantwortet:

- *Knochenabbau:* Für die Knochenabbauflächen sind große, meist mehrkernige *Osteoklasten* charakteristisch. Sie entstehen durch Fusion von Präosteoklasten, die sich aus den hämatopoetischen Stammzellen differenzieren. Die resorptive Tätigkeit der Osteoklasten hinterläßt typische „Fraßspuren" in Form von Resorptionslakunen (= Howship-Lakunen). Diese persistieren so lange, bis sie später durch neugebildeten Knochen wieder aufgefüllt werden.
- *Knochenneubildung:* Die aktiven Knochenanbauzonen sind durch Osteoidsäume gekennzeichnet, welche an ihrer Oberfläche einen epithelartigen Belag von *Osteoblasten* besitzen. Die Knochenbildung beginnt mit der schichtweisen Ablagerung einer mineralfreien, aus lamellär angeordneten Kollagenfibrillen (Typ-I-Kollagen), Proteoglykanen und Nichtkollagen-Proteinen bestehenden Matrix *(= Osteoid)* durch die Osteoblasten. Erst durch die nachfolgende Einlagerung von Calciumhydroxylapatit, welche von der Grenzfläche zwischen vorbestehendem Knochen und Osteoidsaum *(= Mineralisationsfront)* ausgeht, wird das Osteoid in reifes Knochengewebe umgewandelt. Der Mineraleinbau läuft zwar gleich schnell ab wie die Matrixsynthese (0,8–1 µm/Tag), was durch die konstante Breite der Osteoidsäume (rund 10 µm) zum Ausdruck kommt, setzt aber erst nach einer mehrtägigen Latenzzeit ein. Die meisten Osteoblasten werden als *Osteozyten* in die mineralisierte Knochensubstanz eingemauert, bleiben aber untereinander und mit den endostalen Belegzellen der freien Knochenoberfläche durch Zytoplasmafortsätze in Kontakt. Sie sind zur kurzfristigen Mineralverschiebung zwischen Knochen und Extrazellulärflüssigkeit befähigt (= osteozytäre Osteolyse) und spielen als schnellwirkende Feinregulatoren des Mineralhaushaltes eine wichtige Rolle.
- *Knochenumbau:* Dieser Prozeß spielt sich an den äußeren und inneren Knochenoberflächen (subperiostale, endostale, intrakortikale Oberfläche der Kompakta, Oberfläche der Spongiosatrabekel) ab. An den einzelnen Umbauplätzen sind aus Osteoklasten und Osteoblasten bestehende sog. „multizelluläre Umbaueinheiten" tätig. Der

Umbauvorgang wird durch die Resorption einer bestimmten Menge alten Knochens eingeleitet. Nach Abschluß der Abbauphase wird die entstandene Resorptionslakune mit neuem Knochen wieder aufgefüllt. Auf diese Weise entstehen fortlaufend neue Osteone in der Kompakta und neue Struktureinheiten entlang der freien Oberfläche der Spongiosatrabekel. Beide Strukturelemente sind durch Kittlinien gegen den vorbestehenden, alten Knochen abgegrenzt.

– *Wachstumsfaktoren:* Die systemische Regulation von Knochenabbau und Knochenneubildung erfolgt durch die osteotropen Hormone Parathormon, Calcitonin und 1,25-Dihydroxycholecalciferol. Die lokalen Knochenumbauprozesse werden dagegen durch Wachstumsfaktoren und Zytokine wie Interleukin-6 (IL-6); kontrolliert, die z. T. im Knochen von den Osteoblasten selbst produziert werden (Abb. 20.**21a**). Bis jetzt ist die Mitwirkung des insulinähnlichen Wachstumsfaktors (IGF), des transformierenden Wachstumsfaktors (TGFβ), der knochenmorphogenetischen Proteine (BMP) und der makrophagenkoloniestimulierenden Faktoren (CSFs) gesichert. IGF und TGFβ stimulieren die Proliferation von Osteoblasten sowie die Bildung von Knochenmatrix, während CSF-1 für die vermehrte Rekrutierung neuer Osteoklasten zuständig ist. IGF und TGFβ werden nach ihrer Synthese zum Teil in der Knochenmatrix deponiert und erst beim Abbau des Knochens freigesetzt und aktiviert. Sie sorgen für die Proliferation von Osteoblasten in der postresorptiven Phase des Knochenumbaus und sind somit für die physiologische Kopplung zwischen Knochenresorption und Knochenneubildung verantwortlich. Die ossären Wachstumsfaktoren spielen schließlich eine wichtige Rolle als Mediatoren der Wirkung bestimmter systemischer Hormone und Zytokine im Knochen: So stimuliert das Wachstumshormon die Knochenbildung durch Erhöhung der IGF-Synthese, der anabole Partialeffekt von PTH kommt durch gesteigerte Abgabe von TGFβ zustande, IL-1 und TNFα stimulieren den Knochenabbau durch erhöhte Freisetzung von CSFs.

Knochenumbaudynamik

Das Ausmaß des Knochenumsatzes hängt einerseits von der zellulären Aktivität der einzelnen Osteoklasten und Osteoblasten, andererseits von der Anzahl und Betriebsdauer der Knochenumbauplätze ab. Quantitative Änderungen des Verhältnisses zwischen Anbau- und Abbauleistung (= Umbaubilanz) führen zwangsläufig zur Verminderung *(Osteopenie)* oder Vermehrung der Knochenmasse *(Hyperostose)*. Da die Spongiosa wegen der dreidimensionalen Bälkchenarchitektur mit 9 m² im Gesamtskelett eine dreimal größere umbaufähige Oberfläche besitzt als die Kompakta, sind krankhafte Veränderungen in der Spongiosa gewöhnlich ausgeprägter und lassen sich folglich früher erkennen als in der Kompakta.

Die Strukturmerkmale der Spongiosa und die Intensität des Spongiosaumbaus können mit Hilfe der Histomorphometrie quantitativ erfaßt werden. In der Beckenkammspongiosa skelettgesunder Individuen beträgt die Spongiosadichte 17–25%, die mittlere Profilbreite der Trabekel 150 μm, der mittlere intertrabekuläre Abstand 500–700 μm. 12–20% der Bälkchenoberfläche weisen einen Osteoidsaum auf, 3–5% sind mit Osteoblasten bedeckt. Der Oberflächenanteil der Resorptionszonen ist 6–8%, derjenige der mit Osteoklasten besetzten Lakunen jedoch lediglich 0,5%. Knochenstruktur und Knochenumbauaktivität sind innerhalb des Skeletts zwar je nach Örtlichkeit quantitativ, aber nicht qualitativ verschieden.

Das Reaktionsmuster des Knochengewebes auf biomechanische, hormonelle oder metabolische Reize besteht vorwiegend aus einer Intensivierung oder Hemmung der Knochenresorption und der Knochenneubildung. Im Rahmen der Knochenbildung können zudem qualitative Gewebsveränderungen der Knochensubstanz in Form von Kollagensynthesestörungen und Mineralisationsstörungen hinzutreten.

Physiologische Knochenatrophie

Definition: Es handelt sich hierbei um den bei jedem Individuum eintretenden Verlust an Knochensubstanz im Rahmen des allgemeinen Alterungsprozesses. Bereits mit dem 30.–35. Lebensjahr setzt die Verminderung der osteoblastären Knochenneubildung bei gleichbleibendem Knochenabbau ein und führt zur sukzessiven Reduktion der Skelettmasse um rund 1% pro Jahr.

Morphologie: Dieser an sich physiologische Knochenverlust besteht in erster Linie in der Abnahme der Spongiosadichte durch Querschnittsreduktion einzelner Knochenbälkchen (Abb. 20.**21a–e**). Ihre Tragfähigkeit wird durch die fortschreitende Atrophie sukzessive reduziert: Etwa vom 50. Lebensjahr an treten vermehrt Mikrofrakturen einzelner Trabekel auf. Die Folge sind lokale Umbauherde, in denen die nicht mehr tragfähigen Trabekelreste eingeschmolzen werden. Durch die ersatzlose Elimination von Trabekeln wird das Spongiosagerüst zunehmend grobmaschiger. Biomechanisch wichtige Trägerelemente bleiben jedoch von der Elimination weitgehend verschont, werden außerdem teilweise neu orientiert und kompensatorisch verstärkt *(= hypertrophe Atrophie)*. Diese reaktiven Vorgänge sorgen dafür, daß die Tragfähigkeit des Knochengerüstes trotz Substanzverlust bis ins hohe Alter erhalten bleibt.

1. Osteoporose

Allgemeine Definition: Als Osteoporose wird jeder Knochensubstanzverlust bezeichnet, welcher das alterungsbedingte, physiologische Ausmaß übertrifft.

Die Osteoporose ist die häufigste Skeletterkrankung. In der Gesamtbevölkerung beträgt die Morbidität rund 7–8% und zeigt einen Anstieg mit zunehmendem Lebensalter (♀ : ♂ = 8 : 1).

Allgemeine Pathogenese: Die Osteoporose ist das Resultat einer andauernden, systemisch negativen Knochenumbaubilanz in den einzelnen Knochenumbauplätzen, wobei die osteoklastären Resorptionslakunen nur unvollständig mit neuer Knochensubstanz aufgefüllt werden. Die negative Bilanz kann sowohl durch exzessiven Knochenabbau als auch durch abnorm verminderte Knochenneubildung bedingt sein. Ätiologisch lassen sich die erheblich häufigeren *primären Osteoporoseformen* (95%) von relativ seltenen *sekundären Osteoporosen* (5%) unterscheiden:

Primäre Osteoporosen

Pathogenese (Abb. 20.**21b**): Ihre Ursache ist noch weitgehend unklar. Eine Geschlechtsdisposition ist allerdings unverkennbar. Bei Frauen setzt der Knochensubstanzverlust früher ein und verläuft schneller

Abb. 20.**21 a–e** Quantitativ-schematische Darstellung der geweblichen und zellulären Vorgänge bei metabolischen Osteopathien:
a Normaler Knochen
b Osteoporose: Die Knochenneubildung ist meistens vermindert; wenig Osteoblasten, dünne Osteoidsäume. Unveränderter Knochenabbau
c Osteomalazie: Die Knochenneubildung ist ungehindert, das Osteoid verkalkt aber nicht: breite Osteoidsäume, breite mineralfreie Osteozytenlakunen infolge Nichtverkalkung; zunächst normale Osteoblasten- und Osteoklastentätigkeit
d Hyperparathyreoidismus: Der Knochenumbau ist generell gesteigert: proportionale Vermehrung der Osteoblasten und des Osteoids, Zunahme der Osteoklastenzahl, Endostfibrose. Breite Osteozytenlakunen infolge osteozytärer Osteolyse
e Osteodystrophia deformans Paget (= Osteitis deformans): Chaotisch gesteigerter Knochenumbau: massive Vermehrung der osteoblastären Anbauzonen, zahlreiche, abnorm große Osteoklasten mit erhöhter Kernzahl, viele, breite Kittlinien
Blau: unverkalktes Osteoid
Grün: verkalktes Knochengewebe

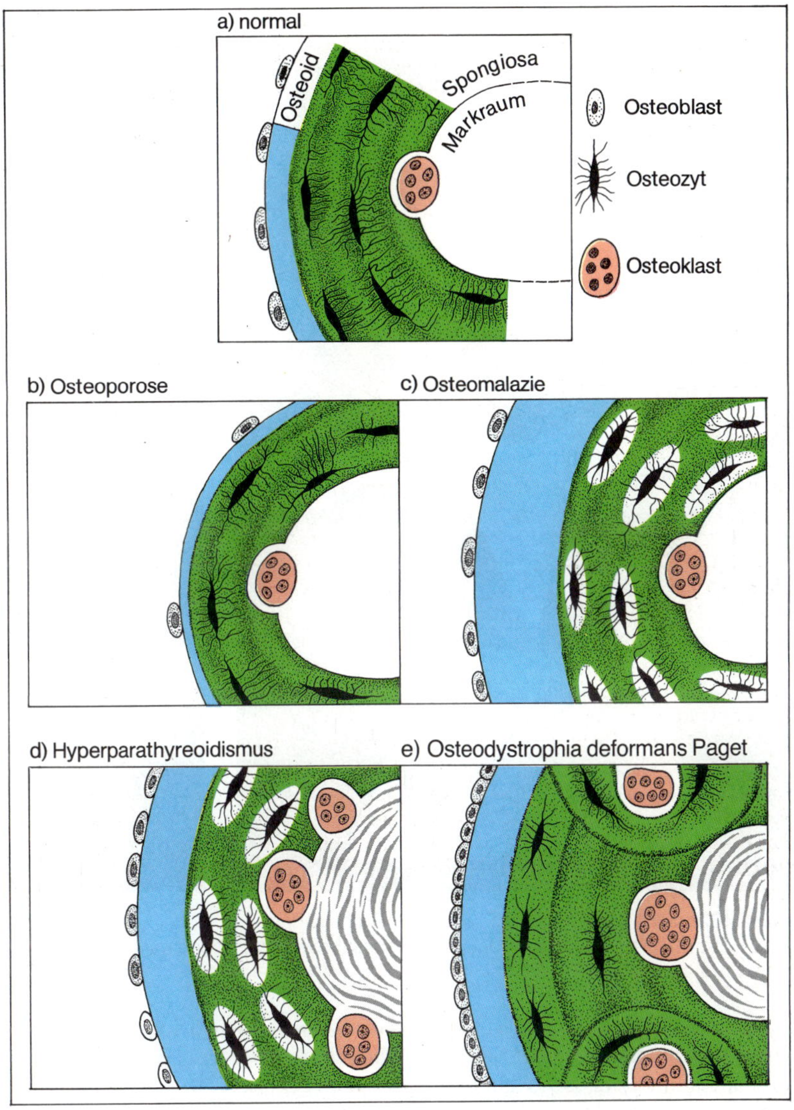

als bei Männern, zudem besitzen Frauen eine geringere vorbestehende Knochenmasse. Der klimakterische Östrogenabfall stellt offensichtlich einen weiteren Faktor in der Kausalpathogenese der primären Osteoporose dar, die immer mit einer Synthesestörung des Knochenkollagens einhergeht. Die klinische Einteilung der primären Osteoporosen bezieht sich lediglich auf den Krankheitsbeginn (Tab. 20.**4**).

Formalpathogenetisch ist der Rarefizierungsprozeß bei den primären Osteoporosen meist durch eine insuffiziente Knochenneubildung charakterisiert. Der Grund dafür liegt prinzipiell in der Störung der physiologischen „Koppelung“ von Knochenresorption und -anbau. Zudem ist die Dauer der Aktivitätsphase der einzelnen Osteoblastenpopulationen verkürzt und/oder die Syntheserate von Knochenmatrix vermindert. Dementsprechend kommen aktive osteo-

Tabelle 20.**4** Ätiologie der Osteoporosen

Primäre (= idiopathische) Osteoporosen (95%)
juvenile Osteoporose
präsenile Osteoporose
postklimakterische Osteoporose
senile Osteoporose

Sekundäre Osteoporose (5%)
Kortikoidosteoporose
Inaktivitätsosteoporose
symptomatische Osteoporose bei
- Hyperthyreose (S. 1003)
- Hypogonadismus (S. 900)
- Malabsorptionssyndrom (S. 89)
- Lactoseintoleranz (S. 89)
- Diabetes mellitus (S. 91)
- Mastozytose
- Nikotinabusus („smokers bone“)
- Alkoholismus (S. 152)

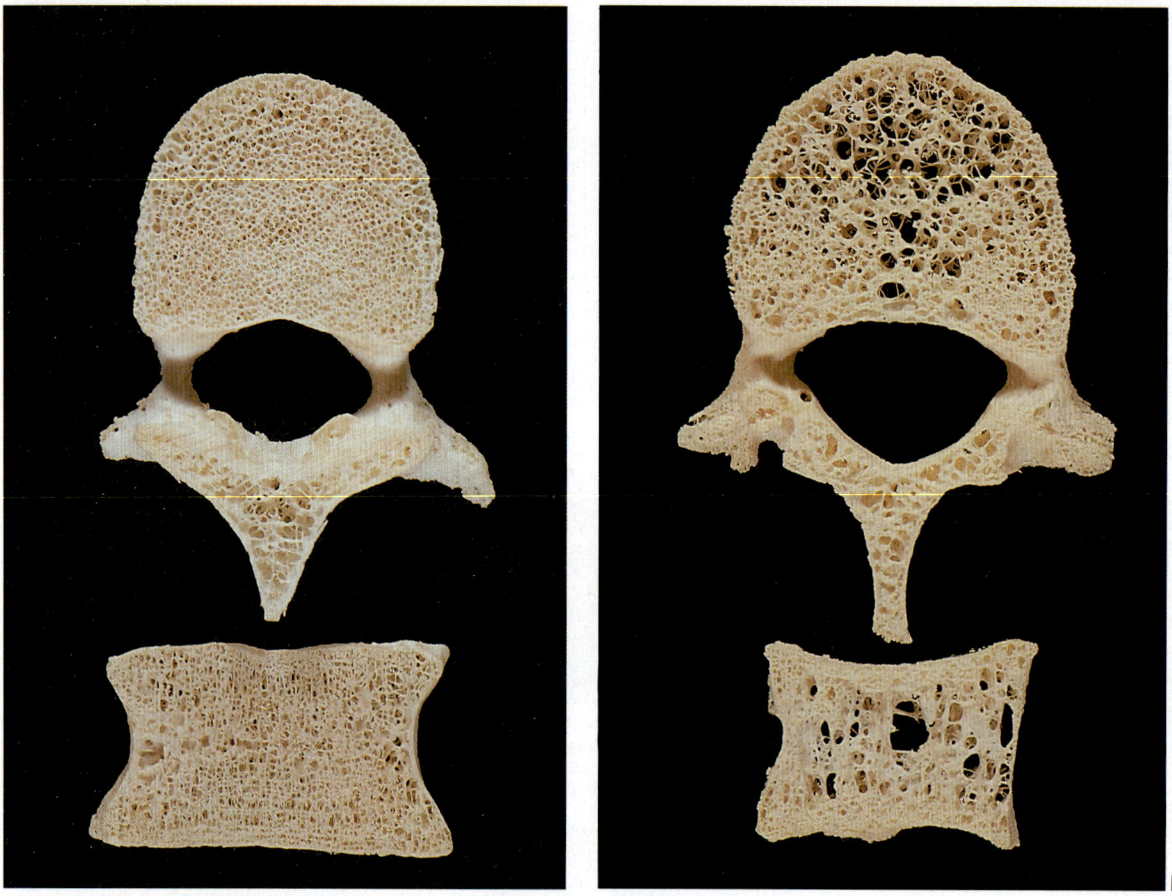

a b

Abb. 20.**22a** u. **b** Wirbelkörper im Quer- und Frontalschnitt:
a Beim Skelettgesunden, **b** beim Osteoporosepatienten (Mazerationspräparate)

blastäre Anbauzonen nur vereinzelt vor oder fehlen. Der Knochenabbau verläuft gewöhnlich im normalen Rahmen; er kann allerdings – entsprechend dem schubweisen Verlauf der Krankheit – zeitweise auch erhöht sein. Wie schnell es zur Entwicklung einer klinisch manifesten Osteoporose kommt, hängt in erster Linie von der „Geburtsrate“ neuer Knochenumbaueinheiten ab. Mit besonders rascher Progredienz muß man bei Osteoporoseformen rechnen, bei denen die Bildungsrate von Umbaueinheiten und damit der Knochenumsatz gesteigert ist, weil dann das Defizit an Knochensubstanz in den einzelnen Umbauplätzen auf dem Gewebeniveau rasch aufsummiert wird. Diese pathogenetische Variante wird besonders häufig in der Frühphase der postmenopausalen Osteoporose beobachtet.

Morphologie: Die primäre Osteoporose tritt grundsätzlich generalisiert auf, wobei jedoch mechanisch stärker belastete Skelettabschnitte wie Wirbelsäule und proximales Femurende stärker betroffen sind. Makroskopisch erscheint die Spongiosa bereits in Frühstadien der Erkrankung merklich aufgelockert. Dabei weist die erhöhte Maschenweite des Bälkchengerüstes auf den übermäßigen Trabekelverlust hin (Abb. 20.**22a** u. **b**). Da ein Teil der trajektoriell orientierten Trägerelemente erhalten bleibt, erscheint die Spongiosa im Röntgenbild strähnig strukturiert. Im fortgeschrittenen Stadium der Osteoporose ist auch die Kompakta verschmälert. Bei der histologischen Untersuchung der Spongiosa sind die Rarefizierung, die Atrophie und verminderte Interkonnektivität der Trabekel, die vergrößerten intertrabekulären Abstände und die schmalen Osteoidsäume augenfällig (Abb. 20.**23a** u. **b**). Die Kompakta ist durch endostale Resorption oft spongiosiert.

Sekundäre Osteoporosen

Pathogenese: Sie beruhen auf hormonellen, metabolischen und biomechanischen Störungen und begleiten Erkrankungen, die mit einer negativen Bilanz des Knochenumbaues einhergehen (Tab. 20.**4**). Dementsprechend ist der Knochenverlust bei den sekundären Osteoporosen ein Symptom der Grundkrankheit.

- *Kortikosteroidosteoporose*

Sie entwickelt sich – individuell sehr unterschiedlich – im Rahmen eines Hyperkortizismus. Die rasche Progredienz dieser Osteoporoseform erklärt sich aus

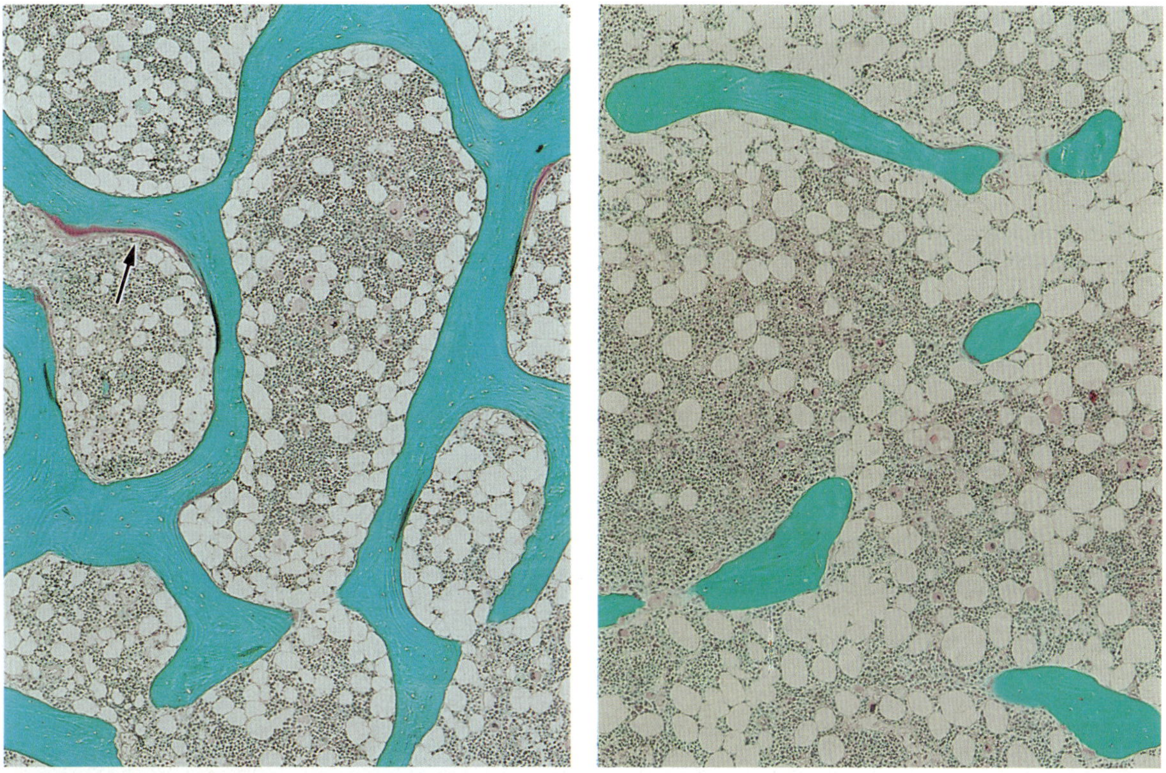

a b

Abb. 20.**23a** u. **b** Histologie der Osteoporose:
a Normale Spongiosa eines skelettgesunden Mannes mit schmalen rotgefärbten Osteoidsäumen (Pfeil). Morphometrie: volumetrische Spongiosadichte 24,7%, mittlere Trabekelbreite 148 μm
b Osteoporotische Spongiosa mit nur schmalen und wenigen Trabekelprofilen, Osteoidsäume fehlen. Morphometrie: volumetrische Spongiosadichte 10,3%, mittlere Trabekelbreite 117 μm (Goldner, Vergr. 1 : 16)

der Tatsache, daß die massiv verminderte osteoblastäre Knochenneubildung meistens mit verstärktem Knochenabbau kombiniert ist. Der Schweregrad der Knochenveränderungen steht in direkter Beziehung entweder zur Glucocorticoidproduktion der Nebennierenrinde oder zur Höhe der Corticosteroiddosierung und zur Therapiedauer.

- *Inaktivitätsosteoporose*

Eine mehrere Wochen dauernde Immobilisation (Bettruhe, Para- und Tetraplegie, Schwerelosigkeit im Weltall) geht mit einer gesteigerten Knochenresorption einher, die über Monate andauert. Setzt die normale körperliche Aktivität wieder ein, so werden die noch erhaltenen Spongiosabälkchen zunächst durch intensive Knochenapposition verstärkt. Dies führt zum passageren Bild der *hypertrophen Atrophie.*

- *Hyperthyreotische Osteoporose*

Die Schilddrüsenhormone stimulieren auch die Knochenzellen. Die Schilddrüsenüberaktivität erzeugt sowohl eine Steigerung der Knochenbildung als auch der Knochenresorption und aktiviert die osteozytäre Osteolyse, so daß vermehrt Knochenmineral durch Osteozyten mobilisiert wird. Da der hormonale Effekt auf die Knochendestruktion ausgeprägter ist als auf die Knochenneubildung, resultiert eine negative Bilanz im Knochenumbau und damit eine Osteoporose.

Komplikationen: Die wichtigste Folgeerscheinung der Osteoporose ist die erhöhte Knochenbrüchigkeit. Durch den Substanzverlust ist die mechanische Bruchgrenze herabgesetzt, wodurch es auch ohne adäquates Trauma zu Frakturen kommt *(= Spontanfrakturen).* Solche Spontanfrakturen treten bevorzugt in besonders stark belasteten und zudem vorwiegend aus Spongiosa bestehenden Knochen auf (Wirbelkörper im unteren Thorakal- und im Lumbalbereich sowie Schenkelhals). In der Wirbelsäule findet man Deckplatteneinbrüche *(= Fischwirbel)* und eine ventrale Zusammensinterung einzelner Wirbelkörper *(= Keilwirbel).* Als Folge davon verstärkt sich die Brustkyphose bis zur Gibbusbildung (= Abknickung), und die Körpergröße nimmt ab.

Therapie: Sie richtet sich nach der Pathogenese der Krankheit und bezweckt eine Verbesserung der Knochenumbaubilanz. Diese kann durch Anregung der Osteoblastentätigkeit (z. B. mit Natriumfluorid) oder durch Hemmung des osteoklastären Knochenabbaues (z. B. mit Calcitonin, Bisphosphonaten, Vitamin-D-Hormonen, Östrogenen) erreicht werden.

2. Osteomalazie

Definition: Die Osteomalazie stellt eine *symptomatische Sekundärerscheinung bei Störungen des Calcium-Phosphat-Stoffwechsels* dar, die morphologisch als ungenügende oder fehlende Mineralisation der neugebildeten Knochenmatrix imponiert. Tritt die Störung im Kindesalter auf, so sind die Ossifikationsvorgänge in den Epiphysenfugen langer Röhrenknochen mit betroffen, was als Rachitis bezeichnet wird (S. 1117).

Pathogenese: Dem Mineraleinbaudefekt liegt kausalpathogenetisch eine unzureichende lokale Calcium- und Phosphatkonzentration in den Knochenbildungszonen zugrunde. Die häufigste auslösende Ursache dafür ist der *Mangel an Vitamin D oder seinen biologisch aktiven Metaboliten* 25-Hydroxy- und 1,25-Dihydroxycholecalciferol. Ein solcher Vitamin-D-Mangel entsteht entweder durch verminderte intestinale Absorption von Vitamin D_3 oder seltener durch verminderte Bildung des Vitamins in der Haut bei ungenügender UV-Exposition. Wesentlich häufiger ist hingegen eine Hydroxylierungsstörung des resorbierten Vitamin D_3 in der Leber (25-Hydroxylierung) und/oder in der Niere (1-Hydroxylierung). Ferner gehen auch *tubuläre Nierenfunktionsstörungen* mit einer Osteomalazie einher, da der Phosphatverlust („Phosphatdiabetes", S. 83) zum Abfall des Calcium-Phosphat-Produktes in der Extrazellulärflüssigkeit führt. Schließlich sind noch die *medikamentös bedingten Osteomalazieformen* wie die transitorische Begleitmalazie bei Natriumfluoridtherapie der Osteoporose und die Osteomalazie infolge relativen Mangels an 25-Hydroxycholecalciferol durch Antikonvulsiva (und auch DDT, S. 150) zu erwähnen.

Formalpathogenetisch gehört die Osteomalazie zur Gruppe der Knochenerkrankungen, die mit der Vermehrung des Osteoids in Form einer *Osteoidose* einhergehen. Eine solche kann aber nicht nur durch eine ungenügende Mineralisation, sondern auch durch eine erhöhte Osteoblastentätigkeit bei völlig normalem Mineraleinbau hervorgerufen werden. Bei der Osteomalazie ist die physiologische Koppelung der Mineralisation mit der Matrixsynthese beeinträchtigt, wobei der Mineraleinbau in das fortlaufend produzierte Osteoid verzögert ist oder ausbleibt. Da bei der Osteomalazie meist auch eine Hypokalzämie besteht, wird die Parathormonsekretion stimuliert (S. 1009), was eine vermehrte osteoklastäre Resorption und damit eine Calciummobilisation aus der vorbestehenden Knochensubstanz zur Folge hat (vgl. *sekundärer Hyperparathyreoidismus*).

Morphologie: Der makroskopische Skelettbefund basiert auf dem allmählichen Ersatz des mineralisierten Knochens durch Osteoid: die Knochen sind weich und biegsam. Durch die anhaltende Reduktion der mineralisierten Knochenfraktion wird das Skelett zunehmend brüchig. Deformitäten des Thorax und des Beckens sind in fortgeschrittenen Stadien häufig. Durch Wirbelzusammenbrüche kann zudem eine verstärkte Kyphosierung der Wirbelsäule, u. U. sogar Gibbusbildung hinzutreten. Der Röntgenbefund der Osteomalazie besteht in der allgemein verminderten Schattendichte mit verwaschener Zeichnung der Spongiosastrukturen. Die typischen, jedoch nicht obligaten *Looser-Umbauzonen* werden als Ermüdungsfrakturen ohne (sichtbare) Kallusbildung gedeutet. Mit zunehmender Krankheitsdauer wird nahezu die gesamte Oberfläche der Knochentrabekel von stark verbreiterten Osteoidsäumen überzogen (Abb. 20.**24**). In älteren Knochenbezirken findet man fleckenförmige, unvollständig mineralisierte Areale und sog. „begrabenes" Osteoid sowie zahlreiche Osteozyten, die von einem weiten, unmineralisierten Hof umgeben sind. Die histologische Diagnose einer Osteomalazie läßt sich mit Hilfe der Tetracyclinmarkierung sichern. Vor Entnahme einer Knochenbiopsie verabreichtes Tetracyclin wird beim Calciumstoffwechsel-Gesunden an den Mineralisationsfronten eingelagert und erscheint im UV-Licht als scharf konturiertes Fluoreszenzband. Bei der Osteomalazie sind dagegen nur diffus zerfließende Fluoreszenzmarken vorhanden (Abb. 20.**25a** u. **b**). Bei vollständigem Mineraleinbaustopp fehlen die Tetracyclinfluoreszenzmarken gänzlich.

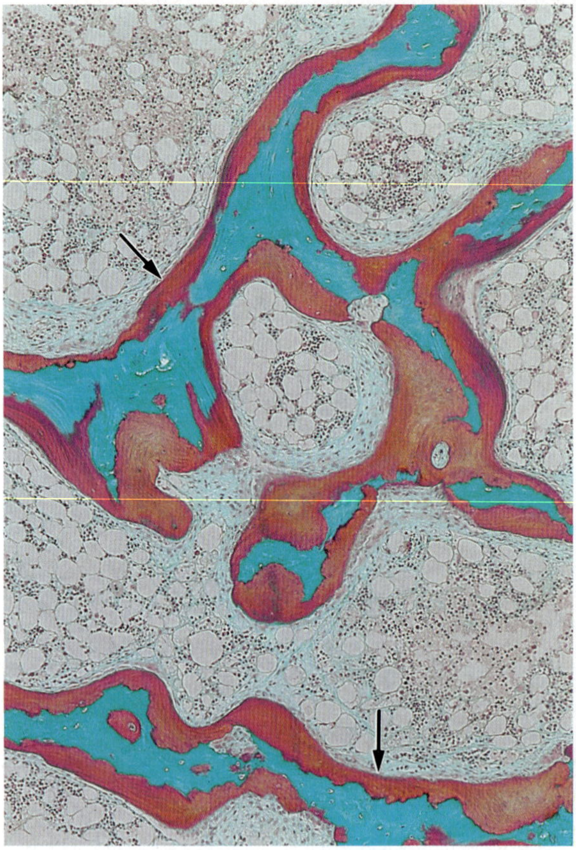

Abb. 20.**24** Extreme Osteomalazie bei Sprue. Der Knochen besteht zu 62% aus Osteoid (Norm: 1–5%), die mittlere Breite der roten Osteoidsäume (Pfeile) beträgt 32 μm (Goldner, unentkalkt, Vergr. 1 : 16)

Therapie: Zur Behandlung der Vitamin-D-Mangel-Osteomalazien stehen neben dem Vitamin D_3 auch die stoffwechselaktiven Metaboliten (25-Hydroxy- und 1,25-Dihydroxycholecalciferol) zur Verfügung. Die Therapie der renotubulären Osteomalazien besteht dagegen sinngemäß in der Verabreichung hoher Phosphatdosen.

3. Skeletaler Hyperparathyreoidismus

Pathogenese: Das Parathormon beteiligt sich an der Regulation des Mineralhaushaltes durch Erhöhung der Serumcalciumkonzentration. Dabei spielt, neben der renalen Kontrolle der Calciumausscheidung, die Mobilisation von Calcium aus dem Skelett eine wichtige Rolle (S. 82). Der akute Effekt des Parathormons auf den Knochen äußert sich in der vermehrten Proliferation und Aktivierung der Osteoklasten und in der verstärkten osteozytären Osteolyse. Bei anhaltender, exzessiver Hormonproduktion wird auch die Differenzierung von Osteoblasten und damit die Knochenneubildung angeregt. Schließlich führt die gleichzeitige Stimulation der Markfibroblasten zu einer vermehrten Faserbildung in den Knochenmarkräumen.

Primärer Hyperparathyreoidismus

Definition: Eine ohne adäquaten Reiz erfolgende Überproduktion von Parathormon (ohne Sekretionssteuerung durch eine negative Rückkoppelung) durch eine neoplastische oder hyperplastische Nebenschilddrüsenläsion (S. 1009) mit der Folge eines pathologisch gesteigerten Skelettumbaus.

Formalpathogenetisch bestehen die Knochenveränderungen in einem Nebeneinander von intensiver Knochenresorption, erhöhter Knochenneubildung und Auftreten von Fasergewebe in der Markhöhle (Abb. 20.**21 d** und 20.**26**). Dies äußert sich in folgenden Läsionen:

- *Resorptionszysten:* Beim heute nur noch seltenen Vollbild der Erkrankung = *Osteodystrophia fibrosa generalisata cystica v. Recklinghausen* bilden sich solitäre oder multiple Resorptionszysten aus, die als lokale Knochenauftreibungen imponieren und gelegentlich zu Spontanfrakturen führen. Bei Blutungen in die gefäßreichen Zysten können durch Hämosiderinspeicherung daraus sog. braune Tumoren entstehen.

- *Subperiostale Erosionen:* Der intensive Knochenabbau manifestiert sich an den Röhrenknochen neben der Verschmälerung und Spongiosierung der Kompakta in Form von subperiostalen Erosionen. Diese sind röntgenologisch besonders an den Mittelphalangen der Finger zu erkennen.

- *Dissezierende Resorption:* In Knochengewebe findet man histologisch ausgedehnte Resorptionszonen, die mit zahlreichen Osteoklasten besetzt sind. Diese dringen tunnellierend in die Knochenbälkchen ein und höhlen sie aus.

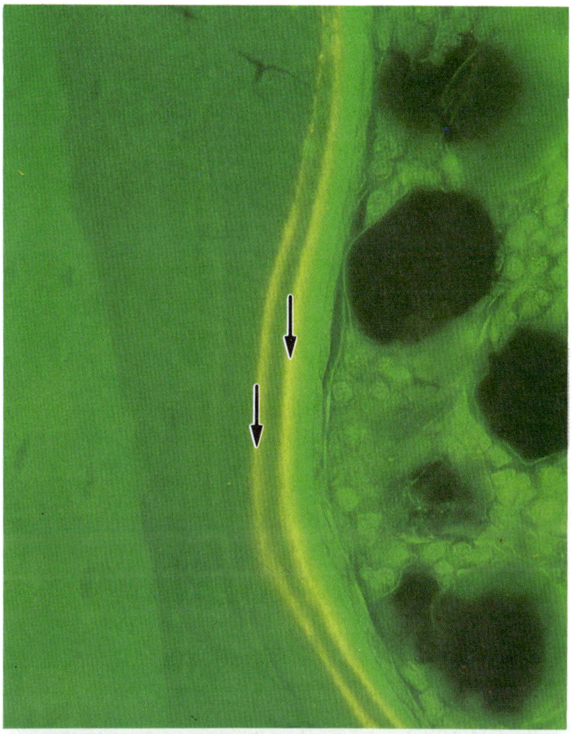

a

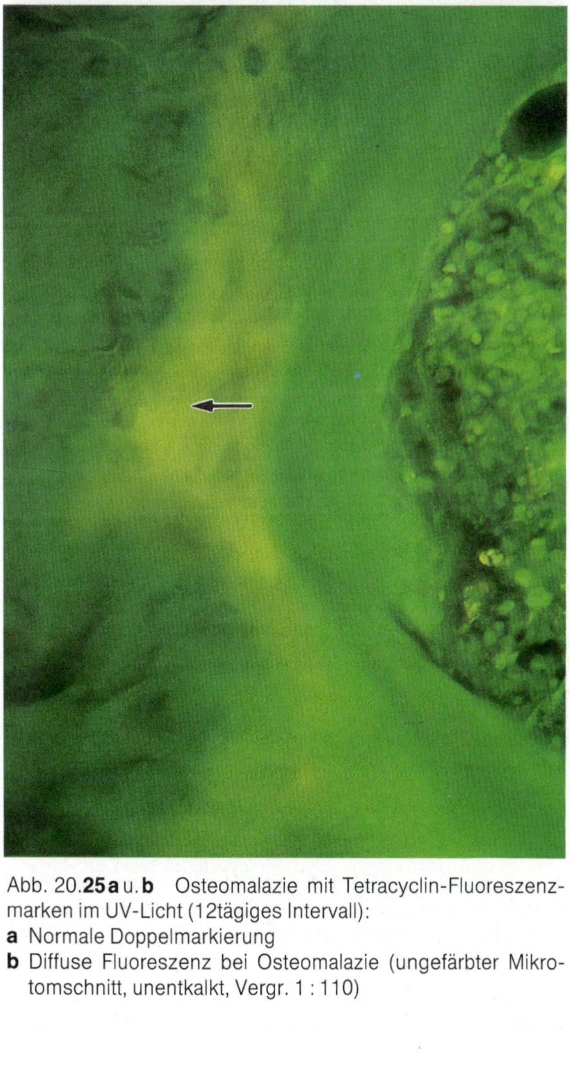

b

Abb. 20.**25 a** u. **b** Osteomalazie mit Tetracyclin-Fluoreszenzmarken im UV-Licht (12tägiges Intervall):
a Normale Doppelmarkierung
b Diffuse Fluoreszenz bei Osteomalazie (ungefärbter Mikrotomschnitt, unentkalkt, Vergr. 1 : 110)

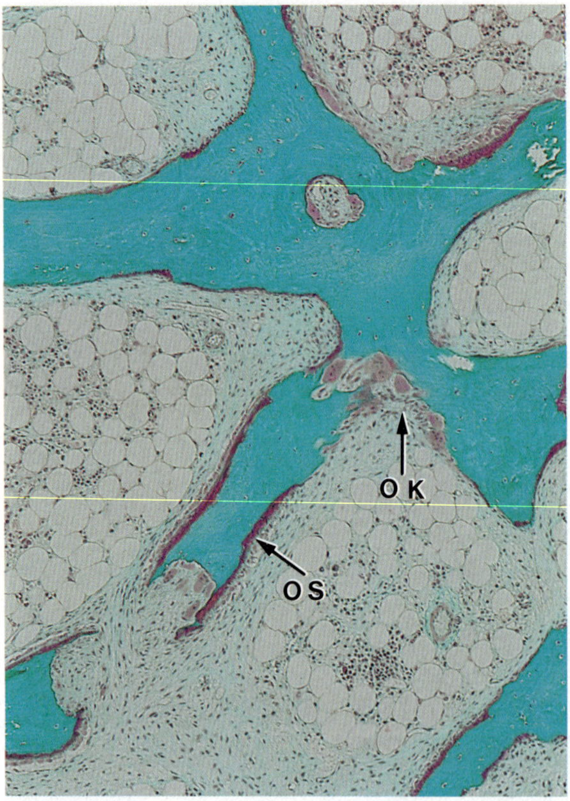

Abb. 20.**26** Primärer Hyperparathyreoidismus: Dissezierende Knochenresorption mit erheblicher peritrabekulärer Endostfibrose. Mäßige Zunahme der Knochenanbauzonen (Goldner, unentkalkt, Vergr. 1 : 20) OK = Osteoklasten, OS = Osteoidsaum

- *Faserosteoidbildung:* Meist sind die Osteoblasten und die Osteoidsäume erheblich vermehrt. Bei besonders lebhaftem Knochenanbau wird der neugebildete Knochen nicht lamellär, sondern als Faserosteoid bzw. Faserknochen angelegt. Die Mineralisation verläuft normal.

- *Fibrose:* die Vermehrung der Kollagenfasern *(= Endostfibrose)* beschränkt sich meist auf die Oberfläche der Spongiosabälkchen *(= peritrabekuläre Fibrose),* kann aber auch auf das Knochenmark übergreifen. In Extremfällen werden gelegentlich heterotope Ossifikationsherde in den fibrosierten Markbezirken angetroffen.

Komplikationen: Zu den typischen Komplikationen gehören rezidivierende Pankreatitiden und eine Neigung zu peptischen Gastroduodenalulzera. Der massive Knochenabbau und die damit verbundene Hyperkalzurie begünstigt bei entsprechendem 1,25-Dihydroxycholecalciferol die Steinbildung in den Harnwegen. Dementsprechend wird die Urolithiasis etwa bei 20% der Fälle beobachtet.

Therapie der Wahl ist die operative Entfernung der vergrößerten Epithelkörperchen, wodurch der pathologische Knochenumbau rasch normalisiert wird.

Sekundärer Hyperparathyreoidismus

Definition: Hier handelt es sich pathogenetisch um eine *regulative Überfunktion der Epithelkörperchen als Antwort auf eine Hypokalzämie* (S. 81), z. B. bei Mangel an Vitamin D oder bei Störungen des Vitamin-D-Stoffwechsels (s. Osteomalazie). Da die Mehrproduktion von Parathormon hier mit einem Calciumdefizit kombiniert ist, liegt im Knochen neben dem verstärkten Umbau ein Mineralisationsdefekt vor.

Pathogenese: Die häufigste Ursache des sekundären Hyperparathyroidismus ist die chronische Niereninsuffizienz. Die gestörte renale Synthese von 1,25-Dihydroxycholecalciferol hat eine Hypokalzämie zur Folge, die einerseits zur Osteomalazie, andererseits zur Stimulation der Epithelkörperchen führt. Aus der Komplexität der Pathogenese ergibt sich ein gemischtes Bild von Knochenveränderungen. Sie werden zusammengefaßt als *renale Osteopathie.* Histologisch wird dabei in Einzelfällen lediglich ein gesteigerter Knochenabbau mit Endostfibrose im Sinne des Hyperparathyreoidismus (Typ I nach Delling) gefunden, etwas häufiger eine reine Osteomalazie (Typ II). Am häufigsten kommt die Kombination von Hyperparathyreoidismus und Osteomalazie wechselnden Grades (Typ III) vor (Abb. 20.**27**). In der Pathogenese der osteomalazischen Mineraleinbaustörung kann nach neueren Befunden die ossäre Anreicherung von Aluminium eine erhebliche Rolle spielen. Das Aluminium wird durch Verabreichung von aluminiumhydroxydhaltigen Phosphatbindern (vgl. Phosphatretention, S. 83) zugeführt bzw. aus dem Dialysatwasser aufgenommen, an der Mineralisationsfront der Osteoidsäume im Knochen eingelagert (Abb. 20.**28**) und hemmt die Verkalkung des Osteoids.

Morphologie: Die makroskopischen Veränderungen des primären Hyperparathyreoidismus in Form einer schmalen, aufgelockerten Kompakta mit subperiostalen Usuren sowie Zystenbildungen und Spontanfrakturen findet man auch bei der renalen Osteopathie. In der Wirbelsäule ist die Verdichtung der Boden- und Deckplatten der Wirbelkörper, bei gleichzeitiger zentraler Rarefizierung der Spongiosa (*„rugger jersey spine“* im Röntgenbild) ziemlich charakteristisch. In gewissen Fällen kann auch eine Osteosklerose, d. h. eine generalisierte Strukturverdichtung der Wirbelkörper, auftreten.

Therapie: Die Hämodialyse vermag die Knochenveränderungen nicht zu bessern. Durch Verabreichung von 1,25-Dihydroxycholecalciferol kann eine Verminderung der Fibroosteoklasie und zum Teil eine verbesserte Mineralisation erreicht werden. Beim aluminiuminduzierten Mineraleinbaudefekt ist der Metabolit jedoch unwirksam; in diesen Fällen bietet sich der Chelatbildner Desferrioxamin zur Elimination von Aluminium an.

4. Skeletaler Hypoparathyreoidismus

Die chronisch verminderte Ausschüttung von Parathormon (S. 1009) geht mit einer Reduktion der

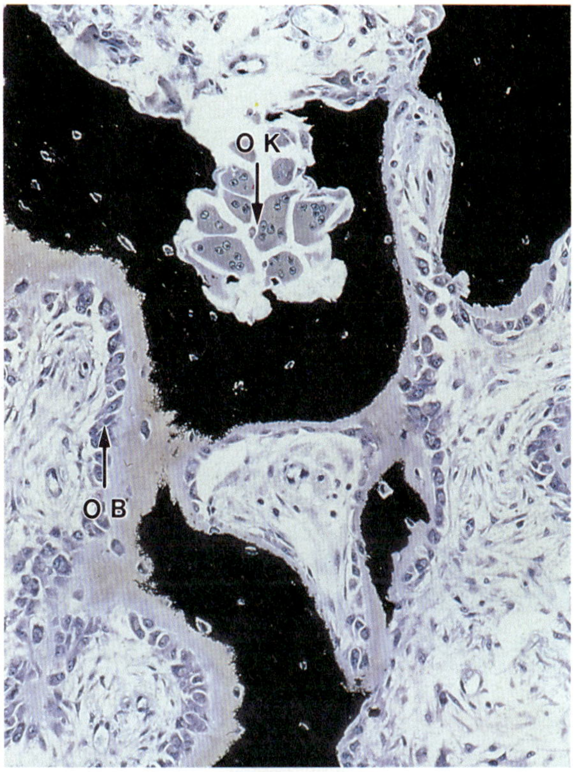

Abb. 20.**27** Sekundärer Hyperparathyreoidismus kombiniert mit Osteomalazie bei renaler Osteopathie (Typ III). Der Osteoblastenbelag (OB) beträgt 36%, die osteoklastäre Abbaufläche (OK) 11% der Gesamtoberfläche der Spongiosa. Mittlere Breite der Osteoidsäume 17 µm. Beachte die dissezierende Resorptionsform und die massive Endostfibrose (v. Kossa, unentkalkt, Vergr. 1 : 50)

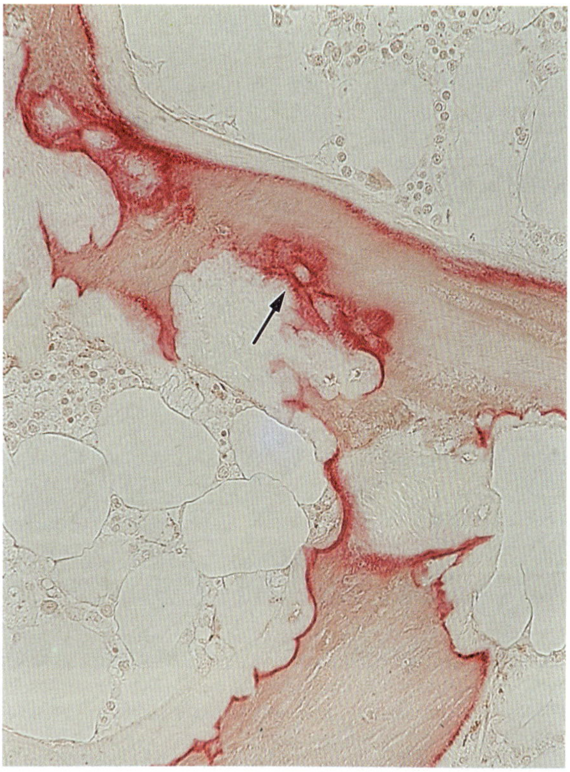

Abb. 20.**28** Histochemischer Aluminiumnachweis bei renaler Osteopathie (Typ II). Das Reaktionsprodukt (rot) ist hauptsächlich an der Mineralisationsfront (Pfeil) lokalisiert (Aurintricarbonsäure, unentkalkt, Vergr. 1 : 64)

Knochenumbautätigkeit einher; Osteoblasten und Osteoklasten sind nur selten anzutreffen und können auch fehlen. Makroskopische und mikroskopische Veränderungen der Knochenstruktur werden gewöhnlich nicht beobachtet.

5. Ostitis deformans Paget

Definition: Diese Knochenerkrankung (Synonym: Osteodystrophia deformans, Morbus Paget) stellt eine *Osteopathie mit extrem gesteigertem Knochenumbau* dar, die sich meist auf einen (monostotisch) oder auf nur wenige Knochen beschränkt. Bevorzugt befallen sind das Axialskelett einschließlich Schädel mit Häufung in den gewichttragenden Abschnitten (LWS, Becken, Femur, Tibia). Die polyostotische Form befällt mehrere, jedoch nie alle Skelettknochen, ist aber selten.

Die Krankheit tritt in der Regel erst nach dem 40. Lebensjahr auf (♂ > ♀).

Molekularpathologie: Der Nachweis von paramyxoviraler RNS (Masernviren) in Osteoklasten, Osteoblasten und Osteozyten von Paget-krankem Knochengewebe impliziert eine virale Ätiologie und ist gewissermaßen eine posthume Würdigung von J. Paget, der diese Erkrankung bereits 1877 als „. . . a form of chronic inflammation of bones (osteitis deformans)“ beschrieb. Solche Viren kurbeln in den Osteoblasten, später auch in den Osteoklasten, das im Knochenumbau involvierte Zytokin IL-6 an, was für diese Zellen einen Dauerreiz bedeutet. Damit verbunden ist die Expression des c-fos-Onkoproteins. Dies erklärt den späteren Übergang in ein Osteosarkom.

Pathogenese: Der Krankheitsprozeß beginnt mit einem umschriebenen, äußerst aggressiven Knochenabbau. Die Osteoklasten sind ungewöhnlich groß („Riesenosteoklasten“), die Zahl ihrer Zellkerne ist oft massiv erhöht. Als reparative Reaktion tauchen in der Folge zahlreiche hyperaktive Osteoblasten auf, die exzessiv Osteoid produzieren. Das Geschehen gipfelt in einem überstürzten, völlig desorganisierten Knochenumbau *(= „Umbauanarchie“)*, welcher für die Krankheit kennzeichnend ist (Abb. 20.**21 e** und 20.**29 a** u. **b**).

Morphologie: Makroskopisch erscheint der betroffene Knochen bimssteinartig. Er ist unregelmäßig verdickt, was beim Befall des Schädels zu seiner Umfangsvergrößerung führt („Krankheit des zu kleinen Hutes“). Die Weichheit des Knochens infolge der bestehenden Osteoidose zieht Verbiegungen der

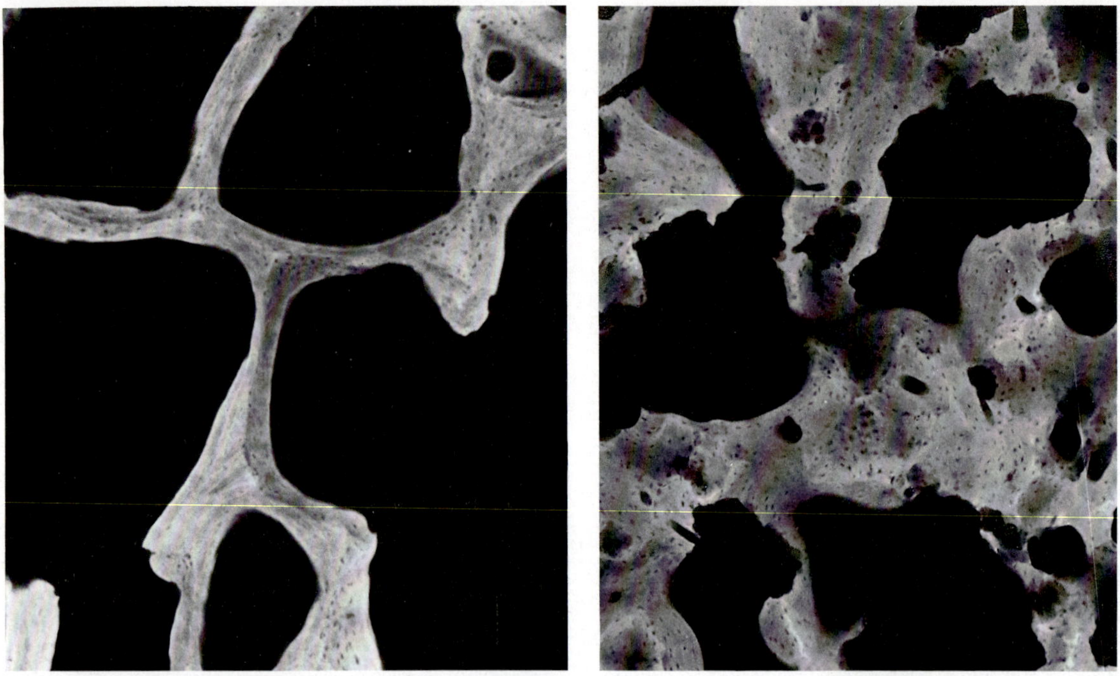

Abb. 20.**29a** u. **b** Mikroradiographie der Ostitis deformans Paget:
a Normale Spongiosa eines skelettgesunden Mannes (Vergr. 1 : 50). Morphometrie: volumetrische Spongiosadichte 24,7%, mittlere Trabekelbreite 148 μm
b Spongiosa eines Paget-Knochens mit sklerotischer Verdichtung (Vergr. 1 : 50). Morphometrie: volumetrische Spongiosadichte 62%, mittlere Trabekelbreite 267 μm

gewichttragenden Röhrenknochen nach sich *(„Säbelscheidentibia")*. Histologisch fällt der überstürzte Knochenabbau durch die zahlreichen Riesenosteoklasten mit ihren Fraßspuren in Form breiter, tiefer Lakunen auf. Enzymhistochemisch ist die Aktivität der Tartrat-resistenten sauren Phosphatase im Zytoplasma vermindert, aber an der Front der Resorptionslakunen verstärkt. Die überschießende Knochenneubildung bewirkt eine erhebliche Verdickung der Kompakta sowie eine unregelmäßige, sklerotische Spongiosaverdichtung (Abb. 20.**30a** u. **b**). Infolge des chaotischen Umbaues ist die befallene Skelettregion trotz positiver Umbaubilanz frakturgefährdet. Die Knochensubstanz besteht aus unvollständig resorbierten Bälkchenteilen und neugebildeten Knochenlamellen, welche planlos aneinandergefügt sind. Dies ergibt die typische *Mosaikstruktur* des Paget-Knochens (Abb. 20.**29b**). Das Knochenmark ist fibrosiert und enthält zahlreiche, kleine Blutgefäße mit pathophysiologisch bedeutsamen, arteriovenösen Kurzschlüssen.

Klinisch ist der Morbus Paget in Frühstadien symptomarm. Mit Fortschreiten des Prozesses entwickelt sich eine unterschiedliche Schmerzsymptomatik. Die wichtigste *Komplikation* der Krankheit ist die *sarkomatöse Entartung* (etwa 1% der Fälle). Im weiteren kann der extreme Knochenabbau zur Hyperkalzämie und Nephrolithiasis und der Wirbelbefall zur Kompression der Spinalnervenwurzeln, gelegentlich des Rückenmarkes führen. Bei der seltenen polyostotischen Form kann die beträchtliche Zunahme der Durchblutung der betroffenen Skelettknochen zusammen mit den *arteriovenösen Kurzschlüssen* eine Erhöhung des Herzminutenvolumens hervorrufen, was letztlich eine Herzinsuffizienz nach sich zieht.

Therapie: Zur Behandlung der Krankheit werden heute die osteoklastenhemmenden Substanzen wie Calcitonin und Bisphosphonate eingesetzt.

Entzündliche Läsionen*

Osteomyelitis

Definition: Eine infektiöse entzündliche Knochenerkrankung wird Osteomyelitis genannt, weil sich die entzündlichen Prozesse primär im Markraum abspielen (Abb. 20.**31**) und erst sekundär auf die Kompakta und Spongiosa der Tela ossea übergreifen. Eine Wirbelosteomyelitis bezeichnet man als *Spondylitis.*

Pathogenese: Die Osteomyelitis wird meist durch Bakterien (Staphylococcus aureus!), selten auch durch Pilze oder Viren ausgelöst. Dabei können die Erreger entweder direkt per continuitatem oder indirekt über den Blutweg in den Markraum gelangen:

- *Posttraumatische Osteomyelitis:* Sie entsteht dadurch, daß im Rahmen einer offenen Fraktur Keime von außen in die Markhöhle gelangen.
- *Osteomyelitis circumscripta:* Sie tritt vorwiegend in den Kieferknochen auf und entsteht im Gefolge einer entzündlichen Zahnerkankung (S. 667).

---

* C. P. Adler und U.-N. Riede

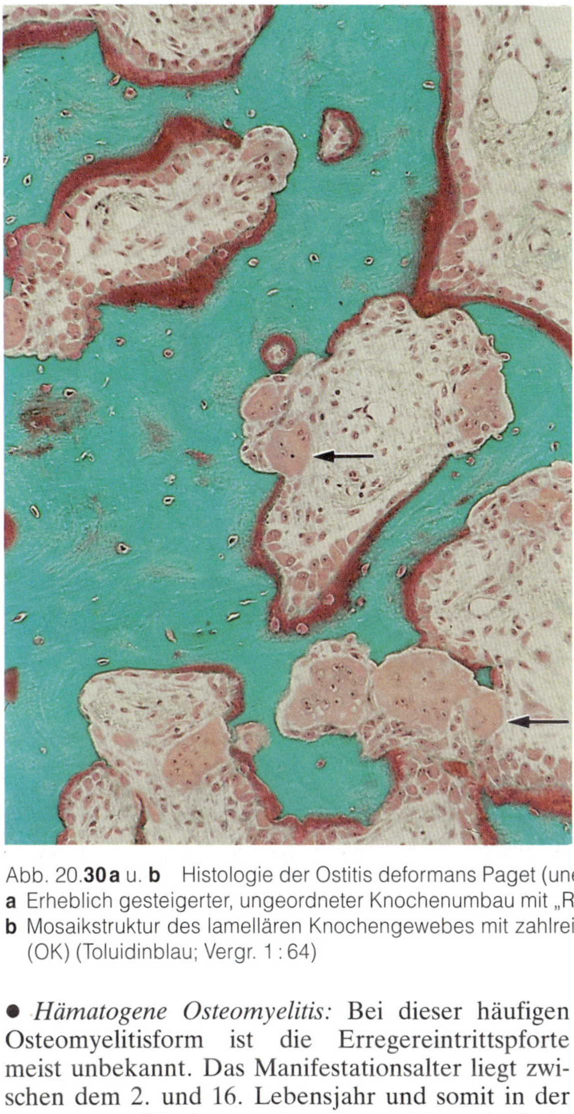
a

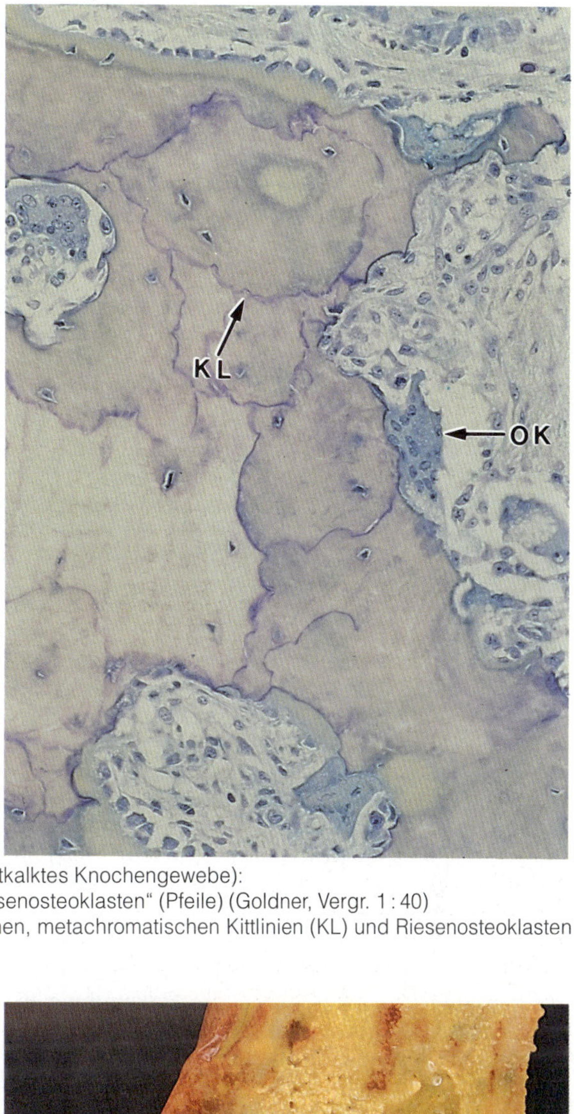

b

Abb. 20.**30a** u. **b** Histologie der Ostitis deformans Paget (unentkalktes Knochengewebe):
a Erheblich gesteigerter, ungeordneter Knochenumbau mit „Riesenosteoklasten" (Pfeile) (Goldner, Vergr. 1 : 40)
b Mosaikstruktur des lamellären Knochengewebes mit zahlreichen, metachromatischen Kittlinien (KL) und Riesenosteoklasten (OK) (Toluidinblau; Vergr. 1 : 64)

- *Hämatogene Osteomyelitis:* Bei dieser häufigen Osteomyelitisform ist die Erregereintrittspforte meist unbekannt. Das Manifestationsalter liegt zwischen dem 2. und 16. Lebensjahr und somit in der intensivsten Wachstumsphase, was sich auch darin äußert, daß vorwiegend die Metaphysen der langen Röhrenknochen betroffen sind.

Die Erreger gelangen über die Vasa nutritia in den Knochenmarksraum, wo sie eine lokale Entzündungsreaktion (S. 1126) mit Ausbildung kleiner Abszesse hervorrufen. Durch die entzündliche Gefäßschädigung bilden sich ein hämorrhagischer Randsaum und ein perifokales Ödem aus. Dieses Ödem wird durch die Havers- und Volkmann-Kanälchen unter das Periost gedrückt und löst eine schmerzhafte Periostabhebung aus. In diesem Stadium der Osteomyelitis ist die Tela ossea noch intakt und der Röntgenbefund dementsprechend negativ. In der Markhöhle kommt es durch die Entzündung zu einer Verlangsamung der Mikrozirkulation, so daß das Knochengewebe kaum durchblutet wird.

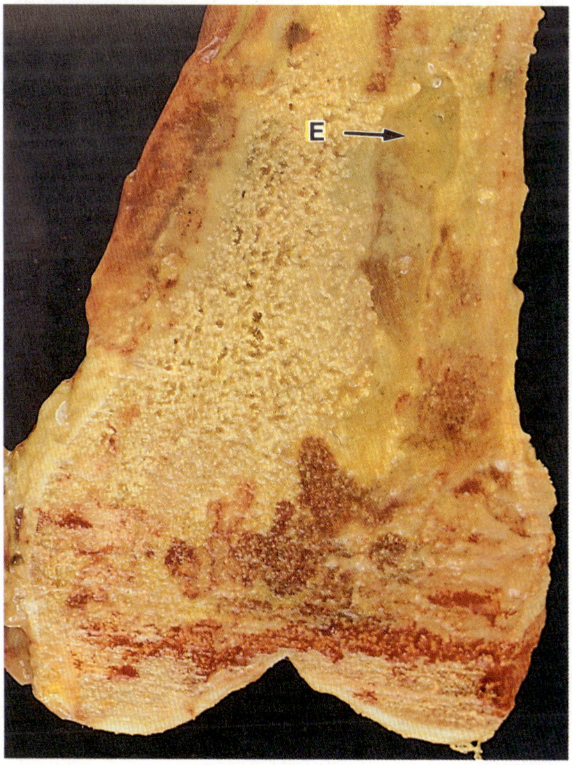

Abb. 20.**31** Chronisch-rezidivierende Osteomyelitis der distalen Tibia: Auf der Schnittfläche fällt ein großer Knochenmarksabszeß (Pfeil) auf, E = Eiterherd

Die pathogenen Keime zerstören die Osteozyten, und das Knochengewebe stirbt – bei der Spongiosa beginnend und auf die Kortikalis übergreifend – ab. Jetzt ist die Osteomyelitis auch röntgenologisch sichtbar. Je nach auslösendem Erreger kommt es zur morphologischen Ausbildung einer unspezifischen oder einer spezifischen Osteomyelitis:

1. Unspezifische Osteomyelitis

Makroskopisch zeigt der Knochen bei einer floriden Osteomyelitis ausgedehnte Destruktionsherde im Markraum, die an einigen Stellen auf die Kortikalis übergreifen (Abb. 20.**31**). Sie sind landkartenartig begrenzt und imponieren als schmierig-grau-gelbliche Massen mit hämorrhagischem Randsaum. Die Kortikalis ist unregelmäßig verschmälert und stellenweise in Form von Fistelgängen durchbrochen, durch welche die Eitermassen unter das Periost und in die Weichteile gelangen.

Histologisch ist der Markraum ödematös durchtränkt und mit dichten Granulozytenansammlungen angefüllt. Dazwischen finden sich nekrotische Knochentrabekel. Sie werden von den Osteoklasten aus dem Spongiosaverband herausgelöst und bilden Knochensequester. Ein solcher Sequester wird granulozytär demarkiert und nach einiger Zeit bindegewebig abgekapselt. Diese Bindegewebskapsel verknöchert nach einigen Wochen und umschließt den abgestorbenen Knochensequester wie eine *Totenlade* (Abb. 20.**32**). Infolgedessen liegt röntgenologisch zwischen dem strahlendichten Sequester und der dunklen Randsklerose ein heller Hof. Der Entzündungsprozeß wird durch den Sequester weiter aufrechterhalten. Lediglich wenn die Entzündung die Kortikalis durchbrochen hat und ein Fistelgang aus dem Knochen heraus in die Weichteile hinein entstanden ist, kann ein kleiner Sequester ausgestoßen werden, so daß eine Selbstheilung möglich ist.

Das Periost reagiert auf die Entzündung in Form einer Periostitis ossificans mit einer Fibrose und Ausbildung von Faserknochenbälkchen, die sich arkadenförmig miteinander verbinden. Diese Periostitis ist im Röntgenbild als periostale „Totenlade" zu erkennen.

Komplikationen:

1. *Pyarthros:* Bei schlechter Abwehrlage und/oder virulenten Erregern kann sich die Entzündung innerhalb des Knochens ausbreiten und nach Einbruch in das benachbarte Gelenk zu einer eitrigen Arthritis (S. 1151) führen.
2. *Chronische Osteomyelitis:* Bei guter Abwehrlage werden die Eitermassen im Markraum zunächst durch ein Granulationsgewebe organisiert und später durch Narbengewebe ersetzt. Das umgebende Knochengewebe reagiert dabei mit einer vermehrten Knochenbildung in Form einer reaktiven Osteosklerose. Der Entzündungsprozeß schwelt aber weiter und kann trotz Antibiotikatherapie auch noch nach vielen Jahren wieder aufflammen.
3. *Sepsis:* S. 230.
4. *Amyloidose:* S. 61.

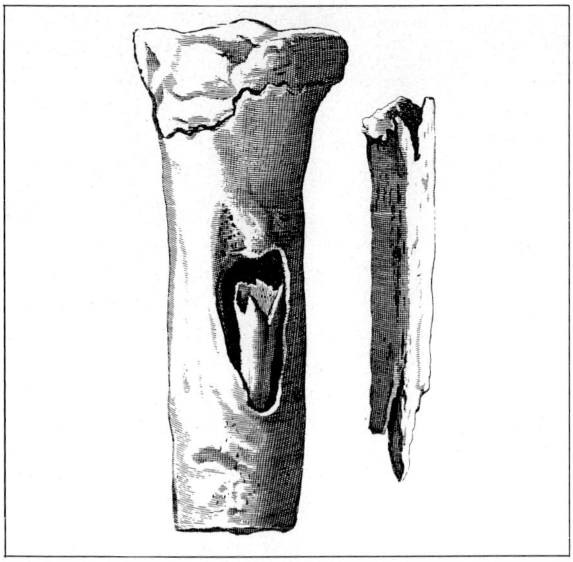

Abb. 20.**32** Chronische Osteomyelitis der Tibia: Der Sequester ist teilweise von neugebildetem Knochengewebe, der „Totenlade", umgeben. Abbildung aus dem Raritätenkabinett des Anatomieprofessors F. Ruysch (1638–1731)

Sonderformen der Osteomyelitis

Panaritium ossale: Dies ist eine Phalangenosteomyelitis mit ausgeprägter Osteolyse, die von einer eitrigen Weichteilentzündung ausgeht.

Brodie-Abszeß: Er entsteht bei günstiger Erreger-Abwehrsituation bei Jugendlichen im Rahmen einer lokalen Osteomyelitis.

Plasmazelluläre Osteomyelitis: Dies ist eine lokalisierte chronische Osteomyelitis ohne Eiterbildung, die sich nur bei geringer Erregervirulenz und guter Resistenz entwikkelt. Sie wird auch als *Osteomyelitis albuminosa* bezeichnet.

Nicht-eitrige sklerosierende Osteomyelitis Garré: Bei gedrosselter Erregervirulenz beherrscht die reaktive Knochenneubildung die Szene. Bakterien lassen sich meist nicht nachweisen.

2. Granulomatöse Osteomyelitis

Die spezifischen Osteomyelitiden sind selten und gehören formalpathogenetisch zu den granulomatösen Entzündungen (S. 233). Die häufigste unter ihnen ist die tuberkulöse Form.

- *Osteomyelitis tuberculosa*

Die Knochentuberkulose basiert immer auf einer hämatogenen Streuung (S. 268) und befällt am häufigsten die Lendenwirbelsäule. Die Lokalisation der tuberkulösen Osteomyelitis hängt vom Lebensalter des Patienten ab:

Beim *Kind* sind es die Phalangen (Spina ventosa), Hüft-, Knie- und Sprunggelenke; beim *Erwachsenen* ist es die Wirbelsäule (Spondylitis tuberculosa) und beim *Greis* das Schultergelenk (Omarthritis tuberculosa). Die tuberkulöse Osteomyelitis manifestiert sich nach der hämatogenen Streuung je nach

Skelettabschnitt zeitlich unterschiedlich: *Spina ventosa* und *Gonarthritis* machen sich bereits nach 3 bis 6 Monaten bemerkbar, die *Koxitis* braucht dazu 6 Monate, die *Spondylitis* 1 bis 2 Jahre. In der Wirbelsäule sind meistens zwei oder mehrere benachbarte Wirbelkörper befallen. Nach Zerstörung der Deckplatten brechen in der Brustwirbelsäule die ventralen Wirbelkörperteile zusammen und rufen eine abknikkende Kyphose *(Gibbus angularis)* hervor (Abb. 20.**33**). Bei einer exsudativen Tuberkulose können die verflüssigten Nekrosemassen aus dem Knochen unter das ventrale Längsband gepreßt werden. Sie senken sich in der Psoasscheide abwärts und erscheinen unterhalb des Leistenbandes. Bei diesem Senkungsabszeß fehlt die entzündliche Hyperämie, er wird deshalb auch als *kalter Abszeß* bezeichnet. Die Ausheilung der Entzündung führt häufig zu einer knöchernen Blockwirbelbildung.

- *Knochensarkoidose*

Die Knochensarkoidose *(= Ostitis cystica multiplex = Morbus Jüngling)* befällt vornehmlich die Mittel- und Endphalangen der Finger und Zehen und führt zu „ausgestanzten“ Knochendestruktionsherden.

- *Osteomyelitis luica*

Sie ist beim Erwachsenen mittlerweile eine Rarität und führt im Rahmen einer angeborenen Lues beim Kind zu einer Störung der enchondralen Ossifikation (S. 269).

- *Osteomyelitis brucellosa*

Sie ist eine Spätmanifestation der Brucellose (S. 263) und äußert sich vor allem als Spondylitis in Form zystischer Destruktionsherde.

- *Osteomyelitis typhosa*

Als Spätkomplikation einer Salmonelleninfektion mit Typhusgranulomen (S. 269).

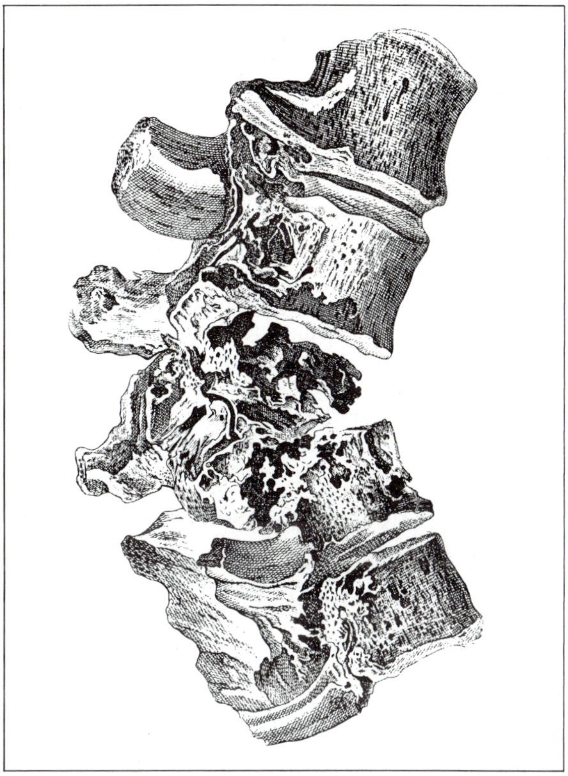

Abb. 20.**33** Gibbus angularis mit knöcherner Karies der Wirbelkörper als Tuberkulosefolge. Aus der Erstbeschreibung durch den englischen Arzt P. Pott 1782 (Original: Riede)

Nekrotisierende Läsionen

Allgemeine Pathogenese: Knochennekrosen gehen bei entsprechender Disposition auf lokale Ernährungsstörungen und Mikrofrakturen im überlasteten Gelenkende zurück, können auch spontan auftreten und werden von keiner Entzündung begleitet.

Wie bei allen anderen Geweben kommt es beim Absterben der Knochenzellen (Osteozyten) zu entsprechenden Nekrosen, die anfänglich als graugelbe, hämorrhagisch umrandete Herde imponieren und später grauweißlich und krümelig werden (S. 137). Ihre ätiologischen Faktoren sind in Tab. 20.**5** zusammengestellt.

1. Idiopathische Knochennekrosen

Pathogenese: In diesem Fall wird im Bereich der Wachstums- oder Verknöcherungszone das Knochengewebe samt Knochenmark nekrotisch, während der von der Synovia ernährte Gelenkknorpel erhalten bleibt. Da der betreffende Skelettabschnitt weiterhin belastet wird, kommt es zur Wachstumshemmung, Verformung und Funktionsstörung. In diesen Formenkreis gehören folgende Krankheiten:

- *Morbus Perthes* mit Femurkopfnekrose,
- *Morbus Osgood-Schlatter* mit Tibiaapophysennekrose,
- *Morbus Köhler* mit Nekrose des Os naviculare pedis oder Metatarsaleköpfchens,
- *Morbus Kienböck* mit Nekrose des Os lunatum,

Tabelle 20.**5** Ursachen und Formen der Knochennekrosen

Ätiologe	Krankheitsbild
idiopatisch	aseptische Epiphyseonekrosen aseptische Apophyseonekrosen
Zirkulationsstörungen	Caissonkrankheit anämischer Knocheninfarkt aseptische Knochennekrose
Entzündung	septische Knochennekrose (im Rahmen einer Osteomyelitis)
Strahlenschädigung	Radioosteonekrose (S. 166)
Trauma	postfrakturelle Knochennekrose
Endokrinopathie	Cortisonosteonekrose

- *Morbus Scheuermann* mit Nekrose und Einbrüchen der Wirbeldeckplatten (Adoleszentenkyphose),
- *Osteochondrosis dissecans* mit Nekrosen des gelenknahen Knochengewebes.

Morphologisch lassen sich die verschiedenen idiopathischen aseptischen Knochennekrosen nicht voneinander unterscheiden. Zur Diagnose müssen deshalb klinische Daten, wie Alter, Lokalisation und Röntgenbefund herangezogen werden. *Histologisch* sind die Spongiosabälkchen meist verbreitert und weisen eine verwaschene oder aufgehobene lamelläre Schichtung auf. Die Osteozyten fehlen, die Osteozytenlakunen sind dementsprechend leer. Reparative Knochenanbauvorgänge führen zur Osteoidanlagerung. Der Markraum ist von Zelldetritus und lockerfasrigem Bindegewebe angefüllt.

2. Kausale Knochennekrosen

● *Aseptische Femurkopfnekrose*
Pathogenese: Sie tritt in jedem Lebensalter auf und geht auf eine örtliche Durchblutungsstörung zurück, die entweder durch eine traumatische Hüftluxation oder eine mediale Schenkelhalsfraktur mit Verletzung der versorgenden Blutgefäße oder eine idiopathische Ischämie ausgelöst wird. Die Folgen sind eine schwere Coxarthrosis deformans mit Schmerzen und Bewegungseinschränkung.

● *Anämischer Knocheninfarkt*
Pathogenese: Er beruht vermutlich auf einem thromboembolischen oder luftembolischen Verschluß eines Vas nutritium und kompliziert manchmal aus noch ungeklärten Gründen eine langdauernde Cortisonbehandlung. Meist Ursache ungeklärt.

Morphologisch imponiert der anämische Knocheninfarkt als herdförmige Knochen- und Knochenmarksnekrose, die hämorrhagisch umrandet ist. Histologisch liegt zwischen den nekrotischen Spongiosabälkchen ein nekrotisches Markfettgewebe mit dystrophischer Verkalkung (S. 25).

Tumorartige Läsionen

C. P. Adler und U.-N. Riede

Allgemeine Definition: Mit diesem Begriff werden Skelettveränderungen mit folgenden Eigenschaften bezeichnet:

- Sie imponieren klinisch und radiologisch als Knochentumoren.
- Sie weisen kein autonomes Wachstum auf.
- Sie sind in der Regel gutartig.
- Sie können rezidivieren und gelegentlich multipel auftreten.
- Spontanremissionen kommen vor.

1. Juvenile Knochenzyste (ICD-O-3340.4)

Definition: Die juvenile Knochenzyste (= solitäre Knochenzyste) ist eine expansiv wachsende, osteolytische, nichttumoröse Knochenaffektion unbekannter Ätiologie. Sie ist immer einkammerig und mit seröser Flüssigkeit gefüllt.

Diese Knochenzyste kommt fast ausschließlich bei Kindern und Jugendlichen vor (♂ > ♀). Prädilektionsort sind die proximalen Humerus- und Femurmetaphysen. Aktive Zysten grenzen unmittelbar an die Epiphysenfugen an, inaktive oder latente Zysten entfernen sich während des Skelettwachstums immer weiter von der Epiphyse und liegen schließlich in der Meta- oder Diaphyse.

Morphologie: Radiologisch imponiert die juvenile Knochenzyste als große zystische Osteolyse im Metaphysenzentrum eines langen Röhrenknochens (Abb. 20.**34a**), die von schmalen Pseudosepten durchzogen wird und damit fälschlicherweise multilokulär erscheint. Der Röhrenknochen ist in diesem Bereich kolbig aufgetrieben. Die Kortikalis ist von innen her verschmälert, jedoch nirgends durchbrochen. Eine Periostreaktion fehlt. Makroskopisch erkennt man eine einkammerige Zyste im Markraumzentrum, die eine seröse oder sanguinolente Flüssigkeit enthält. Die Zystenwandung ist glatt (Abb. 20.**34a** u. **b**). Sie besteht histologisch aus kollagenfaserigem Bindegewebe mit schütterem Rundzellinfiltrat und vereinzelten Riesenzellen. Eine Epithelauskleidung fehlt. An der äußeren Seite der Zystenwand haben sich vielfach neue Faserknochenbälkchen ausgebildet. In vielen Zysten ist ferner ein amorphes Material in trabekulärer oder flächiger Anordnung abgelagert, das morphologisch dem Zahnzement gleicht.

Klinisch sind viele juvenile Knochenzysten asymptomatisch und machen in 70% der Fälle erst durch eine pathologische Fraktur auf sich aufmerksam. Nach einer solchen Spontanfraktur kommt es in 15% der Fälle zur Spontanheilung. Vor dem 10. Lebensjahr treten gehäuft Rezidive auf. Die Prognose ist absolut gut.

2. Aneurysmale Knochenzyste (ICD-O-3364.0)

Definition: Hierbei handelt es sich um eine gutartige osteolytische Knochenläsion, die aus einem extraossären, aneurysmaähnlichen Zystenanteil besteht (Abb. 20.**35a** u. **b**). Sie stellt eine besondere lokale Knochenreaktion auf eine Vorschädigung dar.

Sie wird in fast allen Knochen beobachtet, bevorzugt aber die Wirbelsäule, die Metaphysen langer Röhrenknochen sowie das Becken. Hauptmanifestationsalter ist das zweite Lebensjahrzehnt (♀ > ♂).

Morphologie: Radiologisch erkennt man eine exzentrische intraossäre Osteolyse mit ausgesprochenem *„Blow-out-Charakter“*, die rasch und expansiv wachsen kann (Abb. 20.**35a**). Dieser Osteolyseherd grenzt an eine hernienartige Periostaussackung an, die dem Knochen breitbasig anliegt. An dieser Stelle ist die Kortikalis durchbrochen. In der Wirbelsäule kann die Aussackung bienenkorbähnlich aussehen und sich so über den benachbarten Wirbelkörper

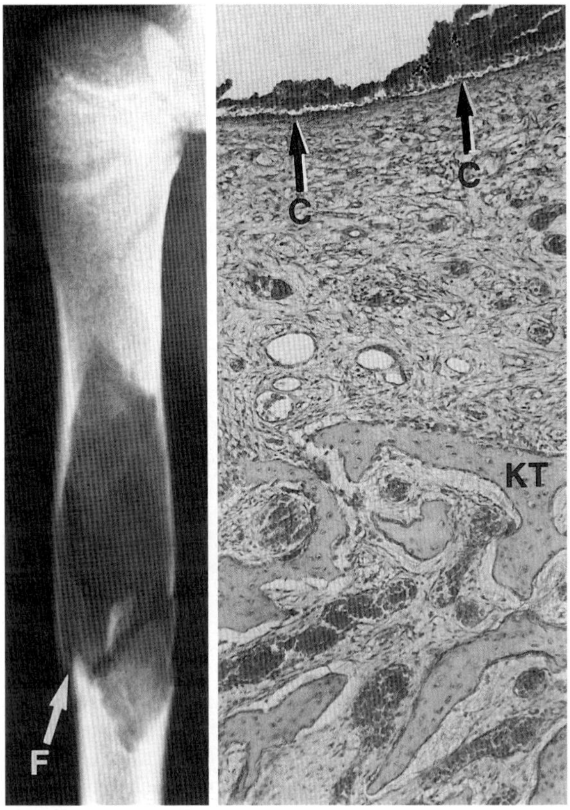

a b

Abb. 20.**34a** u. **b** Juvenile Knochenzyste der proximalen Humerus-Meta-Diaphyse mit pathologischer Fraktur (F):
a im Röntgenbild ist die Zyste zentral im Knochen gelegen und scharf begrenzt
b Histologisch besteht sie aus einem lockeren Bindegewebe mit angelagerten neugebildeten Knochentrabekeln (KT). Keine Epithelauskleidung der Zystenwand (C) (HE, Vergr. 1 : 60)

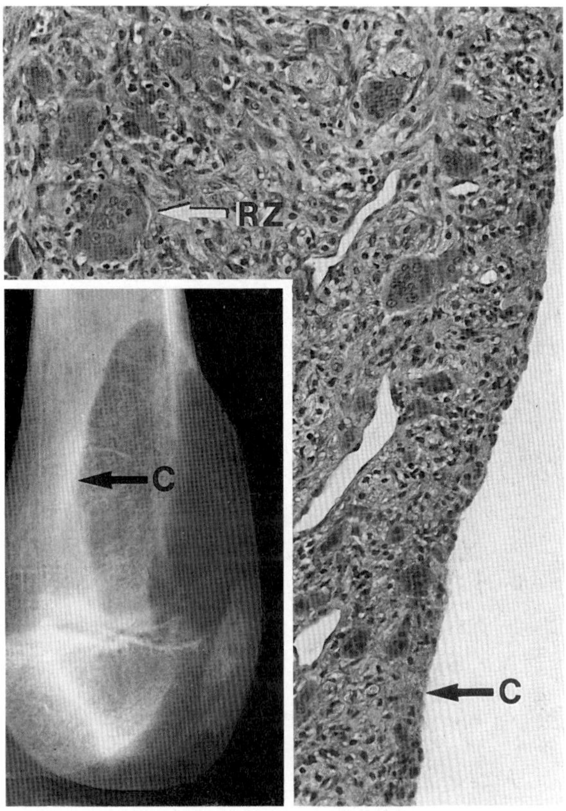

a b

Abb. 20.**35a** u. **b** Aneurysmale Knochenzyste der distalen Femurmetaphyse: **a** Im Röntgenbild findet sich eine exzentrische Zyste (C), die nach innen zu scharf begrenzt ist und nach außen zu die Kortikalis durchbrochen hat und sich hernienartig in die angrenzenden Weichteile ausdehnt. **b** Histologisch liegt eine glatt begrenzte, mehrkammerige Zyste ohne Epithelauskleidung vor. Die Zystenwand (C) besteht aus einem zellreichen Granulationsgewebe mit vielen osteoklastären Riesenzellen (RZ) (HE, Vergr. 1 : 60)

projizieren, daß eine Ausbreitung über mehrere Wirbelkörper vorgetäuscht wird.

Makroskopisch erkennt man im Innern des Knochens eine vielkammerige Zyste, die von schmalen Bindegewebssepten durchzogen wird und geronnenes Blut enthält. Histologisch sind diese Zystenhohlräume von Fibroblasten ausgekleidet und mit Blut gefüllt. Fibroblastäre Zellelemente beherrschen auch die Innenschicht der Zystenwand; in der Außenschicht finden sich zahlreiche osteoklastäre Riesenzellen. Stellenweise werden streifenartig angeordnete Osteoid- und Faserknochenbälkchen angetroffen (Abb. 20.**35b**).

Klinisch macht die aneurysmale Knochenzyste durch eine schmerzhafte Schwellung auf sich aufmerksam. In 5% der Fälle kommt es zur pathologischen Fraktur. Behandlung: gründliche Kürettage oder En-bloc-Resektion. Eine Strahlentherapie ist nur bei inoperablen Fällen indiziert, birgt aber die Gefahr einer malignen Entartung. Die Prognose ist bei einer Rezidivquote von etwa 20% insgesamt gut.

3. Eosinophiles Knochengranulom
(ICD-O-7786.0)

Definition: Es handelt sich um eine lokale osteolytische Knochenaffektion, die durch ein retikulohistiozytäres Granulationsgewebe mit unterschiedlichem Gehalt an eosinophilen Granulozyten hervorgerufen wird.

Histogenetisch wird das eosinophile Granulom zum Formenkreis der Histiozytose X gerechnet, wobei Infiltrate aus Eosinophilen das Bild beherrschen und die für die Histiozytose-X-spezifischen Histiozytenformen (histogenetisch mit den Langerhans-Zellen verwandt) oft nur vereinzelt nachweisbar sind (S. 582). Die Läsion kommt überwiegend bei Kindern, Jugendlichen und jungen Erwachsenen vor.

Morphologie: Im Röntgenbild imponiert das eosinophile Knochengranulom als rundlich-ovaler, meist solitärer (selten auch multipler!) Osteolyseherd im Knochenmarksraum, der wie ausgestanzt wirkt und

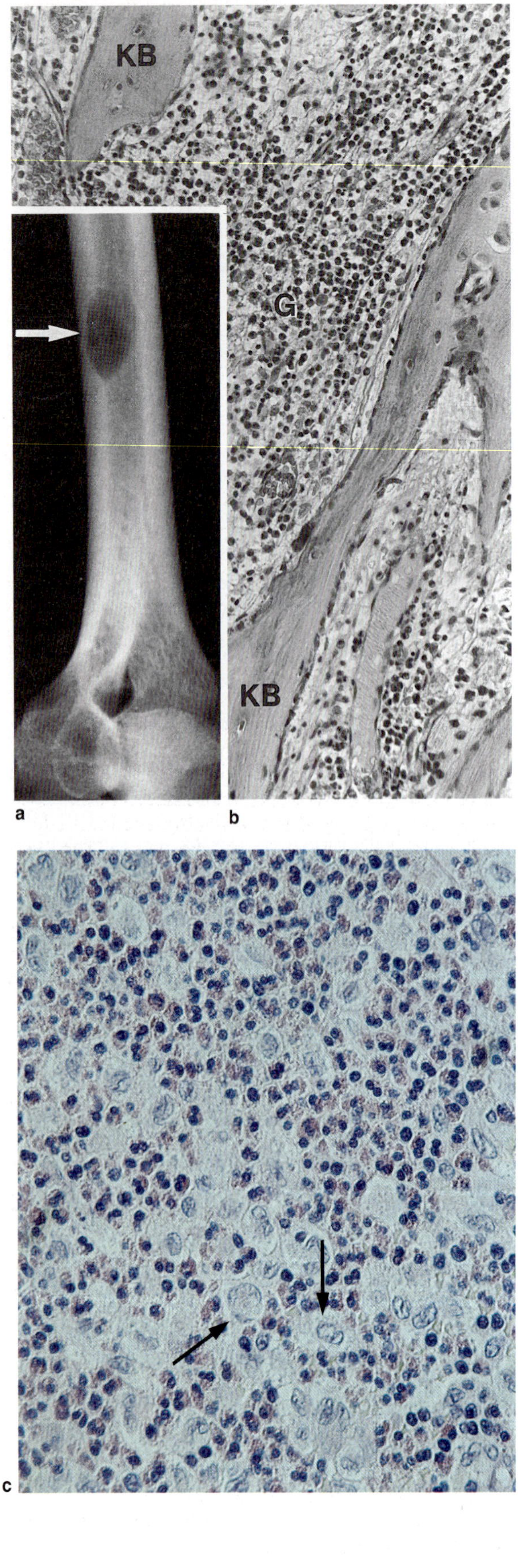

keine Randsklerose aufweist. Die Kortikalis wird von innen her zwar arrodiert, aber nicht durchbrochen. Histologisch handelt es sich um ein zellreiches Granulationsgewebe, das durch eine starke Proliferation histiozytärer Zellelemente gekennzeichnet ist. In der *proliferativen Phase* finden sich überwiegend gewucherte Histiozyten und nur wenig eosinophile Granulozyten. In der *granulomatösen Phase* herrschen die Eosinophilen im zellreichen Granulationsgewebe vor (Abb. 20.**36a–c**). Die *xanthomatöse Phase* ist durch zahlreiche Histiozyten und große Schaumzellkomplexe gekennzeichnet, dazwischen liegen herdförmige Ansammlungen von Eosinophilen. Das *fibröse Narbenstadium* schließlich zeigt die Rückbildung des eosinophilen Granuloms an.

Klinik: Ein solitäres eosinophiles Knochengranulom kann sich nach wenigen Monaten spontan zurückbilden. Der Herd sollte durch Kürettage vollständig entfernt werden. Bei multiplen Herden oder Rezidiven ist eine Corticoidtherapie oder eine Bestrahlung (unter 1000 rad) indiziert. Die Prognose ist gut. Diagnostisch typisch: Vermehrung von CD6-exprimierenden Zellen.

4. Fibröse Dysplasie (ICD-O-7491.0)

Definition: Eine benigne und häufige Knochenläsion (= Morbus Jaffé-Lichtenstein), die monostotisch vor allem im Bereich von Femur, Tibia und Gesichtsschädel vorkommt. Sie manifestiert sich im Kindes- oder Adoleszentenalter. Die polyostotische Variante geht mit Gesichtshautpigmentierungen, Pubertas praecox (besonders Mädchen) und Schilddrüsenfehlfunktion einher (= Albright-Syndrom).

Morphologie: Radiologisch fällt die Läsion als spindelförmige milchglasartige Knochenaufhellung mit Kortikalisverdünnung und reaktiver Randsklerose auf; makroskopisch ist die Markhöhle durch grauweißliche Gewebsmassen angefüllt. Sie bestehen histologisch aus trabekelförmigem Geflechtsknochen, dem im Gegensatz zum ossifizierenden Knochenfibrom keine Osteoklasten oder Osteoblasten angelagert sind.

Komplikationen: Pathologische Frakturen; selten maligne Entartung.

◄ Abb. 20.**36a–c** Eosinophiles Knochengranulom des distalen Humerus.
a Röntgenologisch besteht ein rundlich, scharf begrenzter Osteolyseherd (Pfeil), der wie ausgestanzt wirkt und auch die Kortikalis einbezieht.
b u. **c** Histologisch findet sich darin ein zellreiches Granulationsgewebe (G) mit massenhaft eosinophilen Leukozyten und Histiozyten (Pfeile). Im Randbereich neugebildete Knochenbälkchen (KB) (HE, Vergr. 1 : 60)

Neoplastische Läsionen

C. P. Adler und U.-N. Riede

Definitionen:

- *Primäre Skelettumoren* sind selten und machen beim Menschen 5% aller bösartigen Tumoren aus. Jeder von ihnen hat sein Prädilektionsalter und seinen Prädilektionsort (Abb. 20.**37**), seine Geschlechtsbevorzugung und oft auch eine spezielle Symptomatik. Da alle Skelettumoren mit Knochenneubildung und/oder Knochenzerstörung einhergehen, ist das Röntgenbild unbedingt in die Diagnose mit einzubeziehen. Es gilt deshalb die Faustregel: Die Makroskopie der Skelettumoren ist das Röntgenbild. Die primären Skelettumoren treten meist an den Orten des intensivsten Längenwachstums (Epiphyse und Metaphyse) sowie während des Skelettwachstums auf.
- *Sekundäre Skelettumoren* sind Metastasen eines malignen Tumors anderer Lokalisation. Sie sind im Bereich der Wirbelsäule häufiger als die primären Tumoren.

Klinik: Jede schmerzhafte Schwellung im Skelettbereich (vor allem Knieregion), die länger als 3 Wochen andauert ist tumorverdächtig.

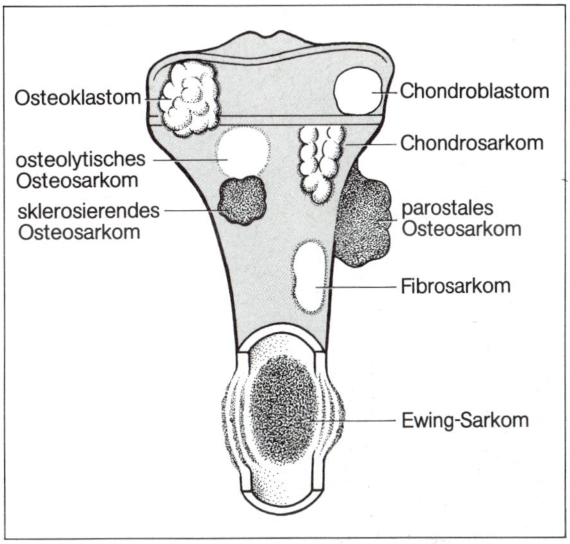

Abb. 20.**37** Typische Lokalisation einiger primärer Knochentumoren in Abhängigkeit zu den Zonen der enchondralen und perichondralen Ossifikation

Ossäre Tumoren

Diese Tumoren gehen vom Knochengewebe aus. Zu ihnen werden folgende Tumoren gerechnet:
- Osteom,
- Osteoidosteom,
- Osteoblastom,
- Osteosarkom.

1. Osteom (ICD-O-9180/0)

Definition: Osteome sind gutartige Wucherungen ausgereiften Knochengewebes, die gelegentlich auch reaktiv auftreten können.

Sie kommen in jedem Lebensalter vor und sind fast ausschließlich im desmalen Schädelknochen (Nasennebenhöhlen!) zu finden (♂ : ♀ = 2 : 1).

Morphologisch fallen sie als umschriebene Neubildung kompakten oder spongiösen Lamellenknochens mit eingeschlossenem Faser- oder Fettmark auf, die sehr langsam und expansiv wächst (Verdrängungssymptomatik!). Im Röntgenbild stellt sich das Osteom als rundlicher, sehr schattendichter Herd mit scharfer Begrenzung dar. Beim *Gardner-Syndrom* (S. 731) sind Schädelosteome mit Intestinalpolypen, Epidermiszysten und anderen Bindegewebsveränderungen kombiniert.

2. Osteoidosteom (ICD-O-9191/0)

Definition: Dieser gutartige Tumor geht von den Osteoblasten aus und ist schmerzhaft.

Er bevorzugt das Adoleszentenalter und kommt meist in den langen Röhrenknochen vor (♂ : ♀ = 2 : 1).

Morphologie: Radiologisch (Tomogramme) ist der Tumor an einer zentralen, kleiner als 1 cm großen, Aufhellungszone *(Nidus)* und perifokaler Osteosklerose zu erkennen. Histologisch bietet nur der Nidus das typische Bild des Osteoidosteoms: Es handelt sich um einen rundlichen Herd in der Kortikalis oder Spongiosa, der von einer sklerotischen Kompakta umgeben ist. Er besteht aus zahlreichen, meist unverkalkten Osteoidtrabekeln, die unterschiedlich breit und plump sind. Sie werden von zahlreichen Osteoblasten und Osteoklasten umsäumt und liegen in einem kapillarreichen Stroma (Abb. 20.**38 a** u. **b**).

Klinisch macht der Tumor durch heftige *Schmerzen* auf sich aufmerksam, die besonders nachts auftreten und auf Salicylate ansprechen. Aus diesem Grunde muß der Nidus operativ entfernt werden.

3. Osteoblastom (ICD-O-9200/0)

Definition: Dieser gutartige Tumor geht von den Osteoblasten aus und stellt somit gleichsam den „großen Bruder" des Osteoidosteoms dar. Er ruft aber keine nächtlichen Schmerzen hervor.

Der Tumor manifestiert sich in der zweiten Lebensdekade und kommt meist in der Wirbelsäule und in den langen Röhrenknochen vor (♂ : ♀ = 2 : 1).

Morphologie: Das Osteoblastom fällt radiologisch als 2–10 cm großer Herd ohne perifokale Sklerose auf. Er besteht histologisch aus einer Wucherung breiter Osteoidtrabekel, die von zahlreichen Osteoblasten und Osteoklasten umgeben sind und in einem kapillarreichen Stroma stecken. Trotz geringer Hyperchromasie und Polymorphie der Zellkerne handelt es sich um eine gutartige Geschwulst, die durch Exzision geheilt werden kann.

Lediglich das *aggressive Osteoblastom* neigt zu Rezidiven, ist aber selten.

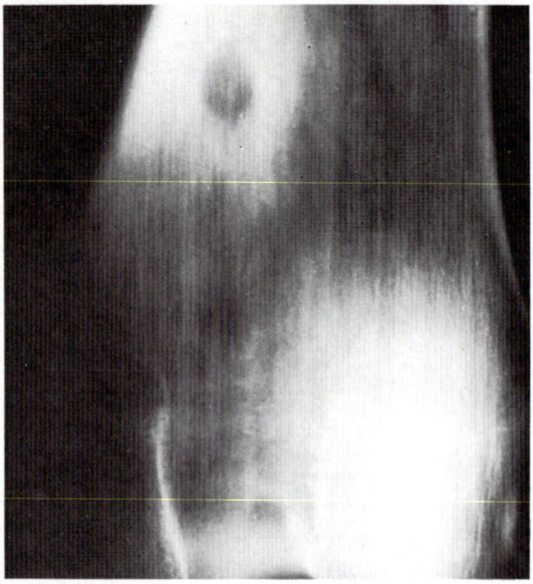

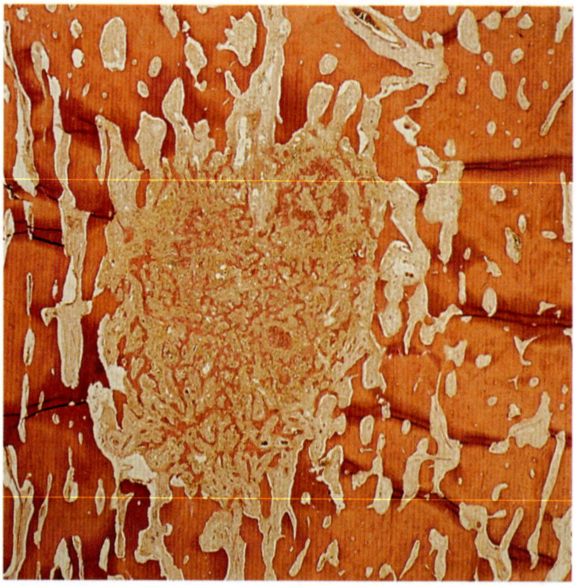

Abb. 20.**38a** u. **b** Osteoidosteom der distalen Femurmetaphyse:
a Im Röntgenbild stellt es sich als runder „Nidus" mit umgebender, breiter Osteosklerose dar (Tomogramm)
b Histologisch besteht das Tumorgewebe im Nidus aus einem dichten Geflecht von Osteoidtrabekeln inmitten eines gefäßreichen Stromas; darin finden sich zahlreiche Osteoblasten (VG, Vergr. 1 : 40)

4. Osteosarkom (ICD-O-9180/3)

Definition: Ein hochmaligner Knochentumor aus pluripotenten osteoblastenartigen Zellen, die in einem fibrosarkomatösen Stroma Osteoid und primitives Faserknochengewebe, oft aber auch chondrosarkomatöses Gewebe bilden.

Nach dem Plasmozytom ist das Osteosarkom die häufigste maligne Knochengeschwulst. Sie tritt in 80% der Fälle in den Metaphysen der langen Röhrenknochen, meist in Epiphysennähe auf (Abb. 20.**37**) und bevorzugt Kinder und Jugendliche (♂ : ♀ = 3 : 2).

Pathogenese: Die Osteosarkome sind bei Patienten mit einem Retinoblastom (S. 291) oder einem Li-Fraumeni-Syndrom (S. 365) Ausdruck einer genetisch bedingten Tumorerkrankung (s. unten), während bei älteren Osteosarkompatienten eine Bestrahlung (Strahlenosteosarkom) oder eine Ostitis deformans Paget (Paget-Osteosarkom) vorausgegangen ist. Meist aber entstehen diese Tumoren scheinbar spontan.

Molekularpathologie: Zum einen sind vielfach Protoonkogene durch Hyperexpression aktiviert. Dazu gehören das c-fos mit entsprechendem Verlust der Transkriptionskontrolle und c-sis mit autokrinem Zyklus des Osteoblastenproliferators PDGF (S. 310), zum anderen sind oft auch Tumorsuppressorgene wie pRB110 (S. 291) und p53 (S. 351) inaktiviert. Letzteres erklärt, weshalb Patienten mit einem Retinoblastom (Rb-Gen-Defekt) oder einem Li-Fraumeni-Syndrom (p53-Gendefekt) gehäuft auch an einem Osteosarkom erkranken. Je nachdem, welche Zytokine und Wachstumsfaktoren jeweils von den Tumorzellen abgegeben werden, steht die Proliferation von osteoblastenartigen Zellen mit Knochenneubildung (osteoplastische Osteosarkome), die Osteoklastenaktivität (osteolytisches Osteosarkom) oder die Gefäßneubildung (teleangiektatisches Osteosarkom) im Vordergrund.

Morphologie: Der makroskopische und radiologische Aspekt eines Osteosarkoms hängt wesentlich davon ab, welchen Matrixtyp er aufbaut:

- *Osteoplastisches Osteosarkom:* Ein aufgrund seiner osteosklerotischen Matrix röntgendichter, unscharf begrenzter Tumor (Abb. 20.**39a–d**).
- *Osteolytisches Osteosarkom:* Ein makroskopisch als blutig durchtränkter Zellbrei erscheinender Tumor, radiologisch an seinen mottenfraßähnlichen Osteolyseherden zu erkennen (pathologische Frakturen!).

Meist handelt es sich um osteolytisch-osteosklerotische Tumoren. Sie entwickeln sich subkortikal oder im Zentrum eines Knochens und wachsen destruktiv in die Umgebung ein. Das Periost reagiert auf den Tumor mit einer schalenartigen Knochenneubildung, oder es finden sich Spikula, welche radiär ausgerichteten, tumoreigenen Osteophyten entsprechen. Bricht der Tumor durch die Kortikalis durch, bleibt am Rande das reaktiv-neugebildete Knochengewebe in Form des *Codman-Dreiecks* stehen.

Histologisch ist das Tumorgewebe in schachbrettartiger Anordnung aus einem *sarkomatösen Stroma, Tumorosteoid, Tumorknochen* und oft auch *Tumorknorpel* zusammengesetzt. Hauptkriterium ist dabei die Bildung von Tumorosteoid, welches trabekulär oder flächig sein kann und von Tumorzellen mit polymorph-hyperchromatischen Kernen gebildet wird. Je nach vorherrschendem Gewebsmuster unterscheidet man osteoplastische, chondroplastische, fibroplastische und histiozytische Osteosarkome.

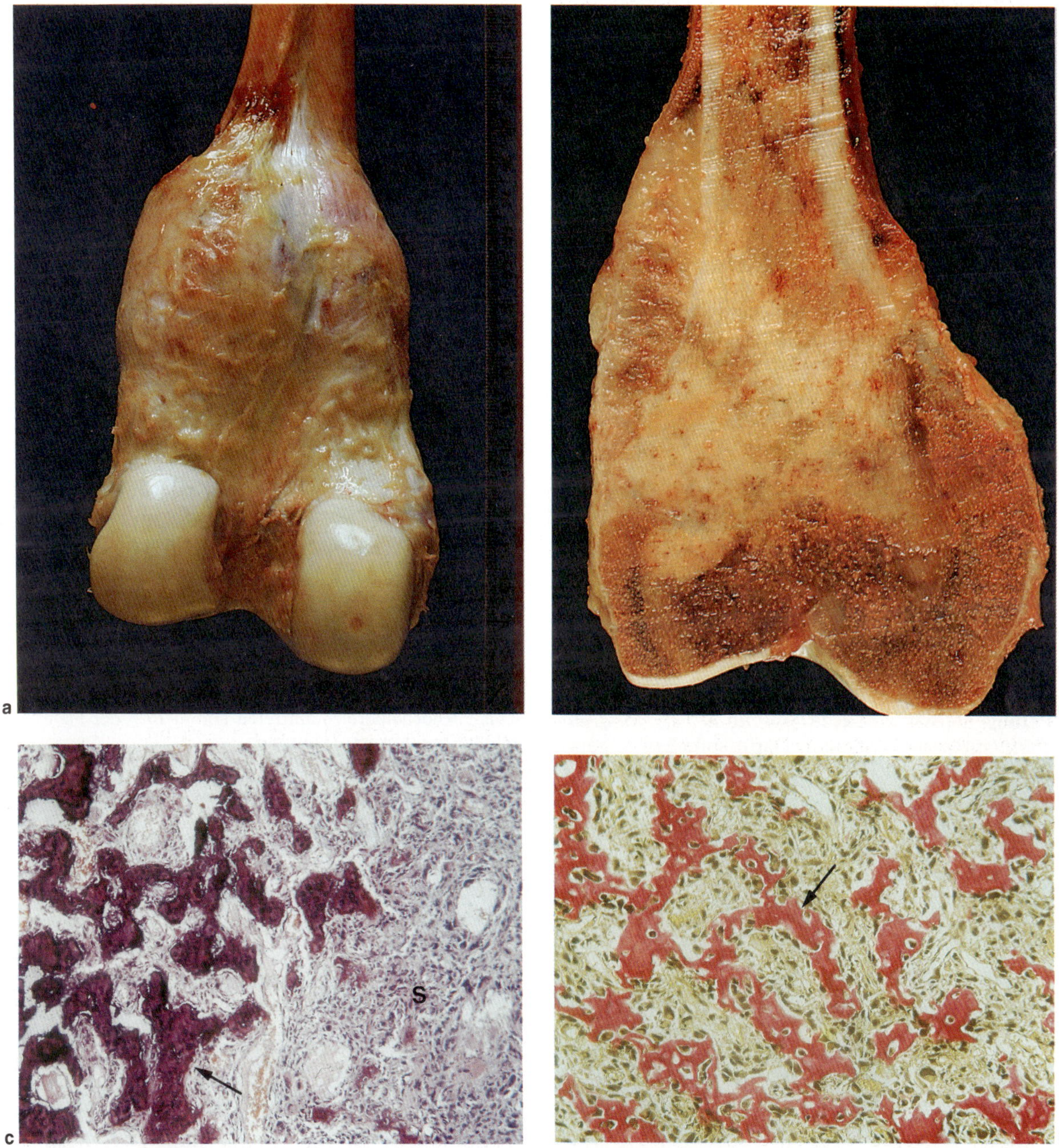

Abb. 20.**39a–d** Osteoplastisches Osteosarkom:
a Distale Femurmetaphyse tumorös aufgetrieben
b Makroskopisch ist dieser Knochenabschnitt (Schnittfläche) durch den Tumor zerstört; der unscharf begrenzte Tumor enthält dichte Sklerosierungsherde und ist aus dem Knochen in das umgebende Weichteilgewebe ausgebrochen
c Histologisch findet man inmitten eines sarkomatösen Stromas (S) Tumorknochenbälkchen (HE, Vergr. 1 : 60)
d Im polymorphzelligen Tumorstroma kommt in typischerweise auch Tumorosteoid (Pfeil) vor (vG, Vergr. 1 : 60)

Klinik: Rasches, destruierendes und schmerzhaftes Tumorwachstum. Daher: bei jeder knienahen, schmerzhaften Schwellung beim Kind → Osteosarkomverdacht! Frühzeitige hämatogene Metastasierung in die Lunge (Kavatyp).

Therapieprinzip: Pathologie (Diagnose) → Chemotherapie (COSS-Protokoll 3 Monate) → Chirurgie (En-bloc-Resektion, Amputation). Prognose: schlecht!

Sonderformen des Osteosarkoms

Multizentrische Osteosarkome, bei denen im Skelettsystem mehrere Herde gleichzeitig auftreten, sind sehr selten.

Teleangiektatisches Osteosarkom: Dies ist ein destruktiv osteolytischer Tumor mit vorherrschender Wucherung der

Tumorgefäße und wenig Tumorosteoid und wenig Tumorknochen. Die Prognose ist schlecht.

Parosteales Osteosarkom: Dies ist ein niedrig-maligner Tumor mit fibro-, osteo-, oft auch chondroblastischen Strukturen. Er entsteht im parostealen Weichteilgewebe, neigt zu Rezidiven, metastasiert aber selten. Die Prognose ist günstig.

Kiefer-Osteosarkom: Patienten meist in der 3. Lebensdekade. Lokalisation vor allem: Mandibel, Alveolarkamm und Maxilla. Recht gute Prognose.

Paget-Osteosarkom: Dieser osteoplastische Tumor entsteht auf dem Boden einer Ostitis deformans Paget (S. 1124) und hat eine sehr schlechte Prognose.

Strahlenosteosarkom: Dieser meist osteoplastische Tumor tritt gelegentlich 4 bis 43 Jahre nach Bestrahlung auf.

Knorpelige Tumoren

1. Osteochondrom (ICD-O-9210/0)

Definition: Bei diesem häufigsten gutartigen Tumor (= kartilaginäre Exostose) handelt es sich um eine knöcherne Neubildung, die von einer breiten Kappe aus hyalinem Knorpelgewebe überzogen ist und sich von der Knorpeloberfläche pilzförmig in die umgebenden Weichteile vorwölbt (♂ = ♀).

Pathogenetisch wird eine *Störung der enchondralen Ossifikation* angenommen. Dafür sprechen folgende Beobachtungen:

- Grundsätzlich können alle Knochen betroffen sein, die durch enchondrale Ossifikation entstanden sind.
- Osteochondrome entwickeln sich bei Jugendlichen und liegen hauptsächlich in den Metaphysen langer Röhrenknochen. Entdeckt werden sie meist erst im 2. oder 3. Lebensjahrzehnt.

Morphologie: Im Röntgenbild fällt das Osteochondrom als pilzartige Vorwölbung auf, die breitbasig oder gestielt dem Knochen aufsitzt. Im Resektionspräparat besteht der knotig-blumenkohlartige Tumor größtenteils aus reifem Knochengewebe, das außen von einer 0,1–3 cm dicken Knorpelschicht und periostalem Bindegewebe überzogen ist. Darüber entwickelt sich oft eine Bursa, die später verkalken oder verknöchern kann. Histologisch besteht die Exostose aus einem oft unregelmäßig aufgebauten Spongiosagerüst mit ausgereiften, lamellär geschichteten Knochenbälkchen, die glatt begrenzt sind. Nur in proliferierenden Osteochondromen sind Osteoblasten angelagert. Der Markraum wird von Fettgewebe ausgefüllt. Die äußere Knorpelkapsel enthält Gruppen einkerniger Knorpelzellen, die dem Säulenknorpel der Epiphysenfuge ähnlich sind (Abb. 20.**40a** u. **b**) und in einer basophilen Knorpelgrundsubstanz liegen. Dieses Knorpelgewebe strahlt fingerförmig in das subchondrale Knochengewebe ein und wird außen von einem periostalen Bindegewebsmantel bedeckt.

Klinik: Die Prognose der Osteochondrome ist gut. Allerdings kann bei unvollständiger operativer Entfernung der Knorpelkappe ein Rezidiv auftreten. Eine maligne Entartung ist jedoch selten.

Exostosenkrankheit: Dabei handelt es sich um ein vererbtes Leiden, bei dem die Exostosen multipel im Schulter-, Knie-, Knöchelbereich auftreten und in 10% der Fälle zu einem Chondrosarkom entarten.

2. Enchondrom (ICD-O-9220/0)

Definition: Dies ist die zweithäufigste gutartige Knochengeschwulst. Sie besteht aus reifem hyalinen Knorpelgewebe und liegt im Zentrum der Knochenmarkshöhle.

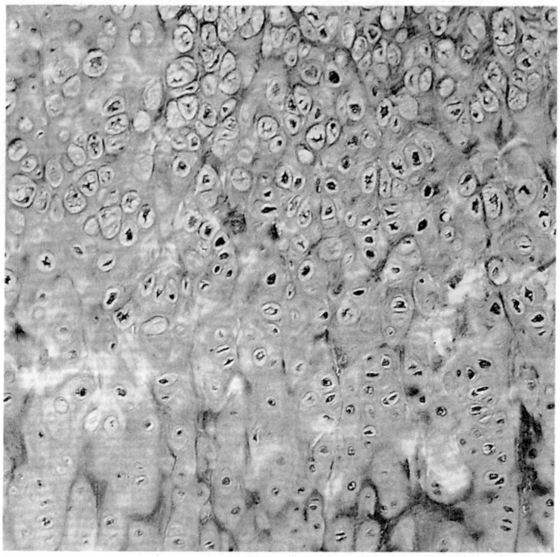
a

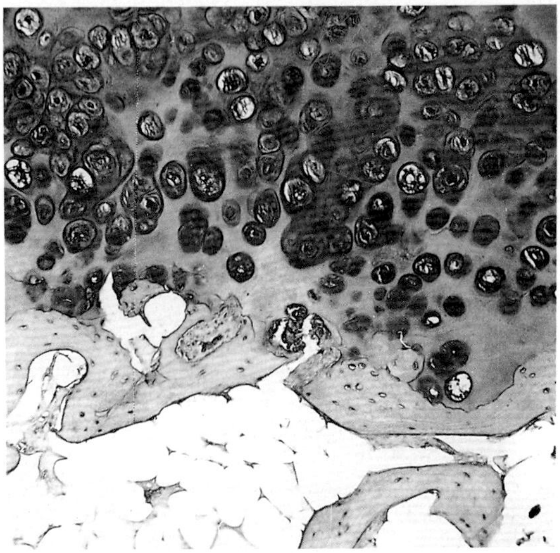
b

Abb. 20.**40a** u. **b** Osteochondrom:
a Das Tumorgewebe besteht aus isomorphen Chondrozyten in typischen Knorpelzellakunen, welche teilweise die Säulenknorpelzone einer Epiphysenfuge nachahmt.
b Teilweise imitieren die Tumorzellen auch die epiphysäre Blasenknorpelzone (HE, Vergr. 1 : 40)

Die Enchondrome können zwar in jedem Knochen auftreten, bevorzugen aber die Phalangen der Füße und – oft in Form multipler Herde – auch der Hände. Sie häufen sich im 2. bis 6. Lebensjahrzehnt (♂ = ♀).

Morphologie: Im Röntgenbild fällt ein Enchondrom als zystische Aufhellung im Knochenzentrum auf, die im Innern fleinfleckig verdichtet ist (Kalkschatten). Der betroffene Knochenabschnitt ist meist kolbig aufgetrieben; die Kortikalis ist von innen her verschmälert, jedoch erhalten (Abb. 20.**41a** u. **b**). Histologisch sieht man inmitten des ursprünglichen Spongiosagerüstes des Knochens ein hyalines Knorpelgewebe mit einem für Tumorknorpel typischen knotig-lappigem Aufbau. Im Tumorknorpel finden sich reife Chondrozyten mit isomorphen Kernen. Sie liegen in unterschiedlich weiten Brutkapseln (Chondrone, Abb. 20.**41b**) und werden von einer basophilen Grundsubstanz umgeben, die hier und dort verkalken kann.

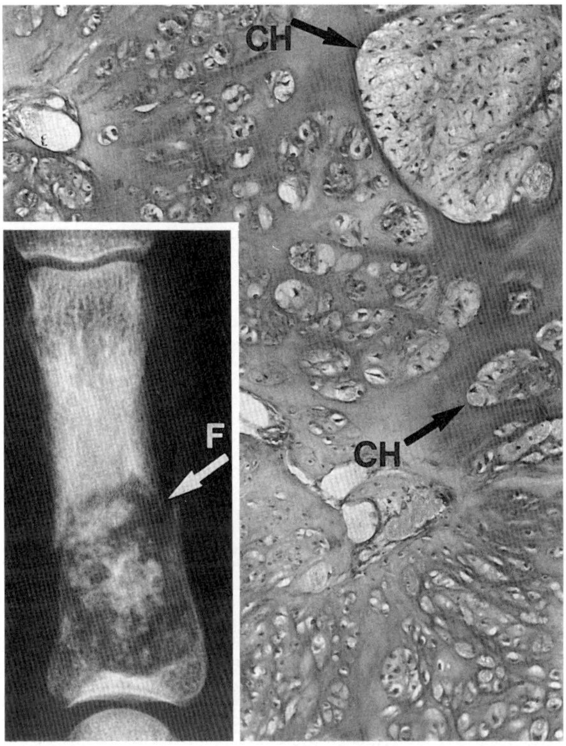

a b

Abb. 20.**41a** u. **b** Enchondrom: **a** Im Röntgenbild findet sich ein scharf abgegrenzter Destruktionsherd in der Grundphalanx eines Fingers mit fleckigen Verdichtungen und pathologischer Knochenfraktur (F). **b** Histologisch besteht das Tumorgewebe aus einem knotig und lappig aufgebauten Knorpelgewebe mit kleinen, jedoch isomorphen Chondrozyten in unterschiedlicher Zelldichte; unregelmäßig große Chondrome (= CH) (HE, Vergr. 1 : 40)

Klinik: Diese Tumoren wachsen sehr langsam. Sie sind symptomarm und werden meist zufällig entdeckt. Es kann außerordentlich schwierig sein, allein anhang des histologischen Bildes die Dignität einer Knorpelgeschwulst zu beurteilen. Dazu muß zusätzlich die Tumorlokalisation berücksichtigt werden:

- *Kurze Röhrenknochen der Extremitäten:* Hier haben Enchondrome eine gute Prognose, können aber bei unvollständiger Exzision rezidivieren.
- *Rippen:* Bei dieser Lokalisation haben die Enchondrome trotz gutartig erscheinender Histologie ein fakultativ malignes Wachstum.
- *Lange Röhrenknochen:* Hier breiten sich Enchondrome oft über die ganze Schaftbreite aus. Sie haben eine große Rezidivneigung.
- *Becken:* Trotz Fehlen von sicher malignen Strukturen (außer: mäßige Kernpolymorphie) sind hier die Enchondrome bei der Diagnosestellung immer maligne.
- *Multiple Enchondrome (Enchondromatose):* Dabei handelt es sich um eine nicht erbliche Entwicklungsstörung der enchondralen Ossifikation mit multiplen Enchondromen in den Metaphysen und Diaphysen verschiedener Knochen. Konzentrieren sich die Enchondrome auf eine Körperseite des Skelettsystems, so handelt es sich um den Morbus Ollier. Er führt in 50% der Fälle zur Entwicklung von Chondrosarkomen. Beim Mafucci-Syndrom ist die Skelettenchondromatose mit Weichteilhämangiomen kombiniert.

Therapie: Die Enchondrome müssen chirurgisch vollständig entfernt werden. Bestrahlungs- und Chemotherapie sind wirkungslos und kontraindiziert.

3. Chondroblastom (ICD-O-9230/0)

Definition: Ein gutartiger Tumor *(= Codman-Tumor)* in der Epiphyse langer Röhrenknochen aus chondroblastenartigen Zellen mit interponierten resorptiven Riesenzellen (daher frühere Bezeichnung: *epiphysealer chondromatöser Riesenzelltumor).*

Der Tumor ist selten und betrifft meist Jugendliche unter 20 Jahren (♂ : ♀ = 3 : 2).

Morphologie: Röntgenologisch findet sich in der Epiphyse eine zentrale Osteolyse mit schmaler Randsklerose und feinfleckigen Verkalkungen. Das graublaue, derb-elastische Tumorgewebe enthält histologisch unterschiedlich große knotige Herde aus chondroidem Gewebe, das scharf begrenzte Chondroblasten mit isomorphen Kernen enthält. Dazwischen liegt ein zellreiches Granulationsgewebe mit zahlreichen mehrkernigen histiozytären Riesenzellen. Vielfach sind Chondroblastome mit Strukturen einer aneurysmalen Knochenzyste (S. 1131) kombiniert.

Klinisch macht der Tumor durch Schmerzen auf sich aufmerksam. Er wächst langsam, wenig aggressiv und läßt sich durch Kürettage entfernen. Rezidive sind selten (5%). Die Prognose ist gut.

4. Chondromyxoidfibrom (ICD-O-9241/0)

Definition: Es handelt sich um einen seltenen semimalignen Knochentumor, der aus einem teils chondroiden, teils myxoiden Gewebe zusammengesetzt ist.

Trotz seines örtlich-destruktiven Wachstums und seiner starken Rezidivneigung (25%) metastasiert er nicht. Hauptlokalisation des Chondromyxoidfibroms sind die

Metaphysen der langen Röhrenknochen; Hauptmanifestationsalter ist das 2. und 3. Lebensjahrzehnt.

Morphologie: Radiologisch fällt der Tumor als scharf begrenzte, ovaloide „Zyste“ mit exzentrischer Osteolyse im Metaphysenzentrum auf, die den Knochen auftreibt und sich bis in die Epiphyse erstrecken kann. Histologisch ist die Geschwulst lappig aufgebaut und besteht aus unterschiedlich großen rundlichen Knoten. Diese weisen myxomatöse, fibröse und chondroide Zellen auf und enthalten ein lockeres Netzwerk aus vielzipfligen chondroiden Zellen. Diese haben rundlich-ovale Zellkerne und sind selten in Mitosen. In der Knotenperipherie sind die Zellen dichter als im Zentrum. Zwischen den Knoten liegen dichte Stränge aus kleinen spindelförmigen Zellen.

Klinisch verursacht der Tumor ziehende Schmerzen. Um Rezidive zu vermeiden muß er durch En-bloc-Resektion vollständig entfernt werden. Danach ist die Prognose gut.

5. Chondrosarkom (ICD-O-9220/3)

Definition: Dies ist der dritthäufigste maligne Knochentumor. Er entsteht aus dem Knorpelgewebe des Skeletts und setzt sich *aus atypischem Knorpelgewebe* und wenig Bindegewebe zusammen. Der Tumor kann sich spontan und direkt aus dem ortsständigen Knorpelgewebe entwickeln *(= primäres Chondrosarkom)* oder – vor allem bei jüngeren Patienten – aus einem zunächst gutartigen Knorpeltumor hervorgehen *(= sekundäres Chondrosarkom)*.

Die primären Chondrosarkome treten in den Epiphysen langer Röhrenknochen auf und breiten sich in die Metaphysen aus. Hauptlokalisation ist das Stammskelett einschließlich Schultergürtel, proximalem Femur und proximalem Humerus. Der Tumor kommt in jedem Lebensalter vor, häuft sich aber zwischen der 5. und 7. Lebensdekade (♂ : ♀ = 3 : 1).

Morphologie: Im Röntgenbild zeigen die meisten Chondrosarkome ein malignes Tumorwachstum an.

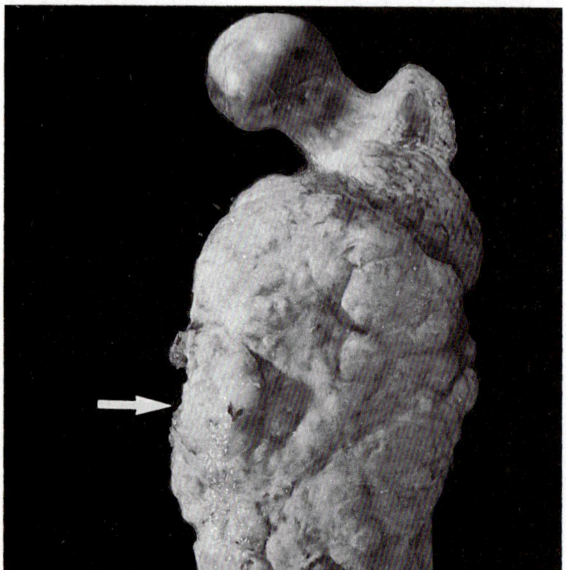

a

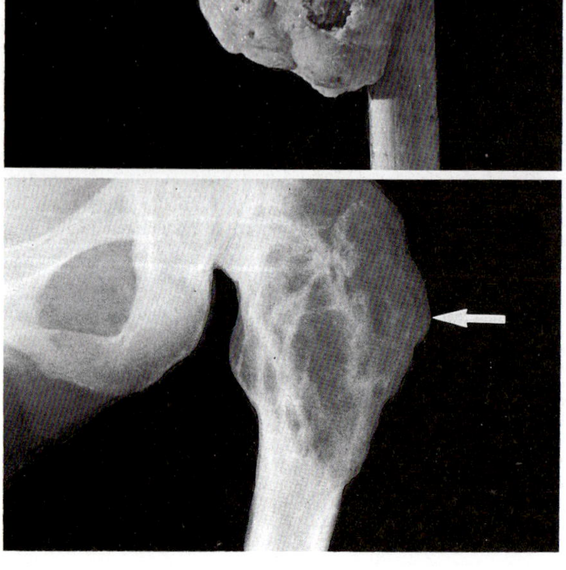

b

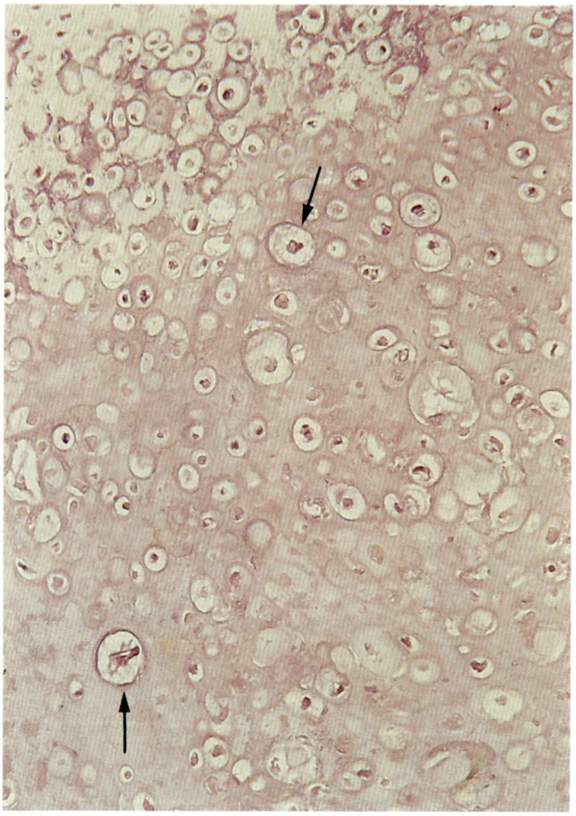

c

Abb. 20.**42a–c** Chondrosarkom der proximalen Femurmetaphyse (62jährige Frau):

a Im Mazerationspräparat zeigt sich ein großer extraossärer Tumoranteil von knotigem und lappigem Aufbau (Pfeil)

b Röntgenologisch ist dieser Knochenabschnitt durch den polyzystischen Tumor mit fleckigen Verschattungen zerstört; im Tumor finden sich fleckige Verkalkungen (Pfeil)

c Histologisch liegt ein zellreiches, knotig aufgebautes Tumorgewebe vor, in dem unterschiedlich dicht gelagert, polymorphe Knorpelzellen mit hyperchromatischen Kernen (Pfeil) liegen (HE, Vergr. 1 : 40)

Bei einem Chondrosarkom im Knochenzentrum imponiert vor allem eine mottenfraßähnliche Osteolyse (knollige Geschwulstknoten wachsen schnell über die Knochengrenzen hinaus); makroskopisch sieht man auf der Schnittfläche des befallenen Knochenabschnittes ein grauglasiges Tumorgewebe mit Blutungen und fleckigen Verkalkungen (Abb. 20.**42a–c**). Wenn der Tumor die Kortikalis durchbrochen hat und in das Periost eingedrungen ist, kommt es hier zu einer reaktiven Knochenneubildung (= Codman-Dreieck).

Histologisch fällt der lappige Aufbau der Knorpelgeschwulst auf. Es finden sich unterschiedlich große Knoten aus hyalinem Knorpelgewebe, die eine variable Zelldichte enthalten und von schmalen Bindegewebssepten abgegrenzt werden. Innerhalb der Geschwulstknoten liegen polymorphe Knorpelzellen mit oft bizarren hyperchromatischen Zellkernen. Mitosen sind selten. Histopathologisch lassen sich diese malignen Knorpeltumoren oft schwer von den semimalignen proliferierenden Chondromen abgrenzen.

Klinik: Der Tumor wächst langsam und hat die Neigung, in Gefäße einzubrechen und lange intravasale Tumorzapfen zu bilden. Er setzt spät hämatogene Metastasen vom Kavatyp (S. 376). Regionäre Lymphknotenmetastasen sind sehr selten. Bei unvollständiger Tumorentfernung besteht eine starke Rezidivneigung. Bei einer Tumorbiopsie kann es zu Implantationsmetastasen im Biopsiekanal kommen.

Therapie: Möglichst radikale operative Tumorentfernung. Bestrahlung und Chemotherapie sind wirkungslos.

Bindegewebige Tumoren

1. Nichtossifizierendes Knochenfibrom
(ICD-O-7494.0)

Definition: Bei dieser häufigsten Knochengeschwulst des Jugendlichen handelt es sich um einen gutartigen Tumor, der als scharf umschriebener, osteolytischer Defekt imponiert (= fibröser Metaphysendefekt).

Dieser Defekt liegt meist exzentrisch in den Metaphysen der langen Röhrenknochen und kommt vor allem in den ersten 3 Lebensjahrzehnten vor.

Pathogenetisch ist noch nicht entschieden, ob es sich bei diesem Defekt um einen echten Tumor handelt, weil er sich häufig spontan wieder zurückbildet. Eine umschriebene fehlerhafte Ossifikation in den Epiphysenfugen ist wahrscheinlich.

Morphologie: Im Röntgenbild kommt in der Metaphyse eines Röhrenknochens eine randständige exzentrische Aufhellung, die niemals den ganzen Knochenquerschnitt einnimmt, vor. Durch eine wellige Randsklerose entsteht ein traubenförmiges Bild. Die benachbarte Kortikalis ist zwar verdünnt, aber nicht durchbrochen. Eine Periostreaktion fehlt (Abb. 20.**43a–c**). Das histologische Bild zeigt ein faserreiches, geflechtartiges Bindegewebe in wirbelförmiger Anordnung mit zahlreichen spindelförmigen Zellkernen. Dazwischen sind viele Histiozyten, kleine mehr-

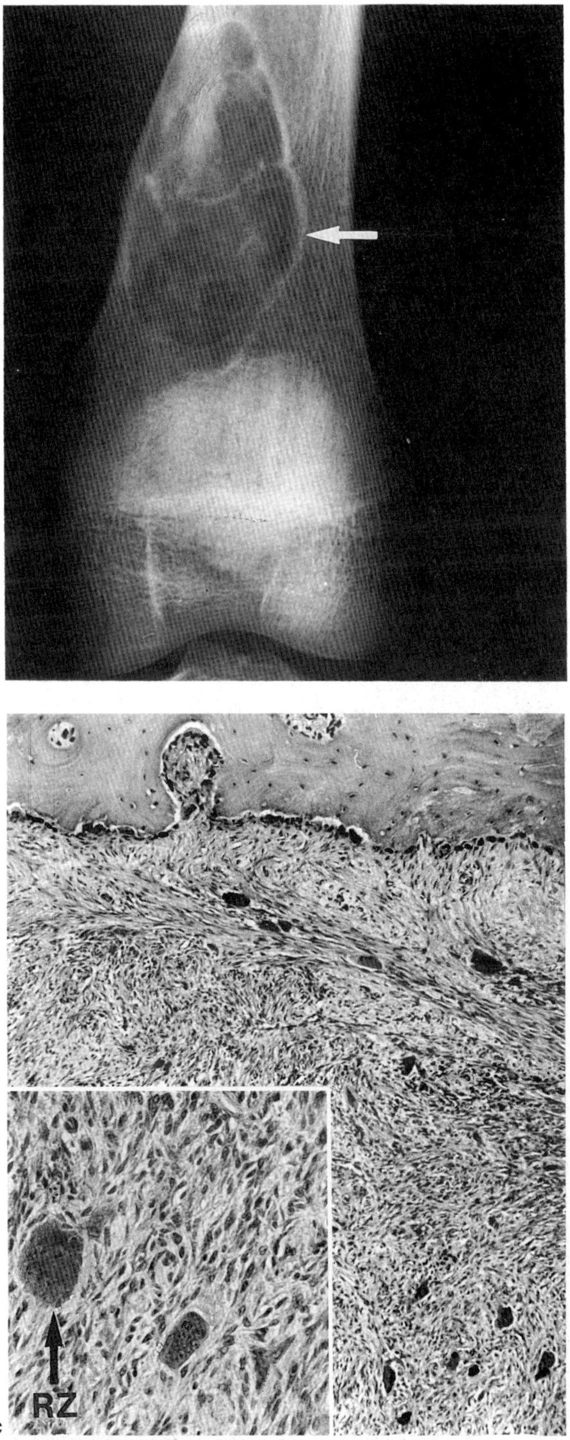

a

c b

Abb. 20.**43a–c** Nichtossifizierendes Knochenfibrom der distalen Femurmetaphyse:
a Das Röntgenbild zeigt eine große, exzentrisch im Knochen gelegene Zyste, die von einer traubenförmigen Randsklerose begrenzt wird (Pfeil)
b Histologisch besteht das Tumorgewebe aus einem lockeren Bindegewebe mit wirbelig angeordneten Kollagenfasern und isomorphen Fibrozyten, Fibroblasten und Histiozyten
c Dazwischen finden sich einige mehrkernige histiozytäre Riesenzellen (RZ) in ungleichmäßiger Verteilung (HE, Vergr. 1 : 40 bzw. 1 : 100)

kernige Riesenzellen sowie Schaumzellgruppen eingestreut. Das fibröse Tumorgewebe grenzt unmittelbar an sklerotisch verdichtetes Knochengewebe an.

Klinik: Die meisten nichtossifizierenden Knochenfibrome sind symptomlos und bedürfen keiner Behandlung; einige machen aber durch eine pathologische Fraktur auf sich aufmerksam. Die Prognose ist sehr gut.

2. Ossifizierendes Knochenfibrom
(ICD-O-9262/0)

Definition: Dies ist eine Läsion (= Osteofibrom) vorwiegend im Zentrum des Kieferknochens, die langsam expansiv wächst und durch ihre Größe das Gesicht deformiert.

Histologisch finden sich in einem fibrösen Stroma netzartig verbundene Faserknochenbälkchen, denen im Gegensatz zur fibrösen Dysplasie (S. 1132) Osteoblastensäume anliegen. Wegen des progredienten Wachstums muß die Geschwulst operativ entfernt werden. Die Prognose ist gut.

3. Desmoplastisches Knochenfibrom
(ICD-O-8823/1)

Definition und Morphologie: Dieser seltene Knochentumor besteht aus einem kollagenen faserreichen, zellarmen Bindegewebe. Er wächst *lokal destruktiv und invasiv* und neigt zu Rezidiven ohne zu metastasieren.

Der Tumor tritt in jedem Lebensalter und in jedem Knochen auf. Um Rezidive zu vermeiden, muß der Tumor im Gesunden entfernt werden.

4. Knochenfibrosarkom (ICD-O-8810/3)

Definition: Dies ist eine recht seltene maligne Knochengeschwulst, die im Knochenmarksraum entsteht. Der Tumor setzt sich histologisch aus einem sarkomatösen Bindegewebe zusammen, in dem keine tumorösen Knochen-, Osteoid- oder Knorpelstrukturen ausdifferenzieren.

Er ruft lokal eine starke Knochenzerstörung hervor. Diese imponiert als Osteolyseherd. Das Knochenfibrosarkom tritt in jedem Lebensalter auf und bevorzugt die langen Röhrenknochen.

Histologisch sind die Knochenfibrosarkome mit den Weichteilfibrosarkomen identisch (S. 946).

Klinik: Dieser Tumor wächst relativ langsam und metastasiert spät. Er hat deshalb unter den malignen Knochentumoren eine recht günstige Prognose. Das Knochenfibrosarkom muß operativ vollständig entfernt werden. Eine Bestrahlung oder Chemotherapie sind wirkungslos und kontraindiziert.

Histiozytäre Tumoren

1. Benignes fibröses Histiozytom
(ICD-O-8832/0)

Morphologie: Im Gegensatz zum Weichteilgewebe (S. 946) ist das Knochengewebe seltener Ausgangspunkt eines solchen gutartigen Tumors. Er entsteht im Markraum, kann jeden Knochen betreffen und fällt dort radiologisch als osteolytischer Destruktionsherd auf. Histologisch gleicht das Knochenhistiozytom dem fibrösen Weichteilhistiozytom.

2. Malignes fibröses Histiozytom
(ICD-O-8830/3)

Definition: Es handelt sich um eine primäre maligne Knochengeschwulst mit fibroplastischer und gleichzeitig histiozytischer Ausdifferenzierung.

Der Tumor entsteht im Markbindegewebe eines Knochens (vor allem Knieregion); er ist weniger aggressiv als das Osteosarkom oder Fibrosarkom und kommt in jedem Alter vor. *Molekularpathologie* vgl. Osteoklastom.

Histologisch gleicht auch das maligne fibröse Knochenhistiozytom seiner Weichteilvariante (S. 947, Abb. 17.**32a** u. **b**).

Klinisch macht sich der Tumor oft Monate und Jahre vor der Diagnose durch lokale Schwellung und Schmerzen bemerkbar. Häufig pathologische Fraktur. Chirurgische Entfernung. Prognose im Vergleich zu den anderen Knochenmalignomen günstiger.

3. Osteoklastom (ICD-O-9250/1)

Definition: Dies ist ein lokal aggressiv wachsender, primärer Knochentumor, der geringgradig oder hochgradig maligne ist, mit einer reaktiven Osteoklastenwucherung einhergeht (= Riesenzelltumor des Knochens) und histiozytäre Tumormarker aufweist (S. 946).

Er entsteht in den Epiphysen langer Röhrenknochen (vor allem Knieregion) und breitet sich in die Metaphysen aus. Manifestationsalter: 3. Lebensdekade. ♂ : ♀ = 4 : 5.

Molekularpathologie: Ähnlich wie beim malignen fibrösen Histiozytom finden sich Telomerläsionen des Chromosom 11p in Form von Fusionen und Rearrangements mit Inaktivierung des WT1-Tumorsuppressorgens. Hinzu kommen Telomerkürzungen mit konsekutiver Genomvoralterung und -instabilität. Die Stromazellen sind neoplastisch proliferativ und exprimieren bestimmte Osteoblastenmarker; sie geben Zytokine ab, welche über eine Makrophagenreifung und -fusion die Osteoklasten örtlich rekrutieren.

Morphologie: Im Röntgenbild fällt ein Osteoklastom als eine osteolytische, meist exzentrisch in der Epiphyse gelegene Läsion auf (auf Metaphyse übergreifend), die ohne Randsklerose die Kortikalis von innen her verdünnt und die Knochen nach außen auftreibt. Auch wenn die Kortikalis erhalten ist, besteht oft eine knöcherne Periostreaktion. Makroskopisch beobachtet man in der knöchernen

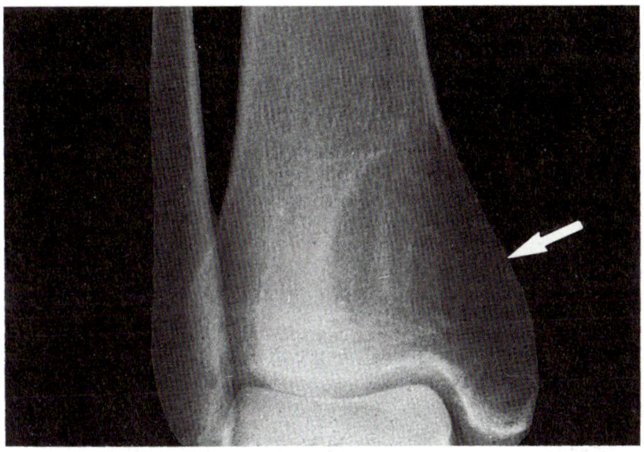

a

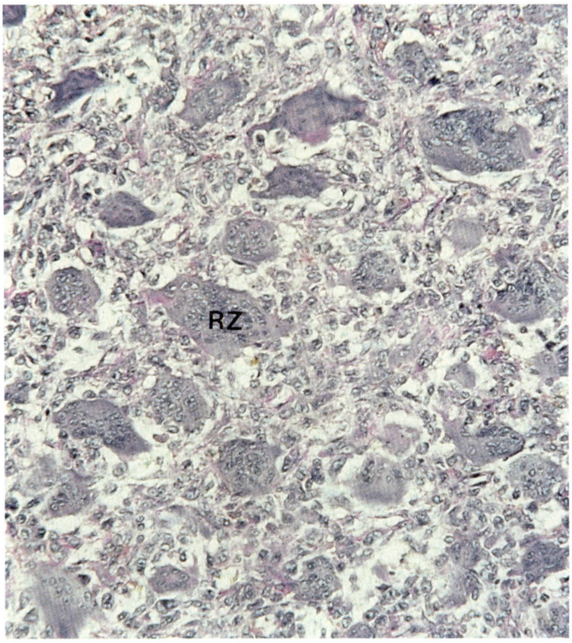

b

Abb. 20.**44a** u. **b** Osteoklastom (Grad I):
a Röntgenologisch zeigt sich ein zystischer Osteolyseherd in der distalen Tibiaepiphyse, der weit in die Metaphyse hineinragt und keine begrenzende Randsklerose hat (Pfeil)
b Histologisch besteht das Tumorgewebe aus einem zellreichen Stroma, in dem in gleichmäßiger Verteilung zahlreiche mehrkernige Riesenzellen (RZ) mit isomorphen Kernen vorhanden sind (PAS, Vergr. 1 : 160)

Destruktionszone ein graurotes, weiches Tumorgewebe mit Zysten, Blutungen, Nekrosen und Trabekelresten. Ohne etwas über die biologische Wertigkeit der Osteoklastome auszusagen, werden aufgrund histologischer Kriterien folgende drei Differenzierungsgrade unterschieden:

- *Malignes Osteoklastom (Grad I):* Es besteht aus einem lockeren und gefäßreichen Stroma mit zahlreichen isomorphen spindelförmigen Zellen und mehrkernigen Riesenzellen. Mitosen sind selten. Im Tumorgewebe findet sich nur wenig kollagene oder ossäre Zwischensubstanz. Eine reaktive Knochenneubildung in der Umgebung kommt vor (Abb. 20.**44a** u. **b**).

- *Malignes Osteoklastom (Grad II):* In diesem Fall tritt das spindelzellige Stroma mehr in den Vordergrund und weist eine merkliche Kernpolymorphie sowie eine mitotische Aktivität auf. Die Zahl und die Größe der Riesenzellen ist geringer.

- *Malignes Osteoklastom (Grad III):* Sie zeigen eine ausgeprägte Zell- und Kernpolymorphie. Das sarkomatöse Stroma beherrscht das Gewebsbild, während die Riesenzellen ganz in den Hintergrund rücken.

Klinik und Therapie: Lokale Schmerzen (80%), leichte Schwellung (25%), Schwächegefühl in den Extremitäten, Bewegungseinschränkung, Spontanfraktur (15%). Osteoklastome müssen operativ vollständig entfernt werden. Beim Grad I des Tumors kann eine sorgfältige Kürettage ausreichen; beim Grad II ist eine En-bloc-Resektion des befallenen Knochenabschnittes indiziert; beim Grad III muß der Tumor frühzeitig radikal entfernt werden (Amputation, Exartikulation). Eine Bestrahlung ist nur als palliative Maßnahme bei inoperablen Fällen angezeigt, denn sie kann sekundär eine maligne Entartung auslösen. Die Prognose ist ungewiß. Es kommt vor allem im Knie- und Beckenbereich in über 50% der Fälle zu Rezidiven und in etwa 10% der Fälle zur malignen Entartung. Frühzeitige Lungenmetastasen.

Osteomyelogene Tumoren

Sie gehen entweder aus Plasmazellvorläufern (→Plasmozytom) oder aus undifferenzierten Zellen (→Ewing-Sarkom) in der Knochenmarkregion hervor.

1. Medulläres Plasmozytom (ICD-O-9730/3)

Definition: Das Plasmozytom *(= multiples Myelom, Morbus Kahler)* ist der *häufigste generalisierte Knochentumor* und geht als B-Zell-Neoplasie von den Plasmazellen des Knochenmarks aus; er kann in einem Knochen herdförmig *(= solitäres Myelom)* oder multizentrisch *(= multiples Myelom)* entstehen und als Rarität auch solitär außerhalb des Knochengewebes auftreten *(extramedulläres Plasmoyztom).*

Ein medulläres Plasmozytom kann sich in jedem Knochen entwickeln, der hämatopoetisches Knochenmark enthält. Aus diesem Grund wird das Plasmozytom von einigen Autoren auch zu den Tumoren des hämatopoetischen Systems gerechnet. Prädilektionsstellen des Plasmozytoms sind Wirbelkörper, Rippen, Becken, Schädeldach, Femur und Humerus. Betroffen sind überwiegend Männer im 6. und 7. Lebensjahrzehnt (♂ : ♀ = 3 : 2).

Morphologie: Im Röntgenbild finden sich fleckige, osteolytische Spongiosazerstörungen, dazwischen osteosklerotische Verdichtungen. Die Kortikalis ist vielfach von innen her rattenfraßähnlich angenagt; die Kompakta zeigt sichelförmige Defekte. Dünne Knochen, wie die Schädelkalotte, werden vom Tumor rasch durchlöchert (Schrotschußschädel, Abb. 20.**45a–d**). Makroskopisch ist der Markraum des befallenen Knochens von einer glasig-weichen, teils dunkelroten, teils grauweißen Tumormasse eingenommen. Die Spongiosa ist herdförmig zerstört, da die Plasmozytomzellen örtlich die Osteoklasten zu einer gesteigerten Aktivität anregen. Die innere Kortikalisschicht ist feinzackig oder rundlich buchtig angenagt. Histologisch beobachtet man im Markraum einen dichten Zellrasen aus atypischen und polymorphen Plasmazellen, die besonders in rasch progredienten Fällen unreife Kerne mit großen Nukleolen sowie ein spärliches Stroma bilden (S. 578).

Klinisch stehen zunehmende Knochenschmerzen im Vordergrund der Symptomatik. Es können zusätzlich Deformationen der befallenen Skelettabschnitte mit Spontanfrakturen und neurologischen Symptomen auftreten. Charakteristisch ist eine *Vermehrung von monoklonalen Immunglobulinen* im Blutplasma, meist in Form von IgG, IgA und Leichtketten, seltener in Form von IgM und IgD. In etwa 25% der Fälle werden die leichten Immunglobulinketten in der Niere ausgeschieden und sind im Urin als *Bence-Jones-Proteine* immunelektrophoretisch oder durch die charakteristische Kochprobe nachweisbar. Sie führen nach tubulärer Resorption zur hyalintropfigen Eiweißspeicherung in den Tubulusepithelien (Plasmozytomniere, S. 805). In einigen Fällen entwickeln sich eine generalisierte *Amyloidose* (S. 61) und/oder eine *Hyperkalzämie* (S. 83), die gelegentlich auch als Erstsymptom auffällt.

Prognose: Beim multiplen Plasmozytom ist die Prognose quo ad sanationem infaust. Unter entsprechender Chemotherapie kann jedoch – abhängig vom jeweiligen Reifegrad des Plasmozytoms – mit einem mehrjährigen Überleben gerechnet werden. Beim solitären Plasmozytom ist die Prognose etwas günstiger, da es erst nach Jahren disseminiert; es sollte chirurgisch beseitigt werden.

2. Ewing-Sarkom (ICD-O-9260/3)

Definition nach WHO: Rundzelliger primärer Knochentumor, der keine Fasern bildet und dessen Zellen PAS-positives zytoplasmatisches Glykogen enthalten.

Seltener, hochmaligner Tumor des Kindes- und frühen Erwachsenenalters. Prädilektionsstellen: Diaphysen langer Röhrenknochen und Beckengürtel (♂ : ♀ = 1 : 2).

Molekularpathologisch sind für das Ewing-Sarkom (ebenso wie für den PNET, S. 1082) typisch: a) kleine Paarchromosomen, b) Expression von NSE[1], c) Tumorzellanordnung zu Pseudorosetten (Abb. 20.**46c**) und d) eine reziproke Translokation t(11;22)(q24;q12). Die entsprechenden Bruchstellen tangieren auf Chromosom 22 ein sog. EWS-Gen [2], das eine RNS-Kontrollfunktion hat, und auf Chromosom 11 ein sog. FLI-1-Gen aus der c-ets Protoonkogenfamilie, das die Transkription in Gang setzt. Durch die Translokation werden Bruchstücke der beiden Gene zusammengefügt, deren Fusionstranskript die Proliferation der betreffenden Zelle entgleisen läßt.

Formalpathogenetisch steht beim Ewing-Sarkom die Osteolyse im Vordergrund: Die Tumorzellen zerstören das Knochengewebe und verdrängen die Osteoblasten, während die Osteoklasten ihre osteolytische Tätigkeit beibehalten. Neben dieser Osteolyse findet man auch eine reaktive Osteosklerose, was als feinfleckige Aufhellung des Knochengewebes (= Mottenfraß) imponiert. Der Tumor breitet sich rasch im Markraum aus, durchsetzt die Haver-Kanälchen und nimmt sehr rasch den gesamten Schaft eines Röhrenknochens ein.

Morphologie: Für das Ewing-Sarkom gibt es kein pathognomonisches Röntgenbild. Meistens läßt sich radiologisch nur ein Teil des Tumors innerhalb des Knochens erfassen, so daß bei der makroskopischen Untersuchung der Tumor viel größer ist als im Röntgenbild. Ist ein langer Röhrenknochen betroffen, so wird er durch den Tumor spindelig aufgetrieben und die Kortikalis über längere Strecken aufgeblättert und durchbrochen. Der Tumor dringt in das Periost ein und hebt es ab. Darauf reagiert das Periost mit einer mehrschichtigen Ossifikation, was radiologisch als *Zwiebelschalenbild* bezeichnet wird. Sind flache und dünne Knochen, wie Becken und Rippen betroffen, so beherrscht die lokale Knochendestruktion mit Kortikalisdurchbruch das Bild.

Makroskopisch ist das Tumorgewebe matschig-graurot und wird von Blutungen und Nekrosen durchsetzt.

Histologisch findet man ein sehr zellreiches Gewebe mit unregelmäßig großen, meist bandförmigen Nekrosen. Nur um die kleinen Gefäße herum ist das Tumorgewebe noch erhalten. Die Zwischensubstanz besteht lediglich aus schmalen Bindegewebssepten, die den Tumor durchziehen. Ein Retikulumfasergerüst fehlt (Abb. 20.**46a–c**). Die Tumorzellen haben etwa Lymphozytengröße und sind teilweise zu Pseudorosetten zusammengelagert. Sie enthalten einen kleinen rundlichen Kern mit groben Chromatinschollen. In ihrem spärlichen Zytoplasma läßt sich – differentialdiagnostisch wichtig – reichlich PAS-positives Glykogen nachweisen.

Klinik: Mit lokaler Schwellung, Überwärmung, Schmerzen und Fieber imitiert klinisch das Ewing-Sarkom eine Osteomyelitis und führt in 10% der Fälle zu einer pathologischen Fraktur. Rasche Ausbreitung und frühe hämatogene Metastasierung vom Kavatyp in Lunge, Leber und andere Knochen. Die infauste Prognose läßt sich mit kombinierter Strahlen- und Chemotherapie etwas verbessern.

Knochenmetastasen

Tumorabsiedelungen im Knochengewebe führen entweder zur Knochenauflösung oder zur Osteoneogenese. Dementsprechend unterscheidet man osteoplastische und osteolytische Metastasen.

Osteoplastische Metastasen

Pathogenese: Einige Tumoren wie Prostata-, Mamma-, Magen- und Harnblasenkarzinome bilden osteoblastenstimulierende Faktoren und rufen eine Neubildung von Geflechtknochen hervor, dessen Mineralisierung zu einer Hypokalzämie führen kann.

---

[1] NSE = neuronspezifische Enolase, neuroendokriner Marker

[2] EWS-Gen = Ewing-Sarkom-Gen

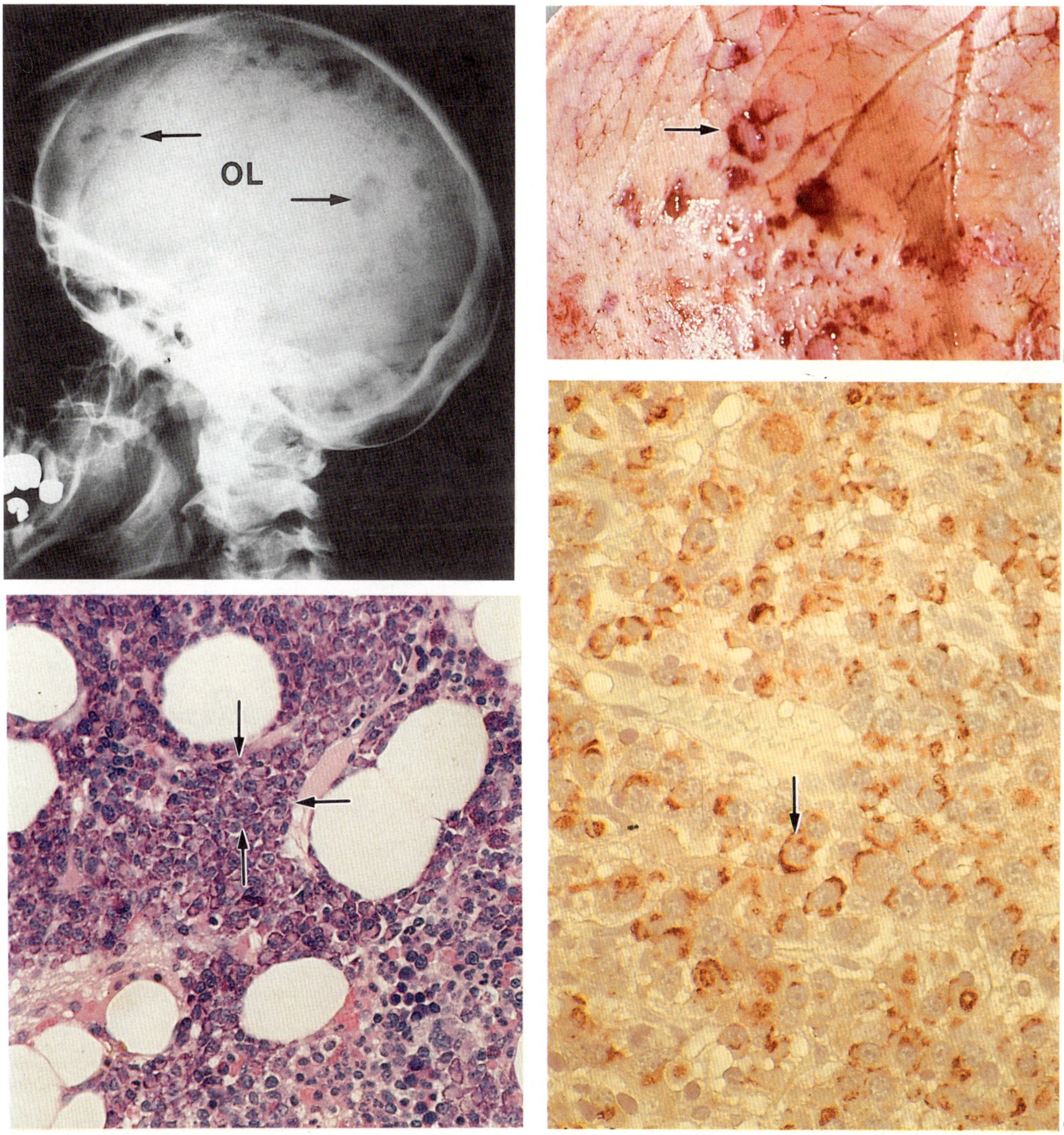

Abb. 20.**45a–d** Medulläres Plasmozytom:
a Typischer „Schrotschußschädel" im Röntgenbild mit multiplen, unterschiedlich großen, scharfrandigen Osteolyseherden (OL)
b Unterschiedlich große Osteolyseherde (Pfeil) in der Schädelkalotte (Original: Schaefer)
c Dichter neoplastischer pfeilmarkierter Plasmazellrasen im Knochenmark (Giemsa, Vergr. 1 : 200)
d Immunhistochemischer Nachweis von monoklonalen λ-Ketten in Form eines exzentrisch braungefärbten Zytoplasmasaums (Pfeil) (PAAP, Vergr. 1 : 250)

Damit verbunden ist eine Erhöhung der alkalischen Phosphatase im Serum.

Osteolytische Metastasen

Pathogenese: Bei einigen Tumoren wie Nieren-, Schilddrüsen-, Mammakarzinom und Plasmozytom setzen die Tumorzellen Faktoren wie TGF-β, PDGF und osteoklasten-aktivierender Faktor frei, welche bereits physiologischerweise die Osteoklastenneubildung und -Aktivierung in Gang setzen (vgl. S. 1118). Infolgedessen wird Knochengewebe abgebaut; die Serumcalciumwerte sind erhöht, die Serumwerte der alkalischen Phosphatase kaum.

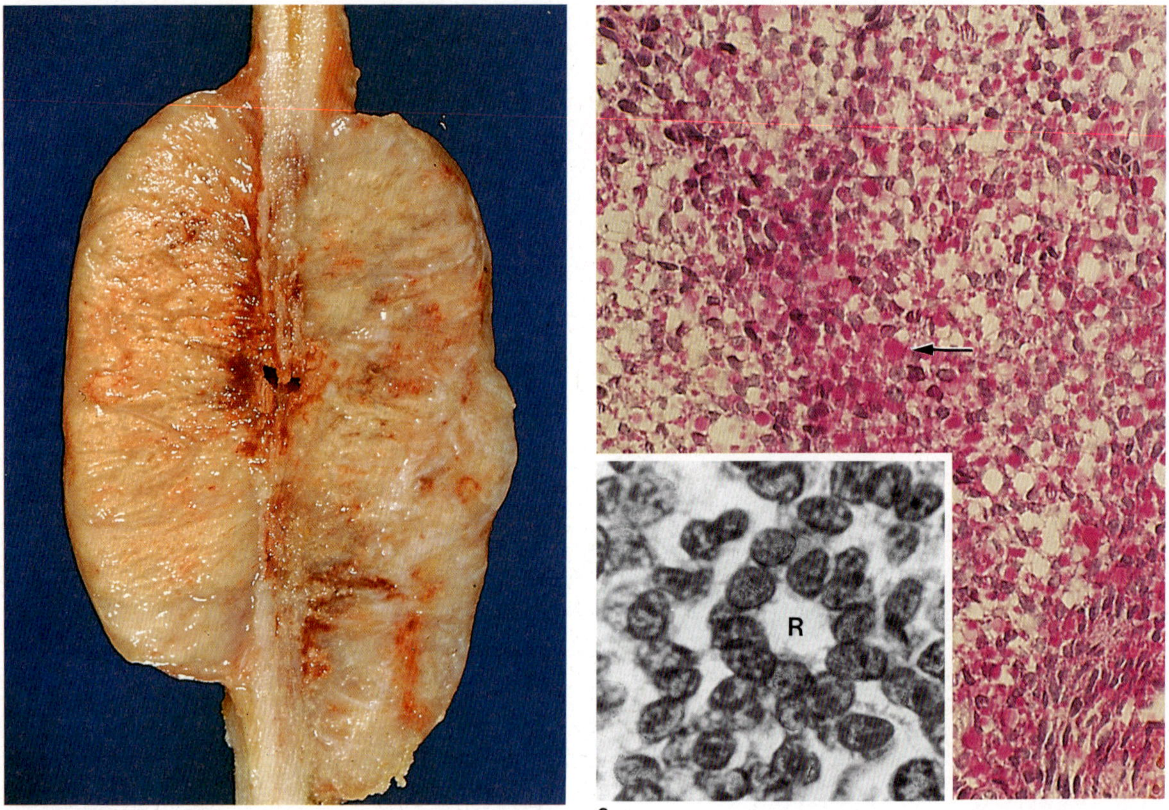

a c b

Abb. 20.**46a–c** Ewing-Sarkom:
a Der Tumor ist auf der Schnittfläche markig, zerstört osteolytisch den Knochen und infiltriert in die Umgebung
b Der Tumor besteht aus kleinen, zytoplasmaarmen Rundzellen, die im Zytoplasma Glykogen enthalten (Pfeil) und folglich in der PAS-Reaktion ein purpurrotes Zytoplasma aufweisen (Vergr. 1 : 150)
c Die Tumorzellen sind ähnlich wie neuroektodermale Zellen gelegentlich auch pseudorosettenartig (R) angeordnet (HE, Vergr. 1 : 450)

Pathologische TNM-Klassifikation der Knochentumoren (gilt nicht für juxtakortikale Osteosarkome und juxtakortikale Chondrosarkome)

pT1 Tumor überschreitet Kortikalis nicht,
pT2 Tumor infiltriert Gewebe jenseits Kortikalis.

pN1 Regionäre Lymphknotenmetastasen.

Literatur

Adler, C. P.: Knochenkrankheiten. Diagnostik makroskopischer, histologischer und radiologischer Strukturveränderungen des Skeletts. Thieme, Stuttgart 1983

Adler, C. P., K. Kozlowski: Primary Bone Tumors and Tumorous Conditions in Children. Springer, Berlin 1993

Anderson, H. C.: Mechanism of mineral formation in bone. Lab. Invest. 60 (1989) 320

Avioli, L. V., S. M. Krane: Metabolic Bone Disease, vol. I–II. Academic Press, New York 1977

Bataille, R., B. Klein: Etiology of Paget's disease of bone: A new perspective. Calc. tissue Int. 50 (1992) 293

Bilezikian, J. P.: Primary hyperparathyroidism. In Favus, M. J.: Primer on the Metabolic Bone Diseases and Disorders of Mineral Metabolism. Raven Press, New York 1993

Böhm, N.: Kinderpathologie. Schattauer, Stuttgart 1984

Bridge, J. A., et al.: Giant cell tumor of bone. Cancer Genet. Cytogenet. 58 (1992) 2

Campbell, J. T., et al.: The role of morphogens in enchondral ossification. Calc. tissue Int. 50 (1992) 283

Cremin, B. J., P. Beighton: Bone Dysplasias of Infancy. Springer, Berlin 1978

Dahlin, D. C.: Bone Tumors, 3rd ed. Thomas, Springfield/Ill. 1978

Dambacher, M. A.: Praktische Osteologie. Thieme, Stuttgart 1982

Dambacher, M. A., et al.: Differentialdiagnose der metabolischen Osteopathien. Orthopädie 11 (1983) 608

Delling, G.: Endokrine Osteopathien. Fischer, Stuttgart 1975

Dominok, G. W., H. G. Knoch: Knochengeschwülste und geschwulstähnliche Knochenerkrankungen. VEB Fischer, Jena 1977

Hodsman, A. B., et al.: Bone aluminium and histomorphometric features of renal osteodystrophy. J. Clin. Endocrinol. Metab. 54 (1982) 539

Huvos, A. G.: Bone Tumors. Saunders, Philadelphia 1979

Jaffe, H. L.: Metabolic, Degenerative, and Inflammatory Diseases of Bone and Joints. Urban & Schwarzenberg, München 1972

Jani, L., W. Remagen: Primary chronic osteomyelitis Int. Orthop. 7 (1983) 79

Lauffenburger, Th., A. J. Olah, et al.: Bone remodeling and calcium metabolism. A correlated histomorphometric, calcium kinetic and biochemical study in patients with osteoporosis and Paget's disease. Metabolism 26 (1977) 589

Olah, A. J.: Quantitative relations between osteoblasts and osteoid in primary hyperparathyroidism, intestinal malabsorption and renal osteodystrophy. Virchows Arch. Abt. A. 358 (1973) 301

Olah, A. J.: Histomorphometrie des Knochens. Verh. dtsch. Ges. Path. 58 (1974) 104

Olah, A. J.: Aussagemöglichkeiten der histologischen Knochenmorphometrie. Internist 16 (1975) 345

Putschar, G. J.: Osteomyelitis including fungal infections. In Ackermann, L. V., et al.: Bones and Joints. Williams & Wilkins, Baltimore 1976 (p. 39)

Riede, U. N.: Experimental aspects of growth plate disorders. Curr. Top. Pathol. 59 (1974) 181

Schaefer, H. E.: Beckenkammbioptische Diagnostik. Internist 26 (1985) 453

Schajowicz, F.: Tumors and Tumorlike Lesions of Bone and Joints. Springer, New York 1981

Schenk, R. K., A. J. Olah: Histomorphometrie. In: Handbuch der Inneren Medizin VI/1 A. Springer, Berlin 1980 (S. 437)

Shapiro, F.: Epiphyseal disorders. New Engl. J. Med. 317 (1987) 1702

Toguchida, J., et al.: Chromosomal reorganization for the expression of recessive mutation of retinoblastoma susceptibility gene in the development of osteosarcoma. Cancer Res. 48 (1988) 3939

Gelenke

U.-N. Riede, W. Mohr und W.-W. Höpker

Die einzelnen Skeletteile werden durch Gelenke miteinander verbunden. Ein glatter Knorpelüberzug der artikulierenden Gelenkflächen sowie eine Schmierflüssigkeit (Synovia) in der umkapselten Gelenkhöhle sorgen für einen reibungslosen Bewegungsablauf. Diese Gewebsstrukturen können Ausgangspunkt verschiedener Krankheitsprozesse sein:

Bei den **metabolischen Läsionen** in Form der Arthrose, Menisko- und Diskopathie handelt es sich um Gelenkerkrankungen, die auf einer primären Störung des chondrozytären Strukturstoffwechsels beruhen. Sie ziehen erst im nachhinein die Gelenkkapsel in Mitleidenschaft und imponieren als *„degenerative Gelenkerkrankungen"*. Bei den **entzündlichen Läsionen** hingegen spielt sich der krankmachende Prozeß primär an der Gelenkkapsel (genau Synovialmembran) ab. Ein Teil dieser Arthritiden wird durch schädliche Stoffwechselprodukte ausgelöst *(Arthritis urica)*. Ein anderer Teil von ihnen ist die Folge einer bakteriellen Infektion *(infektiöse Arthritis)*. Dabei kann gelegentlich die Gelenkkapsel nach überstandener Infektion Nebenschauplatz eines Antigen-Antikörper-„Scharmützels" sein *(reaktive Arthritis)* oder zum Opfer einer eventuell autoaggressiven Entzündungsreaktion werden *(rheumatoide Arthritis)*. Alle diese Gelenkerkrankungen führen beim Menschen letztlich zu **funktionellen Läsionen,** die seinen aufrechten Gang schwierig und schmerzhaft machen oder seine Finger verkrüppeln und damit seine Lebensqualität einschränken.

Metabolische Läsionen

Allgemeine Definition: Als metabolische Läsionen werden folgende degenerative Gelenkerkrankungen zusammengefaßt, die primär nicht entzündlich sind und darauf beruhen, daß der überlastete Gelenkknorpel in seinem Proliferations- und/oder Strukturstoffwechsel gestört wird:

- Arthrose,
- Meniskopathie,
- Diskopathie.

Arthrose

Allgemeine Definition: Dies ist eine stadienhaft fortschreitende Gelenkerkrankung, die von einer strukturellen und funktionellen Beeinträchtigung des Gelenkknorpels ausgeht und durch Miteinbeziehung des subchondralen Knochengewebes (Synonym: Osteoarthrose) sowie der Synovialmembran die Gelenkkörper deformiert (Synonym: Arthrosis deformans).

Am häufigsten betroffen sind Fingergelenk, Kniegelenk (Gonarthrose), Hüftgelenk (Koxarthrose) und Großzehengrundgelenk (Rhizarthrose). Altergipfel: 7. Lebensdekade; ♀ > ♂.

Je nachdem, ob eine Arthrose sich in einem zuvor „gesunden" oder bereits „kranken" Gelenk entwickelt, unterscheidet man:

- *primäre Arthrosen:* ohne bekannte Ätiologie,
- *sekundäre Arthrosen:* bei bekannter Vorerkrankung.

1. Primäre Arthrose

Pathogenese: Die Ursache der primären Arthrose ist unbekannt – ein definierter biochemischer Knorpeldefekt wurde bisher nicht nachgewiesen. Als pathogenetische Faktoren werden in erster Linie biomechanische Faktoren wie Gelenküber- und -fehlbelastungen angesehen. Das daraus resultierende Mißverhältnis zwischen Knorpelbelastung und -belastbarkeit führt zu einem fortschreitenden Knorpelschwund. Folglich kann man die Arthrose als ein multifaktoriell ausgelöstes und perpetuiertes Reaktionsmuster der artikulierenden Gelenkkörper auffassen. Ihm liegt folgende Arbeitshypothese zugrunde:

Der Gelenkknorpel ist ein druckexponiertes Gewebe. Damit sich der Gelenkdruck möglichst gleichmäßig auf das Knorpelgewebe verteilt, sind die artikulierenden Gelenkkörper normalerweise leicht inkongruent und von einem viskoelastischen Hyalinknorpel überzogen.

Die physiologische Druckbelastung bildet für die Chondrozyten den Anreiz zu vermehrter Grundsubstanzsynthese. Sie hypertrophieren folglich beim Kind bereits unter dem Einfluß des zunehmenden Körpergewichtes und umgeben sich mit einer breiten Grundsubstanzkapsel, so daß die Gelenkknorpelschicht dicker wird. Dadurch wird aber gleichzeitig die Diffusionsernährung des gefäßlosen Gelenkknorpels erschwert, so daß das physiologische Knorpelwachstum bereits die Knorpeldegeneration einleitet. Mit zu-

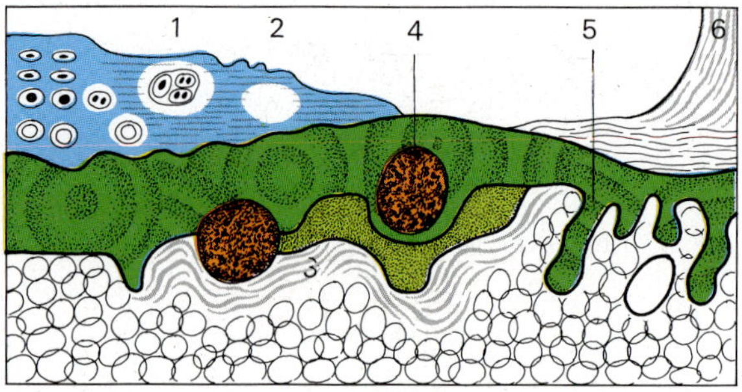

Abb. 20.**47** Morphologische Entwicklung einer Arthrose: (1) Proteoglykanverlust des hyalinen Knorpels mit oberflächlicher Fissurierung und Chondrozytenproliferation (Brutkapseln), Gelenkknorpelzerstörung (2), darunter reaktive Markfibrose und subchondrale Knochenneubildung (3), Knorpel-Knochen-Nekrosen werden in den Markraum abgestoßen und resorbiert. Übrig bleiben Geröllzysten (4). Reaktive Knochenneubildung (5) im Randbereich (Osteophytenbildung), Gelenkkapselfibrose (6)

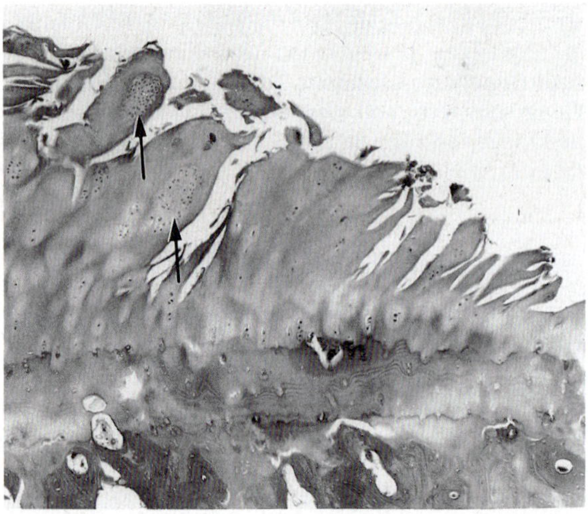

Abb. 20.**48** Gonarthrose mit fortgeschrittener Fibrillierung des hyalinen Gelenkknorpels und Ausbildung von chondrozytären Brutkapseln (HE, Vergr. 1 : 35)

nehmendem Alter des Individuums wird dieses Gleichgewicht zwischen Wachstum und Degeneration labil, und bei den biomechanisch überforderten Knorpelzellen wird vorzeitig das Absterbeprogramm „Apoptose" ausgelöst (S. 142). Infolgedessen nimmt die Zellzahl im Knorpelgewebe ab, und die Toleranzgrenze des Gelenkknorpels bezüglich zusätzlich belastender Faktoren wird erniedrigt. Damit ist ein Verlust an Proteoglykanen (sog. Aggrekane) verbunden, so daß die Knorpelelastizität eingeschränkt wird. Die bei jeder Druckbelastung des Gelenkknorpels auftretenden Scherkräfte schädigen die restlichen Knorpelzellen. Die pathologischen Druckverhältnisse wirken sich auch auf das subchondrale Knochengewebe aus und setzen entsprechende Knochenumbauprozesse in Gang.

Morphologie: Die primäre Arthrose verläuft in folgenden vier Stadien ab (Abb. 20.**47**):

– *Stadium I:* Es ist makroskopisch an der Aufrauhung und histologisch an der oberflächlichen Auffaserung (= Fibrillation) des Gelenkknorpels zu erkennen.

– *Stadium II:* Es ist makroskopisch an den Ulzerationen des Gelenkknorpels zu erkennen. Die Fibrillation ist weiter fortgeschritten und durchsetzt die ganze Knorpelschicht, so daß oberflächliche Knorpelgewebe mechanisch abgerieben werden. Seitlich davon proliferieren die restlichen Chondrozyten zu kleinen Zellhaufen (= Brutkapseln).

– *Stadium III:* Jetzt ist im gewichtsbelasteten Bereich der hyaline Knorpel vollständig verschwunden. Die hyperostotisch verdickte, knöcherne Deckplatte ist freigelegt. Randwärts liegt noch Knorpelgewebe mit den Zeichen einer fortschreitenden Arthrose vor, wie sie auch im Stadium II vorkommt (Abb. 20.**48**). In ihrem Bereich finden sich regelmäßig kleinere Nekrosen. Durch deren Abstoßung kann der spongiöse Markraum freigelegt werden. Das nekrotische Material kann aber auch in die Spongiosa eingepreßt und von Resorptionsriesenzellen abgebaut werden (Abb. 20.**47**). Übrig bleiben Zysten, die mit Blut- und Nekroseresten angefüllt sind (= Geröllzysten).

– *Stadium IV:* In diesem Stadium liegt ein Ulkus im Bereich der subchondralen Knochenplatte mit direkter Eröffnung des spongiösen Markraumes vor. Auf den kompletten Knorpelschwund reagiert das Knochengewebe im Gelenkrandbereich und bildet Randwülste (= Osteophyten), die aber nichts daran ändern, daß der Gelenkknorpel weiterhin überlastet wird.

Klinik: Anlauf-, Belastungs- und Bewegungsschmerz. Die Arthrose wird häufig von einer Synovialitis begleitet, welche durch Knorpel- und Knochenzerfallsmaterial hervorgerufen wird (= Detritussynovialitis). Anreicherung von Radiotechnetiumphosphat im lebhaft umgebauten Subchondralknochen (Szintigraphie).

2. Sekundäre Arthrosen

Allgemeine Pathogenese: Sie entstehen im Rahmen einer ätiologisch bekannten Schädigung des Gelenkknorpels und entwickeln die gleichen morphologischen Veränderungen wie die primäre Arthrose. Kausalpathogenetisch unterscheidet man:

- *Posttraumatische Arthrosen* nach Gelenkfraktur, akutem Kompressionstrauma (Verkehrsunfall), chronischem Kompressionstrauma (Skirennläufer);
- *Inkongruenzarthrosen* nach Gelenkfrakturen, funktionelle Fehlbelastungen bei Spastik, bei angeborenen Gelenk- oder Extremitätendeformitäten;
- *endokrine Arthrosen* im Rahmen einer Hypothyreose (Kretinhüfte), Akromegalie, Hyperparathyreoidismus mit gesteigertem subchondralen Knochenumbau, Diabetes mellitus;
- *neuropathische Arthrosen* im Rahmen von Erkrankungen mit neurosensorischer Störung (Tabes dorsalis);
- *metabolische Arthrosen:* Im Rahmen von angeborenen oder erworbenen Stoffwechselstörungen wie Ochronose (S. 126), Oxalose (S. 110), Gicht (S. 113) und Pseudogicht (S. 35) werden im Gelenkknorpel organische und anorganische Metaboliten abgelagert. Sie fallen dort entweder wie das Urat und Pyrophosphat und Hydroxylapatit in kristalliner Form aus oder binden wie die Homogentisinsäure an das Knorpelkollagen, so daß als Auftrakt

zur Arthroseentstehung der Knorpel an Viskoelastizität einbüßt. Die häufigste metabolische Arthrose ist die Chondrokalzinose:

Chondrokalzinose

Definition und Pathogenese: Dies ist eine recht häufige Gelenkaffektion, die radiologisch als Verkalkungen in Gelenkknorpel und Menisci (Chondrokalzinose) imponiert. Sie ist eine typische Erkrankung des höheren Alters (Kniegelenk!). Sie kommt familiär aber auch bei jüngeren Patienten vor und kann auch andere Stoffwechselstörungen wie Hyperparathyreoidismus, Hämochromatose und Hypomagnesämie begleiten. Sie basiert auf einer Auskristallisierung von Pyrophosphaten in den gelenkassoziierten Geweben (Pyrophosphatüberproduktion? Pyrophosphatasemangel? Kristallisationshemmungsdefekt?). Gelangen diese Kristalle in die Synovia, so können sie nach Phagozytose durch Neutrophile und konsekutiver Mediatorfreisetzung gichtähnliche Schmerzattacken auslösen (Pseudogicht).

Morphologisch enthält das betroffene Gelenk kreideartig weißliche Ablagerungen, die histologisch aus plumpen, polarisationsoptisch positiv doppelbrechenden Kristallen bestehen (Abb. 20.**50**). Von ihnen können im Synovialgewebe Entzündungsreaktionen vom Fremdkörpertyp ausgehen.

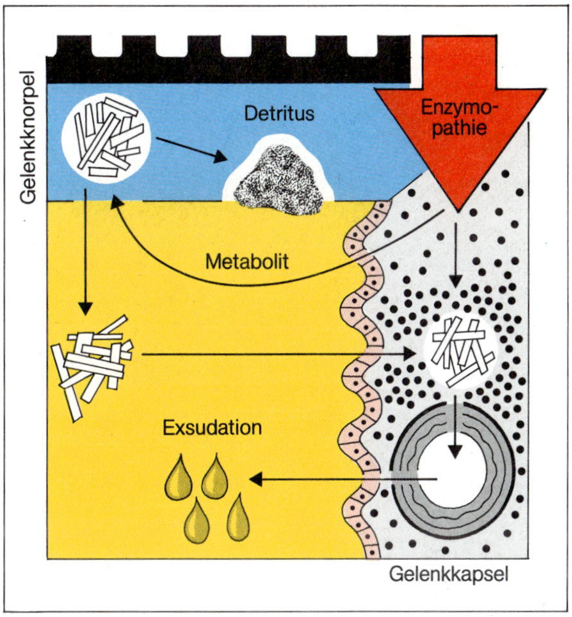

Abb. 20.**49** Schematische Darstellung der formalen Pathogenese einer metabolischen Arthrose mit sekundärer Arthritis: z. B. Gichtarthropathie. Durch einen Enzymdefekt kommt es zur kristallinen Ausfällung von Metaboliten, die eine seröse Exsudation hervorrufen. Diese leitet zusammen mit der Metabolitablagerung im Gelenkknorpel die Knorpelzerstörung ein

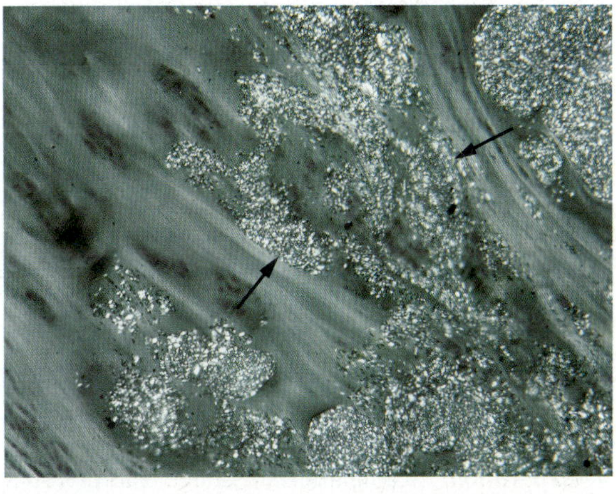

Abb. 20.**50** Chondrokalzinose in einem Meniskus in Form einer Ablagerung (Doppelbrechung) von Kalziumpyrophosphatkristallen (Polarisationsoptik, Vergr. 1 : 150)

Meniskopathie*

Definition: Der Begriff „Meniskopathie" entspricht der früheren Bezeichnung „Meniskusdegeneration", die wegen ihrer kausalpathogenetischen Mißverständlichkeit vermieden werden sollte. Bei der Meniskopathie handelt es sich um die Summe morphologisch sichtbarer Zerstörungseffekte an den zellulären und fibrillären Meniskusbestandteilen nach Störungen des Proliferations- und/oder Strukturstoffwechsels der Chondrozyten im meniskalen Faserknorpel.

Pathogenese: Der Meniskus ist entwicklungsgeschichtlich ein Spezialorgan der Sehne. Er besteht auf gitterartig angeordneten Kollagenfasern (Typ I), aus diesen zugeordneten Elastinfasern und aus Proteoglykanen. Von wenigen direkten Zerstörungen (z. B. Kniegelenkszertrümmerung bei Verkehrsunfall) abgesehen, sind alle Meniskusschäden gelenkvermittelt. Die zugrundeliegende Schädigung kann dabei entweder mehrfach und über einen längeren Zeitraum erfolgen (Bergleute, Fußballspieler) oder zu einer plötzlichen Meniskusruptur mit entsprechender Einklemmsymptomatik führen (z. B. Verdrehtrauma). Es gilt die Regel, daß Meniskusrupturen mit akuter klinischer Symptomatik oft einen langfristig vorgeschädigten Meniskus treffen.

Die Berufskrankheitenverordnung von 1988 hält unter Nr. 2102 fest:

„Meniskusschäden nach mehrjährigen andauernden oder häufig wiederkehrenden, die Kniegelenke überdurchschnittlich belastenden Tätigkeiten."

Kausalpathogenetisch ausschlaggebend sind dabei folgende beiden Mechanismen:

– Belastete Dauerzwangshaltung des Kniegelenkes wie Hocken und Knien bei gleichzeitig körperlicher, anstrengender Tätigkeit. Davon betroffen

---

* W.-W. Höpker

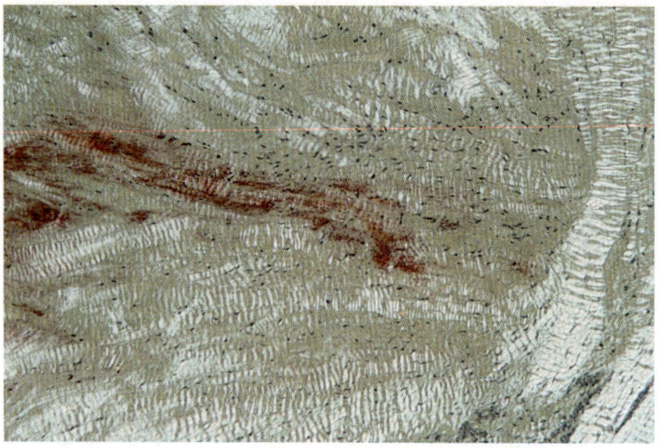

Abb. 20.**51** Chronische Meniskopathie mit streifenförmiger Verfettung (rot). Polarisationsoptisch zeigt sich, daß nur noch unregelmäßige Reste der ursprünglichen Kollagenfasertextur übrig geblieben sind (Fettrot, Vergr. 1 : 200)

sind vor allem Bergleute unter Tage, Fliesen- oder Parkettleger, Ofenmaurer und Rangierarbeiter sowie berufliche Tätigkeiten unter besonders beengten Raumverhältnissen.
- Häufig wiederkehrende erhebliche Bewegungsbeanspruchung mit maximaler Kniegelenksbelastung wie Laufen und Springen (auf grob unebener Unterlage) besonders in Kombination mit Scherbewegungen. Davon betroffen sind überwiegend Berufssportler wie Fußballspieler und Skiabfahrtsläufer („eiförmige Abfahrtshocke").

Formalpathogenetisch lassen sich bei einer Meniskopathie folgende Vorgänge histologisch verfolgen:

- *Desintegration:* Kontinuitätsdurchtrennung (Ruptur, Dissektion) des Meniskus mit verfettender mukoider (S. 70) Degeneration des Meniskus-Faserknorpels infolge lokal erniedrigtem oder erhöhtem Proteoglykangehalt und entsprechender Kollagenvernetzungsstörung und Synoviadurchtränkung.
- *Regeneration:* Proliferation der ortsständigen Chondrozyten in Form von Brutkapseln (vgl. Arthrose, S. 1146).
- *Reparation:* Kapillareinsprossung, Fibroblastenproliferation mit Ausbildung eines kollagenfaserigen – zunächst zellreichen, später zellarmen – Regeneratgewebes (= Pannus).
- *Restitution:* Unvollständige Umwandlung des zellarmen Pannus in Faserknorpel (= Meniskus-„Regenerat").

Je nachdem, welcher dieser Prozesse in der Pathogenese der Meniskopathie vorherrscht, handelt es sich um eine akute oder chronische Meniskopathie:

Morphologie:

● *Akute Meniskopathie*

Sie ist durch eine Schädigung der Meniskuschondrozyten gekennzeichnet, die von der Verfettung bis zur Nekrose reichen und eine Desintegration des Meniskusgewebes nach sich ziehen. Der klinische Verlauf hängt von der Vorschädigung und der zur Ruptur führenden Belastung („Trauma") ab.

● *Chronische Meniskopathie*

Sie ist die morphologische Resultante (Abb. 20.**51**) aus Regeneration, Reparation und Restitution (Defektheilung). Der klinische Verlauf ist oft wenig charakteristisch. Eine Schonhaltung des Kniegelenkes mit Beeinträchtigung der Synoviapumpe, Gelenkergüsse, präexistente Meniskusnarben können den Ablauf der zeitlich aufeinanderfolgenden histologischen Meniskusveränderungen beschleunigen oder verzögern (Tab. 20.**6**).

Zu diesen Meniskusveränderungen können noch Meniskuszysten und eine Meniskusalterung hinzukommen.

● *Meniskusalterung*

Mit zunehmendem Alter schreitet im Meniskus die apoptosebedingte numerische Atrophie der Chondrozyten, die vaskuläre Rarefizierung in der äußeren ligamentären Zirkumferenz und der Elastizitätsverlust fort, so daß der Meniskus die erforderlichen Formveränderungen beim Übergang Beugung-Streckung nicht schnell genug vollziehen kann. Folglich sind die Menisci alter Menschen stärker rupturgefährdet als diejenige junger Individuen.

● *Meniskuszysten*

Im ligamentären Bereich der Menisken können durch mukoide Degeneration zystische Hohlräume entstehen (= Meniskusganglien). In der ligamentär-meniskalen Übergangsregion sind oftmals Pseudozysten nachweisbar, die mit Synovia angefüllt sind (= Insudatzysten). Als Residuen abgelaufener Nekrosen sind manchmal zystische Meniskusdefekte (Abb. 20.**52**) erkennbar (= Nekrosezysten).

Klinik: Oft wird der Arzt von Berufsgenossenschaften und Versicherungen aufgefordert, in einem Gutachten dazu Stellung zu nehmen, ob zwischen dem akuten Ereignis (z. B. Wegeunfall) und der Meniskusschädigung ein Zusammenhang besteht. Die Antwort wird sich in diesen Fällen meist auf die Frage konzentrieren, ob die histologischen Meniskusveränderungen *alleine* auf das angeschul-

Tabelle 20.**6** Zeitspanne zwischen meniskusrißauslösendem Trauma und histologischer Meniskusveränderung in Wochen

Wochen	Histologischer Befund
0	Nekrose, Ruptur
>1	Gefäßproliferate
>3	Chondrozytenproliferate: Brutkapseln
>4	Fibroblastenproliferate (im ligamentären Bereich)
>5	Faserpannus (vom ligamentären Bereich ausgehend)
>8	funktioneller Anschluß der Narbe an erhaltenen Meniskusknorpel
>20	Restitution mit chondroider Transformation

digte „Trauma“ und/oder auf die berufliche Exposition zurückzuführen sind oder nicht.

Diskopathien

Allgemeine Pathogenese: Der aufrechte Gang bedeutet für die Bandscheibe (= Discus intervertebralis) eine außergewöhnliche Belastung. Dementsprechend sind seine Verschleißerscheinungen groß. Sie werden durch Fehlhaltungen (sitzende Arbeit) und Schütteltrauma (Traktorfahren) verstärkt. Dies hat zur Folge, daß der äußere Faserring der Bandscheiben (= Anulus fibrosus) schon frühzeitig im Leben einreißt, was seinerseits eine der folgenden Verlagerungen des Nucleus pulposus (Bandscheibendruckkissen) nach sich zieht.

1. Adoleszentenkyphose

Pathogenese: In diesem Falle liegen im Bereich des Randleistenringes entwicklungsbedingte Schwachstellen vor, die histologisch als fehlende Knorpeldeck- und -grundplatte mit Ausdünnung des Kollagenfibrillenfilzes und Proteoglykanvermehrung auffallen. Dementsprechend bleibt hier auch die enchondrale Ossifikation aus. Durch die mechanische Belastung kommt es zu Nekrosen und Einbrüchen im Bereich der Wirbeldeck- und -grundplatte, so daß Bandscheibenmaterial bis zu Erbsgröße in die Spongiosa der Wirbelkörper (= Schmorl-Körper) eingepreßt wird. Diese Bandscheibenläsion ist vor allem im Brustwirbel- und Lendenwirbelbereich zu beobachten. Bei den betroffenen jugendlichen Patienten kommt es zu einer übermäßigen Bandscheibenabnutzung und zu einer Spondylarthrose mit entsprechender Osteophytenbildung (S. 1146).

Klinik: Das klinische Resultat ist ein Rundrücken der jugendlichen Patienten (Adoleszentenkyphose = *Morbus Scheuermann*).

2. Spondylarthrose

Pathogenese: Die Spondylarthrose (= Spondylose) wird durch eine Bandscheibendegeneration mit Verlagerung des Nucleus pulposus nach vorn hervorgerufen, was eine entsprechende Fehlbelastung der Wirbelsäule zur Folge hat. Dies zieht dem Reaktionsmuster einer Arthrose folgend eine ossäre Reaktion der Wirbelkörper mit Osteophytenbildung nach sich. Betroffen ist vor allem die Hals- und die obere Brustwirbelsäule 40- bis 50jähriger.

3. Bandscheibenvorfall

Pathogenese: Er wird durch eine Verlagerung des Nucleus pulposus nach hinten im Bereich der unteren Lendenwirbelsäule verursacht. Dadurch wird das Foramen intervertebrale mit den darin enthaltenen Ganglien und Nerven eingeengt.

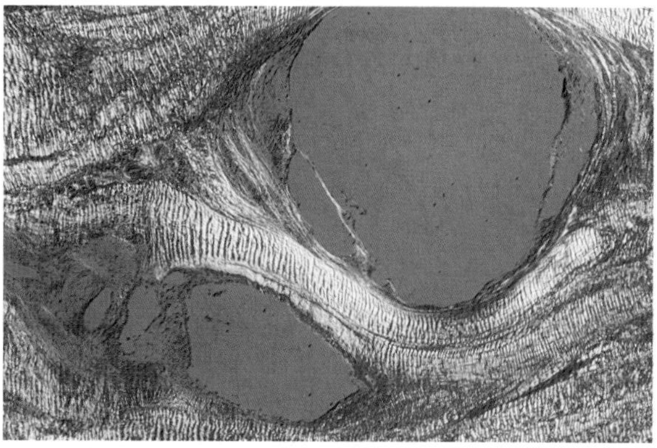

Abb. 20.**52** Chronische Meniskopathie mit mehreren Nekrosezysten, die teils von chondroid-metaplastischen, teils von fibrösem Narbengewebe umgeben sind. Der Verlauf der ursprünglichen Kollagenfasern ist – polarisationsoptisch nachweisbar – gestört (HE, Vergr. 1 : 125)

Klinisch hat dies plötzlich einschießende Schmerzen („Hexenschuß“) beim Aufrichten – vor allem beim Heben – im „Kreuz“ zur Folge.

Literatur: S. 1154.

Entzündliche Läsionen

U.-N. Riede und W. Mohr

Bei den verschiedenen Gelenkentzündungen beginnt der pathogenetische Prozeß in der Synovialmembran der Gelenkkapsel. Wird er durch Bakterien ausgelöst, so ist meist nur ein Gelenk betroffen (= Monarthritis), wird er durch körperfremde oder körpereigene Antigene in Gang gesetzt, erkranken in der Regel mehrere Gelenke (= Polyarthritis), sind ursächlich Metabolite wie Urate im Spiel, so sind ganz bestimmte Gelenke lädiert.

Metabolische Arthritis

Hauptvertreter dieser Gruppe von Gelenkentzündungen ist die Chondrokalzinose (S. 1133) sowie die Arthritis urica:

Arthritis urica

Pathogenese: S. 113. – Das Mononatriumurat gelangt über das Blut in die Synovia und gelenkassoziierten Gewebe, kristallisiert aus und lagert sich in Form weißlicher Stippchen in der Synovialmembran und der obersten Gelenkknorpelschicht ab. Beim akuten Gichtanfall schaukelt sich im betroffenen Gelenk folgender Teufelskreis auf: Uratkristallphagozytose durch Granulozyten → Freisetzung von Proteasen und Entzündungsmediatoren → Knorpelzerstörung und schmerzhafte fibrinöse Synovialitis mit granulohistio-lymphozytärem Infiltrat *(Arthritis urica)*. Das Urat penetriert nach und nach auch in tiefe Knorpelschichten und ins subchondrale Knochengewebe. Es häuft sich dort wie auch in der Synovialmembran zu nadelförmigen Kristallbüscheln an, die eine granulomatöse Entzündungsreaktion vom Fremdkörpertyp nach sich ziehen. Damit hat sich ein *Gichttophus* gebildet. Die Uratkristalle sind wasserlöslich und polarisations-optisch negativ-doppelbrechend (Abb. 3.**23**).

Klinik: Prädilektionsstellen sind in der Reihenfolge der Häufigkeit: Großzehengrund-, Sprung- und Wurzelgelenke der Füße (Podagra), Hand- und Fingergelenke (Chiragra) sowie Kniegelenk (Gonagra). Bleibt ein Tophus über längere Zeit bestehen, so wird er fibrös abgekapselt. Über großen paraartikulären Tophi ist die Haut gerötet, ödematös gespannt und kann aufbrechen.

Infektiöse Arthritis

Allgemeine Pathogenese: Die bakteriellen Arthritiden gehen vor allem auf Infektionen mit Gonokokken, Staphylokokken, Streptokokken und Mykobakterien zurück. Dabei können die Keime entweder direkt durch eine offene Gelenkverletzung oder von einem Infektionsherd aus über den Blutweg ins Gelenk gelangen.

1. Arthritis purulenta

Pathogenese: Im Falle einer Gelenkinfektion mit Streptokokken entsteht zunächst eine *eitrige Synovialitis*. Dabei kommt es im Stratum synoviale zur exsudativen Entzündungsreaktion (S. 220), in deren Verlauf die Synovialmembran anschwillt und ein granulozytenreicher Gelenkerguß *(= Pyarthros)* entsteht. Dieser spannt die Gelenkkapsel derart an, daß die Gelenkbeweglichkeit durch die Kapseldehnungsschmerzen eingeschränkt wird (Abb. 20.**53**). Die zunächst phlegmonös-eitrige Entzündung in der Synovialmembran kann im weiteren Verlauf abszedieren und sich in das periartikuläre Gewebe ausbreiten. Durch die bakteriellen Toxine sowie die granulozytären Proteasen in der Ergußflüssigkeit wird der Gelenkknorpel zerstört *(= postinfektiöse Arthrose)*.

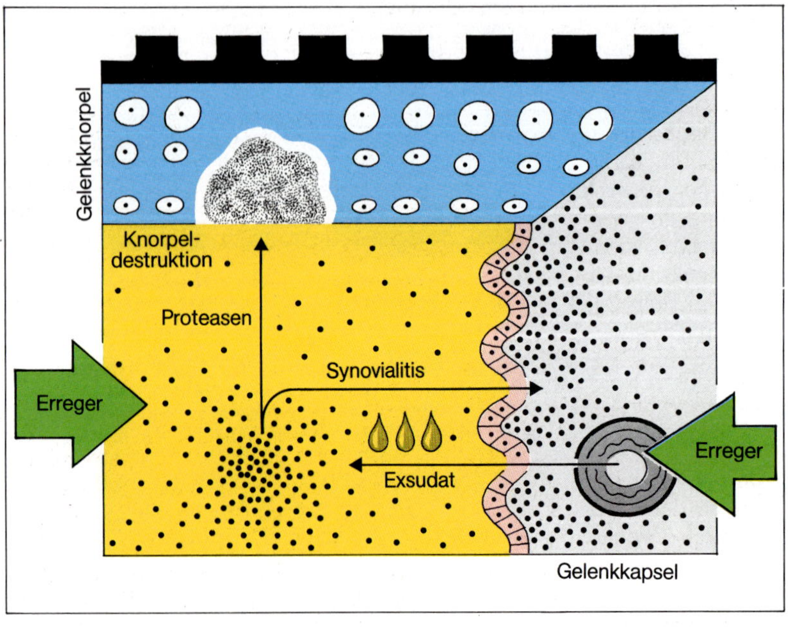

Abb. 20.**53** Schematische Darstellung der formalen Pathogenese der eitrigen Arthritis. Die Erreger können dabei entweder direkt im Rahmen einer Gelenksverletzung oder indirekt über den Blutweg ins Gelenk gelangen
(blau: Gelenkknorpel, gelb: Exsudat)

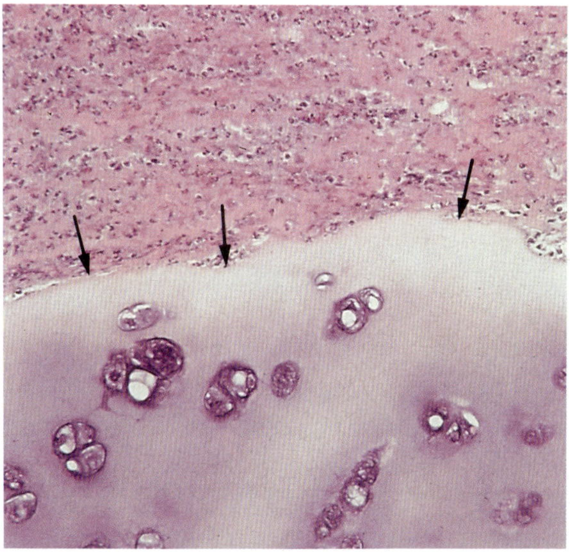

Abb. 20.**54** Fortgeschrittene bakterielle Arthritis mit knorpelbedeckendem Pannusgewebe; an der Grenze zum Knorpel (Pfeile) noch Zeichen der granulozytären Knorpelarrosion (HE, Vergr. 1 : 200)

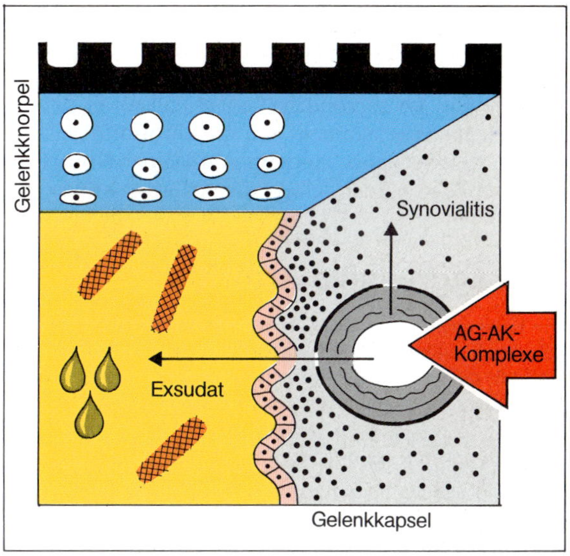

Abb. 20.**55** Schematische Darstellung der formalen Pathogenese der „Fremdallergenarthritis". Ausschlaggebend sind lösliche Immunkomplexe (vgl. Abb. 5.**10**). Das Resultat ist eine serofibrinöse Arthritis (blau: Gelenkknorpel, gelb: Exsudat, orange: Fibrin)

Klingt die bakterielle Entzündung nicht ab, so geht vom Stratum synoviale ein Granulationsgewebe aus. Dieses wächst in den geschädigten Gelenkknorpel (Abb. 20.**54**) und den subchondralen Knochen vor und zerstört sie. Anschließend werden beide Gelenkkörper bindegewebig miteinander verbunden und die Gelenkbeweglichkeit dauerhaft aufgehoben (= *Ankylose*).

2. Arthritis tuberculosa

Eine Gelenkinfektion mit Tuberkelbakterien ist meist die Folge einer tuberkulösen Osteomyelitis und führt zunächst zu einer *tuberkulösen Synovialitis* mit serofibrinösem Erguß, die bei ausgedehnter Verkäsung nach außen fistelt. Der Knorpel wird durch ein spezifisches Granulationsgewebe zerstört, das von der Synovialschicht ausgeht und auch auf den Knorpel übergreift. Das Endresultat ist auch hier eine *Ankylose* (Gelenkversteifung).

Reaktive Arthritis

Definition: Darunter versteht man eine entzündliche Reaktion der Synovialmembran auf mikrobielle Antigene meist im Anschluß an eine Gastrointestinal- oder Urogenitalinfektion (Yersinia enterocolitica, pseudotuberculosis; Salmonella typhi murium, enteritidis; Shigella flexneri; Campylobacter jejuni; Chlamydia trachomatis), aber auch im Rahmen viraler Infektionen (Hepatitis, Grippe, Mumps), ohne daß kulturell in Synovia oder in Synovialgewebe lebende Bakterien nachweisbar sind.

Pathogenese: Bei einigen bakteriellen Keimen konnte nachgewiesen werden, daß das pathogenetisch entscheidende Fremdantigen in einem Hitzeschockprotein (S. 262) (Hsp65) besteht, welches während der Infektionskrankheit in der Synovialflüssigkeit auftaucht. Dort wird es von dendritischen Synovialzellen – besonders bei Patienten mit HLA-B27 – den örtlichen T-Zellen präsentiert. Diese lösen über eine Helferzellproliferation und Interleukinsekretion eine serös-exsudative Entzündungsreaktion aus, welche unmittelbar nach dem Verschwinden des mikrobiellen Antigens abklingt.

Sonderform:

– *Morbus Reiter = urethrookuloartikuläres Syndrom:* Dies ist eine HLA-B27-assoziierte, reaktive Arthritis mit Polyarthritis der großen Gelenke und (ähnlich wie Morbus Bechterew) der Sakroiliakalgelenke, Keratokonjunktivitis und Uveitis anterior, Urethritis purulenta (oft auch Prostatitis, Zervizitis). Hinzu kommen oft mukokutane Läsionen wie Balanitis circinata und palmoplantare Keratosis blennorrhagica.

Allergische Arthritis

Pathogenese (Abb. 20.**55**): Sie kommt im Rahmen der Serumkrankheit, bei Nahrungs- und Arzneimittelallergien vor. In diesen Fällen bilden sich Immunkomplexe aus Antikörpern gegen die Fremdantigene. Diese bestehen bei der Serumkrankheit aus kleinen löslichen Antigen-Antikörper-Komplexen im Antigenüberschuß, die mit dem Blutstrom in alle Kreislaufabschnitte transportiert werden und unter anderem auch in der Synovialmembran nach Komplementaktivierung eine Entzündungsreaktion auslösen. Infolgedessen schwillt die entzündete Gelenkkapsel an und in der Gelenkhöhle sammelt sich ein serofibrinöser Erguß an. Sowie keine Antigen-Antikörper-Komplexe mehr gebildet werden, klingt die Arthritis wieder ab.

Autoaggressive Arthritis

Die Kausalpathogenese dieser Arthritisformen wird wesentlich durch autoreaktive T-Lymphozyten und Antikörper beeinflußt, die somit gegen körpereigene Strukturen gerichtet sind. In den Formenkreis dieser Arthritiden gehören:

- rheumatisches Fieber (akute rheumatische Polyarthritis),
- rheumatoide Arthritis (primär chronische Polyarthritis),
- ankylosierende Spondylarthritis (Morbus Bechterew),
- rezidivierende Polychondritis,
- Kollagenose-Arthritiden (S. 220).

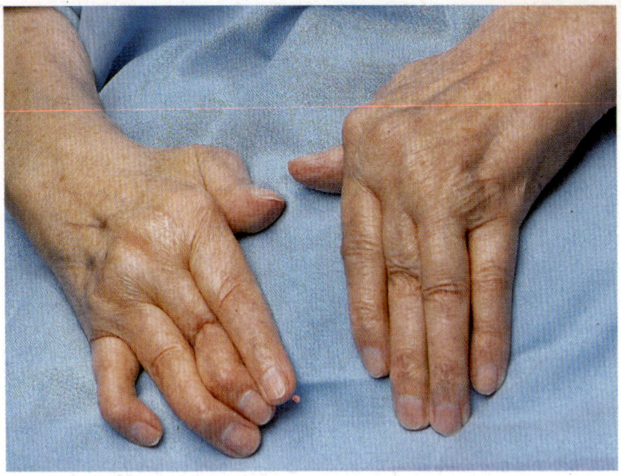

Abb. 20.**56** Rheumatoide Arthritis: typische Lokalisation mit Ulnardeviation der Phalangen und Bajonett-Stellung des rechten Mittelfingers

1. Akute rheumatische Polyarthritis

Pathogenese: S. 242.

Morphologie: Die erkrankten Gelenke sind durch den begleitenden Gelenkerguß geschwollen und die Synovialis hyperämisch-ödematös aufgelockert und entzündlich (vor allem Neutrophile) infiltriert. Vereinzelt kommen Überempfindlichkeitsgranulome vom rheumatischen Typ vor.

Klinik: Die mit Fieber einhergehende Polyarthritis (rheumatisches Fieber) bevorzugt die großen Gelenke *(zentrifugale Arthritis)*, was außerordentlich schmerzhaft ist. Häufig mit befallen sind das Herz (S. 512) und die Haut in Form des Erythema anulare (rosafarbener Ringe und Girlanden) oder eine Purpura Schoenlein-Henoch. Selten: Befall der Stammganglien in Form der Chorea minor („Veitstanz").

2. Spondylarthritis ankylopoetica

Definition: Diese chronisch-progredient verlaufende Entzündung *(= Morbus Bechterew)* konzentriert sich auf die sakroiliakalen Wirbelgelenke jüngerer Männer (♂ : ♀ = 10 : 1) und führt zu einer Wirbelsäulenversteifung (= Spondylarthritis ankylosans). Sie ist in über 90% der Fälle mit dem HLA-B27-Antigen assoziiert (S. 189).

Pathogenetisch ist die Erkrankung noch nicht geklärt. Entscheidend scheint das Zusammenwirken von Immunprozessen, erhöhten Blutspiegeln von IgA und Akutphasenproteinen auf dem Boden einer genetischen Prädisposition in Form einer HLA-B27-Expression (90%). Einige Befunde sprechen dafür, daß wie bei den reaktiven Arthritiden Darmbakterien mit im Spiel sind.

So konnte eine Strukturhomologie zwischen der Nitrogenase von Klebsiella pneumoniae und dem HLA-B27 nachgewiesen werden. Demnach würde das HLA-B27 nach einer Klebsielleninfektion als Autoantigen (sozusagen als falsches Ziel) für eine kreuzreaktive Immunantwort fungieren, zu der noch – wie bei der reaktiven Arthritis – eine Prävalenz von Antikörpern gegen das Hitzeschockprotein Hsp-90 (S. 262) hinzu kommt. Einmal ausgelöst, würden dann die Zellen, die das Autoantigen tragen, auch ohne weitere Gegenwart des Fremdantigens zerstört.

Der systemisch-(auto?-)aggressive Charakter des Morbus Bechterew wird durch die häufige Mitbeteiligung anderer Organgewebe in Form einer Iritis und Mesaortitis unterstrichen.

Morphologisch gleicht die Synovialitis der Wirbelgelenke der rheumatoiden Arthritis (s. unten). Sie führt gleichzeitig zu einer knöchernen Ankylosierung der kleinen Wirbelgelenke und zu einer Verknöcherung der Zwischenwirbelscheibe, so daß die knöchern überbrückten Zwischenwirbelräume in Form von Syndesmophyten das radiologische Bild eines Bambusstabes ergeben.

Komplikationen: Die knöcherne Verödung der Wirbelgelenke bringt es mit sich, daß die Patienten im fortgeschrittenen Stadium den Kopf nicht mehr erheben können, ständig zu Boden sehen und sich nicht umdrehen können. Die Starre der Wirbelsäule bedingt eine erhöhte Frakturanfälligkeit (tödliche HWS-Fraktur durch Bagatellsturz).

3. Rheumatoide Arthritis

Definition: Unter einer rheumatoiden Arthritis (chronische Polyarthritis) versteht man eine chronisch-entzündliche Systemerkrankung, die vorwiegend am Bewegungsapparat angreift und schubweise bis zur völligen Gelenkdestruktion fortschreitet.

Sie beginnt meist bei Frauen im 3. Dezennium und bevorzugt die kleinen Gelenke (= zentripetale Arthritis), kann aber auch an den großen Gelenken beginnen. Derartige Arthritiden mit Beginn bis zum 16. Lebensjahr werden als *juvenile chronische Arthritis* bezeichnet.

Pathogenese: S. 244.

Morphologie: Die rheumatische Arthritis manifestiert sich vor allem in den Gelenken, in der Subkutis

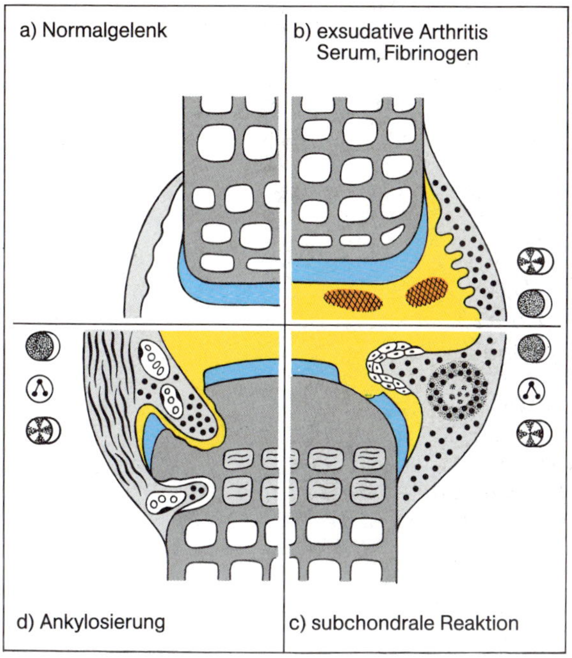

Abb. 20.**57 a–d** Formale Pathogenese der rheumatoiden Arthritis (blau: Knorpel, gelb: Exsudat):
a Normalgelenk
b Die rheumatoide Arthritis beginnt mit einer serofibrinösen Exsudation und einer lymphozytären Synovialisinfiltration
c Allmählich werden die Granulozyten angelockt, die Synoviozyten proliferieren, und die B-Zell-Wucherungen mit Plasmazellen bilden follikelähnliche Strukturen
Das subchondrale Knochengewebe reagiert auf den Entzündungsprozeß mit einer Markfibrose und Verdichtung des Knochengewebes (Eburnisierung)
d Aus dem Synovialgewebe sproßt ein aggressiv wachsendes Mesenchym aus, welches den Gelenkknorpel zerstört (Pannus). Dadurch wird der Gelenkspalt verödet und das Gelenk versteift (Ankylosierung)

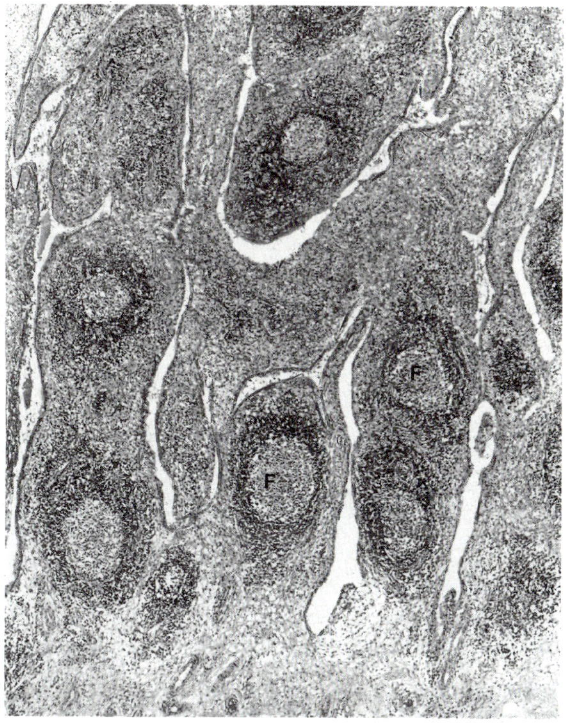

Abb. 20.**58** Rheumatoide Arthritis: Die Synovialmembran ist villös hyperplastisch und wird dicht durch Entzündungszellen infiltriert. Stellenweise sind die lymphozytären Entzündungszellen zu Lymphfollikeln (F) aggregiert, bilden Keimzentren und werden von Plasmazellrasen umsäumt (HE, Vergr. 1 : 35)

und in den kleinen Gefäßen (Abb. 20.**56** und 20.**57 a–d**).

• *Arthritis:* Sie beginnt mit einer Synovialitis, welche als immunpathologische Reaktion auf einen bisher unbekannten Entzündungsreiz interpretiert wird. Diese Synovialitis ist durch exsudative und proliferative Veränderungen gekennzeichnet. Die exsudative Reaktion besteht in einer Fibrinausschwitzung, Granulozytenemigration sowie fibrinoiden Nekrosen. Die Proliferation betrifft die Synoviozyten, Kapillarendothelien, B-Lymphozyten und Fibroblasten (Abb. 20.**58**) und führt zur Bildung eines aggressiv wachsenden, fibroblastenreichen Gewebes in Form eines „Pannus"; es leitet die sog. pannöse Entzündung ein. In deren Rahmen kann das Pannusgewebe einerseits in Gelenkknorpel und subkartilaginären Knochen einwachsen und diese zerstören (Abb. 20.**59**). Andererseits kann es destruktiv in Stratum fibrosum, Bänder und Sehnen einwachsen und Gelenkdeviationen und -subluxationen auslösen. Läßt sich der Krankheitsprozeß nicht aufhalten, so werden Gelenkknorpel und Gelenkinnenraum nahezu völlig zerstört. Das Endresultat ist eine fibröse Ankylose. Das bedeutet, daß die artikulierenden Knochen bindegewebig miteinander verwachsen und versteift sind. Dadurch wird der Patient zum hilflosen Krüppel (Abb. 20.**56**).

• *Rheumaknoten:* Er entspricht dem rheumatoiden Granulom (S. 244). Er ist 7–20 mm groß und liegt in der Subkutis mechanisch exponierter Hautstellen (z. B. Ellbogen).

• *Arteriitis:* Dabei handelt es sich um Immunkomplexarteriitiden (S. 454), die große Ähnlichkeit zur sog. Lupusarteriitis haben. In der Tat findet man bei 20% der Patienten eine positive Lupus-erythematodes-Serologie mit antinukleären Antikörpern.

Klinisch manifestiert sich die schubweise verlaufende Erkrankung auch extraartikulär an den Gefäßen (nekrotisierende Arteriitis), an den serösen Häuten (Pleuritis, Perikarditis, Peritonitis), am Muskelinterstitium (Myokarditis), am

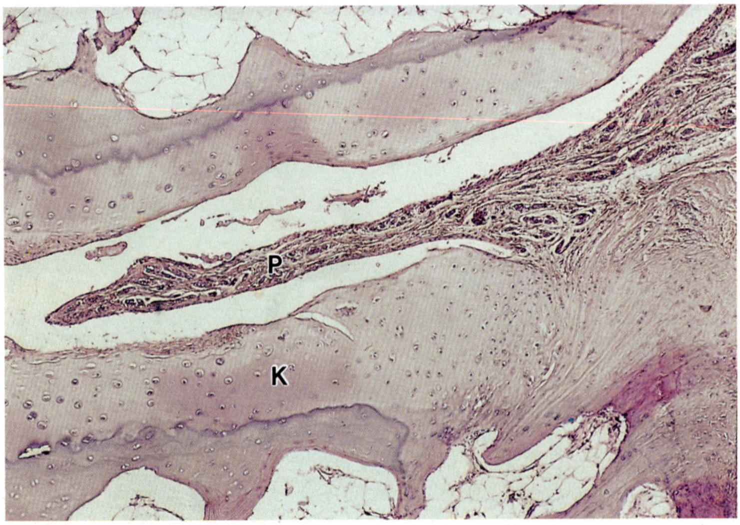

Abb. 20.**59** Rheumatoide Arthritis am Fingergelenk: Pannusgewebe (P) aus aggressivwachsendem primitivem Bindegewebe wächst zungenförmig in den Gelenkspalt ein; K = Knorpelgewebe (HE, Vergr. 1 : 150; Original: Uehlinger)

Auge (Uveitis) und an der Lunge (interstitielle Lungenfibrose).

Sonderformen:

1. *Caplan-Syndrom* (= Silikoarthritis):
   mit silikotischer Pneumokoniose, pulmonalen rheumatoiden Granulomen und rheumatoider Arthritis,
2. *Felty-Syndrom:*
   rheumatoide Arthritis mit Splenomegalie und Granulozytopenie mit Infektneigung,
3. *Still-Syndrom:*
   Erkrankungsbeginn im 2.–4. Lebensjahr mit Fieberschüben, Polyarthralgie, Myalgie, masernähnlichem Exanthem, Hepatosplenomegalie mit Lymphadenopathie, Polyserositis, Iridozyklitis, Leukozytose und Anämie bei meist fehlenden Rheumafaktoren (Form der juvenilen chronischen Arthritis).

Literatur

Gelenke und tendofasziale Gewebe

Baslé, M. F., et al.: Measles virus RNA detected in Paget's disease bone tissue by in situ hybridization. J. Gen. Virol. 67 (1986) 907
Bullough, P. G.: Atlas of Orthopedic Pathology with Clinical and Radiological Correlations, 2nd ed. Gower Medical, New York 1992
Holoshitz, J., et al.: Isolation of CD4⁻ CD8⁻ mycobacteria-reactive T-lymphocytes clones from rheumatoid arthritis synovial fluid. Nature 339 (1989) 226
Howell, D. S.: Pathogenesis of osteoarthritis. Amer. J. Med. (Suppl. 4B) 80 (1986) 24
Mohr, W.: Gelenkkrankheiten. Thieme, Stuttgart 1984
Mohr, W.: Pathologie des Bandapparates. In Doerr, W., et al.: Spezielle pathologische Anatomie, Bd. 19. Springer, Berlin 1987
Paget, J.: On a form of chronic inflammation of bones (osteitis deformans). Med. Chir. Transactions 60 (1877) 37
Riede, U. N., et al.: Gelenkmechanische Untersuchungen zum Problem der posttraumatischen Arthrosen im oberen Sprunggelenk. Langenbecks Arch. klin. Chir. 330 (1973) 1
Riede, U. N., J. Hehne: Inkongruenzarthrosen. Hefte zur Unfallchirurgie, Bd. 133. Springer, Berlin 1978 (S. 12 ff)

Tendofasziale Gewebe

U.-N. Riede und W. Mohr

Der Bewegungsimpuls wird von Muskeln über das tendofasziale Gewebe auf die artikulierenden Skeletteile übertragen. Zu diesen Geweben gehören die Sehnen, Aponeurosen, Faszien und Bänder. Ihre Funktion wird durch die Synovialmembran in Sehnenscheiden und Schleimbeuteln wesentlich unterstützt. Die Erkrankungen dieser Gewebsstrukturen werden im folgenden besprochen. Ein Teil von ihnen ist das Resultat **metabolischer Läsionen,** die einer Störung des Strukturstoffwechsels zuzuschreiben sind. Sie spielen sich als reaktiv-degenerative Veränderungen vor allem im Bereich der Sehnenscheiden und Schleimbeutel ab. Dies gilt auch für die meisten **entzündlichen Läsionen** in Form der *Tendovaginitis und Bursitis.* Demgegenüber gehen die **tumorartigen Läsionen** vor allem vom straffkollagenen Bindegewebe der Faszien und Aponeurosen aus. Schließlich leiten sich von Faszien und Sehnenscheiden auch **neoplastische Läsionen** her.

Metabolische Läsionen

Dies sind überwiegend reaktiv-degenerative Veränderungen des tendofaszialen Gewebes.

1. Tendovaginitis stenosans de Quervain

Pathogenetisch liegen traumatisch bedingte Mikroeinrisse der Ringbänder mit nachfolgender Stenose und entsprechender Umstellung des Strukturstoffwechsels zugrunde. Histologisch ist das Ringband verbreitert und hyalinisiert und chondroid umgebaut. Ein entzündliches Infiltrat fehlt (deshalb besser: Tendovagino*pathia* stenosans!).

Klinik: Betroffen sind vorwiegend Frauen im 6. Lebensjahrzehnt. Leitsymptom: „schnellender Finger“.

2. Sehnenscheidenganglien

Definition und Pathogenese: Dies sind ätiologisch noch wenig geklärte zystische Schwellungen im Bereich der Sehnenscheiden (und auch der Gelenke). Sie sind meist im Handgelenkbereich lokalisiert und können rezidivieren. Formalpathogenetisch liegt ihnen wohl eine fokale Bindegewebszellproliferation mit gesteigerter Hyaluronatsynthese zugrunde. Daraus resultiert ein ein- oder mehrkammeriger, zystischer Hohlraum, der mit einem fadenziehenden, hochviskösen Hyaluronat ausgefüllt ist. In seiner Wandung kommen oft noch Tochterganglien im Status nascendi vor, die aus proliferierten spindeligen Zellen bestehen, die in eine hyaluronatreiche Matrix eingebettet sind (Abb. 2.**61**; S. 70).

Entzündliche Läsionen

Die Entzündungen der Sehnenscheiden und Gelenkkapseln können serös, serofibrinös oder eitrig sein oder im Rahmen einer spezifischen Entzündung granulomatösen Charakter haben. Der praktische Arzt wird vor allem mit den folgenden chronisch verlaufenden Krankheitsbildern konfrontiert:

1. Peritendinitis crepitans

Pathogenese: Dies ist die häufigste Erkrankung des Sehnenhüllgewebes und nicht der Sehnenscheide. Die frühere Bezeichnung *Tendovaginitis crepitans* ist somit unzutreffend. Die Peritendinitis wird durch langdauernde eintönige Beanspruchung bestimmter Muskelgruppen, vor allem des Vorderarms, ausgelöst. Dabei kommt es zu einer serofibrinösen-exsudativen Entzündungsreaktion im Sehnenhüllgewebe, welche die Beweglichkeit der Sehne beeinträchtigt.

Klinisch äußert sich dies in einem schmerzhaften Knarren beim Faustschluß.

2. Bursitis

Pathogenese: Sie beruht auf einer chronischen eintönigen Beanspruchung und rezidivierenden Mikrotraumata des Knie- und Ellenbogengelenkes. Dabei kann die serofibrinöse Exsudationsreaktion so heftig sein, daß die Schleimbeutel sackförmig ausgeweitet werden. Hämosiderinablagerungen als Hinweis auf vorgängige mikrotraumatische Blutungen fehlen selten. Die Bursitis nimmt mit der Zeit einen sklerosierenden Charakter an. In den Schleimbeuteln um das Schultergelenk kommt es infolge einer detritusinduzierten Entzündung zu Verklumpungen des Fibrinexsudates, die als Reiskörperchen (= Corpora oryzea) bezeichnet werden.

Tumorartige Läsionen

1. Fibromatosen

Allgemeine Definition: Mit diesem Begriff werden gutartige, oft aggressiv wachsende Bindegewebswucherungen bezeichnet, die im Gegensatz zu der sich selbst begrenzenden Narbe in die Umgebung infiltrieren und oft nach operativer Beseitigung rezidivieren.

Die Fibromatosen sind in der Regel kleiner als 5 cm, liegen mit Ausnahme der mediastinalen, mesenterialen und retroperitonealen Formen oberflächlich und sind nicht abgekapselt. Sie kommen in den in Tab. 20.**7** aufgeführten Bereichen als eigenständiges Krankheitsbild vor.

Tabelle 20.**7** Fibromatosen

Krankheitsbezeichnung	Lokalisation
digitale Fibromatose	Finger
Peyronie-Krankheit	Penis
Tortikollis (= Schiefhals)	Hals
gingivale Fibromatose	Gingiva
Dupuytren-Kontraktur	Palmaraponeurose
Ledderhose-Krankheit	Plantaraponeurose
sklerosierende Mediastinitis	Mediastinum
sklerosierende Mesenteriitis	Mesenterium
Ormond-Krankheit	Retroperitoneum

• *Palmarfibromatose* (ICD-O-7610.0)
Definition und Pathogenese: Dieses häufige Leiden geht von einer Myofibroblastenwucherung aus, welche zu einer knotigen Verdickung und Flexionskontraktur der oberflächlichen Palmaraponeurose führt. Epilepsie, Diabetes mellitus, alkoholische Leberzirrhose und genetische Faktoren prädestinieren (Manifestationsalter: 6. Lebensdekade; ♂ > ♀).

Morphologie: Innerhalb der Kollagenfaserbündel der Aponeurose liegen in der *Proliferationsphase* der Krankheit Herde aus spindelförmigen Fibroblasten vor. Mit der nachfolgenden Kollagensynthese nimmt der Kollagengehalt auf Kosten der Zellen zu *(Involutionsphase),* um schließlich durch eine Narbenplatte ersetzt zu werden *(Residualphase).*

• *Ormond-Retroperitonealfibrose*
Definition und Morphologie: Diese pathogenetisch noch *ungeklärte Fibrose* betrifft vor allem Männer und häuft sich zwischen dem 40. und 60. Lebensjahr. Sie fällt als derb-holzige, etwa 2 cm dicke *Platte im lumbosakralen Retroperitoneum* auf, ist scharf begrenzt, aber nicht bindegewebig abgekapselt. Ferner ummauert sie Nerven, Gefäße und gelegentlich auch die Ureteren, ohne sie zu infiltrieren. Histologisch findet man anfänglich einen Entzündungsprozeß und Fettgewebsnekrosen, an dem lymphoplasmazelluläre Infiltrate sowie auch verfettete Histiozyten (Schaumzellen) teilhaben und der später in eine sklerosierende Vernarbung übergeht (Abb. 20.**60**).

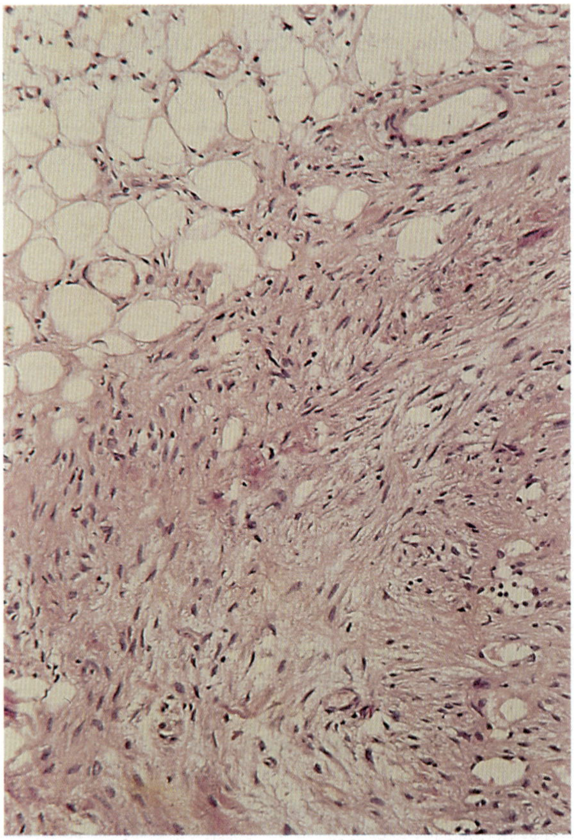

Abb. 20.**60** Ormond-Retroperitonealfibrose mit infiltrativem Wachstum ins retroperitoneale Fettgewebe (HE, Vergr. 1 : 235)

Differentialdiagnose: Ähnliche retroperitoneale Fibrosen kommen auch sekundär nach Methysergidtherapie oder Bestrahlung, posttraumatisch oder postinflammatorisch vor.

2. Fasciitis nodularis (ICD-O-7613.0)

Definition: Dabei handelt es sich um eine benigne, vermutlich reaktive Fibroblastenwucherung, die von den oberflächlichen Faszien in Form eines solitären Knotens ausgeht und destruktiv in das subkutane Fett, manchmal auch in die darunterliegende Muskulatur einwächst. Dieses Wachstumsverhalten hat der Fasziitis auch den Namen „pseudosarkomatöse Fibromatose" eingetragen.

Die Fasziitis ist selten und meist im Hand- und Unterarmbereich 45jähriger zu finden.

Morphologie: Der tumorartige Knoten wird bis zu 4 cm groß, ist derbfaserig und grauweiß. Histologisch dominieren proliferierende Fibroblasten (Mitosen!) und Blutgefäße in einem myxoiden, nichtkollagenen Stroma mit eingestreuten Lymphozyten und Histiozyten, die manchmal riesenzellige Formen annehmen. Die proliferierenden Fibroblasten infiltrieren immer entlang dem Epi- und Perimysium in die Muskulatur.

3. Synoviale Osteochondromatose
(ICD-O-7367.0)

Definition und Pathogenese: Ätiologisch ungeklärtes Auftreten von multiplen (bis zu 100) etwa erbsgroßen Knorpelknötchen in der Synovialmembran mit sekundärer enchondraler Ossifikation (= Reichel-Syndrom). Die Läsion tritt meist monoartikulär auf und bevorzugt dabei das Knie von Männern in der 4. Lebensdekade.

Komplikation: Loslösung von Knorpelkörpern → Corpora libera → schmerzhafte Gelenkschwellung und -blockierung.

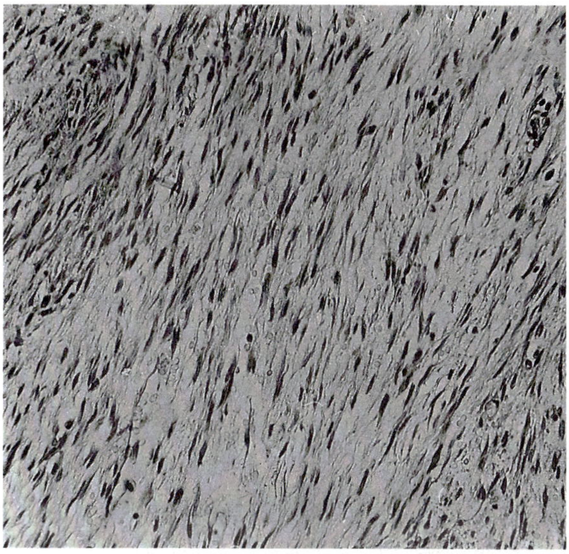

Abb. 20.**61** Desmoid der Bauchdecke: Uniforme Fibroblastenpopulation mit geringer Kernatypie (HE, Vergr. 1 : 100)

Neoplastische Läsionen

1. Desmoid (ICD-O-8821/1)

Definition: Das Desmoid ist ein strahlenresistenter, infiltrierend wachsender Tumor, der von den Faszien ausgeht und eine hohe Rezidivquote besitzt.

Je nach Lokalisation unterscheidet man folgende Varianten:

- *Abdominales Desmoid:* Im Bereich der Bauchdeckenaponeurose; vorwiegend bei Frauen im gebärfähigen Alter, oft im ersten postpartalen Jahr.
- *Intraabdominales Desmoid:* Im pelvinen oder mesenterialen Bereich; keine Geschlechtsbevorzugung; ein Teilsymptom des Gardner-Syndroms (familiäre intestinale Polypose, S. 731).
- *Extraabdominales Desmoid:* Im aponeurotisch-faszialen Gewebe von Schultergürtel, Hüfte, Becken; bevorzugt bei Kindern und Männern im mittleren Alter.

Morphologie: Der Tumor ist grauweiß-derb und größer als 5 cm. Er ist meist unscharf abgegrenzt. Histologisch imponiert eine uniforme Fibroblastenpopulation mit geringer Kernanaplasie. Die Zellen sind alle gleichsinnig ausgerichtet und liegen in einem teils wellen-, teils wirbelförmigen Kollagenfaserfilz (Abb. 20.**61**).

Klinisch wird das Desmoid wegen seines biologischen Verhaltens auch zu den Sarkomen mit niedriger Malignität gezählt. Es rezidiviert bei unvollständiger Entfernung, metastasiert jedoch nie. Therapie bei Rezidiven: endokrin (LH-Releasing-Hormon).

2. Sehnenscheiden-Riesenzelltumor
(ICD-O-8830/0)

Definition: Alle klinischen und histologischen Befunde deuten darauf hin, daß dieser gutartige Tumor als zottig-knotige Wucherung (= lokalisierte noduläre Synovialitis) beginnt und in einen Riesenzelltumor der Sehnenscheide *(= tendosynovialer Riesenzelltumor)* übergeht.

Die erstere Tumorform ist eine Standortvariante der Gelenkkapsel und des Schleimbeutels, die letztere der Sehnenscheiden.

Pathogenese: Dem Tumor liegt – in Analogie zur Pathogenese der ossären Riesenzelltumoren – eine neoplastische Wucherung fibroblastärer Zellen zu-

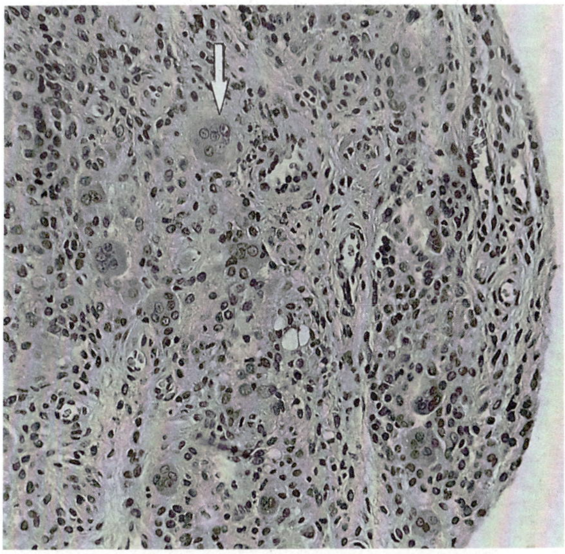

Abb. 20.**62** Gutartiger Sehnenscheiden-Riesenzelltumor mit zahlreichen mehrkernigen Riesenzellen (Pfeil) zwischen Fibroblasten und Histiozyten (HE, Vergr. 1 : 100)

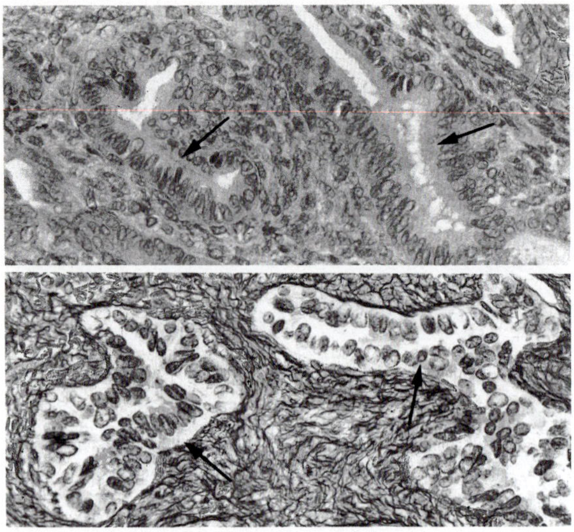

Abb. 20.**63a** u. **b** Biphasisches Synovialsarkom:
a Drüsenartige Zellformationen (Pfeile), umgeben von einem sarkomatösen spindelzelligen Gewebe (HE, Vergr. 1 : 220)
b Zwischen den drüsenartigen Formationen (Pfeile) ein Netzwerk aus versilberbaren Kollagenfasern (Retikulinfasern) (Gomori; Vergr. 1 : 220)

grunde, die eine reaktive Proliferation histiozytärer Elemente des Makrophagensystems nach sich zieht. Diese Histiozyten sind nach entsprechender Erythrozytenphagozytose schaumzellig transformiert; sie enthalten Hämosiderin und verschmelzen zu mehrkernigen Riesenzellen.

Verlauf: Obschon es sich um einen gutartigen Tumor handelt, rezidiviert er nach unvollständiger Resektion in 10 bis 20% der Fälle. In 10% der Fälle radiologisch nachweisbare Kortikaliserosion des Knochens.

3. Synovialsarkom (ICD-O-9030/3)

Definition: Synovialsarkome sind seltene maligne Neoplasien. Sie gehen von Zellen des paraartikulären und peritendinösen Weichteilgewebes aus, welche wie die Mesothelien die Fähigkeit haben, sich in epithelartiger und/oder mesenchymaler Richtung zu differenzieren.

Das Synovialsarkom bevorzugt die untere Extremität (Knie, Fuß, Hüfte) junger Männer (♂ : ♀ = 1,2 : 1). Es kommt vor der 2. und nach der 5. Lebensdekade praktisch nicht vor.

Molekularpathologisch steht die Entwicklung dieser Tumoren in den meisten Fällen mit einer chromosomalen Translokation t (X;18)(p11.2; q11.2) und der daraus sich herleitenden Bildung eines Fusionstranskriptes SYT-SSX1/2 in Verbindung. Die Tumorzellen ahmen weder in ihrem Zytoskelett noch in ihrer Oligosaccharidbestückung der Zellmembran Synoviozyten nach (S. 291).

Morphologie: Makroskopisch bestehen die Synovialsarkome aus unscharf begrenzten, grauweißen Knoten, die bei der seltenen intraartikulären Lokalisation (nur 10% der Fälle) die Innenhaut der Gelenkkapsel durchsetzen. Je nach feingeweblicher Ausdifferenzierung unterscheidet man *monophasische* Tumorformen mit vorwiegend epithelartiger oder mesenchymaler Prägung und *biphasische* Tumoren, bei denen beide Gewebekompartimente gleichermaßen das Bild beherrschen (Abb. 20.**63a** u. **b**). Das Synovialsarkom bildet in seiner biphasischen Form spaltförmige Hohlräume, die von schleimbildenden epithelartigen Zellen ausgekleidet werden und von fibrosarkomähnlichem Gewebe auseinandergedrängt werden. Immunhistochemie: Expression von Vimentin, zumindest herdförmig auch von Zytokeratin.

Klinik: Symptome: chronische Gelenkschwellung. Frühe Rezidivbildung. Meist hämatogene Metastasierung. Therapieprinzip: kombinierte Chemotherapie und Bestrahlung.

Damit sind alle abnormen Äußerungen des Lebendigen besprochen, die zu einem Leiden führen. Pathologie, direkt als „Lehre des Leidens" übersetzt, soll lehren, woran man ein bestimmtes Leiden erkennt, und seinen Ablauf begreiflich machen, damit der behandelnde Arzt gezielt lindern kann. Auf diese Weise leistet die Pathologie einen wichtigen gesellschaftspolitischen Beitrag. Denn eine Gesellschaft, der das Leiden des einzelnen gleichgültig ist, wird rücksichtslos und unmenschlich. Mehr noch, die Auseinandersetzung mit dem Leiden kann für den einzelnen einen Gewinn bedeuten. Denn der Grund, weshalb unsere Seele zeitweilig von einem Körper umgeben wird, könnte darin liegen, daß sie nur so fähig ist zu leiden und sich mitzuteilen und schließlich nur so die Möglichkeit erhält, die wichtigste Dimension der Schöpfung zu erfahren: die Liebe.

Sachverzeichnis

U.-N. Riede

Benutzerhinweise:
- **halbfette** Ziffern verweisen auf ausführliche Textstellen,
- *kursive* Ziffern verweisen auf Textstellen mit Abbildungen,
- alle im Buch benutzten Abkürzungen werden unter dem alphabetisch sortierten Kürzel aufgelöst,
- griechische Buchstaben wurden ausgeschrieben und entsprechend alphabetisch aufgenommen.

A

B

C (s. auch K oder Z)

D

E

F

G

H

I

J

K (s. auch C oder Z)

L

N

O

P

Q

R

S

T

U

V

W

X

Y

Z (s. auch C oder K)